Stefan Englert, Simon Becker, Axel Wiebrecht

Fokus Chinesische Medizin

Stefan Englert, Simon Becker, Axel Wiebrecht

Fokus Chinesische Medizin

Was wir in der Praxis wirklich wissen müssen

verlag
systemische
medizin

Zuschriften, Verbesserungsvorschläge und Kritik
Verlag Systemische Medizin AG
Müllerstraße 7 – 93444 Bad Kötzting
info@verlag-systemische-medizin.de

Wichtiger Hinweis für den Leser
Durch Forschung und klinische Erfahrungen unterliegen die Erkenntnisse in Medizin und Naturwissenschaften einem beständigen Wandel. Die Autoren haben sorgfältig geprüft, dass die in diesem Werk getroffenen therapierelevanten Aussagen und Angaben dem derzeitigen Wissensstand entsprechen. Hierdurch wird der Leser dieses Werkes jedoch nicht von der Verpflichtung entbunden, ggf. auch anhand anderer Werke zu diesem Thema zu prüfen, ob die dort getroffenen Aussagen und Angaben von denen in diesem Werk abweichen. Der Leser trifft seine Therapieentscheidung in eigener Verantwortung. Ggf. erwähnte Produktnamen sind geschützte Marken oder eingetragene Markenzeichen der jeweiligen Eigentümer, Unternehmen oder Organisationen, auch wenn sie im Einzelnen nicht ausdrücklich als solche gekennzeichnet wurden.

Bibliografische Information der Deutschen Bibliothek
Die Deutsche Bibliothek verzeichnet diese Publikation in der Deutschen Nationalbibliografie; detaillierte bibliografische Daten sind im Internet über <http://dnb.ddb.de> abrufbar.

Planung: Rolf Lenzen, Bad Kötzting
Redaktion, Lektorat und Projektmanagement: Theresa Fischer, Rolf Lenzen, Bad Kötzting
Abbildungen: Lian Chinaherb AG, Wollerau/Schweiz; Axel Wiebrecht, Berlin; Verlag Systemische Medizin, Bad Kötzting
Satz und Herstellung: SZ Publishing Support, München
Druck und Bindung: Appl Druck GmbH, Wemding
Titelfoto: © Elena Elisseeva, www.alamy.de

ISBN 978-3-86401-013-2

Aktuelle Informationen finden Sie im Internet unter www.verlag-systemische-medizin.de

Inhalt

Vorwort des Autors zur 1. Auflage

Zu diesem Buch haben drei Dinge ganz entscheidend beigetragen:

1. Mich hat die Chinesische Medizin von Anbeginn an sehr fasziniert. Ich war schon seit Beginn des Medizin-Studiums 1981 bestrebt, etwas darüber zu lernen, so dass ich 1985 ein halbes Jahr in Japan in einer Schmerz-Ambulanz, die mit Akupunktur arbeitete, hospitiert habe.
2. Die tägliche therapeutische Arbeit mit meinen Patienten hat es mir ermöglicht, das gesehene und erworbene Wissen durch deren Rückmeldungen und Behandlungsverläufe „zu verdauen", auf einer tieferen Ebene zu verstehen und in mein eigenes Denken zu integrieren.
3. Mir erschien die TCM Anfang der 80er Jahre, als ich mich um ein Verständnis dieser Heilkunst und ihrer zu Grunde liegenden Theorie bemühte, zum Teil kompliziert und unverständlich. Zum Teil auch durch sprachlich bedingte Missverständnisse, die durch zu wörtliche oder zu vage Übersetzungen bedingt waren. Die Teilnehmer in meinen Seminaren haben mich durch ihre Fragen gedrängt und herausgefordert, die TCM in einer leichter zu verstehenden Form zu erklären und zu vermitteln. Mein Anliegen wurde es, diese für mich so faszinierenden Zusammenhänge zunehmend strukturierter und klarer formulieren und erklären zu können. Die Idee zu diesem Buch ist letztendlich in meinen Seminaren entstanden, durch die Fragen der Teilnehmer und dem Bedürfnis, das großartige Wissen der TCM klar und verständlich Kollegen/innen nahe zu bringen und mit Ihnen meine Begeisterung dafür zu teilen.

Stefan Englert, 2002

Vorwort der Autoren zur Neuauflage

Als die 1. Auflage vergriffen war und sich damit die Frage nach einer Neuauflage stellte, wurde im täglichen Umgang mit dem Buch in der Praxis und im Seminarunterricht klar, dass zahlreiche Einzelmittel und Rezepturen fehlten. Beim Ausbau dieser beiden Teile entstand dann auch die Idee, weitere in der Praxis häufig vorkommende Indikationen mit hinzuzunehmen.
Durch die Herausforderung einer kompletten Überarbeitung und Erweiterung des bisherigen Buches entstand in Gesprächen mit Simon Becker die Idee, dies in Zusammenarbeit anzugehen, so dass er seine herausragende Kompetenz im Bereich Chinesische Arzneitherapie einbringen konnte. Während wir uns an die Arbeit machten, drängten sich dann zunehmend Fragen nach den Sicherheitsaspekten auf, die in den letzten Jahren im Vergleich zum Zeitpunkt der 1. Auflage deutlich an Bedeutung dazugewonnen haben. Und so schätzen wir uns sehr glücklich, dass wir mit Axel Wiebrecht einen weiteren Experten für dieses umfangreiche Gebiet mit ins Boot holen konnten. So wuchsen wir zu einem Autorenteam heran, dessen stetiger intensiver Austausch sich für das Buch als fruchtbar erwies.
Wir haben uns dabei stets an der Grundidee der 1. Auflage orientiert, dass wir kein enzyklopädisches Werk schaffen wollten, sondern ein Buch von Therapeuten für Therapeuten mit maximaler Relevanz für die Praxis. Daher sind neben der Verwendung und Hinzuziehung der Standardliteratur auch wesentlich unsere persönlichen Erfahrungen mit eingeflossen. Somit hoffen wir, dass dieses Buch für viele Praktiker ein täglicher Begleiter sein wird.

Stefan Englert, Simon Becker und Axel Wiebrecht
im Februar 2024

Über den Gebrauch des Buches

Haftungsausschluss

Die Autoren weisen eindringlich darauf hin, dass die in diesem Buch angegebenen Indikationen und Anwendungsbeispiele für chinesische Arzneidrogen und Rezepturen Therapiemöglichkeiten darstellen, deren Einsatz immer gegenüber Verfahren der konventionellen Medizin abzuwägen ist. Für die angegebenen Indikationen und Anwendungsbeispiele können Verfahren der konventionellen Medizin, seien sie chirurgischer oder medikamentöser Art, vordringlich geboten sein, deren Vernachlässigung möglicherweise schwere gesundheitliche Konsequenzen nach sich ziehen könnte. Die Chinesische Medizin kann in diesen Fällen mitunter eine sinnvolle Ergänzung darstellen. In anderen Fällen kann die Chinesische Medizin als ein Mittel der ersten Wahl gelten. Jeder Therapeut ist persönlich für die Indikationsstellung verantwortlich und im Buch angegebene Therapiemöglichkeiten, Dosierungen und Sicherheitshinweise entheben sie/ihn nicht von ihrer/seiner persönlichen Verantwortung. Das gilt insbesondere auch für die kontinuierliche Fortbildung zu neuen sicherheitsrelevanten Erkenntnissen.

Wie das Buch zu lesen ist

Dieses Buch kann von allen Seiten betrachtet und benutzt werden – wie ein Hologramm. Sie können sich im Kapitel 1 die Grundlagen der TCM, besonders in Bezug auf die Arzneitherapie, in Erinnerung rufen oder nachlesen. Dann können Sie im Kapitel 4 die Beschwerde Ihres aktuellen Patienten nachschlagen – z.B. Kopfschmerzen oder Schlaflosigkeit –, durch welche Symptome und Zeichen Ihres Patienten Sie zu welcher Syndrom-Diagnose gelangen. Daraus ersehen Sie unmittelbar, welche Rezeptur, welche Akupunktur und welche diätetischen Maßnahmen für diesen Patienten infrage kommen.

In Kapitel 3 finden Sie eine umfangreiche Rezepturen-Lehre. Bevor Sie Ihrem Patienten eine vorgeschlagene Rezeptur verschreiben, können Sie diese detailliert studieren.

Möchten Sie Näheres zu einer einzelnen Arznei der Rezeptur wissen, schlagen Sie einfach im 2. Kapitel, der Materia Medica nach.

Umgekehrt lädt das Buch auch ein, es als Materia Medica zu nutzen. Sie erfahren dann, in welcher Rezeptur eine einzelne Arznei typischerweise verwendet wird und gelangen so zur Rezepturen-Lehre in Kapitel 3.

Der vielleicht häufigste Weg führt Sie von einer bestimmten Beschwerde Ihres Patienten zu der entsprechenden Angabe in Kapitel 4 mit den Indikationen. Dort gelangen Sie über über die Tabelle „Differntialdiagnose“ zu einem einzelnen Syndrom mit entsprechendem Vorschlag zur passenden Rezeptur, der Akupunktur und den diätetischen Maßnahmen.

Zu Kapitel 2 – die Materia Medica

Arzneidrogenbezeichnung Die jeweiligen chinesischen Schriftzeichen werden in Kurz- und Langfassung wiedergegeben. Die Pinyin-, die pharmazeutische und die englische Bezeichnung entsprechen der Wiedergabe in der Pharmakopöe der Volksrepublik China von 2020 (ChP) (1). Die erstgenannte englische Bezeichnung stellt jeweils die offizielle Version der Pharmakopöe dar, ggfs. werden weitere gebräuchliche Bezeichnungen hinzugefügt. Die deutsche Bezeichnung entspricht dem üblichen deutschen Namen für das entsprechende Mittel.

Offizinelle Spezies Diese entsprechen der Pharmakopöe der Volksrepublik China von 2020.

Spezies Kampomedizin Wenn in der Kampomedizin Spezies für eine bestimmte Arzneidroge verwendet werden, die von denen der Chinesischen Pharmakopöe abweichen, und nur in diesen Fällen, werden die Spezies entsprechend der Japanischen Pharmakopöe (2) aufgeführt. Das soll dafür sensibilisieren, dass in der Kampomedizin verwendete Arzneidrogen bzw. Rezepturen unter Umständen in ihrer Wirkung von denen der Chinesischen Medizin abweichen können. Falls in der Kampomedizin nicht sämtliche der in der Chinesischen Pharmakopöe aufgeführten Spezies zur Anwendung kommen, wird dieses nicht weiter berücksichtigt, da in diesen Fällen eine abweichende Wirkungsweise nicht in Betracht zu ziehen ist.

Temperatur, Geschmack, Funktionskreis Diese entsprechen ebenfalls den Angaben in der Pharmakopöe der Volksrepublik China von 2020.

Kontraindikation und Sicherheitshinweise Wir haben bewusst darauf verzichtet – bis auf einige besondere Fälle –, die traditionellen Kontraindikationen und Vorsichtsmaßnahmen wiederzugeben, weil sich diese in der Regel von selbst aus den Arzneimitteleigenschaften ergeben. Auch die Kommentare liefern dazu wichtige Hinweise. Am Anfang haben wir jeweils medizinisch begründete Kontraindikationen aufgeführt, ohne dass diese explizit als solche bezeichnet werden. Danach folgen Sicherheitshinweise. Die Kontraindikation und Sicherheitshinweise basieren auf einer Gesamtschau aller aktuell dafür zur Verfügung stehenden Quellen und stellen eine sorgfältige medizinische Abwägung nach bestem Wissen der Autoren dar. Das schließt nicht aus, dass neue Erkenntnisse gegebenenfalls zu einer anderen Einschätzung in der einen oder anderen Richtung führen können.

Schwangerschaft und Stillzeit Die Angaben beruhen auf der Auswertung sämtlicher erreichbarer westlicher und fernöstlicher Quellen, die tradierte Erfahrung und moderne wissenschaftliche Ergebnisse reflektieren, und deren verantwortungsvoller Evaluation. Viele darunter sind bisher nicht in einschlägigen Büchern berücksichtigt worden. Die Angaben zu Risiken in der Stillzeit stellen eine Neuerung dar. Eine weitere Neuerung stellt die Aufnahme von Angaben zu Sicherheitshinweisen für die Fertilitätsbehandlung dar. Da die Daten hierzu oft wenig fundiert sind, wurden nur solche aufgenommen, die relativ gut belegt sind.

Nur in besonders kritischen Fällen konnten wir Quellenangaben wiedergeben, da das Zitieren vieler hunderter Literaturangaben den Charakter eines Praxishandbuches gesprengt hätte. Vergleichbares gilt für die Angaben unter „Interaktionen" und „Pharmakologie".

Interaktionen Hierzu werden, soweit vorhanden, traditionelle Inkompatibilitäten, wie auch die wesentlichen Angaben aus der Literatur referiert. Wie im Anhang unter „Sicherheit in der Arzneitherapie" näher ausgeführt, weisen die Angaben bei den jeweiligen Arzneidrogen eher auf deren Interaktionspotenzial hin als dass sie im Rahmen einer komplexen Rezeptur eine verlässliche Orientierung abgeben können. Aussagekräftiger sind die spärlich vorhandenen Resultate zu Interaktionen kompletter Rezepturen. Auf Angaben zur Beeinflussung der Cytochrom P450-Enzyme oder der Effluxpumpen, wie des P-Glykoprotein, wurde in der Regel wegen deren geringer Relevanz für die Chinesische Medizin verzichtet.

Pharmakologie Hier erfolgen, soweit vorhanden, ausschließlich Angaben zu sicherheitsrelevanten pharmakologischen Eigenschaften. Ein besonderer Schwerpunkt liegt dabei wegen des allgemeinen Interesses auf Angaben zu Hormonwirkungen der Arzneidrogen bzw. Rezepturen. Ein weiteres Novum ist, dass – soweit verfügbar – auch Angaben zur Mutagenität und Gentoxizität zusammengestellt wurden. Diese sind ein wichtiger Bestandteil für eine Sicherheitsbeurteilung, der z.B. bei westlichen Phytotherapeutika Standard ist.

Dosierung und Zubereitung Die Angaben zur Dosierung entsprechen denen der Chinesischen Pharmakopöe. Bei toxischen Arzneien sollten diese nicht überschritten werden. Die Angaben zu den Dekokt-Kochzeiten basieren bei Standard-Arzneien auf Standard-Kochzeiten, die mit dem traditionellen Vorgehen und modernen Kochanweisungen aus China übereinstimmen (3). Bei Zubereitungen, bei denen Besonderheiten zu berücksichtigen sind, sind Angaben aus dem Buch von Martin und Stöger (4) mit eingeflossen.

Zu Kapitel 3 – die Rezepturen

Eigenschaften Die hier aufgeführten Eigenschaften jeder Rezeptur stellen den Bezug zu den acht Leitkriterien *Ba Gang* her. So beantwortet die Angabe zur Temperatur die Frage, ob es sich um einen Hitze- oder Kälte-Zustand handelt. Der Wirkort, ob sich die Erkrankung in der Oberfläche – Außen – oder im Innen abspielt. Der Energiezustand beschreibt, ein Fülle- oder Leerezustand zugrunde liegt. Diese Angaben, zusammen mit denen zu den betroffenen Funktionskreisen und der Konstitution, sollen das rasche und sichere Einordnen und Abgleichen des Patienten-Energiebildes mit dem der Rezeptur erleichtern.

Temperatur Hitz–Kälte

Dies sagt etwas über das Temperaturverhalten der Rezeptur aus. Somit weiß der Therapeut, ob die Arznei wärmt oder kühlt oder sich diesbezüglich neutral verhält. Hiermit kann man überprüfen, ob die Rezeptur mit dem energetischen Bild des Patienten bezüglich Temperatur kompatibel ist oder ob eventuell der Rezeptur kühlende oder wärmende Arzneien hinzugefügt oder entnommen werden müssen.

Energiezustand des Patienten Fülle–Leere

Zeigt den Grad an Fülle-Exzess oder Leere-Mangel, den der Patient aufweist, für den diese Rezeptur indiziert ist. Umgekehrt verhält sich die Wirkrichtung der Rezeptur. Ist der Energiezustand des Patienten eine Fülle, hat die Rezeptur eine „sedierende" Wirkung im Akupunktur-Terminus, also leitet Energie ab, leitet pathogene Faktoren aus, eliminiert Feuchtigkeit, Schleim oder Hitze oder löst Stagnationen und Stasen auf.

Ist die Rezeptur auf einen Patienten in einem energetischen Mangel-Zustand ausgerichtet, heißt das, dass sie tonisierend wirkt oder zumindest überwiegend tonisierende Anteile enthält. Oft besteht bei Patienten auch eine kombinierte Fülle-Leere, sodass eine Rezeptur beide Aspekte berücksichtigen muss. Einerseits leitet sie pathogene Faktoren aus, andererseits stärkt sie die körpereigene Energie und tonisiert.

Konstitution Der allgemeine Patienten-Typus

Dieser bezieht sich auf die allgemeine Tendenz, zu der der Patienten-Typus neigt, der diese Rezeptur benötigt.

Zusammensetzung und Analyse Hier werden die einzelnen Arzneikomponenten aufgeführt. Ihr Temperaturverhalten wird durch die Farbgebung dargestellt (kalt - kühl - neutral - leicht warm - warm - heiß), sodass man auf einen Blick das Gesamttemperaturverhalten der Rezeptur erkennen kann. Die Dosisangaben beziehen sich auf einen durchschnittlichen Erwachsenen. Sie müssen bei jeder Verordnung überprüft und ggf. dem tatsächlichen Patienten, insbesondere wenn es sich um ein Kind handelt,, und dessen Zustand angepasst werden.

Die Dosierungen sind niedriger als die meisten chinesisch beeinflussten Angaben und etwas höher als in der japanischen Literatur.

Die Angabe der Rubrik der jeweiligen Einzeldroge erlaubt eine grobe Einschätzung ihrer Wirkrichtung. Darüber hinaus ist ein „Kurz-Steckbrief" der jeweiligen Arznei in Stichworten angefügt, der die in dieser Rezeptur relevanten Wirkungen bezeichnet.

Die Analyse der Rezeptur ist nicht erschöpfend, es sind häufig noch weitere Zuordnungen denkbar. Auf manche Zusammenhänge wurde zugunsten einer übersichtlichen Gestaltung bewusst verzichtet.

Unter den Punkten „Symptome", „Befunde", „Indikationen nach TCM" und „Anwendungsbeispiele" ist die passende Indikation gemäß der energetischen TCM-Diagnose das führende Kriterium für die Auswahl einer Rezeptur. Während die Symptome bei zahlreichen Rezepturen identisch oder ähnlich sind, ist die präzise Diagnosestellung gemäß TCM oft wegweisend.

Modifikationen Diese sind die häufigsten Ergänzungen, die für bestimmte Beschwerden oder Zeichen des Patienten vorgenommen werden können. Es kann sich auch um Abänderungen der Rezeptur dahingehend handeln, dass in bestimmten Fällen Arzneien weggelassen oder niedriger als üblich dosiert werden.

Gelegentlich führt eine Modifikation zu einer neuen eigenständigen Rezeptur mit eigenem Namen. Diese unter „Modifikationen" auftauchenden neuen Rezepturen sind im Inhaltsverzeichnis aufzufinden.

Sicherheit Angaben zu Kontraindikationen und Sicherheitshinweisen entsprechen weitgehend der Summe derer zu den Einzelarzneien. Auf die jeweils kritischen Arzneien wird verwiesen, Details dazu finden sich in der Materia Medica. Auch wenn die Auswirkungen innerhalb der Rezeptur modifiziert sein können, ändert sich grundsätzlich nichts daran, soweit keine spezifischen Erkenntnisse für die Rezeptur als ganzes vorliegen. Das gilt auch für die Sicherheit in Schwangerschaft, Stillzeit und für die Fertilitätsbehandlung, soweit keine Daten zur Gesamtrezeptur vorliegen. Unter „Interaktionen" werden Erkenntnisse aufgeführt, die die Gesamtrezeptur betreffen. Wenn Daten zu Einzelarzneien in der Materia Medica aufgeführt sind, wird kurz auf diese verwiesen. Unter „Pharmakologie" werden sicherheitsrelevante pharmakologische Eingenschaften beschrieben, die sich auf die Gesamtrezeptur beziehen.

Kommentar Häufig wird hier die Grund- oder Basisrezeptur genannt, von der die besprochene Rezeptur eine Ableitung darstellt, oder es werden Hintergrundinformationen gegeben. Es können auch verwandte Rezepte aufgeführt werden, die von der genannten abgeleitet sind. Wo angebracht, werden Rezepturen diskutiert, die eine ähnliche Wirkung aufweisen, und ihre Unterscheidungen herausgearbeitet, um Hinweise für eine gezielte Differentialtherapie zu geben.

Korrespondierende Akupunkturpunkte Jede Rezeptur kann bei gleicher oder ähnlicher Syndromdiagnose verschiedenartige Beschwerden behandeln, z.B. Dysmenorrhö und Kopfschmerzen. Dies verhält sich bei der Akupunktur ebenso. In beiden Fällen mag ein Punkt wie Le 3 sinnvoll sein. In diesem Sinne sind hier Akupunkturpunkte angegeben, die unter der Rezeptur-Diagnose als Akupunkturbehandlung in Betracht kommen. Aber genauso wie die Rezeptur an die individuellen Besonderheiten jedes Patienten anzupassen ist, so sollten auch die Akupunkturpunkte nach dem energetischen Befund und den jeweils im Vordergrund stehenden Beschwerden ausgewählt werden.

Daher sind diese Angaben nur als eine Zusammenstellung gedacht, aus der man gegebenenfalls Punkte auswählen oder Anregungen für eine Behandlung gewinnen kann. Es hängt selbstverständlich ganz wesentlich vom einzelnen Patienten und dessen momentanen Beschwerden ab, ob diese Punkte zur Anwendung kommen.

Entsprechungen der Diätetik Das gleiche gilt für die Angaben zur Diätetik. Die notwendigen und sinnvollen Ernährungsempfehlungen hängen sehr stark von den individuellen Besonderheiten jedes einzelnen Patienten ab. Daher sollten diese Angaben mehr als Anregung verstanden werden. Die genannten Nahrungsmittel liegen in etwa auf einer energetischen Achse mit der besprochenen Rezeptur, sodass der Therapeut an die eine oder andere sinnvolle diätetische Empfehlung für seine Patienten erinnert wird oder in der weiterführenden Literatur nachlesen kann.

Indikationen Dieses Kapitel diskutiert zahlreiche verschiedene Indikationen. Dabei liegt der Fokus auf der klinischen Praxis. Theoretische Konzepte sind kurz gehalten oder wurden nicht aufgenommen. Dafür werden für jede Indikation die häufigen Muster mit ihren Schlüsselsymptomen präsentiert und die dazugehörigen Rezepturen, Akupunkturpunkte und Ernährungstipps angegeben.

In der Tabelle „Differenzialdiagnose" werden die verschiedenen Muster mit ihrem Schlüsselsymptom und der dazu passenden Rezeptur dargestellt. Es handelt sich dabei um eine Übersicht, welche im Praxisalltag eine Hilfestellung bei der Behandlung der Patienten geben soll. In den allermeisten Fällen zeigen Patienten nicht exakt ein bestimmtes Muster, so dass die Rezepturen entsprechend modifiziert werden müssen. Mögliche Modifikationen werden in der Tabelle unter „Einzelmittel" aufgeführt.

In der Tabelle zur „Wirksamkeit der Rezepturen" werden alle Rezepturen aus der Übersichtstabelle miteinander verglichen und Schlüsselsymptomen eines Beschwerdebildes zugeordnet. In vielen Fällen zeigen sich deutliche Unterschiede zwischen den Rezepturen, wobei für ein Schlüsselsymptom nur eine Rezeptur treffend ist. Die Tabelle zeigt aber auch auf, welche Rezepturen ähnliche Aspekte abdecken. Sie bietet vor allem dann Unterstützung, wenn Patienten bestimmte Symptome präsentieren, die nicht eindeutig einem Muster zugeordnet werden können.

Das Indikationskapitel soll ein einfaches und zuverlässiges Nachschlagewerk für die Praxis sein. Es soll zur Formulierung passender und wirksamer Rezepturen anregen sowie bei der Auswahl der Akupunkturpunkte und geeigneter Ernährungstipps Unterstützung bieten.

Literatur

1. Chinese Pharmacopoeia Commission. *Pharmacopoeia of the Peoples Republic of China (English version). Vol. I* Beijing, China: China Medical Science Press; 2020.
2. *Japanese Pharmacopoeia* (JP XVIII). English Version. 18th ed. Ministry of Health, Labour and Welfare, Japan. 2021. https://www.mhlw.go.jp/stf/seisakunitsuite/bunya/0000066597.html
3. Chen SL, Liu A, Li Q, et al. [Research strategies in standard decoction of medicinal slices] (Chinese). Zhongguo Zhongyao Zazhi. 2016;41(8):1367-1375.
4. Martin J, Stöger E. *Praxisleitfaden TCM-Drogen* Stuttgart: Wissenschaftliche Verlagsgesellschaft; 2008.

I Grundlagen

1 Grundbegriffe der Chinesischen Medizin

1.1 Die Grundenergien und ihre Pathologien

Qi

Formen des Qi

Der chinesische Begriff *Qi* wird mit zahlreichen Bedeutungen wiedergegeben. Die Übersetzung eines so zentralen Begriffs in eine andere Sprache ist ein schwieriges Unterfangen, häufig auch nur unbefriedigend möglich. Energie, Lebensenergie, kosmische Energie sind Beispiele für Übersetzungen. *Qi* ist als Kraft nicht unmittelbar erkennbar, wir können sie jedoch an ihrer Wirkung erkennen, so wie der elektrische Strom nicht sichtbar ist, sondern sich durch seine Wirkungen zeigt. *Qi* ist die Quelle der Ernährung und der Körpersäfte (einschließlich des Bluts) und stimuliert die Zirkulation dieser Säfte, so wie eine Lokomotive vor dem Zug, die an sich passive Wagen bewegt.

Qi ist aktive Kraft, Dynamik; *Qi* steuert Prozesse im Organismus, führt Umwandlungen und Transformationen durch. *Qi* sorgt dafür, dass die Nahrung in andere Substanzen umgewandelt wird. *Qi* verteilt Energie und hält sie in Fluss. *Qi* hält Organe und Substanzen aktiv zusammen, *Qi* hält das Blut in den Blutgefäßen, Organe an ihrem Platz und verhindert Verluste von Säften, wie Schweiß. *Qi* baut Tonus und Spannung auf. *Qi* schützt den Organismus vor dem Eindringen pathogener Faktoren. *Qi* wärmt den Organismus. Bewegung ist der sichtbarste Ausdruck davon, dass *Qi* wirkt. *Qi* ist Bewegung und drückt sich durch Bewegung aus. Dabei sind verschiedene Bewegungen gemeint. Zum einen die Muskelbewegung, wie beim Gehen, aber auch die Bewegungen im Körper und im mikroskopischen Bereich des Stoffwechsels. Darüber hinaus sind auch unsere Gedanken- und Gefühlsaktivitäten Ausdruck des Wirkens von *Qi*.

Die Fünf Funktionskreise sind verantwortlich für die Transformation von *Qi*. Andererseits brauchen sie *Qi*-Energie, um diese Aufgaben erfüllen zu können. Sehen wir uns beispielsweise eine Katze vor dem Sprung an: In ihrer Spannung, der bereitgestellten Kraft und der Ausrichtung auf das Ziel drückt sich das *Qi* aus.

Es gibt verschiedene Formen des *Qi*, die mit einem entsprechenden Zusatz bezeichnet sind, der auf die besonderen jeweiligen Funktionen von *Qi* hinweist:

Das gesamte körpereigene *Qi* bezeichnen wir im Chinesischen als *Zheng Qi* oder Wahres *Qi* oder auch Rechtes *Qi*. Im Gegensatz steht dazu das pathogene *Qi*, das von außen kommend in den Körper eindringen kann.

Das Nahrungs-*Qi (Gu Qi)* wird aus der Nahrung herausdestilliert, das Atmungs-*Qi (Zong Qi)* gewinnt die Lunge aus der Atemluft. Diese beiden Arten des *Qi* ergeben gemeinsam die erworbene Konstitution, auch nachgeburtliches *Qi* genannt.

Dazu kommt als sogenannte angeborene Konstitution das Ursprungs-*Qi (Yuan Qi)*, das von den Eltern empfangen und in den Nieren gespeichert wird. Es wird auch vorgeburtliches *Qi* genannt. Darüber hinaus wirkt in jedem Funktionskreis das entsprechende Organ-*Qi*, wie z.B. Milz-, Leber- oder Nieren-*Qi*. Jedes von diesen erfüllt jeweils eigene spezifische Aufgaben.

Qi fließt auch in den Leitbahnen als Leitbahn-*Qi (Jing Luo Zhi Qi)*. Hier fließt das *Qi* als Verbindung zwischen den einzelnen Organen durch den Organismus.

Das Abwehr-*Qi (Wei Qi)* bezeichnet und verhindert das Eindringen von pathogenem *Qi (Xie Qi)* von außen in den Körper. Beispiele für pathogenes *Qi* sind die äußeren krankheitsauslösenden Faktoren, wie Wind, Kälte, Hitze, Sommerhitze, Feuchtigkeit und Trockenheit.

Funktionskreis	Schlüsselsymptome
Milz	Verdauungsschwäche, Appetitlosigkeit, Diarrhö
Lunge	Belastungs-Dyspnoe, Schwitzen, Infektneigung
Niere	Libidoverlust, Schwächegefühl im unteren Rücken
Leber	Es gibt keinen Leber-*Qi*-Mangel, nur Leber-*Qi*-Stagnation
Herz	Palpitationen, Konzentrationsschwierigkeiten, Schlafstörungen

Tab. 1.1 Spezifischer *Qi*-Mangel der einzelnen Funktionskreise

Rebellierendes oder gegenläufiges *Qi (Qi Ni)* fließt entgegen seiner vorgegebenen physiologischen Richtung. Besonders häufig sehen wir rebellierendes Magen- und Lungen-*Qi* welches sich in Nausea und Erbrechen oder Husten und Asthma zeigt.

Pathologische Qi-Zustände

Qi-Mangel

Definition Es besteht ein energetischer Mangel- oder Leere-Zustand. Es kann das *Qi* eines bestimmten Funktionskreises vermindert sein oder ein genereller *Qi*-Mangel im Körper des Menschen bestehen. Ein allgemeiner *Qi*-Mangel geht grundsätzlich mit einem Milz- und oft auch mit einem Lungen-*Qi*-Mangel einher, da in diesen beiden Funktionskreisen die Wurzel des erworbenen *Qi* liegt.

Ursachen Somit lässt sich die Ursache des *Qi*-Mangels oft in einer geschwächten Milz-Funktion finden.

- **Äußere pathogene Faktoren** Sehr feuchtes oder feuchtheißes Klima kann die Milz gefährden. Aber auch Kälte kann Magen, Milz und Lunge angreifen und schädigen.
- **Innere (emotionale) pathogene Faktoren** Geistige Überbeanspruchung, Sorgen, übermäßiges Grübeln und Nachdenken, ständiger Leistungsdruck überfordern die Milz.
- **Lebensstil** Besonders die Ernährungsweise spielt hier eine wichtige Rolle. Die Milz ist durch physikalisch kalte (eisgekühlte Getränke) und energetisch kalte Nahrung (Rohkost) gefährdet. Ebenso wird sie durch Feuchtigkeit erzeugende Nahrungsmittel (Milchprodukte, Süßes, Alkohol) besonders geschwächt. Auch zu große Mengen bei einer Mahlzeit, unzureichendes Kauen, unregelmäßiges Essen und spätes Essen am Abend belasten die Milz.

Symptome des Qi-Mangels Müdigkeit, Abgeschlagenheit, rasche Erschöpfung, Blässe, Neigung zu kalten Extremitäten, Neigung zu weichem, ungeformtem, durchfälligem Stuhl (besonders bei Milz-*Qi*-Leere), Kurzatmigkeit (besonders bei zusätzlicher Lungen-*Qi*-Leere), Antriebslosigkeit, Lustlosigkeit, Redeunlust, Hang zum Grübeln, Entschlusslosigkeit.

Befunde

ZK Blass, evtl. gedunsen, Zahneindrücke

Puls Schwach (*ruo*), leer (*xu*) und tief (*chen*)

Therapie-Prinzipien Das *Qi* tonisieren, Anwendung der tonisierenden Methode *Bu Fa*.

Einzelarzneien Arzneien der Arzneigruppen ▶ AG 12.1, auch AG 4 und AG 7, im Besonderen *Ren Shen* (Ginseng Radix et Rhizoma), *Dang Shen* (Codonopsis Radix), *Huang Qi* (Astragali Radix), *Tai Zi Shen* (Pseudostellariae Radix), *Bai Zhu* (Atractylodis Macrocephalae Rhizoma)

Rezepturen *Si Jun Zi Tang* (Vier Gentlemen Dekokt) ist die klassische Basis-Rezeptur bei Milz-*Qi*-Mangel ▶ RG 8.1.

Je nach Art und Ausprägung des *Qi*-Mangel kann diese Rezeptur erweitert werden, z.B. durch

- *Liu Jun Zi Tang* (Sechs Gentlemen Dekokt) bei Milz-*Qi*-Mangel mit Feuchtigkeit-Schleim-Akkumulation ▶ RG 8.2
- *Bu Zhong Yi Qi Tang* (Dekokt, das die Mitte tonisiert und das *Qi* vermehrt) ▶ RG 8.1

Akupunktur Ma 36 *Zusanli*, Mi 6 *Sanyinjiao*, Ren 6 *Qihai*, Bl 20 *Pishu;* Moxa kann eingesetzt werden.

▶ Tabelle 1.1

Qi-Stagnation

Bei der *Qi*-Stagnation ist es zu einer Blockierung des freien *Qi*-Flusses gekommen.

Ursachen

- **Äußere pathogene Faktoren** Besonders Kälte, die meist mit Wind kombiniert auftritt, hat einen stark blockierenden Einfluss. Beispiele sind eine akute Nackensteife durch kalte Zugluft oder eine akute Lumbalgie durch Kälte nach gebücktem Arbeiten im Garten im kurzen Hemd.
  In diesen Beispielen sind Blockaden oder *Qi*-Stagnationen in den Leitbahnen aufgetreten: bei Nackensteife z.B. in den *Shao Yang* Leitbahnen (Gallenblase, *San Jiao*), bei der Lumbalgie z.B. in der *Tai Yang* Leitbahn der unteren Körperpartie (Blasen-Leitbahn).
  Akute Wind-Kälte-Invasion kann auch zur Blockierung des Lungen-*Qi* mit Druck- und Engegefühl im Thorax sowie blockierter Funktion der Poren mit Schweißlosigkeit führen. Dies sehen wir oft bei einem akuten viralen Infekt im Anfangsstadium.
- **Innere pathogene Faktoren** Emotionen führen sehr häufig und sehr leicht zu *Qi*-Stagnationen. Emotionale Irritationen und Stress blockieren besonders leicht den freien und harmonischen Fluss des Leber-*Qi*.

Symptome Das typische Symptom der *Qi*-Stagnation ist bei leichterer Ausprägung ein Druck- oder Spannungsgefühl in dem entsprechenden Bereich. Ist die Stagnation stärker ausgeprägt, ist Schmerz der Indikator, dass die Energie nicht mehr frei fließen kann. Fließt die Energie frei und ohne Stagnation, gibt es keinen Schmerz.

Befunde

ZK Geschwollene Seitenränder; transformiert sich sekundär zur Stagnation Hitze, was bei Leber-*Qi* Stagnation oft vorkommt, so sind die Seitenränder aufgeschwollen und gerötet

Puls Saitenförmig (*xian*)

Therapieprinzipien Das *Qi* regulieren (*Li Qi Fa*), wieder in Fluss bringen. Bei gleichzeitiger *Qi*-Leere kann man auch vorsichtig tonisieren. Aber man sollte bedenken, dass

Funktionskreis	Schlüsselsymptome
Milz	Verdauungsbeschwerden mit Schmerzen und Druckgefühl, meist im Epigastrium
Lunge	Druck-Beklemmung im Thorax, erschwerte, keuchende Atmung
Niere	Selten Stagnation, da hier eher Leere-Muster und weniger Fülle-Syndrome auftreten
Leber	Engegefühl und Verkrampfung, Druck oder Schmerzen in den verschiedenen Körperregionen: typischerweise im Schläfenbereich, Hals oder Thorax, am seitlichen Rippenbogen, im Unterleib und in der Leistengegend
Herz	Palpitationen, Beklemmung im Thorax

Tab. 1.2 *Qi*-Stagnation der einzelnen Funktionskreise

sich der Patient auch allein durch die Regulation wieder kraftvoller und weniger erschöpft fühlt, da die vorher blockierte Energie jetzt wieder besser zur Verfügung steht. Daher Vorsicht bei Patienten mit Müdigkeit und Erschöpfungsgefühl. Bei vielen liegt keine Leere, sondern eine Fülle-Situation durch eine Stagnation des *Qi*-Flusses vor. In diesem Fall könnten durch eine Tonisierung die Beschwerden verschlimmert werden.

Einzelarzneien *Qi* regulierende Arzneien ▶ AG 9
Chen Pi (Citri Reticulatae Pericarpium), *Zhi Shi* (Aurantii Fructus Immaturus) *Xiang Fu* (Cyperi Rhizoma)
Auch Mittel aus der scharfen Kategorie bewegen *Qi*, z.B. *Chai Hu* (Bupleuri Radix)

Rezepturen

- *Si Ni San* (Kalte Extremitäten Pulver) ist die klassische Basis-Rezeptur bei Leber-*Qi*-Stagnation ▶ RG 4.2
- *Chai Hu Shu Gan San* (Bupleuri Radix Pulver, das die Leber verteilt) ist die stärker wirkende Erweiterung ▶ RG 4.2
- *Gua Lou Xie Bai Bai Jiu Tang* (Trichosanthis Fructus, Allii Macrostemi Bulbus und Weißwein Dekokt) bei *Qi*-Stagnation im Thorax ▶ RG 9.1.

Je nach Art und Lokalisation der *Qi*-Stagnation kommen noch andere Rezepturen infrage:

- *Yue Ju Wan* (Flucht aus der Einschnürung Pille) ▶ RG 9.1
- *Jin Ling Zi San* (Pulver mit Toosendan Fructus) ▶ RG 9.1

Akupunktur Besonders die *Luo*-Punkte wirken regulierend und dynamisierend; sie bringen so Stagnationen wieder in Fluss: Pe 6 *Neiguan*, SJ 5 *Waiguan*, Lu 7 *Lieque*
Weitere Punkte sind Le 3 *Taichong*, Ma 36 *Zusanli*, Ren 12 *Zhongwan*.
Eine besonders effektive Kombination, um *Qi*-Stagnation zu lösen, sind die vier Tore: Di 4 *Hegu* und Le 3 *Taichong*.
▶ Tabelle 1.2

Rebellierendes (gegenläufiges) Qi

Die Begriffe rebellierendes *Qi* und gegenläufiges *Qi* werden synonym gebraucht. Damit ist die Umkehrung des physiologischen, orthograden Energieflusses gemeint. Dies tritt besonders häufig und leicht bei dem *Qi*-Fluss von Magen und Lunge auf, da deren physiologische Energierichtung „absenkend", also nach unten gerichtet ist.

Ursachen Einerseits kann es durch massive *Qi*-Stagnation zu einem gegenläufigen *Qi*-Fluss kommen, wenn z.B. Schleim oder Feuchtigkeit die Lunge oder den Magen blockiert. Andererseits können aufwärtssteigende Energien aus anderen Funktionskreisen das *Qi* mit sich nach oben „reißen", z.B. hochschlagendes Leber- und Gallenblasen-*Yang*, wie bei einem akuten Migräne-Anfall, können zu aufsteigendem Magen-*Qi* und so zum Erbrechen und Aufstoßen führen.

Symptome Gegenläufiges Lungen-*Qi* macht sich durch Husten, gegenläufiges Magen-*Qi* durch Nausea, Erbrechen, Schluckauf, Reflux und Aufstoßen bemerkbar.

Befunde ZK und Puls sind unspezifisch, abhängig vom zu Grunde liegenden pathologischen Muster

Therapieprinzipien Die Behandlung zielt darauf ab, den „normalen", orthograden *Qi*-Fluss wiederherzustellen, das heißt das Absenken des Magen- oder Lungen-*Qi*-Flusses.

Einzelarzneien *Zi Su Ye* (Perillae Folium), *Zhi Ban Xia* (Pinelliae Rhizoma Praeparatum), *Zhu Ru* (Bambusae Caulis in Taenias), *Zhe Shi* (Haematitum), *Wu Zhu Yu* (Euodiae Fructus), *Hou Po* (Magnoliae Officinalis Cortex), *Jie Geng* (Platycodi Radix), *Qian Hu* (Peucedani Radix), *Ku Xing Ren* (Armeniacae Semen)

Rezepturen

- *Xuan Fu Dai Zhe Tang* (Inulae Flos und Haematitum Dekokt) ist die klassische Basis-Rezeptur bei rebellierendem Magen-*Qi* ▶ RG 9.2
- *Su Zi Jiang Qi Tang* (Perillae Fructus Dekokt, das das Qi nach unten leitet) bei rebellierendem Lungen-*Qi*: ▶ RG 9.2
- *Ban Xia Hou Po Tang* (Pinelliae Rhizoma und Magnoliae Officinalis Cortex Dekokt) senkt Magen- und Lungen-*Qi* ab ▶ RG 9.1

Je nach Art und Lokalisation der Störung kommen auch andere Rezepturen infrage.

Akupunktur Lu 7 *Lieque* (senkt Lungen-*Qi* ab, löst Stagnation), Ni 7 *Fuliu* (begünstigt das Aufnehmen des Lungen-*Qi* durch den Funktionskreis Niere), Ma 36 *Zusanli* (tonisiert, löst Stagnationen des *Qi*, besänftigt gegenläufiges *Qi*), Mi 4 *Gongsun*, Ren 12 *Zhongwan*, Ren 17 *Shanzhong*

Blut (Xue)

Blut oder *Xue* ist eine Art *Qi*, jedoch stofflicher und somit nährender. *Xue* bewegt sich zwar auch, wie *Qi* selbst, aber nur durch die bewegende Kraft des *Qi*, ist somit an sich „träge". Es zählt zu den „Säften". *Xue* hängt sehr eng mit dem *Qi* zusammen. So heißt es: „*Qi* ist der Herrscher über das *Xue*, *Xue* ist die Mutter des *Qi*". *Xue* nährt *Qi*. Es fließt in Blutgefäßen, es nährt die entsprechenden Gewebe wie Haut, Augen, Nerven, und Nägel. *Xue* nährt auch unser Selbstbewusstsein. *Xue* ist entspannt, ohne Anstrengung. Es entspricht den passiven Waggons, die von der Lokomotive gezogen und bewegt werden müssen. Am Beispiel einer Katze könnte man sagen: Die Anspannung und Energie der Katze vor dem Sprung, wenn sie die Maus belauert, drückt im höchsten Maße das Wirken von *Qi* aus. Die Katze nach dem Verzehr der Maus auf dem Sofa sich räkelnd und völlig entspannt, drückt das Prinzip von *Xue* aus. Sie ist ohne Absicht oder Ziel, genießt einfach, ist einfach nur da.

Pathologische Xue-Zustände

Blut-Mangel

Xue nährt den Körper und den Geist. Mangelt es dem Körper an *Xue*, dann wird die Haut welk und die Haare trocken; dem Geist wird die Grundlage entzogen. Das äußert sich z.B. durch unbegründete Ängstlichkeit, Überempfindlichkeit und Vergesslichkeit. Im Denkmodell der Chinesischen Medizin erfasst *Xue* während der Nacht den Geist. Bei Blut-Mangel hingegen kann man nicht schlafen, da dem Geist die beruhigende Qualität des Blutes fehlt.

Ursachen

- *Xue* wird durch *Qi* produziert. Bei chronischer Krankheit oder auch durch langwährende Mangelernährung kann zuerst ein *Qi*-Mangel und daraus ein Blut-Mangel entstehen.
- Ein zu hoher Verbrauch, wie beispielsweise durch Blutverluste, kann ebenfalls zu einem Blut-Mangel-Zustand führen. Dies ist häufiger bei Frauen der Fall, die durch die Menstruation möglicherweise viel Blut verloren haben (Hypermenorrhö). Auch Blutungen anderer Natur führen zu einem Blut-Mangel. Somit kann ein Milz-*Qi*-Mangel einerseits durch den *Qi*-Mangel zu unzureichender Blut-Bildung und andererseits durch das unzureichende Halten des Blutes in den Gefäßen und damit verbundene Blutungen zu einer *Xue*-Leere führen. Ebenso exogene oder endogene Hitze *Xue* verbrauchen. Jede Form von Hitze kann die Säfte schädigen. Auch die Lebensweise kann – z.B. durch zu exzessiven Sport – ebenfalls das *Xue* schmälern (mäßige Bewegung bewegt das *Qi*, zu viel Sport erschöpft das *Xue*).

Symptome Schwindel, blasses, fahles Aussehen, blasse Lippen, trockene, brüchige Nägel, trockene, juckende Haut, Haut- oder Haardystrophie, Unruhe, Insomnia, Palpitationen, Obstipation, verlängerte menstruelle Zyklen, mit wenig, blassem Blut, Parästhesien, Augen ermüden schnell oder sind trocken. Krämpfe, Zuckungen, Anspannung, vermindertes Selbstbewusstsein, Enge und Starrheit der Persönlichkeit.

Befunde

ZK Blass, evtl. leicht geschrumpft (bei *Qi*-Mangel: ZK blass und gedunsen, dabei sehr feucht)

Puls Dünn (*xi*), leer (*xu*), evtl. leicht gespannt (*jin*)

Therapieprinzipien *Xue* nähren, tonisieren. Auch über eine *Qi*-Tonisierung kann man mittelfristig das *Xue* mehren.

Einzelarzneien Blut nährende Arzneien ▶ AG 12.2, evtl. unterstützen durch *Qi* tonisierende Arzneien ▶ AG 12.1

Shu Di Huang (Rehmanniae Radix Praeparata), *Dang Gui* (Angelicae Sinensis Radix), *Bai Shao* (Paeoniae Radix Alba), *He Shou Wu* (Polygoni Multiflori Radix)

Rezepturen

- *Si Wu Tang* (Vier Arzneien Dekokt) ist die klassische Rezeptur bei Blut-Mangel ▶ RG 8.2
- *Ba Zhen Tang* (Acht Schätze Dekokt) ist bei *Qi*- und Blut-Mangel angezeigt ▶ RG 8.3

Akupunktur Ma 36 *Zusanli*, Mi 6 *Sanyinjiao*, Bl 17 *Geshu*, Mi 10 *Xuehai*, Le 8 *Ququan*

▶ Tabelle 1.3

Blut-Stase

Bei der Blut-Stase fließt ähnlich wie bei der *Qi*-Stagnation, jetzt aber mehr im substanziellen Bereich, das Blut nicht mehr ungehindert.

Ursachen Es können bei der Entstehung einer Blut-Stase mehrere Faktoren eine Rolle spielen:

- **Blut-Mangel** führt häufig zu Blut-Stasen, ähnlich wie sich bei einem Fluss mit reduziertem Wasserspiegel

	Qi-Mangel	Blut-Mangel	Gemeinsamkeit
Zungenkörper	Blass und gedunsen	Blass und geschrumpft	Blasser ZK
Gesichtsfarbe	Blass	Blass, fahl, gelblich	Gesichtsblässe
Psyche	Erschöpft, adynamisch, phlegmatisch	Erschöpft und unruhig, agitiert, emotional labil	Müdigkeit, Erschöpfung

Tab. 1.3 Differenzialdiagnose *Qi*- und Blut-Mangel

leichter Blockaden bilden können als bei einem kräftigen Strom.

- **Qi-Mangel und/oder die Qi-Stagnation** sind prädisponierende Faktoren für eine Blut-Stase. Denn das *Qi* muss das Blut bewegen. Ist das *Qi* zu schwach, um Blut zu bewegen oder ist *Qi* gestaut, so entwickelt sich Blut-Stase.
- **Verletzungen, Unfälle, Operationen und Narbenbildung** können den Blutfluss behindern. Deshalb lassen häufig Schmerzen, die postoperativ auftreten, an eine Blut-Stase als Ursache denken.

Symptome Wie bei der *Qi*-Stagnation so ist auch bei der Blut-Stase das Hauptsymptom der Schmerz. Jedoch sind bei der Blut-Stase im Vergleich zur *Qi*-Stagnation die Schmerzen deutlich stärker, „tiefer", bohrender, bedrohlicher, existenzieller. Der Patient hat kaum noch Abstand zu seiner Schmerzempfindung, er ist identifiziert mit seinem Schmerz. Typische Beschwerden einer Blut-Stase können sein: LWS-Schmerzen, besonders nach Trauma, Operation oder Bandscheibenvorfall, Thoraxschmerzen, Angina pectoris und Kopfschmerzen, die oft ortsfixiert, ungewöhnlich stark und bohrend sein können. Schmerzen im Bewegungsapparat können auf eine Blut-Stase zurückzuführen sein. Häufig sind sie dann von kleinen Venengeflechten in der Haut begleitet, die Zeichen der lokalen Blut-Stase sind oder gehen mit chronischen Veränderungen im Gewebe einher, wie teigigen Verquellungen und Myogelosen.

Bei Hauterkrankungen kann ebenfalls eine Blut-Stase begleitend auftreten. Typisch dafür sind Pigmentansammlungen. Auch dunkle, livide, Hautveränderungen sind hinweisend für die Beteiligung einer Blut-Stase.

Ebenso können dunkle Augenringe und livide Lippen auf Blut-Stase hindeuten. Dysmenorrhö, besonders mit dunklem, klumpigem Blut; schmerzhafte Hämorrhoiden, Druckschmerzhaftigkeit im Unterbauch (die japanische Hara-Diagnose ist hier sehr hilfreich).

Befunde

ZK Livide, evtl. gestaute Zungengrundvenen

Puls Saitenförmig (*xian*) – auch bei Schmerz durch *Qi*-Stagnation, oft rau (*se*)und evtl. dünn (*xi*) bei zusätzlicher Blut-Leere

Hara-Diagnose Sogenanntes *Oketsu*-Zeichen ▶ S. 75

Therapie-Prinzipien Blut beleben und bewegen, Blut-Stasen lösen und aufbrechen

Einzelarzneien Blut bewegende Arzneien der Gruppe 10.1, im Besonderen *Chuan Xiong* (Chuanxiong Rhizoma), *Dan Shen* (Salviae Miltiorrhizae Radix et Rhizoma), *E Zhu* (Curcumae Rhizoma) und *Tao Ren* (Persicae Semen)

Arzneien, die *Qi* und Blut bewegen, sind *Yan Hu Suo* (Corydalis Rhizoma) und *Chuan Xiong* (Chuanxiong Rhizoma) aus der Gruppe 10.1 sowie *Xiang Fu* (Cyperi Rhizoma) ▶ AG 9

Wichtig ist auch, die prädisponierenden Faktoren, wie *Qi*-Stagnation oder Blut-Leere, mit zu berücksichtigen und gleichzeitig zu therapieren.

Rezepturen Klassische Kombinationen bei Blut-Stase sind

- *Gui Zhi Fu Ling Wan* (Cinnamomi Ramulus und Poria Pille) ▶ RG 10.2
- *Tao He Cheng Qi Tang* (Persicae Semen Dekokt, das *Qi* ordnet) ▶ RG 10.1
- *Xue Fu Zhu Yu Tang* (Dekokt, das Stasen aus dem Haus des Blutes treibt) ▶ RG 10.1

Je nach Art und Lokalisation der Störung kommen andere Rezepturen infrage.

Akupunktur Zur Nadelung ergänzend, bringt blutiges Schröpfen im schmerzhaften Gebiet oft spontane Entlastung. Typisch für Blut-Stase ist, dass das austretende Blut auffallend dunkel und livide ist. Dazu beklopft man die betroffenen Gebiete im Bewegungsapparat mit dem Pflaumenblütenhämmerchen und setzt dann an den verschiedenen Stellen das Schröpfglas auf. Oder man punktiert z.B. mit einer Blutzuckerlanzette die kleinen Besenreiservarizen, die sich häufig dort befinden und setzt darauf das Schröpfglas. Auch *Gua Sha* und *Tuina* können durch entsprechende Reize zur Behandlung von Blut-Stasen mit eingesetzt werden.

▶ Tabelle 1.4

Blut-Hitze

Ursachen Hitze ist bis in die Ebene des Blutes vorgedrungen. Prädisponierend für die Entwicklung von Blut-Hitze können Blut-Leere, *Qi*-Stagnation und Blut-Stase sein.

Symptome

- Blutungen aus verschiedenen Körperöffnungen: Blut aus Nase und Mund, genitale Blutungen, peranale Blutungen, Blut-Husten, Blut-Erbrechen. Differentialdiagnostisch sollte man bei Blutungen auch an einen Milz-*Qi*-Mangel denken (Das Milz-*Qi* hält das Blut an seinem Platz in den Gefäßen).

Blut-Hitze (Blut ist „heiß", kocht und brodelt in den Gefäßen)

- Milz-*Qi*-Mangel (Milz kann das Blut nicht in den Gefäßen halten)
- Ekzeme der Haut mit Rötung, Juckreiz und Neigung zu Blutungen. Dabei kann es zu Blutungen unter die Haut, aus Wunden, aus aufgekratzter Haut oder aus spontan aufgeplatzten Effloreszenzen kommen.

Befunde Insbesondere die Farbe des Zungenkörpers kann hier hilfreiche Orientierung geben. Bei allen Formen von Hitze bedingten Blutungen finden sich Rötungen, während bei einem *Qi*-Mangel – in Abgrenzung dazu – dann ein blasser Zungenkörper auffällt. Hitze reflektiert sich auch an schnellen *Shuo*-Pulsen.

	Qi-Stagnation	Blut-Stase
Schmerztyp	Oberflächlich, hell	Tief, dumpf
Schmerzart	Stechend, eher leichter	Bohrend, stärker, bedrohlicher
Ort	Eher wandernd	Ortsgebunden
Äußere, lokale Merkmale	Keine organischen Veränderungen oder leichtere, reversiblere Muskelverspannungen	Kleine, livide Adergeflechte, besonders in LWS oder HWS-Region

Tab. 1.4 Differenzialdiagnose Schmerz

Therapieprinzipien Blut kühlen, Hitze klären, evtl. auch befeuchten
Falls notwendig, sollte man bei zusätzlichem Blut-Mangel das Blut auch nähren und bei Blut-Stasen bewegen und Blut-Stasen lösen.
Einzelarzneien Blut kühlende Arzneien der Gruppe 2.2, besonders *Di Huang* (Rehmanniae Radix), *Mu Dan Pi* (Moutan Cortex), *Chi Shao* (Paeoniae Radix Rubra)
Ebenfalls wichtig sind Blutungen stoppende Mittel der Gruppe 10.2, wie *Pu Huang* (Typhae Pollen), *Xian He Cao* (Agrimoniae Herba), *Di Yu* (Sanguisorbae Radix), *San Qi* (Notoginseng Radix et Rhizoma)
Auch in anderen Gruppen sind Arzneien enthalten, die eine blutstillende Wirkung haben: *Huang Qin* (Scutellariae Radix) ▶ AG 2.3 oder *Jing Jie* (Schizonepetae Herba) ▶ AG 1.1
Rezepturen *Si Wu Tang* (Vier Arzneien Dekokt) ▶ RG 8.2 ist die klassische Rezeptur bei Blut-Hitze.
Hinweis Bei der Modifikation ersetzt man *Shu Di Huang* (Rehmanniae Radix Praeparata) durch *Di Huang* (Rehmanniae Radix) ▶ AG 2.2 und *Bai Shao* (Paeoniae Radix Alba) durch *Chi Shao* (Paeoniae Radix Rubra) ▶ AG 2.2. Will man noch mehr kühlen, ersetzt man *Dang Gui* (Angelicae Sinensis Radix) durch *Mu Dan Pi* (Moutan Cortex) ▶ AG 2.2.
Je nach Art und Lokalisation der Störung kommen noch andere Rezepturen infrage.
Akupunktur Ma 44 *Neiting*, Le 2 *Xingjian*, Bl 17 *Geshu*, Mi 1 *Yinbai* (für genitale Blutungen): Endpunkte am Nagelfalz (die sogenannten Brunnen- oder *Jing*-Punkte) bluten lassen, um Hitze auszuleiten. Bl 40 *Weizhong* blutig nadeln: eliminiert Hitze aus dem Blut (z.B. bei Hauterkrankungen mit Blut-Hitze)

Essenz (Jing)

Die Essenz *(Jing)* residiert in den Nieren. Dort wird sie gespeichert. *Jing* wird in alten Texten als eine Art Flüssigkeit beschrieben. Damit gehört es, wie das Blut und die anderen Körpersäfte, zu den *Yin*-Substanzen. Andererseits ist *Jing* dynamischer als Blut oder *Yin*. Es kontrolliert und initiiert die langsamen, großen Zyklen des menschlichen Lebens, wie Wachstum, Pubertät, Reifung und Alterung. In diesem Aspekt hat *Jing* auch eine enge Verbindung zum Minister-Feuer und somit zum Nieren-*Yang*. Die Essenz ist die Grundlage des organischen Lebens und reguliert alle Entwicklungs- und Fortpflanzungsvorgänge. Sie setzt sich zusammen aus einem „vorgeburtlichen" Anteil, dem *Xian Tian Zhi Jing* und einem „nachgeburtlichen" Anteil, dem *Hou Tian Zhi Jing*. Der vorgeburtliche Anteil wird von den Eltern erhalten, die Verschmelzung des elterlichen *Jing* stellt gleichermaßen die Empfängnis dar. Das nachgeburtliche *Jing* kann im Schlaf durch Energien, die im Bereich der erworbenen Konstitution (Milz und Lunge) über Tag hergestellt, aber nicht verbraucht worden sind, zum Teil wieder genährt und ergänzt werden. Somit wird das *Jing* bei geregeltem Lebensablauf mit neuer Lebenskraft gespeist und zum Teil immer wieder ergänzt.

Aufgaben

Die Essenz regelt bei der Frau in sieben Jahreszyklen die Entwicklungs-, Wachstums- und Reifungsprozesse: mit sieben Jahren werden die Milchzähne durch die bleibenden Zähne ersetzt. Mit 14 Jahren ist die Reifung so weit fortgeschritten, dass die Geschlechtsorgane ihre Funktion aufnehmen können – der Fluss des „Mondwassers" oder des „Himmelstaus" setzt ein. Dies ist die chinesische Bezeichnung für die Menarche. Mit 21 Jahren zeigen sich die Weisheitszähne und damit erreicht das Nieren-*Jing* seinen Höhepunkt. Mit 28 Jahren haben die Knochen und Sehnen ihre größte Festigkeit, das Kopfhaar die höchste Spannkraft und Glanz. Von 21 bis 28 Jahren ist der energetisch günstigste Zeitpunkt für eine Schwangerschaft, da dann das Nieren-*Jing* in seiner Blüte steht.
Mit 35 Jahren beginnen die Leitbahnen des hellen *Yang* (*Yang Ming*: Dickdarm und Magen) nachzulassen: die Gesichtshaut beginnt zu welken, die Milz-Funktion lässt nach, und es kommt leicht – trotz unveränderter Lebensweise – zu einer Gewichtszunahme.
Mit 42 Jahren lassen alle drei oberen *Yang*-Leitbahnen in ihrer Energie nach (Dickdarm, *San Jiao*, Dünndarm). Das Gesicht bekommt Falten und das Kopfhaar beginnt zu ergrauen. Mit 49 Jahren lässt die Energie im *Chong Mai* (Extra-Gefäß des Durchdringens) und *Ren Mai* (Extra-Gefäß des Empfangens) nach, und der Mondfluss versiegt. Damit ist der „Erdenweg" (Menstruation) nicht mehr geöffnet und Unfruchtbarkeit setzt ein. Allmählich werden auch die Knochen „trockener". Um das 49. Lebensjahr verringert sich die Milz-Funktion ein zweites Mal, in diesem Fall durch die nachlassende Stützung aus dem Nierenbereich

heraus (letztlich wird auch das Milz-*Yang* durch das Nieren-*Yang* gewärmt). Hier kommt es häufig erneut – bei ansonsten unveränderter Lebensführung – tendenziell zu einer Gewichtszunahme.
Beim männlichen Geschlecht laufen die Entwicklungsphasen gleichermaßen ab, jedoch in einem Acht-Jahres-Zyklus.

Pathologische Jing-Zustände

Jing-(Essenz-)Mangel

Ursachen Ein Mangel an *Jing* kann angeboren sein, aber auch ein übermäßiger Verbrauch kommt als Ursache in Betracht. Essenz wird verbraucht durch ausschweifende sexuelle Exzesse über eine längere Zeit, Überarbeitung mit Schlafmangel, Stimulantien, wie Amphetamine mit nächtelangen Ecstasy-Partys. Auch bestimmte Dopingmittel (besonders die kortikoid-ähnlichen Substanzen) holen aus dem *Jing*-Speicher Energien heraus, die normalerweise nicht zugänglich wären. So verbraucht sich die vorhandene Essenz in kürzerer Zeit als physiologisch angezeigt wäre.
Symptome Das typische Symptom eines *Jing*-Mangels ist „Verlust, Auslaufen". Das können verschiedene Arten von Verlusten sein. Verluste von wertvollen Körpersäften, wie durch Spermatorrhö, vaginalem Ausfluss, Diarrhö, Urininkontinenz, Schweiße, Lockerung oder Ausfallen der Zähne, Haarausfall.
Weitere Symptome sind vorzeitiges Ergrauen der Haare, nachlassende Zeugungs- oder Empfängnisfähigkeit, Unfruchtbarkeit, Schwäche des unteren Rückens, Schwindel, Ohrensausen, Hörminderung, vorzeitiges Altern.
Befunde An der Zunge fällt (jedoch nicht immer zuverlässig) eine Eindellung am Zungengrund auf. Die Pulse sind an beiden Seiten in der 3. *Chi*-Position tief (*chen*) und schwach (*ruo*).
Therapieprinzipien Allgemein ist eine Regulierung der Lebensweise wichtig, gute Ernährung und ausreichender Schlaf. Therapeutisch stärkt man das *Yin* und *Yang* der Niere und die Essenz.
Einzelarzneien Für eine Kräftigung und Tonisierung des *Jing* bedarf es einer kombinierten Behandlung. Dazu sollte man sowohl das *Yang* und das *Yin* – besonders der Niere – tonisieren. Zusätzlich verabreicht man Adstringentien ▶ AG 13, die die Energien zusammenhalten. Bei besonders schweren Fällen wird man gerne sowohl bei den *Yin*- als auch bei den *Yang*-tonisierenden Substanzen auf tierische Produkte zurückgreifen. Diese haben die „tiefste" Wirkung auf *Yin* und *Yang*. Zum Halten und Vermeiden weiterer Verluste können dann auch Mineralien gegeben werden.

- Pflanzliche *Yin*-Tonisierer ▶ AG 12.2 und ▶ AG 12.4
  Shu Di Huang (Rehmanniae Radix Praeparata), *Gou Qi Zi* (Lycii Fructus), *Sang Shen* (Mori Fructus)
- Tierische *Yin*-Tonisierer ▶ AG 12.4
  Gui Jia (Testudinis Carapax et Plastrum)
- Pflanzliche *Yang*-Tonisierer ▶ AG 12c
  Du Zhong (Eucommiae Cortex), *Ba Ji Tian* (Morindae Officinalis Radix), *Tu Si Zi* (Cuscutae Semen)
- Tierische *Yang*-Tonisierer ▶ AG 12.3
  Lu Jiao (Cervi Cornu), *Ge Jie* (Gecko), *Dong Chong Xia Cao* (Cordyceps)
- Adstringenzien ▶ AG 13
  Shan Zhu Yu (Corni Fructus), *Wu Wei Zi* (Schisandrae Fructus)
- Blut-Beweger ▶ AG 10
  Niu Xi (Achyranthis Radix)

Rezepturen Klassische Kombinationen bei *Jing*-Mangel sind

- *You Gui Wan* (Pille, die die Rechte [Niere] wiederherstellt) ▶ RG 8.4
- *You Gui Yin* (Dekokt, das die Rechte [Niere] wiederherstellt) ▶ RG 8.4
- *Er Xian Tang* (Zwei Unsterbliche Dekokt) ▶ RG 8.4

Je nach Art und Lokalisation der Störung kommen andere Rezepturen infrage.
Akupunktur Ni 16 *Huangshu*, Ni 6 *Zhaohai*, Du 4 *Mingmen*, Ren 6 *Qihai*, Ma 36 *Zusanli*, Mi 6 *Sanyinjiao*

- bei Frauen *Chong Mai* und *Ren Mai öffnen*
- bei Männern *Chong Mai* und *Du Mai* öffnen

Geist (Shen)

Der Geist heißt im Chinesischen *Shen*. Der Begriff umfasst die gesamte seelische Instanz, einschließlich der einzelnen Seelen der Fünf Funktionskreise *Shen*, *Hun*, *Zhi*, *Po*, *Yi* sowie die Emotionen. Der Begriff „Psyche" ist westlich geprägt und darf nicht mit *Shen* gleichgesetzt werden.
Nach dem *Huangdi Nei Jing* umfasst der Geist das Bewusstsein, das Denken und das Gedächtnis, wobei das Gedächtnis auch Aspekte von Milz und Niere berührt. Das *Shen* schließt alle fünf mentalen – spirituellen – Aspekte ein: *Shen*, *Hun*, *Zhi*, *Po*, *Yi*.
Wenn jemand sagt: „Er oder sie hat viel *Shen*", meint dies, dass diese Person eine feine Art von Vitalität, Blühen, Leben, Funkeln, Leuchten hat. Dies empfinden wir als „gesund", „vital", „lebendig".

Funktionen

Shen hat folgende Aufgabe: Wahrnehmung, Denken, Einsicht, Ideen, Weisheit, Intelligenz, Wachen, Schlafen, Gedächtnis, Konzentration, Vigilanz sowie die Aufgabe, die anderen Instanzen zu integrieren und zu kontrollieren.
Das Gedächtnis ist auch von der Milz abhängig, wenn es um Dinge geht, die man sich täglich im Alltag merken muss. Die Niere ist mehr für das Langzeitgedächtnis verantwortlich.

Am stärksten verankerter Aspekt	Shen	←→	Herz
Nahrung	*Qi*	←→	Milz, Lunge, Magen bilden die nachgeburtliche Essenz (erworbene Konstitution)
Dichtester, materiellster Aspekt	*Jing*	←→	Die Niere speichert die vorgeburtliche Essenz (angeborene Konstitution)

Tab. 1.5 Die drei verschiedenen Kondensations-Zustände von *Qi*

Einsicht, die Kenntnis und Erkenntnis unseres Selbst, kann nur *Shen* bewerkstelligen.
Alle Emotionen beeinflussen auch das Herz, da es Herrscher aller Organe ist. *Shen* sammelt und vereint *Hun*, *Po*, *Yi*, *Zhi*. „Zorn beeinflusst die Leber, aber das Herz fühlt ihn."
Die Wahrnehmung erfasst Stimuli und kann sich diese vergegenwärtigen.
Der Schlaf ist abhängig vom Zustand des Geistes *(Shen)*.
Die Intelligenz hängt von einem starken *Shen* – und auch vom *Jing* – ab.
Weisheit bedeutet, Wissen richtig und kritisch einzusetzen.
Alle Sinnesfunktionen sind angewiesen auf *Shen*, z.B. das Auge und das Sehen sind abhängig von der Nährung über das Leber-Blut und *Hun*; aber die Blutgefäße werden vom Herz kontrolliert.
Shen sammelt das *Hun*, die Wander Seele der Leber.
Der Geist *(Shen)* residiert im Herzen. Während des Schlafes wandert er umher oder begibt sich zur Ruhe, indem er im Herz-Blut oder/und Herz-*Yin* eintaucht wie in einen Teich. Bei mangelndem Herz-Blut oder Herz-*Yin* ist dieser Teich zunehmend ausgetrocknet. Das *Shen* kann nicht mehr tief eintauchen und bleibt so unruhig an der Oberfläche des Wassers, was zu unruhigem Schlaf oder Schlaflosigkeit führt.
Also können wir auch sagen, *Shen* residiert im Blut und im *Yin*.
Am deutlichsten wahrnehmbar ist *Shen* im Antlitz, den Augen und dort besonders im Leuchten oder Glanz der Augen. Darüber hinaus geben uns auch Zunge und Puls sowie das Sprechen Auskunft über das *Shen*.
Bei gestörtem *Shen*, wie beispielsweise während einer Psychose, sind das auffallendste an der Person ihre wirren Augen, ihr irrer Blick. Glanzlose Augen oder ein getrübter Gesichtsausdruck können disharmonisches oder erschöpftes *Shen* anzeigen.

Beziehungen zwischen Shen, Qi und Jing

Essenz (*Jing*) ist die biologische Grundlage und der Ursprung des Geistes (*Shen*). Bei der körperlichen Vereinigung beider Eltern bilden ihre beiden *Jing* das neue *Shen*. Nach der Geburt wird diese vorgeburtliche Essenz der Eltern in den Nieren gespeichert. Sie ist die biologische Grundlage für den Geist (*Shen*) des neuen Individuums.
Leben und *Shen* hängen auch von der Ernährung durch die nachgeburtliche Essenz ab. Der Geist nährt sich aus der verfeinerten Essenz der Nahrung. Das Milz-*Qi* ist die Zentrale der Transformation, wodurch die klaren Säfte aus der Nahrung entstehen. Diese werden nach oben geführt. Das „Feinste", der feinstofflichste Aspekt nährt das *Shen*.
So heißt es: „Sind Magen und Därme aufeinander abgestimmt, die *Yin*-Organe friedlich, das Blut (*Xue*) harmonisch, ist der Geist (*Shen*) mental stabil."
Wir sehen also, dass *Shen* von *Jing* und *Qi* abhängt.
Da *Shen* durch *Qi* und *Xue* genährt wird, gibt es auch über den Zustand dieser Energien Auskunft. *Qi*, *Jing* und *Shen* werden auch als die drei Schätze bezeichnet. Es sind dies die vitalen Substanzen des Körpers.
Im Grunde ist das *Jing* der materiellste Aspekt dieser drei, das *Qi* steht in etwa in der Mitte, während das *Shen* den feinsten Aspekt der drei repräsentiert, also am meisten *Yang* ist. *Shen* ist die feinste, am wenigsten substanzielle Form des *Qi*. ▶ Tabelle 1.5

Sind *Jing* und *Qi* stark, ist der Geist wach, ausgeglichen und glücklich. Sind hingegen Essenz (*Jing*) und *Qi* schwach, so fühlt sich der Patient unglücklich, deprimiert, ängstlich und benebelt. Umgekehrt besteht aber ebenfalls eine Wechselwirkung. *Shen* beeinflusst auch *Qi* und *Jing*. Emotionaler Stress bringt die normale Funktion und den Fluss des *Qi* in Unordnung. Emotionaler Stress kann das *Jing* schwächen. Mentale Überarbeitung, besonders wenn diese mit einem Übermaß an Sex gekoppelt ist, schwächt das *Jing*. Auch Hitze, welche durch zusätzlichen emotionalen Stress entsteht, schädigt Essenz und Säfte.
Das *Jing* wird uns mit der Geburt aus der Vereinigung des elterlichen *Jing* mitgegeben und liegt bei der Geburt quasi bei Pegelstand 100 Prozent vor. Es verbraucht sich im Laufe des Lebens. Es wird transformiert in *Qi*. Blut (*Xue*) und *Qi* projizieren das *Shen*. Man kann also sagen, dass sich unser *Jing* allmählich in *Shen* (Bewusstsein) transformiert, bis am Lebensende alles *Jing* aufgebraucht ist und wir überwiegend – hoffentlich jedenfalls – aus *Shen* im Sinne

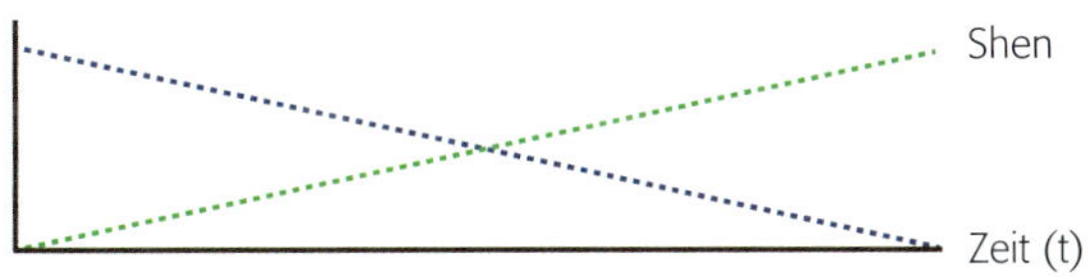

Abb. 1.1 Transformation von *Jing* in *Shen* im Lebensverlauf

Organ	Funktion	Anmerkung
Herz (Wurzel des Lebens)	Ursprung des Geistes (*Shen*)	Umwandlung von *Jing* und *Qi* (vor- und nachgeburtliche Energie tragen dazu bei)
Lunge (Wurzel des *Qi*)	Wohnung der Körper-Seele (*Po*)	Assistent von *Jing* und *Qi* (steht der Essenz nahe, aber bewegt sich nach innen und außen mit der Atmung)
Niere (Wurzel der Essenz, speichert *Jing*)	Haus der Willenskraft (*Zhi*)	ein gebündelter Geist, kann durch den Willen unser Schicksal erfüllen
Leber (Wurzel der Harmonisierung)	Residenz der Wander-Seele (*Hun*)	ergänzt *Shen* und *Qi* (dem Geist nahe, aber *Hun* kommt und geht)
Milz (Wurzel des *Qi*)	Wohnung des Intellekts (*Yi*)	Milz „verdaut" Nahrung und Information

Tab. 1.6 Zusammenfassung der fünf Seelen-Aspekte

von Weisheit bestehen. Bei der Geburt sind wir nur *Jing*, am Lebensende nur noch *Shen*. ▶ Abbildung 1.1

Es ist der Sinn des *Jing*, sich in *Shen* (Bewusstsein) zu verwandeln. *Shen* spielt die zentrale und führende Rolle bei allen mentalen Aktivitäten. Jedes *Yin*-Organ beherbergt einen geistig-mentalen Aspekt. Die fünf Zang-Organe bilden somit die physiologische Basis für das *Shen*. ▶ Tabelle 1.6

Pathologische Shen-Zustände

Geschwächtes Shen

Ursachen Der Geist kann geschwächt sein. Das ist meistens durch verschiedene Mangel-Zustände bedingt: *Qi*-Mangel, Blut-Mangel, *Yin*- oder *Yang*-Mangel.

Symptome Die typischen Beschwerden des Patienten sind Erschöpfung, bedrückte Grundstimmung, Lustlosigkeit, Antriebslosigkeit, Depression und Melancholie. Im Weiteren Konzentrationsschwäche, verminderte geistige Leistungsfähigkeit, Vergesslichkeit.

Befunde

ZK Im Grunde bei allen Störungen des Geistes *Shen* finden wir eine rote Zungenspitze. Die Farbe des restlichen Zungenkörpers richtet sich nach der zugrunde liegenden Störung: Liegt ein *Qi*- oder *Yang*-Mangel vor, ist der ZK blass und gedunsen. Ist die Ursache ein Blut-Mangel, ist der ZK zwar auch blass, jedoch eher etwas geschrumpft. Bei einem *Yin*-Mangel ist der ZK rot, rissig, geschrumpft und trocken.

ZB Bei *Qi*- und *Yang*-Mangel feucht, bei Blut- und besonders beim *Yin*-Mangel eher vermindert bis trocken

Puls Kann sehr variabel sein, je nach Grunderkrankung, siehe unter den einzelnen Indikationen und den spezifischen Rezepturen

Therapieprinzipien Beruhige den Geist, nähre das Herz

Einzelarzneien Wichtig sind die den Geist beruhigenden Arzneien der Gruppe 14. Diese unterteilen sich in absenkende, den Geist beruhigende Sedativa ▶ AG 14.1 sowie in das Herz-*Yin* nährende Arzneien ▶ AG 14.2. Hier sind nährend und beruhigende Mittel angezeigt, wie *Suan Zao Ren* (Ziziphi Spinosae Semen) oder *Yuan Zhi* (Polygalae Radix).

Daneben gibt es auch Arzneien in anderen Rubriken, die Wirkungen auf den Geist entfalten, z.B.

- *Ren Shen* (Ginseng Radix et Rhizoma) verbessert die mentale Leistungsfähigkeit und die Konzentrationsfähigkeit.
- *Bai Shao* (Paeoniae Radix Alba) und andere Blut-nährende Arzneien geben dem *Shen* und der Wander-Seele *Hun* wieder mehr Wohnraum und stabilisieren so deren stoffliche Grundlage. Dies führt ebenfalls zu einer seelischen Stabilisierung.

Rezepturen Die Klassische Basis-Rezeptur bei Milz-*Qi*- mit Herz Blut-Mangel ist *Gui Pi Tang* (Dekokt, das die Milz wiederherstellt) ▶ RG 8.3

- Bei **Blut-Mangel** mit vermindertem Selbstvertrauen kann *Si Wu Tang* (Vier Arzneien Dekokt) eine Basis-Rezeptur sein ▶ RG 8.2
- Bei **Yin-Mangel** kommen Modifikationen der Rezeptur *Liu Wei Di Huang Wan* (Sechs Bestandteile Pille mit Rehmanniae Radix Praeparata) infrage ▶ RG 8.5.
- Bei **Herz-Qi und Nieren-Yin-Mangel** empfiehlt sich *Tian Wang Bu Xin Dan* (Besondere Pille des himmlischen Kaisers, die das Herz tonisiert) ▶ RG 12.1.

Akupunktur He 7 *Shenmen* (Yuan-Punkt), He 9 *Shaochong* (Tonisierungs-Punkt), Bl 15 *Xinshu* (*Shu*-Punkt des Herzens), He 3 *Shaohai* (besonders effektiv bei gedrückter Stimmung). Die weitere Punkteauswahl erfolgt je nach dem zugrunde liegenden Syndrom

Unruhiges Shen

Ursachen Eine weitere Störung von *Shen* drückt sich als Unruhe aus. Dies wird durch eine Fülle oder durch einen Mangel verursacht:

- Eine Fülle-Hitze geht mit Unruhe, Schlaflosigkeit und Agitiertheit einher.
- Durch Schleim-Hitze kommt es zu Unruhe, wirren Reden, Verwirrheitszuständen und Desorientiertheit.
- Bei einem Blut- oder *Yin*-Mangel ist der Geist nicht mehr verankert und seiner Wohnstätte beraubt. Die Leere-Hitze aufgrund eines *Yin*-Mangels stört den

Geist. Es entstehen Unruhe, Insomnia und Ängstlichkeit.

- Bei innerem Leber-Wind, der meistens auf Grundlage eines Leber-Blut-Mangels oder Leber-Hitze entsteht, kann, ähnlich wie bei einem aufsteigenden Leber-*Yang*, der Geist ebenfalls beunruhigt sein.

Symptome Unruhe, Erregtheit, unruhiger und unterbrochener Schlaf, der nicht erholsam ist, Schlaflosigkeit, Ängste, Alpträume.

Befunde

ZK Typisch bei Affektionen des *Shen* ist die rote Zungenspitze. Falls eine Hitze-Störung im Inneren der Unruhe zugrunde liegt, kann der ganze ZK rot sein oder in den Bereichen, die bestimmten Funktionskreisen zugeordnet sind, in denen Hitze besteht. Häufig sind die Zungenränder und die Zungenspitze gerötet als Zeichen, dass eine Hitze in Leber und Herz besteht.

Puls Bei Hitze-Prozessen – sowohl bei Fülle-Hitze als auch bei Leere-Hitze – ist der Puls schnell (*shuo*). Im ersten Fall dabei überschüssig (*shi*) kräftig, im zweiten Fall schnell (*shuo*) und dünn (*xi*).

Therapieprinzipien Kläre den pathogenen Faktor, beruhige den Geist und – bei zugrundeliegender Leere – nähre den Geist (z.B. bei Leere-Hitze). Bei großer Unruhe senke den Geist ab.

Einzelarzneien Wichtig sind die den Geist beruhigenden Arzneien der Gruppe 14. Diese unterteilen sich in absenkende, den Geist beruhigende Sedativa ▶ AG 14.1, wie *Mu Li* (Ostreae Concha), sowie in das Herz-*Yin* nährende Arzneien ▶ AG 14.2. Hier sind nährend und beruhigende Mittel angezeigt, wie *Suan Zao Ren* (Ziziphi Spinosae Semen) oder *Yuan Zhi* (Polygalae Radix)

Daneben gibt es auch Arzneien in anderen Rubriken, die sedative Eigenschaften besitzen, wie *Ren Shen* (Ginseng Radix et Rhizoma), *Fu Ling* (Poria), *Huang Lian* (Coptidis Rhizoma), *Huang Qin* (Scutellariae Radix), *Zhi Zi* (Gardeniae Fructus), *Mu Dan Pi* (Moutan Cortex), *Yu Jin* (Curcumae Radix).

Rezepturen Die klassische Basis-Rezeptur bei Unruhe durch Nieren-/Herz-*Yin*-Mangel ist *Tian Wang Bu Xin Dan* (Besondere Pille des himmlischen Kaisers, die das Herz tonisiert) ▶ RG 12.1.

- Bei **Yin-Mangel** kommen auch Modifikationen der Rezeptur *Liu Wei Di Huang Wan* (Sechs Bestandteile Pille mit Rehmanniae Radix Praeparata) in Betracht ▶ RG 8.5.
- Bei Unruhe durch **Blut-Mangel in der Leber** kann die Rezeptur *Suan Zao Ren Tan* (Ziziphi Spinosae Semen Dekokt) angewendet werden. ▶ RG 12.1
- Bei gleichzeitigem **Blut-Mangel** mit einer **Milz-Qi-Schwäche** ist die klassische Rezeptur für Unruhe und Insomnia *Gui Pi Tang* (Dekokt, das die Milz wiederherstellt) ▶ RG 8.3.
- Bei **Fülle-Hitze**
  - mit Unruhe, Durst, Erregtheit: *San Huang Xie Xin Tang* (Dekokt der drei Gelben, welches das Epigastrium entlastet) ▶ RG 2.3
  - mit Toxinen: *Huang Lian Jie Du Tang* (Coptidis Rhizoma Dekokt, das toxische Wirkungen lindert) ▶ RG 2.3
- Bei **Blut-Stase mit Hitze** *Tao He Cheng Qi Tang* (Persicae Semen Dekokt, das *Qi* ordnet) ▶ RG 10.1
- Bei **Schleim und Leber-Wind** *Ban Xia Bai Zhu Tian Ma* Tang (Pinelliae Rhizoma, Atractylodis Macrocephalae Rhizoma und Gastrodiae Rhizoma Dekokt) ▶ RG 14.5
- Bei **Schleim-Hitze** *Wen Dan Tang* (Dekokt, das die Gallenblase wärmt) ▶ RG 14.2

Akupunktur

- **Akute Unruhe** He 6 *Yinxi* (*Xi*-Punkt), Ni 6 *Zhaohai*, M-BW 35 *Huatuojiaji*, besonders die neben Bl 15 *Xinshu*, Bl 18 *Ganshu*
- Mi 1 *Yinbai* (wie auch Le 1 *Dadun*, bekannt für uterine Blutungen, aber auch sedativ)
- M-HN 3 *Yintang*, M-HN 54 *Anmian* I + II, M-HN 1 *Sishencong*
- **Im Ohr** *Shen-Men*-Punkt als Dauer-Nadel

Blockiertes Shen

Ursachen Eine Blockierung des Geistes kann durch Schleim oder Blutstase verursacht sein. Schleim und Stase blockieren die Sinnesöffnungen. Der Geist kann nicht mehr klar mit der Außenwelt kommunizieren. Im Falle einer Blutstase handelt es sich oft um Stase im Kopf. Auch eine *Qi*-Stagnation kann zu einer *Shen*-Blockade beitragen.

Symptome Bei einer Schleim-Blockierung von *Shen* zeigen sich Symptome, wie Konfusion, Verwirrung und ein benebelter, nicht klarer Kopf.

Auch Schwindel, Tinnitus, Hör- und Sehminderung können hierdurch bedingt sein. Dieses sind meistens Fülle-Muster. Bei einer Leber-*Qi*-Stagnation sind typisch das Gefühl innerer Anspannung, Frustration und latente Reizbarkeit. Oft wird dadurch bei solchen Störungen das *Shen* ebenfalls irritiert und affiziert, was sich in zusätzlicher Unruhe, Irritierbarkeit und Schlaflosigkeit äußern kann.

Eine Blut-Stase im Kopf kann über die angegebenen Beschwerden hinaus zu heftigen Kopfschmerzen führen.

Befunde

ZK Auch bei diesem Syndrom ist die rote Zungenspitze typisch. Gerötete Zungenränder und Zungenspitze sind Zeichen für eine Leber-*Qi*-Stagnation. Eine livide Zunge mit gestauten Zungengrundvenen weist auf eine Blut-Stase hin.

Muster	Symptome	Acht Leitkriterien	Rezepturen	Syndrom
Geschwächtes Shen	Depression, Melancholie	*Qi*-Mangel	*Si Jun Zi Tang* (Vier Gentlemen Dekokt) ▶ RG 8.2	**Leere**
		Yang-Mangel	*Jin Gui Shen Qi Wan* (Nieren-*Qi*-Pille aus dem goldenen Schrein) ▶ RG 8.4	
		Blut-Mangel	*Si Wu Tang* (Vier Arzneien Dekokt) ▶ RG 8.4, *Gui Pi Tang* (Dekokt, das die Milz wiederherstellt) ▶ RG 8.3	
		Yin-Mangel	(Sechs Bestandteile Pille mit Rehmanniae Radix Praeparata) ▶ RG 8.5 *Tian Wang Bu Xin Dan* (Besondere Pille des Himmlischen Kaisers, die das Herz tonisiert) ▶ RG 12.1	
Unruhiges Shen	Unruhe, Agitiertheit, Insomnia, Ängstlichkeit	Hitze	*Suan Zao Ren Tang* (Zizyphus Dekokt) ▶ RG 12.1, *San Huang Xie Xin Tang* (Dekokt der drei Gelben, das das Epigastrium entlastet) ▶ RG 2.3	**Kombinierte Fülle-Leere-Muster**
		Leere-Hitze	*Tian Wang Bu Xin Dan* (Besondere Pille des Himmlischen Kaisers, die das Herz tonisiert) ▶ RG 12.1, *Liu Wei Di Huang Wan* (Sechs Bestandteile Pille mit Rehmanniae Radix Praeparata) ▶ RG 8.5	
		Schleim-Hitze	*Wen Dan Tang* (Dekokt, das die Gallenblase wärmt) ▶ RG 14.2	
		Leber-Wind	*Ban Xia Bai Zhu Tian Ma Tang* (Pinelliae Rhizoma, Atractylodis Macrocephalae Rhizoma und Gastrodiae Rhizoma Dekokt) ▶ RG 14.5	
Blockiertes Shen	Konfusion, Verwirrtheit	Schleim	*Er Chen Tang* (Zweifach behandeltes Dekokt) ▶ RG 14.1	**Fülle**
		Schleim-Hitze	*Wen Dan Tang* (Dekokt, das die Gallenblase wärmt)	
		Leber-*Qi*-Stagnation	*Si Ni San* (Kalte Extremitäten Pulver) ▶ RG 4.2	
		Ausgeprägte Leber-*Qi*-Stagnation	*Chai Hu Shu Gan Tang* (Bupleuri Radix Dekokt, das die Leber verteilt) ▶ RG 4.2	
		Blut-Stase	*Tong Qiao Muo Xue Tang* (Dekokt, das Blockaden in den Sinnesöffnungen auflöst und das Blut belebt) ▶ *Xue Fu Zhu Yu Tang*, RG 10.1	

Tab. 1.7 Übersicht über die häufigsten Shen-Syndrome und Behandlungsstrategien

ZB Bei Schleim als Grundlage der Verwirrung findet man den fast schon pathognomonischen dicken, klebrigen Zungenbelag. Falls eine Schleim-Hitze zugrunde liegt, ist der schleimige Zungenbelag gelblich.

Puls Die Pulse können, je nach individueller Verfassung, sowohl gespannt (*jin*) und schlüpfrig (*hua*) sowie schnell (*shuo*) oder auch schnell und unterbrochen (*cu*) sein.

Therapieprinzipien Transformiere Schleim und öffne die Sinne, bei großer Unruhe senke den Geist ab.

Einzelarzneien Die aromatischen, die Sinne öffnenden Arzneien der Gruppe 15. Eine der wichtigsten Arzneien darin ist *Shi Chang Pu* (Acori Tatarinowii Rhizoma). Wichtige Arzneien aus anderen Arzneigruppen sind: *Zhi Ban Xia* (Pinelliae Rhizoma Praeparatum), *Zhu Ru* (Bambusae Caulis in Taenias), *Yuan Zhi* (Polygalae Radix).

Rezepturen Die klassische Basis-Rezeptur bei Schleim und Leber-Wind ist *Ban Xia Bai Zhu Tian Ma* Tang (Pinelliae Rhizoma, Atractylodis Macrocephalae Rhizoma und Gastrodiae Rhizoma Dekokt) ▶ RG 14.5.

- Bei **Schleim-Hitze** *Wen Dan Tang* (Dekokt, das die Gallenblase wärmt) ▶ RG 14.2, oft in der Erweiterung unter Hinzugabe von *Huang Lian* (Coptidis Rhizoma) ▶ AG 2.3
- Bei **Blut-Stase mit Hitze** *Tao He Cheng Qi Tang* (Persicae Semen Dekokt, das *Qi* ordnet) ▶ RG 10.1

Akupunktur

- **Schleim und Feuchtigkeit im Kopf** Ma 8 *Touwei* ist hier einer der wichtigsten Punkte
- **Schleim und Leber-Wind** Le 2 *Xingjian*, Ma 40 *Fenglong*, Mi 9 *Yinlingquan*, Ren 12 *Zhongwan*, Gb 14 *Yangbai*, Gb 41 *Zulinqi*
- **Schleim-Hitze** Ma 40 *Fenglong*, Mi 9 *Yinlingquan*, Ren 17 *Shanzhong*, Ren 12 *Zhongwan*, Ma 8 *Touwei*, Du 20 *Baihui* in Verlaufsrichtung
- **Blut-Stase mit Hitze** He 5 *Tongli*, Mi 10 *Xuehai*, Di 11 *Quchi*, SJ 6 *Zhigou*, Ma 45 *Lidui* bluten lassen
- **Akute Unruhe** He 6 *Yinxi* (*Xi*-Punkt), Ni 6 *Zhaohai*, M-HN 3 *Yintang*, M-HN 54 *Anmian*, M-HN 1 *Sishencong*

▶ Tabelle 1.7

Säfte (Jin Ye)

Die Säfte sind *Yin*-Substanzen. Die Säfte umfassen alle Körperflüssigkeiten mit Ausnahme des Blutes. Die Säfte werden in klare Jin- und weniger klare *Ye*-Flüssigkeiten eingeteilt. Die einen sind dünnflüssiger, beweglicher als die letzteren, die etwas „dickflüssiger" in ihrer Natur sind. Oft spricht man von beiden gemeinsam als Säfte (*Jin Ye*). Sie werden durch Verfeinerung und Raffinierung aus der Nahrung gewonnen. Sie benetzen den Körper in Form von Speichel, Schweiß, Liquor, Verdauungssäften, Gelenkflüssigkeit. Sie machen Sehnen, Knorpel und Muskeln elastisch und geschmeidig und befeuchten die Därme und die anderen Schleimhäute. Sie bilden den Urin.

Das Blut (*Xue*) ist im Gegensatz zu den Säften „tiefer", „wesentlicher" und vor allem nährender. Dennoch bestehen enge Zusammenhänge zwischen Säften und Blut, da eine Verminderung des einen oft eine Schmälerung des anderen zur Folge hat. Auch ein Säfte-Mangel führt zu Trockenheitssymptomen wie trockener Haut, trockenen Augen und Schleimhäuten.

Pathologische Zustände der Säfte (Jin-Ye)

Säfte-Mangel

Ein Mangel an Säften ist eine Verminderung der befeuchtenden, nährenden und kühlenden Substanzen in unserem Organismus. Es bestehen dabei Überschneidungen von Säfte-, Blut- und *Yin*-Mangel und von außen eingedrungener Trockenheit als pathogenem Faktor.

Ursachen Die Ursachen für einen Säfte-Mangel können in zwei Gruppen unterteilt werden: Säfte-Mangel durch erhöhten Verbrauch oder durch verminderte Aufnahme oder verminderte Produktion.

Ein Säfte-Mangel an ist oft durch Hitze bedingt und kann umgekehrt auch wieder zu Hitze führen.

Zu der ersten Gruppe von Ursachen zählen hohes Fieber, ständiges Fieber, starkes Schwitzen, Erbrechen, Diarrhö. Der häufigste Grund für einen Säfte-Mangel ist pathogene Hitze. Auch iatrogene Ursachen kommen infrage: Eine übertriebene Schweißinduktion durch warme, scharfe, die Oberfläche befreiende Arzneien der Gruppe 1, ebenso der exzessive Einsatz von Diuretika der Gruppen 4 und 7, die nach unten abführenden Arzneien der Gruppe 3 oder auch warme, trocknende Arzneien, wie *Zhi Qiao* (Aurantii Fructus), *Zhi Ban Xia* (Pinelliae Rhizoma Praeparatum).

Besteht eine unzureichende Ernährung und unzureichende Flüssigkeitszufuhr bei gleichzeitig hohem Verbrauch, wie beim Sport oder Saunagang, können die Säfte ebenfalls geschädigt werden.

Symptome Die Hauptsymptome eines Säfte-Mangels sind: Durst, trockener, rauer Zungenbelag, trockene Kehle und Lippen, trockene Zunge, Nase und Haut, trockener Stuhl, wenig Urin.

Vergleich mit exogener Trockenheit Als äußerer pathogener Faktor kann Trockenheit in den Organismus eindringen und zu Symptomen führen, wie trockene Nase, Lippen, Kehle, trockener Mund, gesprungene Lippen, Nasenbluten, trockene Haut und Schleimhäute, trockener, rauer Zungenbelag. Ein Blut-, *Yin*- oder Säfte-Mangel weist sehr ähnliche Symptome auf. Da dies aber nicht durch ein äußeres oder inneres Pathogen verursacht wird, sondern durch den Mangel an diesen befeuchtenden Valenzen, könnte man einen Blut-, *Yin*- oder Säfte-Mangel auch als eine Art endogene Trockenheit ansehen.

Befunde

ZK Besteht ein sehr tiefgreifender Mangel an Säften und *Yin*, schrumpft auch der Zungenkörper und wird rau. Ein Säfte-Mangel kann durch Hitze bedingt sein, in diesem Falle ist der Zungenkörper rot.

ZB Der Zungenbelag ist ein sehr genauer Indikator des Zustandes der Säfte. Bei verminderten Säften wird der Zungenbelag ebenfalls geringer und allmählich trockener.

Puls Meist dünn (*xi*)

Therapieprinzipien Befeuchten, Säfte auffüllen, bei Bedarf Blut und *Yin* nähren. Eventuell Hitze klären und Trockenheit befeuchten.

Einzelarzneien Das Blut nährende Arzneien der Gruppe 12.2 sowie *Yin* anreichernde Arzneien der Gruppe 12.4. Bei gleichzeitiger Hitze ▶ AG 2.1. Diese Arzneien kühlen und befeuchten, z.B. *Shi Gao* (Gypsum Fibrosum).

- Kühlen und Säfte spenden Arzneien der ▶ AG 2.2., z.B. *Di Huang* (Rehmanniae Radix) oder *Xuan Shen* (Scrophulariae Radix).
- Bei Trockenheit sind befeuchtende Arzneien ▶ AG 6.2 indiziert, insbesondere auch die Liliengewächse, z.B. *Chuan Bei Mu* (Fritillariae Cirrhosae Bulbus).

Rezepturen Klassische Rezepturen bei Säfte-Mangel sind Trockenheit befeuchtende Rezepturen der Gruppe 5, wie

- *Sha Shen Mai Dong Tang* (Adenophorae seu Glehniae Radix und Ophiopogonis Radix Dekokt) oder
- *Bai He Gu Jin Tang* (Lilii Bulbus Dekokt zur Erhaltung des Metalls)

Ebenfalls erwägen kann man aus der Gruppe 14 der Schleim behandelnden Rezepturen solche, die Trockenheit - Schleim - behandeln, wie *Bei Mu Gua Lou San* (Fritillariae Bulbus und Trichosanthis Fructus Pulver)

Je nach Art und Lokalisation der Störung kommen noch andere Rezepturen infrage.

Akupunktur Naturgemäß sind diese Störungen schwieriger ausschließlich mit Akupunktur zu behandeln. Infrage kommende Punkte sind z.B. Mi 6 *Sanyinjiao*, Ni 7 *Fuliu*, Le 8 *Ququan*, Mi 10 *Xuehai*, Ma 36 *Zusanli*, Lu 9 *Taiyuan*

Akkumulation von Flüssigkeit (Feuchtigkeit)

Hierunter versteht man eine übermäßige Ansammlung von Säften und Flüssigkeiten im Körper. Wir nennen dies oft Feuchtigkeit, im weiteren Verlauf Schleim. Schleim ist eine Art eingedickte, kondensierte Feuchtigkeit. Die Ursachen einer Wasser-Ansammlung liegen meistens in einer unzureichenden Transformationsfunktion von Lunge, Milz und Niere. Dadurch können die Verteilung oder die Ausscheidung der Säfte gestört sein.

Ursachen Die Ursache einer-Ansammlung im Körper ist in den allermeisten Fällen eine Milz-*Qi*-Schwäche. Die aufgenommene Nahrung wird nicht ausreichend transformiert und bleibt zum Teil als sogenannte ungeklärte Säfte in der Mitte - Milz und Magen - liegen. Dort führen sie zu entsprechenden Beschwerden, wie Völle- oder Druckgefühl. Eigentlich sollen nach der Trennung von klaren und trüben Säften durch die Milz die klaren Säfte aufsteigen. Da in diesem Falle viel Ungeklärtes „liegengeblieben" ist, steigt mit den klaren Säften auch ein Teil dieser ungeklärten Säfte nach oben. Dort führen sie zu einem benebelten Gefühl im Kopf. Auch ein dumpfes Druck- und Schweregefühl ist typisch. Schwindel und dumpfer Kopfschmerz im Stirnbereich kommen ebenfalls vor. Auch führen diese trüben Substanzen zu einem verdickten Zungenbelag. Ein Leitsatz der Klassiker besagt: „Wenn die Mitte geschwächt ist, entwickelt sich das *Yang* nicht hinauf und das *Yin* steigt nach oben."

Neben der Milz-*Qi*-Schwäche kommt auch eine übermäßig viel Feuchtigkeit produzierende Ernährung als Ursache für innere Feuchtigkeit in Betracht. Falls wir beim Essen mehr zu uns nehmen als unsere Milz um-wandeln kann, wird auch eine intakte Milz die Entstehung von Feuchtigkeit nicht verhindern. Auf lange Sicht wird die Milz durch die ständige Überlastung geschwächt. Es entsteht so eine Milz-Schwäche.

Auch bei einem Nieren-*Yang*-Mangel kann der Wasserhaushalt des Körpers gestört sein. Es fehlt das Feuer und dadurch sammelt sich zu viel Feuchtigkeit im System an.

Symptome Bei Feuchtigkeit ist das Leitsymptom ein generelles Schweregefühl im Körper. Dies kann an bestimmten Körperregionen besonders deutlich sein, z.B. kommt bei Feuchtigkeit oft ein Schweregefühl des Kopfes vor. Dies kann von dumpfen Kopfdruck oder einem dumpfen Schmerz begleitet sein. Die typische Lokalisation hierfür ist der Stirnbereich. Der Grund für die Stirnlokalisation liegt darin, dass die Feuchtigkeit aus dem Milz-Magen-Bereich - der Mitte - stammt und sich entlang der Magen-Leitbahn nach oben ausbreitet. Oft klagen die Patienten auch über Gedunsenheit. Diese kann um die Augen herum, im Gesicht und an Händen und Füßen auftreten.

Typisch für Beschwerden durch Feuchtigkeit ist das dumpfe Gefühl. Feuchtigkeit erschwert den Fluss des *Qi*, blockiert ihn aber nicht so massiv wie z.B. Kälte. Daher ist ein dumpfes Druck- und Völlegefühl fast noch häufiger anzutreffen als dass der Patient über Schmerzen klagt. Häufig tritt dieses Druck- und Völlegefühl im Oberbauch oder Epigastrium auf. Dabei kann Übelkeit und Aufstoßen oder Erbrechen anzeigen, dass die Feuchtigkeit zu einem rebellierenden *Qi* des Magens geführt hat.

Befunde

ZK Der ZK ist bei Feuchtigkeit gedunsen, oft sieht man Zahneindrücke an den Zungenseiten.

ZB Der Zungenbelag zeigt den Zustand der Säfte an. Bei Feuchtigkeit ist der Belag feucht.

Puls Der Puls ist typischerweise schlüpfrig (*hua*), bei gleichzeitigem *Qi*-Mangel leer (*xu*) und schwach (*ruo*).

Therapieprinzipien Feuchtigkeit ausleiten, Feuchtigkeit transformieren, die Milz stärken und die Transformation verbessern.

Einzelarzneien Feuchtigkeit ausleitende Arzneien ▶ AG 4, Feuchtigkeit transformierende Arzneien ▶ AG 7 und bei kombinierten Wind-Feuchtigkeit-Störungen mit Wind-Feuchtigkeit ausleitenden Arzneien ▶ AG 5

Auch einige *Qi* tonisierende Arzneien ▶ AG 12.1 leiten Feuchtigkeit aus, wie z.B. *Bai Zhu* (Atractylodis Macrocephalae Rhizoma).

Rezepturen Klassische Rezepturen bei Feuchtigkeit sind die eliminierenden Rezepturen der Gruppe 6, z.B. *Wu Ling San* (Fünf Bestandteile Pulver mit Poria) ▶ RG 6.1

- Bei **Hitze-Feuchtigkeit** *Wu Lin San* (Fünf Bestandteile Pulver bei Miktionsstörungen) ▶ RG 6.3 oder *Si Miao San* (Pulver aus vier wundersamen Arzneien) ▶ RG 6.3
- Bei **Wind-Feuchtigkeit und Bi-Syndrom** *Du Huo Ji Sheng Tang* (Angelicae Pubescentis Radix und Taxilli Herba Dekokt) ▶ RG 6.5
- Bei **Kälte-Feuchtigkeit** *Zhen Wu Tang* (Wahrer Krieger Dekokt) ▶ RG 6.4

Je nach Art und Lokalisation der Störung kommen auch noch andere Rezepturen infrage.

Akupunktur Im Gegensatz zu einem Säfte-Mangel lässt sich eine Feuchtigkeits-Akkumulation gut mit Akupunk-

tur behandeln oder damit die chinesische Arzneimitteltherapie unterstützen.
Hierfür infrage kommende Punkte sind z.B. Ma 40 *Fenglong*, Mi 9 *Yinlingquan* (Moxa), Ni 3 *Taixi*, Mi 3 *Taibai*, Mi 5 *Shangqiu*, Ma 36 *Zusanli*, Ren 12 *Zhongwan* (Moxa), Bl 20 *Pishu* (Moxa).

Schleim (Tan)

Schleim wird oft unter den Pathologien und Syndromen der Milz abgehandelt. Schleim ist eine mit der Feuchtigkeit eng verbundene Störung. Säfte können akkumulieren und kondensieren und dann Schleim bilden. Wir werden deshalb Schleim hier im Zusammenhang mit den Säften erwähnen.
Schleim-Befunde sind sehr häufig sehr „zäh", wörtlich und im übertragenen Sinne schwierig und langwierig zu beeinflussen. Sie lassen sich allein mit Akupunktur oft nur schwer therapieren.

Ursachen Quelle oder Ursprung des Schleims ist die Milz. Bei geschwächter Milz ist die Umwandlung der Nahrung unzureichend, und es entsteht und akkumuliert Feuchtigkeit. Über längere Zeit kann diese Feuchtigkeit, die nicht in klare Säfte umgewandelt wurde, im Körper persistieren, sich weiter eindicken und „fester", zäher werden, an bestimmten Prädilektionsstellen liegen bleiben und sich ansammeln. Besonders leicht setzt sich eingedickte Feuchtigkeit in Form von Schleim im Lungenfunktionskreis fest. Daher gilt der Satz: „Quelle des Schleims ist die Milz, Gefäß des Schleims ist die Lunge."
Die Trennung und Klärung der Nahrung in klare und trübe Säfte ist unvollständig. Anstatt dass die trüben Säfte nach unten geführt und die verfeinerten, klaren Säfte nach oben gehoben werden, werden auch trübe Säfte mit nach oben geführt und setzen sich hier fest, eben zum Beispiel in den Ecken und Winkel des Lungen-Funktionskreises.

Lokalisation und Auswirkung

Lunge Im Lungenfunktionskreis finden wir häufig mit Schleim zusammenhängende Störungen. Man kann sich dies leicht dadurch vergegenwärtigen, dass sich besonders in den Nasennebenhöhlen und den verzweigten Bronchien und Bronchioli leicht Schleim festsetzt und bei manchen Patienten dort auch lange, z.B. nach einem grippalen Infekt, persistieren kann. Schleimansammlung im Funktionskreis Lunge zeigt sich in schleimigem Auswurf, schleimigen Sekreten aus Nase oder Nebenhöhlen.
Schleim kann mit Kälte, Hitze oder Trockenheit kombiniert auftreten:

- Bei Kälte-Schleim sind die Sekrete aus Bronchien oder Nase weißlich, serös oder wässrig.
- Hitze-Schleim zeigt sich in gelben, eitrigen Sekreten.
- Schleim-Trockenheit erscheint vielleicht zunächst widersprüchlich zu sein; hierbei besteht durch Trockenheit ein zunehmend eingedickter Schleim, der schwer abhustbar und sehr zäh ist.

Schleim im Funktionskreis Lunge kann zu Blockierungen des *Qi*-Flusses, also zur Lungen-*Qi*-Stagnation führen oder sogar zur Umkehr des physiologisch nach unten gerichteten Flusses des Lungen-*Qi*.

- Die Lungen-*Qi*-Stagnation führt oft zu thorakalem Engegefühl und Beklemmung, Druck auf der Brust, auch bronchialer Spastik und Palpitationen.
- Das umgekehrte, also rebellierende Lungen-*Qi* zeigt sich in Husten, evtl. mit Auswurf.

Leitbahnen und Netzgefäße Schleim kann aber auch in Leitbahnen und Netzgefäße den Fluss des *Qi* behindern und so zu Blockierungen führen. Dies äußert sich in Ziehen, Gefühlsstörungen und Kribbeln in den betroffenen Arealen. Auch stoffliche Verfestigungen, wie Knoten, Lipome, Strumen, Lymphknotenvergrößerungen in der jeweiligen Körperregion, werden als Schleimprozesse angesehen.

Schleim blockiert die Mitte Wenn Schleim die Mitte blockiert, geschieht etwas Ähnliches wie unter den Symptomen der Lunge beschrieben: Da Schleim zäh ist, kann der *Qi*-Fluss behindert werden. Diese *Qi*-Stagnation führt zu Übelkeit, epigastrischem Druck- und Völlegefühl sowie Appetitminderung.
Ähnlich wie die Lunge muss auch der Magen sein *Qi* nach unten führen, absenken. Wird dies durch Schleim blockiert, kommt es leicht zu rebellierendem Magen-*Qi*, mit Umkehrung des physiologischen Flusses und Aufstoßen, Regurgitation, saurem Reflux oder Erbrechen.

Schleim blockiert das Sensorium Das klare *Yang* steigt von der Mitte auf und versorgt den Kopf, die Sinnesorgane und unseren Geist mit aktiver Energie. Wenn durch unzureichende Umwandlung der Milz trübe Säfte die Mitte blockieren, behindern sie das Aufsteigen des klaren *Yang*. Es kommt zu benebeltem Kopf, Schwindel, Ohrensausen und dumpfem Druck im Kopf; es können auch Krämpfe, Anfälle, Synkopen, epileptische Anfälle und getrübtes Sensorium bis hin zu Bewusstseinsverlust auftreten.
Schleim blockiert dabei die Mitte und das Aufsteigen des klaren *Yang* nach oben. Es werden ungeklärte, trübe Säfte und Schleim, die physiologisch herabgeführt werden sollten, mit nach oben „gerissen" und blockieren so das Sensorium und die geistigen Funktionen.

Symptome Schleim kann sich in sehr vielfältigen Symptomen zeigen und zu unterschiedlichen Auswirkungen führen. Schleim kann sich im Grunde überall manifestieren und den normalen *Qi*-Fluss blockieren. Spezifische Symptome sind:

- **Im Thorax** Husten, Auswurf, Schleim aus Nase und Nasennebenhöhlen, Druck und Schmerz im Bereich der Nasennebenhöhlen, Thoraxdruck, Engegefühl, Dyspnoe, Palpitationen.

- **In Leitbahnen und Netzgefäßen** Ziehen, Gefühlsstörungen, Kribbeln, Knoten, Lipome, Strumen, Lymphknotenvergrößerungen.
- **Im Epigastrium** Übelkeit, epigastrisches Druck- und Völlegefühl, Appetitminderung, Aufstoßen, Regurgitation, saurer Reflux, Erbrechen.
- **Im Kopfbereich** Benebelter Kopf, Schwindel, Tinnitus, Ohrensausen, dumpfer Druck im Kopf, Kopfschmerz, Krämpfe, Anfälle, Synkopen, epileptische Anfälle, Bewusstseinsverlust.

Befunde Schleim kann sich sehr verschiedenartig manifestieren.

ZK Ggf. geschwollen; bei gleichzeitiger Milz-Feuchtigkeit wird der ZK zusätzlich geschwollen sein.

ZB Schleim ist am prägnantesten am verdickten, klebrig schleimigen Zungenbelag erkennbar: weißlich oder gelblich, dick, klebrig

Puls Die Pulse bei Schleim können schlüpfrig (typisch für Feuchtigkeit) bis saitenförmig sein und andere Nuancen je nach begleitendem Befund aufweisen.

Hara-Diagnose Oft eine druckdolente Resistenz im Epigastrium, *Shin Ka Hi Ko* genannt

Bei Schleim-Hitze

ZB Klebrig, gelb

Puls Schlüpfrig (*hua*), saitenförmig (*xian*) und schnell (*shuo*)

Therapieprinzipien Schleim transformieren, Feuchtigkeit ausleiten, das *Qi* regulieren, die Milz stärken und die Transformation verbessern.

Einzelarzneien Angezeigt sind die Schleim transportierenden und/oder eliminierenden Arzneien der Gruppe 6, die Feuchtigkeit ausleitenden Arzneien der Gruppe 4, die Feuchtigkeit transformierenden Arzneien der Gruppe 7. Meist wird in der Behandlung von Schleim eine Kombination von Arzneien aus diesen Arzneigruppen eingesetzt. Auch einige Arzneien der *Qi*-tonisierenden Arzneien der Gruppe 12.1 leiten Feuchtigkeit aus: z.B. *Bai Zhu* (Atractylodis Macrocephalae Rhizoma).

Rezepturen Die klassische Kombinationen bei Schleim sind die Schleim transformierenden Rezepturen der Gruppe 14.

Die wichtigste und grundlegendste Rezeptur ist *Er Chen Tang* (Zweifach behandeltes Dekokt) ▶ RG 14.1. Meistens wird diese Basis-Rezeptur nur als Ausgangsrezept für entsprechende Modifikationen gebraucht.

- Bei Feuchtigkeit-**Schleim** ohne wesentlichen begleitenden Milz-*Qi*-Mangel *Er Chen Tang* (Zweifach behandeltes Dekokt) ▶ RG 14.1
- Bei **Milz-Qi-Mangel** mit zusätzlicher Schleim-Feuchtigkeit-Belastung *Liu Jun Zi Tang* (Sechs Gentlemen Dekokt) ▶ RG 8.2
- Bei mehr **Kälte, Feuchtigkeit und Schleim** *Ling Gui Zhu Gan Tang* (Poria, Cinnamomi Ramulus, Atractylodis Macrocephalae Rhizoma und Glycyrrhizae Radix Dekokt) ▶ RG 14.4
- Bei **innerem Wind** und **Schleim** *Ban Xia Bai Zhu Tian Ma* Tang (Pinelliae Rhizoma, Atractylodis Macrocephalae Rhizoma und Gastrodiae Rhizoma Dekokt) ▶ RG 14.5
- Bei **Schleim-Hitze** *Wen Dan Tang* (Dekokt, das die Gallenblase wärmt) ▶ RG 14.2
- Bei **Schleim-Trockenheit in der Lunge** *Bei Mu Gua Lou San* (Fritillariae Bulbus und Trichosanthis Fructus Pulver) ▶ RG 14.3
- Bei **Lungen- und Nieren-Yin-Mangel mit Schleim** *Jin Shui Liu Jun Zi Tang* (Sechs Gentlemen des Metall und Wasser Dekokt) ▶ *Er Chen Tang*, RG 14.1

Je nach Art und Lokalisation der Störung kommen auch noch andere Rezepturen infrage.

Anmerkung

Er Chen Tang (Zweifach behandeltes Dekokt) erzeugt Durst, da es wegen seiner scharfen, warmen Arzneien trocknend ist. Daher können als Nebenwirkung auftreten: trockener Hals, Durst, etc. Demnach ist *Er Chen Tang* bei Schleim mit gleichzeitigem Lungen-*Yin*-Mangel in dieser unmodifizierten Form kontraindiziert. Man modifiziert meistens mit *Yin*-nährenden Arzneien, wie *Mai Dong* (Ophiopogonis Radix), *Bei Sha Shen* (Glehniae Radix), *Nan Sha Shen* (Adenophorae Radix) ▶ AG 12.4. Ein Rezept für Schleim bei gleichzeitigem Lungen- und Nieren-*Yin*-Mangel ist *Jin Shui Liu Jun Zi Tang* (Sechs Gentlemen des Metall und Wasser Dekokt) ▶ *Er Chen Tang*, RG 14.1.

Da die Milz bei der Entstehung von Feuchtigkeit und Schleim ursächlich eigentlich immer beteiligt ist, sollte man bei der Behandlung von Schleimprozessen immer die Milz zusätzlich stärken.

Eine Störung des *Qi*-Flusses kann sowohl Ursache als auch Folge von Schleim sein.

So heißt es: „Der freie *Qi*-Fluss zerteilt Schleim."

Zum Beispiel haben die Ärzte der *Ming*-Dynastie statt Schleim direkt zu behandeln, den *Qi*-Fluss in Gang gebracht. Deshalb sollte man bei der Behandlung von Schleim eine *Qi*-Regulation in die Behandlung einbeziehen mit *Qi* regulierenden Arzneien der Gruppe 9, z.B. *Zhi Qiao* (Aurantii Fructus) und entsprechender Akupunktur.

Akupunktur Schleim ist allein mit Akupunktur schwierig zu behandeln, weshalb in diesen Fällen häufig die chinesische Arzneimitteltherapie zur Unterstützung herangezogen wird.

Infrage kommende Punkte sind – je nach Befund und Symptomatik – Ma 40 *Fenglong* (Feuchtigkeit ausscheidend), Mi 9 *Yinlingquan* (Feuchtigkeit und Schleim aus-

scheidend und transformierend), Mi 5 *Shangqiu* (Schleim transformierend), Ren 12 *Zhongwan* (Magen-*Qi* regulierend, harmonisierend, Stagnationen lösend)
Bei Oberbauchbeschwerden: Ren 12 *Zhongwan*, Ma 36 *Zusanli*, Pe 6 *Neiguan*, Lu 7 *Lieque* (Lungen-*Qi* regulierend, absenkend)

Ma 36 *Zusanli*, Bl 20 *Pishu* (bei Milz-*Yang*-Mangel moxen), Ren 6 *Qihai*, Ren 17 *Shanzhong* (Thorax-*Qi* regulierend, absenkend).

1.2 Yin und Yang

Yang

Yang ist hier im spezifischen Sinne gemeint. Es stellt das wärmende Prinzip des Organismus dar. Gleichzeitig hat es auch bestimmte Haltefunktionen. *Yang* ist dem *Qi* sehr ähnlich, da es ebenfalls eine dynamische, nicht materielle Kraft ist, die mit dem *Qi* zusammen dem Blut (*Xue*) und *Yin*-Bereich gegenübersteht, der mehr substanzielle und stoffliche Energien darstellt. *Yang* entspricht teilweise dem Stoffwechsel, bei dem ja auch Wärme entsteht. Da ein *Yang*-Mangel in der Regel einen *Qi*-Mangel beinhaltet, spricht man häufig auch von einem Mangel des *Yang-Qi*.

Pathologische Zustände des Yang

Yang-Mangel

Ursache Ein fortgeschrittener *Qi*-Mangel kann zu einem *Yang*-Mangel führen. Außerdem kann exogene Kälte bis in das Innere des Organismus eindringen. Kälte im Inneren kann auch durch eine falsche Ernährung entstehen, wenn wir viele physikalisch und energetisch kalte Speisen zu uns nehmen und so direkt das Milz-*Yang* schädigen. Durch ständige und wiederholte Kältezufuhr im Bereich der Niere – also LWS-Bereich und Füße –, durch zu kurze Oberbekleidung oder durch Barfußlaufen auf kaltem Boden kann mittelfristig das Nieren-*Yang* geschwächt werden. Körperliche Überarbeitung durch zu schweres Tragen (Bauarbeiter), stundenlanges Stehen (Verkäuferin) und sexuelle Exzesse schwächen ebenfalls das Nieren-*Yang* ▶ Tabelle 1.8.

Symptome Es bestehen Zeichen des allgemeinen *Qi*-Mangels wie Erschöpfung, Antriebslosigkeit, Lustlosigkeit, Neigung zu Diarrhö ▶ oben. Bereits beim *Qi*-Mangel können leichtes inneres Frieren und kalte Extremitäten bestehen, beim *Yang*-Mangel kommen diese Symptome verstärkt vor.
Es gibt auch Patienten mit einem *Yang*-Mangel, die nicht Kälte als vorherrschendes Symptom haben.
Beim *Yang*-Mangel können also auch die Funktionen des Haltens geschwächt sein, die das *Yang* neben seiner wärmenden Funktion wahrzunehmen hat. Das *Yang* hält den Rücken und somit unseren Körper aufrecht, hält den Urin und Samen zurück. Typische Symptome des *Yang*-Mangels können deshalb auch sein: Schwäche in der LWS und in den Beinen, Pollakisurie, Inkontinenz, vorzeitiger Samenerguss, Erektionsschwäche, weißlicher Ausfluss aus der Vagina, verminderte Libido bei beiden Geschlechtern.
Abzugrenzen ist der *Yang*-Mangel von der Invasion von Kälte in die Oberfläche des Körpers. Beide Syndrome führen zum Frieren und Kältegefühl des Patienten. Differentialdiagnostisch wird der Patient bei exogener Wind-Kälte-Invasion ins Außen trotz äußerer Wärmezufuhr nur unzureichend warm. Ein anschauliches Beispiel ist der in viele Decken gehüllte Patient, der trotzdem noch friert und Schüttelfrost zeigt. Der *Yang*-Mangel-Patient hingegen wird durch Wärmezufuhr warm und liebt daher die Sauna oder den Urlaub in der Sonne. Jedoch kehrt das Kältegefühl anschließend wieder zurück. Der *Yang*-Mangel zeigt sich oft als Milz-*Yang*- oder Nieren-*Yang*-Mangel. Diese beiden Funktionskreise brauchen insbesondere die Wärme bzw. werden sehr leicht durch Kälte geschädigt.

Befunde
ZK Sehr blass, evtl. Zahneindrücke
ZB Feucht, weißlich
Puls Tief (*chen*), leer (*xu*) und langsam (*chi*)
▶ Tabelle 1.9

Therapieprinzipien *Yang* stärken, *Yang* wärmen, Kälte aus dem Inneren vertreiben, ggf. *Qi* tonisieren, Feuchtigkeit eliminieren.

Einzelarzneien Bei großer Kälte bieten sich die das Innen wärmenden Arzneien der Gruppe 11 an, die sehr heiß sind.
Bei isoliertem Milz-*Yang*-Mangel wählt man *Gan Jiang* (Zingiberis Rhizoma); bei kombiniertem Nieren- und Milz-*Yang*-Mangel: *Rou Gui* (Cinnamomi Cortex), *Fu Zi* (Aconiti Lateralis Radix Praeparata).
Yang stärkende Arzneien der Gruppe 12.3 sind weniger heiß und stärken mehr das *Yang* als dass sie es wärmen, z.B. *Lu Jiao* (Cervi Cornu), *Ba Ji Tian* (Morindae Officinalis Radix), *Du Zhong* (Eucommiae Cortex), *Yin Yang Huo* (Epimedii Herba), *Tu Si Zi* (Cuscutae Semen).

Rezepturen Die klassische Kombinationen bei *Yang*-Mangel finden sich in der Gruppe 7. Sie wärmen das Innen und vertreiben Kälte:

Milz-Yang-Mangel *Li Zhong Wan* (Pille, die die Mitte reguliert) ▶ RG 7.2

Nieren- und Milz-Yang-Mangel *Fu Zi Li Zhong Wan* (Aconiti Radix Lateralis Praeparata Pille, um die Mitte zu regulieren) ▶ RG 7.2

Bei geringer Kälte-Problematik und stärkerer Nieren-*Yang*-Schwäche, evtl. auch mit leichtem begleitendem Nieren-*Yin*-Mangel (weshalb die sehr heißen Rezepturen nicht so erwünscht sind) wählt man die *Yang*-tonisierenden Rezepturen der Gruppe 8.4:

- *Jin Gui Shen Qi Wan* (Nieren-*Qi*-Pille aus Goldenen Schrein)
- *You Gui Wan* (Pille, die die Rechte [Niere] wiederherstellt)

Je nach Art und Lokalisation der Störung kommen auch noch andere Rezepturen infrage.

Akupunktur Generell sollte man bei *Yang*-Mangel viel Moxa verwenden.

Ma 36 *Zusanli*, Mi 6 *Sanyinjiao*, Ren 6 *Qihai*, Ni 3 *Taixi*, Bl 20 *Pishu*, Bl 23 *Shenshu*, Du 4 *Mingmen* (alle Punkte auch mit Moxa behandeln)

▶ Tabelle 1.10

Kollabierendes Yang

Eine Sonderform des *Yang*-Mangels liegt bei der noch drastischeren Form des sogenannten *Yang*-Kollaps vor. Es kommt zu extremer Erschöpfung, Kollapsneigung, kalten Schweißen, frostigen Extremitäten.

Ursachen Eine fortgeschrittene *Qi*- und *Yang*-Leere kann allmählich zum kollabierenden *Yang* führen oder es liegt ein akuter Zusammenbruch des *Yang* vor, wie es beim Kollaps oder Schock vorkommt. Dies kann durch akute äußere oder massive innere Anforderungen an das energetische System eines Menschen bedingt sein.

Symptome Inneres Frieren, sehr kalte Extremitäten, große Abneigung gegen Kälte, Patient schläft mit angezogenen Beinen, Patient ist sehr schläfrig bzw. hat ein großes Schlafbedürfnis, Erbrechen, Durchfall von unverdauter Nahrung, Bauchschmerzen durch die innere Kälte

Befunde

ZK Blass

ZB Weißlicher, feuchter Belag

Puls Tief (*chen*), sehr schwach (*ruo*), verschwindend (*wei*), langsam (*chi*)

Therapieprinzipien Beim kollabierenden *Yang* ist ein rasches Tonisieren und Wärmen des *Yang* erforderlich.

Einzelarzneien *Rou Gui* (Cinnamomi Cortex), *Fu Zi* (Aconiti Lateralis Radix Praeparata), *Gan Jiang* (Zingiberis Rhizoma)

Rezepturen *Si Ni Tang* (Kalte Extremitäten Dekokt), welches bei kollabierendem *Yang* mit seiner sehr heißen Ausrichtung rasch dem *Yang*-Kollaps entgegenwirkt ▶ RG 7.3.

Je nach Art und Lokalisation der Störung kommen auch noch andere Rezepturen infrage.

Akupunktur

- **Akut** Ni 1 *Yongquan* bringt die Energie wieder rasch an die Oberfläche, Du 26 *Renzhong*, Ren 24 *Chengjiang*
- **Chronisch** Moxa auf Nieren-*Yang* stärkende und wärmende Punkte: Bl 23 *Shenshu*, Bl 20 *Pishu*, Ni 3 *Taixi*, Mi 6 *Sanyinjiao*, Ren 4 *Guanyuan*, Ren 6 *Qihai*, Du 4 *Mingmen*

Yin

Ein Mangel an Säften ist eine Verminderung der befeuchtenden, nährenden und kühlenden Substanzen in unserem Organismus. Es bestehen dabei Überschneidungen von Säfte-, Blut- und *Yin*-Mangel und von außen eingedrungener Trockenheit als pathogenem Faktor.

Ein Mangel an Säften ist oft durch Hitze bedingt und kann umgekehrt auch wieder zu Hitze führen.

Yin hat somit enge Bezüge zu den Bereichen der Säfte, der Flüssigkeiten und der Substanz des Körpers.

Pathologische Zustände des Yin

Yin-Mangel

Ursachen Lange andauernde Hitze-Prozesse können das *Yin* und die Säfte konsumieren, verbrauchen und vermindern. Der pathogene Faktor „Trockenheit" kann das *Yin* angreifen. Auch der unangebrachte oder zu lange Gebrauch von warmen, scharfen Arzneidrogen kann das *Yin* verbrauchen und gefährden.

	Qi-Mangel	*Yang*-Mangel
Zungenkörper	Blass	Noch blasser
Temperaturempfinden	Energielos, Tendenz zur Kälte, Tendenz zu kalten Extremitäten	Ausgeprägtes inneres Frieren, mangelnde Lebenswärme
Ursache	Milz-***Qi***-Mangel bedingt mangelnde Verteilung der Energie	Mangelnde innere Erwärmung, Milz- oder Nieren-***Yang***-Mangel

Tab. 1.8 Differenzialdiagnose zwischen *Qi*-Mangel und *Yang*-Mangel

	Wind-Kälte im Außen	Yang-Mangel und Kälte im Inneren
Zungenkörper	Unverändert (da das Innen nicht betroffen)	Sehr blass, gedunsen
Zungenbelag	Dick, weißlich	Dick, weiß, feucht
Puls	Oberflächlich (*fu*), überschüssig (*shi*) und langsam (*chi*)	Tief (*chen*), leer (*xu*) und langsam (*chi*)
Temperatur-empfinden	Frösteln, Schüttelfrost, Gänsehaut, wird nicht warm (bei exogener Wärmezufuhr)	Ausgeprägtes inneres Frieren, mangelnde Lebenswärme, wird für die Zeit der Wärmezufuhr warm (Sauna, Sonnenurlaub)
Symptome	Blass, matt, Ruhebedürfnis, ausgeprägte Wind-Kälte-Abneigung	Blass, antriebslos, erschöpft, lustlos
Ursache	Invasion von pathogenen Faktoren in die Oberfläche (Wei-*Qi*-Ebene)	Mangelnde Durchwärmung des Inneren durch Milz- oder Nieren-*Yang*-Mangel

Tab. 1.9 Differenzialdiagnose bei Kälte-Empfindung

Ein allmählicher Verbrauch des *Yin* durch den Alterungsprozess kann als physiologisch betrachtet werden. Das *Yin* im höheren Alter ist reduziert. Da jedoch auch die *Yang*-Kräfte nachlassen, muss es nicht notwendigerweise zu einem Ungleichgewicht mit entsprechenden pathologischen Symptomen kommen.
Weitere Ursachen für einen *Yin*-Mangel können sein: hohes Fieber, ständiges Fieber, starkes Schwitzen, Erbrechen, Diarrhö. Besonders Kinder können solche Verluste nicht lange ausgleichen und geraten sehr rasch in einen *Yin*-Mangel. Daher gibt man reduzierte Dosen bei den trocknenden Arzneien. Ebenso sind neben den Kindern besonders ältere Patienten durch austrocknende Arzneien oder andere Einflüsse gefährdet, da im Alter das *Yin* physiologisch bedingt vermindert ist.
Eine sehr trockene Ernährung kann ebenfalls zur Austrocknung beitragen: Kaffee ist bitter und trocknet besonders das Herz-*Yin*, Nikotin ist energetisch heiß und scharf und trocknet das Lungen-*Yin*. Hochprozentiger Alkohol erzeugt viel Hitze in Magen und Leber und verbraucht so Magen- und Leber-*Yin*. Tranquilizer vom Benzodiazepin-Typ vermindern ebenfalls das Leber-*Yin*, weshalb das *Hun* – die Wander-Seele der Leber – zunehmend unruhiger und fahriger wird und immer weniger verwurzelt ist.
Symptome Die Hauptsymptome eines *Yin*-Mangels sind Trockenheit in verschiedenen Bereichen: Haut, Schleimhäute, Augen, Nasenschleimhaut. Mund und Kehle sind trocken. Es besteht Durst und ein trockener Stuhl mit Neigung zu Obstipation, trockene Lippen, wenig, konzentrierter Urin, eine trockene Zunge, ein trockener, rauer Zungenbelag oder ein verdünnter oder abgeschälter Belag. Zusätzliche Symptome sind Unruhe, Schlaflosigkeit; typisch sind Nachtschweiße, aufsteigende Hitze (Leere-Hitze), rotes Gesicht.

Befunde

ZK Rot, evtl. geschrumpft, Risse, sogenannte „Spiegelzunge"; besteht ein sehr tiefgreifender Mangel an Säften und *Yin*, wird auch der ZK zunehmend geschrumpfter und rissig

ZB Trocken, vermindert oder fehlt; der Zungenbelag ist ein guter Indikator für den Zustand der Säfte. Bei verminderten Säften wird der ZB ebenfalls geringer und allmählich trockener.

Puls Dünn (*xi*) durch das verminderte Volumen im Gefäßsystem, schnell (*shuo*)

Therapieprinzipien *Yin* nähren, „tränken", befeuchten, stützen, *Yin* halten, weitere Verluste verhindern

Einzelarzneien *Yin* anreichernde Arzneien der Gruppe 12.4, wie *Mai Dong* (Ophiopogonis Radix), *Nan Sha Shen* (Adenophorae Radix), *Bei Sha Shen* (Glehniae Radix), *Tian Dong* (Asparagi Radix), *Shu Di Huang* (Rehmanniae Radix Praeparata), *Gou Qi Zi* (Lycii Fructus), *Sang Ji Sheng* (Taxilli Herba)
Bei gleichzeitiger Leere-Hitze Arzneien, die Leere-Hitze kühlen und befeuchten:
- Arzneien der Gruppe 2.1, z.B. *Zhi Mu* (Anemarrhenae Rhizoma)

	Wind-Kälte im Außen	Yang-Mangel und Kälte im Inneren
Akupunktur	Oberfläche befreien Akupunktur: Di 4 *Hegu*, SJ 5 *Waiguan*, Lu 7 *Lieque*	*Yang* wärmen, *Qi* stärken Akupunktur: Bl 20 *Pishu* + 23 (Moxa), Ma 36 *Zusanli* (Moxa), Ren 6 *Qihai*
Einzelmittel	Arzneien der ► AG 1.1: *Ma Huang* (Ephedrae Herba), *Gui Zhi* (Cinnamomi Ramulus)	Arzneien ► AG 11, 12.1 und 12.3: *Fu Zi* (Aconiti Lateralis Radix Praeparata), *Rou Gui* (Cinnamomi Cortex), *Gan Jiang* (Zingiberis Rhizoma), *Du Zhong* (Eucommiae Cortex)
Rezepturen	*Ma Huang Tang* (Ephedrae Herba Dekokt) ► RG 1.1	*Li Zhong Wan* (Pille, die die Mitte reguliert) ► RG 7.2

Tab. 1.10 Differenzialtherapie bei Kälte-Erkrankungen

	Blut-Mangel	Yin-Mangel
Zungenkörper	Blass, evtl. leicht geschrumpft	Rot, rissig, geschrumpft
Puls	Dünn (*xi*) und saitenförmig (*xian*) oder dünn (*xi*) und rau (*se*)	Dünn (*xi*) und schnell (*shuo*)
Aussehen	Blass, anämisch, Gesicht fahl, glanzlos	Gerötetes Gesicht, „rote Bäckchen"
Temperatur-empfinden	Energielos, Tendenz zur Kälte, Tendenz zu kalten Extremitäten (bei ausgeprägter Blut-Leere auch Hitzegefühle)	Innere Hitze, Hitzewellen, „Feuer der 5 Herzen" (Brennen der Handflächen, der Fußsohlen und präkordial)
Sinnesorgane	Abendliche Sehschwäche, Nachtblindheit	Trockene Augen
Psyche	Unruhig	Unruhig
	Einschlafstörung	Durchschlafstörung
Ursache	Milz-*Qi*-Mangel bedingt mangelnde Produktion, erhöhte Verluste, Hitze (auch durch Emotionen)	Hitze hat das *Yin* geschädigt, Trockenheit, Alterung, Nieren-*Yin*-Mangel (geistige Überarbeitung)

Tab. 1.11 Differenzialdiagnose zwischen Blut-Mangel und *Yin*-Mangel

- Arzneien der Gruppe 2.2, die kühlen und Säfte spenden, z.B. *Di Huang* (Rehmanniae Radix), *Xuan Shen* (Scrophulariae Radix)

Weiteren *Yin*-Verlusten beugen die adstringierenden Arzneien der Gruppe 13 vor, z.B. *Shan Zhu Yu* (Corni Fructus), *Wu Wei Zi* (Schisandrae Fructus).

Bei Trockenheit sind befeuchtende Arzneien der Gruppe 6.2 indiziert, insbesondere die Liliengewächse, z.B. *Chuan Bei Mu* (Fritillariae Cirrhosae Bulbus).

Rezepturen Klassische Kombinationen bei *Yin*-Mangel sind die *Yin* tonisierenden Rezepturen der Gruppe 8.5, u.a. *Liu Wei Di Huang Wan* (Sechs Bestandteile Pille mit Rehmanniae Radix Praeparata)

- Bei zusätzlicher **Leere-Hitze** *Zhi Bai Di Huang Wan* (Anemarrhenae Radix, Phellodendri Cortex und Rehmanniae Radix Pille) ▶ RG 8.5
- Bei **Lungen-Yin-Mangel** *Sha Shen Mai Dong Tang* (Adenophorae seu Glehniae Radix und Ophiopogonis Radix Dekokt) ▶ RG 5
  Bai He Gu Jin Tang (Lilii Bulbus Dekokt zur Erhaltung des Metalls) ▶ RG 4.3

Je nach Art und Lokalisation der Störung kommen auch noch andere Rezepturen infrage.

Akupunktur Naturgemäß ist ein *Yin*-Mangel schwierig allein mit Akupunktur zu behandeln. Hier ist der Einsatz der Arzneitherapie besonders wichtig.

Sinnvolle Punkte können sein: Ni 7 *Fuliu*, Ni 6 *Zhaohai*, Le 8 *Ququan*, Lu 9 *Taiyuan*, Mi 6 *Sanyinjiao*, Ren 6 *Qihai*, nur sehr vorsichtig mit Moxa. Allgemeine Lebensführung wie gute Ernährung, Vermeidung von Überarbeitung und ausreichender Schlaf sind hier begleitend wichtig.

▶ Tabelle 1.11

No *Qi* – no fun – no energy	Keine Lust, kein Antrieb ohne *Qi*
No Blood – no self confidence	Kein Selbstvertrauen ohne Blut
No *Yang* – no power	Keine Wärme, kein Halt, keinen Willen ohne *Yang*
No *Yin* – no peace	Kein innerer Friede ohne *Yin*

Tab. 1.12 Auswirkungen der verschiedenen Mangelzustände auf die grundlegenden Lebensenergien (frei zusammengefasst nach Ted Kaptschuk)

1.3 Fünf Wandlungsphasen und ihre Funktion (Wu Xing)

Wu Xing heißt eigentlich „Fünf Schritte", impliziert also Bewegung und einen Prozess. Der Begriff „Fünf Elemente" hat sich als Übersetzungsfehler in die westliche Literatur eingeschlichen. Er weckt mehr substanzielle Assoziationen, in Anlehnung an die vier Elemente der europäischen Naturheilgeschichte. Mit dem Begriff „Fünf Wandlungsphasen" sind jedoch mehr die energetischen, physiologischen Abläufe und Zusammenhänge und weniger statische Substanzen gemeint, wie in der westlichen Anatomie.

Die verschiedenen Funktionskreise „entgleisen" nicht in alle jeweils denkbaren Möglichkeiten (Mangel, Stagnation, Gegenläufigkeiten, Fülle, Hitze, usw.), sondern in relativ wenige, vorgezeichnete Bahnen, die mit ihren jeweiligen Eigenschaften und Empfänglichkeiten für pathogene Faktoren oder Störung und Schwächung physiologischer Abläufe zusammenhängen. Die Milz neigt eher zu *Qi*-Mangel, viel seltener zu *Yin*-Mangel und noch seltener zu Fülle-Hitze. Das Leber-*Qi* hingegen kennt kaum eine Schwäche, dem entsprechend gibt es auch keine Leber-*Qi* tonisierenden Arzneien, während fast alle *Qi*-Tonika die Milz stärken. Wiederum anders verhält es sich in der Niere, die zum allergrößten Teil Mangel-Zustände kennt. Hier sind *Yin*- und *Yang*-Mangel bei weitem die häufigsten Syndrome.

Die Fünf Wandlungsphasen und ihre Funktionskreise sind daher für unterschiedliche Disharmonien verschieden stark anfällig. Je nach ihren Aufgaben und Dispositionen neigen sie besonders häufig zu den folgenden Entgleisungen. Daneben gibt es natürlich weitaus mehr Disharmoniemuster. ▶ Abbildung 1.2

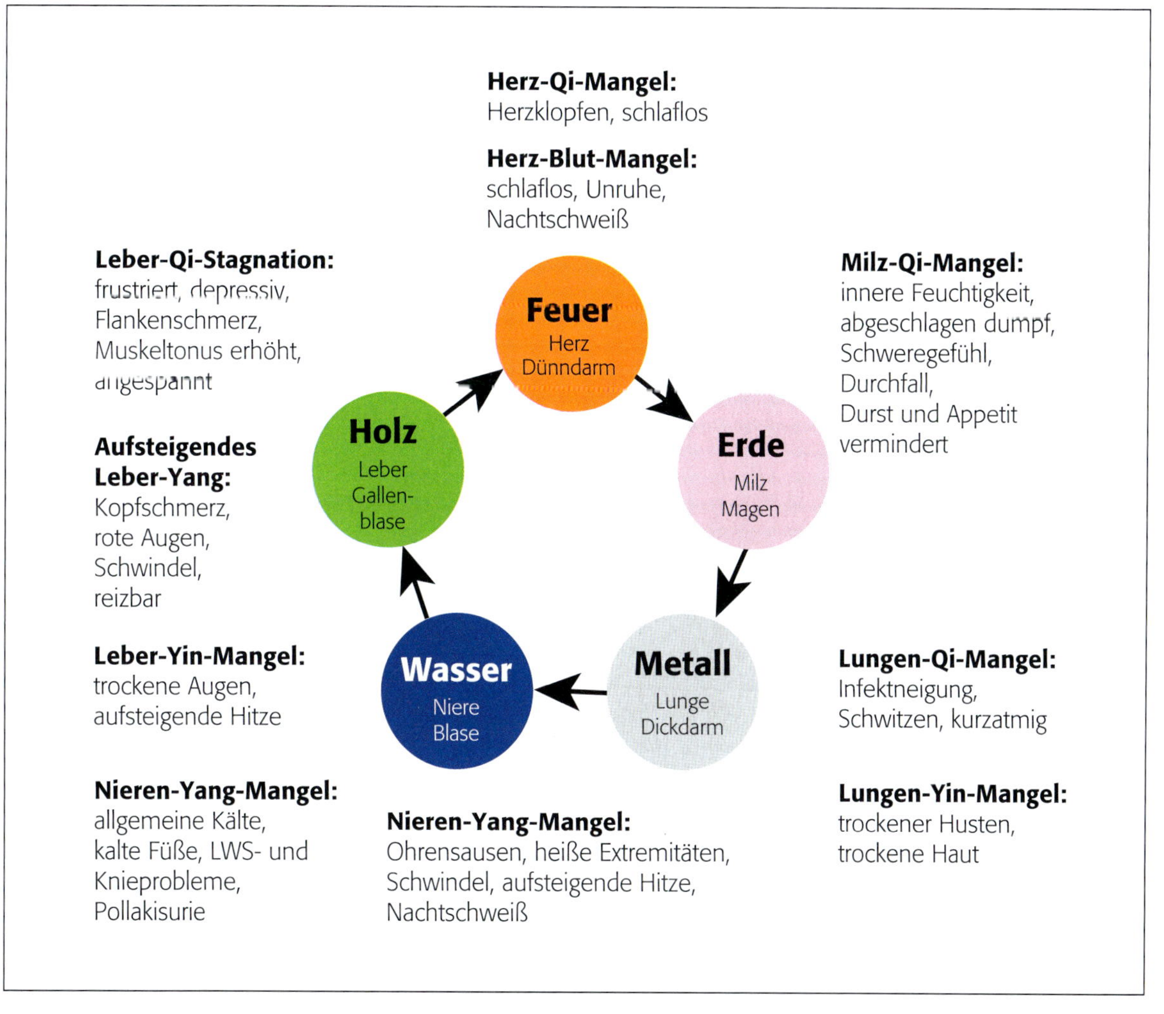

Abb. 1.2 Häufige Syndrome der Fünf Wandlungsphasen und ihre Funktionskreisbezüge

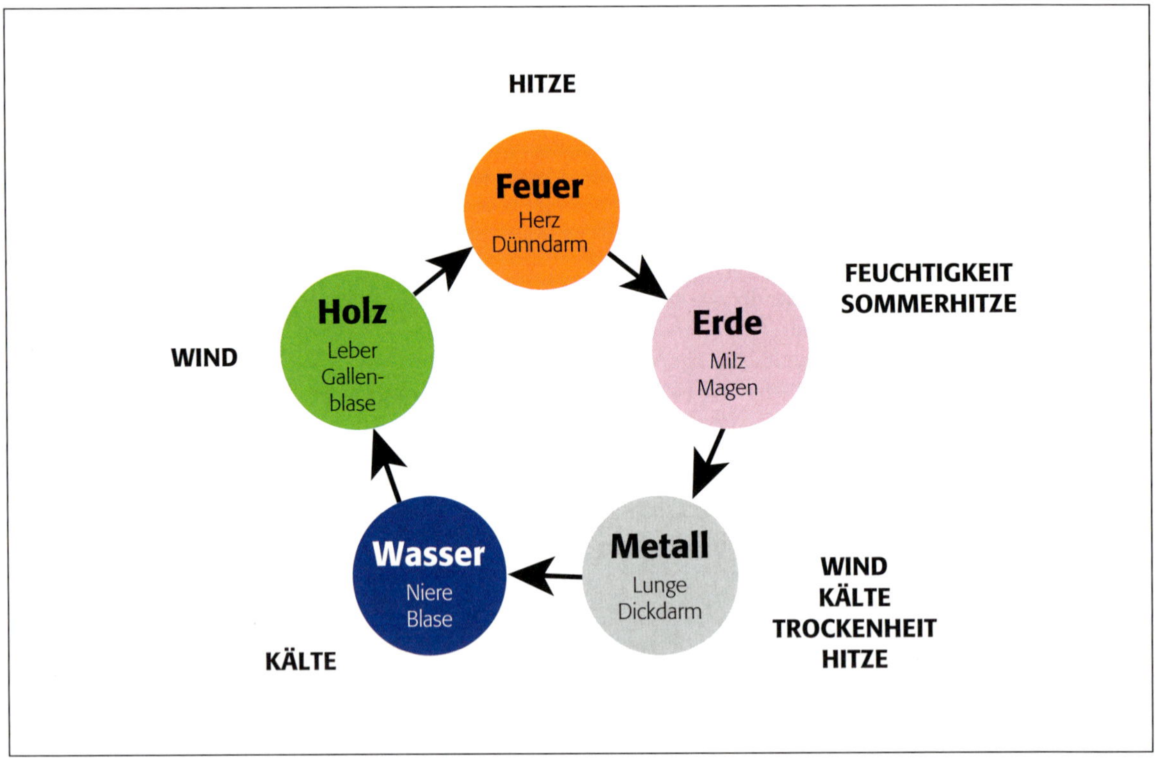

Abb. 1.3 Die Empfindlichkeit der Fünf Wandlungsphasen gegenüber den äußeren pathogenen Faktoren

Die Fünf Wandlungsphasen und ihre Funktionskreise sind durch ihre jeweiligen Besonderheiten unterschiedlich verletzlich und durch äußere pathogene Faktoren leicht überlastet. ▶ Abbildung 1.3

Milz (Erde)

Die Milz ist für die täglich erneute Bereitstellung von *Qi* zuständig und Sitz der erworbenen Konstitution. Sie steht in enger Verbindung mit dem Magen.

Die Milz ist unser Energie-Generator, der täglich mittels Transformation erneuerbare Energie herstellt. Das zweite Bild ist der Sumpf. Da die Milz mit den Säften umgeht und Trübes von Klarem trennen muss und den Nahrungsbrei in *Qi* und Blut umwandelt, steht sie gewissermaßen bis zu den Knien in den Flüssigkeiten und Säften, mit denen sie umgeht. Daher geht die Tendenz der Milz vor allem dahin, dass sie zu viel Feuchtigkeit ansammelt. Demgemäß ist es die ständige Aufgabe des Therapeuten, im Zusammenhang mit der Milz an eine nicht zu sehr Feuchtigkeit bildende Lebensweise und Ernährung zu erinnern und Feuchtigkeit eliminierende Arzneien zu bevorzugen.

Der Magen – der sehr eng mit der Milz zusammenhängt – steht für das Bild der Wüste. Denn der Magen neigt zu Trockenheit. Hier wird der Therapeut vornehmlich auf eine ausreichende Befeuchtung achten, um dem Bedürfnis des Magens an feuchten Valenzen gerecht zu werden.

Funktionen

- **Nahrungs-Qi** Die Milz ist für die Aufschließung und Umwandlung des Nahrungs-*Qi* (*Gu-Qi*) verantwortlich. Sie sorgt für die Transformation, Umwandlung und die Assimilation der aufgenommenen Nahrung. Die Milz führt den Trennungsprozess von „Klarem" und „Trübem" aus.
- **Die Verteilung der Energie** Die Milz ist auch verantwortlich für den Transport und die Verteilung der Energie. Damit diese zu allen Organen und bis in die Extremitäten gelangen kann.
- **Das Zusammenhalten (Integrität)** Außerdem ist es Aufgabe der Milz, die Organe an ihrem Platz zu halten. Sie soll damit z.B. Ptosen und das Vorfallen, wie Magenptosis und Rektumprolaps, verhindern. Auch das Blut muss an seinem Platz, also in den Blutgefäßen, gehalten werden. Dies ist ebenso die Aufgabe der Milz. Somit verhindert die Milz das Entstehen von Hämatomen und Blutungen.

Gewebe Das der Milz zugehörige Gewebe ist das Bindegewebe. Gelegentlich wird es auch „Fleisch" oder „Mus-

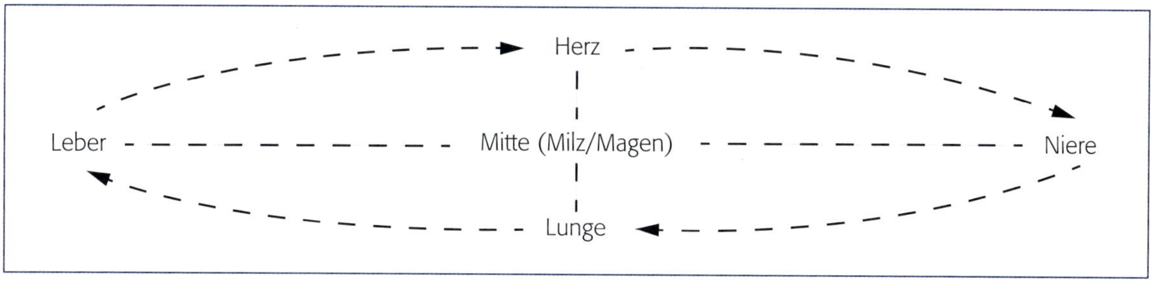

Abb. 1.4 Darstellung der „Mitte" nach der sogenannten Mitten-Schule (gemäß der Abhandlung über Milz und Magen (*Pi Wei Lun*), 1249 n.Chr. von Li Dong-Yuan)

keln" genannt. Das Bindegewebe ist die Transitstrecke, die alle Stoffwechselbestandteile auf ihrem Weg zu und von jedem Organ zurücklegen müssen. Daher sagt man auch, dass die Milz an allen Transformationen im Körper beteiligt ist. Nach der sogenannten „Mitten-Schule" nimmt die Milz im Kreis der Fünf Wandlungsphasen eine Sonderstellung ein. Sie liegt demnach nicht nur in der Mitte, sondern liegt zwischen allen anderen Funktionskreisen und leitet die Transformation der Energien ein. ▶ Abbildung 1.4

In diesem Sinne bedeutet „Fleisch" oder „Muskeln" keine präzise physische Entsprechung. Fleisch kann auch Strukturen, wie Sehnen, Bänder und Muskeln im Körper bezeichnen, wenn diese mit einer Milz-Disharmonie in Zusammenhang stehen.

Sinnesöffnung, Sinn Die Milz öffnet sich in den Mund, der zugehörige Sinn ist das Schmecken.

Intellekt (Yi) und Spiritualität Der Intellekt, chinesisch *Yi*, ist die geistig-seelische Instanz der Milz. Die Milz muss nicht nur die körperliche Nahrung verdauen und das „Klare" vom „Trüben" trennen und klären, sondern auch auf der Ebene der Informationen entscheiden, was wichtig ist oder was im Papierkorb landen kann. Geistige Tätigkeiten, wie Meditation, Achtsamkeit und Liebe, werden der Milz zugeordnet. Aber auch angewandtes Denken, Studieren, Merken, Auswendiglernen, Aufmerksamkeit, Konzentration, Bilden von Ideen werden den Funktionen der Milz zugeschrieben. Die physiologische Grundlage des Intellekts sind das nachgeburtliche *Qi* und Blut, bei deren Produktion die Milz einen sehr großen Anteil hat.

Ist die Milz stark und arbeitet gut, sind das *Yi* und damit das Denken klar, das Gedächtnis gut und fällt die Konzentration leicht. Die Gedächtnis- und Erinnerungsfunktion hat auch Bezug zu Herz und Niere. Das spezifische „Milz-Gedächtnis" ist für die tägliche Arbeit, das Studium und das Merken von Daten zuständig. Herz und Niere tragen auch dazu bei. Sie sind zusätzlich für die Vergangenheit und Alltagsdinge zuständig. Das Denken des Intellekts Yi und die Aktivität des *Shen* des Herzens überlappen sich natürlich.

Emotionen Das Nachdenken, Überlegen, Sehnsucht und Nachsinnen sind ebenfalls Eigenschaften der Milz. Bei Überforderung werden daraus leicht Grübelei und ein Gedankenkarussell. Die Emotionen, die die Milz belasten, sind die alltäglichen Sorgen. Bei einer schwachen Milz neigt ein Mensch leichter dazu, sich Sorgen zu machen oder zu Grübeln. Bei noch weitergehender Schwäche kann es zu Zwängen kommen.
▶ Tabelle 1.13

Therapeutische Unterstützung des Yi *Ren Shen* (Ginseng Radix et Rhizoma) verbessert die geistige Leistungsfähigkeit, gleichzeitig sediert und konzentriert es den Geist. Daher wird es traditionell Familien-Mitgliedern als Geschenk mitgegeben, die für eine Zeit ins Kloster zur Meditation gehen.

Bai Zhu (Atractylodis Macrocephalae Rhizoma) tonisiert die Milz, leitet Feuchtigkeit aus. Dies bewirkt im Seelischen eine Verminderung von Grübeln, Gedankenschleifen und des Sehens von zu vielen Möglichkeiten. Feuchtigkeit führt im Äußeren wie im Inneren zu dem Zustand „Schreibtisch zu voll", denn es heißt: „Schleim und Feuchtigkeit bewegt sich schlecht".

Seelen-Instanz	Physiologische Grundlage	Funktionskreis
Geist (*Shen*)	Blut/*Yin*	Herz
Wander-Seele (*Hun*)	Blut/*Yin*	Leber
Körper-Seele (*Po*)	*Qi*/*Yang*	Lunge
Intellekt (*Yi*)	*Qi* und Blut	Milz
Willenskraft (*Zhi*)	*Yang* und *Yin*	Niere

Tab. 1.13 Die physiologischen, körperlichen Grundlagen der jeweiligen Seelen-Instanzen

Funktionskreis	Schlüsselsymptome
Milz	Verdauungsschwäche, Appetitlosigkeit, Diarrhö
Lunge	Belastungsdyspnoe, Schwitzen, Infektneigung
Niere	Libidoverlust, Inkontinenz, Schwächegefühl im unteren Rücken
Leber	(Es gibt keinen Leber-*Qi*-Mangel, nur Leber-*Qi*-Stagnation)
Herz	Palpitationen, Konzentrationsschwierigkeiten, Schlafstörungen

Tab. 1.14 Spezifischer *Qi*-Mangel der einzelnen Funktionskreise

Häufige Syndrome der Milz

Milz-Qi-Mangel

Durch einen energetischen *Qi*-Mangel der Milz nimmt diese ihre Aufgaben der Transformation und Verteilung unzureichend wahr. Dadurch wird der Klärungs- und „Destillationsprozess" der Nahrung in klare und trübe Säfte nicht vollständig vollzogen, und es kommt zu einer Ansammlung von zu viel Feuchtigkeit und z.T. trüben Säften in der Mitte. Dadurch wird einerseits zu wenig *Qi* hergestellt, andererseits bleibt Ungeklärtes liegen und führt zu Feuchtigkeit.

Ursachen Ein Milz-*Qi*-Mangel kann durch verschiedene Faktoren entstehen. Aus der Natur der Milz heraus ist es verständlich, dass die Milz besonders durch Feuchtigkeit gefährdet ist. Denn sie hat die Aufgabe, die ankommenden Nahrungssäfte zu transformieren, hat also tagtäglich mit dem Thema Feuchtigkeit und Säfte zu tun. Zum zweiten braucht die Milz eine gewisse innere Wärme, um ihre Aufgabe der Umwandlung zu vollziehen. Daher ist Kälte schädlich für die Milz, sie kühlt und schwächt das „Verdauungs-Feuer" – das dem Milz-*Yang-Qi* entspricht.

Die Milz wird daher durch feuchtes und kaltes Klima belastet. Die Ernährung spielt im Zusammenhang mit dem Wohlergehen der Milz eine wichtige Rolle. Die Milz ist durch physikalisch kalte (eisgekühlte Getränke) und energetisch kalte Nahrung (Rohkost, Milch) gefährdet. Ebenso wird sie durch Feuchtigkeit erzeugende Nahrungsmittel (Milchprodukte, Süßes, Alkohol) besonders geschwächt. Auch zu große Mengen bei einer Mahlzeit, unzureichendes Kauen, unregelmäßiges Essen und zu spätes Essen am Abend belasten die Milz. Geistige Überbeanspruchung, Sorgen, übermäßiges Grübeln und Nachdenken, ständig zwischen vielen Möglichkeiten auswählen zu müssen, überfordern leicht die Milz.

Symptome Die Hauptsymptome des Milz-Qi-Mangels entstehen durch eine unzureichende Transformation. Diese führt zu ungenügender Produktion von *Qi* und zu in der Mitte liegengebliebener Feuchtigkeit: Der *Qi*-Mangel resultiert in Müdigkeit, Abgeschlagenheit, rascher Erschöpfbarkeit, die Feuchtigkeit in einem großen Schweregefühl im Körper und dem Gefühl einer Gedunsenheit.

Hinzu kommen Symptome wie Blässe, Neigung zu kalten Extremitäten, Kurzatmigkeit (besonders bei zusätzlichem Lungen-*Qi*-Mangel), Neigung zu weichem, ungeformtem, durchfälligem Stuhl, Antriebslosigkeit, Lustlosigkeit, Redeunlust, Hang zum Grübeln, Entschlusslosigkeit.

Befunde

ZK Blass, evtl. gedunsen, Zahneindrücke

Puls Schwach (*ruo*), leer (*xu*)

▶ Tabelle 1.14

Therapieprinzipien Das Milz-*Qi* tonisieren, Anwendung der tonisierenden Methode *Bu Fa*.

Einzelarzneien Allgemein kommen Arzneien aus folgenden Gruppen 12.1, 4 und 7 infrage, z.B. *Ren Shen* (Ginseng Radix et Rhizoma), *Dang Shen* (Codonopsis Radix) oder *Huang Qi* (Astragali Radix).

Rezepturen Die klassische Basis-Rezeptur bei Milz-*Qi*-Mangel mit Feuchtigkeit ist *Si Jun Zi Tang* (Vier Gentlemen Dekokt) ▶ RG 8.2

Bei **Milz-Qi-Mangel mit Feuchtigkeit-Schleim-Akkumulation** *Liu Jun Zi Tang* (Sechs Gentlemen Dekokt) ▶ RG 8.2

Akupuntur Ma 36 *Zusanli*, Mi 6 *Sanyinjiao*, Ren 6 *Qihai*, Bl 20 *Pishu* (Moxa ist hilfreich)

Milz-Yang-Mangel

Man kann den Milz-*Yang*-Mangel als die etwas weiter fortgeschrittene Störung im Vergleich zum Milz-*Qi*-Mangel betrachten.

Ursachen Sie sind denen des Milz-*Qi*-Mangels sehr ähnlich. Ursache (oder auch die Folge) des Milz-*Yang*-Mangels kann ein Nieren-*Yang*-Mangel sein.

Symptome Zu den Beschwerden des Milz-*Qi*-Mangels kommen noch ausgeprägtere Kälte-Symptome, wie inneres Frieren, kalte Extremitäten, Oberbauchschmerzen, die durch Wärme gebessert werden, und Verschlechterung aller Beschwerden durch kalte Nahrung.

Daneben bestehen die Symptome des Milz-*Qi*-Mangels weiter: Müdigkeit, Abgeschlagenheit, rasche Erschöpfbarkeit, Blässe, Diarrhö, Antriebslosigkeit, Redeunlust, Grübeln.

Befunde

ZK Sehr blass, evtl. gedunsen, Zahneindrücke

Puls Tief (*chen*), schwach (*ruo*), leer (*xu*) und langsam (*shuo*)

Therapieprinzipien Das *Yang* wärmen, Kälte vertreiben, *Qi* tonisieren, Anwendung der wärmenden Methode *Wen Fa*.
Einzelarzneien Allgemein kommen Arzneien aus den Gruppen 12.1, 4 und 7 infrage, z.B. *Ren Shen* (Ginseng Radix et Rhizoma), *Dang Shen* (Codonopsis Radix) oder *Huang Qi* (Astragali Radix).
Bei großer **Kälte** liegen die das Innen wärmende Arzneien der Gruppe 11 nahe, die sehr heiß sind.
Bei isoliertem **Milz-Yang-Mangel** wählt man *Gan Jiang* (Zingiberis Rhizoma).
Rezepturen Eine klassische Rezeptur bei Milz-*Yang*-Mangel ist *Li Zhong Wan* (Pille, die die Mitte reguliert) ▶ RG 7.2.
Bei Nieren- und Milz-Yang-Mangel *Fu Zi Li Zhong Wan* (Aconiti Radix Lateralis Praeparata Pille, um die Mitte zu regulieren) ▶ RG 7.2.
Akupuntur Sehr viel Moxa gebrauchen, besonders auf Punkte, die das Milz-*Yang* erreichen: Bl 20 *Pishu*, Ma 36 *Zusanli*, Ren 12 *Zhongwan*
Weitere Punkte sind Mi 6 *Sanyinjiao*, Bl 23 *Shenshu*.

Absinkendes Milz-Qi

Es besteht eine fortgeschrittenere Schwäche der Milz, die nun neben ihrer Umwandlungs- und Verteilungs-Funktion auch ihre Halte-Funktion nicht mehr richtig wahrnimmt.

Ursachen für das absinkende Milz-*Qi* sind die gleichen wie die des Milz-*Qi*-Mangels.
Symptome Typische Symptome bei absinkendem Milz-*Qi* sind Ptosen, das Absinken von Organen, Senkniere, Wanderniere, Uterus- oder Rektumprolaps, Magenptose, Bindegewebsschwäche. Auch andere Bereiche können durch die unzureichende Haltefunktion geschwächt sein, z.B. das Halten des Blutes in den Gefäßen. Die Folge sind Neigung zu Hämatomen, Blutungen, Gerinnungsstörungen, Thrombozytopathien.
Die anderen Symptome des Milz-*Qi*-Mangels bestehen ebenfalls: Müdigkeit, Abgeschlagenheit, rasche Erschöpfbarkeit, Antriebslosigkeit, Lustlosigkeit, Redeunlust, Blässe, kalte Extremitäten, Neigung zu weichem, ungeformtem, durchfälligem Stuhl, Hang zum Grübeln.
Befunde
ZK Blass, evtl. gedunsen, Zahneindrücke
Puls Schwach (*ruo*) und leer (*xu*)
Therapieprinzipien Das *Qi* tonisieren, Anwendung der tonisierenden Methode *Bu Fa*
Einzelarzneien Allgemein kommen Arzneien aus den folgenden Arzneigruppen infrage: ▶ AG 12.1, auch ▶ AG 4 und AG 7. Darüber hinaus sind die sogenannten Elevantia relevant, das heißt Arzneien, die die Energie heraufführen können. Dazu zählen Arzneien, wie *Chai Hu* (Bupleuri Radix), *Sheng Ma* (Cimicifugae Rhizoma), *Huang Qi* (Astragali Radix), *Ge Gen* (Puerariae Lobatae Radix).
Rezepturen Die klassische Basis-Rezeptur bei absinkendem Milz-*Qi* ist *Bu Zhong Yi Qi Tang* (Dekokt, das die Mitte tonisiert und das *Qi* vermehrt) ▶ RG 8.2.
Akupunktur Mi 3 *Taibai*, Ma 36 *Zusanli*, Ren 6 *Qihai*, Bl 20 *Pishu* (Moxa ist hilfreich)

Häufige Syndrome des Magens

Kälte im Magen

Ursachen Hier spielt oft eine zu kalte Ernährung eine Rolle, vor allem große Mengen eisgekühlter Getränke, viel rohe, ungekochte Nahrung, Milchprodukte, die energetisch ebenfalls kühl sind, direkt aus dem Kühlschrank genossen
Symptome Starke Bauchschmerzen in Oberbauch und Epigastrium, Übelkeit, Erbrechen. Wärme lindert die Beschwerden.
Befunde
ZK Blass
ZB Dick, weißlich
Puls Langsam (*chi*), saitenförmig (*xian*) und überschüssig (*shi*)
Therapieprinzipien Kälte aus dem Magen vertreiben, das Innen wärmen und bei Bedarf das *Qi* regulieren und absenken
Einzelarzneien Innen wärmende Arzneien der Gruppe 11 sind angezeigt, insbesondere *Gan Jiang* (Zingiberis Rhizoma) oder gelegentlich *Wu Zhu Yu* (Euodiae Fructus)
Rezepturen Bewährte Rezepturen aus der Gruppe 7.2 sind *An Zhong San* (Pulver zur Beruhigung der Mitte), *Xiao Jian Zhong Tang* (Kleineres Dekokt, das die Mitte aufbaut) oder *Li Zhong Wan* (Pille, die die Mitte reguliert).

Magen-Qi-Stagnation

Ursachen Eine Magen-*Qi*-Stagnation kann durch verschiedene Einflüsse entstehen. Kälte kann in den Magen eindringen, wie dies oft durch kalte Nahrung der Fall ist. Schleim blockiert den freien Fluss der Energie. Ebenfalls ist dies durch eine Feuchtigkeits-Ansammlung in der Mitte möglich. Auch ein Attackieren durch die Leber- und Gallenblasen-Funktionskreise (Holz) – kann zu einer Stagnation im Bereich des Magen-*Qi* führen.
Symptome Druck- und Spannungsgefühl im Epigastrium, Appetitlosigkeit, leichte Übelkeit, Blähneigung, Meteorismus, Darmgeräusche nach dem Essen, Neigung zu Diarrhö. Dies können Krankheitsbilder sein, wie eine akute und chronische Gastritis, Magenptose und -atonie, akute und chronische Gastroenteritis.
Befunde
ZK Kann unauffällig sein oder rote Ränder bei begleitender Leber-*Qi*-Stagnation zeigen

ZB Kann ohne Belag sein, bei Schleim-Blockade: dick, klebrig
Puls Saitenförmig (*xian*), überschüssig (*shi*)
Therapieprinzipien Das *Qi* im Magenbereich regulieren und wieder hinunter dirigieren
Einzelarzneien Bei den *Qi* regulierenden Arzneien der Gruppe 9 haben viele einen Bezug zum Magen-*Qi*: *Chen Pi* (Citri Reticulatae Pericarpium), *Zhi Shi* (Aurantii Fructus Immaturus), *Mu Xiang* (Aucklandiae Radix)
Rezepturen *Ping Wei San* (Beruhige den Magen Pulver) ▶ RG 6.2 und *An Zhong San* (Pulver zur Beruhigung der Mitte) ▶ RG 7.2
Bei **Schleim als Ursache der Blockade** *Er Chen Tang* (Zweifach behandeltes Dekokt) ▶ RG 14.1
Bei **Schleim mit zusätzlichem Milz-Qi-Mangel** *Liu Jun Zi Tang* (Sechs Gentlemen Dekokt) ▶ RG 8.2

Rebellierendes Magen-Qi

Ursachen Eine Magen-*Qi*-Stagnation gibt häufig Anlass, dass das Magen-*Qi*, anstatt nach unten abzusinken, rebellierend nach oben fließt. Daher sind hier die gleichen Ursachen zu nennen wie unter der Magen-*Qi*-Stagnation. Zusätzlich kann auch ein hochschlagendes Leber-*Yang* das Magen-*Qi* mit sich nach oben reißen, wie das z.B. bei einem Migräneanfall passiert.
Symptome Globusgefühl, Schluckschwierigkeiten, Atemnot, Völle- und Druckgefühl im Thorax und Epigastrium, Übelkeit, Aufstoßen, Husten mit Schleim und reichlichem Auswurf.
Diese Beschwerden treten häufig im Rahmen folgender Krankheitsbilder auf: chronische Bronchitis, chronische Gastritis, Globussyndrom, Globus hystericus, Ösophagusspasmus, chronische Laryngitis und Tracheitis.
Befunde
ZK Kann unauffällig sein
ZB Je nach Ursache: dick, klebrig bei Schleim
Puls Saitenförmig (*xian*), überschüssig (*shi*)
Therapieprinzipien Das blockierte und rebellierende Magen-*Qi* wieder in Fluss zu bringen und hinunter zu führen
Einzelarzneien Magen-*Qi* absenkende Arzneien sind bei den *Qi* regulierenden Arzneien der Gruppe 9 zu finden, wie *Zhi Shi* (Aurantii Fructus Immaturus); aber auch in anderen Arzneigruppen, wie bei den Schleim transformierenden der Gruppe 13, *Xuan Fu Hua* (Inulae Flos), oder bei den aromatischen, Feuchtigkeit transformierenden Mitteln der Gruppe 7, wie *Hou Po* (Magnoliae Officinalis Cortex).
Rezepturen *Xuan Fu Dai Zhe Tang* (Inulae Flos und Haematitum Dekokt) ▶ RG 9.2 und *Ban Xia Hou Po Tang* (Pinelliae Rhizoma und Magnoliae Officinalis Cortex Dekokt) ▶ RG 9.1

Magen-Hitze

Ursachen Hitze kann durch zu scharfe Nahrung, alkoholische Getränke und äußere und innere pathogene Faktoren (Emotionen) entstehen.
Symptome Die Symptome können sehr ausgeprägt oder auch nur in leichter Form vorhanden sein. Magen-Hitze kann zu Symptomen entlang des oberen Astes der Magen-Leitbahn führen: Stirnkopfschmerzen, Zahnfleischbluten, Zahnschmerzen, hohes Fieber, Abneigung gegen Hitze, spontane, massive Schweiße, hochgradige Kopfschmerzen, trockener Mund und großer unstillbarer Durst, Heißhunger, quälendes Hitzegefühl, Unruhe, rotes Gesicht, Blutandrang zum Kopf.
Dies können folgende Krankheitsbilder sein: Akuter ausgeprägter hochfieberhafter grippaler Infekt, Pneumonie, Hitzschlag, Meningitis, Enzephalitis, Diabetes mellitus, Parodontitis.
Befunde
ZK Rot
ZB Gelblich, mittelfristig wird der ZB trocken durch die Hitze
Puls Saitenförmig (*xian*), überschüssig (*shi*) und schnell (*shuo*)
Therapieprinzipien Hitze im Funktionskreis Magen klären, Anwendung der Hitze klärenden Methode *Qing Re Fa*, in fortgeschrittenen Fällen auch Magen befeuchtend
Einzelarzneien Hitze klärende Arzneien der Gruppe 2.1, z.B. *Shi Gao* (Gypsum Fibrosum), *Zhi Mu* (Anemarrhenae Rhizoma) und *Zhi Zi* (Gardeniae Fructus), aber auch) *Huang Qin* (Scutellariae Radix) ▶ AG 2.3
Rezeptur *Bai Hu Tang* (Weißer Tiger Dekokt) ▶ RG 2.1

Magen-Yin-Mangel

Ursachen Durch einen lange bestehenden Hitze-Prozess im Magen können die Säfte und das *Yin* des Magens verbraucht werden. Bei einem generellen *Yin*-Mangel ist oft ein Magen-*Yin*-Mangel mit eingeschlossen. Ein Lungen-*Yin*-Mangel geht oft mit einem Magen-*Yin*-Mangel einher.
Symptome Durst, Aufstoßen, trockener Mund, Erbrechen, Übelkeit, trockene Kehle, wenig oder kein Auswurf, Heiserkeit, z.B. chronische, atrophische Gastritis, Refluxgastritis.
Befunde
ZK Rot, tiefer Riss in der Mitte
ZB Vermindert oder fehlt
Puls Dünn (*xi*) und schnell (*shuo*)
Therapieprinzipien Magen-*Yin* nähren und befeuchten, bei vorhandener Hitze kühlen
Einzelarzneien Magen-*Yin* nährende Arzneien der Gruppe 2.1, wie *Zhi Mu* (Anemarrhenae Rhizoma). Auch bei den *Yin* tonisierenden Mitteln der Gruppe 12.4 haben zahlreiche einen Bezug zum Funktionskreis Magen, wie

Mai Dong (Ophiopogonis Radix), *Nan Sha Shen* (Adenophorae Radix) oder *Bei Sha Shen* (Glehniae Radix). Da diese meistens kühl sind, lindern sie gleichzeitig eine Leere-Hitze.

Rezepturen *Mai Men Dong Tang* (Ophiopogonis Radix Dekokt) ▶ RG 5 und *Sha Shen Mai Dong Tang* (Adenophorae seu Glehniae Radix und Ophiopogonis Radix Dekokt) ▶ RG 6.2

Lunge (Metall)

Die Lunge zählt, ähnlich der Milz, zum Sitz der erworbenen Konstitution, die für die täglich neue Bereitstellung von *Qi* verantwortlich ist.

Die Lunge hat im Körper die Aufgabe der Befeuchtung und damit auch der Kühlung. Das Bild eines feinen Nebels, eines Aerosols, eines Zerstäubers oder eines Verneblers veranschaulicht die Wirkung der Lunge.

Ein anderes Bild ist eine semipermeable Membran, die nicht alles herein- und herauslässt, dennoch aber eine gewisse Durchlässigkeit besitzt. Dies versinnbildlicht die äußere Kontaktfläche und ihre Funktion des Durchlassens oder Zurückhaltens im Bereich der Poren.

Funktionen

- Die Lunge hat die Kontrolle über die Haut sowie das Öffnen und Schließen der Poren. Somit kontrolliert die Lunge, was hinein (pathogene Faktoren) und hinaus gelangt (Schweiß). Damit ist sie zuständig für unsere Abwehr. Sie stellt die Kontaktfläche zum „Außen" dar. *Wei Qi* wird der Teil des Lungen-*Qi* genannt, der in der Oberfläche residiert und die Kontrolle über die Poren innehat.
- Die Lunge ist für die Hauternährung und -befeuchtung zuständig und hat damit die Aufgabe der Kühlung des Organismus. Die Lunge wird daher auch die obere „Quelle des Wassers" genannt.
- Atmung und *Qi*-Aufnahme mit der Luft, das „himmlische *Qi*" *Kong Qi*. Somit ist die Lunge zusammen mit der Milz der Sitz der „erworbenen Konstitution", dort wo die Energie täglich erneuert wird.

Gewebe Die zugehörigen Gewebe der Lunge sind die Haut, die Schleimhaut im Respirationstrakt und die Körperhaare.

Sinnesöffnung, Sinn Die Lunge öffnet sich in der Nase, der zugehörige Sinn ist das Riechen.

Spiritualität Die Lunge ist der Sitz der Körper-Seele *Po*. Die Körper-Seele beginnt mit dem ersten Atemzug und wird mit dem letzten Atemzug ausgehaucht. Sie endet mit dem leiblichen Tod.

Emotionen Zwischenmenschlicher Kontakt, Verarbeitung von Trennung, Trauer, Mitfühlen und Mitleiden

Körper-Seele (Po) Diese Instanz wird auch als Leib-Seele bezeichnet und entspricht etwa dem Äther-Leib in der anthroposophischen Terminologie.

Die Lunge speichert die Seele des Körpers. Sie stellt den physischen Gegenspieler zum *Hun* dar. Die Körper-Seele (*Po*) geht mit dem ersten Atemzug in den Körper ein. An anderen Stellen wird auch gesagt, dass sie entsteht, nachdem sich die vorgeburtliche Essenz des ungeborenen Wesens gebildet hat. Das *Po* wird mit dem letzten Atemzug wieder ausgehaucht. Die Körper-Seele stirbt somit mit dem Tod und geht dann zurück zur Erde.

Beziehung von Po und Jing Das *Po* ist für die ersten physiologischen Abläufe und für die Geburt zuständig. Das *Jing* kontrolliert die großen Zyklen des Wachsens, Reifens und der Entwicklung. Die Körper-Seele *Po* stellt die Manifestation des *Jing* im Bereich der Gefühle und Empfindungen dar. Das *Po* gibt dem *Jing* Dynamik. Es bringt die Essenz in alle physiologischen Abläufe hinein. Ohne das *Po* wäre das *Jing* träge. Das *Po* liegt dem *Jing* am nächsten und vermittelt zwischen *Jing* und den anderen Substanzen des Lebens. Das *Hun* hingegen gibt dem *Shen* Bewegung. *Jing*-Mangel führt zum *Po*-Mangel. Die Folge davon ist, dass das *Qi* zerstreut ist und das *Po* ohne Behausung umhertreibt.

Der sehr enge Bezug zur Essenz (*Jing*) zeigt sich z.B. bei Kleinkindern mit Neurodermitis. Die Ursache liegt oft in pathogener Hitze, die sehr häufig während der Schwangerschaft aus dem Mutterleib durch Hitze der Mutter in den Fetus übergegangen ist. Als Ursache für die mütterliche Hitze können mehrere Faktoren eine Rolle spielen: z.B. Stress, der zu einer Leber-*Qi*-Stagnation geführt hat, zu heiße, scharfe Ernährung, Aufregung. Das Krankheitsbild des Kindes nennen wir: fetales Hitze-Syndrom oder toxische Hitze des Fetus. Die Symptome sind Juckreiz, Schmerz in der Haut. Dies ist die Manifestation im Bereich des *Po*.

Das Atmen ist das Pulsieren des *Po*, der Körper-Seele. Die Trauer ist die einzige Emotion, die Schmerzen bereitet, die „weh tut". Sie äußert sich in Schluchzen und Weinen, die rhythmischen Äußerungen der Körper-Seele. Das *Po* vermittelt sowohl seelischen als auch körperlichen Schmerz.

Die Körper-Seele *Po* hat auch einen Bezug zu *Qi* und *Yang*: Ist jemand sehr leicht durch andere beeinflussbar, liegt eine Schwäche des *Po* vor. Somit schützt das *Po* auf der emotionalen Ebene und das *Wei Qi* der Lunge auf der äußeren körperlichen Ebene:

- *Wei Qi*: schützt vor pathogenen Faktoren und äußeren Einflüssen
- *Po*: schützt vor psychischen Einflüssen

Bei vielen Meditationsarten verbindet sich der Übende mit der Atmung (z.B. Vipassana), dies beruhigt das *Po*, so wird auch das *Shen* ruhig und das *Hun* kann sich dem universellen Geist öffnen. Um die Beziehungen und Unterschiede von *Po* zur Wander-Seele *Hun* zu verdeutlichen eine tabellarische Übersicht. ▶ Tabelle 1.15

	Hun	Po
Geburt	*Hun* verbindet sich mit *Po*	*Po* mäßigt *Hun*
Tod	„Schwimmt" weg, kehrt später zum „Himmel" zurück	Löst sich auf, kehrt zur Erde zurück
Funktion	Kommen und Gehen des Geistes	Einatmen und Ausatmen der Essenz
Wohnort	Residiert in Blut/*Yin* *Yin* im *Yang* Dynamisiert *Shen* (ohne *Hun* ist *Shen* phantasielos)	Ist mit *Qi*/*Yang* verbunden *Yang* im *Yin* Bewegt *Jing* (ohne *Po* ist *Jing* unbeweglich)
Definition	*Qi* des Geistes	Geist des Körpers
Bezug	Zum Geist	Zum Körper
Entsprechung	Vollmond	Neumond
Disharmonien	Nachts: Träume, Unruhe	Tagsüber: Unruhe, bewölkter Geist
Ursachen für Disharmonien	Mangel an Richtung im Leben, an Träumen, Visionen, Inspiration	Mangel an Kraft, Vitalität
Verbindung	Zum universellem Geist	Rein individuell
Repräsentiert	Auswärtsbewegung des Shen	Einwärtsbewegung des *Jing*
Ist	Hell, erleuchtet	Dunkel, verankert das *Hun*

Tab. 1.15 Vergleich von Wander-Seele (*Hun*) der Leber und der Körper-Seele (*Po*)

Wenn wir dies vielleicht auch nicht immer bewusst wahrnehmen, so wirken doch sämtliche Seeleninstanzen ständig und tragen so in ihrem Zusammenspiel zur Integrität des gesamten physisch-seelischen Gleichgewichts des Gesamtsystems Mensch wesentlich bei:

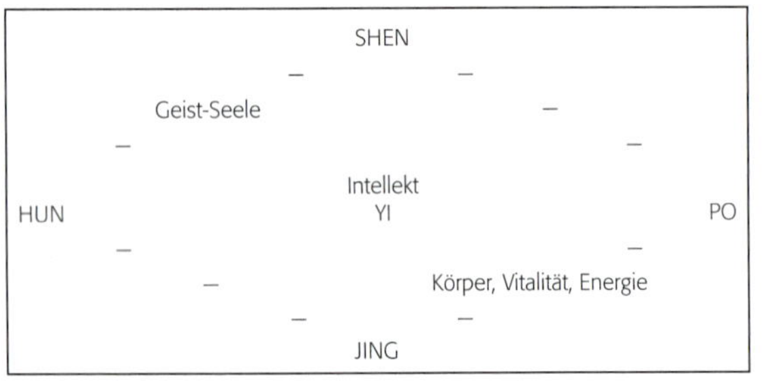

Abb. 1.5 Bezüge der seelischen Instanzen

Therapeutische Unterstützung des Po

Arzneitherapie *Bai He Gu Jin Tang* (Lilii Bulbus Dekokt zur Erhaltung des Metalls) ▶ RG 4.3 hat eine festigende Wirkung auf das *Po*. Daher wird die Rezeptur auch bei Trauer, die lange anhält, gegeben.

Akupunktur Lu 3 *Tianfu* (bei psycho-emotionalen Störungen) Der Patient klagt über Traurigkeit, Weinen, Desorientiertheit, Vergesslichkeit, Somnolenz, Insomnia.

Bl 42 *Pohu* (bei Harn- und Stuhlinkontinenz durch Angst). Die Erklärung für die Wirkung und Beziehung dieses Punktes zu Anus und der Körper-Seele *Po* könnte darin liegen, dass das *Po* den Körper durch die obere Öffnung Nase/Mund mit der Geburt betritt und beim Tod durch die untere Öffnung wieder verlässt. Der Anus hat Bezug zum Dickdarm, einem äußeren Aspekt der Wandlungsphase Metall.

Häufige Syndrome der Lunge

Wind-Kälte-Invasion im Außen (Wei-Qi-Ebene)

Ursachen Diese Störung ist eine Invasion von äußeren pathogenen Faktoren in die Oberfläche. In diesem Falle stellt es das Eindringen von Wind-Kälte dar. Möglicherweise hat sich der Patient kaltem Wind ausgesetzt, und diese Faktoren waren stärker als das *Wei Qi*, das das Eindringen dieser Pathogene in den Körper zu verhindern trachtet. Dadurch entsteht eine Fülle-Situation in der Oberfläche, in der sogenannten *Wei-Qi*-Ebene.

Symptome Dies ist die sogenannte „Erkältung", die oft als Wind-Kälte-Invasion vorkommt. Dies führt zu einer Blockierung der Poren, darum entsteht kein Schweiß, eine verstopfte Nase, Blässe, evtl. Kopf- oder Gliederschmerzen.

Dies ist eine akute Situation mit deutlicher Kälte- und Windabneigung sowie Frösteln. Der Patient ist blass, hat keinen Durst, klagt über seröse Sekrete, wässrigen Schnupfen, thorakalen Druck, leichte bronchiale Enge, Abgeschlagenheit und Ruhebedürfnis.

Befunde

ZK Ohne Befund, da das Innen nicht affiziert ist und die Störung nur die Oberfläche betrifft

ZB Dünn, weißlich, feucht

Puls Oberflächlich (*fu*) und überschüssig (*shi*)

Therapieprinzipien Die Oberfläche befreien, Wind und Kälte ausleiten, Anwendung der Schweiß induzierenden Methode *Han Fa*.

Einzelarzneien Scharfe, warme Oberflächen-Befreier der Arzneigruppe 1.1, wie *Ma Huang* (Ephedrae Herba), *Gui Zhi* (Cinnamomi Ramulus)

Rezeptur Eine klassische Basis-Rezeptur bei Wind-Kälte-Invasion im Außen ist *Ma Huang Tang* (Ephedrae Herba Dekokot) ▶ RG 1.1

Akupunktur Wichtige Wind-eliminierende Akupunkturpunkte sind Gb 20 *Fengchi*, Di 4 *Hegu*, SJ 5 *Waiguan* Gb 21 *Jianjing*, Du 16 (Cave: Nur sehr oberflächlich nadeln!), Lu 7 *Lieque*, Bl 13 *Feishu*; Moxen ist hilfreich

Wind-Hitze-Invasion oder pathogene Hitze in der Lunge

Ursachen Oft geht eine äußere Wind-Hitze-Affektion aus einer Wind-Kälte-Invasion hervor. Eine Wind-Kälte-Störung mit serösen Sekreten geht oft nach einigen Tagen in eine Wind-Hitze-Störung mit eitrigem Sekret über.

Es ist aber auch möglich, dass ein Infekt direkt als Wind-Hitze beginnt. Bei Halsinfekten ist das nicht selten der Fall. Dabei können Hitze-Toxine eine Rolle spielen. Daraus kann sich dann rasch eine Hitze auf der *Qi*-Ebene des Lungen-Funktionskreises entwickeln.

Symptome Bei Wind-Hitze in der Oberfläche bestehen folgende Symptome: Fieber, eher mit Hitzegefühl, evtl. dennoch leichte Wind- und Kälteabneigung, Kopfschmerzen, Durst, Husten, gelblicher Auswurf, bronchiales Engegefühl, gelblicher Schleim aus den Bronchien, eitrige Tonsillitis, eitrige Sekrete aus Nase, Nebenhöhlen, Bronchien, spontanes Schwitzen oder auch Schweißlosigkeit.

Diese Symptome können verschiedene Krankheitsbilder darstellen: akuter grippaler Infekt, eitrige Bronchitis, Asthma bronchiale, Pertussis, Diphtherie

Befunde

ZK Ggf. rotes vorderes Zungendrittel oder rötliche Punkte an der Spitze

ZB Dünner gelblicher Belag

Puls Oberflächlich (*fu*), überschüssig (*shi*) und schnell (*shuo*)

Therapieprinzipien Die Oberfläche befreien, Anwendung der Schweiß induzierenden Methode *Han Fa*.

Einzelarzneien Die Gruppe 1.2 der Oberfläche befreienden Arzneien bei Wind-Hitze, besonders *Ju Hua* (Chrysanthemi Flos), *Chan Tui* (Cicadae Periostracum), *Chai Hu* (Bupleuri Radix), *Niu Bang Zi* (Arctii Fructus)

- **Hitze-Toxine** ▶ AG 2.4, besonders *Jin Yin Hua* (Lonicerae Flos), *Lian Qiao* (Forsythiae Fructus)
- **Hitze-Feuchtigkeit** ▶ AG 2.3, besonders *Huang Qin* (Scutellariae Radix)
- **Fülle-Hitze im Inneren** ▶ AG 2.1, besonders *Shi Gao* (Gypsum Fibrosum)

Rezepturen Die klassischen Rezepturen bei Wind-Hitze im Außen oder bei Hitze in der Lunge sind:

- **Wind-Hitze im Außen** *Yin Qiao San* (Lonicerae Flos und Forsythiae Fructus Pulver) ▶ RG 1.2
- **Lungen-Hitze** *Ma Xing Shi Gan Tang* (Ephedrae Herba, Armeniacae Semen, Gypsum Fibrosum und Glycyrrhizae Radix et Rhizoma Praeparata cum Melle Dekokt) ▶ RG 2.4; *Yue Bi Tang* (Dekokt der Magd aus Yue) ▶ *Ma Xing Shi Gan Tang*
- **Hitze im Inneren** (*Qi*-Schicht) *Da Qing Long Tang* (Größeres blau-grüner Drachen Dekokt) ▶ *Bai Hu Tang* (Weißer Tiger Dekokt), RG 2.1

Akupunktur Di 11 *Quchi*, Du 14 *Dazhui*, Di 4 *Hegu*, SJ 5 *Waiguan*, Lu 7 *Lieque* (*Luo*-Punkt, senkt Lungen-*Qi* ab), Lu 6 *Kongzui* (*Xi*-Punkt bei akuten Beschwerden)

- **Halsschmerzen und Schluckbeschwerden** Di 18 *Futu*, Dü 17 *Tianrong*, Ma 9 *Renying*, Ma 12 *Quepen* Bluten lassen der *Jing*-(End-)Punkte der Leitbahnen leitet sehr rasch Hitze ab: z.B. Lu 11 *Shaoshang* bei akuter Tonsillitis
- **Yang-Exzesse** Sedieren der *Shu*-(Rücken-)Punkte, z.B. Bl 13 *Feishu* sediert bei Lungen-Hitze wie bei einer eitriger Bronchitis

Schleim blockiert die Lunge

Ursachen Quelle oder Ursprung des Schleims ist die Milz. Bei geschwächter Milz ist die Umwandlung der Nahrung unzureichend, und es entsteht akkumuliert Feuchtigkeit. Über längere Zeit kann diese Feuchtigkeit, die nicht in klare Säfte umgewandelt wurde, im Körper persistieren, sich weiter eindicken und „fester", zäher werden, an bestimmten Prädilektionsstellen liegenbleiben und sich ansammeln. Besonders leicht setzt sich eingedickte Feuchtigkeit in Form von Schleim im Lungen-Funktionskreis fest. Daher gilt der Satz: „Quelle des Schleims ist die Milz, Gefäß des Schleims ist die Lunge."

Die Trennung und Klärung der Nahrung in klare und trübe Säfte ist unvollständig. Anstatt dass die trüben Säfte nach unten geführt und die verfeinerten, klaren Säfte nach oben gehoben werden, werden auch trübe Säfte mit nach oben geführt und setzen sich hier fest. Betroffen sind vor allem die Ecken und Winkel des Lungen-Funktionskreises.

Symptome Im Funktionskreis Lunge finden wir häufig mit Schleim zusammenhängende Störungen. Man kann sich dies leicht dadurch vergegenwärtigen, dass sich besonders in den Nasennebenhöhlen und den verzweigten Bronchien und Bronchioli leicht Schleim festsetzt und bei manchen Patienten dort auch lange, z.B. nach einem grippalen Infekt, persistieren kann. Schleimansammlung im Funktionskreis Lunge zeigt sich in schleimigem Auswurf, schleimigen Sekreten aus der Nase oder Nebenhöhlen.

Schleim kann mit Kälte, Hitze oder Trockenheit kombiniert auftreten:

- Bei Kälte-Schleim sind die Sekrete aus Bronchien oder Nase weißlich, serös oder wässrig.
- Hitze-Schleim zeigt sich in gelben, eitrigen Sekreten.
- Schleim-Trockenheit erscheint zunächst widersprüchlich zu sein; hierbei besteht durch Trockenheit ein zunehmend eingedickter Schleim, der schwer abhustbar und sehr zäh ist.

Schleim blockiert den freien Fluss des Lungen-*Qi*. Es kommt zur Lungen-*Qi*-Stagnation:

- Schleim im Funktionskreis Lunge kann zu Blockierungen des *Qi*-Flusses führen oder sogar zur Umkehr des physiologisch nach unten gerichteten Flusses des Lungen-*Qi*. Die *Qi*-Stagnation führt oft zu thorakalem Engegefühl und Beklemmung, Druck auf der Brust, auch bronchialer Spastik und Palpitationen.
- Schleim aus Nase und Nasennebenhöhlen, Druck und Schmerz im Bereich der Nasennebenhöhlen. Das umgekehrte, also rebellierende Lungen-*Qi* zeigt sich in Husten, evtl. mit Auswurf, Thoraxdruck, Engegefühl, Dyspnoe, Palpitationen.

Befunde

ZK Bei gleichzeitiger Milz-Feuchtigkeit wird der ZK zusätzlich geschwollen sein.

ZB Schleim ist am prägnantesten am verdickten, klebrig schleimigen Zungenbelag erkennbar: weißlich oder gelblich, dick, klebrig

Puls Schlüpfrig (*hua*), evtl. saitenförmig (*xian*)

Bei Schleim-Hitze

ZB Klebrig, gelb

Puls Schlüpfrig (*hua*), saitenförmig (*xian*) und schnell (*shuo*)

Therapieprinzipien Schleim transformieren, das *Qi* regulieren, den Lungen-*Qi*-Fluss nach unten leiten, Feuchtigkeit ausleiten, die Milz stärken.

Einzelarzneien Angezeigt sind die Schleim transformierenden Arzneien der Gruppe 6, die Feuchtigkeit ausleitenden Arzneien der Gruppe 4 sowie die Feuchtigkeit transformierenden Arzneien der Gruppe 7. Auch einige *Qi* tonisierenden Arzneien der Gruppe 12.1 wandeln Feuchtigkeit um, z.B. *Bai Zhu* (Atractylodis Macrocephalae Rhizoma).

Bei chronischen Schleim-Prozessen sollte man immer auch die Milz stärken, da die Milz bei der Entstehung von Feuchtigkeit und Schleim ursächlich eigentlich immer beteiligt ist. Eine Störung des *Qi*-Flusses kann sowohl Ursache als auch Folge von Schleim sein. Deshalb heißt es: „Der freie *Qi*-Fluss zerteilt Schleim". Daher wird bei der Behandlung von Schleim eine *Qi*-Regulation in die Behandlung einbezogen, mit den *Qi* regulierenden Arzneien der Gruppe 9, z.B. *Zhi Qiao* (Aurantii Fructus) und entsprechender Akupunktur.

Rezepturen Die klassischen Kombinationen bei Schleim sind die Schleim transformierenden Rezepturen der Gruppe 14. Die wichtigste und grundlegendste Rezeptur ist *Er Chen Tang* (Zweifach behandeltes Dekokt) ▶ RG 14.1. Meistens wird diese Basis-Rezeptur nur als Ausgangsrezept für entsprechende Modifikationen gebraucht:

- **Feuchtigkeit-Schleim** ohne wesentlichen begleitenden Milz-*Qi*-Mangel *Er Chen Tang* (Zweifach behandeltes Dekokt) ▶ RG 14.2
- **Milz- und Lungen-Qi-Mangel** mit zusätzlicher Schleim-Belastung *Liu Jun Zi Tang* (Sechs Gentlemen Dekokt) ▶ RG 8.2
- **Schleim Hitze** *Wen Dan Tang* (Dekokt, das die Gallenblase wärmt) ▶ RG 14.2
- **Schleim-Trockenheit** in der Lunge *Bei Mu Gua Lou San* (Fritillariae Bulbus und Trichosanthis Fructus Pulver) ▶ RG 14.3

Je nach Art und Lokalisation der Störung kommen auch noch andere Rezepturen infrage.

Akupunktur Schleim ist allein mit Akupunktur schwierig zu behandeln, weshalb in diesen Fällen häufig die chinesische Arzneimitteltherapie zur Unterstützung herangezogen wird. Hierfür infrage kommende Punkte sind je nach Befund und Symptomatik z.B.

Ma 40 *Fenglong* (Feuchtigkeit ausscheidend); Mi 9 *Yinlingquan* (Feuchtigkeit und Schleim ausscheidend und transformierend); Mi 5 *Shangqiu* (Schleim transformierend); Ren 12 *Zhongwan* (Magen-*Qi* regulierend, harmonisierend, Stagnationen lösend); Lu 7 *Lieque* (Lungen-*Qi* regulierend, absenkend); Lu 5 *Chize* (Schleim in der Lunge transformierend und Husten stoppend); Ma 36 *Zusanli* und Bl 20 *Pishu* (bei Milz-*Yang*-Mangel – Moxa), Ren 6 *Qihai*, Ren 17 *Shanzhong* (Thorax-*Qi* regulierend, absenkend)

Wei-Qi-Mangel

Ursachen Das *Wei Qi* ist ein Teil des Lungen-*Qi*. Es ist der äußerste Aspekt des Lungen-*Qi*. Daher geht ein Lungen-*Qi*-Mangel oft mit einem geschwächten *Wei Qi* einher. Da die Milz die Mutter der Lunge ist, führt auch eine lange bestehende Milz-Schwäche zu einem *Wei-Qi*-Mangel.

Symptome Die Hauptsymptome des isolierten *Wei-Qi*-Mangels sind Infektanfälligkeit und spontanes Schwitzen. Beide Symptome erklären sich über die Aufgabe des *Wei Qi*, welches die Kontrolle über das Öffnen und Schließen der Poren hat.

Besteht zusätzlich ein Lungen-*Qi*-Mangel, können weitere Symptome auftreten, wie Kurzatmigkeit, Belastungsdyspnoe, Müdigkeit, Abgeschlagenheit, rasche Erschöpfbarkeit, Blässe, Lustlosigkeit, Redeunlust, Hang zu Trauer.

Befunde

ZK Blass, evtl. gedunsen

Puls Schwach (*ruo*) und leer (*xu*)

Therapieprinzipien Das *Wei Qi* tonisieren, Anwendung der tonisierenden Methode *Bu Fa*

Als allgemeine Maßnahmen kann das *Wei Qi* in seiner Funktion auch trainiert werden durch kaltes Duschen nach der heißen Dusche.

Einzelarzneien Die das Lungen-*Qi* und damit das *Wei Qi* stärkenden Arzneien der Gruppe 12.1, im Besonderen *Ren Shen* (Ginseng Radix et Rhizoma), *Dang Shen* (Codonopsis Radix), *Huang Qi* (Astragali Radix)
Ganz speziellen Bezug zum *Wei Qi* haben *Huang Qi* (Astragali Radix) und *Bai Zhu* (Atractylodis Macrocephalae Rhizoma).

Rezepturen Die klassische Basis-Rezeptur bei *Wei-Qi*-Mangel ist *Yu Ping Feng San* (Jade Windschutz Pulver) ▶ RG 11.1
Bei **Milz- bzw. Lungen-Qi-Mangel** mit deutlichem Spontanschweiß und Infektneigung ist *Bu Zhong Yi Qi Tang* (Dekokt, das die Mitte tonisiert und das *Qi* vermehrt) indiziert ▶ RG 8.2.

Akupuntur Lu 9 *Taiyuan*, Di 11 *Quchi*, Ma 36 Zusanli, Mi 6 *Sanyinjiao*, Ren 6 *Qihai*, Bl 13 *Feishu*, Bl 20 *Pishu*; Moxa ist angezeigt.

Lungen-Qi-Mangel

Der Lungen-*Qi*-Mangel ist dem Milz-*Qi*-Mangel ähnlich, denn die Mutter der Lunge ist die Milz. Daher treten leicht bei einem Milz-*Qi*-Mangel Zeichen des Lungen-*Qi*-Mangels auf. Beide zusammen bilden die erworbene Konstitution, die die Wurzel des erworbenen *Qi* darstellt.

Ursachen Die Hauptursache lässt sich oft in einer geschwächten Milz-Funktion finden. Darüber hinaus schwächt auch Traurigkeit, die über längere Zeit besteht, die Lunge.

Symptome Kurzatmigkeit, Belastungsdyspnoe, Schwitzen, Infektneigung.
Hinzu kommen gemeinsame Symptome mit dem Milz-*Qi*-Mangel, wie Müdigkeit, Abgeschlagenheit, rasche Erschöpfbarkeit, Blässe, Lustlosigkeit, Redeunlust, Hang zu Trauer.

Befunde

ZK Blass, evtl. gedunsen

Puls Schwach (*ruo*) und leer (*xu*)

Therapieprinzipien Das *Qi* tonisieren, Anwendung der tonisierenden Methode *Bu Fa*

Einzelarzneien Die das Qi tonisierenden Arzneien der Gruppe 12.1 stärken fast alle das Milz- und das Lungen-*Qi*, besonders *Ren Shen* (Ginseng Radix et Rhizoma), *Dang Shen* (Codonopsis Radix), *Huang Qi* (Astragali Radix).

Rezepturen Klassische Basis-Kombinationen bei Lungen-*Qi*-Mangel sind Rezepturen, die das Milz-*Qi* stärken, besonders *Si Jun Zi Tang* (Vier Gentlemen Dekokt) ▶ RG 8.2
Bei **Milz-/Lungen-Qi-Mangel mit Schleim-Akkumulation** *Liu Jun Zi Tang* (Sechs Gentlemen Dekokt) ▶ RG 8.2
Bei deutlichem **Spontanschweiß und Infektneigung** *Bu Zhong Yi Qi Tang* (Dekokt, das die Mitte tonisiert und das *Qi* vermehrt) ▶ RG 8.2

Akupunktur Lu 7 *Lieque*, Di 11 *Quchi*, Ma 36 *Zusanli*, Mi 6 *Sanyinjiao*, Ren 6 *Qihai*, Bl 13 *Feishu*, Bl 20 Pishu; Moxa ist angezeigt

Lungen-Yin-Mangel

Ursachen Das Nieren- und das Lungen-*Yin* hängen eng miteinander zusammen. Die Lunge ist die obere Quelle, die Niere die untere Quelle des Wassers. Daher lässt sich die Ursache oft in einem Nieren-*Yin*-Mangel finden. Darüber hinaus trocknet die trockene Heizungsluft in der kalten Jahreszeit die Schleimhäute der Lunge aus. Ebenso trocknet das inhalative Zigarettenrauchen das Lungen-*Yin*.

Symptome Trockener Husten, Reizhusten, evtl. blutiges Sputum, trockener Mund und trockene Kehle, Heiserkeit, Durstgefühl, trockene Haut, Neigung zu trockenem Stuhl.

Befunde

ZK Rot, evtl. geschrumpft

ZB Verdünnt oder sogar abgeschält

Puls Dünn (*xi*) und schnell (*shuo*)

Therapieprinzipien Das *Yin* nähren, Anwendung der tonisierenden Methode *Bu Fa*.

Einzelarzneien Die das *Yin* tonisierenden Arzneien der Gruppe 12.4, wie *Mai Dong* (Ophiopogonis Radix), *Nan Sha Shen* (Adenophorae Radix), *Bei Sha Shen* (Glehniae Radix), *Tian Dong* (Asparagi Radix), *Gou Qi Zi* (Lycii Fructus), *Sang Ji Sheng* (Taxilli Herba), aber auch Blut tonisierende Arzneien der Gruppe 12.2, wie *Shu Di Huang* (Rehmanniae Radix Praeparata).

- Bei gleichzeitiger **Leere-Hitze** empfehlen sich die Arzneien der Gruppe 2.1, die Leere-Hitze kühlen und befeuchten, wie *Zhi Mu* (Anemarrhenae Rhizoma).
- Kühle und Säfte spendende Arzneien der Gruppe 2.2, z.B. *Di Huang* (Rehmanniae Radix) oder *Xuan Shen* (Scrophulariae Radix).
- Weiteren **Yin-Verlusten** beugen adstringierende Arzneien der Gruppe 13 vor, wie *Shan Zhu Yu* (Corni Fructus) oder *Wu Wei Zi* (Schisandrae Fructus).
- Bei **Trockenheit** sind befeuchtende Arzneien der Gruppe 6.2 indiziert, insbesondere auch die Liliengewächse, z.B. *Chuan Bei Mu* (Fritillariae Cirrhosae Bulbus)

Rezepturen Klassische Rezepturen finden sich in der Gruppe 5, wie

- *Sha Shen Mai Dong Tang* (Adenophorae seu Glehniae Radix und Ophiopogonis Radix Dekokt) oder
- *Bai He Gu Jin Tang* (Lilii Bulbus Dekokt zur Erhaltung des Metalls) ▶ RG 4.3

Je nach Art und Lokalisation der Störung kommen auch noch andere Rezepturen infrage.

Akupunktur Naturgemäß ist ein *Yin*-Mangel schwierig allein mit Akupunktur zu behandeln. Hier ist der Einsatz der Arzneitherapie besonders wichtig. Sinnvolle Punkte können sein: Lu 9 *Taiyuan*, Ni 7 *Fuliu*, Ni 6 *Zhaohai*, Le 8 *Ququan*, Mi 6 *Sanyinjiao*, Ren 6 *Qihai* – Vorsicht mit Moxa.

Yang Sheng Rauchen vermeiden, da dies das Lungen-*Yin* weiter schmälert.

Niere (Wasser)

Der Sitz der angeborenen Konstitution. Das Bild, das die Niere symbolisiert, ist im Mikrokosmos die DNS, als das Kleinste in uns, das doch zugleich die „tiefste“ und bedeutendste Ebene darstellt. Im Makrokosmos ist es die griechische Säule, sie ist alt, felsenfest, tragend und gerade. Die Nieren-Energie ist im eigentlichen und im übertragenen Sinn das „Rückgrat” unseres Lebens.

Funktionen

Die Niere speichert die Essenz *Jing*. Sie ist Sitz der angeborenen Konstitution, dem Sitz der Lebensenergie. Das Nieren-*Yang* ist Quelle von allem *Yang*. Das Nieren-*Yin* ist die Basis von allem *Yin*.

Die Niere regelt und kontrolliert das Wachstum, die Entwicklung, die Fortpflanzung und das Altern des Individuums. Sie ist somit auch verantwortlich für die Reproduktion. Dies heißt, dass die Niere die langfristigen großen Zyklen und Phasen des Lebens kontrolliert. Sie ist quasi die Instanz, die die Entfaltung – dies hier im ganz wörtlichen Sinne – der DNS-Moleküle und deren Übersetzung in Eiweiße, und damit die Herstellung der gesamten Bausteine des Lebens, einleitet, überwacht und durchführt. Von dieser grundlegendsten Ebene des Individuums aus steuert sie Entwicklung und Wachstum. In einem westlichen Sinne haben die Essenz und die Nieren-Energie sehr viel mit dieser Ebene der Erbsubstanz und DNS gemeinsam.

Die Niere ist verantwortlich für den Wasserhaushalt. Sie nimmt das Lungen-*Qi* auf. Die Niere wird auch als die „untere Quelle des Wassers” bezeichnet. Die obere Quelle ist die Lunge.

Gewebe Die der Niere zugeordneten Gewebe sind Knochen, Zähne und Haare. Bei Erkrankungen oder unzureichender Ernährung dieser Gewebe denken wir als erstes an den Funktionskreis Niere.

Sinnesöffnung, Sinn Die Niere öffnet sich in den Ohren. Die zugehörige Sinnesfunktion ist das Hören.

Spiritualität Der Wille ist die seelische Instanz der Niere. Wir sprechen einerseits von unserem eigenen, individuellen Willen – dem sogenannten *Yang*-Willen. Andererseits erkennen wir einen *Yin*-Willen, der eine Art durch uns hindurch wirkender Lebenswille ist. Dieser ist in etwa mit unserer Bestimmung und unserem Schicksal vergleichbar.

Emotionen Die Niere reagiert besonders auf die Emotionen Angst, Furcht, Schreck und Schock. Umgekehrt wirkt sich eine Schwäche im Nieren-Bereich dahingehend aus, dass die betreffende Person ängstlicher wird. Die Angst bezieht sich in diesem Fall auf eine Existenz- oder Lebensangst.

Wille (Zhi) Die seelischen Instanzen der Niere sind die Willenskraft und das Gedächtnis. Beim Erinnerungsvermögen ist es insbesondere das Langzeit-Gedächtnis. Bei anderen Gedächtnisfunktionen sind auch Herz und Milz beteiligt.

Der Wille ist das entschlossene, unermüdliche, ausdauernde Verfolgen von Zielen, unsere Motivation und unser Durchhaltevermögen. So werden durch konkretes Nachdenken aus Träumen und Visionen Entscheidungen für etwas Bestimmtes. Dieses Ziel dann langfristig und ausdauernd zu verfolgen, setzt eine gute Willenskraft *Zhi* voraus.
▶ Abbildung 1.6

Ist die Niere geschwächt, mangelt es an Durchhaltevermögen und Initiative. Bei chronischen Depressionen mit einem Nieren-Mangel ist der Wille (*Zhi*) geschwächt. Wie auch Herz und Niere kommunizieren müssen, müssen auch *Zhi* und *Shen* koordiniert sein. *Zhi* ist Basis für *Shen* und *Shen* lenkt *Zhi*. Zur Verfolgung unserer Ziele müssen beide stark sein.

Entscheidungen werden von verschiedenen Instanzen getroffen. Müssen wir uns zwischen zwei bestimmten Wegen oder Möglichkeiten entscheiden, werden hier der Mut und die Entschlossenheit der Gallenblase gebraucht. Sind wir uns hingegen aller Möglichkeiten bewusst, die wir überhaupt haben, muss die Milz hier eine Klärung bringen, damit wir nicht vom Hundertsten ins Tausendste geraten und den Wald vor lauter Bäumen nicht mehr sehen.

- **Yin-Wille** Der *Yin*-Wille ist der Wille der „Natur“, Gottes Wille, die Bestimmung, auch wenn es das Ego vielleicht nicht immer gerade so will. Das, was einer „größeren“ Bestimmung entgegenstrebt. Dies sind vielleicht Dinge wie einer inneren Berufung zu folgen und das Älter- und Weiser-Werden. In einigen Lebensbereichen decken sich oft auch *Yin*- und *Yang*-Wille. So streben wir Familiengründung und Fortpflanzung an. Dies

Träume, Visionen	➡	Denken	➡	sich dafür entscheiden	➡	Ausdauer, Durchhaltevermögen
Hun	➡	*Shen*	➡	Milz / Gallenblase	➡	*Zhi*

Abb. 1.6 Der Wille ist das entschlossene, unermüdliche, ausdauernde Verfolgen von Zielen

mag im Sinne unseres persönlichen Strebens und zugleich mit „der Natur“ im Einklang liegen. Vielleicht ist im christlichen Glauben mit dem Wort „Dein Wille geschehe...“ auch so etwas gemeint; ein Wille, der über unser rein persönliches Anliegen hinausgeht. Diese Kraft wirkt durch uns durch, benutzt uns als Werkzeug für die Evolution eines kosmischen Plans.

- **Yang-Wille** Der *Yang*-Wille entspricht mehr dem Konzept des Egos. Das, was jemand will. Man kann sich damit gegen den *Yin*-Willen stellen. Wenn man etwa für immer jung bleiben will und mit allen chirurgischen und medikamentösen Mitteln sein Ziel verfolgt, dann ist dies der *Yang*-Wille.

Therapeutische Unterstützung des Willens (Zhi) *Shu Di Huang* (Rehmanniae Radix Praeparata) nährt den *Yin*-Willen und hilft so, das Lebenslos (den kosmischen Willen) leichter zu akzeptieren und sich zu arrangieren. *Du Zhong* (Eucommiae Cortex) und *Tu Si Zi* (Cuscutae Semen) stärken den *Yang*-Willen.

Bei einer allgemeinen Nieren-Schwäche mit fehlender Willenskraft und mangelnder Ausdauer bei der Verfolgung seiner Ziele und depressiver Stimmung ist es sinnvoll, beide Aspekte des Willens zu kräftigen.

Häufige Syndrome der Niere

Nieren-Yang-Mangel

Ursachen Da das Nieren-*Yang* die Basis für das gesamte *Yang* des Organismus darstellt, steht es auch in Beziehung zu *Yang*-Mangel in anderen Funktionskreisen. Ganz besonders bei einer länger bestehenden Milz-*Yang*-Schwäche wird auch dem Nieren-*Yang* allmählich die Wärme entzogen, da es versucht, durch seine Wärme die Milz zu erwärmen.

Außerdem kann exogene Kälte bis in das Innere des Organismus eindringen. Kälte im Inneren kann auch durch eine falsche Ernährung entstehen, wenn wir viele physikalisch und energetisch kalte Speisen zu uns nehmen und so direkt das Milz-*Yang* schädigen. Durch ständige und wiederholte Kältezufuhr im Bereich der Niere – also LWS-Bereich und Füße – durch zu kurze Oberbekleidung oder durch Barfußlaufen auf kalten Steinen kann mittelfristig das Nieren-*Yang* geschwächt werden. Körperliche Überarbeitung durch zu schweres Tragen (Bauarbeiter), stundenlanges Stehen (Verkäuferin) und sexuelle Exzesse schwächen ebenfalls das Nieren-*Yang*.

Nieren-*Qi* kann Lungen-*Qi* nicht aufnehmen und Nieren-*Yang*-Mangel mit Überfließen des Wassers sind weitere Syndrome der Niere, die mit einem Nieren-*Yang*-Mangel verbunden sind.

Symptome Bereits beim *Qi*-Mangel können leichtes inneres Frieren und kalte Extremitäten bestehen, beim *Yang*-Mangel kommen diese Symptome verstärkt vor. Weiter bestehen Zeichen, die wir auch bei einem *Qi*-Mangel finden: Erschöpfung, Antriebslosigkeit, Lustlosigkeit, Diarrhö-Neigung. Die Diarrhö des Nieren-*Yang*-Mangels tritt typischerweise schon bei Tagesanbruch auf. Im Chinesischen heißt es *Wu Geng Xie*, was wörtlich übersetzt heißt: Diarrhö beim fünften Glockenschlag. Die Diarrhö bei einem Milz-*Yang-Qi*-Mangel stellt sich in der Regel erst etwas später nach dem Aufstehen oder nach dem Frühstück ein.

Beim Nieren-*Yang*-Mangel können auch die Funktionen des Haltens geschwächt sein. Das Nieren-*Yang* hält den Rücken und somit unseren Körper aufrecht, es hält den Urin und Samen zurück. Typische Symptome des Nieren-*Yang*-Mangels können deshalb auch sein: Schwäche in der LWS und in den Beinen, Pollakisurie, Inkontinenz, vorzeitiger Samenerguss, Erektionsschwäche, weißlicher Ausfluss aus der Vagina, verminderte Libido bei beiden Geschlechtern.

Befunde

ZK Sehr blass, evtl. Zahneindrücke
ZB Feucht, weißlich
Puls Leer (*xu*), langsam (*chi*) und tief (*chen*)

Therapieprinzipien *Yang* stärken, *Yang* wärmen, Kälte aus dem Inneren vertreiben.

Einzelarzneien Bei großer Kälte liegen die das Innen wärmenden Arzneien der Gruppe 11 nahe, die sehr heiß sind, etwa *Rou Gui* (Cinnamomi Cortex), *Fu Zi* (Aconiti Radix Lateralis Praeparata).

Yang stärkende Arzneien der Gruppe 12.3 sind weniger heiß und stärken mehr das *Yang* als dass sie es wärmen, z.B. *Lu Jiao* (Cervi Cornu), *Ba Ji Tian* (Morindae Officinalis Radix), *Du Zhong* (Eucommiae Cortex), *Yin Yang Huo* (Epimedii Herba) oder *Tu Si Zi* (Cuscutae Semen).

Kann das Nieren-*Qi* das Lungen-*Qi* nicht aufnehmen, ist besonders *Tu Si Zi* (Cuscutae Semen) eine unterstützende Arznei.

Rezepturen Klassische Kombinationen bei Nieren-*Yang*-Mangel sind Rezepturen aus der Gruppe 7, die das Innen wärmen und Kälte vertreiben.

Bei **Nieren- und Milz-Yang-Mangel** *Fu Zi Li Zhong Wan* (Aconiti Radix Lateralis Praeparata Pille, um die Mitte zu regulieren) ▶ RG 7.2

Bei geringer **Kälte-Problematik** und stärkerer **Nieren-Yang-Schwäche**, evtl. auch mit leichtem **Nieren-Yin-Mangel**, wenn die sehr heißen Rezepturen nicht so erwünscht sind, wählt man eine der *Yang*-tonisierenden Rezepturen, etwa *Jin Gui Shen Qi Wan* (Nieren-*Qi*-Pille aus dem goldenen Schrein) ▶ RG 8.4 oder die noch stärkere Rezeptur *You Gui Wan* (Pille, die die Rechte [Niere] wiederherstellt) ▶ RG 8.4.

Je nach Art und Lokalisation der Störung kommen auch noch andere Rezepturen infrage.

Akupunktur Generell sollte man bei Nieren-*Yang*-Mangel viel Moxa verwenden. Die Punkte sind Ni 3 *Taixi*, Bl 20 *Pishu*, Bl 23 *Shenshu*, Du 4 *Mingmen*. Zusätzlich empfehlen sich zur allgemeinen Tonisierung Ma 36 *Zusanli*, Mi 6 *Sanyinjiao*, Ren 6 *Qihai*.

Nieren-Yin-Mangel

Ursachen Das Nieren-*Yin* ist die Basis des Gesamtkörper *Yin*. Daher können bei einem Nieren-*Yin*-Mangel auch allgemeine Trockenheitssymptome bestehen.
Ursächlich kommen bei einem Nieren-*Yin*-Mangel verschiedene Faktoren infrage. Lange andauernde Hitze-Prozesse können das Nieren-*Yin* vermindern. Der pathogene Faktor *Trockenheit* kann das *Yin* angreifen. Auch der unangebrachte oder zu lange Gebrauch von warmen, scharfen Arzneidrogen kann das *Yin* verbrauchen und gefährden. Besonders beim Einsatz folgender Arzneigruppen besteht stets die Gefahr einer *Yin*-Dezimierung:

- der warmen, scharfen Oberflächen-Befreier der Gruppe1.1; sie wirken Schweiß induzierend
- der Hitze kühlenden, trocknenden Arzneien der Gruppe 2.3
- der diuretischen Arzneien der Gruppen 4, 5 und 7
- der Schleim transformierenden Arzneien der Gruppe 6, etwa *Zhi Ban Xia* (Pinelliae Rhizoma Praeparatum), das warm, scharf und trocknend ist, sowie
- der sehr heißen Arzneien der Gruppe 11, wie *Fu Zi* (Aconiti Lateralis Radix Praeparata)

Ein allmählicher Verbrauch durch den Alterungsprozess kann als physiologisch betrachtet werden. Das *Yin* wie das *Yang* reduzieren sich im höheren Alter. Wenn jedoch beide Kräfte gleichmäßig nachlassen, muss es nicht notwendigerweise zu einer Dysbalance mit entsprechenden pathologischen Symptomen kommen.
Weitere Ursachen können sein: hohes oder ständiges Fieber, starkes Schwitzen, Erbrechen, Diarrhö. Besonders Kinder können solche Verluste nicht lange ausgleichen und geraten sehr rasch in einen *Yin*-Mangel. Daher empfiehlt es sich, bei den trocknenden Arzneien reduzierte Dosen einzusetzen. Ebenso sind neben den Kindern besonders ältere Patienten durch trocknende Arzneien oder andere Einflüsse gefährdet, da im Alter das *Yin* physiologisch bedingt vermindert ist.
Symptome Die Hauptsymptome eines Nieren-*Yin*-Mangels sind Trockenheit in verschiedenen Bereichen: Haut, Schleimhäute, Mund und eine trockene Kehle, trockene Zunge, ein trockener, rauer Zungenbelag, trockener Stuhl mit Neigung zu Obstipation, Durst, wenig und konzentrierter Urin, Unruhe und Schlaflosigkeit, Nachtschweiß (typisch), aufsteigende Hitze (Leere-Hitze), rotes Gesicht.

Befunde

ZK Rot, evtl. geschrumpft, Risse, „Spiegelzunge"
ZB Trocken, vermindert oder fehlt
Puls Dünn (*xi*), tief (*chen*) und schnell (*shuo*)

Therapieprinzipien *Yin* nähren, befeuchten, stützen, *Yin* halten, weitere Verluste verhindern.

Einzelarzneien

- Das *Yin* anreichernde Arzneimittel der Gruppe 12.4, wie *Mai Dong* (Ophiopogonis Radix), *Nan Sha Shen* (Adenophorae Radix), *Bei Sha Shen* (Glehniae Radix), *Tian Dong* (Asparagi Radix), *Gou Qi Zi* (Lycii Fructus) oder *Sang Ji Sheng* (Taxilli Herba)
- Die Blut und *Yin* nährenden Arzneien der Gruppe 12.1, wie *Shu Di Huang* (Rehmanniae Radix Praeparata)
- Bei gleichzeitiger Leere-Hitze kommen Arzneien der Gruppe 2.1 in Betracht, die Leere-Hitze kühlen und befeuchten, z.B. *Zhi Mu* (Anemarrhenae Rhizoma).
- Arzneien der Gruppe 2.2, die kühlen und Säfte spenden, z.B. *Di Huang* (Rehmanniae Radix) oder *Xuan Shen* (Scrophulariae Radix)
- Weiteren *Yin*-Verlusten beugen adstringierende Arzneien der Gruppe 13 vor, wie *Shan Zhu Yu* (Corni Fructus) oder *Wu Wei Zi* (Schisandrae Fructus).
- Bei Trockenheit sind die befeuchtenden Arzneien der Gruppe 6.4 indiziert, z.B. *Chuan Bei Mu* (Fritillariae Cirrhosae Bulbus).

Rezepturen Klassische Kombinationen sind die *Yin* tonisierenden Rezepturen aus der Gruppe 8.5, wie *Liu Wei Di Huang Wan* (Sechs Bestandteile Pille mit Rehmanniae Radix Praeparata).
Bei zusätzlicher **Leere-Hitze** *Zhi Bai Di Huang Wan* (Anemarrhenae Radix, Phellodendri Cortex und Rehmanniae Radix Pille) ▶ RG 8.5
Je nach Art und Lokalisation der Störung kommen auch noch andere Rezepturen infrage.
Akupunktur Naturgemäß ist ein Nieren-*Yin*-Mangel schwierig allein mit Akupunktur zu behandeln. Hier ist der Einsatz der Arzneitherapie besonders wichtig. Sinnvolle Punkte können sein: Ni 7 *Fuliu*, Ni 6 *Zhaohai*, Le 8 *Ququan*, Mi 6 *Sanyinjiao*, Ren 6 *Qihai*; Moxa ist nur sehr vorsichtig anzuwenden.
Yang Sheng Eine harmonische Lebensführung (gute Ernährung, Vermeidung von Überarbeitung und ausreichender Schlaf) ist hier begleitend wichtig.

Syndrome der Blase

Hitze-Feuchtigkeit in der Blase

Ursachen Invasion von pathogener Hitze und Feuchtigkeit in den Unteren Erwärmer (*Xia Jiao*). Oft geht dies auch aus einer anfänglichen Kälte-Invasion in die Blase hervor, die dann nach wenigen Tagen in Hitze übergeht. Auslöser dafür können sein: Sitzen auf kalten Steinen, unzureichend warme Kleidung, nasser Badeanzug, Laufen auf kalten Böden (dies alles entzieht dem Unteren Erwärmer *das Yang* und lässt so Kälte leichter eindringen, die den Energiefluss blockiert und zur Ansammlung von Feuchtigkeit führt).
Bei rezidivierenden Harnwegsinfekten sollte man auch an eine konstitutionelle Nieren-*Yang*-Schwäche denken und

an eine chronische Leber-*Qi*-Stagnation, die den freien Fluss im Unteren Erwärmer durch emotionale Irritationen beeinträchtigen kann.

Symptome Schmerzen oder Brennen beim Wasserlassen, Durst, dunkler, trüber stark riechender Urin oder auch Blut im Urin; mangelnde, stockende Urinausscheidung, Harnverhalt, evtl. Fieber und Durst mit Verlangen zu trinken. Übelkeit, weiche Stühle, Husten, Reizbarkeit, Schlaflosigkeit kommen vor. Gelegentlich Gedunsenheit, Ödeme. Dies können Krankheitsbilder sein wie akute oder chronische Harnwegsentzündung, Dysurie, Reizblase, Zystitis, Nephritis, Hämaturie, chronische Prostataentzündung, Gonorrhö, Nephrolithiasis, Zystitis während der Schwangerschaft.

Befunde

ZK Gedunsen, Zahneindrücke

ZB Feucht, dick, weiß-gelblich

Puls Saitenförmig (*xian*)

Therapieprinzipien Feuchtigkeit ausleiten, Hitze eliminieren, evtl. Blutungen stoppen

Einzelarzneien Es bedarf hier Feuchtigkeit ausleitender Arzneien der Gruppe 4 und aus dieser Gruppe der Mittel, die thermisch kühl oder kalt sind, mit Wirkbezug zur Blase, z.B. *Hua Shi* (Talcum), *Qu Mai* (Dianthi Herba), *Che Qian Zi* (Plantaginis Semen), *Deng Xin Cao* (Junci Medulla), *Ze Xie* (Alismatis Rhizoma), *Zhu Ling* (Polyporus), *Bian Xu* (Polygoni Avicularis Herba). Auch aus der Hitze klärenden Arzneigruppe 2.1 werden Arzneien eingesetzt, wie *Zhi Zi* (Gardeniae Fructus)

Rezepturen Klassische Kombinationen sind

- *Wu Ling San* (Fünf Bestandteile Pulver mit Poria) ▶ RG 6.1
- *Ba Zheng San* (Acht Arzneien Pulver zur Korrektur) ▶ RG 6.3
- *Zhu Ling Tang* (Polyporus Dekokt) ▶ RG 6.1
- *Qing Xin Lian Zi Yin* (Nelumbinis Semen Dekokt, das das Herz klärt)

Akupunktur Bei akutem Harnwegsinfekt: Bl 28 *Pangguangshu* sedieren, starke Stimulation, Ni 5 *Shuiquan* (Xi-Punkt für akute Beschwerden), Bl 32 *Ciliao*, Ren 3 *Zhongji*

Leber (Holz)

Die Leber ist der „Weichmacher“ unseres energetischen Systems. Sie stellt die Harmonie immer wieder her.

Der elastische, nachgiebige Bambus, der sich geschmeidig und biegsam nach starkem Wind und Anforderungen wieder aufrichtet, ist ein schönes Bild für die Funktionsweise der Leber. Das richtige Verhältnis von Stärke und Nachgiebigkeit steht für harmonisches Ausgleichen.

Ein anderes Bild der Leber ist der General. Er steht für Strategien, Entschlossenheit und Durchsetzung seiner Ziele.

Funktionen

Die Leber gewährleistet den freien und harmonischen Fluss der Energien in unserem System. Sie regelt den Tonus der glatten Muskulatur in den Gefäßen (pathologisch als Hypertonus), in den Sphinktern (pathologisch als Spasmen), in der Muskulatur des Darmes (pathologisch als krampfartige Schmerzen).

Die Leber regelt ebenfalls den Tonus der quergestreiften Muskulatur (pathologisch als Muskelverspannungen, Schulter- und Nackenschmerzen).

Die Leber regelt den emotionalen Ausgleich; sie reguliert das Ausgleichen des Gefühlslebens, das durch zahlreiche Einflüsse ständigen Herausforderungen und Irritationen ausgesetzt ist.

Die Leber ist das „Meer des Blutes”. Sie speichert das Blut und reguliert den Blut-Fluss, vor allem auch bei der Menstruation.

Die Leber ernährt Augen und Nägel. Das Sehen ist sehr eng an die ausreichende Versorgung mit Leber-Blut gebunden. Daher hat die Leber von allen Funktionskreisen den engsten Bezug zu seinem entsprechenden Sinnesorgan.

Gewebe Die der Leber zugehörigen Gewebe sind die Nägel, Gelenke, Sehnen und die Muskeln. Ebenfalls reguliert die Leber den Tonus von Sehnen und Muskeln. Der Begriff „Sehnen“ (chinesisch *Jin*) bezeichnet keine präzise physische Entsprechung. Es bezeichnet Strukturen, wie Sehnen, Bänder und Muskeln im Körper, die mit einer Leber-Disharmonie in Zusammenhang stehen. Die Milz füllt die Zwischenräume des Körpers aus. Sie stellt Muskeln und Bindegewebe als „Fleisch” dar. Rein anatomisch gesehen überlappen sich die beiden Begriffe „Sehnen“ der Leber und „Fleisch“ der Milz. Wie so oft in der chinesischen Medizin geht es mehr um die funktionellen Zusammenhänge als um Zuordnung und Einteilung in körperliche Strukturen. Deshalb werden die Strukturen, die einen Zusammenhang zur Leber zeigen, als „Sehnen“ bezeichnet, solche im Zusammenhang mit der Milz als „Fleisch“ angesprochen.

Sinnesöffnung, Sinn Die Leber öffnet sich in den Augen. Der zugehörige Sinn ist das Sehen. Das Sehen ist von allen Sinnen derjenige, der den engsten Bezug zu seinem entsprechenden Funktionskreis aufweist. Das bedeutet, dass es bei Störungen des Organs sehr leicht auch zu Störungen des Sehens oder der Augen kommen kann.

Spiritualität Die Leber ist mit der Wander-Seele *Hun* verbunden, die nach dem leiblichen Tod noch einige Zeit umherschweift. Wenn das Leben harmonisch verlief, kann sie dann zur Ruhe kommen und sich auflösen.

Emotionen Die Eigenschaften der Leber äußern sich in Durchsetzungskraft. Aggression heißt hier zunächst wertfrei das wortwörtliche „Herangehen” an etwas. Weiter zeigt sich die Energie der Leber auch in der konkreten Planung und Durchführung des Lebenskonzeptes und in Strategien der Umsetzung. Im noch weiteren Sinne kann dies auch zu Gefühlen führen, wie Frustration, Gereiztheit, Ärger und Zorn.

Wander-Seele (Hun) Die Wander-Seele ist zuständig für Intuition, Kreativität, Inspiration und Fantasie. Diese Aufgaben kann sie nur in Harmonie mit dem *Shen* erfüllen.

Das *Hun* entspricht der Bewegung und Beweglichkeit des Geistes, wie analog die Leber-Energie andere Energien im Körper bewegt. Die Wander-Seele ist der Astral-Körper der anthroposophischen Terminologie.

Hun stellt den unbewussten und transpersonalen Teil des Geistes dar. Dieser inspiriert das *Shen*. Er liefert und versorgt das *Shen* mit Ideen, Fantasien und Träumen. Das *Hun* folgt dem *Shen*. Das *Hun* entspricht der Welt der „Bilder".

Es ist die Sphäre, die wir aus unseren Träumen kennen. Ebenfalls in manchen Psychotherapie-Verfahren spielt dieser Seelen-Bereich eine Rolle, z.B. beim katathymen Bild-Erleben, der Oberstufe des Autogenen Trainings, bei Traumreisen oder in der Arbeit von C.G. Jung, der diese Bilder und Symbole des Unbewussten als Archetypen bezeichnete.

Die Wander-Seele betritt kurz nach der Geburt den Körper und sie überlebt ihn. Sie verbleibt nach dem Tod noch eine Zeit beim Körper und geht dann in den „Himmel". Dabei ist der chinesische Himmel ungleich dem christlichen Himmel. Das *Shen* hingegen stirbt nach dem Tod als individueller Geist.

In allen Kulturen fürchten die Menschen die umherstreifenden Seelen der Verstorbenen, wenn diese nicht zur Ruhe kommen und die Lebenden belästigen. Ahnenkult, Riten für die Verstorbenen und Totenbücher in vielen Kulturen beschreiben und gestalten den Umgang mit den Seelen. Man sollte demnach nichts Schlechtes über den Verstorbenen sprechen. Wenn diese Seelen ignoriert oder nicht wertgeschätzt werden, leiden sie und können keine Ruhe finden. Gedenkt man ihnen und opfert ihnen, dann sind sie friedlich.

Die „guten Taten" eines Menschen bestimmen, wie es dem *Hun* ergeht. Besonders die Meinung der Nachwelt über den Verstorbenen beeinflusst dieses demnach nicht unerheblich.

Verbindung von Wander-Seele (Hun) und Geist (Shen) Es gibt eine sehr enge Verbindung zwischen *Shen* und *Hun*. Das *Shen* kontrolliert und sammelt das *Hun*. Ist das *Shen* stark, dann ist das *Hun* richtig „gefasst". Ist das *Shen* schwach, so wird das *Hun* nicht richtig gezügelt. Die Folge sind Unruhe, Rastlosigkeit, zu viele Tagträume, Verwirrung, Chaos. Dies sind Menschen mit sehr vielen Ideen, Plänen und Projekten, die aber nichts davon umsetzen können.

Das *Hun* stellt das Unbewusste, das intuitive Denken dar, das *Shen* das rationale Denken und bewusste Wahrnehmen. Das *Shen* soll die Inhalte vom *Hun* integrieren. *Shen* kann sich über die Vermittlung des *Hun* in andere Menschen hineinversetzen, sich projizieren und kommunizieren. Das *Hun* ist nach innen gerichtet und ermöglicht dem *Shen* aus dieser Quelle der Bilder Kraft, Intuition, Inspiration zu schöpfen. Die Kombination dieser beiden, *Shen* und *Hun*, ergibt Kreativität und Schöpfergeist und sorgt für Weitblick und Weisheit.

Im Koma ist das *Shen* seiner Wohnung beraubt, aber *Hun* und *Po* sind noch da. Damit der Tod eintreten kann, muss *Hun* in die Geisterwelt, und *Po* zur Erde zurückkehren.

Da die Leber ein regulierendes und harmonisierendes Organ ist, hat auch das *Hun* die Aufgabe, Erregung und Beherrschung in Balance zu halten. Dies geschieht unter der Führung des *Shen*. Dadurch kommt es durch Vermittlung des *Hun* zu Harmonisierung und dem Ausgleich der Gefühle, die im Laufe des Tages in Form der verschiedensten Emotionen, wie Trauer und Wut, auftreten. Das *Hun* verhindert dabei, dass die Emotionen zu mächtig werden.

Das Leber-*Qi* und das Leber-Blut sind dabei zwei Gegenpole, die ständig neu in ein Gleichgewicht gebracht werden müssen. ▶ Tabelle 1.16

Das *Hun* hat mit dem Schlaf und den Träumen zu tun. Die Qualität des Schlafs ist vom Herzen und *Shen* abhängig, aber auch vom Leber-Blut und -*Yin*. Denn „im Schlaf kehrt die Wander-Seele zur Leber zurück". Ist das *Hun* gut verwurzelt, ist der Schlaf tief, fest und erholsam.

Lebens-Träume braucht jeder Mensch als positive Ziele und Visionen. Es verleiht dem Leben Sinn und Zweck und lässt die Gegenwart erträglicher werden. Wir sprechen auch nicht umsonst von „Traum"-Job, "Traum"-Haus, „Traum"-Mann, „Traum"-Frau. Das *Hun* ist die Instanz, die uns auch in diesem Sinne träumen lässt.

Leber-Blut- und -Yin-Mangel *Hun* residiert im Leber-Blut. Leber-*Yin* und Leber-Blut haben eine sehr enge Be-

Leber-Qi	Leber-Blut
Yang-Anteil der Leber	*Yin*-Anteil der Leber
Sorgt für Durchsetzung im Leben	Muss *Qi* und *Yang* verwurzeln, damit es nicht aufwärts schlägt
Treibt uns voran	Verankert *Hun*, sorgt für ein ausgeglichenes emotionales Leben
Leber-*Yang*-Fülle	Leber-Blut-Mangel
Zorn, Gereiztheit, leicht aufbrausend, ruhelos	Angst, Unruhe, mangelndes Selbstvertrauen, unbestimmtes Angstgefühl vor dem Einschlafen
„Steht unter Strom"	Fehlende Entschlossenheit

Tab. 1.16 Aufgaben von Leber-*Qi* und Leber-Blut

ziehung. Das *Hun* streift umher und bei starkem Leber-*Yin*-Mangel kann das *Hun* den Körper zeitweise verlassen, besonders vor dem Einschlafen. Dieser Zustand wird von manchen Patienten als eine Art von „Schweben" beschrieben. Auch das Schlafwandeln ist ein Zustand, in dem das *Shen* nicht aktiv ist, sondern nur das *Hun*. Typisch für Leber-*Yin*-Mangel sind auch viele ermüdende Träume, unruhiger Schlaf, Schlaflosigkeit, Schreckhaftigkeit, Tagträume, fehlende Entschlossenheit, fehlende Inspiration, Depression, ziellos, fehlende Lebensträume. Der Patient hat kein Gefühl für die Richtung, Zweck und Ziel im Leben mehr.

Kinder Kinder haben noch kein voll ausgereiftes *Shen*. Daher steht das *Hun* noch nicht so stark unter der Kontrolle des *Shen*, wie es beispielsweise beim Erwachsenen der Fall ist. Dieser Prozess, dass das *Hun* zunehmend unter die Kontrolle des *Shen* gerät, beginnt etwa ab dem 7. Lebensjahr und wird ab dem 12.-13. Lebensjahr noch mal ausgeprägter spürbar. Kinder leben mehr in der Welt der Ideen, Träume, Phantasien. Ihre Phantasie (das *Hun*) ist so stark ausgeprägt, z.T. stärker als das vernünftige *Shen*, dass sie sie nicht von der Wirklichkeit unterscheiden können. Ein Teddybär lebt, empfindet Schmerz, ist krank, ein Spielzeugauto im Sandkasten wird zur Realität.

Therapeutische Unterstützung des Hun Saure Arzneien, wie *Bai Shao* (Paeoniae Radix Alba), haben eine adstringierende Wirkung. *Bai Shao* ist bitter, sauer und kühl. *Suan Zao Ren* (Ziziphi Spinosae Semen) ist ebenfalls sauer. Dadurch adstringieren und absorbieren diese beiden physisch und psychisch. Sie ziehen das *Hun* gleichermaßen wieder in den Körper zurück und hinein, halten es dort fest. *Mu Li* (Ostreae Concha) und *Long Gu* (Fossilia Ossis Mastodi) haben auch eine stabilisierende Wirkung auf das *Hun*.

Außerdem nährt *Bai Shao* (Paeoniae Radix Alba) das Leber-Blut und vergrößert damit die Heimstatt des *Hun*.

Rezepturen Klassische Rezepturen sind *Gan Mai Da Zao Tang* und *Suan Zao Ren Tang* aus der Gruppe 12.1

- *Gan Mai Da Zao Tang* (Glycyrrhizae Radix, Tritici Fructus Levis und Jujubae Fructus Dekokt); diese Rezeptur wirkt so, dass durch das Süße die Milz gestützt wird. Diese kontrolliert so die Leber und hat eine Wirkung auf das Herz *Shen*.

  Die Indikationen sind Anorexie, Bulimie und Fehlwahrnehmung („ich bin zu dick" bei 38 kg). Die Patienten sind emotional sehr unausgeglichen. Ein typisches Symptom ist häufiges Gähnen und Seufzen, was als Leber-*Qi*-Stagnation interpretiert wird. Dieser Zustand kann auch das *Shen* irritieren.
- *Suan Zao Ren Tang* (Ziziphi Spinosae Semen Dekokt) nährt Leber-Blut und beruhigt *Hun* und *Shen*. Diese Mischung ist indiziert bei Schlafproblemen aufgrund von Blut- und *Yin*-Mangel in der Leber.

Akupunktur Bl 47 *Hunmen* ist ein hervorragender Punkt bei Schlafwandeln.

Häufige Syndrome der Leber

Leber-Qi-Stagnation

Ursachen Bei der Leber-*Qi*-Stagnation kommt es zu einer Blockierung des *Qi*-Flusses. Während das *Qi* allgemein besonders durch äußere Kälte und Wind blockiert wird, liegt die Ursache der Leber-*Qi*-Stagnation meistens im emotionalen Bereich. Da die Leber für den harmonischen Energiefluss verantwortlich ist, wird sie besonders leicht durch Emotionen und Stress aus dem Gleichgewicht gebracht. Im weiteren Verlauf kann eine chronische Leber-*Qi*-Stagnation allmählich auch zu einer zusätzlichen Leber-Blut-Stase führen.

Symptome Das typische Symptom der Leber-*Qi*-Stagnation ist bei leichterer Ausprägung ein Druck- oder Spannungsgefühl, das oft im Ausbreitungsgebiet der Leber- und Gallenblasen-Leitbahnen, also an den seitlichen Körperpartien, auftritt. Typisch sind Kopfschmerzen im Schläfenbereich (Gallenblase) oder Scheitelbereich (Leber), Beklemmung im Hals, Thoraxbereich und an den Mammae, am seitlichen Rippenbogen, in Unterleib- und Leistenregion. Dies kann ein Gefühl der Beklemmung und Enge, ein Druck oder ein Schmerz sein. Die stagnierte Leber-Energie stranguliert den freien Fluss. Da die stagnierte Energie gebunden ist und dem Patienten nicht zur Verfügung steht, sind Erschöpfungsgefühl und kalte, oft schwitzige Extremitäten typische Symptome der Leber-*Qi*-Stagnation.

Sehr typisch ist die emotionale Verfassung des Patienten. Das ist leicht nachvollziehbar, da die Leber ja auch die Aufgabe hat, die Gefühle in einem harmonischen Zustand zu halten. Daher fühlen sich Patienten mit einer Leber-*Qi*-Stagnation gereizt, frustriert, leicht irritierbar, aufbrausend.

Befunde

ZK Bei Leber-*Qi*-Stagnation: rote Ränder, da Stagnation oft Hitze im Inneren erzeugt

Puls Saitenförmig (*xian*)

Therapieprinzipien Das Leber-*Qi* regulieren, die regulierende Methode ist *Li Qi Fa*.

Einzelarzneien Die *Qi* regulierenden Arzneien der Gruppe 9 kommen hier in Betracht, wie *Xiang Fu* (Cyperi Rhizoma), ebenfalls *Chai Hu* (Bupleuri Radix), *Bai Shao* (Paeoniae Radix Alba).

Rezepturen Eine klassische Basis-Rezeptur bei Leber-*Qi*-Stagnation ist *Si Ni San* (Kalte Extremitäten Pulver) ▶ RG 4.2.

Eine noch stärker wirkende Erweiterung, die auch schon eine Blut bewegende Komponente hat, ist *Chai Hu Shu Gan Tang* (Bupleuri Radix Dekokt, das die Leber verteilt) ▶ RG 4.2.

Jia Wei Xiao Yao San (Erweitertes Umherschweifen Pulver) behandelt auch eine Leber-*Qi*-Stagnation, wobei die

Rezeptur weiter noch die Milz und das Blut stärkt und eine Milz-Leber-Disharmonie mitberücksichtigt ▶ RG 4.2.

Akupunktur Le 3 *Taichong*, Pe 6 *Neiguan* (*Luo*-Punkt), Gb 20 *Fengchi*, Gb 34 *Yanglingquan*, Gb 41 *Zulinqi*, Ma 36 *Zusanli*, Ren 12 *Zhongwan*, SJ 5 *Waiguan* (*Luo*-Punkt).

Leber-Blut-Mangel

Ursachen Ein Leber-Blut-Mangel kann durch unzureichende Produktion von Blut entstehen, z.B. durch chronische Krankheit. Auch nach einer Entbindung oder durch zu starke Menstruationen kann ein Leber-Blut-Mangel entstehen.

Besonders endogene Faktoren in Form von Emotionen können das Leber-Blut verbrauchen. Durch häufigen Ärger und Stress entsteht innerlich Hitze, und so verbraucht sich allmählich das Leber-Blut. Daher ist die Leber-*Qi*-Stagnation, bei der innere Reibung entsteht, prädisponierend für einen Leber-Blut-Mangel. Dies gilt ebenfalls für häufig aufsteigendes Leber-*Yang*.

Symptome Schwindel, blasses, fahles, gelbliches Aussehen, Lippen blass, trockene, brüchige Nägel, Nageldystrophie, Unruhe, Insomnia, Neigung zu Obstipation, verlängerte menstruelle Zyklen, mit wenig, blassem Blut, Parästhesien, Augen ermüden schnell oder sind trocken, Nachtblindheit, Krämpfe, Zuckungen, Anspannung, vermindertes Selbstbewusstsein, Enge und Starrheit der Persönlichkeit.

Befunde

ZK Blass, orange Seitenränder, evtl. leicht geschrumpft

Puls Dünn (*xi*), leer (*xu*), gespannt (*jin*)

Therapieprinzipien Blut nähren, tonisieren, *Bu Fa*

Einzelarzneien Die Blut nährenden Arzneien der Gruppe 12.2, wie *Bai Shao* (Paeoniae Radix Alba), *Dang Gui* (Angelicae Sinensis Radix), *He Shou Wu* (Polygoni Multiflori Radix), *Shu Di Huang* (Rehmanniae Radix Praeparata)

Rezepturen Die klassische Rezeptur bei Blut-Mangel ist *Si Wu Tang* (Vier Arzneien Dekokt) ▶ RG 8.2

Akupunktur Le 8 *Ququan*, Le 3 *Taichong*, Ma 36 *Zusanli*, Mi 6 *Sanyinjiao*, Mi 10 *Xuehai*, Bl 17 *Geshu* (Meisterpunkt des Blutes).

Aufsteigendes Leber-Yang

Ursachen Das Aufsteigen des Leber-*Yang* kann durch einen Leber-Blut-Mangel begünstigt werden. Das Leber-Blut und -*Yin* halten das Leber-*Qi* und -*Yang* im Zaum und zügeln es. Zusätzlich wirkt eine Leber-*Qi*-Stagnation durch die ständige innere Anspannung des Patienten so, dass es das Aufsteigen des Leber-*Yang* ebenfalls „bahnt". Ärger und Stress verbrauchen somit Leber-Blut und wirken selbst auch noch direkt durch die dabei entstehende Hitze begünstigend bei der Entstehung eines aufsteigenden Leber-*Yang*.

Innerer Wind oder Leber-Wind entsteht ebenfalls häufig auf dem Boden eines Leber-Blut-Mangels. Die Beschwerden und Symptome sind dabei noch stärker ausgeprägt.

Symptome Schwindel, Ohrensausen, rotes Gesicht, Erregung, rote Augen, gerötete Bindehäute, Spannung an den seitlichen Rippenbögen, Kopfschmerzen im Scheitel oder an den Schläfen, Insomnia, Parästhesien, Krämpfe, Zuckungen, innere Anspannung, cholerisches, aufbrausendes Temperament. Dies kann auftreten im Rahmen folgender Krankheitsbilder: Hypertonus, Kopfschmerzsyndrom, Migräne-Syndrom, Trigeminusneuralgie.

Bei innerem Leber-Wind können noch folgende Symptome hinzukommen: Zittern, Zittern der Zunge, gesteigerte Schlaflosigkeit, Unruhe, Hemiplegie, Taubheitsgefühle in den Extremitäten, TIA, Aphasie, Apraxie, Apoplex, Epilepsie.

Befunde

ZK Rote Ränder, evtl. leicht geschrumpft

ZB Ggf. verdünnt oder abgeschält

Puls Gespannt (*jin*), evtl. schnell (*shuo*), dünn (*xi*)

Therapieprinzipien Leber-*Yang* besänftigen, Leber-*Qi* regulieren, Blut nähren

Einzelarzneien Allgemein sind die Wind beseitigenden und krampflösenden Arzneien der Gruppe 16 angezeigt, wie *Tian Ma* (Gastrodiae Rhizoma), *Gou Teng* (Uncariae Ramulus cum Uncis), *Ji Li* (Tribuli Fructus). Daneben sind sinnvolle Arzneien: *Bai Shao* (Paeoniae Radix Alba), *Dang Gui* (Angelicae Sinensis Radix), *Chai Hu* (Bupleuri Radix).

Rezepturen Klassische Kombinationen bei aufsteigendem Leber-*Yang* sind

- *Tian Ma Gou Teng Yin* (Gastrodiae Rhizoma und Uncariae Ramulus cum Uncis Trank) ▶ RG 13.2
- *Jia Wei Xiao Yao San* (Erweitertes Umherschweifen Pulver) ▶ RG 4.2

Akupunktur Le 2 *Xingjian*, Gb 40 *Qiuxu*, Gb 20 *Fengchi*, Pe 6 *Neiguan*, Le 8 *Ququan*, Le 3 *Taichong*, Ma 36 *Zusanli*, Mi 6 *Sanyinjiao*, Mi 10 *Xuehai*, Bl 17 *Geshu* (Meisterpunkt des Blutes)

Leber-Feuer

Ursachen Leber-Feuer ist ein Fülle-Hitze-Zustand der Leber. Anders als bei dem aufsteigenden Leber-*Yang* ist hier nicht ein Mangel die Ursache, sondern pathogene Hitze oder Hitze-Feuchtigkeit im Inneren entstanden oder seltener von außen eingedrungen. Heiße Ernährung, einschließlich hochprozentiger alkoholischer Getränke, spielen dabei oft eine Rolle. Auch hier können Emotionen eine Ursache darstellen.

Symptome Rotes Gesicht, rote Augen, große Unruhe, Kopfschmerzen im Scheitel- oder Schläfenbereich, Augenschmerzen, erhöhter Augendruck, Tinnitus, Schwindel, Unruhe, Insomnia, Neigung zu Obstipation, Krämpfe, Zuckungen, innere Anspannung, aufbrausende, cholerische Persönlichkeit.

Befunde

ZK Rot oder nur rote Ränder

Puls Überschüssig (*shi*), saitenförmig (*xian*) und schnell (*shuo*)

Therapieprinzipien Hitze klären (*Qing Re Fa*)

Einzelarzneien Allgemein die Arzneien der folgenden Gruppen: ▶ AG 2.1, AG 2.3 und AG 16

Rezepturen Die klassische Kombination bei Leber-Feuer und Hitze-Feuchtigkeit in Leber und Gallenblase ist *Long Dan Xie Gan Tang* (Gentianae Radix Dekokt, das die Leber entlastet) ▶ RG 2.4.

Akupunktur Le 2 *Xingjian*, Le 3 *Taichong*, Gb 43 *Xiaxi*, Gb 41 *Zulinqi*, Pe 7 *Daling*, 3E 6, Mi 6 *Sanyinjiao*

Hitze-Feuchtigkeit in Leber und Gallenblase

Ursachen Hitze-Feuchtigkeit in Leber und Gallenblase ist ebenso wie Leber-Feuer ein Fülle-Zustand. Hier spielen in der Regel pathogene Faktoren eine Rolle. Diese können von außen eingedrungen sein oder aber durch innere Stagnationen endogen entstanden sein. Letzteres ist bei den emotionalen und auch diätetischen Ursachen der Fall. Gerade ein exzessiver Alkoholkonsum kann hier ein Auslöser sein.

Symptome Kopfschmerzen, rotes Gesicht, bitterer Mundgeschmack, trockener Mund, Durst, Obstipation. Augen gerötet, Augenschmerzen, Ohren geschwollen, Hörminderung, Ohrengeräusche, Schwindel. Der Patient ist schlaflos, unruhig, reizbar, cholerisch, hat Schmerzen an den Rippenbögen, Tendenz zu Hitze in der oberen Körperhälfte oder im Kopf. Krankheitsbilder können sein: Kopfschmerzsyndrom, akute Migräne, akute Konjunktivitis, Otitis media, Hörsturz, Tinnitus, Karbunkel des Gehörganges, Glaukom.

Dunkler, trüber Urin, Dysurie, Ikterus, Schwellung und Juckreiz in der Genitalregion, Leukorrhö, Unfruchtbarkeit durch chronisch rezidivierende Unterleibsentzündungen, Hitze-Feuchtigkeit Ekzeme, besonders im Verlauf der *Shao-Yang*-Leitbahnen, Akne. Krankheitsbilder können sein: Interkostalneuralgie, akute Hepatitis, Herpes Zoster, akute Cholezystitis, Hypertonus, akuter Harnwegsinfekt, Prostatitis, Genitalekzeme, Hodenschwellung, Infertilität, Pyelonephritis.

Befunde

ZK Rot

ZB Gelblicher Belag

Puls Überschüssig (*shi*), schlüpfrig (*hua*) und schnell (*shuo*)

Therapieprinzipien Hitze-Feuchtigkeit ausleiten (*Qing Re Fa*), Leber-*Qi*-Fluss regulieren

Einzelarzneien Allgemein Arzneien der Gruppen: ▶ AG 2.1, AG 2.3 und AG 16

Rezepturen Eine klassische Kombination bei Leber-Feuer und Hitze-Feuchtigkeit in Leber und Gallenblase ist *Long Dan Xie Gan Tang* (Gentianae Radix Dekokt, das die Leber entlastet) ▶ RG 2.4.

Akupunktur Le 2 *Xingjian*, Le 3 *Taichong*, Gb 43 *Xiaxi*, Gb 41 *Zulinqi*, Pe 7 *Daling*, SJ 6 *Zhigou*, Mi 6 *Sanyinjiao*. Je nach Beschwerden zusätzlich: Gb 2 *Tinghui*, Gb 14 *Yangbai*, Gb 20 *Fengchi*, M-HN 9 *Taiyang*, Gb 8 *Shuaigu*

Herz (Feuer)

Ein Bild für das Herz mit Sitz des Geistes (*Shen*) ist der Kaiser, der Herrscher in einem Land, der alle Aktivitäten zusammenführt.

Funktionen

Das Herz bewegt *Qi* und Blut (*Xue*). Es sorgt für die Zirkulation des Blutes.

Das Herz speichert das *Shen* und ist Sitz des Bewusstseins. Das *Shen* ist verantwortlich für die geistigen Funktionen, wie Konzentration, Gedächtnis und Wahrnehmung. Er regelt die Wach- und Schlafphase.

Gewebe Die zugehörigen Gewebe sind die Blutgefäße. Das Gesicht und der Glanz der Augen sind Ausdruck des Herzens oder des *Shen*.

Sinnesöffnung, Sinn Das Herz öffnet sich in die Zunge. Der Aspekt der Zunge, der dem Herz zugeordnet ist, ist die sprechende Zunge. Die Milz steht mit der schmeckenden Zunge in Verbindung.

Spiritualität Das Herz ist der Sitz des *Shen*.

Emotionen *Shen* steht für die Gesamtpersönlichkeit. Er ist der Herrscher aller geistig-seelischen Aktivitäten im Menschen. Er bringt ihm seine schöpferische Kraft, seine klare Einsicht und seine Freude.

Intellekt Das *Shen* spielt die zentrale und führende Rolle bei allen mentalen Aktivitäten ▶ Kap. 1.1.

Die anderen Organe haben ihre klar umrissenen Aufgaben, wobei auch Überschneidungen auftreten.

Jedes *Yin*-Organ beherbergt einen geistig-mentalen Aspekt. Die fünf *Zang*-Organe bilden somit die physiologische Basis für die verschiedenen Aspekte des Geistes.

▶ Tabelle 1.17

Häufige Syndrome des Herzens

Herz-Qi-Mangel

Ursachen Das Herz wird durch das *Qi* der Milz versorgt. Die Ursache des Herz-*Qi*-Mangels liegt deshalb meist in einer geschwächten Milz-Funktion.

Symptome Palpitationen, Stottern, leise Sprache, verminderte mentale Leistungsfähigkeit, Müdigkeit, rasche Erschöpfbarkeit, Blässe, Neigung zu kalten Extremitäten, Kurzatmigkeit, Antriebslosigkeit, Lustlosigkeit, Redeunlust, mangelnde Lebensfreude, fehlendes Lachen

Herz	Wurzel des Lebens	Ursprung des Geistes (*Shen*)	Wandelt *Jing* und *Qi* um (vor- und nachgeburtliche Energie tragen dazu bei)
Lunge	Wurzel des *Qi*	Wohnung der Körper-Seele (*Po*)	Ist Assistent von *Jing* und *Qi* (steht der Essenz nahe, aber bewegt sich mit der Atmung nach innen und außen)
Niere	Wurzel der Essenz	Haus der Willenskraft (*Zhi*)	Ist gebündelter Geist; Niere (speichert *Jing*; kann durch den Willen unser Schicksal erfüllen)
Leber	Wurzel der Harmonisierung	Residenz der Wander-Seele (*Hun*)	Ergänzt *Shen* und *Qi* (steht dem Geist nahe, aber *Hun* kommt und geht)
Milz	Wurzel des *Qi*	Wohnung des Intellekts (*Yi*)	Lunge und Milz stellen die erworbene „Konstitution" dar

Tab. 1.17 *Yin*-Organe und ihre „Seelen"

Befunde
ZK Blass, evtl. gedunsen, Zahneindrücke
Puls Schwach (*ruo*), leer (*xu*)
Therapieprinzipien Das *Qi* tonisieren, Anwendung der tonisierenden Methode *Bu Fa*.
Einzelarzneien Allgemein Arzneien der Gruppen ▶ AG 12.1 oder AG 4, besonders *Ren Shen* (Ginseng Radix et Rhizoma), *Dang Shen* (Codonopsis Radix), *Huang Qi* (Astragali Radix)
Rezepturen Die klassische Basis-Rezeptur bei Herz-*Qi*-Mangel, die auch das allgemeine *Qi* des Körpers und so auch das Herz und die geistig-mentalen Fähigkeiten stärkt, ist *Si Jun Zi Tang* (Vier Gentlemen Dekokt) ▶ RG 8.2.
Bei **Milz-Qi- und Herz-Qi- sowie Blut-Mangel** *Gui Pi Tang* (Dekokt, das die Milz wiederherstellt) ▶ AG 8.3
Akupunktur He 7 *Shenmen*, Bl 15 *Xinshu*, Ma 36 *Zusanli*, Mi 6 *Sanyinjiao*, Ren 6 *Qihai*, Bl 20 *Pishu*, Moxa ist angezeigt

Herz-Blut- und Herz-Yin-Mangel

Ursachen Ein Blut-Mangel kann durch unzureichende Produktion von *Qi* und Blut in der Milz entstehen. Durch einen Nieren-*Yin*-Mangel können nach der Mutter-Sohn-Regel die Leber und das Herz mittelfristig ebenfalls in einen *Yin*-Mangel hineingeraten. Geistiges Überarbeiten und Schlafmangel begünstigen die Entstehung eines Herz-Blut- oder -*Yin*-Mangels. Auch übermäßiger Konsum von Kaffee trocknet das Herz-*Yin* aus.
Symptome Palpitationen, Konzentrationsmangel, Vergesslichkeit, Unruhe, Insomnia, Ängste, Alpträume, Schwindel
Bei Herz-Blut-Mangel: blasses, fahles Aussehen, Lippen blass
Bei zusätzlichem *Yin*-Mangel: rote Wangen, noch größere Unruhe und Rastlosigkeit
Befunde
ZK Bei Blut-Mangel: blass, evtl. leicht geschrumpft, evtl. Spitze rot; bei *Yin*-Mangel: rot, rissig, trocken
Puls Dünn (*xi*), saitenförmig (*xian*)
Therapieprinzipien Herz-Blut und -*Yin* nähren
Einzelarzneien Allgemein das Herz nährende, den Geist beruhigende Arzneien der Gruppe 14.2; bei Unruhe auch absenkende, den Geist beruhigende Arzneien der Gruppe 14.1
Zur allgemeinen Tonisierung: Blut und *Yin* tonisierende Arzneien der Gruppe 12.1 und 12.4, vor allem *Di Huang* (Rehmanniae Radix), *Dang Gui* (Angelicae Sinensis Radix), *Bai Shao* (Paeoniae Radix Alba), *He Shou Wu* (Polygoni Multiflori Radix), *Mai Dong* (Ophiopogonis Radix).
Rezepturen Die klassische Rezeptur bei Herz-Blut- und *Yin*-Mangel ist *Suan Zao Ren Tang* (Ziziphi Spinosae Semen Dekokt) ▶ RG 12.1.
Bei einem kombinierten **Nieren-/Herz-Yin-Mangel** *Tian Wang Bu Xin Dan* (Besondere Pille des himmlischen Kaisers, die das Herz tonisiert) ▶ RG 12.1
Akupunktur Naturgemäß ist ein Blut- und noch mehr ein *Yin*-Mangel schwierig allein mit Akupunktur zu behandeln. Hier ist der Einsatz der Arzneitherapie besonders wichtig.
Sinnvolle Punkte sind He 7 *Shenmen*, Ni 7 *Fuliu*, Ni 6 *Zhaohai*, Le 8 *Ququan*, Mi 6 *Sanyinjiao*, Ren 6 *Qihai*, Le 8 *Ququan*, Moxa nur sehr vorsichtig.
Yang Sheng Allgemeine Lebensführung, wie gute Ernährung, Vermeidung von Überarbeitung und ausreichender Schlaf sind hier begleitend wichtig.

Blut-Stase im Herz

Ursachen Ursächlich können bei der Entstehung einer Blut-Stase mehrere Faktoren eine Rolle spielen:
Blut-Mangel führt häufig zu Blut-Stasen. Ähnlich wie sich bei einem Fluss mit reduziertem Wasserspiegel leichter Blockaden bilden können, als bei einem kräftigen Strom.
Auch die *Qi*-Leere und/oder die *Qi*-Stagnation sind prädisponierende Faktoren für eine Blut-Stase. Länger anhaltende *Qi*-Stagnation kann zu Blut-Stasen führen. Denn das *Qi* muss das Blut bewegen, sonst können Emotionen oder auch Fehlernährung mit daraus resultierenden Schleim-Blockaden eine Blut-Stase auslösen.
Das westliche Krankheitsbild der koronaren Herzerkrankung (KHK)auf dem Boden einer Koronarsklerose ent-

spricht häufig dem kombinierten Muster einer Schleim-Blockade der Leitbahnen und Netzgefäße und einer zusätzlichen Blut-Stase. Auch die westlichen Studienergebnisse deuten bei der Ursachenforschung in die gleiche Richtung, wie es die traditionelle chinesische Medizin schon lange sieht. Ernährung (Milz-Feuchtigkeit und Schleim) sowie emotionaler Stress (Leber-*Qi*-Stagnation und Blut-Stase) sind vielleicht die wichtigsten Faktoren bei der Pathogenese.

Symptome Wie bei der *Qi*-Stagnation so ist auch bei der Blut-Stase das Hauptsymptom der Schmerz. Jedoch sind bei der Blut-Stase im Vergleich zur *Qi*-Stagnation die Schmerzen deutlich stärker, „tiefer", bohrender, bedrohlicher, existenzieller. Typische Beschwerden einer Blut-Stase des Herzens sind Thoraxschmerzen, Palpitationen und evtl. Depressionen, Angina pectoris. Im Bereich der Wirbelsäule können kleine Venengeflechte im Hautbereich sichtbar sein, die Zeichen von Blut-Stase im entsprechenden Funktionskreis sind (Rücken-*Shu*-Punkt).

Typisch für eine Blut-Stase sind ebenfalls Pigmentansammlungen im Hautbereich. Auch dunkle, livide Hautveränderungen sind hinweisend für eine Blut-Stase. Ebenso können dunkle Augenringe auf Blut-Stase hindeuten. Druckschmerzhaftigkeit im Unterbauch (die japanische Hara-Diagnose ist hier sehr hilfreich), livide Lippen.

Befunde

ZK Livide, evtl. gestaute Zungengrundvenen

Puls Saitenförmig (*xian*), auch bei Schmerz durch *Qi*-Stagnation, rau (*se*) und evtl. dünn (*xi*) bei zusätzlicher Blut-Leere

Hara-Diagnose *Oketsu*-Zeichen ▶ S. 75

Therapieprinzipien Blut beleben und bewegen, Blut-Stasen lösen und aufbrechen.

Einzelarzneien Blut bewegende Arzneien der Gruppe 10.1 sind *Chuan Xiong* (Chuanxiong Rhizoma), *Dan Shen* (Salviae Miltiorrhizae Radix et Rhizoma), *Jiang Huang* (Curcumae Longae Rhizoma), *Tao Ren* (Persicae Semen), *Yan Hu Suo* (Corydalis Rhizoma)

Arzneien, die *Qi* und Blut bewegen sind *Yan Hu Suo* (Corydalis Rhizoma), *Chuan Xiong* (Chuanxiong Rhizoma).

Wichtig ist, die prädisponierenden Faktoren, wie *Qi*-Stagnation oder Blut-Mangel, mit zu berücksichtigen und das *Qi* zu regulieren und Blut zu nähren.

Rezepturen Klassische Rezepturen bei Blut-Stase im Oberkörperbereich sind *Xue Fu Zhu Yu Tang* (Dekokt, das Stasen aus dem Haus des Blutes treibt) ▶ RG 10.1 sowie *Tong Qiao Huo Xue Tang* (Dekokt, das Blockaden in den Sinnesöffnungen auflöst und das Blut belebt) ▶ unter *Xue Fu Zhu Yu Tang*, RG 10.1

Bei **Blut-Stase mit Hitze** *Tao He Cheng Qi Tang* (Persicae Semen Dekokt, das *Qi* ordnet) ▶ RG 10.1

Je nach Art und Lokalisation der Störung kommen andere Rezepturen infrage.

Akupunktur Bl 17 *Geshu* (Meisterpunkt des Blutes), Mi 10 *Xuehai*, Le 3 *Taichong*, He 5 *Tongli*, Pe 6 *Neiguan*, Ren 17 *Shanzhong*

Zur Nadelung ergänzend bringt blutiges Schröpfen im schmerzhaften Gebiet oft sofortige Entlastung. Typisch für Blut-Stase ist dabei, dass das austretende Blut auffallend dunkel und livide ist.

Schleim blockiert die Sinnesöffnungen und Shen

Ursachen Schleim kann das Sensorium blockieren. Das klare *Yang* steigt von der Mitte auf und versorgt den Kopf, die Sinnesorgane und unseren Geist mit aktiver Energie. Wenn durch unzureichende Umwandlung der Milz trübe Säfte die Mitte blockieren, behindern sie das Aufsteigen des klaren *Yang*, und es kommt zu benebeltem Kopf, Schwindel, Ohrensausen und dumpfem Druck im Kopf; es können auch Krämpfe, Anfälle, Synkopen, epileptische Anfälle und getrübtes Sensorium bis hin zu Bewusstseinsverlust auftreten.

Ein Leitsatz der Klassiker lautet „Wenn die Mitte geschwächt ist, entwickelt sich das *Yang* nicht hinauf und das *Yin* steigt nach oben."

Symptome Benebelter Kopf, Schwindel, Tinnitus, Ohrensausen, dumpfer Druck im Kopf, Kopfschmerz, Krämpfe, Anfälle, Synkopen, epileptische Anfälle, Bewusstseinsverlust

Befunde Der typische pathognomonische Befund ist in diesem Fall der dicke, klebrige, schleimige Zungenbelag.

ZK Ggf. geschwollen

ZB Weißlich oder gelblich, dick, klebrig

Puls Schlüpfrig (*hua*), evtl. saitenförmig (*xian*)

Bei Schleim-Hitze

ZB Klebrig, gelb, dick

Puls Schlüpfrig (*hua*), evtl. saitenförmig (*xian*) und schnell (*shuo*)

Therapieprinzipien Schleim transformieren, die Sinne öffnen, Feuchtigkeit ausleiten, *Qi* regulieren, die Milz stärken.

Einzelarzneien Die Feuchtigkeit ausleitenden Arzneien der Gruppe 4, die Feuchtigkeit transformierenden Arzneien der Gruppe 7; auch einige der *Qi* tonisierenden Arzneien der Gruppe 12.1 leiten Feuchtigkeit aus, wie *Bai Zhu* (Atractylodis Macrocephalae Rhizoma).

Schleim transformierende Arzneien der Gruppe 6 sind u.a. *Zhi Ban Xia* (Pinelliae Rhizoma Praeparatum).

Sinne öffnende Arzneien der Gruppe 15 sind u.a. *Shi Chang Pu* (Acori Tatarinowii Rhizoma).

Wichtig ist auch, die ggf. vorhandenen prädisponierenden Faktoren, wie Feuchtigkeit und Milz-*Qi*-Mangel, zu berücksichtigen.

Rezepturen Klassische Rezepturen bei Schleim im Oberkörper und Kopfbereich sind bei

- **Schleim-Hitze** *Wen Dan Tang* (Dekokt, das die Gallenblase wärmt) ▶ RG 14.2

- **Schleim und Leber-Wind** *Ban Xia Bai Zhu Tian Ma Tang* (Pinelliae Rhizoma, Atractylodis Macrocephalae Rhizoma und Gastrodiae Rhizoma Dekokt) ▶ RG 14.5.

Je nach Art und Lokalisation der Störung kommen andere Rezepturen infrage.

Akupunktur Ma 40 *Fenglong*, Bl 15 *Xinshu*, Mi 9 *Yinlingquan*, Du 20 *Baihui*, He 5 *Tongli*, Pe 6 *Neiguan*, Pe 5 *Jianshi*, Ren 17 *Shanzhong*, Ren 12 *Zhongwan*, Ma 8 *Touwei*

Zusammenfassung der Fünf Wandlungsphasen

▶ Tabelle 1.18

Kombinierte Syndrome

Bestimmte Syndrome gehen leicht ineinander über und ziehen weitere Funktionskreise in die Störung mit hinein. Beispiele für kombinierte Syndrome sind Milz- und Nieren-*Yang*-Mangel, Milz- und Lungen-*Qi*-Mangel, Nieren-*Yin*- und Leber-Blut-Mangel, Nieren- und Herz-*Yin*-Mangel, Lungen- und Nieren-*Yin*-Mangel, Milz-*Qi*-, Herz-*Qi*- und -Blut-Mangel sowie Leber-Milz-Disharmonie.

Milz- und Nieren-Yang-Mangel

Ursachen Auf der Milz-Nieren-Achse wird besonders leicht das *Yang* geschädigt. Einerseits ist das Nieren-*Yang* die Quelle von allem *Yang* im Körper und somit ist das Milz-*Yang* gewissermaßen auf ausreichendes Nieren-*Yang* angewiesen. Andererseits kann eine starke Abkühlung des Milz-*Yang* durch Kälte der Nahrung oder andere Einflüsse auch umgekehrt das Nieren-*Yang* erschöpfen.

Symptome Somit ergibt sich das relativ häufig auftretende Bild der Milz-Nieren-*Yang*-Leere mit einerseits den Beschwerden des Milz-*Qi*- und -*Yang*-Mangels, wie Erschöpfung, Müdigkeit, Antriebslosigkeit, kalte Extremitäten, Inappetenz, weicher Stuhl, fehlender Durst, Schwere der Gliedmaßen.

Andererseits treten zusätzliche Symptome eines Nieren-*Yang*-Mangels auf, wie Schwäche- oder Kältegefühl im LWS-Bereich, Lumbalgien, besonders kalte untere Extremitäten, häufiges Wasserlassen klaren Urins, Libidoverlust, weißlicher Fluor genitalis.

Befunde

ZK Sehr blass, gedunsen

ZB Dünn, weiß

Puls Schwach (*ruo*), tief (*chen*) und langsam (*chi*)

Rezeptur *Fu Zi Li Zhong Wan* (Aconiti Radix Lateralis Praeparata Pille, um die Mitte zu regulieren) ▶ RG 7.2

Diese Rezeptur ist nur als Basisrezeptur zu verstehen, in jedem Falle nach genauer Diagnose individuell auszuwählen und ggf. zu modifizieren.

Milz- und Lungen-Qi-Mangel

Ursachen Nach der Mutter-Sohn-Regel ernährt die im Fünf-Phasen-Kreislauf vorhergehende Phase die nachfolgende Phase (Reihenfolge der Hervorbringung, auch *Sheng*-Zyklus genannt). Das kann bei lang bestehendem Milz-*Qi*-Mangel allmählich zu einem Lungen-*Qi*-Mangel führen, sodass zu den Beschwerden des Milz-*Qi*-Mangels solche aus dem Lungen-Funktionskreis hinzukommen. Wenn der mehr die Oberfläche versorgende Teil des Lungen-*Qi*, das *Wei Qi* oder die Abwehrenergie, ebenfalls geschwächt ist, kommt es zusätzlich noch zu Zeichen wie Infektanfälligkeit und spontanen Schweißen.

	Feuer	Erde	Metall	Wasser	Holz
Organe	Herz	Milz	Lunge	Niere	Leber
Yang-Organ	Dünndarm	Magen	Dickdarm	Blase	Gallenblase
Funktion	Zirkulation	Umwandlung	Atmung	Speicherung	Regulation
Gewebe	Gefäße	Bindegewebe	Haut	Knochen	Sehnen
Blüte	Augenglanz	Lippen	Haut	Haar	Nägel
Öffnung	Zunge	Mund	Nase	Ohr	Auge
Sinn	Sprache	Geschmack	Geruch	Gehör	Sehen
Jahreszeit	Sommer	Spätsommer	Herbst	Winter	Frühling
Klima	Hitze	Feuchtigkeit	Trockenheit	Kälte	Wind
Farbe	Rot	Gelb	Weiß	Blau, schwarz	Grün
Emotion	Freude	Sorgen	Trauer	Angst	Zorn
Klang	Lachen	Singen	Weinen	Stöhnen	Schimpfen
Geschmack	Bitter	Süß	Scharf	Salzig	Sauer
Getreide	Reis (glutiniert)	Hirse	Reis	Bohnen	Weizen
Frucht	Aprikose	Dattel	Birne	Marone	Pflaume

Tab. 1.18 Die Organ- und Element-Bezüge im Überblick

Befunde
ZK Blass, gedunsen
ZB Dünn, weiß
Puls Leer (*xu*)
Rezepturen *Bu Zhong Yi Qi Tang* (Dekokt, das die Mitte tonisiert und das *Qi* vermehrt) ▶ RG 8.2; diese Rezeptur ist nur als Basisrezeptur zu verstehen, in jedem Falle nach genauer Diagnose individuell auszuwählen und ggf. zu modifizieren.

Nieren-Yin- und Leber-Blut-Mangel

Ursachen Da das Nieren-*Yin* letztlich die angeborene Konstitution und damit auch die Quelle von allem *Yin* im Körper darstellt, führt ein Nieren-*Yin*-Mangel über die Achse Niere-Leber-Herz nach dem *Sheng*-Ernährungszyklus allmählich auch zu einem Leber-Blut-*Yin*-Mangel. Somit ergibt sich über diese „*Yin*-Achse" das Disharmoniemuster.
Symptome Die Beschwerden des Nieren-*Yin- und* Leber-Blut-Mangels sind einerseits durch den Substanz- und Säfte-Mangel verständlich:

- **Nieren-Yin-Mangel** Osteoporose, Haarausfall, nachlassendes Hörvermögen, Schwindel, Tinnitus, trockene Kehle und trockener Mund, Nachtschweiß, Obstipationsneigung.
- **Leber-Blut- oder -Yin-Mangel** Brüchige Nägel, trockene Augen, Sehschwäche, „trockene" Sehnen mit Tendopathien, Gefühlsstörungen, Parästhesien oder Hypästhesien, spärliche oder ausbleibende Mens.

Andererseits kommt es zu Zeichen der „Leere Hitze" durch das relative Überwiegen des *Yang*:

- **Niere** Aufsteigendes Hitzegefühl (Wallungen), Nachtschweiße, gerötete Wangenknochen, heiße Handfläche und Fußsohlen
- **Leber** Kopfschmerzen mit geröteten Augen, geröteter Kopf, emotionale Reizbarkeit, ggf. Hypertonus

Befunde
ZK Rot, geschrumpft, evtl. rissig, trocken (Leber: evtl. besonders Zungenränder geschrumpft und rot)
ZB Vermindert
Puls Dünn (*xi*) und schnell (*shou*)
Rezepturen *Liu Wei Di Huang Wan* (Sechs Bestandteile Pille mit Rehmanniae Radix Praeparata) mit Modifikationen, insbesondere *Qi Ju Di Huang Wan* (Lycii Fructus, Chrysanthemi Flos und Rehmanniae Radix Praeparata Pille) ▶ RG 8.5; diese Rezeptur ist nur als Basisrezeptur zu verstehen, in jedem Falle nach genauer Diagnose individuell auszuwählen und ggf. zu modifizieren.

Nieren- und Herz-Yin-Mangel

Ursachen Ein Herz-Blut-*Yin*-Mangel kann aus einem Nieren- und Leber-*Yin*-Mangel folgen, kann aber auch direkt durch den Nieren-*Yin*-Mangel bedingt sein, da Niere und Herz über die *Chong Mai* und *Bao Mai* in einer besonders engen Beziehung stehen (*Chong* und *Bao Mai* sind zwei Sonderleitbahnen, die Herz und Niere verbinden).
Symptome Die Symptome zeigen hier ebenso substanziellen Säfte-Mangel als *Yin*- wie auch Blut-Mangel durch „Trockenheit" an:

- **Nieren-Yin-Mangel** Osteoporose, Haarausfall, nachlassendes Hörvermögen, Schwindel, Nachtschweiß, trockener Mund und Rachen, Obstipationsneigung
- **Herz-Yin-Mangel** Konzentrations- und Gedächtnismangel, Palpitationen, Schlafstörungen

Auch hier kommt es zu Zeichen der „Leere-Hitze" durch das relative Überwiegen des *Yang*:

- **Niere** Aufsteigendes Hitzegefühl (Wallungen), Nachtschweiße, gerötete Wangenknochen, heiße Handfläche und Fußsohlen
- **Herz** Unruhe, Schlaflosigkeit, Ängste, Palpitationen

Befunde
ZK Rot, geschrumpft, evtl. rissig, trocken (Herz: evtl. Zungenspitze betont rot)
ZB Vermindert
Puls Dünn (*xi*) und schnell (*shuo*)
Rezeptur *Tian Wang Bu Xin Dan* (Besondere Pille des Himmlischen Kaisers, die das Herz tonisiert) ▶ RG 12.1; diese Rezeptur ist nur als Basisrezeptur zu verstehen, in jedem Falle nach genauer Diagnose individuell auszuwählen und ggf. zu modifizieren.

Lungen- und Nieren-Yin-Mangel

Ursachen Da Niere und Lunge als obere und untere Quelle des Wassers zusammenhängen und auch das Nieren-*Yin* letztlich die Grundlage des Lungen-*Yin* darstellt, andersherum aber die Niere auch energetisch von der „Mutter" Lunge gestützt wird, kommt es nicht selten zu einem kombinierten Lungen-Nieren-*Yin*-Mangel.
Symptome Typische Zeichen dafür sind Trockenheitssymptome in Haut und Schleimhaut, trockener Husten, trockener Mund und trockene Kehle, Heiserkeit, Schwäche der unteren Extremitäten, Nachmittagsfieber, Hitzegefühle, Nachtschweiße.

Befunde
ZK Rot, geschrumpft, evtl. rissig, trocken
ZB Vermindert
Puls Dünn (*xi*) und schnell (*shuo*)
Rezepturen *Jin Shui Jun Zi Tang* (Sechs Gentlemen des Metall und Wasser Dekokt) ▶ *Er Chen Tan*, RG 14.1
Diese Rezeptur ist nur als Basisrezeptur zu verstehen, in jedem Falle nach genauer Diagnose individuell auszuwählen und ggf. zu modifizieren.

Milz-*Qi*-, Herz-*Qi*- und Herz-Blut-Mangel

Ursachen Die Mutter, das Herz, muss die Milz versorgen. Zustände mit chronischer, starker Überbeanspruchung der Milz wie z.B. in Prüfungszeiten durch übermäßige intellektuelle Aktivität und Nachdenken führen allmählich zu Milz-*Qi*-Mangel. Besteht dieser Zustand längere Zeit, kann das Herz, wie eine Mutter, die lange Zeit ein krankes Kind zu versorgen hat, auch allmählich geschwächt werden.

Symptome Somit ist das Bild des Milz-*Qi*- und Herz-*Qi*- und -Blut-Mangels nicht so selten anzutreffen: einerseits Abgeschlagenheit, Müdigkeit, Neigung zu weichen Stühlen und Abdominalbeschwerden, andererseits Unruhe, Schlaflosigkeit mit Ängsten, Konzentrationsschwäche, Vergesslichkeit und Palpitationen.

Befunde

ZK Blass, gedunsen (Herz: evtl. Zungenspitze betont rot)

ZB Feucht, dünn, weißlich

Puls Schwach (*ruo*) oder dünn (*xi*), evtl. regelmäßig aussetzend (*dai*)

Rezepturen *Gui Pi Tang* (Dekokt, das die Milz wiederherstellt) ▶ RG 8.3; diese Rezeptur ist nur als Basisrezeptur zu verstehen, in jedem Falle nach genauer Diagnose individuell auszuwählen und ggf. zu modifizieren.

Leber-Milz-Disharmonie

Ursachen Sehr häufig anzutreffen ist auch eine Disharmonie von Milz und Leber. Dieser Zustand wird als „Holz überwältigt Erde" beschrieben.

Wie bei einem Waagebalken können beide Elemente zu der Entstehung eines solchen Ungleichgewichts beitragen. Wenn die Phase Holz sehr aggressiv, also das Leber-*Qi* und -*Yang* sehr vehement sind, andererseits wenn die Milz von sich aus bereits vorbestehend geschwächt war, kann es leicht zu einer zusätzlichen Verschiebung im Sinne dieser Überwältigung kommen (sogenannter *Ko*-Zyklus oder Überwältigungsreihenfolge im Zyklus der Fünf Phasen).

Symptome Die Symptome der Leber-Milz-Disharmonie sind Druck oder Schmerz im Flankenbereich bis zum Epigastrium, evtl. Übelkeit, pappiger oder bitterer Mundgeschmack, Abdominalbeschwerden, evtl. Blähbauch oder Krämpfe, Frustrationsgefühl, emotionale Reizbarkeit, Irritierbarkeit, dabei aber Erschöpfung (die sogenannte „reizbare Schwäche" in der alten Naturmedizin des Abendlandes).

Befunde

ZK Blass, gedunsen, evtl. Zahneindrücke, evtl. rote Zungenränder

ZB Ggf. etwas verdickt, weißlich (bei Hitze gelblich)

Puls Saitenförmig (*xian*)

Rezepturen *Jia Wei Xiao Yao San* (Erweitertes Umherschweifen Pulver) ▶ RG 4.2 oder *Xiao Chai Hu Tang* (Kleines Bupleuri Radix Dekokt) ▶ RG 4.1

Diese Rezepturen sind nur als Basisrezeptur zu verstehen, in jedem Falle nach genauer Diagnose individuell auszuwählen und ggf. zu modifizieren.

1.4 Ursachen einer Erkrankung

Man unterscheidet bei den Krankheitsursachen drei große Bereiche:

- **Die äußeren pathogenen Faktoren (Liu Yin)** Damit sind Umwelteinflüsse, klimatische und witterungsbedingte Einflüsse gemeint, die auf den Organismus einwirken und bei nicht intaktem Abwehr-*Qi* eindringen und Störungen hervorrufen können.
- **Die inneren pathogenen Faktoren (Qi Qing)** Sie werden auch die „Sieben Emotionen" genannt. Damit sind die Gefühle und Emotionen gemeint, die auch Energien darstellen, im Organismus bestimmte Funktionskreise ansprechen oder belasten können und Teil des Gesamtorganismus sind, und somit der Beachtung des Therapeuten bedürfen.
- **Die Lebensweise (Bu Nei Wei Yin)** Dieser wörtlich übersetzt „Nicht-Innen-Nicht-Außen-Bereich" erfasst solche Einflüsse, die weder den äußeren noch den inneren Faktoren zugehören. Damit sind Ernährung, Schlaf, Lebensweise, Arbeit, aber auch Einflüsse wie ärztliche Behandlung, Medikamenteneinnahme oder eine Operation gemeint.

Äußere pathogene Faktoren (Liu Yin)

Wind (Feng)

Angriffsort

- **Wind blockiert die Leitbahnen und Netzgefäße** In der Gallenblasen-Leitbahn etwa führt Wind oft zu einem steifen Nacken in deren Verlauf, etwa bei Gb 20 *Fengchi* und Gb 21 *Jianjing*
- **Wind dringt in die Funktionskreise ein**

Lunge

Wind tritt oft zusammen mit Kälte als Wind-Kälte auf und dringt in die äußeren Schichten des Lungen-Funktionskreises ein.

Symptome Verstopfte oder laufende Nase, Niesen, Wind- und Zugempfindlichkeit, Hautjucken

Leber

Dies führt zu vermehrter Reizbarkeit bei Fön oder Wetterwechsel. Solche Beschwerden gelten als Wind-Störung.

> **Anmerkung**
>
> Wind ist der Faktor, der sich sehr oft mit anderen pathogenen Faktoren verbindet. Als Wind-Kälte, Wind-Hitze, beim *Bi*-Syndrom (Schmerzhaftes Stauungssyndrom) als Wind-Feuchtigkeit-Kälte oder Wind-Feuchtigkeit-Hitze.

Arzneitherapie

- **Wind-Kälte** *Ma Huang* (Ephedrae Herba) ► AG 1.1
  z.B. akuter Virusinfekt: *Ma Huang Tang* (Ephedrae Herba Dekokt) ► RG 1.1
- **Wind-Hitze** *Ju Hua* (Chrysanthemi Flos) ► AG 1.2
  Sang Ju Yin (Mori Folium und Chrysanthemi Flos Dekokt) ► RG 1.1
- **Wind-Feuchtigkeit** *Du Huo* (Angelicae Pubescentis Radix) ► AG 5
  z.B. chronische Gelenkbeschwerden: *Du Huo Ji Sheng Tang* (Angelicae Pubescentis Radix und Sangjisheng Ramulus Dekokt) ► RG 6.5
  Qiang Huo (Notopterygii Rhizoma et Radix) ► AG 1.1, Fang Feng (Saposhnikoviae Radix) ► AG 1.1
  Da Fang Feng Tang (Größeres Saposhnikoviae Radix Dekokt) ► RG 6.5

Akupunktur Wichtige Wind eliminierende Akupunkturpunkte sind: Gb 20 *Fengchi*, Gb 31 *Fengshi*, Gb 21 *Jianjing*, Di 4 *Hegu*, SJ 5 *Waiguan*, Du 16 *Fengfu* (Cave: nur oberflächlich nadeln!).

Kälte (Han)

Angriffsort

Kälte blockiert die Leitbahnen und Netzgefäße, dringt in den Organismus und die Funktionskreise ein und hemmt und stört den Energiefluss und die Organfunktionen, schädigt längerfristig das *Yang*. Die Pulse sind daher langsam (*chi*).

Sind nur die Leitbahnen und Netzgefäße betroffen, finden wir keine Veränderungen am Zungenkörper, somit sind dann die Funktionskreise nicht betroffen.

Lunge

Die sogenannte „Erkältung"; oft zusammen mit Wind als Wind-Kälte auftretend

Symptome Kälte blockiert die Poren, darum kein Schweiß, verstopfte Nase, Blässe, Kälteabneigung, Mattigkeit, evtl. Kopf- oder Gliederschmerzen.

Blase

Die sogenannte Blasen-"Erkältung"; oft zuerst Kälte, dann meist in Hitze-Feuchtigkeit übergehend

Niere

Symptome LWS-Schmerz durch Kälte (z.B. beim Motorradfahren): akute Blockierung der Energie in der Blasen-Leitbahn mit unverändertem ZB und ZK; oder bei chronischen Beschwerden durch Nieren-*Yang*-Mangel begünstigtes Eindringen von Kälte (dann ZK blass)

Milz und Magen

Milz und Magen werden besonders durch physikalisch oder energetisch kalte Ernährung belastet (Ernährung zählt nicht zu äußeren pathogenen Faktoren, sondern zum sogenannten Zwischenbereich).

> **Anmerkung**
>
> Kälte ist das pathogene Agens, das am stärksten den Energiefluss hemmt, blockiert und so zu Stagnation und damit Schmerzen führt.

Arzneitherapie

- **Wind-Kälte** *Ma Huang* (Ephedrae Herba) ▶ AG 1.1
  z.B. akuter Virusinfekt: *Ma Huang Tang* (Ephedrae Herba Dekokt) ▶ RG 1.1
- **Kälte im Inneren** *Fu Zi* (Aconiti Radix Lateralis Praeparata) ▶ AG 11
  z.B. kalte LWS mit Lumbago: *Fu Zi Li Zhong Wan* (Aconiti Radix Lateralis Praeparata Pille, um die Mitte zu regulieren) ▶ RG 7.1
- **Blockierung der Leitbahnen** (Myalgien etc.) *Gui Zhi* (Cinnamomi Ramulus) ▶ AG 1.1, *Fu Zi* (Aconiti Lateralis Radix Praeparata) ▶ AG 11

Akupunktur Kälte eliminieren und den Energiefluss wieder in Gang bringen. Besonders wichtig sind Moxa und Punkte wie Di 4 *Hegu*, SJ 5 *Waiguan*, Di 20 *Yingxiang*, Lu 7 *Lieque*, Du 4 *Mingmen*.

Hitze (Re)

Angriffsorte

Bestimmte Funktionskreise sind besonders empfänglich für Hitze. Das sind Herz, Lunge und Magen, aber auch Leber und Gallenblase. Typische Symptome sind Hitzschlag, Unruhe, Bewusstseinstrübung, schneller Puls (*shou*)

Herz

Das Herz ist besonders empfänglich für Hitze.

Lunge

Hitze in der Lunge kann als Wind-Hitze in der Oberfläche oder als Hitze im Inneren auftreten.

Wind-Hitze Grippaler, fieberhafter Infekt

Lungen-Hitze im Inneren Eitrige Tonsillitis, eitrige Sekrete aus Nase, Nebenhöhlen, Bronchien, Bronchitis, Pneumonie

Magen

Auch der Magen ist sehr empfänglich für Hitze. Meistens ist dies jedoch kein äußerer pathogener Faktor, sondern ein Faktor aus dem sogenannten Zwischenbereich, zu dem auch die Ernährung zählt. Besonders scharfe Speisen und hochprozentige Getränke führen leicht zu Hitze.

Symptome Durst, trockener Mund, schlechter Mundgeruch, auch eine Zahn- oder Zahnfleischentzündung können eine Magen-Hitze darstellen.

Magen-Hitze wird häufig auch durch energetisch heiße, trocknende Ernährung ausgelöst.

> **Anmerkung**
>
> Hitze ist der Faktor, der oft durch langes Persistieren der anderen Faktoren hinzukommt oder aus diesen entsteht. Beispiele dafür sind: Bei chronischer Wind-Kälte-Feuchtigkeit (Kälte-*Bi*-Syndrom) entsteht nicht selten intermittierend ein Wind-Feuchtigkeit-Hitze-Bild. Eine Wind-Kälte-Störung mit serösen Sekreten geht oft nach einigen Tagen in eine Wind-Hitze-Störung mit eitrigem Sekret über.

Arzneitherapie

- **Wind-Hitze** z.B. akute Augenentzündung: *Ju Hua* (Chrysanthemi Flos), ▶ AG 1.2
  z.B. akute Halsentzündung: *Chan Tui* (Cicadae Periostracum)
- **Hitze-Toxine** *Jin Yin Hua* (Lonicerae Flos), *Lian Qiao* (Forsythiae Fructus) ▶ AG 2.4
  z.B. eitrige Hauterkrankungen: *Jing Jie Lian Qiao Tang* (Schizonepetae Herba und Forsythiae Fructus Dekokt) ▶ RG 13.1
  z.B. akute Halsentzündung: *Yin Qiao San* (Lonicerae Flos und Forsythiae Fructus Pulver) ▶ RG 1.2
- **Hitze-Feuchtigkeit** *Huang Qin* (Scutellariae Radix) ▶ AG 2.3
  z.B. Bronchitis, Gastritis: *Xiao Chai Hu Tang* (Kleines Bupleuri Radix Dekokt) ▶ RG 4.1
  Huang Lian (Coptidis Rhizoma) ▶ AG 2.3
  z.B. exsudatives Ekzem: *Huang Lian Jie Du Tang* (Coptidis Rhizoma Dekokt, das toxische Wirkungen lindert) ▶ RG 2.3

Blut-Hitze *Shu Di Huang* (Rehmanniae Radix Praeparata) ▶ AG 2.2
z.B. trockenes Ekzem: *Xi Jiao Di Huang Tang* (Rhinocerotis Cornu und Rehmanniae Radix Dekokt) ▶ RG 2.2

- **Fülle-Hitze im Inneren** *Shi Gao* (Gypsum Fibrosum) ▶ AG 2.1
  z.B. eitrige Prozesse, Bronchitis, Pneumonie: *Bai Hu Tang* (Weißer Tiger Dekokt) ▶ RG 2.1

Akupunktur Bluten lassen der *Jing*-(End-)Punkte der Leitbahnen leitet sehr rasch Hitze ab, z.B. SJ 1 *Guanchong* (bei akuter Otitis media), Lu 11 *Shaoshang* (bei akuter Tonsillitis).

Sedieren der *Shu*-(Rücken-)Punkte: sediert *Yang*-Exzesse, z.B. Bl 13 *Feishu* (bei eitriger Bronchitis).

Feuchtigkeit (Shi)

Angriffsort

Feuchtigkeit bedrängt besonders die Milz. Die typischen Symptome der Feuchtigkeit sind Schweregefühl und Gedunsenheit. Der Kopf ist schwer, dumpf und benebelt. Schwindelgefühle, dumpfer Kopfdruck (oft im Stirnbereich: Magen-Leitbahn), Entschlusslosigkeit, Ödeme, Schwellungen, Gedunsenheit (periorbital, Hände, Knöchel, lokal an Gelenken). Meist sind die Pulse schlüpfrig (*hua*).

Milz

Feuchtigkeit greift besonders die Milz an. Sie kann auftreten in Form von feuchten Wohnverhältnissen, Arbeit in nasser Umgebung und nassem, kaltem Wetter. Die Erkrankungen, bei denen der pathogene Faktor Feuchtigkeit eine Rolle spielt, reagieren typischerweise auf eine äußere Exposition mit Feuchtigkeit mit einer Verschlechterung.
Typische Krankheitsbilder, bei denen Feuchtigkeit eine Rolle spielen kann, sind Kopfschmerzen (bei Feuchtigkeit-Beteiligung sind Kopfschmerzen meist im Stirnbereich und von dumpfem Charakter), Gelenkbeschwerden, Schmerzen des Bewegungsapparates, Abdominalbeschwerden, Schwindel, Erschöpfungssyndrom.
Feuchtigkeit kann bei einer Milz-*Qi*-Schwäche akkumulieren, da die Milz die ankommenden Säfte der Nahrung nicht mehr ausreichend umwandelt und transformiert; andererseits kann Feuchtigkeit die Milz belasten und so ihre Umwandlungsfähigkeit behindern.

Arzneitherapie

- **Wind-Kälte-Feuchtigkeit** *Qiang Huo* (Notopterygii Rhizoma et Radix) ▶ AG 1.1
  z.B. akute Virusinfekte mit Gelenkbeschwerden: *Qiang Huo Sheng Shi Tang* (Notopterygii Rhizoma et Radix Dekokt, das Feuchtigkeit überwindet) ▶ RG 6.5
- **Feuchtigkeit** *Fu Ling* (Poria) ▶ AG 4
  z.B. Ödeme: *Wu Ling San* (Fünf Bestandteile Pulver mit Poria) ▶ RG 6.1
- **Hitze-Feuchtigkeit** *Huang Qin* (Scutellariae Radix) ▶ AG 2.3
  z.B. Bronchitis, Gastritis: *Xiao Chai Hu Tang* (Kleines Bupleuri Radix Dekokt) ▶ RG 4.1
  Huang Lian (Coptidis Rhizoma) ▶ AG 2.3
  z.B. exsudatives Ekzem: *Xiao Feng San* (Pulver, das Wind eliminiert) ▶ RG 13.1
  bei Hitze-Feuchtigkeit im Unteren Erwärmer): *Huang Bo* (Phellodendri Chinensis Cortex) ▶ AG 2.3
- **Milz-Leere mit Feuchtigkeit** *Bai Zhu* (Atractylodis Macrocephalae Rhizoma) ▶ AG 12.1
  z.B. Oberbauchdruck, Müdigkeit
  Fu Ling (Poria) ▶ AG 4
  z.B. Abdominalbeschwerden: *Si Jun Zi Tang* (Vier Gentlemen Dekokt) ▶ RG 8.1

Akupunktur Ma 40 *Fenglong*, Mi 9 *Yinlingquan*, Bl 20 *Pishu* stärkt Milzfunktion); wichtig: mit Moxa wärmen, Wärme vertreibt Feuchtigkeit und unterstützt die Milz.

Trockenheit (Zao)

Trockenheit als äußerer, klimatisch pathogener Faktor wird chinesisch der Jahreszeit Herbst zugeordnet, was durchaus in den Wüstenregionen Nord-West-Chinas und anderen sehr trockenen Gebieten zutrifft. Bei uns tritt die Trockenheit eher im Herbst und Winter durch Klimaanlagen und Heizungsluft auf. Die drei Funktionskreise Lunge, Magen und Niere reagieren besonders empfindlich auf Trockenheit. Durch vermindertes Volumen im Gefäßsystem zeigen sich dünne Pulse (*xi*).

Lunge

Symptome Trockene Haut und Schleimhäute, trockener Husten, Schleim schwer abhustbar, Heiserkeit, trockene Kehle

Magen

Symptome Durst, trockener Mund (auch Magen-*Yin*-Mangel; dann mit Leere-Hitze-Zeichen), Brennen im Oberbauch und retrosternal, Aufstoßen, schlechter Mundgeruch, Mundulzerationen

Niere

Der Nieren-*Yin*-Mangel führt zu ähnlichen Beschwerden wie die Trockenheit. Man könnte von einer endogenen Trockenheit sprechen.

Symptome Unruhe, Nachtschweiß, Schwäche der LWS, aufsteigende Hitze

Arzneitherapie

- **Trockenheit-Yin-Mangel** Befeuchtend, *Yin* nährend: *Mai Dong* (Ophiopogonis Radix) ▶ AG 12.4
  Magen- und Lungen-*Yin* befeuchtend: *Bei Sha Shen* (Glehniae Radix) ▶ AG 12.4
  Nieren-Leber-Blut und -*Yin* tonisierend: *Shu Di Huang* (Rehmanniae Radix Praeparata) ▶ AG 12.2
- **Trockenheit-Hitze** *Tian Hua Fen* (Trichosanthis Radix), *Zhi Mu* (Anemarrhenae Rhizoma) ▶ AG 2.1
  Bai Hu Tang (Weißer Tiger Dekokt) ▶ RG 2.1

- **Trockenheit-Schleim** *Gua Lou Zi* (Trichosanthis Semen), *Chuan Bei Mu* (Fritillariae Cirrhosae Bulbus) ▶ AG 6.2
- *Bei Mu Gua Lou San* (Fritillariae Bulbus und Trichosanthis Fructus Pulver) ▶ RG 14.3

Akupunktur Lu 5 *Chize*, Ren 12 *Zhongwan*, Ni 7 *Fuliu*, Ni 9 *Zhubin*, Lu 7 *Lieque* mit Ni 6 *Zhaohai*, Le 8 *Ququan*

Sommerhitze (Shu)

Die Sommerhitze betrifft oder schwächt die Milz, wenn auch bei uns nicht so oft vorkommend wie im Süden Chinas mit seinem feucht-heißen Klima und hoher Luftfeuchtigkeit. Dies belastet die Milz und führt zu Feuchtigkeit, dann auch leicht zu Hitze-Feuchtigkeit mit heftigen Durchfällen, Gliederschmerzen, Müdigkeit, Stuhl mit Schleim- oder Blutbeimengungen, z.B. die sogenannte Sommer-Diarrhö.

Einzelarzneien Sommerhitze ausleitende Arzneien der Gruppe 7 sind *Guang Huo Xiang* (Pogostemonis Herba), *Cang Zhu* (Atractylodis Rhizoma), *Pei Lan* (Eupatorii Herba), *Hou Po* (Magnoliae Officinalis Cortex), *Bai Bian Dou* (Lablab Semen Album), *He Ye* (Nelumbinis Folium) und *Yi Yi Ren* (Coicis Semen)

Akupunktur Mi 5 *Shangqiu*, Ma 37 *Shangjuxu*

Arzneitherapie bei bestimmten pathogenen Faktoren

Die einzelnen chinesischen Arzneidrogen haben die Fähigkeit, die verschiedenen besprochenen pathogenen Faktoren im Körper zu behandeln bzw. zu eliminieren. Dabei wirken sie oft in bestimmten Bereichen des Körpers besonders effektiv.
Die nachfolgende tabellarische Zusammenfassung zeigt die Wirkung der Arzneidrogen auf verschiedene pathogene Faktoren. Diese Faktoren können z.T. im Außen, im Körperinneren und in den Leitbahnen auftreten. Man beachte, wo die einzelnen Arzneien schwerpunktmäßig auf den pathogenen Faktor wirken. ▶ Tabelle 1.19

Die inneren pathogenen Faktoren (Qi Qing)

In der Chinesischen Medizin sind die inneren pathogenen Faktoren (Krankheitsursachen) ein äußerst wichtiger Aspekt. Psycho-emotionale Belastungen beeinflussen vor allem die *Zang*- die *Yin*-Organe sehr stark. Umgekehrt wird durch den Zustand der inneren *Yin*-Organe, auch die emotionale Verfassung bestimmt. Daher ist dieses eines der zentralen Themen in der Chinesischen Medizin. Die emotionale Verfassung liefert auch sehr wertvolle diagnostische Tipps und Hinweise über die zugrunde liegende Pathologie des Patienten.
Die Emotionen sind der wichtigste Aspekt dieses Bereichs. Das Wort „E-motion"bedeutet so viel wie innere Bewegungen, Bewegungen im Inneren oder auch Bewegungen aus dem Inneren heraus. Gefühle sind etwas völlig Normales, das jeder Mensch im Alltag kennt und erlebt. Warum zählen die Emotionen dann zu den Krankheitsursachen? Und wie kommt es zu der klassischen Zuordnung zu den *Zang-Yin*-Organen? Und wie lösen Emotionen Krankheiten und Störungen aus?
Gefühle führen vor allem dann zu Störungen des energetischen Gleichgewichts, wenn es sehr starke Gefühlsregungen sind, die uns zu sehr aufwühlen, oder wenn diese über einen zu langen Zeitraum bestehen bleiben. Emotionen sind mentale Stimuli, die eine Wirkung entfalten und *Shen*, *Hun* und *Po* in Schwingung bringen können. So vermögen sie, diese zu stören und können dadurch die inneren *Yin*-Organe ungünstig beeinflussen. Emotionaler Stress ist bekannt als innerer pathogener Faktor, der die inneren Organe direkt verletzt. Aber es ist auch umgekehrt so, dass der Zustand der inneren Organe die emotionale Verfassung widerspiegelt und unsere Stimmung direkt beeinflusst.
Leber und Herz reagieren am empfindlichsten auf emotionale Störungen, wobei auch die Milz sehr leicht unter geistiger Überarbeitung und mentaler Überbeanspruchung leidet und zu Milz-*Qi*-Mangel mit Feuchtigkeits-Bildung neigt.
Die Emotionen und die Funktionskreise beeinflussen sich gegenseitig und sind voneinander abhängig. Bei entsprechend geschwächtem Organ wird auch der emotionale Bereich anfälliger werden. Umgekehrt werden länger andauernde Gemütslagen, wie Trauer, den entsprechenden Funktionskreis – in diesem Beispiel die Lunge – belasten und schwächen. Ein anderes Beispiel sind ständige Frustrationen und Ärgernisse, die die Leber belasten und eine Leber-*Qi*-Stagnation begünstigen. Umgekehrt ist aber auch bei gestörtem Leber-*Qi*-Fluss der Patient leichter reizbar, frustriert und neigt zu Zorn und Wutausbrüchen.

Grundsätzlich gilt Starke Emotionen führen zur Organ-Disharmonie, und im Umkehrschluss führt eine Organ-Disharmonie zu einem emotionalen Ungleichgewicht.

Beispiel

Es besteht ein Leber-*Yin*-Mangel durch falsche Ernährung, vielleicht zu viele scharfe Speisen und Alkohol. Dies begünstigt ein aufsteigendes Leber-*Yang*. Dieser Zustand wiederum äußert sich darin, dass der Mensch sehr reizbar wird und leicht „in die Luft geht".
Umgekehrt stellen wir uns einen Menschen vor, der sich ständig über seinen Chef ärgert, der ständig mit Termindruck im Stau steht und noch dazu familiäre Konflikte hat. Diese Person erlebt häufig eine Situation, in der die Leber-Energie unter Druck gerät und das Leber-*Yang* aufsteigt. Die dadurch entstehende Hitze schädigt wiederum das Leber-*Yin* und die Säfte.

Pathogener Faktor	Außen	Innen	Leitbahnen
Wind	*Fang Feng* (Saposhnikoviae Radix) ▶ AG 1.1	*Tian Ma* (Gastrodiae Rhizoma) ▶ AG 16	*Zhi Tian Nan Xing* (Arisaematis Rhizoma Praeparatum) ▶ AG 6.1
	Ma Huang (Ephedrae Herba) ▶ AG 1.1	*Ji Li* (Tribuli Fructus) ▶ AG 16	*Bai Fu Zi* (Typhonii Rhizoma Praeparata) ▶ AG 6.1
Wind-Feuchtigkeit	*Fang Feng* (Saposhnikoviae Radix) ▶ AG 1.1	*Du Huo* (Angelicae Pubescentis Radix) ▶ AG 5	*Qiang Huo* (Notopterygii Rhizoma et Radix) ▶ AG 1.1
	Qiang Huo (Notopterygii Rhizoma et Radix) ▶ AG 1.1	*Sang Zhi* (Mori Ramulus) ▶ AG 5	*Du Huo* (Angelicae Pubescentis Radix) ▶ AG 5
Wind-Hitze	*Ju Hua* (Chrysanthemi Flos) *Chan Tui* (Cicadae Periostracum) ▶ AG 1.2	*Ji Li* (Tribuli Fructus) *Gou Teng* (Uncariae Ramulus cum Uncis) ▶ AG 16	–
Kälte	*Ma Huang* (Ephedrae Herba) *Jing Jie* (Schizonepetae Herba) ▶ AG 1.1	*Fu Zi* (Aconiti Lateralis Radix Praeparata) *Rou Gui* (Cinnamomi Cortex) ▶ AG 11	*Fu Zi* (Aconiti Lateralis Radix Praeparata) ▶ AG 11 *Gui Zhi* (Cinnamomi Ramulus) ▶ AG 1.1
Hitze (Qi-Ebene)	*Chai Hu* (Bupleuri Radix) *Sheng Ma* (Cimicifugae Rhizoma) ▶ AG 1.2	*Shi Gao* (Gypsum Fibrosum) *Zhi Mu* (Anemarrhenae Rhizoma) ▶ AG 2.1	–
Hitze-Toxine	*Jin Yin Hua* (Lonicerae Flos) *Lian Qiao* (Forsythiae Fructus) ▶ AG 2.4	*Huang Lian* (Coptidis Rhizoma) ▶ AG 2.3 *Bai Tou Weng* (Pulsatillae Radix) ▶ AG 2.4	–
Hitze-Feuchtigkeit	–	*Huang Qin* (Scutellariae Radix) *Huang Lian* (Coptidis Rhizoma) ▶ AG 2.3	*Ren Dong Teng* (Lonicerae Caulis) ▶ AG 2.4 *Qin Jiao* (Gentianae Macrophyllae Radix) ▶ AG 5
Blut-Hitze	–	*Shu Di Huang* (Rehmanniae Radix Praeparata) ▶ AG 12.2 *Mu Dan Pi* (Moutan Cortex) ▶ AG 2.2	–
Feuchtigkeit	*Du Huo* (Angelicae Pubescentis Radix) ▶ AG 5	*Fu Ling* (Poria) *Yi Yi Ren* (Coicis Semen) ▶ AG 4	*Du Huo* (Angelicae Pubescentis Radix) ▶ AG 5
Milz-Leere mit Feuchtigkeit	–	*Bai Zhu* (Atractylodis Macrocephalae Rhizoma) ▶ AG 12.1	–
Trockenheit (Yin-Mangel)	–	*Mai Dong* (Ophiopogonis Radix), *Bei Sha Shen* (Glehniae Radix) ▶ AG 12.4	–
Schleim-Trockenheit	–	*Gua Lou* (Trichosanthis Fructus) *Gua Lou Zi* (Trichosanthis Semen) *Chuan Bei Mu* (Fritillariae Cirrhosae Bulbus) ▶ AG 6.2	–
Trockenheit-Hitze	–	*Tian Hua Fen* (Trichosanthis Radix) *Zhi Mu* (Anemarrhenae Rhizoma) ▶ AG 2.1	–
Sommerhitze	–	*Cang Zhu* (Atractylodis Rhizoma) *Hou Po* (Magnoliae Officinalis Cortex) *Guang Huo Xiang* (Pogostemonis Herba) ▶ AG 7 *Bai Bian Dou* (Lablab Semen Album) ▶ AG 12.1 *He Ye* (Nelumbinis Folium) ▶ AG 2.4	–
Schleim-Kälte	–	*Zhi Ban Xia* (Pinelliae Rhizoma Praeparatum) ▶ AG 6.1	*Zhi Tian Nan Xing* (Arisaematis Rhizoma Praeparatum) ▶ AG 6.1
Schleim-Hitze	–	*Zhe Shi* (Haematitum) ▶ AG 16 *Zhu Ru* (Bambusae Caulis in Taenias) ▶ AG 6.2	*Tian Ma* (Gastrodiae Rhizoma) ▶ AG 16

Tab. 1.19 Einzelarzneien bei bestimmten pathogenen Faktoren

Zuordnung

Die klassische Zuordnung aus dem *Huangdi Nei Jing* ist in Tabelle 1.20 dargestellt.

Emotion	Organ
Zorn	Leber
Freude	Herz
Grübeln	Milz
Sorge	Milz, Lunge
Trauer, Gram	Lunge, Herz
Angst	Niere
Schock	Niere, Herz

Tab. 1.20 Zuordnung der Emotionen gemäß *Huangdi Neijing*

Dies ist keine absolute, starre Zuordnung. Man sollte sie nicht zu eng sehen und anwenden. Als Erweiterung kann man die in Tabelle 1.21 genannten Gefühle ebenfalls bestimmten Organen zuordnen.

Emotion	Organ
Schwermut	Lunge, Milz
Kummer	Lunge
Furcht	Niere
Ärger, Frustration	Leber
Schuldgefühl	Niere, Herz
Hass	Leber, Herz
Begierde	Herz
Liebe, Eifersucht	Herz

Tab. 1.21 Erweitertes Modell für die Zuordnung von Emotionen

Alle Emotionen treffen auch das Herz, da es den Geist beherbergt, Sitz der Wahrnehmung, des Bewusstseins und Bewusstwerdens ist. Das heißt, dass alle Gefühle erst durch die Vermittlung des *Shen* registriert und wahrgenommen werden können. Das Herz als oberste geistige Zentrale selbst fühlt nicht, aber nimmt wahr. Die Leber nimmt den Zorn nicht wahr, sie leidet aber darunter. Zorn verletzt die Leber, aber beunruhigt das Herz. Die Gefühle verletzen selektiv die *Yin*-Organe, aber alle bewegen das Herz. In der chinesischen Schrift ist in allen Zeichen der verschiedenen Gefühle das Radikal für „Herz" enthalten. Deshalb sehen wir auch bei allen emotionalen Problemen bereits nach einigen Tagen eine rote Zungenspitze. Eigentlich bedeutet dies ja Herz-Feuer. Daran sehen wir, dass alle Emotionen auch das Herz beunruhigen und beeinflussen.
Die erste Wirkung von emotionalem Stress besteht darin, dass die Zirkulation, Bewegung und Richtung des *Qi*-Flusses beeinträchtigt werden. Das *Shen* ist die am wenigsten substanzielle Form des *Qi*. Daher beeinflusst eine Störung des *Shen* auch das *Qi*.

Grübeln und Sorgen

Bei einseitiger geistiger Beanspruchung wird die Milz enorm gefordert. Dies kann – ähnlich wie auf der körperlichen Ebene ständige zu reichliche Nahrungsmengen – zu einer Überlastung der transformierenden Instanz Milz führen. Es kommt zu einer Schwächung der Milz mit Feuchtigkeit-Ansammlung.
Umgekehrt finden wir bei Milz-geschwächten Patienten oft eine Unfähigkeit, Entscheidungen zu treffen. Somit werden oft wichtige, anstehende Themen des Berufs oder der Partnerschaft hinausgezögert, wodurch die Belastung oft nur noch größer wird. Typisch ist auch die gesteigerte Beschäftigung mit den „Kleinigkeiten" des Lebens: „Was soll ich heute einkaufen?" oder „Wie erledige ich bestimmte Aufgaben?".
Eine Psychotherapie stellt auch eine vermehrte Anforderung an die geistige und körperliche Instanz der Transformation dar. Unsere „Verdauungsinstanz" ist die Milz. Denn hierbei soll ja das „Unverdaute" erneut aus dem „Sumpf" des Unbewussten ans Licht gebracht werden, um nunmehr in das System als geklärte Erfahrung (analog der Nahrung als geklärte Säfte) integriert zu werden. Daher empfiehlt es sich, eine Psychotherapie energetisch im Sinne einer „Stützung der Mitte" mit Akupunktur und Arzneitherapie zu begleiten.

Positive Aufgabe bzw. Tugend

Die positive Aufgabe ist die „Tugend", die jedes *Yin*-Organ besitzt und sich aus dessen jeweiliger besonderer Disposition ergibt. Die Tugend der Milz ist das konzentrierte Nachdenken, um die täglichen Aufgaben zu lösen. Ist die Milz energetisch stabil, kann sie diese Aufgabe leicht wahrnehmen. Besteht eine Milz-Schwäche, sodass auf der körperlichen Ebene die Nahrung unzureichend transformiert wird, wird auch aus der Verarbeitung der ankommenden Informationen ein sich im Kreise drehendes Grübeln. Aus dem klaren Nachdenken wird Nachdenklichkeit. Dies ist analog zu der Feuchtigkeits-Akkumulation auf der körperlichen Ebene.

Negative Emotionen

Diese pathologische Verkehrung der mentalen Energie des Organs in eine belastende Tätigkeit oder Emotion nennen wir negative Emotion. ▶ Tabelle 1.22

Trauer und Kummer

Der Lungen-Funktionskreis stellt unter anderem die Grenze zwischen der Außenwelt und dem Körper dar. Wie das *Wei Qi* als äußerer Aspekt des Lungen-*Qi* kontrolliert, was in uns eindringt oder herauskommt, regelt und steuert der Lungen-Funktionskreis auch unsere Kontakte im zwischenmenschlichen und sozialen Bereich. Dazu gehören das Heran- und Hereinlassen, aber auch das Lösen und

Emotion	Organ	Wirkung	Symptome	Tugend	Negative Emotion
Sorge	Milz, Lunge	Bindet das *Qi*, *Qi*-Stagnation	Epigastrischer Druck, appetitlos, müde, blass, flache Atmung, Thoraxdruck, Schulterverspannungen, trockener Husten, Blässe	Ideen hervorbringen, Nachdenken, Konzentration, Gedächtnis	Bedrohliche, verunsichernde Gedanken und Szenarien, Nachdenklichkeit, „fixe" Ideen, Brüten
Grübeln	Milz	Erschöpft das *Qi*	Erschöpfung, Appetitlosigkeit oder Heißhunger, Diarrhö	Stille Kontemplation, Meditation	Grübeln, Gedankenschleifen bzw. -karussell

Tab. 1.22 Entstehung negativer Emotionen durch Sorge und Grübeln

Emotion	Organ	Wirkung	Symptome	Tugend	Negative Emotion
Trauer, Gram (beinhaltet Reue)	Lunge, Herz	Entleert das *Qi*, löst *Qi* auf, Lungen-*Qi*-Mangel, Herz und Lunge fließen nicht frei: Stagnation von Herz- und Lungen-*Qi* im Oberen Erwärmer	Leise Stimme, blass, müde, Dyspnoe, Weinen, Thoraxenge	Schutz vor körperlichen (*Wei Qi*) und seelischen Reizen (*Po*), Ein- und Ausatmen	An Trauer festhalten, einen Verlust nicht überwinden

Tab. 1.23 Entstehung negativer Emotionen durch Trauer und Kummer

Loslassen. Daher wird verständlich, dass die dem Lungen-Funktionskreis zugeordnete Emotion die Trauer ist.

Trauer ist ein Gefühl, das rhythmisch – im Takt der Atmung – ausgelebt wird, z.B. mit dem Weinen oder Schluchzen. Bei entsprechendem Anlass ist die Trauer eine adäquate und notwendige Gefühlsregung, die einen Lösungsprozess oder eine Trennung verarbeitet. Dann kann das Weinen befreiend und lösend wirken. Anschließend ist die Trauerphase abgeschlossen, und der Mensch ist wieder fröhlich dem Leben und anderen Menschen zugewandt. Ein Übermaß an Trauer aber kann den Lungen-Funktionskreis bedrücken und belasten. Auch wenn dieser Gefühlsausdruck der Trauer nicht ausgelebt werden kann oder darf, kann es leicht zu einer Blockierung des Lungen-Energieflusses kommen. Dies schädigt und schwächt ebenfalls den Lungen-Funktionskreis. ▶ Tabelle 1.23

Beispiel

Eine 39-jährige Patientin kam nach einer sechs Wochen zuvor stattgefundenen Trennung vom Ehemann mit verschiedenen Beschwerden und Erschöpfung. Nach zwei, drei Akupunktursitzungen beklagte sie, dass sie häufig weinen müsse, was vorher nicht der Fall gewesen sei. Das folgende Gespräch klärt, dass sie diese Gefühle vorher durch äußerlichen Stress, wie einem Umzug usw., nicht adäquat ausleben konnte. Durch die Regulation kommt die gestaute Energie wieder in Fluss. Es können sich nun auch im psychischen Bereich Stagnationen lösen. Die Behandlung hatte sich besonders dem Regulieren des Lungen-Energie-Flusses gewidmet mit Punkten wie Lu 7 *Lieque* (Luo-Punkt – sehr effektiv zur Lungen-*Qi*-Regulation) und Kombination von Ni 6 *Zhaohai* und Lu 7 *Lieque* (zum Einschalten des *Yin Qiao* Mai, der auch emotionale Blockierungen im Thorax aufheben kann) oder Lu 1 *Zhongfu* und Bl 13 *Feishu*. Eine wirkungsvolle Arzneitherapie bei nicht abgeschlossener Trauer ist *Bai He Gu Jin Tang* (Lilii Bulbus Dekokt zur Erhaltung des Metalls) ▶ RG 5.

Furcht und Angst

Chronische Ängste und ein Leben in Furcht lähmen und lassen innerlich „gefrieren". Analog der äußeren Kälte schädigen daher dauernde Angstgefühle den Nieren-Funktionskreis. Auch existenzielle Bedrohungen, wie drohender Verlust des Arbeitsplatzes, können zu energetischen Disharmonien der Niere führen.

Beispiel

Eine Patientin kam nach langer Therapiepause erneut zur Behandlung wegen jüngst aufgetretener, massiver LWS-Beschwerden. Ein Bandscheibenvorfall war diagnostiziert worden. Es fielen die in kurzer Zeit ergrauten Kopfhaare und ein deutlich gealtertes Gesicht der Patientin auf. Sie hatte in den letzten Monaten, in denen ich sie nicht gesehen hatte, massive existenzielle Bedrohungen erfahren. Ihr eigener Arbeitsplatz stand zur Disposition und ihr Ehemann war durch Umstrukturierungen in seiner Firma in eine entfernte Stadt versetzt worden. Er kam nur am Wochenende nach Hause.

Diese Emotionen über längere Zeit hatten den Nieren-Funktionskreis geschädigt und geschwächt, was sich dann auch auf der körperlichen Ebene auswirkte, in diesem Fall LWS-Beschwerden. Der Lumbalbereich gehört zum Bereich der Nieren.

Akute Angst ist der Schock oder Schreck. Auch dieser lässt, wie man sagt, das „Blut in den Adern gefrieren" oder es „fährt einem bis ins Mark". Somit kennt auch unser Volksmund den Zusammenhang dieser Gefühle zum Funktionskreis Niere. ▶ Tabelle 1.24

Emotion	Organ	Wirkung	Symptome	Tugend	Negative Emotion
Angst	Niere	Entleert Nieren-*Qi*	–	Ausdauer, Wille, Langzeitgedächtnis	–
Ängstlichkeit, Erschrecken, Furcht	Niere	Lässt *Qi* absteigen, indem Angst den Erwärmer blockiert und das *Jing* entleert	Bettnässen, Enuresis, Harninkontinenz, Diarrhö (Niere kontrolliert die beiden unteren „Öffner")	–	Große Ängstlichkeit, leichtes Erschrecken, kein Wille und keine Ausdauer: kann zu ängstlicher Depression führen
	Herz	Wirkung der Angst ist abhängig vom Zustand des Herzens. Herz stark: Wirkung wie oben beschrieben. Herz schwach: *Qi* steigt als Leere-Hitze auf, besonders bei Alten und Frauen.	Palpitationen, Insomnia, Nachtschweiß, trockener Mund, Flush, schneller Puls	–	–
Schock	Niere, Herz	Zerstreut das *Qi*, Entleerung des Herz-*Qi* und Entleerung des Nieren-*Qi*. Der Körper füllt den plötzlichen *Qi*-Mangel mit Essenz auf (wie beim Doping, „es geht an die Substanz")	Ergrauen der Haare, LWS-Probleme, Bandscheibenvorfall	–	–

Tab. 1.24 Entstehung negativer Emotionen durch Furcht und Angst

Zorn, Ärger und Frustration

Das Aufrechterhalten des harmonischen Energieflusses ist die Aufgabe der Leber. Im Grunde wird die Leber bei jeder Emotion gefordert, den harmonischen Fluss wiederherzustellen. Der Leber-Funktionskreis hängt auch mit unseren Projekten und Zukunftsplänen und deren Durchsetzung zusammen. Hindernisse und Irritationen auf unserem Weg stellen eine besondere Herausforderung an die Leber dar. Ist der Leber-Funktionskreis geschwächt, liegt eine Leber-*Qi*-Stagnation oder eine Leber-Blut-Leere vor, können bereits kleine, geringfügige Anlässe zu Gefühlsregungen, wie Ärger, Reizbarkeit oder Zorn, führen. Umgekehrt konsumiert häufiger Ärger Leber-Blut und -*Yin*, wodurch das Aufsteigen des Leber-*Yang* und damit die Zornesbereitschaft noch mehr begünstigt werden. Auch ein vormals harmonischer, gesunder Funktionskreis Leber kann durch ein Übermaß an Stress oder permanente Lebensfrustrationen überfordert sein. Es kommt zu einer zunehmenden Leber-*Qi*-Stagnation. ▶ Tabelle 1.25

Zu dieser Gefühlskategorie gehören auch unterdrückte Wut, Beleidigtsein, Frustration, Irritation, Wut, Empörung oder Verbitterung.

Einige andere Gefühle „verkleiden" sich gerne gerade als Zorn, wie Ängste, Minderwertigkeitsgefühle oder Schuldgefühle.

Eine chronische Depression kann ebenfalls eine unterdrückte Wut und Aggression darstellen. Die Symptome sind: Der Patient ist sehr zurückhaltend, weist eine Blässe auf, geht und spricht langsam (wie bei *Qi*- und Blut-Mangel). Aber der darunter liegende Fülle-Zustand der gestau-

Emotion	Organ	Wirkung	Symptome	Tugend	Negative Emotion
Zorn, Groll	Leber	Lässt das *Qi* aufsteigen	Kopf-, Nackenprobleme, Tinnitus, Schwindel, rote Flecken am Hals, rotes Gesicht, bitterer Mundgeschmack, Durst, ZK: rote Ränder	Kraft, Dynamik, Kreativität, Großzügigkeit, Verwirklichung und Durchsetzung der Ziele, Gallenblase und Leber: Quelle des Mutes, der Entschlossenheit	Zornausbrüche, will durch die Decke/Wand, Aggressivität, Gereiztheit
Hass	Berührt Herz und Leber	Verlangsamt den *Qi*-Fluss	Palpitationen, Thoraxdruck, Kopfschmerz, Insomnia; auf längere Sicht: immer Schmerz, da sich der Hass nach innen gegen seinen Träger richtet	–	„Kalter Zorn", „berechnende Aggression"

Tab. 1.25 Entstehung negativer Emotionen durch Zorn, Ärger und Frustration

Prädisposition des Patienten	Reaktion auf Ärger
Leber-*Qi*-Stagnation	Der Zorn staut sich, innerliche Anspannung,
Qi-Stagnation und Blut-Stase	Reizbar: Zorn und Ärger stauen sich: oft Dysmenorrhö, Kopfschmerzen
Aufsteigen von Leber-*Yang*	Herauslassen des Zorns, Jähzorn, Choleriker: v.a. bei gleichzeitigem Nieren- und Leber-*Yin*-Mangel
Leber-Feuer	Bei Hitze-Neigung z.B. durch zu heiße Nahrung: Jähzorn, „Choleriker"
Leber attackiert Magen	Bei häufigen Streitereien beim Essen
Leber attackiert Dickdarm	Bei häufigem Streit oder Stress zwei Stunden nach dem Essen, z.B. nach der Mittagspause zurück an einen stressigen Arbeitsplatz. Typische Symptome: Meteorismus, Bauchschmerzen, Diarrhö- und Obstipation im Wechsel
Leber-Feuer führt zu Herz-Feuer	Leber ist die Mutter des Herzens. Dadurch wird das *Shen* beeinträchtigt. Es kommt besonders leicht zu einer Herz-Störung, wenn der Patient zusätzlich viel Sport treibt oder sich ständig beeilt.

Tab. 1.26 Prädisposition und Reaktionen auf Ärger

ten Energie ist erkennbar an Zunge und Puls:

Puls Saitenförmig (*xian*) und überschüssig (*shi*)

ZK Rot oder rote Ränder

ZB Trocken, gelb

Therapie Bei Leber-*Qi*-Stagnation kann es hilfreich sein, einen adäquaten Ausdruck des Ärgers zu finden. Bei aufsteigendem Leber-*Yang* würde der Zorn dadurch nur noch mehr werden, ein weiterer Kontrollverlust ist die Folge. Die dabei entstehende Hitze verbraucht noch mehr Leber-Blut und begünstigt somit ein noch häufigeres Aufsteigen des nicht gebändigten Leber-*Yang*. Daher sollte man solchen Patienten raten, ihren Ärger nicht ständig rauszulassen. Man kann ihnen raten, ihre Leber-Energie besser in die Verwirklichung und Durchsetzung ihrer Ziele zu stecken, anstatt diese Energie zu vergeuden. Als der Dalai Lama einmal von einem seiner Schüler gefragt wurde, wie man denn mit seinen Aggressionen und seinem Ärger umgehen sollte, antwortete dieser: „Auf keinen Fall unterdrücken, und auf keinen Fall rauslassen."

Letztlich hängt sehr viel von der Prädisposition ab, wie jemand mit seinem Ärger umgeht. Umgekehrt lässt sich an seiner Umgangsweise mit Ärger, Zorn und Frustration ablesen, wie es um seine Leber-Energien bestellt ist. ▶ Tabelle 1.26

Freude

Am schwierigsten ist für westliche Menschen zu verstehen, dass auch Freude zu den inneren pathogenen Faktoren zählt. In der chinesischen Medizin ist jedoch das Begriffsverständnis des Wortes Freude ein viel umfassenderes als in unserer Sprache. Freude beinhaltet die Freude am Wissenserwerb, am Bewusstsein guter Freundschaften und die stille Freude, wie man sie z.B. beim Genuss schöner Musik empfinden kann. Freude ist aber auch die Begeisterung, die Wonne, der Müßiggang, Ausschweifungen und übermäßiges Ausleben von Vergnügungen. „Wenn Freude herrscht, ist das *Qi* in voller Harmonie und der Wille in gutem Einvernehmen, *Ying* (Bau-) und *Wei* (Abwehrenergie) stehen in guter Verbindung, deshalb ist das *Qi* entspannt und rege." (*Su Wen*, Kap. 39; zitiert aus Lorenzen/Noll Bd. 4, S.125). Ein übermäßiges Suchen nach Vergnügungen jedoch kann den Funktionskreis Herz, den Speicher des *Shen*, leicht beeinträchtigen. Dies führt zu Verlangsamung, zerstreut das Herz-*Qi* und kann so zu einer Störung des *Shen* führen. Die Folgen können Schlaflosigkeit, Palpitationen, verwirrtes Denken, auch unangemessenes Lachen und Weinen sein. Bekannte Krankheitsbilder sind Hysterie, Manie, Psychosen und verschiedene Suchterkrankungen. ▶ Tabelle 1.27

Emotion	Organ	Wirkung	Symptome	Tugend	Negative Emotion
Freude	Herz	Verlangsamt *Qi*, wohltuend, Geist ist friedvoll, entspannt und beruhigt das *Qi*	Palpitationen, Übererregtheit, Logorrhö, Unruhe, Insomnia, rote Zungenspitze	Wahrnehmen, Empfinden, Fühlen, Integration aller Impulse	Zu viel anstreben, Verlangen nach immer mehr Reizen
Begierde	Herz	Entfacht „Ministerfeuer": pathologisches Leere-Feuer aus der Niere aufsteigend (Hitze im Herzen)	Übermäßige Sehnsucht	–	Vergnügungssucht

Tab. 1.27 Entstehung negativer Emotionen durch übermäßige Freude

Schuldgefühl

Das Schuldgefühl ist eigentlich kein Konzept der Chinesischen Medizin. Es tritt sehr häufig auf und ist schädlich besonders für Niere und Herz. Dieses ist keine absolute, starre Zuordnung, die man nicht zu eng sehen oder rein schematisch anwenden sollte.
Wie sich Gefühle bei einem Menschen äußern, hängt noch von weiteren Faktoren ab. Kann jemand eine Emotion nach außen hin ausdrücken und zeigen oder unterdrückt er sie? Dies wird insbesondere durch die jeweilige kulturelle Akzeptanz beeinflusst, wie diese bestimmten Gefühle bewertet werden und wie damit umgegangen wird. Denken wir an die Klage-Weiber in der orientalischen Trauerkultur, Aussprüche wie: „Ein Junge weint doch nicht" oder das Verlieren des Gesichts in China, wenn man bestimmte Gefühle zeigt.

Lebensweise (Bu Nei Bu Wai Yin)

Diese Faktoren, die ebenfalls Ursache von Erkrankungen sein können, werden einem Extrabereich zugeordnet, da sie weder zu den äußeren klimatischen noch zu den inneren, emotionalen pathogenen Faktoren zählen. Sie spielen eine nicht zu unterschätzende Rolle und umfassen unter anderem das, was wir als allgemeine Lebensführung bezeichnen können.

Ernährung

Die Ernährung wirkt vor allem und unmittelbar auf die Funktionskreise Milz und Magen. Unregelmäßige, unzureichende Ernährung und auch das Fasten können die Milz schädigen und schwächen. Mittelfristig führt dies somit zu einem Milz-*Qi*-Mangel, längerfristig auch zu einem Blut-Mangel. Zu reichliche Nahrung, unzureichend gekaut oder zu spät abends genossen, kann zu Überlastungen der Milz mit innerer Feuchtigkeit-Ansammlung führen. Auch energetisch oder physikalisch zu kalte Nahrung kann das Milz-*Qi* und Milz-*Yang* schädigen. Sehr fette Nahrung kann zu Schleim-Bildung führen. Energetisch sehr heiße Nahrung kann die Magensäfte und das Magen-*Yin* konsumieren.

Schlaf

Im Schlaf wird der Rest der tagsüber erworbenen Energien aus Milz und Lunge, der sogenannten „erworbenen Konstitution" in den Nieren-Bereich hinabgeführt. Dies ergänzt den sogenannten „nachgeburtlichen" Anteil der Essenz (*Jing*), der in gewissem Maße wieder regenerierbar ist. Daher führt chronischer Schlafmangel zu *Qi*-Mangel über einen erhöhten *Qi*-Verbrauch und allmählich zu einem Mangel an Essenz der Nieren mit generellem Energiedefizit des Nieren-*Yin* und -*Yang*. Dies führt dann zu Beschwerden wie Schwindel, Hörminderung, vorzeitiges Ergrauen oder Ausfallen der Haare.

Medizinische Eingriffe

Operationen Auch Operationen können zu Blockierungen des stofflichen Energieflusses – also des Blutes – und somit zu einer Blut-Stase führen. Weiterhin erschöpfen operative Eingriffe *Qi* und Blut des Patienten.

Medikation Auch alle Medikamente haben eine energetische Dimension, z.B. wirken Antibiotika meist kühlend. Daher sind sie bei Hitze mit hohem Fieber wirksam, aber schädigen nicht selten das Milz-*Yang* mit nachfolgendem Durchfall oder Verdauungsproblemen nach einer antibiotischen Therapie.

- **Antibiotika** kühlen – wirken daher gut bei Hitze-Prozessen, wie Infektionen und Entzündungen, schädigen aber häufig das Milz- und Lungen-*Qi*. Daher sind nach einer antibiotischen Therapie Durchfälle und Infektanfälligkeit häufig die Folge.
- **Östrogene** nähren das *Yin* – besonders der Niere – und wirken befeuchtend und Schleim bildend.
- **Corticosteroide** trocknen das *Yin* aus. Das erklärt die langfristigen Nebenwirkungen, wie Osteoporose, trockene, dünne, schuppige Haut.
- **Beta-2-Mimetika** führen oft zu einer roten Zungenspitze, was ihre beunruhigende Wirkung auf das *Shen* und das Herz zeigt.
- **Progesteron** erzeugt Feuchtigkeit und kann zu Übelkeit durch Feuchtigkeit im Magen führen, aber auch zu Leber-*Qi*-Stagnation mit Brustspannungen.
- **Tranquilizer vom Benzodiazepin-Typ** Als Sofortwirkung sedieren sie das *Shen* und *Hun*. Mittelfristig trocknen sie das Leber-*Yin* aus. Dadurch wird die Person rigide, das *Hun* hat keine Wohnstatt mehr. Dies führt wiederum zu mehr Unruhe und Rastlosigkeit. Alpträume und Ängste sind oft die Folge.

Trauma Leichtere Prellungen führen zu *Qi*-Stagnationen, schwerere Verletzungen mit Hämatomen zu Blut-Stasen.

Sexualleben

Genauso wie das Übermaß kann auch unterdrückte Sexualität zu Entgleisungen führen, *Qi*-Stagnationen, besonders im Leber-Bereich mit emotionaler Unausgeglichenheit können die Folge sein.

Sofortwirkung Reguliert Leber-*Qi*, stimuliert Nieren-*Yang*

Zu wenig Frustration, Stagnation, Niere „verkümmert", trocknet aus

Zu viel *Jing* erschöpft sich, schädigt Nieren-*Yin* und -*Yang*

Qigong, Yoga, Tai-Chi, Vipassana-Meditation

Diese Übungen zielen darauf ab, die Atmung tiefer, langsamer, effektiver zu machen. Dadurch nutzen die regelmäßig Übenden die Energie der Atemluft besser aus und führen so der Lunge *Qi* zu. Dies tonisiert die erworbene Konstitution und unterstützt die Milz in der Aufgabe der Energiebereitstellung. Die Folge ist mehr Vitalität und Energie.

Alkohol

Kurzfristig Wärmt und entspannt die Leber; regt den freien Fluss des Leber-*Qi* und des Blutes an

Mittelfristig Bier erzeugt Feuchtigkeit, später Schleim und damit Übergewicht („Bierbauch"). Höherprozentige Spirituosen erzeugen neben der Feuchtigkeit auch Hitze, also Hitze-Feuchtigkeit. Hitze schädigt auf lange Sicht die Säfte und besonders das Magen- und Leber-*Yin* (Leber-Zirrhose, atrophische Gastritis).

Langfristig *Yin*-Mangel mit Mangel-Hitze (Leberzirrhose, psychische Unruhe, Wahnvorstellungen, Flush)

Arbeit

Übermäßige geistige und sitzende Tätigkeit schwächen die Milz. Auch lange Lernphasen, wie vor Prüfungen, belasten oft die Mitte. Körperliche Überanstrengung, Schwerstarbeit, ständiges Stehen (Verkäuferin) und auch Leistungssport können das Nieren-*Yang* schwächen. Geistige Überbeanspruchung, nächtliches, langes intellektuelles Arbeiten erschöpfen das Nieren-*Yin*.

Sport

Sofortwirkung Bewegt *Qi* und Blut – wirkt Stagnationen von *Qi* und Blut entgegen – besonders im Leber-*Qi*-Bereich. Regelmäßige Ausübung von Sport kräftigt das *Qi* und nährt das Blut bzw. regt die Produktion von Blut an

Langfristig Da nicht verbrauchtes *Qi* und Blut als nachgeburtliches *Jing* gespeichert werden, tonisiert Sport langfristig sogar die Ur-Energien *Yin* und *Yang* in der Niere. (Wissenschaftliche Untersuchungen ergaben eine Zunahme der Sexualhormone durch Sport.)

Übermäßiger Sport und Leistungssport Schwächt kurzfristig zuerst *Qi*, dann Blut. Auf lange Sicht schädigt ein zu exzessiver Leistungssport die Nieren-Energie – das *Jing*.

Ausdauersport Ausdauersportarten, wie Laufen oder Schwimmen, vermehren *Qi* und Blut und stärken besonders die Milz. Dies sieht man auch daran, dass sich bei moderatem Ausdauersport die äußere Körperform „normalisiert". Die Milz ist zuständig für das „Fleisch", und damit die äußere Körperform insgesamt, sowie für das Bindegewebe. Zu hagere Patienten werden kräftiger, adipöse werden schlanker. Das Gewebe strafft sich, die Körperkonturen werden harmonischer. Dies alles entspricht dem Bereich der Milz-Funktion.

Bodybuilding, Krafttraining Hier wird ebenfalls ein Muskelaufbau erreicht. Diese Sportart spricht sehr viel mehr den Funktionskreis Leber an. Die hierbei trainierte Muskulatur und Sehnen entsprechen dem chinesischen Wort *Jin*. Hierbei wird beim Training gelegentlich viel Anspannung und „Druck" gebraucht. Dies führt daher eher zu einer Stagnation im Leber-Bereich.

Doping Durch Dopingmittel wird diese Entwicklung noch beschleunigt, da diese Substanzen helfen, direkt Energie aus dem *Jing*-Bereich – der eisernen Reserve des Körpers – heraus zu holen und zur kurzfristigen Leistungssteigerung zu benutzen. Ein *Jing*-Mangel ist die Folge.

Schmerz

Schmerz kann oft Folge einer Stagnation des freien Flusses der Energie sein. Andererseits führt Schmerz auch unweigerlich zu Stagnation. Typisch für Schmerz-Patienten ist der saitenförmige Puls (*xian*).

Weitere Faktoren

Reisen

Irritiert das *Hun* – das braucht danach Zeit sich wieder einzufinden.

Impfungen

Impfungen bringen den pathogenen Faktor direkt in die Blut-Ebene ▶ Vier-Ebenen-Modell, im nächsten Kapitel.

Störfeld

Nach einigen westlichen naturheilkundlichen Ansätzen ist dies ein Herdgeschehen im Organismus, das den Körper belasten kann. Im Sinne der Chinesischen Medizin handelt es sich dabei häufig um Hitze oder sehr oft um Hitze-Feuchtigkeit-Prozesse. Diese „hängen" oft in der *Shao-Yang*-Ebene fest. Wir sprechen dabei von sogenannter residueller Hitze oder einem pathogenen Restfaktor. Ein solcher ist – z.B. nach einem Infekt– nicht vollständig eliminiert worden. Entweder hat es der Körper von sich aus nicht geschafft, die eingedrungenen pathogenen Faktoren vollständig zu eliminieren, vielleicht weil der Patient sich zu wenig Ruhe gönnen konnte. Oder es ist durch eine Fehltherapie zu einer Verschleppung in tiefere Schichten gekommen. Oft ist es sinnvoll, solche residualen Hitze-Prozesse zu Beginn einer Behandlung zu eliminieren ▶ AG 2, Einleitung.

Ätiologie aus klassischer chinesischer Sicht

Historisch betrachtet, haben sich in der Chinesischen Medizin zwei ätiologische Modelle entwickelt, die bis heute gebräuchlich sind: Das im zweiten Jahrhundert entstandene *Sechs-Stadien-Modell* und das ab dem 14. Jahrhundert ergänzend hinzugekommene *Vier-Ebenen-Modell.* Beide Modelle sollen hier kurz vorgestellt werden.

Sechs-Stadien-Modell

Im Buch *Shang Han Lun* (Kälte-Erkrankungen), das in der Han-Dynastie im 2. nachchristlichen Jahrhundert entstand, wird das sogenannte Sechs-Stadien-Modell beschrieben, manchmal auch als Sechs-Schichten-Modell bezeichnet. Dieses Modell beschreibt den Ablauf von Erkrankungen. Insbesondere fieberhafte Erkrankungen werden durch den Einfluss von pathogener Kälte dargestellt. Als einen primären pathogenen Faktor sah man seinerzeit Kälte an: Bei den äußeren pathogenen Faktoren wird die Kälte überbetont, bei den Innen-Zuständen im *Yin*-Bereich – *Tai Yin* und *Shao Yin* – wird die innere Kälte bzw. der *Yang*-Mangel betont, nämlich der Milz- und Nieren-*Yang*-Mangel. Deshalb wiesen in späteren Zeiten Kritiker darauf hin, dass im Sechs-Stadien-Modell typische Hitzebilder unterrepräsentiert sind, etwa Hitze, die das *Yin* schädigt und Leere-Hitze durch *Yin*-Mangel.
Dieses Konzept wurde in späterer Zeit durch das Vier-Ebenen-Modell ergänzt, da viele Autoren die Beschreibung von Hitze-Prozessen im Sechs-Stadien-Modell als unzureichend kritisierten. Die Vier-Ebenen-Theorie ist besser geeignet, den Verlauf von Hitze-Prozessen im Organismus zu beschreiben. Die beiden Konzepte werden heute nebeneinander angewendet. Sie ergänzen sich, und werden entsprechend dem Bild des Patienten genutzt. Beide Modelle bilden in der Chinesischen Medizin den Rahmen, in dem Krankheitsentstehung und -verläufe wahrgenommen und einordnet werden.
Im Sechs-Stadien-Modell wird beschrieben, wie pathogene Faktoren in die Oberfläche des Körpers eindringen und entweder von dort nach außen eliminiert werden oder in die tieferen Schichten vordringen. Da diese Vorgänge auch eine zeitliche Komponente haben, ziehen wir dem Wort *Schichten-Modell* den Begriff *Stadien-Modell* vor.
Ein Beispiel soll dies illustrieren: Es dringt pathogene Wind-Kälte in die Oberfläche ein. Jetzt beginnt das *Wei Qi,* dagegen zu kämpfen und versucht, diese wieder über die Oberfläche zu eliminieren.
Es gibt mehrere Gründe, warum dies misslingen kann: Eine vorbestehende *Wei-Qi*-Schwäche, ein sehr starker pathogener Faktor oder auch eine Fehlbehandlung. Dadurch kann der pathogene Faktor tiefer eindringen: Vom *Tai-Yang*-Bereich geht er sehr oft in den *Shao-Yang*-Bereich, aber auch in den *Yang-Ming*-Bereich. Gerade bei Letzterem werden häufig Antibiotika eingesetzt, die durch ihre Kälte gelegentlich Milz- und Lungen-Energien schwächen. Dadurch kommt es nicht selten zu einem Übergang ins *Tai-Yin*-Stadium mit Erschöpfung, Diarrhö- und Infektneigung.
Die ersten drei Stadien *Tai Yang*, *Shao Yang* und *Yang Ming* sind Fülle-Muster. *Tai Yang* ist Fülle im Außen während *Yang Ming* die Fülle im Innen darstellt. Das *Shao Yang* ist ein Bereich dazwischen: Es bestehen noch Außensymptome, wie Frösteln. Aber der pathogene Faktor ist schon über die Oberfläche hinaus in Teile des Innen vorgedrungen, sodass wir auch Innen-Symptome finden.
Tai Yin und *Shao Yin* sind Leere-Muster, die nur das Innen betreffen; pathogene Faktoren spielen dabei eigentlich keine Rolle. Das letzte Stadium – *Jue Yin* – müsste eigentlich das tiefste und schwerwiegendste Bild darstellen. Es wird jedoch im *Shang Han Lun* als Mischbild dargestellt, in dem einige Bereiche des Körpers heiß, andere kalt sind. Auch Parasiten werden in diesem Stadium diskutiert.
▶ Tabelle 1.28

Vier-Ebenen-Modell

Die Vier-Ebenen-Theorie, gelegentlich auch das Vier-Schichten-Modell genannt, wurde in der Ming-Zeit (1368-1644 n.Chr.) und vor allem während der Qing-Dynastie (1644-1911 n.Chr.) entwickelt. Die Vier-Ebenen-Theorie wurde von Ye Tian Shi (1667–1746) in dem Werk *Wen Re Lun* (Behandlung von Wärme-Erkrankungen) erläutert. Es beschreibt eine Sequenz von akuten Fieber-Erkrankungen. Es sollte gleichsam den Unzulänglichkeiten des Sechs-Stadien-Modells abhelfen und dieses ergänzen, es jedoch nicht infrage stellen.
Das Sechs-Stadien-Modell des *Shang Han Lun* beschreibt die durch Kälte induzierten Erkrankungen. Es teilt diese in eine Abfolge von Erkrankungsformen ein, die auftreten können, wenn das pathogene Agens nicht rechtzeitig und in der richtigen Art und Weise eliminiert wird. Die Vier-Ebenen-Theorie hingegen befasst sich mit den durch Wärme und Hitze induzierten Störungen. Das Konzept wurde als *Wen Re Xue* (Schule der Warmen Krankheiten) bekannt. Nun konnte ein Arzt – je nach Symptomen und Zeichen des Patienten – die Erkrankung entweder nach dem Sechs-Stadien-Modell oder nach dem Vier-Schichten-Modell interpretieren.
Im Grunde stellt es eine Sequenz von Hitze-Mustern dar, die vier aufeinander folgende Stadien fiebriger Disharmonien beschreiben. Diese treten dabei auf vier verschieden tiefen Ebenen des Organismus auf. Diese Theorie beschreibt die Eindringtiefe, besonders von exogener Hitze.

Stadium/ Schicht	Symptome	Leitbahn	Ba Gang	Klassische Rezeptur
Tai Yang (Großes *Yang*)	Frösteln, Wind-, Kälteabneigung, evtl. Temperaturerhöhung, Naselaufen, Husten, Kopf-, Gliederschmerzen **Puls**: oberflächlich	Blase Dünndarm	Außen Fülle	*Ma Huang Tang* ▶ RG 1.1
Shao Yang (Kleines *Yang*, auch *Xiao Yang*)	Wechsel von Frösteln und Hitze, Druckgefühl im Oberbauch und an Rippenbögen, bitterer Mundgeschmack, Appetitlosigkeit, Brechreiz **Puls**: saitenförmig	Gallenblase *San Jiao*	halb Außen/ halb Innen Fülle	*Xiao Chai Hu Tang* ▶ RG 4.1
Yang Ming (Helles *Yang*)	Hitzegefühl, hohes Fieber, Durst, Unruhe, rotes Gesicht, Schwitzen, Reizbarkeit **Puls**: voll, beschleunigt	Magen Dickdarm	Innen Fülle	*Bai Hu Tang* ▶ RG 2.1
Tai Yin (Großes *Yin*)	Erschöpfung, Blässe, Völlegefühl, kein Durst, Appetitlosigkeit, Diarrhö, Infektneigung, **Puls**: kraftlos, langsam	Milz Lunge	Innen Leere	*Si Jun Zi Tang* ▶ RG 8.1
Shao Yin (Kleines *Yin*, auch *Xiao Yin*)	Erschöpfung, Schlafbedürfnis, kalte Gliedmaßen, Nachtschweiß, LWS-Beschwerden heller Urin, **Puls**: schwach, tief	Niere Herz	Innen Leere	*Jin Gui Shen Qi Wan* ▶ RG 8.4 *Zhen Wu Tang* ▶ RG 6.4
Jue Yin (Weichendes *Yin*/ Umkehr-*Yin*)	Kälte und Hitze, Kollaps, großer Durst, häufige Miktion, Hitze und Schmerz im Epigastrium Hunger, ohne essen zu können, Askariose **Puls**: verschwindend, tief oder oberflächlich	Leber Perikard	Innen gemischtes Muster: Zeichen von Kälte und *Yin*-Hitze, Dysbalance von *Yin* und *Yang*	*Dang Gui Si Ni Tang* ▶ RG 7.1 *Wu Mei Wan* ▶ RG 16

Tab. 1.28 Stadien-/Schichten-Modell

1. Wei

Die *Wei-Qi*-Ebene ist die Ebene der Abwehrenergie, die erste Verteidigungslinie des Körpers. Sie reguliert das Öffnen und Schließen der Poren und somit alles, was in den Körper an pathogenen Faktoren hineingelangen kann. Andersherum reguliert sie auch alles, was in Form von Schweiß oder pathogenen Faktoren aus dem Körper austreten kann.
Daher sind die Leitsymptome des *Wei Qi*-Mangels spontanes Schwitzen und Infektanfälligkeit. ▶ auch Indikationen Schwitzen und Infektanfälligkeit, Teil IV
Eine Erkrankung in der *Wei-Qi*-Ebene ist eine Außen-Störung, oft als Wind-Hitze bezeichnet. Typische Symptome sind Fieber, bei einer leichten Abneigung gegen Wind und Kälte, leichtes oder kein Schwitzen, Kopfschmerzen, oberflächlicher, beschleunigter Puls, gelber Zungenbelag, evtl. eine rote Zungenspitze. Im *Shang Han Lun* gibt es keine Entsprechung hierfür. Im Sinne der Acht Leitkriterien (*Ba Gang*) entspricht dies einer Fülle im Außen, zumeist einer Hitze in der Oberfläche.

2. Qi

Erkrankungen, die in der *Wei-Qi*-Ebene nicht vom Körper oder durch eine geeignete Therapie wieder eliminiert werden konnten, dringen eine Ebene tiefer in den *Qi*-Bereich vor. ▶ RG 1.2
Ein markantes Zeichen dieser zweiten Ebene ist Fieber ohne Kälte-Aversion. Dagegen sind Wind- und Kälte-Aversion eindeutige Zeichen einer Außen- oder Oberflächen-Störung.
Weiterhin sind Erkrankungen in der *Qi*-Ebene gekennzeichnet durch folgende Symptome: hohes Fieber, profuse Schweiße, Unruhe, Durst, gelber Zungenbelag, großer, voller, beschleunigter Puls. Dieses Bild entspricht in dem Sechs-Stadien-Modell nach dem *Shang Han Lun* dem Stadium *Yang Ming* (helles *Yang*). Dies entspricht einer Hitze im Innen. ▶ Anmerkung unter *Bai Hu Tan*, RG 2.1

3. Ying

Diese Energie wird auch Bauenergie oder konstruktive Energie genannt. Sie wird aus der Essenz der Nahrung, also aus Aspekten der geklärten Säfte gebildet und fließt in den Gefäßen. Sie wird als ein Aspekt des Blutes angesehen. Es gibt Störungen, in denen diese tiefere Schicht nicht ausreichend mit der Außen-Schicht des *Wei Qi* kommuniziert; dadurch wird diese unzureichend energetisch unterstützt. ▶ *Gui Zhi Tang*, RG 1.1 (bei dem eine solche *Wei-Ying*-Disharmonie besteht)

4. Blut

Das Blut (*Xue*) wird auch als Nährenergie bezeichnet. Nach der Vier-Ebenen-Theorie ist dies die tiefste und gravierendste Ebene. Das bedeutet auch, dass eine Erkrankung, die bis in die Blut-Ebene eingedrungen ist, als ernster und schwieriger zu behandeln gilt als eine, die „nur" bis in die *Qi*-Ebene vorgedrungen ist. Aus der klinischen Erfahrung kennen wir das, wenn wir an Hitze-Prozesse in der Blut-Ebene denken. Solche Erkrankungen können sich in Krankheitsbildern, wie einem Neurodermitis-Schub oder einer Colitis ulcerosa mit blutiger Diarrhö äußern. Da Hitze das Blut „aufwühlt", sind Blutungen ein typisches Zeichen dieser Störung.

Impfungen können wir ebenfalls als einen pathogenen Faktor ansehen, der direkt bis in die Blut-Ebene einbringt. Das pathogene Agens wird durch die Injektion an den Oberflächen-Energien des *Wei Qi* und auch der *Qi*-Ebene vorbei bis in die Tiefe der Blut-Ebene gebracht. Deshalb sind auch einige Therapeuten in der Chinesischen Medizin der Ansicht, dass bestimmte Erkrankungen, die mit dem Blut (*Xue*) zu tun haben, durch das häufige Impfen heutzutage zugenommen haben.

Energie-Ebene	Beschreibung	Therapie-Prinzip
Wei	Abwehr	Diaphorese, Schweiß-Induktion
Qi	Ebene der Funktionskreise	Hitze klären aus dem *Qi*-Bereich
Ying	Bauenergie	Harmonisieren von *Ying* und *Wei* – Innen und Außen
Blut	Nährenergie	Blut kühlen, Stasen zerteilen

Tab. 1.29 Vier Energie-Ebenen

2 Rationelle Diagnostik in der Chinesischen Medizin

Die Diagnostik leitet aus der beobachteten Erfahrung eine sinnvolle und effektive Behandlung ab. Diagnostik erhebt Daten, wertet sie als Informationen aus und formuliert so eine Beschreibung des Patientenzustandes in einer Sprache, die andere Therapeuten nachvollziehen und überprüfen können. Die Beschwerden und Symptome des Patienten bedürfen der Interpretation in einem System, das eine Einordnung, Zuordnung oder Messung erlaubt.
Die Diagnose führt dann zu Handlungen, die Leiden oder die Ursache der Beschwerden lindern oder beseitigen sollen..

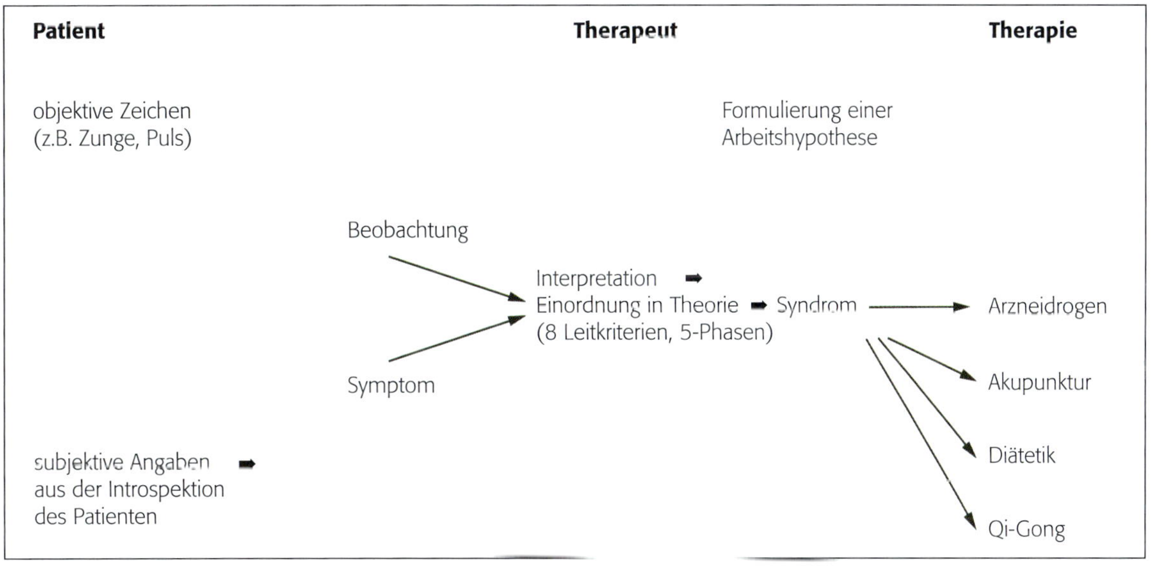

Abb. 2.1 Vorgehen bei der Diagnosestellung

2.1 Acht Leitkriterien (Ba Gang)

Die sogenannten acht Leitkriterien sind das wichtigste Ordnungsschema zur Zuordnung eines gestörten Gleichgewichts im Organismus nach einheitlichen Kriterien. Es ist dies die wichtigste theoretische Grundlage einer reproduzierbaren und objektivierbaren Diagnostik, ähnlich wie dies auch die westliche Medizin hervorgebracht hat. Dabei kann man jede Störung in ein aus drei Achsen bestehendes Koordinatenkreuz einordnen. Die drei wesentlichen Achsen sind die drei in Tabelle 2.1 genannten Gegensatzpaare, wobei *Yang* und *Yin* im Grunde die übergeordnete Hierarchieebene darstellt.

Man kann sich diese drei Achsen als die Koordinaten in einem dreidimensionalen Raum vorstellen. ▶ Abbildung 2.2

Die *Yin*/*Yang*-Ebene ist den anderen übergeordnet, d.h. die anderen Gegensatzpaare sind Gegensätze zueinander wie *Yin* und *Yang*. Außen ist in Bezug zu Innen *Yang* und das Innen entspricht *Yin*. Genauso entspricht Hitze *Yang* und Kälte *Yin*.

Dennoch ist jede dieser Achsen als von den anderen beiden unabhängig zu betrachten und zu diagnostizieren. Beispielsweise kann im Außen sowohl eine Hitze als auch eine Kälte auftreten. Im Innen können eine Fülle- oder auch eine Leere-Situation bestehen. Eine Leere wiederum kann sowohl ein Hitze- aber auch ein Kälte-Zustand sein. Für eine individuelle Therapie ist die genaue Erfassung des Patienten-Zustandes – seines energetischen Bildes oder Disharmoniemusters – eine ganz wesentliche Voraussetzung.

Zur Vereinfachung sehen wir uns einmal die Möglichkeiten von Fülle-Mangel und Hitze-Kälte in einem Diagramm genauer an ▶ Tabelle 2.2. In diesem Diagramm ist die dritte Achse Innen-Außen nicht berücksichtigt. Im Grunde kann sowohl eine Fülle-Situation im Innen oder im Außen bestehen als auch ein Mangel im Innen oder im Außen. Im Diagramm in sind bei den Fülle-Mustern Beispiele aus dem Außen-Bereich aufgeführt, für die Mangel-Zustände hingegen Hitze und Kälte im Innen-Bereich dargestellt. ▶ Abbildung 2.2

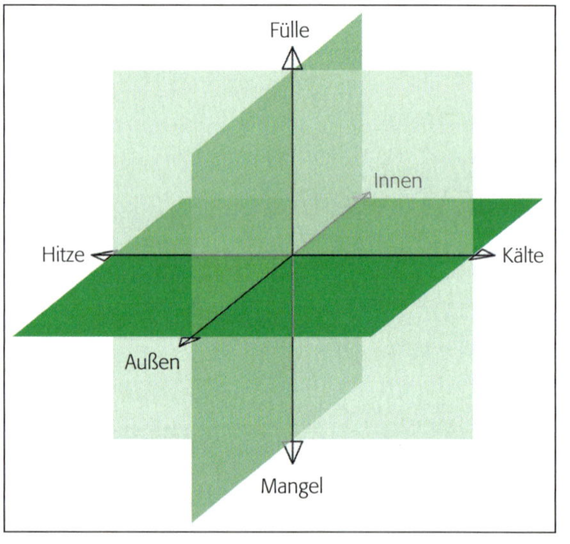

Abb. 2.2 Darstellung der drei Zuordnungskoordinaten

Yang (übergeordnete Ebene)	Fragestellung Antwort	Yin (übergeordnete Ebene)
Fülle Krankheitsauslösende Faktoren	**Wie viel?** Quantität der Störung	**Leere** Mangel der systemeigenen Energie (*Qi*, *Yang*, Blut oder *Yin*)
Hitze Übersteigerung der Dynamik	**Wie?** Qualität der Störung	**Kälte** Verminderung der Dynamik
Außen Haut, Sehnen, Muskeln, Leitbahnen	**Wo?** Lokalisation der Störung	**Innen** Innere Organe bzw. Funktionskreise

Tab. 2.1 Die acht Leitkriterien (*Ba Gang*)

		Fülle		
		Fülle-Kälte	**Hitze-Fülle**	
	Syndrom	Wind-Kälte im Außen	Wind-Hitze im Außen	
	Symptome	Wind-Abneigung, Frösteln, Blässe, Ruhebedürfnis, Kopf-, Gliederschmerzen, kein Durst	Wind-Abneigung, Hitzegefühl, Unruhe, Durst	
	Befunde	verstopfte, laufende Nase, wässrige Sekrete, kein Schweiß, kein Durst	gelbliches Sekret, Durst	
	ZB	dick, weiß	gelblich	
	ZK	unauffällig, da Störung im Außen, das Innen ist nicht betroffen	unauffällig, wenn das Innen noch nicht betroffen ist	
	Puls	oberflächlich (*fu*), überschüssig (*shi*),, langsam (*chi*)	oberflächlich (*fu*), überschüssig (*shi*), schnell (*shuo*), beschleunigt	
	Arzneigruppe	1.1, z.B. *Ma Huang* (Ephedrae Herba), *Gui Zhi* (Cinnamomi Ramulus)	1.2, z.B. *Chai Hu* (Bupleuri Radix), *Ju Hua* (Chrysanthemi Flos)	
	Rezeptur	*Ma Huang Tang* (Ephedrae Herba Dekokt	*Sang Ju Yin* (Mori Folium und Chrysanthemi Flos Dekokt)	
	Akupunktur	Di 4 *Hegu*, SJ 5 *Waiguan*, Lu 7 *Lieque*, Lu 1 *Zhongfu* (Schröpfen)	Di 11 *Quchi*, Du 14 *Dazhui*, Lu 11 *Shaoshang* (evtl. bluten lassen)	
	Syndrom	z.B. Milz-*Yang*-Mangel (Kälte im Inneren)	*Yin*-Mangel (Leere-Hitze)	
Kälte	**Symptome**	inneres Kältegefühl, Durchfall, heller, reichlicher Urin, kein Durst	Hitzegefühl, Nachmittagsfieber, kalte Extremitäten Flush, heiße Extremitäten, Obstipation, konzentrierter Urin, Mund und Kehle trocken, Durst	**Hitze**
	Psyche	Erschöpfung, Antrieblosigkeit	Unruhe, schlaflos	
	Befunde	Blässe, Gedunsenheit	Gesichtsröte, Trockenheit (Haut, Schleimhaut), Nachtschweiß	
	ZB	feucht, weißlich, dick	trocken, vermindert	
	ZK	blass, gedunsen, Zahneindrücke	rot, geschrumpft, rissig	
	Puls	tief (*chen*), leer (*xu*), schwach (*ruo*), langsam (*chi*)	dünn (*xi*), schnell (*shuo*), tief (*chen*) oder oberflächlich (*fu*): Leere-Hitze kommt an die Oberfläche	
	Arzneigruppe	12.1 und 12.3 z.B. *Ren Shen* (Ginseng Radix et Rhizoma); 11, z.B. *Fu Zi* (Aconiti Lateralis Radix Praeparata)	12.2 und 12.4, z.B. *Shu Di Huang* (Rehmanniae Radix Praeparata)	
	Rezeptur	*Si Jun Zi Tang* (Vier Gentlemen Dekokt) und *Li Zhong Wan* (Pille, die die Mitte reguliert)	*Liu Wei Di Huang Wan* (Sechs Bestandteile Pille mit Rehmanniae Radix Praeparata)	
	Akupunktur	Bl 20 *Pishu*, Bl 23 *Shenshu*, Ma 36 *Zusanli*, Ren 6 *Qihai*, Mi 6 *Sanyinjiao* (Moxa empfohlen)	Ni 6 *Zhaohai* oder Ni 7 *Fuliu*, Le 8 *Ququan*, Le 2 *Xingjian*, Mi 6 *Sanyinjiao*	
		Mangel-Kälte-(Yang-Mangel)	**Mangel-Hitze (Yin-Mangel)**	
		Mangel		

Tab. 2.2 Vereinfachte Darstellung des Vorgehens bei Fülle und Mangel sowie Hitze und Kälte

2.2 Vier Schritte der Diagnostik

Die nachfolgenden Diagnostikverfahren werden bereits im 1. Jahrhundert n. Chr. im *Nan Jing* in der „Schwierigkeit 61“ erwähnt. Sicher waren sie aber schon vorher verbreitet und Teil des ärztlichen Vorgehens.

Sehen (Inspektion)

Bereits mit dem Betreten des Sprechzimmers beginnt der Therapeut auf die Art der Bewegungen, die Körperhaltung sowie den Körpertyp des Patienten zu achten. Sind die Bewegungen des Patienten langsam und schwer oder schnell und hektisch? Ist der Tonus der Körperhaltung eher schlaff oder im Gegenteil, sehr gespannt? Ferner ist das Aussehen der Haut von Bedeutung. Ebenso wichtig sind die Augen; strahlen die Augen: leuchtet aus ihnen Kraft, Geist und Glanz hervor oder ist der Blick trüb, ohne inneres Leuchten? Dies gibt direkt Auskunft über den Zustand des *Shen* (Geist) als Ausdruck des Zustands der Gesamtpersönlichkeit.

Gesichtsfarbe und ihre Interpretation

Von besonderer Bedeutung ist der Gesichtsteint: Besteht eine Gesichtsblässe oder eine Rötung des Gesichts? Ist das Aussehen fahl, blass und glanzlos? Der Gesichtsteint gibt dem Therapeuten wichtige Informationen zum Zustand von *Qi*, Blut, *Yin* und *Yang* sowie Disharmonien der Funktionskreise. ▶ Tabelle 2.3

Zungendiagnose

Als wichtiger Teil des Sehens ist die systematische Betrachtung des Zungenkörpers und des Zungenbelages von übergeordneter Bedeutung.

Topographie Die Abbildung 2.3 zeigt die Topographische Zuordnung am Zungenkörper.

Zungenbelag (ZB)

Bedeutung Gibt eher Auskunft über das Vorhandensein von pathogenen Faktoren und zeigt den Zustand der Körper-Säfte einschließlich Schleimbelastungen an.

Farbe

- *Weißlich* Wind-Kälte im Außen; Kälte im Inneren, dann in Kombination mit blassem ZK.
- *Gelblich* Wind-Hitze im Außen; Hitze im Inneren, dann in Kombination mit rotem ZK.

Lokalisation Mehr in der Mitte, z.B. klebriger Belag nur in der Mitte der Zunge weist auf Störung in Milz-Magen mit Schleimbelastung hin.

Beschaffenheit

- *Feucht* Eine gewisse Feuchtigkeit ist normal und zeigt an, dass die Säfte ausreichend sind. Bei zu feuchtem Belag zeigt sich daran dann eine Feuchtigkeit-Belastung. Dies geht oft mit zusätzlichen Zahneindrücken einher.
- *Klebrig* Schleim
- *Trocken* Verminderte Säfte, Blut-Mangel, *Yin*-Mangel, exogene Trockenheit

Zungenkörper (ZK)

Bedeutung Spiegelt besonders das Innen des Organismus im Sinne der acht Leitkriterien wider

Farbe

- *Blass* Kälte im Inneren, *Yang*-Mangel, *Qi*-Mangel, Blut-Mangel
- *Rot* Fülle-Hitze im Inneren; Leere-Hitze bei *Yin*-Mangel
- *Livide* Blut-Stase

Form

- Ist der ZK gedunsen oder zeigt Zahneindrücke: Milz-*Qi*-Mangel mit Feuchtigkeit
- Ist der ZK geschrumpft: Blut-*Yin*-Mangel oder verminderte Säfte
- Sind die Zungenränder geschwollen: *Qi*-Stagnation im Funktionskreis Leber

Beschaffenheit

- *Risse* Blut-*Yin*-Mangel, verminderte Säfte
- *Starre* Blut-Mangel, Leber-*Qi*-Stagnation, Hitze
- *Zittern* Leber-*Qi*-Stagnation, aufsteigendes Leber-*Yang*, Leber-Wind
- *Hämangiome, Staseflecken* Blut-Stase

Weiß, blass	*Qi*-Mangel, *Yang*-Mangel, Blut-Mangel, Kälte im Außen oder Innen
Gelb	Hitze, Feuchtigkeit (gelb-orange: Hitze-Feuchtigkeit = *Yang*-Gelbsucht; gelb-grün: Kälte-Feuchtigkeit = *Yin*-Gelbsucht)
Rot	Hitze im Außen oder Innen, auch Leere-Hitze bei *Yin*-Mangel
Qing*	Leber-Disharmonie, Stagnation; bei livider Tönung Blut-Stase
Schwarz	Nieren-Affektion

* Ursprünglich bedeutet *Qing* die Farbe, die Drachenschuppen aufweisen. Im Chinesischen meint man damit eine Farbe von blaugrün bis ins Violett hineingehend.

Tab. 2.3 Interpretation der Gesichtsfarbe

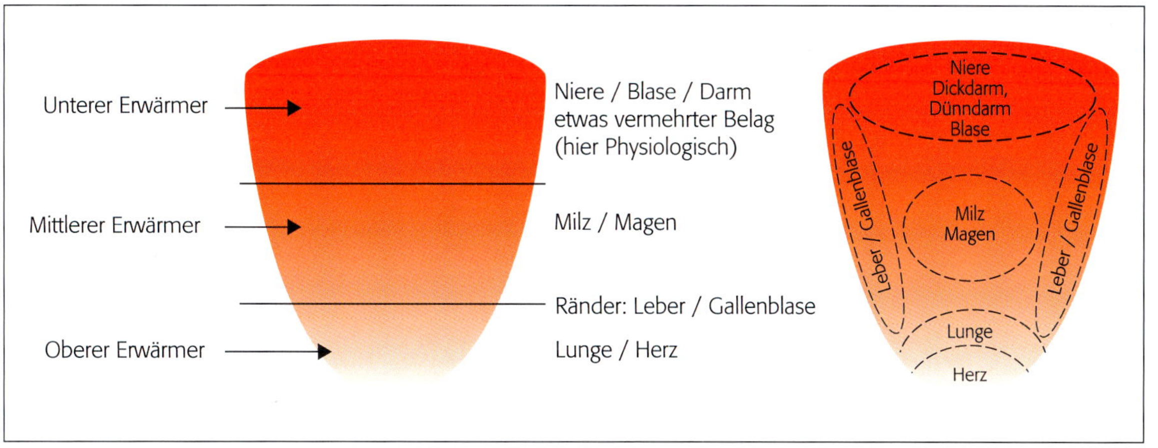

Abb. 2.3 Topographie des Zungenkörpers

Stärke der Zungendiagnostik Die Zunge erlaubt besonders bezüglich folgender Kriterien sehr zuverlässige Rückschlüsse:

Außen-Innen Ist nur die Oberfläche betroffen, weist nur der ZB Veränderungen auf, nicht aber der ZK. Ist das Körperinnere betroffen, zeigen sich auch Veränderungen des ZK.

Hitze-Kälte Bei der Unterscheidung und Diagnose von Hitze und Kälte ist der ZK wohl das wichtigste objektive Kriterium. Hitze und Kälte werden sehr zuverlässig vom ZK abgebildet. Bei Hitze ist der ZK rot und der ZB gelb, bei Kälte ist der ZK blass und der ZB weißlich. Sind es Außen-Störungen, bei denen die pathogenen Faktoren Hitze bzw. Kälte nur in der Oberfläche sitzen, dann sind lediglich die genannten Veränderungen am ZB zu erwarten.

Schleim Typisches Zeichen für Schleim ist ein klebriger, dicker ZB.

Feuchtigkeit Bei Feuchtigkeit ist der ZK gedunsen. Wenn ausgeprägte Feuchtigkeit besteht, zeigen sich Zahneindrücke (ZE); der ZB ist dann sehr feucht und oft verdickt.

Yin-Mangel Eine „Spiegelzunge", dies ist ein roter, geschrumpfter, rissiger ZK mit fehlendem Belag, ist typisch für einen *Yin*-Mangel.

Blut-Stase Diese zeigt sich in einem lividen ZK. Man sollte auch auf gestaute Zungengrundvenen achten und auf Hämangiome (Staseflecken), die oft an den Zungenrändern auftreten können.

Schwäche der Zungendiagnostik Die Schwäche der Zungendiagnostik liegt in der Achse Fülle – Leere ▶ Abbildung 2.2. Hier eine sichere Unterscheidung zu treffen, bedarf weiterer Verfahren, wie der Puls- und Bauchdiagnostik, die gerade diese Unterscheidung sehr gut ermöglichen.

Anmerkung

Der Patient darf die Zunge nicht mit zu viel Anstrengung herausstrecken, da sich sonst die Zungenform verändert. Die Zunge muss entspannt und nur mittelmäßig weit gezeigt werden. Auch sollte man bei längerem Betrachten den Patienten die Zunge zwischendurch wieder hineinnehmen lassen, damit sie sich entspannt, da auch sonst Veränderungen der Farbe vorgetäuscht werden können.

Am besten ist die Betrachtung am Fenster bei Tageslicht durchzuführen. Kunstlicht kann den ZK evtl. bläulicher, livider erscheinen lassen als er tatsächlich ist und so eine Blut-Stase vortäuschen. Ein blasser ZK, wie bei einem *Qi*- und Blut-Mangel, scheint auch häufig etwas livide zu sein. Im Zweifel betrachte man die Zungengrundvenen. Sind diese gestaut, liegt eine Blut-Stase vor. Ansonsten ist die Blut-Stase sehr verlässlich über die Hara-Diagnostik erfassbar ▶ S. 73.

Hören und Riechen

Hierzu zählt zunächst das Hören der Stimme. Ist diese laut oder leise? Ist der Redefluss schnell oder langsam? Geräusche des Körpers sind zu beachten, wie vermehrte Darmgeräusche, geräuschvolle Atmung oder die Art eines Hustens. Die Auskultation gehört im weiteren Sinne in diese Art der Untersuchung. Die Hara-Diagnostik führt noch zusätzlich eine Bauchdeckenperkussion durch und achtet dabei auf bestimmte Bauchgeräusche, wie ein Plätschern im Epigastrium auf leichtes Beklopfen.

Auch der Geruchssinn ist von großer Bedeutung, obwohl dies in der Medizin heute immer weniger eine Rolle spielt. Der Körpergeruch insgesamt, aber auch die Ausscheidungen Urin, Stuhl und Schweiß werden beachtet und interpretiert. Es werden ein übler, fauliger Geruch, vergleichbar mit faulen Eiern (dies wird als Hitze-Zeichen gedeutet) und ein eher scharfer, beißender Geruch, wie ein Bleichmittel (spricht für Kälte- und Leere-Erkrankungen) unterschieden. Ein übler Mundgeruch tritt häufig bei Magen-Hitze auf.

Tasten (Palpation)

Besonders die Puls-Tastung im traditionellen Sinne ist von wesentlicher Bedeutung. Auch das Tasten der Leitbahnen und der Akupunkturpunkte ergibt wertvolle Zeichen. Besonders die sogenannten Alarmpunkte (*Mu*-Punkte der vorderen Rumpfseite) und die Zustimmungspunkte (*Shu*-Punkte auf dem inneren Ast der Blasen-Leitbahn) geben oft sehr wertvolle Hinweise bei der Zuordnung zu den entsprechenden Funktionskreisen. Zu Beginn des Erlernens der Pulsdiagnose kann es sinnvoll sein, entsprechend der acht Leitkriterien auf die folgenden Kriterien zu achten:

Pulsdiagnostik

Quantität (Kraft)

Fülle Der Fülle-Puls ist überschüssig (*shi*), als Tastempfindung sehr kräftig.

Leere Dieser Puls ist leer (*xu*), schwach (*ruo*), als Tastempfindung leicht unterdrückbar.

Frequenz

Schnell Der schnelle Puls (*shuo*) deutet auf Hitze-Zustände hin.

Verlangsamt Der verlangsamte Puls (*chi*) deutet auf Kälte-Zustände hin.

Qualität

Dünn Ein dünner, fadenförmiger Puls (*xi*) deutet auf eine Leere von den Säften *Yin* und Blut hin. Das Gefäßsystem enthält wenig Volumen.

Saitenförmig Ein saitenförmiger Puls (*xian*) hat eine harte, gespannte Qualität, wie eine gespannte Gitarrensaite. Der saitenförmige Puls deutet auf *Qi*-Stagnation und Schmerzen hin.

Schlüpfrig Ein schlüpfriger Puls (*hua*) fühlt sich rund und rollend an. Er deutet auf Nahrungsstagnation, Schleim und Feuchtigkeit an. Ebenfalls kann ein schlüpfriger Puls auf eine Schwangerschaft hindeuten.

Lokalisation (Tiefe) – Außen und Innen

Außen-Pulse Der Puls bei Invasion von pathogenen Faktoren im Außen ist „schwebend", oberflächlich (*fu*), d.h. an der Oberfläche bei bereits leichter Auflage der tastenden Fingerkuppen fühlbar.

Tiefe Pulse Der tiefe Puls (*chen*), der erst bei stärkerem Andruck in den tieferen Ebenen tastbar wird, weist auf eine Störung im Inneren hin.

Pulsqualität

Die Tabelle 2.4 gibt einen vergleichenden Überblick über die Pulsqualitäten.

Pulsqualität	Pinyin	Aussage	Bedeutung
Überschüssig	*shi*	Kraft	Fülle, Exzess
Leer	*xu*		Leere von *Qi* und/oder Blut
Schwach	*ruo*		Leere-Zustände von *Qi*, *Yang* und/oder Blut
Langsam	*chi*	Frequenz	Kälte, *Qi*-Mangel, *Yang*-Mangel
Schnell	*shuo*		Fülle-Hitze, sogenannte Leere-Hitze bei *Yin*-Mangel
Oberflächlich (= schwebend)	*fu*	Tiefe	Pathogene Faktoren im Außen (Ausnahme: *Yin*-Mangel)*
Tief	*chen*		Störung und meist Schwäche im Inneren
Groß	*da*	Volumen	Fülle, Hitze
Dünn (gel. auch ‚fadenförmig' bezeichnet)	*xi*		Blut-, *Yin*- oder Säfte-Mangel
Saitenförmig (gel. auch ‚drahtig' bezeichnet)	*xian*	Form/ Qualität	Stagnation, Stase, Schmerz, Schleim, Wind
Schlüpfrig	*hua*		Feuchtigkeit, Schleim, Nahrungsstagnation, Schwangerschaft
Rau	*se*		Blut-Stase, Stagnation, Schmerz
Gespannt	*jin*		Stagnation
Regelmäßig aussetzend	*dai*	Regelmäßig-keit	Herz-*Qi*-Stagnationen und andere Herz- und Perikard-Pathologien
Schnell und unterbrochen	*cu*		Herz-Blut- und -*Yin*-Mangel
Langsam und unterbrochen	*jie*		Herz-*Yang*-Mangel

* Bei einem *Yin*-Mangel kann das *Yang* an die Oberfläche kommen und einen oberflächlichen Puls bedingen.

Tab. 2.4 Pulsqualitäten

Befragung (Anamnese)

Bei der Anamneseerhebung ist zunächst eine offene Frageform sinnvoll, worauf der Patient zunächst in eigenen Worten seine Hauptbeschwerden darstellt. Danach ist ein standardisiertes Abfragen bestimmter Zeichen und Symptome wichtig. Im Übrigen gab es im langen Verlauf der Geschichte viele klassische Varianten, welche Fragen ein Arzt zu stellen hatte.

Trotz all dieser sehr an unser wissenschaftlich-westliches Denken und Vorgehen erinnerndes Diagnostik-Schema darf nicht vergessen werden, dass eine Diagnose im Sinne der Chinesischen Medizin mehr ist als die Summe der einzelnen Informationen. Es reicht nicht aus, die einzelnen Bausteine der Untersuchung und Befragung wie Einzelteile aneinanderzureihen, aus denen sich automatisch die richtige energetische Einschätzung eines Patienten und seines Disharmoniemusters ergibt. Vielmehr kommt eine intuitive Komponente dazu, die unter Berücksichtigung dieser Einzelinformationen und eines ganzheitlichen, fühlenden Erfassens der Gesamtpersönlichkeit des Patienten und dessen grundsätzlichem und auch derzeitigem Lebensthema zu einer Gesamtdiagnose kommt. Zudem besteht die Kunst im Abwägen der Wichtigkeit bei sich einander scheinbar oder sogar tatsächlich widersprechenden Symptomen und Zeichen. In Japan wird nicht selten eine Rezeptur als Bild benutzt, um ein Disharmoniemuster eines Patienten sehr treffend zu beschreiben. Da in den verschiedenen Rezepturen die ganz unterschiedlichen, z.T. sehr komplexen Disharmoniemuster in Form einer therapeutischen Antwort auf eben diese Störung erfasst und enthalten sind, leuchtet es ein, dass es unter Therapeuten effizienter und auch bildlicher ist, das Muster eines Patienten nicht mit der Aufzählung aller einzelnen gegebenen Symptome und Syndrome, sondern der dazu passenden klassischen Rezeptur zu benennen.

Symptominterpretation

Bei der Befragung können die verschiedenen Symptome grob nach den Fünf Phasen erfragt werden, damit man selbst einem bestimmten Schema leichter folgen kann und so nichts vergisst. Dabei ist aber zu berücksichtigen, dass viele Symptome nicht zwangsläufig von vornherein einem Element oder einer Störung zugeordnet werden können. Gerade die Verlockung, ein gegebenes Symptom eindeutig mit einem Syndrom oder Element zu assoziieren, führt oft zu Fehleinschätzungen.

Die Tabelle 2.5 zeigt anhand von drei Beispielen, dass ein Symptom vieles bedeuten kann. Allgemeines Kältegefühl, Schwindel und Erschöpfung sind drei von vielen Patienten subjektiv empfundene Beschwerden. Diese können jedoch bei verschiedenen Personen durch unterschiedliche Mechanismen entstehen. Das heißt: Nur das Erfassen der Symptome plus der objektiven Zeichen erlaubt eine exakte Zuordnung der Symptome zu einem Syndrom oder Disharmoniemuster.

Bei einer energetischen Schwäche in einem Funktionskreis werden bei einem Patienten natürlich nicht alle Symptome auftreten, nicht selten sogar nur eins oder zwei. Dennoch kann dies bereits ein Hinweis für eine energetische Störung in diesem Bereich sein. Es ist auch sinnvoll, nach verschiedenen Aspekten oder ähnlichen Möglichkeiten zu fragen, damit sich der Patient so exakt wie möglich ausdrücken kann. So zielen z.B. Fragen nach einer Schwäche, einem Kältegefühl und/oder Schmerzen im Bereich der

Symptom	Syndrom, pathogener Faktor	Mechanismus	Typische Befunde
Kältegefühl	Wind-Kälte im Außen	Kälte ist in die Oberfläche eingedrungen	ZK: ohne Befund; Puls: oberflächlich (*fu*)
	Kälte im Inneren (z.B. Nieren-*Yang*-Mangel)	Durch *Yang*-Mangel fehlt dem Körper das wärmende Prinzip	ZK: blass; Puls: tief (*chen*)
	Leber-*Qi*-Stagnation	Durch Stagnation und Einschnürung fließt die Energie nicht mehr in die Peripherie: kalte Extremitäten	ZK: Ränder rot; Puls: saitenförmig (*xian*)
Schwindel	*Yang*-*Qi*-Mangel	Das klare *Yang* versorgt nicht den Kopf	ZK: blass, gedunsen
	Blut-Mangel	Blut nährt Gleichgewichtsorgan unzureichend	ZK: blass, geschrumpft
	Schleim	Schleim blockiert Aufsteigen des klaren *Yang* zum Kopf	ZB: klebrig, schleimig
	Nieren-*Yin*-Mangel	Niere nährt Ohr und Gehirn unzureichend	ZK: rot, trocken
Erschöpfung	Milz-*Qi*-Mangel	Energie wird von der Milz nicht genügend bereitgestellt, phlegmatisch	ZK: blass, gedunsen
	Blut-Mangel	Ernährung der Organe unzureichend, unruhig, „nervöse Erschöpfung"	ZK: blass, geschrumpft
	Leber-*Qi*-Stagnation	Energien fließen nicht frei, sind blockiert, dadurch Erschöpfung, frustriert	ZK: Ränder rot; Puls saitenförmig (*xian*)

Tab. 2.5 Mechanismen bei der Entstehung von Symptomen am Beispiel von Kältegefühl, Schwindel und Erschöpfung

unteren Lendenwirbelsäule in die gleiche Richtung, jedoch in leicht verschiedener Betonung und Nuancierung.

Befragungsschema

Im Laufe der Geschichte wurden von verschiedenen Autoren verschiedene Frageschemata entwickelt. Die folgende Zusammenstellung fasst die wichtigsten Bereiche für die Anamnese zusammen:

- Erschöpfung
- Temperaturempfinden
- Stuhlgang
- Appetit und Durst
- Infektneigung
- Schwitzen
- Haut
- Schmerzen (Kopfschmerzen, Bewegungsapparat)
- Schwindel
- Miktion
- LWS-Beschwerden (Schwäche, Kälte, Schmerz)
- Augen
- Mens
- Gefühlsleben, vorherrschende Stimmungen
- Schlaf
- Palpitationen
- Nachtschweiß

Wichtig ist, wie die Beschwerden angefangen haben; begannen sie plötzlich oder allmählich? Was war in jener Zeit los, welche Auslöser oder pathogene Faktoren können eine Rolle gespielt haben? Hilfreich ist auch die Frage, was oder welche äußeren (klimatischen) oder inneren (emotionalen) Bedingungen die Beschwerden verschlechtern oder bessern können. Erfragt werden sollten auch bereits stattgefundene Behandlungen, Medikamenteneinnahme, die allgemeine persönliche, evtl. auch die Familien-Vorgeschichte. Sehr wichtig ist auch zu wissen, in welchen Lebensumständen ein Patient lebt und welchen Belastungen und Einflüssen er durch seine Umgebung und Umwelt ausgesetzt ist. Dazu zählen vor allem die Arbeitssituation (Stress, Computer-Arbeit, Spannungen mit Kollegen) und persönliche Beziehungen. Die Lebensweise, wie Ernährung, Gebrauch von Genussmitteln (Tabak, Alkohol, Kaffee, Drogen), und das Schlafverhalten sind zu erfragen.

2.3 Exkurs Hara-Diagnose

Die Bauchdiagnose, auch Hara-Diagnose genannt, ist eine Besonderheit, die sich ab dem 4. bis 6. Jahrhundert n. Chr. in Japan aus der Chinesischen Medizin entwickelt hat. Über die Zeiten hinweg hat sich in Japan eine eigenständige Linie der chinesischen Medizintradition herausgebildet, die im Großen und Ganzen der chinesischen Tradition sehr ähnlich ist, aber in vielen Details doch sehr interessante eigene Züge aufweist. Im Japanischen wird sie „Kampo-Medizin" genannt, was so viel heißt wie „chinesische Technik".

Besonderheiten der Kampo-Medizin sind spezielle Akupunkturnadeln und Nadeltechniken. In der diagnostischen Bedeutung steht an erster Stelle die Bauchdiagnostik, dann die Puls- und erst zuletzt die Zungendiagnostik. In China steht meist die Zungendiagnostik im Vordergrund. Weitere Besonderheiten der Kampo-Medizin sind andere Dosierungen der Arzneimittel sowie eine sehr starke Anlehnung an das *Shang Han Lun*, somit an die sehr alte und ursprüngliche Lehre der chinesischen Medizin aus der *Han*-Zeit.

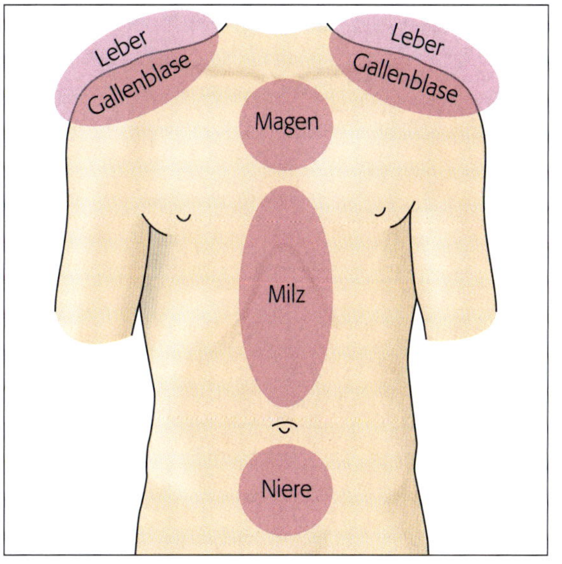

Abb. 2.4 Abbildung der Funktionskreise auf der Bauchdecke

Vorteile und Stärken der Hara-Diagnose

Sie stellt ein weiteres Standbein für unsere Diagnose dar. Somit erhalten wir neben der Zungen- und Pulsdiagnose noch ein weiteres objektives Diagnostikwerkzeug, das unsere anderen diagnostischen Möglichkeiten erweitert. Besonders bezüglich Fülle-Leere bietet die Bauchdeckenspannung wertvolle Hinweise, wohingegen die Zungendiagnostik bezüglich Hitze-Kälte die besseren und sicheren Rückschlüsse erlaubt.

Außerdem zeigt das *Oketsu*-Zeichen ▶ S. 75 im Zweifelsfall eine Blut-Stase an. Denn ein Zungenkörper bei einer Blut-Leere ist blass und dadurch vom Farbton häufig etwas livide erscheinend. Somit kann es mitunter schwierig sein, eine Blut-Stase eindeutig zu beurteilen.

Kriterien der Untersuchung

Topographische Entsprechung

In Analogie zur Zungentopographie ▶ Abbildung 2.3 bilden sich auch auf der Bauchdecke die Funktionskreise ab. ▶ Abbildung 2.4.

Hitze und Kälte

Der erste Schritt besteht in der leichten, oberflächlichen Betastung der Haut auf Temperaturunterschiede. Dies ergibt Aufschluss über auffallend kalte oder warme Hautareale. Besonders Kälte ist auf diese Weise gelegentlich im Mittleren oder Unteren zu ermitteln.

Fülle und Leere

Die Bauchdeckenspannung, die durch den Muskeltonus bestimmt wird, entspricht dem generellen energetischen Zustand im Sinne von Fülle-Leere. Eine erhöhte Bauchdeckenspannung zeigt eine Fülle-Situation an, ein deutlich erniedrigter, schlafferer Tonus eine Leere. In jüngerer Zeit hat man ein Schema zur semi-quantitativen Beschreibung der Bauchspannung entwickelt ▶ Tabelle 2.6. Dabei gibt man den Gesamtonus der Bauchdecke auf einer Skala in Fünfteln an:

- Die maximale Spannung, die eine maximale Fülle des Patienten anzeigt, wird 5/5 genannt.
- Eine 3/5 Spannung ist ein mittlerer Bereich, wie er beim Gesunden vorliegt.
- Eine äußerst schlaffe Bauchdecke, die kaum einen Tonus aufweist und somit eine extreme Mangel-Situation darstellt, wird mit 1/5 bezeichnet.

Mangel	Leichter Mangel	Normal	Leichte Fülle	Fülle
1/5	2/5	3/5	4/5	5/5

Tab. 2.6 Energetischer Zustand entsprechend der Bauchdeckenspannung

Pathologien

Kyo Kyo Kuman

Dieses Zeichen benennt eine vermehrte Spannung und/oder Druckschmerzhaftigkeit an den Rippenbögen (Hypochondrium). ▶ Abbildung 2.5.

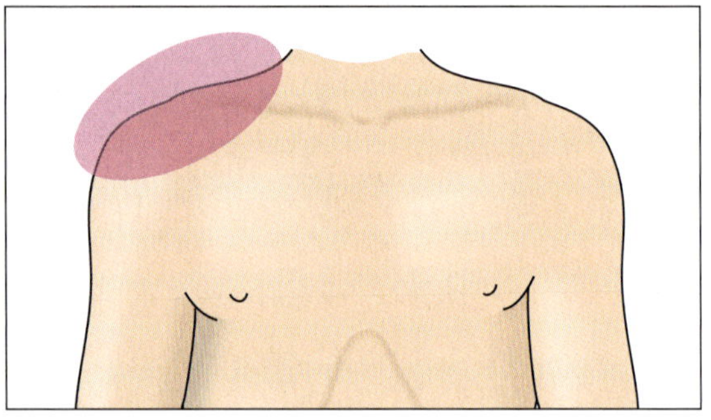

Abb. 2.5 *Kyo Kyo Kuman*

Diagnostik *Kyo Kyo Kuman* weist auf eine Leber-*Qi*-Stagnation hin.

Therapiestrategie *Qi* regulieren und stagniertes *Qi* in Fluss bringen

Arzneitherapie Eine solche Druckempfindlichkeit am Rippenbogen ist in der japanischen Kampo-Medizin hinweisend auf die Indikation von dem großen Spektrum der Rezepturen mit *Chai Hu* (Bupleuri Radix), z.B.

- *Xiao Chai Hu Tang* (Kleines Bupleuri Radix Dekokt) ▶ RG 4.1
- *Da Chai Hu Tang* (Größeres Bupleuri Radix Dekokt ▶ RG 4.1
- *Chai Hu Jia Long Gu Mu Li Tang* (Bupleuri Radix, Fossilia Ossis Mastodi und Ostreae Concha Dekokt) ▶ RG 12.2

Shin Ka Hi Kou

Dies sind druckdolente, palpable Resistenzen im Epigastrium. ▶ Abbildung 2.6

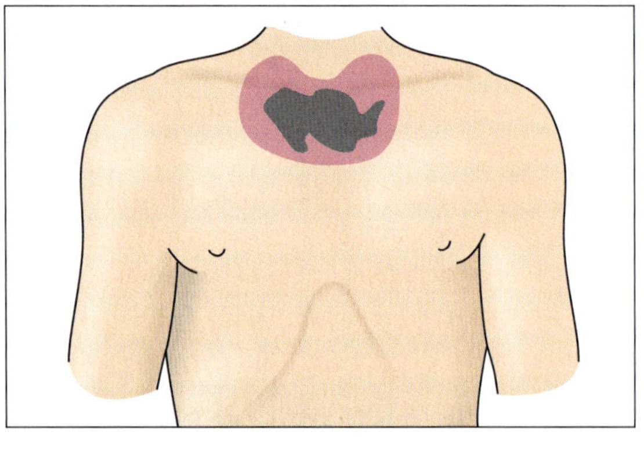

Abb. 2.6 *Shin Ka Hi Kou*

Diagnostik Sie sind hinweisend auf Magen-*Qi*-Stagnation, Magen-Kälte, Nahrungsretention, Schleimblockaden im Mittleren Erwärmer, Hitze im Magen.

Therapiestrategie Stagnation lösen, Schleim transformieren und ggfs. bei Kälte wärmen bzw. vorhandene Hitze klären

Arzneitherapie Je nach Ursache der Stagnation bieten sich verschiedene Rezepturen an, etwa bei

Qi-Stagnation und oder Schleimblockaden Rezepturen mit *Chen Pi* (Citri Reticulatae Pericarpium), z.B. *Er Chen Tang* (Zweifach behandeltes Dekokt) ▶ RG 14.1 oder *Liu Jun Zi Tang* (Sechs Gentlemen Dekokt) ▶ RG 8.2

Schleim Rezepturen mit *Zhi Ban Xia* (Pinelliae Rhizoma Praeparatum), z.B. in *Er Chen Tang* (Zweifach behandeltes Dekokt) ▶ RG 14.1 oder *Liu Jun Zi Tang* (Sechs Gentlemen Dekokt) ▶ RG 8.2

Kälte Rezepturen mit *Gan Jiang* (Zingiberis Rhizoma), z.B. *Li Zhong Wan* (Pille, die die Mitte reguliert) ▶ RG 7.2

Hitze-Feuchtigkeit Rezepturen mit *Huang Qin* (Scutellariae Radix), z.B. *Xiao Chai Hu Tang* (Kleines Bupleuri Radix Dekokt) ▶ RG 4.1

Rebellierendem Lungen- oder Magen-Qi Rezepturen mit *Hou Po* (Magnoliae Officinalis Cortex), z.B. *Ban Xia Hou Po Tang* (Pinelliae Rhizoma und Magnoliae Officinalis Cortex Dekokt) ▶ RG 9.1

Shin Sui On

Shin Sui On bezeichnet ein bei einer vorsichtigen Bauchperkussion ausgelöstes Plätschergeräusch im Oberbauch. ▶ Abbildung 2.7

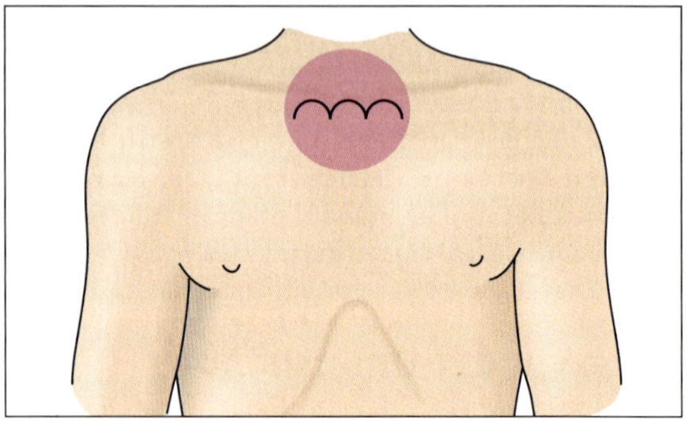

Abb. 2.7 *Shin Sui On*

Diagnostik Hinweis für Feuchtigkeit-Belastung im Mittleren Erwärmer

Therapiestrategie Feuchtigkeit drainieren und transformieren, ggfs. auch die Mitte tonisieren

Arzneitherapie Einzelarzneien sind z.B. *Fu Ling* (Poria), *Ze Xie* (Alismatis Rhizoma) oder *Zhu Ling* (Polyporus).

Geeignete Rezepturen sind

- *Si Jun Zi Tang* (Vier Gentlemen Dekokt) ▶ RG 8.2
- *Zhen Wu Tang* (Dekokt des wahren Kriegers) ▶ RG 6.4

Vermehrte Spannung der Musculi recti abdomini

Gelegentlich ist dies ein Hinweis auf eine konstitutionelle Schwäche. ▶ Abbildung 2.8

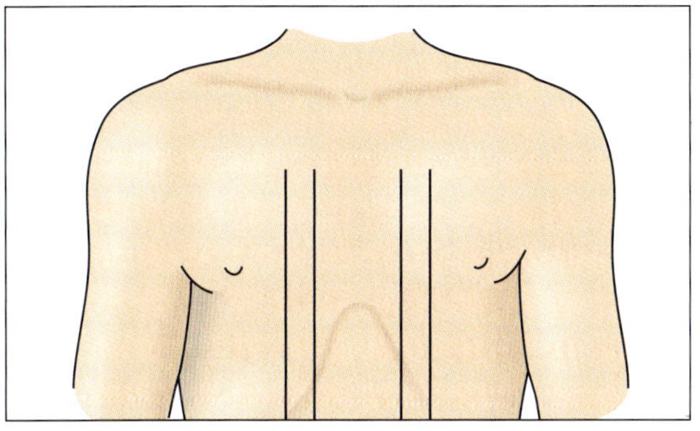

Abb. 2.8 Vermehrte Spannung der Musculi recti abdomini

Diagnostik Hinweis auf konstitutionelle Schwäche
Therapiestrategie Mild und behutsam tonisieren (besonders in der Kinderheilkunde)
Arzneitherapie Rezepturen mit *Gui Zhi* (Cinnamomi Ramulus), wie

- *Xiao Jian Zhong Tang* (Kleineres Dekokt, das die Mitte aufbaut) ▶ RG 7.2
- *Gui Zhi Jia Long Gu Mu Li Tang* (Cinnamomi Ramulus Dekokt mit Fossila Ossis Mastodi und Ostreae Concha) ▶ RG 11.3

Pulsationen

Bei relativ leichtem Druck spürt man oberhalb, seitlich oder unterhalb des Nabels Pulsationen der Aorta abdominalis. ▶ Abbildung 2.9

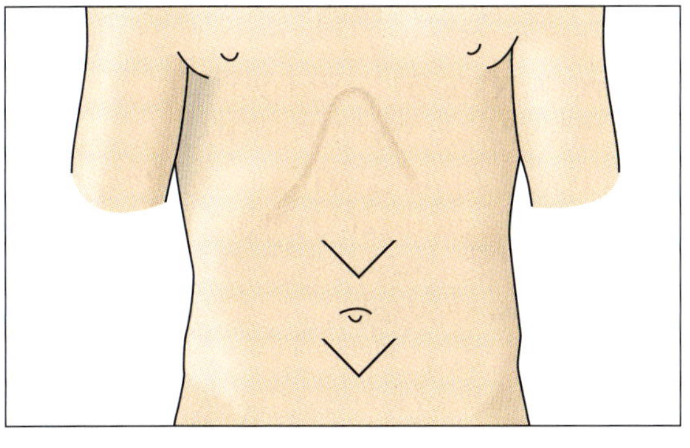

Abb. 2.9 Pulsationen

Diagnostik Diese weisen auf eine Leere-Situation in dem zugeordneten Funktionskreis hin. So bedeuten Pulsationen oberhalb des Nabels eine Milz-Leere, unterhalb des Nabels eine Nieren-Leere.
Therapiestrategie Milz- oder Nieren-Energie tonisieren
Arzneitherapie
Bei Milz-Qi-Mangel *Si Jun Zi Tang* (Vier Gentlemen Dekokt) ▶ RG 8.2
Bei Nieren-Yang-Mangel *Zhen Wu Tang* (Dekokt des wahren Kriegers) ▶ RG 6.4

Ka Fu Jin

Verminderter Tonus im Unterbauch ▶ Abbildung 2.10

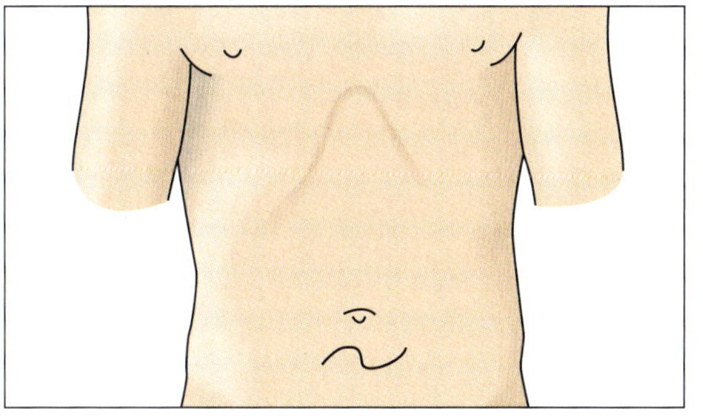

Abb. 2.10 *Ka Fu Jin*

Diagnostik Eine nur im Unterbauch auftretende Schlaffheit der Bauchdecke weist auf eine Nieren-Leere hin.
Therapiestrategie Nieren-Energie tonisieren und ergänzen
Arzneitherapie Angezeigt sind Rezepturen mit *Di Huang* (Rehmanniae Radix), v.a. *Liu Wei Di Huang Wan* (Sechs Bestandteile Pille mit Rehmanniae Radix Praeparata) ▶ RG 8.5.
Bei Nieren-Yang Schwäche *Zhen Wu Tang* (Dekokt des wahren Kriegers) ▶ RG 6.4

Oketsu

Eine halbkreisförmige druckdolente Resistenz im Unterbauch ▶ Abbildung 2.11

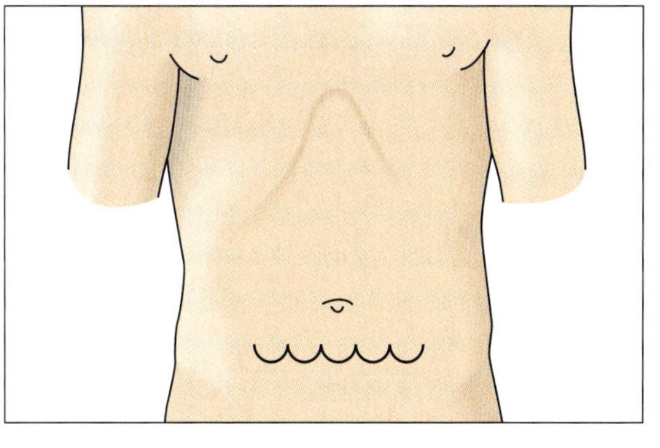

Abb. 2.11 *Oketsu*

Diagnostik Das *Okestu*-Zeichen weist auf eine Blut-Stase im kleinen Becken und Unterbauch hin. In der Kampo-Medizin geht man davon aus, dass es eine zuverlässige Aussage auch für das gesamte System erlaubt, ähnlich einer lividen Zunge, die wir als eine Blut-Stase im Organismus werten.

Therapiestrategie *Qi* und vor allem Blut bewegen

Arzneitherapie Eine angezeigte Rezeptur ist *Gui Zhi Fu Ling Wan* (Cinnamomi Ramulus und Poria Alba Pille) ▶ RG 10.2.

Verschiedene Bauchbefunde im Überblick

Die Abbildungen 12.2.a und 12.2.b zeigen die besprochenen Bauchbefunde im Überblick.

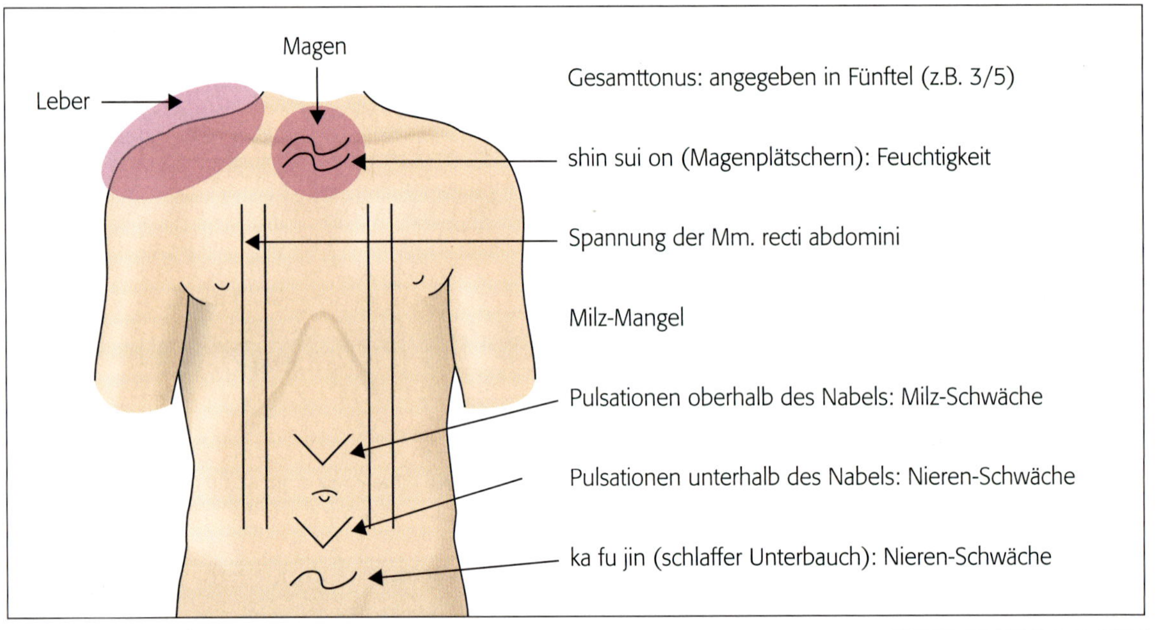

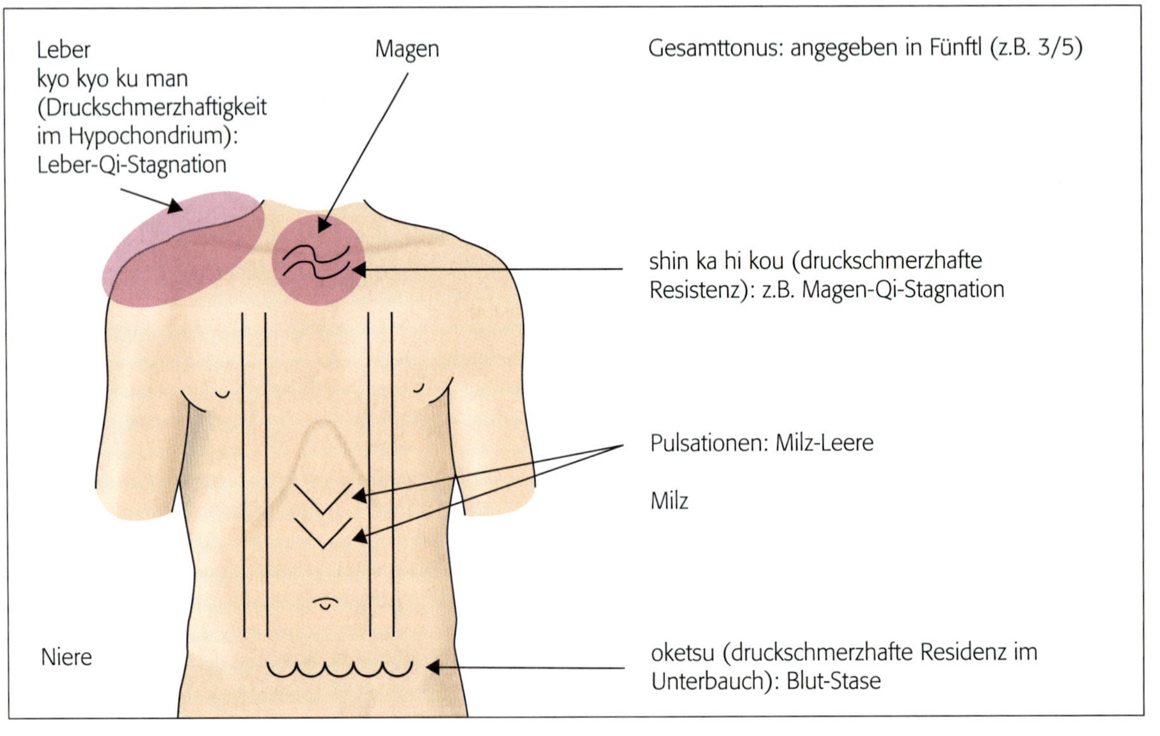

Abb. 2.12a + 2.12b Bauchbefunde im Überblick

3 Grundregeln der praktischen Arzneitherapie

3.1 Grundlagen zur Anwendung der Arzneitherapie

Prinzipien der Rezepturerstellung

Grundstruktur der Rezeptur

In der chinesischen Arzneitherapie ist die therapeutische Einheit die Rezeptur, nicht die Einzeldroge. Das bedeutet, dass ein Therapeut nicht einzelne Arzneien verordnet, sondern in der Regel eine klassische Rezeptur als Grundlage auswählt und diese den Bedürfnissen des einzelnen Patienten entsprechend anpasst. Es ist hierfür selbstverständlich wichtig, die Wirkungen der Einzelarzneien zu kennen, aber erst das Zusammenspiel der Einzelarzneien in einer Rezeptur ergibt ein Behandlungswerkzeug, das auf bestimmte Disharmoniemuster optimal wirken kann. Die Rezeptur als Ganzheit ist mehr als die Summe ihrer Teile. Es ist die Aufgabe des Therapeuten, den Wirkmechanismus der Rezeptur mit dem Disharmoniemuster des Patienten möglichst zur Deckung zu bringen. Eine Rezeptur ist nach einem klaren Grundprinzip aufgebaut. Dieses besteht aus vier Positionen. ▶ Tabelle 3.1.

Nicht in allen Rezepturen sind alle vier Positionen besetzt. Andere Rezepte wiederum enthalten z.B. jeweils zwei, gelegentlich sogar drei Herrscher- oder Ministerarzneien. Daher finden wir Rezepturen mit nur zwei und solche mit acht Arzneien.

Prinzip der Botenarznei

In einigen Rezepturen ist die Ausgleichsarznei vor allem als „Bote" eingesetzt und weniger oder nicht als „Ausgleicher". Diese Botenarznei lenkt wie ein Bote die Gesamtwirkrichtung der Rezeptur in eine bestimmte Richtung. Das kann entweder ein bestimmter Funktionskreis, eine Leitbahn oder auch ein bestimmtes Gewebe sein, zu dem der Bote eine besonders enge Beziehung hat bzw. zu dem eine besondere Affinität besteht. Es kann aber auch mehr eine bestimmte Dynamik angestrebt werden, sodass die Gesamtrezeptur eine z.B. mehr nach oben und aufwärts gerichtete Bewegung erhält.

Die Tabelle 3.2 gibt einen Überblick über die wichtigsten Botenarzneien.

Beispiele *Chai Hu* (Bupleuri Radix) und *Sheng Ma* (Cimicifugae Rhizoma) geben als anhebende Arzneien (sogenannte „Elevantia") in *Bu Zhong Yi Qi Tang* (Dekokt, das die Mitte tonisiert und das *Qi* vermehrt) der Gesamtrezeptur und somit auch den tonisierenden Arzneien eine aufwärts gerichtete Richtung ▶ RG 8.1.

In der Rezeptur *Yu Ping Feng San* (Jade Windschutz Pulver) werden die tonisierenden Arzneien durch den Oberflächenbefreier *Fang Feng* (Saposhnikoviae Radix), der hier als Bote mit starkem Bezug zur Oberfläche eingesetzt

Bezeichnung	Funktion	Aufgabe
1. Herrscher	Hauptarznei	Hauptwirkrichtung: richtet sich gegen den Hauptbefund
2. Minister	Ministerarznei	Verstärkt die Hauptarznei; deckt Nebenbefunde ab Richtet sich bei komplexeren Störungen auf einen zweiten Aspekt der Disharmonie
3. Assistent	Hilfsarznei	Hilft der Hauptdroge oder richtet sich auf Nebenbefunde der Hauptstörung (hilft) Gleicht unerwünschte Wirkungen der Hauptarznei aus (korrigiert) Richtet sich auf die entgegengesetzte Richtung der Hauptdroge bei komplexen Störungen (antagonisiert)
4. Adjutant/Bote	Ausgleichsarznei	Harmonisiert die gesamte Rezeptur; puffert eventuell leicht toxische Substanzen (daher als Puffer- oder Ausgleichsarznei bezeichnet) Konzentriert die Wirkrichtung der anderen Arzneien auf einen bestimmten Funktionskreis, ein Gewebe oder eine bestimmte Richtung (Bote, Melder, Führer)

Tab. 3.1 Grundstruktur der Rezepturerstellung

Leitbahn, Funktionskreis	Arznei
Herz	*Huang Lian* (Coptidis Rhizoma)
Dünndarm	*Chuan Xiong* (Chuanxiong Rhizoma), *Huang Bo* (Phellodendri Chinensis Cortex)
Niere	*Du Huo* (Angelicae Pubescentis Radix), *Zhi Mu* (Anemarrhenae Rhizoma), *Rou Gui* (Cinnamomi Cortex)
Blase	*Qiang Huo* (Notopterygii Rhizoma et Radix) [Blase-*Tai Yang* Leitbahn]
Lunge	*Jie Geng* (Platycodi Radix), *Sheng Ma* (Cimicifugae Rhizoma), *Xie Bai* (Allii Macrostemi Bulbus)
Dickdarm	*Sheng Ma* (Cimicifugae Rhizoma), *Bai Zhi* (Angelicae Dahuricae Radix), *Shi Gao* (Gypsum Fibrosum)
Milz	*Sheng Ma* (Cimicifugae Rhizoma), *Cang Zhu* (Atractylodis Rhizoma), *Ge Gen* (Puerariae Lobatae Radix)
Magen	*Bai Zhi* (Angelicae Dahuricae Radix), *Sheng Ma* (Cimicifugae Rhizoma), *Shi Gao* (Gypsum Fibrosum), *Ge Gen* (Puerariae Lobatae Radix)
Gallenblase	*Chai Hu* (Bupleuri Radix), *Zhi Shi* (Aurantii Fructus Immaturus)
Leber	*Chai Hu* (Bupleuri Radix), *Zhi Shi* (Aurantii Fructus Immaturus), *Chuan Xiong* (Chuanxiong Rhizoma), *Wu Zhu Yu* (Evodiae Fructus)
Oberer Erwärmer	*Di Gu Pi* (Lycii Cortex)
Mittlerer Erwärmer	*Zhi Shi* (Aurantii Fructus Immaturus)
Unterer Erwärmer	*Fu Zi* (Aconiti Lateralis Radix Praeparata), *Niu Xi* (Achyranthis Radix)

Tab. 3.2 Die wichtigsten Botenarzneien

ist, in die Oberfläche gelenkt. So stärken sie vor allem das *Wei Qi*, was diese Rezeptur zu einer wichtigen Arznei bei Infektanfälligkeit und spontanem Schwitzen macht ▶ RG 11.1.

Prinzipien der Modifikation

Neben der Auswahl der für den Patienten auf seine Konstitution und derzeitige Situation passenden Rezeptur ist die Modifikation derselben eine wichtige Aufgabe des Verschreibers. Die Rezeptur ist mehr die Grundidee für den Pathomechanismus des Patienten. Durch geeignete Veränderung und Anpassung der Rezeptur an die derzeitigen Beschwerden und die aktuelle Situation des Patienten wird die Therapie individuell auf die feineren Nuancen seiner Symptome und der dahinter liegenden energetischen Störungen ausgerichtet.

Modifikation durch Arzneien

Hinzufügen und Weglassen

Die Auswahl der Rezeptur sollte bei chronischen Beschwerden an dem energetischen Gesamtbild des Patienten, einschließlich seiner seelisch-geistigen Verfassung, erfolgen. Da die großen konstitutionellen Rezepturen auf vielfältige Beschwerden wirken können, würden auch die im Vordergrund stehenden Beschwerden allmählich besser werden, wenn die Rezeptur die zu Grunde liegende Disharmonie ausgleicht. Um noch gezielter und rascher auf konkrete Beschwerden einzugehen, können Arzneien hinzugefügt werden, die die Behandlung bestimmter Symptome noch mehr akzentuieren.

Genauso kann es notwendig sein, bei einer im Allgemeinen für einen Patienten passenden Rezeptur die eine oder andere Droge fortzulassen oder durch eine andere zu ersetzen.

Man erreicht dadurch zweierlei: Man bedient sich der Ausgewogenheit der großen klassischen Kompositionen und benutzt diese quasi als Grundidee, als Schablone für das Grundthema eines Patienten. Zusätzlich erreicht man durch eine individuelle Anpassung mittels der Modifikation, dass diese Rezeptur auf den einzelnen Patienten zugeschnitten wird wie ein Maßanzug. Auch während einer Behandlung ist die ständige Überprüfung der genauen Diagnose obligat. Wichtig ist die Anpassung der Rezeptur an den eventuell bereits veränderten, energetischen Zustand des Patienten.

Ersetzen

In den klassischen Rezepturen gibt es viele Beispiele, wie durch Ersetzen einer Arznei durch eine andere die Gesamtrichtung der Rezeptur in die gewünschte Richtung geändert werden kann.

Beispiel Wird aus *Ma Huang Tang* (Ephedrae Herba Dekokt) ▶ RG 1.1 durch Weglassen des warmen *Gui Zhi* (Cinnamomi Ramulus) und stattdessen Hinzufügen des kalten *Shi Gao* (Gypsum Fibrosum) aus der ursprünglich gegen Wind-Kälte eingesetzten Rezeptur eine gegen Wind-Hitze.

Modifikation der Dosis

Eine erhöhte Dosis der Herrscher- oder Ministerdroge ändert die Wirkung oder die Richtung der Gesamtrezeptur und kann damit auch deren Schwerpunkt verlagern.
Beispiel Ein klassisches Beispiel ist *Gui Zhi Tang* (Cinnamomi Ramulus Dekokt), das im *Tai-Yang*-Stadium (Großes *Yang*), also bei akuter Wind-Kälte-Invasion in die Oberfläche, mit gleichzeitiger leichter *Wei-Qi*-Schwäche gerne eingesetzt wird. Lediglich durch die Dosisverdopplung von *Bai Shao* (Paeoniae Radix Alba) wird das Rezept wirksam für das *Tai-Yin*-Stadium (Großes *Yin*) mit Abdominalbeschwerden, Völlegefühl und Krämpfen einsetzbar. Es heißt dann: *Gui Zhi Jia Bai Shao Tang* (Cinnamomi Ramulus Dekokt mit Paeoniae Radix). ▶ *Gui Zhi Tang* (Cinnamomi Ramulus Dekokt), RG 1.1

Verschiedene Darreichungsformen

Es gibt sehr unterschiedliche Darreichungsformen. Auch in diesem Bereich haben sich über die Jahrhunderte Veränderungen ergeben, wobei jeweils in einzelnen Epochen verschiedene Arzneiverarbeitungen populär waren.

Dekokt (Tang)

Das Dekokt war und ist die Hauptform der Anwendung in China und wird wie in alten Zeiten relativ unverändert angewendet.

Vorteile Eine individuelle Verordnung ist möglich, auch während einer laufenden Behandlung kann durch Zugabe einer Droge die Rezeptur noch modifiziert werden. Dem Dekokt wird eine größere und direktere therapeutische Wirksamkeit zugeschrieben.
Wichtig ist auch der psychologische Effekt. Der Patient tut etwas für sich, die Sinne werden durch den Geruch und den Geschmack angeregt und beteiligt.
Nachteile Von Nachteil kann der mitunter ungewohnte Geschmack einzelner Arzneien sein, jedoch tritt häufig ein Gewöhnungseffekt nach ca. drei Tagen auf. Die Zubereitung ist zudem zeitaufwendig.
Anwendung In der Regel ist das Dekokt die Darreichungsform der ersten Wahl. Es ist die individuellste und wahrscheinlich wirksamste Behandlungsform. Man sollte daher nach Möglichkeit die Behandlung damit einleiten.

Pille (Wan)

Die Pillenzubereitung ist ebenfalls viele Jahrhunderte alt. Meistens wird dabei aus gemahlenen Arzneidrogen und gekochtem und gereinigtem Honig eine Mischung hergestellt, die dann zu Pillen gedreht wird.

Vorteile Langsame Anflutung, mildere Wirkung als das Dekokt, unkomplizierte Einnahme
Nachteile Die Pille ist etwas weniger stark wirksam als das Dekokt. Es können auch vermehrt Kontaminanten, wie Schwermetalle oder Pestizide, die im Dekokt abgereichert werden, aufgenommen werden.
In China sind manche Pillen sehr groß (Schlucken schwierig) oder es müssen große Mengen eingenommen werden (bis zu dreimal zehn Pillen pro Tag). Die moderne Pillenform sind Tablette und Dragees. Diese ermöglichen eine bequeme Einnahme von üblicherweise dreimal zwei bis dreimal vier Tabletten pro Tag. Da Pillen und Tabletten meist vorgefertigt werden, ist keine individuelle Zusammenstellung möglich, wie bei einem Dekokt; man ist auf bestimmte Basisrezepturen beschränkt. Allerdings gibt es einzelne Apotheken, die auch individuelle Granulat-Rezepturen zu Tabletten pressen.
Anwendung Vor allem bei einer Nachbehandlung oder zur Stabilisierung bei chronischen Erkrankungen, wenn eine über mehrere Monate dauernde Behandlung erforderlich ist. Auch sehr nützlich sind Kapseln oder Tabletten auf Reisen.

Pulver (San)

Pulver sind ebenfalls seit alters bekannt. Dabei werden die Einzelarznei gemahlen. Die Einnahme erfolgt meistens mehrfach am Tage mit etwas warmem Wasser.

Vorteil Die einfache Handhabung für Patienten und die milde Wirkung
Nachteile Die Haltbarkeit ist begrenzt, es ist (wie die Pille) etwas weniger stark als das Dekokt. Wie bei den Pillen können vermehrt Kontaminanten, wie Schwermetalle oder Pestizide, aufgenommen werden.
Anwendung Auf Reisen und in der Nachbehandlung oder bei Unverträglichkeit des Dekokts. Bei Kindern kann es ins Essen gemischt werden.

Granulat

Granulate wurden ursprünglich in Japan für die Kampo-Medizin entwickelt. Die Herstellung der Granulate basiert auf dem Dekokt. Die Arzneien werden dekoktiert, und der Absud wird unter Vakuum bei relativ niedriger Temperatur eingedickt. Das eingedickte Granulat wird dann auf einen Trägerstoff gesprüht und danach zum fertigen Granulat verarbeitet. Der Trägerstoff variiert. Am häufigsten handelt es sich um Stärke, oft Maisstärke. Aber es können auch verschiedene Zucker sein, wie Maltodextrin, mikrokristalline Zellulose (MSS) oder gar die gemahlene Rohdroge. Granulate werden in wenig Wasser aufgelöst und eingenommen.

Vorteile Der große Vorteil von Granulaten gegenüber dem Dekokt aus Roharznei oder gegenüber Pillen oder Pulver ist die Tatsache, dass die Einnahme sehr einfach ist, dass Granulate individuell zusammengestellt werden können und dass diese Arzneiform, da konzentriert, stärker ist als Pulver oder Pillen. Individuelle Granulat-Rezepturen werden von einigen Apotheken auch zu Tabletten gepresst, was die Einnahme weiter vereinfacht.
Nachteile Der Nachteil ist, ähnlich wie bei Dekokt, der ungewöhnliche Geschmack. Allerdings ist die Einnahmemenge wesentlich geringer als beim Dekokt. Ein weiterer Nachteil ist, dass die Rezepturzusammenstellungen (jedenfalls im Regelfall) nicht gemeinsam, sondern deren Bestandteile einzeln dekoktiert und nachträglich zusammengemischt werden, was Wirkunterschiede gegenüber einer gemeinsamen Verkochung verursachen kann.
Anwendung Im Westen sind Granulate die meistverbreitete Form der Chinesischen Medizin; schätzungsweise 75–80 Prozent aller Arzneimittelverschreibungen werden als Granulat eingenommen.

Arzneitrunk (Yin) und Tinktur

Tinkturen werden als alkoholische Auszüge aus den Arzneien hergestellt und sind in der Form seit langem bekannt. In jüngster Zeit wurden im Westen Verfahren entwickelt, Arzneien in wasserlöslicher Form aufzubereiten. Diese sogenannten hydrophilen Konzentrate basieren zwar auf Alkoholauszügen, der Alkohol wird dann aber durch Glycerin ersetzt. Das fertige Produkt enthält somit nur noch einen ganz geringen Restanteil an Alkohol. Hydrophile Konzentrate sind als Fertigarzneimittel für klassische Rezepturen oder aber auch in Form der Einzelarzneien verfügbar.

Vorteile Die Einnahme sowie der Transport von hydrophilen Konzentraten ist einfach und bequem. Geschmacklich ist diese Arzneiform die am wenigsten unangenehme und deshalb auch bei empfindlichen Patienten und Kindern akzeptabel. Da Einzelarzneien verfügbar sind, können individuelle Mischungen zusammengestellt werden.
Nachteile Der Arzneitrunk wirkt weniger stark als das Dekokt. Die hydrophilen Konzentrate haben eine relativ geringe Wirkstoffkonzentration.
Anwendung Für Kinder besonders geeignet und bei sehr empfindlichen Patienten, falls das Dekokt oder Granulate nicht gegeben werden können.

Salben, Cremes, Lotionen

Die Arzneien werden auf verschiedene Art und Weise auch für die äußerliche Anwendung aufbereitet. Zum Beispiel kann ein Dekokt in eine Salbengrundlage eingearbeitet werden. Es ist auch möglich, eine Mischung aus hydrophilem Konzentrat in eine Salbengrundlage einzuarbeiten und so eine Salbe zur individuellen Behandlung von Hautleiden herstellen zu lassen.
Auf dem Markt gibt es zahlreiche Anbieter von unterschiedlichen Produkten zur externen Behandlung, vorwiegend im Bereich der Dermatologie und der Traumatologie.

Wickel und Auflagen

Nach der Abkochung der Arzneien lassen sich Kompressen damit tränken, die man als Auflagen oder Umschläge verwenden kann. Es können auch die ausgekochten Arzneien selbst auf die Haut aufgebracht werden. Ebenfalls kann ein verdünnter Absud (Dekokt) als Bad (z.B. Fußbad) verwendet werden.

Gebrauchsanleitung für die Zubereitung eines Dekokts

Im Folgenden wird die Zubereitung eines Dekoktes ausführlich beschrieben.

Abkochung

Die Arzneimischung für einen oder mehrere Tage wird in einen Topf gegeben, mit kaltem, qualitativ gutem Wasser aufgegossen. Es sollte so viel Wasser zugegeben werden, dass die Arzneidrogen mindestens einer guten Handbreit Wasser bedeckt sind. Die Arzneien werden dann im kalten Wasser für ca. 30 Minuten eingeweicht. Anschließend wird das Wasser allmählich zum Kochen gebracht Dann lässt man das Dekokt auf kleiner Flamme köcheln.

Kochzeit

Die Kochzeit der einzelnen Arzneien kann unterschiedlich sein ▶ Einzelarzneien in Kapitel 4. Hitzelabile Arzneien mit ätherischen Ölen oder die meisten Blüten werden erst am Ende des Dekoktierens in den letzten 5–10 Minuten hinzugefügt. Bei *Da Huang* (Rhei Radix et Rhizoma) wird jeweils über die Angabe der gewünschten Kochzeit die Wirkung mitbestimmt. Einige Arzneien, wie zum Beispiel die mineralischen, benötigen eine besonders lange Kochzeit. Die allermeisten Arzneien brauchen jedoch eine Kochzeit von etwa 30–40 Minuten. Ein Deckel sollte zu starkes Verdampfen verhindern. Um die Arzneien besser auszunutzen, wird meist eine zweite, gelegentlich sogar eine dritte Abkochung vorgenommen. Die Kochzeit der zweiten und allenfalls dritten Abkochung dauert 15–20 Minuten.

Aufbewahrung

Das Dekokt wird durch ein Sieb abgeseiht und in ein Gefäß gefüllt. Man kann eine Thermoskanne verwenden, da das Dekokt immer (bis auf wenige Ausnahmen) warm getrunken werden sollte. Kocht man für mehrere Tage, ist es sinnvoll die Rationen für die einzelnen Tage gesondert zu portionieren, zum Beispiel in kleinen Flaschen oder Gläser. Diese müssen dann im Kühlschrank aufbewahrt werden. Die jeweils zu trinkende Menge wird vor der Einnahme erwärmt.

Einnahme

Eine Tagesportion des fertigen Dekokts wird in zwei oder mehreren kleinen Einzelportionen über den Tag verteilt eingenommen, in der Regel 30 Minuten vor den Mahlzeiten, wodurch die Resorption am besten ist. Falls es Schwierigkeiten mit der Einnahme des Dekokts auf nüchternen Magen gibt, kann der Patient es auch ein bis zwei Stunden nach dem Essen einnehmen.

Tipps bei Problemen

Es gibt nur selten Schwierigkeiten. Am häufigsten sind Magen-Darm-Probleme. Dann sollte die Dosis reduziert werden. Gerade eine tonisierende Behandlung bedarf einer längeren Behandlungszeit mit tendenziell niedrigeren Dosen. Die Arzneien müssen ja immer auch über die Mitte (Milz/Magen) aufgenommen werden, die ja in vielen Fällen ebenfalls geschwächt ist. Bei einer Akuterkrankung bei gutem, kräftigem *Qi* des Patienten kann man ruhig für kurze Zeit mit höheren Dosen behandeln.
Bei Nebenwirkungen, Unverträglichkeit oder Problemen mit dem Geschmack kann man die Gaben so weit verdünnen oder die Dosis reduzieren, bis der Patient es akzeptiert.
Viele kleine Gaben sind besser verträglich als die Gesamt-Tagesmenge in ein oder zwei Portionen. Grundsätzlich gilt: Am Anfang lieber gering dosieren und die Dosis langsam erhöhen. Dies wird oft besser vertragen, und der Patient gewöhnt sich allmählich an den Geschmack. So wird man in fast allen Fällen eine Akzeptanz erzielen können. Soweit medizinisch nichts dagegen spricht, kann das Dekokt auch gesüßt werden, zum Beispiel mit Honig. Nicht immer verbessert dies den Geschmack. Wenn jedoch so die Einnahme angenehmer wird, spricht nichts dagegen.

Dosierung

Die chinesischen Mengenangaben erfolgen in *Cen*, abgekürzt „c". Der Umrechnungsfaktor in Gramm-Angaben ist drei: d.h. ein *Cen* entspricht drei Gramm. Dies ist bei der Lektüre älterer chinesischer Bücher und Übersetzungen aus dem Chinesischen zu beachten. Dazu kommt, dass in China die verabreichten Dosierungen um das Zwei- bis Dreifache höher liegen können.
Zu beachten ist, dass sich der Großteil der Literatur auf Dosierungen im Dekokt bezieht. Falls die Darreichung anders erfolgen soll (hydrophile Konzentrate, Granulate), bedarf es der Dosisanpassung. Ausschlaggebend sind bei diesen Darreichungsformen immer die Tagesdosierung sowie die Verhältnisse der Arzneien untereinander.
Detaillierte Angaben zu Dosierungen der verschiedenen Darreichungsformen sollten vor dem Verschreiben bei den jeweiligen Anbietern erfragt werden.

Grundregel der Dosierung

Tonisieren bei Leere-Zuständen Eher niedrig und über einen längeren Zeitraum
Ausleiten bei akuten Erkrankungen Eher höher dosieren bei einer kürzeren Verabreichungsdauer

Acht therapeutische Verfahren (Ba Fa)

Die acht therapeutischen Verfahren sind eine erste grobe Einteilung der verschiedenen Behandlungsweisen. Im Laufe der Geschichte wurden zunehmend differenziertere Einteilungen entwickelt, mit weiteren Unterteilungen. Im Grunde liegt diese Einteilung auch der Einteilung in den Arzneibüchern, d.h. den Materiae medicae und Rezepturbüchern zugrunde, wenn auch in diesen inzwischen weitere Untergruppierungen und Unterteilungen vorgenommen wurden. ▶ Tabelle 3.3

Klassifikation der Rezepturen

Es gibt verschiedene Kriterien, die Rezepturen in ein Schema einzuordnen. Im Laufe der Zeit sind diese Klassifizierungen immer umfangreicher und komplexer geworden. Die ersten Schemata nahmen die Ordnung nach den Krankheiten vor, so im *Wu Shi Er Bing Fang* (Buch der 52 Leiden). Diese wurde für lange Zeit beibehalten. Auch solch wichtige Werke, wie *Taiping Hui Sheng Hui Fang* von Wang Huai Yin, in den Jahren 982–992 zusammengestellt, folgen dieser Gliederung.
Das Buch *Qian Jin Yao Fang* (Rezepturen, die Tausend Dukaten wert sind) von *Sun Si Miao* (8. Jh.) basiert auf den betroffenen Organen. Das Problem all dieser Klassifikationen war, dass man so ein einzelnes Rezept nur sehr schwer finden konnte, denn sie wurden nur einmal unter der als wichtigste Erkrankung angesehenen Störung genannt.
Der berühmte Arzt Zang Jing Yue der Ming-Zeit (1368–1644) nahm dieses Problem in Angriff und arrangierte die Rezepturen nach den ihnen zugrunde liegenden Wirkme-

Methode		Chinesisch	Indikation bei	Ort	Fülle/Leere
1	**Das Außen befreiende Methode (Diaphorese = schweißtreibend)**	*Han Fa*	Scharfe, warme Arzneien bei Wind-Kälte Scharfe, kühle Arzneien bei Wind-Hitze	Außen	Fülle
2	**Erbrechen induzierende Methode**	*Tu Fa*	Schleim- oder Nahrungsblockaden im Magen	Mehr innen	Fülle
3	**Nach unten abführende Methode**	*Xia Fa*	Nach unten abführend, bei Hitze, Hitze-Feuchtigkeit oder Obstipation	Innen	Fülle
4	**Harmonisierende Methode**	*He Fa*	Disharmonie; Stadium kleines *Yang*	Halb außen, halb innen	Fülle und Leere
5	**Hitze klärende Methode**	*Qing Re Fa*	Kühlend bei Hitze, Leere-Hitze, Blut-Hitze	Innen	Fülle oder Leere
6	**Tonisierende Methode**	*Bu Fa*	Mangel von *Qi*, *Xue*, *Yang* oder *Yin*	Innen	Leere
7	**Wärmende Methode**	*Wen Fa*	Kälte im Inneren oder *Yang*-Leere	Innen	Meistens Leere
8	**Lösende, regulierende Methode**	*Xiao Fa*	Wirkt ausleitend und transformierend bei Stagnation, Blut-Stasen, Nahrungsmittel-Stagnation, Schleim, Abszedierungen, Zusammenballungen, Verdauungsblockaden	Mehr innen	Fülle und Leere

Tab. 3.3 Die acht therapeutischen Verfahren (*Ba Fa*)

chanismen. In den *Jing Yue Quan Shu* (Gesammelten Abhandlungen des *Jing Yue*) gliedert er 1702 Rezepturen in acht Kategorien. Doch auch er gab das alte System nicht völlig auf, sondern greift zusätzlich auf nach medizinischen Fachdisziplinen gegliederte Gruppierungen zurück: so z.B. Frauenleiden, Kinderkrankheiten und Hautausschläge. In der Qing-Dynastie (1644–1911) wurde diese Einteilung in der *Yi Fang Ji Jie* (Analytischen Sammlung medizinischer Rezepte) von *Wang Ang* auf 22 Rubriken erweitert. Das Werk *Cheng Fang Qie Yong* (Praktische Rezepturen) von Wu Yi Luo am Ende des 19. und zu Beginn des 20. Jahrhunderts sind die Grundlage, auf der die heutige Einteilung in den Pharmakopöen der Chinesischen Medizin vorgenommen wird. Es sind dies etwa 20 Kategorien, wobei es sich dabei nicht um eine öffentliche, festgeschriebene Lehrmeinung handelt. Daher können die einzelnen Gruppen und deren Reihenfolge in den verschiedenen Büchern durchaus variieren.

Eigenschaften der Arzneien

Die Arzneidrogen werden durch drei grundsätzliche Eigenschaften charakterisiert:

Temperatur Die Arzneien sind von unterschiedlichen Temperatureigenschaften. Die Skala reicht von sehr heißen Arzneien, z.B. *Fu Zi* (Aconiti Lateralis Radix Praeparata) oder *Rou Gui* (Cinnamomi Cortex) bis zu sehr kalten, z.B. *Shi Gao* (Gypsum Fibrosum):
heiß – warm – neutral – kühl – kalt
Die meisten Arzneien sind dem mittleren Bereich zuzuordnen, d.h. warm, neutral oder nur von mäßiger Kälte. Leicht kalte Arzneien nennen wir kühl.

Geschmack Die Hauptgeschmacksrichtungen der Arzneien sind:
scharf – süß – neutral – sauer – bitter – salzig

Wirkort Der Wirkort sagt etwas darüber aus, in welchen Funktionskreisen oder in welchen Leitbahnen eine Arzneidroge wirkt.

Temperatur der Arzneien

Das Temperaturverhalten gibt bereits eine ungefähre Wirkungsweise einer Arznei an. Die meisten (90 Prozent) der Arzneien liegen in dem moderaten Bereich von warm – neutral – kühl ▶ Tabelle 3.4. Die sehr kalten Arzneien bergen die Gefahr einer Schädigung der Mitte (z.B. *Shi Gao* (Gypsum Fibrosum), die sehr heißen können leicht zu viel Hitze erzeugen oder das *Yin* verbrauchen, z.B. *Fu Zi* (Aconiti Lateralis Radix Praeparata). Daher werden diese extrem temperierten Arzneien in den Rezepturen oft eingebettet und abgemildert durch moderate Arzneien.
Die angegebenen Wirkorte und zu behandelnden Syndrome im nachfolgenden Schema ▶ Tabelle 3.4 sind nur als starke Vereinfachung zur Verdeutlichung zu verstehen. Es gibt viele Ausnahmen.

Temperatur	Ort	Wirkort	Bewegung	Syndrome	Typische Arzneien
Heiß	Innen	Niere, Milz	Aufwärts	*Yang*-Mangel	*Fu Zi* (Aconiti Lateralis Radix Praeparata), *Rou Gui* (Cinnamomi Cortex), *Gan Jiang* (Zingiberis Rhizoma)
Warm	Außen und Innen	Lunge, Milz, Magen		Kälte und Wind, *Qi*-Mangel, *Qi*-Stagnation	*Ma Huang* (Ephedrae Herba), *Gui Zhi* (Cinnamomi Ramulus), *Bai Zhu* (Atractylodis Macrocephalae Rhizoma), *Chen Pi* (Citri Reticulatae Pericarpium)
Neutral	Innen	Milz, Leber		Feuchtigkeit, *Qi*-Mangel	*Fu Ling* (Poria), *Ren Shen* (Ginseng Radix et Rhizoma)
Kühl	Außen und Innen	Lunge, Herz, Leber, Niere		Wind-Hitze austreibend, Blut-Mangel, *Yin*-Mangel	*Chai Hu* (Bupleuri Radix), *Chuan Bei Mu* (Fritillariae Cirrhosae Bulbus), *Mai Dong* (Ophiopogonis Radix)
Kalt	Innen	Magen, Lunge, abwärts Blase	Abwärts	*Yin*-Mangel mit Leere-Hitze, Fülle-Hitze im Innen, Hitze-Feuchtigkeit	*Shu Di Huang* (Rehmanniae Radix Praeparata), *Tian Dong* (Asparagi Radix), *Shi Gao* (Gypsum Fibrosum), *Da Huang* (Rhei Radix et Rhizoma), *Huang Qin* (Scutellariae Radix)

Tab. 3.4 Temperaturverhalten der Arzneien

Geschmacksrichtungen der Arzneien

Der Geschmack drückt bereits sehr viel von der Wirkung und Dynamik einer Arzneidroge aus.

Das Schema in Tabelle 3.5 ist natürlich sehr verallgemeinernd und trifft nicht immer zu. Zum Beispiel ist der scharfe Geschmack der Wandlungsphase Metall zugeordnet. Dennoch richtet sich das scharfe *Zhi Ban Xia* (Pinelliae Rhizoma Praeparatum) auf Milz-Magen und wandelt Schleim um, da der scharfe Geschmack zerstreuend und bewegend wirkt. *Fu Zi* (Aconiti Lateralis Radix Praeparata) ist ebenfalls scharf und wärmt Nieren- und Milz-*Yang*. Beide Arzneien öffnen aber nicht die Oberfläche und haben auch keinen direkten Bezug zum Funktionskreis Lunge. ▶ Tabelle 3.5

Beispiele für die jeweils wichtigsten Arzneidrogen und Arzneigruppen, in denen diese Geschmacksrichtungen typischerweise vorkommen, sind:

Scharf *Ma Huang* (Ephedrae Herba) ▶ AG 1, *Cang Zhu* (Atractylodis Rhizoma) ▶ AG 7, *Fu Zi* (Aconiti Lateralis Radix Praeparata) ▶ AG 11, *Chen Pi* (Citri Reticulatae Pericarpium) ▶ AG 9, *Zhi Ban Xia* (Pinelliae Rhizoma Praeparatum) ▶ AG 6

Neben öffnend wirkt der scharfe Geschmack auch bewegend, dynamisierend, wärmend, auch auf Magen und Milz. Er hilft bei *Qi*-Stagnation, Schleim, Feuchtigkeit und *Yang*-Mangel.

Süß *Fu Ling* (Poria) ▶ AG 4, *Ren Shen* (Ginseng Radix et Rhizoma), *Huang Qi* (Astragali Radix), *Da Zao* (Jujubae Fructus) ▶ AG 12.1, *Mai Dong* (Ophiopogonis Radix), *Gou Qi Zi* (Lycii Fructus), *Bei Sha Shen* (Glehniae Radix) ▶ AG 12.4, *Shu Di Huang* (Rehmanniae Radix Praeparata) ▶ AG 12.2

Meistens befeuchtend, selten jedoch aber auch Feuchtigkeit eliminierend (wie einige Diuretika), Milz stärkend, bei Milz-*Qi*-Mangel und Feuchtigkeits-Akkumulation. Auch Blut und *Yin* nährend, befeuchtend ▶ AG 12.2 und 12.4, besonders Magen-, Lungen-, Nieren-*Yin*.

Sauer *Zhi Shi* (Aurantii Fructus Immaturus) ▶ AG 9, *Shan Zhu Yu* (Corni Fructus), *Wu Wei Zi* (Schisandrae Fructus) ▶ AG 13, *Bai Shao* (Paeoniae Radix Alba) ▶ AG 12.2

Adstringierend, d.h. die Energien von Niere und Leber sammelnd, damit weiteren Verlusten vorgebeugend, wie

Geschmack	Ort	Wirkung	Wirkort	Syndrome	Typische Arzneien
Scharf	Außen ↑	öffnend, ausleitend, bewegend	Lunge	Wind-Kälte/ Wind-Hitze	*Ma Huang* (Ephedrae Herba), *Chai Hu* (Bupleuri Radix)
Süß		befeuchtend, Milz stärkend, tonisierend, harmonisierend	Milz, Magen	Milz-*Qi*-Mangel	*Ren Shen* (Ginseng Radix et Rhizoma), *Huang Qi* (Astragali Radix), *Da Zao* (Jujubae Fructus), *Gan Cao* (Glycyrrhizae Radix et Rhizoma)
Neutral		tonisierend	Milz	Milz-*Qi*-Mangel mit Feuchtigkeit	*Fu Ling* (Poria)
Sauer		adstringierend	Leber, Niere	*Jing*-Verluste, *Wei-Qi*-Mangel	*Shan Zhu Yu* (Corni Fructus), *Wu Wei Zi* (Schisandrae Fructus), *Bai Shao* (Paeoniae Radix Alba)
Bitter		eliminierend, hinabführend, trocknend	Herz, Darm	Hitze	*Huang Lian* (Coptidis Rhizoma), *Huang Qin* (Scutellariae Radix), *Da Huang* (Rhei Radix et Rhizoma)
Salzig	↓ Innen	absenkend, sammelnd, erweichend, laxierend	Niere	*Jing*-Mangel, Herz-Feuer	*Lu Jiao* (Cervi Cornu), *Mu Li* (Ostreae Concha), *Mang Xiao* (Natrii Sulfas)

Tab. 3.5 Geschmacksrichtung von Arzneien

sie bei *Jing*-Leere durch Nachtschweiße, Fluor genitalis, Diarrhö vorkommen.

Bitter *Huang Qin* (Scutellariae Radix), *Huang Lian* (Coptidis Rhizoma) ▶ AG 2.3, *Da Huang* (Rhei Radix et Rhizoma) ▶ AG 3, *Chen Pi* (Citri Reticulatae Pericarpium) ▶ AG 9, *Dan Shen* (Salviae Miltiorrhizae Radix et Rhizoma) ▶ AG 10, *Du Huo* (Angelicae Pubescentis Radix) ▶ AG 7, *Ren Shen* (Ginseng Radix et Rhizoma), *Bai Zhu* (Atractylodis Macrocephalae Rhizoma). ▶ AG 12.1, *Bai Shao* (Paeoniae Radix Alba), *Dang Gui* (Angelicae Sinensis Radix) ▶ AG 12.2

Der bittere Geschmack kann Hitze-Feuchtigkeit und Wind-Feuchtigkeit eliminieren und nach unten abführen. Außerdem kann das Bittere *Qi* bewegen, Stagnationen und Blut-Stasen lösen, *Qi* und Blut tonisieren.

Salzig *Lu Jiao* (Cervi Cornu) ▶ AG 12.3, *Mu Li* (Ostreae Concha) ▶ AG 14.1, *Hai Zao* (Sargassum)▶ AG 6.2

Das Salzige wirkt besonders auf den unteren Bereich, die Nieren-Energien, stützend, nach unten absenkend und sammelnd – *Mu Li* (Ostreae Concha) – sowie das *Jing* und das Nieren-*Yang* stärkend – *Lu Jiao* (Cervi Cornu). Das Salzige hat mitunter auch eine erweichende, laxierende Wirkung wie bei der Alge *Hai Zao* (Sargassum).

3.2 Grundregeln der praktischen Arzneitherapie

1. Grundregel Zweige und Blätter

Eine Erkrankung sahen die alten chinesischen Ärzte als vielschichtiges Phänomen an, das der Behandler durchschauen sollte. Es sind wie bei einem Baum die Zweige und Blätter als die sichtbare Oberfläche von den unsichtbaren Wurzeln zu unterscheiden, die die unentbehrliche Grundlage für das Wohlergehen des Ganzen sind. Ein guter Arzt sollte einerseits die Blätter (Symptome) behandeln, wegen derer der Patient auch meistens kommt. Vielleicht ist es sogar sinnvoll, zuerst die Behandlung der Blätter verstärkt zu verfolgen (siehe unten: zuerst pathogene Faktoren ausleiten). Dann in einer zweiten Phase der Behandlung sollte aber auf jeden Fall die Wurzelbehandlung nicht vernachlässigt werden. Denn nur so wird sichergestellt, dass die Oberflächen-Symptome nicht nach kurzer Zeit erneut auftreten. Nur so wird eine nachhaltige Heilung erreicht. Gelegentlich wird man auch primär die Basis (Wurzeln) behandeln, und allmählich werden die Symptome an der Oberfläche verschwinden.

2. Grundregel Die Reihenfolge der Behandlung bei zwei Störungen

Es können sich mehrere Störungen überlagern. Dies ist zum Beispiel der Fall, wenn ein Patient mit einer chronischen Diarrhö, z.B. durch einen Milz-*Qi*-Mangel, einen akuten Infekt in Form einer Wind-Kälte-Invasion an der Oberfläche akquiriert. In so einem Falle sollte die tonisierende Behandlung ausgesetzt werden, bis die akute Störung vorüber ist. Ansonsten würde man Gefahr laufen, mit den tonisierenden Arzneien nicht nur das „rechte *Qi*" (*Zheng Qi*), sondern auch das pathogene *Qi* zu stützen, was zu einer Prolongation führen könnte. So sollte man entweder abwarten, bis der Infekt abgeklungen ist, oder man setzt kurzfristig in diesem Fall Wind-Kälte eliminierende Arzneien, z.B. *Ma Huang Tang* (Ephedrae Herba Dekokt) bei bestehender Schweißlosigkeit an.

Leitsatz

Zuerst ausleiten, dann tonisieren
oder anders ausgedrückt:
Zuerst Akutes, dann Chronisches behandeln
oder noch anders ausgedrückt:
Zuerst die vorhandenen pathogenen Faktoren ausleiten

3. Grundregel Bei ausgeprägter Leere gleichzeitiges Ausleiten und Tonisieren

Nicht selten kommen Patienten mit akuten Beschwerden, aber davor bestand bereits eine erhebliche Schwächung in einem bestimmten Bereich; z.B. bedingt ein vorher bestehender *Wei-Qi*-Mangel, dass ein Patient mit einer akuten Wind-Kälte-Invasion an der Oberfläche schwitzt. Das Schwitzen indiziert die mangelnde Kontrolle über die Poren, denn bei akutem Wind-Kälte-Zustand wäre Schweißlosigkeit zu erwarten. In diesem Falle sollte man auf Rezepturen verzichten, die nur weiter die Oberfläche öffnen und Schweiß induzieren, wie *Ma Huang Tang* (Ephedrae Herba Dekokt). Vielmehr sollte man in einem solchen Fall an *Gui Zhi Tang* (Cinnamomi Ramulus Dekokt) denken, welches das gestörte *Wei Qi* mitbehandelt.
Ebenso ist bei vorbestehendem *Yin*-Mangel Vorsicht geboten mit Verfahren, wie der Diaphorese, also schweißtreibenden Arzneien, wie *Ma Huang* (Ephedrae Herba). Ebenso wird man mit heißen Arzneien vorsichtig sein, z.B. *Fu Zi* (Aconiti Lateralis Radix Praeparata) nur eingebettet in *Yin*-tonisierende Arzneien anwenden. Bei einem älteren Patienten mit *Yin*-Mangel, der eine akute Wind-Kälte-Invasion erleidet, wird man nur sehr moderat die Oberfläche öffnen, um weitere *Yin*-Verluste zu vermeiden und niedrig dosiert tonisierende Arzneien hinzufügen.
Bei Wind-Kälte-Invasion an der Oberfläche bei gleichzeitig vorbestehendem *Yang*-Mangel im Inneren zeigt ein Patient Fieber und Frösteln, das durch Zudecken nicht besser wird; Zeichen für eine Kälte- Erkrankung im Außen. Der Puls wäre bei reiner Außen-Erkrankung oberflächlich (*fu*) und überschüssig (*shi*), ist aber in diesem Fall leer (*xu*) und schwach (*ruo*), als Zeichen des *Yang*-Mangels. In der Vorgeschichte wird der Patient auch bereits vor dem Infekt inneres Frieren, Erschöpfung und Lustlosigkeit verspürt haben. In einem solchen Fall wäre *Ma Huang Fu Zi Xi Xin*

Tang (Ephedrae Herba, Asari Herba und Aconiti Radix Lateralis Praeparata Dekokt) indiziert.

4. Grundregel Bei Stagnation liegt eine Fülle vor

Man sollte beachten, dass der Patient bei einer *Qi*-Stagnation, besonders der Leber-*Qi*-Stagnation, häufig zu wenig Energie zur Verfügung hat und sich subjektiv müde und energielos fühlt. Wir sehen daran, dass nicht jeder Erschöpfung ein Leere-Zustand zugrunde liegt. Bei einer Leber-*Qi*-Stagnation liegt eine Fülle vor, obwohl der Patient über Energiemangel klagt. Die Energie ist gebunden durch die Stagnation und kann daher nicht frei fließen. Obwohl Energie vorhanden ist, steht sie dem Patienten nicht zur Verfügung. Sichtbar wird dies auch an den objektiven Untersuchungsmethoden: typischerweise ein saitenförmiger Puls (*xian*), am Zungenkörper können am Rand rote Areale auf eine latente Hitze im Inneren, besonders im Leber-Funktionskreis und ein gespanntes Abdomen (Hara-Diagnose: *Kyo Kyo Kuman*) auf eine Fülle hinweisen. Daher wird man hier keine tonisierende, sondern folgerichtig eine regulierende Behandlung durchführen, die oft zu einer erstaunlichen Wiederzunahme der Leistungsfähigkeit führt. Dieses Prinzip nennt man dann Tonisieren durch Regulieren.

5. Grundregel Lebensalter als Anhalt

In den verschiedenen Lebensphasen eines Menschen ergeben sich oft typische Störungsmuster, Entgleisungen und bestimmte Lebensthemen. Eine solche Einteilung ist selbstverständlich nur als grober Anhalt zu verstehen.
Im Übrigen sind diese Themen bei beiden Geschlechtern durchaus unterschiedlich.
Es sind die Symptome und Zeichen des individuellen Patienten, die das Muster definieren.. Dennoch ist es zum Verständnis der Physiologie sinnvoll, sich die großen Lebenszyklen klar zu machen und in Erinnerung zu halten.

4 Literatur

Die chinesische Medizin hat sich über rund zwei Jahrtausende aus den Nebeln der Vorzeit entwickelt. Viele Angaben über diese Frühzeit neigen zu einer Schwärmerei, zu Spekulationen und heben die Heilkunst in den Bereich von übernatürlichen Kräften. Zum Teil durch fehlende Informationen, zum anderen aber auch dadurch, dass in dieser Frühzeit tatsächlich magische, mystische und mythologische Fragestellungen noch vielmehr mit Krankheit und Heilung verwoben waren als in den letzten Jahrhunderten. Lange Zeit bestanden der Glaube an Dämonen, Entsprechungen, Magie, schamanistische und exorzistische Verfahren sowie die Benutzung von Bannsprüchen parallel neben der seit der Zeitenwende zunehmend dokumentierten systematischen Medizintheorie, die auf die Funktionskreise, *Yin* und *Yang* und andere medizintheoretische Vorstellungen abhob, wie die Leitbahnen. So entwickelte sich eine zunehmend verfeinerte und rational begründete Medizin mit sehr differenzierten therapeutischen Werkzeugen.

4.1 Allgemeine medizinische Literatur

Mawangdui-Texte

Die früheste gut erhaltene Literaturquelle sind die sogenannten Mawangdui-Texte, benannt nach dem großen Grabfund in Hunan in den frühen 1970er Jahren. Die Entstehung dieser Texte wird in die Zeit des zweiten bis ersten vorchristlichen Jahrhunderts gelegt. Sie dürften Vorläufer des *Huangdi Nei Jing* (Der Innere Klassiker des Gelben Kaiser) sein. In diesen Schriften finden sich Abhandlungen über die verschiedensten Lebensbereiche: Arzneidrogenkunde, Ernährung, Schwangerschaft, Geburt und Sexualleben. An therapeutischen Verfahren werden u.a. das Schröpfen, die Kauterisation von bestimmten Reizpunkten mittels Kräuterkegeln (direkte Moxibustion), Massagen und Punktreizung mit Steinspitzen genannt. Es werden Leitbahnen erwähnt, in denen das *Qi* fließt. Die Akupunktur wird in der Han-Zeit (206 v. Chr. bis 221 n. Chr.) und auch noch später im Allgemeinen mehr für die Prophylaxe und zur Behandlung von Erkrankungen in einem Frühstadium angesehen. Die manifesten Erkrankungen hingegen sollen mit einer korrigierten oder modifizierten Ernährung oder mit Arzneimitteln behandelt werden. Im Laufe der Jahrhunderte wurde der Akupunktur zwar eine größere Rolle in der Behandlung von manifesten Erkrankungen eingeräumt, jedoch blieb die Priorität der Arzneitherapie im Grunde bis in die heutige Zeit erhalten.

Der Innere Klassiker des Gelben Kaisers (Huangdi Nei Jing)

In der medizinischen Sammlung „Der Innere Klassiker des Gelben Kaisers“ (*Huangdi Nei Jing*) sind um die Zeitenwende oder sogar davor medizinische Schriften der vorangegangenen Jahrhunderte zusammengefasst. In Form eines Zwiegesprächs abgefasst, unterhält sich der Gelbe Kaiser mit seinem Hofarzt *Qi Bo* über das Verhältnis von Mensch und Natur, Krankheiten, ihre Entstehung und Heilung. Themen sind Akupunktur, Moxibustion, *Yin-Yang*, Massagetechniken und Atemübungen.
Das *Huangdi Nei Jing* darf insofern als einer der wichtigsten Klassiker gelten, da erstmals die heute für die Chinesische Medizin typischen medizintheoretischen Konzepte der Fünf Phasen erwähnt werden. In den Mawangdui-Texten – vor diesem Klassiker abgefasst – wurde lediglich die *Yin-Yang*-Theorie angesprochen. Im *Huangdi Nei Jing* findet eine fast ausschließliche Konzentration auf die Akupunktur statt; d.h. wir finden dort praktisch keine Referenzen zur Arzneitherapie.
Die medizinische Literatur kann eingeteilt werden in einerseits Schriften, die die Einzelarzneien im Rahmen einer Materia Medica beschreiben, und andererseits in die Rezepturbücher.

Das Buch der Schwierigkeiten (Nan Jing)

Das Buch der Schwierigkeiten – *Nan Jing* – stammt vermutlich aus der Han-Zeit im 1. nachchristlichen Jahrhundert. Im *Nan Jing* wird unter anderem über Diagnosetechniken berichtet, insbesondere findet die Pulstastung Erwähnung. Auch werden verschiedene Nadeltechniken beschrieben. Das *Yin*- und *Yang*-Konzept sowie die Fünf Wandlungsphasen sind die theoretischen Grundlagen dieses Werkes.

4.2 Literatur zur Arzneitherapie

Die Arznei-Literatur kann eingeteilt werden in einerseits Schriften, die die Einzelarzneien beschreiben (Materia Medica) und andererseits in die klassischen Rezepturensammlungen.

Arzneimittellehren (Materiae Medicae)

Die ältesten Textbücher zu den Einzelarzneien mit Beschreibungen der einzelnen Arzneimittel gehen ungefähr auf die Zeitenwende zurück. So enthält die erste Materia Medica von Shen Nong mit dem Titel *Shen Nong Ben Cao Jing* etwa 365 Arzneibeschreibungen. Später wurden die Materiae Medicae immer umfangreicher. Um 1000 n.Chr. waren etwa 1000 Einzelarzneien erfasst und beschrieben, im 16. Jahrhundert waren es ca. 2000. Eine Materia Medica von 1977 enthält 5767 Arzneien ▶ Tabelle 4.1. Die Zunahme der Arzneien war auch durch den Austausch mit Nachbarländern und mit anderen Kulturen und Ländern bedingt. Insbesondere Länder der südlicheren Breitengrade beheimateten Pflanzen, die in China selbst nicht wuchsen.

Rezepturensammlungen

Die erste Rezepturensammlung, in der sich das Wissen mehrerer vorangegangener Jahrhunderte widerspiegelt, ist das *Shang Han Lun* (Über Kälte induzierte Erkrankungen). Dieses Werk aus dem 2. Jahrhundert n. Chr. wird Zhang Zhong Jing zugeschrieben, ebenso wie der zweite Teil dieser Abhandlung mit dem Namen *Jin Gui Yao Lue* (Rezepturen aus dem Goldenen Schrein). Hier werden gut 100 Rezepturen vorgestellt mit genauer Beschreibung des energetischen Zustandes des Patienten, inklusive einer Beschreibung der Pulse. Dabei wird besonders das Sechs-Stadien-Modell verwendet ▶ Kap. I.1.4. Es dient der Beschreibung von Krankheitszuständen, wie sie sich verändern und transformieren können. Die Rezepturen

Autor	Jahr	Titel	Arzneien	Bedeutung
Unbekannt	2. Jh. v. Chr.	*Wu Shi Er Bing Fang* (aus den Mawangdui-Texten)	224	Älteste Quelle; bereits sehr differenzierte galenische Zubereitungen von Rezepturen; lässt auf lange Tradition vor dieser Zeit schließen.
Unbekannt; der Legende nach Shen Nong zugeschrieben	1. Jh. n. Chr	*Shen Nong Ben Cao Jing* (Klassiker der Arzneikunde des *Shen Nong*)	365	Grundstein aller danach zusammengestellten Materiae Medicae. Die heute verfügbare Fassung wurde erst später zusammengestellt. Die Arzneien werden in drei Gruppen eingeteilt: „Obere Gruppe": Arzneien zur Unterstützung von Langlebigkeit; diese weisen keine Toxizität auf „Mittlere Gruppe": Je nach den Umständen toxische Arzneien „Untere Gruppe": Arzneien mit einer gewissen Toxizität, zur Heilung von Krankheiten notwendig
Su Jing	659	*Xin Xiu Ben Cao* (Neu überarbeitete Arzneikunde)	844	Im Auftrag der Regierung der Tang-Dynastie zusammengestellte Bestandsaufnahme der Arzneikunde; erste illustrierte Materia Medica
Liu Han	973	*Kaibao Xin Xiang Ding Ben Cao* (Zur Kaibao-Periode neu überprüfte und festgelegte Arzneikunde)	983	Erstes gedrucktes Arzneibuch
Tang Shenwei	1108	*Jingshi Zheng Lei Daguan Ben Cao* (Erläuterte und nach Arten geordnete Arzneikunde der Daguan Periode, deren Quellen in den Klassikern liegen)	1558	Umfassendes Hauptwerk der Song-Dynastie; erste bis in die Gegenwart vollständig erhaltene Materia Medica
Li Shizhen	1596	*Ben Cao Gang Mu* (Nach Monographien und sachlichen Gesichtspunkten geordnete Arzneikunde)	1892	Eine Fundgrube in 52 Bänden: 1170 pflanzliche, 445 tierische und 275 mineralische Arzneimittel
Jiangsu-College	1977	*Zhong Yao Daci Dian* (Enzyklopädie der TCM-Substanzen)	5767	Aktuelle und umfassende Materia Medica

Tab. 4.1 Literatur zu den Arzneien (Materiae Medicae)

des *Shang Han Lun* kommen mit etwa 90 Heilarzneien aus. Das *Shang Han Lun* verlor in China selbst im Laufe der Jahrhunderte an Bedeutung und wurde erst etwa ab dem 12. bis 13. Jahrhundert wieder vermehrt beachtet. In Japan hingegen, wohin die Chinesische Medizin durch Mönche und Händler ab dem 5. bis 6. Jahrhundert gelangte, wurde von jeher bis zum heutigen Tage das *Shang Han Lun* als Basis-Lehrbuch der Arzneitherapie angesehen, woran sich Generationen von Ärzten und Heilkundigen der Arzneitherapie orientierten. Dies mag erklären, dass heute in der japanischen Ausübung der chinesischen Arzneitherapie, der sogenannten Kampo-Medizin, das Sechs-Stadien-Modell und die Rezepturen aus dem *Shang Han Lun* eine zentrale Rolle spielen.

Die Tang- (618–907 n. Chr.) und Song-Zeit (960–1279 n. Chr.) waren eine Zeit staatlich geförderter Gesundheitspolitik. Dies fand auch in Initiativen zur Verfassung großer Arznei- und Rezepturbücher seinen Ausdruck. Wang Dao schrieb im 8. Jahrhundert das *Waitai Biyao* (Unentbehrliches von der äußeren Terrasse), eine Gesamtübersicht der Rezepturkunde. Ähnlich, aber noch umfassender, ist das Werk aus dem Jahr 992von Wang Huai Yin, das die Regierung in Auftrag gab, *Taiping Sheng Hui Fang* (Rezepturen der kaiserlichen Güte aus der Taiping-Zeit), das 16.834 Hausmittel und mündlich überlieferte Rezepte seiner Zeit enthält. Es ist als Teil der öffentlichen Gesundheitsfürsorge zu verstehen.

Dies war eine Zeit großer medizinischer Fortschritte im Sinne einer Medizinversorgung breiter Bevölkerungsschichten und staatlich standardisierter und vereinheitlichter Arzneiherstellung. Gleichzeitig führten diese Bestrebungen auch zu einer weniger an individuellen, konstitutionellen Gesichtspunkten erstellten Diagnose und ausgerichteten Behandlung, sondern zu einer mehr symptombezogenen Behandlung, die weitestgehend auf Ärzte verzichten konnte. Zu dieser Zeit waren krankheitsbezogene Fertigarzneien vom Apotheker erhältlich, vergleichbar mit der heutigen Selbstmedikation in Apotheken und Drogerien. Auch die genannten großen Werke enthalten neben der Vielfalt an Rezepturen wenige Hinweise auf

Autor	Jahr	Titel	Rezepturen	Bedeutung
Unbekannt (Mawangdui-Texte)	2. Jh. v. Chr.	*Wu Shi Er Bing Fang* (Rezepturen für 52 Leiden)	–	Älteste Quelle, recht rudimentär, einfache Rezepte als Dekokte und Pillen, Fünf Phasen sind nicht erwähnt, jedoch *Yin* und *Yang*
Zhang Zhong-Jing	2. Jh. n. Chr.	*Shang Han Lue* (Über Kälte-induzierte Krankheiten; ursprünglich *Shang Han Za Bing Lun*)	100	Erster Rezepturenbuchautor, theoretische Grundlage: *Yin* und *Yang* und Sechs-Stadien-Konzept
Zhang Zhong-Jing	2. Jh. n. Chr.	*Jin Gui Yao Lun* (Rezepturen aus dem Goldenen Schrein; ursprünglich ein Teil aus *Shang Han Za Bing Lun*)	–	Behandelt mehr die Innen-Erkrankungen (Gynäkologie, Pädiatrie, etc.)
Sun Si Miao	652	*Qian Jin Yao Fang* (Rezepturen, die Tausend Dukaten wert sind)	–	Sun Si Miao war ein großartiger Praktiker und zugleich Medizinphilosoph
	682	*Qian Jin Yi Fang* (Ergänzung zu den Tausend Dukaten Rezepten)	–	Beide Bände haben einen großen Einfluss bis zur heutigen Zeit; viele Rezepte werden noch heute häufig eingesetzt.
Wang Dao	8. Jh.	*Wai Tai Bi Yao* (Untentbehrliches von der äußeren Terrasse)	über 6000	Gesamtübersicht der damaligen Rezepturenkunde
Wang Huai Yin	982–992	*Taiping Sheng Hui Fang* (Rezepturen der kaiserlichen Güte aus der Taiping-Zeit)	16834	Sehr umfassend; Hausmittel und mündlich überlieferte Rezepte seiner Zeit, Teil der öffentlichen Gesundheitsfürsorge
Regierung	1078	*Tai Yiju Fang* (Rezepturvorschriften des Kaiserlichen Medizinalamts)	–	Sammlung von Standardrezepturen, Fertigarzneien für den öffentlichen, symptomatischen Gebrauch und Verkauf in staatlich kontrollierten Apotheken
Regierung (Kaiserliche Medizinische Akademie)	1117	*Sheng Ji Zong Lu* (Gesamtverzeichnis der Hilfestellung)	ca. 20000	Zusammenstellung des publizierten Wissens und alter Volksrezepte der Weisen; enthält theoretische Grundlagen. Dämonologisches Wissen und heilende Bannschriftzeichen werden seit der Zeit der Volksrepublik weggelassen.

Tab. 4.2 Rezepturensammlungen

differentialdiagnostische oder differentialtherapeutische Überlegungen. Für jede Störung sind bis zu 20 Rezepturen genannt, ohne jedoch deren spezifische Indikation herauszustellen. Viele Rezepte enthalten darüber hinaus eine enorm große Anzahl an Einzelarzneien.

So kam denn auch deutliche Kritik von einigen zeitgenössischen Medizinern an solch oberflächlich symptomatischem Vorgehen. Xu Yin Zong etwa bemerkte: „Heutzutage sind die Leute unfähig, die Pulse zu differenzieren, noch erkennen sie die Ursache der Erkrankungen. Sie gründen ihre Entscheidungen auf ihr Gefühl und gebrauchen sehr viele Einzelmittel. Dies gleicht einer Hasenjagd, in der man viele Männer und Pferde aussendet, die Gegend einzukreisen, in der Hoffnung, mit Glück über den Hasen zu stolpern. So zu behandeln ist wirklich fahrlässig.“ Aus dieser Unzufriedenheit heraus entwickelten sich Bestrebungen, die Rezepte systematisch zu kategorisieren.

Im *Shang Han Lun* wird der Wirkmechanismus der Rezeptur gleichzeitig als eine Beschreibung des Pathomechanismus der der Erkrankung zugrundeliegenden Störung aufgefasst. Das Disharmoniemuster des Patienten und die innere Struktur des Rezeptes weisen auf den gleichen Mechanismus hin. Darum wurde der Rezepturname gleichzeitig als eine Art sehr differenzierter Beschreibung des Patientenzustands benutzt. Die Rezeptur war eine Art, die Diagnose auszudrücken. Genau in dieser Weise arbeiten heute noch viele Kampo-Ärzte in Japan, die sich auf die alten chinesischen Quellen – insbesondere eben auch das *Shang Han Lun* – beziehen. ▶ Tabelle 2.4

II Materia Medica

1 Die Oberfläche befreiende Arzneien

1.1 Warme, scharfe die Oberfläche befreiende Arzneien

Bai Zhi (Angelicae Dahuricae Radix)
Cang Er Zi (Xanthii Fructus)
Cong Bai (Allii Fistulosi Bulbus)
E Bu Shi Cao (Centipedae Herba)
Fang Feng (Saposhnikoviae Radix)
Gao Ben (Ligustici Rhizoma et Radix)
Gui Zhi (Cinnamomi Ramulus)
Jing Jie (Schizonepetae Herba)
Ma Huang (Ephedrae Herba)
Qiang Huo (Notopterygii Rhizoma et Radix)
Sheng Jiang (Zingiberis Rhizoma Recens)
Xiang Ru (Moslae Herba)
Xin Yi (Magnoliae Flos)
Zi Su Ye (Perillae Folium)

1.2 Kühle, scharfe die Oberfläche befreiende Arzneien

Bo He (Menthae Haplocalycis Herba)
Chai Hu (Bupleuri Radix)
Chan Tui (Cicadae Periostracum)
Dan Dou Chi (Sojae Semen Praeparatum)
Fu Ping (Spirodelae Herba)
Ge Gen (Puerariae Lobatae Radix)
Ju Hua (Chrysanthemi Flos)
Man Jing Zi (Viticis Fructus)
Mu Zei (Equiseti Hiemalis Herba)
Niu Bang Zi (Arctii Fructus)
Sang Ye (Mori Folium)
Sheng Ma (Cimicifugae Rhizoma)

Arzneigruppen-Überblick

Indikation nach TCM-Kriterien

Eine Invasion pathogener Faktoren in die Oberfläche. Dies ist eine Fülle-Situation mit eingedrungener Wind-Kälte oder Wind-Hitze im Außen.

Untergruppen und typische Arzneien

- **Warme, scharfe, die Oberfläche befreiende Arzneien** *Ma Huang* (Ephedrae Herba) ▶ AG 1.1
- **Kühle, scharfe, die Oberfläche befreiende Arzneien** *Bo He* (Menthae Haplocalycis Herba) ▶ AG 1.2

Wirkung

Die Oberflächenbefreier werden auch als Diaphoretika bezeichnet. Es sind Arzneien, die in die Oberfläche des Körpers eingedrungene pathogene Faktoren wieder eliminieren und ausleiten können. Dies tun sie durch ihre scharfe Natur, die eine Oberfläche öffnende Wirkung entfaltet. Dadurch führen diese Arzneien zu einer Öffnung der Poren und zum Schwitzen. Durch die pathogenen Faktoren kommt es in der Regel zu einer Blockierung der Poren, sodass der Patient typischerweise nicht oder ungenügend schwitzt. Das Schwitzen bringt die krankmachenden Agenzien wieder heraus, und die Gesundung geschieht in der Folge sehr rasch.

Typische Symptome

Akute grippale Infekte (Äußerer Wind) mit gleichzeitiger Abneigung gegen Wind und Kälte (Frösteln) und leichtem Fieber; kein oder nur leichtes Schwitzen; Kopfschmerzen, Halskratzen oder Halsschmerzen; Abgeschlagenheit, laufende Nase, wässrige Sekrete, thorakales Druckgefühl, auch bronchiale Verengung, Schweratmigkeit, seröser Auswurf aus den Bronchien

Indikationen

Bei den pathogenen Faktoren handelt es sich in erster Linie um Wind, der sich oft mit anderen Faktoren, am häufigsten mit Kälte oder Hitze, verbindet. Einige Arzneien wirken darüber hinaus noch auf zusätzlich eingedrungene Feuchtigkeit. Die pathogenen Agenzien treffen naturgemäß zuerst auf die Oberfläche (also die *Wei-Qi*-Ebene) und somit auf den am weitesten außen gelegenen Funktionskreis, die Lunge. Daher wirken fast alle diese Arzneien auf den Funktionskreis Lunge.

Befunde

Zungenkörper Der ZK ist unauffällig, da sich die Erkrankung nur in der Oberfläche abspielt. Der ZK spiegelt in erster Linie das Innen wider, das in diesem Falle nicht betroffen ist.

Zungenbelag Der ZB ist bei Wind-Kälte weißlich, dünn, bei Wind-Hitze gelblich. Er ist ein guter Indikator für pathogene Faktoren.

Puls Der Puls ist voll als Zeichen, dass es sich um einen Fülle-Zustand handelt. Außerdem ist der Puls schwebend, was bedeutet, dass er oberflächlich zu tasten ist. Dies zeigt an, dass das körpereigene *Qi* im „Kampf" gegen die eingedrungenen pathogenen Faktoren an die Oberfläche gekommen ist.

Leitsymptome

Frösteln, evtl. leichtes Fieber, große Abneigung gegen Wind und Kälte, Kopfschmerzen, Blässe, Abgeschlagenheit, seröse Sekrete

Anwendungsbeispiele

Grippale Infekte, Erkältungen und Virusinfektionen

Häufige Kombinationen

Die Oberflächenbefreier werden je nach Befund kombiniert mit Schleim lösenden Arzneien der Gruppe 6, Wind-Feuchtigkeit eliminierenden Arzneien der Gruppe 5 und bei Hitze oder Hitze-Toxinen mit Hitze klärenden Arzneien der Gruppe 2. Besteht ein gleichzeitiger energetischer Mangel im Innen, sind in einigen Rezepturen auch tonisierende Arzneien mit den Oberflächenbefreiern kombiniert.

Nebenwirkungen

Diese Arzneien trocknen die Säfte und zerstreuen das *Qi* durch ihre Schärfe und die schweißtreibende Wirkung. Deshalb sollten sie vorsichtig eingesetzt werden

- bei älteren Patienten mit einem *Yin*-Mangel
- bei Kindern, die rasch einen *Yin*-Mangel bekommen können
- bei erschöpften Personen mit *Qi*-Mangel

Kontraindikationen und Sicherheitshinweise

Oberflächenbefreier sind nicht (mehr) indiziert, wenn die Erkrankung nur im Innen besteht.

Korrespondierende Akupunkturpunkte

- **Öffnende und ausleitende Punkte** Di 4 *Hegu*, Gb 20 *Fengchi*, SJ 5 *Waiguan*, Lu 7 *Lieque*
- **Bei Wind-Hitze auch** Di 11 *Quchi*, Du 14 *Dazhui*, Bl 13 *Feishu*

Charakterisierung der die Oberfläche befreienden Arzneien

Wirkung Befreien die Oberfläche von pathogenen Faktoren durch Schweißinduktion, diaphoretisch
Eigenschaften Meist scharf: warmes (▶ AG 1.1) und kühles (▶ AG 1.2) Temperaturverhalten
Pathogene Faktoren Wind-Kälte, Wind-Hitze
Typische Arzneien

- Warme, scharfe, die Oberfläche befreiende Arzneien *Ma Huang* (Ephedrae Herba) ▶ AG 1.1
- Kühle, scharfe, die Oberfläche befreiende Arzneien *Chai Hu* (Bupleuri Radix) ▶ AG 1.2

Indikation Wind-Kälte bzw. Wind-Hitze im Außen: Fülle-Zustand
Nebenwirkung Trocknend
Vorsicht Bei *Yin*-Mangel und genereller Schwäche
Wirkort Lunge
Therapie-Prinzip (Ba Fa) *Han Fa* – schweißinduzierende Methode

Acht Leitkriterien (Ba Gang)

Diese Leitkriterien beschreiben den Energiezustand des Patienten, für den diese Arzneigruppe angezeigt ist.
Lokalisierung Außen
Qualität Kälte, Hitze
Quantität Fülle

1.1 Warme, scharfe, die Oberfläche befreiende Arzneien

Bái Zhǐ
Angelicae Dahuricae Radix
白芷

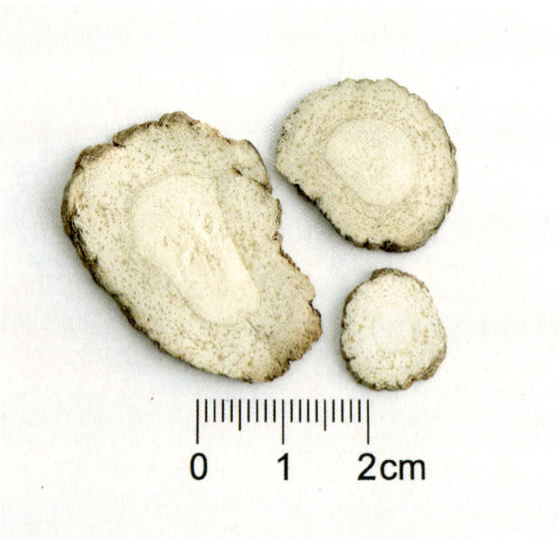

Deutscher Name Sibirische Engelwurz
Englischer Name Dahurian Angelica Root
Familie Doldenblütler – Umbelliferae
Offizinelle Spezies *Angelica dahurica, Angelica dahurica* var. *formosana*

Eigenschaften

Temperatur Warm
Geschmack Scharf
Funktionskreis Magen, Dickdarm, Lunge

Wirkung

- Öffnet die Oberfläche und vertreibt pathogenen Wind und wirkt dadurch schmerzstillend
- Öffnet die Nase
- Leitet Eiter und pathogene Feuchtigkeit aus

Indikationen

- **Akute Wind-Kälte** Schnupfen, verstopfte oder laufende Nase
- **Chronifizierte Zustände von Wind-Kälte-Erkrankungen mit blockierter Nase** Ozaena, Supraorbitalschmerz, eitriger, dicker, klebriger Nasenschleim bei Rhinitis und Sinusitis, chronisch blockierte Nasenatmung, verstopfte Nase
- **Schmerzen, Schwellungen, Eiter** Beulen, Karbunkel, Abszesse, Pusteln; Zahnschmerzen
- **Feuchtigkeit im Unteren Erwärmer** Leukorrhö, vaginaler Ausfluss, in der Regel durch Feuchtigkeit-Kälte; bei der Kombination mit den entsprechenden Arzneien auch bei Ausfluss vom Feuchtigkeit-Hitze-Typ

Kontraindikationen und Sicherheitshinweise

- Allergie gegen die Arznei
- Vorsicht vor starker UV-Lichtexposition; phototoxische Hautreaktionen sind aufgrund des Furocumaringehalts möglich.

Schwangerschaft und Stillzeit

Während jahrhundertelanger Anwendung sind keine relevanten Risiken bekannt geworden. Aussagefähige Untersuchungen zur Sicherheit in der Schwangerschaft oder Stillzeit liegen nicht vor.

Pharmakologie

- Das Arzneidekokt zeigte in vitro schwache Östrogeneffekte.
- Wässrige Extrakte zeigten in vitro (Ames-Test, Bacillus-subtilis-Test, unscheduled DNA synthesis-Test) keine Hinweise auf Mutagenität, bis auf einen Ames-Test (ohne nähere Angaben).

Dosierung und Zubereitung

Dosierung 3–10 g
Zubereitung Erster Kochvorgang 30 Min.; zweiter Kochvorgang 20 Min.

Kommentar

Bai Zhi hat eine stark öffnende und ausleitende Kraft. Ihr Bezug ist auch der Bereich der *Yang Ming*-Leitbahnen im Bereich des Kopfs – also Magen- und Dickdarm-Leitbahn.

Typische Rezepturen mit Bai Zhi

- *Wu Ji San* (Fünf Anhäufungen Pulver) ▶ RG 1.4
- *Cang Er Zi San* (Xanthii Fructus Pulver) ▶ RG 1.1

Cāng Ěr Zǐ
Xanthii Fructus
蒼耳子 苍耳子

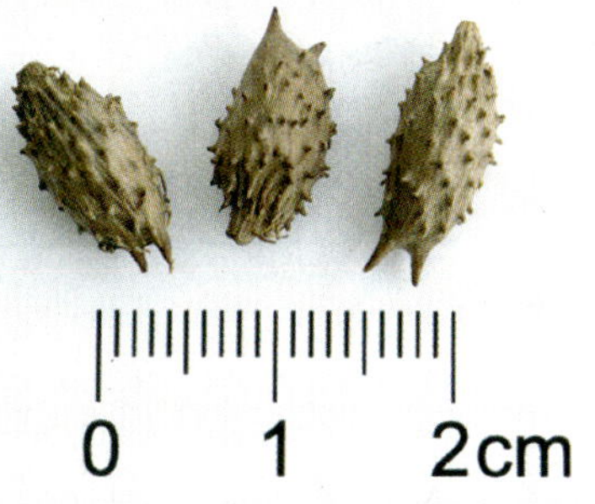

Deutscher Name Sibirischer Spitzklett
Englischer Name Sibirian Cocklebur Fruit, Xanthium Fruit
Familie Korbblütler – Compositae
Offizinelle Spezies *Xanthium sibiricum*

Eigenschaften

Temperatur Warm
Geschmack Scharf, bitter
Funktionskreis Lunge

Wirkung

- Öffnet die Nase und macht sie frei
- Leitet Wind-Feuchtigkeit aus, stillt den Schmerz
- Stillt Juckreiz

Indikationen

- Allergische Rhinitis, Sinusitis, Kopfschmerzen mit laufender oder verstopfter Nase, chronische Rhinitis, chronisch verstopfte Nase
- **Wind-Feuchtigkeit-Bi-Syndrom** Rheumatoide Gelenkschmerzen, Krämpfe, Paresen
- Hautaffektionen, juckende Ausschläge

Kontraindikationen und Sicherheitshinweise

- Allergie gegen Korbblütler
- Die Arznei ist toxisch und erfordert eine fachgerechte Präparierung. Bei Dosisüberschreitung können toxische Reaktionen auftreten, u.a. Lebertoxizität und Nierenversagen. Vorsicht bei Leberaffektionen oder Niereninsuffizienz
- Vorsicht bei Kindern, Anwendung bei Kindern unter 2 Jahren vermeiden

Schwangerschaft und Stillzeit

Schwangerschaft Mit Vorsicht anwenden. Im Zebrafischtest zeigte sich unter einem wässrigen Extrakt eine verminderte Schlüpf- und eine erhöhte Mortalitätsrate. Unter höherer Konzentration kam es zu Perikarderguss und Entwicklungsverzögerung. Ausreichende Untersuchungen zur Sicherheit in der Schwangerschaft liegen nicht vor.
Stillzeit Wegen Toxizität mit Vorsicht anwenden.

Interaktionen

Ein wässriger Extrakt aus den beiden Komponenten *Cang Er Zi* und *Xin Yi* (Magnoliae Flos) gemeinsam zeigte bei der Maus eine geringere Toxizität und bessere antientzündliche Wirkung als ein ebensolcher Extrakt aus den Einzelkomponenten.

Pharmakologie

Wässrige Extrakte zeigten in vitro (Ames-Test, UDS-Test) keine Hinweise auf Mutagenität.

Dosierung und Zubereitung

Dosierung 3–10 g
Zubereitung Erster Kochvorgang 30 Min.; zweiter Kochvorgang 20 Min.

Kommentar

Auch als zusätzliche Arznei geeignet bei äußeren Wind-Erkrankungen in der Oberfläche mit spaltenden Kopfschmerzen, die in den Nacken ausstrahlen.

Typische Rezepturen mit Cang Er Zi

Cang Er Zi San (Xanthii Fructus Pulver) ▶ RG 1.1

Cōng Bai
Allii Fistulosi Bulbus
葱白 葱白

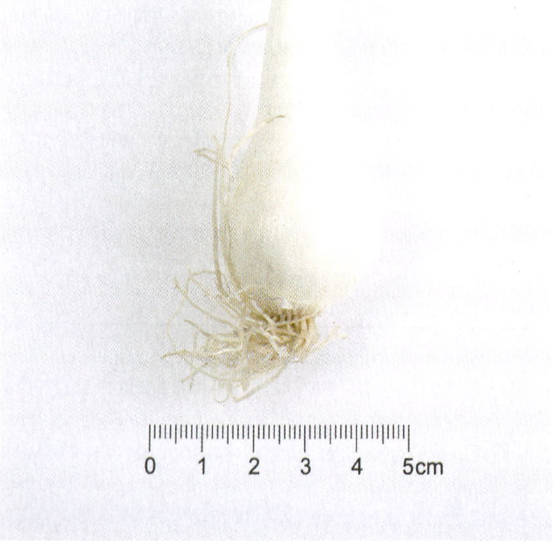

Deutscher Name Frühlingszwiebel
Englischer Name Spring Onion, Scallion
Familie Liliengewächse – Liliaceae
Offizinelle Spezies *Allium fistulosum*

Eigenschaften

Temperatur Warm
Geschmack Scharf
Funktionskreis Lunge, Magen

Wirkung

- Öffnet die Oberfläche, leitet Wind-Kälte aus, induziert Schweiß
- Vertreibt Kälte durch das Beleben des *Yang* und *Qi*
- Lindert Toxine

Indikationen

- Frühstadium eines grippalen Infekts, leichtere Erkältungskrankheiten im Beginn, verstopfte Nase
- Abdominales Kälte- und Völlegefühl, Bauchschmerzen
- Wunden, Abszesse; für diese Indikationen wird das Mittel äußerlich als Auflage und Umschlag angewendet

Kontraindikationen und Sicherheitshinweise

Allergie gegen die Arznei

Schwangerschaft und Stillzeit

Während jahrhundertelanger Anwendung sind keine relevanten Risiken bekannt geworden. Aussagefähige Untersuchungen zur Sicherheit in der Schwangerschaft oder Stillzeit liegen nicht vor.

Dosierung und Zubereitung

Dosierung 3–9 g
Zubereitung Erster Kochvorgang 30 Min.; zweiter Kochvorgang 20 Min.

Kommentar

Cong Bai ist ein mild wirkendes Mittel. Im Frühstadium eines leichten grippalen Infekts sind die Frühlingszwiebeln mit Soja – zubereitet als *Cong Chi Tang* (Dekokt mit Allii Fistulosi Bulbus und Sojae Semen Praeparatum) – ein gutes, sehr mildes Mittel. Bei ausgeprägteren Erkrankungen und Erkältungen wird man eher auf die stärkeren Rezepturen, wie *Ma Huang Tang* (Ephedrae Herba Dekokt), zurückgreifen, die in ihrer schweißtreibenden Wirkung effektiver sind.

Typische Rezepturen mit Cong Bai

Cong Chi Tang (Dekokt mit Allii Fistulosi Bulbus und Sojae Semen Praeparatum) ▶ RG 1.1

Ě Bù Shí Cǎo
Centipedae Herba
鵝不食草

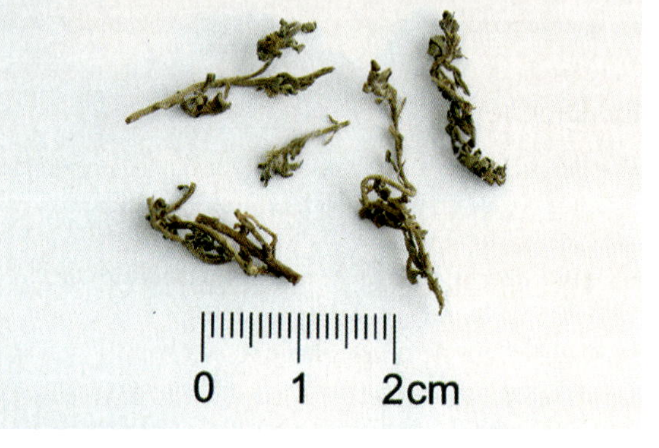

Pinyin-Synonym *Shi Hu Su*
Deutscher Name Centipedenkraut
Englischer Name Small Centipeda Herb, Centipeda Herb
Familie Korbblütler – Compositae
Offizinelle Spezies *Centipeda minima*

Eigenschaften

Geschmack Scharf
Temperatur Warm
Funktionskreis Lunge

Wirkung

- Befreit Wind-Kälte aus der Oberfläche und öffnet die Nase
- Löst Toxine und reduziert Schwellungen (topisch)

Indikationen

- Nasenverstopfung, Sinusbeschwerden, Kopfschmerzen, äußerlich als Nasentropfen
- Äußerliche Anwendung bei toxischen und traumatischen Verletzungen mit Schwellungen

Kontraindikationen und Sicherheitshinweise

- Allergie gegen Korbblütler
- Vorsicht bei Gastritis oder peptischen Ulzera, die Arznei irritiert die Magen-Darm-Schleimhaut

Schwangerschaft und Stillzeit

Während jahrhundertelanger Anwendung sind keine relevanten Risiken bekannt geworden. Aussagefähige Untersuchungen zur Sicherheit in der Schwangerschaft oder Stillzeit liegen nicht vor.

Dosierung und Zubereitung

Dosierung 6–9 g; geeignete Menge für die topische Anwendung
Zubereitung Erster Kochvorgang 30 Min.; zweiter Kochvorgang 20 Min.

Kommentar

- Dieses Mittel wird vor allem bei Nasenproblemen aufgrund von Wind verwendet. So z.B. bei allergischer Rhinitis und, in Kombination mit kalten Mitteln, wie *Yu Xing Cao* (Houttuyniae Herba), *Bo He* (Menthae Haplocalycis Herba) und *Huang Qin* (Scutellariae Radix) bei Sinusitis.
- *E Bu Shi Cao* kann die Magenschleimhaut reizen. Bei empfindlichen Patienten kann diese Arznei kombiniert werden mit *Gan Cao* (Glycyrrhizae Radix et Rhizoma), Honig oder *Bai Ji* (Bletillae Rhizoma).

Typische Rezepturen mit E Bu Shi Cao

E Bu Shi Cao ist in keiner der in diesem Buch aufgeführten Rezepturen enthalten. Diese Arznei wird jedoch häufig zu Rezepturen beigefügt.

Fáng Fēng
Saposhnikoviae Radix
防風 防风

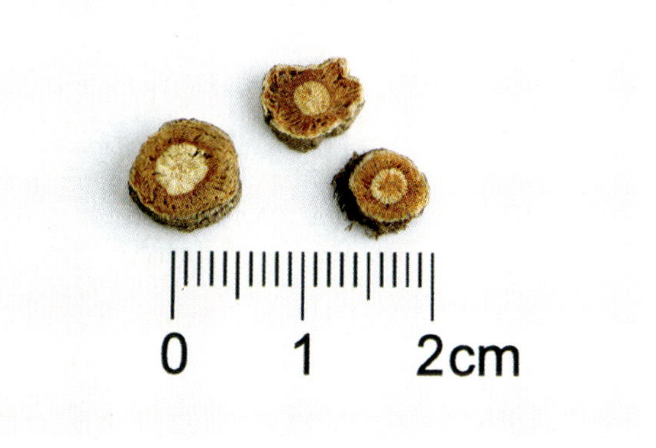

Ältere Bezeichnung Radix Ledebouriellae
Deutscher Name Windschutz-Wurzel
Englischer Name Divaricate Saposhnikovia Root, Ledebouriella Root, Siler
Familie Doldenblütler – Umbelliferae
Offizinelle Spezies *Saposhnikovia divaricata*

Eigenschaften

Temperatur Leicht warm
Geschmack Scharf, süß
Funktionskreis Blase, Leber, Milz

Wirkung

- Öffnet die Oberfläche, schweißtreibend
- Eliminiert Wind-Feuchtigkeit und lindert Schmerz
- Eliminiert äußeren und inneren Wind

Indikationen

- Äußerer Wind (Hitze oder Kälte) mit Kopfschmerzen, Nackensteifheit, Fieber, Frösteln
- Äußere Wind-Hitze mit Fieber, Halsentzündung, geröteten Augen und Kopfschmerzen
- Wind-Feuchtigkeit-Kälte: rheumatische Gelenkschmerzen
- Darm-Wind mit wiederkehrendem schmerzhaftem Durchfall mit leuchtend rotem Blut im Stuhl

- Urtikaria, Juckreiz, Schütteln und Zittern von Händen und Füßen, Tetanie, Migräne-Kopfschmerzen

Kontraindikationen und Sicherheitshinweise

Allergie gegen die Arznei

Schwangerschaft und Stillzeit

Während jahrhundertelanger Anwendung sind keine relevanten Risiken bekannt geworden. Aussagefähige Untersuchungen zur Sicherheit in der Schwangerschaft oder Stillzeit liegen nicht vor.

Pharmakologie

- Es lassen sich antipyretische, antibiotische und zum Teil auch antivirale Eigenschaften nachweisen.
- In-vitro- und In-vivo-Tests (Ames-Test, UDS-Test, i.p. Mikrokern- und Chromosomenaberrationstest) zeigten keine Hinweise auf Mutagenität oder Gentoxizität.

Dosierung und Zubereitung

Dosierung 5–10 g
Zubereitung Erster Kochvorgang 30 Min.; zweiter Kochvorgang 20 Min.

Kommentar

- *Fang Feng* ist eine sehr vielfältige und daher häufig eingesetzte Arznei: besonders als Meldearznei führt sie die *Qi*-Tonika in die Oberfläche, z.B. *Yu Ping Feng San* (Jade Windschutz Pulver). Aber auch besonders wichtig zur Austreibung des Wind-Aspektes bei komplexen Fragestellungen, wie bei *Bi*-Syndrom oder bei dermatologischen Rezepturen
- *Fang Feng* ist nur leicht warm und kann sowohl bei Kälte wie auch bei Hitze eingesetzt werden. In Kombination mit entsprechenden anderen Arzneien wird *Fang Feng* zur Schweißhemmung und Stabilisierung des *Wei-Qi* eingesetzt: z.B. *Yu Ping Feng San* (Jade Windschutz Pulver) ▶ RG 11.1

Typische Rezepturen mit Fang Feng

- *Da Fang Feng Tang* (Größeres Saposhnikoviae Radix Dekokt) ▶ RG 6.5
- *Yu Ping Feng San* (Jade Windschutz Pulver) ▶ RG 11.1
- *Qiang Huo Sheng Shi Tang* (Notopterygii Rhizoma et Radix Dekokt, das Feuchtigkeit überwindet) ▶ RG 6.5
- *Jing Jie Lian Qiao Tang* (Schizonepetae Herba und Forsythiae Fructus Dekokt) ▶ RG 13.1
- *Fang Feng Tong Sheng San* (Pulver mit Saposhnikoviae Radix das weise Blockaden löst) ▶ RG 1.4
- *Xiao Feng San* (Pulver, das Wind eliminiert) ▶ RG 13.1
- *Ji Zuso Ippo* (Dekokt bei Hauterkrankungen im Kopfbereich), japanisch ▶ RG 13.1

Gáo Běn
Ligustici Rhizoma et Radix
藁本

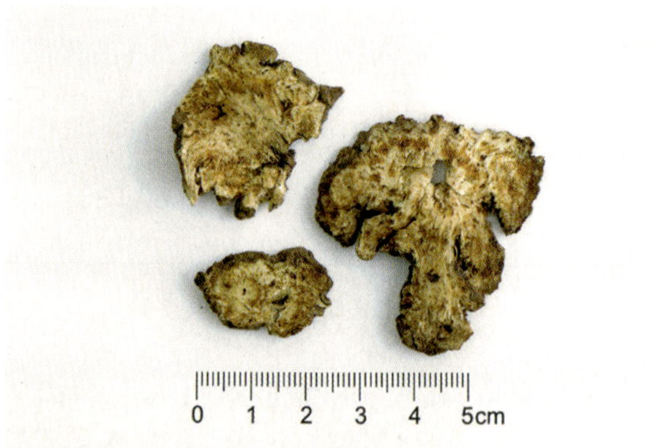

Deutscher Name Chinesischer Liebstöckel-Wurzelstock, Ligusticum-Wurzel
Englischer Name Chinese Lovage Root
Familie Doldenblütler – Umbelliferae
Offizinelle Spezies *Ligusticum sinense, Ligusticum jeholense*

Eigenschaften

Temperatur Warm
Geschmack Scharf
Funktionskreis Blase

Wirkung

- Löst Wind, eliminiert Feuchtigkeit und stoppt Schmerzen
- Öffnet die Oberfläche und zerstreut Wind-Kälte

Indikationen

- Wind-Kälte-Feuchtigkeit, *Bi*-Syndrom und akute Wind-Kälte Attacken, speziell entlang des *Du Mai*: Scheitel-Kopfschmerzen, akute und chronische Rücken- und Kreuzschmerzen, Nackenschmerzen
- Wind-Kälte Erkrankungen, speziell bei Kopfschmerzen, Nasenverstopfung, Nackensteife, Kieferschmerzen

Kontraindikationen und Sicherheitshinweise

- Kontraindiziert bei Blut-Leere-Trockenheit, die durch Feuer verursacht wurde
- Allergie gegen die Arznei

Schwangerschaft und Stillzeit

Während jahrhundertelanger Anwendung sind keine relevanten Risiken bekannt geworden. Aussagefähige Untersuchungen zur Sicherheit in der Schwangerschaft oder Stillzeit liegen nicht vor.

Pharmakologie

Ein wässriger Extrakt zeigte in vitro (Ames-Test, UDS-Test) keine Hinweise auf Mutagenität.

Dosierung und Zubereitung

Dosierung 3–10 g
Zubereitung Erster Kochvorgang 30 Min.; zweiter Kochvorgang 20 Min.

Kommentar

- *Gao Ben* ist eine Botenarznei zum *Du Mai* und zum Gehirn. Die Arznei kann eingesetzt werden, um beide Enden des *Du Mai* zu behandeln.
- **Wu Zhu Yu und Gao Ben behandeln beide Scheitel-Kopfschmerzen** *Wu Zhu Yu* (Euodiae Fructus) wärmt, senkt ab und bewegt auch das Leber-*Qi*. *Wu Zhu Yu* wird bei Scheitelkopfschmerzen eingesetzt, wenn diese durch eine stagnierte und überkontrollierende Leber entstehen und in Kombination mit Erbrechen auftreten. Im Gegensatz dazu behandelt *Gao Ben* Scheitelkopfschmerzen aufgrund von Wind-Kälte oder aufgrund einer Kälte-Feuchtigkeit-Blockade im *Du Mai* oder in der Blasenleitbahn.
- **Andere Mittel bei Kopfschmerzen, mit denen Gao Ben kombiniert werden kann** *Bai Zhi* (Angelicae Dahuricae Radix) bei orbitalen/frontalen Kopfschmerzen), *Qiang Huo* (Notopterygii Rhizoma et Radix) bei okzipitalen Kopfschmerzen, *Chai Hu* (Bupleuri Radix) bei Kopfschmerzen im Schläfenbereich, *Chuan Xiong* (Chuanxiong Rhizoma) bei allen Arten von Kopfschmerzen, aber insbesondere durch Wind-Kälte oder Blutstase.

Typische Rezepturen mit Gao Ben

- *Qiang Huo Sheng Shi Tang* (Notopterygium Dekokt um Feuchtigkeit zu überwinden) ▶ RG 6.5
- *Chuan Xiong Cha Tiao San* (Ligusticum Pulver welches mit Grüntee eingenommen wird) ▶ RG 1.1

Guì Zhī
Cinnamomi Ramulus
桂枝

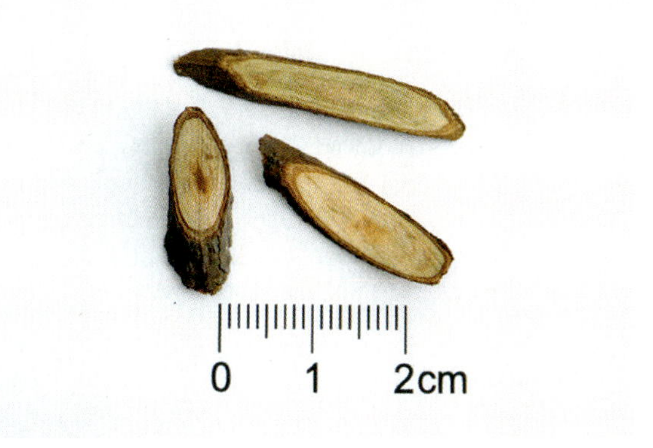

Deutscher Name Zimtbaumzweige
Englischer Name Cassia Twig, Cinnamon Twig
Familie Lorbeergewächse – Lauraceae
Offizinelle Spezies *Cinnamomum cassia*

Eigenschaften

Temperatur Warm
Geschmack Scharf, süß
Funktionskreis Herz, Lunge, Blase

Wirkung

- Schweißtreibend
- Wärmt und macht die Leitbahnen und Kollateralen wieder durchgängig
- Unterstützt den *Qi*-Fluss im Thorax, fördert die Blutzirkulation
- Zerstreut Kälte

Indikationen

- **Äußere Wind-Kälte** Grippale Infekte mit Schweiß, Frösteln, Fieber, Kopfschmerz
- **Wind-Feuchtigkeit-Bi-Syndrom** Besonders bei rheumatoiden Gelenkschmerzen im Schulterbereich
- **Feuchtigkeit-Ansammlung** Dyspeptische Beschwerden, Schleimbildung, Oligurie, Dysurie, Ödeme, abdominelles Distensionsgefühl
- **Stagnation des thorakalen Qi-Flusses** Thoraxdruck, Palpitationen, vermehrter Auswurf aus den Bronchien
- **Yang-Mangel von Herz und Milz** Herzklopfen, Ödeme, Kurzatmigkeit
- **Blutzirkulation anregend** Amenorrhö oder Dysmenorrhö, Angina pectoris

Kontraindikationen und Sicherheitshinweise

- Allergie gegen die Arznei
- Vorsicht bei Diabetikern mit Neigung zu Hypoglykämie. Zimt senkt in geringem Ausmaß den Blutzucker.

Schwangerschaft und Stillzeit

Schwangerschaft Bei Schwangeren mit Vorsicht anzuwenden. Die Arznei fördert die Durchblutung im Unterleib und war häufig in Abortrezepten enthalten. Untersuchungen zur Embryotoxizität, Fetotoxizität oder Teratogenität liegen nicht vor.
Stillzeit Keine Einschränkungen bekannt

Pharmakologie

- Die Arznei enthält Cumarin, das als chemische Reinsubstanz in hohen Dosen vereinzelt hepatotoxische Reaktionen ausgelöst hat. Unter üblicher Dosierung bleibt die aufgenommene Cumarin-Dosis unterhalb einer toxischen Schwelle.
- Ein wässriger Extrakt aus der Droge zeigte in vitro eine moderate Östrogenaktivität einschließlich der Stimulation einer östrogenabhängigen Brustkrebszelllinie (MCF-7).
- Ein Heißwasserextrakt zeigte in vitro und bei intraperitonealer Verabreichung an Mäuse bei bis zur 40-fachen therapeutischen Dosis keine Hinweise auf Mutagenität oder Gentoxizität (Ames-Test, Chromosomenaberrationstest, Mikronukleus-Test).

Dosierung und Zubereitung

Dosierung 3–10 g
Zubereitung Erster Kochvorgang 30 Min.; zweiter Kochvorgang 20 Min.

Kommentar

- *Gui Zhi* wirkt zusammen mit *Ma Huang* (Ephedrae Herba); beide sind warm und scharf, befreien die Oberfläche und leiten pathogene Wind-Kälte aus. Dies ist indiziert bei Fülle-Zuständen durch Invasion in der Oberfläche, z.B. in *Ma Huang Tang* (Ephedrae Herba Dekokt) ▶ RG 1.1
- *Gui Zhi* wirkt zusammen mit *Bai Shao* (Paeoniae Radix Alba) befreiend auf die Oberfläche, während Paeonia das Innen schützt und nährt. Somit werden *Wei-Qi* und *Ying-Qi* – also Abwehr- und Bauenergie – harmonisiert; dies ist indiziert bei Invasion im Außen mit vorbestehender, gleichzeitiger Leere, z.B. in *Gui Zhi Tang* (Cinnamomi Ramulus Dekokt). ▶ RG 1.1

Typische Rezepturen mit Gui Zhi

- *Gui Zhi Tang* (Cinnamomi Ramulus Dekokt) ▶ RG 1.1 und entsprechend abgeleitete Rezepturen
- *Ma Huang Tang* (Ephedrae Herba Dekokt) ▶ RG 1.1
- *Gui Zhi Fu Ling Wan* (Cinnamomi Ramulus und Poria Pille) ▶ RG 10.2

Jīng Jiè
Schizonepetae Herba
荊芥 荆芥

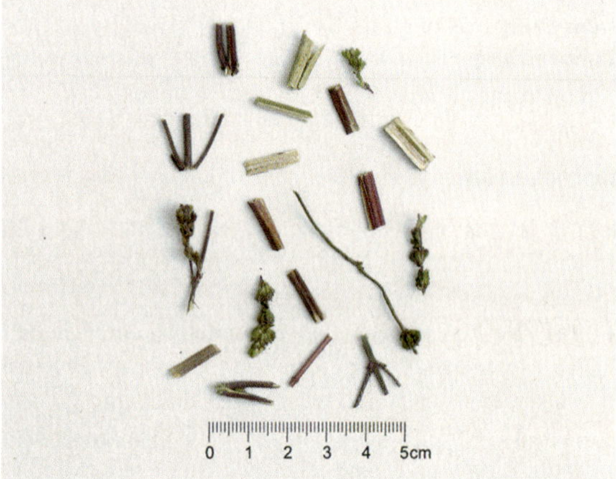

Deutscher Name Katzenminze
Englischer Name Fineleaf Schizonepeta Herb
Familie Lippenblütler – Labiatae
Offizinelle Spezies *Schizonepeta tenuifolia*

Eigenschaften

Temperatur Leicht warm
Geschmack Scharf
Funktionskreis Lunge, Leber

Wirkung

- Treibt äußere Wind-Kälte-Erkrankungen aus und öffnet die Oberfläche
- Fördert Schwellungen, Pusteln und Exantheme an die Oberfläche zu kommen
- Stoppt Juckreiz
- Blutstillend (hämostyptisch)

Indikationen

- Wind-Kälte führt zu grippalem Infekt mit Kopfschmerz, Schüttelfrost, Schmerzhaftigkeit und Schwellung des Halses, auch Stimmverlust

- Exantheme, Urtikaria, alle Arten von Juckreiz, frühe Phase von Masern oder Windpocken sowie die initiale Eruptionsphase von Pusteln und Schwellungen
- Epistaxis, Blut im Stuhl, uterine Blutung: bei diesen Indikationen sollte die verkohlte Droge eingesetzt werden, *Jing Jie Tan.*

Kontraindikationen und Sicherheitshinweise

- Voll entwickeltes Masernexanthem oder voll entwickelte Windpocken
- Allergie gegen die Arznei

Schwangerschaft und Stillzeit

Während jahrhundertelanger Anwendung sind keine relevanten Risiken bekannt geworden. Aussagefähige Untersuchungen zur Sicherheit in der Schwangerschaft oder Stillzeit liegen nicht vor.

Pharmakologie

Wässrige Extrakte zeigten in vitro bzw. in vivo (Ames-Test, Bacillus-subtilis-Test, i.p. Mikrokern- und Chromosomenaberrationstest) keine Hinweise auf Mutagenität oder Gentoxizität.

Dosierung und Zubereitung

Dosierung 5–10 g
Zubereitung Dem Dekokt für die letzten 5–10 Min. des zweiten Kochvorgangs zugeben

Kommentar

- *Jing Jie* ist eine harmonisierende Arznei, welche zwar scharf ist aber nicht trocknend. Sie kann eingesetzt werden bei Wind-Kälte und bei Wind-Hitze.
- *Jing Jie* hat eine nach oben treibende Tendenz – ein sogenanntes Elevantium – und wird darum bei vielen Wind-Erkrankungen gerne eingesetzt.
- Sie bringt zusätzlich Hitze im Bereich des Lungen-Funktionskreises an die Oberfläche, in die *Wei-Qi*-Ebene, weshalb sie eine wichtige Arznei gegen Husten bei Wind-Hitze ist.
- Sie wird auch gegen Kopfschmerz eingesetzt, der durch exogene Wind-Kälte bedingt ist.
- *Jing Jie Sui* (Schizonepetae Spica) ist die Blüte von *Jing Jie*. Die Arznei ist wirksamer, wenn eingedrungener Wind die Kopfregion beeinträchtigt.

Typische Rezepturen mit Jing Jie

- *Yin Qiao San* (Lonicerae Flos und Forsythiae Fructus Pulver) ▶ RG 1.2
- *Jie Lian Qiao Tang* (Schizonepetae Herba und Forsythiae Fructus Dekokt) ▶ RG 13.1
- *Fang Feng Tong Sheng San* (Pulver mit Radix Saposhnikoviae, das Blockaden weise löst) ▶ RG 1.4
- *Xiao Feng San* (Pulver, das Wind eliminiert) ▶ RG 13.1
- *Ji Zuso Ippo* (Dekokt bei Hauterkrankungen im Kopfbereich) (japanisch) ▶ RG 13.1

Má Huáng
Ephedrae Herba
麻黃

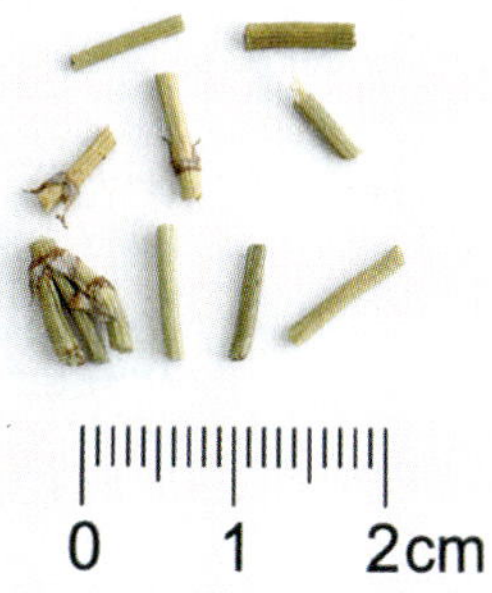

Deutscher Name Meerträubel
Englischer Name Ephedra
Familie Meerträubchen – Ephedraceae
Offizinelle Spezies *Ephedra sinica, Ephedra intermedia, Ephedra equisetina*

Eigenschaften

Temperatur Warm
Geschmack Scharf, leicht bitter
Funktionskreis Lunge, Blase

Wirkung

- Stark schweißtreibend und die Oberfläche öffnend
- Senkt das *Qi* ab und stoppt Keuchen
- Diuretisch

Indikationen

- **Äußere Wind-Kälte** Akute grippale Infekte mit Schweißlosigkeit, Frösteln, Blässe, Abgeschlagenheit
- Asthma, Pneumonie, thorakales Druckgefuhl, bronchiale Verengung, Schweratmigkeit
- Bringt Entlastung bei Gedunsenheit, lokaler Flüssigkeitsretention, Ödemen

Kontraindikationen und Sicherheitshinweise

- Allergie gegen die Arznei
- Erhöhter Blutdruck; Herzerkrankungen; Gefäßerkrankungen, insbesondere der Herzkranzgefäße und der Hirngefäße; Herzrhythmusstörungen
- Psychiatrische Erkrankungen; Angst- und Spannungszustände, Schlafstörung; Suchterkrankungen
- Anfallsleiden; Engwinkelglaukom
- Prostataadenom mit Blasenentleerungsstörung; nicht kompensierte Schilddrüsendysfunktion
- Einnahme von Monoaminooxidase-(MAO-)Hemmern (Tranylcypromin, Moclobemid), Sympathomimetika (Theophyllin u.a.), Selegilin, Rasagilin oder Vasokonstriktoren (Mutterkornalkaloide, Oxytocin, Triptane)
- Vorsicht bei geschwächten Patienten oder in Fällen von bereits bestehenden Schweißen sowie bei *Yin*-Mangel; während des Fastens
- Überdosierung vermeiden; hohe Dosen können bei Langzeiteinnahme zur Abhängigkeit führen.
- Bei manifester Lebererkrankung oder höherem Alkoholkonsum: Die Anwendung von *Ma Huang* ist in einer Reihe von Fällen mit Lebertoxizität assoziiert. Der Zusammenhang ist nicht eindeutig gesichert.
- Vorsicht bei Behandlung mit Aconitum-Drogen, *Wu Zhu Yu* (Euodiae Fructus) ▶ AG 11 und *Xiang Jia Pi* (Periplocae Cortex) wegen eines erhöhten Risikos für Herzrhythmusstörungen, was bisher allerdings nicht beobachtet wurde
- Bei Diabetes mellitus: mögliche Erhöhung des Blutzuckers
- Vorsicht bei kleineren Kindern und bei Niereninsuffizienz

Hinweis In Zusammenhang mit Ephedra-haltigen Nahrungsergänzungsmitteln kam es in den USA bis zu deren Verbot 2004 u.a. zu einer Anzahl von plötzlichen Todesfällen, Herzinfarkten, Schlaganfällen, epileptischen Anfällen, Panikattacken und anderen psychiatrischen Notfällen. Im Einzelfall war ein Kausalzusammenhang nicht zu sichern, die Vielzahl der Ereignisse sprach jedoch für sich. Wahrscheinlich spielte die häufige Kombination mit Coffein und anderen Mitteln eine Rolle. Im Rahmen der Chinesischen Arzneitherapie sind unter regelhafter Dosierung derartige Nebenwirkungen nicht dokumentiert. Dennoch müssen die zahlreichen Kontraindikationen sorgfältig beachtet werden. Bei längerer Anwendung sollte der Blutdruck kontrolliert werden.

Schwangerschaft und Stillzeit

Schwangerschaft Kontraindiziert; aufgrund epidemiologischer Studien und tierexperimenteller Befunde bestehen Hinweise auf Teratogenität. Ephedrin geht in den fetalen Blutkreislauf über und erhöht die fetale Herzfrequenz.

Stillzeit Kontraindiziert. Pseudoephedrin geht wahrscheinlich in die Muttermilch über. Es vermindert den Milchfluss.

Interaktionen

- Wegen absehbarer additiver Effekte bei Therapie mit MAO-Hemmern, Sympathomimetika oder Vasokonstriktoren kontraindiziert. Vorsicht mit anderen Ephedrin- oder Synephrin-haltigen Arzneien, wie *Zhi Qiao*/*Zhi Shi* (Aurantii Fructus/Immaturus) oder *Zhi Ban Xia* (Pinelliae Rhizoma Praeparatum). Der gleichzeitige Genuss koffeinhaltiger oder sonstiger Mittel (mehr als geringe Kaffeemengen, Energy Drinks o.ä.) ist zu vermeiden. Die Wirkung von Antihypertonika kann abgeschwächt werden.
- Das Arzneidekokt verminderte die Bioverfügbarkeit von Theophyllin beim Kaninchen und der Ratte.
- Die Arznei, gemeinsam dekoktiert mit *Ku Xing Ren* (Armeniacae Semen Amarum), erhöhte die Bioverfügbarkeit der *Ku Xing Ren*-Bestandteile Amygdalin und Prunasin bei der Ratte. Bei gemeinsamer Dekoktierung von *Ma Haung* und *Fu Zi* (Aconiti Lateralis Praeparata) verringerte sich bei der Ratte deutlich die Bioverfügbarkeit der Aconitum-Alkaloide, wobei die Toxine Aconitin, Mesaconitin und Hypaconitin nicht mehr nachweisbar waren.
- Ein wässriger Ephedra-Extrakt erhöhte in vitro die Sensitivität von HeLa-Zellen gegenüber Paclitaxel, nicht jedoch gegenüber 5-Fluorouracil.

Pharmakologie

- Die Inhaltsstoffe Ephedrin und Pseudoephedrin wirken blutdruckerhöhend, herzfrequenzsteigernd, gefäßverengend und bronchienerweiternd.
- In vitro zeigte sich keine Östrogenwirkung.
- Wässrige Extrakte zeigten in vitro bzw. in vivo (Ames-Test, Bacillus-subtilis-Test, UDS-Test, Mikrokern- und Chromosomenaberrationstest) keine Hinweise auf Mutagenität oder Gentoxizität. Zwei Kanzerogenitätsstudien mit Ephedrinsulfat an Ratten bzw. Mäusen endeten negativ.

Dosierung und Zubereitung

Dosierung 2–10 g
Zubereitung Erster Kochvorgang 30 Min.; zweiter Kochvorgang 20 Min. Längeres Kochen vermindert nicht eine mögliche Toxizität, sondern erhöht den Ephedra-Alkaloid-Gehalt im Dekokt.

Kommentar

- *Ma Huang* ist eines der wirkungsvollsten Diaphoretika. Die ausleitende Wirkung wird noch durch die Wasserausscheidung über eine gesteigerte Diurese unterstützt. Tritt bei einer Wind-Kälte-Invasion durch die Einnahme von z.B. *Ma Huang Tang* (Ephedrae Herba Dekokt) das erwünschte Schwitzen ein, setzt man dieses ab oder setzt die Behandlung für ein bis zwei Tage mit verminderter Dosis fort.
- Während der Anwendung von *Ma Huang Tang* (Ephedrae Herba Dekokt) sollte sich der Patient keiner kalten Zugluft aussetzen, da über die Oberflächenöffnung leicht weitere pathogene Wind-Kälte eindringen kann.
- Rechtlicher Hinweis: In Deutschland und Österreich ist *Ma Huang* verschreibungspflichtig.
- Die Inhaltsstoffe Ephedrin und Pseudoephedrin stehen auf der WADA-Dopingliste.

Typische Rezepturen mit Ma Huang

- *Ma Huang Tang* (Ephedrae Herba Dekokt) ▶ RG 1.1
- *Ma Xing Shi Gan Tang* (Ephedrae Herba, Armeniacae Semen Amarum, Gypsum Fibrosum und Glycyrrhizae Radix et Rhizoma Praeparata cum Melle Dekokt) ▶ RG 2.4
- *Xiao Qing Long Tang* (Kleines Blaugrüner Drachen Dekokt) ▶ RG 1.1

Qiāng Huó
Notopterygii Rhizoma et Radix
羌活

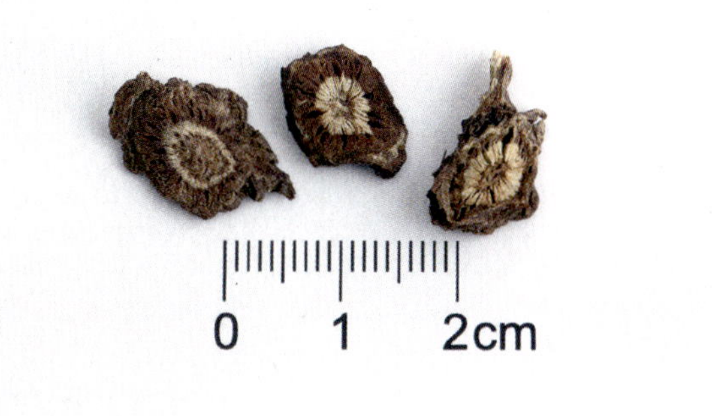

Deutscher Name Notopterygiumwurzel
Englischer Name Incised Notopterygium Rhizome or Root
Familie Doldenblütler – Umbelliferae
Offizinelle Spezies *Notopterygium incisum, Notopterygium franchetii*

Eigenschaften

Temperatur Warm
Geschmack Scharf, bitter
Funktionskreis Blase, Niere

Wirkung

- Zerstreut Wind-Kälte-Erkrankungen in der Oberfläche
- Vertreibt Wind-Kälte-Feuchtigkeit, *Bi*-Syndrom und Stauungen rheumatoider Art aus den Gelenken, schmerzstillend
- Meldearznei zu den Leitbahnen des *Tai Yang* und *Du Mai*, besonders in der oberen Körperhälfte

Indikationen

- Äußere-Wind-Kälte mit Feuchtigkeit: grippale Infekte mit Fieber und Schüttelfrost, insbesondere bei Gliederschmerzen oder okzipitalen Kopfschmerzen
- Rheumatische Beschwerden, besonders der oberen Körperregion: schmerzhafte Nackensteife, Gelenkschmerzen, *Bi*-Syndrom

Kontraindikationen und Sicherheitshinweise

- Da es sich um eine trockene, emporsteigende Arznei handelt, ist sie kontraindiziert bei *Yin*-Mangel, Trockenheit, Gelenkschmerzen durch Blut-Mangel oder aufsteigendem Leber-*Yang*
- Allergie gegen die Arznei

Schwangerschaft und Stillzeit

Während jahrhundertelanger Anwendung sind keine relevanten Risiken bekannt geworden. Aussagefähige Untersuchungen zur Sicherheit in der Schwangerschaft oder Stillzeit liegen nicht vor.

Pharmakologie

Ein Heißwasserextrakt zeigte im Ames-Test keine Mutagenität, bei intraperitonealer Verabreichung an Mäuse waren In-vivo-Gentoxizitätstests (Mikronukleus- und Chromosomenaberrationstest) schwach positiv.

Dosierung und Zubereitung

Dosierung 3–10 g
Zubereitung Erster Kochvorgang 30 Min.; zweiter Kochvorgang 20 Min.

Kommentar

Zum Prinzip der Meldearznei ▶ S. 77

Typische Rezepturen mit Qiang Huo

- *Qiang Huo Sheng Shi Tang* (Notopterygii Rhizoma et Radix Dekokt, das Feuchtigkeit überwindet) ▶ RG 6.5
- *Da Fang Feng Tang* (Größeres Saposhnikoviae Radix Dekokt) ▶ RG 6.5

Shēng Jiāng
Zingiberis Rhizoma Recens
生薑 生姜

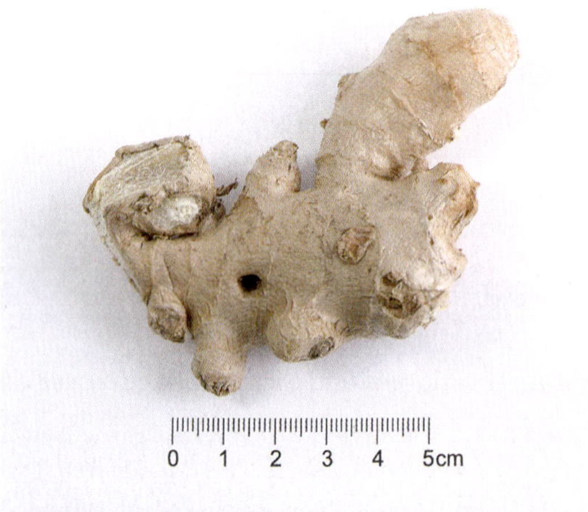

Deutscher Name Frischer Ingwer
Englischer Name Fresh Ginger
Familie Ingwergewächs – Zingiberaceae
Offizinelle Spezies *Zingiber officinale*

Eigenschaften

Temperatur Leicht warm
Geschmack Scharf
Funktionskreis Lunge, Milz, Magen

Wirkung

- Öffnet die Oberfläche, schweißtreibend
- Wärmt Milz und Magen, lindert Übelkeit
- Lindert Hustenreiz, wandelt Schleim um

Indikationen

- Äußere Wind-Kälte-Invasion: Frösteln, Fieber, Kopfschmerz, laufende Nase mit wässrigem Sekret
- Kälte im Magen: Übelkeit, Erbrechen, Druckgefühl und Völle im Epigastrium, auch bei Schwangerschaftserbrechen
- Husten, sowohl akuter Husten durch Wind-Kälte als auch chronischer Husten mit Schleim in der Lunge

Kontraindikationen und Sicherheitshinweise

- Magen-Hitze wegen des warmen Temperaturverhaltens
- Lungen-Hitze
- Allergie gegen die Arznei
- Vorsicht mit hohen Dosen bei Hypertonikern
- Vorsicht bei Blutungsneigung

Fertilität, Schwangerschaft und Stillzeit

Fertilität Eine Reihe tierexperimenteller Studien mit Ingwer zeigte verbesserte Spermienparameter, eine erhöhte Fertilitätsrate, androgene In-vivo-Effekte und/oder erhöhte Werte für Testosteron, so bei männlichen Mäusen, Ratten, Kaninchen, Hähnen und Büffeln. Eine randomisierte Studie bei 45 Jahre alten oder älteren Männern zeigte eine geringere Rate von DNA-Fragmentationen in den Spermien, Konzentration und Motilität der Spermien verbesserten sich nicht.

Schwangerschaft

- Zurückhaltend dosieren
- Vorsicht in der Perinatalperiode wegen nicht auszuschließender Hemmung der Thrombozytenaggregation
- Laut Pharmakovigilanz- und Beratungszentrum für Embryonaltoxikologie, Berlin, haben mehrere klinische Studien mit über 900 Schwangeren keinen Hinweis auf ein erhöhtes Fehlbildungs-, Abort- oder Fetotoxizitätsrisiko ergeben: „Ingwer kann in allen Phasen der Schwangerschaft in üblicher Dosierung eingenommen werden."
- Dokumentierte Erfahrungen beim Menschen liegen nur für moderate Dosierungen vor. In tierexperimentellen Untersuchungen kam es unter höherer Dosierung zu einem gewissen Embryoverlust. Fetotoxische oder teratogene Auswirkungen oder eine Beeinträchtigung des Schwangerschaftsverlaufs fanden sich nicht.

Stillzeit Zurückhaltend zu dosieren, sonst sind keine Einschränkungen bekannt.

Interaktionen

- In pharmakologischen Studien an der Ratte reduzierte Ingwersaft bzw. ein daraus hergestellter Methanol-Extrakt die Bioverfügbarkeit von Cyclosporin und erhöhte die von Tacrolimus.
- Obwohl Ingwer in pharmakologischen Studien an der Ratte und am Menschen die Pharmakokinetik von Warfarin bzw. Phenprocoumon (Marcumar®) nicht veränderte und zu keinen negativen Auswirkungen führte, liegen mehrere Fallberichte vor, in denen es unter Vitamin K-Antagonisten zu Blutungen bzw. einer deutlichen Anhebung der INR-Werte kam.
- Es existieren zwei Fallberichte zu einer möglichen Interaktion von Ingwer mit neuen oralen Antikoagulanzien (NOAKs). In dem einen Fall trat bei einem Patienten, der seit vier Jahren auf Dabigatran eingestellt

war, nach dreitägiger Einnahme einer Aufkochung von Ingwer und Zimt eine gastrointestinale Blutung auf, die nicht gestoppt werden konnte und tödlich endete. In dem anderen Fall kam es bei einem Patienten, der seit 18 Monaten Rivaroxaban ohne Anzeichen für eine Blutung einnahm, nach einmonatigem Konsum von 2–3 Litern Ingwertee täglich zu Hämoptysen. Gerinnungstests zeigten eine deutliche Verminderung der Plättchenaggregation, vergleichbar mit der Wirkung von Clopidogrel.

- Ein wässriger Extrakt erhöhte die Sensitivität von HeLa-Krebszellen gegenüber Pactitaxel, während gegenüber 5-Fluorourazil keine Veränderung auftrat.

Pharmakologie

- Nach einem Fallbericht kam es nach Einnahme von frischer Ingwerwurzel und zusätzlich einem nicht klar definiertem Tee, der auch Ingwerpulver enthalten habe, zu einer Blutung. Verschiedene Ingwerzubereitungen zeigten in vitro und in pharmakodynamischen Studien an Gesunden widersprüchliche Ergebnisse bzgl. Beeinflussung der Thrombozytenaggregation. Am ehesten zeigte sich eine Hemmung bei künstlich verstärkter Aggregation durch hohe Fettzufuhr.
- Das Arzneigranulat zeigte in vitro keinen eindeutigen Östrogeneffekt und keine Beeinflussung des HER2-Rezeptors.
- Wässrige *Sheng-Jiang*-Extrakte zeigten bzgl. Mutagenität im Ames-Test widersprüchliche Ergebnisse, im Bacillus-subtilis-Test und im Comet Assay negative Ergebnisse. Unter den In-vivo-Tests auf Gentoxizität fielen der Mikronukleus-Test negativ, der Chromosomenaberrationstest positiv aus. Kanzerogenitäts-Tests demonstrierten überwiegend Tumorhemmeffekte, unter Zusatz von zwei Karzinogenen kam es zu einer verringerten Rate von Blasentumoren, dabei aber mit einem höheren Anteil von T2-Tumoren.

Dosierung und Zubereitung

Dosierung 3–10 g
Zubereitung Erster Kochvorgang 30 Min.; zweiter Kochvorgang 20 Min.

Kommentar

- Der frische Ingwer kann bei leichteren Erkältungsinfekten auch allein gegeben werden. Bei ausgeprägten Erkältungskrankheiten ist seine die Oberfläche befreiende Wirkung jedoch zu mild, sodass Arzneien wie *Ma Huang* (Herba Ephedrae) oder *Gui Zhi* (Cinnamomi Ramulus) eingesetzt werden sollten.
- Ingwer besitzt eine immunstärkende Eigenschaft und eignet sich daher auch zur Prophylaxe bei Infektanfälligkeit.
- Frischer Ingwer-Presssaft kann bei kleinen Kindern bei Übelkeit und Verdauungsschwäche eingesetzt werden.
- Der frische Ingwer kann in der Rekonvaleszenz zur Steigerung des Appetites eingesetzt werden.
- Ingwersaft wird häufig zur Neutralisation von Toxinen, z.B. bei der Zubereitung von *Ban Xia* (Pinelliae Rhizoma) und *Tian Nan Xing* (Arisaematis Rhizoma) eingesetzt, ebenso nach dem Genuss verdorbener Fische, Krabben oder Meeresfrüchten zur Neutralisierung der Toxine.
- *Sheng Jiang* wird gelegentlich auch als Zingiberis Rhizoma Viride – der grüne oder frische Ingwer – bezeichnet.
- *Sheng Jiang Pi* ist scharf und kühl. Es wird aus der Haut der Ingwerwurzel gewonnen und harmonisiert den Mittleren Erwärmer, leitet Feuchtigkeit aus und reduziert Ödeme.

Typische Rezepturen mit Sheng Jiang

- Ingwer ist in sehr vielen Rezepturen enthalten. Oft wird er auch, ohne dass es in jedem Rezepturbuch erwähnt wird, in Form von zwei Scheiben mit drei bis vier chinesischen Datteln – *Da Zao* (Jujubae Fructus) – der Rezeptur hinzugefügt, um die Verträglichkeit zu verbessern und eine den Magen und die Milz stützende Wirkung hinzuzufügen. Oft auch gemeinsam mit etwa drei Gramm der Süßholzwurzel – *Gan Cao* (Glycyrrhizae Radix et Rhizoma) ▶ AG 12.1
- *Gui Zhi Tang* (Cinnamomi Ramulus Dekokt) ▶ RG 1.1

Xiāng Rú
Moslae Herba
香薷

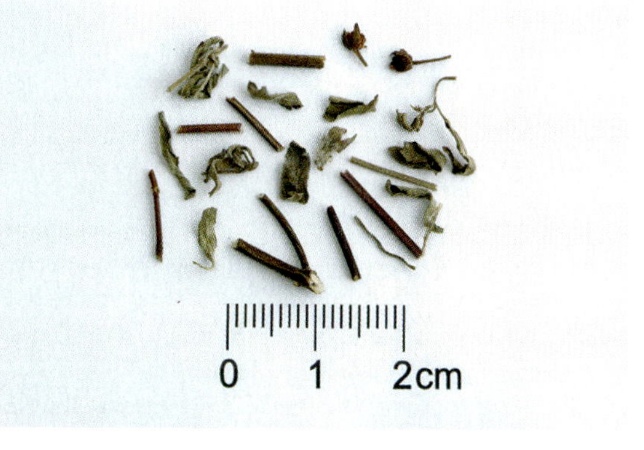

Deutscher Name Moslakraut, Elsholtzia-Kraut
Englischer Name Chinese Mosla, Elsholtzia

Familie Lippenblütler – Labiatae
Offizinelle Spezies *Mosla chinensis, Mosla chinensis* ‚Jiangxiangru'

Eigenschaften

Temperatur Leicht warm
Geschmack Scharf
Funktionskreis Lunge, Magen

Wirkung

- Öffnet die Oberfläche, fördert Schwitzen und eliminiert Wind-Kälte, insbesondere im Sommer
- Fördert die Diurese, reduziert Schwellungen

Indikationen

- Fieber und Frösteln, schmerzhafte Gliedmaßen, kein Schweiß (!), Kopfschmerzen, Erbrechen, Diarrhö, Müdigkeit, Schweregefühl, Abdominalschmerzen
- Ödeme, Gedunsenheit, Diarrhö, Miktionsprobleme, oft in Kombination mit einer äußeren Krankheit

Kontraindikationen und Sicherheitshinweise

- Starke Schweiße
- Allergie gegen die Arznei
- Das Arzneidekokt kann im heißen Zustand Übelkeit hervorrufen, besser abkühlen lassen

Schwangerschaft und Stillzeit

Während jahrhundertelanger Anwendung sind keine relevanten Risiken bekannt geworden. Aussagefähige Untersuchungen zur Sicherheit in der Schwangerschaft oder Stillzeit liegen nicht vor.

Dosierung und Zubereitung

Dosierung 3–10 g
Zubereitung Dem Dekokt für die letzten 5–10 Min. des zweiten Kochvorgangs zugeben

Kommentar

- *Xiang Ru* wird auch als „Ephedra des Sommers" bezeichnet, weil beide Mittel eine schweißtreibende Wirkung haben. Allerdings wirkt *Xiang Ru* weniger stark diaphoretisch und hat keinen so stark die Oberfläche öffnenden Charakter wie *Ma Huang*. Dafür mobilisiert *Xiang Ru* das körpereigene *Yang-Qi*, um Kälte aus dem Körper zu schaffen. Ebenfalls reguliert *Xiang Ru* die Mitte und wandelt Feuchtigkeit um. Dies macht *Xiang Ru* ideal für sommerliche Wind-Kälte, bei welcher die Mitte durch Feuchtigkeit blockiert ist.
- Weil *Xiang Ru* bei Wind-Kälte-Erkrankungen im Sommer eingesetzt wird, wird es oft fälschlicherweise als ein Sommerhitze-eliminierendes Mittel interpretiert. *Xiang Ru* ist jedoch leicht warm. Es wird deshalb bei Wind-Kälte und Wind-Kälte-Feuchtigkeit eingesetzt, welche den Körper im Sommer angreifen.

Typische Rezepturen mit Xiang Ru

Xiang Ru San (Elsholtzia Pulver) ▶ RG 1.1

Xīn Yí
Magnoliae Flos
辛夷

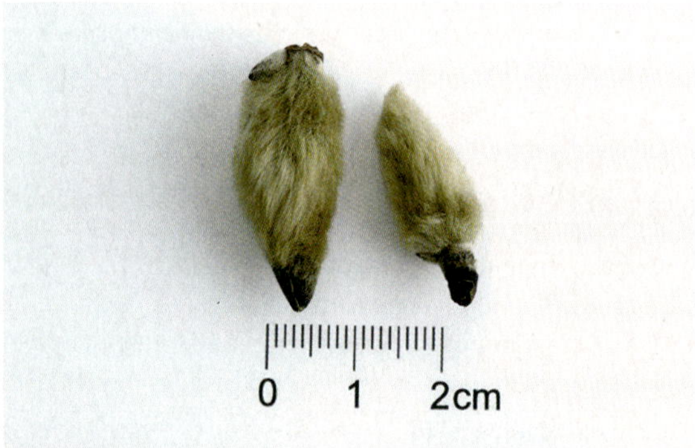

Deutscher Name Magnolienblüten
Englischer Name Biond Magnolia Flower
Familie Magnoliengewächse – Magnoliaceae
Offizinelle Spezies *Magnolia biondii, Magnolia denudata, Magnolia sprengeri*
Spezies Kampomedizin *Magnolia salicifolia, Magnolia kobus, Magnolia biondii, Magnolia sprengeri, Magnolia heptapeta, Magnolia denudata*

Eigenschaften

Temperatur Warm
Geschmack Scharf
Funktionskreis Lunge, Magen

Wirkung

- Treibt äußere Wind-Kälte-Erkrankungen aus und öffnet die Oberfläche – diaphoretisch
- Macht die Nase frei

Indikationen

- **Äußere Wind-Kälte** Verstopfte Nase, laufende Nase, Fließschnupfen, Kopfschmerzen

- Chronische Rhinitis, chronische Sinusitis, Verlust des Geruchssinns

Kontraindikationen und Sicherheitshinweise

- Allergie gegen die Arznei
- Vorsicht, hat starke vasokonstriktive Eigenschaften an der Nasenschleimhaut

Schwangerschaft und Stillzeit

Schwangerschaft Mit Vorsicht anzuwenden; experimentell wurden bei mehreren Tierarten uteruskontrahierende Eigenschaften festgestellt. Untersuchungen zur Embryotoxizität, Fetotoxizität oder Teratogenität liegen nicht vor.
Stillzeit Keine Einschränkungen bekannt

Interaktionen

Ein wässriger Extrakt aus den beiden Komponenten *Xin Yi* und *Cang Er Zi* (Xanthii Fructus) gemeinsam zeigte bei der Maus eine geringere Toxizität und bessere antientzündliche Wirkung als Extrakte aus den jeweiligen Einzelkomponenten.

Pharmakologie

Ein wässriger Extrakt zeigte in vitro (Ames-Test, Bacillus-subtilis-Test) keine Hinweise auf Mutagenität.

Dosierung und Zubereitung

Dosierung 3-10 g; geeignete Menge für topische Anwendung
Zubereitung Für Nasenaffektionen die Arznei dem Dekokt für 15–20 Min. im zweiten Kochvorgang zugeben; für andere Anwendungen: erster Kochvorgang 30 Min.; zweiter Kochvorgang 20 Min. Im Beutel kochen

Kommentar

- *Xin Yi* wird häufig kombiniert mit *Cang Er Zi* (Xanthii Fructus), *Bai Zhi* (Angelicae Dahuricae Radix) und *Bo He* (Menthae Haplocalycis Herba), was der Rezeptur *Cang Er Zi San* (Xanthii Fructus Pulver) entspricht.
- Bei Nasenblockaden mit gleichzeitigen Hitzesymptomen eignet sich die Kombination mit *Huang Qin* (Scutellariae Radix) und – falls ausgeprägt – *Yu Xing Cao* (Houttuyniae Herba) besonders gut.

Typische Rezepturen mit Xin Yi

- *Cang Er Zi San* (Xanthii Fructus Pulver) ▶ RG 1.1
- *Shini Seihai To* (Magnolia Dekokt zur Reinigung der Lunge), japanisch ▶ RG 2.4

Zǐ Sū Yè
Perillae Folium
紫蘇葉 紫苏叶

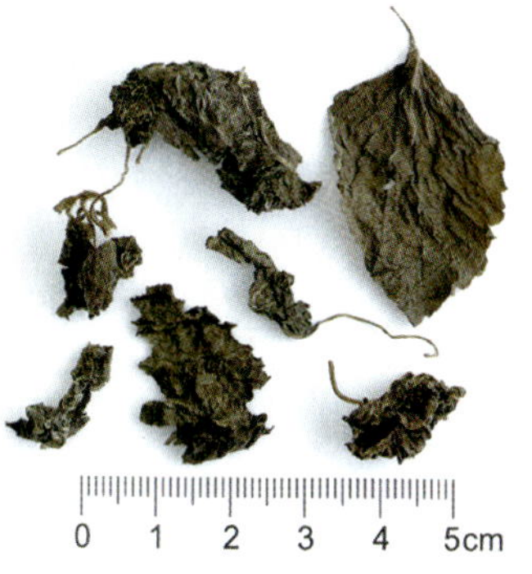

Deutscher Name Schwarznesselblätter
Englischer Name Perilla Leaf
Familie Lippenblütler – Labiatae
Offizinelle Spezies *Perilla frutescens*

Eigenschaften

Temperatur Scharf
Geschmack Warm
Funktionskreis Lunge, Milz

Wirkung

- Öffnet die Oberfläche, leitet Wind-Kälte aus
- Verbessert den *Qi*-Fluss der Mitte – Milz und Magen
- Lindert Fisch und Krabbenvergiftungen

Indikationen

- Erkältungserkrankungen mit Frösteln, Fieber, Schweißlosigkeit, Beklemmung im Brustkorb, Husten, Auswurf
- Übelkeit, Erbrechen, Übelkeit in der Schwangerschaft
- Bauchbeschwerden, Übelkeit, Durchfall durch Vergiftung mit Fisch oder Krabben

Kontraindikationen und Sicherheitshinweise

Allergie gegen die Arznei

Schwangerschaft und Stillzeit

Während jahrhundertelanger Anwendung sind keine relevanten Risiken bekannt geworden. Aussagefähige Untersuchungen zur Sicherheit in der Schwangerschaft oder Stillzeit liegen nicht vor.

Pharmakologie

- In einem In-vitro-Test zeigte ein 95%iges Ethanol-Extrakt keine Östrogenaktivität.
- Wässrige Extrakte zeigten in vitro (Ames-Test, Bacillus-subtilis-Test, UDS-Test) keine Hinweise auf Mutagenität.

Dosierung und Zubereitung

Dosierung 3–10 g
Zubereitung Erster Kochvorgang 30 Min.; zweiter Kochvorgang 20 Min.

Kommentar

- Von *Zi Su* werden auch die Stängel (*Zi Su Geng*) – ▶ AG 9 – sowie die Samen (*Zi Su Zi*) – ▶ AG 6.3 – genutzt.
- In Japan werden traditionell bei rohen Fischgerichten, wie Sushi und Sashimi, Schwarznesselblätter gereicht. Der frische, an Zitronenmelisse erinnernde Geschmack passt einerseits sehr gut dazu, andererseits wird gleichzeitig eine gewisse prophylaktische Wirkung gegen mögliche Fischvergiftungen genutzt.

Typische Rezepturen mit Zi Su Ye

- *Ban Xia Hou Po Tang* (Pinelliae Rhizoma und Magnoliae Officinalis Cortex Dekokt) ▶ RG 9.1
- *Shen Mi Tang* (Mysteriöses Dekokt) ▶ RG 9.2

1.2 Kühle, scharfe, die Oberfläche befreiende Arzneien

Bò Hé
Menthae Haplocalycis Herba
薄荷

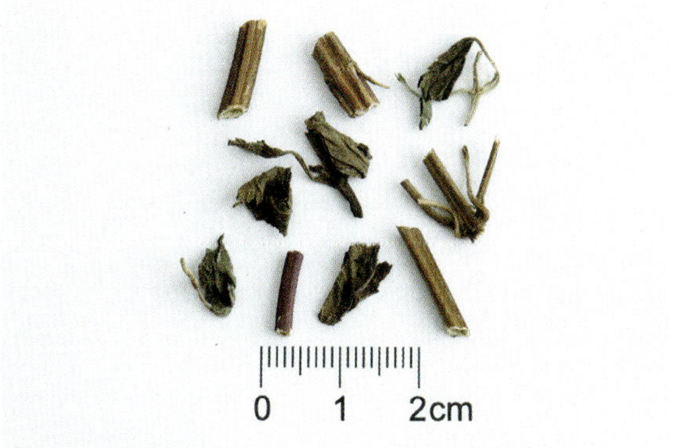

Deutscher Name Chinesische Ackerminze
Englischer Name Peppermint, Field Mint
Familie Lippenblütler – Labiatae
Offizinelle Spezies *Mentha haplocalyx*
Spezies Kampomedizin *Mentha arvensis* var. *piperascens, Mentha haplocalyx*, Hybrid von *Mentha arvensis* var. *piperascens*

Eigenschaften

Temperatur Kühl
Geschmack Scharf
Funktionskreis Lunge, Leber

Wirkung

- Vertreibt Wind-Hitze, klärt die Augen, den Rachen und den Kopf
- Unterstützt den Ausbruch von Exanthemen, z.B. bei Masern
- Löst Leber-*Qi*-Stagnationen

Indikationen

- Erkältungskrankheiten durch Wind-Hitze bedingt: Kopfschmerzen, Fieber, Husten, Pharyngitis, Konjunktivitis
- Im Anfangsstadium eines Masernexanthems wird dieses rascher nach außen gebracht und so die Genesung beschleunigt.
- Druckgefühl in den Flanken, im Hypochondrium oder Brustkorb, emotionale Unausgeglichenheit, gynäkologische Probleme

Kontraindikationen und Sicherheitshinweise

Allergie gegen die Arznei

Schwangerschaft und Stillzeit

Schwangerschaft Während jahrhundertelanger Anwendung sind keine relevanten Risiken bekannt geworden. Aussagefähige Untersuchungen zur Sicherheit in der Schwangerschaft liegen nicht vor.
Stillzeit Vorsicht bei stillenden Müttern, da diese Arznei die Milchproduktion vermindern kann.

Pharmakologie

Wässrige Extrakte zeigten in vitro bzw. in vivo (Ames-Test, Bacillus subtilis Test, i.p. Mikrokern- und Chromosomenaberrationstest) keine Hinweise auf Mutagenität oder Gentoxizität.

Dosierung und Zubereitung

Dosierung 3–6 g
Zubereitung Dem Dekokt für die letzten 5–10 Min. des zweiten Kochvorgangs zugeben

Kommentar

Bo He hat einen aromatischen Geschmack und wird besonders häufig eingesetzt, um die Nase zu öffnen, z.B. in *Cang Er Zi San* (Xanthii Fructus Pulver). Ebenfalls ist es ein wirksames Mittel in der Behandlung von Halsschmerzen im Frühstadium. Dafür kann es besonders gut kombiniert werden mit *Niu Bang Zi* (Arctii Fructus), ▶ AG 1.2, und *Ban Lan Gen* (Isatidis Radix), ▶ AG 2.4.

Typische Rezepturen mit Bo He

- *Cang Er Zi San* (Xanthii Fructus Pulver) ▶ RG 1.1
- *Xiao Yao San* (Umherstreifen Pulver) ▶ RG 4.2
- *Yin Qiao San* (Lonicerae Flos und Forsythiae Fructus Pulver) ▶ RG 1.2

Chái Hú
Bupleuri Radix
柴胡

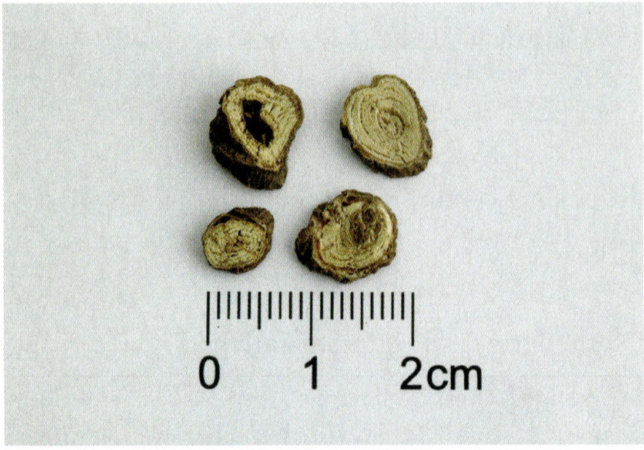

Deutscher Name Chinesisches Hasenohr
Englischer Name Chinese Thorowax Root, Bupleurum Root
Familie Doldenblütler – Umbelliferae
Offizinelle Spezies *Bupleurum chinense, Bupleurum scorzonerifolium*
Spezies Kampomedizin *Bupleurum falcatum, Bupleurum chinense*

Eigenschaften

Temperatur Leicht kalt
Geschmack Scharf, bitter
Funktionskreis Leber, Gallenblase, Lunge

Wirkung

- Befreit die Oberfläche, senkt Fieber, eliminiert Hitze
- Reguliert Leber-*Qi*
- Unterstützt die Aufwärtsbewegung des Milz-*Qi*, hebt das klare *Yang*

Indikationen

- Wind-Hitze in der Oberfläche Fiebrige Erkrankungen
- Leber-*Qi*-Stagnation mit Schmerzen an den Rippenbögen, Schwindel, Augenflimmern, Hitzewallungen, Tinnitus, Regelbeschwerden
- Sinkendes *Yang-Qi* mit Müdigkeit, Analprolaps, Uterusprolaps, chronischer Diarrhö

Kontraindikationen und Sicherheitshinweise

- Allergie gegen die Arznei
- Interferonbehandlung
- Auf die Möglichkeit des Auftretens einer Leberschädigung ist zu achten. Vorsicht bei vorbestehendem Leberschaden, Interferonbehandlung oder positivem HCV-Antikörperstatus. Fallberichte sprechen dafür, dass in sehr seltenen Fällen entweder *Chai Hu* (Bupleuri Radix) oder *Huang Qin* (Scutellariae Radix) jeweils allein oder nur bei gemeinsamer Anwendung hepatotoxische Reaktionen auslösen können, die nicht vorhersehbar sind und mitunter schwerwiegend verlaufen (idiosynkratische Hepatotoxizität).
- Vorsicht bei nach oben steigendem Leber-*Yang*, Leber-Feuer oder Mangel-Hitze bei *Yin*-Mangel. In diesen Fällen muss *Chai Hu* kombiniert werden mit *Yin* nährenden, absenkenden Mitteln.

Schwangerschaft und Stillzeit

Während jahrhundertelanger Anwendung sind keine relevanten Risiken bekannt geworden. Aussagefähige Untersuchungen zur Sicherheit in der Schwangerschaft oder Stillzeit liegen nicht vor.

Pharmakologie

- Unter einem Dekokt bzw. Granulat zeigte sich teilweise eine fehlende Östrogenaktivität, teilweise eine vermehrte Proliferation Östrogen-sensitiver Tumorzellen (B-1F-Zellen).
- In-vitro- und In-vivo-Tests (Ames-Test, UDS-Test, i.p. Mikrokern- und Chromosomenaberrationstest) zeigten keine Hinweise auf Mutagenität oder Gentoxizität.

Dosierung und Zubereitung

Dosierung 3–10 g
Zubereitung Erster Kochvorgang 30 Min.; zweiter Kochvorgang 20 Min.

Kommentar

Chai Hu ist in sehr vielen Rezepturen enthalten. Es wird oft als sogenannter „Melder" für den Funktionskreis Leber oder als *Qi*-Regulatorium des Leber-*Qi* eingesetzt.

Typische Rezepturen mit Chai Hu

- *Bu Zhong Yi Qi Tang* (Dekokt, das die Mitte tonisiert und das *Qi* vermehrt) ▶ RG. 8.1
- *Jia Wei Xiao Yao San* (Erweitertes Umherstreifen Pulver) ▶ RG. 4.2
- *Xiao Chai Hu Tang* (Kleines Bupleuri Radix Dekokt) ▶ RG. 4.1
- *Da Chai Hu Tang* (Größeres Bupleuri Radix Dekokt) ▶ RG. 4.1

- *Chai Hu Shu Gan San* (Bupleuri Radix Pulver, das die Leber verteilt) ▶ RG. 4.2
- *Si Ni San* (Kalte Extremitäten Pulver) ▶ RG. 4.2

Chán Tuì
Cicadae Periostracum
蟬蛻　蝉蜕

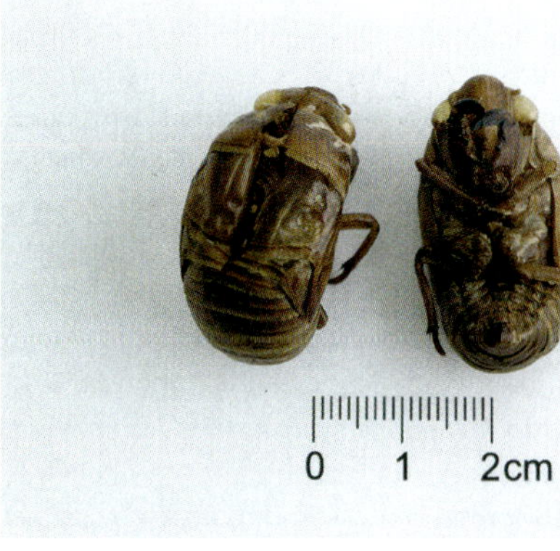

Deutscher Name Zikadenhülsen
Englischer Name Cicada Slough, Cicada Molting or Skin
Familie Zikaden – Cicadidae
Offizinelle Spezies *Cryptotympana pustulata*

Eigenschaften

Temperatur Kalt
Geschmack Süß
Funktionskreis Lunge, Leber

Wirkung

- Vertreibt äußere Wind-Hitze (diaphoretisch)
- Unterstützt den Ausbruch von Hautauschlägen
- Stillt Juckreiz
- Krampflösend
- Klärt die Augen

Indikationen

- Äußere Wind-Hitze: Infekt der oberen Atemwege, grippaler Infekt mit Fieber, Heiserkeit und Halsschmerzen
- Exanthem-Erkrankungen, Juckreiz, Masern ohne Ausschlag, Juckreiz
- Fieberkrämpfe
- Wind-Hitze in der Leber-Leitbahn mit geröteten, wässrigen Augen, Sehstörungen

Kontraindikationen und Sicherheitshinweise

- Allergie gegen die Arznei
- Vorsicht, könnte wegen eines milden sedativen Effekts die Verkehrstüchtigkeit und die Fähigkeit zum Bedienen von Maschinen beeinträchtigen

Fertilität, Schwangerschaft und Stillzeit

Fertilität Das Arzneidekokt beeinträchtigte bei männlichen Mäusen das Wachstum von Hoden und Samenblasen.
Schwangerschaft Kontraindiziert im 1. Trimenon, mit Vorsicht im 2. und 3. Trimenon einzusetzen. Die intragastrale Gabe des Arzneidekokts führte zu Missbildungen bei der Maus. Traditionell werden eine abortive Wirkung und der Einsatz zur Ausstoßung der Plazenta(reste) beschrieben. Untersuchungen zur Embryotoxizität oder Fetotoxizität liegen nicht vor.
Stillzeit Keine Einschränkungen bekannt

Dosierung und Zubereitung

Dosierung 3–6 g
Zubereitung Erster Kochvorgang 30 Min.; zweiter Kochvorgang 20 Min.

Kommentar

- Eine der wichtigsten Arzneien bei Juckreiz. Andere Arzneidrogen, an die bei Juckreiz zu denken ist, sind *Ji Li* (Tribuli Fructus) ▶ AG. 16, *Ku Shen* (Sophorae Flavescentis Radix) ▶ AG. 2.3, *Fang Feng* (Saposhnikoviae Radix) ▶ AG. 1.1. Entscheidend ist auch in diesem Fall, das entsprechende Grundmuster hinter den Symptomen zu erkennen und dieses zu behandeln.
- *Chan Tui* kommt eher selten in klassischen Rezepturen vor, ist aber eine sehr häufig beigefügte Arznei.

Typische Rezepturen mit Chan Tui

Xiao Feng San (Pulver, das Wind eliminiert) ▶ RG. 13.1

Dàn Dòu Chǐ
Sojae Semen Praeparatum
淡豆豉

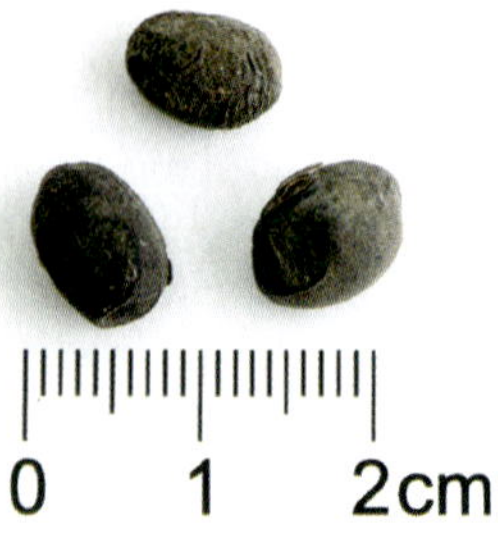

Deutscher Name Präparierte Sojabohne
Englischer Name Fermented Soybean
Familie Hülsenfrüchtler – Leguminosae
Offizinelle Spezies *Glycine max*

Eigenschaften

Temperatur Kalt oder warm, je nach Zubereitung
Geschmack Bitter, scharf
Funktionskreis Lunge, Magen

Wirkung

- Leitet Wind aus, befreit die Oberfläche von Wind-Hitze und Wind-Kälte
- Bringt den *Qi*-Fluss im Thorax wieder in Gang, eliminiert Unruhe

Indikationen

- Erkältungskrankheiten mit Fieber und Kopfschmerzen
- Engegefühl im Thorax mit Reizbarkeit, Unruhe und Schlaflosigkeit nach einem fieberhaften Infekt

Kontraindikationen und Sicherheitshinweise

- Allergie gegen die Arznei
- Männliche Infertilität

Fertilität, Schwangerschaft und Stillzeit

Fertilität Soja in größeren Mengen beeinträchtigt wahrscheinlich die männliche Fertilität, auch wenn nicht alle Studien dieses bestätigen. Bei Männern mit Fertilitätsbeeinträchtigung ist von einer höherdosierten Anwendung der Arznei und von einer Ernährung mit höherem Sojaanteil abzuraten.

Schwangerschaft Während jahrhundertelanger Anwendung sind keine relevanten Risiken bekannt geworden. Aussagefähige Untersuchungen zur Sicherheit in der Schwangerschaft liegen nicht vor.
Stillzeit In der Stillzeit mit Vorsicht anzuwenden; teilweise wird von einer Beeinträchtigung der Milchbildung berichtet.

Interaktionen

Das in der Arznei enthaltene Genistein beeinträchtigte in vitro die Wirkungen von Tamoxifen und Cisplatin auf Brustkrebszellen mit höherer Expression des Östrogen-α-Rezeptors (ERα$^+$). In vivo hemmte es die Antikrebswirkung von Letrozol und auch von Tamoxifen auf implantierte östrogenabhängige Brustkrebszellen (MCF-7). Andererseits zeigte eine epidemiologische Studie, dass bei postmenopausalen Brustkrebspatientinnen, die unter Behandlung mit Anastrozol standen, mit höherem Sojakonsum das Rezidivrisiko geringer ausfiel. Die widersprüchlichen Ergebnisse könnten darauf zurückgehen, dass Nagetiere Isoflavone anders metabolisieren als der Mensch.

Pharmakologie

Die Arznei weist aufgrund ihrer Bestandteile Genistein, Daidzein, Glycitein, Equol und weiterer Phytoöstrogene ausgeprägte Östrogenwirkungen mit überwiegendem Effekt auf den Östrogen-β-Rezeptor auf. Laut des American Institute for Cancer Research weisen epidemiologische Studien nicht auf ein erhöhtes Krebsrisiko durch Sojakonsum hin, vielmehr bestehe eine geringe Evidenz für einen schützenden Effekt vor Bronchialkarzinom bei Nichtrauchern sowie keinen oder einen protektiven Effekt bzgl. des Prostatakarzinoms. Beobachtungsstudien bringen ferner einen moderaten Sojakonsum (ein bis zwei Portionen pro Tag) mit einer geringeren Brustkrebsinzidenz in Asien in Verbindung.
Bei manifestem Brustkrebs sprechen epidemiologische Studien nicht für eine Prognoseverschlechterung, vielmehr für ein möglicherweise geringeres Rezidivrisiko durch moderaten Sojakonsum. Bei Männern mit Prostatakarzinom habe keine kontrollierte klinische Studie einen Anhalt für ein erhöhtes Risiko geboten, vielmehr habe sich kein Effekt oder eine verminderte Tumorprogression gezeigt.

Dosierung und Zubereitung

Dosierung 6–12 g
Zubereitung Erster Kochvorgang 30 Min.; zweiter Kochvorgang 20 Min.

Kommentar

- Kann bei Wind-Erkrankungen in der Oberfläche sowohl bei Kälte als auch bei Hitze verwendet werden.
- Da das Mittel sehr mild ist, kann es sogar bei Erkältungskrankheiten mit gleichzeitigem *Yin*-Mangel verwendet werden, ohne dass durch übermäßiges Schwitzen die Säfte weiter geschmälert werden.
- Das Temperaturverhalten von präpariertem Soja ist in der Regel kühl. Abhängig vom Präparationsverfahren kann es grundsätzlich auch warm sein. Überwiegend wird Sojae Semen mit kühlenden Arzneien, wie z.B. *Sang Ye* (Mori Folium), vermischt, gedämpft und fermentiert. Seltener kommen auch wärmende Arzneien, wie *Ma Huang* (Herba Ephedrae), oder *Zi Su Ye* (Perillae Folium), zum Einsatz.

Typische Rezepturen mit Dan Dou Chi

- *Yin Qiao San* (Lonicerae Flos und Forsythiae Fructus Pulver) ▶ RG. 1.2
- *Cong Chi Tang* (Dekokt mit Allii Fistulosi Bulbus und Sojae Semen Praeparatum) ▶ RG. 1.1

Fú Píng
Spirodelae Herba
浮萍

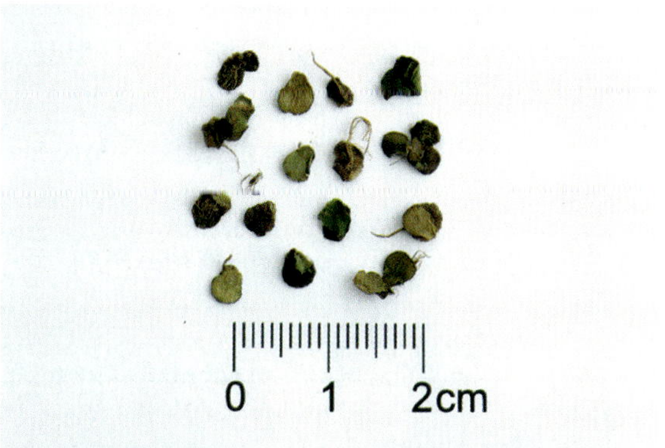

Deutscher Name Teichlinsenkraut
Englischer Name Common Ducksmeat Herb, Duckweed
Familie Wasserlinsengewächse – Lemnaceae
Offizinelle Spezies *Spirodela polyrrhiza*

Eigenschaften

Temperatur Kalt
Geschmack Scharf
Funktionskreis Lunge

Wirkung

- Löst die Oberfläche und fördert das Schwitzen
- Fördert Diurese und reduziert Schwellungen
- Bringt Ausschläge an die Oberfläche und stoppt Juckreiz

Indikation

- Wind-Hitze Erkrankungen ohne Schwitzen: Kopf- und Gliederschmerzen, Fieber und Frösteln, kein Schwitzen
- Heiße oberflächliche Ödeme, speziell im Oberkörper und begleitet von Miktionsbeschwerden
- Windpocken, Erythem, Urtikaria, Masern, Ausschläge mit Juckreiz

Kontraindikationen und Sicherheitshinweise

Allergie gegen die Arznei

Schwangerschaft und Stillzeit

Während jahrhundertelanger Anwendung sind keine relevanten Risiken bekannt geworden. Aussagefähige Untersuchungen zur Sicherheit in der Schwangerschaft oder Stillzeit liegen nicht vor.

Dosierung und Zubereitung

Dosierung 3–9 g; geeignete Menge für topische Anwendung, als Dekokt für Teilbäder
Zubereitung Erster Kochvorgang 30 Min.; zweiter Kochvorgang 20 Min.

Kommentar

Fu Ping ist ein Schlüsselmittel in der Behandlung von Urtikaria. Es leitet Wind aus der Oberfläche aus und reduziert Ödeme und Schwellungen. Alle drei Faktoren sind bei der Behandlung von Urtikaria zentral. Aufgrund seiner Temperatur (kalt), wird es am häufigsten bei Wind-Hitze-Urtikaria eingesetzt.

Typische Rezepturen mit Fu Ping

Fu Ping (Spirodelae Herba) ist selten in klassischen Rezepturen enthalten und wird Rezepturen je nach Symptomen beigefügt.

Gě Gēn
Puerariae Lobatae Radix
葛根

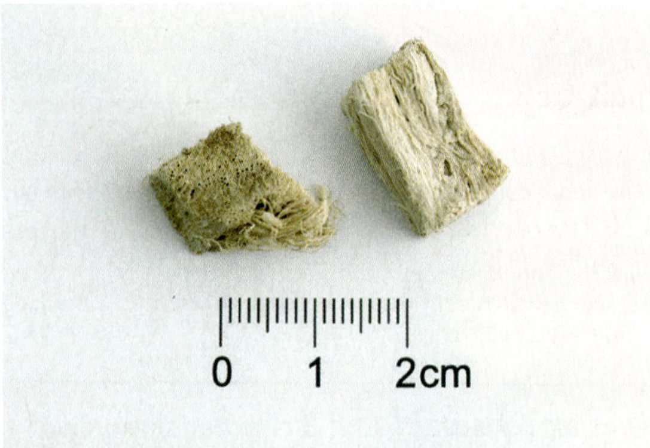

Deutscher Name Kopoubohnenwurzel
Englischer Name Kudzuvine Root, Pueraria Root
Familie Hülsenfrüchtler – Leguminosae
Offizinelle Spezies *Pueraria lobata*

Eigenschaften

Temperatur Kühl
Geschmack Süß, scharf
Funktionskreis Milz, Magen, Lunge

Wirkung

- Öffnet die Oberfläche, leitet die *Qi*-Energie nach oben und außen
- Bringt Exantheme an die Oberfläche und zum Ausbruch
- Stillt Durst, fördert die Bildung von Säften
- Hebt das klare *Yang* und lindert Diarrhö

Indikationen

- Erkältungskrankheiten mit schmerzhafter Muskelverspannung im Nacken- und oberen Rückenbereich, Wind-Abneigung
- Infektiöse Erkrankungen mit Hautausschlag, unterstützt den Durchbruch bei Masern und beschleunigt so die Genesung und Ausheilung
- Fieberhafte Erkrankungen mit starkem Durst durch Magen-Hitze
- Dysenterie und Diarrhö, die durch Hitze-Feuchtigkeit bedingt sind; bei entsprechender Kombination auch für Abdominalbeschwerden und Diarrhö durch Milz-*Qi*-Mangel
- Diese Arznei wird neuerdings zur Behandlung von Begleitsymptomen einer arteriellen Hypertonie eingesetzt, wie Nackensteife, Kopfschmerzen, Schwindel, Parästhesien. Eine Wirkung auf den Blutdruck selbst ist nicht nachweisbar.

Kontraindikationen und Sicherheitshinweise

- Allergie gegen die Arznei
- Vorsicht bei männlicher Infertilität
- Eine epidemiologische Studie spricht bei schwacher Evidenz gegen einen Prognose verschlechternden Effekt von *Ge Gen* beim Mammakarzinom.

Schwangerschaft und Stillzeit

Schwangerschaft Während jahrhundertelanger Anwendung sind keine relevanten Risiken bekannt geworden. Aussagefähige Untersuchungen zur Sicherheit in der Schwangerschaft oder Stillzeit liegen nicht vor. Der Phytoöstrogen-Bestandteil Puerarin führte bei der Ratte zu keinen embryotoxischen, fetotoxischen oder teratogenen Folgen.
Stillzeit Kein Einschränkungen bekannt

Interaktionen

Das Arzneidekokt erhöhte deutlich die Bioverfügbarkeit und Toxizität von Methotrexat bei der Ratte.

Pharmakologie

- Die Arznei weist mit Flavonoiden, wie Puerarin, Daidzein und Genistein, ausgeprägte Phytoöstrogen-Bestandteile auf, die für wässrige Zubereitungen wahrscheinlich weniger zum Tragen kommen, sodass der Hormoneffekt dieser Extraktform schwer einzuschätzen ist.
- Alkoholische Extrakte zeigten eine Absenkung des Prolaktin-Spiegels bei der weiblichen Ratte und eine schwache Hemmung der 5-α-Reduktase in vitro (Anti-Testosteroneffekt).
- Multiple In-vitro- und In-vivo-Tests (Ames-Test, Bacillus-subtilis-Test, i.p. Mikrokern- und Chromosomenaberrationstest) mit wässrigen Extrakten zeigten keine Hinweise auf Mutagenität oder Gentoxizität.

Dosierung und Zubereitung

Dosierung 10–15 g
Zubereitung Erster Kochvorgang 30 Min.; zweiter Kochvorgang 20 Min.

Kommentar

Ge Gen hebt das klare *Yang*. Für diese Funktion wird dieses Mittel normalerweise kombiniert mit *Huang Qi* (Astragali Radix) ► AG 12.1, *Sheng Ma* (Cimicifugae Rhizoma) ► AG 1.2 und *Chai Hu* (Bupleuri Radix) ► AG 1.2.

Ge Gen stoppt jegliche Art von Durchfall und wird je nach Kombination für Durchfall bei Milz-Mangel und Kälte sowie bei Durchfall aufgrund von Feuchtigkeit-Hitze eingesetzt.

Typische Rezepturen mit Ge Gen

- *Ge Gen Tang* (Puerariae Radix Dekokt) ▶ RG 1.1
- *Sheng Ma Ge Gen Tang* (Cimicifugae Rhizoma und Puerariae Radix Dekokt) ▶ Chen, RG 1.1
- *Ge Gen Huang Qin Huang Lian Tang* (Puerariae Radix, Coptidis Rhizoma und Scutellariae Radix Dekokt) ▶ RG 1.4

Jú Huā
Chrysanthemi Flos
菊花

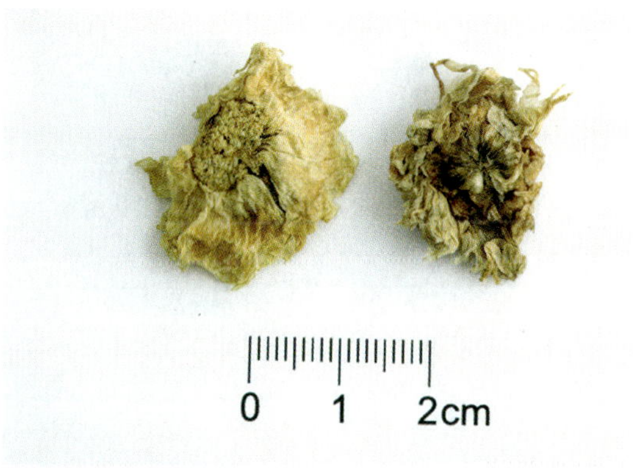

Deutscher Name Chrysanthemenblüten
Englischer Name Chrysanthemum Flower
Familie Korbblütler – Compositae
Offizinelle Spezies *Chrysanthemum morifolium*

Eigenschaften

Temperatur Leicht kalt
Geschmack Süß, bitter
Funktionskreis Lunge, Leber

Wirkung

- Vertreibt äußere Wind-Hitze, diaphoretisch
- Leitet Hitze aus der Leber-Leitbahn aus und klärt die Augen
- Senkt Leber-*Yang* ab und stoppt Wind
- Leitet Toxine aus

Indikationen

- **Wind-Hitze im Äußeren** Grippaler Infekt mit Fieber, Kopfschmerz, geröteten Augen
- **Hitze in den Augen** Gerötete, geschwollene, schmerzende Augen aufgrund von Wind-Hitze oder aufsteigendem Leber-*Yang*
- **Aufsteigendes Leber-Yang mit Wind** Kopfschmerzen, Ohrensausen, Drehschwindel; wird auch bei Hypertonus eingesetzt
- **Hitze-Toxine in der Haut** Eiternde Geschwüre, Furunkel, auch schlecht heilende, infizierte Wunden

Kontraindikationen und Sicherheitshinweise

- Milz-*Qi*-Mangel mit Diarrhö
- Allergie gegen Korbblütler

Schwangerschaft und Stillzeit

Während jahrhundertelanger Anwendung sind keine relevanten Risiken bekannt geworden. Aussagefähige Untersuchungen zur Sicherheit in der Schwangerschaft oder Stillzeit liegen nicht vor.

Pharmakologie

Wässrige Extrakte zeigten in vitro (Ames-Test, E.-coli-lysogenic-strain-Test, UDS-Test) keine Hinweise auf Mutagenität.

Dosierung und Zubereitung

Dosierung 5–10 g
Zubereitung Dem Dekokt für die letzten 5–10 Min. des zweiten Kochvorgangs zugeben.

Kommentar

- Für die Haut werden auch Auflagen aus Chrysanthemenblüten angewendet.
- Eine typische Kombination für die Augen, welche als Genusstee zubereitet und eingenommen werden kann ist: *Ju Hua*, *Gou Qi Zi* (Lycii Fructus) ▶ AG 12.4 und *Gan Cao* (Glycyrrhizae Radix et Rhizoma) ▶ AG 12.1.

Typische Rezepturen mit Ju Hua

- *Sang Ju Yin* (Mori Folium und Chrysanthemi Flos Trank) ▶ RG 1.2
- *Qi Ju Di Huang Wan* (Lycii Fructus, Chrysanthemi Flos und Rehmanniae Radix Praeparata Pille ▶ RG 8.5

Màn Jīng Zi
Viticis Fructus
蔓荊子

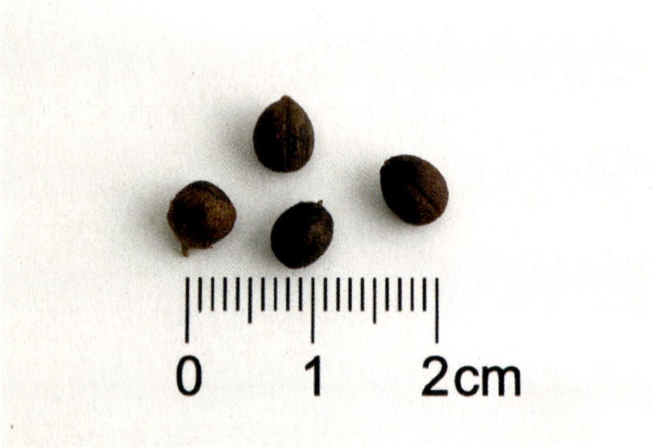

Deutscher Name Vitex-Frucht
Englischer Name Shrub Chastetree Fruit, Vitex Fruit
Familie Eisenkrautgewächse – Verbenaceae
Offizinelle Spezies *Vitex trifolia* var. *simplicifolia, Vitex trifolia*

Eigenschaften

Temperatur Leicht kalt
Geschmack Scharf, bitter
Funktionskreis Blase, Leber, Magen

Wirkung

- Vertreibt Wind-Hitze aus der Oberfläche
- Klärt die Augen und den Kopf
- Leitet Feuchtigkeit aus und vertreibt Wind

Indikation

- Erkältungskrankheiten durch Wind Hitze bedingt, insbesondere mit Kopf- oder Augenschmerzen
- Augenschmerzen, Konjunktivitis oder geschwollene, tränende und gerötete Augen
- Wind-Feuchtigkeit in den Extremitäten mit Steifheit, Krämpfen, Taubheitsgefühl und Schweregefühl

Kontraindikationen und Sicherheitshinweise

Allergie gegen die Arznei

Schwangerschaft und Stillzeit

Während jahrhundertelanger Anwendung sind keine relevanten Risiken bekannt geworden. Aussagefähige Untersuchungen zur Sicherheit in der Schwangerschaft oder Stillzeit liegen nicht vor.

Interaktionen

Sollte traditionell nicht mit *Aconitum*-Arzneien oder *Shi Gao* (Gypsum Fibrosum) kombiniert werden.

Pharmakologie

Ein wässriger Extrakt zeigte in vitro (Ames-Test, UDS-Test) keine Hinweise auf Mutagenität.

Dosierung und Zubereitung

Dosierung 5–10 g
Zubereitung Erster Kochvorgang 30 Min.; zweiter Kochvorgang 20 Min.

Kommentar

Man Jing Zi ist ein wichtiges und gutes Mittel in der Behandlung aller Arten von Kopfschmerzen. Aufgrund der Temperatur und der Wirkung ist dieses Mittel besonders angezeigt bei Kopfschmerzen mit Hitze (Wind-Hitze oder aufsteigendes Leber-*Yang*). Für diese Indikation wird *Man Jing Zi* häufig kombiniert mit *Ji Li* (Tribuli Fructus) ▶ AG 16.

In der Behandlung von Wind-Feuchtigkeit-*Bi*-Syndromen ist dieses Mittel nur ein Assistent.

Typische Rezepturen mit Man Jing Zi

Man Jing Zi ist eher selten in klassischen Rezepturen vorhanden, ist aber eine häufig beigefügte Arznei.

Mù Zéi
Equiseti Hiemalis Herba
木贼

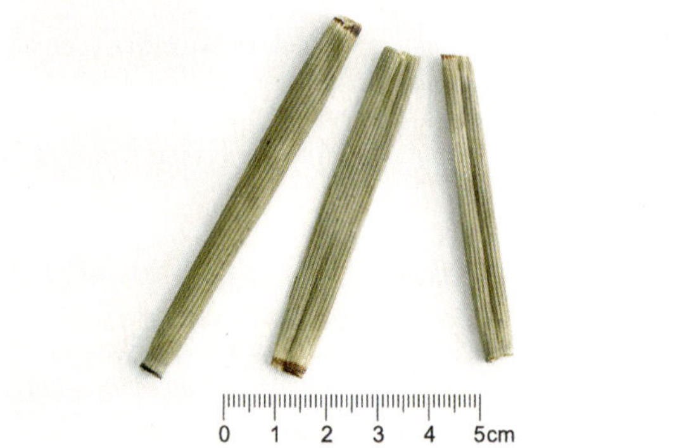

Deutscher Name Winterschachtelhalmkraut
Englischer Name Common Scouring Rush Herb, Equisetum

Familie Schachtelhalmgewächse – Equisetaceae
Offizinelle Spezies *Equisetum hyemale*

Eigenschaften

Temperatur Neutral
Geschmack Süß, bitter
Funktionskreis Lunge, Leber

Wirkung

- Leitet Wind-Hitze aus, klärt die Augen und eliminiert oberflächliche Sehtrübungen
- Klärt Hitze und stoppt Blutungen

Indikation

- Gerötete, schmerzhafte und geschwollene Augen, z.B. bei allergischer Rhinitis oder bei einem Infekt; Pterygium, exzessives Tränen
- Zusatzmittel bei Blut im Stuhl bei Hämorrhoiden

Kontraindikationen und Sicherheitshinweise

Allergie gegen die Arznei

Schwangerschaft und Stillzeit

Während jahrhundertelanger Anwendung sind keine relevanten Risiken bekannt geworden. Aussagefähige Untersuchungen zur Sicherheit in der Schwangerschaft oder Stillzeit liegen nicht vor.
Hinweis Für die Arznei wurde teilweise zur Vorsicht in der Schwangerschaft geraten oder diese gar als Kontraindikation aufgeführt. Ausreichende Gründe dafür sind nicht erkennbar. Artverwandte Pflanzen, wie *Equisetum palustre* und andere, enthalten toxisches Palustrin, das bei Tieren Vergiftungen verursacht hat und in *Mu Zei* nur in Spuren vorkommt.

Pharmakologie

Das Drogendekokt zeigte in vitro eine moderate Östrogenaktivität.

Dosierung und Zubereitung

Dosierung 3–9 g
Zubereitung Erster Kochvorgang 30 Min.; zweiter Kochvorgang 20 Min.

Kommentar

Ein sehr gutes Mittel bei gereizten Augen aufgrund von allergischer Rhinitis. Bei zusätzlich laufender Nase oft kombiniert mit *Wu Mei* (Mume Fructus) ▶ AG 13.

Typische Rezepturen mit Mu Zei

Mu Zei ist eher selten in klassischen Rezepturen vorhanden und wird bei entsprechenden Indikationen jeweils beigefügt.

Niú Bàng Zǐ
Arctii Fructus
牛蒡子

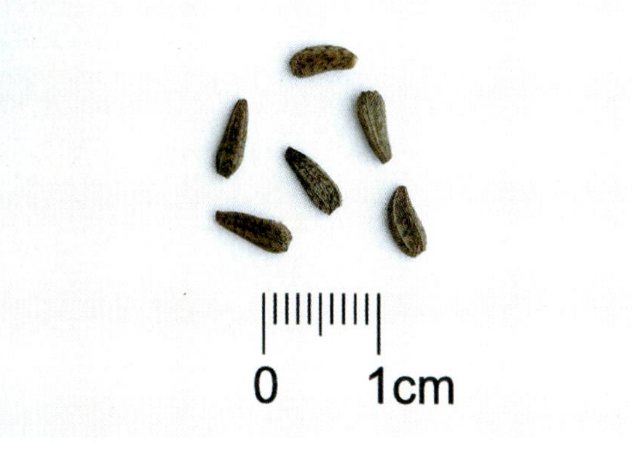

Deutscher Name Klettenfrüchte
Englischer Name Great Burdock Achene, Great Burdock Fruit
Familie Korbblütler – Compositae
Offizinelle Spezies *Arctium lappa*

Eigenschaften

Temperatur Kalt
Geschmack Scharf, bitter
Funktionskreis Lunge, Magen

Wirkung

- Leitet Wind-Hitze über die Oberfläche aus, besonders im Hals und Rachenbereich
- Eliminiert Toxine und entgiftet
- Bringt Ausschläge an die Oberfläche
- Befeuchtet den Darm

Indikationen

- **Wind-Hitze in der Oberfläche** Fieber, Husten, Schmerzen, Rötung und Schwellungen im Rachenbereich, Tonsillitis, Pharyngitis, Angina tonsillaris, akuter grippaler Infekt mit Halsbeteiligung und Husten
- Furunkel, Karbunkel, Abszedierungen und Geschwüre, Mumps
- Akute, fieberhafte, makulopapulöse Hautausschläge, Masern

- Obstipation, insbesondere in Begleitung von akuten fiebrigen Infekten oder Halsentzündungen

Kontraindikationen und Sicherheitshinweise

- Diarrhö und Milz-*Qi*-Mangel
- Allergie gegen Korbblütler

Schwangerschaft und Stillzeit

Schwangerschaft Mit Vorsicht anzuwenden wegen nicht auszuschließender Gentoxizität. Die subkutane Verabreichung eines wässrigen Extrakts an weibliche Mäuse verursachte keine Beeinträchtigung der Fruchtbarkeit und keine Teratogenität bei den Nachkommen.
Stillzeit Mit Vorsicht anzuwenden wegen nicht auszuschließender Gentoxizität

Pharmakologie

- Ein wässriger Extrakt, der mit Wasser von 40°C hergestellt wurde, zeigte im Ames-Test ein positives Ergebnis. Heißwasser-Extrakte zeigten in vitro (Ames-Test, Bacillus-subtilis-Test, UDS-Test) keine Hinweise auf Mutagenität.
- Eine Kanzerogenitätsstudie über 120 Tage an der Ratte mit der Droge als Bestandteil der Nahrung zeigte keine Tumorbildung.

Dosierung und Zubereitung

Dosierung 6–12 g
Zubereitung Erster Kochvorgang 30 Min.; zweiter Kochvorgang 20 Min. Vorher zerstoßen.

Kommentar

Aufgrund des Bezugs zum Rachen und der Eigenschaft, Wind-Hitze zu klären, kann *Niu Ban Zi* eingesetzt werden bei allergischer Rhinitis mit Gaumenjucken.

Typische Rezepturen mit Niu Bang Zi

- *Xiao Feng San* (Pulver, das Wind eliminiert) ▶ RG. 13.1
- *Yin Qiao San* (Lonicerae Flos und Forsythiae Fructus Pulver) ▶ RG 1.2

Sāng Yè
Mori Folium
桑葉 桑叶

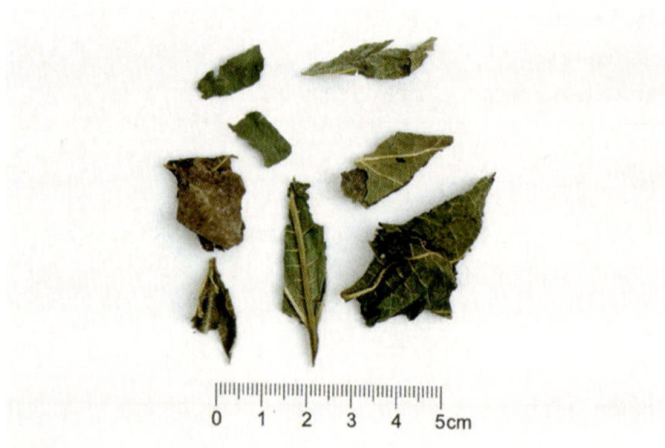

Deutscher Name Maulbeerblätter
Englischer Name Mulberry Leaf
Familie Maulbeerbaumgewächse – Moraceae
Offizinelle Spezies *Morus alba*

Eigenschaften

Temperatur Kalt
Geschmack Süß, bitter
Funktionskreis Lunge, Leber

Wirkung

- Leitet Wind-Hitze-Erkrankungen aus, befreit die Oberfläche
- Kühlt Hitze im Funktionskreis Leber, klärt die Augen
- Kühlt das Blut und stillt Blutungen

Indikationen

- **Grippaler Infekt vom Wind-Hitze-Typ** Fieber, Kopfschmerzen, Halsschmerzen, Husten. Auch bei Lungen-Hitze mit Husten und Auswurf von dickem, gelbem Sputum und bei Trockenheit in der Lunge mit Husten, trockenem Mund und trockener Kehle
- Akute Konjunktivitis und andere Augenaffektionen mit Rötungen, Schmerzen und Tränen durch Wind-Hitze, volle Hitze oder auch *Yin*-Mangel
- **Blut-Hitze** Leichte Fälle von Bluterbrechen oder Epistaxis

Kontraindikationen und Sicherheitshinweise

Allergie gegen die Arznei

Schwangerschaft und Stillzeit

Während jahrhundertelanger Anwendung sind keine relevanten Risiken bekannt geworden. Aussagefähige Untersuchungen zur Sicherheit in der Schwangerschaft oder Stillzeit liegen nicht vor.

Pharmakologie

- Ein In-vitro-Test mit einem Ethanol-Extrakt zeigte keine Östrogenaktivität.
- Das Arzneidekokt zeigte in vitro (Ames-Test, Chromosomenaberrationstest) und in vivo (Mikrokerntest) keine Hinweise auf Mutagenität oder Gentoxizität.

Dosierung und Zubereitung

Dosierung 5–10 g
Zubereitung Erster Kochvorgang 30 Min.; zweiter Kochvorgang 20 Min.

Kommentar

In der Augenheilkunde lassen sich die dekoktierten Maulbeerblätter auch als Umschläge äußerlich anwenden.

Typische Rezepturen mit Sang Ye

Sang Ju Yin (Mori Folium und Chrysanthemi Flos Trank) ▶ RG. 1.2

Shēng Má
Cimicifugae Rhizoma
升麻

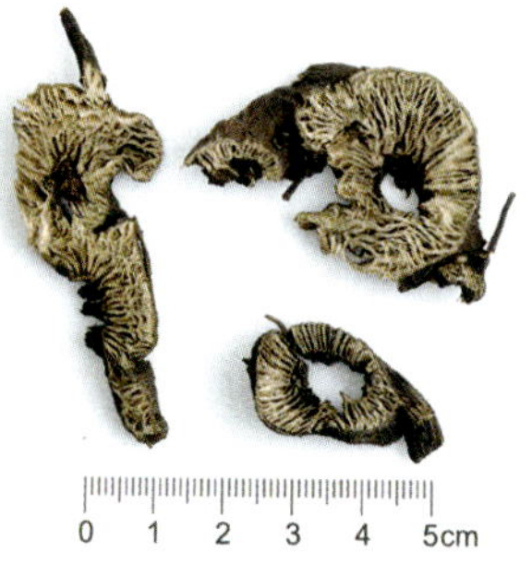

Deutscher Name Wanzenkraut
Englischer Name Largetrifoliolious Bugbane Rhizome, Cimicifuga
Familie Hahnenfußgewächse – Ranunculaceae
Offizinelle Spezies *Cimicifuga heracleifolia, Cimicifuga dahurica, Cimicifuga foetida*
Spezies Kampomedizin *Cimicifuga simplex, Cimicifuga heracleifolia, Cimicifuga dahurica, Cimicifuga foetida*

Eigenschaften

Temperatur Leicht kalt
Geschmack Scharf, leicht süß
Funktionskreis Lunge, Milz, Magen, Dickdarm

Wirkung

- Vertreibt äußere Wind-Hitze, diaphoretisch
- Unterstützt den Ausbruch von Masern
- Leitet Hitze und Toxin aus dem Blut aus
- Hebt das klare *Yang-Qi*

Indikationen

- Grippaler Infekt mit Kopfschmerz und Halsentzündung
- Exantheme, Masern
- Kopfschmerz, Entzündungen der Mundhöhle, Zunge und des Zahnfleisches, Zahnfleischbluten
- Organptosen, Prolaps von Uterus oder Rektum

Kontraindikationen und Sicherheitshinweise

- *Yin*-Mangel mit aufsteigender leerer Hitze
- Masern nach voll ausgebildetem Exanthem
- Allergie gegen die Arznei

Schwangerschaft und Stillzeit

Während jahrhundertelanger Anwendung sind keine relevanten Risiken bekannt geworden. Aussagefähige Untersuchungen zur Sicherheit in der Schwangerschaft oder Stillzeit liegen nicht vor.

Pharmakologie

- Verschiedene alkoholische Extrakte zeigten in vitro bzw. bei weiblichen Mäusen und Ratten keine Östrogen-, Gestagen-, Androgen- oder Prolactinwirkungen.
- Wässrige Extrakte zeigten in vitro bzw. in vivo (Ames-Test, Bacillus-subtilis-Test, UDS-Test, i.p. Mikrokern- und Chromosomenaberrationstest) keine Hinweise auf Mutagenität oder Gentoxizität.

Dosierung und Zubereitung

Dosierung 3–10 g
Zubereitung Erster Kochvorgang 30 Min.; zweiter Kochvorgang 20 Min.

Kommentar

Die Eigenschaften von *Sheng* Ma scheinen gegensätzlich: einerseits klärt es Hitze und Toxine im Mundbereich, andrerseits hebt dieses Mittel das klare *Yang* nach oben. Allerdings sind diese Wirkungen nicht so unterschiedlich. *Sheng Ma* wird eingesetzt, um Hitze und Toxine im Mundbereich bei Fülle durch die scharfen Eigenschaften zu zerstreuen, z.B. in *Qing Wei San* (Pulver, das den Magen klärt) ▶ RG 2.4. Andererseits hilft diese Schärfe auch, das *Yang-Qi* der Milz nach oben zu bringen, z.B. in *Bu Zhong Yi Qi Tang* (Dekokt, das die Mitte tonisiert und das *Qi* vermehrt) ▶ RG 8.1. Die Wirkung von *Sheng Ma* kann auch über die Dosierung reguliert werden: Eine geringe Dosierung hebt das *Yang-Qi* an; eine hohe Dosierung klärt Hitze-Toxine.

Typische Rezepturen mit Sheng Ma

- *Bu Zhong Yi Qi Tang* (Dekokt, das die Mitte tonisiert und das *Qi* vermehrt) ▶ RG 8.1
- *Qing Wei San* (Pulver, das den Magen klärt) ▶ RG 2.4

2 Hitze klärende Arzneien

2.4 Hitze klärende, Toxine mildernde Arzneien

Bai Hua She She Cao (Hedyotis Diffusae Herba)
Bai Jiang Cao (Patriniae Herba)
Bai Tou Weng (Pulsatillae Radix)
Bai Xian Pi (Dictamni Cortex)
Ban Lan Gen (Isatidis Radix)
Ban Zhi Lian (Scutellariae Barbatae Herba)
Chuan Xin Lian (Andrographis Herba)
Da Qing Ye (Isatidis Folium)
Da Xue Teng (Sargentodoxae Caulis)
He Ye (Nelumbinis Folium)
Jin Yin Hua (Lonicerae Japonicae Flos)
Lian Qiao (Forsythiae Fructus)
Lou Lu (Rhapontici Radix)
Lu Dou (Phaseoli Radiati Semen)
Ma Chi Xian (Portulacae Herba)
Pu Gong Ying (Taraxaci Herba)
Qing Dai (Indigo Naturalis)
Ren Dong Teng (Lonicerae Japonicae Caulis)
Shan Dou Gen (Sophorae Tonkinensis Radix et Rhizoma)
She Gan (Belamcandae Rhizoma)
Si Gua Luo (Luffae Fructus Retinervus)
Tu Fu Ling (Smilacis Glabrae Rhizoma)
Ye Ju Hua (Chrysanthemi Indici Flos)
Yu Xing Cao (Houttuyniae Herba)
Zi Hua Di Ding (Violae Herba)

2.5 Leere-Hitze klärende Arzneien

Bai Wei (Cynanchi Atrati Radix et Rhizoma)
Di Gu Pi (Lycii Cortex)
Qing Hao (Artemisiae Annuae Herba)
Yin Chai Hu (Stellariae Radix)

Arzneigruppen-Überblick

Indikation nach TCM-Kriterien

Hitze-Fülle-Zustand, Mangel-Hitze, Hitze im Blut, Hitze-Feuchtigkeit, toxische Hitze

Untergruppen und typische Arzneien

- **Feuer ableitende Arzneien** *Shi Gao* (Gypsum Fibrosum) ▶ AG 2.1
- **Blut kühlende** *Di Huang* (Rehmanniae Radix) ▶ AG 2.2
- **Hitze klärende, Feuchtigkeit trocknende Arzneien** *Huang Qin* (Scutellariae Radix) ▶ AG 2.3
- **Hitze klärende, Toxine mildernde Arzneien** *Jin Yin Hua* (Lonicerae Japonicae Flos) ▶ AG 2.4
- **Leere-Hitze klärende Arzneien** *Di Gu Pi* (Lycii Cortex) ▶ AG 2.5

Wirkung

- Die Hitze klärenden Arzneien sind Arzneien, die Hitze im Körperinnern beseitigen. Im Chinesischen wird bei diesem Therapieprinzip von 'Klären der Hitze' gesprochen – *Qing Re*.
- Nicht alle Funktionskreise sind so prädisponiert, dass sie für Hitze-Prozesse empfänglich sind. Besonders leicht kann sich Hitze manifestieren in Lunge und Magen, daneben aber auch noch in Leber, Gallenblase und Herz. Nach der Vier-Ebenen-Theorie kann die Hitze im *Wei-Qi*-Bereich bestehen, d. h. im Äußeren des Organismus, wofür die Oberflächenbefreier ▶ AG 1 zum Einsatz kommen. Eine Ebene tiefer liegt die *Qi*-Ebene, dafür werden die Feuer ableitenden Arzneien gebraucht ▶ AG 2.1. Das sind die kältesten Arzneien in der Materia Medica. Hitze in der *Qi*-Ebene führt zu hohem Fieber, großem Durst und Unruhe. Dazu treten oft gelbliche Sekrete, trüber Urin, eitriges Sputum, ein roter Zungenkörper mit häufig gelblichem Belag und ein voller (= Fülle-Zustand), beschleunigter Puls (= Hitze) auf.
- Dringt die Hitze in tiefere Schichten, zeigen sich Exantheme, Durst und eine rote, belaglose Zunge (Hitze in der *Ying*-Nähr-Schicht) oder Blutungen (Hitze in der *Xue*-Blut-Schicht). Für diese Schichten werden Blut kühlende Arzneien eingesetzt ▶ AG 2.2.
- Kombiniert sich die Hitze mit Feuchtigkeit (Hitze im Drei Erwärmer), werden Hitze klärende, Feuchtigkeit trocknende Arzneien eingesetzt ▶ AG 2.3.
- Bei stark ausgeprägter Hitze spricht man von toxischer Hitze. Diese zeigt sich mit Eiter oder durch einen sehr aktiven Krankheitsverlauf. Dafür werden Toxine mildernde Arzneien eingesetzt ▶ AG 2.4.

Typische Symptome

Die Untergruppierung ordnet die Hitze klärenden Arzneien in Arzneigruppen, die verschiedene Eigenschaften aufweisen.

- **2.1** Die Arzneien dieser Gruppe klären überwiegend Fülle-Hitze. Sie klären Hitze im *Qi*-Bereich der Vier-Ebenen-Theorie. Dieses sind oft sehr befeuchtende und damit durststillende Arzneien. Nach dem Sechs-Schichten-Modell betreffen sie die *Yang Ming*-Schicht. ▶ S. 62
  In der westlichen Vorstellung sind es vor allem hochfieberhafte akute Infektionen, wie Pneumonie, und Entzündungen, wie Gastritis, die hiermit behandelt werden.
- **2.2** Diese Arzneien kühlen Hitze in der Blut-Ebene, also in der tiefsten Ebene der Vier Ebenen ▶ S. 62
  In der westlichen Vorstellung sind es vor allem hochfieberhafte Infektionen, Bakteriämie, Sepsis, Ekzeme und Blutungen, die hiermit behandelt werden.
- **2.3** Diese Arzneien klären Hitze und leiten Feuchtigkeit aus. Das sind überwiegend sehr bittere, kalte, die dadurch – also im Gegensatz zur AG 2.1 – nicht befeuchtend, sondern trocknend sind. Sie werden vor allem für Hitze-Feuchtigkeit-Prozesse eingesetzt.
  In der westlichen Vorstellung sind es vor allem Entzündungen, infektiöse Gastroenteritis, entzündliche Darmerkrankungen, Entzündungen im Hautbereich mit Exsudat und Ekzeme, die hiermit behandelt werden.
- **2.4** Die Arzneien dieser Gruppe lindern die sogenannte toxische Hitze. Das ist eine gesteigerte Form von Hitze, zu der noch Toxine hinzukommen. Toxine sind kein neuzeitliches Konzept im Wissen um Bakterien und Viren, sondern eine alte Beobachtung, dass bei manchen Erkrankungen nicht nur Rötungen, sondern auch schmierig-eitrige Beläge auftreten. Zum Beispiel können im Bereich der Tonsillen bei einer Streptokokken-Angina oder im Bereich von infizierten Hautgeschwüren gelblich-bräunliche Beläge sichtbar werden. In dem Fall ging man vom Vorhandensein von Toxinen aus und verordnete zu den Hitze klärenden Arzneien zusätzlich Arzneien, die Toxine lindern und „desinfizierend“ wirken, wie es gelegentlich ausgedrückt wird.
  In der westlichen Vorstellung weisen diese Arzneien antimikrobielle, bakteriostatische und bakterizide Eigenschaften auf.
- **2.5** Diese Arzneien sind auf den *Yin*-Aspekt ausgerichtet und werden dementsprechend insbesondere eingesetzt bei der Behandlung von sogenannter Leere-Hitze. Assoziierte Symptomen-Komplexe umfassen u.a auch die sogenannte „Knochendampfen-Störung“.

Diese geht mit Hitzewallungen, subfebrilen Temperaturen am Nachmittag oder den sogenannten „Feuer der fünf Herzen" – Hitzeempfindung an Handflächen und Fußsohlen sowie präkordial, gelegentlich wird auch Herzklopfen beschrieben – einher. Dazu Nachtschweiße, nächtliche Samenverluste oder rezidivierende Zahnwurzelentzündungen. Der Zungenkörper ist dabei rot mit vermindertem Belag sowie einem dünnen, beschleunigten Puls. In der westlichen Vorstellung gehen diese Symptome häufig mit grundlegenden hormonellen Änderungen bei beiden Geschlechtern einher. Sie können aber auch bei mangelhaftem Ernährungszustand von Kindern auftreten.

Indikationen

Hitze kann einerseits ein pathogener Faktor sein, der von außen kommt und in den Organismus eindringt. Dieser gehört zu den sechs äußeren Krankheitsursachen. Neben Hitze sind dies Wind, Kälte, Feuchtigkeit, Trockenheit und Sommerhitze. Andererseits ist Hitze eine Zustandsbeschreibung des energetischen Systems nach den Acht Leitkriterien *Ba Gang*. Hitze beschreibt eine gesteigerte Dynamik des Systems, in dem alle Stoffwechselprozesse beschleunigt ablaufen.
Die Hitze, von der bei diesen Arzneien hier die Rede ist, kann grundsätzlich vielfältige Ursachen haben:

1. Hitze kann ursprünglich **vom Außen** in das System eingedrungen sein, z.B. als Wind-Hitze in die Oberfläche. Aber vielleicht sind zu dem Zeitpunkt nicht die richtigen Arzneien – scharfe, kühle Oberflächenbefreier – eingesetzt worden und das Pathogen wurde nicht über die Oberfläche nach Außen abgeleitet, sondern ist auf die nächst tiefere Ebene vorgedrungen. Oder das Pathogen war so stark, dass es sofort eine Ebene tiefer vorgedrungen ist, nach der Vier-Ebenen-Theorie auf die *Qi*-Ebene oder später noch tiefer auf die Blut-Ebene oder nach den Sechs-Schichten-Modell in die *Shao Yang*- oder *Yang Ming*-Schicht.
2. Hitze kann aber auch aus den sogenannten inneren pathogenen Faktoren – den Sieben Emotionen – **„endogen"** entstehen, ohne von außen eingedrungen und in die Tiefe vorgedrungen zu sein. Viele der Emotionen können den freien Fluss des *Qi* blockieren, sodass es zu einer *Qi*-Stagnation – und dies besonders leicht im Funktionskreis Leber – kommt. Jede Form der Stagnation hat die Tendenz, früher oder später zur Entstehung von Hitze zu führen. Zum Beispiel entsteht Hitze durch „Reibung", wenn wir gleichsam bei angezogener Handbremse Gas geben.
3. Auch bei anderen, im Innen vorhandenen Pathogenen, wie Feuchtigkeit oder Schleim, besteht die Tendenz, dass sich zusätzlich allmählich Hitze bildet, allein durch den Faktor Zeit.
4. Eine weitere Möglichkeit ist ein sogenannter **pathogener Restfaktor**, der nach einer Erkrankung – durch falsche oder unzureichende Behandlung – nicht ganz ausgeheilt und im System geblieben ist. Dies ist nicht selten ein dezenter, schwelender Hitze-Prozess. Man nennt dies auch „residuelle Hitze". In diesem Fall zeigen sich keine Hitze-Symptome. Der pathogene Restfaktor wird aber durch Hitze aus dem Außen oder Innen reaktiviert.
5. Eine weitere Möglichkeit von Hitze ist nicht die Fülle-Hitze, von der bisher die Rede war und bei der im Grunde immer in der einen oder der anderen Form pathogene Faktoren beteiligt sind, sondern die sogenannte **Mangel-Hitze** (oder Leere-Hitze) bei **Yin-Mangel**. Dabei ist nicht zwingend ein pathogener Faktor die Ursache, sondern ein Mangel an kühlendem *Yin*. Dadurch wird das Gleichgewicht von *Yin* und *Yang* im System gestört. Es kommt zu einem relativen Überwiegen des *Yang*, das somit nicht mehr gezügelt und im *Yin* verankert ist. Dies kommt vor allem im höheren Lebensalter vor oder durch massive *Yin*-Verluste durch Krankheiten, die das *Yin* verbraucht haben. Das können natürlich auch wieder lange persistierende Hitze-Prozesse im Innen sein, die das *Yin* über einen langen Zeitraum geschmälert, „verdampft" haben.

Befunde

Zungenkörper Der zuverlässigste Indikator von Hitze ist der Zungenkörper. Ein roter ZK zeigt zu einem sehr hohen Prozentsatz sehr zuverlässig Hitze an. Dabei kann auch nur ein bestimmter Teil der Zunge diese Rötung aufweisen, was ein Hinweis dafür ist, wo sich die Hitze befindet.
Zungenbelag Daneben zeigt ein gelber ZB Hitze an.
Puls Der beschleunigte Puls ist das typische Zeichen für Hitze. Im klinischen Alltag ist der Puls allerdings oft nur bei voller Hitze in der *Qi* Schicht beschleunigt. Somit ist die Geschwindigkeit des Pulses kein sehr zuverlässiger Indikator für Hitze.

Leitsymptome

Hitzegefühl oder Fieber, Rötungen in verschiedenen Bereichen des Körpers einschließlich Gesichtsröte, Erytheme, Unruhe, Durst, daneben Obstipation, konzentrierter Urin, gelbe Sekrete von starkem Geruch

Anwendungsbeispiele

Es sind vor allem hochfieberhafte akute Infektionen und Entzündungen, wie Pneumonie, Hepatitis, Gastritis, infektiöse Gastroenteritis, entzündliche Darmerkrankungen, Ekzeme, eitrige Tonsillitis, die hiermit behandelt werden.

Nach westlichem Denken sind diese Arzneien antipyretisch, antiinflammatorisch, antibakteriell und antiphlogistisch.

Häufige Kombinationen

Je nach Befund werden die Hitze klärenden Arzneien kombiniert mit nach unten ableitenden Arzneien der Gruppe 3, Schleim transformierenden Arzneien der Gruppe 6 oder Blut oder *Yin* nährenden Arzneien der Gruppe 12.2 und 12.4.

Nebenwirkungen

Diese kalten Arzneien gefährden in erster Linie Milz und Magen. Daher sollten die sehr kalten Arzneien nur so lange wie nötig gegeben werden, das heißt, bis ein Hitze-Prozess geklart und eliminiert ist. In den klassischen Rezepturen werden sie häufig mit Arzneien kombiniert, die die Mitte schützen oder die sogar leicht wärmend sind, damit die ausgeprägte Kälte dieser Arzneien etwas abgemildert und antagonisiert wird.

Kontraindikationen und Sicherheitshinweise

Da diese Arzneien der Hitze klärenden Gruppe alle eine kalte Temperatureigenschaft besitzen, sind sie bei jeder Form von Milz-*Qi*- und Milz-*Yang*-Mangel grundsätzlich problematisch. In akuten Fällen wird man jedoch davon Gebrauch machen müssen, wird dann aber mit Milz schützenden Arzneien kombinieren und den Zeitraum des Einsatzes so kurz wie möglich halten.

Korrespondierende Akupunkturpunkte

- **Öffnende und ausleitende Punkte** Di 4 *Hegu*, Gb 20 *Fengchi*, SJ 5 *Waiguan*, Lu 7 *Lieque*
- **Bei Wind-Hitze auch** Di 11 *Quchi*, Du 14 *Dazhui*, Bl 13 *Feishu*
- **Hitze klärende Punkte** Di 11 *Quchi*, Du 14 *Dazhui*, die Shu-Punkte der betroffenen Funktionskreise sedieren, z.B. bei Bronchitis Bl 13 *Feishu*, *Jing*-Punkte bluten lassen
- **Bei Hitze-Feuchtigkeit auch** Ma 40 *Fenglong*, MP 9 *Yinlingquan*
- **Bei Leere-Hitze zusätzlich** Ni 6 *Zhaohai*, He 6 *Yinxi*

Charakterisierung der Hitze klärenden Arzneien

Wirkung Klären Hitze im Innen
Eigenschaften Kühles bis sehr kaltes Temperaturverhalten
Pathogene Faktoren Hitze, toxische Hitze, Blut-Hitze, Hitze-Feuchtigkeit
Typische Arzneien

- *Shi Gao* (Gypsum Fibrosum) ▶ AG 2.1
- *Di Huang* (Rehmanniae Radix) ▶ AG 2.2
- *Huang Qin* (Scutellariae Radix) ▶ AG 2.3
- *Jin Yin Hua* (Lonicerae Japonicae Flos) ▶ AG 2.4

Indikationen Hitze im Innen – Fülle-Zustand, z.T. auch Mangel-Hitze
Nebenwirkung Kälte kann die Milz und das körpereigene *Qi*, das *Zheng-Qi*, schwächen.
Vorsicht Bei Milz-*Qi*-Mangel und genereller Schwäche
Wirkort Magen, Lunge, Leber, Gallenblase, Herz
Therapie-Prinzip – Ba Fa *Qing Re Fa* – Hitze klärende Methode

Acht Leitkriterien (Ba Gang)

Diese Leitkriterien beschreiben den Energiezustand des Patienten, für den diese Arzneigruppe angezeigt ist.
Lokalisierung Innen
Qualität Hitze
Quantität Fülle

2.1 Feuer ableitende Arzneien

Dàn Zhú Yè
Lophatheri Herba
淡竹葉 淡竹叶

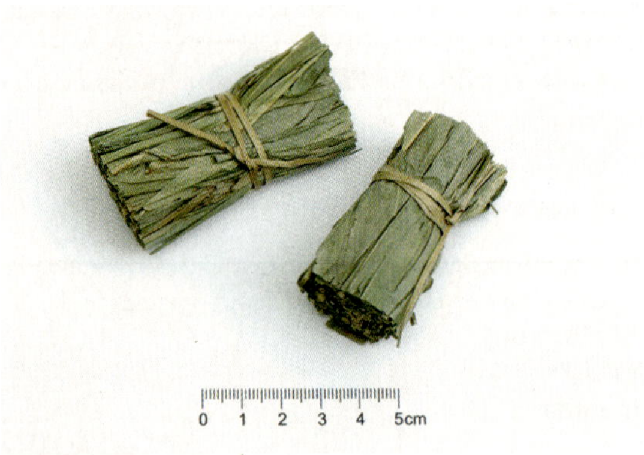

Deutscher Name Bambusblätter
Englischer Name Lophatherum Herb
Familie Echte Gräser – Gramineae
Offizinelle Spezies *Lophatherum gracile*

Eigenschaften

Temperatur Kalt
Geschmack Süß, fade
Funktionskreis Herz, Magen, Dünndarm

Wirkung

- Klärt Hitze und beseitigt Unruhe
- Fördert die Miktion und leitet Feuchtigkeit-Hitze aus

Indikationen

- Fieberhafte Erkrankungen mit Durst und Unruhezuständen
- Geschwüre im Mundbereich und der Zunge; geschwollenes, schmerzhaftes Zahnfleisch durch Hitze im Herzen oder Magen-Bereich
- Feuchtigkeit-Hitze mit verminderter Urinausscheidung, Brennen beim Wasserlassen und rötlichem Urin, Harnwegsinfekte; besonders hilfreich für Hitze-Feuchtigkeit im Dünndarm-Funktionskreis mit obigen Symptomen, Unruhe und einer roten Zungenspitze

Kontraindikationen und Sicherheitshinweise

Allergie gegen die Arznei

Schwangerschaft und Stillzeit

Während jahrhundertelanger Anwendung sind keine relevanten Risiken bekannt geworden. Aussagefähige Untersuchungen zur Sicherheit in der Schwangerschaft oder Stillzeit liegen nicht vor.

Dosierung und Zubereitung

Dosierung 6–10 g
Zubereitung Erster Kochvorgang 30 Min.; zweiter Kochvorgang 20 Min.

Kommentar

Der Mund ist die Öffnung des Herzens. Die sprechende Zunge ist ebenfalls dem Herzen zugeordnet. Gleichzeitig gehört die schmeckende Zunge zur Wandlungsphase Erde und Milz-Magen, die Mundhöhle wie die Speiseröhre korrespondieren mit dem Magen, und die Lippen sind die sogenannte „Blüte" der Milz. Daher ist bei Erkrankungen in diesem Bereich des Mundes in erster Linie an die Funktionskreise Herz und Magen zu denken – insbesondere an Hitze-Prozesse. *Dan Zhu Ye* dringt in Magen und Herz ein und klärt diese Hitze wirkungsvoll.

Typische Rezepturen mit Dan Zhu Ye

Dao Chi San (Pulver, das das Rote hinausleitet) ▶ RG 2.4

Jué Míng Zǐ
Cassiae Semen
决明子 决明子

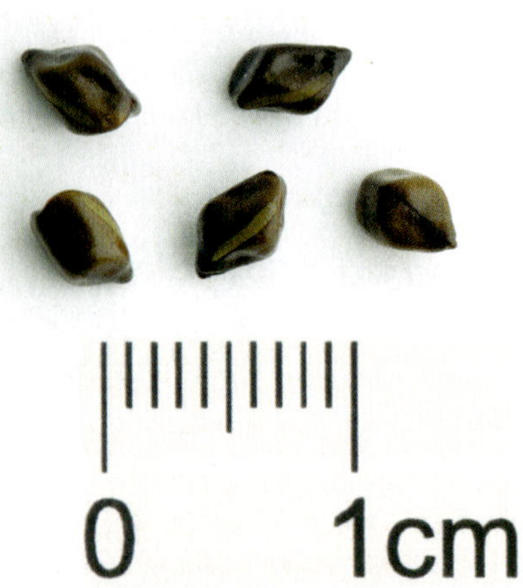

Deutscher Name Cassiasamen
Englischer Name Cassia Seed
Familie Hülsenfrüchtler – Leguminosae
Offizinelle Spezies *Cassia obtusifolia, Cassia tora*

Eigenschaften

Temperatur Leicht kalt
Geschmack Süß, bitter, salzig
Funktionskreis Leber, Dickdarm

Wirkung

- Eliminiert Hitze aus dem Funktionskreis Leber und klärt die Augen
- Beruhigt den Funktionskreis Leber und senkt *Yang* ab
- Befeuchtet den Darm, erweicht den Stuhlgang, und wirkt laxierend

Indikationen

- Akute Entzündungen der Augen mit geröteten, schmerzenden und/oder tränenden Augen, große Lichtempfindlichkeit, Kopfschmerzen, auch juckende, gerötete Augen durch Wind-Hitze oder Leber-Feuer
- Kopfschmerzen, Schwindel, Migräne-Kopfschmerzen, Lichtempfindlichkeit
- Akute oder chronische Obstipation, besonders wenn diese durch Leber-*Yin*-Mangel bedingt ist
- Heute wird *Jue Ming Zi* auch eingesetzt, um Blutdruck und Cholesterin zu senken.

Kontraindikationen und Sicherheitshinweise

- Diarrhö durch Milz-*Qi*-Mangel
- Allergie gegen die Arznei
- Vorsicht bei Hypotonie
- Vorsicht bei Kindern; wegen des Gehalts an Anthrachinonen sollten die Dosis und die Anwendungsdauer begrenzt werden.

Schwangerschaft und Stillzeit

Schwangerschaft Mit Vorsicht anzuwenden wegen uteruskontrahierender Wirkung und des Gehalts an Anthrachinonen. Zur Embryotoxizität, Fetotoxizität oder Teratogenität liegen keine Untersuchungen vor.
Stillzeit Mit Vorsicht anzuwenden wegen des Gehalts an Anthrachinonen

Pharmakologie

- Ethanol-Extrakte zeigten keine Östrogenaktivität in vitro, ein Methanol-Extrakt eine moderate Wachstumsstimulation von östrogenabhängigen Brustkrebszellen (MCF-7) in vitro.
- Ein wässriger Extrakt zeigte in vitro (Ames-Test, Bacillus-subtilis-Test) keinen Anhalt für Mutagenität. Die Droge enthält Anthrachinone (u. a. Chrysophanol, Physcion, Emodin, Aloe-Emodin), die mutagene und leichte tumorigene Wirkungen gezeigt haben.

Dosierung und Zubereitung

Dosierung 9–15 g, vorher zerstoßen
Zubereitung Erster Kochvorgang 30 Min.; zweiter Kochvorgang 20 Min.

Kommentar

Im Vergleich zu *Ju Hua* (Chrysanthemi Flos) – ▶ AG 1.2 – klärt *Jue Ming Zi* mehr Leber-Feuer, während erstere mehr aufsteigendes Leber-*Yang* und Leber-Wind besänftigt und Wind-Hitze aus den Augen eliminiert.

Typische Rezepturen mit Jue Ming Zi

▶ Modifikationen der Rezeptur *Ming Mu Di Huang Wan* (Pille zur Verbesserung der Sicht mit Rehmanniae Radix) ▶ RG 8.5

Lián Zĭ Xīn
Nelumbinis Plumula
莲子心

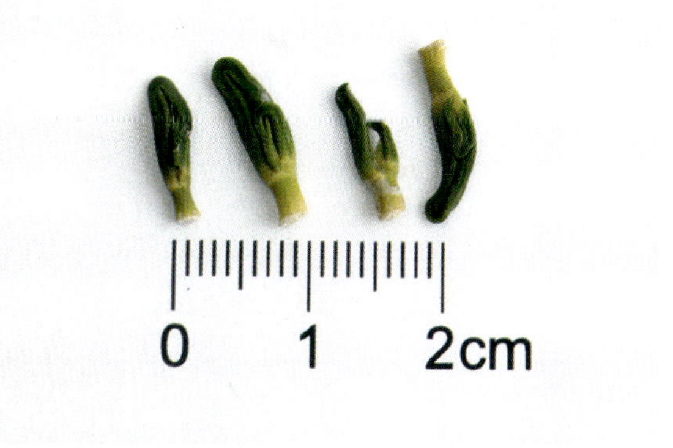

Pinyin-Synonym *Lian Xin*
Deutscher Name Lotussamensprossanlage
Englischer Name Lotus Plumule
Familie Seerosengewächse – Nymphaeaceae
Offizinelle Spezies *Nelumbo nucifera*

Eigenschaften

Temperatur Kalt
Geschmack Bitter
Funktionskreis Herz

Wirkung

- Klärt Herz-Feuer
- Stoppt Blutungen und bindet die Essenz

Indikationen

- Warm-fiebrige Erkrankungen, welche ins Perikard fallen und Bewusstseinsstörung, mentale Konfusion und Delirium verursachen; Schlafstörungen, Unruhe
- Als Zusatzmittel bei Bluterbrechen, Spermatorrhö

Kontraindikationen und Sicherheitshinweise

- Allergie gegen die Arznei
- Anwendung bei Kindern
- Längere Anwendungsdauer vermeiden
- Vorsicht bei Obstipation

Fertilität, Schwangerschaft und Stillzeit

Fertilität Wegen Hinweisen auf eine mögliche Mutagenität ist von einer Anwendung abzuraten, insbesondere bei Männern mit Kinderwunsch.
Schwangerschaft Kontraindiziert wegen möglicher Mutagenität. Aussagefähige Untersuchungen zur Sicherheit in der Schwangerschaft liegen nicht vor.
Stillzeit Kontraindiziert wegen möglicher Mutagenität

Pharmakologie

Ein wässriger Extrakt führte in vitro zu einem positiven Ergebnis im SCE-Test, die Mutagenität von Aflatoxin B1 wurde durch das Extrakt deutlich gesteigert.

Dosierung und Zubereitung

Dosierung 2–5 g
Zubereitung Erster Kochvorgang 30 Min.; zweiter Kochvorgang 20 Min.

Kommentar

In *Lian Zi Xin* ist Higenamin enthalten, das auf der WADA-Dopingliste steht.

Typische Rezepturen mit Lian Zi Xin

Lian Zi Xin ist selten in klassischen Rezepturen vorhanden und wird bei Bedarf jeweils beigefügt.

Lú Gēn
Phragmitis Rhizoma
蘆根 芦根

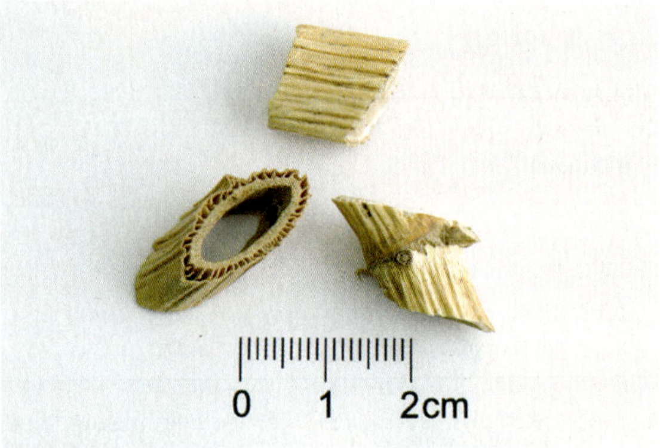

Deutscher Name Schilfrohrwurzelstock
Englischer Name Reed Rhizome
Familie Echte Gräser – Gramineae
Offizinelle Spezies *Phragmites communis*

Eigenschaften

Temperatur Kalt
Geschmack Süß
Funktionskreis Lunge, Magen

Wirkung

- Kühlt Hitze im Funktionskreis Magen und stillt Durst, indem es die Säfteproduktion anregt
- Klärt Hitze im Funktionskreis Lunge
- Klärt Hitze und fördert die Urinauscheidung
- Bringt Exantheme an die Oberfläche

Indikationen

- **Hitze-Fülle** Fieberzustände mit hohem Fieber, Durst und Unruhe, Aufstoßen und Erbrechen
- **Lungen-Hitze** Husten mit gelbem Auswurf, Bronchitis, toxische Läsionen in der Lunge (*Yong*)
- Bei dunklem, spärlichem, blutigem Urin, besonders wenn die Beschwerden von Durst und Unruhe begleitet sind
- Fiebrigen Erkrankungen, bei denen der Hautausschlag nicht richtig zum Ausbruch gelangt, hilft die Arznei zum Durchbruch des Exanthems und damit zur schnelleren Ausheilung.

Kontraindikationen und Sicherheitshinweise

- Milz-*Qi*-Mangel
- Allergie gegen die Arznei

Schwangerschaft und Stillzeit

Während jahrhundertelanger Anwendung sind keine relevanten Risiken bekannt geworden. Aussagefähige Untersuchungen zur Sicherheit in der Schwangerschaft oder Stillzeit liegen nicht vor.

Pharmakologie

Ein wässriger Extrakt zeigte in vitro (Ames-Test, Chromosomenaberrationstest) und in vivo bei der Maus (Mikrokerntest) keine Hinweise auf Gentoxizität.

Dosierung und Zubereitung

Dosierung 15–30 g
Zubereitung Erster Kochvorgang 30 Min.; zweiter Kochvorgang 20 Min.

Kommentar

Bei Hitze im Funktionskreis Lunge mit Husten und gelbem Auswurf, besonders wirksam im akuten Stadium

Typische Rezepturen mit Lu Gen

- *Sang Ju Yin* (Mori Folium und Chrysanthemi Flos Trank) ▶ RG 1.2
- *Yin Qiao San* (Lonicerae Japonicae Flos und Forsythiae Fructus Pulver) ▶ RG 1.2

Mì Méng Huā
Buddlejae Flos
密蒙花

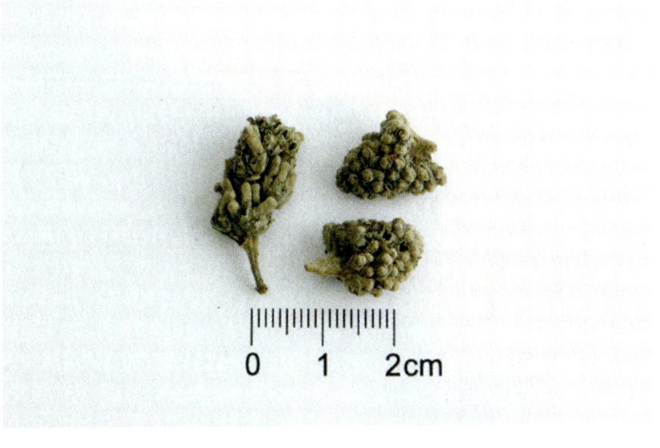

Deutscher Name Sommerfliederblüte
Englischer Name Egworthia
Familie Enzianartige – Loganiaceae
Offizinelle Spezies *Buddleja officinalis*

Eigenschaften

Temperatur Leicht kalt
Geschmack Süß
Funktionskreis Leber

Wirkung

- Klärt und erhellt die Augen
- Klärt Leber-Hitze
- Nährt Blut und *Yin*

Indikationen

Juckende, gerötete Augen, Konjunktivitis, allergische Augenbeschwerden, unklare Sicht, Lichtempfindlichkeit, Sehstörungen: kann bei allen Arten von Augenproblemen eingesetzt werden, unabhängig davon, ob diese durch volle Hitze in der Leber oder durch einen Leber-*Yin*- und Blut-Mangel verursacht sind

Kontraindikationen und Sicherheitshinweise

Allergie gegen die Arznei

Schwangerschaft und Stillzeit

Während jahrhundertelanger Anwendung sind keine relevanten Risiken bekannt geworden. Aussagefähige Untersuchungen zur Sicherheit in der Schwangerschaft oder Stillzeit liegen nicht vor.

Pharmakologie

Ein wässriger Extrakt zeigte in vitro (Ames-Test, Chromosomenaberrationstest) und in vivo bei der Maus (Mikrokerntest) keine Hinweise auf Gentoxizität.

Dosierung und Zubereitung

Dosierung 3–9 g, im Beutel kochen
Zubereitung Für die letzten 5–10 Min. dem zweiten Kochvorgang zufügen

Typische Rezepturen mit Mi Meng Hua

Mi Meng Hua ist selten in klassischen Rezepturen vorhanden und wird bei Bedarf jeweils beigefügt.

Qīng Xiāng Zǐ
Celosiae Semen
青葙子

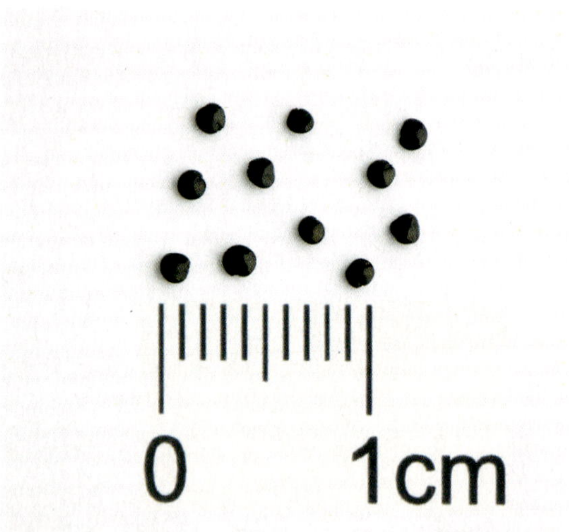

Deutscher Name Celosiasamen
Englischer Name Feather Cockscomb Seed, Celosia Seed
Familie Fuchsschwanzgewächse – Amaranthaceae
Offizinelle Spezies *Celosia argentea*

Eigenschaften

Temperatur Leicht kalt
Geschmack Bitter
Funktionskreis Leber

Wirkung

Leitet Feuer aus der Leber aus, klärt Wind-Hitze und verbessert die Sicht

Indikationen

- Gerötete, gereizte und geschwollene Augen, trübe, verschwommene Sicht, Schmerzen der Augen, Katarakt durch Wind-Hitze der Augen oder durch Leber-Feuer
- Wird heute auch angewendet bei arterieller Hypertonie, Kopfschmerzen und Schwindelanfällen durch Hitze im Funktionskreis Leber

Kontraindikationen und Sicherheitshinweise

- Allergie gegen die Arznei
- Glaukom, da *Qing Xiang Zi* die Pupille erweitert

Schwangerschaft und Stillzeit

Während jahrhundertelanger Anwendung sind keine relevanten Risiken bekannt geworden. Aussagefähige Untersuchungen zur Sicherheit in der Schwangerschaft oder Stillzeit liegen nicht vor.

Pharmakologie

Ein ethanolischer Extrakt zeigte in vitro (Ames-Test, UDS-Test) keine Hinweise auf Mutagenität.

Dosierung und Zubereitung

Dosierung 9–15 g
Zubereitung Erster Kochvorgang 30 Min.; zweiter Kochvorgang 20 Min.

Kommentar

- Wird oft zusammen mit *Jue Ming Zi* (Cassiae Semen) aus dieser Arzneigruppe eingesetzt
- *Qing Xiang Zi* ist eine stark klärende Arznei und wird vorwiegend bei Fülle-Muster eingesetzt. Bei Augenproblem aufgrund von Leere in Nieren und Leber ist dieses Mittel nicht geeignet oder muss mit tonisierenden Arzneien kombiniert werden.

Typische Rezepturen mit Qing Xiang Zi

▶ Modifikationen der Rezeptur *Ming Mu Di Huang Wan* (Pille zur Verbesserung der Sicht mit Rehmanniae Radix)
▶ RG 8.5

Shí Gāo
Gypsum Fibrosum
石膏

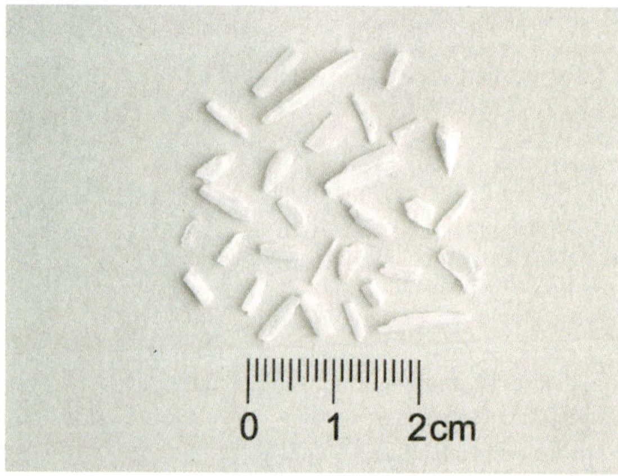

Deutscher Name Mineralischer/Kristalliner Gips
Englischer Name Gypsum
Mineral Enthält Calciumsulfat ($CaSO_4 \cdot 2H_2O$) und Spuren von Fe und Mg

Eigenschaften

Temperatur Sehr kalt
Geschmack Süß, scharf
Funktionskreis Lunge, Magen

Wirkung

- Klärt Hitze aus der *Qi*-Ebene
- Klärt Hitze der Lunge
- Beruhigt Feuer des Magens und stillt Durst

Indikationen

- Hohes Fieber, ohne Frösteln, großer Durst, Unruhe, profuser Schweiß, voller Puls und roter Zungenkörper evtl. mit gelbem Zungenbelag
- Eitrige Bronchitis mit gelbem Auswurf oder asthmoide Beschwerden, durch Hitze der Lunge bedingt, mit Fieber, Durst und dem Verlangen zu trinken
- Kopfschmerz und Zahnfleischentzündung durch Magen-Hitze
- Abszesse, Verbrennungen und Ekzeme. Für diese Indikation kann Gypsum innerlich und äußerlich verwendet werden

Kontraindikationen und Sicherheitshinweise

- Allergie gegen die Arznei
- Vorsicht bei empfindlichem Magen

Schwangerschaft und Stillzeit

Während jahrhundertelanger Anwendung sind keine relevanten Risiken bekannt geworden. Aussagefähige Untersuchungen zur Sicherheit in der Schwangerschaft oder Stillzeit liegen nicht vor.

Interaktionen

- Sollte traditionell nicht mit *Man Jing Zi* (Viticis Fructus) ▶ AG 1.2 kombiniert werden
- Durch die Arznei kann möglicherweise die Resorption anderer Arzneimittel beeinträchtigt werden, das gilt insbesondere für Tetrazyklin, Makrolide, Isoniazid und Rifampicin. Ein zeitlicher Abstand zu deren Einnahme ist zu empfehlen. Die Proteinbindung von Aminoglykosiden (Gentamycin, Streptomycin u.a.) kann reduziert werden, was deren Wirkung, aber auch Toxizität erhöht.

Pharmakologie

Ein wässriger Extrakt zeigte im Ames-Test keine Hinweise auf Mutagenität.

Dosierung und Zubereitung

Dosierung 15–60 g, zerstoßen
Zubereitung Im ersten Kochvorgang 60 Min. kochen; zweiter Kochvorgang 40 Min.

Kommentar

- Gypsum ist leicht süß und unterscheidet sich dadurch von anderen bitteren Hitze-klärenden Arzneien. Es kann sowohl bei Hitze durch Fülle als auch bei Leere-Befunden eingesetzt werden.
- In der fiebersenkenden Wirkung ist es *Ge Gen* (Puerariae Lobatae Radix) ▶ AG 1.2 sehr ähnlich. Beide dringen in die Muskelschicht ein und lösen Hitze in der Muskelschicht. Beide nähren die Flüssigkeiten und stoppen Durst. Im Vergleich wirkt *Ge Gen* stärker auf das Außen und löst die Oberfläche.
- Hohes Fieber ohne Frösteln, großer Durst, Unruhe, profuser Schweiß, voller Puls und roter Zungenkörper evtl. mit gelbem Zungenbelag: Dieser Zustand entspricht gemäß dem Sechs-Schichten-Modell des *Shang Han Lun* der *Yang-Ming*-Schicht.
- Nach dem Vier-Ebenen-Modell ist die zweite Energie-Ebene – die *Qi*-Ebene – betroffen. Daher heißt es bei den Wirkungen von *Shi Gao*, dass diese Arznei Hitze in der *Qi*-Ebene behandelt.
- Bei Verbrennungen kann *Shi Gao* äußerlich zusammen mit *Huang Bo* (Phellodendri Chinensis Cortex) ▶ AG 2.3 und *Xue Jie* (Draconis Sanguis) ▶ AG 10.1 appliziert werden.

Typische Rezepturen mit Shi Gao

- *Bai Hu Tang* (Weißer Tiger Dekokt) ▶ RG 2.1
- *Ma Xing Shi Gan Tang* (Ephedrae Herba, Armeniacae Semen, Gypsum Fibrosum und Glycyrrhizae Radix et Rhizoma Praeparata cum Melle Dekokt) ▶ RG 2.4

Tiān Huā Fěn
Trichosanthis Radix
天花粉

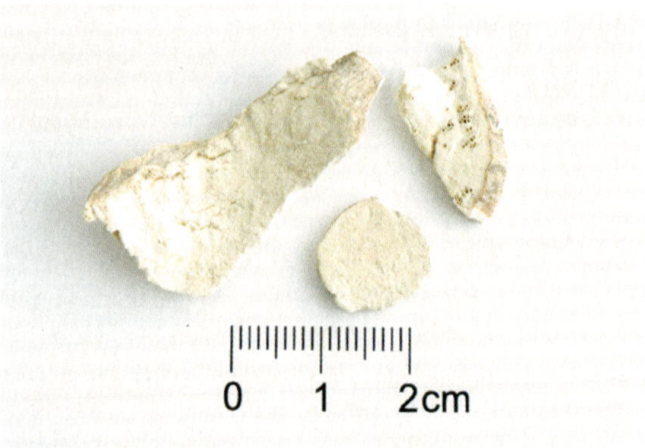

Deutscher Name Schlangenkürbiswurzel
Englischer Name Snakegourd Root, Trichosanthes Root
Familie Kürbisgewächse – Cucurbitaceae
Offizinelle Spezies *Trichosanthes kirilowii, Trichosanthes rosthornii*
Spezies Kampomedizin *Trichosanthes kirilowii, Trichosanthes kirilowii* var. *japonica, Trichosanthes bracteata*

Eigenschaften

Temperatur Leicht kalt
Geschmack Süß, leicht bitter
Funktionskreis Lunge, Magen

Wirkung

- Klärt Hitze, transformiert Schleim und befeuchtet die Lunge
- Regt die Produktion von Säften an
- Lindert Toxine, leitet Eiter aus, reduziert Schwellung

Indikationen

- Hitze in der Lunge: trockener Husten, Durst; wird besonders angewendet, wenn die Hitze zu Trockenheit geführt hat, auch bei Husten mit dickem, gelbem Sputum
- Bei Lungen-Trockenheit oder Magen-*Yin*-Mangel mit Durst und Reizbarkeit, wenn durch Hitze die Säfte verletzt worden sind
- Entzündungen, Abszesse, Furunkel, sowohl unreif als auch offene, eitrige Geschwüre; insbesondere bei Brustentzündungen; das Mittel kann innerlich und äußerlich angewendet werden

Kontraindikationen und Sicherheitshinweise

- Diarrhö durch Milz-*Qi*-Mangel
- Allergie gegen die Arznei

Schwangerschaft und Stillzeit

Schwangerschaft Kontraindiziert. Wie *Li Shizhen* im *Ben Cao Gang Mu* schrieb, wurde die Arznei jahrhundertelang zur Auslösung eines Aborts benutzt. In dieser Weise ist das in der Droge enthaltene Protein Trichosanthin wirksam, das auch in jüngerer Zeit erfolgreich für diesen Zweck, z. T. zusammen mit anderen Arzneimitteln intramuskulär oder intrazervikal verabreicht, eingesetzt wurde. Wegen häufiger Allergien wurde diese Anwendung weitgehend verlassen. Im Tierversuch erwies sich Trichosanthin als fetotoxisch und teratogen. Laut Benksy et al.[1] wird das Protein durch Hitze zerstört. Definitive Belege für die Sicherheit der dekoktierten Arznei fehlen jedoch. Solange die Unbedenklichkeit nicht gesichert ist, sollte für die Schwangerschaft eine Kontraindikation gelten.
Stillzeit Keine Einschränkungen bekannt

Interaktionen

Die Arznei ist traditionell inkompatibel mit *Zhi Cao Wu* (Aconiti Kusnezoffii Radix Cocta), *Fu Zi* (Aconiti Radix Lateralis Praeparata) und *Zhi Chuan Wu* (Aconiti Radix Cocta) ▶ AG 11

Dosierung und Zubereitung

Dosierung 10–15 g
Zubereitung Erster Kochvorgang 30 Min.; zweiter Kochvorgang 20 Min.

Kommentar

- *Tian Hua Fen* klärt Hitze und befeuchtet gleichzeitig die Lunge. Dasselbe tun auch *Mai Dong* (Ophiopogonis Radix) und *Tian Dong* (Asparagi Radix) ▶ AG 12.4. *Tian Hua Fen* wandelt zusätzlich noch trockenen Schleim um.
- Die verwandten Mittel *Gua Lou* (Trichosanthis Fructus) und *Gua Lou Zi* (Trichosanthis Semen) – ▶ AG 6.2 – klären auch Hitze und transformieren Schleim-Hitze, wobei diese zusätzlich noch den thorakalen *Qi*-Fluss regulieren und die Samen noch eine laxierende Wirkung auf den Darm haben.

1 Bensky D, Clavey S, Stöger E. Chinese Herbal Medicine. Materia Medica. 3rd ed. Seattle, WA: Eastland Press, 2004.

Typische Rezepturen mit Tian Hua Fen

Bei Mu Gua Lou San (Fritillariae Bulbus und Trichosanthis Fructus Pulver) ▶ RG 14.3
Sha Shen Mai Dong Tang (Adenophorae seu Glehniae Radix und Ophiopogonis Radix Dekokt) ▶ RG 5

Xià Kū Cǎo
Prunellae Spica
夏枯草

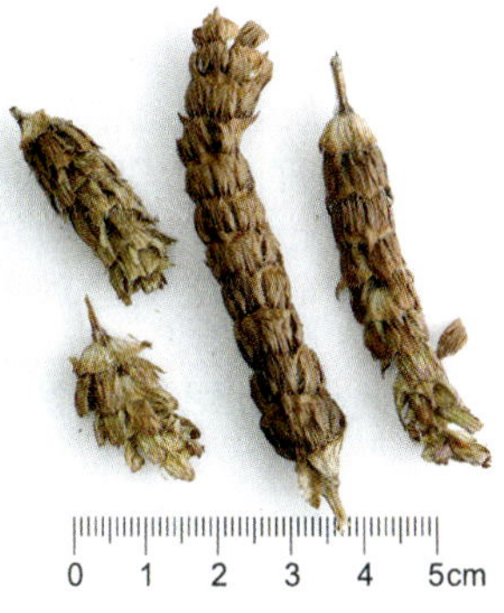

Deutscher Name Braunellenähren
Englischer Name Common Selfheal Fruit-Spike, Prunella
Familie Lippenblütler – Labiatae
Offizinelle Spezies *Prunella vulgaris*
Spezies Kampomedizin *Prunella vulgaris* var. *lilacina*

Eigenschaften

Temperatur Kalt
Geschmack Scharf, bitter
Funktionskreis Leber, Gallenblase

Wirkung

- Klärt Leber-Feuer und erhellt die Augen
- Klärt Hitze und zerstreut Knoten

Indikationen

- Rote, schmerzende, geschwollene, tränende Augen, Kopfschmerzen, Migräne mit Photophobie, Schwindel, alles aufgrund von aufsteigendem Leber-Feuer
- Struma, Knötchen, Lymphadenitis, Lipome, Brustentzündungen, geschwollene Tonsillen, Polypen
- Wird heute auch eingesetzt bei Bluthochdruck aufgrund von Leber-Feuer oder hochsteigendem *Yang*

Kontraindikationen und Sicherheitshinweise

Allergie gegen die Arznei

Schwangerschaft und Stillzeit

Mit Vorsicht anzuwenden wegen nicht auszuschließender Mutagenität. Zudem wurde eine uteruskontrahierende Wirkung gezeigt. Ausreichende Untersuchungen zur Sicherheit in der Schwangerschaft oder Stillzeit liegen nicht vor.

Pharmakologie

- Ein Methanol-Extrakt der Droge zeigte eine Wachstumshemmung von Endometrium-Krebszellen, ein Tee aus der Droge eine Wachstumshemmung normalen menschlichen Endometriumgewebes, das in ovarektomierte Mäuse implantiert worden war und mit Östrogen stimuliert wurde. Bei weiblichen Ratten, deren Mammagewebe künstlich durch Östradiol stimuliert wurde, führte das Dekokt zu einer Wachstumshemmung und einer Absenkung des Östradiol- und Prolaktinserumspiegels, der Progesteronspiegel blieb unverändert.
- In-vitro-Mutagenitätstests mit wässrigen Extrakten zeigten überwiegend negative Ergebnisse (Ames-Test, Bacillus-subtilis-Test, UDS-Test). Der i.p. In-vivo-Mikrokern-Gentoxizitätstest mit einem 50%igen Ethanolextrakt reagierte unter sehr hoher Dosis schwach positiv.

Dosierung und Zubereitung

Dosierung 9–15 g
Zubereitung Erster Kochvorgang 30 Min.; zweiter Kochvorgang 20 Min.

Kommentar

Gemäß der bekannten Gynäkologin Prof. *Yuning Wu* hat *Xia Ku Cao* folgende wichtige Funktionen:

- Als besonders wirksames Mittel bei aufsteigendem Leber-Feuer mit Schleim-Hitze-Knoten. Zum Beispiel bei Brustknoten, Hyperplasie, Akne, Brustkarbunkel und Vulva-Abszessen.
- Kann aufgrund seiner virostatischen Wirkung auch bei Herpes-simplex-Erkrankungen eingesetzt werden.

Typische Rezepturen mit Xia Cu Kao

Xia Ku Cao ist selten in klassischen Rezepturen vorhanden, wird bei Bedarf aber sehr häufig beigefügt.

Zhī Mǔ
Anemarrhenae Rhizoma
知母

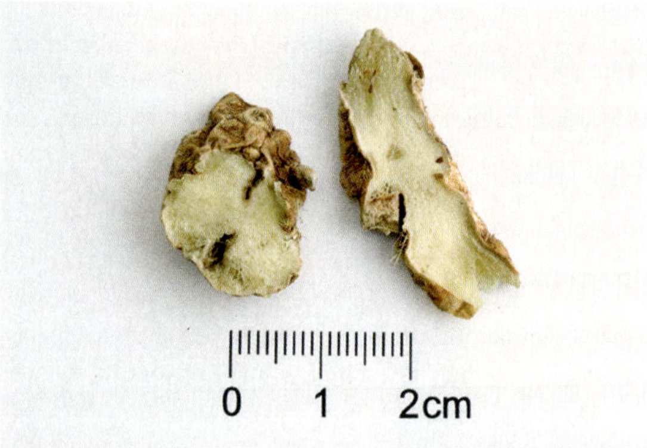

Deutscher Name Anemarrhenawurzel
Englischer Name Common Anemarrhena Rhizome
Familie Liliengewächse – Liliaceae
Offizinelle Spezies *Anemarrhena asphodeloides*

Eigenschaften

Temperatur Kalt
Geschmack Bitter, süß
Funktionskreis Lunge, Magen, Niere

Wirkung

- Klärt Hitze und leitet Feuer ab
- Nährt *Yin* und klärt Leere-Hitze
- Generiert Flüssigkeiten und nährt *Yin*

Indikationen

- Infektionskrankheiten mit hohem Fieber, großem Durst, Unruhe
- Hitze-Fülle der Funktionskreise Lunge und Magen: chronische Bronchitis, Husten mit zähem, gelbem Sputum, subfebrile Temperaturen
- Fieber durch *Yin*-Mangel vor allem von Lunge und Niere
- Sogenanntes „Knochendampfen" ▶ Kommentar

Kontraindikationen und Sicherheitshinweise

- Allergie gegen die Arznei
- Diarrhö

Schwangerschaft und Stillzeit

Schwangerschaft Kontraindiziert. Im In-vitro-Zebrafisch-Test führte das Arzneidekokt bereits in niedrigen Konzentrationen zu fetotoxischen und teratogenen Effekten, die Relevanz für den Menschen ist unklar. Ausreichende Untersuchungen zur Embryotoxizität, Fetotoxizität oder Teratogenität liegen nicht vor.
Stillzeit Keine Einschränkungen bekannt

Pharmakologie

- Dekokte bzw. Granulate zeigten keine Östrogenaktivitat in vitro und in vivo, Dekokte hemmten z. T. deutlich das Wachstum verschiedener östrogenabhängiger und -unabhängiger Brustkrebszelllinien. Auch das Wachstum Androgenrezeptor-positiver und -negativer Prostatakarzinomzellen wurde in vitro gehemmt.
- Wässrige Extrakte zeigten in vitro bzw. in vivo (Ames-Test, Bacillus-subtilis-Test, UDS-Test, i.p. Mikrokern- und Chromosomenaberrationstest) keine Hinweise auf Mutagenität oder Gentoxizität.

Dosierung und Zubereitung

Dosierung 6–12 g
Zubereitung Erster Kochvorgang 30 Min.; zweiter Kochvorgang 20 Min.

Kommentar

- Um Hitze aus der *Qi*-Ebene zu klären wird *Zhi Mu* immer mit *Shi Gao* (Gypsum Fibrosum) kombiniert, z.B. in *Bai Hu Tang* (Weißer Tiger Dekokt) ▶ RG 2.1
- Kühlt Hitze bei Fülle und auch bei Mangel, sogenannte Mangel-Hitze bei *Yin*-Mangel
- Das sogenannte „Knochendampfen" bezeichnet ein Hitze-Gefühl im Innen, das durch einen *Yin*-Mangel bedingt ist und zu einem nicht gezügelten *Yang* führt.

Typische Rezepturen mit Zhi Mu

- *Bai Hu Tang* (Weißer Tiger Dekokt) ▶ RG 2.1
- *Zhi Bai Di Huang Wan* (Anemarrhenae Radix, Phellodendri Chinensis Cortex und Rehmanniae Radix Pille) ▶ RG 8.5
- *Suan Zao Ren Tang* (Ziziphi Spinosae Semen Dekokt) ▶ RG 12.1

Zhī Zǐ
Gardeniae Fructus
梔子　梔子

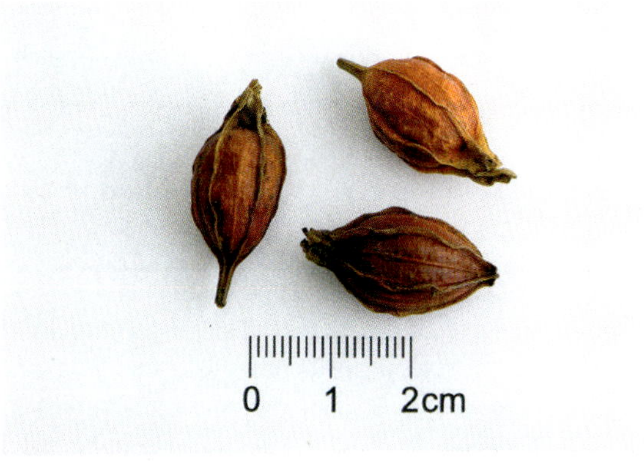

Deutscher Name Chinesische Gelbbeere
Englischer Name Cape Jasmin Fruit, Gardenia Fruit
Familie Rötegewächse – Rubiaceae
Offizinelle Spezies *Gardenia jasminoides*
Spezies Kampomedizin *Gardenia jasminoides, Gardenia jasminoides* f. *longicarpa*

Eigenschaften

Temperatur Kalt
Geschmack Bitter
Funktionskreis Herz, Lunge, Drei Erwärmer

Wirkung

- Leitet Hitze ab, beruhigt und mindert Reizbarkeit
- Kühlt Hitze und leitet Feuchtigkeit aus, reduziert Feuer
- Kühlt Blut und stoppt Blutungen
- Aktiviert Blut und reduziert Schwellungen

Indikationen

- Unruhe und Gereiztheit aufgrund von Hitze-Erkrankungen, evtl. mit hohem Fieber, bei Delirium
- Hitze-Feuchtigkeit: Gelbsucht mit Fieber, Dysurie mit Brennen beim Wasserlassen und trübem Urin, Hitze-Feuchtigkeit in der Gallenblasen- und Drei-Erwärmer-Leitbahn mit Prozessen im Bereich der Nase, des Gesichts, der Mundhöhle und Augen, auch bei geröteten, geschwollenen und schmerzenden Augen; auch bei Furunkeln, Karbunkeln, Akne
- Blut-Hitze mit den Symptomen blutiger Harn, Blut im Stuhl, Blutungen aus Mund und Nase
- Äußerliche Anwendung bei Schwellungen mit Blutstase aufgrund von Trauma

Kontraindikationen und Sicherheitshinweise

- Allergie gegen die Arznei
- Diarrhö
- Langfristige Anwendung
- **Hinweis** In Japan kam es unter verschiedenen Kampo-Rezepturen nach langjähriger Anwendung zu einer mesenterischen Phleboskleose, wobei die Venen des Mesentriums sklerosieren. Einige Patienten mussten sich einer Teilentfernung des Dickdarmes unterziehen. Weitere Fälle wurden danach beschrieben. Als einzigen gemeinsamen Bestandteil enthielten die Rezepturen *Zhi Zi*[1]. Die minimale Anwendungsdauer bis zum Auftreten des Phänomens betrug zwei Jahre. Auch ein chinesischer Fallbericht existiert dazu, wonach sich dieses Krankheitsbild nach 1,5-jähriger Einnahme eines schlecht beschriebenen Mittels entwickelte. Bei dem Mittel soll es sich um eine alkoholische Flüssigkeit gehandelt haben, die Geniposid (ein Bestandteil von *Zhi Zi*), *Dang Gui* (Angelicae Sinensis Radix) und *Wu Jia Pi* (Acanthopanacis Cortex) enthalten hat. Warum die Fälle fast ausschließlich in Japan beobachtet wurden, ist unklar. In Japan wird für die Arznei außer der in China offizinellen Arzneipflanze *Gardenia jasminoides* Ellis auch die Subspezies *Gardenia jasminoides* Ellis f. *longicarpa* Z.W. Xie & Okada eingesetzt.

Schwangerschaft und Stillzeit

Während jahrhundertelanger Anwendung sind keine relevanten Risiken bekannt geworden. Aussagefähige Untersuchungen zur Sicherheit in der Schwangerschaft oder Stillzeit liegen nicht vor.

Interaktionen

Ein wässriger Extrakt setzte in vitro die Sensitivität von HeLa-Zellen gegenüber Paclitaxel herab. Gegenüber 5-Fluorouracil trat dieser Effekt nicht auf.

Pharmakologie

- Ein Granulat aus der Droge erhöhte die Östrogenrezeptorexpression in vitro nur bei einer mittleren Konzentration, hingegen nicht die des HER2-Rezeptors.

---

1 Hiramatsu K, Sakata H, Horita Y, et al. Mesenteric phlebosclerosis associated with long-term oral intake of geniposide, an ingredient of herbal medicine. Aliment Pharmacol Ther. 2012;36(6):575-586.

- Wässrige Extrakte zeigten in vitro (Ames-Test, Bacillus-subtilis-Test, UDS-Test) keine Hinweise auf Mutagenität.

Dosierung und Zubereitung

Dosierung 6–10 g, zerstoßen; geeignete Menge von unprozessiertem Drogenpulver für topische Anwendung
Zubereitung Erster Kochvorgang 30 Min.; zweiter Kochvorgang 20 Min.

Kommentar

- *Zhi Zi* klärt Hitze und Feuchtigkeit aus allen drei Zweigen der Drei-Erwärmer-Leitbahn. Es wird deshalb sehr oft kombiniert mit den „drei Gelben", welche die Feuchtigkeit-Hitze je aus einem Zweig klären. ▶ auch *Huang Lian Jie Du Tang* (Coptidis Rhizoma Dekokt, das toxische Wirkungen lindert), RG 2.3
- *Zhi Zi* klärt auch Hitze aus der Leber und wird dafür kombiniert mit *Mu Dan Pi* (Moutan Cortex) ▶ AG 2.2. ▶ auch *Jia Wei Xiao Yao San* (Erweitertes Umherstreifen Pulver), RG 4.2
- *Zhi Zi* ist ganz allgemein ein sehr breit eingesetztes Hitze klärendes Mittel.
- Obwohl *Zhi Zi* nicht explizit Herz-Hitze klärt, wird es häufig eingesetzt, wenn Hitze den Geist stört und „reizt".

Typische Rezepturen mit Zhi Zi

- *Huang Lian Jie Du Tang* (Coptidis Rhizoma Dekokt, das toxische Wirkungen lindert) ▶ RG 2.3
- *Jia Wei Xiao Yao San* (Erweitertes Umherstreifen Pulver) ▶ RG 4.2
- *Tian Ma Gou Teng Yin* (Gastrodiae Rhizoma und Uncariae Ramulus cum Uncis Trank) ▶ RG 13.2
- *Yue Ju Wan* (Flucht aus der Einschnürung Pille) ▶ RG 9.1

2.2 Blut kühlende Arzneien

Chì Sháo
Paeoniae Radix Rubra
赤芍

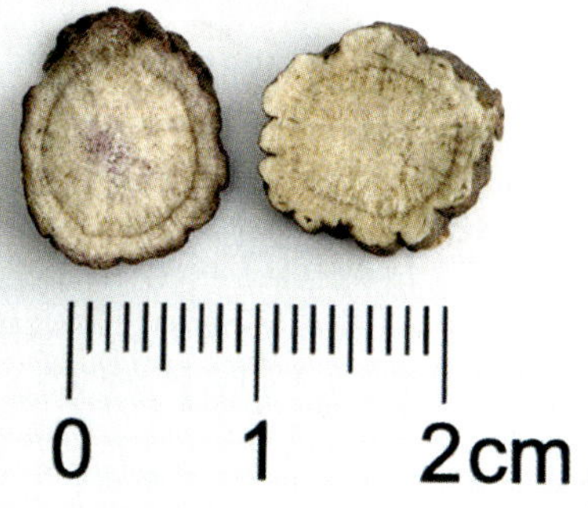

Deutscher Name Rote Pfingstrosenwurzel
Englischer Name Red Peony Root
Familie Hahnenfußgewächse – Ranunculaceae
Offizinelle Spezies *Paeonia lactiflora, Paeonia veitchii*

Eigenschaften

Temperatur Leicht kalt
Geschmack Bitter
Funktionskreis Leber

Wirkung

- Leitet pathogene Hitze aus dem Blut, kühlt Blut
- Beseitigt Blut-Stasen, lindert Schmerz, vermindert Schwellungen
- Klärt Leber-Feuer

Indikationen

- Blut-Hitze mit rot-lividem Zungenkörper, Bluterbrechen oder -husten, Epistaxis, subkutane Blutungen, übermäßige gynäkologische Blutungen
- Akne und unreine Haut, Exantheme bei fiebrigen Erkrankungen, Hautbeulen, Furunkel, Karbunkel, Schwellung und Schmerz nach äußerer Verletzung
- **Blut-Stase** Menstruationsbeschwerden, Amenorrhö oder Dysmenorrhö, nicht verschiebliche abdominelle Massen, Abdominalschmerzen
- Gerötete, geschwollene, schmerzende Augen

Kontraindikationen und Sicherheitshinweise

Allergie gegen die Arznei

Schwangerschaft und Stillzeit

Schwangerschaft Die Blut bewegende Wirkung ist nicht so stark, dass sich daraus eine besondere Einschränkung ergibt. Das Dekokt aus der Arznei, intragastral verabreicht an schwangere Mäuse vom Schwangerschaftstag 1 bis 9, reduzierte nicht die Schwangerschaftsrate. Untersuchungen zur Embryotoxizität, Fetotoxizität oder Teratogenität liegen nicht vor.
Stillzeit Keine Einschränkungen bekannt

Interaktionen

Die Arznei ist traditionell inkompatibel mit *Li Lu* (Veratri Radix et Rhizoma).

Pharmakologie

Wässrige Extrakte zeigten in vitro bzw. in vivo (Ames-Test, Bacillus-subtilis-Test, E.coli CM891-Test, UDS-Test, i.p. Mikrokern- und Chromosomenaberrationstest) keine Hinweise auf Mutagenität oder Gentoxizität.

Dosierung und Zubereitung

Dosierung 6–12 g
Zubereitung Erster Kochvorgang 30 Min.; zweiter Kochvorgang 20 Min.

Kommentar

- Sowohl *Chi Shao* als auch *Bai Shao* (Paeoniae Radix Alba) – ▶ AG 12.2 – beruhen auf der Pflanzenspezies *Paeonia lactiflora*, *Chi Shao* zusätzlich auch auf *Paeonia veitchii*. Während *Chi Shao* in der Regel wild gesammelt wird, wird *Bai Shao* aus Kulturanbau gewonnen und vor dem Trocknen geschält und gekocht.
- Manchmal wird *Chi Shao* auch unter die Blut bewegenden Arzneien eingeordnet, wofür natürlich die Blut dynamisierenden Eigenschaften sprechen.

Typische Rezepturen mit Chi Shao

- *Juan Bi Tang* (Dekokt, das schmerzhafte Blockaden beseitigt) ▶ RG 6.5
- *Ge Xia Zhu Yu Tang* (Dekokt, das Blut-Stasen unterhalb des Diaphragmas eliminiert) ▶ RG 10.1
- *Xue Fu Zhu Yu Tang* (Dekokt, das Stasen aus dem Haus des Blutes treibt) ▶ RG 10.1

- *Xi Jiao Di Huang Tang* (Rhinocerotis Cornu und Rehmanniae Radix Dekokt) ▶ RG 2.2
- *Gui Zhi Fu Ling Wan* (Cinnamomi Ramulus und Poria Pille) ▶ RG 10.2

Dì Huáng
Rehmanniae Radix
地黄

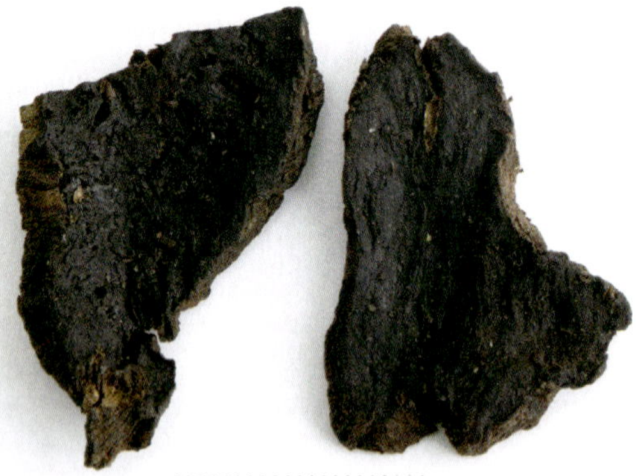

Pinyin-Synonym *Sheng Di Huang*
Deutscher Name Braunwurz
Englischer Name Rehmannia Root, Fresh Chinese Foxglove Root
Familie Rachenblütler – Scrophulariaceae
Offizinelle Spezies *Rehmannia glutinosa*
Spezies Kampomedizin *Rehmannia glutinosa* var. *purpurea, Rehmannia glutinosa*

Eigenschaften

Temperatur Kalt
Geschmack Süß
Funktionskreis Herz, Leber, Niere

Wirkung

- Klärt Hitze, insbesondere auf der Ebene des Blutes
- Nährt *Yin* und produziert Säfte, befeuchtet
- Kühlt Herz-Feuer

Indikationen

- **Hitze in der Blut-Ebene** Hochfieberhafte Infekte mit rotem Zungenkörper, großem Durst und Hämorrhagien; Blutungen aus verschiedenen Körperöffnungen durch Blut-Hitze, wie Nasenbluten, Bluthusten, Blut im Urin, uterine Blutungen, blutiger Auswurf
- *Yin*-Mangel mit Hitze-Zeichen und geminderten Säften: trockener Mund, anhaltendes niedriges Fieber, Obstipation, Rachenschmerzen mit trockener Kehle bei *Yin*-Mangel
- Hitze im Herz: Mund- und Zungengeschwüre, Unruhe, Irritierbarkeit, Schlaflosigkeit, Flush

Kontraindikationen und Sicherheitshinweise

- Allergie gegen die Arznei
- Vorsicht bei Verdauungsstörungen

Schwangerschaft und Stillzeit

Schwangerschaft Während jahrhundertelanger Anwendung sind keine relevanten Risiken bekannt geworden. Ein Methanol-Extrakt zeigte bei der Ratte unter moderater Dosierung keine Hinweise auf embryotoxische, fetotoxische oder teratogene Auswirkungen. Ausreichende Untersuchungen zur Sicherheit in der Schwangerschaft liegen nicht vor.
Stillzeit Keine Einschränkungen bekannt

Interaktionen

Ein wässriger Drogenextrakt erhöhte in vitro die Sensitivität von HeLa-Zellen gegenüber Paclitaxel, nicht aber gegenüber 5-Fluorouracil.

Pharmakologie

- Das Arzneidekokt zeigte Östrogeneffekte bei der Maus und stimulierte Östrogenrezeptor-abhängig die Proliferation von Brustkrebszellen (MCF-7) in vitro. Das Drogengranulat erhöhte die Genexpression des Brusttumorwachstumsrezeptors HER2.
- Wässrige Extrakte zeigten in vitro bzw. in vivo (Ames-Test, UDS-Test, i.p. Mikrokern- und Chromosomenaberrationstest) keine Hinweise auf Mutagenität oder Gentoxizität.

Dosierung und Zubereitung

Dosierung 10–15 g
Zubereitung Erster Kochvorgang 30 Min.; zweiter Kochvorgang 20 Min.

Kommentar

- Die frische Rehmannia-Wurzel *Di Huang*, oft auch bezeichnet als *Sheng Di Huang*, wird gelegentlich auch als Rehmanniae Radix et Rhizoma viride bezeichnet.
- *Sheng Di* ist die am häufigsten verwendete Arznei bei Blut-Hitze in dermatologischen Krankheiten. Sie wird oft in hohen Dosierungen verschrieben bei Krankheitsbildern wie Neurodermitis, Ekzemen und Psoriasis.
- Da *Sheng Di* schwer verdaulich ist, wird oft *Sha Ren* (Amomi Fructus) beigefügt.

Vergleich von *Sheng Di Huang* mit *Shu Di Huang* (Radix Rehmanniae Praeparata)

- Die frische Rehmannia-Wurzel *Sheng Di Huang* wird für großen Durst, Exantheme und Blutungen durch pathogene Hitze gebraucht.
- Die mit Reiswein gedämpfte Rehmannia Praeparata *Shu Di Huang* ist eines der wichtigsten Mittel zum Tonisieren von Blut, *Yin* und *Jing*.
- Das heißt: Erstere hat einen stark kühlenden, weniger nährenden Effekt, die zweite hat durch die Zubereitung und Präparierung einen deutlich stärker nährenden Effekt und ist sogar vom Temperaturverhalten neutral bis leicht warm.

Typische Rezepturen mit Di Huang

- *Xi Jiao Di Huang Tang* (Rhinocerotis Cornu und Rehmanniae Radix Dekokt) ▶ RG 2.2
- Siehe unter Modifikationen von *Wen Qing Yin* (Wärmendes und klärendes Dekokt) ▶ RG 8.2

Mŭ Dān Pí
Moutan Cortex
牡丹皮

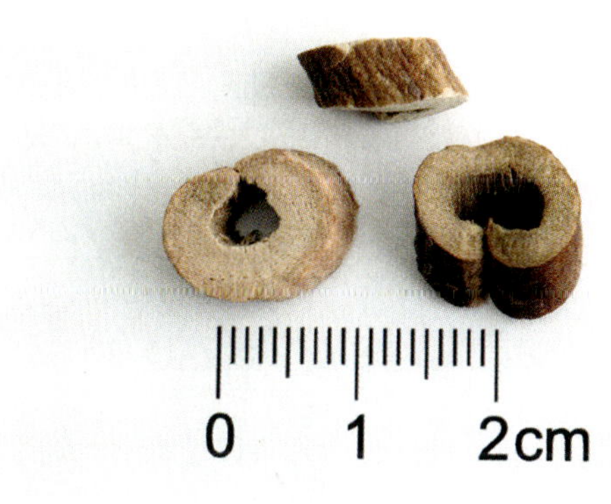

Deutscher Name Pfingstrose
Englischer Name Tree Peony Bark, Moutan Bark
Familie Hahnenfußgewächse – Ranunculaceae
Offizinelle Spezies *Paeonia suffruticosa*

Eigenschaften

Temperatur Leicht kalt
Geschmack Bitter, scharf
Funktionskreis Herz, Leber, Niere

Wirkung

- Klärt Hitze, insbesondere des Blutes
- Belebt die Dynamik des Blutes und beseitigt so Blut-Stasen
- Klärt aufsteigendes Leber-Feuer
- Leitet Eiter ab, mindert Schwellungen

Indikationen

- **Blut-Hitze** Hohes Fieber, scharlachroter Zungenkörper, Exantheme, Blut im Auswurf, im Urin und aus Mund oder Nase, auch subkutane Blutungen, häufige Menstruation mit zu reichlicher Blutung, Fieber und Hitzegefühl auf der Basis von *Yin*-Mangel als Mangel-Hitze
- **Blut-Stase** Zusammenballungen, schmerzhafte Schwellungen im Gefolge stumpfer Verletzungen, Tumore und Knoten, Neoplasien im Unterleib, an Eingeweiden, an weiblichen Geschlechtsorganen, ausbleibende oder schmerzhafte Regel im Gefolge dieser Störungen
- **Bei aufsteigendem Leber-Feuer** Kopfschmerz, Augenschmerzen, Gesichtsröte und aufsteigendes Hitzegefühl, Flankenschmerz
- Abszesse, Wunden, Hautprozesse, intestinale Eiterungen

Kontraindikationen und Sicherheitshinweise

Allergie gegen die Arznei

Schwangerschaft und Stillzeit

Schwangerschaft Kontraindiziert; traditionell relative Kontraindikation wegen Blut bewegender Eigenschaften. Aus heutiger Sicht kommen widersprüchliche Daten zur Gentoxizität hinzu. Untersuchungen zur Embryotoxizität, Fetotoxizität oder Teratogenität liegen nicht vor.
Stillzeit Kontraindiziert wegen widersprüchlicher Daten zur Gentoxizität

Pharmakologie

- In vitro zeigte ein wässriger Extrakt Östrogenaktivität und eine moderat erhöhte Proliferation von östrogenabhängigen MCF-7-Brustkrebszellen.
- Wässrige Extrakte zeigten in vitro (Ames-Test, Bacillus-subtilis-Test) keine Hinweise auf Mutagenität, bei der Maus jedoch fielen der i.p.-Mikrokerntest auf Gentoxizität unter 5-facher therapeutischer Äquivalenzdosis positiv und der i.p.-Chromosomenaberrationstest auf Gentoxizität unter 20-facher therapeutischer Äquivalenzdosis positiv aus.

Dosierung und Zubereitung

Dosierung 6–12 g
Zubereitung Erster Kochvorgang 30 Min.; zweiter Kochvorgang 20 Min.

Kommentar

Mu Dan Pi ist *Chi Shao* (Paeoniae Radix Rubra) aus dieser Gruppe sehr ähnlich; beide Mittel werden sehr häufig kombiniert eingesetzt.

Typische Rezepturen mit Mu Dan Pi

- *Jia Wei Xiao Yao San* (Erweitertes Umherstreifen Pulver) ▶ RG 4.2
- *Gui Zhi Fu Ling Wan* (Cinnamomi Ramulus und Poria Pille) ▶ RG 10.2
- *Liu Wei Di Huang Wan* (Sechs Bestandteile Pille mit Rehmanniae Radix Praeparata) ▶ RG 8.5
- *Jin Gui Shen Qi Wan* (Nieren *Qi* Pille aus dem Golden Schrein) ▶ RG 8.4

Shui Niu Jiao
Bubali Cornu
水牛角

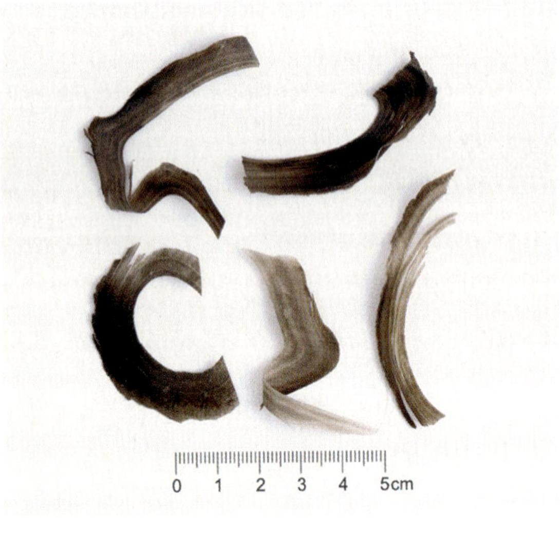

Deutscher Name Wasserbüffelhorn
Englischer Name Water Buffalo Horn
Familie Hornträger – Bovidae
Offizinelle Spezies *Bubalus bubalis*

Eigenschaften

Temperatur Kalt
Geschmack Bitter
Funktionskreis Herz, Leber

Wirkung

- Leitet Hitze aus, löst Toxine und kühlt das Blut
- Klärt Hitze und stoppt Krämpfe

Indikationen

- **Hitze und Toxine in der Blut- und Ying-Ebene** Infektionen mit hohem Fieber, mit Bewusstseinstrübung, Delirium, Blutungen, wie Nasenbluten, Bluterbrechen, Exantheme, Erytheme, Purpura, eitrige Infektionen
- **Extreme Hitze führt zu Krämpfen und tritt ins Perikard ein** Fieberkrämpfe, Konvulsionen, Bewusstseinseintrübung, manisches Verhalten

Kontraindikationen und Sicherheitshinweise

Allergie gegen die Arznei

Schwangerschaft und Stillzeit

Schwangerschaft Traditionell wurde zumindest für *Xi Jiao* (Rhinocerotis Cornu) wegen seiner kalten Temperatur eine Vorsicht ausgesprochen ▶ Kommentar. *Xi Jiao* zeigt auch uteruskontrahierende Eigenschaften. Untersuchungen zur Embryotoxizität, Fetotoxizität oder Teratogenität liegen nicht vor.
Stillzeit Keine Einschränkungen bekannt

Dosierung und Zubereitung

Dosierung 15-30 g
Zubereitung Sollte vorgekocht werden, erster Kochvorgang insgesamt über 3 Std.; zweiter Kochvorgang 40 Min.

Kommentar

Shui Niu Jiao wird als Ersatz für *Xi Jiao* (Rhinoceri Cornu) verwendet, da diese Arznei aufgrund des Artenschutzabkommens obsolet ist. *Shui Niu Jiao* hat dieselben Wirkungen wie *Xi Jiao*, wirkt aber schwächer und wird deshalb höher dosiert. Die Dosiserhöhung zu *Xi Jiao* liegt bei Faktor 5–10.

Xuán Shēn
Scrophulariae Radix
玄參 玄参

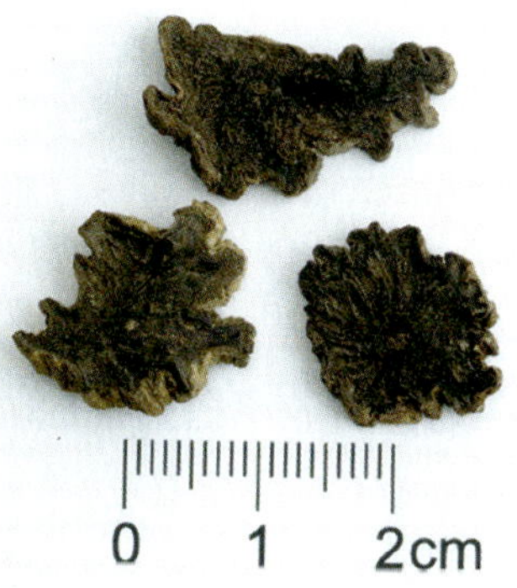

Deutscher Name Ningpo-Braunwurzel
Englischer Name Figwort Root
Familie Rachenblütler – Scrophulariaceae
Offizinelle Spezies *Scrophularia ningpoensis*

Eigenschaften

Temperatur Leicht kalt
Geschmack Süß, bitter, salzig
Funktionskreis Lunge, Magen, Niere

Wirkung

- Ergänzt und befeuchtet *Yin*
- Leitet Hitze und Feuer aus dem Innen aus, kühlt das Blut
- Eliminiert Toxine
- Löst Knoten auf
- Befeuchtet den Darm

Indikationen

- **Innere Hitze mit Schädigung der Säfte** Fieberhafte Erkrankungen mit Durst, Hitzegefühl, Unruhezuständen, Schlaflosigkeit, Blutungen, lividem Zungenkörper
- Hals- und Rachenentzündungen mit Schwellungen und Schmerzen
- Exantheme bei Infektionskrankheiten, auch Furunkel und Karbunkel
- Struma, Knotenbildung, geschwollene Lymphknoten oder Tonsillen
- Verstopfung aufgrund von Trockenheit

Kontraindikationen und Sicherheitshinweise

- Diarrhö bei *Qi*-Mangel der Milz
- Allergie gegen die Arznei

Schwangerschaft und Stillzeit

Während jahrhundertelanger Anwendung sind keine relevanten Risiken bekannt geworden. Aussagefähige Untersuchungen zur Sicherheit in der Schwangerschaft oder Stillzeit liegen nicht vor.

Interaktionen

Die Arznei ist traditionell inkompatibel mit *Li Lu* (Veratri Radix et Rhizoma).

Pharmakologie

Wässrige Extrakte zeigten in vitro bzw. in vivo (Ames-Test, UDS-Test, i.p. Mikrokern- und Chromosomenaberrationstest) keine Hinweise auf Mutagenität oder Gentoxizität.

Dosierung und Zubereitung

Dosierung 9–15 g
Zubereitung Erster Kochvorgang 30 Min.; zweiter Kochvorgang 20 Min.

Kommentar

- *Xuan Shen* hat einen Bezug zur Rachenregion. Zusammen mit seiner Hitze klärenden, befeuchtenden und Knoten lösenden Wirkung ist es ein ideales Mittel zur Behandlung von chronischen Rachenentzündungen oder chronischer Laryngitis.
- Die Arznei wird oft mit Salz präpariert, um so den *Yin*-nährenden Effekt noch zu verstärken.

Typische Rezepturen mit Xuan Shen

- *Ma Zi Ren Wan* (Cannabis Semen Pille) ▶ RG 3.2
- *Bai He Gu Jin Tang* (Lilii Bulbus Dekokt zur Erhaltung des Metalls) ▶ RG 5
- *Zeng Ye Tang* (Dekokt, das die Körpersäfte vermehrt) ▶ RG 5

Zǐ Cǎo
Arnebiae Radix
紫草

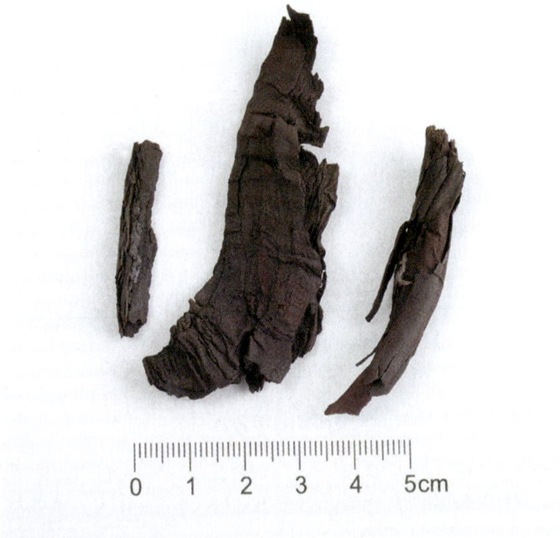

Deutscher Name Purpurkraut-Wurzel
Englischer Name Arnebia Root, Groomwell Root
Familie Raublattgewächse – Boraginaceae
Offizinelle Spezies *Arnebia euchroma, Arnebia guttata*
Hinweis Die Spezies *Lithospermum erythrorhizon* ist für *Zi Cao* nicht mehr offizinell und damit obsolet.

Eigenschaften

Temperatur Kalt
Geschmack Süß, salzig
Funktionskreis Leber, Herz

Wirkung

- Kühlt und reguliert Blut
- Entgiftet, lindert Toxine und bringt Exantheme heraus
- Befeuchtet den Darm
- Klärt Feuchtigkeit-Hitze aus der Haut (topische Anwendung)

Indikationen

- **Blut-Hitze** Fieber, Durst, Hitzegefühl, Blutungen, Erythem, dunkelrote oder livide Hautausschläge
- **Hitze-Toxine** Infektiöse Exantheme, wie Windpocken und Masern, vor allem wenn inkomplett ausgestoßen; Karbunkel
- **Darmtrockenheit** Verstopfung, trockene Haut, Ekzeme bei Hauttrockenheit
- **Topische Anwendung bei feuchter Hitze in der Haut** Vaginaler Juckreiz, feuchte Ekzeme, Verbrennungen

Kontraindikationen und Sicherheitshinweise

- Bei Diarrhö und Milz-*Qi*-Mangel
- Allergie gegen die Arznei
- Vorsicht bei Kindern

Hinweis Die Arznei enthält lebertoxische und karzinogene Pyrrolizidin-Alkaloide (PA). Die Europäische Arzneimittelagentur hat einen Maximalwert von 1.0 µg PA/Person/Tag für die orale Aufnahme durch einen Erwachsenen festgelegt,[1] für Kinder entsprechend weniger. Die Grenzwerte müssen eingehalten werden. Da dieses unter vernünftiger Dosierung der Arznei kaum zu gewährleisten ist, ist die Arznei in der Regel in Europa nicht mehr verfügbar.

Fertilität, Schwangerschaft und Stillzeit

Fertilität Von einer Anwendung bei Frauen und Männern mit Kinderwunsch ist abzuraten. Bei weiblichen Ratten führte ein Drogenextrakt zur Hemmung des Zyklus und zu einer Gewichtsabnahme von Uterus und Ovar. Bei Frauen hatte die Arznei, innerhalb von neun Tagen nach dem Ende der Menstruation gegeben, nach einem Bericht in 82% einen kontrazeptiven Effekt. Wegen Hinweisen auf mögliche kanzerogene Eigenschaften ist von einer Anwendung insbesondere bei Männern abzuraten.
Schwangerschaft Kontraindiziert wegen Pyrrolizidinalkaloid-Gehalt
Stillzeit Kontraindiziert wegen Pyrrolizidinalkaloid-Gehalt

1 EMA/HMPC 2021. https://www.ema.europa.eu/en/documents/public-statement/public-statement-use-herbal-medicinal-products-containing-toxic-unsaturated-pyrrolizidine-alkaloids-pas-including-recommendations-regarding-contamination-herbal-medicinal-products-pyrrolizidine_en.pdf

Pharmakologie

Das Arzneidekokt zeigte sich im Mikronukleus-Test auf Gentoxizität bei der Maus bei intragastraler Verabreichung an Knochenmarkszellen ab einer Dosis von 5,0 g/kg positiv, an fetalen Hepatozyten ab einer Dosis von 1,0 g/kg.

Dosierung und Zubereitung

Dosierung Innerlich theoretisch 5–10 g, soweit der EMA-Grenzwert eingehalten wird. Dafür ist der PA-Gehalt der Droge oder die mögliche Drogenhöchstdosis vom Lieferanten anzugeben. Topische Anwendung eingedampft als Paste oder durchtränkt mit Pflanzenöl
Zubereitung Erster Kochvorgang 30 Min; zweiter Kochvorgang 20 Min.

Kommentar

- Da *Zi Cao* auch den Darm befeuchtet, ist es besonders indiziert, wenn obige Symptome kombiniert mit Verstopfung auftreten.
- Da *Zi Cao* aufgrund der enthaltenen Pyrrolizidin-Alkaloide in einigen Ländern nicht zur Verfügung steht, können folgende Mittel als Substitution verwendet werden:

Blut kühlen *Sheng Di* (Rhemanniae Radix) aus dieser Arzneigruppe
Feuchtigkeit-Hitze ausleiten *Xi Xian Cao* (Siegesbeckiae Herba) ▶ AG 5 (Haut), *Huang Bo* (Phellodendri Chinensis Cortex) ▶ AG 2.3 (Unterer Erwärmer)
Darm befeuchten *Xuan Shen* (Scrophulariae Radix) ▶ AG 2.2

Typische Rezepturen mit Zi Cao

Zi Cao ist selten in klassischen Rezepturen vorhanden und wird jeweils bei Bedarf beigefügt.

2.3 Hitze klärende, Feuchtigkeit trocknende Arzneien

Huáng Bō
Phellodendri Chinensis Cortex
黃蘗 黃柏

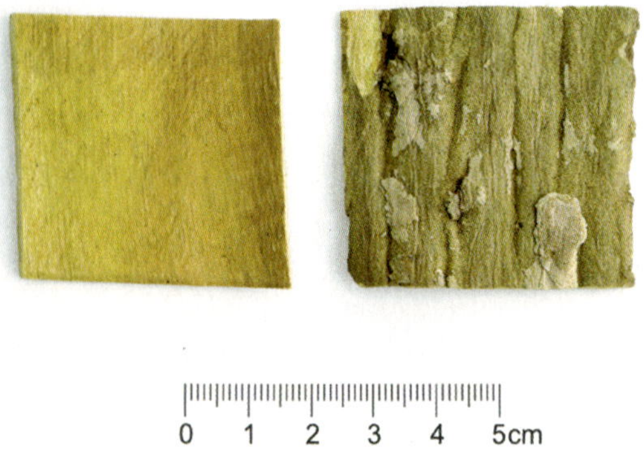

Deutscher Name Korkbaumrinde
Englischer Name Chinese Cork Tree, Amur Cork Tree Bark
Familie Rautengewächse – Rutaceae
Offizinelle Spezies *Phellodendron chinense*
Spezies Kampomedizin *Phellodendron amurense, Phellodendron amurense* var. *sachalinense, Phellodendron chinensis* var. *japonicum, Phellodendron chinensis* var. *lavallei, Phellodendron chinense*

Eigenschaften

Temperatur Kalt
Geschmack Bitter
Funktionskreis Niere, Blase

Wirkung

- Klärt Hitze und trocknet Feuchtigkeit, besonders im Unteren Erwärmer
- Leitet Feuer und Toxine ab
- Kühlt Leere-Hitze bei *Yin*-Mangel

Indikationen

- **Hitze-Feuchtigkeit** Diarrhö und Gastroenteritis mit faulig riechenden Stuhlentleerungen, Gelbsucht, Dysurie, akuter Harnwegsinfekt mit trübem Urin, Fluor vaginalis mit gelblichem, übelriechendem Ausfluss, Schwellung oder Schmerzhaftigkeit des Genitale, heiße, geschwollene und schmerzende Knie oder Fußgelenke
- **Hauterkrankungen durch Feuchtigkeit-Hitze oder Feuer-Toxin** Ekzeme mit trockener Haut, meist aber exsudative oder purulente Ekzeme, Abszesse, Furunkel, juckreizstillend (auch topische Anwendung üblich)
- **Leere-Hitze aufgrund eines Yin-Mangels** besonders der Niere, chronische leichte Temperaturerhöhungen, oft nachmittags auftretend, Nachtschweiß, Samenverluste

Kontraindikationen und Sicherheitshinweise

- Diarrhö durch Milz-*Qi*-Mangel
- Allergie gegen die Arznei

Schwangerschaft und Stillzeit

Schwangerschaft Kontraindiziert wegen widersprüchlicher Ergebnisse bzgl. Gentoxizität. Ein Methanol-Extrakt zeigte bei der Ratte unter moderater Dosierung keine Hinweise auf embryotoxische, fetotoxische oder teratogene Auswirkungen. Die frühere Warnung vor perinataler Gabe wegen einer erhöhten Kernikterusgefahr bei Glukose-6-phosphat-Dehydrogenase-Mangel ist wahrscheinlich unbegründet.
Stillzeit Kontraindiziert wegen widersprüchlicher Ergebnisse bzgl. Gentoxizität. Die frühere Warnung vor perinataler Gabe wegen einer erhöhten Kernikterusgefahr bei Glukose-6-phosphat-Dehydrogenase-Mangel ist wahrscheinlich unbegründet.

Pharmakologie

- Ein Ethanol-Extrakt zeigte keine Östrogenaktivität in vitro, ebenso ein „ohne Dekoktion" hergestelltes Granulat, letzteres auch keinen Androgeneffekt.
- Wässrige Extrakte zeigten im Ames-Test teils negative, teils positive Ergebnisse, im Bacillus-subtilis-Test ein positives, im UDS-Test ein negatives Ergebnis; bei der Maus waren bei intraperitonealer Verabreichung in einem Fall der Mikrokern- und Chromosomenaberrationstest negativ, im anderen Fall zeigte der Mikrokerntest ab 2 g/kg ein positives Ergebnis.

Dosierung und Zubereitung

Dosierung 3–12 g; geeignete Menge für topische Anwendung
Zubereitung Erster Kochvorgang 30 Min.; zweiter Kochvorgang 20 Min.

Kommentar

Huang Bo ist eine der wichtigsten Arzneien bei Feuchtigkeit-Hitze-Prozessen im Unteren Erwärmer.

Typische Rezepturen mit Huang Bo

- *Huang Lian Jie Du Tang* (Coptidis Rhizoma Dekokt, das toxische Wirkungen lindert) ▶ RG 2.3
- *Zhi Bai Di Huang Wan* (Anemarrhenae Radix, Phellodendri Chinensis Cortex und Rehmanniae Radix Pille) ▶ RG 8.5

Huáng Lián
Coptidis Rhizoma
黄連　黄连

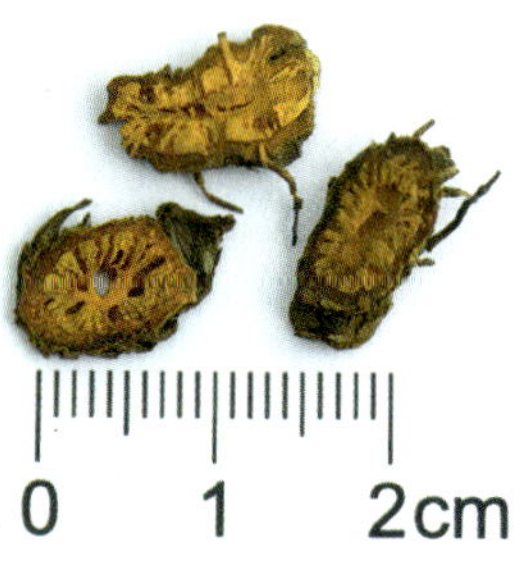

Deutscher Name Goldfaden
Englischer Name Golden Thread, Coptis Root
Familie Hahnenfußgewächse – Ranunculaceae
Offizinelle Spezies *Coptis chinensis, Coptis deltoidea, Coptis teeta*
Spezies Kampomedizin *Coptis japonica, Coptis japonica* var. *dissecta, Coptis japonica* var. *japonica, Coptis japonica* var. *major, Coptis chinensis, Coptis deltoidea, Coptis teeta*

Eigenschaften

Temperatur Kalt
Geschmack Bitter
Funktionskreis Herz, Milz, Magen, Leber, Gallenblase, Dickdarm

Wirkung

- Klärt Hitze und trocknet Feuchtigkeit
- Leitet Feuer ab und eliminiert Toxine
- Klärt Herz-Feuer und beruhigt
- Klärt Hitze und stoppt Blutungen
- Leitet Magen-Feuer ab

Indikationen

- **Feuchtigkeit-Hitze** Diarrhö, akute Gastroenteritis, Dysenterie
- **Feuer-Toxin** Hohes Fieber, Reizbarkeit, Unruhe, Furunkel, Karbunkel und Hautgeschwüre mit rotem Zungenkörper und vollem, beschleunigtem Puls. Auch topische Anwendung bei nässenden Exanthemen, nässenden Geschwüren, Abszessen, eitrigem Ausfluss des Ohres
- **Herz-Feuer** Bewusstseinstrübung und Desorientiertheit mit großer Unruhe, Schlaflosigkeit, evtl. hohem Fieber
- **Blut-Hitze** Blutungen aus Mund und Nase, Blut im Erbrochenen, Blut im Urin oder Stuhl
- **Magen-Hitze** Völlegefühl, Erbrechen, saure Regurgitation, Sodbrennen, übler Mundgeschmack, Mundgeruch, Aufstoßen und Geschwüre der Zunge oder Mundhöhle, Zahnschmerzen
- Im Mundbereich auch topische Anwendung möglich, traditionell ebenso bei roten, schmerzenden Augen

Kontraindikationen und Sicherheitshinweise

- *Yin*-Mangel
- *Yang*-Mangel mit innerer Kälte von Magen und Milz
- Anwendung bei Kindern, in der Schwangerschaft oder Stillzeit
- Allergie gegen die Arznei
- Die Kälte von *Huang Lian* kann die Milz schädigen und zu epigastrischen Schmerzen sowie Übelkeit und Erbrechen führen.
- Vorsicht bei Diabetikern mit Neigung zur Hypoglykämie

Fertilität, Schwangerschaft und Stillzeit

Fertilität Wegen der potenziell kanzerogenen Eigenschaft ist von einer Anwendung bei Frauen und Männern mit Kinderwunsch abzuraten.
Schwangerschaft Kontraindiziert wegen beim Menschen dokumentierter Assoziation mit Teratogenität und Kanzerogenität. Eine taiwanesische Untersuchung von 11.714 Lebendgeburten fand eine Assoziation von *Huang Lian*, wenn dieses von Schwangeren während des 1. Trimenons der Schwangerschaft eingenommen wurde, mit Missbildungen des Nervensystems. Das Ergebnis beruhte auf

nur wenigen Fällen, war aber hochsignifikant.[1] Darüber hinaus zeigte eine Follow-up-Untersuchung nach durchschnittlich 14,9 Jahren bei den Kindern eine signifikant erhöhte Inzidenz von Gehirntumoren.[2] Solange nicht das Gegenteil bewiesen ist, ergibt sich daraus eine strenge Kontraindikation für die Schwangerschaft.

Stillzeit Kontraindiziert wegen möglicher Kanzerogenität

Interaktionen

Das durch Dekoktion gewonnene Drogengranulat erhöhte in vitro die Sensitivität von HeLa-Zellen gegenüber Paclitaxel, nicht hingegen gegenüber 5-Fluorouracil.

Pharmakologie

- Wässrige Extrakte senkten den Blutglukosespiegel bei diabetischen Mäusen. Klinische Erfahrungen mit der Arznei beim Menschen zeigten eine Blutzucker-senkende Wirkung bei Diabetikern.
- Ein alkoholischer Extrakt zeigte in vitro eine mit Tamoxifen synergistische Hemmung Östrogenrezeptor-α-positiver MCF-7- Brustkrebszellen, aber nicht von Östrogenrezeptor-β-positiven MDA-MB-231-Brustkrebszellen.
- In-vitro-Mutagenitätstests mit wässrigen Extrakten (Ames-Test, UDS-Test) zeigten sowohl positive als auch negative Ergebnisse; ein Mikrokerntest auf Gentoxizität zeigte bei der Maus ein negatives Ergebnis.
- Wegen der bei Kindern, die im Mutterleib gegenüber *Huang Lian* exponiert waren, vermehrt dokumentierten Hirntumoren ist eine mögliche Kanzerogenität zu postulieren.

Dosierung und Zubereitung

Dosierung 2–5 g; geeignete Menge für topische Anwendung

Zubereitung Erster Kochvorgang 30 Min.; zweiter Kochvorgang 20 Min.

Kommentar

- Bei Hitze-Prozessen der Haut oder im Mund- oder Augenbereich vielfach lokal als Pulver oder Salbe
- Eine der wichtigsten Hitze-Feuchtigkeit und Hitze-Toxine eliminierenden Arzneien, die besonders auf den Oberen (Herz) und Mittleren Erwärmer (Magen) wirkt
- Das beste Mittel, um Feuer aus dem Herzen zu klären
- In heutiger Zeit eines der wichtigsten Mittel bei Diabetes mellitus

Typische Rezepturen mit Huang Lian

- *Huang Lian Jie Du Tang* (Coptidis Rhizoma Dekokt, das toxische Wirkungen lindert) ▶ RG 2.3
- *Huang Lian Tang* (Dekokt mit Coptidis Rhizoma) ▶ RG 4.3
- *Ban Xia Xie Xin Tang* (Pinelliae Rhizoma Dekokt, das das Epigastrium abfließen lässt) ▶ RG 4.3

Huáng Qín
Scutellariae Radix
黄芩 黃芩

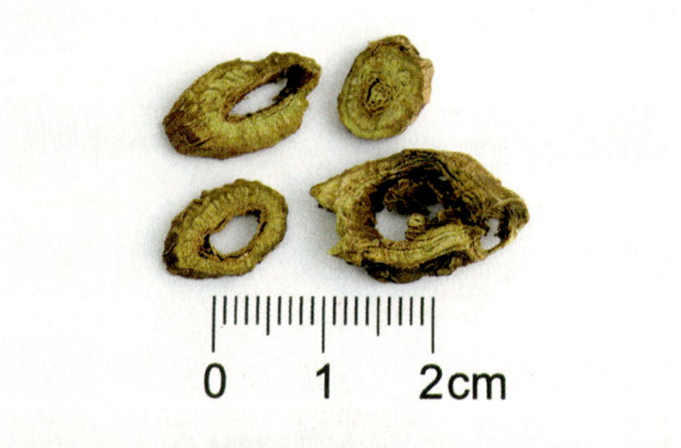

Deutscher Name Helmkraut
Englischer Name Baical Skullcap Root, Scute
Familie Lippenblütler – Labiatae
Offizinelle Spezies *Scutellaria baicalensis*

Eigenschaften

Temperatur Kalt
Geschmack Bitter
Funktionskreis Lunge, Gallenblase, Milz, Dickdarm, Dünndarm

Wirkung

- Klärt Hitze, leitet Feuer ab, besonders aus dem Oberen Erwärmer
- Klärt Hitze und trocknet Feuchtigkeit
- Klärt Hitze und stillt Blutungen

1 Chuang CH, Doyle P, Wang JD, et al. Herbal medicines used during the first trimester and major congenital malformations: an analysis of data from a pregnancy cohort study. Drug Saf. 2006;29(6):537-548.
2 Chuang CH, Doyle P, Wang JD, et al. Herbal medicines during pregnancy and childhood cancers: an analysis of data from a pregnancy cohort study. Pharmacoepidemiol Drug Saf. 2009;18(11):1119-1120.

- Beruhigt den Fötus
- Beruhigt aufsteigendes Leber-*Yang*

Indikationen

- **Hitze im Funktionskreis Lunge** Fieber, Reizbarkeit, Durst, Husten mit dickem, gelbem Auswurf. Auch bei Hitze mit Toxinen: Furunkel und Hautgeschwüre
- **Hitze und Feuchtigkeit** Diarrhö und Gastroenteritis, Übelkeit, Völlegefühl, Beklemmung in der Brust, Durstgefühl, aber ohne das Verlangen zu trinken, Harnwegsinfekt mit trübem Urin und schmerzhafter Miktion, zur Unterstützung bei Gelbsucht
- **Blut-Hitze** Blutungen aus Mund und Nase, Bluthusten, Erbrechen mit Blut, Blut im Stuhl
- **Bei unruhigem Fötus durch innere Hitze** Drohender Abort, drohende Frühgeburt ▶ Schwangerschaft
- **Aufsteigendes Leber-Yang** Kopfschmerzen, Gesichts-Flush, Reizbarkeit, rote Augen, bitterer Mundgeschmack

Kontraindikationen und Sicherheitshinweise

- Allergie gegen die Arznei
- Interferonbehandlung
- Auf die Möglichkeit des Auftretens einer Leberschädigung ist zu achten. Vorsicht bei vorbestehendem Leberschaden oder positivem HCV-Antikörperstatus. Fallberichte sprechen dafür, dass in sehr seltenen Fällen entweder *Huang Qin* oder *Chai Hu* (Bupleuri Radix) jeweils allein oder nur bei gemeinsamer Anwendung hepatotoxische Reaktionen auslösen können, die nicht vorhersehbar sind und mitunter schwerwiegend verlaufen (idiosynkratische Hepatotoxizität).

Schwangerschaft und Stillzeit

Schwangerschaft In-vitro- und In-vivo-Tests auf Reproduktionstoxizität mit wässrigen Extrakten bzw. Dekokten verliefen ausgesprochen widersprüchlich. Aussagen aus In-vitro-Teratogenitätstests reichen von fehlender Teratogenität über schwache Teratogenität bis zu starker Teratogenität. Unter den In-vivo-Studien zeigten zwei keine signifikanten Postimplantationsverluste, keine äußeren oder skeletalen Missbildungen oder eine fetale Gewichtsbeeinträchtigung an. Dagegen fanden zwei Studien an der Ratte jeweils eine erhöhte Anzahl lumbaler Rippen. Die Wertigkeit dieser Veränderungen hinsichtlich Teratogenitätspotenzial ist umstritten. Zusätzlich zeigte die eine Studie dosisabhängig vermehrte Anomalitäten im Harnwegssystem (meist Uretererweiterungen), die andere ein reduziertes Fetalgewicht. Durch Verzicht auf Scutellariae Radix lässt sich ein potenzielles Schwangerschaftsrisiko vermeiden.

Stillzeit Mit Vorsicht einsetzen wegen uneinheitlicher Ergebnisse im Ames-Test

Interaktionen

- Ein Dekokt aus der Droge verminderte bei der Ratte deutlich die Bioverfügbarkeit von Cyclosporin. Ferner erhöhte es bei der Ratte die Bioverfügbarkeit von Methotrexat und führte dadurch zu vermehrter Mortalität bei den Tieren.
- Ein wässriger Drogenextrakt erhöhte die Sensitivität von HeLa-Zellen in vitro gegenüber Paclitaxel, dagegen nicht gegenüber 5-Fluorouracil. Auch bei der Ratte steigerte ein Drogendekokt die Wirkung von Paclitaxel.

Pharmakologie

- Wässrige Extrakte zeigten in einem In-vitro-Test eine Östrogenaktivität, hingegen in einem In-vivo-Test eine ausgeprägte Hemmung einer östrogenabhängigen Tumorzelllinie. Für Ethanol- bzw. nicht definierte Extrakte fanden sich in vitro Antiprogesteron- und Antiandrogen-Effekte mit Hemmung von Prostatakrebszellen.
- Arzneiextrakte, darunter auch Heißwasserextrakte bzw. Dekokte, hatten in vitro im Ames-Test auf Mutagenität sowohl negative als auch positive Ergebnisse, im rec assay und im unscheduled DNA synthesis (UDS) assay jedoch ausschließlich negative Ergebnisse. In-vivo-Tests auf Gentoxizität mit wässrigen Extrakten (ein Mikronukleus-Test und Chromosomenaberrationstest bei intraperitonealer Verabreichung, ein Mikronukleus-Test mit oraler Verabreichung) zeigten negative Ergebnisse. An verschiedenen Krebszellen zeigten sich antimutagene bzw. Tumorhemmeffekte.

Dosierung und Zubereitung

Dosierung 3–10 g
Zubereitung Erster Kochvorgang 30 Min.; zweiter Kochvorgang 20 Min.

Kommentar

- Eine der wichtigsten Arzneien für Hitze-Feuchtigkeit, besonders im Oberen und Mittleren Erwärmer, weniger im Unteren Erwärmer
- Von den „drei Gelben" ist *Huang Qin* die am besten verträgliche Arznei. Es wird deshalb auch häufig zur Klärung von Hitze bei Kindern eingesetzt.
- In einigen Büchern wird auch der Funktionskreis Herz als Wirkort angegeben.

Typische Rezepturen mit Huang Qin

- *Huang Lian Jie Du Tang* (Coptidis Rhizoma Dekokt, das toxische Wirkungen lindert) ▶ RG 2.3
- *Xiao Chai Hu Tang* (Kleines Bupleuri Radix Dekokt) ▶ RG 4.1
- *Tian Ma Gou Teng Yin* (Gastrodiae Rhizoma und Uncariae Ramulus cum Uncis Trank) ▶ RG 13.2

Kŭ Shēn
Sophorae Flavescentis Radix
苦參 苦参

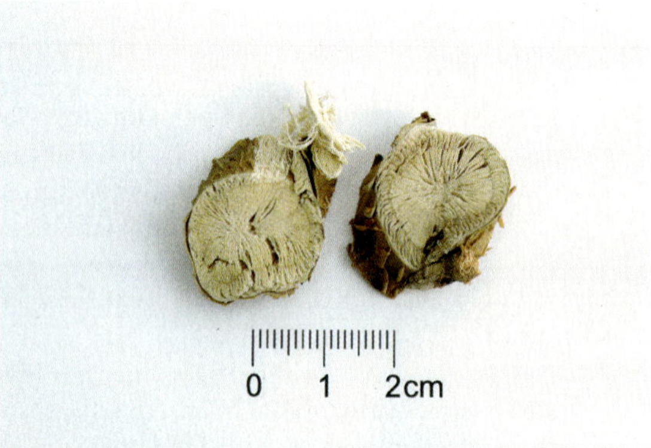

Deutscher Name Schnurbaumwurzel
Englischer Name Lightyellow Sophora Root
Familie Hülsenfrüchtler – Leguminosae
Offizinelle Spezies *Sophora flavescens*

Eigenschaften

Temperatur Kalt
Geschmack Bitter
Funktionskreis Herz, Magen, Dickdarm, Blase

Wirkung

- Klärt Hitze und trocknet Feuchtigkeit
- Eliminiert Wind, stillt Juckreiz und wirkt antiparasitär
- Klärt Hitze und fördert die Diurese

Indikationen

- **Hitze-Feuchtigkeit** Akute Gastroenteritis, Ikterus, Leukorrhö, Fluor vaginalis mit gelblichem oder stark riechendem Ausfluss, Schwellung oder juckender Ausschlag der Genitalien
- **Feuchtigkeit-Hitze im Haut- und Schleimhaut-Bereich** Verschiedenste Hauterkrankungen mit trockenen oder aber meist exsudativen, nässenden, purulenten oder auch blutigen Ekzemen, genitaler Juckreiz und vaginaler Ausfluss, Abszesse, Furunkel, Juckreiz stillend; auch topische Anwendung gebräuchlich
- Dysurie, akuter Harnwegsinfekt, Oligurie, Ödemneigung

Kontraindikationen und Sicherheitshinweise

- Milz-*Qi*-Mangel
- Allergie gegen die Arznei
- Vorsicht bei Kindern

Fertilität, Schwangerschaft und Stillzeit

Fertilität Wegen Hinweisen auf Gentoxizität ist von einer Anwendung abzuraten, insbesondere bei Männern mit Kinderwunsch.
Schwangerschaft Kontraindiziert wegen möglicher Teratogenität und Hinweisen auf Gentoxizität. Die Arzneidroge enthält Anagyrin, das bei Weidetieren Missbildungen erzeugt, auch ein Fall von Missbildungen bei einem Kind wurde damit in Verbindung gebracht. Die Inhaltsstoffe Matrin und Sophocarpin erzeugten im Zebrafischtest schwache embryotoxische und teratogene Effekte.
Stillzeit Mit Vorsicht anwenden wegen unklarer Daten bzgl. Gentoxizität

Interaktionen

- Die Arznei ist traditionell inkompatibel mit *Li Lu* (Veratri Radix et Rhizoma).
- Ein wässriger Drogenextrakt erhöhte in vitro die Sensitivität von HeLa-Zellen gegenüber Paclitaxel, dagegen nicht gegenüber 5-Fluorouracil.

Pharmakologie

- Das Arzneidekokt hemmte einige von mehreren östrogenabhängigen und -unabhängigen Brustkrebszelllinien, Methanol-Extrakte zeigten in vitro moderate Östrogeneffekte sowie antiandrogene Effekte in vitro und bei der Maus.
- Wässrige Extrakte zeigten keine Hinweise auf Mutagenität (Ames-Test, Bacillus-subtilis-Test, UDS-Test), schwer einzuschätzende Tests auf Gentoxizität mit intraperitonealer Verabreichung bei der Maus waren jedoch positiv (zwei Mikrokerntests) bzw. nur bei hoher Dosierung positiv (ein Chromosomenaberrationstest).

Dosierung und Zubereitung

Dosierung 4,5–9 g; geeignete Menge für topische Anwendung, als Dekokt für Spülungen, äußerlich bis zu 30 g
Zubereitung Erster Kochvorgang 30 Min.; zweiter Kochvorgang 20 Min.

Kommentar

- *Ku Shen* hat eine starke dermatotrope Wirkung. Die Arznei wird bei Hauterkrankungen innerlich und äußerlich verwendet, z.B. als Tinktur, Salbenzubereitung oder dekoktiert und als Auflage mit den getränkten Kompressen.
- Wird heute eingesetzt bei Herzpalpitationen sowie bei Asthma. Dabei ist allerdings zu berücksichtigen, dass *Ku Shen* ein sehr bitteres, kaltes Mittel ist und nicht bei Milz-Mangel eingesetzt werden darf.

Typische Rezepturen mit Ku Shen

Xiao Feng San (Pulver, das Wind eliminiert) ▶ RG 13.1

Lóng Dǎn
Gentianae Radix et Rhizoma
龍膽 龙胆

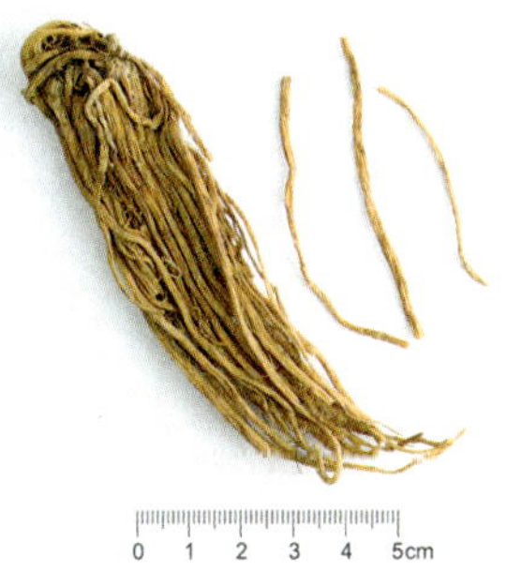

Deutscher Name Enzian
Englischer Name Chinese Gentian
Familie Enziangewächse – Gentianaceae
Offizinelle Spezies *Gentiana manshurica, Gentiana scabra, Gentiana triflora, Gentiana rigescens*
Spezies Kampomedizin *Gentiana scabra, Gentiana scabra* var. *buergeri, Gentiana manshurica, Gentiana triflora, Gentiana triflora* var. *japonica*

Eigenschaften

Temperatur Kalt
Geschmack Bitter
Funktionskreis Leber, Gallenblase

Wirkung

- Eliminiert Hitze-Feuchtigkeit aus der Gallenblasen- und Leber-Leitbahn
- Klärt und besänftigt Fülle-Hitze aus dem Funktionskreis Leber

Indikationen

- Feuchte-Hitze, besonders im oberen Verlauf der Gallenblasen-Leitbahn sowie im unteren Teil der Gallenblasen- und Leber-Leitbahn: rote, geschwollene und schmerzende Augen, Halsschmerzen, Schmerzen und Schwellungen des Ohres, akuter Hörverlust, Ikterus, Hepatitis, Schwellungen im Leisten- oder Genitalbereich, übelriechender Fluor vaginalis mit Juckreiz
- Leber-Feuer und Leber-Wind-Hitze: rote Augen, Kopfschmerzen, Schwindel, Fieber, Krämpfe, Konvulsionen, Flankenschmerzen

Kontraindikationen und Sicherheitshinweise

- Milz-*Qi*-Mangel mit Diarrhö
- Allergie gegen die Arznei
- Vorsicht bei Kindern
- Unter hoher Dosis ist eher mit Nebenwirkungen zu rechnen.
- Vereinzelt wird davor gewarnt, dass *Long Dan* wegen eines milden sedativen Effekts und Schwindels die Verkehrstüchtigkeit und die Fähigkeit zum Bedienen von Maschinen beeinträchtigen könnte. Klinische Belege dafür finden sich nicht.

Schwangerschaft und Stillzeit

Schwangerschaft Mit Vorsicht anzuwenden wegen nicht auszuschließender Mutagenität. Untersuchungen zur Embryotoxizität, Fetotoxizität oder Teratogenität liegen nicht vor.
Stillzeit Mit Vorsicht anzuwenden wegen nicht auszuschließender Mutagenität

Pharmakologie

Unter den Mutagenitätstests zeigten wässrige Extrakte im Ames-Test in einer Veröffentlichung positive Ergebnisse, in drei anderen negative Ergebnisse, der Bacillus-subtilis-Test fiel positiv aus, der UDS-Test negativ. In-vivo-Tests (i.p. Mikrokern- und Chromosomenaberrationstest) zeigten keine Hinweise auf Gentoxizität.

Dosierung und Zubereitung

Dosierung 3–6 g
Zubereitung Erster Kochvorgang 30 Min.; zweiter Kochvorgang 20 Min.

Kommentar

- *Long Dan* ist eine besonders bittere und kalte Arznei und muss vorsichtig eingesetzt werden, insbesondere bei Kindern.
- Behandlung von Feuchtigkeit-Hitze-Hautkrankheiten: Im Vergleich mit anderen bitteren und kalten Mitteln, wie *Huang Bo* (Phellodendri Chinesis Cortex) und *Ku Shen* (Sophorae Flavescentis Radix), wird *Long Dan* dann eingesetzt, wenn die Leber in den Krankheitsmechanismus involviert ist, z.B. die Hitze durch Leber-*Qi* Stagnation entsteht.

Typische Rezepturen mit Long Dan

Long Dan Xie Gan Tang (Gentianae Radix Dekokt, das die Leber entlastet) ▶ RG 2.4

Qín Pí
Fraxini Cortex
秦皮

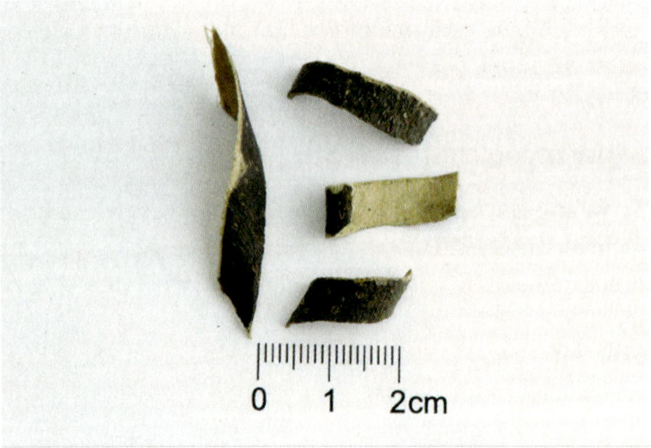

Deutscher Name Chinesische Eschenrinde
Englischer Name Ash Bark
Familie Ölbaumgewächse – Oleaceae
Offizinelle Spezies *Fraxinus rhynchophylla, Fraxinus chinensis, Fraxinus szaboana, Fraxinus stylosa*

Eigenschaften

Temperatur Kalt
Geschmack Bitter, adstringierend
Funktionskreis Leber, Gallenblase, Dickdarm

Wirkung

- Klärt Hitze und trocknet Feuchtigkeit
- Klärt Leber-Feuer und die Augen
- Zerstreut Wind-Feuchtigkeit in den Gelenken

Indikationen

- **Hitze-Feuchtigkeit** Akute Gastroenteritis mit stinkendem, gelblichem Durchfall, Tenesmus, Fluor vaginalis mit gelblichem oder stark riechendem Ausfluss
- **Leber-Feuer** Gerötete, geschwollene und schmerzhafte Augen
- **Wind-Feuchtigkeit** *Bi*-Syndrom, insbesondere Feuchtigkeit-Hitze-*Bi* mit Schwellungen, Rötung und Hitzegefühl

Kontraindikationen und Sicherheitshinweise

Allergie gegen die Arznei

Schwangerschaft und Stillzeit

Während jahrhundertelanger Anwendung sind keine relevante Risiken bekannt geworden. Aussagefähige Untersuchungen zur Sicherheit in der Schwangerschaft oder Stillzeit liegen nicht vor.

Pharmakologie

Ein Arzneidekokt bzw. wässrige Extrakte zeigten in vitro und in vivo (Ames-Test, UDS-Test, Chromosomenaberrationstest mit i.p. Verabreichung, Mikrokerntest mit i.p. bzw. oraler Verabreichung) keine Hinweise auf Mutagenität oder Gentoxizität mit Ausnahme des Mouse Lymphoma TK Assay unter hoher Dosierung.

Dosierung und Zubereitung

Dosierung 6–12 g; geeignete Menge für topische Anwendung, als Dekokt für Spülungen
Zubereitung Erster Kochvorgang 30 Min.; zweiter Kochvorgang 20 Min.

Kommentar

Qin Pi wird besonders häufig eingesetzt bei Feuchtigkeit-Hitze im Darm. In diesem Fall wird es oft kombiniert mit den „drei Gelben" aus der gleichen Kategorie.

Typische Rezepturen mit Qin Pi

Bai Tou Weng Tang (Pulsatillae Radix Dekokt) ▶ RG 2.4

2.4 Hitze klärende, Toxine mildernde Arzneien

Bái Huā Shé Shé Cǎo
Hedyotis Diffusae Herba
白花蛇舌草

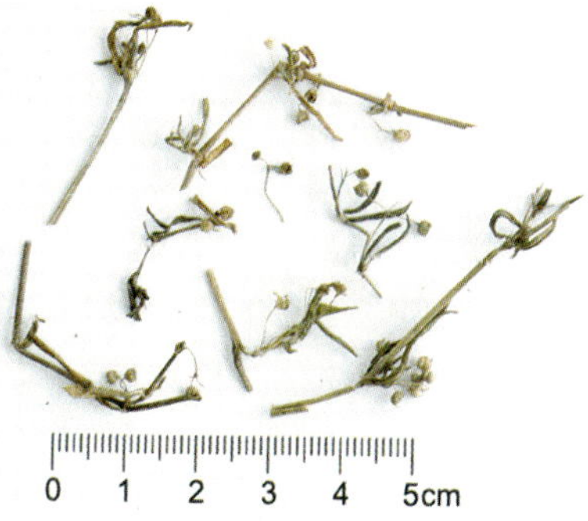

Ältere Bezeichnung Oldenlandiae Herba
Pinyin-Synonym *She She Cao*
Deutscher Name Hedyotiskraut
Englischer Name Hedyotis, Oldenlandia
Familie Rötegewächse – Rubiaceae
Offizinelle Spezies *Hedyotis diffusa*

Eigenschaften

Temperatur Kalt
Geschmack Süß, bitter
Funktionskreis Dickdarm, Leber, Magen, Dünndarm

Wirkung

- Klärt Hitze, eliminiert Toxine, reduziert Abszesse
- Wirkt diuretisch und leitet Feuchtigkeit-Hitze aus

Indikationen

- **Hitze-Toxine** Abszesse, toxische Schwellungen, Ulzerationen und Hauterkrankungen mit toxischen Läsionen, wie z.B. Psoriasis, Akne
- **Feuchtigkeit-Hitze im Unteren Erwärmer** Heißes *Lin*-Syndrom mit schmerzhafter Miktion, Ikterus

Kontraindikationen und Sicherheitshinweise

- Allergie gegen die Arznei
- Die Arznei sollte nicht in engem zeitlichen Zusammenhang mit Doxorubicin, Cyclophosphamid oder Docetaxel gegeben werden.

Fertilität, Schwangerschaft und Stillzeit

Fertilität Die Arznei beeinträchtigte die Spermatogenese bei männlichen Mäusen und reduzierte die Spermienzahl bei männlichen Probanden. In einer klinischen Studie mit 102 männlichen Patienten, die mit der Arznei über drei Wochen behandelt wurden, zeigten 70% der Teilnehmer eine Reduktion der Spermienzahl von 10–30%. Bei Männern mit Kinderwunsch ist daher von einer Behandlung mit der Arzneipflanze abzuraten.
Schwangerschaft Während jahrhundertelanger Anwendung sind keine relevanten Risiken bekannt geworden. Aussagefähige Untersuchungen zur Sicherheit in der Schwangerschaft liegen nicht vor.
Stillzeit Keine Einschränkungen bekannt

Interaktionen

- Ein nicht näher spezifiziertes Extrakt der Arznei reduzierte die Bioverfügbarkeit von Tamoxifen bei der Ratte, während die von Sorafenib nicht beeinflusst wurde.
- Zeitgleiche Verabreichung eines wässrigen Extrakts mit Doxorubicin, Cyclophosphamid oder Docetaxel verminderte moderat den zytotoxischen Effekt dieser Mittel gegenüber einer Brustkrebszelllinie (MCF-7) in vitro.

Pharmakologie

- Arzneidekokte hemmten östrogenabhängige Brustkrebszelllinien, mehrere intestinale Adenokarzinomzelllinien und eine humane Leberkrebszelllinie in vitro.
- Ein wässriger Extrakt zeigte in vitro bzw. in vivo (Ames-Test, i.p. Mikrokern- und Chromosomenaberrationstest) keine Hinweise auf Mutagenität oder Gentoxizität.

Dosierung und Zubereitung

Dosierung 15–30 g
Zubereitung Erster Kochvorgang 30 Min.; zweiter Kochvorgang 20 Min.

Kommentar

- In der heutigen chinesischen Medizin wird *Bai Hua She She Cao* als immunmodulierendes Mittel eingesetzt, z.B. bei Autoimmunerkrankungen. *Bai Hua She She Cao* wird auch häufig in der unterstützenden Behandlung von Krebspatienten eingesetzt, unter anderem, weil es eine antikanzerogene Wirkung besitzt. Bei Brustkrebspatientinnen war es mit einer besseren Prognose assoziiert, ▶ auch Pharmakologie.
- Traditionell klärt *Bai Hua She She Cao* tiefliegende, latente Hitze im Blut und im Knochenmark. Dies erklärt seinen Einsatz in der Dermatologie und der Onkologie.
- *Bai Hua She She Cao* kann ohne Probleme auch in hohen Dosen (20–30 g) angewendet werden, ohne die Milz zu schädigen.

Typische Rezepturen mit Bai Hua She She Cao

Bai Hua She She Cao ist selten in klassischen Rezepturen vorhanden und wird bei Bedarf jeweils beigefügt.

Bài Jiàng Căo
Patriniae Herba
敗醬草 败酱草

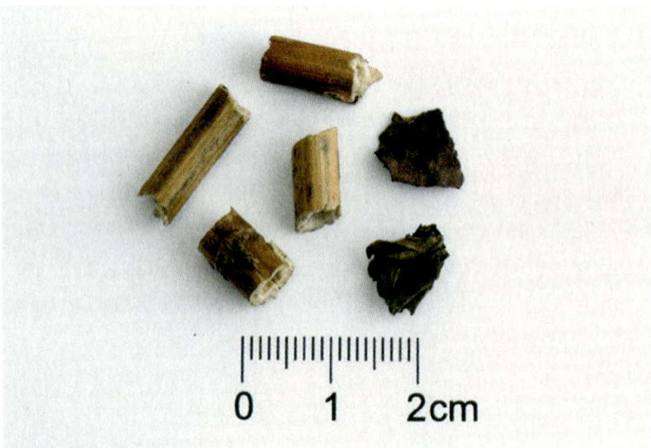

Deutscher Name Patriniakraut, Täschelkraut
Englischer Name Thlaspi, Dahurian Patrinia Herb
Familie Geißblattgewächse – Caprifoliaceae
Offizinelle Spezies *Patrinia scabiosaefolia, Patrinia villosa*

Eigenschaften

Temperatur Kühl
Geschmack Scharf, bitter
Organe Magen, Dickdarm, Leber

Wirkung

- Klärt Hitze, löst Toxine, leitet Eiter aus und drainiert Abszesse
- Wandelt Stase um und stoppt Schmerzen

Indikationen

- Toxische Lasionen (*Yong*), insbesondere im Darm, in der Lunge oder im Becken; Schwellungen und eitrige Läsionen
- Durchfall aufgrund von feuchter und toxischer Hitze im Darm
- Alle Arten von Stase aufgrund von Hitze; insbesondere bei Stase im Abdomen und Darm: Toxische Läsionen (*Yong*); Schmerzen im Brustbereich und Abdomen

Kontraindikationen und Sicherheitshinweise

- Allergie gegen die Arznei
- Vorsicht, könnte wegen eines möglicherweise vorliegenden sedativen Effekts die Verkehrstüchtigkeit und die Fähigkeit zum Bedienen von Maschinen beeinträchtigen.

Schwangerschaft und Stillzeit

Schwangerschaft Traditionell ist die Arznei in der Schwangerschaft wegen ihrer Blutstase auflösenden Eigenschaft mit Vorsicht anzuwenden. Aussagefähige Untersuchungen zur Sicherheit in der Schwangerschaft oder Stillzeit liegen nicht vor.
Stillzeit Keine Einschränkungen bekannt

Pharmakologie

- Ein ethanolischer Extrakt und das Öl aus der Droge übten bei oraler Verabreichung an die Maus einen sedativen und hypnotischen Effekt aus. Die Relevanz dieses Effekts für die Wirkung eines Dekokts beim Menschen ist fragwürdig.
- Ein wässriger Extrakt der Arznei zeigte in vitro im Ames-Test und im unscheduled DNA-synthesis-Test keine Mutagenität.

Dosierung und Zubereitung

Dosierung 6–15 g
Zubereitung Erster Kochvorgang 30 Min; zweiter Kochvorgang 20 Min.

Kommentar

Die spezielle Eigenschaft von *Bai Jiang Cao* ist die Kombination seiner Toxine lösenden mit der Blut bewegenden Eigenschaften. *Bai Jiang Cao* ist ein Schlüsselmittel bei Beschwerden, bei denen toxische Ansammlungen auch zu Stase führen. Das ist sehr häufig bei chronischen Erkrankungen der Fall: chronische heiße, toxische Läsionen, wie zum Beispiel chronische Entzündungen, trocknen das Blut aus und schädigen die Gefäße, was dann zu dieser Kombination von Toxinen und Stase führt. Toxine und Stase zeigen sich häufig bei chronischen Darmbeschwerden, wie Morbus Crohn oder Colitis ulcerosa, oder bei anderen chronischen Entzündungen im Becken (gynäkologische Beschwerden) oder chronische Prostata-Beschwerden.

Typische Rezepturen mit Bai Jiang Cao

Bai Jiang Cao ist selten in klassischen Rezepturen vorhanden, ist aber bei entsprechenden Muster eine sehr häufig beigefügte Arznei.

Bái Tóu Wēng
Pulsatillae Radix
白头翁

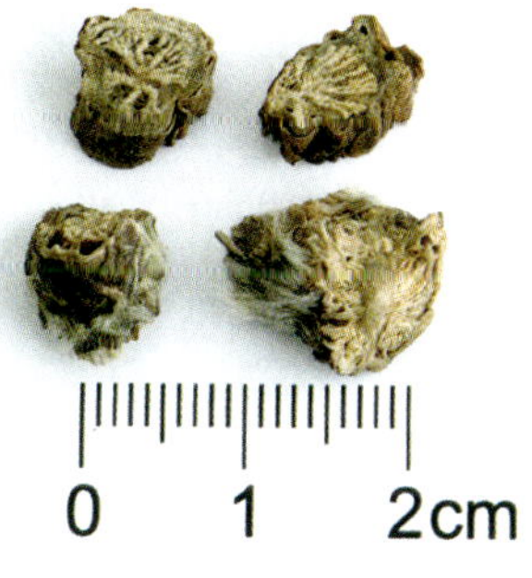

Deutscher Name Chinesische Anemonenwurzel
Englischer Name Chinese Pulsatilla Root, Pulsatilla
Familie Hahnenfußgewächse – Ranunculaceae
Offizinelle Spezies *Pulsatilla chinensis*

Eigenschaften

Temperatur Kalt
Geschmack Bitter
Funktionskreis Magen, Dickdarm

Wirkung

- Klärt Hitze und löst Feuer-Toxine
- Kühlt das Blut, stoppt Blutungen
- Klärt Hitze, eliminiert Toxine und löst Schleim auf

Indikationen

- Hitze-Toxine im Darm: Dysenterie, Durchfall, Tenesmus
- Blutende Hämorrhoiden, blutiger Durchfall
- Toxische Läsionen (*Yong*) im Dickdarm

Kontraindikationen und Sicherheitshinweise

- Diarrhö bei Milz-*Qi*-Mangel
- Allergie gegen die Arznei

Schwangerschaft und Stillzeit

Während jahrhundertelanger Anwendung sind keine relevanten Risiken bekannt geworden. Aussagefähige Untersuchungen zur Sicherheit in der Schwangerschaft oder Stillzeit liegen nicht vor.

Dosierung und Zubereitung

Dosierung 9–15 g, topisch für vaginalen Ausfluss mit Juckreiz
Zubereitung Erster Kochvorgang 30 Min.; zweiter Kochvorgang 20 Min.

Kommentar

Bai Tou Weng wird häufig bei toxischer und feuchter Hitze im Darm eingesetzt, insbesondere, wenn sich Blutungen zeigen.

Typische Rezepturen mit Bai Tou Weng

Bai Tou Weng Tang (Pulsatillae Radix Dekokt) ▶ RG 2.4

Bái Xiān Pí
Dictamni Cortex
白鮮皮 白鲜皮

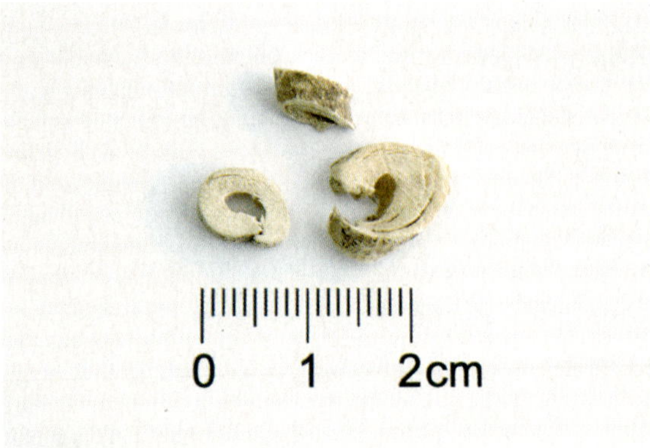

Deutscher Name Diptamwurzelrinde
Englischer Name Densefruit Dittany Root Bark, Chinese Dittany Root Bark
Familie Rautengewächse – Rutaceae
Offizinelle Spezies *Dictamnus dasycarpus*

Eigenschaften

Temperatur Kalt
Geschmack Bitter
Funktionskreis Milz, Magen, Blase

Wirkung

- Klärt Hitze, lindert Feuer-Toxine, leitet Feuchtigkeit aus und stoppt Wind
- Lindert Ikterus

Indikationen

- Verschiedene Arten von Hauterkrankungen, Karbunkel, Akne und unreine Haut, Juckreiz, Geschwüre, eitrige Ausschläge; die Hautausschläge sind typischerweise eitrig, mit Exsudat von gelblicher Flüssigkeit und Juckreiz einhergehend
- Traditionell bei Gelbsucht vom Hitze-Feuchtigkeit-Typ; im Lichte neuerer Erkenntnisse jedoch aus Sicherheitsgründen nicht zu empfehlen ▶ Kontraindikationen und Sicherheitshinweise

Kontraindikationen und Sicherheitshinweise

- Allergie gegen die Arznei
- *Bai Xian Pi* ist in sehr seltenen Fällen mit einer idiosynkratischen Lebertoxizität assoziiert. Vorsicht bei vorbestehender Leberaffektion. Auf Symptome einer Lebertoxizität sollte geachtet werden, eine Kontrolle der Leberwerte vor Behandlungsbeginn und in bestimmten Abständen ist hilfreich. Bei Hinweisen auf eine Leberreaktion ist die Arznei abzusetzen, und die Leberwerte sind zu kontrollieren. Solange ein Zusammenhang nicht ausgeschlossen ist, ist eine erneute Exposition unbedingt zu vermeiden.

Schwangerschaft und Stillzeit

Schwangerschaft Kontraindiziert wegen Hinweisen auf Mutagenität
Stillzeit Kontraindiziert wegen Hinweisen auf Mutagenität

Pharmakologie

Ein wässriger fraktionierter Extrakt zeigte im Ames-Test am Bakterienstamm TA 100 ohne Metabolisierung und TA 98 mit und ohne Metabolisierung mutagene Eigenschaften.[1] Auch einzelne Inhaltsstoffe reagierten im Ames-Test positiv.

Dosierung und Zubereitung

Dosierung 5–10 g; geeignete Menge für topische Anwendung, als Dekokt für ein Tauchbad oder als Pulver lokal aufgetragen
Zubereitung Erster Kochvorgang 30 Min.; zweiter Kochvorgang 20 Min.

Kommentar

- Bei Hauterkrankungen mit Hitze-Feuchtigkeit häufig mit *Ku Shen* (Sophorae Flavescentis Radix) kombiniert ▶ AG 2.3, bei Juckreiz zusätzlich *Fang Feng* (Saposhnikoviae Radix) ▶ AG 1.1 und *Ji Li* (Tribuli Fructus) ▶ AG 16
- *Bai Xian Pi* hat bei In-vitro-Untersuchungen gegen viele pathogene Pilzarten eine antimikrobielle Wirkung gezeigt.

1 Yamamoto H, Mizutani T, Nomura H. [Studies on the mutagenicity of crude drug extracts. I] (Japanese). Yakugaku Zasshi. 1982;102(6):596-601.

Typische Rezepturen mit Bai Xian Pi

Bai Xian Pi ist selten in klassischen Rezepturen vorhanden, ist aber bei Hauterkrankungen ein sehr häufig beigefügtes Mittel.

Bǎn Lán Gēn
Isatidis Radix
板藍根 板蓝根

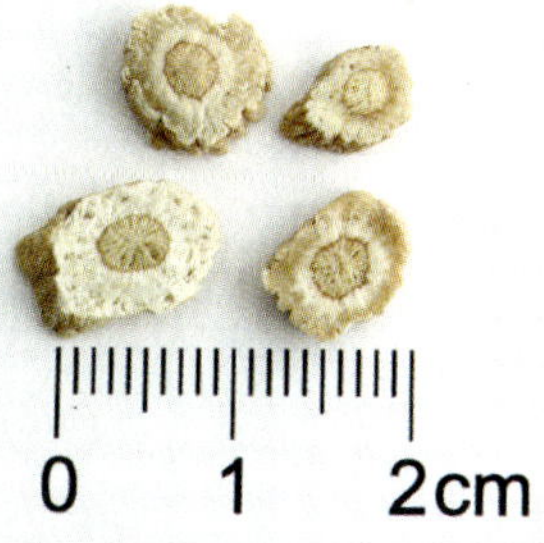

Pinyin-Synonym *Bei Ban Lan Gen*
Deutscher Name Färberwaidwurzel
Englischer Name Isatis Root
Familie Kreuzblütler – Cruciferae
Offizinelle Spezies *Isatis indigotica*

Eigenschaften

Temperatur Kalt
Geschmack Bitter
Funktionskreis Herz, Magen

Wirkung

- Klärt Hitze, eliminiert Toxine und unterstützt den Hals
- Kühlt Hitze im Blut, lindert Exantheme

Indikationen

- **Toxische Hitze** Infektiöse, fieberhafte Erkrankungen, wie fieberhafte Virusinfekte; Halsschmerzen, Diphterie, Scharlach, Fieber, Durst, Mumps
- **Bei Hautaffektionen durch Blut-Hitze** Erytheme, Erysipel, Karbunkel, Furunkel, Pusteln

Kontraindikationen und Sicherheitshinweise

Allergie gegen die Arznei

Schwangerschaft und Stillzeit

Kontraindiziert wegen Hinweisen auf Gentoxizität ▶ Pharmakologie. In einer epidemiologischen Studie fanden sich bei 301 Schwangerschaften, in deren 1. Trimenon *Ban Lan Gen*-Granulat eingenommen wurde, keine Auffälligkeiten hinsichtlich Aborten, Totgeburten, Frühgeburten, geringem Geburtsgewicht oder Missbildungen gegenüber einer Kontrollgruppe ohne Arzneimittelexposition.[1]

Interaktionen

Nach einem Fallbericht kam es durch das Drogengranulat zu einer Antagonisierung des blutdrucksenkenden Effekts von Captopril und Nitrendipin.[2]

Pharmakologie

- Ein Ethanol-Extrakt von *Isatis indigotica* (ohne Nennung des Pflanzenteils) übte eine leichte Hemmung auf die Proliferation von Prostatakarzinomzellen (LNCaP) in vitro aus.
- Wässrige Extrakte von *Ban Lan Gen* zeigten in vitro widersprüchliche Ergebnisse bzgl. Gentoxizität, bei der Maus jedoch positive Ergebnisse im Spermienabnormalitäts-Test und im Mikronukleustest.

Dosierung und Zubereitung

Dosierung 15–30 g
Zubereitung Erster Kochvorgang 30 Min.; zweiter Kochvorgang 20 Min.

Kommentar

- Effizientes antivirales Mittel; bestes Mittel gegen Halsschmerzen
- *Ban Lan Gen* kann für Hitze-Toxine überall im Körper verwendet werden, besonders im Bereich von Rachen und Lunge mit Schwellungen und Schmerzen im Rachenbereich, Geschwüre im Hals, im Mundhöhlenbereich und der Zunge.
- *Ban Lan Gen* wird auch als antivirales Mittel bei Hepatitis mit Ikterus eingesetzt, was in der Chinesischen Medizin häufig einer feuchten Hitze in Leber und Gallenblase entspricht.

1 Li L, Wang K, Wang M, et al. The maternal drug exposure birth cohort (DEBC) in China. Nat Commun 2024;15:5312.
2 Mao W, Guo QF, Wang XQ. [Banlangen granules antagonized the antihypertensive effect of captopril and nitrendipine in one case] (Chinese). Zhongguo Xiandai Yingyong Yaoxue [Chinese Journal of Modern Applied Pharmacy]. 2001;18(2):116.

- Bei chronischen Halsschmerzen aufgrund von Hitze, welche das *Yin* und die Säfte schädigt und zu Hitze im Blut führt, wird *Ban Lan Gen* kombiniert mit *Xuan Shen* (Scrophulariae Radix) ▶ AG 2.2

Typische Rezepturen mit Ban Lan Gen

Ban Lan Gen ist selten in klassischen Rezepturen vorhanden, bei entsprechender Symptomatik aber eine sehr häufig beigefügte Arznei.

Bàn Zhī Lián
Scutellariae Barbatae Herba
半枝蓮 半枝莲

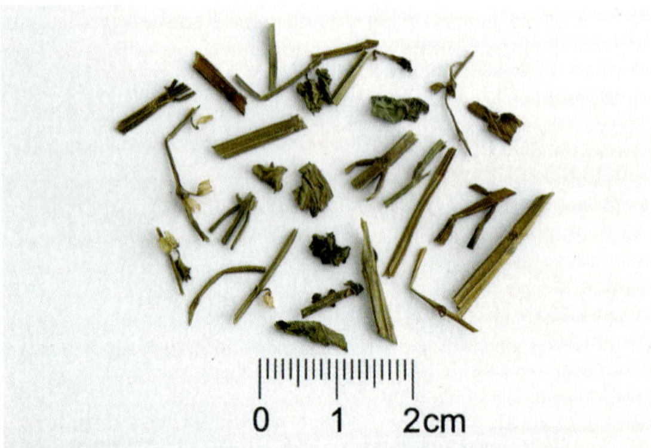

Deutscher Name Bärtiges Helmkraut
Englischer Name Barbat skullcap
Familie Lippenblütler – Labiatae
Offizinelle Spezies *Scutellaria barbata*

Eigenschaften

Temperatur Kalt
Geschmack Scharf, bitter
Funktionskreis Lunge, Leber, Niere

Wirkung

- Klärt Hitze, löst Toxine, aktiviert Blut und reduziert Schwellungen und Knoten
- Fördert die Miktion und reduziert Ödeme

Indikationen

- Hitze-Toxine-Schwellungen: toxische Läsionen (*Yong*) und Schwellungen im ganzen Körper. Dazu gehören auch alle Arten von Krebs.
- Heißes *Lin*-Syndrom mit schmerzhafter Miktion aufgrund von Feuchtigkeit-Hitze; Ödeme

Kontraindikationen und Sicherheitshinweise

Allergie gegen die Arznei

Schwangerschaft und Stillzeit

Schwangerschaft Traditionell mit Vorsicht anzuwenden wegen der Blut aktivierenden Eigenschaft. Aussagefähige Untersuchungen zur Sicherheit in der Schwangerschaft liegen nicht vor.
Stillzeit Keine Einschränkungen bekannt

Interaktionen

Der Inhaltsstoff Scutellarin aus *Ban Zhi Lian* reduzierte die Bioverfügbarkeit von Clopidogrel bei der Ratte.

Pharmakologie

- Das Arzneidekokt, wässrige Extrakte, in einer Arbeit auch der frische Saft aus dem Kraut hemmten teilweise ausgeprägt die Proliferation verschiedener hormonabhängiger und -unabhängiger Brustkrebszelllinien und Prostatakrebszelllinien. Diese Wirkungen sind offensichtlich nicht an eine Hormonwirkung gebunden. Es fanden sich in vitro und in vivo auch Antitumorwirkungen bei zahlreichen anderen Tumoren.
- Wässrige Extrakte zeigten in vitro (Ames-Test, phage resistance mutation induction test) bzw. in vivo (i.p. Mikronukleustest, Chromosomenaberrationstest) keine Hinweise auf Mutagenität oder Gentoxizität.

Dosierung und Zubereitung

Dosierung 15–30g
Zubereitung Erster Kochvorgang 30 Min.; zweiter Kochvorgang 20 Min.

Kommentar

- *Ban Zhi Lian* ist eines der am häufigsten eingesetzten Arzneien in der supportiven Krebsbehandlung. Krebsgeschwüre stellen in der Chinesischen Medizin eine Ansammlung von Toxinen und Schleim-Stase dar. *Ban Zhi Lian* attackiert Toxine, aktiviert Blut, löst Knoten und fokussiert somit auf alle involvierten Mechanismen. Weitere Mittel mit dieser Funktion, die in der Krebstherapie oft mit *Ban Zhi Lian* kombiniert werden, sind *Shan Dou Gen* (Sophorae Tonkinensis Radix et Rhizoma) und *Lian Qiao* (Forsythiae Fructus) aus dieser Gruppe sowie *Xia Ku Cao* (Prunellae Spica) ▶ AG 2.1. Weiter wird *Ban Zhi Lian* besonders häufig kombiniert mit *Bai Hua She She Cao* (Hedyotis Diffusae Herba) aus dieser Gruppe. Letzteres wandelt zwar keine Knoten um, attackiert jedoch Krebstoxine. Die Kombination von *Ban Zhi Lian* und *Bai Hua She She*

Cao gilt als eine der häufigsten Arzneikombinationen zur Behandlung von Krebstoxinen.

- *Ban Zhi Lian* ist ein gut verträgliches Mittel und kann in allen Stadien einer Krebserkrankung eingesetzt werden, selbst bei geschwächten Patienten. In diesem Fall wird es zu tonisierenden Rezepturen beigefügt.

Typische Rezepturen mit Ban Zhi Lian

Ban Zhi Lian ist selten in klassischen Rezepturen vorhanden und wird bei entsprechendem Muster jeweils beigefügt.

Chuān Xīn Lián
Andrographis Herba
穿心蓮 穿心莲

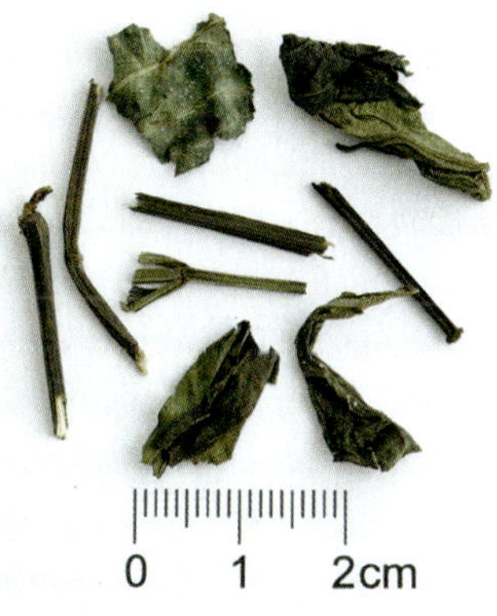

Deutscher Name Andrographiskraut
Englischer Name Common Andrographis Herb
Familie Akanthusgewächse – Acanthaceae
Offizinelle Spezies *Andrographis paniculata*

Eigenschaften

Temperatur Kalt
Geschmack Bitter
Funktionskreis Herz, Lunge, Dickdarm, Blase

Wirkung

- Klärt Hitze, trocknet Feuchtigkeit und stoppt Durchfall
- Klärt Hitze und löst Feuer-Toxine

Indikationen

- **Feuchtigkeit-Hitze im Darm und der Blase** Dysenterie und Durchfall, *Lin*-Syndrom mit dunklem, brennendem Urin, äußerlich bei Ekzem
- **Hitze in Lunge, Hals, Harnwegen und Haut** Halsschmerzen, Husten, toxische Läsionen (*Yong*) in der Lunge, heißes *Lin*-Syndrom, Ulzerationen und Karbunkel, Herpes simplex

Kontraindikationen und Sicherheitshinweise

- Allergie gegen die Arznei
- Wegen der Bitterkeit und Kälte nicht zu lange einsetzen, da es die Mitte verletzen kann
- Vorsicht bei Diabetikern mit Neigung zur Hypoglykämie

Fertilität, Schwangerschaft und Stillzeit

Fertilität Drogenpulver bzw. ein Kaltwasserextrakt zeigten deutliche Antifertilitätseffekte bei männlichen Ratten und Mäusen mit regressiven Veränderungen in den Hoden und Störungen der Spermatogenese, unter einem ethanolischen Extrakt dagegen wurde keine Fertilitätsbeeinträchtigung beobachtet. Andrographolide führten bei männlichen Mäusen darüber hinaus zu Spermienfehlbildungen. Oral verabreichtes Drogenpulver verhinderte teilweise den Eintritt einer Schwangerschaft bei weiblichen Mäusen und Kaninchen. Von einer Anwendung im Rahmen einer Kinderwunschbehandlung bei Frauen und Männern ist abzuraten.
Schwangerschaft Mit Vorsicht anzuwenden. Eine intrauterine Verabreichung bei Frauen sowie eine perorale Gabe bei Kaninchen und Mäusen zeigte abortive Effekte. Aussagefähige Untersuchungen zur Embryotoxizität, Fetotoxizität oder Teratogenität liegen nicht vor.
Stillzeit Keine Einschränkungen bekannt

Pharmakologie

- Wässrige Extrakte senkten bei diabetischen Ratten und gesunden Kaninchen den Blutzucker.
- Das Arzneidekokt zeigte eine moderate Hemmung der Proliferation zweier intestinaler Adenokarzinomzelllinien, einer Leberkarzinomzelllinie und eine geringe Proliferationshemmung bei östrogenabhängigen Brustkrebszellen (MCF-7) in vitro.
- Ein wässriger Extrakt zeigte im Ames-Test und in vivo (i.p. Mikrokern- und Chromosomenaberrationstest) keine Hinweise auf Mutagenität oder Gentoxizität.

Dosierung und Zubereitung

Dosierung 6–9 g; eine angemessene Menge für die topische Anwendung bei Ekzemen
Zubereitung Erster Kochvorgang 30 Min.; zweiter Kochvorgang 20 Min.

Kommentar

Besonders wirksames Mittel bei *Lin*-Syndrom aufgrund von Feuchtigkeit-Hitze in der Blase. Kann z.B. zu *Ba Zheng San* (Acht Arzneien Pulver zur Korrektur) zugesetzt werden ▶ RG 6.3

Typische Rezepturen mit Chuan Xin Lian

Chuan Xin Lian ist selten in klassischen Rezepturen vorhanden und wird bei entsprechender Symptomatik beigefügt.

Dà Qīng Yè
Isatidis Folium
大青葉 大青叶

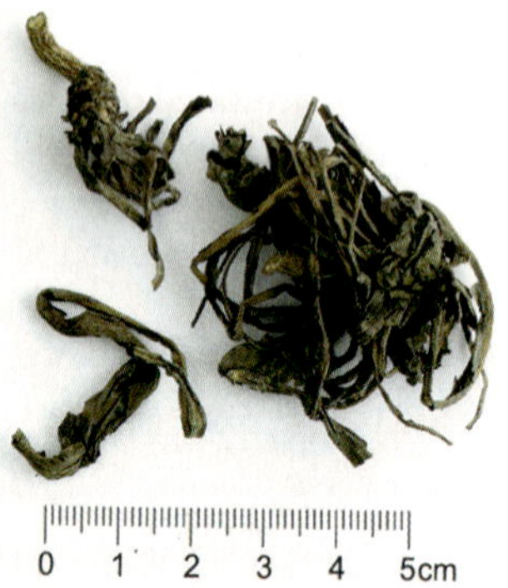

Deutscher Name Färberwaidblätter
Englischer Name Dyers Woad Leaf
Familie Kreuzblütler – Cruciferae
Offizinelle Spezies *Isatis indigotica*

Eigenschaften

Temperatur Kalt
Geschmack Bitter
Funktionskreis Herz, Magen

Wirkung

- Klärt stark pathogene Hitze und löst Toxine
- Kühlt Hitze im Blut, lindert Exantheme

Indikationen

- Infektiöse, fieberhafte Erkrankungen, wie hochfieberhafte Virusinfekte, Pneumonie, Meningitis. *Da Qing Ye* kann für Hitze-Toxine überall im Körper verwendet werden, besonders im Bereich von Rachen und Lunge mit Schwellungen und Schmerzen im Rachenbereich, Geschwüren im Hals, im Mundhöhlenbereich und an der Zunge.
- Bei Hautaffektionen durch Blut-Hitze, oft mit Fieber, Erysipel, Karbunkel, Furunkel, auch mit Irritierbarkeit und Bewusstseinstrübungen

Kontraindikationen und Sicherheitshinweise

- Milz- und Magen-*Qi*-Mangel und Kälte
- Allergie gegen die Arznei

Schwangerschaft und Stillzeit

Schwangerschaft Kontraindiziert wegen nicht auszuschließender Gentoxizität (für die Wurzel gezeigt ▶ Pharmakologie). Traditionell wird zu Vorsicht geraten wegen uteruskontrahierender Eigenschaften. Untersuchungen zur Embryotoxizität, Fetotoxizität oder Teratogenität liegen nicht vor.
Stillzeit Kontraindiziert wegen nicht auszuschließender Gentoxizität

Pharmakologie

- Ein Ethanol-Extrakt von *Isatis indigotica* (ohne Nennung des Pflanzenteils) übte eine leichte Hemmung auf die Proliferation von Prostatakarzinomzellen (LNCaP) in vitro aus.
- Untersuchungen zur Mutagenität oder Gentoxizität liegen nicht vor. Die Arzneiwurzel zeigte jedoch Hinweise auf Gentoxizität ▶ *Ban Lan Gen* (Isatidis Radix).

Dosierung und Zubereitung

Dosierung 9–15 g
Zubereitung Erster Kochvorgang 30 Min.; zweiter Kochvorgang 20 Min.

Kommentar

Ein häufiges Mittel bei toxischen Erkrankungen im Rachenbereich und bei aktiven dermatologischen Erkrankungen mit Blut-Hitze und Toxinen.

Typische Rezepturen mit Da Qing Ye

Da Qing Ye ist selten in klassischen Rezepturen vorhanden, ist aber eine bei Bedarf sehr häufig beigefügte Arznei.

Dà Xuè Téng
Sargentodoxae Caulis
大血藤

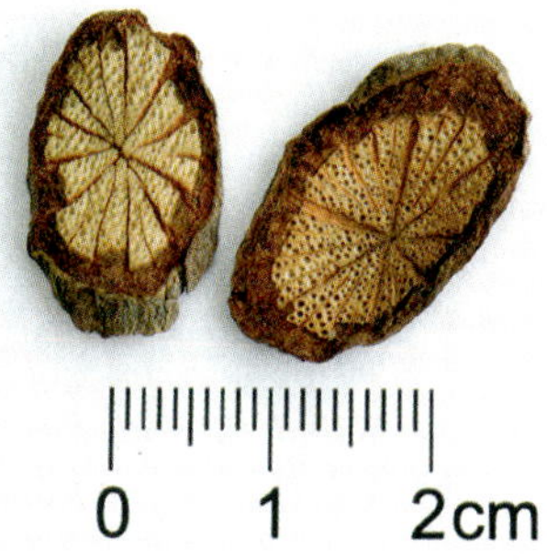

Pinyin-Synonym *Hóng Téng*
Deutscher Name Sargentodoxa Stängel, Sargentodoxa-Sprossachse
Englischer Name Sargentgloryvine Stem, Sargentodoxa Vine
Familie Fingerfruchtgewächse – Lardizabalaceae
Offizinelle Spezies *Sargentodoxa cuneata*

Eigenschaften

Temperatur Neutral
Geschmack Bitter
Funktionskreis Dickdarm, Leber

Wirkung

- Klärt Hitze und löst Toxine, reduziert Abszesse und stoppt Schmerzen
- Bewegt das Blut und zerstreut Stase

Indikationen

- Toxische Läsionen *(Yong)* im Darm, Hautausschläge mit Hitze, Schwellungen und Schmerzen
- Traumata, Dysmenorrhö, Gelenkschmerzen

Kontraindikationen und Sicherheitshinweise

- Allergie gegen die Arznei
- Wegen des Gehalts an Anthrachinonen sollten Dosis und Anwendungsdauer begrenzt werden
- Vorsicht bei Kindern

Schwangerschaft und Stillzeit

Schwangerschaft Mit Vorsicht anzuwenden: Traditionell wegen Blut bewegender Wirkung, ferner wegen des Gehalts an Anthrachinonen. Aussagefähige Untersuchungen zur Sicherheit in der Schwangerschaft oder Stillzeit liegen nicht vor.
Stillzeit Vorsicht wegen des Gehalts an Anthrachinonen

Pharmakologie

Die Arznei enthält Anthrachinone (u.a. Physcion, Emodin), die mutagene bzw. leichte tumorigene Wirkungen gezeigt haben.

Dosierung und Zubereitung

Dosierung 9–15 g (oft bis 30 g)
Zubereitung Erster Kochvorgang 30 Min.; zweiter Kochvorgang 20 Min.

Kommentar

- In China wird *Da Xue Teng* manchmal durch *Ji Xue Teng* (Spatholobi Caulis) ersetzt ▶ AG 10.1. Diese beiden Mittel teilen allerdings nur die Blut aktivierenden Eigenschaften und sind sonst sehr unterschiedlich: *Ji Xue Teng* stärkt Blut und wird eher bei Mangel-Zuständen mit Stase eingesetzt. *Da Xue Teng* löst Toxine und wird bei Stase mit Toxinen eingesetzt.
- *Da Xue Teng* wird oft kombiniert mit *Bai Jiang Cao* (Patriniae Herba): beide lösen Toxine und aktivieren Blut, was eine speziell geeignete Kombination ist, wenn Hitze-*Toxine* das Blut verletzen und sich Stase bildet. Dies kommt oft bei anhaltenden toxischen Beschwerden vor, z.B. bei chronischen entzündlichen Darmerkrankungen.

Typische Rezepturen mit Da Xue Teng

Da Xue Teng ist selten in klassischen Rezepturen vorhanden und wird jeweils beigefügt.

Hé Yè
Nelumbinis Folium
荷葉 荷叶

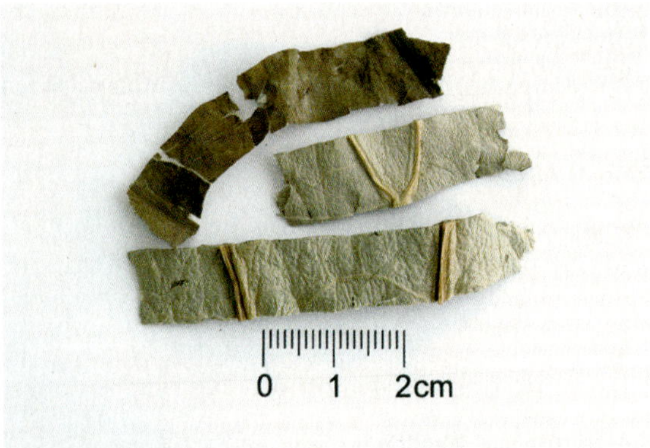

Deutscher Name Nelumbinis Blatt, Lotosblatt
Englischer Name Loutus Leaf
Familie Seerosengewächse – Nymphaeaceae
Offizine Spezies *Nelumbo nucifera*

Eigenschaften

Temperatur Neutral
Geschmack Bitter
Funktionskreis Leber, Milz, Magen

Wirkung

- Klärt Sommerhitze-Erkrankungen
- Hebt Milz-*Yang*
- Stoppt Blutungen

Indikationen

- **Sommerhitze-Erkrankungen** Fieber, Gereiztheit, Schwitzen, verminderter dunkler Urin
- Durchfall, vor allem nach Schädigung der Milz durch Sommerhitze
- Als Zusatzmittel bei Blutungen im Unteren Erwärmer durch Stagnation oder Hitze; Bluterbrechen

Kontraindikationen und Sicherheitshinweise

- Allergie gegen die Arznei
- Vorsicht bei Kindern

Fertilität, Schwangerschaft und Stillzeit

Fertilität Wegen Hinweisen auf eine mögliche Mutagenität und Gentoxizität ist von einer Anwendung bei Männern mit Kinderwunsch abzuraten.

Schwangerschaft Kontraindiziert wegen Hinweisen auf Mutagenität bzw. Gentoxizität; aussagefähige Untersuchungen zur Sicherheit in der Schwangerschaft liegen nicht vor.
Stillzeit Kontraindiziert wegen Hinweisen auf Mutagenität bzw. Gentoxizität

Pharmakologie

- Das Drogengranulat zeigte in vitro keine Östrogenaktivität.
- Ein wässriger Extrakt zeigte im Ames-Test und im Mikrokerntest an der Maus mit intraperitonealer Verabreichung ein positives Ergebnis als Hinweise auf Mutagenität bzw. Gentoxizität; der UDS-Test zeigte in vitro ein negatives Ergebnis.

Dosierung und Zubereitung

Dosierung 3–10 g; karbonisierte Arznei 3–6 g
Zubereitung Erster Kochvorgang 30 Min.; zweiter Kochvorgang 20 Min.

Kommentar

Zur Behandlung von Blutungen sollte *He Ye Tan* (karbonisierte Form) eingesetzt werden.

Typische Rezepturen mit He Ye

He Ye ist selten in klassischen Rezepturen vorhanden und wird insbesondere bei Sommerhitze-Erkrankungen beigefügt.

Jīn Yín Huā
Lonicerae Japonicae Flos
金銀花 金银花

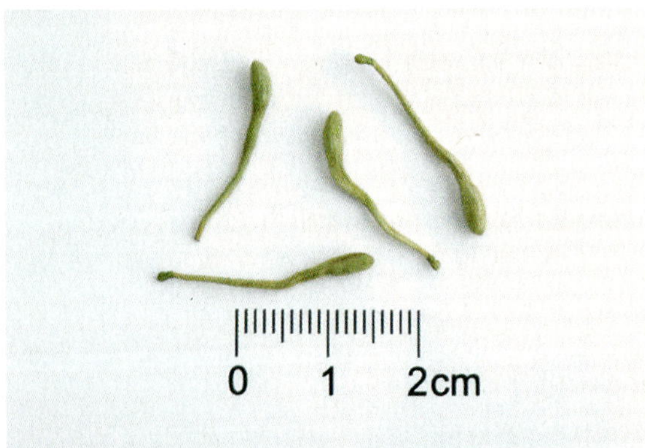

Deutscher Name Geißblattblüte
Englischer Name Japanese Honeysuckle Flower

Familie Geißblattgewächse – Caprifoliaceae
Offizine Spezies *Lonicera japonica*

Eigenschaften

Temperatur Kalt
Geschmack Süß
Funktionskreis Lunge, Magen

Wirkung

- Eliminiert Wind-Hitze aus der Oberfläche
- Klärt Hitze und löst Toxine, entzündungshemmend und antibakteriell
- Leitet Hitze-Feuchtigkeit aus dem Unteren Erwärmer aus

Indikationen

- **Äußere Wind-Hitze** Akuter grippaler Infekt, hochfieberhafter Infekt mit Durst, Wind-Empfindlichkeit, Halsschmerzen, Schluckbeschwerden, Kopfschmerzen, Atemwegsinfekt, eitrige Bronchitis, Tonsillitis, Laryngitis
- **Toxine** Bei schmerzhaften Schwellungen mit lokalem Hitzegefühl im Bereich der Brust, Augen, Rachen, Haut, Darm: purulente Ekzeme, Abszesse, Furunkel, bei verschiedensten Hauterkrankungen mit trockenen oder exsudativen Ekzemen
- **Hitze-Feuchtigkeit im Untereren Erwärmer** Dysenterie, akute Gastroenteritis, schmerzhaftes Wasserlassen

Kontraindikationen und Sicherheitshinweise

- Geschwüre durch *Qi*-Mangel mit klarer Exsudation
- Allergie gegen die Arznei

Schwangerschaft und Stillzeit

Schwangerschaft Perinatal mit Vorsicht anzuwenden wegen möglicher Erhöhung eines Kernikterusrisikos bei Glukose-6-phosphat-Dehydrogenasemangel. Sonstige Risiken sind während jahrhundertelanger Anwendung nicht bekannt geworden. Untersuchungen zur Embryotoxizität, Fetotoxizität oder Teratogenität liegen nicht vor.
Stillzeit Vorsicht mit peripartaler Anwendung, könnte bei Glukose-6-Phosphat-Dehydrogenasemangel die Gefahr eines Kernikterus erhöhen

Pharmakologie

- Eine In-vitro-Untersuchung mit dem Arzneidekokt fand eine Hemmung einiger Brustkrebszelllinien, andere wurde nicht gehemmt, aber auch nicht in ihrer Proliferation gesteigert.
- Wässrige Extrakte zeigten in vitro bzw. in vivo (Ames-Test, UDS-Test, i.p. Mikrokern- und Chromosomenaberrationstest) keine Hinweise auf Mutagenität oder Gentoxizität.

Dosierung und Zubereitung

Dosierung 6-15 g
Zubereitung Zur Zerstreuung von Wind-Hitze dem Dekokt für die letzten 5–10 Min. des zweiten Kochvorgangs zugeben, zum Klären toxischer Hitze Standard-Kochzeiten, d.h. erster Kochvorgang 30 Min; zweiter Kochvorgang 20 Min.

Kommentar

- *Jin Yin Hua* wird sehr häufig kombiniert mit *Lian Qiao* (Forsythiae Fructus) aus dieser Arzneigruppe. Beide lösen Toxine und Wind-Hitze aus der Oberfläche.
- *Jin Yin Hua* wird bei allen Arten von Hitze-Toxinen eingesetzt und ist eines der am häufigsten und breitesten eingesetzten Toxine lösenden Mittel.
- Wirkt auf innere und äußere Geschwüre
- Auch die äußere Anwendung bei lokalen Beschwerden ist gebräuchlich.
- Interessant ist der Vergleich von *Jin Yin Hua* und *Ren Dong Teng* (Lonicerae Japonicae Caulis) aus dieser Gruppe. Beide Mittel klären Hitze und lösen Toxine. *Teng* heißt Ranke, und Ranken wirken auf die Extremitäten. *Ren Dong Teng* wird deshalb hauptsächlich bei heißem *Bi*-Syndrom eingesetzt. In Bezug auf die Toxine lösende Wirkung ist *Ren Dong Teng* milder als *Jin Yin Hua*.

Typische Rezepturen mit Jin Yin Hua

Yin Qiao San (Lonicerae Japonicae Flos und Forsythiae Fructus Pulver) ▶ RG 1.2

Lián Qiào
Forsythiae Fructus
連翹 连翘

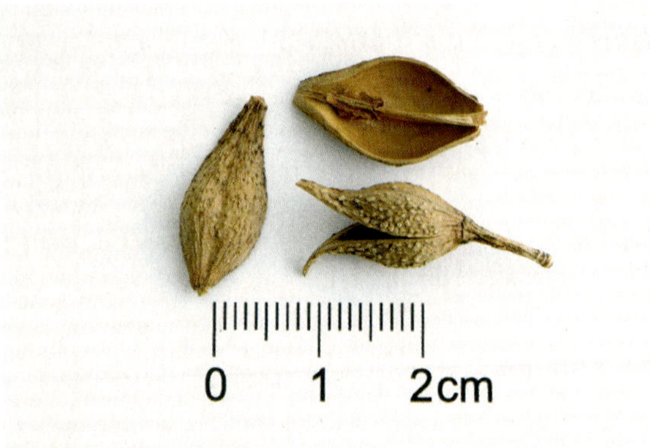

Deutscher Name Forsythienfrüchte
Englischer Name Weeping Forsythia Capsule, Forsythia Fruit
Familie Ölbaumgewächse – Oleaceae
Offizine Spezies *Forsythia suspensa*
Spezies Kampomedizin *Forsythia suspensa, Forsythia viridissima*

Eigenschaften

Temperatur Leicht kalt
Geschmack Bitter
Funktionskreis Lunge, Herz, Dünndarm

Wirkung

- Klärt Hitze und löst Toxine
- Eliminiert Wind-Hitze aus der Oberfläche
- Abszesse auflösend und Knoten zerstreuend

Indikationen

- **Toxine in der Haut, dem Darm oder der Blase** Geschwüre, Erysipel, Entzündungen der Haut. Auch für Toxine im Darm (grippale Darminfekte, Darmentzündungen) oder in der Blase (heißes oder blutiges *Lin*-Syndrom
- **Äußere Wind-Hitze** Fieberhafte Erkrankungen mit Durst und Unruhe, leichtem Frösteln, Schluckbeschwerden und Kopfschmerzen, akuter grippaler Infekt, Atemwegsinfekt, eitrige Bronchitis, Halsentzündung, Tonsillitis
- Abszesse, Furunkel, Lymphknotenschwellungen im Halsbereich

Kontraindikationen und Sicherheitshinweise

- Allergie gegen die Arznei
- Vorsicht bei Diarrhö
- Vorsicht vor intensiver UV-Lichtexposition, phototoxische Reaktionen sind möglich

Schwangerschaft und Stillzeit

Kontraindiziert wegen unklarer Gentoxizität

Pharmakologie

Wässrige Extrakte zeigten in vitro (Ames-Tests, Bacillus-subtilis-Test, UDS-Test) keine Hinweise auf Mutagenität. In-vivo-Gentoxizitätstests fielen bei intraperitonealer Extraktverabreichung positiv, z.T. stark positiv aus (Mikrokern- und Chromosomenaberrationstest).

Dosierung und Zubereitung

Dosierung 6–15 g
Zubereitung Erster Kochvorgang 30 Min.; zweiter Kochvorgang 20 Min.

Kommentar

- Im westlichen Sinn ist dieses Mittel entzündungshemmend und fiebersenkend.
- *Lian Qiao* wird häufig kombiniert mit *Jin Yin Hua* (Lonicerae Japonicae Flos) aus dieser Arzneigruppe, ▶ Kommentar dort. Der Unterschied zwischen den beiden Mittel ist, dass *Lian Qiao* zusätzlich Knoten zerstreut und somit häufiger eingesetzt wird bei Toxinen mit Schwellungen, Abszessen und geschwollenen Lymphknoten.

Typische Rezepturen mit Lian Qiao

- *Yin Qiao San* (Lonicerae Japonicae Flos und Forsythiae Fructus Pulver) ▶ RG 1.2
- *Jing Jie Lian Qiao Tang* (Schizonepetae Herba und Forsythiae Fructus Dekokt) ▶ RG 13.1

Lòu Lú
Rhapontici Radix
漏蘆 漏芦

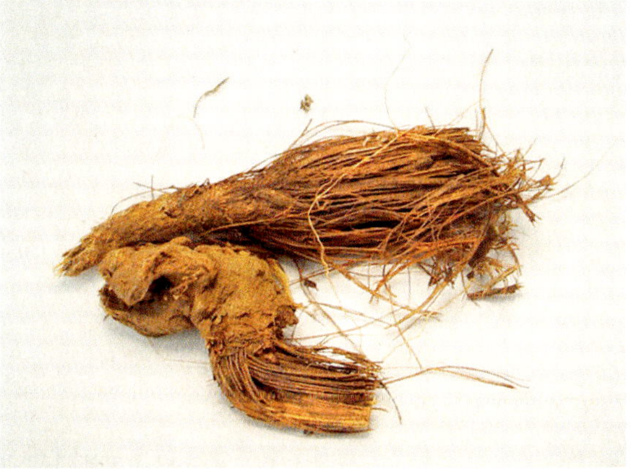

Deutscher Name Alpenscharte
Englischer Name Uniflower Swisscentaury Root, Rhaponticum Root
Familie Korbblütler – Compositae
Offizine Spezies *Rhaponticum uniflorum*. Nicht zu verwechseln mit dem Rhapontikumrhabarber, *Rheum rhaponticum*, der in der westlichen Medizin Verwendung findet

Eigenschaften

Temperatur Kalt
Geschmack Bitter
Funktionskreis Magen

Wirkung

- Klärt Hitze und löst Toxine
- Reduziert Schwellungen und Wunden
- Fördert den Milchfluss

Indikationen

- **Feuchte Hitze** Frühstadien von Wunden und Abszessen mit Rötung, Schmerz und Schwellung. Auch bei schmerzhaften Brustdrüsenschwellungen
- **Dermatologische Affektionen** Erysipel, nicht heilende Wunden und Ulzera
- Fördert den Milchfluss, besonders bei Anwesenheit von Hitze-Zeichen; postpartaler Milchstau mit Rötung, beginnende Mastitis

Kontraindikationen und Sicherheitshinweise

Allergie gegen die Arznei

Schwangerschaft und Stillzeit

Schwangerschaft Relativ kontraindiziert: Traditionell wegen seiner gleitend machenden und bitteren, kalten Eigenschaft. Untersuchungen zur Embryotoxizität, Fetotoxizität oder Teratogenität liegen nicht vor.
Stillzeit Kontraindiziert bei Milchmangel durch *Qi*- und Blutmangel; bei Blockade durch Hitze und Toxine fördert es den Milchfluss.

Pharmakologie

Das Arzneidekokt zeigte eine Hemmung östrogenabhängiger und -unabhängiger Brustkrebszelllinien in vitro.

Dosierung und Zubereitung

Dosierung 5–9 g
Zubereitung Erster Kochvorgang 30 Min.; zweiter Kochvorgang 20 Min.

Kommentar

- Besonders bei Problemen der weiblichen Brust mit Hitze-Zeichen und verzögertem Milchfluss
- Zur Behandlung der Brust häufig kombiniert mit *Pu Gong Ying* (Taraxici Herba) aus dieser Arzneigruppe und *Wang Bu Liu Xing* (Vaccariae Semen) ▶ AG 10.1.
- Zur Förderung des Milchflusses häufig kombiniert mit *Wang Bu Liu Xing* (Vaccariae Semen) ▶ AG 10.1 und *Tong Cao* (Tetrapanacis Medulla) ▶ AG 4

Typische Rezepturen mit Lou Lu

Lou Lu ist selten in klassischen Rezepturen vorhanden, ist aber eine sehr häufig beigefügte Arznei bei heißen Brusterkrankungen.

Lù Dòu
Phaseoli Radiati Semen
綠豆 绿豆

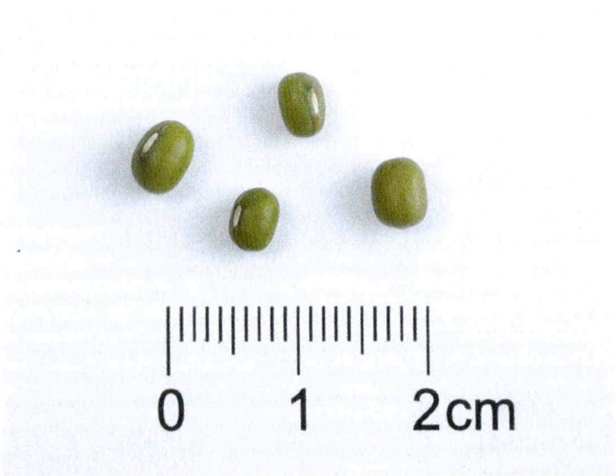

Deutscher Name Mungbohne
Englischer Name Mung Bean, Phaseolus
Familie Hülsenfrüchtler – Fabaceae
Offizinelle Spezies *Phaseolus radiatus*

Eigenschaften

Temperatur Kalt
Geschmack Süß
Funktionskreis Herz, Magen

Wirkung

- Klärt Sommerhitze
- Klärt Hitze und eliminiert Toxine
- Antidot bei *Fu-Zi*-Vergiftungen

Indikationen

- Sommerhitze: Gereiztheit, Fieber, Durst, Müdigkeit
- Toxische-Hitze: toxische Schwellungen und Furunkel

Kontraindikationen und Sicherheitshinweise

- Allergie gegen die Arznei
- Bei Diarrhö mit Vorsicht anzuwenden

Schwangerschaft und Stillzeit

Während jahrhundertelanger Anwendung sind keine relevanten Risiken bekannt geworden. Aussagefähige Untersuchungen zur Sicherheit in der Schwangerschaft oder Stillzeit liegen nicht vor.

Dosierung und Zubereitung

Dosierung 15–30 g
Zubereitung Erster Kochvorgang 30 Min.; zweiter Kochvorgang 20 Min.

Kommentar

- *Lu Dou* hat Ähnlichkeiten mit *He Ye* (Nelumbinis Folium) aus dieser Arzneigruppe. Beide werden eingesetzt bei Sommerhitze. Allerdings richtet *He Ye* den Fokus mehr auf den Durchfall.
- *Lu Dou* kann an heißen Sommertagen als Tee konsumiert werden, um Sommerhitze-Affektionen vorzubeugen.

Typische Rezepturen mit Lu Dou

Lu Dou ist selten in klassischen Rezepturen vorhanden und wird bei entsprechenden Symptomen jeweils beigefügt.

Mǎ Chǐ Xiàn
Portulacae Herba
馬齒莧 马齿苋

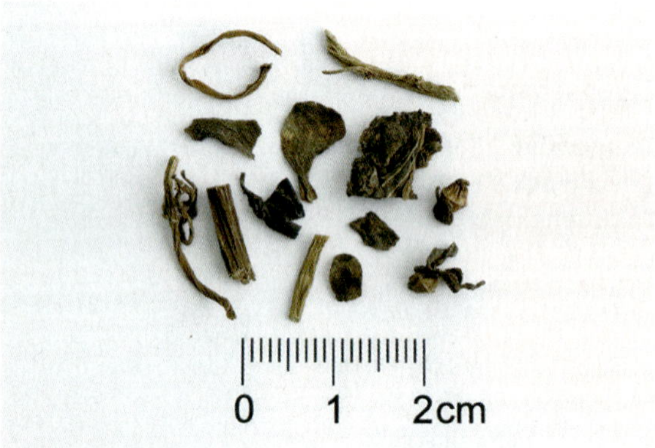

Deutscher Name Portulak, Burzelkraut, wörtlich: „Pferdezahn-Amaranth“
Englischer Name Purslane Herb
Familie Portulakgewächse – Portulacaceae
Offizinelle Spezies *Portulaca oleracea*

Eigenschaften

Temperatur Kalt
Geschmack Sauer
Funktionskreis Leber, Dickdarm

Wirkung

- Löst Toxine und klärt Feuchtigkeit-Hitze im Unteren Erwärmer
- Kühlt das Blut und stillt Blutungen
- Antidot bei Stichen
- Äußerlich bei infizierten Wunden und Hautläsionen

Indikationen

- **Feuchtigkeit- Hitze und Toxine** Bakterielle Dysenterie, toxische Läsionen (*Yong*) im Darm (wie bei Morbus Crohn), Ausfluss (ohne und auch mit Blutbeimengung), heißes und blutiges **Lin-Syndrom** mit schmerzhaftem, brennendem Wasserlassen, blutigem Urin.
- **Blutungen** Starke Menstruationsblutungen, Metrorrhagien, andere Blutungen aus dem Unterleib, Ausfluss mit Blut, Hämaturie
- Als Antidot bei Wespen- und Hornissenstichen und Schlangenbissen
- **Lokale Anwendung zur Behandlung von Wunden, Ulzera und Abszedierungen** Ekzeme durch feuchte und toxische Hitze, Hämorrhoiden, infizierte Wunden

Kontraindikationen und Sicherheitshinweise

Allergie gegen die Arznei

Schwangerschaft und Stillzeit

Schwangerschaft Traditionell relativ kontraindiziert wegen seiner abortiven Wirkung, die durch experimentelle Untersuchungen teilweise gestützt wird. Untersuchungen zur Embryotoxizität, Fetotoxizität oder Teratogenität liegen nicht vor.
Stillzeit Keine Einschränkungen bekannt

Dosierung und Zubereitung

Dosierung 9–15g; geeignete Menge für topische Anwendung, zur Paste zermahlen auftragen
Zubereitung Erster Kochvorgang 30 Min.; zweiter Kochvorgang 20 Min.

Kommentar

- Bei äußerlicher Anwendung als Salbe mit frisch zerstoßenem *Ma Chi Xian*
- Innerlich besonders häufig bei akuten Magen-Darm-Infektionen eingesetzt. Wegen der Ähnlichkeiten hierfür oft mit *Bai Tou Weng* (Pulsatillae Radix) aus dieser Arzneigruppe eingesetzt. Dazu eignet sich die Arznei auch zur Behandlung von toxischen Läsionen (*Yong*) im Darm und wird bei Colitis, Dysenterie und Enteritis eingesetzt.
- *Ma Chi Xian* kann entgiften und Blutungen stoppen und behandelt wirksam vaginale und Zervix-Entzündungen.

Typische Rezepturen mit Ma Chi Xian

Ma Chi Xian ist selten in klassischen Rezepturen vorhanden und wird bei Bedarf jeweils beigefügt.

Pú Gōng Yīng
Taraxaci Herba
蒲公英

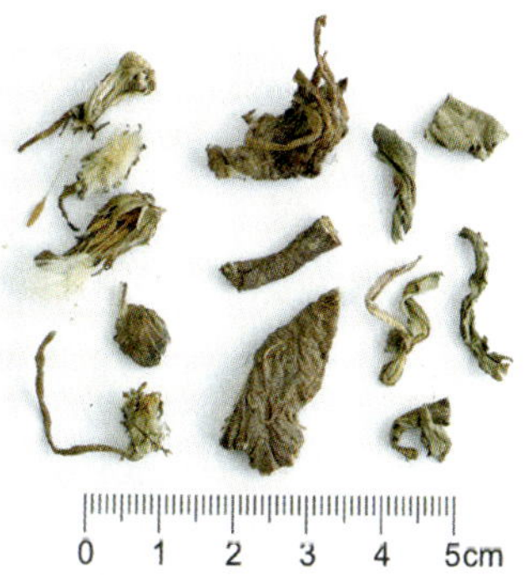

Deutscher Name Mongolisches Löwenzahnkraut
Englischer Name Dandelion
Familie Korbblütler – Compositae
Offizinelle Spezies *Taraxacum mongolicum, Taraxacum borealisinense*

Eigenschaften

Temperatur Kalt
Geschmack Bitter, süß
Funktionskreis Leber, Magen

Wirkung

- Reduziert Abszesse und zerstreut Knoten
- Klärt die Leber und die Augen
- Klärt Hitze, eliminiert Feuchtigkeit und behandelt *Lin*-Syndrom

Indikationen

- Toxische Läsionen (*Yong*) in Lunge, Brust und Darm; feste, harte Knoten, Ulzerationen; besonders häufig bei Brustentzündungen eingesetzt
- Rote, geschwollene Augen
- Ikterus durch Feuchtigkeit-Hitze; schmerzhaftes, heißes *Lin*-Syndrom

Kontraindikationen und Sicherheitshinweise

- Allergie gegen Korbblütler
- Vorsicht mit hohen Dosen, diese können Diarrhö auslösen

Schwangerschaft und Stillzeit

Während jahrhundertelanger Anwendung sind keine relevanten Risiken bekannt geworden. Aussagefähige Untersuchungen zur Sicherheit in der Schwangerschaft oder Stillzeit liegen nicht vor.

Interaktionen

Durch den Säureeffekt der Arznei kann die Wirkung von Arzneimitteln wie Antazida, Aminoglykosiden (Gentamycin, Streptomycin usw.) und Aminophyllin abgeschwächt werden.

Pharmakologie

- Ein wässriger Drogenextrakt zeigte in vitro keine Östrogenaktivität. Ein Arzneidekokt hemmte die Proliferation verschiedener östrogenabhängiger und -unabhängiger Brustkrebszelllinien in vitro.
- Wässrige Extrakte zeigten in vitro (Ames-Test, UDS-Test) keine Hinweise auf Mutagenität.

Dosierung und Zubereitung

Dosierung 10–15 g
Zubereitung Erster Kochvorgang 30 Min.; zweiter Kochvorgang 20 Min.

Kommentar

- *Pu Gong Ying* ist das Botenmittel zur Brust und wird bei allen toxischen Hitze-Brustproblemen eingesetzt. Ebenfalls wird es besonders häufig in Rezepturen zur unterstützenden Behandlung von Brustkrebspatientinnen eingesetzt.
- Bei der Behandlung von heißen Brusterkrankungen wird es häufig kombiniert mit *Lou Lu* (Raphontici Radix) aus dieser Arzneigruppe und mit *Wang Bu Liu Xing* (Vaccariae Semen) ▶ AG 10.1.
- *Pu Gong Ying* ist ein besonders wirksames Mittel zur Elimination von Eiter aufgrund von toxischer Hitze.

Typische Rezepturen mit Pu Gong Ying

Wu Wei Xiao Du Yin (Fünf Bestandteile Trank zur Eliminierung von Toxinen) zur Behandlung von toxischen Schwellungen und Abszessen. Diese Rezeptur wird in diesem Buch nicht berücksichtigt.

Qīng Dài
Indigo Naturalis
青黛

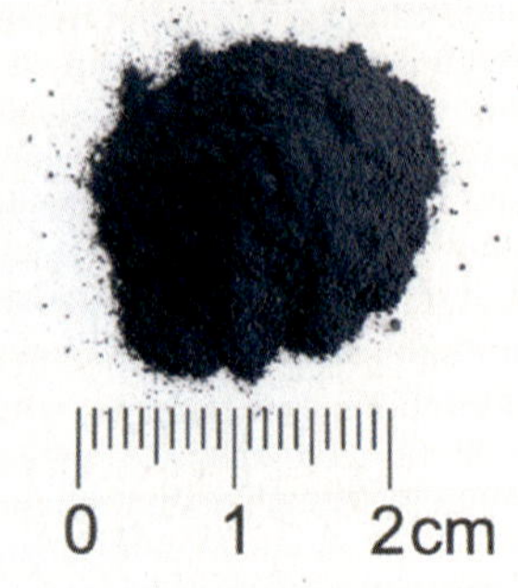

Deutscher Name Indigo
Englischer Name Natural Indigo, Indigo
Familie (je nach eingesetzer Spezies) Akantusgewächse – Acanthaceae; Knöterichgewächse – Polygonaceae; Kreuzblütler – Cruciferae
Offizinelle Spezies *Baphicacanthus cusia, Polygonum tinctorium, Isatis indigotica*

Eigenschaften

Temperatur Kalt
Geschmack Salzig
Funktionskreis Leber

Wirkung

- Klärt Hitze, löst Toxine, kühlt das Blut, reduziert Petechien und Schwellungen
- Leitet Leber-Feuer aus, zerstreut Sommerhitze, löscht Wind und stoppt Tremor
- Klärt Leber-Feuer, leitet Lungen-Hitze aus und kühlt das Blut

Indikationen

- **Toxische-Hitze und Hitze im Blut** Petechien, Nasenbluten, geschwollener, schmerzender Hals, Mundulzerationen, Mumps
- Krämpfe, rote Augen, Halsschmerzen und Gereiztheit aufgrund von Leber-Feuer oder Sommerhitze
- Husten und Brustschmerzen durch Leber-Feuer, welches die Lunge angreift

Kontraindikationen und Sicherheitshinweise

- Allergie gegen die Arznei
- Unter Patienten in Japan und China, die *Qing Dai* außerhalb oder auch innerhalb des Rahmens der Chinesischen bzw. Kampo-Medizin mit gutem Erfolg bei Colitis ulcerosa oder wegen anderer Erkrankungen einnahmen, entwickelte ein kleiner Teil eine akute ischämische Colitis. Die Symptome bestanden in Bauchschmerzen, Durchfällen und blutigem Stuhl und waren nicht der Grunderkrankung zuzuordnen. Nach Absetzen der Arznei war die Erkrankung reversibel, in einem Fall erforderte sie eine Operation.
- Aus Japan werden – außerhalb des Rahmens der Chinesischen bzw. Kampo-Medizin – Fälle einer pulmonalen Hypertonie berichtet, die sich vor allem mit Kurzatmigkeit bemerkbar machte. Auch Leberenzymerhöhungen, die mild verliefen, werden berichtet.

Schwangerschaft und Stillzeit

Schwangerschaft Mit Vorsicht anzuwenden wegen möglicher toxischer Effekte (s.o.) und nicht auszuschließender Mutagenität. Eine 3-Generationen-Studie zur Reproduktionstoxizität an der Ratte und am Kaninchen mit dem Indigo-Farbstoff (D&C Blue No. 6) zeigte keine embryotoxischen, fetotoxischen oder teratogenen Effekte.
Stillzeit Vorsicht wegen möglicher toxischer Effekte und nicht auszuschließender Mutagenität.

Pharmakologie

Qing Dai zeigte im Ames-Test widersprüchliche Ergebnisse, im UDS-Test und im In-vitro-Mikrokerntest negative Ergebnisse bzgl. Mutagenität oder Gentoxizität.

Dosierung und Zubereitung

Dosierung Tagesdosierung 1–3 g, als Pulver oder in Pillen (da schlecht wasserlöslich); geeignete Menge für topische Anwendung
Zubereitung Als Pulver zusammen mit dem fertigen Dekokt einnehmen; wird nicht dekoktiert

Kommentar

- *Qing Dai* ist das gewonnene Pulver aus, unter anderem, *Da Qing Ye* (Isatidis Folium) aus dieser Arzneigruppe. Die Funktionen dieser beiden Mittel sind sehr ähnlich. *Qing Dai* hat zusätzlich eine Lungen-Hitze klärende Wirkung.
- *Qing Dai* wird oft auch äußerlich angewendet, um toxische-Hitze aus der Haut zu klären, z.B. bei Psoriasis oder anderen heißen toxischen Hauterkrankungen. *Qing Dai* zeigt eine starke entzündungshemmende Wirkung.

Typische Rezepturen mit Qing Dai

Qing Dai ist selten in klassischen Rezepturen vorhanden und wird bei Bedarf jeweils beigefügt.

Rĕn Dōng Téng
Lonicerae Japonicae Caulis
忍冬藤

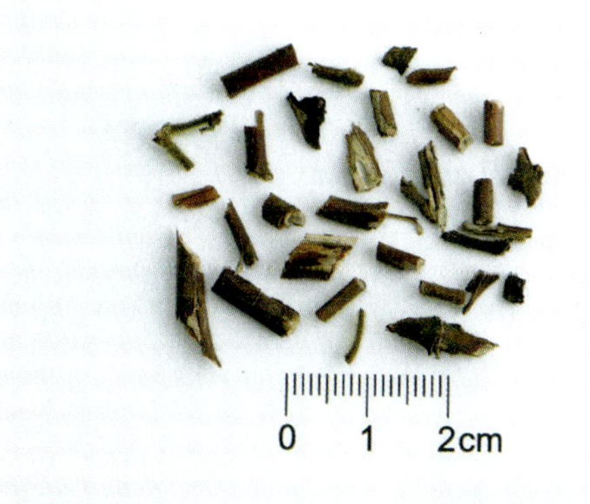

Deutscher Name Geißblattstängel
Englischer Name Honeysuckle Stem, Lonicera Vine
Familie Geißblattgewächse – Caprifoliaceae
Offizinelle Spezies *Lonicera japonica*

Eigenschaften

Temperatur Kalt
Geschmack Süß
Funktionskreis Lunge, Magen

Wirkung

- Zerstreut Wind-Feuchtigkeit, beruhigt die Sehnen und deblockiert die Leitbahnen und Kollateralen
- Klärt Hitze und löst Toxine
- Klärt Hitze und kühlt das Blut

Indikationen

- **Heißes Bi-Syndrom** Schmerzen, Steifheit und Hitze in den Gelenken
- **Hitze-Toxine** Verschiedene Arten von Ulzerationen und anderen Hauterkrankungen
- **Blut-Hitze** Verfrühte Menstruation, starke Blutungen, Entzündungen des Brustgewebes (Mastitis)

Kontraindikationen und Sicherheitshinweise

Allergie gegen die Arznei

Schwangerschaft und Stillzeit

Während jahrhundertelanger Anwendung sind keine relevanten Risiken bekannt geworden. Aussagefähige Untersuchungen zur Sicherheit in der Schwangerschaft oder Stillzeit liegen nicht vor.

Pharmakologie

Wässrige Extrakte zeigten in vitro (Ames-Test, Bacillus-subtilis-Test, UDS-Test) keine Hinweise auf Mutagenität, abgesehen von einem Kaltwasserextrakt in einem positiven Ames-Test.

Dosierung und Zubereitung

Dosierung 9-30 g
Zubereitung Erster Kochvorgang 30 Min.; zweiter Kochvorgang 20 Min.

Kommentar

Interessant ist der Vergleich von *Ren Dong Teng* und *Jin Yin Hua* (Lonicerae Japonicae Flos) aus dieser Gruppe. Beide Mittel klären Hitze und lösen Toxine. *Teng* heißt Ranke, und Ranken wirken auf die Extremitäten. *Ren Dong Teng* wird deshalb hauptsächlich bei heißem *Bi*-Syndrom eingesetzt. In Bezug auf die Toxine lösende Wirkung ist *Ren Dong Teng* milder als *Jin Yin Hua*.

Typische Rezepturen mit Ren Dong Teng

Ren Dong Teng ist selten in klassischen Rezepturen vorhanden und wird bei Bedarf jeweils beigefügt.

Shān Dòu Gēn
Sophorae Tonkinensis Radix et Rhizoma
山豆根

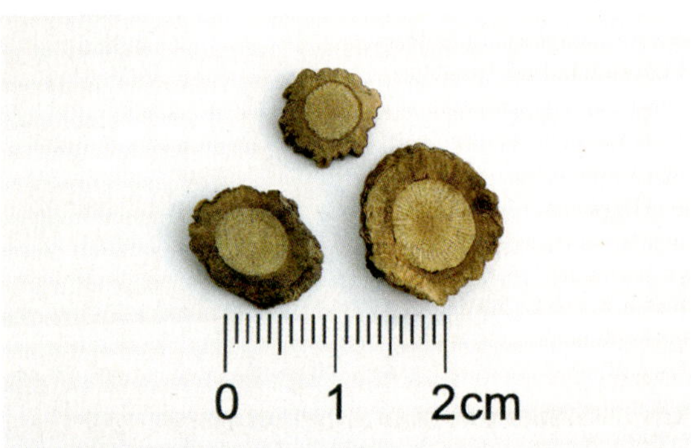

Deutscher Name Schnurbaumwurzel
Englischer Name Vietnamese Sophora Root
Familie Hülsenfrüchtler – Leguminosae
Offizinelle Spezies *Sophora tonkinensis*

Eigenschaften

Temperatur Kalt
Geschmack Bitter
Funktionskreis Lunge, Magen

Wirkung

Klärt Hitze, löst Feuer-Toxine, zerstreut Schwellungen und unterstützt den Hals

Indikationen

- Geschwollener, schmerzhafter Hals, akute Tonsillitis
- Abszesse, Schwellungen, Ulzerationen

Kontraindikationen und Sicherheitshinweise

- Allergie gegen die Arznei
- Die Arznei ist toxisch. Überdosierung ist strikt zu vermeiden: nicht über 6 g bei Erwachsenen, bei empfindlichen Personen entsprechend weniger verordnen. In einer Fallserie zeigte unter Personen, die eine Dosis von 6 g erhielten, nur eine Person (0,5%) Nebenwirkungen, unter 9 g waren es 17% und bei ≥10g waren es 52%.
- Große Vorsicht bei Kindern! Unter hohen Dosen kann es zu irreversiblen neurologischen Störungen kommen.

Schwangerschaft und Stillzeit

Schwangerschaft Kontraindiziert wegen Toxizität und möglicher Teratogenität. Die Arzneidroge enthält Anagyrin, das bei Weidetieren Missbildungen erzeugt, auch ein Fall von Missbildungen bei einem Kind wurde damit in Verbindung gebracht. Die Inhaltsstoffe Matrin und Sophocarpin erzeugten im Zebrafischtest schwache embryotoxische und teratogene Effekte.
Stillzeit Wegen Toxizität kontraindiziert

Interaktionen

Nach mehreren Fallberichten wird die Toxizität durch gleichzeitige Gabe von *Shen Qu* (Massa Medicata Fermentata) und *Da Huang* (Rhei Radix et Rhizoma) offensichtlich gesteigert.

Pharmakologie

- Eine verlängerte Kochzeit erhöhte bei der Maus die akute Toxizität von *Shan Dou Gen*, das oral zusammen mit anderen Arzneidrogen verabreicht wurde.

- Wässrige Extrakte zeigten in vitro überwiegend keine Hemmwirkung auf Brustkrebszelllinien, aber auch keine Proliferationsstimulation.
- Wässrige Extrakte zeigten in vitro (Ames-Test, Bacillus-subtilis-Test) keine Hinweise auf Mutagenität.

Dosierung und Zubereitung

Dosierung 3–6 g
Zubereitung Erster Kochvorgang 30 Min.; zweiter Kochvorgang 20 Min. Längere Kochzeiten sollten vermieden werden.

Kommentar

- Kann bei Mundulzerationen und Halsschmerzen auch als Mund- oder Rachenspülung eingesetzt werden
- *Shan Dou Gen* zerstreut Schwellungen, und löst Toxine. Die Arznei wird deshalb häufig in der unterstützenden Behandlung bei Krebspatienten eingesetzt.

Typische Rezepturen mit Shan Dou Gen

Shan Dou Gen ist selten in klassischen Rezepturen vorhanden und wird bei Bedarf jeweils beigefügt.

Shè Gān
Belamcandae Rhizoma
射干

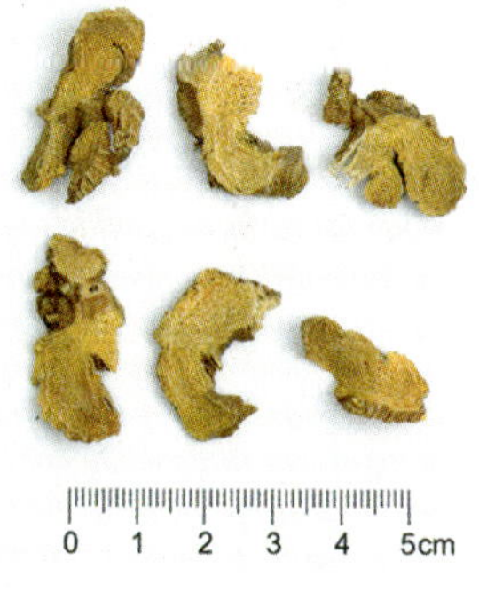

Deutscher Name Leopardenblumenwurzel
Englischer Name Blackberry Lily Rhizome, Belamcanda
Familie Schwertliliengewächse – Iridaceae
Offizinelle Spezies *Belamcanda chinensis*

Eigenschaften

Temperatur Kalt
Geschmack Bitter
Funktionskreis Lunge

Wirkung

- Klärt Hitze, löst Toxine und befreit den Hals
- Transformiert Schleim und klärt die Lunge

Indikationen

- **Hitze und Toxine im Hals** Geschwollener und schmerzender Hals aufgrund von Feuer, Feuer-Toxinen oder Schleim-Hitze-Obstruktionen, akute Tonsillitis
- **Schleim in der Lunge** Husten und Asthma mit Schleim-Obstruktionen; da dieses Mittel eine sehr starke Schleim umwandelnde Funktion besitzt, kann es bei kaltem Schleim mit warmen Kräutern kombiniert werden.

Kontraindikationen und Sicherheitshinweise

- Magen- und Milz-Kälte mit Diarrhö
- Allergie gegen die Arznei

Schwangerschaft und Stillzeit

Schwangerschaft Mit Vorsicht anzuwenden. Wird traditionell wegen seiner bitteren, kalten Eigenschaften teilweise als kontraindiziert angesehen. Untersuchungen zur Embryotoxizität, Fetotoxizität oder Teratogenität liegen nicht vor.
Stillzeit Relative Kontraindikation, verringert den Milchfluss

Pharmakologie

- Ein ethanolischer Extrakt zeigte in vitro eine deutliche Östrogenaktivität. Eine Arbeit demonstrierte, dass sieben verschiedene aus *She Gan* isolierte Substanzen die östrogenabhängigen Brustkrebszelllinien MCF-7 und T47D im Wachstum stimulierten.
- Wässrige Extrakte zeigten in vitro (Ames-Test, UDS-Test) keine Hinweise auf Mutagenität.

Dosierung und Zubereitung

Dosierung 3–10 g
Zubereitung Erster Kochvorgang 30 Min.; zweiter Kochvorgang 20 Min.

Kommentar

She Gan ist ein sehr potentes Mittel bei Schleim-Ansammlungen in der Lunge und im Hals bei Halsschmerzen mit Schleim. Bei Halsschmerzen wird es oft kombiniert mit *Shan Dou Gen* (Sophorae Tonkinensis Radix et Rhizoma) aus dieser Arzneigruppe.

Typische Rezepturen mit She Gan

She Gan ist selten in klassischen Rezepturen vorhanden und wird jeweils beigefügt.

Sī Guā Luò
Luffae Fructus Retinervus
絲瓜絡 丝瓜络

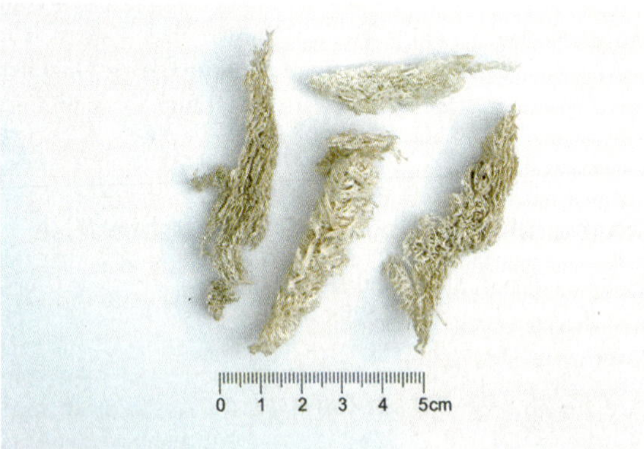

Deutscher Name Luffaschwamm, Schwammgurke
Englischer Name Luffa Vegetable Sponge, Luffa Fiber
Familie Kürbisgewächse – Cucurbitaceae
Offizinelle Spezies *Luffa cylindrica*

Eigenschaften

Temperatur Neutral
Geschmack Süß
Funktionskreis Lunge, Magen, Leber

Wirkung

- Löst Toxine und lindert Schwellungen
- Befreit die Leitbahnen und Kollateralen und beseitigt Wind
- Leitet Schleim aus

Indikationen

- Toxische Läsionen, Wunden, Brustentzündung, Brustspannung, Brustknoten, mangelnde Milchbildung
- **Bi-Syndrom aufgrund von Wind-Feuchtigkeit** Völle und Schmerz in Thorax und Flanke, Schmerzen und Brennen in Muskeln und Sehnen, Steifigkeit in den Gelenken, Traumata
- **Husten durch Lungen-Hitze** Hohes Fieber, Thoraxschmerzen, schwer abzuhustender Schleim

Kontraindikationen und Sicherheitshinweise

Allergie gegen die Arznei

Schwangerschaft und Stillzeit

Schwangerschaft Während jahrhundertelanger Anwendung sind keine relevanten Risiken bekannt geworden. Aussagefähige Untersuchungen zur Sicherheit in der Schwangerschaft liegen nicht vor.
Stillzeit Keine Einschränkungen bekannt; fördert den Milchfluss

Pharmakologie

Das Arzneidekokt zeigte in vitro Hemmeffekte auf einige Brustkrebszelllinien, bei anderen Zelllinien keine Proliferationsstimulation.

Dosierung und Zubereitung

Dosierung 5–12 g
Zubereitung Erster Kochvorgang 30 Min.; zweiter Kochvorgang 20 Min.

Kommentar

Si Gua Luo ist ein Schwamm. Genau wie seine Struktur aussieht, so dringt dieses Mittel in die *Luo*-Gefäße ein und befreit diese. Aus diesem Grund wird dieses Mittel zum Teil auch in die Blut bewegende und Stase lösende Kategorie eingeteilt.

Typische Rezepturen mit Si Gua Luo

Si Gua Luo ist selten in klassischen Rezepturen vorhanden und wird bei Bedarf jeweils beigefügt.

Tŭ Fú Líng
Smilacis Glabrae Rhizoma
土茯苓

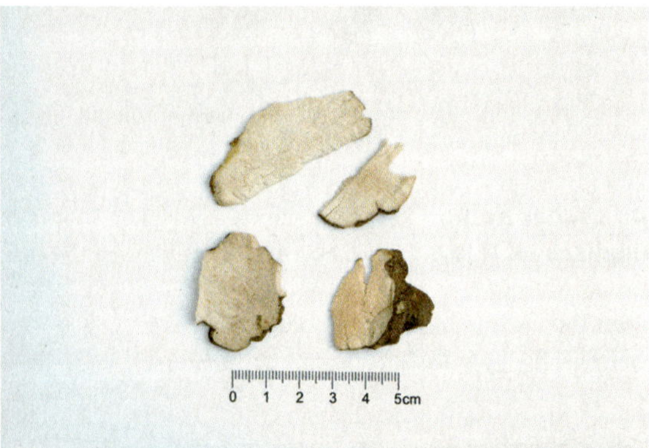

Deutscher Name Stechwindenwurzel, Stechwindenwurzelstock
Englischer Name Glabrous Greenbrier Rhizome, Smilax
Familie Liliengewächse – Liliaceae
Offizinelle Spezies *Smilax glabra*

Eigenschaften

Temperatur Neutral
Geschmack Süß, fade
Funktionskreis Leber, Magen

Wirkung

- Klärt Feuchtigkeit-Hitze aus der Haut
- Löst Toxine und eliminiert Feuchtigkeit

Indikationen

- Heiße Hautläsionen, Ulzerationen, Akne, Psoriasis
- **Toxische und Feuchtigkeit-Hitze** Gelenkschmerzen aufgrund von Feuchtigkeit-Hitze, heißes *Lin*-Syndrom mit schmerzhafter Miktion und trübem Urin, Ikterus durch Feuchtigkeit-Hitze

Kontraindikationen und Sicherheitshinweise

Allergie gegen die Arznei

Schwangerschaft und Stillzeit

Während jahrhundertelanger Anwendung sind keine relevanten Risiken bekannt geworden. Aussagefähige Untersuchungen zur Sicherheit in der Schwangerschaft oder Stillzeit liegen nicht vor.

Pharmakologie

Wässrige Extrakte zeigten in vitro (Ames-Test, Bacillus-subtilis-Test, UDS-Test) keine Hinweise auf Mutagenität.

Dosierung und Zubereitung

Dosierung 15–60 g
Zubereitung Erster Kochvorgang 30 Min.; zweiter Kochvorgang 20 Min.

Kommentar

- *Tu Fu Ling* wird häufig eingesetzt bei Gicht (Feuchtigkeit-Hitze *Bi*-Syndrom) und bei Psoriasis (Toxische-Hitze in der Haut).
- Aufgrund seines süß-blanden Geschmacks kann *Tu Fu Ling* auch bei einer geschwächten Milz und generell in hoher Dosis eingesetzt werden.

Typische Rezepturen mit Tu Fu Ling

Tu Fu Ling ist selten in klassischen Rezepturen vorhanden und wird bei Bedarf jeweils beigefügt.

Yě Jú Huā
Chrysanthemi Indici Flos
野菊花

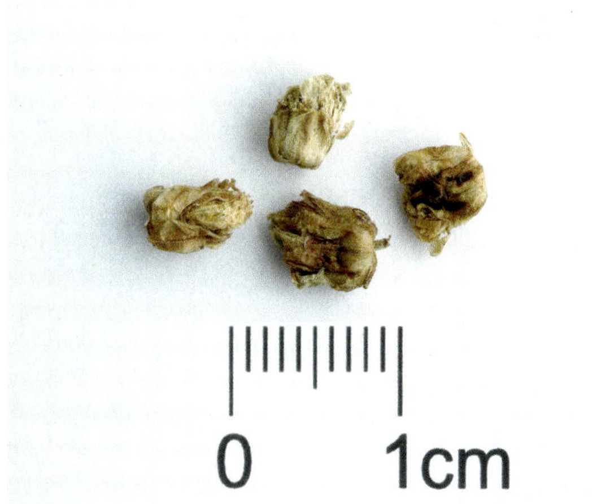

Deutscher Name Wilde Chrysanthemenblüte
Englischer Name Wild Chrysanthemum Flower
Familie Korbblütler – Compositae
Offizinelle Spezies *Chrysanthemum indicum*

Eigenschaften

Temperatur Leicht kalt
Geschmack Bitter, scharf
Funktionskreis Lunge, Herz

Wirkung

Leitet Feuer aus und löst Toxine

Indikationen

Feuer-Toxine Furunkel, toxische Schwellungen, Akne, rote, geschwollene Augen, Halsschmerzen mit gerötetem Rachen und geschwollenen Tonsillen

Kontraindikationen und Sicherheitshinweise

Allergie gegen Korbblütler

Schwangerschaft und Stillzeit

Während jahrhundertelanger Anwendung sind keine relevanten Risiken bekannt geworden. Aussagefähige Untersuchungen zur Sicherheit in der Schwangerschaft oder Stillzeit liegen nicht vor.

Pharmakologie

Ein Ethanol-Extrakt zeigte in vitro keine Östrogenaktivität.

Dosierung und Zubereitung

Dosierung 9–15 g; geeignete Menge als Dekokt für eine Waschung gegen Juckreiz oder zu einer Paste verarbeitet für die topische Anwendung
Zubereitung Die Arznei wird dem Dekokt für die letzten 5–10 Min. des zweiten Kochvorgangs zugeben.

Kommentar

Ye Ju Hua hat als Blüte einen Bezug zum Kopf und wird besonders häufig bei Akne mit toxischer Hitze und bei geschwollenen und geröteten Augen eingesetzt, z.B. im Rahmen von allergischer Rhinitis.

Typische Rezepturen mit Ye Ju Hua

Wu Wei Xiao Du Yin (Fünf Bestandteile Trank zur Eliminierung von Toxinen) zur Behandlung von toxischen Schwellungen und Abszessen. Diese Rezeptur wird in diesem Buch nicht berücksichtigt.

Yu Xíng Cao
Houttuyniae Herba
魚腥草 鱼腥草

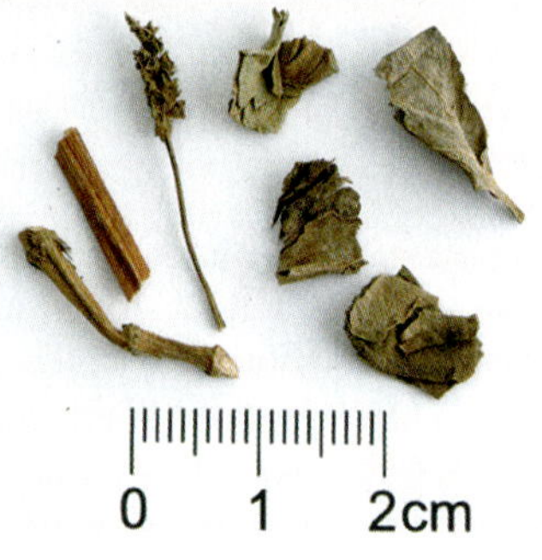

Deutscher Name Houttuynia-Kraut
Englischer Name Heartleaf Houttuynia Herb
Familie Eidechsenschwanzgewächse – Saururaceae
Offizinelle Spezies *Houttuynia cordata*

Eigenschaften

Temperatur Leicht kalt
Geschmack Scharf
Funktionskreis Lunge

Wirkung

- Klärt Hitze, eliminiert Toxine, reduziert Schwellungen und Abszesse
- Leitet Feuchtigkeit-Hitze im Unteren Erwärmer aus und wirkt diuretisch

Indikationen

- **Toxische-Hitze** Toxische Läsionen (*Yong*) in der Lunge, Husten mit dickem, gelben oder grünlichem Schleim, Sinusitis mit gelb-grünlichen Sekret
- **Feuchtigkeit-Hitze im Unteren Erwärmer** Diarrhö mit stinkendem Stuhl von gelb-oranger Farbe, schmerzhafte Miktion mit dunklem Urin, brennendem Schmerz und häufigem Wasserlassen

Kontraindikationen und Sicherheitshinweise

- Allergie gegen die Arznei
- Anwendung bei Kindern
- Vorsicht, höhere Dosis und längere Anwendung vermeiden

Fertilität, Schwangerschaft und Stillzeit

Fertilität Wegen des Gehalts an Aristolactam ist von einer Anwendung abzuraten, insbesondere bei Männern mit Kinderwunsch.
Schwangerschaft und Stillzeit Kontraindiziert wegen des Gehalts von Aristolactam

Pharmakologie

- *Yu Xing Cao* enthält geringe Mengen von Metaboliten der Aristolochiasäure II (Aristolactam A II, Aristolactam B II, Piperolactam). Deren toxikologische Relevanz ist bislang nicht näher bestimmbar. Bei Verwendung der Arznei ist Zurückhaltung zu empfehlen.
- Wässrige Extrakte zeigten in vitro bzw. in vivo (Ames-Test, Bacillus-subtilis-Test, i.p. Mikrokern- und Chromosomenaberrationstest) keine Hinweise auf Mutagenität oder Gentoxizität.

Dosierung und Zubereitung

Dosierung 15–25 g
Zubereitung Die Arznei wird dem Dekokt für die letzten 5–10 Min. des zweiten Kochvorgangs zugeben; geeignete Menge zur topischen Anwendung; zerdrückt oder als Dekokt für Dampfbäder.

Kommentar

Yu Xing Cao hat einen Bezug zur Lunge. Da die Nase mit den Nasennebenhöhlen als „die kleine Lunge" bezeichnet wird, ist diese Arznei besonders geeignet bei Sinusitiden mit grünlichem und gelblichem Schleim. Dafür wird *Yu Xing Cao* mit *Huang Qin* (Scutellariae Radix) ▶ AG 2.3 sowie mit *Cang Er Zi San* (Xanthii Fructus Pulver) kombiniert ▶ RG 1.1.

Typische Rezepturen mit Yu Xing Cao

Yu Xing Cao ist selten in klassischen Rezepturen vorhanden und wird bei Bedarf jeweils beigefügt.

Zǐ Huā Dì Dīng
Violae Herba
紫花地丁

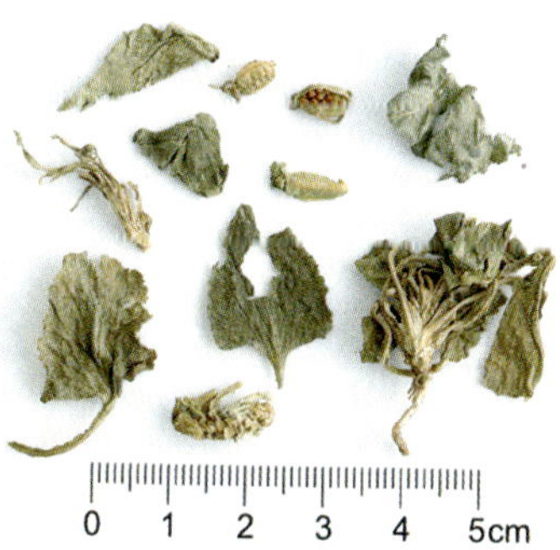

Deutscher Name Ackerstiefmütterchenkraut, japanisches Veilchenkraut
Englischer Name Tokio Violet Herb, Yedeon´s Violet
Familie Veilchengewächse – Violaceae
Offizinelle Spezies *Viola yedoensis*

Eigenschaften

Temperatur Kalt
Geschmack Bitter, scharf
Funktionskreis Herz, Leber

Wirkung

- Klärt Hitze, löst tiefliegende Toxine und kühlt das Blut
- Klärt tiefgehende heiße Wunden
- Klärt Leber-Hitze und befreit die Augen

Indikationen

- **Klärt Hitze und Toxine** Lindert rote, heiße Schwellungen, wie schmerzhafte Rachenschwellung, Ohrenschmerzen, schmerzhafte Schwellung der Glandula parotis (wie bei Mumps)
- **Entzündete Wunden und Abszesse** Infizierte Ulzera, Abszedierungen, besonders im Gesicht und am Rücken (auch Akne), auch Brustentzündungen, Furunkel, Karbunkel, und Schlangenbisse und Insektenstiche
- **Leber-Hitze** Rötung und Schwellung der Augen

Kontraindikationen und Sicherheitshinweise

- Allergie gegen die Arznei
- Vorsicht bei Wunden und Läsionen vom *Yin*-Typ

Schwangerschaft und Stillzeit

Während jahrhundertelanger Anwendung sind keine relevanten Risiken bekannt geworden. Aussagefähige Untersuchungen zur Sicherheit in der Schwangerschaft oder Stillzeit liegen nicht vor.

Dosierung und Zubereitung

Dosierung 15–30 g; für topische Anwendung das frische Kraut zu einer Paste zermahlen
Zubereitung Erster Kochvorgang 30 Min.; zweiter Kochvorgang 20 Min.

Kommentar

Im Vergleich zu anderen Toxine lösenden Arzneien aus dieser Arzneigruppe, wie z.B. *Lian Qiao* (Forsythiae Fructus) oder *Jin Yin Hua* (Lonicerae Japonicae Flos), dringt *Zi Hua Di Ding* tiefer in den Körper ein und klärt deshalb tiefliegende Toxine.

Typische Rezepturen mit Zi Hua Di Ding

Wu Wei Xiao Du Yin (Fünf Bestandteile Trank zur Eliminierung von Toxinen) zur Behandlung von toxischen Schwellungen und Abszessen. Diese Rezeptur wird in diesem Buch nicht berücksichtigt.

2.5 Leere-Hitze klärende Arzneien

Bái Wēi
Cynanchi Atrati Radix et Rhizoma
白薇

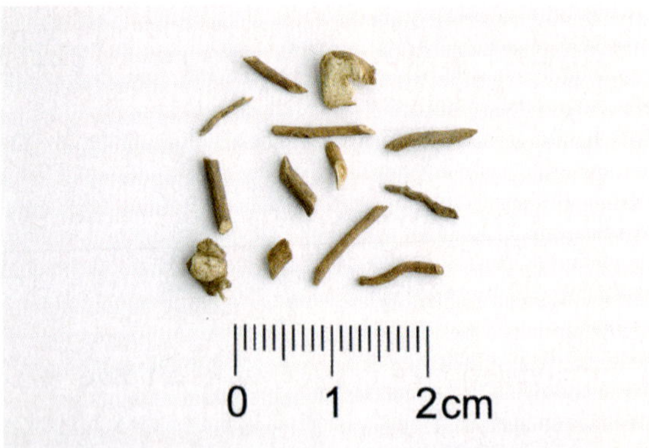

Deutscher Name Cynachum-Wurzel
Englischer Name Blackened Swallowwort Root, Cynanchum
Familie Schwalbenwurzgewächse – Asclepiadaceae
Offizinelle Spezies *Cynanchum atratum, Cynanchum versicolor*

Eigenschaften

Temperatur Kalt
Geschmack Bitter, salzig
Funktionskreis Magen, Leber, Niere

Wirkung

- Klärt Hitze und kühlt das Blut
- Klärt Hitze und fördert die Miktion
- Beseitigt Leere-Hitze

Indikationen

- Anhaltende Infektionen, mit Hitze in der *Ying*- und der Blut-Ebene, leichtes Fieber, schlechter nachts
- Fieber nach der Entbindung, Unruhe
- *Lin*-Syndrom mit schmerzhaftem Wasserlassen, Miktionsprobleme
- Subfebrile Temperaturen, schleichende Fieber, Nachmittagsfieber oder in den Abendstunden, Nachtschweiße

Kontraindikationen und Sicherheitshinweise

Allergie gegen die Arznei

Schwangerschaft und Stillzeit

Während jahrhundertelanger Anwendung sind keine relevanten Risiken bekannt geworden. Aussagefähige Untersuchungen zur Sicherheit in der Schwangerschaft oder Stillzeit liegen nicht vor.

Dosierung und Zubereitung

Dosierung 5–10 g, oft 6 g
Zubereitung Erster Kochvorgang 30 Min.; zweiter Kochvorgang 20 Min.

Kommentar

- *Bai Wei* klärt alle Formen von leerer Hitze: einerseits nachdem die Säfte und das *Yin* durch eingedrungene pathogene Hitze geschädigt wurden (z.B. nach einer Infektion), aber auch wenn Blut und *Yin d*urch eine Kindsgeburt geschwächt wurden. Die Schlüsselzeichen für den Einsatz dieser Arznei sind schleichendes Fieber und ähnliche Hitze-Symptome, welche sich nachts verstärken.
- In der Behandlung des *Lin*-Syndroms wird dieses Mittel meistens bei blutigem *Lin*-Syndrom eingesetzt.

Typische Rezepturen mit Bai Wei

Bai Wei ist selten in klassischen Rezepturen vorhanden und wird bei Bedarf jeweils beigefügt.

Dì Gŭ Pí
Lycii Cortex
地骨皮

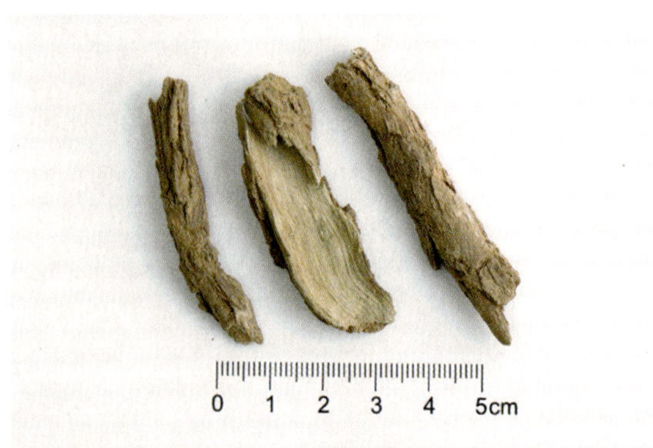

Deutscher Name Bocksdornwurzelrinde, wörtlich: „Erd-Knochen Rinde“
Englischer Name Chinese Wolfberry Root Bark, Lycium Bark
Familie Nachtschattengewächse – Solanaceae
Offizinelle Spezies *Lycium chinense, Lycium barbarum*

Eigenschaften

Temperatur Kalt
Geschmack Süß
Funktionskreis Lunge, Leber, Niere

Wirkung

- Klärt Hitze und insbesondere Leere-Hitze
- Kühlt Blut und stoppt Blutungen
- Klärt Hitze aus dem Lungen-Funktionskreis

Indikation

- **Leere-Hitze mit „Knochendampfen“** Hitze in den Knochen (▶ Kommentar), Wallungen, Nachtschweiß, Durst, Unruhezustände, Auszehrung
- **Blut-Hitze** Blutiger Auswurf, Bluterbrechen, Nasenbluten, Hämaturie
- **Hitze im Lungen-Funktionskreis** Husten, gelblicher Auswurf, Keuchen, Asthma; insbesondere bei Trockenheit oder Leere-Hitze in der Lunge

Kontraindikationen und Sicherheitshinweise

Allergie gegen die Arznei

Schwangerschaft und Stillzeit

Schwangerschaft Mit Vorsicht anzuwenden wegen nicht auszuschließender Mutagenität. Untersuchungen zur Embryotoxizität, Fetotoxizität oder Teratogenität liegen nicht vor.
Stillzeit Vorsicht wegen nicht auszuschließender Mutagenität

Interaktionen

Ein wässriger Extrakt senkte bei diabetischen Mäusen die Nüchternglukose und erhöhte den Insulinspiegel. Unter Antidiabetika könnte sich dadurch das Hypoglykämierisiko erhöhen.

Pharmakologie

- Zu Phytoöstrogenwirkungen wässriger Extrakte von *Di Gu Pi* liegen widersprüchliche Ergebnisse vor. Eine Arbeit berichtet über Östrogeneffekte in vivo und in vitro (hauptsächlich über den Östrogen-β-Rezeptor vermittelt) und der Stimulation östrogenabhängiger MCF-7-Brustkrebszellen. Eine andere Arbeit weist eine ausgeprägte Hemmung derselben Zelllinie und einen verstärkten Metabolismus von Östrogen aus. Mangels weiterer Ergebnisse lässt sich dieser Widerspruch derzeit nicht auflösen.
- Wässrige Extrakte zeigten bzgl. Mutagenität im Ames-Test ein negatives Ergebnis, in einem Bacillus-subtilis-Test und in einem UDS-Test ein positives Ergebnis. Der Mikrokerntest mit einem 50%igen Ethanol-Extrakt zeigte bei der Maus keine Hinweise auf Gentoxizität.

Dosierung und Zubereitung

Dosierung 9–15 g
Zubereitung Erster Kochvorgang 30 Min.; zweiter Kochvorgang 20 Min.

Kommentar

„Knochendampfen“ beschreibt ein inneres Hitzegefühl, als ob die Knochen heiß sind. Es ist ein typisches Zeichen für leere Hitze aufgrund von *Yin*-Mangel. Für diese Art von Hitze ist *Di Gu Pi* ein sehr wirksames Mittel. In der Behandlung von Knochendampfen wird *Di Gu Pi* kombiniert mit *Qing Hao* (Artemisiae Annuae Herba) aus dieser Arzneigruppe. Die entsprechende Rezeptur ist *Qing Gu San* (Pulver um die Knochen zu klären) ▶ unten.

Typische Rezepturen mit Di Gu Pi

Qing Gu San (Pulver um die Knochen zu klären) zur Behandlung von Hitze aufgrund von *Yin*-Mangel, insbesondere mit Knochendampfen ▶ RG 2.5

Qīng Hāo
Artemisiae Annuae Herba
青蒿

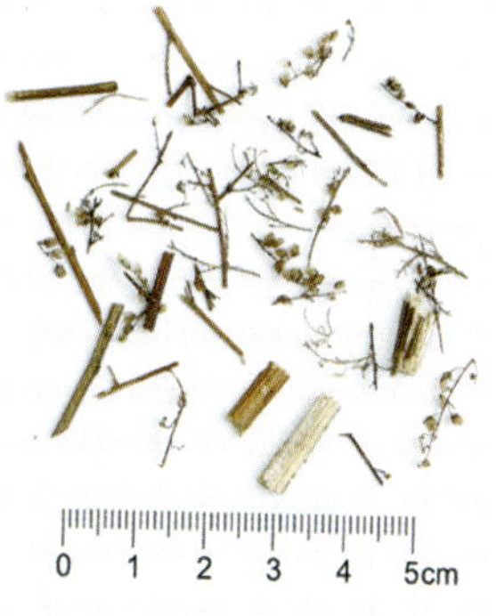

Deutscher Name Beifußkraut, einjährig
Englischer Name Sweet Wormwood Herb, Artemisia
Familie Korbblütler – Compositae
Offizinelle Spezies *Artemisia annua*

Eigenschaften

Temperatur Kalt
Geschmack Bitter, scharf
Funktionskreis Leber, Gallenblase

Wirkung

- Klärt Fieber aufgrund von Leere-Hitze
- Klärt Sommerhitze
- Kontrolliert Malaria-Erkrankungen und löst Hitze
- Kühlt das Blut und stoppt Blutungen

Indikation

- Fieber aufgrund von Blut-Mangel oder *Yin*-Mangel; Fieber nach febrilen Erkrankungen; besonders gut bei Knochenhitze ohne Schwitzen; Nachmittagsfieber, Nachtschweiß
- Sommerhitze mit tiefgradigem Fieber, Kopfschmerzen, Schwindel und Engegefühl in der Brust
- Traditionell bei Malaria mit alternierendem Fieber und Frösteln
- Nasenbluten, Uterusblutungen, Purpura

Kontraindikationen und Sicherheitshinweise

Allergie gegen Korbblütler

Schwangerschaft und Stillzeit

Schwangerschaft Kontraindiziert. Untersuchungen liegen hauptsächlich zu Artemisinin und seinen Derivaten vor. Diese zeigen embryotoxische, fetotoxische und teratogene Effekte bei verschiedenen Tierarten. Aber auch ein ethanolischer Blattextrakt aus *Artemisia annua* zeigte embryotoxische, fetotoxische und teratogene Wirkungen bei der Ratte.
Stillzeit Keine Einschränkungen bekannt

Pharmakologie

- Die Blätter der Wildform von *Qing Hao* enthalten zwischen 0,02 und 1,07% Artemisinin, eine gegen Malaria wirksame Substanz. Andere Bestandteile tragen nur unwesentlich zu diesem Effekt bei. Unter heutigen Bedingungen ist eine Behandlung der Malaria mit *Qing Hao* zu unsicher, auch weil die Arznei zur Induktion von Enzymen führt, die Artemisinin beschleunigt abbauen. Um den Plasmaspiegel aufrecht zu erhalten, muss die Dosis aus diesem Grund im Laufe der Behandlung um das Fünf- bis Siebenfache erhöht werden. Daher hat man Derivate entwickelt, wie Artemether und Artesunat, die diese Eigenschaft in nur geringem Ausmaß zeigen und heute wichtige Mittel gegen Malaria sind.
- Ein ethanolischer Extrakt senkte bei schwangeren Ratten den Östradiol-Spiegel, der Progesteron-Spiegel blieb unverändert.
- Wässrige Extrakte zeigten in vitro bzw. in vivo (Ames-Test, UDS-Test, i.p. Mikrokern- und Chromosomenaberrationstest) keine Hinweise auf Mutagenität oder Gentoxizität.

Dosierung und Zubereitung

Dosierung 6–12 g
Zubereitung Die Arznei zerstoßen und dem Dekokt für die letzten 10 Min. des zweiten Kochvorgangs zugeben

Kommentar

- *Qing Hao* klärt Hitze, auch Sommerhitze und Feuchtigkeit-Hitze, ohne das *Yin* zu beschädigen. Es ist ein beliebtes Mittel bei leerer Hitze oder bei Schädigung von *Yin* durch äußere Hitze, Pathogene oder Sommerhitze.
- *Qing Hao* wird oft verglichen mit *Chai Hu* (Bupleuri Radix) – ▶ AG 1.2 – für die Behandlung von Malaria-ähnlichen Erkrankungen mit alternierender Hitze und Kälte. Beide Mittel klären Hitze nach oben und außen. Allerdings zerstreut *Chai Hu* das *Qi* und kann *Yin*-Flüssigkeiten schädigen. *Qing Hao* klärt Hitze, schützt das *Yin* und ist das bessere Mittel bei dieser Symptomatik mit *Yin*-Mangel.

Typische Rezepturen mit Qing Hao

- *Qing Hao Bie Jia Tang* (Artemisiae Annuae Herba und Trionycis Carapax Dekokt) zur Behandlung von Hitze im Blut ▶ RG 2.5
- *Hao Qin Qing Dan Tang* (Artemisiae Annuae Herba Scutellariae Radix Dekokt, das die Gallenblase klärt) zur Behandlung von Malaria-ähnlichen Beschwerden. Diese Rezeptur wird in diesem Buch nicht berücksichtigt.
- *Qing Gu San* (Pulver, das die Knochen kühlt) zur Behandlung von Hitze aufgrund von *Yin*-Mangel, insbesondere mit Knochendampfen ▶ RG 2.5, Modifikation unter *Qing Hao Bie Jia Tang*

Yín Chái Hú
Stellariae Radix
銀柴胡 银柴胡

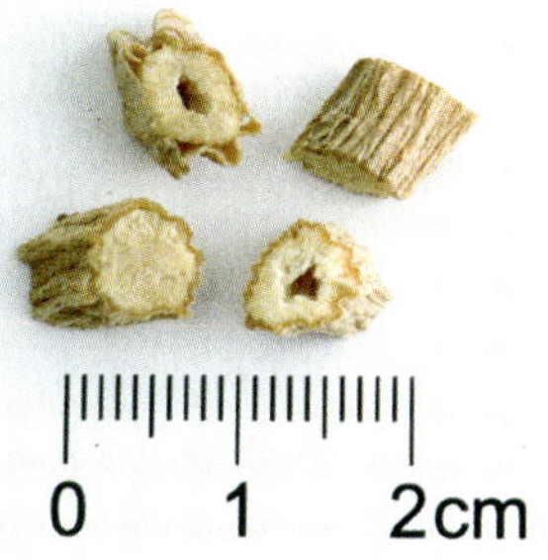

Deutscher Name Vogelmierenwurzel
Englischer Name Starwort Root, Stellaria Root
Familie Nelkengewächse – Caryophyllaceae
Offizinelle Spezies *Stellaria dichotoma* var. *lanceolata*

Eigenschaften

Temperatur Leicht kalt
Geschmack Süß
Funktionskreis Leber, Magen

Wirkung

- Klärt Leere-Hitze und Resthitze nach Fiebererkrankungen
- Kühlt das Blut und stoppt Blutungen
- Klärt Hitze und löst kindlichen Nährstoffmangel (*Gan*-Syndrom)

Indikation

- **Yin-Leere-Hitze** Knochendampfen, Fieber aufgrund von *Yin*-Mangel
- **Blutungen aufgrund von Blut-Hitze** Gynäkologische Blutungen, Erbrechen von Blut, Nasenbluten
- Fieber, Durst und Reizbarkeit bei Verdauungsstörungen in der Kindheit aufgrund einer Hitze-Transformation bei Nahrungsstagnation (*Gan*-Syndrom aufgrund von Hitze)

Kontraindikationen und Sicherheitshinweise

Allergie gegen die Arznei

Schwangerschaft und Stillzeit

Während jahrhundertelanger Anwendung sind keine relevanten Risiken bekannt geworden. Aussagefähige Untersuchungen zur Sicherheit in der Schwangerschaft oder Stillzeit liegen nicht vor.

Pharmakologie

Das Arzneidekokt hemmte die Proliferation zweier Brustkrebszelllinien in vitro.

Dosierung und Zubereitung

Dosierung 3–10 g
Zubereitung Erster Kochvorgang 30 Min.; zweiter Kochvorgang 20 Min.

Kommentar

- *Yin Chai Hu* wird oft als "Kinder-*Chai Hu*" bezeichnet. *Yin Chai Hu* und *Chai Hu* klären Hitze, haben ansonsten aber sehr unterschiedliche Funktionen. *Yin Chai Hu* schützt *Yin*. *Chai Hu* (Bupleuri Radix) – ▶ AG 1.2 – hat mit seinen zerstreuenden Eigenschaften eine eher *Yin* schädigende Wirkung. Bei Hitze aufgrund von *Yin*-Mangel – wie sie sich bei Kindern häufig zeigt – kann deshalb *Yin Chai Hu* das bevorzugte Mittel sein, um Hitze zu klären.
- „Knochendampfen" beschreibt ein inneres Hitzegefühl, als ob die Knochen heiß sind. Es ist ein typisches Zeichen für leere Hitze aufgrund von *Yin* Mangel.

Typische Rezepturen mit Yin Chai Hu

Qing Gu San (Pulver, das die Knochen kühlt) zur Behandlung von Hitze aufgrund von *Yin*-Mangel, insbesondere mit Knochendampfen ▶ RG 2.5

3 Nach unten ableitende Arzneien

Arzneigruppen-Überblick

Indikation nach TCM-Kriterien

Es sind vor allem akute Stagnationen, Stauungen und Ansammlungen von Hitze oder auch Hitze-Feuchtigkeit, die überwiegend, aber nicht ausschließlich, im Unteren Erwärmer auftreten. Hitze-Akkumulation, Fülle-Hitze, Hitze im Blut, Blut-Stase, Hitze in Magen und Darm.

Untergruppen und typische Arzneien

- **Purgierende Arzneien** *Da Huang* (Rhei Radix et Rhizoma) ▶ AG 3.1
- **Laxierende Arzneien** *Huo Ma Ren* (Cannabis Fructus) ▶ AG 3.2

Wirkung

Oft werden diese Arzneien auch „abführend" genannt. Die Bedeutung des Begriffes „abführend", nach unten drainierend, ist hier umfassender gemeint als in der westlichen Medizin. Neben der Stuhl abführenden Wirkung im Sinne des Purgierens ist auch eine nach unten ausleitende Wirkung von pathogener Hitze aus dem Innen und z. T. auch von Hitze-Feuchtigkeit gemeint. Dies wird über Darm und Stuhl erreicht.
Neben Obstipationen werden mit diesen Arzneien auch Stauungen, Stagnationen, vor allem solche mit Hitze-Akkumulation, und Blut-Stasen sowie Hitze-Feuchtigkeit-Prozesse behandelt.

Typische Symptome

- Hohes Fieber mit Obstipation, Durst, abdominelles Völle- und Druckgefühl
- Blutungen aus Nase und Mund, Blut im Stuhl, eitrige, blutige und schleimige Stühle oder rote, heiße Hautausschläge mit putrider Exsudation
- Amenorrhö oder Dysmenorrhö, fixierte Schmerzen im Abdomen, auch nach Verletzungen, abdominelle Ansammlungen und Tumore, toxische Läsionen (*Yong*) im Darm

Indikationen

- **3.1 Purgativa** sind Arzneien, die in der Regel sehr kalt und bitter sind. Sie klären Fülle-Hitze. Sie können drastisch wirken und sind sehr wirksame Mittel bei Obstipation und damit verbundener Hitze-Ansammlung. Daher sollten sie in der Regel nur kurzeitig und nur bei Fülle-Zuständen gegeben werden. Bei allen Formen von Mangel sollte man sie äußerst zurückhaltend anwenden.
- **3.2 Laxantien** sind oft Nüsse oder Samen mit einem entsprechend hohen Ölanteil, der den Darm befeuchtet. Laxantien sind mild und werden meistens bei geschwächten und älteren Patienten verwendet, z.B. wenn nach einer fieberhaften Erkrankung oder nach der Entbindung eine Obstipation auftritt.

Befunde

- **Zungenkörper** Der ZK ist in diesen Fällen oft rot.
- **Zungenbelag** Bei Hitze ist der ZB gelb, bei Trockenheit im Darm ist der ZB trocken, vermindert.
- **Puls** Voll als Indikator der Fülle, bei älteren Menschen mit Säfte-Mangel kann er auch dünn, geschwächt sein.

Leitsymptome

- Obstipation ist das Leitsymptom für den Einsatz dieser Arzneimittelgruppe, ggfs. gepaart mit Bauchschmerzen oder -krämpfen und einer erhöhten Spannung der Bauchdecke. Oft ist dies ein Ausdruck von Hitzeakkumulationen im Abdomen. Körperausscheidungen wie Urin und Schweiß können trübe oder geruchsintensiviert sein. Ein inneres Hitzegefühl, Fieber oder Unruhe treten ebenso auf.

Anwendungsbeispiele

Arzneigruppe 3.1 Infektionen und Entzündungen, entzündliche Darmerkrankungen, Dysenterie besonders durch Hitze-Feuchtigkeit, blutende Hämorrhoiden, Ikterus, Ekzeme
In der westlichen Vorstellung sind diese Arzneien purgierend, antiinflammatorisch und antiphlogistisch.
Arzneigruppe 3.2 Chronische Obstipation, vor allem bei älteren Menschen
In der westlichen Vorstellung sind diese Arzneien abführend.

Häufige Kombinationen

Je nach Befund werden die nach unten ableitenden Arzneien kombiniert mit *Qi* regulierenden Arzneien (AG 9), insbesondere solchen, die dabei das *Qi* nach unten dirigieren. Weiterhin mit Hitze klärenden Arzneien (AG 2), da ja oft eine Hitze-Akkumulation im Körperinneren, besonders im unteren Abschnitt des *Yang Ming*, Magen und Darm, vorliegt. Bei Obstipation durch Blut-, *Yin*- und Säfte-Mangel sind Blut- und *Yin* nährende Arzneien der AG 12.2 und 12.4 unentbehrlich.

Nebenwirkungen

Die Arzneien der Arzneigruppe 3.1, die stark purgieren, sind sehr kalt und können somit die Mitte schwächen. Daher bleibt ihr Einsatz auf kurze Zeit beschränkt: solange wie nötig, so kurz wie möglich. Dazu werden regelmäßig puffernde Arzneien zum Schutz von Milz und Magen hinzugefügt. Bei längerer Anwendung können die purgierenden Mittel zu einer Hypokaliämie führen, das gilt ganz besonders bei gleichzeitiger Medikation mit *Gan Cao*, Diuretika oder Glukokortikoiden. Die laxierenden Arzneien der AG 3.2 sind dagegen milde und auch über längere Zeit anwendbar.

Kontraindikationen und Sicherheitshinweise

Die Arzneien der Gruppe 3.1 sind während der Menstruation und Schwangerschaft kontraindiziert oder mit Vorsicht anzuwenden, letzteres gilt auch für Erkrankungen des Äußeren oder Kälte durch *Yang*-Mangel von Milz und Magen.

Interaktionen

Bei Hypokaliämie ist die Empfindlichkeit gegenüber Digitalis, Antiarrhythmika und Arzneimitteln, die die QT-Zeit verlängern, gesteigert.

Korrespondierende Akupunkturpunkte

SJ 6 *Zhigou*, Ma 25 *Tianshu*, Mi 10 *Xuehai*, Ma 44 *Neiting*, bei massiven Hitze-Zuständen auch Blutenlassen der End-Punkte, *Jing*-Punkte, am Nagelfalz. Bei akuten Hitze-Feuchtigkeit-Prozessen im Unteren Erwärmer – traditionell bei einer Appendizitis – Ma 37 *Shangjuxu* oder den druckdolentesten Punkt auf der Linie zwischen Ma 36 *Zusanli* und Ma 37 *Shangjuxu*, den man vorfindet, jeweils mit starker Stimulation nadeln.

Charakterisierung der nach unten ableitenden Arzneien

Wirkung

- **Arzneigruppe 3.1** Klären Hitze im Innen bei Obstipation durch Hitze-Ansammlung
- **Arzneigruppe 3.2** Befeuchten den Darm bei Obstipation durch Säfte-Mangel

Eigenschaften Kühles bis sehr kaltes Temperaturverhalten

Pathogene Faktoren Hitze, toxische Hitze, Blut-Hitze, Hitze-Feuchtigkeit

Typische Arznei

- **Arzneigruppe 3.1** *Da Huang* (Rhei Radix et Rhizoma)
- **Arzneigruppe 3.2** *Huo Ma Ren* (Cannabis Fructus)

Indikation Hitze im Innen – Fülle-Zustand, z.T. auch Kälte im Innen

Nebenwirkung Die kalten Arzneien können die Milz und das körpereigene *Qi*, das *Zheng Qi*, schwächen.

Vorsicht Bei Milz-*Qi*-Mangel und genereller Schwäche

Wirkort Dickdarm, Magen, Leber, Herz

Therapie-Prinzip (Ba Fa) *Xia Fa* – Abführende Methode

Acht Leitkriterien (Ba Gang)

Diese Leitkriterien beschreiben den Energiezustand des Patienten, für den diese Arznei-Gruppe angezeigt ist.

Lokalisierung Innen

Qualität Kälte, Hitze

Quantität Fülle

3.1 Purgierende Arzneien

Dà Huáng
Rhei Radix et Rhizoma
大黃

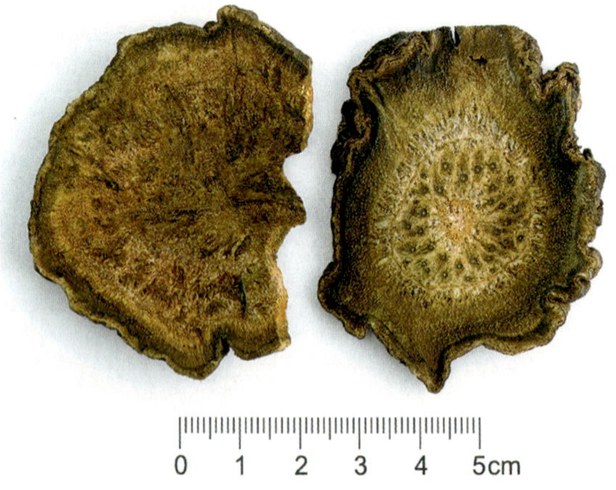

Deutscher Name Rhabarberwurzel
Englischer Name Rhubarb
Familie Knöterichgewächse – Polygonaceae
Offizinelle Spezies *Rheum palmatum, Rheum tanguticum, Rheum officinale*
Spezies Kampomedizin *Rheum palmatum, Rheum tanguticum, Rheum officinale, Rheum coreanum*, Hybrid aus den genannten Spezies

Eigenschaften

Temperatur Kalt
Geschmack Bitter
Funktionskreis Milz, Magen, Dickdarm, Leber, Perikard

Wirkung

- Eliminiert Hitze und Toxine und führt ab
- Leitet Hitze aus dem Blut ab und stoppt Blutungen
- Belebt Blutzirkulation und behebt Blut-Stase
- Lindert Gelbsucht und Hitze-Feuchtigkeit-Erkrankungen

Indikationen

- **Fülle-Hitze mit Toxinen und Ansammlungen** Hohes Fieber mit Obstipation, Durst, Halsschmerzen, geschwollene, gerötete Augen, abdominelles Völle- und Druckgefühl, dicker gelber Zungenbelag und voller Puls
- **Blut-Hitze** Blutungen aus Nase und Mund, Blut im Stuhl durch Hitze-Akkumulation im Darm oder blutende Hämorrhoiden, bei Hitze-Toxinen mit eitrigen, blutigen, schleimigen Stühlen oder bei roten, heißen Hautausschlägen mit putrider Exsudation
- **Blut-Stase** Amenorrhö oder Dysmenorrhö, fixierte Schmerzen im Abdomen durch Blut-Stase, auch nach Verletzungen, abdominelle Ansammlungen und Tumore, toxische Läsionen im Darm

Kontraindikationen und Sicherheitshinweise

- Erkrankungen des Äußeren
- Kälte durch *Yang*-Mangel von Milz und Magen
- Allergie gegen die Arznei
- Intestinale Obstruktionen, ausgeprägter Flüssigkeits- und Elektrolytmangel
- Vorsicht bei entzündlichen Darmerkrankungen
- Bei chronischem Gebrauch Hypokaliämie möglich
- Vorsicht bei Anwendung während der Menstruation
- Vorsicht bei Nierensteinen wegen des Oxalsäuregehalts
- Vorsicht bei stillenden Müttern, da die Arznei in die Muttermilch übergeht
- Vorsicht bei Kindern; hier sollte die Anwendungsdauer begrenzt werden.

Hinweis Es kann eine gelbe bis rötlich-braune Urinverfärbung auftreten, die unbedenklich ist.

Fertilität, Schwangerschaft und Stillzeit

Fertilität Von einer Anwendung bei Frauen und Männern mit Kinderwunsch ist abzuraten. Der wässrige Drogenextrakt erzeugte bei weiblichen Ratten eine Verkleinerung und regressive Veränderungen in Uterus und Ovarien mit einem Rückgang der Follikel. Ein wässriger Extrakt führte bei männlichen Mäusen zu einer reduzierten Spermienbildung und zur Apoptose mesenchymaler Hodenzellen.
Schwangerschaft Kontraindiziert. Das Dekokt bzw. wässrige Extrakte von *Sheng Da Huang* (Rohdroge) zeigten eine erhöhte Abortrate und Embryotoxizität bei Ratten und Mäusen, bei der Maus auch morphologische Endometriumschäden und eine Absenkung des Progesteronspiegels, bei der Ratte fetotoxische Effekte. Das scheint für *Shu Da Huang* (gedämpftes *Da Huang*) nicht zu gelten, bei der Ratte traten diese Effekte nicht auf, außer einer fetalen Gewichtsreduktion unter sehr hoher Dosierung. Durchfälle konnten mit *Shu Da Huang* nicht ausgelöst werden. Missbildungen wurden insgesamt unter *Da Huang* nicht beobachtet. 95 Frauen nahmen ein westliches Kombinati-

onspräparat ein, das u.a. Rhei Radix et Rhizoma enthielt, die meisten befanden sich im 3. Trimenon. Zwölf Frauen darunter standen wegen drohenden Aborts in Behandlung. Nur bei einer von ihnen kam es zum Abort.

Stillzeit Mit Vorsicht anzuwenden wegen eines geringen Mutagenitätsrisikos. Rhein tritt wahrscheinlich in geringen Mengen in die Muttermilch über, Diarrhöen wurden bei gestillten Säuglingen jedoch nicht beobachtet.

Interaktionen

- Erhöhtes Hypokaliämierisiko bei gleichzeitiger Einnahme von *Gan Cao* (Glycyrrhizae Radix et Rhizoma), Diuretika oder Glukokortikoiden. Unter Hypokaliämie besteht eine erhöhte Empfindlichkeit gegenüber Digitalis, Antiarrhythmika und Mitteln, die die QT-Zeit verlängern.
- Das Arzneidekokt verminderte bereits unter geringer Dosierung die Bioverfügbarkeit von Ciclosporin bei der Ratte, wenn es eine halbe Stunde zuvor appliziert wurde.
- In zwei pharmakokinetischen Studien an der Ratte erhöhte das Arzneidekokt deutlich die Bioverfügbarkeit von Methotrexat bzw. war mit einem Anstieg der Mortalitätsrate assoziiert.
- Ein wässriger Extrakt erhöhte die Sensitivität von HeLa-Zellen in vitro gegenüber Paclitaxel, nicht dagegen gegenüber 5-Fluorouracil.
- Das Dekokt reduzierte die Bioverfügbarkeit von Phenytoin bei der Ratte.
- Durch ihren Tanningehalt kann die Arznei die Bioverfügbarkeit von Penicillinen, Cephalosporinen, Tetracyclin, Erythromycin, Clindamycin und Eisen verringern sowie die Bioverfügbarkeit von Sulfonamiden und die Lebertoxizität von Rifampicin und Isoniazid erhöhen. Ein zeitlicher Abstand zur Einnahme anderer Arzneimittel ist zu empfehlen.

Pharmakologie

- Dekokte bzw. wässrige Extrakte zeigten antiöstrogene Effekte bei weiblichen Ratten und hemmten in vitro verschiedene östrogenabhängige und -unabhängige Brustkrebszelllinien. Bei jungen männlichen Ratten verringerte sich der Quotient aus Hoden- bzw. Nebenhoden- und Körpergewicht sowie der Serum-Testosteronspiegel, während FSH und LH anstiegen.
- Ein wässriges Extrakt zeigte in vitro eine erhöhte sister chromatid exchange-Rate. Alle sonstigen In-vitro- bzw. In-vivo-Tests mit wässrigen Extrakten (Ames-Test, Bacillus-subtilis-Test, i.p. Mikrokern- und Chromosomenaberrationstest) zeigten keine Hinweise auf Mutagenität oder Gentoxizität.
- Die Arznei enthält Anthrachinone (u.a. Chrysophanol, Physcion, Emodin, Aloe-Emodin), die mutagene und teilweise leichte tumorigene Wirkungen gezeigt haben. Laut *International Agency for Research on Cancer* (IARC) besteht für in Laxantien enthaltene Anthrachinone „inadequate evidence in humans for carcinogenicity". Emodin, Chrysophanol und Physcion kommen auch in Blattsalat, Bohnen oder Erbsen vor. Eine epidemiologische Studie aus Japan zeigte keine Assoziation von in Kampo-Rezepturen enthaltenem *Da Huang* mit Magenkarzinomen.

Dosierung und Zubereitung

Dosierung 3-15 g; geeignete Menge zur topischen Anwendung, als Pulver auftragen

Zubereitung Die Zubereitung hängt von der Indikation ab. Eine Kochzeit ab drei Minuten führt zu einer allmählichen Abnahme des purgierenden Effekts bis zu einer milden abführenden Wirkung. Beim Einsatz für Blutstase oder Bluthitze ist eine standardmäßige Zubereitung des Dekokts angezeigt: Erster Kochvorgang 30 Min.; zweiter Kochvorgang 20 Min.

Kommentar

- Die Bedeutung des Begriffes „abführend" ist hier umfassender. Neben der Stuhl abführenden Wirkung im Sinne des Purgierens ist auch eine über den Darm nach unten ausleitende Wirkung von pathogener Hitze aus dem Innen und von Hitze-Feuchtigkeit gemeint.
- Bei Verstopfung durch Ansammlung von Kälte kombiniert man bitter-kaltes *Da Huang* mit dem heißen *Fu Zi* (Aconiti Radix Lateralis Praeparata) ▶ AG 11, wie z.B. in der Rezeptur *Da Huang Fu Zi Tang* (Rhei Radix et Rhizoma und Aconiti Radix Lateralis Praeparata Dekokt), in diesem Buch nicht berücksichtigt.

Typische Rezepturen mit Da Huang

- *Da Cheng Qi Tang* (Größeres Dekokt, das das *Qi* ordnet) ▶ RG 3.1
- *Xiao Cheng Qi Tang* (Kleineres Dekokt, das das *Qi* ordnet) ▶ RG 3.1
- *Ma Zi Ren Wan* (Cannabis Semen Pille) ▶ RG 3.2
- *Da Huang Mu Dan Tang* (Rhei Radix et Rhizoma und Moutan Cortex Dekokt) ▶ RG 3.1
- *Yi Zi Tang* (Hämorrhoidal Dekokt) ▶ RG 10.3
- *Tao He Cheng Qi Tang* (Persicae Semen Dekokt, das das *Qi* ordnet) ▶ RG 10.1
- *Da Chai Hu Tang* (Größeres Bupleuri Radix Dekokt) ▶ RG 4.1

Fān Xiè Yè
Sennae Folium
番泻叶

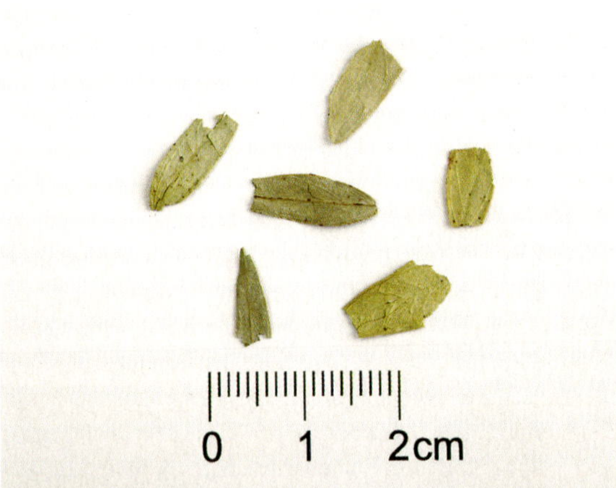

Deutscher Name Sennesblätter
Englischer Name Senna Leaves
Familie Hülsenfrüchtler – Fabaceae oder Leguminosae
Offizinelle Spezies *Cassia angustifolia, Cassia acutifolia*

Eigenschaften

Temperatur Kalt
Geschmack Süß, bitter
Funktionskreis Dickdarm

Wirkung

Klärt nach unten und leitet Stagnation aus

Indikationen

Obstipation durch Hitze-Ansammlung im Darm, akute und chronische Verstopfung

Kontraindikationen und Sicherheitshinweise

- Allergie gegen die Arznei
- Intestinale Obstruktionen, Flüssigkeitsmangel
- Bei chronischem Gebrauch Hypokaliämie möglich
- Vorsicht bei Anwendung während der Menstruation
- Wegen des Gehalts an Anthrachinonen sollte die Anwendungsdauer begrenzt werden; Vorsicht bei Kindern

Schwangerschaft und Stillzeit

Schwangerschaft Mit Vorsicht anzuwenden wegen des Gehalts an Anthrachinonen. Traditionell wurde *Fan Xie Ye* wegen einer postulierten Abortwirkung als in der Schwangerschaft kontraindiziert oder mit Vorsicht anzuwenden gehandhabt. Ein Review über 10 Studien unter Einschluss von 937 Schwangeren, die verschiedene Sennaprodukte zwischen der 2. Schwangerschaftswoche und dem Ende der Schwangerschaft eingenommen hatten, fand keine relevanten Nebenwirkungen auf die Schwangerschaft. Unter den Frauen waren Hochrisiko-Schwangere mit Frühgeburtsrisiko und Blutungen während der Schwangerschaft.[1] Reproduktionstoxikologische Studien an der Ratte und dem Kaninchen demonstrierten keine abortiven, fetotoxischen oder teratogenen Effekte.[1] Laut Embryotox ergaben Daten des ungarischen Fehlbildungsregisters keine Hinweise auf ein teratogenes Risiko beim Menschen.[2]

Stillzeit Mit Vorsicht anzuwenden wegen des Gehalts an Anthrachinonen. Bei gestillten Säuglingen wurden vereinzelt Diarrhöen berichtet. Rhein geht nur in minimalen Mengen in die Muttermilch über.

Interaktionen

- Erhöhtes Hypokaliämierisiko bei gleichzeitiger Einnahme von *Gan Cao* (Glycyrrhizae Radix et Rhizoma) ▶ AG 12.1, Diuretika oder Glukokortikoiden. Unter Hypokaliämie besteht eine erhöhte Empfindlichkeit gegenüber Digitalis, Antiarrhythmika und Mitteln, die die QT-Zeit verlängern.
- Die Aufnahme anderer Arzneimittel kann beeinträchtigt werden, einschließlich der Sicherheit oraler Kontrazeptiva.

Pharmakologie

- Ein Sennaprodukt und ein ethanolischer Extrakt zeigten keine Östrogenaktivität in vitro.
- Wässrige Extrakte zeigten im Ames-Test auf Mutagenität überwiegend positive Ergebnisse. Die Arznei enthält Anthrachinone, die mutagene und teilweise leicht tumorigene Wirkungen gezeigt haben. Laut International Agency for Research on Cancer (IARC) besteht für in Laxantien enthaltene Anthrachinone „inadequate evidence in humans for carcinogenicity".
- Der In-vitro-Bacillus-subtilis-Test und der Mikrokerntest mit oraler Applikation auf Gentoxizität bei der Maus ergaben ein negatives Ergebnis. Vor allem zeigten drei Kanzerogenitätsstudien mit verschiedenen Sennaprodukten an der Ratte über 40 Wochen bis zu zwei

1 Leng-Peschlow E. Risk assessment for senna during pregnancy. Pharmacol. 1992;44(suppl 1):20-22, 46-49.
2 Embryotox. Pharmakovigilanz- und Beratungszentrum für Embryonaltoxikologie. Charité-Universitätsmedizin Berlin. www.embryotox.de. Access 2019/14/08.

Jahren keine Hinweise auf vermehrte Neoplasien. Auch eine Fall-Kontrollstudie aus Deutschland ergab keine Hinweise auf Neoplasien durch seinerzeit zugelassene Senna-Fertigarzneimittel.

Dosierung und Zubereitung

Dosierung 2–6 g

- 1–3 g für eine leicht laxierende Wirkung
- 4–9 g für eine stark abführende Wirkung

Zubereitung Um die abführende Wirkung zu betonen, wird *Fan Xie Ye* dem Dekokt für die letzten drei Min. des zweiten Kochvorgangs zugegeben. Längeres Kochen kann Koliken begünstigen.
Die abführende Wirkung geht bei der Aufbewahrung des Dekoktes verloren, die Arznei sollte daher immer frisch abgekocht werden. *Fan Xie Ye* wird oft auch als Einzelmittel als Tee aufgegossen.

Kommentar

- *Fan Xie Ye* kann bei ausgeprägter Obstipation aufgrund Hitze-Akkumulation im Darm als Einzelmittel eingesetzt werden. Die abführende Wirkweise ist noch stärker als die von *Da Huang*. *Fan Xie Ye* klärt aber keine Hitze, Toxine oder Bluthitze
- Nebenwirkungen wie Übelkeit und Koliken können mit der Zugabe von *Chen Pi* (Citri Reticulatae Pericarpium) oder *Mu Xiang* (Aucklandiae Radix) ▶ AG 9 vermindert werden.
- Für Kinder und ältere Patienten und für eine längere Anwendung ist *Fan Xie Ye* ungeeignet, da die Wirkungsweise harsch ist und das *Qi* schädigt.

Typische Rezepturen mit Fan Xie Ye

Fan Xie Ye ist selten in klassischen Rezepturen vorhanden. Die Arznei wird Rezepturen beigefügt oder als Einzelmittel verschrieben.

Máng Xiāo
Natrii Sulfas
芒硝

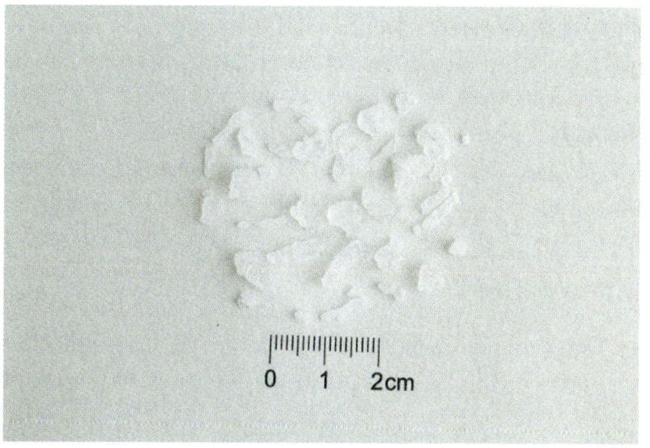

Deutscher Name Glaubersalz
Englischer Name Mirabilite
Mineral Natriumsulfat (Na_2SO_4), enthält geringe Mengen $CaSO_4$, $MgSO_4$, NaCl

Eigenschaften

Temperatur Kalt
Geschmack Salzig, bitter
Funktionskreis Magen, Dickdarm

Wirkung

- Löst Stauungen und Stagnationen und erweicht Verhärtungen
- Befeuchtet und behandelt Trockenheit, abführend
- Hitze und Feuer kühlend, Schwellungen lindernd

Indikationen

- **Bei Hitze in Magen und Darm** Verstopfung durch gestaute Hitze und/oder Trockenheit
- Bei schmerzhaft entzündlichen Prozessen, wie Mastitis, roten, geschwollenen Hautläsionen, Geschwüren, Aphten, Mund- und Rachengeschwüren, roten, schmerzenden, geschwollenen Augen, Konjunktivitis; bei diesen Indikationen teilweise auch äußerliche Anwendung möglich
- Topisch bei Mastitis

Kontraindikationen und Sicherheitshinweise

- Milz- und Magen-*Qi*-Mangel und Kälte
- Obstruktionen im Bereich des Darms
- Akut-entzündliche Darmerkrankungen
- Vorsicht während der Menstruation und bei älteren Menschen

- Vorsicht bei Dehydratation oder Hypokaliämie

Schwangerschaft und Stillzeit

Schwangerschaft Relative Kontraindikation, traditionell wegen der stark absenkenden Wirkung. Untersuchungen zur Embryotoxizität, Fetotoxizität oder Teratogenität liegen nicht vor.
Stillzeit Bei topischer Anwendung an der Brust mit Vorsicht anzuwenden: Hemmt in hoher Dosis den Milchfluss.

Interaktionen

- Traditionell inkompatibel mit *San Leng* (Sparganii Rhizoma) ▶ AG 10.1 und *Liu Huang* (Sulfur) ▶ AG 18.
- Bei chronischem Gebrauch erhöhtes Risiko einer Hypokaliämie, besonders bei gleichzeitiger Einnahme von *Gan Cao* (Glycyrrhizae Radix et Rhizoma) ▶ AG 12.1, Diuretika oder Glukokortikoiden. Unter Hypokaliämie besteht eine erhöhte Empfindlichkeit gegenüber Digitalis, Antiarrhythmika und Mitteln, die die QT-Zeit verlängern.
- Die Aufnahme anderer Arzneimittel kann beeinträchtigt werden, einschließlich der Sicherheit oraler Kontrazeptiva.

Dosierung und Zubereitung

Dosierung 6–12 g; geeignete Menge für topische Anwendung
Zubereitung Wird üblicherweise nicht dekoktiert, da es sich dadurch chemisch verändert, sondern im fertigen Dekokt aufgelöst

Kommentar

Mang Xiao ist ein sehr kaltes, drastisches und wirksames Mittel bei Obstipation. Die Arznei darf ausschließlich bei Fülle-Zuständen eingesetzt werden.

Typische Rezepturen mit Mang Xiao

Da Cheng Qi Tang (Größeres Dekokt, das das *Qi* ordnet) ▶ RG 3.1

3.2 Laxierende Arzneien

Huŏ Má Rén
Cannabis Fructus
火麻仁

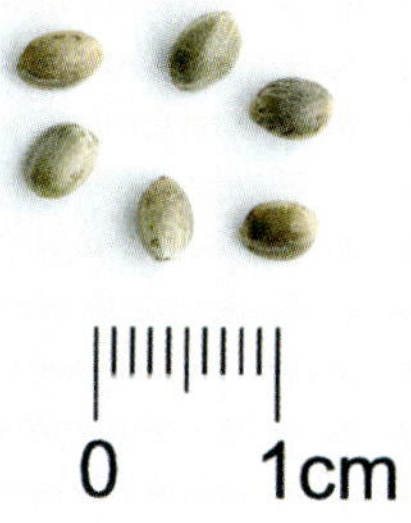

Pinyin-Synonym *Ma Zi Ren*
Deutscher Name Hanfsamen
Englischer Name Hemp Seed, Cannabis Seed
Familie Maulbeergewächse – Moraceae
Offizinelle Spezies *Cannabis sativa*

Eigenschaften

Temperatur Neutral
Geschmack Süß
Funktionskreis Milz, Magen, Dickdarm

Wirkung

Stuhl erweichend, mild abführend, den Darm nährend und befeuchtend

Indikationen

- Obstipation bei trockenen Schleimhäuten
- Säfte-, Blut- und *Yin*-Mangel

Kontraindikationen und Sicherheitshinweise

- Allergie gegen die Arznei
- Diarrhö, intestinale Obstruktionen

Schwangerschaft und Stillzeit

Während jahrhundertelanger Anwendung sind keine relevanten Risiken bekannt geworden. Aussagefähige Untersuchungen zur Sicherheit in der Schwangerschaft oder Stillzeit liegen nicht vor.

Pharmakologie

- Psychoaktives Tetrahydrocannabinol (THC) ist primär in den weibliche Blüten und den Blättern von Cannabis enthalten und nicht in den Früchten. Zudem werden für die Herstellung von *Huo Ma Ren* andere Subspezies verwendet als für Anwendungen mit psychoaktiver Wirkintention, sodass in *Huo Ma Ren* nur Spuren von THC enthalten sind.
- Ein wässriges Extrakt zeigte im Ames-Test und Bacillus-subtilis-Test keine Hinweise auf Mutagenität.

Dosierung und Zubereitung

Dosierung 10–15 g, vorher zerstoßen
Zubereitung Erster Kochvorgang 30 Min.; zweiter Kochvorgang 20 Min.

Kommentar

Huo Ma Ren wird vor allem als mildes *Yin*-Tonikum bei älteren Leuten verwendet, welche unter Obstipation leiden.

Typische Rezepturen mit Huo Ma Ren

Ma Zi Ren Wan (Cannabis Fructus Pille) ▶ RG 3.2

Yù Lĭ Rén
Pruni Semen
郁李仁

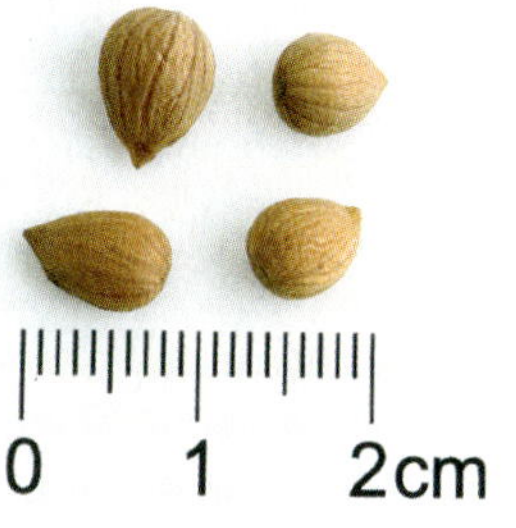

Deutscher Name Japanische Mandelkirschsamen
Englischer Name Chinese Dwarf Cherry Seed, Bush Cherry Pit
Familie Rosengewächse – Rosaceae
Offizinelle Spezies *Prunus humilis, Prunus japonica, Prunus pedunculata*

Eigenschaften

Temperatur Neutral
Geschmack Scharf, bitter, süß
Funktionskreis Milz, Dickdarm, Dünndarm

Wirkung

- Befeuchtet den Darm und befreit den Stuhlgang
- Fördert Diurese und reduziert Ödeme

Indikation

- Obstipation durch *Qi*-Stagnation im Darm
- Ödeme mit Obstipation und Schwierigkeiten bei der Miktion

Kontraindikationen und Sicherheitshinweise

- Allergie gegen die Arznei
- Intestinale Obstruktionen, Flüssigkeitsmangel
- Eine Überdosierung ist zu vermeiden, da durch Verstoffwechslung des Inhaltsstoffs Amygdalin Zyanwasserstoff (Blausäure) freigesetzt wird. Bei regulärer Dosierung ist keine Toxizität zu befürchten.

Schwangerschaft und Stillzeit

Schwangerschaft Kontraindiziert; der Inhaltsstoff Amygdalin zeigte Teratogenität bei oraler Verabreichung an Hamster. Untersuchungen zur Embryotoxizität oder Fetotoxizität liegen nicht vor.
Stillzeit Mit Vorsicht anzuwenden

Interaktionen

Eine Kombination mit anderen amygdalinhaltigen Drogen, wie *Ku Xin Ren* (Armeniacae Semen Amarum) ▶ AG 6.3 oder *Tao Ren* (Persicae Semen) ▶ AG 10.1, *Pi Pa Ye* (Eriobotryae Folium) ▶ AG 6.3 oder Amygdalinhaltigen Nahrungsmitteln (Bittermandeln) ist zu vermeiden.[1]

Dosierung und Zubereitung

Dosierung 6–10 g
Zubereitung Vorsicht bei Zermahlen oder Zerquetschen der Arznei, wenn diese nicht zuvor hitzebehandelt wurde: Die Hydrolyse-Enzyme werden freigesetzt und führen zu vermehrter Bildung von Zyanwasserstoff. Erster Kochvorgang 30 Min.; zweiter Kochvorgang 20 Min.

Kommentar

Yu Li Ren wird besonders bei Obstipation mit *Qi*-Blockade und Darmtrockenheit eingesetzt. Da es jedoch auch die Diurese fördert und Feuchtigkeit ausleitet, ist es ein geeignetes Mittel bei Obstipation aufgrund von Feuchtigkeit mit klebrigen und schmierigen Stühlen und einer inkompletten Entleerung.

Typische Rezepturen mit Yu Li Ren

Yu Li Ren ist selten in klassischen Rezepturen vorhanden und wird jeweils beigefügt.

1 Centrum für Therapiesicherheit in der Chinesischen Arzneitherapie (CTCA), 2013. https://www.ctca.center

4 Feuchtigkeit ausleitende Arzneien

Bian Xu (Polygoni Avicularis Herba)
Che Qian Zi (Plantaginis Semen)
Chi Xiao Dou (Phaseoli Semen)
Deng Xin Cao (Junci Medulla)
Di Fu Zi (Kochiae Fructus)
Dong Gua Pi (Benincasae Exocarpium)
Dong Gua Zi (Benincasae Semen)
Fen Bi Xie (Dioscoreae Hypoglaucae Rhizoma)
Fu Ling (Poria)
Hai Jin Sha (Lygodii Spora)
Hua Shi (Talcum)
Jin Qian Cao (Lysimachiae Herba)
Mu Tong (Akebiae Caulis)
Qu Mai (Dianthi Herba)
Shi Wei (Pyrrosiae Folium)
Tong Cao (Tetrapanacis Medulla)
Yi Yi Ren (Coicis Semen)
Yin Chen (Artemisiae Scopariae Herba)
Yu Mi Xu (Maydis Stigma)
Ze Xie (Alismatis Rhizoma)
Zhu Ling (Polyporus)

Arzneigruppen-Überblick

Indikation nach TCM-Kriterien

Feuchtigkeit-Fülle-Zustand, Feuchtigkeit mit begleitendem Milz-*Qi*-Mangel, Hitze-Feuchtigkeit

Untergruppen und typische Arzneien

- Die Arzneigruppen 4, 5, 6 und 7 enthalten sämtlich Arzneien, die Feuchtigkeit und Schleim in verschiedenen Formen und auf verschiedene Arten behandeln.
- **Feuchtigkeit ausleitende Arzneien** *Fu Ling* (Poria) ▶ AG 4
- **Wind-Feuchtigkeit vertreibende Arzneien** *Du Huo* (Angelicae Pubescentis Radix) ▶ AG 5
- **Schleim transformierende und Husten stillende Arzneien** ▶ AG 6
  - **Warme Schleim-Kälte umwandelnde Arzneien** *Zhi Ban Xia* (Pinelliae Rhizoma Praeparatum) ▶ AG 6.1
  - **Kühle Schleim-Hitze umwandelnde Arzneien** *Chuan Bei Mu* (Fritillariae Cirrhosae Bulbus) ▶ AG 6.2
- **Husten stillende, Keuchen lindernde Arzneien** *Ku Xing Ren* (Armeniacae Semen Amarum) ▶ AG 6.3
- **Aromatische Feuchtigkeit transformierende Arzneien** *Sha Ren* (Amomi Fructus) ▶ AG 7

Wirkung

Feuchtigkeit ausleitende Arzneien fördern die Urin-Produktion und sind diuretisch.

Typische Symptome

- Symptome sind die allgemeine Gedunsenheit und Schwellungsneigung, die sich in verschiedenen Körperregionen zeigen können, z.B. um die Augenpartie oder an den Extremitäten.
- Sehr typisch ist ein allgemeines Schweregefühl im Körper, das häufig auch den Kopf einbezieht und zusätzlich zu einem dumpfen, nicht klaren Geist führt, der wie benebelt ist. Ebenfalls sehr typisch ist eine allgemeine Müdigkeit und Erschöpfung.
- Im seelisch-geistigen Bereich sind die Neigung zu Grübeleien, Kreisen um Sorgen, Unentschiedenheit, langsames Denken, Konfusionen im Alltagsleben festzustellen.

Indikationen

Die Milz, unter Mitwirkung des Dünndarms, trennt das Reine und das Unreine, indem sie die aufgenommene Nahrung und die Flüssigkeiten transformiert. Das Reine, die klaren Säfte, steigen zur Lunge empor, während das Unreine, die trüben Säfte, nach unten zu Dickdarm und Blase hinabgeführt werden.
Bei unzureichender Transformationsleistung der Milz – oder bei einem Überangebot an Nahrung – ist die Umwandlung und der Klärprozess unvollständig, es bleiben ungeklärte und trübe Säfte zurück und sammeln sich an. Diese können die Leitbahnen blockieren, sich unter der Haut im Gewebe ansammeln oder dann auch die Organe belasten.

Ursachen für eine Feuchtigkeit-Bildung

- Milz-*Qi*-Mangel
- Ernährungsfehler: Kaltes, Rohes, Süßes, Milchprodukte, Fettes, Schweinefleisch, Gebratenes
- Grübeleien, zu viel Nachdenken

Ein Milz-*Qi*-Mangel führt unweigerlich zu Feuchtigkeit, und eine Feuchtigkeit-Belastung führt früher oder später über eine Belastung der Milz zu einer Milz-Schwäche.
Die „reine" Feuchtigkeit ist zwar ein Fülle-Zustand, da ein Pathogen anwesend ist, während der reine Milz-*Qi*-Mangel idealtypisch ein reiner Mangel-Zustand ist. Klinisch gehen im Grunde beide Aspekte Hand in Hand, wobei abhängig vom jeweiligen Patienten der eine oder der andere Aspekt überwiegen kann.

Verschiedene Formen von Feuchtigkeit

- **Milz-Feuchtigkeit** Diese Form der Feuchtigkeit ist durch die Abwesenheit von Hitze-Zeichen gekennzeichnet. Es muss zwar nicht zwangsläufig eine zusätzliche Kälte bestehen, aber da Feuchtigkeit ein *Yin*-Pathogen ist und oft eine begleitende oder konsekutive *Qi*- oder *Yang*-Schwäche eingetreten ist, kommt es tendenziell eher zu subjektiven Kältegefühlen und zu einer Blässe sowie blassem Zungenkörper. Die Arzneien der Gruppe 4 werden meistens mit Milz- und Nieren-*Qi* und -*Yang* tonisierenden und wärmenden Arzneien aus den Gruppen 11 und 12.1 kombiniert. So sollte man bei der Behandlung von Erschöpfungssyndromen mit großer Müdigkeit nicht nur an tonisierende Arzneien denken, sondern auch an Feuchtigkeit ausleitende Arzneien. Schleim ist das nächste Stadium der Feuchtigkeit und entwickelt sich durch Eindickung aus Feuchtigkeit meist erst dann, wenn Feuchtigkeit lange besteht.
- **Feuchtigkeit-Hitze** Diese Form der Feuchtigkeit kann akut auftreten als akuter Harnwegsinfekt (*Lin Bing*). In dieser Kategorie finden wir etliche Arzneien, die kalt sind und so Feuchtigkeit ausleiten und gleichzeitig Hitze klären, wie z. B. *Hua Shi* (Talcum). Chroni-

sche Feuchtigkeit-Hitze beinhaltet viele chronische, entzündliche Prozesse, z. B. in der Gallenblase mit Symptomen, wie Ikterus (*Huang Dan*). Hierfür werden Arzneien aus der Gruppe 2.3 eingesetzt. Allgemein gesagt, ist diese Form der Feuchtigkeit besonders belastend und schwierig zu behandeln, da es sich um ein *Yin*-Pathogen (Feuchtigkeit) und ein *Yang*-Pathogen (Hitze) handelt. Dies allein mit Akupunktur zu behandeln, ist oft schwierig.

Befunde

Zungenkörper

- Der zuverlässigste Indikator von Feuchtigkeit ist der Zungenkörper. Ein gedunsener ZK, oft auch noch mit Zahneindrücken an den Rändern, zeigt zu einem sehr hohen Prozentsatz sehr zuverlässig Feuchtigkeit im Innen an. Dabei kann auch nur ein bestimmter Teil der Zunge diese Schwellung aufweisen. Das ist ein Hinweis dafür, wo sich die Feuchtigkeit befindet. Eine Gedunsenheit kann etwa nur das mittlere Drittel der Zunge betreffen, als Indikator für eine auf den Mittleren Erwärmer beschränkte Feuchtigkeit-Akkumulation.
- Die Farbe des Zungenkörpers ist bei reiner Feuchtigkeit normal, häufiger aber blass durch den begleitenden Milz-*Qi*-Mangel.

Zungenbelag Daneben zeigt auch der Belag zuverlässig Feuchtigkeit an. Oft ist ein vermehrter, feuchter Zungenbelag sichtbar. Ein klebriger, schleimiger Zungenbelag wäre allerdings bereits ein sicheres Indiz für Schleim, und dieser ist von einer Feuchtigkeit-Belastung ohne Schleim abzugrenzen.

Puls Der Puls ist typischerweise schlüpfrig.

Leitsymptome

Allgemeine Gedunsenheit und Schwellungsneigung

Anwendungsbeispiele

Es sind vor allem Erschöpfungszustände, Verdauungsschwäche, akute und chronische Entzündungen und Infektionen im Bereich der Blase, Niere, seltener Gallenblase, die hiermit behandelt werden.

Häufige Kombinationen

Die Feuchtigkeit eliminierenden Arzneien werden häufig kombiniert mit Tonika der Arzneigruppe 12, bei Hitze-Feuchtigkeit auch mit Hitze klärenden Arzneien der Gruppe 2.

Nebenwirkungen, Kontraindikationen und Sicherheitshinweise

Diese Arzneien trocknen mehr oder weniger stark und gefährden in erster Linie die Säfte und das *Yin*. Daher werden sie bei einem *Yin*-Mangel nur mit Vorsicht und in Kombination mit befeuchtenden Arzneien verordnet.

Korrespondierende Akupunkturpunkte

Ma 40 *Fenglong*, Mi 9 *Yinlingquan*, Ni 5 *Shuiquan*, Bl 32 *Ciliao*, Bl 28 *Pangguangshu*, Ma 36 *Zusanli*, Ren 3 *Zhongji*

Charakterisierung der Feuchtigkeit ausleitenden Arzneien

Wirkung Leiten Feuchtigkeit aus, diuretisch

Eigenschaften

- Neutrales, kühles bis kaltes Temperaturverhalten
- Geschmack ist häufig süß und „neutral" (wie Tofu, der nicht sehr viel Eigengeschmack aufweist), auch bitter

Pathogene Faktoren Feuchtigkeit, Hitze-Feuchtigkeit

Typische Arznei *Fu Ling* (Poria)

Indikation Feuchtigkeit-Fülle-Zustand, Feuchtigkeit mit begleitendem Milz-*Qi*-Mangel, Hitze-Feuchtigkeit

Nebenwirkung Trocknen, können das *Yin* schmälern

Vorsicht Bei *Yin*-Mangel und allgemeinem Säfte-Mangel

Wirkort Milz, Magen, Niere, Blase, seltener Lunge, Leber, Herz

Therapie-Prinzip (Ba Fa) Entspricht keiner der ursprünglichen acht Methoden

Acht Leitkriterien – Ba Gang

Diese Leitkriterien beschreiben den Energiezustand des Patienten, für den diese Arzneigruppe angezeigt ist.

Lokalisierung Innen

Qualität Kälte, Hitze

Quantität Fülle

Biăn Xù
Polygoni Avicularis Herba
萹蓄

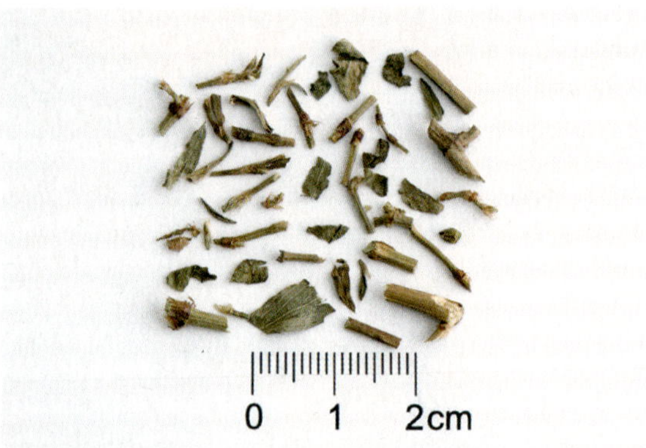

Deutscher Name Vogelknöterichkraut
Englischer Name Common Knotgrass Herb
Familie Knöterichgewächse – Polygonaceae
Offizielle Spezies *Polygonum aviculare*

Eigenschaften

Temperatur Leicht kalt
Geschmack Bitter
Funktionskreis Blase

Wirkung

- **Klärt Hitze, eliminiert Feuchtigkeit, wirkt diuretisch**
- Eliminiert Parasiten und stoppt Juckreiz

Indikationen

- Heißes *Lin*-Syndrom aufgrund von Feuchtigkeit-Hitze mit wenig dunklem und schmerzhaftem Wasserlassen
- Hautläsionen aufgrund von Feuchtigkeit-Hitze mit nässenden Läsionen, Juckreiz, Tinea; auch bei intestinalen Parasiten, wie Madenwurm (Oxyuriasis), Bandwurm (Taeniasis) und Hakenwurm (Ankylostoma)

Kontraindikationen und Sicherheitshinweise

Allergie gegen die Arznei

Schwangerschaft und Stillzeit

Während jahrhundertelanger Anwendung sind keine relevanten Risiken bekannt geworden. Aussagefähige Untersuchungen zur Sicherheit in der Schwangerschaft oder Stillzeit liegen nicht vor.

Pharmakologie

Es gibt Angaben, wonach die Arznei Anthrachinone enthalten soll, analytische Arbeiten konnten diese jedoch nicht nachweisen.

Dosierung und Zubereitung

Dosierung 9–15 g, geeignete Menge für topische Anwendung, als Dekokt für Teilbäder der betroffenen Region
Zubereitung Erster Kochvorgang 30 Min.; zweiter Kochvorgang 20 Min.

Kommentar

Bian Xu wird eingesetzt, wenn Feuchtigkeit und Hitze zu gleichen Teilen vorhanden sind.

Typische Rezepturen mit Bian Xu

Ba Zheng San (Acht Arzneien Pulver zur Korrektur) ▶ RG 6.3

Chē Qián Zĭ
Plantaginis Semen
車前子 车前子

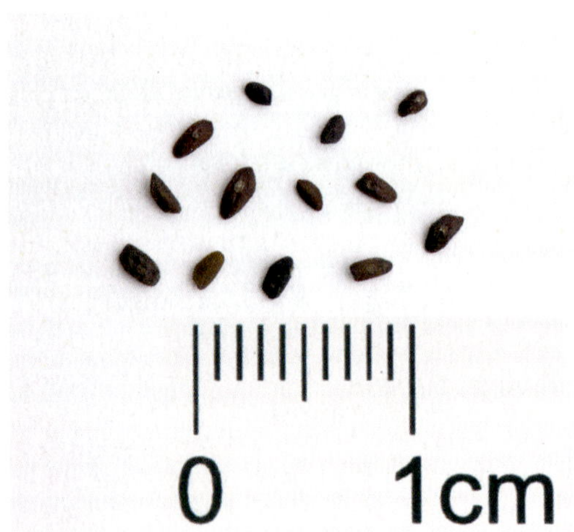

Deutscher Name Asiatischer Wegerich
Englischer Name Plantain Seed, Plantago Seed
Familie Wegerichgewächse – Plantaginaceae
Offizinelle Spezies *Plantago asiatica, Plantago depressa*

Eigenschaften

Temperatur Kalt
Geschmack Süß
Funktionskreis Leber, Niere, Lunge, Dünndarm

Wirkung

- **Leitet Feuchtigkeit aus, wirkt diuretisch und klärt Hitze**
- **Leitet Feuchtigkeit aus und stoppt Diarrhö**
- **Stillt Husten und löst Schleim**
- Klärt die Augen, besonders bei Leber- und Nierenschwäche

Indikationen

- **Hitze-Feuchtigkeit im Unteren Erwärmer** Feuchtigkeit-Ansammlung, verschiedene Arten von Ödemen, Gedunsenheit, Schmerzen und Brennen beim Wasserlassen, Oligurie, Leukorhö
- Hitze-Feuchtigkeit oder Feuchtigkeit-Sommerhitze mit Diarrhö
- **Hitze im Lungen-Funktionskreis** Husten mit reichlichem, schleimigem Auswurf
- **Augenerkrankungen** Entweder Mangel-Hitze im Funktionskreis Leber oder Nieren-*Yin*-Mangel: trockene Augen, Katarakt, Sehschwäche, Schwindel, oder Hitze in der Leber-Leitbahn: gerötete, geschwollene und schmerzende Augen, Lichtempfindlichkeit. Je nach Grundmuster wird *Che Qian Zi* mit entsprechend anderen Arzneien kombiniert.

Kontraindikationen und Sicherheitshinweise

- Allergie gegen die Arznei
- Vorsicht bei Obstipation

Schwangerschaft und Stillzeit

Schwangerschaft Traditionell mit Vorsicht anzuwenden, da die Arznei kalt ist und die unteren Öffnungen mobilisiert. Untersuchungen zur Embryotoxizität, Fetotoxizität oder Teratogenität liegen nicht vor.
Stillzeit Keine Einschränkungen bekannt

Pharmakologie

- Ein Ethanol-Extrakt zeigte eine schwache Östrogenaktivität in vitro, ein weiteres Ethanol-Extrakt eine Reduktion des Prostatavolumens und des Dihydrotestosteron-(DHT-)Gehalts im Prostatagewebe.
- Wässrige Extrakte zeigten in vitro bzw. in vivo (Ames-Test, i.p. Mikrokern- und Chromosomenaberrationstest) keine Hinweise auf Mutagenität oder Gentoxizität.

Dosierung und Zubereitung

Dosierung 9–15 g
Zubereitung Im Beutel kochen. Erster Kochvorgang 30 Min.; zweiter Kochvorgang 20 Min.

Kommentar

Che Qian Cao (Plantaginis Herba) hat sehr ähnliche Wirkungen und Indikationen wie die Samen. Im Vergleich zu *Che Qian Zi* hat *Che Qian Cao* eine ausgeprägtere Hitze klärende Wirkung und klärt auch Toxine. Dafür wird *Che Qian Cao* auch topisch angewendet, falls möglich in frischer Form. *Che Qian Zi* (die Samen) haben eine stärkere diuretische Wirkung als *Che Qian Cao* (die ganzen oberirdischen Pflanzenteile).

Typische Rezepturen mit Che Qian Zi

Long Dan Xie Gan Tang (Gentianae Radix Dekokt, das die Leber entlastet) ▶ RG 2.4

Chì Xiǎo Dòu
Phaseoli Semen
赤小豆

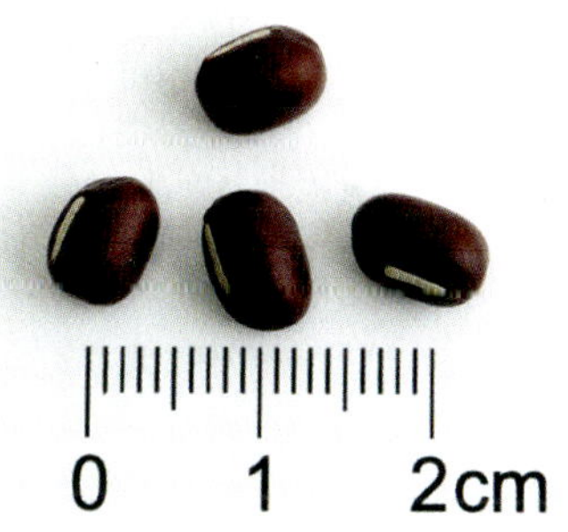

Deutscher Name Azukibohnensamen
Englischer Name Phaseolus, Rice Bean, Adzuki Bean
Familie Hülsenfrüchtler – Fabaceae
Offizinelle Spezies *Phaseolus calcaratus, Phaseolus angularis*

Eigenschaften

Temperatur Neutral
Geschmack Süß, sauer
Funktionskreis Herz, Dünndarm

Wirkung

- Eliminiert Feuchtigkeit und Hitze
- Fördert Diurese und reduziert Ödeme
- Zerstreut Blut-Stase, reduziert Schwellungen und klärt Feuer-Toxine

Indikation

- **Feuchtigkeit-Hitze** Milde Fälle von Gelbsucht
- **Ansammlung von Feuchtigkeit** Ödeme mit abdominalen Schwellungen und Völle, Schwierigkeiten beim Wasserlassen, Beinödeme
- **Feuer-Toxine** Intern und extern für Karbunkel, Furunkel, Ulzerationen

Kontraindikationen und Sicherheitshinweise

Allergie gegen die Arznei

Schwangerschaft und Stillzeit

Schwangerschaft Mit Vorsicht anzuwenden, eine Überdosis soll einen Abort induzieren können. Untersuchungen zur Embryotoxizität, Fetotoxizität oder Teratogenität liegen nicht vor.
Stillzeit Keine Einschränkungen bekannt. In einer Fallserie kam es unter einer sehr hohen Dosis zur Anregung der Milchbildung.

Pharmakologie

Das Drogendekokt zeigte keine Hemmung, aber auch keine Stimulation verschiedener Brustkrebszelllinien in vitro.

Dosierung und Zubereitung

Dosierung 9–30 g
Zubereitung Erster Kochvorgang 30 Min.; zweiter Kochvorgang 20 Min.

Kommentar

Azukibohnen sind ein gebräuchliches Nahrungsmittel im Westen sowie im Osten. Eine Suppe aus Azukibohnen eignet sich besonders als „Entgiftungskur" nach schwerem Essen oder übermässigem Alkoholkonsum, wodurch sich Feuchtigkeit und Hitze im Körper angesammelt haben.

Typische Rezepturen mit Chi Xiao Dou

Chi Xiao Dou ist selten in klassischen Rezepturen vorhanden und wird bei Bedarf jeweils beigefügt.

Dēng Xīn Cǎo
Junci Medulla
燈心草 灯心草

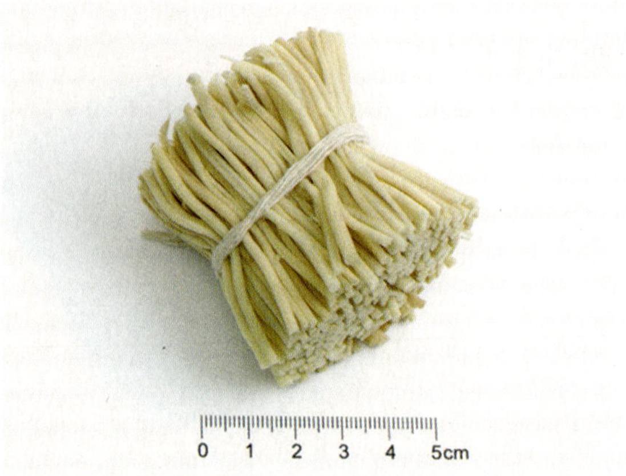

Deutscher Name Binsenmark, Flatterbinse
Englischer Name Common Rush, Juncus
Familie Binsengewächse – Juncaceae
Offizinelle Spezies *Juncus effusus*

Eigenschaften

Temperatur Leicht kalt
Geschmack Süß, fade
Funktionskreis Herz, Lunge, Dünndarm

Wirkung

- Eliminiert Feuchtigkeit und kühlt Hitze
- Klärt Hitze im Funktionskreis Herz und leitet diese durch den Dünndarm und den Urin aus

Indikationen

- **Feuchtigkeit-Hitze** Dysurie, trübe, schmerzhafte Miktion, chronische Nephritis, Ödeme, Gedunsenheit, Oligurie
- **Hitze im Funktionskreis Herz** Unruhe, Schlafstörungen, Reizbarkeit, Pavor nocturnus bei Kindern, insbesondere wenn begleitet von schmerzhafter Miktion mit dunklem Urin

Kontraindikationen und Sicherheitshinweise

Allergie gegen die Arznei

Schwangerschaft und Stillzeit

Während jahrhundertelanger Anwendung sind keine relevanten Risiken bekannt geworden. Aussagefähige Untersuchungen zur Sicherheit in der Schwangerschaft oder Stillzeit liegen nicht vor.

Dosierung und Zubereitung

Dosierung 1–3 g
Zubereitung Erster Kochvorgang 30 Min.; zweiter Kochvorgang: 20 Min.

Kommentar

- *Deng Xin Cao* wirkt im Herzen und leitet Hitze über den Dünndarm aus. Dabei wird die Hitze vom Dünndarm als Flüssigkeit über die Blase ausgeschieden. Diese Wirkung macht *Deng Xin Cao* speziell. Gleich wie andere diuretische Mittel fördert es den Urin und behandelt schmerzhaftes Wasserlassen. Zusätzlich klärt *Deng Xin Cao* jedoch auch die Hitze aus dem Herzen, die zum schmerzhaften Wasserlassen geführt hat.
- *Deng Xin Cao* wird häufig bei Kindern eingesetzt, weil es süß, mild, leicht kühl und damit ein „sanftes" Mittel ist. Die Arznei behandelt Schlafprobleme bei Kindern, indem es Herz-Hitze via den Urin klärt und so Gereiztheit, Schlafstörungen und Alpträume reduziert.
- Zwei weitere Arzneien, welche ebenfalls Herz-Hitze über den Urin klären, sind *Chuan Mu Tong* (Clematidis Armandii Caulis) und *Dan Zhu Ye* (Lophatheri Herba) ► AG 2.1. *Chuan Mu Tong* ist bitter und kalt und entschieden stärker. Es leitet die Herzhitze nicht sanft aus, sondern klärt sie kräftig. *Chuan Mu Tong* ist somit geeignet, wenn aufflammendes Herzfeuer nicht nur heißes *Lin* verursacht, sondern auch Aphten im Mund oder Ulcera auf der Zunge hervorruft. *Dan Zhu Ye* klärt Hitze aus dem Herzen und fördert den Urin. Im Gegensatz zu *Deng Xin Cao* gehört es jedoch der Gruppe von Hitze klärenden Mitteln an und hat nicht nur eine leicht kühle, sondern eine kalte Temperatur. Es hat somit eine ausgeprägtere Hitze klärende Wirkung als *Deng Xin Cao*. Von den drei diuretischen und Herzhitze klärenden Mitteln ist *Chuan Mu Tong* das stärkste, *Dan Zhu Ye* das mittlere und *Deng Xin Cao* das schwächste.

Typische Rezepturen mit Deng Xin Cao

Ba Zheng San (Acht Arzneien Pulver zur Korrektur) ► RG 6.3

Dì Fū Zǐ
Kochiae Fructus
地膚子

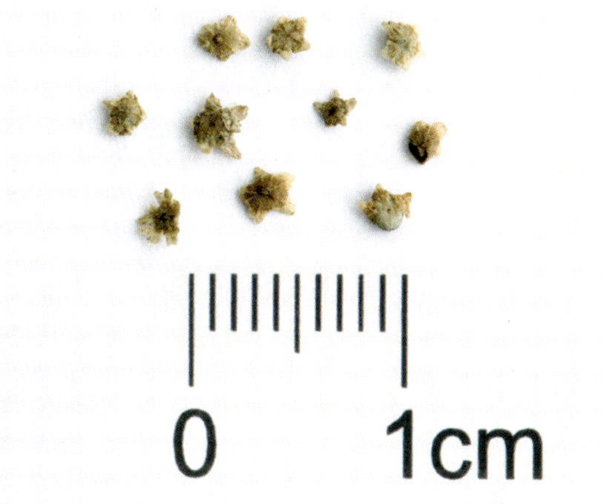

Deutscher Name Besenradmeldefrüchte
Englischer Name Belvedere Fruit, Broom Cypress Fruit
Familie Gänsefußgewächse – Chenopodiaceae
Offizinelle Spezies *Kochia scoparia*

Eigenschaften

Temperatur Kalt
Geschmack Scharf, bitter
Funktionskreis Niere, Blase

Wirkung

- Leitet Feuchtigkeit aus und stoppt Juckreiz
- Fördert Diurese und leitet Feuchtigkeit-Hitze aus

Indikationen

- **Juckreiz** Alle Arten von Hauterkrankungen durch Hitze oder feuchte Hitze, bei denen Juckreiz ein prominentes Symptom ist, z.B. Ekzeme
- **Feuchtigkeit Hitze in der Blase** Heißes *Lin*-Syndrom mit wenig dunklem und schmerzhaftem Urin, Dysurie, Unterbauchschmerzen

Kontraindikationen und Sicherheitshinweise

Allergie gegen die Arznei

Schwangerschaft und Stillzeit

Während jahrhundertelanger Anwendung sind keine relevanten Risiken bekannt geworden. Aussagefähige Untersuchungen zur Sicherheit in der Schwangerschaft oder Stillzeit liegen nicht vor.

Pharmakologie

Mit einem wässrigen Extrakt fiel der Ames-Test auf Mutagenität positiv aus, der UDS-Test negativ. Ein nicht näher bezeichneter Extrakt zeigte bei der Maus im Mikrokerntest keine Hinweise auf Gentoxizität.

Dosierung und Zubereitung

Dosierung 9–15 g; geeignete Menge für topische Anwendung, kann als Dekokt für Dampfbäder verwendet werden
Zubereitung Erster Kochvorgang 30 Min.; zweiter Kochvorgang 20 Min.

Kommentar

Di Fu Zi ist ein sehr häufig verwendetes Juckreiz-Mittel in der Dermatologie. Häufig wird es kombiniert mit *Ji Li* (Tribuli Fructus) ▶ AG 16. Es kann innerlich (als Dekokt) oder äußerlich (als Waschung, Bad) angewendet werden.

Typische Rezepturen mit Di Fu Zi

Di Fu Zi ist selten in klassischen Rezepturen vorhanden, wird bei Juckreiz aber häufig beigefügt.

Dōng Guā Pǐ
Benincasae Exocarpium
冬瓜皮

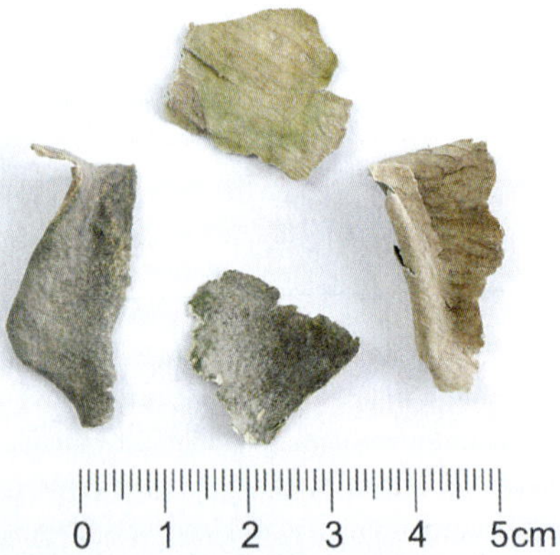

Deutscher Name Wachskürbis-Schale
Englischer Name Chinese Waxgourd Peel, Winter Melon Peel
Familie Kürbisgewächse – Curcubitaceae
Offizinelle Spezies *Benincasa hispida*
Spezies Kampomedizin *Benincasa cerifera, Benincasa hispida, Benincasa cerifera* f. *emarginata*

Eigenschaften

Temperatur Kühl
Geschmack Süß
Funktionskreis Milz, Dünndarm

Wirkung

- Fördert die Miktion
- Reduziert Schwellungen
- Eliminiert Feuchtigkeit und klärt Hitze

Indikationen

- **Feuchtigkeit-Hitze** Ödeme, Schwellungen, abdominale Spannung, Beschwerden beim Wasserlassen
- Sommerhitze-Erkrankungen mit Durchfall, Schweregefühl, Müdigkeit, Schwindel

Kontraindikationen und Sicherheitshinweise

Allergie gegen die Arznei

Schwangerschaft und Stillzeit

Während jahrhundertelanger Anwendung sind keine relevanten Risiken bekannt geworden. Aussagefähige Untersuchungen zur Sicherheit in der Schwangerschaft oder Stillzeit liegen nicht vor.

Pharmakologie

Ein wässriger Extrakt zeigte an dem Bakterienstamm E. coli GY5027 ohne und mit Metabolisierung keine Hinweise auf Mutagenität.

Dosierung und Zubereitung

Dosierung 9–30 g
Zubereitung Erster Kochvorgang 30 Min.; zweiter Kochvorgang 20 Min.

Kommentar

- Da sehr mild, wird *Dong Gua Pi* oft mit Mitteln ähnlicher Wirkung kombiniert und grundsätzlich höher dosiert.
- Auch für Langzeitanwendung geeignet

Typische Rezepturen mit Dong Gua Pi

Dong Gua Pi ist selten in klassischen Rezepturen vorhanden und wird jeweils beigefügt.

Dōng Guā Zǐ
Benincasae Semen
冬瓜子

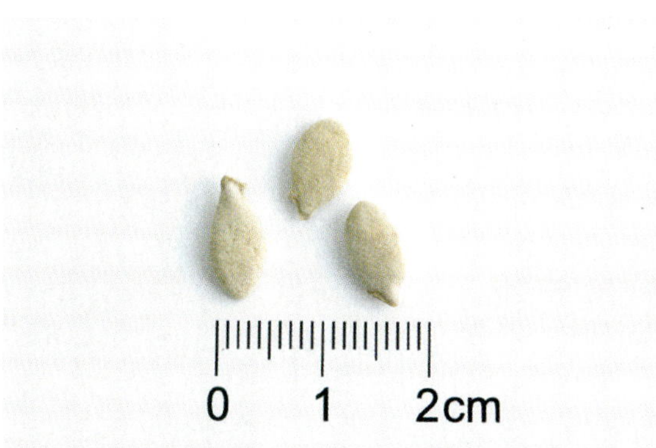

Deutscher Name Wachskürbis-Samen
Englischer Name Chinese Waxgourd Seed, Winter Melon Seed
Familie Kürbisgewächse – Curcubitaceae
Offizinelle Spezies *Benincasa hispida*

Eigenschaften

Temperatur Kalt
Geschmack Süß
Funktionskreis Lunge, Magen, Dickdarm, Dünndarm

Wirkung

- Löst Toxine, klärt Hitze und leitet Schleim und Eiter aus
- Leitet Feuchtigkeit-Hitze aus

Indikationen

- **Toxische Hitze in Lunge oder Dickdarm** Husten, eitrige Bronchitis, schleimiger oder eitriger Auswurf, toxische Läsionen (*Yong*) im Darm, eitrige Stühle
- **Feuchtigkeit-Hitze im Unteren** Gelber, stinkender Ausfluss aus dem Urogenitalbereich, Fluor albus

Kontraindikationen und Sicherheitshinweise

Allergie gegen die Arznei

Schwangerschaft und Stillzeit

Während jahrhundertelanger Anwendung sind keine relevanten Risiken bekannt geworden. Aussagefähige Untersuchungen zur Sicherheit in der Schwangerschaft oder Stillzeit liegen nicht vor.

Pharmakologie

Ein wässriger Extrakt zeigte in vitro (Ames-Test, Bacillus-subtilis-Test) keine Hinweise auf Mutagenität.

Dosierung und Zubereitung

Dosierung 9–15 g
Zubereitung Erster Kochvorgang 30 Min.; zweiter Kochvorgang 20 Min.

Kommentar

- *Dong Gua Zi* ist ein mildes Mittel. Bei toxischen Läsionen (*Yong*) in Lunge oder Dickdarm wird diese Arznei häufig kombiniert mit *Yi Yi Ren* (Coicis Semen), ebenfalls ein mildes Mittel mit ähnlicher Wirkung aus dieser Arzneigruppe.
- Die Nasennebenhöhlen können als „kleine" oder „äußere" Lunge betrachtet werden. *Dong Gua Zi* kann deshalb auch eingesetzt werden bei purulenter Sinusitis. In diesem Fall wird diese Arznei kombiniert mit *Yu Xing Cao* (Houttuyniae Herba) ▶ AG 2.4 und *Huang Qin* (Scutellariae Radix) ▶ AG 2.3.

Typische Rezepturen mit Dong Gua Zi

Da Huang Mu Dan Tang (Rhei Radix et Rhizoma und Moutan Cortex Dekokt) ▶ RG 3.1

Fĕn Bì Xiè
Dioscoreae Hypoglaucae Rhizoma
粉萆薢

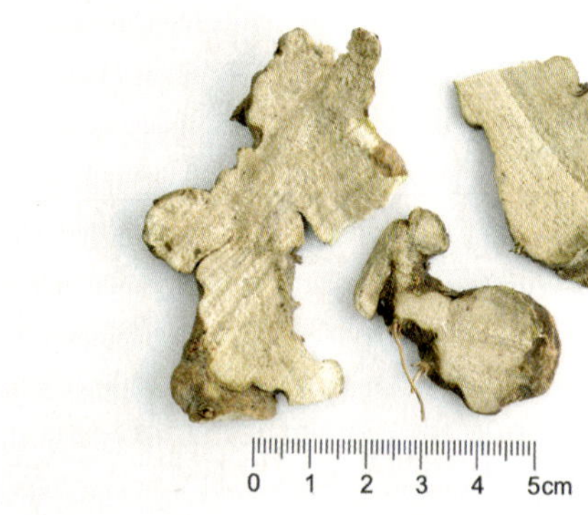

Pinyin-Synonym *Bei Xie, Bi Xie*
Deutscher Name Yamswurzelstock
Englischer Name Hypoglaucous Collett Yam Rhizome, Tokoro, Fish-poison Yam Rhizome
Familie Yamswurzelgewächse – Dioscoreaceae
Offizinelle Spezies *Dioscorea hypoglauca*

Eigenschaften

Temperatur Neutral
Geschmack Bitter
Funktionskreis Niere, Magen

Wirkung

- Eliminiert Feuchtigkeit aus dem Unteren Erwärmer und trennt das Trübe vom Klaren
- Klärt Feuchtigkeit-Hitze aus der Haut
- Leitet Wind-Feuchtigkeit aus und entspannt die Sehnen

Indikationen

- Trüber Urin, schmerzhafte Miktion, häufiges Wasserlassen, vaginaler Ausfluss
- Ekzeme mit nässenden Läsionen
- Wind-Feuchtigkeit-*Bi*-Syndrom mit Kreuzschmerzen, Gelenkschmerzen und Taubheitsgefühlen

Kontraindikationen und Sicherheitshinweise

Allergie gegen die Arznei

Schwangerschaft und Stillzeit

Während jahrhundertelanger Anwendung sind keine relevanten Risiken bekannt geworden. Aussagefähige Untersuchungen zur Sicherheit in der Schwangerschaft oder Stillzeit liegen nicht vor.

Dosierung und Zubereitung

Dosierung 9–15 g
Zubereitung Erster Kochvorgang 30 Min.; zweiter Kochvorgang 20 Min.

Kommentar

- Nach der chinesischen Pharmakopöe werden zwei Arten von *Bi Xie* unterschieden: *Fen Bi Xie* (Dioscoreae Hypoglaucae Rhizoma) und *Mian Bi Xie* (Dioscoreae Spongiosae Rhizoma). Diese beiden Arten sind im Hinblick auf Funktionen und Indikationen austauschbar.
- Die Hauptfunktion von *Fen Bi Xie* ist die Separation von Trübem und Klarem. Trübheit steht für Feuchtigkeit im Unteren Erwärmer. Aufgrund der neutralen Temperatur kann dieses Mittel sowohl bei feuchter Hitze wie auch bei Trübheit aufgrund von Milz-Mangel eingesetzt werden.

Typische Rezepturen mit Fen Bi Xie

Fen Bi Xie ist eher selten in klassischen Rezepturen vorhanden und wird bei Bedarf jeweils beigefügt.

Fú Líng
Poria
茯苓

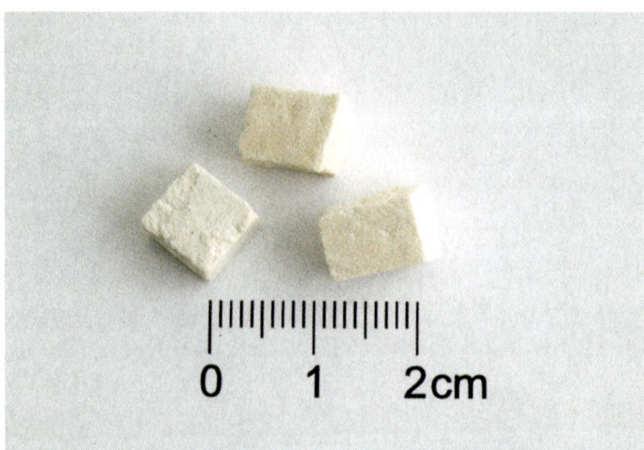

Deutscher Name Poria
Englischer Name Indian Bread, Poria, Hoelen
Familie Stielporlingsverwandte – Polyporaceae
Offizinelle Spezies *Poria cocos*

Spezies Kampomedizin *Wolfiporia cocos, Poria cocos*
Hinweis Es finden weitere *Poria*-Pflanzenteile Verwendung, nämlich

- *Chi Fu Ling* (Poria Rubra)
- *Fu Ling Pi* (Poriae Cutis)
- *Fu Shen* (Poriae Sclerotium Pararadicis)

Für eine Beschreibung, deren Wirkungen und die Unterscheidung zur Hauptarznei *Fu Ling* ▶ Kommentar

Eigenschaften

Temperatur Neutral
Geschmack Süß, fade
Funktionskreis Herz, Lunge, Milz, Niere

Wirkung

- Reguliert den Wasserhaushalt und eliminiert Feuchtigkeit
- Stärkt Milz und Magen
- Beruhigt das Herz und den Geist

Indikationen

- Ödem- und Schwellungsneigung, Oligurie, Dysurie
- Diarrhö, abdominelles Spannungsgefühl, Mattigkeit
- Schlaflosigkeit, Palpitationen, Vergesslichkeit

Kontraindikationen und Sicherheitshinweise

- Prolaps der Urogenitalorgane
- Allergie gegen die Arznei

Schwangerschaft und Stillzeit

- **Fu Ling** Während jahrhundertelanger Anwendung sind keine relevanten Risiken bekannt geworden. Aussagefähige Untersuchungen zur Sicherheit in der Schwangerschaft oder Stillzeit liegen nicht vor.
- **Fu Ling Pi** Ein Methanol-Extrakt zeigte bei der Ratte unter moderater Dosierung keine Hinweise auf embryotoxische, fetotoxische oder teratogene Auswirkungen. Ausreichende Untersuchungen zur Sicherheit in der Schwangerschaft liegen nicht vor. Für die Stillzeit sind keine Einschränkungen bekannt.

Interaktionen

Ein wässriger Arzneiextrakt erhöhte die Sensitivität von HeLa-Zellen in vitro gegenüber Paclitaxel, dagegen nicht gegenüber 5-Fluorouracil.

Pharmakologie

- Wässrige Extrakte zeigten in vitro keine Östrogenaktivität oder eine Stimulation von östrogenabhängigen Brustkrebszellen, jedoch eine deutlich erhöhte Genexpression des HER2-Rezeptors (Brustkrebswachstumsfaktor), dabei keine erhöhte Proteinexpression dieses Rezeptors.
- Wässrige Extrakte zeigten in vitro bzw. in vivo (Ames-Test, Bacillus-subtilis-Test, Mikrokern- und Chromosomenaberrationstest) keine Hinweise auf Mutagenität oder Gentoxizität.

Dosierung und Zubereitung

Dosierung

- *Fu Ling*: 10–15 g
- *Fu Ling Pi*: 15–30 g

Zubereitung Erster Kochvorgang 30–60 Min.; zweiter Kochvorgang 20–40 Min.

Kommentar

- *Fu Ling* ist eine der wichtigsten Feuchtigkeit eliminierenden Arzneien und eine der am meisten verwendeten Arzneien der chinesischen Arzneitherapie. Sie hat zusätzlich die sehr oft genutzten Nebenwirkungen der Milz-Stärkung und der Sedierung des *Shen*.
  Fu Ling wird auch eingesetzt in Schleim umwandelnden Rezepturen. Als Mittel wandelt *Fu Ling* allerdings nicht Schleim um, sondern unterstützt die Mitte und leitet Feuchtigkeit aus, sodass kein weiterer Schleim entstehen kann.
- **Fu Ling Pi (Poriae Cutis)** Bei dieser äußersten Schicht des Pilzes sind die Eigenschaften zur Miktionsförderung besonders ausgeprägt und dafür die tonisierenden Eigenschaften reduziert. Dennoch handelt es sich um eine grundsätzlich leicht tonisierende Arznei. *Fu Ling Pi* wird eingesetzt bei Ödemen, möglicherweise bei gleichzeitigem Milz-Mangel.
- **Fu Shen (Poriae Sclerotium Pararadicis)** Dies entspricht dem innersten Teil des Pilzmyzels und inkludiert die Wurzel, um welche der Pilz wächst. Der Fokus bei *Fu Shen* liegt auf der Beruhigung des Herzens und des Geistes. Die Wirkungen der Miktionsförderung und der Milz-Stärkung stehen im Hintergrund. *Fu Shen* wird eingesetzt bei Palpitationen, Vergesslichkeit, Konzentrationsproblemen und Schlafproblemen bei einem Herz-Milz-Mangel.
- **Chi Fu Ling (Poria Rubra)** Im Gegensatz zum weißen, inneren Pilzmyzel (*Fu Ling*) hat der Teil des Pilzmyzels, welcher sich näher zur Oberfläche befindet, eine rötliche Farbe und wird deshalb rotes *Fu Ling* genannt, *Chi Fu Ling*. Die rote Farbe entspricht Hitze und somit wird diese Arznei eingesetzt, um Feuchtigkeit zu eliminieren und Hitze zu klären, z.B. bei heißem

Lin-Syndrom mit wenig dunklem Urin und Schwierigkeiten beim Wasserlassen.

Typische Rezepturen mit Fu Ling

- *Si Jun Zi Tang* (Vier Gentlemen Dekokt) ▶ RG 8.1
- *Wu Ling San* (Fünf Bestandteile Pulver mit Poria) ▶ RG 6.1
- *Liu Wei Di Huang Wan* (Sechs Bestandteile Pille mit Rehmanniae Radix Praeparata) ▶ RG 8.5
- *Gui Zhi Fu Ling Wan* (Cinnamomi Ramulus und Poria Pille) ▶ RG 10.2
- *Gui Pi Tang* (Dekokt, das die Milz wiederherstellt) ▶ RG 8.3

Hǎi Jīn Shā
Lygodii Spora
海金砂

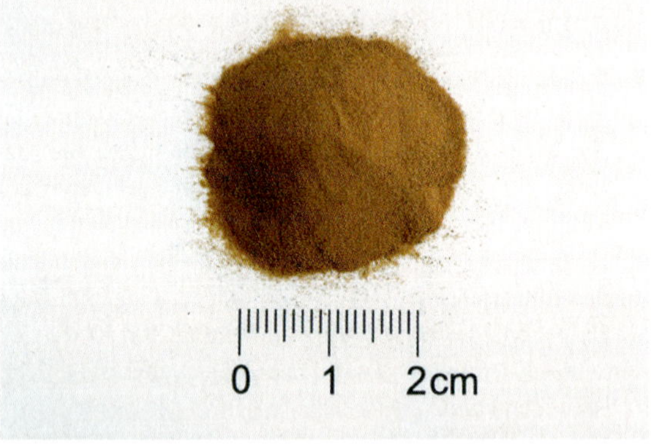

Deutscher Name Schlingfarnsporen, Kletterfarnsporen
Englischer Name Japanese Climbing Fern Spore, Lygodium Spores
Familie Kletterfarne – Lygodiaceae
Offizinelle Spezies *Lygodium japonicum*

Eigenschaften

Temperatur Kalt
Geschmack Süß, salzig
Funktionskreis Blase, Dünndarm

Wirkung

- Fördert die Miktion, behandelt *Lin*-Syndrom und eliminiert Harnsteine
- Fördert die Miktion und reduziert Ödeme und Schwellungen

Indikationen

- Steiniges *Lin*-Syndrom, alle Arten von *Lin*-Syndromen
- Schwellungen, Völle und Ödem aufgrund von Milz-Mangel mit Feuchtigkeit

Kontraindikationen und Sicherheitshinweise

Allergie gegen die Arznei

Schwangerschaft und Stillzeit

Während jahrhundertelanger Anwendung sind keine relevanten Risiken bekannt geworden. Aussagefähige Untersuchungen zur Sicherheit in der Schwangerschaft oder Stillzeit liegen nicht vor.

Dosierung und Zubereitung

Dosierung 6–15g
Zubereitung Im Beutel kochen. Erster Kochvorgang 30 Min.; zweiter Kochvorgang 20 Min.

Kommentar

Die chinesische Materia Medica kennt drei Hauptmittel, die bei „Steinen" eingesetzt werden: *Hai Jin Sha* sowie *Jin Qian Cao* (Lysomachiae Herba) und *Ji Nei Jin* (Gigeriae Galli Endothelium Corneum) ▶ AG 8. Letzteres ist nicht mehr in allen europäischen Ländern erhältlich. Sie werden auch als die „Drei *Jin*-Arzneien" bezeichnet. Zusätzlich wird auch *Shi Wei* (Pyrrosiae Folium) aus dieser Arzneigruppe bei steinigem *Lin* eingesetzt.

Typische Rezepturen mit Hai Jin Sha

Hai Jin Sha ist selten in klassischen Rezepturen vorhanden, wird aber bei steinigem Lin immer in Kombination mit den obigen aufgeführten Mittel beigefügt.

Huá Shí
Talcum
滑石

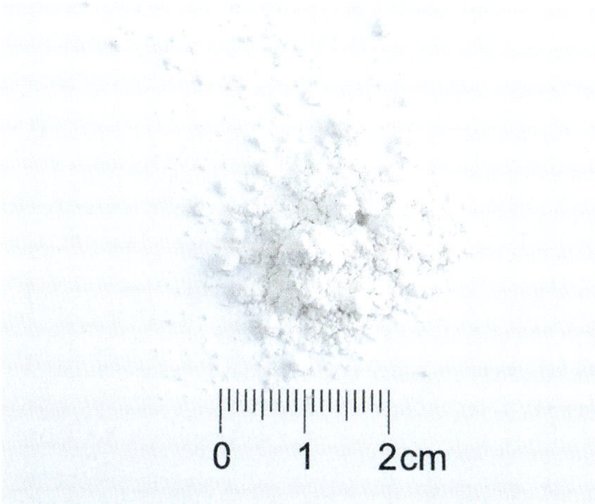

Deutscher Name Talkum
Englischer Name Talc Powder, Talcum
Mineral Besteht hauptsächlich aus wasserhaltigem Magnesiumsilikat [$Mg_3(Si_4O_{10})(OH_2)$]

Eigenschaften

Temperatur Kalt
Geschmack Süß, fade
Funktionskreis Blase, Lunge, Magen

Wirkung

- Leitet Feuchtigkeit aus, klärt Hitze und fördert die Diurese
- Klärt Hitze und löst Sommerhitze

Indikationen

- **Bei Feuchtigkeit-Hitze in der Blase** Schmerzen und Brennen beim Wasserlassen, wenig trüber dunkler Urin, auch für Diarrhö mit Feuchtigkeit-Hitze
- Bei Sommerhitze mit Fieber, Reizbarkeit, Schwierigkeiten beim Wasserlassen, Durst
- **Feuchtigkeit-Hitze allgemein im Körper** Schweregefühl, Durst, gelber Zungenbelag, eventuell Fieber, Hauterkrankungen, Ekzeme, Hautbeulen

Kontraindikationen und Sicherheitshinweise

- Diarrhö durch Milz-*Qi*-Mangel
- Allergie gegen die Arznei
- Anwendungsdauer begrenzen. Keine Anwendung bei Kindern oder topisch im Genitalbereich bei Frauen
- Inhalation des Pulvers vermeiden

Schwangerschaft und Stillzeit

Kontraindiziert wegen möglicher Kanzerogenität von *Hua Shi*.

Pharmakologie

- *Hua Shi* kann natürlicherweise Asbest enthalten. Die Arzneidroge sollte auf Freiheit von Asbest getestet sein.
- *Hua Shi* wurde von der International Agency for Research on Cancer (IARC) als „wahrscheinlich krebserregend beim Menschen“ eingestuft. Das gilt unabhängig von einem möglichen Asbestgehalt. *Hua Shi* steht in Zusammenhang mit Ovarialkarzinomen bei lokaler Anwendung im Genitalbereich von Frauen, möglicherweise auch über die Inhalation von Talkpulver. Eine taiwanesische Studie fand eine erhöhte Inzidenz von Magenkarzinomen unter Anwendung *Hua Shi*-haltiger Arzneien. Die Belege sind nicht beweisend, da nicht gesichert ist, dass in diesen Studien jeweils asbestfreier Talk zur Anwendung kam. Gesichert ist, dass *Hua Shi* eine chronische granulomatöse Entzündung verursacht.[1]

Interaktionen

Kann möglicherweise die Resorption anderer Arzneimittel beeinträchtigen. Ein zeitlicher Abstand zu deren Einnahme ist zu empfehlen.

Dosierung und Zubereitung

Dosierung 10-20 g
Zubereitung Im ersten Kochvorgang länger (60 Min.) kochen, die Arznei muss in einem Beutel eingeschlossen werden, um die Einnahme des Sediments zu vermeiden, auch eine Inhalation ist zu vermeiden; geeignete Menge für äußere Anwendung.

Kommentar

- Talcum ist ein sehr wichtiges Mittel zur Behandlung akuter Harnwegsinfektionen.
- Es wird bei nässenden Hauterkrankungen auch lokal angewendet.

1 International Agency for Research in Cancer. Talc and Acrylonitrile. Lyon, France. IARC Monographs on the Identification of Carcinogenic Hazards to Humans. Volume 136, 2026 (in press).

Typische Rezepturen mit Hua Shi

- *Zhu Ling Tang* (Polyporus Dekokt) ▶ RG 6.1
- *Wu Lin San* (Fünf Bestandteile Pulver bei Miktionsstörungen) ▶ RG 6.3
- *Ba Zheng San* (Acht Arzneien Pulver zur Korrektur) ▶ RG 6.3

Jīn Qián Cǎo
Lysimachiae Herba
金钱草

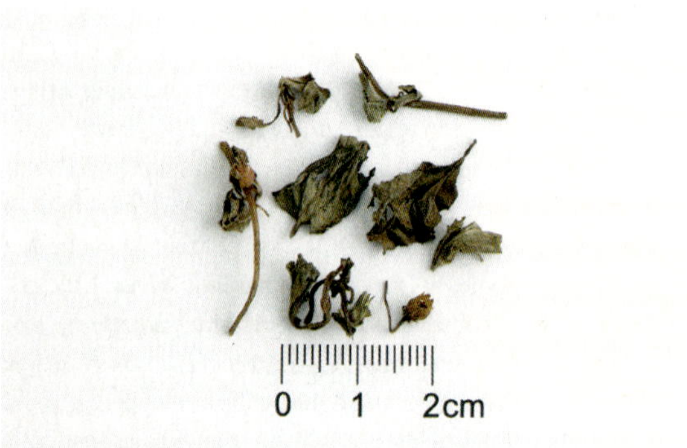

Deutscher Name Gilbweiderich
Englischer Name Christina Loosestrife, Lysimachia
Familie Primelgewächse – Primulaceae
Offizinelle Spezies *Lysimachia christinae*

Eigenschaften

Temperatur Leicht kalt
Geschmack Süß, salzig
Funktionskreis Leber, Gallenblase, Niere, Blase

Wirkung

- Fördert Diurese und eliminiert Steine
- Klärt Feuchtigkeit-Hitze in Leber und Gallenblase und eliminiert Gallensteine
- Löst Toxine und reduziert Schwellungen

Indikationen

- Sandiges, steiniges oder heißes *Lin*-Syndrom mit wenig dunklem, schmerzhaftem und sandigem Urin, Harnsteine
- **Feuchtigkeit-Hitze in der Gallenblase** Gallensteine, Gelbsucht
- **Toxische Hitze** Furunkel, Ulzerationen, Abszesse

Kontraindikationen und Sicherheitshinweise

- Allergie gegen die Arznei
- Leukopenie, es wurde über einen Rückgang der Leukozytenzahl berichtet
- Vorsicht bei Diarrhö

Schwangerschaft und Stillzeit

Während jahrhundertelanger Anwendung sind keine relevanten Risiken bekannt geworden. Aussagefähige Untersuchungen zur Sicherheit in der Schwangerschaft oder Stillzeit liegen nicht vor.

Dosierung und Zubereitung

Dosierung 15–60 g
Zubereitung Erster Kochvorgang 30 Min.; zweiter Kochvorgang 20 Min.

Kommentar

Die chinesische Materia Medica kennt drei Hauptmittel, welche bei „Steinen" eingesetzt werden: *Jin Qian Cao* sowie *Hai Jin Sha* (Lygodii Spora) aus dieser Arzneigruppe und *Ji Nei Jin* (Gigeriae Galli Endothelium Corneum) ▶ AG 8. Letzteres ist nicht mehr in allen europäischen Ländern erhältlich. Sie werden auch als die „Drei *Jin*-Arzneien" bezeichnet. Zusätzlich wird auch *Shi Wei* (Pyrrosiae Folium) aus dieser Arzneigruppe bei steinigem *Lin* eingesetzt.

Typische Rezepturen mit Jin Qian Cao

Jin Qian Cao ist selten in klassischen Rezepturen vorhanden und wird bei entsprechender Symptomatik jeweils beigefügt.

Mù Tōng
Akebiae Caulis
木通

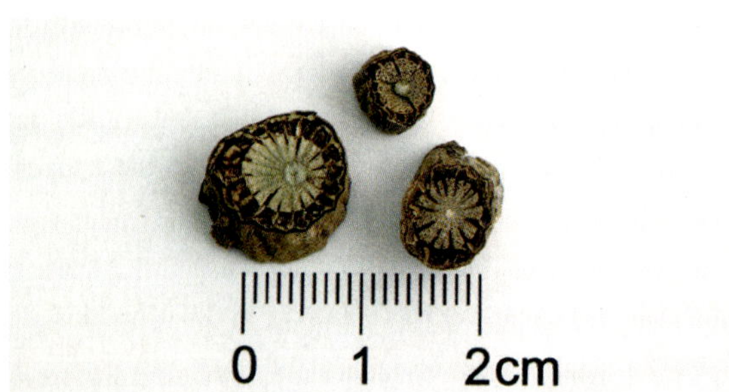

Deutscher Name Akebiastängel
Englischer Name Akebia
Familie Fingerfruchtgewächse – Lardizabalaceae
Offizinelle Spezies *Akebia quinata (Wu Ye Mu Tong), Akebia trifoliata (San Ye Mu Tong), Akebia trifoliata* var. *australis (Bai Mu Tong)*

Eigenschaften

Temperatur Kalt
Geschmack Bitter
Funktionskreis Herz, Dünndarm, Blase

Wirkung

- Eliminiert Feuchtigkeit, fördert die Miktion und klärt Hitze in der Blase
- Vertreibt Hitze aus dem Herzen
- Regt den Milchfluss an
- Öffnet die Leitbahnen

Indikationen

- **Hitze-Feuchtigkeit in der Blase** Akuter Harnwegsinfekt mit schmerzhaftem Wasserlassen, Ödemneigung und blutigem Urin
- **Hitze im Herzen** Unruhe, Schlaflosigkeit, Reizbarkeit, begleitet von Geschwüren im Mund oder Zungenbereich und spärlichem Urin
- Unzureichender Milchfluss, seltener verwendet bei Amenorrhö
- Schmerzen und Steifigkeit der Gelenke, Hitze-*Bi*-Syndrom

Kontraindikationen und Sicherheitshinweise

- Bei *Yin*-Mangel mit großer Vorsicht anzuwenden, da es sehr leicht die Säfte verletzen kann
- Allergie gegen die Arznei

Schwangerschaft und Stillzeit

Schwangerschaft Mit Vorsicht anzuwenden. Wurde traditionell mit abortiven Eigenschaften in Verbindung gebracht, teilweise als kontraindiziert betrachtet. Im Tierversuch an der Maus wurde eine uterusrelaxierende Wirkung beschrieben, was perinatal unerwünscht ist. Untersuchungen zur Embryotoxizität, Fetotoxizität oder Teratogenität liegen nicht vor.
Stillzeit Keine Einschränkungen bekannt

Pharmakologie

Wässrige Extrakte zeigten im Ames-Test auf Mutagenität ganz überwiegend negative Ergebnisse, im Bacillus-subtilis-Test ein positives Ergebnis. In-vivo-Tests an der Maus (i.p. Mikrokern- und Chromosomenaberrationstest) fanden keine Hinweise auf Gentoxizität.

Dosierung und Zubereitung

Dosierung 3–6 g
Zubereitung Erster Kochvorgang 30 Min.; zweiter Kochvorgang 20 Min.

Kommentar

- *„Mutong"* schloss früher weitere Pflanzenspezies ein, wie *Aristolochia manshuriensis (Guan Mu Tong)*. Dieses enthält Aristolochiasäure, eine stark nephrotoxische und krebserregende Substanz. Es kam darunter in vielen Ländern der Welt zu Fällen von Niereninsuffizienz, die nicht selten eine Dialyse oder Nierentransplantation erforderlich machten. Bei bis zu 40% dieser Fälle wurden urotheliale Karzinomen der Harnwege diagnostiziert. *Mu Tong* ist deshalb in gewissen Ländern ganz verboten (z.B. England). Die aktuelle Arznei *Mu Tong* ist sicher, wenn die Identität der Pflanzenspezies gewährleistet ist und keine Verunreinigung mit *Aristolochia*-Arten vorliegt. Die Arznei sollte daher nur von zuverlässigen Lieferanten bezogen werden. Substitutionsvorschläge für *Mu Tong*: Bei Obstruktion der *Luo* Netzgefäße und um Diurese zu fördern, kann es durch *Tong Cao* (Tetrapanacis Medulla) aus dieser Arzneigruppe ersetzt werden. Allerdings ist *Tong Cao* milder. Bei Herz-Hitze kann es durch *Lian Zi Xin* (Nelumbinis Plumula) substituiert werden, ▶ RG 13.
- *Mu Tong* und *Tong Cao* (Tetrapanacis Medulla) sind sich ähnlich: Beide fördern die Diurese und leiten Feuchtigkeit aus. Sie werden oft zur Behandlung von Ödemen, Harnverhalt, spärlichem Urin, sowie bei schmerzhaftem, häufigem oder erschwertem Wasserlassen durch feuchte Hitze verwendet. Nach westlicher Diagnose z.B. bei akuten Harnwegsinfektionen, Zystitis, Pyelitis und Prostatitis. Beide wirken milchfördernd. *Mu Tong* ist aber bitterer, kälter und stärker wirksam als *Tong Cao*.
- Oft wird *Mu Tong* (Akebiae Caulis) durch *Chuan Mu Tong* (Clematidis Armandii Caulis) ersetzt. *Chuan Mu Tong* ist insgesamt weniger stark wirksam und wird höher dosiert (6–12 g).

Typische Rezepturen mit Mu Tong

Long Dan Xie Gan Tang (Gentianae Radix Dekokt, das die Leber entlastet) ▶ RG 2.4

Qú Mài
Dianthi Herba
瞿麥 瞿麦

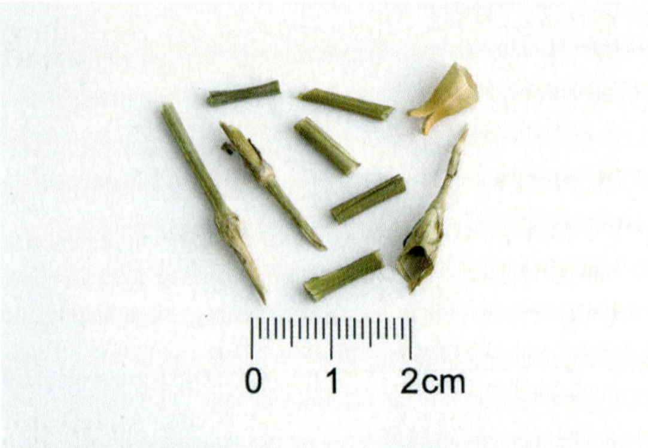

Deutscher Name Nelkenkraut
Englischer Name Lilac Pink Herb, Dianthus, Lilac Pink, Chinese Pink
Familie Nelkengewächse – Caryophyllaceae
Offizinelle Spezies *Dianthus superbus, Dianthus chinensis*

Eigenschaften

Temperatur Kalt
Geschmack Bitter
Funktionskreis Herz, Dünndarm

Wirkung

- Klärt Feuchtigkeit-Hitze, fördert die Diurese, stoppt Blutungen und befreit schmerzhafte Miktion
- Schafft Steine aus dem Harnleiter
- Bricht Blut-Stase und fördert Menstruation

Indikationen

- Heißes und blutiges *Lin*-Syndrom mit wenig dunklem, schmerzhaftem und eventuell blutigem Urin
- Steiniges *Lin*-Syndrom, Harnsteine (Urolithiasis), Nierensteine
- Als Zusatzmittel bei Blut-Stase im Uterus: Amenorrhö

Kontraindikationen und Sicherheitshinweise

Allergie gegen die Arznei

Fertilität, Schwangerschaft und Stillzeit

Fertilität Das Drogendekokt, intragastral an weibliche Mäuse verabreicht, reduzierte die Implantationsrate.
Schwangerschaft Kontraindiziert, traditionell wegen abortiver Eigenschaften. Experimentell fanden sich bei intragastraler Verabreichung an schwangere Mäuse abortive, embryotoxische und fetotoxische Auswirkungen. Fehlbildungen wurden nicht beobachtet.
Stillzeit Keine Einschränkungen bekannt

Pharmakologie

Das Drogendekokt zeigte bei intragastraler Verabreichung an der Maus keine Hinweise auf Gentoxizität (Mikrokern- und Chromosomenaberrationstest).

Dosierung und Zubereitung

Dosierung 9–15 g
Zubereitung Erster Kochvorgang 30 Min.; zweiter Kochvorgang 20 Min.

Kommentar

Qu Mai wird vor allem bei blutigem oder steinigem *Lin*-Syndrom eingesetzt. Andere Mittel mit dieser Funktion aus dieser Arzneigruppe, mit denen *Qu Mai* oft kombiniert wird, sind: *Jin Qian Cao* (Lysomachiae Herba), *Hai Jin Sha* (Lygodii Spora), *Shi Wei* (Pyrrosiae Folium).

Typische Rezepturen mit Qu Mai

Ba Zheng San (Acht Arzneien Pulver zur Korrektur) ▶ RG 6.3

Shí Wéi
Pyrrosiae Folium
石韋 石韦

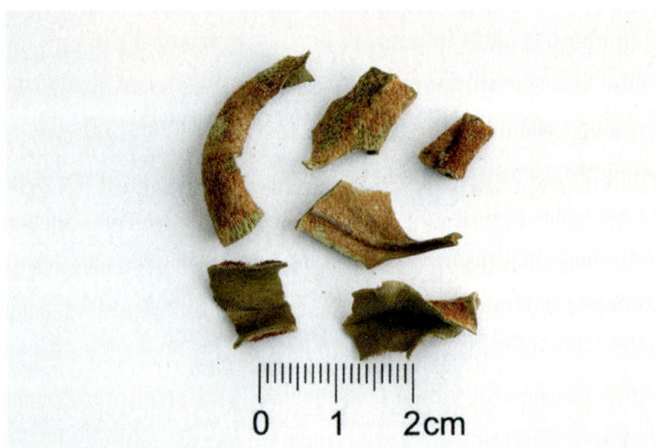

Deutscher Name Pyrrosiakraut
Englischer Name Shearer's Pyrrosia Leaf, Pyrrosia Leaf
Familie Tüpfelfarngewächse – Polypodiaceae

Offizinelle Spezies *Pyrrosia sheareri, Pyrrosia lingua, Pyrrosia petiolosa*

Eigenschaften

Temperatur Leicht kalt
Geschmack Süß, bitter
Funktionskreis Lunge, Blase

Wirkung

- Leitet Feuchtigkeit aus, klärt Hitze und fördert die Miktion
- Kühlt Blut-Hitze und stoppt Blutungen
- Klärt Lungen-Hitze, transformiert heißen Schleim und stoppt Husten

Indikationen

- **Heißes und steiniges Lin-Syndrom** Dysurie, schmerzhafte Miktion, trüber, sandiger Urin, Urolithiasis, Gedunsenheit, Oligurie
- Hämaturie, blutiges Erbrechen, gynäkologische Blutungen
- Husten, gelblicher Auswurf, Bronchitis, Asthma

Kontraindikationen und Sicherheitshinweise

Allergie gegen die Arznei

Schwangerschaft und Stillzeit

Während jahrhundertelanger Anwendung sind keine relevanten Risiken bekannt geworden. Aussagefähige Untersuchungen zur Sicherheit in der Schwangerschaft oder Stillzeit liegen nicht vor.

Dosierung und Zubereitung

Dosierung 6–12 g
Zubereitung Erster Kochvorgang 30 Min.; zweiter Kochvorgang 20 Min.

Kommentar

Bei steinigem *Lin*-Syndrom wird *Shi Wei* kombiniert mit *Hai Jin Sha* (Lygodii Spora) und *Jin Qian Cao* (Lysomachiae Herba) aus dieser Arzneigruppe.

Typische Rezepturen mit Shi Wei

Shi Wei ist selten in klassischen Rezepturen vorhanden und wird bei Bedarf jeweils beigefügt.

Tōng Cǎo
Tetrapanacis Medulla
通草

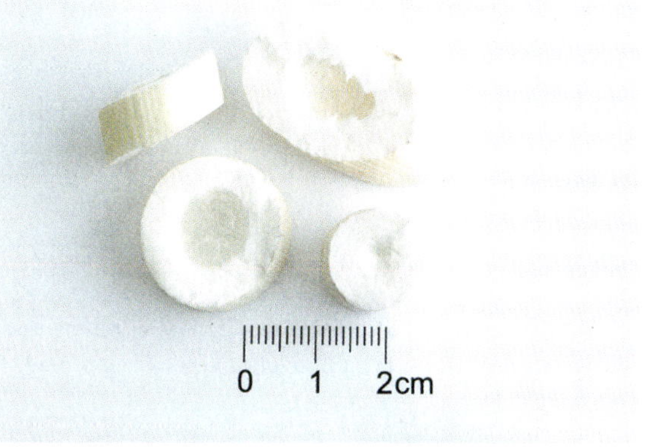

Deutscher Name Tetrapanax-Stängelmark
Englischer Name Ricepaperplant Pith, Tetrapanax
Familie Araliengewächse – Araliaceae
Offizinelle Spezies *Tetrapanax papyriferus*

Eigenschaften

Temperatur Leicht kalt
Geschmack Süß, fade
Funktionskreis Lunge, Magen

Wirkung

- Fördert Diurese und klärt Hitze
- Unterstützt die Brust und fördert die Laktation

Indikationen

- **Feuchtigkeit-Hitze** Heißes *Lin*-Syndrom mit schmerzhaftem Wasserlassen und dunklem Urin
- Mangelnde Milchbildung oder Milchstau

Kontraindikationen und Sicherheitshinweise

Allergie gegen die Arznei

Schwangerschaft und Stillzeit

Schwangerschaft Traditionell mit Vorsicht anzuwenden wegen kalter Temperatur und absenkender Eigenschaft. Untersuchungen zur Embryotoxizität, Fetotoxizität oder Teratogenität liegen nicht vor.
Stillzeit Keine Einschränkungen bekannt. Fördert die Milchbildung.

Dosierung und Zubereitung

Dosierung 3–5 g
Zubereitung Erster Kochvorgang 30 Min.; zweiter Kochvorgang 20 Min.

Kommentar

Kann als Substitut für das an vielen Orten (unsinnigerweise) verbotene *Mu Tong* (Akebiae Caulis) eingesetzt werden.

Typische Rezepturen mit Tong Cao

San Ren Tang (Drei Samen Dekokt) zur Behandlung von Feuchtigkeit-Wärme-Erkrankungen. Diese Rezeptur wird in diesem Buch nicht berücksichtigt.

Yì Yĭ Rén
Coicis Semen
薏苡仁

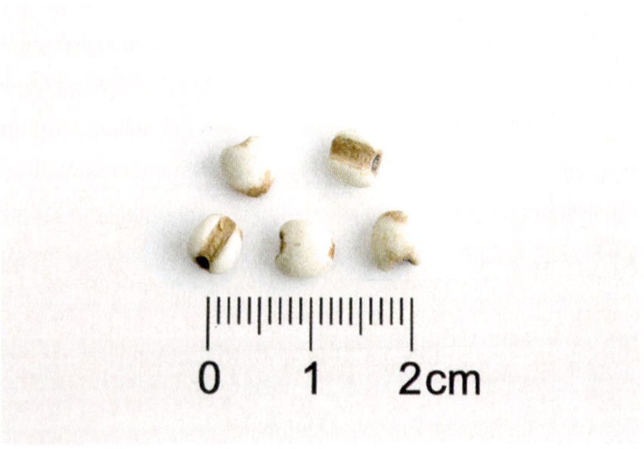

Deutscher Name Hiobstränensamen
Englischer Name Coix Seed
Familie Süßgräser – Gramineae
Offizinelle Spezies *Coix lacryma-jobi* var. *mayuen*

Eigenschaften

Temperatur Kühl
Geschmack Süß, fade
Funktionskreis Milz, Magen, Lunge

Wirkung

- Reguliert den Wasserhaushalt und leitet Feuchtigkeit aus
- Stärkt Milz-*Qi* und lindert Diarrhö
- Klärt Hitze und leitet Eiter aus
- Eliminiert Wind-Feuchtigkeit, löste Krämpfe, stillt Schmerzen
- Eliminiert Hitze-Feuchtigkeit

Indikationen

- Oligurie, Schwierigkeiten beim Wasserlassen, Feuchtigkeit-Ansammlung, Ödeme, Gedunsenheit, chronische Nephritis, geschwollene, schmerzende Gelenke
- Chronische Diarrhö durch Milz-*Qi*-Mangel und Feuchtigkeit
- Toxische Läsionen (*Yong*) und Geschwüre in Lunge und Darm
- Rheumatoide Gelenkschmerzen, *Bi*-Syndrom, geschwollene, schmerzende Gelenke, Muskelschmerzen, Krämpfe, besonders effektiv in der Verbesserung der Gelenkbeweglichkeit und der Reduzierung von Krämpfen in chronischen Fällen
- Hitze-Feuchtigkeit im ganzen Körper, gekennzeichnet durch einen schmierigen, klebrigen Zungenbelag und Verdauungsschwierigkeiten
- Plantarwarzen (Verruca plantaris)

Kontraindikationen und Sicherheitshinweise

Allergie gegen die Arznei

Schwangerschaft und Stillzeit

Schwangerschaft Kontraindiziert; traditionell wurde wegen einer absenkenden Wirkung eine Abortgefahr gesehen. Experimentell fanden sich bei oraler Verabreichung an schwangere Ratten Hinweise auf Embryotoxizität und gesteigerte Uteruskontraktionen. Vermehrte Fehlbildungen wurden nicht beobachtet.
Stillzeit Keine Einschränkungen bekannt

Pharmakologie

- Wässrige Extrakte zeigten in vitro und bei der Maus Östrogenwirkungen sowie teilweise eine Wachstumsstimulation östrogenabhängiger MCF-7-Brustkrebszellen in vitro, andere Brustkrebszelllinien wurden nicht stimuliert.
- Wässrige Extrakte zeigten in vitro (Ames-Test, Bacillus-subtilis-Test, UDS-Test und am Bakterienstamm E coli GY5027) keine Hinweise auf Mutagenität.

Dosierung und Zubereitung

Dosierung 9–30 g
Zubereitung Erster Kochvorgang 30 Min.; zweiter Kochvorgang 20 Min.

Kommentar

- *Yi Yi Ren* ist ein sehr mildes Mittel und wird deshalb oft hoch dosiert. Aufgrund seiner milden Wirkung ist dieses Mittel aber ideal für alle Arten von Feuchtigkeit, bei Mangel oder bei Fülle oder bei Hitze.

- *Yi Yi Ren* hat eine beruhigende und ausgleichende Wirkung auf die Darmschleimhaut und wird oft eingesetzt bei Nahrungsunverträglichkeiten oder Colitiden mit gereizten Darmschleimhäuten. Dafür kann diese Arznei mit *Bai Bian Dou* (Lablab Semen Album) und auch *Shan Yao* (Dioscoreae Rhizoma), ▶ AG 12.1, kombiniert werden.

Typische Rezepturen mit Yi Yi Ren

- *Yi Yi Ren Tang* (Coicis Semen Dekokt) ▶ RG 6.5
- *Wei Jing Tang* (Phragmitis Dekokt) traditionell bei Lungen- und toxischen Darmläsionen. Diese Rezeptur wird in diesem Buch nicht berücksichtigt.
- *Si Miao San* (Vier Wunder Pulver) bei Hitze-Feuchtigkeit im Unteren Erwärmer ▶ RG 6.3
- *San Ren Tang* (Drei Samen Dekokt) zur Behandlung von Feuchtigkeit-Wärme Erkrankungen ▶ RG 6.3
- *Shen Ling Bai Zhu San* (Ginseng Radix et Rhizoma, Poria und Atractylodis Macrocephalae Rhizoma Pulver) ▶ RG 8.1

Yīn Chén
Artemisiae Scopariae Herba
茵陳　茵陈

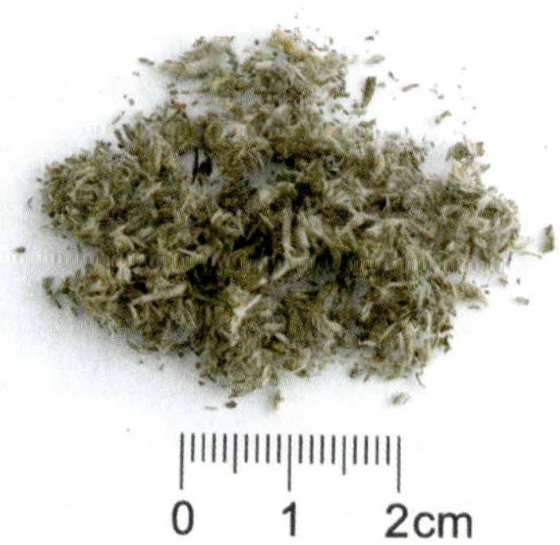

Pinyin-Synonym *Yin Chen Hao*
Pharmazeutisches Synonym Artemisiae Capillaris Herba
Deutscher Name Haarförmiges Beifußkraut
Englischer Name Virgate Wormwood Herb
Familie Korbblütler – Compositae
Offizinelle Spezies *Artemisia scoparia, Artemisia capillaris*

Eigenschaften

Temperatur Leicht kalt
Geschmack Bitter, scharf
Funktionskreis Milz, Magen, Leber, Gallenblase

Wirkung

- Klärt Feuchtigkeit-Hitze von Leber und Gallenblase, behandelt Ikterus
- Klärt Hitze und löst Feuchtigkeit aus der Haut

Indikationen

- **Hitze-Feuchtigkeit im Leber- und Gallenblasen-Funktionskreis** Gelbsucht, Hepatitis, chronische Cholezystitis
- Feuchtigkeit-Hitze in der Haut Gerötete, nassende Läsionen, Ekzeme, insbesondere im unteren Körperbereich

Kontraindikationen und Sicherheitshinweise

- Allergie gegen Korbblütler
- Vorsicht bei Kindern

Fertilität, Schwangerschaft und Stillzeit

Fertilität Vorsicht bei Frauen mit Kinderwunsch. Der Drogenbestandteil Scoparon, oral an weiblichen Ratten verabreicht, führte zu einer kompletten Verhinderung der Implantation. Wegen der möglichen kanzerogenen Eigenschaften ist von einer Anwendung insbesondere bei Männern mit Kinderwunsch abzuraten.
Schwangerschaft Kontraindiziert, Hinweise auf Gentoxizität und Gehalt an Pyrrolizidin-Alkaloiden. Untersuchungen zur Embryotoxizität, Fetotoxizität oder Teratogenität liegen nicht vor.
Stillzeit Kontraindiziert, Hinweise auf Gentoxizität und Gehalt an Pyrrolizidin-Alkaloiden

Interaktionen

- Das Arzneigranulat steigerte die Konzentration eines toxischen Intermediärprodukts von Acetaminophen in vitro, ein wässriger Extrakt erhöhte bei Ratten und Mäusen die Hepatotoxizität und Mortalität durch gleichzeitige Gabe von Acetaminophen.
- Ein wässriger Drogenextrakt veränderte nicht die Sensitivität von HeLa-Zellen in vitro gegenüber Paclitaxel oder 5-Fluorouracil.

Pharmakologie

- Nach einer neueren Arbeit enthält die Droge Pyrrolizidin-Alkaloide, wobei der seinerzeitige – aktuell höher liegende – Grenzwert der Europäischen Arzneimittelagentur (EMA) bei mehr als der Hälfte der Drogenproben überschritten wurde.[1]
- Das Arzneidekokt zeigte in vitro eine deutliche Östrogenaktivität.
- Das Dekokt bzw. wässrige Extrakte zeigten in vitro (Ames-Tests, Bacillus-subtilis-Test, UDS-Test), keine Hinweise auf Mutagenität. In-vivo-Gentoxizitätstests (i.p. Mikrokern- und Chromosomenaberrationstest) zeigten jeweils ein positives Ergebnis.

Dosierung und Zubereitung

Dosierung 6–15 g, geeignete Menge für die topische Anwendung
Zubereitung Erster Kochvorgang 30 Min.; zweiter Kochvorgang 20 Min.

Kommentar

Yin Chen ist traditionell eine der wichtigen Arzneien zur Behandlung von Ikterus, und zwar aufgrund von Hitze-Feuchtigkeit und von Kälte-Feuchtigkeit.

Typische Rezepturen mit Yin Chen

Yin Chen Hao Tang (Artemisiae Scopariae Herba Dekokt) zur Behandlung von Ikterus durch Hitze-Feuchtigkeit ▶ RG 6.3

Yù Mǐ Xū
Maydis Stigma
玉米鬚 玉米须

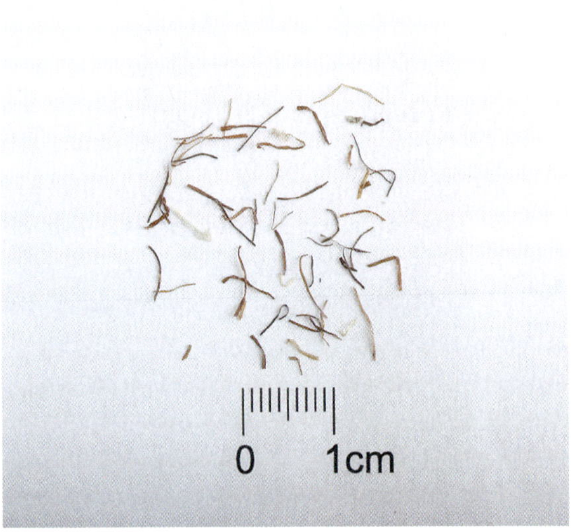

Deutscher Name Maisgriffel, Maisbart
Englischer Name Corn Silk, Corn Stigma
Familie Süßgräser – Gramineae
Offizinelle Spezies *Zea mays*

Eigenschaften

Temperatur Neutral
Geschmack Süß, fade
Funktionskreis Leber, Gallenblase, Blase

Wirkung

- Klärt Feuchtigkeit-Hitze aus Leber und Gallenblase
- Fördert Diurese und leitet Feuchtigkeit-Hitze aus

Indikationen

- **Feuchtigkeit-Hitze in der Gallenblase** Ikterus (traditionell), Hepatitis, chronische Cholezystitis
- Heißes oder steiniges *Lin*-Syndrom mit wenig dunklem und schmerzhaftem Urin; Harnsteine; Ödeme

Kontraindikationen und Sicherheitshinweise

Allergie gegen die Arznei

1 Chen LH, Wang JC, Guo QL, et al. Simultaneous determination and risk assessment of pyrrolizidine alkaloids in Artemisia capillaris Thunb. by UPLC-MS/MS together with chemometrics. Molecules. 2019;24(6):1077.

Schwangerschaft und Stillzeit

Während jahrhundertelanger Anwendung sind keine relevanten Risiken bekannt geworden. Aussagefähige Untersuchungen zur Sicherheit in der Schwangerschaft oder Stillzeit liegen nicht vor.

Dosierung und Zubereitung

Dosierung 15–30 g
Zubereitung Erster Kochvorgang 30 Min.; zweiter Kochvorgang 20 Min.

Kommentar

Bei Ödemen kann *Yu Mi Xu* als Einzelmittel in hoher Dosierung eingesetzt werden, z.B. als Tee.

Typische Rezepturen mit Yu Mi Xu

Yu Mi Xu ist selten in klassischen Rezepturen vorhanden und wird bei Bedarf jeweils beigefügt.

Zé Xiè
Alismatis Rhizoma
澤瀉 泽泻

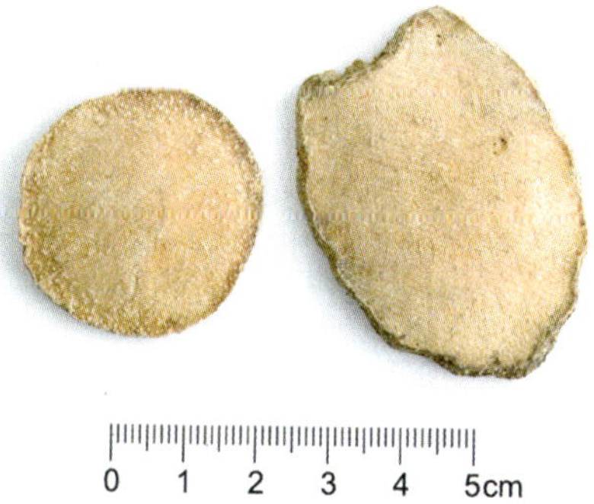

Deutscher Name Orient-Froschlöffel
Englischer Name Oriental Water Plantain Rhizome, Alisma
Familie Froschlöffelgewächse – Alismataceae
Offizinelle Spezies *Alisma orientale, Alisma plantago-aquatica*
Spezies Kampomedizin *Alisma orientale, Alisma plantago-aquatica* var. *orientale*

Eigenschaften

Temperatur Kalt
Geschmack Süß, fade
Funktionskreis Niere, Blase

Wirkung

- Reguliert den Wasserhaushalt und leitet Feuchtigkeit aus
- Kühlt Hitze-Feuchtigkeit im Unteren Erwärmer und leitet diese aus
- Leitet Hitze ab, die durch Nieren-*Yin*-Mangel bedingt ist

Indikationen

- **Mit Feuchtigkeit assoziierte Stagnation** Oligurie, Dysurie, trüber Urin, Leukorrhö, Retention von Schleim und Flüssigkeiten, Feuchtigkeit-Ansammlung, Ödeme, Gedunsenheit, chronische Nephritis, chronische Diarrhö
- Besonders hilfreich, wenn Hitze-Feuchtigkeit im Unteren Erwärmer vorhanden ist (schmerzhaftes Wasserlassen, trüber Urin, Leukorrhö, Diarrhö)
- **Mangel-Hitze bei Nieren-Yin-Mangel** Schwindel, Ohrensausen, Hitzegefühl

Kontraindikationen und Sicherheitshinweise

- Allergie gegen die Arznei
- Vorsicht vor längerer Anwendung oder Überdosierung, beides kann zu Elektrolytstörungen, Hämaturie und Erhöhung der Leberenzyme führen

Schwangerschaft und Stillzeit

Während jahrhundertelanger Anwendung sind keine relevanten Risiken bekannt geworden. Aussagefähige Untersuchungen zur Sicherheit in der Schwangerschaft oder Stillzeit liegen nicht vor.

Pharmakologie

- Ein wässriger Extrakt zeigte in vitro eine moderate Östrogenaktivität und eine gesteigerte Proliferation östrogenabhängiger Brustkrebszellen (MCF-7).
- Wässrige Extrakte zeigten in vitro (Ames-Test, Bacillus-subtilis-Test) keine Hinweise auf Mutagenität. In vivo bei der Maus verlief der Mikrokerntest mit einem alkoholischen Extrakt unter niedriger getesteter Dosis ebenfalls negativ.

Dosierung und Zubereitung

Dosierung 6–10 g
Zubereitung Erster Kochvorgang 30 Min.; zweiter Kochvorgang 20 Min.

Kommentar

- Sehr gut geeignet als Diuretikum bei *Yin*-Mangel, denn *Ze Xie* leitet Feuchtigkeit aus, ohne das *Yin* wesentlich zu schwächen. Daher ist es als Diuretikum in *Liu Wei Di Huang Wan* (Sechs Bestandteile Pille mit Rehmanniae Radix Praeparata) enthalten, eine zentrale Rezeptur bei der Therapie des Nieren-*Yin*-Mangels.
- Nach aktueller Forschung senkt *Ze Xie* Cholesterin und andere Blutfette bei Fettleber.

Typische Rezepturen mit Ze Xie

- *Liu Wei Di Huang Wan* (Sechs Bestandteile Pille mit Rehmanniae Radix Praeparata ▶ RG 8.5
- *Wu Ling San* (Fünf Bestadteile Pulver mit Poria) ▶ RG 6.1

Zhū Líng
Polyporus
豬苓 猪苓

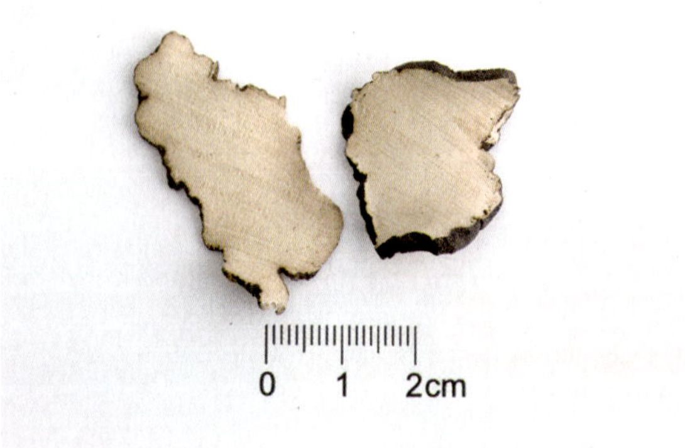

Deutscher Name Polyporus
Englischer Name Chuling, Polyporous
Familie Stielporlingsverwandte – Polyporaceae
Offizinelle Spezies *Polyporus umbellatus*

Eigenschaften

Temperatur Neutral
Geschmack Süß, fade
Funktionskreis Niere, Blase

Wirkung

Fördert die Miktion und leitet Feuchtigkeit aus

Indikationen

Störungen durch die Akkumulation und Stagnation von Feuchtigkeit Ödeme, Feuchtigkeit-Ansammlung, Gedunsenheit, Oligurie, Dysurie, trübe, schmerzhafte Miktion, chronische Nephritis; chronische Diarrhö, Leukorrhö, Gelbsucht

Kontraindikationen und Sicherheitshinweise

Allergie gegen die Arznei

Schwangerschaft und Stillzeit

Während jahrhundertelanger Anwendung sind keine relevanten Risiken bekannt geworden. Aussagefähige Untersuchungen zur Sicherheit in der Schwangerschaft oder Stillzeit liegen nicht vor.

Pharmakologie

Ein nicht definierter Extrakt zeigte in vitro bzw. in vivo (Ames-Test, Mikrokern- und Chromosomenaberrationstest) keine Hinweise auf Mutagenität oder Gentoxizität.

Dosierung und Zubereitung

Dosierung 6–12 g
Zubereitung Erster Kochvorgang 30 Min.; zweiter Kochvorgang: 20 Min.

Kommentar

Als Diuretikum ist Polyporus noch stärker als *Fu Ling* (Poria), aber nicht so umfassend in seiner Wirkung und weist auch keine zusätzlich die Milz stützende Funktion auf, wie das bei Poria der Fall ist. Polyporus und Poria werden sehr häufig kombiniert.

Typische Rezepturen mit Zhu Ling

- *Wu Ling San* (Fünf Bestandteile Pille mit Poria) ▶ RG 6.1
- *Zhu Ling Tang* (Polyporus Dekokt) ▶ RG 6.1

5 Wind-Feuchtigkeit vertreibende Arzneien

Du Huo (Angelicae Pubescentis Radix)
Fang Ji (Stephaniae Tetrandrae Radix)
Hai Feng Teng (Piperis Kadsurae Caulis)
Hai Tong Pi (Erythrinae Cortex)
Jin Qian Bai Hua She (Bungarus Parvus)
Luo Shi Teng (Trachelospermi Caulis et Folium)
Mu Gua (Chaenomelis Fructus)
Qian Nian Jian (Homalomenae Rhizoma)
Qin Jiao (Gentianae Macrophyllae Radix)
Sang Zhi (Mori Ramulus)
Shen Jin Cao (Lycopodii Herba)
Wei Ling Xian (Clematidis Radix et Rhizoma)
Wu Jia Pi (Acanthopanacis Cortex)
Wu Shao She (Zaocys)
Xi Xian Cao (Siegesbeckiae Herba)

Arzneigruppen-Überblick

Indikation nach TCM-Kriterien

Bi-Syndrom (schmerzhaftes Obstruktions-Syndrom) durch Wind, Feuchtigkeit und Kälte

Typische Arznei

Du Huo (Angelicae Pubescentis Radix)

Wirkung

- Diese Arzneien vertreiben Wind-Feuchtigkeit aus den Muskeln, Sehnen, Gelenken und Knochen. Sie erleichtern *Bi*-Syndrom und beleben die *Luo*-Gefäße.
- Manche dieser Arzneien haben einen tonisierenden Effekt auf Niere und Leber; sie stärken und nähren auf diese Weise gleichzeitig die zugeordneten Gewebe, Knochen und Sehnen.

Typische Symptome (Bi-Syndrom)

- **Wind-Bi (Xing Bi)** Wanderndes *Bi*-Syndrom mit springenden, wechselhaften Gelenkbeschwerden, die vor allem auch durch Wind oder Wetterwechsel schlechter werden.
- **Kälte-Bi (Tong Bi)** Diese Form ist die schmerzhafteste Art des *Bi*. Kälte blockiert am stärksten den freien Fluss der Energie. Es kommt zu ortsfesten, starken Schmerzen, die durch Kälte-Exposition deutlich schlechter werden und durch starke Bewegungseinschränkung der Gelenke gekennzeichnet sind.
- **Feuchtigkeit-Bi (Zhuo Bi)** Die Natur der Feuchtigkeit, die die Leitbahnen und Kollateralen verlegt, führt zu schleichenden Prozessen mit deutlichen Schwellungen der befallenen Gelenke, mit Taubheitsgefühl der Muskeln und der Haut.
- **Hitze-Bi (Re Bi)** Hierbei dominiert Hitze das Geschehen mit heißen, überwärmten, roten, geschwollenen und schmerzenden Gelenken, evtl. mit zusätzlichen systemischen Hitze-Zeichen, wie Fieber, Durst, rote Zunge, gelber Belag und beschleunigter Puls.

Besonders beim *Bi*-Syndrom ist die Kombination mit Akupunktur durch ihre Möglichkeit, sehr genau und gezielt auf lokale Beschwerden einzugehen, sehr hilfreich und ratsam. Ergänzend können *Tuina*, lokales Moxen und auch lokale, äußerlich als Umschläge und Tinkturen verabreichte Arzneimittel zum Einsatz kommen.

Indikationen

Diese Arzneigruppe behandelt ein Eindringen von Wind in Kombination mit Feuchtigkeit in die Ebene der Muskeln, Faszien, des Bindegewebes und möglicherweise der Knochen. Auch Gelenke und Schleimbeutel können betroffen sein. Die Kombination von mehreren Pathogenen wie Wind-Feuchtigkeit und Kälte oder auch Wind-Feuchtigkeit und Hitze, die dann regional zu einer Obstruktion des Energieflusses führen, wird als *Bi Zheng* bezeichnet, womit biomedizinisch gesehen zahlreiche Krankheiten des rheumatischen Formenkreises erfasst werden.

Befunde

Zungenkörper

- Eine gedunsene Zunge mit Zahneindrücken kann die Feuchtigkeit anzeigen.
- Die Farbe des ZK ist normal bei reiner Feuchtigkeit, häufiger aber blass durch die begleitende Kälte. Besteht ein zusätzlicher *Qi*- oder Blut-Mangel, ist die Zunge noch blasser.

Zungenbelag Der Zungenbelag zeigt die Feuchtigkeit an. Oft ist ein vermehrter, feuchter Zungenbelag sichtbar.

Puls Der Puls ist typischerweise schlüpfrig, durch die Schmerzen oft auch saitenförmig, bei Kälte langsam, beim Hitze-*Bi* jedoch eher beschleunigt.

Leitsymptome

Typische Symptome sind Taubheitsgefühle und Schmerzen in den Gelenken und Muskeln.

Anwendungsbeispiele

Nach westlicher Vorstellung entsprechen diese Arzneien (mit Vorbehalt) am ehesten den Disease-modifying antirheumatic drugs (DMARD), den progressionsverlangsamenden Antirheumatika.

Häufige Kombinationen

Bei der Behandlung des *Bi*-Syndroms werden oft zu den Arzneien der AG 5 solche hinzugefügt, die effektiv Kälte aus dem Innen eliminieren (AG 11). Als besonders effektiv und schmerzstillend sei hier *Fu Zi* (Aconiti Radix Lateralis Praeparata) genannt. Auch unter den Arzneien der AG 1.1, die ja primär Wind in der Oberfläche eliminieren, befinden sich einige, die neben Wind-Kälte zusätzlich Feuchtigkeit eliminieren. Diese sind bei *Bi*-Syndrom sehr hilfreich, besonders *Fang Feng* (Saposhnikoviae Radix) und *Qiang Huo* (Notopterygii Rhizoma et Radix). Bei Chronizität empfiehlt sich die Hinzugabe Blut bewegender Arzneien der AG 10.1. Bei schlecht genährten, trockenen Geweben werden Blut nährende Arzneien der AG 12.2 gegeben, die zudem die Elimination von Wind aus der Tiefe unterstützen. Auf die AG 12.3 zur Stärkung des Nieren-*Yang* und der Knochen sei ebenfalls hingewiesen.

Nebenwirkungen

Die meisten Arzneien dieser Gruppe sind warm und aromatisch. Deshalb können sie *Yin* und Säfte schmälern und sollten bei Patienten mit Blut- oder *Yin*-Mangel mit Vorsicht oder in Kombination mit Tonika der Arzneigruppen 12.2 und 12.4 eingesetzt werden.

Kontraindikationen und Sicherheitshinweise

Fast alle Arzneien dieser Gruppe sind scharf und bitter und wirken somit oft trocknend, was ja bei Wind-Feuchtigkeit erwünscht ist. Eine leicht Blut nährende Komponente kann ggfs. vor einer zu starken Austrocknung schützen.

Korrespondierende Akupunkturpunkte

Das wichtigste ist die lokale Therapie. Je nach Befund kommen dabei neben der Akupunktur lokales Moxen, Schröpfen, *Gua Sha*, *Tuina* und lokale Arzneiapplikationen zum Beleben von *Qi* und Blut infrage. Allgemeine Punkte können sein, je nach zugrundeliegendem Syndrom:
Gb 34 *Yanglingquan*, Ma 40 *Fenglong*, Mi 9 *Yinlingquan*, Mi 10 *Xuehai*, Gb 39 *Xuanzhong*, Gb 20 *Fengchi*, Gb 31 *Fengshi*, Bl 11 *Dazhu*, Bl 23 *Shenshu*, Ma 36 *Zusanli*, Mi 6 *Sanyinjiao*, Du 20 *Baihui*, M-UE 22 *Baxie*, M-LE 8 *Bafeng*

Charakterisierung der Wind-Feuchtigkeit vertreibenden Arzneien

Wirkung Diese Arzneien vertreiben Wind-Feuchtigkeit, Kälte und ggfs. Hitze aus Muskeln, Sehnen, Gelenken und Knochen, erleichtern *Bi*-Syndrom und beleben die *Luo*-Gefäße.
Eigenschaften Die meisten Arzneien dieser Gruppe sind warm und aromatisch.
Pathogene Faktoren Wind, Feuchtigkeit, Kälte, Hitze
Typische Arznei *Du Huo* (Angelicae Pubescentis Radix)
Indikation *Bi*-Syndrom (schmerzhaftes Obstruktions-Syndrom) durch Wind, Feuchtigkeit und Kälte, selten Feuchtigkeit-Hitze

- **Im Akutfall** Fülle-Zustand
- **Bei chronischen Beschwerden** Mangel-Zustand

Nebenwirkung Die Arzneien trocknen, können das *Yin* schmälern
Vorsicht Bei *Yin*-Mangel und allgemeinem Säfte-Mangel
Wirkort Niere, Leber, Milz, Blase
Therapie-Prinzip (Ba Fa) Entspricht keiner der ursprünglichen acht Methoden

Acht Leitkriterien (Ba Gang)

Diese Leitkriterien beschreiben den Energiezustand des Patienten, für den diese Arzneigruppe angezeigt ist.
Lokalisierung Innen
Qualität Kälte, Hitze
Quantität Fülle

Dú Huó
Angelicae Pubescentis Radix
獨活 独活

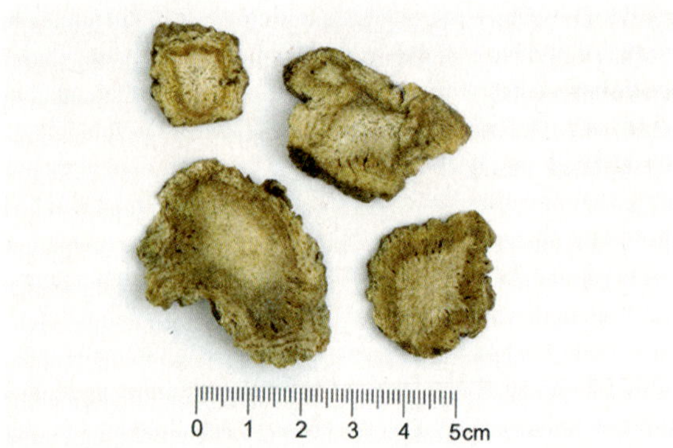

Deutscher Name Engelwurz
Englischer Name Doubleteeth Pubescent Angelica Root
Familie Doldenblütler – Umbelliferae/Apiaceae
Offizinelle Spezies *Angelica pubescens* f. *biserrata*

Eigenschaften

Temperatur Leicht warm
Geschmack Scharf, bitter
Funktionskreis Niere, Blase

Wirkung

- Leitet Wind und Feuchtigkeit aus und stoppt Schmerzen
- Befreit die Oberfläche und eliminiert Kälte, Wind und Feuchtigkeit

Indikationen

- **Wind-Feuchtigkeit-Hitze-Bi** Rheumatoide Gelenkschmerzen, Muskelschmerzen, dabei besonderer Bezug zur unteren Körperhälfte, wird in akuten und chronischen Fällen gebraucht
- Grippaler Infekt mit Kopf-, Muskel- und Gliederschmerzen durch pathogene Faktoren in der Oberfläche

Kontraindikationen und Sicherheitshinweise

- Blut- und *Yin*-Mangel
- Allergie gegen die Arznei
- Vorsicht vor intensiver UV-Lichtexposition, phototoxische Hautreaktionen sind aufgrund des Furocumarin-Gehalts möglich.

Schwangerschaft und Stillzeit

Schwangerschaft Kontraindiziert. Im In-vitro-Zebrafisch-Test führte das Arzneidekokt zu fetotoxischen und teratogenen Effekten. Ausreichende Untersuchungen zur Embryotoxizität, Fetotoxizität oder Teratogenität liegen nicht vor.
Stillzeit Keine Einschränkungen bekannt

Pharmakologie

Wässrige Extrakte zeigten in vitro bzw. in vivo (Ames-Test, Bacillus-subtilis-Test, UDS-Test, i.p. Mikrokern- und Chromosomenaberrationstest) keine Hinweise auf Mutagenität oder Gentoxizität.

Dosierung und Zubereitung

Dosierung 3–10 g
Zubereitung Erster Kochvorgang 30 Min.; zweiter Kochvorgang 20 Min.

Kommentar

- *Du Huo* ist eine der wichtigsten Arzneien bei *Bi*-Syndrom in der unteren Körperhälfte, d.h. für Lumbalbereich, Hüfte, Knie, Sprunggelenke und Füße.
- *Qiang Huo* (Notopterygii Rhizoma et Radix) hat sehr ähnliche Wirkungen und Indikationen wie *Du Huo*, fokussiert allerdings auf die obere Körperhälfte. Für Wind-Kälte-Feuchtigkeit-*Bi*-Syndrom im ganzen Körper werden die beiden Mittel oft kombiniert.
- *Du Huo* eignet sich hervorragend, um Feuchtigkeit-Kälte zu trocknen. Aus diesem Grund schädigt das Mittel aber auch schnell die Flüssigkeiten, das *Yin* und das Blut. Beim Einsatz bei Patienten mit *Yin*-Mangel muss es mit geeigneten Mittel kombiniert werden.

Typische Rezepturen mit Du Huo

- *Du Huo Ji Sheng Tang* (Angelicae Pubescentis Radix und Taxilli Herba Dekokt) ▶ RG 6.5
- *Juan Bi Tang* (Dekokt, das schmerzhafte Blockaden beseitigt) ▶ RG 6.5
- *Qiang Huo Sheng Shi Tang* (Notopterygii Rhizoma et Radix Dekokt, das Feuchtigkeit überwindet) ▶ RG 6.5

Fáng Jǐ
Stephaniae Tetrandrae Radix
防己

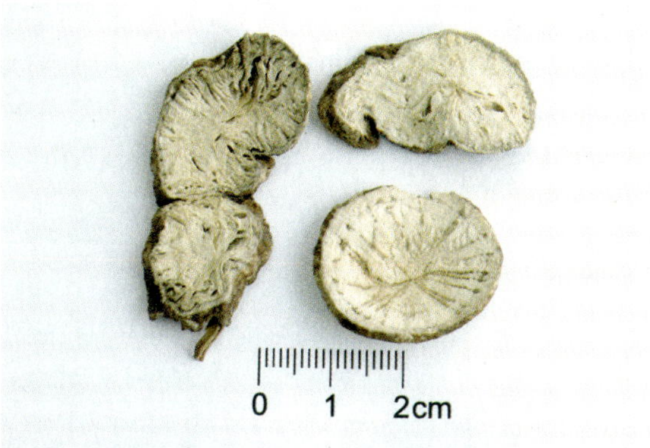

Pinyin-Synonym *Han Fang Ji*
Deutscher Name Stephaniawurzel
Englischer Name Four-stamen Stephania Root, Stephania
Familie Mondsamengewächse – Menispermaceae
Offizinelle Spezies *Stephania tetrandra (Fen Fang Ji)*

Eigenschaften

Temperatur Kalt
Geschmack Bitter
Funktionskreis Blase, Lunge

Wirkung

- Leitet Wind und Feuchtigkeit aus und stoppt Schmerzen
- Fördert Diurese und reduziert Ödeme

Indikation

- **Wind-Feuchtigkeit-Hitze-Bi** Gerötete, geschwollene und schmerzhafte Gelenke
- Ödeme, Völlegefühl im Abdomen, Wassergeräusche im Abdomen

Kontraindikationen und Sicherheitshinweise

Allergie gegen die Arznei

Schwangerschaft und Stillzeit

Während jahrhundertelanger Anwendung sind keine relevanten Risiken bekannt geworden. Aussagefähige Untersuchungen zur Sicherheit in der Schwangerschaft oder Stillzeit liegen nicht vor. Der isolierte Inhaltsstoff Tetrandrin zeigte bei der Ratte keine embryotoxischen, fetotoxischen oder teratogenen Auswirkungen.

Pharmakologie

Das Arzneidekokt zeigte in vitro keine Hemmung verschiedener Brustkrebszelllinien, aber auch keine Wachstumsstimulation.

Dosierung und Zubereitung

Dosierung 5–10 g
Zubereitung Erster Kochvorgang 30 Min.; zweiter Kochvorgang 20 Min.

Kommentar

- *(Han) Fang Ji* wurde mit *Guang Fang Ji* (Aristolochiae Fangchi Radix) verwechselt oder leichtfertig substituiert, das nicht nur einen ähnlichen chinesischen Namen, sondern auch ein ähnliches Aussehen und ähnliche Indikationen hat. Dadurch kam es u.a. zu zahlreichen Fällen von Niereninsuffizienz („Aristolochianephropathie") in Belgien und anderen Ländern sowie zu urothelialen Karzinomen. Die authentische Arznei *Fang Ji* (Stephaniae Tetrandrae Radix) ist sicher. Die Identität der Arznei muss gewährleistet sein. Die Arznei sollte daher nur von zuverlässigen Lieferanten bezogen werden.
- Im Vergleich zu vielen anderen Mitteln aus dieser Kategorie ist *Fang Ji* kalt und wird damit vor allem bei heißem *Bi* eingesetzt.
- *Fang Ji* ist in gewissen Arzneibüchern in der Feuchtigkeit ausleitenden Kategorie aufgeführt. Die beiden Wirkungen (*Bi*-Syndrom lösen und Diurese fördern) sind ähnlich stark, und *Fang Ji* ist ein gutes Mittel für beide Strategien.

Typische Rezepturen mit Fang Ji

Fang Ji Huang Qi Tang (Stephaniae Tetrandrae Radix und Astragali Radix Dekokt) zur Behandlung von Wind-Wasser. Diese Rezeptur wird in diesem Buch nicht berücksichtigt.

Hǎi Fēng Téng
Piperis Kadsurae Caulis
海風藤 海风藤

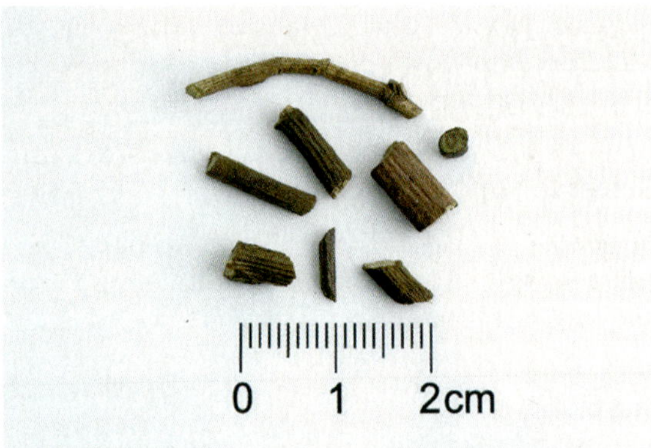

Deutscher Name Pfeffersprossstengel
Englischer Name Kadsura Pepper Stem, Futokadsura Stem
Familie Pfeffergewächse – Piperaceae
Offizinelle Spezies *Piper kadsura*

Eigenschaften

Temperatur Leicht warm
Geschmack Scharf, bitter
Funktionskreis Leber

Wirkung

Beseitigt Wind-Feuchtigkeit und befreit die Leitbahnen

Indikation

Wind-Feuchtigkeit-Bi-Syndrom Steife Gelenke, Kreuz- und Knieschmerzen, Muskelkrämpfe; kann auch bei Schmerzen durch Trauma eingesetzt werden

Kontraindikationen und Sicherheitshinweise

Allergie gegen die Arznei

Schwangerschaft und Stillzeit

Während jahrhundertelanger Anwendung sind keine relevanten Risiken bekannt geworden. Aussagefähige Untersuchungen zur Sicherheit in der Schwangerschaft oder Stillzeit liegen nicht vor.

Pharmakologie

Ein ethanolischer Extrakt zeigte eine geringe Hemmung der 5α-Reduktase in vitro als Zeichen einer leichten Antiandrogenwirkung.

Dosierung und Zubereitung

Dosierung 6–12 g
Zubereitung Erster Kochvorgang 30 Min.; zweiter Kochvorgang 20 Min.

Kommentar

Hai Feng Teng wird besonders häufig bei Wind-Feuchtigkeit-*Bi*-Syndrom in den Extremitäten eingesetzt.

Typische Rezepturen mit Hai Feng Teng

Hai Feng Teng ist selten in klassischen Rezepturen vorhanden und wird jeweils beigefügt.

Hǎi Tóng Pí
Erythrinae Cortex
海桐皮

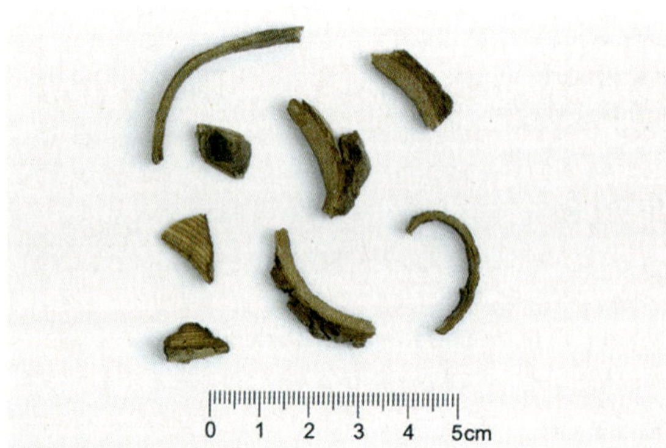

Deutscher Name Korallenbaumrinde
Englischer Name Erythrina Bark, Oriental Variegated Coral Bean Bark, Himalayan Coral Bean Bark
Familie Hülsenfrüchtler – Fabaceae
Offizinelle Spezies *Erythrina variegata* var. *orientalis*

Eigenschaften

Temperatur Neutral
Geschmack Bitter, scharf
Funktionskreis Leber, Milz, Niere

Wirkung

- Leitet Wind-Feuchtigkeit aus
- Fördert die Miktion und eliminiert Ödeme
- Stoppt Juckreiz

Indikationen

- Wind-Feuchtigkeit-*Bi*-Syndrom mit Gelenkschmerzen, Steifigkeit oder Krämpfen, vor allem in den unteren Extremitäten und im Lumbalbereich
- **Diurese fördern** Ödeme aufgrund von Feuchtigkeit
- Stoppt Juckreiz, insbesondere bei nass-heißen Hautläsionen (innerlich und topisch)

Kontraindikationen und Sicherheitshinweise

Allergie gegen die Arznei

Schwangerschaft und Stillzeit

Während jahrhundertelanger Anwendung sind keine relevanten Risiken bekannt geworden. Aussagefähige Untersuchungen zur Sicherheit in der Schwangerschaft oder Stillzeit liegen nicht vor.

Pharmakologie

Ein wässriger Extrakt zeigte in vitro (Ames-Test, UDS-Test) keine Hinweise auf Mutagenität.

Dosierung und Zubereitung

Dosierung 4,5–15 g
Zubereitung Erster Kochvorgang 30 Min.; zweiter Kochvorgang 20 Min.

Kommentar

- *Hai Tong Pi* ist neutral und wird, je nach Kombination, bei heißem wie kaltem *Bi*-Syndrom eingesetzt.
- *Hai Tong Pi* kann auch als Gurgellösung bei Zahnschmerzen verwendet werden.

Typische Rezepturen mit Hai Tong Pi

Hai Tong Pi ist selten in klassischen Rezepturen vorhanden und wird jeweils beigefügt.

Jin Qian Bái Huā Shé
Bungarus Parvus
金钱白花蛇

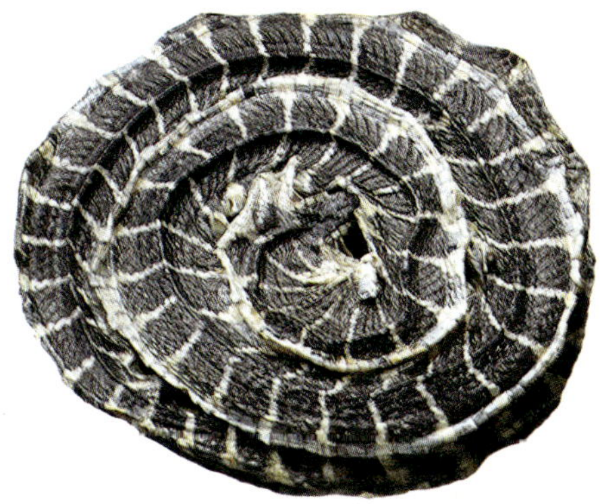

Deutscher Name Kraits
Englischer Name Coin-like White-banded Snake, Multibanded Krati
Familie Giftnattern – Elapidae
Offizinelle Spezies *Bungarus multicinctus*

Eigenschaften

Temperatur Warm
Geschmack Süß, salzig
Funktionskreis Leber

Wirkung

- Befreit stark die Leitbahnen, stoppt Schmerzen und vertreibt Wind
- Eliminiert Wind von den Sehnen und stoppt Konvulsionen
- Eliminiert Wind von der Haut und stoppt Juckreiz

Indikation

- **Chronisches und hartnäckiges Bi-Syndrom** Taubheitsgefühl und Schwäche der Extremitäten, Krämpfe, *Bi*-Syndrom-Schmerzen
- Spasmen, Krämpfe, Tremor, Konvulsionen, epileptische Anfälle, Gesichtslähmung, Hemiplegie
- Ekzeme, Juckreiz, Dermatosen, Hautausschläge

Kontraindikationen und Sicherheitshinweise

- Allergie gegen die Arznei
- Die Arznei ist toxisch, Überdosierung unbedingt vermeiden
- Vorsicht bei Therapie mit Gerinnungs- oder Thrombozytenaggregationshemmern

Schwangerschaft und Stillzeit

Schwangerschaft Wegen Toxizität mit Vorsicht anzuwenden. Aussagefähige Untersuchungen zur Sicherheit in der Schwangerschaft liegen nicht vor.
Stillzeit Wegen Toxizität mit Vorsicht anzuwenden

Dosierung und Zubereitung

Dosierung 2–5 g im Dekokt; 1–1,5 g als Pulver
Zubereitung Wird normalerweise nicht dekoktiert, sondern als Pulver im fertigen Dekokt aufgelöst. Falls dekoktiert: erster Kochvorgang 30 Min.; zweiter Kochvorgang 20 Min.

Kommentar

- In der Chinesischen Medizin werden zwei Schlangenarten verwendet: *Qi She* (Agkistrodon) aus der Familie der Vipern und die oben beschriebene *Jin Qian Bai Hua She* (Bungarus). Die Wirkung dieser beiden Schlangenarten ist sehr ähnlich, wobei letztere stärker wirkt und deshalb geringer dosiert wird. Die Dosierung von *Qi She* liegt bei 3–9 g im Dekokt und als Pulver 1–1,5 g, zwei- bis dreimal täglich einzunehmen.
- Die beiden Schlangen sind stark wirksame Wind vertreibende Mittel und werden dann eingesetzt, wenn andere Mittel nicht erfolgreich sind, z.B. bei *Bi*-Syndromen oder bei Juckreiz.

Typische Rezepturen mit Jin Qian Bai Hua She

Jin Qian Bai Hua She und *Qi She* (Agkistrodon) sind selten in klassischen Rezepturen vorhanden und werden bei Bedarf jeweils beigefügt.

Luò Shí Téng
Trachelospermi Caulis et Folium
絡石藤 络石藤

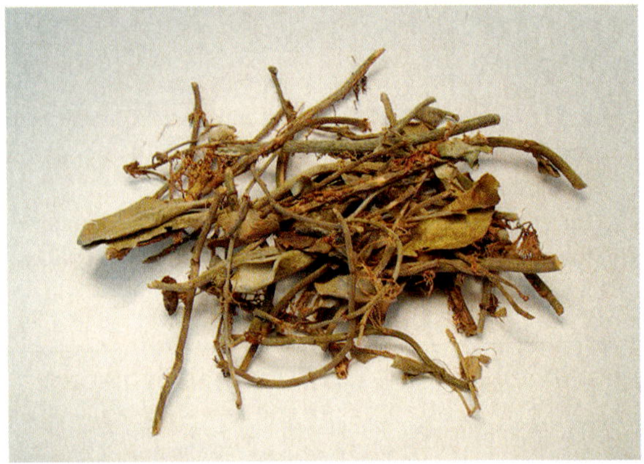

Deutscher Name Sternjasmin
Englischer Name Chinese Star Jasmine Stem, Star Jasmine Vine, Confederate Jasmin Stem
Familie Hundsgiftgewächse – Apocynaceae
Offizinelle Spezies *Trachelospermum jasminoides*

Eigenschaften

Temperatur Leicht kalt
Geschmack Bitter
Funktionskreis Herz, Leber, Niere

Wirkung

- Leitet Wind und Feuchtigkeit aus und aktiviert die Kollateralen
- Kühlt das Blut und reduziert Schwellungen

Indikationen

- **Wind-Feuchtigkeit-Hitze-Bi** Gerötete, geschwollene und schmerzhafte Gelenke; Spasmen. Kombiniert mit warmen Arzneien, kann *Luo Shi Teng* auch bei Wind-Feuchtigkeit-*Bi* eingesetzt werden, welches nicht heiß ist.
- Gerötete, heiße und schmerzhafte Abszesse und Wunden, Halsschmerzen

Kontraindikationen und Sicherheitshinweise

Allergie gegen die Arznei

Schwangerschaft und Stillzeit

Während jahrhundertelanger Anwendung sind keine relevanten Risiken bekannt geworden. Aussagefähige Untersuchungen zur Sicherheit in der Schwangerschaft oder Stillzeit liegen nicht vor.

Pharmakologie

Ein wässriger Extrakt zeigte in vitro (Ames-Test, UDS-Test) keine Hinweise auf Mutagenität.

Dosierung und Zubereitung

Dosierung 6–12 g
Zubereitung Erster Kochvorgang 30 Min.; zweiter Kochvorgang 20 Min.

Kommentar

Luo Shi Teng wird als leicht kaltes Wind-Feuchtigkeit-Mittel bei heißem *Bi*-Syndrom eingesetzt. Es wirkt besonders in den Extremitäten. Die Leitbahnen und Kollateralen öffnende Wirkung kann verstärkt werden mit Mitteln wie *Di Long* (Pheretima) ▶ AG 16, *Qin Jiao* (Gentianae Macrophyllae Radix) ▶ AG 5, *Ren Dong Teng* (Lonicerae Japonicae Caulis) ▶ AG 2.4, und *Hai Tong Pi* (Erythrinae Cortex) ▶ AG 5. Ist das *Bi*-Syndrom in den oberen Extremitäten lokalisiert, kann *Sang Zhi* (Mori Ramulus), ▶ AG 5, beigefügt werden. Für die unteren Extremitäten eignet sich *Fang Ji* (Stephaniae Tetrandrae Radix) ▶ AG 5 oder *Niu Xi* (Achyranthis Bidentatae Radix) ▶ AG 10.1.

Typische Rezepturen mit Lou Shi Teng

Luo Shi Teng ist selten in klassischen Rezepturen vorhanden und wird bei Bedarf jeweils beigefügt.

Mù Guā
Chaenomelis Fructus
木瓜

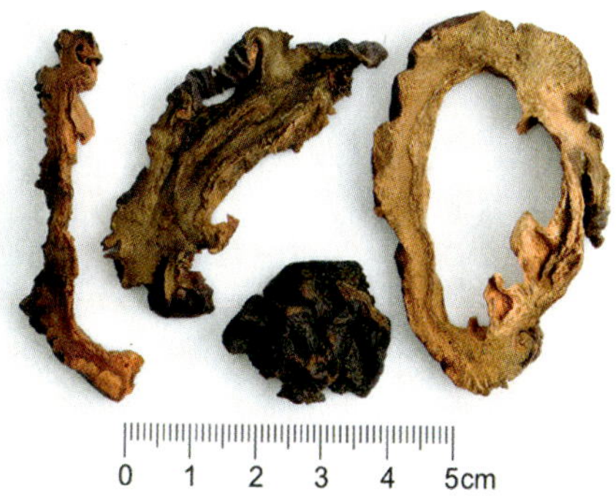

Deutscher Name Chinesische Quittenfrucht
Englischer Name Common Floweringqince Fruit, Chaenomeles
Familie Rosengewächse – Rosaceae
Offizinelle Spezies *Chaenomeles speciosa*

Eigenschaften

Temperatur Warm
Geschmack Sauer
Funktionskreis Leber, Milz

Wirkung

- Aktiviert die Leitbahnen und entspannt die Sehnen
- Transformiert Feuchtigkeit und harmonisiert den Magen
- Zerstreut Nahrungsmittelstagnation

Indikation

- **Wind-Feuchtigkeit-Bi-Syndrom** Gelenkschmerzen, Krämpfe, Kreuz- und Beinschmerzen, Schwäche und Atrophie in den Beinen
- **Bein-Qi** Schmerzen und Krämpfe im Abdomen, Beinödeme, Wadenkrämpfe ▶ Kommentar
- Verdauungsschwierigkeiten, Erbrechen, Magenvölle, Schmerz, saures Aufstoßen, Durchfall

Kontraindikationen und Sicherheitshinweise

Allergie gegen die Arznei

Schwangerschaft und Stillzeit

Während jahrhundertelanger Anwendung sind keine relevanten Risiken bekannt geworden. Aussagefähige Untersuchungen zur Sicherheit in der Schwangerschaft oder Stillzeit liegen nicht vor.

Interaktionen

Die Arznei kann aufgrund ihrer sauren Eigenschaft die Wirkung von Nitrofurantoin erhöhen und die Resorption von Aluminium aus *Ming Fan* (Alumen) befördern. Die Wirkung von Antazida kann beeinträchtigt werden.

Pharmakologie

Wässrige Extrakte zeigten in vitro (Ames-Test, Bacillus-subtilis-Test, UDS-Test) keine Hinweise auf Mutagenität.

Dosierung und Zubereitung

Dosierung 6–9 g
Zubereitung Erster Kochvorgang 30 Min.; zweiter Kochvorgang 20 Min.

Kommentar

- *Mu Gua* wird besonders häufig eingesetzt bei Krämpfen, insbesondere wenn diese in Zusammenhang stehen mit einer Dysbalance von physiologischer Flüssigkeit und pathologischer Feuchtigkeit. In diesem Fall wird *Mu Gua* häufig kombiniert mit *Bai Shao* (Paeoniae Radix Alba) ▶ AG 12.2.
- **Begriffserklärung Bein-Qi** Dieses Krankheitsbild wird charakterisiert durch Taubheit, Schwäche, muskelkaterartige Schmerzen, mögliche Schwellungen und Krämpfe sowie mögliche Atrophie der Beinmuskeln. Begleitend zeigen sich Übelkeit, Erbrechen, Atemnot und Herzklopfen. Verursacht wird das Bein-*Qi* durch Wind-Feuchtigkeit und Toxine, die die Beine attackieren. Die Brust- und Magenzeichen werden durch in den Magen und das Herz aufsteigendes Bein-*Qi* ausgelöst. Bein-*Qi* beschreibt ein Krankheitsbild, das in der heutigen Medizin Beriberi entspricht.

Typische Rezepturen mit Mu Gua

Mu Gua ist selten in klassischen Rezepturen vorhanden und wird bei Bedarf jeweils beigefügt.

Qiān Nián Jiàn
Homalomenae Rhizoma
千年健

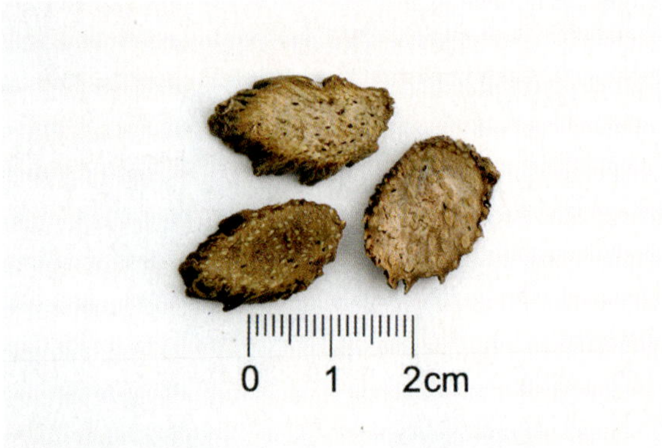

Deutscher Name Homalomenawurzelstock
Englischer Name Obscured Homalomena Rhizome, Homalomena
Familie Aronstabgewächse – Araceae
Offizinelle Spezies *Homalomena occulta*

Eigenschaften

Temperatur Warm
Geschmack Bitter, scharf
Funktionskreis Leber, Niere

Wirkung

- Leitet Wind-Feuchtigkeit aus
- Stärkt Knochen und Sehnen

Indikation

- Wind-Feuchtigkeit-*Bi*-Syndrom der unteren Extremitäten, Taubheitsgefühl, Krämpfe
- Rücken- und Knieprobleme durch Kälte und Schwäche der Knochen und Sehnen; Verletzungen durch Trauma

Kontraindikationen und Sicherheitshinweise

- Allergie gegen die Arznei
- Vorsicht, nicht überdosieren, um toxischen Effekt zu vermeiden

Schwangerschaft und Stillzeit

Während jahrhundertelanger Anwendung sind keine relevanten Risiken bekannt geworden. Aussagefähige Untersuchungen zur Sicherheit in der Schwangerschaft oder Stillzeit liegen nicht vor.

Dosierung und Zubereitung

Dosierung 5–10 g
Zubereitung Erster Kochvorgang 30 Min.; zweiter Kochvorgang 20 Min.

Kommentar

Qian Nian Jian durchdringt nicht nur *Bi*-Blockaden, sondern hat auch einen ausgeprägten Tonisierungscharakter. Aus diesem Grund wird es vor allem bei älteren Menschen mit *Bi*-Syndrom angewendet.

Typische Rezepturen mit Qian Nian Jian

Qian Nian Jian ist selten in klassischen Rezepturen vorhanden, ist aber eine sehr häufig beigefügte Arznei.

Qín Jiāo
Gentianae Macrophyllae Radix
秦艽

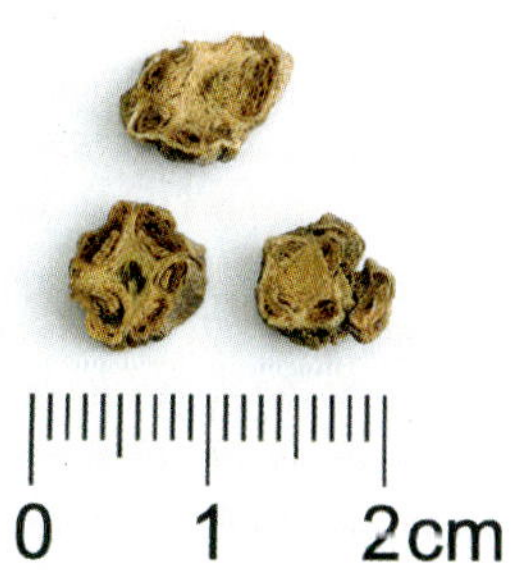

Deutscher Name Enzian
Englischer Name Largeleaf Gentian Root, Gentiana Macrophylla Root
Familie Enziangewächse – Gentianaceae
Offizinelle Spezies *Gentiana macrophylla, Gentiana straminea, Gentiana crassicaulis, Gentiana dahurica*

Eigenschaften

Temperatur Neutral
Geschmack Scharf, bitter
Funktionskreis Magen, Leber, Gallenblase

Wirkung

- Eliminiert Wind und Feuchtigkeit und entspannt die Sehnen
- Eliminiert Hitze-Feuchtigkeit und lindert Gelbsucht
- Klärt Leere-Hitze
- Befeuchtet den Darm

Indikationen

- **Wind-Feuchtigkeit-Bi-Syndrom** Gelenkbeschwerden und Schmerzen, Krämpfe und Lähmungen (*Bi*-Syndrom), besonders der Extremitäten; wird in akuten und chronischen Fällen, bei Wind-Feuchtigkeit mit Kälte und Hitze verwendet
- **Hitze-Feuchtigkeit bedingter Ikterus** Gelbsucht, Hepatitis, besonders in akuten Fällen und bei Kindern
- **Leere-Hitze durch Nieren-Yin-Mangel** Niedriges Fieber am Nachmittag bei chronischen Erkrankungen
- Trockene Obstipation

Kontraindikationen und Sicherheitshinweise

- Allergie gegen die Arznei
- Diarrhö
- Vereinzelt wird davor gewarnt, dass *Qin Jiao* wegen eines milden sedativen Effekts und Schwindels die Verkehrstüchtigkeit und die Fähigkeit zum Bedienen von Maschinen beeinträchtigen könnte. Klinische Belege finden sich dafür nicht.

Schwangerschaft und Stillzeit

Während jahrhundertelanger Anwendung sind keine relevanten Risiken bekannt geworden. Aussagefähige Untersuchungen zur Sicherheit in der Schwangerschaft oder Stillzeit liegen nicht vor.

Pharmakologie

- Ein ethanolischer Extrakt zeigte in vitro keine Östrogen- oder Progesteronrezeptorbindung.
- Wässrige Extrakte zeigten in vitro bzw. in vivo (Ames-Tests, UDS-Test, i.p. Mikrokern- und Chromosomenaberrationstest) keine Hinweise auf Mutagenität oder Gentoxizität.

Dosierung und Zubereitung

Dosierung 3–10 g
Zubereitung Erster Kochvorgang 30 Min.; zweiter Kochvorgang 20 Min.

Kommentar

Im Vergleich zu zahlreichen anderen Mittel aus dieser Kategorie trocknet *Qin Jiao* nicht aus und klärt sogar leere Hitze. Insofern ist es ein bevorzugtes Mittel bei *Bi*-Syndrom bei gleichzeitiger Trockenheit durch *Yin*-Mangel und Flüssigkeits-Mangel. Diese Präsentation zeigt sich besonders häufig im Rahmen von *Bi*-Syndromen bei klimakterischen Frauen.

Typische Rezepturen mit Qin Jiao

- *Du Huo Ji Sheng Tang* (Angelicae Pubescentis Radix und Taxilli Herba Dekokt) ▶ RG 6.5
- *Juan Bi Tang* (Dekokt, das schmerzhafte Blockaden beseitigt) ▶ RG 6.5

Sāng Zhī
Mori Ramulus
桑枝

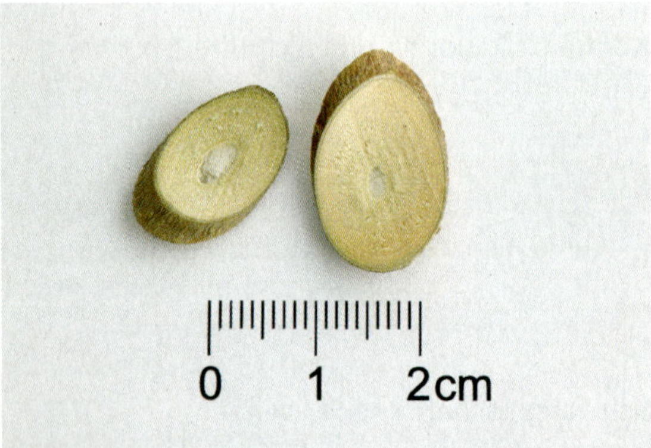

Deutscher Name Maulbeerzweige
Englischer Name Mulberry Twig
Familie Maulbeerbaumgewächse – Moraceae
Offizinelle Spezies *Morus alba*

Eigenschaften

Temperatur Neutral
Geschmack Leicht bitter
Funktionskreis Leber

Wirkung

- Eliminiert Wind und Feuchtigkeit
- Macht die Leitbahnen durchgängig

Indikationen

- Rheumatische Gelenkbeschwerden und Schmerzen, Krämpfe, besonders in der oberen Körperhälfte, Schulter, Arm und Händen
- Diuretische Wirkung, daher bei Ödemen und erhöhtem Blutdruck indiziert

Kontraindikationen und Sicherheitshinweise

Allergie gegen die Arznei

Schwangerschaft und Stillzeit

Während jahrhundertelanger Anwendung sind keine relevanten Risiken bekannt geworden. Aussagefähige Untersuchungen zur Sicherheit in der Schwangerschaft oder Stillzeit liegen nicht vor.

Dosierung und Zubereitung

Dosierung 9–15 g
Zubereitung Erster Kochvorgang 30 Min.; zweiter Kochvorgang 20 Min.

Interaktionen

Sang Zhi kann durch seinen Tanningehalt die Wirkung von Arzneimitteln wie Penicillinen, Cephalosporinen, Tetracyclin, Erythromycin, Clindamycin und Eisen beeinträchtigen. Die Toxizität von Isoniazid und Rifampicin kann gesteigert werden.

Kommentar

Sang Zhi, der Zweig des Maulbeerbaumes, befreit *Bi*-Syndrome in der oberen Körperhälfte, insbesondere in den Schultern, Händen und Fingern. Deshalb wird diese Arznei auch Rezepturen beigefügt, um die Wirkung in die oberen Extremitäten und die Hände zu leiten.

Typische Rezepturen mit Sang Zhi

Juan Bi Tang (Dekokt, das schmerzhafte Blockaden beseitigt) ▶ RG 6.5

Shēn Jīn Cǎo
Lycopodii Herba
伸筋草

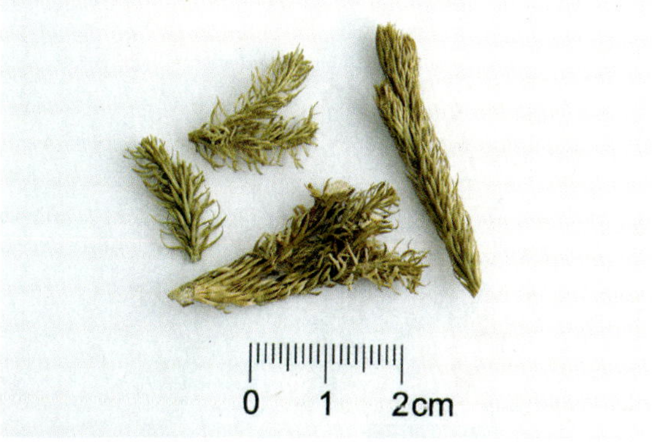

Deutscher Name Gemeines Clubmoos
Englischer Name Common Clubmoss Herb, Wolf's Claw Club Moss, Lycopodium
Familie Bärlappgewächse – Lycopodiaceae
Offizinelle Spezies *Lycopodium japonicum*

Eigenschaften

Temperatur Warm
Geschmack Leicht bitter, scharf
Funktionskreis Leber, Milz, Niere

Wirkung

- Verteilt und eliminiert Wind-Feuchtigkeit
- Entspannt die Sehnen und belebt die Leitbahnen und Kollateralen

Indikationen

- **Wind-Feuchtigkeit-Bi-Syndrom** Gelenkbeschwerden, Steifigkeit, rheumatische Beschwerden, Kontrakturen
- **Trauma** Schwellungen, Gelenkerguss, Schmerzen

Kontraindikationen und Sicherheitshinweise

Allergie gegen die Arznei

Schwangerschaft und Stillzeit

Schwangerschaft Mit Vorsicht anzuwenden wegen des potenziell gentoxischen Inhaltsstoffs Physcion. Traditionell kontraindiziert oder mit Vorsicht anzuwenden. Untersuchungen zur Embryotoxizität, Fetotoxizität oder Teratogenität liegen nicht vor.
Stillzeit Mit Vorsicht anzuwenden wegen des potenziell gentoxischen Inhaltsstoffs Physcion

Pharmakologie

Die Arznei enthält das Anthrachinon Physcion, das im Ames-Test am Stamm TA1537 bei metabolischer Aktivierung positiv reagierte. Andere Tests auf Mutagenität oder Gentoxizität verliefen negativ.

Dosierung und Zubereitung

Dosierung 3–12 g
Zubereitung Erster Kochvorgang 30 Min.; zweiter Kochvorgang 20 Min.

Kommentar

Shen Jin Cao wird besonders häufig eingesetzt bei Verletzungen, um die Sehnen zu entspannen sowie Schwellungen und Schmerzen zu reduzieren. In diesem Rahmen wird *Shen Jin Cao* auch häufig äußerlich als Waschung oder Bad eingesetzt.

Typische Rezepturen mit Shen Jin Cao

Shen Jin Cao ist selten in klassischen Rezepturen vorhanden und wird bei Bedarf jeweils beigefügt.

Wēi Líng Xiān
Clematidis Radix et Rhizoma
威靈仙 威灵仙

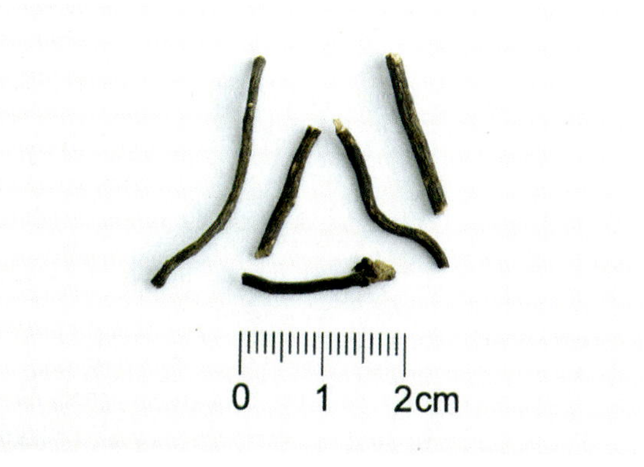

Deutscher Name Chinesische Clematis
Englischer Name Chinese Clematis Root
Familie Hahnenfußgewächse – Ranunculaceae
Offizinelle Spezies *Clematis chinensis, Clematis hexapetala, Clematis manshurica*

Eigenschaften

Temperatur Warm
Geschmack Scharf, salzig
Funktionskreis Blase

Wirkung

- Eliminiert Wind und Feuchtigkeit
- Belebt die *Qi*-Zirkulation in den zwölf Leitbahnen und lindert Schmerzen
- Wandelt Schleim um und öffnet die Mitte

Indikationen

- **Wind-Feuchtigkeit-Bi-Syndrom** Rheumatische Gelenkbeschwerden und Schmerzen im ganzen Körper
- Schmerzen und Obstruktionsgefühl im Epigastrium

Kontraindikationen und Sicherheitshinweise

Allergie gegen die Arznei

Schwangerschaft und Stillzeit

Schwangerschaft Traditionell mit Vorsicht anzuwenden wegen der durchdringenden Eigenschaft. Untersuchungen zur Embryotoxizität, Fetotoxizität oder Teratogenität liegen nicht vor.
Stillzeit Keine Einschränkungen bekannt

Pharmakologie

- Das Arzneidekokt inhibierte einige Brustkrebszelllinien in vitro, andere wurde in ihrer Proliferation nicht beeinflusst.
- Wässrige Extrakte zeigten in vitro (Ames-Test, Bacillus-subtilis-Test, UDS-Test) keine Hinweise auf Mutagenität.

Dosierung und Zubereitung

Dosierung 6–10 g
Zubereitung Erster Kochvorgang 30 Min.; zweiter Kochvorgang 20 Min.

Kommentar

- *Wei Ling Xian* hat eine intensiv durchdringende Wirkung und ist deshalb ein besonders gutes Mittel bei hartnäckigen *Bi*-Syndrom-Schmerzen. Es kann für *Bi*-Syndrome im ganzen Körper eingesetzt werden, je nachdem mit welchen Mitteln es kombiniert wird.
- Traditionell auch indiziert bei steckengebliebenen Fischgräten. In diesem Fall mit Essig, braunem Zucker und eventuell *Sha Ren* (Amomi Fructus) ▶ AG 7 kombinieren und diese Mischung langsam schlucken.

Typische Rezepturen mit Wei Ling Xian

Er Zhu Tang (Dekokt mit den beiden Atractylodes) ▶ RG 6.5

Wǔ Jiā Pí
Acanthopanacis Cortex
五加皮

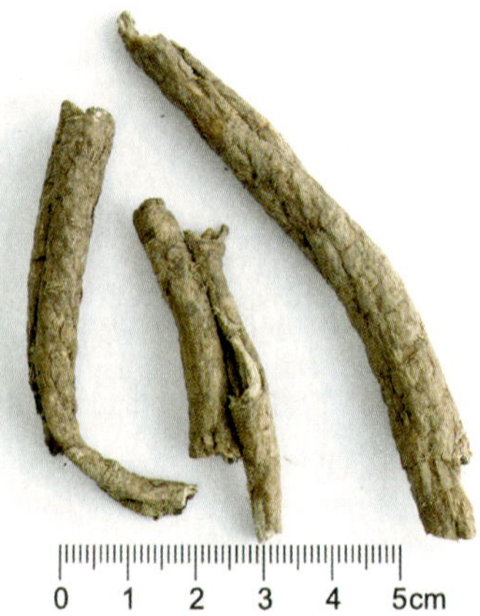

Pharmazeutisches Synonym Eleutherococci gracilistyli Cortex
Deutscher Name Stachelpanaxwurzelrinde
Englischer Name Slenderstyle Acanthopanax Root Bark, Eleutherococcus Root Bark
Familie Araliengewächse – Araliaceae
Offizinelle Spezies *Acanthopanax gracilistylus*

Eigenschaften

Temperatur Warm
Geschmack Scharf, bitter
Funktionskreis Leber, Niere

Wirkung

- Leitet Wind und Feuchtigkeit aus
- Stärkt Niere und Leber, Knochen und Sehnen
- Transformiert Feuchtigkeit und reduziert Schwellungen

Indikation

- **Wind-Kälte-Feuchtigkeit-Bi-Syndrom mit Nieren- und Leber-Mangel** Feuchtigkeit-Kälte-*Bi*-Syndrom mit Gelenkschmerzen, Lumbalschmerzen, Schwäche, Spasmen, verspätete motorische Entwicklung bei Kindern
- Probleme bei der Miktion, Ödeme, Feuchtigkeits-Ansammlung, Gedunsenheit, Oligurie, Dysurie, trübe, schmerzhafte Miktion, chronische Nephritis, Bein-*Qi*
- Wird in jüngerer Zeit bei Bluthochdruck angewendet

Kontraindikationen und Sicherheitshinweise

- Allergie gegen die Arznei
- Vereinzelt wird davor gewarnt, dass *Wu Jia Pi* wegen eines milden sedativen Effekts und Schwindels die Verkehrstüchtigkeit und die Fähigkeit zum Bedienen von Maschinen beeinträchtigen könnte. Klinische Belege finden sich dafür nicht.

Schwangerschaft und Stillzeit

Schwangerschaft Kontraindiziert. Im In-vitro-Zebrafisch-Test führte das Arzneidekokt zu fetotoxischen und teratogenen Effekten. Ausreichende Untersuchungen zur Embryotoxizität, Fetotoxizität oder Teratogenität liegen nicht vor.
Stillzeit Keine Einschränkungen bekannt

Pharmakologie

- Das Arzneidekokt hemmte verschiedene Brustkrebszelllinien in vitro, das galt jedoch nicht für die ERα-abhängige Zelllinie MCF-7.
- Wässrige Extrakte zeigten in vitro bzw. in vivo (Ames-Test, Bacillus-subtilis-Test, UDS-Test, Mikrokern- und Chromosomenaberrationstest) keine Hinweise auf Mutagenität oder Gentoxizität.

Dosierung und Zubereitung

Dosierung 5–10 g
Zubereitung Erster Kochvorgang 30 Min.; zweiter Kochvorgang 20 Min.

Kommentar

- *Wu Jia* Pi behandelt *Bi*-Syndrom und tonisiert gleichzeitig die Nieren und Leber und stärkt dadurch Knochen und Sehnen. Die Wirkung auf das *Bi*-Syndrom ist allerdings stärker als die tonisierende Wirkung.
- **Begriffserklärung Bein-Qi** Dieses Krankheitsbild wird charakterisiert durch Taubheit, Schwäche, muskelkaterartige Schmerzen, mögliche Schwellungen und Krämpfe sowie mögliche Atrophie der Beinmuskeln. Begleitend zeigen sich Übelkeit, Erbrechen, Atemnot und Herzklopfen. Verursacht wird das Bein-*Qi* durch Wind-Feuchtigkeit und Toxine, die die Beine attackieren. Die Brust- und Magenzeichen werden durch in den Magen und das Herz aufsteigendes Bein-*Qi* ausgelöst. Bein-*Qi* beschreibt ein Krankheitsbild, das in der heutigen Medizin Beriberi entspricht.

Typische Rezepturen mit Wu Jia Pi

Wu Jia Pi ist selten in klassischen Rezepturen vorhanden und wird bei Bedarf jeweils beigefügt.

Wū Shào Shé
Zaocys
烏梢蛇

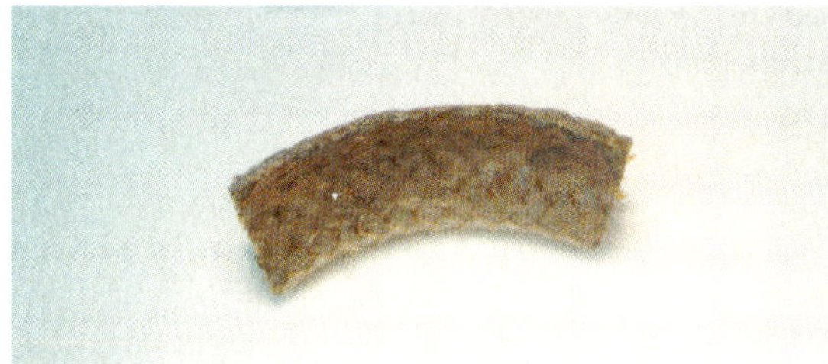

Deutscher Name Natter
Englischer Name Black-tail Snake, Zaocys
Familie Nattern – Colubridae
Offizinelle Spezies *Zaocys dhumnades*

Eigenschaften

Temperatur Neutral
Geschmack Süß
Funktionskreis Leber

Wirkung

- Leitet Wind aus der Haut
- Leitet Wind aus den Leitbahnen und stoppt Konvulsionen und Krämpfe
- Befreit die Leitbahnen und lindert Schmerzen

Indikationen

- **Wind aus der Haut ausleitend** Urtikaria, Juckreiz, Exantheme
- **Wind aus den Leitbahnen ausleitend, krampflösend** Taubheitsgefühl, Konvulsionen, Muskelkrämpfe, Tremor, Steifigkeit, Krampfanfälle, Hemiplegie, Fazialisparese, Spasmen
- **Schmerzlindernd** Schmerz nach Apoplex, Muskel- und Sehnenschmerzen, *Bi*-Syndrom-Schmerzen

Kontraindikationen und Sicherheitshinweise

Allergie gegen die Arznei

Schwangerschaft und Stillzeit

Während jahrhundertelanger Anwendung sind keine relevanten Risiken bekannt geworden. Aussagefähige Untersuchungen zur Sicherheit in der Schwangerschaft oder Stillzeit liegen nicht vor.

Dosierung und Zubereitung

Dosierung 6–12 g als Dekokt, 2 g als Pulver
Zubereitung Wird normalerweise nicht dekoktiert, sondern als Pulver im fertigen Dekokt aufgelöst. Falls dekoktiert wird: erster Kochvorgang 30 Min.; zweiter Kochvorgang 20 Min.

Kommentar

Die Wirkung von *Wu Shao She* ist praktisch identisch mit der der beiden anderen Schlangen, *Qi She* (Agkistrodon) und *Hai Jin Bai Hua She* (Bungarus). Einige Quellen attestieren *Wu Shao She* etwas mildere Qualitäten.

Typische Rezepturen mit Wu Shao She

Wu Shao She ist selten in klassischen Rezepturen vorhanden und wird bei Bedarf jeweils beigefügt.

Xī Xiān Cǎo
Siegesbeckiae Herba
豨薟草 豨莶草

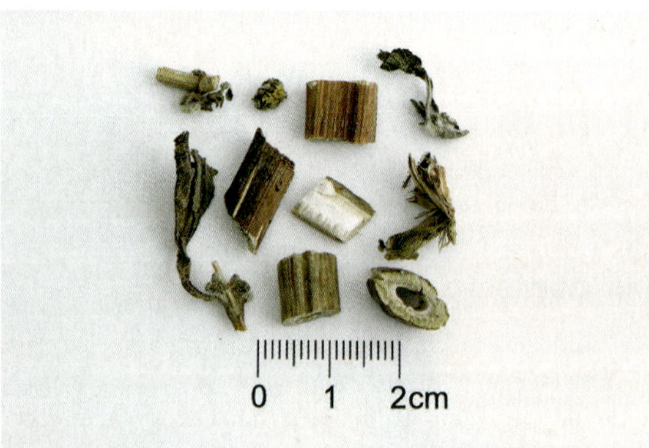

Deutscher Name Siegesbeckienkraut
Englischer Name Siegesbeckia
Familie Korbblütler – Compositae
Offizinelle Spezies *Siegesbeckia orientalis, Siegesbeckia pubescens, Siegesbeckia glabrescens*

Eigenschaften

Temperatur Kalt
Geschmack Scharf, bitter
Funktionskreis Leber, Niere

Wirkung

- Eliminiert Wind und Feuchtigkeit und macht die Leitbahnen durchgängig
- Leitet Feuchtigkeit-Hitze aus und eliminiert Toxine
- Senkt aufsteigendes Leber-*Yang*

Indikationen

- **Wind-Feuchtigkeit-Bi-Syndrom** Rheumatische Gelenkbeschwerden, rheumatische Arthritis, halbseitige Lähmung, steife und schmerzhafte Muskulatur nach apoplektischem Insult, Taubheit und Schwäche in Rücken und Beinen, Fazialisparese
- **Hitze-Feuchtigkeit oder Wind-Feuchtigkeit** Hautausschläge, Ekzeme, Hautjucken, exsudative Exantheme, Geschwüre
- Kopfschmerzen, Schwindel, Bluthochdruck

Kontraindikationen und Sicherheitshinweise

Allergie gegen Korbblütler

Fertilität, Schwangerschaft und Stillzeit

Fertilität Die Verabreichung des Arzneidekokts an weibliche Mäuse führte zu 100%iger Verhinderung einer Konzeption. Von einer Anwendung bei Frauen mit Kinderwunsch ist abzuraten.
Schwangerschaft und Stillzeit Während jahrhundertelanger Anwendung sind keine relevanten Risiken bekannt geworden. Aussagefähige Untersuchungen zur Sicherheit in der Schwangerschaft oder Stillzeit liegen nicht vor.

Pharmakologie

- Ein wässriger Extrakt zeigte in vitro eine Apoptoseinduktion bei zwei Brustkrebszelllinien über einen nicht-östrogenabhängigen Mechanismus.
- Ein ethanolischer Extrakt zeigte in vitro (Ames-Test, UDS-Test) keine Hinweise auf Mutagenität.

Dosierung und Zubereitung

Dosierung 9–12 g
Zubereitung Erster Kochvorgang 30 Min.; zweiter Kochvorgang 20 Min.

Kommentar

- Bei Feuchtigkeit-Hitze-Hautläsionen wird *Xi Xian Cao* häufig kombiniert mit *Hai Tong Pi* (Erythrinae Cortex) aus dieser Arzneigruppe.
- *Xi Xian Cao* ist ein wirksames Mittel bei Wind-Feuchtigkeit-*Bi*-Syndrom, z.B. in Kombination mit *Wei Ling Xian* (Clematidis Radix et Rhizoma) aus dieser Arzneigruppe.

Typische Rezepturen mit Xi Xian Cao

Xi Xian Cao ist selten in klassischen Rezepturen vorhanden und wird bei Bedarf jeweils beigefügt.

6 Schleim transformierende und Husten stillende Arzneien

Arzneigruppen-Überblick

Indikation nach TCM-Kriterien

Schleim

Untergruppen und typische Arzneien

Diese Arzneigruppe stellt eine recht heterogene Sammlung verschiedener Arzneien dar. Sie werden in drei Untergruppen eingeteilt.

- **Warme, Schleim-Kälte umwandelnde Arzneien**
  Zhi Ban Xia (Pinelliae Rhizoma Praeparatum) ▶ AG 6.1
- **Kühle, Schleim-Hitze umwandelnde Arzneien**
  Chuan Bei Mu (Fritillariae Cirrhosae Bulbus) ▶ AG 6.2
- **Husten stillende, Keuchen lindernde Arzneien**
  Ku Xing Ren (Armeniacae Semen Amarum) ▶ AG 6.3

Wirkung

Diese Arzneien sind Feuchtigkeit trocknend und Schleim umwandelnd. Dadurch, dass sie den Schleim „wegräumen", sorgen die Arzneien dafür, dass rebellierendes, gegenläufiges Magen- oder Lungen-*Qi* wieder nach unten geführt wird. Einige der Arzneien lindern daher Übelkeit, andere lösen Schleim im broncho-pulmonalen Bereich und lindern so Husten, Auswurf und thorakale Beklemmung. Darüber hinaus bringen sie Stagnationen des Energieflusses in Gang und lösen Knoten und Verhärtungen auf.

Typische Symptome

- Husten mit reichlichem, serösem Schleim, Übelkeit, Erbrechen, Unwohlsein im Epigastrium
- Unwohlsein, Druck- und Engegefühl in der Brust, Lymphknotenvergrößerungen, Struma
- Schwindel und Angstzustände mit Herzklopfen, Taubheit der Gliedmaßen und Kopfschmerzen bis hin zu Bewusstseinsstörungen

Physiologie des Schleims Schleim kann sich sehr verschieden auswirken. In der Chinesischen Medizin ist Schleim nicht nur der sichtbare Schleim in der Lunge oder der Nase, den der Patient abhustet oder schnäuzt. Schleim kann sich auf sehr verschiedenen Ebenen auswirken:

- Schleim bezeichnet eine pathologische Ansammlung von dicker Flüssigkeit, die sich in der Lunge, in Milz und Magen, im Gewebe und in der Haut ansammeln kann. Schleim entsteht durch eingedickte Feuchtigkeit, die über lange Zeit besteht. Die Lunge gilt als Gefäß des Schleims, was andeutet, dass diese sehr empfänglich für Schleimansammlung ist. Deshalb stehen auch die Kräuter, die Schleim der Lunge lösen und transformieren, in einer Kategorie mit den Kräutern, die Husten stoppen und Dyspnoe aufheben.
- Die Milz gilt als Quelle des Schleims, da die Vorstufe des Schleims – die Feuchtigkeit – in aller Regel an eine unzureichende Milz-Funktion geknüpft ist. Deshalb enthalten viele Schleim-Rezepturen spezifische Arzneien, die Feuchtigkeit ausleiten, das *Qi* bewegen und die Milz tonisieren.

Indikationen

- Typische Symptome für Schleim der Lunge sind Husten mit reichlichem, serösem Schleim. Im Brustkorb ist ein Beklemmungs- und Druckgefühl charakteristisch, es können auch Dyspnoe und/oder bronchiale Spastik hinzukommen, gelegentlich auch ein Fremdkörpergefühl im Rachen.
- Schleim-Feuchtigkeit-Ansammlung im Magen führt zu Magen-*Qi*-Stagnation oder zu rebellierendem Magen-*Qi* mit Symptomen, wie Übelkeit, Erbrechen, Unwohlsein im Epigastrium, Druck und Spannungsgefühl im Epigastrium, Durstlosigkeit, Appetitlosigkeit.
- Wenn Schleim die Leitbahnen und Kollateralen verlegt, kommt es zu Taubheitsgefühlen und Kribbeln. Dazu können sich subkutane Knoten, Lymphknotenvergrößerungen, Lipome und eine Struma entwickeln, die als Schleim angesehen werden.
- Blockiert Schleim das Herz, den Geist und die Sinne, kommt es zu Schwindel und Angstzuständen mit Herzklopfen. Kopfschmerzen bis hin zu Bewusstseinsstörungen aufgrund von Schleim sind nicht selten. In Kombination mit Wind kann Schleim-Wind zu Anfällen, benebeltem Bewusstsein, Krampfanfällen, bis hin zu Schlaganfall, Epilepsie und Koma führen.

Befunde

Zungenkörper

- Eine gedunsene Zunge mit Zahneindrücken kann Feuchtigkeit anzeigen.
- Die Farbe des ZK ist normal bei reiner Feuchtigkeit, besteht ein zusätzlicher *Qi*-Mangel, ist die Zunge blass. Es kann auch noch eine begleitende Kälte hinzukommen, die den ZK blass macht.

Zungenbelag

- Schleim selbst lässt sich am sichersten am ZB ablesen: Ein dicker, klebriger, schleimiger ZB ist das zuverlässigste Indiz für einen Schleim-Prozess.
- Bei Schleim-Kälte ist der Belag dick und weiß, bei Schleim-Hitze dick und gelb.

Puls Der Puls ist typischerweise schlüpfrig, evtl. auch saitenförmig, bei Schleim-Kälte zusätzlich langsam, bei Schleim-Hitze eher beschleunigt.

Leitsymptome

Schleim kann sich als sichtbarer Schleim manifestieren, z.B. in Nase, Rachen, Bronchien oder Schleim aus dem Magen-Darmtrakt bei Erbrechen oder Diarrhö. Schleim kann aber auch unsichtbar sein und sich als Stagnation mit thorakalem Druck, Druck im Oberbauch oder als Irritation und Blockierung von *Shen* und den Sinnesöffnungen bemerkbar machen. So beim Hörsturz, Geruchsverlust oder einigen Arten von Schwindel und geistiger Verwirrung. Palpable Verdichtungen und Knoten wie Lipome, Lymphknotenverdickungen, Myome oder eine Struma können ebenfalls ein Korrelat für Schleim sein. So auch manche Form der Adipositas.

Anwendungsbeispiele

Gastritis, chronische Bronchitis, Krampfanfälle, Schwindel, Schlaganfall, Koma, Struma, Lipome

Häufige Kombinationen

Schleim-Transformierer werden in der Regel mit *Qi*-Regulatoren kombiniert, denn Schleim führt zur *Qi*-Stagnation, und eine *Qi*-Regulation löst Schleim.

Nebenwirkungen, Kontraindikationen und Sicherheitshinweise

Die meisten Arzneien der Gruppe 6.1 sind scharf und warm. Deshalb können sie *Yin* und die Säfte schmälern und sollten bei Blut- oder *Yin*-Mangel mit Vorsicht oder in Kombination mit Tonika der Arzneigruppe 12.1 und 12.4 eingesetzt werden.

Korrespondierende Akupunkturpunkte

Allgemeine Punkte können, je nach Syndrom, das zugrunde liegt, sein:
Ma 40 *Fenglong*, Mi 9 *Yinlingquan*, Mi 5 *Shangqiu*, Ren 12 *Zhongwan*, Pe 6 *Neiguan*, Bl 20 *Pishu*, Ma 36 *Zusanli*, Mi 6 *Sanyinjiao*, Du 20 *Baihui*

Charakterisierung der Schleim transformierenden Arzneien

Wirkung Diese Arzneien transformieren Schleim (wandeln Schleim um).
Eigenschaften Die meisten Arzneien der Gruppe 6.1 sind scharf und warm, die der Gruppe 6.2 bitter, evtl. süß, z. T. befeuchtend und kühl.
Pathogene Faktoren Feuchtigkeit, Schleim, evtl. Kälte, Hitze
Typische Arznei
- **Arzneigruppe 6.1** Zhi *Ban Xia* (Pinelliae Rhizoma Praeparatum)
- **Arzneigruppe 6.2** *Chuan Bei Mu* (Fritillariae Cirrhosae Bulbus)
- **Arzneigruppe 6.3** *Ku Xing Ren* (Armeniacae Semen Amarum)

Indikation Schleimansammlung mit Stagnation im Mittleren und Oberen Erwärmer
Nebenwirkungen
- Arzneien der Gruppe 6.1 sind trocknend, können das *Yin* schmälern
- Arzneien der Gruppe 6.2 sind eher befeuchtend

Vorsicht bei *Yin*-Mangel und allgemeinem Säfte-Mangel
Wirkort Lunge, Milz, Magen
Therapie-Prinzip (Ba Fa) Entspricht keiner der ursprünglichen acht Methoden

Acht Leitkriterien (Ba Gang)

Diese Leitkriterien beschreiben den Energiezustand des Patienten, für den diese Arzneigruppe angezeigt ist.
Lokalisierung Innen
Qualität Kälte, Hitze
Quantität Fülle

6.1 Warme, Schleim-Kälte umwandelnde Arzneien

Bái Qián
Cynanchi Stauntonii Rhizoma et Radix
白前

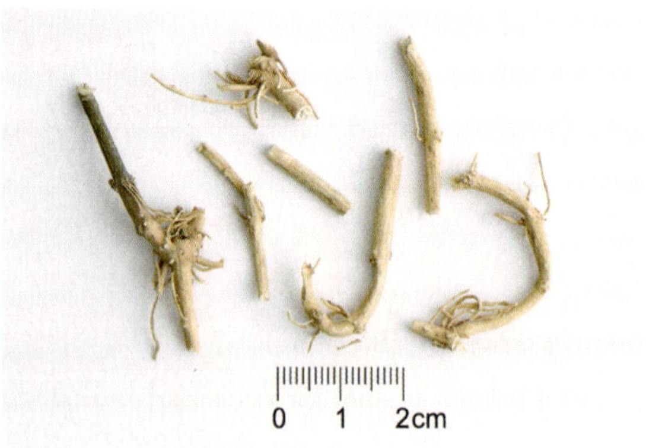

Deutscher Name Schwalbenwurz-Wurzel
Englischer Name Willowleaf Swallowwort Rhizome, Cynanchum Rhizome
Familie Seidenpflanzengewächse – Asclepiadaceae
Offizinelle Spezies *Cynanchum stauntonium, Cynanchum glaucescens*

Eigenschaften

Temperatur Leicht warm
Geschmack Scharf, bitter
Funktionskreis Lunge

Wirkung

- Bringt das Lungen-*Qi* nach unten
- Leitet Schleim aus und stoppt Husten

Indikationen

Husten mit reichlich Auswurf durch Lungen-*Qi*-Blockade und Schleim

Kontraindikationen und Sicherheitshinweise

- Allergie gegen die Arznei
- Entzündliche Magenveränderungen

Schwangerschaft und Stillzeit

Während jahrhundertelanger Anwendung sind keine relevanten Risiken bekannt geworden. Aussagefähige Untersuchungen zur Sicherheit in der Schwangerschaft oder Stillzeit liegen nicht vor.

Pharmakologie

Wässrige Extrakte zeigten in vitro bzw. in vivo (Ames-Test, UDS-Test, i.p. Mikrokern- und Chromosomenaberrationstest) keine Hinweise auf Mutagenität oder Gentoxizität.

Dosierung und Zubereitung

Dosierung 3–10 g
Zubereitung Erster Kochvorgang 30 Min.; zweiter Kochvorgang 20 Min.

Kommentar

Bai Qian ist ein gutes Husten stoppendes Mittel bei reichlich Schleim und wenig Hitze. Obwohl *Bai Qian* Schleim umwandelt, trocknet dieses Mittel nicht aus.

Typische Rezepturen mit Bai Qian

Zhi Sou San (Pulver, das den Husten stoppt) ▶ RG 14.5

Dà Zào Jiăo
Gleditsiae Sinensis Fructus
大皂角

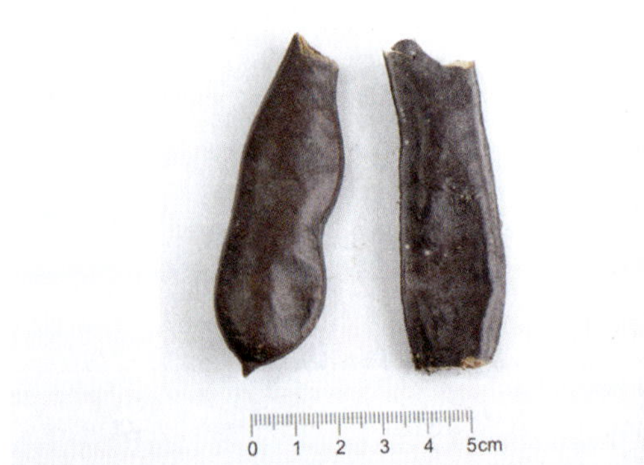

Pinyin-Synonym *Zao Jia, Zao Jiao*
Deutscher Name Seifenbohnenfrüchte, Schotenbaumfrüchte
Englischer Name Chinese Honeylocust Fruit, Soap Thorn
Familie Hülsenfrüchtler – Fabaceae
Offizinelle Spezies *Gleditsia sinensis*

Eigenschaften

Temperatur Warm
Geschmack Scharf
Funktionskreis Lunge, Dickdarm

Wirkung

- Transformiert kalten Schleim
- Befreit die Leitbahnen, öffnet die Sinne und belebt den Geist
- Entgiftet, zerstreut Knoten und reduziert Schwellungen

Indikationen

- Hartnäckiger Schleim mit Husten und Keuchen, erschwerte Atmung, Dyspnoe, zäher Schleim
- Bewusstseinstrübungen durch Schleim, Schwindel, Epilepsie, Fazialisparese
- Abszesse, Geschwüre und Knoten; unterstützt das Ausstoßen von Eiter; kann als Paste (mit Essig) auch äußerlich angewendet werden

Kontraindikationen und Sicherheitshinweise

- Allergie gegen die Arznei
- Blutiges Erbrechen, Bluthusten
- Diarrhö
- Schwache Konstitution
- Die Arznei ist leicht toxisch. Keine Langzeitanwendung, Überdosierung vermeiden. Bei Überdosierung kann es zunächst zu Übelkeit und Erbrechen, bei stärkerer Überdosierung zu Hämolyse mit nachfolgendem Ikterus und Nierenversagen kommen.

Schwangerschaft und Stillzeit

Schwangerschaft Traditionell wegen Toxizität und abortiver Wirkung kontraindiziert
Stillzeit Kontraindiziert wegen Toxizität

Interaktionen

Da Zao Jiao vermindert durch seine alkalische Eigenschaft die Absorption von Propanolol, Chlorpromazin und Eisensulfat und beeinträchtigt die Wirkung von Acetylsalicylsäure.

Pharmakologie

- Das Arzneidekokt hemmte einige Brustkrebszelllinien (darunter MCF-7-Zellen) in vitro, andere hingegen nicht.
- Wässrige Extrakte zeigten in vitro (Ames-Tests, Bacillus-subtilis-Test, UDS-Test) keine Hinweise auf Mutagenität.

Dosierung und Zubereitung

Dosierung 1–1,5 g, üblicherweise als Pulver oder Pille; angemessene Menge für äußerliche Anwendung; als Pulver in die Nase geblasen zum Niesen; oder zum Auftragen auf affizierte Stellen.
Zubereitung Als Pulver einnehmen

Kommentar

- In der Chinesischen Pharmakopöe werden zwei „Varianten" der Gleditsiafruchtschoten jeweils als eigene Arznei aufgeführt, *Da Zao Jiao* (auch *Zao Jia* genannt) und *Zhu Ya Zao* (Gleditsiae Fructus Abnormalis). *Zhu Ya Zao* ist die unfruchtbar gealterte oder beschädigte Schote, welche eine gekrümmte Form aufweist und keine reifen Samen, sondern nur faseriges Mark enthält. *Da Zao Jiao* (oder *Zao Jia*) ist die ungekrümmte und deutlich größere Fruchtschote mit reifen Früchten, welche beim Schütteln ein typisches Raschelgeräusch von sich geben. Beide Arzneien sind sehr ähnlich in ihren Eigenschaften. *Zhu Ya Zao* wirkt stärker, um die Sinnesöffnungen zu befreien. Auf dem Markt wird heute fast ausschließlich *Zhu Ya Zao* angeboten.
- *Zao Jiao Ci* (Gleditsiae Spina) sind die Dornen des Schotenbaums. Sie sind scharf und warm und treten in Leber, Magen und Lunge ein. Sie sind in derselben Kategorie wie die Früchte (*Da Zao Jiao*) und haben ebenfalls eine befreiende, öffnende Wirkung. *Zao Jiao Ci* löst Toxine, eliminiert Eiter, aktiviert Blut und reduziert Schwellungen. Als Dornen liegt der Schwerpunkt dieser Arznei beim «Aufstechen». Sie wird eingesetzt bei toxischen Schwellungen wie Abszessen und Geschwüren um diese zu öffnen und von Toxinen zu befreien.

Typische Rezepturen mit Da Zao Jiao

Da Zao Jiao ist selten in klassischen Rezepturen vorhanden und wird bei Bedarf jeweils beigefügt.

Jié Gĕng
Platycodi Radix
桔梗

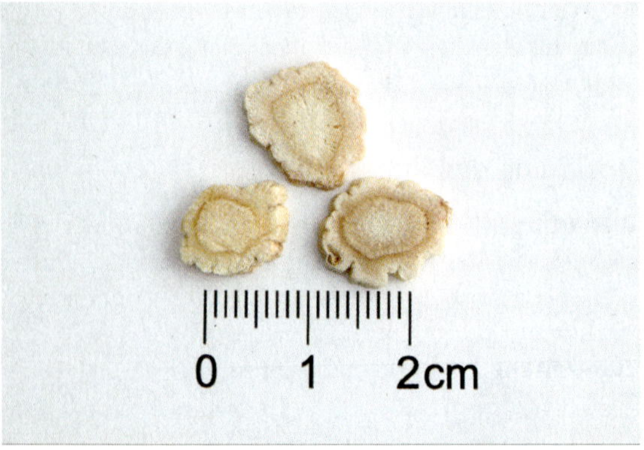

Deutscher Name Ballonblumenwurzel
Englischer Name Platycodon Root, Balloon Flower Root
Familie Glockenblumengewächse – Campanulaceae
Offizinelle Spezies *Platycodon grandiflorum*

Eigenschaften

Temperatur Neutral
Geschmack Bitter, scharf
Funktionskreis Lunge

Wirkung

- Befreit und öffnet das Lungen-*Qi* und wandelt Schleim um
- Befreit den Hals und Rachen
- Eliminiert Eiter

Indikationen

- Husten mit reichlichem Schleim oder zähem, schwer abzuhustendem Sputum; je nach Kombination mit anderen entsprechenden Arzneien bei Husten durch Wind-Kälte oder Wind-Hitze
- Halsentzündungen mit Stimmverlust, Halsschwellung, Rachenprobleme, Heiserkeit, Halsschmerzen, besonders durch exogene Hitze, aber auch durch Schleim-Hitze oder Leere-Hitze aufgrund von *Yin*-Mangel
- Eiteransammlungen, wie bei toxischen Läsionen (*Yong*) in der Lunge, eitrige Bronchitis, Pneumonie, Abszesse und Entzündungen im Rachen oder Halsbereich

Kontraindikationen und Sicherheitshinweise

- Allergie gegen die Arznei
- Vorsicht, Überdosis ist zu vermeiden

Schwangerschaft und Stillzeit

Schwangerschaft Während jahrhundertelanger Anwendung sind keine relevanten Risiken bekannt geworden. Ein Methanol-Extrakt zeigte bei der Ratte unter moderater Dosierung keine Hinweise auf embryotoxische, fetotoxische oder teratogene Auswirkungen. Ausreichende Untersuchungen zur Sicherheit in der Schwangerschaft liegen nicht vor.
Stillzeit Keine Einschränkungen bekannt

Pharmakologie

Wässrige Extrakte zeigten in vitro (Ames-Test, Bacillus-subtilis-Test, UDS-Test) keine Hinweise auf Mutagenität, im mouse lymphoma tk gene mutation assay unter hoher Dosierung jedoch eine positive Reaktion. Ein wässriger Extrakt reagierte bei der Maus unter intraperitonealer Verabreichung im Mikrokern- und Chromosomenaberrationstest auf Gentoxizität positiv, unter intragastraler Applikation jedoch im Mikrokerntest bis zur halben LD_{50} negativ.

Dosierung und Zubereitung

Dosierung 3–10 g
Zubereitung Erster Kochvorgang 30 Min.; zweiter Kochvorgang 20 Min.

Kommentar

- *Jie Geng* ist neben seinen anderen Wirkungen auch eine Meldearznei für die obere Körperhälfte, besonders den Brustraum. Diese Funktion hat es beispielsweise in der Rezeptur *Xue Fu Zhu Yu Tang* (Dekokt, das Stasen aus dem Haus des Blutes treibt) ▶ RG 10.1
- *Jie Geng* ist neutral und kann bei heißem und kaltem Schleim eingesetzt werden.
- Zur Behandlung von Halsschmerzen wird *Jie Geng* besonders gerne kombiniert mit *Gan Cao* (Glycyrrhizae Radix et Rhizoma) ▶ AG 12.1. Dies entspricht der *Shang Han Lun*-Rezeptur *Jie Geng Tang*.

Typische Rezepturen mit Jie Geng

- *Xiao Chai Hu Tang Jia Jie Geng Shi Gao* (Kleines Bupleurum Dekokt mit Platycodi Radix und Gypsum) ▶ RG 4.1
- *Xue Fu Zhu Yu Tang* (Dekokt, das Stasen aus dem Haus des Blutes treibt) ▶ RG 10.1
- *Bei Mu Gua Lou San* (Fritillariae Bulbus und Trichosanthis Fructus Pulver) ▶ RG 14.3
- *Qing Shang Fang Feng Tang* (Befreie das Obere und bewache den Wind Dekokt) ▶ RG 2.3

Jiè Zǐ
Sinapis Semen
芥子

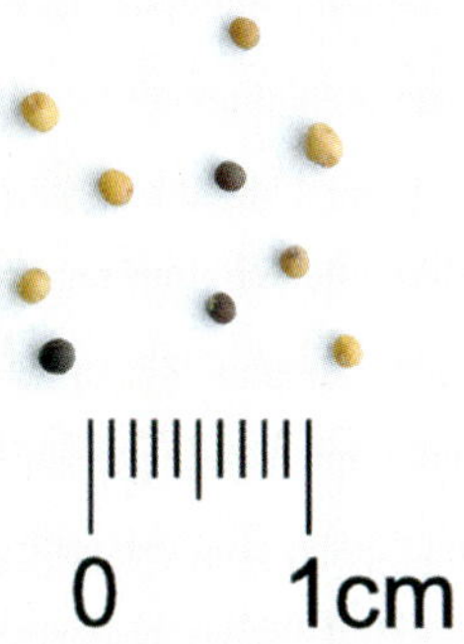

Pinyin-Synonym *Bai Jie Zi*, bezieht sich aber nur auf die Spezies *Sinapis alba*
Deutscher Name Senfsamen
Englischer Name Mustard Seed
Familie Kreuzblütler – Cruciferae
Offizinelle Spezies *Sinapis alba (Bai Jie Zi), Brassica juncea (Huang Jie Zi)*

Eigenschaften

Temperatur Warm
Geschmack Scharf
Funktionskreis Lunge

Wirkung

- Bewegt und wärmt das Lungen-*Qi*, leitet kalten Schleim aus
- Bewegt das *Qi*, zerstreut Ansammlungen, öffnet die Leitbahnen und stoppt Schmerzen

Indikationen

- Husten mit reichlich dünnem Auswurf, Thorax-Völlegefühl und Schmerzen durch Ansammlung von kaltem Schleim, speziell bei chronischen Beschwerden
- Schleim-Blockade der Leitbahnen mit Schmerzen und Taubheitsgefühl; Schleim-Knoten; *Yin*-Ulzerationen

Kontraindikationen und Sicherheitshinweise

- Allergie gegen die Arznei
- Vorsicht bei Kleinkindern
- Reizt Haut und Schleimhäute. Vorsicht bei Gastritis, peptischen Ulzera oder auf entzündeter Haut; Überdosis vermeiden.
- Vorsicht, bei äußerer Anwendung auf größeren Hautflächen sind systemische Nebenwirkungen möglich.

Schwangerschaft und Stillzeit

Während jahrhundertelanger Anwendung sind keine relevanten Risiken bekannt geworden. Aussagefähige Untersuchungen zur Sicherheit in der Schwangerschaft oder Stillzeit liegen nicht vor.

Pharmakologie

Wässrige Extrakte zeigten in vitro bzw. in vivo (Ames-Test, UDS-Test, i.p. Mikrokern- und Chromosomenaberrationstest) keine Hinweise auf Mutagenität oder Gentoxizität.

Dosierung und Zubereitung

Dosierung 3–9 g; geeignete Menge für topische Anwendung
Zubereitung
- Als Dekokt: erster Kochvorgang 30 Min.; zweiter Kochvorgang 20 Min.
- Kann als Paste verarbeitet werden und bei Husten mit Schleim auf Punkte, wie Lu 1 *Zhongfu* und Bl 13 *Feishu* aufgetragen werden (Achtung: irritiert die Haut).

Kommentar

Es wird unterschieden zwischen *Bai Jie Zi* und *Huang Jie Zi*. Erstere Arznei ist weiß (*Bai*) und etwas größer. Die Wirkungen der beiden Mittel sind praktisch identisch.

Typische Rezepturen mit Jie Zi

San Zi Yang Qin Tang (Drei Samen Dekokt, das die Eltern ernährt) zur Behandlung von Husten mit kaltem Schleim. Diese Rezeptur wird in diesem Buch nicht berücksichtigt.

Xuán Fù Huā
Inulae Flos
旋覆花

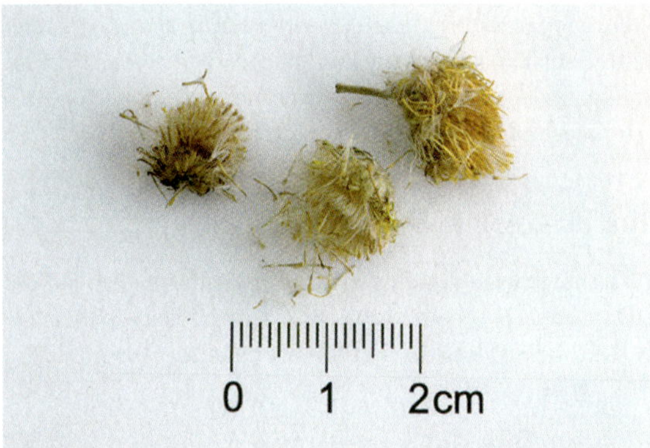

Deutscher Name Inulablüte
Englischer Name Inula Flower
Familie Korbblütler – Compositae
Offizinelle Spezies *Inula japonica, Inula britannica*

Eigenschaften

Temperatur Leicht warm
Geschmack Bitter, scharf, salzig
Funktionskreis Lunge, Milz, Magen, Dickdarm

Wirkung

- Löst Schleim in der Lunge, richtet gegenläufiges Lungen- und Magen-*Qi* wieder nach unten und lindert bronchiale Enge
- Beruhigt rebellierendes Magen-*Qi* und stoppt Erbrechen

Indikationen

- Husten mit reichlichem Auswurf und gegenläufigem Lungen-*Qi* mit bronchialer Spastik und Keuchen, Dyspnoe
- Aufstoßen, Erbrechen und Schluckauf durch gegenläufiges Magen-*Qi*

Kontraindikationen und Sicherheitshinweise

Allergie gegen Korbblütler

Schwangerschaft und Stillzeit

Während jahrhundertelanger Anwendung sind keine relevanten Risiken bekannt geworden. Aussagefähige Untersuchungen zur Sicherheit in der Schwangerschaft oder Stillzeit liegen nicht vor.

Pharmakologie

Wässrige Extrakte zeigten im Ames-Test auf Mutagenität und im UDS-Test negative Ergebnisse. Auch der Mikrokerntest auf Gentoxizität bei der Maus reagierte negativ.

Dosierung und Zubereitung

Dosierung 3–9 g
Zubereitung Im Beutel kochen. Erster Kochvorgang 30 Min.; zweiter Kochvorgang 20 Min.

Kommentar

Xuan Fu Han ist besonders hilfreich, wenn der *Qi*-Fluss durch Schleim blockiert wird und dadurch das rebellierende *Qi* nach oben steigt.

Typische Rezepturen mit Xuan Fu Hua

Xuan Fu Dai Zhe Shi Tang (Inulae Flos und Haematitum Dekokt) ▶ RG 9.2

Zhì Bái Fù Zǐ
Typhonii Rhizoma Praeparatum
製白附子

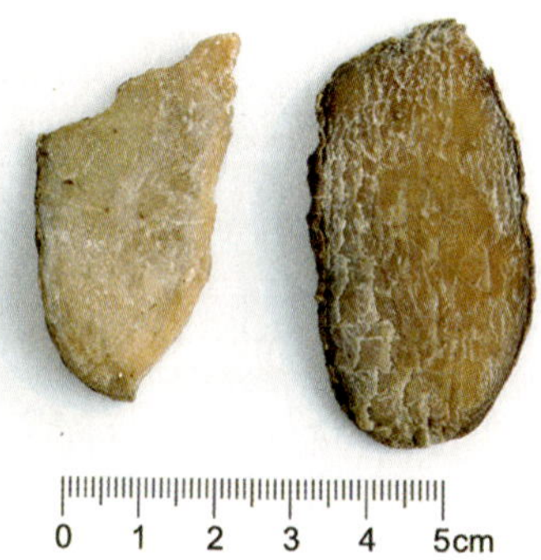

Deutscher Name Typhoniumwurzelstock
Englischer Name Giant Typhonium Rhizome, Typhonium
Familie Aronstabgewächse – Araceae
Offizinelle Spezies *Typhonium giganteum*

Eigenschaften

Temperatur Warm
Geschmack Scharf
Funktionskreis Magen, Leber

Wirkung

- Transformiert Schleim-Feuchtigkeit und Schleim-Kälte
- Besänftigt inneren Wind, stoppt Krämpfe und öffnet die Leitbahnen

Indikationen

- **Schleim-Feuchtigkeit und Schleim-Kälte-Blockaden in den Leitbahnen** Taubheitsgefühle, Paresen, Neuralgien, Fazialisparese
- **Leitbahn-Obstruktion durch Schleim und inneren Wind** Konvulsionen, Kopfschmerzen, Schwindel, Krämpfe, Krämpfe in Händen und Füßen, Krampfanfälle, Epilepsie, Tetanie, Halbseitenlähmung, Paresen, Fazialisparese, Taubheit der Gliedmaßen

Kontraindikationen und Sicherheitshinweise

- *Yin*-Mangel
- Allergie gegen die Arznei
- Die Arznei ist toxisch. Für die innere Anwendung sollte nur die prozessierte Arznei Verwendung finden, eine Überdosierung ist unbedingt zu vermeiden.
- Die unprozessierte Arznei kann äußerlich angewendet werden.

Schwangerschaft und Stillzeit

Schwangerschaft Traditionell wegen Toxizität und stark trocknenden Eigenschaften kontraindiziert
Stillzeit Wegen Toxizität und stark trocknenden Eigenschaften kontraindiziert

Dosierung und Zubereitung

Dosierung 3–6 g; als prozessierte Arznei; geeignete Menge der unprozessierten Arznei zur externen Anwendung
Zubereitung Erster Kochvorgang 30 Min.; zweiter Kochvorgang 20 Min. Zur externen Anwendung wird eine geeignete Menge der unprozessierten Arznei zerdrückt und gekocht oder als Pulver mit Alkohol vermischt aufgetragen.

Kommentar

- *Zhi Bai Fu Zi* ist zu unterscheiden von *Zhi Guan Bai Fu* (Aconiti Coreani Radix Praeparata), das traditionell ebenfalls für *Zhi Bai Fu Zi* eingesetzt wurde und ähnliche Wirkungen hat, aber toxikologisch mit den anderen in diesem Buch beschriebenen *Aconitum*-Arzneien zu vergleichen ist. Es eignet sich besser dazu, Kälte zu vertreiben und Schmerzen zu lindern.
- *Zhi Bai Fu Zi* ist eines der besten Mittel für unsichtbaren Schleim in den Leitbahnen. Es wird dafür oft kombiniert mit *Jie Zi* (Sinapis Semen) und *Zhi Tian Nan Xing* (Arisaematis Rhizoma Praeparatum) aus dieser Untergruppe.

Typische Rezepturen mit Zhi Bai Fu Zi

Qian Zheng San (Pulver, das zu Symmetrie führt) ▶ RG 13.1

Zhì Bàn Xià
Pinelliae Rhizoma Praeparatum
炙半夏

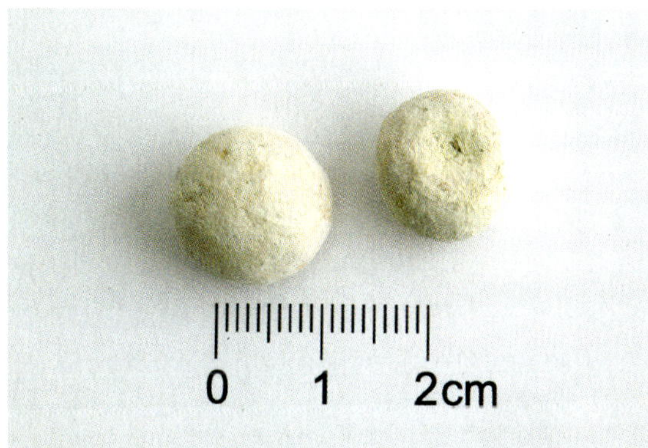

Deutscher Name Mitsommerknollen
Englischer Name Prepared Pinellia Tuber
Familie Aronstabgewächse – Araceae
Offizinelle Spezies *Pinellia ternata*
Hinweis *Ban Xia* darf wegen der Toxizität der rohen Arznei nur in präparierter Form innerlich eingesetzt werden. Es werden hauptsächlich drei Zubereitungen unterschieden (▶ Kommentar):

- *Fa Ban Xia* (Pinelliae Rhizoma Praeparatum, Standardpräparation)
- *Jiang Ban Xia* (Pinelliae Rhizoma Praeparatum cum Zingibere et Alumine)
- *Qing Ban Xia* (Pinelliae Rhizoma Praeparatum cum Alumine)

Eigenschaften

Temperatur Warm
Geschmack Scharf
Funktionskreis Milz, Magen, Lunge

Wirkung

- Trocknet Feuchtigkeit und wandelt Schleim um
- Senkt gegenläufiges *Qi* ab, wirkt antiemetisch
- Löst Knoten und Verhärtungen auf und bewegt blockiertes *Qi*

Indikationen

- Bei Husten mit reichlichem, serösem Schleim, der durch Schleim-Kälte in der Lunge oder durch Feuchtigkeit bedingt ist. Pinellia ist besonders effektiv in der Schleim-Transformation, wenn diese durch Milz-Feuchtigkeit entstanden ist.
- Übelkeit, Erbrechen, Unwohlsein im Epigastrium durch Schleim-Feuchtigkeit-Ansammlung im Magen oder durch rebellierendes Magen-*Qi*
- Unwohlsein, Druck- und Engegefühl in der Brust, Fremdkörpergefühl im Rachen – Globusgefühl – aufgrund einer *Qi*-Stagnation; auch bei Schleim-Knoten im Nacken, wie Lymphknotenvergrößerungen, Struma, bei Obstruktionen im gesamten Körper, die durch Schleim verursacht sind
- Schwindel und Angstzustände mit Herzklopfen aufgrund von Schleim- oder Feuchtigkeits-Stau, Schwindelgefühle aufgrund von Schleim-Wind, Kälte in den Gliedmaßen und Kopfschmerzen bis hin zu Bewusstseinsstörungen aufgrund von Schleim

Kontraindikationen und Sicherheitshinweise

- Allergie gegen die Arznei
- Bei *Yin*-Mangel wegen der trocknenden Wirkung nur in Kombination mit befeuchtenden Arzneien
- Nur mit Vorsicht bei Hitze-Schleim mit dickem gelbem Zungenbelag anzuwenden und dann nur in Verbindung mit kühlenden Arzneien, da *Zhi Ban Xia* selbst warm ist
- Vorsicht bei Kindern und mit längerer Anwendung

Schwangerschaft und Stillzeit

Schwangerschaft Kontraindiziert; über die Anwendung von *Zhi Ban Xia* in der Schwangerschaft hat es traditionell Kontroversen gegeben. Während z.B. Zhang Zhongjing dessen Anwendung bei Schwangerschaftserbrechen propagierte, führte Li Shizhen die Arznei wegen ihrer Fötus bewegenden Eigenschaft unter den in der Schwangerschaft zu vermeidenden Arzneien auf.
In aktuellen tierexperimentellen Studien zeigten sowohl rohes *Ban Xia* als auch *Zhi Ban Xia* unter hohen Dosen embryotoxische, fetotoxische und teratogene Wirkungen, während sich in einer Studie *Jiang Ban Xia* diesbezüglich unauffällig verhielt. Die Ergebnisse sind zu uneinheitlich, um eine sichere Anwendung zu gewährleisten, wobei auch eine mögliche Gentoxizität zu berücksichtigen ist, ▶ Pharmakologie.
Stillzeit Kontraindiziert wegen Hinweisen auf Gentoxizität

Interaktionen

- Die Arznei ist traditionell wegen Erhöhung der Aconit-Toxizität inkompatibel mit den *Aconitum*-Arzneien. Eine Studie zeigte jedoch auf, dass rohes *Ban Xia* bei Dekoktion mit *Zhi Chuan Wu* (Aconiti Radix Cocta) den Gehalt an den Toxinen Aconitin und Hypaconitin im Dekokt erhöhte, *Zhi Ban Xia* hingegen denselben verminderte.[1]
- Vorsicht bei Kombination mit *Ma Huang* (Ephedrae Herba) wegen möglicher additiver sympathikotoner Wirkung.

Pharmakologie

- Ein Ethanol-Extrakt zeigte keine Östrogenaktivität in vitro. Ein wässriger Extrakt zeigte keinen Einfluss auf die Proliferation östrogen-abhängiger Leyding-Tumorzellen, während die Kampo-Rezeptur Saibokuto, die *Zhi Ban Xia* enthält, das Wachstum dieser Zelllinie in dem identischen Versuchsansatz stimulierte.
- Das Arzneidekokt zeigte in verschiedenen In-vitro- und In-vivo-Tests an der Maus (Ames-Test, sister-chromatid-exchange-Test, Chromosomenaberrationstest, Mikronukleustest, comet assay) teils negative, teils unter mittlerer bis hoher Dosierung positive Ergebnisse.

Dosierung und Zubereitung

Dosierung 3–9 g
Zubereitung Erster Kochvorgang 30 Min.; zweiter Kochvorgang 20 Min.

Kommentar

- *Fa Ban Xia* ist mit *Gan Cao* (Glycyrrhizae Radix et Rhizoma) ▶ AG 12.1 und Kalk zubereitet. Manchmal werden auch andere Mittel als Süßholz eingesetzt. Durch diese Zubereitung werden die austrocknenden Eigenschaften reduziert.
- *Jiang Ban Xia* ist mit frischem *Sheng Jiang* (Zingiberis Rhizoma Recens), ▶ AG 1.1, zubereitet. Es wird vor allem bei rebellierendem *Qi* eingesetzt.
- *Qing Ban Xia* ist in einem recht komplizierten Verfahren mit Alumen zubereitet. Dadurch werden die austrocknenden Eigenschaften sehr stark reduziert. Diese Form kann gut bei schwächeren und vor allem älteren Patienten eingesetzt werden, bei denen die Säfte nicht angegriffen werden dürfen.
- *Zhi Ban Xia* kann, je nach Charge, sehr geringe Mengen von Ephedrin enthalten, das auf der WADA-Doping-

1 Liu WL, Song FR, Liu ZQ, Liu SY. [The chemical study on combination of aconiti radix and pinelliae tuber] (Chinese). Hua Xue Tong Bao [Chemistry]. 2008;71(6):435-438.

liste steht. Es ist jedoch nicht wahrscheinlich, dass dadurch der Ephedrin-Grenzwert überschritten wird.

Typische Rezepturen mit Zhi Ban Xia

- *Er Chen Tang* (Zweifach behandeltes Dekokt) ▶ RG 14.1
- *Xiao Chai Hu Tang* (Kleines Bupleuri Radix Dekokt) ▶ RG 4.1
- *Xiao Qing Long Tang* (Kleines Blaugrüner Drachen Dekokt) ▶ RG 1.1
- *Liu Jun Zi Tang* (Sechs Gentlemen Dekokt) ▶ RG 8.1
- *Ban Xia Xie Xin Tang* (Pinelliae Rhizoma Dekokt, das das Epigastrium abfließen lässt) ▶ RG 4.3
- *Ban Xia Hou Po Tang* (Pinelliae Rhizoma und Magnoliae Officinalis Cortex Dekokt) ▶ RG 9.1

Zhì Tiān Nán Xīng
Arisaematis Rhizoma Praeparatum
製天南星　制天南星

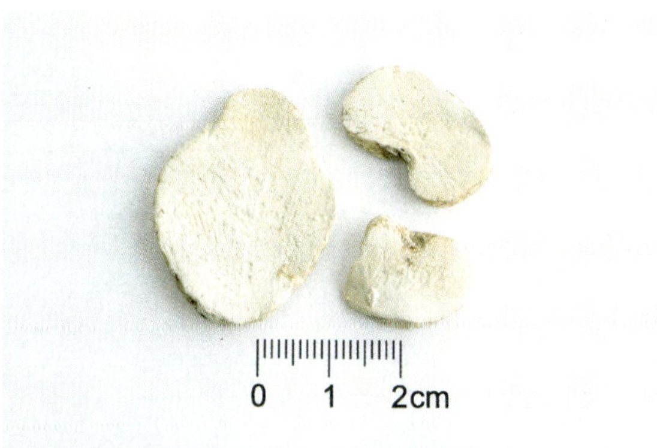

Deutscher Name Feuerkolbenwurzelknollen
Englischer Name Prepared Jackinthepulpit Tuber
Familie Aronstabgewächse – Araceae
Offizinelle Spezies *Arisaema erubescens, Arisaema heterophyllum, Arisaema amurense*

Eigenschaften

Temperatur Warm
Geschmack Bitter, scharf
Funktionskreis Lunge, Leber, Milz

Wirkung

- Trocknet Feuchtigkeit und löst Schleim
- Zerstreut Wind-Schleim aus den Leitbahnen, stoppt Krämpfe

Indikationen

- Husten mit Auswurf, Völlegefühl im Thorax durch hartnäckige Verschleimung
- Leitbahn-Obstruktion durch Schleim und Wind: Konvulsionen, Schwindel, Krämpfe, Krämpfe in Händen und Füßen, Krampfanfälle, auch Epilepsie, Tetanie, Halbseitenlähmung, Paresen, auch bei Fazialisparese, Parästhesien, Taubheit der Gliedmaßen, Opisthotonus, Kiefersperre

Kontraindikationen und Sicherheitshinweise

- *Yin*-Mangel
- Allergie gegen die Arznei
- Arznei ist toxisch, Überdosierung und Langzeitanwendung vermeiden
- Für die innere Anwendung darf nur die präparierte Form verwendet werden.
- Vorsicht, könnte wegen eines milden sedativen Effekts die Verkehrstüchtigkeit und die Fähigkeit zum Bedienen von Maschinen beeinträchtigen

Schwangerschaft und Stillzeit

Schwangerschaft Traditionell wegen Toxizität kontraindiziert
Stillzeit Wegen Toxizität kontraindiziert

Interaktionen

Zhi Tian Nan Xing potenzierte im Tierversuch die sedative Wirkung von Barbituraten.

Pharmakologie

- Ein Ethanol-Extrakt zeigte in vitro keine Östrogenaktivität.
- Ein wässriger Extrakt zeigte in vitro (Ames-Test, UDS-Test) keine Hinweise auf Mutagenität.

Dosierung und Zubereitung

Dosierung 3–9 g
Zubereitung Erster Kochvorgang 30 Min.; zweiter Kochvorgang 20 Min.

Kommentar

Zhi Tian Nan Xing ist scharf und warm und trocknet sehr stark aus. Daher ist Vorsicht geboten bei Flüssigkeiten-Mangel, *Yin*-Schädigung oder trockenem Schleim. Andererseits ist *Zhi Tian Nan Xing* ein exzellentes Mittel bei hartnäckigem Schleim. Das Besondere an *Zhi Tian Nan Xing* ist, dass es im Gegensatz zu *Zhi Ban Xia* (Pinelliae Rhizoma Praeparatum) besonders gut Schleim in den Leitbahnen und Kollateralen erreichen kann und daher häufig bei Paresen und Taubheit durch Schleim-Wind Verwendung findet.

Typische Rezepturen mit Zhi Tian Nan Xing

Dao Tan Tang (Schleim ausleitendes Dekokt) zur Behandlung von Schleim. Diese Rezeptur wird in diesem Buch nicht berücksichtigt.

6.2 Kühle, Schleim-Hitze umwandelnde Arzneien

Chuān Bèi Mǔ
Fritillariae Cirrhosae Bulbus
川貝母　川贝母

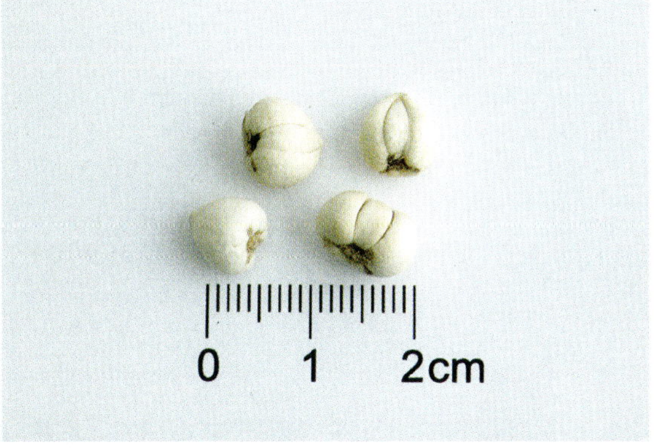

Deutscher Name Kaiserkrone
Englischer Name Fritillaria
Familie Liliengewächse – Liliaceae
Offizinelle Spezies *Fritillaria cirrhosa, Fritillaria unibracteata, Fritillaria przewalskii, Fritillaria delavayi, Fritillaria taipaiensis, Fritillaria unibracteata* var. *wabuensis*

Eigenschaften

Temperatur Leicht kalt
Geschmack Süß, bitter
Funktionskreis Lunge, Herz

Wirkung

- Transformiert Schleim, stillt Husten, klärt Hitze und befeuchtet
- Klärt Hitze und löst Knoten auf

Indikationen

- Für chronischen und akuten Husten, auch bei Husten mit Leere-Hitze durch *Yin*-Mangel, Husten mit schwer abhustbarem oder blutig tingiertem Sputum, auch sehr effektiv bei Husten mit Lungen-*Qi* Stagnation mit Enge im Thorax und Oberbauch und Dyspnoe, trockene Kehle
- **Ansammlung von Schleim-Hitze mit Knotenbildung, Schwellungen oder Abszedierungen** Schwellungen, Ulzerationen oder toxische Läsionen (*Yong*), diese auch im Bereich der Mamma oder der Lunge

Kontraindikationen und Sicherheitshinweise

- Allergie gegen die Arznei
- Vorsicht vor Überdosierung
- Vorsicht bei Kindern

Schwangerschaft und Stillzeit

Schwangerschaft Kontraindiziert wegen widersprüchlicher Ergebnisse bzgl. Mutagenität. Untersuchungen zur Embryotoxizität, Fetotoxizität oder Teratogenität liegen nicht vor.
Hinweis Die Kontraindikation gilt nicht für *Zhe Bei Mu* (Fritillariae Thunbergii Bulbus) aus dieser Arzneigruppe. Ein wässriger Extrakt davon zeigte im UDS-Test ein negatives Ergebnis.
Stillzeit Kontraindiziert wegen widersprüchlicher Ergebnisse bzgl. Mutagenität
Hinweis Gilt nicht für *Zhe Bei Mu* (Fritillariae Thunbergii Bulbus)

Interaktionen

Die Arznei ist traditionell inkompatibel mit den *Aconitum*-Arzneien aus der AG 11: *Zhi Cao Wu* (Aconiti Kusnezoffii Radix Cocta), *Fu Zi* (Aconiti Radix Lateralis Praeparata) und *Zhi Chuan Wu* (Aconiti Radix Cocta).

Pharmakologie

- Das Arzneidekokt zeigte keine Hemmung, aber auch keine Stimulation der Proliferation verschiedener östrogenabhängiger sowie -unabhängiger Brustkrebszelllinien.
- Wässrige Extrakte zeigten sich im Ames-Test auf Mutagenität negativ, im UDS-Test jedoch positiv. Ferner zeigten sich mitotische Aberrationen und eine genomische Instabilität bei menschlichen Kolonepithel-Zellen. In-vivo-Tests auf Gentoxizität (i.p. Mikrokern- und Chromosomenaberrationstest) hatten ein negatives Ergebnis.

Dosierung und Zubereitung

Dosierung 3–10 g; als Pulver mit Wasser vermischt einnehmen, Einzeldosis 1–2 g
Zubereitung Wird nicht gekocht, lediglich fein mörsern und mit dem fertigen Dekokt pulverisiert einnehmen

Kommentar

- Die rohe, unpräparierte Arznei ist toxisch.
- Es wird unterschieden zwischen *Chuan Bei Mu* (Fritillariae Cirrhosae Bulbus) und *Zhe Bei Mu* (Fritillariae Thunbergii Bulbus). Letztere ist bitter und kalt. *Chuan Bei Mu* ist sehr teuer und wird eher in chronischen Fällen, wie z.B. bei langjähriger chronischer Bronchitis, eingesetzt, während *Zhe Bei Mu* eher bei akuten Zuständen Verwendung findet, wie Husten mit asthmoider Ausprägung und zähem Schleim. Wenn in Rezepturen nur „*Bei Mu*" (Fritillariae Bulbus) steht, kann die eine oder die andere Spezies dafür eingesetzt werden.

Typische Rezepturen mit Chuan Bei Mu

Bei Mu Gua Lou San (Fritillariae Bulbus und Trichosanthis Fructus Pulver) ▶ RG 14.3

Dǎn Nán Xīng
Arisaema cum Bile
膽南星 胆南星

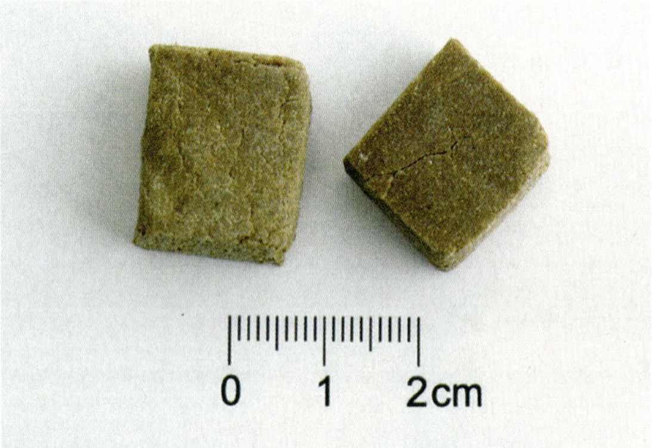

Deutscher Name Feuerkolbenwurzelstock-Pulver
Englischer Name Bile Arisaema, Arisaema powdered with Bile from Cow
Familie Aronstabgewächse – Araceae
Offizinelle Spezies *Arisaema erubescens, Arisaema heterophyllum, Arisaema amurense*

Eigenschaften

Temperatur Kühl
Geschmack Bitter, leicht scharf
Funktionskreis Lunge, Leber, Milz

Wirkung

- Klärt Hitze, wandelt Schleim um und beruhigt Wind
- Klärt Schleim-Hitze und stoppt Husten und Asthma
- Öffnet die Sinnesöffnungen, wandelt unsichtbaren Schleim um und klärt Hitze

Indikationen

- **Schleim-Hitze in den Leitbahnen und Kollateralen** Schlaganfall, Krampfanfälle, Tremor, Muskelspasmen, Fazialisparese, kindliche Konvulsionen und Krampfanfälle
- **Schleim-Hitze in den Lungen** Husten mit gelbem Schleim, Sinusitis, Asthma
- **Schleim-Hitze im Herzen** Verwirrung, Delirium

Kontraindikationen und Sicherheitshinweise

- Allergie gegen die Arznei
- Vorsicht, Überdosierung wegen Toxizität vermeiden

Schwangerschaft und Stillzeit

Schwangerschaft Kontraindiziert wegen Toxizität; Untersuchungen zur Embryotoxizität, Fetotoxizität oder Teratogenität liegen nicht vor.
Stillzeit Wegen Toxizität kontraindiziert

Dosierung und Zubereitung

Dosierung 3–6 g
Zubereitung Erster Kochvorgang 30 Min.; zweiter Kochvorgang 20 Min.

Kommentar

Bei *Dan Nan Xing* handelt es sich um pulverisierte Arisaemawurzel (*Tian Nan Xing*) ▶ AG 6.1, welche mit Rindergalle (alternativ Schweine- oder Schafsgalle) präpariert ist. Diese Vorbehandlung macht die Arznei bitter, kalt und weniger trocknend als die Ausgangsform *Tian Nan Xing*. Sie wandelt demnach nicht mehr kalten Schleim, sondern heißen Schleim um. Die Toxizität der Ausgangsarznei *Tian Nan Xing* wird durch diese Vorbehandlung reduziert. *Dan Nan Xing* ist nur noch leicht toxisch.

Typische Rezepturen mit Dan Nan Xing

Qing Qi Hua Tan Wan (Pille, die das *Qi* klärt und Schleim transformiert) ▶ RG 14.2

Fú Shi
Pumex
浮石

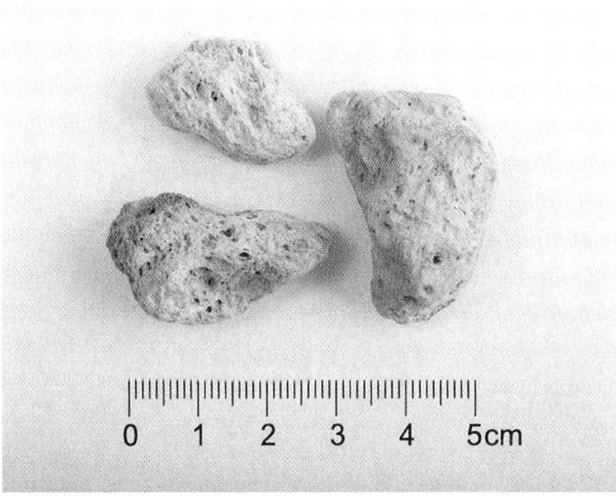

Pinyin-Synonym *Hai Fu Shi*
Deutscher Name Bimsstein
Englischer Name Pumice Stone
Mineral Enthält Siliziumdioxid, Aluminium, Kalium, Calcium, Natrium, Eisen

Eigenschaften

Temperatur Kalt
Geschmack Salzig
Funktionskreis Lunge

Wirkung

- Klärt die Lunge und transformiert Schleim
- Erweicht Verhärtungen und löst Knoten auf
- Reguliert die Wasserzirkulation und lindert Dysurie

Indikationen

- Hartnäckiger Husten mit schwer abhustbarem Sputum, zäher gelber oder blutig tingierter Auswurf, Hitze-Ansammlung in der Lunge mit chronischem Husten, Bluthusten
- Knoten, Lymphknotenverdickungen, adenoide Wucherungen, Schilddrüsenknoten, Skrofulose
- Dysurie, Hämaturie, Harnsteine, heißes *Lin*-Syndrom

Kontraindikationen und Sicherheitshinweise

Allergie gegen die Arznei

Schwangerschaft und Stillzeit

Während jahrhundertelanger Anwendung sind keine relevanten Risiken bekannt geworden. Aussagefähige Untersuchungen zur Sicherheit in der Schwangerschaft oder Stillzeit liegen nicht vor.

Dosierung und Zubereitung

Dosierung 3–10 g
Zubereitung Wird dem Dekokt in gemahlener oder zerstoßener Form der Mischung zugegeben. Im ersten Kochvorgang länger (60 Min.) kochen; zweiter Kochvorgang 40 Min.

Kommentar

In der Literatur wird neben *Fu Shi* ein weiteres Mittel mit identischer Wirkung beschrieben, *Fu Hai Shi* (Costaziae Os). Beide Arzneien gelten klinisch als austauschbar.

Typische Rezepturen mit Fu Shi

Fu Shi ist selten in klassischen Rezepturen vorhanden und wird bei Bedarf jeweils beigefügt.

Gé Qiào
Meretricis seu Cyclinae Concha
蛤殼　蛤壳

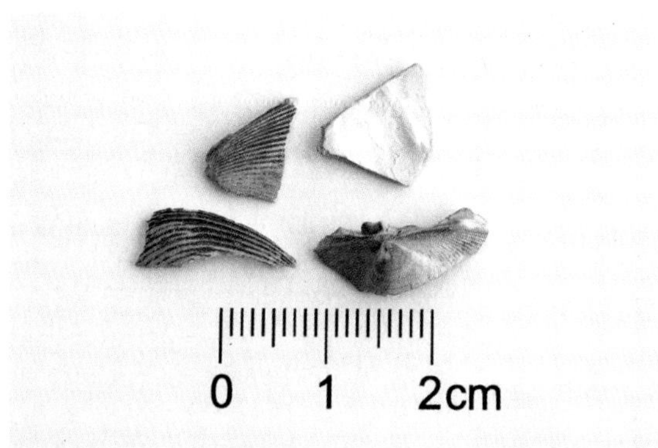

Pinyin-Synonym *Ge Ke*
Deutscher Name Venusmuschel
Englischer Name Clam Shell
Familie Venusmuscheln – Veneridae
Offizinelle Spezies *Meretrix meretrix, Cyclina sinensis*

Eigenschaften

Temperatur Kalt
Geschmack Bitter, salzig
Funktionskreis Lunge, Niere, Magen

Wirkung

- Klärt Hitze in der Lunge und transformiert Schleim
- Erweicht Verhärtungen und löst Knoten auf
- Neutralisiert Magensäure und lindert Schmerzen
- Fördert die Diurese und leitet Feuchtigkeit aus

Indikationen

- **Heißer Schleim im Thorax** Keuchatmung, Dyspnoe, Husten mit reichlichem gelbem Auswurf, Druck im Brustkorb
- **Knoten und Verhärtungen** Schilddrüsenknoten, Skrofulose, andere Knoten aufgrund von heißem Schleim
- **Magenschmerzen durch Übermaß an Magen-Säure** Durch Säurereflux bedingte Magenschmerzen, Sodbrennen, Gastritis, Magengeschwür und Ulcus duodeni
- *Lin*-Syndrom mit trübem Urin, vaginaler Ausfluss

Kontraindikationen und Sicherheitshinweise

Allergie gegen die Arznei

Schwangerschaft und Stillzeit

Während jahrhundertelanger Anwendung sind keine relevanten Risiken bekannt geworden. Aussagefähige Untersuchungen zur Sicherheit in der Schwangerschaft oder Stillzeit liegen nicht vor.

Dosierung und Zubereitung

Dosierung 6–15 g; geeignete Menge zur topischen Anwendung als extrem feines Pulver verstreichen oder mit Öl vermischt auftragen
Zubereitung Zerstoßen, Pulver im Beutel kochen. Vorkochen: erster Kochvorgang insgesamt 60 Min.; zweiter Kochvorgang: 40 Min.

Kommentar

- Ältere Bezeichnungen sind *Hai Ge Fen* oder *Hai Ge Ke*, seit 2005 aber offiziell in der chinesischen Pharmakopöe als *Ge Qiao* bezeichnet.
- Auch äußere Anwendung gebräuchlich bei Wunden, Ekzemen und Verbrennungen; hierfür wird die kalzinierte Form der Arznei fein pulverisiert und trocken oder mit Öl angemischt auf die Wunde aufgetragen.

Typische Rezepturen mit Ge Qiao

Ge Qiao ist selten in klassischen Rezepturen vorhanden und wird bei Bedarf jeweils beigefügt.

Guā Lǒu
Trichosanthis Fructus
瓜蔞 瓜蒌

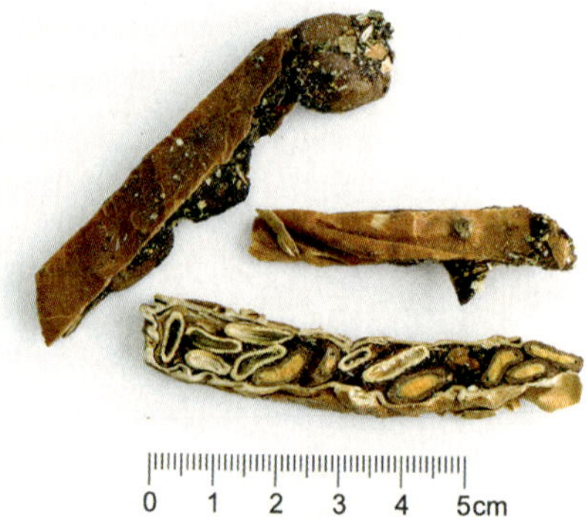

Deutscher Name Schlangenkürbisschale
Englischer Name Snakegourd Fruit, Trichosanthes Fruits
Familie Kürbisgewächse – Cucurbitaceae
Offizinelle Spezies *Trichosanthes kirilowii, Trichosanthes rosthornii*

Eigenschaften

Temperatur Kalt
Geschmack Süß, leicht bitter
Funktionskreis Lunge, Magen, Dickdarm

Wirkung

- Klärt Hitze und löst Schleim-Hitze
- Belebt die *Qi*-Zirkulation im Thorax
- Reduziert Abszesse und zerstreut Knoten

Indikationen

- **Schleim-Hitze der Lunge** Husten mit zähem Auswurf, schwer abhustbarer Schleim
- **Thorakale Qi-Stagnation** Thoraxschmerz, Enge und Druckgefühl in der Brust, Dyspnoe, thorakales *Bi*-Syndrom mit Thoraxschmerz
- Toxische Läsionen (*Yong*) in der Lunge, der Brust und dem Darm, Schmerzen in den Mammae, Brustdrüsen-Abszess

Kontraindikationen und Sicherheitshinweise

- Diarrhö durch Milz-Mangel
- Allergie gegen die Arznei

Schwangerschaft und Stillzeit

Während jahrhundertelanger Anwendung sind keine relevanten Risiken bekannt geworden. Aussagefähige Untersuchungen zur Sicherheit in der Schwangerschaft oder Stillzeit liegen nicht vor.

Interaktionen

Die Arznei ist traditionell inkompatibel mit den *Aconitum*-Arzneien aus der AG 11: *Zhi Cao Wu* (Aconiti Kusnezoffii Radix Cocta), *Fu Zi* (Aconiti Radix Lateralis Praeparata) und *Zhi Chuan Wu* (Aconiti Radix Cocta)

Pharmakologie

- Das Arzneidekokt zeigte eine Hemmung verschiedener östrogenabhängiger und -unabhängiger Krebszelllinien.
- Ein wässriger Extrakt zeigte in vitro (Ames-Test, UDS-Test) keine Hinweise auf Mutagenität.

Dosierung und Zubereitung

Dosierung 9–15 g
Zubereitung Erster Kochvorgang 30 Min.; zweiter Kochvorgang 20 Min.

Kommentar

- *Gua Lou Shi* ist ein Synonym für **Gua Lou**. Es steht für die ganze Frucht und beinhaltet *Gua Luo Pi* und *Gua Lou Zi*. In frühen chinesischen Texten der Materia medica wurde zwischen Fructus, Semen und der Schale nicht unterschieden. Alle sind sehr ähnlich in ihrer Hitze kühlenden und Schleim-Hitze umwandelnden Wirkung.
- **Gua Lou Pi** (Pericarpium) Die Schalen werden bevorzugt eingesetzt, um das thorakale *Qi* zu regulieren und die Brust zu öffnen. Daher wird *Gua Lou Pi* besonders bei *Xiong Bi* (schmerzhafte Blockade der Brust – „Thorax-*Bi*-Syndrom") angewendet.
- **Gua Luo Zi** (Samen) Die Samen sind noch mehr befeuchtend als die ganze Frucht und fokussieren auf den Darm. *Gua Lou Zi* ist ein exzellentes Mittel bei trockener Obstipation, um den Darm zu befeuchten und den Stuhlgang zu fördern.

Typische Rezepturen mit Gua Lou

Bei Mu Gua Lou San (Fritillariae Bulbus und Trichosanthis Fructus Pulver) ► RG 14.3

Guā Lǒu Pí
Trichosanthis Pericarpium
瓜蔞皮 瓜蒌皮

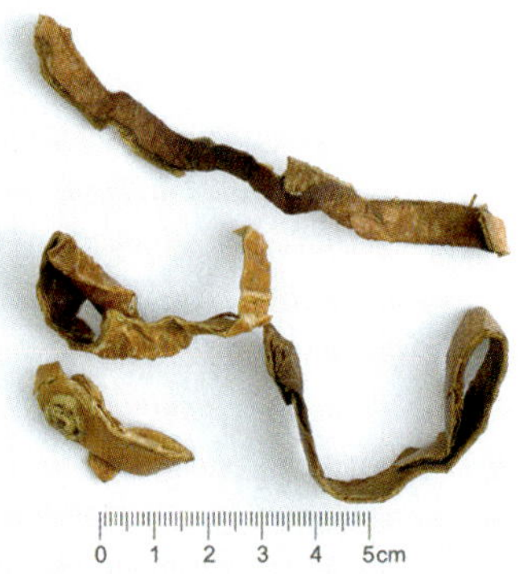

Deutscher Name Schlangenkürbisschale
Englischer Name Snakegourd Peel, Trichosanthes Peel
Familie Kürbisgewächse – Cucurbitaceae
Offizinelle Spezies *Trichosanthes kirilowii, Trichosanthes rosthornii*

Eigenschaften

Temperatur Kalt
Geschmack Süß
Funktionskreis Lunge, Magen

Wirkung

- Klärt Hitze und löst Schleim-Hitze
- Belebt die *Qi*-Zirkulation im Thorax und lindert Schmerzen

Indikationen

- **Schleim-Hitze der Lunge** Husten mit zähem Auswurf, schwer abhustbarem Schleim, Atemnot, Keuchatmung, trockener Hals durch Wind-Hitze
- **Thorakale Qi-Stagnation** Thoraxschmerz, Enge und Druckgefühl in der Brust, thorakales *Bi*-Syndrom mit Thoraxschmerz (*Xiong Bi*)

Kontraindikationen und Sicherheitshinweise

- Diarrhö aufgrund von Milz-*Qi*-Mangel
- Allergie gegen die Arznei

Schwangerschaft und Stillzeit

Während jahrhundertelanger Anwendung sind keine relevanten Risiken bekannt geworden. Aussagefähige Untersuchungen zur Sicherheit in der Schwangerschaft oder Stillzeit liegen nicht vor.

Interaktionen

Die Arznei ist traditionell inkompatibel mit den *Aconitum*-Arzneien der AG 11: *Zhi Cao Wu* (Aconiti Kusnezoffii Radix Cocta), *Fu Zi* (Aconiti Radix Lateralis Praeparata) und *Zhi Chuan Wu* (Aconiti Radix Cocta).

Dosierung und Zubereitung

Dosierung 6–10 g
Zubereitung Erster Kochvorgang 30 Min.; zweiter Kochvorgang 20 Min.

Kommentar

- *Gua Lou Pi* gilt als „Botenmittel zum Thorax".
- ▶ Kommentar zu *Gua Lou*

Typische Rezepturen mit Gua Lou Pi

▶ *Gua Lou* (Trichosanthis Fructus) in dieser Gruppe

Guā Lǒu Zǐ
Trichosanthis Semen
瓜蔞子 瓜蒌子

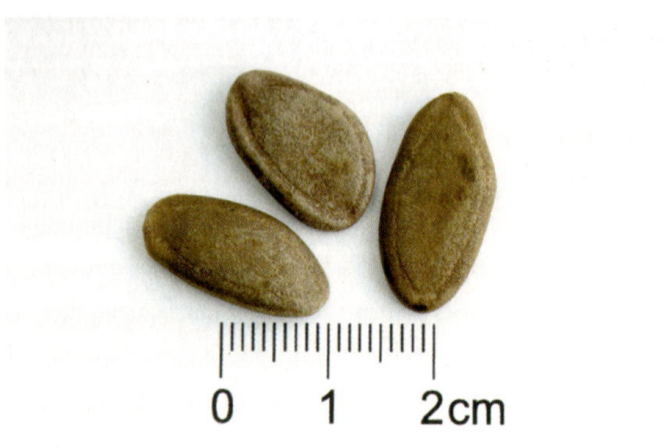

Pinyin-Synonym *Gua Lou Ren*
Deutscher Name Schlangenkürbissamen
Englischer Name Snakegourd Seed, Trichosanthes Seeds
Familie Kürbisgewächse – Cucurbitaceae
Offizinelle Spezies *Trichosanthes kirilowii, Trichosanthes rosthornii*

Eigenschaften

Temperatur Kalt
Geschmack Süß
Funktionskreis Lunge, Magen Dickdarm

Wirkung

- Klärt Hitze, transformiert Schleim-Hitze
- Befreit das Thorax-*Qi* und öffnet den Thorax
- Befeuchtet den Darm und erweicht den Stuhl
- Fördert die Wundheilung

Indikationen

- **Schleim-Hitze der Lunge** Husten mit zähem Auswurf, schwer abhustbarem Schleim
- **Thorakale Qi-Stagnation** Thoraxschmerz, Enge und Druckgefühl in der Brust, Dyspnoe, thorakales *Bi*-Syndrom mit Thoraxschmerz
- Obstipationsneigung, trockener Stuhl, besonders im Zusammenhang mit Mustern der Lungen-Hitze mit trockenem Mund, Durst, Reizbarkeit
- Toxische Läsionen (*Yong*) in der Lunge, der Brust und dem Darm, Schmerzen in den Mammae, Brustdrüsen-Abszess.

Kontraindikationen und Sicherheitshinweise

- Diarrhö durch Milz-*Qi*-Mangel
- Allergie gegen die Arznei

Schwangerschaft und Stillzeit

Während jahrhundertelanger Anwendung sind keine relevanten Risiken bekannt geworden. Aussagefähige Untersuchungen zur Sicherheit in der Schwangerschaft oder Stillzeit liegen nicht vor.

Interaktionen

Die Arznei ist traditionell inkompatibel mit den *Aconitum*-Arzneien der AG 11: *Zhi Cao Wu* (Aconiti Kusnezoffii Radix Cocta), *Fu Zi* (Aconiti Radix Lateralis Cocta) und *Zhi Chuan Wu* (Aconiti Radix Praeparata).

Dosierung und Zubereitung

Dosierung 6–15 g
Zubereitung Zerstoßen. Erster Kochvorgang 30 Min.; zweiter Kochvorgang 20 Min.

Kommentar

- *Gua Lou Zi ist* ein exzellentes Mittel bei Obstipation. Es befeuchtet nicht nur bei trockenem Stuhl. Es kann auch eingesetzt werden, wenn Feuchtigkeit-Hitze den Darm blockieren und den Stuhl eindicken. Es zeigt sich in diesem Fall eine Obstipationsneigung mit klebrig-schmierigem Stuhl und inkompletten Entleerungen. Für diese Art der Obstipation wird *Gua Lou Zi* kombiniert mit *Bai Zhu* (Atractylodis Macrocephalae Rhizoma) ▶ AG 12.1 und *Yi Yi Ren* (Coicis Semen) ▶ AG 4.
- ▶ Kommentar bei *Gua Lou*

Typische Rezepturen mit Gua Lou Zi

- *Chai Hu Xian Xiong Tang* (Kleineres Dekokt, das in den Thorax sinkt) ▶ RG 14.2
- ▶ *Gua Lou* (Trichosanthis Fructus) in dieser Gruppe

Hǎi Zǎo
Sargassum
海藻

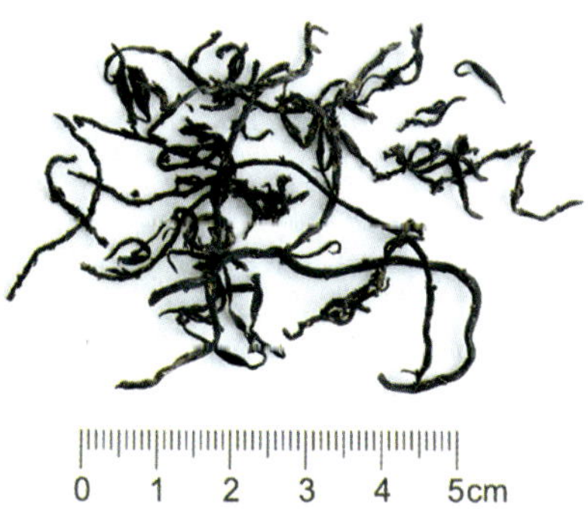

Deutscher Name Golftange
Englischer Name Seaweed, Sargassum
Familie Braunalgen – Sargassaceae
Offizinelle Spezies *Sargassum pallidum, Sargassum fusiforme*

Eigenschaften

Temperatur Kalt
Geschmack Bitter, salzig
Funktionskreis Leber, Magen, Niere

Wirkung

- Leitet Schleim aus, erweicht Hartes, zerstreut Knoten
- Fördert Diurese und reduziert Schwellungen

Indikationen

- **Struma und alle Arten von Knoten** Klinisch zur Behandlung von zervikaler Lymphadenopathie, Lymphadenitis, einfachen Strumen und Tumoren. Für diese Wirkung oft kombiniert mit Arzneien, die *Qi* und Blut regulieren und toxische Hitze ausleiten.
- Zusatzarznei bei Ödemen (nur schwache diuretische Wirkung)

Kontraindikationen und Sicherheitshinweise

- Allergie gegen die Arznei, Jodüberempfindlichkeit
- Hyperthyreose, autonomes Schilddrüsenadenom. *Hai Zao* enthält Jod; höhere Jodgehalte können eine Hyperthyreose hervorrufen bzw. verschlimmern. Die teilweise gegebene Empfehlung, hohe Dosen der Arznei bei Hyperthyreose zur „Plummerung" einzusetzen (sehr hohe Joddosen können kurzfristig eine Schilddrüsenüberfunktion herunterregeln), ist leichtfertig und abzulehnen, da sie wegen des nicht bekannten Jodgehalts nicht steuerbar ist.

Schwangerschaft und Stillzeit

Schwangerschaft Mit Vorsicht anzuwenden wegen des hohen Jodgehalts, längere Anwendung vermeiden. Untersuchungen zur Sicherheit in der Schwangerschaft liegen nicht vor.
Stillzeit Kontraindiziert, zumindest für eine mehr als kurzfristige Anwendung, da Jod in hohem Maße in die Brustmilch übergeht.

Interaktionen

- Traditionell inkompatibel mit *Gan Cao* (Glycyrrhizae Radix et Rhizoma) ▶ AG 12.1
- Unter dem Einfluss von Magensäure kann die jodhaltige Arznei mit Isoniazid reagieren.
- Es existiert ein Fallbericht, wonach es bei einer Patientin unter Warfarin-Therapie zweimal zum Abfall des INR-Wertes kam, nachdem sie in Algen eingewickeltes Sushi zu sich genommen hatte. Dieses ist offenbar auf deren Vitamin-K-Gehalt zurückzuführen.

Pharmakologie

Das Arzneidekokt zeigte keine Hemmung der meisten getesteten Brustkrebszelllinien, aber auch keine Proliferationssteigerung.

Dosierung und Zubereitung

Dosierung 6–12 g
Zubereitung Erster Kochvorgang 30 Min.; zweiter Kochvorgang: 20 Min.

Kommentar

Hai Zao und *Kun Bu* (Laminariae Thallus, Eckloniae Thallus) aus dieser Arzneigruppe sind in ihrer Funktion sehr ähnlich und werden meist als Paar eingesetzt.

Typische Rezepturen mit Hai Zao

Hai Zao Yu Hu Tang (Sargassum Dekokt für das Jadegefäß) zur Behandlung einer Schleim-Knoten-Struma. Diese Rezeptur wird in diesem Buch nicht berücksichtigt.

Kūn Bù
Laminariae Thallus, Eckloniae Thallus
昆布

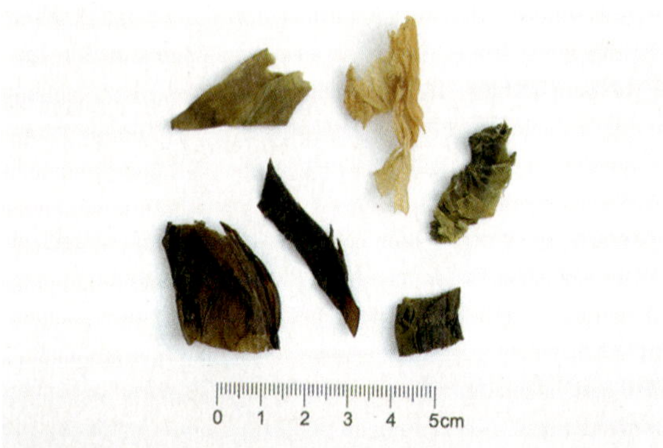

Deutscher Name Süßtang
Englischer Name Kelp, Tangle, Laminaria
Familie Laminaria japonica: Laminariaceae; Ecklonia kurome: Alariaceae
Offizinelle Spezies *Laminaria japonica, Ecklonia kurome*

Eigenschaften

Temperatur Kalt
Geschmack Salzig
Funktionskreis Leber, Magen, Niere

Wirkung

- Leitet Schleim aus, erweicht Hartes, zerstreut Knoten
- Fördert Diurese und reduziert Schwellungen

Indikationen

- **Struma und alle Arten von Knoten** Klinisch zur Behandlung von zervikaler Lymphadenopathie, Lymphadenitis, einfachen Strumen und Tumoren. Für diese Wirkung oft kombiniert mit *Qi* und Blut regulierenden und toxische Hitze ausleitenden Arzneien
- Zusatzmittel bei Ödemen (nur schwache diuretische Wirkung)

Kontraindikationen und Sicherheitshinweise

- Allergie gegen die Arznei, Jodüberempfindlichkeit
- Hyperthyreose, autonomes Schilddrüsenadenom. *Kun Bu* enthält Jod; höhere Jodgehalte können eine Hyperthyreose hervorrufen bzw. verschlimmern. Die teilweise gegebene Empfehlung, hohe Dosen der Arznei bei Hyperthyreose zur „Plummerung" einzusetzen (sehr hohe Joddosen können kurzfristig eine Schilddrüsenüberfunktion herunterregeln), ist leichtfertig und abzulehnen, da sie wegen des nicht bekannten Jodgehalts nicht steuerbar ist.
- Vorsicht bei Histamin-Intoleranz

Schwangerschaft und Stillzeit

Schwangerschaft Mit Vorsicht anzuwenden wegen des hohen Jodgehalts, längere Anwendung vermeiden. *Laminaria*-Spezies wurden aufgrund ihrer osmotischen Wirkung intrauterin zur Aborteinleitung im 1. und 2. Trimenon verwendet. Untersuchungen zur Embryotoxizität, Fetotoxizität oder Teratogenität liegen nicht vor.
Stillzeit Kontraindiziert, zumindest für eine mehr als kurzfristige Anwendung, da Jod in hohem Maße in die Brustmilch übergeht.

Pharmakologie

- Das Arzneidekokt hemmte moderat die Proliferation einer ERβ-positiven Brustkrebszelllinie, verschiedene andere Brustkrebszelllinien wurden nicht gehemmt, aber auch nicht im Wachstum stimuliert.
- Ein ethanolischer Extrakt zeigte in vitro (Ames-Test, UDS-Test) keine Hinweise auf Mutagenität.

Dosierung und Zubereitung

Dosierung 6–12 g
Zubereitung Erster Kochvorgang 30 Min.; zweiter Kochvorgang: 15–25 Min.

Kommentar

Kun Bu und *Hai Zao* (Sargassum) aus dieser Arzneigruppe sind in ihrer Funktion sehr ähnlich und werden meist als Paar eingesetzt.

Typische Rezepturen mit Kun Bu

Hai Zao Yu Hu Tang (Sargassum Dekokt für das Jadegefäß) zur Behandlung von einer Schleim-Knoten-Struma. Diese Rezeptur wird in diesem Buch nicht berücksichtigt.

Pàng Dà Hăi
Sterculiae Lychnophorae Semen
胖大海

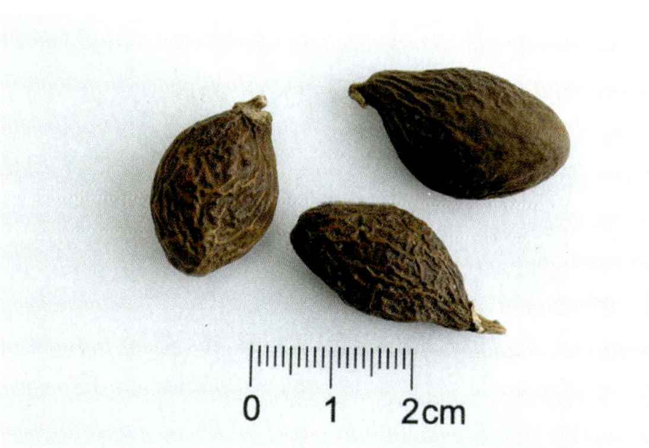

Deutscher Name Sterkuliensamen
Englischer Name Boat-fruited Sterculia Seed
Familie Sterkuliengewächse – Sterculiaceae
Offizinelle Spezies *Sterculia lynchnophora*

Eigenschaften

Temperatur Kalt
Geschmack Süß
Funktionskreis Lunge, Dickdarm

Wirkung

- Klärt und verteilt Lungen-*Qi*, unterstützt die Stimme
- Befeuchtet den Darm und befreit den Stuhlgang
- Bringt Ausschläge zur Oberfläche

Indikationen

- Heiserkeit, Halsschmerzen, Husten aufgrund von Schleim-Hitze
- Obstipation durch Hitze-Ansammlungen im Darm
- Topische Anwendung als Waschung, um Ausschläge an die Oberfläche zu bringen

Kontraindikationen und Sicherheitshinweise

- Allergie gegen die Arznei
- Vorsicht bei Diarrhö

Schwangerschaft und Stillzeit

Während jahrhundertelanger Anwendung sind keine relevanten Risiken bekannt geworden. Aussagefähige Untersuchungen zur Sicherheit in der Schwangerschaft oder Stillzeit liegen nicht vor.

Pharmakologie

Ein wässriger Extrakt zeigte in vitro (Ames-Test, UDS-Test, E.-coli-lysogenic-strain-GY5027-Test) keine Hinweise auf Mutagenität.

Dosierung und Zubereitung

Dosierung 2–3 Stück, eingeweicht in kochendem Wasser oder dekoktiert zur oralen Anwendung
Zubereitung Erster Kochvorgang 30 Min.; zweiter Kochvorgang 20 Min.

Kommentar

Pang Da Hai ist das beste Mittel bei Heiserkeit. Bei Heiserkeit kann es einzeln oder kombiniert als Tee zubereitet über den Tag verteilt eingenommen werden mit:

- *Jin Yin Hua* (Lonicerae Japonicae Flos) ▶ AG 2.4
- *Jie Geng* (Platycodi Radix) ▶ AG 6.1
- *Gan Cao* (Glycyrrhizae Radix et Rhizoma) ▶ AG 12.1 und
- *Mai Dong* (Ophiopogonis Radix) ▶ AG 12.4.

Typische Rezepturen mit Pang Da Hai

Pang Da Hai ist selten in klassischen Rezepturen vorhanden und wird bei Bedarf jeweils beigefügt.

Qián Hú
Peucedani Radix
前胡

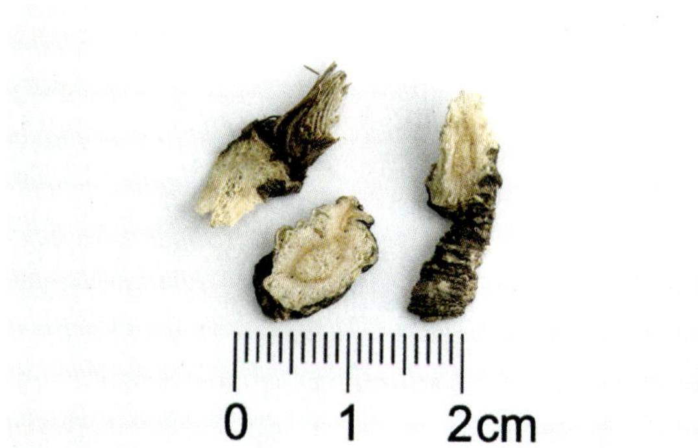

Deutscher Name Haarstrangwurzel
Englischer Name Hogfennel Root
Familie Doldengewächse – Umbelliferae
Offizinelle Spezies *Peucedanum praeruptorum*
Spezies Kampomedizin *Peucedanum praeruptorum, Angelica decursiva, Peucedanum decursivum*

Eigenschaften

Temperatur Leicht kalt
Geschmack Bitter, scharf
Funktionskreis Lunge

Wirkung

- Senkt rebellierendes Lungen-*Qi* ab
- Wandelt Schleim um
- Leitet Wind-Hitze aus

Indikationen

- **Schleim-Hitze in der Lunge** Husten, Auswurf, asthmatische Beschwerden, Husten mit dickem, zähem Schleim, eher gelblicher Auswurf, evtl. schwer abzuhustender Schleim, Asthma bronchiale
- **Wind Hitze in der Oberfläche** Halsschmerzen, Kopfschmerzen, gleichzeitiges Fieber und Frösteln; bei Kombination mit entsprechenden Arzneien auch bei Wind-Kälte anwendbar.

Kontraindikationen und Sicherheitshinweise

- Allergie gegen die Arznei
- Vorsicht bei stärkerer UV-Licht-Exposition; die Arznei kann aufgrund der in ihr enthaltenen Furocumarine Phototoxizität hervorrufen.

Schwangerschaft und Stillzeit

Während jahrhundertelanger Anwendung sind keine relevanten Risiken bekannt geworden. Aussagefähige Untersuchungen zur Sicherheit in der Schwangerschaft oder Stillzeit liegen nicht vor.

Pharmakologie

Wässrige Extrakte zeigten in vitro bzw. in vivo (Ames-Test, UDS-Test, i.p. Mikrokern- und Chromosomenaberrationstest) keine Hinweise auf Mutagenität oder Gentoxizität.

Dosierung und Zubereitung

Dosierung 3–10 g
Zubereitung Erster Kochvorgang 30 Min.; zweiter Kochvorgang 20 Min.

Kommentar

Die Schleim transformierende und die den *Qi*-Fluss wiederherstellende Wirkung von *Qian Hu* sind mehr oder weniger untrennbar miteinander verbunden. Durch Regulation und Wiederherstellung des normalen, abwärts gerichteten *Qi*-Flusses wird Schleim umgewandelt, während durch die Schleim-Transformation der *Qi*-Fluss wieder in Gang kommen kann, der zuvor durch Schleim blockiert worden ist. Es heißt in einem klassischen Text: „Schleim blockiert den freien Fluss des *Qi*", und „um Schleim zu behandeln, bewege das *Qi*."

Typische Rezepturen mit Qian Hu

Su Zi Jiang Qi Tang (Perillae Fructus Dekokt, das das *Qi* nach unten leitet) ▶ RG 9.2

Tiān Zhú Huáng
Bambusae Concretio Silicea
天竺黄

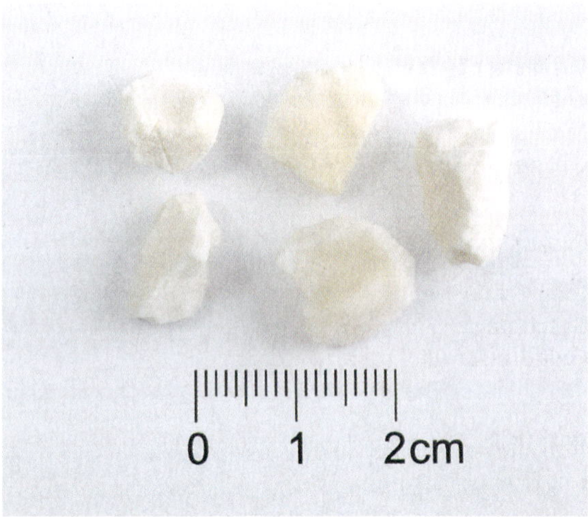

Deutscher Name Kieselerdeabsonderungen des Bambusstamms, „Bambuskiesel"
Englischer Name Tabasheer, Bamboo Sugar
Familie Süßgräser – Gramineae
Offizinelle Spezies *Bambusa textilis, Schizostachyum chinense*

Eigenschaften

Temperatur Kalt
Geschmack Süß
Funktionskreis Herz, Leber

Wirkung

- Klärt Hitze und transformiert Schleim
- Befreit die Sinnesöffnungen im Herz, eliminiert Wind-Schleim und löst Krämpfe

Indikationen

- **Schleim-Hitze in der Lunge** Husten mit gelbem, zähem Auswurf, Bronchitis, Pneumonie
- **Wind-Schleim und Schleim-Hitze im Herz** Krämpfe, Epilepsie, hohes Fieber, Fieberkrämpfe, Bewusstseinsstörung, Spasmen, tonisch-klonische Krämpfe, Epilepsie, Apoplex, Hemiplegie, Migräne, Neuralgien; insbesondere in der Behandlung von Kindern verwendet

Kontraindikationen und Sicherheitshinweise

Allergie gegen die Arznei

Schwangerschaft und Stillzeit

Während jahrhundertelanger Anwendung sind keine relevanten Risiken bekannt geworden. Aussagefähige Untersuchungen zur Sicherheit in der Schwangerschaft oder Stillzeit liegen nicht vor.

Dosierung und Zubereitung

Dosierung 3–9 g im Dekokt; 0,6–1 g als Pulver
Zubereitung Wird normalerweise nicht dekoktiert sondern als Pulver im fertigen Dekokt aufgelöst. Falls dekoktiert: erster Kochvorgang 30 Min.; zweiter Kochvorgang 20 Min.

Kommentar

Ähnliche Wirkung wie *Zhu Li* (Bambusae Succus) aus dieser Gruppe, insbesondere auf die Öffnung des Herzens bei Schleim-Blockade.

Typische Rezepturen mit Tian Zhu Huang

Tian Zhu Huang ist selten in klassischen Rezepturen vorhanden und wird bei Bedarf jeweils beigefügt.

Zhè Bèi Mǔ

Fritillariae Thunbergii Bulbus

浙貝母　浙贝母

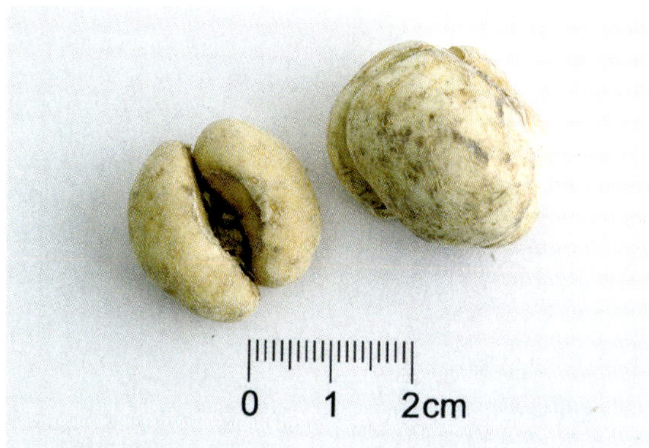

Deutscher Name Kaiserkrone, Schachblumenzwiebel
Englischer Name Fritillaria
Familie Liliengewächse – Liliaceae
Offizinelle Spezies *Fritillaria thunbergii*
Spezies Kampomedizin *Fritillaria verticillata* var. *thunbergii, Fritillaria thunbergii*

Eigenschaften

Temperatur Kalt
Geschmack Bitter
Funktionskreis Lunge, Herz

Wirkung

- Transformiert Schleim, stillt Husten und klärt Hitze
- Klärt Hitze, löst Knoten auf
- Reduziert gastrische Säure

Indikationen

- **Für akuten Husten mit Schleim-Hitze in der Lunge** Husten mit gelbem Sputum
- **Ansammlung von Schleim-Hitze mit Bildung von Knoten, Ansammlungen, Schwellungen** Tumore, Myome, Knoten, Ulzerationen oder toxische Läsionen (*Yong*), diese auch im Bereich der Mamma oder der Lunge
- Magenschmerzen, Sodbrennen, saures Aufstoßen

Kontraindikationen und Sicherheitshinweise

Allergie gegen die Arznei

Schwangerschaft und Stillzeit

Während jahrhundertelanger Anwendung sind keine relevanten Risiken bekannt geworden. Aussagefähige Untersuchungen zur Sicherheit in der Schwangerschaft oder Stillzeit liegen nicht vor.

Interaktionen

Die Arznei ist traditionell inkompatibel mit den *Aconitum*-Arzneien aus der AG 11: *Zhi Cao Wu* (Aconiti Kusnezoffii Radix Cocta), *Fu Zi* (Aconiti Radix Lateralis Praeparata) und *Zhi Chuan Wu* (Aconiti Radix Cocta).

Pharmakologie

- Das Arzneidekokt zeigte keine Hemmung, aber auch keine Stimulation der Proliferation verschiedener östrogenabhängiger sowie -unabhängiger Brustkrebszelllinien in vitro.
- Wässrige Extrakte zeigten in vitro (Ames-Test, Bacillus-subtilis-Test, UDS-Test) keine Hinweise auf Mutagenität.

Dosierung und Zubereitung

Dosierung 5–10 g
Zubereitung Erster Kochvorgang 30 Min.; zweiter Kochvorgang 20 Min.

Kommentar

- Es wird in dieser Arzneigruppe zwischen *Chuan Bei Mu* (Fritillariae Cirrhosae Bulbus) und *Zhe Bei Mu* unterschieden. Letzteres ist bitter und kalt. *Chuan Bei Mu* wird eher in chronischen Fällen, wie z.B. langjähriger chronischer Bronchitis, eingesetzt, während *Zhe Bei Mu* eher bei akuten Zuständen Verwendung findet, wie Husten mit asthmoider Ausprägung und zähem Schleim. *Chuan Bei Mu* stammt überwiegend aus Wildsammlung und ist sehr teuer, daher ist sein Einsatz begrenzt. Wenn in Rezepturen nur *„Bei Mu"* (Fritillariae Bulbus) steht, kann die eine oder die andere Spezies dafür eingesetzt werden.
- Für die Reduktion von gastrischer Säure kann *Zhe Bei Mu* mit *Hai Piao Xiao* (Sepiae Endoconcha), ▶ AG 13, und *Mu Li* (Ostreae Concha), ▶ AG 14, kombiniert werden.

Typische Rezepturen mit Zhe Bei Mu

Xiao Luo Wan (Knoten zerkleinernde Pille) zur Behandlung von Knoten. Diese Rezeptur wird im Indikationsteil behandelt, ▶ In 6.3.

Zhú Lì
Bambusae Succus
竹瀝 竹沥

Pinyin-Synonym *Dan Zhu Li*
Deutscher Name Bambussaft
Englischer Name Dried Bamboo Sap
Familie Süßgräser – Gramineae
Offizinelle Spezies *Bambusa tuldoides, Sinocalamus beecheyanus* var. *pubescens, Phyllostachys nigra* var. *henonis*

Eigenschaften

Temperatur Kalt
Geschmack Süß
Funktionskreis Herz, Lunge, Magen

Wirkung

- Klärt Hitze, löst Schleim und dringt in Leitbahnen und Kollateralen ein
- Transformiert Schleim-Hitze und stoppt Husten

Indikationen

- **Schleim-Blockade der Sinnesöffnungen** Sinnestrübungen, Hemiplegie, Lähmungen der Extremitäten, Apoplex, kindliche Konvulsionen und epileptische Anfälle, Meningitis mit hohem Fieber
- **Schleim-Hitze in der Lunge** Brustenge, Husten mit gelbem Sputum

Kontraindikationen und Sicherheitshinweise

Allergie gegen die Arznei

Schwangerschaft und Stillzeit

Während jahrhundertelanger Anwendung sind keine relevanten Risiken bekannt geworden. Aussagefähige Untersuchungen zur Sicherheit in der Schwangerschaft oder Stillzeit liegen nicht vor.

Dosierung und Zubereitung

Dosierung 30–50 g, direkt einnehmen oder im fertigen Dekokt auflösen
Zubereitung Nicht mit anderen Arzneien kochen, sondern vor Einnahme im fertigen Dekokt auflösen

Kommentar

- Diese Arznei ist süß und wird in der Behandlung von Kinderhusten zum Teil auch als Einzelmittel-Tee angewendet.

- Ähnliche Wirkung wie *Tian Zhu Huang* (Bambusae Concretio Silicea) aus dieser Arzneigruppe, insbesondere auf die Öffnung des Herzens bei Schleim-Blockade.

Typische Rezepturen mit Zhu Li

Zhu Li ist selten in klassischen Rezepturen vorhanden und wird bei Bedarf jeweils beigefügt.

Zhú Rú
Bambusae Caulis in Taenias
竹茹

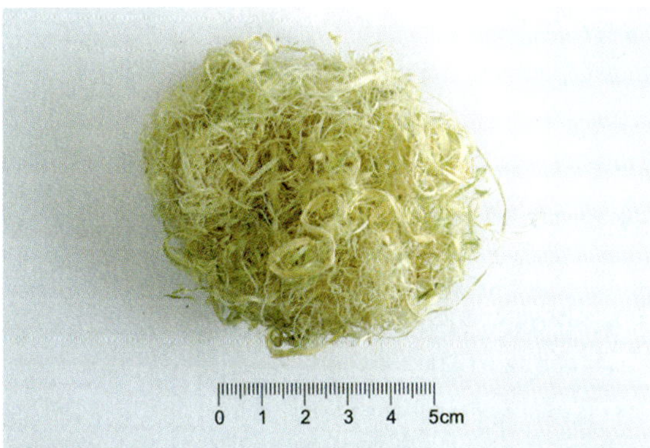

Deutscher Name Streifen vom Bambusstamm
Englischer Name Bamboo Shavings
Familie Süßgräser – Gramineae
Offizinelle Spezies *Bambusa tuldoides, Sinocalamus beecheyanus* var. *pubescens, Phyllostachys nigra* var. *henonis*

Eigenschaften

Temperatur Leicht kühl
Geschmack Süß
Funktionskreis Lunge, Magen, Herz, Gallenblase

Wirkung

- Klärt Hitze und wandelt Schleim um
- Klärt Magen-Hitze und stillt Brechreiz
- Kühlt Blut und stoppt Blutungen

Indikationen

- **Schleim-Hitze in der Lunge** Husten mit gelbem Auswurf, Beklemmungsgefühl im Brustkorb, blutig tingiertes Sputum
- **Schleim-Hitze im Magen** Übelkeit, bitteres oder saures Erbrechen, Reizbarkeit, übler Mundgeruch, Abneigung gegen Hitze, dicker, gelber klebriger, Zungenbelag
- Nasenbluten, Bluterbrechen

Kontraindikationen und Sicherheitshinweise

Allergie gegen die Arznei

Schwangerschaft und Stillzeit

Während jahrhundertelanger Anwendung sind keine relevanten Risiken bekannt geworden. Aussagefähige Untersuchungen zur Sicherheit in der Schwangerschaft oder Stillzeit liegen nicht vor.

Pharmakologie

Ein wässriger Extrakt zeigte in vitro (Ames-Test, UDS-Test) keine Hinweise auf Mutagenität.

Dosierung und Zubereitung

Dosierung 5–10 g
Zubereitung Erster Kochvorgang 30 Min.; zweiter Kochvorgang 20 Min.

Kommentar

- Dieses Mittel stillt Übelkeit und Brechreiz aufgrund von Magen-Hitze sehr wirkungsvoll.
- Im Vergleich zu anderen Arzneien dieser Kategorie ist *Zhu Ru* das einzige, welches neben der Lungen-Schleim-Hitze auch Magen-Hitze klärt. Oft zeigt sich bei Magen-Hitze gleichzeitig Schleim.

Typische Rezepturen mit Zhu Ru

Wen Dan Tang (Dekokt, das die Gallenblase wärmt) ▶ RG 14.2

6.3 Husten stillende, Keuchen lindernde Arzneien

Băi Bù
Stemonae Radix
百部

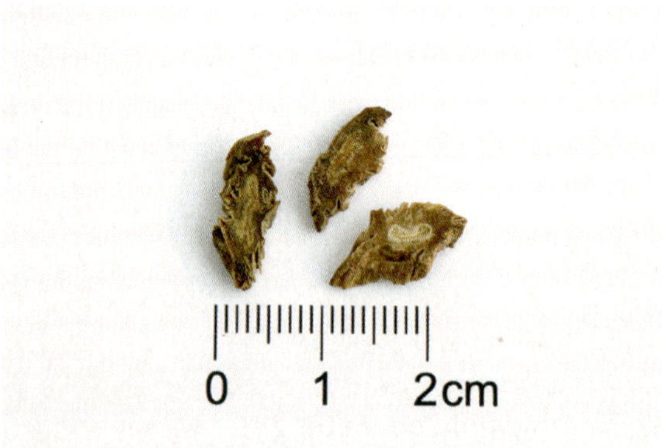

Deutscher Name Stemonawurzel
Englischer Name Stemona Root
Familie Schraubenbaumartige – Stemonaceae
Offizinelle Spezies *Stemona sessilifolia, Stemona japonica, Stemona tuberosa*

Eigenschaften

Temperatur Leicht warm
Geschmack Süß, bitter
Funktionskreis Lunge

Wirkung

- Befeuchtet die Lunge und stoppt Husten
- Antiparasitär

Indikationen

- Akuter und chronischer Husten, speziell trockener Husten; auch geeignet bei *Qi*- und *Yin*-Mangel
- Würmer, Madenwürmer, Trichomonaden, Vaginitis; Kopf- und Körperläuse, Hauterkrankungen mit Juckreiz, Rosazea

Kontraindikationen und Sicherheitshinweise

- Allergie gegen die Arznei
- Diarrhö
- Überdosierung vermeiden

Schwangerschaft und Stillzeit

Während jahrhundertelanger Anwendung sind keine relevanten Risiken bekannt geworden. Aussagefähige Untersuchungen zur Sicherheit in der Schwangerschaft oder Stillzeit liegen nicht vor.

Pharmakologie

Wässrige Extrakte zeigten in vitro bzw. in vivo (Ames-Tests, Bacillus-subtilis-Test, UDS-Test, i.p. Mikrokern- und Chromosomenaberrationstest) keine Hinweise auf Mutagenität oder Gentoxizität.

Dosierung und Zubereitung

Dosierung 3–9 g; geeignete Menge zur topischen Anwendung als Dekokt oder eingeweicht in Wein oder höherprozentigem Alkohol
Zubereitung Erster Kochvorgang 30 Min.; zweiter Kochvorgang 20 Min.

Kommentar

Zur Behandlung von „Würmern" wird *Bai Bu* innerlich und topisch eingesetzt. Topisch kann *Bai Bu* angewendet werden als

- rektaler Einlauf (Madenwürmer)
- Waschung oder Sitzbad (Vaginitis) oder als
- Creme (Rosazea)

Typische Rezepturen mit Bai Bu

Zhi Sou San (Pulver, das den Husten stoppt) ▶ RG 14.5

Kŭ Xìng Rén
Armeniacae Semen Amarum
苦杏仁

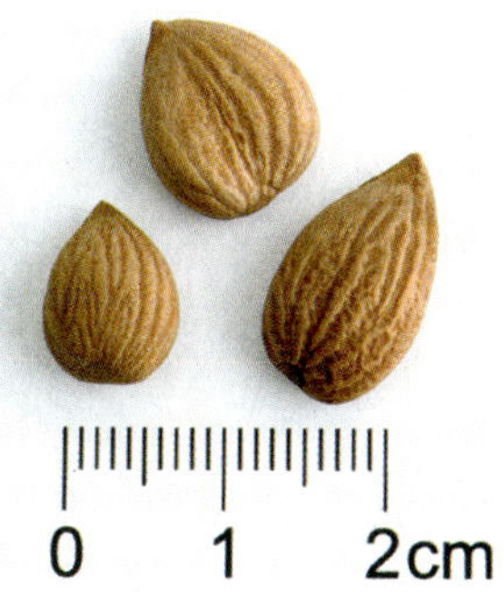

Deutscher Name Aprikosenkern
Englischer Name Bitter Apricot Seed or Kernel
Familie Rosengewächse – Rosaceae
Offizinelle Spezies *Prunus armeniaca* var. *ansu, Prunus sibirica, Prunus mandshurica, Prunus armeniaca*

Eigenschaften

Temperatur Leicht warm
Geschmack Bitter
Funktionskreis Lunge, Dickdarm

Wirkung

- Stillt Husten und stoppt Keuchen; wirkt bronchospasmolytisch
- Befeuchtet den Darm und erweicht den Stuhl; laxierend

Indikationen

- Akuter oder chronischer Husten mit Dyspnoe und bronchialer Enge durch Kälte oder Hitze bedingt, wird dementsprechend in den jeweiligen Rezepturen verwendet
- Obstipation, besonders solche bei älteren Patienten, die durch Trockenheit des Darms bedingt ist

Kontraindikationen und Sicherheitshinweise

- Allergie gegen die Arznei
- Arznei ist leicht toxisch, eine Überdosierung oder eine Kombination mit anderen amygdalinhaltigen Arznei-Arznein (▶ Interaktionen) oder amygdalinhaltigen Nahrungsmitteln (Bittermandeln) ist zu vermeiden (▶ Pharmakologie).
- Vorsicht bei Diarrhö
- Vorsicht bei Kindern

Schwangerschaft und Stillzeit

Schwangerschaft Kontraindiziert; der in der Arznei enthaltene Inhaltsstoff Amygdalin, oral verabreicht, verursachte bei Hamstern verschiedene Missbildungen.
Stillzeit Kontraindiziert; die orale Verabreichung an laktierende Hamster reduzierte die Überlebensrate und den Gewichtszuwachs der gestillten Jungtiere.

Interaktionen

- Bei Kombination mit anderen amygdalinhaltigen Arzneien, wie *Tao Ren* (Persicae Semen), ▶ AG 10.1, *Yu Li Ren* (Pruni Semen), ▶ AG 3.2, oder *Pi Pa Ye* (Eriobotryae Folium), ▶ AG 6.3, ist eine erhöhte Toxizität zu erwarten.
- *Ku Xing Ren* verminderte bei gemeinsamer Dekoktierung mit *Ma Huang* (Ephedrae Herba) die Bioverfügbarkeit der Ephedra-Alkaloide bei männlichen Ratten, während die Bioverfügbarkeit von Amygdalin anstieg.

Pharmakologie

- Die Arznei enthält Amygdalin, das für sich wenig toxisch ist. Die Chinesische Pharmakopöe fordert einen Mindestgehalt von 2,4%. Nach Metabolisierung (Hydrolyse) wird Zyanwasserstoff (Blausäure) freigesetzt, der die Zellatmung blockiert. Die für die Hydrolyse notwendigen Enzyme sind in der Arznei selbst und teilweise im Darm enthalten. Eine Hitzebehandlung zerstört die Enzyme in der Arznei, sodass weniger Zyanwasserstoff gebildet wird. Bei Einhaltung des Dosisrahmens sind keine toxischen Reaktionen zu befürchten.[1] Vorsicht bei Pulverisieren oder Zerquetschen der Arznei, wenn diese nicht vorher hitzegehandelt wurde: Die Enzyme werden freigesetzt!
- Wässrige Extrakte zeigten in mehreren Ames-Tests negative Ergebnisse, nur in einem Test ein positives Ergebnis auf einen Bakterienstamm (TA100). Weitere In-vitro- bzw. In-vivo-Tests (Bacillus-subtilis-Test, UDS-Test, E.-coli-lysogenic-strain-GY5027-Test, i.p. Mikrokern- und Chromosomenaberrationstest) zeigten keine Hinweise auf Mutagenität oder Gentoxizität.

Dosierung und Zubereitung

Dosierung 5–10 g
Zubereitung Vorsicht mit Zerstoßen oder Zermahlen der Arznei, wenn diese nicht zuvor hitzebehandelt wurde:

1 Centrum für Therapiesicherheit in der Chinesischen Arzneitherapie (CTCA), 2013. https://www.ctca.center/de

Die Hydrolyse-Enzyme werden freigesetzt und führen zu vermehrter Bildung von Zyanwasserstoff.
Erster Kochvorgang 30 Min.; zweiter Kochvorgang 20 Min.

Kommentar

- *Ku Xing Ren* wird bei vielen Arten von Husten eingesetzt, sowohl bei durch Kälte als auch durch Hitze bedingten Erkrankungen. Die Arznei wird dementsprechend mit anderen passenden Arzneien im Dekokt kombiniert. Aufgrund ihrer befeuchtenden Wirkung – die im Übrigen viele Samen aufweisen – ist *Ku Xing Ren* besonders bei Husten angezeigt, der durch äußere Trockenheit bedingt ist. Durch die Befeuchtung kann Schleim besser abgehustet werden. Dann liegt keine Schleim transformierende Wirkung vor, wie z.B. bei *Zhi Ban Xia* (Pinelliae Rhizoma Praeparatum) ▶ AG 6.1 – chinesisch *Hua Tan* genannt –, sondern eine Schleim ausleitende, expektorierende Wirkung – chinesisch *Xu Tan*.
- Die bitteren Aprikosenkerne *Ku Xing Ren* werden häufiger im Norden Chinas eingesetzt. Der süßere *Tian Xing Ren* (Armeniacae Semen Dulce) kommt im Süden des Landes vor und wird besonders bei trockenem Husten durch Mangel-Zustände gerne gegeben.

Typische Rezepturen mit Ku Xing Ren

- *Ma Huang Tang* (Ephedrae Herba Dekokt) ▶ RG 1.1
- *Ma Xing Shi Gan Tang* (Ephedrae Herba, Armeniacae Semen Amarum, Gypsum Fibrosum und Glycyrrhizae Radix Praeparatum cum Melle Dekokt) ▶ RG 2.4
- *Ma Zi Ren Wan* (Cannabis Semen Pille) ▶ RG 3.2

Kuǎn Dōng Huā

Farfarae Flos

款冬花

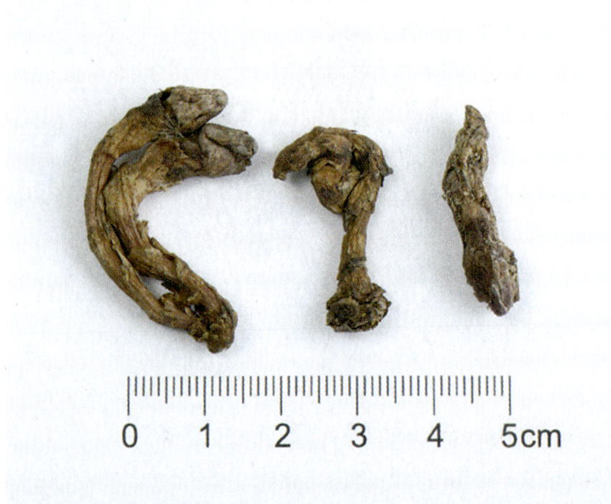

Deutscher Name Huflattichblüten
Englischer Name Common Coltsfoot Flower
Familie Korbblütler – Compositae
Offizinelle Spezies *Tussilago farfara*

Eigenschaften

Temperatur Warm
Geschmack Scharf, leicht bitter
Funktionskreis Lunge

Wirkung

- Senkt rebellierendes Lungen-*Qi* ab und stoppt Husten
- Befeuchtet die Lunge, stillt Husten, löst Schleim

Indikationen

Husten und Keuchen durch unterschiedliche Ätiologie Chronischer Husten mit reichlichem Schleim, Keuchen und Pfeifen durch bronchiale Spastik

Kontraindikationen und Sicherheitshinweise

- Allergie gegen Korbblütler
- Dosis und Anwendungsdauer sind zu begrenzen. Laut Europäischer Arzneimittelagentur (EMA) ist eine tägliche Zufuhr von 1.0 µg Pyrrolizidin-Alkaloide pro Tag, gültig für eine 50 kg schwere Person, nicht zu überschreiten.[1] Für Kinder ist eine entsprechend geringere

1 EMA/HMPC 2021. https://www.ema.europa.eu/documents/public-statement/public-statement-use-herbal-medicinal-products-containing-toxic-unsaturated-pyrrolizidine-alkaloids_en-0.pdf

Dosis einzuhalten. Besondere Vorsicht bei Kleinkindern!

Hinweis Da die Grenzwerte der EMA für Pyrrolizidin-Alkaloide, die in der Arznei enthaltenen sind, schwer einzuhalten sind, ist die Arznei oft nicht erhältlich.

Fertilität, Schwangerschaft und Stillzeit

Fertilität Hinweise auf mögliche kanzerogene Eigenschaften, deswegen ist von einer Anwendung abzuraten, insbesondere bei Männern mit Kinderwunsch.

Schwangerschaft und Stillzeit Kontraindiziert wegen des Gehalts an Pyrrolizidin-Alkaloiden

Pharmakologie

Wässrige Extrakte zeigten in vitro bzw. in vivo (Ames-Test, UDS-Test, i.p. Mikrokern- und Chromosomenaberrationstest) keine Hinweise auf Mutagenität oder Gentoxizität. In einer Kanzerogenitätsstudie entwickelten Ratten unter höherer Dosis vermehrt Lebersarkome und Leberzellkarzinome.[1]

Dosierung und Zubereitung

Dosierung Theoretisch 5–10 g, soweit der EMA-Grenzwert eingehalten wird. Dafür ist der PA-Gehalt der Arznei oder die mögliche Arzneihöchstdosis vom Lieferanten anzugeben.

Zubereitung Im Beutel kochen. Für die letzten 5–10 Min. dem zweiten Kochvorgang zugeben

Kommentar

- *Kuan Dong Hua* wird bei Husten und Keuchen unterschiedlicher Ätiologie angewendet, durch seine warme Natur vor allem bei Kälte-assoziierten Syndromen.
- *Kuan Dong Hua* wird sehr oft kombiniert mit *Zi Wan* (Asteris Radix) aus dieser Gruppe. Diese Kombination kann bei allen Arten von Husten eingesetzt werden.

Typische Rezepturen mit Kuan Dong Hua

Ding Chuan Tang (Dekokt, das dem Keuchen Einhalt gebietet) ▶ RG 9.2

Luó Hàn Guǒ
Momordicae Fructus
羅漢果 罗汉果

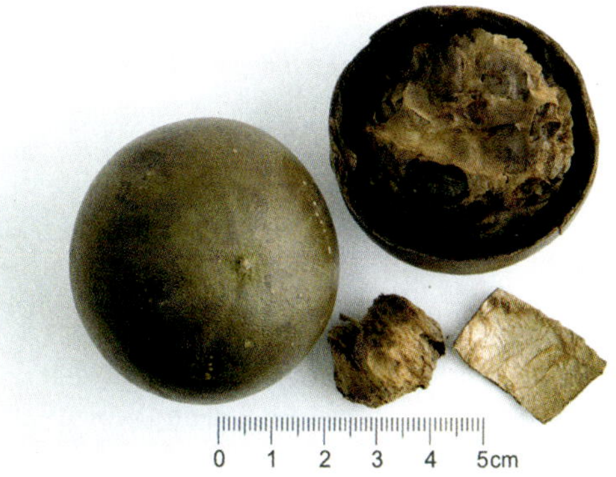

Deutscher Name Momordica-Frucht
Englischer Name Grosvenor´s Momordica Fruit
Familie Kürbisgewächse – Cucurbitaceae
Offizinelle Spezies *Momordica grosvenori, Thladiantha grosvenori*

Eigenschaften

Temperatur Kühl
Geschmack Süß
Funktionskreis Lunge, Dickdarm

Wirkung

- Befeuchtet und kühlt die Lunge
- Generiert Säfte und stillt Durst
- Befeuchtet den Darm und löst Stuhlblockaden

Indikationen

- Lungen-Hitze und Trockenheit: Husten mit gelbem Sputum und trockener Kehle
- Durst durch Hitze oder Sommerhitze, die die Säfte geschmälert haben
- Obstipation durch Trockenheit im Darm – besonders wenn das Lungen-*Qi* seine Verteilungsfunktion nicht wahrnimmt

Kontraindikationen und Sicherheitshinweise

Allergie gegen die Arznei

1 Hirono I, Mori H, Culvenor CC. Carcinogenic activity of coltsfoot, Tussilago farfara L. GANN [Jap J Canc Res]. 1976;67(1):125-129.

Schwangerschaft und Stillzeit

Während jahrhundertelanger Anwendung sind keine relevanten Risiken bekannt geworden. Aussagefähige Untersuchungen zur Sicherheit in der Schwangerschaft oder Stillzeit liegen nicht vor.

Dosierung und Zubereitung

Dosierung 9–15 g
Zubereitung Erster Kochvorgang 30 Min.; zweiter Kochvorgang 20 Min.

Kommentar

- *Luo Han Guo* wird in China traditionell als Tee (Einzelmittel) zubereitet und bei trockenem Husten und gereiztem Hals eingesetzt.
- Bei trockenem Husten kann *Luo Han Guo* mit Birnen gekocht werden. Die Birnen und der entstehende Saft werden dann ein- bis zweimal täglich eingenommen.
- Bestandteile aus *Luo Han Guo* – besonders das Mogrosid VI – werden ca. 300-mal süßer wahrgenommen als Rohrzucker und daher neuzeitlich als Süßstoff in Getränken und Zuckerersatzstoff bei Adipositas und Diabetes mellitus verwendet.

Typische Rezepturen mit Luo Han Guo

Luo Han Guo ist selten in klassischen Rezepturen vorhanden und wird bei Bedarf jeweils beigefügt.

Pí Pá Yè
Eriobotryae Folium
枇杷葉 枇杷叶

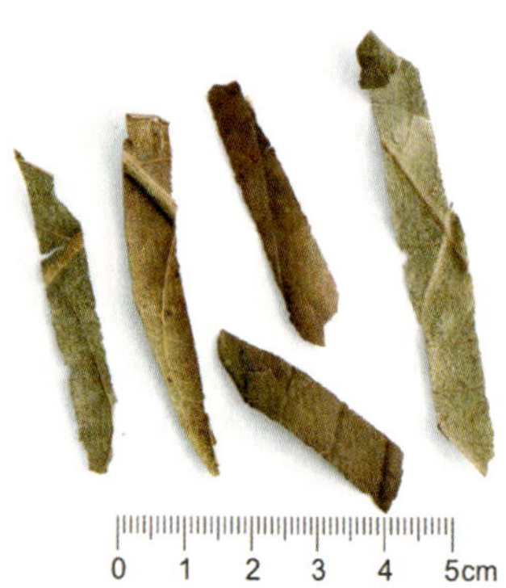

Deutscher Name Wollmispelblatt
Englischer Name Loquat Leaf, Eriobotrya
Familie Rosengewächse – Rosaceae
Offizinelle Spezies *Eriobotrya japonica*

Eigenschaften

Temperatur Leicht kalt
Geschmack Bitter
Funktionskreis Lunge, Magen

Wirkung

- Klärt Lungen-Hitze, bringt das *Qi* nach unten und leitet Schleim aus
- Klärt Magen-Hitze, harmonisiert den Magen und bringt das *Qi* nach unten

Indikationen

- Husten mit dickem, zähem Auswurf oder trockener, bellender Husten
- Asthma
- Erbrechen, Übelkeit
- Schluckauf, saures Aufstoßen, Durst

Kontraindikationen und Sicherheitshinweise

- Allergie gegen die Arznei
- *Pi Pa Ye* enthält Amygdalin. Vorsicht bei Kombination mit anderen amygdalinhaltigen Arzneien, wie *Ku Xing Ren* (Armenaciae Semen Amarum), ► AG 6.3, *Tao Ren* (Persicae Semen), ► AG 10.1 und *Yu Li Ren* (Pruni Semen), ► AG 3.2 oder amygdalinhaltigen Nahrungsmitteln (Bittermandeln)

Schwangerschaft und Stillzeit

Schwangerschaft Kontraindiziert; der Inhaltsstoff Amygdalin zeigte Teratogenität bei oraler Verabreichung am Hamster. Untersuchungen zur Embryotoxizität oder Fetotoxizität liegen nicht vor.
Stillzeit Mit Vorsicht anwenden wegen des Amygdalin-Gehalts

Pharmakologie

- Das Arzneidekokt zeigte in vitro eine Hemmung der Proliferation verschiedener Brustkrebszelllinien, allerdings nicht der ERα-abhängigen MCF-7-Zelllinie. Ein Methanol- und ein Ethanol-Extrakt zeigten eine moderate Östrogenaktivität in vitro.
- Ein wässriger Extrakt zeigte in vitro (Ames-Test, UDS-Test) keine Hinweise auf Mutagenität.

Dosierung und Zubereitung

Dosierung 6–10 g
Zubereitung Im Beutel kochen. Erster Kochvorgang 30 Min.; zweiter Kochvorgang 20 Min.

Kommentar

Pi Pa Ye wird häufig auch eingesetzt bei Akne aufgrund von Lungenhitze. Diese Akne-Form zeigt sich insbesondere in der Adoleszenz.

Typische Rezepturen mit Pi Pa Ye

Pi Pa Ye ist eher selten in klassischen Rezepturen vorhanden und wird bei Bedarf jeweils beigefügt.

Sāng Bái Pí
Mori cortex
桑白皮

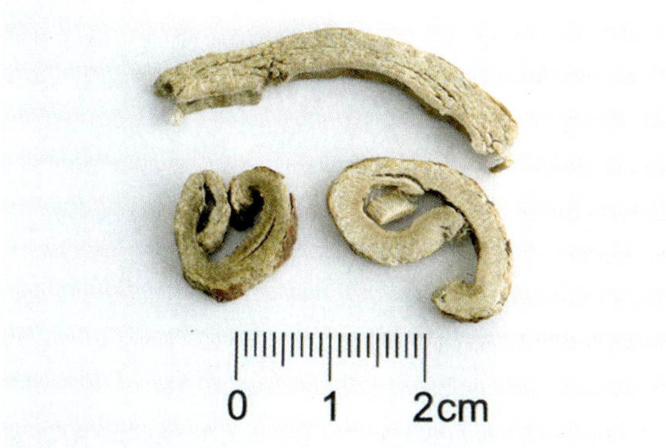

Deutscher Name Maulbeerwurzelrinde
Englischer Name White Mulberry Root Bark
Familie Maulbeergewächse – Moraceae
Offizinelle Spezies *Morus alba*

Eigenschaften

Temperatur Kalt
Geschmack Süß
Funktionskreis Lunge

Wirkung

- Klärt Hitze aus der Lunge und stillt Husten und Keuchatmung
- Verteilt das Lungen-*Qi*, senkt Flüssigkeiten ab, fördert Diurese und reduziert Ödeme

Indikationen

- Husten und Asthma aufgrund von Lungen-Hitze
- Gesichtsödeme, generalisierte Ödeme
- Dysurie, dunkler Urin, erschwertes Wasserlassen
- Wird heute auch bei arteriellem Bluthochdruck eingesetzt

Kontraindikationen und Sicherheitshinweise

Allergie gegen die Arznei

Schwangerschaft und Stillzeit

Während jahrhundertelanger Anwendung sind keine relevanten Risiken bekannt geworden. Aussagefähige Untersuchungen zur Sicherheit in der Schwangerschaft oder Stillzeit liegen nicht vor.

Pharmakologie

Das Arzneidekokt zeigte in vitro keine Östrogenaktivität.

Dosierung und Zubereitung

Dosierung 6–12 g
Zubereitung Erster Kochvorgang 30 Min; zweiter Kochvorgang 20 Min.

Kommentar

- Aufgrund des süßen Geschmacks kann *Sang Bai Pi* bei Hitze mit Trockenheit und beginnendem *Yin*-Mangel in der Lunge eingesetzt werden, z.B. in Kombination mit *Chuan Bei Mu* (Fritillariae Cirrhosae Bulbus), ▶ AG 6.2, und *Tian Hua Fen* (Trichosanthis Radix) ▶ AG 2.1.
- Schalen und Rinden haben eine die Diurese fördernde Wirkung. Da *Sang Bai Pi* auch das Lungen-*Qi* reguliert, wird diese Arznei vor allem dann eingesetzt, wenn sich eine Störung des Lungen-*Qi* auf die Miktion auswirkt. Zum Beispiel bei Wind-Hitze, welche die Lunge befällt und dadurch das Absenken der Flüssigkeiten behindert und zu Gesichtsödemen führt.

Typische Rezepturen mit Sang Bai Pi

Xie Bai San (Pulver, das das Weiße ausleitet) zur Behandlung von Schleim-Hitze in der Lunge ▶ RG 2.4

Tíng Lì Zǐ

Descurainiae seu Lepidii Semen

葶藶子 葶苈子

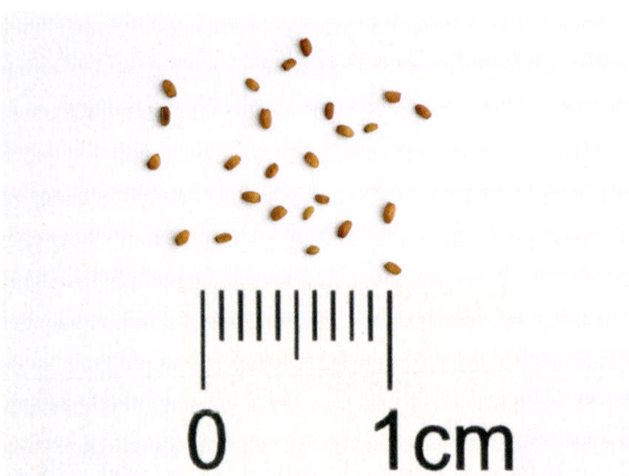

Deutscher Name Felsenblümchensamen
Englischer Name Pepperweed Seed, Descurainia; Transymustard Seed, Lepidium
Familie Kreuzblütler – Cruciferae
Offizinelle Spezies *Descurainia sophia; Lepidium apetalum*

Eigenschaften

Temperatur Sehr kalt
Geschmack Scharf, bitter
Funktionskreis Lunge, Blase

Wirkung

- Klärt stark die Lunge, reduziert Schleim und stoppt Keuchen
- Fördert Diurese und reduziert Ödeme

Indikationen

- Husten und Keuchen mit viel Schleim und einem gurgelnden Geräusch in der Lunge aufgrund von Lungen-Hitze oder Schleimansammlung
- Ödeme im Gesicht
- Flüssigkeitsansammlung in Abdomen oder Thorax

Kontraindikationen und Sicherheitshinweise

- Allergie gegen die Arznei
- Mit Vorsicht anzuwenden, besonders bei Kindern und geschwächten Personen; kann in höherer Dosis oder bei längerer Anwendungsdauer zu starker Diurese und Hypokaliämie führen.

Schwangerschaft und Stillzeit

Schwangerschaft Kontraindiziert; traditionell wegen seiner kalten und absenkenden Eigenschaft. Die Spezies *Descurainia sophia* enthält Hyoscamin, das bei Fohlen Missbildungen verursachte. Für Lepidii Semen liegen Hinweise auf Mutagenität vor. Weitere Untersuchungen zur Sicherheit in der Schwangerschaft liegen nicht vor.
Stillzeit Kontraindiziert wegen widersprüchlicher Daten zur Gentoxizität

Pharmakologie

Ein wässriger Extrakt von Lepidii Semen reagierte in In-vitro-Tests auf Mutagenität (Ames-Test, UDS-Test) positiv, in einer anderen Arbeit zeigte ein wässriger Extrakt im Mikronukleus-Test bei der Maus keine Hinweise auf Gentoxizität.

Dosierung und Zubereitung

Dosierung 3–10 g
Zubereitung Im Beutel kochen. Erster Kochvorgang 30 Min.; zweiter Kochvorgang 20 Min.

Kommentar

Ting Li Zi ist eine stark wirksame Arznei. Sie wirkt wesentlich stärker als *Sang Bai Pi* aus dieser Gruppe und ist eine der besten Arzneien bei Fülle Syndromen mit Schleim und Wasseransammlungen, die den *Qi*-Fluss in der Lunge blockieren. Aufgrund ihrer starken Wirkung kann *Ting Li Zi* aber auch das *Qi* verletzten und wird deshalb nur kurzfristig eingesetzt.

Typische Rezepturen mit Ting Li Zi

Ting Li Da Zao Xie Fei Tang (Lepidii seu Descurainiae Semen und Jujubae Fructus Dekokt, das die Lunge drainiert) zur Behandlung von Schleim in der Lunge. Diese Rezeptur besteht zu gleichen Teilen aus *Ting Li Zi* und *Da Zao* (Jujubae Fructus), z.B. 6–9 Stück. Diese kleine Rezeptur stammt aus dem *Jin Gui Yao Lue* und fokussiert vor allem auf die Ausleitung von trüber Feuchtigkeit und Schleim aus dem Funktionskreis Lunge. Die Patienten beklagen Husten, Brustenge und erschwerte Atmung. Geruchs- und Geschmacksverlust kommen vor. Wurde im Rahmen der Covid-19-Epidemie eingesetzt.

Zǐ Sū Zǐ
Perillae Fructus
紫苏子

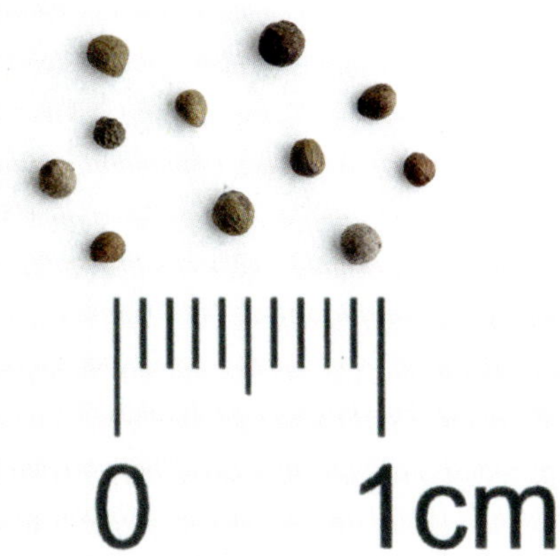

Pinyin-Synonym *Su Zi*
Deutscher Name Schwarznesselfrüchte
Englischer Name Perilla Fruit
Familie Lippenblütler – Labiatae
Offizinelle Spezies *Perilla frutescens*

Eigenschaften

Temperatur Warm
Geschmack Scharf
Funktionskreis Lunge

Wirkung

- Bringt das *Qi* nach unten, wandelt Schleim um, stoppt Husten und Keuchen
- Befeuchtet den Darm und befreit den Stuhlgang

Indikationen

- Husten mit Auswurf, Völlegefühl im Thorax durch Verschleimung, Husten und Asthma mit viel Schleim – speziell, wenn das Ausatmen deutlich schwerer fällt als das Einatmen
- Obstipation durch Trockenheit

Kontraindikationen und Sicherheitshinweise

- Allergie gegen die Arznei
- Diarrhö

Schwangerschaft und Stillzeit

Während jahrhundertelanger Anwendung sind keine relevanten Risiken bekannt geworden. Aussagefähige Untersuchungen zur Sicherheit in der Schwangerschaft oder Stillzeit liegen nicht vor.

Pharmakologie

Ein wässriger Extrakt zeigte in vitro (Ames-Test, UDS-Test) keine Hinweise auf Mutagenität.

Dosierung und Zubereitung

Dosierung 3–10 g
Zubereitung Im Beutel kochen. Erster Kochvorgang 30 Min.; zweiter Kochvorgang 20 Min.

Kommentar

Die Perilla-Pflanze wird vielseitig verwendet:

- *Zi Su Zi* senkt rebellierendes *Qi* ab, um Keuchen und Husten zu lindern
- *Zi Su Ye* (Perillae Folium) befreit die Oberfläche und stoppt Erbrechen ▶ AG 1.1
- *Zi Su Geng* (Perillae Caulis) reguliert das Leber-*Qi* und öffnet den Brustkorb ▶ AG 9.

Typische Rezepturen mit Zi Su Zi

Su Zi Jiang Qi Tang (Perillae Fructus Dekokt, das das *Qi* nach unten leitet) ▶ RG 9.2

Zǐ Wǎn
Asteris Radix et Rhizoma
紫菀

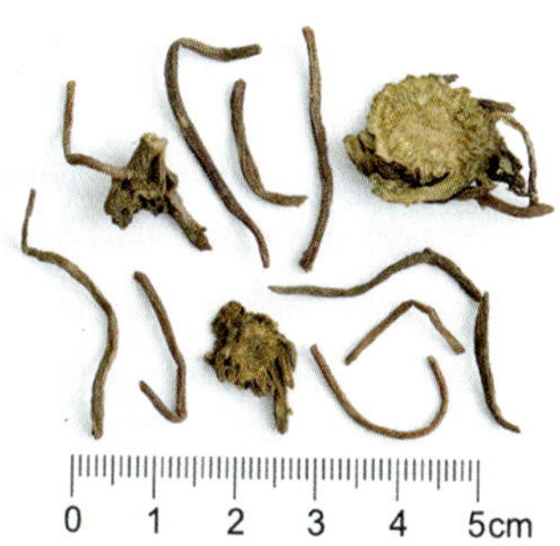

Deutscher Name Aster
Englischer Name Tatarian Aster Root, Purple Aster Root
Familie Korbblütler – Compositae
Offizinelle Spezies *Aster tataricus*

Eigenschaften

Temperatur Warm
Geschmack Scharf, bitter
Funktionskreis Lunge

Wirkung

Senkt rebellierendes Lungen-*Qi* ab, stillt Husten und löst Schleim

Indikationen

- Husten mit zähem Auswurf, chronische Bronchitis mit schwer abhustbarem Sputum, besonders Kälte induzierter Husten, auch Husten mit blutig tingiertem Sputum
- Räuspern mit spärlichem Sekret, Heiserkeit, trockene Kehle

Kontraindikationen und Sicherheitshinweise

Allergie gegen Korbblütler

Schwangerschaft und Stillzeit

Während jahrhundertelanger Anwendung sind keine relevanten Risiken bekannt geworden. Aussagefähige Untersuchungen zur Sicherheit in der Schwangerschaft oder Stillzeit liegen nicht vor.

Pharmakologie

- Das Arzneidekokt zeigte in vitro keine Östrogenaktivität.
- Wässrige Extrakte zeigten in vitro bzw. in vivo (Ames-Test, UDS-Test, i.p. Mikrokern- und Chromosomenaberrationstest) keine Hinweise auf Mutagenität oder Gentoxizität.

Dosierung und Zubereitung

Dosierung 5–10 g
Zubereitung Erster Kochvorgang 30 Min.; zweiter Kochvorgang 20 Min.

Kommentar

- Ein wichtiges Mittel, um Husten der verschiedenen Ätiologien zu stoppen, besonders chronischen und durch Kälte induzierten Husten
- *Zi Wan* wird traditionellerweise sehr häufig mit *Kuan Dong Hua* (Farfarae Flos) aus dieser Gruppe kombiniert. Da *Kuan Dong Hua* aufgrund des Pyrrolizidinalkaloidgehalts oft nicht mehr erhältlich ist, kann *Zi Wan* mit *Bai Bu* (Stemonae Radix) aus dieser Gruppe und/oder mit *Qian Hu* (Peucedani Radix) aus der Gruppe 6.2 kombiniert werden. Diese Kombination kann bei allen Arten von Husten als „Husten stillend“ eingesetzt werden.

Typische Rezepturen mit Zi Wan

Zhi Sou San (Pulver, das den Husten stoppt) ▶ RG 14.5

7 Aromatische, Feuchtigkeit transformierende Arzneien

Cang Zhu (Atractylodis Rhizoma)
Cao Dou Kou (Alpiniae Katsumadai Semen)
Cao Guo (Tsaoko Fructus)
Dou Kou (Amomi Fructus Rotundus)
Guang Huo Xiang (Pogostemonis Herba)
Hou Po (Magnoliae Officinalis Cortex)
Pei Lan (Eupatorii Herba)
Sha Ren (Amomi Fructus)

Arzneigruppen-Überblick

Indikation nach TCM-Kriterien

Feuchtigkeit, die im Mittleren Erwärmer zu einer Stagnation führt

Typische Arzneien

- *Hou Po* (Magnoliae Officinalis Cortex)
- *Cang Zhu* (Atractylodis Rhizoma)

Wirkung

Diese Arzneien transformieren Feuchtigkeit. Dies erreichen sie durch eine „Wiederbelebung" der Milz aufgrund ihrer aromatischen Natur. Gleichzeitig können einige von ihnen den durch die Feuchtigkeit blockierten Energiefluss wieder in Gang bringen und so Schmerzen lindern oder rebellierendes *Qi* wieder nach unten führen.

Typische Symptome

- Druck und Spannungsgefühl im Abdomen, Übelkeit, Erbrechen, Durstlosigkeit, Appetitlosigkeit, Diarrhö
- **Bei zusätzlich blockiertem Lungen-Qi können folgende Beschwerden auftreten:** Husten, asthmatische Beschwerden mit reichlichem Schleim, Druck- oder Engegefühl im Thorax
- Es können durch die Feuchtigkeit, die den Energiefluss blockiert, auch Schmerzen im Kopf, in den Gelenken und Muskeln bestehen.

Indikationen

Die Arzneien der Gruppe 7 sind indiziert bei

- Feuchtigkeit-Belastungen, wobei entweder Feuchtigkeit als pathogener Faktor eingedrungen oder Feuchtigkeit „endogen" aus einer geschwächten Milz entstanden ist
- **Bei Milz-Qi-Mangel mit Feuchtigkeit** Dieser geht einher mit Appetitlosigkeit, Übelkeit, Dyspepsie, chronischer Diarrhö, Erschöpfung und Blässe.
- **Bei Feuchtigkeit im Unteren Erwärmer** Dabei bestehen Symptome, vaginaler Ausfluss, geschwollene, schmerzende Gelenke und Beine.
- **Bei Wind-Kälte-Feuchtigkeit** (*Bi*-Syndrom) Dies sind rheumatoide Beschwerden, Gelenkschmerzen, durch „schmerzhafte Obstruktion" des Energieflusses bei Wind-Kälte-Feuchtigkeit.
- **Bei Qi-Stagnation durch Feuchtigkeit-Ansammlung oder Nahrungsstagnation** Magenschmerzen, Völle- und Klumpengefühl im Epigastrium oder Brustkorb, Appetitlosigkeit, Übelkeit, Erbrechen, dicker, klebriger Zungenbelag
- **Bei rebellierendem, aufsteigendem Lungen-Qi mit Feuchtigkeit-Schleim-Blockade** Husten, asthmatische Beschwerden mit reichlichem Schleim, Druck- oder Engegefühl im Thorax

Befunde

Zungenkörper

- Eine gedunsene Zunge mit Zahneindrücken kann die Feuchtigkeit anzeigen.
- Die Farbe des ZK ist bei reiner Feuchtigkeit normal. Besteht ein zusätzlicher *Qi*-Mangel, ist die Zunge blass. Es kann auch noch eine begleitende Kälte hinzukommen, die den ZK blass macht.

Zungenbelag Es ist ein vermehrter, feuchter ZB sichtbar.

Puls Der Puls ist typischerweise schlüpfrig, durch Schmerzen oft auch saitenförmig, bei Kälte langsam.

Leitsymptome

Stagnationen und Blockaden durch Feuchtigkeit – diese können sowohl im Bereich der Atemwege und des Thorax bestehen als Gefühlt der Enge oder Beklemmung, oder auch im Oberbauch als ständiger Druck und Völlegefühl.

Anwendungsbeispiele

Übelkeit, Dyspepsie, Diarrhö, chronische Diarrhö, asthmatische Beschwerden, vaginaler Ausfluss, rheumatoide Beschwerden, Gelenkschmerzen

Häufige Kombinationen

Die Feuchtigkeit transformierenden Arzneien werden häufig kombiniert mit tonisierenden Arzneien der Gruppe 12, bei Milz-*Qi*-Mangel mit Feuchtigkeit mit Arzneien der Gruppe 12.1, bei Hitze-Feuchtigkeit auch mit Hitze klärenden Arzneien der Gruppe 2 oder bei Feuchtigkeit-Schleim mit Arzneien der Gruppe 6.

Nebenwirkungen

Die meisten Arzneien dieser Gruppe sind scharf, warm und aromatisch. Deshalb können sie *Yin* und Säfte schmälern und sollten bei Patienten mit Blut- oder *Yin*-Mangel mit Vorsicht oder in Kombination mit tonisierenden Arzneien der Gruppen 12.2 und 12.4 eingesetzt werden.

Kontraindikationen und Sicherheitshinweise

Diese relativ milden Arzneien gelten – außer bei *Yin*-Mangel-Patienten – als gut verträglich und können auch bei Milz-Patienten über längere Zeit eingesetzt werden, wie z.B. *Sha Ren* (Amomi Fructus).

Korrespondierende Akupunkturpunkte

Je nach Syndrom, das zugrunde liegt, können allgemeine Punkte sein:
Ma 40 *Fenglong,* Mi 9 *Yinlingquan,* Gb 20 *Fengchi,* Ma 36 *Zusanli,* Mi 6 *Sanyinjiao,* Du 20 *Baihui*

Charakterisierung der aromatischen, Feuchtigkeit transformierenden Arzneien

Wirkung Diese Arzneien transformieren Feuchtigkeit, wandeln Feuchtigkeit um.
Eigenschaften Die meisten Arzneien dieser Gruppe sind scharf, warm und aromatisch.
Pathogene Faktoren Feuchtigkeit
Typische Arznei *Hou Po* (Magnoliae Officinalis Cortex)
Indikation Feuchtigkeit-Zustand mit Stagnation im Mittleren Erwärmer
Nebenwirkung Trocknen, können das *Yin* schmälern
Vorsicht Bei *Yin*-Mangel und allgemeinem Säfte-Mangel
Wirkort Lunge, Milz, Magen
Therapie-Prinzip (Ba Fa) Entspricht keiner der ursprünglichen acht Methoden

Acht Leitkriterien (Ba Gang)

Diese Leitkriterien beschreiben den Energiezustand des Patienten, für den diese Arzneien-Gruppe angezeigt ist.
Lokalisierung Innen
Qualität Kälte
Quantität Fülle

Cāng Zhú
Atractylodis Rhizoma
蒼朮 苍术

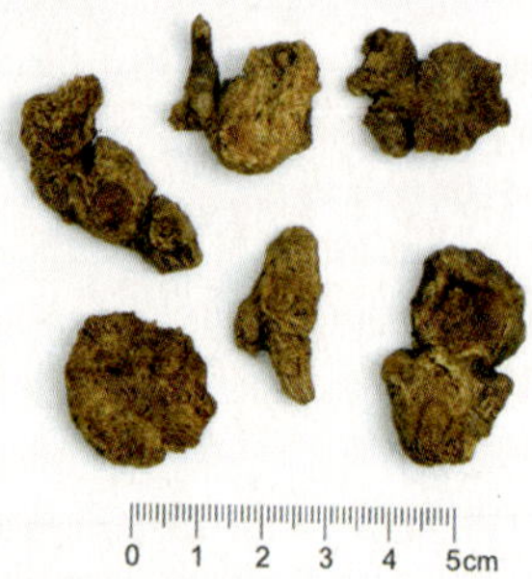

Deutscher Name Atractylodis
Englischer Name Atractylodes Rhizome
Familie Korbblütler – Compositae
Offizinelle Spezies *Atractylodes lancea, Atractylodes sinsensis*
Spezies Kampomedizin In der Kampomedizin finden die Arten *Atractylodes lancea* und *Atractylodes chinensis* unter der pharmazeutischen Bezeichnung „Atractylodis Lanceae Rhizoma" (*Sojutsu*) Verwendung. Dagegen werden unter der pharmazeutischen Bezeichnung „Atractylodis Rhizoma" (*Byakujutsu*) die Arten *Atractylodes japonica, Atractylodes macrocephala* und *Atractylodes ovata* in den meisten Entsprechungsrezepturen für *Bai Zhu* verwendet.

Eigenschaften

Temperatur Warm
Geschmack Scharf, bitter
Funktionskreis Milz, Magen, Leber

Wirkung

- Trocknet Feuchtigkeit, stärkt die Milz
- Leitet Wind-Feuchtigkeit aus den Gelenken
- Fördert Schweiß und befreit die Oberfläche von pathogenen Faktoren, wie Wind-Kälte und -Feuchtigkeit
- Verbessert die Sicht

Indikationen

- **Milz-Qi-Mangel mit Feuchtigkeit** Appetitlosigkeit, Übelkeit, Dyspepsie, chronische Diarrhö
- **Feuchtigkeit im Unteren Erwärmer** Vaginaler Ausfluss, geschwollene, schmerzende Gelenke und Beine. In Kombination mit kühlen, Hitze klärenden Arzneien ist *Cang Zhu* auch sehr gut geeignet bei Hitze-Feuchtigkeit-Störungen.
- **Wind-Kälte-Feuchtigkeit** *Bi*-Syndrom, rheumatoide Beschwerden, Gelenkschmerzen
- **Außen-Erkrankung mit Invasion von Wind-Kälte und Feuchtigkeit in die Oberfläche** Frösteln, Fieber, Kopfschmerz, Schmerzen im Körper, fehlendes Schwitzen, Schweregefühl im Kopf und in den Extremitäten
- **Sehstörungen** Verminderte Sehkraft, Katarakte, Nachtblindheit, unangenehmes Gefühl in den Augen

Kontraindikationen und Sicherheitshinweise

Allergie gegen Korbblütler

Schwangerschaft und Stillzeit

Während jahrhundertelanger Anwendung sind keine relevanten Risiken bekannt geworden. Aussagefähige Untersuchungen zur Sicherheit in der Schwangerschaft oder Stillzeit liegen nicht vor.

Interaktionen

Hinesol, ein Inhaltsstoff der Arznei, hemmte in vitro die H^+/K^+-ATPase und könnte die Wirkung von Protonenpumpenhemmern (Pantoprazol, Omeprazol u.a.) verstärken, die eine ebensolche Wirkung haben, diese aber über einen differenten Mechanismus ausüben.

Pharmakologie

Wässrige Extrakte zeigten in vitro bzw. in vivo (Ames-Tests, Bacillus-subtilis-Test, i.p. Mikrokern- und Chromosomenaberrationstest) keine Hinweise auf Mutagenität oder Gentoxizität.

Dosierung und Zubereitung

Dosierung 3–9 g
Zubereitung Erster Kochvorgang 30 Min.; zweiter Kochvorgang 20 Min.

Kommentar

- *Cang Zhu* ist ein sehr breit einsetzbares Mittel, um Feuchtigkeit im ganzen Körper zu trocknen. Bei einer Kombination mit Hitze klärenden oder Feuchtigkeit-Hitze klärenden Arzneien kann *Cang Zhu* auch bei Hitze-Zeichen eingesetzt werden, wie z.B. roten, nässenden Hautläsionen oder gelblichem, übel riechendem Ausfluss.
- Im Vergleich zu *Bai Zhu* (Atractylodis Macrocephalae Rhizoma), ▶ AG 12.1, ist *Cang Zhu* stärker trocknend und weniger tonisierend.

Typische Rezepturen mit Cang Zhu

- *Ping Wei San* (Beruhige den Magen Pulver) ▶ RG 6.2
- *Er Zhu Tang* (Dekokt mit den beiden Atractylodes) ▶ RG 6.5
- *Yi Yi Ren Tang* (Coicis Semen Dekokt) ▶ RG 6.5

Cǎo Dòu Kòu
Alpiniae Katsumadai Semen
草豆蔻

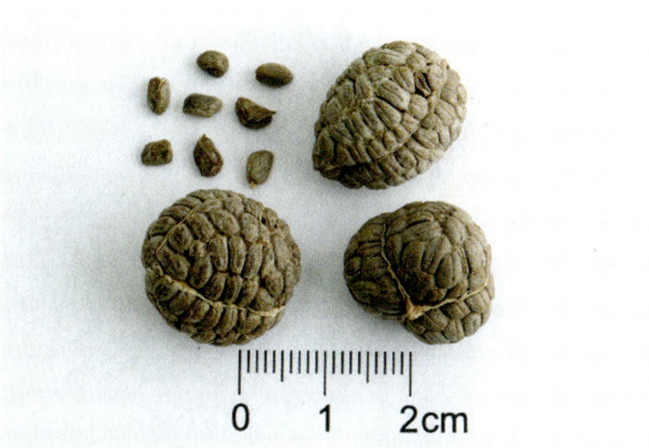

Deutscher Name Grass-Kardamon
Englischer Name Katsumada Galangal Seed
Familie Ingwergewächse – Zingiberaceae
Offizinelle Spezies *Alpinia katsumadai*

Eigenschaften

Temperatur Warm
Geschmack Scharf
Funktionskreis Milz, Magen

Wirkung

- Wärmt die Milz und trocknet Feuchtigkeit
- Mobilisiert das *Qi* der Mitte

Indikationen

- **Feuchtigkeit und Kälte belastet die Mitte** Völle-, Druck- und Kältegefühl im Epigastrium und Abdomen, Appetitverlust, Übelkeit, Erbrechen, Diarrhö mit Abdominalschmerzen
- **Qi-Stagnation in der Mitte** Spannung und Druck im Oberbauch, Übelkeit, Aufstoßen, verminderter Appetit

Kontraindikationen und Sicherheitshinweise

Allergie gegen die Arznei

Schwangerschaft und Stillzeit

Während jahrhundertelanger Anwendung sind keine relevanten Risiken bekannt geworden. Aussagefähige Untersuchungen zur Sicherheit in der Schwangerschaft oder Stillzeit liegen nicht vor.

Dosierung und Zubereitung

Dosierung 3–6 g
Zubereitung Zerstoßen und dem Dekokt für die letzten 5–10 Min. des zweiten Kochvorgangs zugeben

Kommentar

Cao Dou Kou und *Dou Kou* (Amomi Fructus Rotundus) aus dieser Gruppe haben sehr ähnliche Wirkungen und können ausgetauscht werden.

Typische Rezepturen mit Cao Dou Kou

Cao Dou Kou ist selten in klassischen Rezepturen vorhanden und wird bei Bedarf jeweils beigefügt.

Cǎo Gǔo
Tsaoko Fructus
草果

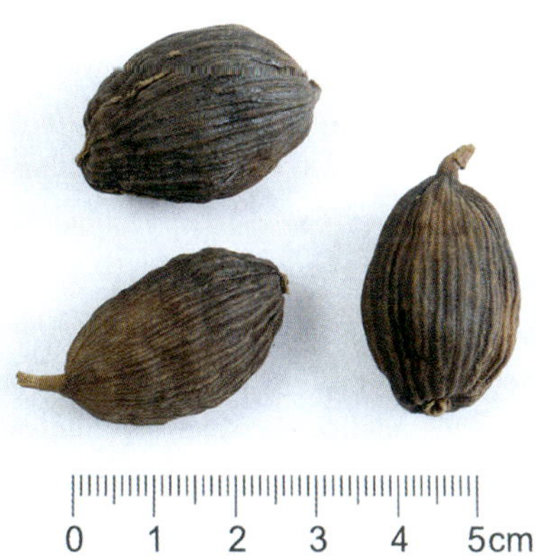

Deutscher Name Amomum-Caoguo-Früchte
Englischer Name Caoguo, Tsaoko Fruit
Familie Ingwergewächse – Zingiberaceae
Offizinelle Spezies *Amomum tsao-ko*

Eigenschaften

Temperatur Warm
Geschmack Scharf, aromatisch
Funktionskreis Milz, Magen

Wirkung

- Trocknet Feuchtigkeit und vertreibt Kälte
- Reguliert den *Qi*-Fluss in Milz und Magen
- Lindert Malaria

Indikationen

- **Feuchtigkeit und Kälte in den Funktionskreisen Milz und Magen** Völlegefühl im Oberbauch, Appetitverlust, inneres Kältegefühl, dicker, schleimiger Zungenbelag, Übelkeit, Erbrechen, Bauchschmerzen
- **Qi-Stagnation in Magen und Milz** Verdauungsprobleme insbesondere aufgrund von übermäßigem Fleischkonsum, Völlegefühl, Abdominalschmerzen, Übelkeit, Erbrechen, Appetitverlust
- Traditionell bei Malaria mit periodischem Fieber und innerem Frieren, auch bei Malaria-ähnlichen Erkrankungen, speziell bei Kälte-Feuchtigkeit und trüber Feuchtigkeit

Kontraindikationen und Sicherheitshinweise

Allergie gegen die Arznei

Schwangerschaft und Stillzeit

Während jahrhundertelanger Anwendung sind keine relevanten Risiken bekannt geworden. Aussagefähige Untersuchungen zur Sicherheit in der Schwangerschaft oder Stillzeit liegen nicht vor.

Dosierung und Zubereitung

Dosierung 3–6 g
Zubereitung Zerstoßen und dem Dekokt für die letzten 5–10 Min. des zweiten Kochvorgangs zugeben

Kommentar

Cao Guo wird häufig kombiniert mit *Cao Dou Kou* (Alpiniae Katsumadai Semen) aus dieser Gruppe. Beide Arzneien haben eine kräftige „Milz öffnende“ Wirkung und werden eingesetzt, wenn die Milz durch Feuchtigkeit blockiert ist. Es handelt sich also keineswegs um eine Tonisierung der Milz, sondern um eine durchdringende, öffnende Wirkung bei einer Fülle-Blockade. Zum Beispiel wird diese Kombination eingesetzt, wenn Chemotherapeutika die Mitte blockieren.

Typische Rezepturen mit Cao Guo

Da Yuan Yin (Dekokt, das die Membranquelle erreicht) zur Behandlung von Blockaden des *San Jiao* mit trüber Feuchtigkeit. Diese Rezeptur wird in diesem Buch nicht berücksichtigt.

Dòu Kòu
Amomi Fructus Rotundus
豆蔻

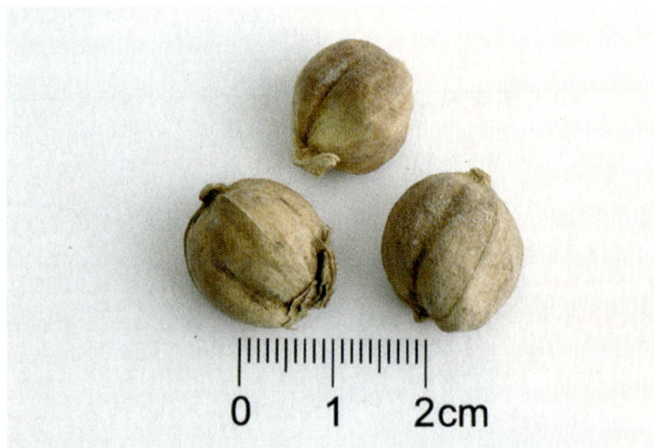

Pinyin-Synonym *Bai Dou Kou*
Deutscher Name Kardamom
Englischer Name Round Cardamom Fruit, Cardamom
Familie Ingwergewächse – Zingiberaceae
Offizinelle Spezies *Amomum kravanh, Amomum compactum*

Eigenschaften

Temperatur Warm
Geschmack Scharf
Funktionskreis Lunge, Milz, Magen

Wirkung

- Wärmt und reguliert Milz und Magen, wandelt Feuchtigkeit um
- Wärmt die Mitte, reguliert *Qi* und senkt rebellierendes *Qi* ab

Indikationen

- **Feuchtigkeit-Stagnation belastet die Mitte** Völlegefühl im Epigastrium, Appetitverlust, Übelkeit, Erbrechen, schleimiger Zungenbelag
- **Rebellierendes Qi durch Kälte oder Nahrungsstagnation** Übelkeit, Erbrechen, Appetitverlust, Aufstoßen, Säuglingserbrechen

Kontraindikationen und Sicherheitshinweise

Allergie gegen die Arznei

Schwangerschaft und Stillzeit

Während jahrhundertelanger Anwendung sind keine relevanten Risiken bekannt geworden. Aussagefähige Untersuchungen zur Sicherheit in der Schwangerschaft oder Stillzeit liegen nicht vor.

Pharmakologie

Wässrige Extrakte zeigten in vitro bzw. in vivo (Ames-Tests, mouse lymphoma tk assay, Mikrokerntest) keine Hinweise auf Mutagenität oder Gentoxizität.

Dosierung und Zubereitung

Dosierung 3–6 g
Zubereitung Zerstoßen und dem Dekokt für die letzten 5–10 Min. des zweiten Kochvorgangs zugeben

Kommentar

Dou Kou ist eines der besten Mittel, um den Appetit anzuregen. Dasselbe gilt für *Sha Ren* (Amomi Fructus) aus dieser Gruppe. Dass beide Mittel in der aromatisch, öffnenden Arzneigruppe sind, ist typisch. Die Milz wird durch den aromatischen Geschmack „aufgeweckt" und trübe Feuchtigkeit wird durchdrungen. Der Appetit kommt zurück.

Typische Rezepturen mit Dou Kou

San Ren Tang (Drei Kerne Dekokt) zur Umwandlung und Elimination von Feuchtigkeit in allen drei Erwärmen. Diese Rezeptur wird in diesem Buch nicht berücksichtigt.

Guǎng Huò Xiāng
Pogostemonis Herba
廣藿香 广藿香

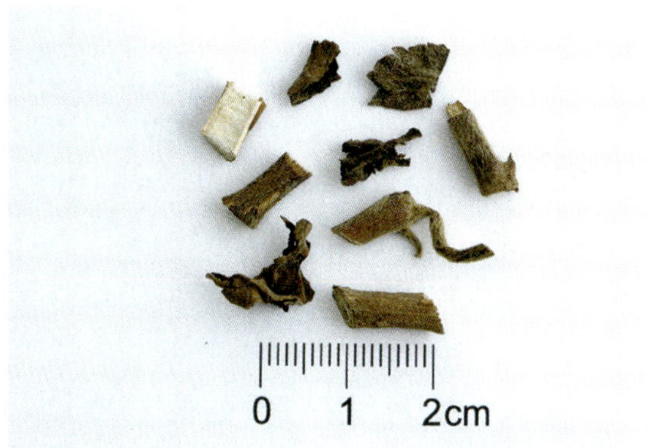

Deutscher Name Patchoulikraut
Englischer Name Cablin Patchouli Herb, Pogostemon Herb
Familie Lippenblütler – Labiatae
Offizinelle Spezies *Pogostemon cablin*

Eigenschaften

Temperatur Leicht warm
Geschmack Scharf, Aromatisch
Funktionskreis Milz, Magen, Leber

Wirkung

- Vertreibt Sommerhitze und Feuchtigkeit aus Milz und Magen
- Eliminiert äußere Kälte-Feuchtigkeit
- Stillt Brechreiz
- Lindert Dermatosen

Indikationen

- **Milz-Qi-Mangel mit Feuchtigkeit** Völle- und Druck im Thorax und Oberbauch, Abgeschlagenheit, Appetitverlust, Übelkeit, Dyspepsie, Diarrhö
- **Außen-Erkrankung mit Invasion von Wind-Kälte und Feuchtigkeit in die Oberfläche** Erkältungsinfekt mit Frösteln, Fieber, Kopfschmerz, Schmerzen im Körper, Schweregefühl im Kopf und Extremitäten
- Übelkeit, Brechreiz, Erbrechen, Aufstoßen, vermehrter Zungenbelag
- **Dermatose an Händen und Füßen** Die äußerliche Anwendung von *Guang Huo Xiang* hat sich bei Pilzbefall von Händen und Füßen als effektiv gezeigt.

Kontraindikationen und Sicherheitshinweise

Allergie gegen die Arznei

Schwangerschaft und Stillzeit

Während jahrhundertelanger Anwendung sind keine relevanten Risiken bekannt geworden. Aussagefähige Untersuchungen zur Sicherheit in der Schwangerschaft oder Stillzeit liegen nicht vor.

Pharmakologie

Ein Methanolextrakt lieferte im In-Vitro-TA104 rec assay ein negatives Mutagenitäts-Ergebnis.

Dosierung und Zubereitung

Dosierung 3–10 g
Zubereitung Dem Dekokt für die letzten 5–10 Min. des zweiten Kochvorgangs zugeben.

Kommentar

Guang Huo Xiang eignet sich ausgezeichnet zum Vertreiben von Wind, Kälte und Feuchtigkeit aus den oberflächlichen Körperschichten. *Guang Huo Xiang* wird besonders häufig eingesetzt, wenn der Körper durch Wind in Kombination mit Feuchtigkeit angegriffen wird und sich dabei auch Symptome der Mitte zeigen, wie Übelkeit und Erbrechen; z.B. bei akuten Magen-Darm-Infekten.

Typische Rezepturen mit Guang Huo Xiang

Huo Xiang Zheng Qi San (Agastaches Herba Pulver, das das *Qi* korrigiert) ▶ RG 6.2

Hòu Pò
Magnoliae Officinalis Cortex
厚朴

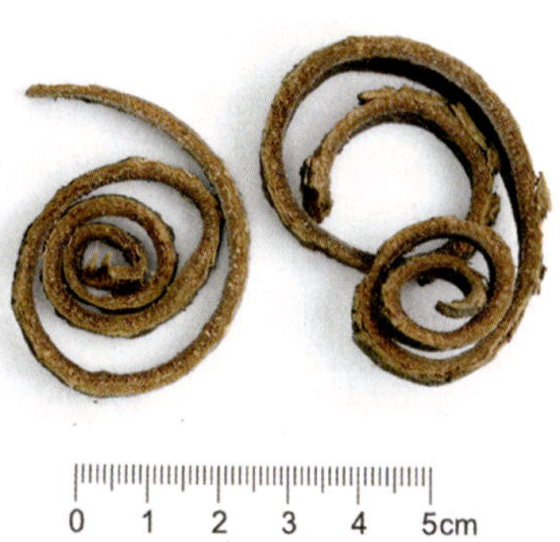

Deutscher Name Magnolienrinde
Englischer Name Officinal Magnolia Bark
Familie Magnoliengewächse – Magnoliaceae
Offizinelle Spezies *Magnolia officinalis, Magnolia officinalis* var. *biloba*
Spezies Kampomedizin *Magnolia obovata, Magnolia hypoleuca, Magnolia officinalis, Magnolia officinalis* var. *biloba*

Eigenschaften

Temperatur Warm
Geschmack Bitter, scharf
Funktionskreis Milz, Magen, Lunge, Dickdarm

Wirkung

- Aktiviert den *Qi*-Fluss, löst Blockaden im Magen und senkt rebellierendes *Qi* ab
- Stärkt die Milz und trocknet Feuchtigkeit
- Wärmt und transformiert Schleim, senkt rebellierendes Lungen-*Qi* ab und lindert Keuchatmung

Indikationen

- **Qi-Stagnation durch Feuchtigkeits-Ansammlung oder Nahrungsstagnation** Magenschmerzen, Völle- und Klumpengefühl im Epigastrium oder Brustkorb, Appetitlosigkeit, Übelkeit, Erbrechen, dicker, klebriger Zungenbelag
- **Milz-Qi-Mangel mit Feuchtigkeit** Dyspepsie, chronische Diarrhö
- **Rebellierendes, aufsteigendes Lungen-Qi mit Schleim-Blockade** Husten, asthmatische Beschwerden mit reichlichem Schleim, Druck- oder Engegefühl im Thorax

Kontraindikationen und Sicherheitshinweise

Allergie gegen die Arznei

Schwangerschaft und Stillzeit

Schwangerschaft Traditionell wegen der *Qi*-absenkenden Wirkung mit Vorsicht anzuwenden; Untersuchungen zur Embryotoxizität, Fetotoxizität oder Teratogenität liegen nicht vor.
Stillzeit Keine Einschränkungen bekannt

Pharmakologie

- Ethanol-Extrakte bzw. das Arzneigranulat zeigten in vitro keine Hinweise auf Östrogen- oder Progesteronaktivität.
- Wässrige Extrakte zeigten in vitro bzw. in vivo (Ames-Test, UDS-Test, i.p. Mikrokern- und Chromosomenab-

errationstest) keine Hinweise auf Mutagenität oder Gentoxizität.

Dosierung und Zubereitung

Dosierung 3–10 g
Zubereitung Erster Kochvorgang 30 Min.; zweiter Kochvorgang 20 Min.

Kommentar

Hou Po ist eines der wichtigsten Mittel zur Behandlung von Völle- und Spannungsgefühl, besonders wenn diese durch Fülle-Zustände, wie Feuchtigkeit-Akkumulation, *Qi*-Stagnation oder Nahrungsstagnation, bedingt sind.

Typische Rezepturen mit Hou Po

- *Ping Wei San* (Beruhige den Magen Pulver) ▶ RG 6.2
- *Ban Xia Hou Po Tang* (Pinelliae Rhizoma und Magnoliae Officinalis Cortex Dekokt) ▶ RG 9.1
- *Da Cheng Qi Tang* (Größeres Dekokt, das das *Qi* ordnet) ▶ RG 3.1

Pèi Lán
Eupatorii Herba
佩蘭 佩兰

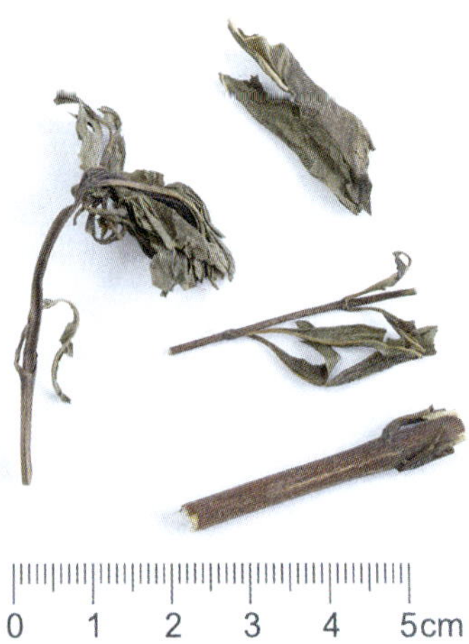

Deutscher Name Wasserhanf, Glückswasserdostkraut
Englischer Name Fortune Eupatorium Herb
Familie Korbblütler – Asteraceae
Offizinelle Spezies *Eupatorium fortunei*

Eigenschaften

Temperatur Neutral
Geschmack Scharf
Funktionskreis Milz, Magen, Lunge

Wirkung

- Aktiviert die Milz, durchdringt Feuchtigkeit, reguliert *Qi*
- Transformiert Feuchtigkeit und löst Sommerhitze

Indikationen

- Druck- und Völlegefühl im Epigastrium, Appetitverlust, Übelkeit, Brechreiz, fader Mundgeschmack, Durchfall, Druck in der Brust
- **Sommerhitze-Feuchtigkeit** Müdigkeit und Erschöpfung, Hitzegefühl, Übelkeit, Diarrhö

Kontraindikationen und Sicherheitshinweise

- Allergie gegen Korbblütler
- Vorsicht bei Kindern
- Dosis und Anwendungsdauer sind zu begrenzen. Laut Europäischer Arzneimittelagentur (EMA) ist eine tägliche Zufuhr von 1.0 µg Pyrrolizidin-Alkaloide (PA) pro Tag, gültig für eine 50 kg schwere Person und für einen begrenzten Zeitraum, nicht zu überschreiten.[1] Für Kinder ist eine entsprechend geringere Dosis einzuhalten. Besondere Vorsicht bei Kleinkindern!

Hinweis Da die Grenzwerte der EMA für Pyrrolizidin-Alkaloide, die in der Arznei enthalten sind, schwer einzuhalten sind, ist die Arznei oft nicht erhältlich.

Fertilität, Schwangerschaft und Stillzeit

Fertilität Wegen Hinweisen auf mögliche kanzerogene Eigenschaften von Pyrrolizidin-Alkaloiden ist von einer Anwendung abzuraten, insbesondere bei Männern mit Kinderwunsch.
Schwangerschaft und Stillzeit Kontraindiziert wegen des Gehalts an Pyrrolizidin-Alkaloiden

Pharmakologie

Ein wässriger Extrakt zeigte im Ames-Test keinen Hinweis auf Mutagenität.

1 EMA/HMPC 2021. https://www.ema.europa.eu/documents/public-statement/public-statement-use-herbal-medicinal-products-containing-toxic-unsaturated-pyrrolizidine-alkaloids_en-0.pdf

Dosierung und Zubereitung

Dosierung Theoretisch 3–10 g, soweit der EMA-Grenzwert eingehalten wird. Dafür ist der PA-Gehalt der Arznei oder die mögliche Höchstdosis vom Lieferanten anzugeben.
Zubereitung Erster Kochvorgang 30 Min.; zweiter Kochvorgang 20 Min.

Kommentar

- Da *Pei Lan* neutral ist, wird es in Kombination mit kühlenden Arzneien auch bei Feuchtigkeit-Hitze eingesetzt, welche die Mitte blockiert.
- *Pei Lan* kann durch *Guang Huo Xiang* (Pogostemonis Herba) oder *Dou Kou* (Amomi Fructus Rotundus) aus dieser Arzneigruppe ersetzt werden.

Typische Rezepturen mit Pei Lan

Pei Lan ist selten in klassischen Rezepturen vorhanden und wird bei Bedarf jeweils beigefügt.

Shā Rén
Amomi Fructus
砂仁

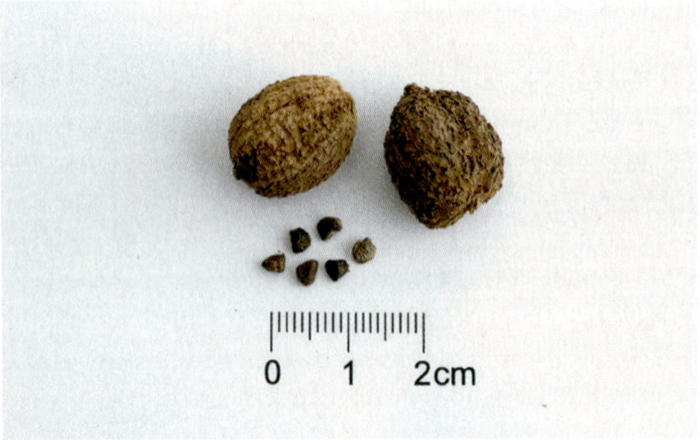

Deutscher Name Amomum-Frucht
Englischer Name Villous Amomum Fruit, Sand Seeds, Grains-of-Paradise Fruit
Familie Ingwergewächse – Zingiberaceae
Offizinelle Spezies *Amomum villosum, Amomum villosum* var. *xanthioides, Amomum longiligulare*
Spezies Kampomedizin *Amomum xanthioides, Amomum villosum*

Eigenschaften

Temperatur Warm
Geschmack Scharf
Funktionskreis Milz, Magen, Niere

Wirkung

- Wandelt Feuchtigkeit um
- Wärmt und reguliert Milz und Magen, senkt rebellierendes Magen-*Qi* ab
- Beruhigt den Fötus

Indikationen

- **Feuchtigkeit belastet die Mitte** Völlegefühl im Epigastrium, Appetitlosigkeit, Übelkeit, Erbrechen und Schmerzen im Abdomen
- **Qi-Stagnation in Magen und Milz** Diarrhö mit Abdominalschmerzen, Müdigkeit, Beschwerden in der Schwangerschaft, wie Übelkeit, Erbrechen, Appetitlosigkeit
- Drohender Abort oder Frühgeburt, unruhiger Fötus, Abort und Frühgeburten vorbeugend
- *Sha Ren* kann in tonisierenden Rezepturen gebraucht werden, um einer Stagnation und Magen- und Milz-Belastung durch die nährenden, schweren Arzneien vorzubeugen.

Kontraindikationen und Sicherheitshinweise

Allergie gegen die Arznei

Schwangerschaft und Stillzeit

Während jahrhundertelanger Anwendung sind keine relevanten Risiken bekannt geworden. Aussagefähige Untersuchungen zur Sicherheit in der Schwangerschaft oder Stillzeit liegen nicht vor.

Pharmakologie

Ein Methanol- bzw. Ethanol-Extrakt der Arzneivariante Amomi Xanthioidis Fructus zeigten in vitro eine moderate Östrogenaktivität.

Dosierung und Zubereitung

Dosierung 3–6 g
Zubereitung Zerstoßen und dem Dekokt für die letzten 5–10 Min. des zweiten Kochvorgangs zugeben

Kommentar

- *Sha Ren* ist eines der wichtigsten Mittel bei Feuchtigkeit und Stagnation in Milz und Magen. Es „weckt" die Mitte hervorragend auf und gilt als eines der besten Mittel bei Appetitlosigkeit aufgrund einer nassen, blockierten Milz.
- *Sha Ren* kann kombiniert oder ersetzt werden durch *Dou Kou* (Amomi Fructus Rotundus) aus dieser

Gruppe. Die beiden Mittel haben sehr ähnliche Wirkungen.

- **Ein wichtiges Mittel zum Beruhigen des Fötus**
Zusätzlich haben folgende Arzneien eine Fötus beruhigende Wirkung bei drohender Frühgeburt oder habituellem Abort:
  - *Sang Ji Sheng* (Taxilli Herba) ▶ AG 12.4 – Sicherheitsbeurteilung beachten!
  - *Du Zhong* (Eucommiae Cortex) ▶ AG 12.3 – Sicherheitsbeurteilung beachten!
  - *Xu Duan* (Dipsaci Radix) ▶ AG 12.3 – Sicherheitsbeurteilung beachten!
  - *Tu Si Zi* (Cuscutae Semen) ▶ AG 12.3 – Sicherheitsbeurteilung beachten!
  - *Shan Yao* (Dioscoreae Rhizoma) ▶ AG 12.1
  - *Huang Qin* (Scutellariae Radix) ▶ AG 2.3 – Sicherheitsbeurteilung beachten!

Typische Rezepturen mit Sha Ren

- *An Zhong San* (Pulver zur Beruhigung der Mitte) ▶ RG 7.1
- *Xiang Sha Liu Jun Zi Tang* (Sechs Gentlemen Dekokt mit Cyperi Rhizoma und Amomi Fructus) ▶ RG 8.1

8 Nahrungsstagnation lindernde Arzneien

Gu Ya (Setariae Fructus Germinatus)
Ji Nei Jin (Gigeriae Galli Endothelium Corneum)
Lai Fu Zi (Raphani Semen)
Mai Ya (Hordei Fructus Germinatus)
Shan Zha (Crataegi Fructus)
Shen Qu (Massa Medicata Fermentata)

Arzneigruppen-Überblick

Die regulierenden Arzneigruppen 8, 9 und 10

Mehrere Gruppen von Arzneien befassen sich mit der Regulation im weitesten Sinne und in verschiedenen Bereichen. Sie vertreten die klassische Therapie-Methode *Xiao Fa*, die Stagnationen reguliert und Blockierungen auflöst.

- Die Arzneigruppe 8 lindert Stagnationen durch Nahrungsmittel, zum Beispiel *Shan Zha* (Crataegi Fructus)
- Die Arzneigruppe 9 reguliert das *Qi* bei *Qi*-Stagnationen, z.B. *Chen Pi* (Citri Reticulatae Pericarpium)
- Die Arzneigruppe 10 reguliert das Blut. Das beinhaltet Blut-Stasen lösen, was als „Blut beleben" bezeichnet wird, und Blutungen stoppen. Wir unterscheiden somit
  - Blut belebende Arzneien, wie *Chuan Xiong* (Chuanxiong Rhizoma) ▶ AG 10.1
  - Blutungen stoppende Arzneien, wie *Pu Huang* (Typhae Pollen) ▶ AG 10.2

Indikation nach TCM-Kriterien

Nahrungsstagnation

Typische Arznei

Shan Zha (Crataegi Fructus)

Wirkung

Diese Arzneien werden auch als Digestiva bezeichnet. Sie lösen Akkumulationen (*Ji*) auf und leiten diese durch den Verdauungstrakt aus.
Akkumulationen entstehen entweder durch übermäßige Nahrungsaufnahme, durch unzureichende Verdauung bei schwachem Milz- oder Magen-*Qi* oder durch emotionale Störungen, die zu einer Stagnation des *Qi*-Flusses führen.

Typische Symptome

Typische Symptome sind Spannungsgefühl im Abdomen und Bauchschmerzen. Häufig treten diese Beschwerden besonders im Mittleren Erwärmer auf, mit Druck- und Völlegefühl im Epigastrium, Übelkeit, Erbrechen.

Indikationen

Es wird unterschieden:

- Nahrungsstagnationen, die eher mit **Hitze-Zeichen** einhergehen und Symptomen, wie Mundgeruch, Abneigung gegen warme Speisen und Getränke; diese weisen einen gelben, klebrigen Zungenbelag auf.
- Nahrungsstagnationen von einem **Kälte-Typ**, die oft durch zu viel kalte oder rohe Nahrung und/oder begleitenden Milz-Magen-*Qi*-Mangel bedingt sind. Charakteristisch hierfür sind ein dicker, weißer Zungenbelag und die Bevorzugung warmer Speisen und Getränke.

Die Arzneien gegen Nahrungsstagnation im Vergleich

- **Gu Ya (Setariae Fructus Germinatus)** Die gekeimte Hirse ist besonders bei Milz- und Magen-Schwäche angezeigt, da stärkend.
- **Ji Nei Jin (Gigeriae Galli Endothelium Corneum)** Kann für verschiedene Arten von Nahrungsstagnation eingesetzt werden und wird jeweils mit anderen Mitteln kombiniert.
- **Lai Fu Zi (Raphani Semen)** Der Rettichsamen ist bei Nahrungsstagnation und Schleim und bei rebellierendem *Qi*, saurem Aufstoßen, Husten und Asthma angezeigt.
- **Mai Ya (Hordei Fructus Germinatus)** Gekeimte Gerste hilft bei Nahrungsstagnation, besonders bei Problemen der Resorption, und beim Abstillen, da es die Laktation vermindert
- **Shan Zha (Crataegi Fructus)** Weißdornfrüchte sind das beste Mittel bei Nahrungsstagnation durch übermäßigen Genuss von Fleisch.
- **Shen Qu (Massa Medicata Fermentata)** Nach übermäßigem Alkoholgenuss sowie stärke- und kohlenhydratreicher Nahrung

Befunde

Zungenkörper

- Eine gedunsene Zunge mit Zahneindrücken kann Feuchtigkeit anzeigen.
- Die Farbe des ZK ist normal bei reiner Feuchtigkeit; besteht ein zusätzlicher *Qi*-Mangel, ist die Zunge blass und zeigt Zahneindrücke. Es kann auch noch eine begleitende Kälte hinzukommen, die den ZK blass macht.

Zungenbelag Typisch ist bei der Nahrungsstagnation vom Kälte-Typ ein dicker, klebriger, weißlicher ZB. Beim Hitze-Typ ist der ZB dick und gelb.

Puls Der Puls ist typischerweise schlüpfrig, bei Schleim-Kälte zusätzlich langsam, bei Mangel zusätzlich kraftlos und bei Hitze eher beschleunigt.

Leitsymptome

Übelkeit, Erbrechen, Unwohlsein im Epigastrium, Druck- und Engegefühl im Oberbauch, Völlegefühl

Anwendungsbeispiele

Akute Gastritis, Dyspepsie, Bauchschmerzen, Diarrhö

Häufige Kombinationen

Diese Arzneien werden oft mit anderen Mitteln kombiniert, die das *Qi* der Mitte regulieren, ▶ AG 9, oder die das Milz- und Magen-*Qi* tonisieren, ▶ AG 12.1

Nebenwirkungen

Die meisten dieser Mittel sind sehr gut verträglich und mild. Einige Arzneien wirken stark trocknend, so besonders *Shen Qu* (Massa Medicata Fermentata), weswegen sie bei *Yin*-Mangel mit Vorsicht eingesetzt werden sollten. Andere – wie *Ji Nei Jin* – sollten nur bei tatsächlich vorliegender Stagnation angewendet werden, da sie sonst das körpereigene *Qi* verletzten oder schwächen könnten.

Korrespondierende Akupunkturpunkte

Je nach Syndrom, das zugrunde liegt, können allgemeine Punkte sein:

- Ma 36 *Zusanli*, Mi 6 *Sanyinjiao*, Ma 40 *Fenglong*, Mi 9 *Yinlingquan*, Ren 12 *Zhongwan*, Ma 25 *Tianshu*, Pe 6 *Neiguan*, Bl 20 *Pishu*
- Bei Kälte sind auch Moxa auf Ren 12 *Zhongwan* und Bl 20 *Pishu* oder Bl 21 *Weishu* sehr wirksam.

Charakterisierung der Nahrungsstagnation lindernden Arzneien

Wirkung Diese Arzneien lindern Nahrungsstagnation, sind digestiv.
Eigenschaften Die meisten Arzneien der Gruppe 8 sind neutral, evtl. süß
Pathogene Faktoren Fehlerhafte Ernährung und/oder emotionale Belastungen führen zu Stagnation
Typische Arznei *Shan Zha* (Crataegi Fructus)
Indikation Nahrungsstagnation
Wirkort Milz, Magen
Therapie-Prinzip (Ba Fa) *Xiao Fa* – die regulierende und lösende Methode

Acht Leitkriterien (Ba Gang)

Diese Leitkriterien beschreiben den Energiezustand des Patienten, für den diese Arzneigruppe angezeigt ist.
Lokalisierung Innen
Qualität Hitze, Kälte
Quantität Fülle

Gŭ Yá
Setariae Fructus Germinatus
穀芽 谷芽

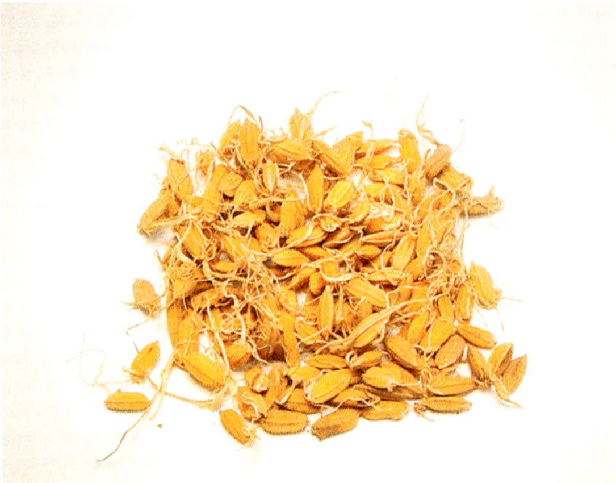

Deutscher Name Gekeimte Hirse
Englischer Name Millet Sprout
Familie Süßgräser – Gramineae
Offizinelle Spezies *Setaria italica*

Eigenschaften

Temperatur Warm
Geschmack Süß
Funktionskreis Milz, Magen

Wirkung

Löst Nahrungsstagnation und stärkt die Mitte

Indikationen

Nahrungsstagnation mit einer schwachen Mitte Druck- und Völlegefühl im Epigastrium, Appetitverlust, Übelkeit, Diarrhö, zum Teil mit unverdauter Nahrung; insbesondere für Nahrungsstagnation aufgrund stärkehaltiger Lebensmittel

Kontraindikationen und Sicherheitshinweise

Allergie gegen die Arznei

Schwangerschaft und Stillzeit

Während jahrhundertelanger Anwendung sind keine relevanten Risiken bekannt geworden. Aussagefähige Untersuchungen zur Sicherheit in der Schwangerschaft oder Stillzeit liegen nicht vor.

Dosierung und Zubereitung

Dosierung 9–15 g
Zubereitung Erster Kochvorgang 30 Min.; zweiter Kochvorgang 20 Min.
Zubereitungen/Pao Zhi
- bei Anorexia und Appetitverlust *Chao Gu Ya*, geröstet/gebraten (stir-fried)
- bei Nahrungsstagnation *Chao Jiao Gu Ya*, verkohlt (charred)

Kommentar

- In der Nahrungsstagnation-Kategorie gibt es gleich drei gekeimte Körner. Diese sind in ihrer Wirkung sehr ahnlich und gelten als „sanfte" Mittel bei Nahrungsstagnation. Alle drei stärken auch noch die Milz. Oft wird eine Zweierkombination eingesetzt:
  - *Gu Ya* (Setariae Fructus Germinatus) = gekeimte Hirse
  - *Dao Ya* (Oryzae Fructus Germinatus) = gekeimter Reis
  - *Mai Ya* (Hordei Fructus Germinatus) = gekeimte Gerste
- Das chinesische Wort *Gu* (穀) bedeutet *Korn* im Allgemeinen oder wird spezifisch eingesetzt für Hirse. *Gu Ya* kann aber auch für *Dao Ya* stehen, den gekeimten Reis. Das kann verwirrend sein. Allerdings haben diese beiden Mittel auch sehr ähnliche Wirkungen und Indikationen.
- Zum Vergleich der Nahrungsstagnation lindernden Arzneien ▶ Arzneigruppen-Überblick

Typische Rezepturen mit Dao Ya

Bai Hu Tang (Weißer Tiger Dekokt) ▶ RG 2.1

Jī Néi Jīn
Galli Gigerii Endothelium Corneum
雞內金 鸡内金

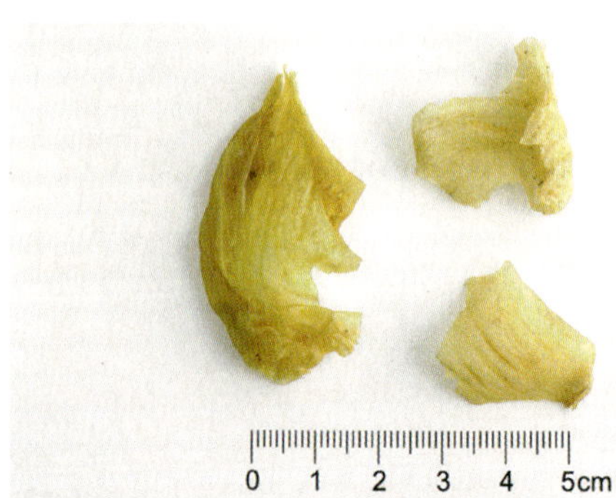

Deutscher Name Hühnermagenendothel
Englischer Name Chicken's Gizzard-Skin
Familie Fasanenartige – Phasianidae
Offizinelle Spezies *Gallus gallus domesticus*

Eigenschaften

Temperatur Neutral
Geschmack Süß
Funktionskreis Milz, Magen, Dünndarm, Blase

Wirkung

- Unterstützt die Umwandlung der Milz, zerstreut Stauungen und löst Verdauungsblockaden
- Adstringiert und sammelt die Essenz und stoppt Enuresis
- Löst Steinbildung auf

Indikationen

- **Löst Verdauungs-Blockaden** Appetitverlust, unverdaute Nahrung mit Durchfall, stark riechender Stuhlgang; hilft besonders bei Fleisch und Fett-Verdauung, auch bei Getreide und Obst und nach Alkoholgenuss (jede Art von Nahrungsstagnation)
- **Stützt die Essenz, adstringiert** Spermatorrhoe, Enuresis, häufiges Wasserlassen
- **Löst Steinbildung** Nieren-, Harn- und Gallensteine

Kontraindikationen und Sicherheitshinweise

Allergie gegen die Arznei

Schwangerschaft und Stillzeit

Während jahrhundertelanger Anwendung sind keine relevanten Risiken bekannt geworden. Aussagefähige Untersuchungen zur Sicherheit in der Schwangerschaft oder Stillzeit liegen nicht vor.

Pharmakologie

Ein ethanolischer Extrakt zeigte eine partielle Östrogenaktivität mit höherer Affinität zum ERβ-Rezeptor als zum ERα-Rezeptor.

Dosierung und Zubereitung

Dosierung 3–10 g
Zubereitung Erster Kochvorgang 30 Min.; zweiter Kochvorgang 20 Min.

Kommentar

- Seit der Vogelgrippe ist dieses Mittel in Europa praktisch nicht mehr erhältlich oder gar verboten.
- Die chinesische Materia Medica kennt drei Hauptmittel, die bei „Steinen" eingesetzt werden: *Ji Nei Jin* sowie *Jin Qian Cao* (Lysomachiae Herba) und *Hai Jin Sha* (Lygodii Spora) ▶ AG 4. Sie werden auch als die „Drei *Jin*-Arzneien" bezeichnet. Aus der Gruppe 4 wird bei steinigem *Lin* zusätzlich auch *Shi Wei* (Pyrrosiae Folium) eingesetzt.
- Zum Vergleich der Nahrungsstagnation lindernden Arzneien ▶ Arzneigruppen-Überblick

Typische Rezepturen mit Ji Nei Jin

Tu Si Zi Wan (Cuscutae Semen Pille) zur Behandlung von Nieren-*Qi*- und Nieren-*Jing*-Mangel. Diese Rezeptur wird in diesem Buch nicht berücksichtigt.

Lái Fú Zǐ
Raphani Semen
莱菔子 萊菔子

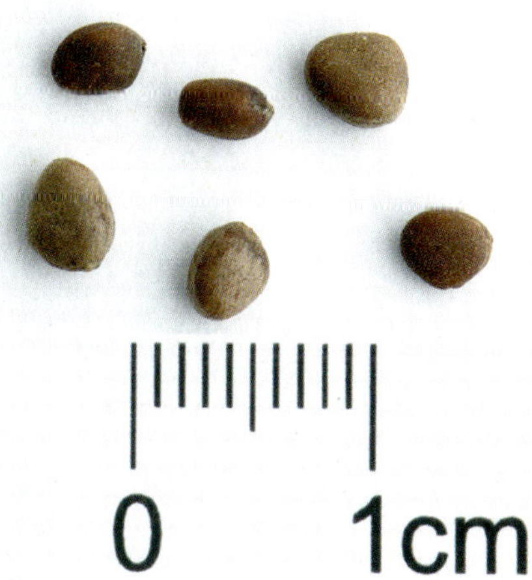

Deutscher Name Rettichsamen
Englischer Name Radish Seed
Familie Kreuzblütler – Cruciferae
Offizinelle Spezies *Raphanus sativus*

Eigenschaften

Temperatur Neutral
Geschmack Scharf, süß
Funktionskreis Lunge, Milz, Magen

Wirkung

- Fördert die Verdauung und reduziert Nahrungsstagnation
- Senkt rebellierendes Magen- und Lungen-*Qi* und transformiert Schleim

Indikationen

- Nahrungsstagnation mit Völle- und Druckgefühl im Oberbauch, Aufstoßen, saurem Erbrechen, Blähbauch, Malassimilation, Maldigestion, Durchfall, abdominellen Schmerzen
- Husten mit schleimigem Auswurf, bronchiale Enge, besonders wirksam in chronischen Fällen

Kontraindikationen und Sicherheitshinweise

- Allergie gegen die Arznei
- Vorsicht: Langzeitanwendung vermeiden, da *Lai Fu Zi* das *Qi* konsumiert

Schwangerschaft und Stillzeit

Während jahrhundertelanger Anwendung sind keine relevanten Risiken bekannt geworden. Aussagefähige Untersuchungen zur Sicherheit in der Schwangerschaft oder Stillzeit liegen nicht vor.

Pharmakologie

- Ein Ethanol-Extrakt zeigte in vitro keine Östrogenaktivität.
- Ein wässriger Extrakt zeigte in vitro (Ames-Test, UDS-Test) keine Hinweise auf Mutagenität.

Dosierung und Zubereitung

Dosierung 5–12 g
Zubereitung Vorab zerstoßen. Erster Kochvorgang 30 Min.; zweiter Kochvorgang 20 Min.

Kommentar

- Da *Lai Fu Zi* Nahrungsstagnation reduziert und gleichzeitig Husten stoppt und Schleim umwandelt, ist es ein besonders gutes Mittel bei Kindern mit Husten. Insbesondere bei kleinen Kindern ist Schleim aufgrund von Nahrungsstagnation eine häufige Ursache von Krankheiten, einschließlich Husten.
- Zur Behandlung von Husten kann *Lai Fu Zi* kombiniert werden mit zwei weiteren Samen: *Ku Xing Ren* (Armeniacae Semen Amarum), ▶ AG 6.3, und *Che Qian Zi* (Plantaginis Semen), ▶ AG 4.
- Zum Vergleich der Nahrungsstagnation lindernden Arzneien ▶ Arzneigruppen-Überblick

Typische Rezepturen mit Lai Fu Zi

- *Bao He Wan* (Pille, die die Harmonie erhält) ▶ RG 15
- *San Zi Yang Qin Tang* (Drei Samen Dekokt, das die Eltern ernährt) zur Behandlung von schleimigem Husten. Diese Rezeptur wird in diesem Buch nicht berücksichtigt.

Mài Yá
Hordei Fructus Germinatus
麥芽 麦芽

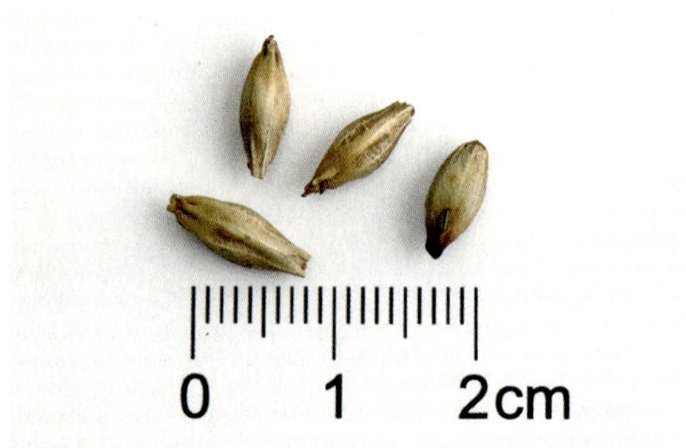

Deutscher Name Gekeimte Gerste
Englischer Name Germinated Barley, Malt
Familie Echte Gräser – Gramineae
Offizinelle Spezies *Hordeum vulgare*

Eigenschaften

Temperatur Neutral
Geschmack Süß
Funktionskreis Milz, Magen

Wirkung

- Beseitigt Nahrungsstagnation, fördert die Verdauung, regt den Appetit an und stärkt den Magen
- Reduziert die Laktation
- Fördert den Leber-*Qi*-Fluss und löst Stagnation

Indikationen

- Fehlender Appetit, Völlegefühl und Aufgetriebensein des Abdomens, Blähbauch, träge Verdauung, mangelnde Assimilation, Druck im Abdomen, Beschwerden durch Stagnation und Akkumulation unverdauter Nahrung, schlechte Verdauung der Milch bei Säuglingen, Appetitlosigkeit durch Milz-Schwäche
- Laktationsbeschwerden, Brustspannung und -schmerz, zum Abstillen

- **Bei Leber-Qi-Stagnation** Druck- und Engegefühl im Thorax oder Epigastrium, an den Rippen, Aufstoßen, Appetitlosigkeit

Kontraindikationen und Sicherheitshinweise

- Allergie gegen die Arznei
- Glutenunverträglichkeit
- Während der Stillzeit, außer wenn eine Reduzierung der Milchbildung angestrebt wird

Schwangerschaft und Stillzeit

Schwangerschaft Während jahrhundertelanger Anwendung sind keine relevanten Risiken bekannt geworden. Aussagefähige Untersuchungen zur Sicherheit in der Schwangerschaft liegen nicht vor.
Stillzeit Kontraindiziert für mehr als geringfügige Mengen, vermindert die Milchproduktion

Pharmakologie

Das Arzneidekokt, ein wässriger Extrakt und ein Granulat zeigten unter hoher Dosis Antiprolaktinwirkungen bei der Maus, bei Ratten mit künstlich erzeugter Hyperprolaktinämie sowie bei Männern und Frauen mit Hyperprolaktinämie. Unter letzteren waren auch Patientinnen mit Galaktorrhö, teilweise kombiniert mit Amenorrhö, deren Symptome zumindest partiell gebessert wurden. Unter einer geringen Dosis erhöhte unpräpariertes (*Sheng*) *Mai Ya* die postpartale Milchproduktion und den Prolactinspiegel bei der Ratte, während unter präpariertem (*Chao*) *Mai Ya* der Effekt ausblieb.

Dosierung und Zubereitung

Dosierung 10–15 g; 60 g geröstete Droge (*Chao Mai Ya*) zur Hemmung der Milchsekretion
Zubereitung Erster Kochvorgang 30 Min.; zweiter Kochvorgang 20 Min.

Kommentar

- Eines der besten Mittel bei Nahrungsstagnation, besonders bei Kälte-Nahrungsstagnation mit Schwierigkeiten der Nahrungsresorption
- Besonders geeignet, wenn Leber-*Qi*-Stagnation die Verdauungsfunktion der Mitte hemmt und sich dadurch Nahrungsstagnation, Blähungen und Verdauungsprobleme entwickeln.
- Zum Vergleich der Nahrungsstagnation lindernden Arzneien ▶ Arzneigruppen-Überblick

Typische Rezepturen mit Mai Ya

- *Bao He Wan* (Pille, die die Harmonie erhält) ▶ RG 15
- *Jian Pi Wan* (Pille zur Stärkung der Milz) ▶ RG 15

Shān Zhā
Crataegi Fructus
山楂

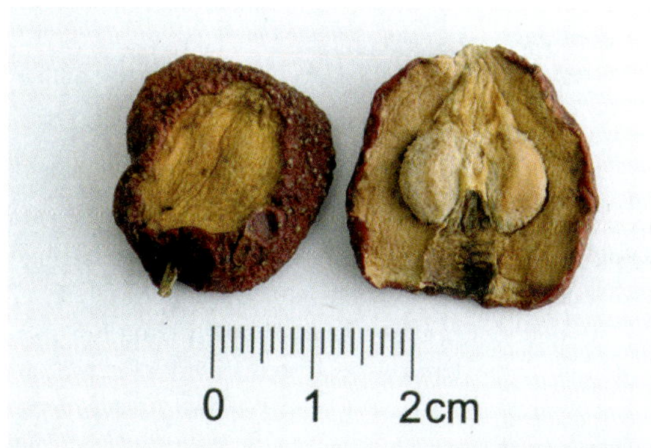

Deutscher Name Federweißdornbeere
Englischer Name Hawthorn Fruit, Crataegus Fruit
Familie Rosengewächse – Rosaceae
Offizinelle Spezies *Crataegus pinnatifida* var. *major*, *Crataegus pinnatifida*
Spezies Kampomedizin *Crataegus cuneata*, *Crataegus pinnatifida* var. *major*
Hinweis In der westlichen Phytotherapie werden nicht die Früchte, sondern die Blätter und Blüten verschiedener Crataegus-Spezies verwendet.

Eigenschaften

Temperatur Leicht warm
Geschmack Sauer, süß
Funktionskreis Milz, Magen, Leber

Wirkung

- Fördert die Verdauung und eliminiert Nahrungsstagnation
- Belebt Blut und beseitigt Blut-Stase
- Stoppt Diarrhö

Indikationen

- **Nahrungsstagnation** Abdominelles Völlegefühl, Stagnation von Nahrung, Bauchschmerzen, besonders nach reichlichen, fetten Speisen und üppigen Fleischgerichten

- **Blut-Stasen** Postpartale Unterleibsschmerzen, Zusammenballungen und Knoten durch Blut-Stase
- Diarrhö, chronische Dysenterie
- In jüngerer Zeit zur Unterstützung bei Bluthochdruck und koronarer Herzkrankheit mit pektanginösen Beschwerden, bei erhöhtem Serum-Cholesterin-Spiegel

Kontraindikationen und Sicherheitshinweise

- Allergie gegen die Arznei
- Vorsicht bei Milz-Magen-*Qi*-Mangel ohne Nahrungsstagnation
- Vorsicht bei peptischen Ulzera oder Refluxkrankheit wegen eines Magensäure stimulierenden Effekts

Schwangerschaft und Stillzeit

Schwangerschaft Traditionell wurde wegen der Blut belebenden Wirkung von höheren Dosen abgeraten. Heutige chinesische Experten halten diese Wirkung für nicht so stark, dass sie dem Fetus schadet. Untersuchungen zur Embryotoxizität, Fetotoxizität oder Teratogenität liegen nicht vor.
Stillzeit Keine Einschränkungen bekannt

Interaktionen

- Die Arznei kann aufgrund ihrer sauren Eigenschaft die Wirkung von Nitrofurantoin erhöhen und die Resorption von Aluminium aus *Ming Fan* (Alumen) befördern. Die Wirkung von Antazida kann beeinträchtigt werden.
- Aufgrund ihrer sauren Eigenschaft kann die Arznei die Wirkung von Antazida, Aminophyllin, Aminoglykosiden, Sulfonamiden, Makroliden und Rifampicin beeinträchtigen

Pharmakologie

Wässrige Extrakte zeigten in vitro bzw. in vivo (Ames-Test, Bacillus-subtilis-Test, i.p. Mikrokern- und Chromosomenaberrationstest) keine Hinweise auf Mutagenität oder Gentoxizität.

Dosierung und Zubereitung

Dosierung 9–12 g
Zubereitung Erster Kochvorgang 30 Min.; zweiter Kochvorgang 20 Min.

Kommentar

- Beim Einsatz zur Verdauungsförderung sollte *Chao Shan Zha* (geröstetes *Shan Zha*) eingesetzt werden. Die zubereitete Version enthält weniger Säure und hat so keinen reizenden Effekt auf die Magenschleimhaut, was bei der nicht präparierten Form ein Problem sein kann.
- Wird *Shan Zha* verkohlt (*Tan Shan Zha*), dann dringt es besser in die Blutschicht ein und belebt das Blut. Zusätzlich hat die verkohlte Form von *Shan Zha* noch eine Blut stillende Wirkung, wie viele verkohlte Arzneien. *Tan Shan Zha* wird eingesetzt bei postpartalen Schmerzen, verlängertem Lochienfluss, wenn gleichzeitig Blut bewegt und gestoppt werden muss.
- Zum Vergleich der Nahrungsstagnation lindernden Arzneien ▶ Arzneigruppen-Überblick

Typische Rezepturen mit Shan Zha

- *Bao He Wan* (Pille, die die Harmonie erhält) ▶ RG 15
- *Jian Pi Wan* (Pille zur Starkung der Milz) ▶ RG 15

Shén Qú
Massa Medicata Fermentata
神麴 神曲

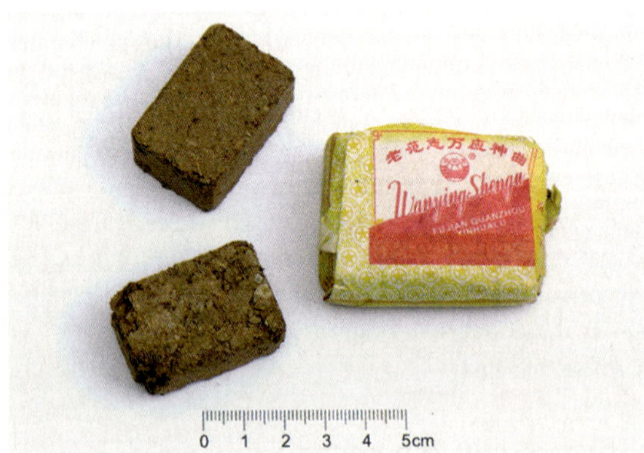

Deutscher Name Fermentierte Medizinalmischung
Englischer Name Medicated Leaven
Bestandteile ▶ Kommentar

Eigenschaften

Temperatur Warm
Geschmack Süß, scharf
Funktionskreis Milz, Magen

Wirkung

Verbessert Verdauung, beseitigt Nahrungsstagnationen, harmonisiert den Magen

Indikationen

- **Magen-Kälte mit Nahrungsstagnation** Appetitlosigkeit, Dyspepsie, Völle- oder Spannungsgefühl im Epigastrium oder Abdomen, Aufstoßen, Diarrhö
- *Shen Qu* wird Rezepturen hinzugefügt, die schwere mineralische Arzneien enthalten, um deren Verdauung und Resorption zu verbessern.

Kontraindikationen und Sicherheitshinweise

- Allergie gegen die Arznei
- Glutenunverträglichkeit

Schwangerschaft und Stillzeit

Schwangerschaft Kontraindiziert; es handelt sich bei *Shen Qu* um eine nicht standardisierte Arznei wechselnder Zusammensetzung, nach der einige Bestandteile in der Schwangerschaft kontraindiziert sein können.
Stillzeit Kontraindiziert; reduziert die Milchproduktion, wird daher zum Abstillen eingesetzt

Dosierung und Zubereitung

Dosierung 6–15 g
Zubereitung Erster Kochvorgang 30 Min.; zweiter Kochvorgang 20 Min.

Kommentar

- *Shen Qu* ist eine nicht standardisierte Mischung aus verschiedenen Zutaten, die einer Fermentation unterzogen werden.
  - Die Grundbestandteile sind Reismehl, gleiche Anteile von *Qing Hao* (Artemisiae Herba) ▶ AG 2.5, *Cang Er Cao* (Xanthii Herba) ▶ AG 1.1, *La Liao* (Polygoni Hydropiperis Herba), *Chi Xiao Dou* (Phaseoli Semen) ▶ AG 4 und *Ku Xing Ren* (Armeniacae Semen Amarum) ▶ AG 6.3
  - Dazu werden die Grundbestandteile zu gleichen Gewichtsanteilen gemahlen und mit Wasser und Reispulver zu einem Brei verarbeitet, der in Formen gegossen wird. Diesen lässt man zugedeckt mehrere Tage stehen und gären. Dann wird er in der Sonne getrocknet und in etwa ein Kubikzentimeter große Würfel geschnitten.
- Eines der besten Mittel bei Nahrungsstagnation, besonders bei Beschwerden im Zusammenhang mit übermäßigem Alkoholgenuss, kohlenhydratreichen und stärkehaltigen Speisen
- Hilft allgemein zu einer verbesserten Nahrungsaufnahme und Verdauung, unterstützt ebenso die Aufnahme schwerer, nährender oder besonders der mineralischen Arzneidrogen. In dieser Funktion, die mineralischen Arzneien in der Resorption zu fördern, ist *Shen Qu* ein wichtiges Mittel.
- Zum Vergleich der Nahrungsstagnation lindernden Arzneien ▶ Arzneigruppen-Überblick

Typische Rezepturen mit Shen Qu

Yue Ju Wan (Flucht aus der Einschnürung Pille) ▶ RG 9.1

9 Qi regulierende Arzneien

Chen Pi (Citri Reticulatae Pericarpium)
Chen Xiang (Aquilariae Lignum Resinatum)
Chuan Lian Zi (Toosendan Fructus)
Da Fu Pi (Arecae Pericarpium)
Fo Shou (Citri Sarcodactylis Fructus)
Ju He (Citri Reticulatae Semen)
Ju Hong (Citri Exocarpium Rubrum)
Li Zhi He (Litchi Semen)
Mei Gui Hua (Rosae Rugosae Flos)
Mu Xiang (Aucklandiae Radix)
Qing Pi (Citri Reticulatae Pericarpium Viride)
Shi Di (Kaki Calyx)
Tan Xiang (Santali Albi Lignum)
Wu Yao (Linderae Radix)
Xiang Fu (Cyperi Rhizoma)
Xie Bai (Allii Macrostemonis Bulbus)
Zhi Qiao (Aurantii Fructus)
Zhi Shi (Aurantii Fructus Immaturus)
Zi Su Geng (Perillae Caulis)

Arzneigruppen-Überblick

Die regulierenden Arzneigruppen 8, 9 und 10

Mehrere Gruppen von Arzneien befassen sich mit der Regulation im weitesten Sinne und in verschiedenen Bereichen. Sie vertreten die klassische Therapie-Methode *Xiao Fa*, die Stagnationen reguliert und Blockierungen auflöst.

- Die Arzneigruppe 8 lindert Stagnationen durch Nahrungsmittel, z.B. *Shan Zha* (Crataegi Fructus)
- Die Arzneigruppe 9 reguliert das *Qi* bei *Qi*-Stagnationen, z.B. *Chen Pi* (Citri Reticulatae Pericarpium)
- Die Arzneigruppe 10 reguliert das Blut. Das beinhaltet Blut-Stasen lösen, was als „Blut beleben" bezeichnet wird, und Blutungen stoppen. Wir unterscheiden somit
  - Blut belebende Arzneien, wie *Chuan Xiong* (Chuanxiong Rhizoma) ▶ AG 10.1
  - Blutungen stoppende Arzneien, wie *Pu Huang* (Typhae Pollen) ▶ AG 10.2

Indikation nach TCM-Kriterien

Qi-Stagnation und rebellierendes *Qi*

Typische Arznei

Chen Pi (Citri Reticulatae Pericarpium)

Wirkung

- Diese Arzneien gehören zu den **Regulatoren,** zu denen auch die Arzneigruppen 8 und 10 gehören. Die Arzneien der Gruppe 9 regulieren das *Qi*, lösen Stagnationen auf und lindern Schmerz. Die Ursachen der Stagnationen sind oft die inneren pathogenen Faktoren, die Emotionen.
- Aber auch äußere pathogene Faktoren können den freien Fluss des *Qi* irritieren und blockieren. Wind kann zu einer *Qi*-Stagnation führen, Feuchtigkeit ebenfalls und besonders Kälte. Auch Schleim führt eigentlich immer zu einer *Qi*-Stagnation.

Typische Symptome

- Das typische Symptom ist der Schmerz. Bei leichteren Formen der Stagnation kommt es zu Druck- und Spannungsgefühlen. Bei einer Leber-*Qi*-Stagnation ist die frustrierte, gedrückte oder gereizte Grundstimmung typisch, im Oberen Erwärmer treten Beschwerden durch eine *Qi*-Stagnation auf, als Druck- oder Engegefühl im Thorax, Dyspnoe und erschwerte Atmung.
- Im Mittleren Erwärmer manifestiert sich eine *Qi*-Stagnation mit Druck- und Völlegefühl im Epigastrium, Übelkeit, Erbrechen. Im Unteren Erwärmer mit Schmerzen oder Krämpfen im Unterbauch, prämenstruellen Beschwerden, Schmerzen in den Leisten oder im Rektum.
- Rebelliert das *Qi*, zeigen sich Übelkeit, Erbrechen, Sodbrennen oder Rülpsen.

Indikationen

- Stagnation erzeugt im Grunde immer eine Art Fülle- oder Exzess-Situation. Jedoch kann auch ein gleichzeitiger energetischer Mangel bestehen, der sogar die Stagnation begünstigt oder erst ermöglicht hat. Dann liegt ein kombiniertes Fülle-Mangel-Muster vor. Dies bedarf der Regulation der Stagnation, der Tonisierung und dem Auffüllen des Mangels.
- Eine über eine längere Zeit bestehende Stagnation neigt dazu, Hitze zu entwickeln, vergleichbar einem Auto, das mit angezogener Handbremse fährt, sodass die Bremsen überhitzen.

Befunde

Zungenkörper

- Es ist schwierig, unmittelbar anhand der Zungenzeichen eine Stagnation zu erkennen. Ein typisches Zeichen sind aufgerollte Zungenränder; indirekte Zeichen können eine leichte Rötung im Bereich der seitlichen Zungenränder sein, die auf eine länger bestehende *Qi*-Stagnation im Funktionskreis Leber hindeutet.
- Begleitende Befunde können aber gut an dem ZK abgelesen werden:
  - ein gleichzeitiger *Qi*-Mangel an einer blassen Zunge mit Zahnabdrücken
  - eine gleichzeitige Blut-Stase an einer lividen Zunge
  - ein Schleim-Befund als Stagnations-Ursache an einem dicken, klebrigen Zungenbelag

Zungenbelag Für die *Qi*-Stagnation selbst gibt es keine typische Änderung des ZB.

Puls Der Puls ist typischerweise saitenförmig, bei gleichzeitigem *Qi*-Mangel kraftlos, bei Kälte zusätzlich langsam und bei Hitze eher beschleunigt.

Leitsymptome

Schmerz, Druck- und Engegefühl im Oberbauch, Thorax, Unterleib

Anwendungsbeispiele

Schmerzsyndrome, Gastritis, Bauchschmerzen, Blähungen, PMS, Depression, rezidivierende Blaseninfektionen

Häufige Kombinationen

Diese Arzneien der Gruppe 9 werden oft mit anderen Arzneien kombiniert:

- bei *Qi*-Mangel mit Arzneien, die das *Qi* tonisieren, ▶ AG 12.1
- bei gleichzeitiger Blut-Stase durch eine tiefgreifende Stagnation mit Blut belebenden Arzneien, ▶ AG 10.1
- bei Stagnation durch Schleim mit Schleim transformierenden Arzneien, ▶ AG 6.

Kontraindikationen und Sicherheitshinweise

Die meisten Regulatoren sind trocknend, viele scharf und warm. Sie können das *Yin* und die Säfte schmälern und sollten deshalb bei Patienten mit Blut- oder *Yin*-Mangel mit Vorsicht oder in Kombination mit tonisierenden Arzneien eingesetzt werden, ▶ AG 12.2 und 12.4.

Korrespondierende Akupunkturpunkte

Allgemein ausgedrückt haben die *Luo*-Punkte eine sehr große regulative Eigenschaft und sind deshalb bei Stagnation zur Wiederherstellung des Energieflusses sehr hilfreich:

- SJ 5 *Waiguan*, Pc 6 *Neiguan*, Lu 7 *Lieque*, Ma 40 *Fenglong*, Mi 4 *Gongsun*, He 5 *Tongli*, Dü 7 *Zhizheng*, Bl 58 *Feiyang*, Ni 4 *Dazhong*, Gb 37 *Guangming*, Le 5 *Ligou*
- Zusätzlich können sehr sinnvoll sein: Mi 6 *Sanyinjiao*, Ma 36 *Zusanli*, Le 3 *Taichong*, Ren 12 *Zhongwan*, Ma 25 *Tianshu*, Bl 20 *Pishu*
- Bei Stagnation ohne Hitze-Zeichen wirkt Wärme auch sehr gut, um den Energiefluss wieder in Gang zu bringen und Schmerzen zu lindern: Moxa allgemein und auf Ren 12 *Zhongwan* ist dann sehr wirksam.

Charakterisierung der Qi regulierenden Arzneien

Wirkung Diese Arzneien lindern *Qi*-Stagnation, sie sind Regulatoren.

Eigenschaften Die meisten Arzneien der Arzneigruppe 9 sind scharf, bitter und vom Temperaturverhalten her warm, neutral oder leicht kühl.

Pathogene Faktoren

- Besonders emotionale Belastungen führen zu Stagnation.
- Exogene pathogene Faktoren können eine Stagnation des freien *Qi*-Flusses bewirken: Wind, besonders auch Kälte, sowie Feuchtigkeit und Schleim

Typische Arznei *Chen Pi* (Citri Reticulatae Pericarpium)

Indikation *Qi*-Stagnation

Nebenwirkung Arzneien der Gruppe 9 sind häufig trocknend, sie können prinzipiell das *Yin* schmälern

Wirkort Milz, Magen, Lunge, Dickdarm, Leber, Gallenblase, Blase

Therapie-Prinzip (Ba Fa) *Xiao Fa* – die lösende Methode; Regulation des *Qi*

Acht Leitkriterien (Ba Gang)

Diese Leitkriterien beschreiben den Energiezustand des Patienten, für den diese Arzneigruppe angezeigt ist.

Lokalisierung Innen

Qualität Hitze, Kälte

Quantität Fülle

Chén Pí
Citri Reticulatae Pericarpium
陳皮 陈皮

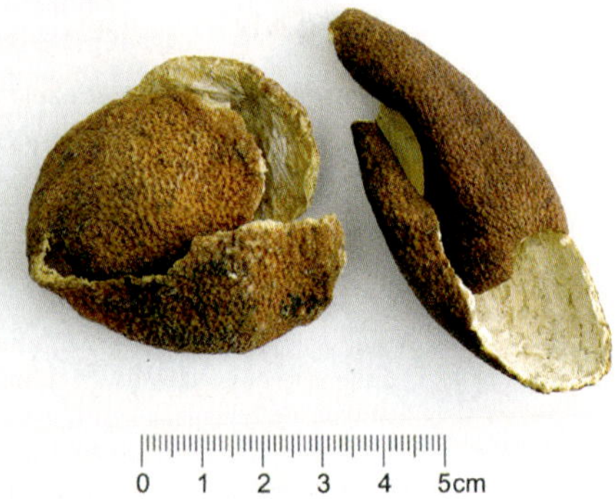

Deutscher Name Mandarinenschale
Englischer Name Dried Tangerine Peel
Familie Rautengewächse – Rutaceae
Offizinelle Spezies *Citrus reticulata*

Eigenschaften

Temperatur Warm
Geschmack Bitter, scharf
Funktionskreis Lunge, Milz

Wirkung

- Reguliert das *Qi*, kräftigt die Milz
- Trocknet Feuchtigkeit und transformiert Schleim
- Führt rebellierendes, aufsteigendes *Qi* herab

Indikationen

- **Bei stagnierendem Milz- und Magen-Qi** Spannungs- und Völlegefühl in der Magengegend, Aufgetriebensein, verminderter Appetit, Übelkeit, Aufstoßen und Erbrechen
- **Schleim-Feuchtigkeit** Husten mit reichlichem, klarem Schleim, Spannungs- und Völlegefühl in der Brust
- **Durch Schleim-Feuchtigkeit bedingte Abdominalbeschwerden** Spannung im Abdomen, Appetitverlust, Müdigkeit, Durchfall, klebriger, schleimiger Zungenbelag
- Aufstoßen, Übelkeit, Erbrechen

Kontraindikationen und Sicherheitshinweise

- Trockener Husten durch *Yin*-Mangel, da die Arznei noch mehr trocknend wirkt
- Allergie gegen die Arznei

Schwangerschaft und Stillzeit

Schwangerschaft Während jahrhundertelanger Anwendung sind keine relevanten Risiken bekannt geworden. Ein Methanol-Extrakt zeigte bei der Ratte unter moderater Dosierung keine Hinweise auf embryotoxische, fetotoxische oder teratogene Auswirkungen. Ausreichende Untersuchungen zur Sicherheit in der Schwangerschaft liegen nicht vor.
Stillzeit Keine Einschränkungen bekannt

Pharmakologie

- Die Arznei enthält den Stoff Synephrin, der experimentell eine Blutdruck- und Pulserhöhung gezeigt hat. Dieser Effekt ist innerhalb des therapeutischen Dosisbereichs nicht relevant.
- Ein ethanolischer Extrakt zeigte eine partielle Östrogenaktivität, die sich mehr am ERβ- als am ERα-Rezeptor auswirkte.
- Ein wässriger Extrakt zeigte in vitro bzw. in vivo (Ames-Test, Bacillus-subtilis-Test, i.p. Mikrokern- und Chromosomenaberrationstest) keine Hinweise auf Mutagenität oder Gentoxizität.

Dosierung und Zubereitung

Dosierung 3–10 g
Zubereitung Erster Kochvorgang 30 Min.; zweiter Kochvorgang 20 Min.

Kommentar

- *Chen Pi* ist einer der wichtigsten *Qi*-Regulatoren. Die Arznei wirkt sowohl auf Milz und Magen als auch auf die Lunge und hat neben ihrer regulierenden und Schleim transformierenden Eigenschaften die Fähigkeit, die Milz in ihrer transformierenden Aufgabe zu stärken.
- Da dieses Mittel jedoch warm ist, sollte es in Fällen von gelbem, zähem Sputum durch Schleim-Hitze nicht – oder nur mit anderen kühlenden Arzneien kombiniert – gegeben werden.

Typische Rezepturen mit Chen Pi

- *Liu Jun Zi Tang* (Sechs Gentlemen Dekokt) ▶ RG 8.1
- *Er Chen Tang* (Zweifach behandeltes Dekokt) ▶ RG 14.1
- *Ping Wei San* (Beruhige den Magen Pulver) ▶ RG 6.2

Chén Xiāng
Aquilariae Lignum Resinatum
沉香

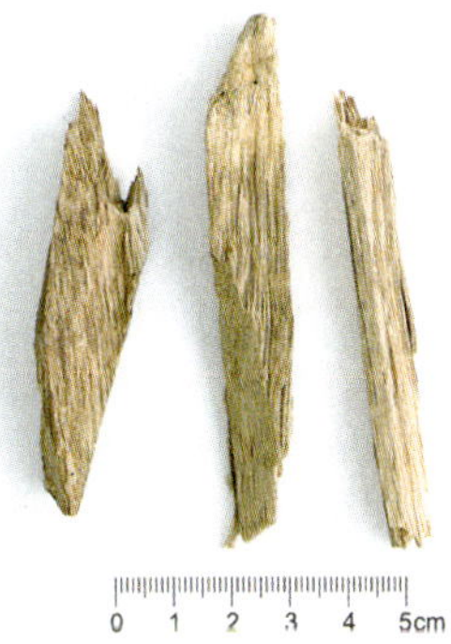

Deutscher Name Chinesisches Adlerholz
Englischer Name Chinese Eagle Wood, Aquilaria Wood
Familie Seidelbastgewächse – Thymelaeaceae
Offizinelle Spezies *Aquilaria sinensis*
Hinweis Die Arznei unterliegt dem Artenschutzabkommen (CITES, Anhang II); wenn aus Kulturanbau stammend und mit einem entsprechenden Zertifikat darf die Substanz legal gehandelt werden. ▶ Anhang

Eigenschaften

Temperatur Leicht warm
Geschmack Scharf, bitter, aromatisch
Funktionskreis Milz, Magen, Niere

Wirkung

- Bewegt das *Qi* und stoppt Schmerzen
- Senkt rebellierendes Qi und wärmt die Mitte
- Unterstützt die Nieren beim Absorbieren von Lungen-*Qi*

Indikationen

- Völle und Schmerzen in Thorax, Epigastrium und Abdomen, vor allem in Kombination mit Kälte oder Blut-Stase
- Übelkeit, Erbrechen und Schluckauf durch Völle oder Leere-Kälte im Magen
- Rebellierendes Lungen-*Qi* mit Asthma und Keuchen aufgrund von Nieren-Mangel, schwacher Rücken und Knie, Inkontinenz, Nachtropfen, kalter Samen

Kontraindikationen und Sicherheitshinweise

Allergie gegen die Arznei

Schwangerschaft und Stillzeit

Während jahrhundertelanger Anwendung sind keine relevanten Risiken bekannt geworden. Aussagefähige Untersuchungen zur Sicherheit in der Schwangerschaft oder Stillzeit liegen nicht vor.

Dosierung und Zubereitung

Dosierung 1–5 g
Zubereitung Zerkleinern und dem Dekokt für die letzten 5–10 Min. des zweiten Kochvorgangs zugeben oder als Pulver einnehmen

Kommentar

- *Chen Xiang* wird besonders häufig bei Kälte-Schmerzen im unteren Abdomen und im Lumbalbereich eingesetzt.
- Nur wenige Mittel haben die Funktion, die Nieren in der Absorption des Lungen-*Qi* zu unterstützen. Die tierischen Mittel *Ge Jie* (Gecko) und *Dong Chong Xia Cao* (Cordyceps), ▶ AG 12.3, sind nur teilweise erhältlich und teuer. Somit ist *Chen Xiang* ein Hauptmittel bei dieser Indikation.

Typische Rezepturen mit Chen Xiang

Liu Mo Tang (Sechs gemahlene Arzneien Dekokt) ▶ RG 9.1 zur Behandlung von *Qi*-Blockade mit Spannungsgefühl, Völle und Schmerz im Abdomen, Obstipation und Aufstoßen. Die Rezeptur besteht aus *Bing Lang* (Arecae Semen) ▶ AG 17, *Chen Xiang* (Aquilariae Lignum Resinatum), *Wu Yao* (Linderae Radix), *Mu Xiang* (Aucklandiae Radix), *Zhi Qiao* (Aurantii Fructus) ▶ AG 9 und *Da Huang* (Rhei Radix et Rhizoma) ▶ AG 3.1.

Chuān Liàn Zǐ
Toosendan Fructus
川楝子 川楝子

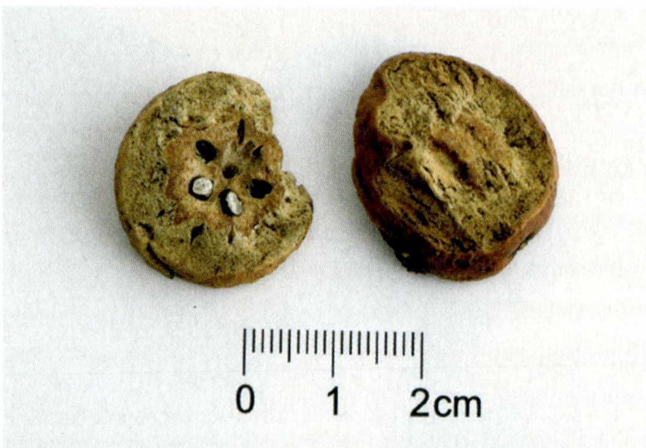

Deutscher Name Paternosterbaumfrüchte
Englischer Name Szechwan Chinaberry Fruit
Familie Mahagonigewächse – Meliaceae
Offizinelle Spezies *Melia toosendan*

Eigenschaften

Temperatur Kalt
Geschmack Bitter
Funktionskreis Leber, Dünndarm, Blase

Wirkung

- Reguliert *Qi* und lindert Schmerzen
- Hitze klärend, Feuchtigkeit trocknend
- Antiparasitisch und antihelminthisch

Indikationen

- Schmerzen und Stechen im Bauch und Unterbauch, Schmerzen in den Flanken, den Rippen und im seitlichen Abdomen durch Leber-*Qi*-Stagnation oder Leber-Magen-Disharmonie, auch bei Hernien, besonders hilfreich bei begleitenden Hitze-Zeichen, aber auch bei *Qi*-Stagnation mit Hitze-Feuchtigkeit
- Bei *Qi*-Stagnation durch Hitze-Feuchtigkeit gegen Schmerzen im Epigastrium, Abdomen und Flankenbereich; auch bei Schmerzen durch Hernien
- Bei Parasitenbefall des Darms durch Spulwürmer (Askariasis), Bandwürmer (Taeniasis), und andere Darmparasiten.
- *Chuan Lian Zi* wird auch topisch in Form von Pulver bei Tinea der Kopfhaut angewendet.

Kontraindikationen und Sicherheitshinweise

- Bei Mangel- und Kälte-Symptomen von Milz und Magen
- Allergie gegen die Arznei
- Vorsicht, die Arznei ist leicht toxisch; Überdosierung vermeiden. Eine Überdosis kann u.a. zu toxischer Hepatitis führen.[1]

Schwangerschaft und Stillzeit

Wegen leichter Toxizität mit Vorsicht einzusetzen. Aussagefähige Untersuchungen zur Sicherheit in der Schwangerschaft oder Stillzeit liegen nicht vor.

Dosierung und Zubereitung

Dosierung 5–10 g; geeignete Menge für topische Anwendung, als Pulver zum Einreiben
Zubereitung Vorab zerstoßen. Erster Kochvorgang 30 Min.; zweiter Kochvorgang 20 Min.

Kommentar

- Obwohl dieses Mittel nicht so ausgesprochen effektiv die Parasiten eliminiert, ist es sehr wirksam in der Schmerzlinderung bei den angegebenen Indikationen.
- *Chuan Lian Zi* ist eines der wenigen *Qi* bewegenden, Schmerz lindernden Mittel, die auch Hitze klären. Es ist ein besonders wirksames Mittel bei *Qi*-Stagnation mit Hitzezeichen im Abdomen, z.B. bei brennenden Schmerzen, die kommen und gehen.

Typische Rezepturen mit Chuan Lian Zi

Jin Ling Zi San (Toosendan Fructus Pulver) ▶ RG 9.1

1 Bensky D, Clavey S, Stöger E. Chinese Herbal Medicine. Materia Medica. 3rd ed Seattle, WA: Eastland Press; 2004.

Dà Fù Pí
Arecae Pericarpium
大腹皮

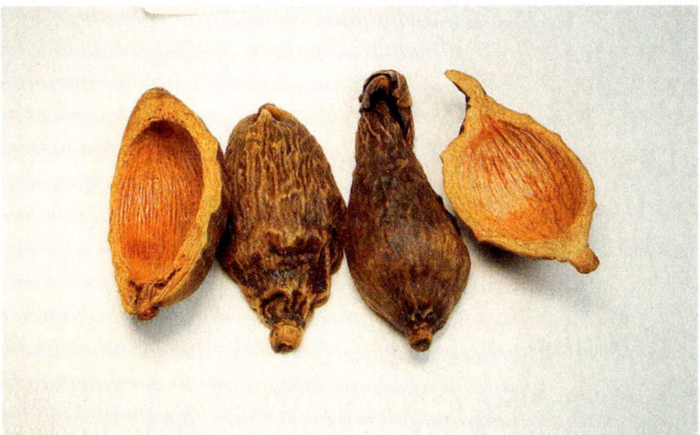

Deutscher Name Betelnussschale
Englischer Name Areca Beel, Areca Husk
Familie Palmengewächse – Palmae
Offizinelle Spezies *Areca catechu*

Eigenschaften

Temperatur Leicht warm
Geschmack Scharf
Funktionskreis Milz, Magen, Dickdarm, Dünndarm

Wirkung

- Reguliert das *Qi*, entlastet die Mitte und führt rebellierendes *Qi* herab
- Fördert die Diurese und lindert Ödemneigung

Indikationen

- **Bei Qi-Stagnation in der Mitte** Spannungs- und Völlegefühl im Oberbauch und Abdomen, saures Aufstoßen, verminderter Appetit, Übelkeit, Erbrechen und unvollständiger, gestörter Stuhlgang oder Obstipation
- **Feuchtigkeit-Ansammlung** Appetitverlust, abdominelle Spannungen, oberflächliche Schwellungen und Ödeme, Gedunsenheit im Gesicht, Beinödeme

Kontraindikationen und Sicherheitshinweise

- *Qi*-Mangel
- Allergie gegen die Arznei
- Vorsicht: Wegen des wahrscheinlich kanzerogenen Inhaltsstoffs Arecolin sollte die Arznei nicht in höherer Dosierung und für längere Zeit angewendet werden. Große Vorsicht bei Kindern

Fertilität, Schwangerschaft und Stillzeit

Fertilität Wegen der potenziell kanzerogenen Eigenschaften ist von einer Anwendung abzuraten, insbesondere bei Männern mit Kinderwunsch.
Schwangerschaft Kontraindiziert wegen des wahrscheinlich kanzerogenen Inhaltsstoffs Arecolin
Stillzeit Kontraindiziert wegen des wahrscheinlich kanzerogenen Inhaltsstoffs Arecolin

Pharmakologie

Ein wässriger Extrakt zeigte im UDS-Test keine Hinweise auf Mutagenität. Der Bestandteil Arecolin zeigte in verschiedenen In-vitro-Testverfahren auf Mutagenität oder Gentoxizität zumeist positive Ergebnisse; parenteral an Mäuse verabreicht, zeigte er im Chromosomenaberrationstest schwach positive Ergebnisse. Die Substanz wurde von der International Agency for Research on Cancer (IARC) als für den Menschen potenziell karzinogen eingestuft.[1]

Dosierung und Zubereitung

Dosierung 5–10 g
Zubereitung Erster Kochvorgang 30 Min.; zweiter Kochvorgang 20 Min.

Kommentar

- *Da Fu Pi* ist eine Schale. Schalen sind wirksam in der Förderung der Miktion und reduzieren dadurch Ödeme.
- *Da Fu Pi* führt *Qi* grundsätzlich nach unten und kann eingesetzt werden, wenn im Abdomen das *Qi* blockiert ist und nicht nach unten fließt. Diese Wirkung ist ähnlich, aber weniger ausgeprägt wie die *Qi* absenkende Wirkung von *Bing Lang* (Arecae Semen), der Betelnuss, welche von derselben Pflanze stammt, ▶ AG 17.

Typische Rezepturen mit Da Fu Pi

Wu Pi San (Fünf Schalen Pulver) ▶ RG 6.1

1 IARC Monographs Vol 128 Group. Carcinogenicity of acrolein, crotonaldehyde, and arecoline. Lancet Oncol. 2021;22(1):19-20.

Fó Shǒu
Citri Sarcodactylis Fructus
佛手

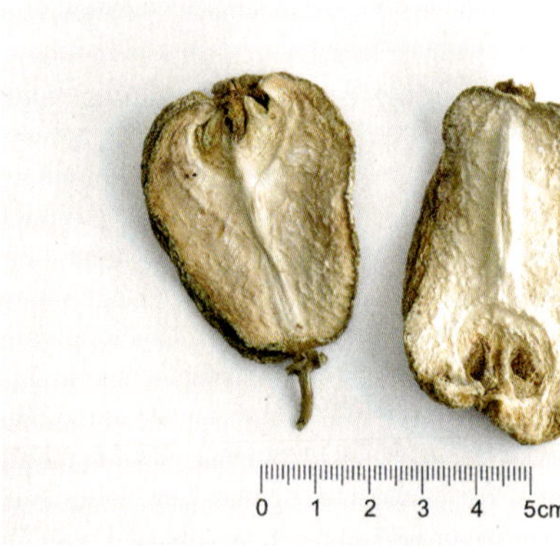

Deutscher Name Finger-Zitronen-Frucht", „Buddha-Hand-Frucht"
Englischer Name Finger Citron, Buddha´s Hand
Familie Rautengewächse – Rutaceae
Offizinelle Spezies *Citrus medica* var. *sarcodactylis*

Eigenschaften

Temperatur Warm
Geschmack Scharf, bitter, sauer
Funktionskreis Leber, Milz, Magen, Lunge

Wirkung

- Reguliert das Leber-*Qi*
- Harmonisiert den Funktionskreis Magen und kräftigt die Milz
- Transformiert Schleim und lindert Husten

Indikationen

- **Bei Leber-Qi Stagnation** Spannungs- und Distensionsgefühl im Hypochondrium, Enge und Druck im Thorax
- **Bei stagniertem und geschwächtem Milz- und Magen-Qi** Spannungs- und Völlegefühl in der Magengegend, verminderter Appetit, Übelkeit, Aufstoßen und Erbrechen
- **Schleim-Feuchtigkeit** Husten mit reichlichem, klarem Schleim; Völlegefühl und Schmerzen im Brustkorb

Kontraindikationen und Sicherheitshinweise

Allergie gegen die Arznei

Schwangerschaft und Stillzeit

Während jahrhundertelanger Anwendung sind keine relevanten Risiken bekannt geworden. Aussagefähige Untersuchungen zur Sicherheit in der Schwangerschaft oder Stillzeit liegen nicht vor.

Dosierung und Zubereitung

Dosierung 3–10 g
Zubereitung Erster Kochvorgang 30 Min.; zweiter Kochvorgang 20 Min.

Kommentar

- *Fo Shou* dringt in die Funktionskreise Leber und Milz ein und ist deshalb besonders geeignet, um die Leber und die Mitte zu harmonisieren. In diesem Fall kann es kombiniert werden mit *Mai Ya* (Hordei Fructus Germinatus) ▶ AG 8.
- *Fo Shou* ist relativ mild und eignet sich besonders bei *Qi*-Stagnation mit gleichzeitigem *Qi*-Mangel, wie eben bei einer Milz-Leber-Disharmonie mit Leber-*Qi*-Stagnation und Milz-Mangel.

Typische Rezepturen mit Fo Shou

Fo Shou ist selten in klassischen Rezepturen vorhanden und wird bei Bedarf jeweils beigefügt.

Jú Hé
Citri Reticulatae Semen
橘核

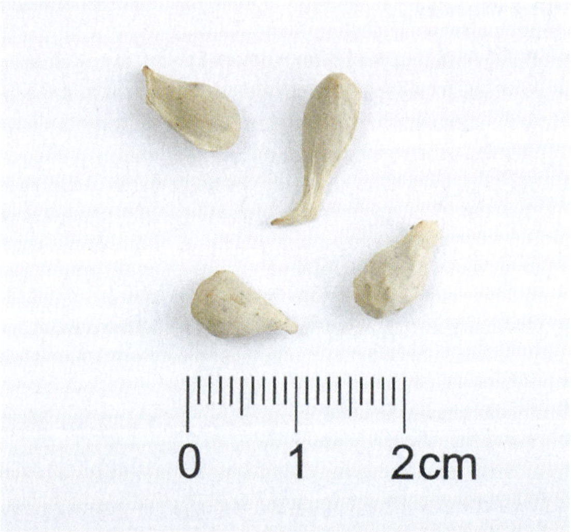

Deutscher Name Mandarinen-Samen
Englischer Name Tangerine Seed
Familie Rautengewächse – Rutaceae
Offizinelle Spezies *Citrus reticulata*
Spezies Kampomedizin *Citrus unshiu, Citrus reticulata 'Unshiu', Citrus reticulata*

Eigenschaften

Temperatur Neutral
Geschmack Bitter
Funktionskreis Leber, Niere

Wirkung

Reguliert das *Qi*, lindert Schmerz und löst Zusammenballungen

Indikationen

Schmerzen und Blockade im Unterbauch und in der Brust entlang der Leber-Leitbahn Krampfartige Schmerzen im seitlichen Abdomen, Schwellung im Skrotum, Schmerzen in den Hoden, auch bei Mastitis oder Verhärtungen in der Brust

Kontraindikationen und Sicherheitshinweise

Allergie gegen die Arznei

Schwangerschaft und Stillzeit

Während jahrhundertelanger Anwendung sind keine relevanten Risiken bekannt geworden. Aussagefähige Untersuchungen zur Sicherheit in der Schwangerschaft oder Stillzeit liegen nicht vor.

Dosierung und Zubereitung

Dosierung 3–9 g
Zubereitung Erster Kochvorgang 30 Min.; zweiter Kochvorgang 20 Min.

Kommentar

Ju He hat einen starken Fokus auf *Qi*-Blockaden in der Leber-Leitbahn und wird eingesetzt, wenn sich Leber-Leitbahn-Blockaden im unteren Abdomen (seitliches Abdomen, Leiste, Skrotum) oder in der Brust zeigen.

Typische Rezepturen mit Ju He

Ju He Wan (Citri Reticulatae Semen Pille) zur Behandlung von geschwollenen, schmerzenden Hoden. Diese Rezeptur wird im Indikationsteil unter Prostatitis besprochen ▶ In 9.3.

Jú Hóng
Citri Exocarpium Rubrum
橘紅 橘红

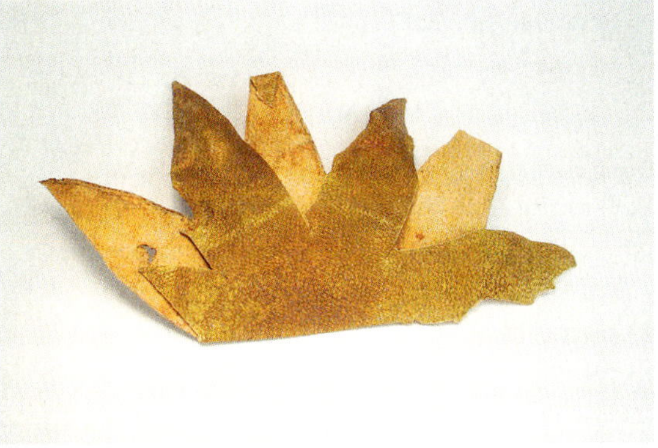

Deutscher Name Äußere Pomeloschale
Englischer Name Pummelo Peel
Familie Rautengewächse – Rutaceae
Offizinelle Spezies *Citrus reticulata* und deren Cultivare

Eigenschaften

Temperatur Warm
Geschmack Scharf, bitter
Funktionskreis Lunge, Milz

Wirkung

- Reguliert das *Qi*
- Trocknet Feuchtigkeit und transformiert Schleim
- Führt rebellierendes, aufsteigendes *Qi* herab

Indikationen

- Spannungs- und Völlegefühl in der Magengegend, Übelkeit, Aufstoßen und Erbrechen
- Husten mit reichlichem, klarem Schleim, Spannungs- und Völlegefühl in der Brust

Kontraindikationen und Sicherheitshinweise

Allergie gegen die Arznei

Schwangerschaft und Stillzeit

Während jahrhundertelanger Anwendung sind keine relevanten Risiken bekannt geworden. Aussagefähige Untersuchungen zur Sicherheit in der Schwangerschaft oder Stillzeit liegen nicht vor.

Interaktionen

Das Arzneidekokt erhöhte in einer pharmakokinetischen Studie am Schwein massiv die Bioverfügbarkeit von Cicplosporin. Der Inhaltsstoff Naringin erhöhte in pharmakokinetischen Studien an der Ratte die Bioverfügbarkeit von Paclitaxel moderat bis deutlich.

Dosierung und Zubereitung

Dosierung 3–10 g
Zubereitung Erster Kochvorgang 30 Min.; zweiter Kochvorgang 20 Min.

Kommentar

Ju Hong hat sehr ähnliche Wirkungen und Indikationen wie *Chen Pi* (Citri Reticulatae Pericarpium) aus dieser Gruppe. Im Vergleich zu *Chen Pi* ist *Ju Hong* trockener und aromatischer. *Ju Hong* wird vor allem eingesetzt, um rebellierendes *Qi* in Mitte und Lunge abzusenken.

Lì Zhī Hé
Litchi Semen
荔枝核

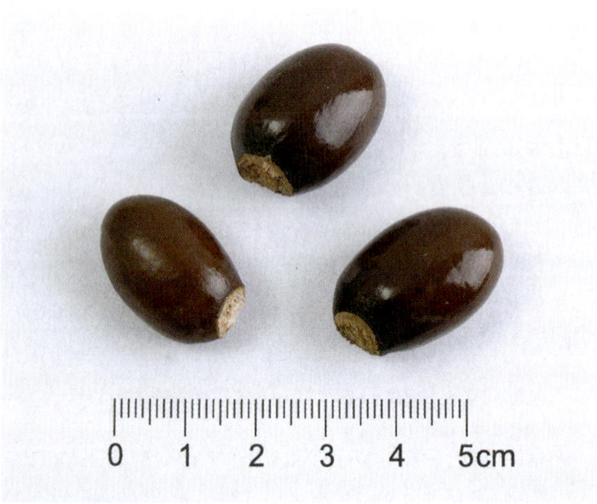

Deutscher Name Litchi Samen
Englischer Name Lychee Seed, Lychee Pip
Familie Seifenbaumgewächse – Sapindaceae
Offizinelle Spezies *Litchi sinensis*

Eigenschaften

Temperatur Warm
Geschmack Süß, leicht bitter
Funktionskreis Leber, Niere

Wirkung

- Reguliert *Qi*, löst Leber-*Qi* Stagnation und stoppt Schmerzen
- Zerstreut Kälte und Stagnation in der Leber-Leitbahn

Indikationen

- **Qi Stagnation** Schmerzen im Unterbauch und Epigastrium, Schwellungen, prämenstruelle Abdominalschmerzen, postpartale Abdominalschmerzen durch *Qi*-Stagnation mit Blut-Stase
- **Kälte in der Leber-Leitbahn** Hernienschmerz, Schmerzen in den Hoden; kann in Kombination mit kalten Mitteln auch bei Hitzezeichen eingesetzt werden

Kontraindikationen und Sicherheitshinweise

- Allergie gegen die Arznei
- Vorsicht bei Diabetikern mit Neigung zur Hypoglykämie

Schwangerschaft und Stillzeit

Während jahrhundertelanger Anwendung sind keine relevanten Risiken bekannt geworden. Aussagefähige Untersuchungen zur Sicherheit in der Schwangerschaft oder Stillzeit liegen nicht vor.

Pharmakologie

Die Saponine aus der Arznei zeigten in vitro Antiöstrogen- und Antiprogesteron-Effekte, bei weiblichen Ratten reduzierten sie eine Hyperplasie der Brustdrüsen.

Dosierung und Zubereitung

Dosierung 5–10 g
Zubereitung Zerstoßen. Erster Kochvorgang 30 Min.; zweiter Kochvorgang 20 Min.

Kommentar

- *Li Zhi He* kann als Botenkraut für die Hoden und für die Eierstöcke betrachtet werden. Da dieses Mittel das *Qi* bewegt und Schmerzen stoppt und gleichzeitig auch warm ist, wird es besonders häufig bei Kälte-Schmerzen im Bereich des seitlichen, unteren Abdomens sowie der Hoden eingesetzt. Dafür kann dieses Mittel kombiniert werden mit *Xiao Hui Xiang* (Foeniculi Fructus) oder *Wu Zhu Yu* (Euodiae Fructus) ▶ AG 11.
- Da *Li Zhi He* einen engen Bezug zum Funktionskreis Leber hat, kann dieses Mittel auch bei Brustproblemen eingesetzt werden, zum Beispiel bei prämenstruellem Brustspannen.

- *Li Zhi He* kommt in einer alten *Qi* regulierenden Rezeptur vor, *Ben Tun Wan* (Laufendes Ferkel Pille), die bereits im *Nan Jing* beschrieben wurde. Sie besteht neben *Li Zhi He* aus weiteren Arzneien der Gruppe 9, *Chuan Lian Zi* (Toosendan Fructus), *Ju He* (Citri Reticulatae Semen), *Mu Xiang* (Aucklandiae Radix), sowie aus *Fu Ling* (Poria) ▶ AG 4 und *Xiao Hui Xiang* (Foeniculi Fructus) ▶ AG 9.
  Das *Nan Jing* beschreibt für diese Rezeptur eine Störung des *Qi*-Flusses im Unteren Erwärmer durch Kälte. Hierbei kommt es zu periodisch aufsteigenden Hitze-Flushs, periumbilikalen Palpitationen und aufsteigender Unruhe. Befunde sind ein weißer, klebriger Zungenbelag und ein drahtiger, gespannter Puls.

Typische Rezepturen mit Li Zhi He

Ben Tun Wan (Laufendes Ferkel Pille) zur Behandlung von Blockade durch Kälteansammlungen im unteren Abdomen mit aufsteigender Hitze. Diese Rezeptur wird in diesem Buch nicht berücksichtigt. ▶ Kommentar

Méi Guī Huā
Rosae Rugosae Flos
玫瑰花

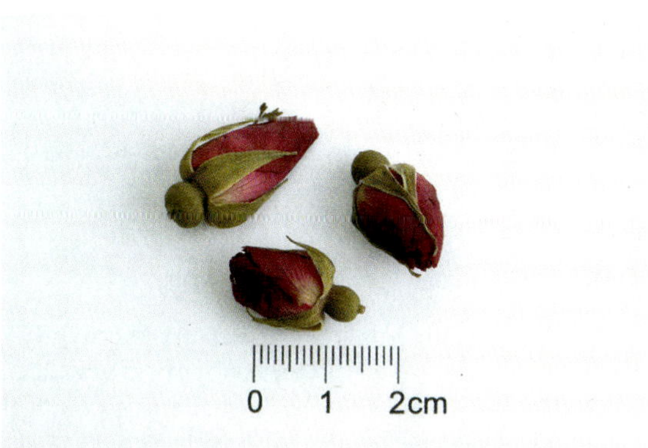

Deutscher Name Chinesische Rosenblüte
Englischer Name Rose Flower, Rosebud
Familie Rosengewächse – Rosaceae
Offizinelle Spezies *Rosa rugosa*

Eigenschaften

Temperatur Warm
Geschmack Süß, leicht bitter
Funktionskreis Leber, Milz

Wirkung

- Bewegt das *Qi* und stoppt Schmerzen
- Harmonisiert das Blut und befreit Stagnation

Indikationen

- Leber-Magen-Disharmonie mit Flanken- und epigastrischen Schmerzen, prämenstruelle Brustspannungen, Aufstoßen, Appetitlosigkeit
- Unregelmäßige Menstruation, Menstruationsschmerzen, Blut-Stase durch Traumata

Kontraindikationen und Sicherheitshinweise

Allergie gegen die Arznei

Schwangerschaft und Stillzeit

Während jahrhundertelanger Anwendung sind keine relevanten Risiken bekannt geworden. Aussagefähige Untersuchungen zur Sicherheit in der Schwangerschaft oder Stillzeit liegen nicht vor.

Dosierung und Zubereitung

Dosierung 3–6 g
Zubereitung Dem Dekokt für die letzten 5–10 Min. des zweiten Kochvorgangs zugeben

Kommentar

Mei Gui Hua ist ein mildes Mittel. Insbesondere seine Blut bewegende Wirkung ist nicht sehr ausgeprägt. So wird es selten bei Stase durch Trauma eingesetzt. Es wird vor allem bei Leber-*Qi*-Stagnation mit leichter Blut-Stase eingesetzt, wie z.B. bei PMS oder Menstruationsbeschwerden.

Typische Rezepturen mit Mei Gui Hua

Mei Gui Hua ist selten in klassischen Rezepturen vorhanden und wird bei Bedarf jeweils beigefügt.

Mù Xiāng
Aucklandiae Radix
木香

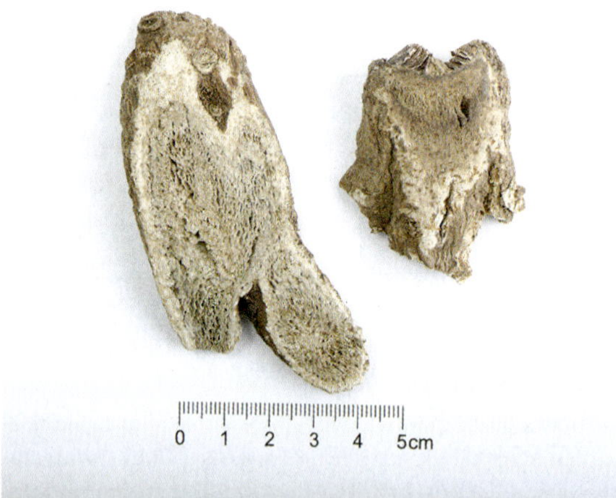

Deutscher Name Indische Kostuswurzel
Englischer Name Common Aucklandia Root
Familie Korbblütler – Compositae
Offizinelle Spezies *Aucklandia lappa*
Hinweis Die Arznei unterliegt dem Artenschutzabkommen (CITES) ▶ Anhang. Wenn aus Kulturanbau stammend und mit einem entsprechenden Zertifikat, darf die Substanz legal gehandelt werden.

Eigenschaften

Temperatur Warm
Geschmack Scharf, bitter
Funktionskreis Milz, Magen, Dickdarm, Drei Erwärmer, Gallenblase

Wirkung

- Unterstützt den *Qi*-Fluss in Milz und Magen
- Reguliert stagnierendes *Qi* im Darmbereich
- Stärkt die Milz und beugt Stagnationen vor

Indikationen

- **Qi-Stagnation in Milz und Magen** Appetitlosigkeit, abdominelle Spannungs- und Schmerzgefühle, Übelkeit, Erbrechen, Krämpfe durch *Qi*-Stagnationen im Gastrointestinaltrakt
- **Stagnierendes Leber- und Gallenblasen-Qi** Flankenschmerzen, Spannungsgefühl, Schmerz- und Druckgefühl im Thoraxbereich oder an den Rippenbögen, Ikterus
- **Qi-Stagnation im Darmbereich** Dysenterie, Diarrhö, abdominelle Schmerzen, besonders hilfreich auch bei Tenesmen
- **In Kombination mit tonisierenden Arzneien** Um die Nebeneffekte der Tonika auf die Milz zu mindern und die Milz in ihren Aufgaben der Umwandlung und Verteilung zu unterstützen.

Kontraindikationen und Sicherheitshinweise

- Trockenheit durch Säfte- oder *Yin*-Mangel
- Allergie gegen Korbblütler

Schwangerschaft und Stillzeit

Schwangerschaft Kontraindiziert. Im In-vitro-Zebrafisch-Test führte das Arzneidekokt in moderater Dosierung zu fetotoxischen und teratogenen Effekten. Sonstige Untersuchungen zur Embryotoxizität, Fetotoxizität oder Teratogenität liegen nicht vor.
Stillzeit Keine Einschränkungen bekannt

Pharmakologie

Ein superkritischer CO2-Extrakt zeigte im Ames-Test und bei der Maus (Mikrokern- und Spermienabnormalitätstest) keine Hinweise auf Gentoxizität.

Dosierung und Zubereitung

Dosierung 3–6 g
Zubereitung Dem Dekokt für die letzten 5–10 Min. des zweiten Kochvorgangs zugeben

Kommentar

- Da *Mu Xiang* eine auf der CITES-Liste geführte Pflanzen ist, werden häufig alternative Spezies verwendet. Diese haben jeweils ähnliche Wirkungen, sind insgesamt jedoch weniger stark wirksam. *Tu Mu Xiang* (Inulae Radix) wurde als reguläres *Mu Xiang* verwendet, bis im 19. Jahrhundert Aucklandia aus Indien importiert wurde. Ebenfalls wird manchmal auch *Chuan Mu Xiang* (Vladimiriae Radix) eingesetzt.
- *Mu Xiang* ist eine der wichtigsten Arzneien bei verschiedensten Formen von Verdauungsproblemen.
- *Mu Xiang* ist das Mittel der Wahl bei Tenesmus.

Typische Rezepturen mit Mu Xiang

Gui Pi Tang (Dekokt, das die Milz wiederherstellt) ▶ RG 8.3

Qīng Pí
Citri Reticulatae Pericarpium Viride
青皮

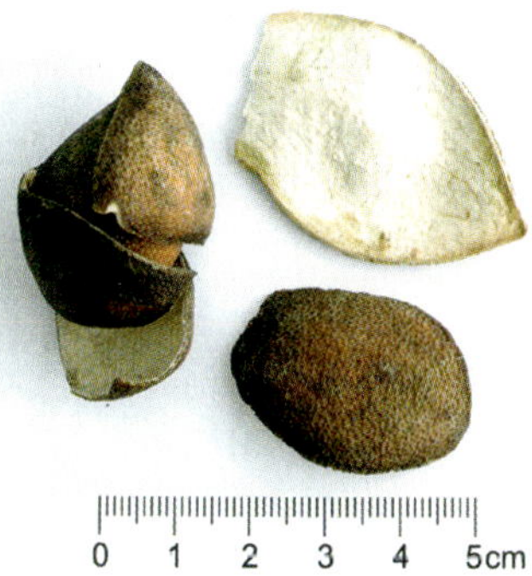

Deutscher Name Grüne oder unreife Mandarinenschale
Englischer Name Green Tangerine Peel
Familie Rautengewächse – Rutaceae
Offizinelle Spezies *Citrus reticulata*

Eigenschaften

Temperatur Warm
Geschmack Bitter, scharf
Funktionskreis Leber, Gallenblase, Magen

Wirkung

- Entspannt den *Qi*-Fluss bei stagniertem Leber-*Qi*, schmerzstillend
- Zerstreut Nahrungsstauungen, Zusammenballungen und löst Blockaden auf
- Trocknet Feuchtigkeit, transformiert Schleim

Indikationen

- **Leber-Qi-Stagnation** Spannungsgefühl und Schmerzen am Rippenbogen, im Thorax oder in den Mammae, Kneifen in den Bauchorganen, schmerzhafte Hodenschwellung oder Hernien, Brustentzündungen durch Stagnation
- **Verdauungsblockaden** Nahrungsstauungen (besonders auch bei Kindern), harter Leib, Spannungsgefühl im Epigastrium oder ganzen Abdomen

Kontraindikationen und Sicherheitshinweise

- Allergie gegen die Arznei
- Vorsicht bei *Yin*-Mangel mit Schweißen, da eine trocknende Wirkung besteht, die das *Yin* weiter schmälern könnte

Schwangerschaft und Stillzeit

Während jahrhundertelanger Anwendung sind keine relevanten Risiken bekannt geworden. Aussagefähige Untersuchungen zur Sicherheit in der Schwangerschaft oder Stillzeit liegen nicht vor.

Pharmakologie

- Die Arznei enthält den Bestandteil Synephrin, das experimentell eine Blutdruck- und Pulserhöhung gezeigt hat. Dieser Effekt ist innerhalb des therapeutischen Dosisbereichs nicht relevant.

Dosierung und Zubereitung

Dosierung 3–10 g
Zubereitung Erster Kochvorgang 30 Min.; zweiter Kochvorgang 20 Min.

Kommentar

Qing Pi hat einen Bezug zur Leber, zum Thorax und zur Brust und wird besonders häufig eingesetzt bei Leber-*Qi*-Stagnation, welche sich in einer dieser Regionen manifestiert, z.B. bei Brustproblemen (postpartal oder auch sonst) oder bei Engegefühl im Thorax.

Typische Rezepturen mit Qing Pi

Zi Yin Jiang Huo Tang (Dekokt, das das *Yin* nährt und das Feuer herabführt) ▶ RG 5

Shì Dì
Kaki Calyx
柿蒂

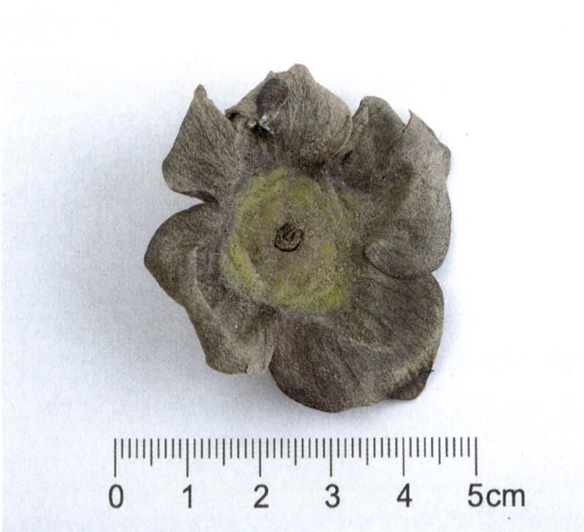

Deutscher Name Persimmonfrucht-Blütenkelch, Kaki-Blütenkelch
Englischer Name Persimmon Calyx, Kaki Calyx
Familie Ebenholzgewächse – Ebenaceae
Offizinelle Spezies *Diospyros kaki*

Eigenschaften

Temperatur Neutral
Geschmack Bitter, adstringierend
Funktionskreis Magen

Wirkung

Rebellierendes Qi absenkend Bringt das *Qi* nach unten und stoppt Schluckauf und Erbrechen

Indikationen

Aufstoßen, Schluckauf und Erbrechen durch Magen-Disharmonie; je nach Kombination mit anderen Arzneien bei Kälte- oder Hitze-Mustern

Kontraindikationen und Sicherheitshinweise

Allergie gegen die Arznei

Schwangerschaft und Stillzeit

Während jahrhundertelanger Anwendung sind keine relevanten Risiken bekannt geworden. Aussagefähige Untersuchungen zur Sicherheit in der Schwangerschaft oder Stillzeit liegen nicht vor.

Pharmakologie

Ein wässriger Extrakt zeigte in vitro (Ames-Test, UDS-Test) keine Hinweise auf Mutagenität.

Dosierung und Zubereitung

Dosierung 5–10 g
Zubereitung Erster Kochvorgang 30 Min.; zweiter Kochvorgang 20 Min.

Kommentar

Die frische Kakifrucht kann bei Schwangerschaftsübelkeit eingesetzt werden.

Typische Rezepturen mit Shi Di

Shi Di ist selten in klassischen Rezepturen vorhanden und wird bei Bedarf jeweils beigefügt.

Tán Xiāng
Santali Albi Lignum
檀香

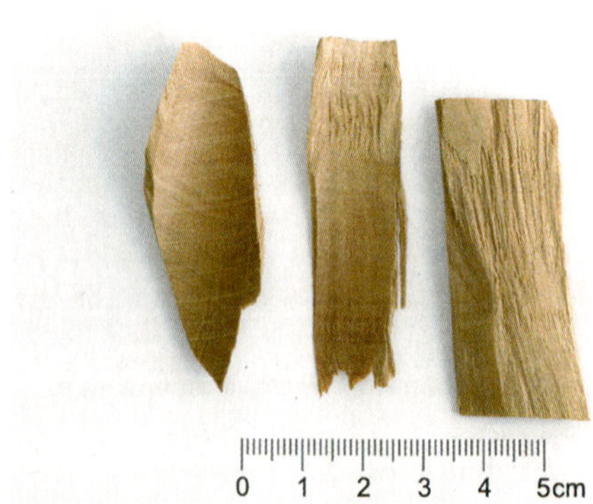

Deutscher Name Sandelholz
Englischer Name Sandalwood, Santalum
Familie Sandelholzgewächse – Santalaceae
Offizinelle Spezies *Santalum album*

Eigenschaften

Temperatur Warm
Geschmack Scharf
Funktionskreis Milz, Magen, Herz, Lunge

Wirkung

Bewegt das *Qi*, harmonisiert den Magen und stoppt Schmerzen

Indikationen

Bauchschmerzen und Thoraxschmerzen durch Kälte sowie *Qi*- und Blut-Stase, geeignet bei Angina pectoris

Kontraindikationen und Sicherheitshinweise

Allergie gegen die Arznei

Schwangerschaft und Stillzeit

Kontraindiziert wegen möglicher Mutagenität

Pharmakologie

Sandelholzöl reagierte im Ames-Test auf Mutagenität positiv.

Dosierung und Zubereitung

Dosierung 2–5 g
Zubereitung Dem Dekokt für die letzten 5–10 Min. des zweiten Kochvorgangs zugeben

Kommentar

Chen Xiang (Aquilariae Lignum Resinatum), *Jiang Xiang* (Dalbergiae Odoriferae Lignum), *Tan Xiang* und *Mu Xiang* (Aucklandiae Radix) sind aromatische Arzneien, die das *Qi* bewegen und Schmerzen lindern

- *Chen Xiang* fokussiert auf die Nieren, lindert Schmerzen im Unteren Erwärmer und unterstützt die Nieren beim Empfangen von *Qi* (Asthma).
- *Jiang Xiang* bewegt *Qi* und aktiviert Blut und wird besonders bei Stase-Schmerzen in der Brust und bei Schmerzen aufgrund von Trauma eingesetzt.
- *Tan Xiang* wirkt ebenfalls auf die Brust und den epigastrischen Bereich und wird in der Behandlung von Angina oder bei Blut-Stase im Magen oft kombiniert mit *Dan Shen* (Salviae Miltiorrhizae Radix et Rhizoma) ▶ AG 10.
- *Mu Xiang* fokussiert auf das Abdomen und lindert krampfartige intestinale Schmerzen sowie Tenesmen.

Typische Rezepturen mit Tan Xiang

Dan Shen Yin (Salviae Miltiorrhizae Radix et Rhizoma Trank), wird in diesem Buch nicht besprochen. Ansonsten ist *Tan Xiang* selten in klassischen Rezepturen vorhanden und wird bei Bedarf jeweils beigefügt.

Wū Yào
Linderae Radix
烏藥 乌药

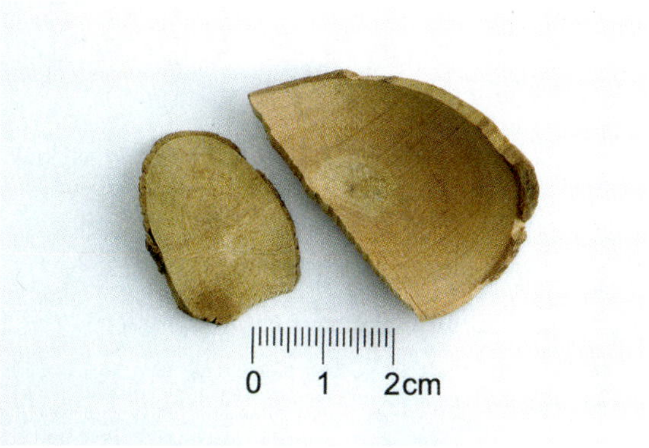

Deutscher Name Fieberstrauchwurzel
Englischer Name Combined Spicebush Root, Lindera Root
Familie Lorbeergewächse – Lauraceae
Offizinelle Spezies *Lindera aggregata*

Eigenschaften

Temperatur Warm
Geschmack Scharf
Funktionskreis Lunge, Milz, Niere, Blase

Wirkung

- Unterstützt die Bewegung des *Qi*, Schmerzen lindernd
- Kälte vertreibend und Schmerzen stillend
- Die Nieren wärmend

Indikationen

- **Bei stagnierendem und rebellierendem Qi** Druck und Völlegefühl im Thorax und Epigastrium, Flankenschmerzen, Schluckauf, Aufstoßen
- **Lindert durch das Vertreiben von Kälte und durch Qi-Regulation Schmerzen in vielen Bereichen** Abdominalschmerzen, Unterleibsschmerzen, schmerzhafte Menstruation, auch schmerzhafte Hernien
- **Kälte der Niere und Blase durch Nieren-Yang-Mangel** Häufiges Wasserlassen, Enuresis, Inkontinenz, Asthma durch Nieren-Schwäche

Kontraindikationen und Sicherheitshinweise

- Hitze im Innen
- Allergie gegen die Arznei

Schwangerschaft und Stillzeit

Während jahrhundertelanger Anwendung sind keine relevanten Risiken bekannt geworden. Aussagefähige Untersuchungen zur Sicherheit in der Schwangerschaft oder Stillzeit liegen nicht vor.

Pharmakologie

Wässrige Extrakte zeigten in vitro (Ames-Test, Bacillus-subtilis-Test, UDS-Test) keine Hinweise auf Mutagenität.

Dosierung und Zubereitung

Dosierung 6–10 g
Zubereitung Erster Kochvorgang 30 Min.; zweiter Kochvorgang 20 Min.

Kommentar

- Obwohl *Wu Yao* in der *Qi* regulierenden Kategorie ist, hat dieses Mittel auch eine ausgeprägte Wirkung zum Wärmen der Nieren. *Wu Yao* wird deshalb oft eingesetzt bei Nieren-*Yang*-Mangel mit Kälte. Dabei liegt der Fokus auf Kälte im Lumbalbereich und unteren Abdomen.
- Weil *Wu Yao* gleichzeitig mit seiner Schärfe auch das *Qi* bewegt und insbesondere im Unteren Erwärmer wirkt, ist es ein besonders gutes Mittel bei der Kombination von Kälte und Schmerzen im Unteren Erwärmer. Dabei sind die Schmerzen oft durch Kälte ausgelöst. Typische Beispiele sind Menstruationsschmerzen aufgrund von Kälte im Uterus oder Lumbalschmerzen aufgrund von Nieren-*Yang*-Mangel oder dem Eindringen von pathogener Kälte.
- Obwohl *Wu Yao* nicht direkt adstringierend wirkt, besitzt dieses Mittel durch seine die Nieren-wärmende Wirkung auch die Eigenschaft, häufiges Wasserlassen oder Inkontinenz zu stoppen. Dabei wird es kombiniert mit *Yi Zhi* (Alpiniae Oxyphyllae Fructus) und *Shan Yao* (Dioscoreae Rhizoma). Diese Kombination ist bekannt als *Suo Quan Wan* (Pille, die die Schleuse schließt) ▶ RG 11.3.

Typische Rezepturen mit Wu Yao

- *Ge Xia Zhu Yu Tang* (Dekokt, das Blut-Stasen unterhalb des Diaphragmas eliminiert) ▶ RG 10.1
- *Tian Tai Wu Yao San* (Linderae Radix Pulver von höchster Qualität) ▶ RG 9.1

Xiāng Fù
Cyperi Rhizoma
香附

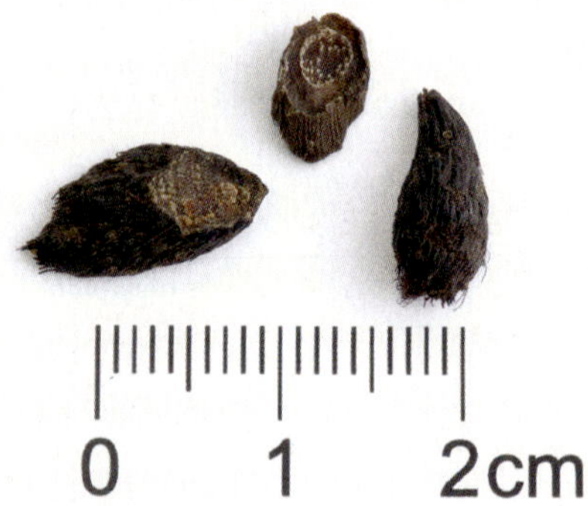

Deutscher Name Nussgraswurzelstock
Englischer Name Nutgrass Galingale Rhizome
Familie Sauergräser – Cyperaceae
Offizinelle Spezies *Cyperus rotundus*

Eigenschaften

Temperatur Neutral
Geschmack Scharf, leicht bitter, leicht süß
Funktionskreis Leber, Milz, Drei Erwärmer

Wirkung

- Fördert den Leber-*Qi*-Fluss, schmerzstillend
- Reguliert die Mens und erleichtert Schmerzen

Indikationen

- **Fülle-Befund, insbesondere des Leber- Funktionskreises mit Leber-Qi-Stagnation** Dyspeptische Beschwerden, Druck- und Völlegefühl im Epigastrium, am Rippenbogen oder im Brustkorb, Bauch- oder Magenschmerzen, schmerzhafte Hodenschwellung oder Hernienschmerzen
- Dysmenorrhö oder unregelmäßige Regel, prämenstruelle Beschwerden, gespannte Brüste, Unterleibsschmerzen

Kontraindikationen und Sicherheitshinweise

- Hitze-Zeichen durch *Yin*-Mangel
- Allergie gegen die Arznei

Schwangerschaft und Stillzeit

Schwangerschaft Wegen einer uterus-relaxierenden Wirkung keine Anwendung in der Perinatalzeit. Sonstige schwangerschaftsrelevante Risiken sind nicht bekannt. Untersuchungen zur Embryotoxizität, Fetotoxizität oder Teratogenität liegen nicht vor.
Stillzeit Keine Einschränkungen bekannt

Pharmakologie

- Das Arzneidekokt zeigte keinen Östrogeneffekt bei unreifen weiblichen Ratten. Ein ethanolischer Extrakt zeigte in vitro mit Hemmung der 5α-Reduktase einen antiandrogenen Effekt.
- Ein wässriger Extrakt zeigte in vitro (Ames-Test, Bacillus-subtilis-Test, UDS Test) keine Hinweise auf Mutagenität.

Dosierung und Zubereitung

Dosierung 6–10 g
Zubereitung Erster Kochvorgang 30 Min.; zweiter Kochvorgang 20 Min.

Kommentar

- Eines der wichtigsten, wenn nicht das wichtigste *Qi*-Regulatorium bei Leber-*Qi*-Stagnation
- *Xiang Fu* wird häufig mit Arzneien aus anderen Gruppen kombiniert, die auf ihre Art ebenfalls den Leber-*Qi*-Mechanismus in seinem freien Fluss fördern: *Bai Shao* (Paeoniae Radix Alba), ▶ AG 12.2, und *Chai Hu* (Bupleuri Radix) ▶ AG 1.2.
- Das neutrale Temperaturverhalten von *Xiang Fu* zusammen mit seiner harmonisierenden Eigenschaft bezüglich Milz und Leber und der zerstreuenden Wirkung von Stagnation erklärt die breite Einsatzmöglichkeit.

Typische Rezepturen mit Xiang Fu

- *Chai Hu Shu Gan San* (Bupleuri Radix Pulver, das die Leber verteilt) ▶ RG 4.2
- *Yue Ju Wan* (Flucht aus der Einschnürung Pille) ▶ RG 9.1

Xiè Bái
Allii Macrostemonis Bulbus
薤白

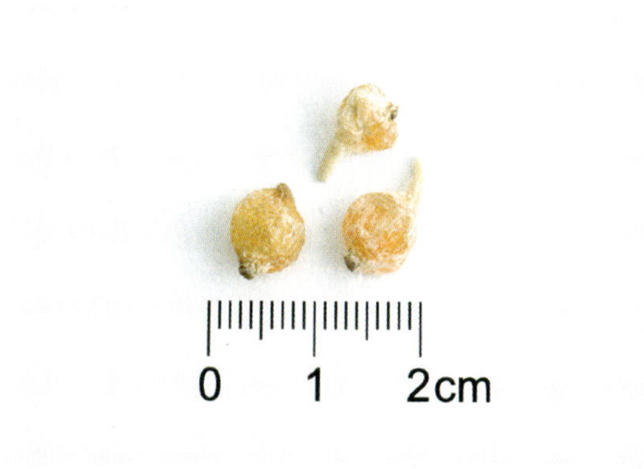

Deutscher Name Chinesischer Lauch
Englischer Name Longstamen Onion Bulb, Macrostem Onion
Familie Liliengewächse – Liliaceae
Offizinelle Spezies *Allium macrostemon, Allium chinensis*

Eigenschaften

Temperatur Warm
Geschmack Scharf, bitter
Funktionskreis Herz, Lunge, Magen, Dickdarm

Wirkung

- Belebt den freien Fluss von *Qi* und Blut, erleichtert Schmerz
- Wärmt Milz und Magen, löst Zusammenballungen, zerteilt Kälte-Schleim
- Leitet rebellierendes *Qi* nach unten, reduziert Stagnation

Indikationen

- Völle, Druck und Schmerzen im Epigastrium, Thoraxschmerzen durch Blut-Stase in der Herz-Leitbahn
- **Bei Thorax-Bi-Syndrom durch kalten Schleim, wodurch der freie Fluss des Yang-Qi im Brustkorb blockiert ist** Enge und Schmerzgefühl im Thorax, Flankenschmerz, BWS-Syndrom, ausstrahlende Schmerzen im mittleren Rückenbereich, Interkostalneuralgie, Dyspnoe, Giemen, Husten mit Auswurf
- Bei Dysenterie mit Diarrhö und Krämpfen, besonders auch bei Schmerzen und Krämpfen im Enddarmbereich oder Anus

Kontraindikationen und Sicherheitshinweise

- Ausgeprägter *Qi*-Mangel
- Allergie gegen die Arznei
- Vorsicht bei Diarrhö

Schwangerschaft und Stillzeit

Während jahrhundertelanger Anwendung sind keine relevanten Risiken bekannt geworden. Aussagefähige Untersuchungen zur Sicherheit in der Schwangerschaft oder Stillzeit liegen nicht vor.

Dosierung und Zubereitung

Dosierung 5–10 g
Zubereitung Erster Kochvorgang 30 Min.; zweiter Kochvorgang 20 Min.

Kommentar

- Der Fokus bei diesem Mittel liegt beim Befreien von Stagnationen im Thorax. *Xie Bai* ist eine kräftige, scharfe und warme Arznei, welche Blockaden durch Kälte und Schleim im Thorax durchdringt und öffnet. Es wird bei allen Arten von Schmerzen und Blockade durch Schleim und Kälte im Thorax eingesetzt. Dies wird auch als *Xiong Bi* (Brust Blockade) bezeichnet und kann auch Angina-Schmerzen mit einschließen.
- *Xie Bai* wird manchmal mit *Cong Bai* (Allii Fistulosi Bulbus) verglichen. Beide gehören zur Pflanzengruppe der Lauche und beide wirken im Brustbereich. Die beiden Arzneien unterscheiden sich aber deutlich. *Xie Bai* ist aggressiver, durchdringend, und wirkt im Inneren. *Cong Bai*, ein Mittel aus der Arzneigruppe 1.1, befreit Wind-Kälte aus der Oberfläche und hat keine Schleim durchdringende, innere Wirkung.

Typische Rezepturen mit Xie Bai

Gua Lou Xie Bai Bai Jiu Tang (Trichosanthis Fructus, Allii Macrostemonis Bulbus und Weißwein Dekokt) ▶ RG 9.1

Zhǐ Qiào
Aurantii Fructus
枳殼 枳壳

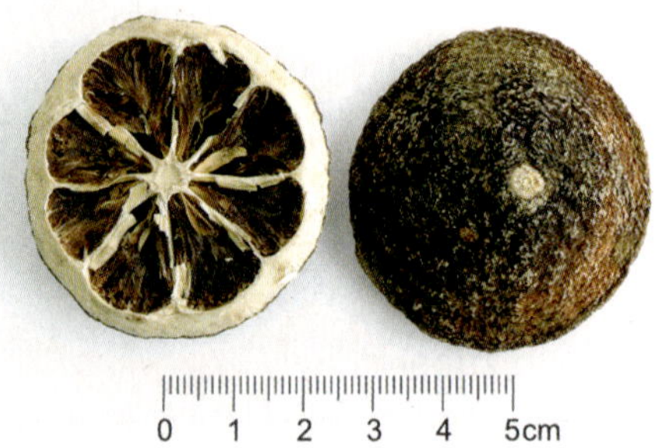

Pinyin-Synonym *Zhi Ke*
Deutscher Name Bitterorange
Englischer Name Orange Fruit, Bitter Orange
Familie Rautengewächse – Rutaceae
Offizinelle Spezies *Citrus aurantium*
Spezies Kampomedizin *Citrus aurantium, Citrus aurantium* var. *daidai, Citrus aurantium 'Daidai'*

Eigenschaften

Temperatur Leicht kalt
Geschmack Bitter, scharf, sauer
Funktionskreis Milz, Magen

Wirkung

- *Qi*-Stagnation lösend
- Nahrungsstagnationen im Magen-Darm-Trakt beseitigend

Indikationen

- Druck- oder Klumpengefühl im Epigastrium, Aufstoßen, Engegefühl im Thorax, oft einhergehend mit klebrigem, gelbem Zungenbelag
- Abdominelle Nahrungsstagnationen mit Völlegefühl, Obstipation oder abdominellem Druck
- Prolaps von Magen, Gebärmutter, Rektum

Kontraindikationen und Sicherheitshinweise

- Husten aufgrund von *Yin*-Mangel
- Leber-Feuer, das zum Kopf aufsteigt
- Allergie gegen die Arznei
- Starke UV-Bestrahlung vermeiden, da wegen des Gehalts an Furocumarinen phototoxische Reaktionen möglich sind
- Die Arznei enthält Synephrin, das experimentell beim Menschen vorübergehend eine Blutdruck- und Pulserhöhung gezeigt hat. Innerhalb des therapeutischen Dosisbereichs sind diese Auswirkungen nicht zu erwarten.
- Gelegentlich kann Unwohlsein und Erbrechen hervorgerufen werden. In diesen Fällen die Dosis reduzieren.

Schwangerschaft und Stillzeit

Schwangerschaft Traditionell mit Vorsicht anzuwenden. Untersuchungen zur Embryotoxizität, Fetotoxizität oder Teratogenität der Arznei liegen nicht vor. In einer Studie zur Schwangerschaftstoxizität des Inhaltsstoffs Synephrin bei der Ratte wurden keine embryotoxischen oder teratogenen Auswirkungen beobachtet.
Stillzeit Mit Vorsicht anzuwenden, sympathikotone Effekte sind nicht auszuschließen

Interaktionen

- Wegen möglicher additiver sympathikotoner Wirkung der Inhaltsstoffe Synephrin und Ephedrin Vorsicht bei Kombination mit *Ma Huang* (Ephedrae Herba) ▶ AG 1.1
- Das Arzneidekokt erhöhte in einer pharmakokinetischen Studie an männlichen Schweinen deutlich die Bioverfügbarkeit von Cyclosporin – gegenteiliger Effekt zu *Zhi Shi* (Aurantii Fructus Immaturus) bei der Ratte!
- Der Inhaltsstoff Naringin erhöhte in pharmakokinetischen Studien an der Ratte die Bioverfügbarkeit von Paclitaxel moderat bis massiv.
- Die gleichzeitige Gabe mit MAO-Hemmern (z.B. Selegilin (Antiparkin® u.a.), Tranylcypromin (Jatrosom u.a.) ist zu vermeiden, da das zur Wirkungsverstärkung von Synephrin führt.

Pharmakologie

- Ein Ethanol-Extrakt zeigte in vitro keine Progesteronaktivität.
- Ein wässriger Extrakt reagierte im Ames-Test auf Mutagenität schwach positiv an einem Bakterienstamm.

Dosierung und Zubereitung

Dosierung 3–10 g
Zubereitung Erster Kochvorgang 30 Min.; zweiter Kochvorgang 20 Min.

Kommentar

- Im Vergleich mit der unreifen Frucht (*Zhi Shi*) ist die reife Frucht (*Zhi Qiao*) milder in ihrer Wirkung und wird gebraucht, um das *Qi* zu bewegen und Druck und Spannungsgefühl zu mildern. Sie ist besonders dann angezeigt, wenn der Patient Schwäche-Zeichen und Mangel-Symptome bietet.
- Bei Obstipation jedoch ist die unreife Frucht (*Zhi Shi*) deutlich überlegen und vorzuziehen.

Typische Rezepturen mit Zhi Qiao

- *Chai Hu Shu Gan San* (Bupleuri Radix Pulver, das die Leber verteilt) ▶ RG 4.2
- *Run Chang Wan* (Befeuchte den Darm Pille) ▶ RG 3.2

Zhǐ Shí
Aurantii Fructus Immaturus
枳實 枳实

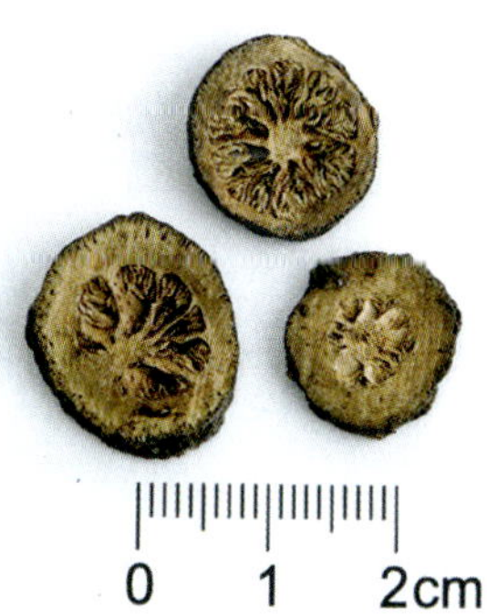

Deutscher Name Unreife Bitterorange
Englischer Name Immature Orange Fruit, Immature Bitter Orange
Familie Rautengewächse – Rutaceae
Offizinelle Spezies *Citrus aurantium, Citrus sinensis*
Spezies Kampomedizin *Citrus aurantium* var. *daidai, Citrus aurantium ‚Daidai', Citrus natsudaidai, Citrus aurantium, Citrus aurantium* subsp. *hassaku*

Eigenschaften

Temperatur Leicht kalt
Geschmack Bitter, scharf, sauer
Funktionskreis Milz, Magen

Wirkung

- *Qi*-Stagnationen lösend, reduziert Nahrungszusammenballungen
- Führt das *Qi* herab und macht den Darm durchgängig
- Schleim transformierend, fokale Stagnationen lösend

Indikationen

- Enge, Druck und Spannungsgefühl im Thorax und Epigastrium lösend, Dyspepsie, abdominelles Völlegefühl durch Nahrungsstagnationen, Blähbauch, Meteorismus, Aufstoßen, fauliger Mundgeruch
- Obstipation, Dyspepsie, abdominelles Völlegefühl durch Nahrungsstagnationen, dysenterische Diarrhö mit schwierigen Stuhlentleerungen mit oder ohne Tenesmen
- **Schleim blockiert den freien Fluss des Qi** Spannung und Völlegefühl im Thorax oder Epigastrium
- In Kombination mit *Qi* tonisierenden Arzneien bei Prolaps von Gebärmutter, Magen, Rektum, Magenektasie; in jüngerer Zeit auch bei Hypotonie, um den Blutdruck anzuheben

Kontraindikationen und Sicherheitshinweise

- Fehlender Fülle-Zustand
- Allergie gegen die Arznei
- Starke UV-Bestrahlung vermeiden, da wegen des Gehalts an Furocumarinen phototoxische Reaktionen möglich sind. Die Arznei enthält Synephrin, das experimentell vorrübergehend eine Blutdruck- und Pulserhöhung gezeigt hat. Innerhalb des therapeutischen Dosisbereichs sind diese Auswirkungen nicht zu erwarten.

Schwangerschaft und Stillzeit

Schwangerschaft Traditionell und wegen teilweise uteruskontrahierender Wirkungen im Tierversuch mit Vorsicht anzuwenden. Untersuchungen zur Embryotoxizität, Fetotoxizität oder Teratogenität der Arznei liegen nicht vor. In einer Studie zur Schwangerschaftstoxizität des Inhaltsstoffs Synephrin bei der Ratte wurden keine embryotoxischen oder teratogenen Auswirkungen beobachtet.
Stillzeit Mit Vorsicht anzuwenden, sympathikotone Effekte sind nicht auszuschließen.

Interaktionen

- Wegen möglicher additiver sympathikotoner Wirkung der Inhaltsstoffe Synephrin und Ephedrin Vorsicht bei Kombination mit *Ma Huang* (Ephedrae Herba) ▶ AG 1.1. Die gleichzeitige Gabe mit MAO-Hemmern (z.B. Selegilin (Antiparkin® u.a.), Tranylcypromin (Jatrosom u.a.) ist zu vermeiden, da das zur Wirkungsverstärkung von Synephrin führt.
- Das Arzneidekokt senkte in pharmakokinetischen Studien an der Ratte deutlich die Bioverfügbarkeit von Cyclosporin – gegenteiliger Effekt zu *Zhi Qiao* (Aurantii Fructus) beim Schwein! – und Tacrolimus.
- Ein hydroalkoholischer Extrakt zeigte nur geringe Veränderungen der Pharmakokinetik von Amiodaron bei männlichen Ratten.
- Der Inhaltsstoff Naringin erhöhte in pharmakokinetischen Studien an der Ratte die Bioverfügbarkeit von Paclitaxel moderat bis deutlich.
- Ein *Zhi Shi*-haltiges Nahrungsergänzungsmittel hatte in einer Studie mit gesunden Probanden keinen signifikanten Einfluss auf die Pharmakokinetik von Midazolam und Koffein.

Pharmakologie

Wässrige Extrakte zeigten in vitro (Ames-Test, Bacillus-subtilis-Test, UDS-Test) keine Hinweise auf Mutagenität.

Dosierung und Zubereitung

Dosierung 3–10 g
Zubereitung Erster Kochvorgang 30 Min.; zweiter Kochvorgang 20 Min.

Kommentar

- Dieses kühle *Qi*-Regulatorium wird gerne in den Fällen eingesetzt, in denen die Stagnation bereits zu innerer Hitzeentwicklung tendiert und das warme *Chen Pi* (Citri Reticulatae Pericarpium) zu warm sein könnte.
- Im Vergleich mit der reifen Frucht *Zhi Qiao* (Aurantii Fructus) ist das unreife *Zhi Shi* stärker in seiner Wirkung und wird eher bei Fülle-Zuständen und bei Stagnationen im Darm mit Obstipation gebraucht, um das *Qi* nach unten zu führen. In dieser Wirkung ist es der reifen Frucht überlegen, die eher bei geschwächten Patienten zum Einsatz kommt, da sie milder in seiner Wirkung ist.

Typische Rezepturen mit Zhi Shi

- *Si Ni San* (Kalte Extremitäten Pulver) ▶ RG 4.2
- *Da Cheng Qi Tang* (Größeres Dekokt, das das *Qi* ordnet) ▶ RG 3.1

Zǐ Sū Gěng
Perillae Caulis
紫苏梗

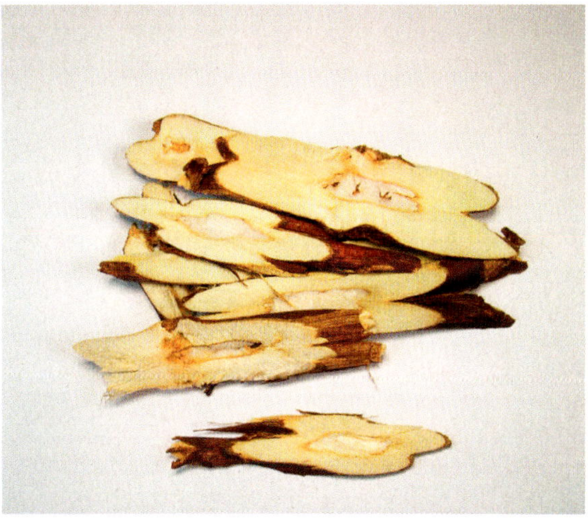

Pinyin-Synonym *Su Geng*
Deutscher Name Schwarznesselstängel
Englischer Name Perilla Stem
Familie Lippenblütler – Labiatae
Offizinelle Spezies *Perilla frutescens*

Eigenschaften

Temperatur Warm
Geschmack Süß
Funktionskreis Lunge, Milz

Wirkung

- Bewegt das *Qi*, öffnet die Mitte und den Thorax
- Beruhigt den Fötus und stoppt Erbrechen

Indikationen

- **Qi-Stagnation in Abdomen und Thorax** Völlegefühl und Schmerzen in Abdomen und Thorax; oft ausgelöst durch Leber-*Qi*-Stagnation
- Schwangerschaftsübelkeit und -erbrechen, unruhiger Fötus, d.h. drohender Abort

Kontraindikationen und Sicherheitshinweise

Allergie gegen die Arznei

Schwangerschaft und Stillzeit

Während jahrhundertelanger Anwendung sind keine relevanten Risiken bekannt geworden. Aussagefähige Untersuchungen zur Sicherheit in der Schwangerschaft oder Stillzeit liegen nicht vor.

Pharmakologie

Ein Ethanol-Extrakt zeigte in vitro keine Progesteron- oder Antiprogesteron-Wirkung.

Dosierung und Zubereitung

Dosierung 5–10 g
Zubereitung Erster Kochvorgang 30 Min.; zweiter Kochvorgang 20 Min.

Kommentar

Gemäß Prof. Yuning Wu schützt *Zi Su Geng* den Fötus, indem es die Gebärmutterschleimhaut unterstützt.

Typische Rezepturen mit Zu Si Geng

Zi Su Geng ist selten in klassischen Rezepturen vorhanden und wird bei Bedarf jeweils beigefügt.

10 Blut regulierende Arzneien

10.1 Blut belebende Arzneien

Chong Wei Zi (Leonuri Fructus)
Chuan Niu Xi (Cyathulae Radix)
Chuan Xiong (Chuanxiong Rhizoma)
Dan Shen (Salviae Miltiorrhizae Radix et Rhizoma)
E Zhu (Curcumae Rhizoma)
Hong Hua (Carthami Flos)
Hu Zhang (Polygoni Cuspidati Rhizoma)
Ji Xue Teng (Spatholobi Caulis)
Jiang Huang (Curcumae Longae Rhizoma)
Liu Ji Nu (Artemisiae Anomalae Herba)
Lu Lu Tong (Liquidambaris Fructus)
Mo Yao (Myrrha)
Niu Xi (Achyranthis Bidentatae Radix)
Ru Xiang (Olibanum)
San Leng (Sparganii Rhizoma)
Shui Zhi (Hirudo)
Su Mu (Sappan Lignum)
Tao Ren (Persicae Semen)
Wa Leng Zi (Arcae Concha)
Wang Bu Liu Xing (Vaccariae Semen)
Wu Ling Zhi (Trogopterori Faeces)
Xue Jie (Draconis Sanguis)
Yan Hu Suo (Corydalis Rhizoma)
Yi Mu Cao (Leonuri Herba)
Yu Jin (Curcumae Radix)
Ze Lan (Lycopi Herba)
Zi Ran Tong (Pyritum)

10.2 Blutungen stoppende Arzneien

Ai Ye (Artemisiae Argyi Folium)
Bai Ji (Bletillae Rhizoma)
Bai Mao Gen (Imperatae Rhizoma)
Ce Bai Ye (Platycladi Cacumen)
Di Yu (Sanguisorbae Radix)
Huai Hua (Sophorae Flos)
Ou Jie (Nelumbinis Rhizomatis Nodus)
Pu Huang (Typhae Pollen)
Qian Cao (Rubiae Radix et Rhizoma)
San Qi (Notoginseng Radix et Rhizoma)
Xian He Cao (Agrimoniae Herba)
Xiao Ji (Cirsii Herba)

Arzneigruppen-Überblick

Die regulierenden Arzneigruppen 8, 9 und 10

Mehrere Gruppen von Arzneien befassen sich mit der Regulation im weitesten Sinne und in verschiedenen Bereichen. Sie vertreten die klassische Therapie-Methode *Xiao Fa*, die Stagnationen reguliert und Blockierungen auflöst.

- Die Arzneigruppe 8 lindert Stagnationen durch Nahrungsmittel, z.B. *Shan Zha* (Crataegi Fructus)
- Die Arzneigruppe 9 reguliert das *Qi* bei *Qi*-Stagnationen, z.B. *Chen Pi* (Citri Reticulatae Pericarpium)
- Die Arzneigruppe 10 reguliert das Blut. Das beinhaltet Blut-Stasen lösen, was als „Blut beleben" bezeichnet wird, und Blutungen stoppen. Wir unterscheiden somit
  - Blut belebende Arzneien, wie *Chuan Xiong* (Chuanxiong Rhizoma) ▶ AG 10.1
  - Blutungen stoppende Arzneien, wie *Pu Huang* (Typhae Pollen) ▶ AG 10.2

Indikation nach TCM-Kriterien

Blut-Stase

Untergruppen und typische Arzneien

- **Blut belebende Arzneien** *Chuan Xiong* (Chuanxiong Rhizoma) ▶ AG 10.1
- **Blutungen stoppende Arzneien** *Pu Huang* (Typhae Pollen) ▶ AG 10.2

Wirkung

Diese Arzneien gehören zu den **Regulatoren**, zu denen auch die Arzneigruppen 8 und 9 gehören. Sie beleben das Blut, lösen Blut-Stasen und bringen so den Fluss der stofflichen Energien wieder in Gang. Somit wirken sie auch schmerzlindernd.

Eine Blut-Stase kann durch eine lang bestehende *Qi*-Stagnation bedingt sein. Auch Traumata, Operationen, Verletzungen können den Blut-Fluss stören. Ein Blut-Mangel kann durch Austrocknung die Entstehung einer Blut-Stase begünstigen. Ebenfalls kann dies durch einen *Qi*-Mangel geschehen, da das *Qi* das Blut bewegen muss.

Von den pathogenen Faktoren ist besonders Kälte ein Faktor, der eine Blut-Stase verursachen kann.

Typische Symptome

- Schmerzen, tiefer und stärker als bei einer *Qi*-Stagnation, existentieller, ortsgebunden, Druck- und Spannungsgefühl, frustrierte, gedrückte oder gereizte Stimmung
- Im Oberen Erwärmer treten diese Beschwerden als Beklemmungs-, Druck- oder Engegefühl im Thorax auf, wie auch als Angina pectoris.
- Im Unteren Erwärmer manifestiert sich eine Blut-Stase mit Schmerzen oder Krämpfen im Unterbauch und/oder Beschwerden der Menstruation.
- Schmerzen in der Wirbelsäule oder im Bewegungsapparat können mit Blut-Stasen assoziiert sein, ebenso Kopfschmerzen.

Indikationen

- Stagnation und Stasen erzeugen im Grunde immer eine Art Fülle- oder Exzess-Situation. Jedoch kann auch ein gleichzeitiger energetischer Mangel bestehen, der die Stagnation oder Stase begünstigt oder erst ermöglicht. Dann liegt ein kombiniertes Fülle-Mangel-Muster vor. Dies bedarf der Regulation und Auflösung der Stase und der Tonisierung und Beseitigung des *Qi*- und/oder Blut-Mangels.
- Eine über eine längere Zeit bestehende Stagnation oder Stase neigt dazu, Hitze zu entwickeln. Wie bei einem Auto, das mit angezogener Handbremse fährt, durch Reibung Hitze entsteht, so entwickelt eine Blut-Stase evtl. allmählich Zeichen einer Blut-Hitze.

Befunde

Zungenkörper Die Zunge ist in diesem Fall der wichtigste Indikator der Blut-Stase. Eine livide Zunge zeigt sehr sicher eine Blut-Stase an. Gestaute Zungengrundvenen sind in Zweifelsfällen ein sehr guter Indikator.
Die begleitenden Befunde können auch am ZK abgelesen werden: ein gleichzeitiger *Qi*- oder Blut-Mangel führt zu einer lividen, blassen Zunge.
Zungenbelag Für die Blut-Stase selbst gibt es keine typische Änderung des ZB.
Puls Der Puls ist typischerweise saitenförmig, bei gleichzeitigem *Qi*-Mangel kraftlos, bei Kälte zusätzlich langsam und bei Hitze eher beschleunigt.

Leitsymptome

Fixierter, stechender Schmerz, Druck- und Engegefühl im Oberbauch, Thorax, Unterleib, Massen und Ansammlungen im Abdomen

Anwendungsbeispiele

Schmerz-Syndrome, Bauchschmerzen, Angina pectoris, Dysmenorrhö, Depression, Tumore

Häufige Kombinationen

Die Arzneimittel der Gruppe 10 werden oft mit anderen Arzneien kombiniert:

- *Qi*-Mangel mit Arzneien, die das *Qi* tonisieren ▶ AG 12.1
- Blut-Mangel – was oft vorkommt – mit Blut tonisierenden Arzneien ▶ AG 12.2
- gleichzeitig *Qi*-Stagnation mit Qi regulierenden Arzneien ▶ AG 9
- Stase durch Kälte mit das Innen wärmenden Arzneien ▶ AG 11, gelegentlich auch AG 1.1

Nebenwirkungen

Die Arzneien der Gruppe 10.1 bewegen Blut und können in bestimmten Fällen eine bereits zu starke Regelblutung weiter verstärken. Bei den Arzneien der Gruppe 10.2, die Blutungen stoppen, kann durch die zusammenhaltende, adstringierende Wirkung eine Neigung zu Blut-Stasen möglicherweise verstärkt werden. Bei einigen Arzneien, wie *Pu Huang* (Typhae Pollen), ist dieses Risiko geringer, sodass sie sich besonders bei Blutungen mit begleitender Blut-Stase eignen.

Kontraindikationen und Sicherheitshinweise

Fast alle Arzneien der Gruppe 10.1 – also diejenigen, die das Blut beleben und bewegen – gelten als kontraindiziert in der Schwangerschaft. Dabei handelt es sich wegen der Blut bewegenden Wirkung allein – soweit nicht weitere Gründe vorliegen – meist um relative Kontraindikationen, d.h. bei dringlicher Indikation können die Mittel unter vorsichtiger Abwägung eingesetzt werden. Ein abgestuftes Risiko haben die Mittel *Chong Wei Zi, Wa Leng Zi, Yu Jin, Ze Lan, Zi Ran Tong* und das teilweise zu dieser Gruppe gerechnete *Chi Shao*. Wegen der Blut belebenden Wirkung sind auch je nach Arznei mehr oder weniger Interaktionen mit Antikoagulanzien und Thrombozytenaggregationshemmern möglich. Dazu finden sich Angaben bei den einzelnen Mitteln. Bei den Blutungen stoppenden Arzneien der Gruppe 10.2 sind umgekehrt Risiken bei Thrombophilie bzw. einer Indikation für eine Antikoagulation oder Thrombozytenaggregationshemmung abzuleiten. Arzneien, die sowohl Blut beleben als auch Blutungen stoppen (z.B. *San Qi*) sind nicht als Garantie für ein fehlendes Risiko bzgl. möglicher thromboemlolischer Ereignisse zu werten. Zwischenfälle dieser Art sind bisher allerdings nicht berichtet worden.

Korrespondierende Akupunkturpunkte

Allgemein sind *Luo*-Punkte sehr regulativ und deshalb bei Stagnation und Stase zur Wiederherstellung des Flusses von *Qi* und Blut sehr hilfreich:

- SJ 5 *Waiguan,* Pe 6 *Neiguan,* Lu 7 *Lieque,* Ma 40 *Fenglong,* Mi 4 *Gongsun,* He 5 *Tongli,* Dü 7 *Zhizheng,* Bl 58 *Feiyang,* Ni 4 *Dazhong,* Gb 37 *Guangming,* Le 5 *Ligou*
- Zusätzlich können sehr sinnvoll sein Mi 10 *Xuehai* für Blut-Stasen der unteren Körperhälfte, Bl 17 *Geshu* für Blut-Stasen in der oberen Körperhälfte, Mi 6 *Sanyinjiao,* Ma 36 *Zusanli,* Le 3 *Taichong,* Ren 4 *Guanyuan*
- Bei Stagnation ohne Hitze-Zeichen wirkt Wärme auch sehr gut, um den Energiefluss wieder in Gang zu bringen und Schmerzen zu lindern; Moxa ist allgemein hierbei sehr wirksam.

Charakterisierung der Blut regulierenden Arzneien

Wirkung Diese Arzneien beleben das Blut und lösen Blut-Stasen regulativ.

Eigenschaften Die meisten Arzneien der Gruppe 10 sind scharf, bitter und vom Temperaturverhalten her warm, neutral oder kühl.

Pathogene Faktoren

- Besonders emotionale Belastungen führen zu Stagnationen und Stasen.
- Auch äußere pathogene Faktoren können den freien *Qi*-Fluss behindern, besonders Kälte sowie Feuchtigkeit.
- Eine *Qi*-Stagnation geht oft einer Blut-Stase voraus.

Typische Arzneien *Chuan Xiong* (Chuanxiong Rhizoma) aus der AG 10.1 und *Pu Huang* (Typhae Pollen) als Vertreter der AG 10.2

Indikation Blut-Stase, ▶ AG 10.1., und Blutungen, ▶ AG 10.2

Wirkort Leber, Gallenblase, Herz, Perikard, Lunge, Dickdarm, Blase

Therapie-Prinzip (Ba Fa) *Xiao Fa* – die lösende, regulierende Methode

Acht Leitkriterien (Ba Gang)

Diese Leitkriterien beschreiben den Energiezustand des Patienten, für den diese Arzneigruppe geeignet ist.

Lokalisierung Innen

Qualität Hitze, Kälte

Quantität Fülle

10.1 Blut belebende Arzneien

Chōng Wèi Zǐ

Leonuri Fructus

茺蔚子

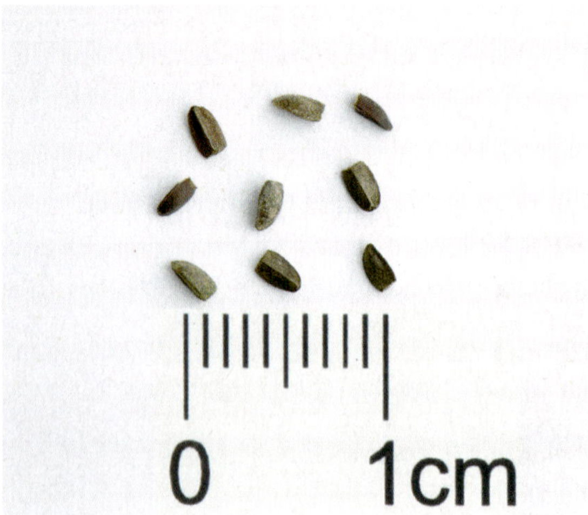

Deutscher Name Chinesischer Mutterkraut-Samen; Herzgespannsamen
Englischer Name Motherwort Fruit, Leonurus Fruit
Familie Lippenblütler – Labiatae
Offizinelle Spezies *Leonurus japonicus*

Eigenschaften

Temperatur Leicht kalt
Geschmack Scharf, bitter
Funktionskreis Perikard, Leber

Wirkung

- Aktiviert das Blut und reguliert die Menstruation
- Klärt Hitze aus den Augen

Indikationen

- Unregelmäßige Menstruation, Dysmenorrhö, Amenorrhö, postpartaler Abdominalschmerz
- Rote, geschwollene, schmerzende Augen, Pterygium, verschwommenes Sehen, Konjunktivitis

Kontraindikationen und Sicherheitshinweise

- Allergie gegen die Arznei
- Überdosierung ist zu vermeiden ▶ Dosierung
- Vorsicht bei erhöhter Blutungsneigung
- Vorsicht bei Mydriasis

Schwangerschaft und Stillzeit

Schwangerschaft Traditionell wegen der Blut belebenden Wirkung mit Vorsicht anzuwenden. Die Gesamtalkaloide und der Inhaltsstoff Stachydrin steigerten die Kontraktion des isolierten Uterusstreifens von der Maus in vitro. Ausreichende Untersuchungen zur Sicherheit der Arznei in der Schwangerschaft liegen nicht vor.
Stillzeit Keine Einschränkungen bekannt

Pharmakologie

Ein wässriger Extrakt zeigte in vitro (Ames-Test, UDS-Test) keine Hinweise auf Mutagenität.

Dosierung und Zubereitung

Dosierung 5–10 g. Wegen leichter Toxizität der Arznei empfehlen Bensky et al., nach jeweils sieben bis zehn Tagen eine Pause von zwei bis drei Tagen einzulegen, um eine Akkumulation zu vermeiden.[1]
Zubereitung Erster Kochvorgang 30 Min.; zweiter Kochvorgang: 20 Min.

Kommentar

Chong Wei Zi hat die gleichen Blut bewegenden und Menstruation regulierenden Eigenschaften wie *Yi Mu Cao* (Leonuri Herba) in dieser Gruppe, kann aber auch noch die Leber kühlen und die Augen erhellen.

Typische Rezepturen mit Chong Wei Zi

Chong Wei Zi ist selten in klassischen Rezepturen vorhanden und wird bei Bedarf jeweils beigefügt.

1 Bensky D, Clavey S, Stöger E. *Chinese Herbal Medicine. Materia Medica.* 3rd ed Seattle, WA: Eastland Press; 2004.

Chuān Niú Xī
Cyathulae Radix
川牛膝

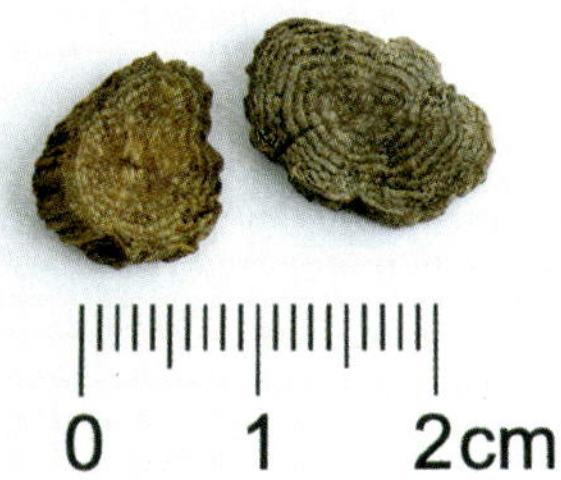

Deutscher Name Cyathulawurzel
Englischer Name Cyathula Root
Familie Fuchsschwanzgewächse – Amaranthaceae
Offizinelle Spezies *Cyathula officinalis*

Eigenschaften

Temperatur Neutral
Geschmack Süß, leicht bitter
Funktionskreis Leber, Niere

Wirkung

- Aktiviert das Blut und löst Blut-Stase auf
- Bringt Blut und Feuer nach unten
- Klärt Feuchtigkeit im Unteren Erwärmer und vertreibt Wind-Feuchtigkeit-*Bi*
- Tonisiert die Leber und die Nieren, stärkt Knochen und Sehnen, hilft den Gelenken

Indikationen

- **Blut-Stase** Amenorrhö, Dysmenorrhö, gynäkologische Tumore; induziert Geburt: Übertragung, schwere Geburt, Lochienretention; Trauma
- Kopfschmerzen und Schwindel durch aufsteigendes Leber-Feuer, Nasenbluten, Zahnfleischbluten, Bluterbrechen, Hypertonie
- Rücken- und Knieschmerzen durch Feuchtigkeit, *Lin*-Syndrom, Blut im Urin, vaginaler Ausfluss
- Frakturen-Trauma im unteren Körper; Kreuz-, Rücken-, Bein-, Knie-, Fußschmerzen durch einen Leber- oder Nieren-Mangel

Kontraindikationen und Sicherheitshinweise

- Allergie gegen die Arznei
- Vorsicht bei erhöhter Blutungsneigung
- Dosis und Anwendungsdauer begrenzen, Vorsicht bei Kindern

Fertilität, Schwangerschaft und Stillzeit

Fertilität Von einer Anwendung bei Frauen mit Kinderwunsch ist abzuraten. Verschiedene Extrakte nicht wässriger Art reduzierten die Fruchtbarkeit weiblicher Mäuse.
Schwangerschaft Kontraindiziert; traditionell wegen Blut belebender und absenkender Wirkung. Das Arzneidekokt verursachte bei schwangeren Mäusen Aborte und eine erhöhte Anzahl von Totgeburten, die Schwangerschaftsdauer war verkürzt. Missbildungen wurden nicht beobachtet. Auch bei Kaninchen und Katzen wurden vermehrt Aborte berichtet. Es liegt ferner ein positiver Test auf Gentoxizität vor.
Stillzeit Kontraindiziert wegen möglicher Gentoxizität

Pharmakologie

- Ein wässriger Extrakt erzeugte bei weiblichen Mäusen einen Anstieg von Östradiol, FSH und LH. Serum von Mäusen, die mit der Arznei behandelt worden waren, führte in vitro zu einer Stimulation östrogenabhängiger Mammakarzinom-Zellen (MCF-7), bei Anwesenheit von Östrogen jedoch zu einer Hemmung der MCF-7-Proliferation (antiöstrogene Wirkung).
- Das Arzneidekokt zeigte im Mikrokerntest auf Gentoxizität bei der Maus ein positives Ergebnis.

Dosierung und Zubereitung

Dosierung 5–10 g
Zubereitung Erster Kochvorgang 30 Min.; zweiter Kochvorgang: 20 Min.

Kommentar

Es wird zwischen *Niu Xi* aus Sichuan (*Chuan Niu Xi*) und *Niu Xi* aus der Huai-Flussregion unterschieden (*Huai Niu Xi* oder einfach *Niu Xi*). Dabei handelt es sich um zwei unterschiedliche Pflanzen, die beide in dieser Gruppe sind und sehr ähnlich Wirkungen und Indikationen haben. Beide führen nach unten, aktivieren Blut, leiten Feuchtigkeit aus, stärken Nieren und Leber. Die Mittel unterscheiden sich in der Ausprägung dieser Funktionen:

- *Chuan Niu Xi* hat eine stärkere Blut aktivierende, Hitze absenkende und Feuchtigkeit ausleitende Wirkung. *Chuan Niu Xi* wird eingesetzt, wenn Stase im Vordergrund steht oder wenn Hitze abgesenkt werden soll.
- *Niu Xi* (Achyranthis Bidentatae Radix) hat eine ausgeprägtere tonisierende und stärkende Wirkung und wird

bei Leber- und Nieren-Mangel mit zusätzlicher Stase eingesetzt.

Typische Rezepturen mit Chuan Niu Xi

- *Tian Ma Gou Teng Yin* (Gastrodiae Rhizoma und Uncariae Ramulus cum Uncis Trank) ▶ RG 13.2
- *Xue Fu Zhu Yu Tang* (Dekokt, das Stasen aus dem Haus des Blutes treibt) ▶ RG 10.1
- *Du Huo Ji Sheng Tang* (Angelicae Pubescentis Radix und Taxilli Herba Dekokt) ▶ RG 6.5

In den beiden letztgenannten Rezepturen wird ursprünglich *Niu Xi* verwendet, wobei man aber bei entsprechender Symptomatik des Patienten auch mit *Chuan Niu Xi* substituieren kann.

Chuān Xióng
Chuanxiong Rhizoma
川芎

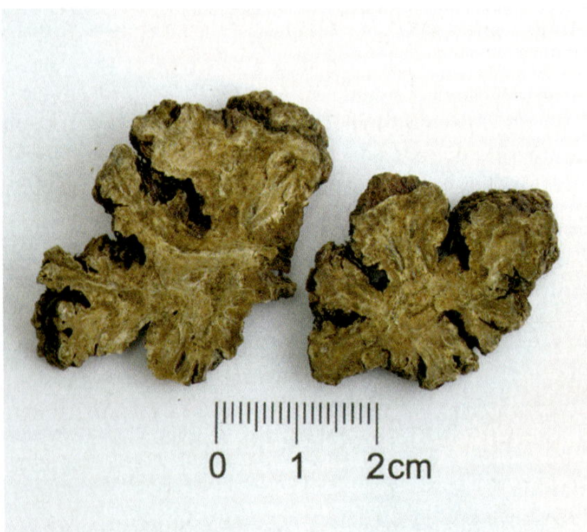

Deutscher Name Chinesische Liebstöckelwurzel
Englischer Name Szechwan Lovage Rhizome
Familie Doldenblütler – Umbelliferae
Offizinelle Spezies *Ligusticum chuanxiong*
Spezies Kampomedizin *Cnidium officinale*

Eigenschaften

Temperatur Warm
Geschmack Scharf
Funktionskreis Leber, Gallenblase, Perikard

Wirkung

- Belebt Blut und bewegt *Qi*
- Leitet Wind aus und stillt Schmerzen
- Lindert Kopfschmerzen

Indikationen

- **Blut-Stasen im Unterleib** Gestörte oder schmerzhafte Regelblutung, wie Dysmenorrhö, Amenorrhö, postpartale Stauungen im Unterleib (eine der wichtigsten gynäkologischen Arzneien); auch bei Hämatomen, Traumata
- **Blut-Stasen im Oberkörper** Thoraxschmerz, Brustenge bei koronarer Herzerkrankung, Schmerzen in den Flanken und im Hypochondrium
- **Wind-Feuchtigkeit** Gelenkschmerzen, *Bi*-Syndrom, Kopfschmerzen, insbesondere in Stirn oder Schläfen, auch für Wind-Invasion im Außen, wie bei grippalen Infekten, Wind in der Oberfläche mit Kopfschmerzen, Schwindel, bei verschiedenen Hauterkrankungen, die durch Wind verursacht sind
- **Kopfschmerzen** *Chuan Xiong* führt das *Qi* nach oben und lindert Schmerzen: Blut-Stasen im Kopf, nach apoplektischem Insult, zerebraler Embolie, Gehirnerschütterung mit Kopfschmerzen
  In Kombination mit anderen Arzneien kann es auch für Kopfschmerzen verordnet werden, die durch Wind, Hitze, Kälte oder Blut-Mangel bedingt sind.

Kontraindikationen und Sicherheitshinweise

- Allergie gegen die Arznei
- Vorsicht bei erhöhter Blutungsneigung

Schwangerschaft und Stillzeit

Schwangerschaft Kontraindiziert. Ein Arzneienextrakt verursachte unter hoher Dosis bei schwangeren Mäusen fetale Skelettanomalien, sowie unter mittlerer und hoher Dosis einen geringeren maternalen Gewichtszuwachs und eine erhöhte Schwangerschaftsverlustrate nach Implantation.[1] Auch in anderen Studien an der Maus erzeugte das Arzneidekokt embryotoxische und fetotoxische Effekte sowie Skelettanomalien. Im embryonalen Stammzelltest ergaben sich unter dem Arzneidekokt Hinweise auf eine schwache Embryotoxizität.[2]
Stillzeit Keine Einschränkungen bekannt

1 Tian XY. The study of Chinese herbal medicine in embryonic development of mice. A thesis submitted in partial fulfillment of the requirements for the degree of Doctor of Philosophy. Hong Kong Baptist University; 2009.
2 Xia Q, Bao Q, Jiang DJ, Yi H. [Evaluation of embryotoxicity of Chuanxiong Rhizoma decoction based on mouse embroynic stem cell test model] (Chinese). *Zhong Chengyao* [Chinese Traditional Patent Medicine] 2018;40:1910-1915.

Pharmakologie

- Wässrige Extrakte zeigten einheitlich Östrogeneffekte in vitro, aber nicht in vivo. Die Proliferation östrogenabhängiger Brustkrebszellen (MCF-7) wurde in fast allen Versuchsansätzen stimuliert. Ein wässriger Extrakt zeigte im Gegensatz zu einem Ethanol-Extrakt keine Progesteronaktivität.
- Wässrige Extrakte zeigten in vitro bzw. in vivo (Ames-Test, Bacillus-subtilis-Test, mouse lymphoma test, i.p. bzw. i.g. Mikrokern- und Chromosomenaberrationstest) keine Hinweise auf Mutagenität oder Gentoxizität.

Dosierung und Zubereitung

Dosierung 3–10 g
Zubereitung Erster Kochvorgang 30 Min.; zweiter Kochvorgang: 20 Min.

Kommentar

- *Chuan Xiong* ist eine der wichtigsten Blut bewegenden Arzneien. Durch seine gleichzeitige Fähigkeit, das *Qi* zu regulieren und Wind auszuleiten, hat es ein sehr breites Anwendungsgebiet, unter anderem bei vielen gynäkologischen und orthopädischen Erkrankungen mit Blut-Stase.
- *Chuan Xiong* hat eine besondere Affinität zur Wirbelsäule, sodass es bei durch Blut-Stase bedingten Beschwerden in diesem Bereich eine wirkungsvolle Arznei ist.
- *Chuan Xiong* ist ein mächtiges Elevantium, das die Energien nach oben lenkt.
- *Chuan Xiong* verbessert den Blutfluss in den Koronararterien; es hat einen blutdrucksenkenden Effekt (besonders in Kombination mit Reserpin), reduziert die Thrombozyten-Aggregation; aktive Substanzen (Tetramethyl-Pyraquin) passieren die Hirn-Liquor-Schranke; es verbessert die Mikrozirkulation.

Typische Rezepturen mit Chuang Xiong

- *Dang Gui Shao Yao San* (Angelicae Sinensis Radix und Paeoniae Radix Pulver) ▶ RG 8.2
- *Si Wu Tang* (Vier Arzneien Dekokt) ▶ RG 8.2
- *Ba Zhen Tang* (Acht Schätze Dekokt) ▶ RG 8.3
- *Xue Fu Zhu Yu Tang* (Dekokt, das Stasen aus dem Haus des Blutes treibt) ▶ RG 10.1
- *Du Huo Ji Sheng Tang* (Angelicae Pubescentis Radix und Taxilli Herba Dekokt) ▶ RG 6.5

Dān Shēn
Salviae Miltiorrhizae Radix et Rhizoma
丹參 丹参

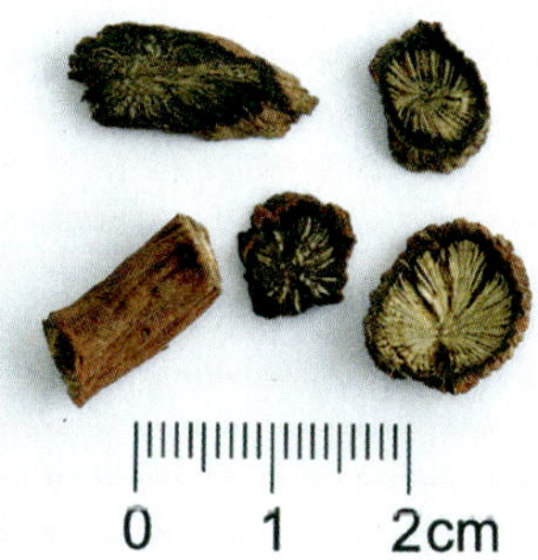

Deutscher Name Salbei
Englischer Name Danshen Root, Salvia Root
Familie Lippenblütler – Labiatae
Offizinelle Spezies *Salvia miltiorrhiza*

Eigenschaften

Temperatur Leicht kalt
Geschmack Bitter
Funktionskreis Herz, Leber

Wirkung

- Belebt die Blut-Zirkulation und eliminiert Blut-Stasen im Unterleib
- Belebt die Blut-Zirkulation und eliminiert Blut-Stasen im Thorax
- Klärt Hitze und reduziert abdominelle Zusammenballungen und Abszesse
- Beruhigt den Geist

Indikationen

- Amenorrhö, Dysmenorrhö, Unterleibsschmerzen, palpable Zusammenballungen und Tumore
- **Blut-Stase im Thoraxbereich** Thorakales Engegefühl, Schmerz im Thorax oder Epigastrium, Angina pectoris, koronare Herzkrankheit, auch bei Schmerzen am Rippenbogen und interkostal durch Leber-*Qi*-Stagnation mit Blut-Stase
- Ulzerationen, Ausschläge, Geschwüre, Karbunkel
- Unruhe durch Hitze im Bereich der Nähr-Energie oder Herz-*Yin*-Mangel, Schlaflosigkeit, Reizbarkeit, Palpitationen

Kontraindikationen und Sicherheitshinweise

- Allergie gegen die Arznei
- Vorsicht bei Blutungsneigung
- Besondere Vorsicht bei Behandlung mit Vitamin-K-Antagonisten; eine Kontrolle der Blutgerinnung ist notwendig

Schwangerschaft und Stillzeit

Schwangerschaft Relative Kontraindikation, traditionell wegen der Blut belebenden Wirkung. Ein *Dan Shen*-Tee zeigte keine Auswirkungen auf die Schwangerschaftsrate, die Anzahl von Lebendgeburten und keine fetotoxischen oder teratogenen Effekte. In einem von vier embryonalen Stammzelltests zeigte sich ein Hinweis auf schwache Embryotoxizität, in den drei anderen Hinweise für eine fehlende Embryotoxizität. Im In-vitro-Zebrafisch-Test führte das Arzneidekokt zu keinen fetotoxischen oder teratogenen Effekten.
Stillzeit Keine Einschränkungen bekannt

Interaktionen

- Die Arznei ist traditionell inkompatibel mit *Li Lu* (Veratri Nigri Radix et Rhizoma).
- Die Arznei hemmt die Thrombozytenaggregation, wodurch die Wirkung blutgerinnungshemmender Arzneimittel verstärkt werden kann. Darüber hinaus erhöhte die intraperitoneal verabreichte Arznei die Bioverfügbarkeit von Warfarin bei der Ratte. In einer klinischen Studie bei Patienten mit Vorhofflimmern, die mit Warfarin behandelt wurden, kam es unter *Dan Shen*-Tabletten zum Anstieg der INR, sodass bei 4 von 20 Patienten die Warfarindosis angepasst werden musste. Es sind mehrere Fallberichte mit Blutungen unter Warfarin dokumentiert. Diese Auswirkung ist auch für Phenprocoumon (Marcumar®) zu erwarten
- Warfarin kann die Wirkung von *Dan Shen* beeinträchtigen. In einer pharmakokinetischen Studie bei gesunden Männern verringerte es die Bioverfügbarkeit von Danshensu, einem Wirkstoff von *Dan Shen.*
- Die Serum-Digoxin-Bestimmung im Fluoreszenz-Polarisations-Immun-Assay kann falsch hoch ausfallen.

Pharmakologie

- Arzneidekokte zeigten in vitro und in vivo ganz überwiegend Östrogenwirkungen und eine Stimulation östrogenabhängiger Brustkrebszellen (MCF-7), bei Anwesenheit von Östrogen wurde die MCF-7-Proliferation jedoch gehemmt.
- Wässrige Extrakte zeigten in vitro (verschiedene Ames-Tests, mit Ausnahme eines UDS-Tests) bzw. in vivo (i.p. bzw. oraler Mikrokern- und Chromosomenaberrationstest) keine Hinweise auf Mutagenität oder Gentoxizität.

Dosierung und Zubereitung

Dosierung 10–15 g
Zubereitung Erster Kochvorgang 30 Min.; zweiter Kochvorgang 20 Min.

Kommentar

- *Dan Shen* hat einen starken Bezug zum Thorax, weswegen es gerne bei Blut-Stasen in diesem Bereich genutzt wird. Es ist das wichtigste Mittel bei Blut-Stasen im Thorax.
- *Dan Shen* hat auch eine Blut nährende Wirkung. Manchmal wird *Dan Shen* auch verglichen mit der Rezeptur *Si Wu Tang* (Vier Arzneien Dekokt, ▶ RG 8.2). Beide nähren und aktivieren das Blut. Allerdings ist *Dan Shen* kühl und *Si Wu Tang* warm. Der Vergleich deutet jedoch darauf hin, dass *Dan Shen* eben auch eine Blut stützende Wirkung besitzt.
- In zahlreichen experimentellen Untersuchungen wurden verschiedene pharmakologische Wirkungen nachgewiesen:
  - Es verbessert die Mikrozirkulation, die koronare Durchblutung, die Hypoxie-Toleranz des Herzmuskels, inhibiert die Blutkoagulation und aktiviert Fibrinolyse. Es ist heute das wichtigste Mittel bei koronarer Herzkrankheit.
  - Im heutigen China wird *Dan Shen* im klinischen Bereich auch bei Koronarpatienten als Injektion verabreicht und bei Vaskulitiden eingesetzt.
  - Antibakterielle Wirkung mit Inhibition des Wachstums zahlreicher Bakterienstämme, wie Pseudomonas, E. coli, Staphylococcus aureus

Typische Rezepturen mit Dan Shen

- *Tian Wang Bu Xin Dan* (Besondere Pille des himmlischen Kaisers, die das Herz tonisiert) ▶ RG 12.1
- *Dan Shen Yin* (Salviae Miltiorrhizae Radix et Rhizoma Trank) ▶ RG 10.1

É Zhú
Curcumae Rhizoma
莪术 莪朮

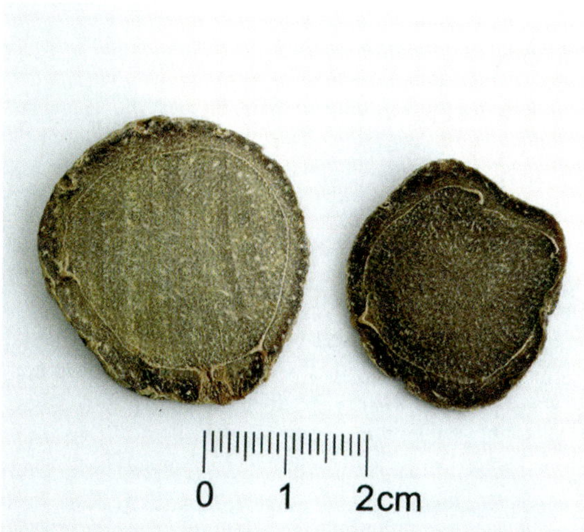

Deutscher Name Zwitterwurzelstock
Englischer Name Zedoary Rhizome
Familie Ingwergewächse – Zingiberaceae
Offizinelle Spezies *Curcuma phaeocaulis, Curcuma kwangsiensis, Curcuma wenyujin* ▶ Kommentar
Spezies Kampomedizin *Curcuma zedoaria*
Hinweis In älteren Quellen findet sich als Stammpflanze für *E Zhu* u.a. *Curcuma zedoaria* (Berg.) Roscoe. Hierbei handelt es sich um eine Fehlbestimmung; die ab 2000 gültige Bezeichnung ist *C. phaeocaulis* Valeton. Auch die Spezies *C. aromatica* Salisb. ist nicht mehr gültig, an ihre Stelle tritt *C. wenyujin* Y.H. Chen & C. Ling.

Eigenschaften

Temperatur Warm
Geschmack Scharf, bitter
Funktionskreis Leber, Milz

Wirkung

- Löst Blut-Stasen, bewegt das *Qi*, zerteilt Zusammenballungen und stillt Schmerzen
- Reduziert Nahrungsstagnation, lindert Schmerzen und Völle

Indikationen

- **Blut-Stase** Dysmenorrhö, Amenorrhö, postpartale Stauungen im Unterleib, abdominelle Schmerzen, abdominelle Massen, Tumore im Epigastrium und im Abdomen durch Blut-Stase
- **Nahrungsstagnation mit Fülle der Mitte** Schmerzen und Völlegefühl im Abdomen, Trommelbauch, Engegefühl im Thorax, Verdauungsstillstand oder -schwäche, besonders auch bei Kindern

Kontraindikationen und Sicherheitshinweise

- Allergie gegen die Arznei
- Überstarke Lochien
- Gallenwegs-Obstruktion
- Vorsicht bei *Qi*- und Blut-Mangel
- Vorsicht bei erhöhter Blutungsneigung
- Überdosierung ist zu vermeiden

Fertilität, Schwangerschaft und Stillzeit

Fertilität Bei Frauen mit Kinderwunsch ist Vorsicht anzuraten. Ethanolische Extrakte, an weibliche Mäuse verabreicht, verminderten die Fruchtbarkeit oder verhinderten die Implantation.
Schwangerschaft Kontraindiziert; traditionell wegen der Blut belebenden Wirkung. Ein Ethanol-Extrakt in höherer Dosierung verhinderte die Implantation bei Mäusen und Hunden und beendete eine Frühschwangerschaft bei Mäusen, Ratten und Kaninchen. Das Dekokt zeigte bei der Ratte eine verminderte Wurfgröße und fetale Entwicklungsstörungen.
Stillzeit Keine Einschränkungen bekannt

Pharmakologie

- Wässrige Extrakte zeigten eine vermehrte Expression des Östrogenrezeptors ERα und eine vermehrte Genexpression des HER2-Rezeptors, aber keine Stimulation der Proliferation östrogenabhängiger oder -unabhängiger Brustkrebszellen in vitro.
- Wässrige Extrakte zeigten in vitro (Ames-Tests – mit einer Ausnahme –, Bacillus-subtilis-Test, UDS-Test) bzw. in vivo (Mikrokern-, Chromosomenaberrations- und SCE-Test) keine Hinweise auf Mutagenität oder Gentoxizität.

Dosierung und Zubereitung

Dosierung 6–9 g
Zubereitung Erster Kochvorgang 30 Min.; zweiter Kochvorgang 20 Min.

Kommentar

- *E Zhu* ist eine stark wirkende, Stase brechende Arznei und wird bei fortgeschrittener Stase eingesetzt. Dies entspricht in der Regel einem Fülle-Zustand.
- *E Zhu* ist eine der Arzneien, die in der Onkologie Verwendung finden und im Tierversuch eine antineoplastische Wirkung auf bestimmte Malignomarten zeigen.

Es wird oft zusammen mit *San Leng* (Sparganii Rhizoma) aus dieser Gruppe verordnet.

Übersicht über die Curcuma-Spezies und -Arzneien

Curcuma	longa	phaeocaulis	wenyujin	kwangsiensis
E Zhu (Curcumae Rhizoma)		X	X	X
Jiang Huang (Curcumae Longae Rhizoma)	X			
Yu Jin (Curcumae Radix)	X	X	X	X

Typische Rezepturen mit E Zhu

Mu Xiang Bing Lang Wan (Pille mit Aucklandiae Radix und Arecae Semen) zur Behandlung von abdominaler Fülle aufgrund von Beschwerden durch Nahrungsstagnation. Diese Rezeptur wird in diesem Buch nicht berücksichtigt. Ansonsten ist *E Zhu* selten in klassischen Rezepturen vorhanden, wird aber bei Bedarf häufig beigefügt.

Hóng Huā
Carthami Flos
红花 紅花

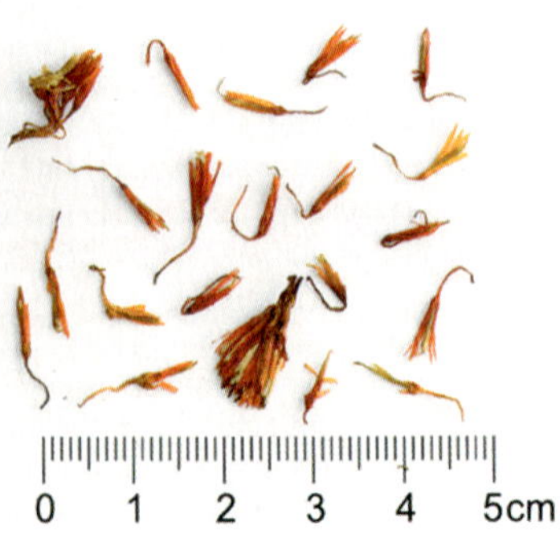

Deutscher Name Saflorblüte
Englischer Name Safflower
Familie Korbblütler – Compositae
Offizinelle Spezies *Carthamus tinctorius*

Eigenschaften

Temperatur Warm
Geschmack Scharf
Funktionskreis Herz, Leber

Wirkung

- Belebt das Blut, belebt und harmonisiert die Menstruation
- Aktiviert das Blut, wandelt Blut-Stasen um und stillt Schmerzen

Indikationen

- **Fülle-Zustand mit Blut-Stasen** Amenorrhö, Dysmenorrhö, nachgeburtliche Blutungen, abdominelle Schmerzen, postpartaler Schwindel aufgrund von Blut-Stase
- **Durch Blut-Stase bedingt** Schlecht heilende Wunden, Karbunkel, dunkle, livide Erytheme, Blutungen aus den Körperöffnungen, Blutgerinnsel infolge von Verletzungen und Operationen, Schmerzen, durch Blut-Stase bedingtes Thorax-*Bi*-Syndrom, Gliederschmerzen, Spannungsgefühl in den Extremitäten

Kontraindikationen und Sicherheitshinweise

- Allergie gegen Korbblütler
- Gastrointestinale Ulzera
- Blutungen, Menorrhagien, erhöhte Blutungsneigung
- Überdosierung vermeiden

Schwangerschaft und Stillzeit

Schwangerschaft Kontraindiziert; traditionell wegen Blut-Stase umwandelnder Wirkung. Bei verschiedenen Tierarten wurden uteruskontrahierende Eigenschaften festgestellt, die Arznei wurde therapeutisch zur Abtreibung, zur Austreibung eines toten Fötus oder der retinierten Plazenta angewendet. Das Arzneidekokt, verabreicht an schwangere Ratten, führte dosisabhängig zum Abort, es traten eine reduzierte Schwangerschaftsrate und vermehrt Totgeburten und fetale Entwicklungsverzögerungen auf.[1,2,3] Bei Mäusen traten unter einem wässrigen Extrakt embryotoxische Effekte und Missbildungen auf.[4] Bzgl. Mutagenität und Gentoxizität liegen widersprüchliche Ergebnisse vor. ▶ Pharmakologie

1 Lin BH, Yan DP, Zhou LR, et al. [Toxicity and effects of Flos Carthami on rat pregnancy and embryonic development] (Chinese).Anhui Zhongyi Xueyuan Xuebao [Journal of Anhui University of Chinese Medicine]. 1998;17(4):50-52.
2 Song XQ, Li JH, Wei HP, et al. [Effects of Flos Carthami on estrogen/progesterone and their receptors in early pregnancy of mice] (Chinese). Zhongguo Xiandai Yixue Zazhi [China Journal of Modern Medicine]. 2014;24(32):5-8.
3 Zhao YL, Feng B, Zhou Y, Zhang J. [Study on selective expression of toxicity of Flos Carthami in pregnant rats] (Chinese). Liaoning Zhongyi Zazhi [Liaoning Journal of TCM]. 2011;38(11):2274-2276.
4 Nobakht M, Fattahi M, Hoormand M, et al. A study on the teratogenic and cytotoxic effects of safflower extract. J Ethnopharmacol. 2000;73(3):453-459.

Stillzeit Kontraindiziert wegen widersprüchlicher Ergebnisse bzgl. Mutagenität und Gentoxizität

Pharmakologie

- Wässrige Arzneienextrakte zeigten in vitro oder in vivo keine eindeutige Östrogenaktivität, die Proliferation östrogenabhängiger Brustkrebszellen (MCF-7) wurde jedoch überwiegend stimuliert, wobei unter Anwesenheit von Östrogen dessen proliferationssteigernder Effekt gehemmt wurde (antiöstrogene Wirkung). Das Arzneidekokt zeigte bei weiblichen Mäusen eine Absenkung des Östrogen- und des Progesteronspiegels und eine verminderte Expression des ER- und des PR-Rezeptors im uterinen Gewebe.
- Wässrige Extrakte zeigten in In-vitro-Tests widersprüchliche Befunde bzgl. Mutagenität und Gentoxizität (Ames-Test, Bacillus-subtilis-Test, UDS-Test, in vitro Mikrokerntest, in vitro SCE-Test, mouse lymphoma tk gene mutation-Test). In-vivo-Tests an der Maus auf Gentoxizität fielen bei intraperitonealer Verabreichung des wässrigen Extrakts schwach positiv bis positiv, bei oraler Verabreichung negativ aus.

Dosierung und Zubereitung

Dosierung 3–10 g
Zubereitung Dem Dekokt für die letzten 5–10 Min. des zweiten Kochvorgangs zugeben

Kommentar

- *Hong Hua* hat neben der Blut aktivierenden und Stase umwandelnden auch eine Blut harmonisierende Wirkung. Grundsätzlich gilt: In großen Dosen löst die Arznei Blut-Stasen, in kleinen Dosen harmonisiert sie das Blut. Blut harmonisieren bedeutet in diesem Fall, dass *Hong Hua* das Blut gleichzeitig sanft nährt und bewegt.
- *Hong Hua* ist eines der am häufigsten eingesetzten Blut bewegenden Mittel. Es wird besonders oft kombiniert mit *Tao Ren* (Persicae Semen) aus dieser Gruppe.

Typische Rezepturen mit Hong Hua

- *Ge Xia Zhu Yu Tang* (Dekokt, das Blut-Stasen unterhalb des Diaphragmas eliminiert) ▶ RG 10.1
- *Shen Tong Zhu Yu Tang* (Dekokt, das Blut-Stasen aus einem schmerzenden Körper treibt) ▶ RG 10.1
- *Xue Fu Zhu Yu Tang* (Dekokt, das Stasen aus dem Haus des Blutes treibt) ▶ RG 10.1

Hŭ Zhàng
Polygoni Cuspidati Rhizoma
虎杖

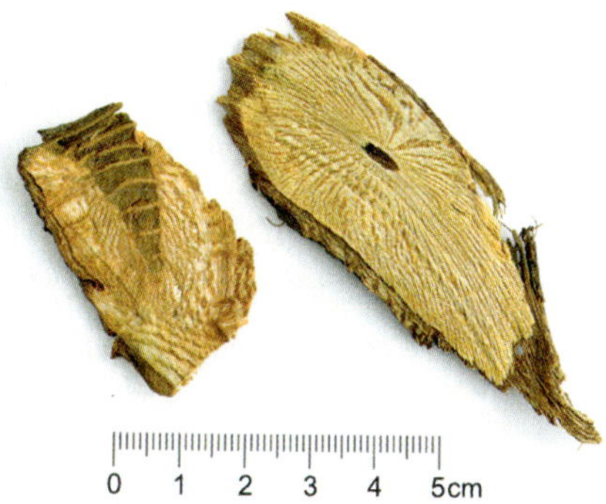

Deutscher Name Japanischer Staudenknöterich, Buschiger Knöterich-Wurzelstock
Englischer Name Giant Knotweed Rhizome, Bushy Knotweed Rhizome
Familie Knöterichgewächse – Polygonaceae
Offizinelle Spezies *Polygonum cuspidatum*

Eigenschaften

Temperatur Leicht kalt
Geschmack Leicht bitter
Funktionskreis Leber, Gallenblase, Lunge

Wirkung

- Aktiviert das Blut, beseitigt Stase, befreit die Leitbahnen und stoppt Schmerzen
- Klärt Hitze und leitet Feuchtigkeit aus
- Klärt Hitze und löst Toxine
- Klärt Schleim-Hitze aus der Lunge

Indikationen

- Amenorrhö, Dysmenorrhö, Trauma, Schmerzen in den Gelenken, auch bei rheumatischen Schmerzen
- **Hitze-Feuchtigkeit** Gelbsucht, Dysurie mit trübem Urin, vermehrter vaginaler Ausfluss
- **Innerlich und äußerlich (frisch) bei Hitze-Toxinen** Verbrennungen, Karbunkel, Abszedierungen, Psoriasis, Hautinfektion, Schlangenbisse
- **Hitzeverklumpung in Lunge und Dickdarm** Husten mit gelbem Schleim, Verstopfung

Kontraindikationen und Sicherheitshinweise

- Allergie gegen die Arznei
- Wegen des Gehalts an Anthrachinonen sollten die Dosis und die Anwendungsdauer begrenzt werden
- Vorsicht bei Kindern
- Vorsicht bei erhöhter Blutungsneigung
- Vorsicht bei Diabetikern mit Neigung zur Hypoglykämie

Schwangerschaft und Stillzeit

Schwangerschaft Relative Kontraindikation; traditionell wegen der Blut belebenden Wirkung. Die Arznei enthält in geringer Konzentration potenziell mutagene bzw. tumorigene Anthrachinone. Untersuchungen zur Embryotoxizität, Fetotoxizität oder Teratogenität liegen nicht vor.
Stillzeit Wegen des Gehalts an Anthrachinonen mit Vorsicht anzuwenden

Interaktionen

- Durch ihren Tanningehalt kann die Arznei die Bioverfügbarkeit von Penicillinen, Cephalosporinen und Eisen verringern sowie die Lebertoxizität von Rifampicin und Isoniazid erhöhen.
- In einer pharmakokinetischen Studie an der Ratte erhöhte ein *Hu Zhang* enthaltendes Nahrungsergänzungsmittel die Bioverfügbarkeit von Carbamazepin.

Pharmakologie

- Das Arzneidekokt zeigte teils eine Östrogenaktivität in vitro, teils wurde die Proliferation östrogenabhängiger Brustkrebszellen und anderer Krebszellen gehemmt.
- Die Arznei enthält Anthrachinone (u.a. Emodin und Physcion), die mutagene und leichte tumorigene Wirkungen gezeigt haben.

Dosierung und Zubereitung

Dosierung 9–15 g; geeignete Menge für topische Anwendung, als Dekokt (Bad, Waschung) oder als ölige Paste
Zubereitung Erster Kochvorgang 30 Min.; zweiter Kochvorgang 20 Min.

Kommentar

- *Hu Zhang* aktiviert Blut und klärt Toxine. Diese Arznei kann somit verwendet werden, wenn sich Stase mit Toxinen vermischt, wie bei chronischen Hautproblemen (z.B. Psoriasis, Abszesse).
- *Hu Zhang* hat eine antivirale Wirkung und wird oft eingesetzt in der Behandlung von Hepatitis-Patienten, wenn diese ein Muster mit toxischer und feuchter Hitze sowie Stase präsentieren.

Typische Rezepturen mit Hu Zhang

Hu Zhang ist selten in klassischen Rezepturen vorhanden und wird bei entsprechender Symptomatik jeweils beigefügt.

Jī Xuè Téng
Spatholobi Caulis
雞血藤 鸡血藤

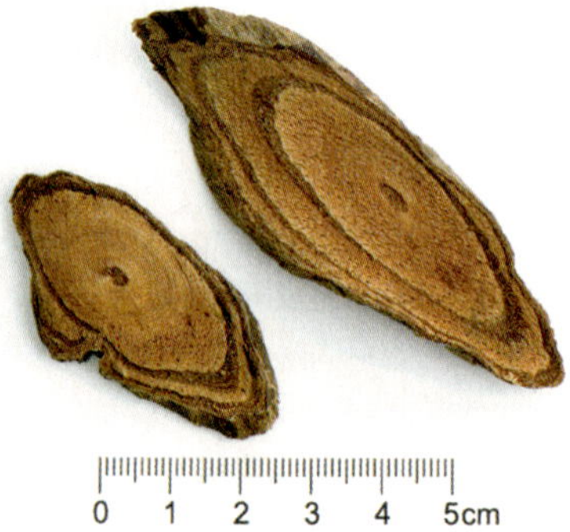

Deutscher Name Spatholobus-Stängel
Englischer Name Suberect Spatholobus Stem
Familie Hülsenfrüchtler – Leguminosae
Offizinelle Spezies *Spatholobus suberectus*

Eigenschaften

Temperatur Warm
Geschmack Bitter, süß
Funktionskreis Leber, Niere

Wirkung

- Bewegt Blut und nährt (Leber-)Blut
- Aktiviert die Leitbahnen und entspannt die Sehnen

Indikationen

- **Blut Stase mit gleichzeitigem Blutmangel** Dysmenorrhö, Amenorrhö, unregelmäßige Menstruation
- **Stase-Blockade oder Bi-Syndrom mit Blut-Mangel** Taubheit, Schwäche der Beine, LWS-Schmerzen, Knieschmerzen, allgemeine Gelenkbeschwerden durch Wind-Obstruktion oder Blut-Stase, postpartale Gelenkschmerzen

Kontraindikationen und Sicherheitshinweise

- Allergie gegen die Arznei
- Vorsicht bei erhöhter Blutungsneigung

Schwangerschaft und Stillzeit

Schwangerschaft Relative Kontraindikation wegen der Blut belebenden und einer uteruskontrahierenden Eigenschaft. Im In-vitro-Zebrafisch-Test führte das Arzneidekokt zu keinen fetotoxischen oder teratogenen Effekten. Ausreichende Untersuchungen zur Embryotoxizität, Fetotoxizität oder Teratogenität liegen nicht vor.
Stillzeit Keine Einschränkungen bekannt

Pharmakologie

Wässrige Extrakte zeigten in vitro bzw. in vivo (Ames-Test, i.p. Mikrokern- und Chromosomenaberrationstest) keine Hinweise auf Mutagenität oder Gentoxizität.

Dosierung und Zubereitung

Dosierung 9–15 g
Zubereitung Erster Kochvorgang 30 Min.; zweiter Kochvorgang 20 Min.

Kommentar

- *Ji Xue Teng* ist eines der wenigen Arzneien, die gleichzeitig Blut nährt sowie das Blut und die Leitbahnen aktiviert. Aufgrund seiner tonisierenden Wirkung kann *Ji Xue Teng* auch gut als Langzeitmittel verabreicht werden.
- *Ji Xue Teng* wird in Kombination mit *Huang Qi* (Astragali Radix) ▶ AG 12.1 und *Dan Shen* (Salviae Miltiorrhizae Radix et Rhizoma) aus dieser Gruppe eingesetzt bei Leukopenie durch Radiatio oder Chemotherapie.
- Als „Caulis“ hat *Ji Xue Teng* einen starken Bezug zu den Extremitäten und wird als „Bote zu den Extremitäten“ bezeichnet.

Typische Rezepturen mit Ji Xue Teng

Dang Gui Ji Xue Teng Tang (Angelicae Sinensis Radix und Spatholobi Caulis Dekokt) zur Behandlung von *Qi*- und Blut-Mangel nach Trauma oder bei Leukopenie bei Radiatio oder Chemotherapie im Rahmen einer Krebsbehandlung. Diese Rezeptur wird in diesem Buch nicht berücksichtigt.

Jiāng Huáng
Curcumae Longae Rhizoma
薑黃 姜黄

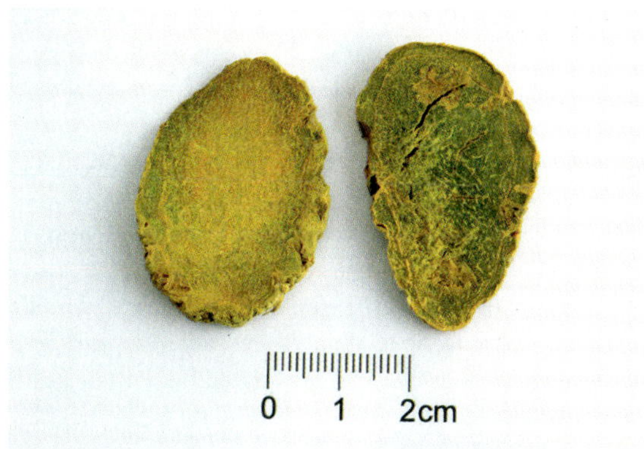

Deutscher Name Gelbwurz, Kurkuma
Englischer Name Tumeric Rhizome
Familie Ingwergewächse – Zingiberaceae
Offizinelle Spezies *Curcuma longa* ▶ Kommentar

Eigenschaften

Temperatur Warm
Geschmack Scharf, bitter
Funktionskreis Milz, Leber

Wirkung

- Löst Blut-Stasen und befreit die Menstruation
- Reguliert *Qi* und lindert Schmerzen
- Macht Leitbahnen und Kollateralen durchgängig

Indikationen

- **Blut-Stase** Schmerzen im Brustkorb, Angina pectoris, Atherosklerose, Schmerz im Epigastrium oder Abdomen, Dysmenorrhö, Amenorrhö, besonders durch Blut-Stase, die durch innere Kälte oder *Yang*-Mangel bedingt ist, Schwellungen und Schmerz durch Verletzungen, Traumata
- **Qi-Stagnation** Bei epigastrischen oder abdominellen Schmerzen durch *Qi*-Stagnation
- **Feuchtigkeit-Wind** Muskel- und Gelenkschmerzen, *Bi*-Syndrom mit Blut-Stase, besonders im Schulterbereich

Kontraindikationen und Sicherheitshinweise

- Allergie gegen die Arznei
- Gallenwegs-Obstruktion
- Vorsicht bei erhöhter Blutungsneigung

Fertilität, Schwangerschaft und Stillzeit

Fertilität Von einer Behandlung von Frauen und Männern mit Kinderwunsch ist abzuraten. Wässrige Extrakte führten bei weiblichen Ratten zu deutlich reduzierten Implantationsraten und bei männlichen Ratten und Mäusen zu verminderter Anzahl und Beweglichkeit der Spermien sowie regressiven Veränderungen der männlichen Reproduktionsorgane.
Schwangerschaft Traditionell relative Kontraindikation wegen der Blut belebenden Wirkung. Ein *Jiang Huang*-Dekokt zeigte bei Ratten eine Antiimplantationswirkung, aber keine Hinweise auf Teratogenität[1], ein wässriger Extrakt bei Mäusen keine abortiven, embryotoxischen oder teratogenen Effekte[2]. Curcuma-longa-Pulver und dessen alkoholischer Extrakt zeigten bei Ratten keine Embryotoxizität, Teratogenität oder reduzierte Überlebensrate der Nachkommen.[3]
Stillzeit Die Arznei ging bei Mäusen offensichtlich in die Milch und die säugenden Jungtiere über, jedoch sind keine nachteiligen Auswirkungen bekannt.

Interaktionen

- *Jiang Huang*-Pulver erhöhte in einer pharmakokinetischen Studie bei männlichen Ratten die Bioverfügbarkeit von Tacrolimus. Es existiert auch ein Fallbericht, wonach es bei einem Patienten mit Z.n. Lebertransplantation zu einem erheblichen Anstieg der Tacrolimus-Blutkonzentration und Nephrotoxizität kam.
- Die Wirkung des Vitamin-K-Antagonisten Warfarin wird offensichtlich gesteigert, dafür sprechen 4 Fallberichte, in denen es zum Anstieg der INR kam.

Pharmakologie

- Das Dekokt bzw. wässrige Extrakte führten zu deutlichen Östrogeneffekten bei weiblichen Ratten. Das Dekokt aus der frischen Droge senkte den Testosteronspiegel und reduzierte das Gewicht der Reproduktionsorgane männlicher Mäuse.
- Wässrige Extrakte zeigten in vitro bzw. in vivo (Ames-Test, UDS-Test, i.p. Mikrokern- und Chromosomenaberrationstest) keine Hinweise auf Mutagenität oder Gentoxizität.

Dosierung und Zubereitung

Dosierung 3–10 g; geeignete Menge für topische Anwendung
Zubereitung Erster Kochvorgang 30 Min.; zweiter Kochvorgang 20 Min.

Kommentar

- Bei chronischen Schulterbeschwerden mit Blut-Stase ist *Jiang Huang* das wichtigste Mittel. Es wird dabei, besonders wenn zusätzlich eine Wind-Feuchtigkeit-Komponente besteht, oft ergänzt durch *Qiang Huo* (Notopterygii Rhizoma et Radix) ▶ AG 1.1. Ebenso infrage kommen *Sang Zhi* (Mori Ramulus) ▶ AG 5 und *Chuan Xiong* (Chuanxiong Rhizoma) aus dieser Gruppe.
- *Jiang Huang* kann auch topisch als Salbe lokal angewendet werden, z.B. pulverisiert in Sesamöl. Diese Darreichungsform wird in Japan „Gelbe Salbe" genannt.
- Diese Curcuma-Spezies wird üblicherweise als Gewürz verwendet.

Übersicht über die Curcuma-Spezies und -Arzneien

Curcuma	longa	phaeocaulis	wenyujin	kwangsiensis
E Zhu (Curcumae Rhizoma)		X	X	X
Jiang Huang (Curcumae Longae Rhizoma)	X			
Yu Jin (Curcumae Radix)	X	X	X	X

Typische Rezepturen mit Jiang Huang

- *Juan Bi Tang* (Dekokt, das schmerzhafte Blockaden beseitigt) ▶ RG 6.5

1 Garg SK. Effect of Curcuma longa (rhizomes) on fertility in experimental animals. Planta Med. 1974;26(3):225-227.
2 Kong YC, Xie JX, But PP. Fertility regulating agents from traditional Chinese medicines. J Ethnopharmacol. 1986;15(1):1-44.
3 Bhavanishankar TN, Murthy S. Reproductive response of rats fed turmeric (*Curcuma longa* L.) and its alcoholic extract. J Food Sci Technol. 1987;24:45-49.

Liú Jì Nú
Artemisiae Anomalae Herba
劉寄奴　刘寄奴

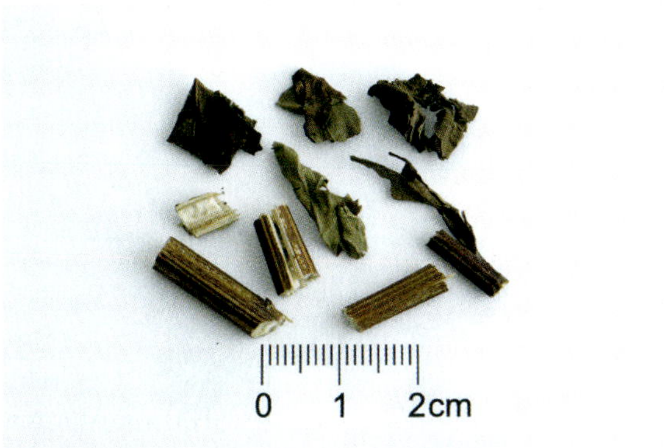

Deutscher Name Kraut der Artemisia anomala
Englischer Name Anomalous Artemisia, Anomala
Familie Korbblütler – Asteraceae
Offizinelle Spezies *Artemisia anomala*

Eigenschaften

Temperatur Warm
Geschmack Bitter
Funktionskreis Herz, Milz

Wirkung

- Bricht Blut-Stasen auf
- Lindert Traumata mit Blut-Stasen
- Mindert Ansammlungen durch Nahrungsstagnation

Indikationen

- **Blut-Stasen im Unterleib** Amenorrhö oder nachgeburtlich Bauchschmerzen durch Blut-Stase
- Bei Verletzungen, Brüchen, Distorsionen mit Blut-Stase. Auch äußerlich als Pulver verwendet bei Wunden, Blutungen und Verbrennungen
- Nahrungsstagnation mit Schmerzen, Spannungs- und Völlegefühl im Abdomen

Kontraindikationen und Sicherheitshinweise

- Allergie gegen Korbblütler
- Vorsicht bei erhöhter Blutungsneigung

Schwangerschaft und Stillzeit

Schwangerschaft Relative Kontraindikation aufgrund der Blut-Stase aufbrechenden Wirkung. Untersuchungen zur Abortwirkung, Embryotoxizität, Fetotoxizität oder Teratogenität liegen nicht vor.
Stillzeit Keine Einschränkungen bekannt

Dosierung und Zubereitung

Dosierung 3–15 g
Zubereitung Erster Kochvorgang 30 Min.; zweiter Kochvorgang 20 Min.

Kommentar

- *Liu Ji Nu* ist eine eher selten eingesetzte Arznei. Da sie eine relativ starke Blut aktivierende Wirkung besitzt – sie wird zum Teil auch als Stase brechende Arznei bezeichnet – darf sie nur bei Fülle-Muster eingesetzt werden.
- *Liu Ji Nu* stoppt Blutungen und wird äußerlich eingesetzt bei blutenden Wunden. Für diese Behandlung kann *Liu Ji Nu* kombiniert werden mit: *Ce Bai Ye* (Platycladi Cacumen), *San Qi* (Notoginseng Radix), *Pu Huang* (Typhae Pollen) und *Di Yu* (Sanguisorbae Radix) ▶ AG 10.2.

Typische Rezepturen mit Liu Ji Nu

Liu Ji Nu ist selten in klassischen Rezepturen vorhanden und wird bei entsprechendem Muster jeweils beigefügt.

Lù Lù Tōng
Liquidambaris Fructus
路路通

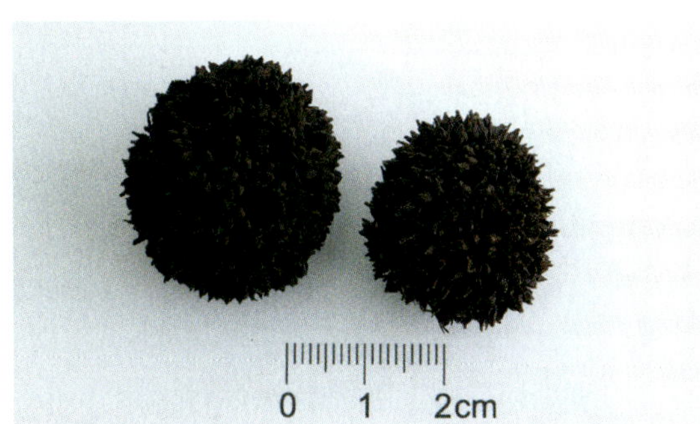

Deutscher Name Amberbaumfrüchte
Englischer Name Beautiful Sweetgum Fruit, Liquidambar Fruit
Familie Hamamelidaceae
Offizinelle Spezies *Liquidambar formosana*

Eigenschaften

Temperatur Neutral
Geschmack Bitter
Funktionskreis Leber, Niere

Wirkung

- Reguliert das *Qi*, öffnet die Mitte, belebt das Blut und befreit die Leitbahnen
- Vertreibt Wind und fördert den Flüssigkeits-Stoffwechsel

Indikationen

- **Deblockiert bei Stagnation von Qi und Blut** Spannungs- und Völlegefühl im Epigastrium, Bauchbeschwerden, unregelmäßige, spärliche Regelblutung, Brustspannen, Brustschmerzen, Probleme mit dem Milchfluss, Mastitis
- **Wind-Feuchtigkeit-Blockade und Bi-Syndrom** Verstopfte Nase, rheumatische Beschwerden, Schmerzen und Steifigkeit in Knien und Lumbalregion, Ödeme bei schwierigem Wasserlassen

Kontraindikationen und Sicherheitshinweise

- Allergie gegen die Arznei
- Vorsicht bei erhöhter Blutungsneigung

Schwangerschaft und Stillzeit

Schwangerschaft Relative Kontraindikation wegen der Blut belebenden Wirkung. Aussagefähige Untersuchungen zur Sicherheit in der Schwangerschaft liegen nicht vor.
Stillzeit Keine Einschränkungen bekannt

Dosierung und Zubereitung

Dosierung 5–10 g
Zubereitung Erster Kochvorgang 30 Min.; zweiter Kochvorgang 20 Min.

Kommentar

- *Lu Lu Tong* wird auch als Botenarznei zu den Hoden eingesetzt, insbesondere bei Zeichen von Stase (Varikozele).
- *Lu Lu Tong* wirkt bei Wind, bei Feuchtigkeit-Schleim und befreiend. Aus diesem Grund wird dieses Mittel häufig eingesetzt bei allergischer Rhinitis, insbesondere um die Nase zu öffnen.
- *Lu Lu Tong* bedeutet „alle Wege frei". Diese Arznei deblockiert nicht nur die Leitbahnen, sondern die Kollateralen und kann somit auch bei jeglicher Art von chronischer Stase als Assistent eingesetzt werden.

Typische Rezepturen mit Lu Lu Tong

Lu Lu Tong ist selten in klassischen Rezepturen vorhanden und wird bei entsprechendem Muster jeweils beigefügt.

Mò Yào
Myrrha
沒藥 没药

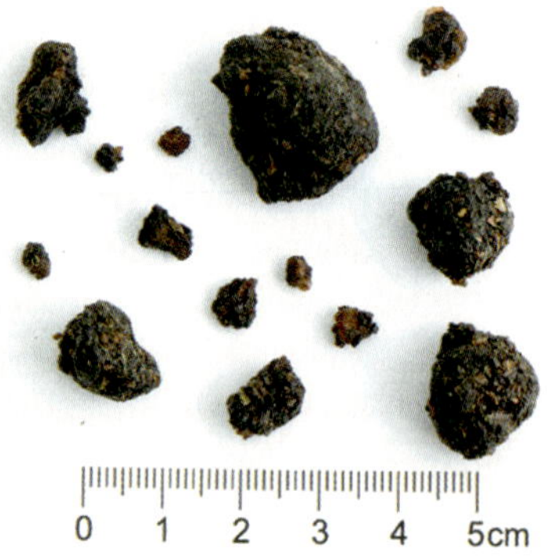

Deutscher Name Myrrhe (gummiartiges Harz verschiedener Bäume)
Englischer Name Myrrh
Familie Balsambaumgewächse – Burseraceae
Offizinelle Spezies *Commiphora myrrha, Commiphora molmol*

Eigenschaften

Temperatur Neutral
Geschmack Scharf, bitter
Funktionskreis Herz, Leber, Milz

Wirkung

- Belebt das Blut, bricht Blut-Stasen und lindert Schmerzen und Schwellungen
- Unterstützt die Wundheilung

Indikationen

- Blut-Stase mit schmerzhafter Menstruation, Blutung, klumpiges Menstrualblut, Schmerzen im Unterleib, Schmerzen durch Trauma, Thoraxschmerzen, Abdominalschmerzen, Amenorrhö, harte, fixierte Massen
- **Belebt die Kollateralen und Leitbahnen** Wind-Feuchtigkeit-Obstruktion mit Schmerzen, Steifigkeit und Krämpfen, auch bei Brüchen, Prellungen oder zur Heilung nach chirurgischen Eingriffen
- Entzündete und schlecht heilende Wunden und Karbunkel, auch topisch verwendet

Kontraindikationen und Sicherheitshinweise

- Allergie gegen die Arznei
- Gastrointestinale Ulzera
- Vorsicht bei erhöhter Blutungsneigung
- Langzeitanwendung vermeiden

Schwangerschaft und Stillzeit

Schwangerschaft Kontraindiziert; traditionell wegen der Blut belebenden Wirkung. Eine Kombination aus dem Harz und dem ätherischen Öl verursachte bei fetalen Ratten keine Skelettfehlbildungen. Im In-vitro-Zebrafisch-Test führte das Arzneidekokt zu fetotoxischen und teratogenen Effekten. Ausreichende Untersuchungen zur Embryotoxizität, Fetotoxizität oder Teratogenität liegen nicht vor. Nach einem Fallbericht bei einer Schwangeren mit Zustand nach mehreren Fehlgeburten kam es in der 9. SSW zu starken Unterleibsschmerzen. Sie hatte zwei Tassen Myrrhe-Tee täglich getrunken. Nach Aussetzen des Tees sistierten die Beschwerden innerhalb eine Tages.
Stillzeit Keine Einschränkungen bekannt

Pharmakologie

- Das Arzneidekokt zeigte in vitro deutliche Hemmeffekte gegenüber der Proliferation östrogenabhängiger und -unabhängiger Brustkrebszellen.
- Ein wässriger Extrakt bzw. eine wässrige Suspension zeigten in vitro bzw. in vivo (Ames-Test, Mikrokern- und Chromosomenaberrationstest) keine Hinweise auf Mutagenität oder Gentoxizität.

Dosierung und Zubereitung

Dosierung 3–5 g; als Dekokt oder als Pulver und in Pillen; geeignete Menge für topische Anwendung, als Pulver auftragen
Zubereitung Erster Kochvorgang 30 Min.; zweiter Kochvorgang 20 Min.

Kommentar

- Wird sehr oft kombiniert mit *Ru Xiang* (Olibanum) aus dieser Gruppe. Beide gehören zu den starken Blut-Stase brechenden Mitteln. Im Vergleich wird *Mo Yao* häufiger verwendet bei Stase-Schmerzen im Oberbauch. *Ru Xiang* wird häufiger eingesetzt bei muskuloskelettalen Schmerzen und *Bi*-Syndrom. Sehr häufig werden die beiden Mittel allerdings zusammen eingesetzt.
- *Mo Yao* ist ein exzellentes Mittel, um Schmerzen zu stoppen. Dafür wird es oft kombiniert mit *Wu Ling Zhi* (Trogopterori Faeces) aus dieser Gruppe, wie zum Beispiel in der Rezeptur *Shao Fu Zhu Yu Tang*.
- *Mo Yao* ist ein Harz und kann die Magenschleimhaut irritieren und zu Übelkeit führen. In diesem Fall die Dosierung reduzieren.

Typische Rezepturen mit Mo Yao

Shao Fu Zhu Yu Tang (Dekokt, das Stasen im unteren Abdomen eliminiert) ▶ RG 10.1

Niú Xī
Achyranthis Bidentatae Radix
牛膝

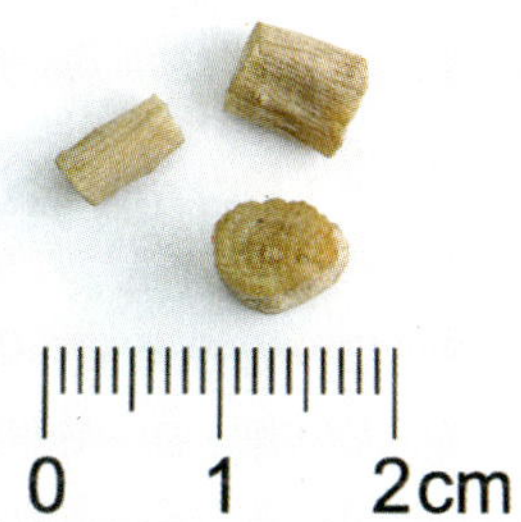

Deutscher Name Spreublumenwurzel
Englischer Name Twotoothed Achyranthes Root
Familie Fuchsschwanzgewächse – Amaranthaceae
Offizinelle Spezies *Achyranthes bidentata*
Spezies Kampomedizin *Achyranthes fauriei*

Eigenschaften

Temperatur Neutral
Geschmack Bitter, süß, sauer
Funktionskreis Leber, Niere

Wirkung

- Belebt das Blut und löst Blut-Stasen auf
- Stärkt Sehnen und Knochen, stärkt und nährt Leber und Niere, unterstützt die Gelenke
- Klärt Hitze-Feuchtigkeit im Unteren Erwärmer
- Führt Blut nach unten

Indikationen

- **Blut-Stase** Dysmenorrhö, Amenorrhö, schmerzhafte Hämatome infolge von Verletzungen
- **Nieren-Leber-Schwäche** Bei Schwäche und Schmerzen der unteren Extremitäten, besonders in LWS- und

Kniebereich, bedingt durch energetische Schwäche der Niere und Leber

- **Hitze-Feuchtigkeit im Unteren Erwärmer** Schmerzhafte Miktionen, Hämaturie, Harnverhalt, vaginaler Ausfluss, auch bei Nieren- oder Blasensteinen mit blutigem Urin und Schmerzen im unteren Rücken
- Bei unkontrollierter Bewegung des Bluts nach oben, bedingt durch Blut-Hitze oder *Yin*-Leere mit Mangel-Hitze oder bei aufsteigendem *Yang*, Blutungen aus Nase, Mund, Zahnfleischbluten, Zahnschmerzen, auch für Schwindel, verschwommenes Sehen, Kopfschmerzen durch aufsteigendes Leber-*Yang*

Kontraindikationen und Sicherheitshinweise

- Allergie gegen die Arznei
- Übermäßig starke Lochien
- Vorsicht bei erhöhter Blutungsneigung

Fertilität, Schwangerschaft und Stillzeit

Fertilität Saponine aus der Arznei zeigten eine Antifertilitäts- und Antiimplantationswirkung bei weiblichen Ratten und Mäusen, ebenso ein Benzen-Extrakt bei Mäusen.
Schwangerschaft Kontraindiziert. Traditionell wegen der Blut belebenden und absenkenden Wirkung. Die Arznei wurde als ein wichtiger Bestandteil von Rezepturen zur Abtreibung, zur Austreibung eines toten Fetus oder bei unvollständiger Plazentalösung eingesetzt. Tierexperimentell zeigte ein alkoholischer Extrakt bei der Ratte eine ausgeprägte Abortwirkung. Im In-vitro-Zebrafisch-Test führte das Arzneidekokt zu fetotoxischen und teratogenen Effekten.
Stillzeit Keine Einschränkungen bekannt

Pharmakologie

- Das Arzneidekokt verursachte bei der Maus einen Anstieg des Östradiol- und eine Absenkung des Prolaktin-Spiegels im Serum.
- Wässrige Extrakte zeigten in vitro (Ames-Test, Bacillus-subtilis-Test, UDS-Test) und in vivo bei der Maus (Mikrokerntest) keine Hinweise auf Gentoxizität.

Dosierung und Zubereitung

Dosierung 5–12 g
Zubereitung Erster Kochvorgang 30 Min.; zweiter Kochvorgang 20 Min.

Kommentar

- *Niu Xi* ist eine vielfach eingesetzte Arznei bei Beschwerden im Bereich der LWS und der unteren Extremitäten, da es gleichzeitig Schmerzen (durch Blut-Stase bedingt) lindert und die entsprechenden Funktionskreise Niere und Leber stärkt. Denn bei chronischen LWS-Beschwerden liegt neben der Blut-Stase meistens auch eine energetische Schwäche besonders der Niere zugrunde.
- *Niu Xi* hat einen besonderen Bezug zur unteren Körperhälfte, warum es auch gern als sogenannte Meldearznei eingesetzt wird, um eine Rezeptur auf diesen Bereich besonders zu fokussieren.
- Es wird zwischen *Niu Xi* aus der *Huai*-Flussregion (*Huai Niu Xi* oder einfach *Niu Xi*) und *Niu Xi* aus Sichuan (*Chuan Niu Xi*) unterschieden. Dabei handelt es sich um zwei unterschiedliche Pflanzen, die beide in dieser Gruppe sind und sehr ähnlich Wirkungen und Indikationen haben. ▶ Kommentar bei *Chuan Niu Xi*

Typische Rezepturen mit Niu Xi

- *Da Fang Feng Tang* (Größeres Saposhnikoviae Radix Dekokt) ▶ RG 6.5
- *Du Huo Ji Sheng Tang* (Angelicae Pubescentis Radix und Taxilli Herba Dekokt) ▶ RG 6.5

Rŭ Xiāng
Olibanum
乳香

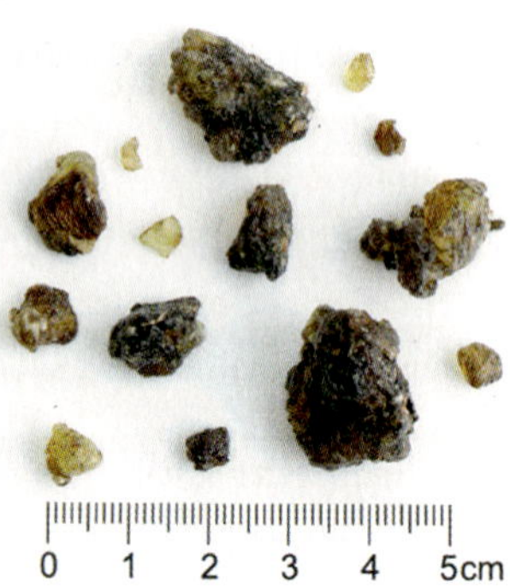

Deutscher Name Weihrauch
Englischer Name Olibanum, Frankincense
Familie Balsambaumgewächse – Burseraceae
Offizinelle Spezies *Boswellia carterii, Boswellia bhawdajiana*

Eigenschaften

Temperatur Warm
Geschmack Scharf, bitter
Funktionskreis Herz, Leber, Milz

Wirkung

- Bewegt Blut, bricht Stase, fördert den Fluss des *Qi*, lindert Schmerzen
- Aktiviert die Leitbahnen und Kollateralen, entspannt die Sehnen und lindert Schmerzen
- Reduziert Schwellungen, fördert die Wundheilung, generiert Gewebe

Indikationen

- **Qi-Stagnation und Blut-Stase** Traumata, frühe Stadien von Karbunkeln, Wunden und Schwellungen, Thorax-, Epigastrium- und Bauchschmerzen, Dysmenorrhö mit Blutklumpen
- **Belebt die Kollateralen und Leitbahnen** Wind-Feuchtigkeit-Obstruktion mit Schmerzen, Steifigkeit und Krämpfen, auch bei Brüchen, Prellungen oder zur Heilung nach chirurgischen Eingriffen
- **Topisch als Salbe oder Pulver** Reduziert Schwellungen, generiert Gewebe, lindert Schmerzen, unterstützt die Abheilung von Wunden, Karbunkeln und traumatischen Verletzungen. Auch bei Schwellungen und Ulzerationen am Zahnfleisch und in der Mundhöhle

Kontraindikationen und Sicherheitshinweise

- Allergie gegen die Arznei
- Gastrointestinale Ulzera
- Vorsicht bei erhöhter Blutungsneigung
- Vorsicht bei empfindlichem Magen
- Langzeitanwendung vermeiden

Schwangerschaft und Stillzeit

Schwangerschaft Kontraindiziert, traditionell wegen der Blut belebenden Wirkung. Im In-vitro-Zebrafisch-Test führte das Arzneidekokt zu fetotoxischen und teratogenen Effekten. Ausreichende Untersuchungen zur Embryotoxizität, Fetotoxizität oder Teratogenität liegen nicht vor.
Stillzeit Keine Einschränkungen bekannt

Pharmakologie

Ein nicht näher definierter Extrakt zeigte eine moderate Antiöstrogenaktivität in vitro. Der Extrakt sowie das Arzneidekokt hemmten die Proliferation östrogenabhängiger und -unabhangiger Brustkrebszellen. Der Extrakt steigerte die Apoptose und supprimierte das Wachstum von Brustkrebstumoren (ERα+/ERβ+/PR+), die in Mäuse implantiert waren.

Dosierung und Zubereitung

Dosierung 3–5 g; als Dekokt oder als Pulver und in Pillen; geeignete Menge für topische Anwendung, als Pulver aufzutragen
Zubereitung Erster Kochvorgang 30 Min.; zweiter Kochvorgang 20 Min.

Kommentar

- Wird sehr oft kombiniert mit *Mo Yao* (Myrrha) aus dieser Gruppe. Beide gehören zu den starken Blut-Stase brechenden Mitteln. Im Vergleich wird *Mo Yao* häufiger verwendet bei Staseschmerzen im Oberbauch. *Ru Xiang* wird häufiger eingesetzt bei muskuloskelettalen Schmerzen und *Bi*-Syndrom. Sehr häufig werden die beiden Mittel allerdings zusammen eingesetzt.
- *Ru Xiang* ist ein Harz und kann die Magenschleimhaut irritieren und zu Übelkeit führen. In diesem Fall ist die Dosierung zu reduzieren.

Typische Rezepturen mit Ru Xiang

Ru Xiang ist selten in klassischen Rezepturen vorhanden und wird bei entsprechendem Muster jeweils beigefügt.

Sān Léng
Sparganii Rhizoma
三棱

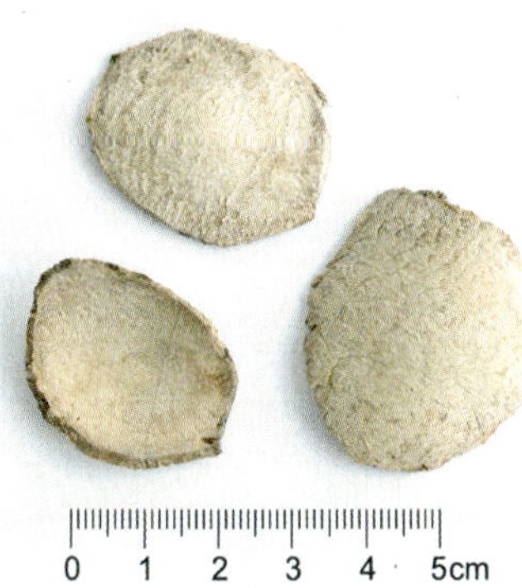

Deutscher Name Sparganium-Wurzel
Englischer Name Common Burreed Tuber, Scirpus, Sparganium
Familie Igelkolbengewächse – Sparganiaceae
Offizinelle Spezies *Sparganium stoloniferum*

Eigenschaften

Temperatur Neutral
Geschmack Scharf, bitter
Funktionskreis Leber, Milz

Wirkung

- Löst Blut-Stase, stillt Schmerzen, zerteilt Zusammenballungen
- Löst Nahrungsstagnation auf

Indikationen

- **Blut-Stase** Amenorrhö, Dysmenorrhö, schmerzhafte Stauungen in den Unterleibsorganen nach der Geburt, abdominelle Massen, Tumore
- **Nahrungsstagnation und/oder Qi-Stagnation in der Mitte** Stockende Verdauung, Bauchschmerz, Blähbauch, abdominelles Unwohlsein durch Nahrungsstagnation und/oder *Qi*-Stagnation

Kontraindikationen und Sicherheitshinweise

- Allergie gegen die Arznei
- Gastrointestinale Ulzera
- Übermäßig starke Lochien
- Vorsicht bei erhöhter Blutungsneigung
- Vorsicht bei Mangel-Zuständen

Schwangerschaft und Stillzeit

Schwangerschaft Kontraindiziert; traditionell wegen der Blut-Stase aufbrechenden Wirkung. Das Arzneidekokt führte bei der Maus dosisabhängig zu einer reduzierten Wurfgröße, einer erhöhten Abortrate, die für eine hohe Dosis Signifikanz erreichte, 5 von 25 Feten waren unter dieser Dosis abgestorben.[1] Ein wässriger Extrakt führte in einer Dosis, die innerhalb des Äquivalenzdosisbereichs für den Menschen liegt, zu vermehrten Aborten, einer verkürzten Gestationszeit, verminderten Lebendgeburten, vermehrten fetalen Absorptionen, einem höheren männlichen zu weiblichen Geschlechterverhältnis, umbilikalen Tumoren, Fehlbildungen der Phalangen, des Herzens (12.9%), der Kraniofazial-Region (18.3%) und der Wirbel (32.5%). In den ersten sechs postnatalen Wochen zeigten die mütterlichen Tiere eine erhöhte Mortalität.[2]
Stillzeit Keine Einschränkungen bekannt

Interaktionen

Die Arznei ist traditionell inkompatibel mit *Mang Xiao* (Natrii Sulfas) ▶ AG 3.1 und *Xuan Ming Fen* (Natrii Sulfas Exsiccatus).

Pharmakologie

- Das Arzneidekokt hemmte unter verschiedenen östrogenabhängigen und -unabhängigen Brustkrebszelllinien die Proliferation nur einer ERβ-positiven Linie; die Proliferation der anderen Zelllinien wurde nicht stimuliert.
- Ein wässrige Extrakt zeigte in vitro bzw. in vivo (Ames-Test, Chromosomenaberrationstest) keine Hinweise auf Mutagenität oder Gentoxizität.

Dosierung und Zubereitung

Dosierung 5–10 g
Zubereitung Erster Kochvorgang 30 Min.; zweiter Kochvorgang 20 Min.

Kommentar

- *San Leng* ist ein wichtiges Schmerzmittel wie auch sehr wirkungsvoll bei den oben genannten Indikationen. Die beschriebenen Syndrome stellen in der Regel Fülle-Zustände dar. Es können sich dabei auch bereits leichte Hitze-Zeichen zeigen.
- *San Leng* ist eine Arznei, die in der Onkologie häufig Verwendung findet, oft in Kombination mit *E Zhu* (Curcumae Rhizoma) aus dieser Gruppe.
- Eine klassische Anwendung aus dem 8. Jahrhundert beschreibt den Einsatz dieser Arznei als Waschung bei Milchstau. Dafür wird aus dieser Arznei ein konzentriertes Dekokt zubereitet und damit in warmem Zustand die Brust gewaschen. Diese „Rezeptur" ist bekannt als *San Leng Xi Ru Fang* (Sparganii Rhizoma Brustwaschung).

Typische Rezepturen mit San Leng

San Leng ist selten in klassischen Rezepturen vorhanden, ist aber bei entsprechendem Muster eine sehr häufig beigefügte Arznei.

1 Miao XL, Cao D, Mu CM. [Effect of some herbs for relieving blood stasis and promoting blood circulation on abortion and fetal death of mouse with early pregnancy] (Chinese). Yunnan Zhongyi Zhongyao Zazhi [Yunnan Journal of TCM and Materia Medica]. 2005;26(1):31-33.

2 Sun J, Wang S, Wei YH. Reproductive toxicity of Rhizoma Sparganii (Sparganium stoloniferum Buch.-Ham.) in mice: mechanisms of anti-angiogenesis and anti-estrogen pharmacologic activities. J Ethnopharmacol. 2011;137(3):1498-1503.

Shuǐ Zhì
Hirudo
水蛭

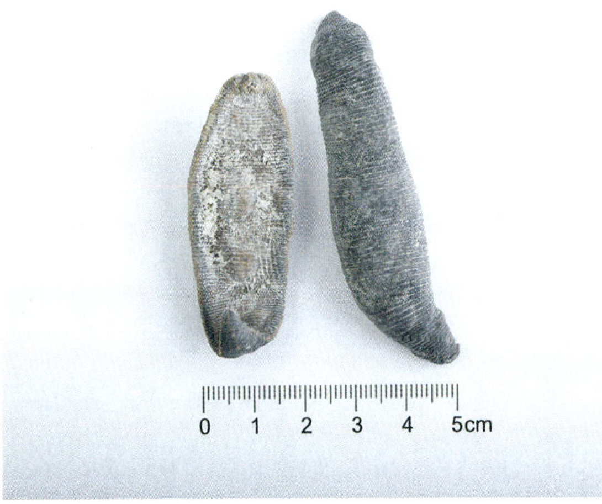

Deutscher Name Blutegel
Englischer Name Leech
Familie Blutegel – Hirudinidae
Offizinelle Spezies *Hirudo nipponica, Whitmania acranulata*

Eigenschaften

Temperatur Neutral
Geschmack Salzig, bitter
Funktionskreis Leber

Wirkung

- Bricht Blut-Stase und leitet sie aus
- Reduziert Massen

Indikationen

Amenorrhö, fixierte abdominale Massen, *Bi*-Syndrom, Traumata, alle Arten von Blut-Stase

Kontraindikationen und Sicherheitshinweise

- Allergie gegen die Arznei
- Erhöhte Blutungsneigung, Blutgerinnungsstörungen oder Therapie mit Antikoagulanzien oder Heparin
- Ulcus ventriculi oder duodeni
- Die Arznei ist leicht toxisch, Überdosierung vermeiden

Schwangerschaft und Stillzeit

Schwangerschaft Kontraindiziert; traditionell wegen der Blut-Stase aufbrechenden Wirkung. Das Dekokt aus *Whitmania pigra* verursachte bei der schwangeren Maus Schwangerschaftsabbrüche in allen Schwangerschaftsstadien, eine maternale und fetale Gewichtsreduktion, das Absterben von Embryonen (Absorptionen), vermehrte Todgeburten und eine hohe Rate von Missbildungen.[1]
Stillzeit Kontraindiziert wegen starker Arzneiwirkung und möglicher Toxizität

Interaktionen

Shui Zhi-Dekokt, zusammen mit *Tu Bie Chong* (Eupolyphaga seu Steleophaga) eingenommen, verlängerte in einer pharmakologischen Studie die Blutungszeit bei der Maus und führte offenbar zu Blutungen.

Pharmakologie

Hirudin-Pulver zeigte in vitro bzw. in vivo (Ames-Test, Mikrokern- und Chromosomenaberrationstest) keine Hinweise auf Mutagenität oder Gentoxizität.

Dosierung und Zubereitung

Dosierung 1–3 g als Dekokt, 0,3-0,6 g als Pulver
Zubereitung Wird normalerweise nicht dekoktiert, sondern als Pulver im fertigen Dekokt aufgelöst. Falls dekoktiert: Erster Kochvorgang 30 Min.; zweiter Kochvorgang 20 Min.

Kommentar

Shui Zhi ist eines der besten und stärksten Blut brechenden Mittel. Es kann bei jeglicher Art von Blut-Stasen und Massen sehr breit eingesetzt werden. Es eignet sich vor allem auch bei Stase mit gleichzeitigem leichtem *Qi*-Mangel, da es das *Qi* nicht schädigt.

Typische Rezepturen mit Shui Zhi

Di Dang Tang (Angemessenes Dekokt) zur Behandlung einer Ansammlung von Blut-Stase im unteren Abdomen. Diese Rezeptur wird in diesem Buch nicht berücksichtigt.

1 Shen K, Yu GM, Zheng JH, Zhou Q. [Effects of Whitmania pigra decoction on embryos in mice] (Chinese). Wenzhou Yixue Yuan Xuebao [Journal of the Wenzhou Medical College]. 1991;3(3):139-141.

Sū Mù
Sappan Lignum
苏木

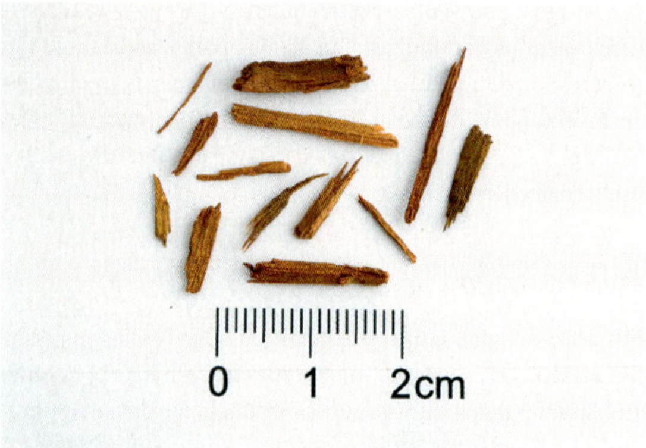

Deutscher Name Sappanholz, Japanholz
Englischer Name Sappan Wood
Familie Hülsenfrüchtler – Leguminosae
Offizinelle Spezies *Caesalpinia sappan*

Eigenschaften

Temperatur Neutral
Geschmack Süß, salzig, leicht scharf
Funktionskreis Herz, Leber, Milz

Wirkung

- Belebt das Blut, reduziert Schwellungen und lindert Schmerzen
- Stillt Blutungen

Indikationen

- Blut-Stasen nach der Entbindung, postpartale Bauchschmerzen, Amenorrhö, Dysmenorrhö, Schwellungen und Schmerzen nach Trauma wie Verstauchungen, Quetschungen und Frakturen
- **Blutungen** Exzessive postpartale Blutungen, mit Schwindel und Kurzatmigkeit aufgrund exzessiven Blutverlusts

Kontraindikationen und Sicherheitshinweise

- Allergie gegen die Arznei
- Vorsicht bei erhöhter Blutungsneigung

Schwangerschaft und Stillzeit

Schwangerschaft Traditionell relative Kontraindikation wegen Blut belebender Wirkung. Im In-vitro-Zebrafisch-Test zeigte das Arzneidekokt keine fetotoxischen oder teratogenen Effekte. Ausreichende Untersuchungen zur Embryotoxizität, Fetotoxizität oder Teratogenität liegen nicht vor.
Stillzeit Keine Einschränkungen bekannt

Pharmakologie

Ein wässriger Extrakt zeigte in vitro (Ames-Test) keine Hinweise auf Mutagenität.

Dosierung und Zubereitung

Dosierung 3–9 g
Zubereitung Erster Kochvorgang 30 Min.; zweiter Kochvorgang 20 Min.

Kommentar

Su Mu ist ein gutes Mittel bei allen Arten von Schmerzen aufgrund von Blut-Stase: von gynäkologischen Schmerzen bis zu Trauma. Aufgrund der neutralen Temperatur ist es sehr breit einsetzbar.

Typische Rezepturen mit Su Mu

Su Mu ist selten in klassischen Rezepturen vorhanden und wird bei entsprechendem Muster jeweils beigefügt.

Táo Rén
Persicae Semen
桃仁

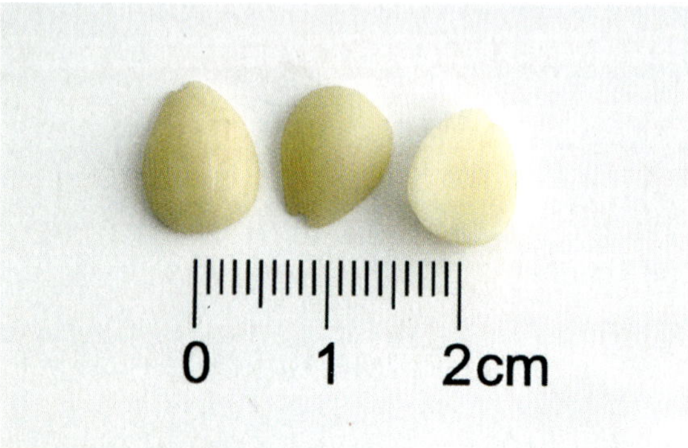

Deutscher Name Pfirsichsamen
Englischer Name Peach Kernel
Familie Rosengewächse – Rosaceae
Offizinelle Spezies *Prunus persica, Prunus davidiana*
Spezies Kampomedizin *Prunus persica, Prunus persica* var. *davidiana*

Eigenschaften

Temperatur Neutral
Geschmack Bitter, süß
Funktionskreis Herz, Leber, Dickdarm

Wirkung

- Belebt das Blut und bricht Stase
- Darm befeuchtend, laxierend

Indikationen

- **Fülle und Hitze-Fülle durch Blut-Stase** Menstruationsstörungen, Amenorrhö, Dysmenorrhö, Zusammenballungen und Massen im Unterleib, Myome, Abdominalschmerzen, Flankenschmerzen, Schmerzen nach Verletzungen und Trauma
- **Stase mit Hitze** Entzündungen in Thorax und Unterleib, Husten, bronchiale Spastik, eitriger Auswurf, Fieber, Adnexitis, toxische Läsionen (*Yong*) in der Lunge und im Darm
- **Trockenheit im Dickdarm** Obstipation im Senium mit hartem, trockenem Stuhl

Kontraindikationen und Sicherheitshinweise

- Allergie gegen die Arznei
- Vorsicht bei erhöhter Blutungsneigung
- Vorsicht: Aus dem Inhaltsstoff Amygdalin kann durch enzymatische Hydrolyse Zyanwasserstoff (Blausäure) freigesetzt werden. Kurzzeitiges Erhitzen zerstört die Enzyme, Amygdalin selbst ist nur wenig toxisch. Bei Einhaltung der Dosierungsvorschriften ist nicht mit toxischen Reaktionen zu rechnen.[1]
- Überdosierung oder eine Kombination mit anderen Amygdalin-haltigen Arzneien, wie *Ku Xing Ren* (Armeniacae Semen Amarum) ▶ AG 6.3, *Yu Li Ren* (Pruni Semen) ▶ AG 3.2 und *Pi Pa Ye* (Eriobotryae Folium) ▶ AG 6.3 oder amygdalinhaltigen Nahrungsmitteln (Bittermandeln) ist zu vermeiden.

Schwangerschaft und Stillzeit

Schwangerschaft Kontraindiziert; traditionell wegen der Blut-Stase aufbrechenden Wirkung. Aus heutiger Sicht kommen Hinweise auf eine Reproduktionstoxizität in tierexperimentellen Studien dazu. Das Arzneidekokt löste ab der 6,9-fachen klinischen Äquivalenzdosis eine signifikante Abortwirkung bei der Maus aus, bei den nicht vom Abort betroffenen Mäusen starben 5 von 25 Feten ab.[2] Ratten, die mit einer Diät von 10% Aprikosenkernen mit hohem Amygdalingehalt ernährt wurden, hatten Junge mit reduziertem postnatalen Überleben.[3] Amygdalin, an schwangere Hamster verabreicht, verursachte Missbildungen ab einer Dosis von 200 mg/kg.[4] Der Arzneiextrakt erzeugte unter hoher Dosis fetotoxische Effekte und tendenziell vermehrt knöcherne Fehlbildungen bei der Maus. Eine epidemiologische Studie verglich den Geburts-Outcome von fünf Kampo-Rezepturen, die *Tao Ren* enthielten, mit dem der Rezeptur *Tokishakuyakusan* (entsprechend *Dang Gui Shao Yao San*), die jeweils im 1. Trimenon eingenommen wurden. Es fanden sich keine Unterschiede bzgl. Frühgeburten oder größerer Missbildungen. Aborte, Tot geburten oder andere Parameter wurden jedoch nicht untersucht, die Studie weist mehrere methodische Schwächen auf.[5]

Stillzeit Mit Vorsicht anwenden wegen des Amygdalin-Gehalts

Pharmakologie

- Ein wässriger Extrakt zeigte in vitro keine Östrogenaktivität und keinen Proliferationseffekt auf östrogenabhängige Brustkrebszellen (MCF-7).
- Wässrige Extrakte zeigten in vitro (Ames-Test, Bacillus-subtilis-Test) keine Hinweise auf Mutagenität. In vivo zeigt ein Heißwasserextrakt im i.p. Mikrokern- und Chromosomenaberrationstest ein negatives Ergebnis, ein nicht eindeutig definierter Extrakt im Mikrokerntest ein positives Resultat.

Dosierung und Zubereitung

Dosierung 5–10 g
Zubereitung Vorsicht bei Zermahlen oder Zerquetschen der Arznei, wenn diese nicht zuvor hitzebehandelt wurde: Die Hydrolyse-Enzyme werden freigesetzt und führen zu vermehrter Bildung von Zyanwasserstoff. Erster Kochvorgang 30 Min.; zweiter Kochvorgang 20 Min.

---

1 Centrum für Therapiesicherheit in der Chinesischen Arzneitherapie (CTCA), 2013: https://www.ctca.center/de.
2 Miao XL, Cao D, Mu CM. [Effect of some herbs for relieving blood stasis and promoting blood circulation on abortion and fetal death of mouse with early pregnancy] (Chinese). Yunnan Zhongyi Zhongyao Zazhi [Yunnan Journal of TCM and Materia Medica]. 2005;26(1):31-33.
3 Miller KW, Anderson JL, Stoewsand GS. Amygdalin metabolism and effect on reproduction of rats fed apricot kernels. J Toxicol Environ Health. 1981;7(3-4):457-467.
4 Willhite CC. Congenital malformations induced by laetrile. Science. 1982;215(4539):1513-1515.
5 Suzuki S, Arita R, Obara T, et al. Association of first-trimester exposure to Kampo medicines containing Prunus persica kernel with preterm birth and major congenital malformations: a Japanese database study. Front Pharmacol 2025;16:1562724.

Kommentar

- *Tao Ren* ist ein sehr wichtiges und vielfach angewandtes Mittel bei sehr vielen Erkrankungen, die im Zusammenhang mit Blut-Stase auftreten.
- *Tao Ren* gehört zu den stärkeren, Blut brechenden Arzneien.
- *Tao Ren* wird besonders häufig kombiniert mit *Hong Hua* (Carthami Flos) aus dieser Gruppe.

Typische Rezepturen mit Tao Ren

- *Gui Zhi Fu Ling Wan* (Cinnamomi Ramulus und Poria Pille) ▶ RG 10.2
- *Tao He Cheng Qi Tang* (Persicae Semen Dekokt, das *Qi* ordnet) ▶ RG 10.1
- *Da Huang Mu Dan Tang* (Rhei Radix et Rhizoma und Moutan Cortex Dekokt) ▶ RG 3.1
- *Xue Fu Zhu Yu Tang* (Dekokt, das Stasen aus dem Haus des Blutes treibt) ▶ RG 10.1
- *Ge Xia Zhu Yu Tang* (Dekokt, das Blut-Stasen unterhalb des Diaphragmas eliminiert) ▶ RG 10.1

Wǎ Lèng Zǐ
Arcae Concha
瓦楞子

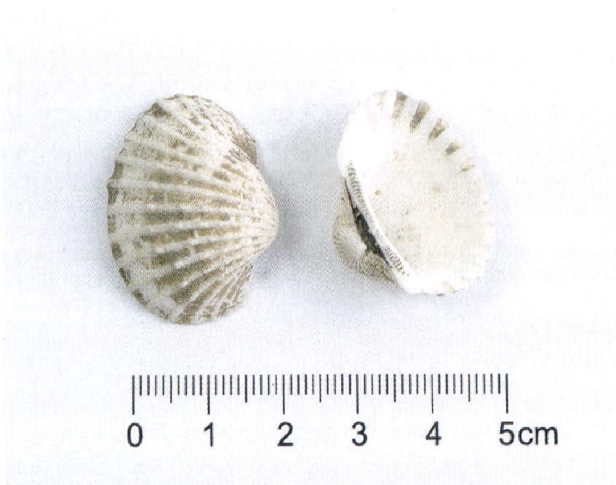

Deutscher Name Arca-Muschel
Englischer Name Ark Shell
Familie Archenmuscheln – Arcidae
Offizinelle Spezies *Arca subcrenata, Arca granosa, Arca inflata*

Eigenschaften

Temperatur Neutral
Geschmack Salzig
Funktionskreis Lunge, Magen

Wirkung

- Belebt Blut, löst Schleim auf und zerstreut Knoten und Schwellungen
- Absorbiert Säure und lindert Schmerzen im Magen

Indikationen

- Fixierte oder mobile abdominale Massen in Zusammenhang mit Blut-Stase, *Qi*-Stagnation und Schleimansammlungen, Knoten, Verhärtungen, Tumore
- Kalziniert bei chronischen Magenschmerzen, saurem Aufstoßen, Schmerzen im Bauch, Magengeschwüren

Kontraindikationen und Sicherheitshinweise

- Allergie gegen die Arznei
- Vorsicht bei erhöhter Blutungsneigung

Schwangerschaft und Stillzeit

Während jahrhundertelanger Anwendung sind keine relevanten Risiken bekannt geworden. Aussagefähige Untersuchungen zur Sicherheit in der Schwangerschaft oder Stillzeit liegen nicht vor.

Interaktionen

- *Wa Leng Zi* kann durch seinen alkalisierenden Effekt die Resorption und den Plasmaspiegel von Penicillinen und Cephalosporinen reduzieren und die Wirkung von Nitrofurantoin abschwächen.
- Durch seinen Calciumgehalt kann es die Resorption von Arzneimitteln wie Tetracyclin, Propanolol, Chlorpromazin und Eisensulfat vermindern, mit Isoniazid Komplexe bilden sowie die Wirkung von Aminoglykosiden (Gentamycin, Streptomycin u.a.) und damit deren Toxizität erhöhen.

Dosierung und Zubereitung

Dosierung 9–15 g; 1–3 g, als Pulver eingenommen
Zubereitung Muss zerstoßen und vorgekocht werden: Erster Kochvorgang 60 Min.; zweiter Kochvorgang 40 Min. Kann auch als Pulver mit dem fertigen Dekokt eingenommen werden.

Kommentar

Wa Leng Zi ist speziell, indem diese Arznei Stase und Schleim behandelt. Sie wird vor allem dann eingesetzt, wenn Stase und Schleim sich zu Knoten und Massen formen. Andere Arzneien mit einer ähnlichen Wirkung, die oft mit *Wa Leng Zi* kombiniert werden, sind *Hai Zao* (Sargassum), *Kun Bu* (Laminariae Thallus, Eckloniae Thallus)

▶ AG 6.2, *Xia Ku Cao* (Prunellae Spica) ▶ AG 2.1 und *Zhe Bei Mu* (Fritillariae Thunbergii Bulbus) ▶ AG 6.2.

Typische Rezepturen mit Wa Leng Zi

Wa Leng Zi ist selten in klassischen Rezepturen vorhanden, ist aber eine bei entsprechendem Muster sehr häufig beigefügte Arznei.

Wáng Bù Liú Xíng
Vaccariae Semen
王不留行

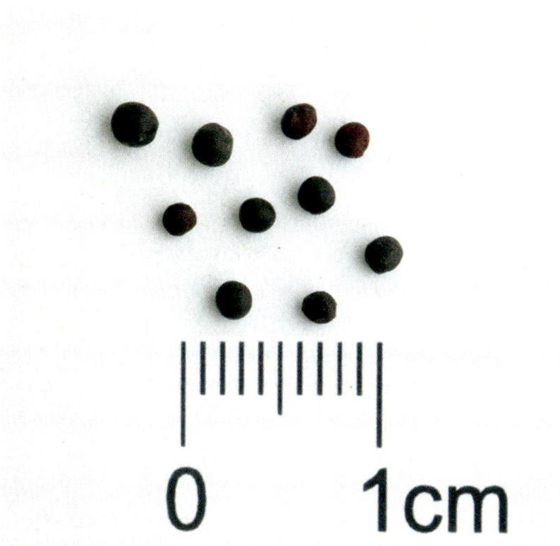

Deutscher Name Vaccaria-Samen
Englischer Name Cowherb Seed, Vaccaria Seeds
Familie Nelkengewächse – Caryophyllaceae
Offizinelle Spezies *Vaccaria segetalis*

Eigenschaften

Temperatur Neutral
Geschmack Bitter
Funktionskreis Leber, Magen

Wirkung

- Fördert den Blutfluss und aktiviert die Leitbahnen
- Lindert Schwellungen

Indikationen

- **Stase und Blockade in Brust, Uterus und Hoden** Mangelnde Milchbildung, Mastitis, Brustwarzenschmerzen, Menstruationsbeschwerden, Hodenschmerzen, Samenanomalien durch Stase
- Schmerzhafte Schwellungen speziell in Brust und Hoden

Kontraindikationen und Sicherheitshinweise

- Allergie gegen die Arznei
- Vorsicht bei erhöhter Blutungsneigung

Schwangerschaft und Stillzeit

Schwangerschaft Traditionell relative Kontraindikation wegen der Blut belebenden Wirkung. Hatte in tierexperimentellen Studien eine uteruskontrahierende Wirkung. Untersuchungen zur Embryotoxizität, Fetotoxizität oder Teratogenität liegen nicht vor.
Stillzeit Keine Einschränkungen bekannt. Fördert die Milchbildung

Pharmakologie

- Ein Methanol-Extrakt zeigte Östrogeneffekte bei der Ratte. Das Arzneidekokt zeigte deutliche Hemmeffekte gegenüber verschiedenen östrogenabhängigen und -unabhängigen Brustkrebszelllinien in vitro.
- Ein wässriger Extrakt zeigte in vitro bzw. in vivo (Ames-Test, i.p. Mikrokern und Chromosomenaberrationstest) keine Hinweise auf Mutagenität oder Gentoxizität.

Dosierung und Zubereitung

Dosierung 5–10 g
Zubereitung Die nicht geröstete Arznei zerstoßen. Erster Kochvorgang 30 Min.; zweiter Kochvorgang 20 Min.

Kommentar

Wang Bu Liu Xing ist eine der zwei häufig eingesetzten Botenarzneien zu den Hoden. Das andere ist *Lu Lu Tong* (Liqudambaris Fructus) aus dieser Gruppe. Die beiden Mittel sind ähnlich, wobei *Lu Lu Tong* das Blut noch etwas stärker aktiviert. Weitere mögliche Botenarzneien zu den Hoden sind *Niu Xi* (Achyranthis Bidentatae Radix) und *Chuan Niu Xi* (Cyathulae Radix) aus dieser Gruppe.

Typische Rezepturen mit Wang Bu Liu Xing

Wang Bu Liu Xing ist selten in klassischen Rezepturen vorhanden, ist aber bei entsprechendem Muster eine sehr häufig beigefügte Arznei.

Wǔ Líng Zhī
Trogopterori Faeces
五靈脂 五灵脂

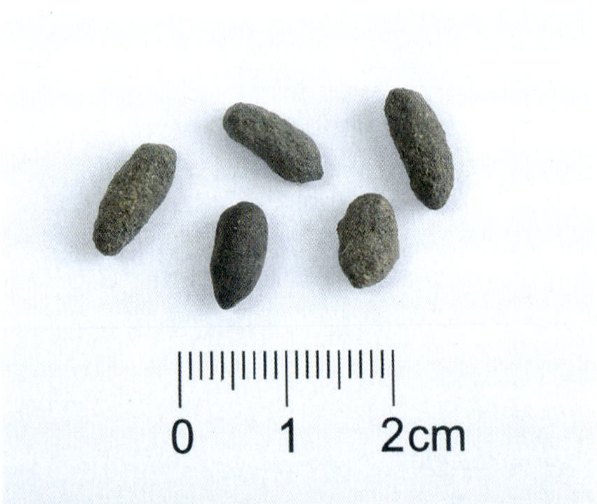

Deutscher Name Flughörnchendung
Englischer Name Flying Squirrel Dung
Familie Fledermäuse – Pteropidae
Offizinelle Spezies *Trogopterus xanthipes*

Eigenschaften

Temperatur Warm
Geschmack Bitter, süß
Funktionskreis Leber

Wirkung

- Beseitigt Blut-Stasen, stillt Schmerzen
- Macht die Leitbahnen durchgängig und stillt Schmerzen
- Löst Blut-Stasen und stoppt Blutungen

Indikationen

- Menstruationsbeschwerden, Dysmenorrhö, Amenorrhö, nachgeburtliche Komplikationen und Schmerzzustände, z.B. Abdominalschmerzen, epigastrische Schmerzen
- Schmerzen aufgrund von Blut-Stase
- Uterine Blutungen, anhaltende Lochien, durch Blut-Stase bedingt

Kontraindikationen und Sicherheitshinweise

- Allergie gegen die Arznei
- Vorsicht bei erhöhter Blutungsneigung

Schwangerschaft und Stillzeit

Schwangerschaft Traditionell relative Kontraindikation wegen der Blut belebenden Wirkung. Aussagefähige Untersuchungen zur Sicherheit in der Schwangerschaft liegen nicht vor.
Stillzeit Keine Einschränkungen bekannt

Interaktionen

Die Arznei ist traditionell inkompatibel mit *Ren Shen* (Ginseng Radix) ▶ AG 12.1.

Dosierung und Zubereitung

Dosierung 3–9 g
Zubereitung Erster Kochvorgang 30 Min.; zweiter Kochvorgang 20 Min.

Kommentar

- *Wu Ling Zhi* ist ein sehr wirksames schmerzstillendes Mittel. Für Körper- oder *Bi*-Syndrom-Schmerzen wird es häufig kombiniert mit *Yan Hu Suo* (Corydalis Rhizoma) oder mit *Mo Yao* (Myrrha) oder *Ru Xiang* (Olibanum) aus dieser Gruppe.
- *Wu Ling Zhi* ist das Mittel der Wahl bei Menstruationsschmerzen. Dafür wird es kombiniert mit *Pu Huang* (Typhae Pollen) ▶ AG 10.2. Diese Kombination aktiviert sehr wirksam Blut und stoppt Schmerzen, stoppt jedoch auch Blutungen, sodass diese Kombination, bekannt als *Shi Xiao San* (Plötzliches Lächeln Pulver) auch während der Menstruation verabreicht werden kann.

Typische Rezepturen mit Wu Ling Zhi

- *Ge Xia Zhu Yu Tang* (Dekokt, das Blut-Stasen unterhalb des Diaphragmas eliminiert) ▶ RG 10.1
- *Shi Xiao San* (Plötzliches Lächeln Pulver) ▶ RG 10.1

Xuè Jié
Draconis Sanguis
血竭

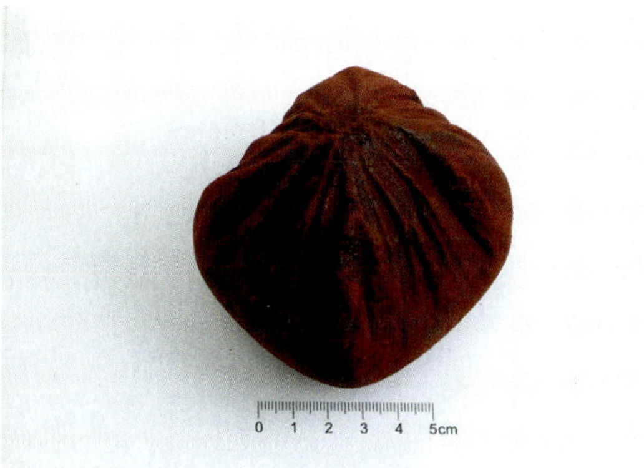

Deutscher Name Chinesisches Drachenblut (Harz)
Englischer Name Dragon's Blood (resinous secretion)
Familie Palmengewächse – Palmae
Offizinelle Spezies *Daemonorops draco*

Eigenschaften

Temperatur Neutral
Geschmack Süß, salzig
Funktionskreis Herz, Leber

Wirkung

- Zerstreut Blut-Stase und lindert Schmerzen
- Stoppt Blutungen
- Fördert die Wundheilung

Indikationen

- Schmerzen nach Traumata, Frakturen, Quetschungen, Verstauchungen, allgemeine Schmerzen durch Blut-Stase
- Äußerliche Anwendung, um Blutungen zu stoppen, bei chronischen und nicht heilenden Ulzerationen und Geschwüren
- Innerliche Anwendung bei Blutungen im oberen Verdauungstrakt

Kontraindikationen und Sicherheitshinweise

- Allergie gegen die Arznei
- Vorsicht bei erhöhter Blutungsneigung

Schwangerschaft und Stillzeit

Schwangerschaft Traditionell relative Kontraindikation wegen der Blut belebenden Wirkung. Aussagefähige Untersuchungen zur Sicherheit der Arznei in der Schwangerschaft liegen nicht vor.
Stillzeit Keine Einschränkungen bekannt

Pharmakologie

Im wässrigen Extrakt zeigte sich unter Laborbedingungen eine moderate Hemmung der Proliferation östrogenabhängiger Brustkrebs-(MCF-7-)Zellen, andere östrogenabhängige und -unabhängige Brustkrebszelllinien wurden in der Proliferation nicht gehemmt, aber auch nicht stimuliert.

Dosierung und Zubereitung

Dosierung 1–2 g als Pulver; geeignete Menge für topische Anwendung
Zubereitung Wird nicht dekoktiert, sondern als Pulver im fertigen Dekokt aufgelöst oder in Pillen-Form eingenommen. Für die topische Anwendung als Pulver oder als Paste auftragen.

Kommentar

- Für die äußerliche Anwendung bei Blutungen kann *Xue Jie* kombiniert werden mit *Mo Yao* (Myrrha) aus dieser Gruppe und *San Qi* (Notoginseng Radix et Rhizoma) ▶ AG 10.2.
- Gemäß der bekannten Gynäkologin Prof. Dr. Wu ist *Xue Jie* ein gutes Mittel zur Behandlung von gynäkologischer Blut-Stase mit Schmerzen (z.B. Endometriose) sowie bei gynäkologischen Blutungen mit gleichzeitiger Blut-Stase.

Typische Rezepturen mit Xue Jie

Xue Jie ist selten in klassischen Rezepturen vorhanden, ist bei entsprechendem Muster aber eine sehr häufig beigefügte Arznei.

Yán Hú Suŏ
Corydalis Rhizoma
延胡索

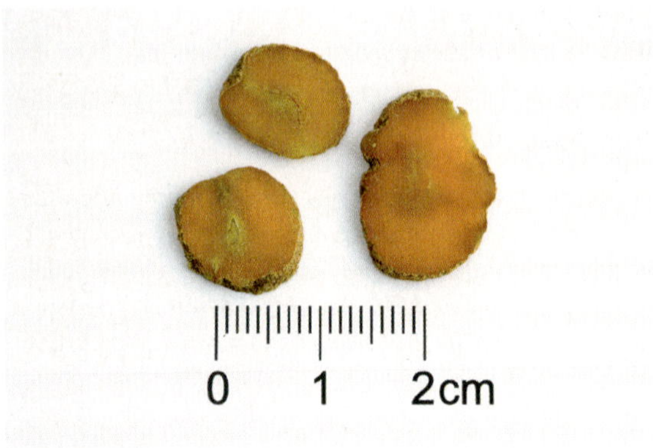

Deutscher Name Lerchenspornwurzel
Englischer Name Yanhusuo, Corydalis Rhizome
Familie Mohngewächse – Papaveraceae
Offizinelle Spezies *Corydalis yanhusuo*
Spezies Kampomedizin *Corydalis turtschaninovii* f. *yanhusuo*

Eigenschaften

Temperatur Warm
Geschmack Scharf, bitter
Funktionskreis Leber, Milz

Wirkung

- Belebt die Blutzirkulation und eliminiert Blut-Stasen, stillt Schmerzen
- Reguliert die *Qi*-Zirkulation, Schmerzen stillend

Indikationen

- **Verschiedenartige Schmerzen durch Blut-Stase** Schmerzen im Thorax und Abdomen, im Unterbauch, Dysmenorrhö, Lumbalgien, Hernien; auch Schmerzen durch Verletzungen, Prellungen und Quetschungen
- **Qi-Stagnation mit Schmerz** Thoraxschmerz, Bauchschmerzen, besonders Schmerzen im Epigastrium

Kontraindikationen und Sicherheitshinweise

- Allergie gegen die Arznei
- Vorsicht bei erhöhter Blutungsneigung
- Überdosierung wegen möglicher kardialer Auswirkungen und Transaminasenerhöhung vermeiden

Fertilität, Schwangerschaft und Stillzeit

Fertilität Traditionell wird der Arznei eine Antifertilitätswirkung bei der Frau zugesprochen.
Schwangerschaft Traditionell relative Kontraindikation wegen der Blut belebenden und *Qi* bewegenden Wirkung. Aussagefähige Untersuchungen zur Sicherheit in der Schwangerschaft liegen nicht vor.
Stillzeit Keine Einschränkungen bekannt

Interaktionen

Yan Hu Suo kann aufgrund seiner alkalischen Eigenschaft die Resorption von Penicillinen und Cephalosporinen beeinträchtigen sowie deren Ausscheidung erhöhen, sodass der Plasmaspiegel reduziert wird.

Pharmakologie

Wässrige Extrakte zeigten in vitro bzw. in vivo (Ames-Tests – mit einer Ausnahme –, Bacillus-subtilis-Test, UDS-Test, i.p. Mikrokern- und Chromosomenaberrationstest) keine Hinweise auf Mutagenität oder Gentoxizität.

Dosierung und Zubereitung

Dosierung 3–10 g oder als Pulver 1,5–3 g (Einzeldosis)
Zubereitung Erster Kochvorgang 30 Min.; zweiter Kochvorgang 20 Min.

Kommentar

- *Yan Hu Suo* hat ein sehr breites Wirkspektrum und ist sehr effektiv bei den verschiedenen Arten von Schmerzen. Es wird dabei, der jeweiligen Ursache des Schmerzes und der Syndrom-Diagnose entsprechend, mit anderen Mitteln kombiniert.
- Dieses Mittel ist besonders wirkungsvoll bei Dysmenorrhö.
- *Yan Hu Suo* wird auch eingesetzt bei epigastrischen Schmerzen aufgrund einer Übersäuerung des Magens, z.B. Sodbrennen oder Gastritis.

Typische Rezepturen mit Yan Hu Suo

- *Ge Xia Zhu Yu Tang* (Dekokt, das Blut-Stasen unterhalb des Diaphragmas eliminiert) ▶ RG 10.1
- *Shao Fu Zhu Yu Tang* (Dekokt, das Stasen im unteren Abdomen eliminiert) ▶ RG 10.1
- *Jin Ling Zi San* (Toosendan Fructus Pulver) ▶ RG 9.1

Yì Mŭ Căo
Leonuri Herba
益母草

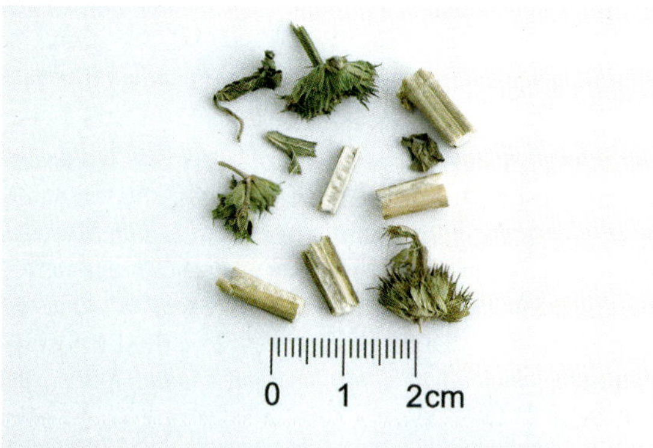

Deutscher Name Chinesisches Mutterkraut
Englischer Name Motherwort Herb, Leonurus
Familie Lippenblütler – Labiatae
Offizinelle Spezies *Leonurus japonicus*
Spezies Kampomedizin *Leonurus japonicus, Leonurus sibiricus*

Eigenschaften

Temperatur Leicht kalt
Geschmack Bitter, scharf
Funktionskreis Leber, Pericard, Blase

Wirkung

- Belebt Blutzirkulation, beseitigt Blut-Stase und reguliert die Menstruation
- Diuretisch, reduziert Ödeme
- Klärt Hitze und löst Toxine

Indikationen

- Menstruationsstörungen, prämenstruelle Bauchschmerzen, unregelmäßige Menstruation, Dysmenorrhö, Unterleibsschmerzen nach der Geburt, Plazentaretention, gynäkologische Tumore, Verhärtungen und Zusammenballungen, uterine Blutungen, Infertilität
- Ödeme, verminderter Urin, Gedunsenheit des Körpers, besonders hilfreich bei zusätzlich blutigem Urin
- Abszesse und Eiterungen; auch bei juckenden Hautaffektionen aufgrund von Feuchtigkeit-Hitze. Kann dafür äußerlich oder innerlich angewendet werden.

Kontraindikationen und Sicherheitshinweise

- Allergie gegen die Arzne
- Vorsicht bei erhöhter Blutungsneigung

Fertilität, Schwangerschaft und Stillzeit

Fertilität Mit Vorsicht bei Frauen mit Kinderwunsch anwenden. Bei weiblichen Mäusen zeigte sich eine verminderte Implantationsrate.
Schwangerschaft Traditionell relative Kontraindikation wegen der Blut belebenden Wirkung. Das Arzneidekokt führte bei verschiedenen Tierarten zu einer ausgeprägten Uteruskontraktion in der Früh- und Spätschwangerschaft. Untersuchungen zur Embryotoxizität, Fetotoxizität oder Teratogenität liegen nicht vor.
Stillzeit Keine Einschränkungen bekannt

Pharmakologie

Wässrige Extrakte zeigten in vitro bzw. in vivo (Ames-Test, UDS-Test, i.p. Mikrokern-, Chromosomenaberrations- und SCE-Test) keine Hinweise auf Mutagenität oder Gentoxizität.

Dosierung und Zubereitung

Dosierung 9–30 g
Zubereitung Erster Kochvorgang 30 Min.; zweiter Kochvorgang 20 Min.

Kommentar

- *Yi Mu Cao* ist eine Arznei, die das Blut belebt und gleichzeitig eine gewisse stützende Wirkung auf Nieren und Leber hat. Daher wird sie gerne bei Blut-Stase mit energetischer Schwäche verordnet.
- *Yi Mu Cao* hat die gleichen Blut bewegenden und Menstruation regulierenden Eigenschaften wie die zur selben Pflanzenspezies gehörige Frucht, *Chong Wei Zi* (Leonuri Fructus) aus dieser Gruppe.
- In der heutigen Chinesischen Medizin wird das Mittel bei renaler Hypertonie verordnet.
- Es zeigt im Tierexperiment eine dem Oxytocin ähnliche kontraktive Wirkung auf den Uterus.
- *Yi Mu Cao* wirkt auf den Uterus nach der Geburt ähnlich effektiv wie Ergotamin in der uteruskontrahierenden Wirkung nach der Entbindung.

Typische Rezepturen mit Yi Mu Cao

Tian Ma Gou Teng Yin (Gastrodiae Rhizoma und Uncariae Ramulus cum Uncis Trank) ▶ RG 13.2

Yù Jīn
Curcumae Radix
鬱金 郁金

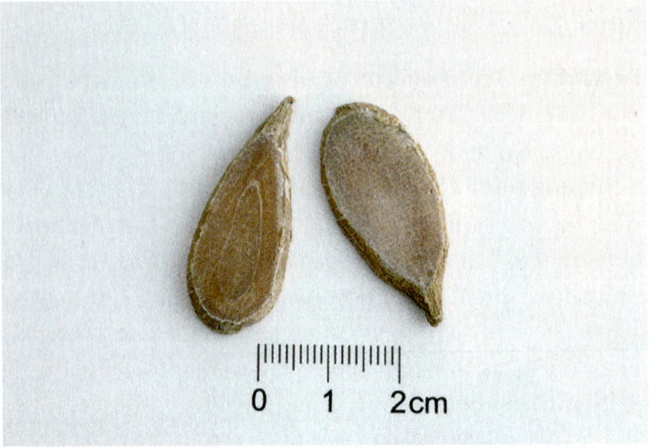

Deutscher Name Gelbwurzknollen
Englischer Name Curcuma Tuber
Familie Ingwergewächse – Zingiberaceae
Offizinelle Spezies *Curcuma wenyujin, Curcuma longa, Curcuma kwangsiensis, Curcuma phaeocaulis* ▶ Kommentar

Eigenschaften

Temperatur Kalt
Geschmack Scharf, bitter
Funktionskreis Leber, Herz

Wirkung

- Aktiviert das Blut, stoppt Schmerzen, bewegt das *Qi* und löst *Qi*-Stagnation
- Klärt Hitze und kühlt das Blut
- Klärt das Herz und öffnet die Sinne
- Unterstützt die Gallenblase und lindert Ikterus

Indikationen

- Schmerzen durch Traumata; Schmerzen in der weiblichen Brust, Menstruationsschmerzen, Schmerzen im Thorax-, Bauch- und Flankenbereich durch Leber-*Qi*-Stagnation; besonders wirksam bei Leber-*Qi*-Stagnation mit Hitzezeichen
- Nasenbluten, Bluterbrechen und Blut im Urin aufgrund von Blut-Hitze; speziell bei Nasebluten zu Beginn der Menstruation
- **Heißer Schleim blockiert das Herz** Angst, Unruhe, Krämpfe, psychische Störungen
- Gallenblasenerkrankungen, Ikterus

Kontraindikationen und Sicherheitshinweise

- Allergie gegen die Arznei
- Gallenwegs-Obstruktion wegen der choleretischen Eigenschaften der Arznei
- Vorsicht bei erhöhter Blutungsneigung

Schwangerschaft und Stillzeit

Schwangerschaft Traditionell mit Vorsicht anzuwenden wegen der Blut belebenden Wirkung. Das Arzneidekokt führte bei oraler Zufuhr in extrem hoher Dosis bei der Maus in der Frühschwangerschaft zu keinen signifikanten Schwangerschaftsabbrüchen. Untersuchungen zur Embryotoxizität, Fetotoxizität oder Teratogenität liegen nicht vor.
Stillzeit Keine Einschränkungen bekannt

Interaktionen

Die Arznei ist traditionell inkompatibel mit *Ding Xiang* (Caryophylli Flos) ▶ AG 11 und *Mu Ding Xiang* (Caryophylli Fructus). Die Kombination wurde jedoch des Öfteren ohne nachteilige Folgen eingesetzt.

Pharmakologie

- Das Arzneidekokt zeigte keine Stimulation der Proliferation östrogenabhängiger oder -unabhängiger Brustkrebszellen in vitro, aber auch keine Hemmung.
- Wässrige Extrakte zeigten in vitro (Ames-Tests, UDS-Test) keine Hinweise auf Mutagenität.

Dosierung und Zubereitung

Dosierung 3–10 g
Zubereitung Erster Kochvorgang 30 Min.; zweiter Kochvorgang 20 Min.

Kommentar

Yu Jin bewegt das *Qi*, klärt Hitze und beruhigt das Herz. Es ist ein besonders wirksames Mittel bei Leber-*Qi*-Stagnation mit emotionalen Symptomen. Weiter ist es wirksam bei Leber-*Qi*-Stagnation in Kombination mit Panikstörungen und Palpitationen.

Übersicht über die Curcuma-Spezies und -Arzneien

Curcuma	longa	phaeo-caulis	wenyujin	kwangsien-sis
E Zhu (Curcumae Rhizoma)		X	X	X
Jiang Huang (Curcumae Longae Rhizoma)	X			
Yu Jin (Curcumae Radix)	X	X	X	X

Typische Rezepturen mit Yu Jin

Yu Jin ist selten in klassischen Rezepturen vorhanden, ist aber bei entsprechendem Muster eine sehr häufig beigefügte Arznei.

Zé Lán
Lycopi Herba
澤蘭 泽兰

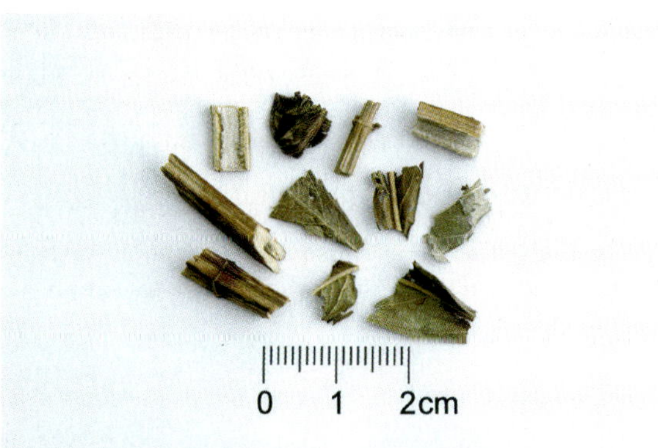

Deutscher Name Wolfstrappkraut
Englischer Name Hirsute Shiny Bugleweed Herb, Lycopos
Familie Lippenblütler – Labiatae
Offizinelle Spezies *Lycopus lucidus* var. *hirtus*

Eigenschaften

Temperatur Leicht warm
Geschmack Bitter, scharf
Funktionskreis Leber, Milz

Wirkung

- Belebt das Blut, beseitigt Stase
- Fördert die Miktion und reduziert Ödeme

Indikationen

- **Blut-Stasen im Unterleib** Gestörte oder schmerzhafte Regelblutung, wie Dysmenorrhö, Amenorrhö, postpartale abdominale Schmerzen; auch bei Hämatomen und Schwellungen aufgrund von traumatischen Verletzungen
- **Fördert die Miktion** Postpartale Ödeme, postpartale Miktionsstörungen (*Lin*-Syndrom), sonstige Ödeme. Diese Wirkung ist schwach; daher wird *Ze Lan* meist dann dafür eingesetzt, wenn gleichzeitig auch Blut-Stase ein Teil der Pathologie ist.

Kontraindikationen und Sicherheitshinweise

- Allergie gegen die Arznei
- Vorsicht bei erhöhter Blutungsneigung

Schwangerschaft und Stillzeit

Schwangerschaft Traditionell wegen der Blut belebenden Wirkung mit Vorsicht anzuwenden. Die Variante *Lycopus europaeus* ist für die Schwangerschaft kontraindiziert, da sie den Spiegel der Schilddüsenhormone senkte und zu verminderter Wurfgröße bei Mäusen und Ratten führte.
Stillzeit Relative Kontraindikation, hemmt den Milchfluss

Dosierung und Zubereitung

Dosierung 6–12 g
Zubereitung Erster Kochvorgang 30 Min.; zweiter Kochvorgang 20 Min.

Kommentar

Ze Lan und *Yi Mu Cao* (Leonuri Herba) aus dieser Gruppe haben sehr ähnliche Wirkungen und werden häufig als Paar verwendet.

Typische Rezepturen mit Ze Lan

Ze Lan ist selten in klassischen Rezepturen vorhanden und wird bei entsprechendem Muster jeweils beigefügt.

Zì Rán Tóng
Pyritum
自然銅 自然铜

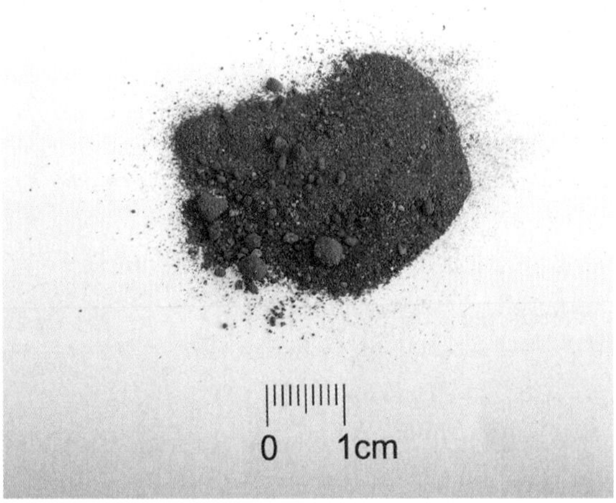

Deutscher Name Katzengold, Eisenkies, Schwefelkies, Pyrit
Englischer Name Pyrite
Mineral enthält vor allem Eisensulfid (FeS_2), ferner Co, Ni, Cu, As

Eigenschaften

Temperatur Neutral
Geschmack Scharf
Funktionskreis Leber

Wirkung

- Löst Blut-Stase und stoppt Schmerzen
- Lindert Schwellungen und fördert die Heilung von Knochen und Sehnen

Indikationen

Löst Stasen des Blutes Verletzungen, Schwellungen, Schmerzen, Verstauchungen, Frakturen, Hämatome (innerliche und äußerliche Anwendung)

Kontraindikationen und Sicherheitshinweise

- Allergie gegen die Arznei
- Vorsicht bei erhöhter Blutungsneigung

Schwangerschaft und Stillzeit

Während jahrhundertelanger Anwendung sind keine relevanten Risiken bekannt geworden. Aussagefähige Untersuchungen zur Sicherheit in der Schwangerschaft oder Stillzeit liegen nicht vor.

Interaktionen

Die Arznei kann durch ihren Eisengehalt die Resorption von Tetracyclin und L-Dopa herabsetzen und mit Arzneimitteln wie Tetracyclin, L-Dopa, Chlorpromazin und Isoniazid Komplexe bilden.

Dosierung und Zubereitung

Dosierung 3–9 g; 1–2 g als Pulver; geeignete Menge für topische Anwendung
Zubereitung Wird üblicherweise als Pulver oder Pille eingenommen. Falls dekoktiert: Vorher zerstoßen, im ersten Kochvorgang länger (60 Min.) kochen; zweiter Kochvorgang 40 Min.

Kommentar

Zi Ran Tong ist eines der am häufigsten eingesetzten Mittel in der Traumatologie. Es kann innerlich und äußerlich eingesetzt werden.

Typische Rezepturen mit Zi Ran Tong

Zi Ran Tong ist selten in klassischen Rezepturen vorhanden und wird bei entsprechendem Muster jeweils beigefügt.

10.2 Blutungen stoppende Arzneien

Ài Yè
Artemisiae Argyi Folium
艾葉 艾叶

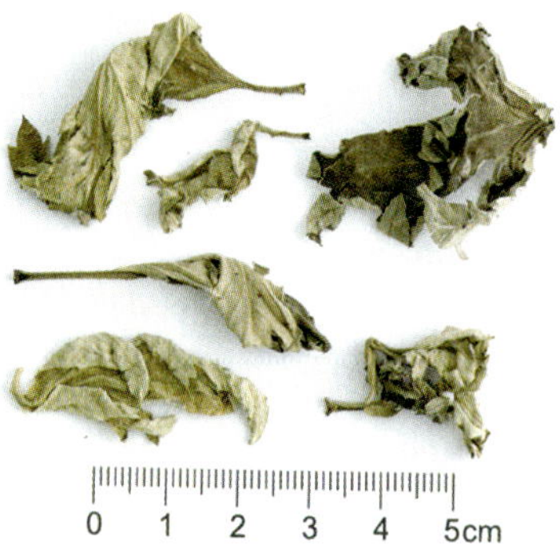

Deutscher Name Beifuß
Englischer Name Argy Wormwood Leaf, Mugwort Leaf
Familie Korbblütler – Compositae
Offizinelle Spezies *Artemisia argyi*

Eigenschaften

Temperatur Warm
Geschmack Scharf, bitter
Funktionskreis Leber, Milz, Niere

Wirkung

- Wärmt den Uterus und stoppt Blutungen
- Vertreibt Kälte, wärmt die Leitbahnen und lindert Schmerz
- Beruhigt den Fötus
- Beseitigt Feuchtigkeit und stoppt Juckreiz
- Lindert Husten, transformiert Schleim und lindert Asthma

Indikationen

- Verlängerte Monatsblutung, Hypermenorrhö, gynäkologische Blutungen, auch während der Schwangerschaft, die durch *Yang*-Mangel bedingte Kälte im Unterleib verursacht sind. Die Arznei wird auch für Blutungsneigung gebraucht, wie Nasenbluten, Blut im Auswurf und im Stuhl.
- Durch Kälte im Unterleib bedingte Infertilität, Abdominalschmerzen, Dysmenorrhö
- Unruhiger Fötus, drohender Abort aufgrund von Kälte im Uterus
- Innerliche und äußerliche Anwendung bei Juckreiz aufgrund von Kälte-Feuchtigkeit
- Husten, Asthma; früher wurde für diese Indikation auch der Rauch der brennenden Beifuß-Blätter inhaliert

Kontraindikationen und Sicherheitshinweise

- Allergie gegen Korbblütler
- Die Arznei ist leicht toxisch; Überdosierung vermeiden, andernfalls kann Hepatotoxizität auftreten[1]
- Vorsicht mit innerlicher Anwendung bei kardiovaskulären Erkrankungen oder Thrombophilie, vor allem mit der karbonisierten Arznei (*Ai Ye Tan*)
- Bei äußerlicher Anwendung Hautreizung

Schwangerschaft und Stillzeit

Schwangerschaft Mit Vorsicht anzuwenden wegen leichter Toxizität. Eine deutliche Überdosierung kann zu Blutungen in der Schwangerschaft und zum Abort führen. Untersuchungen zur Embryotoxizität, Fetotoxizität oder Teratogenität liegen nicht vor.
Stillzeit Mit Vorsicht anzuwenden wegen leichter Toxizität

Pharmakologie

- Das Arzneidekokt demonstrierte eine deutliche Hemmung der Proliferation verschiedener östrogenabhängiger und -unabhängiger Brustkrebszelllinien in vitro.
- Ein wässriger Extrakt zeigte in vitro bzw. in vivo (Ames-Test, Bacillus-subtilis-Test, i.p. Mikrokern- und Chromosomenaberrationstest) keine Hinweise auf Mutagenität oder Gentoxizität.

Dosierung und Zubereitung

Dosierung 3–9 g; geeignete Menge für die äußerliche Anwendung
Zubereitung Erster Kochvorgang 30 Min.; zweiter Kochvorgang 20 Min.

---

1 Bensky D, Clavey S, Stöger E. Chinese Herbal Medicine. Materia Medica. 3rd ed Seattle, WA: Eastland Press; 2004.

Kommentar

Die Artemisia-Blätter werden nach entsprechender Lagerung (zwei bis drei Jahre) und Zubereitung auch als Grundlage für die Herstellung des Moxa-Krauts genutzt, das zur Erwärmung der Akupunkturpunkte dient. Es wird wegen seiner wärmenden Wirkung und seiner Fähigkeit, in die Leitbahnen einzudringen, von alters her dazu verwendet. Dazu werden die Stiele und holzigeren Strukturen des Blattgerüstes durch Schlagen auf die in Säcke gepackten Blätter mehr und mehr herausgelöst. Je länger diese Behandlung durchgeführt wird, umso holzfreier, teurer und hochwertiger wird das Moxa. Hochklassiges Moxa erzeugt durch geringen Holzanteil nur eine sehr milde, tonisierende, leichte Wärme und hat im Gegensatz zu den minderen Qualitäten einen feinen, duftenden Geruch.

Typische Rezepturen mit Ai Ye

Jiao Ai Tang (Asini Corii Colla und Artemisiae Argyi Folium Dekokt) ▶ RG 10.3

Bái Jí
Bletillae Rhizoma
白及

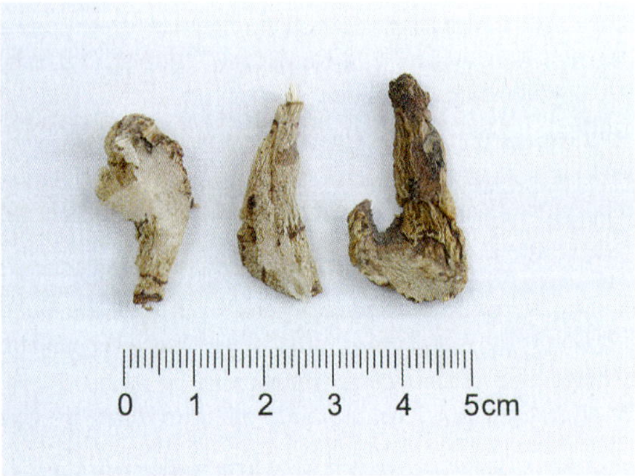

Deutscher Name Bletillaknolle
Englischer Name Common Bletilla Tuber
Familie Orchideengewächse – Orchideaceae
Offizinelle Spezies *Bletilla striata*
Hinweis Die Arznei unterliegt dem Artenschutzabkommen (CITES, Anhang II). Wenn aus Kulturanbau stammend und mit einem entsprechenden Zertifikat darf die Substanz legal gehandelt werden. ▶ Anhang

Eigenschaften

Temperatur Leicht kalt
Geschmack Bitter
Funktionskreis Lugen, Milz

Wirkung

- Stillt Blutungen und zieht zusammen
- Reduziert Schwellungen und fördert die Gewebsheilung

Indikationen

- **Sehr wirksam bei verschiedenartigen Blutungen, hauptsächlich bei Blutungen der Lunge und des Magens** Bluterbrechen, Bluthusten, Nasenbluten; Blut im Stuhl; auch bei Zahnfleischbluten, Hämaturie, uterine Blutungen, alle Arten von Hämorrhagien; äußerlich auch bei Blutungen durch Traumata
- Äußerlich bei Wunden, Ulzerationen und Geschwüren, rissiger Haut; speziell bei schlecht heilenden Ulzerationen; innerlich auch bei irritierter Magenschleimhaut, Magengeschwür

Kontraindikationen und Sicherheitshinweise

- Allergie gegen die Arznei
- Vorsicht mit innerlicher Anwendung bei kardiovaskulären Erkrankungen oder Thrombophilie

Schwangerschaft und Stillzeit

Während jahrhundertelanger Anwendung sind keine relevanten Risiken bekannt geworden. Aussagefähige Untersuchungen zur Sicherheit in der Schwangerschaft oder Stillzeit liegen nicht vor.

Interaktionen

Die Arznei ist traditionell inkompatibel mit den *Aconitum*-Arzneien *Zhi Cao Wu* (Aconiti Kusnezoffii Radix Cocta), *Fu Zi* (Aconiti Radix Lateralis Praeparata) und *Zhi Chuan Wu* (Aconiti Radix Cocta) aus der Arzneigruppe 11.

Pharmakologie

Wässrige Extrakte zeigten in vitro bzw. in vivo (Ames-Tests, i.p. Mikrokern- und Chromosomenaberrationstest) keine Hinweise auf Mutagenität oder Gentoxizität.

Dosierung und Zubereitung

Dosierung 6–15 g; 3 –6 g als Pulver, geeignete Menge für die topische Anwendung

Zubereitung Erster Kochvorgang 30 Min.; zweiter Kochvorgang: 20 Min. Kann auch als Pulver im fertigen Dekokt aufgelöst werden

Kommentar

Bai Ji ist ein potentes Mittel, um die Gewebsheilung anzuregen. Es kann wirksam eingesetzt werden bei Hautfissuren und Verbrennungen. Ebenfalls hilft es bei innerlicher Einnahme zur Heilung von gastrointestinalen Reizungen, wie zum Beispiel bei Gastritis.

Typische Rezepturen mit Bai Ji

Bai Ji ist selten in klassischen Rezepturen vorhanden und wird bei entsprechendem Muster jeweils beigefügt.

Bái Mào Gēn
Imperatae Rhizoma
白茅根

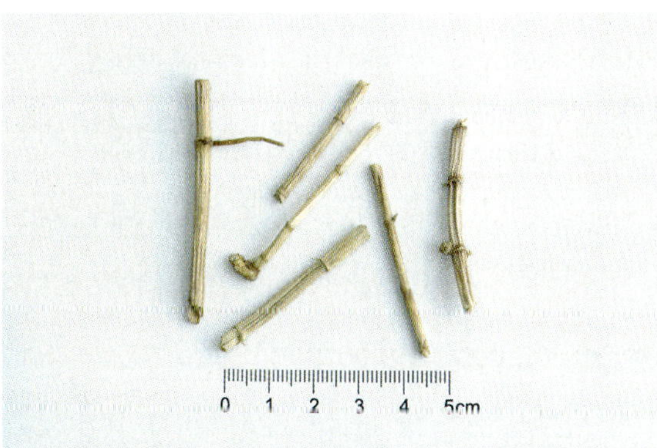

Deutscher Name Silberhaargraswurzelstock
Englischer Name Lalang Grass Rhizome, Imperata Rhizome, Woolly Grass, White Grass
Familie Süßgräser – Gramineae
Offizinelle Spezies *Imperata cylindrica* var. *major*
Spezies Kampomedizin *Imperata cylindrica, Imperata cylindrica* var. *major*

Eigenschaften

Temperatur Kalt
Geschmack Süß
Funktionskreis Lunge, Magen, Blase

Wirkung

- Kühlt das Blut und stoppt Blutungen
- Klärt Hitze von Lunge und Magen
- Klärt Hitze und fördert Diurese

Indikationen

- **Alle Arten von Blutungen durch Blut-Hitze** Nasenbluten, Bluthusten, Bluterbrechen, Blut im Urin
- Übelkeit und Durst aufgrund von Magen-Hitze
- Atemnot und Husten aufgrund von Lungen-Hitze
- Heißes oder blutiges *Lin*-Syndrom mit brennenden Schmerzen bei der Miktion, Blut im Urin, dunkler, spärlicher Urin, Ödeme

Kontraindikationen und Sicherheitshinweise

- Allergie gegen die Arznei
- Vorsicht bei kardiovaskulären Erkrankungen oder Thrombophilie

Schwangerschaft und Stillzeit

Schwangerschaft Traditionell wird teilweise wegen einer gleitend machenden Wirkung zu vorsichtiger Anwendung geraten.[1] Größere Risiken sind nicht bekannt geworden. Aussagefähige Untersuchungen zur Sicherheit in der Schwangerschaft oder Stillzeit liegen nicht vor.
Stillzeit Keine Einschränkungen bekannt

Pharmakologie

Ein wässriger Extrakt zeigte im Ames-Test keine Hinweise auf Mutagenität.

Dosierung und Zubereitung

Dosierung 9–30 g
Zubereitung Erster Kochvorgang 30 Min.; zweiter Kochvorgang 20 Min.

Kommentar

Bai Mao Gen klärt Hitze aus dem Blut und wird auch eingesetzt bei Psoriasis, dann in Kombination mit den Blut-Hitze-Arzneien ▶ AG 2.2: *Di Huang* (Rehmanniae Radix), *Chi Shao* (Paeoniae Radix Rubra) und *Mu Dan Pi* (Moutan Cortex) sowie mit *Huai Hua* (Sophorae Flos) aus dieser Gruppe. *Bai Mao Gen* und *Huai Hua* werden vor allem bei aktiver Psoriasis eingesetzt.

1 You Y. [Discussion on the safe application of traditional Chinese medicines during pregnancy] (Chinese). Shanxi Zhongyi Xueyuan Xuebao [Journal of Shaanxi College of TCM]. 2010;33(2):58-59.

Typische Rezepturen mit Bai Mao Gen

Bai Mao Gen ist selten in klassischen Rezepturen vorhanden und wird bei entsprechendem Muster jeweils beigefügt.

Cè Bǎi Yè
Platycladi Cacumen
側柏葉 侧柏叶

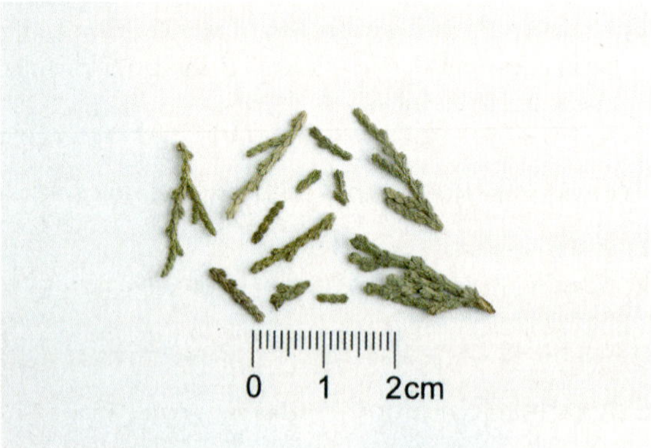

Deutscher Name Lebensbaum-Triebspitzen
Englischer Name Chinese Arborvitae Twig and Leaf, Oriental Arborvitae Leafy Twig
Familie Zypressengewächse – Cupressaceae
Offizinelle Spezies *Platycladus orientalis*

Eigenschaften

Temperatur Kalt
Geschmack Bitter, adstringierend
Funktionskreis Lunge, Leber, Milz

Wirkung

- Kühlt das Blut und stoppt Blutungen
- Behandelt Haarausfall
- Stoppt Husten und leitet Schleim aus
- Fördert die Heilung von Verbrennungen

Indikationen

- **Alle Arten von Blutungen** Bluterbrechen, Zahnfleischbluten, Bluthusten, Blut im Stuhl oder Urin, blutige dysenterische Erkrankungen, Uterusblutungen; kann je nach Kombination bei Blutungen durch Hitze oder Kälte angewendet werden
- Äußerliche und innerliche Anwendung bei Haarausfall (Alopezie)
- Lungen-Hitze-Erkrankungen mit Husten, Schleimansammlungen; speziell bei dickem, schwer abhustbarem Auswurf mit Blutspuren
- Äußerliche Anwendung bei Verbrennungen im Anfangsstadium

Kontraindikationen und Sicherheitshinweise

- Allergie gegen die Arznei
- Vorsicht mit innerlicher Anwendung bei kardiovaskulären Erkrankungen oder Thrombophilie, vor allem mit der karbonisierten Arznei (*Ce Bai Tan*)
- Bei Überdosierung oder langer Anwendungsdauer kann es zu Schwindel, Übelkeit und vermindertem Appetit kommen.

Schwangerschaft und Stillzeit

Während jahrhundertelanger Anwendung sind keine relevanten Risiken bekannt geworden. Aussagefähige Untersuchungen zur Sicherheit in der Schwangerschaft oder Stillzeit liegen nicht vor.

Pharmakologie

- Ein Arzneienextrakt zeigte mit deutlicher Hemmung der 5α-Reduktase in vitro eine Antiandrogenwirkung und antiandrogene Effekte bei der Maus.
- Ein ethanolischer Extrakt zeigte in vitro (Ames-Test, UDS-Test) keine Hinweise auf Mutagenität.

Dosierung und Zubereitung

Dosierung Roharznei 6–12 g; geeignete Menge für topische Anwendung
Zubereitung Erster Kochvorgang 30 Min.; zweiter Kochvorgang 20 Min.

Kommentar

- Bei Haarausfall idealerweise äußerliche Anwendung einer Tinktur der Frischpflanze
- *Ce Bai Ye* kann zur Behandlung von Blutungen aufgrund von *Yang*-Mangel, wie Bluterbrechen, Bluthusten oder Nasenbluten, kombiniert werden mit *Gan Jiang* (Zingiberis Rhizoma) ▶ AG 11 und *Ai Ye* (Artemisiae Argyi Folium) aus dieser Gruppe. Diese Kombination heißt *Bai Ye Tang*.

Typische Rezepturen mit Ce Bai Ye

Bai Ye Tang (Platycladi Dekokt) zur Behandlung von *Yang*-Mangel-Blutungen. Diese Rezeptur wird in diesem Buch nicht berücksichtigt.

Dì Yú
Sanguisorbae Radix
地榆

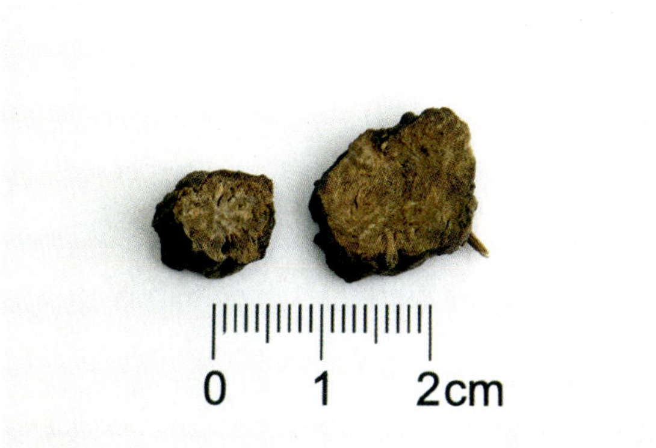

Deutscher Name Wiesenknopfwurzel
Englischer Name Garden Burnet Root, Sanguisorba Root
Familie Rosengewächse – Rosaceae
Offizinelle Spezies *Sanguisorba officinalis, Sanguisorba officinalis* var. *longifolia*

Eigenschaften

Temperatur Leicht kalt
Geschmack Bitter, sauer, adstringierend
Funktionskreis Magen, Leber, Dickdarm

Wirkung

- Kühlt Blut und stillt Blutungen aufgrund von Blut-Hitze, besonders im Unteren Erwärmer
- Klärt Hitze und unterstützt die Wundheilung

Indikationen

- **Blutungen im Unteren Erwärmer durch Hitze-Feuchtigkeit** Diarrhö mit blutigem Stuhl, Dysenterie mit Blutbeimengung, blutende Hämorrhoiden, Hämaturie, genitale Blutungen, exzessive uterine Blutungen, auch für Nasenbluten und Bluterbrechen
- Bei Hautverletzungen, insbesondere auch Verbrennungen, Ulzerationen, Wunden, auch äußerlich als Auflage. *Di Yu* reduziert die Sezernierung von Sekret und regt die Bildung von neuem Gewebe an.

Kontraindikationen und Sicherheitshinweise

- Allergie gegen die Arznei
- Vorsicht mit innerlicher Anwendung bei kardiovaskulären Erkrankungen oder Thrombophilie, vor allem mit der karbonisierten Arznei (*Di Yu Tan*)
- Vorsicht vor großflächiger externer Anwendung bei Verbrennungen, diese kann zur Resorption mit Überdosierung und toxischen Nebenwirkungen führen.

Schwangerschaft und Stillzeit

Während jahrhundertelanger Anwendung sind keine relevanten Risiken bekannt geworden. Aussagefähige Untersuchungen zur Sicherheit in der Schwangerschaft oder Stillzeit liegen nicht vor.

Interaktionen

- *Di Yu* kann durch seinen Tanningehalt die Bioverfügbarkeit von Penicillinen, Cephalosporinen, Tetracyclin, Erythromycin und Clindamycin reduzieren sowie die Lebertoxizitat von Rifampicin und Isoniazid erhöhen.
- Das Arzneidekokt führte in einer pharmakokinetischen Studie an der Ratte zu einer erheblichen Beeinträchtigung der Bioverfügbarkeit von Ciprofloxacin.

Pharmakologie

Wässrige Extrakte zeigten in vitro bzw. in vivo (Ames-Test, i.p. Mikrokern- und Chromosomenaberrationstest) keine Hinweise auf Mutagenität oder Gentoxizität.

Dosierung und Zubereitung

Dosierung 9–15 g, geeignete Menge für topische Anwendung, als Pulver aufzutragen
Zubereitung Erster Kochvorgang 30 Min.; zweiter Kochvorgang 20 Min.

Kommentar

- *Di Yu* ist eine besonders häufig eingesetzte Arznei bei Hämorrhoiden. Dafür wird *Di Yu* kombiniert mit *Huai Hua* aus dieser Gruppe oder *Huai Hua San* (Sophorae Japonicae Flos Pulver). *Huai Hua San* besteht aus:
  - *Ce Bai Ye* (Platycladi Cacumen) und
  - *Huai Hua* (Sophorae Flos) aus dieser Gruppe sowie
  - *Jing Jie Sui* (Schizonepetae Spica), Kommentar bei Jing *Jie* (Schizonepetae Herba), ▶ AG 1.1
  - *Zhi Qiao* (Aurantii Fructus) ▶ AG 9
- Für die lokale, äußerliche Anwendung bei Wunden und Verbrennungen wird es oft in Sesamöl als Grundlage angewendet.

Typische Rezepturen mit Di Yu

Di Yu San (Sanguisorbae Radix Pulver) zur Behandlung von blutenden Hämorrhoiden. Diese Rezeptur wird in diesem Buch nicht berücksichtigt.

Huái Huā
Sophorae Flos
槐花

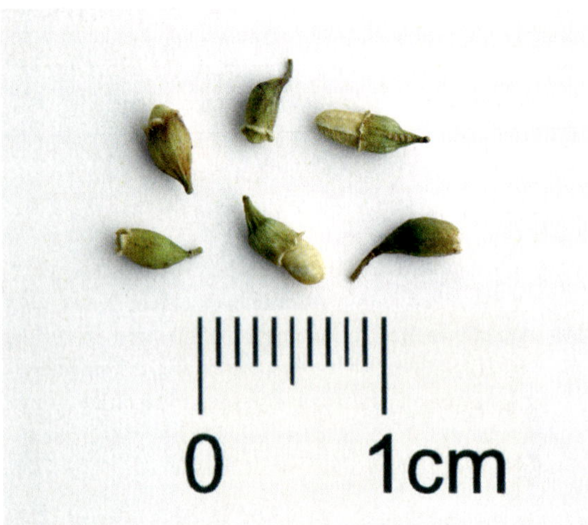

Deutscher Name Schnurbaumblüten
Englischer Name Pagodatree Flower, Sophora Bud
Familie Hülsenfrüchtler – Leguminosae
Offizinelle Spezies *Sophora japonica*

Eigenschaften

Temperatur Kalt
Geschmack Leicht bitter
Funktionskreis Leber, Dickdarm

Wirkung

- Kühlt das Blut und stoppt Blutungen
- Kühlt die Leber

Indikationen

- **Blutungen aufgrund von Blut-Hitze** Speziell geeignet bei Feuchtigkeit-Hitze-Erkrankungen im Dickdarm mit Hämorrhoiden und blutigem Durchfall; auch bei Bluthusten, Nasenbluten, Uterusblutungen
- Rote Augen, Schlaflosigkeit, Kopfschmerzen und Schwindel durch Leber-Hitze; heute auch bei erhöhtem Blutdruck aufgrund von Leber-Hitze

Kontraindikationen und Sicherheitshinweise

- Allergie gegen die Arznei
- Anwendung bei Kindern
- Vorsicht bei kardiovaskulären Erkrankungen oder Thrombophilie, vor allem mit der karbonisierten Arznei (*Huai Hua Tan*)

Fertilität, Schwangerschaft und Stillzeit

Fertilität Wegen Hinweisen auf Mutagenität und Gentoxizität ist von einer Anwendung abzuraten, insbesondere bei Männern mit Kinderwunsch.
Schwangerschaft Kontraindiziert wegen Hinweisen auf Mutagenität und Gentoxizität. Die Inhaltsstoffe Matrin und Sophocarpin zeigten im In-vitro-Zebrafisch-Test schwache embryotoxische und teratogene Effekte.
Stillzeit Kontraindiziert wegen Hinweisen auf Mutagenität und Gentoxizität

Pharmakologie

- Arzneidekokte zeigten keine Stimulation der Proliferation der meisten östrogenabhängigen und -unabhängigen Brustkrebszelllinien, aber auch keine Hemmung.
- Der Heißwasserextrakt zeigte in vitro (Ames-Test) und in vivo (i.p. Mikrokern- und Chromosomenaberrationstest) positive Ergebnisse für Mutagenität und Gentoxizität.[1] Mit 40°C warmem Wasserextrakt verlief der In-vitro-Chromosomenaberrationstest negativ. Ein wässriger Extrakt von *Huai Mi* (Sophorae Flos Immaturus) zeigte in vitro eine erhöhte Rate von sister chromatid exchanges.[2]

Dosierung und Zubereitung

Dosierung 5–10 g
Zubereitung Dem Dekokt für die letzten 5–10 Min. des zweiten Kochvorgangs zugeben

Kommentar

- Es wird auch die unreife Blüte verwendet, *Huai Hua Mi* oder kurz *Huai Mi* (Sophora Flos immaturus). Die Wirkungen sind gleich, jedoch wirken die unreifen Blüten stärker als die reifen Blüten.

1 Yin XJ, Liu DX, Wang HC, Zhou Y. A study on the mutagenicity of 102 raw pharmaceuticals used in Chinese traditional medicine. Mutat Res. 1991;260(1):73-82.
2 Dong WH, Zheng ZM, Liu GT. [Research on the mutagenic effect of water extracts of Radix et Rhizoma Rhei, Flos Sophorae immaturus and Flos Carthami] (Chinese). Henan Yike Daxue Xuebao [Journal of the Henan Medical University]. 1991;26(4):330-333.

- *Huai Hua* klärt Hitze aus dem Blut und wird auch eingesetzt bei Psoriasis, dann in Kombination mit den Blut-Hitze Arzneien der Gruppe 2.2: *Chi Shao* (Paeoniae Radix Rubra), *Di Huang* (Rehmanniae Radix) und *Mu Dan Pi* (Moutan Cortex) sowie mit *Bai Mao Gen* (Imperatae Rhizoma) aus dieser Gruppe. *Bai Mao Gen* und *Huai Hua* werden vor allem bei aktiver Psoriasis eingesetzt.

Typische Rezepturen mit Huai Hua

Huai Hua San (Sophorae Flos Pulver) zur Behandlung von Hämorrhoiden aufgrund von Hitze oder Feuchtigkeit-Hitze. Diese Rezeptur wird in diesem Buch nicht berücksichtigt.

Ǒu Jié
Nelumbinis Rhizomatis Nodus
藕節 藕节

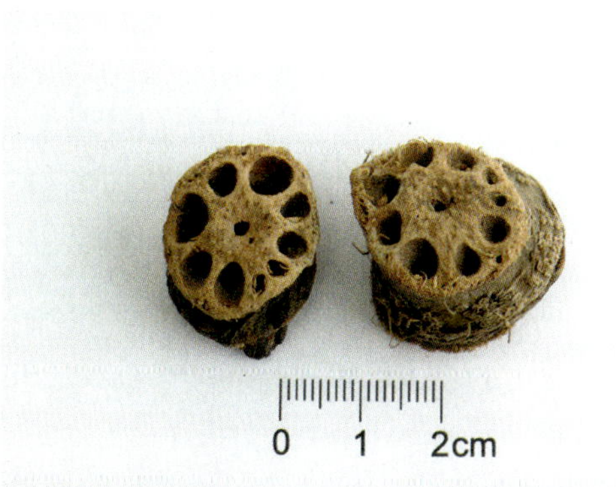

Deutscher Name Nodien des Lotuswurzelstocks
Englischer Name Lotus Rhizome Node
Familie Seerosengewächse – Nymphaeaceae
Offizinelle Spezies *Nelumbo nucifera*

Eigenschaften

Temperatur Neutral
Geschmack Süß, adstringierend, fade
Funktionskreis Leber, Lunge, Magen

Wirkung

Adstringiert und stoppt Blutungen

Indikationen

Alle Arten von Blutungen, vor allem Blutungen durch Hitze in der Lunge oder im Magen mit Bluterbrechen, Bluthusten; trotz der adstringierenden Wirkung reduziert es auch Stase

Kontraindikationen und Sicherheitshinweise

- Allergie gegen die Arznei
- Bei kardiovaskulären Erkrankungen und Thrombophilie ist besonders mit der karbonisierten Arznei (*Ou Jie Tan*) Vorsicht angebracht.

Schwangerschaft und Stillzeit

Mit Vorsicht anzuwenden. Für verschiedene Pflanzenteile von *Nelumbo nucifera* liegen teilweise Hinweise auf Mutagenität oder Gentoxizität vor ▶ *Lian Zi Xin* (Nelumbinis Plumula) AG 2.1, *He Ye* (Nelumbinis Folium) AG 2.4, *Lian Zi* (Nelumbinis Semen) AG 13. Daten zu *Ou Jie* wurden nicht gefunden.

Dosierung und Zubereitung

Dosierung 9–15 g
Zubereitung Erster Kochvorgang 30 Min.; zweiter Kochvorgang 20 Min.

Kommentar

Trotz der adstringierenden Wirkung aktiviert *Ou Jie* auch Blut und reduziert Stase. Aus diesem Grund kann *Ou Jie* bei Blutungen sehr breit eingesetzt werden.

Typische Rezepturen mit Ou Jie

Ou Jie ist selten in klassischen Rezepturen vorhanden, ist aber bei entsprechendem Muster eine sehr häufig beigefügte Arznei.

Pú Huáng
Typhae Pollen
蒲黃 蒲黄

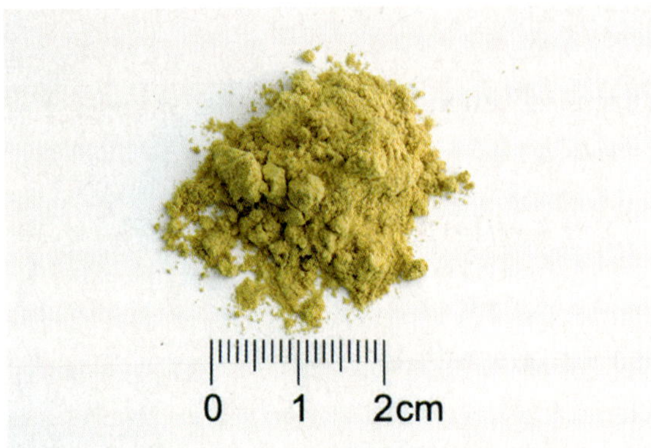

Deutscher Name Rundkolbenpollen
Englischer Name Cattail Pollen, Bulrush
Familie Rohrkolbengewächse – Typhaceae
Offizinelle Spezies *Typha angustifolia, Typha orientalis*

Eigenschaften

Temperatur Neutral
Geschmack Süß
Funktionskreis Leber, Perikard

Wirkung

- Stillt Blutung und wirkt adstringierend
- Belebt die Blutzirkulation, löst so Blut-Stasen und lindert Schmerzen

Indikationen

- **Verschiedenartige Blutungen** Nasenbluten, Bluterbrechen, Bluthusten, Blut im Stuhl, blutiger Urin, uterine Blutungen, subkutane Blutungen, auch äußerliche Blutungen durch Verletzungen
- **Schmerzen durch Blut-Stasen** Thoraxschmerzen, Angina pectoris, Dysmenorrhö, abdominale Schmerzen nach der Geburt

Kontraindikationen und Sicherheitshinweise

- Allergie gegen die Arznei
- Vorsicht mit innerlicher Anwendung der karbonisierten Arznei (*Pu Huang Tan*) bei Thrombophilie, auch bei kardiovaskulären Erkrankungen
- Vorsicht bei erhöhter Blutungsneigung

Schwangerschaft und Stillzeit

Schwangerschaft Kontraindiziert; das Arzneidekokt zeigte deutliche kontrahierende Eigenschaften am isolierten Uterus und am Uterus in situ bei verschiedenen Tierarten. Bei oraler Zufuhr in der Früh- bzw. Spätschwangerschaft führte es bei Mäusen zu Aborten, Resorptionen und Todgeburten, in der Spätschwangerschaft zu reduziertem fetalen Gewichtszuwachs und einer Verkürzung der Gestationsdauer. Missbildungen wurden nicht beobachtet.[1]
Stillzeit Keine Einschränkungen bekannt

Pharmakologie

Ein Dekokt bzw. wässriger Extrakt zeigten in vitro bzw. in vivo (Ames-Test, Mikrokern- und Chromosomenaberrationstest) keine Hinweise auf Mutagenität oder Gentoxizität.

Dosierung und Zubereitung

Dosierung 5–10 g; geeignete Menge zur topischen Anwendung
Zubereitung Im Beutel kochen. Erster Kochvorgang 30 Min.; zweiter Kochvorgang 20 Min.

Kommentar

- *Pu Huang* ist eines der wirksamsten und am häufigsten eingesetzten blutstillenden Mittel.
- Das Besondere an diesem Mittel ist, dass es einerseits Blutungen stillt und andererseits dennoch in der Lage ist, das Blut zu dynamisieren und so Blut-Stasen, die oft gleichzeitig bestehen, zu beheben.

Typische Rezepturen mit Pu Huang

- *Shao Fu Zhu Yu Tang* (Dekokt, das Stasen im unteren Abdomen eliminiert) ▶ RG 8.3
- *Shi Xiao San* (Plötzliches Lächeln Pulver) ▶ RG 10.1

1 Liu HF, Gao XM. [The effect of Puhuang water decoction on pregnant mice] (Chinese). Zhongguo Yaoli Yu Linchuang [China Clinical Pharmacology].1994(2):26-29.

Qiàn Căo
Rubiae Radix et Rhizoma
茜草

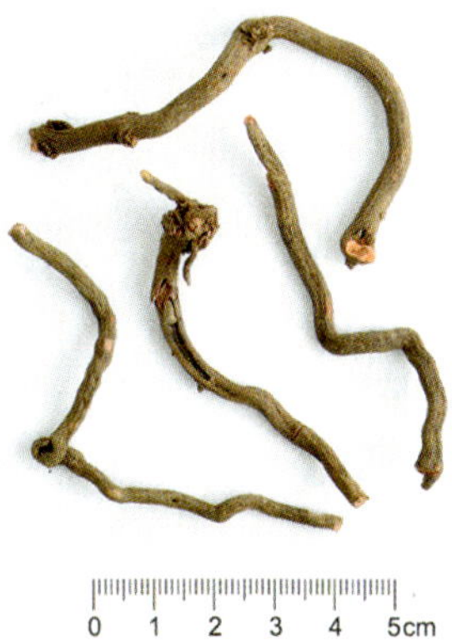

Pinyin Synonym *Qian Cao Gen*
Deutscher Name Ostindische Krappwurzel
Englischer Name Indian Madder Root, Rubia Root
Familie Rötegewächse – Rubiaceae
Offizinelle Spezies *Rubia cordifolia*

Eigenschaften

Temperatur Kalt
Geschmack Bitter
Funktionskreis Leber

Wirkung

- Kühlt das Blut und stoppt Blutungen
- Aktiviert das Blut und beseitigt Blut-Stase

Indikationen

- **Alle Arten von Blutungen durch Hitze im Blut** Bluterbrechen, Nasenbluten, Bluthusten, Blut im Stuhl, Uterusblutungen
- Schmerzen durch Blut-Stase, speziell Thorax- und Flankenschmerzen; Lochienretention, Traumata, Gelenkschmerzen, alle Stadien von Karbunkeln

Kontraindikationen und Sicherheitshinweise

- Allergie gegen die Arznei
- Anwendung bei Kindern
- Vorsicht, wegen nicht geklärter Kanzerogenität wird die Anwendung der Arznei nicht empfohlen. Die Arznei ist im Handel kaum erhältlich.
- Vorsicht mit der karbonisierten Arznei (*Qian Cao Tan*) bei kardiovaskulären Erkrankungen und Thrombophilie
- Vorsicht bei erhöhter Blutungsneigung
- Dosis und Anwendungsdauer sind zu begrenzen

Fertilität, Schwangerschaft und Stillzeit

Fertilität Wegen nicht geklärter Kanzerogenität ist von einer Anwendung bei Männern und Frauen mit Kinderwunsch abzuraten.
Schwangerschaft Kontraindiziert wegen nicht geklärter Kanzerogenität
Stillzeit Kontraindiziert wegen nicht geklärter Kanzerogenität

Pharmakologie

- Arzneidekokte zeigten deutliche Hemmungen der Proliferation verschiedener östrogenabhängiger und -unabhängiger Brustkrebszelllinien.
- Wässrige Extrakte zeigten in vitro bzw. in vivo (Ames-Test, i.p. Mikrokern- und Chromosomenaberrationstest) keine Hinweise auf Mutagenität oder Gentoxizität.
- Die Arznei enthält u.a. Lucidin, Lucidin-3-O-primverosid und Rubiadin.[1] Laut der International Agency for Research on Cancer (IARC) ist Lucidin mutagen, gentoxisch und bildet DNA-Addukte bei der Maus. *Qian Cao* (Stammpflanze *Rubia cordifolia*) enthält ähnliche Inhaltsstoffe wie die westliche Spezies *Rubia tinctorum*. In einer Kanzerogenitätsstudie über zwei Jahre bildeten sich unter einer Diät, die zu 1% oder 10% *Rubia tinctorum*-Wurzelpulver enthielt, bei der Ratte nur eine geringe Anzahl von Adenomen in Leber und Nieren sowie unter der geringeren Dosis bei 1 von 62 exponierten Tieren ein Nierenzellkarzinom. Bei männlichen Tieren fanden sich benigne Leydingzell-Tumore, die Kontrollgruppe wurde diesbezüglich nicht untersucht. Bei Anreicherung der Nahrung mit 10% der Wurzel fanden sich bei Ratten vermehrt DNA-Addukte in Leber, Nieren und Colon.[2] Die International Agency for Research on Cancer (IARC) schlussfolgerte: „*Rubia tinctorum* is not classifiable as to its carcinogenicity to humans".[3]

1 Tang WC, Eisenbrand G. Handbook of Chinese Medicinal Plants. Vol. 2. Weinheim: WILEY-VCH; 2011.
2 Westendorf J, Pfau W, Schulte A. Carcinogenicity and DNA adduct formation observed in ACI rats after long-term treatment with madder root, Rubia tinctorum L. Carcinogenesis 1998;19(12):2163-2168.
3 IARC Working Group on the Evaluation of Carcinogenic Risks to Humans. Some traditional herbal medicines, some mycotoxins, naphthalene and styrene. Vol. 82. Lyon: IARC Press; 2002.

Wegen des Gehalts an Lucidin und einer als negativ beurteilten Wirksamkeit der Arznei wurde *Rubia tinctorum* 1993 in Deutschland verboten. Aus Vorsichtsgründen wird *Qian Cao* von vielen Vertreibern nicht mehr angeboten. Das Risiko der Kanzerogenität von *Qian Cao* wird wahrscheinlich überschätzt.

Dosierung und Zubereitung

Dosierung Im Dekokt 6–10 g
Zubereitung Erster Kochvorgang 30 Min.; zweiter Kochvorgang 20 Min.

Kommentar

Qian Cao wird häufig in der Dermatologie eingesetzt. Dabei behandelt es eine Kombination aus Blut-Hitze und Blut-Stase, wobei die Hitze und Toxine das Blut eindicken und dadurch Stase entsteht. Dies zeigt sich z.B. bei Psoriasis mit dicken, harten Läsionen. Dabei wird *Qian Cao* kombiniert mit anderen Blut aktivierenden, Stase umwandelnden Mitteln aus der Arzneigruppe 10.1, wie *E Zhu* (Curcumae Rhizoma), *Hu Zhang* (Polygoni Cuspidati Rhizoma), *San Leng* (Sparganii Rhizoma) und *Tao Ren* (Persicae Semen). Allerdings haben von diesen Blut aktivierenden Substanzen nur *Hu Zhang* und *Qian Cao* die Eigenschaft, zusätzlich noch Hitze zu klären, was sie besonders auszeichnet.

Typische Rezepturen mit Qian Cao

Qian Cao ist selten in klassischen Rezepturen vorhanden und wird bei entsprechendem Muster jeweils beigefügt.

Sān Qī
Notoginseng Radix et Rhizoma
三七

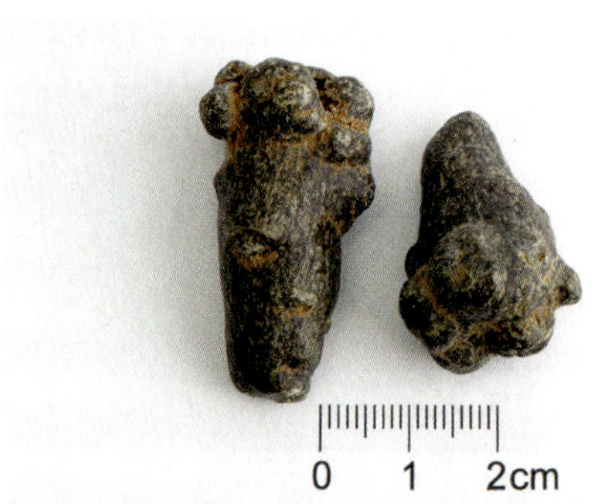

Pinyin-Synonym *Tian Qi, Shen San Qi, Shen Qi, Jin Bu Huan*
Deutscher Name Notoginsengwurzel, Pseudoginseng
Englischer Name Notoginseng Root, Pseudoginseng Root
Familie Araliengewächse – Araliaceae
Offizinelle Spezies *Panax notoginseng*

Eigenschaften

Temperatur Warm
Geschmack Süß, leicht bitter
Funktionskreis Leber, Niere

Wirkung

- Stoppt Blutungen und transformiert Blut-Stase
- Fördert die Wundheilung
- Aktiviert Blut, reduziert Schwellungen und lindert Schmerzen

Indikationen

- **Innere und äußere Blutungen** Traumata, Bluterbrechen, Nasenbluten, Blut im Urin oder im Stuhl; stoppt Blutungen, ohne Blut-Stase zu verursachen; äußerlich als Pulver sehr wirksam zur Förderung der Wundheilung
- Traumatische Verletzungen, Schwellungen und Schmerzen, Frakturen, Quetschungen und Zerrungen; Thoraxschmerzen, abdominale Schmerzen, Gelenkschmerzen, Wunden und Abszesse

Kontraindikationen und Sicherheitshinweise

- Allergie gegen die Arznei
- Herzrhythmusstörung
- Gastrointestinale Ulzera
- Vorsicht bei erhöhter Blutungsneigung

Hinweis Es liegen einige Fallberichte vor, wonach auch unter einer geringen Dosis (1,5–3 g) Nebenwirkungen auftraten (u.a. Übelkeit, rezidivierendes Erbrechen, Blutungsneigung, wie Nasenbluten, Zahnfleischblutungen, Menorrhagie). Im Allgemeinen verschwinden diese Symptome, ohne dass die Behandlung abgebrochen werden muss; in schweren Fällen muss die Einnahme beendet werden. Unter einer höheren Dosis kam es zum Auftreten eines AV-Blocks 2. Grades.[1]

1 Bensky D, Clavey S, Stöger E. Chinese Herbal Medicine. Materia Medica. 3rd ed Seattle, WA: Eastland Press; 2004.

Schwangerschaft und Stillzeit

Schwangerschaft Mit Vorsicht anzuwenden, da auch unter niedriger Dosierung Blutungen und andere Nebenwirkungen auftreten können
Stillzeit Mit Vorsicht anzuwenden, da auch unter niedriger Dosierung Nebenwirkungen auftreten können.

Interaktionen

Von einer innerlichen Anwendung gleichzeitig mit Antikoagulanzien ist abzuraten, da die Auswirkungen nicht kalkulierbar sind. Vorsicht bei gleichzeitiger Einnahme von Thrombozytenaggregationshemmern.

Pharmakologie

- Das Arzneidekokt zeigte in vitro keine Östrogenaktivität. Die Proliferation verschiedener östrogenabhängiger und -unabhängiger Brustkrebszelllinien wurde weder stimuliert noch gehemmt.
- Ein ethanolischer Extrakt lieferte in vitro (Ames-Test, UDS-Test) keine Hinweise auf Mutagenität, frischer Saft in vivo (Chromosomenaberrationstest) keine Hinweise auf Gentoxizität.

Dosierung und Zubereitung

Dosierung Wird in der Regel als Pulver angewendet, da teuer: 1–1,5 g bis dreimal täglich; im Dekokt 3–9 g; geeignete Menge für topische Anwendung
Zubereitung Dekokt: Erster Kochvorgang 30 Min.; zweiter Kochvorgang 20 Min.

Kommentar

- **Mögliche Erklärung des Namens** *San Qi* kann als „drei Lacke“ übersetzt werden, als Ausdruck der guten Wirkung zum Verschließen von Wunden (wie ein klebriger Lack).
- **Bezug zu Ginseng** *San Qi* gehört zur Panax-Familie, zu der auch *Ren Shen* (Ginseng Radix et Rhizoma) gehört und wird deshalb auch als „Ginseng 3-7“ bezeichnet.
- *San Qi* ist eines der beliebtesten Blutungen stillenden Mittel, weil es Blut stillt, ohne Blut-Stasen zu provozieren, und Blut bewegt, ohne Blutungen zu verstärken.
- *San Qi* kann als Einzelsubstanz oder in Kombination mit *Xue Jie* (Draconis Sanguis) ▶ AG 10.1 bei nicht- oder schlecht-heilenden Verletzungen äußerlich angewendet werden. Seine wundheilende Wirkung ist beeindruckend.
- Wird heute in der Chinesischen Medizin eingesetzt, um Cholesterin zu senken (in diesem Fall zwei- bis dreimal täglich 1 g Pulver einnehmen).

Typische Rezepturen mit San Qi

- *San Qi* ist selten in klassischen Rezepturen vorhanden, ist aber bei entsprechendem Muster eine sehr häufig beigefügte Arznei.
- *San Qi* ist Bestandteil des berühmten Patentmittels *Yunnan Bai Yao*.

Xiān Hè Cǎo
Agrimoniae Herba
仙鶴草 仙鹤草

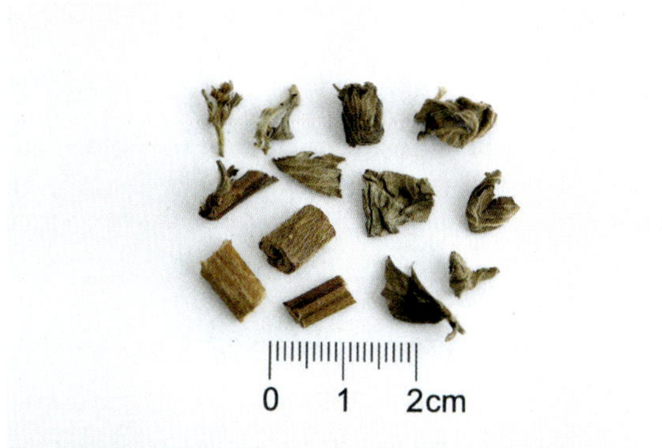

Deutscher Name Odermennigkraut
Englischer Name Hairyvein Agrimonia Herb, Agrimony
Familie Rosengewächse – Rosaceae
Offizinelle Spezies *Agrimonia pilosa*

Eigenschaften

Temperatur Neutral
Geschmack Bitter, adstringierend
Funktionskreis Herz, Leber

Wirkung

- Stillt Blutungen und adstringiert
- Adstringiert den Darm und stoppt Durchfall
- Eliminiert Toxine, tötet Parasiten

Indikationen

- **Sehr wirksam bei verschiedenartigen Blutungen** Nasenbluten, Zahnfleischbluten, Hämaturie, Bluthusten oder Blutspucken, Bluterbrechen, uterine Blutungen, alle Arten von Hämorrhagien
- **Bei Diarrhö** Chronische Diarrhö, Dysenterie
- Detoxifizierend bei Furunkeln, Trichomonaden (topische Anwendung), Würmern

Kontraindikationen und Sicherheitshinweise

- Allergie gegen die Arznei
- Vorsicht mit innerlicher Anwendung bei kardiovaskulären Erkrankungen und Thrombophilie
- Das Mittel kann gelegentlich Übelkeit und Erbrechen auslösen.

Schwangerschaft und Stillzeit

Während jahrhundertelanger Anwendung sind keine relevanten Risiken bekannt geworden. Aussagefähige Untersuchungen zur Sicherheit in der Schwangerschaft oder Stillzeit liegen nicht vor.

Interaktionen

Xian He Cao kann durch seinen Tanningehalt die Absorption von Arzneimitteln wie Penicillinen, Cephalosporinen, Tetracyclin, Erythromycin, Clindamycin und Eisen beeinträchtigen. Die Toxizität von Isoniazid und Rifampicin kann erhöht werden.

Pharmakologie

- Das Arzneidekokt zeigte eine moderate Östrogenaktivität in vitro. Die Proliferation der meisten geprüften östrogenabhängigen und -unabhängigen Brustkrebszelllinien wurde moderat gehemmt.
- Wässrige Extrakte zeigten im Ames-Test ein positives Ergebnis, in einem anderen In-vitro-Mutagenitätstest (Prophageninduktion in E. coli) ein negatives Resultat. In-vivo-Tests (sperm abnormality test, sister chromatid exchange, UDS-Test) ergaben keine Hinweise auf Gentoxizität.

Dosierung und Zubereitung

Dosierung 6–12 g, bei alleiniger Anwendung kurzzeitig auch 20–50 g; geeignete Menge für topische Anwendung
Zubereitung Erster Kochvorgang 30 Min.; zweiter Kochvorgang 20 Min.

Kommentar

- *Xian He Cao* ist sehr breitgefächert einsetzbar bei Blutungen verschiedener Genese und diesbezüglich eines der wichtigsten Mittel.
- *Xian He Cao* wird für Trichomonaden-Vaginitis, topisch auch für Spülungen und Waschungen gebraucht.
- Es gibt zahlreiche pharmakologische Studien, die sehr gut die hämostatische Wirkung von *Xian He Cao* belegen. Nach den Studien wird sowohl die Blutungszeit verkürzt als auch nach einigen Ergebnissen eine periphere Vasokonstriktion bewirkt. Bei Faktormangel VII, IX und XI ließ sich jedoch kein Effekt erzielen.
- Ein antibiotischer, anti-entzündlicher und analgetischer Effekt wurde ebenfalls für *Xian He Cao* dokumentiert.

Typische Rezepturen mit Xian He Cao

Ning Xue Tang (Beruhige das Blut Dekokt) zur Behandlung von Blutungen im Auge aufgrund von Hitze. Diese Rezeptur wird in diesem Buch nicht berücksichtigt.

Xiǎo Jì
Cirsii Herba
小薊 小蓟

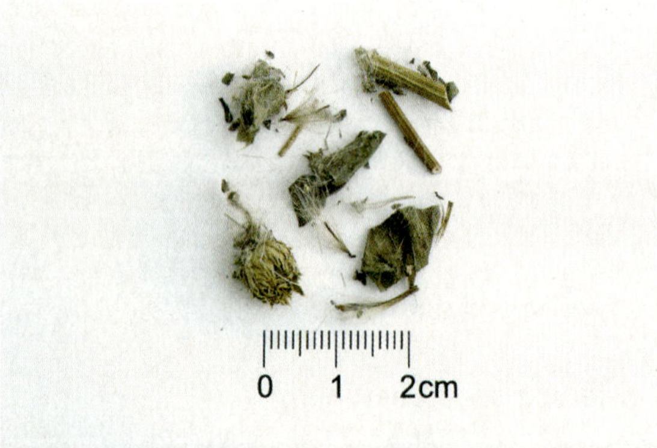

Deutscher Name Kratzdistelkraut
Englischer Name Field Thistle Herb, Small Thistle, Cephalanoplos
Familie Korbblütler – Compositae
Offizinelle Spezies *Cirsium setosum*

Eigenschaften

Temperatur Kühl
Geschmack Süß, bitter
Funktionskreis Herz, Leber

Wirkung

- Kühlt das Blut und stoppt Blutungen
- Löst Toxine und reduziert Abszesse
- Wird in jüngerer Zeit auch bei Ikterus aufgrund von Feuchtigkeit-Hitze, Hepatitis und Bluthochdruck eingesetzt

Indikationen

- **Alle Arten von Blutungen durch Blut-Hitze** Blut im Urin, Bluthusten, Bluterbrechen etc. Besonders häufig eingesetzt bei Blut im Urin

- Innerlich und äußerlich bei Ulzerationen und Abszessen durch Hitze-Toxine

Kontraindikationen und Sicherheitshinweise

- Allergie gegen Korbblütler
- Vorsicht bei Diarrhö
- Vorsicht bei kardiovaskulären Erkrankungen und Thrombophilie

Schwangerschaft und Stillzeit

Während jahrhundertelanger Anwendung sind keine relevanten Risiken bekannt geworden. Aussagefähige Untersuchungen zur Sicherheit in der Schwangerschaft oder Stillzeit liegen nicht vor.

Pharmakologie

Wässrige Extrakte zeigten in vitro bzw. in vivo (Ames-Test, i.p. Mikrokern- und Chromosomenaberrationstest) keine Hinweise auf Mutagenität oder Gentoxizität.

Dosierung und Zubereitung

Dosierung 5–12 g
Zubereitung Erster Kochvorgang 30 Min.; zweiter Kochvorgang 20 Min.

Kommentar

Xiao Ji ist sehr ähnlich zu *Da Ji* (Cirsii Japonici Herba). Die beiden Pflanzen werden oft kombiniert eingesetzt, als *Da Xiao Ji*, insbesondere bei Blut im Urin aufgrund von Hitze-Feuchtigkeit in der Blase oder im Unteren Erwärmer.

Typische Rezepturen mit Xiao Ji

Xiao Ji Yin Zi (Cirsii Herba Getränk) zur Behandlung von blutigem *Lin*-Syndrom aufgrund von Hitze. Diese Rezeptur wird in diesem Buch nicht berücksichtigt.

11 Das Innen wärmende, Kälte austreibende Arzneien

Ding Xiang (Caryophylli Flos)
Fu Zi (Aconit Radix Lateralis Praeparata)
Gan Jiang (Zingiberis Rhizoma)
Gao Liang Jiang (Alpiniae Officinarum Rhizoma)
Hua Jiao (Zanthoxyli Pericarpium)
Rou Gui (Cinnamomi Cortex)
Wu Zhu Yu (Euodiae Fructus)
Xi Xin (Asari Radix et Rhizoma)
Xiao Hui Xiang (Foeniculi Fructus)
Zhi Cao Wu (Aconiti Kusnezoffii Radix Cocta)
Zhi Chuan Wu (Aconiti Radix Cocta)

Arzneigruppen-Überblick

Indikation nach TCM-Kriterien

Yang-Mangel – Kälte im Innen

Typische Arznei

Fu Zi (Aconiti Radix Lateralis Praeparata)

Wirkung

- Diese Arzneien wärmen das Innere und vertreiben Kälte aus dem Innenbereich. Kälte im Inneren stellt sich anders dar als Wind-Kälte im Äußeren, das mit akuten Symptomen, wie Frösteln in der Haut, einhergeht. Kälte im Inneren kann endogen durch einen Mangel an *Yang* entstehen, sodass die wärmende Funktion des Organismus unzureichend arbeitet. Sie kann aber auch von außen eingedrungen und in die Tiefe vorgedrungen sein, wenn z.B. eine Außen-Erkrankung nicht entsprechend ausgeleitet worden ist.
- Bei einem *Yang*-Mangel friert der Patient im Inneren, wird nicht richtig warm, klagt über mangelnde Lebenswärme, kalte Extremitäten und große Müdigkeit. Dazu bestehen Blässe, Kälteabneigung, Durstlosigkeit, Verlangen nach warmen Speisen und Getränken, weiche Stühle oder Diarrhö. Der Zungenkörper ist blass mit einem dünnen, weißen Belag. Der Puls ist kraftlos, langsam. Ein *Yang*-Mangel schließt oft einen *Qi*-Mangel mit ein. Symptome sind dann Erschöpfung, Lustlosigkeit, Kurzatmigkeit.
- Kälte im Inneren dringt vornehmlich in Milz und Magen ein. Oft kann dies auch ein akuter Zustand sein, nicht selten durch falsche Ernährung. Es kommt zu Übelkeit, Erbrechen, Aufstoßen, Diarrhö, Kälte- und Schmerzempfindungen im Oberbauch oder Thorax.
- Eine Steigerung des *Yang*-Mangels stellt das Syndrom des kollabierenden *Yang* dar. Dabei kommt es zu eiskalten Gliedmaßen, profusem Schwitzen, wässrigen Stühlen, kollapsähnlichen Zuständen mit einem sehr tiefen, mitunter kaum wahrnehmbaren Puls.
- Die Funktionskreise, die vor allem durch innere Kälte bedroht sind und zu einem *Yang*-Mangel neigen, sind Milz und Niere. Milz-*Qi* und -*Yang* sind besonders empfindlich und durch kalte Nahrung und Getränke, übermäßiges Essen und intellektuelles Arbeiten erschöpfbar. Das Nieren-*Yang* ist die Grundlage des gesamten Körper-*Yang*, das sogenannte Minister-Feuer. Letztlich wärmt und versorgt das Nieren-*Yang* auch das Milz-*Yang*. Daher kommt es bei einer Nieren-*Yang*-Schwäche nicht selten zu einem begleitenden Milz-*Yang*-Mangel. Auch umgekehrt zieht ein Milz-*Yang*-Mangel ständig das wärmende Nieren-*Yang* ab, sodass die Milz-Störung allmählich auch die Niere betreffen kann und dort zu einer Erschöpfung der Energien führt.

Typische Symptome

- **Qi- und Yang-Mangel** Allgemeines großes Kältegefühl, Erschöpfung, Lustlosigkeit, Antriebslosigkeit, Kälteabneigung, weiche Stühle, Blässe
- **Milz-Yang-Mangel** Kalte Extremitäten, Erschöpfung, weiche Stühle, Kurzatmigkeit, Antriebslosigkeit, Grübeleien
- **Nieren-Yang-Mangel** Schwäche und Kälte im unteren Rücken, Impotenz, Pollakisurie, Diarrhö bei Morgendämmerung, Diarrhö, Willensschwäche

Indikationen

Kälte im Inneren, *Yang*-Mangel, besonders Milz- und Nieren-*Yang*-Mangel, drohender *Yang*-Kollaps

Befunde

Zungenkörper Die Zunge ist im Falle des *Yang*-Mangels blass. Bei *Yang*-Mangel ist der Zungenkörper oft noch blasser als bei *Qi*- und Blut-Mangel.
Zungenbelag Dünn, weißlich, eventuell etwas vermehrt
Puls Der Puls ist typischerweise bei *Qi*-Mangel kraftlos, bei *Yang*-Mangel zusätzlich langsam.

Leitsymptome

Ausgeprägtes inneres Kältegefühl, große Erschöpfung, Blässe, Tendenz zu Diarrhö, Lumbalgie mit Kältegefühl im unteren Rücken, Impotenz, Pollakisurie

Anwendungsbeispiele

- Erschöpfungssyndrome, Bauchbeschwerden und Verdauungsbeschwerden, Erbrechen, Diarrhö, LWS-Syndrom, Libidoverlust, Impotenz
- Aus westlicher Sicht wirken die Arzneien dieser Gruppe kardial stärkend. Sie stimulieren die vasoaktiven Zentren des Zentralnervensystems und verbessern die intestinale Absorption.

Häufige Kombinationen

- Die Arzneien der Gruppe 11 werden oft mit anderen Arzneien aus den Gruppen 12.1 und 12.3 kombiniert, die *Qi* oder *Yang* tonisieren.

- Die *Qi* tonisierenden Arzneien können nicht so stark wärmen wie die Arzneien der Gruppe 11, die ja sehr heiß sind; sie stärken aber mächtiger das *Qi*.
- Die *Yang* tonisierenden Arzneien der Gruppe 12.3 sind nur mäßig warm. Sie eignen sich daher in erster Linie für Patienten, die einen *Yang*-Mangel ohne ausgeprägte Kälte-Zeichen haben. In diesem Fall ist mehr die haltende Funktion des *Yang* geschwächt als die wärmende. Das zeigt sich in einer Schwäche im unteren Rückenbereich, in einer Inkontinenz oder häufigem Wasserlassen, Impotenz, Spermatorrhö und Ejaculatio praecox. Für diese Patienten könnten die heißen Arzneien der Gruppe 11 zu sehr wärmend sein. Bei gleichzeitiger *Qi*-Stagnation werden sie auch kombiniert mit Arzneien der Gruppe 9, bei Feuchtigkeit mit den Mitteln der Arzneigruppe 4.

Nebenwirkungen

Da diese Arzneimittel scharf und in ihrem Temperaturverhalten heiß sind, können sie das *Yin* und die Säfte schädigen. Sie sollten bei den geringsten Hitze-Zeichen nicht verschrieben werden und in der Schwangerschaft nur sehr zurückhaltend eingesetzt werden, sofern sie nicht von vorn herein kontraindiziert sind.

Kontraindikationen und Sicherheitshinweise

Da diese Arzneien sehr dynamisierend wirken, sollten sie bei stark geschwächten und älteren Patienten mit Bedacht eingesetzt werden und mit entsprechenden *Yang* und *Qi* tonisierenden Mitteln kombiniert werden. Ebenso besitzen sie eine trocknende Eigenschaft, weshalb sie bei einem kombinierten *Yang*- und *Yin*-Mangel mit Blut und *Yin* nährenden Arzneimitteln kombiniert werden sollten. Da die Arzneien von heißer Natur und stark bewegend sind, bestehen deutliche Einschränkungen in der Schwangerschaft.

Korrespondierende Akupunkturpunkte

- Mi 6 *Sanyinjiao*, Ma 36 *Zusanli*, Le 3 *Taichong*, Ren 6 *Qihai*, Bl 20 *Pishu* und Bl 23 *Shenshu*
- Bei *Yang*-Mangel wirkt Moxa sehr gut zur Stärkung und zum Wärmen des *Qi* und *Yang*, dies besonders auch auf den *Shu*-Punkten des jeweiligen Funktionskreises am Rücken.

Charakterisierung der das Innen wärmenden Arzneien

Wirkung Diese Arzneimittel der Gruppe 11 wärmen das *Yang*, vertreiben Kälte aus dem Inneren.
Eigenschaften Die meisten Arzneien dieser Gruppe sind scharf und vom Temperaturverhalten warm oder heiß.
Pathogene Faktoren Kälte dringt in das Innere ein
Typische Arznei *Fu Zi* (Aconiti Radix Lateralis Praeparata)
Indikation Mangel
Wirkort Niere, Milz
Therapie-Prinzip (Ba Fa) *Wen Fa* – die wärmende Methode

Acht Leitkriterien (Ba Gang)

Diese Leitkriterien beschreiben den Energiezustand des Patienten, für den diese Arzneigruppe geeignet ist.
Lokalisierung Innen
Qualität Kälte
Quantität Mangel – Fülle

Dīng Xiāng
Caryophylli Flos
丁香

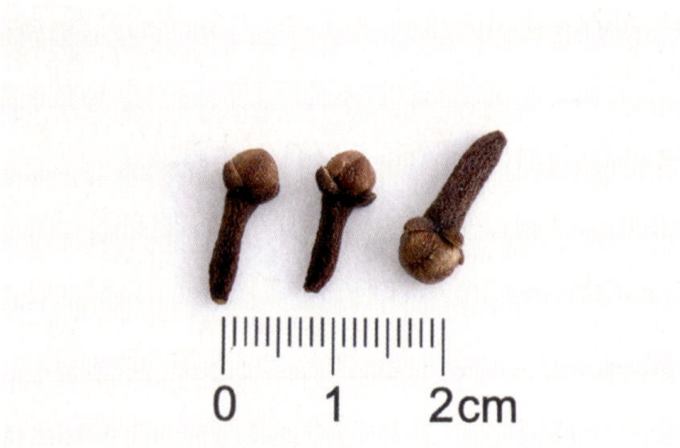

Deutscher Name Gewürz-Nelke
Englischer Name Clove
Familie Myrtengewächse – Myrtaceae
Offizinelle Spezies *Eugenia caryophyllata*
Spezies Kampomedizin *Szygium aromaticum, Eugenia caryophyllata*

Eigenschaften

Temperatur Warm
Geschmack Scharf
Funktionskreis Milz, Magen, Niere

Wirkung

- Wärmt die Mitte und bringt rebellierendes *Qi* nach unten
- Wärmt die Nieren und hilft dem Nieren-*Yang*

Indikationen

- **Leere Kälte in Magen und Milz** Schluckauf, Übelkeit, Aufstoßen, Erbrechen, Appetitverlust, Schmerzen, Durchfall
- **Nieren-Kälte** Wässriger Vaginalausfluss, Spermatorrhö, Impotenz

Kontraindikationen und Sicherheitshinweise

Allergie gegen die Arznei oder gegen Perubalsam

Schwangerschaft und Stillzeit

Während jahrhundertelanger Anwendung sind keine relevanten Risiken bekannt geworden. Aussagefähige Untersuchungen zur Sicherheit in der Schwangerschaft oder Stillzeit liegen nicht vor.

Interaktionen

Die Arznei ist traditionell inkompatibel mit *Yu Jin* (Curcumae Radix) ▶ AG 10.1.

Pharmakologie

Heißwasserextrakte zeigten in vitro (Ames-Test, Bacillus-subtilis-Test) keine Hinweise auf Mutagenität. Der Bestandteil Eugenol zeigte widersprüchliche Ergebnisse bzgl. Mutagenität, aber ein negatives Ergebnis im Kanzerogenitäts-Test.

Dosierung und Zubereitung

Dosierung 1–3 g
Zubereitung Zerstoßen und dem Dekokt für die letzten 5–10 Min. des zweiten Kochvorgangs zugeben; als Pulver für topische Anwendung

Kommentar

Ding Xiang wird besonders häufig eingesetzt, um die Mitte zu wärmen und rebellierendes *Qi* zu senken.

Typische Rezepturen mit Ding Xiang

Ding Xiang Shi Di Tang (Caryophylli und Kaki Decoction) wärmt die Mitte und sendet rebellierendes *Qi* nach unten. Diese Rezeptur wird in diesem Buch nicht berücksichtigt.

Fù Zǐ
Aconiti Radix Lateralis Praeparata
附子

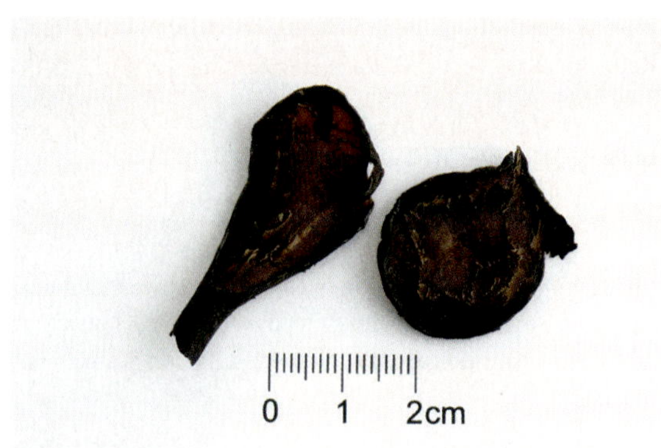

Deutscher Name Eisenhutseitenwurzel
Englischer Name Common Monkshood Daughter Root
Familie Hahnenfußgewächse – Ranunculaceae
Offizinelle Spezies *Aconitum carmichaeli*

Spezies Kampomedizin *Aconitum carmichaeli, Aconitum japonicum*
Rechtlicher Hinweis Die Arznei ist in Deutschland verschreibungspflichtig.

Eigenschaften

Temperatur Sehr heiß
Geschmack Scharf, süß
Funktionskreis Herz, Niere, Milz

Wirkung

- Stärkt und wärmt Milz-, Nieren- und Herz-*Yang*, vertreibt Kälte im Innen, lindert damit Schmerzen
- Stellt „kollabierendes *Yang*“ wieder her
- Leitet Feuchtigkeit und Kälte aus, wärmt die Leitbahnen, schmerzlindernd

Indikationen

- **Milz- und Nieren-Yang- und -Qi-Mangel** Appetitlosigkeit, rasche Erschöpfbarkeit, Abdominalbeschwerden, chronische Diarrhö, typisch: Diarrhö morgens unmittelbar vor oder nach dem Aufstehen („Hahnenschrei-Diarrhö“), Schleim, Gedunsenheit, Schwellungsneigung, spontane Schweiße
- **Bei ausgeprägtem allgemeinem Mangel mit zusätzlichem deutlichem Yang-Mangel** Große Schwäche, rasche Erschöpfbarkeit, flacher Atem, spontane Schweiße, chronische Diarrhö, frostige Gliedmaßen, Kälteempfindlichkeit, auch bei rasch eingetretenem „kollabierendem *Yang*“ mit obigen Symptomen, die nach heftigem Erbrechen auftreten, Diarrhö, Schweißverlusten mit Kollapsneigung und kaum wahrnehmbarem Puls
- **Kälte-Wind** *Bi*-Syndrom aufgrund von Wind-Kälte oder Feuchtigkeit-Kälte mit Gelenk- und Gliederschmerzen

Kontraindikationen und Sicherheitshinweise

- Allergie gegen die Arznei
- Herzrhythmusstörungen
- Elektrolytstörungen
- Gleichzeitige Behandlung mit *Wu Zhu Yu* (Euodiae Fructus) aus dieser Gruppe, Digitalis oder Antiarrhythmika.
- Vorsicht, die Arznei ist toxisch. Die Kombination mit *Gan Cao* (Glycyrrhizae Radix et Rhizoma) ▶ AG 12.1 oder *Sheng Jiang* (Zingiberis Rhizoma Recens) ▶ AG 1.1 reduziert die Toxizität.
- Vorsicht bei Einnahme von *Ma Huang* (Ephedrae Herba) ▶ AG 1.1 und *Xiang Jia Pi* (Periplocae Cortex)
- Vorsicht mit gleichzeitigem Alkoholkonsum
- Vorsicht bei koronarer Herzkrankheit

Fertilität, Schwangerschaft und Stillzeit

Fertilität Von der Anwendung bei Männern mit Kinderwunsch ist abzuraten. Das Dekokt führte bei männlichen Mäusen zu Reduzierung der Spermienzahl und -beweglichkeit, Spermiendeformierungen sowie zu Gewebsschäden in den Hoden.
Schwangerschaft Kontraindiziert wegen der Toxizität. Aconitin zeigte in hoher Dosis fetotoxische und teratogene Effekte bei der Ratte.
Stillzeit Kontraindiziert wegen der Toxizität

Interaktionen

- Traditionelle Inkompatibilitäten:
  - *Bai Ji* (Bletillae Rhizoma) ▶ AG 10.2
  - *Bai Lian* (Ampelopsis Radix)
  - *Chuan Bei Mu* (Fritillariae Cirrhosae Bulbus) ▶ AG 6.2
  - *Gua Lou* (Trichosanthis Fructus) ▶ AG 6.2
  - *Gua Lou Pi* (Trichosanthis Pericarpium) ▶ AG 6.2
  - *Gua Lou Zi* (Trichosanthis Semen) ▶ AG 6.2
  - *Man Jing Zi* (Viticis Fructus) ▶ AG 1.2
  - *Tian Hua Fen* (Trichosanthis Radix) ▶ AG 2.1
  - Zhe *Bei Mu* (Fritillariae Thunbergii Bulbus) ▶ AG 6.2
  - *Zhi Ban Xia* (Pinelliae Rhizoma Praeparatum) ▶ AG 6.1
- Nach einer experimentellen Arbeit wird der Gehalt an Aconitin, Mesaconitin und Hypaconitin in einem Dekokt von *Zhi Chuan Wu* (Aconiti Radix Cocta) durch die gemeinsame Dekoktierung mit *Sheng Ban Xia* (nicht behandeltem Pinelliae Rhizoma) nicht erhöht, und durch die gemeinsame Dekoktierung mit *Zhi Ban Xia* (Pinelliae Rhizoma Praeparatum) ▶ 6.1 gesenkt.[1] Danach dürfte die Kombination von *Aconitum*-Arzneien mit *Zhi Ban Xia* als unbedenklich gelten. Die klinische Erfahrung spricht für die Kompatibilität beider Arzneien.[2]
- Wenn *Fu Zi* gemeinsam mit *Ma Huang* (Ephedrae Herba) dekoktiert wurde, verminderten sich sowohl die Ephedra-Alkaloide im Dekokt als auch deren Bioverfügbarkeit bei der Maus.

1 Liu WL, Song FR, Liu ZQ, Liu SY. [The chemical study on combination of Radix Aconiti and Pinelliae Tuber] (Chinese). Hua Xue Tong Bao [Chemistry]. 2008;71(6):435-438.
2 Du M. [The application of Fuzi and Banxia] (Chinese). Xiandai Zhong Yiyao [Modern Traditional Chinese Medicine]. 2008;28(2):1-2,16.

- Die Dekoktierung zusammen mit sauren Arzneidrogen, wie *Wu Wei Zi* (Schisandrae Chinensis Fructus), *Shan Zhu Yu* (Corni Fructus) oder *Wu Mei* (Mume Fructus) kann die Konzentration der Aconitumalkaloide im Dekokt erhöhen, wodurch es zu Vergiftungsfällen kam.
- Ein Autor berichtete, dass er in sechs Fällen beobachtete, dass die gemeinsame Verabreichung von *Fu Zi* und *Wei Ling Xian* (Clematidis Radix et Rhizoma) innerhalb von Rezepturen zu Symptomen wie Oberbauchschmerzen, Übelkeit, Erbrechen, Kaltschweißigkeit, Schwächegefühl und Schwindel führte, während er mit beiden Mitteln keine derartigen Erfahrungen machte, wenn sie getrennt voneinander verordnet wurden.
- Aconitin beeinflusst die Ionenströme u.a. in den Schrittmacherzellen des Herzens. Digitalis und *Wu Zhu Yu* (Euodiae Fructus) aus dieser Gruppe wirken ebenfalls auf die Ionenkanäle der Zellen. Die Folgen einer Beeinflussung des Ionenaustauschmechanismus durch mehrere Agenzien gleichzeitig sind nicht kalkulierbar. Ein Fallbericht über Nebenwirkungen unter einer Rezeptur mit *Wu Zhu Yu* und *Fu Zi* ist dokumentiert.[1]
- Alkohol scheint die Resorption der Toxine zu fördern und kann selbst Herzrhythmusstörungen auslösen, experimentell führte er bei Hunden zu erhöhter Letalität durch Aufnahme der Toxine.

Pharmakologie

- Die primär toxischen Bestandteile der Arznei sind die Diester-Diterpenalkaloide (DDA) Aconitin, Mesaconitin und Hypaconitin. Deren Gesamtmenge in der präparierten Arznei darf laut Chinesischer Pharmakopöe (2020) nicht mehr als 0,020% (gilt für *Heishunpian* und *Baifupian*, entspricht 200 µg/g Arznei) bzw. 0,010% (gilt für *Danfupian*, entspricht 100 µg/g Arznei) ausmachen, die Arznei ist längere Zeit vorzukochen. In Europa enthält *Fu Zi* oft deutlich weniger DDA, man darf sich darauf aber nicht verlassen, besonders bei Therapie im Rahmen der „Feuerschule". Es ist zu empfehlen, den DDA-Gehalt beim Lieferanten abzufragen, um das Ausmaß der Toxizität besser abschätzen zu können. Die individuelle Empfindlichkeit kann sehr verschieden sein. Unter qualitätsgesicherter Arznei und vorschriftsgemäßer Dosierung sind aus westlichen Ländern keine schwerwiegenden Nebenwirkungen bekannt geworden.
- Ein Auszug mit Alkohol erhöht die Toxizität!
- Ein wässriger Extrakt der präparierten Arznei zeigte in vitro bzw. in vivo (Ames-Test, Bacillus-subtilis-Test, i.p. Mikrokern- und Chromosomenaberrationstest) keine Hinweise auf Mutagenität oder Gentoxizität. Eine neuere Arbeit kam auf positive Ergebnisse im Mikrokern- und Spermienabnormalitätstest bei intragastraler Verabreichung an männliche Mäuse.

Dosierung und Zubereitung

Dosierung 3–15 g
Zubereitung Im ersten Kochvorgang länger (60 Min.) kochen; zweiter Kochvorgang 20 Min.

Kommentar

- Da *Fu Zi* sehr heiß ist, sollte es tatsächlich nur bei echter Kälte im Inneren und *Yang*-Mangel eingesetzt werden, das heißt nur bei einem blassen Zungenkörper. Allerdings gilt das auch, wenn die wahre innere Kälte nur den Unteren Erwärmer betrifft und sich oben Hitze (z.B. im Herzen) zeigt. Ein blasser Zungenkörper mit einer roten Spitze ist ein charakteristisches Zeichen dafür. In diesem Fall kann *Fu Zi* eingesetzt werden, um das *Yang* wieder zurück zur Wurzel bringen, das heißt zurück zu den Nieren.
- *Fu Zi* ist ein sehr dynamisches Mittel. Im Gegensatz dazu ist *Gan Jiang* (Zingiberis Rhizoma) aus dieser Gruppe eher statisch. In Kombination heizt *Gan Jiang* das Innere und die Hitze wird durch das dynamische *Fu Zi* im ganzen Körper verteilt. So werden das Innere sowie die Leitbahnen und Extremitäten gewärmt.
- Aufgrund der Dynamik von *Fu Zi* kann dieses Mittel sehr wirksam bei Kälte in den Extremitäten (bei *Bi*-Syndrom) eingesetzt werden.
- Läuft man Gefahr, dass *Fu Zi* zu viel Hitze ins System bringt und sich Hitze transformiert und die *Yin*-Flüssigkeiten schädigt, kann der Zusatz von *Zhi Mu* (Anemarrhenae Rhizoma) ▶ AG 2.1 und *Bai Shao* (Paeoniae Radix Alba) ▶ AG 12.2 dagegen schützen.
- **Symptome einer Überdosierung** Ein taubes Gefühl auf der Zunge (erstes Zeichen!), Übelkeit, Erbrechen, Diarrhö, Schwindel, Sehstörungen, Taubheitsgefühl der Extremitäten
- **Bei schwereren Intoxikationen** Bradykardie, Kammertachykardie, Dyspnoe, Tremor, Inkontinenz, abnehmende Vigilanz, Kammerflimmern, Blutdruckabfall
- In *Fu Zi* ist Higenamin enthalten, das auf der WADA-Dopingliste steht.

Typische Rezepturen mit Fu Zi

- *Fu Zi Li Zhong Wan* (Aconiti Radix Lateralis Praeparata Pille, um die Mitte zu regulieren) ▶ RG 7.1
- *Si Ni Tang* (Kalte Extremitäten Dekokt) ▶ RG 7.2
- *Zhen Wu Tang* (Wahrer Krieger Dekokt) ▶ RG 6.4
- *Jin Gui Shen Qi Wan* (Nieren-*Qi*-Pille aus dem Goldenen Schrein) ▶ RG 8.4

1 Wu CL. [One case of aconite incompatibility with Wu Zhu Yu] (Chinese). Shanxi Zhongyi [Shanxi Journal of TCM]. 1996;12(2):27-28.

- *Ma Huang Xi Xin Fu Zi* (Ephedrae Herba, Asari Radix et Rhizoma und Aconiti Radix Lateralis Praeparata Dekokt) ▶ RG 1.3
- *Gui Zhi Shao Yao Zhi Mu Tang* (Cinnamomi Ramulus, Paeoniae Radix und Anemarrhenae Radix Dekokt) ▶ RG 6.5

Gān Jiāng
Zingiberis Rhizoma
乾薑　干姜

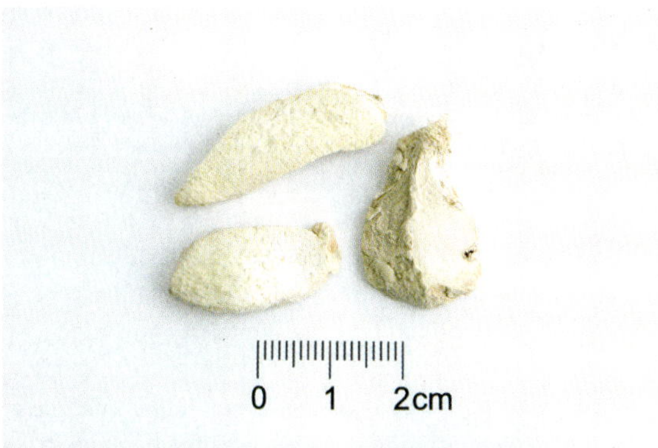

Deutscher Name Getrocknete Ingwerwurzel
Englischer Name Zingiber, Dried Ginger
Familie Ingwergewächse – Zingiberaceae
Offizinelle Spezies *Zingiber officinale*

Eigenschaften

Temperatur Heiß
Geschmack Scharf
Funktionskreis Milz, Magen, Niere, Herz, Lunge

Wirkung

- Wärmt Milz und Magen, vertreibt Kälte im Innen
- Wärmt die Lunge und löst dünnen Schleim, der durch Kälte bedingt ist
- Stärkt *Yang* und *Qi* bei kollabierendem *Yang*

Indikationen

- **Bei Kälte-Exzess im Innen und bei Kälte durch Yang-Mangel** Kältegefühl und Schmerzen in der Magengegend und im Unterleib, Erbrechen, Diarrhö, kalte Gliedmaßen, Appetitlosigkeit, Müdigkeit, Lustlosigkeit
- Bronchialspastik und chronischer Husten mit dünnem, weißlichem Auswurf
- *Yang*-Kollaps mit kaltem Schweiß, kalten Extremitäten, Spontanschweißen, feinem, sehr schwachem Puls
- Blutungen aufgrund von Kälte ▶ Kommentar

Kontraindikationen und Sicherheitshinweise

- Allergie gegen die Arznei
- Hohe Dosen bei Hypertonikern

Fertilität, Schwangerschaft und Stillzeit

Fertilität Eine Reihe tierexperimenteller Studien mit Ingwer zeigte verbesserte Spermienparameter, eine erhöhte Fertilitätsrate, androgene In-vivo-Effekte und/oder erhöhte Werte für Testosteron, so bei Mäusen, Ratten, Kaninchen, Hähnen und Büffeln. Eine randomisierte Studie bei 45 Jahre alten oder älteren Männern zeigte eine geringere Rate von DNA-Fragmentationen in den Spermien, Konzentration und Motilität der Spermien verbesserten sich aber nicht.
Schwangerschaft Zurückhaltend zu dosieren. Vorsicht in der Perinatalperiode wegen nicht auszuschließender Hemmung der Thrombozytenaggregation. Laut Pharmakovigilanz- und Beratungszentrum für Embryonaltoxikologie, Berlin, haben mehrere klinische Studien mit fast 1000 Schwangeren keine Hinweise auf ein erhöhtes Fehlbildungs- oder Fetotoxizitätsrisiko ergeben. „Ingwer kann in allen Phasen der Schwangerschaft in üblicher Dosierung eingenommen werden."[1]
Dokumentierte Erfahrungen beim Menschen liegen allerdings nur für moderate Dosierungen vor. In tierexperimentellen Untersuchungen kam es unter höherer Dosierung zu einem gewissen Embryoverlust. Fetotoxische oder teratogene Auswirkungen oder Beeinträchtigungen des Schwangerschaftsverlaufs fanden sich nicht.
Stillzeit Zurückhaltend zu dosieren, sonst sind keine Einschränkungen bekannt. In einer klinischen Studie hatten 30 stillende Frauen, die postnatal für sieben Tage zweimal 500mg Ingwerpulver einnahmen, kein geringeres Milchvolumen als eine Kontrollgruppe, es traten auch sonst keine Nebenwirkungen bei den Säuglingen auf. Im Rahmen einer randomisierten kontrollierten Doppelblindstudie erhielten 35 stillende Frauen ab 12 Stunden nach Kaiserschnitt zweimal täglich 5 g eines Ingwer-Instantpulvers gelöst in Wasser über 2,5 Tage. Darunter seien weder bei den Säuglingen noch bei den Müttern Nebenwirkungen aufgetreten.

Interaktionen

- Während ein Fallbericht vorliegt, nach dem es unter Einnahme von frischer Ingwerwurzel und einem nicht klar definiertem Tee, der auch Ingwerpulver enthalten

1 Pharmakovigilanz- und Beratungszentrum für Embryonaltoxikologie. Charité-Universitätsmedizin Berlin. https://www.embryotox.de/arzneimittel/details/ansicht/medikament/ingwer. Zugriff 23.08.2025.

habe, zu einer Blutung kam, zeigten Studien an der Ratte, an Gesunden und bei Patienten keine signifikante Beeinflussung der Thrombozytenaggregation oder Blutgerinnung, auch die Wirkung von Warfarin wurde nicht beeinflusst. Für Phenprocoumon (Marcumar® u.a.) ist daher auch keine Beeinflussung zu erwarten.

- Es existieren zwei Fallberichte zu einer möglichen Interaktion von Ingwer mit neuen oralen Antikoagulanzien (NOAKs). In dem einen Fall trat bei einem Patienten, der seit vier Jahren auf Dabigatran eingestellt war, nach dreitägiger Einnahme einer Aufkochung von Ingwer und Zimt eine gastrointestinale Blutung auf, die nicht gestoppt werden konnte und tödlich endete. In dem anderen Fall kam es bei einem Patienten, der seit 18 Monaten Rivaroxaban ohne Anzeichen für eine Blutung einnahm, nach einmonatigem Konsum von 2–3 Litern Ingwertee täglich zu Hämoptysen. Gerinnungstests zeigten eine deutliche Verminderung der Plättchenaggregation, vergleichbar mit der Wirkung von Clopidogrel.
- Unter einem wässrigen Extrakt erhöhte sich moderat die Sensitivität von HeLa-Zellen in vitro gegenüber Paclitaxel, nicht aber gegenüber 5-Fluorouracil.
- Ein Methanol-Extrakt reduzierte merklich die Bioverfügbarkeit von oral aufgenommenem Cyclosporin bei der Ratte, was offenbar auf eine Beeinflussung der Resorption zurückzuführen ist. 50%iger Ingwersaft erhöhte dagegen die Bioverfügbarkeit von Tacrolimus bei männlichen Ratten.

Pharmakologie

- Verschiedene Ingwerzubereitungen zeigten in pharmakologischen Studien uneinheitliche Ergebnisse bzgl. Beeinflussung der Thrombozytenaggregation. Am ehesten zeigte sich eine Hemmung bei künstlich verstärkter Aggregation durch hohe Fettzufuhr.
- Arzneigranulate zeigten eine uneinheitliche Östrogenaktivität in vitro, der HER2-Rezeptor wurde nicht vermehrt exprimiert, die Proliferation einer östrogenabhängigen Leydingtumorzelllinie wurde gehemmt. Wässrige Extrakte zeigten eine ausgeprägte Erhöhung des Testosteron-Serumspiegels bei männlichen Kaninchen, Büffeln und Ratten, bei letzteren führten sie unter moderater Dosierung auch zum Wachstum der Hoden, nicht jedoch der Nebenhoden, Samenblasen und Prostata.
- Wässrige Extrakte von getrocknetem Ingwer zeigten im Ames-Test widersprüchliche Ergebnisse, der SOS-Chromotest in vitro und der Chromosomenaberrationstest bei der Maus zeigten keine Hinweise auf Gentoxizität. In einer Kanzerogenitätsstudie über zwölf Monate bei der Maus kam es zu einer Inhibierung der spontanen Brustkrebs-Genese in den ersten sechs Monaten, danach bestand kein Unterschied zur Kontrollgruppe.
- Der Ingwer-Inhaltsstoff 6-Gingerol zeigte in verschiedenen bakteriellen Testsystemen meist positive Ergebnisse für Mutagenität. Kanzerogenitäts-Tests bei der Ratte verliefen jedoch negativ.

Dosierung und Zubereitung

Dosierung 3–10 g
Zubereitung Erster Kochvorgang 30 Min.; zweiter Kochvorgang 20 Min.

Kommentar

- *Gan Jiang* wird häufig mit *Fu Zi* (Aconiti Radix Lateralis Praeparata) aus dieser Gruppe kombiniert. *Fu Zi* ist ein sehr dynamisches Mittel. Im Gegensatz dazu ist *Gan Jiang* eher statisch. In Kombination heizt *Gan Jiang* das Innere, und die Hitze wird durch das dynamische *Fu Zi* im ganzen Körper verteilt. So werden das Innere sowie die Leitbahnen und Extremitäten gewärmt.
- Wird *Gan Jiang* in einem heißen Wok bei großer Hitze kurz geröstet, sodass die Scheiben äußerlich leicht angebrannt sind, innerlich aber gelblich bleiben, so wird *Gan Jiang* zu *Pao Jiang* (Zingiberis Rhizoma Praeparatum). Durch diese Schnell-Röstung wird Ingwer etwas bitter und adstringierend, die *Yang* wärmenden Eigenschaften werden geringer. *Pao Jiang* stoppt Blutungen und Diarrhö und wird eingesetzt bei Hämorrhagien und Uterusblutungen aufgrund von Kälte und Schwäche sowie bei Durchfall aufgrund von Milz-Mangel.
- *Sheng Jiang* (Zingiberis Rhizoma Recens) ▶ AG 1.1 ist scharf und warm und wärmt den Mittleren Erwärmer, um Übelkeit und Erbrechen zu lindern. Es behandelt äußere Wind-Kälte.

Typische Rezepturen mit Gan Jiang

- *Li Zhong Wan* (Pille, die die Mitte reguliert) ▶ RG 7.1
- *Xiao Qing Long Tang* (Kleines Blaugrüner Drachen Dekokt) ▶ RG 1.1

Gāo Liáng Jiāng
Alpiniae Officinarum Rhizoma
高良薑　高良姜

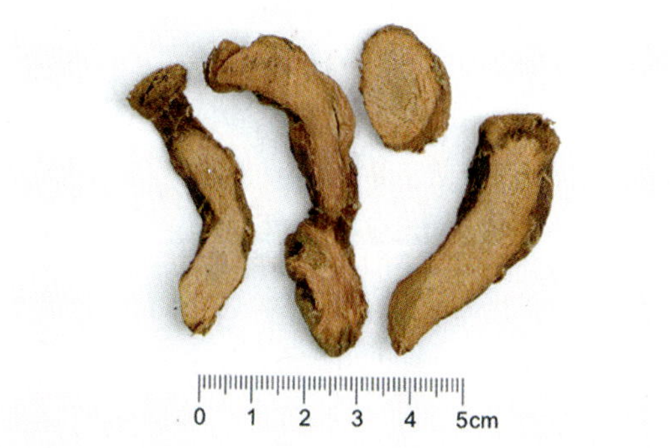

Deutscher Name Galgantwurzel
Englischer Name Lesser Galangal Rhizome, Galanga
Familie Ingwergewächse – Zingiberaceae
Offizinelle Spezies *Alpinia officinarum*

Eigenschaften

Temperatur Heiß
Geschmack Scharf
Funktionskreis Milz, Magen

Wirkung

Vertreibt Kälte, lindert Schmerzen und stoppt Übelkeit

Indikationen

Kälte und Stagnation im Mittleren Erwärmer Epigastrische und Abdominalschmerzen mit Übelkeit, Aufstoßen, Erbrechen, Diarrhö

Kontraindikationen und Sicherheitshinweise

Allergie gegen die Arznei

Schwangerschaft und Stillzeit

Während jahrhundertelanger Anwendung sind keine relevanten Risiken bekannt geworden. Aussagefähige Untersuchungen zur Sicherheit in der Schwangerschaft oder Stillzeit liegen nicht vor.

Pharmakologie

Ein wässriger Extrakt zeigte im Ames-Test keine Hinweise auf Mutagenität.

Dosierung und Zubereitung

Dosierung 3–6 g
Zubereitung Erster Kochvorgang 30 Min.; zweiter Kochvorgang 20 Min.

Kommentar

Im Vergleich zu anderen Arzneien aus dieser Kategorie liegen die Stärken von *Gao Liang Jiang* bei der Schmerzlinderung. Zudem fokussiert *Gao Liang Jiang* nur auf die Mitte und hat keinen Bezug zu anderen Organen, wie *Gan Jiang* (Zingiberis Rhizoma) oder *Fu Zi* (Aconiti Radix Lateralis Praeparata).

Typische Rezepturen mit Gao Liang Jiang

An Zhong San (Pulver zur Beruhigung der Mitte) ▶ RG 7.1

Huā Jiāo
Zanthoxyli Pericarpium
花椒

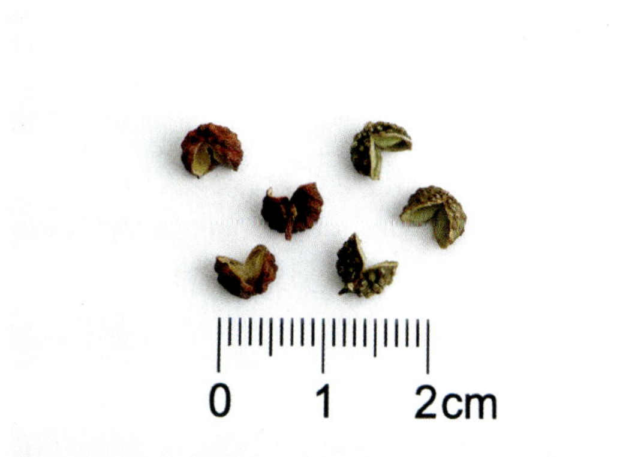

Pinyin-Synonym *Chuan Jiao*
Deutscher Name Szechuan-Pfeffer
Englischer Name Pricklyash Peel, Sichuan Pepper
Familie Rautengewächse – Rutaceae
Offizinelle Spezies *Zanthoxylum schinifolium, Zanthoxylum bungeanum*

Eigenschaften

Temperatur Warm
Geschmack Scharf
Funktionskreis Milz, Magen, Niere

Wirkung

- Wärmt die Mitte, leitet Kälte aus und stoppt Schmerzen
- Tötet Parasiten und stoppt abdominale Schmerzen

Indikationen

- **Kälte in der Mitte** Erbrechen, Durchfall, epigastrische und abdominale Schmerzen
- Als Zusatzmittel bei abdominalen Schmerzen aufgrund von Parasiten

Kontraindikationen und Sicherheitshinweise

- Allergie gegen die Arznei
- Vorsicht, die Arznei ist leicht toxisch, Überdosierung vermeiden

Schwangerschaft und Stillzeit

Schwangerschaft Mit Vorsicht anzuwenden wegen leichter Toxizität und heißer Temperatur. Aussagefähige Untersuchungen zur Sicherheit in der Schwangerschaft liegen nicht vor.
Stillzeit Relativ kontraindiziert; in einer klinischen Studie wurde die Arznei erfolgreich zum Abstillen nach Abort in der mittleren Schwangerschaft eingesetzt.[1]

Pharmakologie

Wässrige Extrakte zeigten in vitro bzw. in vivo (Ames-Test, i.p. Mikrokern- und Chromosomenaberrationstest) keine Hinweise auf Mutagenität oder Gentoxizität.

Dosierung und Zubereitung

Dosierung 3–6 g; geeignete Menge für topische Anwendung als Dekokt für Dampfbäder oder Waschungen
Zubereitung Erster Kochvorgang 30 Min.; zweiter Kochvorgang 20 Min.

Kommentar

Hua Jiao kann äußerlich als Dampfbad, Bad oder Waschung eingesetzt werden, und zwar bei Juckreiz. Dabei wird es kombiniert mit *Di Fu Zi* (Kochiae Fructus) ▶ AG 4 und *Ku Shen* (Sophorae Flavescentis Radix) ▶ AG 2.3.

Typische Rezepturen mit Hua Jiao

- *Da Jian Zhong Tang* (Größeres Dekokt, das die Mitte aufbaut) ▶ RG 7.1
- *Wu Mei Wan* (Mume Fructus Pille) ▶ RG 16

Ròu Guì
Cinnamomi Cortex
肉桂

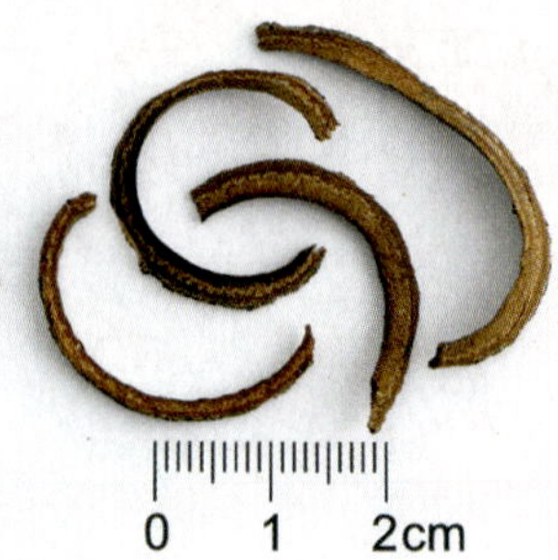

Deutscher Name Zimtbaumrinde
Englischer Name Cinnamon Bark
Familie Lorbeergewächse – Lauraceae
Offizinelle Spezies *Cinnamomum cassia*

Eigenschaften

Temperatur Sehr heiß
Geschmack Scharf, süß
Funktionskreis Niere, Milz, Herz

Wirkung

- Stärkt *Yang* und *Qi* des Nieren-Funktionskreises
- Wärmt Milz- und Nieren-*Yang*, lindert Schmerzen
- Vertreibt Kälte, wärmt die Leitbahnen und Kollateralen und macht sie durchgängig, lindert Schmerzen
- Unterstützt die Bildung von *Qi* und Blut zusammen mit *Qi* und Blut tonisierenden Arzneien
- Führt das Feuer zu seiner Quelle zurück bei echter Kälte und „falscher Hitze"

Indikationen

- **Mangel des Nieren-Yang** Chronische Diarrhö mit innerem Frieren, kalte Extremitäten und Kälteabneigung, blasses Aussehen, Oligurie, Impotenz, Harnträufeln, Ödeme bei gestörtem Wasserhaushalt bei Nieren-*Yang*-Schwäche, Husten, Keuchen, Luftnot und bronchiale Enge durch fehlendes Aufnehmen des Lungen-*Qi* durch die Niere
- **Milz- und Nieren-Yang-Mangel** Chronische Diarrhö, Appetitverlust, Schmerzen und Kälte im Abdomen

1 Chen SY. [Zanthoxyli Pericarpium for weaning] (Chinese). Di Er Junyi Daxue Xuebao [Journal of Second Military Medical University]. 1987;8(3):232,239.

- **Kälte im Innen und in den Leitbahnen** Bauchschmerzen, LWS- und Kniebeschwerden, Schmerzen in den Gelenken, Kälte-*Bi*-Syndrom, unregelmäßige Menstruation und Dysmenorrhö durch Kälte im Innen, die zu Blut-Stase geführt hat
- **Allgemeine Erschöpfung nach langer Krankheit mit Qi- und Blut-Mangel, Hautprozesse vom Yin-Typ** Geschwüre und Wunden, die nicht heilen, evtl. mit klarer Exsudation, konkave Ulzera
- **Bei „echter Kälte" und „falscher Hitze"** Gesichts-Flush, Giemen, trockener Mund, Halsschmerzen, Zahnschmerzen, typischerweise nachts schlechter, Kälte und Schwäche im unteren Rücken, kalte Beine und Füße, Diarrhö

Kontraindikationen und Sicherheitshinweise

- Allergie gegen die Arznei oder Perubalsam
- Vorsicht bei Blutungsneigung
- Vorsicht bei Diabetikern mit Neigung zur Hypoglykämie. Zimt senkt in begrenztem Ausmaß den Blutzucker.

Schwangerschaft und Stillzeit

Schwangerschaft Mit Vorsicht anzuwenden; traditionell wurde die Arznei teilweise als kontraindiziert angesehen. Sie fördert die Durchblutung im Unterleib und war häufig in Abortrezepturen enthalten. Ein Methanol-Extrakt zeigte bei der Ratte unter moderater Dosierung keine Hinweise auf embryotoxische, fetotoxische oder teratogene Auswirkungen.
Stillzeit Keine Einschränkungen bekannt

Interaktionen

- Die Arznei ist traditionell inkompatibel mit *Chi Shi Zhi* (Halloysitum Rubrum) ▶ AG 13.
- Zimtpulver senkte in einer klinischen Studie den Nüchternglukosewert bei Diabetikern, die mit Sulfonylharnstoffen behandelt wurden, ohne dass Symptome auftraten. In einer randomisierten kontrollierten Studie mit indonesischem Zimt trat bei Diabetikern, die überwiegend mit oralen Antidiabetika behandelt wurden, keine Änderung der Glukosetoleranz oder der Insulinsensitivität ein.

Pharmakologie

- Die Arznei enthält Cumarin, das als chemische Reinsubstanz in hohen Dosen vereinzelt hepatotoxische Reaktionen ausgelöst hat. Unter üblicher Dosierung von *Rou Gui* bleibt die aufgenommene Cumarin-Dosis unterhalb einer toxischen Schwelle.
- Ein wässriger Extrakt und das Arzneigranulat zeigten in vitro eine moderate Östrogenaktivität, einschließlich der Stimulation einer östrogenabhängigen Brustkrebszelllinie (MCF-7).
- Verschiedene In-vitro-Tests mit wässrigen und anderen Extrakten (Ames-Test, Bacillus-subtilis-Test, Chromosomenabnormalitäts-Test) zeigten keine Hinweise auf Mutagenität oder Gentoxizität.

Dosierung und Zubereitung

Dosierung 1–5 g
Zubereitung Dem Dekokt für die letzten 5–10 Min. des zweiten Kochvorgangs zugeben

Kommentar

- *Rou Gui* ist ein wunderbares Mittel zum Wärmen und Stärken des Nieren-*Yang*, besonders bei chronischen LWS - Schmerzen durch Nieren-*Yang*-Mangel.
- *Rou Gui* hat auch eine Blut belebende Wirkung. Es ist daher ein ideales Mittel bei Kälte mit Blut-Stase im Uterus.

Typische Rezepturen mit Rou Gui

- *Jin Gui Shen Qi Wan* (Nieren-*Qi* Pille aus dem Goldenen Schrein) ▶ RG 8.4
- *Yang He Tang* (*Yang* ausgleichendes Dekokt) zur Heilung von chronischen Ulzerationen und Wunden. Diese Rezeptur wird in diesem Buch nicht berücksichtigt

Wú Zhū Yú
Euodiae Fructus
吳茱萸 吴茱萸

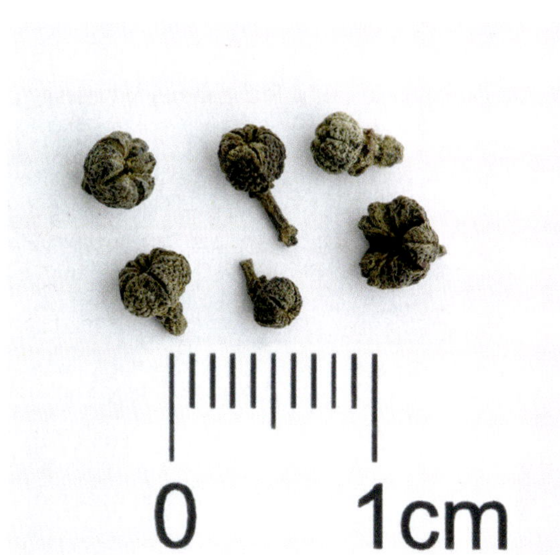

Deutscher Name Stinkeschenfrüchte
Englischer Name Medicinal Euodia Fruit
Familie Rautengewächse – Rutaceae
Offizinelle Spezies *Euodia rutaecarpa, Euodia rutaecarpa* var. *officinalis, rutaecarpa* var. *bodinieri*
Spezies Kampomedizin *Euodia rutaecarpa, Euodia officinalis, Euodia bodinieri*

Eigenschaften

Temperatur Heiß
Geschmack Scharf, bitter
Funktionskreis Leber, Milz, Magen, Niere

Wirkung

- Wärmt die Mitte und vertreibt die Kälte, befreit stagniertes *Qi* und lindert Schmerzen
- Senkt rebellierendes *Qi* ab, stoppt Erbrechen
- Wärmt die Milz, stoppt Diarrhö, vertreibt Kälte-Feuchtigkeit

Indikationen

- **Störungen in Leber und Magen durch Kälte und Schleim** Oberbauchschmerzen mit Kältegefühl im Abdomen, Kopfschmerzen (insbesondere Scheitelkopfschmerzen), Flankenschmerz, epigastrischer Schmerz mit Übelkeit, verminderter Geschmack, blasser Zungenkörper, drahtiger oder kraftloser Puls; auch bei Hernien und anderen Schmerzen entlang der Leber-Leitbahn, Unterleibsschmerzen vor und während der Menstruation
- **Rebellierendes Qi** Erbrechen, saures Aufstoßen, Regurgitation
- **Milz-Qi-Mangel durch Feuchtigkeit-Kälte** Morgendliche Diarrhö aufgrund von Milz-Nieren-*Yang*-Mangel

Kontraindikationen und Sicherheitshinweise

- Allergie gegen die Arznei
- Herzrhythmusstörungen. Ohne vorbestehende Risiken sind unter regelhafter Dosierung und Beachtung der Kontraindikationen im Gegensatz zu aufgestellten Behauptungen keine relevanten Herzrhythmusstörungen zu erwarten.[1]
- QT-Zeit-Verlängerung
- Elektrolytstörungen
- Behandlung mit *Aconitum*-Arzneien oder Digitalis
- Vorsicht bei Einnahme von *Ma Huang* (Ephedrae Herba) ▶ AG 1.1, *Xiang Jia Pi* (Periplocae Cortex) und Arzneimitteln, die die QT-Zeit verlängern; allerdings sind darunter bisher keine Nebenwirkungen bekannt geworden. ▶ Pharmakologie
- Vorsicht, die Arznei ist leicht toxisch, Überdosierung vermeiden; Vorsicht mit längerer Anwendungsdauer

Schwangerschaft und Stillzeit

Schwangerschaft Traditionell mit Vorsicht anzuwenden wegen der heißen Natur und der stark trocknenden Eigenschaft. Die Arznei soll uteruskontrahierend wirken. Untersuchungen zur Embryotoxizität, Fetotoxizität oder Teratogenität liegen nicht vor.
Stillzeit Wegen leichter Toxizität mit Vorsicht anzuwenden

Interaktionen

- *Wu Zhu Yu* verzögert die Depolarisation in den Herzschrittmacherzellen über Veränderungen der intra- und extrazellulären Ionenströme. Aconitin und Digitalis haben ebenfalls Auswirkungen auf die Ionenkanäle. Die Folgen einer Beeinflussung des Ionenaustauschmechanismus durch mehrere Agenzien gleichzeitig sind nicht kalkulierbar. Ein Fallbericht über Nebenwirkungen unter einer Rezeptur mit *Wu Zhu Yu* und *Fuzi* (Aconiti Radix Lateralis Praeparata) ist dokumentiert.[2] Eine gleichzeitige Behandlung mit *Aconitum*-Arzneien, Digitalis oder Arzneimitteln, die ein höheres Risiko für Herzrhythmusstörungen beinhalten, ist zu vermeiden. ▶ Pharmakologie
- Ein ethanolischer Extrakt verminderte in einer pharmakokinetischen Studie deutlich die Bioverfügbarkeit von i.v. verabreichtem Theophyllin bei der Ratte.

Pharmakologie

- Das Arzneigranulat zeigte in vitro eine Östrogenrezeptor(ER)-β-abhängige Östrogenaktivität.
- Wässrige Extrakte zeigten in vitro bzw. in vivo (Ames-Test, Mikrokern- und Chromosomenaberrationstest) keine Hinweise auf Mutagenität oder Gentoxizität.
- Ein höheres Risiko für eine QT-Zeit-Verlängerung haben folgende Arzneimittel: Amiodaron, Anagrelid, Arsentrioxid, Astemizol, Azithromycin, Chinidin, Chloroquin, Chlorpromazin, Cilostazol, Ciprofloxacin, Citalopram, Clarithromycin, Domperidon, Donepezil, Dronedaron, Droperidol, Erythromycin, Escitalopram, Flecainid, Fluconazol, Haloperidol, Kokain, Levofloxacin, Levomepromazin, Levomethadylacetat/Levomethadon HCL, Levosulpirid, Methadon, Moxifloxacin, Ondansetron, Papaveron HCL, Pentamidin, Pimozid, Probucol, Procainamid, Propofol, Roxithromycin,

1 Centrum für Therapiesicherheit in der Chinesischen Arzneitherapie (CTCA). Newsletter 2018. https://www.ctca.center
2 Wu CL. [One case of aconite incompatibility with Wu Zhu Yu] (Chinese). Shanxi Zhongyi [Shanxi Journal of TCM]. 1996;12(2):27-28.

Sevofluran, Sotalol, Sparfloxacin, Sulpirid, Terfenadin, Terlipressin, Thioridazin, Vandetanib.

- Aus anderen Gründen haben ein höheres Risiko für Herzrhythmusstörungen: Amphetamin, Dexmethylphenidat (Dexamphetamin), Ephedrin, Furosemid, Indacaterol, Lisdexamphetamin, Methamphetmin, Methylphenidat, Midodrin, Norepinephrin, Olodaterol, Orciprenalin, Oxymetazolin, Phenylephrin, Phenylpropanolamin, Pseudoephedrin, Salbutamol, Salmeterol, Terbutalin, Vilanterol/Fluticasol, Xylometazolin.

Dosierung und Zubereitung

Dosierung 2–5 g; geeignete Menge für topische Anwendung. Bei sehr hohen Dosen toxisch, Symptome sind extrem trockener Rachen und Halluzinationen

Zubereitung Erster Kochvorgang 30 Min.; zweiter Kochvorgang 20 Min.

Kommentar

- *Wu Zhu Yu* ist eine besonders geeignete Arznei bei Kälte im Rahmen einer Magen-Leber-Disharmonie. Es können sich Übelkeit und/oder Kopfschmerzen zeigen.
- *Wu Zhu Yu* ist eine der wenigen und seltenen Arzneien, die Kälte-Blockaden in der Leber-Leitbahn behandeln. Das nicht so häufige Syndrom Kälte blockiert die Leber-Leitbahn und manifestiert sich mit Schmerzen in der Leistengegend, ausstrahlend in die Hoden, Flankenschmerzen und „kalter Wut", d.h. unterdrückten Aggressionen.
- Schmerzen in der Leber-Leitbahn können auch zu Scheitelkopfschmerzen führen. *Wu Zhu Yu* ist das Mittel der Wahl bei Scheitelkopfschmerzen.

Typische Rezepturen mit Wu Zhu Yu

Wu Zhu Yu Tang (Euodiae Fructus Dekokt) ▶ RG 7.1

Xì Xīn
Asari Radix et Rhizoma
細辛 细辛

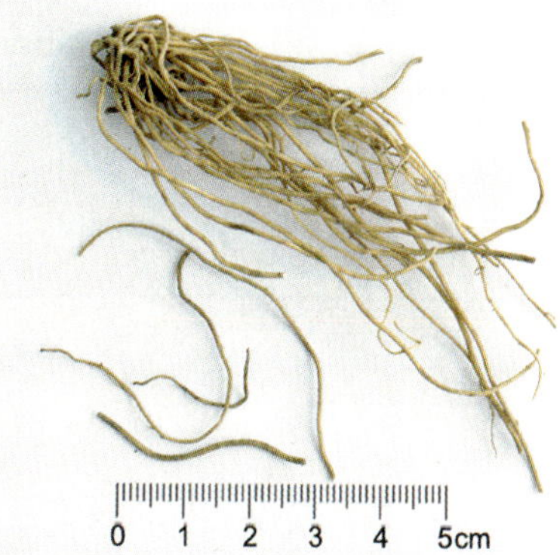

Deutscher Name Haselwurz

Englischer Name Manchurian Wild Ginger Root, Wild Ginger

Familie Osterluzeigewächse – Aristolochiaceae

Offizinelle Spezies *Asarum heterotropoides* var. *mandshuricum, Asarum sieboldii* var. *seoulense, Asarum sieboldii*

Rechtlicher Hinweis Die Arznei ist wegen ihres möglichen Gehalts an Aristolochiasäure in Deutschland und der Schweiz verboten. Da die offizinelle Arznei nur sehr geringe Konzentrationen davon enthält, wären andere risikobegrenzende Maßnahmen ausreichend gewesen.[1] Für den Einsatz der Arznei sind eine sichere Identitätsbestimmung und eine Bestimmung des Gehalts an Aristolochiasäure geboten.

Eigenschaften

Temperatur Warm

Geschmack Scharf

Funktionskreis Herz, Lunge, Leber, Niere

Wirkung

- Öffnet die Oberfläche, zerstreut Wind-Kälte aus der Oberfläche, fördert die Diaphorese
- Wärmt den Lungen-Funktionskreis und löst Schleim auf
- Zerstreut Kälte aus dem Innen und aus den Leitbahnen, stillt Schmerzen

Indikationen

- Grippale Infekte mit Kopfschmerzen, verstopfte oder fließende Nase, Zahnschmerzen

1 Wiebrecht A. Verbot von Asarum - eine fragwürdige Sicherheitsphilosophie. Dt Zschr Akupunktur. 2011;54(2):47-50.

- Bronchitis mit reichlichem, serösem Schleimauswurf, Husten
- Rheumatische Gelenkschmerzen und -beschwerden durch Kälte, kalte Extremitäten, Kopfschmerzen

Kontraindikationen und Sicherheitshinweise

- Allergie gegen die Arznei
- Anwendung bei Kindern
- Niereninsuffizienz
- Vorsicht wegen möglichen Gehalts an Safrol, α-Asaron und β-Asaron ► Pharmakologie
- Vorsicht wegen möglichen Gehalts an Aristolochiasäure ► Pharmakologie

Fertilität, Schwangerschaft und Stillzeit

Fertilität Wegen der potenziell kanzerogenen Eigenschaften einiger Inhaltsstoffe ist von einer Anwendung abzuraten, insbesondere bei Männern mit Kinderwunsch. Bei männlichen Mäusen nahmen auch Spermienkonzentration und -beweglichkeit ab.
Schwangerschaft Kontraindiziert wegen des Gehaltes an potenziell kanzerogenen Substanzen. Tierexperimentelle Befunde zeigten embryotoxische Effekte von α-Asaron bei der Maus und der Ratte.
Stillzeit Kontraindiziert wegen des Gehaltes an potenziell kanzerogenen Substanzen. Die Arznei wirkte in höheren Dosen bei gestillten Mäusen kanzerogen.

Interaktionen

Xi Xin ist traditionell inkompatibel mit *Li Lu* (Veratri Nigri Radix et Rhizoma).

Pharmakologie

- Die Chinesische Pharmakopöe gibt für den Aristolochiasäure-Gehalt ein Limit von 0,001% (=10 µg/g) an. Offizinelle Arzneien enthalten nur geringe Konzentrationen von Aristolochiasäure, die etwa um den Faktor Tausend niedriger liegen als bei den hochtoxischen Aristolochia-Arzneien, teilweise ist diese nicht nachweisbar. Eine nicht-offizinelle Spezies, nämlich *Asarum crispulatum*, die als Variante vorkommt, weist dagegen hohe Aristolochiasäure-Konzentrationen auf, die im Bereich der genannten Aristolochia-Arzneien liegen können.
- Die Arznei enthält die potenziell karzinogenen Substanzen Safrol, α-Asaron und β-Asaron. Safrol wird von der International Agency for Research on Cancer (IARC) als potenziell karzinogen für den Menschen eingestuft. Asaron wirkt bei Nagern hepatokarzinogen. Der Bezug aus vertrauenswürdiger Quelle, die einen niedrigen Aristolochiasäure- und Safrolgehalt gewährleistet, und eine längere Kochzeit sind für eine sichere Anwendung geboten.[1] Die Maximaldosis darf nicht überschritten werden und die Anwendungsdauer ist zu begrenzen.
- Das Arzneidekokt zeigte eine geringe Östrogenaktivität in vitro.
- Wässrige Extrakte zeigten bzgl. Mutagenität im Ames-Test widersprüchliche Ergebnisse, im Bacillus-subtilis-Test ein negatives Ergebnis. In-vivo-Tests zeigten bei oraler Verabreichung (Mikrokern- und Spermienabnormalitätstest) an die Maus positive Ergebnisse für Gentoxizität, bei intraperitonealer Verabreichung (Mikrokern- und Chromosomenaberrationstest) negative Ergebnisse.

Dosierung und Zubereitung

Dosierung 1–3 g; als Pulver 0,5–1g; geeignete Menge zur äußerlichen Anwendung
Zubereitung Die üblichen Kochzeiten betragen für den ersten Kochvorgang 30 Min. und für den zweiten 20 Min. Eine Verlängerung der Kochzeiten zur Reduzierung der Toxizität ist unbedingt anzuraten.

Kommentar

- *Xi Xin* ist ein stark wirksames Mittel, um Kälte aus den Leitbahnen zu zerstreuen und diese wieder durchgängig zu machen. In dieser Funktion wirkt *Xi Xin* ähnlich wie *Gui Zhi* (Cinnamomi Ramulus) ► AG 1.1 und typische Rezepturen.
- *Xi Xin* kann mit folgenden Mitteln substituiert werden:
  - **Wind-Kälte mit laufender Nase (allergische Rhinitis)** *E Bu Shi Cao* (Centipedae Herba) und *Cang Er Zi* (Xanthii Fructus)
  - **Wind-Kälte aus der Oberfläche eliminieren, Diaphorese fördern** *Gui Zhi* (Cinnamomi Ramulus) und *Ma Huang* (Ephedra Herba)
  - **Schmerzlinderung im Kopfbereich mit Schärfe und Wärme** *Bai Zhi* (Angelicae Dahuricae Radix) und *Chuan Xiong* (Chuanxiong Rhizoma)
  - **Kälte-Bi eliminieren, z.B. aus den Leitbahnen** *Gui Zhi* (Cinnamomi Ramulus), *Fu Zi* (Aconiti Radix Lateralis Praeparata)
- In *Xi Xin* ist Higenamin enthalten, das auf der WADA-Dopingliste steht.

Typische Rezepturen mit Xi Xin

- *Xiao Qing Long Tang* (Kleines Blaugrüner Drachen Dekokt) ► RG 1.1

1 Chen C, Spriano D, Lehmann T, Meier B. Reduction of safrole and methyleugenol in Asari radix et rhizoma by decoction. Forsch Komplementmed. 2009;16(3):162-6.

- *Ma Huang Xi Xin Fu Zi* (Ephedrae Herba, Asari Radix et Rhizoma und Aconiti Radix Lateralis Praeparata Dekokt) ▶ RG 1.3
- *Dang Gui Si Ni Tang* (Kalte Extremitäten Dekokt mit Angelica sinensis) ▶ RG 7.1

Xiǎo Huí Xiāng
Foeniculi Fructus
小茴香

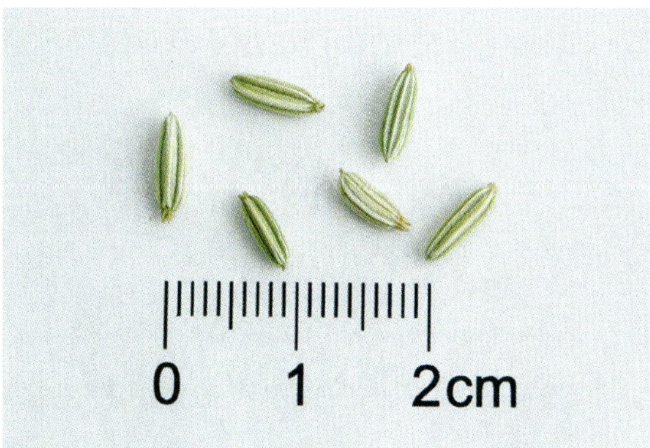

Deutscher Name Fenchel
Englischer Name Fennel
Familie Doldengewächse – Umbelliferae
Offizinelle Spezies *Foeniculum vulgare*

Eigenschaften

Temperatur Warm
Geschmack Scharf
Funktionskreis Leber, Niere, Milz, Magen
Eine tierexperimentelle Studie an der Maus fand im Gegensatz zu anderen Aussagen unter einem Kaltwasserextrakt embryotoxische, fetotoxische und teratogene Auswirkungen. Ausreichende Untersuchungen zur Sicherheit in der Schwangerschaft liegen nicht vor.

Wirkung

- Reguliert Leber-*Qi*, wärmt die Nieren, vertreibt Kälte und stillt dadurch Schmerz
- Reguliert den *Qi*-Fluss und harmonisiert den Magen

Indikationen

- Schmerz in der Leiste, im Hodenbereich, Unterbauch, Hernien durch Kälte-Stauung im Funktionskreis Leber oder im Unteren Erwärmer; geeignet für jede Art von Unterleibsschmerzen, die durch Kälte bedingt sind
- **Kälte im Magen** Kälteempfindung im Epigastrium, Spannung und Schmerz im Bauch, Appetitlosigkeit, Übelkeit, Erbrechen

Kontraindikationen und Sicherheitshinweise

- Allergie gegen die Arznei oder Angehörige der Umbelliferae-Familie, wie Anis, Kümmel, Sellerie, Koriander und Dill oder gegen Anethol
- Die Dosis und Anwendungsdauer sollten wegen des Gehalts an Estragol soweit wie möglich begrenzt werden. Die Anwendung bei Kindern unter 12 Jahren wird von der Europäischen Arzneimittelagentur (EMA) nicht empfohlen. Wenn eine Anwendung stattfindet, soll die tägliche Estragolaufnahme 1.0 µg/kg nicht überschreiten.[1] Diese Empfehlung ist wenig praxisgerecht. Zumindest bei Säuglingen und Kleinkindern empfiehlt sich eine Beschränkung auf wenige medizinisch indizierte Anwendungen von kurzer Dauer. ▶ Pharmakologie

Fertilität, Schwangerschaft und Stillzeit

Fertilität Ein Heißwasserextrakt der Arznei reduzierte die Fruchtbarkeit weiblicher Mäuse, ohne die Implantation zu beeinträchtigen.
Schwangerschaft Auf eine Anwendung sollte besser verzichtet werden. Die Europäische Arzneimittelagentur (EMA) empfiehlt die Anwendung in Schwangerschaft und Stillzeit nicht, wenn ein Wert von 0,05 mg Estragol pro Tag überschritten wird.[1]
Teilweise wird wegen eines angeblichen Abortrisikos zur Vorsicht geraten.[2] Dieses geht letztlich auf eine nicht substantiierte Aussage von Madaus zurück[3], die durch mehrfaches Falschzitieren entstellt wurde. Die Kommission E stellte klar, dass diese Aussage nur für Fenchelöl gilt. Das allgemein kritische US-amerikanische Physician's Desk Reference nimmt die Arznei selbst und (wässrige) Tee-Zubereitungen von dieser Einschränkung aus.[4] Aussagefähige Untersuchungen zur Sicherheit in der Schwangerschaft liegen nicht vor.
Stillzeit Dosis und Anwendungsdauer sollten soweit wie möglich begrenzt werden. Fenchel wurde in westlichen Ländern traditionell als Laktagogum eingesetzt.

1 EMA. Final European Union herbal monograph on Foeniculum vulgare Miller subsp. vulgare var. dulce (Mill.) Batt. & Trab., fructus - Revision 1, 2024. https://www.ema.europa.eu/en/documents/herbal-monograph/final-european-union-herbal-monograph-foeniculum-vulgare-miller-subsp-vulgare-var-dulce-mill-batt-trab-fructus-revision-1_en.pdf
2 Chen JK, Chen TT. Chinese Medical Herbology and Pharmacology. 1st ed. City of Industry, CA: Art of Medicine Press, Inc; 2004.
3 Madaus G. Lehrbuch der biologischen Heilmittel. Leipzig: Thieme; 1938.
4 Physician's Desk Reference. 4th ed Montvale, NJ: Thomson Healthcare Inc.; 2007.

Interaktionen

Die Verabreichung des Arzneidekokts zusammen mit Ciprofloxacin reduzierte die Bioverfügbarkeit des Antibiotikums bei der Ratte; beim Menschen wurde dieser Effekt nicht beobachtet.

Pharmakologie

- Die in Fenchelfrüchten enthaltene Stubstanz Estragol wird vom Scientific Committee on Food der EU als gentoxisch und karzinogen eingestuft. Ein eindeutiger Schwellenwert wurde von der EMA mangels aussagefähiger Daten nicht festgelegt, die angegebenen Werte für Kinder und für die Schwangerschaft und Stillzeit sind insofern nicht verbindlich, falls die Sicherheit anderweitig belegt werden kann.[1] Bei der Extrapolation von tierexperimentellen Daten auf den Menschen werden große Sicherheitsabstände angesetzt, um mögliche Stoffwechselunterschiede zwischen den Organismen zu berücksichtigen. Da man nicht weiß, in wieweit dieses methodische Vorgehen in der Realität zum Tragen kommt, bleibt nichts anderes übrig als bei der Risikoabschätzung vom worst case auszugehen. So kommen sehr niedrige Grenzwerte zustande, die möglicherweise zu weitgehend, aber auch zutreffend sein können.
- Aceton- und ethanolische Extrakte zeigten Östrogeneffekte bei der Ratte und der Maus. Nach einem Fallbericht kam es bei 4 Mädchen nach mehrmonatiger Anwendung von Fencheltee zu vorzeitiger Thelarche und deutlich erhöhten Östrogenspiegeln, die nach Pausieren des Tees zurückgingen. Bei infertilen Frauen war nach 15tägiger Anwendung von Fencheltee (10 g/d) keine Zunahme der Endometriumdicke festzustellen.
- Wässrige Extrakte zeigten in vitro bzw. in vivo (Ames-Test, Bacillus-subtilis-Test, i.p. Mikrokern- und Chromosomenaberrationstest) keine Hinweise auf Mutagenität oder Gentoxizität.

Dosierung und Zubereitung

Dosierung 3–6 g
Zubereitung Erster Kochvorgang 30 Min.; zweiter Kochvorgang 20 Min.

Kommentar

Xiao Hui Xiang wird in der Behandlung von Schmerzen und Stagnation entlang der Leber-Leitbahn häufig mit *Wu Zhu Yu* (Euodiae Fructus) aus dieser Gruppe kombiniert. Diese beiden Mittel sind ähnlich, unterscheiden sich jedoch darin, dass *Wu Zhu Yu* einen stärkeren Leber-Bezug hat und auch bei der Behandlung von saurem Aufstoßen und Kopfschmerzen aufgrund von rebellierendem Leber-*Qi* eingesetzt wird. *Xiao Hui Xiang*'s Fokus liegt mehr auf der Mitte und der Leber-Leitbahn entlang des unteren Abdomens.

Typische Rezepturen mit Xiao Hui Xiang

An Zhong San (Pulver zur Beruhigung der Mitte) ▶ RG 7.1

Zhi Cǎo Wū
Aconiti Kusnezoffii Radix Cocta
制草乌

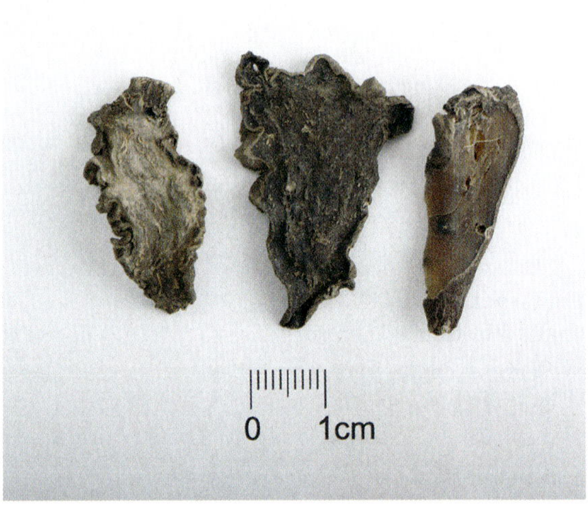

Deutscher Name Präparierte Wilde Eisenhut-Wurzel
Englischer Name Prepared Kusnezoff Monkshood Root
Familie Hahnenfußgewächse – Ranunculaceae
Offizinelle Spezies *Aconitum kusnezoffii*
Rechtlicher Hinweis Die Arznei ist in Deutschland verschreibungspflichtig.

Eigenschaften

Temperatur Heiß
Geschmack Scharf, bitter
Funktionskreis Herz, Leber, Niere, Milz

Wirkung

Vertreibt Wind, zerstreut Kälte, Schmerzen und Schwellungen

1 EMA. Public statement on the use of herbal medicinal products containing estragole, 2023. https://www.ema.europa.eu/en/documents/other/public-statement-use-herbal-medicinal-products-containing-estragole-revision-1_en.pdf

Indikationen

Aufgrund der Toxizität hauptsächlich äußerliche Anwendung als Bad, Waschung, Wickel, Tinktur Rheumatische Beschwerden, Frostbeulen

Kontraindikationen und Sicherheitshinweise

- Allergie gegen die Arznei
- Herzrhythmusstörungen
- Elektrolytstörungen
- Gleichzeitige Behandlung mit *Wu Zhu Yu* (Euodiae Fructus) aus dieser Gruppe, Digitalis oder Antiarrhythmika
- Vorsicht, die Arznei ist toxisch. Die Kombination mit *Gan Cao* (Glycyrrhizae Radix et Rhizoma) ▶ AG 12.1 oder *Sheng Jiang* (Zingiberis Rhizoma recens) ▶ AG 1.1 reduziert die Toxizität.
- Vorsicht bei Einnahme von *Ma Huang* (Ephedrae Herba) ▶ AG 1.1 und *Xiang Jia Pi* (Periplocae Cortex)
- Vorsicht mit gleichzeitigem Alkoholkonsum
- Vorsicht bei koronarer Herzkrankheit
- Auch bei äußerlicher Anwendung ist die Dosis strikt zu begrenzen, insbesondere bei alkoholischem Auszug (Tinktur)

Schwangerschaft und Stillzeit

Schwangerschaft Kontraindiziert wegen der Toxizität. Aconitin zeigte in hoher Dosis fetotoxische und teratogene Effekte bei der Ratte.
Stillzeit Kontraindiziert wegen der Toxizität

Interaktionen

- Traditionelle Inkompatibilitäten:
  - *Bai Ji* (Bletillae Rhizoma) ▶ AG 10.2
  - *Bai Lian* (Ampelopsis Radix)
  - *Chuan Bei Mu* (Fritillariae Cirrhosae Bulbus) ▶ AG 6.2
  - *Gua Lou* (Trichosanthis Fructus) ▶ AG 6.2
  - *Gua Lou Pi* (Trichosanthis Pericarpium) ▶ AG 6.2
  - *Gua Lou Zi* (Trichosanthis Semen) ▶ AG 6.2
  - *Man Jing Zi* (Viticis Fructus) ▶ AG 1.2
  - *Tian Hua Fen* (Trichosanthis Radix) ▶ AG 2.1
  - Zhe *Bei Mu* (Fritillariae Thunbergii Bulbus) ▶ AG 6.2
  - *Zhi Ban Xia* (Pinelliae Rhizoma Praeparatum) ▶ AG 6.1
- Nach einer experimentellen Arbeit wird der Gehalt an Aconitin, Mesaconitin und Hypaconitin in einem *Zhi Chuan Wu* (Aconiti Radix Cocta)-Dekokt durch die gemeinsame Dekoktierung mit *Sheng Ban Xia* (nicht behandeltem Pinelliae Rhizoma) nicht erhöht, und durch die gemeinsame Dekoktierung mit *Zhi Ban Xia* (Pinelliae Rhizoma Praeparatum) ▶ AG 6.1 gesenkt.[1] Danach dürfte die Kombination von Aconitum-Arzneien mit *Zhi Ban Xia* als unbedenklich gelten. Die klinische Erfahrung spricht für die Kompatibilität beider Arzneien.[2]
- Die Dekoktierung zusammen mit sauren Arzneidrogen, wie *Wu Wei Zi* (Schisandrae Chinensis Fructus), *Shan Zhu Yu* (Corni Fructus) oder *Wu Mei* (Mume Fructus) kann die Konzentration der Aconitumalkaloide im Dekokt erhöhen, wodurch es zu Vergiftungsfällen kam.
- Aconitin beeinflusst die Ionenströme u.a. in den Schrittmacherzellen des Herzens. Digitalis und *Wu Zhu Yu* (Euodiae Fructus) aus dieser Gruppe wirken ebenfalls auf die Ionenkanäle der Zellen. Die Folgen einer Beeinflussung des Ionenaustauschmechanismus durch mehrere Agenzien gleichzeitig sind nicht kalkulierbar. Ein Fallbericht über Nebenwirkungen unter einer Rezeptur mit *Wu Zhu Yu* und *Fu Zi* (Aconiti Radix Lateralis Praeparata) aus dieser Gruppe ist dokumentiert.[3]
- Alkohol scheint die Resorption der Toxine zu fördern und kann selbst Herzrhythmusstörungen auslösen, experimentell führte er bei Hunden zu erhöhter Letalität durch die Toxine.

Pharmakologie

- Die primär toxischen Bestandteile der Arznei sind die Diester-Diterpenalkaloide Aconitin, Mesaconitin und Hypaconitin. Deren Gesamtmenge in der präparierten Arznei darf laut Chinesischer Pharmakopöe (2020) nicht mehr als 0,040% (entspricht 400 µg/g) ausmachen. Die Arznei ist längere Zeit vorzukochen.
- Ein Auszug mit Alkohol erhöht die Toxizität!
- Ein wässriger Extrakt der präparierten Arznei zeigte im Ames-Test auf Mutagenität unter hoher Dosis an einem Bakterienstamm ein positives Ergebnis, der Comet Assay lieferte ein negatives Ergebnis.

Dosierung und Zubereitung

Dosierung 1,5–3 g, hauptsächlich äußerlich anzuwenden

1 Liu WL, Song FR, Liu ZQ, Liu SY. [The chemical study on combination of Radix Aconiti and Pinelliae Tuber] (Chinese). Hua Xue Tong Bao [Chemistry]. 2008;71(6):435-438.
2 Du M. [The application of Fuzi and Banxia] (Chinese). Xiandai Zhong Yiyao [Modern Traditional Chinese Medicine]. 2008;28(2):1-2,16.
3 Wu CL. [One case of aconite incompatibility with Wu Zhu Yu] (Chinese). Shanxi Zhongyi [Shanxi Journal of TCM]. 1996;12(2):27-28.

Zubereitung Im ersten Kochvorgang länger (60 Min.) kochen; zweiter Kochvorgang 20 Min.

Kommentar

- *Zhi Chuan Wu* (Aconiti Radix Cocta), *Zhi Cao Wu* und *Fu Zi* (Aconiti Radix Lateralis) aus dieser Gruppe vertreiben alle *Yin*-Pathogene aus den zwölf Leitbahnen und wärmen die Niere. *Zhi Chuan Wu* und *Zhi Cao Wu* sind besonders aggressiv und lösen Blockaden in den Leitbahnen. Sie werden bei Schmerzen durch Kälte-*Bi* eingesetzt. *Fu Zi* bringt bei drohendem Kollaps zusätzlich das *Yang* zurück in die Nieren und wärmt auch das *Yang* des Herzens.
- *Zhi Chuan Wu* und *Zhi Cao Wu* sollten aufgrund ihrer Toxizität nur in Ausnahmefällen und bei genügend Erfahrung innerlich eingesetzt werden. Sie werden meist äußerlich angewendet, als Tinkturen, Waschungen, Wickel oder Bäder. Dabei sind sie sehr wirksam bei der Linderung von Schmerzen aufgrund von Traumata (chronisch, kalt) sowie kaltem *Bi*-Syndrom. Da die Toxine durch die Haut resorbiert werden, ist auch bei äußerlicher Anwendung die Dosis strikt zu begrenzen.
- *Zhi Chuan Wu* und *Zhi Cao Wu* können kombiniert werden mit *Quan Xie* (Scorpio) ▶ AG 16, um die Leitbahnen zu wärmen und zu befreien. Diese Kombination wirkt gut bei hartnäckigen schmerzhaften Wind-Feuchtigkeit-Kälte-*Bi*.

Typische Rezepturen mit Zhi Cao Wu

Zhi Cao Wu ist selten in klassischen Rezepturen vorhanden und wird bei entsprechendem Muster jeweils beigefügt.

Zhì Chuān Wū
Aconiti Radix Cocta
制川乌

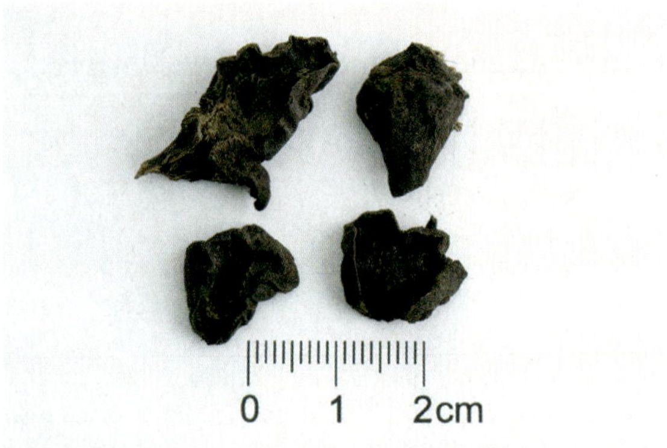

Pinyin Synonym *Zhi Chuan Wu Tou, Wu Tou*
Deutscher Name Eisenhutwurzel
Englischer Name Common Monkshood Mother Root
Familie Hahnenfußgewächse – Ranunculaceae
Offizinelle Spezies *Aconitum carmichaeli*
Spezies Kampomedizin *Aconitum carmichaeli, Aconitum japonicum*
Rechtlicher Hinweis Die Arznei ist in Deutschland verschreibungspflichtig.

Eigenschaften

Temperatur Heiß
Geschmack Scharf, bitter
Funktionskreis Herz, Leber, Niere, Milz

Wirkung

- Zerstreut Wind, eliminiert Kälte, wärmt die Leitbahnen, stoppt Schmerzen
- Reduziert Schwellungen und beseitigt Vereiterungen

Indikationen

- Wind-Kälte *Bi*-Syndrom, Kopfschmerzen, abdominale Schmerzen, hauptsächlich äußerlich angewendet
- Äußerlich bei *Yin*-Ulzerationen; unterstützt das Erweichen von harten Abszessen; fördert die Heilung bei nicht-heilenden Abszessen

Kontraindikationen und Sicherheitshinweise

- Allergie gegen die Arznei
- Herzrhythmusstörungen
- Elektrolytstörungen
- Gleichzeitige Behandlung mit *Wu Zhu Yu* (Euodiae Fructus) ▶ AG 11, Digitalis oder Antiarrhythmika

- Vorsicht, die Arznei ist toxisch. Die Kombination mit *Gan Cao* (Glycyrrhizae Radix et Rhizoma) ▶ AG 12.1 oder *Sheng Jiang* (Zingiberis Rhizoma Recens) ▶ AG 1.1 reduziert die Toxizität.
- Vorsicht bei Einnahme von *Ma Huang* (Ephedrae Herba) ▶ AG 1.1 und *Xiang Jia Pi* (Periplocae Cortex)
- Vorsicht mit gleichzeitigem Alkoholkonsum
- Vorsicht bei koronarer Herzkrankheit
- Auch bei äußerlicher Anwendung ist die Dosis strikt zu begrenzen, insbesondere bei alkoholischem Auszug (Tinktur)

Schwangerschaft und Stillzeit

Schwangerschaft Kontraindiziert wegen der Toxizität. Aconitin zeigte in hoher Dosis fetotoxische und teratogene Effekte bei der Ratte.
Stillzeit Kontraindiziert wegen der Toxizität

Interaktionen

- Traditionelle Inkompatibilitäten:
  - *Bai Ji* (Bletillae Rhizoma) ▶ AG 10.2
  - *Bai Lian* (Ampelopsis Radix)
  - *Chuan Bei Mu* (Fritillariae Cirrhosae Bulbus) ▶ AG 6.2
  - *Gua Lou* (Trichosanthis Fructus) ▶ AG 6.2
  - *Gua Lou Pi* (Trichosanthis Pericarpium) ▶ AG 6.2
  - *Gua Lou Zi* (Trichosanthis Semen) ▶ AG 6.2
  - *Man Jing Zi* (Viticis Fructus) ▶ AG 1.2
  - *Tian Hua Fen* (Trichosanthis Radix) ▶ AG 2.1
  - Zhe *Bei Mu* (Fritillariae Thunbergii Bulbus) ▶ AG 6.2
  - *Zhi Ban Xia* (Pinelliae Rhizoma Praeparatum) ▶ AG 6.1
- Nach einer experimentellen Arbeit wird der Gehalt an Aconitin, Mesaconitin und Hypaconitin in einem Dekokt von *Zhi Chuan Wu* (Aconiti Radix Praeparata) durch die gemeinsame Dekoktierung mit *Sheng Ban Xia* (nicht behandeltem Pinelliae Rhizoma) nicht erhöht, und durch die gemeinsame Dekoktierung mit *Zhi Ban Xia* (Pinelliae Rhizoma Praeparatum) ▶ 6.1 gesenkt.[1] Danach dürfte die Kombination von *Aconitum*-Arzneien mit *Zhi Ban Xia* als unbedenklich gelten. Die klinische Erfahrung spricht für die Kompatibilität beider Arzneien.[2]
- Die Dekoktierung zusammen mit sauren Arzneidrogen, wie *Wu Wei Zi* (Schisandrae chinensis Fructus), *Shan Zhu Yu* (Corni Fructus) oder *Wu Mei* (Mume Fructus) kann die Konzentration der Aconitumalkaloide im Dekokt erhöhen, wodurch es zu Vergiftungsfällen kam.
- Aconitin beeinflusst die Ionenströme u.a. in den Schrittmacherzellen des Herzens. Digitalis und *Wu Zhu Yu* (Euodiae Fructus) aus dieser Gruppe wirken ebenfalls auf die Ionenkanäle der Zellen. Die Folgen einer Beeinflussung des Ionenaustauschmechanismus durch verschiedene Agenzien sind nicht kalkulierbar. Ein Fallbericht über Nebenwirkungen unter einer Rezeptur mit *Wu Zhu Yu* und *Fu Zi* ist dokumentiert.[3]
- Alkohol scheint die Resorption der Toxine zu fördern und kann selbst Herzrhythmusstörungen auslösen, experimentell führte er bei Hunden zu erhöhter Letalität durch die Toxine.

Pharmakologie

- Die primär toxischen Bestandteile der Arznei sind die Diester-Diterpenalkaloide Aconitin, Mesaconitin und Hypaconitin. Deren Gesamtmenge in der präparierten Arznei darf laut Chinesischer Pharmakopöe (2020) nicht mehr als 0,040% (entspricht 400 µg/g) ausmachen. Die Arznei ist längere Zeit vorzukochen.
- Ein Auszug mit Alkohol erhöht die Toxizität!
- Ein wässriger Extrakt der präparierten Arznei zeigte in vitro (Ames-Test, UDS Test) keine Hinweise auf Mutagenität.

Dosierung und Zubereitung

Dosierung 1,5–3 g, hauptsächlich äußerlich anzuwenden
Zubereitung Im ersten Kochvorgang länger (60 Min.) kochen; zweiter Kochvorgang 15–25 Min.

Kommentar

- *Zhi Chuan Wu*, *Zhi Cao Wu* (Aconiti kusnezoffii Radix Cocta) und *Fu Zi* (Aconiti Lateralis Radix Praeparata) aus dieser Gruppe vertreiben alle *Yin*-Pathogene aus den zwölf Leitbahnen und wärmen die Niere. *Zhi Chuan Wu* und *Zhi Cao Wu* sind besonders aggressiv und lösen Blockaden in den Leitbahnen. Sie werden bei Schmerzen durch Kälte-*Bi* eingesetzt. *Fu Zi* bringt bei drohendem Kollaps zusätzlich das *Yang* zurück in die Nieren und wärmt auch das *Yang* des Herzens.
- *Zhi Chuan Wu* und *Zhi Cao Wu* sollten aufgrund ihrer Toxizität nur in Ausnahmefälle und bei genügend Erfahrung innerlich eingesetzt werden. Sie werden meist äußerlich eingesetzt, als Tinkturen, Waschungen,

1 Liu WL, Song FR, Liu ZQ, Liu SY. [The chemical study on combination of Radix Aconiti and Pinelliae Tuber] (Chinese). Hua Xue Tong Bao [Chemistry]. 2008;71(6):435-438.
2 Du M. [The application of Fuzi and Banxia] (Chinese). Xiandai Zhong Yiyao [Modern Traditional Chinese Medicine]. 2008;28(2):1-2,16.
3 Wu CL. [One case of aconite incompatibility with Wu Zhu Yu] (Chinese). Shanxi Zhongyi [Shanxi Journal of TCM]. 1996;12(2):27-28.

Wickel oder Bäder. Dabei sind sie sehr wirksam bei der Linderung von Schmerzen aufgrund von Traumata (chronisch, kalt) sowie kaltem *Bi*-Syndrom. Da die Toxine durch die Haut resorbiert werden, ist auch bei äußerlicher Anwendung die Dosis strikt zu begrenzen.

- *Zhi Chuan Wu* und *Zhi Cao Wu* können kombiniert werden mit *Quan Xie* (Scorpio) ▶ AG 16, um die Leitbahnen zu wärmen und zu befreien. Diese Kombination wirkt gut bei hartnäckigen schmerzhaften Wind-Feuchtigkeit-Kälte-*Bi*.
- In *Zhi Chuan Wu* ist Higenamin enthalten, das auf der WADA-Dopingliste steht.

Typische Rezepturen mit Zhi Chuan Wu

Xiao Huo Luo Dan (Kleine Spezialpille, um die Kollateralen zu aktivieren) zur Behandlung von anhaltend blockierten Kollateralen bei chronischen Schmerzen. Diese Rezeptur wird in diesem Buch nicht berücksichtigt.

12 Tonisierende Arzneien

12.1 Qi tonisierende Arzneien

Bai Bian Dou (Lablab Semen Album)
Bai Zhu (Atractylodis Macrocephalae Rhizoma)
Da Zao (Jujubae Fructus)
Dang Shen (Codonopsis Radix)
Feng Mi (Mel)
Gan Cao (Glycyrrhizae Radix et Rhizoma)
Geng Mi (Oryzae Semen)
Huang Qi (Astragali Radix)
Ren Shen (Ginseng Radix et Rhizoma)
Shan Yao (Dioscoreae Rhizoma)
Tai Zi Shen (Pseudostellariae Radix)
Yi Tang (Maltosum)

12.2 Blut tonisierende Arzneien

Bai Shao (Paeoniae Radix Alba)
Dang Gui (Angelicae Sinensis Radix)
E Jiao (Asini Corii Colla)
Long Yan Rou (Longan Arillus)
Shu Di Huang (Rehmanniae Radix Praeparata)
Zhi He Shou Wu (Polygoni Multiflori Radix Praeparata)

12.3 Yang tonisierende Arzneien

Ba Ji Tian (Morindae Officinalis Radix)
Bu Gu Zhi (Psoraleae Fructus)
Dong Chong Xia Cao (Cordyceps)
Du Zhong (Eucommiae Cortex)
Ge Jie (Gecko)
Gou Ji (Cibotii Rhizoma)
Gu Sui Bu (Drynariae Rhizoma)
Hu Tao Ren (Juglandis Semen)
Lu Jiao (Cervi Cornu)
Lu Jiao Jiao (Cervi Cornus Colla)
Lu Rong (Cervi Cornu Pantotrichum)
Rou Cong Rong (Cistanches Herba)
Sha Yuan Zi (Astragali Complanati Semen)
She Chuang Zi (Cnidii Fructus)
Suo Yang (Cynomorii Herba)

Tu Si Zi (Cuscutae Semen)
Xian Mao (Curculiginis Rhizoma)
Xu Duan (Dipsaci Radix)
Yi Zhi (Alpiniae Oxyphyllae Fructus)
Yin Yang Huo (Epimedii Folium)

12.4 Yin tonisierende Arzneien

Bai He (Lilii Bulbus)
Bei Sha Shen (Glehniae Radix)
Bie Jia (Trionycis Carapax)
Gou Qi Zi (Lycii Fructus)
Gui Jia (Testudinis Carapax et Plastrum)
Hei Zhi Ma (Sesami Semen Nigrum)
Huang Jing (Polygonati Rhizoma)
Mai Dong (Ophiopogonis Radix)
Mo Han Lian (Ecliptae Herba)
Nan Sha Shen (Adenophorae Radix)
Nu Zhen Zi (Ligustri Lucidi Fructus)
Sang Ji Sheng (Taxilli Herba)
Sang Shen (Mori Fructus)
Shi Hu (Dendrobii Caulis)
Tian Dong (Asparagi Radix)
Xi Yang Shen (Panacis Quinquefolii Radix)
Yin Er (Tremella)
Yu Zhu (Polygonati Odorati Rhizoma)

Arzneigruppen-Überblick

Indikation nach TCM-Kriterien

Mangel-Zustände in den verschiedenen Bereichen *Qi*, Blut, *Yang* und *Yin*

Untergruppen und typische Arzneien

- **Qi tonisierende Arzneien** *Ren Shen* (Ginseng Radix et Rhizoma) ▶ AG 12.1
- **Blut tonisierende Arzneien** *Shu Di Huang* (Radix Rehmanniae Praeparata) ▶ AG 12.2
- **Yang tonisierende Arzneien** ▶ AG 12.3
  - *Lu Rong* (Cervi Cornu Pantotrichum)
  - *Du Zhong* (Eucommiae Cortex)
- **Yin tonisierende Arzneien** ▶ AG 12.4
  - *Bei Sha Shen* (Glehniae Radix)
  - *Mai Dong* (Ophiopogonis Radix)

Wirkung

- Die Arzneien der Gruppe 12 tonisieren und füllen Mangel-Zustände wieder auf. Sie sind nach ihrer vornehmlichen Wirkung in vier Untergruppen unterteilt, wobei es nicht selten Überschneidungen gibt, sodass eine Arznei auch noch einen anderen Bereich stützt, z.B. sind einige Blut nährende Arzneien auch *Yin* nährend. Ein Mangel kann durch Erschöpfung, d. h. übermäßigen Verbrauch an körpereigenen Energien entstehen, so durch Überarbeitung, Leistungssport oder lange Krankheit. Ein Mangel kann auch durch unzureichende Zufuhr von Nahrung, schlechte Nahrung und zu wenig Schlaf entstehen.
- **Eine Tonisierung kann in der Chinesischen Medizin auf drei verschiedene Arten geschehen** Bei einem Mangel können, je nach dem vorliegenden Syndrom, drei verschiedene Therapieprinzipien zum Einsatz gebracht werden, ▶ Tabelle unten.
- Beim Therapieprinzip *Gu* (halten) brauchen wir die adstringierenden Mittel der Arzneigruppe 13 in vielen tonisierenden Rezepturen. Wenn Organe bei Kindern schwach sind, z.B. die Milz, sind sie oft noch nicht „reif"; dann sollte man nicht *Bu* tonisieren, sondern *Gu* stabilisieren und konsolidieren, z.B. Milz, Niere.

Therapieprinzip	Diagnose	Behandlung
Bu (Tonisieren)	z.B. Milz-*Qi*-Mangel	*Si Jun Zi Tang* (Vier Gentlemen Dekokt) ▶ RG 8.1
Yi (Vermehren)	z.B. Absinkendes Milz-*Qi*	*Bu Zhong Yi Qi Tang* (Dekokt, das die Mitte tonisiert und das *Qi* vermehrt) führt Energie nach oben, hebt an
Gu (Halten)	z.B. Verluste durch instabiles Nieren-*Qi* *Jing*-Mangel, z.B. Spermatorrhö, Urintröpfeln (die Niere kontrolliert die beiden unteren Körperöffnungen)	Tonisierende Arzneien in Kombination mit Adstringentien (wichtig bei Kindern mit Hyperaktivität, Blaseninkontinenz, Diarrhö)

Anmerkung Es gibt keine Rubrik, die eigens die Essenz (*Jing*) tonisiert. Allerdings haben Arzneien aus der *Yang* stärkenden, der *Yin* nährenden und insbesondere der Blut nährenden Kategorie zum Teil ausgeprägte *Jing* stärkende Eigenschaften (z.B. *Tu Si Zi, Nu Zhen Zi, Shu Di Huang*). Zum Stärken des *Jing* werden in der Regel solche Tonika zusammen mit Adstringentien verordnet.

Typische Symptome

- **Qi-Mangel** Erschöpfung, weiche Stühle, Kurzatmigkeit, Antriebslosigkeit
- **Blut-Mangel** Blässe, nervöse Schwäche, mangelndes Selbstvertrauen
- **Yang-Mangel** Schwäche im Rücken, Impotenz, Kältegefühl, Pollakisurie
- **Yin-Mangel** Trockenheit, Hitzegefühl, innere Unruhe, Schlaflosigkeit, Nachtschweiß

Indikationen

Ein *Qi*- oder Blut-Mangel stellt im Grunde immer eine Art Leere oder Defizit dar. Es kann dabei gleichzeitig eine Stagnation bestehen. Dann liegt ein kombiniertes Fülle-Mangel-Muster vor. Dies bedarf der Tonisierung und des Auffüllens des Mangels von *Qi* und/oder Blut und der gleichzeitigen Regulation der Stagnation. Eine über eine lange Zeit bestehende Hitze im Körper neigt dazu, einen *Yin*-Mangel zu entwickeln.

Befunde

Zungenkörper

- Bei *Qi*- und Blut-Mangel ist die Zunge blass.
- Bei *Yang*-Mangel ist sie noch blasser.
- Nur der *Yin*-Mangel führt zu einer roten Zunge, die oft geschrumpft und rissig ist als Zeichen des Substanz- und Säfte-Verlustes und der Mangel-Hitze im Innen.

Zungenbelag Der Zungenbelag hängt sehr von der Art des Mangels ab. Bei *Qi*- und *Yang*-Mangel ist der Zungenbelag oft normal oder etwas vermehrt feucht. Beim Blut- und *Yin*-Mangel kann der Zungenbelag vermindert sein, je nach Ausmaß des Säfte-Mangels.

Puls Der Puls ist typischerweise bei *Qi*-Mangel kraftlos, bei *Yang*-Mangel zusätzlich langsam, bei Blut-Mangel oft fein und dünn und beim *Yin*-Mangel durch Mangel-Hitze dünn und manchmal etwas beschleunigt.

Leitsymptome

- **Qi- und Yang-Mangel** Erschöpfung, Lustlosigkeit, Antriebslosigkeit, Kälteempfindlichkeit, weiche Stühle, Blässe
- **Blut- und Yin-Mangel** Erschöpfte Unruhe, Trockenheit, mangelndes Selbstvertrauen, Hitzegefühl

Anwendungsbeispiele

Erschöpfungssyndrome, Bauchbeschwerden, Kollapsneigung, chronische Diarrhö, Schweiße, Konzentrationsschwäche, Schwindel, Palpitationen, Unruhe, Schlaflosigkeit, gynäkologische Blutungen und Regelstörungen, LWS-Schmerz und -Schwäche, Tinnitus, Hörminderung

Häufige Kombinationen

Die Arzneimittel der Gruppe 12 werden oft mit anderen Arzneien kombiniert:

- Bei einem kombinierten *Qi*- und Blut-Mangel setzt man Arzneien, die das *Qi* tonisieren aus der Gruppe 12.1 zusammen mit Arzneien der Gruppe 12.2 ein.
- Bei einer gleichzeitigen *Qi*-Stagnation wird kombiniert mit Arzneien der Gruppe 9.
- Bei innerer Kälte kombiniert man mit Arzneien der Gruppe 11.
- Bei Feuchtigkeit kommen Arzneien der Gruppen 4 und/oder 7 in Betracht.
- Bei Blut-Mangel mit Tendenz zu Blut-Stase gibt man Blut bewegende Arzneien der Gruppe 10.
- Bei *Jing*-Mangel werden zu den Arzneien der Gruppe 12.4 oft Adstringentien der Arzneigruppe 13 eingesetzt.

Nebenwirkungen

Die tonisierenden Arzneien unterstützen und stimulieren die physiologischen Prozesse im Körper. Da diese Stärkung aber auch noch bestehende pathogene Faktoren erreichen kann, sollten die Tonika bei Vorliegen externer Pathogene mit Arzneien kombiniert werden, die die Oberfläche befreien. Sonst besteht die Gefahr, dass sich die Ausleitung und Genesung verzögert. Weiterhin sollte beachtet werden, dass ein geschwächtes System möglicherweise die tonisierenden Arzneien weniger gut aufnehmen und metabolisieren kann. Daher gilt die allgemeine Regel, eher nicht zu hohe Dosierungen und einen eher längeren Behandlungszeitraum anzustreben. Die Blut nährenden Arzneien wirken zum Teil etwas abführend, die *Yin* nährenden können bei einer schwachen Milz-Funktion die Mitte belasten.

Kontraindikationen und Sicherheitshinweise

Obwohl die tonisierenden Arzneien auch bei längerer Einnahme als sehr gut verträglich gelten, sollten sie bei einem reinen Fülle-Muster mit Invasion von externen Pathogenen bei kräftigen und gesunden Patienten – wie z.B. einem Wind-Kälte-Muster im Rahmen eines fieberhaften Infektes – nicht eingesetzt werden. Arzneien, die das *Qi* stark nach oben führen, wie *Ren Shen* (Ginseng Radix) und *Huang Qi* (Astragali Radix), können bei Patienten mit einem aufsteigenden Leber-*Yang* zu Kopfschmerzen oder einer Blutdruckerhöhung führen. Wenn bereits eine antihypertensive medikamentöse Einstellung besteht, könnte diese beeinträchtigt werden.

Zubereitung

Um die tonisierende Wirkung zu akzentuieren, wird traditionell länger dekoktiert. Die Kochzeiten können sich dadurch verdoppeln.[1]

Korrespondierende Akupunkturpunkte

Allgemein sind bei Mangelzuständen die Tonisierungspunkte auf den Leitbahnen sehr stützend und stärkend:

- Lu 9 *Taiyuan*, Ma 41 *Jiexi*, Mi 2 *Dadu* oder Mi 3 *Taibai*, He 9 *Shaochong*, Ni 7 *Fuliu*, Le 8 *Ququan*
- Zusätzlich können sehr sinnvoll sein Mi 6 *Sanyinjiao*, Ma 36 *Zusanli*, Le 3 *Taichong*, Ren 6 *Qihai*, Bl 20 *Pishu* und Bl 23 *Shenshu*
- Bei Mangel ohne Hitze-Zeichen – also bei *Qi*- und *Yang*-Mangel – wirkt Moxa sehr gut zur Stärkung und Wärmung des *Qi* und *Yang*. Dies ist besonders auch auf den *Shu*-Punkten der jeweiligen Funktionskreise am Rücken sehr wirksam.

Charakterisierung der tonisierenden Arzneien

Wirkung Diese Arzneien tonisieren die Energie *Qi*, *Yang*, Blut und *Yin*.

1 Chen SL, Liu A, Li Q, Toru S, et al. 2016. [Research strategies in standard decoctions of medicinal slices]. Zhongguo Zhongyao Zazhi [China Journal of Chinese Materia Medica] 41(8): 1367-1375.

Eigenschaften

- Die meisten Arzneien der Gruppe 12.1 sind süß, bitter und vom Temperaturverhalten warm, neutral.
- Die Arzneien der Gruppe 12.2. sind of süß, gelegentlich bitter; ihre Temperatur ist neutral, leicht warm oder leicht kühl.
- Die Arzneien der Gruppe 12.3 sind oft scharf, süß; tierische Produkte sind oft salzig und neutral bis warm.
- Die Arzneien der Gruppe 12.4 sind süß, bitter oder sauer; ihre Temperatur ist meist kühl oder kalt.

Pathogene Faktoren Erschöpfung der körpereigenen Energien führt zu Mangel, der kann auch ohne die Einwirkung von pathogenen Faktoren eintreten.

Typische Arznei *Ren Shen* (Ginseng Radix et Rhizoma)

► AG. 12.1

Indikation Mangel

Wirkort

- **Qi-Mangel** Milz, Magen, Lunge, Niere
- **Blut-Mangel** Leber, Milz, Herz
- **Yang-Mangel** Niere, Milz, Leber
- **Yin-Mangel** Lunge, Magen, Niere, Leber, Herz

Therapie-Prinzip (Ba Fa) *Bu Fa* – die tonisierende Methode

Acht Leitkriterien (Ba Gang)

Diese Leitkriterien beschreiben den Energiezustand des Patienten, für den diese Arzneigruppe angezeigt ist.

Lokalisierung Innen

Qualität Hitze, Kälte

Quantität Mangel

12.1 Qi tonisierende Arzneien

Bái Biǎn Dòu
Lablab Semen Album
白扁豆

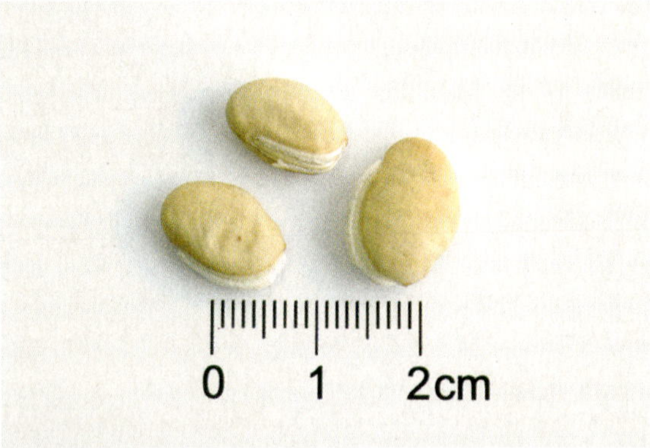

Deutscher Name Helmbohnensamen
Englischer Name Egyptian Kidney Bean, Hyacinth Bean
Familie Hülsenfrüchtler – Leguminosae
Offizinelle Spezies *Dolichos lablab*

Eigenschaften

Temperatur Neutral, leicht warm
Geschmack Süß
Funktionskreis Milz, Magen

Wirkung

- Stärkt Milz und Magen, leitet Feuchtigkeit aus
- Klärt Sommerhitze

Indikationen

- **Milz-Qi-Mangel** Chronische Diarrhö, Magenknurren, Appetitverlust, weißlicher Fluor vaginalis
- Durchfall und Erbrechen im Sommer durch Sommerhitze

Kontraindikationen und Sicherheitshinweise

- Allergie gegen die Arznei
- Vorsicht, die ungekochte Arznei ist in höherer Dosis toxisch.

Schwangerschaft und Stillzeit

Während jahrhundertelanger Anwendung sind keine relevanten Risiken bekannt geworden. Aussagefähige Untersuchungen zur Sicherheit in der Schwangerschaft oder Stillzeit liegen nicht vor.

Pharmakologie

Ein wässriger Extrakt zeigte im Ames-Test keine Hinweise auf Mutagenität.

Dosierung und Zubereitung

Dosierung 9–15 g
Zubereitung Zerstoßen; erster Kochvorgang 30 Min.; zweiter Kochvorgang 20 Min.

Kommentar

- Wegen seiner Sommerhitze klärenden Eigenschaft wird *Bai Bian Dou* gelegentlich auch unter den Hitze klärenden Arzneien aufgeführt.
- *Bai Bian Dou* ist ein exzellentes Mittel bei weichem Stuhlgang. Es klärt auf sanfte Art und Weise Feuchtigkeit und leichte Hitze aus dem Darm. In dieser Funktion ist *Bai Bian Dou* sehr ähnlich zu *Yi Yi Ren* (Coicis Semen) ▶ AG 4. Diese Kombination wird zum Beispiel eingesetzt in der Rezeptur *Shen Ling Bai Zhu San* (Ginseng Radix et Rhizoma, Poria und Atractylodis Macrocephalae Rhizoma Pulver).

Typische Rezepturen mit Bai Bian Dou

Shen Ling Bai Zhu San (Ginseng Radix et Rhizoma, Poria und Atractylodis Macrocephalae Rhizoma Pulver) ▶ RG 8.1

Bái Zhú
Atractylodis Macrocephalae Rhizoma
白朮 白术

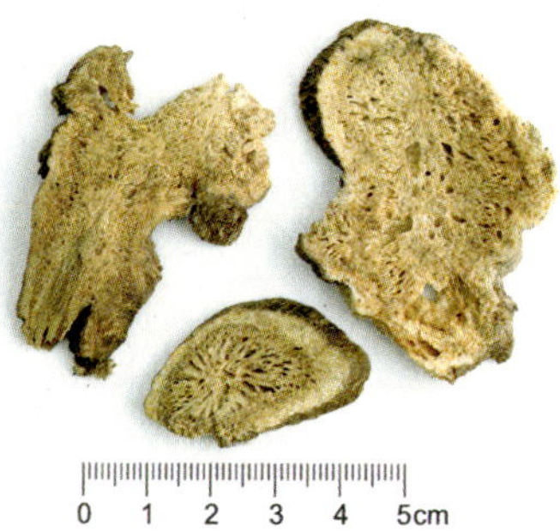

Deutscher Name Großköpfige Atractylodis
Englischer Name Largehead Atractylodes Rhizome
Familie Korbblütler – Compositae
Offizinelle Spezies *Atractylodes macrocephala*
Spezies Kampomedizin In der Kampomedizin werden in den Entsprechungsrezepturen für *Bai Zhu* meist die Arten *Atractylodes japonica, Atractylodes macrocephala* und *Atractylodes ovata* verwendet – unter der pharmazeutischen Bezeichnung „Atractylodis Rhizoma“ (*Byakujutsu*) –, die in der Chinesischen Medizin für *Cang Zhu* (Atractylodis Rhizoma) ▶ AG 7 verwendet wird. Daneben finden unter der pharmazeutischen Bezeichnung „Atractylodis Lanceae Rhizoma“ (*Sojutsu*) die Arten *Atractylodes lancea* und *Atractylodes chinensis* Verwendung.

Eigenschaften

Temperatur Warm
Geschmack Bitter, süß
Funktionskreis Milz, Magen

Wirkung

- Stärkt das *Qi* der Mitte
- Trocknet Feuchtigkeit und fördert den Flüssigkeitsstoffwechsel
- Lindert Schwitzen und stabilisiert die Oberfläche
- Beruhigt den Fötus

Indikationen

- **Milz-Qi-Mangel** Appetitlosigkeit, rasche Erschöpfbarkeit, chronische Diarrhö, Abdominalbeschwerden
- **Ansammlung von Feuchtigkeit, Schleim** Ödeme, Gedunsenheit, Schweregefühl, produktiver Husten, Asthma, Erstickungsgefühl
- Schweiße und Infektanfälligkeit infolge von *Wei-Qi*-Mangel

Kontraindikationen und Sicherheitshinweise

- Allergie gegen die Arznei

Schwangerschaft und Stillzeit

Schwangerschaft Mit Vorsicht anwenden. In einer Studie zur embryofetalen Entwicklungstoxizität wurde ein wässriger Extrakt der Droge in einer Dosis von 2, 8, und 32 g/kg/Tag vom Trächtigkeitstag 6 bis 15 an trächtige Mäuse verabreicht. Es fanden sich keine erhöhten Raten von Embryoresorptionen, toter Feten, äußerer oder skelettaler Fehlbildungen.[1] Eine Arbeit, die embryotoxische, fetotoxische und teratogene Effekte bei der Maus beschrieb, muss als nicht valide zurückgewiesen werden.[2] Eine Publikation mit einem nicht definierten Extrakt zeigte vermehrte Resorptionen, fetale Entwicklungsverzögerungen, in einigen Untergruppen vermehrte Totgeburten und teilweise postnatale Beeinträchtigungen. Bei Ratten und Kaninchen konnte sie keine signifikanten Effekte nachweisen. Eine weitere In-vivo-Studie mit einem nicht definierten Extrakt fand genetische und zelluläre Hinweise auf Entwicklungsstörungen. Die Relevanz von Ergebnissen mit nicht definierten Extrakten lässt sich nicht sicher beurteilen. Zwei In-vitro-Studien mit wässrigem Extrakt an embryonalen Stammzellen zeigten keine Hinweise auf Teratogenität. Eine In-vitro-Ganzembryo-Studie mit nicht definiertem Extrakt ergab einen Score mit Hinweis auf schwache Embryotoxizität.
In-vitro- und Ex-vivo-Tests am isolierten Uterusstreifen zeigten überwiegend eine relaxierende Wirkung von wässrigen Extrakten bezüglich Amplitude und Frequenz von Uteruskontraktionen, was gegen einen abortiven Effekt, aber für ein mögliches Risiko bei perinataler Anwendung spricht.
Stillzeit Keine Einschränkungen bekannt

1 Xu M, Tian XY, Chong LL, et al. Developmental toxicity evaluation of Rhizoma Atractylodis Macrocephalae: In-vivo and in-vitro studies (Abstract S2-20). In: Chinese Society of Toxicology, ed. The abstracts book of the 5th National Congress of the Chinese Society of Toxicology, 2009:33-34.
2 Wiebrecht A, Gaus W, Becker S, Hummelsberger J, Kuhlmann K. Safety aspects of Chinese herbal medicine in pregnancy - re-evaluation of experimental data of two animal studies and the clinical experience. Complement Ther Med 2014;22:954-964.

Pharmakologie

- Ein wässriger Extrakt bzw. ein Granulat zeigten in vitro eine Östrogenaktivität und eine verstärkte Expression des HER2-Rezeptors, aber keine vermehrte Proliferation östrogenabhängiger MCF-7-Brustkrebszellen.
- Wässrige Extrakte zeigten in vitro bzw. in vivo (Ames-Test, Bacillus-subtilis-Test, comet assay, Tk-Test an Lymphomzellen der Maus, i.p. Chromosomenaberrationstest und i.p. und oraler Mikrokerntest) keine Hinweise auf Mutagenität oder Gentoxizität.

Dosierung und Zubereitung

Dosierung 6–12 g
Zubereitung Erster Kochvorgang 30–60 Min.; zweiter Kochvorgang 20–40 Min.

Kommentar

- Je nach Zubereitung können die unterschiedlichen Wirkungen noch besonders akzentuiert werden. So wirkt die Arznei:
  - **Roh (Bai Zhu)** Feuchtigkeit ausleitend, Wasserhaushalt fördernd; auch Darm befeuchtend
  - **Geröstet (Chao Bai Zhu)** *Qi* und Milz tonisierend; Durchfall lindernd
  - **Verkohlt (Bai Zhu Tan)** Milz tonisierend, Appetit anregend (nicht häufig erhältlich)
- Der Unterschied zwischen *Chao Bai Zhu* und dem nicht vorbehandelten *Bai Zhu* ist wichtig: das nicht vorbehandelte Rhizoma ist ölig und hat dadurch neben der Feuchtigkeit ausleitenden Wirkung auch einen Darm befeuchtenden Effekt. Dies macht *Bai Zhu* zu einem idealen Mittel zur Behandlung von Verstopfung aufgrund von Feuchtigkeit. Diese Art der Verstopfung zeigt sich mit klebrig schmierigen Stühlen, inkompletter Entleerung und Blähungen. Dafür kann *Bai Zhu* kombiniert werden mit *Gua Lou Zi* (Trichosanthis Semen) ▶ AG 6.2, eine Arznei die ebenfalls Schleim-Feuchtigkeit umwandelt und den Darm befeuchtet.
- Durch die Röstung werden die Öle getrocknet. Damit verliert *Chao Bai Zhu* die Darm befeuchtende Wirkung und wird bei Feuchtigkeit in der Milz mit weichen Stühlen und bei Durchfall eingesetzt.

Typische Rezepturen mit Bai Zhu

- *Bu Zhong Yi Qi Tang* (Dekokt, das die Mitte tonisiert und das Qi vermehrt) ▶ RG 8.1
- *Si Jun Zi Tang* (Vier Gentlemen Dekokt) ▶ RG 8.1
- *Yu Ping Feng San* (Jade Windschutz Pulver) ▶ RG 11.1
- *Li Zhong Wan* (Pille, die die Mitte reguliert) ▶ RG 7.1
- *Gui Pi Tang* (Dekokt, das die Milz wiederherstellt) ▶ RG 8.3
- *Ba Zhen Tang* (Acht Schätze Dekokt▶ RG 8.3

Dá Zăo
Jujubae Fructus
大棗 大枣

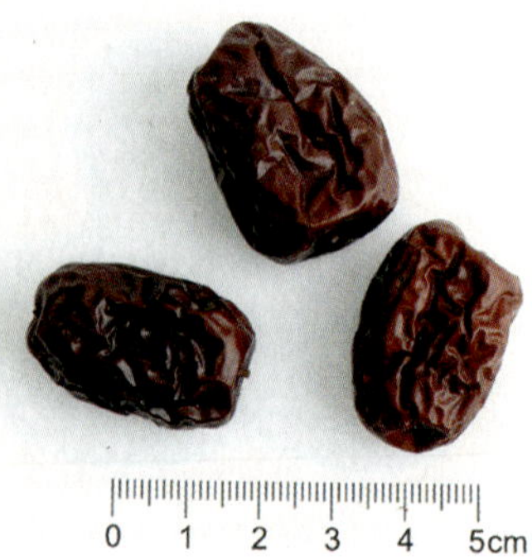

Deutscher Name Chinesische Dattel
Englischer Name Chinese Date
Familie Faulbaumgewächse – Rhamnaceae
Offizinelle Spezies *Ziziphus jujuba*
Spezies Kampomedizin *Zizyphus jujuba* var. *inernis*

Eigenschaften

Temperatur Warm
Geschmack Süß
Funktionskreis Milz, Magen, Herz

Wirkung

- Stärkt Milz und Magen-*Qi*
- Nährt das Blut und beruhigt den Geist
- Harmonisiert und mäßigt die Eigenschaften anderer Arzneien in einer Rezeptur

Indikationen

- **Milz- und Magen-Qi-Mangel** Schwäche, Kurzatmigkeit, Appetitmangel, Müdigkeit, ungeformte Stühle, Diarrhö
- Bei Palpitationen, Unruhe, Nervosität, emotionaler Labilität

Kontraindikationen und Sicherheitshinweise

- Nahrungsstagnation und ausgeprägte Feuchtigkeit im Mittleren Erwärmer
- Allergie gegen die Arznei

Schwangerschaft und Stillzeit

Während jahrhundertelanger Anwendung sind keine relevanten Risiken bekannt geworden. Aussagefähige Untersuchungen zur Sicherheit in der Schwangerschaft oder Stillzeit liegen nicht vor.

Interaktionen

Ein wässriger Extrakt erhöhte die Sensitivität von HeLa-Zellen gegenüber Paclitaxel, nicht aber gegenüber 5-Fluorouracil.

Pharmakologie

- Das Arzneigranulat erhöhte massiv die Proliferation einer östrogenabhängigen Leydingtumor-Zelllinie in vitro.
- Wässrige Extrakte zeigten in vitro (Ames-Test, Bacillus-subtilis-Test, prophage induction-Test an E. coli) keine Hinweise auf Mutagenität.

Dosierung und Zubereitung

Dosierung 6–15 g, oft auch Dosisangabe in Stück
Zubereitung Erster Kochvorgang 30–60 Min.; zweiter Kochvorgang 20–40 Min.

Kommentar

- *Da Zao* ist, wie *Gan Cao* (Glycyrrhizae Radix et Rhizoma) aus dieser Gruppe und *Sheng Jiang* (Zingiberis Rhizoma Recens) ▶ RG 1.1, in sehr vielen Rezepturen enthalten, da es ausgleichend und harmonisierend wirkt und die Wirkungen der anderen Arzneien mildert. Diese drei werden häufig auch zusammen einer Rezeptur hinzugefügt und dann als „Die drei Diener" bezeichnet.
- Im Vergleich zu *Gan Cao* und *Sheng Jiang* liegt bei *Da Zao* der Fokus auf dem Blut und Geist.

Typische Rezepturen mit Da Zao

- *Gan Mai Da Zao Tang* (Glycyrrhizae Radix et Rhizoma, Tritici Fructus Levis und Jujubae Fructus Dekokt) ▶ RG 12.1
- *Gui Zhi Tang* (Cinnamomi Ramulus Dekokt) ▶ RG 1.1

Dǎng Shēn
Codonopsis Radix
黨參 党参

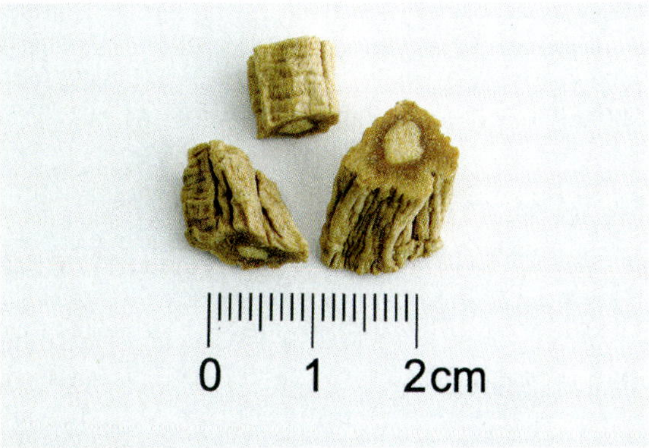

Deutscher Name Glockenwindenwurzel
Englischer Name Codonopsis, Tangshen
Familie Glockenblumengewächse – Campanulaceae
Offizinelle Spezies *Codonopsis pilosula, Codonopsis pilosula* var. *modesta, Codonopsis tangshen*

Eigenschaften

Temperatur Neutral
Geschmack Süß
Funktionskreis Milz, Lunge

Wirkung

- Tonisiert Milz und Magen, vermehrt das *Qi*
- Tonisiert die Lunge
- Unterstützt die Bildung von Körpersäften

Indikationen

- **Allgemeiner Qi-Mangel, Milz-Qi-Mangel** Allgemeine Schwäche, rasche Erschöpfbarkeit, Schwäche der Extremitäten, Appetitlosigkeit, gedunsenes Gesicht, Diarrhö, Rektumprolaps, Uterusprolaps
- **Lungen-Qi-Mangel** Kurzatmigkeit, Husten, Asthma, seröses Sekret

Kontraindikationen und Sicherheitshinweise

- Allergie gegen die Arznei
- Prostatakarzinom

Schwangerschaft und Stillzeit

Schwangerschaft Wässrige Arzneiextrakte führten zu keinen teratogenen Veränderungen bei der Maus (s.c. verabreicht) oder bei der Ratte, bei den Rattenfeten kam es zu vermehrtem Längenwachstum. Ausreichende Untersuchungen zur Sicherheit in der Schwangerschaft liegen nicht vor.
Stillzeit Keine Einschränkungen bekannt

Interaktionen

Dang Shen ist traditionell inkompatibel mit *Li Lu* (Veratri Nigri Radix et Rhizoma).

Pharmakologie

- Das Arzneiengranulat steigerte die ERα-Genexpression, aber nicht die HER2-Genexpression bei MCF-7-Zellen.
- Ein 70%iger Ethanolextrakt steigerte die Proliferation von LNCaP- und 22Rv1-Prostatakarzinomzellen in vitro und in klinischer Äquivalanzdosis das Tumorvolumen eines Prostatatumor-Xenotransplantats, die Expression des Androgenrezeptors und des PSA bei der Maus.
- Wässrige Extrakte zeigten in vitro bzw. in vivo (Ames-Test, i.p. Mikrokern- und Chromosomenaberrationstest) keine Hinweise auf Mutagenität oder Gentoxizität.

Dosierung und Zubereitung

Dosierung 9–30 g
Zubereitung Erster Kochvorgang 30–60 Min.; zweiter Kochvorgang 20–40 Min.

Kommentar

Dang Shen kann anstelle von *Ren Shen* (Ginseng Radix et Rhizoma) aus dieser Gruppe verwendet werden. Um eine vergleichbare *Qi* stärkende Wirkung zu erzielen, gibt man *Dang Shen* im Verhältnis drei zu eins; das heißt, statt einem Gramm *Ren Shen* werden drei Gramm *Dang Shen* verordnet. Die psychotrope Wirkung des Ginseng auf den Geist (*Shen*) hat *Dang Shen* nicht. Weiter stärkt *Dang Shen* auch nicht das *Yuan-Qi*. Bei sehr ausgeprägter Erschöpfung sollte *Ren Shen* gegeben werden.

Typische Rezepturen mit Dang Shen

In folgenden Rezepturen wird *Dang Shen* häufig als Substituent für *Ren Shen* eingesetzt:

- *Bu Zhong Yi Qi Tang* (Dekokt, das die Mitte tonisiert und das *Qi* vermehrt) ▶ RG 8.1
- *Gui Pi Tang* (Dekokt, das die Milz wiederherstellt) ▶ RG 8.3
- *Ba Zhen Tang* (Acht Schätze Dekokt) ▶ RG 8.3

Fēng Mì
Mel
蜂蜜

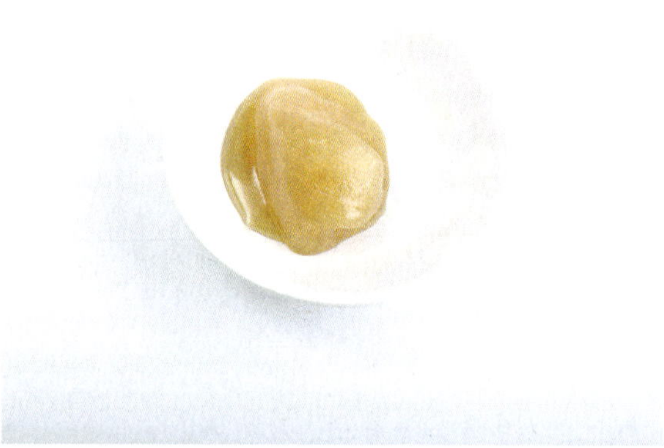

Pinyin Synonym *Bai Mi*
Englischer Name Honey
Deutscher Name Honig

Eigenschaften

Temperatur neutral
Geschmack Süß
Funktionskreis Milz, Lunge, Dickdarm

Wirkung

- Stärkt Milz und Magen und tonisiert *Qi*
- Befeuchtet den Darm und bewegt den Stuhlgang
- Befeuchtet die Lunge und stoppt Husten
- Löst Toxine

Indikationen

- Müdigkeit, Appetitlosigkeit, Schmerzen im Abdomen
- Trockener Stuhlgang, Obstipation im Alter
- Chronischer trockener Husten, trockener Hals
- Ulzera im Mund, äußerlich für Wunden und Läsionen

Kontraindikationen und Sicherheitshinweise

- Allergie gegen Honig
- Vorsicht bei Säuglingen; Honig kann Sporen des Bakteriums Clostridium botulinum enthalten, die Säuglingsbotulismus auslösen können.

Schwangerschaft und Stillzeit

Während jahrhundertelanger Anwendung sind keine relevanten Risiken bekannt geworden. Aussagefähige Untersuchungen zur Sicherheit in der Schwangerschaft oder Stillzeit liegen nicht vor.

Pharmakologie

Honig kann Pyrrolizidin-Alkaloide enthalten.[1] Auf eine gute Produktqualität ist zu achten.

Dosierung und Zubereitung

Dosierung 15–30 g
Zubereitung Im fertigen Dekokt auflösen

Kommentar

Feng Mi wird selten als Arznei selbst verwendet. Von Bedeutung ist jedoch seine Verwendung bei der Zubereitung von Einnahmeformen (z.B. Pillen) und zur Entgiftung von anderen Arzneien.

Gān Cǎo
Glycyrrhizae Radix et Rhizoma
甘草

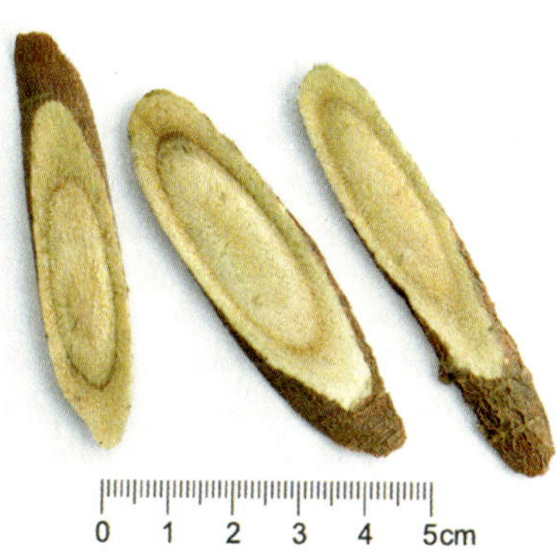

Deutscher Name Süßholz
Englischer Name Liquorice Root, Licorice Root
Familie Hülsenfrüchtler – Leguminosae
Offizinelle Spezies *Glycyrrhiza uralensis, Glycyrrhiza inflata, Glycyrrhiza glabra*

Eigenschaften

Temperatur Neutral
Geschmack Süß
Funktionskreis Herz, Lunge, Milz, Magen

Wirkung

- Stärkt die Milz, vermehrt das *Qi*
- Klärt Hitze und löst Toxine
- Löst Krämpfe und lindert Schmerzen
- Befeuchtet die Lunge und stillt Hustenreiz
- Harmonisiert, mäßigt und entgiftet andere Arzneien in einer Rezeptur

Indikationen

- **Allgemeiner Qi-Mangel** Schwäche, Kurzatmigkeit, weiche Stühle, Palpitationen
- Halsentzündung, Furunkel und Karbunkel durch Hitze-Toxine
- In Kombination mit saurem *Bai Shao* (Paeoniae Radix Alba) ► AG 12.2 bei Krämpfen und Spasmen im Abdomen und in den Beinen
- Husten mit oder ohne Schleim, Reizhusten, asthmatische Beschwerden

Kontraindikationen und Sicherheitshinweise

- Allergie gegen die Arznei
- Unzureichend kontrollierter Hypertonus
- Leberzirrhose
- Schwere Niereninsuffizienz
- Längere Anwendungsdauer bei männlichem Hypogonadismus; Vorsicht bei männlicher sexueller Dysfunktion und latentem Testosteronmangel älterer Männer
- Vorsicht mit höherer Dosis und längerer Anwendungsdauer, insbesondere bei Hypertonus, Herzinsuffizienz, Ödemneigung, Hypokaliämie, Diuretika-Therapie, Digitalis-Therapie, Antiarrhythmika, stimulierenden Laxantien. Im Extremfall ist die Entwicklung eines Pseudohyperaldosteronismus möglich, mit Bluthochdruck, Ödemen, Hypokaliämie bis hin zu Herzrhythmusstörungen, Muskellähmungen und Rhabdomyolyse. Der Gehalt an dafür verantwortlicher Glycyrrhizin-Säure in *Gan Cao* und die individuelle Sensibilität können sehr unterschiedlich sein. Bei längerer Anwendung einer Dosis entsprechend 5 g Rohdroge oder mehr sollte der Blutdruck in regelmäßigen Abständen kontrolliert werden.
- Vorsicht mit Beikonsum relevanter Lakritzdosen

1 Merz KH, Schrenk D. Interim relative potency factors for the toxicological risk assessment of pyrrolizidine alkaloids in food and herbal medicines. Toxicol Lett. 2016;263:44-57.

Fertilität, Schwangerschaft und Stillzeit

Fertilität Wegen der den Testosteronspiegel absenkenden Eigenschaft ist von einer Anwendung in höherer Dosis und über längere Zeit bei Männern mit Kinderwunsch abzuraten.

Schwangerschaft Mit Vorsicht anzuwenden; Dosis gering halten und Anwendungsdauer begrenzen wegen des in der Schwangerschaft erhöhten Hypertonie- und Ödem-Risikos. Bei Eklampsie/Präeklampsie kontraindiziert. In einer Studie zeigte sich unter hohem Lakritzkonsum von Schwangeren eine leicht verkürzte Schwangerschaftsdauer. Laut einer Studie wurden bei achtjährigen Kindern, deren Mütter in der Schwangerschaft höhere Dosen Lakritz eingenommen hatten, kognitive Defizite und Verhaltensauffälligkeiten festgestellt, bei den Mädchen im Alter von 12,5 Jahren auch vermehrter Längen- und Gewichtszuwachs sowie eine frühere Pubertätsentwicklung.[1]

Ein relevantes Missbildungsrisiko besteht nach begrenzt vorliegenden tierexperimentellen und humanen Daten nicht. Wegen ihres relaxierenden Effekts auf die glatte Muskulatur des Uterus sollte die Arznei perinatal vermieden werden.

Stillzeit Wegen möglicher Absenkung des Testosteronspiegels bei männlichen Säuglingen zurückhaltend anzuwenden

Interaktionen

- Die Arznei ist traditionell inkompatibel mit: *Jing Da Ji* (Euphorbiae Pekinensis Radix), *Yuan Hua* (Genkwae Flos), *Gan Sui* (Kansui Radix) *Hong Da Ji* (Knoxiae Radix) und *Hai Zao* (Sargassum) ▶ AG 6.2.
- *Gan Cao* verstärkt die Hypokaliämie-Tendenz von Thiazid- und Schleifen-Diuretika und stimulierender Laxantien und erhöht dadurch die Toxizität von Digitalis; erhöht bei Einnahme von Östrogenen und/oder Gestagenen das Risiko für Hypertonus und Ödemeinlagerung; kann den Effekt von Aldosteron-Antagonisten abschwächen.
- Das Arzneidekokt steigerte in pharmakokinetischen Studien an der Ratte deutlich die Bioverfügbarkeit von Methotrexat und senkte massiv die von Ciclosporin.
- In vivo reduzierte ein Ethanol-Extrakt die Bioverfügbarkeit von Cisplatin, in vitro erhöhte ein wässriger Extrakt die Sensitivität von HeLa-Zellen gegenüber Paclitaxel, nicht aber gegenüber 5-Fluorouracil.
- Glycyrrhizin kann die Bioverfügbarkeit einiger Glukokortikoide (moderat) erhöhen.

Pharmakologie

- Wässrige Extrakte zeigten in verschiedenen Untersuchungen in vitro teilweise östrogenartige Effekte, östrogenabhängige Brustkrebszellen werden in vitro in geringerer Dosis meist im Wachstum stimuliert, in höherer Dosis gehemmt, bei Anwesenheit von Östrogen wird deren Wachstumsstimulation inhibiert. Bei weiblichen Ratten stieg der Östradiolspiegel unter dem Arzneidekokt an, während sich die Testosteron-, Progesteron- und Prolactinspiegel nicht veränderten.
- Ein nennenswerter Progesteroneffekt scheint nicht zu bestehen. Nach mehreren Studien sinkt der Testosteronspiegel bei männlichen Ratten, Männern und Frauen um ca. 30%. Prostatakarzinomzellen wurden in vitro im Wachstum gehemmt.
- In einer Vielzahl von Untersuchungen in vitro und in vivo (Ames-Test, Bacillus-subtilis-Test, UDS-Test, Mikrokern- und Chromosomenaberrationstest u.a.) zeigten Heißwasserextrakte der Arznei keine Hinweise auf Mutagenität oder Kanzerogenität.

Dosierung und Zubereitung

Dosierung 2–10 g

Zubereitung Erster Kochvorgang 30–60 Min.; zweiter Kochvorgang 20–40 Min.

Kommentar

- *Gan Cao* ist, wie *Da Zao* (Jujubae Fructus) in dieser Gruppe und *Sheng Jiang* (Zingiberis Rhizoma Recens) ▶ AG 1.1, in sehr vielen Rezepturen enthalten, da es ausgleichend, harmonisierend und entgiftend wirkt und die Wirkungen der anderen Arzneien mildert. Diese drei werden häufig auch zusammen einer Rezeptur hinzugefügt und dann als „Die drei Diener“ bezeichnet.
- Im Vergleich zu *Da Zao* und *Sheng Jiang* liegt bei *Gan Cao* der Fokus auf der Stärkung von Milz und Magen sowie auf der Entgiftung von anderen Mitteln.
- Die präparierte Süßholzwurzel *Zhi Gan Cao* (Glycyrrhizae Radix et Rhizoma Praeparata) wird in *Feng Mi* (Honig) gebacken. Dadurch wird die Arznei energetisch etwas wärmer und wirkt dann noch stärker tonisierend, vor allem auf den Funktionskreis Herz. Die Toxine lösende Wirkung wird durch die Zubereitung mit Honig reduziert. *Zhi Gan Cao* wird daher vor allem bei Mitte-Schwäche und allgemeinem Mangel eingesetzt. Ebenfalls hat *Zhi Gan Cao* eine ausgeprägte Herzschlag regulierende Wirkung und wird bei Palpitationen eingesetzt, wie in *Zhi Gan Cao Tang* (In Honig gebratene Glycyrrhizae Radix et Rhizoma Dekokt).

1 Räikkönen K, Pesonen AK, Heinonen K, et al. Maternal licorice consumption and detrimental cognitive and psychiatric outcomes in children. Am J Epidemiol. 2009;170(9):1137-1146.

- *Gan Cao* ist nicht nur die am häufigsten eingesetzte Arznei in der Chinesischen Medizin, sondern auch die, die am häufigsten zu Nebenwirkungen führt, auch wenn diese oft nicht registriert werden. Im Vordergrund steht eine Blutdruckerhöhung, zumal diese bei vielen Personen bereits latent angelegt ist. Die Sensibilität dafür ist interindividuell recht verschieden, ebenso wie der Gehalt der Arznei an Blutdruck-wirksamer Glycyrrhizinsäure. Bei jeder längeren Anwendung von *Gan Cao* in höherer Dosis sollte der Blutdruck in Abständen wiederholt kontrolliert werden.

Typische Rezepturen mit Gan Cao

- *Si Jun Zi Tang* (Vier Gentlemen Dekokt) ▶ RG 8.1
- *Zhi Gan Cao Tang* (In Honig gebratene Glycyrrhizae Radix et Rhizoma Dekokt) ▶ RG 8.3
- *Bu Zhong Yi Qi Tang* (Dekokt, das die Mitte tonisiert und das Qi vermehrt) ▶ RG 8.1
- *Gui Pi Tang* (Dekokt, das die Milz wiederherstellt) ▶ RG 8.3
- *Sheng Mai San* (Pulver, das den Puls erzeugt) ▶ RG 8.1
- *Ba Zhen Tang* (Acht Schätze Dekokt) ▶ RG 8.3

Gĕng Mĭ
Oryzae Semen
粳米

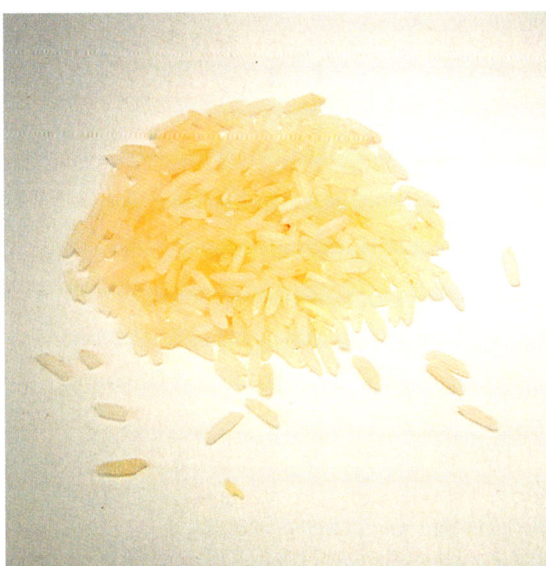

Pinyin Synonym *Jing Mi*
Deutscher Name Reis
Englischer Name Rice
Familie Echte Gräser – Gramineae
Offizinelle Spezies *Oryza sativa*

Eigenschaften

Temperatur Kühl
Geschmack Süß
Funktionskreis Milz, Magen

Wirkung

Tonisiert den Lungen- und Milz-Funktionskreis und den Darmtrakt

Indikationen

Wird gelegentlich eingesetzt, um den Mittleren Erwärmer zu stärken oder den Einsatz von kalten Arzneien weniger schädigend zu machen und deren Wirkung auf die Mitte abzumildern

Kontraindikationen und Sicherheitshinweise

Allergie gegen die Arznei

Schwangerschaft und Stillzeit

Schwangerschaft Während 3000-jähriger Anwendung sind keine relevanten Risiken bekannt geworden. Eine Drei-Generationen-Studie zur Reproduktionstoxikologie bei der Ratte zeigte keine relevanten embryotoxischen, fetotoxischen oder teratogenen Effekte oder Auswirkungen auf das Sexualverhalten, Spermienparameter oder die Sexualhormone männlicher oder weiblicher Tiere.
Stillzeit Keine Einschränkungen bekannt

Pharmakologie

Reis zeigte in vitro bzw. in vivo (Ames-Test, Mikrokern- und Chromosomenaberrationstest) keine Hinweise auf Mutagenität oder Gentoxizität.

Dosierung und Zubereitung

Dosierung 9–15 g
Zubereitung Erster Kochvorgang 30–60 Min.; zweiter Kochvorgang 20–40 Min.

Kommentar

Bei Neurodermitis kann *Geng Mi* ohne Salz Feuchtigkeit lindern. Es kann ein wenig Sesampaste dazugegeben werden. Sesam enthält sehr viel Kalzium.

Typische Rezepturen mit Geng Mi

Bai Hu Tang (Weißer Tiger Dekokt) ▶ RG 2.1

Huáng Qí
Astragali Radix
黃耆 黄芪

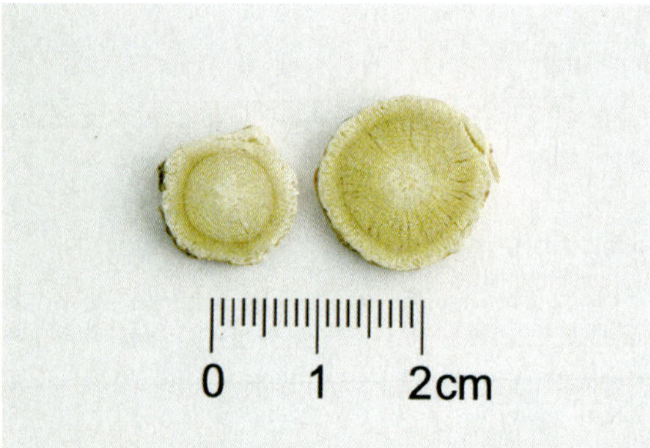

Deutscher Name Tragantwurzel
Englischer Name Milk-Vetch Root
Familie Hülsenfrüchtler – Leguminosae
Offizinelle Spezies *Astragalus membranaceus* var. *mongholicus, Astragalus membranaceus*
Species Kampomedizin *Astragalus membranaceus, Astragalus mongholicus, Astragalus membranaceus* var. *mongholicus*

Eigenschaften

Temperatur Leicht warm
Geschmack Süß
Funktionskreis Lunge, Milz

Wirkung

- Tonisiert die Milz, vermehrt das *Qi*
- Hebt *Yang-Qi* nach oben und stoppt Blutungen
- Festigt die Oberfläche und das *Wei Qi,* hält Schweiß zurück
- Leitet Toxine und Eiter aus, fördert die Heilung
- Wirkt diuretisch und eliminiert Feuchtigkeit

Indikationen

- **Milz-Qi-Mangel** Müdigkeit, Kraft- und Lustlosigkeit, schwache Verdauung, lockerer Stuhl, Appetitlosigkeit, Palpitationen, Ängstlichkeit, Schlaflosigkeit
- **Absinkendes Qi der Mitte** Rektum- oder Uterusvorfall, Gastroptose, blutiger Stuhl, Uterusblutung
- **Schwäche des Wei Qi** Spontane Schweiße, Nachtschweiß, Infektanfälligkeit
- **Fördert die Wundheilung** nicht heilende Wunden, Abszesse und chronische Hautulzerationen
- **Milz-Qi-Mangel mit Feuchtigkeit** Ödeme oder Gedunsenheit der Extremitäten oder des Gesichts, auch bei chronischer Nephritis, Proteinurie
- **Zur Unterstützung anderer Arzneien bei Wind-Feuchtigkeit** Stasen, Stauungen, Hemiplegie, Gliederschmerzen, Krämpfe, Spasmen

Kontraindikationen und Sicherheitshinweise

- Allergie gegen die Arznei
- Zustand nach Organtransplantation
- Vorsicht bei Autoimmunerkrankungen oder intendierter immunsuppressiver Therapie wegen der immunstimulierenden Eigenschaften[1]
- Vorsicht bei Hypertonus

Fertilität, Schwangerschaft und Stillzeit

Fertilität Das Arzneidekokt verbesserte Spermienqualität und -beweglichkeit, nicht aber die Spermienanzahl infertiler Männer.
Schwangerschaft Mit Vorsicht anwenden. *Huang Qi* erzeugte am isolierten Rattenuterus Kontraktionen geringeren Ausmaßes. Im embryonalen Stammzelltest zeigten sich in drei Auswertungen Indizien für eine schwache Embryotoxizität, in einer anderen Auswertung für eine starke Embryotoxizität.[2] Der embryonale Stammzelltest ist für die Chinesische Arzneitherapie bisher nicht validiert.[3] Astragalus-Tabletten führten bei der Ratte zu keinen embryotoxischen oder fetotoxischen Auswirkungen.[4] Einige Autoren erwähnen, dass durch den diuretischen Effekt der Arznei im 3. Trimester die Ammoniumflüssigkeit vermindert werden könnte. Empirische Belege führen sie dafür nicht an. Sonstige aussagefähige Untersuchungen zur Sicherheit der Arznei in der Schwangerschaft liegen nicht vor.
Stillzeit Keine Einschränkungen bekannt

Interaktionen

Eine gereinigte Fraktion der Arznei, intravenös an Ratten verabreicht, machte die immunsuppressive Wirkung von Cyclophosphamid komplett rückgängig. In einer klinischen Studie verbesserte *Huang Qi*, intravenös zusätzlich zu Mitomycin, Vinblastine bzw. Cisplatin verabreicht, die

1 Shen PA. Shen's textbook on the management of autoimmune diseases with Chinese medicine. Barnet, Herts, U.K.: Donica Publishing; 2012.
2 Li L, Tang LY, Liang B, et al. 2019. Evaluation of in vitro embryotoxicity tests for Chinese herbal medicines. Reprod Toxicol 89(7): 45-53.
3 CTCA 2019. Unter www.ctca.center
4 Yang LJ, Hao HN, Zhang XH, et al. The protective influence of Astragalus on rat models of preeclampsia. PLoS One 2025;20:e0337583.

Prognose und die Lebensqualität von Patienten mit nicht-kleinzelligem Bronchialkarzinom im Vergleich zu alleiniger Therapie mit den Zytostatika.

Pharmakologie

- Wässrige Extrakte zeigten in vitro keine oder nur eine schwache Östrogenaktivität, die Proliferation östrogenabhängiger und -unabhängiger Brustkrebszelllinien wurde nicht stimuliert, teilweise gehemmt. Im Gegensatz dazu zeigten nicht weiter definierte Extrakte eine Steigerung der Proliferation. In-vivo-Studien zu *Huang Qi* wurden nicht gefunden. Ein ethanolischer Extrakt weist mit Hemmung der 5α-Reduktase auf einen antiandrogenen Effekt hin.
- Das Dekokt bzw. wässrige Extrakte zeigten in vielfältigen Untersuchungen in vitro (Ames Test, UDS-Test, Chromosomenaberrationstest) – bis auf einen Ames-Test – keine Hinweise auf Mutagenität oder Gentoxizität. Positive Ergebnisse im In-vivo-Mikrokerntest auf Gentoxizität traten ausschließlich unter intraperitonealer Applikation auf. Bei oraler Verabreichung waren sämtliche Resultate negativ.

Dosierung und Zubereitung

Dosierung 9–30 g
Zubereitung Erster Kochvorgang 30–60 Min.; zweiter Kochvorgang 20–40 Min.

Kommentar

- Neben *Ren Shen* (Ginseng Radix et Rhizoma) aus dieser Gruppe ist *Huang Qi* eines der wirksamsten Mittel, um die Milz zu stärken und das *Qi* zu vermehren. Die das *Wei-Qi* stärkende Wirkung wird auch in vielen Rezepturen genutzt.
- *Huang Qi* ist nicht nur ein tonisierendes, sondern auch ein dynamisierendes Mittel. Bei Blut-Stase aufgrund von *Qi*-Mangel ist *Huang Qi* das bevorzugte *Qi*-Tonikum. Auch bei anderen Blockaden, z.B. durch Feuchtigkeit oder Kälte, wird *Huang Qi* eingesetzt, um das *Qi* zu tonisieren und die anderen Arzneien in ihrer aktivierenden, befreienden Wirkung zu unterstützen.
- Mit *Feng Mi* (Honig) gebraten wird *Huang Qi* zu *Mi Zhi Huang Qi* (Astragali Radix Praepara cum Melle). Durch die Honig-Röstung werden die tonisierenden Eigenschaften akzentuiert. *Mi Zhi Huang Qi* wird also bei Mitte-Mangel und sinkendem *Qi* eingesetzt. Im Gegensatz dazu wird *Huang Qi* zur Oberflächenregulation eingesetzt, zur Wundheilung, um die Diurese zu fördern und um zu dynamisieren und zu aktivieren.

Typische Rezepturen mit Huang Qi

- *Bu Zhong Yi Qi Tang* (Dekokt, das die Milz tonisiert und das Qi stärkt) ▶ RG 8.1
- *Dang Gui Bu Xue Tang* (Angelicae Sinensis Radix Dekokt zur Tonisierung des Blutes) ▶ RG 8.2
- *Gui Pi Tang* (Dekokt, das die Milz wiederherstellt) ▶ RG 8.3
- *Yu Ping Feng San* (Jade Windschutz Pulver) ▶ RG 11.1

Rén Shēn
Ginseng Radix et Rhizoma
人參 人参

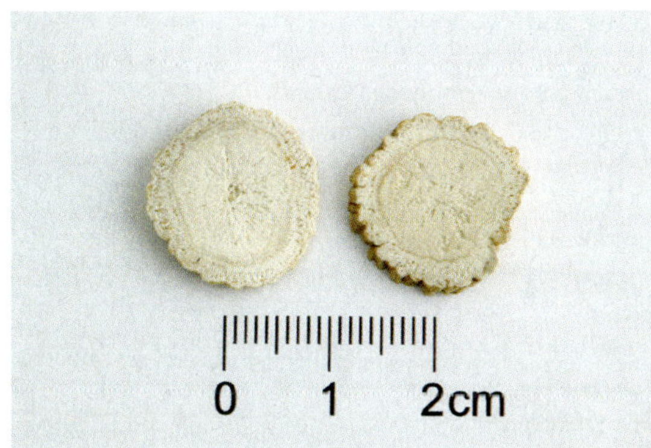

Deutscher Name Ginseng
Englischer Name Ginseng
Familie Efeugewächse – Araliaceae
Offizinelle Spezies *Panax ginseng*
Spezies Kampomedizin *Panax ginseng, Panax schinseng*

Eigenschaften

Temperatur Leicht warm
Geschmack Süß, leicht bitter
Funktionskreis Milz, Lunge, Herz

Wirkung

- Stärkt das *Qi* und das *Yuan-Qi*
- Tonisiert die Milz und den Magen
- Tonisiert das Lungen-*Qi*
- Regt die Produktion von Säften an und lindert Durst
- Beruhigt das Herz und den Geist

Indikationen

- **Ausgeprägter allgemeiner Qi-Mangel** Große Schwäche und rasche Erschöpfbarkeit, Kurzatmigkeit, spontane Schweiße, kalte Gliedmaßen, Kollapsneigung

- **Milz-Qi-Mangel** Chronische Diarrhö, Appetitlosigkeit, abdominelle Spannung, Uterus- oder Rektumprolaps, Magenptose
- **Lungen-Qi-Mangel** Kurzatmigkeit, spontane Schweiße, Giemen, erschwerte Atmung, asthmoide Beschwerden
- Minderung von *Qi* und Säften durch längere Krankheit, insbesondere durch fieberhafte Erkrankungen oder nach Blutverlust, mit Durst, Schwitzen, Reizbarkeit, Kurzatmigkeit
- Schlaflosigkeit, Unruhe, Palpitationen, Vergesslichkeit, Konzentrationsschwäche durch *Qi*- und Blut-Mangel

Kontraindikationen und Sicherheitshinweise

- Allergie gegen die Arznei
- Psychose, Manie
- Antidepressiva vom SSRI-Typ, Neuroleptika, Benzodiazepine, Zolpidem, Amphetamine
- Säuglingsalter; bei Kindern vorsichtig dosieren
- Vorsicht bei Autoimmunerkrankungen und Zustand nach Organtransplantation, aufgrund der immunstimulierenden Eigenschaften[1]
- Vorsicht bei Diabetikern mit Neigung zur Hypoglykämie
- Von der gleichzeitigen Einnahme größerer Koffein-Mengen ist abzuraten
- Vorsicht vor hohen Dosierungen: Gefahr von Hypertonus, Schlaflosigkeit und psychiatrischen Störungen

Schwangerschaft und Stillzeit

Schwangerschaft Wahrscheinlich sicher, höhere Dosen sollten aber besser vermieden werden. Verschiedene reproduktionstoxikologische Studien an der Ratte, dem Kaninchen und der Maus zeigten keine relevanten embryotoxischen, fetotoxischen oder teratogenen Effekte. Von 913 befragten Frauen in Hongkong hatten 88 (9,6%) in der Schwangerschaft Ginseng eingenommen. Unter ihnen kamen weniger Fälle von Präeklampsie vor als in einer Vergleichsgruppe. Schwangerschaftsdiabetes und Glukosetoleranzstörung waren numerisch seltener. Keine signifikanten Unterschiede bestanden bzgl. der Art der Entbindung, Geburtsgewicht, Anteil mit niedrigem Geburtsgewicht, Frühgeburten, niedrigem APGAR-Wert, Todgeburten oder neonatalem Tod. Missbildungen wurden nicht erwähnt.[2]

Stillzeit Keine Einschränkungen bekannt; zwei Forschergruppen untersuchten die Wirkung von Ginseng bei der laktierenden Kuh und fanden keine negativen Effekte.

Interaktionen

- Die Arznei ist traditionell inkompatibel mit *Wu Ling Zhi* (Trogopteri Faeces), *Li Lu* (Veratri Nigri Radix et Rhizoma) und *Ye Ming Sha* (Vespertilionis Faeces).
- Viele Fallberichte liegen zu Interaktionen mit Psychopharmaka vor:
  - Mit Antidepressiva vom SSRI-Typ kam es zum Serotonin-Syndrom, ventrikulären Herzrhythmusstörungen (wahrscheinlich durch eine Verlängerung der QT-Zeit) und Ejakulationsstörungen bzw. Priapismus,
  - mit Neuroleptika kam es zum Serotonin-Syndrom, Hyperhidrosis, ventrikulären Herzrhythmusstörungen und Sedation bis hin zum Koma,
  - unter Benzodiazepinen kam es zu Sedation, psychotischen Symptomen und Delirium,
  - unter Zolpidem kam es zu ventrikulären Herzrhythmusstörungen.
- Einzelne Fallberichte deuteten auf eine Wirkungsabschwächung von Warfarin, ähnlich Phenprocoumon (Marcumar®). Studien an der Ratte, an Gesunden und zwei klinische Studien ergaben jedoch keine Hinweise auf relevante Beeinflussung der Pharmakokinetik bzw. der Wirkung von Warfarin. Eine Studie an Gesunden zeigte auch keine Beeinflussung der Thrombozytenfunktion.
- In einer Cross-over-Studie sanken unter *Hong Shen* (Ginseng Radix Rubra) – Rotem Ginseng – in einer Dosis von dreimal 2 g über zwölf Wochen bei Diabetes-Patienten, die mit verschiedenen Antidiabetika behandelt wurden, die Blutglukosewerte im oralen Glukosebelastungstest um 8–11%, die Insulinspiegel nüchtern und nach Belastung um 33–38%, der HbA1-Wert blieb dabei konstant.
- Die Sensitivität von HeLa-Zellen gegenüber Paclitaxel und 5-Fluorouracil in vitro wurde nicht beeinflusst. Zu Anti-HIV-Mitteln existiert jeweils eine Studie an Gesunden mit Lopinavir bzw. Ritonavir, die keine Beeinflussung der Pharmakokinetik zeigten.
- Labortests für den Serum-Digoxin-Spiegel können verfälscht werden.

Pharmakologie

- Wässrig Extrakte zeigten teilweise Östrogenwirkungen in vitro und in vivo, die meist erst unter höherer Dosierung evident werden. Die Serumspiegel von Östradiol, FSH und LH bei Frauen sowie die Testosteronspiegel bei Männern zeigten nach zwölf Wochen keine signifikanten Veränderungen, allerdings war die Dosierung mit zweimal 0,5g pro Tag recht gering, und direkte

1 Shen PA. Shen's textbook on the management of autoimmune diseases with Chinese medicine. Barnet, Herts, U.K.: Donica Publishing; 2012.

2 Chin RK. Ginseng and common pregnancy disorders. Asia Oceania J Obstet Gynaecol. 1991;17(4):379-380.

Hormonwirkungen wurden nicht geprüft. Ein wässriger Extrakt bremste das testosteronstimulierte Wachstum normaler Prostatazellen in vitro und bei der Ratte. Auch ein ethanolischer Extrakt zeigte eine antiandrogene Wirkung, indem er die 5α-Reduktase und die testosteronvermittelte Unterdrückung des Haarwachstums bei der Maus hemmte.

- Wässrige Extrakte zeigten in vitro bzw. in vivo (Ames-Test, Bacillus-subtilis-Test, in vitro Chromosomenaberrationstest und in vivo Mikrokerntest) keine Hinweise auf Mutagenität oder Gentoxizität. Zwei Zwei-Jahres-Kanzerogenitäts-Studien mit 80%igen Ethanol-Extrakten an der Ratte bzw. Maus lieferten keine signifikanten Hinweise auf Kanzerogenität.[1]

Dosierung und Zubereitung

Dosierung

- 3–9 g im Dekokt
- 1–2 g als Pulver, zweimal täglich
- Bei Schock, Blutverlust und Kollaps, traditionell bis 30 g

Zubereitung Erster Kochvorgang 30–60 Min.; zweiter Kochvorgang 20–40 Min. Wird oft separat dekoktiert, um die Effizienz der Auskochung zu steigern. Der Absud wird dann mit dem Dekokt der anderen Arzneien kombiniert.

Kommentar

- Da *Ren Shen* relativ teuer ist, kann es durch *Dang Shen* (Codonopsitis Radix) aus dieser Gruppe ersetzt werden. *Dang Shen* wird, um eine ähnliche *Qi* tonisierende Wirkung zu erzielen, etwa dreifach so hoch dosiert wie die Dosis, die im Rezept für Ginseng angegeben ist. Die psychotropen Eigenschaften des Ginseng, wie Sedierung, Fokussierung und Verbesserung der geistigen Leistungsfähigkeit, hat *Dang Shen* nicht.
- Die Ginsengwurzel ähnelt weitläufig einer menschlichen Gestalt, daher auch der chinesische Name *Ren Shen*, der so viel bedeutet wie Menschen-Wurzel. Es ist eine fast schon sagenumwobene Arznei, deren Wirkungen zum Teil verklärt werden. Auch Ginseng sollte streng nach einer chinesischen Diagnosestellung verordnet werden. Es ist kein Mittel, das jeder „nur so ein bisschen zum Tonisieren" beliebig nehmen sollte. Bei echtem Mangel ist es hingegen ein ausgezeichnetes Mittel, das zugleich die oft sehr erwünschten Wirkungen auf den Geist (*Shen*) entfaltet.
- Bei Überdosierung können Kopfschmerzen, Unruhe, Palpitationen und eine Blutdruckerhöhung auftreten. Diese Symptome werden traditionell mit Mungbohnensuppe antagonisiert.
- Es gibt in China wild gewachsene Ginsengwurzeln mit besonders schön geformtem Wuchs und feinen, langen Wurzeln, für die – ähnlich wie für gute, alte Weine in Europa – astronomische Liebhaberpreise gezahlt werden. Ob diese Wurzeln eine wesentlich höhere Wirksamkeit aufweisen, ist unklar.
- Es wird zwischen Rotem und Weißem Ginseng unterschieden, *Hong Shen* (Ginseng Radix Rubra) und *Bai Ren Shen* (Ginseng Radix). Wird Ginseng gedämpft und anschließend getrocknet, verändert sich die Farbe der Wurzel, sie wird rötlich-braun, so entsteht Roter Ginseng. Durch die Dämpfung und Trocknung wird dieser wärmer. Roter Ginseng wird demnach eingesetzt bei gleichzeitigen Kältezeichen.

Typische Rezepturen mit Ren Shen

- *Bu Zhong Yi Qi Tang* (Dekokt, das die Mitte tonisiert und das *Qi* vermehrt) ▶ RG 8.1
- *Gui Pi Tang* (Dekokt, das die Milz wiederherstellt) ▶ RG 8.3
- *Si Jun Zi Tang* (Vier Gentlemen Dekokt) ▶ RG 8.1
- *Sheng Mai San* (Pulver, das den Puls erzeugt) ▶ RG 8.1
- *Ba Zhen Tang* (Acht Schätze Dekokt) ▶ RG 8.3

Shān Yào

Dioscoreae Rhizoma

山藥 山药

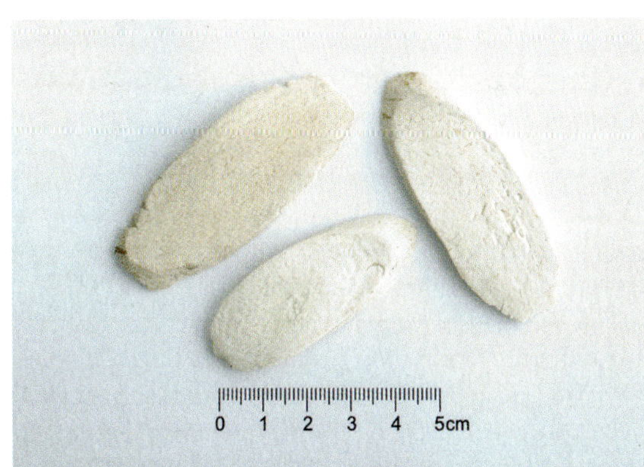

Deutscher Name Yamswurzelknolle
Englischer Name Common Yam Rhizome, Chinese Yam
Familie Schmerwurzgewächse – Dioscoreaceae
Offizinelle Spezies *Dioscorea opposita*
Spezies Kampomedizin *Dioscorea japonica, Dioscorea batatas, Dioscorea opposita*

1 National Toxicology Program. Toxicology and carcinogenesis studies of ginseng (CAS No. 50647-08-0) in F344/N rats and B6C3F1 mice (gavage studies). Natl Toxicol Program Tech Rep Ser. 2011;567:1-149.

Eigenschaften

Temperatur Neutral
Geschmack Süß
Funktionskreis Lunge, Milz

Wirkung

- Unterstützt Milz und Magen
- Stärkt Lungen-*Qi* und -*Yin*
- Stärkt die Niere, stabilisiert und adstringiert

Indikationen

- Erschöpfung, Appetitlosigkeit, chronische Diarrhö, weißlicher Ausfluss, Diabetes mit Durst und übermäßigem Trinken
- Trockener Husten, bronchiale Enge, Kurzatmigkeit, spontanes Schwitzen
- Häufiges Wasserlassen, Enuresis, nächtliche Samenverluste, Schmerzen im unteren Rücken

Kontraindikationen und Sicherheitshinweise

Allergie gegen die Arznei

Schwangerschaft und Stillzeit

Während jahrhundertelanger Anwendung sind keine relevanten Risiken bekannt geworden. Aussagefähige Untersuchungen zur Sicherheit in der Schwangerschaft oder Stillzeit liegen nicht vor.

Pharmakologie

- Das Arzneidekokt bzw. wässrige Extrakte zeigten eine moderate Östrogenaktivität in vitro, östrogenabhängige und -unabhängige Brustkrebszelllinien wurden überwiegend im Wachstum gehemmt.
- *Shan Yao* zeigt im Gegensatz zu seinem Ruf und darauf gründenden vielfältigen Produkten keine gestagenen Wirkungen. Der Inhaltsstoff Diosgenin dient lediglich als Ausgangsstoff für die Herstellung von Progesteron und anderen Steroidhormonen.
- Wässrige Extrakte zeigten im Ames-Test und Bacillus-subtilis-Test keine Hinweise auf Mutagenität.

Dosierung und Zubereitung

Dosierung
15–30 g; 6–10 g als Pulver
Zubereitung Erster Kochvorgang 30–60 Min.; zweiter Kochvorgang 20–40 Min.

Kommentar

Shan Yao ist ein hilfreiches, mildes Tonikum mit recht verschiedenartigen Wirkungen. Es wirkt auf den Drei Erwärmer:

- Im Oberen Erwärmer auf die Lunge
- Im Mittleren Erwärmer auf die Milz
- Im Unteren Erwärmer auf die Niere

Typische Rezepturen mit Shan Yao

- *Liu Wei Di Huang Wan* (Sechs Bestandteile Pille mit Rehmanniae Radix Praeparata) ▶ RG 8.5
- *Suo Quan Wan* (Pille, die die Schleuse schließt) ▶ RG 11.3
- *Shen Ling Bai Zhu San* (Ginseng Radix et Rhizoma, Poria und Atractylodis Macrocephalae Rhizoma Pulver) ▶ RG 8.1

Tài Zĭ Shēn
Pseudostellariae Radix
太子参 太子參

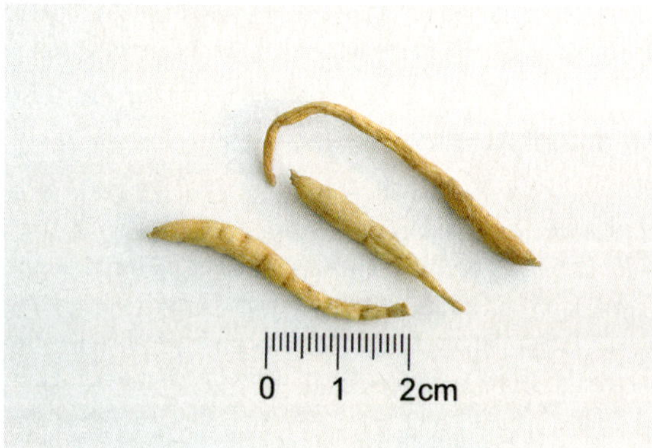

Pinyin Synonym *Hai Er Shen*
Deutscher Name Sternmierenwurzel
Englischer Name Pseudostellaria Root
Familie Nelkengewächse – Caryophyllaceae
Offizinelle Spezies *Pseudostellaria heterophylla*

Eigenschaften

Temperatur Neutral
Geschmack Süß, leicht bitter
Funktionskreis Milz, Lunge

Wirkung

- Tonisiert die Milz und die Lunge und vermehrt das *Qi*
- Ergänzt die Säfte

Indikation

- **Milz- und Lungen-Qi-Mangel** Müdigkeit, Kraft- und Lustlosigkeit, Appetitverlust, Kurzatmigkeit, Spontanschweiß, Rekonvaleszenz
- **Säfte-Mangel** Trockenheit, Durst, Unruhe, Schlaflosigkeit nach fieberhaften Infekten mit Flüssigkeitsverlusten; anhaltendes leichtes Fieber

Kontraindikationen und Sicherheitshinweise

Allergie gegen die Arznei

Schwangerschaft und Stillzeit

Während jahrhundertelanger Anwendung sind keine relevanten Risiken bekannt geworden. Aussagefähige Untersuchungen zur Sicherheit in der Schwangerschaft oder Stillzeit liegen nicht vor.

Dosierung und Zubereitung

Dosierung 9–30 g
Zubereitung Erster Kochvorgang 30–60 Min.; zweiter Kochvorgang 20–40 Min.

Kommentar

Tai Zi Shen ist ein mildes Mittel und daher besonders geeignet bei Kindern. Es wird oft als „Kinder-Ginseng" bezeichnet, auch weil es wie eine kleine Ginsengwurzel aussieht. Die neutrale Temperatur sowie die Säfte aufbauende Wirkung machen dieses Mittel ideal für Kinder. Kinder haben eine reine *Yang*-Konstitution und somit viel Hitze und tendenziell wenig *Yin* und wenig Säfte.

Typische Rezepturen mit Tai Zi Shen

Tai Zi Shen ist selten in klassischen Rezepturen vorhanden, wird aber bei entsprechenden Muster sehr häufig beigefügt.

Yí Táng
Maltosum
飴糖 饴糖

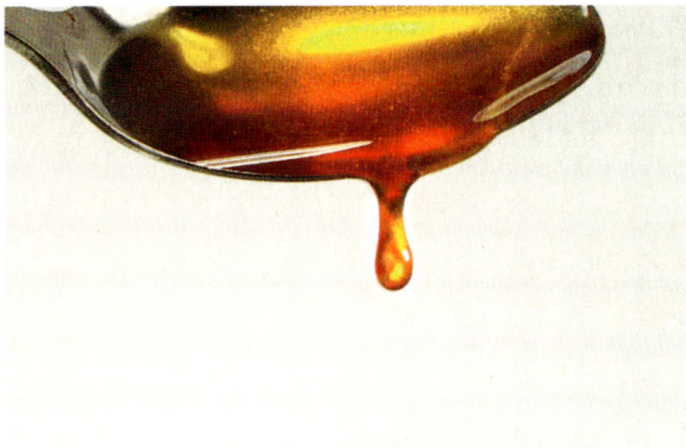

Deutscher Name Getreidezucker
Englischer Name Barley Malt Sugar
Familie Echte Gräser – Gramineae
Offizinelle Spezies *Oryza sativa, Oryza sativa* var. *glutinosa, Triticum aestivum, Hordeum vulgare, Setaria italica, Zea mays*

Eigenschaften

Temperatur Leicht warm
Geschmack Süß
Funktionskreis Lunge, Milz, Magen

Wirkung

- Stärkt Milz- und Magen-*Qi*, vertreibt Kälte und Schmerzen
- Stillt Husten, nährt und befeuchtet die Lunge

Indikationen

- Appetitlosigkeit, Schmerzen und Krämpfe im Abdomen, abdominelles Kältegefühle, exzessiver Speichelfluss, Diarrhö
- Husten, spärlicher Auswurf, Luftnot, schwache Stimme, erschwerte Atmung

Kontraindikationen und Sicherheitshinweise

- Allergie gegen die Arznei
- Saccharase-Isomaltase-Mangel

Schwangerschaft und Stillzeit

Während jahrhundertelanger Anwendung sind keine relevanten Risiken bekannt geworden. Aussagefähige Untersuchungen zur Sicherheit in der Schwangerschaft oder Stillzeit liegen nicht vor.

Pharmakologie

Ein wässriger Extrakt zeigte im Ames-Test keine Hinweise auf Mutagenität.

Dosierung und Zubereitung

Dosierung 10–50 g
Zubereitung Im fertigen Dekokt auflösen oder separat einnehmen, auch in Pillen oder als Sirup

Kommentar

- Zur Herstellung von Maltose werden traditionell gekeimte Gerste, Reispulver und andere Getreidearten verwendet.
- *Yi Tang* hat eine milde, die Mitte stützende Wirkung und wird gerne bei Kindern verabreicht. Eine klassische Rezeptur, in der *Yi Tang* die Herrscher-Arznei darstellt, ist *Xiao Jian Zhong Tang*.

Typische Rezepturen mit Yi Tang

Xiao Jian Zhong Tang (Kleineres Dekokt, das die Mitte aufbaut) ▶ RG 7.1

12.2 Blut tonisierende Arzneien

Bái Sháo
Paeoniae Radix Alba
白芍

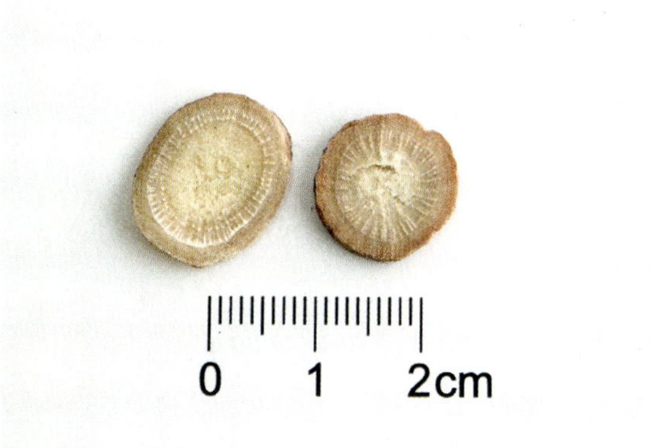

Deutscher Name Weißblühende Pfingstrosenwurzel
Englischer Name White Peony Root
Familie Hahnenfußgewächse – Ranunculaceae
Offizinelle Spezies *Paeonia lactiflora*

Eigenschaften

Temperatur Leicht kalt
Geschmack Bitter, sauer
Funktionskreis Leber, Milz

Wirkung

- Nährt Blut, reguliert die Menstruation
- Besänftigt Leber-*Yang* und harmonisiert Leber-*Qi*
- Bewahrt das *Yin*, stimmt die *Ying-Qi* und die *Wei-Qi* miteinander ab
- Löst Krämpfe und lindert Schmerzen

Indikationen

- Menstruationsbeschwerden, Dysmenorrhö, uterine Blutungen
- **Nach oben schlagendes Leber-Yang** Kopfschmerzen, Schwindel, Hypertonus, Tinnitus; Schmerzen an den Rippenbögen, Angespanntheit
- Spontane Schweiße, Nachtschweiße, Infektanfälligkeit; zur Regulation von *Ying* und *Wei* wird *Bai Shao* kombiniert mit *Gui Zhi* (Cinnamomi Ramulus) ▶ AG 1.1
- **Krämpfe** Ziehen und Krämpfe in den Extremitäten, krampfartige Bauchschmerzen; zur Krampflinderung wird *Bai Shao* kombiniert mit *Gan Cao* (Glycyrrhizae Radix et Rhizoma) ▶ AG 12.1

Kontraindikationen und Sicherheitshinweise

- Allergie gegen die Arznei
- Vereinzelt wird davor gewarnt, dass *Bai Shao* wegen eines milden sedativen Effekts und Schwindels die Verkehrstüchtigkeit und die Fähigkeit zum Bedienen von Maschinen beeinträchtigen könnte. Klinische Belege finden sich dafür nicht.

Schwangerschaft und Stillzeit

Schwangerschaft Während jahrhundertelanger Anwendung sind keine relevanten Risiken bekannt geworden. Das Arzneidekokt verursachte bei schwangeren Mäusen bei Verabreichung vom 6.–15. Trächtigkeitstag keine embryotoxischen, fetotoxischen oder teratogenen Effekte.[1] Eine weitere unter ähnlichen Bedingungen sorgfältig durchgeführte embryofetale Entwicklungsstudie mit einem Dekokt zeigte ebenfalls keine embryotoxischen, fetotoxischen oder teratogenen Auswirkungen sowie keine Frühgeburten.[2]
Ein In-vitro-Test an embryonalen Stammzellen ergab keinen Hinweis auf Teratogenität.[1] In einer weiteren In-vitro-Studie zeigten zwei von vier Tests leichte, zwei keine Hinweise auf Embryotoxizität.[3] Diese Methodik ist für die Chinesische Arzneitherapie nicht validiert.[4]
Stillzeit Keine Einschränkungen bekannt. In einer klinischen Studie mit 294 stillenden Müttern zeigten sich unter der Rezeptur *Zeng Ru Gao*, die u.a. *Bai Shao* enthält, keine Nebenwirkungen bei postpartal gestillten Säuglingen.

1 Xu W, Xu L, Deng B, et al. The potential impact of Radix Paeoniae alba in embryonic development of mice. Phytother Res. 2017;31(9):1376-1383.
2 Xiao TT. 2015. The impact of Angelicae sinensis radix and its herb-pairs in embryonic development. Thesis. Baptist University, Hong Kong. https://scholars.hkbu.edu.hk/en/studentTheses/the-impact-of-angelicae-sinensis-radix-and-its-herb-pairs-in-embr. Accessed 11.02.2024.
3 Li L, Yin Tang L, Liang B, et al. Evaluation of in vitro embryotoxicity tests for Chinese herbal medicines. Reprod Toxicol. 2019;89:45-534.
4 CTCA 2019. Unter www.ctca.center

Interaktionen

- Die Arznei ist traditionell inkompatibel mit *Li Lu* (Veratri Nigri Radix et Rhizoma).
- Ein aus einem Dekokt hervorgegangener Extrakt verursachte bei der Ratte nur leichtere Veränderungen der Pharmakokinetik einer Einmaldosis von Phenytoin und Carbamazepin.
- Ein wässriger Extrakt zeigte keine Beeinflussung der Sensitivität von HeLa-Zellen gegenüber Paclitaxel oder 5-Fluorouracil.

Pharmakologie

- Wässrige Extrakte zeigten in vitro widersprüchliche, in vivo aber einheitliche Östrogeneffekte, die durch einen Östrogen-Rezeptor(ER)-Antagonisten aufgehoben wurden. Die Proliferation ERα-positiver Brustkrebszellen wurde stimuliert, nicht aber die ERβ-positiver. Eine vermehrte Expression des HER2-Rezeptors oder eine Progesteronaktivität fanden sich in vitro nicht, hingegen bei Ratten mit induzierter Hyperproctinämie eine Reduktion des Prolactinspiegels.
- Dekokte bzw. Heißwasserextrakte zeigten in vitro bzw. in vivo (Ames-Test, Bacillus-subtilis-Test, E.coli CM891-Test, i.p. Mikrokern- und Chromosomenaberrationstest) keine Hinweise auf Mutagenität oder Gentoxizität.

Dosierung und Zubereitung

Dosierung 6–15 g
Zubereitung Erster Kochvorgang 30–60 Min.; zweiter Kochvorgang 20–40 Min.

Kommentar

- Eine der wichtigsten Arzneien zur Behandlung von Störungen im Leber-Funktionskreis. *Bai Shao* „entspannt" die Leber, indem sie den freien, harmonischen Fluss der Leber-Energie wiederherstellt und gleichzeitig Blut und *Yin* nährt und dadurch die Leber befeuchtet.
- Weil *Bai Shao* eine adstringierende und Flüssigkeiten nährende Wirkung besitzt, wird diese Arznei auch heißen Rezepturen beigefügt, um die Säfte und das *Yin* zu schützen, z.B. beim Einsatz von *Fu Zi* (Aconiti Radix Lateralis Praeparata) ▶ AG 11.
- Saures *Bai Shao* wird für eine krampflösende Wirkung mit süßem *Gan Cao* (Glycyrrhizae Radix et Rhizoma) ▶ AG 12.1 kombiniert.
- Zur Harmonisierung von *Ying-Qi* und *Wei-Qi* bei Infektanfälligkeit und Spontanschweiß, oft nach langer Krankheit, nach Schwangerschaft oder bei anderweitiger Erschöpfung, wird *Bai Shao* kombiniert mit *Gui Zhi* (Cinnamomi Ramulus) ▶ AG 1.1. Dabei schützt *Bai Shao* das Blut und *Ying-Qi* und baut dieses auf; *Gui Zhi* fördert die Diaphorese und aktiviert das *Wei-Qi*. Dadurch werden *Ying-* und *Wei-Qi* verbunden und harmonisiert.

Typische Rezepturen mit Bai Shao

- *Zhen Wu Tang* (Wahrer Krieger Dekokt) ▶ RG 6.4
- *Gui Zhi Tang* (Cinnamomi Ramulus Dekokt) ▶ RG 1.1
- *Si Ni San* (Kalte Extremitäten Pulver) ▶ RG 4.2
- *Ba Zhen Tang* (Acht Schätze Dekokt) ▶ RG 8.3
- *Dang Gui Shao Yao San* (Angelicae Sinensis Radix und Paeoniae Radix Pulver) ▶ RG 8.2
- *Si Wu Tang* (Vier Arzneien Dekokt) ▶ RG 8.2
- *Xiao Yao San* (Umherstreifen Pulver) ▶ RG 4.2

Dāng Guī
Angelicae Sinensis Radix
當歸 当归

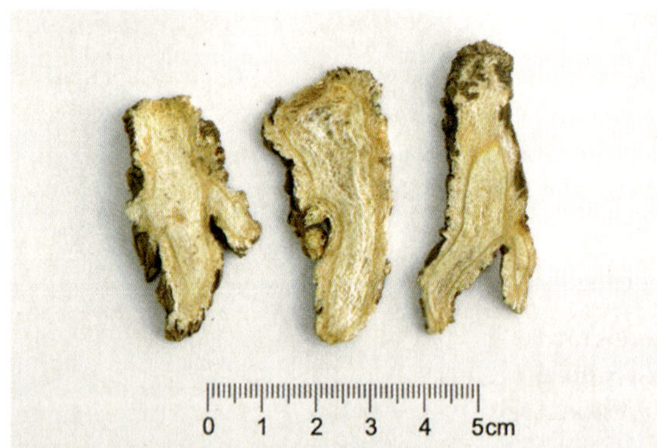

Deutscher Name Chinesische Engelswurzel
Englischer Name Chinese Angelica Root
Familie Doldenblütler – Umbelliferae
Offizinelle Spezies *Angelica sinensis*
Spezies Kampomedizin *Angelica acutiloba, Angelica acutiloba* var. *sugiyamae*

Eigenschaften

Temperatur Warm
Geschmack Süß, scharf
Funktionskreis Leber, Herz, Milz

Wirkung

- Nährt und belebt das Blut, reguliert die Menstruation
- Belebt das Blut, stillt Schmerzen und fördert die Wundheilung
- Befeuchtet den Darm

Indikationen

- **Bei Blut-Mangel** Dysmenorrhö, Amenorrhö, bei starken Blutungen oder anderen Menstruationsbeschwerden; eine der wichtigsten gynäkologischen Arzneien
- **Blut-Stasen** Hämatome nach Verletzungen oder Geburten, koronare Herzkrankheit mit Angina pectoris, Schmerzen in den Extremitäten, Karbunkel, Abszesse
- Obstipation aufgrund von Blut-Mangel und Trockenheit

Kontraindikationen und Sicherheitshinweise

- Allergie gegen die Arznei
- Vorsicht bei Diarrhö oder weichem Stuhl durch eine begleitende Milz-Schwäche. In solchen Fällen ist die Dosis von *Dang Gui* in der Rezeptur zu vermindern.
- Vorsicht vor intensiver UV-Lichtexposition, phototoxische Hautreaktionen sind aufgrund des Furocumarin-Gehalts möglich.

Schwangerschaft und Stillzeit

Schwangerschaft Traditionell ist Vorsicht geboten wegen der Blut dynamisierenden Wirkung. Tierexperimentelle Untersuchungen sprechen überraschenderweise für eine Kontraindikation. Eine sorgfältig durchgeführte embryofetale Entwicklungsstudie verabreichte das Arzneidekokt intragastral an trächtige Mäuse vom 6. bis 15. Trächtigkeitstag in vier Dosisstufen von 2 bis 32 g/kg/Tag. Im Ergebnis zeigten sich ein verminderter Zuwachs des maternalen Körper- und Uterusgewichts (bereits unter niedriger Dosis), eine geringere Implantationsrate (bereits unter niedriger Dosis), vermehrte frühe Resorptionen (bereits unter niedriger Dosis), keine Missbildungen, aber vermehrte Skelettvariationen und ein reduziertes fetales Gewicht (ab 24 g/kg) sowie nur unter der maximalen Dosierung eine verminderte Anzahl lebender Feten und erhöhte Raten von späten Resorptionen und Postimplantationsverlusten.[1]

Gegen eine Verzerrung durch übermäßige Sensitivität der Studie spricht, dass in demselben Versuchsansatz unter denselben Dosierungen mit *Bai Shao* (Paeoniae Radix Alba) und *Di Huang* (Rehmanniae Radix) keine der genannten oder andere Risiken gefunden wurden. Auch fanden sich keine negativen Auswirkungen, wenn jeweils 1,5 Stunden vor der Gabe von *Dang Gui* zusätzlich *Bai Shao* oder *Di Huang* verabreicht wurden.[1] Die Schlussfolgerung, dass beliebige Kombinationen von *Dang Gui* mit *Bai Shao* oder *Di Huang* damit sicher seien, ist wohl nicht statthaft.

Zur Reproduktionstoxizität von Dang Gui existiert nur eine weitere Studie mit verminderter Aussagekraft (alkoholischer Extrakt, Dosierung nur bis 8 g/kg/Tag). Diese findet zumindest einige der oben beschriebenen Risiken (geringerer maternaler Gewichtszuwachs unter 8 g/kg, reduziertes fetales Gewicht unter 2 g/kg).[2]

Stillzeit Bei gestillten Neugeborenen gibt es einen Bericht über drei Fälle von Hautausschlägen. In einer klinischen Studie mit 294 stillenden Müttern zeigten sich unter der Rezeptur *Zeng Ru Gao*, die u.a. *Dang Gui* enthält, keine Nebenwirkungen bei postpartal gestillten Säuglingen.

Interaktionen

Tierexperimentelle Ergebnisse sprechen für eine Hemmung der Thrombozytenaggregation und – je nach Versuchsabfolge – für eine verstärkte Blutungstendenz unter Warfarin, ähnlich Phenprocoumon (Marcumar®). Letzteres wird durch zwei Fallberichte gestützt. Bei Einnahme von Vitamin-K-Antagonisten ist generell eine Kontrolle der Blutgerinnung nach Beginn oder Änderungen einer chinesischen Rezeptur notwendig. Für den Thrombozytenaggregationshemmer Clopidogrel wurde bei Ratten und Mäusen eine Wirksteigerung beobachtet.

Pharmakologie

- Arzneidekokte bzw. wässrige Extrakte zeigten in Studien in vitro uneinheitliche Ergebnisse bzgl. einer Östrogenwirkung, in vivo deutlichere östrogene Effekte. Die Proliferation östrogenabhängiger Brustkrebszellen wurde stimuliert. Alkoholische Extrakte ergaben keine eindeutigen Hinweise auf eine Progesteron-Wirkung.
- Wässrige Extrakte zeigten in vitro bzw. in vivo (Ames-Test, i.p. Mikrokern- und Chromosomenaberrationstest) keine Hinweise auf Mutagenität oder Gentoxizität.

Dosierung und Zubereitung

Dosierung 6–12 g

Zubereitung Erster Kochvorgang 30–60 Min.; zweiter Kochvorgang 20–40 Min.

Kommentar

- Obwohl *Dang Gui* in der Blut nährenden Arzneikategorie ist, hat diese Arznei durch ihre Schärfe auch eine Blut belebende Wirkung. *Dang Gui* gilt dadurch als Blut

1 Xiao TT. 2015. The impact of Angelicae sinensis radix and its herb-pairs in embryonic development. Thesis. Hong Kong: Baptist University,2015. https://scholars.hkbu.edu.hk/en/studentTheses/the-impact-of-angelicae-sinensis-radix-and-its-herb-pairs-in-embr. Accessed 11.02.2024.

2 Jia SZ, Wei ZM, Zhang DC, et al. [Safety evaluation of Dangui extract] (Chinese). Du Lixue Zazhi [J Toxicol]. 2018;32(4):343-345.

harmonisierend und ist eine der wichtigsten Arzneien bei gynäkologischen Problemen, insbesondere bei Menstruationsbeschwerden.

- Es werden zwei Formen von *Dang Gui* unterschieden: der Wurzelkörper *(Dang Gui Shen)* und die Wurzelenden (*Dang Gui Wei*). *Dang Gui Wei* hat ausgeprägtere Blut belebende Eigenschaften, *Dang Gui Shen* dagegen hat ausgeprägtere Blut nährende Eigenschaften.

Typische Rezepturen mit Dang Gui

- *Bu Zhong Yi Qi Tang* (Dekokt, das die Mitte tonisiert und das *Qi* vermehrt) ▶ RG 8.1
- *Ba Zhen Tang* (Acht Schätze Dekokt) ▶ RG 8.3
- *Dang Gui Shao Yao San* (Angelicae Sinensis Radix und Paeoniae Radix Pulver) ▶ RG 8.2
- *Si Wu Tang* (Vier Arzneien Dekokt) ▶ RG 8.2
- *Xiao Yao San* (Umherstreifen Pulver) ▶ RG 4.2
- *Dang Gui Bu Xue Tang* (Angelicae Sinensis Radix Dekokt zur Tonisierung des Blutes) ▶ RG 8.2

Ē Jiāo
Asini Corii Colla
阿膠 阿胶

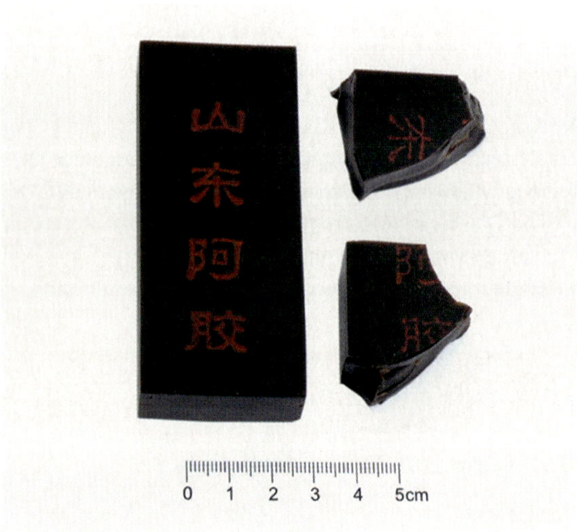

Deutscher Name Eselshautgelatine
Englischer Name Ass Hide Glue
Familie Pferdeartige Tiere – Equidae
Offizinelle Spezies *Equus asinus*

Eigenschaften

Temperatur Neutral
Geschmack Süß
Funktionskreis Lunge, Leber, Niere

Wirkung

- Nährt das Blut
- Stoppt Blutungen
- Nährt *Yin* und befeuchtet

Indikationen

- **Blut-Mangel** Schwindel, Blässe, Palpitationen, sehr große Schwäche, trockene Haut
- **Blut-Mangel mit Blutungen** Bei allen Blutungsarten, wie Bluthusten, Blut im Stuhl, exzessive Menstruationsblutungen, Nasenbluten
- **Yin-Mangel** Unruhe, Schlaflosigkeit, auch bei Lungen-*Yin*-Mangel mit trockenem Reizhusten und trockener Kehle

Kontraindikationen und Sicherheitshinweise

- Allergie gegen die Arznei
- Diarrhö
- Vorsicht bei Milz-*Qi*-Mangel

Schwangerschaft und Stillzeit

Während jahrhundertelanger Anwendung sind keine relevanten Risiken bekannt geworden. Aussagefähige Untersuchungen zur Sicherheit in der Schwangerschaft oder Stillzeit liegen nicht vor.

Pharmakologie

Ein wässriger Extrakt zeigte im Ames-Test keine Hinweise auf Mutagenität, eine Kombinationslösung aus *E Jiao*, Eisengluconat und Vitamin C im Ames-Test bzw. in vivo (Mikrokern- und Chromosomenaberrationstest) keine Hinweise auf Gentoxizität.

Dosierung und Zubereitung

Dosierung 3–9 g
Zubereitung Wird im kochenden Dekokt aufgelöst

Kommentar

- Experimentelle Untersuchungen zeigten eine nachweisliche Vermehrung der Erythrozyten und Erhöhung des Hämoglobinspiegels.
- *E Jiao* nährt Blut und *Yin* und wird auch bei *Jing*-Mangel eingesetzt. Die Arznei hat kräftige tonisierende Eigenschaften.
- *E Jiao* gilt als „klebrige“ Arznei und ist schwer zu verdauen. Deshalb ist bei Patienten mit Milz-Mangel Vorsicht geboten. Die Resorption wird verbessert durch die Zugabe von *Sha Ren* (Amomi Fructus) ▶ AG 7 oder durch *Chen Pi* (Citri Reticulatae Pericarpium) ▶ AG 9.

Typische Rezepturen mit E Jiao

Zhi Gan Cao Tang (In Honig gebratene Glycyrrhizae Radix et Rhizoma Dekokt) ▶ RG 8.3

Lóng Yǎn Roù

Longan Arillus

龍眼肉　龙眼肉

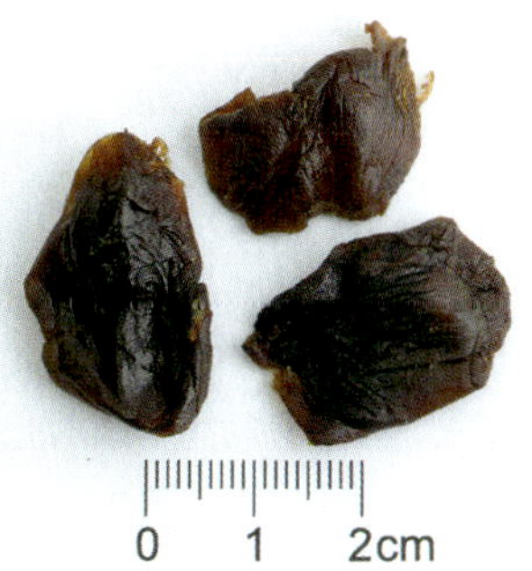

Deutscher Name Longanfrucht, Drachenfrucht
Englischer Name Longan Aril
Familie Seifenbaumgewächse – Sapindaceae
Offizinelle Spezies *Dimocarpus longan*

Eigenschaften

Temperatur Warm
Geschmack Süß
Funktionskreis Herz, Milz

Wirkung

Stützt und stärkt Herz und Milz und beruhigt den Geist

Indikationen

Schlaflosigkeit, Palpitationen, Vergesslichkeit, Schwindelgefühle durch Schwäche im Herz- und Milz-Funktionskreis. Diese Beschwerden treten auch häufig durch geistige Überarbeitung und zu viel Nachdenken auf.

Kontraindikationen und Sicherheitshinweise

Allergie gegen die Arznei

Schwangerschaft und Stillzeit

Während jahrhundertelanger Anwendung sind keine relevanten Risiken bekannt geworden. Aussagefähige Untersuchungen zur Sicherheit in der Schwangerschaft oder Stillzeit liegen nicht vor.

Pharmakologie

Wässrige Extrakte zeigten in vitro (Ames-Test, E. coli GY5027-Test) keine Hinweise auf Mutagenität.

Dosierung und Zubereitung

Dosierung 9–15 g
Zubereitung Erster Kochvorgang 30–60 Min.; zweiter Kochvorgang 20–40 Min.

Kommentar

- *Long Yan Rou* ist in China oft frisch auf Märkten erhältlich, die Frucht ist saftig und wohlschmeckend.
- *Long Yan Rou* kann verglichen werden mit *Gui Pi Tang* (Dekokt, das die Milz wiederherstellt). Diese Rezeptur und *Long Yan Rou* haben identische Funktionen. *Long Yan Rou* ist demnach die „Mini-Version" von *Gui Pi Tang*.

Typische Rezepturen mit Long Yan Rou

Gui Pi Tang (Dekokt, das die Milz wiederherstellt) ▶ RG 8.3

Shú Dì Huáng

Rehmanniae Radix Praeparata

熟地黄　熟地黃

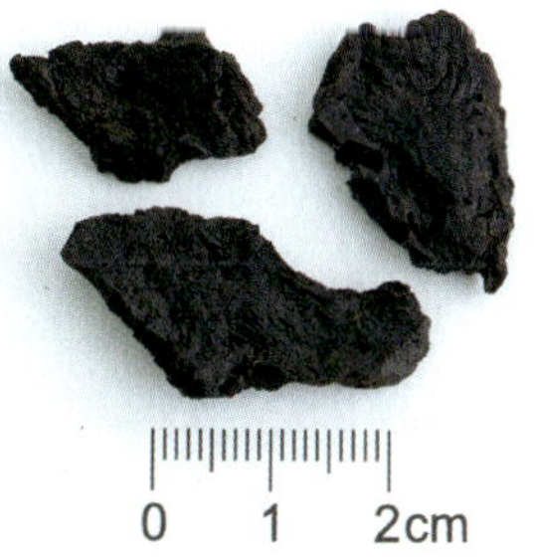

Deutscher Name Chinesischer Fingerhut
Englischer Name Prepared Rehmannia Root, Prepared Chinese Foxglove Root
Familie Rachenblütler – Scrophulariaceae
Offizinelle Spezies *Rehmannia glutinosa*

Eigenschaften

Temperatur Leicht warm
Geschmack Süß
Funktionskreis Herz, Leber, Niere

Wirkung

- Stärkt das Blut
- Nährt Nieren-*Yin*
- Tonisiert die Essenz (*Jing*)

Indikationen

- **Blut-Mangel** Blasses Gesicht, Schwindelanfälle, Palpitationen, Schlaflosigkeit, gynäkologische Blutungen und Regelstörungen
- **Nieren-Yin-Mangel** Periodisches Fieber, Schweiße im Schlaf, Samenverlust
- **Jing-Schwäche** LWS-Schmerz und LWS-Schwäche, Schwäche der unteren Extremitäten, Schwindel, Tinnitus, Hörminderung, vorzeitiges Ergrauen der Haare

Kontraindikationen und Sicherheitshinweise

- Milz-*Qi*-Mangel mit Appetitlosigkeit
- Allergie gegen die Arznei
- Diarrhö
- Vorsicht bei Verdauungsstörungen

Schwangerschaft und Stillzeit

Schwangerschaft Während jahrhundertelanger Anwendung sind keine relevanten Risiken bekannt geworden. Im In-vitro-Zebrafisch-Test führte das Arzneidekokt zu keinen embryotoxischen und teratogenen Effekten. Ausreichende Untersuchungen zur Embryotoxizität, Fetotoxizität oder Teratogenität liegen nicht vor.
Stillzeit Keine Einschränkungen bekannt. In einer klinischen Studie mit 294 stillenden Müttern zeigten sich unter der Rezeptur *Zeng Ru Gao*, die u.a. *Shu Di Huang* enthält, keine Nebenwirkungen bei postpartal gestillten Säuglingen.

Pharmakologie

- Arzneidekokte zeigten in vivo überwiegend Östrogeneffekte und stimulierten in vitro die Proliferation östrogenabhängiger MCF-7-Brustkrebszellen. Das Arzneidekokt verhinderte den Rückgang des Progesteronrezeptors in Osteoblasten bei alternden weiblichen Mäusen.
- Das Arzneidekokt bzw. ein wässriger Extrakt zeigten in vitro bzw. in vivo (Ames-Test, Mikrokerntest) keine Hinweise auf Mutagenität oder Gentoxizität.

Dosierung und Zubereitung

Dosierung 9–15 g
Zubereitung Erster Kochvorgang 30–60 Min.; zweiter Kochvorgang 20–40 Min.

Kommentar

- Dies ist eine der wichtigsten Arzneien zum Nähren und Auffüllen von Blut und *Yin*. Sie ist in vielen Rezepturen enthalten, die Blut- oder *Yin*-Mangel behandeln.
- Es ist verständlich, dass eine so befeuchtende, nährende Arznei schwer verdaulich ist und daher die Mitte belasten kann. Bei Milz-*Qi*-Mangel mit Feuchtigkeit-Ansammlung wird man zuerst die Milz stärken, bevor man die befeuchtenden Arzneien anwendet.
- Der chinesische Name der Arznei *Shu Di Huang* heißt wörtlich übersetzt „Gekochte gelbe Erde".

Typische Rezepturen mit Shu Di Huang

- *Si Wu Tang* (Vier Arzneien Dekokt) ▶ RG 8.2
- *Ba Zhen Tang* (Acht Schätze Dekokt) ▶ RG 8.3
- *Liu Wei Di Huang Wan* (Sechs Bestandteile Pille mit Rehmanniae Radix Praeparata) ▶ RG 8.5
- *Jin Gui Shen Qi Wan* (Nieren-*Qi* Pille aus dem Goldenen Schrein) ▶ RG 8.4

Zhi Hé Shǒu Wū
Polygoni Multiflori Radix Praeparata
制何首烏 制何首乌

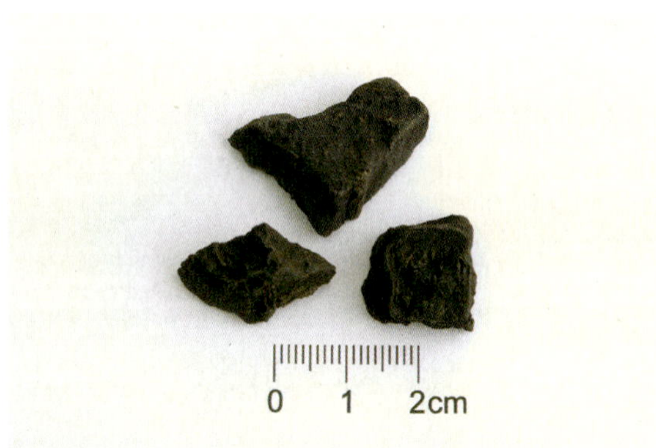

Deutscher Name Vielblütige Knöterichwurzel
Englischer Name Fleeceflower Root
Familie Knöterichgewächse – Polygonaceae
Offizinelle Spezies *Polygonum multiflorum*

Eigenschaften

Temperatur Leicht warm
Geschmack Bitter, süß, adstringierend
Funktionskreis Leber, Herz, Niere

Wirkung

- Stärkt Niere und Leber, nährt das Blut und vermehrt die Essenz (*Jing*)
- Befeuchtet die Därme, laxierend
- Nährt Blut und löst Wind aus der Haut

Indikationen

- **Nieren- und Leber-Blut- und -Yin-Mangel** Schwindel, Sehstörungen, vorzeitiges Ergrauen der Haare, Schwäche und Schmerz im unteren Rücken und Kniebereich, Schlaflosigkeit
- **Verhindert weitere Essenzverluste** Nächtliche Samenergüsse, vorzeitige Ejakulation, vaginaler Ausfluss
- Obstipation, insbesondere im Zusammenhang mit Blut-Mangel und trockenen Därmen
- Wind bei zugrundeliegendem Blut-Mangel mit Hautausschlag, Juckreiz, trockener Haut

Kontraindikationen und Sicherheitshinweise

- Allergie gegen die Arznei
- Diarrhö
- Die Arznei kann in sehr seltenen Fällen eine idiosynkratische Hepatotoxizität hervorrufen, die nicht vorhersehbar ist. Das gilt sowohl für die unpräparierte als auch (in geringerem Ausmaß) für die präparierte Arznei. Auf Symptome einer Leberaffektion sollte geachtet werden, eine Kontrolle der Leberwerte vor Behandlungsbeginn und in bestimmten Abständen ist hilfreich. Bei Hinweisen auf eine Leberreaktion ist die Arznei abzusetzen und die Leberwerte sind zu kontrollieren. Solange eine Leberaffektion durch die Arznei nicht ausgeschlossen ist, ist eine erneute Exposition unbedingt zu vermeiden.
- Vorsicht bei vorbestehender Leberaffektion oder höherem Alkoholkonsum
- Wegen des Gehalts an Anthrachinonen sollten Dosis und Anwendungsdauer begrenzt werden, bei Kindern ist Zurückhaltung ratsam

Schwangerschaft und Stillzeit

Schwangerschaft Kontraindiziert. Im In-vitro-Zebrafisch-Test führte das Arzneidekokt zu embryotoxischen und teratogenen Effekten. Ein weiteres Risiko stellen die selten mögliche Hepatotoxizität und der Gehalt an Anthrachinonen dar. Ausreichende Untersuchungen zur Sicherheit in der Schwangerschaft liegen nicht vor.

Stillzeit Mit Vorsicht anzuwenden wegen sehr selten möglicher Hepatotoxizität und des Gehalts an Anthrachinonen

Interaktionen

Laut Chen und Chen soll die Arznei nicht mit *Ci Shi* (Magnetitum) ▶ AG 14.1, *Dai Zhe Shi* (Haematitum) ▶ AG 16, *Yu Yu Liang* (Limonitum) oder *Sheng Tie Luo* (Ferri Frusta) kombiniert werden.[1]

Pharmakologie

- Alkoholische Extrakte zeigten keine eindeutige Östrogenaktivität, hingegen einen antiandrogenen Effekt durch 5α-Reduktase-Hemmung.
- Wässrige Extrakte zeigten in vitro bzw. in vivo (Ames-Test, E.-coli-CM891-Test, Mikrokern- und Chromosomenaberrationstest) keine Hinweise auf Mutagenität oder Gentoxizität.
- Die Arznei enthält Anthrachinone (u.a. Chrysophanol, Physcion, Emodin), die mutagene und leichte tumorigene Wirkungen gezeigt haben.

Dosierung und Zubereitung

Dosierung 6–12 g

Zubereitung Die Arznei sollte nicht in Metallgefäßen aufbewahrt oder dekoktiert werden.[1] (Das gilt wahrscheinlich nicht für Edelstahlgefäße). Erster Kochvorgang 30–60 Min.; zweiter Kochvorgang 20–40 Min.

Kommentar

- In jüngerer Zeit wird *Zhi He Shou Wu* eingesetzt zur Senkung des Serum-Cholesterinspiegels, oft als Einzelarznei. Gemäß Untersuchungen reduziert *Zhi He Shou Wu* die Reabsorption des Cholesterins im Darm und die Speicherung in der Leber. *Zhi He Shou Wu* hat somit einen anti-arteriosklerotischen Effekt.
- Der chinesische Name der Arznei gibt Hinweise auf ihre Wirkung. *He Shou Wu* heißt wörtlich übersetzt „Der schwarzhaarige Dr. He".
- Die oben beschriebenen Wirkungen gelten für *Zhi He Shou Wu*, also die vorbehandelte Arznei. Die Vorbehandlung besteht aus langem Kochen mit schwarzen Bohnen, was der zubereiteten Arznei die starken tonisierenden Wirkungen verleiht. Die nicht vorbehandelte Wurzel (*He Shou Wu*) wird wesentlich seltener eingesetzt und hat andere Wirkungen. *He Shou Wu* klärt Hitze aus dem Blut und wirkt abführend. *He Shou Wu* wird bei dermatologischen Erkrankungen aufgrund von Blut-Hitze eingesetzt. Die Dosierung von *He Shou Wu* liegt bei 3–6 g.

---

1 Chen JK, Chen TT. Chinese Medical Herbology and Pharmacology. 1st ed, City of Industry, CA: Art of Medicine Press; 2004.

Typische Rezepturen mit He Shou Wu

Qi Bao Mei Ran Dan (Besondere Sieben Schätze Pille für schöne Barthaare) zur Behandlung von Blut- und *Jing*-Mangel mit frühzeitigem Ergrauen. Die Rezeptur wird in diesem Buch nicht berücksichtigt.

12.3 Yang tonisierende Arzneien

Bā Jǐ Tiān
Morindae Officinalis Radix
巴戟天

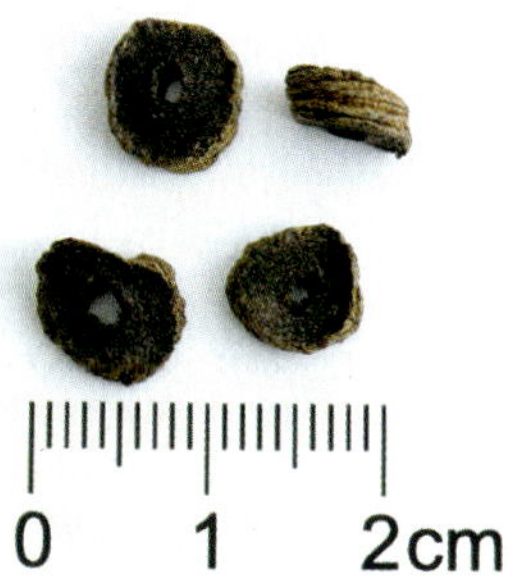

Deutscher Name Morindawurzel
Englischer Name Morinda Root
Familie Rötegewächse – Rubiaceae
Offizinelle Spezies *Morinda officinalis*

Eigenschaften

Temperatur Leicht warm
Geschmack Süß, scharf
Funktionskreis Niere

Wirkung

- Stärkt das Nieren-*Yang*
- Stärkt Knochen und Sehnen
- Vertreibt Wind und Feuchtigkeit

Indikationen

- Impotenz, vorzeitige Ejakulation, Unfruchtbarkeit bei beiden Geschlechtern (Cave ▶ Fertilität), häufiges Wasserlassen, Inkontinenz, Schwäche und Schmerz im unteren Rückenbereich
- Wind-Feuchtigkeit-*Bi*-Syndrom der unteren Körperhälfte mit Schmerzen, Schwellung und arthritischen Beschwerden in Rücken und Beinen

Kontraindikationen und Sicherheitshinweise

- Allergie gegen die Arznei
- Anwendung bei Kindern
- Vorsicht bei Prostatakarzinom
- Vorsicht bei Blasenentleerungsstörung

Fertilität, Schwangerschaft und Stillzeit

Fertilität Wegen der potenziell kanzerogenen Eigenschaft des Inhaltsstoffs 1-Hydroxyanthrachinon ist von einer Anwendung bei Kinderwunsch abzuraten, insbesondere bei Männern.
Schwangerschaft und Stillzeit Kontraindiziert wegen des Gehalts an 1-Hydroxyanthrachinon

Pharmakologie

- Ein wässriger Extrakt erhöhte unter einer hohen Dosis bei männlichen Ratten die Serumkonzentration von Testosteron und reduzierte die von GnRH und LH; die sexuelle Performanz und die Spermienzahl in Hoden und Nebenhoden stiegen. Das Arzneidekokt erhöhte bei weiblichen Ratten das Gewicht von Uterus, Ovar und Hypophyse sowie den LH-Serumspiegel.
- Das Arzneidekokt zeigte im Chromosomenaberrationstest in vivo keine Hinweise auf Gentoxizität. Die Arznei enthält 1-Hydroxyanthrachinon, das in zwei Kanzerogenitätsstudien bei der Ratte Dickdarmkarzinome hervorrief. Der Stoff wird von der International Agency for Research on Cancer (IARC) als potenziell krebserregend beim Menschen eingestuft.

Dosierung und Zubereitung

Dosierung 3–10 g
Zubereitung Erster Kochvorgang 30–60 Min.; zweiter Kochvorgang 20–40 Min.

Kommentar

- Die drei *Yang* tonisierenden Arzneien *Ba Ji Tian*, *Yin Yang Huo* (Epimedii Folium) und *Xian Mao* (Curculignis Rhizoma) aus dieser Arzneigruppe sind ähnlich in ihrer Funktion. Alle drei stärken das *Yang* und vertreiben gleichzeitig Wind-Feuchtigkeit. Sie sind deshalb besonders geeignet bei älteren Personen mit *Yang*-Mangel und gleichzeitigem Kälte-Feuchtigkeit-*Bi*-Syndrom. Dafür können sie kombiniert werden mit Wind-Feuchtigkeit-Arzneien, wie *Qiang Huo* (Notopterygii Rhizoma et Radix) ▶ AG 1.1, *Du Huo* (Angelicae Pubescentis Radix) oder *Wei Ling Xian* (Clematidis Radix et Rhizoma) ▶ AG 5 sowie mit Kälte zerstreuenden Arzneien, wie *Fu Zi* (Aconiti Radix Lateralis Praeparata) ▶ AG 6.1 und *Gui Zhi* (Cinnamomi Ramulus) ▶ AG 1.1.
- Die drei Arzneien *Ba Ji Tian*, *Yin Yang Huo* (Epimedii Folium) und *Xian Mao* (Curculignis Rhizoma) unterscheiden sich wie folgt in Bezug auf ihre wärmende Wirkung:

- *Ba Ji Tian* wärmt moderat
- *Yin Yang Huo* wärmt etwas stärker
- *Xian Mao* ist das am stärksten erhitzende Mittel. *Xian Mao* ist auch traditionell leicht toxisch und sollte nicht über einen langen Zeitraum eingenommen werden.

Typische Rezepturen mit Ba Ji Tian

Er Xian Tang (Zwei Unsterbliche Dekokt) ▶ RG 8.4

Bŭ Gŭ Zhī
Psoraleae Fructus
補骨脂 补骨脂

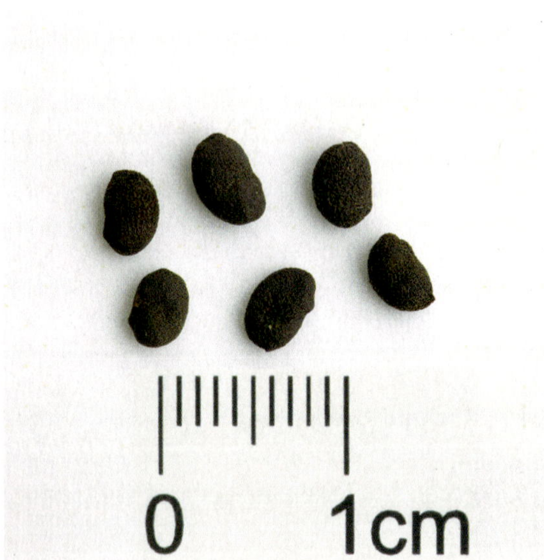

Deutscher Name Asphaltkleefrüchte
Englischer Name Malaytea Scurfpea Fruit, Psoralea Fruit
Familie Hülsenfrüchtler – Leguminosae
Offizinelle Spezies *Psoralea corylifolia*

Eigenschaften

Temperatur Warm
Geschmack Scharf, bitter
Funktionskreis Niere, Milz

Wirkung

- Stärkt das Nieren-*Yang*
- Adstringiert und stabilisiert die Essenz (*Jing*)
- Wärmt die Milz und lindert Diarrhö

Indikationen

- **Stärkt Nieren-Yang** Impotenz, vorzeitiger Samenerguss, Kälte, Schwäche und Schmerz im unteren Rücken und den unteren Extremitäten; auch als Zusatzmittel bei Asthmapatienten, wenn das Lungen-*Qi* durch geschwächtes Nieren-*Qi* nicht abgesenkt bzw. von den Nieren nicht aufgenommen werden kann
- **Adstringierend** Enuresis, nächtliche Samenverluste
- **Nieren- und Milz-Yang-Mangel** „Hahnenschrei-Diarrhö" , chronische Diarrhö, abdominelle Beschwerden und Schmerzen

Kontraindikationen und Sicherheitshinweise

- Allergie gegen die Arznei
- Topische Anwendung auf sonnenexponierter Haut und stärkere UV-Exposition bei innerer Anwendung wegen möglicher Phototoxizität strikt vermeiden
- Melanom, bösartige Hauttumoren in lichtexponierten Bereichen, auch in der Vergangenheit
- Vorsicht bei Prostatakarzinom wegen eines möglichen Androgeneffekts
- Fallberichte sprechen für eine Assoziation von *Bu Gu Zhi* mit selten auftretender idiosynkratischer Lebertoxizität. Eine erhöhte Achtsamkeit für entsprechende Symptome ist anzuraten. Vorsicht bei vorbestehendem Leberschaden. Eine Bestimmung der Leberenzyme vor Behandlungsbeginn und in bestimmten Abständen ist hilfreich.
- Vorsicht bei Kindern und alten Menschen sowie bei Langzeitanwendung

Fertilität, Schwangerschaft und Stillzeit

Fertilität Von einer Anwendung bei Frauen und Männern mit Kinderwunsch ist abzuraten. Wässrige Extrakte führten bei männlichen und weiblichen Mäusen zu vermindertem Wachstum der männlichen Reproduktionsorgane bzw. einer geringeren Uterus-Körpergewichtsrelation. Ähnlich zeigte ein Ethanol-Extrakt bei Ratten ein geringeres Wachstum von Testes bzw. Ovar und regressive Veränderungen der männlichen und weiblichen Reproduktionsorgane.
Das Rohdrogendekokt (*Sheng Bu Gu Zhi*), verabreicht an männliche Mäuse, führte zu einer Verkleinerung der Sexualorgane, einschließlich Hoden und Samenblasen, ebenso die unter Wenden gerösteten Arznei (*Chao*) und in vermindertem Umfang die unter Dämpfen mit Salz zuberei-

tete Arznei (*Yanzheng*), nicht aber die mit Wein geröstete (*Jiuzhi*) oder mit Salz geröstete Arznei (*Yanzhi*).[1]

Schwangerschaft Kontraindiziert; unter einem wässrigen Arzneiextrakt hatten schwangere Mäuse eine höhere embryonale Postimplantations-Verlustrate,[2] unter dem Arzneidekokt zeigten sich ein vermindertes Gewicht des graviden Uterus, erhöhte Verluste von Embryonen bzw. Feten und eine verminderte Zahl von lebenden Feten. Missbildungen wurden nicht beobachtet.[3] Im in vitro-Zebrafisch-Test führte das Dekokt zu Deformitäten und fetotoxischen Effekten.

Stillzeit Vorsicht wegen möglicher Lebertoxizität

Pharmakologie

- Der Inhaltsstoff 8-Methoxypsoralen wird von der International Agency for Research on Cancer in Zusammenwirken mit UVA-Bestrahlung als kanzerogen für den Menschen eingestuft.[4]
- Dekokte bzw. wässrige Extrakte zeigten nur teilweise eine Stimulation, sonst eine Hemmung der Proliferation östrogenabhängiger Brustkrebszellen und in vitro und in vivo meist keine weiteren Östrogeneffekte. Hingegen führte ein wässriger Extrakt bei männlichen Ratten zu einem Anstieg des Testosteron- und Dihydrotestosteron-(DHT-)Spiegels sowie einem Wachstum von Prostata und Samenblase.
- Wässrige Extrakte zeigten in vitro bzw. in vivo (Ames-Test, i.p. Mikrokern- und Chromosomenaberrationstest) keine Hinweise auf Mutagenität oder Gentoxizität.

Dosierung und Zubereitung

Dosierung 6–10 g, topische Anwendung als 20–30 %ige Tinktur

Zubereitung Erster Kochvorgang 30–60 Min; zweiter Kochvorgang 20–40 Min.

Kommentar

- In zahlreichen Lehrbüchern wird *Bu Gu Zhi* als Tinktur zur topischen Anwendung bei Vitiligo empfohlen. Davon ist deutlich abzuraten, da diese Tinktur stark phototoxisch wirkt und schnell massive Verbrennungen auftreten können ▶ Kontraindikationen
- Im Vergleich zu den anderen Yang stärkenden Arzneien ist *Bu Gu Zhi* eines der besten Mittel zur Behandlung von Diarrhö bei Milz- und Nieren-*Yang*-Mangel. Dabei kann *Bu Gu Zhi* kombiniert werden mit *Shan Yao* (Dioscoreae Rhizoma) ▶ AG 12.1, *Yi Yi Ren* (Coicis Semen) ▶ AG 4 und *Lian Zi* (Nelumbinis Semen) ▶ AG 13.

Typische Rezepturen mit Bu Gu Zhi

Si Shen Wan (Vier Wunder Pille) ▶ RG 11.2

Dōng Chóng Xià Cǎo
Cordyceps
冬虫夏草

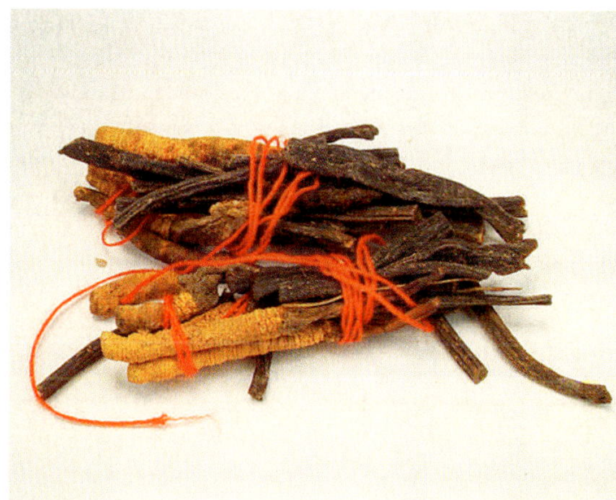

Deutscher Name Pilz der Mottenlarven
Englischer Name Chinese Caterpillar Fungus
Familie Krustenkugelpilzverwandte – Hypocreaceae
Offizinelle Spezies *Cordyceps sinensis*

Eigenschaften

Temperatur Neutral
Geschmack Süß
Funktionskreis Lunge, Niere

Wirkung

- Stärkt Nieren-*Yang*
- Nährt Lungen-*Yin*, wandelt Schleim um und stoppt Blutungen

1 Yao X, Shen H, Fu H, et al. [Toxicological studies on various processed products of Fructus Psoraleae] (Chinese). Zhong Yao Cai [Journal of Chinese Medicinal Materials]. 1997;20(4):182-184.
2 Tian XY. The study of Chinese herbal medicine in embryonic development of mice. A thesis submitted in partial fulfilment of the requirements for the degree of Doctor of Philosophy. Hong Kong Baptist University; 2009.
3 Xu M, Tian XY, Leung KS, et al. Embryotoxicity of Psoralea corylifolia L.: in vivo and in vitro studies. Birth Defects Res B Dev Reprod Toxicol. 2012;95(6):386-394.
4 International Agency for Research in Cancer (IARC). Overall evaluations of carcinogenicity: An Updating of IARC Monographs Volumes 1-42. IARC Monographs Supplement 7. Lyon, France; 1987.

Indikationen

- **Nieren-Yang-Mangel** Impotenz, Harnträufeln, häufiges Wasserlassen, Spermatorrhö, Schwäche, Schmerzen im Lumbalbereich und den Knie
- **Lunge stärkend** Chronischer Husten, Mangel-Asthma, Nachtschweiße, Schwäche, blutiger Auswurf

Kontraindikationen und Sicherheitshinweise

- Allergie gegen die Arznei
- Prostatakarzinom

Schwangerschaft und Stillzeit

Schwangerschaft Mit Vorsicht anzuwenden. Wegen des möglichen Androgeneffekts ist eine Virilisierung weiblicher Feten nicht auszuschließen. Ein Pulver aus der Polysaccharidfraktion der Arznei zeigte bei schwangeren Ratten keine abortiven, embryotoxischen, fetotoxischen oder teratogenen Auswirkungen. Weitere Untersuchungen hierzu liegen nicht vor.
Stillzeit Keine Einschränkungen bekannt

Pharmakologie

- Wässrige Extrakte führten bei männlichen Mäusen zu einer Testosteronerhöhung ohne Auswirkungen auf die Sexualorgane, bei männlichen Freiwilligen kam es zu keiner Testosteronerhöhung. Hingegen zeigte das Pulver eine ausgeprägte Testosteronerhöhung von Leydingzellen in vitro und bei männlichen Mäusen. Ein gemischter wässrig-alkoholischer und ein 37°C-Wasserextrakt erhöhten die Progesteronproduktion von MA10-Tumorzellen in vitro. Ein gemischter wässrig-alkoholischer Extrakt führt auch zu Östrogeneffekten bei Granulosazellen in vitro, die Isoflavon-Fraktion von Cordyceps auch zu Östrogenspiegelerhöhung und Uteruswachstum bei weiblichen Mäusen.
- In einer In-vitro-Untersuchung mit wässrigem Extrakt wurde die Proliferation verschiedener Endometriumkarzinomzellen gehemmt und in Kombination mit Cisplatin dessen zytotoxischer Effekt verstärkt.
- Wässrige Extrakte zeigten in vitro bzw. in vivo (Ames-Test, Chromosomenaberrationstest) keine Hinweise auf Mutagenität oder Gentoxizität.

Dosierung und Zubereitung

Dosierung

- 3–9 g
- Da diese Substanz sehr teuer ist, wird sie oft direkt als Pulver eingenommen (1–2 g/Tag). Für ein Dekokt fein mahlen oder zerreiben, separat abkochen und einnehmen.

Zubereitung Selten als Dekokt zubereitet. Erster Kochvorgang 30–60 Min.; zweiter Kochvorgang 20–40 Min.

Kommentar

- *Dong Chong Xia Cao* ist ein sehr potentes Tonikum. Es tonisiert *Yin* und *Yang* und kann über lange Zeit eingenommen werden.
- *Dong Chong Xia Cao* wird in der Behandlung unterschiedlicher Tumorerkrankungen sowie bei Asthma besonders häufig eingesetzt, auch als Einzelarznei.
- *Dong Chong Xia Cao* stammt aus dem Hochgebirge des Himalaya und ist eine besonders wertvolle und sehr teure Substanz. Sie ist deshalb durch Raubbau gefährdet. Teilweise kommt *Dong Chong Xia Cao* deshalb heute aus Anbau. Eine Verfälschung durch andere Arten ist nicht selten.

Typische Rezepturen mit Dong Chong Xia Cao

- *Dong Chong Xia Cao* ist selten in klassischen Rezepturen vorhanden und wird bei entsprechendem Muster jeweils beigefügt.
- Oft wird *Dong Chong Xia Cao* als Einzelmittel eingenommen.

Dù Zhòng
Eucommiae Cortex
杜仲

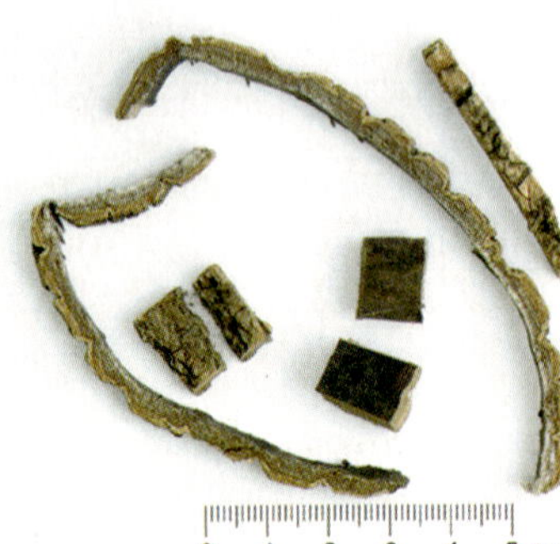

Deutscher Name Chinesische Guttaperch
Englischer Name Eucommia Bark
Familie Familie der Eucommiales– Eucommiaceae
Offizinelle Spezies *Eucommia ulmoides*

Eigenschaften

Temperatur Warm
Geschmack Leicht scharf
Funktionskreis Leber, Niere

Wirkung

- Tonisiert Niere und Leber
- Stärkt Knochen und Sehnen
- Beruhigt den Fötus

Indikationen

- **Nieren- und Leber-Mangel** Schwäche und Schmerz im Rücken- und Kniebereich, Erschöpfung, häufiges Wasserlassen, Impotenz
- Allgemeine Muskel- und Gelenkschwäche, besonders der unteren Extremitäten
- Blutungen während der Schwangerschaft, unruhiger Fötus, drohende Fehlgeburt und bei starken Lumbalgien der Schwangeren durch Nieren-*Yang*-Mangel
- Wird in jüngerer Zeit **bei aufsteigendem Leber-Yang** eingesetzt Schwindel und arterielle Hypertonie

Kontraindikationen und Sicherheitshinweise

- Allergie gegen die Arznei
- Vorsicht bei Prostatakarzinom

Schwangerschaft und Stillzeit

Schwangerschaft Mit Vorsicht anzuwenden wegen nicht auszuschließender Mutagenität. Im In-vitro-Zebrafisch-Test führte das Arzneidekokt zu keinen relevanten embryotoxischen Effekten, im *Hydra attenuata* assay zu keiner Teratogenität. Ex vivo wurde die Uteruskontraktion durch das Dekokt gehemmt. Ausreichende Untersuchungen zur Embryotoxizität, Fetotoxizität oder Teratogenität liegen nicht vor.
Stillzeit Mit Vorsicht anzuwenden wegen nicht auszuschließender Mutagenität.

Pharmakologie

- Im Tierversuch konnte ein blutdrucksenkender Effekt an Ratten nachgewiesen werden, wobei die blutdrucksenkende Wirkung deutlich ausgeprägter nachweisbar war bei gleichzeitiger Arteriosklerose. In klinischen Untersuchungen konnte auch an Patienten mit arterieller Hypertonie ein antihypertensiver Effekt nachgewiesen werden.
- Ein wässriger Extrakt führte bei männlichen Ratten, die artifiziell in einen *Yang*-Mangelzustand gebracht wurden, zur relativen Vergrößerung von Hoden und Samenblasen; der Plasmaspiegel von Testosteron stieg an, der von Östradiol, FSH und LH fiel ab. Alkoholische Extrakte zeigten ebenfalls gewisse androgene Effekte, in vitro keine Progesteronaktivität, in einer Studie einen Antiprogesteroneffekt.
- Wässrige Extrakte bzw. ein Dekokt zeigten in einer Minderzahl verschiedener In-vitro-Tests positive Ergebnisse für Mutagenität. Die In-vivo-Gentoxizitätstests (Mikrokern- und Chromosomenaberrationstest) fielen einmal bei intraperitonealer Extraktverabreichung positiv aus, unter oraler Applikation, einschließlich des SCE-Tests, sämtlich negativ.

Dosierung und Zubereitung

Dosierung 6–10 g
Zubereitung Erster Kochvorgang 30–60 Min.; zweiter Kochvorgang 20–40 Min

Kommentar

- *Du Zhong* ist traditionell eines der wichtigsten Mittel bei drohendem Abort. *Du Zhong* hält die Dinge an seinem Platz. Es hält den Fötus und hält die Wirbelsäule aufrecht. Aus heutiger Sicht ist eine Mutagenität nicht auszuschließen, die aussagestärkeren In-vivo-Tests unter oraler Verabreichung sind allerdings sämtlich negativ. Die Arznei kann nach unserer Beurteilung mit Vorsicht eingesetzt werden.
- *Du Zhong* ist nicht besonders warm oder heiß und kann bei entsprechender Kombination auch bei *Yin*- und *Jing*-Mangel eingesetzt werden.
- Aufgrund der *Jing* stärkenden Wirkung hat *Du Zhong* einen engen Bezug zu den Knochen und dem Lumbalbereich. So wird *Du Zhong* bei Lumbalbeschwerden aufgrund von Nierenschwäche oder bei Osteoporose aufgrund von *Jing*-Mangel eingesetzt. Dabei kann es wirksam kombiniert werden mit *Tu Si Zi* (Cuscutae Semen) aus dieser Gruppe.
- *Du Zhong* wird besonders häufig kombiniert mit *Xu Duan* (Dipsaci Radix) aus dieser Gruppe. Beide Arzneien sind sehr ähnlich in ihrer Wirkung, wobei *Xu Duan* eine zusätzliche Blut belebende Wirkung hat. In der Schwangerschaft ist dieses jedoch nicht einzusetzen ▶ *Xu Duan* (Dipsaci Radix).

Typische Rezepturen mit Du Zhong

- *You Gui Wan* (Pille, die die Rechte [Niere] wiederherstellt) ▶ RG 8.4
- *Tian Ma Gou Teng Yin* (Gastrodiae Rhizoma und Uncariae Ramulus cum Uncis Trank) ▶ RG 13.2

Gé Jiè
Gecko
蛤蚧

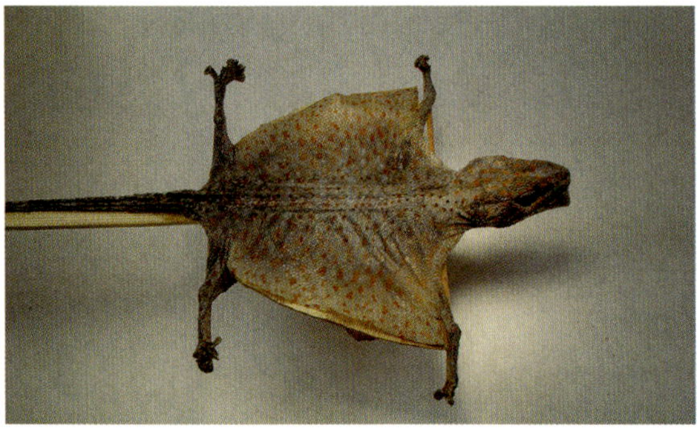

Deutscher Name Gecko
Englischer Name Tokay Gecko
Familie Geckoartige – Gekkonidae
Offizinelle Spezies *Gekko gecko*
Hinweis Gecko unterliegt dem Artenschutzabkommen (CITES, Anhang II). Wenn aus Zucht stammend und mit einem entsprechenden Zertifikat darf die Arznei legal gehandelt werden. ▶ Anhang

Eigenschaften

Temperatur Neutral
Geschmack Salzig
Funktionskreis Lunge, Niere

Wirkung

- Stärkt Nieren-*Yang* und nährt *Jing* und Blut
- Unterstützt das Nieren-*Yang* und tonisiert die Lungen

Indikationen

- Impotenz, „Hahnenschrei-Diarrhö" , häufiges Wasserlassen
- Asthma und Keuchen aufgrund einer kombinierten Lungen- und Nierenschwäche, auszehrender Husten, Husten mit blutigem Sputum

Kontraindikationen und Sicherheitshinweise

Allergie gegen die Arznei

Schwangerschaft und Stillzeit

Mit Vorsicht anzuwenden; während jahrhundertelanger Anwendung sind keine relevanten Risiken bekannt geworden. Es handelt sich bei *Ge Jie* um eine Arznei mit gewisser Toxizität, bislang liegen jedoch nur unzureichende Untersuchungen hierzu und zu Nebenwirkungen vor.[1]

Dosierung und Zubereitung

Dosierung 3–6 g als Dekokt oder 1–2 g Pulver zur Einnahme mit Dekokt
Zubereitung Wird normalerweise nicht dekoktiert sondern als Pulver in das fertige Dekokt eingerührt. Falls dekoktiert: erster Kochvorgang 30–60 Min.; zweiter Kochvorgang 20–40 Min.

Kommentar

Ge Jie wird besonders häufig bei Asthma aufgrund einer Nierenschwäche eingesetzt. Dafür kann diese Arznei kombiniert werden mit *Bu Gu Zhi* (Psoraleae Fructus) und *Dong Chong Xia Cao* (Cordyceps) aus dieser Arzneigruppe.

Typische Rezepturen mit Ge Jie

Ge Jie ist selten in klassischen Rezepturen vorhanden und wird bei entsprechendem Muster jeweils beigefügt.

Gǒu Jí
Cibotii Rhizoma
狗脊

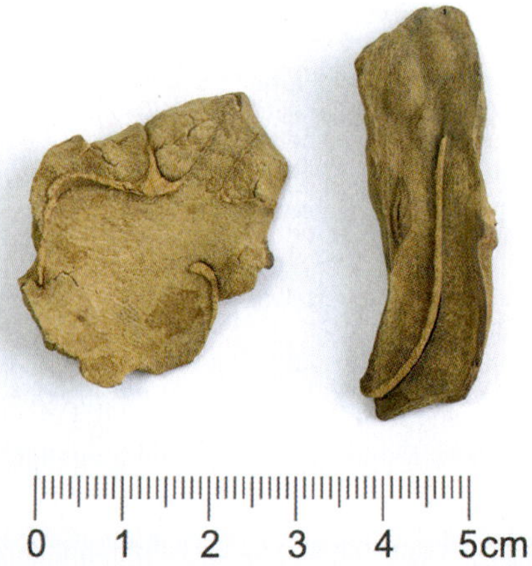

1 Chen JJ, Liu L, Dong M, et al. [Reserach progress on Gecko in the treatment of pulmonary diseases] (Chinese). Zhongyi Xuebao [Acta Chinese Medicine]. 2019;34(8):1634-1637.

Deutscher Name Cibotiumwurzelstock
Englischer Name Cibotii Rhizome, Chain Fern Rhizome
Familie Baumfarne – Dicksoniaceae
Offizinelle Spezies *Cibotium barometz*
Hinweis Die Arznei unterliegt dem Artenschutzabkommen (CITES, Anhang II). Wenn aus Kulturanbau stammend und mit einem entsprechenden Zertifikat, darf die Substanz legal gehandelt werden. ▶ Anhang

Eigenschaften

Temperatur Warm
Geschmack Bitter, süß
Funktionskreis Leber, Niere

Wirkung

- Tonisiert Leber und Niere und stärkt Knochen und Sehnen
- Leitet Wind-Feuchtigkeit aus
- Wärmt und stabilisiert die Niere

Indikationen

- Steifheit, Schwäche und Schmerzen in den Beinen, der Wirbelsäule oder dem unteren Rücken
- Wind-Feuchtigkeit-*Bi*-Syndrom in Kombination mit Nieren-*Yang*-Mangel, vor allem im Rücken
- Urininkontinenz, vaginaler Ausfluss

Kontraindikationen und Sicherheitshinweise

- Allergie gegen die Arznei
- Vorsicht bei Blasenentleerungsstörung

Schwangerschaft und Stillzeit

Schwangerschaft Während jahrhundertelanger Anwendung sind keine relevanten Risiken bekannt geworden. Im In-vitro-Zebrafisch-Test führte das Arzneidekokt zu keinen relevanten fetotoxischen oder teratogenen Effekten. Ausreichende Untersuchungen zur Embryotoxizität, Fetotoxizität oder Teratogenität liegen nicht vor.
Stillzeit Keine Einschränkungen bekannt

Dosierung und Zubereitung

Dosierung 6–12 g
Zubereitung Erster Kochvorgang 30–60 Min.; zweiter Kochvorgang 20–40 Min.

Kommentar

Gou Ji heißt übersetzt Hundewirbelsäule. Dieses Mittel wird besonders häufig bei *Yang*-Mangel oder Wind-Feuchtigkeit-Kälte-*Bi*-Syndrom in der Wirbelsäule eingesetzt. Dafür wird *Gou Ji* oft kombiniert mit *Du Zhong* (Eucommiae Cortex) aus dieser Gruppe und *Du Huo* (Angelicae Pubescentis Radix) ▶ AG 5.

Typische Rezepturen mit Gou Ji

Gou Ji ist selten in klassischen Rezepturen vorhanden und wird bei entsprechendem Muster jeweils beigefügt.

Gŭ Suì Bŭ
Drynariae Rhizoma
骨碎補 骨碎补

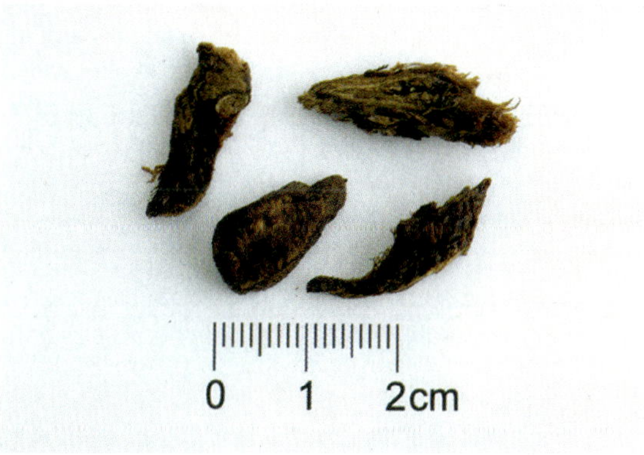

Deutscher Name Farnpflanzenwurzel
Englischer Name Fortune's Drynaria Rhizome
Familie Tüpfelfarne – Polypodiaceae
Offizinelle Spezies *Drynaria fortunei*

Eigenschaften

Temperatur Warm
Geschmack Bitter
Funktionskreis Leber, Niere

Wirkung

- Stärkt und nährt Niere und Leber
- Beschleunigt Wundheilung besonders von Sehnen, Ligamenten und Knochen, stärkt Blut, stillt Blutungen
- Stimuliert das Haarwachstum

Indikationen

- **Nieren-Yang-Mangel** Schwäche und Schmerz im Lumbal- und Kniebereich, chronische Diarrhö, Ohrensausen, Hörverlust, Tinnitus, auch bei durch Nieren-*Yang*-Mangel bedingten Zahnschmerzen
- Bei Verletzungen, Quetschungen, Zerrungen, Distorsionen, Prellungen und Knochenbrüchen. Hierbei wird durch die Essenz und Blut stärkende Wirkung die Wund- und Knochenheilung gefördert.
- Topischer Gebrauch als Tinktur bei Alopezie
- Lokale Anwendung bei Warzen zeigt gute Erfolge

Kontraindikationen und Sicherheitshinweise

Allergie gegen die Arznei

Schwangerschaft und Stillzeit

Schwangerschaft Während jahrhundertelanger Anwendung sind keine relevanten Risiken bekannt geworden. Im In-vitro-Zebrafisch-Test führte das Arzneidekokt zu keinen relevanten fetotoxischen oder teratogenen Effekten. Ausreichende Untersuchungen zur Embryotoxizität, Fetotoxizität oder Teratogenität liegen nicht vor.
Stillzeit Keine Einschränkungen bekannt

Pharmakologie

- Das Arzneigranulat zeigte in vitro eine Östrogenaktivität, die Proliferation östrogenabhängiger Brustkrebszellen wurde dabei nicht stimuliert, in hoher Dosierung gehemmt.
- *Gu Sui Bu* als Nahrungsbestandteil verminderte bei gesunden Erwachsenen in einer Dosis von 15 bzw. 30 g (Jodgehalt 35 bzw. 70mg) den freien Trijodthyronin- und Thyroxinspiegel und erhöhte das TSH. Nach 55 bis 87 Tagen war nur noch das TSH erhöht.

Dosierung und Zubereitung

Dosierung 3–9 g
Zubereitung Erster Kochvorgang 30–60 Min.; zweiter Kochvorgang 20–40 Min.

Kommentar

- *Gu Sui Bu* wird zur Behandlung von Verletzungen oft mit *Xu Duan* (Dipsaci Radix) aus dieser Arzneigruppe kombiniert. Beide Arzneien stärken die Nieren, das *Jing* und die Knochen. *Xu Duan* belebt zusätzlich das Blut. *Gui Sui Bu* stärkt das Blut und fördert die Wundheilung.
- Der Name dieser Arznei bedeutet „gebrochene Knochen heilen".

Typische Rezepturen mit Gu Sui Bu

Gu Sui Bu ist selten in klassischen Rezepturen vorhanden und wird bei entsprechendem Muster jeweils beigefügt.

Hú Táo Rén
Juglandis Semen
核桃仁

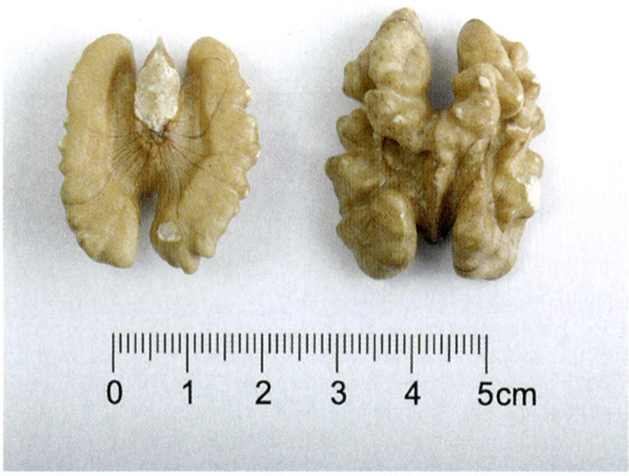

Pinyin-Synonym *He Tao Ren, Hu Tao Rou*
Deutscher Name Walnuss, Baumnuss
Englischer Name English Walnut Seed
Familie Walnussgewächse – Juglandaceae
Offizinelle Spezies *Juglans regia*

Eigenschaften

Temperatur Warm
Geschmack Süß
Funktionskreis Niere, Lunge, Dickdarm

Wirkung

- Stärkt Nieren-*Yang* und stärkt Rücken und Knie
- Tonisiert Lungen-*Qi*, wärmt die Lunge und hilft den Nieren, das *Qi* zu absorbieren, stoppt Husten
- Befeuchtet den Darm und befreit den Stuhlgang

Indikationen

- **Nieren-Yang-Mangel** Schwäche, Schmerz und Kälte im unteren Rücken und in den Knien, Spermatorrhö, Pollakisurie, häufiges Wasserlassen
- **Lungen-Nieren-Schwäche** Chronischer Husten, Keuchen und Asthma
- Trockener Stuhl, Obstipation

Kontraindikationen und Sicherheitshinweise

- Allergie gegen die Arznei
- Vorsicht bei Diarrhö

Schwangerschaft und Stillzeit

Während jahrhundertelanger Anwendung sind keine relevanten Risiken bekannt geworden. Aussagefähige Untersuchungen zur Sicherheit in der Schwangerschaft oder Stillzeit liegen nicht vor.

Interaktionen

Es existiert ein Fallbericht aus China, nach dem eine Patientin, die unter Therapie mit Warfarin stand, unter Einnahme der Arznei einen Anstieg des Gerinnungsmarkers INR erfuhr, der nach Aussetzen der Arzneieinnahme auf sein ursprüngliches Level zurückging.

Dosierung und Zubereitung

Dosierung 6–9 g im Dekokt, als Einzelmittel bis 30 g
Zubereitung Erster Kochvorgang 30–60 Min.; zweiter Kochvorgang 20–40 Min.

Kommentar

Hu Tao Ren kann kombiniert werden mit *Hei Zhi Ma* (Sesami Semen Nigrum) ▶ AG 12.4 und *Feng Mi* (Honig) zu einem feinen Snack mit Nieren tonisierender sowie Darm befeuchtender Wirkung.

Typische Rezepturen mit Hu Tao Ren

Hu Tao Ren ist selten in klassischen Rezepturen vorhanden und wird bei entsprechendem Muster jeweils beigefügt.

Lù Jiăo
Cervi Cornu
鹿角

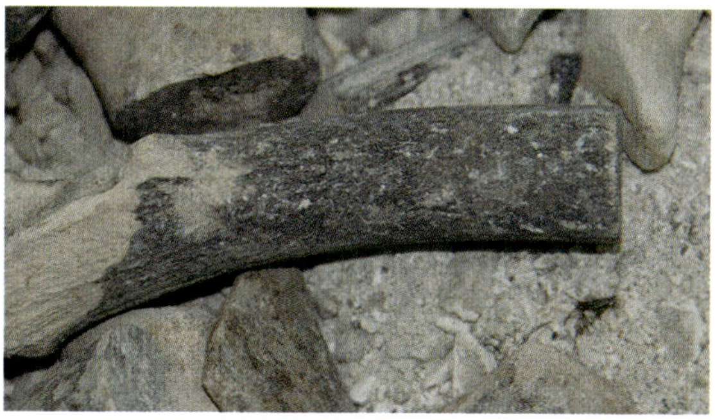

Deutscher Name Verknöchertes Hirschhorngeweih
Englischer Name Deer Horn, Deer Antler
Familie Hirschähnliche – Cervidae
Offizinelle Spezies *Cervus elaphus, Cervus nippon*

Eigenschaften

Temperatur Warm
Geschmack Salzig
Funktionskreis Niere, Leber

Wirkung

- Stärkt das Nieren-*Yang*
- Belebt das Blut und löst Blut-Stasen
- Stärkt Knochen und Sehnen

Indikationen

- Kräfteverlust, Kälteempfindlichkeit, Impotenz, spontane Samenverluste, Unfruchtbarkeit beider Geschlechter, sexuelle Störungen, Schwäche und Kälte im unteren Rücken und den Beinen
- Tiefsitzende Lumbalschmerzen durch eine Kombination von Blut-Stase und Nieren-Schwäche
- Toxische Schwellungen, Mastitis, nicht heilende infizierte Geschwüre

Kontraindikationen und Sicherheitshinweise

Allergie gegen die Arznei

Schwangerschaft und Stillzeit

Während jahrhundertelanger Anwendung sind keine relevanten Risiken bekannt geworden. Aussagefähige Untersuchungen zur Sicherheit in der Schwangerschaft oder Stillzeit liegen nicht vor.

Pharmakologie

Das Arzneiextrakt, oral bis zu einer Dosis von 2000 mg/kg an junge Ratten vom postnatalen Tag 19 bis 21 verabreicht, zeigte keinen östrogenartigen Effekt an den Reproduktionsorganen.

Dosierung und Zubereitung

Dosierung 6–15 g im Dekokt, als Pulver 1–3 g; wird als Pulver auch extern angewendet
Zubereitung Im ersten Kochvorgang länger (60–100 Min.) kochen; zweiter Kochvorgang 20–40 Min. Als Pulver in das fertige Dekokt einrühren.

Kommentar

- Verwendet wird der verknöcherte Teil der jungen männlichen Hirschgeweihe.
- *Lu Jiao* ist sehr teuer, sodass es häufig durch andere Nieren-*Yang* stärkende Arzneien ersetzt oder zur besseren Ausnutzung und Dosisreduzierung als Pulver verabreicht wird.
- **Unterschied von Lu Jiao und Lu Rong** *Lu Jiao* ist schwächer in der Nieren-*Yang* stärkenden Wirkung als *Lu Rong* (Cervi Cornu Pantotrichum) aus dieser Gruppe. Es ist weniger auf die Produktion von Blut und *Jing* ausgerichtet, sondern belebt das Blut, behebt Blut-Stasen und lindert Geschwüre und Schwellungen.

Typische Rezepturen mit Lu Jiao

- *Lu Jiao* ist selten in klassischen Rezepturen vorhanden und wird bei entsprechendem Muster jeweils beigefügt.
- *Lu Jiao* wird manchmal in Rezepturen anstelle von *Lu Jiao Jiao* eingesetzt. Zum Beispiel in *Zuo Gui Wan* oder *You Gui Wan* ▶ RG 8.4

Lù Jiǎo Jiāo

Cervi Cornus Colla

鹿角膠 鹿角胶

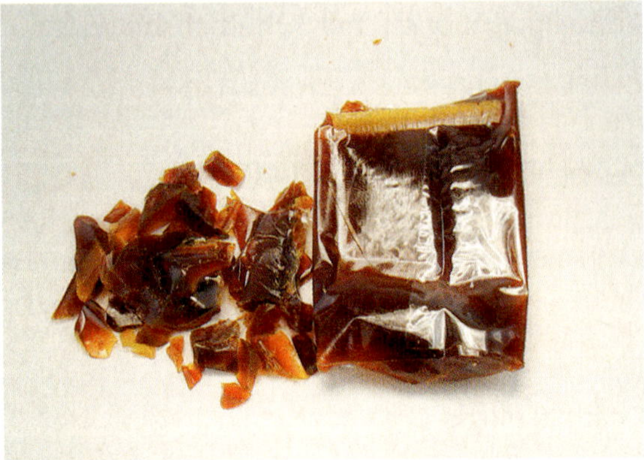

Deutscher Name Hirschhorngeweihgelatine
Englischer Name Deerhorn Glue, Deer Antler Gelatine
Familie Hirschähnliche – Cervidae
Offizinelle Spezies *Cervus elaphus, Cervus nippon*

Eigenschaften

Temperatur Warm
Geschmack Süß, salzig
Funktionskreis Niere, Leber

Wirkung

- Stärkt das Nieren-*Yang*
- Tonisiert und nährt Blut und *Jing*, stillt Blutungen

Indikationen

- Kräfteverlust, Lumbalgien, Impotenz, spontane Samenverluste
- Leukorrhö, uterine Blutungen, Hämaturie, Kälte im Abdomen, nicht heilende Geschwüre
- Uterine und vaginale Blutungen, Hämaturie, Hämoptysen

Kontraindikationen und Sicherheitshinweise

Allergie gegen die Arznei

Schwangerschaft und Stillzeit

Während jahrhundertelanger Anwendung sind keine relevanten Risiken bekannt geworden. Aussagefähige Untersuchungen zur Sicherheit in der Schwangerschaft oder Stillzeit liegen nicht vor.

Pharmakologie

Die Arznei enthält im Verhältnis zu *Lu Rong* (Cervi Cornu Pantotrichum) nur geringe Mengen von Östradiol bzw. Testosteron.

Dosierung und Zubereitung

Dosierung 3–6 g
Zubereitung Wird im kochenden Dekokt aufgelöst

Kommentar

- *Lu Jiao Jiao* wird in das abgeseihte Dekokt hineingerührt, wie bei anderen Formen von Gelatine, z B. *E Jiao* (Asini Corii Colla) ▶ AG 12.2.
- Ist weniger teuer als *Lu Rong* oder *Lu Jiao*, sodass es für diese substituiert wird.
- Im Vergleich zu *Lu Jiao* hat *Lu Jiao Jiao* weniger ausgeprägte tonisierende Eigenschaften. Dafür hat *Lu Jiao Jiao* als Gelatine eine Blutungen stoppende Wirkung.
- Um *Yin*, *Yang* und die Essenz zu stärken, wird *Lu Jiao Jiao* gelegentlich mit *Gui Jia* (Testudinis Carapax et Plastrum) ▶ AG 12.4 kombiniert, auch um *Ren Mai* und *Chong Mai* aufzufüllen, z.B. postpartal oder bei Kindern mit Wachstumsverzögerungen oder bei Allergien und Asthma bronchiale durch *Jing*-Mangel.

Typische Rezepturen mit Lu Jiao Jiao

- *You Gui Wan* (Pille, die die Rechte [Niere] wiederherstellt) ▶ RG 8.4
- *Zuo Gui Wan* (Pille, die die Linke [Niere] wiederherstellt) ▶ RG 8.4

Lù Róng
Cervi Cornu Pantotrichum
鹿茸

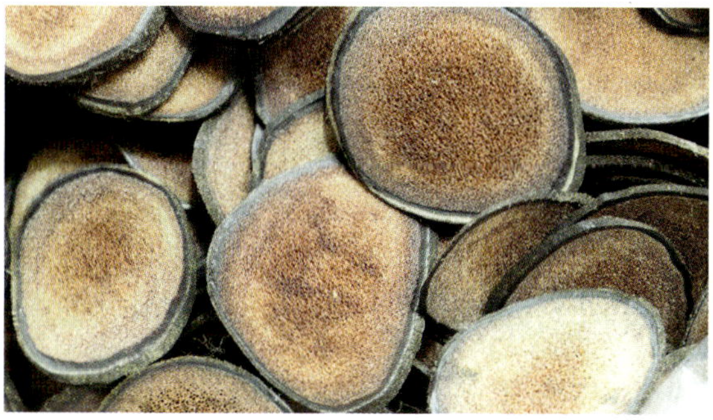

Deutscher Name Noch nicht verknöchertes Hirschgeweih
Englischer Name Pilose Antler, Velvet of Deer Antler
Familie Hirschähnliche – Cervidae
Offizinelle Spezies *Cervus nippon, Cervus elaphus*

Eigenschaften

Temperatur Warm
Geschmack Süß, salzig
Funktionskreis Niere, Leber

Wirkung

- Tonisiert die Nieren und stärkt das Nieren-*Yang*
- Tonisiert *Du Mai*, vermehrt Blut und *Jing*, stärkt Knochen und Sehnen
- Reguliert *Ren Mai* und *Chong Mai*, stabilisiert *Dai Mai*
- Fördert die Wundheilung

Indikationen

- Erschöpfung, Kräfteverlust, Auszehrung, Kälteempfindlichkeit, Schwäche im unteren Rücken und in den Knien, Impotenz, spontane Samenverluste, Unfruchtbarkeit beider Geschlechter, sexuelle Störungen, Schwindel, Hörminderung, Tinnitus, häufige Miktionen mit hellem, klarem Urin
- Kindliche Unterernährung und Wachstumsverzögerung mit Schwäche von Knochen und Sehnen, Knochendeformitäten, mentale Retardierung, Lernschwierigkeiten
- Weißlicher, vaginaler Ausfluss, Infertilität und/oder uterine Blutungen durch Kälte und energetische Schwäche im Uterus
- Nicht heilende Geschwüre, und solche, die eine klare Flüssigkeit sezernieren

Kontraindikationen und Sicherheitshinweise

- Allergie gegen die Arznei
- Gastrointestinale Ulzera
- Behandlung mit Antikoagulanzien
- Vorsicht bei Behandlung mit Heparin, Thrombozytenaggregationshemmern, nichtsteroidalen Antirheumatika (NSAR) und Corticosteroiden.
- Eine hohe Anfangsdosis kann zu aufsteigendem *Yang* und Innerem Wind führen.

Schwangerschaft und Stillzeit

Während jahrhundertelanger Anwendung sind keine relevanten Risiken bekannt geworden. Aussagefähige Untersuchungen zur Sicherheit in der Schwangerschaft oder Stillzeit liegen nicht vor.

Interaktionen

Die Arznei erhöht in Kombination mit Acetylsalicylsäure oder nichtsteroidalen Antirheumatika (NSAR) das Risiko für peptische Ulzera.

Pharmakologie

- Die Arznei enthält in sehr variablen Mengen östrogen-, progesteron- und testosteronwirksame Substanzen, was offenbar von der Schicht abhängt, aus der die Arznei stammt, eine Voraussage über die zu erwartenden Effekte ist schwer möglich. Ein Dekokt zeigte einen Anstieg des Testosteronspiegels bei männlichen Ratten, ethanolische Extrakte Östrogeneffekte in vivo und einen Anstieg des Östradiolspiegels.
- In der Kombination *Lu Rong Yang Shen Tang* zeigten sich in vitro bzw. in vivo (Ames-Test, Mikrokern- und Chromosomenaberrationstest) keine Hinweise auf Mutagenität oder Gentoxizität.

Dosierung und Zubereitung

Dosierung 1–2 g, als Pulver; mit kleiner Dosis beginnen
Zubereitung Wird nicht dekoktiert, sondern als Pulver mit dem Dekokt eingenommen

Kommentar

- Verwendet wird der noch nicht verknöcherte Teil von Hirschgeweihen männlicher Tiere. Lege artis wird das Geweih dem lebenden Tier unter Narkose entnommen, doch nicht immer. Aus tierethischem Gesichtspunkt ist der Einsatz dieser Arznei deshalb zu hinterfragen.
- *Lu Rong* ist sehr teuer, sodass es häufig durch andere das Nieren-*Yang* stärkende Arzneien ersetzt wird. Zur besseren Ausnutzung und Dosisreduzierung wird *Lu Rong* als Pulver verabreicht.
- **Unterschiede von Lu Rong und Lu Jiao** *Lu Rong* ist stärker in der Nieren-*Yang* tonisierenden Wirkung als *Lu Jiao* (Cervi Cornu). *Lu Jiao* ist außerdem weniger auf die Produktion von Blut und *Jing* ausgerichtet, sondern belebt das Blut und behebt Blut-Stasen.

Typische Rezepturen mit Lu Rong

Tu Si Zi Wan (Cuscutae Semen Pille) zur Behandlung von *Yang*- und *Jing*-Mangel. Diese Rezeptur wird in diesem Buch nicht berücksichtigt

Ròu Cōng Róng
Cistanches Herba
肉蓰蓉 肉苁蓉

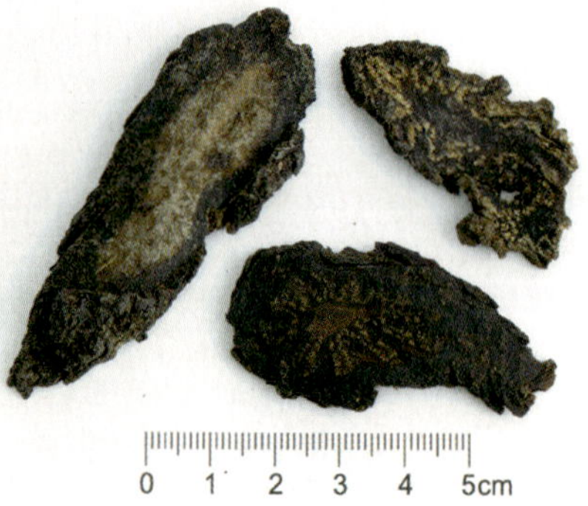

Pinyin-Synonym *Cong Rong*
Deutscher Name Wüstencistanchenkraut
Englischer Name Desertliving Cistanche, Fleshy Stem of the Broomrape
Familie Sommerwurzgewächse – Orobanchaceae
Offizinelle Spezies *Cistanche deserticola, Cistanche tubulosa*
Hinweis Die Pflanze unterliegt dem Artenschutzabkommen (CITES) ▶ Anhang.

Eigenschaften

Temperatur Warm
Geschmack Süß, salzig
Funktionskreis Niere, Dickdarm

Wirkung

- Tonisiert die Nieren, stärkt das *Yang* und unterstützt *Jing* und Blut
- Befeuchtet den Darm und befreit den Stuhlgang

Indikationen

- Impotenz, Spermatorrhö, Urininkontinenz, Schwäche, Schmerzen und Kälte in den Knien wie im Lumbalbereich, Infertilität, Uterusblutungen
- Obstipation im Alter durch Trockenheit, *Qi*- und Blut-Mangel

Kontraindikationen und Sicherheitshinweise

- Allergie gegen die Arznei
- Prostatakarzinom
- Vorsicht bei Ejaculatio praecox

Schwangerschaft und Stillzeit

Während jahrhundertelanger Anwendung sind keine relevanten Risiken bekannt geworden. Aussagefähige Untersuchungen zur Sicherheit in der Schwangerschaft oder Stillzeit liegen nicht vor.

Interaktionen

Die Arznei verstärkt die Aktivität der Neurotransmitter Noradrenalin, Dopamin und Serotonin im Hypothalamus. Dadurch könnte die Wirkung von Sympathomimetika, Monoaminooxidasehemmern, trizyklischen Antidepressiva und solchen vom Typ selektive Serotoninwiederaufnahmehemmer (SSRI) verstärkt werden.

Pharmakologie

- Dekokte bzw. wässrige Extrakte demonstrierten widersprüchliche Östrogeneffekte in vitro und in vivo und widersprüchliche Androgeneffekte in vivo. In einer Studie führte ein Dekokt zu einem deutlichen Anstieg von Corticosteron bei der Ratte.
- Wässrige Extrakte zeigten in vitro bzw. in vivo (Ames-Test, i.p. Mikrokern- und Chromosomenaberrationstest) keine Hinweise auf Mutagenität oder Gentoxizität.

Dosierung und Zubereitung

Dosierung 6–10 g

Zubereitung Erster Kochvorgang 30–60 Min; zweiter Kochvorgang 20–40 Min.

Kommentar

Rou Cong Rong wird in der Behandlung von Obstipation mit *Yang*-, Blut- und *Jing*-Mangel oft kombiniert mit *Suo Yang* (Cynomorii Herba) aus dieser Gruppe. In dieser Funktion sind die beiden Mittel praktisch identisch.

Typische Rezepturen mit Rou Cong Rong

Ji Chuan Jian (Dekokt, das dem Fluss [fließen] hilft) ▶ RG 3.2

Shā Yuàn Zǐ
Astragali Complanati Semen
沙苑子

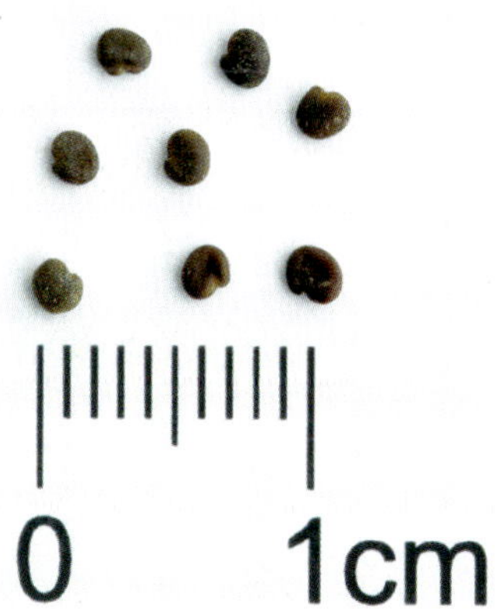

Pinyin-Synonym *Sha Yuan Ji Li*
Deutscher Name Tragantsamen
Englischer Name Flatstem Milkvetch Seed
Familie Hülsenfrüchtler – Fabaceae
Offizinelle Spezies *Astragalus complanatus*

Eigenschaften

Temperatur Warm
Geschmack Süß
Funktionskreis Leber, Niere

Wirkung

- Stärkt das *Yang* der Niere und kräftigt *Jing* und hält Urin zurück
- Harmonisiert den Funktionskreis Leber und verbessert die Sicht

Indikationen

- **Nieren-Yang-Mangel** Impotenz, vorzeitiger Samenerguss, Harnträufeln, Schwäche und Schmerz im Lumbal- und Kniebereich, häufiges Wasserlassen, Enuresis, Urininkontinenz
- Sehschwäche aufgrund von Leber-Blut-Mangel

Kontraindikationen und Sicherheitshinweise

- Allergie gegen Arznei
- Vorsicht bei Blasenentleerungsstörung

Schwangerschaft und Stillzeit

Während jahrhundertelanger Anwendung sind keine relevanten Risiken bekannt geworden. Aussagefähige Untersuchungen zur Sicherheit in der Schwangerschaft oder Stillzeit liegen nicht vor.

Pharmakologie

Ein wässriger Extrakt zeigte im Mikrokerntest bei der Maus keine Hinweise auf Gentoxizität.

Dosierung und Zubereitung

Dosierung 9–15 g
Zubereitung Erster Kochvorgang 30–60 Min.; zweiter Kochvorgang 20–40 Min.

Kommentar

Sha Yuan Zi ist ein besonders häufig eingesetztes Mittel bei Inkontinenz, Bettnässen und häufiger Miktion aufgrund von Nieren-Mangelzuständen. Dafür wird diese Arznei oft kombiniert mit adstringierenden Mitteln ▶ AG 13, wie *Sang Piao Xiao* (Mantidis Ootheca), *Fu Pen Zi* (Rubi Fructus), *Lian Zi* (Nelumbinis Semen) und *Qian Shi* (Euryales Semen). Ebenfalls wird es in diesem Fall kombiniert mit anderen *Yang* tonisierenden Mitteln, welche die Blase und den Urin regulieren, besonders häufig mit *Tu Si Zi* (Cuscutae Semen) aus dieser Gruppe.

Typische Rezepturen mit Sha Yuan Zi

Jin Suo Gu Jing Wan (Pille um Metall zu sichern und Essenz zu stabilisieren) zur Behandlung von *Jing*-Mangel mit Spermatorrhö und Impotenz. Diese Rezeptur wird in diesem Buch nicht berücksichtigt

Shé Chuáng Zĭ
Cnidii Fructus
蛇床子

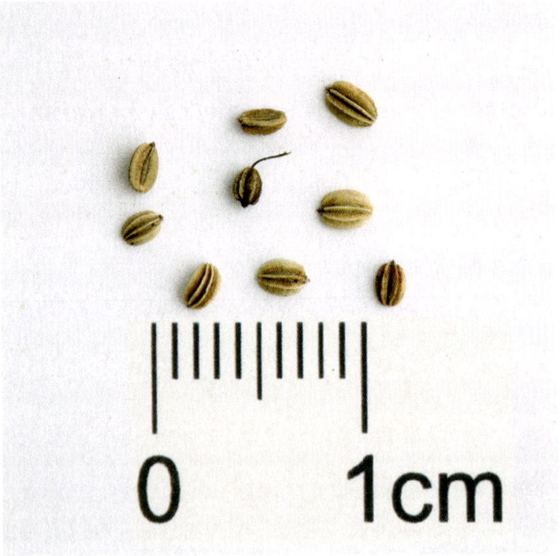

Deutscher Name Brenndoldenfrucht
Englischer Name Common Cnidium Fruit
Familie Doldengewächse – Umbelliferae
Offizinelle Spezies *Cnidium monnieri*

Eigenschaften

Temperatur Warm
Geschmack Scharf, bitter
Funktionskreis Niere

Wirkung

- Stärkt und wärmt das Nieren-*Yang*
- Vertreibt Feuchtigkeit, tötet Parasiten und stillt Juckreiz

Indikationen

- **Nieren-Yang-Mangel** Lumbalgien, Impotenz, häufiges Wasserlassen, Unfruchtbarkeit bei beiden Geschlechtern durch Nieren-Schwäche oder Kälte im Uterus
- **Feuchtigkeit-Kälte besonders im Unteren Erwärmer** Weißlicher vaginaler Ausfluss, Lumbalgien durch Wind-Feuchtigkeit, Ekzeme im Unteren Erwärmer, besonders im Genitalbereich, Juckreiz, Trichomoniasis, auch bei Skabies und Dermatophytose (Tinea corporis)
- **Auch externe Anwendung möglich** Als Auflagen, Puder, Salbe oder Sitzbäder bei juckenden Hauterkrankungen, besonders im Genitalbereich

Kontraindikationen und Sicherheitshinweise

- Hitze-Feuchtigkeit im Unteren Erwärmer
- *Yin*-Mangel mit Leere-Hitze
- Allergie gegen die Arznei
- Prostatakarzinom (bei innerlicher Anwendung)
- Vorsicht, die Arznei ist leicht toxisch, Überdosierung vermeiden

Schwangerschaft und Stillzeit

Schwangerschaft Während jahrhundertelanger Anwendung sind keine relevanten Risiken bekannt geworden. Im In-vitro-Zebrafisch-Test führte das Arzneidekokt nur unter hohen Konzentrationen zu fetotoxischen und teratogenen Effekten, die Relevanz für den Menschen ist unklar. Ausreichende Untersuchungen zur Sicherheit in der Schwangerschaft liegen nicht vor.
Stillzeit Keine Einschränkungen bekannt

Interaktionen

Die äußere Anwendung der Arznei zusammen mit *Bai Bu* (Stemonae Radix) ▶ AG 6.3 kann zu Rötung und starkem Juckreiz führen.

Pharmakologie

- Ein wässriger Extrakt bewirkte bei männlichen Ratten einen Anstieg des Serum-Testosterons, einen Abfall des LH und einen Gewichtszuwachs von Prostata und Samenblase.
- Wässrige Extrakte zeigten in vitro bzw. in vivo (Ames-Test, unscheduled DNA synthesis-Test, i.p. Mikrokern- und Chromosomenaberrationstest) keine Hinweise auf Mutagenität oder Gentoxizität.

Dosierung und Zubereitung

Dosierung 3–10 g; geeignete Menge für topische Anwendung, als Dekokt für Dampfbäder, Spülungen oder Waschungen oder als Pulver
Zubereitung Erster Kochvorgang 30–60 Min.; zweiter Kochvorgang 20–40 Min

Kommentar

- *She Chuang Zi* wird gelegentlich auch unter den Mitteln zur äußerlichen Anwendung aufgelistet.
- In Untersuchungen zeigte sich in vitro ein antibakterieller Effekt. Auch antiparasitische Eigenschaften gegen Askariden, Trichomonaden und Pilze konnten nachgewiesen werden.
- *She Chuang Zi* wird besonders häufig bei Juckreiz eingesetzt.

Typische Rezepturen mit She Chuang Zi

She Chuang Zi ist selten in klassischen Rezepturen vorhanden und wird bei entsprechendem Muster jeweils beigefügt.

Suŏ Yáng
Cynomorii Herba
鎖陽 锁阳

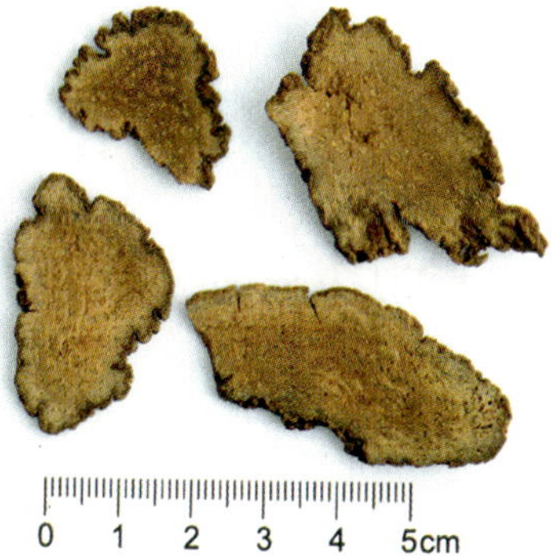

Deutscher Name Hundskolbenkraut
Englischer Name Songaria Cynomorium Herb, Fleshy Stem of Cynomorium
Familie Malteserschwammgewächse – Cynomoriaceae
Offizinelle Spezies *Cynomorium songaricum*

Eigenschaften

Temperatur Warm
Geschmack Süß
Funktionskreis Leber, Niere, Dickdarm

Wirkung

- Tonisiert das Nieren-*Yang* und stärkt Blut und *Yin* der Leber
- Nährt das Blut, stärkt das *Jing* und befeuchtet den Darm

Indikationen

- Impotenz, Infertilität, häufiges Wasserlassen, Spermatorrhö, Atrophie
- Obstipation aufgrund von Blut-, *Jing*- oder *Qi*-Mangel mit gleichzeitigem *Yang*-Mangel

Kontraindikationen und Sicherheitshinweise

- Allergie gegen die Arznei
- Vorsicht bei Ejaculatio praecox
- Vorsicht bei Prostatakarzinom

Schwangerschaft und Stillzeit

Während jahrhundertelanger Anwendung sind keine relevanten Risiken bekannt geworden. Aussagefähige Untersuchungen zur Sicherheit in der Schwangerschaft oder Stillzeit liegen nicht vor.

Pharmakologie

- Das Arzneidekokt erhöhte den Serumtestosteronspiegel, die Spermienanzahl und -beweglichkeit, nicht jedoch das Hodengewicht bei männlichen Ratten mit Oligoasthenospermie. Auch das Drogenpulver stimulierte das Hodenwachstum nicht. Unter dem Arzneidekokt fanden sich in vitro keine Östrogeneffekte.
- Das Arzneipulver zeigte in vitro (Ames-Test) und in vivo bei der Maus (Chromosomenaberrationstest, Mikrokerntest) keine Hinweise auf Mutagenität oder Gentoxizität.

Dosierung und Zubereitung

Dosierung 5–10 g
Zubereitung Erster Kochvorgang 30–60 Min.; zweiter Kochvorgang 20–40 Min.

Kommentar

Suo Yang wird in der Behandlung von Obstipation mit *Yang*-, Blut- und *Jing*-Mangel oft kombiniert mit *Rou Cong Rong* (Cistanches Herba) aus dieser Gruppe. In dieser Funktion sind die beiden Mittel praktisch identisch.

Typische Rezepturen mit Suo Yang

Hu Qian Wan (Pille des auf der Lauer liegenden Tigers) ▶ RG 8.5

Tù Sī Zǐ
Cuscutae Semen
菟絲子 菟丝子

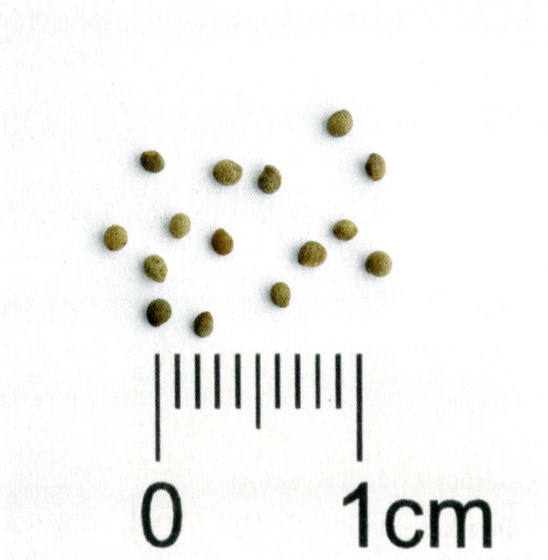

Deutscher Name Chinesischer Teufelszwirn
Englischer Name Chinese Dodder Seed
Familie Windengewächse – Convolvulaceae
Offizinelle Spezies *Cuscuta australis, Cuscuta chinensis*

Eigenschaften

Temperatur Neutral
Geschmack Scharf, süß
Funktionskreis Leber, Niere, Milz

Wirkung

- Stärkt die Nieren und füllt *Jing* auf
- Stärkt Leber und klärt die Augen
- Unterstützt Nieren und Milz
- Beruhigt den Fötus

Indikationen

- **Nieren-Yang-Mangel, Jing-Mangel** Impotenz, nächtliche Samenverluste, sexuelle Probleme, Schwindel, Lumbalgien, häufiges Wasserlassen, Leukorrhö
- **Nieren- und Leber-Mangel** Verminderte Sehfähigkeit, verschwommenes Sehen, Mouches volantes
- **Nieren- und Milz-Yang-Mangel** Diarrhö, Appetitverlust
- Bei habituellem Abort und drohender Fehlgeburt

Kontraindikationen und Sicherheitshinweise

- *Yin*-Mangel mit Leere-Hitze
- Allergie gegen die Arznei
- Prostatakarzinom

Schwangerschaft und Stillzeit

Schwangerschaft Mit Vorsicht anzuwenden wegen nicht auszuschließender fetaler Beeinträchtigungen und widersprüchlicher Hinweise auf Gentoxizität ▶ Pharmakologie. Traditionell war die Anwendung der Arznei während der Schwangerschaft umstritten.[1] Im Tierversuch erzeugte das Arzneidekokt rhythmische Kontraktionen am Uterus von Meerschweinchen und Kaninchen, ohne den Tonus zu erhöhen. Eine experimentelle Studien an schwangeren Ratten[2] und drei von vier In-vitro-Studien mit fetalen Endgliedknospen von Ratten fanden ausschließlich unter sehr hohen Dosen eines wässrigen Arzneiextraktes bzw. von Dekokten fetale Differenzierungsstörungen, knöcherne Variationen und Entwicklungsverzögerungen. Ausreichende Untersuchungen zur Sicherheit der Arznei in der Schwangerschaft liegen nicht vor.
Stillzeit Mit Vorsicht anzuwenden wegen widersprüchlicher Hinweise auf Mutagenität bzw. Gentoxizität.

Pharmakologie

- Das Dekokt bzw. wässrige Extrakte zeigten in vivo widersprüchliche Ergebnisse bzgl. einer Östrogenaktivität, jedoch eine Androgenwirkung einschließlich eines Anstiegs des Serumtestosterons.
- Unter wässrigen Extrakten fanden sich widersprüchliche Ergebnisse im Ames-Test auf Mutagenität, der In-vitro-UDS-Test verlief negativ. Unter In-vivo-Testbedingungen war der Mikrokerntest bei intraperitonealer Verabreichung teils negativ, teils positiv, der Chromo-

1 Bensky D, Clavey S, Stöger E. Chinese Herbal Medicine. Materia Medica. 3rd ed. Seattle, WA: Eastland Press; 2004.
2 Xia HF. [Study on embryonic developmental toxicity of water extract of Cuscutae] (Chinese). Master thesis. Zunyi, China: Zunyi Medical College; 2012.

somenaberrationstest negativ.[1,2] Bei intragastraler Verabreichung zeigte der Mikrokerntest bei der Ratte unter sehr hoher Dosis (40 g/kg/d) ein positives Ergebnis.[3]

Dosierung und Zubereitung

Dosierung 6–12 g; geeignete Menge für topische Anwendung
Zubereitung Zerstoßen und im Beutel kochen; erster Kochvorgang 30–60 Min.; zweiter Kochvorgang 20–40 Min.

Kommentar

- *Tu Si Zi* ist ein mildes Tonikum für den *Yang*-, *Yin*- und *Jing*-Bereich der Niere. *Tu Si Zi* wird oft hoch dosiert.
- *Tu Si Zi* stärkt den seelisch-geistigen Aspekt der Nieren-Energie, die Willenskraft *Zhi* ▶ S. 38
- Die Fötus beruhigende Wirkung ist nicht ganz so stark ausgeprägt wie die bei *Du Zhong* (Eucommiae Cortex) aus dieser Gruppe. Wegen widersprüchlicher Hinweise auf Mutagenität bzw. Gentoxizität ist die Arznei bei dieser Indikation zurückhaltend einzusetzen.

Typische Rezepturen mit Tu Si Zi

Tu Si Zi Wan (Cuscutae Semen Pille) zur Behandlung von *Yang*- und *Jing*-Mangel. Diese Rezeptur wird in diesem Buch nicht berücksichtigt.

Xiān Máo
Curculiginis Rhizoma
仙茅

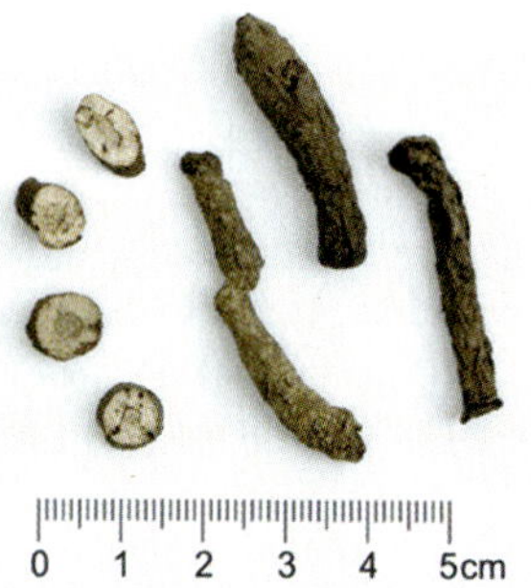

Deutscher Name Rüssellilienwurzel
Englischer Name Common Curculigo Rhizome, Golden Eye-Grass Rhizome
Familie Liliengewächse – Amaryllidaceae
Offizinelle Spezies *Curculigo orchioides*

Eigenschaften

Temperatur Heiß
Geschmack Scharf
Funktionskreis Niere, Leber

Wirkung

- Stärkt und wärmt Nieren-*Yang*
- Eliminiert Wind, Kälte und Feuchtigkeit

Indikationen

- **Nieren-Yang-Mangel** Impotenz, Spermatorrhö, Harnträufeln, häufiges Wasserlassen, kalte Extremitäten, inneres Frieren, Infertilität durch Kälte und *Yang*-Mangel
- Rheumatische Gelenkbeschwerden aufgrund von Kälte, Feuchtigkeit und Wind in Kombination mit *Yang*-Mangel

Kontraindikationen und Sicherheitshinweise

- Leere-Hitze-Zustände
- Allergie gegen die Arznei
- Ejaculatio praecox
- Vorsicht bei Prostatakarzinom
- Vorsicht, die Arznei ist toxisch und heiß, eine Überdosierung muss strikt vermieden werden
- Vorsicht mit Langzeitanwendung

Schwangerschaft und Stillzeit

Mit Vorsicht anzuwenden wegen Toxizität. Aussagefähige Untersuchungen zur Sicherheit in der Schwangerschaft oder Stillzeit liegen nicht vor.

1 Yin XJ, Liu DX, Wang HC, Zhou Y. A study on the mutagenicity of 102 raw pharmaceuticals used in Chinese traditional medicine. Mutat Res. 1991;260(1):73-84.
2 Committee on Chinese Medicine and Pharmacy. Mutagenicity testing of Chinese drugs (4). Armeniacae Semen and other 29 Chinese drugs. Department of Health, Taiwan, 1994; http://www.ccmp.gov.tw/en/research/result_popup.asp?detailno=536, last access 2012/25/01.
3 Xia HF, Li XH. [Acute toxicity test and micronucleus test of water extract from Cuscutae Semen in rats] (Chinese). Zhongguo Shiyan Fangjixue Zazhi [Chinese Journal of Experimental Traditional Medical Formulae]. 2014;20(13):185-188.

Pharmakologie

- Das Arzneidekokt führte zu Östrogeneffekten bei weiblichen Ratten. Ein nicht definierter Extrakt erhöhte das freie Serumtestosteron bei männlichen Ratten, jedoch nicht das Gesamttestosteron.
- Ein ethanolischer Extrakt zeigte in vitro (Ames-Test, unscheduled DNA synthesis-Test) keine Hinweise auf Mutagenität.

Dosierung und Zubereitung

Dosierung 3–10 g
Zubereitung Erster Kochvorgang 30–60 Min.; zweiter Kochvorgang 20–40 Min.

Kommentar

- Die drei *Yang* tonisierenden Arzneien *Xian Mao, Ba Ji Tian* (Morindae Officinalis Radix) und *Yin Yang Huo* (Epimedii Folium) aus dieser Arzneigruppe sind ähnlich in ihrer Funktion. Alle drei stärken das *Yang* und vertreiben gleichzeitig Wind-Feuchtigkeit. Sie sind deshalb besonders geeignet bei älteren Personen mit *Yang*-Mangel und gleichzeitigem Kälte-Feuchtigkeit-*Bi*-Syndrom. Dafür können sie kombiniert werden mit Wind-Feuchtigkeit-Arzneien, wie *Qiang Huo* (Notopterygii Rhizoma et Radix) ▶ AG 1.1, *Du Huo* (Angelicae Pubescentis Radix) oder *Wei Ling Xian* (Clematidis Radix et Rhizoma) ▶ AG 5 sowie mit Kälte zerstreuenden Arzneien, wie *Fu Zi* (Aconiti Radix Lateralis Praeparata) ▶ AG 6.1 und *Gui Zhi* (Cinnamomi Ramulus) ▶ AG 1.1.
- Die drei Arzneien *Xian Mao, Ba Ji Tian* und *Yin Yang Huo* unterscheiden sich wie folgt in Bezug auf ihre wärmende Wirkung:
  - *Ba Ji Tian* wärmt moderat
  - *Yin Yang Huo* wärmt etwas stärker
  - *Xian Mao* ist das am stärksten erhitzende Mittel. *Xian Mao* ist auch toxisch und sollte nicht über einen langen Zeitraum eingenommen werden.

Typische Rezepturen mit Xian Mao

Er Xian Tang (Zwei Unsterbliche Dekokt) ▶ RG 8.4

Xú Duàn
Dipsaci Radix
續斷 续断

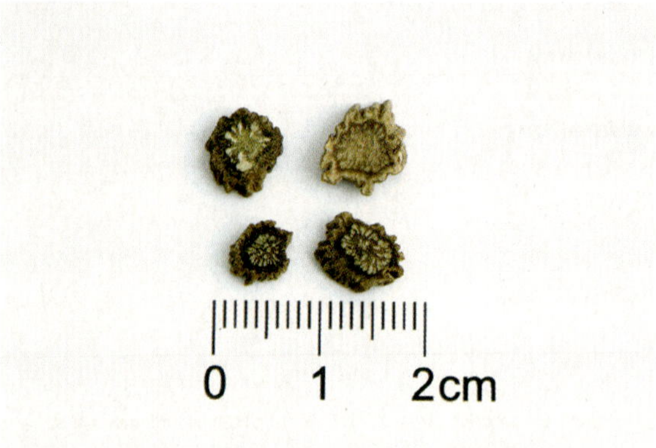

Deutscher Name Chinesische Kardenwurzel
Englischer Name Himalayan Teasel Root, Dipsacus
Familie Kardengewächse – Dipsacaceae
Offizinelle Spezies *Dipsacus asper*

Eigenschaften

Temperatur Leicht warm
Geschmack Bitter, süß, scharf
Funktionskreis Leber, Niere

Wirkung

- Stärkt Niere und Leber
- Knochenbrüche heilend
- Beruhigt den Fötus und stillt Blutungen

Indikationen

- **Nieren- und Leber-Mangel** Schmerzen im Lumbal- und Kniebereich, Steifheit und Schwäche der Beine
- Knochenbrüche und externe traumatische Verletzungen; *Xu Duan* wirkt hierbei schmerzlindernd und vor allem die Wundheilung und Knochenbildung fördernd
- Uterine Blutungen und vaginaler Ausfluss. Traditionell bei Blutungen während der Schwangerschaft, unruhigem Fötus mit drohender Früh- oder Fehlgeburt eingesetzt; hierzu Eintragungen unter ▶ Schwangerschaft beachten(!)

Kontraindikationen und Sicherheitshinweise

Allergie gegen die Arznei

Schwangerschaft und Stillzeit

Schwangerschaft Kontraindiziert. In einer experimentellen Studie an der Maus erhöhte ein wässriger Dipsaci-Radix-Extrakt unter einer Dosierung mit 2, 8 und 32 g/kg die fetale Missbildungsrate in dosisabhängiger Weise, und erreichte unter 32 g/kg statistische Signifikanz. Unter dieser Dosis fanden sich ferner eine verzögerte Knochenbildung und Mineralisation. Im embryonalen Stammzelltest fand sich dagegen keine Embryotoxizität.[1]
Im In-vitro-Zebrafisch-Test führte das Arzneidekokt bereits in niedrigen Konzentrationen zu Fetotoxizität und viszeralen Deformitäten. Die fetotoxischen Konzentrationen waren die niedrigsten unter 26 getesteten Arzneien. Bzgl. Gentoxizität ▶ Pharmakologie.
Stillzeit Wegen nicht auszuschließender Gentoxizität mit Vorsicht einsetzen

Pharmakologie

- Alkoholische Extrakte zeigten in vitro und in vivo keine eindeutige Östrogen- oder Androgenaktivität.
- Das Arzneidekokt reagierte bei der Maus unter hoher Dosis (32 g/kg) im Mikrokerntest positiv und im Comet Assay schwach positiv.[2] Weitere Tests zur Gentoxizität fanden sich in der Literatur nicht.

Dosierung und Zubereitung

Dosierung 9–15 g
Zubereitung Erster Kochvorgang 30–60 Min.; zweiter Kochvorgang 20–40 Min.

Kommentar

- Bei der Wundheilung ist auch die äußerliche Anwendung als Pulver gebräuchlich.
- Der chinesische Name deutet auf die Wirkung hin: „Stellt das Gebrochene wieder her". *Xu Duan* wird zur Heilung von Knochenbrüchen kombiniert mit *Gu Sui Bu* (Drynariae Rhizoma) aus dieser Gruppe. Beide Arzneien stärken die Nieren, das *Jing* und die Knochen. *Xu Duan* belebt zusätzlich das Blut. *Gui Sui Bu* stärkt das Blut und fördert die Wundheilung.
- *Xu Duan* wird besonders häufig kombiniert mit *Du Zhong* (Eucommiae Cortex) aus dieser Gruppe. Beide Arzneien sind sehr ähnlich in ihrer Wirkung, wobei *Xu Duan* eine zusätzliche Blut belebende Wirkung hat.

Typische Rezepturen mit Xu Duan

Shou Tai Wan (Langlebigkeitspille für den Fetus) ▶ RG 11.3

Yì Zhì
Alpiniae Oxyphyllae Fructus
益智

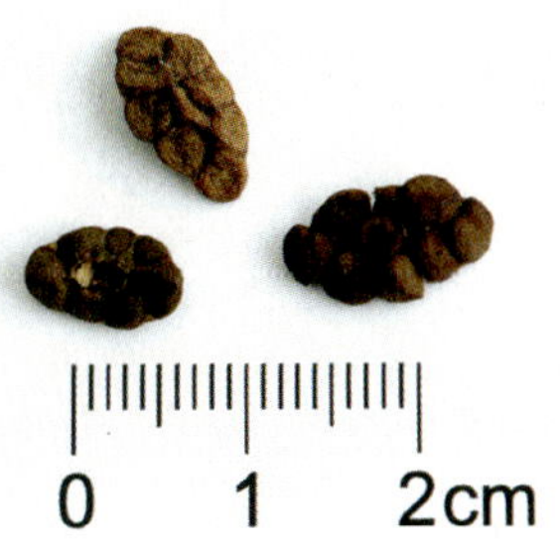

Pinyin-Synonym *Yi Zhi Ren*
Deutscher Name Alpinia Oxyphylla Früchte
Englischer Name Sharpleaf Galangal Fruit, Bitter-seeded Cardamon
Familie Ingwergewächse – Zingiberaceae
Offizinelle Spezies *Alpinia oxyphylla*

Eigenschaften

Temperatur Warm
Geschmack Scharf
Funktionskreis Milz, Niere

Wirkung

- Wärmt das Nieren-*Yang*, stabilisiert das *Jing* und bindet den Urin
- Wärmt die Milz, stoppt Durchfall und reduziert übermäßige Speichelbildung

Indikationen

- **Nieren-Yang-Mangel** Harninkontinenz, Spermatorrhö, vaginaler Ausfluss, häufiges Wasserlassen, Enuresis
- **Milz-Yang-Mangel** Durchfall, kalte Magen- und Bauchschmerzen, exzessiver Speichelfluss, klebriger Mundgeschmack, Appetitlosigkeit

---

1 Xiao TT, Xu M, Yang XH, et al. The evaluation on embryotoxicity of Dipsaci Radix with mice and embryonic stem cells. J Ethnopharmacol. 2014;151(1):114-122.
2 Chen Y, Wang J, Chen SQ, et al. [Screening on toxicity of 26 kinds of commom orthopedic herbal medicines using Zebrafish model] (Chinese). Nanjing Zhong Yiyao Daxue Xuebao [Journal of the Nanjing University of TCM]. 2016;32(5):465-469.

Kontraindikationen und Sicherheitshinweise

- *Yin*-Schwäche mit Feuer
- Allergie gegen die Arznei
- Akute Blasenentzündung

Schwangerschaft und Stillzeit

Während jahrhundertelanger Anwendung sind keine relevanten Risiken bekannt geworden. Aussagefähige Untersuchungen zur Sicherheit in der Schwangerschaft oder Stillzeit liegen nicht vor.

Pharmakologie

Wässrige Extrakte zeigten in vitro (Ames-Test, Bacillus-subtilis-Test, unscheduled DNA synthesis-Test) bis auf einen nicht detailliert übermittelten positiven Ames-Test keine Hinweise auf Mutagenität. In-vivo-Tests bei der Maus (Spermienabnormalitätstest, Mikrokerntest) ergaben keine Hinweise auf Gentoxizität.

Dosierung und Zubereitung

Dosierung 3–10 g
Zubereitung Zerstoßen und dem Dekokt für die letzten 5–10 Min. des zweiten Kochvorgangs zugeben

Kommentar

- *Yi Zhi* kann den Appetit anregen durch das Wärmen und Verteilen des *Qi* im Mittleren Erwärmer. Es hilft dem *Qi* abzusteigen und behandelt dadurch abdominale Fülle.
- *Yi Zhi* ist scharf, warm und aromatisch, aber auch adstringierend. Es stoppt übermäßigen Speichelfluss und Durchfall durch das Wärmen der Milz und das Wiedererlangen ihrer Transportfunktion.
- *Yi Zhi* eignet sich hervorragend bei kindlichem Bettnässen und bei Inkontinenz und ist eines der am häufigsten eingesetzten Mittel bei diesen Indikationen.
- Weitere Arzneien aus dieser Gruppe, die das Nieren-*Yang* tonisieren und Diarrhö stoppen, sind *Bu Gu Zhi* (Psoraleae Fructus) und *Tu Si Zi* (Cuscutae Semen). Diese werden oft mit *Yi Zhi* kombiniert.
- Die Kombination von *Qian Shi* (Euryales Semen), *Jin Ying Zi* (Rosae Laevigatae Fructus) ▶ AG 13 und *Yi Zhi* hat eine synergistische Wirkung in der Behandlung von Proteinurie.

Typische Rezepturen mit Yi Zhi

Suo Quan Wan (Pille, die die Schleuse schließt) ▶ RG 11.3

Yín Yáng Huò
Epimedii Folium
淫羊藿

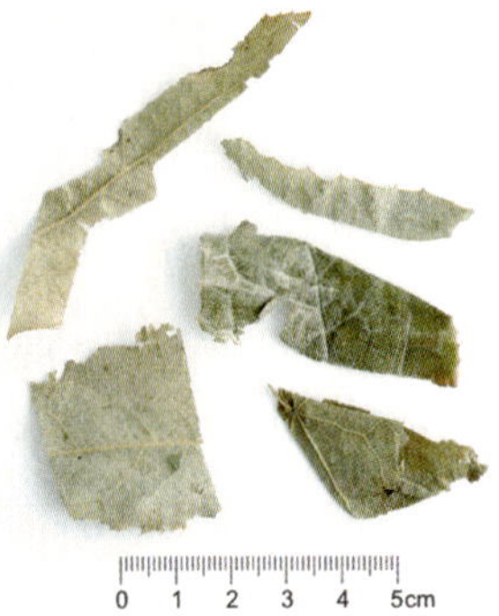

Deutscher Name Elfenblumenkraut
Englischer Name Epimedium Leaf
Familie Sauerdorngewächse – Berberidaceae
Offizinelle Spezies *Epimedium brevicornum, Epimedium sagittatum, Epimedium pubescens, Epimedium koreanum*
Spezies Kampomedizin *Epimedium pubescens, Epimedium brevicornum, Epimedium wushanense, Epimedium sagittatum, Epimedium koreanum, Epimedium grandiflorum* var. *thunbergianum, Epimedium sempervirens*

Eigenschaften

Temperatur Warm
Geschmack Scharf, süß
Funktionskreis Leber, Niere

Wirkung

- Stärkt Nieren-*Yang*
- Tonisiert Nieren-*Yin* und -*Yang* und beugt aufsteigendem Leber-*Yang* vor
- Vertreibt Wind-Feuchtigkeit-Kälte

Indikationen

- **Nieren-Yang-Mangel** Lumbalgien, Impotenz, nächtlicher Samenverlust
- **Yin- und Yang-Mangel** Lumbalbeschwerden, Schwindel, unregelmäßige Menstruation mit aufsteigendem Hitzegefühl
- **Wind-Feuchtigkeit-Bi-Syndrom** mit Schmerz und Krämpfen der Hände und Füße, Gelenkbeschwerden mit Schmerzen, Taubheit der Extremitäten

Kontraindikationen und Sicherheitshinweise

- Allergie gegen die Arznei
- Prostatakarzinom
- Vorsicht bei Ejaculatio praecox
- Vorsicht mit Langzeitanwendung, da die Arznei das *Yin* verletzen kann.

Schwangerschaft und Stillzeit

Schwangerschaft Mit Vorsicht anzuwenden. Im Zebrafisch-Test zeigten sich fetotoxische Auswirkungen und Anomalien nur unter einer hohen Dosis. Ausreichende Untersuchungen zur Embryotoxizität, Fetotoxizität oder Teratogenität liegen nicht vor.
Stillzeit Keine Einschränkungen bekannt

Interaktionen

In vitro fand sich ein potenzierender Effekt auf Sildenafil und Vardenafil hinsichtlich einer Relaxationswirkung auf die glatte Muskulatur des Corpus cavernosum von Kaninchen.

Pharmakologie

- Im Tierversuch zeigte *Yin Yang Huo* eine Steigerung der sexuellen Aktivität bei männlichen Ratten und Mäusen sowie Vermehrung der Spermienproduktion.
- Wässrige Extrakte zeigten Östrogeneffekte in vitro und im Tierversuch, der Östrogenserumspiegel stieg überwiegend an. Auf die Proliferation ERα-positiver Brustkrebszellen zeigten sich in vitro teils deutliche Stimulation, teils Hemmung, dabei fanden sich auch antiöstrogene Effekte; ERβ-positive Brustkrebszellen wurden nicht stimuliert. Ausgeprägte Progesteron-Wirkungen fanden sich nicht. Dagegen zeigten wässrige Extrakte Androgen-Wirkungen bei männlichen Ratten, der Testosteronserumspiegel stieg überwiegend an. Bei 45 postmenopausalen Frauen, die ein Dekokt entsprechend 30 g Rohdroge über sechs Monate erhielten, stieg der Östrogenserumspiegel an, der von Progesteron und Testosteron jedoch nicht.
- Wässrige Extrakte zeigten in vitro bzw. in vivo (Ames-Test, UDS-Test, TK-gene-mutation-Test, i.p. und i.g. Mikrokern- und i.p. Chromosomenaberrationstest) keine Hinweise auf Mutagenität oder Gentoxizität.

Dosierung und Zubereitung

Dosierung 6–10 g
Zubereitung Erster Kochvorgang 30–60 Min.; zweiter Kochvorgang 20–40 Min.

Kommentar

- *Yin Yang Huo* ist eines der am häufigsten eingesetzten Mittel bei Impotenz aufgrund von *Yang*-Mangel. Dafür wird es besonders häufig kombiniert mit *Ba Ji Tian* (Morindae Officinalis Radix), *Sha Yuan Zi (*Astragali Complanati Semen) und *Du Zhong* (Eucommiae Cortex) aus dieser Arzneigruppe.
- Die drei *Yang* tonisierenden Arzneien *Yin Yang Huo, Ba Ji Tian* (Morindae Officinalis Radix) und *Xian Mao* (Curculignis Rhizoma) aus dieser Arzneigruppe sind ähnlich in ihrer Funktion. Alle drei stärken das *Yang* und vertreiben gleichzeitig Wind-Feuchtigkeit. Sie sind deshalb besonders geeignet bei älteren Personen mit *Yang*-Mangel und gleichzeitigem Kälte-Feuchtigkeit-*Bi*-Syndrom. Dafür können sie kombiniert werden mit Wind-Feuchtigkeit-Arzneien, wie *Qiang Huo* (Notopterygii Rhizoma et Radix) ▶ AG 1.1, *Du Huo* (Angelicae Pubescentis Radix) oder *Wei Ling Xian* (Clematidis Radix et Rhizoma) ▶ AG 5 sowie mit Kälte zerstreuenden Arzneien, wie *Fu Zi* (Aconiti Radix Lateralis Praeparata) ▶ AG 6.1 und *Gui Zhi* (Cinnamomi Ramulus) ▶ AG 1.1.
- Die drei Arzneien *Ba Ji Tian*, *Yin Yang Huo* und *Xian Mao* unterscheiden sich wie folgt in Bezug auf ihre wärmende Wirkung:
  - *Ba Ji Tian* wärmt moderat
  - *Yin Yang Huo* wärmt etwas stärker
  - *Xian Mao* ist das am stärksten erhitzende Mittel. *Xian Mao* ist auch traditionell toxisch und sollte nicht über einen langen Zeitraum eingenommen werden.
- *Yin Yang Huo* wird auch eine *Yang* absenkende Wirkung zugeschrieben. Allerdings ist diese nicht ausgeprägt und wird nur eingesetzt bei *Yin*- und *Yang*-Mangel mit zusätzlich aufsteigendem *Yang* und Hitze, wie z.B. in der Rezeptur *Er Xian Tang* (s.u.). *Yin Yang Huo* sollte nicht ausschließlich zur *Yang*-Absenkung eingesetzt werden, da es vordergründig eine warme, *Yang* tonisierende Arznei ist.

Typische Rezepturen mit Yin Yang Huo

Er Xian Tang (Zwei Unsterbliche Dekokt) ▶ RG 8.4

12.4 Yin tonisierende Arzneien

Băi Hé
Lilii Bulbus
百合

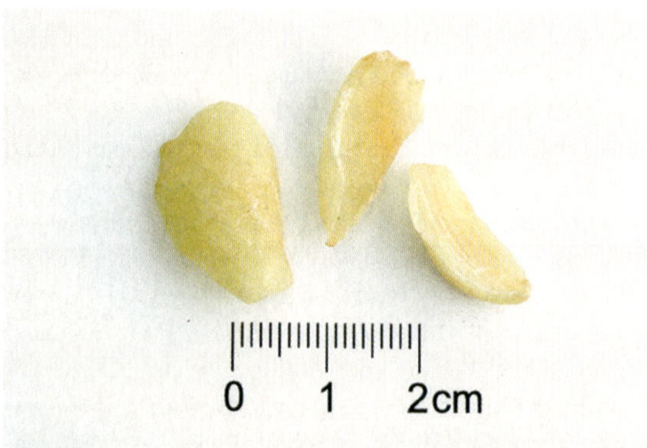

Deutscher Name Lilienzwiebeln
Englischer Name Lily Bulb
Familie Liliengewächse – Liliaceae
Offizinelle Spezies *Lilium lancifolium, Lilium brownii* var. *viridulum, Lilium pumilum*
Spezies Kampomedizin *Lilium lancifolium, Lilium brownii* var. *colchesteri, Lilium brownii* var. *viridulum, Lilium brownii, Lilium pumilum*

Eigenschaften

Temperatur Kalt
Geschmack Süß
Funktionskreis Herz, Lunge

Wirkung

- Nährt und befeuchtet Lungen-*Yin* und stillt Husten
- Klärt Herz-Hitze und beruhigt den Geist

Indikationen

- **Bei Lungen-Yin-Mangel** Trockene Reizhusten, Hämoptysen, spärlicher, eventuell blutig tingierter Auswurf, Halskratzen
- Unruhe und Nervosität als Überbleibsel nach fieberhaften Erkrankungen mit noch verbliebener Hitze, auch bei Palpitationen, die durch *Qi*-Mangel oder *Yin*-Mangel bedingt sind

Kontraindikationen und Sicherheitshinweise

- Husten durch äußere Wind-Kälte
- Allergie gegen die Arznei
- Vorsicht, könnte wegen eines milden sedativen Effekts die Verkehrstüchtigkeit und die Fähigkeit zum Bedienen von Maschinen beeinträchtigen.

Schwangerschaft und Stillzeit

Während jahrhundertelanger Anwendung sind keine relevanten Risiken bekannt geworden. Aussagefähige Untersuchungen zur Sicherheit in der Schwangerschaft oder Stillzeit liegen nicht vor.

Pharmakologie

- Die Arznei verlängerte die durch Pentobarbital induzierte Schlafzeit bei der Maus, wobei sich besonders die Spezies *Lilium lancifolium* hervortat.
- Wässrige Extrakte zeigten in vitro bzw. in vivo (Ames-Test, E.-coli-lysogenic-strain-Test, i.p. Mikrokerntest) keine Hinweise auf Mutagenität oder Gentoxizität, nur der In-vitro-UDS-Test hatte ein positives Ergebnis.

Dosierung und Zubereitung

Dosierung 6–12 g
Zubereitung Erster Kochvorgang 30–60 Min.; zweiter Kochvorgang 20–40 Min.

Kommentar

- *Bai He* ist ein besonders geeignetes Mittel bei anhaltendem Husten, welcher das Lungen-*Yin* schädigt und sich auf den Schlaf auswirkt. Diese Art von Husten zeigt sich oft bei älteren Personen. Typischerweise verbleibt zwei bis drei Wochen nach einem Atemwegsinfekt ein hartnäckiger Husten mit wenig, schwer abzuhustendem Schleim, welcher die Patienten nachts nicht schlafen lässt. In diesem Fall wird *Bai He* zur Rezeptur *Bei Mu Gua Lou San* (Fritillariae Bulbus und Trichosanthis Fructus Pulver) hinzugefügt. ▶ RG 14.3
- Entwickelt sich der oben beschriebene Husten weiter und schädigt das Lungen-*Yin* noch mehr, so zeigen sich weniger Symptome von trockenem Schleim, dafür mehr *Yin*-Mangel-Symptome. In diesem Fall wird *Bai He* zum Kaiserkraut, wie in der Rezeptur *Bai He Gu Jin Tang* (s.u.).

Typische Rezepturen mit Bai He

Bai He Gu Jin Tang (Lilii Bulbus Dekokt zur Erhaltung des Metalls) ▶ RG 5

Bĕi Shā Shēn
Glehniae Radix
北沙參 北沙参

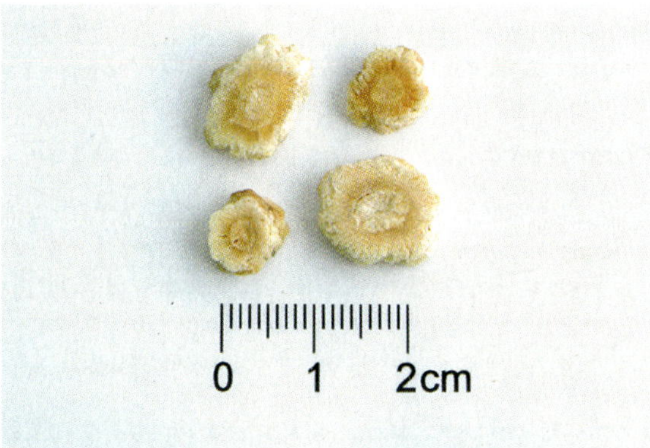

Deutscher Name Becherglockenwurzel
Englischer Name Coastal Glehnia Root
Familie Doldenblütler – Umbelliferae
Offizinelle Spezies *Glehnia littoralis*

Eigenschaften

Temperatur Leicht kalt
Geschmack Süß, leicht bitter
Funktionskreis Lunge, Magen

Wirkung

- Befeuchtet und nährt Lungen-*Yin* und stillt den Husten
- Nährt Magen-*Yin*, erzeugt Säfte und klärt Hitze

Indikationen

- **Lungen-Yin-Mangel** Trockener, unproduktiver Reizhusten, bei blutig tingiertem Auswurf, Heiserkeit mit trockenem chronischen Husten
- **Magen-Yin-Mangel** Trockenheit im Mund, auch trockene Obstipation
- Mangel an Körperflüssigkeiten nach fieberhafter Erkrankung

Kontraindikationen und Sicherheitshinweise

- Milz-*Yang*-Mangel
- Husten durch äußere Wind-Kälte
- Allergie gegen die Arznei

Schwangerschaft und Stillzeit

Während jahrhundertelanger Anwendung sind keine relevanten Risiken bekannt geworden. Aussagefähige Untersuchungen zur Sicherheit in der Schwangerschaft oder Stillzeit liegen nicht vor.

Interaktionen

Traditionell inkompatibel mit *Li Lu* (Veratri nigri Radix et Rhizoma)

Pharmakologie

Ein wässriger Extrakt zeigte in vitro (Ames-Test, Bacillus-subtilis-Test) keine Hinweise auf Mutagenität.

Dosierung und Zubereitung

Dosierung 5–12 g
Zubereitung Erster Kochvorgang 30–60 Min.; zweiter Kochvorgang 20–40 Min.

Kommentar

- *Bei Sha Shen* und *Nan Sha Shen* (Adenophorae Radix) aus dieser Gruppe sind sehr ähnlich und wurden bis zum 17. Jahrhundert nicht unterschieden. *Bei Sha Shen* wird wörtlich im Chinesischen als die „nördliche Sandwurzel“ und *Nan Sha Shen* als die „südliche Sandwurzel“ bezeichnet.
- *Bei Sha Shen* ist im Vergleich zu *Nan Sha Shen* stärker in der *Yin* nährenden Eigenschaft von Magen und Lunge, jedoch schwächer in der hustenstillenden und schleimlösenden Eigenschaft. Will man nähren und tonisieren, wird deshalb bevorzugt *Bei Sha Shen* eingesetzt.
- Wird nur *Sha Shen* angegeben, wird im heutigen China meist *Bei Sha Shen* (Glehniae Radix) verwendet.
- *Sha Shen* (*Nan* und *Bei*) ist Mitglied der „*Shen*-Familie“. Dazu gehören u.a. auch *Ren Shen* (Ginseng Radix et Rhizoma), *Tai Zi Shen* (Pseudostellariae Radix), *Dang Shen* (Codonopsis Radix) ▶ RG 12.1. Alle diese Shen-Arzneien haben einen stark tonisierenden Charakter. Aus diesem Grund gilt auch *Sha Shen* als ein Vertreter der stark tonisierenden Mittel. Zum Beispiel ist *Sha Shen* eines der am häufigsten eingesetzten Mittel in Rezepturen zur Begleitung von Krebspatienten während der Chemo- und Radiotherapie.

Typische Rezepturen mit Bei Sha Shen

Sha Shen Mai Men Dong Tang (Adenophorae seu Glehniae Radix und Ophiopogonis Radix Dekokt) ▶ RG 5

Biē Jiă

Trionycis Carapax

鱉甲 鳖甲

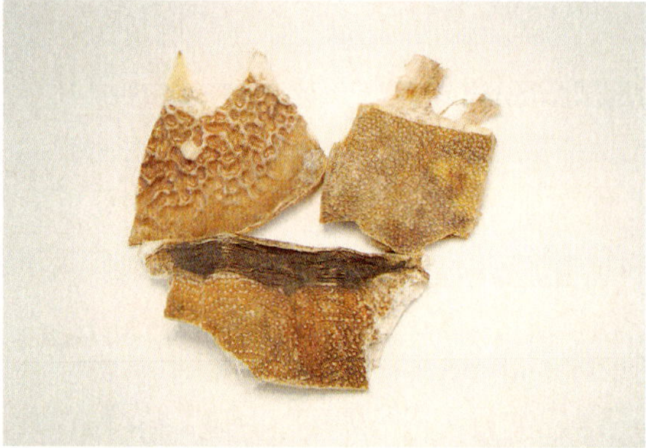

Deutscher Name Panzer der China-Weichschildkröte
Englischer Name Turtle Carapace, Softshell Turtle
Familie Weichschildkröten – Trionychidae
Offizinelle Spezies *Trionyx sinensis*

Eigenschaften

Temperatur Leicht kalt
Geschmack Salzig
Funktionskreis Leber, Niere

Wirkung

- Nährt das *Yin*, klärt Hitze und senkt das *Yang*
- Bewegt das Blut, fördert die Menstruation und zerstreut Knoten
- Kühlt das Blut und stoppt Uterusblutungen

Indikationen

- Schwindel, Hitzegefühl in den Knochen, Nachtschweiß, Auszehrung, Tremor, Spasmen
- Amenorrhö, Flankenschmerzen, Knoten und Massen, chronische malariaähnliche Krankheiten mit Massen und Ansammlungen
- Menorrhagie, Uterusblutungen

Kontraindikation und Sicherheitshinweis

- Allergie gegen die Arznei
- Vorsicht bei Diarrhö

Schwangerschaft und Stillzeit

Schwangerschaft Traditionell relative Kontraindikation wegen der zerstreuenden und Blut belebenden Eigenschaft. Aussagefähige Untersuchungen zur Sicherheit in der Schwangerschaft oder Stillzeit liegen nicht vor.
Stillzeit Keine Einschränkungen bekannt

Dosierung und Zubereitung

Dosierung 9–24 g
Zubereitung Im ersten Kochvorgang länger (60–100 Min.) kochen; zweiter Kochvorgang 20–40 Min.

Kommentar

- *Bie Jia* und *Gui Jia* (Testudinis Carapax et Plastrum) aus dieser Gruppe nähren beide das Leber-*Yin* und verankern das *Yang*. Diesen beiden Arzneien werden häufig bei *Yin*-Mangel mit leerer Hitze (Nachtschweiß, dampfende Knochen) und allenfalls bei aufsteigendem *Yang* und Wind (Tremor, Krämpfe) eingesetzt.
- *Bie Jia* erweicht zusätzlich Knoten und bricht Blut-Stase. Es ist eines der besten Mittel, um palpable Massen im Abdomen zu behandeln. Oft wird es auch bei Krebs eingesetzt. Im Gegensatz dazu weist *Gui Jia* eine stärkere tonisierende Wirkung auf und wird eingesetzt, um die Knochen und Sehnen zu stärken (Lumbalschmerzen, schwache Knie, offene Fontanelle). Ebenfalls hat *Gui Jia* eine Geist und Herz beruhigende Wirkung und wird bei Palpitationen, Unruhe und Schlaflosigkeit eingesetzt.

Typische Rezepturen mit Bie Jia

Qing Hao Bie Jia Tang (Artemisiae Annuae Herba und Trionycis Carapax Dekokt) zur Behandlung von Leere-Hitze aufgrund von *Yin*-Mangel ▶ *RG 2.5*

Gǒu Qǐ Zǐ

Lycii Fructus

枸杞子

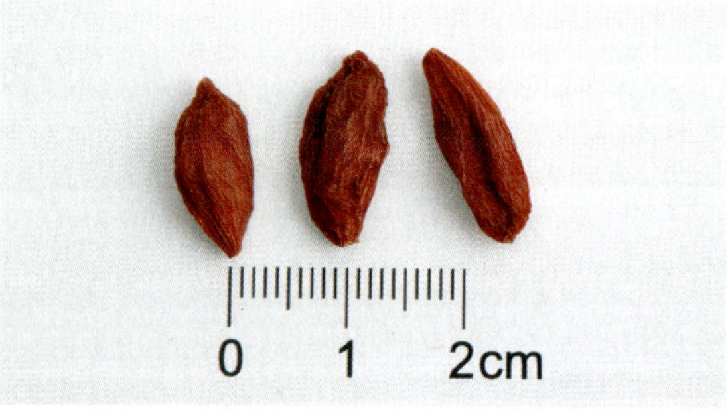

Deutscher Name Bocksdornfrüchte
Englischer Name Wolfberry Fruit
Familie Nachtschattengewächse – Solanaceae
Offizinelle Spezies *Lycium barbarum*
Spezies Kampomedizin *Lycium chinense, Lycium barbarum*

Eigenschaften

Temperatur Neutral
Geschmack Süß
Funktionskreis Leber, Niere

Wirkung

- Das Nieren und Leber-*Yin* auffüllend
- Ergänzt das *Jing*, nährt Blut und klärt die Sicht

Indikationen

- **Nieren- und Leber-Yin-Mangel** Impotenz, Schwäche oder Schmerzen in Rücken und Beinen, Schwindelanfälle, allgemeine Muskelschwäche
- **Jing-Mangel** Unfruchtbarkeit beider Geschlechter, Seh- oder Hörschwäche, verminderte Sehschärfe, verschwommene Sicht, trockene Augen, Nachtblindheit

Kontraindikationen und Sicherheitshinweise

- Allergie gegen die Arznei
- Vorsicht bei Behandlung mit Vitamin-K-Antagonisten ▶ Interaktionen
- Vorsicht bei Diabetikern mit Neigung zur Hypoglykämie ▶ Pharmakologie

Schwangerschaft und Stillzeit

Schwangerschaft Mit Vorsicht anzuwenden; das Arzneidekokt zeigte einen uteruskontrahierenden Effekt bei Kaninchen. Untersuchungen zur Embryotoxizität, Fetotoxizität oder Teratogenität liegen nicht vor.
Stillzeit Keine Einschränkungen bekannt

Interaktionen

Es existieren vier Fallberichte, wonach es zu einer Verstärkung der Wirkung von Vitamin-K-Antagonisten (Warfarin bzw. Marcumar®) kam, in zwei Fällen davon führte dies zu Blutungen.

Pharmakologie

- Ein wässriger Extrakt führte zu Absenkungen des Blutzuckers bei diabetischen Kaninchen und Mäusen, jedoch nicht bei gesunden Mäusen.
- Das Arzneidekokt, ein wässriger Extrakt, aber auch das Serum von Mäusen, die mit der Arznei behandelt wurden, führten in vitro zu deutlicher Hemmung östrogenabhängiger (MCF-7-)Brustkrebszellen, auch die Proliferationsstimulation durch Östradiol wurde gehemmt (Antiöstrogenwirkung). Es kam zu einem verstärkten Metabolismus von Östradiol. Dekokte zeigten bei weiblichen Ratten keinen In-vivo-Östrogeneffekt oder Auswirkungen auf den Östradiol-, Progesteron-, Prolaktin- oder Testosteronserumspiegel.
- Wässrige Extrakte zeigten in vitro bzw. in vivo (Ames-Test, UDS-Test, Phage-resistance-mutation-induction-Test i.p. Mikrokern- und Chromosomenaberrationstest) keine Hinweise auf Mutagenität oder Gentoxizität.

Dosierung und Zubereitung

Dosierung 6–12 g
Zubereitung Erster Kochvorgang 30–60 Min.; zweiter Kochvorgang 20–60 Min.

Kommentar

- *Gou Qi Zi* ist eines der am häufigsten eingesetzten Blut, *Yin* und *Jing* nährenden Mittel. Im Vergleich zu *Shu Di Huang* (Rehmanniae Radix Praeparata) ▶ AG 12.2 ist es zwar etwas weniger stark wirkend, aber auch weniger klebrig.
- *Gou Qi Zi* hat einen engen Bezug zu Leber-Blut und den Augen. Ein wohlschmeckender Tee, der die Augen unterstützt und klärt, kann zubereitet werden aus *Gou Qi Zi, Ju Hua* (Chrysanthemi Flos) ▶ AG 1.2 und *Gan Cao* (Glycyrrhizae Radix et Rhizoma) ▶ AG 12.1.
- In einigen Arzneimittelbüchern wird *Gou Qi Zi* in der Rubrik der Blut nährenden Arzneien geführt.

Typische Rezepturen mit Gou Qi Zi

- *Qi Ju Di Huang Wan* (Lycii Fructus, Chrysanthemi Flos und Rehmanniae Radix Praeparata Pille) ▶ RG 8.5
- *Zuo Gui Wan* (Pille, das die Linke [Niere] wiederherstellt) ▶ RG 8.5

Guī Jiǎ
Testudinis Carapax et Plastrum
龜甲 龟甲

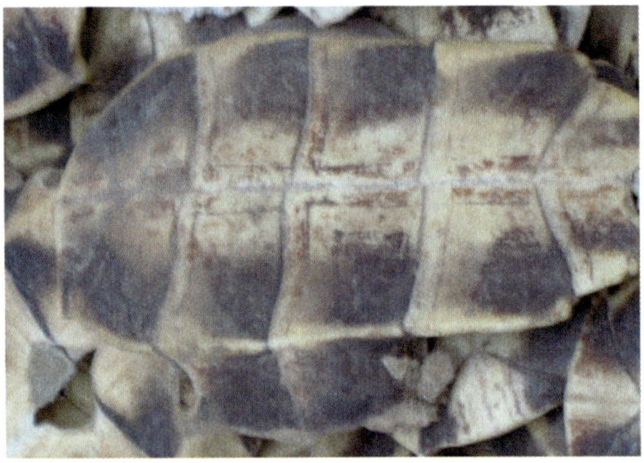

Pinyin Synonym *Gui Ban, Bai Gui Ban, Gui Qiao, Xia Jia, Wu Gui Ban*
Deutscher Name Landschildkröte, Panzer der China-Sumpfschildkröte
Englischer Name Tortoise Carapace and Plastron, Freshwater Turtle Shell
Familie Neuwelt-Sumpfschildkröten – Emydidae
Offizinelle Spezies *Chinemys reevesii*
Hinweis Seit 1990 ist nicht nur der Bauchpanzer (Plastrum), sondern auch der Rückenpanzer (Carapax) in der Chinesischen Pharmakopöe offizinell. Die *Testudinidae*-Arten unterliegen dem Artenschutzabkommen (CITES, Anhang I oder II), ▶ Anhang. Gegenwärtig bietet die Spezies *Trachemys scripta elegans* eine Ausweichmöglichkeit.

Eigenschaften

Temperatur Kalt
Geschmack Salzig, süß
Funktionskreis Leber, Niere, Herz

Wirkung

- Nährt *Yin* und *Jing*, stärkt die Knochen
- Nährt das *Yin*, senkt das *Yang* und beruhigt Wind
- Nährt das Blut und *Yin*, stabilisiert *Chong Mai* und *Ren Mai*
- Kühlt das Blut und stoppt Uterusblutungen
- Nährt Herz-Blut und beruhigt den Geist
- Unterstützt die Wundheilung

Indikationen

- **Yin- und Jing-Mangel** Osteoporose, Rückenschmerzen, schwache Beine, verspätete Entwicklung von Kindern wie spätes Schließen der Fontanellen
- **Yin-Mangel mit aufsteigendem Yang** Schwindel, Kopfschmerzen, Nachtschweiß, Hitzegefühl in den Knochen, Tinnitus, Tremor
- **Reguliert die Menstruation, stoppt Blutungen** Gynäkologische Blutungen, Menorrhagie, vaginaler Ausfluss
- **Beruhigt den Geist** Innere Unruhe, Palpitationen, Schlafstörungen, Vergesslichkeit
- Chronische, nicht heilende Wunden

Kontraindikationen und Sicherheitshinweise

- Allergie gegen die Arznei
- Diarrhö

Schwangerschaft und Stillzeit

Schwangerschaft Traditionell relative Kontraindikation. Bei Verabreichung des Arzneidekokts an Zebrafische zeigten sich bei den Feten keine Organschäden oder Missbildungen. Ein Absterben von Feten trat nur unter hoher Konzentration auf. Ausreichende Untersuchungen zur Sicherheit in der Schwangerschaft liegen nicht vor.
Stillzeit Keine Einschränkungen bekannt

Dosierung und Zubereitung

Dosierung 9–24 g
Zubereitung Im ersten Kochvorgang länger (60–100 Min.) kochen; zweiter Kochvorgang 20–40 Min. Da sehr teuer, wird diese Substanz oft separat dekoktiert.

Kommentar

- *Gui Ban* (Testudinis Plastrum) ist Plastrum, der Bauchteil des Schildkrötenpanzers. *Gui Jia* (Testudinis Carapax et Plastrum) beschreibt Rücken- und Bauchteil, da beides verwendet wird. Die Funktionen sind praktisch identisch. Traditionell wird dem Bauchteil eine *Yin* tonisierende und dem Rücken eine *Yang* tonisierende Funktion zugesprochen.
- Die offizinelle Arznei steht unter Artenschutz und darf in Europa nicht gehandelt werden. Eine Substitutationsmöglichkeit bietet die Kombination von *Shu Di Huang* (Rehmanniae Radix Praeparata) ▶ AG 12.2 und *Shan Zhu Yu* (Corni Fructus) ▶ AG 13.
- *Gui Jia* und *Bie Jia* (Trionycis Carapax) aus dieser Gruppe nähren beide das Leber-*Yin* und verankern das *Yang*. Diesen beiden Arzneien werden häufig bei *Yin*-Mangel mit Leere-Hitze (Nachtschweiß, dampfende Knochen) und allenfalls bei aufsteigendem *Yang*

und Wind eingesetzt (Tremor, Krämpfe). *Bie Jia* erweicht zusätzlich Knoten und bricht Stagnation. Es ist eines der besten Mittel, um palpable Massen im Abdomen zu behandeln. Oft wird es auch bei Krebs eingesetzt. Im Gegensatz dazu weist *Gui Jia* eine stärker tonisierende Wirkung auf und wird eingesetzt, um die Knochen und Sehnen zu kräftigen (Lumbalschmerzen, schwache Knie, offene Fontanelle). Ebenfalls hat *Gui Jia* eine Geist und Herz beruhigende Wirkung und wird eingesetzt bei Palpitationen, Unruhe und Schlaflosigkeit.

- *Gui Jia Jiao* (Testudinis Carapacis et Plastri Colla) ist die Gelatine, die aus dem Bauch- und Rückenpanzer gewonnen wird. Die Arznei ist im Vergleich zu *Gui Jia* klebriger. Sie wird bevorzugt eingesetzt, um Blutungen zu stoppen und um das *Yin* zu nähren.

Typische Rezepturen mit Gui Jia

- *Zuo Gui Wan* (Pille, die die Linke [Niere] wiederherstellt) ▶ RG 8.5
- *Da Bu Yin Wan* (Pille, die das Yin großartig tonisiert) ▶ RG 8.5

Hēi Zhī Má
Sesami Semen Nigrum
黑芝麻

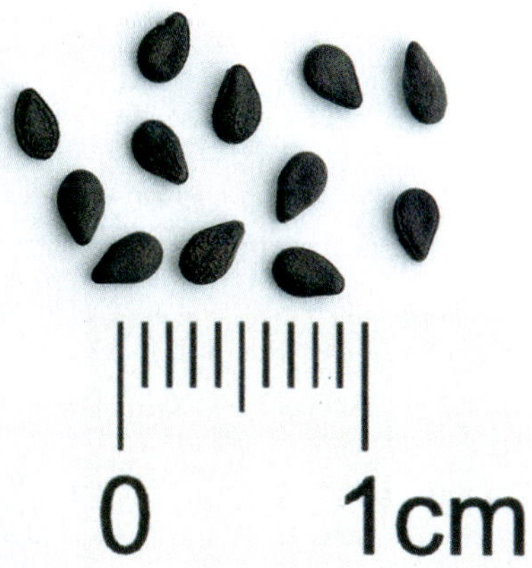

Pinynin Synonym *Hu Ma Ren*
Deutscher Name Schwarze Sesamsamen
Englischer Name Black Sesame
Familie Sesamgewächse – Pedaliaceae
Offizinelle Spezies *Sesamum indicum*

Eigenschaften

Temperatur Neutral
Geschmack Süß
Funktionskreis Leber, Niere, Dickdarm

Wirkung

- Befeuchtet den Darm und befreit den Stuhlgang
- Nährt das Blut, stärkt die Leber und die Nieren und löscht Wind

Indikationen

- Trockene Obstipation aufgrund von Blut-Mangel und Trockenheit
- Frühzeitiges Ergrauen, Lumbalschmerzen, schwache Lumbalregion und Beine, Nykturie, Tinnitus, Schwindel, verschwommenes Sehen, Kopfschmerzen und Taubheit, fördert die Milchbildung

Kontraindikationen und Sicherheitshinweise

- Allergie gegen die Arznei
- Vorsicht bei Diarrhö

Schwangerschaft und Stillzeit

Während jahrhundertelanger Anwendung sind keine relevanten Risiken bekannt geworden. Aussagefähige Untersuchungen zur Sicherheit in der Schwangerschaft oder Stillzeit liegen nicht vor.

Interaktionen

Frisch vermahlenes und mit der Nahrung aufgenommenes *Hei Zhi Ma* hemmte die Tamoxifenwirkung auf implantierte MCF-7-Brustkrebszellen bei der Maus.

Pharmakologie

- Ein ethanolischer Extrakt zeigte in vitro keine Östrogen- oder Progesteron-Wirkung. Pulverisierte Schwarze Sesamsamen erzeugten bei postmenopausalen Frauen keine Östrogeneffekte; bei ovarektomierten Mäusen kam es ebenfalls zu keinen östrogenen Organwirkungen, aber zur Wachstumsstimulation implantierter MCF-7-Brustkrebstzellen.
- Ein ethanolischer Extrakt zeigte im Ames-Test keine Hinweise auf Mutagenität.

Dosierung und Zubereitung

Dosierung 9–15 g
Zubereitung Im Beutel kochen. Erster Kochvorgang 30–60 Min.; zweiter Kochvorgang 20–40 Min.

Kommentar

- Zur Behandlung eines mangelnden Milchflusses aufgrund von postpartaler Blutschwäche werden die Samen geröstet.
- Um die Nieren zu stärken und frühzeitigem Ergrauen entgegenzuwirken, können folgende köstliche Süßigkeiten zubereitet und regelmäßig gegessen werden: *Hei Zhi Ma, Hu Tao Ren* (Juglandis Semen, Walnüsse) ▶ AG 12.3 und brauner Zucker oder *Feng Mi* (Honig). Die Walnüsse werden zerkleinert und dann zusammen mit den beiden anderen Zutaten in einer Pfanne erhitzt und vermischt. Danach abkühlen lassen. Diese Süßigkeiten werden auch *Hei Fa Tang* (Süßigkeiten für schwarzes Haar) genannt.
- Gemäß Prof. Yuning Wu können bei Obstipation während der Schwangerschaft neben Rezepturen auch folgende Nahrungsmittel-Rezepte benützt werden: *Hei Zhi Ma, Hu Tao Ren* (Walnüsse), *Song Zi Ren* (Pinienkerne) zu gleichen Mengen mit *Feng Mi* (Honig) mischen und einnehmen oder Honig mit Wasser mischen und trinken.

Typische Rezepturen mit Hei Zhi Ma

Hei Zhi Ma ist selten in klassischen Rezepturen vorhanden und wird bei entsprechendem Muster jeweils beigefügt.

Huáng Jīng
Polygonati Rhizoma
黄精 黃精

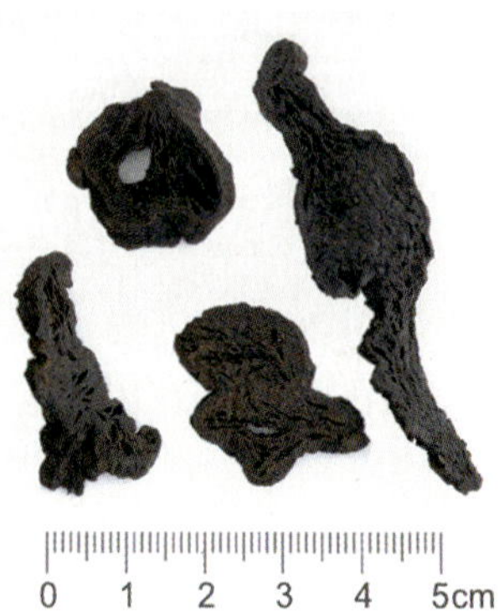

Deutscher Name Salomonssiegel; Sibirischer Weißwurz-Wurzelstock
Englischer Name Solomon's Seal Rhizome, Siberian Solomon's Seal
Familie Liliengewächse – Liliaceae
Offizinelle Spezies *Polygonatum kingianum, Polygonatum sibiricum, Polygonatum cyrtonema*
Spezies Kampomedizin *Polygonatum falcatum, Polygonatum sibiricum, Polygonatum kingianum, Polygonatum cyrtonema*

Eigenschaften

Temperatur Neutral
Geschmack Süß
Funktionskreis Milz, Lunge, Niere

Wirkung

- Tonisiert das Milz-*Qi* und nährt das Milz-*Yin*
- Nährt das *Yin* und befeuchtet die Lunge
- Stärkt das Nieren-*Yin* und das *Jing*

Indikationen

- **Milz-Qi-Mangel** Schwächegefühl, Erschöpfung, verminderter Appetit, trockener Mund, Geschmacksverlust, trockene Stühle, trockene, rote Zunge
- **Lungen-Qi- und Yin-Mangel** Trockener Husten mit spärlichem Auswurf, Husten bei Auszehrung
- Nieren-Schwäche mit Lumbalgien, Schwindelgefühl und Schwäche in den Beinen; auch im Zusammenhang mit einem *Xiao-Ke*-Syndrom (wasting and thirsting disorder, z.B. unbehandelter Diabetes mellitus)

Kontraindikationen und Sicherheitshinweise

- Allergie gegen die Arznei
- Vorsicht bei Diarrhö und Verdauungsstörungen

Schwangerschaft und Stillzeit

Während jahrhundertelanger Anwendung sind keine relevanten Risiken bekannt geworden. Aussagefähige Untersuchungen zur Sicherheit in der Schwangerschaft oder Stillzeit liegen nicht vor.

Pharmakologie

- Ein ethanolischer Extrakt zeigte keine Östrogenaktivität in vitro.
- Ein wässriger Extrakt zeigte in vitro bzw. in vivo (Ames-Test, i.p. Mikrokern- und Chromosomenaberrationstest) keine Hinweise auf Mutagenität oder Gentoxizität.

Dosierung und Zubereitung

Dosierung 9–15 g
Zubereitung Erster Kochvorgang 30–60 Min.; zweiter Kochvorgang 20–40 Min.

Kommentar

- Im Vergleich zu anderen *Jing* nährenden Arzneien ist *Huang Jing* etwas schwächer wirkend. Es wird meistens mit anderen tonisierenden Mitteln kombiniert, die die therapeutische Richtung vorgeben, z.B. *Qi* stärkende oder *Yin* nährende Arzneien. Auch lässt es sich so mit Milz-Arzneien auf den Mittleren Erwärmer fokussieren, mit Lungen-Arzneien auf die Lunge oder mit entsprechenden Arzneien auf die Niere.
- Im Vergleich zu anderen *Jing* stärkenden Mitteln ist *Huang Jing* eines der wenigen, das gleichzeitig auch das Milz-*Qi* stärkt. Es wird besonders häufig eingesetzt bei Milz-*Qi*-Mangel mit gleichzeitiger Erschöpfung des *Jing*.

Typische Rezepturen mit Huang Jing

Huang Jing ist selten in klassischen Rezepturen vorhanden und wird bei entsprechendem Muster jeweils beigefügt.

Mài Dōng
Ophiopogonis Radix
麥冬 麦冬

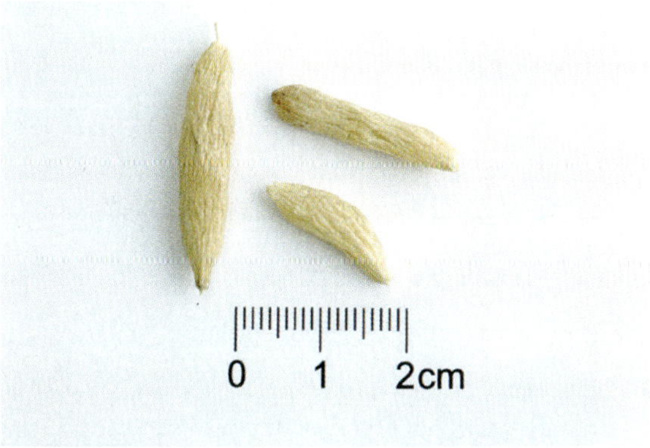

Pinyin-Synonym *Mai Men Dong*
Deutscher Name Schlangenbartwurzel
Englischer Name Dwarf Lilyturf Tuber, Ophiopogon Root
Familie Liliengewächse – Liliaceae
Offizinelle Spezies *Ophiopogon japonicus*

Eigenschaften

Temperatur Leicht kalt
Geschmack Süß, leicht bitter
Funktionskreis Herz, Lunge, Magen

Wirkung

- Stützt das *Yin*, befeuchtet die Lunge und stillt Husten
- Regt die Produktion von Säften an, nährt das Magen-*Yin* und befeuchtet den Darm
- Klärt Hitze im Herz und beruhigt

Indikationen

- **Mangel-Hitze bei Yin-Schwäche** Trockener Husten, Reizhusten, blutiges Sputum
- **Magen-Yin-Mangel** Säfte-Mangel mit trockenem Mund und trockener Kehle, Durst, Neigung zu trockenem Stuhl, Obstipation
- Palpitationen, Ängste, Schlaflosigkeit

Kontraindikationen und Sicherheitshinweise

- Allergie gegen die Arznei
- Diarrhö
- Vereinzelt wird davor gewarnt, dass *Mai Dong* wegen eines milden sedativen Effekts und Schwindels die Verkehrstüchtigkeit und die Fähigkeit zum Bedienen von Maschinen beeinträchtigen könnte. Klinische Belege finden sich dafür nicht.

Schwangerschaft und Stillzeit

Schwangerschaft Während jahrhundertelanger Anwendung sind keine relevanten Risiken bekannt geworden. Das Arzneidekokt erzeugte bei schwangeren Ratten keine erhöhte Rate von Aborten, Früh- oder Todgeburten, fetalen Entwicklungsstörungen oder Missbildungen.
Stillzeit Keine Einschränkungen bekannt

Pharmakologie

- Das Arzneidekokt zeigte in vitro eine moderate Östrogenaktivität.
- Wässrige Extrakte zeigten in vitro bzw. in vivo (Ames-Test, Bacillus-subtilis-Test, i.p. und i.g. Mikrokern- und i.p. Chromosomenaberrationstest) keine Hinweise auf Mutagenität oder Gentoxizität. Der TK-gene-mutation-Test führte zu einer erhöhten Anzahl von Mutationen, die aber nicht zur Genablation führen sollen.

Dosierung und Zubereitung

Dosierung 6–12 g
Zubereitung Erster Kochvorgang 30–60 Min.; zweiter Kochvorgang 20–40 Min.

Kommentar

- *Mai Dong* ist ein großartiges Mittel bei Lungen- und Magen-*Yin*-Mangel, das gleichzeitig eine beruhigende Wirkung auf Herz und den Geist (*Shen*) zeigt. Es ist das am häufigsten eingesetzte Mittel bei einem Mangel an Flüssigkeiten in Magen und Lunge. Es wird besonders häufig kombiniert mit *Bei Sha Shen* (Glehnia Radix) oder *Nan Sha Shen* (Adenophorae Radix) aus dieser Gruppe.
- *Mai Dong* und *Bei Sha Shen* haben ähnliche Wirkungen und nähren beide *Yin* und generieren Flüssigkeiten. Im Vergleich wirkt *Sha Shen* stärker tonisierend, und *Mai Dong* hat noch eine zusätzliche Herz und Geist beruhigende Wirkung.
- *Mai Dong* und *Tian Dong* (Asparagi Radix) aus dieser Gruppe sind ähnlich in ihrer Wirkung. Beide tonisieren *Yin*, befeuchten Trockenheit und klären Leere-Hitze. *Mai Dong* fokussiert auf Magen und Lunge. *Tian Dong* fokussiert auf Niere und Lunge. *Tian Dong* ist kälter als *Mai Dong* und wird eingesetzt, um Leere-Hitze aufgrund von *Yin*-Mangel der Niere zu klären. *Mai Dong* hat eine zusätzliche Herz und Geist beruhigende Wirkung und kann bei Gereiztheit, Insomnie und Palpitationen eingesetzt werden.

Typische Rezepturen mit Mai Dong

- *Mai Men Dong Tang* (Ophiopogonis Radix Dekokt) ▶ RG 5
- *Sheng Mai San* (Pulver, das den Puls erzeugt) ▶ RG 8.1
- *Tian Wang Bu Xin Dan* (Besondere Pille des himmlischen Kaisers, die das Herz tonisiert) ▶ RG 12.1
- *Zeng Ye Tang* (Dekokt, das die Körpersäfte vermehrt) ▶ RG 5
- *Qing Zao Jiu Fei Tang* (Dekokt, das Trockenheit klärt und die Lunge rettet) ▶ RG 5
- *Sha Shen Mai Dong Tang* (Adenophorae seu Glehniae Radix und Ophiopogonis Radix Dekokt) ▶ RG 5

Mò Hàn Lián
Ecliptae Herba
墨旱蓮 墨旱莲

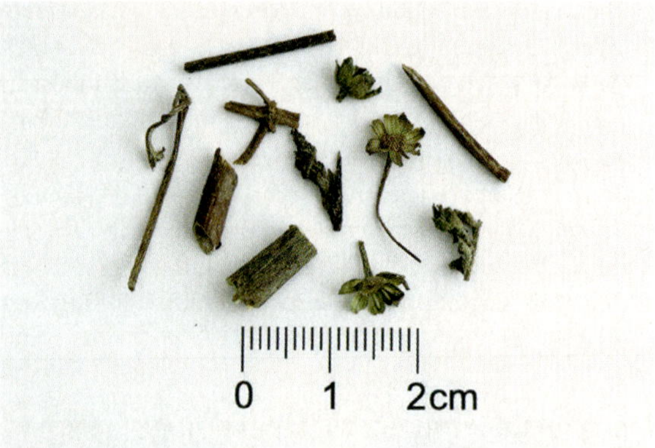

Deutscher Name Ecliptakraut
Englischer Name Yerbadetajo Herb, Eclipta
Familie Korbblütler – Compositae
Offizinelle Spezies *Eclipta prostrata*

Eigenschaften

Temperatur Kalt
Geschmack Süß, sauer
Funktionskreis Niere, Leber

Wirkung

- Nährt und stärkt Nieren- und Leber-*Yin*
- Kühlt Blut und stoppt Blutungen

Indikationen

- **Leber- und Nieren-Yin-Mangel** Schwindel, Sehstörungen, vorzeitiges Ergrauen der Haare
- **Blut-Mangel mit Blut-Hitze** Blutungen, Blut im Auswurf oder Bluterbrechen, Nasenbluten, Blut im Stuhl, uterine Blutungen, besonders auch Blut im Urin

Kontraindikationen und Sicherheitshinweise

- Milz-*Qi*-Mangel mit Diarrhö
- Nieren-Schwäche durch Kälte
- Allergie gegen die Arznei

Schwangerschaft und Stillzeit

Schwangerschaft Mit Vorsicht anzuwenden; ein wässriger Extrakt zeigte im Zebrafischtest embroytoxische Effekte, die Relevanz für den Menschen ist unklar. Durch einen 50 %igen Ethanolextrakt wurde die Implantation bei

der Ratte nicht beeinträchtigt. Ausreichende Untersuchungen zur Sicherheit in der Schwangerschaft liegen nicht vor.
Stillzeit Keine Einschränkungen bekannt

Interaktionen

Aufgrund des Tannin-Gehalts der Arznei kann sich die Bioverfügbarkeit und damit Toxizität von Rifampicin und Isoniazid erhöhen. Andererseits kann durch Komplexbildung die Resorption von Penicillinen, Cephalosporinen, Tetrazyklin, Erythromycin, Clindamycin und Eisen beeinträchtigt werden.

Dosierung und Zubereitung

Dosierung 6–12 g
Zubereitung Erster Kochvorgang 30–60 Min.; zweiter Kochvorgang 20–40 Min.

Kommentar

- *Mo Han Lian* wird häufig zusammen mit *Nu Zhen Zi* (Ligustri Lucidi Fructus) aus dieser Gruppe angewendet. Diese Kombination ist bekannt als *Er Zhi Wan* (s.u.) und wird besonders häufig angewendet bei vorzeitigem Ergrauen oder Ausfallen der Haare. Um eine allgemein noch stärker Nieren- und Leber-*Yin* tonisierende Wirkung zu erhalten, wird *Er Zhi Wan* kombiniert mit *Shu Di Huang* (Rehamnniae Radix Praeparata) ▶ AG 12.2, *Shan Zhu Yu* (Corni Fructus) ▶ AG 13 und *Gou Qi Zi* (Lycii Fructus) aus dieser Gruppe.
- *Er Zhi Wan* wird oft als Substitut für *Shu Di* eingesetzt. Beide stärken *Jing*, *Yin* und Blut. Sie unterscheiden sich wie folgt: *Shu Di Huang* ist klebrig und warm. Im Gegensatz dazu ist *Er Zhi Wan* kühl und wesentlich weniger klebrig. *Er Zhi Wan* wird deshalb dann eingesetzt, wenn *Shu Di* für die Milz und die Verdauung zu klebrig ist und zu Blähungen und Durchfall führt oder wenn zusätzlich zum *Yin*- und Blut-Mangel auch Hitze vorhanden ist.

Typische Rezepturen mit Mo Han Lian

Er Zhi Wan (Zweifach größte Pille), ▶ Kommentar. Die Rezeptur wird in diesem Buch nicht berücksichtigt.

Nán Shā Shēn
Adenophorae Radix
南沙參　南沙参

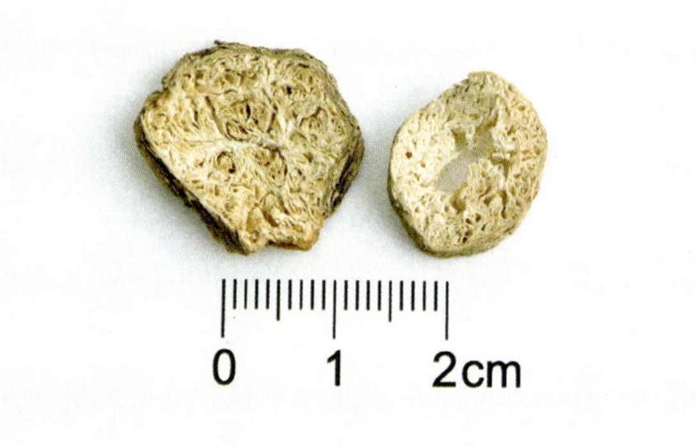

Deutscher Name Becherglockenwurzel
Englischer Name Fourleaf Ladybell Root, Adenophora Root
Familie Glockenblumengewächse – Campanulaceae
Offizinelle Spezies *Adenophora tetraphylla, Adenophora stricta*

Eigenschaften

Temperatur Leicht kalt
Geschmack Süß
Funktionskreis Lunge, Magen

Wirkung

- Befeuchtet die Lunge und stillt Husten
- Nährt Magen-*Yin*, erzeugt Säfte und klärt Hitze

Indikationen

- **Lungen-Yin-Mangel** Trockener, unproduktiver Reizhusten, blutig tingierter Auswurf, Heiserkeit mit trockenem, chronischem Husten
- **Magen-Yin-Mangel** Mundtrockenheit, auch trockene Obstipation
- Mangel an Körperflüssigkeiten nach fieberhafter Erkrankung

Kontraindikationen und Sicherheitshinweise

- Husten durch äußere Wind-Kälte
- Allergie gegen die Arznei

Schwangerschaft und Stillzeit

Während jahrhundertelanger Anwendung sind keine relevanten Risiken bekannt geworden. Aussagefähige Untersuchungen zur Sicherheit in der Schwangerschaft oder Stillzeit liegen nicht vor.

Interaktionen

Traditionell inkompatibel mit *Li Lu* (Veratri nigri Radix et Rhizoma)

Pharmakologie

- Ein Ethanol- und ein Methanol-Extrakt zeigten eine schwache Östrogenaktivität.
- Ein wässriger Extrakt zeigte in vitro (Ames-Test, UDS-Test) keine Hinweise auf Mutagenität.

Dosierung und Zubereitung

Dosierung 9–15 g
Zubereitung Erster Kochvorgang 30–60 Min.; zweiter Kochvorgang 20–40 Min.

Kommentar

- *Nan Sha Shen* und *Bei Sha Shen* (Glehniae Radix) sind sehr ähnlich und wurden bis zum 17. Jahrhundert nicht unterschieden. *Bei Sha Shen* wird wörtlich im chinesischen als die „nördliche Sandwurzel" und *Nan Sha Shen* als die „südliche Sandwurzel" bezeichnet.
- *Bei Sha Shen* ist im Vergleich zu *Nan Sha Shen* stärker in der *Yin* nährenden Eigenschaft von Magen und Lunge, jedoch schwächer in der hustenstillenden und schleimlösenden Eigenschaft. Will man Nähren und Tonisieren, wird deshalb bevorzugt *Bei Sha Shen* eingesetzt. *Nan Sha Shen* wird bei stärkerem Husten eingesetzt.
- Wird nur *Sha Shen* angegeben, wird im heutigen China meist *Bei Sha Shen* verwendet.
- *Sha Shen* (*Nan* und *Bei*) ist ein Mitglied der „*Shen*-Familie". Dazu gehören u.a. auch *Ren Shen* (Ginseng Radix et Rhizoma), *Tai Zi Shen* (Pseudostellariae Radix) und *Dang Shen* (Codonopsis Radix) ▶ AG 12.1, etc. Alle diese *Shen*-Arzneien haben einen stark tonisierenden Charakter. Aus diesem Grund gilt auch *Sha Shen* als ein Vertreter der stark tonisierenden Mittel. Zum Beispiel ist *Sha Shen* eines der am häufigsten eingesetzten Mittel in Rezepturen zur Begleitung von Krebspatienten während der Chemo- und Radiotherapie.

Typische Rezepturen mit Nan Sha Shen

Sha Shen Mai Dong Tang (Adenophorae seu Glehniae Radix und Ophiopogonis Radix Dekokt) ▶ RG 5

Nǚ Zhēn Zǐ
Ligustri Lucidi Fructus
女貞子 女贞子

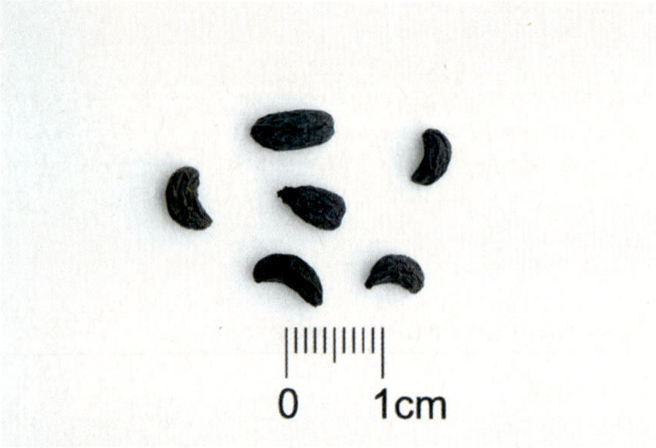

Deutscher Name Ligusterfrüchte
Englischer Name Glossy Privet Fruit, Ligustrum
Familie Ölbaumgewächse – Oleaceae
Offizinelle Spezies *Ligustrum lucidum*

Eigenschaften

Temperatur Kühl
Geschmack Süß, bitter
Funktionskreis Leber, Niere

Wirkung

- Stärkt Nieren- und Leber-*Yin*, nährt die Essenz
- Klärt Leere-Hitze

Indikationen

- **Leber- und Nieren-Yin-Mangel** Schwindel, Sehstörungen, vorzeitiges Ergrauen der Haare, Tinnitus, Schwäche und Schmerzen im LWS-Bereich
- **Leere-Hitze durch Nieren- und Leber-Yin-Mangel** Inneres Hitzegefühl

Kontraindikationen und Sicherheitshinweise

- Milz-*Qi*-Mangel mit Diarrhö
- Allergie gegen die Arznei
- Vorsicht bei Diabetikern mit Neigung zur Hypoglykämie

Schwangerschaft und Stillzeit

Schwangerschaft Während jahrhundertelanger Anwendung sind keine relevanten Risiken bekannt geworden. Das Arzneidekokt zeigte im Zebrafischtest keine fetalen Organtoxizitäten oder Missbildungen. Ausreichende Untersuchungen zur Embryotoxizität, Fetotoxizität oder Teratogenität liegen nicht vor.
Stillzeit Keine Einschränkungen bekannt

Interaktionen

Die Arznei kann aufgrund ihrer sauren Eigenschaft die Wirkung von Arzneimitteln wie Antazida, Makroliden, Sulfonamiden, Makroliden, Rifampicin, Aminophyllin, Aminoglykosiden und Neostigmin vermindern. Die Wirkung von Nitrofurantoin kann gesteigert werden, die Resorption von Aluminium aus *Bai Fan* (Alumen) befördert werden.

Pharmakologie

- Das Arzneidekokt bzw. ein Extrakt senkten den Blutzucker bei Mäusen und Ratten.[1,2]
- In verschiedentlichen Versuchsansätzen wurde mit dem Arzneidekokt, wässrigen Extrakten bzw. einem Granulat eine fehlende Östrogenaktivität in vitro nachgewiesen, die Proliferation verschiedener östrogenabhängiger und -unabhängiger Brustkrebszelllinien wurde gehemmt.
- Wässrige Extrakte zeigten in vitro bzw. in vivo (mehrere Ames-Tests, UDS-Test, E.-coli-CM891-Test, i.p. Mikrokern- und Chromosomenaberrationstest) keine Hinweise auf Mutagenität oder Gentoxizität, allein *ein* Ames-Test ohne nähere Angaben verzeichnete ein positives Ergebnis.

Dosierung und Zubereitung

Dosierung 6–12 g
Zubereitung Erster Kochvorgang 30–60 Min.; zweiter Kochvorgang 20–40 Min.

Kommentar

- *Nu Zhen Zi* wird häufig zusammen mit *Mo Han Lian* (Ecliptae Herba) aus dieser Gruppe angewendet. Diese Kombination ist bekannt als *Er Zhi Wan* (Zweifach größte Pille) und wird besonders häufig bei vorzeitigem Ergrauen oder Ausfallen der Haare angewendet. Um eine allgemein noch stärker Nieren- und Leber-*Yin* tonisierende Wirkung zu erhalten, wird *Er Zhi Wan* kombiniert mit *Shu Di Huang* (Rehmanniae Radix Praeparata) ▶ AG 12.2, *Shan Zhu Yu* (Corni Fructus) ▶ AG 13 und *Gou Qi Zi* (Lycii Fructus) aus dieser Gruppe.
- *Er Zhi Wan* (s.u.) wird oft als Substitut für *Shu Di* eingesetzt. Beide stärken Essenz, *Yin* und Blut. Sie unterscheiden sich wie folgt: *Shu Di* ist klebrig und warm. Im Gegensatz dazu ist *Er Zhi Wan* kühl und wesentlich weniger klebrig. *Er Zhi Wan* wird deshalb dann eingesetzt, wenn *Shu Di* für die Milz und die Verdauung zu klebrig ist und zu Blähungen und Durchfall führt oder wenn zusätzlich zum *Yin*- und Blut-Mangel auch Hitze vorhanden ist.
- *Nu Zhen Zi* ist ein sehr häufig eingesetztes Mittel bei *Yin*- und *Jing*-Mangel. Zum Beispiel wird es gerne eingesetzt bei Osteoporose und bei männlicher Infertilität aufgrund einer Oligospermie.
- Im Gegensatz zu *Shu Di* oder *Di Huang* (Rehmanniae Radix) ▶ AG 2.2 zeigt *Nu Zhen Zi* keine Östrogenwirkung und kann deshalb auch bei hormonsensitiven Krebsformen eingesetzt werden. *Nu Zhen Zi* gehört zu den häufigsten Mitteln zur Unterstützung von Brustkrebspatientinnen während Chemo- und Radiotherapie.

Typische Rezepturen mit Nu Zhen Zi

Er Zhi Wan (Zweifach größte Pille) ▶ Kommentar

1 Hao ZQ, Hang BQ, Wang Y. [Hypoglycaemic effect of Fructus Lugustri lucidi] (Chinese). Zhongguo Zhongyao Zazhi [China Journal of Chinese Materia Medica]. 1992;17(7):429-431, 447.

2 Wang C, Wang LP, Huo JX, et al. [Study on the effect of Fructus Ligustri lucidi extract on blood glucose, lipid metabolism and oxidative stress in diabetic nephropathy rats] (Chinese). Zhongyi Xuebao [Acta Chinese Medicine]. 2017;32 (8):1430-1433.

Sāng Jì Shēng
Taxilli Herba
桑寄生

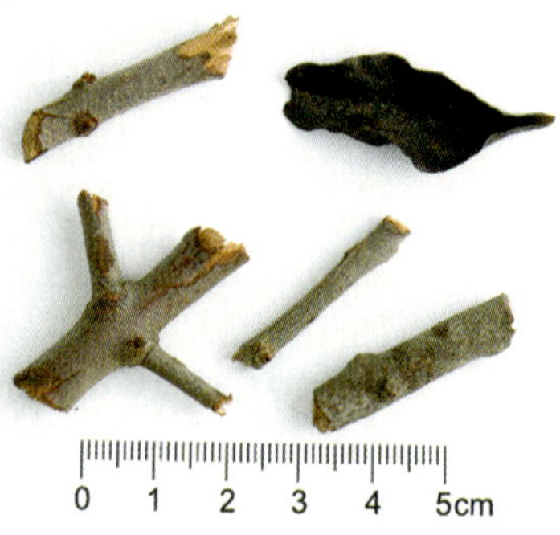

Deutscher Name Auf dem Maulbeerbaum wachsende Mistelzweige
Englischer Name Chinese Taxillus Herb, Mulberry Misteltoe Stem
Familie Mistelgewächse – Loranthaceae
Offizinelle Spezies *Taxillus chinensis*

Eigenschaften

Temperatur Neutral
Geschmack Bitter, süß
Funktionskreis Leber, Niere

Wirkung

- Tonisiert Niere und Leber, kräftigt Knochen und Sehnen, vertreibt Wind-Feuchtigkeit
- Nährt Blut und beruhigt den Fötus
- Nährt Blut und unterstützt die Haut

Indikationen

- **Leber- und Nieren-Yin-Mangel** Schwäche und Schmerzen im unteren Rücken- und Kniebereich, Taubheit- und Schwäche der unteren Gliedmaßen, Gelenkschmerzen
- **Wind-Feuchtigkeit-Bi-Syndrom** Gelenkschmerzen, rheumatische Beschwerden, insbesondere in Kombination mit Nieren- und Leber-Mangel
- **Blut-Mangel** Unruhiger Fötus mit uterinen Blutungen während der Schwangerschaft
- Bei trockener, schuppiger Haut
- **Neuzeitliche Indikation** Bluthochdruck

Kontraindikationen und Sicherheitshinweise

Allergie gegen die Arznei

Schwangerschaft und Stillzeit

Schwangerschaft Mit Vorsicht anzuwenden wegen nicht auszuschließender Fetotoxizität und Gentoxizität. Das Arzneidekokt zeigte in einem von zwei In-vivo-Tests an der Ratte unter sehr hoher Dosis fetale Wachstumsbeeinträchtigungen. In zwei Zebrafisch-Tests kam es zu keiner embryofetalen Toxizität oder Teratogenität. In einem von zwei In-vitro-Tests an embryonalen Gliedmaßenknospen der Maus wurden unter hoher Dosis Entwicklungsstörungen beschrieben. Ausreichende Untersuchungen zur Sicherheit der Arznei in der Schwangerschaft liegen nicht vor.
Stillzeit Mit Vorsicht anzuwenden wegen nicht auszuschließender Gentoxizität

Pharmakologie

- Die Arznei führte bei der Ratte zu keiner Erhöhung des Östrogenspiegels, aber zu einer vermehrten Knochendichte.
- Der Mikronukleus-Test an der Maus wurde unter einem wässrigen Extrakt in sehr hohen Dosis positiv (bei adulten Knochenmarkszellen mit 40 g/kg, bei fetalen Hepatozyten mit 20 g/kg). Bei einer nicht offizinellen, aber als Variante gebräuchlichen Arzneidroge (Loranthi Parasitici Herba) fielen der i.p. Mikrokern- und Chromosomenaberrationstest negativ aus.

Dosierung und Zubereitung

Dosierung 9–15 g
Zubereitung Erster Kochvorgang 30–60 Min.; zweiter Kochvorgang 20–40 Min.

Kommentar

- *Sang Ji Sheng* hat auch eine Wind-Feuchtigkeit eliminierende Wirkung, obwohl diese Arznei in der Gruppe der *Yin* nährenden Arzneien steht. Deshalb wird es sehr gerne für chronische Gelenk- und Rückenbeschwerden eingesetzt, die eine gleichzeitige Nieren- und Leber-Schwäche aufweisen. Dieses Krankheitsbild – Wind-Feuchtigkeit bei zugrunde liegendem Mangel – wird mit der Rezeptur *Du Huo Ji Sheng Tang* behandelt (s.u.).
- *Sang Ji Sheng* ist eine aktive Arznei, welche auch das Blut nährt. Sie wird deshalb eingesetzt, wenn Blut genährt und gleichzeitig bewegt werden soll. Dafür wird *Sang Ji Sheng* oft kombiniert mit *Ji Xue Teng* (Spatholobi Caulis) ► AG 10.1.
- *Sang Ji Sheng* wird neuzeitlich zum Absenken des Blutdrucks eingestzt. Dafür wird diese Arznei oft kombiniert mit *Du Zhong* (Eucommiae Cortex).

Typische Rezepturen mit Sang Ji Sheng

Du Huo Ji Sheng Tang (Angelicae Pubescentis Radix und Taxilli Herba Dekokt) ▶ RG 6.5

Sāng Shèn
Mori Fructus
桑椹

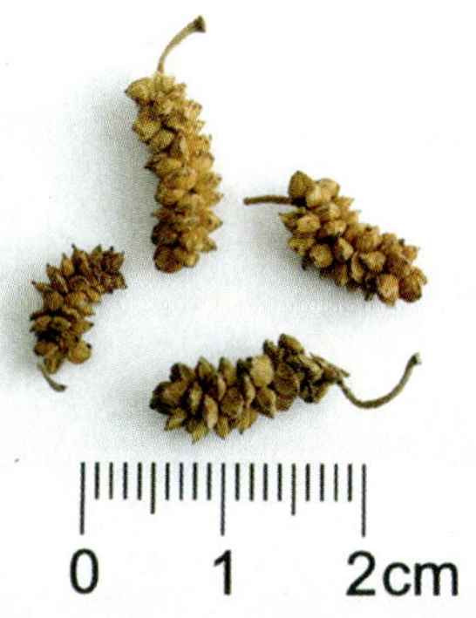

Deutscher Name Maulbeerfrucht
Englischer Name Mulberry Fruit
Familie Maulbeergewächse – Moraceae
Offizinelle Spezies *Morus alba*

Eigenschaften

Temperatur Kalt
Geschmack Süß, sauer
Funktionskreis Herz, Leber, Niere

Wirkung

- Nährt Blut und *Yin*
- Befeuchtet den Darm

Indikationen

- **Blut- und Yin-Mangel** Schwindel, Tinnitus, Schlaflosigkeit, vorzeitiges Ergrauen der Haare
- Bei Obstipation durch Blut-Mangel bei älteren Patienten und postpartal

Kontraindikationen und Sicherheitshinweise

- Diarrhö durch Milz-*Qi*-Mangel
- Allergie gegen die Arznei
- Vorsicht mit hoher Dosis, es existieren dazu zwei Fallberichte über eine hämorrhagische Colitis bei Kindern.

Schwangerschaft und Stillzeit

Während jahrhundertelanger Anwendung sind keine relevanten Risiken bekannt geworden. Aussagefähige Untersuchungen zur Sicherheit in der Schwangerschaft oder Stillzeit liegen nicht vor.

Pharmakologie

Das Heißwasserextrakt aus der Arznei zeigte im Ames-Test keine Hinweise auf Mutagenität.

Dosierung und Zubereitung

Dosierung 9–15 g
Zubereitung Erster Kochvorgang 30–60 Min.; zweiter Kochvorgang 20–40 Min.

Kommentar

- In einigen Arzneimittelbüchern wird *Sang Shen* in der Rubrik der Blut nährenden Arzneien geführt.
- *Sang Shen* wird angewendet bei vorzeitigem Ergrauen oder Ausfallen der Haare. Dabei kann diese Arznei kombiniert werden mit *Mo Han Lian* (Ecliptae Herba) und *Nu Zhen Zi* (Ligustri Lucidi Fructus) aus dieser Gruppe.
- Bei Obstipation aufgrund von Blut-Mangel – z.B. postpartal – kann *Sang Shen* kombiniert werden mit schwarzem Sesam (*Hei Zhi Ma*), *Gou Qi Zi* (Lycii Fructus) aus dieser Gruppe und *Feng Mi* (Honig). Diese Kombination kann zusammen mit einem Porridge täglich eingenommen werden, schmeckt bekömmlich und befeuchtet wirksam den Darm.
- Beim Einsatz für Obstipation wird *Sang Shen* oft kombiniert mit *Zhi Qiao* (Aurantii Fructus) ▶ AG 9. Diese Arznei aktiviert das *Qi* im Darm, sodass der Stuhl bewegt wird.

Typische Rezepturen mit Sang Sheng

Sang Shen ist selten in klassischen Rezepturen vorhanden und wird bei entsprechendem Muster jeweils beigefügt.

Shí Hú
Dendrobii Caulis
石斛

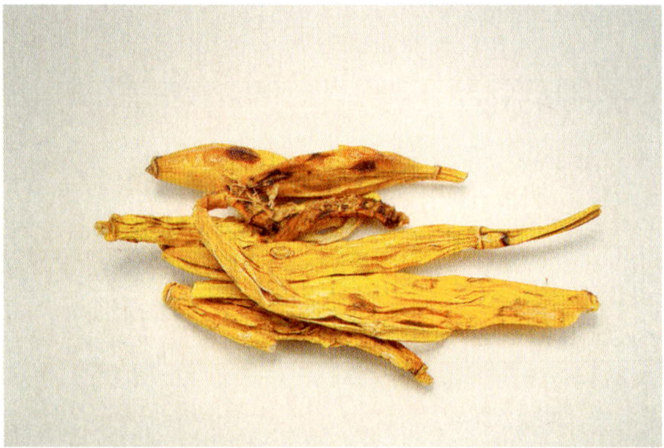

Deutscher Name Dendrodium-Kraut
Englischer Name Dendrobium
Familie Orchideengewächse – Orchidaceae
Offizinelle Spezies *Dendrobium nobile, Dendrobium huoshanense, Dendrobium chrysotoxum, Dendrobium fimbriatum*
Hinweis Die Arznei unterliegt dem Artenschutzabkommen (CITES, Anhang II). Wenn aus Kulturanbau stammend und mit einem entsprechenden Zertifikat, darf die Substanz legal gehandelt werden. ▶ Anhang

Eigenschaften

Temperatur Leicht kalt
Geschmack Süß
Funktionskreis Magen, Niere

Wirkung

- Nährt das *Yin*, klärt Leere-Hitze und bildet Flüssigkeiten
- Tonisiert die Nieren, stärkt das *Jing* und verbessert die Sicht

Indikationen

- **Yin-Mangel mit Leere-Hitze** Mundtrockenheit, starker Durst, moderates, therapieresistentes Fieber, trockenes Würgen, Erbrechen, mildes Brennen im Magenbereich, trockener und schmerzender Hals, rote, belaglose Zunge
- **Sehschwäche durch Nieren- und Leber-Mangel** Schwindel, Erblindung, Schwäche der Beine und des Rückens

Kontraindikationen und Sicherheitshinweise

Allergie gegen die Arznei

Schwangerschaft und Stillzeit

Während jahrhundertelanger Anwendung sind keine relevanten Risiken bekannt geworden. Aussagefähige Untersuchungen zur Sicherheit in der Schwangerschaft oder Stillzeit liegen nicht vor.

Dosierung und Zubereitung

Dosierung 6–12 g
Zubereitung Erster Kochvorgang 30–60 Min.; zweiter Kochvorgang 20–40 Min.

Kommentar

- *Shi Hu* nährt *Yin* und bildet Flüssigkeiten. Es ist aber auch ein wirksames Mittel, um Leere-Hitze zu klären und wird deshalb oft eingesetzt, wenn *Yin*-Mangel zu Hitzezeichen führt. Dabei wird diese Arznei oft kombiniert mit *Di Gu Pi* (Lycii Cortex) ▶ AG 2.5.
- *Shi Hu* nährt *Yin*, gilt aber nicht als klebrig. Deshalb ist *Shi Hu* das Mittel der Wahl bei *Yin*-Mangel mit äußerer Wind-Hitze. In diesem Fall wird *Shi Hu* kombiniert mit Arzneien, die die Oberfläche lösen und Wind-Hitze nach außen führen, z.B. *Bo He* (Menthae Haplocalycis Herba) ▶ AG 1.2. *Shi Hu* nährt seinerseits das *Yin* im Inneren.

Typische Rezepturen mit Shi Hu

Shi Hu Ye Guang Wan (Dendrobii Herba Pille für das Sehvermögen in der Nacht) zur Behandlung von Sehschwäche aufgrund von Leber- und Nieren-*Yin*-Mangel mit Leber-Wind und leerer Hitze. Diese umfangreiche Rezeptur mit 24 Inhaltsstoffen wird in diesem Buch nicht berücksichtigt.

Tiān Dōng
Asparagi Radix
天冬 天冬

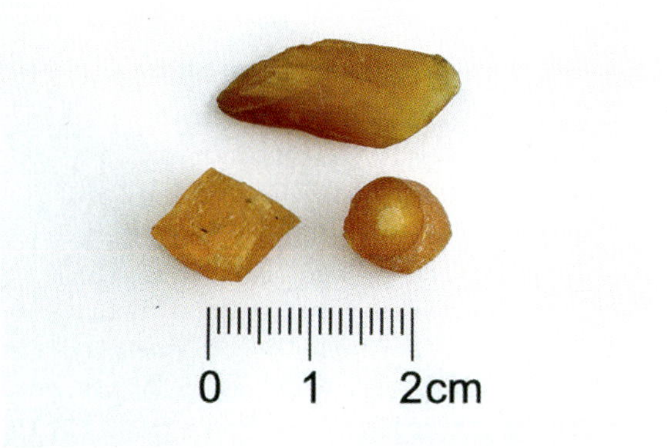

Deutscher Name Chinesischer Spargel
Englischer Name Cochinchinese Asparagus Root
Familie Liliengewächse – Liliaceae
Offizinelle Spezies *Asparagus cochinchinensis*

Eigenschaften

Temperatur Kalt
Geschmack Bitter, süß
Funktionskreis Lunge, Niere

Wirkung

- Nährt Nieren- und Lungen-*Yin*
- Klärt Hitze der Lunge, befeuchtet die Lunge und regt die innere Säfteproduktion an

Indikationen

- **Lungen- und Nieren-Yin-Mangel** Durst, moderates Fieber am Nachmittag, Auszehrung, trockener harter Stuhlgang mit Obstipation durch Säfte-Mangel, weitere Zeichen im Rahmen eines *Xiao-Ke*-Syndroms (wasting and thirsting disorder, z.B. unbehandelter Diabetes mellitus)
- **Bei Lungen-Yin-Mangel mit Hitze-Zeichen** Mundtrockenheit, trockener Rachen, Husten mit dickem, schwer expektorierbarem oder leicht blutig tingiertem Auswurf

Kontraindikationen und Sicherheitshinweise

- Milz-*Qi*-Mangel mit Diarrhö
- Husten durch Wind-Kälte
- Allergie gegen die Arznei

Schwangerschaft und Stillzeit

Während jahrhundertelanger Anwendung sind keine relevanten Risiken bekannt geworden. Aussagefähige Untersuchungen zur Sicherheit in der Schwangerschaft oder Stillzeit liegen nicht vor.

Pharmakologie

- Das Arzneidekokt führte in vitro nicht zu einer Stimulation der Proliferation östrogenabhängiger oder -unabhängiger Brustkrebszellen, aber auch zu keiner Hemmung.
- Ein wässriger Extrakt zeigte im Ames-Test keine Hinweise auf Mutagenität.

Dosierung und Zubereitung

Dosierung 6–12 g
Zubereitung Erster Kochvorgang 30–60 Min.; zweiter Kochvorgang 20–40 Min

Kommentar

Tian Dong und *Mai Dong* (Ophiopogonis Radix) aus dieser Gruppe sind ähnlich in ihrer Wirkung. Beide nähren *Yin*, befeuchten Trockenheit und klären Leere-Hitze. *Mai Dong* fokussiert auf Magen und Lunge, *Tian Dong* auf Niere und Lunge. *Tian Dong* ist kälter als *Mai Dong* und wird eingesetzt, um Leere-Hitze aufgrund von Nieren-*Yin*-Mangel zu klären. *Mai Dong* hat eine zusätzliche Herz und Geist beruhigende Wirkung und kann bei Gereiztheit, Insomnie und Palpitationen eingesetzt werden.

Typische Rezepturen mit Tian Dong

Jiin Ko Ka To (*Yin* nährendes, Hitze vertreibendes Dekokt). Diese japanische Rezeptur wird nicht in diesem Buch besprochen.

Xī Yáng Shēn
Panacis Quinquefolii Radix
西洋參 西洋参

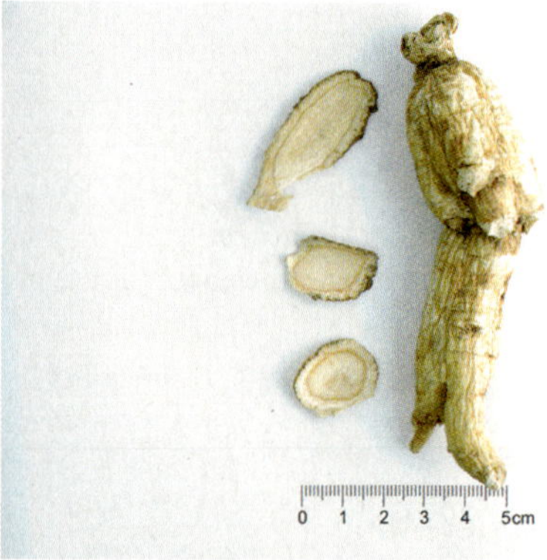

Deutscher Name Panaxginseng, Amerikanischer Ginseng
Englischer Name American Ginseng
Familie Araliengewächse – Araliaceae
Offizinelle Spezies *Panax quinquefolium*
Hinweis Die Arznei unterliegt dem Artenschutzabkommen (CITES, Anhang II). Wenn aus Kulturanbau stammend und mit einem entsprechenden Zertifikat, darf die Substanz legal gehandelt werden. ▶ Anhang

Eigenschaften

Temperatur Kühl
Geschmack Süß, leicht bitter
Funktionskreis Herz, Lunge, Niere

Wirkung

- Tonisiert *Qi* kräftig, vermehrt die Säfte und nährt *Yin*
- Nährt Lungen-*Yin* und klärt Lungen-Hitze

Indikationen

- Mangel an Körperflüssigkeiten nach fieberhafter Erkrankung, Müdigkeit, Fieber, Durst, Mundtrockenheit, Unruhe
- **Lungen-Yin-Mangel** trockener, unproduktiver Reizhusten, evtl. mit blutig tingiertem Auswurf, Heiserkeit, chronischer Husten, Keuchen

Kontraindikationen und Sicherheitshinweise

- Feuchtigkeit-Belastung
- Allergie gegen die Arznei
- Diarrhö
- Häufige Anwendung vermeiden
- Vorsicht bei Diabetikern mit Neigung zur Hypoglykämie
- Vorsicht bei Behandlung mit Vitamin-K-Antagonisten

Fertilität, Schwangerschaft und Stillzeit

Fertilität und Schwangerschaft Während jahrhundertelanger Anwendung sind keine relevanten Risiken bekannt geworden. Bei weiblichen Mäusen, die ein wässriges Arzneiextrakt in einer Dosis von bis zu 2,0 g/kg pro Tag von zwei Wochen vor der Paarung bis zum Ende der Schwangerschaft erhielten, kam es zu keiner Beeinträchtigung der Fertilität, der Wurfgröße, der Schwangerschaftsdauer oder des fetalen Wachstums. Eine direkte Exposition von Embryonen im Zwei-Zellen-Stadium in vitro gegenüber dem Extrakt beeinträchtigte die embryonale Entwicklung konzentrationsabhängig.[1] Dieses In-vitro-Ergebnis ist jedoch von fraglicher Relevanz für eine Behandlung in der Schwangerschaft beim Menschen. Untersuchungen zur Teratogenität wurden nicht gefunden.
Stillzeit Mit Vorsicht anzuwenden; die Arznei reduzierte den Prolaktinplasmaspiegel, was bei männlichen Ratten nachgewiesen wurde. Eine Beeinträchtigung der Milchproduktion ist daher nicht auszuschließen.

Interaktionen

- Die Arznei ist traditionell inkompatibel mit *Li Lu* (Veratri Nigri Radix et Rhizoma).
- In einer pharmakokinetischen Studie an 20 gesunden Personen verminderten sich unter dem Arzneipulver (zweimal 1 g pro Tag) die Bioverfügbarkeit von Warfarin und dessen Wirkung, gemessen an der INR. Ein ähnlicher Effekt ist für Phenprocoumon (Marcumar®) in Betracht zu ziehen.
- Die Pharmakokinetik von Indinavir und Zidovudin wurde nicht signifikant beeinflusst. Einige Labortests zur Bestimmung des Digoxinspiegels können falsche Werte anzeigen.

Pharmakologie

- In zwei pharmakologischen Studien kam es durch Kapseln mit amerikanischem Ginseng bei Diabetikern, die in Behandlung mit Sulfonylharnstoffen, z.T. in Kombination mit Metformin, standen, zu einer Abnahme der postprandialen Blutzuckerspitzenwerte und des Blutzuckers im Verlauf.
- Ein wässriger Extrakt zeigte in niedriger Dosierung keine Stimulation der Proliferation östrogenabhängiger Brustkrebszellen, in hoher Dosierung eine Hemmung.

1 Belanger D, Calder MD, Gianetto-Berruti A, et al. Effects of American Ginseng on preimplantation development and pregnancy in mice. Am J Chin Med. 2016;44(5):981-995.

- Im Salmonella microsome assay am Bakterienstamm TM677 fanden sich mit einem wässrigen Extrakt keine Hinweise auf Mutagenität.

Dosierung und Zubereitung

Dosierung 3–6 g
Zubereitung Erster Kochvorgang 30–60 Min.; zweiter Kochvorgang 20–40 Min. Die Arznei wird, da sehr teuer, oft separat und mehrfach dekoktiert.

Kommentar

- *Xi Yang Shen* und *Ren Shen* (Ginseng Radix et Rhizoma) ▶ 12.1 gelten als die beiden kräftigsten *Qi* tonisierenden Mittel. *Xi Yang Shen* ist kalt, nährt *Yin* und klärt Leere-Hitze; *Ren Shen* ist warm und stärkt das *Yang*. *Xi Yang Shen* ist ideal für Patienten mit gleichzeitiger *Qi*- und *Yin*-Leere. *Ren Shen* wird eingesetzt für Patienten mit Leere-Mustern und Kälte, oft bei ausgeprägtem Milz- und Nieren-Mangel. *Ren Shen* stärkt auch das Ursprungs-*Qi* der Nieren. Der Fokus von *Xi Yang Shen* liegt auf der Lunge.
- In einer epidemiologischen Studie fand sich unter Brustkrebspatientinnen, die regelmäßig Ginseng eingenommen hatten – zum großen Teil handelte es sich um amerikanischen Ginseng – eine geringere Gesamtsterblichkeit und eine geringere krankheitsspezifische Mortalität, bei Einnahme nach Stellung der Krebsdiagnose war die Lebensqualität verbessert.[1]

Typische Rezepturen mit Xi Yang Shen

Qing Shu Yi Qi Tang (Dekokt, das Sommerhitze klärt und *Qi* vermehrt); die Rezeptur wird in diesem Buch nicht berücksichtigt.

Yín Ěr
Tremella
银耳

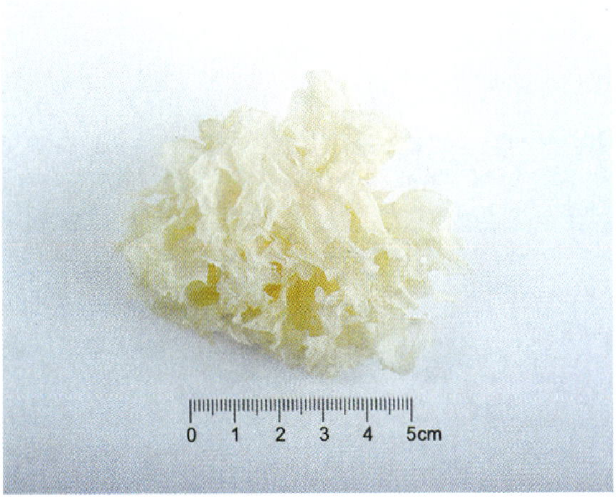

Pinyin-Synonym *Bai Mu Er, Mu Er*
Deutscher Name Tremella
Englischer Name Wood Ear, Tremella Fruiting Body
Familie Zitterlingsverwandte – Tremellaceae
Offizinelle Spezies *Tremella fuciformis*

Eigenschaften

Temperatur Neutral
Geschmack Süß, fade
Funktionskreis Lunge, Magen

Wirkung

- Nährt das Lungen-*Yin*
- Nährt das Magen-*Yin*, befeuchtet die Lungen und bildet Flüssigkeiten

Indikationen

- Unproduktiver Husten, blutiges Sputum, Durst, trockener Mund
- *Yin*-Schwäche mit steigendem *Yang*, speziell bei Auszehrung und Hitze in den fünf Herzen
- In jüngerer Zeit wird *Yin Er* auch zur Behandlung der Nebenwirkungen von Chemotherapie und Bestrahlung eingesetzt, als eine die Blutbildung fördernde Arznei (Hämatopoese anregend).

Kontraindikationen und Sicherheitshinweise

Allergie gegen die Arznei

1 Cui Y, Shu XO, Gao YT, et al. Association of ginseng use with survival and quality of life among breast cancer patients. Am J Epidemiol. 2006;163(7):645-653.

Schwangerschaft und Stillzeit

Während jahrhundertelanger Anwendung sind keine relevanten Risiken bekannt geworden. Aussagefähige Untersuchungen zur Sicherheit in der Schwangerschaft oder Stillzeit liegen nicht vor.

Dosierung und Zubereitung

Dosierung 3–9 g
Zubereitung Erster Kochvorgang 30–60 Min.; zweiter Kochvorgang 20–40 Min.

Kommentar

- *Yin Er* ist eine eher selten eingesetzte Arznei. Am häufigsten wird diese Arznei eingesetzt in der Unterstützung von Krebspatientinnen mit Chemo- oder Radiotherapie. Oft wird *Yin Er* in diesem Falle als Einzelmittel eingesetzt, meist als Nahrungsmittel zubereitet.
- Wegen seines angenehmen Geschmacks wird *Yin Er* häufig mit *Lian Zi* (Nelumbinis Semen) ▶ AG 13 und Kandiszucker im Wasser gekocht und als Dessert gegessen.

Typische Rezepturen mit Yin Er

Yin Er ist selten in klassischen Rezepturen vorhanden und wird bei entsprechendem Muster jeweils beigefügt.

Yù Zhú
Polygonati Odorati Rhizoma
玉竹

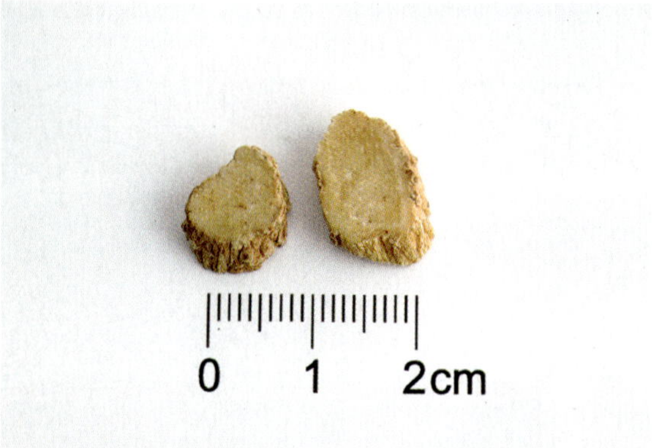

Deutscher Name Polygonumwurzel
Englischer Name Fragrant Solomonseal Rhizome
Familie Liliengewächse – Liliaceae
Offizinelle Spezies *Polygonatum odoratum*

Eigenschaften

Temperatur Leicht kalt
Geschmack Süß
Funktionskreis Lunge, Magen

Wirkung

- Nährt das Lungen- und Magen-*Yin* und unterstützt die Säfteproduktion
- Stoppt Wind und befeuchtet die Sehnen
- Unterstützt die Produktion von Säften

Indikationen

- **Lungen- und Magen-Hitze-Trockenheit oder Yin-Mangel** Trockener Hals und Kehle, trockener Husten, Durst, Unruhe, ständiges Hungergefühl, Obstipation, „dampfende Knochenerkankung" (steaming bone disorder), d. h. Leere-Hitze durch *Yin*-Mangel mit einem tiefliegenden inneren Hitzegefühl. Diese Symptome können auftreten im Rahmen eines *Xiao-Ke*-Syndroms (wasting and thirsting disorder, z.B. unbehandelter Diabetes mellitus).
- **Innerer Wind durch Säfte-Mangel und innere Trockenheit** Schmerzen und Krämpfe in Sehnen und Geweben, auch bei Schwindel durch *Yin*-Mangel und inneren Wind

Kontraindikationen und Sicherheitshinweise

Allergie gegen die Arznei

Schwangerschaft und Stillzeit

Während jahrhundertelanger Anwendung sind keine relevanten Risiken bekannt geworden. Aussagefähige Untersuchungen zur Sicherheit in der Schwangerschaft oder Stillzeit liegen nicht vor.

Pharmakologie

- Unter einem ethanolischen Extrakt wurde in vitro keine Östrogenaktivität beobachtet.
- Ein ethanolischer Extrakt zeigte in vitro bzw. in vivo (Ames-Test, Mikrokern- und Chromosomenaberrationstest) keine Hinweise auf Mutagenität oder Gentoxizität.

Dosierung und Zubereitung

Dosierung 6–12 g
Zubereitung Erster Kochvorgang 30–60 Min.; zweiter Kochvorgang 20–40 Min.

Kommentar

- *Yu Zhu* ist ähnlich zu *Shi Hu* (Dendrobii Caulis) aus dieser Gruppe. Beide Arzneien tonisieren das Magen-*Yin*, bilden Körperflüssigkeiten und klären Leere-Hitze. Im Vergleich ist *Yu Zhu* milder und leichter. *Shi Hu* ist besonders darin stärker Leere-Hitze zu klaren. Beide Mittel können bei Trockenheit aufgrund von *Yin*- und Säfte-Mangel eingesetzt werden und gleichzeitiger äußerer Wind-Hitze (trockener Husten, wunder Rachen und Durst). Aufgrund seiner Milde ist jedoch in diesem Fall *Yu Zhu* zu bevorzugen.
- Neuzeitlicher erfolgreicher Einsatz bei Patienten mit Herzinsuffizienz sowie bei anfallsweisen Tachykardien, aber auch bei myokardialen Ischämien im Rahmen einer koronaren Herzkrankheit mit Angina pectoris

Typische Rezepturen mit Yu Zhu

Sha Shen Mai Dong Tang (Adenophorae seu Glehniae Radix und Ophiopogonis Radix Dekokt) ► RG 5

13 Adstringierende Arzneien

Bai Guo (Ginkgo Semen)
Chi Shi Zhi (Halloysitum Rubrum)
Chun Pi (Ailanthi Cortex)
Fu Pen Zi (Rubi Fructus)
Fu Xiao Mai (Tritici Fructus Levis)
Hai Piao Xiao (Sepiae Endoconcha)
He Zi (Chebulae Fructus)
Jin Ying Zi (Rosae Laevigatae Fructus)
Lian Zi (Nelumbinis Semen)
Ma Huang Gen (Ephedrae Radix et Rhizoma)
Qian Shi (Euryales Semen)
Rou Dou Kou (Myristicae Semen)
Sang Piao Xiao (Mantidis Ootheca)
Shan Zhu Yu (Corni Fructus)
Wu Bei Zi (Galla Chinensis)
Wu Mei (Mume Fructus)
Wu Wei Zi (Schisandrae Chinensis Fructus)

Arzneigruppen-Überblick

Indikation nach TCM-Kriterien

Verlust-Syndrome

Typische Arznei

Shan Zhu Yu (Corni Fructus)

Wirkung

- Die Arzneien der Gruppe 13 werden auch als Adstringentien bezeichnet. Sie behandeln Verluste. In der Regel gehen dabei wertvolle Körpersubstanzen – meistens aus dem Bereich der Säfte – verloren. Diese Arzneien ziehen zusammen, sammeln, halten zurück, binden und fixieren. Sie können auch Organe halten, die durch Tonusverlust der elastischen Fasern ihren Platz verlassen.
- Die Ursachen typischer Erkrankungen sind häufig eine energetische Erschöpfung durch lange Erkrankung, hohes Lebensalter oder iatrogen durch den falschen Einsatz von purgativen oder Oberflächen befreienden Arzneien. Oft liegt diesen Störungen ein *Yin*-Mangel zugrunde oder hat zu diesem geführt.
- Obwohl die meisten Substanzen und Kräuter dieser Gruppe adstringieren, sind sie in ihrer Ausrichtung relativ unterschiedlich und behandeln jeweils verschiedene Bereiche der obengenannten Störungen. Sie werden deshalb manchmal in zwei Gruppen unterteilt, eine Gruppe, die exzessives Schwitzen stoppt. Und eine zweite Gruppe, die mehr auf das Aufhalten weiterer Verluste durch Diarrhö gerichtet ist und Durchfall stoppt.
- Einige Arzneien tonisieren auch Nieren und Leber, behandeln „instabile Nieren", d.h. sie stabilisieren die Nieren, wenn diese ihre Energie und Substanzen nicht halten können.
- Bei der Behandlung eines *Jing*-Mangels werden die Adstringentien meistens mit den Tonika der Gruppe 12 kombiniert, die stärker das *Yin* und/oder das *Yang* tonisieren können. Dabei halten die Adstringentien weitere Verluste zurück. Einige von ihnen vermögen zusätzlich auch selber noch eine *Jing* vermehrende Wirkung zu entfalten.
- Die Adstringentien werden oft bei *Yin*-Mangel eingesetzt und können als „Gefäß des *Yin*" bezeichnet werden. Denn bei einem *Yin*-Mangel gehen oft weitere wertvolle Säfte verloren, da der Körper sie nicht mehr halten kann. Typisch für den *Yin*-Mangel ist ja bekanntlich das Symptom Nachtschweiß. Diese Arzneien bilden gewissermaßen eine Schale, in die die Flüssigkeit einer Rehmanniae Radix hineingegossen werden kann, ohne gleich wieder verloren zu gehen.
  Die Funktionskreise, die vor allem bei Verlusten beteiligt sein können, sind Niere, Milz, Dickdarm, doch auch Herz mit Zeichen der Unruhe.

Typische Symptome

Diese Störungen beinhalten Beschwerden wie übermäßiges Schwitzen, Diarrhö und exzessives Wasserlassen, andere übermäßige Absonderungen und Verluste aus dem Unteren Erwärmer, wie vaginaler Ausfluss, vaginale Blutungen, Spermatorrhö, auch Husten und Prolaps von Rektum oder Uterus.

Indikationen

Verlust-Syndrom, übermäßige Ausscheidungen, die den Körper schwächen, wie Säfte-Verluste, Blut-Verluste, Aborte oder Samenverluste; auch Organe, die ihren Platz verlassen, wie Rektumprolaps.

Befunde

Zungenkörper Die Zunge richtet sich nach der zugrunde liegenden Störung, die man besonders am ZK identifizieren kann. Bei *Qi*- und Blut-Mangel ist der ZK blass, bei *Yang*-Mangel ist er oft noch blasser und der ZK ist gedunsen. Bei *Yin*-Mangel ist er rot, geschrumpft, rissig.
Zungenbelag Der ZB richtet sich ebenfalls nach dem zugrunde liegenden Grundmuster.
Puls Auch der Puls wird das jeweilige Grundmuster repräsentieren.

Leitsymptome

Unangemessene Schweißverluste tags oder nachts, ständiger Husten, Diarrhö, unwillkürliche Harnverluste, Nykturie, Spermatorrhö, vaginaler Ausfluss oder Blutungen, Fehlgeburten, Rektum- oder Uterus-Prolaps.

Anwendungsbeispiele

„Verlust-Syndrome" Übermäßige Säfteverluste, exzessives Schwitzen, chronischer Husten, chronische Diarrhö, Polyurie, vaginaler Ausfluss, vaginale Blutungen, Spermatorrhö

Häufige Kombinationen

- Die Arzneien der Gruppe 13 behandeln nur die Manifestation oder die Zweige (*Biao*), d.h. nicht die der Störung zugrunde liegende Wurzel (*Ben*). Deshalb werden sie sie mit anderen Arzneien kombiniert, die dann das darunter liegende Muster der Erkrankung behandeln.
- **Meist liegt ein Mangel-Zustand vor** Deshalb wird mit tonisierenden Arzneien der Gruppe 12 kombiniert, entweder mit den *Qi* oder *Yang* tonisierenden Arzneien aus den Gruppen 12.1 und 12.3 oder mit den Blut und *Yin* tonisierenden der Gruppen 12.2 und 12.4.
- Bei einem *Jing*-Mangel werden Adstringentien oft mit *Yang* und *Yin* tonisierenden Arzneien kombiniert.

Nebenwirkungen

Falls noch externe Pathogene im Körper vorhanden sind, können die adstringierenden Arzneien diese im Körper halten und somit die Krankheit verlängern. Auch bei feuchte Hitze- oder Stagnations-Mustern könnte durch ihren Einsatz eine Verschlechterung eintreten.

Kontraindikationen und Sicherheitshinweise

Da diese Arzneien nach innen ziehen und halten, sollten sie nicht bei Außen-Zuständen mit pathogenen Faktoren in der Oberfläche verordnet werden. Vorsicht ist ebenso geboten bei Feuchtigkeits-Ansammlung im Innen sowie bei Hitze durch Stagnation.

Interaktionen

Einige Arzneien dieser Gruppe können durch ihre saure Eigenschaft oder ihren Tanningehalt zu vielfältigen Interaktionen mit anderen Arzneimitteln führen.

Korrespondierende Akupunkturpunkte

Ni 7 *Fuliu,* Lu 9 *Taiyuan,* Ni 6 *Zhaohai,* Di 11 *Quchi,* Mi 6 *Sanyinjiao,* Ma 36 *Zusanli,* Ren 6 *Qihai,* Bl 20 *Pishu,* Bl 23 *Shenshu*

Charakterisierung der adstringierenden Arzneien

Wirkung Diese Arzneien stabilisieren und halten, adstringieren.
Eigenschaften Die meisten Arzneien der Gruppe 13 sind sauer und adstringierend.
Pathogene Faktoren Liegen typischerweise nicht vor, meist besteht ein energetischer Mangel.
Typische Arznei *Shan Zhu Yu* (Corni Fructus) ▶ AG 13
Indikation Verluste; zur Unterstützung bei der Behandlung eines *Yin*- und *Jing*-Mangels
Wirkort Niere, Milz, Lunge, Dickdarm, Magen, Herz
Therapie-Prinzip (Ba Fa) Entspricht keiner der klassischen Acht Methoden

Acht Leitkriterien (Ba Gang)

Diese Leitkriterien beschreiben den Energiezustand des Patienten, für den diese Arzneigruppe angezeigt ist.
Lokalisierung Innen
Qualität –
Quantität Mangel

Bái Guǒ
Ginkgo Semen
白果

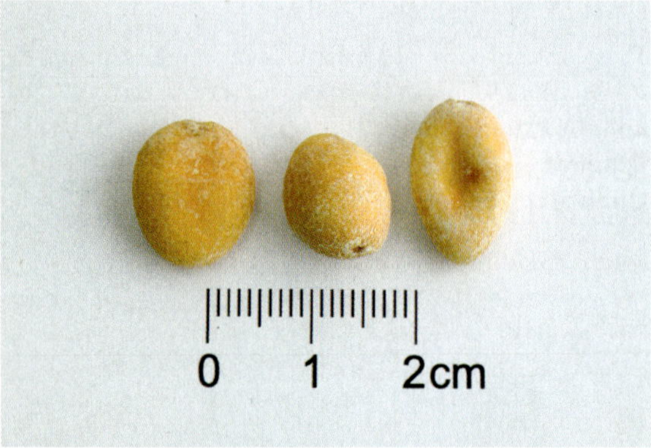

Deutscher Name Ginkgosamen
Englischer Name Ginkgo Seed
Familie Ginkgogewächse - Ginkgoaceae
Offizinelle Spezies *Ginkgo biloba*

Eigenschaften

Temperatur Neutral
Geschmack Süß, bitter, adstringierend
Funktionskreis Lunge, Niere

Wirkung

- Stabilisiert die Lunge, stoppt Keuchatmung und stillt Husten
- Eliminiert Feuchtigkeit, stoppt Ausfluss und hält Urin zurück

Indikationen

- Asthmoide Beschwerden, chronischer Husten, Husten mit viel Schleim
- Harnträufeln, Urininkontinenz, trüber Urin, Ausfluss bei Mangel sowie bei Feuchtigkeit-Hitze

Kontraindikationen und Sicherheitshinweise

- Allergie gegen die Arznei
- Anfallsleiden
- Anwendung bei Kindern
- Vorsicht bei sehr zähem Sputum
- Die Arznei ist toxisch; Überdosierung und lange Anwendung sind zu vermeiden.
- Unter Einnahme größerer Mengen als Nahrungsmittel kam es in einigen Fällen zu Erbrechen, Krampfanfällen, teilweise mit Bewusstseinsstörungen (meist bei Kindern). Bei Anwendung als Dekokt ist die Toxizität geringer.[1]

Fertilität, Schwangerschaft und Stillzeit

Fertilität Die Verabreichung von Ginkgolid B, einer in *Bai Guo* enthaltenen Substanz, an weibliche Mäuse reduzierte signifikant die Oozytenreifung und die Fruchtbarkeit.[2]

Schwangerschaft Mit großer Vorsicht anzuwenden; höhere Dosen und längere Anwendungsdauer vermeiden. Gingkolid B führte zu Embryotoxizität und fetalen Entwicklungsstörungen bei der Maus. Die Relevanz für die Behandlung Schwangerer ist schwer einzuschätzen. Ausreichende Untersuchungen zur Sicherheit in der Schwangerschaft liegen nicht vor.
Stillzeit Mit Vorsicht anzuwenden; höhere Dosen und längere Anwendungsdauer vermeiden

Interaktionen

Verschiedene Interaktionen werden zu Extrakten aus den Blättern von *Ginkgo biloba* berichtet, die in der westlichen Medizin verwendet werden. Die Ergebnisse können nicht auf *Bai Guo* übertragen werden.

Pharmakologie

Ein wässriger Extrakt zeigte in vitro (Ames-Test, UDS-Test) keine Hinweise auf Mutagenität.

Dosierung und Zubereitung

Dosierung 5–10 g
Zubereitung Zerstoßen; erster Kochvorgang 30 Min.; zweiter Kochvorgang 20 Min.

Kommentar

- *Bai Guo* ist adstringierend. Es eignet sich deshalb besonders gut für die Kombination mit Mitteln, welche das Lungen-*Qi* verteilen, wie die meisten Husten stillenden Arzneien. Dadurch wird das *Qi* nicht nur verteilt, sondern auch gehalten und reguliert. Allerdings muss damit auch vorsichtig umgegangen werden. Bei einer Ansammlung von Schleim in der Lunge, also einem Fülle-Zustand, darf auf keinen Fall nur adstringiert werden. Sonst besteht die Gefahr, dass der patho-

1 Bensky D, Clavey S, Stöger E. Chinese Herbal Medicine. Materia Medica. 3rd ed Seattle, WA: Eastland Press; 2004.
2 Shiao NH, Chan WH. Injury effects of ginkgolide B on maturation of mouse oocytes, fertilization, and fetal development in vitro and in vivo. Toxicol Lett. 2009;188(1):63-69.

gene Faktor (Schleim) im Körper eingeschlossen wird. Aus diesem Grund wird *Bai Guo* bei der Behandlung von Schleim-Husten mit bewegenden, *Qi* verteilenden und absenkenden Arzneien kombiniert. Ein Beispiel für diese Anwendung ist *Ding Chuan Tang* (s.u.).

- *Bai Guo* ist neutral. Je nach Kombination kann diese Arznei bei Hitze oder Kälte eingesetzt werden. Also bei Husten mit gelbem oder weißem Schleim. Oder bei weißem, dünnem oder gelbem, stark-riechendem Ausfluss.

Typische Rezepturen mit Bai Guo

Ding Chuan Tang (Dekokt, das dem Keuchen Einhalt gebietet) ▶ RG 9.2

Chì Shí Zhī
Halloysitum Rubrum
赤石脂

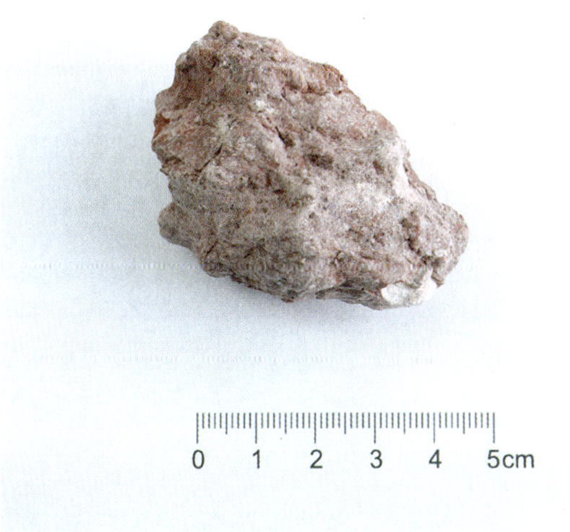

Deutscher Name Purpurrotes Steinharz
Englischer Name Red Halloysite, Kaolin
Mineral Enthält hauptsächlich Aluminiumsilikathydrat $[Al_4(Si_4O_{10})(OH)_8 \cdot 4H_2O]$

Eigenschaften

Temperatur Warm
Geschmack Süß, sauer, adstringierend
Funktionskreis Dickdarm, Magen

Wirkung

- Adstringiert den Darm und stoppt Durchfall
- Hält das Blut zurück und stoppt Blutungen
- Fördert die Heilung von Wunden

Indikationen

- Chronischer Durchfall aufgrund von Leere-Kälte, oft mit unverdauter Nahrung im Stuhl; anhaltender Durchfall mit Schleim und Blut im Stuhl
- Leere-Kälte-Blutungen im Unteren Erwärmer, Uterusblutungen, starke Menstruationsblutungen, Hämorrhoiden, Rektumprolaps, Blut im Stuhl
- Äußerlich für nicht heilende Wunden, Ulzerationen, Rektumprolaps

Kontraindikationen und Sicherheitshinweise

- Allergie gegen die Arznei
- Vorsicht bei Hitze-Diarrhö

Schwangerschaft und Stillzeit

Traditionell wird zur Vorsicht geraten. Kontaminationen mit toxischen Stoffen sind nicht auszuschließen. Aussagefähige Untersuchungen zur Sicherheit in der Schwangerschaft oder Stillzeit liegen nicht vor.

Interaktionen

- Die Arznei ist traditionell inkompatibel mit *Rou Gui* (Cinnamomi Cortex) ▶ AG 11.
- Die Arznei kann möglicherweise die Resorption anderer Arzneimittel beeinträchtigen. Ein zeitlicher Abstand von zwei Stunden zu deren Einnahme ist zu empfehlen, insbesondere wenn die Arznei selbst pulverisiert oder als Rückstand im Dekokt (mit) eingenommen wird.

Dosierung und Zubereitung

Dosierung 9–12 g; angemessene Menge für topische Anwendung, als Pulver auftragen
Zubereitung Wird zerstoßen und muss vorgekocht werden: erster Kochvorgang 60 Min.; zweiter Kochvorgang 40 Min.

Kommentar

Chi Shi Zhi wird besonders häufig eingesetzt bei Blut im Stuhl oder bei gynäkologischen Blutungen. Wichtig ist, dass diese Blutungen aus einem *Qi*- und *Yang*-Mangel entstehen.

Typische Rezepturen mit Chi Shi Zhi

Chi Shi Zhi ist selten in klassischen Rezepturen vorhanden und wird bei entsprechendem Muster jeweils beigefügt.

Chūn Pí
Ailanthi Cortex
椿皮

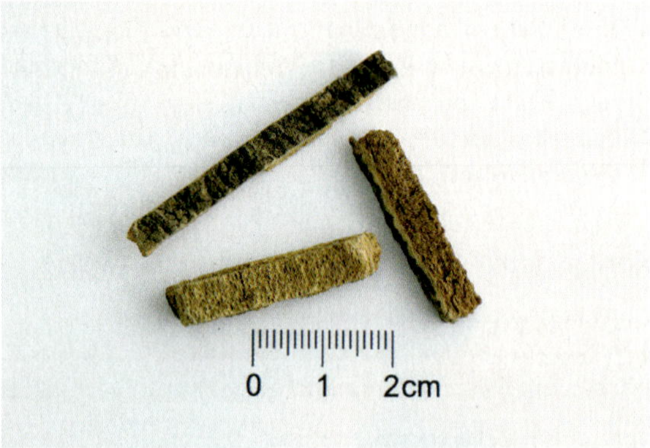

Pinyin-Synonym *Chun Bai Pi, Chun Gen Pi*
Deutscher Name Götterbaumrinde
Englischer Name Tree-of-heaven Bark, Ailanthus Bark
Familie Bittereschengewächse – Simaroubaceae
Offizinelle Spezies *Ailanthus altissima*

Eigenschaften

Temperatur Kalt
Geschmack Bitter, adstringierend
Funktionskreis Dickdarm, Magen, Leber

Wirkung

- Klärt Hitze, trocknet Feuchtigkeit und adstringiert den Darm
- Tötet Parasiten

Indikationen

- Chronischer Durchfall, Ruhr, Blut im Stuhl, chronischer vaginaler Ausfluss, speziell bei Feuchtigkeit-Hitze
- Rundwürmer; extern auch bei juckenden Hautproblemen

Kontraindikationen und Sicherheitshinweise

- Allergie gegen die Arznei
- Überdosierung vermeiden

Schwangerschaft und Stillzeit

Während jahrhundertelanger Anwendung sind keine relevanten Risiken bekannt geworden. Aussagefähige Untersuchungen zur Sicherheit in der Schwangerschaft oder Stillzeit liegen nicht vor.

Dosierung und Zubereitung

Dosierung 6–9 g; geeignete Menge für topische Anwendung
Zubereitung Erster Kochvorgang 30 Min.; zweiter Kochvorgang 20 Min.

Kommentar

- Die *Chong* (Parasiten) tötende Funktion bezieht sich nicht nur auf Rundwürmer. Mit „*Chong*“ sind nicht nur Parasiten, sondern auch Mikroorganismen gemeint. So ist *Chun Pi* ein wirksames Mittel bei vaginalem Ausfluss und rezidivierenden Pilzinfektionen, die auf einem Feuchtigkeit-Hitze-Muster basieren, z.B. rezidivierende Candida albicans-Infektionen.
- Zahlreiche adstringierende Mittel werden vor allem bei Kälte und Mangel eingesetzt. *Chun Pi* ist kalt und klärt auch Feuchtigkeit-Hitze. Dabei wird es oft kombiniert mit *Huang Bo* (Phellodendri Chinensis Cortex) ▶ AG 2.3 und *Che Qian Cao* (Plantaginis Herba) ▶ AG 4 unter *Che Qian Zi*.
- Äußerlich kann *Chun Pi als* Waschung, Sitzbad oder Salbe eingesetzt werden.
- *Chun Pi* wird auch eingesetzt zum Stoppen von vaginalen Blutungen aufgrund von Hitze im Blut, wie in der Rezeptur *Gu Jing Wan* (Pille zur Stabilisierung der Menses), s.u.

Typische Rezepturen mit Chun Pi

Gu Jing Wan (Pille zur Stabilisierung der Menses) zur Behandlung von vaginalen Blutungen aufgrund von Blut Hitze. Diese Rezeptur wird in diesem Buch nicht berücksichtigt.

Fù Pén Zǐ
Rubi Fructus
复盆子　覆盆子

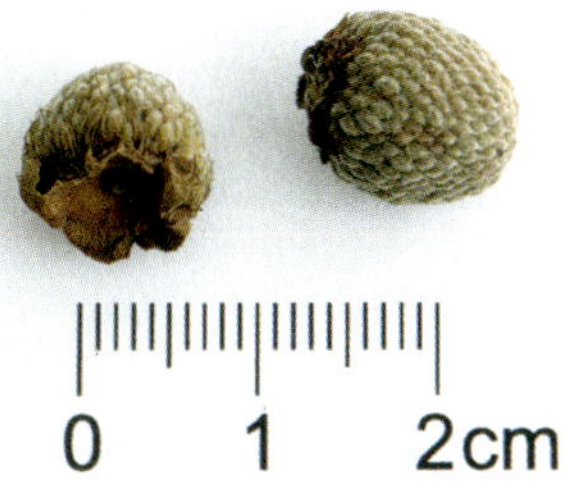

Deutscher Name Chinesische Wildhimbeerfrucht
Englischer Name Palmleaf Raspberry Fruit, Rubus
Familie Rosengewächse – Rosaceae
Offizinelle Spezies *Rubus chingii*

Eigenschaften

Temperatur Warm
Geschmack Süß, sauer
Funktionskreis Leber, Niere, Blase

Wirkung

- **Stärkt das Nieren-Yang**, stabilisiert das *Jing* und hält den Urin zurück
- Unterstützt die Niere und Leber und verbessert die Sicht

Indikationen

- **Nieren-Mangel** Impotenz, vorzeitiger Samenerguss, Spermatorrhö, Enuresis, häufiges Wasserlassen, Inkontinenz
- **Verbessert die Sicht** Sehschwäche mit Lumbalschwäche/-schmerzen und Impotenz

Kontraindikationen und Sicherheitshinweise

- Leere-Hitze
- Allergie gegen die Arznei
- Prostatakarzinom
- Vorsicht bei Harnverhalt

Schwangerschaft und Stillzeit

Schwangerschaft Kontraindiziert im 1. Trimenon und wegen ausgeprägter Androgenwirkung mit Vorsicht anzuwenden im 2. und 3. Trimenon. Eine Virilisierung weiblicher Feten ist nicht auszuschließen. Untersuchungen zur Sicherheit in der Schwangerschaft liegen nicht vor.
Stillzeit Mit Vorsicht anwenden bei weiblichen Säuglingen wegen ausgeprägter Androgenwirkung

Pharmakologie

- Dekokte bzw. ein wässriger Extrakt senkten bei männlichen Ratten die Plasmaspiegel von Östradiol, LH und FSH; der Testosteronspiegel wurde merklich erhöht.
- Ein wässriger Extrakt zeigte in vitro (Ames-Test, UDS-Test) keine Hinweise auf Mutagenität.

Dosierung und Zubereitung

Dosierung 6–12 g
Zubereitung Erster Kochvorgang 30 Min.; zweiter Kochvorgang 20 Min.

Kommentar

- *Fu Pen Zi* wird besonders häufig bei Inkontinenz und Enuresis eingesetzt. Dabei wird es häufig kombiniert mit *Sang Piao Xiao* (Mantidis Ootheca) aus dieser Gruppe, *Yi Zhi* (Alpiniae Oxyphyllae Fructus) und *Tu Si Zi* (Cuscutae Semen) ▶ AG 12.3.
- *Fu Pen Zi* wird in verschiedenen Quellen auch als neutrales oder leicht warmes Mittel beschrieben. Trotz der *Yang* stärkenden Kategoriezugehörigkeit ist es kein heißes Mittel. Deshalb eignet sich *Fu Pen Zi* gut, wenn sich zusätzlich zum geschwächten Nieren-*Yang* noch Hitzezeichen zeigen, z.B. aufgrund von einem gleichzeitigen *Yin*-Mangel oder aufgrund von Leber-*Qi* Stagnation mit Hitze-Transformation.

Typische Rezepturen mit Fu Pen Zi

Fu Pen Zi ist selten in klassischen Rezepturen vorhanden und wird bei entsprechendem Muster jeweils beigefügt.

Fu Xiǎo Mài
Tritici Fructus Levis
浮小麥 浮小麦

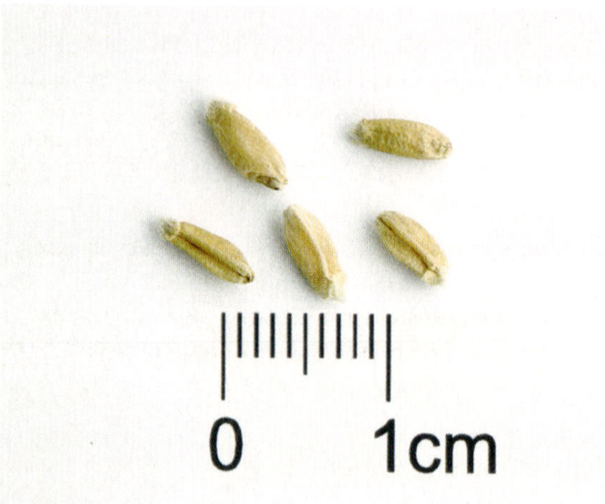

Deutscher Name Getrockneter Sommerweizen
Englischer Name Light wheat grain
Familie Echte Gräser – Gramineae
Offizinelle Spezies *Triticum aestivum*

Eigenschaften

Temperatur Kühl
Geschmack Süß, leicht salzig
Funktionskreis Herz

Wirkung

- Schweiß hemmend
- Herz nährend und den Geist *Shen* beruhigend

Indikationen

- **Für die verschiedenen Arten von Schweißen** Durch *Qi*-Mangel bedingte Spontanschweiße oder durch *Yin*-Mangel verursachte Nachtschweiße
- **Herz-Schwäche** Schlaflosigkeit, Unruhezustände, emotionale Unausgeglichenheit, Reizbarkeit, Desorientiertheit, Nachtschweiß
- Bettnässen von Kindern

Kontraindikationen und Sicherheitshinweise

- Allergie gegen die Arznei
- Glutenintoleranz

Schwangerschaft und Stillzeit

Während jahrhundertelanger Anwendung sind keine relevanten Risiken bekannt geworden. Aussagefähige Untersuchungen zur Sicherheit in der Schwangerschaft oder Stillzeit liegen nicht vor.

Dosierung und Zubereitung

Dosierung 15–30 g
Zubereitung Im Beutel kochen. Erster Kochvorgang 30 Min.; zweiter Kochvorgang 20 Min.

Kommentar

Gelegentlich werden *Xiao Mai* (Tritici Fructus) und *Fu Xiao Mai* (Tritici Fructus Levis) gesondert aufgeführt. *Xiao Mai* wirkt stärker auf *Shen*, *Fu Xiao Mai* auf Schwitzen mit Bezug zum Herzen (Schweiß ist die „Flüssigkeit" des Herzens).

Typische Rezepturen mit Fu Xiao Mai

- *Gan Mai Da Zao Tang* (Glycyrrhizae Radix et Rhizoma, Tritici Fructus Levis und Jujubae Fructus Dekokt) ▶ RG 12.1
- *Mu Li San* (Ostreae Concha Pulver) ▶ RG 11.1

Hǎi Piāo Xiāo
Sepiae Endoconcha
海螵蛸

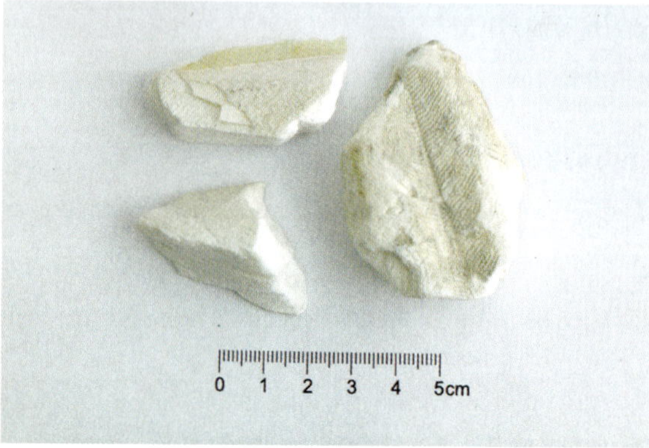

Pinyin-Synonym *Wu Zei Gu*
Deutscher Name Tintenfischknochen
Englischer Name Cuttlebone, Cuttlefish bone
Familie Tintenfische – Sepiidae
Offizinelle Spezies *Sepiella maindroni, Sepia esculenta*

Eigenschaften

Temperatur Warm
Geschmack Salzig, adstringierend
Funktionskreis Milz, Leber

Wirkung

- Stoppt Blutungen
- Adstringiert *Jing* und stoppt vaginalen Ausfluss
- Neutralisiert Magen-Säure
- Eliminiert Feuchtigkeit und unterstützt Heilung

Indikationen

- Alle Arten von Blutungen; äußerlich als Pulver für Blutungen durch Trauma
- Nächtliche Samenergüsse, vorzeitige Ejakulation, vaginaler Ausfluss
- Sodbrennen, Magenschmerzen
- Äußerlich für chronische, nicht heilende Ulzerationen, Wunden und nasse Ekzeme

Kontraindikationen und Sicherheitshinweise

Allergie gegen die Arznei

Schwangerschaft und Stillzeit

Während jahrhundertelanger Anwendung sind keine relevanten Risiken bekannt geworden. Aussagefähige Untersuchungen zur Sicherheit in der Schwangerschaft oder Stillzeit liegen nicht vor.

Interaktionen

Die Arznei verringert die Bioverfügbarkeit von Penicillin und Cephalosporinen durch Hemmung der Resorption und beschleunigte Exkretion. Durch ihren Kalziumgehalt kann sie mit Isoniazid Komplexe bilden. Sie beeinträchtigt die Proteinbindung von Aminoglykosiden (Gentamycin, Streptomycin u.a.) und erhöht damit deren Serumkonzentration. Durch ihre alkalische Eigenschaft kann sie die Wirkung von Nitrofurantoin, Propanolol, Chlorpromazin, Eisensulfat und Acetylsalicylsäure abschwächen. Auch mit anderen Arzneimitteln sind Interaktionen vorhersehbar. Ein zeitlicher Abstand zur Einnahme anderer Arzneimittel ist zu empfehlen.

Dosierung und Zubereitung

Dosierung 5–10 g, geeignete Menge zur topischen Anwendung, als Pulver
Zubereitung Pulverisieren; erster Kochvorgang 60 Min.; zweiter Kochvorgang 40 Min.

Kommentar

- *Hai Piao Xiao* ist ein wirksames Mittel, um die Magen-Säure zu reduzieren. Dafür wird diese Substanz oft kombiniert mit *Zuo Jin Wan* (Linkes Metall Pille, ▶ RG 2.4).
- *Hai Piao Xiao*-Pulver kann kombiniert werden mit dem Pulver von *San Qi* (Notoginseng Radix et Rhizoma) ▶ AG 10.2 und *Xue Jie* (Draconis Sanguis) ▶ AG 10.1. Diese Kombination ist ein wirksames äußerliches Pulver bei Blutungen.

Typische Rezepturen mit Hai Piao Xiao

- *Gu Chong Tang* (Dekokt um den Chong zu stabilisieren) zur Behandlung von gynäkologischen Blutungen aufgrund eines instabilen *Chong Mai*. Die Rezeptur wird in diesem Buch nicht berücksichtigt.
- *Qing Dai Tang* (Dekokt um Ausfluss zu klären) zur Behandlung von Ausfluss aufgrund von Milz-Schwäche mit Ansammlung von Feuchtigkeit. Die Rezeptur wird in diesem Buch nicht berücksichtigt.

Hé Zí
Chebulae Fructus
訶子 诃子

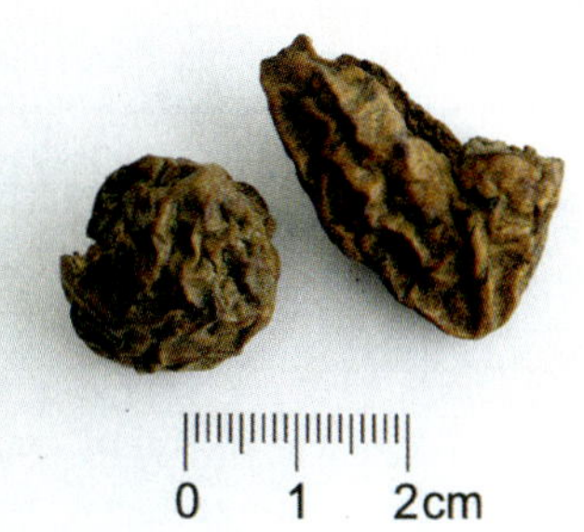

Deutscher Name Terminalia-Früchte
Englischer Name Medicine Terminalia Fruit, Chebulae
Familie Flügelsamengewächse – Combretaceae
Offizinelle Spezies *Terminalia chebula*, *Terminalia chebula* var. *tomentella*

Eigenschaften

Temperatur Neutral
Geschmack Bitter, sauer, adstringierend
Funktionskreis Lunge, Dickdarm

Wirkung

- Adstringiert den Darm und stoppt Diarrhö
- Hält und sammelt Energie der Lunge und stoppt Husten

Indikationen

- Chronische Diarrhö und Dysenterie sowohl bei Hitze- als auch bei Kälte-Zuständen, was durch zusätzliche Arzneien in der Rezeptur berücksichtigt werden sollte
- Chronischer Husten, bronchiale Enge, Stimmverlust, Heiserkeit

Kontraindikationen und Sicherheitshinweise

- Allergie gegen die Arznei
- Diarrhö im Anfangsstadium
- Vorsicht bei äußeren Disharmonie-Mustern
- Vorsicht bei Innerer Hitze-Feuchtigkeit
- Vorsicht bei Obstipation

Schwangerschaft und Stillzeit

Während jahrhundertelanger Anwendung sind keine relevanten Risiken bekannt geworden. Aussagefähige Untersuchungen zur Sicherheit in der Schwangerschaft oder Stillzeit liegen nicht vor.

Interaktionen

Die Arznei kann durch ihren Gehalt an Tanninen durch Komplexbildung die Resorption verschiedener Arzneimittel beeinträchtigen, wie von Eisen, Penicillinen, Cephalosporinen und weiteren Antibiotika sowie die Toxizität von Isoniazid und Rifampicin erhöhen.

Pharmakologie

Ein wässriger Extrakt zeigte in vitro (Ames-Test, Bacillus-subtilis-Test, E.-coli-CM891-Test) keine Hinweise auf Mutagenität.

Dosierung und Zubereitung

Dosierung 3–10 g
Zubereitung Zerstoßen; erster Kochvorgang 30 Min.; zweiter Kochvorgang 20 Min.

Kommentar

- Zur Behandlung von Diarrhö wird *He Zi* geröstet verwendet.
- *He Zi* und *Wu Wei Zi* (Schisandrae Fructus) adstringieren beide die Lunge. Die Nasennebenhöhlen können als die kleine oder die obere Lunge bezeichent werden und die Nase ist das Tor zur Lunge. Diese beiden Mittel können wirksam eingesetzt werden, um eine laufende Nase bei allergischer Rhinitis zu adstringieren und damit stoppen.
- *He Zi* und *Wu Wei Zi* aus dieser Gruppe adstringieren beide den Darm und die Lunge und werden diesbezüglich ähnlich oder sogar kombiniert eingesetzt. Im Unterschied zu *He Zi* hat *Wu Wei Zi* zusätzlich tonisierende Eigenschaften. Weiter beruhigt *Wu Wei Zi* auch den Geist.

Typische Rezepturen mit He Zi

Zhen Ren Yang Zang Tang (Dekokt des wahren Menschen zum Nähren der Organe) zur Behandlung von chronischer Diarrhö aufgrund von Milz- und Nieren-Schwäche. Die Rezeptur wird in diesem Buch nicht berücksichtigt.

Jīn Yīng Zǐ
Rosae Laevigatae Fructus
金樱子 金樱子

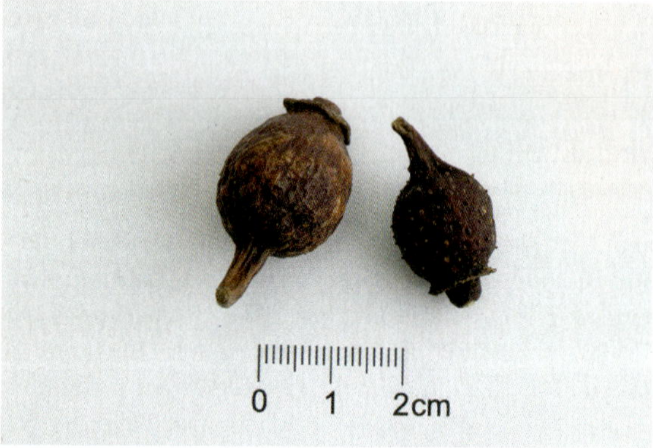

Deutscher Name Cherokee-Rose
Englischer Name Cherokee rosehip, Rosa laevigata
Familie Rosengewächse – Rosaceae
Offizinelle Spezies *Rosa laevigata*

Eigenschaften

Temperatur Neutral
Geschmack Sauer, süß, adstringierend
Funktionskreis Niere, Blase, Dickdarm

Wirkung

- Stabilisiert die Nieren und das *Jing*
- Adstringiert den Darm und stoppt Durchfall

Indikationen

- **Nieren-Mangel** Spontane Samenverluste, Inkontinenz, Enuresis, häufiges Wasserlassen, vaginaler Ausfluss
- Chronische Diarrhö, Dysenterie

Kontraindikationen und Sicherheitshinweise

- Hitze-Fülle
- Allergie gegen die Arznei
- Vorsicht bei Obstipation

Schwangerschaft und Stillzeit

Während jahrhundertelanger Anwendung sind keine relevanten Risiken bekannt geworden. Aussagefähige Untersuchungen zur Sicherheit in der Schwangerschaft oder Stillzeit liegen nicht vor.

Pharmakologie

Ein wässriger Extrakt zeigte in vitro (Ames-Test, UDS-Test) keine Hinweise auf Mutagenität.

Dosierung und Zubereitung

Dosierung 6–12 g
Zubereitung Erster Kochvorgang 30 Min.; zweiter Kochvorgang 20 Min.

Kommentar

Jin Ying Zi ist ein allgemein adstringierendes Mittel für den Unteren Erwärmer, insbesondere für die Blase und vaginalen Ausfluss. Durch seine neutrale Temperatur ist es breit einsetzbar und wird Rezepturen meist als Assistent beigefügt.

Typische Rezepturen mit Jin Ying Zi

Jin Ying Zi ist selten in klassischen Rezepturen vorhanden und wird bei entsprechendem Muster jeweils beigefügt.

Lián Zǐ
Nelumbinis Semen
蓮子 莲子

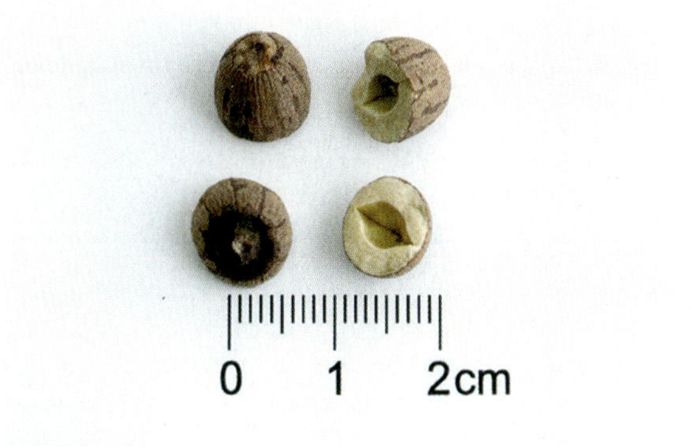

Deutscher Name Lotossamen
Englischer Name Lotus Seed
Familie Seerosengewächse – Nymphaeaceae
Offizinelle Spezies *Nelumbo nucifera*

Eigenschaften

Temperatur Neutral
Geschmack Süß, adstringierend
Funktionskreis Milz, Niere, Herz

Wirkung

- Stärkt die Milz und stoppt Diarrhö
- Stärkt die Niere und hält Samenverluste zurück
- Nährt das Herz und beruhigt Shen

Indikationen

- **Milz-Qi-Mangel** Appetitverlust, chronische Diarrhö
- **Nieren-Schwäche mit fehlender Stabilität der Niere** Spontane Samenverluste, Impotenz, Unfruchtbarkeit, vaginaler Ausfluss, Leukorrhö, uterine Blutungen
- Schlaflosigkeit, Reizbarkeit, Ängste, Palpitationen. Diese Symptome können auch durch eine mangelnde Kommunikation zwischen Herz und Niere bedingt sein, wofür diese Arznei vorteilhaft eingesetzt werden kann.

Kontraindikationen und Sicherheitshinweise

- Allergie gegen die Arznei
- Arznei mit Plumula: Anwendung bei Kindern und längere Anwendungsdauer vermeiden
- Vorsicht bei Bauchschmerzen, Obstipation

Fertilität, Schwangerschaft und Stillzeit

Fertilität Wegen Hinweisen auf eine mögliche Mutagenität und Gentoxizität ist von einer Anwendung abzuraten, insbesondere bei Männern mit Kinderwunsch.
Schwangerschaft Kontraindiziert wegen Hinweisen auf Mutagenität und Gentoxizität
Stillzeit Kontraindiziert wegen Hinweisen auf Mutagenität und Gentoxizität

Pharmakologie

Wässrige Extrakte zeigten in vitro bzw. in vivo (Ames-Test, UDS-Test, i.p. Mikrokerntest) positive Ergebnisse als Hinweise auf Mutagenität und Gentoxizität.[1,2]
Ein wässriger Extrakt aus dem Samen, aus dem die Plumula (das „Herz") entfernt wurde, zeigte ein negatives Ergebnis im SCE-Test.[3]
Möglicherweise ist ein Belassen der Plumula für eine Mutagenität/Gentoxizität verantwortlich. Das Belassen oder Entfernen der Plumula wird unterschiedlich gehandhabt.

Dosierung und Zubereitung

Dosierung 6–15 g
Zubereitung Erster Kochvorgang 30 Min.; zweiter Kochvorgang 20 Min.

Kommentar

- **Zwei Funktionen** *Lian Zi* tonisiert die Milz und als Adstringens hält es gleichzeitig Diarrhö zurück, wodurch es eine sehr nützliche Arznei bei dieser Indikation darstellt. Für diese Indikation wird *Lian Zi* sehr oft kombiniert mit *Qian Shi (*Euryales Semen) aus dieser Gruppe, welches ebenfalls die Milz stärkt, Feuchtigkeit umwandelt und den Darm adstringiert. *Lian Zi* beruhigt zusätzlich den Geist.
- Von der Lotospflanze werden verschiedene Teile in der Arzneimitteltherapie verwendet:
  - *Lian Zi* (Nelumbinis Semen)
  - *Lian Xu* (Nelumbinis Stamen), das Staubgefäß; diese Arznei stärkt die Niere, adstringiert das *Jing*, hält Verluste zurück, wie bei Spermatorrhö, Leukorrhö und Enuresis
  - *Lian Geng* (Nelumbinis Ramulus)
  - *Ou Jie* (Nelumbinis Rhizomatis Nodus, der Rhizomknoten)
  - *He Ye* (Nelumbinis Folium)
  - *Lian Zi Xin* (Nelumbinis Plumula, der Embryo/das "Herz" innerhalb des Samens)
  - *Lian Fang* (Nelumbinis Receptaculum, das Samenbehältnis)
- Jedoch sind *Lian Zi* die am häufigsten gebrauchten und wichtigsten Pflanzenteile, die im Übrigen auch gelegentlich in der chinesischen Küche Verwendung finden.
- In *Lian Zi* ist Higenamin enthalten, das auf der WADA-Dopingliste steht.

Typische Rezepturen mit Lian Zi

Shen Ling Bai Zhu San (Ginseng Radix et Rhizoma, Poria und Atractylodis Macrocephalae Rhizoma Pulver) ▶ RG 8.1

Má Huáng Gēn
Ephedrae Radix et Rhizoma
麻黄根 麻黃根

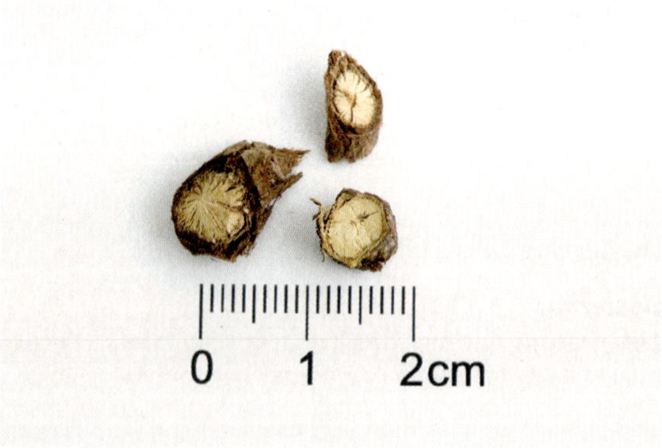

Deutscher Name Meerträubchen
Englischer Name Ephedra Root
Familie Meerträubchen – Ephedraceae
Offizinelle Spezies *Ephedra sinica, Ephedra intermedia*

Eigenschaften

Temperatur Neutral
Geschmack Süß, adstringierend
Funktionskreis Herz, Lunge

1 Committee on Chinese Medicine and Pharmacy. Toxicological testing of Chinese drugs (3). Department of Health, Taiwan 1993. http://www.ccmp.gov.tw/en/research/result_popup.asp?detailno=530, last access 2012/21/01.
2 Committee on Chinese Medicine and Pharmacy. Mutagenicity testing of Chinese drugs (4). Armeniacae Semen and other 29 Chinese drugs. Department of Health, Taiwan 1994. http://www.ccmp.gov.tw/en/research/result_popup.asp?detailno=536, last access 2012/22/01.
3 Gan LX, Liao MC, Huang SZ. [The effect of Lotus seed on aflatoxin B1 induced SCE and CGC in cultured human peripheral lymphocytes] (Chinese). Xiamen Daxue Xuebao (Ziran Kexue Ban) [Journal of Xiamen University (Natural Science)]. 1996;35(3):456-459.

Wirkung

Hält Schweiße zurück, die durch Mangel bedingt sind

Indikationen

Schwitzen durch Mangel-Zustände Schwitzen durch verschiedenartigen Mangel: Spontanschweiße durch *Qi*-Mangel, Nachtschweiße durch *Yin*-Mangel, Schwitzen nach der Entbindung

Kontraindikationen und Sicherheitshinweise

- Schwitzen durch Wind-Hitze oder Wind-Kälte im Außen
- Schwitzen aufgrund von Hitze in der *Qi*-Ebene
- Allergie gegen die Arznei

Schwangerschaft und Stillzeit

Während jahrhundertelanger Anwendung sind keine relevanten Risiken bekannt geworden. Aussagefähige Untersuchungen zur Sicherheit in der Schwangerschaft oder Stillzeit liegen nicht vor.

Pharmakologie

Ma Huang Gen enthält keine relevanten Konzentrationen von Ephedrin-Alkaloiden.

Dosierung und Zubereitung

Dosierung 3–9 g; geeignete Menge für topische Anwendung als Pulver
Zubereitung Erster Kochvorgang 30 Min.; zweiter Kochvorgang 20 Min.

Kommentar

- Ein gutes Mittel zum Zurückhalten von Schweißen durch energetischen Mangel, unabhängig davon, ob das Schwitzen durch *Qi*- oder *Yin*-Leere bedingt ist.
- Es ist interessant, dass *Ma Huang* (Ephedrae Herba) eine der wirksamsten und wichtigsten schweißtreibenden Arzneien ist, um die Oberfläche von pathogenen Faktoren zu befreien, während die Wurzel der gleichen Pflanze das Gegenteil bewirkt.

Typische Rezepturen mit Ma Huang Gen

Mu Li San (Ostreae Concha Pulver) ▶ RG 11.1 zur Behandlung von spontanem Schwitzen und Nachtschweiß

Qiàn Shí
Euryales Semen
芡實 芡实

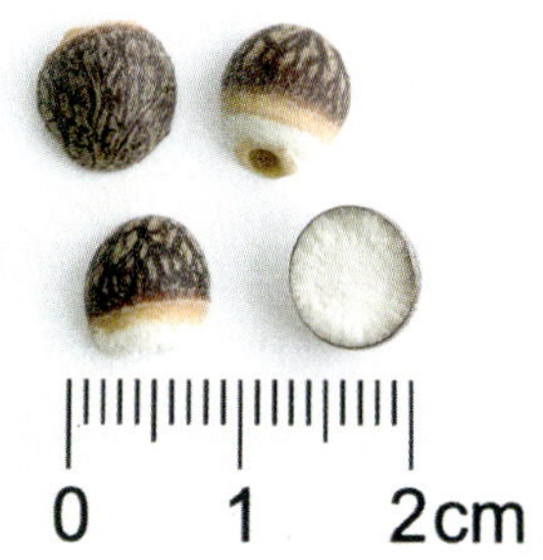

Deutscher Name Makanstern-Samen
Englischer Name Gordon Euryale Seed
Familie Seerosengewächse – Nymphaeaceae
Offizinelle Spezies *Euryale ferox*

Eigenschaften

Temperatur Neutral
Geschmack Süß, adstringierend
Funktionskreis Milz, Niere

Wirkung

- Stärkt die Milz und stoppt Diarrhö
- Stärkt die Nieren, stabilisiert das *Jing* und hält Urin zurück
- Leitet Feuchtigkeit aus und stoppt vaginalen Ausfluss

Indikationen

- **Milz-Qi-Mangel** Chronische Diarrhö, verminderter Appetit
- **Jing-Schwäche** Samenverluste, vorzeitiger Samenerguss, Impotenz, Enuresis, Pollakisurie
- Vaginaler Ausfluss aufgrund von Feuchtigkeit oder auch, in Kombination mit kalten Arzneien, Feuchtigkeit-Hitze

Kontraindikationen und Sicherheitshinweise

- Allergie gegen die Arznei
- Obstipation

Schwangerschaft und Stillzeit

Während jahrhundertelanger Anwendung sind keine relevanten Risiken bekannt geworden. Aussagefähige Untersuchungen zur Sicherheit in der Schwangerschaft oder Stillzeit liegen nicht vor.

Dosierung und Zubereitung

Dosierung 9–15 g
Zubereitung Erster Kochvorgang 30 Min.; zweiter Kochvorgang 20 Min.

Kommentar

Zwei Funktionen *Qian Shi* tonisiert die Milz und als Adstringens hält es gleichzeitig Diarrhö zurück, wodurch es eine sehr nützliche Arznei bei dieser Indikation darstellt. Für diese Indikation wird *Qian Shi* sehr oft kombiniert mit *Lian Zi* (Nelumbinis Semen) aus dieser Gruppe, welches ebenfalls die Milz stärkt, Feuchtigkeit umwandelt und den Darm adstringiert. *Lian Zi* beruhigt zusätzlich *Shen*.

Typische Rezepturen mit Qian Shi

Jin Suo Gu Jing Wan (Metallschloss-Pille um die Essenz zu stabilisieren). Die Rezeptur wird in diesem Buch nicht berücksichtigt.

Ròu Dòu Kòu
Myristicae Semen
肉豆蔻

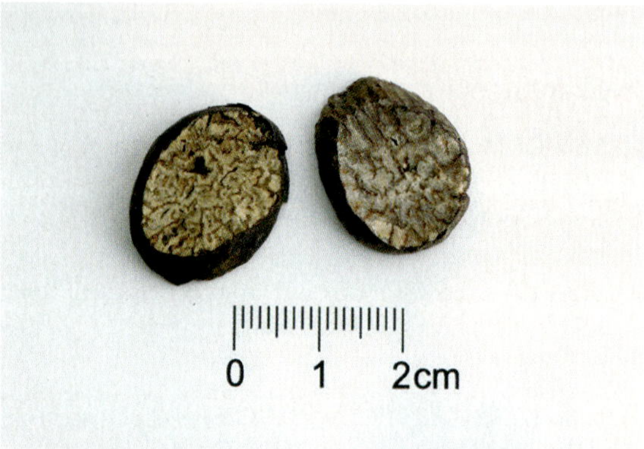

Deutscher Name Muskatnuss
Englischer Name Nutmeg
Familie Muskatnussgewächse – Myristicaceae
Offizinelle Spezies *Myristica fragrans*

Eigenschaften

Temperatur Warm
Geschmack Scharf
Funktionskreis Milz, Magen, Dickdarm

Wirkung

- **Adstringiert den Darm und stoppt Diarrhö**
- Wärmt den Mittleren Erwärmer, reguliert *Qi* und lindert Schmerzen

Indikationen

- **Milz-Qi-Mangel** Appetitverlust, chronische Diarrhö
- **Innere Kälte** Druck- und Spannungsgefühl im Epigastrium, Übelkeit, epigastrische Schmerzen, Appetitverlust

Kontraindikationen und Sicherheitshinweise

- Allergie gegen die Arznei
- Die Arznei ist toxisch, Überdosis ist zu vermeiden
- Vorsicht bei Kindern

Fertilität, Schwangerschaft und Stillzeit

Fertilität Vorsicht bei Männern mit Kinderwunsch; das Musaktnussöl verursachte bei männlichen Mäusen dosisabhängig eine Verminderung der Fruchtbarkeit.
Schwangerschaft Kontraindiziert wegen Toxizität und nicht auszuschließender Kanzerogenität, Fetotoxizität und Teratogenität. Bei den Nachkommen von Mäusen, denen Muskatnussöl verabreicht wurde, kam es zu Chromosomentranslokationen schon unter geringerer Dosis. Eine Einzeldosis des Öls, am 8. Schwangerschaftstag verabreicht, verursachte fetale Deformationen und ein fetales Gewichtsdefizit. Weitere Untersuchungen zur Reproduktionstoxikologie liegen nicht vor.
Stillzeit Kontraindiziert. Eine wässrige Suspension von Muskatblüte, Mäusen oral verabreicht, erzeugte bei ihren gestillten Nachkommen Veränderungen im Lebermetabolismus.

Pharmakologie

- Ethanolische Extrakte zeigten in vitro keine Stimulation der Proliferation verschiedener östrogenabhängiger oder -unabhängiger Brustkrebszelllinien.
- Ein wässriger Extrakt zeigte im Ames-Test keine Mutagenität. Die Arznei enthält ca. 0,04 bis 0,5% Safrol, das als potenzielles Karzinogen gilt.

Dosierung und Zubereitung

Dosierung 3–10 g
Zubereitung Erster Kochvorgang 30 Min.; zweiter Kochvorgang 20 Min.

Kommentar

Rou Dou Kou und *He Zi* (Chebulae Fructus) aus dieser Gruppe sind beide warm und adstringieren beide den Darm. *He Zi* fokussiert neben dem Darm auch auf die Lunge und adstringiert Lungen-*Qi*. Es wird eingesetzt bei Keuchatmung und chronischem Husten mit Stimmverlust aufgrund von Lungen-*Qi*-Mangel. *Rou Dou Kou* hingegen fokussiert auf den Mittleren und Unteren Erwärmer. *Rou Dou Kou* behandelt neben dem Durchfall auch Völlegefühl und Schmerzen im Abdomen, Appetitmangel und Übelkeit aufgrund von Kälte, Milz-Schwäche und *Qi*-Stagnation.

Typische Rezepturen mit Rou Dou Kou

Zhen Ren Yang Zang Tang (Dekokt des wahren Menschen zum Nähren der Organe) zur Behandlung von chronischer Diarrhö aufgrund von Milz- und Nieren-Mangel. Die Rezeptur wird in diesem Buch nicht berücksichtigt.

Sāng Piāo Xiāo
Mantidis Ootheca
桑螵蛸

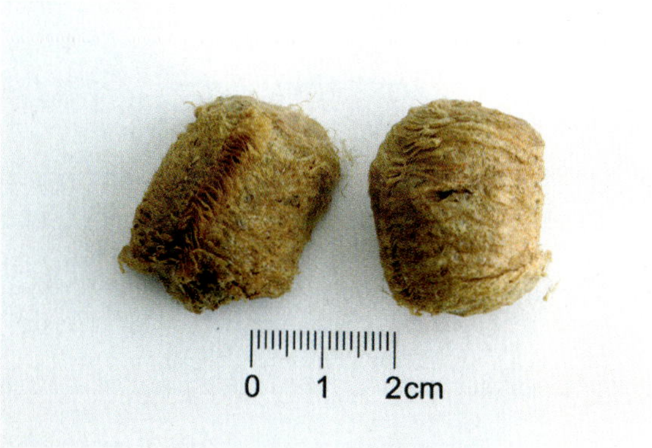

Deutscher Name Eierdepot der Gottesanbeterin
Englischer Name Mantis Egg-Case
Familie Fangschrecken – Mantidae
Offizinelle Spezies *Tenodera sinensis, Statilia maculata, Hierodula patellifera*

Eigenschaften

Temperatur Neutral
Geschmack Süß, salzig
Funktionskreis Leber, Niere

Wirkung

Stärkt die Nieren-*Yang*, stabilisiert das *Jing* und hält Urin zurück

Indikationen

Enuresis, häufige Miktion, Inkontinenz, nächtlicher Samenerguss, frühzeitige Ejakulation

Kontraindikationen und Sicherheitshinweise

- *Yin*-Leere-Hitze
- Feuchtigkeit-Hitze in der Blase
- Allergie gegen die Arznei
- Vorsicht bei Harnverhalt

Schwangerschaft und Stillzeit

Während jahrhundertelanger Anwendung sind keine relevanten Risiken bekannt geworden. Aussagefähige Untersuchungen zur Sicherheit in der Schwangerschaft oder Stillzeit liegen nicht vor.

Dosierung und Zubereitung

Dosierung 5–10 g
Zubereitung Erster Kochvorgang 30 Min.; zweiter Kochvorgang 20 Min.

Kommentar

Sang Piao Xiao ist das am häufigsten verwendete Mittel bei Enuresis von Kindern. Es wird besonders häufig kombiniert mit *Tu Si Zi* (Cuscutae Semen), *Yi Zhi* (Alpiniae Oxyphyllae Fructus) ▶ AG 12.3 und *Fu Pen Zi* (Rubi Fructus) aus dieser Gruppe.

Typische Rezepturen mit Sang Piao Xiao

- *Sang Piao Xiao San* (Gottesanbeterin-Eierdepot-Pulver) zur Behandlung von häufiger Miktion aufgrund einer Disharmonie zwischen Herz und Nieren. Die Rezeptur wird in diesem Buch nicht berücksichtigt.
- *Tu Si Zi Wan* (Cuscutae Semen Pille) zur Behandlung von Nieren-*Qi* und Nieren-*Jing*-Mangel. Diese Rezeptur wird in diesem Buch nicht berücksichtigt.

Shān Zhū Yú
Corni Fructus
山茱萸

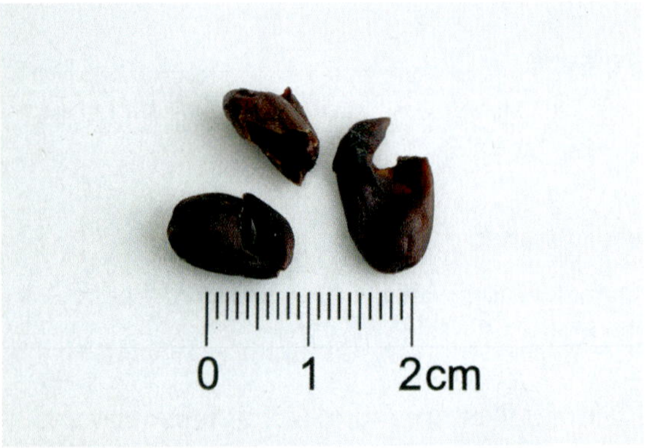

Deutscher Name Japanische Kornelkirschen
Englischer Name Asiatic Cornelian Cherry Fruit
Familie Hartriegelgewächse – Cornaceae
Offizinelle Spezies *Cornus officinalis*

Eigenschaften

Temperatur Leicht warm
Geschmack Sauer, adstringierend
Funktionskreis Leber, Niere

Wirkung

- Tonisiert Nieren und Leber
- Stabilisiert und adstringiert das *Jing*
- Hält Schweiß zurück
- Stabilisiert die Menses und stoppt Blutungen

Indikationen

- **Nieren- und Leber-Yin-Mangel** Schwindelanfälle, Ohrensausen, Impotenz, Pollakisurie, Schwäche oder Schmerzen der LWS und der Knie
- **Jing-Schwäche mit Verlust-Syndromen** Verluste von Körperflüssigkeiten, Samenverlust, exzessives Wasserlassen, Enuresis, Schwitzen
- Ununterbrochenes, profuses Schwitzen, besonders auch Schwitzen bei Kollaps und Schock oder in Fällen, in denen profuses Schwitzen zu kollapsnahen Zuständen führt
- Menorrhagie/Metrorrhagien, lang andauernde Regelblutungen, wobei es hierfür nicht so stark wirksam ist

Kontraindikationen und Sicherheitshinweise

- Schmerzhafte Miktion, bei denen pathogene Faktoren beteiligt sind
- Allergie gegen die Arznei
- Harnverhalt

Schwangerschaft und Stillzeit

Schwangerschaft Während jahrhundertelanger Anwendung sind keine relevanten Risiken bekannt geworden. Ein wässriger Extrakt aus dem Fruchtmark der Arznei zeigte bei schwangeren Mäusen keine negativen Auswirkungen auf die Implantation oder hinsichtlich Absorption von Embryonen, Totgeburten oder Missbildungen jeglicher Art.[1] Ausreichende Untersuchungen zur Sicherheit in der Schwangerschaft liegen nicht vor.
Stillzeit Keine Einschränkungen bekannt

Interaktionen

- *Shan Zhu Yu* erhöht durch seine saure Eigenschaft die Reabsorption von Rifampicin und Isoniazid in der Niere und damit deren Toxizität. Auch die Bioverfügbarkeit von Acetylsalicylsäure nimmt zu.
- Andererseits verringert es die Resorption von Makroliden (Erythromycin, Roxithromycin u.a.), Aminophyllin und Aminoglykosiden bzw. beschleunigt deren Ausscheidung, sodass deren Bioverfügbarkeit abnimmt. Die Wirkung von Antazida wird abgeschwächt.
- Durch Verschiebung des Urin-pHs in den sauren Bereich kann die antibakterielle Wirkung von Aminoglykosiden (Gentamycin, Streptomycin u.a.) im Urin abnehmen.

Pharmakologie

- Das Arzneidekokt zeigte antiöstrogene Aktivität in vitro und führte zu einer erhöhten Metabolisierungsrate von Östradiol.
- Wässrige Extrakte zeigten in vitro bzw. in vivo (Ames-Test, Bacillus-subtilis-Test, Mikrokern-, Spermienabnormalitäts- und Chromosomenaberrationstest) keine Hinweise auf Mutagenität oder Gentoxizität.

Dosierung und Zubereitung

Dosierung 6–12 g
Zubereitung Erster Kochvorgang 30–60 Min.; zweiter Kochvorgang 20–40 Min.

1 Zhang HZ, Wu YM, Wu YJ, et al. [Study on the toxicity of water extract of the pulp of Cornus] (Chinese). Aibian Jibian Tubian [Carcinogenesis, Teratogenesis and Mutagenesis]. 2004;16(3):175-177,180.

Kommentar

- *Shan Zhu Yu* ist ein wichtiges und sehr breit wirksames Adstringens. Zusätzlich zu seiner stabilisierenden Wirkung tonisiert diese Arznei auch Leber und Nieren. Sie wird z.B. in der wichtigsten und grundlegendsten *Yin* tonisierenden Rezeptur *Liu Wei Di Huang Wan* eingesetzt (s.u.).
- *Shan Zhu Yu* und *Shu Di Huang* (Rehmanniae Radix Praeparata) ▶ AG 12.2 tonisieren beide die Nieren. Im Vergleich zu *Shu Di* besitzt *Shan Zhu Yu* noch adstringierende Eigenschaften. *Shan Zhu Yu* wird somit vor allem dann eingesetzt, wenn der *Yin*-Mangel zu Verlust führt, z.B. bei Nachtschweiß, bei Samenverlust oder bei gynäkologischen Blutungen. Allerdings ist *Shu Di Huang* das stärkere *Yin*-Tonikum. Weiter liegt bei *Shu Di Huang* der Fokus auf den Nieren und bei *Shan Zhu Yu* auf der Leber. ▶ Rezeptur *Liu Wei Di Huang Wan*

Typische Rezepturen mit Shan Zhu Yu

Liu Wei Di Huang Wan (Sechs Bestandteile Pille mit Rehmanniae Radix Praeparata) ▶ RG 8.5

Wŭ Bèi Zĭ
Galla Chinensis
五倍子

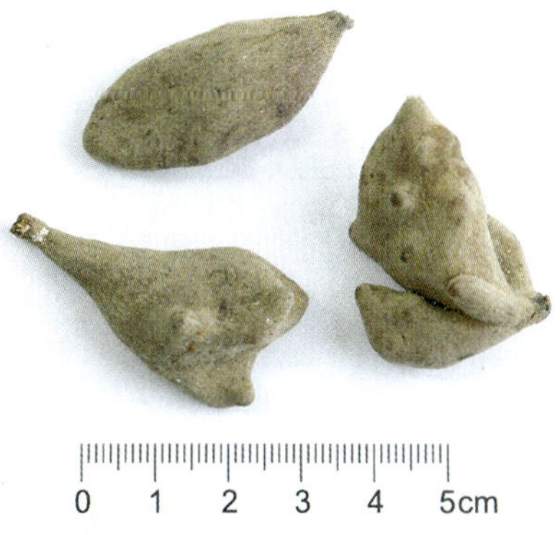

Pinyin-Synonym *Bai Chong Chang, Wen Ge*
Deutscher Name Galle des Chinesischen Giftsumach, chinesischer Gallapfel
Englischer Name Chinese Gall
Familie Sumachgewächse – Anacardiaceae
Offizinelle Spezies *Melaphis chinensis* auf dem Blatt von *Rhus chinensis, Rhus potaninii* oder *Rhus punjabensis* var. *sinica*

Eigenschaften

Temperatur Kalt
Geschmack Sauer, adstringierend
Funktionskreis Lunge, Dickdarm, Niere

Wirkung

- Adstringiert die Lunge und stoppt Husten
- Adstringiert den Darm und stoppt Durchfall
- Hält Flüssigkeiten zurück
- Trocknet Feuchtigkeit, reduziert Schwellungen und klärt Feuer-Toxine

Indikationen

- Chronischer Husten, Kurzatmigkeit
- Chronischer Durchfall, chronische Ruhr, Blut im Stuhl, Rektumprolaps
- Spermatorrhö, nächtlicher Samenverlust, exzessives Schwitzen, Blutungen
- Extern als Pulver oder Waschung bei wunden Stellen, feuchten Ulzerationen, Narben

Kontraindikationen und Sicherheitshinweise

- Allergie gegen die Arznei
- Vorsicht vor überhöhter Dosierung
- Vorsicht bei Obstipation

Schwangerschaft und Stillzeit

Während jahrhundertelanger Anwendung sind keine relevanten Risiken bekannt geworden. Aussagefähige Untersuchungen zur Sicherheit in der Schwangerschaft oder Stillzeit liegen nicht vor.

Interaktionen

- Durch Präzipitation mit in der Arznei enthaltenen Tannaten kann die Bioverfügbarkeit von Arzneimitteln wie Penicillin, Cephalosporinen, Tetracyclin, Erythromycin und Clindamycin bzw. durch Komplexbildung die von Eisenpräparaten reduziert werden. Die Bioverfügbarkeit von Sulfonamiden kann gesteigert werden.
- Der Tanningehalt kann die Lebertoxizität von Rifampicin und Isoniazid erhöhen.

Pharmakologie

- Das Arzneidekokt zeigte keine Proliferation, hingegen teilweise eine Hemmung der Proliferation östrogenabhängiger und -unabhängiger Brustkrebszelllinien in vitro.
- Ein wässriger Extrakt zeigte im Ames-Test keine Hinweise auf Mutagenität.

Dosierung und Zubereitung

Dosierung 3–6 g; geeignete Menge für topische Anwendung

Zubereitung Erster Kochvorgang 30 Min.; zweiter Kochvorgang 20 Min.

Kommentar

Wu Bei Zi ist eine eher selten verwendete Arznei und ist in Europa oft nicht erhältlich. Die Breite des Wirkspektrums von *Wu Bei Zi* ist ähnlich zu *Wu Wei Zi* (Schisandrae Chinensis Fructus) aus dieser Gruppe. Deshalb kann es mit *Wu Wei Zi* subsituiert werden, wenn *Wu Bei Zi* nicht erhältlich ist. Dies gilt nicht für die topische Anwendung.

Typische Rezepturen mit Wu Bei Zi

Gu Chong Tang (Dekokt, um den *Chong* zu stabilisieren) zur Behandlung von gynäkologischen Blutungen aufgrund eines instabilen *Chong Mai*. Die Rezeptur wird in diesem Buch nicht berücksichtigt.

Wū Méi
Mume Fructus
烏梅 乌梅

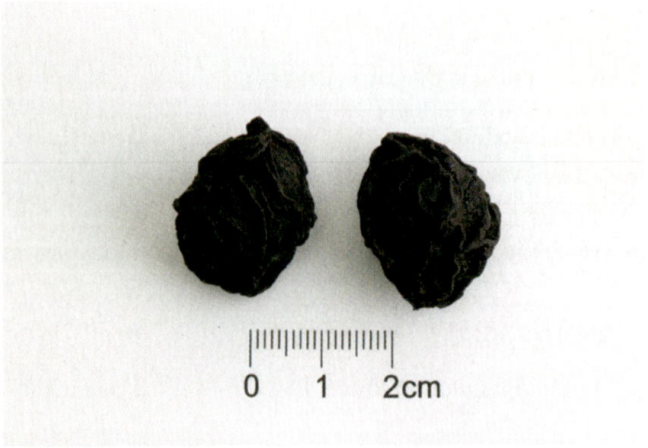

Deutscher Name Japanaprikosenfrüchte, japanische Aprikosenfrüchte

Englischer Name Smoked Plum, Mume Fruit

Familie Rosengewächse – Rosaceae

Offizinelle Spezies *Prunus mume*

Eigenschaften

Temperatur Neutral

Geschmack Sauer, adstringierend

Funktionskreis Leber, Milz, Lunge, Dickdarm

Wirkung

- Adstringiert das Lungen-*Qi* und stoppt Husten
- Adstringiert den Darm und stoppt Durchfall
- Vermehrt die Säfte und stoppt Durst
- Eliminiert Würmer (*Chong*) und stoppt Bauchschmerzen
- Stoppt Blutungen
- Extern Wirkung gegen Warzen

Indikationen

- Chronischer Husten und Kurzatmigkeit aufgrund von Lungen-*Qi*-Mangel, laufende Nase (z.B. bei allergischer Rhinitis)
- Chronische, anhaltende Durchfälle; auch bei Blut im Stuhl (in diesem Fall verkohlt *tan*)
- Durst aufgrund von *Yin*- und Flüssigkeits-Mangel mit Leere-Hitze, z.B. bei *Xiao Ke*-Syndrom (Diabetes mellitus), Erbrechen und Abdominalschmerzen aufgrund von Bandwürmern oder von Parasiten
- Blut im Stuhl, Uterusblutungen (in diesem Fall verkohlt *tan*)
- Äußerlich bei Warzen, Hühneraugen, Ulzerationen, Wundheit

Kontraindikationen und Sicherheitshinweise

- Fülle-Zustände
- Allergie gegen die Arznei
- Vorsicht bei Obstipation

Schwangerschaft und Stillzeit

Während jahrhundertelanger Anwendung sind keine relevanten Risiken bekannt geworden. Aussagefähige Untersuchungen zur Sicherheit in der Schwangerschaft oder Stillzeit liegen nicht vor.

Interaktionen

- Die organischen Säuren in der Frucht erhöhen die Reabsorption von Rifampicin und Isoniazid in der Niere und damit deren Toxizität, die Bioverfügbarkeit von Acetylsalicylsäure steigt durch reduzierte Elimination.
- Die Säure vermindert die Absorption und beschleunigt die Elimination von Makroliden (Erythromycin, Roxithromycin u.a.), Aminophyllin, Aminoglykosiden, Cloroquin und Neostigmin bzw. erhöht deren Elimination. Deren Bioverfügbarkeit wird dadurch eingeschränkt. Die Wirkung von Antazida wird antagonisiert.
- Durch Ansäuerung des Urins wird der antibakterielle Effekt von Aminoglykosiden (Gentamycin, Streptomycin u.a.) im Urin vermindert, während die Wirkung von Nitrofurantoin im Urin erhöht wird.

- Der Säuregehalt begünstigt die unerwünschte Aufnahme von Aluminium, z.B. aus Arzneimitteln oder *Bai Fan* (Alumen) ▶ AG 18.

Dosierung und Zubereitung

Dosierung
- 6–12 g
- Bei traditionellen Rezepten wird *Wu Mei* gelegentlich noch in Stückzahlen angegeben. Wenn man dies auf das Gewicht umrechnen möchte, kann man mit 3 g für ein Stück *Wu Mei* rechnen.

Zubereitung Erster Kochvorgang 30 Min.; zweiter Kochvorgang 20 Min.

Kommentar

- **Topische Anwendung bei Warzen und Hühneraugen** 30 g *Wu Mei* 24 Stunden in Salzwasser einlegen, dann eine Paste formen und äußerlich mit Essig anwenden
- *Wu Mei* hat in Bezug auf die Lunge eine ähnliche Wirkung wie *Wu Wei Zi* (Schisandrae Chinensis Fructus) aus dieser Gruppe. Bei laufender Nase mit klarem Schleim (z.B. bei allergischer Rhinitis) können beide Mittel eingesetzt werden, um eine laufende Nase zu stoppen.

Typische Rezepturen mit Wu Mei

Wu Mei Wan (Mume Fructus Pille) ▶ RG 16

Wǔ Wèi Zǐ
Schisandrae Chinensis Fructus
五味子

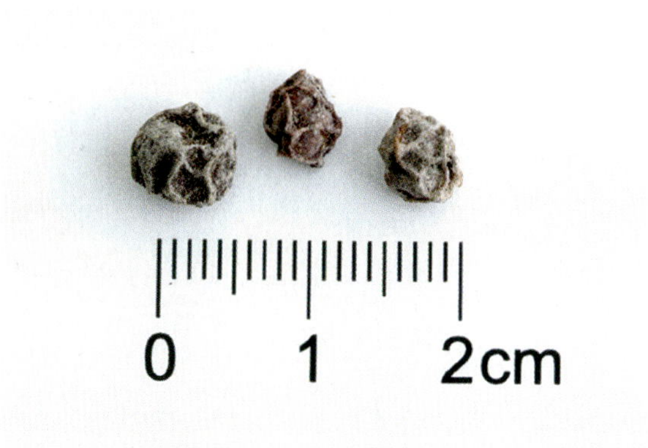

Deutscher Name Chinesisches Spaltkörbchen, Chinesische Beerentraube
Englischer Name Chinese Magnoliavine Fruit, Schisandra Fruit
Familie Magnoliengewächse – Magnoliaceae
Offizinelle Spezies *Schisandra chinensis*

Eigenschaften

Temperatur Warm
Geschmack Sauer, süß
Funktionskreis Lunge, Herz, Niere

Wirkung

- Sammelt und adstringiert das Lungen-*Qi*
- Nährt die Nieren, hält das *Jing* und stoppt Diarrhö
- Stoppt Schweiße und regt die Säfte-Produktion an
- Stärkt das Herz und beruhigt den Geist

Indikationen

- **Lungen-Yin-Mangel** Trockener Husten, chronischer Husten, Kurzatmigkeit, Keuchatmung, evtl. bedingt durch eine kombinierte Lungen-Nieren-Schwäche
- **Nieren-Mangel** Samenverlust, Spermatorrhö, vaginaler Ausfluss, häufiges Wasserlassen, Enuresis, chronische Diarrhö und frühmorgendliche („Hahnenschrei"-) Diarrhö durch Nieren- und Milz-Schwäche
- Exzessives, profuses Schwitzen tags oder auch nachts, Durst, trockene Kehle
- **Herz-Blut- und Herz-Yin-Mangel** Schlaflosigkeit, traumgestörter Schlaf, Reizbarkeit, Vergesslichkeit, Neurasthenie, Herzklopfen

Kontraindikationen und Sicherheitshinweise

- Schwitzen aufgrund von Fülle-Hitze ohne Mangel
- Allergie gegen die Arznei
- Gleichzeitige Behandlung mit Tacrolimus
- Besondere Vorsicht bei Behandlung mit Ciclosporin (Kontrolle des Serumspiegels!) oder Paclitaxel
- Arznei scheint besonders für Interaktionen prädestiniert

Schwangerschaft und Stillzeit

Schwangerschaft Mit Vorsicht anzuwenden wegen nicht auszuschließender Mutagenität; Studien an Ratten fanden zum Teil toxische Effekte wie eine reduzierte Rate lebender Feten unter Schisandra-Pulver. Ausreichende Untersuchungen zur Sicherheit in der Schwangerschaft liegen nicht vor.
Stillzeit Mit Vorsicht anzuwenden wegen nicht auszuschließender Mutagenität

Interaktionen

- Es existiert ein Bericht, nach dem es bei zwei Patienten mit Zustand nach Organtransplantation durch ein von *Wu Wei Zi* abgeleitetes Präparat zu Absenkungen des Ciclosporinspiegels kam, der sich nach Absetzen des Mittels erholte.
- Zu Tacrolimus weisen pharmakokinetische Studien bei Gesunden und bei Ratten, eine klinische Studie und ein Fallbericht mit Zustand nach Lebertransplantation eine massive Erhöhung der Bioverfügbarkeit bzw. des Serumspiegels durch verschiedene Arzneiextrakte aus.
- In einer pharmakokinetischen Studie an Ratten zeigte sich eine deutliche Erhöhung der Bioverfügbarkeit von Paclitaxel.
- *Wu Wei Zi* erhöht durch seine saure Eigenschaft die Reabsorption von Rifampicin und Isoniazid in der Niere und damit deren Toxizität.
- Andererseits verringert es die Resorption von Makroliden (Erythromycin, Roxithromycin u.a.) und beschleunigt deren Ausscheidung, sodass deren Bioverfügbarkeit abnimmt. Auch die Wirkung von Antazida und Aminophyllin wird beeinträchtigt.
- Durch Ansäuerung des Urins wird der antibakterielle Effekt von Aminoglykosiden (Gentamycin, Streptomycin u.a.) im Urin vermindert, während die Wirkung von Nitrofurantoin im Urin erhöht wird.
- Der Säuregehalt begünstigt die unerwünschte Aufnahme von Aluminium, z.B. aus Arzneimitteln oder *Bai Fan* (Alumen).
- Bei Gesunden wurden Erhöhungen der Bioverfügbarkeit von Talinolol und Midazolam nachgewiesen.
- Wenn die Arzneidroge gemeinsam mit *Gan Cao* (Glycyrrhizae Radix et Rhizoma) dekoktiert wird, vermindert sich in Abhängigkeit vom pH die Extraktionsrate von *Gan Cao*.

Pharmakologie

- Das Arzneidekokt sowie alkoholische Extrakte zeigten keine Östrogenaktivität in vitro.
- Heißwasserextrakte zeigten in vitro im Ames-Test und im UDS-Test negative Ergebnisse, im Bacillus-subtilis-Test und Mouse-Lymphoma-Assay positive Ergebnisse. In-vivo-Tests (i.p. Chromosomenaberrationstest und i.p. und i.g. Mikrokerntest) verliefen sämtlich negativ.

Dosierung und Zubereitung

Dosierung 2–6 g
Zubereitung Erster Kochvorgang 30 Min.; zweiter Kochvorgang 20 Min.

Kommentar

- *Wu Wei Zi* hat in Bezug auf die Lunge eine ähnliche Wirkung wie *Wu Mei* (Mume Fructus) aus dieser Gruppe. Bei laufender Nase mit klarem Schleim (z.B. bei allergischer Rhinitis) können beide Mittel eingesetzt werden, um eine laufende Nase zu stoppen.
- *Wu Wei Zi* adstringiert das Lungen-*Qi* und tonisiert die Nieren. Es ist ein wichtiges Zusatzmittel bei Asthma aufgrund von Nieren-Mangel. Dabei kann es kombiniert werden mit *Ge Jie* (Gecko) oder mit *Dong Chong Xia Cao* (Cordyceps) ▶ AG 12.3.
- *Wu Wei Zi* bedeutet „Fünf Geschmäcker Samen“. Dies wird teilweise so interpretiert, dass *Wu Wei Zi* neben dem dominierenden Geschmack sauer auch scharf, bitter, süß und salzig ist. Aufgrund der fünf Geschmäcker hat *Wu Wei Zi* eine Affinität zu allen fünf *Zang*-Organen und stärkt und tonisiert den ganzen Körper.

Typische Rezepturen mit Wu Wei Zi

- *Sheng Mai San* (Pulver, das den Puls erzeugt) ▶ RG 8.1
- *Xiao Qing Long Tang* (Kleines Blaugrüner Drachen Dekokt) ▶ RG 1.1
- *Tian Wang Bu Xin Dan* (Besondere Pille des himmlischen Kaisers, die das Herz tonisiert) ▶ RG 12.1

14 Den Geist beruhigende Arzneien

Arzneigruppen-Überblick

Indikation nach TCM-Kriterien

Störungen und Unruhe des Geistes (*Shen*)

Untergruppen und typische Arzneien

- **14.1 Absenkende, den Geist beruhigende Arzneien** In dieser Gruppe finden sich Mineralien oder Muschelschalen. Sie sind schwer, oft salzig und absenkend. Sie führen die ungerichtete, zügellose Energie des Herzens, die unproduktiv verpuffen und eventuell eine Schädigung der Säfte verursachen würde, nach unten und verankern den Geist.
  Eine typische Arznei ist *Mu Li* (Ostreae Concha) ▶ AG 14.1
- **14.2 Das Herz nährende, den Geist beruhigende Arzneien** Arzneimittel dieser Gruppe wirken dadurch sedativ, dass sie das Herz, die Ruhestatt, die Residenz des *Shen*, wiederherstellen. Sie nähren Herz-Blut und Herz-*Yin*, die physiologische Grundlage, Wurzel und Behausung des *Shen*.
  Zum Teil wirken sie auch auf das Leber-*Yin* und verankern so wieder die Wanderseele (*Hun*). Dadurch kann das *Shen* – insbesondere nachts in der *Yin*-Phase, in der sich ein *Yin*-Mangel besonders bemerkbar macht – wieder besser in den See des Herz-Blutes und Herz-*Yin* ein- und untertauchen. Auf diese Weise findet der Patient wieder einen tiefen, erholsamen und erfrischenden Schlaf.
  Eine typische Arznei ist *Suan Zao Ren* (Ziziphi Spinosae Semen) ▶ AG 14.2

Wirkung

Den Geist beruhigende Arzneien werden gelegentlich auch als Sedativa bezeichnet. Sie behandeln in allererster Linie Störungen des *Shen*. Beschwerden, die dabei entstehen, sind Unruhe, Insomnie und Ängste. Das *Shen* wohnt im Herzen, und daher wirken viele dieser Arzneien auf den Funktionskreis Herz. Aber auch auf die Leber, Wohnort der Wanderseele (*Hun*), wirken etliche dieser Arzneien.

Ursachen

Die Ursachen von Erkrankungen sind hier häufig Blut- oder *Yin*-Mangel im Herzen, gelegentlich zusätzlich auch der Leber. Die Leber – und hier insbesondere das Leber-Blut und -*Yin* – beherbergen die Wanderseele der Leber, das *Hun*. Deshalb kann es auch bei Leber-Blut- und Leber-*Yin*-Mangel zu Unruhe, Schlaflosigkeit, Tagträumereien und Reizbarkeit kommen.

Indikationen

Die Arzneien der Gruppe 14.1 belasten durch ihre schwere Natur leicht die Mitte. Sie werden deshalb oft mit Arzneien kombiniert, die Milz und Magen stärken und die Verdauung fördern.

- **14.1 Absenkende, den Geist beruhigende Arzneien** Diese mineralischen Arzneien legen gleichsam ihr Gewicht
  - auf das Herz, um so das *Shen* zu beruhigen Bei Unruhe, Insomnie, Palpitationen
  - auf aufsteigendes Leber-*Yang* Bei Kopfschmerzen, Schwindel, Reizbarkeit
  - auf die Lungen, um so Verluste des Lungen-*Qi* zu verhindern Bei Husten und Giemen
  - auf den Magen, um so rebellierendes Magen-*Qi* herabzuführen Bei Aufstoßen, Schluckauf, Erbrechen, Reflux
- **14.2 Das Herz nährende, den Geist beruhigende Arzneien** Diese Arzneien sind sehr mild und auch für den Langzeiteinsatz gut geeignet.
  Erkrankungen, die mit den Arzneien der Gruppe 14.2 behandelt werden, sind häufig bedingt durch einen Blut- oder *Yin*-Mangel im Herzen, gelegentlich zusätzlich der Leber. Insbesondere das Leber-Blut und das Leber-*Yin* beherbergen das *Hun* der Leber. Deshalb kann es auch bei Leber-Blut-Mangel zu Unruhe und Schlaflosigkeit kommen.

Befunde

Zungenkörper Die Zeichen der Zunge richten sich nach der zugrunde liegenden Störung, die man besonders auch am ZK identifizieren kann. Die Unruhe und seelische Störungen allgemein führen zu einer gewissen Hitze im Herzen, was sich an einer roten Zungenspitze zeigt. Bei einem zusätzlichen *Qi*- und Blut-Mangel ist der ZK blass, bei einem *Yin*-Mangel rot, geschrumpft, rissig.

Zungenbelag Auch der ZB richtet sich nach dem Grundmuster.

Puls Ebenfalls der Puls wird das Grundmuster repräsentieren. Er kann saitenförmig, dünn, unregelmäßig, beschleunigt sein.

Leitsymptome

Schlaflosigkeit, Unruhezustände, Palpitationen, Kopfschmerzen, Schwindel, Reizbarkeit, Aufstoßen, Schluckauf, Reflux

Anwendungsbeispiele

Schlaflosigkeit, Unruhe, Ängste, viele Träume, Palpitationen, Vergesslichkeit, emotionale Unausgeglichenheit, Desorientiertheit, Schweiße

Häufige Kombinationen

Die Arzneien der Gruppe 14 werden oft mit anderen Arzneien kombiniert, die begleitende und zusätzliche Disharmonien behandeln. Auch Arzneien aus anderen Rubriken haben neben ihrer Hauptwirkung sedative Eigenschaften:

- Einzelarzneien aus anderen Rubriken mit den Geist beruhigenden Eigenschaften sind z.B *Ren Shen* (Ginseng Radix et Rhizoma) ▶ AG 12.1, *Fu Ling* (Poria) ▶ AG 4, *Wu Wei Zi* (Schisandrae Chinensis Fructus) ▶ AG 13 oder *Mai Dong* (Ophiopogonis Radix) ▶ AG 12.4
- Liegt ein energetischer Mangel-Zustand in anderen Funktionskreisen zugrunde, so kombiniert man mit tonisierenden Arzneien der Gruppe 12. Häufig liegt zusätzlich ein Nieren-*Yin*-Mangel vor, der mit Blut- und *Yin*-nährenden Arzneien der Gruppen 12.2 und 12.4 behandelt wird.

Nebenwirkungen und Sicherheitshinweise

- Die mineralischen Arzneien können eventuell die Mitte belasten und den Appetit vermindern. Daher werden sie oft mit den Digestiva der AG 8 oder Milz und Magen stärkenden Arzneien kombiniert.
- Einige der Herz nahrenden Sedativa wirken zum Teil etwas abführend. Daher Vorsicht bei Milz-*Qi*-Mangel oder Kombination mit Mitte stärkenden Arzneien.

Interaktionen

Einige mineralische Arzneien können, u.a. durch ihre alkalischen Eigenschaften, mit bestimmten Arzneimitteln Komplexe bilden und so deren Resorption beeinträchtigen.

Korrespondierende Akupunkturpunkte

He 7 *Shenmen*, He 6 *Yinxi*, He 9 *Shaochong*, Ni 6 *Zhaohai*, Mi 6 *Sanyinjiao*, Ma 36 *Zusanli*, Ren 6 *Qihai*, Bl 15 *Xinshu*, Bl 23 *Shenshu*, Du 20 *Baihui*, Du 21 *Qianding*, *Du 24 Shenting*, M-HN 54 *Anmian*, M-HN 3 *Yintang*, *M-HN 1 Sishencong*, Ren 17 *Shanzhong*, Le 2 *Xingjian*, Le 3 *Taichong*, Di 4 *Hegu* und Le 3 *Taichong*

Charakterisierung der den Geist beruhigenden Arzneien

Wirkung Diese Arzneien beruhigen das *Shen*, sie wirken sedativ.

Eigenschaften Die meisten Arzneien der Gruppe 14 sind süß, ihre Temperatur ist neutral.

Pathogene Faktoren liegen oft nicht vor – meist besteht ein energetischer Mangel in Herz und evtl. Leber. Ein Hitze-Prozess kann das Herz affizieren und zu Unruhe führen.

Typische Arznei

- *Mu Li* (Ostreae Concha) ▶ AG 14.1
- *Suan Zao Ren* (Ziziphi Spinosae Semen) ▶ AG 14.2

Indikation Störungen des Geistes, Palpitationen, Schweiße

- **Wirkort** Herz, Leber
- **Therapie-Prinzip (Ba Fa)** Entspricht keiner der klassischen acht Methoden

Acht Leitkriterien (Ba Gang)

Diese Leitkriterien beschreiben den Energiezustand des Patienten, für den diese Arzneigruppe angezeigt ist.

Lokalisierung Innen

Qualität –

Quantität Mangel, gelegentlich auch Fülle

Zusammenfassung der Behandlungsstrategien

Therapieprinzip	Syndrome	Beispiele für Arzneien
Nähre das Herz, beruhige den Geist	Mangel (*Qi*, Blut oder *Yin*)	*Ren Shen* (Ginseng Radix et Rhizoma), *Bai Shao* (Paeoniae Radix Alba), *Suan Zao Ren* (Ziziphi Spinosae Semen)
Kläre den pathogenen Faktor, nähre den Geist, beruhige den Geist	Leere-Hitze	*Mu Dan Pi* (Moutan Cortex), *Zhi Zi* (Gardeniae Fructus), *Shu Di Huang* (Rehmanniae Radix Praeparata)
Kläre den pathogenen Faktor, beruhige den Geist	Fülle: bei Hitze, Feuer, *Qi*-Stagnation, Blut-Stase, Feuchtigkeit	*Huang Lian* (Coptidis Rhizoma), *Da Huang* (Rhei Radix et Rhizoma), *Zhi Zi* (Gardeniae Fructus)
Transformiere Schleim und öffne die Sinne	Schleim, Schleim-Hitze	*Zhu Ru* (Bambusae Caulis in Taenias), *Zhi Ban Xia* (Pinelliae Rhizoma Praeparatum), *Shi Chang Pu* (Acori Tatarinowii Rhizoma), *Yuan Zhi* (Polygalae Radix)
Senke den Geist ab	Große Unruhe	Mineralien: *Mu Li* (Ostreae Concha), *Long Gu* (Fossilia Ossis Mastodi)

Absenkende und beruhigende Arzneien im Vergleich

Absenkende Arzneien beruhigen den Geist, aber sie nähren ihn nicht notwendigerweise. Falls daher ein Herz-Blut-Mangel Ursache für eine Unruhe ist, sollte man auch die anderen therapeutischen Maßnahmen berücksichtigen. Die mineralischen Arzneien sind oft schwer verdaulich und gelegentlich toxisch. Man sollte daher in erster Linie die zugrunde liegenden Disharmonien behandeln und bei Bedarf eine oder zwei absenkende Arzneien hinzufügen, wenn akut eine sehr große Unruhe besteht.

Long Gu (Fossilia Ossis Mastodi)	Adstringierend, daher auch *Yin* nährend, die beste Arznei zum Absenken des Geistes
Mu Li (Ostreae Concha)	Adstringierend, baut besonders gut das *Yin* auf
Ci Shi (Magnetitum)	Senkt Leber-*Yang* ab
Zhen Zu Mu (Margaritiferae Concha)	Senkt Leber-*Yang* ab
Hu Po (Succinum)	Absenkend, beruhigend, bewegt Blut, löst Angstspannungen und stoppt Tremor

Zusammenfassung der Therapie bei Unruhe

Syndrom	Rezeptur	Akupunktur
Herz-*Yin*-Mangel	*Suan Zao Ren Tang* (Ziziphi Spinosae Semen Dekokt)	He 7 *Shenmen*, Ni 7 *Fuliu*
Nieren- und Herz-*Yin*-Mangel	*Tian Wang Bu Xin Dan* (Besondere Pille des Himmlischen Kaisers, die das Herz tonisiert)	He 6 *Yinxi*, Ni 6 *Zhaohai*
Milz-*Qi*- und Herz-*Qi*- und -Blut-Mangel	*Gui Pi Tang* (Dekokt, das die Milz wiederherstellt)	Ma 36 *Zusanli*, He 5 *Tongli*, Bl 20 *Pishu*, Bl 15 *Xinshu*
Herz-Feuer mit Fülle-Hitze	*Xie Xin Tang* (Dekokt, das das Epigastrium entlastet)	Ma 44 *Neiting*, Mi 1 *Yinbai*
Fülle-Hitze-Toxine	*Huang Lian Jie Du Tang* (Coptis Dekokt, das toxische Wirkungen lindert)	He 9 *Shaochong* bluten lassen (*Jing*-Punkt)
Blut-Stase mit Hitze	*Tao He Cheng Qi Tang* (Persicae Semen Dekokt, das *Qi* ordnet)	He 5 *Tongli*, Mi 10 *Xuehai*
Fülle-Hitze im Inneren	*Da Cheng Qi Tang* (Größeres Dekokt, das das *Qi* ordnet)	Di 11 *Quchi*, SJ 6 *Zhigou*, Ma 45 *Lidui* bluten lassen
Schleim und Leber-Wind	*Ban Xia Bai Zhu Tian Ma* Tang (Pinelliae Rhizoma Praeparatum, Atractylodis Macrocephalae Rhizoma und Gastrodiae Rhizoma Dekokt)	Le 2 *Xingjian*, Ma 40 *Fenglong*, Mi 9 *Yinlingquan*, Ren 12 *Zhongwan*, Gb 14 *Yangbai*, Gb 20 *Fengchi*
Schleim-Hitze	*Wen Dan Tang* (Dekokt, das die Gallenblase wärmt)	Ma 40 *Fenglong*, Mi 9 *Yinlingquan*, Ren 17 *Shanzhong*, Ren 12 *Zhongwan*, Ma 8 *Touwei*, Du 20 *Baihui* in Verlaufsrichtung

Tipps zur Prävention bei Unruhe

Funktionskreis	Tipp	Wirkung
Herz	Nicht zu viel denken, gleichmütig bleiben in Bewegung und Stille	Nährt das Herz, beruhigt Herz-Feuer
Leber	Zorn bändigen, gleichmütig bleiben	Nährt die Leber, gleicht die Leber aus
Niere	Sexuelle Begierde zügeln, den Geist beruhigen, ablenkende Gedanken meiden	Nährt die Niere, baut die Niere auf
Lunge	Achtsam reden, die Atmung regeln	Nährt die Lunge, macht sie gesund
Milz	Die Ernährung regeln	Nährt die Milz

14.1 Absenkende, den Geist beruhigende Arzneien

Cí Shí
Magnetitum
磁石

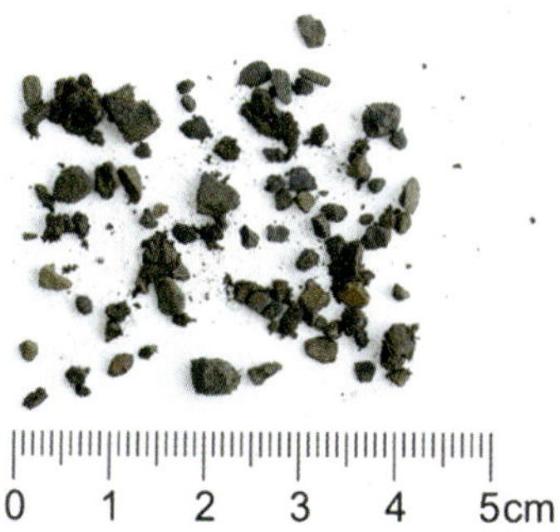

Deutscher Name Magnetit
Englischer Name Magnetite, Loadstone
Mineral Enthält hauptsächlich Fe_3O_4, ferner Fe_2O_3, MgO, Al_2O_3, Mn, SiO_3

Eigenschaften

Temperatur Kalt
Geschmack Salzig
Funktionskreis Leber, Herz, Niere

Wirkung

- Beruhigt und wirkt sedativ, führt hyperaktives Leber-*Yang* nach unten und senkt *Qi* ab
- Nährt Nieren-*Yin*, stärkt Leber, verbessert Sehen und Hören
- Hilft der Niere, das Lungen-*Qi* aufzunehmen

Indikationen

- Unruhe, Schlaflosigkeit, Palpitationen, Schwindelgefühle, große Erregung bis manisches Verhalten; besonders geeignet bei Patienten mit *Yin*-Mangel und aufsteigendem *Yang;* auch bei kindlichen Krampfanfällen, die durch Angst verursacht sind
- **Nieren- und Leber-Schwäche** Ohrensausen, Hörminderung, Sehstörungen, Schwindel
- Asthmaähnliche Beschwerden infolge verminderter Aufnahmen des Lungen-*Qi* durch die Nieren

Kontraindikationen und Sicherheitshinweise

- Allergie gegen die Arznei
- Vorsicht bei empfindlichem Magen; Überdosierung und Langzeitanwendung vermeiden

Schwangerschaft und Stillzeit

Mit Vorsicht anzuwenden, da unerwünschte Kontaminanten in der Arznei nicht auszuschließen sind. Während jahrhundertelanger Anwendung sind jedoch keine relevanten Risiken bekannt geworden. Aussagefähige Untersuchungen zur Sicherheit in der Schwangerschaft oder Stillzeit liegen nicht vor.

Interaktionen

- Die Arznei kann die Resorption von Tetracyclin vermindern und mit Isoniazid Komplexe bilden.
- Durch ihren Eisengehalt kann die Arznei die Resorption von L-Dopa verringern.

Dosierung und Zubereitung

Dosierung 9–30 g
Zubereitung Wird pulverisiert/zerkleinert und muss vorgekocht werden: Erster Kochvorgang 60 Min.; zweiter Kochvorgang 40 Min.

Kommentar

- Da *Ci Shi* das *Qi* stark absenkt, sollte es nur zeitlich begrenzt eingesetzt werden, um das *Qi* nicht zu schädigen.
- *Ci Shi* wird meistens kombiniert mit *Shen Qu* (Massa Medicata Fermentata) ▶ AG 8, damit es besser verdaut werden kann.

Typische Rezepturen mit Ci Shi

Er Long Zuo Ci Wan (Pille für Taubheit, die der Linken [Niere] guttut) ▶ RG 8.5

Hŭ Pò
Succinum
琥珀

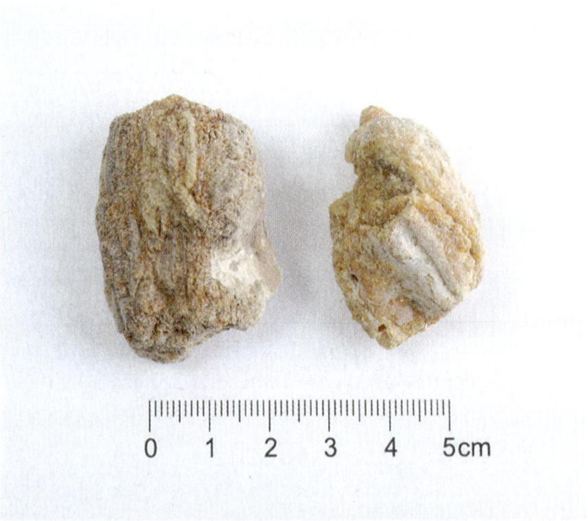

Deutscher Name Bernstein
Englischer Name Amber
Klassifikation Fossiles Harz

Eigenschaften

Temperatur Neutral
Geschmack Süß
Funktionskreis Blase, Herz, Leber

Wirkung

- Beruhigt den Geist, stoppt Tremor und Palpitationen
- Aktiviert das Blut, zerstreut Blut-Stase und befreit die Menstruation
- Fördert Diurese
- Reduziert Schwellungen und fördert die Wundheilung

Indikationen

- Palpitationen, innere Unruhe, Angstzustände, Albträume, Schlaflosigkeit; auch bei Krampfanfällen von Kindern
- Amenorrhö und Dysmenorrhö aufgrund von Blut-Stase
- *Lin*-Syndrom, vor allem blutige schmerzhafte Miktion, dunkler Urin, blutiger Urin
- Äußerlich bei Wunden, Ulzerationen, Karbunkel

Kontraindikationen und Sicherheitshinweise

- Allergie gegen die Arznei
- Vorsicht, könnte wegen des sedativen Effekts die Verkehrstüchtigkeit und die Fähigkeit zum Bedienen von Maschinen beeinträchtigen

Schwangerschaft und Stillzeit

Mit Vorsicht anzuwenden, da unerwünschte Kontaminanten der Droge nicht auszuschließen sind. Während jahrhundertelanger Anwendung sind jedoch keine relevanten Risiken bekannt geworden. Aussagefähige Untersuchungen zur Sicherheit in der Schwangerschaft oder Stillzeit liegen nicht vor.

Interaktionen

Die sedative Wirkung von Barbituraten kann verstärkt werden.

Dosierung und Zubereitung

Dosierung 1,5–3 g; geeignete Menge als Pulver für topische Anwendung
Zubereitung Wird nicht dekoktiert, da Erhitzen seine Wirkung vermindert, sondern als Pulver mit dem fertigen Dekokt oder in Pillen eingenommen.

Kommentar

- *Hu Po* ist ein kräftiges, den Geist nach unten führendes Mittel.
- *Hu Po* lindert Schreck und schreckhaftes Zusammenziehen. Abgeleitet davon wird es auch eingesetzt, um Spasmen zu lösen. Es wird z.B. beim Raynaud-Syndrom eingesetzt, um Gefäßspasmen zu lösen. Dabei wird es oft kombiniert mit *Di Long* (Pheretima) und *Quan Xie* (Scorpio), beides Wind und Spasmen lindernde Mittel ▶ AG 16.

Typische Rezepturen mit Hu Po

Hu Po ist selten in klassischen Rezepturen vorhanden und wird bei entsprechendem Muster jeweils beigefügt.

Lóng Gŭ
Fossilia Ossis Mastodi
龍骨　龙骨

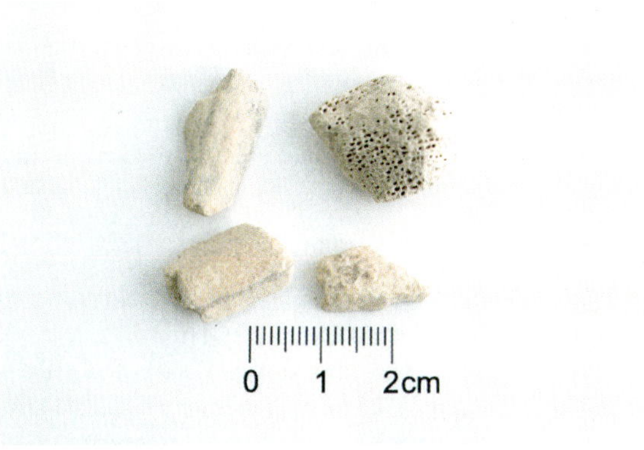

Deutscher Name Fossile Knochen
Englischer Name Dragon Bone
Familie Säugetiere – Mammaliae
Spezies U.a. vom Rind, Pferd, Hirsch, Nashorn, Elefant
Chemische Zusammensetzung $CaCO_3$, Hydroxylapatit, SiO_2 und andere Verbindungen

Eigenschaften

Temperatur Kühl
Geschmack Süß, adstringierend
Funktionskreis Herz, Leber, Niere

Wirkung

- Wirkt sedativ und beruhigt Herz und *Shen*
- Führt aufsteigendes Leber-*Yang* nach unten, besänftigt
- Adstringiert, zieht zusammen und hält Säfte zurück

Indikationen

- **Überaktives Shen, Herz-Yang-Exzess** Unruhe, Palpitationen, Ängste, Schlaflosigkeit, viele Träume
- **Aufsteigendes Leber-Yang durch Leber-Yin-Mangel** Reizbarkeit, Unruhe, cholerisches Temperament, verschwommenes Sehen, Kopfschmerzen, Schwindel, Bluthochdruck
- Spontanes Schwitzen, Nachtschweiß, Leukorrhö, uterine Blutungen, ungewollte Samenverluste
- Äußerlich als Pulver für chronische, nicht heilende Ulzera

Kontraindikationen und Sicherheitshinweise

- Hitze-Feuchtigkeit
- Erkrankungen im Außen durch pathogene Faktoren
- Allergie gegen die Arznei
- Vorsicht bei Herzrhythmusstörung, Behandlung mit Antiarrhythmika, Digitalispräparaten
- Vorsicht, die Arznei könnte wegen eines milden sedativen Effekts die Verkehrstüchtigkeit und die Fähigkeit zum Bedienen von Maschinen beeinträchtigen.

Schwangerschaft und Stillzeit

Mit Vorsicht anzuwenden, da unerwünschte Kontaminanten in der Arznei nicht auszuschließen sind. Während jahrhundertelanger Anwendung sind jedoch keine relevanten Risiken bekannt geworden. Aussagefähige Untersuchungen zur Sicherheit in der Schwangerschaft oder Stillzeit liegen nicht vor.

Interaktionen

- *Long Gu* kann die Resorption anderer Arzneimittel wie Tetrazyklin, Makrolide, Acetylsalicylsäure, Isoniazid, Rifampicin, Chlorpromazin und Niacin beeinträchtigen. Ein zeitlicher Abstand zu deren Einnahme ist zu empfehlen, insbesondere wenn die Arznei selbst pulverisiert oder als Rückstand im Dekokt (mit) eingenommen wird.
- Die Arznei senkt die Proteinbindungsrate von Aminoglykosiden (Gentamycin, Streptomycin u.a.), sodass deren Plasmakonzentration ansteigt.

Pharmakologie

Die Arznei sollte aus Gegenden stammen, in denen eine relevante Uranbelastung ausgeschlossen ist.

Dosierung und Zubereitung

Dosierung 15–30 g
Zubereitung Wird zerstoßen und muss vorgekocht werden. Erster Kochvorgang 60 Min.; zweiter Kochvorgang 40 Min.

Kommentar

- *Long Gu* ist neben *Mu Li* (Ostreae Concha) aus dieser Gruppe eines der wichtigsten Sedativa. Die sogenannten „Drachenknochen" wirken ähnlich wie *Mu Li* durch ihre schwere, mineralische Natur absenkend und somit *Shen* beruhigend. Weitere Energieverluste im Herzen werden dadurch verhindert. *Long Gu* und *Mu Li* werden sehr häufig kombiniert.
- Obwohl *Long Gu* und *Mu Li* sehr ähnlich sind, gibt es Unterschiede: *Long Gu* wirkt etwas stärker Geist beru-

higend. *Mu Li* erweicht auch Knoten und reduziert die Magensäure.

- Hitze im Herzen stellt unproduktive Energie dar, die durch schwere, absenkende Mittel, wie *Long Gu*, bewahrt werden kann. Aus dieser Sicht haben die mineralischen Sedativa auf der psychischen Ebene eine ähnlich adstringierende, d.h. vor weiteren Energieverlusten bewahrende Eigenschaft, wie die Adstringentien dies auf der körperlichen Ebene tun, indem sie weitere *Jing*-, Schweiß- und Säfteverluste verhindern.

Typische Rezepturen mit Long Gu

Chai Hu Jia Long Gu Mu Li Tang (Bupleuri Radix, Fossilia Ossis Mastodi und Ostreae Concha Dekokt) ▶ RG 12.2

Mǔ Lì
Ostreae Concha
牡蠣 牡蛎

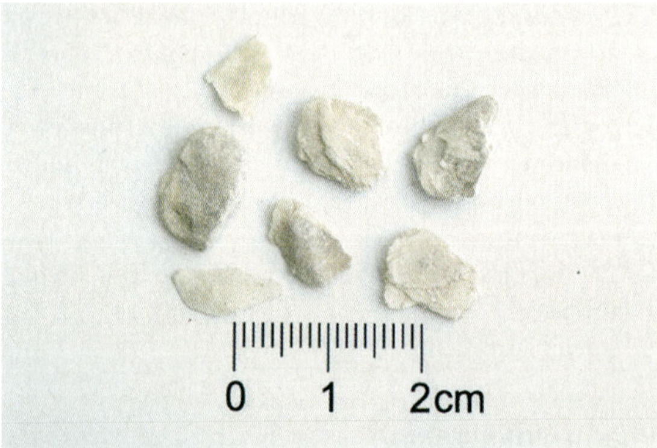

Deutscher Name Austernmuschelschalen
Englischer Name Oyster Shell
Familie Austern – Ostreidae
Offizinelle Spezies *Ostrea gigas, Ostrea talienwhanensis, Ostrea rivularis*

Eigenschaften

Temperatur Leicht kalt
Geschmack Salzig
Funktionskreis Leber, Gallenblase, Niere

Wirkung

- Sedativ, beruhigt das *Shen*
- Stützt das *Yin* und verankert nach oben steigendes *Yang*, beruhigt die Leber und unterdrückt hochschlagendes Leber-*Yang*
- Adstringiert, sammelt und verhindert so weitere Flüssigkeitsverluste
- Weicht Verhärtungen und Knoten auf
- Absorbiert Magensäure und lindert Schmerzen

Indikationen

- **Exzessives Herz-Yang** Unruhe, Nervosität, Schlaflosigkeit, Ängstlichkeit, Palpitationen
- **Aufsteigendes Leber-Yang durch Yin-Mangel** Reizbarkeit, cholerisches Temperament, Gesichts-Flush, Unruhe, Kopfschmerz, Schwindel, Sehstörungen, Krampfanfälle
- **Verluste durch Mangel, oft durch Yin-Mangel und Nierenschwäche** Kontinuierliche Schweiße, spontane Schweiße, Nachtschweiß, Leukorrhö, uterine Blutungen, Samenverluste, Stauung in *Chong Mai* und *Ren Mai* mit Uterusblutung und Ausfluss. Auch bei *Yin*-Mangel nach fiebrigen Erkrankungen mit Spasmen und Krämpfen von Sehnen und Muskeln
- **Verhärtungen und Knoten** Struma, Milzvergrößerung, subkutane Knotenbildung
- Epigastrische Schmerzen durch Magensäure, saurer Mundgeschmack, Hyperazidität, Gastritis

Kontraindikationen und Sicherheitshinweise

- Hohes Fieber ohne Schwitzen
- Allergie gegen die Arznei
- Vorsicht, die Arznei könnte wegen eines milden sedativen Effekts die Verkehrstüchtigkeit und die Fähigkeit zum Bedienen von Maschinen beeinträchtigen.

Schwangerschaft und Stillzeit

Während jahrhundertelanger Anwendung sind keine relevanten Risiken bekannt geworden. Aussagefähige Untersuchungen zur Sicherheit in der Schwangerschaft oder Stillzeit liegen nicht vor.

Interaktionen

- *Mu Li* kann die Resorption anderer Arzneimittel wie Tetrazyklin, Makrolide, Acetylsalicylsäure, Isoniazid, Rifampicin, Chlorpromazin und Niacin beeinträchtigen. Ein zeitlicher Abstand zu deren Einnahme ist zu empfehlen, insbesondere wenn die Arznei selbst pulverisiert oder als Rückstand im Dekokt (mit) eingenommen wird.

- Die Arznei senkt die Proteinbindungsrate von Aminoglykosiden (Gentamycin, Streptomycin u.a.), sodass deren Plasmakonzentration ansteigt.

Pharmakologie

- Das Arzneidekokt hatte keinen Einfluss auf die Proliferation östrogenabhängiger oder -unabhängiger Brustkrebszelllinien.
- Wässrige Extrakte zeigten im Ames-Test keinen Hinweis auf Mutagenität.

Dosierung und Zubereitung

Dosierung 9–30 g
Zubereitung Wird zerstoßen und muss vorgekocht werden. Erster Kochvorgang 60 Min.; zweiter Kochvorgang 40 Min.

Kommentar

- *Mu Li* ist eines der wichtigsten Sedativa. Es wirkt durch seine schwere, absenkende Natur Geist verankernd und führt die Unruhe, die durch Herz-Hitze bedingt sein kann, zurück und nach unten. So verankert *Mu Li* die Energie wieder in den Nieren, zu denen es durch seinen salzigen Geschmack eine besondere Verbindung hat.
- *Mu Li* und *Long Gu* (Fossilia Ossis Mastodi) aus dieser Gruppe sind sehr ähnlich und werden häufig kombiniert eingesetzt. Die beiden Arzneien unterscheiden sich folgendermaßen: *Long Gu* wirkt etwas stärker Geist beruhigend. *Mu Li* hingegen erweicht auch Knoten und reduziert die Magensäure.
- Hitze im Herzen stellt unproduktive Energie dar, die durch schwere, absenkende Mittel, wie *Mu Li,* bewahrt werden kann. Aus dieser Sicht haben die mineralischen Sedativa auf der psychischen Ebene eine ähnlich adstringierende, das heißt vor weiteren Energieverlusten bewahrende Eigenschaft, wie die Adstringentien dies auf der körperlichen Ebene tun, indem sie weitere *Jing-*, Schweiß- und Säfte-Verluste verhindern.

Typische Rezepturen mit Mu Li

- *Chai Hu Jia Long Gu Mu Li Tang* (Bupleuri Radix, Fossilia Ossis Mastodi und Ostreae Concha Dekokt) ► RG 12.2
- *Gui Zhi Jia Long Gu Mu Li Tang* (Cinnamomi Ramulus Dekokt mit Fossilia Ossis Mastodi und Ostreae Concha) ► RG 11.3
- *Mu Li San* (Ostreae Concha Pulver) ► RG 11.1 zur Behandlung von Schwitzen

Zhēn Zhū Mǔ
Margaritifera Concha
珍珠母

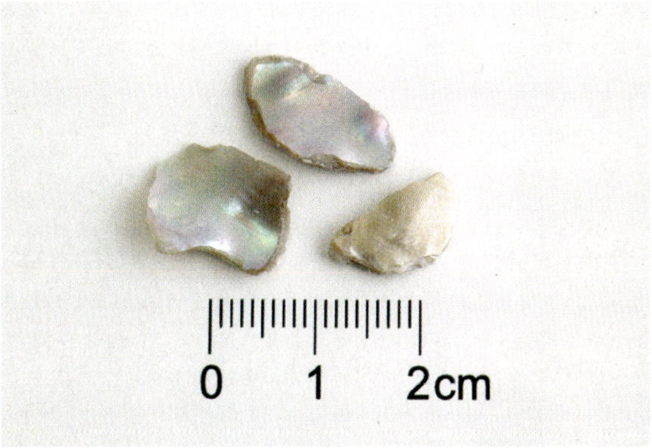

Pinyin Synonym *Sheng Zhen Zhu Mu*
Deutscher Name Perlmuschelschale
Englischer Name Nacre, Mother-of-pearl
Familie Fluss- und Teichmuscheln – Unionidae (*Hyriopsis cumingii* und *Cristaria plicata*), Flügelmuscheln – Pteriidae (*Pteria martensii*)
Offizinelle Spezies *Hyriopsis cumingii, Cristaria plicata, Pteria martensii*

Eigenschaften

Temperatur Kalt
Geschmack Salzig
Funktionskreis Leber, Herz

Wirkung

- Beruhigt die Leber, senkt aufsteigendes *Yang* ab und klärt Leber-Feuer
- Klärt die Leber und die Augen
- Beruhigt den Geist und beruhigt Angstzustände
- Stoppt Blutungen

Indikationen

- **Aufsteigendes Leber-Yang** Kopfschmerzen, Schwindel, Tinnitus, Insomnie
- **Klärt die Augen** Rote Augen, Photophobie, oberflächliche Sehtrübungen
- Palpitationen, Angstzustände, innere Unruhe, Insomnie
- Blutungen, vor allem im oberen Körperbereich

Kontraindikationen und Sicherheitshinweise

Allergie gegen die Arznei

Schwangerschaft und Stillzeit

Schwangerschaft Traditionell mit Vorsicht anzuwenden wegen der absenkenden Wirkung. Aussagefähige Untersuchungen zur Sicherheit in der Schwangerschaft liegen nicht vor.
Stillzeit Keine Einschränkungen bekannt

Interaktionen

- Kann möglicherweise die Resorption anderer Arzneimittel beeinträchtigen. Ein zeitlicher Abstand zu deren Einnahme ist zu empfehlen, insbesondere wenn die Arznei selbst pulverisiert oder als Rückstand im Dekokt (mit) eingenommen wird.
- Die Arznei senkt die Proteinbindungsrate von Aminoglykosiden (Gentamycin, Streptomycin u.a.), sodass deren Plasmakonzentration ansteigt.
- Durch den Kalziumgehalt kann sie die Resorption von Tetracyclin vermindern und mit Isoniazid Komplexe bilden.

Pharmakologie

Ein wässriger Extrakt zeigte im Ames-Test keinen Hinweis auf Mutagenität.

Dosierung und Zubereitung

Dosierung 10–25 g
Zubereitung Wird zerstoßen und muss vorgekocht werden. Erster Kochvorgang 60 Min.; zweiter Kochvorgang 40 Min.

Kommentar

- *Zhen Zhu Mu* ist als Granulat oft nur in kalzinierter Form (*Duan Zhen Zhu Mu*) erhältlich. Die Kalzinierung steigert die adstringierende Funktion und eignet sich dann besonders zur Neutralisierung der Magensäure bei saurem Aufstoßen und Magenschmerzen.
- *Zhen Zhu Mu* ist ein exzellentes Mittel, um Palpitationen zu stoppen, wenn diese durch aufsteigende Hitze auftreten.
- *Zhen Zhu Mu* wird zur Behandlung von Schlafproblemen im Rahmen der oben aufgeführten Pathologien besonders häufig kombiniert mit *Suan Zao Ren* (Ziziphi Spinosae Semen) ▶ AG 14.2.
- Die Perle, *Zhen Zhu* (Margarita) hat dieselben Eigenschaften, wirkt aber kräftiger. Allerdings handelt es sich um eine sehr teure Substanz. *Zhen Zhu* ist besonders wirksam zur äußeren Anwendung im Gesicht. Das feine Pulver kann mit einer qualitativ hochwertigen Creme vermischt und aufgetragen werden. Es führt zu glatter, seidiger Haut.

Typische Rezepturen mit Zhen Zhu Mu

Zhen Zhu Mu ist selten in klassischen Rezepturen vorhanden und wird bei entsprechendem Muster jeweils beigefügt.

Zi Shi Ying
Fluoritum
紫石英

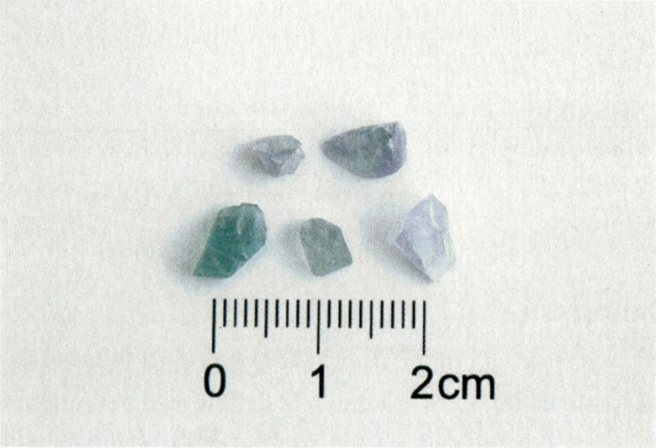

Deutscher Name Fluorit, Amethyst, Flussspat
Englischer Name Fluorite
Mineral Besteht hauptsächlich aus Calciumfluorit (CaF_2)

Eigenschaften

Temperatur Warm
Geschmack Süß
Funktionskreis Niere, Herz, Lunge

Wirkung

- Beruhigt das Herz, stoppt Tremor und lindert Palpitationen
- Wärmt die Lunge und bringt das *Qi* nach unten
- Wärmt den Uterus

Indikationen

- Innere Unruhe, Insomnie, Palpitationen
- Husten und Kurzatmigkeit aufgrund von Kälte oder Lungen-*Qi*-Mangel
- Infertilität, gynäkologische Blutungen, exzessive Menstruation aufgrund von Kälte im Uterus oder im *Chong Mai*

Kontraindikationen und Sicherheitshinweise

- Schwäche der Mitte
- Allergie gegen die Arznei

Schwangerschaft und Stillzeit

Mit Vorsicht anzuwenden, da unerwünschte Kontaminanten in der Arznei nicht auszuschließen sind. Während jahrhundertelanger Anwendung sind jedoch keine relevanten Risiken bekannt geworden. Aussagefähige Untersuchungen zur Sicherheit in der Schwangerschaft oder Stillzeit liegen nicht vor.

Dosierung und Zubereitung

Dosierung 9–15 g
Zubereitung Wird zerstoßen und muss vorgekocht werden. Erster Kochvorgang 60 Min.; zweiter Kochvorgang 40 Min.

Kommentar

- Diese Arznei kann bei Nervosität, innerer Unruhe, Insomnie, Reizbarkeit, Rastlosigkeit, unklarem Denken (*Chi Dai*) und nach Schock oder Furcht eingesetzt werden.

Typische Rezepturen mit Zi Shi Ying

Zi Shi Ying ist selten in klassischen Rezepturen vorhanden und wird bei entsprechendem Muster jeweils beigefügt.

14.2 Das Herz nährende, den Geist beruhigende Arzneien

Bǎi Zǐ Rén
Platycladi Semen
柏子仁

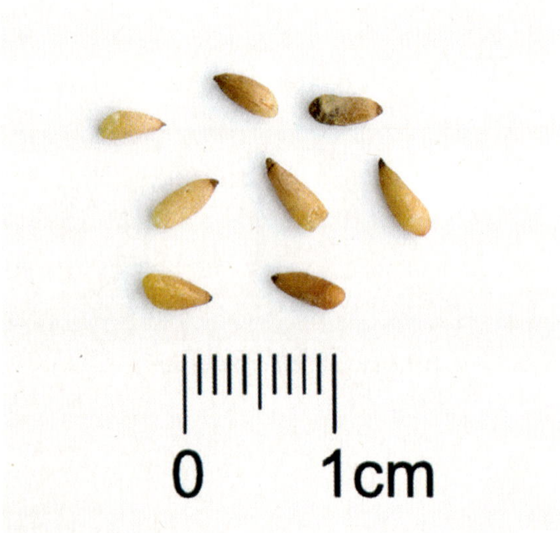

Deutscher Name Lebensbaumsamen
Englischer Name Chinese Arborvitae Kernel, Biota Seed
Familie Zypressengewächse – Cupressaceae
Offizinelle Spezies *Platycladus orientalis*

Eigenschaften

Temperatur Neutral
Geschmack Süß
Funktionskreis Herz, Niere, Dickdarm

Wirkung

- Nährt das Herz und beruhigt den Geist
- Befeuchtet den Darm und löst Stagnationen
- Schweißhemmend

Indikationen

- **Herz-Blut-Mangel** Reizbarkeit, Schlaflosigkeit, Vergesslichkeit, Palpitation, Palpitation mit Angstgefühlen
- **Trockenheit der Därme** Obstipation älterer Patienten durch Säfte-Mangel
- Nachtschweiß durch *Yin*-Mangel

Kontraindikationen und Sicherheitshinweise

- Allergie gegen die Arznei
- Diarrhö
- Vorsicht, die Arznei sollte aus vertrauenswürdiger Quelle bezogen werden, da sie zur Schimmelbildung mit der Gefahr einer Aflatoxinbelastung neigt.

Schwangerschaft und Stillzeit

Während jahrhundertelanger Anwendung sind keine relevanten Risiken bekannt geworden. Aussagefähige Untersuchungen zur Sicherheit in der Schwangerschaft oder Stillzeit liegen nicht vor.

Dosierung und Zubereitung

Dosierung 3–10 g
Zubereitung Erster Kochvorgang 30 Min.; zweiter Kochvorgang 20 Min.

Kommentar

- *Bai Zi Ren* wird oft mit *Suan Zao Ren* (Ziziphi Spinosae Semen) ▶ AG 14.2 kombiniert. Die beiden Samen sind sehr ähnlich in ihrer Funktion: Beide beruhigen den Geist, indem sie Blut und *Yin* stärken. Dabei fokussiert *Bai Zi Ren* verstärkt auf das Herz und *Suan Zao Ren* auf die Leber.
- *Suan Zao Ren* und *Bai Zi Ren* befeuchten beide den Darm. *Bai Zi Ren* ist dabei das wirksamere Mittel.
- *Bai Zi Ren* ist ein Schlüsselmittel bei Herz-Blut-Mangel. Oft entwickelt sich dieser Herz-Blut-Mangel aus einer Milz-Schwäche. Dabei ist zu beachten, dass *Bai Zi Ren* nicht eingesetzt werden sollte bei weichen Stühlen, da es den Darm befeuchtet und zu Durchfall führen kann.
- *Bai Zi Ren, He Huan Hua* (Albiziae Flos), *Shou Wu Teng* (Polygoni Multiflori Caulis) und *Suan Zao Ren* (Zyziphi Spinosae Semen) aus dieser Arzneigruppe behandeln alle Insomnie:
  - *Bai Zi Ren* bei Herz-Blut-Leere
  - *He Huan Hua* bei Leber-*Qi*-Stagnation
  - *Shou Wu Teng* bei genereller Blut-Leere
  - *Suan Zao Ren* bei Leber-Blut-Leere

Typische Rezepturen mit Bai Zi Ren

Tian Wang Bu Xin Dan (Besondere Pille des himmlischen Kaisers, die das Herz tonisiert) ▶ RG 12.1

Hé Huān Huā
Albiziae Flos
合歡花 合欢花

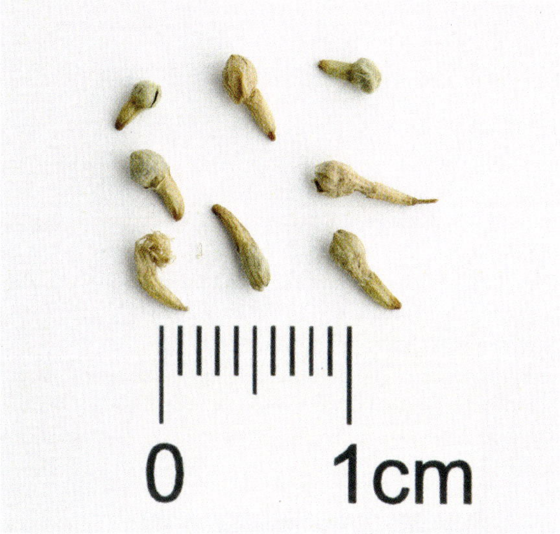

Deutscher Name Seidenakazienblüte
Englischer Name Albizia Flower, Mimosa Tree Flowers
Familie Hülsenfrüchtler – Fabaceae, Unterfamilie Mimosengewächse – Mimosoideae
Offizinelle Spezies *Albizia julibrissin*

Eigenschaften

Temperatur Neutral
Geschmack Süß
Funktionskreis Herz, Leber

Wirkung

Lässt das Leber-*Qi* frei fließen und beruhigt den Geist

Indikationen

Gestaute Emotionen mit Schlaflosigkeit, Vergesslichkeit, Gereiztheit, Engegefühl im Thorax

Kontraindikationen und Sicherheitshinweise

- Allergie gegen die Arznei
- Vorsicht, könnte wegen eines milden sedativen Effekts die Verkehrstüchtigkeit und die Fähigkeit zum Bedienen von Maschinen beeinträchtigen

Schwangerschaft und Stillzeit

Schwangerschaft Mit Vorsicht anzuwenden wegen Blut belebender Eigenschaft. Da für *He Huan Pi* (Albiziae Cortex) embryotoxische, fetotoxische und die Fruchtbarkeit bei weiblichen und männlichen Tieren beeinträchtigende Effekte beschrieben wurden, sind diese für *He Huan Hua* nicht auszuschließen. Aussagefähige Untersuchungen zur Sicherheit in der Schwangerschaft liegen für *He Huan Hua* nicht vor.
Stillzeit Keine Einschränkungen bekannt

Dosierung und Zubereitung

Dosierung 5–10 g
Zubereitung Dem Dekokt für die letzten 5–10 Min. des zweiten Kochvorgangs zugegeben.

Kommentar

- *He Huan Hua* und *He Huan Pi* (Albiziae Cortex) stammen von derselben Pflanze und haben sehr ähnliche Eigenschaften. Beide beruhigen den Geist. Als Blüte ist *He Huan Hua* allerdings leichter als *He Huan Pi*, die Rinde. *He Huan Hua* hat deshalb einen stärkeren Bezug zur *Qi*-Schicht und wird deshalb eher bei Leber-*Qi*-Stagnation eingesetzt. Im Gegensatz dazu hat das schwerere *He Huan Pi* einen Bezug zur Blutschicht und wird bei Blut-Stase eingesetzt.
- *He Huan Hua*, *Bai Zi Ren* (Platycladi Semen), *Shou Wu Teng* (Polygoni Multiflori Caulis) und *Suan Zao Ren* (Zyziphi Spinosae Semen) aus dieser Arzneigruppe behandeln alle Insomnie:
  - *He Huan Hua* bei Leber-*Qi*-Stagnation
  - *Bai Zi Ren* bei Herz-Blut-Leere
  - *Shou Wu Teng* bei genereller Blut-Leere
  - *Suan Zao Ren* bei Leber-Blut-Leere

Typische Rezepturen mit He Huan Hua

He Huan Hua ist selten in klassischen Rezepturen vorhanden und wird bei entsprechendem Muster jeweils beigefügt.

Hé Huăn Pí
Albiziae Cortex
合歡皮 合欢皮

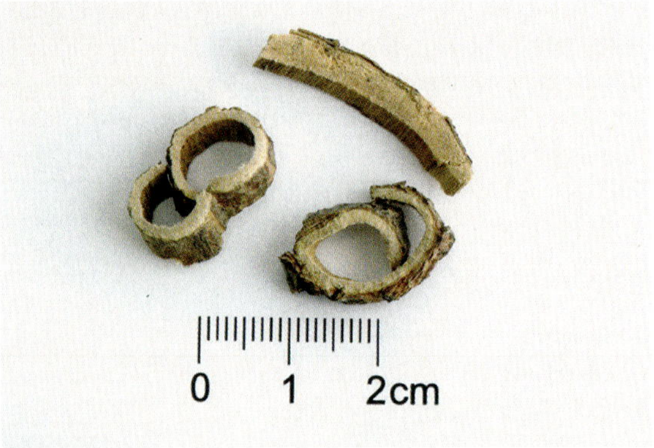

Deutscher Name Seidenakazienrinde
Englischer Name Silktree Albizia Bark, Albizzia
Familie Hülsenfrüchtler – Fabaceae, Unterfamilie Mimosengewächse – Mimosoideae
Offizinelle Spezies *Albizia julibrissin*

Eigenschaften

Temperatur Neutral
Geschmack Süß
Funktionskreis Herz, Leber, Lunge

Wirkung

- Beruhigt das *Shen*
- Reguliert das Leber-*Qi*
- Harmonisiert das Blut, stoppt Schmerzen und heilt Sehnen und Knochen
- Zerteilt Schwellungen und reduziert Abszesse

Indikationen

- **Shen beruhigen** Schlaflosigkeit, Palpitationen, Reizbarkeit, Angstgefühle
- **Qi-Stagnation lösen** Gedrückte Stimmung, Reizbarkeit, aufbrausendes Temperament, Engegefühl im Thorax
- **Schmerzen und Schwellungen nach Traumata** Äußerlich und innerlich bei Ulzera, Abszessen, posttraumatischen Beschwerden mit Schwellungen, Verbrennungen, Frakturen, Wunden

Kontraindikationen und Sicherheitshinweise

- Allergie gegen die Arznei
- Vorsicht, könnte wegen eines milden sedativen Effekts die Verkehrstüchtigkeit und die Fähigkeit zum Bedienen von Maschinen beeinträchtigen

Fertilität, Schwangerschaft und Stillzeit

Fertilität Von einer Anwendung bei Frauen und Männern mit Kinderwunsch ist abzuraten. Saponine aus der Droge verminderten die Fruchtbarkeit weiblicher und männlicher Mäuse und bei einer Hasen-Art, reduzierten die Implantationsrate bei weiblichen Mäusen und schädigten die Reproduktionsorgane männlicher Mäuse einschließlich erhöhter Aberrationsraten in den Spermien.
Schwangerschaft Kontraindiziert; ein Kaltwasserextrakt zeigte deutliche uteruskontrahierende Eigenschaften. Die Gesamtsaponine von Albiziae Cortex führten bei der Maus zu embryotoxischen und fetotoxischen Effekten mit vermehrten Todgeburten. Teratogenität wurde nicht beobachtet.
Stillzeit Keine Einschränkungen bekannt

Interaktionen

He Huan Pi kann durch seinen Tanningehalt die Absorption von Arzneimitteln wie Penicillinen, Cephalosporinen, Tetracyclin, Erythromycin, Clindamycin und Eisen beeinträchtigen. Die Toxizität von Isoniazid und Rifampicin kann erhöht werden.

Pharmakologie

Ein wässriger Extakt zeigte keine Östrogenaktivität in vivo.

Dosierung und Zubereitung

Dosierung 6-12 g; geeignete Menge als Pulver für topische Anwendung
Zubereitung Erster Kochvorgang 30 Min.; zweiter Kochvorgang 20 Min.

Kommentar

- *He Huan Pi* wird zur Beruhigung des *Shen* und Regulierung des Leber-*Qi* eingesetzt, weniger bei Schmerzen und Schwellungen durch Trauma. Oft zeigt sich eine Kombination aus Leber-*Qi*-Stagnation, welche sich auf das *Shen* auswirkt, z.B. mit Schlafproblemen, Reizbarkeit, innerer Unruhe und Wut. Für diesen Symptomkomplex ist *He Huan Pi* exzellent und wird oft kombiniert mit *Yu Jin* (Curcumae Radix) ▶ AG 10.1.
- *He Huan Pi* und *He Huan Hua* (Albiziae Flos) stammen von derselben Pflanze und haben sehr ähnliche Eigenschaften. Beide beruhigen das *Shen*. Als Blüte ist *He*

Huan Hua allerdings leichter als *He Huan Pi*, die Rinde. *He Huan Hua* hat deshalb einen stärkeren Bezug zur *Qi*-Schicht und wird deshalb eher bei Leber-*Qi*-Stagnation eingesetzt. Im Gegensatz dazu hat das schwerere *He Huan Pi* einen Bezug zur Blutschicht und wird bei Blut-Stase eingesetzt.

Typische Rezepturen mit He Huan Pi

He Huan Pi ist selten in klassischen Rezepturen vorhanden und wird bei entsprechendem Muster jeweils beigefügt.

Líng Zhī
Ganoderma

靈芝 灵芝

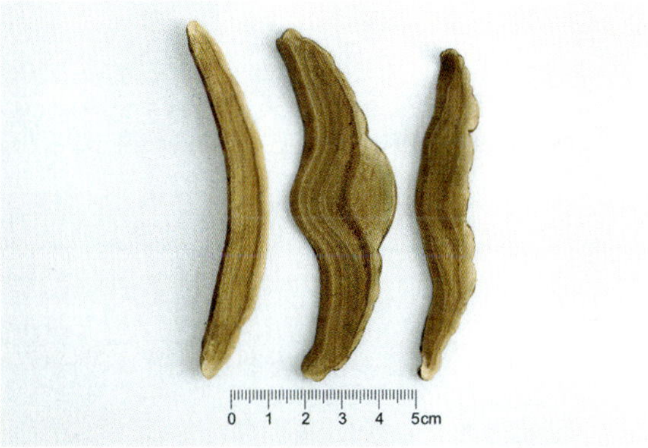

Deutscher Name Ganoderm-Pilz, Glänzender Lacksporling
Englischer Name Glossy Ganoderma, Reishi Mushroom
Familie Stielporlingsartige – Polyporaceae
Offizinelle Spezies *Ganoderma lucidum, Ganoderma sinensis*

Eigenschaften

Temperatur Neutral
Geschmack Süß
Funktionskreis Herz, Lunge, Leber, Niere

Wirkung

- Beruhigt und harmonisiert das *Shen*, stützt das Herz-*Qi* und nährt das Herz-Blut
- Tonisiert das Lungen-*Qi*, wandelt Schleim um und stoppt Husten und Keuchen
- Tonisiert *Qi* und Blut allgemein

Indikationen

- Unruhe, Schlaflosigkeit, Palpitationen, Angstgefühle, Vergesslichkeit, mentale Erschöpfung
- Husten, Bronchialschleim, asthmoide Beschwerden bei Kälte und Mangel
- **Qi- und Blut-Mangel** Müdigkeit, Erschöpfung, Belastungsdyspnoe, kalte Extremitäten

Kontraindikationen und Sicherheitshinweise

- Allergie gegen die Arznei
- Therapie mit Immunsuppressiva, Zustand nach Organtransplantation
- Mit großer Vorsicht bei Autoimmunkrankheiten anzuwenden

Schwangerschaft und Stillzeit

Während jahrhundertelanger Anwendung sind keine relevanten Risiken bekannt geworden. Aussagefähige Untersuchungen zur Sicherheit in der Schwangerschaft oder Stillzeit liegen nicht vor.

Pharmakologie

- *Ling Zhi* zeigte vielfältige immunstimulierende Wirkungen bei älteren Personen, im Tierversuch und in vitro, ferner antikanzerogene Effekte im vivo und gegenüber verschiedenen Krebszelllinien in vitro. In einer Studie an gesunden Personen wurde eine Hemmung der Thrombozytenaggregation beobachtet.
- Gelöst in Wasser, übte die Arznei eine moderate Hemmung auf östrogenabhängige Brustkrebszelllinien aus. Ein nicht näher definierter Extrakt und ein Ethylazetatextrakt hemmten das Wachstum androgenrezeptorpositiver Prostatakarzinomzellen, ein Ethanol-Extrakt tat das nicht. Ein weiterer Ethanol-Extrakt hemmte die 5α-Reduktase (Antiandrogen-Effekt) und das testosteroninduzierte Wachstum des vorderen Prostataanteils.
- Ein wässriger Extrakt zeigte im Comet Assay bei der Maus keine Hinweise auf Gentoxizität.

Dosierung und Zubereitung

Dosierung

- 6–12 g
- In Pillen und als Pulver 1–5 g

Zubereitung Erster Kochvorgang 30–60 Min.; zweiter Kochvorgang 20–40 Min.

Kommentar

- *Ling Zhi* wird sehr häufig in der unterstützenden Behandlung von Krebspatienten eingesetzt, einerseits um *Qi* und Blut zu tonisieren, andererseits scheint *Ling*

Zhi antikanzerogene und immunregulierende Wirkungen zu besitzen. Oft wird es auch als Einzelmittel bei Krebspatienten eingesetzt.
- Wilder *Ling Zhi* ist selten und schwierig zu sammeln, kommerziell wird generell der kultivierte Pilz gehandelt. *Ling Zhi* wird in letzter Zeit gebraucht, um Angina pectoris, Hepatitis, hohes Cholesterin, Hypertension und Leukopenie zu behandeln.

Typische Rezepturen mit Ling Zhi

Ling Zhi ist selten in klassischen Rezepturen vorhanden und wird bei entsprechendem Muster jeweils beigefügt.

Shǒu Wū Téng
Polygoni Multiflori Caulis
首烏藤 首乌藤

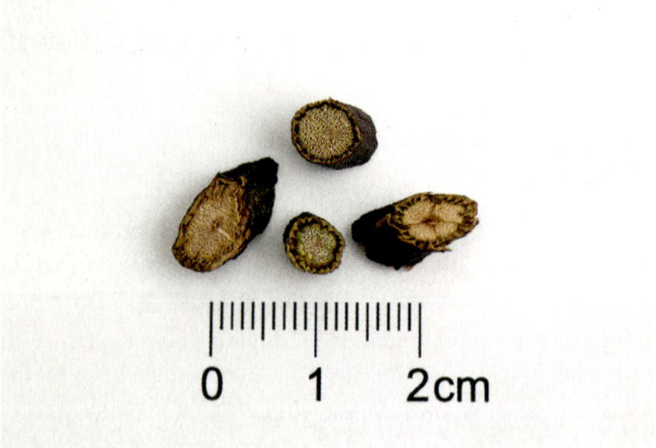

Pinyin-Synonym *Ye Jiao Teng*
Deutscher Name Vielblütiger Knöterichstängel
Englischer Name Tuber Fleeceflower Stem
Familie Stielporlingsartige – Polyporaceae
Offizinelle Spezies *Polygonum multiflorum*

Eigenschaften

Temperatur Neutral
Geschmack Süß
Funktionskreis Herz, Leber

Wirkung

- Nährt das Herz-Blut und beruhigt *Shen*
- Nährt das Blut und befreit die Leitbahnen
- Beseitigt Juckreiz

Indikationen

- **Herz-Yin- und Herz-Blut-Mangel** Unruhe, Nervosität, Reizbarkeit, Rastlosigkeit, Schlaflosigkeit, Palpitationen, Angstgefühle
- **Blut-Mangel in den Extremitäten** Schmerzen, Schwäche, Taubheitsgefühle, nervöse Erschöpfung
- Äußerlich bei Pruritus, Exanthemen

Kontraindikationen und Sicherheitshinweise

- Allergie gegen die Arznei
- Für die Pflanzenwurzel – *He Shou Wu* (Polygoni Multiflori Radix) – ist eine Lebertoxizität bekannt, die selten auftritt. Für *Shou Wu Teng* ist das nicht belegt. Dennoch ist diesbezüglich eine gewisse Aufmerksamkeit zu empfehlen.

Schwangerschaft und Stillzeit

Schwangerschaft Mit Vorsicht anzuwenden wegen des Gehalts an Anthrachinonen. Aussagefähige Untersuchungen zur Sicherheit in der Schwangerschaft oder Stillzeit liegen nicht vor.
Stillzeit Mit Vorsicht anzuwenden wegen des Gehalts an Anthrachinonen

Pharmakologie

Die Arznei enthält Anthrachinone (u.a. Physcion, Emodin), die mutagene und leichte tumorigene Wirkungen gezeigt haben.

Dosierung und Zubereitung

Dosierung 9–15 g; geeignete Menge für topische Anwendung, als Dekokt für Teilbäder
Zubereitung Erster Kochvorgang 30 Min.; zweiter Kochvorgang 20 Min.

Kommentar

- Bei Schlafproblemen wird *Shou Wu Teng* häufig kombiniert mit *Suan Zao Ren* (Ziziphi Spinosae Semen) aus dieser Gruppe und *Zhen Zhu Mu* (Margaritifera Concha) ► AG 14.1. Bei unterschiedlichen Mustern von Schlafproblemen kann dieses Dreiermodul – je nach Kombination mit anderen Arzneien – wirksam eingesetzt werden.
- *Shou Wu Teng* und *He Shou Wu* (Polygoni Multiflori Radix) ► AG 12.2 stammen von der gleichen Pflanze. *He Shou Wu* ist die Wurzel, *Shou Wu Teng* die Weinranke. Wie *He Shou Wu*, tonisiert *Shou Wu Teng* das Blut.
- *Shou Wu Teng, He Huan Hua* (Albiziae Flos), *Bai Zi Ren* (Platycladi Semen) und *Suan Zao Ren* (Zyziphi Spi-

nosae Semen) aus dieser Arzneigruppe behandeln alle Insomnie:
- *Shou Wu Teng* bei genereller Blut-Leere
- *Bai Zi Ren* bei Herz-Blut-Leere
- *He Huan Hua* bei Leber-*Qi*-Stagnation
- *Suan Zao Ren* bei Leber-Blut-Leere

Typische Rezepturen mit Shou Wu Teng

Tian Ma Gou Teng Yin (Gastrodiae Rhizoma und Uncariae Ramulus cum Uncis Trank) ▶ RG 13.2

Suǎn Zǎo Rén
Ziziphi Spinosae Semen
酸棗仁　酸枣仁

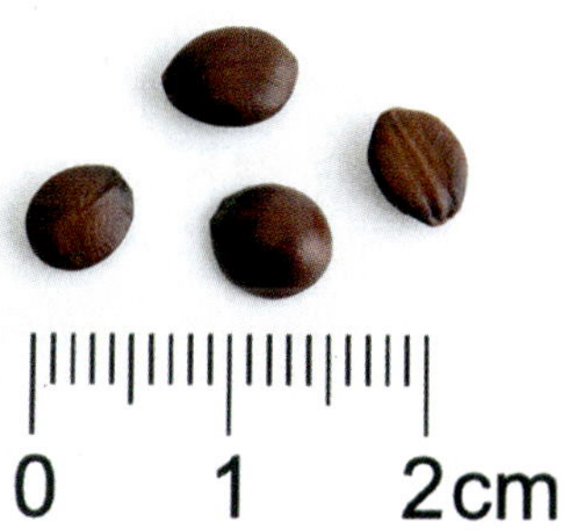

Deutscher Name Saure chinesische Dattelsamen
Englischer Name Spine Date Seed, Sour Jujube Seed
Familie Kreuzdorngewächse – Rhamnaceae
Offizinelle Spezies *Ziziphus jujuba* var. *spinosa*

Eigenschaften

Temperatur Neutral
Geschmack Süß, sauer
Funktionskreis Herz, Leber, Gallenblase

Wirkung

- Nährt das Herz-*Yin*, stärkt das Leber-Blut, beruhigt *Shen*
- Schweißhemmend

Indikationen

- Reizbarkeit, Schlaflosigkeit und Palpitation mit Angstgefühlen
- Starkes und spontanes Schwitzen, Nachtschweiß

Kontraindikationen und Sicherheitshinweise

- Allergie gegen die Arznei
- Vorsicht bei Diarrhö
- Vorsicht, könnte wegen eines milden sedativen Effekts die Verkehrstüchtigkeit und die Fähigkeit zum Bedienen von Maschinen beeinträchtigen

Schwangerschaft und Stillzeit

Schwangerschaft Mit Vorsicht anzuwenden wegen Stimulation der Uteruskontraktion. Untersuchungen zur Embryotoxizität, Fetotoxizität oder Teratogenität liegen nicht vor.
Stillzeit Keine Einschränkungen bekannt

Interaktionen

Suan Zao Ren kann die sedative Wirkung von Barbituraten verstärken.

Pharmakologie

- Arzneigranulate erhöhten die Expression des Östrogenrezeptors ERα in vitro und steigerten die Proliferation einer östrogenabhängigen Tumorzelllinie.
- Der Heißwasserextrakt führte in vitro (Ames-Test und Chromosomenaberrationstest) und im Mikrokerntest bei der Maus zu keinen mutagenen oder gentoxischen Veränderungen.

Dosierung und Zubereitung

Dosierung 10–15 g
Zubereitung Zerstoßen; erster Kochvorgang 30 Min.; zweiter Kochvorgang 20 Min.

Kommentar

- Eines der wichtigsten und wirksamsten Sedativa. *Suan Zao Ren* wirkt *Shen* beruhigend, indem das Herz-Blut und -*Yin* wieder genährt und aufgefüllt werden. *Shen* residiert im Herz-Blut bzw. -*Yin*, sodass es wieder eine Behausung findet und verwurzelt wird.
- Das Saure von *Suan Zao Ren* wirkt auch auf das Leber-Blut und -*Yin*, sodass auch die Leber-Seele – das *Hun* – „adstringiert", verankert und in den Körper zurückgeholt wird.
- Da das *Shen* durch ein sehr ruheloses, flatterhaftes *Hun* ebenfalls irritiert wird, wirkt *Suan Zao Ren* auf beide Aspekte tiefgreifend beruhigend ein.
- *Suan Zao Ren* wird oft mit *Bai Zi Ren* (Platycladi Semen) aus dieser Gruppe kombiniert. Die beiden Samen sind sehr ähnlich in ihrer Funktion: Beide beruhigen das *Shen*, indem sie Blut und *Yin* stärken. Dabei

fokussiert *Bai Zi Ren* verstärkt auf das Herz und *Suan Zao Ren* auf die Leber.
- *Suan Zao Ren* und *Bai Zi Ren* befeuchten beide den Darm. *Bai Zi Ren* ist dabei das wirksamere Mittel.
- *Suan Zao Ren, He Huan Hua* (Albiziae Flos), *Bai Zi Ren* (Platycladi Semen) und *Shou Wu Teng* (Polygoni Multiflori Caulis) behandeln alle Insomnie.
  - *Suan Zao Ren* bei Leber-Blut-Leere
  - *Bai Zi Ren* bei Herz-Blut-Leere
  - *He Huan Hua* bei Leber-*Qi*-Stagnation
  - *Shou Wu Teng* bei genereller Blut-Leere

Typische Rezepturen mit Suan Zao Ren

- *Suan Zao Ren Tang* (Ziziphi Spinosae Semen Dekokt) ▶ RG 12.1
- *Gui Pi Tang* (Dekokt, das die Milz wiederherstellt) ▶ RG 8.3
- *Tian Wang Bu Xin Dan* (Besondere Pille des himmlischen Kaisers, die das Herz tonisiert) ▶ RG 12.1

Yuǎn Zhì
Polygalae Radix
遠志　远志

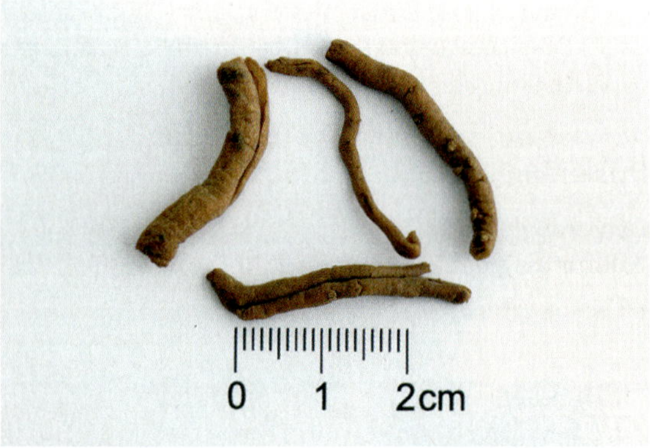

Deutscher Name Polygala
Englischer Name Thinleaf Milkwort Root, Polygala
Familie Kreuzblumengewächse – Polygalaceae
Offizinelle Spezies *Polygala tenuifolia, Polygala sibirica*
Spezies Kampomedizin *Polygala senega, Polygala senega* var. *latifolia*

Eigenschaften

Temperatur Warm
Geschmack Bitter, scharf
Funktionskreis Herz, Niere, Lunge

Wirkung

- Besänftigt das *Shen* und beruhigt das Herz
- Löst Schleim und klärt die Sinne
- Löst Schleim in der Lunge
- Lindert Abszesse und zerteilt Schwellungen

Indikationen

- Schlaflosigkeit, Palpitationen, Ängste, Unruhe, gestaute Emotionen
- **Schleim blockiert die Sinne** Desorientiertheit, Anfallsleiden, Krämpfe
- **Schleim blockiert die Lunge** Husten mit reichlichem Auswurf, der schwierig abzuhusten ist
- Abszesse, Furunkel, Karbunkel, Hautulzerationen (dafür auch äußerliche Anwendungen)

Kontraindikationen und Sicherheitshinweise

- *Yin*-Mangel mit Hitze-Zeichen
- Allergie gegen die Arznei
- Vorsicht bei entzündlichen Magen-Darm-Veränderungen wegen eines Schleimhaut reizenden Effekts

Schwangerschaft und Stillzeit

Schwangerschaft Mit Vorsicht anzuwenden; Arzneiextrakte stimulierten die Uteruskontraktion bei Ratten, Meerschweinchen, Katzen und Hunden. Untersuchungen zur Embryotoxizität, Fetotoxizität oder Teratogenität liegen nicht vor.
Stillzeit Keine Einschränkungen bekannt

Pharmakologie

- Ein Ethanol-Extrakt zeigte in vitro keine Östrogenaktivität.
- Wässrige Extrakte zeigten in vitro bzw. in vivo (Ames-Test, Bacillus-subtilis-Test, UDS-Test, i.p. Mikrokern- und Chromosomenaberrationstest) keine Hinweise auf Mutagenität oder Gentoxizität.

Dosierung und Zubereitung

Dosierung 3–10 g
Zubereitung Erster Kochvorgang 30 Min.; zweiter Kochvorgang 20 Min.

Kommentar

- Diese Arznei ist besonders wirksam bei Unruhezuständen durch aufgestaute Emotionen und durch die gleichzeitige Anwesenheit von Schleim. Ein Zeichen für Schleim kann ein verdickter, klebriger Zungenbelag sein.

- *Yuan Zhi* ist eine relativ breit einsetzbare *Shen* beruhigende Arznei. Wenn kombiniert mit den richtigen Arzneien, kann *Yuan Zhi* bei den meisten *Shen*-Problemen eingesetzt werden.

Typische Rezepturen mit Yuan Zhi

- *Tian Wang Bu Xin Dan* (Besondere Pille des himmlischen Kaisers, die das Herz tonisiert) ▶ RG 12.1
- *Gui Pi Tang* (Dekokt, das die Milz wiederherstellt) ▶ RG 8.3

15 Aromatische, die Sinne öffnende Arzneien

Bing Pian (Borneolum Syntheticum)
Shi Chang Pu (Acori Tatarinowii Rhizoma)

Arzneigruppen-Überblick

Indikation nach TCM-Kriterien

Blockierte Sinne, eingeschränkter Geist (*Shen*)

Typische Arznei

Shi Chang Pu (Acori Tatarinowii Rhizoma)

Wirkung

- Diese Arzneien werden eingesetzt, um die Sinnesöffnungen aufzumachen und das *Shen* zu erwecken. Das Herz regiert das *Shen*. Es können pathogene Einflüsse auftreten, die die Sinneskanäle blockieren, sodass eine klare Wahrnehmung der Sinneseindrücke nicht mehr möglich ist und der Geist eingeschlossen ist.
- Störungen dieser Art umfassen eingeengtes Bewusstsein, benebelten dumpfen Geist, Schwindelgefühle, unklares Sehen, vermindertes Hören, Vergesslichkeit, bestimmte Formen von Depression, wobei der Patient seine Umgebung kaum noch wahrnimmt. Hierzu zählen auch Konvulsionen, Krämpfe, delirante oder sogar komatöse Zustände.
- Ursache dieser Erkrankungen kann trüber Schleim sein, der die Sinnesöffnungen blockiert.
- Diese Arzneien behandeln die Manifestation der Erkrankung (*Biao*), nicht deren Wurzel (*Ben*).
- Die meisten dieser Arzneien sind aromatisch und scharf. Sie werden traditionellerweise meistens als Pulver oder Pille eingenommen.
- Ein neuzeitlicher Einsatz ist der bei Angina pectoris, dann in Kombination mit Arzneien, die die Mitte wärmen, das *Qi* bewegen, das Blut beleben und Schmerzen lindern.

Typische Symptome

Verwirrtheit, delirantes Sprechen, Schwindel, Konvulsionen, eingeschränktes Bewusstsein, depressive Zustände, Geruchsverlust, Hörsturz, neuerdings auch Angina pectoris

Indikationen

Blockierte Sinne und Sinnesöffnungen

Befunde

Zungenkörper Die Zunge richtet sich nach der zugrunde liegenden Störung, die man besonders am ZK identifizieren kann. Die Unruhe und seelischen Störungen führen allgemein zu einer gewissen Hitze im Herzen, was an einer roten Zungenspitze sichtbar ist.

Zungenbelag Der ZB richtet sich ebenfalls nach dem Grundmuster. Nicht selten zeigt sich ein klebriger Belag als Zeichen, dass Schleim-Pathologien ein Teil der Blockade ausmachen. Bei Hitze-Blockaden findet sich ein gelber Zungenbelag, bei Kälte-Blockaden entsprechend ein weißer Belag.

Puls Auch der Puls wird das Grundmuster repräsentieren. In der Regel ist es ein Fülle-Puls, der bei Hitze-Mustern beschleunigt, bei Kälte verlangsamt ist.

Leitsymptome

Verwirrtheit, trübes Bewusstsein, Konvulsionen, Unruhe, Einschränkungen der Sinneswahrnehmung, wie Geruchsverlust oder Hörsturz

Anwendungsbeispiele

- Apoplektischer Insult, hämorrhagischer Insult, Fieber oder Sepsis mit Beeinträchtigung des Bewusstseins, bestimmte Formen von Depression, Ohnmacht, Apathie, Kollaps, Taubheit, Tinnitus, Sehstörungen, Schmerzen im Herzbereich, Meningitis, Enzephalitis, Vergiftungen, Hitzschlag, Bewusstseinsstörung
- Vom westlichen Standpunkt aus betrachtet stimulieren die Sinnesöffner das Zentralnervensystem. Interessanterweise wirken sie gleichzeitig beruhigend, sedativ.

Häufige Kombinationen

- Besteht begleitend eine Hitze oder toxische Hitze, werden diese Sinnesöffner mit Hitze klärenden und/oder Toxine lindernden Arzneien eingesetzt.
- Bei begleitender Kälte-Symptomatik werden sie mit warmen, scharfen Arzneien kombiniert, die das *Qi* bewegen.
- Werden die Sinnesöffnungen durch Schleim blockiert, werden diese Mittel mit Schleim umwandelnden Arzneien kombiniert.

Nebenwirkungen

Da die meisten Arzneien aromatisch, scharf und warm sind, wirken sie teilweise etwas austrocknend.

Kontraindikationen und Sicherheitshinweise

- Diese Arzneien sind verteilend und können das körpereigene *Qi*, das *Zheng Qi*, schädigen.
- Sie werden nicht eingesetzt bei kollabierendem *Yang*, welches durch exzessives Schwitzen, übermäßiges Erbrechen oder große Blutverluste entstanden ist und

mit Beschwerden einhergeht, wie Kollaps, kaltem Schweiß, kalten Extremitäten und einem kraftlosen, sehr tiefen, kaum wahrnehmbaren Puls. Dann sind warme, das *Yang* wiederherstellende Arzneien angebracht ▶ AG 11.

Korrespondierende Akupunkturpunkte

Ni 1 *Yongquan* massieren, Ren 4 *Guanyuan*, Du 6 *Jizhong*, Du 20 *Baihui* in Verlaufsrichtung der Leitbahn, He 7 *Shenmen*, He 6 *Yinxi*, He 9 *Shaochong*, Ni 5 *Shuiquan*, Mi 6 *Sanyinjiao*, Ma 36 *Zusanli*, Ren 6 *Qihai*, Bl 15 *Xinshu*, M-BW 35 *Huatuojiaji*, Di 4 *Hegu* und Le 3 *Taichong*

Charakterisierung der aromatischen Arzneien

Wirkung Diese Arzneien öffnen die Sinne und beruhigen das *Shen*.
Eigenschaften Die meisten Arzneien der Gruppe 15 sind scharf und aromatisch.
Pathogene Faktoren Diese können in Form von Hitze oder toxischer Hitze bestehen. Es können auch ein Schleim-Prozess und eine *Qi*-Stagnation zugrunde liegen.
Typische Arznei *Shi Chang Pu* (Acori Tatarinowii Rhizoma)
Indikation Blockierte Sinne, eingeschränkter Geist
Wirkort Herz, Milz
Therapie-Prinzip (Ba Fa) Entspricht keiner der klassischen acht Methoden

Acht Leitkriterien (Ba Gang)

Diese Leitkriterien beschreiben den Energiezustand des Patienten, für den diese Arzneigruppe angezeigt ist.
Lokalisierung Innen
Qualität –
Quantität Fülle

Bīng Piàn

Borneolum Syntheticum

冰片

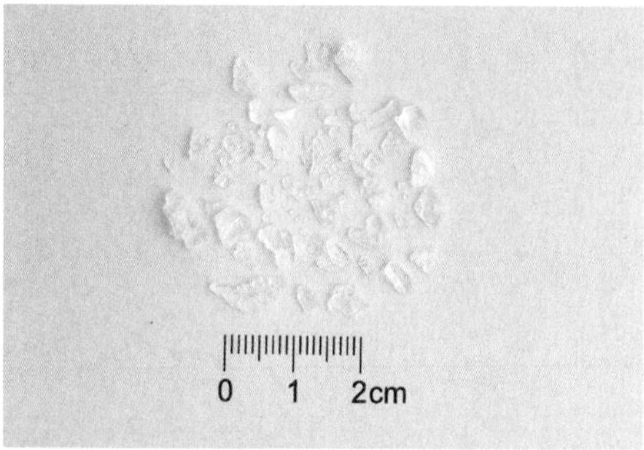

Deutscher Name Borneol, Synthetisches Borneol
Englischer Name Borneol
Offizinelle Spezies Das natürliche Borneol (*Tian Ran Bing Pian* oder *You Xuan Long Nao*) wird aus frischen Zweigen und Blättern von *Cinnamomum camphora* destilliert.

Eigenschaften

Temperatur Leicht kalt
Geschmack Scharf, bitter
Funktionskreis Herz, Milz, Lunge

Wirkung

- Befreit die Sinnesöffnungen, aktiviert den Geist
- Klärt Hitze und Feuer und löst Toxine aus den Augen und aus dem Hals
- Öffnet die Leitbahnen, befreit Blockaden und fördert die Wundheilung

Indikationen

- Getrübtes Bewusstsein, Konvulsionen, Schlaganfall, Epilepsie
- Kopfschmerzen, rote, geschwollene Augen, oberflächliche Sehtrübungen, Schwellungen und Schmerzen im Hals (topisch)
- Äußerlich bei Schmerzen und Wunden

Kontraindikationen und Sicherheitshinweise

- Allergie gegen die Arznei
- Vorsicht bei Kleinkindern; Dosierung beachten, Überdosierung vermeiden!

Schwangerschaft und Stillzeit

Schwangerschaft Kontraindiziert. Traditionell abortiv wirkend. Bei der Maus wurden unter hoher Dosierung embryotoxische und fetotoxische Wirkungen berichtet. Teratogene Effekte zeigten sich an der Ratte nicht, beim Zebrafischtest fanden sich jedoch Anomalitäten in der Organentwicklung.
Stillzeit Kontraindiziert wegen möglichen Kampfer-Gehalts

Pharmakologie

Sowohl natürliches wie auch synthetisches Borneol zeigte in Ames-Tests und in Mikronukleus-Tests bei der Maus keine Hinweise auf Mutagenität bzw. Gentoxizität. Für natürliches Borneol liegt ein negatives Ergebnis im In-vitro-Chromosomenaberrationstest vor.

Dosierung und Zubereitung

Dosierung 0,15–0,3 g (bzw. 0,3–0,9 g für natürliches Borneol), in Form von Pillen oder Pulver, nicht dekoktieren oder erhitzen; geeignete Menge für die äußerliche Anwendung
Zubereitung Darf nicht erhitzt werden, daher nicht im Dekokt verwenden! Wird als Pulver im abgekühlten Dekokt aufgelöst oder in Pillen eingenommen. Zur äußerlichen Anwendung wird eine geeignete Menge in Alkohol oder im Dekokt aufgelöst.

Kommentar

- *Bing Pian* wird vor allem in Mitteln zur äußerlichen Anwendung eingesetzt, um die Leitbahnen zu öffnen und dadurch Blockaden und Stagnationen zu lösen, sowie um die Wundheilung anzuregen. Von einer Anwendung am Auge wird strikt abgeraten.
- *Bing Pian* ist in synthetischer und natürlicher Form erhältlich. Synthetisches Borneol ist das gebräuchlichste. Es hat eine ähnlich starke Wirkung, ist vom Preis jedoch deutlich günstiger als die natürliche Form.

Typische Rezepturen mit Bing Pian

Bing Pian ist selten in klassischen Rezepturen vorhanden und wird bei entsprechendem Muster jeweils beigefügt.

Shí Chāng Pú
Acori Tatarinowii Rhizoma
石菖蒲

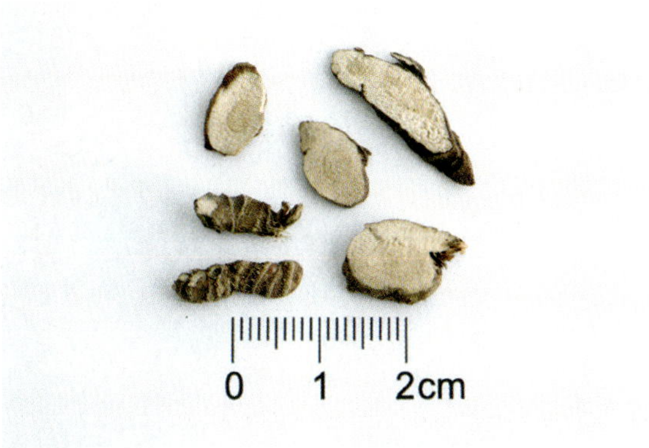

Deutscher Name Acoruswurzel
Englischer Name Grassleaf Sweetflag Rhizome
Familie Aronstabgewächse – Araceae
Offizinelle Spezies *Acorus tatarinowii*

Eigenschaften

Temperatur Warm
Geschmack Scharf, bitter
Funktionskreis Herz, Magen

Wirkung

- Stimuliert den Geist und öffnet die Sinne, entfernt Schleim und beruhigt das *Shen*
- Harmonisiert Magen und Milz, transformiert Schleim, fördert die Verdauung

Indikationen

- **Schleim blockiert die Sinnesöffnungen** Getrübtes Bewusstsein, Dämmerzustand, Dumpfheitsgefühl, Hörminderung, Ohrgeräusche, Schlaflosigkeit, Vergesslichkeit, Anfallsleiden
- Appetitlosigkeit, Druck und Spannungsgefühl im Epigastrium und Thorax, Abdominalschmerzen

Kontraindikationen und Sicherheitshinweise

- Allergie gegen die Arznei
- Schwangerschaft, Stillzeit, Anwendung bei Kindern wegen möglicher Kanzerogenität
- Dosierung und Anwendungsdauer begrenzen! Eine längere Kochdauer ist zu empfehlen
- Bei *Yin*-Mangel mit Hitze-Zeichen und bei exzessiven Schweißen mit Vorsicht einzusetzen

Fertilität, Schwangerschaft und Stillzeit

Fertilität Wegen der potenziellen Kanzerogenität ist von einer Anwendung abzuraten, insbesondere bei Männern mit Kinderwunsch. Der Inhaltsstoff α-Asaron zeigte ferner Spermienschäden bei der Maus.
Schwangerschaft Kontraindiziert wegen des β-Asaron-Gehalts. Ein Ethanol-Extrakt zeigte bei der Maus zudem eine erhöhte Skelettfehlbildungsrate. Der Bestandteil α-Asaron erwies sich bei Ratten und Mäusen als teratogen.
Stillzeit Kontraindiziert wegen des β-Asaron-Gehalts

Interaktionen

Unter *Zang Chang Pu* (Acori Calami Rhizoma) fand sich eine Wirkungsverstärkung der Antiepileptika Valproat und Carbamazepin.

Pharmakologie

- Die Arznei enthält β-Asaron, das beim Tier als hepatotoxisch und karzinogen gilt. Im ätherischen Öl, für das ein Mindestgehalt von 1% gefordert wird, macht β-Asaron ca. 80% aus, α-Asaron ca. 8,5%. Die Europäische Arzneimittelagentur (EMA) fordert eine Begrenzung der Aufnahme von Asaron durch pflanzliche Mittel auf 115 µg bzw. 2 µg/kg Körpergewicht pro Tag. Längeres Kochen reduziert den β-Asaron-Gehalt im Dekokt, dreistündiges Kochen bringt den β-Asaron-Gehalt deutlich unter den EMA-Grenzwert.[1]
- Ein Äthanolextrakt zeigte in Ames-Tests sowie in Mikrokern- und Chromosomenaberrationstests bei der Maus keine Hinweise auf Mutagenität oder Gentoxizität. Calamusöl führte jedoch im Mikrokern- und Chromosomenaberrationstest sowie im SCE-Test zu einem positiven Ergebnis.
- In zwei Studien zur Kanzerogenität an der Ratte über zwei Jahre mit dem Öl von *Zang Chang Pu*, das eine ähnliche Zusammensetzung hat wie das von *Shi Chang Pu*, fanden sich vermehrt maligne Dünndarmtumore.

Dosierung und Zubereitung

Dosierung 3–10 g
Zubereitung Standardkochzeit: Erster Kochvorgang 30 Min.; zweiter Kochvorgang 20 Min. Eine **deutlich verlängerte Kochdauer** zur Reduzierung des β-Asaron-Gehalts ist dringlich zu empfehlen (s.o.).

1 Chen C, Spriano D, Meier B. Reduction of beta-asarone in acori rhizoma by decoction. Planta Med. 2009;75(13):1448-1452.

Kommentar

- *Shi Chang Pu* ist aus dieser Rubrik eine der am häufigsten gebrauchten Arzneien.
- Die Wirkungsweise von *Shi Chang Pu* ist ein typisches Beispiel für die unterschiedliche Wirkung der westlichen und der Traditionellen Chinesischen Medizin. *Shi Chang Pu* kann *Shen* sedieren und beruhigen und gleichzeitig die Sinne öffnen, stimulieren und die geistigen Funktionen beleben und verbessern. Westliche Sedativa wirken meistens auf Kosten der mentalen und sensorischen Leistungsfähigkeit.
- Ein vorsichtiger Umgang hinsichtlich Dosierung, Anwendungsdauer und Kochdauer ist aus Patientenschutzgründen geboten.

Typische Rezepturen mit Shi Chang Pu

Er Long Zou Ci Wan (Pille für Taubheit, die der Linken (Niere) guttut) ▶ RG 8.5

16 Leber besänftigende und Wind eliminierende Arzneien

Di Long (Pheretima)
Gou Teng (Uncariae Ramulus cum Uncis)
Ji Li (Tribuli Fructus)
Jiang Can (Bombyx batryticatus)
Quan Xie (Scorpio)
Shi Jue Ming (Haliotidis Concha)
Tian Ma (Gastrodiae Rhizoma)
Wu Gong (Scolopendra)
Zhe Shi (Haematitum)

Arzneigruppen-Überblick

Indikation nach TCM-Kriterien

Innerer Wind, aufsteigendes Leber-*Yang*, Krämpfe

Typische Arznei

Tian Ma (Gastrodiae Rhizoma)

Wirkung

Diese Arzneien behandeln sogenannten Inneren Wind. Dieser ist zu unterscheiden von dem Wind der sechs äußeren pathogenen Faktoren, wie Wind, Kälte, Hitze, Feuchtigkeit, Trockenheit und Sommerhitze. Innerer Wind beruht auf Störungen der Funktionskreise, insbesondere von Leber und Niere. Ursächlich entsteht Innerer Wind meistens durch einen *Yin*-Mangel von Leber oder/und Niere, durch aufsteigendes Leber-*Yang*, Blut-Mangel und innerem Feuer oder hohe Fieberzustände. Die Behandlung zielt darauf ab, das Leber- und Nieren-*Yin* zu nähren, die Leber zu besänftigen und Wind auszuleiten.

Die Steigerung des Beschwerdebildes wird chinesisch *Zhong Feng* genannt. Dies ist innerer Wind im Sinne von dem englischen Wort *windstroke*, Schlaganfall. Es beinhaltet Beschwerden, wie Tremor, Krämpfe, tonisch-klonische Krämpfe der Extremitäten, plötzlicher Bewusstseinsverlust, Hemiplegie, Aphasie, Fazialisparese.

In diesem Falle werden Substanzen gebraucht, die Krämpfe stoppen, Wind ausleiten und Schleim transformieren. Man stellt sich vor, dass diese Substanzen die Zirkulation verbessern und die Erholung des Nervengewebes beschleunigen.

Bei extremen Hitze-Prozessen, wie hohem Fieber, können Krämpfe evtl. auch mit Opisthotonus auftreten. Diese können durch eine Infektionskrankheit oder Entzündungen des ZNS auftreten. Ein Beispiel sind Fieberkrämpfe bei Kindern, wobei diese auch Erwachsene betreffen können. In diesem Fall werden Arzneien verordnet, die Hitze klären und Krämpfe stoppen.

Ist der Wind durch Blut-Mangel bedingt, sind die Symptome Schwindel, verschwommenes Sehen, Tinnitus, Taubheit der Extremitäten oder Parästhesien. Hier werden neben den Arzneien, die Wind eliminieren, Arzneien hinzugefügt, die das Blut nähren.

Ursachen Die häufigsten Ursachen von innerem Wind sind ein Leber-*Yin*- und/oder Nieren-*Yin*-Mangel oder aufsteigendes Leber-*Yang*.

Typische Symptome

Die Beschwerden bestehen in Kopfschmerzen, die meist im Scheitel oder an den Schläfen lokalisiert sind, Schwindel, verschwommenem Sehen, Tinnitus, Reizbarkeit, Erbrechen, Palpitationen mit Ängsten, Muskelzuckungen.

Indikationen

Endogener Wind, Krämpfe durch aufsteigendes Leber-*Yang* und Leber-Wind

Befunde

Zungenkörper

- Bei aufsteigendem Leber-*Yang* können sich die seitlichen Zungenränder rot zeigen, bei Leber-Blut-Mangel auch blass und evtl. mit Rissen in diesem Bereich.
- Allgemeine seelische Störungen und Unruhe betreffen fast immer auch das *Shen* im Herzen, sodass sich die Rötung von den Rändern oft auch auf die Zungenspitze erstreckt.
- Bei einem allgemeinen *Yin*-Mangel wird der ZK rot, geschrumpft und rissig.

Zungenbelag Der ZB richtet sich nach dem Grundmuster. Bei einem *Yin*-Mangel ist die Zunge tendenziell belaglos.

Puls Der Puls richtet sich ebenfalls nach dem Grundmuster. Er kann saitenförmig, dünn, beschleunigt sein.

Leitsymptome

Kopfschmerzen, Schwindel, Sehstörungen, Tinnitus, Reizbarkeit, Palpitationen mit Ängsten, Krämpfe und Muskelzuckungen

Anwendungsbeispiele

Arterielle Hypertonie, Kopfschmerzen, Migränesyndrom, Schwindel, verschwommenes Sehen, Tinnitus, Palpitationen, Panikattacken, Muskelzuckungen. Von einem westlichen Standpunkt aus betrachtet resultieren diese Störungen oft von einer arteriellen Hypertonie und/oder Arteriosklerose. Die Arzneien der Gruppe 16 wirken meistenteils antihypertensiv, sedativ und antikonvulsiv.

Häufige Kombinationen

- Die Arzneien der Gruppe 16 werden mit Arzneien aus anderen Rubriken kombiniert, die begleitende oder zugrundeliegende Disharmonien behandeln.
- Liegt ein energetischer Mangel-Zustand in anderen Funktionskreisen zugrunde, so kombiniert man mit

tonisierenden Arzneien der Gruppe 12. Häufig liegt zusätzlich ein Leber- und Nieren-*Yin*-Mangel vor, der mit Blut und *Yin* nährenden Arzneien der Gruppen 12.2 und 12.4 behandelt wird.

Nebenwirkungen und Sicherheitshinweise

Die meisten dieser Arzneien sind eher kühl. Bei solchen sollte man auf die Milz achten, besonders bei vorbestehender Milz-Schwäche.

Korrespondierende Akupunkturpunkte

Le 2 *Xingjian*, Le 3 *Taichong*, Ni 6 *Zhaohai*, He 7 *Shenmen*, He 6 *Yinxi*, Mi 6 *Sanyinjiao*, Ma 36 *Zusanli*, Ren 6 *Qihai*, Bl 18 *Ganshu* und Bl 23 *Shenshu*, Du 20 *Baihui*, Gb 20 *Fengchi*, Di 4 *Hegu* und Le 3 *Taichong*

Charakterisierung der die Leber besänftigenden und Wind eliminierenden Arzneien

Wirkung Diese Arzneien befrieden Leber-*Yang* und leiten inneren Wind aus, sie wirken antihypertensiv, krampflösend, antikonvulsiv.

Eigenschaften

- Die meisten Arzneien der Gruppe 16 in der chinesischen Materia Medica sind tierische oder mineralische Produkte, wobei in diesem Buch mehr Wert auf die Darstellung der pflanzlichen Arzneien gelegt wurde.
- Die meisten Arzneien sind zwar eher kühl, aber es sind auch warme darunter.

Pathogene Faktoren Innerer Wind und aufsteigendes Leber-*Yang* beruhen eher auf einem energetischen Mangel in Leber und Niere. Grundsätzlich kommt auch ein Hitze-Prozess, der ins Innen eingedrungen ist, infrage.
Typische Arznei *Tian Ma* (Gastrodiae Rhizoma)
Indikation Innerer Wind, aufsteigendes Leber-*Yang*
Wirkort Leber, Herz, seltener Lunge, Niere
Therapie-Prinzip (Ba Fa) Entspricht keiner der klassischen acht Methoden

Acht Leitkriterien (Ba Gang)

Diese Leitkriterien beschreiben den Energiezustand des Patienten, für den diese Arzneigruppe angezeigt ist.
Lokalisierung Innen
Qualität –
Quantität Mangel, Fülle

Dì Lóng
Pheretima
地龍 地龙

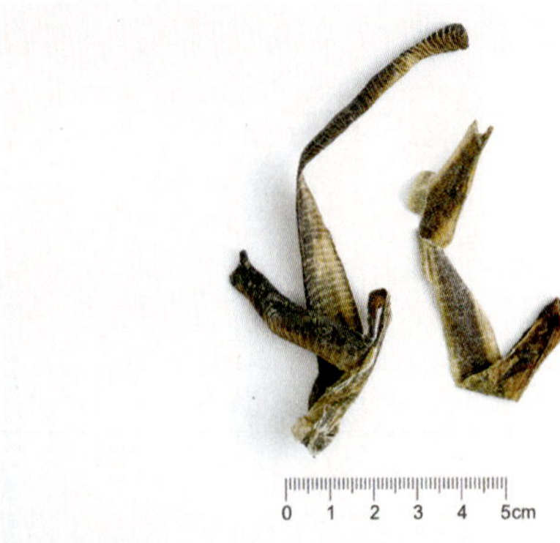

Deutscher Name Regenwurm
Englischer Name Earthworm
Familie Riesenregenwürmer – Megascolecidae
Offizinelle Spezies *Pheretima aspergillum, Pheretima vulgaris, Pheretima guillelmi, Pheretima pectinifera*

Eigenschaften

Temperatur Kalt
Geschmack Salzig
Funktionskreis Leber, Milz, Blase

Wirkung

- Klärt Hitze, löscht Wind, beruhigt Konvulsionen und stoppt Spasmen
- Leitet Wind aus den Leitbahnen aus und aktiviert die Kollateralen
- Klärt Hitze und stoppt Keuchatmung
- Klärt Hitze und fördert die Miktion

Indikationen

- **Leber-Wind** Fieberkrämpfe, epileptische Anfälle, Konvulsionen, Spasmen
- **Bi-Syndrom** Gelenk- und Muskelschmerzen, Schwellungen, Steifheit; Hemiplegie; vor allem heißes *Bi*-Syndrom
- Keuchen, Asthma und Husten aufgrund von Lungen-Hitze
- Heißes *Lin*-Syndrom, Ödeme

Kontraindikationen und Sicherheitshinweise

- Milz-Schwäche
- Allergie gegen die Arznei

Fertilität, Schwangerschaft und Stillzeit

Fertilität Von einer Anwendung bei Männern mit Kinderwunsch ist abzuraten. Die Verabreichung des Arzneidekokts in höherer Dosis an weibliche und männliche Mäuse vor der Paarung führte zu einer deutlich reduzierten Schwangerschaftsrate, bei männlichen Mäusen kam es zu einem reduzierten Gewicht von Hoden und Samenblase.
Schwangerschaft Kontraindiziert im 1. Trimenon, im 2. und 3. Trimenon mit Vorsicht anzuwenden. Das Arzneidekokt verursachte bei Verabreichung in höherer Dosis an schwangere Mäuse in 33% der Fälle Teratogenitäten. Ausreichende Untersuchungen zur Sicherheit in der Schwangerschaft liegen nicht vor.
Stillzeit Mit Vorsicht anwenden wegen möglicher Schwermetallbelastung

Pharmakologie

Die Arznei ist öfter mit Schwermetallen belastet, auf eine geprüfte Arzneiqualität ist zu achten.

Dosierung und Zubereitung

Dosierung 5–10 g
Zubereitung Erster Kochvorgang 30 Min.; zweiter Kochvorgang 20 Min.

Kommentar

- *Di Long* klärt Wind und stoppt dadurch auch Juckreiz. *Di Long* wird häufig eingesetzt bei allen Arten von Juckreiz, wie zum Beispiel bei Neurodermitis.
- Asthma und Husten deuten auf eine Art Spastik der Bronchien hin, was als „Innerer Wind in den Bronchien" interpretiert werden kann. Aus diesem Grund werden Mittel aus dieser Kategorie oft auch bei Asthma und Husten als Assistenten eingesetzt. Die häufigsten sind *Di Long* und *Jiang Can* (Bombyx batryticatus).
- *Di Long* wird in heutiger Zeit auch bei Bluthochdruck eingesetzt.

Typische Rezepturen mit Di Long

- *Bu Yang Huan Wu Tang* (Dekokt, welches das *Yang* tonisiert und die fünf Zehntel wiederherstellt) zur Behandlung von innerem Wind mit *Qi*-Mangel. Die Rezeptur wird in diesem Buch nicht berücksichtigt
- *Di Long* ist selten in klassischen Rezepturen vorhanden, ist aber bei entsprechenden Mustern eine sehr häufig beigefügte Arznei.

Gōu Téng
Uncariae Ramulus cum Uncis
鉤藤 钩藤

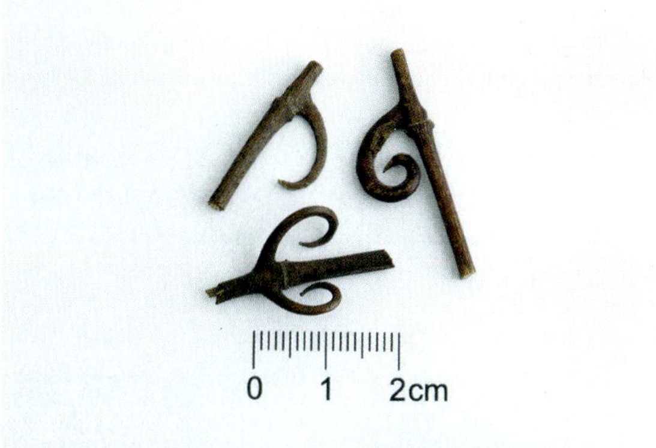

Deutscher Name Indischer Morgenstern
Englischer Name Gambir Plant
Familie Rötegewächse – Rubiaceae
Offizinelle Spezies *Uncaria rhynchophylla, Uncaria macrophylla, Uncaria hirsuta, Uncaria sinensis, Uncaria sessilifructus*

Eigenschaften

Temperatur Kühl
Geschmack Süß
Funktionskreis Leber, Herz

Wirkung

- Besänftigt inneren Leber-Wind und löst Krämpfe
- Klärt Hitze der Leber und senkt *Yang* ab
- Löst Wind-Hitze aus der Oberfläche

Indikationen

- Krämpfe, epileptische Anfälle, Fieberkrämpfe, Eklampsie
- **Leber-Feuer und aufsteigendes Leber-Yang** Schwindel, Kopfschmerzen, Reizbarkeit, rote Augen, neuzeitlich auch bei arterieller Hypertonie
- **Bei äußeren Wind-Hitze-Mustern** Rote Augen, Fieber, Kopfschmerzen

Kontraindikationen und Sicherheitshinweise

Allergie gegen die Arznei

Schwangerschaft und Stillzeit

Während jahrhundertelanger Anwendung sind keine relevanten Risiken bekannt geworden. Aussagefähige Untersuchungen zur Sicherheit in der Schwangerschaft oder Stillzeit liegen nicht vor.

Pharmakologie

- Arzneidekokte hemmten das Wachstum der meisten untersuchten östrogenabhängigen und östrogenunabhängigen Brustkrebszelllinien in vitro.
- Wässrige Extrakte zeigten in vitro bzw. in vivo (Ames-Test, Bacillus-subtilis-Test, i.p. Mikrokern- und Chromosomenaberrationstest) keine Hinweise auf Mutagenität oder Gentoxizität.

Dosierung und Zubereitung

Dosierung 3–12 g
Zubereitung Dem Dekokt für die letzten 10–20 Min. des zweiten Kochvorgangs zugeben (nicht länger und nicht kürzer, sonst soll Wirksamkeitsverlust eintreten).[1]

Kommentar

- *Gou Teng* wird oft mit *Tian Ma* (Gastrodiae Rhizoma) aus dieser Gruppe kombiniert. Diese beiden Arzneien sind in ihrer Wirkung ähnlich, wobei *Gou Teng* aufgrund des bitteren Geschmacks und der kalten Temperatur Leber klärend wirkt, z.B. bei aufsteigendem *Yang*. *Tian Ma* ist neutral und suß, hat eine starker nahrende Wirkung und kann sehr wohl auch bei Mangel eingesetzt werden, z.B. bei Wind aufgrund eines Blutmangels. Weiter macht *Tian Ma* die Leitbahnen durchgängig und wird deshalb auch eingesetzt, um Schmerzen zu stoppen. *Gou Teng* hat keine solche Wirkung.
- *Gou Teng* wird heute auch bei Bluthochdruck eingesetzt. Dabei wird diese Arznei oft kombiniert mit *Di Long* (Pheretima) und *Ji Li* (Tribuli Fructus) aus dieser Gruppe sowie *Xia Ku Cao* (Prunellae Spica) ▶ AG 2.1.

Typische Rezepturen mit Gou Teng

Tian Ma Gou Teng Yin (Gastrodiae Rhizoma und Uncariae Ramulus cum Uncis Dekokt) ▶ RG 13.2

1 Martin J, Stöger E. Praxisleitfaden TCM-Drogen. Stuttgart: Wissenschaftliche Verlagsgesellschaft; 2008.

Jí Lí
Tribuli Fructus
蒺藜

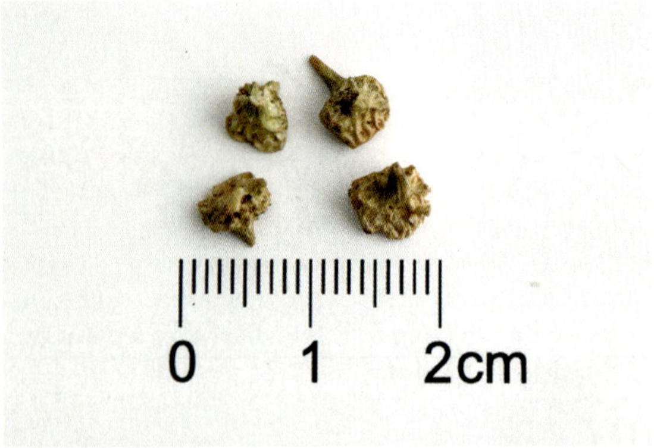

Pinyin-Synonym *Bai Ji Li*
Deutscher Name Burzeldornfrüchte
Englischer Name Puncturevine Caltrop Fruit, Tribulus Fruit
Familie Jochblattgewächse – Zygophyllaceae
Offizinelle Spezies *Tribulus terrestris*

Eigenschaften

Temperatur Leicht warm
Geschmack Scharf
Funktionskreis Leber, Lunge

Wirkung

- Besänftigt Leber und senkt Leber-*Yang*
- Löst Leber-*Qi*-Stagnation und erweicht die Leber
- Leitet Wind aus und lindert Juckreiz
- Vertreibt Wind-Hitze und klärt die Augen

Indikationen

- **Aufsteigendes Leber-Yang** Kopfschmerzen, Schwindel, in jüngerer Zeit auch bei erhöhtem Blutdruck
- **Leber-Qi-Stagnation** Völle- und Spannungsgefühl im Thorax, in Mammae und an den Rippenbögen, dadurch bedingte unzureichende Laktation
- Hautjucken, bei jeder Art von Hautaffektion mit Juckreiz, wird auch bei Vitiligo verwendet
- **Leber-Wind oder Wind-Hitze** Gerötete, juckende oder tränende Augen, akute Konjunktivitis

Kontraindikationen und Sicherheitshinweise

- Ausgeprägter *Qi*- und Blut-Mangel
- Allergie gegen die Arznei
- Die Arznei ist leicht toxisch, Überdosierung vermeiden

Schwangerschaft und Stillzeit

Schwangerschaft Traditionell mit Vorsicht anzuwenden wegen leichter Toxizität und einer leichten Blut belebenden Wirkkomponente, die eine Abortgefahr bedingt. Experimentell wurde am isolierten Rattenuterus keine kontrahierende Wirkung beobachtet. Ausreichende Untersuchungen zur Sicherheit in der Schwangerschaft liegen nicht vor.
Stillzeit Wegen leichter Toxizität mit Vorsicht anzuwenden

Pharmakologie

- Ein wässriger Extrakt zeigte in vitro Östrogenaktivität, hingegen keine Androgenaktivität. Ein Extrakt führte bei gesunden Männern zu keinen androgenen Hormoneffekten. Bei Primaten, Kaninchen und Ratten wurden teilweise Erhöhungen androgener Hormone gemessen.
- Ein wässriger Extrakt zeigte in vitro (Ames-Test, UDS-Test) keine Hinweise auf Mutagenität.

Dosierung und Zubereitung

Dosierung 6–10 g
Zubereitung Erster Kochvorgang 30 Min.; zweiter Kochvorgang 20 Min.

Kommentar

- *Ji Li* senkt *Yang* ab, beruhigt Leber Wind und löst gleichzeitig Leber-*Qi*-Stagnation. Es ist eine der Schlüsselarzneien, wenn eine Leber-*Qi*-Stagnation die Ursache für aufsteigenden Leber-Wind ist, z.B. wenn Migränekopfschmerzen durch Stress ausgelöst werden.
- *Ji Li* wird in jüngerer Zeit auch bei Bluthochdruck eingesetzt. Dabei wird diese Arznei oft mit *Di Long* (Pheretima) und *Gou Teng* (Uncariae Ramulus cum Uncis) aus dieser Gruppe sowie *Xia Ku Cao* (Prunellae Spica) ▶ AG 2.1 kombiniert.
- *Ji Li* wird auch in der Behandlung von Vitiligo eingesetzt, oft zusammen mit *Bu Gu Zhi* (Psoraleae Fructus) ▶ AG 12.3 (Kontraindikationen beachten). Das zugrunde liegende Syndrom sollte die Grundrezeptur bestimmen, in die *Ji Li* eingebettet wird.

Typische Rezepturen mit Ji Li

Ji Li ist selten in klassischen Rezepturen vorhanden, ist aber bei entsprechendem Muster eine sehr häufig beigefügte Arznei.

Jiāng Cán
Bombyx Batryticatus
殭蠶 僵蚕

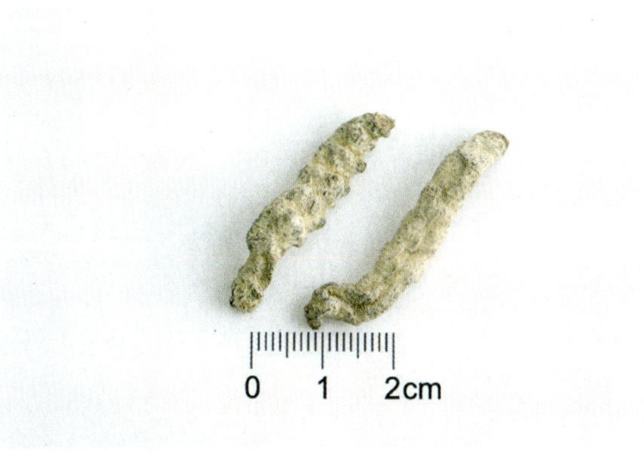

Pinyin-Synonym *Bai Jiang Can*
Deutscher Name Seidenraupen, durch Pilzbefall mumifiziert
Englischer Name Stiff Silkworm
Familie Echte Spinner – Bombycidae
Offizinelle Spezies *Bombyx mori*, abgetötet durch Infektion mit *Beauveria bassiana*

Eigenschaften

Temperatur Neutral
Geschmack Scharf, salzig
Funktionskreis Leber, Lunge, Magen

Wirkung

- Löscht Wind und stoppt Spasmen und Konvulsionen
- Leitet Wind aus, zerstreut Wind-Hitze und stoppt Schmerzen und Juckreiz
- Transformiert Schleim und zerstreut Knoten

Indikation

- Fazialisparese, Konvulsionen, epileptische Anfälle, Fieberkrämpfe, Kinderkrämpfe
- Kopfschmerzen, rote, schmerzhafte Augen, Halsschmerzen, Stimmverlust, juckende Hautausschläge
- Knoten und Schwellungen, z.B. geschwollene Lymphknoten mit Halsschmerzen

Kontraindikationen und Sicherheitshinweise

- *Yin*-Mangel
- Allergie gegen die Arznei

Fertilität, Schwangerschaft und Stillzeit

Fertilität Von einer Anwendung bei Frauen und Männern mit Kinderwunsch ist abzuraten. Das Arzneidekokt reduzierte deutlich die Schwangerschaftsrate weiblicher Mäuse sowie das relative Gewicht von Uterus und Ovar; bei männlichen Mäusen führte es zu einer relativen Verkleinerung von Hoden und Samenblase.
Schwangerschaft und Stillzeit Während jahrhundertelanger Anwendung sind keine relevanten Risiken bekannt geworden. Aussagefähige Untersuchungen zur Sicherheit in der Schwangerschaft oder Stillzeit liegen nicht vor.

Dosierung und Zubereitung

Dosierung
- 5–10 g im Dekokt
- 1–1,5 g als Pulver mit dem Dekokt einnehmen

Zubereitung Erster Kochvorgang 30 Min.; zweiter Kochvorgang 20 Min.

Kommentar

- *Jiang Can* und *Di Long* (Pheretima) aus dieser Gruppe sind ähnlich in ihren Funktionen und Indikationen. *Jiang Can* fokussiert auf den Rachen- und Halsbereich. Es ist ein exzellentes Mittel bei Gaumenjucken im Rahmen einer allergischen Rhinitis, Halsschmerzen mit geschwollen Lymphknoten oder Heiserkeit.
- Asthma und Husten können auf eine Spastik der Bronchien hinweisen, was als „Innerer Wind in den Bronchien“ interpretiert werden kann. Aus diesem Grund werden Mittel aus dieser Kategorie oft auch als Assistenten bei Asthma und Husten eingesetzt. Die häufigsten sind *Jiang Can* und *Di Long*.

Typische Rezepturen mit Jiang Can

Qian Zheng San (Pulver, das zu Symmetrie führt) ▶ RG 13.1

Quán Xiē
Scorpio
全蝎

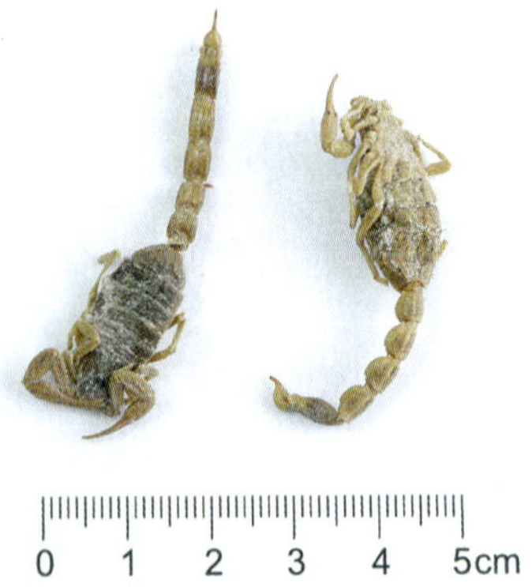

Deutscher Name Skorpion
Englischer Name Scorpion, Buthus
Familie Skorpione – Buthidae
Offizinelle Spezies *Buthus martensii*

Eigenschaften

Temperatur Neutral
Geschmack Scharf
Funktionskreis Leber

Wirkung

- Löscht Wind, stoppt Spasmen und Konvulsionen
- Attackiert und löst Feuer-Toxine und zerstreut Knoten
- Eliminiert Wind aus den Leitbahnen, öffnet die Kollateralen und stoppt Schmerzen

Indikation

- Spasmen, Tetanus, epileptische Anfälle, Tics
- Schwellungen, Skrofulose, toxische Wunden und Ulzerationen
- **Alle Arten von hartnäckigen Schmerzen** *Bi*-Syndrom, Kopfschmerzen, Migräne

Kontraindikationen und Sicherheitshinweise

- Allergie gegen die Arznei
- Anwendung bei Kindern
- Vorsicht, die Arznei ist toxisch, Überdosierung und längere Anwendung sind zu vermeiden

Schwangerschaft und Stillzeit

Schwangerschaft Kontraindiziert wegen der Toxizität. Eine Quelle berichtet ohne nähere Angaben von Teratogenität.
Stillzeit Kontraindiziert wegen Toxizität

Pharmakologie

Ein wässriger Extrakt zeigte in vitro (Ames-Test, UDS-Test) keine Hinweise auf Mutagenität.

Dosierung und Zubereitung

Dosierung 3–6 g als Dekokt; 0,6–1 g als Pulver eingenommen mit dem Dekokt
Zubereitung Wird normalerweise nicht dekoktiert, sondern als Pulver im fertigen Dekokt aufgelöst. Falls dekoktiert: erster Kochvorgang 30 Min.; zweiter Kochvorgang 20 Min.

Kommentar

- *Quan Xie* und *Wu Gong* (Scolopendra) aus dieser Gruppe sind in ihrer Funktion sehr ähnlich. Oft werden sie zusammen eingesetzt. Da beide toxisch sind, ist die Toxizität dabei unbedingt zu beachten. Es ist sinnvoll, jeweils mit einer geringen Dosis zu beginnen und diese dann langsam zu steigern.
- *Quan Xie* und *Wu Gong* sind exzellente schmerzstillende Mittel und werden bei hartnäckiger Migräne, Neuralgien oder ausgeprägten Schmerzen im Rahmen eines *Bi*-Syndroms eingesetzt.
- *Quan Xie* und *Wu Gong* sind ähnlich in der Wirkung wie *Tian Ma* (Gastrodiae Rhizoma) aus dieser Gruppe. Alle drei stoppen Wind, senken *Yang* und machen die Leitbahnen durchgängig und stoppen dadurch Schmerzen. *Quan Xie* und *Wu Gong* sind aber aggressivere, stark wirksame und toxische Mittel. Sie sollten nur über kurze Zeit und bei Patienten mit Fülle-Zeichen eingesetzt werden. *Tian Ma* kann auch bei Mangel-Patienten eingesetzt werden.

Typische Rezepturen mit Quan Xie

Quan Xie ist selten in klassischen Rezepturen vorhanden, ist aber bei entsprechendem Muster eine häufig beigefügte Arznei.

Shí Jué Míng
Haliotidis Concha
石決明 石决明

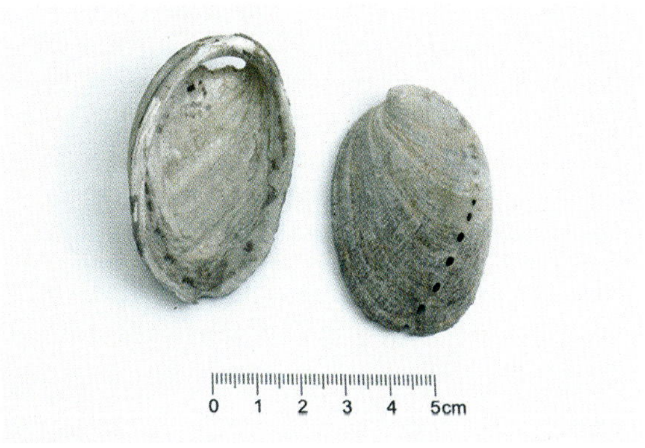

Deutscher Name Haliotidismuschel
Englischer Name Abalone Shell
Familie Meerohren – Haliotidae
Offizinelle Spezies *Haliotis diversicolor, Haliotis discus hannai, Haliotis ovina, Haliotis ruber, Haliotis asinina, Haliotis laevigata*

Eigenschaften

Temperatur Kalt
Geschmack Salzig
Funktionskreis Leber

Wirkung

- Senkt aufsteigendes Leber-*Yang* ab
- Klärt Leber-Feuer und klärt die Augen

Indikationen

- **Aufsteigendes Leber-Yang** Schwindel, Kopfschmerz, Krämpfe in den Gliedmaßen, in jüngerer Zeit auch bei Bluthochdruck
- **Leber-Feuer und Leber-Hitze, die die Augen affizieren** Schwindel, Kopfschmerz, Augen gerötet und schmerzhaft, unklares Sehen, Photophobie, Pterygium und andere oberflächliche Sehhindernisse, Glaukom, Katarakt

Kontraindikationen und Sicherheitshinweise

Allergie gegen die Arznei

Schwangerschaft und Stillzeit

Während jahrhundertelanger Anwendung sind keine relevanten Risiken bekannt geworden. Aussagefähige Untersuchungen zur Sicherheit in der Schwangerschaft oder Stillzeit liegen nicht vor.

Interaktionen

- *Shi Jue Ming* kann durch seinen Kalziumgehalt mit Arzneimitteln wie Tetracyclin, Makroliden, Chlorpromazin, Isoniazid und Rifampicin Komplexe bilden und dadurch deren Bioverfügbarkeit beeinträchtigen.
- Die Proteinbindungsrate von Aminoglykosiden (Gentamycin, Streptomycin u.a.) wird reduziert, sodass deren Plasmaspiegel ansteigt.
- Kann durch seine alkalisierende Eigenschaft die Wirkung von Nitrofurantoin im Urin abschwächen.

Dosierung und Zubereitung

Dosierung 6–20 g
Zubereitung Wird zerstoßen und muss vorgekocht werden. Erster Kochvorgang 60 Min.; zweiter Kochvorgang 40 Min.

Kommentar

- *Shi Jue Ming* hat einen besonders starken Bezug zu den Augen. Es ist ein Schlüsselmittel, wenn aufsteigendes *Yang* oder Feuer die Augen mit betrifft, z.B. bei Migrane mit Photophobie oder Aura.
- *Shi Jue Ming* ist eine mineralische Substanz und kann die Mitte belasten. In diesem Fall kann diese Arznei mit *Shen Qu* (Massa Medicata Fermentata) ▶ AG 8 kombiniert werden.
- Als Muschel schwächt *Shi Jue Ming* ähnlich wie *Mu Li* (Ostreae Concha) ▶ AG 14.1 die Magensäure ab.

Typische Rezepturen mit Shi Jue Ming

Tian Ma Gou Teng Yin (Gastrodiae Rhizoma und Uncariae Ramulus cum Uncis Getränk) ▶ RG 13.2

Tiān Má
Gastrodiae Rhizoma
天麻

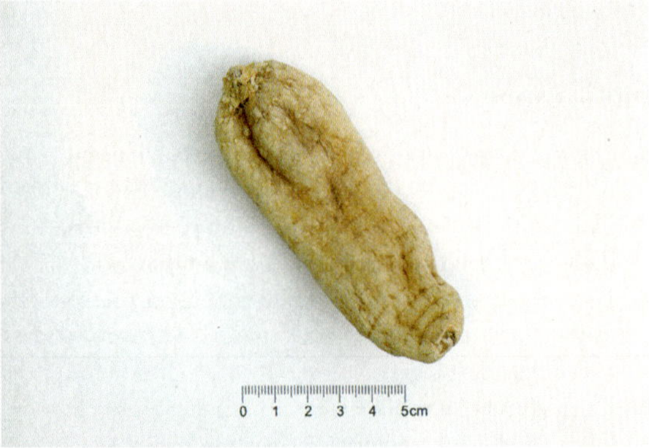

Deutscher Name Gastrodia
Englischer Name Tall Gastrodia Tuber
Familie Orchideengewächse – Orchidaceae
Offizinelle Spezies *Gastrodia elata*
Hinweis Die Arznei unterliegt dem Artenschutzabkommen (CITES, Anhang II). Wenn aus Kulturanbau stammend und mit einem entsprechenden Zertifikat, darf die Substanz legal gehandelt werden. ▶ Anhang

Eigenschaften

Temperatur Neutral
Geschmack Süß
Funktionskreis Leber

Wirkung

- Beruhigt die Leber, stoppt Leber-Wind und löst Krämpfe
- Bringt aufsteigendes Leber-*Yang* nach unten
- Macht die Leitbahnen und Kollateralen durchgängig

Indikationen

- **Leber-Wind** Schwindel, Sehstörungen, epileptische Anfälle, infantile Krämpfe, Tetanie, Schlaganfall, Fazialisparese
- Kopfschmerzen, Migräne, Schwindel, apoplektischer Insult
- **Bi-Syndrom infolge Wind-Feuchtigkeit in den Leitbahnen** Rheumatische Gelenkbeschwerden, Taubheit und Gefühlsverlust in den Gliedmaßen

Kontraindikationen und Sicherheitshinweise

- Allergie gegen die Arznei
- Vorsicht, Überdosierung vermeiden. Nebenwirkungen, wie Hautausschlag, Ekzem oder Haarausfall, können schon ab einer Dosis von 10 g auftreten.
- Vorsicht, könnte wegen eines milden sedativen Effekts die Verkehrstüchtigkeit und die Fähigkeit zum Bedienen von Maschinen beeinträchtigen

Schwangerschaft und Stillzeit

Während jahrhundertelanger Anwendung sind keine relevanten Risiken bekannt geworden. Aussagefähige Untersuchungen zur Sicherheit in der Schwangerschaft oder Stillzeit liegen nicht vor.

Interaktionen

Das Arzneidekokt potenzierte im Tierversuch die sedierende Wirkung von Barbituraten.

Pharmakologie

- Ein Ethanol-Extrakt zeigte keine Östrogenaktivität in vitro.
- Ein wässriger Extrakt zeigte in vitro (Ames-Test, UDS-Test) keine Hinweise auf Mutagenität.

Dosierung und Zubereitung

Dosierung 3–10 g
Zubereitung Erster Kochvorgang 30 Min.; zweiter Kochvorgang 20 Min.

Kommentar

- *Tian Ma* ist der Kategorie der Leber-Wind beseitigenden und krampflösenden Wirkungen eines der wichtigsten Mittel. Zusätzlich ist der Bezug zu den Leitbahnen bei *Tian Ma* sehr nützlich, da gerade die Patienten mit Leber-Wind nach einem apoplektischen Insult gleichzeitig an Beschwerden mit Taubheit und Kribbeln in den Gliedmaßen leiden, was hierdurch gleichsam mitbehandelt wird.
- *Tian Ma* ist ähnlich in der Wirkung wie *Quan Xie* (Scorpio) und *Wu Gong* (Scolopendra) aus dieser Gruppe. Alle drei stoppen Wind, senken *Yang*, machen die Leitbahnen durchgängig und stoppen dadurch Schmerzen. *Quan Xie* und *Wu Gong* sind aber aggressivere, stark wirksame und toxische Mittel. Sie sollten nur über kurze Zeit und bei Patienten mit Fülle-Zeichen eingesetzt werden dürfen. *Tian Ma* kann auch bei Mangel eingesetzt werden.

Typische Rezepturen mit Tian Ma

- *Tian Ma Gou Teng Yin* (Gastrodiae Rhizoma und Uncariae Ramulus cum Uncis Getränk) ▶ RG 13.2
- *Ban Xia Bai Zhu Tian Ma Tang* (Dekokt mit Pinelliae Rhizoma, Atractylodis Macrocephalae Rhizoma und Gastrodiae Rhizoma) ▶ RG 14.5

Wú Gōng
Scolopendra
蜈蚣

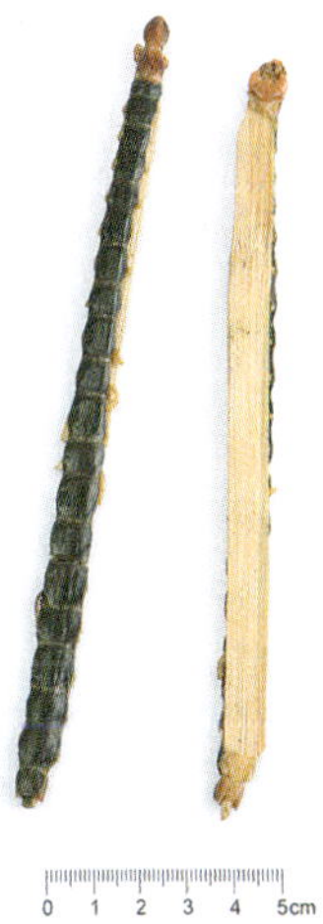

Deutscher Name Hundertfüssler
Englischer Name Centipede, Scolopendra
Familie Skolopender – Scolopendridae
Offizinelle Spezies *Scolodendra subspinipes mutilans*

Eigenschaften

Temperatur Warm
Geschmack Scharf
Funktionskreis Leber

Wirkung

- Löscht Wind und stoppt Spasmen und Konvulsionen
- Attackiert und löst Feuer-Toxine und zerstreut Knoten
- Öffnet die Kollateralen und stoppt Schmerzen

Indikationen

- Spasmen, epileptische Anfälle, Tic-Störungen
- Schwellungen, Skrofulose, toxische Wunden und Ulzerationen
- **Alle Arten von hartnäckigen Schmerzen** *Bi*-Syndrom, Kopfschmerzen, Migräne, Neuralgien

Kontraindikationen und Sicherheitshinweise

- Allergie gegen die Arznei
- Anwendung bei Kindern
- Vorsicht, die Arznei ist toxisch, Überdosierung und längere Anwendung sind zu vermeiden. Zeichen einer Überdosierung sind Erbrechen, Durchfall, verlangsamter Herzschlag, Palpitationen, Atemnot, plötzliche Senkung der Körpertemperatur, Blutdruckabfall, Bewusstseinsstörung.

Schwangerschaft und Stillzeit

Schwangerschaft Kontraindiziert wegen Toxizität sowie Embryotoxizität und Teratogenität im Tierversuch. Das Arzneidekokt verursachte bei Verabreichung an schwangere Mäuse das Absterben und die Resorption von Embryos sowie schwere Missbildungen.
Stillzeit Kontraindiziert wegen Toxizität

Dosierung und Zubereitung

Dosierung 3–5 g als Dekokt; 0,6–1 g als Pulver, eingenommen mit dem Dekokt
Zubereitung Wird normalerweise nicht dekoktiert, sondern als Pulver im fertigen Dekokt aufgelöst. Falls dekoktiert: erster Kochvorgang 30–45 Min.; zweiter Kochvorgang 20 Min. Dekoktieren (Kochen bei rund 100°C über 30 Min.) vermindert die Toxizität.

Kommentar

- *Wu Gong* und *Quan Xie* (Scorpio) aus dieser Gruppe sind in ihrer Funktion sehr ähnlich. Oft werden sie zusammen eingesetzt. Da beide toxisch sind, sind die Sicherheitshinweise unbedingt zu beachten. Es ist sinnvoll, jeweils mit einer geringen Dosis zu beginnen und diese dann langsam zu steigern.
- *Wu Gong* und *Quan Xie* aus dieser Gruppe sind exzellente schmerzstillende Mittel und werden bei hartnäckiger Migräne, Neuralgien oder ausgeprägten Schmerzen im Rahmen eines *Bi*-Syndroms eingesetzt.
- *Wu Gong* und *Quan Xie* sind ähnlich in der Wirkung wie *Tian Ma* (Gastrodiae Rhizoma) aus dieser Gruppe. Alle drei stoppen Wind, senken *Yang*, machen die Leitbahnen durchgängig und stoppen dadurch Schmerzen. *Quan Xie* und *Wu Gong* sind aber aggressivere, stark wirksame und toxische Mittel. Sie sollten nur über kurze Zeit und bei Patienten mit Fülle-Zeichen eingesetzt werden. *Tian Ma* kann auch bei Mangel eingesetzt werden.

Typische Rezepturen mit Wu Gong

Wu Gong ist selten in klassischen Rezepturen vorhanden, ist aber bei entsprechenden Muster eine häufig beigefügte Arznei.

Zhĕ Shí
Haematitum
赭石 赭石

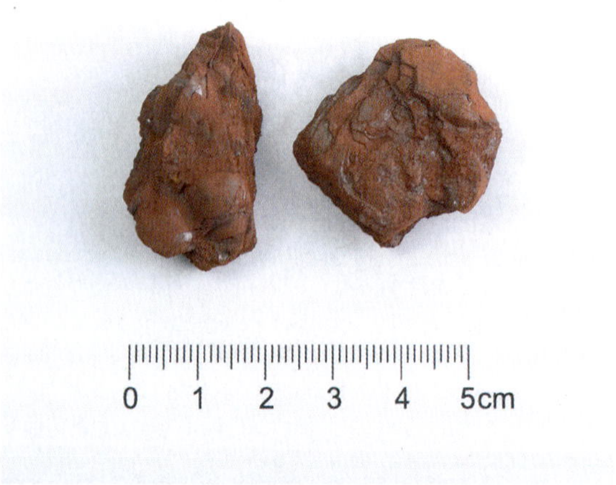

Pinyin-Synonym *Dai Zhe Shi*
Deutscher Name Hämatit
Englischer Name Hematite
Mineral Besteht hauptsächlich aus Eisen(III)-Oxid (Fe_2O_3); kann geringe Mengen von Arsen enthalten

Eigenschaften

Temperatur Kalt
Geschmack Bitter
Funktionskreis Leber, Herz, Lunge, Magen

Wirkung

- Besänftigt die Leber und verankert hochschlagendes Leber-*Yang*
- Führt rebellisches Magen-*Qi* nach unten
- Kühlt Blut und stillt Blutungen

Indikationen

- **Leber-Feuer mit nach oben schlagendem Leber-Yang** Kopfschmerzen, Schwindel, Ohrensausen, in jüngerer Zeit auch bei Bluthochdruck
- **Rebellierendes Magen- und Lungen-Qi** Aufstoßen, Übelkeit, Erbrechen, Schluckauf, asthmatische Beschwerden, Husten mit Schleim
- Blutungen aus Nase, Mund, Magen, Lungen, Uterus

Kontraindikationen und Sicherheitshinweise

- Innere Kälte
- Allergie gegen die Arznei
- Überdosierung und Langzeitanwendung sind zu vermeiden.

Schwangerschaft und Stillzeit

Schwangerschaft Traditionell mit Vorsicht anzuwenden oder relativ kontraindiziert wegen der kalten absenkenden Wirkung. Ein bedenklicher Arsengehalt sollte explizit ausgeschlossen sein. Aussagefähige Untersuchungen zur Sicherheit in der Schwangerschaft liegen nicht vor.
Stillzeit Mit Vorsicht anzuwenden; ein bedenklicher Arsengehalt sollte explizit ausgeschlossen sein

Interaktionen

Zhe Shi kann durch Komplexbildung die Bioverfügbarkeit von Tetracyclin, Isoniazid und Chlorpromazin beeinträchtigen.

Dosierung und Zubereitung

Dosierung 9–30 g als Dekokt; kann auch pulverisiert mit dem fertigen Dekokt eingenommen werden
Zubereitung Wird zerstoßen und muss vorgekocht werden. Erster Kochvorgang 60 Min; zweiter Kochvorgang 40 Min.

Kommentar

- *Zhe Shi* senkt aufsteigendes Leber-*Yang* und auch rebellierendes Magen-*Qi*. Es ist deshalb eines der besten Mittel bei Übelkeit mit Kopfschmerzen im Rahmen dieser Disharmonie.
- *Zhe Shi* wird eher selten eingesetzt, um Blutungen zu stillen.

Typische Rezepturen mit Zhe Shi

Xuan Fu Dai Zhe Tang (Inulae Flos und Haematitum Dekokt) ▶ RG 9.2

17 Antiparasitäre Arzneien

Bing Lang (Arecae Semen)
Ku Lian Pi (Meliae Cortex)
Mian Ma Guan Zhong (Dryopteridis Crassirhizomatis Rhizoma)
Nan Gua Zi (Cucurbitae Moschatae Semen)

Arzneigruppen-Überblick

Indikation nach TCM-Kriterien

Intestinale Parasiten, wie Rund-, Spul-, Haken- oder Bandwürmer, Akkumulationen und Stagnationen

Typische Arzneien

- *Bing Lang* (Arecae Semen)
- *Ku Lian Pi* (Meliae Cortex)

Wirkung

Die Arzneien töten oder lähmen Parasiten und fördern deren Ausscheidung über den Darm. Zusätzlich besitzen manche eine mehr oder weniger starke abführende Wirkung. Zugleich erleichtern sie auch Stagnationen und lindern Schmerzen. Manche besitzen auch eine leicht Milz stärkende Wirkung. Die einzelnen Arzneien unterscheiden sich zum Teil in der Wirksamkeit gegenüber speziellen Würmern, so dass dies bei der Auswahl zu berücksichtigen ist.

Ursachen Die Ursachen schließen die Aufnahme von Parasiten oder deren Eiern über die Nahrung oder durch unsaubere Hände ein. Ein Milieu von Hitze-Feuchtigkeit wird als begünstigend angesehen.

Typische Symptome

Appetitverlust, aber gelegentlich auch ein ständiges Hungergefühl, verändertes Verlagen nach bestimmten Nahrungsmitteln, Bauchkrämpfe oder -schmerzen um den Nabel herum. In ausgeprägten Fällen Erbrechen. Recht typisch kann auch ein perianaler Juckreiz auftreten, der oft nachts stärker ist. Bei längerem Bestehen des Befalls kann es zu Gewichtsverlust, Abmagerung und Erschöpfung sowie blasser und fahler Gesichtsfarbe kommen. Indes sollte daran erinnert sein, dass es auch oft oligo- bis asymptomatische Patienten gibt. Bei diesen ergibt erst eine Stuhluntersuchung auf pathogene Keime die Diagnose Wurm- oder Parasitenbefall.

Indikationen

Parasiten, insbesondere intestinaler Parasitenbefall

Befunde

Zungenkörper Bei gleichzeitiger Milz-Schwäche ist der ZK blass und gedunsen; bei gleichzeitiger Feuchtigkeit-Hitze zeigt er gerötete Areale und ist gedunsen.

Zungenbelag Je nach Begleitkonstellation ist ein vermehrter oder auch verminderter ZB möglich.

Puls Je nach Gesamtkonstellation ist der Puls kräftig und z.T. im Wechsel auch schwach.

Leitsymptome

Appetitverlust oder ein ständiges Hungergefühl, Bauchkrämpfe, Bauchschmerzen, oft um den Nabel herum, Erbrechen. perianaler nächtlicher Juckreiz, Gewichtsverlust, Erschöpfung, fahler Teint

Anwendungsbeispiele

Parasitenbefall, intestinale Besiedlung durch Rund- oder Hakenwürmer sowie Bandwürmer, abdominelle Krämpfe und Schmerzen oder Gewichtsverlust und Auszehrung

Häufige Kombinationen

- Grundsätzlich agieren Arzneien dieser Gruppe deutlich langsamer. Zum Teil werden zur besseren Ausscheidung der getöteten oder gelähmten Parasiten zusätzlich abführende Arzneien gegeben. Auch die Kombination mit *Qi* regulierenden Mitteln wird bei Krämpfen und Stagnationen eingesetzt. Bei eher vorliegenden Leere- und Schwäche-Zeichen sollte am besten eine Kombination mit Milz-*Qi* stärkenden Arzneien angestrebt werden.
- Bei der Einnahme ist zu beachten, dass die Wirkung bei Gabe auf nüchternen Magen am besten ist.

Nebenwirkungen

Gelegentlich können diese Mittel das *Qi* schwächen, daher ist Vorsicht geboten bei Milz-*Qi*-Mangel und geschwächten Patienten; Langzeitanwendung ist zu vermeiden.

Kontraindikationen und Sicherheitshinweise

Insbesondere bei starken Bauchschmerzen oder fieberhaften Zuständen sind andere, möglicherweise vordringliche Therapieoptionen in Erwägung zu ziehen. Einige Mittel sind toxisch, daher in der Schwangerschaft und Stillzeit kontraindiziert. Generell sind bei diesen Mitteln Dosis und Anwendungsdauer möglichst zu begrenzen.

Korrespondierende Akupunkturpunkte

- Ren 12 *Zhongwan*, Ma 25 *Tianshu*, Ren 6 *Qihai*, Mi 6 *Sanyinjiao*, Ma 36 *Zusanli*, Le 3 *Taichong*, SJ 6, Di 10 *Zhousanli*
- Bei allgemeiner Schwäche kann zusätzlich Bl 20 *Pishu* sinnvoll sein.

Charakterisierung der Antiparasitären Arzneien

Wirkung Diese Mittel töten Parasiten ab oder lähmen diese temporär, sodass sie zwischenzeitlich über den Stuhl ausgeschieden werden können.
Eigenschaften Viele Arzneien der Arzneigruppe 17 sind bitter, scharf und warm; einige sind auch bitter und kalt oder süß und neutral. Die meisten wirken auf die Funktionskreise Magen, Milz und Dickdarm, einige auch auf den Funktionskreis Leber.
Pathogene Faktoren Parasiten
Typische Arznei *Bing Lang* (Arecae Semen)
Indikation Parasiten-Befall, bei dieser Arzneigruppe besonders Bandwürmer. Die Arzneien begünstigen dazu den *Qi*-Fluss, reduzieren Akkumulationen und lösen Stagnationen, indem sie abführen.
Wirkort Magen, Dickdarm
Therapie-Prinzip (Ba Fa) Hier können zwei Ansätze zugeordnet werden: *Xie Fa* – Abführende Methode und *Xiao Fa* – die lösende Methode; Regulation des *Qi*

Acht Leitkriterien (Ba Gang)

Diese Leitkriterien beschreiben den Energiezustand des Patienten, für den diese Arzneigruppe angezeigt ist.
Lokalisierung Innen
Qualität Hitze oder auch Kälte
Quantität Fülle – kann auf Dauer aber zu Leere führen

Bīng Láng
Arecae Semen
槟榔

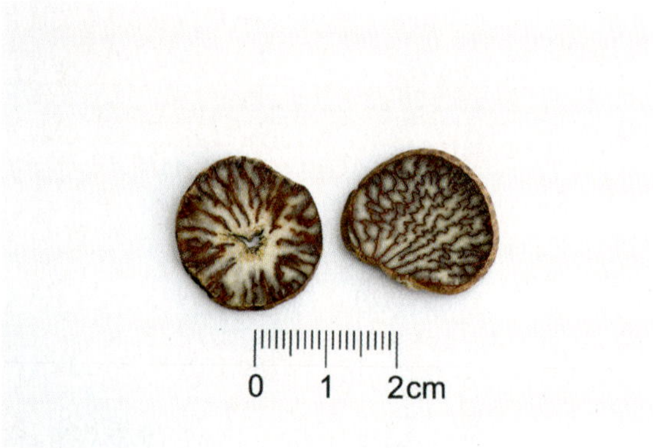

Pinyin Synonym *Bing Lang Zi*
Deutscher Name Betelnuss
Englischer Name Areaca Seed, Betel Nut
Familie Palmengewächse – Palmae
Offizinelle Spezies *Areca catechu*

Eigenschaften

Temperatur Leicht warm
Geschmack Scharf, bitter
Funktionskreis Milz, Magen, Dickdarm, Dünndarm

Wirkung

- Tötet Parasiten
- Begünstigt den *Qi*-Fluss, reduziert Akkumulationen und leitet Stagnationen aus, indem es nach unten führt; befreit den Stuhlgang
- Begünstigt den *Qi*-Fluss und fördert Diurese

Indikationen

- Tötet verschiedene Arten von Parasiten; wird eingesetzt bei Befall mit Bandwurm (Taeniasis), Spulwurm (Askariasis), Riesendarmegel (Fasciolopsiasis), Lungenegel (Distomiasis), Bilharziose (Schistosomiasis)
- Nahrungsstagnation und Verdauungsstörungen mit Bauchschmerzen und Bauchvölle, Obstipation, Tenesmen
- Ödeme

Kontraindikationen und Sicherheitshinweise

- Allergie gegen die Arznei
- Anwendung bei Kindern
- Bradykardie, Asthma bronchiale, Parkinson-Syndrom, Magengeschwür
- Vorsicht bei Behandlung mit Betablockern
- Bei akuter Diarrhö, soweit indiziert, nur kurzzeitig anwenden; nicht geeignet bei chronischer Diarrhö
- Vorsicht, die Arznei hat eine karzinogene Wirkeigenschaft, Dosis und Anwendungsdauer sind zu begrenzen.

Fertilität, Schwangerschaft und Stillzeit

Fertilität Wegen der kanzerogenen Eigenschaft ist von einer Anwendung abzuraten, insbesondere bei Männern mit Kinderwunsch.
Schwangerschaft Kontraindiziert wegen Kanzerogenität sowie embryotoxischer und fetotoxischer Wirkungen im Tierversuch, auch wurden dabei Fehlbildungen leichterer Art festgestellt.
Stillzeit Kontraindiziert wegen Kanzerogenität

Interaktionen

- Die Wirkung von Anticholinergika könnte gehemmt werden.
- Es liegen zwei Fallberichte vor, nach denen die Arznei die Wirkung von Procyclidin, das gegen Dyskinesien als Nebenwirkung von Neuroleptika gegeben wurde, aufhob. Es kam zu schweren extrapyramidalen Symptomen. Dieses kann mit den cholinergen Wirkungen der Arznei zusammenhängen.
- Durch ihre alkalische Eigenschaft kann die Arznei die Wirkung von Penicillinen und Cephalosporinen abschwächen.

Pharmakologie

- *Bing Lang* hat eine muskarinartige Acetylcholin-Rezeptorwirkung, es verstärkt die Parasympathikus-Wirkung und regt die glatte Muskulatur von Magen, Darm, Gallenblase und Harnblase an.
- Wässrige Extrakte zeigten im Ames-Test und im Bacillus-subtilis-Test keine Hinweise auf Mutagenität. Andere Tests auf Mutagenität oder Gentoxizität (SCE-Test in vitro und in vivo, Mikrokerntest in vitro sowie Chromosomenaberrationstest in vitro und in vivo, Spermienabnormalitätstest in vivo) verliefen ganz überwiegend positiv. Bei Betelnuss kauenden Personen (ohne Tabakbeimischung) fielen der SCE-Test und der Chromosomenaberrationstest positiv, der Mikrokerntest stark positiv aus.
- Bei verschiedenen Tierarten wurden karzinogene Wirkungen festgestellt. Die International Agency for Research on Cancer (IARC) schlussfolgerte aus vorliegenden Humandaten, dass eine ausreichende Evidenz für eine Kanzerogenität beim Menschen vorliegt.

Dosierung und Zubereitung

Dosierung 3–10 g
Zubereitung Erster Kochvorgang 30 Min.; zweiter Kochvorgang 20 Min. Das Arzneidekokt sollte vor der Einnahme abkühlen, weil dadurch gastrointestinale Nebenwirkungen gemildert werden.

Kommentar

- Die antiparasitäre Wirkung wird heute nurmehr selten genutzt. *Bing Lang* ist ein häufig eingesetztes Mittel, weil es in der Mitte sehr wirkungsvoll und kräftig das *Qi* nach unten bewegt. Wie die beiden Rezepturen (s.u.) zeigen, wird *Bing Lang* besonders häufig bei starkem Durchfall oder Dysenterie eingesetzt. Dabei ist es besonders wirksam bei Fülle-Mustern mit Blockaden und Krämpfen.
- *Bing Lang* wird besonders häufig bei Tenesmen eingesetzt. Dafür wird es kombiniert mit *Mu Xiang* (Aucklandiae Radix) und *Zhi Qiao* (Aurantii Fructus) ▶ AG 9.

Typische Rezepturen mit Bing Ling

- *Shao Yao Tang* (Paeoniae Radix Dekokt) zur Behandlung von akutem Feuchtigkeit-Hitze-Durchfall/Dysenterie. Diese Rezeptur wird in diesem Buch nicht berücksichtigt.
- *Mu Xiang Bing Lang Wan* (Aucklandiae Radix Arecae Semen Pille) zur Behandlung von Nahrungsstagnation mit Durchfall/Dysenterie. Diese Re-zeptur wird in diesem Buch nicht berücksichtigt.

Kŭ Liàn Pí
Meliae Cortex
苦楝皮

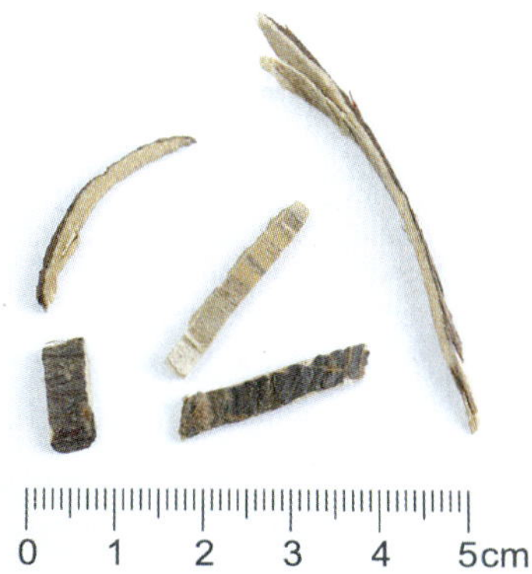

Deutscher Name Zedarachbaumwurzelrinde
Englischer Name Szechwan Chinaberry Bark
Familie Mahagonigewächse – Meliaceae
Offizinelle Spezies *Melia azedarach, Melia toosendan*

Eigenschaften

Temperatur Kalt
Geschmack Bitter
Funktionskreis Leber, Milz, Magen

Wirkung

- Tötet Parasiten
- Äußerliche Anwendung bei Tinea

Indikationen

- Fadenwürmer (Nematoden), Rundwürmer (Nemathelminthes), Hakenwürmer (Ankylostoma), Madenwürmer (Oxyuren), vaginale Trichomoniasis-Infektion; stark wirksam
- Bei Tinea äußerlich angewendet als Waschung mit Essig oder als Pulver

Kontraindikationen und Sicherheitshinweise

- Allergie gegen die Arznei

Bei innerer Anwendung:
- Leber- oder Niereninsuffizienz
- Herzerkrankungen
- Peptische Ulzera oder Neigung dazu
- Vorsicht, die Arznei ist toxisch; eine Überdosierung ist strikt zu vermeiden und die Anwendungsdauer zu begrenzen. Nebenwirkungen können schon im therapeutischen Dosisbereich auftreten. Überdosierung kann u.a. zu toxischer Hepatitis, Atemlähmung, Kreislaufversagen und inneren Blutungen führen.

Schwangerschaft und Stillzeit

Schwangerschaft Kontraindiziert wegen Toxizität. Bei Ratten führte die Gabe am 7. Trächtigkeitstag innerhalb von Stunden zu Embryoresorptionen und vaginalen Blutungen.
Stillzeit Kontraindiziert wegen Toxizität

Pharmakologie

- Ein Ethanol-Extrakt zeigte keine Östrogenaktivität in vitro.
- Ein wässriger Extrakt zeigte im Ames-Test keinen Hinweis auf Mutagenität.

Dosierung und Zubereitung

Dosierung 3–6 g; geeignete Menge für externe Anwendung; als Pulver mit einer geeigneten Salbengrundlage auf die affizierten Stellen auftragen.
Zubereitung Erster Kochvorgang 30 Min.; zweiter Kochvorgang 20 Min.

Kommentar

- Diese Arznei wird zur Einnahme kaum verwendet. Sie ist toxisch und sollte höchstens für kurze Zeit eingesetzt werden. Zum Beispiel kombiniert mit *Wu Mei* (Mume Fructus) ▶ AG 9 als Einlauf bei Madenwürmern
- Bei Tinea wird *Ku Lian Pi*-Pulver mit Essig zu einer Paste vermischt und appliziert.

Typische Rezepturen mit Ku Lian Pi

Ku Lian Pi ist selten in klassischen Rezepturen vorhanden und wird bei entsprechendem Muster jeweils beigefügt.

Miǎn Mǎ Guàn Zhòng
Dryopteridis Crassirhizomatis Rhizoma
綿馬貫眾 绵马贯众

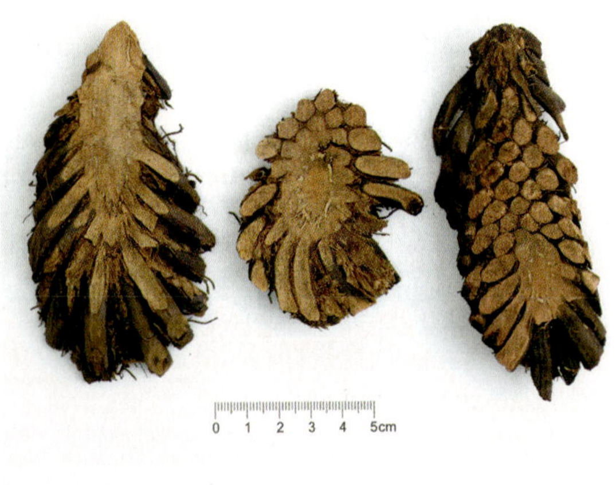

Deutscher Name Wurmfarnwurzelstock
Englischer Name Male Fern Rhizome
Familie Wurmfarngewächs – Dryopteridaceae
Offizinelle Spezies *Dryopteris crassirhizoma*

Eigenschaften

Temperatur Leicht kalt
Geschmack Bitter
Funktionskreis Leber, Magen

Wirkung

- Kühlt das Blut und beseitigt Stase
- Tötet Parasiten
- Klärt Hitze und löst Toxine

Indikationen

- Blutungen durch Blut-Hitze, speziell bei Uterusblutungen, besonders als karbonisierte Zubereitung (*tan*)
- **Tötet verschiedene Arten von Darmparasiten** Bandwürmer (Cestoden), Fadenwürmer (Nematoden), Rundwürmer (Nemathelminthes), Madenwürmer (Oxyuren); wirkt mild
- **Wärme-Hitze-Erkrankungen mit flammendem Feuer, unabhängig davon, welche Ebene betroffen ist** Virusinfekte, Exantheme, die sich schwer herausbilden, Mumps, SARS, Covid-19, Enzephalitis, Meningitis, präventiv gegen Masern

Kontraindikationen und Sicherheitshinweise

- Allergie gegen die Arznei
- Entzündliche Magen-Darm-Veränderungen
- Makuladegeneration, Retinopathien
- Anfallsleiden
- Anwendung bei Kleinkindern
- Vorsicht, Arznei ist leicht toxisch; Überdosierung vermeiden, Anwendungsdauer begrenzen und ausreichend lange kochen
- Nicht in zeitlichem Zusammenhang mit fettreicher Nahrung einnehmen, da die Resorption toxischer Stoffe dadurch erhöht wird

Schwangerschaft und Stillzeit

Schwangerschaft Kontraindiziert wegen Toxizität und abortiver Effekte, die bei der Maus demonstriert wurden
Stillzeit Kontraindiziert wegen Toxizität

Pharmakologie

- Ein Arzneiextrakt zeigte Östrogeneffekte bei der Maus.
- Ein wässriger Extrakt zeigte in vitro bzw. in vivo (Ames-Test, i.p. Mikrokern- und Chromosomenaberrationstest) keine Hinweise auf Mutagenität oder Gentoxizität.

Dosierung und Zubereitung

Dosierung 4,5–9,0 g. Nicht in zeitlichem Zusammenhang mit fettreicher Nahrung einnehmen. Die leicht toxische Arznei wird schlecht resorbiert, und fettreiche Nahrung erhöht die Resorption potenziell toxischer Stoffe.
Zubereitung Erster Kochvorgang 30 Min.; zweiter Kochvorgang 20 Min.

Kommentar

- Obwohl der Kategorie der Antiparasitären Arzneien zugeordnet, wird *Mian Ma Guan Zhong* hauptsächlich eingesetzt, um toxische Hitze und Bluthitze zu klären.

- Bezüglich seiner Toxine und Hitze klärenden Wirkung unterscheidet sich *Mian Ma Guan Zhong* von anderen, ähnlichen Mitteln dadurch, dass es Hitze und Toxine auf allen Ebenen klärt. Es kann bei oberflächlicher sowie bei tiefer Hitze bis hin zu Bluthitze eingesetzt werden, solange diese Hitze einen toxischen Aspekt zeigt. Ein toxisches Geschehen geht mit hoher Krankheitsaktivität und ausgeprägter Symptomatik einher. *Mian Ma Guan Zhong* wird also bei allen vier Ebenen einer Wärmekrankheit (*Wen Bing*) eingesetzt.
- *Mian Ma Guan Zhong* gilt als eines der besten antiviralen Mittel in der Materia Medica. Es zeigte in experimentellen Studien eine Antivirusaktivität gegen Influenza-, Hepatitis B- und andere Viren, antibakterielle und fungizide Eigenschaften. Andere, häufig eingesetzte antivirale Mittel sind *Ban Lan Gen* (Isatidis Radix), *Da Qing Ye* (Isatidis Folium), *Jin Yin Hua* (Lonicerae Japonicae Flos) und *Lian Qiao* (Forsythiae Fructus) ▶ AG 2.4. Wegen seiner Eigenschaften erlangte *Mian Ma Guan Zhong* in der Covid-19-Pandemie eine erhöhte Bekanntheit. Ebenfalls wurde es bei SARS-1 eingesetzt.
- Übereinstimmend mit den obigen Kommentaren wird in traditionellen Quellen beschrieben, dass dieses Mittel aufgrund seiner besonderen Qualitäten in der Behandlung von Toxinen bei saisonalen Epidemien eingesetzt werden kann. Dafür soll es im Trinkwasser eingelegt werden. Das Wasser soll dann über den Tag verteilt regelmäßig getrunken werden, um einer Krankheit vorzubeugen. In früheren Zeiten hat man bei saisonalen Epidemien empfohlen, ein großes Stück dieses Wurzelstocks in den Dorfbrunnen zu legen, aus welchem das Wasser geschöpft wurde.

Typische Rezepturen mit Mian Ma Guan Zhong

Die Arznei ist in dem patentierten Fertigarzneimittel *Lianhua Qingwen* (Kapseln bzw. Granulat) enthalten, das bei SARS und Covid-19 eingesetzt wurde. Die Rezeptur wird in diesem Buch nicht berücksichtigt.

Nán Guā Zǐ
Cucurbitae Moschatae Semen
南瓜子

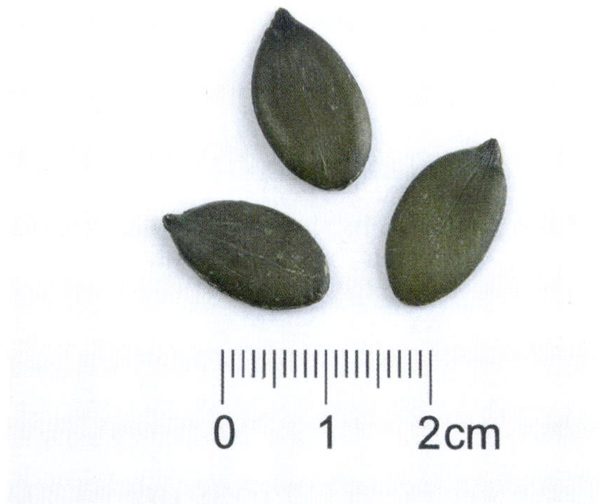

Deutscher Name Moschuskürbissamen
Englischer Name Pumpkin Seeds and Husks
Familie Kürbisgewächse – Cucurbitaceae
Offizinelle Spezies *Cucurbita moschata*

Eigenschaften

Temperatur Neutral
Geschmack Süß
Funktionskreis Dickdarm, Magen

Wirkung

- Leitet Parasiten aus und lindert Schmerzen
- Fördert die Laktation

Indikationen

- Madenwürmer (Oxyuren), Bandwürmer (Cestoden), Bilharziose (Schistosomiasis)
- Postpartaler Milchmangel

Kontraindikationen und Sicherheitshinweise

Allergie gegen die Arznei

Schwangerschaft und Stillzeit

Während jahrhundertelanger Anwendung sind keine relevanten Risiken bekannt geworden. Aussagefähige Untersuchungen zur Sicherheit in der Schwangerschaft oder Stillzeit liegen nicht vor.

Pharmakologie

Ein Kaltwassersextrakt zeigte im E.-coli-lysogenic-strain-GY5027-Test keinen Hinweis auf Mutagenität.

Dosierung und Zubereitung

Dosierung

- 30–60 g
- **Bei Bandwurmbefall** 60–120 g
- **Bei Schistosomiasis** 120–200 g
- Wird gegen Bandwürmer auch als Einzelmittel verwendet

Zubereitung Erster Kochvorgang 30 Min.; zweiter Kochvorgang 20 Min.

Kommentar

Dieses Mittel wird bei Milchmangel oder bei Parasiten oft einzeln verschrieben.

18 Externa – Arzneien zur äußeren Anwendung

Bai Fan (Alumen)
Liu Huang (Sulfur)
Zhang Nao (Camphora)

Arzneigruppen-Überblick

Indikation nach TCM-Kriterien

Invasion von Toxinen, Feuchtigkeit, Wind und zum Teil Parasiten

Typisches Beispiel

Dermatologische Erkrankungen mit Effloreszenzen, regionalen Schwellungen und Entzündungen mit Flüssigkeitssekretion

Wirkung

Diese Arzneien eliminieren Wind und stillen Juckreiz, eliminieren Toxine oder unterstützen die Wundheilung von Hautläsionen.

Ursachen

Äußere Pathogene und Toxine haben sich in Leitbahnen und Kollateralen festgesetzt, Feuchtigkeit-Hitze sitzt in der Körperoberfläche fest

Typische Symptome

Hauteffloreszenzen, Pruritus, seröse oder putride Exsudation, Halsschwellung und Schluckbeschwerden, Blutungen nach Kratzen

Indikationen

Toxische Hitze in der Oberfläche

Befunde

Zungenkörper und Zungenbelag Können je nach Grundmuster variieren, daher aus diagnostischen Erwägungen besonders auf den Lokalbefund achten
Puls Kann je nach Grundmuster variieren

Anwendungsbeispiele

Hautauschläge, Ekzeme, infizierte Wunden und Geschwüre

Häufige Kombinationen

Diese Arzneien werden zum Teil auch als Einzelmittel angewendet, gelegentlich auch mit interner Anwendung von Rezepturen kombiniert.

Kontraindikationen und Sicherheitshinweise

Ausschließlich topische, keine innere Anwendung

Korrespondierende Akupunktur

Hitze-Toxine Di 11 *Quchi*, Du 14 *Dazhui*
Hitze-Feuchtigkeit dazu Ma 40 *Fenglong*, Mi 9 *Yinlingquan*
Wind-Hitze Gb 20 *Fenshi*
Lokalpunkte zirkulär schräge Nadelung um die betroffenen Areale herum ohne jedoch direkt in die affizierten Hautareale zu inserieren

Charakterisierung der Externa

Wirkung Klären Hitze, Feuchtigkeit, Wind und Toxine aus der Oberfläche
Eigenschaften Sehr unterschiedlich, von heißem bis kaltem Temperaturverhalten
Pathogene Faktoren Hitze, toxische Hitze, Blut-Hitze, Hitze-Feuchtigkeit
Typische Arznei *Bai Fan* (Alumen)
Indikation Toxische Hitze in der Oberfläche
Vorsicht Die meisten Mittel sind toxisch, keine interne Verwendung
Wirkort Oberfläche, Haut, Subkutis, Bindegewebe und Muskulatur
Therapie-Prinzip (Ba Fa) *Qing Re Fa* (Hitze klärende Methode)

Acht Leitkriterien (Ba Gang)

Diese Leitkriterien beschreiben den Energiezustand des Patienten, für den diese Arzneigruppe angezeigt ist.
Lokalisierung Außen
Qualität Hitze
Quantität Fülle

Bái Fán
Alumen
白礬 白矾

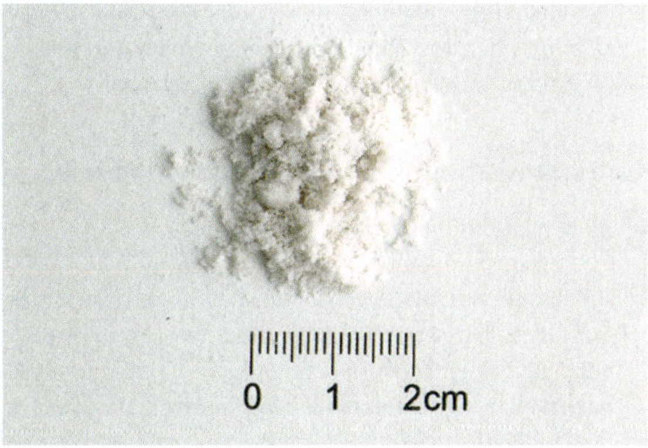

Pinyin Synonym *Ming Fan*
Deutscher Name Alaun
Englischer Name Alum
Mineral Enthält hauptsächlich Kalium-Aluminiumsulfat [$KAl(SO_4)_2 \cdot 12H_2O$]

Eigenschaften

Temperatur Kalt
Geschmack Sauer, adstringierend
Funktionskreis Lunge, Milz, Leber, Dickdarm

Wirkung

- Löst Toxine, trocknet Feuchtigkeit, tötet Parasiten und lindert Juckreiz
- Reduziert Wunden, bildet Fleisch, heilt Ulzerationen
- Stoppt Blutung und lindert Durchfall
- Klärt Hitze und leitet Schleim aus

Indikationen

- Äußerliche Anwendung als Waschung bei Skabies, Tinea-Infektion, Hautausschlägen durch Feuchtigkeit oder Feuchtigkeit-Hitze. Auch bei schmerzhaften Schwellungen des Halses
- Äußerlich bei verschiedenen Wunden und Ulzerationen, besonders wenn diese nicht heilen
- Chronischer Durchfall, Blut im Stuhl, vaginaler Ausfluss und Blutung, äußerlich bei Nasenbluten, Gaumenblutungen, Blutungen durch Trauma
- Wind-Schleim-Erkrankungen mit Gereiztheit, Delirium und Krämpfe oder Husten mit schwierig abzuhustendem Schleim

Kontraindikationen und Sicherheitshinweise

- Allergie gegen die Arznei
- Die Arznei sollte innerlich mit großer Vorsicht angewendet werden, insbesondere bei Kindern oder bei schwacher Verdauung.
- Säurehaltige Arzneien, Getränke und Nahrungsmittel in zeitlichem Zusammenhang mit der Einnahme von *Bai Fan* vermeiden bzw. zwei Stunden Abstand einhalten.

Schwangerschaft und Stillzeit

Schwangerschaft Kontraindiziert für die innere Anwendung. Die Gabe einer $AL_2(SO_4)_3$-Lösung an explantierte Rattenembryos führte zur Entwicklungsverzögerung und teratogenen Effekten. Bei in utero exponierten Ratten fanden sich nach der Geburt neurologische Entwicklungsstörungen.
Bei äußerlicher Anwendung sind keine relevanten Risiken bekannt geworden. Ausreichende Untersuchungen zur Sicherheit in der Schwangerschaft oder Stillzeit liegen nicht vor.
Stillzeit Kontraindiziert für die innere Anwendung wegen möglicher Entwicklungsstörungen

Interaktionen

- *Bai Fan* kann bei innerer Einnahme möglicherweise die Resorption anderer Arzneimittel beeinträchtigen. Ein zeitlicher Abstand zu deren Einnahme ist zu empfehlen, insbesondere wenn die Arznei selbst pulverisiert oder als Rückstand im Dekokt (mit) eingenommen wird.
- Nicht zusammen mit säurehaltigen Arzneien, Nahrungsmitteln oder Getränken einnehmen. Säure kann die Resorption von Aluminium aus der Arznei fördern.
- Kann durch seine alkalische Eigenschaft die Wirkung von Nitrofurantoin im Urin abschwächen
- *Bai Fan* vermindert die Resorption von Cephalosporine und Chinolonen (Ciprofloxacin, Norfloxacin, Ofloxacin u.a.).

Pharmakologie

Eine wässrige *Bai Fan*-Lösung zeigte im Mikrokerntest an Pflanzenzellen Hinweise auf Mutagenität.

Dosierung und Zubereitung

Dosierung 0,6–1,5 g im Dekokt; auch in Pillen oder als Pulver; geeignete Menge für topische Anwendung, als Pulver auftragen oder in Wasser gelöst für Waschungen verwenden
Zubereitung Im heißen Dekokt auflösen; wird hauptsächlich äußerlich angewendet.

Kommentar

- *Bai Fan* wird fast ausschließlich zur äußeren Anwendung in der Dermatologie oder bei nicht-heilenden Wunden eingesetzt. Von einer inneren Anwendung wird eher abgeraten.
- Waschungen mit *Bai Fan* sind insbesondere bei nässenden Läsionen wirksam.

Typische Rezepturen mit Bai Fan

Bai Fan ist selten in klassischen Rezepturen vorhanden und wird bei entsprechendem Muster jeweils beigefügt.

Liú Huáng
Sulfur
硫黄

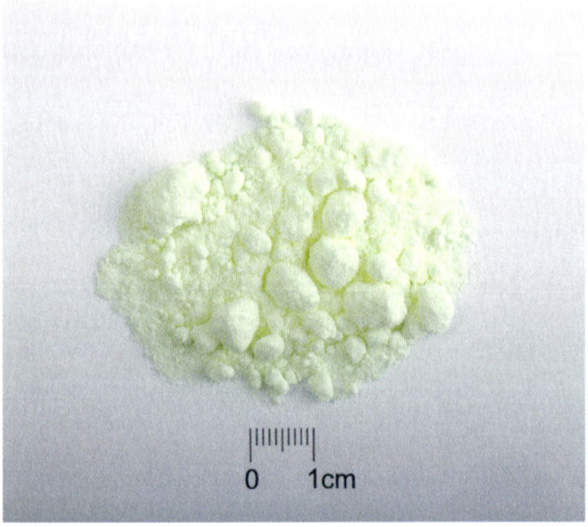

Deutscher Name Schwefel
Englischer Name Sulfur
Mineral Schwefel

Eigenschaften

Temperatur Warm
Geschmack Sauer, toxisch
Funktionskreis Niere, Dickdarm

Wirkung

- Löst Toxine, tötet Parasiten und stoppt Juckreiz
- Tonisiert *Ming Men*-Feuer und stärkt *Yang*

Indikationen

- Äußerliche Anwendung speziell bei Skabies, auch bei Tinea, nässenden Hauterkrankungen, Ulzerationen, Akne, *Yin*-Abszessen, Juckreiz
- Innerliche Anwendung bei Nieren-*Yang*-Mangel mit kaltem und schmerzendem Lendenbereich und Knien, Impotenz, Asthma, Obstipation und Durchfall

Kontraindikationen und Sicherheitshinweise

- Allergie gegen die Arznei
- Innere Anwendung bei Kindern
- Die Arznei ist toxisch. Sie kann auch Spuren von Arsen enthalten. Die innere Anwendung sollte mit großer Vorsicht erfolgen, Dosis und Anwendungsdauer sind zu begrenzen. Zeichen einer Überdosierung sind Lichtempfindlichkeit, Tränen, laufende Nase und Brennen in Nase und Hals. Erhebliche Überdosierungen führen zu Kopfschmerzen, Palpitationen, Delirium, Krämpfen und Unruhe.

Schwangerschaft und Stillzeit

Die innere Anwendung ist kontraindiziert wegen Toxizität. Aussagefähige Untersuchungen zur Sicherheit in Schwangerschaft oder Stillzeit liegen nicht vor. Bei äußerer Anwendung ist die Auftragungsfläche bzw. applizierte Dosis zu begrenzen.

Interaktionen

Die Arznei ist traditionell inkompatibel mit *Mang Xiao* (Natrii Sulfas) ▶ AG 3.1 bzw. *Xuan Ming Fen* (Natrii Sulfas Exsiccatus).

Dosierung und Zubereitung

Dosierung Zur äußerlichen Anwendung geeignete Menge als Pulver mit Öl vermischt auftragen; orale Anwendung 1,5–3 g, üblicherweise in Pillen oder als Pulver in prozessierter Form.
Zubereitung Wird nicht dekoktiert, sondern als Pulver im fertigen Dekokt aufgelöst oder in Pillen eingenommen

Kommentar

Aufgrund der Toxizität sollte *Liu Huang* nur äußerlich und nur mit größter Vorsicht innerlich angewendet werden.

Typische Rezepturen mit Liu Huang

Liu Huang ist selten in klassischen Rezepturen vorhanden und wird bei entsprechendem Muster jeweils beigefügt.

Zhāng Nǎo
Camphora
樟腦 樟脑

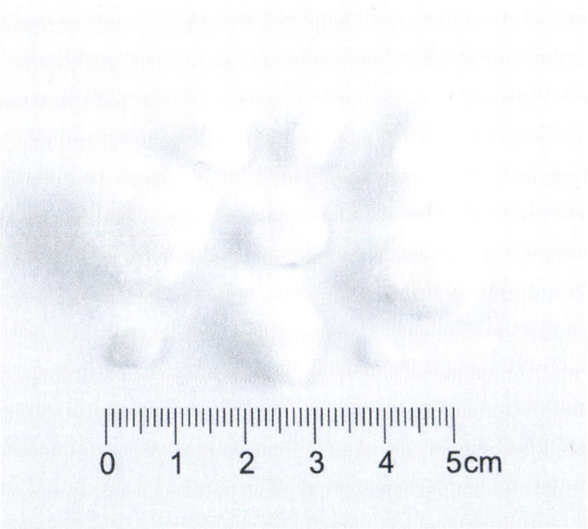

Deutscher Name Kampfer
Englischer Name Camphora
Familie Lorbeergewächse – Lauraceae
Offizinelle Spezies *Cinnamomum camphora*

Eigenschaften

Temperatur Heiß
Geschmack Scharf
Funktionskreis Herz, Milz

Wirkung

- Aktiviert das Blut und lindert Schmerzen
- Leitet Wind und Feuchtigkeit aus, tötet Parasiten
- Öffnet die Sinne, leitet Trübheit aus

Indikationen

- Topisch bei Traumata, Verletzungen, Frakturen, Kontusionen, Verstauchungen, auch bei Zahnschmerzen
- Äußerlich bei Skabies, Tinea, juckenden Hautläsionen
- **Schleim blockiert die Sinnesöffnungen** Ohnmacht, Bewusstseinsstörungen

Kontraindikationen und Sicherheitshinweise

- *Qi*-Mangel
- Allergie gegen die Arznei
- Epilepsie
- Asthma bronchiale
- Kinder unter 2 Jahren (auch äußerliche Anwendung)
- Innere Anwendung nur mit größter Vorsicht, insbesondere bei Kindern. Überdosierung unbedingt vermeiden
- Aus westlichen Ländern sind bei Überdosierung schwere Nebenwirkungen bekannt (auch bei externer Anwendung), wie Krampfanfälle, Agitation, Bewusstseinsstörungen und mitunter Todesfälle, besonders bei Säuglingen und Kleinkindern.
- Bei äußerer Anwendung ist ab einer Konzentration von 3% mit einer Resorption von Kampfer über die Haut zu rechnen. Bei innerer Anwendung sind ab einer Dosis von etwa 5 mg/kg Körpergewicht Nebenwirkungen zu erwarten.[1]

Schwangerschaft und Stillzeit

Schwangerschaft Traditionell kontraindiziert wegen Toxizität und Wirkeigenschaft der Arznei. Kampfer ist plazentagängig. Im Tierversuch zeigte sich keine Teratogenität, beim Menschen existieren Hinweise hierauf. Eine Untersuchung des Collaborative Perinatal Project zur externen Anwendung bei 763 Schwangeren erbrachte allerdings keine Hinweise auf teratogene oder fetotoxische Effekte.
Stillzeit Kontraindiziert wegen Toxizität

Pharmakologie

Zu Kampferöl liegen widersprüchliche Ergebnisse im Ames-Test bzgl. Mutagenität vor.

Dosierung und Zubereitung

Dosierung 0,1–0,2 g für innere Anwendung als Pulver oder Tinktur, für die äußere Anwendung sollte diese Dosis nicht wesentlich überschritten werden.
Zubereitung Wird nicht dekoktiert, sondern als Pulver im fertigen Dekokt aufgelöst oder in Pillen eingenommen. Zur äußeren Anwendung wird eine geeignete Menge in Alkohol oder im Dekokt aufgelöst.

Kommentar

Zhang Nao wird praktisch ausschließlich äußerlich angewendet, bei Juckreiz sowie bei Schmerzen. Von einer inneren Anwendung ist strikt abzuraten.

Typische Rezepturen mit Zhang Nao

Zhang Nao ist selten in klassischen Rezepturen vorhanden und wird bei entsprechendem Muster jeweils beigefügt.

1 Manoguerra AS, Erdman AR, Wax PM, et al. Camphor poisoning: an evidence-based practice guideline for out-of-hospital management. *Clin Toxicol* (Phila). 2006;44(4):357-370.

III Rezepturen

1 Die Oberfläche befreiende Rezepturen

1.1 Rezepturen bei Wind-Kälte im Außen

Cang Er Zi San (Xanthii Fructus Pulver)

Chuan Xiong Cha Tiao San (Chuanxiong Rhizoma Pulver, das man mit grünem Tee einnimmt)

Cong Chi Tang (Dekokt mit Allii Fistulosi Bulbus und Sojae Semen Praeparatum)

Ge Gen Tang (Puerariae Radix Dekokt)

Gui Zhi Tang (Cinnamomi Ramulus Dekokt)

Ma Huang Tang (Ephedrae Herba Dekokt)

Xiang Ru San (Moslae Herba Pulver)

Xiao Qing Long Tang (Kleines Blaugrüner Drachen Dekokt)

1.2 Rezepturen bei Wind-Hitze im Außen

Sang Ju Yin (Mori Folium und Chrysanthemi Flos Trank)

Yin Qiao San (Lonicerae Flos und Forsythiae Fructus Pulver)

1.3 Rezepturen bei Wind im Außen und Mangel im Innen

Ma Huang Xi Xin Fu Zi (Ephedrae Herba, Asari Radix et Rhizoma und Aconiti Radix Lateralis Praeparata Dekokt)

Ren Shen Bai Du San (Ginseng Radix et Rhizoma Pulver zur Überwindung pathogener Einflüsse)

Shen Su Yin (Ginseng Radix et Rhizoma und Perillae Folium Trank)

1.4 Rezepturen bei Fülle im Außen und Innen

Fang Feng Tong Sheng San (Pulver mit Saposhnikoviae Radix, das weise Blockaden löst)

Ge Gen Huang Qin Huang Lian Tang (Puerariae Radix, Coptidis Rhizoma und Scutellariae Radix Dekokt)

Wu Ji San (Fünf Anhäufungen Pulver)

1.1 Rezepturen bei Wind-Kälte im Außen

Cāng Ěr Zǐ Sǎn
Xanthii Fructus Pulver
苍耳子散

Englischer Name Xanthium Powder
Quelle *Ji Sheng Fang* (Rezepturen, die den Lebenden beistehen)

Eigenschaften

Temperatur Warm
Wirkort Außen, *Tai Yang*
Funktionskreis Lunge
Energiezustand des Patienten Fülle
Konstitution Unauffällig

Wirkung

- Treibt äußere Wind-Erkrankungen aus und öffnet die Oberfläche (diaphoretisch)
- Öffnet die Nase
- Stoppt Schmerzen

Zusammensetzung und Analyse

Arzneimittel	AG	Dosis	Wirkung
Cang Er Zi (Xanthii Fructus)	1.1	6–9 g	Lösen Wind-Kälte aus der Oberfläche und öffnen die Nase; *Bai Zhi* unterstützt zusätzlich die Ausscheidung von Sekret
Xin Yi (Magnoliae Flos)	1.1	3–6 g	
Bai Zhi (Angelicae Dahuricae Radix)	1.1	6–9 g	
Bo He (Menthae Haplocalycis Herba)[1]	1.2	3–6 g	Löst Wind-Hitze aus der Oberfläche, öffnet die Nase, bringt die Rezeptur mit seiner Leichtigkeit zum Kopf und setzt einen kühlen Gegenpol zu den drei warmen Mitteln

[1] Nachträglich hinzufügen, nur kurz aufkochen

Symptome

- **Nase verstopft** oder **zähes Nasensekret**
- **Druckgefühl** im Bereich der Nasennebenhöhlen
- **Kopfschmerzen**, besonders im Stirnbereich
- Schwindel

Befunde

Zungenkörper Evtl. ohne Befund oder gedunsen
Zungenbelag Weißlich, evtl. etwas dicker
Puls Oberflächlich, schlüpfrig

Indikationen nach TCM

- Äußere Wind-Kälte-Affektion mit Stagnation von Schleim im Nasen- und Nebenhöhlenbereich
- Wind-Hitze-Affektion mit Modifikationen

Anwendungsbeispiele

- Akute oder chronische Rhinitis oder Sinusitis; bei Hitzezeichen nur mit Modifikationen
- Allergische Rhinitis

Modifikationen

Symptom	Arzneimittel	AG	Dosis
Hitze mit eitrigem oder gelbem Nasensekret	+ *Jin Yin Hua* (Lonicerae Japonicae Flos)	2.4	9 g
	+ *Huang Qin* (Scutellariae Radix)	2.3	9 g
	+ *Yu Xing Cao* (Houttuyniae Herba)	2.4	6 g
Viel Schleim und klebriger Zungenbelag	+ *Zhi Ban Xia* (Pinelliae Rhizoma Praeparatum)	6.1	9 g
	+ *Chen Pi* (Citri Reticulatae Pericarpium)	9	6 g
Zusätzlicher Husten mit zähem Sekret	+ *Bei Mu* (Fritillariae Cirrhosae Bulbus)	6.2	3–6 g
	+ *Gua Lou* (Trichosanthis Fructus)	6.2	3–6 g
Gleichzeitiger Lungen-*Yin*-Mangel mit sehr trockenen Schleimhäuten	+ *Dang Gui* (Angelicae Sinensis Radix)	12.2	6–9 g
	+ *Mai Dong* (Ophiopogonis Radix)	12.4	9 g
	+ *Nan Sha Shen* (Adenophorae Radix)	12.4	9 g

Kontraindikationen und Sicherheitshinweise

- Allergie gegen Bestandteile der Rezeptur oder Menthol
- Überdosierung vermeiden ▶ *Cang Er Zi*
- Vorsicht wegen starker vasokonstriktiver Eigenschaften an der Nasenschleimhaut ▶ *Xin Yi*
- Vorsicht vor intensiver UV-Lichtexposition ▶ *Bai Zhi*

Schwangerschaft und Stillzeit

Schwangerschaft Mit Vorsicht anzuwenden ▶ *Cang Er Zi, Xin Yi*. Aussagefähige Untersuchungen zur Sicherheit der Rezeptur in der Schwangerschaft liegen nicht vor.
Stillzeit Mit Vorsicht anzuwenden ▶ *Cang Er Zi, Bo He*

Interaktionen

▶ *Cang Er Zi, Xin Yi*

Kommentar

- *Cang Er Zi San* weist mit drei warmen und nur einem kühlen Mittel insgesamt eine warme Temperatur auf. In der Praxis transformiert eine Schleimblockade allerdings immer sehr schnell zu heißem Schleim. Diese Rezeptur wird deshalb oft mit kalten Arzneien modifiziert.
- Die spezielle Eigenschaft dieser Mischung ist das Öffnen der Nase und Nasennebenhöhlen und das Durchdringen von Schleim. Sie wird eingesetzt, wenn eine blockierte Nase das Hauptmerkmal einer Krankheit ist.
- Ursprünglich wurden die vier Mittel dieser Mischung als Pulver zusammen mit einem Tee aus Grüntee und *Cong Bai* (Allii Fistulosi Bulbus) ▶ AG 1.1 eingenommen.

Korrespondierende Akupunktur

- Di 4 *Hegu*, Di 11 *Quchi* (bei Wind-Hitze)
- Bl 2 *Zanzhu*, Di 20 *Yingxiang* (Lokalpunkte)
- M-HN 3 *Yintang*, M-HN 14 *Bitong* (Extrapunkte)
- SJ 5 *Waiguan* (eliminiert pathogene Faktoren, reguliert das *Qi*/*Luo*-Punkt)
- Lu 7 *Lieque* (*Luo*-Punkt, senkt Lungen-*Qi* ab)
- Bl 13 *Feishu* (*Shu*-Punkt der Lunge)
- Bl 20 *Pishu* (Arealfernpunkt für das Abdomen, stützt das *Qi* der Mitte)
- Ma 40 *Fenglong* (wandelt Schleim um, Fernpunkt für die Nasennebenhöhle-Region)

Diätetik

Wind-Kälte eliminieren Frühlingszwiebel, Paprika, Ingwer, Knoblauch, Chilischote, Koriander
Milz- und Lungen-Qi stärken Buchweizen, Gerste, Sojabohnen, Fenchel
Meiden Alkohol, Raffinadezucker, Milchprodukte, fettes Fleisch. Nicht selten erzeugt Alkohol bei empfindlichen Patienten Feuchtigkeit-Hitze besonders im Bereich der Nase und Nasennebenhöhlen und erhält schon bei relativ moderatem, regelmäßigem Konsum eine chronische Sinusitis aufrecht. Ein Übermaß an Süßem belastet die Milz, da leicht zu viel Feuchtigkeit produziert wird; ebenfalls kann viel Kaltes und Rohkost die Milz belasten. Milchprodukte können vermehrt Schleim erzeugen.

Chuān Xióng Chá Tiáo Săn
Chuanxiong Rhizoma Pulver, das man mit grünem Tee einnimmt
川芎茶调散

Englischer Name Ligusticum Chuanxiong Powder to be taken with Green Tea
Quelle *Tai Ping Hui Min He Ji Ju Fang* (Rezepturensammlung von kaiserlicher Gnade aus der Tai-Ping-Ära)

Eigenschaften

Temperatur Warm
Wirkort Außen, *Tai Yang*
Funktionskreis Lunge
Energiezustand des Patienten Fülle
Konstitution Kräftig

Wirkung

- Zerstreut Wind
- Stoppt Schmerzen im Kopfbereich

Zusammensetzung und Analyse

Arzneimittel	AG	Dosis	Wirkung
Bo He (Menthae Haplocalycis Herba)	1.2	12 g	Löst Wind-Hitze aus der Oberfläche und klärt den Kopf
Chuan Xiong (Chuanxiong Rhizoma)	10.1	6 g	Stoppt Kopfschmerzen im *Shaoyang*- und im *Jueyin*-Bereich (temporal und Vertex)
Qiang Huo (Notopterygii Rhizoma et Radix)	1.1	3 g	Löst Wind-Kälte aus der Oberfläche; stoppt Kopfschmerzen im *Taiyang*-Bereich (Occiput)
Bai Zhi (Angelicae Dahuricae Radix)	1.1	3 g	Löst Wind-Kälte aus der Oberfläche; stoppt Kopfschmerzen im *Yangming*-Bereich (orbital, maxillär)
Xi Xin (Asari Radix et Rhizoma)[1]	1.1	3 g	Löst Wind-Kälte aus der Oberfläche; bewegt stark das *Qi* und stoppt Schmerzen; stoppt Kopfschmerzen im *Shaoyin*-Bereich (Scheitel, orbital, Zähne)
Jing Jie (Schizonepetae Herba)	1.1	6 g	Lösen Wind aus der Oberfläche und befreien das Abwehr-*Qi*
Fang Feng (Saposhnikoviae Radix)	1.1	4 g	
Gan Cao (Glycyrrhizae Radix et Rhizoma)	12.1	3 g	Harmonisiert die Inhaltsstoffe dieser Rezeptur

[1] *Xi Xin* ist aufgrund des möglichen Inhaltsstoffs Aristolochiasäure in Deutschland und der Schweiz verboten. In dieser Mischung kann es durch 6 g *Gao Ben* (Ligustici Rhizoma et Radix) ▶ AG 1.1 ersetzt werden.

Symptome

Kopfschmerzen, begleitet von Fieber und Frösteln, Schwindel und verstopfter Nase

Befunde

Zungenkörper Unverändert
Zungenbelag Dünn und weiß
Puls Oberflächlich

Indikationen nach TCM

Invasion von Wind-Kälte in der Oberfläche

Anwendungsbeispiele

- Kopfschmerzen bei einem akuten, grippalen Infekt im Frühstadium
- Grippaler Infekt
- Influenza

Modifikationen

Symptom	Arzneimittel	AG	Dosis
Wind-Hitze-Kopfschmerzen	– *Qiang Huo* (Notopterygii Rhizoma et Radix)	1.1	–
	+ *Ju Hua* (Chrysanthemi Flos)	1.2	9 g
	+ *Man Jing Zi* (Viticis Fructus)	1.2	12 g
Wind-Kälte-Kopfschmerzen	+ *Sheng Jiang* (Zingiberis Rhizoma Recens)	1.1	9 g
	+ *Zi Su Ye* (Perillae Folium)	1.1	9 g
Chronische Kopfschmerzen	+ *Hong Hua* (Carthami Flos)	10.1	6 g
	+ *Jiang Can* (Bombyx Batryticatus)	16	6 g
	ggf. + *Quan Xie* (Scorpio)	16	3 g
Ausgeprägte Rhinitis	+ *Cang Er Zi* (Xanthii Fructus)	1.1	9 g
	+ *Xin Yi* (Magnoliae Flos)	1.1	9 g
	oder kombinieren mit *Cang Er Zi San* ▶ RG 1.1		

Kontraindikationen und Sicherheitshinweise

- Allergie gegen Bestandteile der Rezeptur oder Menthol
- Bei Anwendung von ▶ *Xi Xin*: Niereninsuffizienz! Anwendung bei Kindern! Nur kurzfristig einsetzen! Eine ausreichend lange Kochzeit ist einzuhalten
- Bei längerer Anwendung Kontraindikationen und Sicherheitshinweise zu ▶ *Gan Cao* beachten
- Vorsicht vor intensiver UV-Lichtexposition ▶ *Bai Zhi*

Fertilität, Schwangerschaft und Stillzeit

Fertilität Von der Anwendung mit ▶ *Xi Xin* bei Frauen und Männern mit Kinderwunsch ist unbedingt abzuraten.
Schwangerschaft Kontraindiziert ▶ *Xi Xin*, *Chuan Xiong*
Stillzeit ▶ *Xi Xin* ist kontraindiziert; Vorsicht mit ▶ *Bo He*, bei männlichen Säuglingen ▶ *Gan Cao*

Interaktionen

▶ *Gan Cao*

Pharmakologie

Das Granulat der Kampo-Version der Rezeptur (*Senkyo Chacho San*) zeigte im Ames-Test an vier Bakterienstämmen keine Hinweise auf Mutagenität.

Kommentar

- *Chuan Xiong Cha Tiao San* ist die Standard-Kopfschmerz-Rezeptur bei äußeren Wind-Erkrankungen. Die Mischung enthält scharf-warme und ein scharf-kühles Mittel, welche Wind aus der Oberfläche zerstreuen und alle Regionen im Kopf befreien. *Chuan Xiong Cha Tiao San* kann bei Schmerzen in allen Regionen des Kopfes verwendet werden, solange die Kopfschmerzen durch äußeren Wind ausgelöst werden, selbst wenn sich das Wind-Pathogen im Körper festsetzt und die Kopfschmerzen chronisch sind.
- Der Hauptfokus dieser Rezeptur liegt auf Kopfschmerzen. Falls weitere Symptome für äußeren Wind ausgeprägt vorhanden sind, muss die Mischung angepasst werden.

Korrespondierende Akupunktur

- Di 4 *Hegu* (leitet pathogene Faktoren aus)
- Di 20 *Yingxiang* (Lokalpunkt)
- M-HN 3 *Yintang* (Extrapunkt)
- SJ 5 *Waiguan*, Gb 20 *Fengchi* (eliminieren Wind)
- Lu 7 *Lieque* (*Luo*-Punkt, senkt Lungen-*Qi* ab)
- Bl 13 *Feishu* (*Shu*-Punkt der Lunge)
- Ma 36 *Zusanli* (stützt das *Qi* der Mitte)

Diätetik

Wind-Kälte eliminieren Frühlingszwiebel, Paprika, Ingwer, Knoblauch, Chilischote, Koriander
Meiden Schwere, kalte und rohe Nahrung während des Infekts; Milchprodukte können vermehrt Schleim erzeugen.

Cōng Chǐ Tāng
Dekokt mit Allii Fistulosi Bulbus und Sojae Semen Praeparatum
葱豉湯 葱豉汤

Englischer Name Scallion and Prepared Soybean Decoction
Quelle *Zhou Hou Bei Ji Fang* (Verordnungen für Notfälle, die man im Ärmel aufbewahren sollte)

Eigenschaften

Temperatur Leicht warm
Wirkort Außen, *Tai Yang*
Funktionskreis Lunge
Energiezustand des Patienten Leichte Fülle
Konstitution Unauffällig

Wirkung

- Löst die Oberfläche und vertreibt Wind und Kälte
- Schweißtreibend

Zusammensetzung und Analyse

Arzneimittel	AG	Dosis	Wirkung
Cong Bai (Allii Fistulosi Bulbus)	1.1	9–12 g	Öffnet die Oberfläche; scharf-warm; löst Wind-Kälte aus der Oberfläche; wirkt schweißtreibend
Dan Dou Chi (Sojae Semen Praeparatum)	1.2	12–30 g	Löst die Oberfläche; befreit gestaute Hitze im Thorax

Symptome

Im **Anfangsstadium eines Erkältungsinfekts**, mit Beschwerden, wie **leichtes Fröstel-Gefühl (Kälteabneigung) ohne Schwitzen**, **Kopfschmerzen, Nasenverstopfung**

Befunde

Zungenkörper Ohne Befund
Zungenbelag Dünn, weiß
Puls Oberflächlich

Indikationen nach TCM

Frühes Stadium oder mild ausgeprägte Wind-Kälte-Invasion im Außen

Anwendungsbeispiele

- Akuter, grippaler Infekt in sehr frühem Stadium
- Erkältungserkrankung
- Grippaler Infekt

Modifikationen

Symptom	Arzneimittel	AG	Dosis
Mangelnde Schweißinduktion	+ *Ge Gen* (Puerariae Lobatae Radix)	1.2	9 g
Weiterhin fehlendes Schwitzen	+ *Ma Huang* (Ephedrae Herba)	1.1	6 g
Halsschmerzen und Schluckbeschwerden	+ *Jin Yin Hua* (Lonicerae Japonicae Flos)	2.4	6 g
	+ *Ban Lan Gen* (Isatidis Radix)	2.4	9 g
	+ *Lian Qiao* (Forsythiae Fructus)	2.4	6 g
Heiserkeit und Husten	+ *Chan Tui* (Cicadae Periostracum)	1.2	6 g
	+ *Jie Geng* (Platycodi Radix)	6.1	9 g
	+ *Niu Bang Zi* (Arctii Fructus)	1.2	9 g
Ausgeprägtes Fieber	+ *Huang Qin* (Scutellariae Radix)	2.3	9 g
	+ *Zhi Zi* (Gardeniae Fructus)	2.1	6 g
	+ *Lian Qiao* (Forsythiae Fructus)	2.4	9 g

Kontraindikationen und Sicherheitshinweise

Allergie gegen Bestandteile der Rezeptur

Fertilität, Schwangerschaft und Stillzeit

Fertilität Von einer längeren Anwendung bei Männern mit Kinderwunsch ist abzuraten ▶ *Dan Dou Chi*
Schwangerschaft Während jahrhundertelanger Anwendung sind keine relevanten Risiken bekannt geworden. Aussagefähige Untersuchungen zur Sicherheit in der Schwangerschaft liegen nicht vor.
Stillzeit Mit Vorsicht anzuwenden ▶ *Dan Dou Chi*

Interaktionen

▶ *Dan Dou Chi*

Kommentar

- Diese milde Rezeptur eignet sich gut für leichtere grippale Infekte im Anfangsstadium. In der Praxis sieht man die meisten Patienten bereits mit ausgeprägteren Zeichen, sodass dann auf stärker und tiefer wirkende Rezepturen zurückgegriffen werden muss, z.B. bei Wind-Kälte auf *Ma Huang Tang* aus dieser Gruppe oder bei Wind-Hitze auf *Yin Qiao San* ▶ RG 1.2.
- Bei der Zubereitung nur 5–10 Minuten kochen

Korrespondierende Akupunktur

- Di 4 *Hegu* (eliminiert pathogene Faktoren)
- Di 20 *Yingxiang* (Lokalpunkt)
- M-HN 3 *Yintang* (Extrapunkt)
- SJ 5 *Waiguan* (*Luo*-Punkt, eliminiert Wind)
- Lu 7 *Lieque* (*Luo*-Punkt, senkt Lungen-*Qi* ab)
- Bl 12 *Fengmen* (löst Wind aus der Oberfläche)
- Bl 13 *Feishu* (*Shu*-Punkt der Lunge)
- Gb 20 *Fengchi* (eliminiert Wind-Hitze und Wind-Kälte)

Diätetik

Wind-Kälte eliminieren Frühlingszwiebel, Paprika, Ingwer, Knoblauch, Chilischote, Koriander
Meiden Schwere, kalte und rohe Nahrung während des Infekts; Milchprodukte können vermehrt Schleim erzeugen.

Gě Gēn Tāng
Puerariae Radix Dekokt
葛根湯

Englischer Name Kudzu Decoction
Quelle *Shang Han Lun* (Abhandlung über fieberhafte, durch Kälte verursachte Erkrankungen)

Eigenschaften

Temperatur Leicht warm
Wirkort Außen, *Tai Yang*
Funktionskreis Lunge
Energiezustand des Patienten Fülle
Konstitution Unauffällig

Wirkung

- Vertreibt Wind-Kälte aus der Oberfläche
- Lindert Schmerzen und Steifigkeit im Nackenbereich

Zusammensetzung und Analyse

Arzneimittel	AG	Dosis	Wirkung
Ge Gen (Puerariae Lobatae Radix)	1.2	9–12 g	Löst Wind aus der Oberfläche, befreit die Muskelschicht; der besondere Nackenbezug richtet die Kraft der Rezeptur sehr auf die HWS-Region
Ma Huang (Ephedrae Herba)	1.1	6–9 g	Löst Wind-Kälte aus der Oberfläche; stark diaphoretisch
Gui Zhi (Cinnamomi Ramulus)	1.1	4–6 g	Harmonisieren *Ying* und *Wei*, unterstützen so die Ausleitung von Wind aus der Muskelschicht; *Gui Zhi* unterstützt durch die diaphoretische Wirkung zusätzlich das Lösen von Wind aus der Oberfläche; *Bai Shao* schützt *Yin* und Flüssigkeiten vor den zerstreuenden, diaphoretischen Mitteln
Bai Shao (Paeoniae Radix Alba)	12.2	4–6 g	
Da Zao (Jujubae Fructus)	12.1	4–6 g	Stützen die Mitte, regulieren *Ying* und *Wei*, *Qi* und Blut; *Sheng Jiang* löst zusätzlich Wind-Kälte aus der Oberfläche
Gan Cao (Glycyrrhizae Radix et Rhizoma)	12.1	4–6 g	
Sheng Jiang (Zingiberis Rhizoma Recens)	1.1	6–9 g	

Symptome

Fieber und Frösteln (Kälteabneigung) ohne Schwitzen, Schmerzen im HWS-, Schulter- oder Hinterkopf-Bereich

Befunde

Zungenkörper Relativ normal
Zungenbelag Dünn, weißlich
Puls Oberflächlich, gespannt

Indikationen nach TCM

Äußere Wind-Kälte-Erkrankung mit Nacken- oder Kopfschmerzen

Anwendungsbeispiele

- Akuter grippaler Infekt mit Nacken- und Kopfschmerzen
- Weichteilentzündungen im Schulter-Nackenbereich
- Tendinitis oder Bursitis der Schulter

Modifikationen

Symptom	Arzneimittel	AG	Dosis
Ausgeprägte Nackenschmerzen	+ *Qiang Huo* (Notopterygii Rhizoma et Radix)	1.1	9 g
Zusätzliche Schulterbeschwerden	+ *Jiang Huang* (Curcumae Longae Rhizoma)	10.1	9 g
	+ *Chuan Xiong* (Chuanxiong Rhizoma)	10.1	12 g
Kopfschmerzen, besonders im Stirnbereich	+ *Bai Zhi* (Angelicae Dahuricae Radix)	1.1	9 g
Ausgeprägte chronische Rhinitis, Sinusitis mit Kopfschmerzen im Stirnbereich, Schwindel, HWS-Verspannung, Verschleimung, verstopfte Nase, Schweißlosigkeit	+ *Chuan Xiong* (Chuanxiong Rhizoma)	10.1	15 g
	+ *Xin Yi* (Magnoliae Flos)	1.1	6 g
	+ *Bai Zhi* (Angelicae Dahuricae Radix)	1.1	6 g

Kontraindikationen und Sicherheitshinweise

- Allergie gegen Bestandteil der Rezeptur
- Alte und geschwächte Personen; erhöhter Blutdruck, Gefäßerkrankungen, insbesondere der Herzkranzgefäße und der Hirngefäße, Herzrhythmusstörungen, nicht kompensierte Schilddrüsendysfunktion; psychiatrische Erkrankungen, Angst- und Spannungszustände, Schlafstörung, Suchtkrankheiten; Anfallsleiden; Engwinkelglaukom; Prostataadenom mit Blasenentleerungsstörung; Einnahme von MAO-Hemmern, Sympathomimetika, Selegilin, Rasagilin oder Vasokonstriktoren ▶ *Ma Huang*
  Überdosierung von *Ma Huang* vermeiden, hohe Dosen können bei Langzeiteinnahme zur Abhängigkeit führen; mit Vorsicht anzuwenden bei manifester Lebererkrankung oder höherem Alkoholkonsum, Leberreaktionen durch *Ma Huang* sind nicht auszuschließen; Vorsicht bei kleineren Kindern, Vorsicht bei Niereninsuffizienz; Vorsicht bei Behandlung mit *Aconitum*-Arzneien, *Wu Zhu Yu* (Euodiae Fructus), *Xiang Jia Pi* (Periplocae Cortex) ▶ *Ma Huang*
- Bei längerer Anwendung Kontraindikationen und Sicherheitshinweise von ▶ *Gan Cao* beachten
- Vorsicht bei Blutungsneigung ▶ *Sheng Jiang*

Fertilität, Schwangerschaft und Stillzeit

Fertilität Von längerer Anwendung in höherer Dosis von ▶ *Ge Gen, Gan Cao* bei Männern mit Kinderwunsch ist abzuraten

Schwangerschaft und Stillzeit Kontraindiziert ▶ *Ma Huan*. Bei Auslassen von *Ma Huang* Vorsicht mit ▶ *Gan Cao* bei männlichen Säuglingen

Interaktionen

- Das Granulat der Kampo-Version (*Kakkon To*) hemmte dosisabhängig die Enzyme CYP3A4 um bis zu 57%, CYP2C9 bis zu 68% und CYP1A2 bis zu 70%.
- Das Rezepturgranulat veränderte nicht die Acetaminophen-Serumkonzentration nach Verabreichung eines Acetaminophen-Kombipräparats bei Einmalgabe an gesunde Probanden und erhöhte diese nur teilweise bei Verabreichung über sieben Tage an Ratten.
- ▶ *Bai Shao, Da Zao, Gan Cao, Ge Gen, Ma Huang, Sheng Jiang*

Pharmakologie

Das Granulat der Kampo-Version der Rezeptur (*Kakkon To*) zeigte im Ames-Test an vier Bakterienstämmen keine Hinweise auf Mutagenität.

Kommentar

- *Ge Gen Tang* besteht aus *Gui Zhi Tang* (Cinnamomi Ramulus Dekokt) aus dieser Gruppe plus *Ge Gen* und *Ma Huang*. Auch *Ma Huang Tang* ist *Ge Gen Tang* sehr ähnlich.
- Als Modifikation von *Gui Zhi Tang* (aus dieser Gruppe) mit den Zusätzen *Ge Gen* und *Ma Huang* behandelt *Ge Gen Tang* Wind-Kälte in der Oberfläche. *Ge Gen* fokussiert die Wirkung auf den Nacken- und Schulterbereich. Dies tritt nicht nur bei akuten Erkältungen auf. Auch Nackenverspannungen und -schmerzen aufgrund von Wind und Kälte in den Muskeln (*Bi*-Syndrom in den Muskeln) können mit *Ge Gen Tang* therapiert werden. In diesem Fall zeigen sich keine Zeichen einer äußeren Krankheit.

Korrespondierende Akupunktur

- Di 4 *Hegu* (eliminiert pathogene Wind-Kälte-Faktoren)
- Du 14 *Dazhui*, evtl. Du 16 *Fengfu* (Cave: nur sehr oberflächlich nadeln)
- SJ 5 *Waiguan* (*Luo*-Punkt, reguliert das *Qi* besonders im HWS-Bereich)
- Dü 3 *Houxi* (öffnet den *Du Mai* und verbessert dadurch die Bewegungsfähigkeit in der Reklination und Anteversion)
- Gb 20 *Fengchi*, Gb 21 *Jianjing*, Bl 10 *Tianzhu* (Lokalpunkte der HWS, eliminieren Wind)
- Lu 7 *Lieque* (Fernpunkt für die HWS, *Luo*-Punkt, senkt Lungen-*Qi* ab)
- Bl 12 *Fengmen* (eliminiert Wind aus der Oberfläche)
- Bl 13 *Feishu* (*Shu*-Punkt der Lunge)

Diätetik

Wind-Kälte eliminieren Frühlingszwiebel, Paprika, Ingwer, Knoblauch, Chilischote, Koriander

Meiden Schwere, kalte und rohe Nahrung während des Infekts; ebenfalls sollten Raffinadezucker und Milchprodukte gemieden werden, die zu viel Feuchtigkeit produzieren, außerdem fettes Fleisch, da es pathogene Faktoren im Organismus bindet. Milchprodukte und jegliche Süßigkeiten können vermehrt Schleim erzeugen.

Guì Zhī Tāng
Cinnamomi Ramulus Dekokt
桂枝湯　桂枝汤

Englischer Name Cinnamon Twig Decoction

Quelle *Shang Han Lun* (Abhandlung über fieberhafte, durch Kälte verursachte Erkrankungen)

Eigenschaften

Temperatur Leicht warm
Wirkort Außen, *Tai Yang*
Funktionskreis Lunge, Milz
Energiezustand des Patienten Leichter Mangel
Konstitution Leicht geschwächt

Wirkung

- Treibt äußere Wind-Kälte-Erkrankungen aus und öffnet die Oberfläche (diaphoretisch)
- Reguliert *Ying-Qi* und *Wei-Qi*

Zusammensetzung und Analyse

Arzneimittel	AG	Dosis	Wirkung
Gui Zhi (Cinnamomi Ramulus)	1.1	9 g	*Gui Zhi* löst durch seine diaphoretische Wirkung Wind aus der Oberfläche; *Bai Shao* nährt Blut und schützt *Yin* und Flüssigkeiten; *Gui Zhi* und *Bai Shao* harmonisieren zusammen *Ying* und *Wei*, dadurch wird Wind aus der Oberfläche gelöst bei zugrunde liegender Schwäche oder Disharmonie von *Ying* und *Wei*.
Bai Shao (Paeoniae Radix Alba)	12.2	9 g	
Sheng Jiang (Zingiberis Rhizoma Recens)	1.1	9 g	Stützen die Mitte, unterstützen die Harmonisierung von *Ying* und *Wei*, *Qi* und Blut; *Sheng Jiang* löst mit Schärfe Wind-Kälte aus der Oberfläche, *Da Zao* nährt das Blut; zusammen stellen diese beiden Arzneien ein Paar dar wie *Gui Zhi* und *Bai Shao*; *Zhi Gan Cao* stützt die Mitte, harmonisiert alle Arzneien
Da Zao (Jujubae Fructus)	12.1	9 g	
Zhi Gan Cao (Glycyrrhizae Radix et Rhizoma Praeparatum)	12.1	6 g	

Symptome

- **Leichtes Fieber mit gleichzeitiger Wind- und Kälteabneigung mit leichtem Schwitzen,** was aber keine Besserung bringt; Kopfschmerzen, Nackensteifigkeit
- Müdigkeit und Ausgezehrtheit nach Krankheit oder postpartal; **leichtgradiges Fieber, spontanes Schwitzen, Windaversion**
- Im Rahmen dieses Grundmusters auch bei Bauchbeschwerden, Palpitationen, Schlafproblemen, mangelndem Selbstbewusstsein, negativen Gedanken, Exanthemen, Myalgie

Befunde

Zungenkörper Ohne Befund, evtl. blass
Zungenbelag Dünn, weißlich, feucht
Puls Oberflächlich und verzögert

Indikationen nach TCM

- Äußere Wind-Kälte-Affektion mit vorbestehender Schwächung des *Wei-Qi* und *Ying-Qi*
- Störungen im Herz-Funktionskreis mit *Qi*-, Blut- oder *Yin*-Mangel ▶ Modifikationen

Anwendungsbeispiele

- Akuter grippaler Infekt
- Allergische Rhinitis
- Postpartales Fieber
- Erschöpfung
- Hauterkrankungen, wie Ekzeme oder Kälte-Urtikaria

Modifikationen

Symptom	Arzneimittel	AG	Dosis
Nackensteifigkeit und steife Schulter[1]	+ *Ge Gen* (Puerariae Lobatae Radix)	1.2	9 g
Ausgeprägter Husten mit viel Auswurf, Dyspnoe und bronchialer Spastik	+ *Hou Po* (Magnoliae Officinalis Cortex)	7	6 g
	+ *Ku Xing Ren* (Armeniacae Semen Amarum)	6.3	9 g
Gliederschmerzen mit zusätzlichen Feuchtigkeitszeichen	+ *Qiang Huo* (Notopterygii Rhizoma et Radix)	1.1	6 g
	+ *Fang Feng* (Saposhnikoviae Radix)	1.1	9 g
	+ *Yi Yi Ren* (Coicis Semen)	4	12 g
Gleichzeitiger ausgeprägter *Qi*-Mangel	+ *Huang Qi* (Astragali Radix); eine große Dosis	12.1	20 g
Abdominalkrämpfe, Obstipationsneigung, auch Diarrhö mit Spasmen, Kältegefühl im Abdomen[2]	*Bai Shao* (Paeoniae Radix Alba) Dosis verdoppeln	12.2	18 g
Parästhesien in den Extremitäten ohne Schmerzen[3]	+ *Huang Qi* (Astragali Radix)	12.1	9 g

[1] Ergibt **Gui Zhi Jia Ge Gen Tang (Cinnamomi Ramulus Dekokt mit Puerariae Radix)**
[2] Ergibt **Gui Zhi Jia Shao Yao Tang (Cinnamomi Ramulus Dekokt mit Paeoniae Radix)**
[3] Ergibt **Huang Qi Gui Zhi Wu Wu Tang (Fünf Substanzen Rezeptur mit Astragalus und Zimt)**, wird traditionell bei Blut-*Bi* (*Xue Bi*) eingesetzt ▶ Kommentar

Kontraindikationen und Sicherheitshinweise

- Allergie gegen Bestandteil der Rezeptur
- Bei längerer Anwendung Kontraindikationen und Sicherheitshinweise von ▶ *Gan Cao* beachten. Vorsicht bei Hypertonus. Bei höherer Dosis und längerer Anwendung ist eine Kontrolle des Blutdrucks und des Serumkaliums anzuraten und eine Komedikation mit Diuretika (außer Kalium sparenden) zu vermeiden.
- Hohe Dosen von ▶ *Sheng Jiang* bei Hypertonikern vermeiden, Vorsicht bei Blutungsneigung
- Vorsicht bei Diabetikern mit Neigung zur Hypoglykämie ▶ *Gui Zhi*

Fertilität, Schwangerschaft und Stillzeit

Fertilität Von einer längeren Anwendung mit höherer Dosis von ▶ *Gan Cao* bei Männern mit Kinderwunsch ist abzuraten.

Schwangerschaft Mit Vorsicht anzuwenden ▶ *Gui Zhi, Gan Cao, Sheng Jiang.* Bei kurzfristiger Anwendung sind die Risiken als gering einzuschätzen. Aussagefähige Untersuchungen zur Sicherheit der Rezeptur in der Schwangerschaft liegen nicht vor.

Stillzeit Bei männlichen Säuglingen ▶ *Gan Cao* nicht über längere Zeit höher dosieren

Interaktionen

▶ *Bai Shao, Da Zao, Gan Cao, Sheng Jiang*

Pharmakologie

- Eine Einzeldosis des Kampo-Korrelats der Rezeptur (*Keishi To*) führte in einer Studie an gesunden Personen zu einem Anstieg des systolischen, aber nicht des diastolischen Blutdrucks oder der Herzfrequenz; das Herzschlagvolumen zeigte eine leichte Steigerung, während der kardiale Output und der Herzindex unverändert blieben.
- Das Granulat der Kampo-Version der Rezeptur (*Keishi To*) zeigte im Ames-Test an vier Bakterienstämmen keine Hinweise auf Mutagenität.

Kommentar

- Bei der Zubereitung nicht länger als 20 Minuten kochen
- Anders als *Ma Huang Tang* (Ephedrae Herba Dekokt), das bei blockierter Oberfläche durch Kälte-Invasion mit dem Leitsymptom Schweißlosigkeit angewendet wird, setzt man *Gui Zhi Tang* (Cinnamomi Ramulus Dekokt) bei einer Störung zwischen *Wei* und *Ying* ein. Diese Disharmonie führt zu einer instabilen Oberfläche und damit zum Leitsymptom des Schwitzens trotz äußerer Wind-Invasion. (Bei Wind-Kälte entsteht typischerweise eine Blockierung der Poren und eine resultierende Schweißlosigkeit, dann ist *Ma Huang Tang* (Ephedrae Herba Dekokt) angezeigt). Das Schwitzen weist hier auch auf eine vorbestehende Schwäche der *Wei*- und *Ying*-Ebene hin.
- *Ying* und *Wei* bilden ein *Yin-Yang*-Paar und sind voneinander abhängig. In *Gui Zhi Tang* fokussiert *Gui Zhi* (und auch *Sheng Jiang*) auf das äußere *Wei* und *Bai Shao* (und auch *Da Zao*) auf das innere *Ying*.
- Der Schlüssel für den Einsatz dieser Rezeptur ist die Disharmonie zwischen *Ying* und *Wei*, was zu folgenden Symptomen führt: leichtes spontanes Schwitzen, Windempfindlichkeit sowie Hitzereaktionen auf Kälte. *Gui Zhi Tang* oder eine Modifikation davon kann zusätzlich zu *Tai-Yang*-Wind-Erkrankungen (▶ oben) bei zahlreichen weiteren Krankheiten eingesetzt werden, solange folgende Schlüsselsymptome vorhanden sind: leichtes spontanes Schwitzen, leichtgradiges Fieber, Windaversion, Muskelschmerzen, Hitzezeichen an der Oberfläche, wie Fieber oder Exantheme, ausgelöst durch Kälte. Das Beschwerdebild zeigt sich oft bei einem geschwächten Körper, z.B. postpartal, nach langer Krankheit oder bei grundsätzlich schwacher Konstitution.
- Bei der Anwendung von *Gui Zhi Tang* für Wind-Erkrankungen ist das Behandlungsziel, den pathogenen Wind mit Hilfe der Rezeptur aus dem Körper zu schwitzen. Aus diesem Grund wird nach der Rezeptur-Einnahme eine heiße Reissuppe gegessen. Danach legt sich der Patient ins Bett, deckt sich zu und entwickelt einen leichten, gesundenden Schweiß. Es ist falsch, bei äußeren Wind-Erkrankungen diese Mischung einzunehmen und sich dann Wind und Kälte auszusetzen (z.B. leicht bekleidet nach draußen zu gehen).
- *Huang Qi Gui Zhi Wu Wu Tang* (Fünf Substanzen Rezeptur mit Astragalus und Zimt) behandelt *Xue Bi*, Blockade des Blutes. Dabei blockiert der eindringende Wind den Fluss des leicht beschädigten Blutes. Es zeigen sich Parästhesien und Taubheit zusammen mit einem rauen und schwachen Puls. Diese Rezeptur kann auch bei Blut-Mangel mit Parästhesien und Taubheit eingesetzt werden, z.B. nach langer Krankheit oder post partum.

Korrespondierende Akupunktur

- Di 4 *Hegu* (eliminiert pathogene Faktoren)
- SJ 5 *Waiguan* (eliminiert Wind)
- Lu 7 *Lieque* (*Luo*-Punkt, senkt Lungen-*Qi* ab)
- Bl 12 *Fengmen* (löst Wind aus der Oberfläche)
- Bl 13 *Feishu* (*Shu*-Punkt der Lunge)
- Ma 36 *Zusanli* (Arealfernpunkt für das Abdomen, stützt das *Qi* der Mitte)
- Bl 20 *Pishu* (*Shu*-Punkt der Milz)

Diätetik

Wind-Kälte eliminieren Frühlingszwiebel, Paprika, Ingwer, Knoblauch, Chilischote, Koriander

Milz- und Lungen-Qi stärken Buchweizen, Gerste, Sojabohnen, Fenchel

Meiden Raffinadezucker, Milchprodukte, fettes Fleisch, Kaffee, Alkohol. Ein Übermaß an Süßem belastet die Milz, da Süßes leicht zu viel Feuchtigkeit produziert. Übermäßig viel Kaltes und Rohkost können die Milz ebenfalls belasten.

Má Huáng Tāng
Ephedrae Herba Dekokt
麻黄汤

Englischer Name Ephedra Decoction
Quelle *Shang Han Lun* (Abhandlung über fieberhafte, durch Kälte verursachte Erkrankungen)

Eigenschaften

Temperatur Warm
Wirkort Außen, *Tai Yang*
Funktionskreis Lunge
Energiezustand des Patienten Fülle
Konstitution Eher kräftig

Wirkung

- Öffnet die Oberfläche, leitet Wind-Kälte aus, wirkt schweißtreibend
- Löst Lungen-*Qi*-Stau und senkt rebellierendes Lungen-*Qi* ab

Zusammensetzung und Analyse

Arzneimittel	AG	Dosis	Wirkung
Ma Huang (Ephedrae Herba)	1.1	9 g	Befreit durch die starke diaphoretische Wirkung die Oberfläche und löst Wind-Kälte, die die Oberfläche blockiert; senkt kräftig Lungen-*Qi* ab, stoppt Husten und lindert bronchiale Spastik
Gui Zhi (Cinnamomi Ramulus)	1.1	6 g	Unterstützt durch die diaphoretische Wirkung *Ma Huang* bei der Befreiung der Oberfläche und Elimination von Wind-Kälte; macht Leitbahnen durchgängig, lindert Muskel- und Gliederschmerzen
Ku Xing Ren (Armeniacae Semen Amarum)	6.3	9 g	Senkt Lungen-*Qi* ab, stoppt Husten, lindert bronchiale Spastik; unterstützt somit die zweite Wirkung von *Ma Huang*
Gan Cao (Glycyrrhizae Radix et Rhizoma)	12.1	3 g	Harmonisiert und schützt vor der leichten Toxizität von *Xing Ren* und der starken diaphoretischen Wirkung von *Ma Huang*

Symptome

- **Akute Beschwerden mit deutlicher Kälte- und Windabneigung, Frösteln, Schweißlosigkeit, Gliederschmerzen, Kopfschmerzen, gleichzeitigem leichtem Fieber**, wässriger Rhinitis, Abgeschlagenheit; kein Durst
- Druckgefühl in der Brust, Husten, bronchiale Enge

Befunde

Zungenkörper Ohne Befund
Zungenbelag Dünn, weißlich, feucht
Puls Oberflächlich, voll, gespannt

Indikationen nach TCM

Wind-Kälte-Invasion in das Außen, dadurch Fülle im Außen und im Lungen-Funktionskreis

Anwendungsbeispiele

Akuter grippaler Infekt im Anfangsstadium

Modifikationen

Symptom	Arzneimittel	AG	Dosis
Ausgeprägte Wind- und Kälteabneigung	+ *Jing Jie* (Schizonepetae Herba)	1.1	6 g
Ausgeprägter Husten	+ *Gua Lou* (Trichosanthis Fructus)	6.2	6–8 g
	+ *Zhe Bei Mu* (Fritillariae Thunbergii Bulbus)	6.2	6–8 g
Asthmatische Beschwerden	+ *Zi Su Zi* (Perillae Fructus)	6.3	9 g
	+ *Di Long* (Pheretima)	16	6 g
	+ *Jie Geng* (Platycodi Radix)	6.1	9 g
	+ *Zhi Qiao* (Aurantii Fructus)	9	9 g
Erkrankungen des rheumatischen Formenkreises[1]	+ *Yi Yi Ren* (Coicis Semen)	4	20 g
Gleichzeitige innere Hitze[2]	+ *Shi Gao* (Gypsum Fibrosum)	2.1	12–30 g
	+ *Sheng Jiang* (Zingiberis Rhizoma Recens)	1.1	9 g
	+ *Da Zao* (Jujubae Fructus)	12.1	15 g

[1] Ergibt Ma Xing Yi Gan Tang (Ephedrae Herba, Armeniacae Semen, Coicis Semen und Glycyrrhizae Radix et Rhizoma Praeparata cum Melle Dekokt) ▶ Kommentar
[2] Ergibt Da Qing Long Tang (Größeres Blaugrüner Drachen Dekokt) ▶ Kommentar

Kontraindikationen und Sicherheitshinweise

- Allergie gegen Bestandteil der Rezeptur
- Alte und geschwächte Personen; erhöhter Blutdruck, Gefäßerkrankungen, insbesondere der Herzkranzgefäße und der Hirngefäße, Herzrhythmusstörungen, nicht kompensierte Schilddrüsendysfunktion; psychiatrische Erkrankungen, Angst- und Spannungszustände, Schlafstörung, Suchtkrankheiten; Anfallsleiden; Engwinkelglaukom; Prostataadenom mit Blasenentleerungsstörung; Einnahme von MAO-Hemmern, Sympathomimetika, Selegilin, Rasagilin oder Vasokonstriktoren ▶ *Ma Huang*
- Überdosierung von *Ma Huang* vermeiden, hohe Dosen können bei Langzeiteinnahme zur Abhängigkeit führen; mit Vorsicht anzuwenden bei manifester Lebererkrankung oder höherem Alkoholkonsum, Leberreaktionen durch *Ma Huang* sind nicht auszuschließen; Vorsicht bei Niereninsuffizienz; Vorsicht bei Behandlung mit *Aconitum*-Arzneien, *Wu Zhu Yu* (Euodiae Fructus), *Xiang Jia Pi* (Periplocae Cortex) ▶ *Ma Huang*
- Vorsicht bei Kindern ▶ *Ma Huang, Ku Xing Ren*
- Bei längerer Anwendung Kontraindikationen und Sicherheitshinweise von ▶ *Gan Cao* beachten
- Dosierung von ▶ *Ku Xing Ren* begrenzen; Kombination mit anderen Amygdalin enthaltenden Arzneien vermeiden oder Gesamtdosis auf 15 g begrenzen

Schwangerschaft und Stillzeit

Kontraindiziert ▶ *Ma Huang, Ku Xing Ren*

Interaktionen

▶ *Ma Huang, Gan Cao, Ku Xing Ren*

Pharmakologie

- Eine Einzeldosis des Kampo-Korrelats der Rezeptur (*Mao To*) führte in einer Studie an gesunden Personen zu einem Anstieg des systolischen und des diastolischen Blutdrucks, der Herzfrequenz, des Herzschlagvolumens, des kardialen Outputs und der Parasympathikus-Aktivität, aber zu einer Abschwächung(!) der Sympathikus-Funktion.
- Das Granulat der Kampo-Version der Rezeptur (*Mao To*) zeigte im Ames-Test an vier Bakterienstämmen keine Hinweise auf Mutagenität.

Kommentar

- Die Schweißlosigkeit ist für die Wahl dieser Mischung ein Schlüsselsymptom. Schwitzt der Patient bei einer Wind-Kälte Erkrankung, so ist das ein Zeichen einer instabilen Oberfläche und *Ma Huang Tang* ist grundsätzlich nicht die richtige Rezeptur. Neben der Anwendung gegen Wind-Kälte-Erkrankungen wird *Ma Huang Tang* mit Modifikationen auch bei Husten sowie Asthma und Keuchen aufgrund von Kälte in der Lunge eingesetzt. Schlüsselsymptome für Asthma aufgrund von Kälte sind weißer oder durchsichtiger und dünnflüssiger Schleim sowie eine Verschlimmerung der Symptome durch Kälte. Weiter wird modifiziertes *Ma Huang Tang* auch bei Wind-Kälte-*Bi*-Syndromen angewendet. Scharfes und warmes *Ma Huang* treibt in diesem Fall die Kälte aus den Gelenken. Die Modifikationen befreien die Leitbahnen und wandeln Feuchtigkeit um.
- *Ma Huang Tang* ist stark diaphoretisch und öffnet die Poren. Während der Einnahme von *Ma Huang Tang* bei Wind-Kälte-Erkrankungen sollte sich der Patient warmhalten und Kälte und Wind meiden.
- Cave bei Patienten mit *Yin*-Mangel (Schwitzen schädigt weiter das *Yin*)
- Verwandte Rezepturen zu *Ma Huang Tang* sind
  - *Ma Xing Shi Gan Tang* (Ephedrae Herba, Armeniacae Semen, Gypsum Fibrosum und Glycyrrhizae Radix et Rhizoma Praeparata cum Melle Dekokt) ▶ RG 1.2 bei Lungen-Hitze
  - *Xiao Qing Long Tang* (Kleines Blaugrüner Drachen Dekokt) aus dieser Gruppe bei Wind-Kälte und Feuchtigkeit
  - *Ge Gen Tang* (Puerariae Radix Dekokt) aus dieser Gruppe bei Wind-Kälte mit HWS-Schmerzen
  - **Ma Xing Yi Gan Tang (Ephedrae Herba, Armeniacae Semen, Coicis Semen und Glycyrrhizae Radix et Rhizoma Praeparata cum Melle Dekokt)** ▶ Modifikationen

    Indikation Wind-Feuchtigkeit ist in die Oberfläche eingedrungen

    Symptome Schwere und Schmerzen im gesamten Körper, geschwollene und warme Gelenke, Windaversion, Arthralgie, Myalgien, leichtes Schwitzen während der Schmerzattacke, Hautveränderungen, Effloreszenzen

    Bei ausgeprägten Symptomen optional *Cang Zhu* (Atractylodis Rhizoma), *Qiang Huo* (Notopterygii Rhizoma et Radix) und *Fang Feng* (Saposhnikoviae Radix) hinzufügen
  - **Da Qing Long Tang (Größeres Blaugrüner Drachen Dekokt)** ▶ Modifikationen

    Indikation Äußere Wind-Kälte mit gleichzeitiger innerer Hitze

    Symptome Ausgeprägtes Fieber mit Frösteln und Abneigung gegen Wind, Schweißlosigkeit, Körperschmerzen, Durst, Gereiztheit und ein oberflächlicher und gespannter Puls. Auch bei Körperschwere mit oberflächlichen Ödemen in den Extremitäten in Kombination mit den obigen Symptomen. Diese Präsentation entspricht dem *Yi Yin*, bei welchem dünner Schleim (*Yin*) in die Extremitäten überfließt.

Korrespondierende Akupunktur

- Di 4 *Hegu* (leitet pathogene Faktoren aus)
- Di 20 *Yingxiang* (Lokalpunkt)
- M-HN 3 *Yintang* (Extrapunkt)
- SJ 5 *Waiguan*, Gb 20 *Fengchi* (eliminieren Wind)
- Lu 7 *Lieque* (*Luo*-Punkt, senkt Lungen-*Qi* ab)
- Bl 12 *Fengmen* (löst Wind aus der Oberfläche)
- Bl 13 *Feishu* (*Shu*-Punkt der Lunge)
- Ma 36 *Zusanli* (stützt das *Qi* der Mitte)

Diätetik

Wind-Kälte eliminieren Frühlingszwiebel, Paprika, Ingwer, Knoblauch, Chilischote, Koriander
Meiden Schwere, kalte und rohe Nahrung während des Infekts; Milchprodukte können vermehrt Schleim erzeugen.

Xiāng Rú Săn
Moslae Herba Pulver
香薷散

Englischer Name Mosla Powder
Quelle *Tai Ping Hui Min He Ji Ju Fang* (Rezepturensammlung von kaiserlicher Gnade aus der Tai-Ping-Ära)

Eigenschaften

Temperatur Warm
Wirkort Außen und Innen
Funktionskreis Milz und Lunge
Energiezustand des Patienten Fülle
Konstitution Unauffällig

Wirkung

- Befreit die Oberfläche und zerstreut Kälte
- Wandelt Feuchtigkeit um und harmonisiert die Mitte

Zusammensetzung und Analyse

Arzneimittel	AG	Dosis	Wirkung
Xiang Ru (Moslae Herba)	1.1	6–9 g	Befreit die Oberfläche, reguliert das Auf- und Absteigen des Mitte-*Qi* und vertreibt Kälte und Feuchtigkeit aus dem Mittleren Erwärmer
Bai Bian Dou (Lablab Semen Album)	7.0	6 g	Stärkt die Milz, leitet Feuchtigkeit und Trübheit aus
Hou Po (Magnoliae Officinalis Cortex)	7.0	6 g	Leitet Feuchtigkeit aus und löst Völlegefühl der Mitte

Symptome

Frösteln mit gleichzeitigem Wärmegefühl, kein Schwitzen, **Schweregefühl** und Schmerzen im Kopf, **Müdigkeit**, Engegefühl in der Brust, Bauchschmerzen, Erbrechen, Diarrhö, müde Extremitäten

Befunde

Zungenkörper Oft noch normal
Zungenbelag Weiß, schleimig
Puls Oberflächlich, kraftvoll

Indikationen nach TCM

Feuchtigkeit-Kälte Invasion, die insbesondere im Sommer auftritt und Außen und Innen gleichzeitig befällt

Anwendungsbeispiele

- Infektionen der oberen Atemwege
- Gastroenteritis
- Bakterielle Dysenterie

Modifikationen

Symptom	Arzneimittel	AG	Dosis
Ausgeprägte Oberflächenzeichen	+ *Dan Dou Chi* (Sojae Semen Praeparatum)	1.2	12 g
	+ *Cong Bai* (Allii Fistulosi Bulbus)	1.1	9 g
Zeitgleiche Krämpfe und Spasmen in den Extremitäten	+ *Mu Gua* (Chaenomelis Fructus)	5	9 g
Ausgeprägte Feuchtigkeit-Hitze im Innen mit Wind-Kälte an der Oberfläche	+ *Huang Lian* (Coptidis Rhizoma)	2.3	5 g
	+ *Yi Yi Ren* (Coicis Semen)	4	15 g
	Xiang Ru (Moslae Herba) Dosis reduzieren	1.1	3–6 g

Kontraindikationen und Sicherheitshinweise

Allergie gegen Bestandteile der Rezeptur

Schwangerschaft und Stillzeit

Schwangerschaft Mit Vorsicht anwenden ▶ *Hou Po*. Aussagefähige Untersuchungen zur Sicherheit der Rezeptur in der Schwangerschaft liegen nicht vor.
Stillzeit Keine Einschränkungen bekannt

Kommentar

- *Xiang Ru San* behandelt eine *Yin*-Sommer-Hitze-Erkrankung, bei welcher der Körper im Sommer durch die offenen Poren von Wind-Kälte angegriffen wird. Im Körper hat sich aufgrund der Sommer-Feuchtigkeit und der kalten Sommerspeisen Feuchtigkeit angesammelt. *Xiang Ru San* fokussiert gleichzeitig auf die Oberfläche und die innere Feuchtigkeit. Die Mischung kann immer als Grundlage verwendet werden, wenn eindringende Wind-Kälte auf angesammelte Feuchtigkeit trifft. Die Schlüsselsymptome sind demnach Oberflächenzeichen wie simultanes Fieber und Frösteln ohne Schwitzen zusammen mit inneren Feuchtigkeitzeichen, wie Diarrhö, Erbrechen, Schweregefühl und Engegefühl in der Brust.
- Die Kategorisierung dieser Rezeptur wird in der Literatur diskutiert. Sie ist teilweise auch bei Sommerhitze in der RG 2 eingeteilt. Da sie aber hauptsächlich Wind-Kälte behandelt (traditionell im Sommer zugezogen), wird sie in diesem Buch unter den Wind-Kälte-Rezepturen aufgeführt.
- *Huo Xiang Zheng Qi San* (Agastaches Herba Pulver, das das Qi korrigiert) ▶ RG 6.2 wird ebenfalls eingesetzt, wenn äußere pathogene Faktoren bei einer Person mit bereits existierender Feuchtigkeit-Ansammlung eindringen und Symptome wie Fieber und Frösteln in Kombination mit Übelkeit und Durchfall verursachen, z.B. im Rahmen einer akuten Magendarm-Grippe. Der Unterschied liegt darin, dass bei *Xiang Ru San* die Oberflächensymptome mehr im Vordergrund stehen als bei *Huo Xiang Zheng Qi San*, bei der vor allem die Magendarm-Symptomatik im Vordergrund steht.
- Die Kaiserarznei *Xiang Ru* ist scharf und warm, zerstreut Kälte von der Oberfläche und fördert Schwitzen. Der berühmte Arzt Li Shi-Zhen nannte *Xiang Ru* deshalb auch das *Ma Huang* (Ephedrae Herba) des Sommers.

Korrespondierende Akupunktur

- Di 4 *Hegu* (leitet pathogene Faktoren aus)
- Di 20 *Yingxiang* (Lokalpunkt der Nase)
- M-HN 3 *Yintang* (Extrapunkt; öffnet blockiert Nasenatmung, löst Kopfschmerzen)
- Ren 12 *Zhongwan* (harmonisiert die Mitte, lindert Übelkeit)
- Ren 6 *Qihai* (stärkt das *Qi*)
- Ma 40 *Fenglong*, Mi 9 *Yinlingquan* (eliminieren Feuchtigkeit)
- Lu 7 *Lieque* (*Luo*-Punkt, senkt bei Husten Lungen-*Qi* ab)
- Bl 13 *Feishu* (*Shu*-Punkt der Lunge)
- Ma 36 *Zusanli* (stützt das *Qi* der Mitte)
- Gb 20 *Fengchi* (eliminiert Wind)

Diätetik

Wind-Kälte eliminieren Frühlingszwiebel, Paprika, Ingwer, Knoblauch, Chilischote, Koriander
Meiden Schwere, kalte und rohe Nahrung während des Infekts; Milchprodukte können vermehrt Feuchtigkeit erzeugen.

Xiǎo Qīng Lóng Tāng
Kleines Blaugrüner Drachen Dekokt
小青龍湯 小青龙汤

Englischer Name Minor Bluegreen Dragon Decoction
Quelle *Shang Han Lun* (Abhandlung über fieberhafte, durch Kälte verursachte Erkrankungen)

Eigenschaften

Temperatur Leicht warm
Wirkort Außen, *Tai Yang*
Funktionskreis Lunge, Milz
Energiezustand des Patienten Leichter Mangel
Konstitution Unauffällig

Wirkung

- Treibt äußere Wind-Kälte-Erkrankungen aus und öffnet die Oberfläche (diaphoretisch)
- Vertreibt Kälte, wandelt dünnen Schleim um, wärmt den Lungen-Funktionskreis
- Leitet rebellierende *Qi* nach unten und stoppt Husten und Keuchen

Zusammensetzung und Analyse

Arzneimittel	AG	Dosis	Wirkung
Ma Huang (Ephedrae Herba)	1.1	9 g	Befreit durch die starke diaphoretische Wirkung die Oberfläche, löst Wind-Kälte, die die Oberfläche blockiert; senkt kräftig Lungen-*Qi* ab, stoppt Husten und lindert bronchiale Spastik
Gui Zhi (Cinnamomi Ramulus)	1.1	9 g	Unterstützt durch die diaphoretische Wirkung *Ma Huang* bei der Befreiung der Oberfläche und Elimination von Wind-Kälte; macht die Leitbahnen durchgängig und lindert Muskel- und Gliederschmerzen; unterstützt die Umwandlung von dünnem, wässrigem Schleim

Gan Jiang (Zingiberis Rhizoma)	11	3 g	Stützt und wärmt die Mitte, wärmt die Lunge und wandelt dünnen, wässrigen Schleim um
Wu Wei Zi (Schisandrae Chinensis Fructus)	13	6 g	Adstringiert und schützt die Säfte vor der zerstreuenden Wirkung der diaphoretischen Mittel; stärkt und adstringiert das Lungen-*Qi*
Xi Xin (Asari Radix et Rhizoma)[1]	11	3 g	Löst Wind-Kälte aus der Oberfläche, zerstreut das *Qi*, wärmt die Lunge und wandelt dünnen, wässrigen Schleim um
Bai Shao (Paeoniae Radix Alba)	12.2	9 g	Nährt, befeuchtet, adstringiert und schützt so gegen Trockenheit durch die anderen Schleim umwandelnden, heißen und diaphoretischen Mittel; wirkt als Paar mit *Wu Wei Zi*
Zhi Ban Xia (Pinelliae Rhizoma Praeparatum)	6.1	9 g	Wandelt Schleim um und unterstützt die anderen Schleim umwandelnden Mittel
Zhi Gan Cao (Glycyrrhizae Radix et Rhizoma Praeparata)	12.1	9 g	Stützt und wärmt die Mitte; harmonisiert die anderen Mittel

[1] *Xi Xin* ist aufgrund des möglichen Inhaltsstoffs Aristolochiasäure in Deutschland und der Schweiz verboten; in dieser Mischung kann es durch 6 g *Cong Bai* (Allii Fistulosi Bulbus) ► AG 1.1 ersetzt werden.

Symptome

- **Fieber und Frösteln, Schweißlosigkeit**, bronchiale Enge, **Atemschwierigkeiten, Husten mit reichlich serösem Schleim**, Kurzatmigkeit
- **Nasenlaufen mit dünnflüssigem Schleim**
- Schweregefühl mit Gedunsenheit oder Ödemen mit Völlegefühl in der Brust und Atemschwierigkeiten

Befunde

Zungenkörper Blass
Zungenbelag Weißlich, klebrig
Puls Schlüpfrig, oberflächlich, evtl. gespannt

Indikationen nach TCM

Äußere Wind-Kälte-Affektion mit Feuchtigkeit und Schleim im Innen

Anwendungsbeispiele

- Akuter grippaler Infekt
- Bronchitis, asthmoide Bronchitis, Asthma bronchiale
- Allergische Rhinitis

Modifikationen

Symptom	Arzneimittel	AG	Dosis
Allergische Rhinitis	+ *Cang Er Zi* (Xanthii Fructus)	1.1	9 g
	+ *Fang Feng* (Saposhnikoviae Radix)	1.1	9 g
Mit Augenbeteiligung	+ *Ju Hua* (Chrysanthemi Flos)	1.2	9 g
	+ *Chan Tui* (Cicadae Periostracum)	1.2	9 g
	+ *Gou Qi Zi* (Lycii Fructus)	12.4	12 g
Ausgeprägter Husten mit zähem Sekret	+ *Gua Lou* (Trichosanthis Fructus)	6.2	9 g
	+ *Ku Xing Ren* (Armeniacae Semen Amarum)	6.3	6 g
	+ *Chuan Bei Mu* (Fritillariae Cirrhosae Bulbus)	6.2	9 g
Hitzeentwicklung	+ *Shi Gao* (Gypsum)	2.1	20 g
Gleichzeitiger Lungen-*Yin*-Mangel mit sehr trockenen Schleimhäuten	+ *Mai Dong* (Ophiopogonis Radix)	12.4	9 g
	+ *Dang Gui* (Angelicae Sinensis Radix)	12.2	6 g

Kontraindikationen und Sicherheitshinweise

- Allergie gegen Bestandteile der Rezeptur
- Alte und geschwächte Personen; erhöhter Blutdruck, Gefäßerkrankungen, insbesondere der Herzkranzgefäße und der Hirngefäße, Herzrhythmusstörungen, nicht kompensierte Schilddrüsendysfunktion; psychiatrische Erkrankungen, Angst- und Spannungszustände, Schlafstörung, Suchtkrankheiten; Anfallsleiden; Engwinkelglaukom; Prostataadenom mit Blasenentleerungsstörung; Einnahme von MAO-Hemmern, Sympathomimetika, Selegilin, Rasagilin oder Vasokonstriktoren ► *Ma Huang*
- Bei Anwendung von ► *Xi Xin:* Niereninsuffizienz! Anwendung bei Kindern! Nur kurzfristig einsetzen! Eine ausreichend lange Kochzeit ist einzuhalten.
- Keine längere Anwendung von ► *Gan Cao* in hoher Dosierung bei unzureichend kontrolliertem Hypertonus, Ödemneigung, Leberzirrhose, schwerer Niereninsuffizienz, Hypokaliämie, Therapie mit Diuretika (außer Kalium sparenden) oder Digitalis, Einnahme von Antiarrhythmika oder stimulierenden Laxantien. Eine Kontrolle des Blutdrucks und des Serumkaliums ist anzuraten. Vorsicht bei männlicher sexueller Dysfunktion und manifestem oder latentem Testosteronmangel

- Gleichzeitige Behandlung mit Tacrolimus, besondere Vorsicht bei Behandlung mit Ciclosporin (Kontrolle des Serumspiegels!) oder Paclitaxel ▶ *Wu Wei Zi*
- Überdosierung von ▶ *Ma Huang* vermeiden, hohe Dosen können bei Langzeiteinnahme zur Abhängigkeit führen; mit Vorsicht anzuwenden bei manifester Lebererkrankung oder höherem Alkoholkonsum, Leberreaktionen durch *Ma Huang* sind nicht auszuschließen; Vorsicht bei kleineren Kindern, Vorsicht bei Niereninsuffizienz; Vorsicht bei Behandlung mit *Aconitum*-Arzneien, *Wu Zhu Yu* (Euodiae Fructus), *Xiang Jia Pi* (Periplocae Cortex)
- Vorsicht bei Diabetikern mit Neigung zur Hypoglykämie ▶ *Gui Zhi*

Fertilität, Schwangerschaft und Stillzeit

Fertilität Von einer Anwendung von ▶ *Xi Xin* bei Frauen und Männern mit Kinderwunsch ist unbedingt abzuraten. Von einer längeren Anwendung und höheren Dosis von ▶ *Gan Cao* ist bei Männern mit Kinderwunsch abzuraten.

Schwangerschaft Kontraindiziert ▶ *Ma Huang, Xi Xin, Zhi Ban Xia*

Stillzeit Kontraindiziert ▶ *Ma Huang, Xi Xin, Zhi Ban Xia*

Interaktionen

- Das Rezepturgranulat der Kampo-Version (*Sho Seiryo To*) verringerte die Bioverfügbarkeit von Carbamazepin bei männlichen Ratten, nicht jedoch die von Nifedipin.
- ▶ *Ma Huang, Gan Jiang, Zhi Ban Xia, Bai Shao, Wu Wei Zi, Gan Cao*

Pharmakologie

Das Dekokt der koreanischen Rezepturversion *So Cheong Ryong Tang* zeigte im In-vitro-Chromosomenaberrationstest ein positives Ergebnis, im Mikrokern-Test an der Maus jedoch ein negatives Ergebnis. Das Granulat der Kampo-Version (*Sho Seiryu To*) zeigte in vitro bzw. in vivo (Ames-Test, Mikrokern- und Chromosomenaberrationstest) keine Hinweise auf Mutagenität oder Gentoxizität.

Kommentar

- Traditionellerweise behandelt *Xiao Qing Long Tang* ein Kombinationsmuster mit Wind-Kälte in der Oberfläche und kaltem dünnflüssigem Schleim in der Lunge. Der Schleim sammelt sich an aufgrund einer Schwäche der Lunge, der Milz und der Nieren. Die Blockade an der Oberfläche durch eine akut auftretende Wind-Kälte verschlimmert die Flüssigkeitsansammlung und führt zu den äußeren Symptomen.
- *Xiao Qing Long Tang* kann immer in Erwägung gezogen werden, wenn sich kalter dünnflüssiger Schleim in der Lunge ansammelt, den freien Fluss des Lungen-*Qi* blockiert und zu Husten, Keuchen, Asthma oder Nasenlaufen führt.
- *Xiao Qing Long Tang* gilt als Standardrezeptur bei Asthma aufgrund von Kälte, Infekt-Asthma sowie bei allergischer Rhinitis oder allergischem Asthma. Auf Interaktionen von ▶ *Ma Huang* mit Sympathomimetika ist in diesem Fall besonders zu achten.
- Verwandte Rezepturen zu *Xiao Qing Long Tang* aus dieser Gruppe sind
  - *Da Qing Long Tang* (Größeres Blaugrüner Drachen Dekokt) ▶ *Ma Huang Tang* (Ephedrae Herba Dekokt)
  - *Ma Huang Tang* (Ephedrae Herba Dekokt)

Korrespondierende Akupunktur

- Di 4 *Hegu* (eliminiert pathogene Faktoren)
- Di 20 *Yingxiang* (macht die Nase frei)
- M-HN 1 *Yintang* (befreit die Nase, sediert)
- SJ 5 *Waiguan* (eliminiert Wind)
- Lu 7 *Lieque* (*Luo*-Punkt, senkt Lungen-*Qi* ab)
- Lu 6 *Kongzui* (*Xi*-Punkt, gut bei akuten Beschwerden)
- Ren 17 *Shanzhong* (Meisterpunkt für die Atmungsorgane, bei bronchialer Enge)
- Pe 6 *Neiguan* (*Luo*-Punkt und Arealfernpunkt für den Thorax)
- Bl 12 *Fengmen* (löst Wind aus der Oberfläche)
- Bl 13 *Feishu* (*Shu*-Punkt der Lunge, mit Moxa
- Ma 36 *Zusanli* (Arealfernpunkt für das Abdomen, stützt das *Qi* der Mitte)
- Mi 10 *Xuehai* (Allergie, Juckreiz; in der Ohrakupunktur: Allergie-Punkt)

Diätetik

Wind-Kälte eliminieren Frühlingszwiebel, Paprika, Ingwer, Knoblauch, Chilischote, Koriander

Milz- und Lungen-Qi stärken Buchweizen, Gerste, Sojabohnen, Fenchel

Meiden Raffinadezucker, Milchprodukte, fettes Fleisch, Kaffee, Alkohol. Ein Übermaß an Süßem belastet die Milz, da Süßes leicht zu viel Feuchtigkeit produziert. Übermäßig viel Kaltes und Rohkost belasten ebenfalls die Milz.

1.2 Rezepturen bei Wind-Hitze im Außen

Sāng Jú Yǐn
Mori Folium und Chrysanthemi Flos Trank
桑菊飲 桑菊饮

Englischer Name Mulberry Leaf and Chrysanthemum Drink
Quelle *Wen Bing Tiao Bian* (Systematische Differenzierung von Wärme-Erkrankungen)

Eigenschaften

Temperatur Kühl
Wirkort Außen, *Tai Yang*
Funktionskreis Lunge
Energiezustand des Patienten Fülle
Konstitution Unauffällig

Wirkung

- Treibt äußere Wind-Hitze-Erkrankungen aus und öffnet die Oberfläche (diaphoretisch)
- Stillt Husten

Zusammensetzung und Analyse

Arzneimittel	AG	Dosis	Wirkung
Sang Ye (Mori Folium)	1.2	8 g	Leicht, scharf, kühl und leiten Wind-Hitze aus der Oberfläche; spezieller Bezug zu Kopf und Rachen
Ju Hua (Chrysanthemi Flos)	1.2	4 g	
Bo He (Menthae Haplocalycis Herba)	1.2	3 g	
Lian Qiao (Forsythiae Fructus)	2.4	5 g	Eliminiert Toxine, klärt Hitze und stoppt Halsschmerzen
Ku Xing Ren (Armeniacae Semen Amarum)	6.1	6 g	Regulieren das *Qi* der Lunge, senken Lungen-*Qi* ab, stoppen Husten und wandeln Schleim um
Jie Geng (Platycodi Radix)	6.1	6 g	
Lu Gen (Phragmitis Rhizoma)	2.1	6 g	Klärt volle Hitze in der Lunge, nährt Flüssigkeiten mit dem süßen Geschmack
Gan Cao (Glycyrrhizae Radix et Rhizoma)	12.1	3 g	Stützt die Mitte, löst zusammen mit *Jie Geng* Toxine aus dem Rachen und harmonisiert alle Arzneien

Symptome

- **Leichtes Fieber**, Kopfschmerzen, **trockener Reizhusten**, leichter Durst
- Konjunktivitis, **brennende, gerötete oder juckende Augen**
- **Husten** mit gelblichem Auswurf im Rahmen einer Wind-Hitze Erkrankung

Befunde

Zungenkörper Spitze evtl. rot
Zungenbelag Dünn, weißlich
Puls Oberflächlich, beschleunigt

Indikationen nach TCM

Äußere Wind-Hitze-Affektion mit Blockade des Lungen-*Qi*

Anwendungsbeispiele

- Akuter grippaler Infekt
- Akute Tonsillitis
- Eitrige Bronchitis
- Konjunktivitis
- Saisonale Rhinitis mit Augenjucken

Modifikationen

Symptom	Arzneimittel	AG	Dosis
Augenerkrankungen	+ *Qing Xiang Zi* (Celosiae Semen)	2.1	9 g
	+ *Gou Qi Zi* (Lycii Fructus)	12.4	9 g
	+ *Jue Ming Zi* (Cassiae Semen)	2.1	9 g
Halsschmerzen	+ *Ban Lan Gen* (Isatidis Radix)	2.4	12 g
	+ *Jin Yin Hua* (Lonicerae Japonicae Flos)	2.4	9 g
Ausgeprägter Husten mit sehr zähem Sekret	+ *Gua Lou* (Trichosanthis Fructus)	6.2	12 g
	+ *Chuan Bei Mu* (Fritillariae Cirrhosae Bulbus)	6.2	9 g
Saisonale Rhinitis	+ *Fang Feng* (Saposhnikoviae Radix)	1.1	9 g
	+ *Jing Jie* (Schizonepetae Herba)	1.1	9 g
	+ *Cang Er Zi* (Xanthii Fructus)	1.1	9 g
	+ *Chan Tui* (Cicadae Periostracum)	1.2	9 g
Husten aufgrund von Wind-Trockenheit	+ *Mai Dong* (Ophiopogonis Radix)	12.4	9 g
	+ *Nan Sha Shen* (Adenophorae Radix)	12.4	9 g

Kontraindikationen und Sicherheitshinweise

- Allergie gegen Bestandteile der Rezeptur oder Menthol
- Bei längerer Anwendung Kontraindikationen und Sicherheitshinweise zu ▶ *Gan Cao* beachten
- Dosierung von ▶ *Ku Xing Ren* begrenzen; Kombination mit anderen Amygdalin enthaltenden Arzneien vermeiden oder Gesamtdosis auf 15 g begrenzen
- Vorsicht bei Kindern
- ▶ *Jie Geng* nicht überdosieren
- Vorsicht bei Diarrhö ▶ *Lian Qiao, Ku Xing Ren*
- Vorsicht vor intensiver UV-Lichtexposition ▶ *Lian Qiao*

Schwangerschaft und Stillzeit

Schwangerschaft Kontraindiziert ▶ *Ku Xing Ren, Lian Qiao*. Aussagefähige Untersuchungen zur Sicherheit der Rezeptur in der Schwangerschaft liegen nicht vor.
Stillzeit Kontraindiziert ▶ *Ku Xing Ren, Lian Qiao, Bo He*

Interaktionen

▶ *Ku Xing Ren, Gan Cao*

Kommentar

- *Sang Ju Yin* stammt aus demselben Werk wie *Yin Qiao San* und behandelt ebenfalls oberflächliche Wind-Hitze. *Sang Ju Yin* klärt Wind-Hitze weniger tief als *Yin Qiao San* und konzentriert sich mehr auf die Oberfläche und das Regulieren des Lungen-*Qi*. *Sang Ju Yin* befreit mit milden Mitteln die durch eindringende Wind-Hitze blockierte Lunge und ist damit bei ersten Anzeichen von Wind-Hitze (leichtes Fieber, leichter Durst) in Kombination mit einem trockenen Reizhusten angezeigt.
- Aufgrund der Affinität für die Lunge kann *Sang Ju Yin* auch bei Husten aufgrund von Wind-Trockenheit eingesetzt werden ▶ Modifikationen. Die milden Hitze klärenden Mittel wie *Sang Ye* und *Ju Hua* lösen die Trockenheit (*Yang*) aus der Oberfläche; *Xing Ren* befeuchtet die Lunge und reguliert das Lungen-*Qi*.
- Ein weiterer Fokus der Rezeptur sind die Augen (Augenjucken, gerötete, trockene Augen). Die modifizierte Mischung kann z.B. bei saisonaler Rhinitis mit Augenjucken eingesetzt werden ▶ Modifikationen.

Korrespondierende Akupunktur

- Di 4 *Hegu* (eliminiert pathogene Faktoren)
- Gb 1 *Tongziliao*, SJ 23 *Sizhukong*, Bl 1 *Jingming* (Lokalpunkte für das Auge)
- Di 11 *Quchi*, Du 14 *Dazhui* (Kombination, um Hitze zu klären)
- M-HN 3 *Yintang* (Lokalpunkt für Auge und Nase)
- SJ 5 *Waiguan* (eliminiert pathogenen Wind)
- Lu 7 *Lieque* (*Luo*-Punkt, senkt Lungen-*Qi* ab)
- Bl 13 *Feishu* (*Shu*-Punkt der Lunge)

Diätetik

Wind-Hitze eliminieren Chinakohl, Rettich, Tomate, grüner Tee, Wassermelone, Sternfrucht, Karotte, Löwenzahn
Meiden Schwere, kalte und rohe Nahrung während des Infekts; ebenfalls Raffinadezucker und Milchprodukte, die zu viel Feuchtigkeit produzieren, außerdem fettes Fleisch, da es pathogene Faktoren im Organismus bindet. Milchprodukte können vermehrt Schleim erzeugen.

Yín Qiào Săn
Lonicerae Flos und Forsythiae Fructus Pulver
銀翹散 银翘散

Englischer Name Lonicera Forsythia Powder
Quelle *Wen Bing Tiao Bian* (Systematische Differenzierung von Wärme-Erkrankungen)

Eigenschaften

Temperatur Kühl
Wirkort Außen, *Tai Yang*
Funktionskreis Lunge
Energiezustand des Patienten Fülle
Konstitution Unauffällig

Wirkung

- Treibt äußere Wind-Hitze-Erkrankungen aus und öffnet die Oberfläche (diaphoretisch)
- Leitet innere Hitze und Toxine aus und stoppt Halsschmerzen

Zusammensetzung und Analyse

Arzneimittel	AG	Dosis	Wirkung
Jin Yin Hua (Lonicerae Japonicae Flos)	2.4	5–15 g	Eliminieren Hitze-Toxine und stoppen Halsschmerzen
Lian Qiao (Forsythiae Fructus)	2.4	6–15 g	
Jie Geng (Platycodi Radix)	6.1	3–6 g	Verteilt Lungen-*Qi*, senkt dieses ab, wandelt Schleim um und stoppt mit *Gan Cao* Halsschmerzen
Niu Bang Zi (Arctii Fructus)	1.2	6–12 g	Lösen Wind-Hitze aus der Oberfläche; *Bo He* und *Niu Bang Zi* sind außerdem wirksame Mittel bei Halsschmerzen
Bo He (Menthae Haplocalycis Herba)	1.2	3–6 g	
Dan Dou Chi (Sojae Semen Praeparatum)	1.2	3–6 g	
Jing Jie (Schizonepetae Herba)	1.1	6–9 g	Löst Wind aus der Oberfläche
Dan Zhu Ye (Lophatheri Herba)	2.1	3–6 g	Klären Hitze im Innen, nähren die Flüssigkeiten und lindern Durst
Lu Gen (Phragmitis Rhizoma)	2.1	3–9 g	
Gan Cao (Glycyrrhizae Radix et Rhizoma)	12.1	3 g	Stützt die Mitte, löst mit *Jie Geng* Toxine aus dem Rachen und harmonisiert alle Arzneien

Symptome

Fieber, leichtgradige Wind- und Kälteabneigung, Kopfschmerzen, leichtes oder kein Schwitzen, Durst, **Halsschmerzen und Schluckbeschwerden**, Husten mit gelblichem Schleim

Befunde

Zungenkörper Spitze evtl. rot
Zungenbelag Dünn, weißlich oder gelblich
Puls Oberflächlich, beschleunigt

Indikationen nach TCM

Äußere Wind-Hitze-Affektion

Anwendungsbeispiele

- Akuter grippaler Infekt
- Akute Tonsillitis
- Eitrige Bronchitis
- Beginnende Virus-Meningitis bzw. Virus-Enzephalitis
- Masern
- Parotitis

Modifikationen

Symptom	Arzneimittel	AG	Dosis
Ausgeprägte Halsschmerzen	+ *Ban Lan Gen* (Isatidis Radix)	2.4	15 g
Geschwollene Lymphknoten	+ *Xuan Shen* (Scrophulariae Radix)	2.2	9 g
	+ *Zhe Bei Mu* (Fritillariae Thunbergii Bulbus)	6.2	9 g
Husten mit sehr zähem Sekret	+ *Gua Lou* (Trichosanthis Fructus)	6.2	9 g
	+ *Ku Xing Ren* (Armeniacae Semen Amarum)	6.3	10 g
	+ *Chuan Bei Mu* (Fritillariae Cirrhosae Bulbus)	6.2	9 g

Kontraindikationen und Sicherheitshinweise

- Allergie gegen Bestandteile der Rezeptur, Korbblütler oder Menthol
- Kontraindikationen und Sicherheitshinweise zu ▶ *Gan Cao* beachten
- Vorsicht bei Diarrhö ▶ *Lian Qiao*
- Überdosierung von ▶ *Jie Geng* vermeiden
- Vorsicht vor intensiver UV-Lichtexposition ▶ *Lian Qiao*

Schwangerschaft und Stillzeit

Schwangerschaft Kontraindiziert ▶ *Lian Qiao*. Falls ohne *Lian Qiao*: mit Vorsicht anzuwenden ▶ *Niu Bang Zi, Jin Yin Hua*. Aussagefähige Untersuchungen zur Sicherheit der Rezeptur in der Schwangerschaft liegen nicht vor.
Stillzeit Kontraindiziert ▶ *Lian Qiao*. Falls ohne *Lian Qiao*: mit Vorsicht anzuwenden ▶ *Dan Dou Chi, Bo He*, bei männlichen Säuglingen *Gan Cao*

Interaktionen

▶ *Dan Dou Chi, Gan Cao*

Kommentar

- Das Schlüsselsymptom für den Einsatz von *Yin Qiao San* bei einer oberflächlichen Wind-Hitze-Erkrankung sind Halsschmerzen.
- *Yin Qiao San* ist stärker wirksam als *Sang Ju Yin* (Mori Folium und Chrysanthemi Flos Trank) aus dieser Gruppe.
- *Yin Qiao San* sollte so früh wie möglich im Krankheitsverlauf eingenommen werden. Evtl. zeigen sich zu Beginn nur Schluckbeschwerden, Abgeschlagenheit und ein Grippegefühl.
- *Yin Qiao San* ist mit der richtigen Modifikation ein sehr wirksames Mittel gegen Halsschmerzen aufgrund von Wind-Hitze und Hitze-Toxinen.

Korrespondierende Akupunktur

- Di 11 *Quchi*, Du 14 *Dazhui* (Kombination, um Hitze zu klären)
- Di 4 *Hegu* (eliminiert pathogene Faktoren)
- Di 18 *Futu*, Dü 17 *Tianrong*, Ma 9 *Renying*, Ma 12 *Quepen* (Lokalpunkte)
- SJ 5 *Waiguan* (eliminiert Wind)
- Lu 7 *Lieque* (*Luo*-Punkt, senkt Lungen-*Qi* ab)
- Bl 13 *Feishu* (*Shu*-Punkt der Lunge)
- Lu 11 *Shaoshang* (bei akuten Halsschmerzen mit Rötung; blutig nadeln)

Diätetik

Wind-Hitze eliminieren Chinakohl, Rettich, Tomate, grüner Tee, Wassermelone, Sternfrucht, Karotte, Löwenzahn

Meiden Schwere, kalte und rohe Nahrung während des Infekts; ebenfalls Raffinadezucker und Milchprodukte, die zu viel Feuchtigkeit produzieren, außerdem fettes Fleisch, da es pathogene Faktoren im Organismus bindet. Zuviel Fleisch, insbesondere gegrilltes Fleisch sowie Alkohol, wie Wein und Schnaps, erzeugen noch mehr Hitze und sollten ebenfalls gemieden werden.

1.3 Rezepturen bei Wind-Hitze im Außen und Mangel im Innen

Má Huáng Xì Xīn Fù Zǐ Tang
Ephedrae Herba, Asari Radix et Rhizoma und Aconiti Radix Lateralis Praeparata Dekokt

麻黃細辛附子湯 麻黄细辛附子汤

Englischer Name Ephedra, Asari and Aconite Decoction

Quelle *Shang Han Lun* (Abhandlung über fieberhafte, durch Kälte verursachte Erkrankungen)

Eigenschaften

Temperatur Sehr warm
Wirkort Außen und Innen, *Shao Yin* und *Tai Yang*
Funktionskreis Lunge, Milz
Energiezustand des Patienten Mangel
Konstitution Geschwächt

Wirkung

- Vertreibt äußere Wind-Kälte
- Stärkt das *Yang*, macht die Leitbahnen durchgängig

Zusammensetzung und Analyse

Arzneimittel	AG	Dosis	Wirkung
Ma Huang (Ephedrae Herba)	1.1	6 g	Befreit durch die starke diaphoretische Wirkung die Oberfläche und löst Wind-Kälte, die die Oberfläche blockiert
Fu Zi (Aconiti Radix Lateralis Praeparata)	11	9 g	Aktiviert das *Yang*, vertreibt innere Kälte, macht die Leitbahnen durchgängig und stoppt Schmerzen
Xi Xin (Asari Radix et Rhizoma)[1]	11	3–6 g	Löst Wind-Kälte aus der Oberfläche, vertreibt innere Kälte, stoppt Schmerzen

[1] *Xi Xin* ist aufgrund des möglichen Inhaltsstoffs Aristolochiasäure in Deutschland und der Schweiz verboten. In dieser Mischung kann es durch 9 g *Gui Zhi* (Cinnamomi Ramulus) ersetzt werden.

Symptome

- Leichtes Fieber mit ausgeprägter Kälteabneigung, **inneres Frieren, kalte Extremitäten, Blässe, Erschöpfung,** Kopfschmerzen
- **Kalte Extremitäten,** schmerzhafte Gelenke, welche sich durch Wärme bessern

Befunde

Zungenkörper Blass, gedunsen
Zungenbelag Dick, weißlich
Puls Tief, kraftlos

Indikationen nach TCM

Wind-Kälte-Invasion bei vorbestehendem *Yang*-Mangel

Anwendungsbeispiele

- Erkältungen, grippale Infekte oder Allergien geschwächter Personen mit Kälte
- Allergische Rhinitis
- Rheumatoide Beschwerden mit Gelenkschmerzen

Modifikationen

Symptom	Arzneimittel	AG	Dosis
Nackenschmerzen	+ *Qiang Huo* (Notopterygii Rhizoma et Radix)	1.1	15 g
	+ *Chuan Xiong* (Chuanxiong Rhizoma)	10.1	9 g
Schulterbeschwerden	+ *Jiang Huang* (Curcumae Longae Rhizoma)	10.1	9 g
	+ *Chuan Xiong* (Chuanxiong Rhizoma)	10.1	12 g
Kopfschmerzen, besonders im Stirnbereich	+ *Bai Zhi* (Angelicae Dahuricae Radix)	1.1	9 g
	+ *Sheng Jiang* (Zingiberis Rhizoma Recens)	1.1	7 g
Gelenkschmerzen durch Kälte-*Bi*-Syndrom	+ *Du Huo* (Angelicae Pubescentis Radix)	5	9 g
	+ *Qiang Huo* (Notopterygii Rhizoma et Radix)	1.1	12 g
	+ *Wei Ling Xian* (Clematidis Radix et Rhizoma)	5	9 g
Obstipation mit Kältegefühl, kalte Extremitäten, Bauchschmerzen, die durch Wärme gebessert werden[1]	– *Ma Huang* (Ephedrae Herba)	1.1	–
	+ *Da Huang* (Rhei Radix et Rhizoma)	3.1	6 g

[1] Ergibt **Da Huang Fu Zi Tang (Rhei Radix et Rhizoma und Aconiti Radix Lateralis Praeparata Dekokt)** ▶ RG 3.2

Kontraindikationen und Sicherheitshinweise

- Allergie gegen Bestandteile der Rezeptur
- Anwendung bei Kindern, in der Schwangerschaft oder Stillzeit! ▶ *Xi Xin*
- Koronare Herzkrankheit, Herzrhythmusstörungen, Elektrolytstörungen, nicht kompensierte Schilddrüsendysfunktion ▶ *Ma Huang, Fu Zi*
- Erhöhter Blutdruck; psychiatrische Erkrankungen, Angst- und Spannungszustände, Schlafstörung, Suchtkrankheiten; Anfallsleiden; Engwinkelglaukom; Prostataadenom mit Blasenentleerungsstörung; Einnahme von MAO-Hemmern, Sympathomimetika, Selegilin, Rasagilin oder Vasokonstriktoren ▶ *Ma Huang*
- Behandlung mit *Wu Zhu Yu* (Euodiae Fructus), Digitalis oder Antiarrhythmika ▶ *Fu Zi*
- Bei Einsatz von ▶ *Xi Xin*: Niereninsuffizienz! Nur kurzfristig einsetzen! Eine ausreichend lange Kochzeit ist einzuhalten
- Überdosierung von ▶ *Ma Huang* vermeiden, hohe Dosen können bei Langzeiteinnahme zur Abhängigkeit führen; mit Vorsicht anzuwenden bei manifester Lebererkrankung oder höherem Alkoholkonsum, Leberreaktionen durch *Ma Huang* sind nicht auszuschließen.
- Vorsicht bei alten und geschwächten Personen ▶ *Ma Huang, Fu Zi*
- Vorsicht mit höherer Dosis von ▶ *Fu Zi*
- Vorsicht bei Einnahme von *Xiang Jia Pi* (Periplocae Cortex) ▶ *Fu Zi*
- Vorsicht bei Diabetes mellitus wegen möglicher Blutzuckererhöhung ▶ *Ma Huang*

Fertilität, Schwangerschaft und Stillzeit

Fertiliät Wegen der potenziell kanzerogenen Eigenschaft von ▶ *Xi Xin* ist von einer Anwendung bei Frauen und Männern mit Kinderwunsch unbedingt abzuraten.
Schwangerschaft und Stillzeit Alle drei Rezepturbestandteile sind in der Schwangerschaft und Stillzeit kontraindiziert.

Interaktionen

▶ *Ma Huang, Fu Zi*

Pharmakologie

Das Granulat der Kampo-Version der Rezeptur (*Mao Bushi Saishin To*) zeigte im Ames-Test an vier Bakterienstämmen keine Hinweise auf Mutagenität.

Kommentar

- Eine verwandte Rezeptur ist *Ma Huang Tang* (Ephedrae Herba Dekokt) ▶ RG 1.1
- Diese Rezeptur behandelt Wind-Kälte im Äußeren in einem *Yang*-geschwächten Patienten. Im Sechs-Schichten-Modell entspricht dies einer gleichzeitigen Erkrankung in der *Tai Yang*-Schicht (äußere Wind-Kälte) sowie in der *Shao Yin*-Schicht (*Yang*-Mangel im Innern).
- Der zeitgenössische Arzt Wang Yi-Yi definiert die sechs Schlüsselsymptome für den Einsatz dieser Rezeptur wie folgt: 1. Schmerzen und Kältegefühl im Lumbalbereich; 2. Kältegefühl oder kalte Extremitäten; 3. Frösteln und Fieber oder gleichzeitige Kälte und Hitzezeichen, wobei die Kälte ausgeprägter ist; 4. Kältegefühl im Äußeren; 5. Blasse und geschwollene Zunge mit Zahneindrücken und einem weißen, nassen und öligem Zungenbelag; 6. Tiefer Puls[1]

1 Scheid V, Bensky D, Ellis A, Barolet R. Formulas & Strategies. 2nd ed. Eastland Press: Seattle, WA. 2009, p. 51.

Korrespondierende Akupunktur

- Di 4 *Hegu* (eliminiert pathogene Faktoren)
- Lu 7 *Lieque* (*Luo*-Punkt, senkt Lungen-*Qi* ab)
- Bl 13 *Feishu* (*Shu*-Punkt der Lunge)
- Ren 6 *Qihai* (stützt die Niere)
- Mi 6 *Sanyinjiao* (Treffpunkt der drei *Yin*-Leitbahnen)
- Ni 3 *Taixi* (stärkt das Nieren-*Yang*)
- M-UE 22 *Baxie* und M-LE 8 *Bafeng* sowie Lokalpunkte (bei Gelenkschmerzen mit lokaler direkter Moxibustion)

Diätetik

Wind-Kälte eliminieren Frühlingszwiebel, Paprika, Ingwer, Knoblauch, Chilischote, Koriander
Milz-Qi und Yang stärken Gekochtes Getreide, besonders Hirse, Buchweizen, Gerste, Weizen, Reis (auch entwässernd), Karotte, Hülsenfrüchte inkl. Tofu (nur erwärmt), leicht verdauliches, mageres Fleisch, Huhn
Meiden Raffinadezucker, Milchprodukte, fettes Fleisch, Kaffee, Alkoholika. Ein Übermaß an Süßem belastet die Milz, da leicht zu viel Feuchtigkeit produziert wird. Übermäßig viel Kaltes und Rohkost können ebenfalls die Milz belasten.

Rén Shēn Bài Dú Săn
Ginseng Radix et Rhizoma Pulver zur Überwindung pathogener Einflüsse
人參敗毒散　人参败毒散

Englischer Name Ginseng Powder to Overcome Pathogenic Influences
Quelle *Xiao Er Yao Zheng Zhi Jue* (Die Kunst, Kinderkrankheiten zu behandeln)

Eigenschaften

Temperatur Leicht warm
Wirkort Außen und Innen; *Tai Yang*
Funktionskreis Lunge, Milz
Energiezustand des Patienten Leichter Mangel
Konstitution Unauffällig

Wirkung

- Öffnet die Oberfläche
- Löst Wind und Feuchtigkeit
- Stärkt das *Qi*

Zusammensetzung und Analyse

Arzneimittel	AG	Dosis	Wirkung
Qiang Huo (Notopterygii Rhizoma et Radix)	1.1	6–9 g	Lösen Wind und Feuchtigeit aus dem ganzen Körper; *Qiang Huo* aus dem oberen, *Du Huo* aus dem unteren Bereich; wirken auch schmerzstillend
Du Huo (Angelicae Pubescentis Radix)	5	6–9 g	
Chuan Xiong (Chuanxiong Rhizoma)	10.1	6-9 g	Scharf und warm; löst die Oberfläche, macht Leitbahnen durchgängig und wirkt schmerzstillend
Chai Hu (Bupleuri Radix)	1.2	6–9 g	Scharf und kühl; lösen die Oberfläche und wirken ausgleichend auf die warmen Mittel
Bo He (Menthae Haplocalycis Herba)	1.2	6–9 g	
Jie Geng (Platycodi Radix)	6.1	6–9 g	Husten: *Zhi Qiao* senkt das *Qi* ab; *Jie Geng* bringt das *Qi* nach oben. *Jie Geng* wandelt zudem Schleim um.
Zhi Qiao (Aurantii Fructus)	9	6–9 g	
Qian Hu (Peucedani Radix)	6.2	6–9 g	Stoppt Husten und wandelt Schleim um; löst zusätzlich die Oberfläche
Ren Shen (Ginseng Radix et Rhizoma)	12.1	6–9 g	Stärkt die Mitte und das *Qi*
Fu Ling (Poria)	4	6–9 g	Unterstützt die Milz und leitet Feuchtigkeit aus
Gan Cao (Glycyrrhizae Radix et Rhizoma)	12.1	3 g	Unterstützen die Mitte; harmonisieren alle Arzneien; *Sheng Jiang* unterstützt zudem das Öffnen der Oberfläche.
Sheng Jiang (Zingiberis Rhizoma Recens)	1.1	6–9 g	

Symptome

Hohes **Fieber** mit starkem **Frösteln**, kein Schwitzen, **Kopfschmerzen, Nackensteifigkeit, Gliederschmerzen**, Nasenverstopfung, **produktiver Husten**, Druck und Völlegefühl in der Brust

Befunde

Zungenkörper Evtl. unverändert oder leicht blass
Zungenbelag Ölig, weiß
Puls Oberflächlich und weich

Indikationen nach TCM

Invasion von Wind-Kälte-Feuchtigkeit in der Oberfläche bei gleichzeitiger *Qi*-Schwäche

Anwendungsbeispiele

- Infektionen der oberen Atemwege
- Grippaler Infekt

Modifikationen

Symptom	Arzneimittel	AG	Dosis
Ist das *Qi* nicht geschwächt und zeigen sich deutliche Oberflächensymptome[1]	– *Ren Shen* (Ginseng Radix et Rhizoma)	12.1	–
	+ *Jing Jie* (Schizonepetae Herba)	1.1	6–9 g
	+ *Fang Feng* (Saposhnikoviae Radix)	1.1	6–9 g
Ausgeprägter Husten	+ *Ku Xing Ren* (Armeniacae Semen Amarum)	6.3	10 g
	+ *Bai Qian* (Cynanchi Stauntonii Rhizoma et Radix)	6.1	9 g
Ausgeprägte Feuchtigkeit, die die Muskeln blockiert und zu Muskel- und Gelenkschmerzen führt	+ *Wei Ling Xian* (Clematidis Radix et Rhizoma)	5	9 g
	+ *Sang Zhi* (Mori Ramulus)	5	9 g
	+ *Qin Jiao* (Gentianae Macrophyllae Radix)	5	12 g
	+ *Fang Ji* (Stephaniae Tetrandrae Radix)	5	9 g
Hautausschläge im Frühstadium[2]	– *Ren Shen* (Ginseng Radix et Rhizoma)	12.1	–
	+ *Lian Qiao* (Forsythiae Fructus)	2.4	9 g
	+ *Jin Yin Hua* (Lonicerae Flos)	2.4	12 g
Juckreiz und Ekzem	+ *Chan Tui* (Cicadae Periostracum)	1.2	9 g
	+ *Ku Shen* (Sophorae Flavescentis Radix)	2.3	7 g
Fehlender Husten	– *Jie Geng* (Platycodi Radix	6.1	–
	– *Qian Hu* (Peucedani Radix)	6.2	–
Ausgeprägter *Qi*-Mangel	*Ren Shen* (Ginseng Radix et Rhizoma) Dosis erhöhen	12.1	9 g

[1] Ergibt **Jing Fang Bai Du San (Schizonepetae Herba und Saposhnikoviae Radix Pulver zur Überwindung pathogener Einflüsse)**

[2] Ergibt **Yin Qiao Bai Du San (Forsythiae Fructus und Lonicerae Flos Pulver zur Überwindung pathogener Einflüsse)**; wird auch eingesetzt, wenn sich anstelle der Wind-Kälte-Zeichen Wind-Hitze zeigt, z.B. in Form von Halsschmerzen.

Kontraindikationen und Sicherheitshinweise

- Allergie gegen Bestandteile der Rezeptur oder Menthol
- Gleichzeitige Anwendung von Antidepressiva, Neuroleptika, Benzodiazepinen, Zolpidem und Amphetaminen ▶ *Ren Shen*
- Intensive UV-Licht-Exposition ▶ *Qian Hu, Zhi Qiao, Du Huo*
- Interferonbehandlung ▶ *Chai Hu*
- Vorsicht bei vorbestehendem Leberschaden, höherem Alkoholkonsum oder positivem HCV-Antikörperstatus, auf Anzeichen für eine Leberschädigung sollte geachtet werden ▶ *Chai Hu*
- Vorsicht mit hohen Dosen von ▶ *Ren Shen* oder ▶ *Sheng Jiang* bei Hypertonikern
- Vorsicht mit hohen Dosen von ▶ *Ren Shen* bei Autoimmunerkrankungen und Zustand nach Organtransplantation, bei Diabetikern mit Tendenz zur Hypoglykämie
- Überdosierung von ▶ *Jie Geng* vermeiden
- Kontraindikationen und Sicherheitshinweise zu ▶ *Gan Cao* beachten
- Vorsicht bei Blutungsneigung ▶ *Sheng Jiang*

Schwangerschaft und Stillzeit

Schwangerschaft Kontraindiziert ▶ *Du Huo, Chuan Xiong*. Mit Vorsicht anzuwenden sind ▶ *Gan Cao* bei männlichen Säuglingen, *Zhi Qiao, Ren Shen, Sheng Jiang*. Aussagefähige Untersuchungen zur Sicherheit der Rezeptur in der Schwangerschaft liegen nicht vor.

Stillzeit Mit Vorsicht anzuwenden ▶ *Bo He, Zhi Qiao*, bei männlichen Säuglingen *Gan Cao*

Interaktionen

▶ *Gan Cao, Ren Shen, Fu Ling, Zhi Qiao, Sheng Jiang*

Kommentar

- *Ren Shen Bai Du San* wurde ursprünglich zur Behandlung von Kindern zusammengestellt und fokussiert deshalb nicht nur auf das Öffnen und Lösen der Oberfläche, sondern auch auf das Stärken der Mitte sowie auf das Umwandeln und Ausleiten von Feuchtigkeit. Die Mischung löst Wind-Kälte-Feuchtigkeit aus der Oberfläche und stärkt gleichzeitig das *Qi*. Sie kann somit bei Patienten eingesetzt werden, die grundsätzlich an einem *Qi*-Mangel leiden, aktuell aber von einem äußeren pathogenen Faktor befallen werden. In Bezug auf den pathogenen Faktor ist wichtig, dass es sich um Wind-Kälte mit Feuchtigkeit handelt.
- Weil *Ren Shen Bai Du San* zahlreiche Inhaltsstoffe enthält, welche die Lunge regulieren, eignet sich diese Mischung nicht nur bei oberflächlichen Erkrankungen, sondern kann auch noch eingesetzt werden, wenn der

pathogene Faktor bereits in die Lunge vorgedrungen ist und sich zusätzlich zu den Oberflächensymptomen auch Husten zeigt.

- Verschiedene Modifikationen von *Ren Shen Bai Du San* werden bei ausgeprägtem Wind (*Jing Fang Bai Du San*) oder bei Wind-Hitze (*Yin Qiao Bai Du San*) eingesetzt.

Korrespondierende Akupunktur

- Di 4 *Hegu* (leitet pathogene Faktoren aus)
- Di 20 *Yingxiang* (Lokalpunkt)
- M-HN 3 *Yintang* (Extrapunkt)
- SJ 5 *Waiguan*, Gb 20 *Fengchi* (eliminieren Wind)
- Lu 7 *Lieque* (*Luo*-Punkt, senkt Lungen-*Qi* ab)
- Bl 13 *Feishu* (*Shu*-Punkt der Lunge)
- Ma 36 *Zusanli* (stützt das *Qi* der Mitte)

Diätetik

Wind-Kälte eliminieren Frühlingszwiebel, Paprika, Ingwer, Knoblauch, Chilischote, Koriander
Meiden Schwere, kalte und rohe Nahrung während des Infekts; Milchprodukte können vermehrt Schleim erzeugen.

Shēn Sū Yǐn
Ginseng Radix et Rhizoma und Perillae Folium Trank

參蘇飲 参苏饮

Englischer Name Ginseng and Perilla Leaf Drink
Quelle *Tai Ping Hui Min He Ji Ju Fang* (Rezepturensammlung von kaiserlicher Gnade aus der Tai-Ping-Ära)

Eigenschaften

Temperatur Leicht warm
Wirkort Außen und Innen, *Tai Yang*
Funktionskreis Lunge, Milz
Konstitution Leichte Schwäche
Energiezustand des Patienten Leichter Mangel

Wirkung

- Befreit die Oberfläche
- Stärkt das *Qi* und das *Wei-Qi*
- Wandelt Schleim um, harmonisiert den Magen

Zusammensetzung und Analyse

Arzneimittel	AG	Dosis	Wirkung
Ren Shen (Ginseng Radix et Rhizoma)	12.1	6 g	Stärkt die Mitte, tonisiert das *Qi*
Zi Su Ye (Perillae Folium)	1.1	6 g	Befreien die Oberfläche, lösen Wind
Ge Gen (Puerariae Lobatae Radix)	1.2	6 g	
Zhi Ban Xia (Pinelliae Rhizoma Praeparatum)	6.1	6 g	Wandelt Schleim um, reguliert den Magen
Qian Hu (Peucedani Radix)	6.1	6 g	Löst die Oberfläche, wandelt Schleim um, stoppt Husten
Fu Ling (Poria)	4	6 g	Stärkt die Mitte, leitet Feuchtigkeit aus; unterstützt insbesondere *Zhi Ban Xia* bei der Umwandlung von Schleim
Mu Xiang (Aucklandiae Radix)	9	4 g	Reguliert das *Qi*, löst Beklemmung.
Zhi Qiao (Aurantii Fructus)	9	4 g	Regulieren das Lungen-*Qi*, stoppen Husten: *Zhi Qiao* senkt das *Qi* ab; *Jie Geng* bringt das *Qi* nach oben. *Jie* geng wandelt zudem Schleim um.
Jie Geng (Platycodi Radix)	6.1	4 g	
Gan Cao (Glycyrrhizae Radix et Rhizoma)	12.1	3 g	Unterstützen die Mitte, harmonisieren alle Arzneien; *Sheng Jiang* unterstützt das Öffnen der Oberfläche
Sheng Jiang (Zingiberis Rhizoma Recens)[1]	1.1	2 g	
Da Zao (Jujubae Fructus)[1]	12.1	2 g	

[1] Werden traditionell meist hinzugefügt

Symptome

- Insgesamt **konstitutionelle Schwäche mit Infektanfälligkeit**; Erkrankungen haben die Tendenz chronisch zu werden
- **Leichte Temperaturerhöhung mit Kälteabneigung**, leichte Kopfschmerzen, Nasenverstopfung oder Nasenlaufen, Völle- und **Druckgefühl in der Brust** und im Oberbauch, **Husten** mit reichlich serösem Auswurf
- Nausea, Emesis

Befunde

Zungenkörper Unauffällig
Zungenbelag Weiß, leicht klebrig
Puls Kraftlos

Indikationen nach TCM

- Wind-Kälte-Invasion bei vorbestehendem *Qi*-Mangel und Neigung zu Schleim
- Vorbestehender *Wei-Qi*-Mangel

Anwendungsbeispiele

- Akuter grippaler Infekt bei geschwächten Individuen
- Infektanfälligkeit
- Bronchitis
- Asthma bronchiale

Modifikationen

Diese recht komplexe Rezeptur kann den individuellen Bedürfnissen des Patienten angepasst werden ▶ *Ren Shen Bai Du San* (Ginseng Radix et Rhizoma Pulver zur Überwindung pathogener Einflüsse) aus dieser Gruppe.

Kontraindikationen und Sicherheitshinweise

- Allergie gegen Bestandteile der Rezeptur
- Zustand nach Organtransplantation. Gleichzeitige Anwendung von Antidepressiva, Neuroleptika, Benzodiazepinen, Zolpidem und Amphetaminen ▶ *Ren Shen*
- Vorsicht mit hohen Dosen von ▶ *Ren Shen:* besondere Vorsicht bei Autoimmunerkrankungen; Vorsicht bei nicht ausreichend kontrolliertem Hypertonus; bei Diabetikern mit Tendenz zur Hypoglykämie
- Bei längerer Anwendung Kontraindikationen und Sicherheitshinweise zu ▶ *Gan Cao* beachten
- Vorsicht vor intensiver UV-Licht-Exposition ▶ *Qian Hu, Zhi Qiao*

Schwangerschaft und Stillzeit

Schwangerschaft Kontraindiziert ▶ *Zhi Ban Xia, Mu Xiang*
Stillzeit Kontraindiziert ▶ *Zhi Ban Xia*. Bei Auslassen von *Zhi Ban Xia* mit Vorsicht anzuwenden ▶ *Zhi Qiao,* bei männlichen Säuglingen *Gan Cao*

Interaktionen

▶ *Ren Shen, Zhi Ban Xia, Fu Ling, Zhi Qiao, Ge Gen, Da Zao, Gan Cao*

Pharmakologie

Das Granulat der Kampo-Version der Rezeptur (*Jinso In*) zeigte im Ames-Test an vier Bakterienstämmen keine Hinweise auf Mutagenität.

Kommentar

- *Shen Su Yin* enthält Anteile *von Liu Jun Zi Tang* (Sechs Gentlemen Dekokt) ▶ RG 8.2
- *Shen Su Yin* ist eine mit *Ren Shen Bai Du San* verwandte Rezeptur. Beide lösen Wind-Kälte-Feuchtigkeit aus der Oberfläche bei Patienten mit einem *Qi*-Mangel. Im Vergleich zu *Ren Shen Bai Du San* legt *Shen Su Yin* den Fokus noch mehr auf das Auflösen von *Qi*-Blockaden durch Feuchtigkeit und Schleim und das Regulieren von *Qi*. Dies illustriert z.B. die Tatsache, dass die klassische Schleim umwandelnde und *Qi* regulierende Rezeptur *Er Chen Tang* in *Shen Su Yin* enthalten ist. Im Gegensatz dazu fokussiert *Ren Shen Bai Du San* verstärkt auf das Regulieren der Lunge und das Lösen von Wind-Feuchtigkeit.
- Verwandte Rezepturen zu *Shen Su Yin* sind
  - *Ren Shen Bai Du San* (Ginseng Radix et Rhizoma Pulver zur Überwindung pathogener Einflüsse) aus dieser Gruppe
  - *Er Chen Tang* (Zweifach behandeltes Dekokt) ▶ RG 14.1

Korrespondierende Akupunktur

- Di 4 *Hegu* (eliminiert pathogene Faktoren)
- Ren 17 *Shanzhong* (reguliert und senkt thorakales *Qi* ab)
- M-HN 3 *Yintang* (Extrapunkt)
- SJ 5 *Waiguan* (*Luo*-Punkt, reguliert den *Qi*-Fluss)
- Lu 7 *Lieque* (*Luo*-Punkt, senkt Lungen-*Qi* ab)
- Bl 13 *Feishu* (*Shu*-Punkt der Lunge)
- Ma 36 *Zusanli* (Arealfernpunkt für das Abdomen, stützt das *Qi* der Mitte)
- Bl 20 *Pishu* (*Shu*-Punkt der Milz)

Diätetik

Wind-Kälte eliminieren Frühlingszwiebel, Paprika, Ingwer, Knoblauch, Chilischote, Koriander
Meiden Schwere, kalte und rohe Nahrung während des Infekts. Raffinadezucker, Milchprodukte, fettes Fleisch können die Mitte belasten und leicht zu viel Feuchtigkeit bzw. Schleim produzieren. Fettes Fleisch kann pathogene Faktoren im Organismus binden.

1.4 Rezepturen bei Fülle im Außen und Innen

Fáng Fēng Tōng Shèng Sǎn
Pulver mit Saposhnikoviae Radix, das weise Blockaden löst
防風通聖散　防风通圣散

Englischer Name Saposhnikovia Powder that Sagely Unblocks
Quelle *Huang Di Su Wen Xuan Ming Lun Fang* (Rezepturen aus der Diskussion zur Klärung der grundlegenden Fragen im Inneren Klassiker des Gelben Kaisers)

Eigenschaften

Temperatur Kühl
Wirkort Außen und Innen, *Tai Yang*, *Yang Ming* und *Shao Yin*
Funktionskreis Lunge, Magen, Dickdarm
Energiezustand des Patienten Leichte Fülle
Konstitution Kräftiger Typus

Wirkung

- Zerstreut Wind und befreit die Oberfläche
- Klärt Hitze
- Löst Stuhlverstopfungen

Zusammensetzung und Analyse

Arzneimittel	AG	Dosis	Wirkung
Fang Feng (Saposhnikoviae Radix)	1.1	3 g	Befreien die Oberfläche, lösen Wind-Kälte; insbesondere *Ma Huang* wirkt stark diaphoretisch
Ma Huang (Ephedrae Herba)	1.1	3 g	
Da Huang (Rhei Radix et Rhizoma)	3.1	3 g	Wirken abführend, lösen Stuhlblockaden; scheiden Hitze über Darm und Stuhl aus
Mang Xiao (Natrii Sulfas)	3.1	3 g	
Jing Jie (Schizonepetae Herba)	1.1	3 g	Unterstützen *Ma Huang* und *Fang Feng*
Bo He (Menthae Haplocalycis Herba)	1.2	3 g	
Zhi Zi (Gardeniae Fructus)	2.1	3 g	Klären Hitze, scheiden diese über den Urin aus
Hua Shi (Talcum)	4	18 g	
Shi Gao (Gypsum Fibrosum)	2.1	6 g	Klären Hitze aus Lunge und Magen; *Lian Qiao* löst auch Toxine; die aufsteigende Wirkung von *Jie Geng* wirkt zudem ausgleichend auf die nach unten führenden Mittel, wie *Da Huang*, *Mang Xiao* und *Hua Shi*
Lian Qiao (Forsythiae Fructus)	2.4	3 g	
Huang Qin (Scutellariae Radix)	2.3	6 g	
Jie Geng (Platycodi Radix)	6.1	6 g	
Chuan Xiong (Chuanxiong Rhizoma)	10.1	3 g	Harmonisieren Blut, unterstützen dadurch die Elimination von Wind
Dang Gui (Angelicae Sinensis Radix)	12.2	3 g	
Bai Shao (Paeoniae Radix Alba)	12.2	3 g	
Bai Zhu (Atractylodis Macrocephalae Rhizoma)	12.1	6 g	Stützen die Milz, schützen die Mitte vor den zahlreichen harschen Mitteln; *Gan Cao* in Kombination mit *Jie Geng* stoppt Halsschmerzen; *Sheng Jiang* löst zudem Wind-Kälte aus der Oberfläche
Gan Cao (Glycyrrhizae Radix et Rhizoma)	12.1	12 g	
Sheng Jiang (Zingiberis Rhizoma Recens)	1.1	3 g	

Symptome

- Hohes Fieber mit Schüttelfrost, Schwindelgefühl, aufsteigendes **Hitzegefühl, rote, schmerzende Augen,** bitterer Mundgeschmack, Mundtrockenheit, Schluckbeschwerden, Nasenverstopfung mit dickem, zähem Sekret, Engegefühl in der Brust, **Obstipation, dunkler, trüber Urin**
- Kräftige Patienten mit Neigung zu Adipositas

Befunde

Zungenkörper Normal bis rot, bzw. rötliche Fleckchen
Zungenbelag Klebrig, gelb
Puls Schlüpfrig, saitenförmig oder beschleunigt

Indikationen nach TCM

Außen und Innen sind angegriffen: Wind-Hitze dringt von außen in den Organismus ein, bei vorherbestehender Hitze-Akkumulation im Innen. Somit liegt hier Hitze-Fülle im Außen und Innen vor, mit einer Blockade des Stuhls.

Anwendungsbeispiele

- Adipositas
- Chronische Obstipation
- Blande Hypertonie
- HWS-Syndrom
- Chronische Dermatitis, unterstützend bei Erysipel
- Karbunkel, Mastitis
- Urtikaria
- Akne

Modifikationen

Symptom	Arzneimittel	AG	Dosis
Fehlendes Fieber	– *Shi Gao* (Gypsum Fibrosum)	2.1	–
Fehlendes Frösteln	– *Ma Huang* (Ephedra Herba)	1.1	–
Ohne Obstipation	– *Da Huang* (Rhei Radix et Rhizoma)	3.1	–
	– *Mang Xiao* (Natrii Sulfas)	3.1	–
Wind-Hitze mit Toxinen	+ *Jin Yin Hua* (Lonicerae Japonicae Flos)	2.4	9 g
	+ *Lian Qiao* (Forsythiae Fructus)	2.4	9 g

Kontraindikationen und Sicherheitshinweise

- Allergie gegen Bestandteile der Rezeptur oder Menthol
- Alte und geschwächte Personen, Kinder
- Gefäßerkrankungen, insbesondere der Herzkranzgefäße und der Hirngefäße, Herzrhythmusstörungen, nicht kompensierte Schilddrüsendysfunktion; psychiatrische Erkrankungen, Angst- und Spannungszustände, Schlafstörung, Suchtkrankheiten; Anfallsleiden; Engwinkelglaukom; Prostataadenom mit Blasenentleerungsstörung; Einnahme von MAO-Hemmern, Sympathomimetika, Selegilin, Rasagilin oder Vasokonstriktoren ▶ *Ma Huang*
- Diarrhö ▶ *Zhi Zi, Da Huang, Mang Xiao, Lian Qiao, Dang Gui*
- Obstruktionen im Bereich des Darms, akut-entzündliche Darmerkrankungen ▶ *Da Huang, Mang Xiao*
- Elektrolytstörungen ▶ *Da Huang, Mang Xiao, Gan Cao*
- Herzinsuffizienz, Ödeme ▶ *Gan Cao*
- Interferonbehandlung ▶ *Huang Qin*
- Vorsicht bei erhöhtem Blutdruck ▶ *Ma Huang, Gan Cao*. Bei längerer Anwendung ist unbedingt eine Kontrolle des Blutdrucks zu empfehlen, ggfs. Dosis der betreffenden Mittel reduzieren.
- Überdosierung von ▶ *Ma Huang* vermeiden, hohe Dosen können bei Langzeiteinnahme zur Abhängigkeit führen; Vorsicht bei Niereninsuffizienz; Vorsicht bei Behandlung mit *Aconitum*-Arzneien, *Wu Zhu Yu* (Euodiae Fructus), *Xiang Jia Pi* (Periplocae Cortex)
- Vorsicht bei vorbestehendem Leberschaden, höherem Alkoholkonsum oder positivem HCV-Antikörperstatus; auf Anzeichen für eine Leberschädigung sollte geachtet werden ▶ *Huang Qin, Ma Huang*
- Bei längerer Anwendung ist eine Kontrolle des Serumkaliums anzuraten, eine Komedikation mit Diuretika (außer Kalium sparenden) ist zu vermeiden ▶ *Gan Cao, Da Huang, Mang Xiao*
- Vorsicht mit Anwendung während der Menstruation; Vorsicht bei Nierensteinen. Die Anwendungsdauer sollte begrenzt werden. ▶ *Da Huang*
- Vorsicht bei empfindlichem Magen ▶ *Shi Gao*
- Längere Anwendung von ▶ *Hua Shi* vermeiden
- Langjährige Anwendung von ▶ *Zhi Zi* vermeiden
- Überdosierung von ▶ *Jie Geng* vermeiden
- Vorsicht vor intensiver UV-Lichtexposition ▶ *Lian Qiao, Dang Gui*

Fertilität, Schwangerschaft und Stillzeit

Fertilität Von einer Anwendung von ▶ *Da Huang* ist bei Frauen und Männern mit Kinderwunsch ist abzuraten, bei Männern von ▶ *Gan Cao* in höherer Dosis und bei längerer Anwendungsdauer.
Schwangerschaft Kontraindiziert ▶ *Ma Huang, Da Huang, Mang Xiao, Chuan Xiong, Dang Gui, Lian Qiao (Huang Qin)*
Stillzeit Kontraindiziert ▶ *Ma Huang, Lian Qiao*. Mit Vorsicht anwenden ▶ *Da Huang, Bo He, Huang Qin*. Bei männlichen Säuglingen ▶ *Gan Cao* nicht hoch dosieren. ▶ *Mang Xiao* hemmt bei topischer Anwendung in hoher Dosis den Milchfluss.

Interaktionen

▶ *Ma Huang, Ren Shen, Da Huang, Mang Xiao, Zhi Zi, Hua Shi, Shi Gao, Huang Qin, Dang Gui, Bai Shao, Gan Cao, Sheng Jiang*

Pharmakologie

Das Granulat der Kampo-Version der Rezeptur (*Bofu Tsusho To*) zeigte sich im Ames-Test an einem von vier Bakterienstämmen nur nach Aktivierung leicht positiv, In-vivo-Tests (Mikrokern- und unscheduled DNA-synthesis-Test) ergaben keine Hinweise auf Mutagenität oder Gentoxizität.

Kommentar

- Die Blockaden, die *Fang Feng Tong Shen San* auflöst, liegen auf drei Ebenen: Oberfläche, Inneres und Darm. Das komplexe Muster, bei der diese Mischung angezeigt ist, umfasst Symptome von Wind in der Oberfläche, voller Hitze im Innen und Blockade des Darms. Die Rezeptur wird eingesetzt, wenn ein Fülle-Muster vorliegt mit Oberflächenzeichen (Fieber und Frösteln), Zeichen von voller innerer Hitze (Durst, gelber Schleim, gerötete Augen etc.) und einem blockierten Darm (Obstipation, Völlegefühl im Abdomen). Wie sich die Krankheit entwickelt hat, ist sekundär. Wichtig ist die aktuelle Präsentation. Solche Kombinationsmuster zeigen sich zum Beispiel bei Mastitis, akuten Hautinfektionen, Migräne usw.

- *Fang Feng Tong Shen San* wird heute bei Patienten mit einer Fülle-Hitze-Konstitution und Verstopfung auch als „Konstitutionsbehandlung" angewendet. So wird diese Rezeptur auch als Mittel bei Übergewicht eingesetzt. In diesem Fall sind die Oberflächenzeichen meist nicht vorhanden. Die scharfen Oberfläche lösenden Mittel werden jedoch eingesetzt, um den Stoffwechsel zu aktivieren. Für diese Verwendung ist es wichtig, dass es sich um volle, kräftige Patienten mit einer Fülle-Konstitution handelt. Ansonsten ist diese stark wirksame Mischung kontraindiziert.
- Es sind viele Kontraindikationen und Sicherheitsvorkehrungen zu beachten.
- Durch Metaboliten von *Da Huang* kann unter der Anwendung eine gelbe bis rötlich-braune Urinverfärbung auftreten, die unbedenklich ist.

Korrespondierende Akupunktur

- Di 4 *Hegu*, Di 11 *Quchi* (eliminieren Wind und Hitze)
- Lu 5 *Chize*, Lu 11 *Shaoshang* (leiten Hitze aus der Lunge ab)
- Mi 6 *Sanyinjiao* (Treffpunkt der drei *Yin*-Leitbahnen)
- SJ 5 *Waiguan*, Gb 20 *Fengchi*, Gb 31 *Fengshi* (eliminieren Wind)

Diätetik

Wind-Hitze eliminieren Rettich, Karotte, Chrysanthemenblüten, Minzblätter, Löwenzahn, Chinakohl
Hitze kühlen Weizen, Gerste, Buchweizen, Rundkornreis, Hirse, Karotte, Chinakohl, Stangensellerie, Spinat, Banane, Wassermelone, Kaki, Kiwi, Birne, Apfel. Alle rohen oder gekeimten Nahrungsmittel sind tendenziell eher kühlend. Gut geeignet sind bei Hitze auch Frischkornbreie, insbesondere Weizen kühlt Hitze und stützt das *Yin* von Niere und Herz.
Feuchtigkeit-Hitze eliminieren Buchweizen
Hitze kühlen, Feuchtigkeit eliminieren Mungbohnen, Sojabohnen und Tofu, Gurke
Hitze kühlen, Säfte erzeugen Roher Rettich und Rettichsaft
Meiden Hitze erzeugende Nahrung, besonders Alkohol, kann langfristig zu Hitze führen und Feuchtigkeit erzeugen. Andere energetisch heiße Nahrung: Chili, scharfe Speisen, Lamm, Hammel. Vorsicht besonders bei Tabak, da dieser heiß und Säfte austrocknend wirkt. Während eines Infekts schwere, kalte und rohe Nahrung meiden. Milchprodukte können vermehrt Schleim erzeugen. Raffinadezucker, Milchprodukte, fettes Fleisch meiden, da die Mitte belastet und leicht zu viel Feuchtigkeit bzw. Schleim produziert wird. Fettes Fleisch kann pathogene Faktoren im Organismus binden. Ein Übermaß an Süßem sowie zu viel kalte und rohe Nahrung belasten die Milz.

Gě Gēn Huáng Qín Huáng Lián Tāng
Puerariae Radix, Coptidis Rhizoma und Scutellariae Radix Dekokt
葛根黄芩黄連湯　葛根黄芩黄连汤

Englischer Name Kudzu, Scutellaria, and Coptis Decoction
Quelle *Shang Han Lun* (Abhandlung über fieberhafte, durch Kälte verursachte Erkrankungen)

Eigenschaften

Temperatur Kalt bis sehr kalt
Wirkort Außen und Innen, *Yang Ming* und *Tai Yang*
Funktionskreis Lunge, Dickdarm
Energiezustand des Patienten Fülle
Konstitution Kräftig

Wirkung

- Öffnet die Oberfläche
- Klärt Hitze

Zusammensetzung und Analyse

Arzneimittel	AG	Dosis	Wirkung
Ge Gen (Puerariae Lobatae Radix)	1.2	15–24 g	Löst Wind aus der Oberfläche; stoppt Durchfall
Huang Qin (Scutellariae Radix)	2.3	9 g	Bitter und kalt; klären volle innere Hitze, insbesondere aus Lunge, Magen und Darm; klären Feuchtigkeit-Hitze
Huang Lian (Coptidis Rhizoma)	2.3	6 g	
Gan Cao (Glycyrrhizae Radix et Rhizoma)	12.1	6 g	Stärkt die Mitte, schützt diese vor den bitteren und kalten Mitteln

Symptome

- **Fieber oder Hitzegefühl**, Schwitzen, Kopfschmerzen, **Diarrhö mit faulig stinkenden Stühlen**, Brennen am Anus, Durst, Hitzegefühl und Unruhe in der Brust

Befunde

Zungenkörper Gerötet
Zungenbelag Gelb
Puls Schnell

Indikationen nach TCM

Invasion von Wind-Kälte in der Oberfläche bei gleichzeitiger innerer Fülle mit Feuchtigkeit-Hitze

Anwendungsbeispiele

- Stinkende Diarrhö mit Brennen am Anus
- Dysenterie
- Akute Enteritis

Modifikationen

Symptom	Arzneimittel	AG	Dosis
Abdominalkrämpfe	+ *Mu Xiang* (Aucklandiae Radix)	9	9 g
	+ *Bai Shao* (Paeoniae Radix Alba)	12.2	9 g
Tenesmus	+ *Mu Xiang* (Aucklandiae Radix)	9	9 g
	+ *Bing Lang* (Arecae Semen)	17	7 g
Ausgeprägte Oberflächen-Zeichen	+ *Fang Feng* (Saposhnikoviae Radix)	1.1	9 g
	+ *Ju Hua* (Chrysanthemi Flos)	1.2	7 g
Übelkeit und Erbrechen	+ *Zhi Ban Xia* (Pinelliae Rhizoma Praeparatum)	6.1	7 g
	+ *Zhu Ru* (Bambusae Caulis in Taenias)	6.2	12 g
Gleichzeitige Nahrungsstagnation	+ *Shen Qu* (Massa Medicata Fermentata)	8	9 g
	+ *Shan Zha* (Crataegi Fructus)	8	9 g
Zeichen von toxischer Hitze im Unteren Erwärmer	+ *Jin Yin Hua* (Lonicerae Flos)	2.4	9 g
	+ *Bai Tou Weng* (Pulsatillae Radix)	2.4	9 g
Ausgeprägte Feuchtigkeit	+ *Bai Bian Dou* (Lablab Semen Album)	12.1	15 g
	+ *Yi Yi Ren* (Coicis Semen)	4	20 g

Kontraindikationen und Sicherheitshinweise

- Allergie gegen Bestandteile der Rezeptur
- Anwendung bei Kindern, in Schwangerschaft oder Stillzeit ▶ *Huang Lian*
- Interferonbehandlung ▶ *Huang Qin*
- Kontraindikationen und Sicherheitshinweise zu ▶ *Gan Cao* beachten. Vorsicht bei Hypertonus. Bei längerer Anwendung ist eine Kontrolle des Blutdrucks anzuraten und eine Komedikation mit Diuretika (außer Kalium sparenden) zu vermeiden
- Vorsicht bei vorbestehendem Leberschaden, höherem Alkoholkonsum oder positivem HCV-Antikörperstatus; auf Anzeichen für eine Leberschädigung sollte geachtet werden ▶ *Huang Qin*
- Anwendungsdauer begrenzen ▶ *Huang Lian*
- Vorsicht bei Diabetikern mit Neigung zur Hypoglykämie ▶ *Huang Lian*

Fertilität, Schwangerschaft und Stillzeit

Fertilität Von einer Anwendung bei Frauen und Männern mit Kinderwunsch ist unbedingt abzuraten ▶ *Huang Lian*; bei Männern auch von ▶ *Gan Cao* bei längerer Anwendungsdauer in höherer Dosis
Schwangerschaft Kontraindiziert ▶ *Huang Lian, (Huang Qin)*
Stillzeit Kontraindiziert ▶ *Huang Lian.* Bei Auslassen von *Huang Lian* mit Vorsicht anzuwenden ▶ *Huang Qin,* bei männlichen Säuglingen *Gan Cao*

Interaktionen

▶ *Ge Gen, Huang Qin, Huang Lian, Gan Cao*

Kommentar

- Gemäß dem Ursprungswerk dieser Rezeptur handelt es sich hier um eine Kombination von oberflächlicher Wind-Kälte, die durch inkorrekte abführende Behandlung in die *Yang Ming*-Schicht verlagert wurde. Dort verursacht der pathogene Faktor Hitze und führt zu Diarrhö.
- *Ge Gen Huang Qin Huang Lian Tang* ist aufgrund seiner Kombination von Oberfläche lösenden und Feuchtigkeit-Hitze klärenden Mitteln bei akuter Feuchtigkeit-Hitze-Diarrhö angezeigt, wenn sich zusätzlich noch Fieber zeigt. Die Schlüsselkombination für den Einsatz dieser Mischung sind oberflächliche Zeichen (Fieber, Kopfschmerzen), das plötzliche Auftreten der Erkrankung sowie die Feuchtigkeit-Hitze-Diarrhö. Dieses Erscheinungsbild zeigt sich z.B. bei akuter Enteritis, nach Aufnahme einer verdorbenen Speise oder bei einer Salmonellenvergiftung.
- *Ge Gen Huang Qin Huang Lian Tang, Shao Yao Tang* (Paeoniae Radix Dekokt) und *Bai Tou Weng Tang* (Pul-

satillae Radix Dekokt) sind drei Rezepturen gegen Feuchtigkeit-Hitze-Diarrhö. Sie unterscheiden sich folgendermaßen:

- *Ge Gen Huang Qin Huang Lian Tang* behandelt ins Innen eindringende Hitze und Feuchtigkeit-Hitze, eventuell begleitet von oberflächlichen Symptomen. Hauptsymptom ist stinkende Diarrhö mit Brennen am Anus.
- *Shao Yao Tang* (Paeoniae Radix Dekokt) behandelt Feuchtigkeit-Hitze-Akkumulation und Toxine im Dickdarm, welche zu Blockade und *Qi*-Stagnationen führen, die sich durch starke Schmerzen im Abdomen mit Blut und Schleim im Stuhl und einem brennenden Gefühl am Anus zeigen. Neben den Feuchtigkeit-Hitze-Durchfällen mit Schleim und Blut ist das Schlüsselsymptom dieser Rezeptur rektaler Tenesmus.
- *Bai Tou Weng Tang* (Pulsatillae Radix Dekokt) ▶ RG 2.4 behandelt Feuchtigkeit-Hitze-Akkumulation und Toxine im Darm, die in die Blut-Schicht vordringen. Die Feuchtigkeit-Hitze-Diarrhö ist gekennzeichnet von Blut im Stuhl.

Korrespondierende Akupunktur

- Di 4 *Hegu* (leitet pathogene Faktoren aus)
- Di 20 *Yingxiang* (Lokalpunkt)
- M-HN 3 *Yintang* (Extrapunkt)
- SJ 5 *Waiguan*, Gb 20 *Fengchi* (eliminieren Wind)
- Lu 7 *Lieque* (*Luo*-Punkt, senkt Lungen-*Qi* ab)
- Bl 13 *Feishu* (*Shu*-Punkt der Lunge)
- Ma 36 *Zusanli* (stützt das *Qi* der Mitte)

Diätetik

Wind-Kälte eliminieren Frühlingszwiebel, Paprika, Ingwer, Knoblauch, Chilischote, Koriander
Meiden Schwere, kalte und rohe Nahrung während des Infekts; Milchprodukte können vermehrt Schleim erzeugen.

Wŭ Jī Săn
Fünf Anhäufungen Pulver

五積散 五积散

Englischer Name Five-Accumulation Powder
Quelle *Xian Shou Li Shang Xu Duan Mi Fang* (Geheime Rezepturen für die Behandlung von Wunden und das Einrenken der Knochen, gelehrt von den Himmlischen)

Eigenschaften

Temperatur Leicht warm
Wirkort Außen und Innen, *Tai Yin* und *Tai Yang*
Funktionskreis Lunge, Milz, Niere, Leber
Energiezustand des Patienten Leichte Fülle
Konstitution Eher pyknischer Habitus

Wirkung

- Befreit die Oberfläche
- Wärmt das Innen, harmonisiert den *Qi*-Fluss, transformiert Schleim
- Bewegt das Blut und vermindert Akkumulationen

Zusammensetzung und Analyse

Arzneimittel	AG	Dosis	Wirkung
Ma Huang (Ephedrae Herba)	1.1	1,5–4,5 g	Befreien die Oberfläche, leiten Wind-Kälte aus, wirken diaphoretisch
Bai Zhi (Angelicae Dahuricae Radix)	1.1	1,5–4,5 g	
Rou Gui (Cinnamomi Cortex)	11	1,5–4,5 g	Vertreiben Kälte aus dem Innen, wärmen die Mitte
Gan Jiang (Zingiberis Rhizoma)	11	1,5–4,5 g	
Hou Po (Magnoliae Officinalis Cortex)	7	1,5–4,5 g	Regulieren *Qi*, wandeln Feuchtigkeit um; *Cang Zhu* wirkt zusammen mit *Fu Ling*, um Feuchtigkeit zu eliminieren
Cang Zhu (Atractylodis Rhizoma)	7	3–9 g	
Fu Ling (Poria)	4	3–9 g	Diese Arzneien regulieren die Mitte, wandeln Schleim um; die Kombination entspricht (mit *Gan Cao*) *Er Chen Tang*[1]
Zhi Ban Xia (Pinelliae Rhizoma Praeparatum)	6.1	3–9 g	
Chen Pi (Citri Reticulatae Pericarpium)	9	3–9 g	
Jie Geng (Platycodi Radix)	6.1	3–9 g	Regulieren das Lungen-*Qi*, stoppen Husten; *Zhi Qiao* senkt das *Qi* ab; *Jie Geng* bringt das *Qi* nach oben und wandelt zudem Schleim um
Zhi Qiao (Aurantii Fructus)	9	6–12 g	
Dang Gui (Angelicae Sinensis Radix)	12.2	1,5–4,5 g	Diese Arzneien harmonisieren, regulieren und bewegen Blut; die Kombination entspricht *Si Wu Tang*[2] (ohne *Shu Di Huang*)
Bai Shao (Paeoniae Radix Alba)	12.2	1,5–4,5 g	
Chuan Xiong (Chuanxiong Rhizoma)	10.1	1,5–4,5 g	
Gan Cao (Glycyrrhizae Radix et Rhizoma)	12.1	1,5–4,5 g	Unterstützt die Mitte, harmonisiert die Arzneien

[1] ▶ RG 14.1
[2] ▶ RG 8.2

Symptome

- Fieber mit Frösteln ohne Schweiß, Kopfschmerzen, Nackensteifigkeit, Rückenschmerzen
- Gefühl von Fülle in der Brust und im Oberbauch
- Ausbleibende, verzögerte oder spärliche Menstruation, Dysmenorrhö, Unterbauchschmerzen
- Borborygmus, Diarrhö, Nausea, Emesis, Kälte im Bauch

Befunde

Zungenkörper Blass
Zungenbelag Weißlich
Puls Schlüpfrig oder saitenförmig

Indikationen nach TCM

- Invasion von Wind-Kälte im Außen mit gleichzeitiger Schädigung durch Kälte im Innen
- Fünf Akkumulationen: Kälte, Feuchtigkeit, Schleim, *Qi* und Blut

Anwendungsbeispiele

- Lumbalgien
- Ischialgien, Neuralgien, Arthralgien, Myalgien
- Chronische rheumatoide Arthritis
- Chronische oder akute Gastroenteritis
- Atemwegsinfekte
- Amenorrhö, Dysmenorrhö

Modifikationen

Aufgrund der Komplexität der Rezeptur sollte die Mischung grundsätzlich immer an das individuelle Patientenmuster angepasst werden.

Symptom	Arzneimittel	AG	Dosis
Schwitzen	– *Ma Huang* (Ephedra Herba)	1.1	–
Qi-Mangel	– *Zhi Qiao* (Aurantii Fructus)	9	–
	– *Chen Pi* (Citri Reticulatae Pericarpium)	9	–
	+ *Ren Shen* (Ginseng Radix et Rhizoma)	12.1	6 g
	+ *Bai Zhu* (Atractylodis Macrocephalae Rhizoma)	12.1	9 g
Ausgeprägte Kälte mit starken Abdominalschmerzen	+ *Wu Zhu Yu* (Euodiae Fructus)	11	3 g
Unregelmäßige Menstruation mit Kälte-Schmerzen im Abdomen	– *Ma Huang* (Ephedra Herba)	1.1	–
	– *Bai Zhi* (Angelicae Dahuricae Radix)	1.1	–
	+ *Xiang Fu* (Cyperi Rhizoma)	9	6 g
	+ *Yan Hu Suo* (Corydalis Rhizoma)	10.1	6 g
	+ *Ai Ye* (Artemesiae Argyi Folium)	10.1	4 g

Kontraindikationen und Sicherheitshinweise

- Alte und geschwächte Personen; erhöhter Blutdruck, Gefäßerkrankungen, insbesondere der Herzkranzgefäße und der Hirngefäße, Herzrhythmusstörungen, nicht kompensierte Schilddrüsendysfunktion; psychiatrische Erkrankungen, Angst- und Spannungszustände, Schlafstörung, Suchtkrankheiten; Anfallsleiden; Engwinkelglaukom; Prostataadenom mit Blasenentleerungsstörung; Einnahme von MAO-Hemmern, Sympathomimetika, Selegilin, Rasagilin oder Vasokonstriktoren ▶ *Ma Huang*
- Überdosierung von ▶ *Ma Huang* vermeiden, hohe Dosen können bei Langzeiteinnahme zur Abhängigkeit führen; mit Vorsicht anzuwenden bei manifester Lebererkrankung oder höherem Alkoholkonsum, Leberreaktionen durch *Ma Huang* sind nicht auszuschließen; Vorsicht bei kleineren Kindern, Vorsicht bei Niereninsuffizienz; Vorsicht bei Behandlung mit *Aconitum*-Arzneien, *Wu Zhu Yu* (Euodiae Fructus), *Xiang Jia Pi* (Periplocae Cortex)
- Intensive UV-Bestrahlung vermeiden ▶ *Zhi Qiao, Dang Gui, Bai Zhi*
- Bei längerer Anwendung Kontraindikationen und Sicherheitshinweise zu ▶ *Gan Cao* beachten
- Überdosierung von ▶ *Jie Geng* vermeiden
- Vorsicht bei Blutungsneigung ▶ *Rou Gui*
- Vorsicht bei Diabetikern mit Neigung zur Hypoglykämie ▶ *Rou Gui*

Fertilität, Schwangerschaft und Stillzeit

Fertilität Von einer höheren Dosis und längeren Anwendung von ▶ *Gan Cao* bei Männern mit Kinderwunsch ist abzuraten
Schwangerschaft Kontraindiziert ▶ *Ma Huang, Zhi Ban Xia, Chuan Xiong, Dang Gui*
Stillzeit Kontraindiziert ▶ *Ma Huang, Zhi Ban Xia*

Interaktionen

▶ *Ma Huang, Rou Gui, Gan Jiang, Cang Zhu, Fu Ling, Zhi Ban Xia, Zhi Qiao, Dang Gui, Bai Shao, Gan Cao*

Pharmakologie

- Das Granulat der Kampo-Version der Rezeptur (*Goshaku San*) zeigte keine Östrogenaktivität an (MCF-7-)Brustkrebszellen in vitro.
- Dasselbe Granulat zeigte im Ames-Test an vier Bakterienstämmen keine Hinweise auf Mutagenität.

Kommentar

- Diese komplexe Rezeptur behandelt fünf Akkumulationen: Kälte, Feuchtigkeit, Schleim, *Qi* und Blut. Sie richtet sich zugleich auf die Befreiung der Oberfläche, das Stützen und Wärmen des Innen und die Regulierung des *Qi*- und Blut-Flusses. Gleichzeitig werden Feuchtigkeit und Schleim ausgeleitet und transformiert. Schlüsselsymptome für den Einsatz dieser Mischung sind Wind-Kälte in der Oberfläche mit einer Ansammlung von Feuchtigkeit und Schleim und Stagnation von *Qi* und Blut im Innen. Dies wird auch dadurch ausgedrückt, dass *Wu Ji San* folgende drei Mischungen enthält (mehr oder weniger komplett): *Ping Wei San*, *Er Chen Tang* und *Si Wu Tang*. Neben den oberflächlichen Symptomen steht eine Blockade der Mitte durch Schleim und Feuchtigkeit sowie eine Blockade der Blutzirkulation deshalb im Mittelpunkt. So kann die Mischung z.B. bei Asthma angewendet werden, das durch einen akuten äußeren pathogenen Faktor verstärkt wird.
- Im gynäkologischen Bereich kann diese Mischung eingesetzt werden bei unregelmäßiger und schmerzhafter Mens aufgrund von Kälteblockaden.
- Allerdings wurde die Mischung aufgrund ihrer Komplexität auch kritisiert. Der Arzt Yu Chang aus der Ming-Dynastie schrieb dazu: „Weil diese Mischung viele Probleme behandeln kann, wird sie von unqualifizierten Ärzten gerne eingesetzt."[1]

Korrespondierende Akupunktur

- Di 4 *Hegu* (leitet pathogene Faktoren aus)
- SJ 5 *Waiguan* (eliminiert Wind)
- Lu 7 *Lieque* (*Luo*-Punkt, senkt Lungen-*Qi* ab)
- Bl 13 *Feishu* (*Shu*-Punkt der Lunge)
- Ma 36 *Zusanli* (Arealfernpunkt für das Abdomen, stützt das *Qi* der Mitte)
- Bl 20 *Pishu* (*Shu*-Punkt der Milz).

Diätetik

Wind-Kälte eliminieren Frühlingszwiebel, Paprika, Ingwer, Knoblauch, Chilischote, Koriander

Schleim umwandeln Aprikose, Pinienkerne, Erdnuss, Rettich, Bambussprossen, Birne, Zitrone, Aubergine

Milz- und Lungen-Qi stärken Buchweizen, Gerste, Sojabohnen, Fenchel.

Meiden Raffinadezucker, Milchprodukte, fettes Fleisch, Alkoholika. Ein Übermaß an Süßem belastet die Milz, da leicht zu viel Feuchtigkeit produziert wird. Übermäßig viel Kaltes und Rohkost können ebenfalls die Milz belasten.

1 Scheid V, Bensky D, Ellis A, Barolet R. Formulas & Strategies. 2nd ed. Eastland Press: Seattle, WA. 2009, p. 297.

2 Hitze klärende Rezepturen

2.1 Rezeptur, die Hitze aus der *Qi*-Ebene beseitigt

Bai Hu Tang (Weißer Tiger Dekokt)

2.2 Rezeptur, die Hitze aus der Blut-Ebene beseitigt

Xi Jiao Di Huang Tang (Rhinocerotis Cornu und Rehmanniae Radix Dekokt)

2.3 Rezepturen, die Hitze beseitigen und Toxine lindern

Huang Lian Jie Du Tang (Coptidis Rhizoma Dekokt, das toxische Wirkungen lindert)

San Huang Xie Xin Tang (Dekokt der drei Gelben, welches das Epigastrium entlastet)

Wu Wei Xiao Du Yin (Fünf Bestandteile Trank zur Eliminierung von Toxinen)

2.4 Rezepturen, die Hitze aus den Organen beseitigen

Bai Tou Weng Tang (Pulsatillae Radix Dekokt)

Chai Hu Qing Gan Tang (Dekokt mit Bupleuri Radix zum Klären der Leber)

Dao Chi San (Pulver, das das Rote hinausleitet)

Long Dan Xie Gan Tang (Gentianae Radix Dekokt, das die Leber entlastet)

Ma Xing Shi Gan Tang (Ephedrae Herba, Armeniacae Semen, Gypsum Fibrosum und Glycyrrhizae Radix et Rhizoma Praeparata cum Melle Dekokt)

Qing Wei San (Pulver, das den Magen klärt)

Xian Fang Huo Ming Yin (Erhabener Trank zur Erhaltung des Lebens)

Xie Bai San (Pulver, das das Weiße ausleitet)

Xin Yi Qing Fei Yin (Magnoliae Flos Dekokt zum Klären der Lunge)

Yu Nu Jian (Jadefrau Dekokt)

Zuo Jin Wan (Linkes Metall Pille)

2.5 Rezeptur, die Hitze durch Leere klärt

Qing Hao Bie Jia Tang (Artemisiae Annuae Herba und Trionycis Carapax Dekokt)

2.1 Rezeptur, die Hitze aus der Qi-Ebene beseitigt

Bái Hŭ Tāng
Weißer Tiger Dekokt
白虎湯 白虎汤

Englischer Name White Tiger Decoction
Quelle *Shang Han Lun* (Abhandlung über fieberhafte, durch Kälte verursachte Erkrankungen)

Eigenschaften

Temperatur Sehr kalt
Wirkort Innen, *Yang Ming*
Funktionskreis Lunge, Dickdarm, Magen
Energiezustand des Patienten Fülle
Konstitution Kräftiger Typus

Wirkung

- Klärt Hitze aus der *Qi*-Ebene und leitet Magen-Feuer aus
- Regt die Säfte-Bildung an und stoppt Durst

Zusammensetzung und Analyse

Arzneimittel	AG	Dosis	Wirkung
Shi Gao (Gypsum Fibrosum)	2.1	15–30 g	Klären Hitze, leiten Feuer aus Lunge und Magen aus, befeuchten; *Zhi Mu* nährt zusätzlich das *Yin*
Zhi Mu (Anemarrhenae Rhizoma)	2.1	9–15 g	
Geng Mi (Oryzae Semen)	12.1	9–15 g	Stützt den Magen und schützt die Säfte, so wird – zusammen mit *Gan Cao* – die Mitte vor den sehr kalten Hauptarzneien geschützt
Gan Cao (Glycyrrhizae Radix et Rhizoma)	12.1	3–6 g	Puffert Mitte und schützt vor der Kälte der Herrscher- und Minister-Arznei

Symptome

Hohes Fieber, profuses Schwitzen, Abneigung gegen Hitze, starke Kopfschmerzen, trockener Mund und großer, **unstillbarer Durst**, Unruhe, rotes Gesicht

Befunde

Zungenkörper Rot
Zungenbelag Trocken, gelblich
Puls Voll, schlüpfrig, beschleunigt

Indikationen nach TCM

Hitze in der *Qi*-Ebene oder in der *Yang Ming*-Leitbahn (Sechs-Schichten-Modell) ▶ Kommentar

Anwendungsbeispiele

- Akuter, ausgeprägter, hochfieberhafter grippaler Infekt
- Chronische rheumatoide Arthritis und andere autoimmunologische (Kollagen-)Erkrankungen
- Hitzschlag
- Meningoenzephalitis
- Pneumonie (in besonderen Fällen)

Modifikationen

Symptom	Arzneimittel	AG	Dosis
Ausgeprägter Kopfschmerz, rote, geschwollene Augen	+ *Huang Lian* (Coptidis Rhizoma)	2.3	2–6 g
	+ *Huang Qin* (Scutellariae Radix)	2.3	4–9 g
Parodontitis, Nasenbluten, Obstipation durch Magen- und Lungen-Hitze	+ *Da Huang* (Rhei Radix et Rhizoma)	3.1	2–6 g
Gelenkschmerzen, -schwellung (Erkrankungen des rheumatischen Formenkreises im Sinne eines Hitze-*Bi*-Syndroms)[1]	+ *Cang Zhu* (Atractylodis Rhizoma)	7	6–9 g
Gelenkschmerzen mit warmen oder heißen Gelenken[2]	+ *Gui Zhi* (Ramulus Cinnamomi)	1.1	6–9 g
Fülle-Hitze in der *Yang Ming*-Schicht mit gleichzeitigem *Qi*- und Säfte-Mangel[3]	+ *Ren Shen* (Ginseng Radix et Rhizoma)	12.1	3–6 g

[1] Diese Rezeptur heißt dann **Bai Hu Jia Cang Zhu Tang (Weißer Tiger Dekokt mit Atractylodis Rhizoma)** ▶ Kommentar
[2] Diese Rezeptur heißt dann **Bai Hu Jia Gui Zhi Tang (Weißer Tiger Dekokt mit Cinnamomi Ramulus)** ▶ Kommentar
[3] Diese Rezeptur heißt dann **Bai Hu Jia Ren Shen Tang (Weißer Tiger Dekokt mit Ginseng Radix)** ▶ Kommentar

Kontraindikationen und Sicherheitshinweise

- Allergie gegen Bestandteile der Rezeptur
- Bei längerer Anwendung Kontraindikationen und Sicherheitshinweise zu ▶ *Gan Cao* beachten
- Vorsicht bei Diarrhö ▶ *Zhi Mu*
- Vorsicht bei empfindlichem Magen ▶ *Shi Gao*

Fertilität, Schwangerschaft und Stillzeit

Fertilität Von einer höheren Dosis und längeren Anwendung von *Gan Cao* bei Männern mit Kinderwunsch ist abzuraten.

Schwangerschaft Kontraindiziert ▶ *Zhi Mu*

Stillzeit Vorsicht bei männlichen Säuglingen ▶ *Gan Cao*

Interaktionen

▶ *Shi Gao, Gan Cao*

Kommentar

- Länger bestehende Hitze greift generell den Säfte-Bereich an. Diese Rezeptur berücksichtigt diesen Umstand und kombiniert die Hitze klärenden Mittel mit Säfte und *Yin* aufbauenden Arzneien.
- „Hitze aus der *Qi*-Ebene" ist ein Begriff aus der Vier-Ebenen-Theorie ▶ S. 62.
- Die Hitze kann sich in den verschiedenen Ebenen aufhalten, je nachdem, wie tief sie in den Organismus eingedrungen ist; sie kann sich auch direkt in inneren Schichten durch emotionale oder diätetische Faktoren bilden. Woher die Hitze kommt, ist zweitrangig. Zentral für den Einsatz dieser Rezeptur ist das Vorhandensein großer Hitze.
- Erkrankungen in der *Qi*-Ebene sind gekennzeichnet durch die sogenannten „Vier Großen": hohes Fieber, profuses Schwitzen, großer Durst und großer, voller Puls. Durch die Hitze entwickelt sich auch Unruhe und der Zungenbelag zeigt sich gelb. Das sind die Schlüsselsymptome für den Einsatz dieser Rezeptur. Dieses Bild entspricht im Sechs-Schichten-Modell nach dem *Shang Han Lun* dem *Yang Ming*-Stadium ▶ S. 62.
- **Bai Hu Jia Cang Zhu Tang (Weißer Tiger Dekokt mit Atractylodis Rhizoma)** behandelt heißes *Bi*, bei welchem sich die Hitze aus diesem Muster mit vorhandener oder eindringender Feuchtigkeit verbindet und die Gelenke blockiert. Die Gelenke sind heiß, geschwollen und gerötet. Dieses Muster zeigt sich zum Beispiel bei einem akuten Gichtschub.
- **Bai Hu Jia Gui Zhi Tang (Weißer Tiger Dekokt mit Cinnamomi Ramulus)** behandelt ebenfalls *Bi*-Syndrom im Rahmen einer *Bai Hu Tang*-Präsentation. Die Blockade der Gelenke basiert aber auf einer Kälteblockade im Gelenk, die zu Hitze transformiert. Im Vergleich zu *Bai Hu Jia Cang Zhu Tang* behandelt *Bai Hu Jia Gui Zhi Tang* ein *Bi*-Syndrom, bei dem die Schmerzen kommen und gehen oder sich immer wieder in unterschiedlichen Körperarealen zeigen.

Korrespondierende Akupunktur

- Di 1 *Shangyang* (*Jing*-Punkt, besonders bei Zahnschmerzen im Unterkiefer; evtl. bluten lassen, klärt Hitze aus dem *Yang Ming*)
- Di 4 *Hegu* (eliminiert pathogene Faktoren)
- Lu 1 *Zhongfu* (*Mu*-Punkt der Lunge)
- Bl 13 *Feishu* (*Shu*-Punkt der Lunge, sedierend nadeln, um Hitze zu eliminieren)
- Di 11 *Quchi*, Du 14 *Dazhui* (Kombination, um Hitze zu klären)
- Lu 11 *Shaoshang* (*Jing*-Punkt, evtl. bluten lassen, besonders effektiv, um Hitze zu eliminieren)
- Ma 44 *Neiting* oder Ma 45 *Lidui* (Sedierungspunkt des Magens, *Jing*-Punkt, evtl. bluten lassen)

Diätetik

Hitze kühlen Weizen, Gerste, Buchweizen, Rundkornreis, Hirse, Karotte, Chinakohl, Stangensellerie, Spinat, Banane, Wassermelone, Kaki, Kiwi, Birne, Apfel. Alle rohen oder gekeimten Nahrungsmittel sind tendenziell eher Hitze kühlend. Gut geeignet sind bei Hitze auch Frischkornbreie, Salate und viele Obstsorten

Hitze kühlen, Feuchtigkeit eliminieren Mungbohnen, Sojabohnen und Tofu, Gurke

Hitze kühlen, Säfte erzeugen Roher Rettich und Rettichsaft

Meiden Hitze erzeugende Nahrung, besonders Alkohol, kann im Magen längerfristig Hitze produzieren. Andere energetisch heiße Nahrung: Chili, scharfe Gerichte, Lamm, Hammel, Meeresfrüchte (evtl. Verschlechterung von Feuchtigkeit-Hitze-Ekzemen). Tabak ist heiß und Säfte austrocknend.

2.2 Rezeptur, die Hitze aus der Blut-Ebene beseitigt

Xī Jiǎo Dì Huáng Tāng
Rhinocerotis Cornu und Rehmanniae Radix Dekokt
犀角地黃湯 犀角地黄汤

Englischer Name Rhinoceros Horn and Rehmannia Decoction
Quelle *Bei Ji Qian Jin Yao Fang* (Tausende Goldverschreibungen für den Notfall)

Eigenschaften

Temperaturverhalten Kalt
Wirkort Innen, *Xue*- und *Ying*-Schicht
Funktionskreis Herz, Niere, Leber
Energiezustand des Patienten Fülle
Konstitution Kräftig

Wirkung

- Klärt Hitze, löst Feuer-Toxin und kühlt das Blut
- Beseitigt Blut-Stase und stoppt Blutungen
- Nährt das *Yin*

Zusammensetzung und Analyse

Arzneimittel	AG	Dosis	Wirkung
Shui Niu Jiao (Bubali Cornu)	2.2	15–30 g	Klärt Herz-Feuer, löst Hitze-Toxine, kühlt das Blut; stark wirksam
Di Huang (Rehmanniae Radix)	2.2	15–20 g	Kühlt das Blut; nährt und kompensiert durch die Hitze-Pathogene geschädigte Säfte/*Yin*
Chi Shao (Paeoniae Radix Rubra)	12.2	6–9 g	Kühlen und aktivieren das Blut, wandeln Stase um; schützen vor Blutstase aufgrund von heißem, ausgetrocknetem Blut sowie aktivieren statisches Blut nach Blut-Hitze-Blutungen
Mu Dan Pi (Moutan Cortex)	2.2	4–6 g	

Symptome

- **Blutungen** Bluterbrechen, Nasenbluten, Blut im Urin und Stuhl, Petechien (subkutane Blutungen)
- **Erythematöse Ausschläge**
- Fieber, Gereiztheit, Durst und Mundtrockenheit, ohne Verlangen zu trinken
- Evtl. Manie und Delirium

Befunde

Zungenkörper Dunkelrot mit dornartigen Papillen
Zungenbelag Kein oder verdünnter Belag
Puls Dünn, evtl. schnell

Indikationen nach TCM

- Blut-Hitze, Hitze in der *Ying*-Nähr-Ebene
- Hitze dringt ins Perikard

Anwendungsbeispiele

- Petechien
- Idiopathische thrombozytopenische Purpura (ITP)
- Ekzeme
- Traditionell bei Urämie
- Blutungen

Modifikationen

Symptom	Arzneimittel	AG	Dosis
Blutungen allgemein	+ *San Qi* (Notoginseng Radix et Rhizoma)	10.2	6 g
	+ *Qian Cao* (Rubiae Radix et Rhizoma)	10.2	6 g
Nasenbluten	+ *Bai Mao Gen* (Imperatae Rhizoma)	10.2	6–9 g
	+ *Sang Ye* (Mori Folium)	1.2	6 g
	+ *Ce Bai Ye* (Platycladi Cacumen)	10.2	6–9 g
	+ *Niu Xi* (Achyranthis Bidentatae Radix)	10.1	6 g
Blut im Stuhl	+ *Huai Hua* (Sophorae Flos)	10.2	6–9 g
	+ *Di Yu* (Sanguisorbae Radix)	10.2	6–9 g

Blut im Urin	+ *Bai Mao Gen* (Imperatae Rhizoma)	10.2	6–9 g
	+ *Xiao Ji* (Cirsii Herba)	10.2	6–9 g
Bluterbrechen	+ *Da Huang* (Rhei Radix et Rhizoma)	3.1	6 g
	+ *Ce Bai Ye* (Platycladi Cacumen)	10.2	6–9 g
	+ *Bai Mao Gen* (Imperatae Rhizoma)	10.2	6–9 g
Manisches Benehmen	+ *Da Huang* (Rhei Radix et Rhizoma)	3.1	6-9 g
	+ *Huang Qin* (Scutellariae Radix)	2.3	6–9 g

Kontraindikationen und Sicherheitshinweise

- Allergie gegen Bestandteile der Rezeptur
- Diarrhö ▶ *Di Huang*
- Vorsicht bei Verdauungsstörungen ▶ *Di Huang*

Schwangerschaft und Stillzeit

Kontraindiziert ▶ *Mu Dan Pi*

Interaktionen

▶ *Di Huang, Chi Shao*

Kommentar

- Tritt Hitze ins Blut ein, fließt dieses aus den Gefäßen (Blutungen) und verdickt sich (Stase). *Xi Jiao Di Huang Tang* klärt Hitze aus dem Blut und behandelt diese Pathologie. Das Schlüsselsymptom sind Blutungen und erythematöse Hautausschlänge (z.B. Neurodermitis), und die Schlüsselpathologie ist Blut-Hitze.
- *Xi Jiao Di Huang Tang* kann bei allen Blut-Hitze-Blutungen als Grundrezeptur gewählt werden. Die Stase sowie die Zeichen von Hitze im Herz sind sekundär. Um Blutungen wirksam zu behandeln, sollte diese Rezeptur mit Blutung stoppenden Arzneien ▶ AG 10.2 erweitert werden ▶ Modifikationen.
- Die spezielle Mundtrockenheit (Trockenheit ohne Verlangen zu trinken) ist typisch für die Stase in diesem Muster: Der Patient möchte seinen Mund mit Wasser spülen, hat jedoch keine Lust, das Wasser zu schlucken.

Korrespondierende Akupunktur

- Di 4 *Hegu* (leitet pathogene Faktoren aus)
- Di 20 *Yingxiang* (Lokalpunkt)
- M-HN 3 *Yintang* (Extrapunkt)
- SJ 5 *Waiguan*, Gb 20 *Fengchi* (eliminieren Wind)
- Lu 7 *Lieque* (*Luo*-Punkt, senkt Lungen-*Qi* ab)
- Bl 13 *Feishu* (*Shu*-Punkt der Lunge)
- Ma 36 *Zusanli* (stützt das *Qi* der Mitte)

Diätetik

Wind-Kälte eliminieren Frühlingszwiebel, Paprika, Ingwer, Knoblauch, Chilischote, Koriander

Meiden Schwere, kalte und rohe Nahrung während des Infekts; Milchprodukte können vermehrt Schleim erzeugen.

2.3 Rezepturen, die Hitze beseitigen und Toxine lindern

Huáng Lián Jiě Dú Tâng
Coptidis Rhizoma Dekokt, das toxische Wirkungen lindert
黃連解毒湯 黄连解毒汤

Englischer Name Coptis Decoction to Resolve Toxicity
Quelle *Wai Tai Mi Yao* (Geheime Grundlagen aus der kaiserlichen Bibliothek)

Eigenschaften

Temperatur Kalt
Wirkort Innen
Funktionskreis Lunge, Dickdarm, Herz, Dünndarm, Leber
Energiezustand des Patienten Fülle
Konstitution Kräftiger Typus

Wirkung

- Leitet Hitze und Feuer aus, eliminiert Toxine
- Klärt Feuchtigkeit-Hitze im ganzen Körper

Zusammensetzung und Analyse

Arzneimittel	AG	Dosis	Wirkung
Huang Lian (Coptidis Rhizoma)	2.3	6–9 g	Klärt Hitze, eliminiert Toxine und Feuchtigkeit-Hitze, besonders aus dem Oberen und Mittleren Erwärmer; stark wirksam
Huang Qin (Scutellariae Radix)	2.3	6–9 g	Klärt Hitze, eliminiert Toxine und Feuchtigkeit-Hitze, besonders aus dem Oberen und Mittleren Erwärmer
Huang Bo (Phellodendri Chinensis Cortex)	2.3	6–9 g	Klärt Hitze, eliminiert Toxine und Feuchtigkeit-Hitze, besonders aus dem Unteren Erwärmer
Zhi Zi (Gardeniae Fructus)	2.1	6–12 g	Klärt Hitze, eliminiert Toxine und Feuchtigkeit-Hitze; wirkt in allen drei Erwärmern. Kühlt das Blut, beruhigt den Geist

Symptome

- **Fieber**, Schlaflosigkeit, **Unruhe**, aufsteigende Hitze, rotes Gesicht, Nasenbluten
- Nausea, Völle im Oberbauch, Bluterbrechen, Dysenterie mit blutig-schleimigen Diarrhöen, **schleimig, blutige Stühle**, Hämorrhoiden
- Pruritus, Urtikaria, **nässende, eitrige, exsudative Ekzeme** mit Blutungsneigung

Befunde

Zungenkörper Rot
Zungenbelag Gelb
Puls Beschleunigt, voll

Indikationen nach TCM

Hitze und Toxine im Drei Erwärmer, Blut-Hitze, Feuchtigkeit-Hitze

Anwendungsbeispiele

- Putride exsudative Ekzeme, auch mit starkem Juckreiz, z.B. Exazerbation einer Neurodermitis oder Psoriasis bei gegebenem Hautbefund
- Chronisch-entzündliche Darmerkrankungen, z.B. akute Exazerbation von Morbus Crohn, Colitis ulcerosa
- Mit Modifikationen auch bei starken psychischen Erregungszuständen aufgrund von Herz-Feuer

Modifikationen

Symptom	Arzneimittel	AG	Dosis
Ausgeprägte Obstipation	+ *Da Huang* (Rhei Radix et Rhizoma)[1]	3.1	3–6 g
Entzündliche Darmerkrankungen	+ *Mu Xiang* (Aucklandiae Radix)	9	6–9 g
	+ *Bing Lang* (Arecae Semen)	17	3–6 g
	+ *Qin Pi* (Fraxini Cortex)	2.3	6 g
Blutungen aufgrund von entzündlichen Darmerkrankungen	+ *Bai Tou* Weng (Pulsatillae Radix)	2.4	6–9 g
	+ *Huai Hua* (Sophorae Flos)	10.2	6–9 g

[1] Nur die letzten fünf Minuten mitkochen

Kontraindikationen und Sicherheitshinweise

- Allergie gegen Bestandteile der Rezeptur
- Anwendung bei Kindern, in Schwangerschaft oder Stillzeit ▶ *Huang Lian*
- Diarrhö ▶ *Zhi Zi*
- Interferonbehandlung ▶ *Huang Qin*
- Vorsicht bei vorbestehendem Leberschaden, höherem Alkoholkonsum oder positivem HCV-Antikörperstatus; auf Anzeichen für eine Leberschädigung sollte geachtet werden ▶ *Huang Qin*
- Anwendungsdauer begrenzen ▶ *Huang Lian*
- Vorsicht bei Diabetikern mit Neigung zur Hypoglykämie ▶ *Huang Lian*
- Vorsicht vor Langzeiteinnahme, langjährige Anwendung von ▶ *Zhi Zi* ist zu vermeiden

Fertilität, Schwangerschaft und Stillzeit

Fertilität Von einer Anwendung bei Frauen und Männern mit Kinderwunsch ist unbedingt abzuraten ▶ *Huang Lian*

Schwangerschaft Kontraindiziert ▶ *Huang Lian, Huang Bo, (Huang Qin)*

Stillzeit Kontraindiziert ▶ *Huang Lian, Huang Bo*

Interaktionen

- Bei männlichen Ratten senkte ein durch Dekoktion gewonnener Extrakt in der koreanischen Ausführung als *Hwangryunhaedok Tang* die Bioverfügbarkeit einer Einmaldosis von Ciprofloxacin.
- ▶ *Huang Lian, Huang Qin, Zhi Zi*

Pharmakologie

Das Granulat der Kampo-Version (*Oren Gedoku To*) zeigte im Ames-Test eine schwach-positive Reaktion auf einen von fünf Bakterienstämmen nur nach metabolischer Aktivierung, In-vivo-Tests (Mikrokern- und unscheduled DNA-synthesis-Test) ergaben keine Hinweise auf Mutagenität oder Gentoxizität.

Kommentar

- Verwandte Rezepturen zu *Huang Lian Jie Du Tang* sind
  - *San Huang Xie Xin Tang* (Dekokt der drei Gelben, welches das Epigastrium entlastet) aus dieser Gruppe
  - *Wen Qing Yin* (Wärmender und klärender Trank) ▶ RG 8.2
  - *Qing Shang Fang Feng Tang* (Befreie das Obere und bewache den Wind Dekokt) ▶ unten
- *Huang Lian Jie Du Tang* sollte nur kurzfristig (zwei bis vier Wochen lang) abgegeben werden. Besonders bei akuter Exazerbation eines chronischen Ekzems oder einer entzündlichen Darmerkrankung durch Hitze-Toxine können hiermit die akuten Symptome sehr effektiv gelindert werden.
- Wichtig ist, dass die Rezeptur für kräftige Patienten mit Fülle-Konstitution gedacht ist. Daher sollte sie für die langfristige Anwendung, z.B. bei chronischen Haut- oder Darmprozessen, mit tonisierenden Arzneien kombiniert werden. Sonst besteht durch die ausgeprägte Kälte der Rezeptur die Gefahr einer Mittenschädigung.
- Die Rezeptur ist von ausgesprochen bitterem Geschmack. Man sollte die Patienten besser vorher darüber informieren.
- **Qing Shang Fang Feng Tang (Befreie das Obere und bewache den Wind Dekokt)** ist eine mit *Huang Lian Jie Du Tang* verwandte Rezeptur. Die Originalrezeptur wird erweitert mit Mitteln, die im oberen Körperbereich wirken, die Oberfläche lösen, Toxine lösen und Eiter ausstoßen. Sie wird eingesetzt bei Feuer-Toxinen im oberen Erwärmer mit ekzematösen und eitrigen Hautveränderungen im Bereich des Oberkörpers und des Kopfes (z.B. Akne, Abszesse), Kopfschmerzen, gerötete Bindehaut und geschwollene Augen, gerötete, eitrige Knollennase:

Bestandteile	AG	Dosis
Huang Qin (Scutellariae Radix)	2.3	4 g
Huang Lian (Coptidis Rhizoma)	2.3	3 g
Zhi Zi (Gardeniae Fructus)	2.1	4 g
Lian Qiao (Forsythiae Fructus)	2.4	5 g
Gao Ben (Ligustici Rhizoma et Radix)	1.1	5 g
Jing Jie (Schizonepetae Herba)	1.1	4 g
Bai Zhi (Angelicae Dahuricae Radix)	1.1	5 g
Bo He (Menthae Haplocalycis Herba)	1.2	3 g
Jie Geng (Platycodi Radix)	6.1	5 g
Zhi Shi (Aurantii Fructus Immaturus)	9	3 g
Bei Sha Shen (Glehniae Radix)	12.4	5 g
Gan Cao (Glycyrrhizae Radix et Rhizoma)	12.1	3 g

Korrespondierende Akupunktur

- Le 2 *Xingjian* (Sedierungspunkt)
- Di 11 *Quchi*, Du 14 *Dazhui* (Kombination, um Hitze zu klären)
- Gb 36 *Waiqiu* (eliminiert Hitze-Toxin)
- Lu 11 *Shaoshang* (bluten lassen)
- Mi 10 *Xuehai* (stillt Juckreiz, reguliert das Blut, wirkt insbesondere auf die untere Körperhälfte)
- Bl 17 *Geshu* (stützt und reguliert das Blut, lindert Juckreiz, wirkt insbesondere auf die obere Körperhälfte)
- Ma 44 *Neiting*
- SJ 1 *Guanchong* (bluten lassen)
- Pe 7 *Daling* (Sedierungspunkt)

Diätetik

Hitze kühlen Weizen, Gerste, Buchweizen, Rundkornreis, Hirse, Karotte, Chinakohl, Stangensellerie, Spinat, Banane, Wassermelone, Kaki, Kiwi, Birne, Apfel. Alle rohen oder gekeimten Nahrungsmittel sind tendenziell eher Hitze kühlend. Auch Frischkornbreie sind bei Hitze gut geeignet.
Hitze kühlen, Feuchtigkeit eliminieren Buchweizen, Mungbohnen, Sojabohnen und -sprossen, Tofu, Gurke, Sellerie, Löwenzahn, Krebse
Hitze kühlen, Toxine entgiften Buchweizen, Mungbohnen, schwarze Sojabohnen, Tofu, Gurke, Sellerie, Löwenzahn
Meiden Hitze erzeugende Nahrung, besonders Alkohol, kann längerfristig Hitze produzieren und zu Feuchtigkeits-Bildung führen. Andere energetisch heiße Nahrung wie Chili, scharfe Gerichte, Lamm, Hammel, Meeresfrüchte können Hitze-Prozesse verstärken; Meeresfrüchte führen darüber hinaus evtl. zur Verschlechterung von Feuchtigkeit-Hitze-Ekzemen. Tabak ist heiß und Säfte austrocknend.

Sān Huáng Xiè Xīn Tāng
Dekokt der drei Gelben, welches das Epigastrium entlastet
三黃瀉心湯 三黄泻心汤

Englischer Name Three Yellow Decoction to Sedate the Epigastrium
Quelle *Jin Gui Yao Lue* (Wichtige Verordnungen aus dem Goldenen Schrein)

Eigenschaften

Temperatur Kalt
Wirkort Innen
Funktionskreis Magen, Herz
Energiezustand des Patienten Fülle
Konstitution Kräftiger Typus

Wirkung

- Kühlt Feuer im Herzen und Magen, leitet Hitze ab
- Löst Toxine
- Trocknet Feuchtigkeit

Zusammensetzung und Analyse

Arzneimittel	AG	Dosis	Wirkung
Da Huang (Rhei Radix et Rhizoma)[1]	3.1	3–6 g	Klärt Hitze und Feuer und leitet diese durch den Darm aus; purgiert und führt ab
Huang Lian (Coptidis Rhizoma)	2.3	3–6 g	Drainieren Hitze aus dem Oberen und Mittleren Erwärmer; klären Feuchtigkeit-Hitze; *Huang Lian* klärt insbesondere Herz- und Magen-Feuer
Huang Qin (Scutellariae Radix)	2.3	3–6 g	

[1] Wenn ein abführender Effekt bei einer Obstipation gewünscht wird, nur die letzten fünf Minuten mitkochen.

Symptome

- **Fieber**, rotes Gesicht, Stomatitis, **Mundulzerationen**, gerötete, geschwollene Augen, Abszedierungen, **eitrige Hauteffloreszenzen**, Obstipation, dunkler Urin, evt. Delirium
- Blutungen aus Mund oder Nase
- Ängste, emotionale Schwankungen, Palpitationen, **Tachykardie, Unruhe, Irritierbarkeit, Schlaflosigkeit**

Befunde

Zungenkörper Rot oder rote Spitze
Zungenbelag Klebrig, gelb
Puls Beschleunigt, kräftig, evtl. schlüpfrig

Indikationen nach TCM

Feuchtigkeit-Hitze-Fülle, Feuer-Toxin, Blut-Hitze, Herz-Feuer

Anwendungsbeispiele

- Manie, Schlaflosigkeit
- Angstzustände
- Palpitationen
- Herzneurose
- Blande Hypertonie
- Stomatitis
- Mundgeschwüre
- Ausgeprägte menopausale Beschwerden
- Allergische Hauterkrankungen
- Ekzeme
- Obstipation

Modifikationen

Symptom	Arzneimittel	AG	Dosis
Angstzustände, Schlaflosigkeit, innere Unruhe und Tachykardien	+ *Zhen Zhu Mu* (Margaritifera Concha)	14.1	6–9 g
	+ *Long Gu* (Fossilia Ossis Mastodi)	14.1	6–9 g
	+ *Mu Li* (Ostreae Concha)	14.1	6–9 g
Ausgeprägte menopausale Beschwerden, wie Hitzewallungen und Gereiztheit	+ *Dang Gui* (Angelicae Sinensis Radix)	12.2	6–9 g
	+ *Di Huang* (Rehmanniae Radix)	2.2	6–9 g
	+ *Shu Di Huang* (Rehmanniae Radix Praeparata)	12.2	9 g
Eitrige Hauteffloreszenzen	+ *Lian Qiao* (Forsythiae Fructus)	2.4	6–9 g
	+ *Zi Hua Di Ding* (Violae Herba)	2.4	6–9 g
	+ *Ku Shen* (Sophorae Flavescentis Radix)	2.3	6–9 g

Kontraindikationen und Sicherheitshinweise

- Allergie gegen Bestandteile der Rezeptur
- Anwendung bei Kindern, in Schwangerschaft oder Stillzeit ▶ *Huang Lian*
- Intestinale Obstruktionen; ausgeprägter Flüssigkeits- und Elektrolytmangel ▶ *Da Huang*
- Interferonbehandlung ▶ *Huang Qin*
- Vorsicht bei vorbestehendem Leberschaden, höherem Alkoholkonsum oder positivem HCV-Antikörperstatus; auf Anzeichen für eine Leberschädigung sollte geachtet werden ▶ *Huang Qin*
- Anwendungsdauer begrenzen ▶ *Huang Lian*
- Vorsicht mit Anwendung während der Menstruation; Vorsicht bei Nierensteinen. Die Anwendungsdauer sollte begrenzt werden. Bei längerer Anwendung Hypokaliämie möglich ▶ *Da Huang*
- Vorsicht bei Diabetikern mit Neigung zur Hypoglykämie ▶ *Huang Lian*

Fertilität, Schwangerschaft und Stillzeit

Fertilität Von einer Anwendung bei Frauen und Männern mit Kinderwunsch ist unbedingt abzuraten ▶ *Huang Lian*, auch *Da Huang*

Schwangerschaft Kontraindiziert ▶ *Huang Lian, Da Huang, (Huang Qin)*

Stillzeit Kontraindiziert ▶ *Huang Lian*

Interaktionen

▶ *Da Huang, Huang Qin, Huang Lian*

Pharmakologie

- Das Granulat der Kampo-Version der Rezeptur (*Sanou Shashin To*) zeigte eine deutliche Östrogenaktivität an (MCF-7-)Brustkrebszellen in vitro.
- Dasselbe Granulat zeigte sich im Ames-Test an einem von vier Bakterienstämmen nur nach Aktivierung leicht positiv, In-vivo-Tests (Mikrokern- und unscheduled DNA synthesis-Test) ergaben keine Hinweise auf Mutagenität oder Gentoxizität.

Kommentar

- *Da Huang* (Rhei Radix et Rhizoma) wird hier normalerweise die ganze Zeit mitgekocht; dadurch hat es eine stärker Hitze kühlende und Blut dynamisierende Wirkung. Die purgative Wirkung ist durch das längere Kochen reduziert.
- Besteht im Rahmen dieser Präsentation eine ausgeprägte Obstipation, dann wird *Da Huang* erst später dem Dekokt zugefügt. Dadurch wird eine stärker abführende Wirkung erzielt.
- Diese Rezeptur besteht ausschließlich aus sehr bitteren, kalten Arzneien, die eine nach unten führende und über den Stuhlgang Hitze eliminierende Wirkung entfalten. Daher kann sie auch bei dysenterischen Beschwerden mit Neigung zu Diarrhö eingesetzt werden.
- Durch Metaboliten von *Da Huang* kann unter der Anwendung eine gelbe bis rötlich-braune Urinverfärbung auftreten, die unbedenklich ist.
- *San Huang Xie Xin Tang* wird in anderen Quellen auch *Xie Xin Tang* (Dekokt, weiches das Epigastrium entlastet) bezeichnet.

Korrespondierende Akupunktur

- He 3 *Shaohai*
- Gb 14 *Zulinqi* (lokaler Punkt bei Kopfschmerz in der Gallenblasen-Leitbahn)
- Ma 44 *Neiting* (Sedierungspunkt des Magens, kühlt Hitze)
- Di 11 *Quchi*, Du 14 *Dazhui* (Kombination, um Hitze zu klären)
- Mi 10 *Xuehai* (reguliert das Blut, stillt Juckreiz)

Diätetik

Hitze kühlen Weizen, Gerste, Buchweizen, Rundkornreis, Hirse, Karotte, Chinakohl, Stangensellerie, Spinat, Banane, Wassermelone, Kaki, Kiwi, Birne, Apfel. Alle rohen oder gekeimten Nahrungsmittel sind tendenziell eher Hitze kühlend. Gut geeignet sind bei Hitze auch Frischkornbreie, Salate und frisches Obst

Hitze kühlen, Feuchtigkeit eliminieren Buchweizen, Mungbohnen, Sojabohnen und -sprossen, Tofu, Gurke, Sellerie, Löwenzahn
Hitze kühlen, Toxine entgiften Buchweizen, Mungbohnen, schwarze Sojabohnen, Tofu, Gurke, Sellerie, Löwenzahn
Meiden Hitze erzeugende Nahrung, besonders Alkohol, kann längerfristig Hitze produzieren und zu Feuchtigkeits-Bildung führen. Andere energetisch heiße Nahrung wie Chili, scharfe Gerichte, Lamm, Hammel, Meeresfrüchte können Hitze-Prozesse verstärken; Meeresfrüchte führen darüber hinaus evtl. zur Verschlechterung von Feuchtigkeit-Hitze-Ekzemen. Tabak ist heiß und Säfte austrocknend.

Wǔ Wèi Xiāo Dú Yǐn
Fünf Bestandteile Trank zur Eliminierung von Toxinen
五味消毒飲 五味消毒饮

Englischer Name Five Ingredient Decoction to Eliminate Toxin
Quelle *Yi Zong Jin Jian* (Goldener Spiegel der Medizintradition)

Eigenschaften

Temperatur Kalt
Wirkort Innen und Außen; *Qi*- und Blut-Schicht
Indikation bei Energiezustand des Patienten Fülle
Konstitution Eher kräftig

Wirkung

- Klärt Hitze und eliminiert Toxine
- Vertreibt Karbunkel und Furunkel

Zusammensetzung und Analyse

Bestandteile	AG	Dosis	Wirkung
Jin Yin Hua (Lonicerae Japonicae Flos)	2.4	9 g	Alle Mittel klären kräftig Hitze-Toxine; *Zi Hua Di Ding* schafft besonders tiefliegende Toxine aus dem Körper
Pu Gong Ying (Taraxaci Herba)	2.4	6 g	
Zi Hua Di Ding (Violae Herba)	2.4	6 g	
Ye Ju Hua (Chrysanthemi Indici Flos)	2.4	6 g	
Tian Kui Zi (Semiaquilegiae Radix)[1]	2.4	6 g	

[1] Nicht in der Materia Medica gelistet, ggf. durch *Lian Qiao* (Forsythiae Fructus) ersetzen.

Symptome

Abszesse, Furunkel, Karbunkel, eitrige Schwellungen mit regionalem Schmerz und Rötung und Überwärmung, Akne, Mastitis

Befunde

Zungenkörper Gerötet
Zungenbelag Gelb
Puls Kräftig, beschleunigt

Indikationen nach TCM

Feuer-Toxine, die sich in Leitbahnen und Funktionskreisen ansammeln. Hitze begünstigt Stagnation, die wiederum mehr Hitze erzeugt. So können die Feuer-Toxine tiefer eindringen, sich verdichten und zu Knoten und Abszessen kondensieren.

Anwendungsbeispiele

- Verschiedene Arten von knotigen eitrigen Abszedierungen, Karbunkel, Furunkel mit lokaler Rötung, Überwärmung und schmerzhafter Schwellung; unterstützend bei Erysipel
- Eitrige Formen von Akne, Mastitis und Brustabszess
- Eitrige Augenentzündung, wie Konjunktivitis, Harnwegsinfektion
- Begleitendes Fieber oder Schüttelfrost können vorkommen

Modifikationen

Symptom	Arzneimittel	AG	Dosis
Verstärkung der Rezeptur, z.B. bei hohem Fieber oder anderen systemischen Hitze-Zeichen	+ *Huang Qin* (Scutellariae Radix)	2.3	9 g
	+ *Huang Lian* (Coptidis Rhizoma)	2.3	6 g
Ausgeprägte Feuchtigkeits-Akkumulation mit massiver lokaler Schwellung	+ *Fang Feng* (Saposhnikoviae Radix)	1.1	6 g
	+ *Chan Tui* (Cicadae Periostracum)	1.2	6 g
Eitrige Knoten mit dunkelroten bis lividen Verhärtungen	+ *Mu Dan Pi* (Moutan Cortex)	2.2	9 g
	+ *Chi Shao* (Paeoniae Radix Rubra)	2.2	9 g
Brustabszesse	+ *Gua Lou* (Trichosanthis Fructus)	6.2	12 g
	+ *Zhe Bei Mu* (Fritillariae Thunbergii Bulbus)	6.2	9 g

Kontraindikationen und Sicherheitshinweise

- Allergie gegen die Rezeptur oder gegen Korbblütler ▶ *Pu Gong Ying, Ye Ju Hua*
- Bei Milz-*Qi*-Mangel mit Vorsicht anzuwenden; ggfs. stützende Arzneien für die Milz hinzugeben

Schwangerschaft und Stillzeit

Schwangerschaft Wegen der kalten Eigenschaft der Rezeptur in der Schwangerschaft mit großer Vorsicht anzuwenden. Perinatal mit Vorsicht anzuwenden ▶ *Jin Yin Hua*. Aussagefähige Untersuchungen zur Sicherheit der Rezeptur in der Schwangerschaft liegen nicht vor.
Stillzeit Vorsicht mit ▶ *Jin Yin Hua* peripartal

Interaktionen

▶ *Pu Gong Ying*

Kommentar

- *Wu Wei Xiao Du Yin* ist eine stark wirksame und kalte Rezeptur zur Therapie von akuten toxischen Wunden, sogenannten *Yang*-Wunden (*Yang Chuang*). Diese entwickeln sich sekundär zu einer Ansammlung von Toxinen im Körper. Die Ursache für die Toxine-Akkumulation ist unterschiedlich, von äußeren Toxinen bis zu transformierender Blut-Hitze, sekundär zu Stase. Diese Rezeptur fokussiert vordergründig auf die Hitze-Toxine in der Blut- und *Qi*-Schicht und nicht auf den auslösenden Faktor.
- *Wu Wei Xiao Du Yin* ist nicht geeignet für den Einsatz bei *Yin*-Wunden. Im Gegensatz zu *Yang*-Wunden zeigen sich *Yin*-Wunden als weniger akut, weniger heiß und weniger toxisch. Bei *Yin*-Wunden handelt es sich um chronische, nicht-heilende Wunden, und es bedarf einer tonisierenden Strategie zur Behandlung ▶ *Shi Quan Da Bu Tang* (Allumfassendes großes Tonisierungsdekokt), RG 8.3.

Korrespondierende Akupunktur

- Di 11 *Quchi*, Ma 44 *Neiting*, Du 14 *Dazhui* (eliminieren Hitze und Toxine)
- Le 3 *Taichong*, Di 4 *Hegu*, SJ 6 *Zhigou* (regulieren Leber-*Qi* bei emotionaler Stagnations-Hitze)
- Ma 40 *Fenglong*, Ren 9 *Shuifen*, Mi 9 *Yinlingquan*, Bl 20 *Pishu* (leiten Feuchtigkeit aus)
- Mi 10 *Xuehai*, Bl 17 *Geshu*, Le 3 *Taichong*, Mi 6 *Sanyinjiao* (lösen Blut-Stase)
- Di 4 *Hegu* (*Yuan*-Punkt bei Akne; Arealpunkt des Gesichts)
- Mi 10 *Xuehai* (bei Blut-Hitze oder Blut-Stase)

Diätetik

Allgemein Buchweizen ist Feuchtigkeit-Hitze eliminierend; Reis oder Reissuppe leiten Feuchtigkeit aus; milde, gedämpfte und leicht verdauliche Nahrungsmittel („*Clear Bland Diet*") und auch Grüne Blattsalate (Endivien, etc.) eliminieren Hitze; Aubergine bewegt Blut.
Meiden Bei Neigung zu Akne oder anderen eitrigen Affektionen, wie Furunkel und Abszesse, sollten möglichst fettige, scharf gebratene sowie scharf gewürzte Nahrung und Hitze erzeugende Genussmittel, wie Alkohol, Kaffee, Tabak und THC (Cannabis) sowie zu viel Süßspeisen vermieden werden.

2.4 Rezepturen, die Hitze aus den Organen beseitigen

Bái Tóu Wēng Tāng
Pulsatillae Radix Dekokt
白頭翁湯 白头翁汤

Englischer Name Pulsatilla Decoction
Quelle *Shang Han Lun* (Abhandlung über fieberhafte, durch Kälte verursachte Erkrankungen)

Eigenschaften

Temperatur Kalt
Wirkort Innen, *Yang Ming*
Funktionskreis Dickdarm, Magen, Dünndarm
Energiezustand des Patienten Fülle
Konstitution Kräftig

Wirkung

- Klärt Hitze und löst Toxine
- Kühlt das Blut
- Stoppt Diarrhö

Zusammensetzung und Analyse

Arzneimittel	AG	Dosis	Wirkung
Bai Tou Weng (Pulsatillae Radix)	2.4	6–12 g	Klärt Hitze-Feuchtigkeit, und löst Feuer-Toxin aus dem Dickdarm, besonders auch aus der Blut-Ebene
Huang Lian (Coptidis Rhizoma)	2.3	6–9 g	Klären Hitze-Feuchtigkeit aus Magen und Darm; *Huang Bo* fokussiert besonders auf den unteren Erwärmer.
Huang Bo (Phellodendri Chinensis Cortex)	2.3	6–12 g	
Qin Pi (Fraxini Cortex)	2.3	6–12 g	Klärt Hitze-Feuchtigkeit und unterstützt *Huang Lian* und *Huang Bo*; adstringiert und lindert Diarrhö

Symptome

Diarrhö mit Blut und Eiter (meist mehr Blut als Eiter), übelriechende Stühle, Abdominalkrämpfe, Brennen am Anus, evtl. Durst

Befunde

Zungenkörper Trocken, gerötet
Zungenbelag Gelb
Puls Kraftvoll und saitenförmig

Indikationen nach TCM

Hitze und toxische Hitze, besonders in den Funktionskreisen Magen, Dünndarm und Dickdarm

Anwendungsbeispiele

- Dysenterische Erkrankungen
- Akuter Schub einer Colitis ulcerosa oder eines Morbus Crohn
- Bakterielle Dysenterie
- Akute Enteritis
- Leukorrhö
- Infektionen der Harnwege

Modifikationen

Symptom	Arzneimittel	AG	Dosis
Tenesmus	+ *Mu Xiang* (Aucklandiae Radix)	9	6 g
	+ *Bai Shao* (Paeoniae Radix Alba)	12.2	6–9 g
	+ *Bing Lang* (Arecae Semen)	17	6 g
Blut im Stuhl	+ *Di Yu* (Sanguisorbae Radix)	10.2	6 g
	+ *Huai Hua* (Sophorae Flos)	10.2	6 g
Ausgeprägte toxische Hitze (Eiter, Blut)	+ *Jin Yin Hua* (Lonicerae Flos)	2.4	6 g
	+ *Lian Qiao* (Forsythiae Fructus)	2.4	6 g
	+ *Bai Jiang Cao* (Patriniae Herba)	2.4	6–9 g
Starke Diarrhö	+ *Yi Yi Ren* (Coicis Semen)	4	6–12 g
	+ *Bai Bian Dou* (Lablab Semen Album)	12.1	6–12 g
	+ *Shan Yao* (Dioscoreae Rhizoma)	12.1	6–9 g

Kontraindikationen und Sicherheitshinweise

- Allergie gegen Bestandteile der Rezeptur
- Anwendung bei Kindern, in Schwangerschaft oder Stillzeit ▶ *Huang Lian*
- Langzeitanwendung vermeiden ▶ *Huang Lian, Huang Bo*
- Vorsicht bei Diabetikern mit Neigung zur Hypoglykämie ▶ *Huang Lian*

Fertilität, Schwangerschaft und Stillzeit

Fertilität Von einer Anwendung bei Frauen und Männern mit Kinderwunsch ist unbedingt abzuraten ▶ *Huang Lian*
Schwangerschaft und Stillzeit Kontraindiziert ▶ *Huang Lian, Huang Bo*

Interaktionen

▶ *Huang Lian*

Kommentar

- *Bai Tou Weng Tang* ist die Grundrezeptur bei Diarrhö aufgrund von Hitze-Feuchtigkeit mit Toxinen im Darm. Es handelt sich dabei um eine Fülle-Krankheit. Schlüsselsymptome sind Blut und Eiter im Stuhl mit Hitze-Zeichen (Brennen am Anus, gerötete Zunge, stinkende, gelbbraune Stühle etc.). Die Mischung kann angepasst werden, je nachdem ob mehr Hitze, Feuchtigkeit oder Toxine vorhanden sind.
- Verwandte Rezepturen zu *Bai Tou Weng Tang* sind
  - *Ge Gen Huang Qin Huang Lian Tang* (Puerariae Radix, Coptidis Rhizoma und Scutellariae Radix Dekokt) ▶ RG 1.4
  - *Shao Yao Tang* (Paeoniae Radix Dekokt) ▶ RG 6.3
- Alle drei Rezepturen behandeln Diarrhöe und unterscheiden sich folgendermaßen:
  - *Ge Gen Huang Qin Huang Lian Tang* behandelt ins Innen eindringende Hitze, die – traditionellerweise – durch falsche Arzneibehandlung entstanden ist und bei der die pathogenen Faktoren im Außen nicht beseitigt wurden, während sich im Innen Hitze angesammelt hat. Hauptsymptom ist stinkende Diarrhö mit Brennen am Anus ohne Blutungen und gleichzeitigen Außen-Zeichen wie Fieber und Schwitzen. In der Praxis handelt es sich dabei oft um akuten Durchfall aufgrund von Unverträglichkeiten oder einer Nahrungsmittelvergiftung.
  - *Shao Yao Tang* (Paeoniae Radix Dekokt) behandelt Hitze-Feuchtigkeit-Akkumulation und Toxine im Dickdarm, die zu Dysfunktionen und *Qi*-Stagnationen führen, die sich mit starken Schmerzen im Abdomen mit Blut und Schleim im Stuhl und einem brennenden Gefühl am Anus zeigen. Das Schlüsselsymptom dieser Rezeptur ist rektaler Tenesmus.
  - *Bai Tou Weng Tang* (Pulsatillae Radix Dekokt) behandelt Hitze-Feuchtigkeit-Akkumulation und Toxine im Darm in der Blut-Schicht. Die Hitze ist stärker als die Feuchtigkeit und ist tief in der Blut-Schicht, somit ist Blut im Stuhl ein Schlüsselsymptom.
- *Bai Tou Weng Tang* wird ebenfalls verwendet bei Hitze-Feuchtigkeit mit Toxinen generell im Unteren Erwärmer, nicht nur im Darm. Bei entsprechendem Muster behandelt diese Mischung auch Beckenentzündungen (PID) wie Endometritis, Salpingitis, etc.

Korrespondierende Akupunktur

- Di 4 *Hegu* (leitet pathogene Faktoren aus)
- Di 20 *Yingxiang* (Lokalpunkt)
- M-HN 3 *Yintang* (Extrapunkt)
- SJ 5 *Waiguan*, Gb 20 *Fengchi* (eliminieren Wind)
- Lu 7 *Lieque* (*Luo*-Punkt, senkt Lungen-*Qi* ab)
- Bl 13 *Feishu* (*Shu*-Punkt der Lunge)
- Ma 36 *Zusanli* (stützt das *Qi* der Mitte)

Diätetik

Wind-Kälte eliminieren Frühlingszwiebel, Paprika, Ingwer, Knoblauch, Chilischote, Koriander
Meiden Schwere, kalte und rohe Nahrung während des Infekts; Milchprodukte können vermehrt Schleim erzeugen.

Chái Hú Qīng Gān Tāng
Dekokt mit Bupleuri Radix zum Klären der Leber
柴胡清肝湯 柴胡清肝汤

Englischer Name Bupleurum Decoction to Clear the Liver
Quelle *Yi Zong Jin Jian* (Goldener Spiegel der Medizintradition)

Eigenschaften

Temperatur Kühl
Wirkort Innen
Funktionskreis Leber, Milz, Gallenblase
Energiezustand des Patienten Leichte Fülle
Konstitution Relativ kräftig

Wirkung

- Leitet Hitze aus, eliminiert Toxine
- Reguliert die Leber

Zusammensetzung und Analyse

Arzneimittel	AG	Dosis	Wirkung
Chai Hu (Bupleuri Radix)	1.2	4 g	Befreit die Oberfläche von pathogenen Faktoren, insbesondere von Wind-Hitze, und leitet über die Oberfläche aus; reguliert den freien Fluss des Leber-*Qi*; führt die Rezeptur in den oberen *Shao-Yang*-Bereich
Di Huang (Rehmanniae Radix)	2.2	3 g	Kühlen Blut; nähren und stärken das Blut
Chi Shao (Paeoniae Radix Rubra)	2.2	3 g	
Dang Gui (Angelicae Sinensis Radix)	12.2	3 g	Tonisieren und beleben das Blut
Chuan Xiong (Chuanxiong Rhizoma)	10.1	3 g	
Huang Qin (Scutellariae Radix)	2.3	3 g	Klären Hitze-Feuchtigkeit besonders aus dem Oberen Erwärmer
Zhi Zi (Gardeniae Fructus)	2.1	3 g	
Tian Hua Fen (Trichosanthis Radix)	2.1	3 g	Eliminieren Toxine, lösen Eiter und klären Hitze; *Tian Hua Fen* schützt und nährt auch die Säfte
Lian Qiao (Forsythiae Fructus)	2.4	3 g	
Fang Feng (Saposhnikoviae Radix)	1.1	3 g	Befreien zusammen die Oberfläche von pathogenen Faktoren, insbesondere Wind-Kälte und Wind-Hitze; *Niu Bang Zi* führt zum Halsbereich
Niu Bang Zi (Arctii Fructus)	1.2	3 g	
Gan Cao (Glycyrrhizae Radix et Rhizoma)	12.1	3 g	Harmonisiert die zahlreichen unterschiedlichen Bestandteile in dieser Rezeptur; schützt und kräftigt die Mitte

Symptome

- **Neigung zu rezidivierenden Entzündungen im Kopf- und Halsbereich**, Tonsillitis, Pharyngitis, Laryngitis, Lymphadenitis, Ekzeme
- **Wiederholte Infekte der oberen Atemwege**, Husten mit zähem Auswurf
- Aufsteigendes Hitzegefühl, Hyperämie im Kopfbereich, gerötete Wangen, starke Kopfschmerzen, Hörverlust, Tinnitus
- Reizbarkeit, Schlaflosigkeit, Nervosität, Unruhe

Befunde

Zungenkörper Rot
Zungenbelag Weißlich bis gelblich
Puls Saitenförmig, beschleunigt

Indikationen nach TCM

Hitze-Toxin-Akkumulation, besonders in den Leitbahnen des *Shao Yang* am Kopf, mit gleichzeitigem Blut-Mangel

Anwendungsbeispiele

- Chronisch-rezidivierende Tonsillitis
- Laryngitis, Pharyngitis
- Lymphadenitis
- Ekzeme

Modifikationen

Symptom	Arzneimittel	AG	Dosis
Ausgeprägte Entzündungen mit viel Hitze-Toxin[1]	+ *Jie Geng* (Platycodi Radix)	6.1	3–6 g
	+ *Huang Lian* (Coptidis Rhizoma)	2.3	3–6 g
	+ *Huang Bo* (Phellodendri Chinensis Cortex)	2.3	3–6 g
	+ *Bo He* (Menthae Haplocalycis Herba)	1.2	3–6 g

[1] Diese Rezeptur heißt im Japanischen **Saiko Seikan To** und wird für die obigen Indikationen häufiger als die Grundrezeptur eingesetzt.

Kontraindikationen und Sicherheitshinweise

- Allergie gegen Bestandteile der Rezeptur, Menthol oder Korbblütler
- Diarrhö ▶ *Di Huang, Dang Gui, Zhi Zi, Lian Qiao*
- Interferonbehandlung ▶ *Chai Hu, Huang Qin*
- Vorsicht bei vorbestehendem Leberschaden, höherem Alkoholkonsum oder positivem HCV-Antikörperstatus, auf Anzeichen für eine Leberschädigung sollte geachtet werden ▶ *Chai Hu, Huang Qin*
- Bei längerer Anwendung Kontraindikationen und Sicherheitshinweise zu ▶ *Gan Cao* beachten
- Vorsicht bei Verdauungsstörungen ▶ *Di Huang*
- Vorsicht vor Langzeiteinnahme, langjährige Anwendung von *Zhi Zi* ist zu vermeiden
- Vorsicht vor intensiver UV-Lichtexposition ▶ *Dang Gui, Lian Qiao*

Schwangerschaft und Stillzeit

Schwangerschaft Kontraindiziert ▶ *Tian Hua Fen, Chuan Xiong, Lian Qiao, Dang Gui, (Huang Qin)*
Stillzeit Kontraindiziert ▶ *Lian Qiao*. Bei Auslassen von *Lian Qiao* Vorsicht mit ▶ *Gan Cao* bei männlichen Säuglingen

Interaktionen

▶ *Di Huang, Chi Shao, Dang Gui, Huang Qin, Zhi Zi, Tian Hua Fen, Gan Cao*

Pharmakologie

Das Granulat der Kampo-Version der Rezeptur (*Saiko Seikan To*), die zusätzliche Bestandteile enthält, zeigte sich im Ames-Test an einem von vier Bakterienstämmen nur nach Aktivierung leicht positiv, In-vivo-Tests (Mikrokern- und unscheduled DNA synthesis-Test) ergaben keine Hinweise auf Mutagenität oder Gentoxizität.

Kommentar

- *Chai Hu Qing Gan Tang* enthält Bestandteile von *Si Wu Tang* (Vier Arzneien Dekokt) ▶ RG 8.2 und *Huang Lian Jie Du Tang* (Coptidis Rhizoma Dekokt, das toxische Wirkungen lindert) ▶ RG 2.3, die zusammen die Rezeptur *Wen Qing Yin* (Wärmender und klärender Trank) ▶ RG 8.2 ergeben.
- Diese Rezeptur wird häufig für Kinder mit obigen Beschwerden und obigem Befund eingesetzt ▶ Indikationen.

Korrespondierende Akupunktur

- Lokalpunkte je nach Beschwerden, z.B.: Di 18 *Futu*, Dü 17 *Tianrong*, Ma 9 *Renying*, SJ 17 *Yifeng*, Di 20 *Yingxiang*, Ren 22 *Tiantu*, Gb 2 *Tinghui*
- M-HN 3 *Yintang*, M-HN 9 *Taiyang* (Extrapunkte)
- Di 4 *Hegu*, SJ 5 *Waiguan* (eliminieren pathogene Faktoren, befreien Kopf und Nacken)
- Du 14 *Dazhui*, Di 11 *Quchi* (Kombination, um Hitze zu klären)
- Mi 6 *Sanyinjiao* (Treffpunkt der drei *Yin*-Leitbahnen, nährt *Yin* und Blut)
- Gb 3 *Shangguan* (eliminiert Toxine)
- Le 2 *Xingjian* (Sedierungspunkt der Leber, klärt Leber-Feuer)
- He 6 *Yinxi* (*Xi*-Punkt des Herzens, kühlt Hitze im Herzen)

Diätetik

Hitze kühlen Weizen, Gerste, Buchweizen, Rundkornreis, Hirse, Karotte, Chinakohl, Stangensellerie, Spinat, Banane, Wassermelone, Kaki, Kiwi, Birne, Apfel. Alle rohen oder gekeimten Nahrungsmittel sind tendenziell eher Hitze kühlend. Gut geeignet bei Hitze sind auch Frischkornbreie.
Hitze kühlen, Toxine entgiften Buchweizen, Mungbohnen, schwarze Sojabohnen, Tofu, Gurke, Sellerie, Löwenzahn
Meiden Hitze erzeugende Nahrung, besonders Alkohol, kann längerfristig Hitze produzieren und zu Feuchtigkeits-Bildung führen. Andere energetisch heiße Nahrung wie Chili, scharfe Gerichte, Lamm, Hammel, Meeresfrüchte können Hitze-Prozesse verstärken; Meeresfrüchte führen darüber hinaus evtl. zur Verschlechterung von Feuchtigkeit-Hitze-Ekzemen. Tabak ist heiß und Säfte austrocknend.

Dǎo Chì Sǎn
Pulver, das das Rote hinausleitet
導赤散 导赤散

Englischer Name Guide Out the Red Powder
Quelle *Xiao Er Yao Zheng Zhi Jue* (Die Kunst, Kinderkrankheiten zu behandeln)

Eigenschaften

Temperatur Kalt
Wirkort Innen
Funktionskreis Magen, Herz, Dünndarm, Blase, Niere
Energiezustand des Patienten Fülle
Konstitution Eher kräftig

Wirkung

- Klärt das Herz
- Fördert die Miktion

Zusammensetzung und Analyse

Bestandteile	AG	Dosis	Wirkung
Mu Tong (Akebia Caulis)[1]	5	3–6 g	Klärt als Kaiserarznei Herz-Feuer über den Dünndarm, den unteren Aspekt der Wandlungsphase Feuer, fördert die Urinausscheidung
Di Huang (Rehmanniae Radix)	2.2	6–9 g	Klärt Herz-Hitze und kühlt das Blut; nährt Nieren-*Yin*, um Herz-Hitze zu kontrollieren
Dan Zhu Ye (Lophatheri Herba)	2.1	6–9 g	Klärt Hitze aus dem Herzen und lindert so Reizbarkeit und Unruhe
Gan Cao (Glycyrrhizae Radix et Rhizoma)	12.1	3 g	Harmonisiert die Rezeptur, lindert Toxine

[1] *Mu Tong* ist oft nicht erhältlich und wird durch *Chuan Mu Tong* (Clematidis armandii Caulis) ersetzt ▶ *Mu Tong*

Symptome

- Durst, besonders auf kalte Getränke, **Hitzegefühl im Brustbereich**, gerötetes Gesicht, innere **Unruhe, Reizbarkeit, Ulzerationen** auf der Zunge und im Mund
- Möglicherweise zusätzlich zu diesen Symptomen dunkler oder blutiger Urin, schmerzhafte Miktion

Befunde

Zungenkörper Gerötet, vor allem an der Spitze
Zungenbelag Trocken
Puls Beschleunigt

Indikationen nach TCM

Hitze im Herzen

Anwendungsbeispiele

- Stomatitis
- Albträume
- Urethritis, Zystitis

Modifikationen

Symptom	Arzneimittel	AG	Dosis
Ausgeprägte Herz-Hitze mit starker Reizbarkeit und Hitze im Brustbereich	+ *Huang Lian* (Coptidis Rhizoma)	2.3	2–6 g
	+ *Huang Qin* (Scutellariae Radix)	2.3	6–9 g
	+ *Zhi Zi Huang Bo* (Gardeniae Fructus)	2.1	6–9 g
Blutiges (*Xue*) *Lin*	+ *Mo Han Lian* (Ecliptae Herba)	12.4	6–9 g
	+ *Xiao Ji Huang Bo* (Cirsii Herba)	10.2	6–9 g
	+ *Qu Mai* (Dianthi Herba)	4	6–9 g
Heißes (*Re*) *Lin*	+ *Che Qian Cao* (Plantaginis Herba)[1]	4	6–9 g
	+ *Hua Shi* (Talcum)	4	6–9 g
	+ *Chi Shao* (Paeoniae Radix Rubra)	2.2	6–9 g
Ausgeprägte Ulzerationen im Mund	+ *Jin Yin Hua* (Lonicerae Flos)	2.4	6–9 g
	+ *Huang Lian* (Coptidis Rhizoma)	2.3	2–6 g
Kinder mit Nachtschreien aufgrund von Herz-Hitze	+ *Gou Teng* (Uncariae Ramulus cum Uncis)	16	6–9 g
	+ *Chan Tui Huang Bo* (Cicadae Periostracum)	1.2	6 g
	+ *Zhen Zhu Mu* (Margaritiferae Concha)	14.1	6 g
Herz-*Yin*-Mangel	+ *Shi Hu Huang Bo* (Dendrobii Caulis)	12.4	6–9 g
	+ *Tian Dong* (Asparagi Radix)	12.4	6–9 g

[1] ▶ *Che Qian Zi*, AG 4

Kontraindikationen und Sicherheitshinweise

- Allergie gegen Bestandteile der Rezeptur
- Bei längerer Anwendung Kontraindikationen und Sicherheitshinweise zu ▶ *Gan Cao* beachten
- Vorsicht bei Diarrhö und Milz- oder Magen-Schwäche ▶ *Di Huang*

Schwangerschaft und Stillzeit

Schwangerschaft Mit Vorsicht anzuwenden ▶ *Mu Tong, Gan Cao*. Aussagefähige Untersuchungen zur Sicherheit der Rezeptur in der Schwangerschaft liegen nicht vor.
Stillzeit Vorsicht mit ▶ *Gan Cao* bei männlichen Säuglingen

Interaktionen

▶ *Di Huang, Gan Cao*

Kommentar

- Eine verwandte Rezeptur zu *Dao Chi San* ist *Ba Zheng San*. Letztere klärt Feuchtigkeit-Hitze aus dem Unteren Erwärmer und wird häufig eingesetzt bei schmerzhafter Miktion mit dunklem Urin in Zusammenhang mit feuchter Hitze im Unteren Erwärmer. Der Unterschied zu *Dao Chi San* liegt darin, dass beim *Ba Zheng San*-Muster keine Herz-Hitze-Zeichen vorliegen. Die Symptomatik beschränkt sich auf Hitze im Unteren Erwärmer. Bei *Dao Chi San* ist vordergründig das Herz involviert. Die Herz-Hitze transferiert dann in den Dünndarm (Innen-Außen-*Zang-Fu*-Paar).

- Ursprünglich für Kinder mit Herz-Hitze entwickelt, kann *Dao Chi San* sowohl bei Kindern als auch bei Erwachsenen verwendet werden, um Hitze aus dem Herz über Dünndarm/Blase zu klären. Das heißt, die Hitze wird über den Urin ausgeleitet. Die Rezeptur ist deshalb besonders angezeigt, wenn sich Herz-Hitze-Zeichen (Reizbarkeit, Zungen- und Mundulzerationen) mit Zeichen eines heißen *Lin* kombinieren (schmerzhafte Miktion, dunkler Urin).
- *Dao Chi San* kann mit entsprechenden Modifikationen für Fülle- und Leere-Herz-Hitze verwendet werden.

Korrespondierende Akupunktur

- Du 20 *Baihui* (sediert)
- He 3 *Shaohai* (tonisiert das Herz-*Yin*)
- Ren 17 *Shanzhong* (Meisterpunkt für die Atmungsorgane, bei bronchialer Enge)
- Di 11 *Quchi* (klärt Hitze)
- Ni 10 *Yingu* (nährt *Yin* und fördert als Wasserpunkt die Diurese)
- Bl 15 *Xinshu* (*Shu*-Punkt des Herzens)
- Bl 28 *Pangguangshu* (*Shu*-Punkt der Blase)
- Ren 14 *Juque* (*Mu*-Punkt des Herzens)
- Ren 3 *Zhongji* (*Mu*-Punkt der Blase)

Diätetik

Hitze kühlen Weizen, Gerste, Buchweizen, Rundkornreis, Hirse, Karotte, Chinakohl, Stangensellerie, Spinat, Banane, Wassermelone, Kaki, Kiwi, Birne, Apfel. Alle rohen oder gekeimten Nahrungsmittel sind tendenziell eher Hitze kühlend. Gut geeignet sind bei Hitze auch Frischkornbreie.

Hitze kühlen, Toxine entgiften Buchweizen, Mungbohnen, schwarze Sojabohnen, Tofu, Gurke, Sellerie, Löwenzahn

Meiden Hitze erzeugende Nahrung, besonders Alkohol, kann längerfristig Hitze produzieren und zu Feuchtigkeits-Bildung führen. Andere energetisch heiße Nahrung wie Chili, scharfe Gerichte, Lamm, Hammel, Meeresfrüchte können Hitze-Prozesse verstärken; Meeresfrüchte führen darüber hinaus evtl. zur Verschlechterung von Feuchtigkeit-Hitze-Ekzemen.

Lóng Dăn Xiè Gān Tāng
Gentianae Radix Dekokt, das die Leber entlastet
龍膽瀉肝湯 龙胆泻肝汤

Englischer Name Gentiana Decoction to Drain the Liver

Quelle *Yi Fang Ji Jie* (Analytische Sammlung medizinischer Rezepturen)

Eigenschaften

Temperatur Kalt
Wirkort Innen
Funktionskreis Gallenblase, Leber
Energiezustand des Patienten Fülle
Konstitution Kräftiger Typus

Wirkung

- Klärt Hitze oder Feuer aus Leber und Gallenblase
- Leitet Feuchtigkeit-Hitze aus dem Unteren Erwärmer aus
- Reguliert den Leber-*Qi*-Fluss

Zusammensetzung und Analyse

Arzneimittel	AG	Dosis	Wirkung
Long Dan (Gentianae Radix et Rhizoma)	2.3	3–9 g	Eliminiert Hitze und Feuer aus der Leber und Gallenblase, leitet Hitze-Feuchtigkeit aus dem Unteren Erwärmer aus
Huang Qin (Scutellariae Radix)	2.3	3–9 g	Klären Hitze und Feuchtigkeit-Hitze; *Huang Qin* vor allem aus dem Oberen Erwärmer und aus der Leber; *Zhi Zi* aus allen drei Erwärmern
Zhi Zi (Gardeniae Fructus)	2.1	3–9 g	
Chai Hu (Bupleuri Radix)	1.2	3–9 g	Löst *Shao-Yang*-Hitze nach Außen; zusammen mit *Huang Qin* klärt dieses Paar Hitze aus dem *Shao Yang;* Fokussiert die Rezeptur auf Leber und Gallenblasse
Ze Xie (Alismatis Rhizoma)	4	12 g	Drainieren zusammen Feuchtigkeit, leiten Feuchtigkeit-Hitze aus dem Unteren Erwärmer aus
Che Qian Zi (Plantaginis Semen)	4	6–12 g	
Mu Tong (Akebiae Caulis)	4	3–6 g	
Di Huang (Rehmanniae Radix)	2.2	12 g	Kühlt das Blut und schützt Leber-*Yin* vor den trocknenden Arzneien in dieser Rezeptur
Dang Gui (Angelicae Sinensis Radix)	12.2	6–12 g	Nährt Blut und schützt das Leber-Blut vor den trocknenden Arzneien in dieser Rezeptur; aktiviert Blut
Gan Cao (Glycyrrhizae Radix et Rhizoma)	12.1	3–6 g	Harmonisiert die Mitte und die zahlreichen unterschiedlichen Arzneien in dieser Rezeptur

Symptome

- **Kopfschmerzen**, rotes Gesicht, heißer Kopf, **gerötete, schmerzhafte Augen**, geschwollene, schmerzhafte Ohren, hochfrequenter Tinnitus, Schwindel, bitterer Mundgeschmack, trockener Mund, Durst, Obstipation
- Schlaflosigkeit, Unruhe, **Reizbarkeit, cholerisches Verhalten**
- Schmerz an den Rippenbögen, **Feuchtigkeit-Hitze-Ekzeme**, besonders im Verlauf der **Shao Yang-Leitbahnen**
- Dunkler, trüber Urin, Dysurie, Ikterus, **Schwellung und Juckreiz in der Genitalregion**, Leukorrhö, chronisch-rezidivierende Unterleibsentzündungen

Befunde

Zungenkörper Rot
Zungenbelag Gelblich
Puls Voll, schlüpfrig, beschleunigt

Indikationen nach TCM

Aufloderndes Leber-Feuer, Feuchtigkeit-Hitze im Unteren Erwärmer

Anwendungsbeispiele

- Akute Migräne
- Akute Konjunktivitis
- Otitis media, Hörsturz, Tinnitus, Karbunkel des Gehörgangs
- Glaukom, blande Hypertonie
- Interkostalneuralgie, Herpes Zoster
- Unterstützend bei Hepatitis, Cholezystitis
- Akute Harnwegsinfektion, Prostatitis
- Genitalekzeme, Hodenschwellung

Modifikationen

Symptom	Arzneimittel	AG	Dosis
Ausgeprägter Kopfschmerz, rote, schmerzende Augen	+ *Ju Hua* (Chrysanthemi Flos)	1.2	6–9 g
	+ *Sang Ye* (Mori Folium)	1.2	6–9 g
Juckreiz im Rahmen einer Feuchtigkeit-Hitze-Dermatitis	+ *Ku Shen* (Sophorae Flavescentis Radix)	2.3	6–9 g
	+ *Ji Li* (Tribuli Fructus)	16	6–9 g
Schwindel	+ *Gou Teng* (Uncariae Ramulus cum Uncis)	16	6–9 g
	+ *Tian Ma* (Gastrodiae Rhizoma)	16	6 g
Tinnitus und Hörsturz	+ *Ci Shi* (Magnetitum)	14.1	15 g
	+ *Shi Chang Pu* (Acori Tatarinowii Rhizoma)	15	6–9 g

Kontraindikationen und Sicherheitshinweise

- Allergie gegen Bestandteile der Rezeptur
- Diarrhö ▶ *Zhi Zi, Di Huang, Dang Gui*
- Kontraindikationen und Sicherheitshinweise zu ▶ *Gan Cao* beachten. Vorsicht bei Hypertonus. Bei höherer Dosis und längerer Anwendung ist eine Kontrolle des Blutdrucks anzuraten
- Interferonbehandlung ▶ *Chai Hu, Huang Qin*
- Vorsicht bei vorbestehendem Leberschaden, höherem Alkoholkonsum oder positivem HCV-Antikörpersta-

tus, auf Anzeichen für eine Leberschädigung sollte geachtet werden ▶ *Chai Hu, Huang Qin*

- Vorsicht mit längerer Anwendung und Überdosierung von ▶ *Ze Xie*
- Vorsicht vor Langzeiteinnahme, langjährige Anwendung von ▶ *Zhi Zi* ist zu vermeiden
- Vorsicht bei Verdauungsstörungen ▶ *Di Huang*
- Vorsicht vor intensiver UV-Lichtexposition ▶ *Dang Gui*

Fertilität, Schwangerschaft und Stillzeit

Fertilität Von einer höheren Dosis und längeren Anwendung von *Gan Cao* bei Männern mit Kinderwunsch ist abzuraten.

Schwangerschaft Kontraindiziert ▶ *Dang Gui*, (*Huang Qin*). Falls ohne diese: Mit Vorsicht anzuwenden ▶ *Long Dan, Mu Tong, Che Qian Zi, Di Huang, Gan Cao*. Aussagefähige Untersuchungen zur Sicherheit der Rezeptur in der Schwangerschaft liegen nicht vor.

Stillzeit Mit Vorsicht anzuwenden ▶ *Long Dan, Huang Qin*, bei männlichen Säuglingen *Gan Cao*

Interaktionen

- Das durch Dekoktieren gewonnene Extrakt aus der Rezeptur zeigte in einer pharmakokinetischen Studie an männlichen Ratten keine wesentliche Auswirkung auf die Bioverfügbarkeit von Lamivudin.
- ▶ *Zhi Zi, Huang Qin, Di Huang, Dang Gui, Gan Cao*

Pharmakologie

Das Granulat der Kampo-Version der Rezeptur (*Ryutan Shakan To*) zeigte sich im Ames-Test an einem von vier Bakterienstämmen nur nach Aktivierung leicht positiv, In-vivo-Tests (Mikrokern- und unscheduled DNA synthesis-Test) ergaben keine Hinweise auf Mutagenität oder Gentoxizität.

Kommentar

- Sowohl diese Rezeptur wie auch *Ge Gen Huang Qin Huang Lian Tang* (Puerariae Radix, Coptidis Rhizoma und Scutellariae Radix Dekokt) ▶ RG 1.4, *Bai Tou Weng Tang* (Pulsatillae Radix Dekokt) ▶ RG 2.4 und *Ba Zheng San* (Acht Arzneien Pulver zur Korrektur) ▶ RG 6.3 klären Feuchtigkeit-Hitze aus dem Unteren Erwärmer.
  - *Ge Gen Huang Qin Huang Lian Tang* und *Bai Tou Weng Tang* fokussieren auf den Darm,
  - *Ba Zheng San* fokussiert auf die Blase und
  - *Long Dan Xie Gan Tang* klärt Feuchtigkeit-Hitze in der Genitalregion.
- Diese Rezeptur sollte nur bei Vorliegen einer roten Zunge angewendet werden, da sie stark kühlend wirkt. Man sollte sie auch nicht zu lange anwenden, da durch die Kälte der Rezeptur über lange Zeit die Milz geschädigt werden kann.
- Sowohl Hepatitis als auch Prostatitis sowie Harnwegsinfektionen und Entzündungen in der Genitalregion werden dem Unteren Erwärmer zugeordnet (Leber und Niere entsprechen energetisch dem Unteren Erwärmer). Solche Krankheitsbilder treten oft als Feuchtigkeit-Hitze-Syndrome auf.

Korrespondierende Akupunktur

- Le 2 *Xingjian* (Sedierungspunkt der Leber)
- Gb 41 *Zulinqi* (senkt Leber- und Gallenblasen-*Yang* ab)
- Gb 36 *Waiqiu* (kühlt Hitze, eliminiert Toxine, leitet Wind aus)
- Le 14 *Qimen* (*Mu*-Punkt der Leber)
- Gb 1 *Tongziliao*, Gb 2 *Tinghui*, Gb 14 *Zulinqi*, Gb 20 *Fengchi* (Lokalpunkte, besänftigen Leber und Gallenblase)

Diätetik

Hitze kühlen Weizen, Gerste, Buchweizen, Rundkornreis, Hirse, Karotte, Chinakohl, Stangensellerie, Spinat, Banane, Wassermelone, Kaki, Kiwi, Birne, Apfel. Alle rohen oder gekeimten Nahrungsmittel sind tendenziell eher Hitze kühlend. Gut geeignet sind bei Hitze auch Frischkornbreie.

Hitze kühlen, Toxine entgiften Buchweizen, Mungbohnen, schwarze Sojabohnen, Tofu, Gurke, Sellerie, Löwenzahn

Meiden Hitze erzeugende Nahrung, besonders Alkohol, kann längerfristig Hitze produzieren und zu Feuchtigkeit-Bildung führen. Andere energetisch heiße Nahrung wie Chili, scharfe Gerichte, Lamm, Hammel, Meeresfrüchte können Hitze-Prozesse verstärken; Meeresfrüchte führen darüber hinaus evtl. zur Verschlechterung von Feuchtigkeit-Hitze-Ekzemen. Tabak ist heiß und Säfte austrocknend.

Mā Xìng Shí Gān Tāng
Ephedrae Herba, Armeniacae Semen, Gypsum Fibrosum und Glycyrrhizae Radix et Rhizoma Praeparata cum Melle Dekokt

麻杏石甘湯 麻杏石甘汤

Englischer Name Ephedra, Apricot Kernel, Gypsum, and Licorice Decoction

Quelle *Shang Han Lun* (Abhandlung über fieberhafte, durch Kälte verursachte Erkrankungen)

Eigenschaften

Temperatur Kühl
Wirkort Innen, *Yang Ming*
Funktionskreis Lunge
Energiezustand des Patienten Fülle
Konstitution Eher kräftig

Wirkung

- Klärt Lungen-Hitze
- Senkt rebellierendes Lungen-*Qi* und wirkt antiasthmatisch

Zusammensetzung und Analyse

Arzneimittel	AG	Dosis	Wirkung
Ma Huang (Ephedrae Herba)	1.1	6–9 g	Befreit die Oberfläche, wirkt stark diaphoretisch, senkt Lungen-*Qi* kräftig ab und stillt Keuchen und Husten
Shi Gao (Gypsum Fibrosum)	2.1	9–18 g	Klärt Hitze im Innen; nährt und schützt Säfte und Flüssigkeiten vor der diaphoretischen Wirkung von *Ma Huang* und der trocknenden Hitze
Ku Xing Ren (Armeniacae Semen Amarum)	6.3	7–10 g	Löst Schleim, reguliert das Lungen-*Qi*, stillt Keuchen und Husten
Gan Cao (Glycyrrhizae Radix et Rhizoma)	12.1	3 g	Stützt und harmonisiert die Mitte

Symptome

Bronchiales Engegefühl, Husten, gelblicher Schleim in den Bronchien, Nasenflügelatmung, Fieber, **Hitzegefühl,** Schwitzen, Durst, Kopfschmerzen, evtl. leichte Wind- und Kälteabneigung

Befunde

Zungenkörper Ggf. rot
Zungenbelag Dünn, weißlich oder gelblich
Puls Oberflächlich, beschleunigt, schlüpfrig

Indikationen nach TCM

Volle Hitze im Innen des Lungen-Funktionskreises, oft verursacht durch Eindringen von Wind-Hitze oder Wind-Kälte, die in Hitze umschlägt

Anwendungsbeispiele

- Akuter grippaler Infekt
- Eitrige Bronchitis
- Pneumonie (in besonderen Fällen)
- Asthma bronchiale
- Pertussis

Modifikationen

Symptom	Arzneimittel	AG	Dosis
Windabneigung und leichtes Frösteln trotz eitrigen Sekrets	+ *Jing Jie* (Schizonepetae Herba)	1.1	6–9 g
	+ *Zhe Bei Mu* (Fritillariae Thunbergii Bulbus)	6.2	6 g
	+ *Zhi Ban Xia* (Pinelliae Rhizoma Praeparatum)	6.1	6–9 g
Ausgeprägte Hitze im Innen[1]	+ *Zhi Mu* (Anemarrhenae Rhizoma)	2.1	6–9 g
Ausgeprägte Hitze in der Lunge mit heißem Schleim	+ *Dan Nan Xing* (Arisaema cum Bile)	6.2	6 g
	+ *Huang Qin* (Scutellariae Radix)	2.3	9 g
	+ *Lian Qiao* (Forsythiae Fructus)	2.4	6 g
Anhaltendes Asthma	+ *Gua Lou* (Trichosanthis Fructus)	6.2	6 g
	+ *Di Long* (Pheretima)	16	6 g
Sinusitis mit gelbem, eitrigem Schleim	+ *Huang Qin* (Scutellariae Radix)	2.3	9 g
	+ *Cang Er Zi* (Xanthii Fructus)	1.1	6 g
	+ *Yu Xing Cao* (Houttuyniae Herba)	2.4	6 g

[1] Die Rezeptur schließt gleichsam *Bai Hu Tang* (Weißer Tiger Dekokt) ein ▶ RG 2.1

Kontraindikationen und Sicherheitshinweise

- Allergie gegen Bestandteile der Rezeptur
- Alte und geschwächte Personen; erhöhter Blutdruck, Gefäßerkrankungen, insbesondere der Herzkranzgefäße und der Hirngefäße, Herzrhythmusstörungen, nicht kompensierte Schilddrüsendysfunktion; psychiatrische Erkrankungen, Angst- und Spannungszustände, Schlafstörung, Suchtkrankheiten; Anfallsleiden; Engwinkelglaukom; Prostataadenom mit Blasenentleerungsstörung; Einnahme von MAO-Hemmern, Sympathomimetika, Selegilin, Rasagilin oder Vasokonstriktoren ▶ *Ma Huang*
- Überdosierung von ▶ *Ma Huang* vermeiden, hohe Dosen können bei Langzeiteinnahme zur Abhängigkeit führen; mit Vorsicht anzuwenden bei manifester Lebererkrankung oder höherem Alkoholkonsum, Leberreaktionen durch *Ma Huang* sind nicht auszuschließen; Vorsicht bei kleineren Kindern, Vorsicht bei Niereninsuffizienz; Vorsicht bei Behandlung mit *Aconi-*

tum-Arzneien, *Wu Zhu Yu* (Euodiae Fructus), *Xiang Jia Pi* (Periplocae Cortex)
- Bei längerer Anwendung Kontraindikationen und Sicherheitshinweise zu ▶ *Gan Cao* beachten
- Dosierung von ▶ *Ku Xing Ren* begrenzen; Kombination mit anderen Amygdalin enthaltenden Arzneien vermeiden

Schwangerschaft und Stillzeit

Kontraindiziert ▶ *Ma Huang, Ku Xing Ren*

Interaktionen

▶ *Ma Huang, Ku Xing Ren, Shi Gao, Gan Cao*

Pharmakologie

- Das Dekokt aus *Ma Huang* und *Ku Xing Ren* senkte bei der Ratte die Serumkonzentration der Ephedra-Alkaloide, erhöhte aber die Bioverfügbarkeit von Amygdalin und Prunasin aus *Ku Xing Ren* gegenüber den einzeln verabreichten Dekokten.
- Das Granulat der Kampo-Version der Rezeptur (*Ma Kyo Kan Seki To*) zeigte im Ames-Test an vier Bakterienstämmen keine Hinweise auf Mutagenität.

Kommentar

- Verwandte Rezepturen zu *Ma Xing Shi Gan Tang* sind
  - *Da Qing Long Tang* (Größeres Blaugrüner Drachen Dekokt) ▶ Kommentar *Ma Huang Tang*, RG 1.1
  - *Bai Hu Tang* (Weißer Tiger Dekokt) ▶ RG 2.1
- *Ma Xing Shi Gan Tang* ist eine Modifikation von *Ma Huang Tang* ▶ RG 1.1 und wird verwendet, wenn pathogene Wind-Kälte die Lunge blockiert und dadurch in der Lunge ausgeprägte Hitze transformiert:
  - Bei akuter Lungen-Hitze, wie sie sich z.B. bei Lungenentzündungen zeigt
  - Bei heißem Asthma, wenn asthmatische Symptome von Hitzesymptomen begleitet werden.
- Für den Einsatz von *Ma Xing Shi Gan Tang* ist wichtig, dass die Hitzesymptome im Vordergrund stehen, nicht die Schleimsymptome. Auch sollten sich in dieser Krankheitsphase noch keine ausgeprägten Zeichen einer Flüssigkeitsschädigung zeigen.

Korrespondierende Akupunktur

- Di 11 *Quchi*, Du 14 *Dazhui* (Kombination, um Hitze zu klären)
- Di 4 *Hegu* (eliminiert pathogene Faktoren)
- Di 18 *Futu* (Lokalpunkt bei Halsschmerzen)
- Ma 12 *Quepen* (Vertreibt Wind-Hitze)
- SJ 5 *Waiguan* (eliminiert Wind)
- Lu 7 *Lieque* (*Luo*-Punkt, senkt Lungen-*Qi* ab)
- M-BW 1 *Dingchuan* (Extrapunkt, stoppt Asthma und Husten)
- Bl 13 *Feishu* (*Shu*-Punkt der Lunge, sedierend nadeln)

Diätetik

Wind-Hitze eliminieren Chinakohl, Rettich, Tomate, grüner Tee, Wassermelone, Sternfrucht, Karotte, Löwenzahn
Meiden Schwere, kalte und rohe Nahrung während des Infekts; ebenfalls sollten Raffinadezucker und Milchprodukte gemieden werden, die zu viel Feuchtigkeit produzieren, außerdem fettes Fleisch, da es pathogene Faktoren im Organismus bindet. Milchprodukte können vermehrt Schleim erzeugen.

Qīng Wèi Săn
Pulver, das den Magen klärt
清胃散

Englischer Name Clear the Stomach Powder
Quelle *Lan Shi Mi Cang* (Geheimnisse aus der Orchideenkammer)

Eigenschaften

Temperatur Kalt
Wirkort Innen
Funktionskreis Magen
Energiezustand des Patienten Fülle
Konstitution Kräftig

Wirkung

- Klärt Magen-Feuer
- Kühlt das Blut
- Nährt das *Yin*

Zusammensetzung und Analyse

Bestandteile	AG	Dosis	Wirkung
Huang Lian (Coptidis Rhizoma)	2.3	3–6 g	Klärt Magen-Feuer und drainiert Hitze-Akkumulation im Mittlere Erwärmer
Sheng Ma (Cimicifugae Rhizoma)	1.2	3–6 g	Zerstreut Hitze und löst Toxine; fokussiert als Bote die Rezeptur auf den Gesichts- und Mundbereich
Di Huang (Rehmanniae Radix)	2.2	6–12 g	Kühlen Blut und nähren *Yin*
Mu Dan Pi (Moutan Cortex)	2.2	6–9 g	
Dang Gui (Angelicae Sinensis Radix)	12.2	6–12 g	Harmonisiert Blut, reduziert Schwellungen und lindert Schmerzen

Symptome

Zahnschmerzen, Mundgeruch, Mundtrockenheit, **geschwollenes und blutendes Zahnfleisch**, geschwollene und schmerzhafte Zunge und Lippen, geschwollenes Gesicht, Fieber, Besserung der Schmerzen durch Kälte

Befunde

Zungenkörper Gerötet
Zungenbelag Dünn
Puls Schlüpfrig und groß

Indikationen nach TCM

Magen-Feuer

Anwendungsbeispiele

- Gastritis, Refluxkrankheit
- Stomatitis, Parodontitis, Glossitis
- Trigeminusneuralgie

Modifikationen

Symptom	Arzneimittel	AG	Dosis
Starker Durst	+ *Tian Hua Fen* (Trichosanthis Radix)	2.1	6–9 g
	+ *Mai Dong* (Ophiopogonis Radix)	12.4	6–9 g
	+ *Xuan Shen* (Scrophulariae Radix)	2.2	6 g
Obstipation aufgrund von Hitze im Dickdarm	+ *Da Huang* (Rhei Radix et Rhizoma)	3.1	3–6 g
Ausgeprägte Hitze im Magen	+ *Shi Gao* (Gypsum Fibrosum)	2.1	6-12 g
Stomatitis	+ *Jin Yin Hua* (Lonicerae Flos)	2.4	6 g
	+ *Lian Qiao* (Forsythiae Fructus)	2.4	6 g
Zahnschmerzen	+ *Bai Zhi* (Angelicae Dahuricae Radix)	1.1	6 g
Zahnfleischbluten	+ *Bai Mao Gen* (Imperatae Rhizoma)	10.2	6 g
	+ *Niu Xi* (Achyranthis Bidentatae Radix)	10.1	6 g

Kontraindikationen und Sicherheitshinweise

- Allergie gegen Bestandteile der Rezeptur
- Anwendung bei Kindern, in Schwangerschaft oder Stillzeit ▶ *Huang Lian*
- Anwendungsdauer begrenzen ▶ *Huang Lian*
- Vorsicht bei Diarrhö oder Verdauungsstörungen ▶ *Di Huang, Dang Gui*
- Vorsicht bei Diabetikern mit Neigung zur Hypoglykämie ▶ *Huang Lian*
- Vorsicht vor intensiver UV-Lichtexposition ▶ *Dang Gui*

Fertilität, Schwangerschaft und Stillzeit

Fertilität Von einer Anwendung bei Frauen und Männern mit Kinderwunsch ist unbedingt abzuraten ▶ *Huang Lian*
Schwangerschaft Kontraindiziert ▶ *Huang Lian, Mu Dan Pi, Dang Gui*
Stillzeit Kontraindiziert ▶ *Huang Lian, Mu Dan Pi*

Interaktionen

▶ *Huang Lian, Di Huang, Dang Gui*

Kommentar

- *Qing Wei San* klärt Magen-Feuer, das in den Mundbereich aufsteigt und ins Blut eindringt. Schlüsselsymptome sind somit durch Hitze aufgeschwollenes Zahnfleisch, geschwollene Lippen und Zunge sowie Zahnfleischbluten aufgrund von Blut-Hitze. Da die Hitze auch das *Yin* schädigt, schützt *Di Huang* das *Yin* und die Säfte. Allerdings steht für den Einsatz dieser Mischung ein Fülle-Zustand im Vordergrund.
- Bei Magen-Hitze und -Feuer mit deutlichem *Yin*-Mangel sollte *Yu Nu Jian* (Jadefrau Dekokt) aus dieser Gruppe verwendet werden. Die beiden Rezepturen unterscheiden sich folgendermassen:
  - *Qing Wei San* klärt mit bitteren, kalten Arzneien (*Huang Lian*), zerstreut Hitze-Toxine nach oben und außen (*Sheng Ma*) und klärt Blut-Hitze (*Di Huang*).
  - *Yu Nu Jian* (Jadefrau Dekokt) nährt die Wurzel (*Shu Di Huang*), klärt Hitze mit süßen, Flüssigkeit schüt-

zenden Arzneien (*Shi Gao, Zhi Mu*) und führt die aufsteigende Hitze wieder nach unten (*Chuan Niu Xi*).

Korrespondierende Akupunktur

- Di 1 *Shangyang* (klärt pathogene Hitze aus der *Yang Ming*-Leitbahn der Hand; besonders effektiv bei blutiger Nadelung mit Mikroaderlass)
- Di 4 *Hegu* (leitet pathogene Faktoren aus dem Kopf- und Gesichtsbereich aus)
- Di 11 *Quchi* (klärt Hitze)
- Ma 21 *Liangmen* (klärt Magen-Hitze am oberen Ende der Magen-Leitbahn)
- Ma 44 *Neiting* (klärt Hitze aus der Magen-Leitbahn; besonderer Bezug zum Kopfbereich)
- Ma 7 *Xiaguan* und Ma 6 *Jiache* (fördern als Lokalpunkte die regionale *Qi*-Zirkulation, lindern so Schmerzen)
- Di 20 *Yingxiang* (Lokalpunkt Oberkiefer, Nasennebenhöhle)

Diätetik

Magen-Hitze klärend Mungbohnen, Honigmelone, Wassermelone, Kokosmilch, Butter, Sahne, Kakao, Honig, Grüner Tee; Kakaopulver kann auch mit Honig vermischt im Mund behalten werden und wirkt dort lokal gegen Geschwüre.

Herz-Blut und Yin nährend Weizen, gekeimter Weizen, Hafer, Eigelb, Milch, (bes. Kuhmilch, auch Schaf- und Ziegenmilch), Kirsche, Sojabohne, Frischkäse, Lotoswurzel, Longan-Frucht, Schweineherz, Fasan

Meiden Säurehaltige Früchte, Obst und Weißwein; zu viele heiße und bittere Genussmittel, wie Kaffee; Glucose-(zucker)haltige Nahrungsmittel, v.a. gesüßte Getränke (Cola, Fanta, manche Fruchtsäfte); Tabakkonsum, Kauen von Betelnüssen (meist in Asien, z.B. Sri Lanka)

Xiān Fāng Huo Ming Yǐn
Erhabener Trank zur Erhaltung des Lebens

仙方活命飲　仙方活命饮

Englisch Sublime Decoction for Sustaining Life

Quelle *Jiao Zhu Fu Ren Liang Fang* (Überarbeitete ausgezeichnete Rezepturen für Frauen)

Eigenschaften

Temperatur Kalt

Wirkort Haut, Bindegewebe und Muskulatur

Funktionskreis Lunge

Energiezustand des Patienten Kräftig

Konstitution Unauffällig

Wirkung

- Klärt Hitze und eliminiert toxische Hitze
- Reduziert Schwellungen und zerstreut Verhärtungen
- Bewegt Blut und lindert Schmerzen

Zusammensetzung und Analyse

Bestandteile	AG	Dosis	Wirkung
Jin Yin Hua (Lonicerae Japonicae Flos)	2.4	9 g	Eliminiert Toxine
Fang Feng (Saposhnikoviae Radix)	1.1	3 g	Vertreiben Hitze und Toxine aus der Oberfläche
Bai Zhi (Angelicae Dahuricae Radix)	1.1	3 g	
Zhe Bei Mu (Fritillariae Thunbergii Bulbus)	6.2	3 g	Transformieren Schleim, klären Hitze, vertreiben Eiter und lösen Knoten
Tian Hua Fen (Trichosanthis Radix)	2.1	3 g	
Zao Jiao Ci (Gleditsiae Spina)[1]	6.1	3 g	Öffnen die Leitbahnen und Netzgefäße, erweichen Knoten und drainieren Abszesse
Chuan Shan Jia (Manitis Squama)[2]		3 g	
Chi Shao (Paeoniae Radix Rubra)	2.2	3 g	Bewegen Blut, lösen Stagnationen und Stasen und lindern Rötungen und Schmerzen
Dang Gui Wei (Angelicae Sinensis Extremitas Radicis)[3]	12.2	3 g	
Mo Yao (Myrrha)	10.1	3 g	
Ru Xiang (Olibanum)	10.1	3 g	
Chen Pi (Citri Reticulatae Pericarpium)	9	3 g	Reguliert Qi, löst Stagnation und wandelt Schleim um
Gan Cao (Glycyrrhizae Radix et Rhizoma)	12.1	3 g	Klärt Hitze und eliminiert Toxine, puffert und harmonisiert die Rezeptur

[1] ▶ Kommentar *Da Zao Jiao* AG 6.1
[2] Aus Artenschutzgründen verboten ▶ Kommentar
[3] ▶ Kommentar *Dang Gui*

Symptome

Frühphase von **Abszedierungen, infizierten Wunden und Ulzerationen** (lokale Rötung, Schwellung und Schmerzen) mit oder auch ohne Fieber und Frösteln

Befunde

Zungenkörper Unauffällig bis rote Bereiche
Zungenbelag Weiß-gelblicher Belag
Puls Kraftvoll, beschleunigt

Indikationen nach TCM

- Akkumulation von Hitze und Toxinen mit Stagnation von *Qi* und Blut
- Akkumulation von Toxinen und Schleim-Hitze

Anwendungsbeispiele

- Abszesse, Furunkel, Karbunkel an verschiedenen Körperpartien, Hordeolum (Gerstenkorn am Augenlid)
- Brustabszess, Mastitis
- Purulente Akne, nässende, eitrige Hautekzeme, Akutphase einer Psoriasis, genitale Dermatitiden
- Morbus Crohn mit Fistelgängen, Colitis ulcerosa
- Entzündungen und Abszesse im kleinen Becken, Zervizitis, Adnexitis, Kolpitis

Modifikationen

Symptom	Arzneimittel	AG	Dosis
Abszesse und Ulzerationen im Kopfbereich	+ *Chuan Xiong* (Chuanxiong Rhizoma)	10.1	5 g
Abszesse und Ulzerationen im Thoraxbereich	+ *Gua Lou* (Trichosanthis Fructus)	6.2	5 g
Abszesse im *Shao Yang*-Bereich	+ *Chai Hu* (Bupleuri Radix)	1.2	5 g
Abszesse und Ulzerationen an den unteren Extremitäten	+ *Niu Xi* (Achyranthis Bidentatae Radix)	10.1	5 g
Ausgeprägte Schwellung und Schmerz	+ *Pu Gong Ying* (Taraxaci Herba)	2.4	5 g
	+ *Zi Hua Di Ding* (Violae Herba)	2.4	5 g
Ausgeprägte Blut-Hitze (z.B. Blutungsneigung, karmesinrote Rötung)	+ *Di Huang* (Rehmanniae Radix)	12.2	5 g
	+ *Mu Dan Pi* (Moutan Cortex)	2.2	5 g
Stagnation, Knoten und Verhärtungen[1]	+ *Kun Bu* (Laminariae/Eckloniae Thallus)	6.2	5 g
	+ *Tong Cao* (Tetrapanacis Medulla)	4	3 g
	+ *Xia Ku Cao* (Prunellae Spica)	2.1	7 g

[1] ▶ Kommentar

Kontraindikationen und Sicherheitshinweise

- Vorsicht bei Milz- und Magen-*Qi* Schwäche
- Allergie gegen Bestandteile der Rezeptur
- Vorsicht bei Diarrhö ▶ *Dang Gui*
- Vorsicht bei empfindlichem Magen ▶ *Mo Yao, Ru Xiang*
- Langzeitanwendung von ▶ *Mo Yao, Ru Xiang* vermeiden
- Vorsicht vor intensiver UV-Lichtexposition ▶ *Bai Zhi, Dang Gui*
- Bei längerer Anwendung Kontraindikationen und Sicherheitshinweise zu ▶ *Gan Cao* beachten

Schwangerschaft und Stillzeit

Schwangerschaft Kontraindiziert ▶ *Tian Hua Fen, Zao Jiao Ci, Mo Yao, Ru Xiang, Dang Gui Wei*
Stillzeit Mit Vorsicht anzuwenden ▶ *Gan Cao* bei männlichen Säuglingen

Interaktionen

▶ *Zhe Bei Mu, Tian Hua Fen, Chi Shao, Dang Gui, Gan Cao. Zao Jiao Ci* kann möglicherweise die Absorption anderer Arzneimittel beeinträchtigen.

Kommentar

- Sehr ähnliche Rezepturen, die aus *Xian Fang Huo Ming Yin* abgeleitet sind, sind *Zhen Ren Huo Ming Yin* (Dekokt des wahren Menschen zum Nähren der Organe) von 1682 und *Huo Ming Yin* (Dekokt zur Revitalisierung des Lebens) von 1981. Letztere verzichtet bereits auf *Chuan Shan Jia* (Manitis Squama) (Artenschutz) und setzt *Kun Bu* (Laminariae bzw. Eckloniae Thallus) ▶ AG 6.2, *Tong Cao* (Tetrapanacis Medulla) ▶ AG 4 und *Xia Ku Cao* (Prunellae Spica) ▶ AG 2.1 ein, um Stagnationen, Verhärtungen und Knoten aufzulösen.
- Eine weitere verwandte Rezeptur ist *Wu Wei Xiao Du Yin* (Fünf Bestandteile Trank zur Eliminierung von Toxinen) ▶ RG 2.3.

Korrespondierende Akupunktur

- Di 11 *Quchi*, Ma 44 *Neiting*, Du 14 *Dazhui*, Bl 13 *Feishu* (eliminieren Hitze und Toxine)
- Le 2 *Xingjian*, Gb 43 *Xiaxi* (Kombination; klärt Leber-Feuer)
- Di 4 *Hegu*, Le 3 *Taichong* und Du 20 *Baihui* (Kombination; eliminiert *Qi*-Stagnation mit Hitze/Unruhe und Wind/Tremor)
- Di 4 *Hegu*, D 11 *Quchi* und Bl 17 *Geshu* mit Mi 10 *Xuehai* (Kombination; leitet Hitze aus dem Gesicht/*Yang Ming* ab)

- Lu 7 *Lieque* und Ni 6 *Zhaohai* (Kombination; dirigiert *Qi* abwärts und schützt *Yin* vor Hitze, öffnet den *Ren Mai*)
- Ma 40 *Fenglong*, Mi 5 *Shangqiu* und Ren 9 *Shuifen* (Kombination; transformiert und eliminiert Feuchtigkeit und Schleim-Knoten)
- Le 3 *Taichong* und Di 4 *Hegu* und SJ 6 *Zhigou* (regulieren Leber-*Qi* bei emotionaler Stagnations-Hitze)
- Mi 10 *Xuehai*, Bl 17 *Geshu*, Le 3 *Taichong*, Mi 6 *Sanyinjiao* (heben Blut-Stase auf)
- Di 4 *Hegu* (*Yuan*-Punkt bei Akne; Arealpunkt des Gesichts)
- Mi 10 *Xuehai* (bei Blut-Hitze oder Blut-Stase)

Empirische Punkte am Nacken bei, unterhalb und neben dem Dornfortsatz von C7. Diese Region ist geeignet, Lungen-Hitze zu eliminieren, am effektivsten in Kombination mit Du 14 *Dazhui*.

Lokale Behandlung Nicht in das entzündete Gebiet nadeln, jedoch können die Nadeln um eine Entzündung herum gesetzt und die Stichrichtung dabei schräg zur betroffenen Stelle hin ausgerichtet werden. Diese Methode ist auch als „*Chase the Dragon*" bekannt.

Diätetik

Feuchtigkeit-Hitze und Toxine Staudensellerie, Selleriesalat, Löwenzahn, Brennnessel, Salat mit Keimlingen, Champignonsalat, Rettich, Tang, Algen, Azuki- und Mungbohnen, Kürbis, Birne, Getreide (Buchweizen, Hirse, Quinoa, Reis – Reisfasten – oder Reissuppe); mild, gedämpft und leicht verdauliche Speisen („*Clear Bland Diet*") und auch Grüne Blattsalate (Endivien, usw.); Aubergine (bewegt Blut), Grüntee, Pfefferminz- und Kamillentee, Maishaartee; Gewürze: etwas Kardamom, getrocknete Orangenschale, bittere Kräuter

Blut-Hitze Jede Art von Leber, Lebertran, Huhn, Rind, Reh, Hirsch, Lamm, Eier, Karotten, Fenchel, Kürbis, Mangold, Spinat, Petersilienwurzel, Wurzelgemüse, Rotkohl, Rote Bete, Beeren, Datteln, rote Trauben, Marillen, Kirschen, Feigen, Lychee, Pinienkerne, schwarzer Sesam, Kaviar, Erdnüsse mit roter Schale, Grünkern, rote Bohnen, schwarze Bohnen; roter Traubensaft, Petersilientee, Himbeerblättertee, Liebstöckel, Brennnessel

Meide Alle fettigen Speisen, besonders gehärtete Fette (Pommes fittes), in Fett gebackene oder gebratene Speisen; Hitze erzeugende Speisen (Lamm-, Rindfleisch, Pfeffer, Chili usw.); Schleim bildende Speisen (Milchprodukte); zu viel saure und pikante Lebensmittel, zu viele und scharfe Gewürze, zu salzige und zuckerhaltige Speisen und Getränke; chemische Additive, Konservierungsstoffe usw.; ebenso Hitze erzeugende Genussmittel, wie Alkohol, Kaffee, Tabak

Xiè Bái Sǎn
Pulver, das das Weiße ausleitet
瀉白散　泻白散

Englischer Name Drain the White Powder
Quelle *Xiao Er Yao Zheng Zhi Jue* (Die Kunst, Kinderkrankheiten zu behandeln)

Eigenschaften

Temperatur Kalt
Wirkort Innen
Funktionskreis Lunge
Energiezustand des Patienten Leichte Fülle mit beginnender Leere
Konstitution Eher moderat

Wirkung

- Klärt Hitze aus der Lunge
- Stoppt Keuchen

Zusammensetzung und Analyse

Arzneimittel	AG	Dosis	Wirkung
Sang Bai Pi (Mori Cortex)	6.3	12–15 g	Klärt Hitze aus dem Funktionskreis Lunge und stoppt Husten und Giemen
Di Gu Pi (Lycii Cortex)	2.5	12–15 g	Klärt Leere-Hitze aus dem Funktionskreis Lunge
Geng Mi (Oryzae Semen)	12.1	6 g	Mildes Digestivum; stützt sanft die Mitte
Gan Cao (Glycyrrhizae Radix et Rhizoma)	12.1	3 g	Harmonisiert, stützt die Mitte und schützt vor den kalten Arzneien

Symptome

Husten, Asthma und Keuchen, wenig Schleim, der sich schwer abhusten lässt, anhaltender **trockener Reizhusten**, evtl. blutiger Husten, Mundtrockenheit, Fieber mit heißer Haut oder subfebrile leichte Temperaturerhöhungen, **Symptome verschlimmern sich am späten Nachmittag**

Befunde

Zungenkörper Evtl. rote Regionen, besonders im vorderen Drittel
Zungenbelag Gelber Belag
Puls Dünn und schnell

Indikationen nach TCM

Schwelende Hitze im Funktionskreis Lunge

Anwendungsbeispiele

Fieber oder subfebrile Temperaturen bei schwelender eingeschlossener Lungen-Hitze, klassisch für chronisch verlaufende Lungenerkrankungen:

- Chronische Verläufe von Pertussis
- Chronische – auch obstruktive – Bronchitis
- Asthma
- Unterstützend bei Hämoptysen
- Tuberkulose (traditionell!)

Modifikationen

Symptom	Arzneimittel	AG	Dosis
Husten mit trockenem Schleim	+ *Gua Lou* (Trichosanthis Fructus)	6.2	6–9 g
	+ *Ku Xing Ren* (Armeniacae Semen Amarum)	6.3	6 g
	+ *Chuan Bei Mu* (Fritillariae Cirrhosae Bulbus)	6.2	6 g
	+ *Tian Hua Fen* (Trichosanthis Radix)	2.1	6 g
	oder kombinieren mit *Bei Mu Gua Lou San* ▶ RG 14.3		
Ausgeprägter *Yin*- und Säfte-Mangel der Lunge	+ *Bei Sha Shen* (Glehniae Radix)	12.4	6 g
	+ *Shi Hu* (Dendrobii Caulis)	12.4	6 g

Kontraindikationen und Sicherheitshinweise

- Allergie gegen Bestandteile der Rezeptur
- Bei längerer Anwendung Kontraindikationen und Sicherheitshinweise zu ▶ *Gan Cao* beachten

Schwangerschaft und Stillzeit

Schwangerschaft Mit Vorsicht anzuwenden ▶ *Di Gu Pi*. Aussagefähige Untersuchungen zur Sicherheit in der Schwangerschaft liegen nicht vor.
Stillzeit Mit Vorsicht anzuwenden ▶ *Gan Cao* bei männlichen Säuglingen

Interaktionen

▶ *Di Gu Pi, Gan Cao*

Kommentar

- *Xie Bai San* wurde ursprünglich für Kinder zusammengestellt. *Yin* und *Yang* sind bei Kindern noch nicht ausgeglichen; Kinder neigen zu einem Mangel an *Yin* mit einer Fülle von *Yang*. Diese Rezeptur klärt die Hitze aus der Lunge, schützt und unterstützt aber gleichzeitig das *Yin* und die Mitte. *Xie Bai San* ist daher angezeigt, wenn anhaltender Husten und/oder volle Hitze die Säfte schädigt. Die Rezeptur eignet sich auch für Personen mit einem konstitutionellen *Yin*-Mangel, die an Hitze-Fülle in der Lunge leiden. Wichtig ist, dass die Mischung in erster Linie Hitze klärt.
- *Xie Bai San* eignet sich *nicht* bei ausschließlichem Lungen-*Yin*-Mangel; für Lungen-*Yin*-Mangel ▶ *Bai He Gu Jin Tang* (Lilii Bulbus Dekokt zur Erhaltung des Metalls) ▶ RG 4.3.
- *Xie Bai San* und *Ma Xing Shi Gan Tang* (Ephedrae Herba, Armeniacae Semen, Gypsum Fibrosum und Glycyrrhizae Radix et Rhizoma Praeparata cum Melle Dekokt) ▶ RG 2.4 klären beide Hitze aus der Lunge. *Ma Xing Shi Gan Tang* klärt ausschließlich Fülle-Hitze, oft im Zusammenhang mit akuten Infekten. *Xie Bai San* nährt und schützt zusätzlich die Säfte und das *Yin*. Im Gegensatz zu *Ma Xing Shi Gan Tang* sollte *Xie Bai San* nicht bei Lungen-Hitze mit gleichzeitigen äußeren Krankheitszeichen verwendet werden, da die Rezeptur die Oberfläche nicht löst.

Korrespondierende Akupunktur

- Lu 5 *Chize*, Lu 1 *Zhongfu*, Bl 13 *Feishu* (eliminieren Lungen-Hitze)
- Lu 7 *Lieque*, Lu 6 *Kongzui*, Ren 17 *Shanzhong*, Ren 21 *Xuangji* (lindern Husten und Keuchen)
- Lu 9 *Taiyuan*, Ren 4 *Guanyuan*, Mi 6 *Sanyinjiao*, Ni 6 *Zhaohai* (nähren Lungen-*Yin*)

Diätetik

Allgemein Birne klärt Lungen-Hitze und befeuchtet gleichzeitig die Säfte; ansonsten milde Speisen, die den Funktionskreis Lunge unterstützen, wie Reis, gekochtes Lauchgemüse und gedämpfter Rettich.

Xīn Yí Qīng Fèi Yǐn
Magnoliae Flos Dekokt zum Klären der Lunge
辛夷清肺湯 辛夷清肺汤

Englischer Name Magnolia Flower Drink to Clear the Lungs
Quelle *Wai Ke Zheng Zong* (Echter Stammbaum der Äußeren Medizin)

Eigenschaften

Temperatur Kalt
Wirkort Innen
Funktionskreis Lunge
Energiezustand des Patienten Fülle
Konstitution Unauffällig

Wirkung

- Klärt Hitze und verteilt das Lungen-*Qi*
- Öffnet die Nase

Zusammensetzung und Analyse

Bestandteile	AG	Dosis	Wirkung
Xin Yi (Magnoliae Flos)	1.1	7–10 g	Löst die Oberfläche und öffnet die Nase
Huang Qin (Scutellariae Radix)	2.3	9–12 g	Klären Hitze und trocknen; *Huang Qin* klärt Hitze, besonders aus dem Oberen Erwärmer; *Zhi Zi* klärt Hitze aus allen drei Erwärmern
Zhi Zi (Gardeniae Fructus)	2.1	9–12 g	
Shi Gao (Gypsum Fibrosum)	2.1	9–12 g	Klären Hitze und befeuchten
Zhi Mu (Anemarrhenae Rhizoma)	2.1	9–12 g	
Mai Dong (Ophiopogonis Radix)	12.4	9–12 g	Nähren *Yin*, ergänzen Säfte und schützen so vor den austrocknenden Arzneien in dieser Mischung
Bai He (Lilii Bulbus)	12.4	9–12 g	
Pi Pa Ye (Eriobotryae Folium)	6.3	9–12 g	Senkt rebellierendes Lungen-*Qi* ab und wandelt Schleim um
Sheng Ma (Cimicifugae Rhizoma)	1.2	3–6 g	Bringt das klare *Qi* nach oben; zusammen mit *Pi Pa Ye* wird das Trübe nach unten und das Klare nach oben geleitet
Gan Cao (Glycyrrhizae Radix et Rhizoma)	12.1	3–6 g	Harmonisiert die vielen Arzneien in dieser Mischung

Symptome

Eitrige Rhinitis, verstopfte Nase, **akute und chronisch-rezidivierende Sinusitis**, **Nasenmuschelhyperplasie**, **Nasenpolypen**, Entzündung der oberen Atemwege

Befunde

Zungenkörper Rot
Zungenbelag Weißlich bis gelblich
Puls Voll, leicht beschleunigt

Indikationen nach TCM

Lungen-Hitze blockiert den freien Fluss des Lungen-*Qi*

Anwendungsbeispiele

- Subakute und chronische Sinusitis
- Chronische Rhinitis
- Nasenpolypen
- Entzündliche Erkrankungen der oberen Atemwege

Modifikationen

Symptom	Arzneimittel	AG	Dosis
Eitriges Sekret	+ *Lian Qiao* (Forsythiae Fructus)	2.4	9 g
	+ *Yu Xing Cao* (Houttuyniae Herba)	2.4	6 g
Zusätzlicher Schleimbefund (Schleimsekretion, klebriger Zungenbelag)	Als Basisrezeptur für Schleim: *Er Chen Tang* ▶ RG 14.1		
Chronische Rhinitis/ Sinusitis	Als Basisrezeptur für Nebenhöhlenaffektionen: *Cang Er Zi San* ▶ RG 1.1		

Kontraindikationen und Sicherheitshinweise

- Allergie gegen Bestandteile der Rezeptur
- Diarrhö ▶ *Zhi Zi, Zhi Mu, Bai He*
- Interferonbehandlung ▶ *Huang Qin*
- Vorsicht bei vorbestehendem Leberschaden, höherem Alkoholkonsum oder positivem HCV-Antikörperstatus; auf Anzeichen für eine Leberschädigung sollte geachtet werden ▶ *Huang Qin*
- Kontraindikationen und Sicherheitshinweise zu ▶ *Gan Cao* beachten. Vorsicht bei Hypertonus. Bei höherer Dosis und längerer Anwendung ist eine Kontrolle des Blutdrucks anzuraten und eine Komedikation mit Diuretika (außer Kalium sparenden) zu vermeiden
- Vorsicht, ▶ *Xin Yi* hat starke vasokonstriktive Eigenschaften an der Nasenschleimhaut
- Vorsicht bei empfindlichem Magen ▶ *Shi Gao*
- Vorsicht vor Langzeiteinnahme, langjährige Anwendung von ▶ *Zhi Zi* ist zu vermeiden

Fertilität, Schwangerschaft und Stillzeit

Fertilität Von einer höheren Dosis und längeren Anwendungsdauer von *Gan Cao* bei Männern mit Kinderwunsch ist abzuraten.
Schwangerschaft Kontraindiziert ▶ *Zhi Mu, Pi Pa Ye, (Huang Qin)*. Bei Verzicht auf *Zhi Mu, Pi Pa Ye, (Huang Qin)*: Mit Vorsicht anwenden ▶ *Xin Yi, Gan Cao*
Stillzeit Mit Vorsicht anzuwenden ▶ *Huang Qin*, bei männlichen Säuglingen *Gan Cao*

Interaktionen

▶ *Xin Yi, Huang Qin, Zhi Zi, Shi Gao, Gan Cao*

Pharmakologie

Das Granulat der entsprechenden Kampo-Rezeptur (*Shini Seihai To*) zeigte im Ames-Test an einem von vier Bakterienstämmen nach metabolischer Aktivierung eine mäßig positive Reaktion, der Mikrokerntest und der unscheduled DNA-synthesis-Test bei der Maus verliefen negativ.

Kommentar

Diese Rezeptur findet Anwendung bei der Tendenz zu Nasenpolypen und polypösen Wucherungen im Bereich der Nase und Nasennebenhöhlen. Diese entstehen durch die Ansammlung und Verdickung von Schleim-Hitze.

Korrespondierende Akupunktur

- Di 20 *Yingxiang*, M-HN 3 *Yintang*, M-HN 14 *Bitong* (klären Nase und Augen)
- Di 4 *Hegu*, SJ 5 *Waiguan* (eliminieren pathogene Faktoren, befreien Kopf und Nacken)
- Di 11 *Quchi*, Du 14 *Dazhui*, Ma 44 *Neiting* (Kombination, um Hitze zu klären)
- Lu 7 *Lieque* (reguliert und senkt Lungen-*Qi* ab)
- Ma 40 *Fenglong*, Mi 9 *Yinlingquan* (leiten Schleim und Feuchtigkeit aus)
- Di 4 *Hegu*, Di 20 *Yingxiang*, M-HN 3 *Yintang* (Kombination, öffnet Nasenblockade)
- Mi 6 *Sanyinjiao* (Treffpunkt der drei *Yin*-Leitbahnen, stützt die Milz)

Diätetik

Wind-Hitze eliminieren Rettich, Karotte, Chrysanthemenblüten, Minzblätter, Löwenzahn, Chinakohl
Qi tonisieren Hirse, Gerste, Hafer, Feige, Honig, Mandel, Haselnuss, Huhn, Schaf- und Ziegenfleisch, Fisch, Eier, fettarme Milch
Feuchtigkeit-Hitze eliminieren Buchweizen, Mungbohnen, Sojabohnen und Tofu, Gurke
Meiden Besonders Milchprodukte sollten ausgesetzt werden, da sie sehr oft eine zusätzlich verschleimende Wirkung zeigen. Alkohol fördert die Entstehung von Feuchtigkeit und besonders in Verbindung mit Hitze-Prozessen Feuchtigkeit-Hitze. Die Abendmahlzeit kann auch leicht Feuchtigkeit verursachen oder verstärken und sollte daher vereinfacht und möglichst leicht sein. Zudem sollten kohlenhydratreiche Speisen sowie Genussmittel, wie Alkohol, Süßigkeiten und schwer verdauliches Essen am Abend gemieden werden.

Yù Nǚ Jiān
Jadefrau Dekokt
玉女煎

Englischer Name Jade Woman Decoction
Quelle *Jing Yue Quan Shu* (Gesammelte Werke von [Zhang] Jing Yue)

Eigenschaften

Temperatur Kalt
Wirkort Innen
Funktionskreis Magen, Niere
Energiezustand des Patienten Fülle und Mangel gemischt
Konstitution Unauffällig

Wirkung

- Klärt Hitze aus dem Magen
- Nährt das *Yin*

Zusammensetzung und Analyse

Arzneimittel	AG	Dosis	Wirkung
Shi Gao (Gypsum Fibrosum)	2.1	6–9 g	Klärt Magen-Feuer
Shu Di Huang (Rehmanniae Radix Praeparata)	12.2	6–9 g	Nährt und stützt die Niere und hilft so das auflodernde *Yang* wieder unter Kontrolle zu bringen
Zhi Mu (Anemarrhenae Rhizoma)	2.1	6–9 g	Klärt Hitze und befeuchtet
Mai Dong (Ophiopogonis Radix)	12.4	6–9 g	Nährt das Magen-*Yin*
Chuan Niu Xi (Cyathulae Radix)	10.1	6–9 g	Leitet die Hitze als Bote nach unten

Symptome

Zahnschmerzen, lose Zähne, blutendes Zahnfleisch, Mundtrockenheit, Durst auf kalte Getränke, Reizbarkeit, frontale Kopfschmerzen

Befunde

Zungenkörper Trocken, gerötet
Zungenbelag Gelb
Puls Oberflächlich, schlüpfrig, leer und groß

Indikationen nach TCM

Hitze und Feuer im Magen in Kombination mit *Yin*-Mangel der Niere

Anwendungsbeispiele

- Zahnschmerzen
- Zahnfleischbluten
- Kopfschmerzsyndrom
- Symptomatisch bei Diabetes mellitus

Modifikationen

Symptom	Arzneimittel	AG	Dosis
Ausgeprägte Hitze in der Blut Schicht	– *Shu Di Huang* (Rehmanniae Radix Praeparata)	12.2	–
	+ *Di Huang* (Rehmanniae Radix)	2.2	6–9 g
	+ *Chi Shao* (Paeoniae Radix Rubra)	2.2	6–9 g
Ausgeprägter *Yin*-Mangel der Niere	+ *Nu Zhen Zi* (Ligustri Lucidi Fructus)	12.4	6 g
	+ *Mo Han Lian* (Ecliptae Herba)	12.4	6 g
	+ *Tian Dong* (Asparagi Radix)	12.4	6 g
Ausgeprägter *Yin*-Mangel des Magens	+ *Shi Hu* (Dendrobii Caulis)	12.4	6 g
	+ *Bei Sha Shen* (Glehniae Radix)	12.4	6 g
Ausgeprägte Blutungen	Dosierung von *Shi Gao* erhöhen	2.1	20–30 g
	+ *Bai Mao Gen* (Imperatae Rhizoma)	10.2	6 g
	+ *Mu Dan Pi* (Moutan Cortex)	2.2	6 g
Ausgeprägte Zahnfleischschwellungen	+ *Jin Yin Hua* (Lonicerae Flos)	2.4	6 g
	+ *Pu Gong Ying* (Taraxaci Herba)	2.4	6–9 g
	+ *Huang Lian* (Coptis Rhizoma)	2.3	2–6 g
Halsschmerzen	+ *Xuan Shen* (Scrophulariae Radix)	2.2	6–9 g
Ausgeprägte Magen-Hitze mit Glossitis und üblem Mundgeruch	+ *Dan Zhu Ye* (Lophatheri Herba)	2.1	6 g
	+ *Mu Tong* (Akebiae Caulis)	4	6 g
Innere Unruhe	+ *Huang Lian* (Coptis Rhizoma)	2.3	2–6 g
	+ *Long Gu* (Fossilia Ossis Mastodi)	14.1	6 g

Kontraindikationen und Sicherheitshinweise

- Allergie gegen Bestandteile der Rezeptur
- Diarrhö ▶ *Shu Di, Zhi Mu*
- Vorsicht bei Verdauungsstörungen ▶ *Shu Di*
- Vorsicht bei empfindlichem Magen ▶ *Shi Gao*

Fertilität, Schwangerschaft und Stillzeit

Fertilität Vorsicht bei Frauen mit Kinderwunsch ▶ *Chuan Niu Xi*

Schwangerschaft Kontraindiziert ▶ *Zhi Mu, Chuan Niu Xi*

Stillzeit Kontraindiziert ▶ *Chuan Niu Xi*

Interaktionen

▶ *Shi Gao*

Kommentar

- *Zhi Bai Di Huang Wan* (Anemarrhenae Radix, Phellodendri Chinensis Cortex und Rehmanniae Radix Pille) ▶ RG 8.5 klärt ebenfalls Leere-Hitze, die nach oben aufsteigt. Die aufsteigende Leere-Hitze hat jedoch den Ursprung in den Nieren und nicht, wie bei *Yu Nu Jian*, im Magen.
- *Yu Nu Jian* behandelt Hitze und Feuer im Magen in Kombination mit Nieren-*Yin*-Mangel. Mit entsprechenden Modifikationen kann *Yu Nu Jian* bei ganz unterschiedlichen Krankheiten verwendet werden, solange Magen-Feuer aufsteigt und sich Feuer- und Hitze-Symptome im Mundbereich (mit den obigen Symptomen) zeigen. Ebenfalls kann *Yu Nu Jian* bei *Xiao Ke* (Auszehrung und Durst) eingesetzt werden, solange sich ein *Yin*-Mangel mit Fülle-Hitze und Feuer verbindet. Die Schlüsselzeichen der Hitze sind in diesem Fall übermäßiger Hunger sowie starker Durst.
- Im Vergleich zu *Yu Nu Jian* klärt *Qing Wei San* (Pulver, das den Magen klärt) aus dieser Gruppe Feuer und Blut-Hitze ohne *Yin*-Mangel.
  - *Yu Nu Jian* klärt und zerstreut Hitze und Feuer nicht nur nach unten, sondern auch nach oben und außen und hat keine *Yin* nährenden Wirkungen.
  - *Qing Wei San* klärt auch Feuchtigkeit-Hitze mit bitteren und kalten Arzneien. Weiterhin klärt es Blut-Hitze und stoppt Blutungen.

Korrespondierende Akupunktur

- Ni 6 *Zhaohai*, Bl 23 *Shenshu*, Ren 4 *Guanyuan* (stützen die Nieren-Energie bei Nieren-*Yin*-Mangel)
- Di 1 *Shangyang* (klärt pathogene Hitze aus der *Yang Ming*-Leitbahn der Hand, besonders effektiv bei blutiger Nadelung mit Mikroaderlass)

- Di 4 *Hegu* (leitet pathogene Faktoren aus dem Kopf- und Gesichtsbereich aus)
- Di 11 *Quchi* (klärt Hitze)
- Ma 21 *Liangmen* (klärt Magen-Hitze am oberen Ende der Magen-Leitbahn)
- Ma 44 *Neiting* (klärt Hitze aus der Magen-Leitbahn, besonderer Bezug zum Kopfbereich)
- Ma 7 *Xiaguan* und Ma 6 *Jiache* (fördern als Lokalpunkte die regionale *Qi*-Zirkulation, lindern so Schmerzen)
- Di 20 *Yingxiang* (Lokalpunkt Oberkiefer, Mundhöhle)

Diätetik

Magen-Hitze klären Mungbohnen, Honigmelone, Wassermelone, Kokosmilch, Butter, Sahne, Kakao, Honig, grüner Tee, Kakaopulver (kann auch mit Honig vermischt im Mund behalten werden und wirkt dort lokal gegen Geschwüre)
Nieren-Yin nähren Weizen, gekeimter Weizen, Hafer, Milch, Eigelb, Kirsche, Birne, Mungbohne, Walnuss, Austern, Sesam
Meiden Reichlicher Zuckerkonsum begünstigt Hitze-Prozesse in der Mundhöhle, ebenso wie ein Übermaß an scharfen Speisen oder energetisch heiße Genussmittel, wie Alkohol, Kaffee und Nikotin. Diese erzeugen auf längere Sicht alle Magen-Hitze bzw. -Feuer. Die natürliche Tendenz von Hitze im Mittleren Erwärmer – Milz und besonders Magen – ist es, nach oben aufzusteigen.

Zuǒ Jīn Wán
Linkes Metall Pille
左金丸

Englischer Name Left Metal Pill
Quelle *Dan Xi Xin Fa* (Die Lehren des [Zhu] Dan Xi)

Eigenschaften

Temperatur Kalt
Wirkort Innen
Funktionskreis Magen, Leber
Energiezustand des Patienten Fülle
Konstitution Unauffällig

Wirkung

- Klärt Hitze aus der Leber
- Senkt rebellierendes *Qi* ab
- Stoppt Emesis

Zusammensetzung und Analyse

Arzneimittel	AG	Dosis	Wirkung
Huang Lian (Coptidis Rhizoma)	2.3	6–18 g	Klärt Hitze aus dem Herz und indirekt auch aus der Leber (Mutter-Kind Beziehung), sodass die Fülle der Leber nicht mehr den Magen überwältigt; zudem klärt es auch Magen-Feuer direkt
Wu Zhu Yu (Euodiae Fructus)	11	1–3 g	Fördert die *Qi*-Bewegung und löst so Leber-*Qi*-Stagnationen; senkt rebellierendes Magen-*Qi* ab; gleicht die Kälte von *Huang Lian* aus

Symptome

Aufstoßen, Sodbrennen, Emesis, bitterer Mundgeschmack, Hungergefühl, Mundtrockenheit, epigastrisches Völlegefühl

Befunde

Zungenkörper Gerötet
Zungenbelag Gelb
Puls Saitenförmig

Indikationen nach TCM

Hitze in den Funktionskreisen Magen und Leber mit rebellierendem *Qi*

Anwendungsbeispiele

- Gastritis
- Reizmagen
- Reizdarm
- Sodbrennen
- Aufstoßen

Modifikationen

Symptom	Arzneimittel	AG	Dosis
Ausgeprägtes Sodbrennen[1]	+ *Hai Piao Xiao* (Sepiae Endoconcha)	13	6 g
	+ *Mu Li* (Ostreae Concha)	14.1	6 g
	+ *Wa Leng Zi* (Arcae Concha)	10.1	6 g
	+ *Zhe Bei Mu* (Fritillariae Thunbergii Bulbus)	6.2	6 g
	+ *Yan Hu Suo* (Corydalis Rhizoma)	10.1	6 g
Infektion mit Helicobacter pylori	+ *Pu Gong Ying* (Taraxaci Herba)	2.4	6–9 g

[1] Zwei bis drei der aufgelisteten Arzneien beifügen, um die Wirkung zu verstärken

Kontraindikationen und Sicherheitshinweise

- Allergie gegen Bestandteile der Rezeptur
- Anwendung bei Kindern, in der Schwangerschaft oder Stillzeit ▶ *Huang Lian*
- Herzrhythmusstörungen, QT-Zeit-Verlängerung, Elektrolytstörungen, Behandlung mit *Aconitum*-Arzneien oder Digitalis ▶ *Wu Zhu Yu*
- Vorsicht bei Einnahme von *Ma Huang* (Ephedrae Herba), *Xiang Jia Pi* (Periplocae Cortex) und Arzneimitteln, die die QT-Zeit verlängern ▶ *Wu Zhu Yu*
- Anwendungsdauer begrenzen ▶ *Huang Lian*
- Überdosierung von ▶ *Wu Zhu Yu* vermeiden, Vorsicht mit längerer Anwendungsdauer
- Vorsicht bei Diabetikern mit Neigung zur Hypoglykämie ▶ *Huang Lian*

Fertilität, Schwangerschaft und Stillzeit

Fertilität Von einer Anwendung bei Frauen und Männern mit Kinderwunsch ist unbedingt abzuraten ▶ *Huang Lian*
Schwangerschaft Kontraindiziert ▶ *Huang Lian*
Stillzeit Kontraindiziert ▶ *Huang Lian*

Interaktionen

▶ *Huang Lian, Wu Zhu Yu*

Kommentar

- *Zuo Jin Wan* ist eine einfache Zweierkombination, um Hitze aus dem Magen und der Leber zu klären und rebellierendes *Qi* abzusenken. Der Ursprung der Hitze ist die Leber. Die Hitze greift jedoch den Magen an, blockiert diesen und führt zu den Schlüsselsymptomen Sodbrennen, Aufstoßen etc. Symptomatisch stehen also Magen-Hitze-Zeichen im Vordergrund. Die Magen-Hitze hat jedoch den Ursprung in Leber-Hitze. Deshalb verstärken sich die Symptome durch Faktoren, welche die Leber-Stagnation und die transformierende Hitze verstärken, wie z.B. Stress.
- *Jin Ling Zi San* (Toosendan Fructus Pulver) ▶ RG 9.1 besteht ebenfalls aus zwei Arzneien (*Chuan Lian Zi* und *Yan Hu Suo*) und klärt Hitze aus der Leber. *Jin Ling Zi San* hat jedoch keinen Bezug zum Magen und wird bei Hitze-Schmerzen aufgrund von Leber-*Qi* Stagnation mit Hitze-Transformation eingesetzt.
- *Zuo Jin Wan* kann als Zweierkombination bei entsprechendem Muster zahlreichen Rezepturen beigefügt werden.

Korrespondierende Akupunktur

- Ren 13 *Shangwan*, Ren 10 *Xiawan*, Pe 6 *Neiguan* und Mi 4 *Gongsun* (senken rebellierendes Magen-*Qi* ab)
- Ma 21 *Liangmen* und Ma 19 *Burong* (Lokal-Punkte)
- Ma 21 *Liangmen* und Ma 34 *Liangqiu* (akute Magenschmerzen)
- Ma 34 *Liangqiu*, Ren 12 *Zhongwan*, Pe 6 *Neiguan* (Magen-Hitze; sedierende Nadeltechnik)
- Le 3 *Taichong*, Mi 6 *Sanyinjiao*, Le 14 *Qimen* (Leber- und Magen-Dysharmonie)
- Di 11 *Quchi*, Gb 43 *Xiaxi* (klärten Hitze im *Yang Ming*)
- Pe 6 *Neiguan* (*Luo*-Punkt, senkt Magen-*Qi* ab und entspannt die Leber)
- Bl 21 *Weishu* (*Shu*-Punkt des Magens)
- Di 4 *Hegu* (leitet pathogene Faktoren aus)

Diätetik

Allgemein Es heißt, „der Magen möchte gefüllt und dann wieder geleert sein". Das soll bedeuten, dass eine ausreichend sättigende Mahlzeit wichtig ist. Aber auch die entsprechende Pause, um den stattfindenden Verdauungsprozess nicht zu stören. Nach einer Hauptmahlzeit benötigt es dazu zwischen vier und fünf Stunden. Idealerweise findet in dieser Zeit keine Nahrungsaufnahme statt, Flüssigkeitszufuhr (nicht zu kaltes Wasser) ist natürlich in Ordnung. Interessanterweise findet derzeit gerade das sogenannte „Intervall-Fasten" großen Anklang, bei dem sogar eine Nahrungskarenz von 16 Stunden angestrebt wird. Viele Untersuchungen belegen hierdurch eine sehr günstige Wirkung auf den gesamten Metabolismus.
Meiden Reichlicher Zuckerkonsum begünstigt Hitze-Prozesse im Magen, ebenso wie ein Übermaß an scharfen Speisen oder energetisch heiße Genussmittel, wie Alkohol, Kaffee und Nikotin. Diese erzeugen auf längere Sicht Magen-Hitze bzw. -Feuer.

2.5 Rezeptur, die Hitze durch Leere klärt

Qīng Hāo Biē Jiă Tāng
Artemisiae Annuae Herba und Trionycis Carapax Dekokt
青蒿鱉甲湯 青蒿鳖甲汤

Englischer Name Sweet Wormwood and Soft-Shelled Turtle Shell Decoction
Quelle *Wen Bing Tiao Bian* (Systematische Differenzierung von Wärme-Erkrankungen)

Eigenschaften

Temperaturverhalten Kühl
Wirkort Innen
Funktionskreis Niere, Leber
Energiezustand des Patienten Eher Leere
Konstitution Eher geschwächt

Wirkung

- Nährt *Yin*
- Vertreibt Hitze

Zusammensetzung und Analyse

Arzneimittel	AG	Dosis	Wirkung
Qing Hao (Artemisiae Annuae Herba)	2.5	6 g	Klären Leere-Hitze und stoppen Nachtschweiß; *Bie Jia* tritt ins *Yin* ein und führt damit *Qing Hao* in die Tiefe; *Bie Jia* nährt auch das *Yin* und verankert aufsteigendes *Yang*
Bie Jia (Trionycis Carapax)	12.4	15 g	
Di Huang (Rehmanniae Radix)	2.2	12 g	Klärt Hitze und kühlt Blut, nährt *Yin* und die Säfte
Zhi Mu (Anemarrhenae Rhizoma)	2.1	6 g	Klärt Hitze, nährt das *Yin* und befeuchtet
Mu Dan Pi (Moutan Cortex)	2.2	9 g	Klärt Hitze und Leere-Hitze; kühlt, harmonisiert und reguliert das Blut

Symptome

Nachtschweiße mit normaler Körpertemperatur am Morgen, Schweißlosigkeit am Tage, Schwäche und Auszehrung ohne Appetitverlust, leichte Temperaturerhöhung am Nachmittag

Befunde

Zungenkörper Rot
Zungenbelag Vermindert
Puls Beschleunigt, gespannt

Indikationen nach TCM

Hitze im *Yin* mit Schädigung der Körpersäfte und des *Yin*

Anwendungsbeispiele

- Leichte Temperaturerhöhungen in der Rekonvaleszenz-Phase nach fieberhaften Infektionskrankheiten
- Fieber unklarer Genese, Fieber bei onkologischen Patienten
- Hitzewallungen, Menopausen-Syndrom
- Lupus erythematodes
- Unterstützend bei AIDS/HIV
- Unterstützend bei chronischer Pyelonephritis
- Traditionell bei Lungen-Tuberkulose

Modifikationen

Symptom	Arzneimittel	AG	Dosis
Ausgeprägte Lungen-Symptome	+ *Nan Sha Shen* (Adenophorae Radix)	12.4	9 g
	+ *Mo Han Lian* (Ecliptae Herba)	12.4	6 g
Starker Husten und Giemen mit bronchialer Enge	+ *Zi Wan* (Asteris Radix et Rhizoma)	6.3	6 g
	+ *Sang Bai Pi* (Mori Cortex)	6.3	6 g
Ausgeprägtes Hitzegefühl durch *Yin*-Mangel	+ *Bai Wei* (Cynanchi Atrati Radix et Rhizoma)	2.5	6 g
	+ *Di Gu Pi* (Lycii Cortex)	2.5	6 g

Kontraindikationen und Sicherheitshinweise

- In Frühphasen von fieberhaften Infektionskrankheiten
- Spasmen und Konvulsionen (*Yin*-Leere mit aufsteigendem Leber-Wind)
- Allergie gegen Bestandteile der Rezeptur
- Diarrhö ▶ *Di Huang, Bie Jia, Zhi Mu*
- Vorsicht bei Verdauungsstörungen ▶ *Di Huang*

Schwangerschaft und Stillzeit

Schwangerschaft Kontraindiziert ▶ *Qing Hao, Zhi Mu, Mu Dan Pi, Bie Jia*
Stillzeit Kontraindiziert ▶ *Mu Dan Pi*

Interaktionen

▶ *Di Huang*

Kommentar

- *Qing Hao Bie Jia Tang* ist angezeigt, wenn pathogene Hitze im Körper verbleibt als Resthitze (zum Beispiel nach einer Hitze-Erkrankung) und die Säfte und das *Yin* schädigt. *Qing Hao* ist ein geeignetes Mittel, um diese Resthitze nach Aussen zu schaffen.
- Diese Mischung eignet sich aber auch ganz grundsätzlich um wirksam Leere-Hitze zu klären und kann bei allen Leere-Hitze Zuständen eingesetzt werden, solange die Hitze im Vordergrund steht.

Eine weitere Rezeptur, um Leere-Hitze zu klären, ist **Qing Gu San (Pulver, das die Knochen kühlt)**. Diese Rezeptur behandelt Leere-Hitze in der Blut- und *Yin*-Ebene, die das *Yin* an die Oberfläche verdampft. Dadurch entstehen Symptome, wie starke Schweiße und Nachtschweiße, die zu rascherer weiterer *Yin*-Leere und Auszehrung führen.
Indikationen: ‚Knochendampfen'-Erkrankung durch Leber- und Nieren-*Yin*-Leere, mit leichtem Nachmittags-Fieber oder ständigen subfebrilen Temperaturen und einem Wärmegefühl in den Knochen.

Zusammensetzung Qing Gu San	AG	Dosis	Wirkung
Yin Chai Hu (Stellariae Radix)	2.5	6 g	Lindert Fieber durch Leere-Hitze, ohne das *Yin* zu gefährden
Zhi Mu (Anemarrhenae Rhizoma)	2.1.	4 g	Klärt Leere-Hitze, besonders auch der Nieren, und nährt das *Yin*
Hu Huang Lian (Picrorhizae Rhizoma)[1]	2.5	4 g	Klärt Hitze aus der Blut-Ebene
Di Gu Pi (Lycii Cortex)	2.5	4 g	Klärt schwelende Hitze aus der Lunge und Leere-Hitze aus Leber und Niere
Qing Hao (Artemisiae Annuae Herba)	2.5	4 g	Leitet Hitze ab, ohne das *Qi* oder Blut zu schädigen und dirigiert Hitze aus den Knochen an die Oberfläche
Qin Jiao (Gentianae Macrophyllae Radix)	5	4 g	Klärt Leere-Hitze besonders aus Leber und Gallenblase
Bie Jia (Trionycis Carapax)	12.4	4 g	Nährt *Yin* und verankert aufsteigendes *Yang*
Gan Cao (Glycyrrhizae Radix et Rhizoma)	12.1	3 g	Harmonisiert die Gesamtrezeptur und schützt Milz und Magen

[1] Nicht in dieser Materia Medica

Korrespondierende Akupunktur

- Ren 4 *Guanyuan,* He 6 *Yinxi,* Ni 6 *Zhaohai* (klären Leere-Hitze und stützen Nieren-Energie)
- He 7 *Shenmen,* Ni 6 *Zhaohai,* Bl 62 *Shenmai,* Du 20 *Baihu* (lindern Schlaflosigkeit)
- Di 11 *Quchi* (klärt Hitze)
- Ma 36 *Zusanli,* Mi 6 *Sanyinjiao,* Ren 6 *Qihai* (auch in der Remissionsphase zum Erhalt des Gleichgewichts) (allgemeiner *Qi*- und Blut Mangel)

Diätetik

Allgemein Genügend sättigendes Frühstück und Mittagessen, besser keine Zwischenmahlzeiten; neben der Ernährung sind Probiotika zur Stärkung der Immunabwehr hilfreich, da diese offenbar zur Überwindung von tiefsitzenden Pathogenen unterstützend wirken.
Innere Hitze, besonders Leere-Hitze Reduktion von Hitze erzeugenden Nahrungsmitteln. Insbesondere bedingt ein spätes und opulentes Abendessen (besonders wenn es viele Kohlenhydrate enthält) eine Stoffwechselaktivierung und erhöhte Insulinausschüttung, was die nächtliche Absenkung des *Yang* verhindert und die Melatonin-Ausschüttung bremst, was nächtliche Hitze und Schlafprobleme verschlechtert.
Schweißausbrüche Alle Nahrungsmittel, die die Oberfläche und damit die Poren öffnen: Zwiebel und Lauchgewächse (Knoblauch, Zwiebeln, Bärlauch), alle scharfen Gewürze (Chilies, Pfeffer, Wasabi, Rettich), Kaffee („Schweiß ist der Saft des Herzens")
Schlaflosigkeit Zahlreiche Genussmittel erzeugen oder verschlechtern innere Hitze-Prozesse, wie Kaffee, Stimulantien (Energiedrinks, schwarzer und grüner Tee, Alkohol, besonders Rotwein und Spirituosen
Meiden Hitze erzeugende Speisen, Getränke und Genussmittel sollten vermieden werden, v.a. scharfe und frittierte Speisen; ebenso alkoholische Getränke

3 Nach unten abführende Rezepturen

3.1 Rezepturen, die Hitze-Ansammlungen abführen

Dà Chéng Qì Tāng
Größeres Dekokt, das das Qi ordnet
大承氣湯 大承气汤

Englischer Name Major Order the *Qi* Decoction
Quelle *Shang Han Lun* (Abhandlung über fieberhafte, durch Kälte verursachte Erkrankungen)

Eigenschaften

Temperaturverhalten Kalt
Wirkort Innen, *Yang Ming* (Organ)
Funktionskreis Dickdarm, Magen
Energiezustand des Patienten Fülle
Konstitution Kräftiger Typus

Wirkung

- Leitet Hitze-Akkumulationen aus Magen und Darm aus
- Bewegt *Qi*, führt ab und befreit den Darm

Zusammensetzung und Analyse

Arzneimittel	AG	Dosis	Wirkung
Da Huang (Rhei Radix et Rhizoma)[1]	3.1	6–12 g	Führen ab, drainieren den Stuhl nach unten, leiten Hitze über den Darm aus; *Da Huang* löst Ansammlungen auf; *Mang Xiao* befeuchtet den Darm
Mang Xiao (Natrii Sulfas)[2]	3.1	6–9 g	
Zhi Shi (Aurantii Fructus Immaturus)	9	6–12 g	Bewegen *Qi* und senken ab, unterstützen die abführende Wirkung der ersten beiden Arzneien; *Zhi Shi* bewegt stark und stoppt Schmerzen; *Hou Po* lindert abdominelles Völlegefühl
Hou Po (Magnoliae Officinalis Cortex)	3.1	6–12 g	

[1] Nur die letzten 5–10 Minuten mitkochen
[2] In das fertige Dekokt einrühren

Symptome

- Fieber, Durst, **Obstipation**, Bauchschmerzen, **Blähbauch,** druckempfindlicher Bauch, **Völlegefühl im Abdomen**, Verschlechterung durch Druck
- Reizbarkeit, Schlaflosigkeit, Unruhe, Erregtheit, manisches Verhalten

Befunde

Zungenkörper Rot, evtl. trocken
Zungenbelag Gelblich, dick, klebrig
Puls Tief, voll, kräftig, beschleunigt

Indikationen nach TCM

- Hitze im Innen (*Yang sMing*-Schicht)
- Ansammlung von pathogener Hitze im Darm

Anwendungsbeispiele

- Akute oder chronische Obstipation
- Unkomplizierter Stuhlverhalt oder leichte Passagebehinderung
- Auch postoperative Obstipation

Modifikationen

Symptom	Arzneimittel	AG	Dosis
Hohes Fieber, Durst, beschleunigter Puls	+ *Zhi Mu* (Anemarrhenae Rhizoma)	2.1	6–9 g
	+ *Shi Gao* (Gypsum Fibrosum)	2.1	10–20 g
Ausgeprägte Schädigung der Flüssigkeiten	+ *Di Huang* (Rehmanniae Radix)	2.2	15–20 g
	+ *Mai Dong* (Ophiopogonis Radix)	12.4	9–12 g
	+ *Xuan Shen* (Scrophulariae Radix)	2.2	7–10 g
Bei gleichzeitiger Blutstase	+ *Tao Ren* (Persicae Semen)	10.1	7–10 g
	+ *Mu Dan Pi* (Moutan Cortex)	2.2	9–12 g
Bei milderen Symptomen[1]	– *Mang Xiao* (Natrii Sulfas)	3.1	–

[1] Diese Mischung entspricht **Xiao Cheng Qi Tang (Kleineres Dekokt, das das Qi ordnet)** ▶ Kommentar

Kontraindikationen und Sicherheitshinweise

- Allergie gegen Bestandteile der Rezeptur
- Ausgeprägter Flüssigkeits- oder Elektrolytmangel; akut-entzündliche Darmerkrankungen; Darmverschluss, mit großer Vorsicht bei unkomplizierter intestinaler Obstruktion ▶ *Da Huang, Mang Xiao*
- Nur mit Vorsicht bei Diarrhö ▶ *Da Huang, Mang Xiao*
- Vorsicht bei Kindern; Vorsicht mit Anwendung während der Menstruation; Vorsicht bei Nierensteinen. Die Anwendungsdauer sollte begrenzt werden. Bei längerer Anwendung Hypokaliämie möglich ▶ *Da Huang, Mang Xiao*
- Intensive UV-Bestrahlung vermeiden ▶ *Zhi Shi*

Fertilität, Schwangerschaft und Stillzeit

Fertilität Von einer Anwendung bei Frauen und Männern mit Kinderwunsch ist abzuraten ▶ *Da Huang*
Schwangerschaft Kontraindikation ▶ *Da Huang, Mang Xiao*
Stillzeit Mit Vorsicht anwenden ▶ *Da Huang*

Interaktionen

- Erhöhtes Hypokaliämie-Risiko bei gleichzeitiger Einnahme von *Gan Cao* (Glycyrrhizae Radix et Rhizoma), nicht kaliumsparenden Diuretika oder Glukokortikoiden
- ▶ *Da Huang, Mang Xiao, Zhi Shi*

Pharmakologie

Das Granulat der Kampo-Version der Rezeptur (*Dai Joki To*) zeigte im Ames-Test an vier Bakterienstämmen keine Hinweise auf Mutagenität.

Kommentar

- Verwandte Rezepturen zu *Da Cheng Qi Tang* sind
  - *Xiao Cheng Qi Tang* (Kleineres Dekokt, das das *Qi* ordnet) aus dieser Gruppe
  - *Tao He Cheng Qi Tang* (Persicae Semen Dekokt, das das *Qi* ordnet) ▶ RG 10.1
- *Da Cheng Qi Tang* sollte nur bei kräftiger Konstitution mit Fülle-Zeichen und passender Indikation angewendet werden, da die Rezeptur das *Zheng-Qi* schwächen kann. Die Rezeptur sollte nur kurzzeitig angewendet werden, bis ausreichende Stuhlentleerungen stattgefunden haben. Ansonsten können Diarrhö und Erbrechen auftreten und die Mitte wird geschwächt.
- Durch Metaboliten von *Da Huang* kann unter der Anwendung eine gelbe bis rötlich-braune Urinverfärbung auftreten, die unbedenklich ist.

Korrespondierende Akupunktur

- Ma 25 *Tianshu* (*Mu*-Punkt des Dickdarms)
- Ma 44 *Neiting* (kühlt Magen-Hitze)
- SJ 6 *Zhigou* (reguliert das *Qi* im Unteren Erwärmer)
- Bl 25 *Dachangshu* (*Shu*-Punkt des Dickdarms)
- Le 3 *Taichong* (reguliert die Leber)
- Ren 4 *Guanyuan* (*Mu*-Punkt des Dünndarms)
- Ma 36 *Zusanli* (Arealfernpunkt für das Abdomen, stützt das *Qi* der Mitte)
- Mi 6 *Sanyinjiao* (Treffpunkt der drei *Yin*-Leitbahnen)

Diätetik

Allgemein Rohe, ungekochte Vollkornprodukte, Frischkornbreie, Gemüse als Salatzubereitung wirken eher kühlend und Stuhlgang fördernd. Öle und Fette wirken befeuchtend und laxierend. Milchprodukte wirken ebenfalls befeuchtend.
Befeuchten, neutrales Temperaturverhalten Kartoffeln, Sesam, Mandeln, Erdnuss, Erdnussöl, Pflaumen, Trockenpflaumen und Pflaumensaft (können zunächst Blähungen erzeugen, sind aber sehr effektiv bei Obstipation), Kuhmilch, Kefir, Joghurt, Sahne, Butter
Kühlen und befeuchten Weizen, Gerste, Buchweizen, Mungbohnen, Aubergine, Tomate, Karotte, Chinakohl, Tofu, Orange, Apfel, Feige, Sesamöl
Stärker kühlen und befeuchten Bambussprosse, Banane, Salz und besonders Salzwasser (wirkt erweichend)
Obstipation Weizenkleie
Meiden Warme Nahrungsmittel, wie Pfirsich, Kirsche, Zucker (erzeugt Hitze im Magen) sowie heiße Nahrungsmittel, wie Chili oder Alkohol

Dà Huáng Mŭ Dān Tāng
Rhei Radix et Rhizoma und Moutan Cortex Dekokt
大黃牡丹湯 大黄牡丹汤

Englischer Name Rhubarb and Moutan Decoction
Quelle *Jin Gui Yao Lue* (Wichtige Verordnungen aus dem Goldenen Schrein)

Eigenschaften

Temperaturverhalten Kühl
Wirkort Innen
Funktionskreis Leber
Energiezustand des Patienten Leichte Fülle
Konstitution Kräftiger Typus

Wirkung

- Klärt Hitze
- Bricht Blut-Stasen auf, zerteilt Klumpenbildung, vermindert Schwellungen

Zusammensetzung und Analyse

Arzneimittel	AG	Dosis	Wirkung
Da Huang (Rhei Radix et Rhizoma)[1]	3.1	9–15 g	Leitet Hitze über den Stuhl ab, mindert Verklumpungen, bricht Blut-Stasen auf
Mang Xiao (Natrii Sulfas)[2]	3.1	6–9 g	Leitet Hitze über den Stuhl ab, erweicht den Stuhl und Verklumpungen
Mu Dan Pi (Moutan Cortex)	2.2	3–9 g	Bricht Blut-Stase auf; *Mu Dan Pi* klärt Hitze und kühlt das Blut; *Tao Ren* befeuchtet den Darm
Tao Ren (Persicae Semen)	10.1	6–10 g	
Dong Gua Zi (Benincasae Semen)	4	10–20 g	Leitet Eiter ab, klärt Hitze und reduziert Abszesse

[1] Nur die letzten 5–10 Minuten mitkochen, wenn ein abführender Effekt beabsichtigt wird

[2] In das fertige Dekokt hineinrühren

Symptome

- **Schmerzen und Spannungsgefühl im Unterbauch, mehr rechts als links** ausgeprägt, Verschlimmerung durch Druck, eventuell sind abdominelle Resistenzen palpabel, wechselhaftes Frösteln und Schwitzen, Fieber
- **Dysmenorrhö**, zu starke Menstruationsblutung und unregelmäßiger Zyklus mit klumpigem Blut, Obstipationsneigung, Hämorrhoidalbeschwerden

Befunde

Zungenkörper Rot bis livide
Zungenbelag Gelblich, dick, klebrig
Puls Schlüpfrig, beschleunigt

Indikationen nach TCM

Fülle-Zustand mit interner Verklumpung von Hitze und Blut

Anwendungsbeispiele

- Obstipation
- Mesenteriale Lymphadenitis
- Entzündungsprozesse im kleinen Becken
- Infektion nach Vasektomie
- Hämorrhoiden
- Dysmenorrhö, Hypermenorrhö
- Morbus Crohn
- Colitis ulcerosa

Modifikationen

Symptom	Arzneimittel	AG	Dosis
Hohes Fieber	+ *Huang Lian* (Coptidis Rhizoma)	2.3	15 g
Toxische Hitze	+ *Bai Jiang Cao* (Patriniae Herba)	2.4	12 g
	+ *Huang Lian* (Coptidis Rhizoma)	2.3	12 g
Traditionell im alten China auch bei akuter Appendizitis	+ *Huang Lian* (Coptidis Rhizoma)	2.3	6 g
	+ *Jin Yin Hua* (Lonicerae Japonicae Flos)	2.4	6 g
	+ *Chi Shao* (Paeoniae Radix Rubrae)	2.2	9 g
	+ *Lian Qiao* (Forsythiae Fructus)	2.4	9 g

Kontraindikationen und Sicherheitshinweise

- Allergie gegen Bestandteile der Rezeptur
- Ausgeprägter Flüssigkeits- oder Elektrolytmangel; akut-entzündliche Darmerkrankungen; Darmverschluss, mit großer Vorsicht bei unkomplizierter intestinaler Obstruktion ▶ *Da Huang, Mang Xiao*
- Nur mit Vorsicht bei Diarrhö ▶ *Da Huang, Mang Xiao, Tao Ren, Dong Gua Zi*
- Vorsicht bei Kindern; Vorsicht mit Anwendung während der Menstruation; Vorsicht bei Nierensteinen. Die Anwendungsdauer sollte begrenzt werden. Bei längerer Anwendung Hypokaliämie möglich ▶ *Da Huang, Mang Xiao*
- Dosierung von ▶ *Tao Ren* begrenzen; Kombination mit anderen Amygdalin enthaltenden Arzneien vermeiden oder Gesamtdosis auf 15 g begrenzen

Fertilität, Schwangerschaft und Stillzeit

Fertilität Von einer Anwendung bei Frauen und Männern mit Kinderwunsch ist abzuraten ▶ *Da Huang*
Schwangerschaft Kontraindiziert ▶ *Da Huang, Mang Xiao, Tao Ren, Mu Dan Pi*
Stillzeit Kontraindiziert ▶ *Mu Dan Pi*

Interaktionen

- Erhöhtes Hypokaliämie-Risiko bei gleichzeitiger Einnahme von *Gan Cao* (Glycyrrhizae Radix et Rhizoma), Diuretika oder Glukokortikoiden
- ▶ *Da Huang, Mang Xiao*

Pharmakologie

Das Granulat der Kampo-Version der Rezeptur (*Daio Botampi To*) zeigte im Ames-Test an vier Bakterienstämmen keine Hinweise auf Mutagenität.

Kommentar

- *Da Huang Mu Dan Tang* ist von *Da Cheng Qi Tang* (Größeres Dekokt, das das *Qi* ordnet) aus dieser Gruppe abgeleitet.
- Wenn keine Obstipation vorliegt, wird *Da Huang* die ganze Zeit mitgekocht, sodass die abführende Wirkung hinter die Blut kühlende und Blut belebende zurücktritt. Im Prinzip wird hier eine entzündungshemmende, Hitze und Toxin eliminierende, klärende Behandlung und eine Ausleitung über die Därme durchgeführt.
- Diese Mischung kann auch bei chronischen Entzündungen im Becken eingesetzt werden, insbesondere wenn sich gleichzeitig trockene Stühle oder eine Obstipation zeigen.
- *Da Huang Mu Dan Tang* kann auch bei Menstruationsstörungen, wie Hypermenorrhö oder Dysmenorrhö, eingesetzt werden. Allerdings nur dann, wenn auch tatsächlich deutliche Stase vorhanden ist. In allen anderen Fällen ist die Rezeptur kontraindiziert. Während der Menstruation sollte diese Mischung nur mit größter Vorsicht eingesetzt werden.
- Durch Metaboliten von *Da Huang* kann eine gelbe bis rötlich-braune Urinverfärbung auftreten, die unbedenklich ist.

Korrespondierende Akupunktur

- Bl 17 *Geshu* (bewegt und nährt das Blut, besonders in der oberen Körperhälfte)
- Mi 10 *Xuehai* (bewegt und reguliert das Blut, besonders in der unteren Körperhälfte)
- Di 4 *Hegu* (führt nach unten)
- Di 11 *Quchi*, Du 14 *Dazhui* (Kombination, um Hitze zu klären)
- Ma 44 *Neiting* oder Ma 45 *Lidui* (Sedierungspunkt des Magens, *Jing*-Punkt, evtl. bluten lassen, eliminiert Hitze)
- Ma 37 *Shangjuxu* (eliminiert Hitze und Feuchtigkeit)
- Mi 6 *Sanyinjiao* (stützt das *Yin* und reguliert den Energiefluss im Unterbauch)

Diätetik

Hitze kühlen Weizen, Gerste, Buchweizen, Rundkornreis, Hirse, Karotte, Chinakohl, Stangensellerie, Spinat, Banane, Wassermelone, Kaki, Kiwi, Birne, Apfel. Alle rohen oder gekeimten Nahrungsmittel sind tendenziell eher Hitze kühlend. Gut geeignet sind bei Hitze auch Frischkornbreie

Hitze kühlen, Feuchtigkeit eliminieren Mungbohnen, Sojabohnen und Tofu, Gurke

Hitze kühlen, Stasen erweichen Verschiedene Tang- und Algenarten

Meiden Hitze erzeugende Nahrung, besonders Alkohol, kann im Magen langfristig zu Hitze führen. Andere energetisch heiße Nahrung, wie Chili, scharfe Gerichte, Lamm, Hammel, Meeresfrüchte (evtl. Verschlechterung von Feuchtigkeit-Hitze-Ekzemen) können Hitze-Prozesse verstärken. Vorsicht besonders bei Tabak, da dieser heiß und Säfte austrocknend wirkt.

Xiǎo Chéng Qì Tāng
Kleineres Dekokt, das das Qi ordnet
小承氣湯 小承气汤

Englischer Name Minor Order the *Qi* Decoction
Quelle *Shang Han Lun* (Abhandlung über fieberhafte, durch Kälte verursachte Erkrankungen)

Eigenschaften

Temperaturverhalten Kalt
Wirkort Innen, *Yang Ming (Organ)*
Funktionskreis Dickdarm, Magen
Energiezustand des Patienten Fülle
Konstitution Eher kräftiger Typus

Wirkung

- Leitet Hitze-Erkrankungen aus Magen und Darm aus
- Bewegt das *Qi*, führt ab und befreit den Darm

Zusammensetzung und Analyse

Arzneimittel	AG	Dosis	Wirkung
Da Huang (Rhei Radix et Rhizoma)[1]	3.1	12 g	Führt ab, leitet Hitze über den Darm aus, löst Ansammlungen auf
Zhi Shi (Aurantii Fructus Immaturus)	9	6 g	*Bewegen Qi* und senken ab, unterstützen die abführende Wirkung von *Da Huang*; *Zhi Shi* bewegt stark und stoppt Schmerzen; *Hou Po* lindert abdominelles Völlegefühl
Hou Po (Magnoliae Officinalis Cortex)	7	6 g	

[1] Nur die letzten 5–10 Minuten mitkochen

Symptome

- **Bauchschmerzen, auf Druck keine wesentliche Verschlimmerung, Obstipation**, Völlegefühl im Abdomen
- Fieber, Durst
- Erregtheit, Reizbarkeit, Unruhe

Befunde

Zungenkörper Rot, evtl. trocken
Zungenbelag Gelblich, dick, klebrig
Puls Tief, voll, kräftig, beschleunigt

Indikationen nach TCM

- Hitze im Innen (*Yang Ming*-Schicht)
- Ansammlung von pathogener Hitze im Darm

Anwendungsbeispiele

- Akute oder chronische Obstipation
- Unkomplizierter Stuhlverhalt oder leichte Passagebehinderung
- Chronische Cholezystitis

Modifikationen

Symptom	Arzneimittel	AG	Dosis
Hohes Fieber, Durst und beschleunigter Puls	+ *Zhi Mu* (Anemarrhenae Rhizoma)	2.1	9 g
	+ *Shi Gao* (Gypsum Fibrosum)	2.1	10–20 g
Ausgeprägte Schädigung der Flüssigkeiten	+ *Di Huang* (Rehmanniae Radix)	2.2	15-20 g
	+ *Mai Dong* (Ophiopogonis Radix)	12.4	9–12 g
	+ *Xuan Shen* (Scrophulariae Radix)	2.2	9–12 g
Bei gleichzeitiger Blutstase	+ *Tao Ren* (Persicae Semen)	10.1	7–10 g
	+ *Mu Dan Pi* (Moutan Cortex)	2.2	9–12 g

Kontraindikationen und Sicherheitshinweise

- Allergie gegen Bestandteile der Rezeptur
- Ausgeprägter Flüssigkeits- oder Elektrolytmangel; akut-entzündliche Darmerkrankungen; Darmverschluss, mit großer Vorsicht bei unkomplizierter intestinaler Obstruktion ▶ *Da Huang*
- Nur mit Vorsicht bei Diarrhö ▶ *Da Huang, Zhi Shi*
- Vorsicht bei Kindern; Vorsicht mit Anwendung während der Menstruation; Vorsicht bei Nierensteinen. Die Anwendungsdauer sollte begrenzt werden. Bei längerer Anwendung Hypokaliämie möglich ▶ *Da Huang*
- Vorsicht vor intensiver UV-Lichtexposition ▶ *Zhi Shi*

Fertilität, Schwangerschaft und Stillzeit

Fertilität Von einer Anwendung bei Frauen und Männern mit Kinderwunsch ist abzuraten ▶ *Da Huang*
Schwangerschaft Kontraindiziert ▶ *Da Huang*
Stillzeit Mit Vorsicht anzuwenden ▶ *Da Huang, Zhi Shi*

Interaktionen

- Erhöhtes Hypokaliämie-Risiko bei gleichzeitiger Einnahme von *Gan Cao* (Glycyrrhizae Radix et Rhizoma), Diuretika oder Glukokortikoiden ▶ *Da Huang*
- ▶ *Da Huang, Zhi Shi*

Kommentar

- *Xiao Cheng Qi Tang* ist abgeleitet von *Da Cheng Qi Tang* (Größeres Dekokt, das das *Qi* ordnet) aus dieser Gruppe, jedoch ohne *Mang Xiao* (Natrii Sulfas) ▶ AG 3.1
- *Xiao Cheng Qi Tang* wirkt milder als *Da Cheng Qi Tang*, da Glaubersalz, *Mang Xiao* (Natrii Sulfas), fehlt und alle Bestandteile etwas niedriger dosiert werden.
- *Xiao Cheng Qi Tang* wird bei einer sehr ähnlichen Präsentation eingesetzt wie bei *Da Cheng Qi Tang* ▶ auch Kommentar unter *Da Cheng Qi Tang* (Größeres Dekokt, das das *Qi* ordnet)
- Durch Metaboliten von *Da Huang* kann unter der Anwendung eine gelbe bis rötlich-braune Urinverfärbung auftreten, die unbedenklich ist.

Korrespondierende Akupunktur

- Di 4 *Hegu* (eliminiert pathogene Faktoren)
- Ma 25 *Tianshu* (*Mu*-Punkt des Dickdarms)
- Ma 44 *Neiting* (kühlt Magen-Hitze)
- SJ 6 *Zhigou* (reguliert das *Qi* im Unteren Erwärmer)
- Bl 25 *Dachangshu* (*Shu*-Punkt des Dickdarms)
- Le 3 *Taichong* (reguliert die Leber)
- Ren 4 *Guanyuan* (*Mu*-Punkt des Dünndarms)
- Ma 36 *Zusanli* (Arealfernpunkt für das Abdomen, stützt das *Qi* der Mitte)
- Mi 6 *Sanyinjiao* (Treffpunkt der drei *Yin*-Leitbahnen)

Diätetik

Allgemein Rohe, ungekochte Vollkornprodukte, Frischkornbreie, Gemüse als Salatzubereitung wirken eher kühlend und Stuhlgang fördernd. Öle und Fette wirken befeuchtend und laxierend. Milchprodukte wirken ebenfalls befeuchtend.
Befeuchten, neutrales Temperaturverhalten Kartoffeln, Sesam, Mandeln, Erdnuss, Erdnussöl, Pflaumen, Trockenpflaumen und Pflaumensaft (können zunächst Blähungen erzeugen, sind aber sehr effektiv bei Obstipation), Kuhmilch, Kefir, Joghurt, Sahne, Butter
Kühlen und befeuchten Weizen, Gerste, Buchweizen, Mungbohnen, Aubergine, Tomate, Karotte, Chinakohl, Tofu, Orange, Apfel, Feige, Sesamöl
Stärker kühlen und befeuchten Bambussprossen, Banane, Salz und besonders Salzwasser (wirkt erweichend)

Obstipation Weizenkleie
Meiden Warme Nahrungsmittel, wie Pfirsich, Kirsche, Zucker (erzeugt Hitze im Magen) sowie heiße Nahrungsmittel, wie Chili oder Alkohol

3.2 Rezeptur, die wärmt und abführt

Dà Huáng Fù Zǐ Tāng
Rhei Radix et Rhizoma und Aconiti Lateralis Radix Praeparata Dekokt
大黃附子湯 大黄附子汤

Englischer Name Rhubarb and Aconite Accessory Root Decoction
Quelle *Jin Gui Yao Lue* (Wichtige Verordnungen aus dem Goldenen Schrein)

Eigenschaften

Temperaturverhalten Warm
Wirkort Innen
Funktionskreis Dickdarm, Milz, Magen, Niere, Leber
Energiezustand des Patienten Fülle
Konstitution Eher kräftig

Wirkung

- Wärmt das Innen und vertreibt Kälte
- Befreit den Darm und Stuhlgang
- Lindert Schmerzen

Zusammensetzung und Analyse

Arzneimittel	AG	Dosis	Wirkung
Fu Zi (Aconiti Radix Lateralis Praeparata)	11	3–9 g	Wärmt das *Yang*, vertreibt Kälte und Feuchtigkeit im Innen, wärmt die Leitbahnen und lindert Schmerzen
Da Huang (Rhei Radix et Rhizoma)	3.1.	3–9 g	Klärt und reinigt den Darm, purgiert Stagnation, leitet die Wirkungen der anderen Arzneien auf den Darm (Meldearznei)
Xi Xin (Asari Radix et Rhizoma)[1]	1.1.	3 g	Wärmt und leitet Kälte aus, zerteilt Akkumulationen, befreit Kälte aus den Leitbahnen
oder *Xiao Hui Xiang* (Foeniculi Fructus)	11	6–9 g	
und/oder *Gui Zhi* (Cinnamomi Ramulus)	1.1	6–9 g	

[1] *Xi Xin* ist in Deutschland und der Schweiz aufgrund des möglichen Inhaltsstoffs Aristolochiasäure verboten. In dieser Mischung kann es durch 6 g *Xiao Hui Xiang* und/oder *Gui Zhi* ersetzt werden ▶ Kommentar

Symptome

- **Abdominalschmerzen, Obstipation**, einseitige Bauchschmerzen, Bauchkrämpfe neben oder unterhalb des Nabels, Schmerz unter den Rippenbögen, evtl. niedrige subfebrile Temperaturen
- Kälteunverträglichkeit, Frösteln, kalte Hände und Füße

Befunde

Zungenkörper Evtl. unverändert
Zungenbelag Vermehrt, klebrig-weißlich
Puls Saitenförmig, tief, gespannt

Indikationen nach TCM

- Verstopfung durch Ansammlung von Kälte im Innen
- Kälte-Akkumulation im Mittleren Erwärmer blockiert den *Qi*-Fluss in den *Yang*-Organen Magen, Dünndarm und Dickdarm ▶ Kommentar

Anwendungsbeispiele

- Obstipation bei Kälte Verklumpung
- Chronische Colitis, Colitis ulcerosa
- Unkomplizierter intestinaler Stuhlverhalt
- Magen- oder Darmkrämpfe
- Chronische Pankreatitis
- Akute hernienartige Schmerzen in der Leiste
- Bandscheibenvorfall, akute Schmerzen bei Kälte, Ischialgie bei Kälte-Anhäufung
- Schmerzen durch Cholelithiasis bei Kälte-Anhäufungen
- Herpes zoster bei Kälte-Anhäufungen
- Orchitis
- Chronische Beckenentzindung

Modifikationen

Symptom	Arzneimittel	AG	Dosis
Ausgeprägte Bauchkrämpfe und -schmerzen	+ *Bai Shao* (Paeoniae Radix Alba)	12.2	6 g
	+ *Mu Xiang* (Aucklandiae Radix)	9	6 g
Starkes abdominelles Ziehen und Spannen mit ausgeprägt schmutzig- klebrigem Zungenbelag	+ *Zhi Shi* (Aurantii Fructus Immaturus)	9	6 g
	+ *Shen Qu* (Massa Medicata Fermentata)	8	6 g

Schmerzhafte Hernien mit starken Leistenschmerzen	+ *Xiao Hui Xiang* (Foeniculi Fructus)	11	6–9 g
	+ *Rou Gui* (Cinnamomi Cortex)	11	3–6 g
	+ *Wu Zhu Yu* (Euodiae Fructus)	11	3 g
Gleichzeitige *Yang*-Schwäche der Mitte	+ *Gan Jiang* (Zingiberis Rhizoma)	11	6 g
	+ *Ren Shen* (Ginseng Radix et Rhizoma)	12.1	6 g

Kontraindikationen und Sicherheitshinweise

- Fülle-Hitze im Innen
- Kälte durch *Yang*-Mangel
- Allergie gegen Bestandteile der Rezeptur
- Bei Anwendung von *Xiao Hui Xiang*: Allergie gegen Angehörige der Apiaceae (Umbelliferae)-Familie, wie Anis, Kümmel, Sellerie, Koriander und Dill oder gegen Anethol
- Herzrhythmusstörungen, Elektrolytstörungen, Behandlung mit *Wu Zhu Yu* (Euodiae Fructus), Digitalis oder Antiarrhythmika ▶ *Fu Zi*
- Vorsicht bei koronarer Herzkrankheit, bei Einnahme von *Ma Huang* (Ephedrae Herba), *Xiang Jia Pi* (Periplocae Cortex), Vorsicht mit höherer Dosis von ▶ *Fu Zi*
- Ausgeprägter Flüssigkeits- oder Elektrolytmangel; akut-entzündliche Darmerkrankungen; Darmverschluss, mit großer Vorsicht bei unkomplizierter intestinaler Obstruktion ▶ *Da Huang*
- Bei Einsatz von ▶ *Xi Xin*: Kinder! Niereninsuffizienz! Nur kurzfristig einsetzen! Eine ausreichend lange Kochzeit ist einzuhalten
- Nur mit Vorsicht bei Diarrhö ▶ *Da Huang*
- Vorsicht bei Kindern; Vorsicht mit Anwendung während der Menstruation; Vorsicht bei Nierensteinen. Die Anwendungsdauer sollte begrenzt werden. Bei längerer Anwendung Hypokaliämie möglich ▶ *Da Huang*
- Bei Anwendung von ▶ *Gui Zhi*: Vorsicht bei Diabetikern mit Neigung zur Hypoglykämien

Fertilität, Schwangerschaft und Stillzeit

Fertilität Von einer Anwendung bei Frauen und Männern mit Kinderwunsch ist unbedingt abzuraten ▶ *Xi Xin*, auch ist abzuraten von einer Anwendung von ▶ *Da Huang*
Schwangerschaft Kontraindiziert ▶ *Fu Zi, Xi Xin, Da Huang*
Stillzeit Kontraindiziert ▶ *Fu Zi, Xi Xin*

Interaktionen

- Konzentrationen von Hypaconitin und verschiedener Monoditerpen-Alkaloide im Serum deutlich niedriger gegenüber einer Gabe von reinem *Fu-Zi*-Dekokt, sodass die Toxizität von *Fu Zi* durch die Rezeptur merklich vermindert wurde.
- ▶ *Fu Zi, Da Huang, Xiao Hui Xiang*

Kommentar

- *Xi Xin* ist aufgrund des Aristolochiasäure-Gehalts in Deutschland und der Schweiz verboten. In dieser Rezeptur kann es durch *Xiao Hui Xiang* (Foeniculi Fructus) und/oder *Gui Zhi* (Cinnamomi Ramulus) ersetzt werden. Dabei fokussiert *Xiao Hui Xiang* mehr auf den Bereich der Leber-Leitbahn (z.B. bei Hernien). *Gui Zhi* aktiviert auch noch Blut.
- Bei Verstopfung durch Ansammlung von Kälte kombiniert man bitter-kaltes *Da Huang* mit dem heißen *Fu Zi* (Aconiti Radix Lateralis Praeparata). *Da Huang Fu Zi Tang* kombiniert heiße, Kälte zerstreuende Mittel mit einem bitteren, kalten, Blockaden befreienden Mittel. Dadurch kann diese Rezeptur Kälte-Blockaden im Abdomen aufbrechen und lösen. Die Blockaden werden über den Darm abgeführt.
- *Da Huang Fu Zi Tang* kann bei entsprechender Präsentation bei Darmentzündungen und akuten Schmerzen unterschiedlichster Art eingesetzt werden, wie Neuralgien, bei Gallensteinen, Nierensteinen, Ischialgie, Bandscheibenvorfall oder Leistenbruch. Die Mischung wird traditionell auch als Einlauf bei Urämie verwendet.
- *Da Huang Fu Zi Tang* wird auch eingesetzt, wenn Kälte-Akkumulation im Mittleren Erwärmer den *Qi*-Fluss in den *Yang*-Organen Magen, Dünndarm und Dickdarm blockiert und so zu Stagnationen und Schmerzen führt.
- Durch Metaboliten von *Da Huang* kann unter der Anwendung eine gelbe bis rötlich-braune Urinverfärbung auftreten, die unbedenklich ist.
- Eine verwandte Rezeptur zu *Da Huang Fu Zi Tang ist Da Cheng Qi Tang* (Größeres Dekokt, das das *Qi* ordnet) ▶ RG 3.1. Beide Rezepturen lösen Obstipation. *Da Cheng Qi Tang* löst Obstipation aufgrund von Hitze-Akkumulation, *Da Huang Fu Zi Tang* löst Obstipation aufgrund von Kälte-Ansammlung.

Korrespondierende Akupunktur

- Ma 25 *Tianshu* (*Mu*-Punkt) und Bl 25 *Dachangshu* (*Shu*-Punkt), zusätzlich Ren 9 *Shuifen*, Ren 6 *Qihai* (Dickdarm aktivieren)
- Di 4 *Hegu* und Ma 36 *Zusanli*, zusätzlich Ren 9 *Shuifen*, Ren 6 *Qihai* (Stuhlgang fördern)
- SJ 6 *Zhigou*, Mi 15 *Daheng*, zusätzlich Ren 9 *Shuifen*, Ren 6 *Qihai* (abführen)
- Di 4 *Hegu*, Mi 10 *Xuehai* (Schmerzen stillen)
- Ren 3 *Zhongji*, Ma 30 *Qichong*, Mi 6 *Sanyinjiao* (Blut im Unteren Erwärmer regulieren)

- Ni 3 *Taixi*, Bl 23 *Shenshu*, Ren 4 *Guanyuan* (Nieren-*Yang*-Mangel)
- Le 3 *Taichong*, Gb 34 *Yanglingquan*, SJ 6 *Zhigou* (emotionaler Stress mit Leber- und Gallenblasen-*Qi*-Stagnation)

Diätetik

Darm-Trockenheit Darm befeuchtende Nahrungsmittel, wie Nüsse und Samenfrüchte; besonders hilfreich sind der regelmäßige, tägliche Verzehr von einer Mischung aus Mandeln, Walnüssen, Hanf-Samenschalen, geschroteten Leinsamen und Chia-Samen, z.B. morgens ins Müsli oder in Joghurt; Leinsamen und Chia-Samen sollten vorher in Wasser eingeweicht werden.
Hochwertige Öle, kaltgepresst und reich an Omega-3 sowie einfache bis mehrfach ungesättigte Fettsäuren: 1 El Leinöl in Müsli oder Joghurt, für Salate Olivenöl, Walnussöl usw.
Aktivierung eines trägen Darms Morgens unmittelbar nach dem Aufstehen ein Glas warmes Wasser mit dem Saft einer halben frischen Zitrone und einem Teelöffel Honig auf nüchternen Magen
Flüssigkeitszufuhr und ausreichende Bewegung Nicht zu unterschätzen – gerade auch bei Älteren – ist die Angewohnheit, wenig zu trinken. Neben Flüssigkeit braucht ein Darm auch ausreichende Bewegung, um in seiner peristaltischen Arbeit unterstützt zu werden.
Meiden Stopfende Nahrungsmittel, Schokolade, Bananen sowie zu viel Kaffee (kann statt abführend auch austrocknend wirken)

3.3 Rezepturen, die den Darm befeuchten und Stuhlblockaden auflösen

Jì Chuān Jiān
Dekokt, das dem Fluss (fließen) hilft
濟川煎 济川煎

Englischer Name Benefit the River (Flow) Decoction
Quelle *Jing Yue Quan Shu* (Gesammelte Werke von [Zhang] Jing Yue)

Eigenschaften

Temperaturverhalten Leicht warm
Wirkort Innen
Funktionskreis Dickdarm
Energiezustand des Patienten Leere
Konstitution Eher geschwächt

Wirkung

- Wärmt die Niere, nährt das Blut, stärkt das *Jing*
- Befeuchtet den Darm und befreit den Stuhlgang

Zusammensetzung und Analyse

Arzneimittel	AG	Dosis	Wirkung
Rou Cong Rong (Cistanches Herba)	12.3	6–9 g	Wärmt und tonisiert das Nieren-*Yang*, befeuchtet den Darm und deblockiert den Stuhl, wärmt den LWS-Bereich
Dang Gui (Angelicae Sinensis Radix)	12.2	6–9 g	Nährt und harmonisiert das Blut, befeuchtet den Darm
Niu Xi (Achyranthis Bidentatae Radix)	10.1	6–9 g	Stärkt den Funktionskreis Niere und den LWS-Bereich; leitet die Wirkung der Rezeptur nach unten
Ze Xie (Alismatis Rhizoma)	4	3–6 g	Bringt zusammen mit *Niu Xi* die Wirkung der Mischung nach unten; leitet Trübheit aus, besonders aus dem Funktionskreis Niere; reduziert Blockadebildung durch die befeuchtenden Mittel
Zhi Qiao (Aurantii Fructus)	9	3 g	Dirigiert den *Qi*-Fluss nach unten und unterstützt so die deblockierende Wirkung auf den Darm
Sheng Ma (Cimicifugae Rhizoma)	1.2	1,5–3 g	Stellt gegenüber den anderen absenkenden Arzneien einen kleinen Gegenimpuls dar, indem es das klare *Yang* emporführt und so den Nieren-*Qi*-Mechanismus unterstützt

Symptome

Obstipation, kalte Extremitäten, **Kälte** im Lumbalbereich, Schwäche und Schmerzen im Lumbalbereich und in den Knien, Schwindel, **häufiges Wasserlassen**, heller Urin

Befunde

Zungenkörper Blass, aufgedunsen
Zungenbelag Weiss, evtl. leicht verdickt
Puls Tief, schwach

Indikationen nach TCM

Obstipation aufgrund von Mangel an Nieren-*Yang*, -Blut und -*Jing*

Anwendungsbeispiele

Obstipation bei älteren, geschwächten Patienten, auch mit Lumbalschmerzen und häufigem Wasserlassen.

Modifikationen

Symptom	Arzneimittel	AG	Dosis
Ausgeprägter Mangel	– *Zhi Qiao* (Aurantii Fructus)	9	–
Gleichzeitiger *Qi*-Mangel	+ *Ren Shen* (Ginseng Radix et Rhizoma)	12.1	6–9 g
Bei ausgeprägtem Blut-Mangel und Nieren-Schwäche	+ *Shu Di Huang* (Rehmanniae Radix Praeparata)	12.2	6–9 g
	+ *Sang Shen* (Mori Fructus)	12.4	9–12 g
Trockener Stuhl	+ *Huo Ma Ren* (Cannabis Fructus)	3.2	9 g
Gleichzeitige Blut-Stase	– *Dang Gui* (Angelicae Sinensis Radix)	12.2	–
	+ *Dang Gui Wei* (Angelicae Sinensis Extremitas Radicis)	12.2	6–9 g
	+ *Tao Ren* (Persicae Semen)	10.1	6–9 g
Lumbalschmerzen	+ *Du Zhong* (Eucommiae Cortex)	12.3	6–9 g
	+ *Gou Qi Zi* (Lycii Fructus)	12.4	6–9 g
	+ *Tu Si Zi* (Cuscutae Semen)	12.3	12–15 g

Kontraindikationen und Sicherheitshinweise

- Allergie gegen Bestandteile der Rezeptur
- Diarrhö ▶ *Dang Gui, Zhi Qiao*
- Vorsicht bei Ejaculatio praecox ▶ *Rou Cong Rong*
- Intensive UV-Bestrahlung vermeiden ▶ *Dang Gui, Zhi Qiao*

Fertilität, Schwangerschaft und Stillzeit

Fertilität Bei Frauen mit Kinderwunsch mit Vorsicht einsetzen ▶ *Niu Xi*
Schwangerschaft Kontraindiziert ▶ *Niu Xi, Dang Gui*
Stillzeit Mit Vorsicht anwenden ▶ *Zhi Qiao*

Interaktionen

▶ *Rou Cong Rong, Dang Gui, Zhi Qiao*

Kommentar

- *Ji Chuan Jian* ist die klassische Rezeptur bei Obstipation mit Nieren- und Leber-*Yang*- und *Jing*-Mangel. Sie stärkt *Yang* und *Jing* und befreit den Stuhlgang. Das unterscheidet diese Mischung von den anderen Darm befeuchtenden und Stuhl befreienden Mischungen in dieser Kategorie, welche alle auch Hitze klären und Fülle abführen.
- *Ji Chuan Jian* kann immer dann als Grundrezeptur eingesetzt werden, wenn sich Nieren-Mangel-Zeichen wie Lumbalschmerzen, häufiges Wasserlassen und Kälte in Kombination mit Obstipation zeigen.

Korrespondierende Akupunktur

- SJ 6 *Zhigou* (bewegt das *Qi* im Unteren Erwärmer)
- Ma 25 *Tianshu* (*Mu*-Punkt des Dickdarms)
- Le 3 *Taichong* (reguliert die Leber und das *Qi*)
- Bl 25 *Dachangshu* (*Shu*-Punkt des Dickdarms)
- Ren 6 *Qihai* (stärkt das *Qi*)
- Ni 6 *Zhaohai* (stärkt die Niere)
- Di 4 *Hegu* (eliminiert nach unten)
- Mi 10 *Xuehai* (bewegt das Blut)

Diätetik

Allgemein Rohe, ungekochte Vollkornprodukte, Frischkornbreie, Gemüse als Salatzubereitung wirken eher kühlend und Stuhlgang fördernd. Öle und Fette wirken befeuchtend und laxierend. Milchprodukte wirken ebenfalls befeuchtend.
Befeuchtend, neutrales Temperaturverhalten Kartoffeln, Sesam, Mandeln, Erdnuss, Erdnussöl, Pflaumen, Trockenpflaumen und Pflaumensaft (können zunächst Blähungen erzeugen, sind aber sehr effektiv bei Obstipation), Kuhmilch, Kefir, Joghurt, Sahne, Butter
Kühlend und befeuchtend Weizen, Gerste, Buchweizen, Mungbohnen, Aubergine, Tomate, Karotte, Chinakohl, Tofu, Orange, Apfel, Feige, Sesamöl
Kalt und befeuchtend Bambussprossen, Banane, Salz und besonders Salzwasser (wirkt erweichend)
Westlich bei Obstipation Weizenkleie
Meiden Warme Nahrungsmittel, wie Pfirsich, Kirsche, Zucker (erzeugt Hitze im Magen und Darm) sowie heiße Nahrungsmittel, wie Chili oder Alkohol

Má Zǐ Rén Wán
Cannabis Fructus Pille
麻子仁丸

Englischer Name Hemp Seed Pill
Quelle *Shang Han Lun* (Abhandlung über fieberhafte, durch Kälte verursachte Erkrankungen)

Eigenschaften

Temperaturverhalten Kühl
Wirkort Innen, *Tai Yin*
Funktionskreis Dickdarm, Magen
Energiezustand des Patienten Leichter Mangel
Konstitution Leicht geschwächt

Wirkung

- Erweicht, befeuchtet den Darm, bewegt das *Qi* und führt mild ab
- Leitet Hitze ab

Zusammensetzung und Analyse

Arzneimittel	AG	Dosis	Wirkung
Huo Ma Ren (Cannabis Semen)	3.2	10–30 g	Befeuchten den Darm; führen das *Qi* nach unten; *Huo Ma Ren* wirkt laxierend; *Xing Ren* verteilt das Lungen-*Qi*, senkt dieses ab und unterstützt dabei das Absinken des Darm-*Qi*
Ku Xing Ren (Armeniacae Semen Amarum)	6.3	6–10 g	
Bai Shao (Paeoniae Radix Alba)	12.2	9–15 g	Nährt Blut und Säfte; adstringiert und schützt die Säfte; harmonisiert den *Qi*-Fluss
Zhi Shi (Aurantii Fructus Immaturus)	9	6–9 g	Bewegen *Qi*, unterstützen die Stuhlbewegung, lindern abdominelles Druckgefühl
Hou Po (Magnoliae Officinalis Cortex)	7	9–12 g	
Da Huang (Rhei Radix et Rhizoma)[1]	3.1	3–9 g	Abführend, Stuhl erweichend, Hitze ableitend

[1] Nur die letzten 5–10 Minuten mitkochen. *Da Huang, Hou Po* und *Zhi Shi* ergeben zusammen **Xiao Cheng Qi Tang (Kleineres Dekokt, das das Qi ordnet)**

Symptome

- **Trockener Stuhl**, schwierige Stuhlentleerung, Obstipation, Bauchbeschwerden, -schmerzen oder Tenesmus, trockene Haut und Schleimhäute
- Häufiges Wasserlassen mit Obstipation

Befunde

Zungenkörper Rot, evtl. trocken
Zungenbelag Gelblich, trocken
Puls Tief, evtl. beschleunigt

Indikationen nach TCM

Trockenheit und Hitze in Magen und Darm, dadurch Körpersäfte-Mangel

Anwendungsbeispiele

- Chronische Obstipation
- Obstipation im Senium
- Hämorrhoiden
- Postoperative oder postpartale Obstipation

Modifikationen

Symptom	Arzneimittel	AG	Dosis
Ausgeprägte Schädigung der Säfte mit Zeichen von Trockenheit	+ *Bai Zi Ren* (Platycladi Semen)	14.2	6–9 g
	+ *Gua Lou* (Trichosanthis Fructus)	6.2	6–9 g
Blutende Hämorrhoiden	+ *Di Yu* (Sanguisorbae Radix)	10.2	6–9 g
	+ *Huai Hua* (Sophorae Flos)	10.2	6–9 g

Kontraindikationen und Sicherheitshinweise

- Allergie gegen Bestandteile der Rezeptur
- Ausgeprägter Flüssigkeits- oder Elektrolytmangel; akut-entzündliche Darmerkrankungen; Darmverschluss, mit großer Vorsicht bei unkomplizierter intestinaler Obstruktion ▶ *Da Huang*
- Diarrhö ▶ *Da Huang, Zhi Shi, Ku Xing Ren*
- Vorsicht bei Kindern ▶ *Da Huang, Ku Xing Ren*
- Vorsicht mit Anwendung während der Menstruation; Vorsicht bei Nierensteinen. Die Anwendungsdauer sollte begrenzt werden. Bei längerer Anwendung Hypokaliämie möglich ▶ *Da Huang*
- Dosierung von ▶ *Ku Xing Ren* begrenzen; Kombination mit anderen Amygdalin enthaltenden Arzneien vermeiden oder Gesamtdosis auf 15 g begrenzen
- Vorsicht vor intensiver UV-Lichtexposition ▶ *Zhi Shi*

Fertilität, Schwangerschaft und Stillzeit

Fertilität Von einer Anwendung bei Frauen und Männern mit Kinderwunsch ist abzuraten ▶ *Da Huang*
Schwangerschaft Kontraindiziert ▶ *Ku Xing Ren, Da Huang*
Stillzeit Kontraindiziert ▶ *Ku Xing Ren*

Interaktionen

- Erhöhtes Hypokaliämierisiko bei gleichzeitiger Einnahme von *Gan Cao* (Glycyrrhizae Radix et Rhizoma), Diuretika oder Glukokortikoiden ▶ *Da Huang*
- ▶ *Ku Xing Ren, Bai Shao, Da Huang, Zhi Shi*

Kommentar

- *Da Chen Qi Tang* (Größeres Dekokt, das das *Qi* ordnet) und *Xiao Cheng Qi Tang* (Kleineres Dekokt, das das *Qi* ordnet) ▶ RG 3.1 sind verwandte Rezepturen, wobei diese drastischer wirken als *Ma Zi Ren Wan*, das eine direkte Ableitung von *Xiao Cheng Qi Tang* ist, unter Hinzufügen von befeuchtenden und Blut nährenden Arzneien.
- *Ma Zi Ren Wan* nährt die Säfte und befeuchtet den Stuhl, führt aber auch Hitze ab und bricht *Qi*-Block-

aden. Ursprünglich wurde *Ma Zi Ren Wan* bei einem „Milz-Bindung-Muster“ eingesetzt, in welchem Hitze und Trockenheit die Milz und ihre Flüssigkeiten verteilende Funktion blockieren und „binden“. Die Flüssigkeiten fließen stattdessen in die Blase, und es kommt zu häufigem Wasserlassen.

- Bei leicht geschwächten Patienten ist *Ma Zi Ren Wan* eine wunderbare Rezeptur, da sie einerseits stärkt, andererseits aber befeuchtet, abführt und Hitze aus dem Darm ausleitet.
- Bei sehr geschwächten Patienten ist Vorsicht geboten, da viele ausleitende Arzneien enthalten sind. In diesen Fällen kann auf die noch stärker tonisierende Rezeptur *Run Chang Wan* (Befeuchte den Darm Pille) aus dieser Gruppe zurückgegriffen werden.

Korrespondierende Akupunktur

- SJ 6 *Zhigou* (bewegt das *Qi* im Unteren Erwärmer)
- Ma 25 *Tianshu* (*Mu*-Punkt des Dickdarms)
- Le 3 *Taichong* (reguliert die Leber)
- Bl 25 *Dachangshu* (*Shu*-Punkt des Dickdarms)
- Ren 6 *Qihai* (stärkt das *Qi*)
- Ni 6 *Zhaohai* (stärkt die Niere)
- Di 4 *Hegu* (eliminiert nach unten)
- Mi 10 *Xuehai* (bewegt das Blut)

Diätetik

Allgemein Rohe, ungekochte Vollkornprodukte, Frischkornbreie, Gemüse als Salatzubereitung wirken eher kühlend und Stuhlgang fördernd. Öle und Fette wirken befeuchtend und laxierend; Milchprodukte wirken ebenfalls befeuchtend.

Befeuchtend, neutrales Temperaturverhalten Kartoffeln, Sesam, Mandeln, Erdnuss, Erdnussöl, Pflaumen, Trockenpflaumen und Pflaumensaft (können zunächst Blähungen erzeugen, sind aber sehr effektiv bei Obstipation), Kuhmilch, Kefir, Joghurt, Sahne, Butter

Kühlend und befeuchtend Weizen, Gerste, Buchweizen, Mungbohnen, Aubergine, Tomate, Karotte, Chinakohl, Tofu, Orange, Apfel, Feige, Sesamöl

Kalt und befeuchtend Bambussprossen, Banane, Salz und besonders Salzwasser (wirkt erweichend)

Obstipation Weizenkleie

Meiden Warme Nahrungsmittel, wie Pfirsich, Kirsche, Zucker (erzeugt Hitze im Magen und Darm) sowie heiße Nahrungsmittel, wie Chili oder Alkohol

Rùn Cháng Wán
Befeuchte den Darm Pille
潤腸丸 润肠丸

Englischer Name Moisten the Intestines Pill from Master Shen's Book

Quelle *Shen Shi Zun Sheng Shu* (Shen's Buch zur Wiederherstellung des Lebens)

Eigenschaften

Temperaturverhalten Leicht kalt

Wirkort Innen

Funktionskreis Dickdarm, Magen, Milz, Blase

Energiezustand des Patienten Leichter Mangel

Konstitution Ehemals kräftig, jetzt geschwächt

Wirkung

- Befeuchtet den Darm und befreit den Stuhlgang
- Klärt Hitze und nährt das Blut

Zusammensetzung und Analyse

Arzneimittel	AG	Dosis	Wirkung
Huo Ma Ren (Cannabis Fructus)[1]	3.2	6–15 g	Befeuchten den Darm; *Huo Ma Ren* wirkt laxierend; *Tao Ren* aktiviert das Blut
Tao Ren (Persicae Semen)[1]	10.1	3–9 g	
Dang Gui (Angelicae Sinensis Radix)	12.2	6–9 g	Nährt und belebt das Blut, befeuchtet den Darm und fördert den Stuhlgang
Di Huang (Rehmanniae Radix)	2.2	15–30 g	Nährt das *Yin* und die Säfte, deren Mangel das Grundproblem dieses Bildes darstellen
Zhi Qiao (Aurantii Fructus)	9.0	6–9 g	Reguliert das *Qi* und dirigiert es nach unten und unterstützt so die laxative Wirkung der Rezeptur, wirkt der klebrigen Wirkung der befeuchtenden Arzneien entgegen, um eine Schädigung der Milz zu verhindern

[1] Vor dem Dekoktieren alle Samen im Mörser zerstoßen

Symptome

Obstipation, allgemeine Trockenheit, trockene, glanzlose Haut und Nägel, Mundtrockenheit mit unstillbarem Durst

Befunde

Zungenkörper Trocken
Zungenbelag Trocken, dünn
Puls Dünn

Indikationen nach TCM

Trockenheit in Magen und Darm, durch Hitze geschmälerte Säfte, leichte Hitze im Innen

Anwendungsbeispiele

- Habituelle Obstipation bei älteren Patienten
- Obstipation post partum

Modifikationen

Symptom	Arzneimittel	AG	Dosis
Darm noch stärker befeuchten	+ *Bai Zi Ren* (Platycladi Semen)	14.2	9 g
	+ *Gua Lou Zi* (Trichosanthis Semen)	6.2	9–12 g
Ältere Patienten mit ausgeprägter Obstipation, Trockenheit des Darms, trockener Haut und trockener Zunge	+ *Hou Po* (Magnoliae Officinalis Cortex)	7	6 g
	+ *Zhi Mu* (Anemarrhenae Rhizoma)	2.1	6 g
	+ *Da Huang* (Rhei Radix et Rhizoma)[1]	3.1	2–6 g
	+ *Gan Cao* (Glycyrrhizae Radix et Rhizoma)	12.1	3 g

[1] Nur die letzten 5–10 Minuten mitkochen

Kontraindikationen und Sicherheitshinweise

- Allergie gegen Bestandteile der Rezeptur
- Intestinale Obstruktionen ▶ *Huo Ma Ren*
- Diarrhö ▶ *Di Huang, Dang Gui*
- Überdosierung von *Tao Ren* vermeiden, Vorsicht bei Kombination mit anderen Amygdalin-haltigen Arzneidrogen wie *Ku Xing Ren*. Eine Kombination ist vertretbar, wenn beide Arzneien niedrig dosiert werden (Gesamtdosis maximal 15 g).
- Vorsicht bei Verdauungsstörungen ▶ *Di Huang*
- Intensive UV-Bestrahlung vermeiden ▶ *Dang Gui, Zhi Qiao*

Schwangerschaft und Stillzeit

Schwangerschaft Kontraindiziert ▶ *Tao Ren, Dang Gui*
Stillzeit Mit Vorsicht anwenden ▶ *Zhi Qiao*

Interaktionen

▶ *Dang Gui, Di Huang, Zhi Qiao*

Kommentar

- Verwandte Rezepturen zu *Run Chang Wan* sind
  - *Xiao Cheng Qi Tang* (Kleineres Dekokt, das das *Qi* ordnet) ▶ RG 3.1
  - *Ma Zi Ren Wan* ▶ Kommentar
- Obstipation auf der Grundlage eines Säfte-Mangels bedarf der grundsätzlichen Nährung und Befeuchtung des Gesamtorganismus, insbesondere auch Blut und *Yin*. Die abführende Wirkung sollte auf einer befeuchtenden, laxierenden Wirkung basieren, wie das bei *Huo Ma Ren* (Cannabis Fructus) und *Tao Ren* (Persicae Semen) der Fall ist.
- Insgesamt ist der Patient noch stärker geschwächt als bei *Ma Zi Ren Wan* (Cannabis Fructus Pille). Deshalb kommt bei *Run Chang Wan* (Befeuchte den Darm Pille) als *Qi*-Regulans das noch milder wirkende *Zhi Qiao* (Aurantii Fructus) statt *Zhi Shi* (Aurantii Fructus Immaturus) zur Anwendung und auf das abführende *Da Huang* (Rhei Radix et Rhizoma) wird verzichtet.
- Wenn die Hitze weniger ausgeprägt ist und die nährende Seite der Rezeptur noch mehr betont werden soll, kann man statt des kalten *Sheng Di Huang* (Rehmanniae Radix) das *Shu Di Huang* (Rehmanniae Radix Praeparata) ▶ AG 12.2 einsetzen.

Korrespondierende Akupunktur

- SJ 6 *Zhigou* (bewegt das *Qi* im Unteren Erwärmer)
- Ma 25 *Tianshu* (*Mu*-Punkt des Dickdarms)
- Le 3 *Taichong* (reguliert die Leber)
- Bl 25 *Dachangshu* (*Shu*-Punkt des Dickdarms)
- Ren 6 *Qihai* (stärkt das *Qi*)
- Ni 6 *Zhaohai* (stärkt die Niere)
- Di 4 *Hegu* (eliminiert nach unten)
- Mi 10 *Xuehai* (bewegt das Blut)

Diätetik

Allgemein Rohe, ungekochte Vollkornprodukte, Frischkornbreie, Gemüse als Salatzubereitung wirken eher kühlend und Stuhlgang fördernd. Öle und Fette wirken befeuchtend und laxierend. Milchprodukte wirken ebenfalls befeuchtend.
Befeuchten, neutrales Temperaturverhalten Kartoffeln, Sesam, Mandeln, Erdnuss, Erdnussöl, Pflaumen, Trockenpflaumen und Pflaumensaft (können zunächst Blähungen erzeugen, sind aber sehr effektiv bei Obstipation), Kuhmilch, Kefir, Joghurt, Sahne, Butter
Kühlen und befeuchten Weizen, Gerste, Buchweizen, Mungbohnen, Aubergine, Tomate, Karotte, Chinakohl, Tofu, Orange, Apfel, Feige, Sesamöl

Stärker kühlen und befeuchten Bambussprossen, Banane, Salz und besonders Salzwasser (wirkt erweichend)
Obstipation Weizenkleie
Meiden Warme Nahrungsmittel wie Pfirsich, Kirsche, Zucker (erzeugt Hitze in Magen und Darm) sowie heiße Nahrungsmittel wie Chili oder Alkohol

4 Harmonisierende Rezepturen

4.1 Rezepturen, die die Shao-Yang-Ebene harmonisieren

Dà Chái Hú Tāng
Größeres Bupleuri Radix Dekokt
大柴胡湯 大柴胡汤

Englischer Name Major Bupleurum Decoction
Quelle *Shang Han Lun* (Abhandlung über fieberhafte, durch Kälte verursachte Erkrankungen)

Eigenschaften

Temperaturverhalten Kühl
Wirkort Halb Außen, halb Innen, *Shao Yang*
Funktionskreis Magen, Milz, Leber
Energiezustand des Patienten Leichte Fülle
Konstitution Kräftiger Typus, Neigung zu Adipositas

Wirkung

- Harmonisiert und löst die *Shao-Yang-Schicht*, harmonisiert Holz und Erde
- Führt Verklumpungen durch Hitze aus dem Innen ab

Zusammensetzung und Analyse

Arzneimittel	AG	Dosis	Wirkung
Chai Hu (Bupleuri Radix)	1.2	6–12 g	Klären Hitze aus der *Shao-Yang*-Schicht: *Chai Hu* aus dem Außen; *Huang Qin* aus dem Innen
Huang Qin (Scutellariae Radix)	2.3	6 g	
Da Huang (Rhei Radix et Rhizoma)[1]	3.1	3–6 g	Klären Hitze-Verklumpung aus dem Innen nach unten und leiten diese aus; *Da Huang* führt Hitze ab; *Zhi Shi* führt *Qi* nach unten
Zhi Shi (Aurantii Fructus Immaturus)	9	6–9 g	
Zhi Ban Xia (Pinelliae Rhizoma Praeparatum)	6.1	6–9 g	Wandelt Schleim um, löst Stagnation und senkt rebellierendes *Qi* ab
Bai Shao (Paeoniae Radix Alba)	12.2	6–9 g	Nährt Leber-Blut und schützt vor den stark *Qi* bewegenden und abführenden Arzneien; bewegt *Qi* und entspannt, dadurch Schmerz stillend
Da Zao (Jujubae Fructus)	12.1	5 g	Schützen vor den stark wirksamen Mitteln in dieser Rezeptur; regulieren *Ying* und *Wei* und unterstützen die Elimination des pathogenen Faktors aus der Oberfläche; *Sheng Jiang* unterstützt *Ban Xia* beim Stoppen von rebellierendem Magen-*Qi*; *Da Zao* unterstützt *Bai Shao* beim Nähren von Leber-Blut
Sheng Jiang (Zingiberis Rhizoma Recens)	1.1	3 g	

[1] Bei Obstipation nur die letzten 5–10 Minuten mitkochen

Symptome

- **Wechselweise Hitze- und Kälteempfindung, Völle, Druckgefühl und Schmerzen im Oberbauch und/oder am Rippenbogen**, bitterer Mundgeschmack, Nausea und Emesis, **Obstipation** oder Diarrhö mit brennender Empfindung, Appetitlosigkeit
- Gerötete Augen, Ohrensausen, Kopfschmerzen, Schwere im Kopf, Schwindel, Schulter und Nackenverspannungen
- Nervosität, **Reizbarkeit**, Unruhe

Befunde

Zungenkörper Leicht rot
Zungenbelag Dick, gelblich
Puls Voll, saitenförmig

Indikationen nach TCM

- Ein pathogener Faktor in der *Shao-Yang*-Schicht am Übergang zur *Yang Ming*-Schicht
- Fülle-Hitze in Magen und Gallenblase

Anwendungsbeispiele

- Bauchbeschwerden
- Chronische Gastritiden
- Hyperazidität des Magens
- Chronische Cholezystitis
- Unterstützend bei Hepatitis
- Leber- und Gallenfunktionsstörungen
- Migräne
- Blande Hypertonie
- Chronische Pankreatitiden
- Hämorrhoiden

- Schlaflosigkeit
- Tinnitus

Modifikationen

Symptom	Arzneimittel	AG	Dosis
Manisches Verhalten durch Leber- und Herz-Feuer	+ *Mang Xiao* (Natrii Sulfas)	3.1	5 g
	+ *Huang Lian* (Coptidis Rhizoma)	2.3	6 g
	+ *Zhi Zi* (Gardeniae Fructus)	2.1	6 g
	+ *Mu Dan Pi* (Moutan Cortex)	2.2	6 g
Ikterus	+ *Yin Chen* (Artemisiae Scopariae Herba)	4	6–9 g
	+ *Huang Bo* (Phellodendri Chinensis Cortex)	2.3	6 g
	+ *Zhi Zi* (Gardeniae Fructus)	2.1	6 g
Gallensteine	+ *Jin Qian Cao* (Lysimachiae Herba)	4	6 g
	+ *Shi Wei* (Pyrrosiae Folium)	4	6 g
	+ *Hai Jin Sha* (Lygodii Spora)	4	6 g
Starke Bauchschmerzen	+ *Yan Hu Suo* (Corydalis Rhizoma)	10.1	6 g
	+ *Xiang Fu* (Cyperi Rhizoma)	9	6 g

Kontraindikationen und Sicherheitshinweise

- Allergie gegen Bestandteile der Rezeptur
- Ausgeprägter Flüssigkeits- oder Elektrolytmangel; akut-entzündliche Darmerkrankungen; Darmverschluss, mit großer Vorsicht bei unkomplizierter intestinaler Obstruktion ▶ *Da Huang*
- Interferonbehandlung ▶ *Chai Hu, Huang Qin*
- Vorsicht bei vorbestehendem Leberschaden, höherem Alkoholkonsum oder positivem HCV-Antikörperstatus, auf Anzeichen für eine Leberschädigung sollte geachtet werden ▶ *Chai Hu, Huang Qin*
- Vorsicht bei Diarrhö, Vorsicht bei Kindern; Vorsicht mit Anwendung während der Menstruation; Vorsicht bei Nierensteinen. Die Anwendungsdauer sollte begrenzt werden. Bei längerer Anwendung Hypokaliämie möglich ▶ *Da Huang*
- Vorsicht mit hohen Dosen von ▶ *Sheng Jiang* bei Hypertonikern, Vorsicht bei Blutungsneigung
- Vorsicht vor intensiver UV-Lichtexposition ▶ *Zhi Shi*

Fertilität, Schwangerschaft und Stillzeit

Fertilität Von einer Anwendung bei Frauen und Männern mit Kinderwunsch ist abzuraten ▶ *Da Huang*
Schwangerschaft Kontraindiziert ▶ *Da Huang, (Huang Qin)*
Stillzeit Kontraindiziert ▶ *Zhi Ban Xia*. Bei Auslassen von *Zhi Ban Xia* mit Vorsicht anzuwenden ▶ *Da Huang, Zhi Shi, Sheng Jiang, Huang Qin*

Interaktionen

- Das Granulat der Kampo-Version (*Dai Saiko To*) erhöhte bei zeitgleicher Verabreichung die Bioverfügbarkeit von Nifedipin bei der Ratte. Wurde ein Intervall von 30 Minuten davor oder danach eingehalten, war kein signifikanter Effekt mehr nachweisbar.
- ▶ *Huang Qin, Da Huang, Zhi Shi, Bai Shao, Zhi Ban Xia, Sheng Jiang, Da Zao*

Pharmakologie

Das Granulat der Kampo-Version (*Dai Saiko To*) zeigte im Ames-Test eine schwach-positive Reaktion auf einen von fünf Bakterienstämmen nur nach metabolischer Aktivierung, in vivo-Tests (Mikrokern- und unscheduled DNA-synthesis-Test) ergaben keine Hinweise auf Mutagenität oder Gentoxizität.

Kommentar

- *Da Chai Hu Tang* ist abgeleitet von *Xiao Chai Hu Tang* (Kleines Bupleuri Radix Dekokt) aus dieser Gruppe.
- Manche Symptome von *Da Chai Hu Tang* ähneln denen von *Long Dan Xie Gan Tang* (Gentianae Radix Dekokt, das die Leber entlastet) ▶ RG 2.4, wobei *Long Dan Xie Gan Tang* Fülle-Hitze aus der Leber oder Gallenblase klärt, während als Indikation für *Da Chai Hu Tang* mehr eine Holz-Erde- bzw. Gallenblase-Magen-Disharmonie mit Fülle-Hitze vorliegt.
- *Da Chai Hu Tang* ist eine Rezeptur aus der *Shao-Yang*-Schicht, aber die Erkrankung ist bereits im Begriff, aus dem Zwischenbereich (halb Außen, halb Innen – *Shao Yang*) mehr ins Innen (*Yang Ming*) einzudringen, besonders in Form von Hitze im Innen, die sich zusammenklumpt und verdichtet. Aus diesem Grund muss die Hitze über den Darm ausgeleitet werden und darf nicht über die Oberfläche gelöst werden. Das wäre, als ob man einen Räuber, der bereits bis zur hinteren Terrassentür vorgedrungen ist, wieder zur vorderen Haustür hinauswerfen wollte und dabei im Haus weiteren großen Schaden anrichten würde.
- *Da Chai Hu Tang* hat gleichzeitig eine lösende und eine abführende Funktion und behandelt ein *Shao Yang-/Yang Ming*-Kombinationsmuster. Schlüsselzeichen für den Einsatz sind *Shao-Yang*-Symptome, wie z.B.

Schmerzen und Steifheit im Hypochondrium, ein bitterer Mundgeschmack und ein saitenförmiger Puls in Kombination mit entweder Hitze-Durchfall (akut, übelriechend, gelblich braun, brennend) oder Exzess-Verstopfung (Völlegefühl, Schmerzen). Die Blockade im Mittleren Erwärmer kann auch zu Übelkeit und Erbrechen führen. Der Zungenbelag ist gelb und dick und deutet auf die Völle hin. Die Rezeptur kann auch eingesetzt werden bei Feuer-Exzess in Leber und Gallenblase, der aufsteigt und zu Kopfschmerzen, geröteten Augen, Palpitationen, Unruhe und evtl. manischem Verhalten führt. Aber auch dieses Muster sollte von den Kardinalsymptomen bitterer Mundgeschmack, saitenförmiger Puls, dicker gelber Zungenbelag sowie Enge- und Völlegefühl im Hypochondrium und im Epigastrium begleitet sein. Insgesamt ist *Da Chai Hu Tang* eine Mischung, die bei Völlemuster eingesetzt wird.

- Wenn eine ausgeprägte Obstipation vorliegt, worin sich auch eine Magen-Hitze und ein mangelndes Absenken aus der Mitte nach unten zeigen, fügt man das bittere und kalte *Da Huang* erst am Schluss dem Dekokt hinzu. Dieses entfaltet eine purgative Wirkung, wenn es nur die letzten 5–10 Minuten mitgekocht wird und leitet so Hitze nach unten über den Darm aus.
- Unter der Kampo-Version der Rezeptur (*Dai Saiko To*) sind vereinzelte Fälle von Lebertoxizität und interstitieller Pneumonie aufgetreten ▶ *Xiao Chai Hu Tang*. Auf eine selten auftretende Lebertoxizität muss bei *Chai Hu* und *Huang Qin* oder gemeinsamer Beteiligung beider Arzneien geachtet werden.
- Durch Metaboliten von *Da Huang* kann unter der Anwendung eine gelbe bis rötlich-braune Urinverfärbung auftreten, die unbedenklich ist.

Korrespondierende Akupunktur

- Di 11 *Quchi* (klärt Hitze)
- Le 2 *Xingjian* (Sedierungspunkt der Leber)
- Du 20 *Baihui* (sediert)
- Mi 3 *Taibai* (stützt die Mitte)
- Pe 6 *Neiguan* (reguliert das *Qi* in Thorax und Epigastrium)
- SJ 6 *Zhigou* (bewegt das *Qi* der Leber)
- Ren 12 *Zhongwan* (*Mu*-Punkt des Magens)
- Gb 38 *Yangfu* (Sedierungspunkt der Gallenblase)
- Gb 41 *Zulinqi* (Fernpunkt für die Gallenblase)
- Le 14 *Qimen* (*Mu*-Punkt der Leber)
- Ma 36 *Zusanli* (stützt das *Qi* der Mitte, harmonisiert)

Diätetik

Allgemein Rohe, ungekochte Vollkornprodukte, Frischkornbreie, Gemüse als Salatzubereitung wirken eher kühlend und fördern den Stuhlgang.

Milz tonisieren Langkornreis, Mandeln, Weißkohl, Feige, Huhn, Schinken, Hering, Pfeffer, Buchweizen, Gerste, Sojabohnen, Fenchel

Blut bewegen Erdnuss, schwarze Sojabohnen, Esskastanie, Essig, Aubergine, chinesischer Lauch (*Qi* und Blut bewegend)

Obstipation Erdnussöl, Pflaumen, Trockenpflaumen und Pflaumensaft (können zunächst Blähungen erzeugen, sind aber sehr effektiv bei Obstipation)

Meiden Warme Nahrungsmittel wie Pfirsich, Kirsche, Zucker (erzeugt Hitze im Magen) sowie heiße Nahrungsmittel wie Chili oder Alkohol (können Hitze-Prozesse verstärken)

Xiǎo Chái Hú Tāng
Kleines Bupleuri Radix Dekokt
小柴胡湯 小柴胡汤

Englischer Name Minor Bupleurum Decoction
Quelle *Shang Han Lun* (Abhandlung über fieberhafte, durch Kälte verursachte Erkrankungen)

Eigenschaften

Temperaturverhalten Neutral bis kühl
Wirkort Halb Außen, halb Innen, *Shao Yang*
Funktionskreis Magen, Milz, Leber
Energiezustand des Patienten Neutral
Konstitution Unauffällig

Wirkung

- Harmonisiert und löst Störungen der *Shao-Yang*-Schicht
- Wirkt stützend und gleichzeitig ausleitend

Zusammensetzung und Analyse

Arzneimittel	AG	Dosis	Wirkung
Chai Hu (Bupleuri Radix)	1.2	6–9 g	Klären Hitze aus der *Shao-Yang*-Schicht: *Chai Hu* aus dem Außen; *Huang Qin* aus dem Innen
Huang Qin (Scutellariae Radix)	2.3	6–9 g	
Zhi Ban Xia (Pinelliae Rhizoma Praeparatum)	6.1	6–9 g	Wandelt Schleim um und senkt rebellierendes *Qi* ab
Ren Shen (Ginseng Radix et Rhizoma)[1]	12.1	3–6 g	Stärkt das *Qi* von Milz und Lunge

Gan Cao (Glycyrrhizae Radix et Rhizoma)	12.1	3 g	Stützen die Mitte und harmonisieren die anderen Arzneien in der Rezeptur
Sheng Jiang (Zingiberis Rhizoma Recens)	1.1	4 g	
Da Zao (Jujubae Fructus)	12.1	4 g	

[1] Statt *Ren Shen* wird zum Teil das günstigere aber auch schwächer wirkende *Dang Shen* (Codonopsis Radix) ▶ AG 12.1 eingesetzt und entsprechend höher dosiert (9–12 g).

Symptome

- **Alternierendes Schwitzen und Frieren, Hitze und Kälte, Druckgefühl in der Brust oder den seitlichen Rippenpartien**, Schwindel, Appetitlosigkeit, trockener Hals, Übelkeit oder Erbrechen, **bitterer Mundgeschmack**, Sodbrennen
- Palpitationen

Befunde

Zungenkörper Evtl. leicht rote Ränder, leicht gedunsen
Zungenbelag Klebrig, weißlich-gelblich
Puls Saitenförmig

Indikationen nach TCM

Störung im *Shao Yang*, wie ungeklärter pathogener Faktor in der *Shao-Yang*-Schicht; *Qi*-Blockade und Schleimbelastung im Mittleren Erwärmer; Disharmonie zwischen Holz und Erde

Anwendungsbeispiele

- Nervöser Reizmagen
- Gastritis
- Thorakale Enge, Interkostalneuralgie
- Chronische Cholezystitis
- Parotitis
- Allergische Rhinitis
- Schwindel
- Anhaltender grippaler Infekt
- Bronchitis
- Pleuritis
- Lymphadenitis
- Chronische Hepatitis
- Postpartales Fieber

Modifikationen

Symptom	Arzneimittel	AG	Dosis
Heuschnupfen[1]	+ *Ju Hua* (Chrysanthemi Flos)	1.2	6 g
	+ *Bai Zhi* (Angelicae Dahuricae Radix)	1.1	6 g
	+ *Jing Jie* (Schizonepetae Herba)	1.1	6 g
Chronische Entzündungen im Kopf- und Halsbereich (Rachen, Nase, Nasennebenhöhlen, Ohren)[2]	+ *Jie Geng* (Platycodi Radix)	6.1	6 g
	+ *Shi Gao* (Gypsum Fibrosum)	2.1	9–15 g
Verdauungsprobleme bei Kindern	+ *Chen Pi* (Citri Reticulatae Pericarpium)	9	6 g
	+ *Shan Zha* (Crataegi Fructus)	8	6 g
	+ *Shen Qu* (Massa Medicata Fermentata)	8	6 g
	+ *Fu Ling* (Poria)	4	6 g
Durst und Gereiztheit	+ *Mai Dong* (Ophiopogonis Radix)	12.4	6 g
	+ *Wu Wei Zi* (Schisandrae Chinensis Fructus)	13	6 g
Husten mit gelbem Schleim	+ *Chuan Bei Mu* (Fritillariae Cirrhosae Bulbus)	6.2	6 g
	+ *Jie Geng* (Platycodi Radix)	6.1	6 g
	+ *Gua Lou* (Trichosanthis Fructus)	6.2	6–8 g

[1] ▶ Kommentar
[2] Diese Erweiterung heißt dann **Xiao Chai Hu Jia Jie Geng Shi Gao Tang (Kleines Bupleurum Dekokt mit Platycodi Radix und Gypsum fibrosum).**

Kontraindikationen und Sicherheitshinweise

- Allergie gegen Bestandteile der Rezeptur
- Gleichzeitige Anwendung von Antidepressiva, Neuroleptika, Benzodiazepinen, Zolpidem und Amphetaminen ▶ *Ren Shen*
- Interferonbehandlung ▶ *Chai Hu, Huang Qin*
- Bei längerer Anwendung Kontraindikationen und Sicherheitshinweise zu ▶ *Gan Cao* beachten
- Vorsicht bei vorbestehendem Leberschaden, höherem Alkoholkonsum oder positivem HCV-Antikörperstatus, auf Anzeichen für eine Leberschädigung sollte geachtet werden ▶ *Chai Hu, Huang Qin*
- Besondere Vorsicht bei Autoimmunerkrankungen und Zustand nach Organtransplantation ▶ *Ren Shen*
- Vorsicht mit hohen Dosen bei nicht ausreichend kontrolliertem Hypertonus und bei Diabetikern mit Tendenz zur Hypoglykämie ▶ *Ren Shen, Sheng Jiang*

- Vorsicht bei Blutungsneigung ▶ *Sheng Jiang*

Fertilität, Schwangerschaft und Stillzeit

Fertilität Die Kampo-Version der Rezeptur (*Sho Saiko To*) zeigte keine Beeinträchtigung der Fruchtbarkeit weiblicher oder männlicher Ratten.

Schwangerschaft Kontraindiziert: ▶ (*Huang Qin*), *Zhi Ban Xia*. Mit Vorsicht anzuwenden ▶ *Ren Shen, Sheng Jiang, Gan Cao*. Zwei sorgfältig durchgeführten reproduktionstoxikologische Studien an der Ratte mit dem Granulat der Kampo-Version (*Sho Saiko To*) zeigten keine embryotoxischen, fetotoxischen oder teratogenen Effekte.[1,2] Die bei den Einzelarzneien *Zhi Ban Xia* und *Huang Qin* aufgetretenen toxischen Auswirkungen auf die Schwangerschaft zeigten sich somit bei der Rezeptur nicht, auch fanden sich keine bedenklichen Risiken hinsichtlich Mutagenität oder Gentoxizität ▶ Pharmakologie.

Stillzeit Kontraindiziert ▶ *Zhi Ban Xia*. Bei Auslassen von *Zhi Ban Xia* mit Vorsicht anzuwenden ▶ *Huang Qin*, bei männlichen Säuglingen *Gan Cao*

Interaktionen

- Das Granulat der Kampo-Version der Rezeptur (*Sho Saiko To*) hemmte dosisabhängig die Enzyme CYP3A4 um bis zu 45%, CYP2C9 bis zu 78%, of CYP2D6 bis zu 30% und CYP1A2 bis zu 33%.
- Ebenso verminderte das Granulat von *Sho Saiko To* leicht die Bioverfügbarkeit von i.v.-verabreichtem Phenytoin beim Kaninchen.
- Dasselbe Granulat beeinflusste bei Einmalgabe nicht die Bioverfügbarkeit von Ofloxacin bei gesunden männlichen Probanden, verringerte jedoch nach dreitägiger Gabe leicht die Bioverfügbarkeit von Prednisolon.
- Bei männlichen Ratten wurde nach siebentägiger Gabe die Bioverfügbarkeit von Tolbutamid reduziert, nicht jedoch die Bioverfügbarkeit von Carbamazepin nach 14-tägiger Gabe.
- ▶ *Huang Qin, Zhi Ban Xia, Sheng Jiang, Ren Shen, Dang Shen, Gan Cao, Da Zao*

Pharmakologie

- Die Kampoausführung der Rezeptur (*Sho Saiko To*) in Granulatform bewirkte in vitro die Hemmung und Apoptose verschiedener Ovarialzelllinien und ihrer Cisplatin-resistenten Varianten.
- *Xiao Chai Hu Tang* als Dekokt ergab im Mikrokern-Test auf Gentoxizität bei der Maus ein negatives Ergebnis. Das Granulat von *Sho Saiko To* zeigte im Ames-Test eine schwach-positive Reaktion auf einen von fünf Bakterienstämmen nur nach metabolischer Aktivierung, In-vivo-Tests (Mikrokern- und unscheduled DNA-synthesis-Test) ergaben keine Hinweise auf Mutagenität oder Gentoxizität.

Kommentar

- Verwandte Rezepturen zu *Xiao Chai Hu Tang* sind
  - *Da Chai Hu Tang* (Größeres Bupleuri Radix Dekokt) aus dieser Gruppe
  - *Chai Hu Jia Long Gu Mu Li Tang* (Bupleuri Radix, Fossilia Ossis Mastodi und Ostreae Concha Dekokt) ▶ RG 12.2
  - *Huang Lian Tang* (Dekokt mit Coptidis Rhizoma) ▶ RG 4.3
- *Xiao Chai Hu Tang* ist eine häufig eingesetzte Basisrezeptur bei allergischen Zuständen wie Heuschnupfen oder Urtikaria. Je nach Krankheitsbild muss die Rezeptur noch entsprechend modifiziert werden.
- *Xiao Chai Hu Tang Jia Jie Geng Shi Gao* (Kleines Bupleurum Dekokt mit Platycodi Radix und Gypsum fibrosum) besteht aus *Xiao Chai Hu Tang* plus *Shi Gao* und *Jie Geng* und wird häufig bei verschleppten und nicht richtig ausheilen wollenden Entzündungen im Kopf- und Halsbereich (Rachen, Nase, Nasennebenhöhlen, Ohren) eingesetzt.
- *Xiao Chai Hu Tang* steht als klassisches Beispiel für die Therapie der *Shao Yang*-Schicht, der harmonisierenden Therapiestrategie. Die Erkrankung ist im Zwischenbereich (halb Außen, halb Innen) angesiedelt. Das heißt, es sind pathogene Faktoren eingedrungen, die z.T. noch in der Oberfläche verweilen, aber es sind nicht mehr ausschließlich Oberflächensymptome vorhanden (wie z.B. Frösteln, Windabneigung). Das Innen ist bereits teilweise betroffen. Hier kann die Lösung des Problems nicht mehr allein in einer Oberflächenbefreiung, aber auch nicht in einer Behandlung des *Yang Ming* (mit Hitze im Innen) liegen, die in einer Purgation mit Ableitung der Hitze über den Darm bestehen würde. Im *Shao Yang* bedarf es einer komplexen Behandlung, die von mehreren Seiten das Problem löst: wie ein zusammengezogener Knoten, den man nur durch vorsichtiges Zupfen von allen Seiten lösen kann und nicht durch heftiges Zerren in einer einzigen Richtung. Dieses Vorgehen wird auch *He Fa* (harmonisierende Methode) gemäß den *Ba Fa* (acht Behandlungsmethoden) genannt. Bei *Xiao Chai Hu Tang* repräsentieren die vier Hauptarzneien jeweils ganz andere, unterschiedliche Wirk-

1 Aso S, Horiwaki SI, Mashiba C, et al. [Teratogenicity study of orally administered *Sho-saiko-to* in rats] (Japanese). *Oyo Yakuri [Pharmacometrics]*. 1992;44(6):659-673.
2 Shimazu H, Katsumata Y, Takamatsu T, et al. [Reproductive and developmental toxicity study of TSUMURA Sho-saiko-to (TJ-9) in rats by oral administration: single study design] (Japanese). *Yakuri To Chiryo [Jpn Pharmacol Ther]*. 1997;25(6):29-43.

richtungen und können so in einer idealen Weise diesen „Knoten“ lösen.

- Die Rezeptur hat aufgrund dieser regulierenden Wirkung ein sehr breites Anwendungsspektrum und wird auch oft bei eigenartigen und schwer fassbaren Präsentationen angewendet. Die vielschichtige Wirkung kann in solchen Fällen regulieren und so die Harmonie wiederherstellen. So wird *Xiao Chai Hu Tang* in der Praxis häufig bei folgenden Präsentationen eingesetzt:
  - Krankheiten mit abwechselndem Fieber und Frösteln
  - Kinderkrankheiten, die sich mit Hitze, Schleim und schwacher Mitte präsentieren; oft bei rezidivierenden Infekten (mit Modifikationen) oder aber bei Otitis media (*Shao Yang*!)
  - Latente Krankheiten, bei welchen der pathogene Faktor „versteckt“ ist, zum Beispiel bei geschwollenen Lymphknoten und weiteren Zeichen einer *Shao-Yang*-Präsentation
  - Chronische Infekte, die abwechslungsweise stärker werden und sich dann wieder abschwächen, aber nie ganz ausheilen
  - Verdauungsbeschwerden mit einer *Shao Yang* Präsentation, das heißt mit bitterem Mundgeschmack, Appetitlosigkeit, Sodbrennen, Übelkeit, Erbrechen und einem saitenförmigen Puls
  - Gynäkologische Beschwerden mit Hitze im Uterus, in der Leber oder im *Chongmai*, die aufsteigt und zu Gereiztheit und trockenem Hals führt. Zusätzlich zeigen sich weitere *Shao-Yang*-Zeichen wie alternierende Hitze und Kälte und Völlegefühl im Hypochondrium.
- Die Rezeptur ist in ihrer Kampo-Version in Japan, wie auch weitere Rezepturen, die *Chai Hu* oder *Huang Qin* – meist beide gemeinsam – enthalten, mit Fällen von Lebertoxizität assoziiert. Gleichzeitig wird sie häufig und mit Erfolg bei verschiedenen Leberaffektionen eingesetzt. Im Verhältnis zum ausgesprochen häufigen Einsatz der Rezeptur waren die Nebenwirkungsfälle sehr selten, wenn auch absolut gesehen durchaus zahlreich. Aus anderen Ländern sind derartige Fälle kaum bekannt. Ferner ist es unter dieser Kampo-Rezeptur oder ähnlichen Rezepturen in Japan auch zu einer Anzahl von interstitiellen Pneumonien gekommen. Aus anderen Ländern sind keine derartigen Fälle bekannt geworden. Ein erhöhtes Risiko für derartige atypische Pneumonien scheint bei Behandlung mit Interferon oder bei einer durchgemachten oder aktuellen HCV-Infektion vorzuliegen.[1] Sollten Symptome, wie Fieber, Husten und Atemnot auftreten, die nicht durch andere Ursachen erklärt werden, ist die Rezeptur abzusetzen und eine *Xiao Chai Hu Tang*-assoziierte interstitielle Pneumonie in Betracht zu ziehen, auch wenn diese hierzulande zunächst einmal sehr unwahrscheinlich erscheint.

Korrespondierende Akupunktur

- Le 3 *Taichong* (*Yuan*-Punkt der Leber)
- Pe 6 *Neiguan* (Arealfernpunkt für den Thorax)
- Ren 12 *Zhongwan* (*Mu*-Punkt des Magens)
- Gb 34 *Yanglingquan* (Fernpunkt für die Gallenblase)
- Gb 41 *Zulinqi* (Fernpunkt für die Gallenblase)
- Le 14 *Qimen* (*Mu*-Punkt der Leber)
- Ma 36 *Zusanli* (stützt das *Qi* der Mitte, harmonisiert)

Diätetik

Milz tonisieren Weizenmehl, Langkornreis, Mandeln, Weißkohl, Kartoffeln, Feige, Huhn, Schinken, Hering, Pfeffer, Buchweizen, Gerste, Sojabohnen, Fenchel

Leber-Blut nähren Stangensellerie, Pfeffer, Kardamom, Paprika

Blut bewegen Erdnuss, schwarze Sojabohnen, Esskastanie, Pfirsich, Essig, Aubergine, chinesischer Lauch (*Qi* und Blut bewegend)

Leber-Yang absenken Stangensellerie, Selleriesaft, Spinat, Wasserkastanie, Chrysanthemenblüten-Tee

Meiden Heiße oder Hitze erzeugende Nahrungsmittel wie Alkohol (erzeugt Hitze und/oder Feuchtigkeit), Kaffee, Chili

---

1 Centrum für Therapiesicherheit in der Chinesischen Arzneitherapie (CTCA). Website: www.ctca.de

4.2 Rezepturen, die Leber und Milz regulieren und harmonisieren

Chái Hú Shū Gān Săn
Bupleuri Radix Pulver, das die Leber verteilt
柴胡疏肝散

Englischer Name Bupleurum Powder to Dredge the Liver
Quelle *Zheng Zhi Zhun Sheng* (Standards für Muster und Behandlungen)

Eigenschaften

Temperaturverhalten Neutral bis kühl
Wirkort Halb Außen, halb Innen
Funktionskreis Magen, Milz, Leber
Energiezustand des Patienten Leichte Fülle
Konstitution Asthenischer Typus

Wirkung

- Reguliert und unterstützt den freien Fluss von Leber-*Qi* und Blut
- Lindert Schmerz

Zusammensetzung und Analyse

Arzneimittel	AG	Dosis	Wirkung
Chai Hu (Bupleuri Radix)	1.2	6–12 g	Reguliert Leber-*Qi* und bewegt *Qi* nach oben und außen
Xiang Fu (Cyperi Rhizoma)	9	3–6 g	Reguliert Leber-*Qi*, insbesondere in Abdomen und Brust
Chuan Xiong (Chuanxiong Rhizoma)	10.1	4–6 g	Löst Blut-Stase und reguliert *Qi*
Zhi Qiao (Aurantii Fructus)	9	4–6 g	Regulieren den *Qi*-Fluss in Magen und Darm; *Zhi Qiao* führt *Qi* nach unten
Chen Pi (Citri Reticulatae Pericarpium)	9	3–6 g	
Bai Shao (Paeoniae Radix Alba)	12.2	4–6 g	Nährt Leber-Blut und -*Yin* und wirkt den *Qi* verteilenden Arzneien in dieser Mischung mit der adstringierenden Wirkung entgegen, was zu einer Harmonisierung des *Qi*-Flusses führt
Zhi Gan Cao (Glycyrrhizae Radix et Rhizoma Praeparata)	12.1	1,5 g	Harmonisiert die Rezeptur

Symptome

- **Druck an den seitlichen Rippenbögen, Bauchschmerzen**, Blähbauch, **Rülpsen und Aufstoßen**, Völle- und Druckgefühl in der Brust, evtl. Obstipationsneigung
- Brustspannen, Stimmungsschwankungen, **depressive Verstimmung**
- Wechsel von Fieber und Frösteln

Befunde

Zungenkörper Aufgedunsene, evtl. rote Ränder
Zungenbelag Dünn, weiß
Puls Saitenförmig, kräftig

Indikationen nach TCM

Leber-*Qi*-Stagnation; Leber-*Qi*-Stagnation blockiert die Mitte

Anwendungsbeispiele

- Stressinduzierte Bauchbeschwerden
- Meteorismus
- Chronische Pankreatitis
- Chronische Hepatitis
- Chronische Cholezystitis
- Depression
- Dysmenorrhö
- Unregelmäßige Menstruation
- Brustspannen
- Prämenstruelles Syndrom

Modifikationen

Symptom	Arzneimittel	AG	Dosis
Unregelmäßige Menstruation oder Dysmenorrhö	+ *Dang Gui* (Angelicae Sinensis Radix)	12.2	6–9 g
	+ *Hong Hua* (Carthami Flos)	10.1	6 g

Ausgeprägte Bauchschmerzen	+ *Yan Hu Suo* (Corydalis Rhizoma)	10.1	6–9 g
	Bai Shao (Paeoniae Radix Alba) Dosis erhöhen	12.2	6–9 g
Palpitationen mit Thorax- bzw. Retrosternalschmerz	+ *Dan Shen* (Salviae Miltiorrhizae Radix et Rhizoma)	10.1	6 g
	+ *Gui Zhi* (Cinnamomi Ramulus)	1.1	6 g
	+ *Suan Zao Ren* (Ziziphi Spinosae Semen)	14.2	6–9 g

Kontraindikationen und Sicherheitshinweise

- Allergie gegen Bestandteile der Rezeptur
- Interferonbehandlung ▶ *Chai Hu*
- Bei längerer Anwendung Kontraindikationen und Sicherheitshinweise zu ▶ *Gan Cao* beachten
- Vorsicht bei vorbestehendem Leberschaden, höherem Alkoholkonsum oder positivem HCV-Antikörperstatus, auf Anzeichen für eine Leberschädigung sollte geachtet werden ▶ *Chai Hu*
- Intensive UV-Bestrahlung vermeiden ▶ *Zhi Qiao*

Schwangerschaft und Stillzeit

Schwangerschaft Kontraindiziert ▶ *Chuan Xiong*; Vorsicht mit ▶ *Zhi Qiao, Xiang Fu*. Aussagefähige Untersuchungen zur Sicherheit der Rezeptur in der Schwangerschaft liegen nicht vor.

Stillzeit Mit Vorsicht anzuwenden ▶ *Zhi Qiao*, bei männlichen Säuglingen *Gan Cao*

Interaktionen

▶ *Zhi Qiao, Bai Shao, Gan Cao*, bei männlichen Säuglingen *Gan Cao*

Pharmakologie

Das Arzneidekokt zeigte in einem Versuchsansatz bei gealterten weiblichen Ratten unklare Östrogeneffekte, erhöhte dabei nicht den Östradiolspiegel.

Kommentar

- Verwandte Rezepturen zu *Chai Hu Shu Gan San* sind
  - *Xiao Yao San* (Umherschweifen Pulver) aus dieser Gruppe: Diese Rezeptur behandelt nicht nur Leber-*Qi*-Stagnation, sondern vielmehr eine Kombination von Stagnation mit Milz- und Blutmangel. *Chai Hu Shu Gan San* hingegen bewegt stark und stärkt nicht.
  - *Xiao Chai Hu Tang* (Kleines Bupleuri Radix Dekokt) ▶ RG 4.1 löst pathogene Faktoren aus der *Shao Yang* Schicht
- *Chai Hu Shu Gan San* enthält *Si Ni San* (Kalte Extremitäten Pulver) aus dieser Gruppe. *Si Ni San* ist ausgerichtet auf das Regulieren eines blockierten *Qi*-Flusses und ist insbesondere indiziert bei kalten Händen und Füssen mit einem warmen Körper aufgrund von *Qi*-Stagnation. *Chai Hu Shu Gan San* bewegt stärker, aktiviert auch das Blut leicht und richtet seinen Fokus mehr auf den ganzen Körper, besonders auf den Torso (Abdomen, Brust).
- *Chai Hu Shu Gan San* ist eine der wichtigsten Rezepturen bei Stagnation im Bereich der Leber. Die gesamte Rezeptur richtet sich auf die Lösung der stagnierenden Energien. Dabei werden die verschiedenen Aspekte berücksichtigt:
  - *Qi*-Stagnation *Qi* regulierende Arzneien sind *Zhi Qiao, Chen Pi, Xiang Fu* und das die Oberfläche befreiende *Chai Hu*
  - Blut-Stase Blut harmonisierende Arzneien sind *Chuan Xiong* und *Bai Shao*.
  - Beginnender Leber-Blut-Mangel *Bai Shao* nährt Leber-Blut und -*Yin* und bewahrt es so vor Schädigung durch die *Qi* regulierenden Arzneien, hält gleichzeitig aber auch Leber-*Qi* und Leber-Blut sanft und harmonisch in Fluss.

Korrespondierende Akupunktur

- Le 3 *Taichong* (harmonisiert die Leber)
- Pe 6 *Neiguan* (reguliert das *Qi*, sediert)
- SJ 5 *Waiguan* (*Luo*-Punkt)
- Gb 20 *Fengchi* (eliminiert Wind)
- Gb 34 *Yanglingquan* (Fernpunkt für die Gallenblase)
- Gb 38 *Yangfu* (Sedierungspunkt der Gallenblase)
- Le 14 *Qimen* (*Mu*-Punkt der Leber)
- Gb 24 *Riyue* (*Mu*-Punkt der Gallenblase)
- Ma 36 *Zusanli* (stützt das *Qi* der Mitte, harmonisiert)

Diätetik

Leber-Blut nähren Stangensellerie, Pfeffer, Kardamom, Paprika

Blut nähren Pinienkerne, Sesam, Tintenfisch, Taube, Leber verschiedener Tiere, schwarze Sojabohnen, Essig, Milch, Sahne, Butter, Frischkäse

Blut bewegen Erdnuss, schwarze Sojabohnen, Esskastanie, Pfirsich, Essig, Aubergine, chinesischer Lauch (*Qi* und Blut bewegend)
Leber-Yang absenken Stangensellerie, Selleriesaft, Spinat, Wasserkastanie, Chrysanthemenblüten-Tee
Meiden Heiße oder Hitze erzeugende Nahrungsmittel, wie Alkohol (Feuchtigkeit-Hitze), Kaffee, Chili, sehr scharfe Speisen

Sì Nì Săn
Kalte Extremitäten Pulver
四逆散

Englischer Name Frigid Extremities Powder
Quelle *Shang Han Lun* (Abhandlung über fieberhafte, durch Kälte verursachte Erkrankungen)

Eigenschaften

Temperaturverhalten Kühl
Wirkort Innen, *Shao Yang*
Funktionskreis Milz, Leber
Energiezustand des Patienten Leichte Fülle
Konstitution Mäßig kräftiger Patient

Wirkung

- Harmonisiert Leber und Milz
- Löst pathogenes *Qi* nach Außen, klärt Hitze
- Befreit Blockaden und reguliert Leber-*Qi*

Zusammensetzung und Analyse

Arzneimittel	AG	Dosis	Wirkung
Chai Hu (Bupleuri Radix)	1.2	9–12 g	Reguliert das Leber-*Qi* und löst *Qi*-Stagnation; bewegt *Qi* nach oben und außen
Bai Shao (Paeoniae Radix Alba)	12.2	6–12 g	Entspannt die Leber durch Nähren von Blut und *Yin*; adstringiert und bewegt *Qi* nach innen; schützt *Yin* und Blut vor den bewegenden Mitteln
Zhi Shi (Aurantii Fructus Immaturus)	9	9–12 g	Reguliert und bewegt das *Qi* der Mitte; bewegt *Qi* nach unten
Zhi Gan Cao (Glycyrrhizae Radix et Rhizoma Praeparata)	12.1	3–6 g	Harmonisiert die Rezeptur

Symptome

- **Kälte der Hände und Füße**, oft auch schwitzige Handteller und Fußsohlen, **bei gleichzeitiger Wärme des übrigen Körpers**; diese Symptome sind evtl. verstärkt in Stress-Situationen
- Druckgefühl und Schmerz in Brust, Oberbauch oder seitlichen Rippenbogen, Übelkeit
- **Depressive Verstimmung**, Reizbarkeit, Unruhe

Befunde

Zungenkörper Aufgedunsene Zungenränder; leicht rot oder nur rote Ränder
Zungenbelag Weiß gelblich
Puls Saitenförmig, kraftvoll

Indikationen nach TCM

- Leber-*Qi*-Stagnation, wodurch der freie *Qi*-Fluss zu den Extremitäten gestört ist und Stagnations-Hitze im Körperinnern entsteht
- Disharmonie zwischen Leber und Milz

Anwendungsbeispiele

- Colon irritabile
- Chronische Bauchbeschwerden
- Chronische Gastritis
- Chronische Pankreatitis
- Chronische Cholezystitis
- Chronische Hepatitis
- Raynaud-Syndrom
- Hand- und Fußschweiß
- Fibrozystische Mastopathie

Modifikationen

Symptom	Arzneimittel	AG	Dosis
Unregelmäßige Menstruation oder Dysmenorrhö	+ *Dang Gui* (Angelicae Sinensis Radix)	12.2	6–9 g
	+ *Hong Hua* (Carthami Flos)	10.1	6 g
Palpitationen	+ *Gui Zhi* (Cinnamomi Ramulus)	1.1	6 g
	+ *Mu Li* (Ostreae Concha)	14.1	6 g
	+ *Suan Zao Ren* (Ziziphi Spinosae Semen)	14.2	6–9 g

Palpitationen mit zusätzlichem Thorax- bzw. Retrosternalschmerz	+ *Dan Shen* (Salviae Miltiorrhizae Radix et Rhizoma)	10.1	6 g
	+ *Gui Zhi* (Cinnamomi Ramulus)	1.1	6 g
	+ *Suan Zao Ren* (Ziziphi Spinosae Semen)	14.2	9–12 g
Interkostalneuralgie	+ *Gua Lou* (Trichosanthis Fructus)	6.2	9 g
	+ *Xie Bai* (Allii Macrostemi Bulbus)	9	6 g
	+ *Yu Jin* (Curcumae Radix)	10.1	6–9 g
Milz-Mangel	+ *Bai Zhu* (Atractylodis Macrocephalae Rhizoma)	12.1	9 g
	+ *Fu Ling* (Poria)	4	9 g
Sodbrennen	+ *Zuo Jin Wan* (Linkes Metall Pille) RG 2.4		

Kontraindikationen und Sicherheitshinweise

- Allergie gegen Bestandteile der Rezeptur
- Kontraindikationen und Sicherheitshinweise zu ▶ *Gan Cao* beachten. Bei höherer Dosis und längerer Anwendung ist eine Kontrolle des Blutdrucks anzuraten und eine Komedikation mit Diuretika (außer Kalium sparenden) zu vermeiden
- Interferonbehandlung ▶ *Chai Hu*
- Vorsicht bei vorbestehendem Leberschaden, höherem Alkoholkonsum oder positivem HCV-Antikörperstatus, auf Anzeichen für eine Leberschädigung sollte geachtet werden ▶ *Chai Hu*
- Vorsicht vor intensiver UV-Lichtexposition ▶ *Zhi Shi*

Fertilität, Schwangerschaft und Stillzeit

Fertilität Von einer höheren Dosis und längeren Anwendung von ▶ *Gan Cao* bei Männern mit Kinderwunsch ist abzuraten.

Schwangerschaft Mit Vorsicht anzuwenden ▶ *Zhi Shi, Gan Cao.* Aussagefähige Untersuchungen zur Sicherheit in der Schwangerschaft liegen nicht vor.

Stillzeit Mit Vorsicht anzuwenden ▶ *Zhi Shi,* bei männlichen Säuglingen *Gan Cao*

Interaktionen

- Mit der Kampo-Ausführung als Granulat (*Shigyaku San*) wurden bei gesunden Personen mögliche Interaktionen mit Nicardipin geprüft. Die pharmakokinetischen Kenngrößen veränderten sich nicht, auch fanden sich keine Auswirkungen auf den Blutdruck, die Herzfrequenz oder das EKG.
- ▶ *Zhi Shi, Bai Shao, Gan Cao*

Pharmakologie

Das Granulat von *Shigyaku San* zeigte im Ames-Test an vier Bakterienstämmen keine Hinweise auf Mutagenität und im In-vivo-Mikrokerntest keine Hinweise auf Gentoxizität.

Kommentar

- Verwandte Rezepturen zu *Si Ni San* sind
  - *Xiao Chai Hu Tang* (Kleines Bupleuri Radix Dekokt) ▶ RG 4.1
  - *Chai Hu Shu Gan San* (Bupleuri Radix Pulver, das die Leber verteilt) aus dieser Gruppe
- In der vorliegenden Rezeptur liegt der Grundmechanismus in der Stagnation, besonders im Bereich des Leber-Funktionskreises. Dadurch kommt es im Innen zu Hitze (Zungenkörper oder -ränder rot, Unruhe). Gleichzeitig führt die Stagnation auch dazu, dass die Energie nicht mehr bis in die Peripherie vordringen kann. Die Folge sind kalte, schwitzige Extremitäten. Zu beachten ist auch, dass diese Rezeptur ein kühles Temperaturverhalten aufweist.
- Die Arzneien in *Si Ni San* regulieren den *Qi*-Fluss, indem sie das *Qi* in alle vier Richtungen bewegen: nach oben und außen, innen und unten. *Chai Hu* bewegt *Qi* nach oben und außen; *Zhi Shi* bewegt *Qi* nach unten und *Bai Shao* zieht zusammen und bewegt *Qi* nach innen.
- *Si Ni San* kann bei blockiertem Leber-*Qi*-Fluss immer als Basismischung verwendet und mit anderen Arzneien erweitert werden.
- *Si Ni San* sollte man nicht verwechseln mit dem ähnlich lautenden, aber anders wirkenden *Si Ni Tang* (Kalte Extremitäten Dekokt) ▶ RG 7.2. Diese Rezeptur ist bei kalten Extremitäten indiziert, die auf einer Schwäche des *Yang* basieren. *Si Ni Tang* ist daher sehr warm bis heiß.

Korrespondierende Akupunktur

- Le 3 *Taichong* und Di 4 *Hegu* („Four gates")
- Pe 6 *Neiguan* (*Luo*-Punkt)
- SJ 5 *Waiguan* (*Luo*-Punkt)
- Gb 20 *Fengchi* (eliminiert Wind)
- Gb 34 *Yanglingquan* (Fernpunkt für die Gallenblase)
- Le 14 *Qimen* (*Mu*-Punkt der Leber)
- He 7 *Shenmen* (*Yuan*-Punkt des Herzens, Sedierungspunkt)
- Gb 24 *Riyue* (*Mu*-Punkt der Gallenblase)
- Ma 36 *Zusanli* (stützt das *Qi* der Mitte, harmonisiert)

Diätetik

Leber-Blut nähren Stangensellerie, Pfeffer, Kardamom, Paprika
Blut nähren Pinienkerne, Sesam, Tintenfisch, Taube, Leber verschiedener Tiere, schwarze Sojabohnen, Essig, Milch, Sahne, Butter, Frischkäse
Blut bewegen Erdnuss, schwarze Sojabohnen, Esskastanie, Pfirsich, Essig, Aubergine, chinesischer Lauch (*Qi* und Blut bewegend)
Leber-Yang absenken Stangensellerie, Selleriesaft, Spinat, Wasserkastanie, Chrysanthemenblüten-Tee
Meiden Heiße oder Hitze erzeugende Nahrungsmittel wie Alkohol (Feuchtigkeit-Hitze), Kaffee, Chili

Tòng Xiè Yào Fāng
Wichtige Rezeptur für schmerzhafte Diarrhö

痛瀉要方　痛泻要方

Englischer Name Important Formula for Painful Diarrhea
Quelle *Dan Xi Xin Fa* (Die Lehren des [Zhu] Dan Xi)

Eigenschaften

Temperaturverhalten Leicht warm
Wirkort Innen
Funktionskreis Magen, Milz, Leber
Energiezustand des Patienten Leichter Mangel
Konstitution Unauffällig

Wirkung

- Reguliert Leber und Milz
- Eliminiert Feuchtigkeit und stoppt Diarrhö
- Entspannt die Leber und wirkt krampflösend

Zusammensetzung und Analyse

Arzneimittel	AG	Dosis	Wirkung
Bai Zhu (Atractylodis Macrocephalae Rhizoma)	12.1	9–12 g	Stärkt die Milz, kontrolliert so die überwältigende Leber, leitet Feuchtigkeit aus
Bai Shao (Paeoniae Radix Alba)	12.2	6–12 g	Harmonisiert und befriedet die überaktive Leber, krampf- und schmerzlösend
Chen Pi (Citri Reticulatae Pericarpium)	9	4–9 g	Harmonisiert und reguliert die Mitte, leitet Feuchtigkeit aus, stärkt die Milz
Fang Feng (Saposhnikoviae Radix)	1.1	3–6 g	Entspannt die Leber und stoppt Krämpfe. Fokussiert die Arzneien auf Milz und Leber (Meldearznei)

Symptome

- **Schmerzhafte Diarrhö**, wobei der Schmerz beim Stuhlgang am stärksten ist und nach der Defäkation nachlässt
- **Darmkrämpfe**, Bauchschmerzen, Borborygmus

Befunde

Zungenkörper Unauffällig, leicht blass
Zungenbelag Dünn, weiß
Puls Saitenförmig, evtl. dünn

Indikationen nach TCM

Schmerzhafte Diarrhö durch Milz-*Qi*-Mangel mit überwältigendem Leber-*Qi* (Leber-Milz Disharmonie)

Anwendungsbeispiele

- Gastroenteritis
- Bakterielle Dysenterie
- Colitis
- Neigung zu rezidivierender Divertikulitis
- Colon irritabile
- Morbus Crohn

Modifikationen

Symptom	Arzneimittel	AG	Dosis
Chronische Diarrhöen	+ *Sheng Ma* (Cimicifugae Rhizoma)	1.2	3 g
	+ *Yi Yi Ren* (Coicis Semen)	4	12 g
	+ *Shan Yao* (Dioscoreae Rhizoma)	12.1	9 g
	+ *Bai Bian Dou* (Lablab Semen Album)	12.1	9–12 g
Druckgefühl im Oberbauch	+ *Hou Po* (Magnoliae Officinalis Cortex)	7	6 g
	+ *Zhi Shi* (Aurantii Fructus Immaturus)	9	6 g
Rektale Blutungen	+ *Ku Shen* (Sophorae Flavescentis Radix)	2.3	6 g
	+ *Huang Qin* (Scutellariae Radix)	2.3	6–9 g
	+ *Pu Huang* (Typhae Pollen)	10.2	6–9 g
Starker Bauchschmerz	+ *Mu Xiang* (Aucklandiae Radix)	9	6–9 g
Zusätzliches Erbrechen und Schleim	+ *Zhi Ban Xia* (Pinelliae Rhizoma Praeparatum)	6.1	6–9 g
	+ *Yi Yi Ren* (Coicis Semen)	4	20 g

Kontraindikationen und Sicherheitshinweise

Allergie gegen Bestandteile der Rezeptur

Schwangerschaft und Stillzeit

Schwangerschaft Mit Vorsicht anzuwenden ▶ *Bai Zhu*. Aussagefähige Untersuchungen zur Sicherheit der Rezeptur in der Schwangerschaft liegen nicht vor.
Stillzeit Keine Einschränkungen bekannt

Interaktionen

▶ *Bai Shao*

Kommentar

Xiao Yao San (Umherstreifen Pulver) in dieser Gruppe behandelt ebenfalls Bauchbeschwerden, die auf einer Milz-Leber-Disharmonie beruhen. Im Gegensatz zu *Tong Xie Yao Fang* hat *Xiao Yao San* eine breitere stärkende Wirkung (auf *Qi* und Blut). *Tong Xie Yao Fang* hat dafür eine stärkere krampflösende Wirkung. Die beiden Rezepturen können problemlos kombiniert werden.

Korrespondierende Akupunktur

- Le 3 *Taichong* (*Yuan*-Punkt der Leber)
- Mi 3 *Taibai* (stärkt die Milz, beendet Diarrhö)
- Pe 6 *Neiguan* (bei Übelkeit und Aufstoßen)
- Ren 12 *Zhongwan* (*Mu*-Punkt des Magens)
- Le 14 *Qimen* (*Mu*-Punkt der Leber)
- Ma 36 *Zusanli* (stützt das *Qi* der Mitte, harmonisiert)

Diätetik

Milz-Qi stärken Buchweizen, Gerste, Langkorn- und Rundkornreis, klebrige Kolbenhirse, Kartoffeln, Feige, Huhn, Schinken, Sojabohnen, Fenchel, geriebene und gekochte Karotte, Hülsenfrüchte inkl. Tofu (nur erwärmt), geriebener Apfel, Ingwer, Hiobstränensamen, Kaki-Frucht, Fisch im Gegensatz zu Fleisch ist eher diuretisch und daher bei Feuchtigkeits-Zeichen vorzuziehen, leicht verdauliches, mageres Fleisch wie z.B. Huhn
Qi und Blut bewegen bei Bauchschmerzen Chinesischer Lauch (*Qi* und Blut bewegend), Lauchsaft, Aubergine, Knoblauch in Essig
Leber-Yang beruhigen Stangensellerie, Selleriesaft, Spinat, Wasserkastanie, Chrysanthemenblüten-Tee
Schleim und Feuchtigkeit transformieren Schwarze und gelbe Sojabohnen, Sojasprossen, Sojamilch, Mungbohnen, Rundkornreis, Buchweizen, Knoblauch, Ingwer, Rettich, Weintrauben, Birne, Fisch, Kardamom
Feuchtigkeit-Hitze eliminieren Buchweizen, Artischocke, Löwenzahn, grüner Tee, Sellerie
Antidiarrhoisch bei ausgeprägter Diarrhö Granatapfel (mit Schale), Umeboshi (Salzpflaume), geriebener Apfel, Brei aus klebriger Kolbenhirse

Meiden Feuchtigkeit erzeugende Nahrung wie Raffinadezucker, Milchprodukte, fettes Fleisch, Alkohol; Stuhlgang fördernde Nahrung wie Kaffee, rohes Obst

Xiāo Yáo Sǎn
Umherstreifen Pulver
逍遙散 逍遥散

Englischer Name Rambling Powder
Quelle *Tai Ping Hui Min He Ji Ju Fang* (Rezepturensammlung von kaiserlicher Gnade aus der Tai-Ping-Ära)

Eigenschaften

Temperatur Leicht warm
Wirkort Innen
Funktionskreis Leber, Milz
Indikation bei Energiezustand des Patienten Fülle mit Leere
Konstitution Eher geschwächt

Wirkung

- Reguliert und entspannt den Leber-*Qi*-Fluss
- Nährt das Blut und bewegt mild, reguliert
- Kräftigt und entlastet die Milz, leitet Feuchtigkeit aus

Zusammensetzung und Analyse

Arzneimittel	AG	Dosis	Wirkung
Chai Hu (Bupleuri Radix)	1.2	6–9 g	Reguliert den freien Fluss von Leber-*Qi* durch seine nach oben und außen strebende Wirkung
Dang Gui (Angelicae Sinensis Radix)	12.2	6–9 g	Nähren und harmonisieren Blut; *Dang Gui* belebt Blut; *Bai Shao* adstringiert Säfte und schützt Blut; zudem besänftigt *Bai Shao* die Leber
Bai Shao (Paeoniae Radix Alba)	12.2	6–9 g	
Bai Zhu (Atractylodis Macrocephalae Rhizoma)	12.1	6–9 g	Stärken die Milz und eliminieren Feuchtigkeit; *Bai Zhu* trocknet Feuchtigkeit; *Fu Ling* leitet diese aus
Fu Ling (Poria)	4	6–9 g	
Zhi Gan Cao (Glycyrrhizae Radix et Rhizoma Praeparata)	12.1	3 g	Stärkt die Mitte und harmonisiert die Arzneien in dieser Rezeptur
Sheng Jiang (Zingiberis Rhizoma Recens)	1.1	4–6 g	Harmonisiert den Magen und senkt rebellierendes *Qi* ab
Bo He (Menthae Haplocalycis Herba)	1.2	3 g	Löst Leber-*Qi*-Stagnation durch seine nach oben und außen strebende Wirkung

Symptome

- **Druckempfindlichkeit an den seitlichen Rippenbögen** oder Flankenschmerz, bitterer Mundgeschmack, Mund- und Halstrockenheit, **Müdigkeit**, Schwindel, Kopfschmerzen, **Frustrationsgefühl, Appetitverlust**, evtl. Neigung zu trockener Haut
- **Spannung in den Brüsten, unregelmäßige Menstruation**, Dysmenorrhö, spärliche oder zu starke Blutung
- Wechsel von Fieber und Frösteln

Befunde

Zungenkörper Blass-Rot, leicht gedunsen
Zungenbelag unverändert, evtl. leicht verdickt
Puls Saitenförmig, dünn, eher kraftlos

Indikationen nach TCM

- Disharmonie von Holz und Erde
- Leber überwältigt die Milz
- Leber-*Qi*-Stagnation führt zu Milz-*Qi*-Mangel und leichtem Blut-Mangel
- Leichte Stauungs-Hitze in den Funktionskreisen Leber und Herz

Anwendungsbeispiele

- Kopfschmerzsyndrom, Migräne
- Klimakterisches Syndrom
- Dysmenorrhö
- Unregelmäßige Menstruation
- Prämenstruelles Syndrom
- Erschöpfungssyndrom
- Gastrointestinaler Beschwerdekomplex, stressinduzierte Bauchbeschwerden
- Colon irritabile
- Chronische Gastritis
- Lebensfrustration im mittleren Alter, Depression
- Fibrozystische Mastopathie
- Chronische Hepatitis

Modifikationen

Symptom	Arzneimittel	AG	Dosis
Schmerzhafte Menstruation	+ *Xiang Fu* (Cyperi Rhizoma)	9	6 g
	+ *Yan Hu Suo* (Corydalis Rhizoma)	10.1	6 g
Koagula im Menstruationsblut (Blutstase)	+ *Yi Mu Cao* (Leonuri Herba)	10.1	6 g
	+ *Xiang Fu* (Cyperi Rhizoma)	9	6–9 g
Kopfschmerzen	+ *Chuan Xiong* (Chuanxiong Rhizoma)	10.1	6 g
Müdigkeit aufgrund von *Qi*-Mangel	+ *Ren Shen* (Ginseng Radix et Rhizoma)	12.1	6 g
Ausgeprägter Blutmangel[1]	+ *Shu Di Huang* (Rehmanniae Radix Praeparata)	12.2	9–12 g
Gereiztheit, Unruhe, gerötete Zungenränder[2]	+ *Mu Dan Pi* (Moutan Cortex)	2.2	3–6 g
	+ *Zhi Zi* (Gardeniae Fructus)	2.1	3–6 g
Fibrozystische Brustveränderungen	+ *Wang Bu Liu Xing* (Vaccariae Semen)	10.1	6 g
	+ *Xiang Fu* (Cyperi Rhizoma)	9	6 g
	+ *Xia Ku Cao* (Prunellae Spica)	2.1	6–9 g
Stärkere Bauchschmerzen am seitlichen Rippenbogen	+ *Xiang Fu* (Cyperi Rhizoma)	9	6–9 g
Ausgeprägter Meteorismus	+ *Chen Pi* (Citri Reticulatae Pericarpium)	9	6 g
Kopfschmerzen durch Tendenz zu aufsteigendem Leber-*Yang*	+ *Gou Teng* (Uncariae Ramulus cum Uncis)	16	6 g
	+ *Ju Hua* (Chrysanthemi Flos)	1.2	6 g

[1] Diese Rezeptur heißt dann **Hei Xiao Yao San (Schwarzes Umherstreifen Pulver)**
[2] Diese Rezeptur heißt dann **Jia Wei Xiao Yao San (Erweitertes Umherstreifen Pulver)** ▶ Kommentar

Kontraindikationen und Sicherheitshinweise

- Allergie gegen Bestandteile der Rezeptur oder Menthol
- Interferonbehandlung ▶ *Chai Hu*
- Bei längerer Anwendung Kontraindikationen und Sicherheitshinweise zu ▶ *Gan Cao* beachten
- Vorsicht bei vorbestehendem Leberschaden, höherem Alkoholkonsum oder positivem HCV-Antikörperstatus, auf Anzeichen für eine Leberschädigung sollte geachtet werden ▶ *Chai Hu*
- Vorsicht bei Diarrhö ▶ *Dang Gui*
- Vorsicht mit hohen Dosen von ▶ *Sheng Jiang* bei Hypertonikern
- Vorsicht bei Blutungsneigung ▶ *Sheng Jiang*
- Intensive UV-Bestrahlung vermeiden ▶ *Dang Gui*
- *Jia Wei Xiao Yao San*: Vorsicht bei Diarrhö und vor Langzeiteinnahme, langjährige Anwendung von ▶ *Zhi Zi* ist zu vermeiden

Schwangerschaft und Stillzeit

Schwangerschaft Kontraindiziert ▶ *Dang Gui*. Bei Auslassen von *Dang Gui:* Mit Vorsicht anzuwenden ▶ *Sheng Jiang, Bai Zhu*. Aussagefähige Untersuchungen zur Sicherheit der Rezeptur in der Schwangerschaft liegen nicht vor. *Jia Wei Xiao Yao San* ist kontraindiziert ▶ *Mu Dan Pi*

Stillzeit Mit Vorsicht anwenden ▶ *Sheng Jiang, Bo He*, bei männlichen Säuglingen *Gan Cao*.. *Jia Wei Xiao Yao San* ist kontraindiziert ▶ *Mu Dan Pi*

Interaktionen

- Das Dekokt bzw. Granulat der erweiterten Rezeptur *Jia Wei Xiao Yao San* verminderte bei der Ratte die Bioverfügbarkeit von i.v. zugeführtem *Paclitaxel*, während die von i.v. zugeführtem Fluouracil nur bei höherer Dosierung desselben nicht signifikant anstieg.
- Die Bioverfügbarkeit von Tamoxifen wurde durch *Jia Wei Xiao Yao San* bei weiblichen Mäusen nicht wesentlich beeinflusst.
- Der Serumspiegel von Carbamazepin wurde durch *Jia Wei Xiao Yao San*, das zusätzlich *Huang Qin* (Scutellariae Radix) enthielt, bei Patienten mit Depression gesenkt. Gleichzeitig verringerten sich die Nebenwirkungen, während keine Verminderung der Carbamazepin-Wirkung beobachtet wurde.
- ▶ *Dang Gui, Bai Shao, Fu Ling, Gan Cao, Zhi Zi*

Pharmakologie

- *Xiao Yao San* hemmte das Tumorwachstum östrogenabhängiger und -unabhängiger Brustkrebszellen, die in Mäuse implantiert waren. Die Apoptose östrogenabhängiger MCF-7-Brustkrebszellen in vitro wurde deutlich gesteigert. Die Pillen-Zubereitung (*Xiao Yao Wan*) senkte bei der Ratte den Östradiol- und Progesteron-Serumspiegel.
- Das Rezepturgranulat der erweiterten Rezeptur *Jia Wei Xiao Yao San* zeigte in vitro keine vermehrte Expression des ERα- oder HER2-Rezeptors oder verschiedener Krebswachstumsfaktoren und löste keine Östrogenaktivität aus. Als Zusatz zu Tamoxifen stimulierte es nicht das Wachstum östrogenabhängiger (MCF-7-)Brustkrebszellen. Bei weiblichen Mäusen fanden sich keine Östrogenwirkungen.
- Die Kampovariante der erweiterten Rezeptur *Jia Wei Xiao Yao San* (*Kami Shoyo San*) in Granulatform zeigte in vitro eine ausgeprägte Östrogen-ERβ-Aktivität, hingegen keine ERα-Aktivität. Eine andere Studie demonstrierte nur eine geringfügige Östrogenaktivität an (MCF-7-)Brustkrebszellen in vitro.
- Das Granulat der Kampo-Version von *Jia Wei Xiao Yao San* (*Kami Shoyo San*) zeigte in vitro bzw. in vivo (Ames-Test, Mikrokern- und Chromosomenaberrations-Test) keine Hinweise auf Mutagenität oder Gentoxizität.

Kommentar

- Verwandte Rezepturen zu *Xia Yao San* sind
  - *Jia Wei Xao Yao San* (Erweitertes Umherstreifen Pulver) ▶ Kommentar unten
  - *Si Ni San* (Kalte Extremitäten Pulver) aus dieser Gruppe. *Si Ni San* fokussiert auf das Regulieren von Leber-*Qi*. *Xiao Yao San* nährt zusätzlich das Blut, stärkt die Milz und leitet Feuchtigkeit aus.
  - *Si Wu Tang* (Vier Arzneien Dekokt) ▶ RG 8.2 bei ausgeprägtem Blut-Mangel ohne Milz Mangel
  - *Xiao Chai Hu Tang* (Kleines Bupleuri Radix Dekokt) ▶ RG 4.1 bei Störungen im *Shao Yang*
- *Xiao Yao San* ist eine der wichtigsten Rezepturen in der Chinesischen Medizin. Die Kombination der Schlüsselpathologien Leber-*Qi*-Stagnation, Blut-Mangel und einer leichten Milz-Schwäche mit Feuchtigkeit zeigt sich in der Praxis extrem häufig. Unabhängig von den oben aufgeführten Zeichen und Symptomen kann die Rezeptur bei einer Kombination dieser drei Schlüsselpathologien immer eingesetzt werden. Besonders häufig zeigt sich diese Kombination bei:
  - Frauenproblemen wie prämenstruellen oder perimenopausalen Beschwerden
  - Verdauungsbeschwerden, bei denen Leber-*Qi*-Stagnation eine Rolle spielt, wie Durchfall, Blähungen, Reizdarm, Gastritis etc. sowie
  - „Stress-Erkrankungen" mit emotionalen Beschwerden und evtl. Verdauungsproblemen.
- *Xiao Yao San* wird oft als Grundrezeptur bei Leber-*Qi*-Stagnation betrachtet. Das ist nicht korrekt. Der Fokus der Rezeptur liegt zusätzlich zur Leber-*Qi*-Stagnation auch auf einem Blut-Mangel und Milz-Mangel mit Feuchtigkeit. Eine Grundrezeptur bei Leber-*Qi*-Stagnation ist *Si Ni San* (Kalte Extremitäten Pulver) aus dieser Gruppe.
- *Jia Wei Xiao Yao San* ist eine Modifikation von *Xiao Yao San*. Durch die Zugabe der beiden Hitze klärenden Mittel *Mu Dan Pi* und *Zhi Zi* wird die sonst eher warme Grundmischung zu einer leicht Hitze klärenden Rezeptur. Die Hitze transformiert sekundär zur Stagnation von Leber-*Qi*. Zusätzlich zu den Zeichen von Leber-*Qi*-Stagnation, Blut-Mangel und Milz-*Qi*-Mangel zeigen sich noch Hitzezeichen, wie Reizbarkeit, Schlaflosigkeit, innere Unruhe. Die Zunge zeigt leicht gerötete Seitenränder.

  Jia Wei Xiao Yao San ist eine der am häufigsten eingesetzten Rezepturen:
  - Beim Mammakarzinom ist in Taiwan *Jia Wei Xiao Yao San* die am häufigsten angewendete Rezeptur. In einer epidemiologischen Studie war die Einnahme der Rezeptur bei manifester Erkrankung mit einer verbesserten Prognose assoziiert.[1]

---

1 Lee YW, Chen TL, Shih YR, et al. Adjunctive traditional Chinese medicine therapy improves survival in patients with advanced breast cancer: a population-based study. *Cancer*. 2014;120(9):1338-44.

- Bei klimakterischen Beschwerden ist *Jia Wei Xiao Yao San* in Taiwan die am häufigsten eingesetzte Rezeptur.

Korrespondierende Akupunktur

- Le 3 *Taichong* (*Yuan*-Punkt der Leber)
- Du 20 *Baihui* (sediert)
- Mi 6 *Sanyinjiao* (stützt die Milz)
- Pe 6 *Neiguan* (Arealfernpunkt für den Thorax)
- Ren 12 *Zhongwan* (*Mu*-Punkt des Magens)
- Gb 34 *Yanglingquan* (Fernpunkt für die Gallenblase)
- Gb 41 *Zulinqi* (Fernpunkt für die Gallenblase)
- Le 14 *Qimen* (*Mu*-Punkt der Leber)
- Ma 36 *Zusanli* (stützt das *Qi* der Mitte, harmonisiert)

Diätetik

Milz tonisieren Langkornreis, Mandeln, Weißkohl, Kartoffeln, Feige, Huhn, Schinken, Hering, Pfeffer, Buchweizen, Gerste, Sojabohnen, Fenchel
Leber-Blut nähren Stangensellerie, Pfeffer, Kardamom, Paprika
Blut bewegen Erdnuss, schwarze Sojabohnen, Esskastanie, Pfirsich, Essig, Aubergine, chinesischer Lauch (*Qi* und Blut bewegend)
Leber-Yang absenken Stangensellerie, Selleriesaft, Spinat, Wasserkastanie, Chrysanthemenblüten-Tee
Meiden Heiße oder Hitze erzeugende Nahrungsmittel wie Alkohol (Feuchtigkeit-Hitze), Kaffee, Chili

4.3 Rezepturen, die Magen und Darm harmonisieren

Bàn Xià Xiè Xīn Tāng
Pinelliae Rhizoma Dekokt, das das Epigastrium abfließen lässt
半夏瀉心湯 半夏泻心汤

Englischer Name Pinellia Decoction to Drain the Epigastrium
Quelle *Shang Han Lun* (Abhandlung über fieberhafte, durch Kälte verursachte Erkrankungen)

Eigenschaften

Temperaturverhalten Neutral bis leicht warm
Wirkort Innen, *Shao Yang*
Funktionskreis Magen
Energiezustand des Patienten Fülle
Konstitution Kräftig

Wirkung

- Reguliert den *Qi*-Fluss, führt rebellierendes *Qi* vom Magen hinab
- Harmonisiert den Magen und löst Stauung und Völlegefühl in der Mitte

Zusammensetzung und Analyse

Arzneimittel	AG	Dosis	Wirkung
Zhi Ban Xia (Pinelliae Rhizoma Praeparatum)	6.1	6–9 g	Wandelt Schleim um und senkt rebellierendes *Qi* ab; löst Verklumpung im Magen
Huang Lian (Coptidis Rhizoma)	2.3	2–4 g	Klären Hitze und Hitze-Feuchtigkeit aus der Mitte
Huang Qin (Scutellariae Radix)	2.3	6–9 g	
Ren Shen (Ginseng Radix et Rhizoma)[1]	12.1	6–9 g	Stärkt die Mitte und das Milz-*Qi*
Gan Jiang (Zingiberis Rhizoma)	11	6–9 g	Wärmt die Mitte, vertreibt Kälte und wandelt dünnen Schleim um; wirkt den bitter-kalten Arzneien entgegen und schützt die Mitte
Da Zao (Jujubae Fructus)	12.1	5–9 g	Stärken die Mitte und das Milz-*Qi*; schützen die Mitte vor den stark wirksamen kalt-bitteren Arzneien; *Zhi Gan Cao* harmonisiert die Rezeptur
Zhi Gan Cao (Glycyrrhizae Radix et Rhizoma Praeparata)	12.1	3–6 g	

[1] Statt *Ren Shen* kann auch *Dang Shen* (Codonopsis Radix) ► AG 12.1 eingesetzt werden, muss aber höher dosiert werden.

Symptome

- **Völle- und Druckgefühl im Oberbauch** mit sehr geringem oder auch fehlendem Schmerz
- Appetitlosigkeit, **saures Aufstoßen**, Übelkeit und Erbrechen; **Diarrhö**, Borborygmus

Befunde

Zungenkörper Gerötete Spitze, ansonsten normal
Zungenbelag Klebrig, gelb
Puls Saitenförmig, evtl. beschleunigt

Indikationen nach TCM

- *Qi*-Blockaden in der Mitte und im Darm
- Hitze- und Kälte in der Mitte mit Verklumpung und transformierender, aufsteigender Hitze

Anwendungsbeispiele

- Chronische Gastritis
- Ulkusleiden
- Hyperazidität des Magens
- Chronische Hepatitis
- Bauchbeschwerden
- Akute Gastroenteritis

Modifikationen

Symptom	Arzneimittel	AG	Dosis
Feuchtigkeit-Hitze im Mittleren Erwärmer[1]	– *Gan Jiang* (Zingiberis Rhizoma)	11	–
	+ *Sheng Jiang* (Zingiberis Rhizoma Recens)	1.1	6 g
Ausgeprägter Magen-*Qi*-Mangel mit unverdauter Nahrung im Stuhl, Völle im Epigastrium, Irritierbarkeit[2]	*Zhi Gan Cao* (Glycyrrhizae Radix et Rhizoma Praeparata) Dosierung erhöhen	12.1	9–12 g

[1] Diese Rezeptur heißt dann **Sheng Jiang Xie Xin Tang (Dekokt mit Zingiberis Rhizoma Recens zur Entlastung des Epigastriums)**

[2] Diese Rezeptur heißt dann **Gan Cao Xie Xin Tang (Glycyrrhizae Radix et Rhizoma Dekokt, das das Epigastrium abfließen lässt)**

Kontraindikationen und Sicherheitshinweise

- Allergie gegen Bestandteile der Rezeptur
- Anwendung bei Kindern, in der Schwangerschaft oder Stillzeit ▶ *Huang Lian*
- Kontraindikation und Sicherheitshinweise zu ▶ *Gan Cao* beachten. Vorsicht bei Hypertonus. Bei höherer Dosis und längerer Anwendung ist eine Kontrolle des Blutdrucks und des Serumkaliums anzuraten und eine Komedikation mit Diuretika (außer Kalium sparenden) zu vermeiden.
- Gleichzeitige Anwendung von Antidepressiva, Neuroleptika, Benzodiazepinen, Zolpidem und Amphetaminen ▶ *Ren Shen*
- Interferonbehandlung ▶ *Huang Qin*
- Vorsicht bei vorbestehendem Leberschaden, höherem Alkoholkonsum oder positivem HCV-Antikörperstatus; auf Anzeichen für eine Leberschädigung sollte geachtet werden ▶ *Huang Qin*
- Anwendungsdauer begrenzen ▶ *Huang Lian*
- Vorsicht mit hohen Dosen von ▶ *Ren Shen*; Vorsicht bei Autoimmunerkrankungen und Zustand nach Organtransplantation
- Vorsicht mit hohen Dosen bei Hypertonikern ▶ *Ren Shen, Gan Jiang*
- Vorsicht bei Diabetikern mit Neigung zur Hypoglykämie ▶ *Ren Shen, Huang Lian*

Fertilität, Schwangerschaft und Stillzeit

Fertilität Von einer Anwendung bei Frauen und Männern mit Kinderwunsch ist unbedingt abzuraten ▶ *Huang Lian.* Von einer höheren Dosis und längeren Anwendung von ▶ *Gan Cao* bei Männern mit Kinderwunsch ist abzuraten

Schwangerschaft Kontraindiziert ▶ *Huang Lian, Zhi Ban Xia, (Huang Qin)*
Stillzeit Kontraindiziert ▶ *Huang Lian, Zhi Ban Xia*

Interaktionen

- In der koreanischen Ausführung als *Banha Sasim Tang* senkte die Rezeptur die Bioverfügbarkeit von oral zugeführtem *Midazolam* bei männlichen Mäusen, was wahrscheinlich auf den erniedrigten pH des Magensafts zurückzuführen ist.
- ▶ *Zhi Ban Xia, Huang Lian, Huang Qin, Ren Shen, Dang Shen, Da Zao, Gan Jiang, Gan Cao*

Pharmakologie

Das Granulat der Kampo-Version der Rezeptur (*Hange Shashin To*) zeigte sich im Ames-Test an einem von vier Bakterienstämmen nur nach Aktivierung leicht positiv, In-vivo-Tests (Mikrokern- und unscheduled DNA-synthesis-Test) ergaben keine Hinweise auf Mutagenität oder Gentoxizität.

Kommentar

- Verwandte Rezepturen zu *Ban Xia Xie Xin Tang* sind
  - *Xiao Chai Hu Tang* (Kleines Bupleuri Radix Dekokt) ▶ RG 4.1
  - *Huang Lian Tang* (Dekokt mit Coptidis Rhizoma) aus dieser Gruppe ist weniger kühl als *Ban Xia Xie Xin Tang* und ist für weniger ausgeprägte Hitze-Befunde geeignet.
  - *Ban Xia Hou Po Tang* (Pinelliae Rhizoma und Magnoliae Officinalis Cortex Dekokt) ▶ RG 9.1
  - *Chai Hu Xian Xiong Tang* (Bupleuri Radix Dekokt, das in den Thorax sinkt) ▶ RG 14.2
- Die Palpation des Abdomens ist hilfreich bei der Auswahl dieser Rezeptur: das Epigastrium ist bei dieser Präsentation grundsätzlich nicht druckschmerzhaft ▶ Hara-Diagnose, S. 73.
- *Ban Xia Xie Xin Tang* kombiniert heiße und kalte, hebende und senkende Mittel. Die Rezeptur ist daher für Disharmonien indiziert, in denen Hitze und Kälte gemeinsam auftreten. Der Fokus liegt auf der Mitte. Diese ist geschwächt und kalt, aber durch Schleim blockiert. Die Blockade transformiert sich in Hitze, die nach oben steigt. Schlüsselsymptom für den Einsatz von *Ban Xia Xie Xin Tang* ist eine Kombination aus
  - Übelkeit, Erbrechen und Völlegefühl (Mitte-Disharmonie),
  - Durchfall, Borborygmus (Milzschwäche mit Feuchtigkeit) sowie
  - Hitzezeichen (gerötete Zungenspitze, gelber Zungenbelag).

- In solchen Kombinationen kann die Mischung auch bei Problemen, wie Schlaflosigkeit, Globusgefühl im Hals, Mundulzerationen, Sodbrennen etc. eingesetzt werden.

Korrespondierende Akupunktur

- Le 3 *Taichong* (harmonisiert die Leber)
- Pe 6 *Neiguan* (Arealfernpunkt für das Epigastrium, sediert)
- Ren 12 *Zhongwan* (*Mu*-Punkt des Magens)
- Gb 34 *Yanglingquan* (Fernpunkt für die Gallenblase)
- Gb 38 *Yangfu* (Sedierungspunkt der Gallenblase)
- Le 14 *Qimen* (*Mu*-Punkt der Leber)
- Ma 36 *Zusanli* (stützt das *Qi* der Mitte, harmonisiert)

Diätetik

Milz tonisieren Langkornreis, Mandeln, Weißkohl, Kartoffeln, Feige, Huhn, Schinken, Hering, Pfeffer
Milz wärmen Buchweizen, Gerste, Sojabohnen, Fenchel
Leber-Blut nähren Stangensellerie, Pfeffer, Kardamom, Paprika
Blut nähren Pinienkerne, Sesam, Tintenfisch, Taube, Leber verschiedener Tiere, schwarze Sojabohnen, Essig, Milch, Sahne, Butter, Frischkäse
Meiden Heiße oder Hitze erzeugende Nahrungsmittel wie Alkohol (Feuchtigkeit-Hitze), Kaffee, Chili

Huáng Lián Tāng
Dekokt mit Coptidis Rhizoma
黄連湯 黄连汤

Englischer Name Coptis Decoction
Quelle *Shang Han Lun* (Abhandlung über fieberhafte, durch Kälte verursachte Erkrankungen)

Eigenschaften

Temperaturverhalten Leicht warm
Wirkort Innen, *Shao Yang*
Funktionskreis Magen, Milz, Leber
Energiezustand des Patienten Leichter Mangel
Konstitution Relativ kräftiger Typus

Wirkung

- Klärt aufsteigende Hitze
- Wärmt und harmonisiert die Mitte
- Senkt rebellierendes Magen-*Qi* ab

Zusammensetzung und Analyse

Arzneimittel	AG	Dosis	Wirkung
Huang Lian (Coptidis Rhizoma)	2.3	3–9 g	Klärt Hitze und Feuchtigkeit-Hitze aus der Mitte und aus dem Herz; stark wirksam
Gan Jiang (Zingiberis Rhizoma)	11	6–9 g	Wärmt die Mitte, vertreibt Kälte; wirkt *Huang Lian* entgegen und schützt die Mitte
Gui Zhi (Cinnamomi Ramulus)	1.1	6–9 g	Dynamisiert den *Qi*-Fluss und wärmt die Mitte und vertreibt Kälte
Ren Shen (Ginseng Radix et Rhizoma)[1]	12.1	4–6 g	Stärkt die Mitte und das Milz *Qi*
Zhi Ban Xia (Pinelliae Rhizoma Praeparatum)	6.1	6–9 g	Wandelt Schleim um und senkt rebellierendes Qi ab; öffnet die Brust und löst Verklumpungen
Da Zao (Jujubae Fructus)	12.1	6–9 g	Stärken die Mitte und das Milz *Qi*; schützen die Mitte vor kalt-bitterem *Huang Lian*; *Zhi Gan Cao* harmonisiert die Rezeptur
Zhi Gan Cao (Glycyrrhizae Radix et Rhizoma Praeparata)[2]	12.1	3–9 g	

[1] Statt *Ren Shen* kann auch *Dang Shen* (Codonopsis Radix) ► AG 12.1 eingesetzt werden, muss aber höher dosiert werden.

Symptome

- **Aufstoßen, Übelkeit, Erbrechen,** Völle- und Druckgefühl in der Brust und/oder Schmerz im Oberbauch, Bauchschmerzen, bitterer Mundgeschmack, **Hitze in Brust und Oberbauch, Diarrhö,** auch im Wechsel mit Obstipation
- Fieber und Frösteln, Borborygmus

Befunde

Zungenkörper Relativ unauffällig, gel. rote Stippchen
Zungenbelag Schleimig weißlich oder beginnend gelblich
Puls Saitenförmig

Indikationen nach TCM

- Hitze im Oberen Erwärmer, Kälte in der Mitte (oder auch Hitze im Brustraum, Kälte im Magen)
- Rebellierendes Magen-*Qi*

Anwendungsbeispiele

- Aufstoßen
- Bauchbeschwerden
- Gastroenteritis
- Chronische Gastritis
- Ulkusleiden
- Colon irritabile
- Nervöser Reizmagen
- Stomatitis

Modifikationen

Symptom	Arzneimittel	AG	Dosis
Ausgeprägte Übelkeit und Erbrechen	+ *Wu Zhu Yu* (Euodiae Fructus)	11	3 g
Diarrhöe	+ *Yi Yi Ren* (Coicis Semen)	4	9–15 g
	+ *Bai Bian Dou* (Lablab Semen Album)	12.1	6–9 g
	+ *Fu Ling* (Poria)	4	6–9 g
Gereiztheit	+ *Zhi Zi* (Gardeniae Fructus)	2.1	6–9 g

Kontraindikationen und Sicherheitshinweise

- Allergie gegen Bestandteile der Rezeptur
- Anwendung bei Kindern, in der Schwangerschaft oder Stillzeit ▶ *Huang Lian*
- Keine längere Anwendung in hoher Dosierung von ▶ *Gan Cao* bei unzureichend kontrolliertem Hypertonus, Ödemneigung, Leberzirrhose, schwerer Niereninsuffizienz, Hypokaliämie, Therapie mit Diuretika (außer Kalium sparenden) oder Digitalis, Einnahme von Antiarrhythmika oder stimulierenden Laxantien. Eine Kontrolle des Blutdrucks und des Serumkaliums ist anzuraten. Vorsicht bei männlicher sexueller Dysfunktion und manifestem oder latentem Testosteronmangel
- Gleichzeitige Anwendung von Antidepressiva, Neuroleptika, Benzodiazepinen, Zolpidem und Amphetaminen ▶ *Ren Shen*
- Vorsicht mit hohen Dosen von ▶ *Ren Shen*; Vorsicht bei Autoimmunerkrankungen und Zustand nach Organtransplantation
- Vorsicht mit hohen Dosen bei Hypertonikern ▶ *Ren Shen, Gan Jiang*
- Vorsicht bei Diabetikern mit Neigung zur Hypoglykämie ▶ *Ren Shen, Huang Lian, Gui Zhi*

Fertilität, Schwangerschaft und Stillzeit

Fertilität Von einer Anwendung bei Frauen und Männern mit Kinderwunsch ist unbedingt abzuraten ▶ *Huang Lian*. Von einer höheren Dosis und längeren Anwendung von ▶ *Gan Cao* bei Männern mit Kinderwunsch ist abzuraten.

Schwangerschaft Kontraindiziert ▶ *Huang Lian, Zhi Ban Xia*

Stillzeit Kontraindiziert ▶ *Huang Lian, Zhi Ban Xia*

Interaktionen

▶ *Huang Lian, Gan Jiang, Zhi Ban Xia, Ren Shen, Da Zao, Gan Cao*

Pharmakologie

Das Granulat der Kampo-Version der Rezeptur (*Oren To*) zeigte im Ames-Test an vier Bakterienstämmen keine Hinweise auf Mutagenität.

Kommentar

- Eine verwandte Rezeptur zu *Huang Lian Tang* ist *Xiao Chai Hu Tang* (Kleines Bupleuri Radix Dekokt) ▶ RG 4.1.
- *Huang Lian Tang* geht aus der Basisrezeptur *Ban Xia Xie Xin Tang* (Pinelliae Rhizoma Dekokt, das das Epigastrium abfließen lässt) aus dieser Gruppe hervor, indem man *Huang Qin* weglässt und stattdessen *Gui Zhi* (Cinnamomi Ramulus) ▶ AG 1.1 hinzufügt. Das erklärt, dass *Huang Lian Tang* bei etwas weniger ausgeprägten Hitze-Befunden eingesetzt wird als *Ban Xia Xie Xin Tang*, das vom Temperaturverhalten noch kühler in der Wirkung ist.

Korrespondierende Akupunktur

- Le 3 *Taichong* (reguliert die Leber)
- Pe 6 *Neiguan* (reguliert das *Qi* im Mittleren Erwärmer)
- Ren 12 *Zhongwan* (*Mu*-Punkt des Magens)
- Gb 34 *Yanglingquan* (Fernpunkt für die Gallenblase)
- Gb 38 *Yangfu* (Sedierungspunkt der Gallenblase)
- Le 14 *Qimen* (*Mu*-Punkt der Leber)
- Ma 36 *Zusanli* (stützt das *Qi* der Mitte, harmonisiert)

Diätetik

Milz tonisieren Hirse, Langkornreis, Mandeln, Weißkohl, Kartoffeln, Feige, Huhn, Schinken, Hering, Pfeffer

Milz wärmen Buchweizen, Gerste, Sojabohnen, Fenchel

Leber-Blut nähren Stangensellerie, Pfeffer, Kardamom, Paprika

Blut nähren Pinienkerne, Sesam, Tintenfisch, Taube, Leber verschiedener Tiere, schwarze Sojabohnen, Essig, Milch, Sahne, Butter, Frischkäse

Meiden Heiße oder Hitze erzeugende Nahrungsmittel wie Alkohol (Feuchtigkeit-Hitze), Kaffee, Chili

5 Trockenheit behandelnde, befeuchtende Rezepturen

Bai He Gu Jin Tang (Lilii Bulbus Dekokt zur Erhaltung des Metalls)

Mai Men Dong Tang (Ophiopogonis Radix Dekokt)

Qing Zao Jiu Fei Tang (Dekokt, das Trockenheit klärt und die Lunge rettet)

Sha Shen Mai Dong Tang (Adenophorae seu Glehniae Radix und Ophiopogonis Radix Dekokt)

Zeng Ye Tang (Dekokt, das die Körpersäfte vermehrt)

Zi Yin Jiang Huo Tang (Dekokt, das das *Yin* nährt und das Feuer herabführt)

Bǎi Hé Gù Jīn Tāng
Lilii Bulbus Dekokt zur Erhaltung des Metalls
百合固金湯 百合固金汤

Englischer Name Lily Bulb Decoction to Preserve the Metal
Quelle *Yi Fang Ji Jie* (Analytische Sammlung medizinischer Rezepturen)

Eigenschaften

Temperaturverhalten Kühl
Wirkort Innen
Funktionskreis Lunge, Magen
Energiezustand des Patienten Mangel
Konstitution Geschwächt

Wirkung

- Nährt und befeuchtet das Lungen-*Yin*
- Wandelt Schleim um, stillt Husten, lindert Heiserkeit und eine trockene Kehle

Zusammensetzung und Analyse

Arzneimittel	AG	Dosis	Wirkung
Bai He (Lilii Bulbus)	12.4	6 g	Kaiserarznei: Nährt Lungen-*Yin* und stoppt Husten; löst Unruhe und fördert den Schlaf
Xuan Shen (Scrophulariae Radix)	2.2	4 g	Befeuchten das Lungen-*Yin* und klären Leere-Hitze; *Xuan Shen* fokussiert die Wirkung auf die Kehle; *Sheng Di* kühlt Blut und stoppt Blutungen
Di Huang (Rehmanniae Radix)	2.2	9 g	
Shu Di Huang (Rehmanniae Radix Praeparata)	12.2	9 g	*Nähren und* befeuchten; *Mai Dong* stoppt auch Husten
Mai Dong (Ophiopogonis Radix)	12.4	6 g	
Chuan Bei Mu (Fritillariae Cirrhosae Bulbus)	6.2	6 g	Löst Schleim und senkt rebellierendes Lungen-*Qi* ab; besonders wirksam bei zähem *Schleim.*
Jie Geng (Platycodi Radix)	6.1	4 g	Löst Schleim und senkt rebellierendes Lungen-*Qi* ab
Bai Shao (Paeoniae Radix Alba)	12.2	4–6 g	Nähren Blut
Dang Gui (Angelicae Sinensis Radix)	12.2	6–9 g	
Gan Cao (Glycyrrhizae Radix et Rhizoma)	12.1	3 g	Harmonisiert die Arzneien in dieser Rezeptur und unterstützt die Mitte zur besseren Aufnahme der z.T. schweren Arzneien

Symptome

- **Husten**, besonders nachts und in den frühen Morgenstunden, schleimiger, **zäher Auswurf**, evtl. mit Blut tingiert
- **Trockener Reizhusten**, Heiserkeit, wunder, **trockener Hals** (Kehle)
- Druckgefühl in der Brust, bronchiales Engegefühl
- **Nachtschweiß**, heiße Extremitäten

Befunde

Zungenkörper Rot, evtl. geschrumpft
Zungenbelag Dünn weißlich oder vermindert
Puls Dünn, schwach, tief, evtl. beschleunigt

Indikationen nach TCM

Lungen-*Yin*-Mangel

Anwendungsbeispiele

- Trockener Reizhusten
- Chronische Bronchitis
- Obstruktive Bronchitis
- Chronische Heiserkeit
- Emphysem

Modifikationen

Symptom	Arzneimittel	AG	Dosis
Reichlicher Auswurf	+ *Gua Lou Zi* (Trichosanthis Semen)	6.2	6–9 g
	+ *Sang Bai Pi* (Mori Cortex)	6.3	9 g
Ausgeprägte Heiserkeit, Stimmverlust durch Lungen-*Yin*-Mangel mit sehr trockenen Schleimhäuten	+ *Niu Bang Zi* (Arctii Fructus)	1.2	6 g
Ausgeprägterer Husten	+ *Zi Wan* (Asteris Radix et Rhizoma)	6.3	6 g
	+ *Di Long* (Pheretima)	16	6 g
	+ *Bai Bu* (Stemonae Radix)	6.2	6–9 g

Kontraindikationen und Sicherheitshinweise

- Allergie gegen Bestandteile der Rezeptur
- Diarrhö ▶ *Bai He, Di Huang, Shu Di Huang*
- Vorsicht bei Verdauungsstörungen ▶ *Di Huang, Shu Di Huang*
- Bei längerer Anwendung Kontraindikationen und Sicherheitshinweise zu ▶ *Gan Cao* beachten
- Vorsicht vor intensiver UV-Lichtexposition ▶ *Dang Gui*

Schwangerschaft und Stillzeit

Schwangerschaft Kontraindiziert ▶ *Chuan Bei Mu* (das gilt nicht für *Zhe Bei Mu*, Fritillariae Thunbergii Bulbus), *Dang Gui*. Aussagefähige Untersuchungen zur Sicherheit der Rezeptur in der Schwangerschaft liegen nicht vor.

Stillzeit Kontraindiziert ▶ *Chuan Bei Mu* (das gilt nicht für *Zhe Bei* Mu, Fritillariae Thunbergii Bulbus). Bei Vermeiden von *Chuan Bei Mu* bei männlichen Säuglingen mit Vorsicht anzuwenden ▶ *Gan Cao*

Interaktionen

▶ *Xuan Shen, Di Huang, Zhe Bei Mu, Dang Gui, Bai Shao, Gan Cao*

Kommentar

- *Bai He Gu Jin Tang* ist eine *Yin* stärkende Rezeptur. Im Gegensatz zu *Bei Mu Gua Lou San* (Fritillariae Bulbus und Trichosanthis Fructus Pulver) ▶ RG 14.3 und *Qing Zao Jiu Fei Tang* (Dekokt, das Trockenheit klärt und die Lunge rettet) aus dieser Gruppe ist *Bai He Gu Jin Tang* angezeigt bei vorherrschendem *Yin*-Mangel mit Leere-Hitze. *Bei Mu Gua Lou San* ist indiziert bei trockenem Schleim und *Qing Zao Jiu Fei Tang* ist angezeigt bei Trockenheit mit Hitze sowie Flüssigkeiten- und *Yin*-Mangel. Beide Präsentationen enthalten auch Fülle-Aspekte und gehen einem Lungen-*Yin*-Mangel meistens voraus.
- Auch *Sha Shen Mai Men Dong Tang* (Adenophorae seu Glehniae Radix und Ophiopogonis Radix Dekokt) und *Mai Men Dong Tang* (Ophiopogonis Radix Dekokt) aus dieser Gruppe nähren Lungen-*Yin*. Beide Rezepturen wirken jedoch durch eine Stärkung der Magenflüssigkeiten und des Magen-*Yin*. *Bai He Gu Jin Tang* fokussiert stärker auf die Lunge und den Husten sowie auf blutigen Auswurf.

Korrespondierende Akupunktur

- Ni 6 *Zhaohai* (stützt das Nieren-*Yin*, beruhigt Leere-Hitze, macht die Kehle frei)
- Ren 6 *Qihai* (stärkt die Nieren-Energie, unterstützt das Absenken des Lungen-*Qi*)
- Ren 17 *Shanzhong* (Meisterpunkt für die Atmungsorgane, bei bronchialer Enge)
- Dü 17 *Tianrong*, Di 18 *Futu*, Ma 9 *Renying* und Ma 10 *Shuitu* (Lokalpunkte des Halses)
- Lu 9 *Taiyuan* (Tonisierungs- und *Yuan*-Punkt)
- Mi 6 *Sanyinjiao* (stützt die Milz)
- Ma 36 *Zusanli* (Arealfernpunkt für das Abdomen, stützt das *Qi* der Mitte)
- Bl 13 *Feishu* (*Shu*-Punkt der Lunge, evtl. vorsichtige Moxibustion); bei Wind-Kälte wird Moxa gut vertragen; cave bei Wind-Hitze und *Yin*-Mangel mit Leere-Hitze

Diätetik

Lungen-Qi-Blockaden lösen Mandarine, Pampelmuse, Ingwer, Kardamom

Schleim umwandeln Aprikose, Pinienkerne, Erdnuss, Rettich, Bambussprossen, Birne, Zitrone, Aubergine

Lungen-Yin nähren Michprodukte, Karotte, Dattel, Birne, Aprikose, Feige, Erdnuss, Mandeln, Ente, Honig, Sesam, Mandarine, Bambussprossen, Chinakohl, Hühnerei, Schweinefleisch

Milz- und Lungen-Qi stärken Buchweizen, Gerste, Sojabohnen, Fenchel

Meiden Scharfe, Oberfläche öffnende, schweißtreibende, trocknende Nahrungsmittel, die das Yin weiter vermindern können wie Frühlingszwiebel, Paprika, Ingwer, Knoblauch, Chilischote, Koriander

Mài Mén Dōng Tāng
Ophiopogonis Radix Dekokt
麥門冬湯 麦门冬汤

Englischer Name Ophiopogonis Decoction

Quelle *Jin Gui Yao Lue* (Wichtige Verordnungen aus dem Goldenen Schrein)

Eigenschaften

Temperaturverhalten Neutral

Wirkort Innen

Funktionskreis Lunge, Magen

Energiezustand des Patienten Mangel

Konstitution Geschwächt

Wirkung

- Regt die Körpersäfte an, befeuchtet das Magen-*Yin*
- Korrigiert gegenläufiges *Qi* von Magen und Lunge und führt es nach unten

Zusammensetzung und Analyse

Arzneimittel	AG	Dosis	Wirkung
Mai Dong (Ophiopogonis Radix)	12.4	9–15 g	*Nährt Yin* von Lunge und Magen; befeuchtet
Ren Shen (Ginseng Radix et Rhizoma)	12.1	6 g	Stärkt die Milz und das *Qi* allgemein; regt die Säftebildung an
Zhi Ban Xia (Pinelliae Rhizoma Praeparatum)	6.1	6 g	Wandelt Schleim um und senkt rebellierendes *Qi*
Geng Mi (Oryzae Semen)	12.1	6 g	Stärkt die Mitte
Zhi Gan Cao (Glycyrrhizae Radix et Rhizoma Praeparata)	12.1	6 g	Stützen die Mitte und verbessern die Aufnahme des Säfte nährenden *Mai Dong; Zhi Gan Cao* harmonisiert die Rezeptur
Da Zao (Jujubae Fructus)	12.1	5 g	

Symptome

- Aufstoßen, **Durst**, Übelkeit, Erbrechen, **trockener Mund, trockener Hals**
- Heiserkeit, Husten mit schwer abhustbarem Auswurf, trockener Reizhusten

Befunde

Zungenkörper Rote Spitze oder rot und trocken, evtl. geschrumpft
Zungenbelag Dünn, vermindert
Puls Dünn, tief, evtl. beschleunigt

Indikationen nach TCM

- Magen- und Lungen-*Yin*-Mangel
- Gegenläufiges *Qi* von Lunge und Magen

Anwendungsbeispiele

- Trockener Reizhusten
- Chronische Bronchitis
- Chronische Heiserkeit
- Chronisch-atrophische Gastritis
- Refluxösophagitis

Modifikationen

Symptom	Arzneimittel	AG	Dosis
Reichlicher Auswurf	+ *Gua Lou* (Trichosanthis Fructus)	6.2	6–9 g
	+ *Sang Bai Pi* (Mori Cortex)	6.3	9–12 g
Ausgeprägter Husten mit sehr zähem Sekret	+ *Gua Lou* (Trichosanthis Fructus)	6.2	6–9 g
	+ *Chuan Bei Mu* (Fritillariae Cirrhosae Bulbus)	6.,2	6 g
Ausgeprägter Säftemangel	+ *Bei Sha Shen* (Glehniae Radix)	12.4	6–9 g
	+ *Yu Zhu* (Polygonati Odorati Rhizoma)	12.4	6–9 g
Mundtrockenheit sekundär zu einer Bestrahlungstherapie	+ *Tian Hua Fen* (Trichosanthis Radix)	2.1	6–9 g
	+ *Jin Yin Hua* (Lonicerae Japonicae Flos)	2.4	6 g
	+ *Mu Dan Pi* (Moutan Cortex)	2.2	9 g
	+ *Bei Sha Shen* (Glehniae Radix)	12.4	6–9 g

Kontraindikationen und Sicherheitshinweise

- Allergie gegen Bestandteile der Rezeptur
- Gleichzeitige Anwendung von Antidepressiva, Neuroleptika, Benzodiazepinen, Zolpidem und Amphetaminen ▶ *Ren Shen*
- Besondere Vorsicht bei Autoimmunerkrankungen und Zustand nach Organtransplantation ▶ *Ren Shen*
- Vorsicht mit hohen Dosen von ▶ *Ren Shen*; Vorsicht bei nicht ausreichend kontrolliertem Hypertonus; Vorsicht bei Diabetikern mit Tendenz zur Hypoglykämie
- Bei längerer Anwendung Kontraindikationen und Sicherheitshinweise zu ▶ *Gan Cao* beachten

Fertilität, Schwangerschaft und Stillzeit

Fertilität Von einer höheren Dosis und längeren Anwendung von ▶ *Gan Cao* bei Männern mit Kinderwunsch ist abzuraten
Schwangerschaft Kontraindiziert ▶ *Zhi Ban Xia*
Stillzeit Kontraindiziert ▶ *Zhi Ban Xia*. Bei Auslassen von *Zhi Ban Xia* mit Vorsicht anzuwenden ▶ *Zhi Ban Xia*, bei männlichen Säuglingen ▶ *Gan Cao*

Interaktionen

▶ *Ren Shen, Zhi Ban Xia, Da Zao, Gan Cao*

Pharmakologie

Das Granulat der Kampo-Version der Rezeptur (*Bakumondo To*) zeigte im Ames-Test an vier Bakterienstämmen keine Hinweise auf Mutagenität.

Kommentar

- Eine verwandte Rezeptur zu *Mai Men Dong Tang* ist *Sha Shen Mai Dong Tang* (Adenophorae seu Glehniae Radix und Ophiopogonis Radix Dekokt) aus dieser Gruppe.
- Der Entstehungsmechanismus dieses Krankheitszustandes ist zunächst Leere-Hitze mit aufsteigender Hitze und rebellierendem *Qi* im Funktionskreis Magen. Da die Lunge auf die ausreichende Versorgung mit Säften und die Befeuchtung durch den Magen (Mutter-Sohn-Regel) angewiesen ist, kommt es zu Trockenheits- und Hitze-Symptomen im Funktionskreis Lunge.
- Für einen Vergleich mit *Bai He Gu Jin Tang* (Lilii Bulbus Dekokt zur Erhaltung des Metalls) aus dieser Gruppe ► Kommentar dort.

Korrespondierende Akupunktur

- Ni 6 *Zhaohai* (stützt das Nieren-*Yin*, beruhigt Leere-Hitze, macht die Kehle frei)
- Ren 6 *Qihai* (stärkt die Nieren-Energie, unterstützt das Absenken des Lungen-*Qi*)
- Lu 9 *Taiyuan* (Tonisierungspunkt der Lunge)
- Lu 7 *Lieque* (*Luo*-Punkt, senkt Lungen-*Qi* ab)
- Lu 6 *Kongzui* (*Xi*-Punkt, gut bei akuten Beschwerden)
- Ren 17 *Shanzhong* (Meisterpunkt für die Atmungsorgane, bei bronchialer Enge)
- Pe 6 *Neiguan* (*Luo*-Punkt und Arealfernpunkt für den Thorax)
- Bl 13 *Feishu* (*Shu*-Punkt der Lunge)
- Ma 36 *Zusanli* (Arealfernpunkt für das Abdomen, stützt das *Qi* der Mitte)
- Bl 23 *Shenshu* (*Shu*-Punkt der Niere)

Diätetik

Lungen-Qi-Blockaden lösen Mandarine, Pampelmuse, Ingwer, Kardamom
Schleim umwandeln Aprikose, Pinienkerne, Erdnuss, Rettich, Bambussprossen, Birne, Zitrone, Aubergine
Lungen-Yin nähren Milchprodukte, Karotte, Dattel, Birne, Aprikose, Feige, Erdnuss, Mandeln, Ente, Honig, Sesam, Mandarine, Bambussprossen, Chinakohl, Hühnerei, Schweinefleisch
Milz- und Lungen-Qi stärken Buchweizen, Gerste, Sojabohnen, Fenchel
Meiden Scharfe, Oberfläche öffnende, schweißtreibende und trocknende Nahrungsmittel, die das Yin weiter vermindern können, wie Frühlingszwiebel, Paprika, Ingwer, Knoblauch, Chilischote, Koriander

Qīng Zào Jiù Fèi Tāng
Dekokt, das Trockenheit klärt und die Lunge rettet
清燥救肺湯 清燥救肺汤

Englischer Name Clear Dryness and Rescue the Lungs Decoction
Quelle *Yi Men Fa Lu* (Vorschriften für Ärzte)

Eigenschaften

Temperaturverhalten Kühl bis kalt
Wirkort Innen
Funktionskreis Lunge
Energiezustand des Patienten Fülle und Mangel (Mischmuster)
Konstitution Kräftig

Wirkung

- Klärt Trockenheit
- Befeuchtet die Lunge

Zusammensetzung und Analyse

Arzneimittel	AG	Dosis	Wirkung
Sang Ye (Mori Folium)	1.2	6–9 g	Leitet Wind-Hitze und Wind-Trockenheit aus der Lunge
Shi Gao (Gypsum Fibrosum)	2.1	6–9 g	Klärt Hitze aus der Lunge und aus dem Magen; fördert die Säftebildung und stoppt Durst
Mai Dong (Ophiopogonis Radix)	12.4	4–6 g	Nährt *Yin* und die Säfte von Lunge und Magen; stoppt Husten
Hei Zhi Ma (Sesami Semen Nigrum)	12.4	3–6 g	Nähren *Yin* und befeuchten die Lunge
E Jiao (Corii Asini Colla)[1,2]	12.2	3–6 g	
Ku Xing Ren (Armeniacae Semen Amarum)	6.3	2–4 g	Regulieren Lungen-*Qi* und stoppen Husten; *Pi Pa Ye* klärt Hitze aus der Lunge; *Ku Xing Ren* befeuchtet die Lunge
Pi Pa Ye (Eriobotryae Folium)	6.3	2–4 g	
Ren Shen (Ginseng Radix et Rhizoma)	12.1	2–4 g	Stützt die Mitte und dabei die Mutter der Lunge (Erde-Metall Beziehung)

Gan Cao (Glycyrrhizae Radix et Rhizoma)	12.1	3 g	Stützt die Mitte und harmonisiert die unterschiedlichen Arzneien in dieser Rezeptur

[1] Ins fertige Dekokt einrühren
[2] ▶ Kommentar *E Jiao*

Symptome

- **Hackender, trockener Husten, Trockenheit in Hals, Mund und Nase, Durst**, Fieber, Gereiztheit, Kopfschmerzen
- Keuchatmung, Völlegefühl in der Brust, Schmerz im Hypochondrium

Befunde

Zungenkörper Trocken
Zungenbelag Fehlend
Puls Leer, groß

Indikationen nach TCM

- Trockenheit in der Lunge
- Rebellierendes Lungen-*Qi*

Anwendungsbeispiele

- Akute und chronische Bronchitis
- Pneumonie (in besonderen Fällen) und Keuchhusten
- Chronisch-obstruktive Lungenerkrankung (COPD)
- Infektionen der oberen Atemwege
- Grippaler Infekt

Modifikationen

Symptom	Arzneimittel	AG	Dosis
Schleim	+ *Chuan Bei Mu* (Fritillariae Cirrhosae Bulbus)	6.2	6 g
	+ *Tian Hua Fen* (Trichosanthis Radix)	2.1	6–9 g
	+ *Gua Lou* (Trichosanthis Fructus)	6.2	6–9 g
Blutiger Schleim	+ *Ce Bai Ye* (Platycladi Cacumen)	10.2	6–9 g
	+ *Bai Ji* (Bletillae Rhizoma)	10.2	6–9 g
	+ *Di Huang* (Rehmanniae Radix)	2.2	9–12 g
Lungen-*Yin* stärker nähren	+ *Di Huang* (Rehmanniae Radix)	2.2	9–12 g
	+ *Bai He* (Lilii Bulbus)	12.4	6–9 g
Obstipation	+ *Huo Ma Ren* (Cannabis Fructus)	3.2	6–9 g

Kontraindikationen und Sicherheitshinweise

- Allergie gegen Bestandteile der Rezeptur
- Diarrhö ▶ *E Jiao, Ku Xing Ren, Hei Zhi Ma*
- Gleichzeitige Anwendung von Antidepressiva, Neuroleptika, Benzodiazepinen, Zolpidem und Amphetaminen ▶ *Ren Shen*
- Besondere Vorsicht bei Autoimmunerkrankungen und Zustand nach Organtransplantation; Vorsicht mit hohen Dosen von ▶ *Ren Shen*; Vorsicht bei nicht ausreichend kontrolliertem Hypertonus; Vorsicht bei Diabetikern mit Tendenz zur Hypoglykämie
- Dosierung von ▶ *Ku Xing Ren* und ▶ *Pi Pa Ye* begrenzen, Vorsicht bei Kombination mit anderen Amygdalin-haltigen Arzneien; die Gesamtdosis dieser Arzneien sollte 15 g nicht überschreiten, bei empfindlichen Personen entsprechend weniger
- Bei längerer Anwendung Kontraindikationen und Sicherheitshinweise zu ▶ *Gan Cao* beachten
- Vorsicht bei empfindlichem Magen ▶ *Shi Gao*

Schwangerschaft und Stillzeit

Schwangerschaft Kontraindiziert ▶ *Ku Xing Ren, Pi Pa Ye*
Stillzeit Kontraindiziert ▶ *Ku Xing Ren*. Bei Auslassen von *Ku Xing Ren* mit Vorsicht anzuwenden ▶ *Pi Pa Ye*, bei männlichen Säuglingen *Gan Cao*

Interaktionen

▶ *Shi Gao, Ku Xing Ren, Ren Shen, Gan Cao*

Kommentar

- *Qing Zao Jiu Fei Tang* unterscheidet sich von anderen Lungen-Rezepturen, indem es Hitze und Trockenheit aus der Lunge klärt und gleichzeitig *Yin* nährt. Die Rezeptur ist indiziert, wenn diese beiden Aspekte gemeinsam auftreten, also wenn äußere Trockenheit und innerer Flüssigkeiten- und *Yin*-Mangel zusammentreffen. Dabei überwiegt die Trockenheit und nicht der *Yin*-Mangel. *Qing Zao Jiu Fei Tang* zeigt sich z.B. bei Personen mit konstitutioneller Lungen-Trockenheit und geschwächtem Lungen-*Yin*, die von äußerer Hitze-Trockenheit (saisonal oder durch Heizung verursacht) attackiert werden.
- Verwandte Rezepturen zu *Qing Zao Jiu Fei Tang* sind
  - *Bei Mu Gua Lou San* (Fritillariae Bulbus und Trichosanthis Fructus Pulver) ▶ RG 14.3; diese Rezeptur wird bei trockenem Schleim in der Lunge eingesetzt.
  - *Bai He Gu Jin Tang* (Lilii Bulbus Dekokt zur Erhaltung des Metalls) ▶ RG 4.3; diese Rezeptur wird Lungen-*Yin*-Mangel eingesetzt.

- *Sang Ju Yin* (Mori Folium und Chrysanthemi Flos Trank) ▶ RG 1.2; diese Rezeptur wird bei äußerer Trockenheit eingesetzt.
- *Sha Shen Mai Dong Tang* (Adenophorae seu Glehniae Radix und Ophiopogonis Radix Dekokt) aus dieser Gruppe; diese Rezeptur wird bei Säfte-Mangel von Lunge und Magen eingesetzt
- *Mai Men Dong Tang* (Ophiopogonis Radix Dekokt) aus dieser Gruppe; diese Rezeptur wird bei Säfte-Mangel von Lunge und Magen eingesetzt.

Korrespondierende Akupunktur

- Di 4 *Hegu* (leitet pathogene Faktoren aus)
- Di 20 *Yingxiang* (Lokalpunkt bei blockierter Nasenatmung)
- M-HN 3 *Yintang* (Extrapunkt und Lokalpunkt bei blockierter Nasenatmung)
- Lu 9 *Taiyuan* (Tonisierungspunkt der Lunge)
- Lu 7 *Lieque* (*Luo*-Punkt, senkt Lungen-*Qi* ab bei Husten und bronchialer Enge)
- Lu 6 *Kongzui* (*Xi*-Punkt, gut bei akuten asthmatoiden Beschwerden)
- Ni 6 *Zhaohai* (stützt das Nieren-*Yin*, beruhigt Leere-Hitze, macht die Kehle frei)
- Ren 6 *Qihai* (stärkt die Nieren-Energie, unterstützt das Absenken des Lungen-*Qi*)
- Ren 17 *Shanzhong* (Meisterpunkt für die Atmungsorgane, bei bronchialer Enge)
- Pe 6 *Neiguan* (*Luo*-Punkt und Arealfernpunkt für den Thorax)
- Bl 13 *Feishu* (*Shu*-Punkt der Lunge)
- Ma 36 *Zusanli* (Arealfernpunkt für das Abdomen, stützt das *Qi* der Mitte)

Diätetik

Lungen-Qi-Blockaden lösen Mandarine, Pampelmuse, Ingwer, Kardamom
Schleim umwandeln Aprikose, Pinienkerne, Erdnuss, Rettich, Bambussprossen, Birne, Zitrone, Aubergine
Lungen-Yin nähren Milchprodukte, Karotte, Dattel, Birne, Aprikose, Feige, Erdnuss, Mandeln, Ente, Honig, Sesam, Mandarine, Bambussprossen, Chinakohl, Hühnerei, Schweinefleisch
Milz- und Lungen-Qi stärkend Buchweizen, Gerste, Sojabohnen, Fenchel
Meiden Scharfe, Oberfläche öffnende, schweißtreibende und trocknende Nahrungsmittel, die das Yin weiter vermindern können, wie Frühlingszwiebel, Paprika, Ingwer, Knoblauch, Chilischote, Koriander

Shā Shēn Mài Dōng Tāng
Adenophorae seu Glehniae Radix und Ophiopogonis Radix Dekokt
沙參麥冬湯 沙参麦冬汤

Englischer Name Glehnia and Ophiopogonis Decoction
Quelle *Wen Bing Tiao Bian* (Systematische Differenzierung von Wärme-Erkrankungen)

Eigenschaften

Temperaturverhalten Kühl
Wirkort Innen
Funktionskreise Lunge, Magen
Energiezustand des Patienten Mangel
Konstitution Geschwächt

Wirkung

- Nährt und befeuchtet Lungen- und Magen-*Yin*
- Regt Körpersäfte an

Zusammensetzung und Analyse

Arzneimittel	AG	Dosis	Wirkung
Bei Sha Shen (Glehniae Radix)	12.4	9 g	Nähren Lungen- und Magen-*Yin* und befeuchten; *Mai Dong* stoppt Husten; *Sha Shen* stärkt das Lungen-*Qi*
Mai Dong (Ophiopogonis Radix)	12.4	9 g	
Yu Zhu (Polygonati Odorati Rhizoma)	12.4	6 g	
Sang Ye (Mori Folium)	1.2	4–6 g	Leitet Wind-Hitze und Wind-Trockenheit aus; kühlt
Tian Hua Fen (Trichosanthis Radix)	2.1	4–6 g	Klärt Hitze, nährt Säfte und reduziert Trockenheit
Bai Bian Dou (Lablab Semen Album)	12.1	4–6 g	Stützt sanft die Mitte und dabei die Mutter der Lunge (Erde-Metall-Beziehung)
Gan Cao (Glycyrrhizae Radix et Rhizoma)	12.1	3 g	Stützt die Mitte und harmonisiert die unterschiedlichen Arzneien in dieser Rezeptur

Symptome

- **Trockene Kehle, trockener Husten**, wenig oder kein Auswurf, Heiserkeit
- Husten nachts und in den frühen Morgenstunden

Befunde

Zungenkörper Rot, evtl. geschrumpft
Zungenbelag Vermindert
Puls Dünn, schwach, evtl. beschleunigt

Indikationen nach TCM

Körpersäfte-Mangel in Form von Magen- und Lungen-*Yin*-Mangel durch Trockenheit

Anwendungsbeispiele

- Trockener Reizhusten
- Chronische Bronchitis
- Chronische Heiserkeit
- Emphysem
- Diabetische Beschwerden

Modifikationen

Symptom	Arzneimittel	AG	Dosis
Reichlicher Auswurf	+ *Gua Lou Zi* (Trichosanthis Semen)	6.2	9 g
	+ *Sang Bai Pi* (Mori Cortex)	6.3	12 g
Ausgeprägter Husten mit sehr zähem Sekret	+ *Gua Lou* (Trichosanthis Fructus)	6.2	12 g
	+ *Chuan Bei Mu* (Fritillariae Cirrhosae Bulbus)	6.2	7 g

Kontraindikationen und Sicherheitshinweise

- Allergie gegen Bestandteile der Rezeptur
- Bei längerer Anwendung Kontraindikationen und Sicherheitshinweise zu ▶ *Gan Cao* beachten

Schwangerschaft und Stillzeit

Schwangerschaft Kontraindiziert ▶ *Tian Hua Fen*
Stillzeit Mit Vorsicht anzuwenden ▶ *Gan Cao* bei männlichen Säuglingen

Interaktionen

▶ *Sha Shen, Tian Hua Fen, Gan Cao*

Kommentar

Sha Shen Mai Men Dong Tang ist eine Weiterentwicklung von *Mai Men Dong Tang* (Ophiopogonis Radix Dekokt) aus dem *Shang Han Lun* ▶ oben. Im Vergleich zu *Mai Men Dong Tang* aus dieser Gruppe fokussiert diese Rezeptur noch stärker auf das *Yin* und die Säfte der Lunge und reguliert nicht das Magen-*Qi* (enthält kein *Zhi Ban Xia* (Pinelliae Rhizoma Praeparatum) ▶ AG 6.1).

Korrespondierende Akupunktur

- Lu 9 *Taiyuan* (Tonisierungspunkt der Lunge)
- Lu 7 *Lieque* (*Luo*-Punkt, senkt Lungen-*Qi* ab)
- Ren 12 *Zhongwan* (*Mu*-Punkt des Magens, stützt das Magen-*Yin*, löst Stagnationen)
- Ni 6 *Zhaohai* (stützt das Nieren-*Yin*, beruhigt Leere-Hitze, macht die Kehle frei)
- Ren 17 *Shanzhong* (Meisterpunkt für die Atmungsorgane, bei bronchialer Enge)
- Pe 6 *Neiguan* (*Luo*-Punkt und Arealfernpunkt für den Thorax)
- Bl 13 *Feishu* (*Shu*-Punkt der Lunge, evtl. vorsichtige Moxibustion)
  Ma 36 *Zusanli* (Arealfernpunkt für das Abdomen, stützt das *Qi* der Mitte)
- Ren 6 *Qihai* (stützt das Nieren-*Yin* und das Aufnehmen des Lungen-*Qi* durch die Niere)

Diätetik

Lungen-Qi-Blockaden lösen Mandarine, Pampelmuse, Ingwer, Kardamom
Schleim umwandeln Aprikose, Pinienkerne, Erdnuss, Rettich, Bambussprossen, Birne, Zitrone, Aubergine
Lungen-Yin nähren Milchprodukte, Karotte, Dattel, Birne, Aprikose, Feige, Erdnuss, Mandeln, Ente, Honig, Sesam, Mandarine, Bambussprossen, Chinakohl, Hühnerei, Schweinefleisch
Milz- und Lungen-Qi stärken Buchweizen, Gerste, Sojabohnen, Fenchel
Meiden Scharfe, Oberfläche öffnende, schweißtreibende, trocknende Nahrungsmittel, die das *Yin* weiter vermindern können wie Frühlingszwiebel, Paprika, Ingwer, Knoblauch, Chilischote, Koriander

Zēng Yè Tāng
Dekokt, das die Körpersäfte vermehrt

增液湯 增液汤

Englischer Name Increase the Fluids Decoction
Synonym *Jiin Koka To* (jap.)
Quelle *Wen Bing Tiao Bian* (Systematische Differenzierung von Wärme-Erkrankungen)

Eigenschaften

Temperaturverhalten Kalt
Wirkort Innen
Funktionskreis Lunge, Magen, Niere
Energiezustand des Patienten Mangel
Konstitution Kräftig

Wirkung

- Regt Körpersäfte an und befeuchtet Trockenheit
- Befeuchtet den Darm und befreit den Stuhlgang

Zusammensetzung und Analyse

Arzneimittel	AG	Dosis	Wirkung
Xuan Shen (Scrophulariae Radix)	2.2	9–12 g	Nährt *Yin*, generiert Säfte und befeuchtet den Darm
Mai Dong (Ophiopogonis Radix)	12.4	6–9 g	Nährt das *Yin* und generiert Säfte in Lunge und Magen
Di Huang (Rehmanniae Radix)	2.2	6–9 g	Kühlt das Blut, nährt *Yin* und klärt Hitze

Symptome

- **Durst**
- **Obstipation**

Befunde

Zungenkörper Trocken und gerötet
Zungenbelag Vermindert oder fehlend
Puls Dünn, evtl. leicht schnell oder schwach

Indikationen nach TCM

- *Yin*- und Flüssigkeiten-Mangel
- Trockenheit im Darm

Anwendungsbeispiele

- Austrocknung nach schwerem Infekt
- Obstipation

Modifikationen

Symptom	Arzneimittel	AG	Dosis
Darm befeuchtende Wirkung verstärken	+ *Huo Ma Ren* (Cannabis Fructus)	3.2	9 g
Zusätzliche Zeichen von Hitze-Verklumpung im Darm	+ *Da Huang* (Rhei Radix et Rhizoma)	3.1	6–9 g
Durst	+ *Yu Zhu* (Polygonati Odorati Rhizoma)	12.4	9 g
	+ *Bei Sha Shen* (Glehniae Radix)	12.4	9 g
Latentes leichtes Fieber nach einer Hitze-Krankheit	+ *Di Gu Pi* (Lycii Cortex)	2.5	9 g

Kontraindikationen und Sicherheitshinweise

- Allergie gegen Bestandteile der Rezeptur
- Vorsicht bei Diarrhö und bei Verdauungsstörungen ▶ *Di Huang*

Schwangerschaft und Stillzeit

Schwangerschaft Wegen der kalten Eigenschaft mit Vorsicht anzuwenden. Aussagefähige Untersuchungen zur Sicherheit der Rezeptur in der Schwangerschaft liegen nicht vor.
Stillzeit Keine Einschränkungen bekannt

Interaktionen

▶ *Xuan Shen, Di Huang*

Kommentar

Diese Dreierkombination kann, oft als Zusatz zu einer anderen Rezeptur, immer dann eingesetzt werden, wenn Hitze die Flüssigkeiten ausgetrocknet und das *Yin* geschädigt hat. So wird die Rezeptur nicht nur bei Trockenheit im Darm sondern auch bei Flüssigkeiten- und *Yin*-Schädigung mit latentem leichtem Fieber, Durst, Halstrockenheit u.a. eingesetzt.

Korrespondierende Akupunktur

- Di 4 *Hegu* (leitet pathogene Faktoren aus)
- Di 20 *Yingxiang* (Lokalpunkt)
- M-HN 3 *Yintang* (Extrapunkt)
- SJ 5 *Waiguan*, Gb 20 *Fengchi* (eliminieren Wind)
- Lu 7 *Lieque* (*Luo*-Punkt, senkt Lungen-*Qi* ab)
- Bl 13 *Feishu* (*Shu*-Punkt der Lunge)
- Ma 36 *Zusanli* (stützt das *Qi* der Mitte)

Diätetik

Wind-Kälte eliminieren Frühlingszwiebel, Paprika, Ingwer, Knoblauch, Chilischote, Koriander
Meiden Schwere, kalte und rohe Nahrung während des Infekts; Milchprodukte können vermehrt Schleim erzeugen.

Zī Yīn Jiàng Huǒ Tāng
Dekokt, das das Yin nährt und das Feuer herabführt
滋陰降火湯 滋阴降火汤

Englischer Name Decoction to Enrich *Yin* and Direct Fire Downward
Quelle *Wan Bing Hui Chun* (Wiederherstellung der Gesundheit bei einer Vielzahl von Erkrankungen)

Eigenschaften

Temperaturverhalten Kühl
Wirkort Innen
Funktionskreis Lunge, Magen
Energiezustand des Patienten Mangel
Konstitution Geschwächt

Wirkung

- Nährt und befeuchtet das Lungen-*Yin*
- Kanalisiert Leere-Hitze nach unten und leitet aus

Zusammensetzung und Analyse

Arzneimittel	AG	Dosis	Wirkung
Mai Dong (Ophiopogonis Radix)	12.4	3–6 g	Nähren Lungen-*Yin*; *Mai Dong* nährt auch Magen-*Yin*; *Tian Dong* nährt auch Nieren-*Yin*
Tian Dong (Asparagi Radix)	12.4	3–6 g	
Di Huang (Rehmanniae Radix)	2.2	3–6 g	Nähren kräftig Nieren-*Yin*; *Di Huang* klärt Hitze und kühlt das Blut
Shu Di Huang (Rehmanniae Radix Praeparata)	12.2	3–6 g	
Bai Shao (Paeoniae Radix Alba)	12.2	6–9 g	Nähren Blut und schützen dieses vor der Austrocknung durch die Hitze; *Bai Shao* ist sauer und adstringiert die Säfte.
Dang Gui (Angelicae Sinensis Radix)	12.2	4–6 g	
Bai Zhu (Atractylodis Macrocephalae Rhizoma)	12.1	3–6 g	Stärkt die Mitte und schützt vor den vielen *Yin* nährenden Arzneien
Chen Pi (Citri Reticulatae Pericarpium)	9	3–6 g	Reguliert die Mitte und schützt vor einer Stagnation der vielen *Yin* nährenden Arzneien; reguliert *Qi* in der Brust
Huang Bo (Phellodendri Chinensis Cortex)	2.3	3–6 g	Klären aufsteigende Leere-Hitze; *Zhi Mu* nährt *Yin*
Zhi Mu (Anemarrhenae Rhizoma)	2.1	3–6 g	
Sheng Jiang (Zingiberis Rhizoma Recens)	1.1	2–4 g	Regulieren die Mitte und harmonisieren die vielen Arzneien in dieser Rezeptur
Da Zao (Jujubae Fructus)	12.1	4 g	
Gan Cao (Glycyrrhizae Radix et Rhizoma)	12.1	4 g	

Symptome

- Bronchiales Engegefühl, Druckgefühl in der Brust, Giemen, **Husten, blutiges Husten**, besonders nachts und in den frühen Morgenstunden
- **Heiserkeit, Halsschmerzen, trockener Hals**, Wunden im Halsbereich
- **Nachtschweiß**, Fieber, Knochendampfen

Befunde

Zungenkörper Rote Spitze oder ganz rot, evtl. geschrumpft, trocken
Zungenbelag Vermindert oder fehlend
Puls Dünn, schwach, tief, evtl. beschleunigt

Indikationen nach TCM

Lungen-*Yin*-Mangel mit Leere-Hitze

Anwendungsbeispiele

- Trockener Reizhusten
- Chronische Bronchitis
- Chronische Heiserkeit
- Emphysem

Modifikationen

Symptom	Arzneimittel	AG	Dosis
Ausgeprägter Husten mit zähem Sekret	+ *Gua Lou* (Trichosanthis Fructus)	6.2	12 g
	+ *Chuan Bei Mu* (Fritillariae Cirrhosae Bulbus)	6.2	7 g
Knochenhitze, Nachtschweiß und latentes Fieber	+ *Di Gu Pi* (Lycii Cortex)	2.5	9 g
	+ *Yin Chai Hu* (Stellariae Radix)	2.5	9 g
Erschöpfung	+ *Xi Yang Shen* (Panacis Quinquefolii Radix)	12.4	7 g
	+ *Dong Chong Xia Cao* (Cordyceps)[1]	12.3	1 g

[1] Als Pulver beifügen

Kontraindikationen und Sicherheitshinweise

- Allergie gegen Bestandteile der Rezeptur
- Diarrhö ▶ *Di Huang, Shu Di Huang, Zhi Mu, Dang Gui*
- Bei längerer Anwendung und höherer Dosierung Kontraindikationen und Sicherheitshinweise zu ▶ *Gan Cao* beachten
- Vorsicht bei Verdauungsstörungen ▶ *Di Huang, Shu Di Huang, Zhi Mu*
- Vorsicht bei Blutungsneigung ▶ *Sheng Jiang*
- Vorsicht vor intensiver UV-Lichtexposition ▶ *Dang Gui*

Schwangerschaft und Stillzeit

Schwangerschaft Kontraindiziert ▶ *Zhi Mu, Huang Bo, Dang Gui*
Stillzeit Kontraindiziert ▶ *Huang Bo*. Bei Auslassen von *Huang Bo* mit Vorsicht anzuwenden ▶ *Sheng Jiang*, bei männlichen Säuglingen *Gan Cao*

Interaktionen

▶ *Di Huang, Dang Gui, Bai Shao, Da Zao, Gan Cao*

Pharmakologie

Das Granulat der Kampo-Version der Rezeptur (*Jiin Koka To*) zeigte im Ames-Test an vier Bakterienstämmen keine Hinweise auf Mutagenität.

Kommentar

- *Zi Yin Jiang Huo Tang* hat Ähnlichkeit mit *Sha Shen Mai Dong Tang* (Adenophorae seu Glehniae Radix und Ophiopogonis Radix Dekokt) und *Bai He Gu Jin Tang* (Lilii Bulbus Dekokt zur Erhaltung des Metalls) aus dieser Gruppe. Im Vergleich zu beiden Rezepturen klärt *Zi Yin Jiang Huo Tang* die Leere-Hitze am effektivsten.
- *Zi Yin Jiang Huo Tang* fokussiert auf das Nähren von *Yin* und Säften und dem Klären von Leere-Hitze und -Feuer. Diese Mischung wird bei ausgeprägterem *Yin*-Mangel mit Leere-Feuer, das nach oben lodert, eingesetzt.
- Bei *Qing Zao Jiu Fei Tang* (Dekokt, das Trockenheit klärt und die Lunge rettet) aus dieser Gruppe steht dagegen trockener Schleim im Vordergrund, und es handelt sich (erst) um einen Säfte-Mangel.

Korrespondierende Akupunktur

- Ni 7 *Fuliu*, Ren 6 *Qihai*, Bl 13 *Feishu*, Lu 9 *Taiyuan*, Mi 6 *Sanyinjiao*, Ma 36 *Zusanli* (nähren die Nieren und Lunge und stärken das *Qi*)
- Lu 7 *Lieque* (*Luo*-Punkt, senkt Lungen-*Qi* ab)
- Ren 17 *Shanzhong* (Meisterpunkt für die Atmungsorgane, bei bronchialer Enge)
- Pe 6 *Neiguan* (*Luo*-Punkt und Arealfernpunkt für den Thorax)
- Bl 13 *Feishu* (*Shu*-Punkt der Lunge, evtl. vorsichtige Moxibustion)
- Mi 6 *Sanyinjiao* (stützt die Körpersäfte und das *Yin*)
- Ma 36 *Zusanli* (Arealfernpunkt für das Abdomen, stützt das *Qi* der Mitte)
- Bl 23 *Shenshu* (*Shu*-Punkt der Niere, stärkt das Nieren-*Yang*, verbessert so die Energieaufnahme der Niere von der Lunge)
- Ni 3 *Taixi* (stärkt das Nieren-*Yang*, verbessert so die Energieaufnahme der Niere von der Lunge)
- Ni 16 *Huangshu* (stärkt das *Jing*, verbessert die Aufnahmefähigkeit der Niere für die Lungen-Energie)

Diätetik

Lungen-Qi-Blockaden lösen Mandarine, Pampelmuse, Ingwer, Kardamom
Schleim umwandeln Aprikose, Pinienkerne, Erdnuss, Rettich, Bambussprossen, Birne, Zitrone, Aubergine
Lungen-Yin nähren Milchprodukte, Karotte, Dattel, Birne, Aprikose, Feige, Erdnuss, Mandeln, Ente, Honig, Sesam, Mandarine, Bambussprossen, Chinakohl, Hühnerei, Schweinefleisch
Milz- und Lungen-Qi stärken Buchweizen, Gerste, Sojabohnen, Fenchel
Meiden Scharfe, Oberfläche öffnende, schweißtreibende und trocknende Nahrungsmittel, die das *Yin* weiter vermindern können, wie Frühlingszwiebel, Paprika, Ingwer, Knoblauch, Chilischote, Koriander

6 Feuchtigkeit ausleitende Rezepturen

6.1 Rezepturen, die die Miktion fördern und Feuchtigkeit abfließen lassen

Wŭ Líng Săn
Fünf Bestandteile Pulver mit Poria
五苓散

Englischer Name Five-Ingredient Powder with Poria
Quelle *Shang Han Lun* (Abhandlung über fieberhafte, durch Kälte verursachte Erkrankungen)

Eigenschaften

Temperaturverhalten Warm
Wirkort Halb Außen, halb Innen, *Tai Yang*
Funktionskreis Milz, Blase, Niere
Energiezustand des Patienten Leichte Fülle
Konstitution Eher kräftig

Wirkung

- Fördert die Diurese, leitet Feuchtigkeit aus und wandelt sie um, tonisiert die Milz
- Wärmt *Yang* und aktiviert die Umwandlung durch *Qi*

Zusammensetzung und Analyse

Arzneimittel	AG	Dosis	Wirkung
Fu Ling (Poria)	4	6–9 g	Fördern Diurese und eliminieren Feuchtigkeit; beseitigen Ödeme; *Fu Ling* stärkt zudem die Milz.
Ze Xie (Alismatis Rhizoma)	4	9–12 g	
Zhu Ling (Polyporus)	4	6–9 g	
Bai Zhu (Atractylodis Macrocephalae Rhizoma)	7	6–9 g	Stärkt die Milz und trocknet Feuchtigkeit
Gui Zhi (Cinnamomi Ramulus)	1.1	6 g	Wärmt und aktiviert Nieren- und Milz-*Yang* und unterstützt so die Umwandlung von Feuchtigkeit; beseitigt Rest-Pathogene aus der Oberfläche

Symptome

- Kopfschmerzen, Fieber, Gereiztheit, Durst mit sofortigem Erbrechen nach dem Trinken
- **Ödeme, Schweregefühl im Körper**, Diarrhö, mangelhafte Urinausscheidung
- Pulsieren unterhalb des Nabels, Übelkeit, Erbrechen von dünnem, schaumigem Speichel, Schwindel, Kurzatmigkeit, Husten

Befunde

Zungenkörper Gedunsen, Zahneindrücke
Zungenbelag Feucht, dick, klebrig
Puls Oberflächlich oder weich

Indikationen nach TCM

- Feuchtigkeit-Akkumulation im Innen
- *Qi*-Schwäche der Mitte
- Pathogene Wind-Kälte dringt in die Blase ein, blockiert die Miktion und führt zu Wasseransammlung *(Xu Shui)*

Anwendungsbeispiele

- Ödeme
- Chronische Nephritis
- Traditionell bei Niereninsuffizienz
- Herzinsuffizienz mit Wasserretention
- Akute Gastroenteritis, akute Enteritis
- Urogenitale Infektionen

Modifikationen

Symptom	Arzneimittel	AG	Dosis
Kälte-*Bi*-Syndrom mit Durst und Miktionsproblemen	+ *Qiang Huo* (Notopterygii Rhizoma et Radix)	1.1	9–12 g
	– *Bai Zhu* (Atractylodis Macrocephalae Rhizoma)	12.1	–
	+ *Cang Zhu* (Atractylodis Rhizoma)	7	6–9 g
Ausgeprägte Ödeme	+ *Chen Pi* (Citri Reticulatae Pericarpium)	9	6–9 g
	+ *Sang Bai Pi* (Mori Cortex)	6.3	6–9 g

Kontraindikationen und Sicherheitshinweise

- Allergie gegen Bestandteile der Rezeptur
- Vorsicht bei längerer Anwendung oder Überdosierung von ▶ *Ze Xie*
- Vorsicht bei Diabetikern mit Neigung zur Hypoglykämie▶ *Gui Zhi*

Schwangerschaft und Stillzeit

Schwangerschaft Mit Vorsicht anwenden ▶ *Gui Zhi, Bai Zhu*. Aussagefähige Untersuchungen zur Sicherheit der Rezeptur in der Schwangerschaft liegen nicht vor.
Stillzeit Keine Einschränkungen bekannt

Interaktionen

▶ *Fu Ling*

Pharmakologie

Das Granulat der Kampo-Version der Rezeptur (*Gorei San*) zeigte im Ames-Test an vier Bakterienstämmen keine Hinweise auf Mutagenität

Kommentar

- Trotz der Ansammlung von Flüssigkeiten im Körper kann sich in dieser Präsentation ein Durstgefühl zeigen. Dieses stammt von einer Verteilungsstörung der Säfte.
- Verwandte Rezepturen zu *Wu Ling San* sind
  - *Zhu Ling Tang* (Polyporus Dekokt) aus dieser Gruppe ▶ Kommentar dort
  - *Ling Gui Zhu Gan Tang* (Poria, Cinnamomi Ramulus, Atractylodis Macrocephalae Rhizoma und Glycyrrhizae Radix Dekokt) ▶ RG 14.4. Im Vergleich zu *Wu Ling San* behandelt diese Rezeptur dünnen Schleim im Epigastrium. *Wu Ling San* hingegen fokussiert mehr auf das Ausleiten von Feuchtigkeit und die diuretische Wirkung steht im Vordergrund.
- *Wu Ling San* wurde für Wasseransammlung *(Xu Shui)* im Kontext des *Shang Han Lun* konzipiert. Die erste Gruppe der Symptome oben definiert diese Pathologie, bei welcher der pathogene Faktor tiefer in den Körper vordringt und in der Blase die Umwandlung von Flüssigkeiten blockiert. Es zeigen sich daher Symptome einer ungelösten Oberflächenkrankheit sowie von Wasseransammlung in der Blase.
  Die Rezeptur kann jedoch ganz generell für die Ausleitung und Umwandlung von angesammelter Feuchtigkeit eingesetzt werden. Diese Feuchtigkeit kann sich in der Mitte ansammeln oder aber im Unteren Erwärmer den geordneten *Qi*-Fluss sowie das Absteigen von Trübheit und das Emporsteigen von klarem *Yang* stören, was sich mit Erbrechen, Schwindel, Kurzatmigkeit oder Husten zeigt.
- Die Schlüsselpathologie für den Einsatz dieser Rezeptur ist eine Ansammlung von dünner, wässriger Feuchtigkeit aufgrund einer schwachen Milz, wobei die Flüssigkeitsansammlung und nicht die schwache Milz im Vordergrund steht.

Korrespondierende Akupunktur

- Ma 40 *Fenglong* (leitet Feuchtigkeit aus)
- Mi 9 *Yinlingquan* (eliminiert Feuchtigkeit)
- Ren 3 *Zhongji* (*Mu*-Punkt der Blase)
- Ren 6 *Qihai* (stärkt das *Qi*)
- Bl 23 *Shenshu*, Bl 25 *Dachangshu* (Moxa)
- Bl 28 *Pangguangshu* (*Shu*-Punkt der Blase)
- Ni 5 *Shuiquan* (*Xi*-Punkt der Niere)

Diätetik

Feuchtigkeit eliminieren Mais, Sojamilch, Rindsbouillon
Blut im Urin Selleriesaft, Lotoswurzel
Meiden Süßes und Alkoholika, da viel Feuchtigkeit produziert wird

Wŭ Pí Săn
Fünf Schalen Pulver
五皮散

Englischer Name Five-Peel Powder
Quelle *Zhong Zang Jing* (Schatzkammer Klassiker)

Eigenschaften

Temperaturverhalten Leicht warm
Wirkort Innen
Funktionskreis Milz, Blase, Niere
Energiezustand des Patienten Fülle, evtl. aufgrund einer Leere
Konstitution Kräftig

Wirkung

- Wandelt Feuchtigkeit um und löst Ödeme
- Reguliert das *Qi*
- Unterstützt die Milz

Zusammensetzung und Analyse

Arzneimittel	AG	Dosis	Wirkung
Sang Bai Pi (Mori Cortex)	6.3	10–15 g	Verteilt das Lungen-*Qi*, die obere Quelle des Wassers, sodass Wasser nach unten geleitet und ausgeschieden wird
Sheng Jiang Pi (Zingiberis Pericarpium Recens)[1]	1.1	4–6 g	Fördert die Diurese und leitet Wasser aus; fokussiert auf die Mitte
Fu Ling Pi (Poriae Cutis)[2]	4	10–15 g	Fördert die Diurese und leitet Wasser aus; stärkt ebenfalls die Milz
Chen Pi (Citri Reticulatae Pericarpium)	9	6–9 g	Regulieren den Fluss des *Qi*, sodass Flüssigkeiten ungehindert fließen können; *Da Fu Pi* bewegt *Qi* nach unten und unterstützt dabei die Elimination von Flüssigkeiten
Da Fu Pi (Arecae Pericarpium)	9	9 g	

[1] ▶ Kommentar *Sheng Jiang*
[2] ▶ Kommentar *Fu Ling*

Symptome

Generalisierte Ödeme und Schweregefühl im ganzen Körper, Miktionsstörungen, Atembeschwerden, Kurzatmigkeit, Völlegefühl im Abdomen und Epigastrium

Befunde

Zungenkörper Gedunsen
Zungenbelag Weiß, ölig
Puls Tief

Indikationen nach TCM

Feuchtigkei-Ansammlung

Anwendungsbeispiele

- Ödeme
- Ödeme in der Schwangerschaft wie bei EPH-Gestose (unter Auslassen von *Da Fu Pi*!)
- Ödeme durch Proteinurie bei chronischer Glomerulonephritis
- Ödeme durch Herzinsuffizienz

Modifikationen

Symptom	Arzneimittel	AG	Dosis
Ödeme im Oberkörper aufgrund einer Außen-Erkrankung	+ *Fang Feng* (Saposhnikoviae Radix)	1.1	6–9 g
	+ *Zi Su Ye* (Perillae Folium)	1.1	6–9 g
	+ *Bai Zhi* (Angelicae Dahuricae Radix)	1.1	6–9 g
Ödeme in den Beinen	+ *Fang Ji* (Stephaniae Tetrandrae Radix)	5	9–12 g
	+ *Che Qian Zi* (Plantaginis Semen)	4	6–9 g
Feuchtigkeit-Hitze im Unteren Erwärmer	+ *Hua Shi* (Talcum)	4	6–9 g
	+ *Che Qian Zi* (Plantaginis Semen)	4	6–9 g
	+ *Yi Yi Ren* (Coicis Semen)	4	9–15 g
Kälte-Feuchtigkeit im Innen	+ *Gan Jiang* (Zingiberis Rhizoma)	11	6 g
	+ *Fu Zi* (Aconiti Radix Lateralis Praeparata)	11	3–6 g
	+ *Cang Zhu* (Atractylodis Rhizoma)	7	6 g
Milz-Mangel	+ *Dang Shen* (Codonopsis Radix)	12.1	6–9 g
	+ *Huang Qi* (Astragali Radix)	12.1	9–12 g
	+ *Bai Zhu* (Atractylodis Macrocephalae Rhizoma)	12.1	6–9 g
Völlegefühl im Epigastrium	+ *Hou Po* (Magnoliae Officinalis Cortex)	7	6 g
	+ *Bai Zhu* (Atractylodis Macrocephalae Rhizoma)	12.1	6 g

Kontraindikationen und Sicherheitshinweise

- Allergie gegen Bestandteile der Rezeptur
- Nicht bei Kindern, nicht in höherer Dosierung und für längere Zeit anwenden ▶ *Da Fu Pi*
- Vorsicht bei Blutungsneigung ▶ *Sheng Jiang*

Fertilität, Schwangerschaft und Stillzeit

Fertilität Von einer Anwendung bei Frauen und Männern mit Kinderwunsch ist abzuraten ▶ *Da Fu Pi*
Schwangerschaft und Stillzeit Kontraindiziert ▶ *Da Fu Pi*

Interaktionen

▶ *Fu Ling, Sheng Jiang*

Kommentar

- Die Schalen- oder Rinden-(*Pi*-)Substanzen fördern die Diurese und leiten Feuchtigkeit aus. In dieser Mischung werden fünf solcher Schalen und Rinden kombiniert. *Wu Pi San* fokussiert fast ausschließlich auf das Fördern der Miktion und Ausleiten der Feuchtigkeit. Diese Mischung wird dann eingesetzt, wenn die Ansammlung von Feuchtigkeit ausgeprägt ist. Der Milz-Mangel steht nicht im Vordergrund.
- Verwandte Rezepturen zu *Wu Pi San* sind
  - *Wu Pi Yin* (Fünf Schalen Trank); hier werden *Wu Jia Pi* (Acanthopanacis Cortex) ▶ AG 5 und *Di Gu Pi* (Lycii Cortex) ▶ AG 2.5 für *Chen Pi* und *Sang Bai Pi* substituiert. Dadurch wechselt der Fokus dieser Rezeptur von Lunge und Milz (*Wu Pi San*) auf den Unteren Erwärmer und die Nieren. Diese Mischung ist angezeigt, wenn sich Hitze im Unteren Erwärmer ansammelt oder sich möglicherweise Hitze durch das „Eindampfen" von Säften zu Feuchtigkeit-Hitze transformiert.
  - *Wu Ling San* (Fünf Bestandteile Pulver mit Poria) aus dieser Gruppe. Im Vergleich zu *Wu Ling San* (▶ oben) konzentriert sich *Wu Pi San* noch stärker auf das Ausleiten von Feuchtigkeit. Bei ausgeprägten Ödemen wird diese Mischung oft kombiniert mit *Wu Ling San*.

Korrespondierende Akupunktur

- Ma 40 *Fenglong* (leitet Feuchtigkeit aus)
- Mi 9 *Yinlingquan* (eliminiert Feuchtigkeit)
- Ren 3 *Zhongji* (*Mu*-Punkt der Blase)
- Ren 6 *Qihai* (stärkt das *Qi*)
- Bl 23 *Shenshu*, Bl 25 *Dachangshu* (Moxa)
- Bl 28 *Pangguangshu* (*Shu*-Punkt der Blase)
- Ni 5 *Shuiquan* (*Xi*-Punkt der Niere)

Diätetik

Feuchtigkeit eliminieren Mais, Sojamilch, Rinderbouillon
Blut im Urin Selleriesaft, Lotoswurzel
Meiden Süßes und Alkoholika, da beides viel Feuchtigkeit produziert

Zhū Líng Tāng
Polyporus Dekokt
豬苓湯 猪苓汤

Englischer Name Polyporus Decoction
Quelle *Shang Han Lun* (Abhandlung über fieberhafte, durch Kälte verursachte Erkrankungen)

Eigenschaften

Temperaturverhalten Kühl
Wirkort Innen, *Yang Ming*
Funktionskreis Milz, Blase, Niere
Energiezustand des Patienten Leichte Fülle
Konstitution Eher kräftig

Wirkung

- Fördert die Miktion und leitet Feuchtigkeit aus
- Eliminiert Hitze, stützt das *Yin*, stoppt Blutungen

Zusammensetzung und Analyse

Arzneimittel	AG	Dosis	Wirkung
Zhu Ling (Polyporus)	4	6–9 g	Fördern die Diurese und leiten Feuchtigkeit aus; *Fu Ling* unterstützt die Milz; *Ze Xie* fokussiert auf die Nieren und den Unteren Erwärmer und klärt Hitze
Fu Ling (Poria)	4	6–9 g	
Ze Xie (Alismatis Rhizoma)	4	6–9 g	
Hua Shi (Talcum)	4	6–9 g	Fördert Diurese, leitet Feuchtigkeit aus und klärt Hitze
E Jiao (Asini Corii Colla)[1]	12.2	6–9 g	Nährt Blut und *Yin*, befeuchtet und schützt das *Yin*, verhindert Säfteverluste und *Yin*-Schädigung; stoppt Blutungen

[1] ▶ Kommentar *E Jiao*

Symptome

Schmerzen oder Brennen bei der Miktion, dunkler, trüber, stark riechender Urin, eventuell Blut im Urin, Harnverhalt, **Ödeme, Völle und Schmerzen im Unterbauch**, weiche Stühle, eventuell Fieber und **Durst** mit dem Verlangen zu trinken, **Reizbarkeit**, Schlaflosigkeit

Befunde

Zungenkörper Gedunsen, gerötet, dunkel
Zungenbelag Feucht, dick, weiß-gelblich
Puls Schlüpfrig

Indikationen nach TCM

Feuchtigkeit-Hitze im Innen, besonders im Unteren Erwärmer

Anwendungsbeispiele

- Akute oder chronische Harnwegsentzündung
- Dysurie, Reizblase
- Nephritis
- Hämaturie
- Chronische Blasen- oder Prostataentzündung
- Im alten China auch manche Geschlechtskrankheiten, wie Gonorrhö (historisch)
- Zystitis während der Schwangerschaft (mit Vorsicht)

Modifikationen

Symptom	Arzneimittel	AG	Dosis
Großer Durst als Zeichen eines *Yin*-Verlustes	+ *Bei Sha Shen* (Glehniae Radix)	12.4	6–9 g
	+ *Tian Hua Fen* (Trichosanthis Radix)	2.1	6–9 g
Blut im Urin	+ *Bai Mao Gen* (Imperatae Rhizoma)	10.2	6–9 g
	+ *Xiao Ji* (Cirsii Herba)	10.2	6–9 g
Verstärkt Feuchtigkeit-Hitze ausleiten, bei Dysurie mit dunklem Urin	+ *Zhi Zi* (Gardeniae Fructus)	2.1	6–9 g
	+ *Bian Xu* (Polygoni Avicularis Herba)	4	6–9 g

Kontraindikationen und Sicherheitshinweise

- Allergie gegen Bestandteile der Rezeptur
- Längere Anwendung vermeiden ▶ *Hua Shi, Ze Xie*
- Vorsicht bei Diarrhö ▶ *E Jiao*

Schwangerschaft und Stillzeit

Schwangerschaft Mit Vorsicht anzuwenden ▶ *Hua Shi*. Aussagefähige Untersuchungen zur Sicherheit der Rezeptur in der Schwangerschaft liegen nicht vor.
Stillzeit Keine Einschränkungen bekannt

Interaktionen

▶ *Fu Ling, Hua Shi*

Pharmakologie

Das Granulat der Kampo-Version der Rezeptur (*Chorei To*) zeigte im Ames-Test an vier Bakterienstämmen keine Hinweise auf Mutagenität.

Kommentar

- Ursprünglich konzipiert für Kälte, die sich in Hitze umwandelt, Wasser blockiert und *Yin* schädigt, zeichnet sich *Zhu Ling Tang* aus durch die Kombination von Diurese fördernden und Hitze klärenden Mitteln, mit dem *Yin* und Blut unterstützenden *E Jiao*. Die Mischung wird somit bei Patienten mit einer Kombination von Feuchtigkeit, *Yin*-Mangel und Hitze eingesetzt.
- Aufgrund ihrer kombinierten *Yin* nährenden und Feuchtigkeit ausleitenden Wirkung und aufgrund der Blut stoppenden Wirkung von *E Jiao* kann diese Mischung auch in der Behandlung von blutigem *Lin*-Syndrom verwendet werden, insbesondere wenn sich zusätzlich Symptome von *Yin*-Mangel zeigen. Allerdings muss zur Behandlung von ausgeprägtem blutigem *Lin*-Syndrom die Blut stoppende Wirkung durch entsprechende Modifikationen verstärkt werden.
- Verwandte Rezepturen zu *Zhu Ling Tang* sind
  - *Wu Ling San* (Fünf Bestandteile Pulver mit Poria) aus dieser Gruppe. *Wu Ling San* zielt auf die Milz und die Feuchtigkeit und enthält im Vergleich zu dieser Mischung keine *Yin* nährenden und weniger Hitze klärende Mittel.
  - *Ba Zheng San* (Acht Arzneien Pulver zur Korrektur) ▶ RG 6.3. Diese Mischung klärt Feuchtigkeit-Hitze in der Blase und wird bei akuten Symptomen eingesetzt. *Ba Zhen Tang* hat keine *Yin* nährende Funktion und wirkt Hitze klärend und trocknend.

Korrespondierende Akupunktur

- Bl 32 *Ciliao* (mit starker Stimulation im Akutfall)
- Ni 5 *Shuiquan* (*Xi*-Punkt der Niere)
- Ren 3 *Zhongji* (*Mu*-Punkt der Blase)
- Ma 40 *Fenglong*, Mi 9 *Yinlingquan* (eliminieren Feuchtigkeit)
- Ren 6 *Qihai* (stützt die Niere)
- Bl 28 *Pangguangshu* (*Shu*-Punkt der Blase)

Diätetik

Feuchtigkeit eliminieren Mais, Sojamilch, Rindsbouillon
Blut im Urin Selleriesaft, Lotoswurzel
Feuchtigkeit-Hitze eliminieren Buchweizen, Mungbohnen, Rettich, Preiselbeeren
Meiden Hitze erzeugende Nahrung, besonders Alkohol, kann langfristig Hitze produzieren, auch energetisch sehr heiße Nahrung wie Chili, scharfe Speisen, Lamm, Hammel, Meeresfrüchte (evtl. Verschlechterung von Feuchtigkeit-Hitze-Ekzemen). Milchprodukte, Süßigkeiten und fettes Fleisch im Übermaß können Feuchtigkeit und Schleim-Bildung begünstigen.

6.2 Rezepturen, die Feuchtigkeit-Trübheit transformieren

Huò Xiāng Zhèng Qì Sǎn
Agastaches Herba Pulver, das das Qi korrigiert
藿香正氣散　藿香正气散

Englischer Name Agastache Powder to Rectify the *Qi*
Quelle *Tai Ping Hui Min He Ji Ju Fang* (Rezepturensammlung von kaiserlicher Gnade aus der Tai-Ping-Ära)

Eigenschaften

Temperaturverhalten Warm
Wirkort Außen und Innen
Funktionskreis Lunge, Dickdarm, Magen, Milz
Energiezustand des Patienten Fülle
Konstitution Kräftig

Wirkung

- Befreit die Oberfläche
- Wandelt Feuchtigkeit um
- Reguliert das *Qi* und harmonisiert die Mitte

Zusammensetzung und Analyse

Arzneimittel	AG	Dosis	Wirkung
Guang Huo Xiang (Pogostemonis Herba)	7	9–12 g	Löst Wind-Kälte aus der Oberfläche, wandelt Feuchtigkeit um und senkt rebellierendes Magen-*Qi* ab
Hou Po (Magnoliae Officinalis Cortex)	7	6–9 g	Regulieren das *Qi* der Mitte und senken rebellierendes Magen-*Qi* ab
Chen Pi (Citri Reticulatae Pericarpium)	9	6–9 g	
Zi Su Ye (Perillae Folium)	1.1	4–6 g	Lösen Wind-Kälte aus der Oberfläche; *Zi Su Ye* reguliert die Mitte und senkt rebellierendes Magen-*Qi* ab
Bai Zhi (Angelicae Dahuricae Radix)	1.1	4–6 g	
Zhi Ban Xia (Pinelliae Rhizoma Praeparatum)	6.1	6–9 g	Reguliert die Mitte und senkt rebellierendes Magen-*Qi* ab
Da Fu Pi (Arecae Pericarpium)	9	6-9 g	Reguliert das *Qi* im Unteren Erwärmer und durchdringt damit Feuchtigkeit-Blockaden
Bai Zhu (Atractylodis Macrocephalae Rhizoma)	12.1	9–12 g	Stärkt die Milz und wandelt Feuchtigkeit um
Fu Ling (Poria)	4	6–9 g	Leitet Feuchtigkeit aus und unterstützt die Milz
Jie Geng (Platycodonis Radix)	6.1	6–9 g	Verteilt das Lungen-*Qi* und unterstützt dadurch die Oberfläche lösenden Mittel sowie die unbehinderte Zirkulation von Flüssigkeiten
Da Zao (Jujubae Fructus)	12.1	3 g	Harmonisieren die Inhaltsstoffe und regulieren die Mitte; *Sheng Jiang* löst auch die Oberfläche und senkt rebellierendes Magen-*Qi* ab; *Zhi Gan Cao* und *Da Zao* stärken die Milz und tonisieren das *Qi*
Sheng Jiang (Zingiberis Rhizoma Recens)	1.1	3–6 g	
Zhi Gan Cao (Glycyrrhizae Radix et Rhizoma Praeparata)	12.1	3 g	

Symptome

- **Brechreiz und Erbrechen, Diarrhö, Fieber und Abneigung gegen Wind** (Frösteln)
- Geschmacksverlust
- Schmerzen im Epigastrium und Abdomen, Völle- und Druckgefühl in der Brust, Borborygmus

Befunde

Zungenkörper Unverändert
Zungenbelag Weiß, schleimig
Puls Weich

Indikationen nach TCM

Invasion von Wind-Kälte in der Oberfläche bei gleichzeitiger innerer Stagnation durch Feuchtigkeit

Anwendungsbeispiele

- Gastroenteritis, Sommerdiarrhö
- Bakterielle Dysenterie
- Infektionen der oberen Atemwege, sog. Sommergrippe

Modifikationen

Symptom	Arzneimittel	AG	Dosis
Ausgeprägte Zeichen von Wind-Kälte	*Zi Su Ye* (Perillae Folium) Dosis erhöhen	1.1	9–12 g
	+ *Fang Feng* (Saposhnikoviae Radix)	1.1	6–9 g
Nahrungsstagnation	– *Zhi Gan Cao* (Glycyrrhizae Radix et Rhizoma Praeparata)	12.1	–
	– *Da Zao* (Jujubae Fructus)	12.1	–
	+ *Shen Qu* (Massa Medicata Fermentata)	8	6–9 g
	+ *Lai Fu Zi* (Raphani Semen)	8	6–9 g
Ausgeprägte Feuchtigkeit mit dickem, öligem Zungenbelag	– *Bai Zhu* (Atractylodis Macrocephalae Rhizoma)	12.1	–
	+ *Cang Zhu* (Atractylodis Rhizoma)	7	6–9 g
	+ *Yi Yi Ren* (Coicis Semen)	4	9–15 g
Kurze, spärliche Miktion	+ *Mu Tong* (Akebiae Caulis)	4	2–3 g
	+ *Ze Xie* (Alismatis Rhizoma)	4	6–9 g
Schmerzhafter, evtl. krampfartiger Stuhldrang	+*Mu Xiang* (Aucklandiae Radix)	9	6 g

Kontraindikationen und Sicherheitshinweise

- Allergie gegen Bestandteile der Rezeptur
- Nicht bei Kindern, in höherer Dosierung und für längere Zeit anwenden ▶ *Da Fu Pi*
- Kontraindikationen und Sicherheitshinweise zu ▶ *Gan Cao* beachten
- Vorsicht bei Blutungsneigung ▶ *Sheng Jiang*
- Vorsicht vor intensiver UV-Lichtexposition ▶ *Bai Zhi*

Fertilität, Schwangerschaft und Stillzeit

Fertilität Von einer Anwendung bei Frauen und Männern mit Kinderwunsch ist abzuraten ▶ *Da Fu Pi*
Schwangerschaft Kontraindiziert ▶ *Zhi Ban Xia, Da Fu Pi*
Stillzeit Kontraindiziert ▶ *Zhi Ban Xia, Da Fu Pi*

Interaktionen

▶ *Zhi Ban Xia, Fu Ling, Da Zao, Gan Cao*

Kommentar

- *Huo Xiang Zheng Qi San* wandelt Feuchtigkeit in der Mitte um und löst gleichzeitig die Oberfläche. Obwohl die Rezeptur bei allen Feuchtigkeitansammlungen in der Mitte mit Erbrechen und Diarrhö eingesetzt werden kann, gilt sie heute als Standardmischung zur Behandlung akuter Magen-Darm-Grippe. Schlüsselsymptome sind das akute Auftreten der Erkrankung, die Oberflächen-Symptome sowie die Magen-Darm-Symptomatik (Erbrechen und/oder Diarrhö). Die Rezeptur kann auch eingesetzt werden bei Brechdurchfall nach der Einnahme verdorbener Nahrungsmittel.
- *Huo Xiang Zheng Qi San* ist geeignet als Reisemittel, bevorzugterweise in Flüssigform. Die Rezeptur wirkt gegen Übelkeit und Diarrhö.
- Eine verwandte Rezeptur ist **Bu Huan Jin Zheng Qi San (Pulver, das das Qi ausrichtet und mehr wert ist als Gold)**. *Bu Huan Jin Zheng Qi San* setzt sich zusammen aus:
  - *Hou Po* (Magnoliae Officinalis Cortex) ▶ AG 7
  - *Cang Zhu* (Atractylodis Rhizoma) ▶ AG 7
  - *Guang Huo Xiang* (Pogostemonis Herba) ▶ AG 7
  - *Zhi Ban Xia* (Pinelliae Rhizoma Praeparatum) ▶ AG 6.1
  - *Chen Pi* (Citri Reticulatae Pericarpium) ▶ AG 9
  - *Gan Cao* (Glycyrrhizae Radix et Rhizoma) ▶ AG 12.1

  Diese Rezeptur eignet sich besonders gut, wenn der trübe Feuchtigkeits-Aspekt stark ist und nur wenige Manifestationen einer Außen-Erkrankung vorkommen.
- Eine weitere verwandte Rezeptur zu *Huo Xiang Zheng Qi San* ist *Xiang Ru San* (Moslae Herba Pulver) ▶ RG 2.5.

Korrespondierende Akupunktur

- Di 4 *Hegu* (leitet pathogene Faktoren aus)
- SJ 5 *Waiguan*, Gb 20 *Fengchi* (eliminieren Wind)
- Lu 7 *Lieque* (*Luo*-Punkt, senkt Lungen-*Qi* ab)
- Bl 13 *Feishu* (*Shu*-Punkt der Lunge)
- Ma 40 *Fenglong* (eliminiert Feuchtigkeit)
- Mi 9 *Yinlingquan* (leitet Feuchtigkeit aus)
- Pe 6 *Neiguan* (Arealfernpunkt für den Oberbauch)
- Ren 12 *Zhongwan* (*Mu*-Punkt des Magens)
- Bl 21 *Weishu* (*Shu*-Punkt des Magens)
- Ma 36 *Zusanli* (stützt das *Qi* der Mitte)
- Ren 6 *Qihai* (vermehrt das *Qi*)

Diätetik

Wind-Kälte eliminieren Frühlingszwiebel, Paprika, Ingwer, Knoblauch, Chilischote, Koriander
Feuchtigkeit eliminieren Reis, Sojaprodukte, Mais, Sojamilch, Rinderbouillon

Milz stärken Hirse, Buchweizen, Reis, Fenchel, Ingwer
Qi regulieren Warmer Reiswein in kleinen Mengen
Meiden Übermäßiger Genuss von Milchprodukten, da sehr Säfte produzierend und nährend. Sie können bei geschwächter Transformationskraft der Milz zu Feuchtigkeits-Bildung führen. Süßes und Alkoholika erzeugen ebenfalls viel Feuchtigkeit. Übermäßig viel Rohkost kann die Milz belasten und das *Yang* schwächen. Fette Nahrung und fettes Fleisch können Schleim produzieren.

Píng Wèi Săn
Beruhige den Magen Pulver
平胃散

Englischer Name Calm the Stomach Powder
Quelle *Tai Ping Hui Min He Ji Ju Fang* (Rezepturensammlung von kaiserlicher Gnade aus der Tai-Ping-Ära)

Eigenschaften

Temperaturverhalten Warm
Funktionskreis Magen, Milz
Wirkort Innen
Energiezustand des Patienten Fülle
Konstitution Kräftig

Wirkung

- Trocknet Feuchtigkeit
- Aktiviert die Milz und bewegt das *Qi*
- Harmonisiert den Magen

Zusammensetzung und Analyse

Arzneimittel	AG	Dosis	Wirkung
Cang Zhu (Atractylodis Rhizoma)	7	9–12 g	Wandelt Feuchtigkeit um, öffnet die Mitte mit aromatischem Geschmack, reduziert Völlegefühl und stärkt die Mitte
Hou Po (Magnoliae Officinalis Cortex)	7	6–9 g	Reguliert das *Qi*, senkt rebellierendes *Qi* ab, öffnet die Mitte mit aromatischem Geschmack, reduziert Völlegefühl
Chen Pi (Citri Reticulatae Pericarpium)	9	6–9 g	Reguliert *Qi*, senkt rebellierendes Magen-*Qi* ab und reduziert Schmerzen und Völlegefühl; wandelt Schleim und Feuchtigkeit um
Sheng Jiang (Zingiberis Rhizoma Recens)	1.1	3–6 g	Wärmt und unterstützt die Mitte und senkt rebellierendes Magen-*Qi* ab
Zhi Gan Cao (Glycyrrhizae Radix et Rhizoma Praeparata)	12.1	3 g	Stützen die Mitte und harmonisieren die anderen Arzneien in der Rezeptur
Da Zao (Jujubae Fructus)	12.1	3 g	

Symptome

- **Völle- und Druckgefühl im Oberbauch**, **Appetitlosigkeit, Aufstoßen, Übelkeit** und Erbrechen, Völlegefühl in der Brust, fader, schlechter Mundgeschmack
- Darmgeräusche nach dem Essen, Meteorismus, Tendenz zu ungeformten Stühlen oder Diarrhö
- **Schweregefühl der Gliedmaßen**, Abgeschlagenheit

Befunde

Zungenkörper Gedunsen, evtl. Zahneindrücke
Zungenbelag Feucht, dick, klebrig, weißlich
Puls Schlüpfrig

Indikationen nach TCM

Feuchtigkeit führt zu *Qi*-Blockaden in der Mitte (Milz und Magen).

Anwendungsbeispiele

- Chronische Gastritis
- Ulkusleiden
- Nervöser Reizmagen
- Colon irritabile
- Beschwerden bei Gastroptose oder Magenatonie

Modifikationen

Symptom	Arzneimittel	AG	Dosis
Hitze-Zeichen (Zungenbelag gelblich, Zungenkörper rot)[1]	+ *Huang Qin* (Scutellariae Radix)	2.3	6–9 g
	+ *Huang Lian* (Coptidis Rhizoma)	2.3	3–5 g
Nahrungsstagnation mit Oberbauchvölle und Obstipation	+ *Zhi Qiao* (Aurantii Fructus)	9	6–9 g
	+ *Lai Fu Zi* (Raphani Semen)	8	6–9 g

1 Diese Rezeptur heißt dann **Qin Lian Ping Wei San** (**Den Magen beruhigendes Pulver mit Scutellariae Radix und Coptidis Rhizoma**)

Kontraindikationen und Sicherheitshinweise

- Allergie gegen Bestandteile der Rezeptur
- Vorsicht bei *Yin*- oder Blut-Mangel
- Bei längerer Anwendung Kontraindikationen und Sicherheitshinweise zu ▶ *Gan Cao* beachten
- Vorsicht mit hohen Dosen von ▶ *Sheng Jiang* bei Hypertonikern; Vorsicht bei Blutungsneigung

Schwangerschaft und Stillzeit

Schwangerschaft Kontraindiziert wegen der vielen scharfen, bitteren, warmen und trocknenden Arzneien. Aussagefähige Untersuchungen zur Sicherheit in der Schwangerschaft liegen nicht vor.
Stillzeit Vorsicht wegen der vielen scharfen, bitteren, warmen und trocknenden Arzneien

Interaktionen

▶ *Cang Zhu, Da Zao, Gan Cao*

Pharmakologie

Das Granulat der Kampo-Version der Rezeptur (*Heii San*) zeigte im Ames-Test an vier Bakterienstämmen keine Hinweise auf Mutagenität.

Kommentar

- *Ping Wei San* ist die Grundrezeptur bei einer Ansammlung und Stagnation von Feuchtigkeit im Mittleren Erwärmer. Wichtig ist die Unterscheidung gegenüber Rezepturen, welche die Milz stärken und Feuchtigkeit ausleiten. *Ping Wei San* fokussiert auf die Umwandlung von Feuchtigkeit und das Auflösen der Stagnation, nicht auf das Stärken der Mitte. Für den Einsatz dieser Rezeptur muss also die Fülle im Vordergrund stehen. Bei ausgeprägten Zeichen von Milzmangel ist *Ping Wei San* nicht angezeigt. In solchen Fällen passen andere Rezepturen besser, z.B.
  - *Shen Ling Bai Zhu San* (Ginseng Radix et Rhizoma, Poria und Atractylodis Macrocephalae Rhizoma Pulver) ▶ RG 8.5 bei Durchfall oder
  - *Xiang Sha Liu Jun Zi Tang* (Sechs Gentlemen Dekokt mit Aucklandiae Radix und Amomi Fructus) bei Völle, Schmerzen und Brechreiz ▶ Modifikationen *Liu Jun Zi Tang*, RG 8.1
- Da *Ping Wei San* austrocknend wirkt und warme Arzneien enthält, sollte diese Rezeptur vorsichtig und mit Modifikationen bei Patienten mit Blut- oder *Yin*-Mangel angewendet werden.

Korrespondierende Akupunktur

- Ma 36 *Zusanli* (stärkt *Qi* von Magen und Milz)
- Ma 40 *Fenglong* (eliminiert Feuchtigkeit)
- Mi 9 *Yinlingquan* (leitet Feuchtigkeit aus)
- Pe 6 *Neiguan* (Arealfernpunkt für den Oberbauch)
- Ren 12 *Zhongwan* (*Mu*-Punkt des Magens)
- Bl 21 *Weishu* (*Shu*-Punkt des Magens)

Diätetik

Feuchtigkeit eliminieren Reis, Sojaprodukte, Mais, Sojamilch, Rindsbouillon
Milz stärken Hirse, Buchweizen, Reis
Milz wärmen Fenchel, Ingwer
Qi regulieren Warmer Reiswein in kleinen Mengen
Meiden Übermäßiger Genuss von Milchprodukten, da sehr Säfte produzierend und nährend. Sie können bei geschwächter Transformationskraft der Milz zu Feuchtigkeit-Bildung führen. Süßes und Alkoholika erzeugen ebenfalls viel Feuchtigkeit. Übermäßig viel Rohkost kann die Milz belasten und das *Yang* schwächen. Fette Nahrung und fettes Fleisch können Schleim produzieren.

6.3 Rezepturen, die Feuchtigkeit-Hitze beseitigen

Bā Zhèng Sǎn
Acht Arzneien Pulver zur Korrektur
八正散

Englischer Name Eight-Herb Powder for Rectification
Quelle *Tai Ping Hui Min He Ji Ju Fang* (Rezepturensammlung von kaiserlicher Gnade aus der Tai-Ping-Ära)

Eigenschaften

Temperaturverhalten Kalt
Funktionskreis Blase
Wirkort Innen
Energiezustand des Patienten Fülle
Konstitution Kräftig

Wirkung

- Klärt Hitze und Feuer und eliminiert Feuchtigkeit
- Fördert die Diurese und befreit *Lin*-Syndrom

Zusammensetzung und Analyse

Arzneimittel	AG	Dosis	Wirkung
Qu Mai (Dianthi Herba)	4	6–12 g	Drainieren Feuchtigkeit und klären Hitze; *Qu Mai* tritt in die Blutebene ein und stoppt auch Blutungen; *Bian Xu* tritt in die *Qi*-Ebene ein; beide befreien von *Lin*-Syndrom
Bian Xu (Polygoni Avicularis Herba)	4	6–12 g	
Mu Tong (Akebiae Caulis)	4	3–6 g	Drainieren Feuchtigkeit, klären Hitze und befreien von *Lin*-Syndrom
Che Qian Zi (Plantaginis Semen)	4	9–15 g	
Hua Shi (Talcum)	4	12–15 g	
Zhi Zi (Gardeniae Fructus)	2.1	3–9 g	Klärt Hitze und Feuchtigkeit aus dem Drei Erwärmer und klärt die Wasserwege
Da Huang (Rhei Radix et Rhizoma)	3.1	6 g	Leitet Hitze über Stuhl ab
Deng Xin Cao (Junci Medulla)	4	3–6 g	Klärt Hitze via Miktion und befreit von *Lin*-Syndrom
Zhi Gan Cao (Glycyrrhizae Radix et Rhizoma Praeparata)	12.1	3–6 g	Harmonisiert die Mittel in dieser Rezeptur und schützt die Mitte vor den kalten Arzneien

Symptome

Brennen und Schmerzen beim Wasserlassen, dunkler, trüber und zum Teil auch blutiger Urin, Urin von auffallend unangenehmen Geruch, häufige Miktion von kleiner Menge, verzögerte Miktion**, Unterbauchschmerz,** trockener Mund und Kehle

Befunde

Zungenkörper Normal oder gedunsen, gelegentlich rote Areale
Zungenbelag Gelber, klebriger Zungenbelag
Puls Schlüpfriger, beschleunigter Puls

Indikationen nach TCM

Heißes oder blutiges *Lin*-Syndrom ▶ Dysurie durch Verklumpung von Feuchtigkeit-Hitze im Unteren Erwärmer

Anwendungsbeispiele

- Akuter Infekt der Harnwege
- Akute Zystitis
- Reizblase
- Urethritis
- Harn-, Ureter- oder Nierensteine
- Prostatitis
- Gelegentlich auch bei Stomatitis und Mundgeschwüren, Aphthen und Zungenbrennen

Modifikationen

Symptom	Arzneimittel	AG	Dosis
Rezeptur verstärken	+ *Huang Bo* (Phellodendri Chinensis Cortex)	2.3	6 g
	+ *Chuan Xin Lian* (Andrographis Herba)	2.4	6–9 g
Ausgeprägte Feuchtigkeits-Akkumulation mit verzögertem Harnfluss oder Ödemen	+ *Fen Bi Xie* (Dioscoreae Hypoglaucae Rhizoma)	4	6–9 g
	+ *Fu Ling* (Poria)	4	6–9 g
	+ *Yi Yi Ren* (Coicis Semen)	4	9–12 g
Ausgeprägte Verstopfung	*Da Huang* (Rhei Radix et Rhizoma) Dosis erhöhen und Kochzeit verkürzen	3.1	9 g
	+ *Mu Xiang* (Aucklandiae Radix)	9	6 g
Harnsteine	+ *Jin Qian Cao* (Lysimachiae Herba)	4	9–12 g
	+ *Hai Jin Sha* (Lygodii Spora)	4	9–12 g
	+ *Shi Wei* (Pyrrosiae Folium)	4	9–12 g
Stomatitis und Zungenbrennen	+ *Dan Zhu Ye* (Lophatheri Herba)	2.1	6–12 g
	+ *Di Huang* (Rehmanniae Radix)	2.2	6–9 g

Kontraindikationen und Sicherheitshinweise

- Allergie gegen Bestandteile der Rezeptur
- Ausgeprägter Flüssigkeits- oder Elektrolytmangel; akut-entzündliche Darmerkrankungen; Darmverschluss, mit großer Vorsicht bei unkomplizierter intestinaler Obstruktion ▶ *Da Huang*
- Kontraindikationen und Sicherheitshinweise zu ▶ *Gan Cao* beachten. Bei höherer Dosis und längerer Anwendung ist eine Kontrolle des Blutdrucks anzuraten
- Bei längerer Anwendung Hypokaliämie möglich, keine Kombination mit Diuretika (außer Kalium sparenden) ▶ *Da Huang, Gan Cao*
- Vorsicht bei Kindern; Vorsicht mit Anwendung während der Menstruation; Vorsicht bei Nierensteinen ▶ *Da Huang*
- Nur mit Vorsicht bei Diarrhö ▶ *Da Huang, Zhi Zi*
- Längere Anwendung vermeiden ▶ *Hua Shi, Da Huang, Zhi Zi*

Fertilität, Schwangerschaft und Stillzeit

Fertilität Von einer Anwendung bei Frauen und Männern mit Kinderwunsch ist abzuraten ▶ *Da Huang*. Bei Auslassen von *Da Huang* Vorsicht bei Frauen mit Kinderwunsch ▶ *Qu Mai*

Schwangerschaft Kontraindiziert ▶ *Qu Mai, Da Huang*

Stillzeit Mit Vorsicht anwenden ▶ *Da Huang, Mu Tong, Che Qian Zi, Hua Shi,* bei männlichen Säuglingen *Gan Cao*

Interaktionen

▶ *Hua Shi, Zhi Zi, Da Huang, Gan Cao*

Kommentar

- *Ba Zheng San* ist die Standardrezeptur bei heißem *Lin*-Syndrom aufgrund von Feuchtigkeit-Hitze in der Blase und im Unteren Erwärmer. Die Rezeptur kann mit Modifikationen auch bei blutigem *Lin*-Syndrom eingesetzt werden.
- *Ba Zheng San* gilt heute als Grundrezeptur zur Behandlung der „normalen" Blasenentzündung. Dabei ist jedoch zu beachten, dass diese Mischung stark Hitze und Feuer klärt und nur dann eingesetzt werden sollte, wenn die Leitsymptome, wie brennender Schmerz, wenig dunkler Urin und ein verdickter gelber Zungenbelag im hinteren Zungendrittel, tatsächlich vorhanden sind. Die Rezeptur sollte nicht generell bei „Blasenentzündungen" eingesetzt werden. Zudem darf *Ba Zheng San* nur in der akuten Phase des entsprechenden Musters (Feuchtigkeit-Hitze in der Blase/im Unteren Erwärmer) eingesetzt werden. Sind die Hitzezeichen geklärt, muss die Therapie bei chronisch rezidivierenden Infekten mit einer anderen Mischung fortgesetzt werden. Diese sollte auf die ursächliche Feuchtigkeit und/oder transformierende Hitze ausgerichtet sein.
- Durch Metaboliten von *Da Huang* kann eine gelbe bis rötlich-braune Urinverfärbung auftreten, die unbedenklich ist.

Korrespondierende Akupunktur

- Ren 3 *Zhongji*, Bl 28 *Pangguangshu*, Ni 12 *Dahe*, Ma 29 *Guilai* (Feuchtigkeit-Hitze eliminierend)
- Ma 40 *Fenglong*, Ren 9 *Shuifen*, Mi 9 *Yinlingquan*, Bl 20 *Pishu* (Feuchtigkeit ausleitend)
- Le 3 *Taichong*, Di 4 *Hegu*, SJ 6 *Zhigou* (Leber-*Qi* regulierend)
- Mi 10 *Xuehai*, Bl 17 *Geshu*, Le 3 *Taichong*, Mi 6 *Sanyinjiao* (Blut-Stase aufhebend)
- Ni 3 *Taixi*, Bl 23 *Shenshu*, Du 6 *Jizhong*, Ren 4 *Guanyuan* (Nieren-*Yang* stärkend)
- Ni 6 *Zhaohai*, Ren 4 *Guanyuan*, Ni 11 *Henggu*, Mi 6 *Sanyinjiao* (Nieren-*Yin* nährend)
- Le 5 *Ligou* (*Luo*-Punkt), der sehr effektiv das Leber-*Qi* reguliert und auch bei Feuchtigkeit-Hitze im Unteren, wie bei genitalen und Blasen-Problemen, eingesetzt werden kann. Le 5 wird für Probleme des Unteren Erwärmer als Punkt der Wahl angesehen.

- Mi 7 *Lougu* wird in Kombination mit Le 5 *Ligou* bei erschwertem Wasserlassen eingesetzt.
- Ohr-Punkt: Harnblase (Lokalisiert in der Concha der Ohrmuschel, oberhalb des Dickdarm-Punkts). Indiziert bei Zystitis, schmerzhaften und häufigen Miktionen, Dranginkontinenz, Nykturie)

Diätetik

Feuchtigkeit-Hitze eliminieren Buchweizen; Reis oder Reissuppe leiten Feuchtigkeit aus, eine „*Clear-Bland-Diet*" (mild, gedämpft und leicht verdaulich) und auch grüne Blattsalate (Endivien, etc.) eliminieren Hitze. Aubergine bewegt Blut.

Harninfekt Während des Harnwegsinfektes scharfe Nahrung und heiße Genussmittel, wie Alkohol, Kaffee, Tabak und THC (Cannabis), meiden.

Qīng Xīn Lián Zǐ Yǐn
Nelumbinis Semen Trank, der das Herz klärt

清心蓮子飲　清心莲子饮

Englischer Name Clear the Heart Drink with Lotus Seed

Quelle *Tai Ping Hui Min He Ji Ju Fang* (Rezepturensammlung von kaiserlicher Gnade aus der Tai-Ping-Ära)

Eigenschaften

Temperaturverhalten Kalt
Funktionskreis Milz, Herz, Blase, Niere
Wirkort Innen
Energiezustand des Patienten Mangel mit Fülle
Konstitution Geschwächt

Wirkung

- Klärt Herz-Feuer
- Eliminiert Feuchtigkeit, befreit von *Lin*-Syndrom
- Stärkt *Qi* und *Yin* und stabilisiert das *Jing*
- Fördert die Kommunikation zwischen Herz und Niere

Zusammensetzung und Analyse

Arzneimittel	AG	Dosis	Wirkung
Lian Zi (Nelumbinis Semen)	13	10–15 g	Stärkt die Mitte, nährt die Nieren, beruhigt das Herz und adstringiert
Huang Qin (Scutellariae Radix)	2.3	6–10 g	Klärt Hitze und leitet Feuchtigkeit aus
Di Gu Pi (Lycii Cortex)	2.5	6–10 g	Kühlt das Blut und klärt Leere-Hitze
Mai Dong (Ophiopogonis Radix)	12.4	6–10 g	Nährt *Yin* und klärt Leere-Hitze
Che Qian Zi (Plantaginis Semen)	4	6–10 g	Fördern die Miktion und leiten Feuchtigkeit aus; *Che Qian Zi* klärt Hitze; *Fu Ling* stärkt die Milz
Fu Ling (Poria)	4	9–15 g	
Mi Zhi Huang Qi (Astragali Radix Praeparata cum Melle)[1]	12.1	9–15 g	Kräftigen stark das *Qi* und die Milz; *Ren Shen* beruhigt zusätzlich den Geist und stärkt das Ursprungs-*Qi* der Nieren
Ren Shen (Ginseng Radix et Rhizoma)	12.1	6–9 g	
Zhi Gan Cao (Glycyrrhizae Radix et Rhizoma Praeparata)	12.1	6–9 g	Harmonisiert alle Arzneien in dieser Mischung und unterstützt die Mitte

[1] ▶ Kommentar *Huang Qi*

Symptome

- **Ausfluss** von gelblicher Farbe und starkem Geruch
- Leicht **irritierbare Blase**, Gefühl der unvollständigen Blasenentleerung, Schmerzen beim Wasserlassen, Harndrang, trüber Urin
- **Gynäkologische Blutungen**
- Spontaner Samenverlust
- **Verstärkung der Symptome durch Aktivität**, Müdigkeit, Mundtrockenheit, gelegentlich auch Nervosität und Schlafstörungen

Befunde

Zungenkörper Normal bis leichte Rötung
Zungenbelag Dünn, weißlich bis gelblich, bes. im hinteren Drittel
Puls Kraftlos, evtl. überflutend

Indikationen nach TCM

- Feuchtigkeit-Hitze im Unteren Erwärmer mit allgemeinem *Qi*- und *Yin*-Mangel
- Fehlende Kommunikation zwischen Herz und Niere mit Nieren-*Yin*-Mangel und Herz-Feuer
- *Lin*-Syndrom

Anwendungsbeispiele

- Chronische Harnwegsinfektionen
- Chronische Zystitis
- Reizblasensyndrom
- Chronische Prostatitis oder Prostatahypertrophie
- Kolpitis
- Vaginalmykose mit Candida albicans

Modifikationen

Symptom	Arzneimittel	AG	Dosis
Spontaner Samenverlust	+ *Mu Li* (Ostreae Concha)	14.1	6–9 g
	+ *Long Gu* (Fossilia Ossis Mastodi)	14.1	6–9 g
Trüber Urin	+ *Fen Bi Xie* (Dioscoreae Hypoglaucae Rhizoma)	4	6–9 g
	+ *Shi Chang Pu* (Acori Tatarinowii Rhizoma)	15	6 g
Gynäkologische Blutungen	+ *Chun Pi* (Ailanthi Cortex)	13	6–9 g
	+ *Jing Jie* (Schizonepetae Herba), karbonisiert	1.1	6–9 g
	+ *Mu Li* (Ostreae Concha)	14.1	6 g

Kontraindikationen und Sicherheitshinweise

- Allergie gegen Bestandteile der Rezeptur
- Kinder; längere Anwendungsdauer vermeiden ▶ *Lian Zi*
- Zustand nach Organtransplantation ▶ *Huang Qi, Ren Shen*
- Gleichzeitige Anwendung von Antidepressiva, Neuroleptika, Benzodiazepinen, Zolpidem und Amphetaminen ▶ *Ren Shen*
- Interferonbehandlung ▶ *Huang Qin*
- Vorsicht bei vorbestehendem Leberschaden, höherem Alkoholkonsum oder positivem HCV-Antikörperstatus; auf Anzeichen für eine Leberschädigung sollte geachtet werden ▶ *Huang Qin*
- Vorsicht bei Hypertonus ▶ *Huang Qi, Ren Shen, Gan Cao*
- Keine längere Anwendung in hoher Dosis von ▶ *Gan Cao* bei Ödemneigung, Leberzirrhose, schwerer Niereninsuffizienz, Hypokaliämie, Therapie mit Diuretika (außer Kalium sparenden) oder Digitalis, Einnahme von Antiarrhythmika oder stimulierenden Laxantien. Eine Kontrolle des Blutdrucks und des Serumkaliums ist anzuraten. Vorsicht bei männlicher sexueller Dysfunktion und manifestem oder latentem Testosteronmangel
- Bei Autoimmunerkrankungen oder intendierter immunsuppressiver Therapie mit großer Vorsicht einzusetzen ▶ *Huang Qi, Ren Shen*
- Vorsicht bei Obstipation ▶ *Lian Zi*
- Vorsicht bei Diabetikern mit Tendenz zur Hypoglykämie ▶ *Ren Shen*

Fertilität, Schwangerschaft und Stillzeit

Fertilität Von einer Anwendung bei Frauen und Männern mit Kinderwunsch ist abzuraten ▶ *Lian Zi*; bei Männern auch von längerer Anwendung hoher Dosen von *Gan Cao*

Schwangerschaft Kontraindiziert ▶ *Lian Zi, (Huang Qin)*; bei Verzicht auf *Lian Zi* und *Huang Qin* mit Vorsicht ▶ *Huang Qi, Ren Shen, Di Gu Pi, Che Qian Zi* und höheren Dosen von *Gan Cao.* Aussagefähige Untersuchungen zur Sicherheit der Rezeptur in der Schwangerschaft liegen nicht vor.

Stillzeit Kontraindiziert ▶ *Lian Zi*; bei Verzicht auf *Lian Zi* Vorsicht mit ▶ *Di Gu Pi, Huang Qin,* bei männlichen Säuglingen *Gan Cao*

Interaktionen

▶ *Huang Qin, Di Gu Pi, Fu Ling, Huang Qi, Ren Shen, Gan Cao*

Pharmakologie

Das Granulat der Kampo-Version der Rezeptur (*Seishin Renshi In*) zeigte sich im Ames-Test an einem von vier Bakterienstämmen nur nach Aktivierung leicht positiv, In-vivo-Tests (Mikrokern- und unscheduled DNA-synthesis-Test) ergaben keine Hinweise auf Mutagenität oder Gentoxizität.

Kommentar

- Bei der Präsentation von *Qing Xin Lian Zi Yin* stehen der Mangel und die Erschöpfung im Vordergrund; sie sind der Auslöser für die Miktionsstörungen, Blutungen oder Ausfluss. Die Mischung enthält zahlreiche kräftigende Substanzen und wird daher leeren, erschöpften und vorwiegend älteren Patientinnen mit dieser Präsentation verschrieben.
- Im Gegensatz dazu klärt *Dao Chi San* (Pulver, das das Rote hinausleitet) ▶ RG 2.4 vorwiegend Hitze aus dem Herz und wird bei Völle-Muster Miktionsstörungen eingesetzt.
- *Ba Zheng San* (Acht Arzneien Pulver zur Korrektur) aus dieser Gruppe wird bei Feuchtigkeit-Hitze im Unteren Erwärmer ohne deutlichen Herzbezug und ohne Mangel eingesetzt.

Korrespondierende Akupunktur

- Bl 32 *Ciliao* (starke Stimulation im Akutfall)
- Ren 4 *Guanyuan* (*Mu*-Punkt des Dünndarms)
- Ren 3 *Zhongji* (*Mu*-Punkt der Blase)
- Ma 40 *Fenglong* (eliminiert Feuchtigkeit)
- Mi 9 *Yinlingquan* (leitet Feuchtigkeit ab)
- Ren 6 *Qihai* (stärkt das *Qi*)

- Ni 5 *Shuiquan* (*Xi*-Punkt der Niere)
- Bl 28 *Pangguangshu* (*Shu*-Punkt der Blase)

Diätetik

Feuchtigkeit eliminieren Mais, Sojamilch, Rindsbouillon
Blut im Urin Selleriesaft, Lotoswurzel
Feuchtigkeit-Hitze eliminieren Buchweizen, Mungbohnen, Rettich, Preiselbeeren
Meiden Hitze erzeugende Nahrung, besonders Alkohol kann für längere Zeit Hitze produzieren, auch energetisch sehr heiße Nahrung wie Chili, scharfe Gerichte, Lamm, Hammel, Meeresfrüchte (evtl. Verschlechterung von Feuchtigkeit-Hitze-Ekzemen). Milchprodukte, Süßes und fettes Fleisch im Übermaß können Feuchtigkeit und Schleim-Bildung begünstigen.

Sān Rén Tāng
Drei Kerne Dekokt
三仁湯 三仁汤

Englischer Name Three Seed Decoction
Quelle *Wen Bing Tiao Bian* (Systematische Differenzierung von Wärme-Erkrankungen)

Eigenschaften

Temperatur Kühl
Wirkort *Wei*-*Qi*-Ebene und *Qi*-Ebene (Feuchtigkeit ist im Bereich der Muskeln und Sehnen eingeschlossen)
Funktionskreis Lunge, Milz
Energiezustand des Patienten Fülle
Konstitution Eher kräftig, evtl. teigig

Wirkung

- Löst *Qi*-Stagnation und erleichtert den *Qi*-Fluss
- Klärt Feuchtigkeit-Hitze

Zusammensetzung und Analyse

Arzneimittel	AG	Dosis	Wirkung
Ku Xing Ren (Armeniacae Semen Amarum)	6.3	6–10 g	Verteilt Lungen-*Qi*, befreit den Oberen Erwärmer und senkt *Qi* und Flüssigkeiten ab
Dou Kou (Amomi Fructus Rotundus)	7	3–6 g	Aktiviert aromatisch die Milz und wandelt trübe Feuchtigkeit um
Yi Yi Ren (Coicis Semen)	4	12–18 g	Drainiert Feuchtigkeit und klärt sanft Hitze; wirkt auf den Unteren Erwärmer
Dan Zhu Ye (Lophatheri Herba)	2.1	6 g	Fördern die Diurese, eliminieren Feuchtigkeit und klären Hitze
Hua Shi (Talcum)	4	12–15 g	
Tong Cao (Tetrapanacis Medulla)	4	6 g	
Zhi Ban Xia (Pinelliae Rhizoma Praeparatum)	6.1	9 g	Wandelt Schleim um und befreit Blockaden in der Mitte
Hou Po (Magnoliae Officinalis Cortex)	7	6 g	Reguliert die *Qi*-Zirkulation, senkt *Qi* ab, wandelt Feuchtigkeit um und aktiviert aromatisch die Mitte

Symptome

- **Kopfschmerzen,** Frösteln, Nachmittagsfieber
- **Völle- und Druckgefühl in der Brust, Appetit- und Durstlosigkeit**
- **Schweregefühl im Körper**

Befunde

Zungenkörper Evtl. gedunsen
Zungenbelag Dick, weiß, klebrig
Puls Saitenförmig sowie dünn oder weich

Indikationen nach TCM

Feuchtigkeit-Hitze-Erkrankungen, bei denen die Feuchtigkeit dominiert. Bevorzugt treten diese bei Patienten mit vorbestehendem und konstitutionellem Milz-*Qi*-Mangel mit Feuchtigkeits-Akkumulation auf.

Anwendungsbeispiele

Sogenannte Sommer-Hitze Erkrankungen:
- Epidemische und endemische Virusaffektionen (wird bei entsprechender Präsentation z.B. auch bei Covid-19 eingesetzt)
- Grippaler Infekt
- Sommer-Gastroenteritis
- Postoperative Fieberzustände

Modifikationen

Symptom	Arzneimittel	AG	Dosis
Ausgeprägte Oberflächenzeichen, wie Kopfschmerzen und Kälteaversion	+ *Zi Su Ye* (Perillae Folium)	1.1	6 g
	+ *Guang Huo Xiang* (Pogostemonis Herba)	7	6–9 g
Ausgeprägte Feuchtigkeit und nur wenig Hitze	+ *Guang Huo Xiang* (Pogostemonis Herba)	7	6–9 g
	+ *Qiang Huo* (Notopterygii Rhizoma et Radix)	1.1	6–9 g
Völle in Epigastrium und Abdomen mit unvollständiger Entleerung beim Stuhlgang	+ *Lai Fu Zi* (Raphani Semen)	8	6–9 g
	+ *Bai Zhu* (Atractylodis Macrocephalae Rhizoma)	12.1	6–9 g
	+ *Shen Qu* (Massa Medicata Fermentata)	8	9–12 g

Huang Qin Hua Shi Tang (Scutellariae Radix und Talcum Dekokt)

Eine weitere Rezeptur, die auch als Modifikation von *San Ren Tang* gesehen werden kann, ist *Huang Qin Hua Shi Tang* (Scutellariae Radix und Talcum Dekokt).

- **Zusammensetzung**
  - *Huang Qin* (Scutellariae Radix) ▶ AG 2.3
  - *Hua Shi* (Talcum) ▶ AG 4
  - *Dou Kou* (Amomi Fructus Rotundus) ▶ AG 7
  - *Tong Cao* (Tetrapanacis Medulla) ▶ AG 4
  - *Fu Ling Pi* (Poriae Cutis) ▶ AG 4
  - *Zhu Ling* (Polyporus) ▶ AG 4
  - *Da Fu Pi* (Arecae Pericarpium) ▶ AG 9
- **Indikation** Hitze-Feuchtigkeit (jedoch hier zu etwa gleichen Teilen) bedrängen den Mittleren Erwärmer
- **Symptome** Bitterer Mundgeschmack, leichter Durst, ohne Wunsch zu trinken, Hungergefühl, abdominales Völlegefühl temporäre Wärmeempfindung und Schwitzen, Muskelschmerzen, Übergewicht, schmierige Stühle, unreine oder juckende Haut
- **Befunde** ZK: rötlich; ZB: gelblich; Puls: kräftig, gespannt, beschleunigt

Kontraindikationen und Sicherheitshinweise

- Allergie gegen Bestandteile der Rezeptur
- Dosierung von ▶ *Ku Xing Ren* begrenzen; Kombination mit anderen amygdalinhaltigen Arzneien vermeiden oder Gesamtdosis auf 15 g begrenzen
- Vorsicht bei Kindern ▶ *Ku Xing Ren*
- Vorsicht bei Durchfall ▶ *Ku Xing Ren*
- Längere Anwendung vermeiden ▶ *Hua Shi*

Schwangerschaft und Stillzeit

Schwangerschaft Kontraindiziert ▶ *Ku Xing Ren, Yi Yi Ren, Zhi Ban Xia*
Stillzeit Kontraindiziert ▶ *Ku Xing Ren , Zhi Ban Xia*

Interaktionen

- *Ku Xing Ren, Hua Shi, Zhi Ban Xia*

Kommentar

- Dieser Symptomkomplex beschreibt das Anfangsstadium einer Feuchtigkeit-Hitze-Erkrankung oder Sommerhitze-Wärme-Erkrankung. Die pathogenen Faktoren Hitze und Feuchtigkeit blockieren die *Wei-Qi* und die *Qi*-Schicht. Es zeigen sich Symptome einer äußeren Erkrankung (Frösteln, Kopfschmerzen), jedoch auch von *Yin*-Feuchtigkeit-Blockade (Schweregefühl, Druck- und Völlegefühl, Appetitlosigkeit, kein Durst, Nachmittagsfieber).
- Für eine erfolgreiche Behandlung kann weder einfach die Oberfläche gelöst noch lediglich die Feuchtigkeit getrocknet und ausgeleitet werden. Der Fokus von *San Ren Tang* liegt auf der Regulierung des blockierten *Qi*-Mechanismus. Durch die Aktivierung und Befreiung der *Qi*-Mechanismen im Drei Erwärmer wird die Oberfläche gelöst und Feuchtigkeit ausgeleitet. *San Ren Tang* enthält drei Samen (*Ren*), um das *Qi* im gesamten Drei Erwärmer zu regulieren (*Ku Xing Ren* für den Oberen Erwärmer, *Dou Kou* für den Mittleren Erwärmer und *Yi Yi Ren* für den Unteren Erwärmer). Wegen der *San Ren Tang* zugrunde liegenden Eigenschaft der Aktivierung der *Qi*-Mechanismen wird die Rezeptur heute breit eingesetzt, wenn innere oder äußere Feuchtigkeit den *Qi*-Mechanismus blockiert und zu Stauungszeichen führt. Diese Rezeptur findet also bei entsprechenden Mustern nicht nur Anwendung im Fall von Infekten, sondern auch bei Verdauungsbeschwerden.
- Die Schlüsselsymptome dieser Rezeptur könnten fälschlicherweise auch als Verklumpung im Innen (Völlegefühl), *Yin*-Mangel (Nachmittagsfieber) und Oberflächenerkrankungen interpretiert werden und durch Abführen, Nähren des *Yin* oder Lösen der Oberfläche therapiert werden. Die Kombination dieser Symptome deutet jedoch auf einen durch Feuchtigkeit blockierten *Qi*-Mechanismus hin und muss mit der regulierenden Strategie von *San Ren Tang* behandelt werden.
- Wenn Feuchtigkeit und Hitze kombiniert auftreten, sollte für den Einsatz von *San Ren Tang* die Feuchtigkeit im Vordergrund stehen. Im Gegensatz dazu treten bei *Huang Qin Hua Shi Tang* (Dekokt mit Scutellariae Radix und Talcum) Hitze und Feuchtigkeit zu etwa gleichen Teilen auf. Schlüsselsymptome von Feuchtigkeit- und Stauungszeichen sind

- Druck- und Völlegefühl in der Brust
- Nachmittagsfieber
- Müdigkeit
- Schweregefühl
- Unwohlsein in Epigastrium und Abdomen
- Weißer, öliger Zungenbelag

Korrespondierende Akupunktur

- Di 11 *Quchi,* Du 14 *Dazhui,* Ni 7 *Fuliu* (eliminieren Feuchtigkeit-Hitze)
- Ma 40 *Fenglong,* Ren 9 *Shuifen,* Mi 9 *Yinlingquan,* Bl 20 *Pishu* (leiten Feuchtigkeit aus)
- Lu 7 *Lieque,* Ren 17 *Shanzhong,* Di 4 *Hegu,* SJ 5 *Waiguan* (regulieren Lungen-*Qi*)

Diätetik

Feuchtigkeit-Hitze eliminieren Buchweizen, Reis oder Reissuppe, milde, gedämpfte und leicht verdauliche Nahrungsmittel („*Clear Bland Diet*") und auch Grüne Blattsalate (Endivien, etc.) eliminieren Hitze
Blut bewegen Aubergine
Meiden Alkohol wegen der Feuchtigkeit-Hitze in Leber und Gallenblase

Shao Yao Tang
Paeoniae Radix Dekokt
芍藥湯

Englischer Name Peony Decoction
Quelle *Zheng Zhi Zhun Sheng* (Standards für Muster und Behandlungen)

Eigenschaften

Temperaturverhalten Kühl
Wirkort Darm, Mitte, *Shao Yang* bis *Yang Ming*
Funktionskreis Dickdarm, Leber, Milz, Magen
Energiezustand des Patienten Eher Fülle
Konstitution Eher kräftig

Wirkung

- Reguliert und harmonisiert *Qi* und Blut
- Klärt Hitze
- Löst Toxine

Zusammensetzung und Analyse

Arzneimittel	AG	Dosis	Wirkung
Bai Shao (Paeoniae Radix Alba)	12.2	9–18 g	Reguliert *Qi* und Blut, relaxiert den Darm und löst in Kombination mit *Gan Cao* Krämpfe
Huang Qin (Scutellariae Radix)	2.3	6–9 g	Klären Hitze, trocknen Feuchtigkeit und lösen Toxine
Huang Lian (Coptidis Rhizoma)	2.3	4–6 g	
Da Huang (Rhei Radix et Rhizoma)	3.1	6 g	Führt ab, leitet Hitze über den Darm ab, lindert Blut-Stase
Dang Gui (Angelicae Sinensis Radix)	12.2	6 g	Tonisiert, aktiviert und reguliert das Blut
Bing Lang (Arecae Semen)	17	3–4 g	Bewegen *Qi* und lösen Stagnationen im Darm; *Bing Lang* führt *Qi* nach unten
Mu Xiang (Aucklandiae Radix)	9	3–5 g	
Rou Gui (Cinnamomi Cortex)	11	1–3 g	Fördert einerseits indirekt die Blut-Bewegung und schützt andererseits vor den kalten Arzneien, insbesondere vor *Da Huang*
Gan Cao (Glycyrrhizae Radix et Rhizoma)	12.1	3–5 g	Harmonisiert die Rezeptur; löst Krämpfe in Kombination mit *Bai Shao*

Symptome

- **Abdominalschmerzen, Tenesmen**, schwierige Defäkation, **Diarrhö mit Blut oder Eiter**
- Brennen im Anus, dunkler Urin

Befunde

Zungenkörper Evtl. leicht blass
Zungenbelag Vermehrt klebrig und gelblich
Puls Beschleunigt

Indikationen nach TCM

Feuchtigkeit-Hitze hat sich im Darm eingenistet, wo es zu *Qi*- und Blut-Stagnationen kommt. Ursächlich kann es dazu durch verdorbene Nahrung oder auch endemisch aufgenommene pathogene Keime kommen.

Anwendungsbeispiele

- Bakterielle oder Amöben-Dysenterie
- Akute Enteritis
- Divertikulitis
- Reizdarm-Syndrom
- Colitis ulcerosa
- Morbus Crohn

Modifikationen

Symptom	Arzneimittel	AG	Dosis
Ausgeprägte Hitze-Toxine	+ *Jin Yin Hua* (Lonicerae Japonicae Flos)	2.4	6 g
	+ *Bai Tou Weng* (Pulsatillae Radix)	2.4	6 g
Mehr Blut im Stuhl	+ *Di Yu* (Sanguisorbae Radix)	10.2	6 g
	+ *Mu Dan Pi* (Moutan Cortex)	2.2	6 g
Ausgeprägte Nahrungsstagnation mit dickerem Zungenbelag und schlüpfrigem Puls	+ *Shan Zha* (Crataegi Fructus)	8	6 g
	+ *Shen Qu* (Massa Medicata Fermentata)	8	6 g

Kontraindikationen und Sicherheitshinweise

- Kontraindiziert bei überwiegend äußeren Symptomen (wie Fieber und Frösteln) ebenso wie bei innerer Kälte durch *Yang*-Mangel
- Allergie gegen Bestandteile der Rezeptur oder Perubalsam
- Anwendung bei Kindern, in der Schwangerschaft oder Stillzeit ▶ *Bing Lang, Huang Lian*
- Ausgeprägter Flüssigkeits- oder Elektrolytmangel; akut-entzündliche Darmerkrankungen; Darmverschluss, mit großer Vorsicht bei unkomplizierter intestinaler Obstruktion ▶ *Da Huang*
- Bradykardie, Asthma bronchiale, Parkinson-Syndrom, Magengeschwür ▶ *Bing Lang;* Dosis und Anwendungsdauer sind zu begrenzen.
- Interferonbehandlung ▶ *Huang Qin*
- Vorsicht bei vorbestehendem Leberschaden, höherem Alkoholkonsum oder positivem HCV-Antikörperstatus; auf Anzeichen für eine Leberschädigung sollte geachtet werden ▶ *Huang Qin*
- Bei längerer Anwendung Kontraindikationen und Sicherheitshinweise zu ▶ *Gan Cao* beachten
- Anwendungsdauer begrenzen ▶ *Bing Lang, Huang Lian*
- Vorsicht bei Behandlung mit Betablockern ▶ *Bing Lang*
- Vorsicht bei Diarrhö ▶ *Da Huang, Bing Lang*
- Vorsicht mit Anwendung während der Menstruation; Vorsicht bei Nierensteinen. Die Anwendungsdauer von ▶ *Da Huang* sollte begrenzt werden; bei längerer Anwendung Hypokaliämie möglich.
- Vorsicht bei Diabetikern mit Neigung zur Hypoglykämie ▶ *Huang Lian, Rou Gui*
- Vorsicht bei Blutungsneigung ▶ *Rou Gui*
- Intensive UV-Bestrahlung vermeiden ▶ *Dang Gui*

Fertilität, Schwangerschaft und Stillzeit

Fertilität Von einer Anwendung bei Frauen und Männern mit Kinderwunsch ist unbedingt abzuraten ▶ *Huang Lian, Bing Lang;* auch *Da Huang*

Schwangerschaft Kontraindiziert ▶ *Huang Lian, Da Huang, Bing Lang, Dang Gui, (Huang Qin)*

Stillzeit Kontraindiziert ▶ *Huang Lian, Bing Lang*

Interaktionen

▶ *Bai Shao, Huang Qin, Huang Lian, Da Huang, Dang Gui, Bing Lang, Rou Gui, Gan Cao*

Kommentar

- Bei dieser Form der Durchfallerkrankung steht die Behandlung der starken abdominalen Schmerzen und Krämpfe im Vordergrund. Das begründet die hohe Dosis der Hauptarznei *Bai Shao*. Saures *Bai Shao* in Kombination mit süßem *Gan Cao* unterstützt das Nähr-*Qi* und stoppt Spasmen.
- Verdorbene Nahrung entfaltet leicht eine toxische Wirkung. Im Funktionskreis Dickdarm verbindet sie sich mit den „trüben Verdauungssäften" und wandelt sich in Feuchtigkeit-Hitze um. Ihre Ausleitung geschieht durch die Verwendung der beiden bitteren und kalten Arzneien *Huang Lian* und *Huang Qin*. Diese Kombination wird unterstützt durch *Da Huang*, das Hitze über den Stuhl klärt und zu einer Regulation des *Qi*-Flusses im Dickdarm beiträgt.
- Interessant ist hier der Gebrauch der Ergänzungsarznei *Rou Gui*. Diese ist scharf, süß und sehr heiß. *Huang Lian, Huang Qin* und *Da Huang* sind sehr bitter und kalt und können daher leicht das *Qi* von Magen und Milz schwächen. Das könnte zu noch mehr Durchfall führen. Durch die Verwendung des heißen *Rou Gui* wird das *Yang* der Mitte geschützt. Da *Rou Gui* auch die Fähigkeit besitzt, in die *Xue*-Schicht einzudringen und auch zu bewegen, trägt sie auch zur Schmerzlinderung bei.

Korrespondierende Akupunktur

Einer der wichtigsten Punkte bei der entzündlichen Darmerkrankungen ist Ma 37 *Shangjuxu*, der als der untere *He*-Punkt des Dickdarms qualifiziert ist: er wirkt spezifisch gegen Feuchtigkeit-Hitze spezifisch im Darmbereich, darüber hinaus löst er Akkumulationen und Stagnationen im Darm. Da er der untere *He*-Punkt des Dickdarms ist, zeigt er besonders dort seine Wirkung.

Ma 39 *Xiajuxu* ist als der untere *He*-Punkt des Dünndarms qualifiziert; er klärt Hitze und vertreibt Feuchtigkeit, klärt den Darm und beseitigt Stagnationen.

- Ma 37 *Shangjuxu,* Ma 39 *Xiajuxu* (Rezidiv-Punkte) (Akuter Schub)
- Di 11 *Hegu* (klärt Hitze)
- Ma 25 *Tianshu,* Ren 6 *Qihai,* Mi 15 *Daheng,* Ren 12 *Zhongwan,* Ren 9 *Shuifen* (Lokal-Punkte)
- Ma 36 *Zusanli,* Mi 6 *Sanyinjiao,* Ren 6 *Qihai* (auch allgemeiner *Qi*- und Blut-Mangel)
- Le 3 *Taichong* im Wechsel mit Le 2 *Xingjian,* dazu Gb 43 *Xiaxi* oder *Jing*-Punkte Le 1 *Dadun* und Gb 44 *Zuqiaoyin* (ausgeprägte Leber-*Qi*-Stagnation)
- Ma 40 *Fenglong,* Mi 9 *Yinlingquan* (Schleim-Befunde)
- Mi 10 *Xuehai,* Bl 17 *Geshu* (begleitende Blut-Stase)

Diätetik

Milz stärken, Qi und Blut tonisieren Hirse, Gerste, Hafer, Feige, Honig, Mandel, Haselnuss, Huhn, Schaf- und Ziegenfleisch, Fisch, Eier, fettarme Milch

Leber-Blut nähren Stangensellerie, Wasserkastanie, Chrysanthemenblüten-Tee, Sonnenblumenkerne, Erdnuss, Birne, Krebse, Austern

Meiden Hitze erzeugende Speisen, Getränke und Genussmittel; wenn Hitze-Zeichen erkennbar sind (Blut oder Eiter im Stuhl, rotes Gesicht oder roter Zungenkörper, gelblicher Belag oder beschleunigter Puls) sollten scharfe und frittierte Speisen vollständig gemieden werden. Ebenso alkoholische Getränke.

Bei Schleim-Zeichen (klebriger, vermehrter Zungenbelag) sollte von Milchprodukten, sehr ölige Speisen und Süßigkeiten abgeraten werden. Neben der Ernährung sind Probiotika zur Wiederherstellung der meistens gestörten Darmflora oft unverzichtbar, da diese offenbar beim Krankheitsprozess einen noch nicht vollständig aufgeklärten Einfluss zu haben scheint.

Sì Miào Wán / Ér Miáo Săn
Vier Wunder Pille / Zwei Wunder Pulver
四妙丸 / 二妙散

Englischer Name Four Marvel Pill / Two Marvel Powder

Synonym für Si Miao Wan *Si Miao San*

Quelle *Cheng Fang Bian Du* (Praktisches Nachschalgewerk für etablierte Rezepturen); die dieser Mischung zugrunde liegende Original-Rezeptur *Er Miao San* stammt aus *Dan Xi Xin Fa* (Die Lehren des [Zhu] Dan Xi)

Eigenschaften

Temperatur Leicht kalt

Wirkort Innen

Funktionskreis Leber, Gallenblase und Dickdarm

Energiezustand des Patienten Fülle

Konstitution Eher kräftig

Wirkung

- Klärt Hitze
- Leitet Feuchtigkeit aus
- Wirkt besonders im Unteren Erwärmer

Zusammensetzung und Analyse

Arzneimittel	AG	Dosis	Wirkung
Huang Bo (Phellodendri Chinensis Cortex)	2.3	6 g	Klärt Hitze und drainiert Feuchtigkeit bes. im Unteren Erwärmer
Yi Yi Ren (Coicis Semen)	4	9 g	Drainiert Feuchtigkeit und klärt Hitze
Niu Xi (Achyranthis Bidentatae Radix)	10.1	6 g	Bewegt Blut, bewegt nach unten in den Unteren Erwärmer, klärt dort Feuchtigkeit-Hitze und stützt die Nieren
Cang Zhu (Atractylodis Rhizoma)	7	6 g	Aromatische Transformation von Feuchtigkeit

Symptome

- **Rote, heiße und geschwollene** Füße und Knie, **Gelenkschmerzen** in den **unteren Extremitäten** mit Rötung
- Schwäche und Atrophie (*Wei*-Syndrom) der unteren Extremitäten mit Zeichen von Feuchtigkeit-Hitze
- **Stark riechender gelber Ausfluss**
- **Ulzerationen und Ekzeme der unteren Extremitäten**
- Brennende Schmerzen beim Wasserlassen mit wenig dunklem Urin

Befunde

Zungenkörper Rote Regionen, evtl. gedunsen

Zungenbelag Hinteres Zungendrittel von einem gelben und öligen Belag bedeckt

Puls Evtl. schlüpfriger und schneller Puls

Indikationen nach TCM

- Heißes *Lin*-Syndrom (Hitze Dysurie)
- Atrophie (*Wei*-Syndrom) bei Feuchtigkeit-Hitze im Unteren Erwärmer *(Wei Zheng)*
- Wind-Feuchtigkeit-Hitze-*Bi*

Anwendungsbeispiele

- Atrophie/Muskelatrophie
- Unterstützend bei chronifizierten neurologischen Erkrankungen, wie Multipler Sklerose, Restless-Legs-Syndrom
- Zunehmende Schmerzen, Schwäche und Taubheit in den unteren Extremitäten. Später auch Muskelschwund und Kraftverlust
- Rheumatologische Erkrankungen, Gicht-Arthropathie, rheumatoide Arthritis, Fibromyalgie, Arthrose, degenerative und entzündliche Gelenkserkrankungen
- Unterstützend bei Borreliose
- Zystitis, Prostatitis, Kolpitis, Zervizitis
- Dermatitis, Ekzeme, genitale Läsionen, Gonorrhö (historisch)

Modifikationen

Symptom	Arzneimittel	AG	Dosis
Neurologische Beschwerden in den unteren Extremitäten	+ *Xi Xian Cao* (Siegesbeckiae Herba)	5	6–12 g
	+ *Wu Jia Pi* (Acanthopanacis Cortex)	5	6–9 g
	+ *Mu Gua* (Chaenomelis Fructus)	5	6–9 g
Ausgeprägte und chronifizierte Erkrankungen mit Taubheitsgefühlen und beginnender Atrophie	+ *Ji Xue Teng* (Spatholobi Caulis)	10.1	6–9 g
	+ *Lu Lu Tong* (Liquidambaris Fructus)	10.1	6–9 g
	+ *Si Gua Luo* (Luffa Fructus Retinervus)	2.4	6–9 g
Schmerzen und livide Zeichen der Extremitäten	+ *Chuan Xiong* (Chuanxiong Rhizoma)	10.1	6–9 g
	+ *Hong Hua* (Carthami Flos)	10.1	6 g
Spastik	+ *Xi Xian Cao* (Siegesbeckiae Herba)	5	6–9 g
	+ *Tian Ma* (Gastrodiae Rhizoma)	16	6 g
Schwache Sehnen und Knochen	+ *Sang Ji Sheng* (Taxilli Herba)	12.4	6–9 g

Kontraindikationen und Sicherheitshinweise

- Allergie gegen Bestandteile der Rezeptur
- Vorsicht bei Diarrhö ▶ *Huang Bo*

Fertilität, Schwangerschaft und Stillzeit

Fertilität *Si Miao Wan* bei Frauen mit Kinderwunsch mit Vorsicht anzuwenden ▶ *Niu Xi*
Schwangerschaft Kontraindiziert ▶ *Huang Bo, Yi Yi Ren, Niu Xi*
Stillzeit Kontraindiziert ▶ *Huang Bo*

Interaktionen

▶ *Cang Zhu*

Kommentar

Diese recht moderne Rezeptur von 1904 basiert auf der Kombination *Er Miao San* von Zhu Danxi aus dem 15. Jh. *Si Miao Wan* ist um zwei Substanzen erweitert, die die Feuchtigkeit ausleitende Wirkung sowie den Fokus nach unten verstärken. Somit ist *Si Miao Wan* eine gute und sehr breit einsetzbare Grundrezeptur bei allen Feuchtigkeit-Hitze-Problemen im Unteren Erwärmer. Mit dem Unteren Erwärmer sind in diesem Fall nicht nur die Blase und der Beckenraum gemeint (heißes *Lin*-Syndrom, gelber, stark riechender Ausfluss), sondern vor allem die unteren Extremitäten. *Si Miao Wan* kann bei entsprechendem Muster etwa zur Behandlung von Beschwerden in den unteren Extremitäten angewendet werden, wie Gicht, Arthritis, Ekzemen, Neuropathien oder Atrophie.

Korrespondierende Akupunktur

- Le 2 *Xingjian*, Le 14 *Qimen*, Gb 43 *Xiaxi* (eliminieren Hitze aus Leber- und Gallenblasen-Funktionskreis)
- Di 11 *Quchi*, Du 14 *Dazhui*, Ni 7 *Fuliu* (eliminieren Feuchtigkeit-Hitze)
- Ma 40 *Fenglong*, Ren 9 *Shuifen*, Mi 9 *Yinlingquan*, Bl 20 *Pishu* (leiten Feuchtigkeit aus)

Diätetik

Feuchtigkeit-Hitze eliminieren Buchweizen, Reis oder Reissuppe, milde, gedämpfte und leicht verdauliche Nahrungsmittel („*Clear Bland Diet*") und auch Grüne Blattsalate (Endivien, etc.) eliminieren Hitze
Meiden Alkohol wegen der Feuchtigkeit-Hitze in Leber und Gallenblase

Wǔ Lín Sǎn
Fünf Bestandteile Pulver bei Miktionsstörungen
五淋散

Englischer Name Powder for Five Types of Painful Urinary Dribbling
Quelle *Tai Ping Hui Min He Ji Ju Fang* (Rezepturensammlung von kaiserlicher Gnade aus der Tai-Ping-Ära)

Eigenschaften

Temperaturverhalten Kühl
Funktionskreis Blase
Wirkort Innen

Energiezustand des Patienten Fülle
Konstitution Unauffällig

Wirkung

- Klärt Hitze und kühlt das Blut
- Fördert die Diurese und beseitigt *Lin*-Syndrom

Zusammensetzung und Analyse

Arzneimittel	AG	Dosis	Wirkung
Zhi Zi (Gardeniae Fructus)	2.1	6 g	Klärt Hitze und Feuchtigkeit aus allen drei Erwärmer; eliminiert Hitze über den Urin; kühlt das Blut und stoppt Blutungen
Chi Fu Ling (Poria Rubra)	4	6–9 g	Fördert die Miktion und leitet Feuchtigkeit-Hitze aus
Chi Shao (Paeoniae Radix Rubra)	2.2	6–9 g	Kühlt das Blut, stoppt Blutungen und bewegt das Blut
Dang Gui (Angelicae Sinensis Radix)	12.2	6–9 g	Unterstützt *Chi Shao* beim Blut bewegen; puffert die kalten Mittel in dieser Rezeptur ab
Gan Cao (Glycyrrhizae Radix et Rhizoma)	12.1	3–5 g	Harmonisiert die Mittel in dieser Rezeptur und schützt vor einer Schädigung der Mitte; klärt aber auch Toxine

Symptome

Dunkel-rötlicher, purulenter, trüber Urin, schmerzhaftes Wasserlassen, abgeschwächter Harnstrahl, akute Abdominalschmerzen, zahlreiche kleine Harnsteine im Urin

Befunde

Zungenkörper Rot
Zungenbelag Gelb
Puls Schlüpfrig, beschleunigt

Indikationen nach TCM

Hitze-Akkumulation im Innen auf der *Qi*- und Blut-Ebene

Anwendungsbeispiele

- Hämaturie
- Chronische Blasen- oder Prostataentzündung

Modifikation[1]

Symptome	Arzneimittel	AG	Dosis
Deutlichere Entzündungszeichen, wie purulenter Urin, Hämaturie, Dysurie, Brennen beim Wasserlassen, Durst, ohne den Wunsch zu trinken oder das Getrunkene wird wieder erbrochen, Kälteabneigung	+ *Ze Xie* (Alismatis Rhizoma)	4	6–9 g
	+ *Che Qian Zi* (Plantaginis Semen)	4	6–9 g
	+ *Di Huang* (Rehmanniae Radix)	2.2	6–9 g
	+ *Hua Shi* (Talcum)	4	6–9 g
	+ *Mu Tong* (Akebiae Caulis)	4	6 g

[1] Diese Modifikation entspricht der Rezeptur **Jia Wei Wu Lin San (Erweitertes Fünf Bestandteile Pulver bei schmerzhafter Miktion)**

Kontraindikationen und Sicherheitshinweise

- Allergie gegen Bestandteile der Rezeptur
- Kontraindikationen und Sicherheitshinweise zu ▶ *Gan Cao* beachten. Bei höherer Dosis und längerer Anwendung ist eine Kontrolle des Blutdrucks anzuraten und eine Komedikation mit Diuretika (außer Kalium sparenden) zu vermeiden
- Vorsicht bei Diarrhö ▶ *Zhi Zi, Dang Gui*
- Langjährige Anwendung von ▶ *Zhi Zi* vermeiden
- Vorsicht vor intensiver UV-Lichtexposition ▶ *Dang Gui*

Für *Jia Wei Wu Lin San* gilt zusätzlich

- Vorsicht bei Diarrhö oder Verdauungsstörungen ▶ *Di Huang*
- Vorsicht vor längerer Anwendung und Überdosierung von ▶ *Ze Xie*

Fertilität, Schwangerschaft und Stillzeit

Fertilität Von einer höheren Dosis und längeren Anwendungsdauer von *Gan Cao* bei Männern mit Kinderwunsch ist abzuraten

Schwangerschaft

- **Wu Lin San** Kontraindiziert ▶ *Dang Gui;* bei Verzicht auf *Dang Gui* mit Vorsicht anzuwenden ▶ *Gan Cao*. Aussagefähige Untersuchungen zur Sicherheit der Rezeptur in der Schwangerschaft liegen nicht vor.
- **Jia Wei Wu Lin San** Kontraindiziert ▶ *Dang Gui, Hua Shi;* bei Verzicht auf *Dang Gui* mit Vorsicht anzuwenden ▶ *Gan Cao, Che Qian Zi, Mu Tong*. Aussagefähige Untersuchungen zur Sicherheit der Rezeptur in der Schwangerschaft liegen nicht vor.

Stillzeit Kontraindiziert ▶ *Hua Shi*. Bei männlichen Säuglingen *Gan Cao* zurückhaltend dosieren

Interaktionen

▶ *Zhi Zi, Fu Ling, Dang Gui, Chi Chao, Gan Cao*; für *Jia Wei Fu Lin San* auch *Di Huang, Hua Shi*

Pharmakologie

Das Granulat der Kampo-Version von *Wu Lin San* (*Gorin San*) zeigte sich im Ames-Test an einem von vier Bakterienstämmen nur nach Aktivierung leicht positiv, in vivo-Tests (Mikrokern- und unscheduled DNA-synthesis-Test) ergaben keine Hinweise auf Mutagenität oder Gentoxizität.

Kommentar

- *Jia Wei Wu Lin San* (Erweitertes Fünf Bestandteile Pulver) wird wesentlich häufiger angewendet als die Basisrezeptur *Wu Lin San*.
- Trockener Mund, ohne den Wunsch zu trinken, ist ein typisches Symptom für Feuchtigkeit-Hitze. Oder es besteht Durst, aber nach wenigen kleinen Schlucken mag der Patient nicht mehr trinken oder verspürt Übelkeit. Dies rührt von einer Fehlverteilung der inneren Flüssigkeiten her, ▶ auch bei *Wu Ling San* in dieser Gruppe.
- *Lin Zheng* beschreibt ein Symptomenkomplex, der einer Harnwegsinfektion entspricht, wobei verschiedene Syndrome unterschieden werden können. Diese Rezeptur wird beim *Lin*-Syndrom aufgrund von Feuchtigkeit-Hitze eingesetzt.
- *Wu Lin San* oder *Jia Wei Wu Lin San* sind Rezepturen für die Behandlung von Fülle-Muster. Sie sollten nicht ohne Modifikation über einen längeren Zeitraum angewendet werden.
- Eine verwandte Rezeptur zu *Wu Lin San* ist *Ba Zheng San* (Acht Arzneien Pulver zur Korrektur) aus dieser Gruppe. Im Vergleich fokussiert *Wu Lin San* stärker auf blutigen Urin, *Ba Zheng San* hingegen wird bei Brennen und schmerzhafter Miktion eingesetzt. Die beiden Rezepturen können auch kombiniert werden.

Korrespondierende Akupunktur

- Ma 40 *Fenglong* (beseitigt Schleim und Feuchtigkeit)
- Mi 9 *Yinlingquan* (leitet Feuchtigkeit ab)
- Ren 3 *Zhongji* (*Mu*-Punkt der Blase)
- Ren 6 *Qihai* (Reguliert das *Qi*)
- Ni 5 *Shuiquan* (*Xi*-Punkt der Niere)
- Bl 28 *Pangguangshu* (*Shu*-Punkt der Blase)
- BI 32 *Ciliao* (liegt neben dem *Shu*-Punkt der Blase und hilft sehr effektiv bei akuten Blasenbeschwerden – sedierende Nadeltechnik)

Diätetik

Feuchtigkeit eliminieren Mais, Sojamilch, Rindsbouillon
Blut im Urin Selleriesaft, Lotoswurzel
Feuchtigkeit-Hitze eliminieren Buchweizen, Mungbohnen, Rettich, Preiselbeeren
Meiden Hitze erzeugende Nahrung, besonders Alkohol, kann auf längere Zeit Hitze produzieren, auch energetisch sehr heiße Nahrung wie Chili, scharfe Gerichte, Lamm, Hammel, Meeresfrüchte (evtl. Verschlechterung von Feuchtigkeit-Hitze-Ekzemen). Milchprodukte, Süßes und fettes Fleisch im Übermaß können Feuchtigkeit und Schleim-Bildung begünstigen.

Yīn Chén Hāo Tāng
Artemisiae Scopariae Herba Dekokt
茵陳蒿湯 茵陈蒿汤

Englischer Name Virgate Wormwood Decoction
Quelle *Shang Han Lun* (Abhandlung über fieberhafte, durch Kälte verursachte Erkrankungen)

Eigenschaften

Temperatur Kalt
Wirkort Innen, *Qi*-Ebene, *Yang Ming*
Funktionskreis Leber, Gallenblase und Dickdarm
Energiezustand des Patienten Fülle
Konstitution Eher kräftig

Wirkung

- Klärt Hitze
- Beseitigt Feuchtigkeit
- Wirkt gegen Ikterus (*Yang*- oder Feuchtigkeit-Hitze-Gelbsucht)

Zusammensetzung und Analyse

Arzneimittel	AG	Dosis	Wirkung
Yin Chen (Artemisiae Scopariae Herba)	4	12–18 g	Drainiert Feuchtigkeit und klärt Hitze bes. aus Leber und Gallenblase
Zhi Zi (Gardeniae Fructus)	2.1	9 g	Drainiert und klärt Hitze aus dem Drei Erwärmer
Da Huang (Rhei Radix et Rhizoma)	3.1	3–6 g	Löst Blut-Stase und Akkumulation von Hitze im *Yang Ming* über den Stuhl

Symptome

Unterstützend bei **Gelbsucht** am ganzen Körper mit einer **frisch-orangen Farbe**, wie das von Mandarinenschale, **intensiv gelb gefärbte Skleren**, Fieber oder erhöhte Temperatur, leichtes **Völlegefühl im Abdomen**, **Obstipation**, Schwierigkeiten beim Wasserlassen, Mundtrockenheit, Durst, jedoch nur Lust auf kleine Schlucke, wenig oder kein Schwitzen oder Schwitzen ausschließlich am Kopf, **Reizbarkeit** und Ruhelosigkeit

Befunde

Zungenkörper Rot
Zungenbelag Gelb, ölig
Puls Schlüpfrig und schnell

Indikationen nach TCM

Yang-Ikterus aufgrund von Feuchtigkeit-Hitze im Innen

Anwendungsbeispiele

- Hämolytische Anämie
- Cholelithiasis, chronische Cholezystitis
- Unterstützend bei Hepatitis
- Ikterus (bei Fehlen kausaler Therapieoptionen)

Modifikationen

Symptom	Arzneimittel	AG	Dosis
Hohes Fieber und ausgeprägte Hitzezeichen	+ *Long Dan* (Gentianae Radix et Rhizoma)	2.3	6–9 g
	+ *Ban Lan Gen* (Isatidis Radix)	2.4	6–12 g
	+ *Hu Zhang* (Polygoni Cuspidati Rhizoma)	10.1	6–9 g
Schmerzen im Hypochondrium mit weiteren Zeichen von Leber-*Qi*-Stagnation	+ *Chai Hu* (Bupleuri Radix)	1.2	6–9 g
	+ *Chuan Lian Zi* (Toosendan Fructus)	9	6–12 g
	+ *Xiang Fu* (Cyperi Rhizoma)	9	6–9 g
	+ *Bai Shao* (Paeoniae Radix Alba)	12.2	6–9 g
Gallensteine	+ *Jin Qian Cao* (Lysimachiae Herba)	4	6–9 g
	+ *Hai Jin Sha* (Lygodii Spora)	4	6–12 g
Yin-Gelbsucht aufgrund von Feuchtigkeit-Kälte[1]	– *Zhi Zi* (Gardeniae Fructus)	2.1	–
	– *Da Huang* (Rhei Radix et Rhizoma)	3.1	–
	+ *Pao Jiang* (Zingiberis Rhizoma Praeparatum)[2]	11	4–6 g
	+ *Fu Zi* (Aconiti Radix Lateralis Praeparata)	11	2–4 g
	+ *Gan Cao* (Glycyrrhizae Radix et Rhizoma)	12.1	4 g

[1] Diese Rezeptur heißt dann **Yin Chen Si Ni Tang (Artemisia Scoparia Dekokt für kalte Extremitäten)**
[2] ▶ Kommentar *Gan Jiang*

Kontraindikationen und Sicherheitshinweise

- Allergie gegen Bestandteile der Rezeptur oder Korbblütler
- Ausgeprägter Flüssigkeits- oder Elektrolytmangel; akut-entzündliche Darmerkrankungen; Darmverschluss, mit großer Vorsicht bei unkomplizierter intestinaler Obstruktion ▶ *Da Huang*
- Vorsicht bei Kindern; Vorsicht mit Anwendung während der Menstruation; Vorsicht bei Nierensteinen. Die Anwendungsdauer sollte begrenzt werden. Bei längerer Anwendung Hypokaliämie möglich ▶ *Da Huang*
- Nur mit Vorsicht bei Diarrhö ▶ *Da Huang, Zhi Zi*
- Vorsicht vor Langzeiteinnahme, langjährige Anwendung von ▶ *Zhi Zi* ist zu vermeiden

Fertilität, Schwangerschaft und Stillzeit

Fertilität Von einer Anwendung bei Frauen und Männern mit Kinderwunsch ist abzuraten. ▶ *Da Huang, Yin Chen*
Schwangerschaft Kontraindiziert ▶ *Yin Chen, Da Huang*
Stillzeit Kontraindiziert ▶ *Yin Chen*

Interaktionen

▶ *Yin Chen, Zhi Zi, Da Huang*

Pharmakologie

Das Granulat der Kampo-Version der Rezeptur (*Inchinko To*) zeigte im Ames-Test auf Mutagenität an vier Bakterienstämmen ein negatives Ergebnis.

Kommentar

Yin Chen Hao Tang ist die Standardrezeptur für die Behandlung von *Yang*- oder Feuchtigkeit-Hitze-Gelbsucht (im Unterschied zu *Yin*- oder Kälte-Feuchtigkeit-Gelbsucht). Mit Modifikationen wird diese Mischung jedoch bei allen Typen von Gelbsucht eingesetzt und gilt als die Gelbsucht-Rezeptur schlechthin. Die Gelbsucht mit einer frischen orangen Farbe sowie den übrigen Symptomen entwickelt sich aufgrund der im Innen angesammelten „dampfenden" Feuchtigkeit-Hitze. Bei Feuchtigkeit und Kälte zeigt sich eine Gelbsucht von dunkler gelber Farbe (*Yin*-Gelbsucht). Zur Behandlung der *Yin*-Gelbsucht muss *Yin Chen Hao Tang* entsprechend angepasst werden.

Korrespondierende Akupunktur

- Le 2 *Xingjian*, Le 14 *Qimen*, Gb 43 *Xiaxi* (eliminieren Hitze aus Leber- und Gallenblasen-Funktionskreis)
- Di 11 *Quchi*, Du 14 *Dazhui*, Ni 7 *Fuliu* (eliminieren Feuchtigkeit-Hitze)
- Ma 40 *Fenglong*, Ren 9 *Shuifen*, Mi 9 *Yinlingquan*, Bl 20 *Pishu* (leiten Feuchtigkeit aus)

Diätetik

Feuchtigkeit-Hitze eliminieren Buchweizen, Reis oder Reissuppe, milde, gedämpfte und leicht verdauliche Nahrungsmittel („*Clear Bland Diet*") und auch Grüne Blattsalate (Endivien, etc.) eliminieren Hitze

Meiden Alkohol wegen der Feuchtigkeit-Hitze in Leber und Gallenblase

6.4 Rezeptur, die wärmt und Wasser und Feuchtigkeit transformiert

Zhēn Wǔ Tāng
Wahrer Krieger Dekokt
真武湯 真武汤

Englischer Name True Warrior Decoction
Quelle *Shang Han Lun* (Abhandlung über fieberhafte, durch Kälte verursachte Erkrankungen)

Eigenschaften

Temperatur Warm
Wirkort Innen, *Tai Yin*
Funktionskreis Milz, Niere
Energiezustand des Patienten Mangel
Konstitution Asthenischer Typus

Wirkung

- Wärmt Milz- und Nieren-*Yang*
- Fördert die Diurese, leitet Feuchtigkeit aus

Zusammensetzung und Analyse

Arzneimittel	AG	Dosis	Wirkung
Fu Zi (Aconiti Radix Lateralis Praeparata)	11	6–9 g	Wärmt kräftig das *Yang* von Milz und Niere und unterstützt den Wasserhaushalt
Bai Zhu (Atractylodis Macrocephalae Rhizoma)	12.1	6–9 g	Stärken die Milz, leiten Feuchtigkeit aus, regulieren den Wasserhaushalt
Fu Ling (Poria)	4	6–9 g	
Sheng Jiang (Zingiberis Rhizoma Recens)	1.1	6–9 g	Unterstützt die Mitte und verteilt Lungen-*Qi*; hilft beim Ausleiten von Feuchtigkeit; harmonisiert die Rezeptur
Bai Shao (Paeoniae Radix Alba)	12.2	6–9 g	Nährt Blut und *Yin* und verhindert, dass die heißen, scharfen Arzneien das *Yin* schädigen.

Symptome

- **Abhusten von dünnem Schleim**, Schwere und **Gedunsenheit** der Extremitäten, Völle- und Druckgefühl im Abdomen, dumpfes Schweregefühl im Kopf, häufige Miktion geringer, unzureichender Mengen Urin, Palpitationen, Schwindel
- Bauchschmerzen, die **durch Kälte verschlimmert und durch Wärme gebessert** werden, Diarrhö oder ungeformter Stuhl
- **Müdigkeit und Erschöpfung,** Kälteempfindlichkeit, kalte Extremitäten, Gelenkschmerzen, Schwäche und Kälte im Bereich der Lendenwirbelsäule

Befunde

Zungenkörper Blass, gedunsen
Zungenbelag Dünn, weiß
Puls Leer, dünn, tief

Indikationen nach TCM

- Milz-*Yang*-Mangel mit Feuchtigkeits-Ansammlung
- Milz- und Nieren-*Yang*-Mangel mit Kälte

Anwendungsbeispiele

- Bauchbeschwerden
- Meteorismus
- Chronischer Reizdarm
- Chronische Pankreatitis
- Chronische Hepatitis
- Traditionell bei Leberzirrhose mit Aszites
- Herzinsuffizienz mit Ödemneigung
- Chronische Nephritis mit Ödemneigung
- Blande Hypertonie
- Rheumatoide Arthritis

Modifikationen

Symptom	Arzneimittel	AG	Dosis
Ausgeprägte Ödeme	+ *Gui Zhi* (Cinnamomi Ramulus)	1.1	6–9 g
	+ *Zhu Ling* (Polyporus)	4	6–9 g
	+ *Ze Xie* (Alismatis Rhizoma)	4	6–10 g
Ödeme durch Herzinsuffizienz	+ *Che Qian Zi* (Plantaginis Semen)	4	6–9 g
	+ *Ze Xie* (Alismatis Rhizoma)	4	6–10 g
	+ *Rou Gui* (Cinnamomi Cortex)	11	4–6 g
	+ *Ren Shen* (Ginseng Radix et Rhizoma)	12.1	6–9 g
Ausgeprägte Erschöpfung	+ *Ren Shen* (Ginseng Radix et Rhizoma)	12.1	6–9 g
	+ *Mi Zhi Huang Qi* (Astragali Radix Praeparata cum Melle)[1]	12.1	9–15 g
Durchfall und ausgeprägter *Yang*-Mangel der Milz	– *Bai Shao* (Paeoniae Radix Alba)	12.2	–
	+ *Gan Jiang* (Zingiberis Rhizoma)	11	6–9 g

[1] ▶ Kommentar *Huang Qi* (Astragali Radix)

Kontraindikationen und Sicherheitshinweise

- Allergie gegen Bestandteile der Rezeptur
- Herzrhythmusstörungen, Elektrolytstörungen, Behandlung mit *Wu Zhu Yu* (Euodiae Fructus), Digitalis oder Antiarrhythmika ▶ *Fu Zi*
- Überdosierung von ▶ *Fu Zi* vermeiden
- Vorsicht bei koronarer Herzkrankheit, bei Einnahme von *Ma Huang* (Ephedrae Herba) oder *Xiang Jia Pi* (Periplocae Cortex)
- Hohe Dosen von ▶ *Sheng Jiang* bei Hypertonikern vermeiden; Vorsicht bei Blutungsneigung

Schwangerschaft und Stillzeit

Kontraindiziert ▶ *Fu Zi*

Interaktionen

▶ *Fu Zi, Fu Ling, Sheng Jiang, Bai Shao*

Pharmakologie

Das Granulat der Kampo-Version der Rezeptur (*Shimbu To*) zeigte im Ames-Test an vier Bakterienstämmen keine Hinweise auf Mutagenität.

Kommentar

- Die Grundpathologie für die zahlreichen Symptome ist ein *Yang*-Mangel von Milz und Niere mit einer Ansammlung von Wasser und Feuchtigkeit. Das Wasser kann in die Extremitäten überfließen (Ödeme, Schweregefühl), die Gelenke blockieren (Gelenkschmerzen), den Kopf und das klare *Yang* blockieren (Schwindel) oder das Herz und die Lungen überfluten (Palpitationen, Husten).
- Es besteht eine weitläufige Verwandtschaft mit *Fu Zi Li Zhong Wan* (Aconiti Radix Lateralis Praeparata Pille um die Mitte zu regulieren) ▶ RG 7.2. Bei *Fu Zi Li Zhong Wan* liegt der Schwerpunkt aber auf einem *Yang*-Mangel der Mitte mit Durchfall.

Korrespondierende Akupunktur

- Ma 36 *Zusanli* (stärkt das *Qi* der Mitte)
- Ma 40 *Fenglong* (eliminiert Feuchtigkeit)
- Mi 9 *Yinlingquan* (leitet Feuchtigkeit ab)
- Ren 3 *Zhongji* (Mu-Punkt der Blase)
- Ren 6 *Qihai* (Moxa oder Nabelmoxen)
- Bl 20 *Pishu*, Bl 23 *Shenshu* (Moxa)

Diätetik

Feuchtigkeit eliminieren Mais, Sojamilch, Rindsbouillon
Milz stärken Hirse, Buchweizen, Reis
Milz wärmen Fenchel, Ingwer, warmer Reiswein in kleinen Mengen
Nieren-Yang wärmen Hirsch, Lamm, Meeresfrüchte
Meiden Süßes und Alkoholika, da viel Feuchtigkeit produziert wird. Übermäßig viel Rohkost kann die Milz belasten und das *Yang* schwächen.

6.5 Rezepturen, die Wind-Feuchtigkeit eliminieren

Dà Fáng Fēng Tāng
Größeres Saposhnikoviae Radix Dekokt
大防風湯 大防风汤

Englischer Name Major Saposhnikoviae Decoction
Quelle *Tai Ping Hui Min He Ji Ju Fang* (Rezepturensammlung von kaiserlicher Gnade aus der Tai-Ping-Ära)

Eigenschaften

Temperatur Warm
Wirkort Innen
Funktionskreis Milz, Niere, Leber
Energiezustand des Patienten Leichter Mangel
Konstitution Eher geschwächt

Wirkung

- Stärkt die Milz
- Leitet Feuchtigkeit aus und wandelt sie um, vertreibt Wind und Kälte, stillt den Schmerz
- Nährt Blut und Körpersäfte

Zusammensetzung und Analyse

Arzneimittel	AG	Dosis	Wirkung
Fang Feng (Saposhnikoviae Radix)	1.1	6 g	Befreien Wind-Kälte und Feuchtigkeit aus der Oberfläche und leiten pathogene Faktoren aus der Oberfläche aus
Qiang Huo (Notopterygii Rhizoma et Radix)	1.1	3 g	
Huang Qi (Astragali Radix)	12.1	6 g	Wärmen und stärken die Milz und so deren transformierende und Feuchtigkeit eliminierende Kraft; *Cang Zhu* trocknet Feuchtigkeit
Ren Shen (Ginseng Radix et Rhizoma)	12.1	3 g	
Cang Zhu (Atractylodis Rhizoma)	7	6 g	
Gan Cao (Glycyrrhizae Radix et Rhizoma)	12.1	3 g	
Fu Zi (Aconiti Radix Lateralis Praeparata)	11	2 g	Kräftigen das *Yang* der Nieren; *Fu Zi* aktiviert das *Yang*, vertreibt Kälte und stoppt Schmerzen.
Du Zhong (Eucommiae Cortex)	12.3	6 g	
Niu Xi (Achyranthis Bidentatae Radix)	10.1	3 g	Aktiviert Blut und leitet die Rezeptur nach unten in die Beine und Knie
Shu Di Huang (Rehmanniae Radix Praeparata)	12.2	9 g	Vier Arzneien Dekokt *Si Wu Tang* ► RG 8.2: tonisiert das Blut und schützt vor Schädigung durch heiße und trocknende Arzneien; *Chuan Xiong* aktiviert das Blut und stoppt Schmerzen
Dang Gui (Angelicae Sinensis Radix)	12.2	6 g	
Bai Shao (Paeonie Radix Alba)	12.2	6 g	
Chuan Xiong (Chuanxiong Rhizoma)	10.1	4 g	
Da Zao (Jujubae Fructus)[1]	12.1	2 g	Harmonisieren die vielen Arzneien in dieser Rezeptur; stützen und wärmen die Mitte
Sheng Jiang (Zingiberis Rhizoma Recens)[1]	1.1	2 g	

[1] Werden meist beim Kochen noch hinzugegeben

Symptome

Geschwollene, schmerzhafte Gelenke, besonders der Knie, akute oder chronische Gelenkbeschwerden, eher geschwächte Konstitution, Parästhesien, besonders der unteren Körperhälfte

Befunde

Zungenkörper Gedunsen
Zungenbelag Feucht, dick, klebrig
Puls Schlüpfrig, saitenförmig

Indikationen nach TCM

- *Bi*-Syndrom mit Wind-Kälte und Feuchtigkeit, durch Chronizität und Hitze geschmälerte Säfte
- *Qi*-und Blut-Mangel mit Feuchtigkeit

Anwendungsbeispiele

- Erkrankungen des rheumatischen Formenkreises
- Akute oder chronische Arthritis
- Gicht, eher im chronischen Stadium

Modifikationen

Symptom	Arzneimittel	AG	Dosis
Ausgeprägte Schmerzen im HWS-Bereich	+ *Ge Gen* (Puerariae Lobatae Radix)	1.2	6–9 g
	+ *Sang Zhi* (Mori Ramulus)	5	6–9 g
	+ *Wei Ling Xian* (Clematidis Radix et Rhizoma)	5	6–9 g
Ausgeprägte Schulterbeschwerden	+ *Jiang Huang* (Curcumae Longae Rhizoma)	10.1	6–9 g

Kontraindikationen und Sicherheitshinweise

- Allergie gegen Bestandteile der Rezeptur
- Herzrhythmusstörungen, Elektrolytstörungen, Behandlung mit *Wu Zhu Yu* (Euodiae Fructus), Digitalis oder Antiarrhythmika ▶ *Fu Zi*
- Prostatakarzinom ▶ *Du Zhong*
- Zustand nach Organtransplantation ▶ *Huang Qi*
- Gleichzeitige Anwendung von Antidepressiva, Neuroleptika, Benzodiazepinen, Zolpidem und Amphetaminen ▶ *Ren Shen*
- Überdosierung von ▶ *Fu Zi* vermeiden; Vorsicht bei koronarer Herzkrankheit, bei Einnahme von *Ma Huang* (Ephedrae Herba) oder *Xiang Jia Pi* (Periplocae Cortex)
- Bei Autoimmunerkrankungen oder intendierter immunsuppressiver Therapie wegen der immunstimulierenden Eigenschaften mit großer Vorsicht einzusetzen ▶ *Huang Qi, Ren Shen*
- Vorsicht bei Hypertonus ▶ *Huang Qi, Ren Shen*
- Vorsicht mit hohen Dosen von ▶ *Ren Shen* bei Diabetikern mit Neigung zur Hypoglykämie
- Bei längerer Anwendung Kontraindikationen und Sicherheitshinweise zu ▶ *Gan Cao* beachten
- Vorsicht bei Diarrhö ▶ *Shu Di Huang, Dang Gui*
- Vorsicht bei Verdauungsstörungen ▶ *Shu Di Huang*
- Vorsicht bei Blutungsneigung ▶ *Sheng Jiang*
- Intensive UV-Bestrahlung vermeiden ▶ *Dang Gui*

Fertilität, Schwangerschaft und Stillzeit

Fertilität Bei Frauen mit Kinderwunsch mit Vorsicht einsetzen ▶ *Niu Xi*
Schwangerschaft Kontraindiziert ▶ *Niu Xi, Fu Zi, Chuan Xiong, Dang Gui*
Stillzeit Kontraindiziert ▶ *Fu Zi*

Interaktionen

▶ *Huang Qi, Ren Shen, Cang Zhu, Gan Cao, Fu Zi, Bai Shao, Dang Gui, Da Zao, Sheng Jiang*

Pharmakologie

Das Granulat der Kampo-Version der Rezeptur (*Dai Bofu To*) zeigte im Ames-Test an vier Bakterienstämmen keine Hinweise auf Mutagenität.

Kommentar

- Diese Rezeptur ist ohne Modifikationen eher für Gelenk- und Wirbelsäulenbeschwerden der unteren Körperhälfte geeignet. Um die Wirkung auf die obere Körperhälfte zu richten, bedarf es einer entsprechenden ▶ Modifikation.
- Bei bestehendem Blut-Mangel können pathogene Faktoren, besonders Wind, leicht in den Körper eindringen. Deshalb wird den Frauen in China empfohlen, direkt nach der Entbindung, in einer Zeit, in der sie sicherlich einen vorübergehenden Blut-Mangel durchlaufen, sich nicht draußen in Kälte oder Wind aufzuhalten oder in kaltem Wasser zu baden. Denn in dieser Zeit ist der Organismus besonders empfänglich für die Invasion dieser pathogenen Faktoren.
- Aus obigem Grund ist es bei der Therapie von Wind-Störungen wichtig, einen gleichzeitigen Blut-Mangel zu erkennen und mit zu behandeln. Daher gilt die Regel „Um Wind zu eliminieren, tonisiere das Blut“. Dieses Prinzip wird auch in dieser Rezeptur verfolgt.
- In *Da Fang Feng Tang* sind *Si Wu Tang* (Vier Arzneien Dekokt) ▶ RG 8.2 und *Li Zhong Wan* (Pille, die die Mitte reguliert) ▶ RG 7.1 bzw. ebenfalls *Fu Zi Li Zhong Wan* (Aconiti Radix Lateralis Praeparata Pille, um die Mitte zu regulieren) ▶ RG 7.1 als Grundrezepturen enthalten.
- *Da Fang Feng Tang* kann auch als eine Modifikation von *Du Huo Ji Sheng Tang* (Angelicae Pubescentis Radix und Taxilli Herba Dekokt) aus dieser Gruppe betrachtet werden.

Korrespondierende Akupunktur

Wichtig sind vor allem auch Lokalpunkte der betroffenen Gelenke. Bei Kälte-*Bi*-Syndrom ist lokale Moxa-Behandlung sehr wichtig.

- M-UE 22 *Baxie* (Extrapunkt)
- M-LE 8 *Bafeng* (Extrapunkt)
- Gb 34 *Yanglingquan* (Meisterpunkt für Muskeln und Sehnen)
- Mi 9 *Yinlingquan*, Ma 40 *Fenglong* (bei Feuchtigkeit)
- Bl 20 *Pishu*, Bl 23 *Shenshu* (Moxa, bei Kälte)
- Bl 11 *Dazhu* (Meisterpunkt für die Knochen)
- Di 4 *Hegu* (leitet pathogene Faktoren aus)

- SJ 5 *Waiguan*, Gb 20 *Fengchi*, Gb 31 *Fengshi* (leiten Wind aus)

Diätetik

Milz-Qi und -Yang stärken Gekochtes Getreide, besonders Hirse, Buchweizen, Gerste, Weizen, Reis (auch entwässernd), Karotte, Hülsenfrüchte inkl. Tofu (nur erwärmt), leicht verdauliches, mageres Fleisch, Huhn
Feuchtigkeit eliminieren Sojabohnen, Reis, Bohnen, Fisch
Kälte vertreiben Pfirsich, Kirsche, Fenchel, Anis, Pfeffer, Knoblauch, Ingwer, Paprika, Chili, Wild, Rindfleisch
Qi und Blut bewegen Chinesischer Lauch
Meiden Süßes, Milchprodukte und Alkoholika, da viel Feuchtigkeit produziert wird. Kalte Nahrung, die das Milz-*Qi* und -*Yang* schädigen und somit die Milz in ihrer Feuchtigkeit transformierenden Funktion schwächen kann. Ein Übermaß an roher Nahrung schwächt ebenfalls die Milz. Fette Speisen, besonders fettes Fleisch, können pathogene Faktoren im Körper halten.

Dú Huó Jì Shēng Tāng
Angelicae Pubescentis Radix und Taxilli Herba Dekokt
獨活寄生湯 独活寄生汤

Englischer Name Pubescent Angelica and Taxillus Decoction
Quelle *Bei Ji Qian Jin Yao Fang* (Tausende Goldverschreibungen für den Notfall)

Eigenschaften

Temperatur Warm
Wirkort Innen
Funktionskreis Milz, Niere, Leber
Energiezustand des Patienten Leichter Mangel
Konstitution Relativ normal bis leicht geschwächt

Wirkung

- Leitet Wind-Feuchtigkeit aus, löst *Bi Zheng* (schmerzhaftes Blockade-Syndrom)
- Tonisiert *Qi* und Blut

Zusammensetzung und Analyse

Arzneimittel	AG	Dosis	Wirkung
Du Huo (Angelicae Pubescentis Radix)	5	6–9 g	Leiten Wind-Kälte und Feuchtigkeit aus, befreien Blockaden in den Leitbahnen und stoppen Schmerzen
Qin Jiao (Gentianae Macrophyllae Radix)	5	3–6 g	
Fang Feng (Saposhnikoviae Radix)	1.1	6 g	Leitet Wind aus den Leitbahnen und aus der Oberfläche
Xi Xin (Asari Radix et Rhizoma)[1]	11	3 g	Aktiviert das *Yang*, leitet Kälte aus und stoppt Schmerzen
Sang Ji Sheng (Taxilli Herba)	12.4	6 g	Stärkt das Nieren-*Yin*, nährt das Blut und kräftigt die Sehnen
Niu Xi (Achyranthis Bidentatae Radix)	10.1	3–6 g	Stärkt das Nieren-*Yin*, aktiviert Blut
Rou Gui (Cinnamomi Cortex)	11	3–6 g	Wärmen Nieren-*Yang*; *Du Zhong* kräftigt den Lumbalbereich und stoppt Lumbalschmerzen
Du Zhong (Eucommiae Cortex)	12.3	3–6 g	
Shu Di Huang (Rehmanniae Radix Praeparata)	12.2	6 g	Vier Arzneien Dekokt *Si Wu Tang* ▶ RG 8.2: tonisiert das Blut und schützt vor Schädigung durch heiße und trocknende Arzneien; *Chuan Xiong* aktiviert das Blut und stoppt Schmerzen
Dang Gui (Angelicae Sinensis Radix)	12.2	6 g	
Bai Shao (Paeoniae Radix alba)	12.2	6 g	
Chuan Xiong (Chuanxiong Rhizoma)	1.1	4–6 g	
Ren Shen (Ginseng Radix et Rhizoma)	12.1	6 g	Stärken die Milz und unterstützen die Umwandlung von Feuchtigkeit; *Fu Ling* fördert die Diurese; *Gan Cao* harmonisiert die zahlreichen Substanzen in dieser Rezeptur
Fu Ling (Poria)	4	6 g	
Gan Cao (Glycyrrhizae Radix et Rhizoma)	12.1	3 g	

[1] *Xi Xin* ist aufgrund des möglichen Inhaltsstoffs Aristolochiasäure in Deutschland und der Schweiz verboten. In dieser Mischung kann es durch *Gui Zhi* (Cinnamomi Ramulus) oder *Fu Zi* (Aconiti Radix Lateralis Praeparata) ersetzt werden

Symptome

- Fixierte Beschwerden mit **Schmerz und Schweregefühl sowie Schwäche und Steifheit**, besonders der unteren Extremitäten und im Bereich der Lendenwirbelsäule
- Kälteabneigung und Bedürfnis nach Wärme
- **Parästhesien** oder sensible Störungen der unteren Körperhälfte

Befunde

Zungenkörper Blass
Zungenbelag Weiß
Puls Dünn, kraftlos, langsam

Indikationen nach TCM

Kälte-*Bi*-Syndrom mit Nieren- und Leber-Mangel

Anwendungsbeispiele

- Lumbalgien, Lumboischialgien
- Erkrankungen des rheumatischen Formenkreises der unteren Körperhälfte
- Beschwerden im Rahmen einer Poliomyelitis
- Arthrose

Modifikationen

Symptom	Arzneimittel	AG	Dosis
Starkes Kältegefühl	+ *Fu Zi* (Aconiti Radix Lateralis Praeparata)	11	4–6 g
	+ *Gan Jiang* (Zingiberis Rhizoma)	11	6–9 g
Ausgeprägte Feuchtigkeit	+ *Yi Yi Ren* (Coicis Semen)	4	12–20 g
	+ *Fang Ji* (Stephaniae Tetrandrae Radix)	5	6–9 g
	+ *Cang Zhu* (Atractylodis Rhizoma)	7	6–9 g

Kontraindikationen und Sicherheitshinweise

- Allergie gegen Bestandteile der Rezeptur oder Perubalsam
- Bei Einsatz von *Xi Xin*: Anwendung bei Kindern! Niereninsuffizienz! Nur kurzfristig einsetzen! Eine ausreichend lange Kochzeit ist einzuhalten ▶ *Xi Xin*
- Prostatakarzinom ▶ *Du Zhong*
- Zustand nach Organtransplantation ▶ *Ren Shen*
- Gleichzeitige Anwendung von Antidepressiva, Neuroleptika, Benzodiazepinen, Zolpidem und Amphetaminen ▶ *Ren Shen*
- Besondere Vorsicht bei Autoimmunerkrankungen; Vorsicht mit hohen Dosen und bei nicht ausreichend kontrolliertem Hypertonus ▶ *Ren Shen*
- Bei längerer Anwendung Kontraindikationen und Sicherheitshinweise zu ▶ *Gan Cao* beachten
- Vorsicht bei Verdauungsstörungen ▶ *Shu Di Huang*
- Vorsicht bei Diarrhö ▶ *Shu Di Huang, Dang Gui*
- Vorsicht bei Diabetikern mit Neigung zur Hypoglykämie ▶ *Ren Shen, Rou Gui*
- Vorsicht bei Blutungsneigung ▶ *Rou Gui*
- Vorsicht vor intensiver UV-Lichtexposition ▶ *Du Huo, Dang Gui*

Fertilität, Schwangerschaft und Stillzeit

Fertilität Von der Anwendung mit *Xi Xin* bei Frauen und Männern mit Kinderwunsch ist unbedingt abzuraten. Andernfalls mit Vorsicht anwenden ▶ *Niu Xi*
Schwangerschaft Kontraindiziert ▶ *Xi Xin, Niu Xi, Chuan Xiong, Du Huo, Dang Gui*
Stillzeit Kontraindiziert ▶ *Xi Xin*; bei Auslassen von *Xi Xin* mit Vorsicht anzuwenden ▶ *Sang Ji Sheng, Du Zhong*, bei männlichen Säuglingen *Gan Cao*

Interaktionen

▶ *Rou Gui, Dang Gui, Bai Shao, Ren Shen, Fu Ling, Gan Cao*

Kommentar

- *Du Huo Ji Sheng Tang* behandelt Wind-Kälte-*Bi*-Syndrom bei Patienten, die an Nieren- und Lebermangel leiden. Besonders häufig zeigen ältere Personen dieses Muster. Die Rezeptur ist insgesamt warm und kann nur bei Wind-Kälte-*Bi*-Syndrom eingesetzt werden.
- Die Rezeptur enthält *Si Wu Tang* (Vier Arzneien Dekokt) ▶ RG 8.2 sowie Substanzen von *Si Jun Zi Tang* (Vier Gentlemen Dekokt) ▶ RG 8.1. Beide Rezepturen zusammen ergeben *Ba Zhen Tang* (Acht Schätze Dekokt) ▶ RG 8.3.
- Eine zu *Du Huo Ji Sheng Tang* ähnliche Rezeptur ist *Da Fang Feng Tang* (Größeres Saposhnikoviae Radix Dekokt) aus dieser Gruppe.

Korrespondierende Akupunktur

Wichtig sind vor allem auch Lokalpunkte der betroffenen Gelenke. Bei Kälte-*Bi*-Syndrom ist eine lokale Moxa-Behandlung, auch direkte Moxibustion, z.B. sogenanntes „Reiskornmoxen", sehr wichtig.

- M-UE 22 *Baxie* (Extrapunkt)
- M-LE 8 *Bafeng* (Extrapunkt)
- Gb 34 *Yanglingquan* (Meisterpunkt für Muskeln und Sehnen)
- Mi 9 *Yinlingquan*, Ma 40 *Fenglong* (bei Feuchtigkeit)

- Bl 20 *Pishu*, Bl 23 *Shenshu* (Moxa, bei Kälte)
- Bl 11 *Dazhu* (Meisterpunkt für die Knochen)
- Di 4 *Hegu* (leitet pathogene Faktoren aus)
- SJ 5 *Waiguan*, Gb 20 *Fengchi*, Gb 31 *Fengshi* (leiten Wind aus)

Diätetik

Milz stärken Buchweizen, Hirse, Reis (auch entwässernd)
Feuchtigkeit eliminieren Sojabohnen, Reis, Bohnen, Fisch
Kälte vertreiben Fenchel und Ingwer (wärmt die Mitte), Chili, Knoblauch
Qi und Blut bewegen Chinesischer Lauch
Meiden Süßes und Alkoholika, da viel Feuchtigkeit erzeugt wird, und kalte Nahrung, die die Milz in ihrer Feuchtigkeit transformierenden Funktion schwächt. Ein Übermaß an kalter oder roher Nahrung schwächt ebenfalls die Milz. Fette Speisen, besonders fettes Fleisch können pathogene Faktoren im Körper halten.

Èr Zhú Tāng
Dekokt mit den beiden Atractylodes
二朮湯 二术汤

Englischer Name Dual Atractylodes Decoction
Quelle *Wan Bing Hui Chun* (Wiederherstellung der Gesundheit bei einer Vielzahl von Erkrankungen)

Eigenschaften

Temperatur Warm
Wirkort Innen
Funktionskreis Magen, Milz, Blase, Leber
Energiezustand des Patienten Leichter Mangel
Konstitution Normal bis adipös

Wirkung

- Stärkt die Milz
- Leitet Feuchtigkeit und Schleim aus und wandelt sie um, vertreibt Wind und Kälte
- Stillt Schmerz, macht die Leitbahnen durchgängig

Zusammensetzung und Analyse

Arzneimittel	AG	Dosis	Wirkung
Bai Zhu (Atractylodis Macrocephalae Rhizoma)	12.1	6–9 g	Stärkt die Mitte, wandelt Feuchtigkeit um
Cang Zhu (Atractylodis Rhizoma)	7	6–12 g	Feuchtigkeit und Wind-Feuchtigkeit umwandelnd und schmerzlindernd
Zhi Ban Xia (Pinelliae Rhizoma Praeparatum)	6.1	6–9 g	*Er Chen Tang* ▶ RG 14.1: Wandelt Schleim und Feuchtigkeit um; *Fu Ling* stärkt zusätzlich die Milz
Fu Ling (Poria)	4	6 g	
Chen Pi (Citri Reticulatae Pericarpium)	9	6 g	
Zhi Tian Nan Xing (Arisaematis Rhizoma Praeparatum)	6.1	6 g	Wandelt Feuchtigkeit und Wind-Feuchtigkeit um, befreit die Leitbahnen und stoppt Schmerzen
Wei Ling Xian (Clematidis Radix et Rhizoma)	5	6 g	Leiten Wind-Feuchtigkeit aus den Leitbahnen, befreien Blockaden und stoppen Schmerzen
Qiang Huo (Notopterygii Rhizoma et Radix)	1.1	6 g	
Xiang Fu (Cyperi Rhizoma)	9	6 g	Reguliert *Qi* und stoppt Schmerzen, besonders im Torso
Huang Qin (Scutellariae Radix)	2.3	6 g	Klärt Hitze und schützt vor Hitzetransformation der Feuchtigkeit
Gan Cao (Glycyrrhizae Radix et Rhizoma)	12.1	3 g	Stützen die Mitte und harmonisieren die zahlreichen Arzneien in dieser Rezeptur
Sheng Jiang (Zingiberis Rhizoma Recens)	1.1	2 g	

Symptome

- **Geschwollene, schmerzhafte Gelenke**, **Verschlechterung durch kalt-nasses Wetter**, keine Überwärmung der Gelenke
- Nackenschmerzen

Befunde

Zungenkörper Gedunsen
Zungenbelag Feucht, dick, klebrig
Puls Schlüpfrig

Indikationen nach TCM

- *Bi*-Syndrom mit Wind-Kälte und Feuchtigkeit, Stagnation in den Leitbahnen
- *Qi*-Schwäche der Mitte

Anwendungsbeispiele

- Erkrankungen des rheumatischen Formenkreises, Cervicobrachial-Syndrom
- Periarthritis humeroscapularis
- Arthralgie
- Arthrose

Modifikationen

Symptom	Arzneimittel	AG	Dosis
Kälte-*Bi*-Syndrom mit großen Schmerzen und blassem Zungenkörper	+ *Fu Zi* (Aconiti Radix Lateralis Praeparata)	11	4–6 g
Bei ausgeprägten Schmerzen und Kälte im Bereich der Lendenwirbelsäule	+ *Rou Gui* (Cinnamomi Cortex)	11	4–6 g
	+ *Du Zhong* (Eucommiae Cortex)	12.3	6–9 g
	+ *Niu Xi* (Achyranthis Bidentatae Radix)	10.1	6–9 g

Kontraindikationen und Sicherheitshinweise

- Allergie gegen Bestandteile der Rezeptur
- Interferonbehandlung ▶ *Huang Qin*
- Vorsicht bei vorbestehendem Leberschaden, höherem Alkoholkonsum oder positivem HCV-Antikörperstatus; auf Anzeichen für eine Leberschädigung sollte geachtet werden ▶ *Huang Qin*
- Überdosierung und Langzeitanwendung von ▶ *Zhi Tian Nan Xing* vermeiden
- Bei längerer Anwendung und höherer Dosierung Kontraindikationen und Sicherheitshinweise zu ▶ *Gan Cao* beachten
- Vorsicht bei Blutungsneigung ▶ *Sheng Jiang*

Schwangerschaft und Stillzeit

Schwangerschaft Kontraindiziert ▶ *Zhi Ban Xia, Zhi Tian Nan Xing, (Huang Qin)*
Stillzeit Kontraindiziert ▶ *Zhi Tian Nan Xing, Zhi Ban Xia*

Interaktionen

▶ *Cang Zhu, Zhi Ban Xia, Fu Ling, Zhi Tian Nan Xing, Huang Qin, Gan Cao, Sheng Jiang*

Pharmakologie

Das Granulat der Kampo-Version der Rezeptur (*Nijutsu To*) zeigte sich im Ames-Test an einem von vier Bakterienstämmen nur nach Aktivierung leicht positiv, In vivo-Tests (Mikrokern- und unscheduled DNA synthesis-Test) ergaben keine Hinweise auf Mutagenität oder Gentoxizität.

Kommentar

- Diese Rezeptur ist ohne Modifikationen eher für die Gelenke und Wirbelsäulenbeschwerden der oberen Körperhälfte geeignet. Um die Wirkung auf die untere Körperhälfte zu richten, bedarf es einer leichten ▶ Modifikation.
- Vergleich von *Er Zhu Tang* und *Du Huo Ji Sheng Tang:*
  - *Er Zhu Tang* wird eingesetzt bei meist einem eher etwas kräftigen, adipösen Patienten-Typus. Dieser zeigt ausgeprägte Feuchtigkeitsymptome und ein teiliges Unterhautfettgewebe sowie ein schwaches Bindegewebe als Zeichen von Milz-Schwäche mit Feuchtigkeit und Schleimansammlung. In *Er Zhu Tang* ist die Rezeptur *Er Chen Tang* (Zweifach behandeltes Dekokt) ▶ RG 14.1. enthalten, welche die Basis-Rezeptur für Schleim-Erkrankungen darstellt.
  - Hingegen behandelt *Du Huo Ji Sheng Tang* die konstitutionell eher geschwächte, abgemagerte und blasse, blutleere Patientengruppe. Daher enthält *Du Huo Ji Sheng Tang* auch die Basisrezeptur für Blut-Mangel, *Si Wu Tang* (Vier Arzneien Dekokt) ▶ RG 8.2. So kann die Obstruktion durch Kälte-Wind-Feuchtigkeit eliminiert und gleichzeitig die Nieren- und Leber-Energie aufgefüllt werden.

Korrespondierende Akupunktur

Wichtig sind vor allem auch Lokalpunkte der betroffenen Gelenke. Bei Kälte-*Bi*-Syndrom ist lokale Moxa-Behandlung, auch direkte Moxibustion, z.B. sogenanntes „Reiskornmoxen", sehr wichtig.

- M-UE 22 *Baxie* (Extrapunkt)
- M-LE 8 *Bafeng* (Extrapunkt)
- Gb 34 *Yanglingquan* (Meisterpunkt für Muskeln und Sehnen)
- Mi 9 *Yinlingquan*, Ma 40 *Fenglong* (bei Feuchtigkeit)
- Bl 20 *Pishu*, Bl 23 *Shenshu* (Moxa, bei Kälte)
- Bl 11 *Dazhu* (Meisterpunkt für die Knochen)
- Di 4 *Hegu* (leitet pathogene Faktoren aus)
- SJ 5 *Waiguan*, Gb 20 *Fengchi*, Gb 31 *Fengshi* (eliminieren Wind)

Diätetik

Milz-Qi und -Yang stärken Gekochtes Getreide, besonders Hirse, Buchweizen, Gerste, Weizen, Reis (auch entwässernd), Karotte, Hülsenfrüchte inkl. Tofu (nur erwärmt), leicht verdauliches, mageres Fleisch, Huhn
Feuchtigkeit eliminieren Sojabohnen, Reis, Bohnen, Fisch
Kälte vertreiben Pfirsich, Kirsche, Fenchel, Anis, Pfeffer, Knoblauch, Ingwer, Paprika, Chili, Wild, Rindfleisch
Qi und Blut bewegen Chinesischer Lauch
Meiden Süßes, Milchprodukte und Alkoholika, da viel Feuchtigkeit produziert wird. Kalte Nahrung, die das Milz-*Qi* und -*Yang* schädigen und somit die Milz in ihrer Feuchtigkeit transformierenden Funktion schwächen kann. Ein Übermaß an roher Nahrung schwächt ebenfalls die Milz. Fette Speisen, besonders fettes Fleisch, können pathogene Faktoren im Körper halten.

Guì Zhī Sháo Yào Zhī Mŭ Tāng
Cinnamomi Ramulus, Paeoniae Radix und Anemarrhenae Radix Dekokt
桂枝芍藥知母湯　桂枝芍药知母汤

Englischer Name Cinnamon Twig, Peony, and Anemarrhena Decoction
Quelle *Jin Gui Yao Lue* (Wichtige Verordnungen aus dem Goldenen Schrein)

Eigenschaften

Temperatur Warm
Wirkort Außen und Innen
Funktionskreis Lunge, Milz, Niere, Leber
Energiezustand des Patienten Leichter Mangel
Konstitution Normal

Wirkung

- Beseitigt Blockaden von *Yang* und *Qi*
- Leitet Wind aus, beseitigt Feuchtigkeit
- Klärt Hitze

Zusammensetzung und Analyse

Arzneimittel	AG	Dosis	Wirkung
Gui Zhi (Cinnamomi Ramulus)	1.1	6–12 g	Befreit Kälte und Wind aus der Oberfläche, befreit und wärmt die Leitbahnen und aktiviert den freien Fluss von *Yang*
Ma Huang (Ephedrae Herba)	1.1	6 g	Befreit die Oberfläche von Kälte und Wind, befreit und wärmt die Leitbahnen
Fu Zi (Aconiti Radix Lateralis Praeparata)	11	6–12 g	Vertreibt stark Kälte aus den Leitbahnen, aktiviert den freien Fluss von *Yang* und stoppt Schmerzen
Bai Shao (Paeoniae Radix Alba)	12.2	6–9 g	Schützen *Yin* und die Säfte vor den warmen und heißen Arzneien oder der Transformation von Stagnationshitze
Zhi Mu (Anemarrhenae Rhizoma)	2.1	9–12 g	
Fang Feng (Saposhnikoviae Radix)	1.1	6–12 g	Eliminiert Wind und befreit die Leitbahnen
Bai Zhu (Atractylodis Macrocephalae Rhizoma)	12.1	9–15 g	Stärkt die Milz, wandelt Feuchtigkeit um
Sheng Jiang (Zingiberis Rhizoma Recens)	1.1	6–9 g	Stützen die Mitte
Gan Cao (Glycyrrhizae Radix et Rhizoma)	12.1	3–6 g	

Symptome

- **Schwellungen und Schmerzen der Gelenke, die sich warm anfühlen**, Verschlimmerung nachts, untere Extremitäten besonders betroffen, Bewegungseinschränkung der betroffenen Gelenke
- Möglicherweise zusätzlich Frösteln, Schweißlosigkeit, Kopfschmerzen, Schwindelgefühle, Kurzatmigkeit, Übelkeit, Gewichtsverlust

Befunde

Zungenkörper Relativ unauffällig
Zungenbelag Weiß bis gelb, ggf. klebrig
Puls Saitenförmig, schlüpfrig

Indikationen nach TCM

- Invasion von Wind, Kälte und Feuchtigkeit
- *Bi*-Syndrom mit lokalisierter Hitze in den betroffenen Gebieten

Anwendungsbeispiele

- Rheumatische Gelenkbeschwerden, besonders der unteren Körperhälfte
- Rheumatoide Arthritis
- Lumbalgien
- Ischialgien mit entzündlicher Aktivität
- Arthritis im Rahmen eines Gichtleidens
- Weichteilrheumatismus

Modifikationen

Symptom	Arzneimittel	AG	Dosis
Ausgeprägte Hitze in den Gelenken	+ *Sang Zhi* (Mori Ramulus)	5	6–9 g
	+ *Bai Shao* (Paeoniae Radix Alba) Dosis erhöhen	12.2	12 g
	+ *Zhi Mu* (Anemarrhenae Rhizoma) Dosis erhöhen	2.1	15 g
Verstärkung der Symptome nachts	+ *Chi Shao* (Paeoniae Radix Rubra)	2.2	6–9 g
Qi-Mangel-Zeichen	+ *Huang Qi* (Astragali Radix)	12.1	6–12 g
Beschwerden in den unteren Extremitäten	+ *Niu Xi* (Achyrhanthis Bidentatae Radix)	10.1	6–9 g

Kontraindikationen und Sicherheitshinweise

- Allergie gegen Bestandteile der Rezeptur
- Koronare Herzkrankheit, Herzrhythmusstörungen ▶ *Ma Huang, Fu Zi*
- Hypertonus ▶ *Ma Huang, Gan Cao, Sheng Jiang*
- Alte und geschwächte Personen; Gefäßerkrankungen, Herzrhythmusstörungen, nicht kompensierte Schilddrüsendysfunktion; psychiatrische Erkrankungen, Angst- und Spannungszustände, Schlafstörung, Suchtkrankheiten; Anfallsleiden; Engwinkelglaukom; Prostataadenom mit Blasenentleerungsstörung ▶ *Ma Huang*
- Einnahme von MAO-Hemmern, Sympathomimetika, Selegilin, Rasagilin oder Vasokonstriktoren ▶ *Ma Huang*
- Elektrolytstörungen, Behandlung mit *Wu Zhu Yu* (Euodiae Fructus), Digitalis oder Antiarrhythmika ▶ *Fu Zi*
- Vorsicht bei Behandlung mit *Xiang Jia Pi* (Periplocae Cortex) ▶ *Ma Huang, Fu Zi*
- Überdosierung von ▶ *Ma Huang* vermeiden, hohe Dosen können bei Langzeiteinnahme zur Abhängigkeit führen; Vorsicht bei kleineren Kindern; Vorsicht bei Niereninsuffizienz
- Mit Vorsicht anzuwenden bei manifester Lebererkrankung oder höherem Alkoholkonsum, Leberreaktionen durch ▶ *Ma Huang* sind nicht auszuschließen
- Überdosierung von ▶ *Fu Zi* vermeiden
- Kontraindikationen und Sicherheitshinweise zu ▶ *Gan Cao* beachten. Bei höherer Dosis und längerer Anwendung ist eine Kontrolle des Blutdrucks und des Serumkaliums anzuraten und eine Komedikation mit Diuretika (außer Kalium sparenden) zu vermeiden
- Vorsicht bei Diarrhö ▶ *Zhi Mu*
- Vorsicht bei Diabetikern mit Neigung zur Hypoglykämie ▶ *Gui Zhi*
- Vorsicht bei Blutungsneigung ▶ *Sheng Jiang*

Fertilität, Schwangerschaft und Stillzeit

Fertilität Von einer höheren Dosis und längeren Anwendungsdauer von ▶ *Gan Cao* bei Männern mit Kinderwunsch ist abzuraten.

Schwangerschaft Kontraindiziert ▶ *Ma Huang, Fu Zi, Zhi Mu*

Stillzeit Kontraindiziert ▶ *Ma Huang, Fu Zi*

Interaktionen

- Bei Kombination von *Ma Huang* und *Fu Zi* besteht ein erhöhtes Risiko für Herzrhythmusstörungen
- ▶ *Ma Huang, Fu Zi, Bai Shao, Sheng Jiang, Gan Cao*

Kommentar

- Die lokalen Hitze-Zeichen, die aus der Obstruktion des *Yang-Qi* im Rahmen des *Bi*-Syndroms entstehen, sind lokalisiert und erzeugen nicht notwendigerweise systemische Hitze-Zeichen, die sich dementsprechend auch nicht notwendigerweise an Zunge und Puls bemerkbar machen. Durch die Feuchtigkeits-Ansammlung in der Milz und dem behinderten Fluss von *Yang* und *Qi* kann das klare *Yang* nicht richtig zum Kopf aufsteigen (Symptome: Schwindel und Kopfschmerz).
- Eine verwandte Rezeptur zu *Gui Zhi Shao Yao Zhi Mu Tang* ist *Gui Zhi Tang* (Cinnamomi Ramulus Dekokt) ▶ RG 1.1.

Korrespondierende Akupunktur

Wichtig sind vor allem auch Lokalpunkte der betroffenen Gelenke. Bei Kälte-*Bi*-Syndrom ist lokale Moxa-Behandlung sehr wichtig.

- M-UE 22 *Baxie* (Extrapunkt)
- M-LE 8 *Bafeng* (Extrapunkt)
- Gb 34 *Yanglingquan* (Meisterpunkt für Muskeln und Sehnen)
- Mi 9 *Yinlingquan*, Ma 40 *Fenglong* (bei Feuchtigkeit)
- Bl 20 *Pishu*, Bl 23 *Shenshu* (Moxa, bei Kälte)
- Bl 11 *Dazhu* (Meisterpunkt für die Knochen)
- Di 4 *Hegu* (leitet pathogene Faktoren aus)
- SJ 5 *Waiguan*, Gb 20 *Fengchi*, Gb 31 *Fengshi* (leiten Wind aus)

Diätetik

Milz stärken Buchweizen, Hirse, Reis (auch entwässernd)
Feuchtigkeit eliminieren Sojabohnen, Reis, Bohnen, Fisch
Kälte vertreiben Fenchel und Ingwer (wärmt die Mitte), Chili, Knoblauch
Qi und Blut bewegen Chinesischer Lauch
Meiden Süßes und Alkoholika, die viel Feuchtigkeit produzieren, und kalte Nahrung, die die Milz in ihrer Feuchtigkeit transformierenden Funktion schwächt. Ein Übermaß an roher Nahrung schwächt ebenfalls die Milz.

Juān Bì Tāng (1)
Dekokt, das schmerzhafte Blockaden beseitigt (aus Ausgewählte Rezepturen)

蠲痹湯 蠲痹汤

Englischer Name Remove Painful Obstruction Decoction (from Selected Formulas)
Quelle *Yang Shi Jia Zang Fang* (Gesammelte Rezepturen der Familie Yang)

Eigenschaften

Temperatur Warm
Wirkort Außen und Innen
Funktionskreis Milz, Niere, Leber
Energiezustand des Patienten Leichte Fülle
Konstitution Relativ unauffällig

Wirkung

Leitet Wind aus, beseitigt Feuchtigkeit, vertreibt Kälte und lindert so *Bi*-Schmerz

Zusammensetzung und Analyse

Arzneimittel	AG	Dosis	Wirkung
Qiang Huo (Notopterygii Rhizoma et Radix)	1.1	6–9 g	Eliminieren Wind, Feuchtigkeit und Kälte aus der Oberfläche, befreien *Bi* und stoppen Schmerzen
Fang Feng (Saposhnikoviae Radix)	1.1	6 g	
Dang Gui (Angelicae Sinensis Radix)	12.2	6 g	Nährt und aktiviert Blut; schützt Blut vor den trockenen Arzneien in dieser Rezeptur
Chi Shao (Paeoniae Radix Rubra)	2.2	6 g	Aktiviert das Blut, stoppt Schmerzen und schützt vor transformierender Stagnationshitze oder Hitze durch die warmen Arzneien
Huang Qi (Astragali Radix)	12.1	6 g	Stärkt die Milz, belebt das *Qi* und hebt es nach oben
Jiang Huang (Curcumae Longae Rhizoma)	10.1	6–9 g	Belebt Blut-Stasen und hat Bezug zur Schulter
Gan Cao (Glycyrrhizae Radix et Rhizoma)	12.1	2 g	Stützen die Mitte und harmonisieren die zahlreichen Arzneien in dieser Rezeptur
Sheng Jiang (Zingiberis Rhizoma Recens)	1.1	4 g	
Da Zao (Jujubae Fructus)	12.1	2 g	

Symptome

- Bewegungseinschränkung, **Steifigkeit und Schmerzen im Nacken-, Schulter- und oberen Rückenbereich**
- Taubheitsgefühl der Extremitäten, typischerweise werden die Beschwerden schlechter bei Wetterwechsel (Wind), bei Kälte und feuchter Witterung oder auch einem Übermaß an kalter und Feuchtigkeit produzierender Nahrung (Feuchtigkeit)

Befunde

Zungenkörper Blass, Zahneindrücke
Zungenbelag Dick, weiß
Puls Saitenförmig, schlüpfrig

Indikationen nach TCM

Kälte-*Bi*-Syndrom aufgrund Invasion von Wind, Kälte und Feuchtigkeit

Anwendungsbeispiele

- HWS- und BWS-Syndrom
- Rückenbeschwerden mit Wurzelreizsymptomatik
- Schulter-Arm-Syndrom
- Periarthritis humeroscapularis
- Myalgien
- Weichteilrheumatismus
- Rheumatoide Arthritis
- Arthrose

Modifikationen

Symptom	Arzneimittel	AG	Dosis
Stärkere Wirkung auf die unteren Extremitäten erzielen	+ *Niu Xi* (Achyranthis Bidentatae Radix)	10.1	6–9 g
	+ *Sang Ji Sheng* (Taxilli Herba)	12.4	6–12 g

Kontraindikationen und Sicherheitshinweise

- Allergie gegen Bestandteile der Rezeptur
- Gallenwegsobstruktion ▶ *Jiang Huang*
- Zustand nach Organtransplantation ▶ *Huang Qi*
- Bei Autoimmunerkrankungen oder intendierter immunsuppressiver Therapie wegen der immunstimulierenden Eigenschaften mit großer Vorsicht einzusetzen ▶ *Huang Qi*
- Vorsicht bei Hypertonus ▶ *Huang Qi*
- Bei längerer Anwendung Kontraindikationen und Sicherheitshinweise zu ▶ *Gan Cao* beachten
- Vorsicht bei Blutungsneigung ▶ *Sheng Jiang*
- Vorsicht bei Diarrhö; intensive UV-Bestrahlung vermeiden ▶ *Dang Gui*

Fertilität, Schwangerschaft und Stillzeit

Fertilität Vorsicht bei Frauen und Männern mit Kinderwunsch ▶ *Jiang Huang*
Schwangerschaft Kontraindiziert ▶ *Dang Gui;* relativ kontraindiziert ▶ *Jiang Huang;* bei Auslassen von *Dang Gui* und *Jiang Huang* mit Vorsicht anwenden: ▶ *Huang Qi, Sheng Jiang.* Aussagefähige Untersuchungen zur Sicherheit der Rezeptur in der Schwangerschaft liegen nicht vor.
Stillzeit Keine Einschränkungen bekannt

Interaktionen

▶ *Dang Gui, Chi Shao, Huang Qi, Jiang Huang, Gan Cao, Sheng Jiang, Da Zao*

Kommentar

- Es gibt zwei Versionen von *Juan Bi Tang* aus unterschiedlichen Quellen:
  - *Juan Bi Tang* (1) aus „Ausgewählte Rezepturen"
  - *Juan Bi Tang* (2) aus „Medizinische Offenbarungen" ▶ unten
- *Juan Bi Tang* (1) hat durch seine Arzneien *Jiang Huang* ▶ AG 10.1 einen besonderen Bezug zur Schulter und mit *Qiang Huo* ▶ AG 1.1 zum Nacken. Diese Rezeptur eignet sich deshalb besonders für Beschwerden in diesem Bereich.
- *Juan Bi Tang* (2) ▶ unten, ist weniger deutlich auf eine bestimmte Körperhälfte ausgerichtet, hat aber mehr Bezüge auf die unteren Extremitäten. Durch das Stase brechende Mittel *Ru Xiang* ▶ AG 10.1 ist diese Rezeptur geeignet bei chronischem *Bi*-Syndrom mit deutlichen Stase-Zeichen.
- Eine verwandte Rezeptur zu beiden Formen von *Juan Bi Tang* ist *Du Huo Ji Sheng Tang* (Angelicae Pubescentis Radix und Taxilli Herba Dekokt) ▶ oben.

Korrespondierende Akupunktur

Wichtig sind vor allem auch Lokalpunkte der betroffenen Gelenke. Bei Kälte-*Bi*-Syndrom ist lokale Moxa-Behandlung, auch direkte Moxibustion, z.B. sogenanntes „Reiskornmoxen", sehr wichtig.

- M-UE 22 *Baxie* (Extrapunkt)
- M-LE 8 *Bafeng* (Ba-Feng-Punkte)
- Gb 34 *Yanglingquan* (Meisterpunkt für Muskeln und Sehnen)
- Mi 9 *Yinlingquan*, Ma 40 *Fenglong* (bei Feuchtigkeit)
- Bl 20 *Pishu*, Bl 23 *Shenshu* (Moxa, bei Kälte)
- Bl 1 *Jingming* (Meisterpunkt für die Knochen)
- Di 4 *Hegu* (leitet pathogene Faktoren aus)
- SJ 5 *Waiguan*, Gb 20 *Fengchi*, Gb 31 *Fengshi* (leiten Wind aus)

Diätetik

Milz-Qi und -Yang stärken Gekochtes Getreide, besonders Hirse, Buchweizen, Gerste, Reis (auch entwässernd), Karotte, Hülsenfrüchte inkl. Tofu (nur erwärmt), leicht verdauliches, mageres Fleisch, Huhn
Feuchtigkeit eliminieren Sojabohnen, Reis, Bohnen, Fisch
Kälte vertreiben Pfirsich, Kirsche, Fenchel, Anis, Pfeffer, Knoblauch, Ingwer, Paprika, Chili, Wild, Rindfleisch
Qi und Blut bewegen Chinesischer Lauch
Meiden Süßes, Milchprodukte und Alkoholika, da viel Feuchtigkeit produziert wird. Kalte Nahrung, die das Milz-*Qi* und -*Yang* schädigen und somit die Milz in ihrer Feuchtigkeit transformierenden Funktion schwächen kann. Ein Übermaß an roher Nahrung schwächt ebenfalls die Milz. Fette Speisen, besonders fettes Fleisch, können pathogene Faktoren im Körper halten.

Juān Bì Tāng (2)
Dekokt, das schmerzhafte Blockaden beseitigt (aus Medizinische Offenbarungen)

蠲痹湯 蠲痹汤

Englischer Name Remove Painful Obstruction Decoction (from Medical Revelations)
Quelle *Yi Xue Xin Wu* (Medizinische Offenbarungen)

Eigenschaften

Temperatur Warm
Wirkort Außen und Innen
Funktionskreis Milz, Niere, Leber
Energiezustand des Patienten Leichte Fülle
Konstitution Relativ unauffällig

Wirkung

Leitet Wind aus, beseitigt Feuchtigkeit, vertreibt Kälte und lindert so *Bi*-Schmerz

Zusammensetzung und Analyse

Arzneimittel	AG	Dosis	Wirkung
Qiang Huo (Notopterygii Rhizoma et Radix)	1.1	6–9 g	Vertreibt Wind-Kälte mit Feuchtigkeit
Du Huo (Angelicae Pubescentis Radix)	5	6–9 g	Vertreiben Wind-Feuchtigkeit
Qin Jiao (Gentianae Macrophyllae Radix)	5	6–9 g	
Sang Zhi (Mori Ramulus)	5	6–9 g	
Hai Feng Teng (Piperis Kadsurae Caulis)	5	6–9 g	
Dang Gui (Angelicae Sinensis Radix)	12.2	6–9 g	Nährt und belebt Blut und unterstützt so die Wind aus der Tiefe eliminierende Wirkung der Rezeptur
Chuan Xiong (Chuanxiong Rhizoma)	10.1	6–9 g	Bewegen Blut und brechen langwierige Stasen auf
Ru Xiang (Olibanum)	10.1	6–9 g	
Mu Xiang (Aucklandiae Radix)	9	6–9 g	Reguliert den *Qi*-Fluss
Gui Zhi (Cinnamomi Ramulus)	1.1	6–9 g	Belebt *Qi*- und Blut-Fluss in den Leitbahnen
Zhi Gan Cao (Glycyrrhizae Radix et Rhizoma Praeparata)	12.1	4–6 g	Stützt und schützt die Mitte

Symptome

- **Gelenkschmerzen und Steifigkeit, die durch Kälte schlechter und durch Wärmeanwendung gebessert werden.**
- Wechselnde Lokalisationen der Beschwerden
- Schwere- und Taubheitsgefühl der Extremitäten, typischerweise werden die Beschwerden schlechter bei Wetterwechsel (Wind), bei Kälte und feuchter Witterung oder auch einem Übermaß an kalter und Feuchtigkeit produzierender Nahrung

Befunde

Zungenkörper Blass, Zahneindrücke
Zungenbelag Dick, weiß
Puls Langsam, gespannt, ggf. schlüpfrig

Indikationen nach TCM

Kälte-*Bi*-Syndrom aufgrund einer Invasion von Wind, Kälte und Feuchtigkeit

Anwendungsbeispiele

- Rheumatische Gelenkbeschwerden
- Rückenbeschwerden mit Wurzelreizsymptomatik
- Schulter-Arm-Syndrom
- Myalgien
- Weichteilrheumatismus
- Rheumatoide Arthritis

Modifikationen

Symptom	Arzneimittel	AG	Dosis
Ausgeprägte Schmerzen und Deformationen	+ *Mo Yao* (Myrrha)	10.1	6 g
Ausgeprägte Kälteempfindlichkeit	+ *Fu Zi* (Aconiti Radix Lateralis Praeparata)	11	6 g
	+ *Gan Jiang* (Zingiberis Rhizoma)	11	6–9 g
Ausgeprägte Feuchtigkeitzeichen	+ *Cang Zhu* (Atractylodis Rhizoma)	7	6–9 g
	+ *Yi Yi Ren* (Coicis Semen)	4	12–18 g

Kontraindikationen und Sicherheitshinweise

- Allergie gegen Bestandteile der Rezeptur oder Perubalsam
- Langzeitanwendung vermeiden ▶ *Ru Xiang*
- Bei längerer Anwendung Kontraindikationen und Sicherheitshinweise zu ▶ *Gan Cao* beachten
- Vorsicht bei Diarrhö ▶ *Dang Gui*
- Vorsicht bei empfindlichem Magen ▶ *Ru Xiang*
- Vorsicht bei Diabetikern mit Neigung zur Hypoglykämie
- Vorsicht bei Blutungsneigung ▶ *Rou Gui*
- Intensive UV-Bestrahlung vermeiden ▶ *Du Huo, Dang Gui*

Schwangerschaft und Stillzeit

Schwangerschaft Kontraindiziert ▶ *Chuan Xiong, Du Huo, Dang Gui*
Stillzeit Vorsicht bei männlichen Säuglingen ▶ *Gan Cao*

Interaktionen

▶ *Dang Gui, Rou Gui, Gan Cao, Sang Zhi*

Kommentar

- Es gibt zwei Versionen von *Juan Bi Tang* aus unterschiedlichen Quellen:
  - *Juan Bi Tang* (1) aus „Ausgewählte Rezepturen" ▶ oben
  - *Juan Bi Tang* (2) aus „Medizinische Offenbarungen"
- *Juan Bi Tang* (1) hat durch seine Arzneien *Jiang Huang* (Curcumae longae Rhizoma) ▶ AG 10.1 einen besonderen Bezug zur Schulter und mit *Qiang Huo* (Notopterygii Rhizoma et Radix) ▶ AG 1.1 zum Nacken. Diese Rezeptur eignet sich deshalb besonders für Gelenkbeschwerden in diesem Bereich.
- *Juan Bi Tang* (2) ist weniger deutlich auf eine bestimmte Körperhälfte ausgerichtet und hat damit auch mehr Bezüge zu den unteren Extremitäten. Durch das Stase brechenden Mittel *Ru Xiang* ▶ AG 10.1 ist diese Rezeptur geeignet bei chronischem *Bi*-Syndrom mit deutlichen Stase-Zeichen.
- Eine verwandte Rezeptur zu beiden Formen von *Juan Bi Tang* ist *Du Huo Ji Sheng Tang* (Angelicae Pubescentis Radix und Taxilli Herba Dekokt) aus dieser Gruppe.

Korrespondierende Akupunktur

Wichtig sind vor allem auch Lokalpunkte der betroffenen Gelenke. Bei Kälte-*Bi*-Syndrom ist lokale Moxa-Behandlung, auch direkte Moxibustion, z.B. sogenanntes „Reiskornmoxen" sehr wichtig.

- M-UE 22 *Baxie* (Extrapunkt)
- M-LE 8 *Bafeng* (Extrapunkt)
- Gb 34 Yanglingquan (Meisterpunkt für Muskeln und Sehnen)
- Mi 9 *Yinlingquan*, Ma 40 *Fenglong* (bei Feuchtigkeit)
- Bl 20 *Pishu*, Bl 23 *Shenshu* (Moxa, bei Kälte)
- Bl 11 *Dazhu* (Meisterpunkt für die Knochen)
- Di 4 *Hegu* (leitet pathogene Faktoren aus)
- SJ 5 *Waiguan*, Gb 20 *Fengchi*, Gb 31 *Fengshi* (leiten Wind aus)

Diätetik

Milz-Qi und -Yang stärken Gekochtes Getreide, besonders Hirse, Buchweizen, Gerste, Reis (auch entwässernd), Karotte, Hülsenfrüchte inkl. Tofu (nur erwärmt), leicht verdauliches, mageres Fleisch, Huhn
Feuchtigkeit eliminieren Sojabohnen, Reis, Bohnen, Fisch
Kälte vertreiben Pfirsich, Kirsche, Fenchel, Anis, Pfeffer, Knoblauch, Ingwer, Paprika, Chili, Pfeffer, Wild, Rindfleisch
Qi und Blut bewegen Chinesischer Lauch
Meiden Süßes, Milchprodukte und Alkoholika, da viel Feuchtigkeit produziert wird. Kalte Nahrung, die das Milz-*Qi* und -*Yang* schädigen und somit die Milz in ihrer Feuchtigkeit transformierenden Funktion schwächen kann. Ein Übermaß an roher Nahrung schwächt ebenfalls die Milz. Fette Speisen, besonders fettes Fleisch, können pathogene Faktoren im Körper halten.

Qiāng Huó Shèng Shī Tāng
Notopterygii Rhizoma et Radix Dekokt, das Feuchtigkeit überwindet
羌活勝濕湯 羌活胜湿汤

Englischer Name Notopterygium Decoction to Overcome Dampness
Quelle *Nei Wai Shang Bian Huo Lun* (Klarstellung von Zweifeln über Schädigungen innerer und äußerer Herkunft)

Eigenschaften

Temperatur Warm
Wirkort Außen
Funktionskreis Lunge, Milz
Energiezustand des Patienten Leichte Fülle

Wirkung

Leitet Wind und Feuchtigkeit aus der Oberfläche

Zusammensetzung und Analyse

Arzneimittel	AG	Dosis	Wirkung
Qiang Huo (Notopterygii Rhizoma et Radix)	1.1	3–9 g	Eliminieren Wind-Feuchtigkeit, *Qiang Huo* aus oberen und *Du Huo* aus den unteren Anteilen der *Tai Yang*-Leitbahnen
Du Huo (Angelicae Pubescentis Radix)	5	3–9 g	

Fang Feng (Saposhnikoviae Radix)	1.1	3–6 g	Oberfläche öffnend, Wind-Feuchtigkeit ausleitend, besonderer Bezug zu Kopfschmerzen
Gao Ben (Ligustici Rhizoma et Radix)	1.1	3–6 g	
Man Jing Zi (Viticis Fructus)	1.2	1–3 g	
Chuan Xiong (Chuanxiong Rhizoma)	10.1	3–6 g	Belebt das Blut, besonderer Bezug zu Kopfschmerzen – wirkt tiefer im Innen
Zhi Gan Cao (Glycyrrhizae Radix et Rhizoma Praeparata)	12.1	3 g	Stützt die Mitte

Symptome

- **Rückenschmerzen und Bewegungseinschränkung des Rückens, allgemeines Schweregefühl**, leichtes Fieber mit Frösteln und Kälteabneigung
- **Dumpfer Schmerz, besonders im Rücken oder bis zum Kopf hochziehend** (meist in der Region der Blasen-Leitbahn), Kopfschwere und -schmerz von dumpfem Charakter

Befunde

Zungenkörper Meistens ohne Befund
Zungenbelag Weißlich
Puls Oberflächlich

Indikationen nach TCM

Wind-Feuchtigkeit ist in die Oberfläche des Körpers, in die *Tai Yang*-Leitbahnen und in die Muskelschicht eingedrungen

Anwendungsbeispiele

- Akuter Infekt der oberen Atemwege mit Muskelschmerzen
- Rheumatisches Fieber
- Infekt mit Kopfschmerzen
- Kopfschmerzen mit HWS-Verspannungen

Modifikationen

Symptom	Arzneimittel	AG	Dosis
Gelenkschmerzen mit Hitzegefühl in den Gelenken	+ *Cang Zhu* (Atractylodis Rhizoma)	7	6–9 g
	+ *Huang Bo* (Phellodendri Chinensis Cortex)	2.3	6–9 g
	+ *Yi Yi Ren* (Coicis Semen)	4	12–18 g

Kontraindikationen und Sicherheitshinweise

- Allergie gegen Bestandteile der Rezeptur
- Bei längerer Anwendung Kontraindikationen und Sicherheitshinweise zu ▶ *Gan Cao* beachten
- Vorsicht vor intensiver UV-Lichtexposition ▶ *Du Huo*

Schwangerschaft und Stillzeit

Schwangerschaft Kontraindiziert ▶ *Du Huo* ▶ *Chuan Xiong*. Aussagefähige Untersuchungen zur Sicherheit der Rezeptur in der Schwangerschaft liegen nicht vor.
Stillzeit Vorsicht bei männlichen Säuglingen ▶ *Gan Cao*

Interaktionen

▶ *Man Jing Zi, Gan Cao*

Kommentar

- Diese Rezeptur sollte eingesetzt werden bei Außen-Symptomen (Frösteln, Kälteabneigung, oberflächlicher Puls) mit gleichzeitig relativ ausgeprägtem, generalisierten Schweregefühl und Schmerzen.
- Es kann sich dabei um eine Erkältungskrankheit nach einem Aufenthalt in feuchter Umgebung handeln.
- Eine verwandte Rezeptur zu *Qiang Huo Sheng Shi Tang* ist *Juan Bi Tang* (1) (Dekokt, das schmerzhafte Blockaden beseitigt) aus „Ausgewählte Rezepturen" in dieser Gruppe.

Korrespondierende Akupunktur

- Dü 3 *Houxi* (vertreibt äußeren Wind)
- SJ 5 *Waiguan* (vertreibt Wind-Hitze)
- Bl 60 *Kunlun* oder Bl 62 *Shenmai* (vertreiben Wind)
- Gb 20 *Fengchi* (vertreibt Wind)
- Ma 8 *Touwei* (bei Kopfschmerzen durch Feuchtigkeit)
- Bl 10 *Tianzhu* (vertreibt Wind, klärt das Gehirn)
- Bl 2 *Zanzhu* (vertreibt Wind, klärt die Augen)
- Ma 40 *Fenglong* (eliminiert Schleim und Hitze)

Diätetik

Wind-Kälte eliminieren Frühlingszwiebel, Paprika, Ingwer, Knoblauch, Chilischote, Koriander
Feuchtigkeit eliminieren Sojabohnen, Reis, Bohnen, Fisch
Kälte vertreiben Fenchel und Ingwer (wärmt die Mitte), Chili, Knoblauch
Qi und Blut bewegen Chinesischer Lauch
Meiden Süßes und Alkoholika, da viel Feuchtigkeit produziert wird, und kalte Nahrung, die die Milz in ihrer Feuchtigkeit transformierenden Funktion schwächt. Ein Übermaß an roher Nahrung schwächt ebenfalls die Milz.

Fette Speisen, besonders fettes Fleisch können pathogene Faktoren im Körper halten.

Yì Yǐ Rén Tāng
Coicis Semen Dekokt
薏苡仁湯 薏苡仁汤

Englischer Name Coicis Decoction from Enlightened Physicians
Quelle *Ming Yi Zhi Zhang* (Ansichten aufgeklärter Ärzte)

Eigenschaften

Temperatur Warm
Wirkort Außen und Innen
Funktionskreis Milz, Leber
Energiezustand des Patienten Leichte Fülle
Konstitution Eher kräftig

Wirkung

- Zerstreut Schwellungen im Außen
- Eliminiert Feuchtigkeit, nährt Blut im Innen

Zusammensetzung und Analyse

Arzneimittel	AG	Dosis	Wirkung
Yi Yi Ren (Coicis Semen)	4	12–24 g	Klärt Hitze und leitet Feuchtigkeit und Eiter aus
Cang Zhu (Atractylodis Rhizoma)	7	6–9 g	Trocknet Feuchtigkeit
Dang Gui (Angelicae Sinensis Radix)	12.2	6–9 g	Nährt und aktiviert Blut
Bai Shao (Paeoniae Radix Alba)	12.2	6–9 g	Schützt und nährt *Yin*, Säfte und Blut; harmonisiert *Ying* und *Wei* in Kombination mit *Gui Zhi*
Gui Zhi (Cinnamomi Ramulus)	1.1	6 g	Aktiviert *Yang* und Blut; harmonisiert *Ying* und *Wei* in Kombination mit *Bai Shao*
Ma Huang (Ephedrae Herba)	1.1	6 g	Eliminiert Wind-Kälte und befreit das Außen von pathogenen Faktoren
Zhi Gan Cao (Glycyrrhizae Radix et Rhizoma Praeparata)	12.1	3 g	Harmonisiert die Arzneien dieser Rezeptur und stützt die Mitte

Symptome

- **Schwellungen und Schmerzen in den Gelenken, besonders an Händen und Füßen**
- Taubheitsgefühl, Bewegungseinschränkung, **Hitzegefühl in den betroffenen Gelenken**, Fieber, Ödemneigung, fehlendes Durstgefühl

Befunde

Zungenkörper Blass, ggf. mit leichten Rötungen, gedunsen, evtl. Zahneindrücke
Zungenbelag Feucht
Puls Schlüpfrig oder saitenförmig

Indikationen nach TCM

Bi-Syndrom (Kälte-, Wind-, Feuchtigkeit-Invasion), leichter Blut-Mangel mit Hitzetransformation

Anwendungsbeispiele

- Rheumatische Gelenkbeschwerden
- Arthralgien
- Myalgien
- Rheumatoide Arthritis

Modifikationen

Symptom	Arzneimittel	AG	Dosis
Ausgeprägte Kälte	+ *Fu Zi* (Aconiti Radix Lateralis Praeparata)	11	4–6 g
	+ *Gan Jiang* (Zingiberis Rhizoma)	11	6–9 g
Ausgeprägte Schmerzen und Deformationen	+ *Mo Yao* (Myrrha)	10.1	4–6 g
	+ *Ru Xiang* (Olibanum)	10.1	4–6 g

Kontraindikationen und Sicherheitshinweise

- Allergie gegen Bestandteile der Rezeptur
- Alte und geschwächte Personen; erhöhter Blutdruck, Gefäßerkrankungen, insbesondere der Herzkranzgefäße und der Hirngefäße, Herzrhythmusstörungen, nicht kompensierte Schilddrüsendysfunktion; psychiatrische Erkrankungen, Angst- und Spannungszustände, Schlafstörung, Suchtkrankheiten; Anfallsleiden; Engwinkelglaukom; Prostataadenom mit Blasenentleerungsstörung ▶ *Ma Huang*
- Einnahme von MAO-Hemmern, Sympathomimetika, Selegilin, Rasagilin oder Vasokonstriktoren ▶ *Ma Huang*
- Überdosierung von *Ma Huang* vermeiden, hohe Dosen können bei Langzeiteinnahme zur Abhängigkeit führen; Vorsicht bei kleineren Kindern, Vorsicht bei Niereninsuffizienz ▶ *Ma Huang*
- Mit Vorsicht anzuwenden bei manifester Lebererkrankung oder höherem Alkoholkonsum, Leberreaktionen durch ▶ *Ma Huang* sind nicht auszuschließen

- Vorsicht bei Behandlung mit *Aconitum*-Arzneien, *Wu Zhu Yu* (Euodiae Fructus), *Xiang Jia Pi* (Periplocae Cortex) ▶ *Ma Huang*
- Bei längerer Anwendung Kontraindikationen und Sicherheitshinweise zu ▶ *Gan Cao* beachten
- Vorsicht bei Diarrhö; intensive UV-Bestrahlung vermeiden ▶ *Dang Gui*
- Vorsicht bei Diabetikern mit Neigung zur Hypoglykämie ▶ *Gui Zhi*

Schwangerschaft und Stillzeit

Schwangerschaft Kontraindiziert ▶ *Ma Huang, Yi Yi Ren, Dang Gui*
Stillzeit Kontraindiziert ▶ *Ma Huang*

Interaktionen

▶ *Ma Huang, Dang Gui, Cang Zhu, Bai Shao, Zhi Gan Cao*

Pharmakologie

Das Granulat der Kampo-Version der Rezeptur (*Yokuinin To*) zeigte im Ames-Test an vier Bakterienstämmen keine Hinweise auf Mutagenität.

Kommentar

- Diese weniger bekannte, aber sehr elegante Rezeptur ist besonders bei *Bi*-Syndrom mit Gelenkbeschwerden geeignet, wenn in den betroffenen Gelenken ein Hitzegefühl besteht.
- Die Rezeptur enthält Blut nährende Arzneien, die eine Eliminierung von Wind-Feuchtigkeit erleichtern, sowie Oberfläche befreiende und Feuchtigkeit ausleitende Arzneien, in diesem Fall *Yi Yi Ren* und *Cang Zhu*, die gleichzeitig noch eine Milz stärkende Funktion haben.
- Verwandte Rezepturen zu *Yi Yi Ren Tang* aus dieser Gruppe sind
  - *Gui Zhi Shao Yao Zhi Mu Tang* (Cinnamomi Ramulus, Paeoniae Radix und Anemarrhenae Radix Dekokt)
  - *Juan Bi Tang* (1) und (2) (Dekokt, das schmerzhafte Blockaden beseitigt)
  - *Du Huo Ji Sheng Tang* (Angelicae Pubescentis Radix und Taxilli Herba Dekokt)

Korrespondierende Akupunktur

Wichtig sind vor allem auch Lokalpunkte der betroffenen Gelenke. Bei Kälte-*Bi*-Syndrom ist lokale Moxa-Behandlung, auch direkte Moxibustion, z.B. sogenanntes „Reiskornmoxen", sehr effektiv.

- M-UE 22 *Baxie* (Extrapunkt)
- M-LE 8 *Bafeng* (Extrapunkt)
- Gb 34 *Yanglingquan* (Meisterpunkt für Muskeln und Sehnen)
- Mi 9 *Yinlingquan*, Ma 40 *Fenglong* (bei Feuchtigkeit)
- Bl 20 *Pishu*, Bl 23 *Shenshu* (Moxa, bei Kälte)
- Bl 11 *Dazhu* (Meisterpunkt für die Knochen)
- Di 4 *Hegu* (leitet pathogene Faktoren aus)
- SJ 5 *Waiguan*, Gb 20 *Fengchi*, Gb 31 *Fengshi* (leiten Wind aus)

Diätetik

Wind-Kälte eliminieren Frühlingszwiebel, Paprika, Ingwer, Knoblauch, Chilischote, Koriander
Milz-Qi und -Yang stärken Gekochtes Getreide, besonders Hirse, Buchweizen, Gerste, Reis (auch entwässernd), Karotte, Hülsenfrüchte inkl. Tofu (nur erwärmt), leicht verdauliches, mageres Fleisch, Huhn
Feuchtigkeit eliminieren Sojabohnen, Reis, Bohnen, Fisch
Kälte vertreiben Pfirsich, Kirsche, Fenchel, Anis, Pfeffer, Knoblauch, Ingwer, Paprika, Chili, Wild, Rindfleisch
Qi und Blut bewegen Chinesischer Lauch
Meiden Süßes, Milchprodukte und Alkoholika, da viel Feuchtigkeit produziert wird. Kalte Nahrung, die das Milz-*Qi* und -*Yang* schädigen und somit die Milz in ihrer Feuchtigkeit transformierenden Funktion schwächen kann. Ein Übermaß an roher Nahrung schwächt ebenfalls die Milz. Fette Speisen, besonders fettes Fleisch, können pathogene Faktoren im Körper halten.

7 Rezepturen, die das Innen wärmen und Kälte vertreiben

7.1 Rezeptur, die die Leitbahnen wärmt und Kälte zerstreut

Dāng Guī Sì Nì Tāng
Angelicae Sinensis Radix Dekokt für kalte Extremitäten
當歸四逆湯 当归四逆汤

Englischer Name *Tangkuei* Decoction for Frigid Extremities
Quelle *Shang Han Lun* (Abhandlung über fieberhafte, durch Kälte verursachte Erkrankungen)

Eigenschaften

Temperatur Warm
Wirkort Leitbahnen und Netzgefäße, *Tai Yang, Tai Yin*
Funktionskreis Leber, Milz, Magen
Energiezustand des Patienten Leichte Leere
Konstitution Eher geschwächt

Wirkung

- Wärmt die Leitbahnen und zerstreut Kälte
- Nährt das Blut und öffnet die Kollateralen

Zusammensetzung und Analyse

Bestandteile	AG	Dosis	Wirkung
Dang Gui (Angelicae Sinensis Radix)	12.2	9 g	Nährt Blut, belebt den Blutfluss, und vertreibt Kälte
Bai Shao (Paeoniae Radix Alba)	12.2	9 g	Unterstützt *Dang Gui*, nährt Blut und harmonisiert mit *Gui Zhi* die Oberfläche und die Nähr-Ebene
Gui Zhi (Cinnamomi Ramulus)	1.1	9 g	Löst Kälte-Stagnation in den Leitbahnen und Netzgefäßen und vertreibt zusammen mit *Bai Shao* Wind-Kälte aus der Nähr-Ebene
Xi Xin (Asari Radix et Rhizoma)[1]	1.1	3 g	Vertreibt Kälte in der Oberfläche, den Leitbahnen und Netzgefäßen und aus der Tiefe im Innen
Mu Tong (Akebiae Caulis)	4	6 g	Befreit den Fluss in den Leitbahnen und leitet Hitze aus, die möglicherweise aufgrund von Stagnation transformiert
Da Zao (Jujubae Fructus)	12.1	3–5 g	Stärkt die Mitte, bes. in Kombination mit *Gan Cao* und unterstützt die Blut tonisierende Wirkung von *Dang Gui*
Zhi Gan Cao (Glycyrrhizae Radix et Rhizoma Praeparata)	12.1	3 g	Stärkt die Mitte und vermehrt das *Qi*; harmonisiert die Arzneien in dieser Rezeptur

[1] *Xi Xin* ist aufgrund des möglichen Inhaltsstoffs Aristolochiasäure in Deutschland und der Schweiz verboten, deswegen auslassen oder substituieren.

Symptome

- **Chronisch kalte Hände und Füße** (diese fühlen sich sowohl subjektiv als auch objektiv bei Berührung kalt an)
- Kopfschmerzen
- Schmerzen im Bereich der Lendenwirbelsäule und den Beinen, Gelenkschmerzen, schlechter bei Kälte
- Bauchschmerzen, schlechter durch Kälte
- Unregelmäßige Menses
- Gestörte Verteilung der Körpersäfte vor einem Hintergrund von *Yang*-Mangel: vermehrte Schweißneigung, besonders auch Fußschweiß, vermehrte Salivation und vermehrter vaginaler Ausfluss
- Sämtliche obigen Beschwerden verschlimmern sich sowohl durch klimatische Kälte-Exposition als auch durch kalte Speisen und Getränke.

Befunde

Zungenkörper Blass
Zungenbelag Weißlich
Puls Dünn und gespannt

Indikationen nach TCM

Kälte in den Leitbahnen bei gleichzeitigem und prädisponierendem Blut-Mangel

Anwendungsbeispiele

- Kalte Extremitäten, periphere Zirkulationsstörungen, Morbus Raynaud
- Thrombangiitis obliterans, Takayasu-Arteriitis, Koronararterien-Insuffizienz und Basilararterien-Insuffizienz
- Migräne oder vaskuläres Kopfschmerz-Syndrom, Trigeminusneuralgie, Morbus Menière
- Sklerodermie
- Periarthritis humeroscapularis, Lumbalgie, Ischiasbeschwerden
- Tendosynovitis, postoperative adhäsive Narbenbeschwerden und Verwachsungen
- Chronische Gastritis
- Chronische Urtikaria, idiopathische Purpura
- Varikozele, Prostatitis, Impotenz
- Perimenstruelles Ödem

Modifikationen

Symptom	Arzneimittel	AG	Dosis
Epigastrische Beschwerden mit Übelkeit und Erbrechen bei Besserung durch Wärme und Druck	+ *Fo Shou* (Citri Sarcodactylis Fructus)	9	6 g
	+ *Wu Zhu Yu* (Euodiae Fructus)	11	6 g
Verwendung bei Kopfschmerzen, Schwindel oder Tinnitus	+ *Fang Feng* (Saposhnikoviae Radix)	1.1	6 g
	+ *Bai Zhi* (Angelicae Dahuricae Radix)	1.1	6 g
Perimenstruelles Kältegefühl und Schmerzen im Unterbauch	+ *Yi Mu Cao* (Leonuri Herba)	10.1	6 g
	+ *Xiang Fu* (Cyperi Rhizoma)	9	6 g
Vermehrte Blut-Stase-Zeichen	+ *Tao Ren* (Persicae Semen)	10.1	6 g
	+ *Hong Hua* (Carthami Flos)	10.1	6 g

Kontraindikationen und Sicherheitshinweise

- Kontraindiziert bei Feuchtigkeit-Hitze assoziierten Beschwerden
- Bei Einsatz von ▶ *Xi Xin*: Kinder! Niereninsuffizienz! Nur kurzfristig einsetzen! Eine ausreichend lange Kochzeit ist einzuhalten
- Bei längerer Anwendung Kontraindikationen und Sicherheitshinweise zu ▶ *Gan Cao* beachten
- Vorsicht bei Diarrhö ▶ *Dang Gui*
- Intensive UV-Bestrahlung vermeiden ▶ *Dang Gui*
- Vorsicht bei Diabetikern mit Neigung zur Hypoglykämie ▶ *Gui Zhi*

Fertilität, Schwangerschaft und Stillzeit

Fertilität Von der Anwendung mit ▶ *Xi Xin* bei Frauen und Männern mit Kinderwunsch ist unbedingt abzuraten.
Schwangerschaft Kontraindiziert ▶ *Xi Xin, Dang Gui.* Bei Auslassen von *Xi Xin* und *Dang Gui* mit Vorsicht anzuwenden ▶ *Gui Zhi, Mu Tong, Gan Cao.* Aussagefähige Untersuchungen zur Sicherheit der Rezeptur in der Schwangerschaft liegen nicht vor.
Stillzeit Kontraindiziert ▶ *Xi Xin.* Bei Auslassen von *Xi Xin* bei männlichen Säuglingen mit Vorsicht anzuwenden ▶ *Gan Cao*

Interaktionen

▶ *Dang Gui, Bai Shao, Da Zao, Gan Cao*

Kommentar

- *Dang Gui Si Ni Tang* steht für ein Therapieprinzip, das Kälte aus den Leitbahnen vertreibt, dabei aber gleichzeitig die bei der Entstehung dieses Problems begünstigende Blut-Leere ausgleicht. Da diese Art von Störung zu einer Vielzahl von Symptomen und Krankheitsbildern führen kann, wird *Dang Gui Si Ni Tang* als Basis- und Ausgangs-Rezeptur für eine große Bandbreite von Therapieoptionen eingesetzt. *Dang Gui Si Ni Tang* kann für die verschiedenen Beschwerden ergänzt und angepasst werden.
- Eine verwandte Rezeptur zu *Dang Gui Si Ni Tang* ist *Si Ni Tang* (Kalte Extremitäten Dekokt) ▶ RG 7.3, wobei diese Rezeptur bei *Yang*-Mangel eingesetzt wird.

Korrespondierende Akupunktur

- Le 3 *Taichong*, Di 4 *Hegu*, Gb 34 *Yanglingquan*, Gb 20 *Fengchi* (Leber-*Qi*-Stagnation)
- Le 5 *Ligou* (*Luo*-Punkt) und Gb 27 *Wushu*, Ren 2 *Qugu*, Ni 11 *Henggu*, Ma 30 *Qichong* (Kälte bedingte *Qi*-Stagnation in der Leber-Leitbahn)
- Le 3 *Taichong*, Gb 34 *Yanglingquan*, SJ 6 *Zhigou* (Leber- und Gallenblasen-*Qi*-Stagnation)
- Ma 40 *Fenglong*, Mi 3 *Taibai* (mangelnde *Qi*-Dynamik durch *Yin*-Pathogene, wie Feuchtigkeit mit Kälte)
- Bl 20 *Pishu*, Bl 21 *Weishu*, Ma 36 *Zusanli*, Mi 6 *Sanyinjiao* (stützen Mitte)
- Ni 3 *Taixi*, Bl 23 *Shenshu*, Ren 4 *Guanyuan* (Nieren-*Yang*-Mangel)
- Le 3 *Taichong*, Mi 6 *Sanyinjiao*, Le 13 *Zhangmen* (Leber- und Milz-Disharmonie)

Diätetik

Allgemein Warme Mahlzeiten. Dies gilt auch für das Frühstück (z.B. warmes Hafer-Porridge) und das Abendessen. Hier können gekochte warme Suppen hilfreich sein. Zum Nähren von Xue sollte auch auf eine ausreichende Zufuhr von Eiweiß und Eisen geachtet werden. Hierfür eigenen sich traditionell besonders lang gekochte Suppen (z.B. mit Huhn oder Boullion aus Rindsknochen).
Meiden Rohkost, Salate, rohes Obst und gekühlte Milchprodukte, ebenso eisgekühlte Getränke

7.2 Rezepturen, die die Mitte wärmen und Kälte zerstreuen

Ān Zhōng Sǎn
Pulver zur Beruhigung der Mitte
安中散

Englischer Name Calm the Middle Powder
Quelle *Tai Ping Hui Min He Ji Ju Fang* (Rezepturensammlung von kaiserlicher Gnade aus der Tai-Ping-Ära)

Eigenschaften

Temperatur Warm
Wirkort Innen
Funktionskreis Magen, Milz
Energiezustand des Patienten Leichter Mangel
Konstitution Asthenischer Typus

Wirkung

- Wärmt und stärkt die Milz
- Reguliert das *Qi*
- Belebt das Blut

Zusammensetzung und Analyse

Bestandteile	AG	Dosis	Wirkung
Gui Zhi (Cinnamomi Ramulus)	1.1	6 g	Wärmen und vertreiben Kälte aus der Mitte; stillen Schmerzen
Gao Liang Jiang (Alpiniae Officinarum Rhizoma)	11	6 g	
Xiao Hui Xiang (Foeniculi Fructus)	11	6 g	
Yan Hu Suo (Corydalis Rhizoma)	10.1	6 g	Reguliert *Qi* und Blut und stillt Schmerzen
Mu Li (Ostreae Concha)	14.1	4–6 g	Senkt ab, wirkt gegen übermäßige Magensäure und stoppt Schmerzen
Sha Ren (Amomi Fructus)[1]	7	3 g	Öffnet die Mitte aromatisch, wandelt Feuchtigkeit um und reguliert den *Qi*-Fluss
Gan Cao (Glycyrrhizae Radix et Rhizoma)	12.1	3 g	Harmonisiert die Rezeptur und stützt die Mitte

[1] In der Originalrezeptur wird *Pao Jiang* (Zingiberis Officinalis Rhizoma Praeparatum) verwendet; heute wird dafür *Sha Ren* verwendet.

Symptome

- **Appetitlosigkeit, Übelkeit,** Erbrechen, Völlegefühl in Brust und Abdomen
- Aufstoßen, Regurgitation
- **Oberbauchschmerzen,** besonders auch krampfartige oder stechende Schmerzen durch Kälte, die vor allem bei leerem Magen auftreten

Befunde

Zungenkörper Blass, gedunsen
Zungenbelag Dünn, weißlich, feucht
Puls Kraftlos

Indikationen nach TCM

- Milz-*Qi* und -*Yang*-Mangel
- *Qi*-Stagnation und Blut-Stase

Anwendungsbeispiele

- Akute und chronische Gastritis
- Chronische Bauchbeschwerden
- Beschwerden bei Gastroptose
- Refluxösophagitis

Modifikationen

Symptom	Arzneimittel	AG	Dosis
Palpitationen	+ *Fu Ling* (Poria)	4	6 g
Ausgeprägtere Nahrungsstagnation mit Völle- und Druckgefühl im Oberbauch	+ *Shen Qu* (Massa Medicata Fermentata)	8	6 g
	+ *Zhi Shi* (Aurantii Fructus Immaturus)	9	6 g
	+ *Hou Po* (Magnoliae Officinalis Cortex)	7	6 g

Kontraindikationen und Sicherheitshinweise

- Allergie gegen Bestandteile der Rezeptur, Perubalsam oder Angehörige der Apiaceae-(Umbelliferae-) Familie, wie Anis, Kümmel, Sellerie, Koriander und Dill oder gegen Anethol ▶ *Xiao Hui Xiang*
- Bei längerer Anwendung Kontraindikationen und Sicherheitshinweise zu ▶ *Gan Cao* beachten

- Vorsicht bei Diabetikern mit Neigung zur Hypoglykämie ▶ *Gui Zhi*

Schwangerschaft und Stillzeit

Schwangerschaft Relativ kontraindiziert ▶ *Yan Hu Suo;* mit Vorsicht anzuwenden ▶ *Gui Zhi, Xiao Hui Xiang.* Aussagefähige Untersuchungen zur Sicherheit der Rezeptur in der Schwangerschaft liegen nicht vor.
Stillzeit Mit Vorsicht anzuwenden ▶ *Xiao Hui Xiang*

Interaktionen

▶ *Xiao Hui Xiang, Yan Hu Suo, Gan Cao, Mu Li*

Pharmakologie

Das Granulat der Kampo-Version der Rezeptur (*Anchu San*) zeigte im Ames-Test an vier Bakterienstämmen keine Hinweise auf Mutagenität.

Kommentar

- Eine verwandte Rezeptur zu *An Zhong San* ist *Xiao Jian Zhong Tang* (Kleineres Dekokt, das die Mitte aufbaut) aus dieser Gruppe.
- Andere Rezepturen, die bei Oberbauchbeschwerden mit Sodbrennen und Hyperazidität im Magen infrage kommen, sind *Ban Xia Xie Xin Tang* (Pinelliae Rhizoma Dekokt, das das Epigastrium abfließen lässt) ▶ RG 4.3 und *Ping Wei San* (Beruhige den Magen Pulver) ▶ RG 6.2.

Korrespondierende Akupunktur

- Ren 12 *Zhongwan* (Moxa, wärmt die Mitte)
- Ma 36 *Zusanli* (harmonisiert den Magen)
- Mi 6 *Sanyinjiao* (stützt die Milz)
- Bl 20 *Pishu* (Moxa, wärmt die Milz)
- Bl 21 *Weishu* (harmonisiert den Oberbauch, lindert Übelkeit)
- Pe 6 *Neiguan* (harmonisiert und reguliert die Mitte)

Diätetik

Milz-Qi und -Yang stärken Gekochtes Getreide, besonders Hirse, Buchweizen, Gerste, Karotte, Hülsenfrüchte inkl. Tofu (nur erwärmt), leicht verdauliches, mageres Fleisch, Huhn
Mitte wärmen Pfirsich, Kirsche, Fenchel, Anis, Pfeffer, Knoblauch, Ingwer, Paprika, Chili, Wild, Rindfleisch
Niere wärmen Zimt, Hirsch, Lamm, Wild, Krabben
Meiden Rohe, kalte und Feuchtigkeit produzierende Nahrung wie zu viel Süßes, viel Milchprodukte, fettes Fleisch, Rohkost im Übermaß

Dà Jiàn Zhōng Tāng
Größeres Dekokt, das die Mitte aufbaut
大建中湯 大建中汤

Englischer Name Major Construct the Middle Decoction
Quelle *Jin Gui Yao Lue* (Wichtige Verordnungen aus dem Goldenen Schrein)

Eigenschaften

Temperatur Warm
Wirkort Innen
Funktionskreis Dickdarm, Magen, Milz
Energiezustand des Patienten Mangel mit Fülle
Konstitution Asthenischer Typ

Wirkung

- Wärmt und stärkt den Mittleren Erwärmer
- Senkt rebellierendes *Qi* ab
- Reduziert Schmerzen

Zusammensetzung und Analyse

Bestandteile	AG	Dosis	Wirkung
Gan Jiang (Zingiberis Rhizoma)	11	4–6 g	Wärmt die Mitte und vertreibt Kälte
Hua Jiao (Zanthoxyli Pericarpium)	11	3 g	Vertreibt Kälte und stoppt Schmerzen
Ren Shen (Ginseng Radix et Rhizoma)	12.1	3 g	Stärkt die Mitte und tonisiert das *Qi*
Yi Tang (Maltosum)[1]	12.1	10–20 g	Stärkt die Mitte, löst Spasmen und schützt die Säfte vor den heißen und trockenen Arzneien in dieser Rezeptur

[1] Im fertigen Dekokt auflösen

Symptome

- **Aufstoßen, Erbrechen**, Borborygmus
- Erbrechen bis zur Unfähigkeit Nahrung aufzunehmen
- **Starkes Kältegefühl im Epigastrium**
- **Ausgeprägte Schmerzen im Epigastrium** und Abdomen, welche keinen Druck ertragen

Befunde

Zungenkörper Ohne Befund
Zungenbelag Weiß und schleimig
Puls Dünn und gespannt oder langsam und saitenförmig, in extremen Fällen versteckt

Indikationen nach TCM

Schwäche des Mittleren Erwärmer stellt die Wurzel dar und volle Kälte im Innen die Manifestation

Anwendungsbeispiele

- Chronische Gastritis, Magen- und Duodenalulkus
- Chronische Pankreatitis, chronische Cholezystitis, Steine in den Harnwegen
- Intestinale Spasmen und unkomplizierte Darmblockade, auch präventiv gegen Ileus, z.B. nach operativen Eingriffen oder bei Obstipation durch opiathaltige Medikation

Modifikationen

Symptom	Arzneimittel	AG	Dosis
Ausgeprägte Schmerzen	+ *Dan Shen* (Salviae Miltiorrhizae Radix et Rhizoma)	10.1	6 g
	+ *Yan Hu Suo* (Corydalis Rhizoma)	10.1	6 g
	+ *Mu Xiang* (Aucklandiae Radix)	9	6 g
Ausgeprägte Kälte	+ *Fu Zi* (Aconiti Radix Lateralis Praeparata)	11	2–6 g
Gleichzeitige Kopfschmerzen aufgrund von Kälte	+ *Wu Zhu Yu* (Euodiae Fructus)	11	3 g
Übelkeit	+ *Zhi Ban Xia* (Pinelliae Rhizoma Praeparatum)	6.1	6 g
	+ *Sheng Jiang* (Zingiberis Rhizoma Recens)	1.1	6 g
Taubheitsgefühl in den Händen und Füßen	+ *Gui Zhi* (Cinnamomi Ramulus)	1.1	6–9 g

Kontraindikationen und Sicherheitshinweise

- Allergie gegen Bestandteile der Rezeptur
- Saccharase-Isomaltasemangel ▶ *Yi Tang*
- Zustand nach Organtransplantation ▶ *Ren Shen*
- Gleichzeitige Anwendung von Antidepressiva, Neuroleptika, Benzodiazepinen, Zolpidem und Amphetaminen ▶ *Ren Shen*
- Besondere Vorsicht bei Autoimmunerkrankungen; Vorsicht mit hohen Dosen ▶ *Ren Shen*
- Vorsicht mit hohen Dosen bei Hypertonikern von ▶ *Ren Shen, Gan Jiang*
- Eine Überdosierung von ▶ *Hua Jiao* ist zu vermeiden
- Vorsicht bei Diabetikern mit Neigung zur Hypoglykämie ▶ *Ren Shen*

Schwangerschaft und Stillzeit

Schwangerschaft Mit Vorsicht anzuwenden ▶ *Hua Jiao, Gan Jiang* und *Ren Shen* zurückhaltend dosieren. Aussagefähige Untersuchungen zur Sicherheit der Rezeptur in der Schwangerschaft liegen nicht vor.
Stillzeit Kontraindiziert ▶ *Hua Jiao*

Interaktionen

▶ *Gan Jiang, Ren Shen*

Pharmakologie

Das Granulat der Kampo-Version der Rezeptur (*Dai Kenchu To*) zeigte im Ames-Test an vier Bakterienstämmen keine Hinweise auf Mutagenität.

Kommentar

- Diese kleine, aber stark wirksame Mischung zerstreut volle Kälte in der Mitte und nährt und stärkt gleichzeitig. Die ausgeprägten, oft kolikartigen Schmerzen werden durch die Einnahme einer kalten Speise oder Flüssigkeit bei Patienten mit geschwächter und kalter Mitte ausgelöst. Der Fokus liegt auf dem Zerstreuen von Kälte und somit auf dem Stoppen von Schmerzen.
- *Da Jiang Zhong Tang* ist bei akuten ausgeprägten Schmerzen mit starker Kälte und Erbrechen indiziert, wohingegen die kleinere Schwesterrezeptur *Xiao Jian Zhong Tang* (Kleineres Dekokt, das die Mitte aufbaut) aus dieser Gruppe bei schwächeren und intermittierenden Schmerzen aufgrund einer *Wei-Ying*-Disharmonie eingesetzt wird.
- In Japan wird *Da Jiang Zhong Tang* zur Prävention von postoperativem Ileus sowie bei durch Morphin induzierter Obstipation bei Tumorpatienten eingesetzt.

Korrespondierende Akupunktur

- Pe 6 *Neiguan* (harmonisiert und reguliert die Mitte und lindert Übelkeit und *Qi*-Stagnation sowie -Rebellion im Epigastrium)
- Ren 12 *Zhongwan* (Lokalpunkt und Alarm-*Mu*-Punkt des Magens; Moxa, wärmt die Mitte)
- Le 13 *Zhangmen* (Lokalpunkt und Alarm-*Mu*-Punkt der Milz)
- *Ren 15 Jiuwei* (senkt das Magen-*Qi* ab, lindert Aufstoßen)
- SJ 6 *Zhigou* (reguliert das *Qi* im Unteren Erwärmer)
- Ma 36 *Zusanli* (harmonisiert den Magen)
- Mi 6 *Sanyinjiao* (stützt die Milz)
- Bl 20 *Pishu* (Moxa, wärmt die Milz)
- Bl 21 *Weishu* (*Shu*-Punkt des Magens; harmonisiert den Oberbauch, lindert Übelkeit)

- Ma 34 *Liangqiu* (Spalt-*Xi*-Punkt des Magens für akute Magenschmerzen)

Diätetik

Allgemein Warme Mahlzeiten. Dies gilt auch für das Frühstück (z.B. warmes Hafer-Porridge) und das Abendessen. Hier können gekochte warme Suppen hilfreich sein. Zum Nähren von *Xue* sollte auch auf eine ausreichende Zufuhr von Eiweiß und Eisen geachtet werden. Hierfür eignen sich traditionell besonders lang gekochte Suppen (z.B. mit Huhn oder Boullion aus Rindsknochen).
Milz-Qi und -Yang stärken Gekochtes Getreide, besonders Hirse, Buchweizen, Gerste, Karotte, Hülsenfrüchte inkl. Tofu (nur erwärmt), leicht verdauliches, mageres Fleisch, Huhn
Die Mitte wärmen Pfirsich, Kirsche, Fenchel, Anis, Pfeffer, Knoblauch, Ingwer, Paprika, Chili, Wild, Rindfleisch
Meiden Rohkost, Salate, rohes Obst und gekühlte Milchprodukte, ebenso eisgekühlte Getränke

Fù Zǐ Lǐ Zhōng Wán
Aconiti Radix Lateralis Praeparata Pille, um die Mitte zu regulieren
附子理中丸

Englischer Name Aconite Accessory Root Pill to Regulate the Middle
Quelle *Tai Ping Hui Min He Ji Ju Fang* (Rezepturensammlung von kaiserlicher Gnade aus der Tai-Ping-Ära)

Eigenschaften

Temperatur Warm bis heiß
Wirkort Innen, *Tai Yin*
Funktionskreis Magen, Milz
Energiezustand des Patienten Mangel
Konstitution Geschwächt

Wirkung

- Wärmt das *Yang* und zerstreut Kälte
- Stärkt das Milz-*Qi*
- Wärmt Milz und Nieren-*Yang*

Zusammensetzung und Analyse

Bestandteile	AG	Dosis	Wirkung
Fu Zi (Aconiti Radix Lateralis Praeparata)	11	3–9 g	Wärmt kräftig das Nieren- und Milz-*Yang*
Ren Shen (Ginseng Radix et Rhizoma)[1]	12.1	3–9 g	Tonisiert kräftig Milz-*Qi* und das *Yuan-Qi* der Nieren
Bai Zhu (Atractylodis Macrocephalae Rhizoma)	12.1	6–9 g	Tonisiert Milz-*Qi* und eliminiert Feuchtigkeit
Gan Jiang (Zingiberis Rhizoma)	11	6–9 g	Wärmt Milz-*Yang* und vertreibt Kälte aus dem Innen
Zhi Gan Cao (Glycyrrhizae Radix et Rhizoma Praeparata)	12.1	3 g	Harmonisiert die Rezeptur und stützt die Mitte

[1] Oft wird auch *Dang Shen* (Codonopsis Radix) ▶ AG 12.1 verwendet, dann aber in höherer Dosierung von ca. 12 g

Symptome

- **Wässerige Diarrhö**, z.T. direkt beim Aufstehen (sogenannte Hahnenschrei-Diarrhö), Schmerzen im Bauch, epigastrische Schmerzen, Erbrechen, Verdauungsbeschwerden
- **Rasche Erschöpfbarkeit**, Antriebsschwäche, große Müdigkeit, leichtes, spontanes Schwitzen
- **Allgemeines Kältegefühl**, mangelnde Lebenswärme, kalte Extremitäten
- Chronische, nicht heilende Mundgeschwüre ▶ Kommentar
- Kälte- oder Schwächegefühl im Bereich der Lendenwirbelsäule
- Pollakisurie

Befunde

Zungenkörper Sehr blass, gedunsen
Zungenbelag Weißlich, feucht
Puls Tief, langsam, kraftlos

Indikationen nach TCM

Milz- und Nieren-*Yang*-Mangel

Anwendungsbeispiele

- Erschöpfungssyndrom mit innerem Frieren
- Unterstützend bei Hypothyreose
- Hypotonie
- Funktionelle Bauchschmerzen, Colon irritabile
- Lumbalgie

Modifikationen

Symptom	Arzneimittel	AG	Dosis
Erbrechen von dünnen Flüssigkeiten	+ *Bai Zhu* (Atractylodis Macrocephalae Rhizoma) Dosis erhöhen	12.1	9–12 g
Ausgeprägte Lumbalgie mit Kälte in Füßen, Gesäß und LWS-Region	+ *Rou Gui* (Cinnamomi Cortex)	11	4–6 g
Magengeschwür mit Völle- und Druckgefühl im Oberbauch und dickem Zungenbelag	+ *Fu Ling* (Poria)	4	6 g
	+ *Chen Pi* (Citri Reticulatae Pericarpium)	9	6 g
Palpitationen und thorakalem Druck	+ *Fu Ling* (Poria)	4	6 g
	+ *Dan Shen* (Salviae Miltiorrhizae Radix et Rhizoma)	10.1	6 g

Kontraindikationen und Sicherheitshinweise

- Allergie gegen Bestandteile der Rezeptur
- Herzrhythmusstörungen, Elektrolytstörungen, Behandlung mit *Wu Zhu Yu* (Euodiae Fructus), Digitalis oder Antiarrhythmika ▶ *Fu Zi*
- Zustand nach Organtransplantation ▶ *Ren Shen*
- Gleichzeitige Anwendung von Antidepressiva, Neuroleptika, Benzodiazepinen, Zolpidem und Amphetaminen ▶ *Ren Shen*
- Erhöhte Vorsicht bei koronarer Herzkrankheit, bei Einnahme von *Ma Huang* (Ephedrae Herba) oder *Xiang Jia Pi* (Periplocae Cortex) ▶ *Fu Zi*
- Überdosierung von ▶ *Fu Zi* vermeiden
- Besondere Vorsicht bei Autoimmunerkrankungen ▶ *Ren Shen*
- Bei längerer Anwendung Kontraindikationen und Sicherheitshinweise zu ▶ *Gan Cao* beachten
- Vorsicht mit hohen Dosen bei Hypertonikern ▶ *Ren Shen, Gan Jiang, Gan Cao*
- Vorsicht bei Diabetikern mit Neigung zur Hypoglykämie ▶ *Ren Shen*

Schwangerschaft und Stillzeit

Schwangerschaft Kontraindiziert ▶ *Fu Zi;* bei Auslassen von *Fu Zi* mit Vorsicht anzuwenden ▶ *Gan Jiang, Bai Zhu, Ren Shen, Zhi Gan Cao*
Stillzeit Kontraindiziert ▶ *Fu Zi*

Interaktionen

▶ *Fu Zi, Ren Shen, Gan Jiang, Gan Cao, Dang Shen*

Kommentar

- Diese Rezeptur ist sehr warm und sollte nur bei blasser Zunge angewendet werden.
- *Fu Zi Li Zhong Wan* wird auch zur Behandlung von chronischen Mundgeschwüren eingesetzt, wenn diese vor einem Hintergrund von Milz-*Yang*-Mangel entstehen. Chronische Mundgeschwüre können entstehen, wenn geschwächtes Milz-*Yang* absinkt und das Ursprungs-*Yang* im Unteren Erwärmer aufwühlt. Das Ursprungs-*Yang* steigt nach oben und verursacht im Mundbereich Ulzerationen. Die Mitte und der Untere Erwärmer bleiben kalt. Heißes *Fu Zi* kann das *Yang* wieder an seinen Platz im Unteren und Mittleren Erwärmer führen und so die Geschwüre heilen.
- *Fu Zi Li Zhong Wan* besteht aus *Li Zhong Wan* (Pille, die die Mitte reguliert) aus dieser Gruppe und *Fu Zi* (Aconiti Radix Lateralis Praeparata).
- *Fu Zi Li Zhong Wan* ist abgeleitet von *Si Jun Zi Tang* (Vier Gentleman Dekokt) ▶ RG 8.1

Korrespondierende Akupunktur

- Bl 20 *Pishu* (*Shu*-Punkt der Milz, Moxa)
- Bl 23 *Shenshu* (*Shu*-Punkt der Niere, Moxa)
- Ren 6 *Qihai* (Moxa)
- Ma 36 *Zusanli* (*Ben*-Element-Punkt)
- Mi 6 *Sanyinjiao* (Treffpunkt der drei *Yin*-Leitbahnen)
- Ni 3 *Taixi* (tonisiert Nieren-*Yang*)

Diätetik

Milz-Qi und -Yang stärken Gekochtes Getreide, besonders Hirse, Buchweizen, Gerste, Weizen, Karotte, Hülsenfrüchte inkl. Tofu (nur erwärmt), leicht verdauliches, mageres Fleisch, Huhn
Mitte wärmen Pfirsich, Kirsche, Fenchel, Anis, Pfeffer, Knoblauch, Ingwer, Paprika, Chili, Wild, Rindfleisch
Niere wärmen Zimt, Hirsch, Lamm, Wild, Krabben
Meiden Rohe, kalte und Feuchtigkeit produzierende Nahrung wie zu viel Süßes, viel Milchprodukte, fettes Fleisch, Rohkost im Übermaß

Lǐ Zhōng Wán
Pille, die die Mitte reguliert
理中丸

Englischer Name Regulate the Middle Pill
Quelle *Shang Han Lun* (Abhandlung über fieberhafte, durch Kälte verursachte Erkrankungen)

Eigenschaften

Temperatur Warm
Wirkort Innen, *Tai Yin*
Funktionskreis Magen, Milz
Energiezustand des Patienten Mangel
Konstitution Geschwächt

Wirkung

- Stärkt das Milz-*Qi*
- Wärmt Milz- und Magen-*Yang*

Zusammensetzung und Analyse

Bestandteile	AG	Dosis	Wirkung
Ren Shen (Ginseng Radix et Rhizoma)[1]	12.1	3 g	Tonisiert kräftig die Milz und das *Yuan-Qi* der Nieren; zusammen mit *Bai Zhu* korrigiert es die aufwärts gerichteten Funktionen der Mitte
Bai Zhu (Atractylodis Macrocephalae Rhizoma)	12.1	6–9 g	Stärkt die Milz und eliminiert Feuchtigkeit; zusammen mit *Ren Shen* korrigiert es die aufwärts gerichteten Funktionen der Mitte
Gan Jiang (Zingiberis Rhizoma)	11	3–9 g	Wärmt Milz- und Magen-*Yang* und vertreibt Kälte aus dem Innen
Zhi Gan Cao (Glycyrrhizae Radix et Rhizoma Praeparata)	12.1	3 g	Stützt die Mitte und harmonisiert die Rezeptur

[1] Oft wird auch *Dang Shen* (Codonopsis Radix) ▶ AG 12.1 verwendet, dann aber in höherer Dosierung von ca. 12 g

Symptome

- **Ausgeprägte Müdigkeit, rasche Erschöpfbarkeit, Antriebsschwäche**, Infektanfälligkeit, allgemeines Kältegefühl
- **Appetitlosigkeit**, **Übelkeit**, **Erbrechen**, Durstlosigkeit, Bauchbeschwerden, Kälte und Schmerzen im Bauch
- **Diarrhö** mit wässrigem Stuhl
- Auch Blutungen (Nasenbluten, Erbrechen von Blut, gynäkologische Blutungen, Blut im Stuhl) mit blass-rotem Blut und Kältezeichen

Befunde

Zungenkörper Blass, gedunsen
Zungenbelag Weißlich, feucht
Puls Tief, langsam, kraftlos

Indikationen nach TCM

Milz-*Yang*- und Milz-*Qi*-Mangel

Anwendungsbeispiele

- Erschöpfungssyndrom mit innerem Frieren
- Hypotonie
- Colon irritabile, akute und chronische Gastroenteritis, Magen- und/oder Duodenalulkus
- Chronische Bronchitis
- Infektanfälligkeit, Herpes labialis

Modifikationen

Symptom	Arzneimittel	AG	Dosis
Ausgeprägte Übelkeit	+ *Sheng Jiang* (Zingiberis Rhizoma Recens)	1.1	3–6 g
	+ *Zhi Ban Xia* (Pinelliae Rhizoma Praeparatum)	6.1	6 g
Bei ausgeprägtem unaufhörlichem Husten	+ *Chen Pi* (Citri Reticultae Pericarpium)	9	6 g
	+ *Zhi Ban Xia* (Pinelliae Rhizoma Praeparata)	6.1	6 g
	+ *Wu Wei Zi* (Schisandrae Fructus)	13	6 g
Ausgeprägte Kälte[1]	+ *Fu Zi* (Aconiti Radix Lateralis Praeparata)	11	2–6 g

[1] Die Rezeptur heißt dann ▶ **Fu Zi Li Zong Wan (Aconiti Radix Lateralis Praeparata Pille zur Regulierung der Mitte)**, in dieser Gruppe.

Kontraindikationen und Sicherheitshinweise

- Allergie gegen Bestandteile der Rezeptur
- Zustand nach Organtransplantation ▶ *Ren Shen*
- Gleichzeitige Anwendung von Antidepressiva, Neuroleptika, Benzodiazepinen, Zolpidem und Amphetaminen ▶ *Ren Shen*
- Besondere Vorsicht bei Autoimmunerkrankungen; Vorsicht mit hohen Dosen ▶ *Ren Shen*
- Vorsicht mit hohen Dosen von ▶ *Ren Shen, Gan Jiang* bei Hypertonikern
- Bei längerer Anwendung Kontraindikationen und Sicherheitshinweise zu ▶ *Gan Cao* beachten
- Vorsicht bei Diabetikern mit Neigung zur Hypoglykämie ▶ *Ren Shen*

Schwangerschaft und Stillzeit

Schwangerschaft ▶ *Gan Jiang* zurückhaltend dosieren, mit Vorsicht anwenden ▶ *Bai Zhu, Ren Shen, Zhi Gan Cao*. Aussagefähige Untersuchungen zur Sicherheit der Rezeptur in der Schwangerschaft liegen nicht vor.
Stillzeit Keine Einschränkungen bekannt

Interaktionen

- ▶ *Ren Shen, Gan Jiang, Gan Cao, Dang Shen*

Kommentar

- Der Hauptfokus dieser Mischung liegt auf dem Stärken der Mitte bei *Qi*-Mangel mit leichter Kälte. *Li Zhong Wan* kann aber auch bei Blutungen eingesetzt werden. Diese Art von Blutungen entsteht, weil die Milz das Blut nicht in den Gefäßen halten kann. Es handelt sich also um Blutungen aufgrund einer Leere-Kälte.
- *Li Zhong Wan* nur bei blasser Zunge verabreichen, da die Rezeptur deutlich erwärmend wirkt.
- Verwandte Rezepturen zu *Li Zhong Wan* sind
  - *Si Jun Zi Tang* (Vier Gentleman Dekokt) ▶ RG 8.1 und
  - *Fu Zi Li Zong Wan* (Radix Lateralis Praeparata Pille zur Regulierung der Mitte) aus dieser Gruppe

Korrespondierende Akupunktur

- Bl 20 *Pishu* (*Shu*-Punkt der Milz, Moxa)
- Bl 23 *Shenshu* (*Shu*-Punkt der Niere, Moxa)
- Ren 6 *Qihai* (Moxa)
- Ma 36 *Zusanli* (*Ben*-Element-Punkt)
- Mi 6 *Sanyinjiao* (Treffpunkt der drei *Yin*-Leitbahnen)
- Ren 12 *Zhongwan* (*Mu*-Punkt des Magens, Moxa)

Diätetik

Milz-Qi und -Yang stärken Gekochtes Getreide, besonders Hirse, Buchweizen, Gerste, Weizen, Karotte, Hülsenfrüchte inkl. Tofu (nur erwärmt), leicht verdauliches, mageres Fleisch, Huhn
Mitte wärmen Pfirsich, Kirsche, Fenchel, Anis, Pfeffer, Knoblauch, Ingwer, Paprika, Chili, Wild, Rindfleisch
Niere wärmen Zimt, Hirsch, Lamm, Wild, Krabben
Meiden Rohe, kalte und Feuchtigkeit produzierende Nahrung wie zu viel Süßes, viel Milchprodukte, fettes Fleisch, Rohkost im Übermaß

Wú Zhū Yú Tāng
Euodiae Fructus Dekokt

吴茱萸湯 吴茱萸汤

Englischer Name Euodia Decoction
Quelle *Shang Han Lun* (Abhandlung über fieberhafte, durch Kälte verursachte Erkrankungen)

Eigenschaften

Temperatur Warm
Wirkort Innen, *Shao Yin, Yang Ming, Jue Yin*
Funktionskreis Magen, Leber
Energiezustand des Patienten Leichter Mangel
Konstitution Geschwächt

Wirkung

- Stärkt und wärmt Leber und Magen
- Führt gegenläufiges Magen-*Qi* hinab und lindert Nausea und Emesis

Zusammensetzung und Analyse

Bestandteile	AG	Dosis	Wirkung
Wu Zhu Yu (Euodiae Fructus)	11	3–9 g	Zerstreut Kälte und bewegt *Qi* mit seiner Schärfe und Wärme; wärmt den Magen, senkt rebellierendes *Qi* ab und stoppt Übelkeit und Erbrechen
Ren Shen (Ginseng Radix et Rhizoma)[1]	12.1	3–9 g	Tonisiert kräftig Milz und Magen, nährt Flüssigkeiten und schützt damit vor dem heißen, zerstreuenden *Wu Zhu Yu* und beruhigt *Shen*
Sheng Jiang (Zingiberis Rhizoma Recens)	1.1	3–6 g	Wärmt den Magen, senkt rebellierendes *Qi* ab und stoppt Übelkeit und Erbrechen
Da Zao (Jujubae Fructus)	12.1	5 g	Tonisiert die Milz; schützt durch seine befeuchtende Wirkung gegen die scharfe, heiße Wirkung von *Wu Zhu Yu*

[1] Oft wird auch *Dang Shen* (Codonopsis Radix) ▶ AG 12.1 verwendet, dann aber in höherer Dosierung von ca. 12 g

Symptome

- **Kombination aus Kälte, Übelkeit und Kopfschmerz,** insbesondere Scheitel-Kopfschmerz
- **Bauchbeschwerden durch innere Kälte** Völlegefühl im Oberbauch, Übelkeit, saures Aufstoßen, Regurgitation, Erbrechen, Kopfschmerzen, besonders entlang des Scheitels, kalte Hände und Füße

Befunde

Zungenkörper Blass
Zungenbelag Weißlich, feucht
Puls Dünn, langsam oder saitenförmig

Indikationen nach TCM

- Kälte im Magen
- Gegenläufiges Magen-*Qi*
- Disharmonie von Leber und Magen

Anwendungsbeispiele

- Bauchschmerzen, akute und chronische Gastritis
- Refluxkrankheit
- Migräne
- Morgendliches Erbrechen
- Trigeminusneuralgie
- Menière-Krankheit
- Blande Hypertonie
- Chronische Cholezystitis

Modifikationen

Symptom	Arzneimittel	AG	Dosis
Ausgeprägte Feuchtigkeits- und Schleim-Belastung, ersichtlich an einem klebrigen und schleimigen Zungenbelag	– *Ren Shen* (Ginseng Radix et Rhizoma)	12.1	–
	+ *Chen Pi* (Citri Reticulatae Pericarpium)	9	6–9 g
	+ *Zhi Ban Xia* (Pinelliae Rhizoma Praeparatum)	6.1	6–9 g
Ausgeprägtes Erbrechen und Übelkeit	+ *Zhi Ban Xia* (Pinelliae Rhizoma Praeparatum)	6.1	6–9 g
	+ *Sha Ren* (Amomi Fructus)	7	6 g
Starke Kopfschmerzen	+ *Chuan Xiong* (Chuanxiong Rhizoma)	10.1	6 g
	+ *Dang Gui* (Angelicae Sinensis Radix	12.2	6 g
Palpitationen und Schlaflosigkeit	+ *Dang Gui* (Angelicae Sinensis Radix)	12.2	6 g
	+ *Fu Ling* (Poria)	4	6–9 g

Kontraindikationen und Sicherheitshinweise

- Allergie gegen Bestandteile der Rezeptur
- Gleichzeitige Anwendung von Antidepressiva, Neuroleptika, Benzodiazepinen, Zolpidem und Amphetaminen ▶ *Ren Shen*
- Zustand nach Organtransplantation ▶ *Ren Shen*
- Herzrhythmusstörungen, QT-Zeit-Verlängerung, Elektrolytstörungen, Behandlung mit *Aconitum*-Arzneien oder Digitalis ▶ *Wu Zhu Yu*
- Vorsicht bei Einnahme von *Ma Huang* (Ephedrae Herba), *Xiang Jia Pi* (Periplocae Cortex) und Arzneimitteln, die die QT-Zeit verlängern ▶ *Wu Zhu Yu*
- Überdosierung von ▶ *Wu Zhu Yu* vermeiden, Vorsicht vor längerer Anwendungsdauer
- Besondere Vorsicht bei Autoimmunerkrankungen; Vorsicht mit hohen Dosen von ▶ *Ren Shen*
- Vorsicht mit hohen Dosen von ▶ *Ren Shen, Sheng Jiang* bei Hypertonikern
- Vorsicht bei Diabetikern mit Neigung zur Hypoglykämie ▶ *Ren Shen*
- Vorsicht bei Blutungsneigung ▶ *Sheng Jiang*

Schwangerschaft und Stillzeit

Schwangerschaft Mit Vorsicht anzuwenden ▶ *Wu Zhu Yu, Ren Shen, Sheng Jiang*, Vorsicht mit *Sheng Jiang* peripartal. Aussagefähige Untersuchungen zur Sicherheit der Rezeptur in der Schwangerschaft liegen nicht vor.

Stillzeit Mit Vorsicht anzuwenden ▶ *Wu Zhu Yu, Sheng Jiang*

Interaktionen

- Unter dem Rezepturdekokt fand sich eine moderate Absenkung der Bioverfügbarkeit von i.v. zugeführtem Theophyllin bei der Ratte.
- ▶ *Wu Zhu Yu, Ren Shen, Sheng Jiang, Da Zao, Dang Shen*

Pharmakologie

Das Granulat der Kampo-Version der Rezeptur (*Goshuyu To*) zeigte im Ames-Test an vier Bakterienstämmen keine Hinweise auf Mutagenität.

Kommentar

- *Wu Zhu Yu Tang* wird bei drei unterschiedlichen *Shanghan*-Mustern angewendet. Allen gemeinsam ist Kälte im Magen, welche zu rebellierendem *Qi* führt.
- **Yang Ming-Muster** Kälte in der Mitte führt zu Stagnation und Schmerzen, zu Übelkeit und Erbrechen sowie zur Ansammlung von Flüssigkeiten, was ein nagendes Hungergefühl verursacht.
- **Jue-Yin-Muster** Geprägt von Leere-Kälte in Leber und Magen. Die Kälte in der Leberleitbahn führt zu Scheitelkopfschmerzen. Die *Qi*-Mechanismen von Leber und Magen sind blockiert, *Qi* rebelliert und es kann zu Würgereiz kommen. Im kalten Magen sammeln sich Flüssigkeiten an, die erbrochen werden.
- **Shao-Yin-Muster** Kann geschwächtes *Yang Ming*-Feuer den Magen und die Mitte nicht mehr wärmen, so entstehen Übelkeit, Erbrechen, Durchfall in Kombination mit generellen Kältezeichen.
- Die *Shao-Yin*-Präsentation ist ähnlich wie jene für *Fu Zi Li Zhong Wan* (Aconiti Radix Lateralis Praeparata Pille, um die Mitte zu regulieren) aus dieser Gruppe. Die beiden Rezepturen unterscheiden sich dadurch, dass bei *Wu Zhu Yu Tang* Erbrechen stärker im Vordergrund steht; bei *Fu Zi Li Zhong Wan* steht die schwache Mitte im Vordergrund.
- *Wu Zhu Yu* (Euodiae Fructus) kann bei akuten Migräneanfällen ein wichtiges Mittel sein, ist aber auch sehr bitter. Da in diesen Fällen häufig große Übelkeit besteht, sollte man *Wu Zhu Yu Tang* evtl. kalt trinken lassen, da dann der bittere Geschmack weniger spürbar ist, und es in kleinen Gaben verabreichen, um die Übelkeit nicht zu verstärken.

- Verwandte Rezepturen zu *Wu Zhu Yu Tang* aus dieser Gruppe sind
  - *Li Zhong Wan* (Pille, die die Mitte reguliert) und
  - *Fu Zi Li Zhong Wan* (Aconiti Radix Lateralis Praeparata Pille, um die Mitte zu regulieren)

Korrespondierende Akupunktur

- Ren 12 *Zhongwan* (*Mu*-Punkt des Magens, Moxa)
- Ma 36 *Zusanli* (*Ben*-Element-Punkt)
- Le 2 *Xingjian* (Sedierungs-Punkt)
- Pe 6 *Neiguan* (*Luo*-Punkt und Arealfernpunkt für den Oberbauch)
- Ma 44 *Neiting* (Fernpunkt bei Kopfschmerz im Verlauf der Magen-Leitbahn)
- Gb 41 *Zulinqi* (senkt aufsteigendes Leber-*Yang* ab)

Diätetik

Mitte wärmen und innere Kälte vertreiben Ingwer, Fenchel, Zimt, Lamm, gekochtes Getreide, besonders Hirse, Buchweizen

Meiden Rohe, kalte und Feuchtigkeit produzierende Nahrung wie zu viel Süßes, viel Milchprodukte, fettes Fleisch, Rohkost im Übermaß; Alkohol, da Feuchtigkeit in der Milz und Hitze in der Leber erzeugt wird.

Xiǎo Jiàn Zhōng Tāng
Kleineres Dekokt, das die Mitte aufbaut
小建中湯 小建中汤

Englischer Name Minor Construct the Middle Decoction

Quelle *Shang Han Lun* (Abhandlung über fieberhafte, durch Kälte verursachte Erkrankungen)

Eigenschaften

Temperatur Leicht warm
Wirkort Innen, *Tai Yin*
Funktionskreis Magen, Milz
Energiezustand des Patienten Leichter Mangel
Konstitution Geschwächt

Wirkung

- Stärkt und wärmt Milz und Magen
- Löst Krämpfe und stoppt Schmerzen

Zusammensetzung und Analyse

Bestandteile	AG	Dosis	Wirkung
Yi Tang (Maltosum)	12.1	10–20 g	Tonisiert *Qi* und Blut, stärkt die Milz, lindert Bauchkrämpfe
Gui Zhi (Cinnamomi Ramulus)	1.1	6–9 g	Wärmt Milz-*Yang*, vertreibt Kälte, aktiviert das Milz-Feuer; harmonisiert in Kombination mit *Bai Shao* Außen (*Wei*) und Innen (*Ying*)
Bai Shao (Paeoniae Radix Alba)	12.2	6–12 g	Harmonisiert in Kombination mit *Gui Zhi* Außen (*Wei*) und Innen (*Ying*); lindert in Kombination mit *Zhi Gan Cao* abdominelle Krämpfe und Schmerzen
Da Zao (Jujubae Fructus)	12.1	5 g	Stärkt Milz und Magen
Zhi Gan Cao (Glycyrrhizae Radix et Rhizoma)	12.1	3 g	Stärkt Milz und Magen; lindert in Kombination mit *Bai Shao* abdominelle Krämpfe und Schmerzen
Sheng Jiang (Zingiberis Rhizoma Recens)	1.1	9 g	Harmonisiert die Mitte, lindert Übelkeit

Symptome

- Appetitlosigkeit, **Bauchbeschwerden im Ober- oder Mittelbauch und krampfartige Bauchschmerzen**, Spasmen
- Glanzloses Gesicht, Erschöpfung
- Unruhe, Schlafschwierigkeiten, Ängste und Palpitationen, leichtes Fieber
- Kalte Extremitäten, Gliederschmerzen, Mundtrockenheit, trockene Kehle

Befunde

Zungenkörper Blass
Zungenbelag Weißlich, feucht
Puls Schwach, langsam

Indikationen nach TCM

- *Qi*-Mangel der Milz und Kälte in der Mitte (Milz und Magen)
- Erschöpfung von *Yin* und *Yang*

Anwendungsbeispiele

- Gastritis, Magenulkus, Bauchkrämpfe und -schmerzen
- Unruhezustände, Ängstlichkeit, Enuresis nocturna, Neurasthenie
- Entwicklungsverzögerung bei Kindern, kindliche Gedeihstörung
- Atrophische Gastritis
- Chronische Hepatitis, chronische Nephritis, entzündliche Darmerkrankungen

Modifikationen

Symptom	Arzneimittel	AG	Dosis
Ausgeprägte Erschöpfung durch *Qi*-Mangel	+ *Huang Qi* (Astragali Radix)[1]	12.1	6–12 g
Bei gleichzeitigem Blutmangel mit leichter Stase	+ *Dang Gui* (Angelicae Sinensis Radix)[2]	12.2	6 g

[1] Die Rezeptur heißt dann **Huang Qi Jian Zhong Tang (Astragali Radix Dekokt, das die Mitte aufbaut)**
[2] Die Rezeptur heißt dann **Dang Gui Jian Zhong Tang (Angelicae Sinensis Radix Dekokt, das die Mitte aufbaut)**. Diese Rezeptur kommt v.a. bei weiblichen Patienten zum Einsatz.

Kontraindikationen und Sicherheitshinweise

- Allergie gegen Bestandteile der Rezeptur
- Saccharase-Isomaltasemangel
- Bei längerer Anwendung Kontraindikationen und Sicherheitshinweise zu ▶ *Gan Cao* beachten
- Vorsicht mit hohen Dosen von ▶ *Sheng Jiang* bei Hypertonikern; Vorsicht bei Blutungsneigung
- Vorsicht bei Diabetikern mit Neigung zur Hypoglykämie ▶ *Gui Zhi*

Schwangerschaft und Stillzeit

Schwangerschaft Mit Vorsicht anzuwenden ▶ *Gui Zhi, Zhi Gan Cao, Sheng Jiang*, Vorsicht mit *Sheng Jiang* peripartal. Aussagefähige Untersuchungen zur Sicherheit der Rezeptur in der Schwangerschaft liegen nicht vor.

Stillzeit Mit Vorsicht anzuwenden ▶ *Sheng Jiang*, bei männlichen Säuglingen *Zhi Gan Cao*

Interaktionen

▶ *Bai Shao, Sheng Jiang, Da Zao, Gan Cao*

Pharmakologie

Das Granulat der Kampo-Version der Rezeptur (*Sho Kenchu To*) zeigte im Ames-Test an vier Bakterienstämmen keine Hinweise auf Mutagenität.

Kommentar

- *Xiao Jian Zhong Tang* ist eine Modifikation von *Gui Zhi Tang* (Cinnamomi Ramulus Dekokt) ▶ RG 1.1. *Gui Zhi Tang* wird u.a. eingesetzt, wenn pathogene Kälte die Blutschicht schwächt und sich eine Disharmonie zwischen *Wei* und *Ying* zeigt, mit ganz ähnlichen Symptomen. Im Gegensatz zu *Gui Zhi Tang*, das durch die diaphoretische Wirkung von *Gui Zhi* (Cinnamomi Ramulus) Kälte zerstreut, konzentriert sich *Xiao Jian Zhong Tang* auf die Mitte; die Kaiserarznei *Yi Tang* tonisiert diese mit Süße.
- Diese Rezeptur wird häufig für Kinder mit schwächlicher Konstitution verwendet oder in ihrer Entwicklung etwas zurückgebliebene Kinder, wenn diese ängstlich sind.

Korrespondierende Akupunktur

- Bl 20 *Pishu* (*Shu*-Punkt der Milz, Moxa)
- Ren 12 *Zhongwan* (*Mu*-Punkt des Magens, Moxa)
- Ren 6 *Qihai* (Moxa)
- Ma 36 *Zusanli* (*Ben*-Element-Punkt)
- Mi 6 *Sanyinjiao* (Treffpunkt der drei *Yin*-Leitbahnen

Diätetik

Milz-Qi und -Yang stärken Gekochtes Getreide, besonders Hirse, Buchweizen, Gerste, Karotte, Hülsenfrüchte inkl. Tofu (nur erwärmt), leicht verdauliches, mageres Fleisch, Huhn

Die Mitte wärmen Pfirsich, Kirsche, Fenchel, Anis, Pfeffer, Knoblauch, Ingwer, Paprika, Chili, Wild, Rindfleisch

Die Niere wärmen Zimt, Hirsch, Lamm, Wild, Krabben

Meiden Rohe, kalte und Feuchtigkeit produzierende Nahrung wie zu viel Süßes, viel Milchprodukte, fettes Fleisch, Rohkost im Übermaß

7.3 Rezeptur, die ein zerstörtes Yang rettet

Sì Nì Tāng
Kalte Extremitäten Dekokt
四逆湯 四逆汤

Englischer Name Frigid Extremities Decoction
Quelle *Shang Han Lun* (Abhandlung über fieberhafte, durch Kälte verursachte Erkrankungen)

Eigenschaften

Temperatur Warm
Wirkort Innen, *Shao Yin*
Funktionskreis Niere, Magen, Milz
Energiezustand des Patienten Mangel
Konstitution Geschwächt

Wirkung

- Stützt kollabierendes *Yang*, vertreibt Kälte aus dem Innen
- Stärkt und wärmt Milz- und Nieren-*Yang* und -*Qi*

Zusammensetzung und Analyse

Bestandteile	AG	Dosis	Wirkung
Fu Zi (Aconiti Radix Lateralis Praeparata)	11	6–9 g	Stimuliert und reaktiviert das Feuer des *Ming Men* – ein Aspekt des Nieren-*Yang*, sodass es wieder durch den gesamten Körper fließt und auch die Extremitäten erreicht
Gan Jiang (Zingiberis Rhizoma)	11	6–9 g	Wärmt den Mittleren Erwärmer, vertreibt Kälte aus der Mitte und revitalisiert so die Transformationskraft der Milz
Zhi Gan Cao (Glycyrrhizae Radix et Rhizoma)	12.1	3 g	Puffert und schützt die Mitte gegenüber den heißen und scharfen Hauptarzneien

Symptome

- **Apathie**, **Erschöpfung**, großes Schlafbedürfnis, Lustlosigkeit
- **Sehr kalte Extremitäten, ausgeprägte Kälteabneigung, inneres Kältegefühl**
- Schlafen mit angezogenen Beinen (Fötusposition)
- Übelkeit, kein Durst, Kältegefühl und Schmerz im Bauch
- **Diarrhö mit unverdauter Nahrung**
- Gelenkschmerzen, welche sich mit Kälte verschlimmern

Befunde

Zungenkörper Sehr blass, gedunsen
Zungenbelag Weißlich, feucht
Puls Tief, langsam, sehr kraftlos

Indikationen nach TCM

- Kollabierendes *Yang*: Das *Ming Men*-Feuer als Aspekt des Nieren-*Yang* und Basis des Gesamtkörper-*Yang Qi*, ist geschädigt durch *Yin*-Pathogene, vor allem durch Kälte.
- Milz und Nieren-*Yang*-Mangel

Anwendungsbeispiele

- Drohender Kreislaufkollaps, auch bedingt durch chronische oder akute Gastroenteritis
- Hypotonie
- Erschöpfungssyndrom mit innerem Frieren, unterstützend bei Hypothyreose
- Herzinsuffizienz
- Bauchschmerzen
- Nebenniereninsuffizienz
- Arthritis

Modifikationen

Symptom	Arzneimittel	AG	Dosis
Ödeme oder Leukorrhö durch Nieren- und Milz-*Yang*-Mangel	+ *Ze Xie* (Alismatis Rhizoma)	4	6 g
	+ *Fu Ling* (Poria)	4	6 g
	+ *Ren Shen* (Ginseng Radix et Rhizoma)	12.1	6 g
Gelenkschmerzen durch Wind-Feuchtigkeit	+ *Rou Gui* (Cinnamomi Cortex)	11	6 g
	+ *Bai Zhu* (Atractylodis Macrocephalae Rhizoma)	12.1	6–9 g

Kontraindikationen und Sicherheitshinweise

- Allergie gegen Bestandteile der Rezeptur
- Herzrhythmusstörungen, Elektrolytstörungen, Behandlung mit *Wu Zhu Yu* (Euodiae Fructus), Digitalis oder Antiarrhythmika ▶ *Fu Zi*

- Vorsicht bei koronarer Herzkrankheit, bei Einnahme von *Ma Huang* (Ephedrae Herba) oder *Xiang Jia Pi* (Periplocae Cortex) ▶ *Fu Zi*
- Überdosierung von ▶ *Fu Zi* vermeiden
- Vorsicht mit hohen Dosen von ▶ *Gan Jiang* bei Hypertonikern
- Bei längerer Anwendung Kontraindikationen und Sicherheitshinweise zu ▶ *Gan Cao* beachten

Schwangerschaft und Stillzeit

Kontraindiziert ▶ *Fu Zi*

Interaktionen

▶ *Fu Zi, Gan Jiang, Gan Cao*

Kommentar

- Nur bei blasser Zunge anzuwenden, da *Si Ni Tang* stark erwärmend wirkt.
- *Li Zhong Wan* (Pille, die die Mitte reguliert) ▶ RG 7.2 und *Si Ni Tang* behandeln beide Durchfall aufgrund von schwachem *Yang*. Sie unterscheiden sich darin, dass der Durchfall bei einer *Si Ni Tang*-Präsentation ausgeprägter und kontinuierlich ist, da das Nieren-*Yang* erschöpft ist und die Milz nicht mehr unterstützen kann. Bei einer *Li Zhong Wan*-Präsentation hingegen ist das Milz-*Yang* weniger geschwächt und Durchfall tritt vorwiegend nach dem Essen auf.

8 Tonisierende Rezepturen

8.1 Qi tonisierende Rezepturen

Bu Fei Tang (Dekokt, das die Lunge tonisiert)

Bu Zhong Yi Qi Tang (Dekokt, das die Mitte tonisiert und das *Qi* vermehrt)

Liu Jun Zi Tang (Sechs Gentlemen Dekokt)

Shen Ling Bai Zhu San (Ginseng Radix et Rhizoma, Poria und Atractylodis Macrocephalae Rhizoma Pulver)

Sheng Mai San (Pulver, das den Puls erzeugt)

Si Jun Zi Tang (Vier Gentlemen Dekokt)

8.2 Blut nährende Rezepturen

Dang Gui Bu Xue Tang (Angelicae Sinensis Radix Dekokt zur Tonisierung des Blutes)

Dang Gui Shao Yao San (Angelicae Sinensis Radix und Paeoniae Radix Pulver)

Si Wu Tang (Vier Arzneien Dekokt)

Wen Qing Yin (Wärmender und klärender Trank)

8.3 Qi und Blut tonisierende Rezepturen

Ba Zhen Tang (Acht Schätze Dekokt)

Gui Pi Tang (Dekokt, das die Milz wiederherstellt)

Shao Yao Gan Cao Tang (Paeoniae Radix und Glycyrrhizae Radix und Rhizoma Dekokt)

Shi Quan Da Bu Tang (Allumfassendes großes Tonisierungsdekokt)

Zhi Gan Cao Tang (In Honig gebratene Glycyrrhizae Radix et Rhizoma Dekokt)

8.4 Yang stärkende Rezepturen

Er Xian Tang (Zwei Unsterbliche Dekokt)

Ji Sheng Shen Qi Wan (Nieren-*Qi* Pille aus Rezepturen, die den Lebenden beistehen)

Jin Gui Shen Qi Wan (Nieren-*Qi* Pille aus dem Goldenen Schrein)

You Gui Wan (Pille, die die Rechte [Niere] wiederherstellt)

You Gui Yin (Trank, der die Rechte [Niere] wiederherstellt)

8.5 Yin nährende Rezepturen

Da Bu Yin Wan (Pille, die das *Yin* großartig tonisiert)

Er Long Zuo Ci Wan (Pille für Taubheit, die der Linken [Niere] guttut)

Hu Qian Wan (Pille des auf der Lauer liegenden Tigers)

Liu Wei Di Huang Wan (Sechs Bestandteile Pille mit Rehmanniae Radix Praeparata)

Ming Mu Di Huang Wan (Pille zur Vebesserung der Sicht mit Rehmanniae Radix)

Qi Bao Mei Ran Dan (Besondere Sieben Schätze Pille für schöne Barthaare)

Qi Ju Di Huang Wan (Lycii Fructus, Chrysanthemi Flos und Rehmanniae Radix Praeparata Pille)

Yi Guan Jian (Verbindungsdekokt)

Zhi Bai Di Huang Wan (Anemarrhenae Radix, Phellodendri Chinensis Cortex und Rehmanniae Radix Pille)

Zuo Gui Wan (Pille, die die Linke [Niere] wiederherstellt)

8.1 Qi tonisierende Rezepturen

Bŭ Fèi Tāng
Dekokt, das die Lunge tonisiert
補肺湯 补肺汤

Englischer Name Tonify the Lungs Decoction
Quelle *Yong Lei Qian Fang* (Unvergängliche Einteilung besiegelter Rezepturen)

Eigenschaften

Temperatur Warm
Wirkort Innen
Funktionskreis Lunge
Energiezustand des Patienten Erschöpft
Konstitution Geschwächt

Wirkung

- Stärkt das *Qi*
- Stabilisiert das Außen

Zusammensetzung und Analyse

Arzneimittel	AG	Dosis	Wirkung
Ren Shen (Ginseng Radix et Rhizoma)[1]	12.1	3–6 g	Tonisiert stark das *Qi*, inklusive das Lungen-*Qi*
Huang Qi (Astragali Radix)	12.1	6–12 g	Stärkt das Lungen-*Qi* und hebt das *Qi* nach oben; festigt die Oberfläche und stärkt so das Abwehr-*Wei Qi*
Shu Di Huang (Rehmanniae Radix Praeparata)	12.2	6–9 g	Nährt das Nieren-*Yin*, unterstützt so die Niere in ihrer Aufgabe das Lungen-*Qi* zu empfangen
Wu Wei Zi (Schisandrae Chinensis Fructus)	13	4–6 g	Bewahrt das Lungen-*Qi* davor, sich durch kontinuierlichen Husten zu erschöpfen; unterstützt die Niere beim Aufnehmen des Lungen-*Qi*
Zi Wan (Asteris Radix et Rhizoma)	6.3	6 g	Befeuchtet die Lunge und stoppt Husten
Sang Bai Pi (Mori Cortex)	6.3	6–9 g	Dirigiert das Lungen-*Qi* nach unten und lindert Husten und Dyspnoe

[1] Oft wird auch *Dang Shen* (Codonopsis Radix) ▶ AG 12.1 verwendet, dann aber in höherer Dosierung von ca. 12 g

Symptome

- **Kurzatmigkeit** und Keuchatmung
- **Husten**, entweder produktiv oder trockener Reizhusten
- **Spontane Schweiße**, gelegentliches Frösteln und Fiebergefühl, allgemeines Erschöpfungsgefühl, **leise Stimme** mit Redeunlust

Befunde

Zungenkörper Blass
Zungenbelag Weiß
Puls Groß, kraftlos, leer

Indikationen nach TCM

Lungen-*Qi*-Mangel, leichte Unfähigkeit des Nieren-Funktionskreises, das *Qi* zu empfangen

Anwendungsbeispiele

- Chronischer Husten, besonders auch bei älteren Menschen oder durch andere chronische Erkrankungen oder entsprechende Medikation geschwächte Patienten
- Chronisches Asthma bronchiale
- Chronisch-obstruktive Lungenerkrankung (COPD)

Modifikationen

Symptom	Arzneimittel	AG	Dosis
Innere Unruhe	+ *Bai He* (Lilii Bulbus)	12.4	6 g
	+ *Suan Zao Ren* (Ziziphi Spinosae Semen)	14.2	6–9 g
Stärkerer Husten	+ *Gua Lou* (Trichosanthis Fructus)	6.2	6–9 g
	+ *Ku Xing Ren* (Armeniacae Semen Amarum)	6.3	6 g
Feuchtigkeit	+ *Bai Zhu* (Atractylodis Macrocephalae Rhizoma)	12.1	6–9 g
	+ *Shan Yao* (Dioscoreae Rhizoma)	12.1	6–9 g

Kontraindikationen und Sicherheitshinweise

- Allergie gegen Bestandteile der Rezeptur
- Gleichzeitige Anwendung von Antidepressiva, Neuroleptika, Benzodiazepinen, Zolpidem und Amphetaminen ▶ *Ren Shen*
- Zustand nach Organtransplantation ▶ *Huang Qi, Ren Shen*
- Gleichzeitige Behandlung mit Tacrolimus, besondere Vorsicht bei Behandlung mit Ciclosporin (Kontrolle des Serumspiegels!) oder Paclitaxel ▶ *Wu Wei Zi*
- Bei Autoimmunerkrankungen oder intendierter immunsuppressiver Therapie mit großer Vorsicht einzusetzen ▶ *Huang Qi, Ren Shen*
- Vorsicht bei Hypertonus ▶ *Ren Shen, Huang Qi*
- Vorsicht bei Diarrhö und bei Verdauungsstörungen ▶ *Shu Di Huang*
- Vorsicht bei Diabetikern mit Neigung zur Hypoglykämie ▶ *Ren Shen*

Schwangerschaft und Stillzeit

Schwangerschaft Mit Vorsicht anzuwenden ▶ *Wu Wei Zi, Huang Qi, Ren Shen.* Aussagefähige Untersuchungen zur Sicherheit der Rezeptur in der Schwangerschaft liegen nicht vor.
Stillzeit Mit Vorsicht anzuwenden ▶ *Wu Wei Zi*

Interaktionen

▶ *Ren Shen, Dang Shen, Huang Qi, Wu Wei Zi*

Kommentar

- Wie der Name *Bu Fei Tang* sagt, tonisiert diese Rezeptur das *Qi* der Lunge. Schlüsselsymptome für den Einsatz sind also Lungen-*Qi*-Mangel-Zeichen, wie Kurzatmigkeit bei Belastung oder in Ruhe, instabile Oberfläche mit Tendenz zu leichten Schweißen bei minimalen Anstrengungen oder spontan in Ruhe, allgemeines Erschöpfungsgefühl und leise Stimme mit Redeunlust.
- *Bu Fei Tang* enthält ähnliche Bestandteile wie *Sheng Mai San* (Pulver, das den Puls erzeugt) ▶ RG 8.2. Allerdings konzentriert sich *Bu Fei Tang* mehr auf die Lunge und somit auf den Husten und die Keuchatmung.

Korrespondierende Akupunktur

- Bl 13 *Feishu* (*Shu*-Punkt der Lunge, tonisiert das Lungen-*Qi*, lindert Belastungsdyspnoe)
- Lu 9 *Taiyuan* (*Yuan*- und *Tonisierungs*-Punkt der Lunge)
- Lu 1 *Zhongfu* (*Mu*-Alarm-Punkt der Lunge, reguliert das Lungen-*Qi* und führt es herab)
- Di 11 *Quchi* (tonisiert die Oberfläche und somit die Abwehrkräfte sowie mindert spontane Schweiße)
- Du 14 *Dazhui* (tonisiert das *Wei-Qi* und stabilisiert so die Oberfläche)
- Pc 6 *Neiguan,* Ren 17 *Shanzhong* (öffnen den Thorax und erleichtern so Schweratmigkeit)
- Lu 7 *Lieque* (*Luo*-Punkt, senkt Lungen-*Qi* ab und lindert so Husten)
- Ma 36 *Zusanli* (stützt das *Qi* der Mitte und so allgemein die *Qi*-Kräfte)
- MP 6 *Sanyinyao* (*Treff*punkt der drei *Yin*-Leitbahnen, zur allgemeinen Kräftigung)

Diätetik

Allgemeines Bewegung, frische Luft, oder morgendliche Atemgymnastik bei geöffnetem Fenster (Lungen-Zeit)
Lunge tonisieren Hafer, Reis, Hirse, Gerste, Karotten, Fenchel, Kürbis, Kartoffeln, Zwiebel, Lauch, Frühlingszwiebel, Kümmel, Anis, Ingwer, Kardamom, Rettich, als Rezept empfiehlt sich Kraftsuppen mit Rind und/ oder Huhn,
Lungen-Qi absenken Gerste, Buchweizen, Hafer, Mandeln, Tofu, Erbsen, Kardamom, Ingwer, schwarze und gelbe Sojabohnen, Rettich, Zwiebeln
Wei-Qi-Mangel Kraftsuppen, gekochtes Essen, Ingwertee, weißer Rettich, Hühnerkraftsuppe vorbeugend gegenüber Infekten
Schleimblockaden des Lungen-Qi Reis, Hirse, Lauch, Frühlingszwiebel, Karotten, Kartoffeln, Kürbis, Fenchelknolle, Kohl, Petersilienblätter, Kardamom, Oregano, getrocknete Orangen Mandarinenschale als Tee, Walnüsse, Mandeln, Kastanien
Meiden Inhalativer Nikotingenuss schädigt durch die heiße, scharfe und trocknende Natur die Lunge. Ein Übermaß an Süßem belastet die Milz, da leicht zu viel Feuchtigkeit produziert wird, die mittelfristig auch den Lungen-Funktionskreis belasten kann. Übermäßig viel Kaltes und Rohkost können ebenfalls die Milz und damit ebenfalls das Lungen-*Qi* belasten.

Bŭ Zhōng Yì Qì Tāng
Dekokt, das die Mitte tonisiert und das Qi vermehrt
補中益氣湯 补中益气汤

Englischer Name Tonify the Middle to Augment the *Qi* Decoction
Quelle *Nei Wai Shang Bian Huo Lun* (Klarstellung von Zweifeln über Schädigungen innerer und äußerer Herkunft)

Eigenschaften

Temperatur Warm
Wirkort Innen
Funktionskreis Lunge, Magen, Milz
Energiezustand des Patienten Mangel
Konstitution Sehr geschwächt

Wirkung

- Kräftigt und tonisiert stark das *Qi*, ergänzt Milz- und Lungen-*Qi*, nährt das Blut
- Hebt das *Qi* empor und wirkt sinkendem *Qi* entgegen

Zusammensetzung und Analyse

Arzneimittel	AG	Dosis	Wirkung
Ren Shen (Ginseng Radix et Rhizoma)[1]	12.1	3–6 g	Tonisiert kräftig das *Qi* der Mitte
Huang Qi (Astragali Radix)	12.1	6–9 g	Hebt das *Qi* nach oben; stärkt Milz-*Qi*
Bai Zhu (Atractylodis Macrocephalae Rhizoma)	12.1	6–9 g	Stärkt Milz-*Qi*, trocknet Feuchtigkeit
Dang Gui (Angelicae Sinensis Radix)	12.2	6 g	Nährt und harmonisiert das But
Chen Pi (Citri Reticulatae Pericarpium)	9	6 g	Reguliert *Qi* der Mitte
Chai Hu (Bupleuri Radix)	1.2	2 g	Heben das *Qi* nach oben
Sheng Ma (Cimicifugae Rhizoma)	1.2	2 g	
Zhi Gan Cao (Glycyrrhizae Radix et Rhizoma Praeparata)	12.1	3 g	Harmonisiert die Arzneien

[1] Oft wird auch *Dang Shen* (Codonopsis Radix) ▶ AG 12.1 verwendet, dann aber in höherer Dosierung von ca. 12 g

Symptome

- **Blässe, große Erschöpfung, rasche Ermüdbarkeit, niederschwelliges Fieber** unklarer Genese, Schwindel, leichte Sehstörung
- Appetitlosigkeit, Bauchbeschwerden, Durstlosigkeit, **Diarrhö**
- Schwäche des *Wei-Qi*: **Infektanfälligkeit, spontanes Schwitzen**
- **Kurzatmigkeit**, Husten, Redeunlust, schwache Stimme
- Durch absinkendes *Qi* der Mitte: Neigung zu **Ptosen** bei Bindegewebeschwäche: Gastroptose, Rektumprolaps, Hämorrhoiden, Uterusprolaps, Wanderniere, Varikosis
- **Blutungsneigung** aufgrund von *Qi*-Mangel

Befunde

Zungenkörper Blass, gedunsen
Zungenbelag Weißlich, dünn, feucht
Puls Kraftlos, leer

Indikationen nach TCM

- Absinkendes Milz-*Qi*
- Ausgeprägter *Qi*-Mangel mit beginnendem Blut-Mangel

Anwendungsbeispiele

- Erschöpfungssyndrom, Rekonvaleszenz nach langer erschöpfender Krankheit oder nach Geburten, Operationen usw.
- Tumorpatienten nach einer Chemo- oder Radiotherapie
- Anämie
- Bindegewebeschwäche
- Infektanfälligkeit
- Hyperhidrosis
- Thrombozytopathien
- Myasthenia gravis

Modifikationen

Symptom	Arzneimittel	AG	Dosis
Ausgeprägte Bauchschmerzen	+ *Bai Shao* (Paeoniae albae Radix)	12.2	6 g
	+ *Mu Xiang* (Aucklandiae Radix)	9	6 g
Starke Kopfschmerzen	+ *Gao Ben* (Ligustici Radix)	1.1	6 g
	+ *Man Jing Zi* (Viticis Fructus)	1.1	9 g
Ausgeprägte Leukorhö/vaginaler Fluor	+ *Cang Zhu* (Atractylodis Rhizoma)	7	6 g
	+ *Huang Bo* (Phellodendri Chinensis Cortex)	2.3	4 g

Ausgeprägte Sehschwäche	+ *Gou Qi Zi* (Lycii Fructus)	12.4	9 g
	+ *Chuan Xiong* (Chuanxiong Rhizoma)	10.1	9 g
Wiederholte Fehlgeburten durch sinkendes Mitte-*Qi*	+ *Du Zhong* (Eucommiae Cortex)	12.3	9 g
	+ *Tu Si Zi* (Cuscutae Semen)	12.3	12 g

Kontraindikationen und Sicherheitshinweise

- Allergie gegen Bestandteile der Rezeptur
- Gleichzeitige Anwendung von Antidepressiva, Neuroleptika, Benzodiazepinen, Zolpidem und Amphetaminen ▶ *Ren Shen*
- Interferonbehandlung ▶ *Chai Hu*
- Vorsicht bei vorbestehendem Leberschaden, höherem Alkoholkonsum oder positivem HCV-Antikörperstatus, auf Anzeichen für eine Leberschädigung sollte geachtet werden ▶ *Chai Hu*
- Zustand nach Organtransplantation ▶ *Huang Qi, Ren Shen*
- Bei Autoimmunerkrankungen oder intendierter immunsuppressiver Therapie mit großer Vorsicht einzusetzen ▶ *Huang Qi, Ren Shen*
- Bei längerer Anwendung Kontraindikationen und Sicherheitshinweise zu ▶ *Gan Cao* beachten
- Vorsicht bei Hypertonus ▶ *Ren Shen, Huang Qi, Gan Cao*
- Vorsicht bei Diarrhö; intensive UV-Bestrahlung vermeiden ▶ *Dang Gui*
- Vorsicht bei Diabetikern mit Neigung zur Hypoglykamie ▶ *Ren Shen*

Schwangerschaft und Stillzeit

Schwangerschaft Kontraindiziert ▶ *Dang Gui*. Bei Verzicht auf *Dang Gui* mit Vorsicht anzuwenden ▶ *Zhi Gan Cao, Bai Zhu, Huang Qi, Ren Shen*. Unter der Kampo-Version der Rezeptur (*Hochu Ekki To*) fanden sich in einer sorgfältig durchgeführten Studie bei der Ratte keine embryotoxischen, fetotoxischen oder teratogenen Effekte. Wegen gewisser Abweichungen in den Komponenten der Rezeptur ist ein Rückschluss auf die Sicherheit der chinesischen Rezeptur nur mit Einschränkung möglich.
Stillzeit Vorsicht bei männlichen Säuglingen mit ▶ *Zhi Gan Cao*

Interaktionen

- Das Rezepturgranulat der Kampo-Version (*Hochu Ekki To*) hemmte dosisabhängig die Enzyme CYP3A4 um bis zu 63%, CYP2C9 bis zu 83%, CYP2D6 bis zu 33%, of CYP1A2 bis zu 36%.
- Das Granulat von *Hochu Ekki To* beeinflusste bei gesunden männlichen Probanden nach Einmalgabe nicht die Bioverfügbarkeit von Levofloxacin.
- ▶ *Ren Shen, Dang Shen, Huang Qi, Dang Gui, Gan Cao*

Pharmakologie

- Die Kampoausführung der Rezeptur (*Hochu Ekki To*) in Granulatform bewirkte in vitro die Hemmung und Apoptose verschiedener Ovarialzelllinien und ihrer Cisplatin-resistenten Varianten.
- Das Granulat von *Hochu Ekki To* zeigte in vitro bzw. in vivo (Ames-Test, Mikrokern- und Chromosomenaberrationstest) keine Hinweise auf Mutagenität oder Gentoxizität.

Kommentar

- Bei entsprechender Indikation ist diese Rezeptur ein großartiges Tonikum. Sie wird vor allem bei langwährenden, auch zehrenden Krankheiten oder in deren Rekonvaleszenz eingesetzt.
- Sie wirkt besonders auf das *Qi* der Milz und hebt dieses wieder nach oben, sodass es ein sehr wichtiges Mittel bei dem Krankheitsmuster „absinkendes *Qi* der Milz" mit Ptosen usw. darstellt. Die Milz hält nicht nur die Organe an ihrem Platz, sondern auch das Blut im Gefäßsystem. Somit wird auch bei Thrombozytopathien bei entsprechendem Muster auf diese Rezeptur zurückgegriffen.
- In der Onkologie wird sie oft als Adjuvans zur Roborierung eingesetzt.
- *Chai Hu* und *Sheng Ma* gehören zu der Oberfläche befreienden Arzneigruppe ▶ AG 1.2. In dieser Rezeptur kann man die beiden auch im Sinne von Botenarzneien sehen, die die Energie der tonisierenden Arzneien in einen Aufwärtsvektor leiten und in die Oberfläche (*Wei-Qi*-Ebene) einfließen lassen.
- Verwandte Rezepturen zu *Bu Zhong Yi Qi Tang* sind
  - *Si Jun Zi Tang* (Vier Gentlemen Dekokt) und
  - *Liu Jun Zi Tang* (Sechs Gentlemen Dekokt) aus dieser Gruppe sowie
  - *Yu Ping Feng San* (Jade Windschutz Pulver) ▶ RG 11.1

Korrespondierende Akupunktur

- Ren 12 *Zhongwan* (*Mu*-Punkt des Magens)
- Ma 36 *Zusanli* (Arealfernpunkt für das Abdomen, stützt das *Qi* der Mitte)
- Mi 6 *Sanyinjiao* (stützt die Milz)
- Bl 20 *Pishu* (*Shu*-Punkt der Milz, Moxa)
- Ren 6 *Qihai* (stützt über die Nieren-Energie auch indirekt die Milz)
- Lu 9 *Taiyuan* (Tonisierungspunkt der Lunge)
- Du 20 *Baihui* (Anheben von *Qi*)

Diätetik

Allgemeines Dreimal täglich warm essen, auf gutes Kauen achten

Tonisierung der Milz Getrocknete Heidelbeeren, Hirseauflauf im Backofen, Reis, Hirse, Gerste, Maisgries, Karotten, Fenchel, Kürbis, Kartoffeln, Kümmel, Anis, Ingwer, Kardamom, Frühlingszwiebel, Lauch, getrocknete Mandarinenschale, Fleischkraftsuppe mit Gemüse, Petersilie, Oregano, Majoran, Estragon, Thymian, Rosmarin usw.

Feuchtigkeit eliminieren Bohnen, Sojabohnen, Erbsen, Fenchel, Pfeffer, Kardamom, Gerste, Fisch

Meiden Raffinadezucker, Milchprodukte, Weizen, fettes Fleisch, Kaffee, Alkoholika. Ein Übermaß an Süßem belastet die Milz, da leicht zu viel Feuchtigkeit produziert wird, übermäßig viel Kaltes und Rohkost können die Milz belasten.

Liù Jūn Zǐ Tāng
Sechs Gentlemen Dekokt

六君子湯 六君子汤

Englischer Name Six-Gentlemen Decoction

Quelle *Tai Ping Hui Min He Ji Ju Fang* (Rezepturensammlung von kaiserlicher Gnade aus der Tai-Ping-Ära)

Eigenschaften

Temperatur Warm

Wirkort Innen

Funktionskreis Lunge, Magen, Milz

Energiezustand des Patienten Mangel mit sekundärer Fülle

Konstitution Leicht geschwächt

Wirkung

- Kräftigt und tonisiert das Milz- und Lungen-*Qi*
- Leitet Feuchtigkeit aus und transformiert Schleim

Zusammensetzung und Analyse

Arzneimittel	AG	Dosis	Wirkung
Ren Shen (Ginseng Radix et Rhizoma[1]	12.1	3–6 g	Tonisiert kräftig das *Qi* der Mitte
Bai Zhu (Atractylodis Macrocephalae Rhizoma)	12.1	6–9 g	Stärkt Milz-*Qi* und eliminiert Feuchtigkeit
Fu Ling (Poria)	4	6 g	Eliminiert Feuchtigkeit und unterstützt die Hauptarzneien in der Tonisierung der Milz
Zhi Ban Xia (Pinelliae Rhizoma Praeparatum)	6.1	6 g	Wandelt Schleim um und entlastet die Mitte
Chen Pi (Citri Reticulatae Pericarpium)	9	6 g	Reguliert den *Qi*-Fluss und wandelt Schleim um
Zhi Gan Cao (Glycyrrhizae Radix et Rhizoma Praeparata)	12.1	3 g	Harmonisiert die Mitte und die Arzneien in der Rezeptur
+ *Sheng Jiang* (Zingiberis Rhizoma Recens)[2]	1.1	3 g	Transformiert Schleim, stützt die Mitte und lindert Übelkeit
+ *Da Zao* (Jujubae Fructus)[2]	12.1	3 g	Harmonisiert die Mitte und stützt die Milz

[1] Oft wird auch *Dang Shen* (Codonopsis Radix) ▶ AG 12.1 verwendet, dann aber in höherer Dosierung von ca. 12 g

[2] Diese Mittel werden meist traditionell hinzugefügt.

Symptome

- **Allgemeine Erschöpfung**, rasche Ermüdbarkeit, Vitalitätsverlust, Grübeleien
- **Übelkeit**, abdominelle Beschwerden, wie **Völlegefühl im Epigastrium**, fehlender Durst, Tendenz zu weichem Stuhlgang
- Möglicherweise Husten mit viel weißem **Schleim**

Befunde

Zungenkörper Blass, gedunsen

Zungenbelag Feucht, dick, klebrig

Puls Schlüpfrig

Indikationen nach TCM

Milz-*Qi*-Mangel oder allgemeiner *Qi*-Mangel mit Feuchtigkeit und Schleim-Akkumulation

Anwendungsbeispiele

- Erschöpfungssyndrom
- Gastrointestinaler Beschwerdekomplex
- Reizdarm

Modifikationen

Symptom	Arzneimittel	AG	Dosis
Ausgeprägte Appetitlosigkeit, Völlegefühl in der Brust[1]	+ *Sha Ren* (Amomi Fructus)	7	6 g
	+ *Mu Xiang* (Aucklandiae Radix)	9	6 g

[1] Diese Rezeptur heißt dann **Xiang Sha Liu Jun Zi Tang (Sechs Gentlemen Dekokt mit Aucklandiae Radix und Amomi Fructus)**.

Kontraindikationen und Sicherheitshinweise

- Allergie gegen Bestandteile der Rezeptur
- Gleichzeitige Anwendung von Antidepressiva, Neuroleptika, Benzodiazepinen, Zolpidem und Amphetaminen ▶ *Ren Shen*
- Zustand nach Organtransplantation ▶ *Ren Shen*
- Besondere Vorsicht bei Autoimmunerkrankungen ▶ *Ren Shen*
- Bei längerer Anwendung und höherer Dosis Kontraindikationen und Sicherheitshinweise zu ▶ *Gan Cao* beachten
- Vorsicht mit hohen Dosen insbesondere bei nicht ausreichend kontrolliertem Hypertonus ▶ *Ren Shen, Gan Cao*
- Vorsicht bei Diabetikern mit Neigung zur Hypoglykämie ▶ *Ren Shen*
- Vorsicht bei Blutungsneigung ▶ *Sheng Jiang*

Schwangerschaft und Stillzeit

Schwangerschaft Kontraindiziert ▶ *Zhi Ban Xia*
Stillzeit Kontraindiziert ▶ *Zhi Ban Xia*. Bei Auslassen von *Zhi Ban Xia* mit Vorsicht anzuwenden ▶ *Sheng Jiang*, bei männlichen Säuglingen *Zhi Gan Cao*

Interaktionen

- Das Granulat der Kampo-Form (*Rikkunshi To*) zeigte nach Einmalgabe bei gesunden männlichen Probanden keine Beeinflussung der Bioverfügbarkeit von Ofloxacin oder von Levofloxacin.
- ▶ *Ren Shen, Dang Shen, Fu Ling, Gan Cao, Zhi Ban Xia, Da Zao, Sheng Jiang*

Pharmakologie

Das Granulat der Kampo-Version (*Rikkunshi To*) zeigte in vitro bzw. in vivo (Ames-Test, Mikrokern- und Chromosomenaberrationstest) keine Hinweise auf Mutagenität oder Gentoxizität.

Kommentar

- Diese Rezeptur wird in der Praxis wesentlich häufiger benötigt als *Si Jun Zi Tang* (Vier Gentlemen Dekokt) aus dieser Gruppe, das für den einfachen Milz-*Qi*-Mangel mit Feuchtigkeit-Akkumulation angezeigt ist. Häufiger sieht man Patienten mit einer komplizierenden zusätzlichen Schleim-Belastung. Diese macht deutlich mehr Beschwerden, wie Druckgefühl oder Schmerz, da Schleim den Energiefluss blockiert und zu zusätzlicher *Qi*-Stagnation führt. In solchen Fällen wird *Liu Jun Zi Tang* eingesetzt.
- Ist ein zunehmender Milz- oder gar Nieren- und Milz-*Yang*-Mangel mit vermehrtem Schmerz und Kältegefühl vorherrschend, dann besteht eine Indikation für *Li Zhong Wan* (Pille, die die Mitte reguliert) oder bei mehr Kälte *Fu Zi Li Zhong Wan* (Aconiti Radix Lateralis Praeparata Pille, um die Mitte zu regulieren), beide ▶ RG 7.2.
- Eine weitere verwandte Rezeptur ist *Er Chen Tang* (Zweifach behandeltes Dekokt) ▶ RG 14.1. Diese Rezeptur ist in *Liu Jun Zi Tang* vollständig enthalten und zeigt auf, wie stark *Liu Jun Zi Tang* auch den Schleim behandelt.

Korrespondierende Akupunktur

- Ren 12 *Zhongwan* (*Mu*-Punkt des Magens)
- Lu 7 *Lieque* (*Luo*-Punkt, senkt Lungen-*Qi* ab)
- Ren 17 *Shanzhong* (Meisterpunkt für den Respirationstrakt, löst thorakale *Qi*-Stagnation)
- Pe 6 *Neiguan* (*Luo*-Punkt, Arealfernpunkt für den Thorax, wirkt auch sedativ)
- Ma 36 *Zusanli* (Arealfernpunkt für das Abdomen, stützt das *Qi* der Mitte)
- Ma 40 *Fenglong* (leitet Feuchtigkeit aus)
- Mi 5 *Shangqiu* (stützt die Mitte, wandelt Schleim um)
- Bl 20 *Pishu* (*Shu*-Punkt der Milz)

Diätetik

Milz tonisieren Hirse, Langkornreis, Mandeln, Weißkohl, Kartoffeln, Feige, Huhn, Schinken, Hering, Pfeffer
Magen- und Lungen-Qi absenken Gerste, Buchweizen, Hafer, Mandeln, Tofu, Erbsen, Kardamom, Ingwer, schwarze und gelbe Sojabohnen, Rettich, Zwiebeln
Feuchtigkeit eliminieren Bohnen, Sojabohnen, Erbsen, Fenchel, Pfeffer, Kardamom, Gerste, Fisch
Schleim und Feuchtigkeit transformieren Schwarze und gelbe Sojabohnen, Sojasprossen, Sojamilch, Mungbohnen, Rundkornreis, Knoblauch, Ingwer, Rettich, Weintrauben, Birne, Fisch, Kardamom
Meiden Raffinadezucker, Milchprodukte, fettes Fleisch, Kaffee, Alkoholika. Ein Übermaß an Süßem belastet die Milz, da leicht zu viel Feuchtigkeit produziert wird. Übermäßig viel Kaltes und Rohkost können ebenfalls die Milz belasten.

Shēn Líng Bái Zhú Sǎn
Ginseng Radix et Rhizoma, Poria und Atractylodis Macrocephalae Rhizoma Pulver
參苓白朮散　参苓白术散

Englischer Name Ginseng, Poria, and White Atractylodes Powder

Quelle *Tai Ping Hui Min He Ji Ju Fang* (Rezepturensammlung von kaiserlicher Gnade aus der Tai-Ping-Ära)

Eigenschaften

Temperatur Leicht warm
Wirkort Innen
Funktionskreis Magen, Milz
Energiezustand des Patienten Erschöpft
Konstitution Geschwächt

Wirkung

- Stärkt das Qi und tonisiert die Milz
- Leitet Feuchtigkeit aus und stoppt Diarrhö

Zusammensetzung und Analyse

Arzneimittel	AG	Dosis	Wirkung
Ren Shen (Ginseng Radix et Rhizoma)[1]	12.1	3–6 g	Tonisiert kräftig das *Qi* der Mitte
Bai Zhu (Atractylodis Macrocephalae Rhizoma)	12.1	6–9 g	Stärkt Milz-*Qi* und eliminiert Feuchtigkeit
Fu Ling (Poria)	4	6 g	Eliminiert Feuchtigkeit und unterstützt die Hauptarzneien in der Tonisierung der Milz
Shan Yao (Dioscoreae Rhizoma)	12.1	6 g	Tonisiert die Milz, wandelt Feuchtigkeit um und stoppt Diarrhö
Bai Bian Dou (Lablab Semen Album)	12.1	6–9 g	Stärkt die Milz, eliminiert Hitze-Feuchtigkeit und stoppt Diarrhö
Lian Zi (Nelumbinis Semen)	13	6 g	Adstringiert den Darm, stoppt Diarrhö und unterstützt die Milz in der Umwandlung von Feuchtigkeit
Yi Yi Ren (Coicis Semen)	4	6–9 g	Leitet Feuchtigkeit aus, stärkt die Milz und stoppt Diarrhö
Sha Ren (Amomi Fructus)	7	6 g	Transformiert Feuchtigkeit, reguliert *Qi* und harmonisiert den Mittleren Erwärmer; stoppt Diarrhö
Jie Geng (Platycodi Radix)	6.1	6 g	Befreit den Fluss des Lungen-*Qi* und fördert so die Versorgung des gesamten Organismus mit *Qi*; wirkt als Boten-Arznei nach oben führend und hilft so Diarrhö zu beenden
Zhi Gan Cao (Glycyrrhizae Radix et Rhizoma Praeparata	12.1	3 g	Harmonisiert die Mitte und die Arzneien in der Rezeptur

[1] Oft wird auch *Dang Shen* (Codonopsis Radix) ▶ AG 12.1 verwendet, dann aber in höherer Dosierung von ca. 12 g

Symptome

- **Weicher Stuhl, Diarrhö**
- **Müdigkeit**, blasses Gesicht, Appetitlosigkeit, Erbrechen, Völlegefühl im Oberbauch und in der Brust, schwache Extremitäten
- Anhaltender Husten

Befunde

Zungenkörper Blass
Zungenbelag Weiß
Puls Dünn und kraftlos

Indikationen nach TCM

Milz und Magen-Mangel mit Feuchtigkeit

Anwendungsbeispiele

- Erbrechen
- Diarrhö
- Bauchschmerzen
- Chronischer Husten

Modifikationen

Symptom	Arzneimittel	AG	Dosis
Husten mit wässerigem Schleim	+ *Zhi Ban Xia* (Pinelliae Rhizoma Praeparatum)	6.1	6 g
	+ *Chen Pi* (Citri Reticulatae Pericarpium)	9	9 g
	+ *Ku Xing Ren* (Armeniacae Semen Amarum)	6.3	6 g
Dünner weißer Ausfluss	– *Bai Zhu* (Atractylodis Macrocephalae Rhizoma)	12.1	–
	+ *Cang Zhu* (Atractylodis Rhizoma)	7	6 g
	+ *Che Qian Zi* (Plantaginis Semen)	4	9 g
	+ *Jing Jie* (Schizonepetae Herba)	1.1	6 g
Appetitlosigkeit	+ *Shen Qu* (Massa Medicata Fermentata)	8	6 g
	+ *Shan Zha* (Crataegi Fructus)	8	6 g
	+ *Mai Ya* (Hordei Fructus Germinatus)	8	6 g

Kälte in der Mitte	+ *Gan Jiang* (Zingiberis Rhizoma)	11	6 g
	+ *Gui Zhi* (Cinnamomi Ramulus)	1.1	9 g
Ausgeprägter Qi-Mangel	+ *Huang Qi* (Astragali Radix)	12.1	6–12 g
Eiweiß im Urin (Proteinurie)	+ *Huang Qi* (Astragali Radix)	12.1	9 g
	+ *Qian Shi* (Euryales Semen)	13	9 g
	+ *Jin Ying Zi* (Rosae Laevigatae Fructus)	13	6 g
Anhaltende Diarrhö	+ *Qian Shi* (Euryales Semen)	13	9 g
	+ *Rou Dou Kou* (Myristicae Semen)	13	6 g
Tenesmus	+ *Mu Xiang* (Aucklandiae Radix)	9	6 g
Häufiges Wasserlassen	+ *Yi Zhi* (Alpiniae Oxyphyllae Fructus)	12.3	9–12 g
Übelkeit	+ *Zhi Ban Xia* (Pinelliae Rhizoma Praeparatum)	6.1	6 g
	+ *Sheng Jiang* (Zingiberis Rhizoma Recens)	1.1	4 g
Zeichen von Feuchtigkeit-Hitze	*Bai Bian Dou* (Lablab Semen Album) Dosis erhöhen	12.1	12 g
	Yi Yi Ren (Coicis Semen) Dosis erhöhen	4	12–15 g
	+ *Hua Shi* (Talcum) oder	4	6 g
	+ *Che Qian Zi* (Plantaginis Semen) oder	4	6 g
	+ *Huang Bo* (Phellodendri Chinensis Cortex)	2.3	4–6 g

Kontraindikationen und Sicherheitshinweise

- Allergie gegen Bestandteile der Rezeptur
- Anwendung bei Kindern ▶ *Lian Zi*
- Gleichzeitige Anwendung von Antidepressiva, Neuroleptika, Benzodiazepinen, Zolpidem und Amphetaminen ▶ *Ren Shen*
- Zustand nach Organtransplantation ▶ *Ren Shen*
- Besondere Vorsicht bei Autoimmunerkrankungen ▶ *Ren Shen*
- Vorsicht bei Obstipation; längere Anwendungsdauer vermeiden ▶ *Lian Zi*
- Bei längerer Anwendung und höherer Dosis Kontraindikationen und Sicherheitshinweise zu ▶ *Gan Cao* beachten
- Vorsicht mit hohen Dosen insbesondere bei nicht ausreichend kontrolliertem Hypertonus ▶ *Ren Shen, Gan Cao*
- Überdosierung von ▶ *Jie Geng* vermeiden
- Vorsicht bei Diabetikern mit Neigung zur Hypoglykämie ▶ *Ren Shen*

Fertilität, Schwangerschaft und Stillzeit

Fertilität Von einer Anwendung bei Frauen und Männern mit Kinderwunsch ist abzuraten ▶ *Lian Zi*
Schwangerschaft Kontraindiziert ▶ *Lian Zi, Yi Yi Ren*. Ein wässriger Rezepturextrakt erzeugte beim Zebrafisch-Embryo Fehlbildungen an den Nieren, die unter hoher Dosierung ein erhebliches Ausmaß annahmen. Die Übertragbarkeit auf die therapeutische Situation beim Menschen ist unklar.
Stillzeit Kontraindiziert ▶ *Lian Zi*

Interaktionen

▶ *Ren Shen, Dang Shen, Fu Ling, Gan Cao*

Kommentar

- *Shen Ling Bai Zhu San* ist eine Erweiterung von *Si Jun Zi Tang* (Vier Gentlemen Dekokt) aus dieser Gruppe. *Si Jun Zi Tang* wird mit Feuchtigkeit ausleitenden und Diarrhö stoppenden Arzneien kombiniert. *Shen Ling Bai Zhu San* ist angezeigt bei Diarrhö oder weichem Stuhl aufgrund von Milz-Mangel mit Feuchtigkeit.
- Eine weitere verwandte Rezepturen zu *Shen Ling Bai Zhu San* ist *Ping Wei San* (Beruhige den Magen Pulver) ▶ RG 6.2. *Ping Wei San* wird eingesetzt, wenn Feuchtigkeit und Schleim die Mitte blockieren und zu Fülle-Zeichen führen. *Shen Ling Bai Zhu San* wird bei Mangel mit gleichzeitiger Feuchtigkeit eingesetzt.
- *Shen Ling Bai Zhu San* enthält viele fade Mittel und hat deshalb eine sehr sanft stärkende und Feuchtigkeit ausleitende Wirkung. Diese Rezeptur kann nicht nur bei Diarrhö eingesetzt werden, sondern bei allen Milz-Mangel-Mustern mit Feuchtigkeit. Allerdings sollte der Stuhlgang weich sein und keine Verstopfung vorliegen. Diese Mischung eignet sich z.B. besonders gut, um nach Antibiotikakuren die Milz wieder zu stärken und die angesammelte Feuchtigkeit auszuleiten.
- Die Arzneidrogen *Shan Yao* und *Lian Zi* haben auch eine das *Jing* stabilisierende Wirkung. So wird die Mischung bei entsprechendem Muster auch bei Eiweiß im Urin (Proteinurie) eingesetzt ▶ Modifikationen.

Korrespondierende Akupunktur

- Ren 12 *Zhongwan* (*Mu*-Punkt des Magens)
- Ma 36 *Zusanli* (Arealfernpunkt für das Abdomen, stützt das *Qi* der Mitte)

- Mi 6 *Sanyinjiao* (stützt die Milz)
- Bl 20 *Pishu* (*Shu*-Punkt der Milz, Moxa)
- Ren 6 *Qihai* (stützt über die Nieren-Energie auch indirekt die Milz)
- Lu 9 *Taiyuan* (Tonisierungspunkt der Lunge)

Diätetik

Tonisierung der Milz Getrocknete Heidelbeeren, Hirseauflauf im Backofen, Reis, Hirse, Gerste, Maisgries, Karotten, Fenchel, Kürbis, Kartoffeln, Kümmel, Anis, Ingwer, Kardamom, Frühlingszwiebel, Lauch, getrocknete Mandarinenschale, Fleischkraftsuppe mit Gemüse, Petersilie, Oregano, Majoran, Estragon, Thymian, Rosmarin etc.
Feuchtigkeit eliminieren Bohnen, Sojabohnen, Erbsen, Fenchel, Pfeffer, Kardamom, Gerste, Fisch
Meiden Raffinadezucker, Milchprodukte, Weizen, fettes Fleisch, Kaffee, Alkoholika. Ein Übermaß an Süßem belastet die Milz, da leicht zu viel Feuchtigkeit produziert wird, übermäßig viel Kaltes und Rohkost können die Milz belasten.

Shēng Mài Sǎn
Pulver, das den Puls erzeugt
生脈散 生脉散

Englischer Name Generate the Pulse Powder
Quelle *Yi Xue Qi Yuan* (Ursprünge der Medizin)

Eigenschaften

Temperatur Warm
Wirkort Innen
Funktionskreis Lunge, Milz
Energiezustand des Patienten Mangel
Konstitution Geschwächt

Wirkung

- Kräftigt das *Qi*
- Nährt und hält das *Yin*, regt die Körpersäfte an
- Hemmt Schweiße

Zusammensetzung und Analyse

Arzneimittel	AG	Dosis	Wirkung
Ren Shen (Ginseng Radix et Rhizoma)[1]	12.1	6–9 g	Tonisiert stark das *Qi*, regt die Blutproduktion an und erzeugt Säfte; beruhigt *Shen*
Mai Dong (Ophiopogonis Radix)	12.4	6–9 g	Nährt und befeuchtet die Säfte und das *Yin* der Lunge und des Magens
Wu Wei Zi (Schisandrae Chinensis Fructus)	13	6 g	Unterstützt die Lunge, nährt und hält *Yin* und stoppt Schwitzen

[1] Oft wird auch *Dang Shen* (Codonopsis Radix) ▶ AG 12.1 verwendet, dann aber in höherer Dosierung von 12–15 g

Symptome

- **Kurzatmigkeit**, chronischer Husten mit dünnem, schwer abhustbarem Auswurf, Erschöpfung und Müdigkeit, **Palpitationen**
- **Spontanes Schwitzen**, profuse und schwächende Schweiße
- **Trockener Mund**, Durst, Obstipation

Befunde

Zungenkörper Blass-rot, trocken
Zungenbelag Trocken, dünn
Puls Dünn, schwach, tief, evtl. beschleunigt

Indikationen nach TCM

Qi- und *Yin*-Mangel, besonders Lungen-*Qi*- und -*Yin*-Mangel

Anwendungsbeispiele

- Akuter Kollaps, z.B. durch massives Schwitzen mit konsekutiven ausgeprägten Säfteverlusten
- Chronische Bronchitis
- Links- oder Rechtsherzinsuffizienz, koronare Herzkrankheit (KHK), Palpitationen verschiedener Genese, Angina pectoris

Modifikationen

Symptom	Arzneimittel	AG	Dosis
Ausgeprägtes Schwitzen	+ *Huang Qi* (Astragali Radix)	12.1	6–12 g
	+ *Dang Gui* (Angelicae Sinensis Radix)	12.2	6 g
Starke Erschöpfung nach fieberhaften Infekten mit ausgeprägtem *Yin*-Mangel und innerer Hitze	– *Ren Shen* (Ginseng Radix et Rhizoma)	12.1	–
	+ *Xi Yang Shen* (Panacis Quinquefolii Radix)	12.4	6–9 g
Starke Palpitationen	+ *Gui Zhi* (Cinnamomi Ramulus)	1.1	6–9 g
	+ *Mu Li* (Ostreae Concha)	14.1	6 g
	+ *Long Gu* (Fossilia Ossis Mastodi)	14.1	6 g

Herzkranzgefäßer-krankungen	+ *Zhi Gan Cao* (Glycyrrhizae Radix et Rhizoma Praeparata	12.1	3 g
	+ *Dan Shen* (Salviae Miltiorrhizae Radix et Rhizoma)	10.1	6–9 g
	+ *Hong Hua* (Carthami Flos)	10.1	6 g
	+ *Chi Shao* (Paeoniae Radix Rubra)	2.2	6–9 g

Kontraindikationen und Sicherheitshinweise

- Allergie gegen Bestandteile der Rezeptur
- Gleichzeitige Anwendung von Antidepressiva, Neuroleptika, Benzodiazepinen, Zolpidem und Amphetaminen ▶ *Ren Shen*
- Zustand nach Organtransplantation ▶ *Ren Shen*
- Besondere Vorsicht bei Autoimmunerkrankungen; Vorsicht mit hohen Dosen und bei Hypertonus ▶ *Ren Shen*
- Gleichzeitige Behandlung mit Tacrolimus, besondere Vorsicht bei Behandlung mit Ciclosporin (Kontrolle des Serumspiegels!) oder Paclitaxel ▶ *Wu Wei Zi*

Schwangerschaft und Stillzeit

Schwangerschaft Mit Vorsicht anzuwenden ▶ *Wu Wei Zi, Ren Shen.* Aussagefähige Untersuchungen zur Sicherheit der Rezeptur in der Schwangerschaft liegen nicht vor.

Stillzeit Mit Vorsicht anzuwenden ▶ *Wu Wei Zi*

Interaktionen

- Nach einem Fallbericht aus China kam es durch die Rezeptur in flüssiger Form (*Sang Mai Yin*) bei einem stabil auf das Antikoagulanz Warfarin eingestellten Patienten zum Anstieg der INR mit Folge einer intrazerebralen Blutung. Nach Absetzen der Rezeptur lag die INR wieder im vorherigen Bereich.
- ▶ *Ren Shen, Dang Shen, Wu Wei Zi*

Kommentar

- Ein schönes Beispiel für eine einfache Rezeptur, die überaus effektiv und ausgewogen ist: *Ren Shen* stärkt das *Qi* und regt die Produktion von Säften an, die zudem von *Mai Dong* genährt und zugeführt werden, wobei *Wu Wei Zi* neben seiner stützenden Funktion weitere Verluste durch seine saure, adstringierende Eigenschaft verhindert.
- Oft zeigt sich dieses Beschwerdebild nach anhaltendem Husten oder anderen Erkrankungen, die *Qi* und *Yin* geschädigt haben, oder bei chronischen kardiovaskulären Krankheiten. So kann die Rezeptur z.B. nach einem febrilen Infekt eingesetzt werden, welcher das *Qi*, die Flüssigkeiten und das *Yin* der Lunge und des Oberen Erwärmer geschädigt hat ▶ Modifikationen.
- *Sheng Mai San* wird sehr häufig als Grundrezeptur bei Herzrasen eingesetzt. Gemäß heutigen Erkenntnissen hat diese Rezeptur eine vielfältige herzstärkende Wirkung. *Sheng Mai San* wird deshalb auch bei Herzinsuffizienz eingesetzt.
- *Sheng Mai San* ist auch eine ideale Kombination für Kinder, die zu *Qi*- und Säftemangel neigen. Dabei sollte *Ren Shen* durch *Tai Zi Shen* (Pseudostellariae Radix) ▶ AG 12.1 ersetzt werden.
- Im akuten Fall kann dieses Krankheitsbild auch als Sonnenstich oder Hitzschlag vorkommen, wenn Hitze und übermäßiges Schwitzen das Lungen-*Qi* und das Körper-*Yin* geschwächt haben und eine rasche Auffüllung der Energien sowie das Verhindern weiterer Verluste wünschenswert sind. Somit kann diese Rezeptur bei präkollaptischen Zuständen infrage kommen. Alternativ steht dazu auch *Si Ni Tang* (Kalte Extremitäten Dekokt) ▶ RG 7.3 zur Verfügung, das jedoch bei drohendem *Yang*-Kollaps mit Kälte angezeigt ist.
- *Sheng Mai San* muss unterschieden werden von *Bei Mu Gua Lou San* (Fritillariae Bulbus und Trichosanthis Fructus Pulver) ▶ RG 14.3 und *Bai He Gu Jin Tang* (Lilii Bulbus Dekokt zur Erhaltung des Metalls) ▶ RG 4.3
  - *Bei Mu Gua Lou San* behandelt anhaltenden Husten mit schwer abzuhustendem Schleim. Dabei steht trockener Schleim im Vordergrund, also Fülle, nicht Mangel von *Qi* und *Yin* wie bei *Sheng Mai San*.
    Bai He Gu Jin Tang behandelt Husten aufgrund von ausgeprägtem *Yin*-Mangel und mit Zeichen von Leere-Hitze; *Sheng Mai San* andererseits bildet Säfte, nahrt *Yin* und stärkt *Qi*, klärt aber keine Hitze.
- Eine weitere verwandte Rezeptur zu *Sheng Mai San* ist *Zhi Gan Cao Tang* (In Honig gebratene Glycyrrhizae Radix Dekokt) ▶ RG 8.3.
- *Sheng Mai San* sollte nicht bei akuten Zuständen oder leichten Formen einer Bronchitis verwendet werden, die auf Wind-Kälte basieren. Denn wenn der pathogene Faktor noch im Organismus ist, würde durch diese tonisierende und adstringierende Rezeptur die Erkrankung verlängert.

Korrespondierende Akupunktur

- Lu 9 *Taiyuan* (*Yuan*- und Tonisierungspunkt der Lunge)
- Ni 1 *Yongquan* (als Notfallpunkt bei Kollaps behutsam genadelt, d.h. tonisierend oder eine Minute massiert)
- Ma 36 *Zusanli* (vermehrt das *Qi* und unterstützt die Säfte-Produktion)
- Mi 6 *Sanyinjiao* (stützt die Mitte und das *Yin*)
- Ren 6 *Qihai* (tonisiert die Nieren-Energie)
- Bl 20 *Pishu* (*Shu*-Punkt der Milz)

- Bl 23 *Shenshu* (*Shu*-Punkt der Niere)
- Ni 7 *Fuliu* (Tonisierungspunkt der Niere, stärkt das *Yin*)

Diätetik

Milz tonisieren Buchweizen, Gerste, Sojabohnen, Fenchel, Hirse, Langkornreis, Mandeln, Weißkohl, Kartoffeln, Feige, Huhn, Schinken, Hering, Pfeffer
Yin nähren Weintrauben, Maulbeerfrucht, Ziegenmilch, Sahne, Ei, Sesamöl, Butter
Meiden Schweißtreibende, scharfe Nahrung wie Zwiebel, Knoblauch, Lauch, sehr scharfe Speisen

Sì Jūn Zǐ Tāng
Vier Gentlemen Dekokt
四君子湯 四君子汤

Englischer Name Four-Gentlemen Decoction
Quelle *Tai Ping Hui Min He Ji Ju Fang* (Rezepturensammlung von kaiserlicher Gnade aus der Tai-Ping-Ära)

Eigenschaften

Temperatur Warm
Wirkort Innen
Funktionskreis Lunge, Magen, Milz
Energiezustand des Patienten Leichter Mangel
Konstitution Geschwächt

Wirkung

- Kräftigt und tonisiert das Milz und Lungen-*Qi*
- Leitet Feuchtigkeit aus

Zusammensetzung und Analyse

Arzneimittel	AG	Dosis	Wirkung
Ren Shen (Ginseng Radix et Rhizoma)[1]	12.1	3–6 g	Tonisiert kräftig das *Qi* der Mitte
Bai Zhu (Atractylodis Macrocephalae Rhizoma)	12.1	6-9 g	Stärkt Milz-*Qi* und eliminiert Feuchtigkeit
Fu Ling (Poria)	4	6 g	Eliminiert Feuchtigkeit und unterstützt die Hauptarzneien in der Tonisierung der Milz
Zhi Gan Cao (Glycyrrhizae Radix et Rhizoma Praeparata)	12.1	3 g	Harmonisiert die Mitte und die Arzneien in der Rezeptur
Sheng Jiang (Zingiberis Rhizoma Recens)[2]	1.1	3 g	Unterstützt die Mitte, transformiert Schleim und lindert Übelkeit
Da Zao (Jujubae Fructus)[2]	12.1	3 g	Stützt mild die Mitte

[1] Oft wird auch *Dang Shen* (Codonopsis Radix) ▶ AG 12.1 verwendet, dann aber in höherer Dosierung von ca. 12–15 g
[2] Diese Mittel werden meist traditionell hinzugefügt

Symptome

- **Allgemeine Erschöpfung, rasche Ermüdbarkeit, Antriebslosigkeit**, Lustlosigkeit, Vitalitätsverlust, fehlende Entscheidungsfähigkeit, Grübeleien, Gesichtsblässe, schwache Stimme
- **Appetitlosigkeit**, Übelkeit, abdominelle Beschwerden wie Völlegefühl im Oberbauch, Tendenz zu weichem Stuhlgang, Diarrhöe
- Benommenheit, benebelter Kopf, Schweregefühl im Kopf und Körper

Befunde

Zungenkörper Blass, gedunsen
Zungenbelag Weißlich, feucht
Puls Kraftlos, schlüpfrig

Indikationen nach TCM

Milz-*Qi*-Mangel oder allgemeiner *Qi*-Mangel, begleitet von Feuchtigkeits-Akkumulation

Anwendungsbeispiele

- Erschöpfungssyndrom
- Gastrointestinaler Beschwerdekomplex, Reizdarm
- Neurasthenie

Modifikationen

Symptom	Arzneimittel	AG	Dosis
Ausgeprägte Appetitlosigkeit, Völle- und Druckgefühl im Oberbauch und klebriger ZB (Schleim)[1]	+ *Zhi Ban Xia* (Pinelliae Rhizoma Praeparatum)	6.1	6 g
	+ *Chen Pi* (Citri Reticulatae Pericarpium)	9	6 g

[1] Diese Rezeptur heißt dann ▶ *Liu Jun Zi Tang* (Sechs Gentlemen Dekokt) aus dieser Gruppe

Kontraindikationen und Sicherheitshinweise

- Allergie gegen Bestandteile der Rezeptur
- Gleichzeitige Anwendung von Antidepressiva, Neuroleptika, Benzodiazepinen, Zolpidem und Amphetaminen ▶ *Ren Shen*
- Zustand nach Organtransplantation ▶ *Ren Shen*
- Besondere Vorsicht bei Autoimmunerkrankungen ▶ *Ren Shen*

- Bei längerer Anwendung und höherer Dosis Kontraindikationen und Sicherheitshinweise zu ▶ *Gan Cao* beachten
- Vorsicht mit hohen Dosen insbesondere bei nicht ausreichend kontrolliertem Hypertonus ▶ *Ren Shen, Gan Cao*
- Vorsicht bei Diabetikern mit Neigung zur Hypoglykämie ▶ *Ren Shen*
- Vorsicht bei Blutungsneigung ▶ *Sheng Jiang*

Schwangerschaft und Stillzeit

Schwangerschaft Kontraindiziert; ein wässriger Rezepturextrakt erzeugte beim Zebrafisch-Embryo Fehlbildungen an den Nieren, die unter hoher Dosierung ein erhebliches Ausmaß annahmen. Die Übertragbarkeit auf die therapeutische Situation beim Menschen ist unklar.
Stillzeit Mit Vorsicht anzuwenden ▶ *Sheng Jiang*, bei männlichen Säuglingen *Zhi Gan Cao*

Interaktionen

▶ *Ren Shen, Dang Shen, Fu Ling, Gan Cao, Da Zao, Sheng Jiang*

Pharmakologie

- Das Granulat der Kampo-Variante (*Shikunshi To*) zeigte keine Wirkung auf die Expression der Östrogenrezeptoren ERα oder ERβ. Es verminderte in vitro die Überlebensfähigkeit von östrogenabhängigen Endometriumkarzinomzellen.
- Das Granulat von *Shikunshi To* zeigte im Ames-Test an vier Bakterienstämmen keine Hinweise auf Mutagenität.

Kommentar

- *Si Jun Zi Tang* ist die Basisrezeptur zur Behandlung der Milz bzw. der Mitte, denn sie behandelt beide Aspekte des Grundthemas der Milz: Transformation und Transport, d.h. genügende Umwandlung und Bereitstellung von *Qi* aus der Nahrung und damit Klärung und Kanalisation der Säfte. Die Umwandlungsfähigkeit und *Qi*-Bereitstellung wird durch die tonisierenden Arzneien *Ren Shen/Dang Shen* und *Bai Zhu* bewerkstelligt. Belastende Feuchtigkeit wird durch *Fu Ling* sowie ebenfalls *Bai Zhu* ausgeleitet und die Milz weiter unterstützt.
- Häufig kommen die Patienten erst in die Sprechstunde, wenn sich über die Zeit zusätzliche Disharmonien hinzugesellt haben. Dann sind andere Rezepturen angezeigt.
  - Wenn eine komplizierende Schleim-Belastung hinzukommt, sichtbar an dem nunmehr klebrigen Zungenbelag, dann besteht die Indikation für *Liu Jun Zi Tang* (Sechs Gentlemen Dekokt) aus dieser Gruppe.
  - Oder es kommt zu einem zunehmenden Milz-*Yang*-Mangel, dann ist die Indikation gegeben für *Li Zhong Wan* (Pille, die die Mitte reguliert) ▶ RG 7.1.
  - Bei einem Nieren- und Milz-*Yang*-Mangel mit mehr Schmerz und Kältegefühl ist *Fu Zi Li Zhong Wan* (Aconiti Radix LateralisPraeparata Pille, um die Mitte zu regulieren) angezeigt ▶ RG 7.1.
- Eine weitere verwandte Rezepturen zu *Si Jun Zi Tang* ist *Bu Zhong Yi Qi Tang* (Dekokt, das die Mitte tonisiert und das Qi vermehrt) aus dieser Gruppe. Der Unterschied zwischen diesen beiden Rezepturen liegt darin, dass *Bu Zhong Yi Qi Tang* das *Qi* stärkt und anhebt; *Si Jun Zi Tang* fokussiert auf das Stärken von *Qi* und Ausleiten von Feuchtigkeit.

Korrespondierende Akupunktur

- Ren 12 *Zhongwan* (*Mu*-Punkt des Magens)
- Ma 36 *Zusanli* (Arealfernpunkt für das Abdomen, stützt das *Qi* der Mitte)
- Ma 40 *Fenglong* (wandelt Schleim um)
- Mi 9 *Yinlingquan* (stützt die Mitte, wandelt Schleim um)
- Bl 20 *Pishu* (*Shu*-Punkt der Milz, Moxa)
- Ren 6 *Qihai* (stützt über die Nieren-Energie auch indirekt die Milz)

Diätetik

Milz tonisieren Hirse, Langkornreis, Mandeln, Weißkohl, Kartoffeln, Feige, Huhn, Schinken, Hering, Pfeffer
Feuchtigkeit eliminieren Bohnen, Sojabohnen, Erbsen, Fenchel, Pfeffer, Kardamom, Gerste, Fisch
Schleim und Feuchtigkeit transformieren Schwarze und gelbe Sojabohnen, Sojasprossen, Sojamilch, Mungbohnen, Rundkornreis, Knoblauch, Ingwer, Rettich, Weintrauben, Birne, Fisch, Kardamom
Meiden Raffinadezucker, Milchprodukte, fettes Fleisch, Kaffee, Alkoholika. Ein Übermaß an Süßem belastet die Milz, da leicht zu viel Feuchtigkeit produziert wird. Übermäßig viel Kaltes und Rohkost können ebenfalls die Milz belasten.

8.2 Blut nährende Rezepturen

Dāng Guī Bŭ Xuè Tāng
Angelicae Sinensis Radix Dekokt zur Tonisierung des Blutes
當歸補血湯 当归补血汤

Englischer Name Tangkuei Decoction to Tonify the Blood
Quelle *Nei Wai Shang Bian Huo Lun* (Klarstellung von Zweifeln über Schädigungen innerer und äußerer Herkunft)

Eigenschaften

Temperatur Warm
Wirkort Innen
Funktionskreis Milz
Energiezustand des Patienten Mangel
Konstitution Geschwächt

Wirkung

Ergänzt *Qi* und Blut

Zusammensetzung und Analyse

Arzneimittel	AG	Dosis	Wirkung
Huang Qi (Astragali Radix)	12.1	12–30 g	Tonisiert die Milz, stellt rasch *Qi* bereit und schafft so die Voraussetzung zur Blut-Bildung
Dang Gui (Angelicae Sinensis Radix)	12.2	3–6 g	Nährt Blut, leitet die Energie von *Huang Qi* in die Blutbildung

Symptome

- **Allgemeine Erschöpfung**, Müdigkeit, Verlangen nach warmen Getränken, Kurzatmigkeit, **fahlblasses Gesicht, Schwindel**, Palpitationen
- Wärmegefühl in der Haut und in den Muskeln, Erregbarkeit
- **Verzögerte Wundheilung** mit Aussonderung einer dünnen, blassen Flüssigkeit
- Starke Menstruationsblutungen

Befunde

Zungenkörper Blass
Zungenbelag Dünn, weißlich
Puls Dünn, schwach, leer

Indikationen nach TCM

Qi- und Blut-Mangel

Anwendungsbeispiele

- Erschöpfungssyndrom
- Rekonvaleszenz nach chronischer Erkrankung
- Anämie
- Uterine Blutungen

Modifikationen

Symptom	Arzneimittel	AG	Dosis
Entzündete Wunden und Geschwüre	+ *Jin Yin Hua* (Lonicerae Flos)	2.4	6 g
	+ *Gan Cao* (Glycyrrhizae Radix et Rhizoma)	12.1	3 g
Allergische Purpura	+ *Chan Tui* (Cicadae Periostracum)	1.2	6 g
	+ *Ji Li* (Tribuli Fructus)	16	9 g
	+ *Niu Xi* (Achyranthis Bidentatae Radix)	10.1	6 g

Kontraindikationen und Sicherheitshinweise

- Allergie gegen Bestandteile der Rezeptur
- Zustand nach Organtransplantation ▶ *Huang Qi*
- Bei Autoimmunerkrankungen oder intendierter immunsuppressiver Therapie wegen der immunstimulierenden Eigenschaften mit großer Vorsicht einzusetzen ▶ *Huang Qi*
- Vorsicht bei Hypertonus mit hohen Dosen von ▶ *Huang Qi*
- Vorsicht bei Diarrhö; Vorsicht vor intensiver UV-Lichtexposition ▶ *Dang Gui*

Schwangerschaft und Stillzeit

Schwangerschaft Kontraindiziert ▶ *Dang Gui*. Aussagefähige Untersuchungen zur Sicherheit der Rezeptur in der Schwangerschaft liegen nicht vor.
Stillzeit Keine Einschränkungen bekannt

Interaktionen

- Das Rezepturdekokt führte bei der Ratte bei gleichzeitig eingenommenem Eisensulfat zu verringerter Hämoglobinbildung, bei Einnahme der Rezeptur zwei Stunden zuvor zu vermehrtem Hämoglobinanstieg.
- ▶ *Huang Qi, Dang Gui*

Pharmakologie

- Untersuchungen haben gezeigt, dass das 1247 von Li Dongyuan beschriebene Dosisverhältnis *Huang Qi/Dang Gui* von 5:1 zur optimalen Freisetzung wesentlicher Wirkstoffe im Dekokt führte und die stärksten immunmodulierenden, osteotrophen und östrogenanalogen Effekte auslöste.
- Das Rezepturdekokt führte in vitro zu einer Aktivierung des Östrogenrezeptors von MCF-7-Brustkrebszellen. Bezeichnenderweise führte eine Mischung der Einzelarzneidekokte nicht zu diesem Effekt. Zu einer vermehrten Proliferation der Brustkrebszellen kam es nicht.
- Bei ovarektomierten Ratten kam es durch das Rezepturdekokt nicht zu einem Uteruswachstum oder einer vermehrten Expression der Östrogenrezeptoren ERα oder ERβ.
- Bei postmenopausalen Frauen führte ein wässriger Extrakt der Arznei nicht zu einer Änderung der Hormonserumspiegel von Östradiol, FSH oder LH.
- Der um ein alkoholisches Extrakt von *Yin Yang Huo* (Epimedii Herba) erweiterte wässrige Rezepturextrakt führte bei ovarektomierten oder gealterten weiblichen Ratten zu einer Restauration von Uterus und Vagina sowie zu einem Anstieg des Östradiol-, Progesteron- und Testosteronserumspiegels, während Prolaktin, FSH und LH abnahmen (in einer Studie blieb LH unbeeinflusst).
- Eine nicht näher definierte Lösung der Rezeptur zeigte in vivo (Mikrokern- und Spermienabnormalitätstest) keine Hinweise auf Gentoxizität.

Kommentar

- *Dang Gui Bu Xue Tang* ist in zahlreichen Rezepturen enthalten, z.B.:
  - *Bu Zhong Yi Qi Tang* (Dekokt, das die Mitte tonisiert und das *Qi* vermehrt) ▶ RG 8.1
  - *Gui Pi Tang* (Dekokt, das die Milz wiederherstellt) ▶ RG 8.3
  - *Shi Quan Da Bu Tang* (Allumfassendes großes Tonisierungsdekokt) ▶ RG 8.3
- Diese Zweierkombination aus einem *Qi* stärkenden und einem Blut nährenden Mittel wurde ursprünglich konzipiert für die Behandlung von Blutmangel mit Entwurzelung und Emporsteigen von *Qi*. Es zeigen sich also sowohl Zeichen von Blutmangel als auch von Hitze im Oberkörper (durch das Aufsteigen des entwurzelten *Qi*). Heute wird *Dang Gui Bu Xue Tang* bei *Qi*- und Blutmangel sowie bei akutem Blutmangel sehr breit eingesetzt, allerdings meistens mit Erweiterungen.
- In dieser Rezeptur muss die hohe Dosierung von *Huang Qi* beachtet werden. *Huang Qi* stärkt und aktiviert die Mitte, um rasch wieder Blut zu bilden. Diese Strategie zur Stimulation der Blutproduktion wirkt schneller als das Nähren mit *Jing* stärkenden Mitteln, etwa mit *Shu Di Huang* (Rehmanniae Radix Praeparata) ▶ AG 12.2.

Korrespondierende Akupunktur

- Le 8 *Ququan* (Tonisierungspunkt der Leber)
- Mi 10 *Xuehai* (nährt und reguliert das Blut)
- Ni 7 *Fuliu* (Tonisierungspunkt der Niere)
- Bl 17 *Geshu* (Meisterpunkt für das Blut)
- Ma 36 *Zusanli* (stützt das *Qi* der Mitte)
- Ren 6 *Qihai* (Moxa oder Nabelmoxen)
- Bl 20 *Pishu* (*Shu*-Punkt der Milz)
- Bl 23 *Shenshu* (*Shu*-Punkt der Niere)

Diätetik

Milz stärken Hirse, Buchweizen, Reis
Milz wärmen Fenchel, Ingwer, warmer Reiswein in kleinen Mengen
Blut- und Säfte-Bildung fördern Leber verschiedener Tiere, Fleisch, Milchprodukte, Fisch
Meiden Süßes und Alkoholika im Übermaß, da leicht zu viel Feuchtigkeit produziert wird. Übermäßig viel Rohkost können die Milz belasten und das *Yang* schwächen

Dāng Guī Sháo Yào Săn
Angelicae Sinensis Radix und Paeoniae Radix Pulver

當歸芍藥散 当归芍药散

Englischer Name Tangkuei and Peony Powder
Quelle *Jin Gui Yao Lue* (Wichtige Verordnungen aus dem Goldenen Schrein)

Eigenschaften

Temperatur Neutral
Wirkort Innen
Funktionskreis Milz, Leber
Energiezustand des Patienten Mangel
Konstitution Asthenischer Typus

Wirkung

- Nährt das Leber-Blut
- Reguliert und unterstützt den freien Fluss von Leber-*Qi* und -Blut und lindert so Schmerz
- Stärkt die Milz und wandelt Feuchtigkeit um

Zusammensetzung und Analyse

Arzneimittel	AG	Dosis	Wirkung
Dang Gui (Angelicae Sinensis Radix)	12.2	6 g	Nähren Blut und *Yin*, beleben das Blut und bewegen sanft das Leber-*Qi*
Bai Shao (Paeoniae Radix Alba)	12.2	6–9 g	
Chuan Xiong (Chuanxiong Rhizoma)	10.1	6 g	
Bai Zhu (Atractylodis Macrocephalae Rhizoma)	12.1	6–9 g	Tonisieren die Milz, wandeln Feuchtigkeit um und leiten sie aus, lindern Ödeme
Fu Ling (Poria)	4	6–9 g	
Ze Xie (Alismatis Rhizoma)	4	6–9 g	Wirkt diuretisch, leitet Feuchtigkeit aus und lindert Ödeme

Symptome

- **Erschöpfung**, **Blässe**, kalte Extremitäten und Kälteempfindlichkeit
- Ständige, von der Schmerzintensität **leichtere krampfartige Bauchschmerzen**
- **Gedunsenheit** (besonders der unteren Körperpartien), Ödeme, Oligurie, möglicherweise um die Menstruation oder während der Schwangerschaft auftretend

Befunde

Zungenkörper Blass, evtl. gedunsen ▶ Kommentar
Zungenbelag Dünn, weiß oder vermindert
Puls Leer, tief, saitenförmig

Indikationen nach TCM

- Leber-Blut-Mangel, leichte Leber-*Qi*-Stagnation und leichte Blut-Stase
- Milz-*Qi*-Mangel mit Feuchtigkeits-Ansammlung
- Disharmonie von Leber und Milz

Anwendungsbeispiele

- Anämie, Erschöpfungsdepression
- Bauchbeschwerden, chronisches Colon irritabile, Meteorismus
- Chronische Pankreatitis, chronische Hepatitis
- Prämenstruelles Syndrom, Dysmenorrhö, Infertilität, Schwangerschaftsbeschwerden

Modifikationen

Symptom	Arzneimittel	AG	Dosis
Drohende Frühgeburt oder habitueller Abort (nach dem 1. Trimenon)	*Tu Si Zi* (Cuscutae Semen)	12.3	9 g
	+ *Du Zhong* (Eucommiae Cortex)	12.3	6 g
	+ *Sha Ren* (Amomi Fructus)	7	3–6 g
Ausgeprägte Kälte	+ *Gui Zhi* (Cinnamomi Ramulus)	1.1	6–9 g
	+ *Wu Zhu Yu* (Euodiae Fructus)	11	3 g

Kontraindikationen und Sicherheitshinweise

- Allergie gegen Bestandteile der Rezeptur
- Vorsicht vor längerer Anwendung oder hoher Dosis von ▶ *Ze Xie*
- Vorsicht bei Diarrhö; Vorsicht vor intensiver UV-Lichtexposition ▶ *Dang Gui*

Schwangerschaft und Stillzeit

Schwangerschaft Kontraindiziert ▶ *Chuan Xiong* (primär im 1. Trimenon), *Dang Gui*. *Dang Gui* ist als Einzelmittel im Tierversuch als embryo- und fetotoxisch und fraglich teratogen aufgefallen. In demselben Versuchsansatz zeigte es in der Zweierkombination mit *Bai Shao* keine dieser Auswirkungen. Ob diese Inhibition toxischer Effekte unter der vorliegenden Rezeptur aus sechs Arzneidrogen in gleicher Weise eintritt, ist nicht vorauszusagen. Die toxischen Auswirkungen von *Dang Gui* bezogen sich jedoch vor allem auf die frühe Schwangerschaft. Für die späte Schwangerschaft traten sie nur unter sehr hoher Dosis und nicht durchgängig auf und können teils auch als bloße Entwicklungsverzögerung interpretiert werden. Untersuchungen zur Sicherheit der Gesamtrezeptur in der Schwangerschaft liegen nicht vor. In jedem Fall ist die Rezeptur im 2. und 3. Trimenon nur mit gebotener Vorsicht einzusetzen ▶ *Chuan Xiong, Dang Gui, Du Zhong, Tu Si Zi* und *Bai Zhu*. Möglicher Nutzen und Risiken bei Anwendung der Rezeptur in der Schwangerschaft sind wegen der vielen Vorsichtsgebote sorgsam abzuwägen.
Stillzeit Mit Vorsicht anzuwenden ▶ *Du Zhong, Tu Si Zi*

Interaktionen

▶ *Dang Gui, Bai Shao, Fu Ling*

Pharmakologie

- Kampo-Granulatextrakte der Rezeptur (*Toki Shakuyaku San*) zeigten in vitro keine Östrogen-, sondern teilweise Antiöstrogenaktivität, dagegen moderate Progesteroneffekte. Bei Ratten mit induzierter Hyperprolaktinämie senkten sie den Prolaktinserumspiegel, erhöhten den von Östradiol, Progesteron und LH, während FSH und Testosteron nicht beeinflusst wurden.
- Das Granulat von *Toki Shakuyaku San* zeigte in vitro bzw. in vivo (Ames-Test, Mikrokern- und Chromosomenaberrationstest) keine Hinweise auf Mutagenität oder Gentoxizität.

Kommentar

- Je nachdem, ob der Blut-Mangel oder der Milz-*Qi*-Mangel mit Feuchtigkeits-Ansammlung überwiegt, ist der Zungenkörper eher gedunsen oder tendenziell eher geschrumpft oder aber relativ normal bezüglich seiner Form.
- *Dang Gui Shao Yao San* ist stark auf das Blut ausgerichtet und eine zentrale Rezeptur für verschiedene Schmerzzustände bei Frauen, da die weibliche Physiologie „eine Physiologie des Blutes" darstellt.
- Diese Rezeptur berücksichtigt den Blut Aspekt der Leber und den Feuchtigkeits-Aspekt der Milz, also die zentralen Themenbereiche einer Milz-Leber-Disharmonie und wird deshalb auch alternativ eingesetzt zu
  - *Si Ni San* (Kalte Extremitäten Pulver) ▶ RG 4.2
  - *Xiao Yao San* (Umherstreifen Pulver) oder *Jia Wei Xiao Yao San* (Erweitertes Umherstreifen Pulver) ▶ RG 4.2; im Gegensatz dazu liegt bei *Dang Gui Shao Yao San* der Fokus auf Nähren von Blut und nicht auf Bewegen von Leber-*Qi*.
- *Dang Gui Shao Yao San* wird auch bei drohender Frühgeburt und habituellem Abort eingesetzt. Dem stehen Erkenntnissen aus tierexperimentellen Untersuchungen entgegen, die embryo- und fetotoxische sowie teratogene Wirkungen unter *Dang Gui* ▶ AG 12.2 gezeigt haben. Zu *Toki Shakuyaku San*, der Kampovariante von *Dang Gui Shao Yao San*, liegen eine tierexperimentelle Untersuchung mit unzureichender Dosierung und eine epidemiologische Studie vor, die kein Risiko aufgezeigt haben. Allerdings verwendet die Kampomedizin – neben anderen Abweichungen – analog für *Dang Gui* nicht die Spezies *Angelica sinensis*, sondern *Angelica acutiloba*. Daher sind aus diesen Daten keine verlässlichen Aussagen für die Sicherheit von *Dang Gui Shao Yao San* abzuleiten.

Korrespondierende Akupunktur

- Le 3 *Taichong* (reguliert die Leber)
- Mi 9 *Yinlingquan* (leitet Feuchtigkeit ab)
- Ni 6 *Zhaohai* (stützt die Niere)
- Bl 17 *Geshu* (Meisterpunkt für das Blut)
- Ma 36 *Zusanli* (stärkt die Mitte)
- Ma 40 *Fenglong* (eliminiert Feuchtigkeit)
- Ren 4 *Guanyuan* (stützt die Energie im Unteren Erwärmer)
- Ren 6 *Qihai* (Moxa oder Nabelmoxen)
- Bl 20 *Pishu*, Bl 23 *Shenshu* (Moxa)

Diätetik

Milz tonisieren Langkornreis, Hirse, Buchweizen, Gerste, Mandeln, Weißkohl, Kartoffeln, Feige, Huhn, Schinken, Hering, Pfeffer, Sojabohnen, Fenchel
Feuchtigkeit eliminieren Mais, Sojamilch, Rindsbouillon
Milz wärmen Fenchel, Ingwer, warmer Reiswein in kleinen Mengen
Leber-Blut nähren Stangensellerie, Pfeffer, Kardamom, Paprika
Blut bewegen Erdnuss, schwarze Sojabohnen, Esskastanie, Pfirsich, Essig, Aubergine, chinesischer Lauch (*Qi* und Blut bewegend)
Meiden Süßes und Alkoholika, da viel Feuchtigkeit produziert wird. Übermäßig viel Rohkost kann die Milz belasten und das *Yang* schwächen.

Sì Wù Tāng
Vier Arzneien Dekokt
四物湯 四物汤

Englischer Name Four Substance Decoction
Quelle *Tai Ping Hui Min He Ji Ju Fang* (Rezepturensammlung von kaiserlicher Gnade aus der Tai-Ping-Ära)

Eigenschaften

Temperatur Warm
Wirkort Innen
Funktionskreis Lunge, Milz, Herz, Leber
Energiezustand des Patienten Mangel
Konstitution Geschwächt

Wirkung

- Nährt das Blut
- Belebt das Blut und reguliert die Leber

Zusammensetzung und Analyse

Arzneimittel	AG	Dosis	Wirkung
Shu Di Huang (Rehmanniae Radix Praeparata)	12.2	6–12 g	Nähren Blut und *Yin*; *Bai Shao* stabilisiert und adstringiert die Säfte und verhindert Verluste
Bai Shao (Paeoniae Radix Alba)	12.2	6–9 g	
Dang Gui (Angelicae Sinensis Radix)	12.2	6–9 g	Nähren und bewegen Blut und stillen so Schmerzen
Chuan Xiong (Chuanxiong Rhizoma)	10.1	4–6 g	

Symptome

- Allgemeine Erschöpfung, **Müdigkeit**, vermindertes Selbstbewusstsein
- **Fahlblasses Gesicht**, Schwindel, Palpitationen, Kurzatmigkeit, Haarausfall, brüchige blasse Nägel
- **Ermüdbarkeit der Augen**, evtl. Sehstörungen, **trockene Augen, trockene Haut**, trockene Schleimhäute
- **Amenorrhö**, **Dysmenorrhö**, **unregelmäßige Menstruation**, Menstruationsstörungen mit schwacher oder auch zu starker Blutung
- Krämpfe, Muskelzuckungen, Taubheitsgefühl und Kribbeln der Extremitäten

Befunde

Zungenkörper Blass, leicht geschrumpft
Zungenbelag Dünn, weißlich
Puls Dünn, schwach, tief

Indikationen nach TCM

- Blut-Mangel
- Leichte Tendenz zu Blut-Stase

Anwendungsbeispiele

- Erschöpfungssyndrom, postpartale Schwäche, Erschöpfungszustände nach chronischen Erkrankungen und in der Rekonvaleszenz, Anämien verschiedener Genese
- Unzureichende Milchproduktion
- Menstruationsstörungen: Amenorrhö, Dysmenorrhö, uterine Blutungen
- Ekzeme, Pruritus ▶ Modifikationen

Modifikationen

Symptom	Arzneimittel	AG	Dosis
Pruritus mit trockener Haut	+ *Ku Shen* (Sophorae Flavescentis Radix)	2.3	6 g
	+ *Chan Tui* (Cicadae Periostracum)	1.2	6 g
	+ *Ji Li* (Tribuli Fructus)	16	9 g
Schmerzhafte Regelblutung[1]	+ *Hong Hua* (Carthami Flos)	10.1	6 g
	+ *Tao Ren* (Persicae Semen)	10.1	6 g
Blutstase mit gleichzeitigem *Qi*-Mangel[2]	– *Bai Shao* (Paeoniae Radix Alba)	12.2	–
	– *Shu Di Huang* (Rehmanniae Radix Praeparata)	12.2	–
	+ *Huang Qi* (Astragali Radix)	12.1	6–12 g
	+ *Chi Shao* (Paeoniae Radix Rubra)	2.2	6 g
	+ *Tao Ren* (Persicae Semen)	10.1	3–6 g
	+ *Hong Hua* (Carthami Flos)	10.1	3–6 g
	+ *Di Long* (Pheretima)	16	3–6 g
Blut-Hitze-Zeichen	– *Shu Di Huang* (Rehmanniae Radix Praeparata)	12.2	–
	+ *Di Huang* (Rehmanniae Radix)	2.2	6–12 g
	– *Bai Shao* (Paeoniae Radix Alba)	12.2	–
	+ *Chi Shao* (Paeoniae Radix Rubra)	2.2	6–9 g

[1] Diese Rezeptur heißt dann **Tao Hong Si Wu Tang (Vier Arzneien Dekokt mit Persicae Semen und Carthami Flos)**.
[2] Diese Rezeptur heißt dann **Bu Yang Huan Wu Tang (Dekokt, das Yang tonisiert und fünf Zehntel wiederherstellt)**, ist eine Erweiterung von *Tao Hong Si Wu Tang* und tonisiert das *Qi*, belebt das Blut und befreit die Leitbahnen.

Kontraindikationen und Sicherheitshinweise

- Allergie gegen Bestandteile der Rezeptur
- HER2-positives Mammakarzinom ▶ Pharmakologie
- Vorsicht bei Mammakarzinom unter Tamoxifen- oder Trastuzumab-Therapie ▶ Interaktionen
- Vorsicht bei Diarrhö ▶ *Dang Gui, Shu Di Huang*
- Vorsicht bei Verdauungsstörungen ▶ *Shu Di Huang*
- Vorsicht vor intensiver UV-Lichtexposition *Dang Gui*

Schwangerschaft und Stillzeit

Schwangerschaft Kontraindiziert ▶ *Dang Gui, Chuan Xiong*. Aussagefähige Untersuchungen zur Sicherheit der Rezeptur in der Schwangerschaft liegen nicht vor.
Stillzeit Keine Einschränkungen bekannt

Interaktionen

- Ein wässriger Extrakt der Rezeptur führte bei athymischen BALB-Mäusen zu einer Aufhebung der Tamoxifen-Wirkung auf implantierte Brustkrebszellen. Ferner zeigte sich in vitro eine partielle Aufhebung der Wirkung von Trastuzumab auf HER-2-positive Brustkrebszellen.
- ▶ *Dang Gui, Bai Shao*

Pharmakologie

- Das Rezepturdekokt bzw. wässrige Extrakte zeigten in verschiedenen Studien uneinheitliche Östrogeneffekte in vitro, in vivo bei weiblichen Ratten blieb ein Östrogeneffekt aus. Das Wachstum östrogenabhängiger (MCF-7-)Brustkrebszellen wurde nicht gefördert, jedoch wurde die Expression des HER2-Rezeptors erhöht.
- Das Granulat der Kampo-Version (*Shi Motsu To*) hemmte die Expression des Östrogenrezeptors ERα, aber nicht von ERβ. Es verminderte in vitro die Überlebensfähigkeit von östrogenabhängigen Endometriumkarzinomzellen und förderte deren Apoptose.
- Das Granulat von *Shi Motsu To* zeigte sich im Ames-Test an einem von vier Bakterienstämmen nur nach Aktivierung leicht positiv, In-vivo-Tests (Mikrokern- und unscheduled DNA-synthesis-Test) ergaben keine Hinweise auf Mutagenität oder Gentoxizität.

Kommentar

- Blut-Mangel führt zu „trophischen" Störungen, da dem Blut die nährende Funktion im Organismus zukommt. Typische Zeichen sind daher trockene Haut, brüchige Nägel. Auch die Sinnesorgane (v.a. die Augen) bedürfen der ausreichenden Versorgung mit Blut, um ihre Aufgaben richtig wahrzunehmen. Diesbezüglich treten besonders Augenprobleme und Sehstörungen auf (v.a. am Abend) sowie Parästhesien (auch die Nerven brauchen Blut).
- Blut-Mangel führt ebenfalls leicht zu Blut-Stasen. In einem Fluss mit vermindertem Wasserlauf kommt es analog auch eher zu Stauungen. Dafür wirkt *Chuan Xiong* Blut belebend und bewegend; auch *Dang Gui* hat eine das Blut dynamisierende Wirkung.
- Blut-Mangel kann einerseits zu einer abgeschwächten, spärlichen Menstruation führen, andererseits kann durch die Dysregulation des Blutes auch eine Hypermenorrhö entstehen, oft in Kombination mit einem ausgeprägten *Qi*-Mangel, durch den das Blut nicht mehr gehalten werden kann.
- Es ist zu beachten, dass *Si Wu Tang* eine warme Rezeptur ist. Ohne Modifikationen ist sie nicht geeignet bei Blut- und *Yin*-Mangel-Pathologien mit gleichzeitigen Hitzezeichen.
- *Dang Gui, Shu Di* sowie *Bai Shao* befeuchten den Darm und aktivieren den Stuhlgang. Deshalb Vorsicht bei Milz-Mangel mit Diarrhö-Neigung.
- Der Fokus von *Si Wu Tang* liegt auf Leber und Menstruation im Unterschied zu anderen Blut nährenden Rezepturen.
  - *Ba Zhen Tang* (Acht Schätze Dekokt) ▶ RG 8.3 nährt neben dem Blut auch *Qi*.
  - *Gui Pi Tang* (Dekokt, das die Milz wiederherstellt) ▶ RG 8.3 nährt ebenfalls das Blut, fokussiert jedoch auf das Herz und den Geist. Zeigt sich ein ungenügend verwurzelter Geist aufgrund von Blutmangel (Konzentrationslosigkeit, Schlaflosigkeit, Vergesslichkeit), so ist *Gui Pi Tang* angezeigt, nicht *Si Wu Tang*.
  - *Wen Qing Yin* (Wärmender und klärender Trank) aus dieser Gruppe; nährt das Blut und klärt gleichzeitig kräftig Hitze; *Si Wu Tang* ist warm und sollte nicht bei Hitze eingesetzt werden.
  - *Jiao Ai Tang* (Asini Corii Colla und Artemisiae Argyi Folium Dekokt) ▶ RG 10.3 fokussiert auf das Stoppen von Blutungen; *Si Wu Tang* dagegen reguliert die Menstruation und belebt das Blut.

Korrespondierende Akupunktur

- Le 8 *Ququan* (Tonisierungspunkt der Leber)
- Mi 10 *Xuehai* (nährt und reguliert das Blut)
- Ni 7 *Fuliu* (Tonisierungspunkt der Niere)
- Bl 17 *Geshu* (Meisterpunkt für das Blut)
- Ma 36 *Zusanli* (stützt das *Qi* der Mitte)
- Ren 6 *Qihai* (stärkt das *Qi*)
- Bl 20 *Pishu* (*Shu*-Punkt der Milz)
- Bl 23 *Shenshu* (*Shu*-Punkt der Niere)
- Mi 6 *Sanyinjiao* (stützt das *Yin*)

Diätetik

Milz stärken Hirse, Buchweizen, Reis
Milz wärmen Fenchel, Ingwer, warmer Reiswein in kleinen Mengen
Blut- und Säfte-Bildung fördern Leber verschiedener Tiere, Fleisch, Milchprodukte, Fisch
Meiden Süßes und Alkoholika im Übermaß, da leicht zu viel Feuchtigkeit produziert wird. Übermäßig viel Rohkost kann die Milz belasten und das *Yang* schwächen

Wēn Qīng Yin
Wärmender und klärender Trank
溫清飲 温清饮

Englischer Name Warming and Clearing Drink
Quelle *Song Shi Nu Ke Mi Shu* (Geheimnisse der Frauenheilkunde aus der Song Familie)

Eigenschaften

Temperatur Kühl
Wirkort Innen
Funktionskreis Lunge, Milz, Herz, Leber
Energiezustand des Patienten Kombiniertes Fülle-Mangel Muster
Konstitution Relativ kräftig

Wirkung

- Kühlt Hitze und Blut-Hitze, leitet Feuchtigkeit aus, eliminiert Toxine
- Nährt und belebt das Blut
- Stoppt Blutungen

Zusammensetzung und Analyse

Arzneimittel	AG	Dosis	Wirkung
Shu Di Huang (Rehmanniae Radix Praeparata)	12.2	6–9 g	Nähren Blut und *Yin*; *Bai Shao* stabilisert und adstringiert die Säfte und verhindert Verluste
Bai Shao (Paeoniae Radix Alba)	12.2	6 g	
Dang Gui (Angelicae Sinensis Radix)	12.2	6 g	Nähren und bewegen Blut und stillen so Schmerzen
Chuan Xiong (Chuanxiong Rhizoma)	10.1	5 g	
Huang Qin (Scutellariae Radix)	2.3	4–6 g	Klären Feuchtigkeit-Hitze und eliminieren Toxine aus allen drei Erwärmer
Huang Lian (Coptidis Rhizoma)	2.3	2–6 g	
Huang Bo (Phellodendri Chinensis Cortex)	2.3	3–6 g	
Zhi Zi (Gardeniae Fructus)	2.1	3–6 g	Klärt Hitze, kühlt das Blut und beruhigt *Shen*

Symptome

- **Ekzeme**, trockene und rote Haut, Juckreiz, brüchige Nägel
- **Unruhe**, **Nervosität**, aufsteigende Hitze, heiße Extremitäten
- Obige Symptome in Kombination mit allgemeiner Erschöpfung, Gesichtsblässe
- Neigung zu gynäkologischen Blutungen, menopausale Beschwerden mit Hitzezeichen
- Hämorrhoiden

Befunde

Zungenkörper Rot, leicht geschrumpft
Zungenbelag Dünn, gelblich
Puls Dünn, tief, beschleunigt

Indikationen nach TCM

- Feuchtigkeit-Hitze im Drei Erwärmer, Toxine mit Blut-Mangel
- Blut-Mangel mit Blut-Hitze
- Blutungen aufgrund von Blut-Hitze

Anwendungsbeispiele

- Trockene oder leicht putride Ekzeme bei Blut-Mangel, auch mit Juckreiz, z.B. Neurodermitis, Pruritus, Urtikaria, Psoriasis
- Klimakterisches Syndrom, uterine Blutungen
- Stomatitis

Modifikationen

Symptom	Arzneimittel	AG	Dosis
Blutstase	+ *Hong Hua* (Carthami Flos)	10.1	6 g
	+ *Tao Ren* (Persicae Semen)	10.1	6 g
Ausgeprägter Pruritus	+ *Ku Shen* (Sophorae Flavescentis Radix)	2.3	6 g
	+ *Chan Tui* (Cicadae Periostracum)	1.2	6–9 g
	+ *Ji Li* (Tribuli Fructus)	16	6–9 g
Ausgeprägte Blut-Hitze-Zeichen	– *Shu Di Huang* (Rehmanniae Radix Praeparata)	12.2	–
	+ *Di Huang* (Rehmanniae Radix)	2.2	6–12 g
	– *Bai Shao* (Paeoniae Radix Alba)	12.2	–
	+ *Chi Shao* (Paeoniae Radix Rubra)	2.2	6–9 g

Kontraindikationen und Sicherheitshinweise

- Allergie gegen Bestandteile der Rezeptur
- Anwendung bei Kindern, in der Schwangerschaft oder Stillzeit ▶ *Huang Lian*
- Diarrhö ▶ *Shu Di Huang, Dang Gui, Huang Bo, Zhi Zi*
- Interferonbehandlung ▶ *Huang Qin*
- Vorsicht bei vorbestehendem Leberschaden, höherem Alkoholkonsum oder positivem HCV-Antikörperstatus; auf Anzeichen für eine Leberschädigung sollte geachtet werden ▶ *Huang Qin*
- Vorsicht bei Mammakarzinom unter Tamoxifen- oder Trastuzumab-Therapie sowie bei HER2-positivem Mammakarzinom ▶ *Si Wu Tang*
- Anwendungsdauer begrenzen ▶ *Huang Lian*
- Vorsicht bei Verdauungsstörungen ▶ *Shu Di Huang*
- Vorsicht bei Diabetikern mit Neigung zur Hypoglykämie ▶ *Huang Lian*
- Vorsicht vor Langzeiteinnahme, langjährige Anwendung von ▶ *Zhi Zi* ist zu vermeiden
- Intensive UV-Bestrahlung vermeiden ▶ *Dang Gui*

Fertilität, Schwangerschaft und Stillzeit

Fertilität Von einer Anwendung bei Frauen und Männern mit Kinderwunsch ist unbedingt abzuraten ▶ *Huang Lian*
Schwangerschaft Kontraindiziert ▶ *Chuan Xiong, Huang Lian, Huang Bo, Dang Gui, (Huang Qin)*
Stillzeit Kontraindiziert ▶ *Huang Lian, Huang Bo*

Interaktionen

▶ *Dang Gui, Bai Shao, Huang Qin, Huang Lian, Zhi Zi*

Pharmakologie

Das Granulat der Kampo-Version der Rezeptur (*Unsei In*) zeigte sich im Ames-Test an einem von vier Bakterienstämmen nur nach Aktivierung leicht positiv, In-vivo-Tests (Mikrokern- und unscheduled DNA-synthesis-Test) ergaben keine Hinweise auf Mutagenität oder Gentoxizität.

Kommentar

- *Wen Qing Yin* besteht aus *Si Wu Tang* (Vier Arzneien Dekokt) aus dieser Gruppe und *Huang Lian Jie Du Tang* (Coptidis Rhizoma Dekokt, das toxische Wirkungen lindert) ▶ RG 2.3
- Cave bei Milz-Mangel mit Diarrhö-Neigung
- *Wen Qing Yin* ist eine stark wirksame, ausleitende Rezeptur. Bei schwachen Patienten muss sie mit großer Vorsicht eingesetzt werden.

Korrespondierende Akupunktur

- Le 8 *Ququan* (Tonisierungspunkt der Leber)
- Mi 10 *Xuehai* (kühlt das Blut)
- Ni 7 *Fuliu* (Tonisierungspunkt der Niere)
- Bl 17 *Geshu* (Meisterpunkt für das Blut)
- Ma 36 *Zusanli* (stützt das *Qi* der Mitte)
- Le 2 *Xingjian* (Sedierungspunkt der Leber)
- Di 11 *Quchi* (eliminiert Hitze)
- Lu 11 *Shaoshang* (bluten lassen)
- Ma 44 *Neiting* (kühlt Hitze)
- SJ 1 *Guanchong* (bluten lassen)
- Gb 36 *Waiqiu* (eliminiert Feuchtigkeit-Hitze)

Diätetik

Feuchtigkeit-Hitze eliminieren Buchweizen, Mungbohnen, Rettich, Preiselbeeren, Sojabohnen und Tofu (kühlend, diuretisch), Reis, Leber
Meiden Hitze erzeugende Nahrung, besonders Alkohol kann auf längere Zeit Hitze produzieren, energetisch heiße Nahrung wie Chili, scharfe Speisen, Lamm, Hammel, Meeresfrüchte (evtl. Verschlechterung von Feuchtigkeit-Hitze-Ekzemen)

8.3 Qi und Blut tonisierende Rezepturen

Bā Zhēn Tāng
Acht Schätze Dekokt
八珍湯 八珍汤

Englischer Name Eight-Treasure Decoction
Quelle *Rui Zhu Tang Jing Yan Fang* (Erfahrungsrezepturen aus der verheißungsvollen Bambushalle)

Eigenschaften

Temperatur Warm
Wirkort Innen
Funktionskreis Lunge, Milz, Herz, Leber
Energiezustand des Patienten Mangel
Konstitution Geschwächt

Wirkung

Stärkt *Qi* und nährt das Blut

Zusammensetzung und Analyse

Arzneimittel	AG	Dosis	Wirkung
Ren Shen (Ginseng Radix et Rhizoma)[1]	12.1	3–6 g	*Si Jun Zi Tang* ▶ RG 8.1 stärkt das *Qi* von Milz und Lunge; wandelt Feuchtigkeit um
Bai Zhu (Atractylodis Macrocephalae Rhizoma)	12.1	9 g	
Fu Ling (Poria)	4	6–9 g	
Zhi Gan Cao (Glycyrrhizae Radix et Rhizoma Praeparata)	12.1	3 g	
Shu Di Huang (Rehmanniae Radix Praeparata)	12.2	6–9 g	*Si Wu Tang* ▶ RG 8.2 Nährt Blut und *Yin*; reguliert und belebt das Blut
Dang Gui (Angelicae Sinensis Radix)	12.2	6 g	
Bai Shao (Paeoniae Radix Alba)	12.2	6 g	
Chuan Xiong (Chuanxiong Rhizoma)	10.1	4 g	

[1] Oft wird auch *Dang Shen* (Codonopsis Radix) ▶ AG 12.1 verwendet, dann aber in höherer Dosierung von ca. 12–15 g

Symptome

- **Ausgeprägte allgemeine Erschöpfung, Müdigkeit, Ängstlichkeit, innere Unruhe**
- Fahlblasses Gesicht, trophische Störungen, wie Haarausfall, brüchige Nägel, Schwindel, Kurzatmigkeit, Palpitationen, Appetitlosigkeit

Befunde

Zungenkörper Blass
Zungenbelag Dünn, weißlich
Puls Dünn, schwach, tief

Indikationen nach TCM

Qi- und Blut-Mangel

Anwendungsbeispiele

- Ausgeprägtes Erschöpfungssyndrom, chronische Erkrankungen und Rekonvaleszenz, verzögerte Genesung nach langer Erkrankung oder Operationen; nach Chemo- oder Bestrahlungstherapie
- Anämie, uterine Blutungen

Modifikationen

Symptom	Arzneimittel	AG	Dosis
Drohender Abort aufgrund von *Qi*- und Blut-Mangel (nach dem 1. Trimenon)	– *Chuan Xiong* (Chuanxiong Rhizoma)	10.1	–
	+ *Tu Si Zi* (Cuscutae Semen)	12.3	9 g
	– *Fu Ling* (Poria)	4	–
	+ *Huang Qi* (Astragali Radix)	12.1	6–12 g
	+ *Sang Ji Sheng* (Taxilli Herba)	12.4	6–9 g
Ausgeprägte Schwäche[1]	+ *Rou Gui* (Cinnamomi Cortex)	11	6 g
	+ *Huang Qi* (Astragali Radix)	12.1	6–12 g

[1] Diese Rezeptur heißt dann *Shi Quan Da Bu Tang* (Allumfassendes großes Tonisierungsdekokt) ▶ S. 720

Kontraindikationen und Sicherheitshinweise

- Allergie gegen Bestandteile der Rezeptur
- Gleichzeitige Anwendung von Antidepressiva, Neuroleptika, Benzodiazepinen, Zolpidem und Amphetaminen ▶ *Ren Shen*

- Zustand nach Organtransplantation ▶ *Ren Shen*
- Besondere Vorsicht bei Autoimmunerkrankungen; Vorsicht mit hohen Dosen und bei nicht ausreichend kontrolliertem Hypertonus ▶ *Ren Shen*
- Vorsicht bei Mammakarzinom unter Tamoxifen- oder Trastuzumab-Therapie sowie bei HER2-positivem Mammakarzinom ▶ *Si Wu Tang*
- Vorsicht bei Diarrhö ▶ *Shu Di Huang, Dang Gui*
- Vorsicht bei Verdauungsstörungen ▶ *Shu Di Huang*
- Bei längerer Anwendung Kontraindikationen und Sicherheitshinweise zu ▶ *Gan Cao* beachten
- Vorsicht bei Diabetikern mit Neigung zur Hypoglykämie ▶ *Ren Shen*
- Intensive UV-Bestrahlung vermeiden ▶ *Dang Gui*

Schwangerschaft und Stillzeit

Schwangerschaft Kontraindiziert ▶ *Chuan Xiong* (primär im 1. Trimenon), *Dang Gui. Dang Gui* ist als Einzelmittel im Tierversuch als embryo- und fetotoxisch und fraglich teratogen aufgefallen. In demselben Versuchsansatz zeigte es in der Zweierkombination mit Bai Shao keine dieser Auswirkungen. Ob diese Inhibition toxischer Effekte unter der vorliegenden Rezeptur aus 8 oder mehr Arzneidrogen in gleicher Weise eintritt, ist nicht vorauszusagen. Die toxischen Auswirkungen von *Dang Gui* bezogen sich jedoch vor allem auf die frühe Schwangerschaft. Für die späte Schwangerschaft traten sie nur unter sehr hoher Dosis und nicht durchgängig auf und können teils auch als bloße Entwicklungsverzögerung interpretiert werden. Untersuchungen zur Sicherheit der Gesamtrezeptur in der Schwangerschaft liegen nicht vor. In jedem Fall ist die Rezeptur im 2. und 3. Trimenon nur mit gebotener Vorsicht einzusetzen ▶ *Chuan Xiong, Dang Gui, Tu Si Zi, Sang Ji Sheng, Huang Qi, Bai Zhu* und *Gan Cao*. Möglicher Nutzen und Risiken bei Anwendung der Rezeptur in der Schwangerschaft sind wegen der vielen Vorsichtsgebote sorgsam abzuwägen.
Stillzeit Bei männlichen Säuglingen mit Vorsicht anwenden ▶ *Zhi Gan Cao*

Interaktionen

▶ *Ren Shen, Dang Shen, Fu Ling, Gan Cao, Dang Gui, Bai Shao*

Kommentar

- *Ba Zhen Tang* besteht aus *Si Jun Zi Tang* (Vier Gentlemen Dekokt) ▶ RG 8.1 und *Si Wu Tang* (Vier Arzneien Dekokt) ▶ RG 8.2. Dies macht diese Rezeptur zur Grundrezeptur bei *Qi*- und Blut-Mangel
- *Ba Zhen Tang* und *Gui Pi Tang* (Dekokt, das die Milz wiederherstellt) aus dieser Gruppe stärken beide *Qi* und Blut. Allerdings haben die beiden Rezepturen einen unterschiedlichen Fokus. *Ba Zhen Tang* behandelt allgemeine Schwäche von *Qi* und Blut. *Gui Pi Tang* nährt Herz-Blut und wird vor allem bei einem Herz-Milz-Mangel eingesetzt. Ein Herz-Milz-Mangel entspricht einem Mangel an Herz-Blut und Milz-*Qi*.
- Dies ist ein Beispiel dafür, wie aus zwei einfachen Basisrezepturen – *Si Jun Zi Tang* (Vier Gentlemen Dekokt) und *Si Wu Tang* (Vier Arzneien Dekokt) – eine komplexere Rezeptur wird, die für weiter fortgeschrittene Krankheitsbilder mit kombiniertem *Qi*- und Blut-Mangel eingesetzt wird.

Korrespondierende Akupunktur

- Ma 36 *Zusanli* (stützt das *Qi* der Mitte)
- Mi 6 *Sanyinjiao* (stützt die Mitte)
- Ren 6 *Qihai* (allgemeine Tonisierung)
- Mi 10 *Xuehai* (nährt und reguliert das Blut)
- Bl 17 *Geshu* (Meisterpunkt für das Blut)
- Le 8 *Ququan* (Tonisierungspunkt der Leber)
- Bl 20 *Pishu* (*Shu*-Punkt der Milz)
- Ni 7 *Fuliu* (Tonisierungspunkt der Niere)

Diätetik

Milz stärken Hirse, Buchweizen, Reis
Milz wärmen Fenchel, Ingwer, warmer Reiswein in kleinen Mengen
Blut- und Säfte-Bildung fördern Leber verschiedener Tiere, Fleisch, Milchprodukte, Fisch
Meiden Ein Übermaß an Süßem belastet die Milz, da leicht zu viel Feuchtigkeit produziert wird. Übermäßig viel Rohkost kann die Milz ebenfalls belasten.

Guī Pí Tāng
Dekokt, das die Milz wiederherstellt
歸脾湯 归脾汤

Englischer Name Restore the Spleen Decoction
Quelle *Zheng Ti Lei Yao* (Verzeichnis des Grundlagenwissens für die Korrektur des Körpers)

Eigenschaften

Temperatur Warm
Wirkort Innen
Funktionskreis Milz, Herz
Energiezustand des Patienten Mangel
Konstitution Geschwächt

Wirkung

- Ergänzt *Qi* und stärkt die Milz
- Nährt das Blut und das Herz

Zusammensetzung und Analyse

Arzneimittel	AG	Dosis	Wirkung
Ren Shen (Ginseng Radix et Rhizoma)[1]	12.1	6 g	Stärkt kräftig die Mitte und beruhigt *Shen*
Huang Qi (Astragali Radix)	12.1	6–9 g	Tonisieren die Milz, stützen die Mitte; *Bai Zhu* wandelt Feuchtigkeit um
Bai Zhu (Atractylodis Macrocephalae Rhizoma)	12.1	6–9 g	
Fu Ling (Poria)	4	6–9 g	Stärkt die Milz, stützt die Mitte, leitet Feuchtigkeit aus und beruhigt den Geist *Shen*
Dang Gui (Angelicae Sinensis Radix)	12.2	6 g	Nährt und belebt das Blut
Long Yan Rou (Longan Arillus)	12.2	6 g	Stärkt die Mitte, nährt Blut und beruhigt *Shen*
Mu Xiang (Aucklandiae Radix)	9	6 g	Unterstützt die Zirkulation des *Qi*-Flusses
Yuan Zhi (Polygalae Radix)	14.2	6–9 g	Stärkt das Herz und beruhigt *Shen*
Suan Zao Ren (Ziziphi Spinosae Semen)	14.2	6–12 g	Nährt Herz-Blut und beruhigt *Shen*
Zhi Gan Cao (Glycyrrhizae Radix et Rhizoma Praeparata)	12.1	3 g	Stützt die Mitte und harmonsiert die Arzneien in dieser Rezeptur

[1] Oft wird auch *Dang Shen* (Codonopsis Radix) ▶ AG 12.1 verwendet, dann aber in höherer Dosierung von ca. 12–15 g

Symptome

- Erschöpfung, Müdigkeit, **Vergesslichkeit**, **Konzentrationslosigkeit**, Grübeleien, Gedankenkreisen, Sorgen, Ängstlichkeit, Phobien, Unruhe, **Schlaflosigkeit**, Albträume, **Gesichtsblässe**, **Palpitationen**, unergelmäßiger Herzschlag, Kurzatmigkeit, Appetitlosigkeit
- Uterine Blutungen mit blassem Blut oder kontinuierliche Blutungen

Befunde

Zungenkörper Blass, gedunsen
Zungenbelag Dünn, weißlich
Puls Dünn, schwach, tief

Indikationen nach TCM

Qi- und Blut-Mangel in den Funktionskreisen Milz und Herz

Anwendungsbeispiele

- Allgemeines Erschöpfungssyndrom
- Schlaflosigkeit, Prüfungsängste, Liebeskummer, plagende Schuldgefühle
- (Aplastische) Anämie, Thrombozytopenische Purpura
- Funktionelle Herzbeschwerden
- Magen- oder Duodenalulkus
- Meno- und Metrorrhagien

Modifikationen

Symptom	Arzneimittel	AG	Dosis
Appetitlosigkeit	+ *Sha Ren* (Amomi Fructus)	7	6 g
Epigastrisches Völlegefühl mit Übelkeit	+ *Zhi Ban Xia* (Pinelliae Rhizoma Praeparatum)	6.1	6 g
	+ *Sheng Jiang* (Zingiberis Rhizoma Recens)	1.1	3–6 g
Gleichzeitige Leber-*Qi* Stagnation	Kombinieren mit *Xiao Yao San* (Umherstreifen Pulver) ▶ RG 2.4		
Hitzezeichen	+ *Zhi Zi* (Gardeniae Fructus)	2.1	6 g
	+ *Yu Jin* (Curcumae Radix)	10.1	6–9 g
Kontinuierliche Menstrualblutung	+ *Pu Huang* (Typhae Pollen)	10.2	6 g
	+ *Xian He Cao* (Agrimoniae Herba)	10.2	9 g
	+ *Shan Zhu Yu* (Corni Fructus)	13	6 g
	+ *E Jiao* (Asini Corii Colla)[1]	12.2	6 g

[1] ▶ Kommentar *E Jiao*

Kontraindikationen und Sicherheitshinweise

- Allergie gegen Bestandteile der Rezeptur
- Gleichzeitige Anwendung von Antidepressiva, Neuroleptika, Benzodiazepinen, Zolpidem und Amphetaminen ▶ *Ren Shen*
- Zustand nach Organtransplantation ▶ *Ren Shen, Huang Qi*
- Bei Autoimmunerkrankungen oder intendierter immunsuppressiver Therapie wegen der immunstimulierenden Eigenschaften mit großer Vorsicht einzusetzen ▶ *Ren Shen, Huang Qi*
- Bei längerer Anwendung und höherer Dosis Kontraindikationen und Sicherheitshinweise zu ▶ *Gan Cao* beachten
- Vorsicht mit hohen Dosen insbesondere bei nicht ausreichend kontrolliertem Hypertonus ▶ *Ren Shen, Huang Qi, Gan Cao*
- Vorsicht bei Diarrhö ▶ *Dang Gui, Suan Zao Ren*

- Vorsicht bei entzündlichen Magen-Darm-Veränderungen ▶ *Yuan Zhi*
- Vorsicht, könnte wegen eine milden sedativen Effekts die Verkehrstüchtigkeit und die Fähigkeit zum Bedienen von Maschinen beeinträchtigen ▶ *Suan Zao Ren*
- Vorsicht bei Diabetikern mit Neigung zur Hypoglykämie ▶ *Ren Shen*
- Intensive UV-Bestrahlung vermeiden ▶ *Dang Gui*

Schwangerschaft und Stillzeit

Schwangerschaft Kontraindiziert ▶ *Dang Gui, Mu Xiang.* Aussagefähige Untersuchungen zur Sicherheit der Rezeptur in der Schwangerschaft liegen nicht vor.
Stillzeit Bei männlichen Säuglingen mit Vorsicht anwenden ▶ *Zhi Gan Cao*

Interaktionen

▶ *Ren Shen, Dang Shen, Huang Qi, Gan Cao, Dang Gui, Fu Ling, Suan Zao Ren*

Pharmakologie

Das Granulat der Kampo-Version der Rezeptur (*Kihi To*) zeigte im Ames-Test an vier Bakterienstammen keine Hinweise auf Mutagenität.

Kommentar

- *Gui Pi Tang* ist indiziert bei *Qi*- und Blut-Mangel in Milz und Herz. Dies kann bei vielen gynäkologischen Erkrankungen die Folge von verlängerten oder verstarkten uterinen Blutungen sein. Hier werden gleich zeitig die Ursache (übermäßige Blutverluste durch mangelhaftes Halten des Blutes/Aufgabe des Milz-*Qi*) und die Symptome (Blut-Mangel) behandelt.
- Eine längere Prüfungsphase ist ein gutes Beispiel, sich das Bild von *Gui Pi Tang* vorzustellen. Zu viele Gedanken oder Sorgen sowie Nachdenken, intellektuelles Arbeiten und Auswendiglernen fordern die Milz und wirken über längere Zeit schwächend auf die Milz, zugleich tritt durch die nahende Prüfung eine Beunruhigung des *Shen* ein. Die Folge ist oft ein Zustand, der durch die oben beschriebene Symptomatik treffend charakterisiert und mit *Gui Pi Tang* behandelt wird. Aus diesem Grund wird *Gui Pi Tang* auch als „Studentenrezeptur" bezeichnet.
- *Gui Pi Tang* ist eine warme Rezeptur. Bei Hitzezeichen, zum Beispiel aufgrund einer gleichzeitigen Leber-*Qi*-Stagnation mit Stauungshitze, muss die Rezeptur modifiziert werden ▶ Modifikation.
- *Gui Pi Tang* enthält *Si Jun Zi Tang* (Vier Gentlemen Dekokt) ▶ RG 8.1; dieser Teil der Rezeptur stärkt die Milz.
- Verwandte Rezepturen zu *Gui Pi Tang* aus dieser Gruppe sind *Ba Zhen Tang* (Acht Schätze Dekokt) und *Zhi Gan Cao Tang* (In Honig gebratene Glycyrrhizae Radix et Rhizoma Dekokt).

Korrespondierende Akupunktur

- Ma 36 *Zusanli* (stützt das *Qi* der Mitte)
- Mi 6 *Sanyinjiao* (stützt die Mitte)
- Ren 6 *Qihai* (allgemeine Tonisierung)
- Mi 10 *Xuehai* (nährt und reguliert das Blut)
- Bl 17 *Geshu* (Meisterpunkt für das Blut)
- Le 8 *Ququan* (Tonisierungspunkt der Leber)
- Bl 20 *Pishu* (*Shu*-Punkt der Milz)
- Bl 15 *Xinshu* (*Shu*-Punkt des Herzens)
- He 7 *Shenmen* (*Yuan*-Punkt des Herzens)
- Pc 6 *Neiguan* (*Luo*-Punkt des Perikards, sediert)
- Ni 6 *Zhaohai* (stärkt das Nieren-*Yin*, sediert)
- Du 20 *Baihui* (gegen den Leitbahnenverlauf nadeln)

Diätetik

Milz stärken Hirse, Buchweizen, Reis
Milz wärmen Fenchel, Ingwer, warmer Reiswein in kleinen Mengen
Blut- und Säfte-Bildung fördern Leber verschiedener Tiere, Fleisch, Milchprodukte, Fisch
Herz stärkend und Shen beruhigen Herz verschiedener Tierarten, Longan-Frucht (Drachenfrucht), Lotossamen
Meiden Alle Stimulanzien, besonders vor dem Schlafengehen, wie Kaffee, Tee, Matetee, Sekt, hochprozentige Alkoholika. Ein Übermaß an Süßem belastet die Milz, da leicht zu viel Feuchtigkeit produziert wird. Übermäßig viel Rohkost kann die Milz belasten.

Sháo Yào Gān Cǎo Tāng
Paeoniae Radix und Glycyrrhizae Radix et Rhizoma Dekokt
芍藥甘草湯 芍药甘草汤

Englischer Name Peony and Licorice Decoction
Quelle *Shang Han Lun* (Abhandlung über fieberhafte, durch Kälte verursachte Erkrankungen)

Eigenschaften

Temperatur Kühl
Wirkort Innen, ursprünglich *Tai Yang* ▶ Kommentar
Funktionskreis Dickdarm, Milz
Energiezustand des Patienten Leichter Mangel
Konstitution Eher geschwächt

Wirkung

- Nährt Blut und *Yin*
- Löst Spasmen
- Stoppt Schmerzen

Zusammensetzung und Analyse

Arzneimittel	AG	Dosis	Wirkung
Bai Shao (Paeoniae Radix Alba)	12.2	6–12 g	Nährt Blut und bewahrt das *Yin;* erweicht die Leber und macht den Leber-*Qi*-Fluss geschmeidig; sauer und zusammen mit dem süßen *Zhi Gan Cao* krampflösend
Zhi Gan Cao (Glycyrrhizae Radix et Rhizoma Praeparata)	12.1	3–9 g	Stützt die Milz und trägt so zur Verbesserung der Leber-Milz-Harmonie bei; süß und zusammen mit dem sauren *Bai Shao* krampflösend

Symptome

- **Krämpfe und Schmerzen** durch hohe Anspannung in der Skelettmuskulatur ebenso wie in der glatten Muskulatur des Magen-Darm-Trakts, Abdominalkrämpfe, Spasmen und Koliken; meistens Besserung durch sanften Druck oder Massage
- **Verkrampfungen** der glatten Muskulatur mit Übelkeit, Aufstoßen, Schluckauf, Erbrechen oder Durchfälle, auch Husten oder Giemen mit bronchialer Enge
- Krampfartige und ziehende Kopf- oder Gliederschmerzen durch arterielle Gefäß-Spasmen
- **Spasmen** und Krämpfe aufgrund von Blut-, *Yin-* und Flüssigkeiten-Mangel
- Spasmen und Schmerzen der Wadenmuskulatur

Befunde

Zungenkörper Ggf. blass oder unverändert
Zungenbelag Ggf. fehlend oder normal
Puls Fein oder saitenförmig

Indikationen nach TCM

Spasmen aufgrund von Blut-, *Yin-* und Flüssigkeiten-Mangel, Leber-Blut-Mangel, Leber überwältigt den Funktionskreis Milz

Anwendungsbeispiele

- Krampfartige Abdominalschmerzen, Reizdarmsyndrom, Gallen- und Nierenkoliken, kindliche Bauchkrämpfe, Ösophaguskrämpfe mit Schluckstörungen, habituelle Obstipation durch gestörte Peristaltik durch Verkrampfungen der Darmmuskulatur
- Krämpfe der Skelettmuskulatur, Wadenkrämpfe, akute Muskelzerrungen, Morbus Parkinson
- Muskelzuckungen im Gesicht, Restless-Legs-Syndrom, Neuralgien, Interkostalneuralgie, Trigeminusneuralgie, Zosterneuralgie
- Hyperprolactinämie, polyzystisches Ovarialsyndrom (PCOS), erhöhter Testosteronspiegel
- Priapismus, Vaginismus

Modifikationen

Diese Zweierkombination kann zu zahlreichen Rezepturen beigefügt werden.

Kontraindikationen und Sicherheitshinweise

- Keine längere Anwendung von ▶ *Gan Cao* in hoher Dosierung bei unzureichend kontrolliertem Hypertonus; Ödemneigung, Leberzirrhose, schwerer Niereninsuffizienz, Hypokaliämie, Therapie mit Diuretika (außer Kalium sparenden) oder Digitalis, Einnahme von Antiarrhythmika oder stimulierenden Laxantien. Eine Kontrolle des Blutdrucks und des Serumkaliums ist anzuraten.
- Vorsicht bei männlicher sexueller Dysfunktion und manifestem oder latentem Testosteronmangel ▶ *Gan Cao*

Fertilität, Schwangerschaft und Stillzeit

Fertilität Von einer längeren Anwendung in höherer Dosierung bei Männern mit Kinderwunsch ist unbedingt abzuraten ▶ *Gan Cao*
Schwangerschaft Keine mehr als kurzfristige Anwendung in höherer Dosis von ▶ *Gan Cao*, perinatal ganz zu vermeiden. Der wässrige Extrakt der Kampo-Variante der Rezeptur (*Shakuyaku Kanzo To*) hemmte die Kontraktionen von isolierten Uterusstreifen der Ratte und von Frauen in vitro, wobei die *Gan Cao*-Komponente für den Effekt verantwortlich war. Aussagefähige Untersuchungen zur Sicherheit der Rezeptur in der Schwangerschaft liegen nicht vor.
Stillzeit Kontraindiziert. Wegen der möglichen Prolaktinspiegel-Absenkung kann der Milchfluss gehemmt werden. Ein Fallbericht liegt dazu aus China vor, wobei *Chi Shao* statt *Bai Shao* zur Anwendung kam. Andererseits kann die Rezeptur zur Unterstützung des Abstillens eingesetzt werden.

Interaktionen

- Das Rezepturdekokt verminderte nach 14-tägiger Vorbehandlung die Bioverfügbarkeit intravenös verabreichten Paclitaxels bei der Ratte.
- Antibiotika wie Amoxicillin plus Metronidazol, Ofloxacin oder die Kombination aus Ampicillin, Metronida-

zol, Neomycin und Vancomycin verminderten deutlich die Bioverfügbarkeit mehrerer Wirkstoffe von *Shao Yao Gan Cao Tang* infolge einer Reduzierung der intestinalen Bakterienflora.

- Das Granulat der Kampo-Variante *Shakuyaku Kanzo To* verminderte in einer Dosis von 7,5 g/Tag bei Patienten die extrapyramidalen Nebenwirkungen von Antipsychotika, wobei es stärker wirkte als Biperiden.
- ► *Gan Cao, Bai Shao*

Pharmakologie

- Das Rezepturdekokt bzw. ein daraus hergestellter Extrakt verminderten die Prolaktin-Synthese in vitro und senkten den Prolaktin-Serumspiegel bei weiblichen Mäusen wie auch bei Frauen mit erhöhtem Prolaktin und Oligomenorrhö, wobei letztere gebessert wurde.
- Eine Metaanalyse zu fünf randomisierten klinischen Studien fand, dass das Rezepturdekokt den Prolaktinspiegel bei Patienten mit durch Neuroleptika induzierter Hyperprolaktinämie senkte und die spezifischen Symptome linderte.
- Das Granulat aus der Kampo-Variante der Rezeptur (*Shakuyaku Kanzo To*) verminderte bei weiblichen Ratten mit induzierter Hyperprolaktinämie den Prolaktin-, Östradiol- und Testosteronserumspiegel, FSH und LH blieben unbeeinflusst, Dopamin fiel unter mittlerer Dosis ab. Der Effekt auf Prolaktin und Östradiol wurde durch die Komponente *Bai Shao* auch allein, der auf den Testosteronspiegel durch beide Komponenten auch einzeln hervorgerufen.
- Bei weiblichen Ratten ohne erhöhten Prolaktinspiegel fiel der Testosteronspiegel ebenfalls ab, während Östradiol, FSH und LH nicht wesentlich beeinflusst wurden. Bei entferntem Ovar blieb der Testosteron-absenkende Effekt aus.
- Auch bei männlichen Ratten senkte das Granulat den Testosteronserumspiegel.
- Eine Reihe von klinischen Studien wurde mit dem Granulat bei infertilen, oligomenorrhoischen oder anovulatorischen Frauen sowie Frauen mit polyzystischem Ovarialsyndrom durchgeführt. Dabei zeigten sich durchgehend eine Senkung des Testosteronserumspiegels und klinische Besserungen, wie Einsetzen der Ovulation oder eintretende Schwangerschaften. Die Tagesdosis lag zwischen 5 und 10 g Granulat, die Behandlungsdauer reichte von zwei bis 24 Wochen.
- Das Granulat der Kampo-Version (*Shakuyaku Kanzo To*) zeigte in vitro bzw. in vivo (Ames-Test, Mikrokern- und Chromosomenaberrationstest) keine Hinweise auf Mutagenität oder Gentoxizität.

Kommentar

- Nach einer japanischen Untersuchung entwickelte ein Drittel der Patienten, die die Kampo-Version der Rezeptur (*Shakuyaku Kanzo To*) in einer Dosis einnahmen, die 6 g des *Gan Cao*-Anteils pro Tag, berechnet als Rohdroge, entspricht, nach durchschnittlich 35 Tagen eine Hypokaliämie. Mehr als die Hälfte hatte andere Kaliumspiegel senkende Mittel eingenommen. Ältere Personen und Frauen hatten ein erhöhtes Risiko.[1] Verantwortlich für die Nebenwirkung ist der Gehalt an Glycyrrhizinsäure in *Gan Cao*, der laut Chinesischer Pharmakopöe mindestens 2 % betragen soll, aber durchaus 4 % (wie in der japanischen Untersuchung) und mehr ausmachen kann.
- Gemäß *Shang Han Lun* entsteht die Krampfsymptomatik mit Gereiztheit, wenn Blut und Flüssigkeiten durch falsch angewendete Diaphorese geschädigt wurden. Heute wird diese Mischung jedoch für alle Arten von Krämpfen der quergestreiften sowie der glatten Muskulatur eingesetzt. Die Kombination des sauren (*Bai Shao*) und des süßen Geschmacks (*Zhi Gan Cao*) entspannt und löst.

Korrespondierende Akupunktur

- Le 3 *Taichong* (harmonisiert die Leber)
- Pe 6 *Neiguan* (reguliert das *Qi*, sediert)
- SJ 5 *Waiguan* (*Luo*-Punkt - reguliert den *Qi*-Fluss im temporalen Kopfbereich)
- Gb 20 *Fengchi* (eliminiert Wind und wirkt entspannend und Stress reduzierend)
- Gb 34 *Yanglingquan* (Fernpunkt für die Gallenblase bei seitlichen Abdominalkrämpfen)
- Le 14 *Qimen* (*Mu*-Punkt der Leber: lindert Bauchkrämpfe)
- Gb 24 *Riyue* (*Mu*-Punkt der Gallenblase)
- Ma 36 *Zusanli* (stützt das *Qi* der Mitte, harmonisiert)
- Mi 6 *Sanyinjiao* (stützt die Mitte)
- Ren 6 *Qihai* (allgemeine Tonisierung)
- Mi 10 *Xuehai* (nährt Blut und reguliert das Blut bei Blut-Stasen)
- Bl 17 *Geshu* (Meisterpunkt für das Blut)
- Le 8 *Ququan* (Tonisierungspunkt der Leber)
- Bl 20 *Pishu* (*Shu*-Punkt der Milz)

Diätetik

Allgemein Massage, Entspannungs- und Atmungstherapie

Leber-Qi regulieren Pfefferminze, Grünkern, Basilikum, gekeimte Sprossen, Kohlrabi, Meerrettich, Bierrettich, Radieschen

1 Homma M, Ishihara M, Qian W, Kohda Y. [Effects of long term administration of Shakuyaku-Kanzo-To and Shosaiko-To on serum potassium levels] (Japanese). Yakugaku Zasshi. 2006;126(10):973-8.

Blut- und Säfte-Bildung fördern Pinienkerne, Sesam, Tintenfisch, Taube, Leber verschiedener Tiere, schwarze Sojabohnen, Essig, Milch, Sahne, Butter, Frischkäse, Leber verschiedener Tiere, Fleisch, Fisch, Kraftsuppen
Leber-Yang absenken Stangensellerie, Selleriesaft, Spinat, Wasserkastanie, Chrysanthemenblüten-Tee
Milz stärken Hirse, Buchweizen, Reis
Leber-Blut nähren Stangensellerie, Pfeffer, Kardamom, Paprika
Blut bewegen Erdnuss, schwarze Sojabohnen, Esskastanie, Pfirsich, Essig, Aubergine, chinesischer Lauch (*Qi* und Blut bewegend)
Meiden Ein Übermaß an Süßem und fettigen Speisen belastet die Milz, da leicht zu viel Feuchtigkeit produziert wird. Übermäßig viel Rohkost kann die Milz ebenfalls belasten genauso wie zu reichliche Mahlzeiten. Heiße oder Hitze erzeugende Nahrungsmittel, wie Alkohol (Feuchtigkeit-Hitze), Kaffee, Chili, sehr scharfe Speisen schädigen das Leber-Blut

Shí Quán Dà Bŭ Tāng
Allumfassendes großes Tonisierungsdekokt
十全大補湯 十全大补汤

Englischer Name All-Inclusive Great Tonifying Decoction
Quelle *Tai Ping Hui Min He Ji Ju Fang* (Rezepturensammlung von kaiserlicher Gnade aus der Tai-Ping-Ära)

Eigenschaften

Temperatur Leicht warm
Wirkort Innen
Funktionskreis Lunge, Milz, Herz, Niere, Leber
Energiezustand des Patienten Ausgeprägter Mangel
Konstitution Geschwächt

Wirkung

- Ergänzt *Qi* und Blut
- Wärmt und stärkt das *Yang*

Zusammensetzung und Analyse

Arzneimittel	AG	Dosis	Wirkung
Ren Shen (Ginseng Radix et Rhizoma)[1]	12.1	3–6 g	Tonisieren kräftig die Mitte; *Ren Shen* stärkt auch das *Yuan-Qi*; *Huang Qi* hebt das *Qi* an
Huang Qi (Astragali Radix)	12.1	6–12 g	
Bai Zhu (Atractylodis Macrocephalae Rhizoma)	12.1	6–9 g	Tonisieren die Mitte und eliminieren Feuchtigkeit
Fu Ling (Poria)	4	6–9 g	
Zhi Gan Cao (Glycyrrhizae Radix et Rhizoma Praeparata)	12.1	3 g	Stützt die Mitte und harmonisiert die Arzneien in dieser Rezeptur
Shu Di Huang (Rehmanniae Radix Praeparata)	12.2	6–9 g	*Si Wu Tang* ► RG 8.2 nährt Blut und *Yin*; belebt und harmonisiert Blut
Dang Gui (Angelicae Sinensis Radix)	12.2	6 g	
Bai Shao (Paeoniae Radix Alba)	12.2	6 g	
Chuan Xiong (Chuanxiong Rhizoma)	10.1	4 g	
Rou Gui (Cinnamomi Cortex)	11	6 g	Stärkt und wärmt das Nieren-*Yang*, die Quelle des Milz-*Yang*

[1] Oft wird auch *Dang Shen* (Codonopsis Radix) ► AG 12.1 verwendet, dann aber in höherer Dosierung von ca. 12-15 g

Symptome

- **Allgemeine Erschöpfung**, Müdigkeit, Kurzatmigkeit, Gesichtsblässe, trockene Haut, Haarausfall, brüchige Nägel, Palpitationen, Schwindel, Appetitlosigkeit
- Schwäche der unteren Extremitäten, **kalte Extremitäten**
- **Schlechte Wundheilung**
- Leichte kontinuierliche uterine Blutungen

Befunde

Zungenkörper Blass
Zungenbelag Dünn, weißlich
Puls Dünn, schwach, tief

Indikationen nach TCM

- *Qi*- und Blut-Mangel
- Milz- und Nieren-*Yang*-Mangel

Anwendungsbeispiele

- Ausgeprägtes Erschöpfungssyndrom, Burnout, verzögerte Rekonvaleszenz nach langer Krankheit, nach Operationen oder nach Chemo- oder Bestrahlungstherapie
- Anämie
- Uterine Blutungen
- Chronische Erkrankungen

Modifikationen

Symptom	Arzneimittel	AG	Dosis
Zusätzlich Nachtschweiß, Palpitationen, Husten, gelegentlich auch subfebrile Temperaturen, Vergesslichkeit bei deutlicher Schwäche im Funktionskreis Herz und Milz[1]	+ *Wu Wei Zi* (Schisandrae Chinensis Fructus)	13	4–6 g
	+ *Yuan Zhi* (Polygalae Radix)	14.2	4–6 g
	+ *Chen Pi* (Citri Reticulatae Pericarpium)	9	4–6 g

[1] Diese Rezeptur heißt dann **Ren Shen Yang Rong Tang** (Ginseng Radix et Rhizoma Dekokt, um das Luxuriöse zu nähren).

Je nach Ausprägung und Grad des *Qi*- oder Blut-Mangels können die entsprechenden Arzneien in ihrer Dosierung modifiziert werden.

Kontraindikationen und Sicherheitshinweise

- Allergie gegen Bestandteile der Rezeptur oder Perubalsam
- Gleichzeitige Anwendung von Antidepressiva, Neuroleptika, Benzodiazepinen, Zolpidem und Amphetaminen ▶ *Ren Shen*
- Zustand nach Organtransplantation ▶ *Ren Shen, Huang Qi*
- Bei Autoimmunerkrankungen oder intendierter immunsuppressiver Therapie wegen der immunstimulierenden Eigenschaften mit großer Vorsicht einzusetzen ▶ *Ren Shen, Huang Qi*
- Vorsicht bei Mammakarzinom unter Tamoxifen- oder Trastuzumab-Therapie sowie bei HER2-positivem Mammakarzinom ▶ *Si Wu Tang*
- Vorsicht bei Hypertonus ▶ *Ren Shen, Huang Qi*
- Vorsicht mit hohen Dosen von ▶ *Ren Shen*
- Bei längerer Anwendung Kontraindikationen und Sicherheitshinweise zu ▶ *Gan Cao* beachten
- Vorsicht bei Diarrhö ▶ *Shu Di Huang, Dang Gui*
- Vorsicht bei Verdauungsstörungen ▶ *Shu Di Huang*
- Vorsicht bei Diabetikern mit Neigung zur Hypoglykämie ▶ *Ren Shen, Rou Gui*
- Vorsicht bei Blutungsneigung ▶ *Rou Gui*
- Intensive UV-Bestrahlung vermeiden ▶ *Dang Gui*

Schwangerschaft und Stillzeit

Schwangerschaft Kontraindiziert ▶ *Dang Gui, Chuan Xiong.* Eine reproduktionstoxikologische Studie an der Maus mit dem Granulat der Kampo-Version *Juzen Taiho To* in höherer Dosis zeigte keine wesentlichen embryotoxischen, fetotoxischen oder teratogenen Auswirkungen. Ausreichende Untersuchungen zur Sicherheit der Rezeptur in der Schwangerschaft liegen nicht vor.

Stillzeit Bei männlichen Säuglingen mit Vorsicht anwenden ▶ *Zhi Gan Cao*

Interaktionen

- Das Rezepturgranulat der Kampo-Version (*Juzen Taiho To*) zeigte keine signifikante Beeinflussung der Bioverfügbarkeit von Levoflaxacin.
- ▶ *Ren Shen, Dang Shen, Fu Ling, Gan Cao, Dang Gui, Bai Shao, Huang Qi, Rou Gui*

Pharmakologie

Das Granulat der Kampo-Version der Rezeptur (*Juzen Taiho To)* zeigte im Ames-Test an vier Bakterienstämmen keine Hinweise auf Mutagenität.

Kommentar

- Obwohl diese Rezeptur zeitlich vor *Ba Zhen Tang* (Acht Schätze Dekokt) aus dieser Gruppe entstand, kann man sie als eine Modifikation der letzteren Mischung betrachten.
- *Shi Quan Da Bu Tang* setzt sich aus den beiden *Qi* und Blut tonisierenden Viererkombinationen *Si Jun Zi Tang* (Vier Gentlemen Dekokt) und *Si Wu Tang* (Vier Arzneien Dekokt) ▶ RG 8.2 zusammen, also aus *Ba Zhen Tang* (Acht Schätze Dekokt) aus dieser Gruppe plus aus dem stark *Qi* tonisierenden *Huang Qi* und dem wärmenden *Rou Gui.*
- *Shi Quan Da Bu Tang* ist besonders geeignet, um geschwächte Patienten wieder aufzubauen, z.B. nach langer Krankheit oder, bei entsprechendem Muster, auch für Patienten, die mit Chemo- oder Bestrahlungstherapie behandelt werden.
- *Shi Quan Da Bu Tang* stärkt *Qi* und Blut, sodass die Wundheilung wieder normal verlaufen kann, und wird eingesetzt bei schlecht heilenden Wunden, zum Beispiel auch nach einem chirurgischen Eingriff.
- Die Modifikation **Ren Shen Yang Rong Tang (Ginseng Radix et Rhizoma Dekokt, um das Luxuriöse zu nähren)** ist angezeigt bei *Qi*- und Blut-Leere, wenn insbesondere die Funktionskreise Milz und Herz und sekundär auch die Lunge betroffen sind. Im Gegensatz zu *Gui Pi Tang* aus dieser Gruppe liegt hier der Fokus aber nur am Rande auf dem Beruhigen des *Shen* als vielmehr auf körperlichen Zeichen von *Qi*- und Blut-Leere wie Palpitationen, Vergesslichkeit, reduziertem Appetit, Müdigkeit, Kurzatmigkeit und Husten.

Korrespondierende Akupunktur

- Ma 36 *Zusanli* (Arealfernpunkt für das Abdomen, Element-Punkt)
- Mi 6 *Sanyinjiao* (Arealfernpunkt für den Unterbauch, stützt die Mitte)
- Ren 6 *Qihai* (tonisiert die Nieren-Energie)
- Bl 23 *Shenshu* (*Shu*-Punkt der Niere, stützt das Nieren-*Yang*)
- Ni 7 *Fuliu* (Tonisierungspunkt der Niere, stärkt das *Yin*)
- Bl 17 *Geshu* (Meisterpunkt für das Blut)
- Mi 10 *Xuehai* (bewegt und nährt das Blut)

Diätetik

Milz stärken Hirse, Buchweizen, Reis, Gerste, Sojabohnen, Fenchel, Langkornreis, Mandeln, Weißkohl, Kartoffeln, Feige, Huhn, Schinken, Hering
Milz wärmen Fenchel, Ingwer, warmer Reiswein in kleinen Mengen
Nieren-Yin nähren Weintrauben, Maulbeerfrucht, Ziegenmilch, Sahne, Ei, Sesamöl, Butter
Nieren-Yang wärmen Hirsch, Garnelen, Zimt, Schaf, Fenchelgemüse, Pfeffer
Leber-Blut nähren Stangensellerie, Pfeffer, Kardamom, Paprika
Blut- und Säfte-Bildung fördern Leber verschiedener Tiere, Fleisch, Milchprodukte, Fisch
Meiden Ein Übermaß an Süßem belastet die Milz, da leicht zu viel Feuchtigkeit produziert wird. Dies wiederum schwächt die transformative Kraft des Milz-*Qi*. Übermäßig viel Rohkost kann die Milz ebenfalls belasten.

Zhì Gān Cǎo Tāng
In Honig gebratene Glycyrrhizae Radix Dekokt

炙甘草湯 炙甘草汤

Englischer Name Prepared Licorice Decoction
Quelle *Shang Han Lun* (Abhandlung über fieberhafte, durch Kälte verursachte Erkrankungen)

Eigenschaften

Temperatur Kühl, neutral
Wirkort Innen, *Shao Yin*
Funktionskreis Magen, Milz, Herz
Energiezustand des Patienten Mangel
Konstitution Geschwächt

Wirkung

- Ergänzt *Qi* und Blut
- Nährt *Yin*, regt Körpersäfte an
- Reguliert den Herzrhythmus

Zusammensetzung und Analyse

Arzneimittel	AG	Dosis	Wirkung
Zhi Gan Cao (Glycyrrhizae Radix et Rhizoma Praeparata)	12.1	9-12 g	Stärkt Milz und Magen und nährt das Herz
Ren Shen (Ginseng Radix et Rhizoma)[1]	12.1	6 g	Stärkt kräftigt das *Qi* der Mitte, nährt das Herz und beruhigt *Shen*
Di Huang (Rehmanniae Radix)	2.2	6–9 g	Nähren Blut und *Yin* und befeuchten den Darm
Mai Dong (Ophiopogonis Radix)	12.4	6 g	
Huo Ma Ren (Cannabis Semen)	3.2	6 g	
E Jiao (Asini Corii Colla)[2]	12.2	6 g	
Gui Zhi (Cinnamomi Ramulus)	1.1	6 g	Aktiviert den *Qi*-Fluss in der Brust und löst Herz-*Qi*-Stagnation, insbesondere in Kombination mit *Ren Shen*
Sheng Jiang (Zingiberis Rhizoma Recens)	1.1	3-5 g	Stützen die Mitte und harmonisieren die vielen Arzneien in dieser Rezeptur
Da Zao (Jujubae Fructus)	12.1	5 g	

[1] Oft wird auch *Dang Shen* (Codonopsis Radix) ▶ AG 12.1 verwendet, dann aber in höherer Dosierung von ca. 12–15 g
[2] ▶ Kommentar *E Jiao*

Symptome

- Unruhe, Reizbarkeit, Schlaflosigkeit, Ängstlichkeit, Albträume, Erschöpfung, Müdigkeit, Gesichtsblässe, Abmagerung, Kurzatmigkeit
- **Palpitationen, Herzrasen, unregelmäßiger Herzschlag**
- Trockener Mund und Rachen, Obstipation mit hartem, trockenem Stuhl

Befunde

Zungenkörper Blass, ggf. rote Spitze
Zungenbelag Dünn, weißlich
Puls Dünn, schwach, tief, unregelmäßig

Indikationen nach TCM

Qi-, Blut- und *Yin*-Mangel, besonders im Funktionskreis Herz

Anwendungsbeispiele

- Erschöpfungssyndrom, Schlaflosigkeit
- Herzrhythmusstörungen, funktionelle Herzbeschwerden, koronare Herzkrankheit (KHK)
- Unterstützend bei Hyperthyreose

Modifikationen

Symptom	Arzneimittel	AG	Dosis
Ausgeprägte Schmerzen im Brustkorb	+ *Dan Shen* (Salviae Miltiorrhizae Radix et Rhizoma)	10.1	6–9 g
	+ *Tao Ren* (Persicae Semen)	10.1	6 g
Schlaflosigkeit	+ *Suan Zao Ren* (Ziziphi Spinosae Semen)	14.2	6–12 g
	+ *Bai Zi Ren* (Platycladi Semen)	14.2	6–9 g
Ausgeprägter *Qi*-Mangel	+ *Huang Qi* (Astragali Radix)	12.1	6–12 g

Kontraindikationen und Sicherheitshinweise

- Hypertonus bei höheren Dosen von ▶ *Gan Cao, Ren Shen, Sheng Jiang*
- Keine längere Anwendung von ▶ *Gan Cao* in hoher Dosierung bei Ödemneigung, Leberzirrhose, schwerer Niereninsuffizienz, Hypokaliämie, Therapie mit Diuretika (außer Kalium sparenden) oder Digitalis, Einnahme von Antiarrhythmika oder stimulierenden Laxantien. Eine Kontrolle des Blutdrucks und des Serumkaliums ist anzuraten; besondere Vorsicht bei koronarer Herzkrankheit!
- Gleichzeitige Anwendung von Antidepressiva, Neuroleptika, Benzodiazepinen, Zolpidem und Amphetaminen ▶ *Ren Shen*
- Zustand nach Organtransplantation ▶ *Ren Shen*
- Besondere Vorsicht bei Autoimmunerkrankungen; Vorsicht mit hohen Dosen ▶ *Ren Shen*
- Intestinale Obstruktion ▶ *Huo Ma Ren*
- Besondere Vorsicht bei männlicher sexueller Dysfunktion, manifestem oder latentem Testosteronmangel oder Kinderwunsch bei Männern ▶ *Gan Cao*
- Vorsicht bei Diarrhö oder Verdauungsstörungen ▶ *Di Huang, E Jiao*
- Vorsicht bei Diabetikern mit Neigung zur Hypoglykämie ▶ *Ren Shen, Gui Zhi*
- Vorsicht bei Blutungsneigung ▶ *Sheng Jiang*

Fertilität, Schwangerschaft und Stillzeit

Fertilität Von einer längeren Anwendung von ▶ *Gan Cao* in höherer Dosierung bei Männern mit unerfülltem Kinderwunsch ist unbedingt abzuraten

Schwangerschaft Höhere Dosen von ▶ *Gan Cao* sind unbedingt zu vermeiden. Vorsicht mit *Gui Zhi, Sheng Jiang, Ren Shen.* Aussagefähige Untersuchungen zur Sicherheit der Rezeptur in der Schwangerschaft liegen nicht vor.

Stillzeit Höhere Dosen von ▶ *Gan Cao* sind unbedingt zu vermeiden, insbesondere bei männlichen Säuglingen.

Interaktionen

▶ *Gan Cao, Ren Shen, Dang Shen, Di Huang, Sheng Jiang, Da Zao*

Pharmakologie

Das Granulat der Kampo-Version der Rezeptur (*Sha Kanzo To*) zeigte sich im Ames-Test an einem von vier Bakterienstämmen nur nach Aktivierung leicht positiv, In-vivo-Tests (Mikrokern- und unscheduled DNA-synthesis-Test) ergaben keine Hinweise auf Mutagenität oder Gentoxizität.

Kommentar

- *Zhi Gan Cao Tang* und *Gui Pi Tang* tonisieren beide das *Qi* und Blut und behandeln Palpitationen und Unruhezustände bis hin zu Schlaflosigkeit. *Zhi Gan Cao Tang* nährt jedoch stärker das Blut und stellt den regelmäßigen Puls wieder her. *Gui Pi Tang* (Dekokt, das die Milz wiederherstellt) aus dieser Gruppe ist potenter in der *Qi* und Milz kräftigenden Wirkung und beruhigt stärker das *Shen*.

Korrespondierende Akupunktur

- Pe 6 *Neiguan* (*Luo*-Punkt, Arealfernpunkt für den Thorax, reguliert und sediert)
- He 7 *Shenmen* (*Yuan*-Punkt des Herzens, Sedierungspunkt)
- Du 20 *Baihui* (gegen den Leitbahnenverlauf nadeln)
- Mi 6 *Sanyinjiao* (Arealfernpunkt für den Unterbauch, stützt die Mitte)
- Ren 6 *Qihai* (tonisiert *Qi*)
- Bl 15 *Xinshu* (*Shu*-Punkt des Herzens)
- Bl 23 *Shenshu* (*Shu*-Punkt der Niere)
- Ni 6 *Zhaohai* (stärkt das Nieren-Yin, sediert)
- Bl 17 *Geshu* (Meisterpunkt für das Blut)

Diätetik

Milz stärken Hirse, Buchweizen, Reis

Milz wärmen Fenchel, Ingwer, warmer Reiswein in kleinen Mengen

Blut- und Säfte-Bildung fördern Leber verschiedener Tiere, Fleisch, Milchprodukte, Fisch

Herz stärken und Shen (Geist) beruhigen Herz verschiedener Tierarten, Longan-Frucht, Lotossamen

Herz- und Nieren-Yin nähren (Gekeimter) Weizen, Hafer, Milch, Eigelb, Kirsche, Birne, Mungbohnen, Walnuss, Austern, Sesam

Meiden Alle Stimulanzien, besonders vor dem Schlafengehen, wie Kaffee, Tee, Matetee, Sekt, hochprozentige Alkoholika. Ein Übermaß an Süßem und Rohkost belasten die Milz, da leicht zu viel Feuchtigkeit produziert wird.

8.4 Yang stärkende Rezepturen

Èr Xiān Tāng
Zwei Unsterbliche Dekokt
二仙湯 二仙汤

Englischer Name Two-Immortal Decoction
Quelle *Zhong Yi Fang Ji Lin Chuan Shou Ce* (Klinischer Leitfaden der Chinesischen Arzneirezepturen)

Eigenschaften

Temperatur Warm
Wirkort Innen
Funktionskreis Niere
Energiezustand des Patienten Mangel
Konstitution Geschwächt

Wirkung

- Wärmt und stärkt das Nieren-*Yang*
- Tonisiert das Nieren-*Jing*
- Leitet Leere-Hitze aus, reguliert *Ren Mai* und *Chong Mai*

Zusammensetzung und Analyse

Arzneimittel	AG	Dosis	Wirkung
Xian Mao (Curculiginis Rhizoma)	12.3	6–9 g	Stärken und wärmen das Nieren-*Yang*, nähren Blut und Nieren-*Yin*, nähren die Essenz *Jing*
Yin Yang Huo (Epimedii Herba)	12.3	9–15 g	
Ba Ji Tian (Morindae Officinalis Radix)	12.3	9 g	
Zhi Mu (Anemarrhenae Rhizoma)	2.1	5–9 g	Klären kräftig Leere-Hitze aus den Nieren; *Zhi Mu* nährt auch *Yin* und stärkt die Säfte
Huang Bo (Phellodendri Chinensis Cortex)	2.3	5–9 g	
Dang Gui (Angelicae Sinensis Radix)	12.2	6–9 g	Nährt Leber-Blut, reguliert *Chong Mai* und *Ren Mai*

Symptome

- **Innere Unruhe,** Nervosität, Schlaflosigkeit, Müdigkeit, Irritierbarkeit, Reizbarkeit, Stimmungsschwankungen, Depressionen
- **Hitzewallungen und Nachtschweiße**
- Perimenopausale Beschwerden mit unregelmäßiger Menstruation, **Bluthochdruck**, Palpitationen
- Häufige Miktion

Befunde

Zungenkörper Eher blass, ggf. punktuelle Rötungen
Zungenbelag Relativ unauffällig
Puls Dünn, tief, beschleunigt

Indikationen nach TCM

- Nieren-Schwäche mit *Yang*- und *Yin*-Mangel, dadurch bedingte Leere-Hitze
- Mangel im *Ren Mai* und *Chong Mai*

Anwendungsbeispiele

- Menopausebeschwerden mit Hitzewallungen
- Blande Hypertonie, Hypertonie im Klimakterium
- Hypopituitarismus, unterstützend bei Hyperthyreose
- Chronische Nephritis, chronische Glomerulonephritis, Zystennieren
- Tinnitus, Schwindel

Modifikationen

Symptom	Arzneimittel	AG	Dosis
Sehr ausgeprägte Hitzewallungen und Nachtschweiße	+ *Mu Li* (Ostreae Concha)	14.1	6–12 g
	+ *Wu Wei Zi* (Schisandrae Fructus)	13	6 g
	+ *Zhi Zi* (Gardeniae Fructus)	2.1	6 g

Kontraindikationen und Sicherheitshinweise

- Prostatakarzinom ▶ *Yin Yang Huo, Ba Ji Tian*
- Ejaculatio praecox ▶ *Xian Mao, Yin Yang Huo*
- Vorsicht bei Diarrhö ▶ *Zhi Mu, Huang Bo, Dang Gui*
- Eine Überdosierung von ▶ *Xian Mao* muss strikt vermieden werden
- Vorsicht mit Langzeitanwendung ▶ *Xian Mao, Yin Yang Huo, Ba Ji Tian*
- Vorsicht bei Blasenentleerungsstörung ▶ *Ba Ji Tian*
- Intensive UV-Bestrahlung vermeiden ▶ *Dang Gui*

Fertilität, Schwangerschaft und Stillzeit

Fertilität Von einer Anwendung bei Frauen und Männern mit Kinderwunsch ist abzuraten ▶ *Ba Ji Tian.*
Schwangerschaft Kontraindiziert ▶ *Ba Ji Tian, Huang Bo, Zhi Mu, Dang Gui*
Stillzeit Kontraindiziert ▶ *Ba Ji Tian, Huang Bo*

Interaktionen

▶ *Yin Yang Huo, Dang Gui*

Pharmakologie

- Bei gealterten männlichen Ratten kam es unter dem Rezepturdekokt zu einem Anstieg des Testosterons und des FSH im Plasma sowie zu einem Abfall des Östradiols und des LH. Bei weiblichen gealterten Ratten stieg das Östradiol nicht signifikant an und das LH fiel ab, während sich Testosteron und FSH nicht veränderten.
- In einer anderen Untersuchung verhinderte ein wässriges Rezepturextrakt den Abfall des Serumöstradiols bei alternden weiblichen Ratten, anscheinend durch Erhöhung der Aromataseaktivität. In vitro wurde die Proliferation von MCF-7-Brustkrebszellen gehemmt.
- Ein Granulat aus der Rezeptur zeigte bei unreifen weiblichen Ratten uneinheitliche Östrogeneffekte auf die Sexualorgane, keine Auswirkungen auf den Östradiolserumspiegel, aber eine deutliche Verminderung des Testosteronspiegels.
- Bei ovarektomierten Ratten führte ein wässriger Extrakt zu keinen eindeutigen Östrogeneffekten auf die Sexualorgane, jedoch stieg der Östrogenserumspiegel an.
- Das Dekokt *Er Xian Tang* erhöhte die GnRH-mRNA-Expression und die GnRH-Konzentration im Hypothalamus bei weiblichen und männlichen Ratten, wobei eine Kombination der kalten Arzneien (*Zhi Mu, Huang Bo*) mehr Wirkung zeigte als eine Mischung aus den warmen.

Kommentar

- *Er Xian Tang* ist eine junge Rezeptur aus den 1950er Jahren. Sie wurde primär für die Behandlung von Bluthochdruck perimenopausaler Frauen zusammengestellt.
- *Er Xian Tang* kann eingesetzt werden, wenn sich gleichzeitig *Yang*-Mangel sowie Leere-Hitze-Symptome zeigen. Die *Yang*-Mangel-Symptome zeigen sich meist im unteren Körperbereich, die Leere-Hitze-Symptome steigen in den oberen Körperbereich. Diese Präsentation kann sich zum Beispiel entwickeln bei einer Frau mit chronischem *Yang*-Mangel, die dann in den Wechseljahren Leere-Hitze-Zeichen entwickelt.
- Der Vergleich von *Er Xian Tang* mit *Zhi Bai Di Huang Wan* (Anemarrhenae Radix, Phellodendri Chinensis Cortex und Rehmanniae Radix Pille) ▶ RG 8.5 zeigt, dass beide Leere-Hitze klären. *Er Xian Tang* ist insgesamt auf die Tonisierung von Nieren-*Yang*, Nieren-*Yin* und *Jing* gerichtet. *Zhi Bai Di Huang Wan* ist stärker und ausschließlich auf die Nährung des Nieren-*Yin* konzentriert. Deshalb sollte bei Nieren-*Yin*-Mangel mit dadurch bedingter Leere-Hitze dieser letzteren der Vorzug gegeben werden.

Korrespondierende Akupunktur

- Mi 4 *Gongsun* (Einschaltpunkt des *Chong Mai* (Gefäß des Durchdringens), bei Frauen links)
- Lu 7 *Lieque* (Einschaltpunkt des *Ren Mai* (Gefäß des Empfangens), bei Frauen rechts)
- Mi 6 *Sanyinjiao* (Arealfernpunkt für den Unterbauch, stützt die Mitte)
- Bl 17 *Geshu* (Meisterpunkt für das Blut)
- Ren 2 *Qugu* (nährt *Yin* und Blut)
- Ni 11 *Henggu* (Punkt des *Chong Mai* (Gefäß des Durchdringens))
- Ni 16 *Huangshu* (stützt das *Jing*)
- Ren 6 *Qihai* (tonisiert die Nieren-Energie)
- Le 3 *Taichong* (*Yuan*-Punkt der Leber)
- Bl 23 *Shenshu* (*Shu*-Punkt der Niere, stärkt das Nieren-*Yang*)
- Ni 6 *Zhaohai* (stärkt das Nieren-*Yin*, sediert)
- Ni 7 *Fuliu* (Tonisierungspunkt der Niere)
- Ni 3 *Taixi* (stärkt das Nieren-*Yang*)

Diätetik

Nieren-Yang stärken Hirsch, Garnelen, Niere verschiedener Tiere, Zimt, Sternanis
Nieren-Yin nähren Walnuss, Austern, Sesam
Blut und Yin nähren (Gekeimter) Weizen, Hafer, Milch, Eigelb, Kirsche, Birne, Mungbohnen, Sesam, schwarze Sojabohnen, Niere (Rind, Schwein), Walnuss, Schaf-, Ziegenmilch, Butter, Sahne, Salz, Austern, Weintrauben, Pinienkerne, Milchprodukte
Meiden Heiße oder Hitze erzeugende Nahrungsmittel wie Alkohol (Feuchtigkeit-Hitze), Kaffee, Chili

Jì Shēng Shèn Qì Wán
Nieren-Qi Pille aus Rezepturen, die den Lebenden beistehen
濟生腎氣丸 济生肾气丸

Englischer Name Kidney Qi Pill from Formulas to Aid the Living
Quelle *Ji Sheng Fang* (Rezepturen, die den Lebenden beistehen)

Eigenschaften

Temperatur Neutral
Wirkort Innen
Funktionskreis Milz, Niere
Energiezustand des Patienten Mangel
Konstitution Geschwächt

Wirkung

- Wärmt und stärkt Nieren-*Yang*
- Leitet Feuchtigkeit aus und reduziert Ödeme
- Löst Stagnation und lindert Schmerz

Zusammensetzung und Analyse

Arzneimittel	AG	Dosis	Wirkung
Shu Di Huang (Rehmanniae Radix Praeparata)	12.2	12 g	Stärken Niere, Leber und Mitte und nähren Blut und *Yin*; *Shan Zhu Yu* und *Shan Yao* halten das *Jing* zurück; *Shan Yao* stützt auch die Mitte und leitet Feuchtigkeit aus
Shan Zhu Yu (Corni Fructus)	13	6 g	
Shan Yao (Dioscoreae Rhizoma)	12.1	6 g	
Mu Dan Pi (Moutan Cortex)	2.2	6 g	Klären und leiten aus: *Mu Dan Pi* klärt Leere-Hitze und Blut-Hitze, insbesondere von der Leber; *Ze Xie* klärt Leere-Hitze aus den Nieren und leitet Feuchtigkeit aus; *Fu Ling* leitet Feuchtigkeit aus und stärkt die Milz
Ze Xie (Alismatis Rhizoma)	4	9 g	
Fu Ling (Poria)	4	6 g	
Fu Zi (Aconiti Radix Lateralis Praeparata)	11	2–6 g	Wärmen aktivieren kräftig das Nieren-*Yang*
Rou Gui (Cinnamomi Cortex)	11	2–6 g	
Niu Xi (Achyranthis Bidentatae Radix)	10.1	6–8 g	Stärkt Niere und Leber, hebt Blut-Stasen auf und führt nach unten
Che Qian Zi (Plantaginis Semen)	4	6–8 g	Fördert die Diurese

Symptome

- Allgemeine **Erschöpfung**, **Müdigkeit**, Gesichtsblässe, **Kälteempfindlichkeit**
- Gelenkschmerzen und -schwellungen, Parästhesien oder Hypästhesien, LWS-Beschwerden
- **Ödemneigung**, **Oligurie**, **Harnverhalt**, **Völlegefühl und Schmerzen im unteren Abdomen**

Befunde

Zungenkörper Blass, gedunsen, Zahneindrücke
Zungenbelag Feucht
Puls Dünn, schwach, tief

Indikationen nach TCM

Nieren-Leere mit Nieren-*Yang*-Leere und zusätzliche Feuchtigkeit-Akkumulationen mit Schmerzen

Anwendungsbeispiele

- Erschöpfungssyndrom mit Kältegefühl
- Lumbalgien, Ischialgien mit Parästhesien, Arthralgien, Neuropathien
- Oligurie, Harnverhalt, Ödeme
- Rechtsherzinsuffizienz

Modifikationen

Symptom	Arzneimittel	AG	Dosis
Ausgeprägte LWS-Beschwerden	+ *Chuan Xiong* (Chuanxiong Rhizoma)	10.1	6 g
	+ *Tu Si Zi* (Cuscutae Semen)	12.3	6 g

Kontraindikationen und Sicherheitshinweise

- Allergie gegen Bestandteile der Rezeptur oder Perubalsam
- Prostatakarzinom ▶ *Jin Gui Shen Qi Wan*
- Herzrhythmusstörungen, Elektrolytstörungen, Behandlung mit *Wu Zhu Yu* (Euodiae Fructus), Digitalis oder Antiarrhythmika ▶ *Fu Zi*
- Vorsicht bei koronarer Herzkrankheit, bei Einnahme von *Ma Huang* (Ephedrae Herba) oder *Xiang Jia Pi* (Periplocae Cortex) ▶ *Fu Zi*
- Überdosierung von ▶ *Fu Zi* vermeiden
- Vorsicht bei Diarrhö oder Verdauungsstörungen ▶ *Shu Di Huang*
- Vorsicht bei Blasenentleerungsstörung ▶ *Shan Zhu Yu* nicht hoch dosieren
- Vorsicht vor Überdosierung von ▶ *Ze Xie*
- Vorsicht bei Diabetikern mit Neigung zur Hypoglykämie; Vorsicht bei Blutungsneigung ▶ *Rou Gui*

Fertilität, Schwangerschaft und Stillzeit

Fertilität Bei Frauen mit Kinderwunsch mit Vorsicht anzuwenden ▶ *Niu Xi*
Schwangerschaft Kontraindiziert ▶ *Mu Dan Pi, Fu Zi, Niu Xi*
Stillzeit Kontraindiziert ▶ *Mu Dan Pi, Fu Zi*

Interaktionen

▶ *Fu Ling, Shan Zhu Yu, Fu Zi, Rou Gui*

Kommentar

- *Ji Sheng Shen Qi Wan* besteht aus *Jin Gui Shen Qi Wan* (Nieren-*Qi* Pille aus dem Goldenen Schrein) aus dieser Gruppe, ergänzt um *Che Qian Zi* und *Niu Xi*. *Jin Gui Shen Qi Wan* wiederum besteht aus *Liu Wei Di Huang Wan* (Sechs Bestandteile Pille mit Rehmanniae Radix Praeparata) ▶ RG 8.5, ergänzt um *Rou Gui* und *Fu Zi*.
- *Ji Sheng Shen Qi Wan* ist wie *Jin Gui Shen Qi Wan* aus dieser Gruppe eine „Nierenpille" (= *Shen Qi Wan*). Diese Rezeptur stammt jedoch nicht aus dem *Jin Gui Yao Lüe* (wie *Jin Gui Shen Qi Wan*), sondern aus dem *Ji Sheng Fang*, daher ihr Name *Ji Sheng Shen Qi Wan*.
- Im Unterschied zu *Jin Gui Shen Qi Wan* enthält *Ji Sheng Shen Qi Wan* zusätzlich die beiden Substanzen *Che Qian Zi* und *Niu Xi*. Dadurch konzentriert sich die Rezeptur verstärkt auf die Ausscheidung von Wasser. Neben den grundsätzlichen *Yang*-Mangelzeichen, wie bei *Jin Gui Shen Qi Wan*, sind die Wasseransammlungszeichen der Schlüssel für den Einsatz von *Ji Sheng Shen Qi Wan*. Diese zeigen sich als Völlegefühl im unteren Abdomen, Ödeme, Schwierigkeiten bei der Miktion, geschwollene Zunge mit nassem Belag. Die Ursache der Wasseransammlung liegt im geschwächten Nieren-*Yang*; die Niere wandelt das Wasser nicht mehr um.

Korrespondierende Akupunktur

- Lokalpunkte im schmerzhaften Gebiet
- Mi 9 *Yinlingquan*, Ma 40 *Fenglong* (eliminieren Feuchtigkeit)
- Ren 6 *Qihai* (tonisiert die Nieren-Energie)
- Bl 20 *Pishu* (*Shu*-Punkt der Milz, Moxa)
- Bl 23 *Shenshu* (*Shu*-Punkt der Niere, Moxa)
- Ni 3 *Taixi* (*Yuan*-Punkt der Niere, stärkt das *Yang*)

Diätetik

Stagnation von Qi und/oder Blut regulieren Aubergine, Esskastanie, Krebse (nicht in der Schwangerschaft, da Blut bewegend)
Wärmen Pfeffer, Zimt, Feige und Fenchel
Niere stärken Kirsche, Sesam, Walnuss, Weintrauben, Wachtel (Hüft- und Knieschmerz), Hirschfleisch, Rinder- oder Schweineniere, schwarze Sojabohnen
Meiden Energetisch kalte Nahrungsmittel und eisgekühlte Getränke

Jīn Guì Shèn Qì Wán
Nieren-Qi Pille aus dem Goldenen Schrein
金匱腎氣丸 金匮肾气丸

Englischer Name Golden Cabinet Kidney Pill
Quelle *Jin Gui Yao Lue* (Wichtige Verordnungen aus dem Goldenen Schrein)

Eigenschaften

Temperatur Warm
Wirkort Innen
Funktionskreis Niere, Leber
Energiezustand des Patienten Mangel
Konstitution Geschwächt

Wirkung

Stärkt und wärmt das Nieren-*Yang*

Zusammensetzung und Analyse

Arzneimittel	AG	Dosis	Wirkung
Shu Di Huang (Rehmanniae Radix Praeparata)	12.2	12 g	Stärken Niere, Leber und Mitte und nähren Blut und *Yin*; *Shan Zhu Yu* und *Shan Yao* halten das *Jing* zurück; *Shan Yao* stützt auch die Mitte und leitet Feuchtigkeit aus
Shan Zhu Yu (Corni Fructus)	13	6 g	
Shan Yao (Dioscoreae Rhizoma)	12.1	6 g	
Mu Dan Pi (Moutan Cortex)	2.2	6 g	Klären und leiten aus: *Mu Dan Pi* klärt Leere-Hitze und Blut-Hitze, insbesondere von der Leber; *Ze Xie* klärt Leere-Hitze aus den Nieren und leitet Feuchtigkeit aus; *Fu Ling* leitet Feuchtigkeit aus und stärkt die Milz
Ze Xie (Alismatis Rhizoma)	4	9 g	
Fu Ling (Poria)	4	6 g	
Fu Zi (Aconiti Radix Lateralis Praeparata)	11	2–6 g	Wärmen aktivieren kräftig das Nieren-*Yang*
Rou Gui (Cinnamomi Cortex)	11	2–6 g	

Symptome

- Allgemeine **Erschöpfung, Müdigkeit**, Gesichtsblässe, kalte Extremitäten, **innere Kälte, Kälteempfindlichkeit**
- **LWS-Beschwerden**, Kälte- oder Schwächegefühl der LWS oder Beine, Ischialgien, Parästhesien oder Hypästhesien
- **Nykturie**, aber auch Oligurie, Pollakisurie, Prostatahypertrophie, Harnträufeln, Ödemneigung
- Gangunsicherheit, Parästhesien oder Hypästhesien
- Ohrensausen, Schwindel

Befunde

Zungenkörper Blass, gedunsen
Zungenbelag Feucht, weißlich
Puls Leer, tief

Indikationen nach TCM

Nieren-Leere mit führendem Nieren-*Yang*-Mangel

Anwendungsbeispiele

- Erschöpfungssyndrom mit Kältegefühl
- LWS-Syndrom, Ischialgien mit Parästhesien
- Neuropathien
- Ödeme, chronische Nephritis, Glomerulonephritis, Prostatahypertrophie, Harnverhalt, Rechtsherzinsuffizienz
- Orthostatische Dysregulation, Schwindel, Tinnitus, chronisches Asthma bronchiale oder cardiale
- Symptomatisch bei Diabetes mellitus

Modifikationen

Symptom	Arzneimittel	AG	Dosis
Ausgeprägte Ödeme und Oligurie[1]	+ *Niu Xi* (Achyranthis Bidentatae Radix)	10.1	6–8 g
	+ *Che Qian Zi* (Plantaginis Semen)	4	6–8 g
Zusätzlich auf den LWS-Bereich wirkend	+ *Chuan Xiong* (Chuanxiong Rhizoma)	10.1	6 g
	+ *Tu Si Zi* (Cuscutae Semen)	12.3	6 g

[1] Die Rezeptur heißt dann ▶ *Ji Sheng Shen Qi Wan* (Nieren-*Qi* Pille aus Rezepturen, die den Lebenden beistehen) in dieser Gruppe

Kontraindikationen und Sicherheitshinweise

- Allergie gegen Bestandteile der Rezeptur oder Perubalsam
- Prostatakarzinom ▶ Pharmakologie
- Herzrhythmusstörungen, Elektrolytstörungen, Behandlung mit *Wu Zhu Yu* (Euodiae Fructus), Digitalis oder Antiarrhythmika ▶ *Fu Zi*
- Vorsicht bei koronarer Herzkrankheit, bei Einnahme von *Ma Huang* (Ephedrae Herba) oder *Xiang Jia Pi* (Periplocae Cortex) ▶ *Fu Zi*
- Überdosierung von ▶ *Fu Zi* vermeiden
- Vorsicht bei Diarrhö oder Verdauungsstörungen ▶ *Shu Di Huang*
- Vorsicht bei Blasenentleerungsstörung, ▶ *Shan Zhu Yu* nicht hoch dosieren
- Vorsicht vor Überdosierung von ▶ *Ze Xie*
- Vorsicht bei Diabetikern mit Neigung zur Hypoglykämie
- Vorsicht bei Blutungsneigung ▶ *Rou Gui*

Schwangerschaft und Stillzeit

Kontraindiziert ▶ *Mu Dan Pi, Fu Zi*

Interaktionen

▶ *Fu Ling, Shan Zhu Yu, Fu Zi, Rou Gui*

Pharmakologie

Jin Gui Shen Qi Wan verbesserte bei 38 infertilen Männern mit Oligospermie und/oder reduzierter Spermienmotilität die Spermienkonzentration und -qualität und erhöhte Testosteron, FSH und LH, ohne Östradiol und Prolaktin zu beeinflussen.

Kommentar

- *Jin Gui Shen Qi Wan* setzt sich zusammen aus *Liu Wei Di Huang Wan* (Sechs Bestandteile Pille mit Rehmanniae Radix Praeparata) ▶ RG 8.5 und Zugabe von *Rou Gui* und *Fu Zi*.
- Eine Ableitung von *Jin Gui Shen Qi Wan* ist *Ji Sheng Shen Qi Wan* (Nieren-*Qi* Pille aus Rezepturen, die den Lebenden beistehen) aus dieser Gruppe.
- In den Nieren kommt es fast immer zu einer gleichzeitigen Schwächung des Nieren-*Yin* und Nieren-*Yang*. Welche der beiden Seiten mehr geschwächt ist, entscheidet darüber, welche Symptome in ihrer Ausprägung deutlicher ins Auge fallen. Deshalb berücksichtigen die klassischen Basisrezepturen zur Stützung der Nieren-Energie immer beide Aspekte. Hier sehen wir, dass die Basisrezeptur zur Stärkung des Nieren-*Yang* eine deutliche Nieren-*Yin*-Komponente enthält, nämlich *Liu Wei Di Huang Wan* (Sechs Bestandteile Pille mit Rehmanniae Radix Praeparata) ▶ RG 8.5. So wird trotz der heißen und scharfen Arzneien *Fu Zi* und *Rou Gui* keine Gefahr für das *Yin* entstehen.
- Es ist spannend, dass *Jin Gui Shen Qi Wan* keine Weiterentwicklung von *Liu Wei Di Huang Wan* ist, sondern

umgekehrt. *Jin Gui Shen Qi Wan* wurde während der Han-Zeit formuliert und ist wesentlich älter als die rund 1000 Jahre später dokumentierte Rezeptur *Liu Wei Di Huang Wan*.

Korrespondierende Akupunktur

- Lokalpunkte im schmerzhaften Gebiet bei LWS-Problemen
- Ren 6 *Qihai* (tonisiert die Nieren-Energie)
- Ren 4 *Guanyuan* (Nieren-*Yang* stärkend)
- Bl 20 *Pishu* (*Shu*-Punkt der Milz, Moxa)
- Bl 23 *Shenshu* (*Shu*-Punkt der Niere, Moxa)
- Ni 3 *Taixi* (*Yuan*-Punkt der Niere, stärkt das *Yang*)
- Mi 9 *Yinlingquan*, Ma 40 *Fenglong* (eliminieren Feuchtigkeit)

Diätetik

Nieren-Yang stärken Hirsch, Garnelen, Niere verschiedener Tiere, Zimt, Sternanis
Nieren-Yin nähren Walnuss, Austern, Sesam
Wärmen Pfeffer, Zimt, Feige und Fenchel
Allgemein Niere stärken Kirsche, Sesam, Walnuss, Weintrauben, Wachteln (bei Hüft- und Knieschmerz), Hirschfleisch, Rinderniere, Schweineniere, schwarze Sojabohnen
Meiden Energetisch kalte Nahrungsmittel und eisgekühlte Getränke

Yòu Guī Wán
Pille, die die Rechte [Niere] wiederherstellt

右歸丸 右归丸

Englischer Name Restore the Right [Kidney] Pill
Quelle *Jing Yue Quan Shu* (Gesammelte Werke von [Zhang] Jing Yue)

Eigenschaften

Temperatur Warm
Wirkort Innen
Funktionskreis Milz, Niere
Energiezustand des Patienten Mangel
Konstitution Geschwächt

Wirkung

- Ergänzt das Nieren-*Yang*
- Tonisiert Blut und *Jing*

Zusammensetzung und Analyse

Arzneimittel	AG	Dosis	Wirkung
Shu Di Huang (Rehmanniae Radix Praeparata)	12.2	12 g	Nähren Blut und *Yin*; *Dang Gui* belebt Blut und schützt dadurch vor Stagnation
Dang Gui (Angelicae Sinensis Radix)	12.2	6 g	
Gou Qi Zi (Lycii Fructus)	12.4	6–8 g	
Lu Jiao Jiao (Cervi Cornus Colla)	12.3	6–8 g	Stärken das Nieren-*Yang* und das *Jing* ohne dabei Hitze zu verursachen, da nur mild wärmend
Du Zhong (Eucommiae Cortex)	12.3	6 g	
Tu Si Zi (Cuscutae Semen)	12.3	6 g	
Shan Zhu Yu (Corni Fructus)	13	6 g	Nährt und hält *Jing* und *Yin* und unterstützt *Yin*, indem es vor weiteren Verlusten schützt
Shan Yao (Dioscoreae Rhizoma)	12.1	6 g	Tonisiert Milz und Nieren und hält *Jing*
Rou Gui (Cinnamomi Cortex)	11	3–5 g	Wärmen und aktivieren kräftig das Nieren-*Yang*
Fu Zi (Aconiti Radix Lateralis Praeparata)	11	3–9 g	

Symptome

- **Müdigkeit, allgemeine Erschöpfung** nach langer Krankheit, Gesichtsblässe, **kalte Extremitäten**, Kältegefühl
- **Impotenz, Infertilität**, Samenverluste
- **Schwäche und Kälte im LWS-Bereich** und/oder in den Knien, **schwache Knochen**, Ödeme der unteren Extremitäten
- Spontanes Schwitzen, Schwindelgefühl, gelegentlich auch ungeformter Stuhl

Befunde

Zungenkörper Blass
Zungenbelag Relativ unauffällig
Puls dünn, schwach, tief

Indikationen nach TCM

Nieren-*Jing*-Mangel mit betontem Nieren-*Yang*-Mangel

Anwendungsbeispiele

- Erschöpfungssyndrom mit Kältegefühl
- Lumbalgien Ischialgien
- Infertilität beider Geschlechter, Impotenz, Spermatorrhö
- Chronische Nephritis
- Osteoporose
- Demenz
- Entwicklungsstörungen

Modifikationen

Symptom	Arzneimittel	AG	Dosis
Ausgeprägte Erschöpfung	+ *Ren Shen* (Ginseng Radix et Rhizoma)	12.1	3–6 g
Impotenz	+ *Ba Ji Tian* (Morindae Officinalis Radix)	12.3	6 g
	+ *Rou Cong Rong* (Cistanches Herba)	12.3	6 g
Blutmangel	+ *E Jiao* (Asini Corii Colla)[1]	12.2	6 g
Ausgeprägte LWS-Beschwerden	+ *Niu Xi* (Achyranthis Bidentatae Radix)	10.1	6 g

1 ▶ Kommentar *E Jiao*

Kontraindikationen und Sicherheitshinweise

- Prostatakarzinom ▶ *Du Zhong, Tu Si Zi;* ▶ Pharmakologie
- Herzrhythmusstörungen, Elektrolytstörungen, Behandlung mit *Wu Zhu Yu* (Euodiae Fructus), Digitalis oder Antiarrhythmika ▶ *Fu Zi*
- Vorsicht bei koronarer Herzkrankheit, bei Einnahme von *Ma Huang* (Ephedrae Herba) oder *Xiang Jia Pi* (Periplocae Cortex) ▶ *Fu Zi*
- Überdosierung von ▶ *Fu Zi* vermeiden
- Diarrhö ▶ *Shu Di Huang, Dang Gui*
- Vorsicht bei Verdauungsstörungen ▶ *Shu Di Huang*
- Vorsicht bei Behandlung mit Vitamin-K-Antagonisten ▶ *Gou Qi Zi*
- Vorsicht bei Blasenentleerungsstörung ▶ *Shan Zhu Yu*
- Vorsicht bei Diabetikern mit Neigung zur Hypoglykämie; Vorsicht bei Blutungsneigung ▶ *Rou Gui*
- Intensive UV-Bestrahlung vermeiden ▶ *Dang Gui*

Schwangerschaft und Stillzeit

Schwangerschaft Kontraindiziert ▶ *Fu Zi, Dang Gui*
Stillzeit Kontraindiziert ▶ *Fu Zi*

Interaktionen

▶ *Gou Qi Zi* (kann die Wirkung von Vitamin-K-Antagonisten, wie Marcumar® u.a., verstärken), *Dang Gui, Shan Zhu Yu, Rou Gui, Fu Zi*

Pharmakologie

- Das Rezepturdekokt erhöhte bei ovarektomierten weiblichen Ratten die Expression der Östrogenrezeptoren ERα und ERβ in Vaginalzellen, zeigte aber keine Östrogenwirkungen auf die Organe und erhöhte auch nicht den Östradiolserumspiegel.
- Das Rezepturdekokt erhöhte den Serumtestosteronspiegel bei gealterten männlichen Ratten.

Kommentar

- *You Gui Wan* ist abgeleitet von *Jin Gui Shen Qi Wan* (Nieren-*Qi* Pille aus dem Goldenen Schrein) aus dieser Gruppe. Im Vergleich zur grundlegenden Nieren-*Yang* tonisierenden Mischung *Jin Gui Shen Qi Wan* kräftigt *You Gui Wan* zusätzlich das *Jing* und wird bei *Yang*- und *Jing*-Mangel eingesetzt.
- Diese Rezeptur ist in Bezug auf die Nieren-*Yang* stärkende Wirkung etwas stärker als *You Gui Yin* (Trank, der die Rechte [Niere] wiederherstellt) aus dieser Gruppe.

Korrespondierende Akupunktur

- Bl 23 *Shenshu* (*Shu*-Punkt der Niere)
- Ni 3 *Taixi* (*Yuan*-Punkt der Niere)
- Ma 36 *Zusanli* (stützt das *Qi* der Mitte)
- Mi 6 *Sanyinjiao* (stützt die Mitte)
- Ren 6 *Qihai* (allgemeine Tonisierung)
- Le 3 *Taichong* (*Yuan*-Punkt der Leber)
- Bl 20 *Pishu* (*Shu*-Punkt der Milz)
- Bl 23 *Shenshu* (*Shu*-Punkt der Niere)
- Ni 3 *Taixi* (*Yuan*-Punkt der Niere)

Diätetik

Nieren-Yang stärken Hirsch, Garnelen, Niere verschiedener Tiere, Zimt, Sternanis
Nieren-Yin nähren Walnuss, Austern, Sesam
Wärmen Pfeffer, Zimt, Feige, Fenchel
Allgemein Niere stärken Kirsche, Sesam, Walnuss, Weintrauben, Wachtel (bei Hüft- und Knieschmerz), Hirschfleisch, Rinderniere, Schweineniere, schwarze Sojabohnen
Milz stärken Hirse, Buchweizen, Reis
Milz wärmen Fenchel, Ingwer, warmer Reiswein in kleinen Mengen
Blut- und Säfte-Bildung fördern Leber verschiedener Tiere, Fleisch, Milchprodukte, Fisch

Meiden Ein Übermaß an Süßem belastet die Milz, da leicht zu viel Feuchtigkeit produziert wird. Auch körperliche und sexuelle Überbeanspruchungen sollten gemieden werden, da sie in erster Linie das Nieren-*Yang* schwächen können.

Yòu Guī Yĭn
Trank, der die Rechte [Niere] wiederherstellt

右歸飲 右归饮

Englischer Name Restore the Right (Kidney-Yang) Decoction
Quelle *Jing Yue Quan Shu* (Gesammelte Werke von [Zhang] Jing Yue)

Eigenschaften

Temperatur Warm
Wirkort Innen
Funktionskreis Niere
Energiezustand des Patienten Mangel
Konstitution Geschwächt

Wirkung

- Ergänzt die Nieren-Energien, besonders das *Yang*
- Tonisiert auch Blut und stärkt das *Jing*

Zusammensetzung und Analyse

Arzneimittel	AG	Dosis	Wirkung
Shu Di Huang (Rehmanniae Radix Praeparata)	12.2	6–12 g	Nähren Blut, *Yin* und *Jing*
Gou Qi Zi (Lycii Fructus)	12.4	6–8 g	
Shan Zhu Yu (Corni Fructus)	13	6 g	Nährt und hält *Jing* und *Yin* und unterstützt *Yin* nährendes *Shu Di Huang*, indem es vor weiteren Verlusten schützt
Shan Yao (Dioscoreae Rhizoma)	12.1	6 g	Tonisiert die Milz und die Nieren und hält *Jing*
Du Zhong (Eucommiae Cortex)	12.3	6 g	Stärkt das Nieren-*Yang* und das *Jing*; wirkt besonders auf den Lumbalbereich
Rou Gui (Cinnamomi Cortex)	11	3–6 g	Wärmen und aktivieren kräftig das Nieren-*Yang*
Zhi Chuan Wu (Aconiti Radix Cocta)[1]	11	1–3 g	
Zhi Gan Cao (Glycyrrhizae Radix et Rhizoma Praeparata)	12.1	3 g	Harmonisiert die Arzneien dieser Rezeptur, entgiftet das toxische *Zhi Chuan Wu* und tonisiert die Milz

[1] *Zhi Chuan Wu* ist sehr stark wirksam und toxisch; dieses Mittel wird nur selten verwendet und darf nur mit äußerster Vorsicht (Höchstdosis beachten!) eingesetzt werden. Es kann substituiert werden mit dem leicht schwächer wirksamen, dafür weniger toxischen *Fu Zi* (Aconiti Radix Lateralis Praeparata)

Symptome

- **Allgemeine Erschöpfung**, Müdigkeit, Gesichtsblässe, **kalte Extremitäten, inneres Kältegefühl, Schwäche und Kälte im unteren Rücken** und/oder Kniebereich
- **Impotenz**, Samenverluste im Schlaf, vorzeitiger Samenerguss, **häufiges Wasserlassen** von hellem Urin, Ödeme der unteren Extremitäten

Befunde

Zungenkörper Blass
Zungenbelag Relativ unauffällig
Puls Dünn, schwach, tief

Indikationen nach TCM

Nieren-*Jing*-Mangel mit betontem Nieren-*Yang*-Mangel

Anwendungsbeispiele

- Erschöpfungssyndrom mit Kältegefühl
- Lumbalgien, Ischialgien
- Impotenz, Spermatorrhö, chronische Nephritis

Modifikationen

Symptom	Arzneimittel	AG	Dosis
Ausgeprägte LWS-Beschwerden	+ *Niu Xi* (Achyranthis Bidentatae Radix)	10.1	6 g

Kontraindikationen und Sicherheitshinweise

- Allergie gegen Bestandteile der Rezeptur oder Perubalsam
- Prostatakarzinom ▶ *Du Zhong*
- Herzrhythmusstörungen, Elektrolytstörungen, Behandlung mit *Wu Zhu Yu* (Euodiae Fructus), Digitalis oder Antiarrhythmika ▶ *Zhi Chuan Wu*
- Vorsicht bei koronarer Herzkrankheit, bei Einnahme von *Ma Huang* (Ephedrae Herba) oder *Xiang Jia Pi* (Periplocae Cortex) ▶ *Zhi Chuan Wu*
- Überdosierung von ▶ *Zhi Chuan Wu* vermeiden
- Bei längerer Anwendung Kontraindikationen und Sicherheitshinweise zu ▶ *Gan Cao* beachten

- Vorsicht bei Behandlung mit Vitamin-K-Antagonisten ▶ *Gou Qi Zi*
- Vorsicht bei Diarrhö oder Verdauungsstörungen ▶ *Shu Di Huang*
- Vorsicht bei Blasenentleerungsstörung ▶ *Shan Zhu Yu*
- Vorsicht bei Diabetikern mit Neigung zur Hypoglykämie; Vorsicht bei Blutungsneigung ▶ *Rou Gui*

Schwangerschaft und Stillzeit

Kontraindiziert ▶ *Zhi Chuan Wu*

Interaktionen

▶ *Gou Qi Zi* (kann die Wirkung von Vitamin-K-Antagonisten, wie Marcumar® u.a., verstärken), *Shan Zhu Yu, Gan Cao, Rou Gui, Zhi Chuan Wu*

Kommentar

- *You Gui Yin* ist abgeleitet von der Rezeptur *Jin Gui Shen Qi Wan* (Nieren-*Qi* Pille aus dem Goldenen Schrein) aus dieser Gruppe.
- Eine ähnliche Rezeptur zu *You Gui Yin* ist *You Gui Wan* (Pille, die die Rechte [Niere] wiederherstellt) aus dieser Gruppe. *You Gui Yin* ist in Bezug auf die Nieren-*Yang* stärkende Wirkung etwas schwächer als *You Gui Wan* (Pille, die die Rechte wiederherstellt).

Korrespondierende Akupunktur

- Bl 23 *Shenshu* (*Shu*-Punkt Niere)
- Ni 3 *Taixi* (*Yuan*-Punkt Niere)
- Ma 36 *Zusanli* (stützt das *Qi* der Mitte)
- Mi 6 *Sanyinjiao* (stützt die Mitte)
- Ren 6 *Qihai* (allgemeine Tonisierung)
- Le 3 *Taichong* (*Yuan*-Punkt Leber)
- Bl 20 *Pishu* (*Shu*-Punkt Milz)

Diätetik

Nieren-Yang stärken Hirsch, Garnelen, Nieren verschiedener Tiere, Zimt, Sternanis
Nieren-Yin nähren Walnuss, Austern, Sesam
Wärmen Pfeffer, Zimt, Feige und Fenchel
Allgemein Nieren stärken Kirsche, Sesam, Walnuss, Weintrauben, Wachtel (bei Hüft- und Knieschmerz), Hirsch-fleisch, Rinderniere, Schweineniere, schwarze Sojabohnen
Milz stärken Hirse, Buchweizen, Reis
Milz wärmen Fenchel, Ingwer, warmer Reiswein in kleinen Mengen
Blut- und Säfte-Bildung fördern Leber verschiedener Tiere, Fleisch, Milchprodukte, Fisch
Meiden Ein Übermaß an Süßem belastet die Milz, da leicht zu viel Feuchtigkeit produziert wird, übermäßig viel Rohkost kann die Milz belasten.

8.5 Yin nährende Rezepturen

Dà Bŭ Yīn Wán

Pille, die das Yin großartig tonisiert

大補陰丸 大补阴丸

Englischer Name Great Tonify the *Yin* Pill
Quelle *Dan Xi Xin Fa* (Die Lehren des [Zhu] Dan Xi)

Eigenschaften

Temperatur Kühl bis kalt
Wirkort Innen
Funktionskreis Niere, Lunge
Energiezustand des Patienten Fülle aufgrund von Leere
Konstitution Eher geschwächt und ausgezehrt

Wirkung

- Nährt das *Yin*
- Führt Feuer nach unten

Zusammensetzung und Analyse

Arzneimittel	AG	Dosis	Wirkung
Shu Di Huang (Rehmanniae Radix Praeparata)	12.2	6–9 g	Nährt und stärkt das *Yin* und Blut von Leber und Nieren
Gui Jia (Testudinis Carapax et Plastrum)	12.4	3 g	Nährt das Nieren-*Yin* und führt durch seine Schwere auflodernde Leere-Hitze nach unten; zusammen mit *Shu Di Huang* wirkt *Gui Jia* synergistisch nach dem Prinzip „durch Wasser das Feuer kontrollieren"
Zhi Mu (Anemarrhenae Rhizoma)	2.1	6 g	Klären kräftig Leere-Hitze aus den Nieren; *Zhi Mu* nährt auch *Yin* und stärkt die Säfte
Huang Bo (Phellodendri Chinensis Cortex)	2.3	6–9 g	

Symptome

- **Nachtschweiß, Knochendampfen** mit Nachmittagsfieber, **Gereiztheit**, Irritierbarkeit, **innere Unruhe**, Schmerzen in den Knien und Beinen, evtl. begleitet von einem **Schwächegefühl**, spontane Ejakulationen, eventuell mit erotischen Träumen, generell exzessive Träume
- Möglicherweise Husten mit blutigem Auswurf oder unaufhörlichem Hungergefühl

Befunde

Zungenkörper Gerötet
Zungenbelag Dünn oder fehlend
Puls Schnell und relativ kräftig an der *Chi*-Position

Indikationen nach TCM

Yin-Mangel mit Leere-Hitze
Nieren-*Yin*- und -*Jing*-Mangel mit Leere-Hitze

Anwendungsbeispiele

- Neurasthenie, unterstützend bei Hyperthyreose
- Bronchiektasien
- Konsumierende Erkrankungen
- Symptomatisch bei Diabetes mellitus

Modifikationen

Symptom	Arzneimittel	AG	Dosis
Stärkerer *Yin*-Mangel mit Mundtrockenheit und Durst	+ *Mai Dong* (Ophiopogonis Radix)	12.4	6–9 g
	+ *Tian Dong* (Asparagi Radix)	12.4	6–12 g
Ausgeprägter Nachtschweiß	+ *Fu Xiao Mai* (Tritici Fructus Levis)	13	6–12 g
	+ *Mu Li* (Ostreae Concha)	14.1	6–12 g
Husten mit blutigem Schleim	+ *Xian He Cao* (Agrimoniae Herba)	10.2	6–9 g
	+ *Ce Bai Ye* (Platycladi Cacumen)	10.2	6 g
Ausgeprägte Leere-Hitze	+ *Di Gu Pi* (Lycii Cortex)	2.5	6–9 g
Unruhiger Schlaf mit exzessiven Träumen	+ *Bai He* (Lilii Bulbus)	12.4	6–9 g
	+ *Lian Zi Xin* (Nelumbinis Plumula)	2.1	4–6 g

Kontraindikationen und Sicherheitshinweise

- Allergie gegen Bestandteile der Rezeptur
- Diarrhö ▶ *Shu Di Huang, Gui Jia, Zhi Mu, Huang Bo*
- Vorsicht bei Verdauungsstörungen ▶ *Shu Di Huang*

Schwangerschaft und Stillzeit

Schwangerschaft Kontraindiziert ▶ *Gui Jia, Huang Bo, Zhi Mu*
Stillzeit Kontraindiziert ▶ *Huang Bo*

Kommentar

- Die Originalquelle führt aus, dass das Pulver der enthaltenen Arzneien mit Honig und Knochenmark der Schweinewirbelsäule gemischt und dann zu Pillen verarbeitet wird. Heute wird die Mischung oft ohne Honig und Knochenmark als Dekokt zubereitet.
- *Da Bu Yin Wan* ist angezeigt bei *Yin*-Mangel mit aufsteigendem Feuer. Das starke Feuer schädigt die Flüssigkeiten und das *Yin* weiter. Somit zielt die Behandlung nicht nur auf das Nähren von *Yin*, sondern eben auch auf das Klären von Feuer. Die ausgeglichene Aufteilung der nährenden und klärenden Mittel in dieser Rezeptur zeigt auf, dass sie bei Wasser-Feuer-Disharmonien eingesetzt wird, bei welchen sich *Yin*-Mangel und heiße Feuer-Zeichen in ausgeglichenem Maße zeigen. In alten Zeiten wurde dieses Krankheitsbild auch als „Knochendampfen-Erkrankung" bezeichnet, als wenn die Hitze aus dem tiefsten Inneren – der Nieren-Ebene – ausdünsten würde.
- Zentral für den Einsatz dieser Mischung sind Zeichen von Nieren-*Yin*- und -*Jing*-Mangel sowie von konkreten Leere-Feuer-Zeichen, evtl. mit Schädigung der Säfte und Flüssigkeiten.
- Im Gegensatz zu *Zhi Bai Di Huang Wan* (Anemarrhenae Radix, Phellodendri Chinensis Cortex und Rehmanniae Radix Pille) aus dieser Gruppe fokussiert *Da Bu Yin Wan* ausschließlich auf die Niere (anstelle von Niere, Leber und Milz) und durch die Einbindung von *Gui Jia* und *Shu Di* auch auf das Nähren des *Jing* und durch das schwere *Gui Jia* auf das Absenken von Leere-Feuer.
- Eine weitere verwandte Rezeptur von *Da Bu Yin Wan* ist *Hu Qian Wan* (Pille des auf der Lauer liegenden Tigers) aus dieser Gruppe. Beide Rezepturen stammen von Zhu Danxi, dem Begründer der *Yin*-Schule. *Hu Qian Wan* nährt ebenfalls *Yin* und *Jing* und klärt Leere-Hitze. Der Fokus liegt aber auf dem Stärken von Knochen und Sehnen.

Korrespondierende Akupunktur

- Ni 7 *Fuliu* (Tonisierungspunkt der Niere)
- Le 8 *Ququan* (Tonisierungspunkt der Leber)
- Ren 6 *Qihai* (tonisiert die Nieren-Energie)
- Bl 20 *Pishu* (*Shu*-Punkt der Milz)
- Bl 23 *Shenshu* (*Shu*-Punkt der Niere)
- Ni 6 *Zhaohai* (stärkt das Nieren-*Yin*, sediert)
- Ma 36 *Zusanli* (stützt das *Qi* der Mitte)
- Mi 6 *Sanyinjiao* (Arealfernpunkt für den Unterbauch, stützt die Mitte)

Diätetik

Blut und Yin nähren Weizen (gekeimt), Hafer, Milch, Eigelb, Kirsche, Birne, Mungbohnen, Sesam, schwarze Sojabohnen, Niere (Rind, Schwein), Walnuss, Schaf- und Ziegenmilch, Butter, Sahne, Salz, Austern, Weintrauben, Pinienkerne, Milchprodukte
Meiden Hitze erzeugende Nahrungsmittel, wie Alkohol (Feuchtigkeit-Hitze), Kaffee, Chili und andere sehr scharfe oder öffnende Nahrungsmittel (wie rohe Zwiebeln)

Ěr Lóng Zuǒ Cí Wán
Pille für Taubheit, die der Linken [Niere] guttut
耳聾左慈丸 耳聋左慈丸

Englischer Name Pill for Deafness that Is Kind to the Left [Kidney]
Quelle *Guang Wen Yi Lun* (Abhandlung über weitverbreitete epidemische Wärme-Erkrankungen)

Eigenschaften

Temperatur Neutral
Wirkort Innen
Funktionskreis Niere
Energiezustand des Patienten Mangel
Konstitution Geschwächt

Wirkung

- Ergänzt Nieren- und Leber-Blut und -*Yin*
- Öffnet das Ohr und verbessert das Gehör

Zusammensetzung und Analyse

Arzneimittel	AG	Dosis	Wirkung
Shu Di Huang (Rehmanniae Radix Praeparata)	12.2	12 g	Stärken Niere, Leber und Mitte und nähren Blut und *Yin; Shan Zhu Yu* und *Shan Yao* halten *Jing* zurück; *Shan Yao* stützt auch die Mitte und leitet Feuchtigkeit aus
Shan Zhu Yu (Corni Fructus)	13	6 g	
Shan Yao (Dioscoreae Rhizoma)	12.1	6 g	
Ze Xie (Alismatis Rhizoma)	4	9 g	Klären und leiten aus: *Mu Dan Pi* klärt Leere-Hitze und Blut-Hitze, insbes. von der Leber; *Ze Xie* klärt Leere-Hitze aus den Nieren und leitet Feuchtigkeit aus; *Fu Ling* leitet Feuchtigkeit aus und stärkt die Milz
Mu Dan Pi (Moutan Cortex)	2.2	6 g	
Fu Ling (Poria)	4	6 g	
Wu Wei Zi (Schisandrae Chinensis Fructus)	13	6 g	Stabilisiert *Jing*
Shi Chang Pu (Acori Tatarinowii Rhizoma)	15	6 g	Befreit die Sinnesöffnungen, erweckt *Shen*
Ci Shi (Magnetitum)	14.1	3–6 g	Stärkt Niere und Leber, nährt *Yin*; sediert aufsteigendes Leber-*Yang* und verbessert das Gehör und die Sicht

Symptome

- **Hörverlust, Tinnitus, kontinuierliche, zikadenähnliche Ohrgeräusche, die nachts stärker werden**, Schwindel mit verschwommenem Sehen, Schwindelattacken, Schlaflosigkeit, Irritierbarkeit, Nachtschweiß
- Sehstörungen, trockene Augen, verschwommenes Sehen

Befunde

Zungenkörper Rot, ggf. rissig
Zungenbelag Dünn, weiß
Puls Dünn, beschleunigt

Indikationen nach TCM

Nieren-Mangel mit Blut-*Yin*-Mangel, dadurch bedingte Hör- oder Sehstörungen

Anwendungsbeispiele

- Tinnitus, Hörsturz, Altersschwerhörigkeit
- Schwindel
- Sehstörungen

Modifikationen

Symptom	Arzneimittel	AG	Dosis
Ausgeprägte Hörminderung durch *Yin*-Mangel	+ *Nu Zhen Zi* (Ligustri Fructus)	12.4	6 g
	+ *Mo Han Lian* (Ecliptae Herba)	12.4	6 g
Ausgeprägte Rötung und Trockenheit der Augen	+ *Gou Qi Zi* (Lycii Fructus)	12.4	6 g
	+ *Ju Hua* (Chrysanthemi Flos)	1.2	6 g

Kontraindikationen und Sicherheitshinweise

- Allergie gegen Bestandteile der Rezeptur
- Anwendung bei Kindern ▶ *Shi Chang Pu*
- Blasenentleerungsstörung ▶ *Shan Zhu Yu*
- Gleichzeitige Behandlung mit Tacrolimus, besondere Vorsicht bei Behandlung mit Ciclosporin (Kontrolle des Serumspiegels!) oder Paclitaxel ▶ *Wu Wei Zi*
- Überdosierung und Langzeitanwendung vermeiden ▶ *Shi Chang Pu, Ci Shi*
- Vorsicht bei empfindlichem Magen ▶ *Ci Shi*
- Vorsicht bei Diarrhö oder Verdauungsstörungen ▶ *Shu Di Huang*
- Vorsicht vor Überdosierung von ▶ *Ze Xie*

Fertilität, Schwangerschaft und Stillzeit

Fertilität Von einer Anwendung bei Frauen und Männern mit Kinderwunsch ist abzuraten ▶ *Shi Chang Pu*
Schwangerschaft und Stillzeit Kontraindiziert ▶ *Mu Dan Pi, Shi Chang Pu*

Interaktionen

▶ *Shan Zhu Yu, Fu Ling, Wu Wei Zi, Shi Chang Pu, Ci Shi*

Kommentar

- *Er Long Zuo Ci Wan* ist eine Erweiterung von *Liu Wei Di Huang Wan* (Sechs Bestandteile Pille mit Rehmanniae Radix Praeparata) ▶ RG 8.4.
- *Er Long Zuo Ci Wan* wird oft bei Altersschwerhörigkeit oder bei Hörsturz im Alter eingesetzt.

Korrespondierende Akupunktur

- SJ 3 *Zhongzhu* (Tonisierungspunkt)
- SJ 17 *Yifeng* (Lokalpunkt des Ohrs)
- SJ 21 *Ermen* (Lokalpunkt)
- Gb 2 *Tinghui* (Lokalpunkt)
- Dü 19 *Tinggong* (Lokalpunkt)
- Le 3 *Taichong* (*Yuan*-Punkt)

- Mi 6 *Sanyinjiao* (Arealfernpunkt für den Unterbauch, stützt die Mitte)
- Ren 6 *Qihai* (tonisiert die Nieren-Energie)
- Bl 23 *Shenshu* (*Shu*-Punkt der Niere)
- Ni 7 *Fuliu* (Tonisierungspunkt der Niere, stärkt das *Yin*)

Diätetik

Yin nähren Weintrauben, Maulbeerfrucht, Ziegenmilch, Sahne, Ei, Sesamöl, Butter
Milz tonisieren Buchweizen, Gerste, Sojabohnen, Fenchel, Hirse, Langkornreis, Mandeln, Weißkohl, Kartoffeln, Feige, Huhn, Schinken, Hering, Pfeffer
Meiden Hitze erzeugende Nahrungsmittel wie Alkohol (Feuchtigkeit-Hitze), Kaffee, Chili und andere sehr scharfe oder öffnende Nahrungsmittel (wie rohe Zwiebeln)

Hǔ Qián Wán
Pille des auf der Lauer liegenden Tigers
虎潛丸 虎潜丸

Englischer Name Hidden Tiger Pill
Quelle *Dan Xi Xin Fa* (Die Lehren des [Zhu] Dan Xi)

Eigenschaften

Temperatur Kühl
Wirkort Innen
Funktionskreis Milz, Niere, Leber
Energiezustand des Patienten Mangel
Konstitution Geschwächt

Wirkung

- Nährt das *Yin*
- Führt Feuer nach unten
- Stärkt Knochen und Sehnen

Zusammensetzung und Analyse

Arzneimittel	AG	Dosis	Wirkung
Gui Jia (Testudinis Carapax et Plastrum)	12.4	6–9 g	Nährt *Yin* und verankert aufsteigendes *Yang*, vermehrt das Mark und *Jing*, tonisiert so die Nieren und die Knochen. Wirkt synergistisch mit *Huang Bo*
Huang Bo (Phellodendri Chinensis Cortex)	2.3	3–6 g	Trocknet Feuchtigkeit im Unteren Erwärmer und den Knochen, führt Leere-Hitze wieder hinunter; wirkt synergistisch mit *Gui Jia*
Niu Xi (Achyranthis Bidentatae Radix)	10.1	6 g	Tonisiert die Nieren, leitet Feuer und die anderen Arzneien in die untere Körperhälfte und bewegt das Blut
Shu Di Huang (Rehmanniae Radix Praeparata)	12.2	6–12 g	Stärkt Leber und Niere, nährt *Yin* und Blut
Zhi Mu (Anemarrhenae Rhizoma)	2.1	3–6 g	Klärt Leere-Hitze und vermehrt das *Yin*
Bai Shao (Paeoniae Radix Alba)	12.2	6–9 g	Nährt *Yin* und Blut und erweicht die Sehnen; hält Verluste zurück
Dang Gui (Angelicae Sinensis Radix)	12.2	6–9 g	Nährt und dynamisiert das Blut
Suo Yang (Cynomorii Herba)	12.3	3–6 g	Tonisiert Nieren-*Yang* und -*Jing*; stärkt die Sehnen und Knochen
Chen Pi (Citri Reticulatae Pericarpium)	9	6 g	Reguliert das *Qi* und unterstützt die Aufnahme dieser Mischung
Gan Jiang (Zingiberis Rhizoma)	11	1–2 g	Stärkt und wärmt das *Yang* der Mitte; schützt vor der Kälte der anderen Arzneien

Symptome

- **Atrophierte und schwache Beine**, Schwierigkeiten beim Gehen, **schwache Knochen und Sehnen**, Schwächegefühl im Lumbalbereich und in den Knien
- Schwindel, Tinnitus

Befunde

Zungenkörper Gerötet
Zungenbelag Vermindert oder fehlend
Puls Dünn, schwach

Indikationen nach TCM

Yin- und *Jing*-Mangel mit Leere-Hitze, eine Art von *Wei*-Atrophie-Syndrom

Anwendungsbeispiele

- Unterstützend bei Multipler Sklerose
- Degenerative Gelenkerkrankungen
- Folgeerscheinungen von Polio und Tuberkulose, die das Kniegelenk betreffen
- Osteoporose

Modifikationen

Symptom	Arzneimittel	AG	Dosis
Knochendampfen	– *Gan Jiang* (Zingiberis Rhizoma)	11	–
	– *Shu Di Huang* (Rehmanniae Radix Praeparata)	2.2	–
	+ *Di Huang* (Rehmanniae Radix)	2.2	6–9 g
	+ evtl. *Di Gu Pi* (Lycii Cortex)	2.5	6–9 g
Ausgeprägter Nachtschweiß	+ *Fu Xiao Mai* (Tritici Fructus Levis)	13	6–12 g
	+ *Mu Li* (Ostreae Concha)	14.1	6–12 g
Gleichzeitiger *Qi*-Mangel	+ *Huang Qi* (Astragali Radix)	12.1	6–12 g
	+ *Ren Shen* (Ginseng Radix et Rhizoma)	12.1	3–6 g
Lumbalschmerzen	+ *Du Zhong* (Eucommiae Cortex)	12.3	6 g
	+ *Xu Duan* (Dipsaci Radix)	12.3	6 g
Ausgeprägter *Jing*-Mangel	+ *Lu Jiao* (Cervi Cornu)	12.3	6 g
	+ *Rou Cong Rong* (Cistanches Herba)	12.3	6–9 g

Kontraindikationen und Sicherheitshinweise

- Allergie gegen Bestandteile der Rezeptur
- Diarrhö ▶ *Gui Jia, Huang Bo, Shu Di Huang, Zhi Mu, Dang Gui*
- Vorsicht bei Verdauungsstörungen ▶ *Shu Di Huang*
- Vorsicht bei Ejaculatio praecox ▶ *Suo Yang*
- Intensive UV-Bestrahlung vermeiden ▶ *Dang Gui*

Fertilität, Schwangerschaft und Stillzeit

Fertilität Bei Frauen mit Kinderwunsch mit Vorsicht einsetzen ▶ *Niu Xi*
Schwangerschaft Kontraindiziert ▶ *Gui Jia, Huang Bo, Niu Xi, Zhi Mu, Dang Gui*
Stillzeit Kontraindiziert ▶ *Huang Bo.* Bei Auslassen von *Huang Bo* keine Einschränkungen bekannt

Interaktionen

▶ *Bai Shao, Dang Gui, Gan Jiang*

Kommentar

- *Hu Qian Wan* ist eine Erweiterung von *Da Bu Yin Wan* (Pille, die das *Yin* großartig tonisiert) aus dieser Gruppe. Zusätzlich zum Nähren von *Yin* und Klären von Leere-Feuer werden die Knochen und Sehnen gestärkt. *Hu Qian Wan* behandelt somit Störungen, bei denen *Yin* und Substanz geschwächt sind und Leere-Feuer die Knochen, Muskeln und Sehnen weiter austrocknet und schwächt. Schlüsselsymptome sind Atrophie und Schwäche der unteren Extremitäten aufgrund von Leere-Hitze und geschwächtem *Yin* (gerötete Zunge mit wenig Belag, Schwäche im Lumbalbereich, Tinnitus, Schwindel etc.).
- *Hu Qian Wan* enthält in ihrer Originalform Tigerknochen (*Hu Gu*). Diese werden heute selbstverständlich nicht mehr verwendet und können durch Schweineknochen (Porci Os) oder Hundeknochen (Canis Os) ersetzt werden, soweit erhältlich. Die oben aufgeführte Rezeptur ersetzt die Tigerknochen durch die Zugabe von *Dang Gui* und *Niu Xi*. Diese beiden Mittel sind nicht in der Originalversion, werden heutzutage aber oft beigefügt.

Korrespondierende Akupunktur

- Ni 7 *Fuliu* (Tonisierungspunkt der Niere)
- Le 8 *Ququan* (Tonisierungspunkt der Leber)
- Ren 6 *Qihai* (tonisiert die Nieren-Energie)
- Bl 20 *Pishu* (*Shu*-Punkt der Milz)
- Bl 23 *Shenshu* (*Shu*-Punkt der Niere)
- Ni 6 *Zhaohai* (stärkt das Nieren-*Yin*, sediert)
- Ma 36 *Zusanli* (stützt das *Qi* der Mitte)
- Mi 6 *Sanyinjiao* (Arealfernpunkt für den Unterbauch, stützt die Mitte)

Diätetik

Blut und Yin nähren Weizen (gekeimt), Hafer, Milch, Eigelb, Kirsche, Birne, Mungbohnen, Sesam, schwarze Sojabohnen, Niere (Rind, Schwein), Walnuss, Schaf- und Ziegenmilch, Butter, Sahne, Salz, Austern, Weintrauben, Pinienkerne, Milchprodukte
Meiden Hitze erzeugende Nahrungsmittel, wie Alkohol (Feuchtigkeit-Hitze), Kaffee, Chili und andere sehr scharfe oder öffnende Nahrungsmittel (wie rohe Zwiebeln)

Liù Wèi Dì Huáng Wán
Sechs Bestandteile Pille mit Rehmanniae Radix Praeparata
六味地黄丸 六味地黃丸

Englischer Name Six-Ingredient Pill with Rehmannia
Quelle *Xiao Er Yao Zheng Zhi Jue* (Die Kunst, Kinderkrankheiten zu behandeln)

Eigenschaften

Temperatur Kühl
Wirkort Innen
Funktionskreis Niere
Energiezustand des Patienten Mangel
Konstitution Geschwächt

Wirkung

Nährt und stärkt das Nieren-*Yin*

Zusammensetzung und Analyse

Arzneimittel	AG	Dosis	Wirkung
Shu Di Huang (Rehmanniae Radix Praeparata)	12.2	12 g	Stärken Niere, Leber und Mitte und nähren Blut und *Yin*; *Shan Zhu Yu* und *Shan Yao* halten *Jing* zurück; *Shan Yao* stützt auch die Mitte und leitet Feuchtigkeit aus
Shan Zhu Yu (Corni Fructus)	13	6 g	
Shan Yao (Dioscoreae Rhizoma)	12.1	6 g	
Ze Xie (Alismatis Rhizoma)	4	9 g	Klären und leiten aus: *Mu Dan Pi* klärt Leere-Hitze und Blut-Hitze, insbesondere von der Leber; *Ze Xie* klärt Leere-Hitze aus den Nieren und leitet Feuchtigkeit aus; *Fu Ling* leitet Feuchtigkeit aus und stärkt die Milz
Mu Dan Pi (Moutan Cortex)	2.2	6 g	
Fu Ling (Poria)	4	6 g	

Symptome

- **Erschöpfbarkeit, Nervosität, nächtliche Unruhe, Schlaflosigkeit**
- **Heiße Extremitäten, besonders nachts, Nachtschweiß**, evt. aufsteigende Hitze
- **Trockener Rachen, trockene Haut**, Haarausfall, vorzeitiges Ergrauen, **trockene Schleimhäute, trockener Stuhl**
- Schwindel, Schwindelattacken, Tinnitus, Hörminderung
- Lumbalschmerzen oder -schwäche, Knieschwäche und -schmerzen (Gonalgie)

Befunde

Zungenkörper Rot
Zungenbelag Vermindert oder fehlend
Puls Dünn, beschleunigt

Indikationen nach TCM

- Nieren-*Yin*-Mangel
- Ggf. Zeichen der Leere-Hitze

Anwendungsbeispiele

- Tinnitus, Schwindel, Sehstörungen
- Blande Hypertonie, unterstützend bei Hyperthyreose
- LWS-Syndrom, Gonalgie, Parästhesien
- Menopausebeschwerden

Modifikationen

Symptom	Arzneimittel	AG	Dosis
Augenbeschwerden[1]	+ *Gou Qi Zi* (Lycii Fructus)	12.4	6–9 g
	+ *Ju Hua* (Chrysanthemi Flos)	1.2	6 g
Bluthochdruck	+ *Tian Ma* (Gastrodiae Rhizoma)	16	3–6 g
	+ *Shi Jue Ming* (Haliotidis Concha)	16	6 g
	+ *Gou Teng* (Uncariae Ramulus cum Uncis)	16	6 g
Tinnitus	+ *Chai Hu* (Bupleuri Radix)	1.2	6 g
	+ *Ci Shi* (Magnetitum)	14.1	6 g

[1] Die Rezeptur entspricht dann *Qi Ju Di Huang Wan* (Lycii Fructus, Chrysanthemi Flos und Rehmanniae Radix Praeparata Pille) aus dieser Gruppe

Kontraindikationen und Sicherheitshinweise

- Allergie gegen Bestandteile der Rezeptur
- Blasenentleerungsstörung ▶ *Shan Zhu Yu*
- Vorsicht bei Diabetikern mit Neigung zur Hypoglykämie ▶ Pharmakologie
- Vorsicht bei Diarrhö oder Verdauungsstörungen ▶ *Di Huang*
- Vorsicht mit Überdosierung von ▶ *Ze Xie*

Fertilität, Schwangerschaft und Stillzeit

Fertilität Eine reproduktionstoxikologische Studie zeigte unter einer moderaten Dosis von *Liu Wei Di Huang* in Kombination mit einer Vanadium-Verbindung keine Beeinträchtigung der Furchtbarkeit von männlichen oder weiblichen Mäusen.

Schwangerschaft Kontraindiziert ▶ *Mu Dan Pi*. Die genannte reproduktionstoxikologische Studie an der Maus zeigte keine embryotoxischen, fetotoxischen Auswirkungen oder offensichtlichen fetalen Anomalien. Aus methodischen Gründen ist die Aussagekraft dieser Studie jedoch limitiert.
Stillzeit Kontraindiziert ▶ *Mu Dan Pi*

Interaktionen

- Pharmakokinetische Studie an gesunden Probanden fanden durch *Liu Wei Di Huang Wan* keine Beeinflussung der Aktivität der Enzyme CYP2C19, CYP2D6 und CYP3A4, aber eine Hemmung von CYP2A6 und eine Induktion von CYP1A2.
- Die Rezeptur kann durch ihre saure Eigenschaft die Reabsorption von Rifampicin und Isoniazid in den Nieren und damit deren Bioverfügbarkeit und Toxizität erhöhen. Andererseits kann die Absortion von Makroliden (Erythromycin, Roxithromycin usw.) vermindert und ihre Exkretion beschleunigt werden, sodass deren Bioverfügbarkeit sinkt. Auch kann der antibakterielle Effekt von Aminoglykosiden (Gentamycin, Streptomycin u.a.) geschwächt werden.
- ▶ *Di Huang, Shan Zhu Yu, Fu Ling*

Pharmakologie

- In klinischen Studien bei Patienten mit Diabetes mellitus Typ 2 senkte die Rezeptur in Kombination mit Antidiabetika den Nüchtern- und postprandialen Blutzucker sowie den HBA1c-Wert mehr als es die Antidiabetika allein taten.
- *Liu Wei Di Huang Wan* zeigte Östrogeneffekte, indem es die mRNA-Expression der Östrogenrezeptoren ERα und ERβ bei ovariektomierten weiblichen Ratten steigerte und bei postmenopausalen Frauen den Östrogenserumspiegel erhöhte. Andererseits stellte es den medikamentös unterdrückten Testosteronserumspiegel bei männlichen Ratten wieder her.
- Das Dekokt bzw. eine wässrige Lösung der Rezeptur zeigten in vitro (Ames-Test, Chromosomenaberrationstest) und in vivo (Mikrokern-Test bei der Maus) keine Hinweise auf Mutagenität oder Gentoxizität. Das Dekokt der koreanischen Lesart *Yukmijihwang-Tang* reagierte im In vitro-Chromosomenaberrationstest positiv, zeigte ansonsten in vitro und in vivo (Ames-Test, E.coli WP2uvrA-Test, Mikrokern-Test) aber keine Hinweise auf Mutagenität oder Gentoxizität.

Kommentar

- Ursprünglich ist *Liu Wei Di Huang Wan* (Sechs Bestandteile Pille mit Rehmanniae Radix Praeparata) durch Weglassen der heißen, Nieren-*Yang* wärmenden Arzneien aus *Jin Gui Shen Qi Wan* (Nieren-*Qi* Pille aus dem Goldenen Schrein) ▶ RG 8.4 entwickelt worden.
- *Liu Wei Di Huang Wan* ist die Basisrezeptur zur Stützung des Nieren-*Yin* und eine der bekanntesten und am häufigsten eingesetzten Rezepturen in der Chinesischen Medizin. Die Rezeptur ist speziell, weil sie zwar grundsätzlich tonisiert, aber auch bewegende und ausleitende Mittel enthält. Ursprünglich für Kinder konzipiert, werden die nährenden, klebrigen Mittel kombiniert mit Diurese fördernden und Hitze klärenden Arzneien. Jedes der drei *Zang*-Organe Milz, Leber und Niere wird durch eine Zweierkombination gestärkt, aber auch bewegt.
- Es gibt eine Reihe von Rezepturen aus dieser Gruppe, die auf der Basisrezeptur *Liu Wei Di Huang Wan* aufbauen:
  - *Qi Ju Di Huang Wan* (Lycii Fructus, Chrysanthemi Flos und Rehmanniae Radix Praeparata Pille)
  - *Er Long Cuo Zi Wan* (Pille für Taubheit, die der Linken [Niere] guttut)
  - *Zhi Bai Di Huang Wan* (Anemarrhenae Radix, Phellodendri Chinensis Cortex und Rehmanniae Radix Pille)
  - *Ming Mu Di Huang Wan* (Pille zur Verbesserung der Sicht mit Rehmanniae Radix)

Korrespondierende Akupunktur

- Ni 7 *Fuliu* (Tonisierungspunkt der Niere)
- Le 8 *Ququan* (Tonisierungspunkt der Leber)
- Ren 6 *Qihai* (tonisiert die Nieren-Energie)
- Bl 20 *Pishu* (*Shu*-Punkt der Milz)
- Bl 23 *Shenshu* (*Shu*-Punkt der Niere)
- Ni 6 *Zhaohai* (stärkt das Nieren-*Yin*, sediert)
- Ma 36 *Zusanli* (stützt das *Qi* der Mitte)
- Mi 6 *Sanyinjiao* (Arealfernpunkt für den Unterbauch, stützt die Mitte)

Diätetik

Blut und Yin nähren (Gekeimter) Weizen, Hafer, Milch, Eigelb, Kirsche, Birne, Mungbohnen, Sesam, schwarze Sojabohnen, Niere (Rind, Schwein), Walnuss, Schaf- und Ziegenmilch, Butter, Sahne, Salz, Austern, Weintrauben, Pinienkerne, Milchprodukte
Meiden Hitze erzeugende Nahrungsmittel wie Alkohol (Feuchtigkeit-Hitze), Kaffee, Chili und andere sehr scharfe oder öffnende Nahrungsmittel (wie rohe Zwiebeln)

Míng Mù Dì Huáng Wán
Pille zur Verbesserung der Sicht mit Rehmanniae Radix
明目地黄丸 明目地黃丸

Englischer Name Improve Vision Pill with Rehmannia
Quelle *Shen Shi Yao Han* (Untersuchung des unschätzbaren Jade-Patienten)

Eigenschaften

Temperatur Neutral
Wirkort Innen
Funktionskreis Niere, Leber
Energiezustand des Patienten Mangel
Konstitution Geschwächt, eher ältere Patienten

Wirkung

- Nährt und stärkt Nieren- und Leber-Blut und -*Yin*
- Klärt die Augen und verbessert die Sicht

Zusammensetzung und Analyse

Arzneimittel	AG	Dosis	Wirkung
Shu Di Huang (Rehmanniae Radix Praeparata)	12.2	12 g	Stärken Niere, Leber und Mitte und nähren Blut und *Yin*; *Shan Zhu Yu* und *Shan Yao* halten *Jing* zurück; *Shan Yao* stützt auch die Mitte und leitet Feuchtigkeit aus
Di Huang (Rehmanniae Radix)	2.2	6 g	
Shan Zhu Yu (Corni Fructus)	13	6 g	
Shan Yao (Dioscoreae Rhizoma)	12.1	6 g	
Ze Xie (Alismatis Rhizoma)	4	6 g	Klären und leiten aus: *Mu Dan Pi* klärt Leere-Hitze und Blut-Hitze, insbesondere von der Leber; *Ze Xie* klärt Leere-Hitze aus den Nieren und leitet Feuchtigkeit aus
Mu Dan Pi (Moutan Cortex)	2.2	6 g	
Fu Shen (Poriae Scleroticum Pararadicis)	4	6 g	
Dang Gui (Angelicae Sinensis Radix)	12.2	6 g	Nährt Leber-Blut und lenkt Blut zu den Augen
Chai Hu (Bupleuri Radix)	1.2	6 g	Befreit den *Qi*-Fluss der Leber und begünstigt die Verteilung von Leber-Blut zu den Augen
Wu Wei Zi (Schisandrae Chinensis Fructus)	13	6 g	Unterstützt und hält die Säfte und nährt das *Yin*

Symptome

- **Gerötete und/oder schmerzende Augen, Trockenheit der Augen** mit einem Gefühl wie Sand im Auge, verschwommenes Sehen, **vermindertes Sehvermögen**
- Schwindel, Tinnitus, Nachtschweiß

Befunde

Zungenkörper Rot
Zungenbelag Dünn, weiß
Puls Dünn, beschleunigt

Indikationen nach TCM

Nieren- und Leber-Blut- und -*Yin*-Mangel, dadurch bedingte Sehstörungen und Sehschwäche

Anwendungsbeispiele

- Verschiedene Augenleiden und Sehstörungen, vor allem im Alter
- Chronische Konjunktivitis
- Glaukom

Modifikationen

Symptom	Arzneimittel	AG	Dosis
Gerötete Augen aufgrund von aufsteigender Leber Hitze	+ *Qing Xiang Zi* (Celosiae Semen)	12.1	9 g
	+ *Jue Ming Zi* (Cassiae Semen)	2.1	9 g
	+ *Ju Hua* (Chrysanthemi Flos)	1.2	6g
Lichtempfindlichkeit aufgrund von aufsteigendem Leber-*Yang*	+ *Ji Li* (Tribuli Fructus)	16	9 g
	+ *Shi Jue Ming* (Haliotidis Concha)	16	6 g
Nachtblindheit aufgrund von Leber-Blutmangel	+ *Gou Qi Zi* (Lycii Fructus)	12.4	9g

Kontraindikationen und Sicherheitshinweis

- Allergie gegen Bestandteile der Rezeptur
- Blasenentleerungsstörung ▶ *Shan Zhu Yu*
- Gleichzeitige Behandlung mit Tacrolimus, besondere Vorsicht bei Behandlung mit Ciclosporin (Kontrolle des Serumspiegels!) oder Paclitaxel ▶ *Wu Wei Zi*
- Interferonbehandlung ▶ *Chai Hu*
- Vorsicht bei vorbestehendem Leberschaden, höherem Alkoholkonsum oder positivem HCV-Antikörperstatus, auf Anzeichen für eine Leberschädigung sollte geachtet werden ▶ *Chai Hu*
- Vorsicht bei Diarrhö oder Verdauungsstörungen ▶ *Di Huang, Dang Gui*

- Intensive UV-Bestrahlung vermeiden ▶ *Dang Gui*
- Überdosierung von ▶ *Ze Xie* vermeiden
- Vorsicht bei Diabetikern mit Neigung zur Hypoglykämie ▶ *Liu Wei Di Huang Wan*

Schwangerschaft und Stillzeit

Schwangerschaft Kontraindiziert ▶ *Mu Dan Pi, Dang Gui*
Stillzeit Kontraindiziert ▶ *Mu Dan Pi.* Bei Auslassen von *Mu Dan Pi* mit Vorsicht anzuwenden ▶ *Wu Wei Zi*

Interaktionen

▶ *Di Huang, Shan Zhu Yu, Wu Wei Zi, Dang Gui*

Kommentar

- *Ming Mu Di Huang Wan* besteht aus *Liu Wei Di Huang Wan* (Sechs Bestandteile Pille mit Rehmanniae Radix Praeparata) und *Qi Ju Di Huang Wan* (Lycii Fructus, Chrysanthemi Flos und Rehmanniae Radix Praeparata Pille) aus dieser Gruppe sowie zusätzlich *Ji Li* und *Shi Jue Ming.*
- Diese Rezeptur ist noch stärker auf die Augen ausgerichtet und effektiver als *Qi Ju Di Huang Wan.*

Korrespondierende Akupunktur

- Ma 1 *Chengqi*, Bl 1 *Jingming*, Bl 2 *Zanzhu*, Gb 1 *Tongziliao*, SJ 23 *Sizhukong* (Lokalpunkte für die Augen)
- M-HN 14 *Bitong* und M-HN 9 *Taiyang* (beide Lokalpunkte für die Augen)
- D 4 *Hegu* (besonderer Bezug zum Gesicht, lindert Schmerzen)
- Gb 37 *Guangming* (besonderer Bezug zu den Augen, verbessert das Sehen)
- Ma 44 *Hegu* (Fernpunkt für Gesicht, lindert Schmerzen)
- Le 3 *Taichong* (*Yuan*-Punkt)
- Gb 38 *Yangfu* (Sedierungspunkt der Gallenblase, bei akuten Beschwerden)
- Le 2 *Xingjian* (Sedierungspunkt der Leber, bei akuten Beschwerden)
- Ren 6 *Qihai* (Tonisierung der Niere)
- Ni 7 *Fuliu* (Tonisierungspunkt der Niere)
- Le 8 *Ququan* (Tonisierungspunkt der Leber, nährt Leber-Blut)

Diätetik

Leber-Blut nähren Stangensellerie, Pfeffer, Kardamom, Paprika
Blut bewegen Erdnuss, schwarze Sojabohnen, Esskastanie, Pfirsich, Essig, Aubergine, chinesischer Lauch (*Qi* und Blut bewegend)
Leber-Yang absenken Stangensellerie, Selleriesaft, Spinat, Wasserkastanie, Chrysanthemenblüten-Tee
Blut und Yin nähren (Gekeimter) Weizen, Hafer, Milch, Eigelb, Kirsche, Birne, Mungbohnen, Sesam, schwarze Sojabohnen, Niere (Rind, Schwein), Walnuss, Schaf- und Ziegenmilch, Butter, Sahne, Salz, Austern, Weintrauben, Pinienkerne, Milchprodukte
Meiden Heiße oder Hitze erzeugende Nahrungsmittel, wie Alkohol (Feuchtigkeit-Hitze), Kaffee, Chili; im Quellentext wird darauf hingewiesen, dass während der Einnahme dieser Rezeptur keine Rote Bete verzehrt werden sollten.

Qī Bǎo Měi Rán Dān
Besondere Sieben Schätze Pille für schöne Barthaare
七寶美髯丹 七宝美髯丹

Englischer Name Seven-Treasure Special Pill for Beautiful Whiskers
Quelle *Yi Fang Ji Jie* (Analytische Sammlung medizinischer Rezepturen)

Eigenschaften

Temperatur Leicht warm
Wirkort Innen
Funktionskreis Niere, Leber, Milz
Energiezustand des Patienten Leichte Leere
Konstitution Eher geschwächt

Wirkung

- Nährt Nieren-*Yin* und -*Jing*
- Nährt Leber-Blut
- Stärkt und nährt die Haare

Zusammensetzung und Analyse

Arzneimittel	AG	Dosis	Wirkung
Zhi He Shou Wu (Polygoni Multiflori Radix Praeparata)	12.2	6–9 g	Tonisiert Niere und Leber, nährt Blut und *Jing*; nährt und stärkt die Haare
Bu Gu Zhi (Psoraleae Fructus)	12.3	6–9 g	Tonisieren die Nieren, stärken *Yang* und *Jing* und stabilisieren *Jing*
Tu Si Zi (Cuscutae Semen)	12.3	6–9 g	
Gou Qi Zi (Lycii Fructus)	12.4	6 g	Nährt und tonisiert Leber und Niere, Blut und *Yin* und unterstützt *Jing*

Dang Gui (Angelicae Sinensis Radix)	12.2	6 g	Tonisiert und belebt das Blut
Fu Ling (Poria)	4	6 g	Fördert Diurese, leitet Feuchtigkeit aus und stärkt die Milz
Niu Xi (Achyranthis Bidentatae Radix)	10.1	6 g	Belebt das Blut und wandelt Stase um; tonisiert Leber und Niere; wirkt als Boten-Arznei mit Bezug zu den Sehnen und zum Knochengewebe

Symptome

- **Haarausfall, frühzeitiges Ergrauen der Haare**
- **Vorzeitiges Altern, Osteoporose**, chronische Zahnprobleme, lose Zähne, Schwäche und Schmerzen im Lumbalbereich und in den Knien, häufiges Wasserlassen
- **Männliche Infertilität**, Impotenz, geringe Spermienzahl, geringe Motilität der Spermien, spontane oder nächtliche Samenergüsse

Befunde

Zungenkörper Eindellung am Zungengrund
Zungenbelag Verminderter Zungenbelag
Puls Dünn und gespannt

Indikationen nach TCM

- Nieren-*Yin*-, -*Yang*- und -*Jing*-Mangel
- Leber-Blut-Mangel

Anwendungsbeispiele

Die Rezeptur ist sehr ausbalanciert und deshalb bei jeder Art von Nieren-*Jing*-Mangel einsetzbar:

- Alopezie, frühzeitiges Ergrauen, Haarausfall
- Zahnprobleme, LWS-Syndrom, Knieprobleme, Osteoporose
- Unfruchtbarkeit, Impotenz, Oligo- und Azoospermie, pathologisches Spermiogramm, Spermatorrhö
- Klimakterisches Syndrom
- Unterstützend bei aplastischer Anämie

Modifikationen

Symptom	Arzneimittel	AG	Dosis
Haarausfall	+ *Hei Zhi Ma* (Sesami Semen Nigrum)	12.4	6 g
	+ *Sang Shen* (Mori Fructus)	12.4	6 g
	+ *Nu Zhen Zi* (Ligustri Fructus)	12.4	6 g
	+ *Mo Han Lian* (Ecliptae Herba)	12.4	6 g
Vorzeitiges Ergrauen der Haare ohne Glanz	+ *Shu Di Huang* (Rehmanniae Radix Praeparata)	12.2	6–12 g
	+ *Bai Shao* (Paeoniae Radix Albae)	12.2	6–9 g
	+ *Huang Qi* (Astragali Radix)	12.1	6–9 g
Ausgeprägte Lumbalschmerzen	+ *Du Zhong* (Eucommiae Cortex)	12.3	6 g
	+ *Sang Ji Sheng* (Taxillii Ramuli)	12.4	6 g
	+ *Xu Duan* (Dipsaci Radix)	12.3	6 g
Spontane oder nächtliche Samenergüsse	+ *Qian Shi* (Euryales Semen)	13	6 g
	+ (*Duan*) *Long Gu* (Fossilia Ossis Mastodi)[1]	14.1	6 g
	+ (*Duan*) *Mu Li* (Ostreae Concha)[1]	14.1	6 g

[1] Kalziniert (*Duan*)

Kontraindikationen und Sicherheitshinweise

- Kontraindiziert bei mit Feuchtigkeit-Hitze assoziierten Beschwerden
- Vorsicht bei ausgeprägter Milz-Schwäche
- Allergie gegen Bestandteile der Rezeptur
- Prostatakarzinom ▶ *Tu Si Zi*
- Große Vorsicht bei vorbestehender Leberaffektion; auf Anzeichen für eine Leberschädigung sollte sensibel geachtet werden ▶ *He Shou Wu, Bu Gu Zhi*
- Wegen des Gehalts an Anthrachinonen sollten die Dosis und die Anwendungsdauer begrenzt werden, besondere Vorsicht bei Kindern ▶ *He Shou Wu*
- Vorsicht bei Behandlung mit Vitamin-K-Antagonisten; Vorsicht bei Diabetikern mit Neigung zur Hypoglykämie ▶ *Gou Qi Zi*
- UV-Lichtexposition vermeiden! ▶ *Bu Gu Zhi* (!), *Dang Gui*
- Vorsicht bei Diarrhö ▶ *He Shou Wu, Dang Gui*

Fertilität, Schwangerschaft und Stillzeit

Fertilität Von einer Anwendung bei Frauen oder Männern mit Kinderwunsch ist abzuraten ▶ *Bu Gu Zi;* bei Frauen mit Kinderwunsch ist ▶ *Niu Xi* mit Vorsicht einsetzen.
Schwangerschaft Kontraindiziert ▶ *Bu Gu Zhi, Niu Xi, He Shou Wu, Dang Gui*
Stillzeit Mit Vorsicht anzuwenden ▶ *He Shou Wu, Bu Gu Zhi, Tu Si Zi*

Interaktionen

▶ *Gou Qi Zi* (kann die Wirkung von Vitamin-K-Antagonisten, wie Marcumar® u.a. verstärken), *Dang Gui, Fu Ling*

Pharmakologie

Eine Suspension aus dem Pulver der Rezepturbestandteile führte bei ovariektomierten Ratten zu deutlichen Östrogeneffekten an den Sexualorganen, vermehrter Expression der Rezeptoren ERα und ERβ und einem Anstieg des Östradiolserumspiegels, während FSH und LH abnahmen.

Kommentar

- Da *Qi Bao Mei Ran Dan* sehr ausbalanciert ist, kann diese Rezeptur bei jeder Art von Nieren-Mangel eingesetzt werden. In der Original-Rezeptur werden *He Shou Wu* und *Bu Gu Zhi* mit *Hei Zhi Ma* (Sesami Semen Nigrum) gemäß *Pao-Zhi*-Verfahren zubereitet. Dies verstärkt die *Yin* nährenden Eigenschaften.
- Eine verwandte Rezeptur zu *Qi Bao Mei Ran Dan* ist *You Gui Yin* (Trank, der die Rechte [Niere] wiederherstellt) ▶ RG 8.4
- Für *He Shou Wu* bzw. *Zhi He Shou Wu* ist eine Lebertoxizität belegt. Diese tritt sehr selten auf (idiosynkratische Hepatotoxizität), kann dann aber schwer verlaufen. Bei *Bu Gu Zhi* ist ebenfalls eine Lebertoxizität möglich. Bei Zeichen von ungewöhnlicher Müdigkeit oder nicht anders erklärter längerer Übelkeit sollte die Rezeptur zunächst ausgesetzt werden, und die Leberwerte sollten bestimmt werden.

Korrespondierende Akupunktur

- Ni 3 *Taixi*, Bl 22 *Sanjiaoshu*, Ren 4 *Guanyuan* (Nieren-*Yang*-Mangel)
- Ni 6 *Zhaohai*, Ren 4 *Guanyuan*, He 6 *Yinxi* (Nieren-*Yin*-Mangel)
- Mi 10 *Xuehai*, Ren 6 *Qihai*, Bl 17 *Geshu* (Blut-Mangel)
- Bl 20 *Pishu*, Bl 21 *Weishu*, Ma 36 *Zusanli*, Mi 6 *Sanyinjiao* (Tonisierung der Mitte zur indirekten Blut-Nährung)
- Le 3 *Taichong*, Mi 6 *Sanyinjiao*, Le 13 *Zhangmen* (Leber- und Milz-Disharmonie)
- Le 3 *Taichong*, Di 4 *Hegu*, Gb 34 *Yanglingquan*, Gb 20 *Fengchi* (Leber-*Qi*-Stagnation)

Diätetik

Blut und Yin nähren Leicht verdauliche Speisen, gekocht zubereitet; insbesondere sind warme Suppen hilfreich. Zum Nähren von *Xue* sollte auf eine ausreichende Zufuhr von Eiweiß und Eisen geachtet werden. Hierfür eignen sich traditionell besonders lang gekochte Suppen, z.B. mit Huhn oder Boullion aus Rindsknochen.
Meiden Energetisch sehr heiße, scharfe Speisen und Getränke, da sie zusätzlich Blut und *Yin* schmälern können und Hitze erzeugen. Dazu zählen auch die meisten Genussmittel, wie Alkohol, Nikotin und ein Übermaß an Kaffee.

Qǐ Jú Dì Huáng Wán
Lycii Fructus, Chrysanthemi Flos und Rehmanniae Radix Praeparata Pille

杞菊地黃丸　杞菊地黄丸

Englischer Name Lycium Fruit, Chrysanthemum, and Rehmannia Pill
Quelle *Ma Zhen Quan Shu* (Komplette Abhandlung zu Masern)

Eigenschaften

Temperatur Neutral
Wirkort Innen
Funktionskreis Niere, Leber
Energiezustand des Patienten Mangel
Konstitution Geschwächt, eher ältere Patienten

Wirkung

- Ergänzt Nieren- und Leber-Blut und -*Yin*
- Senkt Leber-*Yang* ab
- Klärt die Augen und verbessert die Sicht

Zusammensetzung und Analyse

Arzneimittel	AG	Dosis	Wirkung
Shu Di Huang (Rehmanniae Radix Praeparata)	12.2	12 g	Stärken Niere, Leber und Mitte und nähren Blut und *Yin*; *Shan Zhu Yu* und *Shan Yao* halten *Jing* zurück; *Shan Yao* stützt auch die Mitte und leitet Feuchtigkeit aus
Shan Zhu Yu (Corni Fructus)	13	6 g	
Shan Yao (Dioscoreae Rhizoma)	12.1	6 g	
Ze Xie (Alismatis Rhizoma)	4	9 g	Klären und leiten aus: *Mu Dan Pi* klärt Leere-Hitze und Blut-Hitze, insbesondere von der Leber; *Ze Xie* klärt Leere-Hitze aus den Nieren und leitet Feuchtigkeit aus; *Fu Ling* leitet Feuchtigkeit aus und stärkt die Milz
Mu Dan Pi (Moutan Cortex)	2.2	6 g	
Fu Ling (Poria)	4	6 g	
Gou Qi Zi (Lycii Fructus)	12.4	6 g	Nähren und klären die Augen und verbesserten somit die Sicht
Ju Hua (Chrysanthemi Flos)	1.2	6 g	

Symptome

- **Sehstörungen, Augenschmerzen, gerötete und/oder schmerzende Augen, verschwommenes Sehen**
- Tinnitus, Schwindel, erhöhter Blutdruck
- Nachtschweiß, Knieschwäche, Lumbalschmerzen oder -schwäche

Befunde

Zungenkörper Rot
Zungenbelag Dünn, weiß
Puls Dünn, beschleunigt

Indikationen nach TCM

Nieren-Leere mit Blut-*Yin*-Mangel, dadurch bedingte Sehstörungen

Anwendungsbeispiele

- Sehstörungen, chronische Konjunktivitis, Glaukom
- Tinnitus, Schwindel, blande Hypertonie

Modifikationen

Symptom	Arzneimittel	AG	Dosis
Gerötete und gereizte Augen	+ *Qing Xiang Zi* (Celosiae Semen)	2.1	6–9 g
	+ *Jue Ming Zi* (Cassiae Semen)	2.1	6–9 g
Ausgeprägter Bluthochdruck	+ *Tian Ma* (Gastrodiae Rhizoma)	16	3–9 g
	+ *Shi Jue Ming* (Haliotidis Concha)	16	6–12 g
	+ *Ji Li* (Tribuli Fructus)	16	6–9 g
	+ *Gou Teng* (Uncariae Ramulus cum Uncis)	16	6–9 g
Tinnitus	+ *Ci Shi* (Magnetitum)	14.1	6 g
	+ *Chai Hu* (Bupleuri Radix)	1.2	6 g

Kontraindikationen und Sicherheitshinweise

- Allergie gegen Bestandteile der Rezeptur
- Blasenentleerungsstörung ▶ *Shan Zhu Yu*
- Vorsicht bei Behandlung mit Vitamin-K-Antagonisten und Antidiabetika ▶ *Gou Qi Zi*
- Vorsicht bei Diabetikern mit Neigung zur Hypoglykämie ▶ *Liu Wei Di Huang Wan*
- Vorsicht bei Diarrhö oder Verdauungsstörungen ▶ *Di Huang*
- Vorsicht mit Überdosierung von ▶ *Ze Xie*

Schwangerschaft und Stillzeit

Schwangerschaft Kontraindiziert ▶ *Mu Dan Pi.* Eine reproduktionstoxikologische Studie mit einer moderaten Dosis von *Liu Wei Di Huang Wan* an der Maus zeigte keine embryotoxischen, fetotoxischen Auswirkungen oder offensichtlichen fetalen Anomalien. Aus methodischen Gründen ist die Aussagekraft dieser Studie jedoch limitiert.
Stillzeit Kontraindiziert ▶ *Mu Dan Pi.* Bei Auslassen von *Mu Dan Pi* keine Risiken bekannt

Interaktionen

▶ *Gou Qi Zi* (kann die Wirkung von Vitamin-K-Antagonisten, wie Marcumar® u.a., verstärken), *Di Huang, Shan Zhu Yu, Fu Ling*

Kommentar

- *Qi Ju Di Huang Wan* besteht aus *Liu Wei Di Huang Wan* (Sechs Bestandteile Pille mit Rehmanniae Radix Praeparata) aus dieser Gruppe und zusätzlich *Gou Qi Zi* und *Ju Hua.*
- ▶ Auch Kommentar bei *Ming Mu Di Huang Wan* (Pille zur Verbesserung der Sicht mit Rehmanniae Radix) in dieser Gruppe

Korrespondierende Akupunktur

- Ma 36 *Zusanli* (stützt das *Qi* der Mitte)
- Mi 6 *Sanyinjiao* (Arealfernpunkt für den Unterbauch, stützt die Mitte)
- Ren 6 *Qihai* (tonisiert die Nieren-Energie)
- Le 2 *Xingjian* (Sedierungspunkt der Leber)
- Bl 20 *Pishu* (*Shu*-Punkt der Milz)
- Bl 23 *Shenshu* (*Shu*-Punkt der Niere)
- Gb 38 *Yangfu* (Sedierungspunkt der Gallenblase)
- Gb 37 *Guangming* (*Luo*-Punkt, *Guang Ming* (Glanz und Licht), bei Augenerkrankungen, Sehstörungen)
- Ni 6 *Zhaohai* (stärkt das Nieren-*Yin*, sediert)

Diätetik

Blut und Yin nähren (Gekeimter) Weizen, Hafer, Milch, Eigelb, Kirsche, Birne, Mungbohnen, Sesam, schwarze Sojabohnen, Niere (Rind, Schwein), Walnuss, Schaf- und Ziegenmilch, Butter, Sahne, Salz, Austern, Weintrauben, Pinienkerne, Milchprodukte
Feuchtigkeit-Hitze eliminieren Selleriesaft, Lotoswurzel, Buchweizen, Mungbohnen, Rettich, Preiselbeeren, Weizen, Gerste, Hirse, Gurke, Essiggurke, Weintrauben
Meiden Ein Übermaß an heißen, z.B. hochprozentiger Alkohol, Chili, und trocknenden Nahrungsmitteln, z.B. Kaffee; sehr scharfe Nahrung kann Hitze erzeugen und Säfte verbrauchen

Yī Guàn Jiān
Verbindungsdekokt
一貫煎 一贯煎

Englischer Name Linking Decoction
Quelle *Xu Ming Yi Lei An* (Fortsetzung von Fallbeschreibungen berühmter Ärzte, nach Gruppen gegliedert)

Eigenschaften

Temperatur Kühl
Wirkort Innen
Funktionskreis Magen, Niere, Leber
Energiezustand des Patienten Mangel
Konstitution Geschwächt

Wirkung

- Nährt *Yin*
- Reguliert Leber-*Qi*-Stagnation

Zusammensetzung und Analyse

Arzneimittel	AG	Dosis	Wirkung
Di Huang (Rehmanniae Radix)	2.2	8–12 g	Nährt Nieren- und Leber-Blut und -*Yin*; kühlt Hitze im Blut
Mai Dong (Ophiopogonis Radix)	12.4	6–9 g	Nähren Lungen- und Magen-*Yin*
Bei Sha Shen (Glehniae Radix)	12.4	6–9 g	
Dang Gui (Angelicae Sinensis Radix)	12.2	6–9 g	Nährt, bewegt und dynamisiert das Blut
Gou Qi Zi (Lycii Fructus)	12.4	6–9 g	Nährt Nieren- und Leber-Blut und -*Yin*
Chuan Lian Zi (Toosendan Fructus)	9	3–6 g	Löst *Qi*-Stagnation, lindert Schmerzen und klärt Hitze

Symptome

- Beklemmungsgefühl in der Brust, **Schmerzen am seitlichen Rippenbogen** und Hypochondrium, krampfartige Oberbauchschmerzen, saures oder bitteres Aufstoßen, **trockener Mund**, Durst
- Diese Patienten fühlen sich oft getrieben und angespannt, wollen alles getan und erledigt haben

Befunde

Zungenkörper Rot, trocken
Zungenbelag Vermindert oder fehlend
Puls Dünn, saitenförmig, ggf. beschleunigt

Indikationen nach TCM

Allgemeiner *Yin*-Mangel oder *Yin*-Mangel der Leber und Niere mit Leber-*Qi*-Stagnation

Anwendungsbeispiele

- Oberbauchschmerzen, chronische Gastritis, Magen- oder Duodenalulkus
- Schmerzen am Rippenbogen, Costochondritis, chronische Hepatitis, traditionell bei Leberzirrhose, chronische Orchitis

Modifikationen

Symptom	Arzneimittel	AG	Dosis
Obstipation	+ *Gua Lou Zi* (Trichosanthis Semen)	6.2	6–9 g
Chronische Hepatitis mit erhöhten Transaminasen	+ *Wu Wei Zi* (Schisandrae Chinensis Fructus)[1]	13	6 g
	+ *Dan Shen* (Salviae Miltiorrhizae Radix et Rhizoma)	10.1	6 g
Ausgeprägte Bauchschmerzen	+ *Bai Shao* (Paeoniae Radix Alba)	12.2	6–9 g
	+ *Gan Cao* (Glycyrrhizae Radix et Rhizoma)	12.1	3 g

[1] Qu Zhong-Shan, ein moderner chinesischer Arzt, verordnet in diesem Fall *Wu Wei Zi* nicht aus energetischer Sicht, sondern weil bekannt wurde, dass es die Eigenschaft besitzt, die Transaminasen zu senken. Jedoch Vorsicht mit *Chuan Lian Zi* ▶ Sicherheitshinweise

Kontraindikationen und Sicherheitshinweise

- Allergie gegen Bestandteile der Rezeptur
- Überdosierung von ▶ *Chuan Lian Zi* vermeiden, kann u.a. zu toxischer Hepatitis führen
- Vorsicht bei Diarrhö ▶ *Di Huang, Dang Gui*
- Vorsicht bei Verdauungsstörungen ▶ *Di Huang*
- Vorsicht bei Behandlung mit Vitamin-K-Antagonisten und Antidiabetika ▶ *Gou Qi Zi*
- Intensive UV-Bestrahlung vermeiden ▶ *Dang Gui*

Schwangerschaft und Stillzeit

Schwangerschaft Kontraindiziert ▶ *Dang Gui*. Bei Verzicht auf *Dang Gui* mit Vorsicht anzuwenden ▶ *Gou Qi Zi, Chuan Lian Zi*. Aussagefähige Untersuchungen zur Sicherheit der Rezeptur in der Schwangerschaft liegen nicht vor.
Stillzeit Mit Vorsicht anzuwenden ▶ *Chuan Lian Zi*

Interaktionen

▶ *Gou Qi Zi* (kann die Wirkung von Vitamin-K-Antagonisten, wie Marcumar® u.a., verstärken), *Di Huang, Bei Sha Shen, Dang Gui*

Kommentar

- Der zugrunde liegende Mechanismus dieser Disharmonie ist *Yin*-Mangel der Leber und deren „Mutter", der Niere. Dadurch kann das Leber-*Qi* nicht mehr ungehindert fließen, und es kommt leicht zur Leber-*Qi*-Stagnation mit entsprechenden Schmerzen am Rippenbogen. Die „attackierende Leber" (nach dem *Ko*-Zyklus) greift besonders das Magen- und Lungen-*Yin* an. Deshalb werden in dieser Rezeptur neben der Nieren- und Leber-*Yin*-Tonisierung durch *Di Huang* und *Gou Qi Zi* mit dem zweiten Block das *Yin* und die Säfte von Magen und Lunge durch *Mai Dong* und *Bei Sha Shen* geschützt und genährt.
- Der *Yin*-Mangel in diesem Muster verstärkt die Zeichen von *Qi*-Stagnation, indem die Trockenheit der Leber zu Rigidität führt, zu einer „Enge" der Person.
- Neben den oben aufgeführten klassischen Symptomen behandelt *Yi Guan Jian* bei entsprechender Schlüsselpathologie weitere Probleme mit Bezug zur Leberleitbahn, wie z.B. hernienartige Schmerzen (*Shan*-Krankheiten), Amenorrhö, chronische Schmerzen sowie Massen und Ansammlungen im Abdomen. Die zugrunde liegende Pathologie ist stets eine Kombination von *Yin*-Mangel und *Qi*-Stagnation.
- Bei Bauchbeschwerden oder Thoraxbeklemmung durch Milz-*Qi*-Mangel mit Feuchtigkeit- oder Schleim-Belastung ist diese Rezeptur kontraindiziert. Die Symptome würden sich durch die starke Befeuchtung verschlechtern. Bei gedunsenem Zungenkörper mit schleimigem Zungenbelag sollte man eher (bei weißem, klebrigem ZB) an *Er Chen Tang* (Zweifach behandeltes Dekokt) ▶ RG 14.1 oder (bei gelbem, klebrigem ZB) an *Wen Dan Tang* (Dekokt, das die Gallenblase wärmt) ▶ RG 14.2 denken.
- Im Gegensatz zu den beiden verwandten Rezepturen *Si Ni San* (Kalte Extremitäten Pulver) ▶ RG 4.2 und *Xiao Yao San* (Umherstreifen Pulver) ▶ RG 2.4, die beide auch Leber *Qi* bewegen und Leber-Blut nähren, liegt bei *Yi Guan Jian* der Fokus ganz deutlich auf Nähren von *Yin* und Blut und nur sekundär auf dem Bewegen von *Qi*.

Korrespondierende Akupunktur

- Ren 6 *Qihai* (allgemeine Tonisierung)
- Ren 12 *Zhongwan* (*Mu*-Punkt des Magens; harmonisiert den Magen und tonisiert die Mitte)
- Le 3 *Taichong* (*Yuan*-Punkt der Leber)
- Le 8 *Ququan* (Tonisierungspunkt der Leber)
- Le 14 *Qimen* (*Mu*-Punkt der Leber, reguliert Schmerz am Rippenbogen)
- Bl 23 *Shenshu* (*Shu*-Punkt der Niere)
- Pe 6 *Neiguan* (reguliert das *Qi* im Oberbauch und thorakalen Bereich)
- Ni 7 *Fuliu* (Tonisierungspunkt der Niere)

Diätetik

Blut und Yin nähren (Gekeimter) Weizen, Hafer, Milch, Eigelb, Kirsche, Birne, Mungbohnen, Sesam, schwarze Sojabohnen, Niere (Rind, Schwein), Walnuss, Schaf- und Ziegenmilch, Butter, Sahne, Salz, Austern, Weintrauben, Pinienkerne, Milchprodukte

Blut- und Säfte-Bildung fördern Fleisch, Fisch

Meiden Hitze erzeugende Nahrungsmittel wie Alkohol (Feuchtigkeit-Hitze), Kaffee, Chili und andere sehr scharfe oder öffnende Nahrungsmittel (wie zu viel rohe Zwiebeln), da durch Schwitzen weitere Säfte verbraucht werden.

Zhī Bǎi Dì Huáng Wán
Anemarrhenae Radix, Phellodendri Chinensis Cortex und Rehmanniae Radix Pille

知柏地黄丸 知柏地黃丸

Englischer Name Anemarrhena, Phellodendron, and Rehmannia Pill

Quelle *Yi Zong Jin Jian* (Goldener Spiegel der Medizintradition)

Eigenschaften

Temperatur Neutral
Wirkort Innen
Funktionskreis Niere
Energiezustand des Patienten Mangel
Konstitution Geschwächt, eher ältere Patienten

Wirkung

- Stärkt das Nieren-*Yin*
- Leitet Leere-Hitze und Feuchtigkeit-Hitze aus, besonders aus dem Unteren Erwärmer

Zusammensetzung und Analyse

Arzneimittel	AG	Dosis	Wirkung
Shu Di Huang (Rehmanniae Radix Praeparata)	12.2	12 g	Stärken Niere, Leber und Mitte und nähren Blut und *Yin; Shan Zhu Yu* und *Shan Yao* halten *Jing* zurück; *Shan Yao* stützt auch die Mitte und leitet Feuchtigkeit aus
Shan Zhu Yu (Corni Fructus)	13	6 g	
Shan Yao (Dioscoreae Rhizoma)	12.1	6 g	
Ze Xie (Alismatis Rhizoma)	4	6 g	Klären und leiten aus: *Mu Dan Pi* klärt Leere-Hitze und Blut-Hitze, insbesondere von der Leber; *Ze Xie* klärt Leere-Hitze aus den Nieren und leitet Feuchtigkeit aus; *Fu Ling* leitet Feuchtigkeit aus und stärkt die Milz
Mu Dan Pi (Moutan Cortex)	2.2	6 g	
Fu Ling (Poria)	4	6 g	
Zhi Mu (Anemarrhenae Rhizoma)	2.1	6 g	Klärt Hitze und leitet Leere-Hitze ab
Huang Bo (Phellodendri Chinensis Cortex)	2.3	6 g	Klärt Leere-Hitze aus den Nieren; eliminiert Feuchtigkeit-Hitze im Unteren Erwärmer

Symptome

- **Aufsteigendes Hitzegefühl, Hitzewallungen, Nachmittagsfieber** (Temperaturerhöhung nachmittags oder zu dieser Tageszeit besonders ausgeprägte subjektive Hitzeempfindung), **Nachtschweiß**
- Ohrensausen, Tinnitus, Schwindelattacken
- Geschwollenes, gerötetes und schmerzhaftes Zahnfleisch, Zahnfleischbluten
- **Dysurie**, Harnverhalten, trüber, dunkler Urin
- **Gelblicher vaginaler Ausfluss** mit lokaler Rötung und Juckreiz
- Knieschwäche, Lumbalbeschwerden

Befunde

Zungenkörper Rot
Zungenbelag Weißlich gelb im hinteren Drittel oder fehlend
Puls Dünn, tief, beschleunigt

Indikationen nach TCM

- Nieren-Leere mit *Yin*-Mangel, dadurch bedingte aufsteigende Leere-Hitze.
- Feuchtigkeit-Hitze im Unteren Erwärmer

Anwendungsbeispiele

- Menopausebeschwerden mit Hitzewallungen, Nachtschweiß und Schlafstörung
- Tinnitus, Schwindel, Morbus Menière
- Chronische Entzündungen der Mundhöhle wie Gingivitis oder rezidivierende Wurzelvereiterungen
- Akute oder chronische Zystitis, Prostatitis, Nephritiden, Adnexitiden, Leukorrhö

Modifikationen

Symptom	Arzneimittel	AG	Dosis
Sehr ausgeprägte Hitzewallungen und Nachtschweiße	+ *Mu Li* (Ostreae Concha)	14.1	6–9 g
	+ *Wu Wei Zi* (Schisandrae Chinensis Fructus)	13	6 g
	+ *Di Gu Pi* (Lycii Cortex)	2.5	6 g
Ausgeprägter genitaler Juckreiz durch Feuchtigkeit-Hitze	+ *Ku Shen* (Sophorae Flavescentis Radix)	2.3	6 g
	+ *Bai Xian Pi* (Dictamni Cortex)	2.4	6 g
Zahnfleischerkrankungen	+ *Mu Tong* (Akebiae Caulis)	4	3–6 g
	+ *Da Qing Ye* (Isatidis Folium)	2.4	6–9 g

Kontraindikationen und Sicherheitshinweise

- Allergie gegen Bestandteile der Rezeptur
- Blasenentleerungsstörung ▶ *Shan Zhu Yu*
- Diarrhö ▶ *Di Huang, Zhi Mu, Huang Bo*
- Vorsicht bei Diarrhö oder Verdauungsstörungen ▶ *Di Huang*
- Vorsicht bei Diabetikern mit Neigung zur Hypoglykämie ▶ *Liu Wei Di Huang Wan*
- Vorsicht mit Überdosierung von ▶ *Ze Xie*

Fertilität, Schwangerschaft und Stillzeit

Fertilität Eine reproduktionstoxikologische Studie zeigte unter einer moderaten *Liu Wei Di Huang*-Dosis in Kombination mit einer Vanadium-Verbindung (in geringeren Dosierungen) keine Beeinträchtigung der Furchtbarkeit von männlichen oder weiblichen Mäusen.
Schwangerschaft Kontraindiziert ▶ *Zhi Mu, Mu Dan Pi, Huang Bo*
Stillzeit Kontraindiziert ▶ *Mu Dan Pi, Huang Bo*

Interaktionen

- Ein konzentriertes Extrakt der Rezeptur führte bei der Ratte zu einer moderaten Erhöhung der Bioverfügbarkeit von Midazolam.

▶ *Di Huang, Shan Zhu Yu, Fu Ling*

Kommentar

- *Zhi Bai Di Huang Wan* besteht aus *Liu Wei Di Huang Wan* (Sechs Bestandteile Pille mit Rehmanniae Radix Praeparata) aus dieser Gruppe mit zusätzlich *Zhi Mu* und *Huang Bo*.
- Bei stärkeren Entzündungszeichen im Harnwegsbereich müssen *Zhi Mu* und *Huang Bo* sehr viel höher dosiert werden, denn insgesamt ist die Rezeptur doch eher nährend und tonisierend ausgerichtet. Oder es müssen andere Rezepturen verabreicht werden, wie
  - *Zhu Ling Tang* (Polyporus Dekokt) ▶ RG 6.1
  - *Ba Zheng San* (Acht Arzneien Pulver zur Korrektur) ▶ RG 6.3

Korrespondierende Akupunktur

- Mi 6 *Sanyinjiao* (Arealfernpunkt für den Unterbauch, stützt die Mitte)
- Ren 4 *Guanyuan* (*Mu*-Punkt des Dünndarms; tonisiert auch die Nieren-Energie)
- Bl 28 *Pangguangshu* (*Shu*-Punkt der Blase; bei akuten und chronischen Blasen- und Prostataproblemen)
- Ren 2 *Qugu* (nährt *Yin* und Blut)
- Ni 11 *Henggu* (Bezug zum *Chong Mai* (Gefäß des Durchdringens))
- Ren 6 *Qihai* (tonisiert die Nieren-Energie)
- Le 3 *Taichong* (*Yuan*-Punkt der Leber)
- Bl 23 *Shenshu* (*Shu*-Punkt der Niere)
- Ni 6 *Zhaohai* (stärkt das Nieren-*Yin*, sediert)

Diätetik

Blut und Yin nähren (Gekeimter) Weizen, Hafer, Milch, Eigelb, Kirsche, Birne, Mungbohnen, Sesam, schwarze Sojabohnen, Niere (Rind, Schwein), Walnuss, Schaf- und Ziegenmilch, Butter, Sahne, Salz, Austern, Weintrauben, Pinienkerne, Milchprodukte
Feuchtigkeit-Hitze eliminieren Selleriesaft, Lotoswurzel, Buchweizen, Mungbohnen, Rettich, Preiselbeeren, Weizen, Gerste, Hirse, Gurke, Essiggurke, Weintrauben
Meiden Heiße und Hitze erzeugende Nahrungsmittel wie Alkohol (Feuchtigkeit-Hitze), Kaffee, Chili

Zuǒ Guī Wán
Pille, die die Linke [Niere] wiederherstellt
左歸丸 左归丸

Englischer Name Restore the Left [Kidney] Pill
Quelle *Jing Yue Quan Shu* (Gesammelte Werke von [Zhang] Jing Yue)

Eigenschaften

Temperatur Neutral
Wirkort Innen
Funktionskreis Niere
Energiezustand des Patienten Mangel
Konstitution Geschwächt

Wirkung

- Nährt das *Yin*
- Stärkt die Niere
- Füllt das *Jing* und das Knochenmark auf

Zusammensetzung und Analyse

Arzneimittel	AG	Dosis	Wirkung
Shu Di Huang (Rehmanniae Radix Praeparata)	12.2	6–9 g	Stärkt die Niere, nährt Blut, *Yin* und *Jing*
Shan Zhu Yu (Corni Fructus)	13	6 g	Adstringiert *Yin*, bewahrt und vermehrt das *Jing*
Gou Qi Zi (Lycii Fructus)	12.4	6 g	Nährt Leber-Blut und stärkt *Jing*
Gui Jia Jiao (Testudinis Carapacis et Plastri Colla)[1]	12.4	6 g	Tonisieren synergistisch *Jing*: *Gui Jia Jiao* kühlt und sediert aufsteigendes Leber-*Yang*; *Lu Jiao Jiao* wärmt und tritt in den *Du Mai* ein, mobilisiert das *Yang*
Lu Jiao Jiao (Cervi Cornus Colla)	12.3	6 g	
Shan Yao (Dioscoreae Rhizoma)	12.1	6 g	Tonisiert Nieren-*Qi* und *Yin*
Tu Si Zi (Cuscutae Semen)	12.3	6–9 g	Tonisiert Nieren-*Yang* und *Jing*
Niu Xi (Achyranthis Bidentatae Radix)	10.1	6–9 g	Tonisiert Leber und Nieren, stärkt Rücken und Knie, Knochen und Sehnen

[1] *Gui Jia Jiao* ist die Gelatine aus *Gui Jia* (Testudinis Carapax et Plastrum). Für diese Arznei kann *Gui Jia* ▶ AG 12.4 eingesetzt werden.

Symptome

- **Schwache und spröde Knochen, Schwäche und Schmerzen) im Lumbalbereich** und in den Beinen
- **Infertilität**, **Spermienprobleme**, nächtliche Samenverluste, vorzeitiger Samenerguss
- Schwindel, Tinnitus

Befunde

Zungenkörper Gerötet, spiegelglatt
Zungenbelag Fehlend
Puls Dünn

Indikationen nach TCM

Nieren-*Yin*- und -*Jing*-Mangel

Anwendungsbeispiele

- Schwache Knochen (Osteoporose), chronische Lumbalgie
- Unerfüllter Kinderwunsch bei Mann und Frau (Vorsicht mit *Niu Xi*), Ejaculatio praecox
- Blande Hypertonie im Senium

Modifikationen

Symptom	Arzneimittel	AG	Dosis
Knochendampfen und Nachtfieber	+ *Di Gu Pi* (Lycii Cortex)	2.5	6–9 g
Gleichzeitiger Blut- und Yin-Mangel	+ *Zhi He Shou Wu* (Polygoni Multiflori Radix Praeparata)	12.2	6–9 g
	+ *Huang Jing* (Polygonati Rhizoma)	12.4	6–9 g
Gleichzeitiger *Qi*-Mangel	+ *Ren Shen* (Ginseng Radix et Rhizoma)	12.1	6 g
	+ *Huang Qi* (Astragali Radix)	12.1	6–9 g
Trockener Stuhl	– *Tu Si Zi* (Cuscutae Semen)	12.3	–
	+ *Rou Cong Rong* (Cistanches Herba)	12.3	6–9 g
Trockener Husten mit wenig Auswurf	+ *Bai He* (Lilii Bulbus)	12.4	6–9 g
	+ *Mai Dong* (Ophiopogonis Radix)	12.4	6–9 g
Fehlende Hitze-Zeichen	– *Gui Jia Jiao* (Testudinis Carapacis et Plastri Colla)	12.4	–

Kontraindikationen und Sicherheitshinweise

- Allergie gegen Bestandteile der Rezeptur
- Langzeitanwendung vermeiden wegen der klebrigen Eigenschaft mehrerer Arzneien, die zu Stagnation führen kann
- Prostatakarzinom ▶ *Tu Si Zi*
- Blasenentleerungsstörung ▶ *Shan Zhu Yu*
- Vorsicht bei Behandlung mit Vitamin-K-Antagonisten und Antidiabetika ▶ *Gou Qi Zi*
- Diarrhö ▶ *Shu Di Huang, Gui Jia Jiao*
- Vorsicht bei Verdauungsstörungen ▶ *Shu Di Huang*

Fertilität, Schwangerschaft und Stillzeit

Fertilität Bei Frauen mit Kinderwunsch mit Vorsicht anzuwenden ▶ *Niu Xi*
Schwangerschaft Kontraindiziert ▶ *Niu Xi, Gui Jia Jiao*
Stillzeit Mit Vorsicht anzuwenden ▶ *Tu Si Zi*

Interaktionen

▶ *Gou Qi Zi* (kann die Wirkung von Vitamin-K-Antagonisten, wie Marcumar® u.a., verstärken), *Shan Zhu Yu*

Pharmakologie

- Ein nicht näher definierter Rezepturextrakt verbesserte bei weiblichen Mäusen mit artifiziell induzierter ovarieller Insuffizienz den Zyklus, erhöhte das relative Uterus- und Ovargewicht und den Östradiolserumspiegel, während das FSH zurückging.
- Eine hohe Dosis des Rezepturdekokts erhöhte den Testosteronserumspiegel bei gealterten männlichen Ratten

Kommentar

Eine verwandte Rezeptur zu *Zuo Gui Wan* ist *Liu Wei Di Huang Wan (*Sechs Bestandteile Pille mit Rehmanniae Radix Praeparata) aus dieser Gruppe. Im Unterschied zu *Liu Wei Di Huang Wan* stärkt *Zuo Gui Wan* neben *Yin* auch das *Jing*. Im Vergleich zu der grundlegenden *Yin* tonisierenden Rezeptur *Liu Wei Di Huang Wan* liegt der Fokus bei *Zuo Gui Wan* viel stärker auf dem Mangel und dem *Jing*. Hitze-Zeichen sollten beim nicht modifizierten Einsatz dieser Rezeptur, wenn überhaupt, nur minimal vorhanden sein. Man spricht bei dieser Rezeptur auch von einer „warmen Tonisierung von *Yin*". Schlüsselzeichen für die Wahl von *Zuo Gui Wan* sind also *Yin*- und *Jing*-Mangel-Symptome, wie z.B. schwache Knochen (Osteoporose) oder Fertilitätsprobleme bei Mann und Frau.

Korrespondierende Akupunktur

- Ni 6 *Zhaohai*, Ren 4 *Guanyuan*, He 6 *Yinxi* (Nieren-*Yin*-Mangel)
- Mi 10 *Xuehai*, Ren 6 *Qihai*, Bl 17 *Geshu* (Blut-Mangel)
- Ni 3 *Taixi*, Bl 22 *Sanjiaoshu*, Ren 4 *Guanyuan* (Nieren-*Yang*-Mangel)
- Bl 20 *Pishu*, Bl 21 *Weishu*, Ma 36 *Zusanli*, Mi 6 *Sanyinjiao* (Tonisierung der Mitte zur indirekten Nährung von Blut und Jing)

Diätetik

Blut und Yin nähren Leicht verdauliche Speisen, gekocht zubereitet; insbesondere sind warme Suppen hilfreich. Zum Nähren von *Xue* sollte auf eine ausreichende Zufuhr von Eiweiß und Eisen geachtet werden. Hierfür eigenen sich traditionell besonders lang gekochte Suppen, z.B. mit Huhn oder Boullion aus Rindsknochen. Diese stärken auch gleichzeitig das *Jing*.
Meiden Energetisch sehr heiße, scharfe Speisen und Getränke, da sie zusätzlich Blut und *Yin* schmälern können und Hitze erzeugen. Dazu zählen auch die meisten

Genussmittel, wie Alkohol, Nikotin und ein Übermaß an Kaffee.

9 Qi regulierende Rezepturen

9.1 Rezepturen, die den Qi-Fluss fördern

Ban Xia Hou Po Tang (Pinelliae Rhizoma und Magnoliae Officinalis Cortex Dekokt)

Gua Lou Xie Bai Bai Jiu Tang (Trichosanthis Fructus, Allii Macrostemonis Bulbus und Weißwein Dekokt)

Jin Ling Zi San (Toosendan Fructus Pulver)

Pai Nong San Qi Tang (Dekokt, das Eiter ausleitet)

Tian Tai Wu Yao San (Linderae Radix Pulver von höchster Qualität)

Yue Ju Wan (Flucht aus der Einschnürung Pille)

9.2 Rezepturen, die rebellierendes Qi nach unten leiten

Ding Chuan Tang (Dekokt, das dem Keuchen Einhalt gebietet)

Shen Mi Tang (Mysteriöses Dekokt)

Su Zi Jiang Qi Tang (Perillae Fructus Dekokt, das das *Qi* nach unten leitet)

Xuan Fu Dai Zhe Tang (Inulae Flos und Haematitum Dekokt)

9.1 Rezepturen, die den Qi-Fluss fördern

Bàn Xià Hòu Pò Tāng
Pinelliae Rhizoma und Magnoliae Officinalis Cortex Dekokt
半夏厚朴湯 半夏厚朴汤

Englischer Name Pinellia and Magnolia Bark Decoction

Quelle *Jin Gui Yao Lue* (Wichtige Verordnungen aus dem Goldenen Schrein)

Eigenschaften

Temperatur Warm
Wirkort Innen
Funktionskreis Lunge, Magen
Energiezustand des Patienten Leichte Fülle
Konstitution Recht kräftig

Wirkung

- Reguliert den *Qi*-Fluss, führt rebellierendes *Qi* von Lunge und Magen herab
- Löst Schleim und Knoten

Zusammensetzung und Analyse

Arzneimittel	AG	Dosis	Wirkung
Zhi Ban Xia (Pinelliae Rhizoma Praeparatum)	6.1	6–9 g	Transformiert Schleim, reguliert *Qi*-Stagnation, führt rebellisches *Qi* herab
Hou Po (Magnoliae Officinalis Cortex)	7	6–9 g	Transformiert Schleim, eliminiert Feuchtigkeit, öffnet die Mitte, reguliert *Qi*-Stagnation, führt rebellisches *Qi* herab
Fu Ling (Poria)	4	6–12 g	Eliminiert Feuchtigkeit und unterstützt die Transformation von Schleim
Sheng Jiang (Zingiberis Rhizoma Recens)	1.1	9 g	Transformiert Schleim, harmonisiert Magen, stoppt Erbrechen
Zi Su Ye (Perillae Folium)	1.1	6–9 g	Meldearznei für Lunge und Rachen; fokussiert die Rezeptur auf den Hals; befreit zusätzlich mild die Oberfläche

Symptome

- **Globusgefühl im Hals und Kehlkopf, ständiges Gefühl eines Kloßes oder Schleim, der nicht heruntergeschluckt werden kann**; ständiges Räuspern
- **Völle- und Druckgefühl im Oberbauch und in der Brust**
- Atemnot, Husten mit Schleim und reichlichem Auswurf
- Aufstoßen, Übelkeit, Schluckschwierigkeiten

Befunde

Zungenkörper Gedunsen
Zungenbelag Feucht, dick, klebrig
Puls Saitenförmig und schlüpfrig

Indikationen nach TCM

Qi-Blockaden mit Schleim-Klumpen in der Mitte und Lunge

Anwendungsbeispiele

- Chronische Bronchitis
- Chronische Gastritis
- Globusgefühl
- Ösophagus-Spasmen
- Chronische Laryngitis und Tracheitis

Modifikationen

Symptom	Arzneimittel	AG	Dosis
Ausgeprägte Stagnation	+ *Xiang Fu* (Cyperi Rhizoma)	9	6–9 g
	+ *Qing Pi* (Citri Reticulatae Pericarpium Viride)	9	6 g
	+ *Chai Hu* (Bupleuri Radix)	1.2	6–9 g
Ausgeprägter Brustschmerz und -enge	+ *Yu Jin* (Curcumae Radix)	10.1	6–9 g
	+ *Zhi Qiao* (Aurantii Fructus)	9	6 g
Husten	+ *Ku Xing Ren* (Armeniacae Semen Amarum)	6.3	6 g
	+ *Gua Lou* (Trichosanthis Fructus)	6.2	6–9 g
Viel Schleim	+ *Chen Pi* (Citri Reticulatae Pericarpium)	9	6–9 g

Kontraindikationen und Sicherheitshinweise

- Allergie gegen Bestandteile der Rezeptur
- Hohe Dosen von ▶ *Sheng Jiang* bei Hypertonikern vermeiden
- Vorsicht bei Blutungsneigung ▶ *Sheng Jiang*

Schwangerschaft und Stillzeit

Schwangerschaft Kontraindiziert ▶ *Zhi Ban Xia*
Stillzeit Kontraindiziert ▶ *Zhi Ban Xia*. Bei Auslassen von *Zhi Ban Xia* mit Vorsicht anwenden ▶ *Sheng Jiang*

Interaktionen

▶ *Zhi Ban Xia, Fu Ling, Sheng Jiang*

Pharmakologie

Das Granulat der Kampo-Version der Rezeptur (*Hange Koboku To*) zeigte im Ames-Test an vier Bakterienstämmen keine Hinweise auf Mutagenität.

Kommentar

- Die Grundursache des Pathomechanismus bei *Ban Xia Hou Po Tang* ist eine Stagnation. Ursachen der *Qi*-Stagnation sind hier häufig emotionale Faktoren. Dadurch entsteht eine Behinderung der physiologisch nach unten gerichteten Energiebewegung von Lunge und Magen. Es kommt zu rebellierendem *Qi* in den beiden Funktionskreisen Magen und Lunge, d.h. die Energie fließt entgegen der physiologischen Richtung, nämlich aufwärts. Das führt bei rebellierendem Magen-*Qi* zu den Leitsymptomen Aufstoßen und Erbrechen, bei rebellierendem Lungen-*Qi* zu Husten. Ist der *Qi*-Fluss blockiert, kommt es leicht zu Schleim-Ansammlungen, in diesem Fall im Rachen und Thorax, was sich im Globusgefühl und in Atemnot zeigt.
- *Ban Xia Hou Po Tang* ist besonders bekannt für das Pflaumenkern-Syndrom (*Mei He Qi*). Der Einsatz dieser Rezeptur kann aber ausgeweitet werden auf den gesamten Magendarmtrakt und behandelt blockiertes *Qi* (*Qi*-Stagnation) im gesamten Magen-Darm-Trakt.
- Eine verwandte Rezeptur zu *Ban Xia Hou Po Tang* ist *Yue Ju Wan* (Flucht aus der Einschnürung Pille) aus dieser Gruppe ▶ Kommentar dort

Korrespondierende Akupunktur

- Ren 12 *Zhongwan* (*Mu*-Punkt des Magens)
- Lu 7 *Lieque* (*Luo*-Punkt, senkt Lungen-*Qi* ab)
- Ren 17 *Shanzhong* (Meisterpunkt für den Respirationstrakt, löst thorakale *Qi*-Stagnation)
- Ren 14 *Juque* (*Mu*-Punkt des Herzens)
- Pe 6 *Neiguan* (*Luo*-Punkt, Arealfernpunkt für den Thorax, wirkt auch sedativ)
- Ma 36 *Zusanli* (Arealfernpunkt für das Abdomen, stützt das *Qi* der Mitte)
- Ma 40 *Fenglong* (leitet Feuchtigkeit aus)
- Mi 5 *Shangqiu* (stützt die Mitte, wandelt Schleim um)
- Bl 21 *Weishu* (*Shu*-Punkt des Magens)
- Du 20 *Baihui* (gegen den Leitbahnenverlauf nadeln)
- Ma 9 *Renying*, Di 18 *Futu*, Di 17 *Tianding*, Dü 16 *Tianchuang*, Ren 23 *Lianquan* (diese Punkte kommen bei Globusgefühl in Betracht)

Diätetik

Magen- und Lungen-Qi absenken Gerste, Buchweizen, Hafer, Mandeln, Tofu, Erbsen, Kardamom, Ingwer, schwarze und gelbe Sojabohnen, Rettich, Zwiebeln
Feuchtigkeit eliminieren Bohnen, Sojabohnen, Erbsen, Fenchel, Pfeffer, Kardamom, Gerste, Fisch
Schleim und Feuchtigkeit transformieren Schwarze und gelbe Sojabohnen, Sojasprossen, Sojamilch, Mungbohnen, Rundkornreis, Knoblauch, Ingwer, Rettich, Weintrauben, Birne, Fisch, Kardamom
Meiden Raffinadezucker, Milchprodukte, fettes Fleisch, Kaffee, Alkoholika. Ein Übermaß an Süßem belastet die Milz, da leicht zu viel Feuchtigkeit produziert wird. Übermäßig viel Kaltes und Rohkost können die Milz belasten.

Guā Lóu Xiè Bái Bái Jiǔ Tāng
Trichosanthis Fructus, Allii Macrostemonis Bulbus und Weißwein Dekokt
栝樓薤白白酒湯　瓜蒌薤白白酒汤

Englischer Name Trichosanthes Fruit Chinese Garlic and Wine Decoction
Quelle *Jin Gui Yao Lue* (Wichtige Verordnungen aus dem Goldenen Schrein)

Eigenschaften

Temperatur Warm
Wirkort Innen
Funktionskreis Lunge
Energiezustand des Patienten Kombinierte Fülle und Mangel
Konstitution Eher kräftig

Wirkung

- Befreit den Fluss von *Yang* und *Qi* im Thorax, führt das *Qi* nach unten
- Wandelt Schleim und Verklumpungen um

Zusammensetzung und Analyse

Arzneimittel	AG	Dosis	Wirkung
Gua Lou (Trichosanthis Fructus)	6.2	8–12 g	Wandelt Schleim um und löst dadurch thorakale Blockaden; in Kombination mit *Xie Bai* sehr effektiv bei schmerzhafter Stagnation im Thorax
Xie Bai (Allii Macrostemonis Bulbus)	9	6–9 g	Reguliert den thorakalen *Qi*-Fluss und lindert Schmerzen; in Kombination mit *Gua Lou* sehr effektiv bei schmerzhafter Stagnation im Thorax
Bai Jiu (Reiswein oder Weißwein)[1]		25–50 ml	Fördert den freien Fluss des *Yang* im Thorax; führt die Wirkung dieser Rezeptur durch die aufsteigende Natur von *Bai Jiu* nach oben

[1] Der Wein kann zu gleichen Teilen mit Wasser zur Zubereitung des Dekokts aufgesetzt und die Dekoktmenge dann auf ca. ein Drittel reduziert werden oder er kann am Ende des Kochvorgangs zugefügt werden. Ist die Einnahme von Alkohol kontraindiziert, kann er auch weggelassen werden.

Symptome

- **Schmerzen im Thorax**, auch zur oder von der Brustwirbelsäule ausstrahlend
- Brustenge, asthmatische Beschwerden, Kurzatmigkeit
- Husten, reichlich schleimiger Auswurf

Befunde

Zungenkörper Unauffällig, evtl. gedunsen
Zungenbelag Dick, klebrig, weißlich
Puls Saitenförmig

Indikationen nach TCM

Thorakales *Bi*-Obstruktions-Syndrom: *Qi*-Stagnation in der Brust durch Schleim und einen Mangel an freiem Fluss des *Yang* im Oberen Erwärmer

Anwendungsbeispiele

- Interkostalneuralgie
- Thorakales Oppressionsgefühl unklarer Genese
- Chronische Bronchitis
- Angina pectoris
- Asthma bronchiale
- Ösophagus-Spasmen
- Kostochondrale Reizzustände

Modifikationen

Symptom	Arzneimittel	AG	Dosis
Ausgeprägte Schmerzen, in den Rücken einstrahlend bei allgemeinem Kältegefühl	+ *Fu Zi* (Aconiti Radix Lateralis Praeparata)	11	6 g
	+ *Gan Jiang* (Zingiberis Rhizoma)	11	6–9 g
Angina pectoris, bedingt durch Blut-Stase, evtl. sichtbar am lividen ZK oder gestauten Zungengrundvenen	+ *Dan Shen* (Salviae Miltiorrhizae Radix et Rhizoma)	10.1	6–9 g
	+ *Bai Shao* (Paeoniae Radix Alba)	12.2	6–9 g
	+ *Chuan Xiong* (Chuanxiong Rhizoma)	10.1	6 g
	+ *Hong Hua* (Carthami Flos)	10.1	6 g
Interkostalneuralgie	+ *Si Ni San* (Kalte Extremitäten Pulver) ► RG 4.2		
	+ *Chai Hu* (Bupleuri Radix)	1.2	6 g
	+ *Bai Shao* (Paeoniae Radix Alba)	12.2	6–9 g
	+ *Zhi Shi* (Aurantii Fructus Immaturus)	9	6 g
	+ *Gan Cao* (Glycyrrhizae Radix et Rhizoma)	12.1	3 g
Die Wirkung dieser Rezeptur grundsätzlich verstärken	*Zhi Shi* (Aurantii Fructus Immaturus)	9	6–9 g
	Hou Po (Magnoliae Officinalis Cortex)	7	6–9 g
	Gui Zhi (Cinnamomi Ramulus)	1.1	3–6 g

Kontraindikationen und Sicherheitshinweise

- Allergie gegen Bestandteile der Rezeptur
- Vorsicht mit Alkoholzusatz bei Kindern
- Vorsicht bei Diarrhö ► *Xie Bai*

Schwangerschaft und Stillzeit

Auf Alkoholzusatz sollte verzichtet werden. Aussagefähige Untersuchungen zur Sicherheit in der Schwangerschaft und Stillzeit liegen nicht vor.

Interaktionen

► *Gua Lou*

Kommentar

- Eine der wichtigsten und wirksamsten Rezepturen gegen das thorakale Oppressionsgefühl mit oder häufiger ohne organische Ursache. Der Pathomechanismus des

thorakalen Schmerzes ist hier nicht eine Blut-Stase (die natürlich auch häufig Ursache ist), sondern eine *Qi*-Stagnation mit *Yang*-Blockade.
- Der Wein kann mitgekocht werden oder dem fertigen Dekokt nachträglich zugefügt werden.

Korrespondierende Akupunktur

- Ren 17 *Shanzhong* (Meisterpunkt für den Respirationstrakt, löst thorakale *Qi*-Stagnation)
- Pe 6 *Neiguan* (*Luo*-Punkt, Arealfernpunkt für den Thorax, wirkt auch sedativ)
- Ren 12 *Zhongwan* (*Mu*-Punkt des Magens)
- Lu 7 *Lieque* (*Luo*-Punkt, senkt Lungen-*Qi* ab)
- Ma 36 *Zusanli* (Arealfernpunkt für das Abdomen, stützt das *Qi* der Mitte)
- Ma 40 *Fenglong* (eliminiert Schleim und Feuchtigkeit, senkt das *Qi* ab)
- Mi 5 *Shangqiu* (stützt die Mitte, wandelt Schleim um)
- Bl 21 *Weishu* (*Shu*-Punkt des Magens)
- Bl 13 *Feishu* (*Shu*-Punkt der Lunge)

Diätetik

Magen- und Lungen-Qi absenken Gerste, Buchweizen, Hafer, Mandeln, Tofu, Erbsen, Kardamom, Ingwer, schwarze und gelbe Sojabohnen, Rettich, Zwiebeln
Feuchtigkeit eliminieren Bohnen, Sojabohnen, Erbsen, Fenchel, Pfeffer, Kardamom, Gerste, Fisch
Schleim und Feuchtigkeit transformieren Schwarze und gelbe Sojabohnen, Sojasprossen, Sojamilch, Mungbohnen, Rundkornreis, Knoblauch, Ingwer, Rettich, Weintrauben, Birne, Fisch, Kardamom
Meiden Raffinadezucker, Milchprodukte, fettes Fleisch, Kaffee, Alkoholika. Ein Übermaß an Süßem belastet die Milz, da leicht zu viel Feuchtigkeit produziert wird. Übermäßig viel Kaltes und Rohkost können die Milz belasten.

Jīn Líng Zǐ Sǎn
Toosendan Fructus Pulver
金鈴子散

Englischer Name Melia Toosendan Powder
Quelle *Tai Ping Hui Min He Ji Ju Fang* (Rezepturensammlung von kaiserlicher Gnade aus der Tai-Ping-Ära)

Eigenschaften

Temperatur Neutral
Wirkort Innen
Funktionskreis Magen, Leber
Energiezustand des Patienten Fülle
Konstitution Eher kräftig

Wirkung

- Reguliert das Leber-*Qi* und belebt das Blut, lindert Schmerzen
- Leitet Hitze ab

Zusammensetzung und Analyse

Arzneimittel	AG	Dosis	Wirkung
Chuan Lian Zi (Toosendan Fructus)	9	9 g	Klärt Hitze und reguliert *Qi*-Stagnation
Yan Hu Suo (Corydalis Rhizoma)	10.1	9 g	Löst Blut-Stase und stoppt Schmerzen; reguliert *Qi*-Stagnation

Symptome

- **Schmerzen im Abdomen** oder im Epigastrium (wie zum Beispiel Dysmenorrhö oder Hernien), welche sich **heiß** anfühlen oder **durch heiße Speisen verstärkt** werden
- Reizbarkeit, bitterer Mundgeschmack

Befunde

Zungenkörper Rot
Zungenbelag Gelb
Puls Saitenförmig, dünn, beschleunigt

Indikationen nach TCM

Schmerzen aufgrund von *Qi*-Stagnation und Blut-Stase

Anwendungsbeispiele

- Ulcus pepticum
- Gastritis
- Chronische Hepatitis
- Chronische Cholezystitis
- Dysmenorrhö
- Hernienschmerzen

Modifikationen

Symptom	Arzneimittel	AG	Dosis
Ausgeprägte epigastrische Schmerzen durch Hitze	+ *Huang Qin* (Scutellariae Radix)	2.3	6–9 g
	+ *Bai Shao* (Paeoniae Radix Alba)	12.2	6–9 g
Ausgeprägter Menstruationsschmerz	+ *Xiang Fu* (Cyperi Rhizoma)	9	6–9 g
	+ *Hong Hua* (Carthami Flos)	10.1	6 g
	+ *Dan Shen* (Salviae Miltiorrhizae Radix et Rhizoma)	10.1	6 g

Kontraindikationen und Sicherheitshinweise

- Allergie gegen Bestandteile der Rezeptur
- Überdosierung von ▶ *Chuan Lian Zi* vermeiden, kann u.a. zu Leberschädigung führen

Schwangerschaft und Stillzeit

Schwangerschaft Relative Kontraindikation ▶ *Yan Hu Suo*. Aussagefähige Untersuchungen zur Sicherheit in der Schwangerschaft liegen nicht vor.
Stillzeit Mit Vorsicht anwenden ▶ *Chuan Lian Zi*

Interaktionen

▶ *Yan Hu Suo*

Kommentar

- *Jin Ling Zi San* behandelt Schmerzen aufgrund einer *Qi*-Stagnation. Diese transformiert einerseits zu Hitze und andererseits entsteht Stase. Dies sind auch die drei Schlüsselfaktoren für den Einsatz dieser Rezeptur: Hitze-Schmerzen aufgrund von *Qi*-Stagnation und Blutstase. Der Schmerz befindet sich im Hypochondrium, Epigastrium oder Abdomen
- Verwandte Rezepturen zu *Jin Ling Zi San* sind
  - *Zuo Jin Wan* (Linkes Metall Pille) ▶ RG 2.4, wird eingesetzt bei Sodbrennen aufgrund von Leber-Hitze, die in den Magen transferiert
  - *Jia Wei Xiao Yao San* (Erweitertes Umherstreifen Pulver) ▶ RG 4.2, wird eingesetzt bei Leber-*Qi*-Stagnation mit Hitze-Transformation bei gleichzeitigem Blut-Mangel und Feuchtigkeit

Korrespondierende Akupunktur

- Ren 12 *Zhongwan* (*Mu*-Punkt des Magens)
- Ren 14 *Juque* (*Mu*-Punkt des Herzens, lindert auch Oberbauch- und Ösophagus-Beschwerden)
- Le 3 *Taichong* (reguliert das Leber-*Qi* und den Blut-Fluss)
- Pe 6 *Neiguan* (*Luo*-Punkt, Arealfernpunkt für den Oberbauch und den Thorax, wirkt auch sedativ)
- Ma 36 *Zusanli* (Arealfernpunkt für das Abdomen, stützt das *Qi* der Mitte)
- Bl 21 *Weishu* (*Shu*-Punkt des Magens, harmonisiert den Magen)
- Du 20 *Baihui* (gegen den Leitbahnenverlauf nadeln, sediert)

Diätetik

Magen- und Lungen-Qi absenken Gerste, Buchweizen, Hafer, Mandeln, Tofu, Erbsen, Kardamom, Ingwer, schwarze und gelbe Sojabohnen, Rettich, Zwiebeln
Blut bewegen Erdnuss, schwarze Sojabohnen, Esskastanie, Pfirsich, Essig, Aubergine, chinesischer Lauch (*Qi* und Blut bewegend)
Meiden Heiße oder Hitze erzeugende Nahrungsmittel wie Alkohol (Feuchtigkeit-Hitze), Kaffee, Chili, Raffinadezucker, Milchprodukte, fettes Fleisch, Kaffee, Alkoholika. Ein Übermaß an Süßem belastet die Milz, da leicht zu viel Feuchtigkeit produziert wird. Übermäßig viel Kaltes und Rohkost können die Milz belasten.

Pái Nóng Săn Jí Tāng
Dekokt, das Eiter ausleitet
排膿散及湯 排脓散及汤

Englischer Name Pus Discharging Powder and Decoction
Kampo-Name *Haino Sankyu To*
Quelle *Yoshimasu Todo Keikenho* (Todo Yoshimasu's experimentelle Verschreibungen)

Eigenschaften

Temperatur Leicht warm
Wirkort Innen
Funktionskreis Leber, Lunge
Energiezustand des Patienten Leichte Fülle
Konstitution Kräftiger Typus

Wirkung

- Leitet Schleim und Eiter aus
- Eliminiert Wind-Kälte und Wind-Hitze
- Reguliert den Energiefluss

Zusammensetzung und Analyse

Arzneimittel	AG	Dosis	Wirkung
Jie Geng (Platycodi Radix)	6.1	6–9 g	Leitet effektiv Schleim, Toxin und Eiter aus, eliminiert Wind-Hitze oder -Kälte
Zhi Shi (Aurantii Fructus Immaturus)	9	6 g	Reguliert den freien Fluss von *Qi*, indem *Zhi Shi* und *Bai Shao* das *Qi* nach unten und innen leiten und so der Bewegung von *Jie Geng* nach oben und außen entgegenwirken ▶ *Si Ni San*, RG 4.2
Bai Shao (Paeoniae Radix Alba)	12.2	6 g	
Gan Cao (Glycyrrhizae Radix et Rhizoma)	12.1	3 g	Leitet Eiter ab; fördert die Umwandlungsfunktion der Mitte; harmonisiert die Arzneien in dieser Rezeptur

Sheng Jiang (Zingiberis Rhizoma Recens)	1.1	3 g	Fördern die Umwandlungsfunktion der Mitte
Da Zao (Jujubae Fructus)	12.1	3 g	

Symptome

Relativ kräftige Patienten mit Neigung zu Übergewicht und Neigung zu **eitrigen Entzündungen im Haut- und Schleimhautbereich**:

- Eitrige Rhinitis oder Sinusitis, schmerzhafte Ohrenentzündungen, eitrige Entzündung der Augenanhangsgebilde
- Eitrige Entzündungen im Zahnwurzelbereich, Zahnfleischentzündung
- Dermatitis mit Exsudat und eitrigen Effloreszenzen, Abszesse und Furunkel
- Abszessbildung im Bereich der Brust oder perianal
- Lymphadenitis
- Schlecht heilende superinfizierte Wunden

Befunde

Zungenkörper Ohne Befund, evtl. rötliche Ränder oder Stippchen
Zungenbelag Weißlich bis gelblich, dick
Puls Saitenförmig

Indikationen nach TCM

Schleim-, Eiter- und Toxin-Ansammlung

Anwendungsbeispiele

- Subakute, eitrige Sinusitis, Rhinitis, Otitis media
- Hordeolum (Gerstenkorn)
- Zahnwurzel- oder Zahnfleischentzündungen
- Eitrige Dermatitis
- Abszess, Furunkel, Mastitis, Perianalabszess
- Verzögerte Wundheilung

Modifikationen

Symptom	Arzneimittel	AG	Dosis
Ausgeprägte toxische Hitze	+ *Lian Qiao* (Forsythiae Fructus)	2.4	6 g
	+ *Jin Yin Hua* (Lonicerae Japonicae Flos)	2.4	6 g
	+ *Huang Qin* (Scutellariae Radix)	2.3	9 g
Bei Abszessbildung in der Brust	+ *Lian Qiao* (Forsythiae Fructus)	2.4	6 g
	+ *Pu Gong Ying* (Taraxaci Herba)	2.4	9 g
Bei toxischer Feuchtigkeit-Hitze in der Haut	+ *Huang Lian* (Coptidis Rhizoma)	2.3	6 g
	+ *Zhi Zi* (Gardeniae Fructus)	2.1	6 g
	+ *Lian Qiao* (Forsythiae Fructus)	2.4	6 g

Kontraindikationen und Sicherheitshinweise

- Allergie gegen Bestandteile der Rezeptur
- Bei längerer Anwendung Kontraindikationen und Sicherheitshinweise zu ▶ *Gan Cao* beachten
- Vorsicht bei Blutungsneigung ▶ *Sheng Jiang*
- Intensive UV-Bestrahlung vermeiden ▶ *Zhi Shi*

Schwangerschaft und Stillzeit

Schwangerschaft Mit Vorsicht anwenden ▶ *Zhi Shi, Gan Cao, Sheng Jiang.* Aussagefähige Untersuchungen zur Sicherheit in der Schwangerschaft liegen nicht vor.
Stillzeit Mit Vorsicht anwenden ▶ *Zhi Shi, Gan Cao, Sheng Jiang*

Interaktionen

▶ *Zhi Shi, Bai Shao, Gan Cao, Sheng Jiang, Da Zao*

Pharmakologie

Das Rezepturgranulat zeigte im Ames-Test keine Hinweise auf Mutagenität.

Kommentar

- *Jie Geng* ist in dieser Rezeptur die Herrscherarznei, die die Eiter ausleitende und entzündungshemmende Wirkung besonders stark in dieser Rezeptur verkörpert und zusätzlich die Wirkung der anderen Arzneien auf den Oberkörper richtet.
- Diese Rezeptur aus der Kampo-Medizin (*Haino Sankyu To*) ist eine sehr klare und wirksame Kombination für eine Vielzahl von Erkrankungen im HNO- und im dermatologischen Bereich.

Korrespondierende Akupunktur

- Di 4 *Hegu* (eliminiert pathogene Faktoren)
- Di 11 *Quchi*, Du 14 *Dazhui* (klären Hitze)
- Ma 44 *Neiting* (bei Magen-Hitze)
- SJ 5 *Waiguan* (vertreibt Wind)
- Lu 7 *Lieque* (*Luo*-Punkt, senkt das Lungen-*Qi* ab)
- Bl 13 *Feishu* (akute Halsschmerzen mit Rötung)

Diätetik

Wind-Hitze eliminieren Chinakohl, Rettich, Tomate, grüner Tee, Wassermelone, Sternfrucht, Karotte, Löwenzahn
Toxine entgiften Buchweizen, Mungbohnen, schwarze Sojabohnen, Tofu, Gurke, Sellerie, Löwenzahn
Meiden Während des Infektes schwere, kalte und rohe Nahrung meiden. Milchprodukte können vermehrt Schleim erzeugen. Raffinadezucker, Milchprodukte, fettes Fleisch, da leicht zu viel Feuchtigkeit produziert wird und fettes Fleisch pathogene Faktoren im Organismus bindet

Tiān Tái Wū Yào Sǎn
Linderae Radix Pulver von höchster Qualität

天台烏藥散 天台乌药散

Englischer Name Top-Quality Lindera Powder
Quelle *Sheng Ji Zong Lu* (Umfassende Aufzeichnungen der Wohltaten der Weisen)

Eigenschaften

Temperatur Warm
Wirkort Innen
Funktionskreis Leber, Dünndarm, Magen
Energiezustand des Patienten Neutral (mit lokaler Fülle im Bauchraum)
Konstitution Eher kräftig

Wirkung

- Fördert die *Qi*-Bewegung und verteilt das Leber-*Qi*
- Zerstreut Kälte
- Lindert Schmerzen

Zusammensetzung und Analyse

Arzneimittel	AG	Dosis	Wirkung
Wu Yao (Linderae Radix)	9	6 g	Reguliert *Qi*, löst Leber-*Qi*-Stagnation, zerstreut Kälte und lindert Schmerz
Mu Xiang (Aucklandiae Radix)	9	6 g	Reguliert *Qi* im Bauchraum und lindert Schmerz
Qing Pi (Citri Reticulatae Pericarpium Viride)	9	6 g	Reguliert Leber-*Qi* und lindert Schmerz
Xiao Hui Xiang (Foeniculi Fructus)	11	6 g	Löst Kälte-Stagnation im Unteren Erwärmer auf und lindert Schmerz
Gao Liang Jiang (Alpiniae Officinarum Rhizoma)	11	6 g	Zerstreut Kälte und lindert Schmerz
Bing Lang (Arecae Semen)	17	6 g	Reguliert *Qi*, führt es hinunter und bricht feste Obstruktionen auf
Chuan Lian Zi (Toosendan Fructus)	9	6 g	Fördert den Leber-*Qi*-Fluss und lindert Schmerz
Ba Dou (Crotonis Semen)[1]	3.1	6 g	Verstärkt *Chuan Lian Zi* in der Wirkung den Leber-*Qi*-Fluss zu regulieren

[1] *Ba Dou* ist toxisch und gehört zu den obsoleten Arzneien. In dieser Mischung kann *Ba Dou* weggelassen werden.

Symptome

- **Schmerzen im Unterbauch, die in die Hoden ausstrahlen**: Hodenschmerzen, Hodenschwellung
- Druck- und Schmerz am Rippenbogen, Flanken- oder Leistenschmerzen
- Im **Unterbauch lokalisierbares Kältegefühl**
- Menstruationsbeschwerden mit Schmerzen und Verhärtungen, vermehrter weißlicher Fluor vaginalis
- Bewegliche tastbare Resistenzen im Unterleib

Befunde

Zungenkörper Blass
Zungenbelag Vermehrter, weißlicher Zungenbelag
Puls Tief, langsam oder saitenförmig und gespannt

Indikationen nach TCM

- Leber-*Qi*-Stagnation mit Schmerzen im Abdomen
- *Qi*-Stagnation durch Kälte in der Leber-Leitbahn
- Hernie durch *Qi*-Stagnation

Anwendungsbeispiele

- Gastritis, Magenulzera, Schmerzen im Hypochondrium
- Abdominale Schmerzen, Reizdarm-Syndrom, Colitis, blande Obstruktionen im Dünn- oder Dickdarmbereich, Obstipation
- Traditionell bei Leistenhernien, Skrotalhernien
- Orchitis, Epididymitis, Prostatitis
- Dysmenorrhö, Infertilität, Endometriose, Entzündungen im kleinen Becken, Fluor vaginalis
- Lumbalschmerzen, besser mit Wärme; verstärkt durch Kälte

Modifikationen

Symptom	Arzneimittel	AG	Dosis
Sehr ausgeprägte Beschwerden	+ *Ju He* (Citri Reticulatae Semen)	9	6 g
	+ *Li Zhi He* (Litchi Semen)	9	6 g
Ausgeprägte Kälte	+ *Wu Zhu Yu* (Euodiae Fructus)	11	4–6 g
	+ *Rou Gui* (Cinnamomi Cortex)	11	4–6 g
Deutliche Blut-Stase	+ *Tao Ren* (Persicae Semen)	10.1	6 g
	+ *Hong Hua* (Carthami Flos)	10.1	6 g
Blut-Stasen und palpable mobile Ansammlungen (‚Massen', benigne Tumoren)	+ *E Zhu* (Curcumae Rhizoma)	10.1	6 g
	+ *San Leng* (Sparganii Rhizoma)	10.1	6 g
	+ *Zhi Shi* (Aurantii Fructus Immaturus)	9	6 g

Kontraindikationen und Sicherheitshinweise

- Feuchtigkeit-Hitze assoziierte Beschwerden
- Allergie gegen Bestandteile der Rezeptur oder Angehörige der *Apiaceae*-Familie (Umbelliferae), wie Anis, Kümmel, Sellerie, Koriander und Dill oder gegen Anethol ▶ *Xiao Hui Xiang*
- Von *Ba Dou* ist wegen Toxizität dringend abzuraten
- Anwendung bei Kindern; Dosis und Anwendungsdauer sind zu begrenzen ▶ *Bing Lang*
- Bradykardie, Asthma bronchiale, Parkinson-Syndrom, Magengeschwür ▶ *Bing Lang*
- Vorsicht bei Behandlung mit Betablockern ▶ *Bing Lang*
- Vorsicht mit ▶ *Bing Lang* bei chronischer Diarrhö
- Überdosierung von ▶ *Chuan Lian Zi* vermeiden, kann u.a. zu Leberschädigung führen

Fertilität, Schwangerschaft und Stillzeit

Fertilität Wegen der wahrscheinlich kanzerogenen Eigenschaft ist von einer Anwendung abzuraten, insbesondere bei Männern mit Kinderwunsch ▶ *Bing Lang*

Schwangerschaft und Stillzeit Kontraindiziert wegen der sehr dynamisierenden Wirkung, auch ▶ *Ba Dou* wegen Toxizität!, *Bing Lang, Mu Xiang, (Xiao Hui Xiang)*

Interaktionen

▶ *Xiao Hui Xiang, Bing Lang*

Kommentar

Tian Tai Wu Yao San wird bei Erkrankungen, die in alten Texten als ‚*bulging disorder*' beschrieben wurden, eingesetzt. Seit bereits langer Zeit wird dieser Krankheitsbegriff jedoch durch das Syndrom ‚Kälte blockiert die Leber-Leitbahn' bezeichnet. Hiermit sind Unterbauchbeschwerden gemeint, die sich in der Region der Leber-Leitbahn lokalisieren lassen und im lateralen unteren Abdomen auftreten. Es sind Hoden- oder Leistenschmerzen sowie gynäkologische Beschwerden mit Obstruktionen.

Korrespondierende Akupunktur

- Le 3 *Taichong*, Di 4 *Hegu*, Gb 34 *Yanglingquan*, Gb 20 Fengchi (Leber-*Qi*-Stagnation)
- Le 5 *Ligou* (*Luo*-Punkt), Gb 27 *Wushu*, Ren 2 *Qugu*, Ni 11 *Henggu*, Ma 30 *Qichong* (Kälte bedingte *Qi*-Stagnation in der Leber-Leitbahn)
- Le 3 *Taichong*, Gb 34 *Yanglingquan*, SJ 6 *Zhigou* (Leber- und Gallenblasen-*Qi*-Stagnation)
- Ma 40 *Fenglong*, Mi 3 *Taibai* (Mangelnde *Qi*-Dynamik durch *Yin*-Pathogene, wie Feuchtigkeit-Schleim mit Kälte)
- Bl 20 *Pishu*, Bl 21 *Weishu*, Ma 36 *Zusanli*, Mi 6 *Sanyinjiao* (stützen die Mitte)
- Le 3 *Taichong*, Mi 6 *Sanyinjiao*, Le 13 *Zhangmen* (Leber- und Milz-Dysharmonie)

Diätetik

Leber-Qi regulieren Pfefferminze, Grünkern, Basilikum, gekeimte Sprossen, Kohlrabi, Meerrettich, Bierrettich, Radieschen

Kälte im Innen vertreiben Getrockneter Ingwer, Zimtrinde, Sternanis, Walnüsse, Walnussschnaps, Lamm, Aal, Hirsch, Lauch, Hafer

Blut bewegen Erdnuss, schwarze Sojabohnen, Essig, Aubergine, chinesischer Lauch

Meiden Saure, fettige Speisen, Fleisch, Wassermelone, Gemüse, Rohkost, zu viele Salate, rohes Obst und gekühlte Milchprodukte sollten eher gemieden werden.

Yuè Jú Wán
Flucht aus der Einschnürung Pille
越鞠丸

Englischer Name Escape Restraint Pill
Quelle *Dan Xi Xin Fa* (Die Lehren des [Zhu] Dan Xi)

Eigenschaften

Temperatur Neutral
Wirkort Innen
Funktionskreis Magen, Leber
Energiezustand des Patienten Leichte Fülle
Konstitution Eher kräftig

Wirkung

- Bringt den *Qi*-Fluss in Gang
- Löst Blockaden und Einengungen

Zusammensetzung und Analyse

Arzneimittel	AG	Dosis	Wirkung
Cang Zhu (Atractylodis Rhizoma)	7.0	6–12 g	Trocknet Feuchtigkeit, wandelt Schleim um und fokussiert auf Stagnation und Schmerz im Epigastrium
Chuan Xiong (Chuanxiong Rhizoma)	10.1	6–12 g	Regulieren *Qi*-Stagnation und fokussieren auf die Leber; *Chuan Xiong* bewegt auch Blut und wandelt Stase um, die sich aufgrund der *Qi*-Stagnation bildet
Xiang Fu (Cyperi Rhizoma)	9	6–12 g	
Zhi Zi (Gardeniae Fructus)	2.1	6–12 g	Klärt Hitze, die aus *Qi*-Stagnation entstand
Shen Qu (Massa Medicata Fermentata)	8	6–12 g	Löst Nahrungsstagnation

Symptome

- Völle- und Druckgefühl im Oberbauch und in der Brust
- Appetitlosigkeit, saures Aufstoßen
- Beklemmungsgefühl in der Brust und im Oberbauch
- Husten mit reichlichem Auswurf
- Übelkeit, Erbrechen, Rülpsen
- Verdauungsprobleme, besonders bei Männern ▶ Kommentar

Befunde

Zungenkörper Relativ normal
Zungenbelag Dünn, weiß oder klebrig, schleimig
Puls Saitenförmig, ggf. beschleunigt

Indikationen nach TCM

Stagnationen und Blockaden aller Art

Anwendungsbeispiele

- Nervöser Reizmagen
- Akute und chronische Gastritis
- Chronische Hepatitis
- Chronische Cholezystitis
- Interkostalneuralgie

Modifikationen

Symptom	Arzneimittel	AG	Dosis
Blähbauch und Aufgetriebensein	+ *Chen Pi* (Citri Reticulatae Pericarpium)	9	6–9 g
	+ *Qing Pi* (Citri Reticulatae Pericarpium Viride)	9	6 g
	+ *Zhi Shi* (Aurantii Fructus Immaturus)	9	6 g
Ausgeprägte Feuchtigkeit	+ *Fu Ling* (Poria)	4	6–9 g
	+ *Hou Po* (Magnoliae Officinalis Cortex)	7	6 g

Kontraindikationen und Sicherheitshinweise

- Allergie gegen Bestandteile der Rezeptur
- Glutenunverträglichkeit ▶ *Shen Qu*
- Diarrhö ▶ *Zhi Zi*
- Mehrjährige Anwendung von ▶ *Zhi Zi* vermeiden

Schwangerschaft und Stillzeit

Schwangerschaft Kontraindiziert ▶ *Shen Qu, Chuan Xiong*
Stillzeit Kontraindiziert ▶ *Shen Qu*

Interaktionen

▶ *Cang Zhu, Zhi Zi*

Kommentar

Diese Rezeptur wird im Englischen zum Teil auch ‚*Pill to Relieve Stagnation of All Kinds*' genannt. Dies deutet die Wirkung dieser Rezeptur an, die in ihrer Einfachheit dennoch die verschiedensten Arten und Ursachen von Stagnationen therapeutisch angeht.
Bei *Yue Ju Wan* liegt der gesamte Fokus auf dem Lösen von Stagnation. Diese kann durch viele Faktoren entstehen: Hier werden Feuchtigkeit, Schleim und Nahrungsmittelstagnation als Ursachen behandelt. Auch die bereits einge-

tretenen Folgen wie Hitze und Blut-Stase werden therapeutisch mitberücksichtigt.

Der große Gelehrte und Mediziner Zhu Dan-Xi, Urheber dieser Rezeptur, vertrat die Ansicht: „Wenn *Qi* und Blut harmonisch fließen, können die tausend Krankheiten nicht entstehen. Wenn aber erst einmal eine Stagnation vorliegt, kann sich jedwede Erkrankung entwickeln. Krankheit beim Menschen entsteht durch Stagnation."

Die Rezeptur *Jia Wei Xiao Yao San* (Erweitertes Umherstreifen Pulver) ▶ RG 4.2 hat gewisse Ähnlichkeiten mit *Yue Ju Wan,* wobei bei ersterer der Wirkmechanismus in einer Leber-Milz-Harmonisierung liegt und kein Schleim vorliegt.

Die Rezeptur *Ban Xia Hou Po Tang* (Pinelliae Rhizoma und Magnoliae Officinalis Cortex Dekokt) aus dieser Gruppe behandelt ebenfalls Schleim und *Qi*-Stagnation. Im Gegensatz zu *Yue Ju Wan,* welche im ganzen Körper wirkt, auch Hitze klärt und Nahrungsstagnation umwandelt, liegt bei *Ban Xia Hou Po Tang* der Fokus auf dem Magen-Darm-Trakt und dem Rachen. Hitze sollte beim Einsatz von *Ban Xia Hou Po Tang* nicht vorhanden sein.

Korrespondierende Akupunktur

- Ren 12 *Zhongwan* (*Mu*-Punkt des Magens, harmonisiert den Mittleren Erwärmer und löst Stagnation)
- Le 3 *Taichong*, alternativ Le 2 *Xingjian* (regulieren und sedieren Leber-*Qi*)
- Ren 14 *Juque* (*Mu*-Punkt des Herzens, löst Stagnation im Oberbauch und retrosternal)
- Pe 6 *Neiguan* (*Luo*-Punkt, Arealfernpunkt für den Thorax, wirkt auch sedativ)
- Ma 36 *Zusanli* (Arealfernpunkt für das Abdomen, stützt das *Qi* der Mitte)
- Ma 40 *Fenglong* (leitet Feuchtigkeit aus, leitet Schleim aus)
- Mi 5 *Shangqiu* (stützt die Mitte, wandelt Schleim um)
- Bl 21 *Weishu* (*Shu*-Punkt des Magens)
- Du 20 *Baihui* (gegen den Leitbahnenverlauf nadeln, sediert)

Diätetik

Magen- und Lungen-Qi absenken Gerste, Buchweizen, Hafer, Mandeln, Tofu, Erbsen, Kardamom, Ingwer, schwarze und gelbe Sojabohnen, Rettich, Zwiebeln

Feuchtigkeit eliminieren Bohnen, Sojabohnen, Erbsen, Fenchel, Pfeffer, Kardamom, Gerste, Fisch

Schleim und Feuchtigkeit transformieren Schwarze und gelbe Sojabohnen, Sojasprossen, Sojamilch, Mungbohnen, Rundkornreis, Knoblauch, Ingwer, Rettich, Weintrauben, Birne, Fisch, Kardamom

Blut bewegen Erdnuss, schwarze Sojabohnen, Essig, Aubergine, chinesischer Lauch

Meiden Raffinadezucker, Milchprodukte, fettes Fleisch, Kaffee, Alkoholika. Ein Übermaß an Süßem belastet die Milz, da leicht zu viel Feuchtigkeit produziert wird. Übermäßig viel Kaltes und Rohkost können die Milz belasten.

9.2 Rezepturen, die rebellierendes Qi nach unten leiten

Dìng Chuǎn Tāng
Dekokt, das dem Keuchen Einhalt gebietet
定喘湯 定喘汤

Englischer Name Arrest Wheezing Decoction
Quelle *She Sheng Zhong Miao Fang* (Ausgezeichnete Rezepturen für die Gesundheit von Vielen)

Eigenschaften

Temperatur Kühl
Wirkort Innen, ggf. in Kombination mit Außen
Funktionskreis Lunge
Energiezustand des Patienten Fülle
Konstitution Kräftig

Wirkung

- Verteilt Lungen-*Qi* und senkt dieses ab
- Stoppt Keuchatmung
- Klärt Hitze und wandelt Schleim um

Zusammensetzung und Analyse

Arzneimittel	AG	Dosis	Wirkung
Bai Guo (Ginkgo Semen)	13	6–9 g	Dirigieren gemeinsam das Lungen-*Qi* nach unten und lindern beide Keuchatmung; *Bai Guo* transformiert Schleim und verhindert durch sein Zusammenziehen eine Erschöpfung des Lungen-*Qi; Ma Huang* befreit zusätzlich die Oberfläche
Ma Huang (Ephedrae Herba)	1.1	6–9 g	
Zhi Ban Xia (Pinelliae Rhizoma Praeparatum)	6.1	6–9 g	Transformiert Schleim und erleichtert so das Absenken des Lungen-*Qi*
Ku Xing Ren (Armeniacae Semen Amarum)	6.3	6 g	Dirigieren Lungen-*Qi* hinab und unterstützen die Hauptarzneien in der Erleichterung von Husten und Keuchatmung; *Sang Bai Pi* klärt Lungen-Hitze; *Zi Su Zi* wandelt profusen Schleim um
Kuan Dong Hua (Farfarae Flos)[1]	6.3	6–9 g	
Sang Bai Pi (Mori Cortex)	6.3	6–9 g	
Zi Su Zi (Perillae Fructus)	6.3	3 g	
Huang Qin (Scutellariae Radix)	2.3	6 g	Klärt Hitze aus der Lunge
Gan Cao (Glycyrrhizae Radix et Rhizoma)	12.1	3 g	Harmonisiert die Rezeptur und stützt die Mitte

[1] *Kuan Dong Hua* ist aufgrund erhöhter Pyrrolizidinalkaloid-Werte nicht mehr verkehrsfähig. In dieser Rezeptur kann es ersetzt werden durch *Zi Wan* (Asteris Radix et Rhizoma) ▶ AG 6.3.

Symptome

- **Husten und Keuchatmung mit viel dickem und gelbem Schleim,** schwere Atmung, bronchiale Spastik
- Möglicherweise simultanes Fieber und Frösteln

Befunde

Zungenkörper Gedunsen
Zungenbelag Ölig, gelb
Puls Schlüpfrig und evtl. schnell

Indikationen nach TCM

Lungen-*Qi*-Blockade durch Schleim-Hitze mit aufsteigendem Lungen-*Qi;* möglicherweise Aktivierung der Schleim-Hitze durch äußeren pathogenen Faktor ▶ Kommentar

Anwendungsbeispiele

- Chronisches Asthma bronchiale
- Chronisch-obstruktive Lungenerkrankung (COPD)
- Verschleppter Infekt mit asthmoider Komponente

Modifikationen

Symptom	Arzneimittel	AG	Dosis
Dicker, gelber Schleim	+ *Dan Nan Xing* (Arisaema cum Bile)	6.2	6 g
	+ *Gua Lou* (Trichosanthis Fructus)	6.2	6–9 g
	+ *Zhe Bei Mu* (Fritillariae Thunbergii Bulbus)	6.1	6–9 g
	+ *Qian Hu* (Peucedani Radix)	6.2	6–9 g

Ausgeprägte Hitze mit hohem Fieber	+ *Shi Gao* (Gypsum Fibrosum)	2.1	6–15 g
	+ evtl. *Yu Xing Cao* (Houttuyniae Herba)	2.4	6–9 g
Starker Husten	+ *Di Long* (Pheretima)	16	6 g
	+ *Jiang Can* (Bombyx Batryticatus)	16	6 g
Mehr Schleim	+ *Chen Pi* (Citri Reticulatae Pericarpium)	9	6–9 g
	+ *Fu Ling* (Poria)	4	6–9 g

Kontraindikationen und Sicherheitshinweise

- Allergie gegen Bestandteile der Rezeptur
- *Kuan Dong Hua* sollte nicht zur Anwendung kommen ▶ Anmerkung zur Rezeptur
- Alte und geschwächte Personen; erhöhter Blutdruck, Gefäßerkrankungen, insbesondere der Herzkranzgefäße und der Hirngefäße, Herzrhythmusstörungen, nicht kompensierte Schilddrüsendysfunktion; psychiatrische Erkrankungen, Angst- und Spannungszustände, Schlafstörung, Suchtkrankheiten; Anfallsleiden; Engwinkelglaukom; Prostataadenom mit Blasenentleerungsstörung; Vorsicht bei Niereninsuffizienz ▶ *Ma Huang*
- Einnahme von MAO-Hemmern, Sympathomimetika, Selegilin, Rasagilin oder Vasokonstriktoren ▶ *Ma Huang*
- Anwendung bei Kindern ▶ *Bai Guo;* Vorsicht bei Kindern mit ▶ *Ma Huang, Ku Xing Ren*
- Anfallsleiden ▶ *Bai Guo*
- Interferonbehandlung ▶ *Huang Qin*
- Vorsicht bei Behandlung mit *Aconitum*-Arzneien, *Wu Zhu Yu* (Euodiae Fructus), *Xiang Jia Pi* (Periplocae Cortex) ▶ *Ma Huang*
- Dosis und Anwendungsdauer von ▶ *Bai Guo, Ma Huang* begrenzen
- Hohe Dosen von ▶ *Ma Huang* können bei Langzeiteinnahme zur Abhängigkeit führen
- Vorsicht bei vorbestehendem Leberschaden, höherem Alkoholkonsum oder positivem HCV-Antikörperstatus; auf Anzeichen für eine Leberschädigung sollte geachtet werden ▶ *Huang Qin, Ma Huang*
- Bei längerer Anwendung Kontraindikationen und Sicherheitshinweise zu ▶ *Gan Cao* beachten
- Vorsicht bei sehr zähem Sputum ▶ *Bai Guo*
- Vorsicht bei Durchfall ▶ *Ku Xing Ren, Zi Su Zi*

Fertilität, Schwangerschaft und Stillzeit

Fertilität Vorsicht bei Frauen mit Kinderwunsch ▶ *Bai Guo*

Schwangerschaft Kontraindiziert ▶ *Ma Huang, Ku Xing Ren, Zhi Ban Xia, (Huang Qin)*

Stillzeit Kontraindiziert ▶ *Ma Huang, Ku Xing Ren, Zhi Ban Xia*

Interaktionen

▶ *Bai Guo, Ma Huang, Zhi Ban Xia, Ku Xing Ren, Huang Qin, Gan Cao*

Kommentar

- *Ding Chuan Tang* wird als Grundrezeptur für Husten und Asthma aufgrund von Schleim-Hitze in der Lunge verwendet. Schlüsselzeichen sind das rebellierende *Qi* (Husten oder Asthma), der gelbe und dicke Schleim sowie die relativ akute Krankheit.
- Die Mischung kann auch eingesetzt werden, wenn sich noch Zeichen einer äußeren Kälte-Krankheit (simultanes Fieber und Frösteln) zeigen. Klassischerweise wurde die Rezeptur aufgrund des Einbezugs von *Ma Huang* so interpretiert, dass sie bei äußerer Kälte mit bereits vorhandenem innerem Schleim indiziert ist. Diese Musterkombination tritt bei Patienten auf, bei denen (heiße) Asthmabeschwerden durch akute Infekte hervorgerufen werden.
- Allerdings kann *Ma Huang* in dieser Kombination auch als *Qi* senkendes Mittel interpretiert werden, und Zeichen einer simultanen Außen-Erkrankung sind keine Bedingung für ihren Einsatz.
- *Ma Xing Shi Gan Tang* (Ephedrae Herba, Armeniacae Semen, Gypsum Fibrosum und Glycyrrhizae Radix et Rhizoma Praeparata cum Melle Dekokt) ▶ RG 2.4 wird ebenfalls bei Lungen-Hitze mit ähnlichen Symptomatik eingesetzt. Der Unterschied zwischen den beiden Rezepturen liegt darin, dass *Ma Xing Shi Gan Tang* keinen Schleim umwandelt, *Ding Chuan Tang* jedoch schon.
- Eine weitere verwandte Rezeptur zu *Ding Chuan Tang* ist *Xie Bai San* (Pulver, das das Weiße ausleitet) ▶ RG 2.4. *Xie Bai San* klärt Lungen-Hitze und stoppt Keuchatmung, wandelt aber keinen Schleim um. Im Gegenteil, bei *Xie Bai San* liegt der Fokus auf dem Befeuchten von Flüssigkeiten und *Yin*.

Korrespondierende Akupunktur

- Lu 7 *Lieque* (*Luo*-Punkt, senkt Lungen-*Qi* ab)
- Pe 6 *Neiguan* (*Luo*-Punkt, Arealfernpunkt für den Thorax, wirkt auch sedativ)
- Ren 17 *Shanzhong* (Meisterpunkt für den Respirationstrakt, löst thorakale *Qi*-Stagnation)
- Bl 13 *Feishu* (*Shu*-Punkt der Lunge)
- Di 4 *Hegu* (leitet pathogene Faktoren aus)
- SJ 5 *Waiguan*, Gb 20 *Fengchi* (eliminieren Wind)
- Ma 36 *Zusanli* (stützt das *Qi* der Mitte)

- Ma 40 *Fenglong* (leitet Feuchtigkeit-Schleim aus, senkt das *Qi* ab)
- Mi 5 *Shangqiu* (stützt die Mitte, wandelt Schleim um)
- Ni 3 *Taixi* (stützt das Nieren-*Yang* – unterstützt das Empfangen des Lungen-*Qi*)

Diätetik

Magen- und Lungen-Qi absenken Gerste, Buchweizen, Hafer, Mandeln, Tofu, Erbsen, Kardamom, Ingwer, schwarze und gelbe Sojabohnen, Rettich, Zwiebeln
Feuchtigkeit eliminieren Bohnen, Sojabohnen, Erbsen, Fenchel, Pfeffer, Kardamom, Gerste, Fisch
Schleim und Feuchtigkeit transformieren Schwarze und gelbe Sojabohnen, Sojasprossen, Sojamilch, Mungbohnen, Rundkornreis, Knoblauch, Ingwer, Rettich, Weintrauben, Birne, Fisch, Kardamom
Meiden Raffinadezucker, Milchprodukte, fettes Fleisch, Kaffee, Alkoholika. Ein Übermaß an Süßem belastet die Milz, da leicht zu viel Feuchtigkeit produziert wird. Übermäßig viel Kaltes und Rohkost können die Milz belasten.

Shén Mì Tāng
Mysteriöses Dekokt
神祕湯 神秘汤

Englischer Name Mysterious Decoction
Quelle *Wai Tai Mi Yao* (Geheime Grundlagen aus der kaiserlichen Bibliothek)

Eigenschaften

Temperatur Leicht warm
Wirkort Gleichzeitig Außen und Innen
Funktionskreis Lunge, Magen
Energiezustand des Patienten Leichte Fülle
Konstitution Relativ kräftig

Wirkung

- Leitet Wind-Kälte aus
- Führt den Lungen-*Qi*-Fluss wieder hinab und stoppt rebellierendes Lungen-*Qi*
- Reguliert den Lungen-*Qi*-Fluss, lindert Druck im Thorax

Zusammensetzung und Analyse

Arzneimittel	AG	Dosis	Wirkung
Ma Huang (Ephedrae Herba)	1.1	6–8 g	Eliminiert Wind-Kälte, löst bronchiale Enge, befreit die Oberfläche, reguliert Lungen-*Qi*
Ku Xing Ren (Armeniacae Semen Amarum)	6.3	6 g	Löst bronchiale Enge, reguliert Lungen-*Qi* und stoppt Husten und Keuchen
Chen Pi (Citri Reticulatae Pericarpium)	9	4–5 g	Reguliert Lungen-*Qi*, wandelt Schleim um
Zi Su Ye (Perillae Folium)	1.1	2–4 g	Befreit die Oberfläche
Hou Po (Magnoliae Officinalis Cortex)	7	6 g	Reguliert Lungen-*Qi* und stoppt Husten und Keuchen
Chai Hu (Bupleuri Radix)	1.2	3–5 g	Befreit die Oberfläche,, reguliert Leber-*Qi*
Gan Cao (Glycyrrhizae Radix et Rhizoma)	12.1	3 g	Unterstützt und schützt die Mitte und harmonisiert die Rezeptur

Symptome

Husten und Keuchen mit wenig Schleim, **Völle- und Druckgefühl in der Brust**, Kurzatmigkeit, Giemen, insbesondere im Liegen

Befunde

Zungenkörper Gedunsen
Zungenbelag Feucht, dick, klebrig
Puls Schlüpfrig

Indikationen nach TCM

Wind-Kälte mit gleichzeitig blockiertem und rebellierendem Lungen-*Qi*

Anwendungsbeispiele

- Chronische Bronchitis
- Chronisches Asthma bronchiale
- Emphysembronchitis
- Grippaler Infekt

Modifikationen

Symptom	Arzneimittel	AG	Dosis
Ausgeprägter Brustschmerz und Brustenge	+ *Gua Lou* (Trichosanthis Fructus)	6.2	6–9 g
Starker Husten	+ *Di Long* (Pheretima)	16	6–9 g

Kontraindikationen und Sicherheitshinweise

- Allergie gegen Bestandteile der Rezeptur
- Alte und geschwächte Personen; erhöhter Blutdruck, Gefäßerkrankungen, insbesondere der Herzkranzgefäße und der Hirngefäße, Herzrhythmusstörungen, nicht kompensierte Schilddrüsendysfunktion; psychiatrische Erkrankungen, Angst- und Spannungszustände, Schlaf-

störung, Suchtkrankheiten; Anfallsleiden; Engwinkelglaukom; Prostataadenom mit Blasenentleerungsstörung ▶ *Ma Huang*
- Einnahme von MAO-Hemmern, Sympathomimetika, Selegilin, Rasagilin oder Vasokonstriktoren ▶ *Ma Huang*
- Interferonbehandlung ▶ *Chai Hu*
- Überdosierung von *Ma Huang* vermeiden, hohe Dosen können bei Langzeiteinnahme zur Abhängigkeit führen; Vorsicht bei Niereninsuffizienz ▶ *Ma Huang*
- Vorsicht bei Kindern ▶ *Ma Huang, Ku Xing Ren*
- Vorsicht bei vorbestehendem Leberschaden, höherem Alkoholkonsum oder positivem HCV-Antikörperstatus, auf Anzeichen für eine Leberschädigung sollte geachtet werden ▶ *Chai Hu, Ma Huang*
- Vorsicht bei Behandlung mit *Aconitum*-Arzneien, *Wu Zhu Yu* (Euodiae Fructus), *Xiang Jia Pi* (Periplocae Cortex) ▶ *Ma Huang*
- Dosierung von ▶ *Ku Xing Ren* begrenzen
- Bei längerer Anwendung Kontraindikationen und Sicherheitshinweise zu ▶ *Gan Cao* beachten
- Vorsicht bei Durchfall ▶ *Ku Xing Ren*

Schwangerschaft und Stillzeit

Kontraindiziert ▶ *Ma Huang, Ku Xing Ren*

Interaktionen

▶ *Ma Huang, Ku Xing Ren, Gan Cao*

Pharmakologie

Das Granulat der Kampo-Version der Rezeptur (*Shinpi To*) zeigte im Ames-Test an vier Bakterienstämmen keine Hinweise auf Mutagenität.

Kommentar

Im Vergleich zu *Ding Chuan Tang* (Dekokt, das dem Keuchen Einhalt gebietet) aus dieser Gruppe klärt diese Rezeptur keine Hitze. Sie wird dann eingesetzt, wenn Schleim den freien Fluss des Lungen-*Qi* blockiert und sich die entsprechenden Symptome zeigen.

Korrespondierende Akupunktur

- Ren 12 *Zhongwan* (*Mu*-Punkt des Magens
- Lu 7 *Lieque* (*Luo*-Punkt, senkt Lungen-*Qi* ab)
- Ren 17 *Shanzhong* (Meisterpunkt für den Respirationstrakt, löst thorakale *Qi*-Stagnation)
- Pe 6 *Neiguan* (*Luo*-Punkt, Arealfernpunkt für den Thorax, wirkt auch sedativ)
- Ma 36 *Zusanli* (Arealfernpunkt für das Abdomen, stützt das *Qi* der Mitte)
- Ma 40 *Fenglong* (leitet Feuchtigkeit aus, senkt das *Qi* ab)
- Mi 5 *Shangqiu* (stützt die Mitte, wandelt Schleim um)
- Bl 21 *Weishu* (*Shu*-Punkt des Magens)
- Bl 13 *Feishu* (*Shu*-Punkt der Lunge)

Diätetik

Magen- und Lungen-Qi absenken Gerste, Buchweizen, Hafer, Mandeln, Tofu, Erbsen, Kardamom, Ingwer, schwarze und gelbe Sojabohnen, Rettich, Zwiebeln
Feuchtigkeit eliminieren Bohnen, Sojabohnen, Erbsen, Fenchel, Pfeffer, Kardamom, Gerste, Fisch
Schleim und Feuchtigkeit transformieren Schwarze und gelbe Sojabohnen, Sojasprossen, Sojamilch, Mungbohnen, Rundkornreis, Knoblauch, Ingwer, Rettich, Weintrauben, Birne, Fisch, Kardamom
Meiden Raffinadezucker, Milchprodukte, fettes Fleisch, Kaffee, Alkoholika. Ein Übermaß an Süßem belastet die Milz, da leicht zu viel Feuchtigkeit produziert wird. Übermäßig viel Kaltes und Rohkost können die Milz belasten.

Sū Zǐ Jiàng Qì Tāng
Perillae Fructus Dekokt, das das Qi nach unten leitet

蘇子降氣湯 苏子降气汤

Englischer Name Perilla Fruit Decoction for Directing *Qi* Downward
Quelle *Qian Jin Yao Fang* (Verschreibungen, die tausend Dukaten wert sind)

Eigenschaften

Temperatur Leicht warm
Wirkort Innen
Funktionskreis Lunge, Niere
Energiezustand des Patienten Fülle oben und Leere unten
Konstitution Relativ unauffällig

Wirkung

- Leitet rebellierendes *Qi* nach unten
- Lindert bronchiale Enge, lindert Husten
- Wandelt Schleim-Kälte um, wärmt

Zusammensetzung und Analyse

Arzneimittel	AG	Dosis	Wirkung
Zi Su Zi (Perillae Fructus)	6.3	6–12 g	Senken rebellisches Lungen-*Qi* ab und stoppen Husten und Keuchen
Hou Po (Magnoliae Officinalis Cortex)	7	3–6 g	
Qian Hu (Peucedani Radix)	6.2	6–9 g	Dirigiert rebellisches Lungen-*Qi* nach unten, transformiert Schleim, lässt dadurch das *Qi* besser nach unten fließen
Zhi Ban Xia (Pinelliae Rhizoma Praeparatum)	6.1	6–9 g	Transformiert Schleim, lässt dadurch das *Qi* besser nach unten fließen
Dang Gui (Angelicae Sinensis Radix)	12.2	6–9 g	Schützt die Säfte vor scharfen, trocknenden Arzneien und stabilisiert das Blut
Rou Gui (Cinnamomi Cortex)	11	3 g	Wärmt und stärkt das Nieren-*Yang* und sorgt damit zur Verbesserung der Aufnahme des Lungen-*Qi*
Gan Cao (Glycyrrhizae Radix et Rhizoma)	12.1	3 g	Harmonisiert die Rezeptur und reguliert die Mitte

Symptome

- **Luftnot, besonders bei der Einatmung, Husten mit Auswurf von reichlichem, serösem Schleim**, Völle- und Druckgefühl in der Brust und im Oberbauch
- Möglicherweise begleitet von Schwellungen oder Ödemen der unteren Extremitäten, Schwäche und Schmerzen im Lumbalbereich und in den Beinen

Befunde

Zungenkörper Leichte Blässe
Zungenbelag Weiß, klebrig
Puls Gespannt, schlüpfrig

Indikationen nach TCM

- Kälte-Schleim blockiert die Lunge
- Nieren-Schwäche, wodurch die Niere nicht in der Lage ist, das Lungen-*Qi* aufzunehmen
- Begleitet von Nieren-*Yang*-Mangel

Anwendungsbeispiele

- (Chronische) Bronchitis
- Bronchialasthma
- Emphysem
- Asthma cardiale

Modifikationen

Symptom	Arzneimittel	AG	Dosis
Zusätzliches Frösteln mit Wind- und Kälteabneigung	+ *Ma Huang* (Ephedrae Herba)	1.1	6–8 g
	+ *Ku Xing Ren* (Armeniacae Semen Amarum)	6.3	6–9 g
Ausgeprägter Husten und reichlicher Schleim	+ *Chen Pi* (Citri Reticulatae Pericarpium)	9	6–9 g
	+ *Di Long* (Pheretima)	16	6–9 g
Ausgeprägter *Qi*-Mangel mit Erschöpfung	+ *Dang Shen* (Codonopsis Radix)	12.1	6–9 g
	+ *Wu Wei Zi* (Schisandrae Chinensis Fructus)	13	6 g

Kontraindikationen und Sicherheitshinweise

- Allergie gegen Bestandteile der Rezeptur oder Perubalsam
- Bei längerer Anwendung Kontraindikationen und Sicherheitshinweise zu ▶ *Gan Cao* beachten
- Vorsicht bei Diarrhö ▶ *Dang Gui, Zi Su Zi*
- Vorsicht bei Blutungsneigung ▶ *Rou Gui*
- Vorsicht bei Diabetikern mit Neigung zur Hypoglykämie ▶ *Rou Gui*
- Intensive UV-Licht-Exposition vermeiden ▶ *Dang Gui, Qian Hu*

Schwangerschaft und Stillzeit

Schwangerschaft Kontraindiziert ▶ *Zhi Ban Xia, Dang Gui.* Bei Auslassen von *Zhi Ban Xia* und *Dang Gui* mit Vorsicht anwenden ▶ *Hou Po, Rou Gui.* Aussagefähige Untersuchungen zur Sicherheit der Rezeptur in der Schwangerschaft liegen nicht vor.
Stillzeit Kontraindiziert ▶ *Zhi Ban Xia.* Bei Auslassen von *Zhi Ban Xia* mit Vorsicht anwenden ▶ *Gan Cao*

Interaktionen

▶ *Zhi Ban Xia, Dang Gui, Rou Gui, Gan Cao*

Kommentar

- *Su Zi Jiang Qi Tang* hat eine gewisse Ähnlichkeit zu *Ban Xia Hou Po Tang* (Pinelliae Rhizoma und Magnoliae Officinalis Cortex Dekokt) ▶ RG 9.1. Bei *Su Zi Jiang Qi Tang* steht die Ansammlung von Schleim im Vordergrund; *Ban Xia Hou Po Tang* wandelt weniger stark Schleim um und stoppt auch Husten und Keuchen weniger explizit, fokussiert aber stärker auf den Magendarm-Trakt.

- Klassischerweise wird *Su Zi Jiang Qi Tang* angewendet bei „Völle oben und Leere unten". Es eignet sich aber auch als Grundrezeptur bei Husten mit viel feuchtem Schleim ohne Hitze.
- Der Originalindikation entsprechend kann die Mischung auch bei Nieren-Lungen-Kombinationsmustern eingesetzt werden, in welchen sich ein Nieren-*Yang*-Mangel mit feuchtem Schleim in der Lunge kombiniert. Die Nierenmangelzeichen zeigen sich zusätzlich zu den Schleimzeichen in der Lunge als Lumbalschmerzen und Ödeme in den unteren Extremitäten.

Korrespondierende Akupunktur

- Lu 7 *Lieque* (*Luo*-Punkt, senkt Lungen-*Qi* ab)
- Ren 17 *Shanzhong* (Meisterpunkt für den Respirationstrakt, löst thorakale *Qi*-Stagnation)
- Pe 6 *Neiguan* (*Luo*-Punkt, Arealfernpunkt für den Thorax, wirkt auch sedativ)
- Ma 36 *Zusanli* (Arealfernpunkt für das Abdomen, stützt das *Qi* der Mitte)
- Ma 40 *Fenglong* (leitet Feuchtigkeit-Schleim aus, senkt das *Qi* ab)
- Mi 5 *Shangqiu* (stützt die Mitte, wandelt Schleim um)
- Bl 21 *Weishu* (*Shu*-Punkt des Magens)
- Bl 13 *Feishu* (*Shu*-Punkt der Lunge)
- Ni 3 *Taixi* (stützt das Nieren-*Yang*)
- Bl 23 *Shenshu* (stärkt das Nieren-*Yang*)

Diätetik

Magen- und Lungen-Qi absenken Gerste, Buchweizen, Hafer, Mandeln, Tofu, Erbsen, Kardamom, Ingwer, schwarze und gelbe Sojabohnen, Rettich, Zwiebeln
Feuchtigkeit eliminieren Bohnen, Sojabohnen, Erbsen, Fenchel, Pfeffer, Kardamom, Gerste, Fisch
Schleim und Feuchtigkeit transformieren Schwarze und gelbe Sojabohnen, Sojasprossen, Sojamilch, Mungbohnen, Rundkornreis, Knoblauch, Ingwer, Rettich, Weintrauben, Birne, Fisch, Kardamom
Meiden Raffinadezucker, Milchprodukte, fettes Fleisch, Kaffee, Alkoholika. Ein Übermaß an Süßem belastet die Milz, da leicht zu viel Feuchtigkeit produziert wird. Übermäßig viel Kaltes und Rohkost können die Milz belasten.

Xuán Fù Dài Zhě Tāng
Inulae Flos und Haematitum Dekokt
旋覆代赭湯 旋覆代赭汤

Englischer Name Inula and Hematite Decoction
Quelle *Shang Han Lun* (Abhandlung über fieberhafte, durch Kälte verursachte Erkrankungen)

Eigenschaften

Temperatur Warm
Wirkort Innen
Funktionskreis Lunge, Dickdarm, Magen
Energiezustand des Patienten Neutral
Konstitution Eher kräftig

Wirkung

- Reguliert den *Qi*-Fluss, führt rebellierendes Magen-*Qi* herab
- Wandelt Schleim um, beruhigt den Magen
- Stärkt das *Qi*

Zusammensetzung und Analyse

Arzneimittel	AG	Dosis	Wirkung
Zhe Shi (Haematitum)	16	6–12 g	Führen rebellisches Magen-*Qi* herab und stoppen Übelkeit und Erbrechen; *Zhe Shi* senkt das Magen-*Qi* durch seine Schwere ab.
Xuan Fu Hua (Inulae Flos)	6.1	6–9 g	
Zhi Ban Xia (Pinelliae Rhizoma Praeparatum)	6.1	9 g	Löst und transformiert Schleim, begünstigt dadurch das Absenken des Magen-*Qi* und stoppt Übelkeit und Erbrechen
Ren Shen (Ginseng Radix et Rhizoma)[1]	12.1	6 g	Stützt und stärkt Magen und Milz, tonisiert Lungen-*Qi*
Da Zao (Jujubae Fructus)	12.1	5 g	Stützt und stärkt Magen und Milz
Sheng Jiang (Zingiberis Rhizoma Recens)	1.1	3–6 g	Transformiert Schleim und harmonisiert die Mitte; stoppt Übelkeit und Erbrechen
Zhi Gan Cao (Glycyrrhizae Radix et Rhizoma Praeparata)	12.1	3 g	Stützt und stärkt Magen und Milz, harmonisiert die Rezeptur

[1] Aus ökonomischen Überlegungen kann auch *Dang Shen* (Codonopsis Radix) subsituiert werden, allerdings in einer höheren Dosierung von 9–12 g

Symptome

- **Aufstoßen, Schluckauf, Erbrechen, Übelkeit**, Völle- und Druckgefühl im Oberbauch
- Harte palpable Schwellung im Oberbauch

Befunde

Zungenkörper Gedunsen
Zungenbelag Weiß gelblich, klebrig
Puls Saitenförmig, schlüpfrig

Indikationen nach TCM

Qi-Blockade durch Schleim in der Mitte mit gegenläufigem *Qi*-Fluss

Anwendungsbeispiele

- Chronische Gastritis
- Gastroösophagealer Reflux
- Ulkusleiden
- Nervöser Reizmagen
- Bauchbeschwerden
- Gastroptosebeschwerden

Modifikationen

Symptom	Arzneimittel	AG	Dosis
Viel schleimiger Auswurf, klebriger Zungenbelag und Zahneindrücke	+ *Chen Pi* (Citri Reticulatae Pericarpium)	9	6–9 g
	+ *Hou Po* (Magnoliae Officinalis Cortex)	7	6 g
	+ *Fu Ling* (Poria)	4	6–9 g
Magen-Hitze	+ *Huang Qin* (Scutellariae Radix)	2.3	6–9 g
	+ *Huang Lian* (Coptidis Rhizoma)	2.3	3–5 g
	+ *Zhu Ru* (Bambusae Caulis in Taenias)	6.2	6–9 g
Kälte im Magen	+ *Wu Zhu Yu* (Euodiae Fructus)	11	3 g
	+ *Ding Xiang* (Caryophylli Flos)	11	3 g
Yin-Mangel im Magen	+ *Mai Dong* (Ophiopogonis Radix)	12.4	6–9 g
	+ *Shi Hu* (Dendrobii Caulis)	12.4	6–9 g

Kontraindikationen und Sicherheitshinweise

- Allergie gegen Bestandteile der Rezeptur oder Pflanzen der Compositae-Familie
- Langzeitanwendung von ▶ *Zhe Shi* vermeiden
- Gleichzeitige Anwendung von Antidepressiva, Neuroleptika, Benzodiazepinen, Zolpidem und Amphetaminen ▶ *Ren Shen*
- Zustand nach Organtransplantation ▶ *Ren Shen*
- Besondere Vorsicht bei Autoimmunerkrankungen ▶ *Ren Shen*
- Bei längerer Anwendung Kontraindikationen und Sicherheitshinweise zu ▶ *Gan Cao* beachten
- Vorsicht mit hohen Dosen von ▶ *Ren Shen, Sheng Jiang, Gan Cao* bei Hypertonikern
- Vorsicht bei Diabetikern mit Neigung zur Hypoglykämie ▶ *Ren Shen*
- Vorsicht bei Blutungsneigung ▶ *Sheng Jiang*

Schwangerschaft und Stillzeit

Schwangerschaft Kontraindiziert ▶ *Zhi Ban Xia*. Bei Auslassen von *Zhi Ban Xia* mit Vorsicht anzuwenden ▶ *Zhe She, Sheng Jiang, Gan Cao*. Aussagefähige Untersuchungen zur Sicherheit in der Schwangerschaft liegen nicht vor.

Stillzeit Kontraindiziert ▶ *Zhi Ban Xia*. Bei Auslassen von *Zhi Ban Xia* mit Vorsicht anzuwenden ▶ *Zhi Ban Xia, Sheng Jiang, Gan Cao*

Interaktionen

▶ *Zhi Ban Xia, Ren Shen, Da Zao, Sheng Jiang, Gan Cao, Zhe Shi*

Kommentar

- Wenn das *Qi* der Mitte schwach ist und Schleim das geordnete Auf- und Absteigen von *Qi* in der Mitte blockiert, dann tritt dieses Muster auf. Zentral dabei ist das rebellierende Magen-*Qi*. Allerdings darf für den Einsatz dieser Rezeptur keine Hitze vorhanden sein, da die Gesamttemperatur der Rezeptur warm ist.
- Zwei verwandte Rezepturen zu *Xuan Fu Dai Zhe Tang* sind
  - *Ban Xia Hou Po Tang* (Pinelliae Rhizoma und Magnoliae Officinalis Cortex Dekokt) ▶ RG 9.1 Diese Rezeptur fokussiert vor allem auf das Pflaumenkern-Syndrom (*Mei He Qi*)
  - *Huang Lian Tang* (Dekokt mit Coptidis Rhizoma) ▶ RG 4.3 reguliert Kälte und Hitze im Magen

Korrespondierende Akupunktur

- Ren 12 *Zhongwan* (*Mu*-Punkt des Magens, harmonisiert den Magen, lindert Übelkeit)
- Le 3 *Taichong* (*Yuan*-Punkt, harmonisiert den Leber-Funktionskreis)
- Ren 14 *Juque* (*Mu*-Punkt des Herzens, lindert gastroösophagealen Reflux)
- Pe 6 *Neiguan* (*Luo*-Punkt, Arealfernpunkt für das Epigastrium, senkt *Qi* ab, lindert Übelkeit und Völlegefühl)
- Ma 36 *Zusanli* (stützt das *Qi* der Mitte)
- Ma 40 *Fenglong* (leitet Feuchtigkeit aus)
- Mi 5 *Shangqiu* (stützt die Mitte, wandelt Schleim um)
- Ren 6 *Qihai* (allgemeine Tonisierung)
- Bl 21 *Weishu* (*Shu*-Punkt des Magens)
- Du 20 *Baihui* (gegen den Leitbahnenverlauf nadeln)

Diätetik

Magen- und Lungen-Qi absenken Gerste, Buchweizen, Hafer, Mandeln, Tofu, Erbsen, Kardamom, Ingwer, schwarze und gelbe Sojabohnen, Rettich, Zwiebeln

Milz stärken und Mitte wärmen Hirse, Buchweizen, Reis, Pfirsich, Kirsche, Fenchel, Anis, Pfeffer, Knoblauch, Ingwer, Paprika, Chili, warmer Reiswein in kleinen Mengen
Feuchtigkeit eliminieren Bohnen, Sojabohnen, Erbsen, Fenchel, Pfeffer, Kardamom, Gerste, Fisch
Schleim und Feuchtigkeit transformieren Schwarze und gelbe Sojabohnen, Sojasprossen, Sojamilch, Mungbohnen, Rundkornreis, Knoblauch, Ingwer, Rettich, Weintrauben, Birne, Fisch, Kardamom
Gegen heißen Schleim Artischocke, Löwenzahn, grüner Tee, Buchweizen, Sellerie
Meiden Raffinadezucker, Milchprodukte, fettes Fleisch, Kaffee, Alkoholika. Ein Übermaß an Süßem belastet die Milz, da leicht zu viel Feuchtigkeit produziert wird, übermäßig viel Kaltes und Rohkost können ebenso die Milz belasten.

10 Blut belebende Rezepturen

10.1 Blut belebende Rezepturen

Bǎo Chǎn Wú Yōu Fāng
Schwangerschaft erhaltendes und sorgenfreies Dekokt

保産無憂方 保产无忧方

Englischer Name Worry-Free Formula to Protect Birth
Quelle *Fu Qing Zhu Nu Ke* (Frauenerkrankungen nach Fu Qing Zhu)

Eigenschaften

Temperatur Warm
Wirkort Innen
Funktionskreis Niere, Leber, Milz
Energiezustand des Patienten Mangel
Konstitution Geschwächt

Wirkung

- Stärkt das *Qi* und nährt das Blut
- Reguliert das *Qi*
- Stärkt die Nieren, beruhigt den Fötus und fördert den Geburtsprozess

Zusammensetzung und Analyse

Arzneimittel	AG	Dosis	Wirkung
Bai Shao (Paeoniae Radix Alba)	12.2	6–9 g	Nähren und dynamisieren Blut, regulieren die Menstruation
Dang Gui (Angelicae Sinensis Radix)	12.2	6–9 g	
Chuan Xiong (Chuanxiong Rhizoma)	10.1	6 g	Reguliert das Blut und mindert Blut-Stase
Huang Qi (Astragali Radix)	12.1	6 g	Tonisiert das *Qi* und hebt es empor; trägt indirekt zur Blut-Tonisierung bei
Tu Si Zi (Cuscutae Semen)	12.3	6 g	Stärkt die Nieren und nährt das *Jing*; stabilisiert den Fötus
Jing Jie Tan (Schizonepetae Herba carbonisata)	1.1	6 g	Führen das *Qi* nach oben, stabilisieren den Fötus und regulieren damit in Kombination mit den *Qi* absenkenden Mitteln den harmonischen *Qi*-Fluss; verkohltes *Jing Jie* stoppt zusätzlich Blutungen
Qiang Huo (Notopterygii Rhizoma et Radix)	1.1	6 g	
Hou Po (Magnoliae Officinalis Cortex)	7	6 g	Regulieren den *Qi*-Fluss und lösen Stagnation; führen das *Qi* nach unten
Zhi Qiao (Aurantii Fructus)	9	6 g	
Ai Ye (Artemisiae Argyi Folium)	10.2	6–9 g	Wärmt und stoppt Blutungen
Zhe Bei Mu (Fritillariae Thunbergii Bulbus)	6.2	6 g	Kühlt und befeuchtet und unterstützt einen geschmeidigen Geburtsprozess
Sheng Jiang (Zingiberis Rhizoma Recens)	1.1	3 g	Harmonisieren die Rezeptur und unterstützen die Mitte
Gan Cao (Glycyrrhizae Radix et Rhizoma)	12.1	6 g	

Symptome

- **Unruhiger Fetus** (d.h. drohende Fehlgeburt), Fehlgeburten in der Vorgeschichte
- Lageanomalien, **schwere Geburt**, Übertragung
- Begleitet von Müdigkeit und Schwäche, Lumbalschmerzen

Befunde

Zungenkörper Blass
Zungenbelag Dünn, weiß
Puls Schlüpfrig, leicht schwach

Indikationen nach TCM

- *Qi* und Blut Mangel in der Schwangerschaft, die *Chong Mai* und *Ren Mai* unzureichend versorgen
- Schwäche im Funktionskreis Niere führt zu drohendem Abort (mit Vorsicht nach dem 1. Trimenon), Lageanomalie, Geburtsschwierigkeiten

Anwendungsbeispiele

Für diese Rezeptur gelten bei entsprechendem Muster drei Indikationen in der Schwangerschaft:

- Drohender Abort/instabile Schwangerschaft (mit *Dang Gui* und/oder *Chuan Xiong* nicht im 1. Trimenon anwenden!)
- Lageanomalien

Modifikationen

Symptom	Arzneimittel	AG	Dosis
Drohender Abort	+ *Sang Ji Sheng* (Taxilli Herba)	12.4	6–9 g
	+ *Bai Zhu* (Atractylodis Macrocephalae Rhizoma)	12.1	6–9 g
	+ *Huang Qin* (Scutellariae Radix)	2.3	6–9 g
	+ *Du Zhong* (Eucommiae Cortex)	12.3	6–9 g
	Bai Shao (Paeoniae Radix Alba) Dosierung erhöhen	12.2	9–12 g
Ausgeprägter Mangel	+ *Ren Shen* (Ginseng Radix et Rhizoma)	12.1	6 g

Kontraindikationen und Sicherheitshinweise

- Allergie gegen Bestandteile der Rezeptur
- Zustand nach Organtransplantation ▶ *Huang Qi*
- Bei männlichen Patienten Prostatakarzinom ▶ *Tu Si Zi*
- Bei Autoimmunerkrankungen oder intendierter immunsuppressiver Therapie wegen der immunstimulierenden Eigenschaften mit großer Vorsicht einzusetzen ▶ *Huang Qi*
- Vorsicht bei Hypertonus ▶ *Huang Qi, Gan Cao*
- Kontraindikationen und Sicherheitshinweise zu ▶ *Gan Cao* beachten. Bei höherer Dosis und längerer Anwendung ist eine Kontrolle des Blutdrucks anzuraten und eine Komedikation mit Diuretika (außer Kalium sparenden) zu vermeiden
- Eine Überdosierung von ▶ *Ai Ye* ist zu vermeiden
- Vorsicht bei Diarrhö ▶ *Dang Gui*
- Vorsicht bei Blutungsneigung ▶ *Sheng Jiang*
- Intensive UV-Bestrahlung vermeiden ▶ *Dang Gui, Zhi Qiao*

Schwangerschaft und Stillzeit

Schwangerschaft Kontraindiziert ▶ *Chuan Xiong* (primär im 1. Trimenon), *Dang Gui*. *Dang Gui* ist als Einzelmittel im Tierversuch als embryo- und fetotoxisch und fraglich teratogen aufgefallen. In demselben Versuchsansatz zeigte es in der Zweierkombination mit *Bai Shao* keine dieser Auswirkungen. Ob diese Inhibition toxischer Effekte unter der vorliegenden Rezeptur aus 13 Arzneidrogen in gleicher Weise eintritt, ist nicht vorauszusagen. Die toxischen Auswirkungen von *Dang Gui* bezogen sich jedoch vor allem auf die frühe Schwangerschaft. Für die späte Schwangerschaft traten sie nur unter sehr hoher Dosis und nicht durchgängig auf und können teils auch als bloße Entwicklungsverzögerung interpretiert werden. Untersuchungen zur Sicherheit der Gesamtrezeptur in der Schwangerschaft liegen nicht vor. In jedem Fall ist die Rezeptur im 2. und 3. Trimenon nur mit gebotener Vorsicht einzusetzen
▶ *Chuan Xiong, Dang Gui, Huang Qi, Tu Si Zi, Hou Po, Zhi Qiao, Ai Ye, Sheng Jiang* und *Gan Cao*. Möglicher Nutzen und Risiken bei Anwendung der Rezeptur in der Schwangerschaft sind wegen der vielen Vorsichtsgebote sorgsam abzuwägen.

Stillzeit Mit Vorsicht anwenden ▶ *Tu Si Zi, Ai Ye, Zhi Qiao;* bei männlichen Säuglingen ▶ *Gan Cao* nicht hoch dosieren. Eine Anwendung von *Chuan Bei Mu* (Fritillariae Cirrhosae Bulbus) ist kontraindiziert, das gilt nicht für *Zhe Bei Mu* (Fritillariae Thunbergii Bulbus).

Interaktionen

▶ *Dang Gui, Bai Shao, Huang Qi, Zhi Qiao, Zhe Bei Mu, Sheng Jiang, Gan Cao*

Kommentar

- *Bao Chan Wu You Fang* wird traditionell mit *Chuan Bei Mu* (Fritillariae Cirrhosae Bulbus) angegeben. Wegen der unklaren Sicherheit bzgl. Gentoxizität sollte dieses in Schwangerschaft und Stillzeit vermieden und dafür *Zhe Bei Mu* (Fritillariae Thunbergii Bulbus) eingesetzt werden.
- *Bao Chan Wu You Fang* wird für drei unterschiedliche Indikationen in der Schwangerschaft eingesetzt, solange das dominante Muster ein Mangel von *Qi* und Blut ist: drohender Abort/instabile Schwangerschaft, Lageanomalien und Geburtsvorbereitung.
- Sind *Qi* und Blut geschwächt, wird der Fetus unruhig, und es droht ein Spontanabort. *Bao Chan Wu You Fang* wird in solchen Fällen während der Schwangerschaft eingesetzt, bis der Fetus stabilisiert ist.
- Am Ende der Schwangerschaft sind *Qi* und Blut meist geschwächt. *Bao Chan Wu You Fang* stärkt *Qi* und Blut, sodass die Gebärende eine komplikationslose Geburt hat. In diesem Fall wird die Rezeptur ab der 38. Schwangerschaftswoche bis zur Geburt eingesetzt. Bei lang andauerndem Geburtsverlauf kann die Rezeptur bei entsprechender Präsentation auch während der Geburt eingenommen werden.
- Bei Lageanomalien kann die Mischung mit Beginn der 28. Schwangerschaftswoche während vier- bis siebentägigen Intervallen eingenommen werden, bis das Kind in der richtigen Position liegt.
- Kommentar zur Anwendung chinesischer Arzneien in der Schwangerschaft ▶ Anhang

Korrespondierende Akupunktur

- Ni 3 *Taixi*, Bl 22 *Sanjiaoshu*, Ren 4 *Guanyuan* (Nieren-*Yang*-Mangel)
- Ni 6 *Zhaohai*, Ren 4 *Guanyuan*, He 6 *Yinxi* (Nieren-*Yin*-Mangel)
- Mi 10 *Xuehai*, Ren 6 *Qihai*, Bl 17 *Geshu* (Blut-Mangel)
- Bl 20 *Pishu*, Bl 21 *Weishu*, Ma 36 *Zusanli*, Mi 6 *Sanyinjiao* (Tonisierung der Mitte zur indirekten Nährung von Blut und *Jing*)
- Ni 6 *Zhaohai*, Ren 4 *Guanyuan*, He 6 *Yinxi* (Nieren-*Yin*-Mangel)
- Mi 10 *Xuehai*, Ren 6 *Qihai*, Bl 17 *Geshu* (Blut-Mangel)

Diätetik

Nähren von Blut und Yin Leicht verdauliche Speisen, gekocht zubereitet; insbesondere sind warme Suppen hilfreich. Zum Nähren von *Xue* sollte auf eine ausreichende Zufuhr von Eiweiß und Eisen geachtet werden. Hierfür eignen sich traditionell besonders lang gekochte Suppen, z.B. mit Huhn oder Boullion aus Rindsknochen. Diese stärken auch gleichzeitig das *Jing*.
Blut bewegen Erdnuss, schwarze Sojabohnen, Esskastanie, Pfirsich, Essig, Aubergine, chinesischer Lauch (*Qi* und Blut bewegend)
Blut kühlend bei starker Blutung Stangensellerie, Selleriesaft, Huhn
Milz stärkend, Qi und Blut tonisierend Hirse, Gerste, Hafer, Feige, Honig, Mandel, Haselnuss, Huhn, Schaf- und Ziegenfleisch, Fisch, Eier, fettarme Milch
Meiden Energetisch sehr heiße, scharfe Speisen und Getränke, da sie zusätzlich Blut und *Yin* schmälern können und Hitze erzeugen. Dazu zählen auch die meisten Genussmittel, wie Alkohol, Nikotin und ein Übermaß an Kaffee.

Bu Yang Huan Wu Tang
Dekokt, das Yang tonisiert und fünf Zehntel wiederherstellt
补阳还五汤

Englischer Name Tonify the *Yang* to Restore Five [-Tenths] Decoction
Quelle *Yi Lin Gai Cuo* (Korrektur von Fehlern unter Ärzten)

Eigenschaften

Temperatur Leicht warm
Wirkort Leitbahnen und Netzgefäße, Leber, Blut
Funktionskreis Leber, Milz
Energiezustand des Patienten Geschwächt und gleichzeitig gestaut
Konstitution Unauffällig

Wirkung

- Tonisiert das *Qi*
- Belebt und reguliert das Blut
- Deblockiert die Leitbahnen und Netzgefäße
- Fördert den Energiefluss zu den Extremitäten

Zusammensetzung und Analyse

Arzneimittel	AG	Dosis	Wirkung
Huang Qi (Astragali Radix)	12.1	12 g	Tonisiert das *Qi* und unterstützt so die Blut-Zirkulation
Dang Gui (Angelicae Sinensis Radix) oder *Dang Gui Wei* (die peripheren Wurzeln)	12.2	6 g	Nähren Blut, harmonisieren und regulieren Blut; *Dang Gui* fokussiert auf das Nähren; *Chuan Xiong* fokussiert auf das Aktivieren
Chuan Xiong (Chuanxiong Rhizoma)	10.1	5 g	
Chi Shao (Paeoniae Rubrae Radix)	2.2	5 g	Bewegt Blut, löst Stagnation; klärt Blut-Hitze und beugt somit Transformationshitze vor
Tao Ren (Persicae Semen)	10.1	5 g	Regulieren Blut, wandeln Stase um und befreien die Gefäße; *Tao Ren* befeuchtet den Darm
Hong Hua (Carthami Flos)	10.1	5 g	
Di Long (Pheretima)	16	5 g	Reguliert Blut und wirkt besonders effektiv beim Deblockieren von Blut-Stase in den Leitbahnen

Symptome

- **Hemiplegie, Paresen, auch Fazialisparese**, zum Beispiel als Folgestörungen nach einem zerebralen Insult
- **Atrophie** der betroffenen Extremitäten
- Sprach- oder Artikulationsstörungen, verwaschene Sprache

Befunde

Zungenkörper Leicht blass
Zungenbelag Leicht vermehrt und weiß
Puls Schwach

Indikationen nach TCM

Qi-Mangel mit gleichzeitiger oder dadurch bedingter Blut-Stase, die dann die Leitbahnen blockiert. Dadurch wird die periphere Versorgung mit *Qi* und Blut beeinträchtigt.

Anwendungsbeispiele

- Apoplektischer, zerebraler Insult, Hemiplegie, Paresen, ggfs. mit Atrophie der betroffenen Extremitäten, Fazialisparese, Sprachstörung
- Poliomyelitis
- Raynaud-Syndrom, Thrombangiitis obliterans
- Schädel-Hirn-Trauma
- Unterstützend bei degenerativen neurologischen Erkrankungen, wie Multipler Sklerose, Guillain-Barré-Syndrom
- Progressive Muskeldystrophie, Myasthenia gravis

Modifikationen

Symptom	Arzneimittel	AG	Dosis
Ausgeprägte Sprachstörungen	+ *Shi Chang Pu* (Acori Tatarinowii Rhizoma)	15	6 g
	+ *Yuan Zhi* (Polygalae Radix)	14.2	6 g
Ausgeprägte Fazialisparese	+ *Bai Fu Zi* (Typhonii Rhizoma Praeparatum)	6.1	6 g
	+ *Jiang Can* (Bombyx Batryticatus)	16	6 g
Ausgeprägte Parese der unteren Extremitäten	+ *Niu Xi* (Achyranthis Bidentatae Radix)	10.1	6 g
	+ *Du Zhong* (Eucommiae Cortex)	12.3	6 g
Ausgeprägte Paresen, Apoplex, z.B. durch Blut-Stase mit Blut-Leere	+ *Ji Xue Teng* (Spatholobi Caulis)	10.1	6 g
	+ *Dan Shen* (Salviae Miltiorrhizae Radix et Rhizoma)	10.1	6 g
Paresen mit innerem Wind, z.B. durch Wind-Schleim	+ *Jiang Can* (Bombyx Batryticatus)	16	6 g
	+ *Gou Teng* (Uncariae Ramuli et Uncis)	16	6 g
	+ *Tian Ma* (Gastrodiae Rhizoma)	16	4–6 g
Unruhe und Schlaflosigkeit	+ *Zhi Zi* (Gardeniae Fructus)	2.1	6 g
	+ *Suan Zao Ren* (Zizyphi Semen)	14.2	6 g

Kontraindikationen und Sicherheitshinweise

- Kontraindiziert bei *Yin*-Mangel oder Blut-Hitze
- Allergie gegen Bestandteile der Rezeptur
- Zustand nach Organtransplantation ▶ *Huang Qi*
- Aktive Blutungen, gastrointestinale Ulzera, Vorsicht bei Hypermenorrhö ▶ *Hong Hua, Tao Ren, Chuan Xiong*
- Bei Autoimmunerkrankungen oder intendierter immunsuppressiver Therapie mit großer Vorsicht einzusetzen ▶ *Huang Qi*
- Vorsicht bei Hypertonus ▶ *Huang Qi*
- Dosierung von ▶ *Tao Ren* begrenzen; Kombination mit anderen Amygdalin enthaltenden Arzneien vermeiden oder Gesamtdosis auf 15 g begrenzen
- Vorsicht bei Diarrhö ▶ *Dang Gui*
- Intensive UV-Bestrahlung vermeiden ▶ *Dang Gui*

Fertilität, Schwangerschaft und Stillzeit

Fertilität Von einer Anwendung bei Männern mit Kinderwunsch ist abzuraten ▶ *Di Long*
Schwangerschaft Kontraindiziert ▶ *Chuan Xiong, Dang Gui, Hong Hua, Tao Ren, Di Long* (1. Trimenon)
Stillzeit Kontraindiziert ▶ *Hong Hua*

Interaktionen

▶ *Huang Qi, Dang Gui, Chi Shao, Hong Hua*

Kommentar

- Wang Qing-Ren, der Autor dieser Rezeptur, betrachtete eine plötzlich auftretende Hemiplegie folgendermaßen: Wenn das *Qi* so geschwächt ist, dass es unter die Hälfte des gesamten Körper-*Qi* sinkt, dann weicht es auf eine Körperseite aus und lässt die betroffene Körperseite leer. Dies manifestiert sich durch den Funktionsverlust auf einer Körperseite, der Hemiplegie. Durch den massiven *Qi*-Mangel entsteht die Blutstase. Seine Strategie für die Behandlung war demnach, das *Qi* kräftig zu tonisieren. In der Originalrezeptur hat er über 100 g *Huang Qi* verwendet, wofür er auch kritisiert wurde.
- Ursprünglich für die Folgen von Windschlag (Apoplex) mit *Qi*-Mangel und Blutstase entwickelt, kann diese Rezeptur bei einer Vielzahl von Indikationen eingesetzt werden, solange sich Zeichen von *Qi*-Mangel (Kurzatmigkeit, Müdigkeit, Verschlimmerung der Symptome bei Anstrengung) und von Blutstase zeigen. Dieses Muster zeigt sich häufig bei chronischen kardiovaskulären Krankheiten, insbesondere bei peripheren Durchblutungsstörungen, und eben in der Rekonvaleszenz nach Apoplex.
- Diese Rezeptur kann auch zur Behandlung von Atrophie-Erkrankungen mit demselben zugrunde liegenden Mechanismus eingesetzt werden.
- Verwandt zu *Bu Yang Huan Wu Tang* sind diese beiden Rezepturen aus der Gruppe 8.2
  - *Dang Gui Bu Xue Tang* (Angelicae Sinensis Radix Dekokt zur Tonisierung des Blutes) wird verwendet, um

Qi und Blut zu tonisieren, z.B. nach einem akuten Blutverlust.

- *Tao Hong Si Wu Tang* (Vier Arzneien Dekokt mit Persicae Semen und Carthami Flos) ist eine Basisrezeptur für Blutstase; sie ist in *Bu Yang Huan Wu Tang* enthalten.

Korrespondierende Akupunktur

Paresen Auch Fazialisparese: Mit dünnen speziellen Gesichts-Nadeln entlang den betroffenen Leitbahnen im Gebiet sanfte Reize setzen

- **Im Wangenbereich** Di 20 *Yingxiang*, Ma 3 *Juliao*, Ma 4 *Dicang*, Ma 7 *Xiaguan*
- **Stirnast** Ma 8 *Touwei*, Gb 14 *Yangbai*, Pe 7 *Daling*, Ren 15 *Jiuwei*, Bl 15 *Xinshu*
- **Zusätzlich** Di 4 *Hegu*, Le 3 *Taichong* (bewegt und mobilisiert *Qi*- und Blut-Fluss)

- Mi 6 *Sanyinjiao*, Ma 36 *Zusanli*, Di 10 *Shousanli* (tonisieren *Qi* und Blut)
  Kombination: Mi 6 *Sanyinjiao*, Ma 36 *Zusanli*, Ren 6 *Qihai*
- Mi 10 *Xuehai*, Ren 12 *Zhongwan*, Ren 6 *Qihai*, Mi 6 *Sanyinjiao* (bewegen Blut)
  Kombination: Bl 17 *Geshu*, Mi 10 *Xuehai*
- Bl 18 *Ganshu*, Le 13 *Zhangmen*, Pe 6 *Neiguan* (lösen Leber-*Qi*-Stagnation)
  Kombination: Le 3 *Taichong* und Di 4 *Hegu*
- Ma 40 *Fenglong*, Mi 9 *Yinlingquan*. Ren 9 *Shuifen*, Ren 6 *Qihai* (stärken Milz, eliminieren Feuchtigkeit)
  Kombination: Mi 9 *Yinlingquan* und Ma 40 *Fenglong*

Bei allen Behandlungen können zusätzlich Punkte auf dem Schädel in tangentialer Richtung gestochen werden ▶ jeweils kontralateral der betroffenen Körperseite und entsprechend der Lokalisation des motorischen Gyrus praecentralis bzw. des sensorischen Gyrus postcentralis

Diätetik

Milz stärken, Qi und Blut tonisieren Hirse, Gerste, Hafer, Feige, Honig, Mandel, Haselnuss, Huhn, Schaf- und Ziegenfleisch, Fisch, Eier, fettarme Milch

Leber-Blut nähren Stangensellerie, Wasserkastanie, Chrysanthemenblüten-Tee, Sonnenblumenkerne, Erdnuss, Birne, Krebse, Austern

Meiden Energetisch sehr heiße, scharfe Speisen und Getränke, da sie zusätzlich Blut und *Yin* schmälern und austrocknen können und Hitze erzeugen. Dazu zählen auch die meisten Genussmittel, wie Alkohol, Nikotin und ein Übermaß an Kaffee.

Dān Shēn Yǐn
Salviae Miltiorrhizae Radix et Rhizoma Trank
丹參飲

Englischer Name Salvia Drink
Quelle *Shi Fang Ge Kuo* (Liedersammlung zu zeitgenössischen Rezepturen)

Eigenschaften

Temperatur Neutral
Wirkort Innen
Funktionskreis Leber
Energiezustand des Patienten Fülle
Konstitution Kräftig

Wirkung

- Aktiviert Blut und bewegt *Qi*
- Wandelt Stase um
- Stoppt Schmerzen

Zusammensetzung und Analyse

Arzneimittel	AG	Dosis	Wirkung
Dan Shen (Salviae Miltiorrhizae Radix et Rhizoma)	10.1	9–15 g	Reguliert Blut, wandelt Stase um und lindert Schmerzen, besonders im Thorax
Tan Xiang (Santali Albi Lignum)	9	3–6 g	Wärmt den mittleren Erwärmer und reguliert *Qi*
Sha Ren (Amomi Fructus)	7	3 g	Harmonisiert und bewegt *Qi* und löst epigastrische und thorakale Enge

Symptome

Stechende, fixierte Schmerzen aufgrund von *Qi*-Stagnation und Blut-Stase im Epigastrium oder im Abdomen mit Ausstrahlungen in den Brustbereich

Befunde

Zungenkörper Livide, geschwollene Unterzungenvenen
Zungenbelag Ohne Befund
Puls Rau

Indikationen nach TCM

Qi-Stagnation und Blut-Stase

Anwendungsbeispiele

- Chronische Schmerzen
- Angina pectoris
- Chronische Hepatitis
- Chronische Pankreatitis
- Chronische Cholezystitis
- Chronische Gastritis
- Primäre oder sekundäre Dysmenorrhö

Modifikationen

Symptom	Arzneimittel	AG	Dosis
Stechende Schmerzen im Brustbereich	+ *Chi Shao* (Paeoniae Radix Rubra)	2.2	6–9 g
	+ *Chuan Xiong* (Chuanxiong Rhizoma)	10.1	6–9 g
	+ *San Qi* (Notoginseng Radix et Rhizoma)	10.2	6 g
	+ *Hong Hua* (Carthami Flos)	10.1	6 g
	+ *Zhi Qiao* (Aurantii Fructus)	9	6 g
Angina pectoris aufgrund von Stase, Schleim und Kälte in der Brust	+ *Gua Lou* (Trichosanthis Fructus)	6.2	8–12 g
	+ *Xie Bai* (Allii Macrostemi Bulbus)	9	4 g
Schmerzen in den Flanken	+ *Yu Jin* (Curcumae Radix)	10.1	6–9 g
	+ *Ru Xiang* (Olibanum)	10.1	4 g
Schmerzen mit Hitze, z.B. bei transformierender Hitze	+ *Huang Qin* (Scutellariae Radix)	2.3	6–9 g
	+ *Mu Dan Pi* (Moutan Cortex)	2.2	6–9 g
	+ *Chi Shao* (Paeoniae Radix Rubra)	2.2	6–9 g
Übelkeit	+ *Zhi Ban Xia* (Pinelliae Rhizoma Praeparatum)	6.1	6–9 g
	+ *Hou Po* (Magnoliae Officinalis Cortex)	7	6 g

Kontraindikationen und Sicherheitshinweise

- Allergie gegen Bestandteile der Rezeptur
- Vorsicht bei Blutungsneigung; besondere Vorsicht bei Behandlung mit Vitamin-K-Antagonisten (Marcumar® u.a.), eine Kontrolle der Blutgerinnung ist unerlässlich ▶ *Dan Shen*

Schwangerschaft und Stillzeit

- **Schwangerschaft** Kontraindiziert ▶ *Tan Xiang, Dan Shen*
- **Stillzeit** Kontraindiziert ▶ *Tan Xiang*

Interaktionen

▶ *Dan Shen*

Kommentar

- Obwohl *Dan Shen Yin* bei Stase und Stagnations-Schmerzen im ganzen Torso eingesetzt werden kann (z.B. auch bei Dysmenorrhö), liegt der Fokus auf dem Oberbauch und, durch die hohe Dosierung von *Dan Shen*, auch auf dem Brustbereich.
- Die Kombination von *Qi* bewegenden und Stase umwandelnden Arzneien und die neutrale Temperatur der Rezeptur ermöglichen eine breite Anwendung. Pathognomonisch für den Einsatz dieser Rezeptur sind Zeichen von Stase: fixierte, stechende Schmerzen, geschwollene Unterzungenvenen, livide Zunge etc.
- Zwei verwandte Rezepturen zu *Dan Shen Yin* aus dieser Gruppe sind
  - *Xue Fu Zhu Yu Tang* (Dekokt, das Stasen aus dem Haus des Blutes treibt) ist eine „vollständigere" Stase-Rezeptur, die mehr Stase-Mittel enthält und noch stärker den *Qi*-Fluss reguliert und dadurch für Stase im ganzen Körper eingesetzt werden kann; allerdings hat auch *Xue Fu Zhu Yu Tang* einen starken Bezug zum Thorax und die beiden Rezepturen können durchaus auch kombiniert werden.
  - *Ge Xia Zhu Yu Tang* (Dekokt, das Blut-Stasen unterhalb des Diaphragmas eliminiert) ist eine stärker wirksame Stase-Rezeptur mit Fokus auf den Bereich unter dem Zwerchfell, inklusive unteres Abdomen

Korrespondierende Akupunktur

- Ren 17 *Shanzhong* (löst Stagnation im Thorax)
- Mi 10 *Xuehai* (bewegt das Blut)
- Le 3 *Taichong* (reguliert Leber-*Qi* und Blut)
- Mi 6 *Sanyinjiao* (Treffpunkt der drei *Yin*-Leitbahnen)
- Bl 17 *Geshu* (Meisterpunkt für das Blut)
- Ren 4 *Guanyuan* (bewegt *Qi* und Blut)
- Pe 6 *Neiguan* (*Luo*-Punkt, reguliert das *Qi* und Blut im Epigastrium und Thorax)
- SJ 6 *Zhigou* (bewegt das *Qi*)
- Ma 36 *Zusanli* (Arealfernpunkt für das Abdomen, stützt das *Qi* der Mitte)

Diätetik

Blut bewegen Erdnuss, schwarze Sojabohnen, Esskastanie, Pfirsich, Essig, Aubergine, chinesischer Lauch (*Qi* und Blut bewegend)

Magen- und Lungen-Qi absenken Gerste, Buchweizen, Hafer, Mandeln, Tofu, Erbsen, Kardamom, Ingwer, schwarze und gelbe Sojabohnen, Rettich, Zwiebeln

Blut nähren Pinienkerne, Sesam, Tintenfisch, Taube, Leber verschiedener Tiere, schwarze Sojabohnen, Essig, Milch, Sahne, Butter, Frischkäse
Meiden Feuchtigkeit erzeugende Nahrung wie zu viel Süßes, zu viel Alkohol, ein Übermaß an kalter oder roher Nahrung

Gé Xià Zhú Yū Tāng
Dekokt, das Blut-Stasen unterhalb des Diaphragmas eliminiert
膈下逐瘀湯 膈下逐瘀汤

Englischer Name Drive Out Stasis Below the Diaphragm Decoction
Quelle *Yi Lin Gai Cuo* (Korrektur von Fehlern unter Ärzten)

Eigenschaften

Temperatur Leicht warm
Wirkort Innen
Funktionskreis Herz, Niere, Leber
Energiezustand des Patienten Fülle
Konstitution Eher kräftig

Wirkung

- Belebt das Blut, zerstreut Blut-Stase
- Reguliert das *Qi*
- Stoppt Schmerzen

Zusammensetzung und Analyse

Arzneimittel	AG	Dosis	Wirkung
Wu Ling Zhi (Trogopterori Faeces)	10.1	3–9 g	Aktivieren kräftig Blut und zerteilen Blut-Stase; lindern Schmerzen; *Tao Ren* befeuchtet auch den Darm; *Wu Ling Zhi* stoppt auch Blutungen und balanciert damit die Wirkung der anderen Blut bewegenden Mittel auf die Menstruation
Chuan Xiong (Chuanxiong Rhizoma)	10.1	3–6 g	
Tao Ren (Persicae Semen)	10.1	69 g	
Hong Hua (Carthami Flos)	10.1	6–9 g	
Dang Gui (Angelicae Sinensis Radix)	12.2	6–9 g	Nährt und harmonisiert das Blut
Yan Hu Suo (Corydalis Rhizoma)	10.1	3–6 g	Bewegt *Qi* und Blut und lindert Schmerzen
Mu Dan Pi (Moutan Cortex)	2.2	6 g	Aktivieren und kühlen Blut
Chi Shao (Paeoniae Radix Rubra)	2.2	6 g	
Wu Yao (Linderae Radix)	9	6–9 g	Lösen *Qi*-Stagnation im Torso und stoppen Schmerzen
Xiang Fu (Cyperi Rhizoma)	9	3–6 g	
Zhi Qiao (Aurantii Fructus)	9	6 g	
Gan Cao (Glycyrrhizae Radix et Rhizoma)	12.1	3 g	Harmonisiert die vielen Arzneien in dieser Rezeptur

Symptome

- **Ortsgebundene Schmerzen mit tastbaren abdominellen Verhärtungen** im Bereich unterhalb des Zwerchfells, am Rippenbogen und im Bauchraum
- Chronische lokalisierte, bohrende Schmerzen im Abdomen und unter dem Rippenbogen
- Schmerzhafte Menstruation mit prämenstruellen Abdominalschmerzen, Brustspannen, Reizbarkeit, Depression und dunklem, klumpigem Blut

Befunde

Zungenkörper Blass-livide, evtl. livide Flecken an den Zungenrändern, evtl. gestaute Zungengrundvenen
Zungenbelag Relativ unauffällig
Puls Saitenförmig

Indikationen nach TCM

Leber-*Qi*-Stagnation und Blut-Stase, besonders im Bereich unterhalb des Zwerchfells, ggf. mit tastbaren abdominellen Verhärtungen und ortsgebundenen Schmerzen im Abdomen

Anwendungsbeispiele

- Bauchbeschwerden
- Colon irritabile
- Schmerzsyndrome unklarer Genese unterhalb des Zwerchfells
- Prämenstruelle Abdominalschmerzen und Dysmenorrhö

Modifikationen

Symptom	Arzneimittel	AG	Dosis
Harte Akkumulationen	+ *San Leng* (Sparganii Rhizoma)	10.1	6–9 g
	+ *E Zhu* (Curcumae Rhizoma)	10.1	6–9 g
	+ *Bie Jia* (Trionycis Carapax)	12.4	6–6 g

Lumbalschmerzen um die Menstruation	+ *Du Zhong* (Eucommiae Cortex)	12.3	6–9 g
	+ *Niu Xi* (Achyranthis Bidentatae Radix)	10.1	6–9 g

Kontraindikationen und Sicherheitshinweise

- Allergie gegen Bestandteile der Rezeptur
- Aktive Blutungen, gastrointestinale Ulzera, Hypermenorrhö ▶ *Hong Hua* und die weiteren Blut belebenden Arzneien
- Bei längerer Anwendung Kontraindikationen und Sicherheitshinweise zu ▶ *Gan Cao* beachten
- Dosierung von ▶ *Tao Ren* begrenzen; Kombination mit anderen Amygdalin enthaltenden Arzneien vermeiden oder Gesamtdosis auf 15 g begrenzen
- Überdosierung von ▶ *Hong Hua* vermeiden
- Vorsicht bei Diarrhö ▶ *Dang Gui*
- Intensive UV-Bestrahlung vermeiden ▶ *Dang Gui, Zhi Qiao*

Schwangerschaft und Stillzeit

Schwangerschaft Kontraindiziert ▶ *Chuan Xiong, Wu Ling Zhi, Tao Ren, Hong Hua, Mu Dan Pi, Yan Hu Suo, Dang Gui*
Stillzeit Kontraindiziert ▶ *Hong Hua, Mu Dan Pi*

Interaktionen

▶ *Wu Ling Zhi, Dang Gui, Hong Hua, Yan Hu Suo, Chi Shao, Zhi Qiao, Gan Cao*

Kommentar

- *Ge Xia Zhu Yu Tang* behandelt Stase im Abdomen. Diese Rezeptur unterscheidet sich von *Xue Fu Zhu Yu Tang* (Dekokt, das Stasen aus dem Haus des Blutes treibt) und *Shao Fu Zhu Yu Tang* (Dekokt, das Stasen im unteren Abdomen eliminiert) aus dieser Gruppe, indem diese Mischung speziell die Kombination von *Qi*-Stagnation und Blutstase im Abdomen behandelt. *Xue Fu Zhu Yu Tang* fokussiert auf den Thorax; *Shao Fu Zhu Yu Tang* wärmt den Uterus.
- Die folgenden Rezepturen sind ebenfalls bei Blut-Stasen angezeigt ▶ Modifikationen zu *Xue Fu Zhu Yu Tang* aus dieser Gruppe:
  - *Tong Qiao Huo Xue Tang* (Dekokt, das Blockaden in den Sinnesöffnungen auflöst und das Blut belebt) im Kopfbereich
  - *Shen Tong Zhu Yu Tang* (Dekokt, das Blut-Stasen aus einem schmerzenden Körper treibt) in den Leitbahnen mit Gelenkschmerzen und *Bi*-Syndrom

Korrespondierende Akupunktur

- Le 3 *Taichong* (reguliert Leber-*Qi* und Blut)
- Mi 6 *Sanyinjiao* (Treffpunkt der drei *Yin*-Leitbahnen)
- Mi 10 *Xuehai* (bewegt das Blut)
- Bl 17 *Geshu* (Meisterpunkt für das Blut)
- Ren 4 *Guanyuan* (bewegt *Qi* und Blut)
- Ren 17 *Shanzhong* (löst Stagnation im Thorax)
- Pe 6 *Neiguan* (*Luo*-Punkt, reguliert)
- SJ 6 *Zhigou* (bewegt das *Qi*)
- Ma 36 *Zusanli* (Arealfernpunkt für das Abdomen, stützt das *Qi* der Mitte)

Diätetik

Blut bewegen Erdnuss, schwarze Sojabohnen, Esskastanie, Pfirsich, Essig, Aubergine, chinesischer Lauch (*Qi* und Blut bewegend)
Blut nähren Pinienkerne, Sesam, Tintenfisch, Taube, Leber verschiedener Tiere, schwarze Sojabohnen, Essig, Milch, Sahne, Butter, Frischkäse
Blut kühlen bei starker Blutung Stangensellerie, Selleriesaft, Huhn
Meiden Feuchtigkeit erzeugende Nahrung wie zu viel Süßes, zu viel Alkohol, ein Übermaß an kalter oder roher Nahrung

Shào Fù Zhú Yū Tāng
Dekokt, das Stasen im unteren Abdomen eliminiert

少腹逐瘀湯 少腹逐瘀汤

Englischer Name Drive out Blood Stasis from the Lower Abdomen Decoction
Quelle *Yi Lin Gai Cuo* (Korrektur von Fehlern unter Ärzten)

Eigenschaften

Temperatur Warm
Wirkort Innen
Funktionskreis Milz, Niere, Leber
Energiezustand des Patienten Fülle
Konstitution Eher kräftig

Wirkung

- Belebt das Blut, zerstreut Blut-Stase
- Eliminiert Kälte, wärmt die Menstruation, lindert Schmerz

Zusammensetzung und Analyse

Arzneimittel	AG	Dosis	Wirkung
Chuan Xiong (Chuanxiong Rhizoma)	10.1	3–6 g	Bewegen Blut, zerteilen Blut-Stase und lindern Schmerzen; *Mo Yao* bricht Stase kräftig
Mo Yao (Myrrha)	10.1	3 g	
Wu Ling Zhi (Trogopterori Faeces)[1]	10.1	3–9 g	Bewegen Blut, wandeln Stase um, stoppen Schmerzen und stoppen Blutungen
Pu Huang (Typhae Pollen)[1]	10.2	3–9 g	
Yan Hu Suo (Corydalis Rhizoma)	10.1	3–6 g	Bewegt Blut, reguliert *Qi* und lindert Schmerzen
Chi Shao (Paeoniae Radix Rubra)	2.2	6 g	Aktiviert und kühlt das Blut; stellt sicher, dass die insgesamt warme Rezeptur keine Hitze entfacht
Dang Gui (Angelicae Sinensis Radix)	12.2	6–9 g	Nährt und harmonisiert das Blut; reguliert die Menstruation
Xiao Hui Xiang (Foeniculi Fructus)	11	3–6 g	Wärmen und vertreiben Kälte aus dem unteren Abdomen und dem Uterus und unterstützen dadurch den freien Fluss von *Yang* und *Qi*
Rou Gui (Cinnamomi Cortex)	11	3 g	
Gan Jiang (Zingiberis Rhizoma)	11	3 g	

[1] Die Arzneien bilden zusammen die Rezeptur *Shi Xiao San* (Plötzliches Lächeln Pulver) in dieser Gruppe

Symptome

- **Uterine Blutungen mit Unterbauchschmerzen, Dysmenorrhö, Unterbauchschmerzen während der Menstruation** mit Schmerzverbesserung durch Wärme
- **Infertilität**
- Verkürzte Zyklusdauer mit häufigen Menstruationsblutungen, Lumbalgie, LWS-Beschwerden während der Menstruation

Befunde

Zungenkörper Blass-livide, evtl. livide Flecken an den Zungenrändern, evtl. gestaute Zungengrundvenen
Zungenbelag Relativ unauffällig
Puls Saitenförmig

Indikationen nach TCM

Blut-Stase im Uterus und im unteren Abdomen durch Kälte

Anwendungsbeispiele

- Dysmenorrhö, uterine Blutungen, Lumbalgien während der Menstruation
- Infertilität
- Menopausen-Syndrom
- LWS-Syndrom
- Traditionell bei Leberzirrhose

Modifikationen

Symptom	Arzneimittel	AG	Dosis
Zysten	+ *San Leng* (Sparganii Rhizoma)	10.1	6–9 g
	+ *E Zhu* (Curcumae Rhizoma)	10.1	6–9 g
Obstipation	+ *Da Huang* (Rhei Radix et Rhizoma)	3.1	6 g
Ausgeprägte Kältezeichen	+ *Fu Zi* (Aconiti Radix Lateralis Praeparata)	11	3–6 g

Kontraindikationen und Sicherheitshinweise

- Allergie gegen Bestandteile der Rezeptur, Perubalsam oder Angehörige der *Apiaceae*-Familie (Umbelliferae), wie Anis, Kümmel, Sellerie, Koriander und Dill oder gegen Anethol ▶ *Xiao Hui Xiang, Rou Gui*
- Aktive Blutungen, gastrointestinale Ulzera; Vorsicht bei Hypermenorrhö ▶ *Mo Yao, Wu Ling Zhi, Yan Hu Suo, Chi Shao, Chuan Xiong, Rou Gui*
- Dosis und Anwendungsdauer begrenzen, besonders bei kleineren Kindern ▶ *Xiao Hui Xiang*
- Vorsicht bei empfindlichem Magen ▶ *Mo Yao*
- Langzeitanwendung von ▶ *Mo Yao* vermeiden
- Vorsicht bei Diarrhö ▶ *Dang Gui*
- Vorsicht bei Diabetikern mit Neigung zur Hypoglykämie ▶ *Rou Gui*
- Intensive UV-Bestrahlung vermeiden ▶ *Dang Gui*

Schwangerschaft und Stillzeit

Schwangerschaft Kontraindiziert ▶ *Chuan Xiong, Mo Yao, Wu Ling Zhi, Pu Huang, Yan Hu Suo, Dang Gui, (Xiao Hui Xiang)*
Stillzeit Auf ▶ *Xiao Hui Xiang* möglichst verzichten

Interaktionen

▶ *Wu Ling Zhi, Chi Shao, Dang Gui, Yan Hu Suo, Xiao Hui Xiang, Rou Gui, Gan Jiang*

Kommentar

- *Shao Fu Zhu Yu Tang* fokussiert, wie der Name verrät, auf das untere Abdomen. Die Mischung ist angezeigt bei einer Kombination von Kälte und Stase im Uterus (bei Männern im Prostatabereich). Während der Menstruation eingesetzt, unterstützt *Shao Fu Zhu Yu Tang* das Ausscheiden des „alten" Blutes und somit den unbehinderten Aufbau eines neuen, gesunden Endometriums. Die Rezeptur wird bei entsprechendem Muster insbesondere bei Infertilität und Dysmenorrhö eingesetzt.

- Im Vergleich zu *Wen Jing Tang* (Wärme die Menses Dekokt) ▶ RG 10.2, das ebenfalls Blut-Stase im Zusammenhang mit Kälte behandelt, aktiviert *Shao Fu Zhu Yu Tang* das Blut wesentlich stärker und enthält, anders als *Wen Jing Tang*, nur sehr geringfügig kühlende Mittel (*Chi Shao*), die eine Hitzetransformation durch Stase behandeln. Bei Hitzezeichen sollte *Shao Fu Zhu Yu Tang* modifiziert werden.
- *Shao Fu Zhu Yu Tang* ist eine Ableitung der Basisrezeptur *Xue Fu Zhu Yu Tang* (Dekokt, das Stasen aus dem Haus des Blutes treibt) aus dieser Gruppe.

Korrespondierende Akupunktur

- Le 3 *Taichong* (reguliert Leber-*Qi* und Blut)
- Mi 6 *Sanyinjiao* (Treffpunkt der drei *Yin*-Leitbahnen)
- Mi 10 *Xuehai* (bewegt das Blut)
- Bl 17 *Geshu* (Meisterpunkt für das Blut)
- Ren 4 *Guanyuan* (bewegt *Qi* und Blut)
- Ren 17 *Shanzhong* (löst Stagnation im Thorax)
- Pe 6 *Neiguan* (*Luo*-Punkt, reguliert)
- SJ 6 *Zhigou* (bewegt das *Qi*)
- Ma 36 *Zusanli* (Arealfernpunkt für das Abdomen, stützt das *Qi* der Mitte)

Diätetik

Blut bewegen Erdnuss, schwarze Sojabohnen, Esskastanie, Pfirsich, Essig, Aubergine, chinesischer Lauch (*Qi* und Blut bewegend)
Blut nähren Pinienkerne, Sesam, Tintenfisch, Taube, Leber verschiedener Tiere, schwarze Sojabohnen, Essig, Milch, Sahne, Butter, Frischkäse
Blut kühlen bei starker Blutung Stangensellerie, Selleriesaft, Huhn
Meiden Feuchtigkeit erzeugende Nahrung wie zu viel Süßes, zu viel Alkohol, ein Übermaß an kalter oder roher Nahrung

Shī Xiào Săn
Plötzliches Lächeln Pulver
失笑散

Englischer Name Sudden Smile Powder
Quelle *Zheng Lei Ben Cao* (Materia Medica, nach Mustern arrangiert)

Eigenschaften

Temperatur Leicht warm
Wirkort Innen
Funktionskreis Leber
Energiezustand des Patienten Fülle
Konstitution Unauffällig

Wirkung

- Aktiviert Blut und wandelt Stase um
- Stoppt Schmerzen

Zusammensetzung und Analyse

Arzneimittel	AG	Dosis	Wirkung
Wu Ling Zhi (Trogopterori Faeces)	10.1	6–9 g	Aktiviert Blut und wandelt Stase um; lindert Schmerzen; stoppt Blutungen und wirkt so gegen ein zu starkes Aktivieren der Menstruation
Pu Huang (Typhae Pollen)	10.2	6–9 g	Stoppt Blutungen und wirkt so gegen ein zu starkes Aktivieren der Menstruation; aktiviert Blut und wandelt Stase um

Symptome

- **Schmerzhafte Menstruation**, unregelmäßige Menstruation
- Kolikartige Schmerzen im Unterbauch
- **Postpartale Bauchschmerzen**, **Lochien-Retention**
- Ausgeprägte Schmerzen im mittleren Abdomen, im Epigastrium oder im Thorax

Befunde

Zungenkörper Livide, geschwollene Unterzungenvenen
Zungenbelag Ohne Befund
Puls Saitenförmig

Indikationen nach TCM

Starke Schmerzen aufgrund von *Qi*-Stagnation und Blut-Stase, besonders im unteren Abdomen

Anwendungsbeispiele

- Chronische Schmerzen
- Dysmenorrhö, Zyklusanomalien
- Schmerzen im Abdomen, Epigastrium oder Angina pectoris bei koronarer Herzkrankheit
- Postpartale Störungen, wie Lochienretention

Modifikationen

Symptom	Arzneimittel	AG	Dosis
Wirkungsverstärkung der Rezeptur	+ *Yan Hu Suo* (Corydalis Rhizoma)	10.1	6–9 g
Zusätzliche Kälte	+ *Pao Jiang* (Zingiberis Rhizoma Praeparatum)	11	6 g
	+ *Ai Ye* (Artemisiae Argyi Folium)	10.2	6 g
	+ *Xiao Hui Xiang* (Foeniculi Fructus)	11	6 g
	+ *Wu Yao* (Linderae Radix)	9	6–9 g
Zeichen von *Qi*-Stagnation	+ *Xiang Fu* (Cyperi Rhizoma)	9	6–9 g
Zeichen von Blut-Mangel	+ *Si Wu Tang* (Vier Arzneien Dekokt) ▶ RG 8.2		

Kontraindikationen und Sicherheitshinweise

Allergie gegen Bestandteile der Rezeptur

Schwangerschaft und Stillzeit

Schwangerschaft Kontraindiziert ▶ *Pu Huang, Wu Ling Zhi*
Stillzeit Keine Einschränkungen bekannt

Interaktionen

▶ *Wu Ling Zhi*

Kommentar

- Diese elegante Zweierkombination wird bei Schmerzen im Abdomen oder Epigastrium aufgrund von Blut-Stase eingesetzt. Am häufigsten ist der Einsatz bei akuten Menstruationsschmerzen aufgrund von Blut-Stase. Da die Kombination nicht nur Stase umwandelt und Blut bewegt, sondern auch Blutungen stoppt, kann sie auch während der Menstruation eingesetzt werden, ohne diese zu verstärken.
- Eine verwandte Rezeptur zu *Shi Xiao San* ist *Shao Fu Zhu Yu Tang* (Dekokt, das Stasen im unteren Abdomen eliminiert) aus dieser Gruppe. *Shao Fu Zhu Yu Tang* ist eine wesentlich komplexere Mischung, die zusätzlich den Uterus wärmt und das *Qi* bewegt. *Shao Fu Zhu Yu Tang* enthält *Shi Xiao San*.

Korrespondierende Akupunktur

- Di 4 *Hegu* (analgetisch, lindert Schmerz)
- Mi 10 *Xuehai* (bewegt das Blut)
- Le 3 *Taichong* (reguliert Leber-*Qi* und Blut)
- Mi 6 *Sanyinjiao* (Treffpunkt der drei *Yin*-Leitbahnen)
- Bl 17 *Geshu* (Meisterpunkt für das Blut)
- Ren 17 *Shanzhong* (löst Stagnation im Thorax)
- Ren 4 *Guanyuan* (bewegt *Qi* und Blut)
- Pe 6 *Neiguan* (*Luo*-Punkt, reguliert das *Qi* und Blut im Epigastrium und Thorax)
- SJ 6 *Zhigou* (bewegt das *Qi*)
- Ma 36 *Zusanli* (Arealfernpunkt für das Abdomen, stützt das *Qi* der Mitte)

Diätetik

Blut bewegen Erdnuss, schwarze Sojabohnen, Esskastanie, Pfirsich, Essig, Aubergine, chinesischer Lauch (*Qi* und Blut bewegend)
Qi regulieren und absenken Gerste, Buchweizen, Hafer, Mandeln, Tofu, Erbsen, Kardamom, Ingwer, schwarze und gelbe Sojabohnen, Rettich, Zwiebeln
Blut kühlen bei starker Blutung Stangensellerie, Selleriesaft, Huhn
Blut nähren Pinienkerne, Sesam, Tintenfisch, Taube, Leber verschiedener Tiere, schwarze Sojabohnen, Essig, Milch, Sahne, Butter, Frischkäse
Meiden Feuchtigkeit erzeugende Nahrung wie zu viel Süßes, zu viel Alkohol, ein Übermaß an kalter oder roher Nahrung

Shū Jīng Huó Xuè Tāng
Dekokt, das die Leitbahnen entspannt und das Blut belebt
疏經活血湯 疏经活血汤

Englischer Name Relax the Channels and Invigorate the Blood Decoction
Quelle *Wan Bing Hui Chun* (Wiederherstellung der Gesundheit bei einer Vielzahl von Erkrankungen)

Eigenschaften

Temperatur Leicht warm
Wirkort Innen
Funktionskreis Milz, Niere, Leber
Energiezustand des Patienten Fülle
Konstitution Eher kräftig

Wirkung

- Entspannt die Leitbahnen und löst *Bi*-Blockaden
- Belebt und nährt das Blut
- Eliminiert Wind-Feuchtigkeit

Zusammensetzung und Analyse

Arzneimittel	AG	Dosis	Wirkung
Shu Di Huang (Rehmanniae Radix Praeparata)	12.2	6 g	*Si Wu Tang* (Vier Arzneien Dekokt) ▶ RG 8.2; nähren und dynamisieren Blut
Dang Gui (Angelicae Sinensis Radix)	12.2	6 g	
Bai Shao (Paeoniae Radix Alba)	12.2	8 g	
Chuan Xiong (Chuanxiong Rhizoma)	10.1	4 g	
Niu Xi (Achyranthis Bidentatae Radix)	10.1	3 g	Aktiviert das Blut, stärkt die Sehnen und wirkt im Lumbalbereich und den unteren Extremitäten; leitet die Wirkung der Rezeptur in den unteren Körperbereich
Tao Ren (Persicae Semen)	10.1	3 g	Bewegt Blut und wandelt Stase um; befeuchtet den Darm
Wei Ling Xian (Clematidis Radix et Rhizoma)	5	3 g	Leiten Wind-Feuchtigkeit aus und befreien *Bi*-Syndrom; *Fang Ji* fokussiert auf die unteren Extremitäten und die Knie
Fang Ji (Stephaniae Tetrandrae Radix)	5	3 g	
Fang Feng (Saposhnikoviae Radix)	1.1	3 g	Leiten Wind-Kälte und Wind-Feuchtigkeit aus und lösen Wind aus der Oberfläche; befreien *Bi*-Syndrom; leiten die Wirkung der Rezeptur in den oberen Körperbereich
Qiang Huo (Notopterygii Rhizoma et Radix)	1.1	3 g	
Long Dan (Gentianae Radix et Rhizoma)	2.3	3 g	Eliminiert Feuchtigkeit-Hitze und schützt vor transformierender Hitze
Cang Zhu (Atractylodis Rhizoma)	7	6 g	Eliminieren und trocknen Feuchtigkeit und stärken die Mitte; unterstützen die Feuchtigkeit ausleitenden *Bi*-Arzneien
Fu Ling (Poria)	4	6 g	
Chen Pi (Citri Reticulatae Pericarpium)	9	3 g	Bewegt *Qi* und reguliert die Mitte
Gan Cao (Glycyrrhizae Radix et Rhizoma)	12.1	2 g	Reguliert die Mitte und harmonisiert die vielen Arzneien in dieser Rezeptur

Symptome

- **Generelle Muskelschmerzen, Schmerzen der Gelenke und Muskeln**
- Verspannte und stark schmerzende Nackenregion, Taubheitsgefühl in den Händen
- LWS-Schmerzen, Hüftschmerzen, Knieschmerzen
- Beschwerden der Extremitäten nach apoplektischem Insult
- Beinödeme, schmerzhafte Stauungen und Entzündungen im Bereich der Venen des Beines

Befunde

Zungenkörper Ggf. livide mit gestauten Unterzungenvenen
Zungenbelag Weiß, nass, ggf. verdickt
Puls Saitenförmig, eher kräftig

Indikationen nach TCM

Wind-Feuchtigkeit und -Kälte blockieren die Leitbahnen und Netzgefäße, zugrunde liegt eine Blut-Stase mit einem Blut-Mangel.

Anwendungsbeispiele

- Lumbalgien, Lumboischialgien
- HWS-Syndrom mit Nervenkompression
- Neuralgien, Polyneuropathien
- Myalgien
- Chronische rheumatoide Arthritis, Gichtleiden
- Beschwerden nach apoplektischem Insult
- Thrombophlebitis

Modifikationen

Symptom	Arzneimittel	AG	Dosis
Große Schwäche und Taubheit in den Gliedmaßen	+ *Wu Jia Pi* (Acathopanacis Cortex)	5	6 g
	+ *Ji Xue Teng* (Spatholobi Caulis)	10.1	9 g
Ausgeprägte Schmerzen und Schwellung der Gelenke	+ *Du Huo* (Angelicae Pubescentis Radix)	5	6 g
	+ *Sang Ji Sheng* (Taxilli Herba)	12.4	9 g
	+ *Mo Yao* (Myrrhae)	10.1	4 g

Kontraindikationen und Sicherheitshinweise

- Allergie gegen Bestandteile der Rezeptur
- Aktive Blutungen, gastrointestinale Ulzera; Vorsicht bei Hypermenorrhö ▶ *Tao Ren, Niu Xi, Chuan Xiong*
- Diarrhö ▶ *Shu Di Huang, Dang Gui*

- Dosierung von ▶ *Tao Ren* begrenzen; Kombination mit anderen Amygdalin enthaltenden Arzneien vermeiden oder Gesamtdosis auf 15 g begrenzen
- Vorsicht bei Verdauungsstörungen ▶ *Shu Di Huang*
- Bei längerer Anwendung Kontraindikationen und Sicherheitshinweise zu ▶ *Gan Cao* beachten
- Intensive UV-Bestrahlung vermeiden ▶ *Dang Gui*

Fertilität, Schwangerschaft und Stillzeit

Fertilität Bei Frauen mit Kinderwunsche mit Vorsicht anzuwenden ▶ *Niu Xi*
Schwangerschaft Kontraindiziert ▶ *Chuan Xiong, Niu Xi, Tao Ren, Dang Gui*
Stillzeit Mit Vorsicht anzuwenden ▶ *Long Dan*

Interaktionen

▶ *Dang Gui, Bai Shao, Di Huang, Fu Ling, Cang Zhu, Gan Cao*

Pharmakologie

Das Granulat der Kampo-Version der Rezeptur (*Sokei Kakketsu To*) zeigte im Ames-Test an vier Bakterienstämmen keine Hinweise auf Mutagenität und im In-vivo-Mikrokerntest keine Hinweise auf Gentoxizität.

Kommentar

- Diese Rezeptur behandelt gleichzeitig die prädisponierende Pathologie – nämlich einen Blut-Mangel mit Blut-Stase – und die zusätzlich eingedrungene Wind-Feuchtigkeit. Die Mischung eignet sich deshalb zur Behandlung von chronischen *Bi*-Schmerzen mit Zeichen von Stase und Wind-Feuchtigkeit.
- Diese Mischung enthält *Bi*-Arzneien, die sowohl im oberen wie auch im unteren Körperbereich wirken und kann somit eingesetzt werden bei Schmerzen im Nackenbereich, den Armen, dem Lumbalbereich oder in den unteren Extremitäten.
- Typisch für dieses Muster sind ein schleichender Beginn und seit längerem bestehende Taubheitsgefühle oder ziehende Schmerzen.

Korrespondierende Akupunktur

- Lokalpunkte der betroffenen Gelenke, direkte Moxibustion
- M-UE 22 *Baxie* (Extrapunkt)
- M-LE 8 *Bafeng* (Extrapunkt)
- Gb 34 *Yanglingquan* (Meisterpunkt für die Sehnen und Muskeln)
- Mi 9 *Yinlingquan,* Ma 40 *Fenglong* (eliminieren Feuchtigkeit, stützt die Milz)
- Bl 11 *Dazhu* (Meisterpunkt für die Knochen)
- Ma 36 *Zusanli* (Arealfernpunkt für das Abdomen, stützt das *Qi* der Mitte)
- Mi 6 *Sanyinjiao* (Treffpunkt der drei *Yin*-Leitbahnen)
- Mi 10 *Xuehai* (bewegt das Blut)

Diätetik

Mitte stützen Getreide wie Hirse, Reis, Buchweizen; Gemüse wie Sojabohnen, Bohnen; Fisch
Blut bewegen Erdnuss, schwarze Sojabohnen, Esskastanie, Pfirsich, Essig, Aubergine, chinesischer Lauch (*Qi* und Blut bewegend)
Blut nähren Pinienkerne, Sesam, Tintenfisch, Taube, Leber verschiedener Tiere, schwarze Sojabohnen, Essig, Milch, Sahne, Butter, Frischkäse
Meiden Feuchtigkeit erzeugende Nahrung, wie zu viel Süßes, zu viel Alkohol, ein Übermaß an kalter und roher Nahrung

Táo Hé Chéng Qì Tāng
Persicae Semen Dekokt, das das Qi ordnet
桃核承氣湯 桃核承气汤

Englischer Name Peach Pit Decoction to Order the *Qi*
Quelle *Shang Han Lun* (Abhandlung über fieberhafte, durch Kälte verursachte Erkrankungen)

Eigenschaften

Temperatur Kalt
Wirkort Innen, *Yang Ming*
Funktionskreis Dickdarm, Magen, Leber
Energiezustand des Patienten Fülle
Konstitution Kräftiger Typus

Wirkung

- Bewegt das Blut, bricht Blut-Stase
- Leitet Hitze aus

Zusammensetzung und Analyse

Arzneimittel	AG	Dosis	Wirkung
Tao Ren (Persicae Semen)	10.1	6–12 g	Belebt die Blut-Zirkulation und wandelt Blut-Stase um; befeuchtet den Darm
Da Huang (Rhei Radix et Rhizoma)	3.1	6–12 g	Belebt die Blut-Zirkulation und wandelt Blut-Stase um; klärt Hitze und leitet nach unten ab
Gui Zhi (Cinnamomi Ramulus)	1.1	3–6 g	Belebt das *Yang,* unterstützt so die Zirkulation des Blutes

Mang Xiao (Natrii Sulfas)	3.1	3–6 g	Klärt Hitze und leitet nach unten ab
Zhi Gan Cao (Glycyrrhizae Radix et Rhizoma Praeparata)	12.1	3–6 g	Schützt die Mitte gegen die stark abführenden Arzneien und harmonisiert die Rezeptur

Symptome

- **Bauchschmerzen, akute Schmerzen im Abdomen, die sich auf Druck verschlimmern, ausgeprägte Obstipation**
- Kopfschmerzen, rotes Gesicht, Blutandrang zum Kopf, Schwindel
- Unruhe, manisches Verhalten
- Hitzegefühl, nächtliches Fieber
- Menstruationsbeschwerden, Dysmenorrhö, unregelmäßige Menstruation, dunkles, klumpiges Menstrualblut

Befunde

Zungenkörper Rot-livide, evtl. Stauung der Zungengrundvenen
Zungenbelag Trocken, gelblich
Puls Voll, saitenförmig

Indikationen nach TCM

Blut-Stase im Unteren Erwärmer mit Hitze, die nach oben aufsteigt

Anwendungsbeispiele

- Kopfschmerzsyndrom (bei gegebener konstitutioneller Diagnose)
- Obstipation
- Dysmenorrhö, Amenorrhö, Endometriose, Plazentalösungsstörungen
- Akute Entzündungen im kleinen Becken
- Posttraumatische oder postoperative Unterleibsbeschwerden

Modifikationen

Symptom	Arzneimittel	AG	Dosis
Unregelmäßige Menstruation oder Dysmenorrhö	+ *Dang Gui* (Angelicae Sinensis Radix)	12.2	6–9 g
	+ *Hong Hua* (Carthami Flos)	10.1	6–9 g
Nasenbluten	+ *Bai Mao Gen* (Imperatae Rhizoma)	10.2	6–9 g
	+ *Niu Xi* (Achyranthis Bidentatae Radix)	10.1	6 g
Hitze im Kopf mit Kopfschmerzen, Gesichtsrötung und geröteten Augen	+ *Mu Dan Pi* (Moutan Cortex)	2.2	6–9 g
	+ *Zhi Zi* (Gardeniae Fructus)	2.1	6–9 g
	+ *Niu Xi* (Achyranthis Bidentatae Radix)	10.1	6 g
Anhaltende Lochialblutungen bei entsprechender Symptomatik	+ *Shi Xiao San* (Plötzliches Lächeln Pulver) aus dieser Gruppe		

Kontraindikationen und Sicherheitshinweise

- Allergie gegen Bestandteile der Rezeptur
- Ausgeprägter Flüssigkeits- oder Elektrolytmangel; akut-entzündliche Darmerkrankungen; Darmverschluss, mit großer Vorsicht bei unkomplizierter intestinaler Obstruktion ▶ *Da Huang, Mang Xiao*
- Kontraindikationen und Sicherheitshinweise zu ▶ *Gan Cao* beachten. Bei höherer Dosis und längerer Anwendung ist eine Kontrolle des Blutdrucks zu empfehlen und eine Komedikation mit Diuretika (außer Kalium sparenden) zu vermeiden
- Vorsicht bei Kindern; Vorsicht mit Anwendung während der Menstruation; Vorsicht bei Nierensteinen. Die Anwendungsdauer sollte begrenzt werden. Bei längerer Anwendung Hypokaliämie möglich ▶ *Da Huang, Mang Xiao*
- Nur mit Vorsicht bei Diarrhö ▶ *Da Huang, Mang Xiao*
- Dosierung von ▶ *Tao Ren* begrenzen; Kombination mit anderen Amygdalin enthaltenden Arzneien vermeiden oder Gesamtdosis auf 15 g begrenzen
- Vorsicht bei Diabetikern mit Neigung zur Hypoglykämie ▶ *Gui Zhi*

Fertilität, Schwangerschaft und Stillzeit

Fertilität Von einer Anwendung bei Frauen und Männern mit Kinderwunsch ist abzuraten ▶ *Da Huang;* ebenso von einer höheren Dosis und längeren Anwendungsdauer von ▶ *Gan Cao* bei Männern mit Kinderwunsch.
Schwangerschaft Kontraindiziert ▶ *Tao Ren, Da Huang, Mang Xiao*
Stillzeit Mit Vorsicht anzuwenden ▶ *Da Huang, Mang Xiao;* bei männlichen Säuglingen *Gan Cao* zurückhaltend dosieren

Interaktionen

Die Resorption von anderen Arzneimitteln, z.B. von Kontrazeptiva, und damit deren Wirkung könnte beeinträchtigt werden ▶ *Da Huang, Mang Xiao.*

Pharmakologie

- Das Granulat der Kampo-Version der Rezeptur (*Tokaku Joki To*) zeigte in vitro eine deutliche Östrogenaktivität an (MCF-7-)Brustkrebszellen.
- Dasselbe Granulat ergab im Ames-Test an vier Bakterienstämmen keine Hinweise auf Mutagenität.

Kommentar

- Gemäß dem Ursprungswerk (*Shang Han Lun*) wird diese Rezeptur bei Blutakkumulation in der Blase angewendet. Das akkumulierte Blut (Stase) transformiert Hitze, welche dann in den oberen Körperbereich aufsteigt. Diese Mischung wird heute vor allem in folgenden zwei Pathologien eingesetzt:
  - Blutstase im Unteren Erwärmer, die zu akuten Schmerzen und im Falle von Blutungen zu dunklem, koaguliertem Blut führt
  - Aufsteigende Hitze, die im oberen Erwärmer zu Hitzezeichen wie Kopfschmerzen, gerötetem Kopf, Schwindel etc. führt. Diese Hitze kann auch den Geist stören, was zu Gereiztheit, Unruhe, Schlaflosigkeit und in ausgeprägten Fällen zu Delirium und manischem Verhalten führt. Hierfür ist vor allem *Da Huang* ▶ AG 3.1 ein besonders geeignetes Mittel um den Geist „zu beruhigen".
- Die Rezeptur ist ein sehr interessantes Beispiel für das breite Wirkungsspektrum von *Gui Zhi*. Neben seiner Oberfläche öffnenden Wirkung sind die warmen Zimtbaumzweige belebend auf den *Yang-Qi*-Mechanismus. Sie unterstützen dadurch auch die Regulation des Blutflusses.
- Eine verwandte Rezeptur zu *Tao He Cheng Qi Tang* ist *Da Cheng Qi Tang* (Größeres Dekokt, das das *Qi* ordnet) ▶ RG 3.1, bei der es auch um Hitze-Akkumulation im Unteren Erwärmer geht. Der Unterschied zu *Tao He Cheng Qi Tang* besteht darin, dass letzteres eine Blut-Stase brechende Wirkung aufweist, besonders im Unteren Erwärmer.

Korrespondierende Akupunktur

- He 7 *Shenmen* (Sedierungspunkt des Herzens – sediert *Shen*)
- Ma 25 *Tianshu* (*Mu*-Punkt des Dickdarms, fördert die Stuhlbewegung und die Ausscheidung bei Obstipation)
- Ni 5 *Shuiquan* (*Xi*-Punkt der Niere)
- Le 2 *Xingjian* (Sedierungspunkt der Leber)
- Ren 4 *Guanyuan* (bewegt *Qi* und Blut im Unteren Erwärmer)
- SJ 6 *Zhigou* (bewegt *Qi* im Unteren Erwärmer, hilft bei Obstipation)
- Ma 36 *Zusanli* (Arealfernpunkt für das Abdomen, stützt das *Qi* der Mitte)
- Mi 6 *Sanyinjiao* (Treffpunkt der drei *Yin*-Leitbahnen)

Diätetik

Allgemein Rohe, ungekochte Vollkornprodukte, Frischkornbreie, Gemüse als Salatzubereitung wirken eher kühlend und Stuhlgang fördernd. Öle und Fette wirken befeuchtend und laxierend.
Blut bewegen Erdnuss, schwarze Sojabohnen, Esskastanie, Pfirsich, Essig, Aubergine, chinesischer Lauch (*Qi* und Blut bewegend)
Blut kühlen bei starker Blutung Stangensellerie, Selleriesaft, Huhn
Leicht abführen Pfirsich, Pflaume, Apfel, Walnuss, Sesam
Meiden Warme Nahrungsmittel, wie Pfirsich, Kirsche; Zucker erzeugt Hitze im Magen; heiße Nahrungsmittel, wie Chili und Alkohol

Xuè Fǔ Zhú Yū Tāng
Dekokt, das Stasen aus dem Haus des Blutes treibt
血府逐瘀湯 血府逐瘀汤

Englischer Name Drive Out Stasis from the Mansion of Blood Decoction
Quelle *Yi Lin Gai Cuo* (Korrektur von Fehlern unter Ärzten)

Eigenschaften

Temperatur Leicht kühl
Wirkort Innen
Funktionskreis Milz, Herz, Niere
Energiezustand des Patienten Fülle
Konstitution Eher kräftig

Wirkung

- Belebt das Blut und zerstreut Blut-Stase
- Bringt das Leber-*Qi* in Fluss, beseitigt Blockaden der Leitbahnen

Zusammensetzung und Analyse

Arzneimittel	AG	Dosis	Wirkung
Tao Ren (Persicae Semen)	10.1	3–9 g	Beleben das Blut, wandeln Blut-Stase um und lindern Schmerzen; *Dang Gui* nährt auch das Blut
Hong Hua (Carthami Flos)	10.1	6–9 g	
Dang Gui (Angelicae Sinensis Radix)	12.2	6–9 g	
Chuan Xiong (Chuanxiong Rhizoma)	10.1	3–6 g	
Niu Xi (Achyranthis Bidentatae Radix)	10.1	6–9 g	
Chai Hu (Bupleuri Radix)	1.2	3 g	Lösen *Qi*-Stagnationen, *Chai Hu* reguliert die Leber und lindert Schmerz
Zhi Qiao (Aurantii Fructus)	9	6 g	
Jie Geng (Platycodi Radix)	6.1	4 g	Richtet die Rezeptur besonders auf den thorakalen Bereich und wirkt als Meldearznei; verteilt das Lungen-*Qi* und unterstützt dadurch die *Qi*-Zirkulation
Chi Shao (Paeoniae Radix Rubra)	2.2	6 g	Aktiviert und kühlt das Blut; beugt damit Hitzetransformation durch Stagnation vor
Di Huang (Rehmanniae Radix)	2.2	6 g	Nährt und kühlt das Blut; beugt damit Hitzetransformation durch Stagnation vor
Gan Cao (Glycyrrhizae Radix et Rhizoma)	12.1	6 g	Reguliert die Mitte und harmonisiert die vielen Arzneien in dieser Rezeptur

Symptome

- **Chronische, lokalisierte, bohrende Schmerzen im Brustkorb** und an den Rippenbögen
- Thorakale Enge, Palpitationen, gedrückte Stimmung, Reizbarkeit, Depression, Stimmungsschwankungen, emotionale Unausgeglichenheit
- Chronische, bohrende Kopfschmerzen
- Schlaflosigkeit, insbesondere in chronischen Fällen oder bei älteren Personen

Befunde

Zungenkörper Livide, evtl. livide Flecken an den Zungenrändern, evtl. gestaute Zungengrundvenen
Zungenbelag Relativ unauffällig
Puls Saitenförmig

Indikationen nach TCM

- Leber-*Qi*-Stagnation und Blut-Stase
- Blut-Stase, besonders in der Brust

Anwendungsbeispiele

- Koronare Herzkrankheit (KHK)
- Blande Hypertonie
- Interkostalneuralgie
- Thorax-Prellung mit Schmerz
- Chronisches Kopfschmerzsyndrom, Migräne
- Schlafstörung, insbesondere nach Trauma oder senile Insomnie
- Trigeminusneuralgie

Modifikationen

- *Xue Fu Zhu Yu Tang* gilt als Grundrezeptur für zahlreiche Rezepturen, wie z. B. *Ge Xia Zhu Yu Tang* und *Shao Fu Zhu Yu Tang* aus dieser Gruppe. Zwei weitere Rezepturen welche auf *Xue Fu Zhu Yu Tang* basieren sind *Tong Qiao Huo Xue Tang* und *Shen Tong Zhu Yu Tang*, beide vom selben Autor wie die Orginalrezeptur.

- **Tong Qiao Huo Xue Tang (Dekokt, das Blockaden in den Sinnesöffnungen auflöst und das Blut belebt)** behandelt Blut-Stasen in Kopf und Oberkörper.

Symptome	Arzneimittel	AG	Dosis
Kopfschmerzen, Tinnitus, Schwindel, Haarausfall, dunkel livider Teint, dunkle Augenringe, livide „Knollennase"	*Chi Shao* (Paeoniae Radix Rubra)	2.2	3–6 g
	Cong Bai (Allii Fistulosi Bulbus)	1.1	3–6 g
	Chuan Xiong (Chuanxiong Rhizoma)	10.1	3–6 g
	Da Zao (Jujubae Fructus)	12.1	5 g
	Hong Hua (Carthami Flos)	10.1	6–9 g
	Sheng Jiang (Zingiberis Rhizoma Recens)	1.1	3–5 g
	Tao Ren (Persicae Semen)	10.1	6–9 g
	Shi Chang Pu (Acori tatarinowii Rhizoma)[1]	15	6 g

[1] *Chang Pu* ersetzt *She Xiang* (Moschus) 0,1 g aus der Original-Rezeptur, da unter Artenschutz.

- **Shen Tong Zhu Yu Tang (Dekokt, das Blut-Stasen aus einem schmerzenden Körper treibt)** behandelt *Qi*-Stagnation und Blut-Stasen in den Leitbahnen.

Symptom	Arzneimittel	AG	Dosis
Schulter-, Arm-, Beinschmerzen, LWS- und HWS-Beschwerden, chronische Gelenkschmerzen, andere Schmerzen im Körper	*Dang Gui* (Angelicae Sinensis Radix)	12.2	6–9 g
	Niu Xi (Achyranthis Bidentatae Radix)	10.1	6–9 g
	Chuan Xiong (Chuanxiong Rhizoma)	10.1	6 g
	Qin Jiao (Gentianae Macrophyllae Radix)	5	3–6 g
	Wu Ling Zhi (Trogopterori Faeces)	10.1	6 g
	Gan Cao (Glycyrrhizae Radix et Rhizoma)	12.1	3 g
	Mo Yao (Myrrha)	10.1	6 g
	Qiang Huo (Notopterygii Rhizoma et Radix)	1.1	3–6 g
	Hong Hua (Carthami Flos)	10.1	6–9 g
	Di Long (Pheretima)	16	3–6 g
	Tao Ren (Persicae Semen)	10.1	6–9 g
	Xiang Fu (Cyperi Rhizoma)	9	3–6 g

Kontraindikationen und Sicherheitshinweise

- Allergie gegen Bestandteile der Rezeptur
- Aktive Blutungen, gastrointestinale Ulzera; Vorsicht bei Hypermenorrhö ▶ *Hong Hua, Tao Ren, Niu Xi, Chi Shao, Chuan Xiong*
- Interferonbehandlung ▶ *Chai Hu*
- Kontraindikation und Sicherheitshinweise zu ▶ *Gan Cao* beachten. Vorsicht bei Hypertonus. Bei höherer Dosis und längerer Anwendung ist eine Kontrolle des Blutdrucks anzuraten und eine Komedikation mit Diuretika (außer Kalium sparenden) zu vermeiden
- Vorsicht bei vorbestehendem Leberschaden, höherem Alkoholkonsum oder positivem HCV-Antikörperstatus, auf Anzeichen für eine Leberschädigung sollte geachtet werden ▶ *Chai Hu*
- Dosierung von ▶ *Tao Ren* begrenzen; Kombination mit anderen Amygdalin-haltigen Arzneien vermeiden oder Gesamtdosis auf 15 g begrenzen
- Überdosierung von ▶ *Hong Hua* vermeiden
- Vorsicht bei Diarrhö ▶ *Dang Gui, Di Huang*
- Vorsicht bei Verdauungsstörungen ▶ *Di Huang*
- Intensive UV-Bestrahlung vermeiden ▶ *Dang Gui, Zhi Qiao*

Fertilität, Schwangerschaft und Stillzeit

Fertilität Von einer höheren Dosis und längeren Anwendungsdauer von ▶ *Gan Cao* bei Männern mit Kinderwunsch ist abzuraten. Bei Frauen mit Kinderwunsch ▶ *Niu Xi* mit Vorsicht einsetzen

Schwangerschaft Kontraindiziert ▶ *Chuan Xiong, Tao Ren, Hong Hua, Niu Xi, Dang Gui*

Stillzeit Kontraindiziert ▶ *Hong Hua*. Bei Auslassen von *Hong Hua* ▶ *Zhi Qiao* und *Gan Cao* mit Vorsicht anwenden.

Interaktionen

▶ *Hong Hua, Dang Gui, Chi Shao, Zhi Qiao, Di Huang, Gan Cao*

Kommentar

- Trotz der langen und komplexen Liste der Indikationen ist der Fokus dieser Rezeptur einfach und klar. Sie aktiviert Blut und bewegt *Qi*, insbesondere im „Haus des Blutes" (*Xue Fu*), das heißt in der Brustregion. *Xue Fu Zhu Yu Tang* gilt als Grundrezeptur für Blutstase im Oberen Erwärmer. Hitzezeichen können sich aufgrund von Hitzetransformation durch Blutstase entwickeln. Herausragend an dieser Rezeptur ist die Tatsache, dass sie nicht nur Blut bewegt, sondern auch das Leber-*Qi* befreit und das Lungen-*Qi* aktiviert. Blut wird durch *Qi* aktiviert und bewegt; diese Rezeptur berücksichtigt diesen Zusammenhang.
- *Xue Fu Zhu Yu Tang* ist eine Variation von *Si Wu Tang* (Vier Arzneien Dekokt) ▶ RG 8.2 mit den zusätzlichen Bestandteilen *Tao Ren* und *Hong Hua* sowie Teilen von *Si Ni San* (Kalte Extremitäten Pulver) ▶ RG 4.2.
- *Xue Fu Zhu Yu Tang* lässt sich auch bei Blutstase in anderen Regionen als dem Oberen Erwärmer einsetzen. Sie kann als eine grundlegende Stase-Rezeptur betrachtet werden, neben *Tao Hong Si Wu Tang* (Vier Arzneien Dekokt mit Persicae Semen und Carthami Flos) ▶ Modifikation *Si Wu Tang*, RG 8.2.

Korrespondierende Akupunktur

- Le 3 *Taichong* (reguliert Leber-*Qi* und Blut)
- Mi 6 *Sanyinjiao* (Treffpunkt der drei *Yin*-Leitbahnen)
- Mi 10 *Xuehai* (bewegt das Blut)
- Bl 17 *Geshu* (Meisterpunkt für das Blut)
- Ren 4 *Guanyuan* (bewegt *Qi* und Blut)
- Ren 17 *Shanzhong* (löst Stagnation im Thorax)
- Pe 6 *Neiguan* (*Luo*-Punkt, reguliert)
- SJ 6 *Zhigou* (bewegt das *Qi*)
- Ma 36 *Zusanli* (Arealfernpunkt für das Abdomen, stützt das *Qi* der Mitte)

Diätetik

Blut bewegen Erdnuss, schwarze Sojabohnen, Esskastanie, Pfirsich, Essig, Aubergine, chinesischer Lauch (*Qi* und Blut bewegend)

Blut nähren Pinienkerne, Sesam, Tintenfisch, Taube, Leber verschiedener Tiere, schwarze Sojabohnen, Essig, Milch, Sahne, Butter, Frischkäse

Blut kühlen bei starker Blutung Stangensellerie, Selleriesaft, Huhn

Meiden Feuchtigkeit erzeugende Nahrung wie zu viel Süßes, zu viel Alkohol, ein Übermaß an kalter oder roher Nahrung.

10.2 Mens wärmende und Blut-Stasen eliminierende Rezepturen

Guì Zhī Fú Líng Wán
Cinnamomi Ramulus und Poria Pille
桂枝茯苓丸

Englischer Name Cinnamon Twig and Poria Pill
Quelle *Jin Gui Yao Lue* (Wichtige Verordnungen aus dem Goldenen Schrein)

Eigenschaften

Temperatur Leicht kühl
Wirkort Innen
Funktionskreis Herz, Leber
Energiezustand des Patienten Fülle
Konstitution Kräftiger Typus

Wirkung

- Bewegt Blut, und wandelt Blut-Stase um
- Reduziert Zusammenballungen und abdominale Massen

Zusammensetzung und Analyse

Arzneimittel	AG	Dosis	Wirkung
Gui Zhi (Cinnamomi Ramulus)	1.1	6 g	Leitet in Kombination mit *Fu Ling* Feuchtigkeit aus; dynamisiert *Qi* und damit indirekt auch Blut
Fu Ling (Poria)	4	6 g	Leitet in Kombination mit *Gui Zhi* Feuchtigkeit aus
Chi Shao (Paeoniae Radix Rubra)	2.2	6 g	Aktivieren Blut und wandeln Stase um; kühlen Blut
Mu Dan Pi (Moutan Cortex)	2.2	6 g	
Tao Ren (Persicae Semen)	10.1	6 g	Aktiviert das Blut und wandelt Stase um; befeuchtet den Darm

Symptome

- **Bauchschmerzen** mit anhaltenden gynäkologischen Blutungen, Amenorrhö oder Dysmenorrhö mit dunklem, klumpigem Menstrualblut, die sich mit Druck verstärken
- **Massen und Akkumulationen im Unteren Erwärmer**
- Menopausale Beschwerden mit kalten Füssen, Kopfschmerzen, Nackensteife, Schulterschmerzen und Schwindel

Befunde

Zungenkörper Rot-livide, evtl. Stauung der Zungengrundvenen
Zungenbelag Dünn, weiß-gelblich
Puls Voll, saitenförmig, rau

Indikationen nach TCM

Blut-Stasen im Unterleib/Unteren Erwärmer mit Schmerzhaftigkeit und Druckempfindlichkeit

Anwendungsbeispiele

- Dysmenorrhö, Myome ▶ Kommentar
- Amenorrhö
- Akute Entzündungen im kleinen Becken, Endometriose
- Posttraumatische oder postoperative Unterleibsbeschwerden

Modifikationen

Symptom	Arzneimittel	AG	Dosis
Unregelmäßige Menstruation oder Dysmenorrhö	+ *Dang Gui* (Angelicae Sinensis Radix)	12.2	6 g
	+ *Hong Hua* (Carthami Flos)	10.1	6 g
Ausgeprägte Stase mit Hitze im oberen Bereich	+ *Da Huang* (Rhei Radix et Rhizoma)	3.1	3–6 g
	+ *Niu Xi* (Achyranthis Bidentatae Radix)	10.1	6–9 g
Hauterkrankungen[1]	+ *Yi Yi Ren* (Coicis Semen)	4	12–20 g

[1] Mit dieser Modifikation entsteht eine eigene Rezeptur, die in Japan als **Keishi Bukuryo Gan Ka Yokuinin** (Cinnamomi Ramulus und Poria plus Coicis Semen Pille) bekannt ist. ▶ Kommentar

Kontraindikationen und Sicherheitshinweise

- Allergie gegen Bestandteile der Rezeptur
- Dosierung von ▶ *Tao Ren* begrenzen; Kombination mit anderen Amygdalin enthaltenden Arzneien vermeiden oder Gesamtdosis auf 15 g begrenzen
- Vorsicht bei Diabetikern mit Neigung zur Hypoglykämie ▶ *Gui Zhi*

Schwangerschaft und Stillzeit

Schwangerschaft Mit großer Vorsicht anzuwenden, eine fachärztliche Begleitung ist anzuraten. Zhang Zhongjing (um 150–219) kreierte die Rezeptur und setzte sie in einem Fall ein, der immer wieder Anlass für Diskussionen und Interpretationen war. In besonderen Konstellationen, wie ektoper Schwangerschaft oder durch Myome komplizierter Schwangerschaft, wurde und wird die Anwendung der Rezeptur jedoch wiederholt als erfolgreich beschrieben. Die Anwendung dieser Rezeptur in der Schwangerschaft ist problematisch wegen der Blut belebenden Eigenschaft und der antiöstrogenen und antigestagenen Effekte. Für Einzelkomponenten besteht wegen möglicher Teratogenität (im ersten Trimenon) oder widersprüchlicher Ergebnisse bzgl. Gentoxizität eine Kontraindikation. Eine sorgfältig durchgeführte Drei Generationen-Studie mit dem Granulat der Kampo-Variante (*Keishi Bukuryo Gan*) bei weiblichen und männlichen Ratten zeigte jedoch keine toxischen Effekte bei den Elterntieren oder bei den Nachkommen, keine Verminderung der Fruchtbarkeit noch irgendwelche Entwicklungsstörungen bis 21 Tage nach der Geburt.[1] Bezüglich einer möglichen Anwendung ist eine Abwägung von Nutzen und Risiken vorzunehmen.

Stillzeit Kontraindiziert ▶ *Mu Dan Pi*

Interaktionen

▶ *Fu Ling, Chi Shao*

Pharmakologie

- Kapseln mit dem Rezepturextrakt führten bei weiblichen Ratten zu ausgeprägten Absenkungen des Östradiol- und Progesteron-Plasmaspiegels, während das Prolaktin unbeeinflusst blieb. In einem anderen Testansatz verminderte sich das Uterusgewicht weiblicher Ratten nach experimentell erzeugter Hyperplasie, ferner sank teilweise der Östrogen-, nicht jedoch der Progesteron-Serumspiegel. Die Expression des Östrogen- und des Progesteron-Rezeptors wurde zum Teil verringert.
- Das Granulat der Kampo-Version (*Keishi Bukuryo Gan*) senkte den Plasmaspiegel von Östradiol, und erheblich von FSH und LH bei unreifen weiblichen Ratten.
- Ein chinesisches Fertigarzneimittel zu *Gui Zhi Fu Ling Wan* zeigte im Mikrokern-Test bei der Maus auch unter hoher Dosis keine Hinweise auf Gentoxizität. Das galt auch für das Dekokt der koreanischen Lesart *Gyejibokryeong-Hwan*, allerdings hatte diese im In-vitro-Chromosomenaberrationstest unter höherer Dosis ein positives Ergebnis zur Folge. Das Granulat der Kampo-Variante (*Keishi Bukuryo Gan*) wies in verschiedenen In-vitro-Tests auf Mutagenität oder Gentoxizität (Ames-Test, Mikrokern- und Chromosomenaberrationstest) ausschließlich negative Ergebnisse auf.
- Eine Kanzerogenitätsstudie mit dem Granulat zu *Keishi Bukuryo Gan* an männlichen und weiblichen Ratten über 24 Monate lieferte keine Hinweise auf eine erhöhte Tumorinzidenz.[2]

Kommentar

- Ursprünglich für Blutungen und Schmerzen aufgrund von Blutstase im Uterus während der Schwangerschaft entwickelt, kann diese Rezeptur eingesetzt werden bei einer Kombination von *Qi*-Stagnation, Blutstase, Feuchtigkeit und Schleim, die sich gegenseitig blockieren. Die Mischung reguliert den freien Fluss von *Qi*, Blut und Körperflüssigkeiten und korrigiert damit diese Kombinationspathologie.
- *Gui Zhi Fu Ling Wan* wird besonders häufig bei Frauen verwendet.
- Dies ist eine in Japan sehr oft verordnete Rezeptur bei sogenannten „*Oketsu*"-Zuständen, d.h. Blut-Stauungen und -Stasen im kleinen Becken. Diese machen sich neben dem ggf. lividen Zungenkörper oder den gestauten Zungengrundvenen in einer spezifischen Druckempfindlichkeit im Unterbauch bemerkbar (Bauch- oder Hara-Diagnose ▶ Grundlagen 2.3).
- *Keishi Bukuryo Gan Ka Yokuinin* ▶ Modifikationen ist eine in Japan beschriebene Rezeptur. Zu den Symptomen für *Gui Zhi Fu Ling Wan,* wie Blut-Stase und Neigung zu Kopf- und Nackenschmerzen, Dysmenorrhö, aufsteigende Hitze, kalte Füße und insgesamt eher kräftige Statur, kommen für diese Variation folgende Symptome hinzu: trockene, schuppige Haut, Akne, Warzen, Hyperkeratose.
- Myome sind oft Ausdruck einer länger bestehenden Blut-Stase. Eine Behandlung ist in diesem Fall über Monate erforderlich und wird nicht immer zu einem

1 Katsumata Y, Shimazu H, Takamatsu T, et al. [Reproductive and developmental toxicity study of Tsumura Keishi-bukuryo-gan (TJ-25) in rats by oral administration - single study design] (Japanese). Yakuri To Chiryo [Jpn Pharmacol Ther]. 1997;26(suppl 6):73-87.

2 Kanitani M, Nishimura N, Edamoto H, Kase Y. Keishibukuryogan is not carcinogenic in Sprague-Dawley rats. J Toxicol Pathol. 2016;29(2):103-10.

Verschwinden der Myome, aber nicht selten zu einer Verbesserung der Beschwerden führen.

- Verwandte Rezepturen zu *Gui Zhi Fu Ling Wan*:
  - *Tao He Cheng Qi Tang* (Persicae Semen Dekokt, das das *Qi* ordnet) bricht Blut und klärt Hitze ▶ RG 10.1
  - *Wen Jing Tang* (Wärme die Menses Dekokt) aus dieser Gruppe bewegt das Blut nicht nur, sondern nährt es, stärkt das *Yin* und wärmt zusätzlich die Menstruation.

Korrespondierende Akupunktur

- He 7 *Shenmen* (*Yuan*- und Sedierungspunkt)
- Ma 25 *Tianshu* (*Mu*-Punkt des Dickdarms)
- Ni 11 *Henggu* (lokale Wirkung auf den Unterbauch; liegt auf dem *Chong Mai*)
- Le 3 *Taichong* (reguliert Leber-*Qi* und Blut)
- Ren 4 *Guanyuan* (*Mu*-Punkt der Blase, dynamisiert die Energie im Unteren Erwärmer)
- SJ 6 *Zhigou* (bewegt das *Qi* im Unteren Erwärmer)
- Ma 36 *Zusanli* (Arealfernpunkt für das Abdomen, stützt das *Qi* der Mitte)
- Mi 6 *Sanyinjiao* (Treffpunkt der drei *Yin*-Leitbahnen)
- Mi 8 *Diji* (Uteruspunkt)
- Mi 10 *Xuehai* (bewegt das Blut

Diätetik

Blut bewegen Erdnuss, schwarze Sojabohnen, Esskastanie, Pfirsich, Essig, Aubergine, chinesischer Lauch (*Qi* und Blut bewegend)
Blut nähren Pinienkerne, Sesam, Tintenfisch, Taube, Leber verschiedener Tiere, schwarze Sojabohnen, Essig, Milch, Sahne, Butter, Frischkäse
Blut kühlen bei starker Blutung Stangensellerie, Selleriesaft, Huhn
Leicht abführen Pfirsich, Pflaume, Apfel, Walnuss, Sesam
Meiden Heiße Nahrungsmittel, wie Chili und Alkohol

Wēn Jīng Tāng
Wärme die Menses Dekokt

溫經湯 温经汤

Englischer Name Flow-Warming Decoction
Quelle *Jin Gui Yao Lue* (Wichtige Verordnungen aus dem Goldenen Schrein)

Eigenschaften

Temperatur Leicht warm
Wirkort Innen
Funktionskreis Milz, Niere, Leber
Energiezustand des Patienten Mangel
Konstitution Eher geschwächt

Wirkung

- Vertreibt Kälte, wärmt die Menstruation
- Nährt das Blut, beseitigt Blut-Stasen

Zusammensetzung und Analyse

Arzneimittel	AG	Dosis	Wirkung
Wu Zhu Yu (Euodiae Fructus)	11	6–9 g	Vertreiben Kälte, fördern den *Qi*-Fluss und damit die Blut-Zirkulation; *Wu Zhu Yu* dringt in die Leber-Leitbahn ein
Gui Zhi (Cinnamomi Ramulus)	1.1	6 g	
Dang Gui (Angelicae Sinensis Radix)	12.2	6 g	Nährt Blut und belebt das Blut; reguliert die Menstruation
Bai Shao (Paeoniae Radix Alba)	12.2	6 g	Nähren Blut, *Yin* und die Säfte
E Jiao (Asini Corii Colla)[1,2]	12.2	6 g	
Mai Dong (Ophiopogonis Radix)	12.4	6–9 g	
Chuan Xiong (Chuanxiong Rhizoma)	10.1	6 g	Beleben das Blut und wandeln Stase um; *Mu Dan Pi* kühlt das Blut und schützt dadurch vor transformierender Hitze
Mu Dan Pi (Moutan Cortex)	2.2	6 g	
Ren Shen (Ginseng Radix et Rhizoma)	12.1	3–6 g	Stärken und stützten die Mitte und das *Qi*; *Gan Cao* harmonisiert die vielen Arzneien in dieser Rezeptur
Gan Cao (Glycyrrhizae Radix et Rhizoma)	12.1	3 g	
Zhi Ban Xia (Pinelliae Rhizoma Praeparatum)	6.1	6 g	Regulieren den Magen und wandeln Schleim um, damit die Mitte frei und ohne Blockade funktionieren kann
Sheng Jiang (Zingiberis Rhizoma Recens)	1.1	4–6 g	

1 ▶ Anhang 4.3 *E Jiao*
2 Nach dem Kochen in das warme Dekokt hineinrühren

Symptome

- **Uterine Blutung, Zwischenblutungen, unregelmäßige Menstruation, Bauchbeschwerden, Schmerzen oder Spannungs- und Kältegefühl im Unterbauch**
- Gesichtsröte, warme Hände und Füße, eventuell aufsteigendes Hitzegefühl, trockener Mund, trockene Lippen, trockene Haut
- Unerfüllter Kinderwunsch

Befunde

Zungenkörper Leicht blass, livide, evtl. gestaute Zungengrundvenen
Zungenbelag Ohne Befund
Puls Dünn, saitenförmig

Indikationen nach TCM

Blut-Stase zusammen mit Leere und Kälte im *Ren Mai* und *Chong Mai*

Anwendungsbeispiele

- Dysmenorrhö und Amenorrhö, Menopausebeschwerden
- Infertilität, Gelbkörperinsuffizienz
- Neigung zu spontanen Aborten
- Polyzystisches Ovarialsyndrom
- Chronische Entzündungen im kleinen Becken
- Ekzeme, Pruritus
- Verzögerte Wundheilung

Modifikationen

Symptom	Arzneimittel	AG	Dosis
Stärkere *Qi*-Stagnation	+ *Xiang Fu* (Cyperi Rhizoma)	9	6–9 g
	+ *Wu Yao* (Linderae Radix)	9	6 g
Ausgeprägte Bauchschmerzen mit Kälte	+ *Ai Ye* (Artemisiae Argyi Folium)	10.2	6 g
	+ *Rou Gui* (Cinnamomi Cortex)	11	6 g
	– *Mu Dan Pi* (Moutan Cortex)	2.2	–
	– *Mai Dong* (Ophiopogonis Radix)	12.4	–
	– *Gui Zhi* (Cinnamomi Ramulus)	1.1	–
Ausgeprägte uterine Blutungen	+ *Ai Ye* (Artemisiae Argyi Folium)	10.2	6 g
	+ *Shu Di Huang* (Rehmanniae Radix Praeparata)	12.2	6–9 g

Kontraindikationen und Sicherheitshinweise

- Allergie gegen Bestandteile der Rezeptur
- Herzrhythmusstörungen, QT-Zeit-Verlängerung, Elektrolytstörungen, Behandlung mit Aconitum-Arzneien oder Digitalis ▶ *Wu Zhu Yu*
- Zustand nach Organtransplantation ▶ *Ren Shen*
- Gleichzeitige Anwendung von Antidepressiva, Neuroleptika, Benzodiazepinen, Zolpidem und Amphetaminen ▶ *Ren Shen*
- Vorsicht bei Einnahme von *Ma Huang* (Ephedrae Herba), *Xiang Jia Pi* (Periplocae Cortex) und Arzneimitteln, die die QT-Zeit verlängern ▶ *Wu Zhu Yu*
- Überdosierung von ▶ *Wu Zhu Yu* vermeiden, Vorsicht mit längerer Anwendungsdauer
- Vorsicht bei Autoimmunerkrankungen ▶ *Ren Shen*
- Vorsicht mit hohen Dosen von ▶ *Ren Shen, Sheng Jiang, Gan Cao* bei Hypertonikern
- Bei längerer Anwendung Kontraindikationen und Sicherheitshinweise zu ▶ *Gan Cao* beachten
- Vorsicht bei Diarrhö ▶ *Dang Gui, E Jiao*
- Vorsicht bei Diabetikern mit Neigung zur Hypoglykämie ▶ *Ren Shen, Gui Zhi*
- Vorsicht bei Blutungsneigung ▶ *Sheng Jiang*
- Intensive UV-Bestrahlung vermeiden ▶ *Dang Gui*

Schwangerschaft und Stillzeit

Schwangerschaft Kontraindiziert ▶ *Chuan Xiong, Zhi Ban Xia, Mu Dan Pi, Dang Gui*
Stillzeit Kontraindiziert ▶ *Mu Dan Pi.* , *Zhi Ban Xia*

Interaktionen

▶ *Wu Zhu Yu, Dang Gui, Bai Shao, Ren Shen, Gan Cao, Zhi Ban Xia, Sheng Jiang*

Pharmakologie

- Der Kampo-Granulatextrakt (*Unkei To*) steigerte in vitro die Östradiolproduktion und in höherer Dosis auch die Progesteronproduktion menschlicher Granulosazellen.
- Bei amenorrhoischen Frauen mit niedrigen Östradiol- und Progesteronwerten erhöhte *Unkei* To-Granulat den Östradiol-, FSH- und LH-Plasmaspiegel, bei einem Teil der Frauen setzte eine Ovulation ein.
- In verschiedenen Studien bei anovulatorischen Frauen erhöhte das Granulat, in der Dosis von 7,5 g/Tag über 10 Wochen gegeben, den Östradiolplasmaspiegel. Es kam bei einem Teil der Frauen zu einer Ovulation und einige wurden schwanger.
- Das Dekokt der chinesischen Rezeptur, zusätzlich zu Dydrogesteron gegeben, steigerte bei Frauen mit unerfülltem Kinderwunsch und Gelbkörperinsuffizienz die Serumspiegel von Östradiol und Progesteron sowie die Endometriumdicke und die Schwangerschaftsrate mehr als unter Dydrogesteron allein.
- Das Granulat von *Unkei To* zeigte im Ames-Test an vier Bakterienstämmen keine Hinweise auf Mutagenität und im In-vivo-Mikrokerntest keine Hinweise auf Gentoxizität.

Kommentar

- *Wen Jing Tang* behandelt Menstruationsprobleme aufgrund von Blutmangel mit Kälte und Stase im *Chong Mai* und *Ren Mai*. Die Hitze- und Trockenheitszeichen entwickeln sich aufgrund von fehlender Befeuchtung durch Blut sowie durch Hitzetransformation sekundär zu Stase. Allerdings ist die Hitze nicht so ausgeprägt wie Leere-Hitze aufgrund von *Yin*-Mangel und muss von dieser differenziert werden.

- Für den Einsatz von *Wen Jing Tang* ist eine Kombination folgender drei Faktoren pathognomisch: Blutmangel mit innerer Kälte, Trockenheits- und Hitzezeichen, Schmerzen oder Völlegefühl bei einem weichen Abdomen. Die Rezeptur wird häufig bei Zyklusproblemen eingesetzt.
- *Wen Jing Tang* enthält Bestandteile von *Si Wu Tang* (Vier Arzneien Dekokt) ▶ RG 8.2, was auch die Blut nährende und Menstruation regulierende Wirkung unterstreicht.
- Verwandte Rezepturen zu *Wen Jing Tang* aus der Gruppe 10:
  - *Gui Zhi Fu Ling Wan* (Cinnamomi Ramulus und Poria Pille) wandelt Stase mit Feuchtigkeit und Schleim im Unteren Erwärmer um
  - *Tao He Cheng Qi Tang* (Persicae Semen Dekokt, das das *Qi* ordnet) bricht Stase und klärt transformierende Hitze
  - *Shao Fu Zhu Yu Tang* (Dekokt, das Stasen im unteren Abdomen eliminiert) wandelt Stase um und wärmt den Uterus
  - *Jiao Ai Tang* (Asini Corii Colla und Artemisiae Argyi Folium Dekokt) stoppt Blutungen aufgrund von Mangel und Kälte ▶ RG 10.3

Korrespondierende Akupunktur

- He 7 *Shenmen* (*Yuan*- und Sedierungspunkt des Herzens)
- Ma 25 *Tianshu* (*Mu*-Punkt des Dickdarms)
- Ni 11 *Henggu* (lokale Wirkung auf den Unterbauch; liegt auf dem *Chong Mai*)
- Le 3 *Taichong* (reguliert und harmonisiert Leber-Energie)
- Ren 4 *Guanyuan* (*Mu*-Punkt der Blase, dynamisiert die Energie im Unteren Erwärmer)
- SJ 6 *Zhigou* (dynamisiert Energiefluss im Unteren Erwärmer)
- Ma 36 *Zusanli* (Arealfernpunkt für das Abdomen, stützt das *Qi* der Mitte)
- Mi 6 *Sanyinjiao* (Treffpunkt der drei *Yin*-Leitbahnen, unterstützt den Unterbauch und die Fertilität)
- Mi 8 *Diji* (Uteruspunkt, besonders bei akuter Dysmenorrhö)
- Mi 10 *Xuehai* (bewegt das Blut)

Diätetik

Blut bewegen Erdnuss, schwarze Sojabohnen, Esskastanie, Pfirsich, Essig, Aubergine, chinesischer Lauch (*Qi* und Blut bewegend)

Blut nähren Pinienkerne, Sesam, Tintenfisch, Taube, Leber verschiedener Tiere, schwarze Sojabohnen, Essig, Milch, Sahne, Butter, Frischkäse

Blut kühlen bei starker Blutung Stangensellerie, Selleriesaft, Huhn

Leicht abführen Pfirsich, Pflaume, Apfel, Walnuss, Sesam

Meiden Heiße Nahrungsmittel, wie Chili und Alkohol

10.3 Rezepturen, die Blutungen stoppen

Jiāo Ài Tāng
Asini Corii Colla und Artemisiae Argyi Folium Dekokt
膠艾湯 胶艾汤

Englischer Name Ass-Hide Gelatin and Mugwort Decoction
Quelle *Jin Gui Yao Lue* (Wichtige Verordnungen aus dem Goldenen Schrein)

Eigenschaften

Temperatur Leicht warm
Wirkort Innen
Funktionskreis Niere, Leber
Energiezustand des Patienten Leichter Mangel
Konstitution Leicht geschwächt

Wirkung

- Nährt das Blut und stoppt Blutungen
- Reguliert die Menstruation
- Beruhigt den Fötus

Zusammensetzung und Analyse

Arzneimittel	AG	Dosis	Wirkung
E Jiao (Asini Corii Colla)[1,2]	12.2	6 g	Stoppen Blutungen; *E Jiao* nährt Blut und *Jing*; *Ai Ye* wärmt den Uterus und stoppt Schmerzen
Ai Ye (Artemisiae Argyi Folium)	10.2	9 g	
Di Huang (Rehmanniae Radix)	2.2	12–18 g	Kühlt das Blut und nährt *Yin* und die Säfte
Bai Shao (Paeoniae Radix Alba)	12.2	6–12 g	Nähren Blut; *Dang Gui* belebt auch das Blut und reguliert die Menstruation; *Bai Shao* adstringiert und unterstützt die Blutung stoppenden Arzneien
Dang Gui (Angelicae Sinensis Radix)	12.2	6–9 g	
Chuan Xiong (Chuanxiong Rhizoma)	10.1	6 g	Aktiviert Blut und wandelt Stase um
Gan Cao (Glycyrrhizae Radix et Rhizoma)	12.1	3 g	Stützt die Mitte und harmonisiert alle Arzneien in dieser Rezeptur

[1] ► Anhang 4.3 *E Jiao*
[2] Nach dem Kochen in das warme Dekokt hineinrühren

Symptome

- **Abdominelle Schmerzen in Verbindung mit uterinen Blutungen**, zu langen oder zu starken Menstruationsblutungen, Blutungen zwischen den Zyklen, Blutungen post partum oder während der Schwangerschaft, drohende Fehlgeburt
- Helles, blasses und dünnflüssiges Menstrualblut ohne Klumpenbildung, häufig begleitet von Schwäche und Schmerzgefühl im Rückenbereich und blassem Gesicht
- Zusätzlich allgemeine Erschöpfung, Müdigkeit, Schwindel, Hämorrhoiden

Befunde

Zungenkörper Blass
Zungenbelag Dünn, weißlich
Puls Dünn, geschwächt

Indikationen nach TCM

- Mangel im *Chong Mai* und *Ren Mai*
- Gynäkologische Blutungen aufgrund von Kälte und Mangel

Anwendungsbeispiele

- Zyklusstörungen, gynäkologische Blutungen
- Habituelle Fehlgeburten, drohender Abort (nach dem 1. Trimenon)
- Abnormale postpartale Blutungen, Lochienblutungen
- Blutende Hämorrhoiden

Modifikationen

Symptom	Arzneimittel	AG	Dosis
Blutungen in der Schwangerschaft mit LWS-Beschwerden	– *Chuan Xiong* (Chuanxiong Rhizoma)	10.1	–
	– *Dang Gui* (Angelicae Sinensis Radix)	12.2	–
	+ *Bai Zhu* (Atractylodis Macrocephalae Rhizoma)	12.1	9 g
	+ *Du Zhong* (Eucommiae Cortex)	12.3	6–9 g
	+ *Sang Ji Sheng* (Taxilli Herba)	12.4	6–9 g
Qi-Mangel	+ *Huang Qi* (Astragali Radix)	12.1	9–12 g
	+ *Dang Sheng* (Codonopsis Radix)	12.1	6–9 g

Kontraindikationen und Sicherheitshinweise

- Allergie gegen Bestandteile der Rezeptur
- Diarrhö ▶ *E Jiao, Di Huang, Dang Gui*
- Eine Überdosierung von ▶ *Ai Ye* ist zu vermeiden
- Bei längerer Anwendung Kontraindikationen und Sicherheitshinweise zu ▶ *Gan Cao* beachten
- Vorsicht bei Verdauungsstörungen ▶ *Di Huang*
- Intensive UV-Bestrahlung vermeiden ▶ *Dang Gui*

Schwangerschaft und Stillzeit

Schwangerschaft Kontraindiziert ▶ *Chuan Xiong* (primär im 1. Trimenon), *Dang Gui. Dang Gui* ist als Einzelmittel im Tierversuch als embryo- und fetotoxisch und fraglich teratogen aufgefallen. In demselben Versuchsansatz zeigte es in der Zweierkombination mit *Bai Shao* oder *Di Huang* jeweils keine dieser Auswirkungen. Ob diese Inhibition toxischer Effekte unter der vorliegenden Rezeptur aus 7 Arzneidrogen in gleicher Weise eintritt, ist nicht vorauszusagen. Die toxischen Auswirkungen von *Dang Gui* bezogen sich jedoch vor allem auf die frühe Schwangerschaft. Für die späte Schwangerschaft traten sie nur unter sehr hoher Dosis und nicht durchgängig auf und können teils auch als bloße Entwicklungsverzögerung interpretiert werden. Aussagefähige Untersuchungen zur Sicherheit der Gesamtrezeptur in der Schwangerschaft liegen nicht vor. In jedem Fall ist die Rezeptur im 2. und 3. Trimenon nur mit gebotener Vorsicht einzusetzen ▶ *Chuan Xiong, Dang Gui, Ai Ye, Gan Cao.* Möglicher Nutzen und Risiken bei Anwendung der Rezeptur in der Schwangerschaft sind wegen der vielen Vorsichtsgebote sorgsam abzuwägen.
Stillzeit Mit Vorsicht anzuwenden ▶ *Ai Ye*

Interaktionen

▶ *Di Huang, Dang Gui, Bai Shao, Gan Cao*

Kommentar

- Die Hauptfunktion dieser Rezeptur ist das Stoppen von Blutungen, die zu einem Blut-Mangel geführt haben. Zeichen des Blut-Mangels sind helles, blasses und dünnflüssiges Menstrualblut ohne Klumpenbildung.
- *Jiao Ai Tang* behandelt Schwäche mit leichter Kälte von *Chong Mai* und *Ren Mai.* Sind diese beiden Gefäße schwach und kalt, können sie das Menstruationsblut nicht kontrollieren und es kommt aufgrund dieses Mangels zu Blutungen. Die Schlüsselzeichen zum Einsatz von *Jiao Ai Tang* sind das blasse, dünne Blut ohne Klumpen zusammen mit den Mangelzeichen, wie Schwäche im Lumbalbereich und blasse Zunge.
- *Jiao Ai Tang* enthält *Si Wu Tang* (Vier Arzneien Dekokt) ▶ RG 8, was die Blut tonisierende Wirkung unterstreicht.
- *Jiao Ai Tang* und *Wen Jing Tang* (Wärme die Menses Dekokt) ▶ RG 10.2 sind ähnlich in Funktion und Anwendung. Im Gegensatz zu *Wen Jing Tang* stärkt und tonisiert *Jiao Ai Tang* und wird bei Mangel mit leichter Kälte und insbesondere bei Blutungen eingesetzt. *Wen Jing Tang* aktiviert zusätzlich Blut und klärt transformierende Hitze. *Wen Jing Tang* wird somit bei Blutstase mit Kälte, *Qi*-Stagnation und transformierender Hitze vor einem Hintergrund von Mangel in *Chong Mai* und *Ren Mai* eingesetzt, insbesondere bei unregelmäßiger Menstruation.

Korrespondierende Akupunktur

- Lu 7 *Lieque* (Einschaltpunkt für den *Ren Mai*)
- Mi 4 *Gongsun* (Einschaltpunkt für den *Chong Mai*)
- Ni 11 *Henggu*, Ni 12 *Dahe*, Ni 13 *Qixue* oder Ma 30 *Qichong* (Punkte auf dem *Chong Mai*)
- Ren 2 *Qugu*, Ren 4 *Guanyuan*, Ren 6 *Qihai* (Punkte auf dem *Ren Mai*)
- Ma 36 *Zusanli* (Arealfernpunkt für das Abdomen, stützt das *Qi* der Mitte)
- Mi 6 *Sanyinjiao* (Treffpunkt der drei *Yin*-Leitbahnen)
- Mi 8 *Diji* (Uteruspunkt)
- Mi 10 *Xuehai* (bewegt das Blut)
- Le 1 *Dadun* und Mi 1 *Yinbai* (stoppen zusammen uterine Blutungen)

Diätetik

Blut bewegen Erdnuss, schwarze Sojabohnen, Esskastanie, Pfirsich, Essig, Aubergine, chinesischer Lauch (*Qi* und Blut bewegend)
Blut nähren Pinienkerne, Sesam, Tintenfisch, Taube, Leber verschiedener Tiere, schwarze Sojabohnen, Essig, Milch, Sahne, Butter, Frischkäse
Blut kühlen bei starker Blutung Stangensellerie, Selleriesaft, Huhn
Leicht abführen Pfirsich, Pflaume, Apfel, Walnuss, Sesam
Meiden Heiße Nahrungsmittel, wie Chili, Alkohol

Yǐ Zì Tāng
Hämorrhoidal Dekokt
乙字湯 乙字汤

Englischer Name Yi Word Decoction
Quelle *Sokeitei Ijishogen* (Triviale Kommentare zu Medizinischen Themen von Nan'yo Hara)

Eigenschaften

Temperaturverhalten Leicht kühl
Wirkort Innen
Funktionskreis Leber
Energiezustand des Patienten Leichte Fülle
Konstitution Relativ kräftiger Typus

Wirkung

- Klärt Hitze und führt Blockaden ab
- Kühlt und belebt das Blut

Zusammensetzung und Analyse

Arzneimittel	AG	Dosis	Wirkung
Dang Gui (Angelicae Sinensis Radix)	12.2	9–12 g	Nährt und belebt Blut; befeuchtet den Darm und aktiviert den Stuhlgang
Chai Hu (Bupleuri Radix)	1.2	6–9 g	Reguliert Leber-*Qi*; führt zusammen mit *Sheng Ma* das *Qi* nach oben und behandelt so absinkendes *Qi* der Mitte
Huang Qin (Scutellariae Radix)	2.3	6–9 g	Klärt Hitze und eliminiert Feuchtigkeit-Hitze
Gan Cao (Glycyrrhizae Radix et Rhizoma)	12.1	3–6 g	Löst Toxine, unterstützt und schützt die Mitte und harmonisiert die Arzneien in dieser Mischung
Sheng Ma (Cimicifugae Rhizoma)	1.2	3 g	Führt zusammen mit *Chai Hu* das *Qi* nach oben und behandelt so absinkendes *Qi* der Mitte
Da Huang (Rhei Radix et Rhizoma)[1]	3.1	2–3 g	Klärt Hitze, aktiviert Blut und löst Stase im Unteren Erwärmer, führt ab

[1] Um eine stark abführende Wirkung zu erreichen, nur die letzten 5–10 Minuten mitkochen

Symptome

- **Hämorrhoidalbeschwerden**, anale Blutungen, Rektumprolaps, Obstipationsneigung, Schmerz und Juckreiz im Anogenitalbereich
- Gynäkologische Blutungen, Stase-Abdominalschmerzen

Befunde

Zungenkörper Ohne Befund (evtl. leicht livide oder Hitze-Zeichen)
Zungenbelag Unauffällig
Puls Kraftvoll, evtl. leicht beschleunigt

Indikationen nach TCM

Tendenz zu Blut-Stase und lokaler *Qi*-Stagnation mit Hitze im anorektalen Bereich

Anwendungsbeispiele

- Hämorrhoiden
- Fisteln
- Anogenitaler Pruritus
- Colitis ulcerosa

Modifikationen

Symptom	Arzneimittel	AG	Dosis
Ausgeprägte Hitze	+ *Huang Bo* (Phellodendri Chinensis Cortex)	2.3	6 g
	+ *Jin Yin Hua* (Lonicerae Japonicae Flos)	2.4	6–9 g
	+ *Di Huang* (Rehmanniae Radix)	2.2	9–12 g
Ausgeprägte Stase	+ *Tao Ren* (Persicae Semen)	10.1	6–9 g
Blutende Hämorrhoiden	+ *Di Yu* (Sanguisorbae Radix)	10.2	6–9 g
	+ *Huai Hua* (Sophorae Flos)	10.2	6–9 g

Kontraindikationen und Sicherheitshinweise

- Allergie gegen Bestandteile der Rezeptur
- Darmverschluss ▶ *Da Huang*
- Interferonbehandlung ▶ *Chai Hu, Huang Qin*
- Bei höherer Dosis und längerer Anwendung von ▶ *Gan Cao* und ▶ *Da Huang* ist eine Kontrolle des Serumkaliums anzuraten und eine Komedikation mit Diuretika (außer Kalium sparenden) zu vermeiden.
- Kontraindikationen und Sicherheitshinweise zu ▶ *Gan Cao* beachten. Vorsicht bei Hypertonus. Bei höherer Dosis und längerer Anwendung ist eine Kontrolle des Blutdrucks anzuraten.
- Vorsicht bei vorbestehendem Leberschaden, höherem Alkoholkonsum oder positivem HCV-Antikörperstatus, auf Anzeichen für eine Leberschädigung sollte geachtet werden ▶ *Chai Hu, Huang Qin*
- Vorsicht mit höheren Dosen von ▶ *Da Huang* bei akut-entzündlichen Darmerkrankungen, unkomplizierter intestinaler Obstruktion; bei Kindern, während der Menstruation oder bei Nierensteinen
- Vorsicht bei Diarrhö ▶ *Dang Gui, Da Huang*
- Intensive UV-Bestrahlung vermeiden ▶ *Dang Gui*

Fertilität, Schwangerschaft und Stillzeit

Fertilität Von einer Anwendung von ▶ *Da Huang* bei Frauen und Männern mit Kinderwunsch ist abzuraten; von einer höheren Dosis und längeren Anwendungsdauer von ▶ *Gan Cao* bei Männern mit Kinderwunsch ist abzuraten.

Schwangerschaft Kontraindiziert ▶ *Da Huang, Dang Gui*. Die Kampo-Version der Rezeptur (*Otsuji To*) zeigte in einer sorgfältig angelegten Studie bei der Ratte keine embryotoxischen, fetotoxischen oder teratogenen Effekte. Wegen Speziesabweichungen von Rezepturkomponenten ist ein Rückschluss auf die Sicherheit der chinesischen Rezeptur nicht uneingeschränkt möglich.
Stillzeit Mit Vorsicht anzuwenden ▶ *Da Huang*; bei männlichen Säuglingen zurückhaltend dosieren ▶ *Gan Cao*

Interaktionen

▶ *Dang Gui, Gan Cao, Huang Qin, Da Huang*

Pharmakologie

Das Granulat der Kampo-Version der Rezeptur (*Otsuji To*) zeigte sich im Ames-Test an einem von vier Bakterienstämmen nur nach Aktivierung leicht positiv, In-vivo-Tests (Mikrokern- und unscheduled DNA-synthesis-Test) ergaben keine Hinweise auf Mutagenität oder Gentoxizität.

Kommentar

- Bei der Entstehung von Hämorrhoiden können mehrere Faktoren eine Rolle spielen:
  - Milz-*Qi*-Mangel Da das Halten und Zusammenhalten nicht mehr optimal gewährleistet ist, kommt es zu einem Absinken des *Qi* der Mitte.
  - Stauungen und Stasen, die im Unteren Erwärmer vorhanden sind
  - Blut-Hitze erzeugt Blutungen und kann Ursache oder auch Folge von Blut-Stase sein.
- Oft zeigt sich in der Praxis eine Kombination dieser Faktoren. *Yi Zi Tang* geht auf diese komplexe Präsentation ein und behandelt den Symptomenkomplex Hämorrhoiden von mehreren Seiten gleichzeitig:
  - Durch *Dang Gui* und *Da Huang* wird das Blut dynamisiert und der Stuhlgang reguliert, sodass Stauungen und Stasen im Unteren Erwärmer aufgehoben werden.
  - Die Kraft der gesamten Rezeptur wird durch die beiden Meldearzneien, *Chai Hu* und *Sheng Ma*, nach oben gelenkt und wirkt so einem absinkenden *Qi* der Mitte, einer Form des Milz-Qi-Mangels, entgegen.
  - Es wird besonders durch *Da Huang* Hitze, die ebenfalls Blutungen verursachen kann, aus dem Unteren Erwärmer und durch *Huang Qin* aus dem Mittleren Erwärmer abgeleitet.
- Durch Metaboliten von *Da Huang* kann eine gelbe bis rötlich-braune Urinverfärbung auftreten, die unbedenklich ist.

Korrespondierende Akupunktur

- Bl 58 *Feiyang* (wichtiger Punkt bei Hämorrhoiden)
- Mi 6 *Sanyinjiao* (wirkt auf den Unterleib, stützt die Milz)
- Ma 36 *Zusanli* (stärkt die Energien der Mitte)
- Mi 10 *Xuehai* (bei Blutungen und/oder Schmerzen durch Blut-Stasen)

Diätetik

Milz-Qi stärken Buchweizen, Gerste, Langkorn- und Rundkornreis, Hirse, Kartoffeln, Sojabohnen, Fenchel, Karotte, Hülsenfrüchte inkl. Tofu (nur erwärmt), Ingwer, Hiobstränensamen, Huhn
Hämorrhoiden Chinesischer Lauch und Lauchsaft, Aubergine, Spinat, Esskastanie, Knoblauch in Essig, Feige, Kiwi, Kaki, Hase, Kaninchen, Aal, gesalzene Sardelle zur äußerlichen Anwendung
Meiden Bei Milz-*Qi*-Mangel kalte Nahrung, Rohkost, Feuchtigkeit erzeugende Nahrung; bei Hitze-Zeichen sehr warme oder Hitze erzeugende Nahrung, z.B. Alkohol, sehr scharfe Kost, Chili, sowie zu Obstipation führende Nahrung

11 Stabilisierende und haltende Rezepturen (Adstringenzien)

11.1 Rezepturen, die das Außen-Wei-Qi und die Lunge stabilisieren

Yù Píng Fēng Săn
Jade Windschutz Pulver
玉屏風散 玉屏风散

Englischer Name Jade Windscreen Powder
Quelle *Dan Xi Xin Fa* (Die Lehren des [Zhu] Dan Xi)

Eigenschaften

Temperatur Leicht warm
Wirkort Innen und Oberfläche
Funktionskreis Lunge, Milz
Energiezustand des Patienten Mangel
Konstitution Geschwächt

Wirkung

- Stärkt das *Qi* und besonders das *Wei Qi*
- Stärkt die Immunabwehr und hemmt Schweiß

Zusammensetzung und Analyse

Arzneimittel	AG	Dosis	Wirkung
Huang Qi (Astragali Radix)	12.1	6–12 g	Stärken Milz- und Lungen-*Qi*, stabilisieren *Wei Qi* und hemmen Schweiß
Bai Zhu (Atractylodis Macrocephalae Rhizoma)	12.1	6–9 g	
Fang Feng (Saposhnikoviae Radix)	1.1	3–5 g	Befreit und aktiviert die Oberfläche und leitet als Meldearznei die Energie der anderen Arzneien noch mehr in die Oberfläche

Symptome

- **Abneigung gegen Wind und Zugluft**
- Erkältungsneigung, **Infektanfälligkeit**
- **Spontanes Schwitzen**
- Jeweils begleitet von Blässe und Müdigkeit

Befunde

Zungenkörper Blass
Zungenbelag Dünn, weißlich
Puls Schwach, ggf. oberflächlich

Indikationen nach TCM

Milz- und Lungen-*Qi*-Mangel mit *Wei Qi*-Mangel und einer instabilen Oberfläche

Anwendungsbeispiele

- Allgemeine Abwehrschwäche
- Häufige, rezidivierende Infekte und Erkältungskrankheiten (für die Immunstärkung zwischen den einzelnen Infekten)
- Schweißneigung
- Bei Neurodermitis als Externum ▶ Modifikationen

Modifikationen

Symptom	Arzneimittel	AG	Dosis
Sehr starkes Schwitzen	+ *Ma Huang Gen* (Ephedrae Radix et Rhizoma)	13	6–9 g
	+ *Fu Xiao Mai* (Tritici Fructus Levis)	13	6–12 g
	+ *Mu Li* (Ostreae Concha)	14.1	6–12 g
	+ *Wu Wei Zi* (Schisandrae Chinensis Fructus)	13	6 g
Chronische oder allergische Rhinitis	+ *Cang Er Zi San* (Xanthium Pulver) ▶ RG 1.1		
	+ *Huang Qin* (Scutellariae Radix)	2.3	6 g
	+ *Chai Hu* (Bupleuri Radix)	1.2	3–6 g
	+ *Zhi Ban Xia* (Pinelliae Rhizoma Praeparatum)	6.1	3–6 g
Niedriger Blutdruck (Hypotonie)	+ *Sheng Mai San* (Pulver, das den Puls erzeugt) ▶ RG 8.1		

[1] Obwohl alle vier Arzneien für alle Altersstufen gegeben werden können, wählt man für Jüngere eher *Ma Huang Gen*, für Ältere eher *Mu Li*.

Kontraindikationen und Sicherheitshinweise

- Allergie gegen Bestandteile der Rezeptur
- Zustand nach Organtransplantation ▶ *Huang Qi*
- Bei Autoimmunerkrankungen oder intendierter immunsuppressiver Therapie wegen der immunstimulierenden Eigenschaften mit großer Vorsicht einzusetzen ▶ *Huang Qi*
- Vorsicht bei Hypertonus ▶ *Huang Qi*

Schwangerschaft und Stillzeit

Schwangerschaft Mit Vorsicht anzuwenden ▶ *Bai Zhu, Huang Qi.* Aussagefähige Untersuchungen zur Sicherheit der Rezeptur in der Schwangerschaft liegen nicht vor.
Stillzeit Keine Einschränkungen bekannt

Interaktionen

▶ *Huang Qi*

Kommentar

- *Yu Ping Feng San* stärkt die Oberfläche und das *Wei Qi*, was ein äußerer Aspekt der Lungen-Energie ist. Das *Wei Qi* hat die Kontrolle über das Öffnen und Schließen der Poren. Daher sind die Hauptsymptome eines *Wei-Qi*-Mangels das Eindringen von pathogenen Faktoren in die Poren (Infektanfälligkeit) und das Austreten daraus in Form von wertvollen Körpersäften (übermäßiges Schwitzen).
- Die Energie der beiden *Qi*-Tonika *Huang Qi* und *Bai Zhu* wird durch das die Oberfläche befreiende *Fang Feng* noch spezifischer in die Oberfläche – *Wei-Qi*-Ebene – geleitet.
- Vorübergehend kann unter der Therapie Mundtrockenheit auftreten, die im weiteren Verlauf meist zurückgeht.
- Kommt es bei einem vorher bestehenden *Wei-Qi*-Mangel zur Invasion von Wind-Kälte in Form von akuten Infekten mit Schwitzen, Windabneigung und Fieber, sollte diese Rezeptur nicht mehr gegeben werden, da sie keine ausleitende Funktion hat. *Yu Ping Feng San* ist nur für das Intervall zwischen einzelnen Infekten geeignet. Bei akuten Infekten eignen sich Rezepturen wie zum Beispiel *Gui Zhi Tang* (Cinnamomi Ramulus Dekokt) ▶ RG 1.1, das die Oberfläche mild öffnet und *Wei Qi* wie *Ying Qi* (also Außen und Innen) wieder harmonisiert.
- Eine verwandte Rezeptur zu *Yu Ping Feng San* ist *Bu Zhong Yi Qi Tang* (Dekokt, das die Mitte tonisiert und das *Qi* vermehrt) ▶ RG 8.1, die ebenfalls bei Immunschwäche und Infektanfälligkeit eingesetzt wird, darüber hinaus aber noch ein absinkendes *Qi* behandelt.

Korrespondierende Akupunktur

- Lu 9 *Taiyuan* (Tonisierungspunkt)
- Di 11 *Quchi* (Tonisierungspunkt, wirkt immunstimulierend)
- Bl 13 *Feishu* (Moxa)
- Bl 20 *Pishu* (Moxa)
- Ren 6 *Qihai* (stärkt das *Qi*)
- Ma 36 *Zusanli* (Arealfernpunkt für das Abdomen, stützt das *Qi* der Mitte)

Diätetik

Schweiße lindern Die Geschmacksrichtung *sauer* wirkt adstringierend und zusammenhaltend und so Körpersäfte bewahrend. Dies gilt besonders für Früchte, die leicht sauer sind, wie die meisten Beeren (Blaubeeren, Johannisbeeren, schwarze Johannisbeeren, Brombeeren, auch für Äpfel, Pflaumen)
Milz stärken und tonisieren Langkornreis, Hirse, Gerste, Hafer, Feige, Honig, Mandeln, Haselnuss, Weißkohl, Kartoffeln, Huhn, Schinken, Hering, Pfeffer
Meiden Bei übermäßigen Schweißen sollten die Oberfläche öffnende Nahrungsmittel, wie Zwiebeln, Lauchgewächse und Knoblauch sowie sehr scharfe Speisen gemieden werden, da sie das Schwitzen verstärken können. Ebenfalls fördern koffeinhaltige Getränke die Schweißbildung.

Mŭ Lì Săn
Ostreae Concha Pulver
牡蠣散 牡蛎散

Englischer Name Oyster Shell Powder
Quelle *Tai Ping Hui Min He Ji Ju Fang* (Rezepturensammlung von kaiserlicher Gnade aus der Tai-Ping-Ära)

Eigenschaften

Temperatur Neutral
Wirkort Herz, Oberfläche
Funktionskreis Herz, Lunge
Energiezustand des Patienten Geschwächt
Konstitution Eher zart

Wirkung

- Adstringiert und stoppt Schwitzen
- Tonisiert das *Qi* und stabilisiert die Oberfläche (*Wei-Qi*-Ebene)

Zusammensetzung und Analyse

Arzneimittel	AG	Dosis	Wirkung
Mu Li (Ostreae Concha)[1]	14.1	9–12 g	Stoppt Schweiße, adstringiert und hält Säfte-Verluste zurück
Huang Qi (Astragali Radix)	12.1	6–9 g	Stärkt die Milz, vermehrt das *Qi* und führt es in die Oberfläche (*Wei-Qi*-Ebene)
Ma Huang Gen (Ephedrae Radix)	13	6 g	Stabilisieren die Oberfläche und stoppen Schwitzen
Fu Xiao Mai (Tritici Fructus Levis)	13	6–12 g	

[1] Die vorbehandelte *Duan Mu Li* (Ostreae Concha Calcinata) ist noch stärker adstringierend und dadurch besser zur Behandlung von übermäßigem Schwitzen geeignet ▶ Kommentar

Symptome

- **Schweiße – spontan oder nach leichteren Anstrengungen**
- **Nachtschweiß**
- Palpitationen, Schreckhaftigkeit, Gereiztheit
- Möglicherweise begleitet von Gesichtsblässe, allgemeiner Erschöpfung

Befunde

Zungenkörper Blass bis rot ▶ je nach zugrunde liegendem Muster
Zungenbelag Weißlich oder vermindert oder fehlend
Puls Eher kraftlos, evtl. fein

Indikationen nach TCM

Durch *Wei-Qi-* und *Qi*-Mangel bedingte Schweiße, aber auch Schweiße durch *Yin*-Mangel

Anwendungsbeispiele

- Spontane Schweiße durch *Qi*-Mangel
- Nachtschweiße durch *Yin*-Mangel mit leerer Hitze
- Schweiße durch einen kombinierten *Qi-* und *Yin*-Mangel

Modifikationen

Symptom	Arzneimittel	AG	Dosis
Sehr ausgeprägte Schweiße	+ *Wu Wei Zi* (Schisandrae Chinensis Fructus)	13	6 g
Yang-Mangel	+ *Fu Zi* (Aconiti Radix Lateralis Praeparata)	11	4–6 g
	+ *Bai Zhu* (Atractylodis Macrocephalae Rhizoma)	12.1	6 g
Blut-Mangel	+ *Zhi He Shou Wu* (Polygoni Multiflori Radix Praeparata)	12.2.	6 g
	+ *Shu Di Huang* (Rehmanniae Radix Praeparata)	12.2	6–9 g
Ausgeprägter *Yin*-Mangel	+ *Shu Di Huang* (Rehmanniae Radix Praeparata)	12.2.	6–12 g
	+ *Bai Shao* (Paeoniae Radix Alba)	12.2	6–9 g

Kontraindikationen und Sicherheitshinweise

- Allergie gegen Bestandteile der Rezeptur
- Glutenintoleranz ▶ *Fu Xiao Mai*
- Zustand nach Organtransplantation ▶ *Huang Qi*
- Bei Autoimmunerkrankungen oder intendierter immunsuppressiver Therapie wegen der immunstimulierenden Eigenschaften mit großer Vorsicht einzusetzen ▶ *Huang Qi*
- Vorsicht bei Hypertonus ▶ *Huang Qi*

Schwangerschaft und Stillzeit

Schwangerschaft Mit Vorsicht anzuwenden ▶ *Huang Qi*. Aussagefähige Untersuchungen zur Sicherheit in der Schwangerschaft liegen nicht vor.
Stillzeit Keine Einschränkungen bekannt

Interaktionen

▶ *Mu Li, Huang Qi*

Kommentar

- Dies ist eine wichtige Rezeptur bei Schweißen, die sowohl am Tage oder in der Nacht, spontan oder bei Anstrengungen auftreten. Dem kann ein *Qi-* oder ein *Yin*-Mangel zugrunde liegen. Da das Rezept recht allgemein gehalten ist, wird es, je nach Schwerpunkt der Diagnose, als Basis-Rezeptur häufig noch um die passenden Arzneien erweitert und spezifiziert.
- Wenn erhältlich, ist das durch das *Paozhi*-Verfahren präparierte – in diesem Falle kalzinierte – *Mu Li* gegenüber dem unbehandelten vorzuziehen. Es wird dann als

Duan Mu Li (Ostreae Concha Calcinata) bezeichnet. Die Kalzinierung (*Duan*) steigert die adstringierende Funktion dieser Substanz, und betont so die Schwitzen lindernde Wirkung.

Korrespondierende Akupunktur

- Du 14 *Dazhui*, Di 11 *Quchi* (Stabilisierung der Oberfläche)
- Ren 6 *Qihai,* Ma 36 *Zusanli*, Mi 6 *Sanyinjiao* (stärken das *Qi* allgemein)
- He 6 *Yinxi*, Ni 6 *Zhaohai* (nähren das Nieren-*Yin*, besonders auch bei Nachtschweißen)

Diätetik

Schweiße lindern Die Geschmacksrichtung sauer wirkt adstringierend und zusammenhaltend und so Körpersäfte bewahrend: das gilt besonders für Früchte, die leicht sauer sind, wie die meisten Beeren (Blaubeeren, Johannisbeeren, schwarze Johannisbeeren, Brombeeren, auch für Äpfel, Pflaumen)
Schweiße durch Blut-Mangel Stangensellerie, Wasserkastanie, Chrysanthemenblüten-Tee, Sonnenblumenkerne, Erdnuss, Birne, Krebse, Austern
Schweiße durch Yin-Mangel Tintenfisch, Austern, Ente, Niere von Schwein und Rind, Eigelb, Sesam, schwarze Sojabohne, Weizen, Weintraube, Karotte
Meiden Besonders wichtig ist es daran zu denken, dass zahlreiche unserer alltäglichen Nahrungs- und Genussmittel schweißtreibend wirken. Daher ist das Meiden dieser schweißtreibenden Nahrungsmittel mindestens so wichtig wie das Bevorzugen bestimmter Speisen. Dies gilt für alle Zwiebel- und Lauchgewächse. Besonders auch für Knoblauch, Frühlingszwiebeln, Bärlauch. Aber auch für Kaffee und insbesondere für scharfe Speisen und Gewürze. Da Alkohol scharf und warm ist, kann der Genuss davon zu Nachtschweißen führen.

11.2 Rezepturen, die den Darm stabilisieren

Sì Shén Wán
Vier Wunder Pille
四神丸

Englischer Name Four-Miracle Pill
Quelle *Nei Ke Zhai Yao* (Kurzdarstellung der Inneren Medizin)

Eigenschaften

Temperatur Warm
Wirkort Innen
Funktionskreis Dickdarm, Magen, Milz, Dünndarm, Niere
Energiezustand des Patienten Mangel
Konstitution Geschwächt

Wirkung

- Wärmt und stärkt Milz und Niere
- Adstringiert den Darm und stoppt Diarrhö

Zusammensetzung und Analyse

Arzneimittel	AG	Dosis	Wirkung
Bu Gu Zhi (Psoraleae Fructus)	12.3	7–10 g	Tonisiert Nieren- und Milz-*Yang*; wirkt adstringierend auf Niere und Milz und sichert so *Jing* und stoppt Diarrhö
Rou Dou Kou (Myristicae Semen)	13	6–9 g	Adstringiert den Darm, stützt und wärmt die Mitte und beendet Diarrhö
Wu Wei Zi (Schisandrae Chinensis Fructus)	13	6–9 g	Adstringiert Darm und stoppt Diarrhö; nährt Säfte und schützt vor Austrocknung
Wu Zhu Yu (Euodiae Fructus)	11	3–5 g	Vertreibt Kälte aus dem Mittleren Erwärmer; durch seinen Leber-Bezug fördert es den *Qi*-Fluss und lindert Schmerzen

Symptome

- **Hahnenschrei-Diarrhö** (Diarrhö frühmorgens)
- Chronische Diarrhö, unverdaute Nahrung im Stuhl, Schmerzen im Abdominalbereich
- Möglicherweise begleitet von innerem Kältegefühl mit kalten Extremitäten, schwacher und kalter Lendenbereich, Müdigkeit, Antriebsmangel, allgemeine Lustlosigkeit

Befunde

Zungenkörper Blass
Zungenbelag Weißlich, feucht
Puls Tief, kraftlos und langsam

Indikationen nach TCM

Verlust-Syndrom durch *Yang*-Mangel der Funktionskreise Niere und Milz

Anwendungsbeispiele

- Akute oder chronische Diarrhö
- Colon irritabile (Reizdarm-Syndrom)
- Malassimilations-Syndrom, Maldigestion, Nahrungsmittelunverträglichkeit
- Chronische Colitis, Colitis ulcerosa

Modifikationen

Symptom	Arzneimittel	AG	Dosis
Yang von Milz und Niere grundlegend aufbauen	+ *You Gui Wan* (Pille, die die Rechte [Niere] wiederherstellt) ► RG 8.4		
Krämpfe im Abdomen mit Diarrhö	+ *Mu Xiang* (Aucklandiae Radix)	9	6 g
	+ *Xiao Hui Xiang* (Foeniculi Fructus)	11	6 g
	+ *Chen Pi* (Citri Reticulatae Pericarpium)	9	6–9 g
Prolaps des Rektums[1]	+ *Huang Qi* (Astragali Radix)	12.1	6–12 g
	+ *Sheng Ma* (Cimicifugae Rhizoma)	1.2	3 g
	+ *Chai Hu* (Bupleuri Radix)	1.2	3 g
Starke Diarrhö mit ausgeprägten Feuchtigkeit-Zeichen	+ *Lian Zi* (Nelumbinis Semen)	13	6–9 g
	+ *Qian Shi* (Euryales Semen)	13	6–9
	+ *Yi Yi Ren* (Coicis Semen)	4	9–12 g
	+ *Bai Bian Dou* (Lablab Semen Album)	12.1	9–15 g

[1] Anstelle der angezeigten Arzneien kann auch *Bu Zhong Yi Qi Tang* (Dekokt, das die Mitte tonisiert und das *Qi* vermehrt) ► RG 8.1 beigefügt werden.

Kontraindikationen und Sicherheitshinweise

- Hitze-Zeichen, insbesondere bei Diarrhö aufgrund von Feuchtigkeit-Hitze
- Allergie gegen Bestandteile der Rezeptur
- Gleichzeitige Behandlung mit Tacrolimus, besondere Vorsicht bei Behandlung mit Ciclosporin (Kontrolle des Serumspiegels!) oder Paclitaxel ▶ *Wu Wei Zi*
- Herzrhythmusstörungen, QT-Zeit-Verlängerung, Elektrolytstörungen, Behandlung mit *Aconitum*-Arzneien oder Digitalis ▶ *Wu Zhu Yu*
- Melanom; Vorsicht bei sonstigen malignen Hauttumoren, auch in der Vergangenheit ▶ *Bu Gu Zhi*
- Überdosierung vermeiden, Vorsicht bei vorbestehendem Leberschaden; auf Anzeichen für einen Leberschaden sollte geachtet werden ▶ *Bu Gu Zhi*
- Vorsicht bei Einnahme von *Ma Huang* (Ephedrae Herba), *Xiang Jia Pi* (Periplocae Cortex) und Arzneimitteln, die die QT-Zeit verlängern ▶ *Wu Zhu Yu*
- Vorsicht bei Kindern und alten Menschen sowie bei Langzeitanwendung ▶ *Bu Gu Zhi*
- Überdosis von ▶ *Rou Dou Kou* und *Wu Zhu Yu* vermeiden, Vorsicht bei Kindern und mit längerer Anwendungsdauer

Fertilität, Schwangerschaft und Stillzeit

Fertilität Von einer Anwendung bei Frauen oder Männern mit Kinderwunsch ist abzuraten ▶ *Bu Gu Zi;* Vorsicht bei Männern mit Kinderwunsch ▶ *Rou Dou Kou*
Schwangerschaft Kontraindiziert ▶ *Bu Gu Zhi, Rou Dou Kou*
Stillzeit Kontraindiziert ▶ *Rou Dou Kou;* bei Auslassen von *Rou Dou Kou* mit Vorsicht anzuwenden ▶ *Bu Gu Zhi, Wu Wei Zi, Wu Zhu Yu*

Interaktionen

▶ *Wu Zhu Yu, Wu Wei Zi*

Kommentar

- *Si Shen Wan* stärkt das Nieren- und Milz-*Yang*, fokussiert aber insbesondere auf das Stoppen der Diarrhö. Aus diesem Grund ist die Rezeptur auch in der adstringierenden Kategorie und enthält adstringierende Mittel.
- Um das Nieren- und Milz-*Yang* aufzubauen, muss die Rezeptur erweitert werden.
- Eine mit *Si Shen Wan* verwandte Rezeptur ist *Shen Ling Bai Zhu San* (Ginseng Radix et Rhizoma, Poria und Atractylodis Macrocephalae Rhizoma Pulver) ▶ RG 8.2. Diese richtet sich aber primär auf die Milz und gegen Feuchtigkeits-Ansammlung in der Mitte.

Korrespondierende Akupunktur

- Ni 3 *Taixi* (tonisiert das Nieren-*Yang*)
- Bl 23 *Shenshu* (*Shu*-Punkt der Niere, stärkt Nieren-*Yang*)
- Ren 6 *Qihai* (tonisiert *Qi und Yang*)
- Ma 37 *Shangjuxu* (unterer *He*-Punkt des Dickdarms; besonders bei akuten Akkumulationen und Stagnationen im Darm)
- Ma 39 *Xiajuxu* (unterer *He*-Punkt des Dünndarms; klärt den Darm und beseitigt Stagnationen besonders in akuten Fällen)
- Ma 36 *Zusanli*, Mi 6 *Sanyinjiao*, Ren 6 *Qihai* (allgemeiner *Qi*-Mangel)
- Ma 25 *Tianshu*, Ren 6 *Qihai*, Mi 15 *Daheng*, Ren 12 *Zhongwan*, Ren 9 *Shuifen* (Lokal-Punkte für den Dickdarm und Bauchbereich)
- Di 11 *Quchi* (akuter Schub oder Rezidiv-Punkt)
- Mi 10 *Xuehai*, Bl 17 *Geshu* (begleitende Blut-Stase)
- Le 3 *Taichong*, reguliert das Leber-*Qi* und lindert Bauschmerzen und -krämpfe

Diätetik

Nieren-Yang wärmen und stärken Lamm, Wildgerichte, Ziegenfleisch, Schafsfleisch, Ziegen- und Schafmilch, Hirschfleisch, Taubeneier, Gewürze wie Zimt und Nelken, Stangenbohnen, Aal, Krabben, Garnelen, Langusten, Walnüsse, chinesischer Lauch
Milz stärken, Qi und Blut tonisieren Reissuppe, Reis, Buchweizen, Hirse, Gerste, Hafer, Feige, Honig, Huhn, Schaf- und Ziegenfleisch, Fisch, Eier, fettarme Milch
Meiden bei Durchfällen Abführende Speisen: Milchprodukte, sehr ölige Speisen und Nüsse, zu viele Süßigkeiten; sind Hitze-Zeichen erkennbar (Blut oder Eiter im Stuhl, rotes Gesicht oder roter Zungenkörper, gelblicher Belag oder beschleunigter Puls) scharfe und frittierte Speisen strikt und vollständig meiden; ebenso alkoholische Getränke.
Allgemein Neben der Ernährung sind Probiotika zur Wiederherstellung der oft gestörten Darmflora sehr hilfreich, da diese offenbar am Krankheitsprozess einen noch nicht vollständig aufgeklärten positiven Einfluss haben.

Zhēn Rén Yǎng Zàng Tāng
Dekokt des wahren Menschen zum Nähren der Organe
真人養臟湯 真人养脏汤

Englischer Name True Man's Decoction to Nourish the Organs
Quelle *Tai Ping Hui Min He Ji Ju Fang* (Rezepturensammlung von kaiserlicher Gnade aus der Tai-Ping-Ära)

Eigenschaften

Temperatur Warm
Wirkort Milz, Magen, Darm
Funktionskreis Milz, Niere, Dickdarm
Energiezustand des Patienten Geschwächt
Konstitution Ausgezehrt

Wirkung

- Wärmt die Mitte und tonisiert Milz-*Qi*-Mangel
- Verhindert Verlust über den Darm und beendet Diarrhö

Zusammensetzung und Analyse

Arzneimittel	AG	Dosis	Wirkung
Ren Shen (Ginseng Radix et Rhizoma)	12.1	3–6 g	Stärkt die Mitte, tonisiert die Milz
Bai Zhu (Atractylodis Macrocephalae Rhizoma)	12.1	6–12 g	Stärkt die Milz, eliminiert und trocknet Feuchtigkeit
Rou Gui (Cinnamomi Cortex)	11	3–5 g	Wärmt das Nieren-*Yang*, vertreibt Kälte aus dem Bauch und hilft so die Mitte zu stärken
Rou Dou Kou (Myristicae Semen)	13	6–9 g	Adstringiert den Darm, stützt und wärmt die Mitte und beendet Diarrhö
He Zi (Chebulae Fructus)	13	6–9 g	Adstringiert den Darm, sammelt und beendet Diarrhö, stützt das *Qi* von Magen, Dickdarm und Lunge
Wu Wei Zi (Schisandrae Chinensis Fructus)[1]	13	6–9 g	Adstringiert den Darm und beendet Diarrhö
Bai Shao (Paeoniae Radix Alba)	12.2	6–9 g	Sammelt, bewahrt und nährt Blut und Säfte; relaxiert die glatte Muskulatur im Darm
Dang Gui (Angelicae Sinensis Radix)	12.2	4 g	Nährt Blut und wirkt so gegen Verluste von Blut und Säften
Mu Xiang (Aucklandiae Radix)	9	5 g	Reguliert *Qi* und lindert Bauchschmerzen und Darmkrämpfe
Zhi Gan Cao (Glycyrrhizae Radix et Rhizoma) Praeparata)	12.1	3 g	Harmonisiert die Rezeptur und stützt die Mitte

[1] Im Ursprungsrezept: *Zhi Ying Su Ke* (Papaveris Pericarpium), hier substituiert

Symptome

- **Chronische Diarrhö,** Durchfälle mit Schwierigkeit den Stuhl zu kontrollieren, möglicherweise mit Blut oder Eiter im Stuhl, möglicherweise mit Prolaps des Rektum
- Verminderter Appetit, blasse Gesichtsfarbe, Erschöpfung, leichte Bauchschmerzen oder Darmkrämpfe, Tenesmen - Besserung derselben durch Druck und Wärme
- Möglicherweise begleitet von LWS-Schwäche und -Schmerzen, Schwäche der Beine

Befunde

Zungenkörper Blass
Zungenbelag Weiß
Puls Langsam, dünn

Indikationen nach TCM

Milz- und Nieren-Mangel führt zu chronischer Diarrhöe mit zunehmender Unfähigkeit des Darms zur Resorption. Infolgedessen Verluste von Flüssigkeiten und Körpersäften und dadurch bedingte Erschöpfung der Nieren-Energie

Anwendungsbeispiele

- Chronische Diarrhö, auch bei Kindern
- Malabsorptions-Syndrom, Zöliakie (Gluten-Unverträglichkeit)
- Reizdarm-Syndrom
- Chronische unspezifische Colitis, Colitis ulcerosa, Morbus Crohn
- Postoperative Diarrhö nach Eingriffen am Darm
- Symptomatisch bei Rektumprolaps

Modifikationen

Symptom	Arzneimittel	AG	Dosis
Ausgeprägte innere Kälte und kalte Extremitäten bei tiefem Puls	+ *Gan Jiang* (Zingiberis Rhizoma)	11	3–6 g
	+ *Fu Zi* (Aconiti Radix Lateralis Praeparata)	11	3–6 g
Rektumprolaps	+ *Huang Qi* (Astragali Radix)	12.1	12 g
	+ *Sheng Ma* (Cimicifugae Rhizoma)	1.2	6 g
Stärkere Bauchschmerzen	+ *Yan Hu Suo* (Corydalis Rhizoma)	10.1	6 g
	+ *Mu Xiang* (Aucklandiae Radix)	9	6 g

Kontraindikationen und Sicherheitshinweise

- Allergie gegen Bestandteil der Rezeptur oder Perubalsam
- Gleichzeitige Behandlung mit Tacrolimus, besondere Vorsicht bei Behandlung mit Ciclosporin (Kontrolle des Serumspiegels!) oder Paclitaxel ▶ *Wu Wei Zi*
- Gleichzeitige Anwendung von Antidepressiva, Neuroleptika, Benzodiazepinen, Zolpidem und Amphetaminen ▶ *Ren Shen*
- Zustand nach Organtransplantation; besondere Vorsicht bei Autoimmunerkrankungen ▶ *Ren Shen*
- Vorsicht mit hohen Dosen und bei nicht ausreichend kontrolliertem Hypertonus ▶ *Ren Shen*
- Vorsicht bei Obstipation ▶ *He Zi*
- Überdosis von *Rou Dou Kou* vermeiden, Vorsicht bei Kindern
- Bei langerer Anwendung Kontraindikationen und Sicherheitshinweise zu ▶ *Gan Cao* beachten
- Vorsicht bei Blutungsneigung ▶ *Rou Gui*
- Vorsicht bei Diabetikern mit Neigung zur Hypoglykämie ▶ *Ren Shen, Rou Gui*
- Intensive UV-Bestrahlung vermeiden ▶ *Dang Gui*

Fertilität, Schwangerschaft und Stillzeit

Fertilität Bei Männern mit Kinderwunsch mit Vorsicht anzuwenden ▶ *Rou Dou Kou*

Schwangerschaft Kontraindiziert ▶ *Rou Dou Kou, Dang Gui, Mu Xiang.* Aussagefähige Untersuchungen zur Sicherheit in der Schwangerschaft liegen nicht vor.

Stillzeit Kontraindiziert ▶ *Rou Dou Kou.* Bei Auslassen von *Rou Dou Kou* mit Vorsicht anwenden ▶ *Wu Wei Zi*

Interaktionen

▶ *Ren Shen, Rou Gui, Wu Wei Zi, Bai Shao, Dang Gui, Gan Cao*

Kommentar

Eine verwandte Rezeptur zu *Zhen Ren Yang Zang Tang* ist *Si Jun Zi Tang* (Vier Gentlemen Dekokt) ▶ RG 8.1. *Si Jun Zi Tang* stärkt die Milz und verbessert so die Transformationsfähigkeit der aufgenommenen Nahrung. *Si Jun Zi Tang* enthält aber keine Arzneien, um den Darm zu adstringieren. *Zhen Ren Yang Zang Tang* behandelt sowohl die Ursache, den Milz-*Qi*-Mangel, – als auch die Verluste über den Darm mit seinen spezifischen adstringierenden Arzneien. Dies bringt bei Diarrhöen raschere Erfolge hervor als das mit *Si Jun Zi Tang* der Fall wäre.

Korrespondierende Akupunktur

- Ni 3 *Taixi* (tonisiert das Nieren-*Yang*)
- Bl 23 *Shenshu* (*Shu*-Punkt der Niere, stärkt Nieren-*Yang*)
- Ma 36 *Zusanli*, Mi 6 *Sanyinjiao*, Ren 6 *Qihai* (allgemeiner *Qi*-Mangel)
- Ma 25 *Tianshu*, Ren 6 *Qihai*, Mi 15 *Daheng*, Ren 12 *Zhongwan*, Ren 9 *Shuifen* (Lokal-Punkte für den Dickdarm und Bauchbereich)
- Ma 37 *Shangjuxu* (unterer *He*-Punkt des Dickdarms; besonders bei akuten Akkumulationen und Stagnationen im Darm)
- Ma 39 *Xiajuxu* (unterer *He*-Punkt des Dünndarms; klärt den Darm und beseitigt Stagnationen besonders in akuten Fällen)
- Ren 6 *Qihai* (tonisiert das *Qi* und *Yang*)
- Le 3 *Taichong*, reguliert das Leber-*Qi* und lindert Bauschmerzen und -krämpfe

Diätetik

Allgemeines Neben der Ernährung sind Probiotika zur Wiederherstellung der oft gestörten Darmflora sehr hilfreich, da diese offenbar am Krankheitsprozess einen noch nicht vollständig aufgeklärten positiven Einfluss haben.

Nieren-Yang wärmen und stärken Lamm, Wildgerichte, Schaf- und Ziegenfleisch, Hirschfleisch, Ziegen- und Schafmilch, Taubeneier, Gewürze, wie Zimt und Nelken, Stangenbohnen, Aal, Krabben, Garnelen, Langusten, Walnüsse, chinesischer Lauch

Milz stärken, Qi und Blut tonisieren Reissuppe, Reis, Buchweizen, Hirse, Gerste, Hafer, Feige, Honig, Huhn, Schaf- und Ziegenfleisch, Fisch, Eier, fettarme Milch

Bei Durchfällen meiden Abführende Speisen, Milchprodukte, sehr ölige Speisen und Nüsse, zu viele Süßigkeiten; sind Hitze-Zeichen erkennbar (Blut oder Eiter im Stuhl, rotes Gesicht oder roter Zungenkörper, gelblicher Belag oder beschleunigter Puls) scharfe und frittierte Speisen strikt und vollständig meiden; ebenso alkoholische Getränke.

11.3 Rezepturen, die die Niere stabilisieren

Guì Zhī Jiā Lóng Gŭ Mŭ Lì Tāng
Cinnamomi Ramulus Dekokt mit Fossilia Ossis Mastodi und Ostreae Concha
桂枝加龍骨牡蠣湯 桂枝加龙骨牡蛎汤

Englischer Name Cinnamon Twig Decoction plus Dragon Bone and Oyster Shell
Quelle *Jin Gui Yao Lue* (Wichtige Verordnungen aus dem Goldenen Schrein)

Eigenschaften

Temperatur Leicht warm
Wirkort Innen
Funktionskreis Milz, Herz, Niere
Energiezustand des Patienten Leichter Mangel
Konstitution Geschwächt

Wirkung

- Reguliert *Ying-Qi* und *Wei-Qi*
- Sediert *Shen*, senkt Leere-Hitze des Herzens ab
- Stabilisiert das *Jing*

Zusammensetzung und Analyse

Arzneimittel	AG	Dosis	Wirkung
Gui Zhi (Cinnamomi Ramulus)	1.1	9 g	Harmonisiert in Kombination mit *Bai Shao* das *Ying-* und das *Wei-Qi*; harmonisiert in Kombination mit *Mu Li Yin* und *Yang*, Niere und Herz
Bai Shao (Paeoniae Radix Alba)	12.2	9 g	Harmonisiert in Kombination mit *Gui Zhi* das *Ying-* und das *Wei-Qi*; adstringiert Säfte und nährt Blut
Mu Li (Ostreae Concha)	14.1	8 g	Senkt ab und beruhigt *Shen*; adstringiert zusammen mit *Long Gu* das *Jing* und hält Verluste zurück; harmonisiert in Kombination mit *Gui Zhi Yin* und *Yang*, Niere und Herz
Long Gu (Fossilia Ossis Mastodi)	14.1	8 g	Senkt ab und beruhigt *Shen*; sediert Ängste; adstringiert zusammen mit *Mu Li* das *Jing* und hält Verluste zurück
Da Zao (Jujubae Fructus)	12.1	5 g	Stärken die Mitte und schützten diese vor den schweren mineralischen Arzneien; *Da Zao* und *Sheng Jiang* regulieren Blut und *Qi*, *Ying-* und *Wei-Qi*
Gan Cao (Glycyrrhizae Radix et Rhizoma)	12.1	3–5 g	
Sheng Jiang (Zingiberis Rhizoma Recens)	1.1	3–5 g	

Symptome

- **Chronische Unruhezustände, Schlaflosigkeit**, viele Träume, oft mit sexuellem Inhalt, Albträume
- Spermatorrhö, Nachtschweiß
- Ängstlichkeit, Palpitationen, Schwindel, Haarausfall
- Kälte in der unteren Körperhälfte, besonders auch am Genitale, Schmerzen und Krämpfe im Unterbauch

Befunde

Zungenkörper Blass
Zungenbelag Unauffällig
Puls Kraftlos, leicht gespannt

Indikationen nach TCM

Nieren- und Herz-Leere mit Hitze-Zeichen im Herzen (Leere-Hitze). Gleichzeitiger Mangel von *Yang* und *Yin*: *Yang* steigt unkontrolliert empor, fehlt im Unteren Erwärmer, irritiert *Shen* im Oberen Erwärmer und führt zu Nachtschweißen; im Unteren Erwärmer geht aufgrund des fehlenden *Yang* das *Jing* ungehindert verloren (Spermatorrhö).

Anwendungsbeispiele

- Schlaflosigkeit, Albträume
- Spermatorrhö
- Nachtschweiß
- Angstzustände, Neurasthenie, Neurosen, Hysterie
- Palpitationen, ggf. unterstützend bei Hyperthyreose
- Hauterkrankungen
- Varikozele
- Kindliche Enuresis, Pavor nocturnus

Modifikationen

Symptom	Arzneimittel	AG	Dosis
Ausgeprägte (Leere-) Hitze-Symptomatik mit Unruhe	+ *Huang Bo* (Phellodendri Chinensis Cortex)	12.3	6 g
	+ *Zhi Mu* (Anemarrhenae Rhizoma)	2.1	6–9 g

Kontraindikationen und Sicherheitshinweise

- Allergie gegen Bestandteile der Rezeptur
- Höhergradige Herzrhythmusstörung, Behandlung mit Antiarrhythmika, Digitalis ▶ *Long Gu*
- Bei längerer Anwendung Kontraindikationen und Sicherheitshinweise zu ▶ *Gan Cao* beachten
- Vorsicht bei Diabetikern mit Neigung zur Hypoglykämie ▶ *Gui Zhi*
- Vorsicht bei Blutungsneigung ▶ *Sheng Jiang*

Schwangerschaft und Stillzeit

Schwangerschaft Mit Vorsicht anzuwenden ▶ *Gui Zhi, Long Gu, Sheng Jiang*. Aussagefähige Untersuchungen zur Sicherheit der Rezeptur in der Schwangerschaft liegen nicht vor.
Stillzeit Mit Vorsicht anzuwenden ▶ *Long Gu, Sheng Jiang*

Interaktionen

▶ *Bai Shao, Mu Li, Long Gu, Da Zao, Gan Cao, Sheng Jiang*

Pharmakologie

Das Granulat der Kampo-Version der Rezeptur (*Keishi Ka Ryukotsu Borei To*) zeigte im Ames-Test an vier Bakterienstämmen keine Hinweise auf Mutagenität.

Kommentar

- Diese Rezeptur wird seltener bei akuten Erkrankungen, eher bei chronisch geschwächten Patienten gegeben, die eine Disharmonie von *Wei-* und *Ying-Qi* und von *Yin* und *Yang* aufweisen. Dies äußert sich unter anderem in psychischen Beschwerden, wie Unruhe und Schreckhaftigkeit, und körperlichen Symptomen, wie Palpitationen im Thorax oder Pulsationen im Abdomen.
- Von der psychischen Seite werden Individuen angesprochen, die isoliert von anderen sind. Es fällt ihnen schwer, Nähe zuzulassen, besonders auch im sexuellen Bereich. Diese Rezeptur harmonisiert Niere und Herz und hat damit eine „erdende", stabilisierende Wirkung.
- *Gui Zhi Jia Long Gu Mu Li Tang* enthält *Gui Zhi Tang* (Cinnamomi Ramulus Dekokt) ▶ RG 1.1. Genau wie *Gui Zhi Tang* harmonisiert auch *Gui Zhi Jia Long Gu Mu Li Tang* allgemein *Yin* und *Yang*, ohne zu sehr auf einen spezifischen Ausgleich einzelner Funktionskreise einzugehen.
- Eine zu *Gui Zhi Jia Long Gu Mu Li Tang* verwandte Rezeptur ist *Chai Hu Jia Long Gu Mu Li Tang* (Bupleuri Radix, Fossilia Ossis Mastodi und Ostreae Concha Dekokt) ▶ RG 12.2. Beide Rezepturen behandeln Schlafstörungen, Ängstlichkeit und nervliche Übererregbarkeit. Allerdings wird *Gui Zhi Jia Long Gu Mu Li Tang* mehr für Schwächezustände mit *Jing*-Verlusten eingesetzt, während *Chai Hu Jia Long Gu Mu Li Tang* Fülle-Muster mit Hitze-Blockade therapiert.

Korrespondierende Akupunktur

- He 3 *Shaohai* oder He 6 *Yinxi* (tonisieren das Herz-*Yin*)
- Ni 6 *Zhaohai* (tonisiert das Nieren-*Yin*)
- Bl 23 *Shenshu* (*Shu*-Punkt der Niere)
- Ren 6 *Qihai* (tonisiert das *Qi*)
- Ma 36 *Zusanli* (Arealfernpunkt für das Abdomen, stützt das *Qi* der Mitte)
- Mi 4 *Gongsun*, Pe 6 *Neiguan* der Gegenseite (öffnen in Kombination den *Chong Mai*)
- Ma 30 *Qichong* (aktiviert den *Chong Mai*)

Diätetik

Milz stärken Hirse, Gerste, Hafer, Feige, Honig, Mandel, Haselnuss
Herz- und Nieren-Yin nähren Weizen, gekeimter Weizen, Hafer, Milch, Eigelb, Kirsche, Birne, Mungbohnen, Walnuss, Austern, Sesam
Meiden Ein Übermaß an Süßem, zu viel Kaltes und Rohkost können die Milz belasten und das Milz-*Yang-Qi* schädigen.

Jīn Suǒ Gù Jīng Wán
Metallschloss Pille zur Stabilisierung der Essenz
金鎖固精丸　金锁固精丸

Englischer Name Metal Lock Pill to Stabilize the Essence
Quelle *Yi Fang Ji Jie* (Analytische Sammlung medizinischer Rezepturen)

Eigenschaften

Temperatur Eher neutral
Wirkort Niere, Unterer Erwärmer
Funktionskreis Niere
Energiezustand des Patienten Geschwächt
Konstitution Vorgealtert

Wirkung

- Adstringiert und bewahrt das *Jing*
- Beendet Verluste, wie Samenverluste, Leukorrhö oder uterine Blutungen
- Stärkt und stützt die Niere, besonders das Nieren-*Yang-Qi*

Zusammensetzung und Analyse

Arzneimittel	AG	Dosis	Wirkung
Sha Yuan Zi (Astragali Complanati Semen)	12.3	6–9 g	Tonisiert das Nieren-*Yang* und stabilisiert das *Jing* bei Samenverlusten, Urininkontinenz, Fluor albus
Qian Shi (Euryales Semen)	13	6–9 g	Adstringiert, hält und stabilisiert das *Jing*, beendet Samenverluste, Impotenz, Fluor albus, Enuresis, Diarrhö
Lian Xu (Nelumbinis Stamen)[1]	13	6–9 g	Stärkt die Niere, adstringiert das *Jing*, hält Verluste zurück wie Spermatorrhö, Leukorrhö und Enuresis
Long Gu (Mastodi Fossilia Ossis)	14.1	3–5 g	Adstringiert, sammelt und hält Verluste zurück wie Nachtschweiße, Spermatorrhö, Fluor albus, gynäkologische Blutungen; beruhigt *Shen*
Duan Mu Li (Ostreae Concha Calcinata)[2]	14.1	3–5 g	Adstringiert, sammelt und hält Verluste zurück, wie Schweiße, Samenverluste, vaginale Blutungen
Lian Zi (Nelumbinis Semen)	13	6–9 g	Stabilisiert das *Jing*, hält Verluste zurück bei Spermatorrhö, Leukorrhö, Blutungen, Diarrhö und Unruhe

[1] ▶ Kommentar *Lian Zi*
[2] Kalziniert (*Duan*)

Symptome

- **Spermatorrhö,** Impotenz, **spontane oder vorzeitige Samenergüsse**
- **Häufiges Wasserlassen oder unkontrollierter Urinabgang**
- Allgemeine Erschöpfung und Lethargie, blasse Gesichtsfarbe
- Schwäche und/oder Schmerzen im Bereich der Beine und der LWS, Tinnitus

Befunde

Zungenkörper Blass
Zungenbelag Weiß
Puls Dünn, kraftlos

Indikationen nach TCM

Schwäche mit *Qi*-Mangel der Niere, die das *Jing* nicht in der Lage ist zu halten. Dies verursacht eine Instabilität im Unteren Erwärmer, die zu Verlust-Syndromen führen kann.

Anwendungsbeispiele

- Sexuelle Störungen, wie Impotenz, spontaner oder vorzeitiger Samenerguss
- Urininkontinenz, Pollakisurie, Nykturie, Enuresis
- Nachtschweiße
- Neurasthenie, Schlaflosigkeit und Ängste
- Erschöpfungssyndrom
- LWS-Schwäche mit Schmerzen, Schwäche der unteren Gliedmaßen
- Tinnitus
- Myasthenia gravis

Modifikationen

Symptom	Arzneimittel	AG	Dosis
Ausgeprägte Instabilität mit ständigen Samenverlusten	+ *Jin Ying Zi* (Rosae Laevigatae Fructus)	13	6 g
	+ *Shan Zhu Yu* (Corni Fructus)	13	6 g
Impotenz und Libidomangel	+ *Suo Yang* (Cynomorii Herba)	12.3	6 g
	+ *Yin Yang Huo* (Epimedii Folium)	12.3	6 g
	+ *Ba Ji Tian* (Morindae Officinalis Radix)	12.3	6 g
	+ *Xian Mao* (Curculiginis Rhizoma)	12.3	6 g
Gleichzeitige Durchfälle	+ *Bu Gu Zhi* (Psoraleae Fructus)	12.3	6 g
	+ *Tu Si Zi* (Cuscutae Semen)	12.3	6 g

Kontraindikationen und Sicherheitshinweise

- Allergie gegen Bestandteile der Rezeptur
- Obstipation ▶ *Qian Shi, Lian Zi*
- Höhergradige Herzrhythmusstörung, Behandlung mit Antiarrhythmika, Digitalis ▶ *Long Gu*
- Vorsicht bei Blasenentleerungsstörung ▶ *Sha Yuan Zi*
- Anwendung bei Kindern; längere Anwendungsdauer vermeiden ▶ *Lian Zi*

Fertilität, Schwangerschaft und Stillzeit

Fertilität Von einer Anwendung bei Frauen und Männern mit Kinderwunsch ist abzuraten ▶ *Lian Zi*

Schwangerschaft Kontraindiziert ▶ *Lian Zi;* bei Auslassen von *Lian Zi* mit Vorsicht anwenden ▶ *Lian Xu, Long Gu.* Aussagefähige Untersuchungen zur Sicherheit der Rezeptur in der Schwangerschaft liegen nicht vor.
Stillzeit Kontraindiziert ▶ *Lian Zi;* bei Auslassen von *Lian Zi* mit Vorsicht anzuwenden ▶ *Long Gu*

Interaktionen

▶ *Long Gu, Mu Li*

Kommentar

- Obwohl das Rezept gleichzeitig die Nieren (Wurzel) tonisiert und ein Auslaufen des Samens (Manifestation) verhindert, liegt das Hauptgewicht auf dem Adstringieren. Daher sollte man, sobald die Spermatorrhö aufhört, primär Nieren tonisierende Rezepturen verwenden, um die Behandlung zu vervollständigen.
- Dieses Rezept wird meistens bei chronischer Spermatorrhö und Urininkontinenz verwendet, kann aber auch für sämtliche Probleme, die durch einen *Jing*-Verlust entstehen, verwendet werden.
- An sexuellen Dysfunktionen oder Blasenproblemen kann eine Vielzahl verschiedener Faktoren beteiligt sein, inklusive Ängsten. Diese Rezeptur kann auch bei solchen Ängsten unterstützend eingesetzt werden.
- Eine zu *Jin Suo Gu Jing Wan* verwandte Rezeptur aus dieser Gruppe ist *Suo Quan Wan* (Pille, die die Schleuse schließt). *Suo Quan Wan* verfolgt mehr eine wärmende und so Nieren-*Yang* und die *Qi*-Dynamik tonisierende Strategie, um die Haltefähigkeit im Unteren Erwärmer zu verbessern und Verluste zu stoppen. Hingegen werden bei *Jin Suo Gu Jing Wan* neben der Nieren-Tonisierung gleichzeitig zahlreiche adstringierende Mittel eingesetzt, um so direkt die Verluste des *Jing* zu beenden. Als weitere Rezeptur zur Behandlung von vorzeitigem Samenerguss und Urininkontinenz gilt *Sang Piao Xiao San* (Mantidis Ootheca Pulver) aus dieser Gruppe. Allerdings liegt die Ursache für die unzureichende Kommunikation von Herz und Niere bei *Sang Piao Xiao San* in einem geschwächten Herz-*Qi.*

Korrespondierende Akupunktur

- Ni 6 *Zhaohai*, Mi 6 *Sanyinjiao*, He 6 *Yinxi* (nähren Nieren-*Yin* und klären Leere-Hitze);
  Kombination: He 6 *Yinxi*, Ni 6 *Zhaohai* (bes. bei heißen Füßen in der Nacht)
- He 7 *Shenmen*, Pe 6 *Neiguan*, Bl 15 *Xinshu* (nähren Blut und Yin);
  Kombination: He 7 *Shenmen*, Mi 6 *Sanyinjiao*
- He 7 *Shenmen*, Pe 7 *Daling*, Ren 15 *Jiuwei*, Bl 15 *Xinshu* (beruhigen Herz-*Shen*);
  Kombination: Pe 7 *Daling*, Gb 12 *Wangu*
- Mi 6 *Sanyinjiao*, Ma 36 *Zusanli*, Di 10 *Shousanli*, Mi 6 *Sanyinjiao*, Ma 36 *Zusanli*, Ren 6 *Qihai* (tonisieren *Qi* und Blut)

Diätetik

Nieren-Yin nähren Tintenfisch, Austern, Ente, Niere von Schwein und Rind, Eigelb, Sesam, schwarze Sojabohne, Weizen, Weintraube, Karotte
Blut und Yin nähren Weizen, gekeimter Weizen, Hafer, Eigelb, Milch (bes. Kuhmilch, auch Schaf- und Ziegenmilch), Kirsche, Sojabohne, Frischkäse, Lotoswurzel, Longanfrucht, Schweineherz, Fasan
Leber-Blut nähren Stangensellerie, Wasserkastanie, Chrysanthemenblüten-Tee, Sonnenblumenkerne, Erdnuss, Birne, Krebse, Austern
Qi und Blut tonisieren Hirse, Gerste, Hafer, Feige, Honig, Mandel, Haselnuss, Huhn, Schaf- und Ziegenfleisch, Fisch, Eier, fettarme Milch

Sāng Piāo Xiāo Săn
Mantidis Ootheca Pulver
桑螵蛸散

Englischer Name Mantis-Egg Case-Powder
Quelle *Ben Cao Yan Yi* (Erweiterungen der Materia Medica)

Eigenschaften

Temperaturverhalten Leicht warm
Wirkort Niere, Unterer Erwärmer
Funktionskreis Niere und Herz
Energiezustand des Patienten Geschwächt
Konstitution Verunsichert, nervös

Wirkung

- Stabilisiert und bewahrt *Jing*
- Reguliert und stärkt die Funktionskreise Herz und Niere

Zusammensetzung und Analyse

Arzneimittel	AG	Dosis	Wirkung
Sang Piao Xiao (Mantidis Ootheca)	13	6–9 g	Stärkt Nieren-*Yang*, stabilisiert das *Jing*, hält Enuresis zurück
Long Gu (Mastodi Fossilia Ossis)	14.1	9–12 g	Adstringiert, sammelt und hält Verluste zurück; beruhigt den Geist mit Schwere und leitet das Herz-*Qi* nach unten
Gui Jia (Testudinis Carapax et Plastrum)	12.4	6 g	Nährt *Yin* und Blut, stärkt die Niere, beruhigt *Shen* mit Schwere
Ren Shen (Ginseng Radix et Rhizoma)	12.1	3–6 g	Tonisiert das *Qi*, beruhigt *Shen*
Dang Gui (Angelicae Sinensis Radix)	12.2	5 g	Nährt Leber- und Herz-Blut, harmonisiert und reguliert Blut
Yuan Zhi (Polygalae Radix)	14.2	5 g	Beruhigt *Shen*, transformiert Schleim, klärt die Sinne
Shi Chang Pu (Acori Tatarinowii Rhizoma)	15	5 g	Öffnet die Sinne, transformiert Schleim in den Sinnesöffnungen
Fu Shen (Poria Pararadicis)	4	6 g	Beruhigt *Shen*, drainiert Feuchtigkeit, stützt die Milz

Symptome

- **Häufige Miktionen, Urininkontinenz, Enuresis**
- Wolkiger Urin, wie Reiswasser
- Spermatorrhö, spontane oder vorzeitige Samenergüsse, sexuelle Träume mit Samenergüssen, übersteigerte sexuelle Lust
- Erschöpfung, Appetitlosigkeit, Obstipation, Vergesslichkeit, Desorientiertheit

Befunde

Zungenkörper Blass
Zungenbelag Weiß
Puls Dünn, langsam, tief, kraftlos

Indikationen nach TCM

Nieren- und Herz-*Qi* Mangel und/oder Disharmonie zwischen Herz und Nieren

Anwendungsbeispiele

- Urin-Inkontinenz, Pollakisurie, Nykturie, Enuresis
- Sexuelle Störungen, wie Impotenz, spontaner oder vorzeitiger Samenerguss, Hypersexualität
- Neurasthenie, Schlaflosigkeit und Ängste, Nachtschweiße, Erschöpfungssyndrom

Modifikationen

Symptom	Arzneimittel	AG	Dosis
Ausgeprägte Inkontinenz	+ *Yi Zhi* (Alpiniae Oxyphyllae Fructus)	12.3	6–9 g
	+ *Jin Ying Zi* (Rosae Laevigatae Fructus)	13	6 g
	+ *Shan Zhu Yu* (Corni Fructus)	13	6 g
	+ *Shan Yao* (Dioscoreae Rhizoma)	12.1	6–9 g
Bei ausgeprägtem Nieren-*Yang* Mangel mit Kältesymptomen	+ *Rou Gui* (Cinnamomi Cortex)	12.3	4–6 g
	+ *Fu Zi* (Aconiti Radix Lateralis Praeparata)	11	4–6 g
	+ *Ba Ji Tian* (Morindae Radix)	12.3	6 g
Bei Palpitationen und stärkerer Schlaflosigkeit	+ *Wu Wei Zi* (Schisandrae Chinensis Fructus)	12.3	6 g
	+ *Suan Zao Ren* (Ziziphi Spinosae Semen)	14.2	6–12 g
Bei Impotenz und Libidomangel	+ *Yin Yang Huo* (Epimedii Folium)	12.3	6 g
	+ *Ba Ji Tian* (Morindae Radix)	12.3	6 g
	+ *Xian Mao* (Curculiginis Rhizoma)	12.3	6 g

Kontraindikationen und Sicherheitshinweise

- Inkontinenz, bedingt durch Fülle-Hitze oder Feuchtigkeit-Hitze
- Allergie gegen Bestandteile der Rezeptur
- Anwendung bei Kindern ▶ *Shi Chang Pu*
- Höhergradige Herzrhythmusstörung, Behandlung mit Antiarrhythmika, Digitalis ▶ *Long Gu*
- Gleichzeitige Anwendung von Antidepressiva, Neuroleptika, Benzodiazepinen, Zolpidem und Amphetaminen ▶ *Ren Shen*
- Zustand nach Organtransplantation; besondere Vorsicht bei Autoimmunerkrankungen ▶ *Ren Shen*
- Vorsicht mit hohen Dosen und bei nicht ausreichend kontrolliertem Hypertonus ▶ *Ren Shen*
- Vorsicht bei Harnverhalt ▶ *Sang Piao Xiao*
- Überdosierung und Langzeitanwendung von ▶ *Shi Chang Pu* vermeiden
- Vorsicht bei entzündlichen Magen-Darm-Veränderungen ▶ *Yuan Zhi*
- Vorsicht bei Diabetikern mit Neigung zur Hypoglykämie ▶ *Ren Shen*
- Intensive UV-Bestrahlung vermeiden ▶ *Dang Gui*

Fertilität, Schwangerschaft und Stillzeit

Fertilität Von einer Anwendung bei Frauen und Männern mit Kinderwunsch ist abzuraten ▶ *Shi Chang Pu*
Schwangerschaft Kontraindiziert ▶ *Shi Chang Pu, Gui Jia, Dang Gui*
Stillzeit Kontraindiziert ▶ *Shi Chang Pu;* bei Auslassen vom *Shi Chang Pu* mit Vorsicht anzuwenden ▶ *Long Gu*

Interaktionen

▶ *Long Gu, Ren Shen, Dang Gui, Shi Chang Pu*

Kommentar

- *Sang Piao Xiao San* ist eine Hauptrezeptur bei Enuresis und wird deshalb sehr häufig bei Kindern eingesetzt. *Shi Chang Pu* ist dabei zu vermeiden. Die Rezeptur ist insbesondere indiziert, wenn sich Zeichen von Herzmangel zeigen und das Herz nicht imstande ist, die Niere und damit Urin und *Jing* zu kontrollieren. Pathognomisch ist, dass Herz und Nieren nicht kommunizieren und das Herz wie die Milz einen Mangel aufweisen (Müdigkeit, Vergesslichkeit, Schlaflosigkeit usw.). Es kann auch vorkommen, dass aufsteigendes leeres Nierenfeuer das Herz stört (übersteigerte sexuelle Lust, sexuelle Träume mit Samenergüssen).
- Verwandte Rezepturen zu *Sang Piao Xiao San* sind
  - *Jin Suo Gu Jing Wan* (Metallschloss Pille, um die Essenz zu stabilisieren) aus dieser Gruppe adstringiert und hält Urin, hat jedoch keine Wirkung auf das Herz. (Rezepturenvergleich mit *Jin Suo Gu Jing* und mit *Suo Quan Wan* ▶ Kommentar unter *Jin Suo Gu Jing Wan).*
  - *Ding Zhi Wan* (Pille, die die Emotionen beruhigt) ▶ RG 12.1 beruhigt das Herz, hat aber keine Wirkung auf die Nieren und den Urin.

Korrespondierende Akupunktur

- Ni 6 *Zhaohai*, Mi 6 *Sanyinjiao*, He 6 *Yinxi* (Nieren-*Yin* nähren und Leere-Hitze klären)
  Kombination: He 6 *Yinxi*, Ni 6 *Zhaohai* (besonders bei heißen Füßen in der Nacht)
- He 7 *Shenmen*, Pe 6 *Neiguan*, Bl 15 *Xinshu* (Blut und Yin nähren)
  Kombination: He 7 *Shenmen*, Mi 6 *Sanyinjiao*
- He 7 *Shenmen*, Pe 7 *Daling*, Ren 15 *Jiuwei*, Bl 15 *Xinshu* (Herz-*Shen* beruhigen);
  Kombination: Pe 7 *Daling*, Gb 12 *Wangu*
- Mi 6 *Sanyinjiao*, Ma 36 *Zusanli*, Di 10 *Shousanli* (*Qi* und Blut tonisieren);
  Kombination: Mi 6 *Sanyinjiao*, Ma 36 *Zusanli*, Ren 6 *Qihai* (tonisiert das Qi und das Nieren-Qi)

Bei allen Behandlungen können zusätzlich Punkte am Ohr eingesetzt werden, z.B. *Shenmen*. Gut eignet sich auch das Aufkleben von *Wang Bu Liu Xing* (Vaccariae Semen); die Punkte können dann bei ausgeprägten Schlafstörungen zwischen den einzelnen Behandlungen vom Patienten selbst massiert werden.

Diätetik

Nieren-Yin nähren Tintenfisch, Austern, Ente, Niere von Schwein und Rind, Eigelb, Sesam, schwarze Sojabohne, Weizen, Weintraube, Karotte
Blut und Yin nähren Weizen, gekeimter Weizen, Hafer, Eigelb, Milch (bes. Kuhmilch, auch Schaf- und Ziegenmilch), Kirsche, Sojabohne, Frischkäse, Lotoswurzel, Longanfrucht, Schweineherz, Fasan
Leber-Blut nähren Stangensellerie, Wasserkastanie, Chrysanthemenblüten-Tee, Sonnenblumenkerne, Erdnuss, Birne, Krebse, Austern
Qi und Blut tonisieren Hirse, Gerste, Hafer, Feige, Honig, Mandel, Haselnuss, Huhn, Schaf- und Ziegenfleisch, Fisch, Eier, fettarme Milch

Shòu Tāi Wán
Langlebigkeitspille für den Fetus
寿胎囊

Englischer Name Fetus Longevity Pill
Quelle *Yi Xue Zhong Zhong Can Xi Lu* (Aufzeichnungen aufrichtiger Erfahrungen in der Medizin mit Bezug auf den Westen)

Eigenschaften

Temperatur Leicht warm
Wirkort Innen
Funktionskreis Niere
Energiezustand des Patienten Erschöpft, geschwächt
Konstitution Zart, schwach

Wirkung

- Stabilisiert die Niere
- Beruhigt den Fötus

Zusammensetzung und Analyse

Arzneimittel	AG	Dosis	Wirkung
Tu Si Zi (Cuscutae Semen)	12.3	6–12 g	Tonisiert *Jing* und stabilisiert die Niere; beruhigt und stabilisiert den Fötus
Sang Ji Sheng (Taxilli Herba)	12.4	6–9 g	Unterstützt die Hauptarznei *Tu Si Zi* durch das Nähren von Blut; beruhigt und stabilisiert den Fötus
Xu Duan (Dipsaci Radix)[1]	12.3	6–9 g	Unterstützt *Tu Si Zi*, indem es die Niere und die Leber tonisiert, die Knochen stärkt und zusammenhält; beruhigt und stabilisiert den Fötus.
E Jiao (Asini Corii Colla)[2]	12.2	6–9 g	Unterstützt *Tu Si Zi* durch Nähren von Blut und *Jing*; stoppt Blutungen

[1] Kann durch *Du Zhong* (Eucommiae Cortex) AG 12.3 ersetzt werden ▶ Kommentar

[2] ▶ Kommentar Anhang 4.3

Symptome

- **Blutungen während der Schwangerschaft, drohender Abort**
- Begleitet von Schmerzen und Ziehen im Unterleib, Gefühl von Schwäche im unteren Abdomen und/oder Ziehen, Schmerzen und Schwäche im Lumbalbereich, schwache Beine und/oder Schwindel, Tinnitus, häufiges Wasserlassen, Inkontinenz

Befunde

Zungenkörper Blass
Zungenbelag Weiß
Puls Tief, kraftlos in der *Chi*-Position

Indikationen nach TCM

Instabilität im *Ren Mai* und *Chong Mai* durch Nieren-Schwäche mit konsekutivem *Jing*- und Blut-Mangel mit unzureichender Unterstützung des Fötus

Anwendungsbeispiele

Drohender Abort, habitueller Abort, Infertilität

Modifikationen

Symptom	Arzneimittel	AG	Dosis
Qi-Mangel	+ *Ren Shen* (Ginseng Radix et Rhizoma)	12.1	3–6 g
	+ *Huang Qi* (Astragali Radix)	12.1	9–12 g
Appetitlosigkeit	+ *Bai Zhu* (Atractylodis Macrocephalae Rhizoma)	12.1	6–9 g
	+ *Sha Ren* (Amomi Fructus)	7	4–6 g
Leichtes Fieber	+ *Di Huang* (Rehmanniae Radix)	2.2	6–9 g
Jing noch stärker tonisieren	+ *Shu Di Huang* (Rehmanniae Radix Praeparata)	12.2	6–9 g
Blutungen	+ *Ai Ye Tan* (Artemisiae Argyi Folium)[1]	10.2	4–6 g
Inkontinenz	+ *Yi Zhi* (Alpiniae Oxyphyllae Fructus)	12.3	6–9 g
	+ *Hai Piao Xiao* (Sepiae Endoconcha)	13	6–9 g

[1] Karbonisiert (*Tan*)

Kontraindikationen und Sicherheitshinweise

- Allergie gegen Bestandteile der Rezeptur
- Vorsicht bei Diarrhö ▶ *E Jiao*

Schwangerschaft und Stillzeit

Schwangerschaft Ein hydroalkoholischer Extrakt zeigte sowohl bei der Ratte als auch beim Kaninchen keine embryotoxischen, fetotoxischen oder teratogenen Effekte.[1,2] Eine weitere nicht detailliert beschriebene Studie mit einem Extrakt führte an der Maus weder zu einer Beeinträchtigung der Fruchtbarkeit noch zu embryotoxischen, fetotoxischen oder teratogenen Auswirkungen. Risikosignale, die für mehrere Einzelarzneien, insbesondere *Xu Duan*, aus tierexperimentellen und in vitro-Studien vorliegen, wurden für die Gesamtrezeptur nicht gefunden. Für die Rezeptur liegen umfangreiche klinische Erfahrungen in der Anwendung bei drohendem oder habituellem Abort vor, Hinweise auf schädliche Wirkungen in der Schwangerschaft ergaben sich daraus nicht. Valide Studien zur Sicherheit in der Schwangerschaft am Menschen liegen nicht vor. Im Gegensatz zu den Einzelarzneien *Tu Si Zi*, *Sang Ji Sheng* und *Xu Duan*, bei denen unklare oder widersprüchliche Ergebnisse zu Mutagenität und/oder Gentoxizität

1 Liu DZ, You ZL, Zhao XG. [Fetal developmental toxicity study on Shoutai pill in pregnant SD rats] (Chinese). Shi Zhen Guoyi Guoyao [Li Shizhen Medcine and Materia Medica Research]. 2009;20(12):2919-2920.

2 Zhao XG, You ZL, Liu DZ, Ma HR. [The study of Chinese-white pregnant rabbits on reproductive function and embryo growth for Shoutai pills] (Chinese). Liaoning Zhongyi Zazhi [Liaoning TCM Journal]. 2009;36(12):2185-2187.

vorliegen, fanden sich bei *Shou Tai Wan* in vitro und in vivo keine diesbezüglichen Hinweise. Eine korrekte Indikationsstellung und eine vorsichtige Anwendung der Rezeptur ist in jedem Fall geboten ▶ *Xu Duan, Sang Ji Sheng, Tu Si Z.* ▶ Kommentar

Stillzeit Mit Vorsicht anzuwenden ▶ *Xu Duan, Sang Ji Sheng, Tu Si Zi*

Pharmakologie

- Ein oral verabreichter Extrakt zeigte bei der Maus moderate östrogene Effekte.
- Ein hydroalkoholischer Extrakt zeigte in vitro (Ames-Test, Chromosomenaberrationstest) bzw. in vivo (Mikrokern-Test) keine Hinweise auf Mutagenität oder Gentoxizität.[1, 2, 3]

Kommentar

- *Shou Tai Wan* wurde zur Behandlung von drohendem Abort zusammengestellt. Heute wird diese Rezeptur jedoch auch angewendet, um bei schwangeren Frauen mit Zeichen von Nieren-Mangel aber ohne drohenden Abort die Niere zu stärken. Alle Inhaltsstoffe nähren und stärken Blut und *Jing* und beruhigen gleichzeitig den Fetus. Die Rezeptur kann ebenfalls verwendet werden, um bei Frauen mit Nieren-Mangel und Infertilität Blut und *Jing* (Essenz) zu stärken.
- Gemäß neueren Erkenntnissen wirkt ▶ *Xu Duan* teratogen im Tierversuch und ist in der Schwangerschaft kontraindiziert ▶ AG 12.3. Auch wenn die Gesamtrezeptur im Tierversuch keine teratogenen Wirkungen zeigte, sollte es in dieser Mischung mit Zurückhaltung eingesetzt werden. Es kann ersetzt werden durch *Du Zhong* (Eucommiae Cortex) ▶ AG 12.3.

Korrespondierende Akupunktur

- Mi 6 *Sanyinjiao,* Ma 36 *Zusanli,* Di 10 *Shousanli* (tonisieren *Qi* und Blut);
  Kombination: Mi 6 *Sanyinjiao,* Ma 36 *Zusanli,* Ren 6 *Qihai*
- Ni 3 *Taixi* (tonisiert das Nieren-*Yang*)
- Bl 23 *Shenshu* (*Shu*-Punkt der Niere – stärkt Nieren-*Yang*)
- Ni 11 *Henggu* (stützt den *Chong Mai,* die Nieren-Energie und den Unteren Erwärmer)
- Ma 30 *Qichong* (Kreuzungs-Punkt mit dem *Chong Mai,* tonisiert den Unteren Erwärmer)
- Ma 36 *Zusanli*, Mi 6 *Sanyinjiao*, Ren 6 *Qihai* (allgemeiner *Qi*-Mangel)
- Ren 6 *Qihai* (tonisiert das *Qi* und *Yang*)
- Le 3 *Taichong* (reguliert das Leber-*Qi* und lindert abdominelle Schmerzen und Krämpfe)

Diätetik

Nieren-Yang wärmen und stärken Lamm, Wildgerichte, Schaf- und Ziegenfleisch, Hirschfleisch, Ziegen- und Schafmilch, Taubeneier, Gewürze wie Zimt und Nelken, Stangenbohnen, Aal, Krabben, Garnelen, Langusten, Walnüsse, chinesischer Lauch

Blut und Yin nähren Weizen, gekeimter Weizen, Hafer, Eigelb, Milch (bes. Kuhmilch, auch Schaf- und Ziegenmilch), Kirsche, Sojabohne, Frischkäse, Lotoswurzel, Longanfrucht, Schweineherz, Fasan

Leber-Blut nähren Stangensellerie, Wasserkastanie, Chrysanthemenblüten-Tee, Sonnenblumenkerne, Erdnuss, Birne, Krebse, Austern

Qi und Blut tonisieren Hirse, Gerste, Hafer, Feige, Honig, Mandel, Haselnuss, Huhn, Schaf- und Ziegenfleisch, Fisch, Eier, fettarme Milch

Suō Quán Wán
Pille, die die Schleuse schließt

縮泉丸 缩泉丸

Englischer Name Restrict the Fountain Pill

Quelle *Fu Ren Liang Fang* (Feine Frauenrezepturen)

Eigenschaften

Temperatur Warm

Wirkort Innen

Funktionskreis (Milz), Blase, Niere

Energiezustand des Patienten Geschwächt

Konstitution Eher schwach

Wirkung

- Wärmt die Niere und zerstreut Kälte
- Kontrolliert häufige Miktion und stoppt Enuresis

1 Zhao XG, You ZL, Liu DZ, You H. [Study of Shoutai pills on PCE/NCE and MNPCE of marrow cells in KM mice] (Chinese). Hunan Zhongyiyao Daxue Xuebao [Journal of Traditional Chinese Medicine University of Hunan]. 2008;28(03):8-10.

2 You ZL, Liu DZ, Zhao XG, You H. [Effetcs of Shoutai pills on CHL chromosomal aberration] (Chinese). Hunan Zhongyiyao Daxue Xuebao [Journal of Traditional Chinese Medicine University of Hunan]. 2008;28(03):3-4,7.

3 Liu DZ, You ZL, Zhao XG, You H. [Effect of Shoutai pills on bacterial strains TA97, TA98, TA100 and TA102 of genic mutation] (Chinese). Hunan Zhongyiyao Daxue Xuebao [Journal of Traditional Chinese Medicine University of Hunan]. 2008;28(03):5-8.

Zusammensetzung und Analyse

Arzneimittel	AG	Dosis	Wirkung
Yi Zhi (Alpiniae Oxyphyllae Fructus)	12.3	9–12 g	Wärmt und tonisiert die Niere und hält Urin zurück
Wu Yao (Linderae Radix)	9	6–12 g	Wärmt die Niere und vertreibt Kälte im Unteren Erwärmer
Shan Yao (Dioscoreae Rhizoma)	12.1	6–15 g	Stärkt und tonisiert Milz- und Nieren-*Qi* und hält Urin und *Jing* zurück

Symptome

- **Häufige Miktion**
- Reichlicher, klarer Urin, verlängerte Miktion
- **Harn-Inkontinenz**
- Kindliche Enuresis

Befunde

Zungenkörper Blass
Zungenbelag Weißlich, feucht
Puls Tief, kraftlos

Indikationen nach TCM

Qi- und *Yang*-Mangel der Niere, dadurch mangelnde energetische Unterstützung der Blasen-Funktion

Anwendungsbeispiele

- Miktionsprobleme, Reizblase
- Inkontinenz, Stressinkontinenz und Enuresis

Modifikationen

Symptom	Arzneimittel	AG	Dosis
Inkontinenz und Enuresis	+ *Sang Piao Xiao San* (Mantidis Ootheca Pulver) aus dieser Gruppe oder		
	+ *Fu Pen Zi* (Rubi Fructus)	13	6–9 g
	+ *Sang Piao Xiao* (Mantidis Ootheca)	13	6–12 g
	+ *Tu Si Zi* (Cuscutae Semen)	12.3	6–12 g
Ausgeprägte *Yang*-Mangel-Zeichen	+ *Fu Zi* (Aconiti Radix Lateralis Praeparata)	11	3–6 g
	+ *Bu Gu Zhi* (Psoraleae Fructus)	12.3	6–9 g
	+ *Tu Si Zi* (Cuscutae Semen)	12.3	6–12 g
Häufige Miktion aufgrund von *Qi*-Mangel	+ *Huang Qi* (Astragali Radix)	12.1	9–18 g

Kontraindikationen und Sicherheitshinweise

- Diese Rezeptur ist warm und sollte nicht bei Vorliegen von Hitze-Zeichen angewendet werden. Insbesondere ist Vorsicht bei Diarrhö aufgrund von Feuchtigkeit-Hitze angebracht.
- Allergie gegen Bestandteile der Rezeptur
- Akute Blasenentzündung ▶ *Yi Zhi*

Schwangerschaft und Stillzeit

Während jahrhundertelanger Anwendung sind keine relevanten Risiken bekannt geworden. Aussagefähige Untersuchungen zur Sicherheit in der Schwangerschaft oder Stillzeit liegen nicht vor.

Kommentar

- *Suo Quan Wan* ist eine elegante kleine Arzneikombination bei allen Arten von Miktionsproblemen aufgrund von Nieren-*Yang*-Mangel. Da die Rezeptur nicht besonders kräftig ist, wird sie meist mit anderen Arzneien oder mit anderen Rezepturen für Inkontinenz und Enuresis kombiniert.
- Eine verwandte Rezeptur zu *Suo Quan Wan* ist *Jin Suo Gu Jing Wan* (Metallschloss Pille zur Stabilisierung der Essenz) in dieser Gruppe: *Suo Quan Wan* verfolgt mehr eine wärmende und Nieren-*Yang* und die *Qi*-Dynamik tonisierende Strategie, um die Haltefähigkeit im Unteren Erwärmer zu verbessern und Verluste zu stoppen. Hingegen werden bei *Jin Suo Gu Jing Wan* neben der Nieren-Tonisierung gleichzeitig zahlreiche adstringierende Mittel eingesetzt, um so direkt die Verluste des *Jing* zu beenden.
- Eine weitere verwandte Rezeptur zu *Suo Quan Wan* ist *Sang Piao Xiao San* (Mantidis Ootheca Pulver) in dieser Gruppe. *Sang Piao Xiao San* wird ebenfalls eingesetzt in der Behandlung von Urininkontinenz und vorzeitigem Samenerguss. Allerdings liegt hier die Ursache in einer unzureichenden Kommunikation von Herz und Niere mit einem geschwächten Herz-*Qi*.

Korrespondierende Akupunktur

- Mi 6 *Sanyinjiao*, Ma 36 *Zusanli*, Di 10 *Shousanli* (tonisieren *Qi* und Blut);
  Kombination: Mi 6 *Sanyinjiao*, Ma 36 *Zusanli*, Ren 6 *Qihai* (allgemeiner *Qi*-Mangel)
- Ni 3 *Taixi* (tonisiert das Nieren-*Yang*)
- Bl 23 *Shenshu* (*Shu*-Punkt der Niere, stärkt Nieren-*Yang*)
- Bl 28 *Pangguangshu* (*Shu*-Punkt der Blase, stärkt das *Yang* und *Qi* der Blase)
- Ren 3 *Zhongji* (Alarm-Punkt der Blase, stärkt die Blasenfunktion
- Ren 6 *Qihai* (tonisiert *Qi* und *Yang*)

- Le 3 *Taichong*, reguliert das Leber-*Qi* und lindert abdominelle Schmerzen und Krämpfe

Diätetik

Haltefunktion im Unteren Erwärmer unterstützen
Weizen, eingelegte japanische Pflaumen (*Umeboshi*-Pflaumen), Granatapfel, Lotossamen, *Gaoliang*-Reis (Sorghum), Lotoswurzel, Taglilie (*Huang Hua Cai*, getrocknet), Kastanien, Auberginen, Bananen, Artischocken, Loquat, Lattichsalat

Nieren-Yang wärmen und stärken Lamm, Wildgerichte, Schaf- und Ziegenfleisch, Hirschfleisch, Ziegen- und Schafmilch, Taubeneier, Gewürze wie Zimt und Nelken, Stangenbohnen, Aal, Krabben, Garnelen, Langusten, Walnüsse, chinesischer Lauch

Blut und Yin nähren Weizen, gekeimter Weizen, Hafer, Eigelb, Milch (besonders Kuhmilch, auch Schaf- und Ziegenmilch), Kirsche, Sojabohne, Frischkäse, Lotoswurzel, Longanfrucht, Schweineherz, Fasan

Leber-Blut nähren Stangensellerie, Wasserkastanie, Chrysanthemenblüten-Tee, Sonnenblumenkerne, Erdnuss, Birne, Krebse, Austern

Qi und Blut tonisieren Hirse, Gerste, Hafer, Feige, Honig, Mandel, Haselnuss, Huhn, Schaf- und Ziegenfleisch, Fisch, Eier, fettarme Milch

11.4 Rezepturen, die den Uterus stabilisieren

Gù Chōng Tāng
Dekokt zur Stabilisierung des Chong Mai
固冲湯 固冲汤

Englischer Name Stabilize „Gushing" Decoction, auch Decoction to Consolidate the *Chong* Channel
Quelle *Yi Xue Zhong Zhong Can Xi Lu* (Aufzeichnungen aufrichtiger Erfahrungen in der Medizin mit Bezug auf den Westen)

Eigenschaften

Temperaturverhalten Neutral
Wirkort Milz, Magen, *Chong Mai*
Funktionskreis Milz, Magen, Niere, Leber
Energiezustand des Patienten Geschwächt
Konstitution Eher zart

Wirkung

- Vermehrt das *Qi* und stärkt die Milz
- Stabilisiert den *Chong Mai* und stoppt uterine Blutungen

Zusammensetzung und Analyse

Arzneimittel	AG	Dosis	Wirkung
Huang Qi (Astragali Radix)	12.1	6–9 g	Stärkt die Milz, vermehrt das *Qi* und führt es hinauf
Bai Zhu (Atractylodis Macrocephalae Rhizoma)	12.1	6–12 g	Tonisiert die Milz, trocknet Feuchtigkeit
Shan Zhu Yu (Corni Fructus)	13	6–9 g	Adstringiert das *Jing*, tonisiert die Nieren und hält Blutungen zurück
Bai Shao (Paeoniae Alba Radix)	12.2	6 g	Erweicht die Leber und reguliert den *Qi*-Fluss; adstringiert und bewahrt Säfte und Blut
Duan Long Gu (Fossilia Ossis Mastodi)[1]	14.1	6 g	Senken den Geist ab mit Schwere; adstringieren durch Karbonisierung und stoppen Blutungen
Duan Mu Li (Concha Ostreae)[1]	14.1	6 g	
Hai Piao Xiao (Sepiae Endoconcha)	13	5 g	Adstringiert, stoppt Blutungen und stabilisiert das *Jing*
Zong Lu Tan (Verkohltes Trachycarpi Petiolus)[2]	10.2	5 g	Adstringiert und stoppt Blutungen
Wu Bei Zi (Galla Chinensis)	13	5 g	Adstringiert und stoppt Schweiße und Blutungen, klärt Feuer-Toxin
Qian Cao (Rubiae Radix et Rhizoma)[3]	10.2	3 g	Adstringiert und stoppt Blutungen; kühlt das Blut und reguliert den Blut-Fluss und wirkt so gegen Blut-Stase

1 Kalziniert (*Duan*)
2 Schwer erhältlich und meist verunreinigt; ersetzen durch *Ou Jie* (Nelumbinis Rhizomatis Nodus) ▶ AG 10.2
3 Aus Sicherheitsgründen meist nicht erhältlich; ersetzen durch *San Qi* (Notoginseng Radix et Rhizoma) ▶ AG 10.2

Symptome

- Profuse **uterine Blutungen**
- Das Menstrualblut ist blass und dünnflüssig, die Blutungen können schwallartig oder als ständiges Tröpfeln vorkommen.
- Begleitet durch Erschöpfung, Gesichtsblässe, Kurzatmigkeit, Palpitationen

Befunde

Zungenkörper Blass, gedunsen, Zahneindrücke
Zungenbelag Vermehrt feucht, weißlich
Puls Kraftlos, dünn

Indikationen nach TCM

Schwäche im *Chong Mai* durch Milz- und Magen-*Qi*-Mangel mit konsekutivem Blut-Mangel. Indirekt kommt es so zusätzlich zu einem Leber-Blut-Mangel und einer Erschöpfung von *Ren Mai* und der damit eng verbundenen Nieren-Energie.

Anwendungsbeispiele

- Gynäkologische Blutungsstörungen, Menorrhagien oder Metrorrhagien
- Exzessive Blutungen nach der Geburt
- Neigung zu gastrointestinalen Blutungen

Modifikationen

Symptom	Arzneimittel	AG	Dosis
Tröpfelnde Blutungen (Spotting)	+ *Yi Mu Cao* (Leonuri Herba)	10.1	6 g
Sehr ausgeprägte Blutungen	+ *San Qi* (Notoginseng Radix et Rhizoma)	10.2	4 g
Hitzezeichen (leuchtend hellrotes Blut, rote Zunge, gelber Belag)	+ *Di Huang* (Rehmanniae Radix)	2.2	6–9 g
Innere Kälte mit Milz-*Yang*-Mangel	+ *Fu Zi* (Aconiti Radix Lateralis Praeparata)	11	4–6 g
Ausgeprägter Milz-Mangel mit Feuchtigkeit	+ *Bai Bian Dou* (Lablab Semen Album)	12.1	6–9 g
	+ *Yi Yi Ren* (Coicis Semen)	4	6–9 g
Stress und Ärger als emotionale Auslöser	+ *Chai Hu* (Bupleuri Radix)	1.2	5 g

Kontraindikationen und Sicherheitshinweise

- Allergie gegen Bestandteile der Rezeptur
- Anwendung bei Kindern ▶ *Qian Cao*
- Kardiovaskuläre Erkrankungen und Thrombophilie wegen der multiplen Blutungen stoppenden Arzneien
- Höhergradige Herzrhythmusstörung, Behandlung mit Antiarrhythmika, Digitalis ▶ *Long Gu*
- Zustand nach Organtransplantation ▶ *Huang Qi*
- Bei Autoimmunerkrankungen oder intendierter immunsuppressiver Therapie wegen der immunstimulierenden Eigenschaften mit großer Vorsicht einzusetzen ▶ *Huang Qi*
- Vorsicht bei Obstipation ▶ *Wu Bei Zi*
- Dosis und Anwendungsdauer von ▶ *Qian Cao, Wu Bei Zi* sind zu begrenzen
- Vorsicht bei Hypertonus bei höherer Dosis von ▶ *Huang Qi*

Fertilität, Schwangerschaft und Stillzeit

Fertilität Von einer Anwendung bei Kinderwunsch ist abzuraten, insbesondere bei Männern ▶ *Qian Cao*
Schwangerschaft Kontraindiziert ▶ *Qian Cao;* bei Auslassen von *Qian Cao* mit Vorsicht anzuwenden ▶ *Long Gu, Bai Zhu, Ou Jie, San Qi, Huang Qi*
Stillzeit Kontraindiziert ▶ *Qian Cao;* bei Auslassen von *Qian Cao* mit Vorsicht anzuwenden ▶ *Long Gu, Ou Jie, San Qi*

Interaktionen

▶ *Huang Qi, Shan Zhu Yu, Bai Shao, Long Gu, Mu Li, Hai Piao Xiao, Wu Bei Zi, San Qi*

Kommentar

- Dies ist eine wichtige Rezeptur, um uterine Blutungen zu stoppen, die durch eine Schwäche der Mitte bedingt sind und die dann zu einer mangelnden Ernährung des „Meeres des Blutes" – wie der *Chong Mai* auch genannt wird – führen. Daher lautet eine alte Regel: „Um das Blut zu therapieren, muss man zuerst die Milz behandeln."
- *Gui Pi Tang* (Dekokt, das die Milz wiederherstellt) ▶ RG 8.3, wird auch zum Halten des Blutes durch absinkendes Milz-*Qi* eingesetzt. Der Unterschied besteht darin, dass *Gu Chong Tang* mit adstringierenden Arzneien starke Blutungen stoppen kann. *Gui Pi Tang* hingegen wird bei eher leichteren Blutungen mit zusätzlichen Störungen im Bereich des Herz-Blutes eingesetzt.
- Eine weitere verwandte Rezeptur aus dieser Gruppe ist *Gu Jing Wan* (Pille zur Stabilisierung der Menses). Diese Rezeptur therapiert ebenso wie *Gu Chong Tang* übermäßige uterine Blutungen. Jedoch richtet sich *Gu Jing Wan* auf Hitze-Fülle bei zugrunde liegendem *Yin*-Mangel. Das Blut ist dunkelrot und klumpig und die Hitzezeichen – wie „Feuer der fünf Herzen" mit heißen Handflächen und Fußsohlen und Hitzegefühl im Herzbereich – weisen auf Leere-Hitze hin. Bei *Gu Chong Tang* hingegen setzen die Blutungen plötzlich und schwallartig ein. Dabei sind Symptome eines *Qi*- und Blut-Mangels mit Gesichtsblässe, Palpitationen und blasser Zunge erkennbar. Um rasch weitere Blutverluste zu stoppen, werden bei *Gu Chong Tang* zahlreiche Adstringentien und Blutungen stoppende Arzneien eingesetzt.

Korrespondierende Akupunktur

Unterstützend bei weniger starken Blutungen

- Mi 1 *Yinbai*, Le 1 *Dadun* (*Jing*-Punkte zum raschen Blut Stillen)
- Bl 20 *Pishu*, Bl 21 *Weishu* und Ma 36 *Zusanli*, Mi 6 *Sanyinjiao* (stärken die Mitte)
- Le 3 *Taichong*, Mi 6 *Sanyinjiao*, Le 13 *Zhangmen* (Leber- und Milz-Disharmonie)
- Ni 6 *Zhaohai*, He 6 *Yinxi*, Ni 6 *Zhaohai* (Nieren-*Yin* nährend, besonders auch bei Nachtschweißen)

Diätetik

Haltefunktion im Unteren Erwärmer unterstützen Weizen, eingelegte japanische Pflaumen (*Umeboshi*-Pflaumen), Granatapfel, Lotossamen, *Gaoliang*-Reis (Sorghum), Lotoswurzel, Taglilie (*Huang Hua Cai*, getrocknet), Kastanien, Auberginen, Bananen, Artischocken, Loquat, Lattichsalat

Blut und Yin nähren Weizen, gekeimter Weizen, Hafer, Eigelb, Milch (bes. Kuhmilch, auch Schaf- und Ziegenmilch), Kirsche, Sojabohne, Frischkäse, Lotoswurzel, Lon-

ganfrucht, Schweineherz, Fasan, Tintenfisch, Austern, Ente, Niere von Schwein und Rind, Eigelb, Sesam, schwarze Sojabohne, Weizen, Weintraube, Karotte
Qi und Blut tonisieren Hirse, Gerste, Hafer, Feige, Honig, Mandel, Haselnuss, Huhn, Schaf- und Ziegenfleisch, Fisch, Eier, fettarme Milch

Gù Jīng Wán
Pille zur Stabilisierung der Menses
固經丸 固经丸

Englischer Name Stabilize the Menses Pill
Quelle *Dan Xi Xin Fa* (Die Lehren des [Zhu] Dan Xi)

Eigenschaften

Temperaturverhalten Kühl
Wirkort Leber, *Chong Mai* und *Ren Mai*
Funktionskreis Leber
Energiezustand des Patienten Eher Leere mit Fülle in Teilgebieten
Konstitution Eher geschwächt

Wirkung

- Nährt das *Yin* und klärt Leere-Hitze
- Stoppt Blutungen und stabilisiert die Menstruation

Zusammensetzung und Analyse

Arzneimittel	AG	Dosis	Wirkung
Gui Jia (Testudinis Carapax et Plastrum)	12.4	9–12 g	Nährt *Yin* und Blut und stützt das *Jing*; lindert Blutungen
Bai Shao (Paeoniae Radix Alba)	12.2	9–12 g	Nährt Blut, entspannt die Leber, adstringiert und bewahrt die Säfte
Huang Qin (Scutellariae Radix)	2.3	9–12 g	Beseitigt Hitze und Feuchtigkeit aus dem Oberen Erwärmer
Huang Bo (Phellodendri Chinensis Cortex)	2.3	4–6 g	Klärt Hitze und Feuchtigkeit aus dem Unteren Erwärmer
Chun Pi (Ailanthi Cortex)	13	6–9 g	Adstringiert und stoppt Blutungen
Xiang Fu (Cyperi Rhizoma)	9	4–6 g	Reguliert *Qi*, besonders Leber-*Qi*

Symptome

- Kontinuierliche **uterine Blutungen**
- Andauernde Blutungen, die zwischen Tröpfeln und wieder stärkerem Blutfluss wechseln
- Das **Menstruationsblut** ist **sehr rot** und kann **dunkelviolette Klumpen** enthalten
- Begleitet von Abdominalschmerzen, Gefühl von Unruhe und Hitze im Thorax, Reizbarkeit, Irritierbarkeit, dunklem Urin
- Besonders auch unregelmäßige Blutungen oder Dauerblutungen während der beginnenden Menopause

Befunde

Zungenkörper Rot
Zungenbelag Gelegentlich vermindert
Puls Saitenförmig, schnell

Indikationen nach TCM

Meistens eine Kombination von *Yin*-Leere (verstärkt durch ständige Blutverluste) und Leber-*Qi*-Stagnation, die zu Stagnations-Hitze führt; auch beschrieben als Hitze im *Ren Mai* und *Chong Mai*

Anwendungsbeispiele

- Funktionelle Uterusblutungen
- Gynäkologische Blutungsstörungen: Hypermenorrhö, Polymenorrhö, Metrorrhagie, Spotting (Zwischenblutungen), Dysmenorrhö
- Prämenopausale Blutungsanomalien
- Chronische Entzündungen der Beckenorgane

Modifikationen

Symptom	Arzneimittel	AG	Dosis
Größere *Yin*-Leere mit Symptomen von Leere-Hitze: spärliche Menstruationsblutung, Hitzegefühl im Thorax mit heißen Handflächen und Fußsohlen, Trockenheitsgefühl in Hals und Mund	+ *Shu Di Huang* (Rehmanniae Radix Praeparata)	12.2	6–9 g
	+ *Shan Zhu Yu* (Corni Fructus)	13	6 g
	+ *Di Gu Pi* (Lycii Cortex)	2.5	6 g
	– *Xiang Fu* (Cyperi Rhizoma)	9	–
Schwere, ausgeprägte Blutungen	+ *Di Yu* (Sanguisorbae Radix)	10.2	6 g
	+ *Xian He Cao* (Agrimoniae Herba)	10.2	6 g

Kontraindikationen und Sicherheitshinweise

- Allergie gegen Bestandteile der Rezeptur
- Interferonbehandlung ▶ *Huang Qin*
- Vorsicht bei vorbestehendem Leberschaden, höherem Alkoholkonsum oder positivem HCV-Antikörperstatus; auf Anzeichen für eine Leberschädigung sollte geachtet werden ▶ *Huang Qin*
- Vorsicht bei Diarrhö ▶ *Gui Jia, Huang Bo*
- Überdosierung von ▶ *Chun Pi* vermeiden

Schwangerschaft und Stillzeit

Schwangerschaft Kontraindiziert ▶ *Huang Bo, Gui Jia, (Huang Qin)*
Stillzeit Kontraindiziert ▶ *Huang Bo*

Interaktionen

▶ *Bai Shao, Huang Qin*

Kommentar

- Diese Art von Uterusblutung wurde zuerst in den Einfachen Fragen (*Su Wen,* Kapitel 7) erwähnt, wo sie einem leeren *Yin* mit einem „kriegführenden *Yang*" zugeschrieben wird. Der *Yin*-Mangel-Aspekt dieser Erkrankung ist nicht offensichtlich, da er von der Hitze verdeckt wird.
- Eine zu *Gu Jing Wan* verwandte Rezeptur ist *Gu Chong Tang* (Dekokt zur Stabilisierung des *Chong Mai*) aus dieser Gruppe. Beide Rezepturen therapieren zwar übermäßige uterine Blutungen. Jedoch richtet sich *Gu Jing Wan* auf eine Hitze-Fülle bei zugrunde liegendem *Yin*-Mangel. Das Blut ist dunkelrot und klumpig und die Hitzezeichen – wie „Feuer der fünf Herzen" mit heißen Handflächen und Fußsohlen und Hitzegefühl im Herzbereich – weisen auf Leere-Hitze hin. Bei *Gu Chong Tang* hingegen setzen die Blutungen plötzlich und schwallartig ein. Dabei sind Symptome eines *Qi*- und Blut-Mangels mit Gesichtsblässe, Palpitationen und blasser Zunge erkennbar. Um rasch weitere Blutverluste zu stoppen, werden bei *Gu Chong Tang* zahlreiche Adstringentien und Blutungen stoppende Arzneien eingesetzt.

Korrespondierende Akupunktur

- Mi 1 *Yinbai,* Le 1 *Dadun* (*Jing*-Punkte zum raschen Blutstillen)
- Bl 18 *Ganshu*, Le 13 *Zhangmen*, Pe 6 *Neiguan* (Leber-*Qi* regulierend);
  Kombination: Le 3 *Taichong* und Di 4 *Hegu* (Leber-*Qi* Stagnation lösend)
- Le 2 *Xingjian*, Gb 41 *Zulinqi*, Mi 10 *Xuehai* (Leber-*Yang* absenkend und Leber-Blut nährend)
- Mi 10 *Xuehai*, Di 11 *Quchi* (Bluthitze klärend)
- Ni 6 *Zhaohai*, He 6 *Yinxi* (Nieren-*Yin* nährend und Leere-Hitze klärend, besonders auch bei Nachtschweißen)

Diätetik

Haltefunktion im Unteren Erwärmer unterstützen Weizen, eingelegte japanische Pflaumen (*Umeboshi*-Pflaumen), Granatapfel, Lotossamen, *Gaoliang*-Reis (Sorghum), Lotoswurzel, Taglilie (*Huang Hua Cai*, getrocknet), Kastanien, Auberginen, Bananen, Artischocken, Loquat, Lattichsalat
Blut und Yin nähren Weizen, gekeimter Weizen, Hafer, Eigelb, Milch (besonders Kuhmilch, auch Schaf- und Ziegenmilch), Kirsche, Sojabohne, Frischkäse, Lotoswurzel, Longanfrucht, Schweineherz, Fasan, Tintenfisch, Austern, Ente, Niere von Schwein und Rind, Eigelb, Sesam, schwarze Sojabohne, Weizen, Weintraube, Karotte
Leber-Yang absenken und Leber-Blut nähren Stangensellerie, Wasserkastanie, Chrysanthemenblüten-Tee, Sonnenblumenkerne, Erdnuss, Birne, Krebse, Austern
Leber-Blut nähren Stangensellerie, Wasserkastanie, Chrysanthemenblüten-Tee, Sonnenblumenkerne, Erdnuss, Birne, Krebse, Austern
Qi und Blut tonisieren Hirse, Gerste, Hafer, Feige, Honig, Mandel, Haselnuss, Huhn, Schaf- und Ziegenfleisch, Fisch, Eier, fettarme Milch

Wán Dài Tāng
Dekokt, das Ausfluss beendet
完帶湯 完带汤

Englischer Name End Discharge Decoction
Quelle *Fu Qing Zhu Nu Ke* (Frauenerkrankungen nach Fu Qing Zhu)

Eigenschaften

Temperatur Leicht wärmend
Wirkort Unterer Erwärmer, *Dai Mai*
Funktionskreis Milz, Leber
Energiezustand des Patienten Geschwächt
Konstitution Neigung zu Übergewicht, pastöses Aussehen

Wirkung

- Tonisiert die Mitte und stärkt die Milz
- Transformiert Feuchtigkeit und stoppt vaginalen Ausfluss

Zusammensetzung und Analyse

Arzneimittel	AG	Dosis	Wirkung
Bai Zhu (Atractylodis Macrocephalae Rhizoma)	12.1	6–15 g	Transformiert Feuchtigkeit, stärkt die Milz
Shan Yao (Dioscoreae Rhizoma)	12.1	6–9 g	Tonisiert die Milz, trocknet Feuchtigkeit
Ren Shen (Ginseng Radix et Rhizoma)	12.1	3 g	Stärkt die Milz und vermehrt das *Qi*
Bai Shao (Paeoniae Radix Alba)	12.2	6–9 g	Regulieren den Fluss des Leber-*Qi*; *Bai Shao* erweicht die Leber und nährt Blut; hält die Säfte und das *Yin*
Chai Hu (Bupleuri Radix)	1.2	3 g	
Cang Zhu (Atractylodis Rhizoma)	7	6 g	Transformiert und trocknet Feuchtigkeit
Che Qian Zi (Plantaginis Semen)	4	6–9 g	Drainiert Feuchtigkeit und wirkt diuretisch
Chen Pi (Citri Reticulatae Pericarpium)	9	6 g	Reguliert den *Qi*-Fluss und transformiert Feuchtigkeit und Schleim
Jing Jie Tan (Schizonepetae Herba)[1]	1.1	3 g	Stoppt durch die Karbonisierung Ausfluss und absorbiert Feuchtigkeit
Gan Cao (Glycyrrhizae Radix et Rhizoma)	12.1	3 g	Tonisiert und schützt die Mitte und harmonisiert die vielen Arzneien in dieser Rezeptur

[1] Karbonisiert (*Tan*)

Symptome

- Reichlicher kontinuierlicher **Fluor albus** von eher weißlicher bis blass-gelblicher Farbe und dünnerer Konsistenz, der nicht auffallend scharf oder faulig riecht
- **Ödeme** um den Zeitpunkt der Menstruation herum und während der Schwangerschaft
- Begleitet von Gesichtsblässe, Erschöpfung, weichen, ungeformten Stühlen, Diarrhö

Befunde

Zungenkörper Blass, gedunsen, Zahneindrücke
Zungenbelag Vermehrt feucht, weißlich
Puls Langsam, kraftlos, weich

Indikationen nach TCM

Milz-*Qi*-Mangel mit Feuchtigkeits-Ansammlung; zudem wird häufig eine Störung des *Dai Mai* angenommen, der eine besonders enge Beziehung zu Leber und Milz aufweist, was dann zu einer Leber-Milz-Disharmonie führt.

Anwendungsbeispiele

- Entzündungen im Unterleib, wie Kolpitis, pathologischer Fluor vaginalis
- Ödeme in der Schwangerschaft als Vorstufe zu EPH-Gestose, Präeklampsie
- Dysenterie, Colitis, auch Nephritis mit Proteinurie
- Perimenstruelle Ödeme oder Kopfschmerzen

Modifikationen

Symptom	Arzneimittel	AG	Dosis
Ausgeprägte Feuchtigkeit	+ *Yi Yi Ren* (Coicis Semen)	4	12 g
	+ *Fu Ling* (Poria)	4	6 g
Mittel, die Ausfluss stoppen (Auswahl)	+ *Mu Li* (Ostreae Concha)	14.1	6 g
	+ *Long Gu* (Fossilia Ossis Mastodi)	14.1	6 g
	+ *Hai Paio Xiao* (Sepiae Endoconcha)	13	6 g
	+ *Qian Shi* (Euryales Semen)	13	9 g
	+ *Lian Zi* (Nelumbinis Semen)	13	4 g
	+ *Jin Ying Zi* (Rosae Laevigatae Fructus)	13	9 g
Hitzezeichen (gelber, stark riechender Ausfluss)	+ *Huang Bo* (Phellodendri Chinensis Cortex)	2.3	4 g
	+ *Long Dan* (Gentianae Radix et Rhizoma)	2.3	4 g
Ausgeprägter Milz-Mangel mit Feuchtigkeit	+ *Huang Qi* (Astragali Radix)	12.1	9–12 g
	+ *Bai Bian Dou* (Lablab Semen Album)	12.1	9–12 g
	+ *Yi Yi Ren* (Coicis Semen)	4	9–12 g
Innere Kälte; Milz-*Yang* tonisierend und so Stoffwechsel aktivierend	+ *Gan Jiang* (Zingiberis Rhizoma)	11	2–3 g
	+ *Yi Zhi* (Alpiniae Oxyphyllae Fructus)	12.3	6 g
	+ *Fu Zi* (Aconiti Radix Lateralis Praeparata)	11	3–6 g
Mitte stützend und Nahrungstransformation fördernd	+ *Sha Ren* (Amomi Fructus)	7	5 g
	+ *Shan Zha* (Craetaegi Fructus)	8	5 g

Schleim-Akkumulation im Unteren Erwärmer	+ *Zhe Bei Mu* (Fritillariae Thunbergii Bulbus)	6.2	5 g
	+ *Zhi Ban Xia* (Pinelliae Rhizoma Praeparatum)	6.1	5 g
	+ *Hai Zao* (Sargassum)	6.2	5 g
	+ *Kun Bu* (Laminariae Thallus)	6.2	5 g
Nieren-Mangel mit Lumbalschmerzen	+ *Tu Si Zi* (Cuscutae Semen)	12.3	9 g
	+ *Du Zhong* (Eucommiae Cortex)	12.3	6–9 g
	+ *Xu Duan* (Dipsaci Radix)	12.3	6–9 g
	+ *Ba Ji Tian* (Morindae Officinalis Radix)	12.3	6 g
Assoziierte Rezeptur: Milz-Schwäche mit kontinuierlichem dünnen oder roten Ausfluss, LWS-Schwäche und Lumbalgie, Blässe, blasse Zunge mit weißem Belag und dünnem Puls[1]	*Shan Yao* (Dioscoreae Rhizoma)	12.1	9 g
	Mu Li (Ostreae Concha)	14.1	6 g
	Long Gu (Fossilia Ossis Mastodi)	14.1	6 g
	Hai Piao Xiao (Sepiae Endochoncha)	13	4 g
	Qian Cao (Rubiae Radix et Rhizoma)	10.2	3 g

[1] Diese Modifikation von *Wan Dai Tang* hat den Namen **Qing Dai Tang (Dekokt das Ausfluss klärt)**

Kontraindikationen und Sicherheitshinweise

- Allergie gegen Bestandteile der Rezeptur
- Gleichzeitige Anwendung von Antidepressiva, Neuroleptika, Benzodiazepinen, Zolpidem und Amphetaminen ▶ *Ren Shen*
- Zustand nach Organtransplantation ▶ *Ren Shen*
- Interferonbehandlung ▶ *Chai Hu*
- Vorsicht bei vorbestehendem Leberschaden, höherem Alkoholkonsum oder positivem HCV-Antikörperstatus, auf Anzeichen für eine Leberschädigung sollte geachtet werden ▶ *Chai Hu*
- Bei längerer Anwendung Kontraindikation und Sicherheitshinweise zu ▶ *Gan Cao* beachten
- Besondere Vorsicht bei Autoimmunerkrankungen ▶ *Ren Shen*
- Vorsicht bei Diabetikern mit Neigung zur Hypoglykämie ▶ *Ren Shen*

Schwangerschaft und Stillzeit

Schwangerschaft Mit Vorsicht anzuwenden ▶ *Che Qian Zi, Bai Zhu.* Aussagefähige Untersuchungen zur Sicherheit der Rezeptur in der Schwangerschaft liegen nicht vor.

Stillzeit Keine Einschränkungen bekannt

Interaktionen

▶ *Ren Shen, Bai Shao, Cang Zhu, Gan Cao*

Kommentar

- *Wan Dai Tang* ist die Hauptrezeptur für Ausfluss aufgrund von Milz-Mangel mit Feuchtigkeit, aber ohne Hitzezeichen. Leber-*Qi*-Stagnation ist oft Teil des Musters und wird durch *Chai Hu* und *Bai Shao* adressiert. Da die Rezeptur sich vor allem auf das Stärken der Milz und das Umwandeln der Feuchtigkeit konzentriert, kann es sinnvoll sein, sie mit Mitteln zu ergänzen, die explizit den Ausfluss stoppen.
- Diese Rezeptur stellt im engeren Sinne keine adstringierende Rezeptur dar und enthält in der Zusammensetzung auch keine Adstringentien. Zumindest wenn man davon absieht, dass im Originalrezept von den Hauptarzneien *Bai Zhu* und *Shan Yao* deren geröstete Formen (*Chao Bai Zhu* und *Chao Shan Yao*) verwendet wurden. Diese sind jedoch oft so nicht erhältlich. Dennoch verhindert die Rezeptur den Verlust von Flüssigkeiten und Körpersäften, indem sie die physiologischen Funktionen wiederherstellt.
- Verwandte Rezepturen zu *Wan Dai Tang* sind
  - *Qing Dai Tang* (Dekokt das Ausfluss klärt) ▶ oben
  - *Si Jun Zi Tang* (Vier Gentlemen Dekokt) ▶ RG 8.1

Korrespondierende Akupunktur

- Bl 20 *Pishu*, Bl 21 *Weishu*, und Ma 36 *Zusanli*, Mi 6 *Sanyinjiao* (stärken die Mitte)
- Ma 40 *Fenglong* und Mi 3 *Taibai* (Feuchtigkeit-Schleim und mangelnde *Qi*-Dynamik)
- Le 3 *Taichong*, Mi 6 *Sanyinjiao*, Le 13 *Zhangmen* (Leber- und Milz-Disharmonie)
- Le 3 *Taichong*, Gb 34 *Yanglingquan*, SJ 6 *Zhigou* (Leber- und Gallenblasen-*Qi*-Stagnation)

Diätetik

Allgemein Neben der Ernährung sind Probiotika zur Wiederherstellung der oft gestörten Vaginalflora oft sehr hilfreich, da diese offenbar bei der Chronifizierung der Störung einen noch nicht vollständig geklärten Einfluss hat.

Feuchtigkeits-Ansammlung Heißwasser-Trinkkur, Ingwer-Wasser zur Stoffwechsel-Aktivierung und Ausleitung von Feuchtigkeit, Low Carb oder Trennkost mit abendlicher Kohlenhydrat-Karenz oder auch Intervallfasten

Milz-Qi-Mangel mit ausgeprägter Feuchtigkeits-Ansammlung Reduktion von Feuchtigkeit erzeugenden Nahrungs- und Genussmitteln: Zuckerhaltiges, gesüßte Getränke (Cola, Fanta, Fruchtsäfte)

Meiden Milchprodukte, sehr ölige Speisen und Nüsse, Süßigkeiten; ebenso alkoholische Getränke

12 Shen beruhigende Rezepturen (Sedativa)

12.1 Rezepturen, die das Herz nähren und den Geist beruhigen

Dìng Zhì Wán
Pille, die die Emotionen beruhigt
定志丸

Englischer Name Settle the Emotions Pill
Quelle *Qian Jin Yao Fang* (Verschreibungen, die tausend Dukaten wert sind)

Eigenschaften

Temperatur Warm
Wirkort Innen
Funktionskreis Milz, Herz
Energiezustand des Patienten Erschöpft
Konstitution Leicht geschwächt

Wirkung

- Tonisiert das Herz-*Qi* und lindert Unsicherheit
- Beruhigt *Shen*

Zusammensetzung und Analyse

Arzneimittel	AG	Dosis	Wirkung
Ren Shen (Ginseng Radix et Rhizoma)	12.1	3–8 g	Tonisiert das Herz-*Qi*, beruhigt *Shen*, beruhigt *Hun* und *Po* und lindert Palpitationen mit Ängstlichkeit[1]
Fu Ling (Poria)	4	3–8 g	Beruhigt *Shen* und führt es nach unten, mindert Palpitationen und leitet Feuchtigkeit aus
Shi Chang Pu (Acori Tatarinowii Rhizoma)	15	6 g	Öffnet die Sinnesöffnungen, durchdringt Schleim, der die Sinnesöffnungen blockiert, und beruhigt *Shen*
Yuan Zhi (Polygalae Radix)	14.2	6–8 g	Sediert *Shen*, löst blockierten Fluss des Herz-*Qi*, unterstützt Kommunikation von Niere und Herz

[1] ▶ Kommentar

Symptome

- **Angstzustände, Schreckhaftigkeit** und **ausgeprägte Emotionalität, Palpitationen,** Vergesslichkeit
- Mangelnde Freude, schüchtern, verzagt und ständig zu sehr besorgt; auch das Gegenteil tritt auf, wie unaufhörliches Lachen (Freude gerät außer Kontrolle)
- Schwierigkeit sich an neue Situationen anzupassen
- *Shen* ist nicht mehr richtig mit *Zhi* (Wille) verwurzelt, Orientierungslosigkeit

Befunde

Zungenkörper Blass, rote Spitze
Zungenbelag Weißlich
Puls Kraftlos oder unregelmäßig

Indikationen nach TCM

Herz-*Qi*-Mangel und Herz-Gallenblase-Mangel ▶ Kommentar

Anwendungsbeispiele

- Angstzustände
- Schreckhaftigkeit, Palpitationen (besonders am Tage)
- Emotionale Störungen, Freudlosigkeit, Schüchternheit, Überforderungssyndrom, Zwangsverhalten, Unruhezustände
- Vergesslichkeit

Modifikationen

Symptom	Arzneimittel	AG	Dosis
Stärker ausgeprägte Unruhe und Schlaflosigkeit[1]	+ *Fu Shen* (Poriae Sclerotium Pararadicis)[2]	4	6 g
	+ *Mai Dong* (Ophiopogonis Radix)	12.4	6 g
	+ *Long Gu* (Fossilia Ossis Mastodi)	14.1	6 g
	+ *Zhen Zhu Mu* (Margaritiferae Concha)	14.1	6 g

[1] Diese Variante von *Ding Zhi Wan* stammt aus der Schrift *Za Bing Yuan Liu Xi Zhu* (Wundersame Laterne, um die Ursache und Entwicklung verschiedener Erkrankungen auszuleuchten). Das dort angegebene toxische *Zhu Sha* (Cinnabaris) wird hier durch *Long Gu* oder *Zhen Zhu Mu* ersetzt.
[2] ▶ Kommentar *Fu Ling*, AG 4

Kontraindikationen und Sicherheitshinweise

- Allergie gegen Bestandteile der Rezeptur
- Anwendung bei Kindern ▶ *Shi Chang Pu*
- Gleichzeitige Anwendung von Antidepressiva, Neuroleptika, Benzodiazepinen, Zolpidem und Amphetaminen ▶ *Ren Shen*
- Zustand nach Organtransplantation; besondere Vorsicht bei Autoimmunerkrankungen ▶ *Ren Shen*
- Überdosierung und Langzeitanwendung von ▶ *Shi Chang Pu* vermeiden
- Vorsicht bei entzündlichen Magen-Darm-Veränderungen ▶ *Yuan Zhi*
- Vorsicht bei Diabetikern mit Neigung zur Hypoglykämie ▶ *Ren Shen*

Fertilität, Schwangerschaft und Stillzeit

Fertilität Von einer Anwendung bei Frauen und Männern mit Kinderwunsch ist abzuraten ▶ *Shi Chang Pu*
Schwangerschaft Kontraindiziert ▶ *Shi Chang Pu*
Stillzeit Kontraindiziert ▶ *Shi Chang Pu*

Interaktionen

▶ *Ren Shen, Fu Ling, Shi Chang Pu*

Kommentar

- Indikation für *Ding Zhi Wan* ist häufig konstitutioneller Herz-*Qi*-Mangel. Die Patienten neigen zu Ängstlichkeit und können mit Veränderungen nicht leicht umgehen.
- Auch für Situationen, bei denen *Shen* aufgrund von plötzlichem schwerem emotionalen Schock oder Schreck die Orientierung verliert.
- Diese Mischung wird auch bei sogenanntem „Herz-Gallenblase-Mangel" eingesetzt. Dieses Muster entspricht einem Herz-*Qi* und -Blut-Mangel mit Leber-*Qi*-Stagnation und leichter Schleimblockade im Herzen. Die Gallenblase ist zuständig für Mut. Personen mit einer schwachen Gallenblase sind mutlos und schreckhaft, ein typisches Zeichen für den Einsatz dieser Rezeptur.
- *Ren Shen* (Ginseng Radix) ist die Kaiserarznei in dieser Rezeptur. *Ren Shen* tonisiert das *Qi* und beruhigt das *Shen*. Gemäss dem Ursprungswerk der chinesischen Arzneitherapie, dem *Shen Nong Ben Cao Jing*, beruhigt *Ren Shen* nicht nur das *Shen*, sondern hat auch eine Wirkung auf *Hun* und *Po*. Es heißt dort: „[*Ren Shen*] regiert die Tonisierung der fünf *Yin*-Organe, beruhigt das Bewusstsein, sediert *Hun* und *Po*, stoppt Palpitationen mit Unruhe, vertreibt pathogenes *Qi*, hellt die Augen auf, öffnet das Herz und stärkt die Entschlossenheit.."[1]
- *Ding Zhi Wan* ist eine klassische Modifikation von *Si Jun Zi Tang* (Vier Gentlemen Dekokt) ▶ RG 8.1; durch die Zugabe von auf das *Shen* bezogenen Mitteln schwenkt der Fokus der Rezeptur von einem allgemeinen *Qi*-Tonikum (*Si Jun Zi Tang*) auf einen *Qi*-Mangel im Herz.
- Eine zu *Ding Zhi Wan* verwandte Rezeptur ist *Suan Zao Ren Tang* (Ziziphi Spinosae Semen Dekokt) aus dieser Gruppe. Während jedoch bei *Ding Zhi Wan* die mentalen und emotionalen Probleme auf einem *Qi*-Mangel und einer *Qi*-Blockade basieren, wird *Suan Zao Ren Tang* bei Unruhe, Schlaflosigkeit und gestörter Emotionalität eingesetzt, die durch Blut-Mangel in der Leber bedingt sind.

Korrespondierende Akupunktur

- He 7 *Shenmen* (Sedierungspunkt Herz)
- Ren 6 *Qihai* (stärkt das *Qi*)
- Bl 23 *Shenshu* (*Shu*-Punkt der Niere)
- Ni 6 *Zhaohai*, Bl 62 *Shenmai* (beide sedieren *Shen*)
- Le 2 *Xingjian* oder Le 3 *Taichong* (kühlen und regulieren die Leber)
- Pe 6 *Neiguan* (*Luo*-Punkt, Arealfernpunkt für den Thorax; wirkt auch sedativ)
- Ma 36 *Zusanli* (Arealfernpunkt für das Abdomen, stützt das *Qi* der Mitte)
- Du 20 *Baihui* (sediert *Shen;* gegen den Leitbahnenverlauf nadeln)
- M-HN 1 *Sishencong* (Extrapunkt, sediert *Shen*)

Diätetik

Milz stärken Hirse, Gerste, Hafer, Feige, Honig, Mandeln, Haselnuss
Leber-Yang absenken Stangensellerie, Wasserkastanie, Chrysanthemenblüten-Tee
Herz- und Nieren-Yin nähren (Gekeimter) Weizen, Hafer, Milch, Eigelb, Kirsche, Birne, Mungbohnen, Walnuss, Austern, Sesam
Meiden Alkohol (Feuchtigkeit-Hitze), Kaffee, Schwarztee, Matetee (bes. vor dem Schlafengehen), Chili, fettes Fleisch, zu schweres oder reichhaltiges Essen abends (kann zu rebellierendem Magen-*Qi* führen und das *Shen* stören). Ein Übermaß an Süßem belastet die Milz, da leicht zu viel Feuchtigkeit produziert wird; übermäßig viel Kaltes und Rohkost können die Milz belasten.

1 Bensky D, Clavey S, Stöger E. Materia Medica. 3rd ed. Eastland Press, Seattle, WA. p. 711.

Gān Mài Dà Zǎo Tāng
Glycyrrhizae Radix, Tritici Fructus Levis und Jujubae Fructus Dekokt
甘麥大棗湯 甘麦大枣汤

Englischer Name Licorice, Wheat, and Jujube Decoction
Quelle *Jin Gui Yao Lue* (Wichtige Verordnungen aus dem Goldenen Schrein)

Eigenschaften

Temperatur Leicht warm
Wirkort Innen
Funktionskreis Milz, Herz, Leber
Energiezustand des Patienten Mangel
Konstitution Geschwächt

Wirkung

- Nährt das Herz, beruhigt das *Shen*
- Harmonisiert den Mittleren Erwärmer

Zusammensetzung und Analyse

Arzneimittel	AG	Dosis	Wirkung
Fu Xiao Mai (Tritici Fructus)	13	20–40 g	Nährt Herz-*Yin*, reguliert Herz-*Qi* und beruhigt das *Shen*
Gan Cao (Glycyrrhizae Radix et Rhizoma)	12.1	4–9 g	Nährt Herz und harmonisiert den Mittleren Erwärmer
Da Zao (Jujubae Fructus)	12.1	4–8 g	Stärkt das *Qi*, nährt das Blut und befeuchtet innere Trockenheit; stärkt mild Herz, Milz, Leber und beruhigt das *Shen*

Symptome

- Große **emotionale Unausgeglichenheit, ängstliche, furchtsame Patienten**
- **Unruhe**, **Desorientiertheit**, **Frustrationsgefühl**, häufiges Stöhnen und Seufzen, häufiges Gähnen
- Phasenweise **depressive Verstimmung, Melancholie, Weinattacken**
- Schlaflosigkeit, Nachtschweiß
- In ausgeprägten Fällen abnormales Verhalten, wirres Benehmen und Sprechen, Kontrollverlust
- Nackenverspannungen oder generell erhöhter Muskeltonus, Neigung zu Krämpfen und Konvulsionen

Befunde

Zungenkörper Normal bis rot
Zungenbelag Vermindert
Puls Dünn, ggf. beschleunigt

Indikationen nach TCM

Zang-Zao-Syndrom (Ruheloses Organ-Syndrom), d.h. Herz-Mangel (*Qi*, Blut und *Yin*); fehlende Kontrolle von *Yang*; Blockade von Leber-*Qi* mit Milz-*Qi*-Mangel ► Kommentar

Anwendungsbeispiele

- Neurose, Hysterie
- Neuropsychische Erkrankungen
- Schlaflosigkeit
- Unruhe und Ängstlichkeit
- Bei Kindern: nächtliche Schreianfälle (auch Pavor nocturnus)
- Hypochondrie
- Bulimie und Anorexia nervosa

Modifikationen

Symptom	Arzneimittel	AG	Dosis
Schlaflosigkeit und Leber-Blut-Mangel	+ *Suan Zao Ren* (Ziziphi Spinosae Semen)	14.2	6–12 g
Schizophrenie	+ *Gui Zhi* (Cinnamomi Ramulus)	1.1	6–9 g
	+ *Long Gu* (Fossilia Ossis Mastodi)	14.1	6–9 g
	+ *Mu Li* (Ostreae Concha)	14.1	6–9 g
Palpitationen und allgemeine Unruhe	+ *Gui Zhi* (Cinnamomi Ramulus)	1.1	6–9 g
	+ *Fu Ling* (Poria)	4	6–9 g
	+ *Long Gu* (Fossilia Ossis Mastodi)	14.1	6–9 g
	+ *Mu Li* (Ostreae Concha)	14.1	6–9 g

Kontraindikationen und Sicherheitshinweise

- Allergie gegen Bestandteile der Rezeptur
- Glutenintoleranz ► *Fu Xiao Mai*
- Keine längere Anwendung von ► *Gan Cao* in hoher Dosierung bei unzureichend kontrolliertem Hypertonus, Ödemneigung, Leberzirrhose, schwerer Niereninsuffizienz, Hypokaliämie, Therapie mit Diuretika (außer Kalium sparenden) oder Digitalis, Einnahme von Antiarrhythmika oder stimulierenden Laxantien. Eine Kontrolle des Blutdrucks und des Serumkaliums ist anzuraten.

- Vorsicht bei männlicher sexueller Dysfunktion und manifestem oder latentem Testosteronmangel mit höherer Dosis von ▶ *Gan Cao*

Fertilität, Schwangerschaft und Stillzeit

Fertilität Von einer längeren Anwendung bei Männern mit Kinderwunsch ist abzuraten ▶ *Gan Cao*
Schwangerschaft Höhere Dosen von *Gan Cao* sind zu vermeiden. Aussagefähige Untersuchungen zur Sicherheit der Rezeptur in der Schwangerschaft liegen nicht vor.
Stillzeit Bei männlichen Säuglingen ▶ *Gan Cao* nicht hoch dosieren

Interaktionen

▶ *Gan Cao, Da Zao*

Pharmakologie

Das Granulat der Kampo-Version der Rezeptur (*Kan Baku Taiso To*) zeigte im Ames-Test an vier Bakterienstämmen keine Hinweise auf Mutagenität.

Kommentar

- Traditionell entspricht diese Symptomatik dem *Zang-Zao*-Syndrom (Ruheloses Organ-Syndrom). Das *Zang-Zao*-Syndrom wird allen fünf *Zang*-Organen zugeschrieben, allerdings ist ein Herzmangel zentral. Ursächlich für diese Störung wird eine übermäßige seelische Belastung mit vielen Sorgen, Ängsten, Nachdenklichkeit angesehen, die Leber und Herz sowie die Milz storen und verletzen. Das *Zang-Zao*-Syndrom manifestiert sich primär auf einer emotionalen Ebene.
- In dieser Präsentation ist das *Qi*, Blut und *Yin* des Herzens geschwächt. Zusätzlich ist das Leber-Blut und -*Yin* und das Milz-*Qi* geschädigt. Der Leber-Mangel führt zu einer Leber-*Qi*-Stagnation. Der Milz-*Qi*-Mangel und der Leber-Mangel begünstigen ihrerseits wieder den Herz-Mangel. *Yin*- und Blut-Mangel führen zu einem Verlust der Kontrolle von *Yang*.
- Besonders auch chronische Frustration kann das Leber-Blut und Leber-*Yin* konsumieren, was dann auch das Herz-*Yin* nach dem Hervorbringungs-(*Sheng*-)Zyklus nicht mehr ausreichend nährt, sodass das *Shen* ruhelos wird und keinen Wohnort mehr hat.
- In modifizierter Form oder in Kombination mit anderen Rezepturen kann *Gan Mai Da Zao Tang* sehr breit eingesetzt werden, solange die beschriebenen Symptome einen Teil der Präsentation bilden.
- Eine zu *Gan Mai Da Zao Tang* verwandte Rezeptur ist *Suan Zao Ren Tang* (Ziziphi Spinosae Semen Dekokt) . aus dieser Gruppe. Beide Rezepturen werden für Schlafprobleme, geistige Übererregbarkeit und übermäßige Schweiße eingesetzt. Jedoch werden bei *Suan Zao Ren Tang* saure und süße Mittel zur Tonisierung von Leber-Blut mit scharfen und kühlen kombiniert, um zu bewegen und Hitze zu klären. Hingegen nutzt *Gan Mai Da Zao Tang* süße Arzneien, die Blut und *Yin* besonders von Herz und Milz nähren, um auf diese Weise mehr Weichheit im *Yin* und dadurch mehr Kontrolle über das *Yang* zu erzielen. So wird indirekt auch der Funktionskreis Leber harmonisiert.[1]

Korrespondierende Akupunktur

- He 7 *Shenmen* (Sedierungspunkt Herz)
- Ren 6 *Qihai* (stärkt das *Qi*)
- Bl 23 *Shenshu* (*Shu*-Punkt der Niere)
- Ni 6 *Zhaohai*, Bl 62 *Shenmai* (sedieren)
- Le 2 *Xingjian* oder Le 3 *Taichong* (kühlen und regulieren die Leber)
- Pe 6 *Neiguan* (*Luo*-Punkt, Arealfernpunkt für den Thorax, wirkt auch sedativ)
- Ma 36 *Zusanli* (Arealfernpunkt für das Abdomen, stützt das *Qi* der Mitte)
- Du 20 *Baihui* (gegen den Leitbahnenverlauf nadeln)
- M-HN 1 *Sishencong* (Extrapunkt)

Diätetik

Milz stärken Hirse, Gerste, Hafer, Feige, Honig, Mandeln, Haselnuss
Leber-Yang absenken Stangensellerie, Wasserkastanie, Chrysanthemenblüten-Tee
Herz- und Nieren-Yin nähren (Gekeimter) Weizen, Hafer, Milch, Eigelb, Kirsche, Birne, Mungbohnen, Walnuss, Austern, Sesam
Meiden Alkohol (Feuchtigkeit-Hitze), Kaffee, Schwarztee, Matetee (bes. vor dem Schlafengehen), Chili, fettes Fleisch, zu schweres oder reichhaltiges Essen abends (kann zu rebellierendem Magen-*Qi* führen und das *Shen* stören). Ein Übermaß an Süßem belastet die Milz, da leicht zu viel Feuchtigkeit produziert wird, übermäßig viel Kaltes und Rohkost können die Milz belasten.

---

1 Scheid V, Bensky D, Ellis A, Barolet R. Formulas & Strategies. 2nd ed. Eastland Press: Seattle, WA. 2009, p. 473.

Suān Zǎo Rén Tāng
Ziziphi Spinosae Semen Dekokt
酸棗仁湯 酸枣仁汤

Englischer Name Sour Jujube Decoction
Quelle *Jin Gui Yao Lue* (Wichtige Verordnungen aus dem Goldenen Schrein)

Eigenschaften

Temperatur Leicht kühl
Wirkort Innen
Funktionskreis Herz, Leber
Energiezustand des Patienten Mangel
Konstitution Geschwächt

Wirkung

- Stützt Leber und Herz, nährt Herz-Blut und Herz-*Yin*
- Beruhigt das *Shen* und lindert Reizbarkeit

Zusammensetzung und Analyse

Arzneimittel	AG	Dosis	Wirkung
Suan Zao Ren (Ziziphi Spinosae Semen)	14.2	10–15 g	Nährt Herz und Leber, beruhigt *Shen;* in Kombination mit *Chuan Xiong* sehr effektiv im Nähren und Regulieren der Leber
Chuan Xiong (Chuanxiong Rhizoma)	10.1	6–9 g	Unterstützt den freien Fluss des Leber-Blutes; in Kombination mit *Suan Zao Ren* sehr effektiv im Nähren und Regulieren der Leber
Fu Ling (Poria)	4	6–9 g	Beruhigt das *Shen* und stärkt die Milz
Zhi Mu (Anemarrhenae Rhizoma)	2.1	6–9 g	Klärt Hitze und nährt die Säfte
Gan Cao (Glycyrrhizae Radix et Rhizoma)	12.1	3 g	Harmonisiert die Mitte

Symptome

- **Schlaflosigkeit,** viele Träume, Albträume, **Nachtschweiß**
- Ängste, **Reizbarkeit und Übererregbarkeit, Unruhe,** Zappeligkeit
- Gefühl von Überforderung
- **Palpitationen,** Schwindel
- Aufsteigende Hitze, heiße Extremitäten, trockener Mund und trockene Kehle, trockene Haut

Befunde

Zungenkörper Ggf. rot oder rote Spitze
Zungenbelag Trocken
Puls Dünn, tief, beschleunigt

Indikationen nach TCM

Leber- und Herz-Blut- und -*Yin*-Mangel

Anwendungsbeispiele

- Schlaflosigkeit
- Überforderungssyndrom
- Angstzustände, Depression
- Reizbarkeit
- Palpitationen, Herzneurose
- Nachtschweiß
- Albträume, Schlafwandeln

Modifikationen

Symptom	Arzneimittel	AG	Dosis
Albträume mit Palpitationen und blassem Zungenkörper sowie dünnem, saitenförmigem Puls	+ *Long Gu* (Fossilia Ossis Mastodi)	14.1	6–9 g
	+ *Dang Shen* (Codonopsis Radix)	12.1	6–9 g
Nachtschweiße	+ *Mu Li* (Ostreae Concha)	14.1	6–9 g
	+ *Wu Wei Zi* (Schisandrae Chinensis Fructus)	13	6 g

Kontraindikationen und Sicherheitshinweise

- Allergie gegen Bestandteile der Rezeptur
- Vorsicht bei gleichzeitiger Behandlung mit Sedativa oder Hypnotika
- Vorsicht bei Diarrhö ▶ *Suan Zao Ren, Zhi Mu*
- Bei längerer Anwendung Kontraindikationen und Sicherheitshinweise zu ▶ *Gan Cao* beachten
- Vorsicht, könnte wegen des sedativen Effekts die Verkehrstüchtigkeit und die Fähigkeit zum Bedienen von Maschinen beeinträchtigen

Schwangerschaft und Stillzeit

Schwangerschaft Kontraindiziert ▶ *Chuan Xiong, Zhi Mu*
Stillzeit Keine Einschränkungen bekannt

Interaktionen

▶ *Suan Zao Ren, Fu Ling, Gan Cao*

Pharmakologie

- Granulat-Extrakte der Rezeptur zeigten in vitro uneinheitliche Effekte bzgl. einer vermehrten Expression des Östrogenrezeptors ERα oder des HER2-Rezeptors.
- Das Granulat der Kampo-Version der Rezeptur (*Sansonin To*) zeigte im Ames-Test an vier Bakterienstämmen keine Hinweise auf Mutagenität.

Kommentar

- *Suan Zao Ren Tang* ist ein klassisches und in seinem Aufbau sehr klares Dekokt, das bei geistiger Unruhe und Schlaflosigkeit sehr effektiv wirkt. Man kann *Suan Zao Ren* auch so betrachten, dass es das *Shen* und vor allem auch das *Hun* (Wanderseele) durch seine sauren Eigenschaften wie ein Adstringens in den Körper zurückholt und dort besser hält und verankert. Das *Shen* residiert im Herz-Blut und -*Yin* und das *Hun* im Leber-Blut und -*Yin*. Da *Suan Zao Ren* genau diese Bereiche nährt und ergänzt, werden diese Seelen auch wieder leichter dort verweilen können. Dann werden die Träume und nächtlichen Ängste weniger, der Schlaf tiefer und insgesamt das *Shen* ruhiger. Eine chinesische Redensart sagt „Ohne *Yin* kein Frieden".
- Im Gegensatz zu *Gui Pi Tang* (Dekokt, das die Milz wiederherstellt) ▶ RG 8.3 und *Gan Mai Da Zao Tang* (Glycyrrhizae Radix, Tritici Fructus Levis und Jujubae Fructus Dekokt) aus dieser Gruppe fokussiert *Suan Zao Ren Tang* auf die Leber und assoziierte Pathologien, wohingegen bei *Gui Pi Tang* die Milz und das Herz und bei *Gan Mai Da Zao Tang* das Herz im Zentrum steht.

Korrespondierende Akupunktur

- He 7 *Shenmen* (Sedierungspunkt Herz)
- Ren 6 *Qihai* (stärkt das *Qi*)
- Bl 23 *Shenshu* (*Shu*-Punkt der Niere)
- Ni 6 *Zhaohai*, Bl 62 *Shenmai* (sedieren)
- Le 2 *Xingjian* oder Le 3 *Taichong* (kühlen und regulieren die Leber)
- Pe 6 *Neiguan* (*Luo*-Punkt, Arealfernpunkt für den Thorax, wirkt auch sedativ)
- Ma 36 *Zusanli* (Arealfernpunkt für das Abdomen, stützt das *Qi* der Mitte)
- Du 20 *Baihui* (gegen den Leitbahnenverlauf nadeln)
- M-HN 1 *Sishencong* (Extrapunkt)
- M-HN 54 *Anmian* I und II (Extrapunkte am Nacken, bei Schlaflosigkeit sehr effektiv)

Diätetik

Milz stärken Hirse, Gerste, Hafer, Feige, Honig, Mandeln, Haselnuss
Leber-Yang absenken Stangensellerie, Wasserkastanie, Chrysanthemenblüten-Tee
Herz- und Nieren-Yin nähren Weizen, gekeimter Weizen, Hafer, Milch, Eigelb, Kirsche, Birne, Mungbohnen, Walnuss, Austern, Sesam
Meiden Alkohol (Feuchtigkeit-Hitze), Kaffee, Schwarztee, Matetee (bes. vor dem Schlafengehen), Chili, fettes Fleisch, zu schweres oder reichhaltiges Essen abends (kann zu rebellierendem Magen-*Qi* führen und das *Shen* stören). Ein Übermaß an Süßem belastet die Milz, da leicht zu viel Feuchtigkeit produziert wird. Übermäßig viel Kaltes und Rohkost können die Milz belasten.

Tiān Wáng Bŭ Xīn Dān
Besondere Pille des himmlischen Kaisers, die das Herz tonisiert

天王補心丹　天王补心丹

Englischer Name Emperor of Heaven's Special Pill to Tonify the Heart
Quelle *Jiao Zhu Fu Ren Liang Fang* (Überarbeitete ausgezeichnete Rezepturen für Frauen)

Eigenschaften

Temperatur Leicht kühl
Wirkort Innen
Funktionskreis Herz, Niere
Energiezustand des Patienten Mangel
Konstitution Geschwächt

Wirkung

- Nährt das Blut und *Yin*
- Tonisiert das Herz, beruhigt das *Shen*

Zusammensetzung und Analyse

Arzneimittel	AG	Dosis	Wirkung
Di Huang (Rehmanniae Radix)	2.2	8–15 g	Nährt *Yin* und klärt Leere-Hitze
Ren Shen (Ginseng Radix et Rhizoma)	12.1	5 g	Beruhigt *Shen*, tonisiert Herz-*Qi*
Tian Dong (Asparagi Radix)	12.4	6–12 g	Nähren Nieren- und Lungen-*Yin* und beruhigen *Shen*
Mai Dong (Ophiopogonis Radix)	12.4	6–12 g	
Xuan Shen (Scrophulariae Radix)	2.2	6–12 g	Nährt *Yin* und klärt Leere-Hitze; befeuchtet den Darm
Dang Gui (Angelicae Sinensis Radix)	12.2	6–9 g	Nährt und harmonisiert Blut und Leber-Blut
Dan Shen (Salviae Miltiorrhizae Radix et Rhizoma)	10.1	6–12 g	Nährt Herz-*Yin*, beruhigt *Shen* und reguliert das Herz-Blut
Fu Ling (Poria)	4	6–9 g	Beruhigt das *Shen* und stärkt die Milz
Suan Zao Ren (Ziziphi Spinosae Semen)	14.2	6–12 g	Beruhigen *Shen*; *Suan Zao Ren* nährt das Leber- und Herz-Blut und hemmt Schweiße; *Bai Zi Ren* nährt Herz-Blut und hemmt Schweiße; *Yuan Zhi* befreit den *Qi*-Fluss
Yuan Zhi (Polygalae Radix)	14.2	6–12 g	
Bai Zi Ren (Platycladi Semen)	14.2	6–12 g	
Wu Wei Zi (Schisandrae Chinensis Fructus)	13	6–12 g	Nährt *Yin* und Säfte und adstringiert und hält *Yin* zurück
Jie Geng (Platycodi Radix)	6.1	5 g	Wirkt als Meldearznei und bringt die Wirkung der anderen Arzneien in den Oberen Erwärmer

Symptome

- **Schlaflosigkeit** oder sehr unruhiger Schlaf, **Nachtschweiß**
- Unruhe, Nervosität, Ängste, Reizbarkeit, **Palpitationen**
- Geistige und körperliche Erschöpfung, **Konzentrationsschwäche, Vergesslichkeit**
- Begleitend trockener harter Stuhlgang, nächtliche Samenverluste, möglicherweise leichte Temperaturerhöhung

Befunde

Zungenkörper Rot
Zungenbelag Dünn, vermindert
Puls Dünn, beschleunigt

Indikationen nach TCM

- Herz- und Nieren-Schwäche
- Blut- und *Yin*-Mangel im Herzen
- Leere-Hitze steigt zum Herzen auf

Anwendungsbeispiele

- Schlaflosigkeit
- Psychovegetatives Syndrom, Angststörungen
- Verminderte geistige Leistungsfähigkeit, Überforderungssyndrom
- Klimakterischer Symptomenkomplex
- Herzerkrankungen, Herzrhythmusstörungen

Modifikationen

Symptom	Arzneimittel	AG	Dosis
Ausgeprägte Palpitationen	+ *Long Yan Rou* (Longan Arillus)	12.2	6–9 g
	+ *Shou Wu Teng* (Polygoni Multiflori Caulis)	14.2	6–12 g
Herz-Feuer mit Mund-Ulzerationen	+ *Mu Tong* (Akebiae Caulis)	4	3 g
	+ *Huang Lian* (Coptidis Rhizoma)	2.3	3–5 g

Kontraindikationen und Sicherheitshinweise

- Allergie gegen Bestandteile der Rezeptur
- Diarrhö ▶ *Di Huang, Dang Gui, Suan Zao Ren, Bai Zi Ren*
- Gleichzeitige Behandlung mit Tacrolimus, besondere Vorsicht bei Behandlung mit Ciclosporin (Kontrolle des Serumspiegels!) oder Paclitaxel ▶ *Wu Wei Zi*
- Gleichzeitige Anwendung von Antidepressiva, Neuroleptika, Benzodiazepinen, Zolpidem und Amphetaminen ▶ *Ren Shen*
- Zustand nach Organtransplantation; besondere Vorsicht bei Autoimmunerkrankungen ▶ *Ren Shen*
- Vorsicht mit hohen Dosen und bei nicht ausreichend kontrolliertem Hypertonus ▶ *Ren Shen*
- Vorsicht bei Blutungsneigung, besondere Vorsicht bei Behandlung mit Vitamin-K-Antagonisten; eine Kontrolle der Blutgerinnung ist notwendig ▶ *Dan Shen*
- Vorsicht bei entzündlichen Magen-Darm-Veränderungen oder Verdauungsstörungen ▶ *Yuan Zhi, Di Huang*
- Vorsicht bei Diabetikern mit Neigung zur Hypoglykämie ▶ *Ren Shen*
- Intensive UV-Bestrahlung vermeiden ▶ *Dang Gui*

- Vorsicht, könnte wegen des sedativen Effekts die Verkehrstüchtigkeit und die Fähigkeit zum Bedienen von Maschinen beeinträchtigen ▶ *Suan Zao Ren, Yuan Zhi, Bai Zi Ren*

Schwangerschaft und Stillzeit

Schwangerschaft Kontraindiziert bzw. relativ kontraindiziert ▶ *Dang Gui, Dan Shen.* Bei Auslassen von *Dang Gui* und *Dan Shen* mit Vorsicht anwenden ▶ *Suan Zao Ren, Wu Wei Zi, Yuan Zhi.* Aussagefähige Untersuchungen zur Sicherheit der Rezeptur in der Schwangerschaft liegen nicht vor.
Stillzeit Mit Vorsicht anwenden ▶ *Wu Wei Zi*

Interaktionen

▶ *Di Huang, Ren Shen, Xuan Shen, Dang Gui, Dan Shen, Fu Ling, Suan Zao Ren, Wu Wei Zi*

Kommentar

- Die Originalrezeptur enthält *Zhu Sha* (Cinnabaris). Diese Arznei ist toxisch und obsolet. Die Geist beruhigende Wirkung von *Zhu Sha* (Cinnabaris) kann durch die Zugabe von *Long Gu* (Fossilia Ossis Mastodi) und *Mu Li* (Ostreae Concha) erreicht werden.
- Diese Rezeptur eignet sich für Menschen, die viel geistige Arbeiten und Lesetätigkeiten vollbringen müssen. Geistiges Überarbeiten und sehr viel Nachdenken kann zu einer Erschöpfung des Herz- und Nieren-*Yin* führen.
- Um diese Rezeptur nährender zu machen kann statt des kühleren, aber weniger nährenden *Di Huang* (Rehmanniae Radix) *Shu Di Huang* (Rehmanniae Radix Praeparata) eingesetzt werden. Dieses nährt und bereichert Blut wie *Yin* stärker und füllt so die Nieren-Energie wieder auf, was langfristig das Wichtigste ist. Daher auch für Schlafstörungen im Senium geeignet.
- *Tian Wang Bu Xin Dan* enthält Bestandteile von *Si Jun Zi Tang* (Vier Gentlemen Dekokt) ▶ RG 8.1, was seine tonisierende Fähigkeiten unterstreicht.
- Zwei verwandte Rezepturen zu *Tian Wang Bu Xin Dan* aus der Gruppe 8.3 sind
  - *Zhi Gan Cao Tang* (In Honig gebratene Glycyrrhizae Radix Dekokt) behandelt ebenfalls Schlafprobleme und Palpitationen. Bei *Tian Wang Bu Xin Dan* wird als Schwerpunkt umfangreich das *Yin* genährt, um so *Yang* und *Shen* wieder zu verankern. *Tian Wang Bu Xin Dan* wird insbesondere bei geistiger Unruhe mit Schlafstörungen eingesetzt. *Zhi Gan Cao Tang* richtet sich auf das Nähren von Blut und tonisiert gleichzeitig Herz-*Qi* und Herz-*Yang* und wird insbesondere bei dem Hauptsymptom eines unregelmäßigen Pulses eingesetzt.
  - *Gui Pi Tang* (Dekokt, das die Milz wiederherstellt). Während beide Rezepturen bei Schlaflosigkeit, Vergesslichkeit und Palpitationen eingesetzt werden, liegt der Schwerpunkt von *Gui Pi Tang* auf der Tonisierung von *Qi* und Blut von Herz und Milz. Dieses Muster zeigt eine blasse Zunge. Hingegen liegt die Pathologie von *Tian Wang Bu Xin Dan* in einem *Yin*-Mangel von Herz und Niere. Der Zungenkörper ist im Vergleich wegweisend rot und oft belaglos. Die Unruhe des Geistes ist zudem von existenziellerer Natur.

Korrespondierende Akupunkturpunkte

- He 7 *Shenmen* (Sedierungspunkt Herz)
- Ren 6 *Qihai* (stärkt das *Qi*)
- Bl 23 *Shenshu* (*Shu* Punkt der Niere)
- Ni 6 *Zhaohai*, Bl 62 *Shenmai* (sedieren)
- Le 2 *Xingjian* oder Le 3 *Taichong* (kühlen und regulieren die Leber)
- Pe 6 *Neiguan* (*Luo*-Punkt, Arealfernpunkt für den Thorax, wirkt auch sedativ)
- Ma 36 *Zusanli* (Arealfernpunkt für das Abdomen, stützt das *Qi* der Mitte)
- Du 20 *Baihui* (gegen den Leitbahnenverlauf nadeln)
- M-HN 1 *Sishencong* (Extrapunkt)

Diätetik

Herz- und Nieren-Yin nähren Weizen, gekeimter Weizen, Hafer, Milch, Eigelb, Kirsche, Birne, Mungbohnen, Walnuss, Austern, Sesam
Leber-Yang absenken Stangensellerie, Wasserkastanie, Chrysanthemenblüten-Tee
Meiden Alkohol (Feuchtigkeit-Hitze), Kaffee, Schwarztee, Matetee (besonders vor dem Schlafengehen), Chili, fettes Fleisch, zu schweres oder reichhaltiges Essen am Abend (kann zu rebellierendem Magen-*Qi* führen und das *Shen* stören).

Yǎng Xīn Tāng
Dekokt, das das Herz nährt
養心湯 养心汤

Englischer Name Nourish the Heart Decoction
Quelle *Ren Zhai Zhi Zhi* (Klare Anweisungen mildtätiger Fürsorge)

Eigenschaften

Temperatur Warm
Wirkort Innen
Funktionskreis Milz, Herz
Energiezustand des Patienten Erschöpft
Konstitution Schwach

Wirkung

- Nährt das Herz und das Blut und beruhigt das *Shen*
- Stärkt Milz- und Herz-*Qi* und transformiert Schleim

Zusammensetzung und Analyse

Bestandteile	AG	Dosis	Wirkung
Ren Shen (Ginseng Radix et Rhizoma)	12.1	3–6 g	Tonisiert Herz- und Milz-*Qi*, stärkt und beruhigt das *Shen*
Huang Qi (Astragali Radix)	12.1	6–9 g	Stärkt *Qi* und tonisiert die Milz
Fu Ling (Poria)	4	6–9 g	Leiten Trübheit und Feuchtigkeit aus, stärken die Milz und beruhigen das *Shen*; *Fu Ling* fokussiert auf die Milz; *Fu Shen* fokussiert auf das *Shen*
Fu Shen (Poriae Sclerotium Pararadicis)[1]	4	6–9 g	
Zhi Ban Xia (Pinelliae Rhizoma Praeparatum)	6.1	6–9 g	Transformiert Schleim und öffnet die Mitte
Dang Gui (Angelicae Sinensis Radix)	12.2	6–9 g	Nährt und dynamisiert Blut
Chuan Xiong (Chuanxiong Rhizoma)	10.1	6 g	Reguliert Blut und aktiviert das Blut; lindert Stagnation
Yuan Zhi (Polygalae Radix)	14.2	6 g	Beruhigen das *Shen*; *Yuan Zhi* befreit zusätzlich die Sinne von *Qi*-Blockaden und Schleim-Obstruktion; *Bai Zi Ren* nährt das Herz-Blut; *Suan Zao Ren* nährt das Herz- und Leber-Blut
Bai Zi Ren (Platycladi Semen)	14.2	6 g	
Suan Zao Ren (Ziziphi Spinosae Semen)	14.2	6 g	
Wu Wei Zi (Schisandrae Chinensis Fructus)	13	6 g	Adstringiert, befeuchtet und verhindert Säfte-Verluste; beruhigt das *Shen*
Rou Gui (Cinnamomi Cortex)	11	3–6 g	Kräftigt und wärmt Nieren- und Herz-*Yang*
Zhi Gan Cao (Glycyrrhizae Radix et Rhizoma Praeparata)	12.1	3 g	Stützen die Mitte und harmonisieren die vielen Arzneien in dieser Rezeptur; *Zhi Gan Cao* reguliert den Herzschlag; *Sheng Jiang* unterstützt *Zhi Ban Xia* in der Transformation von Schleim; *Da Zao* nährt das Herz-Blut
Sheng Jiang (Zingiberis Rhizoma Recens)	1.1	3 g	
Da Zao (Jujubae Fructus)	12.1	3 g	

[1] ► Kommentar *Fu Ling* AG 4

Symptome

- **Palpitationen**
- **Schlafprobleme**, Ein- und Durchschlafstörungen, **traumgestörter Schlaf, nächtliches Schwitzen**
- Unruhe, Nervosität, Schreckhaftigkeit, Ängstlichkeit, Vergesslichkeit

Befunde

Zungenkörper Blass
Zungenbelag Weißlich, feucht, klebrig
Puls Kraftlos

Indikationen nach TCM

Herz-Blut-Mangel mit unruhigem *Shen*

Anwendungsbeispiele

- Akute oder chronische Schlaflosigkeit
- Geistiger Leistungsknick, Überforderungssyndrom
- Funktionelle Herzrhythmusstörungen

Modifikationen

Symptom	Arzneimittel	AG	Dosis
Ausgeprägte Schreckhaftigkeit und Vergesslichkeit	+ *Shi Chang Pu* (Acori Tatarinowii Rhizoma)	15	6 g
	+ *Bai Shao* (Paeoniae Radix Alba)	12.2	6–9 g
Zeichen von *Yin*-Mangel mit Leere-Hitze (Gereiztheit, Hitzegefühl)	+ *Zhi Mu* (Anemarrhenae Rhizoma)	2.1	6–9 g
	+ *Huang Bo* (Phellodendri Chinensis Cortex)	2.3	6 g

Kontraindikationen und Sicherheitshinweise

- Hitze-Zeichen
- Allergie gegen Bestandteile der Rezeptur oder Perubalsam
- Diarrhö ▶ *Dang Gui, Bai Zi Ren, Suan Zao Ren*
- Gleichzeitige Behandlung mit Tacrolimus, besondere Vorsicht bei Behandlung mit Ciclosporin (Kontrolle des Serumspiegels!) oder Paclitaxel ▶ *Wu Wei Zi*
- Gleichzeitige Anwendung von Antidepressiva, Neuroleptika, Benzodiazepinen, Zolpidem und Amphetaminen ▶ *Ren Shen*
- Zustand nach Organtransplantation; besondere Vorsicht bei Autoimmunerkrankungen oder intendierter immunsuppressiver Therapie wegen der immunstimulierenden Eigenschaften ▶ *Ren Shen, Huang Qi*
- Vorsicht bei Hypertonus ▶ *Ren Shen, Huang Qi*
- Vorsicht mit hohen Dosen von ▶ *Ren Shen*
- Vorsicht bei entzündlichen Magen-Darm-Veränderungen ▶ *Yuan Zhi*
- Bei längerer Anwendung Kontraindikationen und Sicherheitshinweise zu ▶ *Gan Cao* beachten
- Vorsicht bei Diabetikern mit Neigung zur Hypoglykämie ▶ *Ren Shen, Rou Gui*
- Vorsicht bei Blutungsneigung ▶ *Rou Gui, Sheng Jiang*
- Intensive UV-Bestrahlung vermeiden ▶ *Dang Gui*

Schwangerschaft und Stillzeit

Schwangerschaft Kontraindiziert ▶ *Chuan Xiong, Dang Gui, Zhi Ban Xia*
Stillzeit Kontraindiziert ▶ *Zhi Ban Xia*. Bei Auslassen von *Zhi Ban Xia* mit Vorsicht anzuwenden ▶ *Wu Wei Zi*

Interaktionen

▶ *Ren Shen, Huang Qi, Fu Ling, Zhi Ban Xia, Dang Gui, Wu Wei Zi, Suan Zao Ren, Rou Gui, Gan Cao, Sheng Jiang, Da Zao*

Kommentar

Verwandte Rezepturen zu *Yang Xin Tang* sind

- *Tian Wang Bu Xin Dan* (Besondere Pille des himmlischen Kaisers, die das Herz tonisiert) aus dieser Gruppe. *Yang Xin Tang* konzentriert sich auf das Nähren des Herz-Blutes, sodass dieses das *Shen* nährt und beruhigt. Im Vergleich zu *Tian Wang Bu Xin Dan* zeigen sich bei diesem Krankheitsbild weniger Zeichen von *Yin*- und Nieren-Mangel. Das nächtliche Schwitzen ist bei diesem Krankheitsbild ein Zeichen von Schwäche des Herzens, das den Schweiß nicht mehr kontrollieren kann.
- *Gui Pi Tang* (Dekokt, das die Milz wiederherstellt) ▶ RG 8.3. Im Vergleich zu *Gui Pi Tang* besteht auch bei *Yang Xin Tang* ein *Qi*-Mangel mit blasser Zunge und mangelnder Konzentration. Jedoch kommt noch mehr Schleim-Belastung hinzu und durch *Rou Gui* wird das klare *Yang* aus dem Nieren-Bereich hinaufgeführt, um das *Shen* zu unterstützen. Bei *Gui Pi Tang* liegt der Fokus auf Herz und Milz; bei *Yang Xin Tang* hauptsächlich auf dem Herz.

Korrespondierende Akupunktur

- He 7 *Shenmen* (Sedierungspunkt Herz)
- Ren 6 *Qihai* (stärkt das *Qi*)
- Bl 23 *Shenshu* (*Shu*-Punkt der Niere)
- Ni 6 *Zhaohai*, Bl 62 *Shenmai* (sedieren)
- Le 2 *Xingjian* oder Le 3 *Taichong* (kühlen und regulieren die Leber)
- Pe 6 *Neiguan* (*Luo*-Punkt, Arealfernpunkt für den Thorax, wirkt auch sedativ)
- Ma 36 *Zusanli* (Arealfernpunkt für das Abdomen, stützt das *Qi* der Mitte)
- Du 20 *Baihui* (gegen den Leitbahnenverlauf nadeln)
- M-HN 1 *Sishencong* (Extrapunkt)
- M-HN 54 *Anmian* I und II (Extrapunkte am Nacken, bei Schlaflosigkeit sehr effektiv)

Diätetik

Milz stärken Hirse, Gerste, Hafer, Feige, Honig, Mandeln, Haselnuss
Leber-Yang absenken Stangensellerie, Wasserkastanie, Chrysanthemenblüten-Tee
Herz- und Nieren-Yin nähren Weizen, gekeimter Weizen, Hafer, Milch, Eigelb, Kirsche, Birne, Mungbohnen, Walnuss, Austern, Sesam
Meiden Alkohol (Feuchtigkeit-Hitze), Kaffee, Schwarztee, Matetee (besonders vor dem Schlafengehen), Chili, fettes Fleisch, zu schweres oder reichhaltiges Essen abends (kann zu rebellierendem Magen-*Qi* führen und das *Shen* stören). Ein Übermaß an Süßem belastet die Milz, da leicht zu viel Feuchtigkeit produziert wird. Übermäßig viel Kaltes und Rohkost können die Milz belasten.

12.2 Rezeptur, die sediert und den Geist beruhigt

Chái Hú Jiā Lóng Gŭ Mŭ Lì Tāng
Bupleuri Radix, Fossilia Ossis Mastodi und Ostreae Concha Dekokt

柴胡加龍骨牡蠣湯 柴胡加龙骨牡蛎汤

Englischer Name Bupleurum plus Dragon Bone and Oyster Shell Decoction
Quelle *Shang Han Lun* (Abhandlung über fieberhafte, durch Kälte verursachte Erkrankungen)

Eigenschaften

Temperatur Kühl-neutral
Wirkort *Yang*-Aspekt des Körpers, *Tai Yang, Yang Ming, Shao Yang*
Funktionskreis Magen, Milz, Herz, Niere, Leber
Energiezustand des Patienten Leichte Fülle
Konstitution Kräftiger Typus

Wirkung

- Harmonisiert und befreit Innen und Außen (*Shao Yang*) und ebenso die *Tai Yang*- und *Yang Ming*-Schicht
- Sediert das *Shen* und klärt Hitze
- Harmonisiert Leber und Mitte
- Stärkt die Milz, wandelt Schleim um, lindert Übelkeit

Zusammensetzung und Analyse

Arzneimittel	AG	Dosis	Wirkung
Chai Hu (Bupleuri Radix)	1.2	12 g	Reguliert Leber-*Qi;* löst in Kombination mit *Huang Qin* Störungen der *Shao-Yang*-Ebene
Huang Qin (Scutellariae Radix)	2.3	4,5 g	Leitet Feuchtigkeit-Hitze aus und klärt Hitze aus dem Oberen Erwärmer; löst in Kombination mit *Chai Hu* Störungen der *Shao-Yang*-Ebene
Zhi Ban Xia (Pinelliae Rhizoma Praeparatum)	6.1	8 g	Wandelt Schleim um und senkt *Qi* ab
Ren Shen (Ginseng Radix et Rhizoma)	12.1	4,5 g	Tonisiert die Mitte und stärkt das *Qi;* beruhigt das *Shen*
Fu Ling (Poria)	4	6 g	Leitet Feuchtigkeit aus und führt nach unten; stützt die Mitte und beruhigt das *Shen;* wird bei der Ausleitung von Feuchtigkeit durch *Gui Zhi* unterstützt
Gui Zhi (Cinnamomi Ramulus)	1.1	4,5 g	Befreit die *Tai Yang*-Ebene, dynamisiert das *Qi,* stabilisiert das Herz-*Qi;* unterstützt *Fu Ling,* um Feuchtigkeit auszuleiten
Long Gu (Fossilia Ossis Mastodi)	14.1	8 g	Senken hochschlagendes *Qi* und *Yang* von der Leber mit Schwere ab, beruhigen das Herz und sedieren das *Shen*
Mu Li (Ostreae Concha)	14.1	8 g	
Da Huang (Rhei Radix et Rhizoma)	3.1	6 g	Führt Hitze nach unten ab und damit auch Unruhe wie delirantes Verhalten; befreit die *Yang Ming*-Ebene
Da Zao (Jujubae Fructus)	12.1	5 g	Stützen die Mitte und harmonisieren die Arzneien in der Rezeptur; *Da Zao* beruhigt auch das *Shen; Sheng Jiang* wandelt Schleim um und befreit die *Tai Yang*-Ebene
Sheng Jiang (Zingiberis Rhizoma Recens)	1.1	4,5 g	

Symptome

- **Schlafstörungen, Unruhe,** innere Getriebenheit
- **Emotionale Instabilität**, Ängste, Reizbarkeit
- **Palpitationen**, Tachykardie
- Aufsteigendes Hitzegefühl
- Druck- und **Spannungsgefühl am Rippenbogen**
- Nackenverspannungen, HWS-Syndrom und Kopfschmerzen
- Jeweils mit Obstipationsneigung

Befunde

Zungenkörper Ggf. rot oder rote Spitze
Zungenbelag Gelblich, klebrig
Puls Voll, saitenförmig

Indikationen nach TCM

- Blockade der drei *Yang*-Schichten *Tai Yang, Yang Ming* und *Shao Yang*
- Hochschlagendes Leber-*Yang*, Herz-Leber-Feuer

Anwendungsbeispiele

- Nervosität, sogenannte „reizbare Schwäche"
- Depressive Verstimmung, agitierte Depression, Angst- und Panikstörungen
- Suchterkrankungen, Arzneien- oder Tranquilizer-Entzugssyndrom
- Schlaflosigkeit
- Kopfschmerzsyndrom
- Verschiedene Herzerkrankungen, Palpitationen
- Blande Hypertonie
- Unterstützend bei Hyperthyreose

Modifikationen

Symptom	Arzneimittel	AG	Dosis
Ausgeprägte Schlaflosigkeit und Reizbarkeit	+ *Shou Wu Teng* (Polygoni Multiflori Caulis)	14.2	6–9 g
	+ *Suan Zao Ren* (Ziziphi Spinosae Semen)	14.2	6–9 g
Ausgeprägte Obstipation und manisches Verhalten	*Da Huang* (Rhei Radix et Rhizoma) Dosis erhöhen	3.1	6–9 g
	– *Ren Shen* (Ginseng Radix et Rhizoma)	12.1	–
Bluthochdruck	+ *Gou Teng* (Uncariae Ramulus cum Uncis)	16	6–9 g
	+ *Du Zhong* (Eucommiae Cortex)	12.3	6–9 g
Starke Unruhe mit Hitze im Herzen	+ *Huang Lian* (Coptidis Rhizoma)	2.3	3–5 g

Kontraindikationen und Sicherheitshinweise

- Allergie gegen Bestandteile der Rezeptur
- Ausgeprägter Flüssigkeits- oder Elektrolytmangel; akut-entzündliche Darmerkrankungen; Darmverschluss, mit großer Vorsicht bei unkomplizierter intestinaler Obstruktion ▶ *Da Huang*
- Gleichzeitige Anwendung von Antidepressiva, Neuroleptika, Benzodiazepinen, Zolpidem und Amphetaminen ▶ *Ren Shen*
- Zustand nach Organtransplantation ▶ *Ren Shen*
- Höhergradige Herzrhythmusstörung, Behandlung mit Antiarrhythmika, Digitalis ▶ *Long Gu*
- Interferonbehandlung ▶ *Chai Hu, Huang Qin*
- Vorsicht bei vorbestehendem Leberschaden, höherem Alkoholkonsum oder positivem HCV-Antikörperstatus, auf Anzeichen für eine Leberschädigung sollte geachtet werden ▶ *Chai Hu, Huang Qin*
- Besondere Vorsicht bei Autoimmunerkrankungen; Vorsicht mit hohen Dosen und bei nicht ausreichend kontrolliertem Hypertonus ▶ *Ren Shen*
- Vorsicht bei Kindern; Vorsicht mit Anwendung während der Menstruation; Vorsicht bei Nierensteinen; Vorsicht bei Diarrhö. Die Anwendungsdauer sollte begrenzt werden. Bei längerer Anwendung Hypokaliämie möglich ▶ *Da Huang*
- Vorsicht bei Diabetikern mit Neigung zur Hypoglykämie ▶ *Ren Shen, Gui Zhi*
- Vorsicht bei Blutungsneigung ▶ *Sheng Jiang*

Fertilität, Schwangerschaft und Stillzeit

Fertilität Von einer Anwendung bei Frauen und Männern mit Kinderwunsch ist abzuraten ▶ *Da Huang*
Schwangerschaft Kontraindiziert ▶ *Da Huang, Zhi Ban Xia, Dang Gui, (Huang Qin)*
Stillzeit Kontraindiziert ▶ *Zhi Ban Xia*. Bei Auslassen von *Zhi Ban Xia* mit Vorsicht anzuwenden ▶ *Long Gu, Da Huang, Huang Qin*

Interaktionen

- Eine einwöchige orale Gabe des Rezepturgranulats in der Kampo-Version (*Saiko Karyu Kotsu Borei To*) beeinflusste nicht die Bioverfügbarkeit von Carbamazepin bei der Ratte.
- ▶ *Huang Qin, Zhi Ban Xia, Ren Shen, Fu Ling, Long Gu, Mu Li, Da Huang, Da Zao, Sheng Jiang*

Pharmakologie

- Ein Extrakt der Kampo-Version *Saiko Ka Ryukotsu Borei To* erhöhte bei gealterten männlichen Mäusen den Testosteronserumspiegel, verbesserte die Samenquantität und -qualität und steigerte das Sexualverhalten.
- Das Granulat von *Saiko Ka Ryukotsu Borei To* führte in einer Dosis von 7,5 g/Tag über zwei Monate bei über 40-jährigen Männern mit normalen Testosteronwerten, aber Hypogonadismus-Symptomen, zu keiner Änderung der Hormonspiegel (Östradiol, Testosteron, freies Testosteron, DHEA, Prolaktin, FSH, LH), jedoch zu einer Symptomlinderung.
- Das Granulat von *Saiko Ka Ryukotsu Borei To* zeigte im Ames-Test eine schwach-positive Reaktion auf einen von fünf Bakterienstämmen nur nach metabolischer Aktivierung, In-vivo-Tests (Mikrokern- und unscheduled DNA synthesis-Test) ergaben keine Hinweise auf Mutagenität oder Gentoxizität.

Kommentar

- *Chai Hu Jia Long Gu Mu Li Tang* wirkt auf alle drei *Yang*-Schichten ein: *Tai Yang, Shao Yang* und *Yang Ming*. Diese Rezeptur ist eine Modifikation von *Xiao Chai Hu Tang* (Kleines Bupleuri Radix Dekokt) ▶ RG 4.1 und der *Shao Yang*-Symptomkomplex ist ein Teil dieser Präsentation. Hinzu kommt eine Blockade von *Yang Ming* mit Obstipation und aufsteigender Hitze, die das *Shen* stört. ▶ Sechs-Stadien-Modell nach dem *Shang Han Lun*, Grundlagen 1.4

- *Chai Hu Jia Long Gu Mu Li Tang* wirkt stark beruhigend und zielt auf eine Kombination von Leber-*Qi*-Stagnation, Hitze und Schleim, die das *Shen* stören. Die Rezeptur kombiniert stark wirksame abführende, ausleitende und senkende Mittel mit stärkenden Arzneien und kann auch bei Patienten mit geschwächter Konstitution eingesetzt werden, solange die oben aufgeführten Faktoren einer Fülle-Pathologie zugrunde liegen.
- Das Beschwerdebild für den Einsatz dieser Rezeptur ist komplex, wird aber durch folgende Schlüsselsymptome charakterisiert: unruhiges *Shen* (Gereiztheit, innere Unruhe, Schlafprobleme), Palpitationen, emotionale Labilität und Überempfindlichkeit, Völlegefühl und Enge in der Brust sowie ein saitenförmiger Puls.
- Weil *Chai Hu Jia Long Gu Mu Li Tang* eine Modifikation von *Xiao Chai Hu Tang* (Kleines Bupleuri Radix Dekokt) ist, wird diese Mischung zum Teil auch in die Harmonisierende Kategorie RG 4.1 eingeteilt.
- Durch Metaboliten von *Da Huang* kann unter der Anwendung der Rezeptur eine gelbe bis rötlich-braune Urinverfärbung auftreten, die unbedenklich ist.

Korrespondierende Akupunktur

- He 7 *Shenmen* (Sedierungspunkt Herz)
- Le 2 *Xingjian* oder Le 3 *Taichong* (kühlen und regulieren die Leber)
- Pe 6 *Neiguan* (*Luo*-Punkt, Arealfernpunkt für den Thorax, wirkt auch sedativ)
- Du 20 *Baihui* (gegen den Leitbahnenverlauf nadeln)
- M-HN 1 *Sishencong* (Extrapunkt)
- Ren 6 *Qihai* (stärkt das *Qi*)
- Bl 18 *Ganshu* (*Shu*-Punkt der Leber)
- Ni 6 *Zhaohai*, Bl 62 *Shenmai* (sedieren)
- Ma 36 *Zusanli* (Arealfernpunkt für das Abdomen, stützt das *Qi* der Mitte)

Diätetik

Milz stärken Hirse, Gerste, Hafer, Feige, Honig, Mandeln, Haselnuss

Leber-Yang absenken Stangensellerie, Wasserkastanie, Chrysanthemenblüten-Tee

Herz- und Nieren-Yin nähren (Gekeimter) Weizen, Hafer, Milch, Eigelb, Kirsche, Birne, Mungbohnen, Walnuss, Austern, Sesam

Meiden Alkohol (Feuchtigkeit-Hitze), Kaffee, Schwarztee, Matetee (bes. vor dem Schlafengehen), Chili, fettes Fleisch, zu schweres oder reichhaltiges Essen abends (kann zu rebellierendem Magen-*Qi* führen und das *Shen* stören). Ein Übermaß an Süßem belastet die Milz, da leicht zu viel Feuchtigkeit produziert wird. Übermäßig viel Kaltes und Rohkost können ebenfalls die Milz belasten.

13 Wind eliminierende Rezepturen

13.1 Rezepturen, die Wind aus der Haut und den Leitbahnen eliminieren

Dāng Guī Yǐn Zǐ
Angelicae Sinensis Radix Trank
當歸飲子 当归饮子

Englischer Name Tangkuei Drink
Quelle *Ji Sheng Fang* (Rezepturen, die den Lebenden beistehen)

Eigenschaften

Temperatur Leicht warm
Wirkort Innen
Funktionskreis Leber, Lunge
Energiezustand des Patienten Leichter Mangel
Konstitution Geschwächt

Wirkung

- Nährt und belebt das Blut und befeuchtet
- Eliminiert Wind, stillt Juckreiz

Zusammensetzung und Analyse

Arzneimittel	AG	Dosis	Wirkung
Dang Gui (Angelicae Sinensis Radix)	12.2	6–10 g	Nähren und harmonisieren Blut; *Di Huang* kühlt das Blut; *Chuan Xiong* aktiviert das Blut; *Di Huang* und *Bai Shao* nähren und schützen *Yin*
Di Huang (Rehmanniae Radix)	2.2	6–8 g	
Bai Shao (Paeoniae Radix Alba)	12.2	6–8 g	
Zhi He Shou Wu (Polygoni Multiflori Radix Praeparata)	12.2	6 g	
Chuan Xiong (Chuanxiong Rhizoma)	10.1	6 g	
Huang Qi (Astragali Radix)	12.1	4–6 g	Kräftigt das *Qi* und unterstützt die Produktion von Blut; unterstützt die Wundheilung
Fang Feng (Saposhnikoviae Radix)	1.1	6 g	Eliminieren äußeren und inneren Wind und stillen Juckreiz
Ji Li (Tribuli Fructus)	16	6–9 g	
Jing Jie (Schizonepetae Herba)	1.1	3–6 g	
Gan Cao (Glycyrrhizae Radix et Rhizoma)	12.1	3 g	Stützt die Mitte und harmonisiert die Rezeptur

Symptome

- Relativ **geschwächte Patienten mit juckenden Hautveränderungen**
- Juckreiz, der nachts schlimmer wird, leichtes **Erythem, Neigung zu trockener, schuppiger Haut**
- Begleitend leichte Gesichtsblässe, Erschöpfungsgefühl

Befunde

Zungenkörper Leicht blass, ggf. rote Pünktchen im vorderen Drittel
Zungenbelag Ohne Befund bis leicht vermindert
Puls Dünn, saitenförmig

Indikationen nach TCM

Allgemeiner *Qi*- und Blut-Mangel, mit fehlender Nährung der Haut sowie vor allem exogenem Wind

Anwendungsbeispiele

- Ekzeme mit trockener Haut
- Psoriasis
- Alterspruritus
- Im alten China teilweise bei Trichophytie

Modifikationen

Symptom	Arzneimittel	AG	Dosis
Ausgeprägte Blut-Hitze mit rotem Zungenkörper und evtl. beschleunigtem Puls	– *Bai Shao* (Paeoniae Radix Alba)	12.2	–
	+ *Chi Shao* (Paeoniae Radix Rubra)	2.2	9 g

Durch den Juckreiz starke Irritation und psychische Belastung mit Schlafstörungen	+ *Shou Wu Teng* (Polygoni multiflori Caulis)	14.2	6 g
	+ *Suan Zao Ren* (Zizyphi spinosae Semen)	14.2	6 g

Kontraindikationen und Sicherheitshinweise

- Allergie gegen Bestandteile der Rezeptur
- Diarrhö ▶ *Dang Gui, Di Huang, He Shou Wu*
- Zustand nach Organtransplantation ▶ *Huang Qi*
- Vorsicht bei vorbestehender Leberaffektion, auf Anzeichen für eine Leberschädigung sollte sensibel geachtet werden ▶ *He Shou Wu*
- Wegen des Anthrachinon-Gehalts sollten die Dosis und die Anwendungsdauer begrenzt werden, Vorsicht bei Kindern ▶ *He Shou Wu*
- Bei Autoimmunerkrankungen oder intendierter immunsuppressiver Therapie wegen der immunstimulierenden Eigenschaften mit großer Vorsicht einzusetzen ▶ *Huang Qi*
- Bei längerer Anwendung Kontraindikationen und Sicherheitshinweise zu ▶ *Gan Cao* beachten
- Überdosierung von ▶ *Ji Li* vermeiden
- Vorsicht bei Verdauungsstörungen ▶ *Di Huang*
- Intensive UV-Bestrahlung vermeiden ▶ *Dang Gui*

Schwangerschaft und Stillzeit

Schwangerschaft Kontraindiziert ▶ *Chuan Xiong, Dang Gui, Zhi He Shou Wu*. Aussagefähige Untersuchungen zur Sicherheit der Rezeptur in der Schwangerschaft liegen nicht vor.

Stillzeit Mit Vorsicht anzuwenden ▶ *Zhi He Shou Wu, Ji Li*

Interaktionen

▶ *Dang Gui, Di Huang, Bai Shao, Huang Qi, Gan Cao*

Pharmakologie

Das Granulat der Kampo-Version der Rezeptur (*Toki Inshi*) zeigte im Ames-Test an vier Bakterienstämmen keine Hinweise auf Mutagenität.

Kommentar

- *Dang Gui Yin Zi* enthält *Si Wu Tang* (Vier Arzneien Dekokt) ▶ RG 8.2, was den Fokus auf die Nährung von Blut aufzeigt.
- *Dang Gui Yin Zi* ist besonders für Patienten mit trockener Haut oder ältere Patienten mit trockener Haut und Juckreiz geeignet.
- Durch den bei diesen Patienten vorbestehenden Blut-Mangel wird das Eindringen von pathogenem Wind in den Organismus begünstigt. Um Wind auszuleiten, ist es erforderlich, das Blut zu nähren.
- Unter dem Namen *Dang Gui Yin Zi* führen verschiedene Quellen unterschiedliche Rezepturen auf. Alle diese Rezepturen fokussieren auf Hautprobleme, unterscheiden sich aber bezüglich dem Pathomechanismus. Einige Variationen klären auch noch Feuchtigkeit. Die hier vorgestellte Version von *Dang Gui Yin Zi* stammt aus dem im 13. Jahrhundert verfassten *Ji Sheng Fang* (Rezepturen, die den Lebenden beistehen).

Korrespondierende Akupunktur

- Ma 36 *Zusanli* (stützt die Mitte)
- Mi 6 *Sanyinjiao*, Mi 10 *Xuehai* (stärken die Milz, beleben das Blut)
- Bl 17 *Geshu* (Meisterpunkt, belebt das Blut)
- SJ 5 *Waiguan* (reguliert das *Qi*, leitet Wind aus)
- Gb 20 *Fengchi*, Gb 31 *Fengshi* (eliminieren Wind)
- Di 4 *Hegu*, Di 11 *Quchi* (leiten pathogene Faktoren aus, besonders auch Hitze)

Diätetik

Wind-Kälte eliminieren Frühlingszwiebel, Paprika, Ingwer, Knoblauch, Chilischote, Koriander

Wind-Hitze eliminieren Rettich, Karotte, Chrysanthemenblüten, Minzblätter, Löwenzahn, Chinakohl

Milz- und Lungen-Qi stärken Buchweizen, Gerste, Sojabohnen, Fenchel

Blut nähren Pinienkerne, Sesam, Tintenfisch, Taube, Leber verschiedener Tiere, schwarze Sojabohnen, Essig, Milch, Sahne, Butter, Frischkäse

Blut kühlen bei Blutungen Stangensellerie, Selleriesaft, Huhn

Meiden Hitze erzeugende Nahrung, besonders Alkohol, kann langfristig zu Hitze führen und Feuchtigkeit hervorbringen. Andere energetisch heiße Nahrung: Chili, scharfe Speisen, Lamm, Hammel. Vorsicht besonders bei Tabak, da dieser heiß ist und Säfte austrocknend wirkt. Während eines Infekts schwere, kalte und rohe Nahrung meiden. Milchprodukte können vermehrt Schleim erzeugen. Raffinadezucker, Milchprodukte, fettes Fleisch meiden, da die Mitte belastet und leicht zu viel Feuchtigkeit bzw. Schleim produziert wird. Fettes Fleisch kann pathogene Faktoren im Organismus binden. Ein Übermaß an Süßem belastet die Milz, ebenfalls zu viel kalte und rohe Nahrung.

Jīng Jiè Lián Qiào Tāng
Schizonepetae Herba und Forsythiae Fructus Dekokt
荊芥連翹湯　荆芥连翘汤

Englischer Name Schizonepeta and Forsythia Decoction
Quelle *Za Bing Yuan Liu Xi Zhu* (Wunderbare Laterne, um die Ursache und Entwicklung verschiedener Erkrankungen auszuleuchten)

Eigenschaften

Temperatur Kühl
Wirkort Außen und Innen
Funktionskreis Magen, Lunge, Leber
Energiezustand des Patienten Leichte Fülle
Konstitution Kräftig

Wirkung

- Vertreibt Wind-Hitze aus der Oberfläche
- Nährt und kühlt das Blut
- Eliminiert Feuchtigkeit-Hitze und leitet Toxine aus

Zusammensetzung und Analyse

Arzneimittel	AG	Dosis	Wirkung
Jing Jie (Schizonepetae Herba)	1.1	3 g	Leiten pathogenen Wind aus der Oberfläche aus; *Bai Zhi* stößt Eiter aus
Fang Feng (Saposhnikoviae Radix)	1.1	3 g	
Bai Zhi (Angelicae Dahuricae Radix)	1.1	3 g	
Chai Hu (Bupleuri Radix)	1.2	3 g	
Jie Geng (Platycodi Radix)	6.1	3 g	Leitet Schleim und Eiter aus, fokussiert auf den Oberen Erwärmer; in Kombination mit *Zhi Qiao* reguliert es das Lungen-*Qi*
Zhi Qiao (Aurantii Fructus)	9	3 g	Reguliert in Kombination mit *Jie Geng* das Lungen-*Qi*, transformiert Schleim
Bai Shao (Paeoniae Radix Alba)	12.2	3 g	Nähren und dynamisieren Blut; *Chuan Xiong* steigt in den Kopf und stoppt Kopfschmerzen; *Bai Shao* adstringiert und schützt *Yin*
Dang Gui (Angelicae Sinensis Radix)	12.2	3 g	
Chuan Xiong (Chuanxiong Rhizoma)	10.1	3 g	
Huang Qin (Scutellariae Radix)	2.3	3 g	Eliminieren Feuchtigkeit-Hitze und leiten Toxine aus
Zhi Zi (Gardeniae Fructus)	2.1	3 g	
Lian Qiao (Forsythiae Fructus)	2.4	3 g	Leiten Toxine aus; *Lian Qiao* löst auch Knoten; *Gan Cao* stützt die Mitte und harmonisiert die vielen Arzneien in dieser Rezeptur
Gan Cao (Glycyrrhizae Radix et Rhizoma)	12.1	2 g	

Symptome

- **Dermatitis** (besonders im Gesicht), **Ekzeme**, Akne an Gesicht oder Oberkörper, besonders **Pubertätsakne**
- Atemwegsinfektion, chronische Rhinitis, **Sinusitis**, **Ohrentzündungen**, Lymphadenitis im Kopfbereich

Befunde

Zungenkörper Blass oder rot, ggf. gedunsen, ggf. rote Stippchen durch den Zungenbelag sichtbar
Zungenbelag Weiß-gelblich
Puls Oberflächlich oder schlüpfrig, leicht beschleunigt

Indikationen nach TCM

Leichte Blut-Leere mit Blut-Hitze, Feuchtigkeit-Hitze und Toxinen in der Oberfläche

Anwendungsbeispiele

- **Hauterkrankungen** Pubertätsakne, Ekzeme, Dermatitis (besonders im Gesicht), Akne, Erythema nodosum, Geschwüre im Haut- oder Schleimhautbereich, Phlebitiden
- **Chronische HNO-Prozesse** Rhinitis, Sinusitis, Otitis media, Tonsillitis, Lymphadenitis am Hals oder im Bereich der Submandibular-Region, Atemwegsinfektion

Modifikationen

Symptom	Arzneimittel	AG	Dosis
Ausgeprägte Blut-Hitze	+ *Di Huang* (Rehmanniae Radix)	2.2	6–12 g
	– *Bai Shao* (Paeoniae Radix Alba)	12.2	–
	+ *Chi Shao* (Paeoniae Radix Rubra)	2.2	6–9 g
Ausgeprägte toxische Hitze	+ *Jin Yin Hua* (Lonicerae Japonicae Flos)	2.4	6–9 g
	+ *Huang Lian* (Coptidis Rhizoma)	2.3	3–6 g
	+ *Huang Bo* (Phellodendri Chinensis Cortex)	2.3	9 g

Ausgeprägte eitrige oder purulente Aknеläsionen durch Toxine im Blut	+ *Zi Hua Di Ding* (Violae Herba)	2.4	6 g
	+ *Pu Gong Ying* (Taraxaci Herba)	2.4	6 g
	+ *Bai Hua She She Cao* (Hedyotis Diffusae Herba)	2.4	6 g

Kontraindikationen und Sicherheitshinweise

- Allergie gegen Bestandteile der Rezeptur
- Diarrhö ▶ *Zhi Zi, Dang Gui, Lian Qiao*
- Interferonbehandlung ▶ *Chai Hu, Huang Qin*
- Vorsicht bei vorbestehendem Leberschaden, höherem Alkoholkonsum oder positivem HCV-Antikörperstatus, auf Anzeichen für eine Leberschädigung sollte geachtet werden ▶ *Chai Hu, Huang Qin*
- Vorsicht vor Langzeiteinnahme, langjährige Anwendung von ▶ *Zhi Zi* ist zu vermeiden
- Bei längerer Anwendung Kontraindikationen und Sicherheitshinweise zu ▶ *Gan Cao* beachten
- Intensivere UV-Bestrahlung vermeiden ▶ *Bai Zhi, Dang Gui, Zhi Qiao, Lian Qiao*

Schwangerschaft und Stillzeit

Schwangerschaft Kontraindiziert ▶ *Chuan Xiong, Lian Qiao, Dang Gui, (Huang Qin)*. Aussagefähige Untersuchungen zur Sicherheit der Rezeptur in der Schwangerschaft liegen nicht vor.

Stillzeit Kontraindiziert ▶ *Lian Qiao*; bei Verzicht auf *Lian Qiao* mit Vorsicht anzuwenden ▶ *Zhi Qiao, Huang Qin*

Interaktionen

▶ *Dang Gui, Bai Shao, Zhi Qiao, Huang Qin, Zhi Zi, Gan Cao*

Pharmakologie

Das Granulat der Kampo-Version der Rezeptur (*Keigai Rengyo To*) zeigte sich im Ames-Test an einem von vier Bakterienstämmen nur nach Aktivierung leicht positiv, In-vivo-Tests (Mikrokern- und unscheduled DNA-synthesis-Test) ergaben keine Hinweise auf Mutagenität oder Gentoxizität.

Kommentar

- *Jing Jie Lian Qiao Tang* gehört bei passender Diagnose zu den Rezepturen der ersten Wahl, wenn sich die pathologischen Prozesse Wind-Hitze, Blut-Hitze, Feuchtigkeit-Hitze und Toxine im Kopf- und Halsbereich (wie im Rahmen zahlreicher HNO-Erkrankungen) manifestieren. ▶ Symptome oben
- Eine andere Rezeptur für Hautläsionen mit Hitze-Toxinen stellt *Wen Qing Yin* (Wärmender und klärender Trank) ▶ RG 8.2 dar. Allerdings steht bei *Wen Qing Yin* die Behandlung der Hitze-Toxine bei zugrunde liegendem Blut-Hitze- und Blut-Mangel-Befund im Vordergrund. Hingegen sind bei *Jing Jie Lian Qiao Tang* noch Oberfläche öffnende und damit Wind eliminierende Mittel sowie *Qi* bewegende Mittel hinzugesetzt.
- Eine weitere mit *Jing Jie Lian Qiao Tang* verwandte Rezeptur ist *Dang Gui Yin Zi* (Angelicae Sinensis Radix Trank) in dieser Gruppe. Bei *Dang Gui Yin Zi* besteht ein langwährender Blut-Mangel, sodass sich Wind eingenistet hat. Entsprechend ist die Haut trocken, schlecht genährt und oft schuppig. Obwohl *Jing Jie Lian Qiao Tang* ebenfalls niedrig dosierte Blut nährende und belebende Arzneien enthält, liegt der Fokus deutlich auf der Beseitigung von toxischer Hitze, Feuchtigkeit-Hitze und Stagnation.

Korrespondierende Akupunktur

- Di 4 *Hegu*, Di 11 *Quchi* (eliminieren Hitze)
- Lu 11 *Shaoshang*, Lu 5 *Chize* (klären Lungen-Hitze)
- Mi 6 *Sanyinjiao* (stärkt die Milz, nährt Blut und *Yin*)
- SJ 5 *Waiguan*, Gb 20 *Fengchi* (eliminieren Wind)
- Mi 10 *Xuehai* (belebt das Blut)
- Ma 36 *Zusanli* (stützt die Mitte)
- M-UE 22 *Baxie* (Extrapunkt)
- M-LE 8 *Bafeng* (Extrapunkt)

Diätetik

Wind-Hitze eliminieren Rettich, Karotte, Chrysanthemenblüten, Minzblätter, Löwenzahn, Chinakohl

Hitze kühlen Gerste, Rundkornreis, Hirse, Karotte, Stangensellerie, Spinat, Banane, Wassermelone, Kaki, Kiwi, Birne, Apfel. Alle rohen oder gekeimten Nahrungsmittel sind tendenziell eher kühlend. Gut geeignet sind bei Hitze auch Frischkornbreie, insbesondere Weizen kühlt Hitze und stützt das *Yin* von Niere und Herz. Buchweizen eliminiert effektiv Feuchtigkeit-Hitze.

Hitze kühlen, Feuchtigkeit eliminieren Mungbohnen, Sojabohnen und Tofu, Gurke

Hitze kühlen, Säfte erzeugen Roher Rettich und Rettichsaft

Milz- und Lungen-Qi stärken Buchweizen, Gerste, Sojabohnen, Fenchel

Meiden Hitze erzeugende Nahrung, besonders Alkohol, kann langfristig zu Hitze führen und Feuchtigkeit hervorbringen; andere energetisch heiße Nahrung, wie Chili, scharfe Speisen, Lamm, Hammel. Vorsicht besonders bei Tabak, da dieser heiß und Säfte austrocknend wirkt. Während eines Infekts schwere, kalte und rohe Nahrung meiden. Milchprodukte können vermehrt Schleim erzeugen. Raffinadezucker, Milchprodukte, fettes Fleisch meiden, da die Mitte belastet wird und leicht zu viel Feuchtigkeit bzw. Schleim produziert wird. Fettes Fleisch kann pathogene Faktoren im Organismus binden. Ein Übermaß an Süßem belastet die Milz, ebenso wie zu viel kalte und rohe Nahrung.

Qiān Zhèng Sǎn
Pulver, das zu Symmetrie führt
牽正散 牵正散

Englischer Name Lead to Symmetry Powder
Quelle *Yang Shi Jia Zang Fang* (Gesammelte Rezepturen der Familie Yang)

Eigenschaften

Temperatur Leicht warm
Wirkort Außen und Innen
Funktionskreis Leber
Energiezustand des Patienten Fülle
Konstitution Kräftig

Wirkung

- Löst Wind
- Wandelt Schleim um
- Stoppt Spasmen und Krämpfe

Zusammensetzung und Analyse

Arzneimittel	AG	Dosis	Wirkung
Zhi Bai Fu Zi (Typhonii Rhizoma Praeparatum)	6.1	3–6 g[1]	Eliminiert Wind, transformiert Schleim und befreit die Leitbahnen
Jiang Can (Bombyx Batryticatus)	16	3 g	Eliminieren inneren Wind, transformieren Schleim und stoppen Spasmen und Krämpfe; besonders effektiv für Wind-Schleim in den Leitbahnen und Netzgefäßen; *Quan Xie* stoppt Schmerzen
Quan Xie (Scorpio)	16	4.5 g[2]	

[1] Die Maximaldosis beträgt 6 g
[2] Die Maximaldosis beträgt 6 g, als Pulver 1 g

Symptome

- Akute **Fazialisparese**
- **Schmerzen im Gesicht**, Trigeminusneuralgie, Kopfschmerzen, Migräne
- Spasmen im Gesicht, Muskelzuckungen, Zuckungen des Augenlides, Tics

Befunde

Zungenkörper Normal bis gedunsen, ggf. Seitendeviation oder zittrig
Zungenbelag Weißlich, feucht
Puls Kräftig, saitenförmig

Indikationen nach TCM

Wind-Invasion in die Leitbahnen und Netzgefäße im Gesichtsbereich mit Wind-Schleim-Blockade der Leitbahnen und Netzgefäße im Kopfbereich

Anwendungsbeispiele

- Akute Fazialisparese, Augenlidparese (Ptosis)
- Neuralgische Gesichtsschmerzen, Trigeminusneuralgie
- Muskeltics, Tics des Augenlids
- Folgen nach einem apoplektischen zerebralen Insult
- Migränekopfschmerz
- Periphere Neuritis

Modifikationen

Symptom	Arzneimittel	AG	Dosis
Wirkung der Rezeptur verstärken	+ *Wu Gong* (Scolopendra)	16	3–5 g[1]
	+ *Di Long* (Pheretima)	16	6–9 g
	+ *Tian Ma* (Gastrodiae Rhizoma)	16	4–6 g
Stase	+ *Hong Hua* (Carthami Flos)	10.1	6 g
	+ *Dang Gui* (Angelicae Sinensis Radix)	12.2	6–9 g
	+ *Tao Ren* (Persicae Semen)	10.1	6 g
	+ *Chuan Xiong* (Chuanxiong Rhizoma)	10.1	6–9 g
	+ *Chi Shao* (Paeoniae Radix Rubra)	2.2	6–9 g
Ausgeprägte Schleim-Zeichen	+ *Zhi Ban Xia* (Pinelliae Rhizoma Praeparatum)	6.1	6–9 g
	+ *Zhi Tian Nan Xing* (Arisaematis Rhizoma Praeparatum)	6.1	6–9 g

[1] Als Pulver 0,6-1 g (Dosis nicht überschreiten)

Kontraindikationen und Sicherheitshinweise

- Allergie gegen Bestandteile der Rezeptur
- Anwendung bei Kindern ▶ *Bai Fu Zi, Quan Xie*
- Eine Überdosierung von ▶ *Bai Fu Zi* oder *Quan Xie* und eine längere Anwendung von *Quan Xie* sind unbedingt zu vermeiden.

Fertilität, Schwangerschaft und Stillzeit

Fertilität Von einer Anwendung bei Frauen und Männern mit Kinderwunsch ist abzuraten ▶ *Jiang Can.*
Schwangerschaft und Stillzeit Kontraindiziert ▶ *Bai Fu Zi, Quan Xie*

Kommentar

- *Qian Zheng San* ist die Hauptrezeptur bei akuter Fazialisparese aufgrund von *Zhong Feng* (wörtlich Windschlag – Schlaganfall) in den Leitbahnen. Diese Rezeptur ist nur für die erste Phase eines Schlaganfalls geeignet, wenn dieser in die Leitbahnen und Netzgefäße eindringt und sie blockiert. Entwickelt sich daraus ein Mangel in den Leitbahnen, müssen auch stärkende und aufbauende Mittel eingesetzt werden. Die Mischung kann auch bei Schmerzen und Wind im Kopfbereich eingesetzt werden.
- *Qian Zheng San* enthält Mittel, die Wind-Schleim aus den Leitbahnen und Netzgefäßen beseitigen. Dies deshalb, weil eindringender Wind die Zirkulation von *Qi* und Flüssigkeiten behindert und sich dadurch auch Schleim ansammelt.

Korrespondierende Akupunktur

- Di 4 *Hegu* (leitet pathogene Faktoren aus; besonderer Bezug zum Gesicht)
- SJ 5 *Waiguan*, Gb 20 *Fengchi* (eliminieren Wind; Bezug zu Nacken und Kopf)
- M-HN 3 *Yintang* (Extrapunkt, Lokalpunkt Gesicht), Di 20 *Yingxiang* (Lokalpunkt Gesicht)
- Ma 3 *Juliao*, Ma 4 *Dicang* und Ma 7 *Xiaguan* (Lokalpunkte im Gesicht im Versorgungsbereich des N. Facialis; oberflächliche Gesichtsnadeln verwenden)
- Le 2 *Xingjian*, Gb 41 *Zulinqi* (eliminieren Leber-Wind, dämpfen hochschlagendes Leber-*Yang*)
- Gb 38 *Yangfu* (klärt Leber-Feuer)
- Dü 4 *Wangu* (bei Zustand nach Apoplex; bei Parese am betroffenen ipsilateralen Arm und auch auf der kontralateralen Seite)
- Le 3 *Taichong* (bewegt und reguliert Leber-Blut)
- Ma 36 *Zusanli* (Arealfernpunkt für das Abdomen, stützt das *Qi* der Mitte)
- Du 20 *Baihui* (sedativ und harmonisierend, gegen den Leitbahnenverlauf nadeln)

Diätetik

Wind-Kälte eliminieren Frühlingszwiebel, Paprika, Ingwer, Knoblauch, Chilischote, Koriander
Leber-Yang absenken und inneren Wind besänftigen Stangensellerie, Selleriesaft, Spinat, Wasserkastanie, Chrysanthemenblüten-Tee
Meiden Schwere, kalte und rohe Nahrung sowie Milchprodukte, sie können noch mehr Schleim erzeugen. Alkohol (Feuchtigkeit-Hitze), Kaffee, Chili, fettes Fleisch, besonders hochprozentiger Alkohol schädigt das Magen- und Leber-*Yin*. Auch Tranquilizer vom Benzodiazepin-Typ trocknen das Leber-*Yin* und begünstigen so das Aufsteigen des Leber-*Yang* sowie die Entstehung von Innerem Wind.

Xiāo Fēng Săn
Pulver, das Wind eliminiert
消風散　消风散

Englischer Name Eliminate Wind Powder
Quelle *Wai Ke Zheng Zong* (Echter Stammbaum der Äußeren Medizin)

Eigenschaften

Temperatur Leicht kühl
Wirkort Außen und Innen
Funktionskreis Lunge, Milz
Energiezustand des Patienten Leichte Fülle
Konstitution Eher kräftig

Wirkung

- Vertreibt Wind
- Eliminiert Feuchtigkeit
- Klärt Hitze und kühlt Blut

Zusammensetzung und Analyse

Arzneimittel	AG	Dosis	Wirkung
Jing Jie (Schizonepetae Herba)	1.1	4 g	Befreien pathogene Faktoren aus der Oberfläche (insbesondere Wind) und stoppen Juckreiz; *Niu Bang Zi* und *Chan Tui* lösen Wind-Hitze
Fang Feng (Saposhnikoviae Radix)	1.1	4 g	
Niu Bang Zi (Arctii Fructus)	1.2	4 g	
Chan Tui (Cicadae Periostracum)	1.2	2 g	
Cang Zhu (Atractylodis Rhizoma)	7	4 g	Eliminiert und trocknet Feuchtigkeit
Ku Shen (Sophorae Flavescentis Radix)	2.3	2 g	Eliminieren Feuchtigkeit-Hitze
Mu Tong (Akebiae Caulis)	4	4 g	
Shi Gao (Gypsum Fibrosum)	2.1	4 g	Klären Hitze aus der *Qi*-Ebene
Zhi Mu (Anemarrhenae Rhizoma)	2.1	3 g	
Di Huang (Rehmanniae Radix)	2.2	3 g	Eliminiert Hitze aus der Blut-Ebene und nährt Blut
Dang Gui (Angelicae Sinensis Radix)	12.2	3 g	Nährt und belebt Blut und fördert dadurch die Ausleitung von Wind
Hei Zhi Ma (Sesami Semen Nigrum)	12.4	3 g	Befeuchtet und nährt Blut, um so Wind zu eliminieren
Gan Cao (Glycyrrhizae Radix et Rhizoma)	12.1	1,5 g	Stützt die Mitte, harmonisiert die Rezeptur und eliminiert Toxine

Symptome

- **Hauterkrankungen** mit deutlichem **Juckreiz** und nässender **Exsudation**, rote Effloreszenzen, evtl. mit Bläschenbildung
- Hitzegefühl im gesamten Körper, trockener Mund, Durstgefühl, Verschlechterung der Hautsymptome während des Sommers, gelegentliches Auslösen durch Schwitzen
- Gelegentlich (auch bei zunehmender Chronizität) trockener und schuppiger werdende Haut
- Mykose der Nägel

Befunde

Zungenkörper Mitunter unauffällig, ggf. leicht gerötet oder rote Flecken, ggf. gedunsen
Zungenbelag Ggf. leicht weißlich oder gelblich
Puls Kraftvoll, beschleunigt

Indikationen nach TCM

Von außen eindringende Wind-Hitze oder Wind-Feuchtigkeit, vorbestehende Feuchtigkeit-Hitze und Blut-Hitze

Anwendungsbeispiele

- Chronische exsudative Ekzeme
- Akuter Schub einer chronisch-rezidivierenden Neurodermitis
- Allergische Ekzeme
- Verschlechterung bei Schwitzen und warmer Jahreszeit
- Psoriasis
- Kontaktekzem

Modifikationen

Symptom	Arzneimittel	AG	Dosis
Stärkere Hitze-Invasion und Toxine	+ *Jin Yin Hua* (Lonicerae Japonicae Flos)	2.4	6–12 g
	+ *Lian Qiao* (Forsythiae Fructus)	2.4	6–9 g
	+ *Ye Ju Hua* (Chrysanthemi Indici Flos)	2.4	6–9 g

Kontraindikationen und Sicherheitshinweise

- Allergie gegen Bestandteile der Rezeptur oder Pflanzen der Asteraceae-Familie
- Diarrhö ▶ *Zhi Mu, Di Huang, Dang Gui, Hei Zhi Ma*
- Vorsicht bei Verdauungsstörungen ▶ *Di Huang*
- Vorsicht bei empfindlichem Magen ▶ *Shi Gao*
- Intensive UV-Bestrahlung vermeiden ▶ *Dang Gui*

Fertilität, Schwangerschaft und Stillzeit

Fertilität Von einer längeren Anwendung bei Frauen und Männern mit Kinderwunsch ist abzuraten ▶ *Ku Shen*, bei Männern auch von ▶ *Chan Tui*
Schwangerschaft Kontraindiziert ▶ *Chan Tui* (1. Trimenon), *Ku Shen, Zhi Mu*
Stillzeit Mit Vorsicht anzuwenden ▶ *Ku Shen*

Interaktionen

▶ *Cang Zhu, Ku Shen, Shi Gao, Di Huang, Dang Gui, Gan Cao*

Pharmakologie

Das Granulat der Kampo-Version der Rezeptur (*Shofu San*) zeigte im Ames-Test an vier Bakterienstämmen keine Hinweise auf Mutagenität.

Kommentar

- *Xiao Feng San* klärt Wind, Hitze, Feuchtigkeit-Hitze und Bluthitze und kann bei dermatologischen Probleme eingesetzt werden, welche sich mit entsprechenden Hauteffloreszenzen zeigen: juckend (Wind), gerötet (Hitze), nässend (Feuchtigkeit) und blutend (Bluthitze).
- Es ist möglich, dass Zungenkörper und -belag die genannten Faktoren nicht widerspiegeln, sodass man sich in diesem Fall auf die Hauterscheinungen selbst verlassen muss, was in der Dermatologie der Traditionellen Chinesischen Medizin häufig vorkommt.
- Eine Verschlechterung während der warmen Jahreszeit bzw. im Sommer kann hier diagnostisch ein wegweisendes Symptom sein, da viele Hauterkrankungen eine Verschlechterung eher im Winter aufweisen.
- *Xiao Feng San* enthält Bestandteile von *Si Wu Tang* (Vier Arzneien Dekokt) ▶ RG 8.2 und *Bai Hu Tang* (Weißer Tiger Dekokt) ▶ RG 2.1.

Korrespondierende Akupunktur

- Di 4 *Hegu*, Di 11 *Quchi* (eliminieren pathogene Faktoren)
- Lu 5 *Chize*, Lu 11 *Shaoshang* (klären Hitze)
- Mi 6 *Sanyinjiao* (stützt die Milz)
- SJ 5 *Waiguan*, Gb 20 *Fengchi*, Gb 31 *Fengshi* (eliminieren Wind)
- M-UE 22 *Baxie,* M-LE 8 *Bafeng* (Extrapunkte; eliminieren Wind-Erkrankungen aus den Leitbahnen)

Diätetik

Wind-Hitze eliminieren Rettich, Karotte, Chrysanthemenblüten, Minzblätter, Löwenzahn, Chinakohl
Hitze kühlen Weizen, Gerste, Buchweizen, Rundkornreis, Hirse, Karotte, Chinakohl, Stangensellerie, Spinat, Banane, Wassermelone, Kaki, Kiwi, Birne, Apfel. Alle rohen und gekeimten Nahrungsmittel sind tendenziell eher kühlend. Gut geeignet sind bei Hitze auch Frischkornbreie, insbesondere Weizen kühlt Hitze und stützt das *Yin* von Niere und Herz. Buchweizen eliminiert effektiv Wind-Hitze
Hitze kühlen, Feuchtigkeit eliminieren Mungbohnen, Sojabohnen und Tofu, Gurke
Hitze kühlen, Säfte erzeugen Roher Rettich und Rettichsaft
Wind-Kälte eliminieren Frühlingszwiebel, Paprika, Ingwer, Knoblauch, Chilischote, Koriander
Milz- und Lungen-Qi stärken Buchweizen, Gerste, Sojabohnen, Fenchel
Meiden Hitze erzeugende Nahrung, besonders Alkohol, kann langfristig zu Hitze führen und Feuchtigkeit hervorbringen; andere energetisch heiße Nahrung, wie Chili, scharfe Speisen, Lamm, Hammel. Vorsicht besonders bei Tabak, da dieser heiß und Säfte austrocknend wirkt. Während eines Infekts schwere, kalte und rohe Nahrung meiden. Milchprodukte können vermehrt Schleim erzeugen. Raffinadezucker, Milchprodukte, fettes Fleisch meiden, da die Mitte belastet und leicht zu viel Feuchtigkeit bzw. Schleim produziert wird. Fettes Fleisch kann pathogene Faktoren im Organismus binden. Ein Übermaß an Süßem belastet die Milz, ebenso wie zu viel kalte und rohe Nahrung.

Zhì Tóu Chuāng Yí Fāng
Rezeptur bei Hautaffektionen
治頭瘡痍方

Englischer Name Prescription for Sores of the Head
Quelle *Honchokeikenho* (Japanische Experimentelle Rezepturen)

Eigenschaften

Temperatur Leicht warm
Wirkort Innen und Außen
Funktionskreis Lunge, Milz
Energiezustand des Patienten Leichte Fülle
Konstitution Eher kräftig

Wirkung

- Eliminiert Wind
- Klärt Hitze, lindert Toxine, eliminiert Feuchtigkeit
- Bewegt Blut-Stasen

Zusammensetzung und Analyse

Arzneimittel	AG	Dosis	Wirkung
Fang Feng (Saposhnikoviae Radix)	1.1	4–8 g	Eliminieren Wind, öffnen die Oberfläche und befreien von pathogenen Faktoren
Jing Jie (Schizonepetae Herba)	1.1	2–4 g	
Cang Zhu (Atractylodis Rhizoma)	7	6–9 g	Eliminiert und trocknet Feuchtigkeit
Ren Dong Teng (Lonicerae Japonicae Caulis)	2.4	2–4 g	Eliminieren Toxine
Lian Qiao (Forsythiae Fructus)	2.4	3–6 g	
Hong Hua (Carthami Flos)	10.1	2–4 g	Aktivieren Blut und wandeln Blut-Stasen um; *Da Huang* kühlt das Blut und befreit den Darm
Chuan Xiong (Chuanxiong Rhizoma)	10.1	6–8 g	
Da Huang (Rhei Radix et Rhizoma)	3.1	4 g	
Gan Cao (Glycyrrhizae Radix et Rhizoma)	12.1	2–3 g	Stützt die Mitte und eliminiert Toxine

Symptome

- Kräftige Patienten mit **Hautveränderungen**, besonders im Kopfbereich, häufig bei Kindern und Jugendlichen
- **Hautrötung, Knoten- oder Bläschenbildung, schuppige Haut, Juckreiz, eitrige Hautveränderungen, Akne**
- Typischerweise ist die Haut nicht trocken

Befunde

Zungenkörper Ggf. normal oder gerötet oder rötliche Flecken bzw. Pünktchen im vorderen Drittel
Zungenbelag Normal oder weißlich bis gelblich
Puls Oberflächlich, ggf. beschleunigt

Indikationen nach TCM

- Invasion von Wind, Hitze und Feuchtigkeit, die sich zu Wind und Toxinen gewandelt haben
- Tendenz zu lokaler Blut-Stase

Anwendungsbeispiele

- Ekzeme bei Heranwachsenden
- Hautekzeme mit Exsudation, Neurodermitis
- Furunkulose
- Akne

Modifikationen

Symptom	Arzneimittel	AG	Dosis
Akne	+ *Huang Qin* (Scutellariae Radix)	2.3	6–9 g
	+ *Dan Shen* (Salviae Miltiorrhizae Radix et Rhizoma)	10.1	6–9 g
Ausgeprägter Juckreiz	+ *Chan Tui* (Cicadae Periostracum)	1.2	6–9 g
	+ *Ji Li* (Tribuli Fructus)	16	6–9 g
Ausgeprägtes und großflächiges Erythem	+ *Shi Gao* (Gypsum Fibrosum)	2.1	10–20 g
	+ *Zhi Mu* (Anemarrhenae Rhizoma)	2.1	6–9 g
Hitze im Blut	+ *Di Huang* (Rehmanniae Radix)	2.2	6–12 g
	+ *Chi Shao* (Paeoniae Radix Rubra)	2.2	6–9 g

Kontraindikationen und Sicherheitshinweise

- Allergie gegen Bestandteile der Rezeptur
- Aktive Blutungen, gastrointestinale Ulzera ▶ *Hong Hua*
- Ausgeprägter Flüssigkeits- oder Elektrolytmangel; akut-entzündliche Darmerkrankungen; Darmverschluss, mit großer Vorsicht bei unkomplizierter intestinaler Obstruktion ▶ *Da Huang*
- Vorsicht bei Kindern; Vorsicht mit Anwendung während der Menstruation; Vorsicht bei Nierensteinen. Die Anwendungsdauer sollte begrenzt werden. Bei längerer Anwendung Hypokaliämie möglich ▶ *Da Huang*
- Vorsicht bei Diarrhö ▶ *Lian Qiao, Da Huang*
- Bei längerer Anwendung Kontraindikationen und Sicherheitshinweise zu ▶ *Gan Cao* beachten
- Vorsicht vor intensiver UV-Lichtexposition ▶ *Lian Qiao*

Fertilität, Schwangerschaft und Stillzeit

Fertilität Von einer Anwendung bei Frauen und Männern mit Kinderwunsch ist abzuraten ▶ *Da Huang*.
Schwangerschaft Kontraindiziert ▶ *Chuan Xiong, Hong Hua, Da Huang, Lian Qiao*
Stillzeit Kontraindiziert ▶ *Hong Hua, Lian Qiao;* bei Auslassen von *Hong Hua* und *Lian Qiao* Vorsicht mit ▶ *Da Huang*

Interaktionen

▶ *Cang Zhu, Hong Hua, Da Huang, Gan Cao*

Kommentar

- Bei diesen Ekzemen ist die Haut nicht trocken. Es besteht Neigung zu Exsudation, eitrigen Hautveränderungen und Abszedierungen, wie bei Furunkeln oder Akne. Dies zeigt einerseits die Anwesenheit von Toxinen, die aus eingedrungenen Faktoren wie Wind, Feuchtigkeit und Hitze hervorgegangen sind, andererseits haben diese pathogenen Faktoren auch zu einer Blut-Stase geführt, die sich im Hautbereich als bräunliche oder dunkellivide Verfärbung der Effloreszenzen sowie als Knoten bemerkbar macht.
- Wie bei *Xiao Feng San* (Pulver, das Wind eliminiert) aus dieser Gruppe gilt auch hier, dass sich diese pathologischen Zustände der Haut nicht notwendigerweise im gleichen Maße an Zunge und Puls manifestieren müssen. Dabei ist die Haut stärker zu bewerten.
- Durch Metaboliten von *Da Huang* kann eine gelbe bis rötlich-braune Urinverfärbung auftreten, die unbedenklich ist.

Korrespondierende Akupunktur

- Di 4 *Hegu*, Di 11 *Quchi* (eliminieren Hitze)
- Lu 11 *Shaoshang*, Lu 5 *Chize* (Klären Lungen-Hitze)
- Mi 6 *Sanyinjiao* (stärkt die Milz, nährt Blut und *Yin*)
- SJ 5 *Waiguan* (leitet Wind aus)
- Gb 20 *Fengchi* (eliminiert Wind)
- Mi 10 *Xuehai* (belebt das Blut)
- Ma 36 *Zusanli* (stützt die Mitte)
- M-UE 22 *Baxie*, M-LE 8 *Bafeng* (Extrapunkte)

Diätetik

Wind-Hitze eliminieren Rettich, Karotte, Chrysanthemenblüten, Minzblätter, Löwenzahn, Chinakohl

Hitze kühlen Gerste, Rundkornreis, Hirse, Karotte, Chinakohl, Stangensellerie, Spinat, Banane, Wassermelone, Kaki, Kiwi, Birne, Apfel. Alle rohen und gekeimten Nahrungsmittel sind tendenziell eher kühlend. Gut geeignet sind bei Hitze auch Frischkornbreie, insbesondere Weizen kühlt Hitze und stützt das *Yin* von Niere und Herz. Buchweizen eliminiert effektiv Feuchtigkeit-Hitze

Hitze kühlen, Toxine entgiften Buchweizen, Mungbohnen, schwarze Sojabohnen, Tofu, Gurke, Sellerie, Löwenzahn

Hitze kühlen, Feuchtigkeit eliminieren Mungbohnen, Sojabohnen und Tofu, Gurke

Milz- und Lungen-Qi stärken Buchweizen, Gerste, Sojabohnen, Fenchel

Blut bewegen Erdnuss, schwarze Sojabohnen, Esskastanie, Pfirsich, Essig, Aubergine, chinesischer Lauch (*Qi* und Blut bewegend)

Blut kühlen bei Blutungen Stangensellerie, Selleriesaft, Huhn

Leicht abführen Pfirsich, Pflaume, Apfel, Walnuss, Sesam

Meiden Hitze erzeugende Nahrung, besonders Alkohol, kann längerfristig Hitze produzieren und zu Feuchtigkeit führen. Andere energetisch heiße Nahrung, wie Chili, scharfe Gerichte, Lamm, Hammel, Meeresfrüchte können Hitze-Prozesse verstärken; Meeresfrüchte führen darüber hinaus ggf. zur Verschlechterung von Feuchtigkeit-Hitze-Ekzemen. Vorsicht besonders bei Tabak, da dieser heiß ist und Säfte austrocknend wirkt. Milchprodukte, Süßigkeiten und fettes Fleisch im Übermaß können Feuchtigkeits- und Schleimbildung begünstigen.

13.2 Rezepturen, die inneren Wind eliminieren

Tiān Má Gōu Téng Yǐn
Gastrodiae Rhizoma und Uncariae Ramulus cum Uncis Trank
天麻鉤藤飲　天麻钩藤饮

Englischer Name Gastrodia and Uncaria Drink
Quelle *Za Bing Zheng Zhi Xin Yi* (Neue Erkenntnisse über Muster und Behandlung verschiedener Erkrankungen)

Eigenschaften

Temperatur Kühl–neutral
Wirkort Innen
Funktionskreis Leber, Milz, Niere
Energiezustand des Patienten Leichte Fülle
Konstitution Mäßig kräftig

Wirkung

- Besänftigt inneren Wind im Leber-Funktionskreis und senkt *Yang* ab
- Harmonisiert die Leber
- Kühlt Hitze, belebt das Blut, tonisiert Niere und Leber

Zusammensetzung und Analyse

Arzneimittel	AG	Dosis	Wirkung
Tian Ma (Gastrodiae Rhizoma)	16	3–9 g	Eliminieren Leber-Wind, dämpfen hochschlagenes Leber-*Yang*
Gou Teng (Uncariae Ramulus cum Uncis)	16	9–12 g	
Shi Jue Ming (Haliotidis Concha)	16	9–15 g	
Zhi Zi (Gardeniae Fructus)	2.1	6–9 g	Klären Leber-Feuer
Huang Qin (Scutellariae Radix)	2.3	6–9 g	
Yi Mu Cao (Leonuri Herba)	10.1	6–9 g	Bewegt Blut und fördert die Diurese
Niu Xi (Achyranthis Bidentatae Radix)	10.1	6 g	Bewegt Blut, leitet nach unten und stärkt Nieren und Leber
Du Zhong (Eucommiae Cortex)	12.3	6 g	Stärken Nieren und Leber und senken den Blutdruck
Sang Ji Sheng (Taxilli Herba)	12.4	6 g	
Shou Wu Teng (Polygoni Multiflori Caulis)	14.2	6 g	Beruhigen Herz und *Shen; Fu Ling* leitet Feuchtigkeit aus und führt nach unten
Fu Ling (Poria)	4	6 g	

Symptome

- **Kopfschmerzen**, **Migräne**
- **Schwindel**, Gleichgewichtsstörungen, Ohrensausen
- Krämpfe, Zuckungen, Tics, Zittern, zittrige Zunge
- Unruhezustände, Nervosität, Schlaflosigkeit, traumgestörter Schlaf
- Hemiplegie, Taubheitsgefühle, Faszikulationen, Zuckungen oder Krämpfe in den Extremitäten

Befunde

Zungenkörper Rot
Zungenbelag Weiß oder gelblich
Puls Saitenförmig, ggf. beschleunigt

Indikationen nach TCM

- Aufsteigendes Leber-*Yang* mit innerem Leber-Wind
- Oben besteht ein Fülle-Zustand mit Überaktivität (Hitze, *Yang*), unten jedoch ein Mangel (Nieren-Schwäche, *Yin*-Mangel)

Anwendungsbeispiele

- Zerebrovaskuläre Erkrankungen, wie passagere zerebrale Durchblutungsstörungen, z.B. TIA (transitorische ischämische Attacke)
- Apoplex und entsprechende Folgen: Hemiplegie, Aphasie Apraxie
- Blande Hypertonie
- Migräne, Kopfschmerzsyndrom
- Morbus Parkinson
- Trigeminusneuralgie
- Epilepsie

Modifikationen

Symptom	Arzneimittel	AG	Dosis
Absenken des Leber-*Yang* verstärken	+ *Mu Li* (Ostreae Concha)	14.1	6–12 g
	+ *Zhe Shi* (Haematitum)	16	6–12 g
Ausgeprägte Kopfschmerzen	+ *Quan Xie* (Scorpio)	16	6 g[1]
Leber-Feuer	+ *Long Dan* (Gentianae Radix et Rhizoma)	2.3	6 g
	+ *Xia Ku Cao* (Prunellae Spica)	2.1	6–9 g
Leber-Blut und Nieren-*Yin* stärker unterstützen	+ *Bai Shao* (Paeoniae Radix Alba)	12.2	6–9 g
	+ *Shu Di Huang* (Rehmanniae Radix Praeparata)	12.2	6–12 g
	+ *Gou Qi Zi* (Lycii Fructus)	12.4	6–12 g
	+ *Zhi He Shou Wu* (Polygoni Multiflori Radix Praeparata)	12.2	6–9 g

[1] Die Maximaldosis beträgt 6 g, als Pulver 1 g

Kontraindikationen und Sicherheitshinweise

- Prostatakarzinom ▶ *Du Zhong*
- Interferonbehandlung ▶ *Huang Qin*
- Vorsicht bei vorbestehendem Leberschaden, höherem Alkoholkonsum oder positivem HCV-Antikörperstatus; auf Anzeichen für eine Leberschädigung sollte geachtet werden ▶ *Huang Qin*
- Überdosierung von ▶ *Tian Ma* vermeiden
- Vorsicht bei Diarrhö ▶ *Zhi Zi*
- Vorsicht vor Langzeiteinnahme, langjährige Anwendung von ▶ *Zhi Zi* ist zu vermeiden

Fertilität, Schwangerschaft und Stillzeit

Fertilität Bei Frauen mit Kinderwunsch mit Vorsicht einsetzen ▶ *Yi Mu Cao, Niu Xi*
Schwangerschaft Kontraindiziert ▶ *Yi Mu Cao, Niu Xi, (Huang Qin)*
Stillzeit Mit Vorsicht anzuwenden ▶ *Du Zhong, Sang Ji Sheng, Shou Wu Teng, Huang Qin*

Interaktionen

▶ *Tian Ma, Shi Jue Ming, Zhi Zi, Huang Qin, Fu Ling*

Kommentar

- *Tian Ma Gou Teng Yin* ist eine moderne Rezeptur aus den 50-er Jahren. Sie wurde ursprünglich für Kopfschmerzen aufgrund von Bluthochdruck zusammengestellt.
- Das energetische Muster dieser Rezeptur könnte man auch treffend als *businessman syndrome* bezeichnen. Dabei ist oben ein Fülle-Zustand mit Unruhe, Nervosität, rotem Kopf gegeben. Zugrunde liegt jedoch ein Mangel im Nieren- und Leber-Bereich, z.B. durch angegriffenes Nieren-*Yin* durch Überarbeitung, Existenzängste etc. Da Nieren- und dadurch Leber-*Yin* geschwächt sind, kann das *Yang* der Leber nicht mehr ausreichend kontrolliert werden und steigt aus kleinsten Anlässen nach oben.
- Weitere Rezepturen, die außer *Tian Ma Gou Teng Yin* bei apoplektischem Insult und ähnlichen neurologischen Krankheitsbildern infrage kommen, sind *Zhen Gan Xi Feng Tang* (Dekokt zur Beruhigung der Leber und Beseitigung von Wind) aus dieser Gruppe und *Ban Xia Bai Zhu Tian Ma Tang* (Pinelliae Rhizoma, Atractylodis Macrocephalae Rhizoma und Gastrodiae Rhizoma Dekokt) ▶ RG 14.5. Während aber *Tian Ma Gou Teng Yin* und *Zhen Gan Xi Feng Tang* neben dem Fülle Aspekt aufsteigendes Leber-*Yang* bzw. Leber-Wind gleichzeitig eine Leere in Niere und Leber behandeln, ist *Ban Xia Bai Zhu Tian Ma Tang* für Patienten indiziert, bei denen gleichzeitig ein Milz-*Qi*-Mangel mit Feuchtigkeit-Schleim-Akkumulation vorliegt. Es handelt sich dabei oft um übergewichtige Patienten mit teigigem, pastösem Aussehen und dickem klebrigen Zungenbelag.

Korrespondierende Akupunktur

- Le 2 *Xingjian*, Gb 41 *Zulinqi* (eliminieren Leber-Wind, dämpfen hochschlagendes Leber-*Yang*)
- Gb 38 *Yangfu* (klärt Leber-Feuer)
- Le 3 *Taichong* (bewegt und reguliert Leber-Blut)
- He 7 *Shenmen* (beruhigt Herz und *Shen* (Geist)
- Ni 3 *Taixi*, Bl 23 *Shenshu* (stärken Nieren- und Leber-Energie, mehr auf Nieren-*Yang* gerichtet)
- Ni 7 *Fuliu*, Ren 6 *Qihai* (stärken Nieren- und Leber-Energie, mehr auf Nieren-*Yin* gerichtet)
- Pe 6 *Neiguan* (*Luo*-Punkt, Arealfernpunkt für den Thorax, wirkt auch sedativ)
- Ma 36 *Zusanli* (Arealfernpunkt für das Abdomen, stützt das *Qi* der Mitte)
- Du 20 *Baihui* (gegen den Leitbahnenverlauf nadeln)
- Dü 4 *Wangu* (bei Zustand nach Apoplex; bei Parese am betroffenen Arm)

Diätetik

Blut bewegen Erdnuss, schwarze Sojabohnen, Esskastanie, Pfirsich, Essig, Aubergine, chinesischer Lauch (*Qi* und Blut bewegend)
Leber-Yang absenken Stangensellerie, Selleriesaft, Spinat, Wasserkastanie, Chrysanthemenblüten-Tee
Nieren-Yin nähren Walnuss, Austern, Sesam

Nieren-Yang stärken Hirsch, Garnelen, Nieren, Zimt, Sternanis

Meiden Alkohol (Feuchtigkeit-Hitze), Kaffee, Chili, fettes Fleisch, besonders hochprozentiger Alkohol schädigen das Magen- und Leber-*Yin*. Auch Tranquilizer vom Benzodiazepin-Typ trocknen das Leber-*Yin* und begünstigen so das Aufsteigen des Leber-*Yang*.

Zhèn Gān Xí Fēng Tāng

Dekokt zur Beruhigung der Leber und Beseitigung von Wind

鎮肝熄風湯 镇肝熄风汤

Englischer Name Sedate the Liver and Extinguish Wind Decoction

Quelle *Yi Xue Zhong Zhong Can Xi Lu* (Aufzeichnungen aufrichtiger Erfahrungen in der Medizin mit Bezug auf den Westen)

Eigenschaften

Temperatur Kühl
Wirkort Innen
Funktionskreis Leber, Magen, Niere
Energiezustand des Patienten Leicht geschwächt
Konstitution Eher kräftig

Wirkung

- Beruhigt die Leber und löscht Inneren Wind
- Nährt das *Yin*
- Senkt das *Yang* ab und verankert *Yang*

Zusammensetzung und Analyse

Arzneimittel	AG	Dosis	Wirkung
Zhe Shi (Haematitum)	16	6–9 g	Kombination schwerer mineralischer Mittel, die *Yang* verankern und absenken und Leber-Wind befrieden
Long Gu (Fossilia Ossis Mastodi)	14.1	6–9 g	
Mu Li (Ostreae Concha)	14.1	6–9 g	
Niu Xi (Achyranthis Bidentatae Radix)	10.1	6–12 g	Dirigiert Blut-Fluss nach unten und unterstützt so die Kontrolle des hochschlagenden *Yang*; tonisiert Niere und Leber
Gui Jia (Testudinis Carapax et Plastrum)	12.4	6–9 g	Kühlen und nähren Blut und *Yin*, behandeln so den Wurzel-Aspekt der Erkrankung (Nieren-*Yin* und Leber-Blut Mangel), sodass indirekt die Kontrolle über das *Yang* verbessert wird; *Gui Jia* ist schwer und senkt zusätzlich *Yang* ab
Bai Shao (Paeoniae Radix Alba)	12.2	6–9 g	
Tian Dong (Asparagi Radix)	12.4	6–9 g	
Xuan Shen (Scrophulariae Radix)	2.2	6–9 g	
Chuan Lian Zi (Toosendan Fructus)	9	6 g	Regulieren den *Qi*-Fluss im Leber-Funktionskreis und lindern so einen *Yang*-Exzess der Leber
Yin Chen (Artemisiae Scopariae Herba)	4	6–9 g	
Mai Ya (Hordei Fructus Germinatus)	8	6–9 g	Harmonisieren und stützen den Mittleren Erwärmer, insbesondere auch gegenüber den schweren mineralischen Arzneien
Gan Cao (Glycyrrhizae Radix et Rhizoma)	12.1	3 g	

Symptome

- **Schwindel**, Gleichgewichtsstörung, Ohrensausen, Tinnitus
- **Druck im Kopf und auf den Augen, Kopfschmerzen**
- Hitzegefühl im Kopf, gerötetes Gesicht
- Geistige Konfusion, Benommenheit, Orientierungslosigkeit, auch vorübergehende Verwirrung bis zum Bewusstseinsverlust mit nachfolgenden mentalen und neurologischen Defiziten
- Halbseitige neurologische Ausfälle, Lähmungen, Fazialisparese
- Erregbarkeit, Gereiztheit

Befunde

Zungenkörper Gerötete Ränder, ggf. Seitendeviation oder zittrig
Zungenbelag Ggf. normal
Puls Saitenförmig, lang und kräftig

Indikationen nach TCM

- Innerer Wind
- Leber-Wind
- Aufsteigendes Leber-*Yang*

Anwendungsbeispiele

- Transitorische ischämische Attacke (TIA), drohender apoplektischer Insult mit beginnenden neurologischen Ausfällen
- Hemiplegie, Fazialisparese
- Blande Hypertonie

- Zerebrale Atherosklerose
- Fokale Erkrankungen der höheren Nervenfunktionen, wie Aphasie oder Apraxie
- Epilepsie
- Arteriosklerotische Herzerkrankungen
- Postpartales Fieber

Modifikationen

Symptom	Arzneimittel	AG	Dosis
Ausgeprägte Hitze	+ *Shi Gao* (Gypsum Fibrosum)	2.1	10–20 g
Schleim	+ *Dan Nan Xing* (Arisaema cum Bile)	6.2	6 g
Leerer Puls in der *Chi*-Position	+ *Shu Di Huang* (Rehmanniae Radix Praeparata)	12.2	6–12 g
	+ *Shan Zhu Yu* (Corni Fructus)	13	6–9 g
Kopfschmerzen	+ *Xia Ku Cao* (Prunellae Spica)	2.1	6–9 g
	+ *Gou Teng* (Uncariae Ramulus cum Uncis)	16	6–9 g
	+ *Ju Hua* (Chrysanthemi Flos)	1.2	6–9 g
Bluthochdruck	+ *Xia Ku Cao* (Prunellae Spica)	2.1	6–9 g
	+ *Gou Teng* (Uncariae Ramulus cum Uncis)	16	6–9 g
	+ *Ji Li* (Tribuli Fructus)	16	6–10 g
Blut-Stase	+ *Dan Shen* (Salviae Miltiorrhizae Radix et Rhizoma)	10.1	6–9 g
	+ *Chuan Xiong* (Chuanxiong Rhizoma)	10.1	6–9 g
	+ *Tao Ren* (Persicae Semen)	10.1	6 g
	+ *Hong Hua* (Carthami Flos)	10.1	6 g
Apoplex	+ *Di Long* (Pheretima)	16	6–9 g
	+ *Dan Shen* (Salviae Miltiorrhizae Radix et Rhizoma)	10.1	6 g
	+ *Tao Ren* (Persicae Semen)	10.1	6 g
	+ *Hong Hua* (Carthami Flos)	10.1	6 g
Trigeminusneuralgie aufgrund von aufsteigendem Leber-*Yang* oder Leber-Feuer	+ *Long Dan* (Gentianae Radix et Rhizoma)	2.3	6–9 g

Kontraindikationen und Sicherheitshinweise

- Allergie gegen Bestandteile der Rezeptur oder Korbblütler
- Glutenunverträglichkeit ▶ *Mai Ya*
- Höhergradige Herzrhythmusstörung, Behandlung mit Antiarrhythmika, Digitalis ▶ *Long Gu*
- Überdosierung von ▶ *Chuan Lian Zi* vermeiden, kann u.a. zu Leberschädigung führen
- Überdosierung und Langzeitanwendung von ▶ *Zhe Shi* sind zu vermeiden
- Vorsicht bei Diarrhö ▶ *Gui Jia*
- Bei längerer Anwendung Kontraindikationen und Sicherheitshinweise zu ▶ *Gan Cao* beachten

Fertilität, Schwangerschaft und Stillzeit

Fertilität Von einer Anwendung bei Männern mit Kinderwunsch wird abgeraten ▶ *Yin Chen;* bei Frauen mit Kinderwunsch mit Vorsicht einsetzen ▶ *Niu Xi, Yin Chen*
Schwangerschaft Kontraindiziert ▶ *Niu Xi, Gui Jia, Yin Chen*
Stillzeit Kontraindiziert ▶ *Yin Chen, Mai Ya* (in höherer Dosis)

Interaktionen

▶ *Long Gu, Mu Li, Bai Shao, Xuan Shen, Yin Chen, Gan Cao, Zhe Shi*

Pharmakologie

Das Rezepturdekokt erhöhte den Serum-Östradiolspiegel und die Östrogenrezeptordichte in der Aorta bei der ovarektomierten Ratte.

Kommentar

- Diese im 20. Jahrhundert komponierte Rezeptur verbindet schulmedizinisches Wissen mit traditionellen Ideen. *Zhen Gan Xi Feng Tang* behandelt aufsteigendes *Qi* und *Yang*, die zu einem „Blutstau" im Kopf führen. Die ursprüngliche Indikation war Apoplex (Gehirnschlag).
- Die Problematik wird mit unterschiedlichen Strategien angegangen. *Yang* zu senken und Wind zu löschen stehen im Vordergrund. Aber Blut wird abgesenkt und aus dem Kopf nach unten geführt, Leber-*Qi* wird befreit und gelöst und *Yin* wird genährt. Die Schlüsselpathologie ist jedoch ein Fülle-Muster mit aufsteigendem *Qi*, *Yang* und Blut, eventuell mit Wind-Symptomen.
- Eine verwandte Rezeptur zu *Zhen Gan Xi Feng Tang* ist *Tian Ma Gou Teng Yin* (Gastrodiae Rhizoma und Uncariae Ramulus cum Uncis Trank) aus dieser Gruppe. Während bei *Zhen Gan Xi Feng Tang* eine überwiegende Fülle-Situation vorliegt, behandelt *Tian Ma Gou*

Teng Yin etwa zu gleichen Teilen einen Mangel – besonders bzgl. Blut und *Yin* von Niere und Leber – und zum anderen eine Fülle mit Exzess in der Leber mit hochschlagendem *Yang* und konsekutivem Leber-Wind.

- Eine weitere Rezeptur, die bei apoplektischem Insult infrage kommt, ist *Ban Xia Bai Zhu Tian Ma Tang* (Pinelliae Rhizoma, Atractylodis Macrocephalae Rhizoma und Gastrodiae Rhizoma Dekokt) ▶ RG 14.5. Diese eliminiert ebenfalls Leber-Wind, aber während *Zhen Gan Xi Feng Tang* und *Tian Ma Gou Teng Yin* neben dem Fülle Aspekt aufsteigendes Leber-*Yang* bzw. Leber-Wind gleichzeitig eine Leere in Niere und Leber behandeln, wird *Ban Xia Bai Zhu Tian Ma Tang* für den Patienten-Typus Milz-*Qi*-Mangel mit Feuchtigkeit-Schleim-Akkumulation eingesetzt. Dabei handelt es sich meist um übergewichtige Patienten mit teigigem, pastösem Aussehen und dickem, klebrigen Zungenbelag.

Korrespondierende Akupunktur

- Le 2 *Xingjian,* Gb 41 *Zulinqi* (eliminieren Leber-Wind, dämpfen hochschlagendes Leber-*Yang*)
- Gb 38 *Yangfu* (klärt Leber-Feuer)
- Le 3 *Taichong* (bewegt und reguliert Leber-Blut)
- He 7 *Shenmen* (beruhigt Herz und *Shen*)
- Ni 3 *Taixi*, Bl 23 *Shenshu* (stärken Nieren- und Leber-Energie, mehr auf Nieren-*Yang* gerichtet)
- Ni 7 *Fuliu*, Ren 6 *Qihai* (stärken Nieren- und Leber-Energie, mehr auf Nieren-*Yin* gerichtet)
- Pe 6 *Neiguan* (*Luo*-Punkt, Arealfernpunkt für den Thorax, wirkt auch sedativ)
- Ma 36 *Zusanli* (Arealfernpunkt für das Abdomen, stützt das *Qi* der Mitte)
- Du 20 *Baihui* (gegen den Leitbahnenverlauf nadeln)
- Dü 4 *Wangu* (bei Zustand nach Apoplex; bei Parese am betroffenen Arm)

Diätetik

Blut bewegen Erdnuss, schwarze Sojabohnen, Esskastanie, Pfirsich, Essig, Aubergine, chinesischer Lauch (*Qi* und Blut bewegend)
Leber-Yang absenken Stangensellerie, Selleriesaft, Spinat, Wasserkastanie, Chrysanthemenblüten-Tee
Nieren-Yin nähren Walnuss, Austern, Sesam
Nieren-Yang stärken Hirsch, Garnelen, Nieren, Zimt, Sternanis
Meiden Alkohol (Feuchtigkeit-Hitze), Kaffee, Chili, fettes Fleisch, besonders hochprozentiger Alkohol schädigt das Magen- und Leber-*Yin*. Auch Tranquilizer vom Benzodiazepin-Typ trocknen das Leber-*Yin* und begünstigen so das Aufsteigen des Leber-*Yang*.

14 Schleim behandelnde Rezepturen

14.1 Rezeptur, die Feuchtigkeit trocknet und Schleim transformiert

Er Chen Tang (Zweifach behandeltes Dekokt)

14.2 Rezepturen, die Hitze klären und Schleim transformieren

Chai Hu Xian Xiong Tang (Bupleuri Radix Dekokt, das in den Thorax sinkt)
Qing Qi Hua Tan Wan (Pille, die das *Qi* klärt und Schleim transformiert)
Wen Dan Tang (Dekokt, das die Gallenblase wärmt)

14.3 Rezeptur, die Trockenheit befeuchtet und Schleim transformiert

Bei Mu Gua Lou San (Fritillariae Bulbus und Trichosanthis Fructus Pulver)

14.4 Rezeptur, die wärmt und Kälte-Schleim transformiert

Ling Gui Zhu Gan Tang (Poria, Cinnamomi Ramulus, Atractylodis Macrocephalae Rhizoma und Glycyrrhizae Radix Dekokt)

14.5 Rezepturen, die Schleim transformieren und Wind eliminieren

Ban Xia Bai Zhu Tian Ma Tang (Pinelliae Rhizoma, Atractylodis Macrocephalae Rhizoma und Gastrodiae Rhizoma Dekokt)
Zhi Sou San (Pulver, das den Husten stoppt)

14.1 Rezeptur, die Feuchtigkeit trocknet und Schleim transformiert

Èr Chén Tāng
Zweifach behandeltes Dekokt
二陳湯 二陈汤

Englischer Name Two-Aged [Herb] Decoction
Quelle *Tai Ping Hui Min He Ji Ju Fang* (Rezepturensammlung von kaiserlicher Gnade aus der Tai-Ping-Ära)

Eigenschaften

Temperatur Warm
Wirkort Innen
Funktionskreis Lunge, Milz, Magen
Energiezustand des Patienten Leichte Fülle
Konstitution Neigung zu Adipositas

Wirkung

- Trocknet Feuchtigkeit und wandelt Schleim um
- Reguliert den *Qi*-Fluss von Milz und Magen

Zusammensetzung und Analyse

Arzneimittel	AG	Dosis	Wirkung
Zhi Ban Xia (Pinelliae Rhizoma Praeparatum)	6.1	9 g	Transformiert Schleim, trocknet Feuchtigkeit, fördert das Absenken von rebellierendem Magen-*Qi* und lindert so Übelkeit und Aufstoßen
Chen Pi (Citri Reticulatae Pericarpium)	9	12 g	Transformiert Schleim, trocknet Feuchtigkeit; reguliert und erleichtert den *Qi*-Fluss im Mittleren Erwärmer und stützt so die Mitte
Fu Ling (Poria)	4	8 g	Drainiert Feuchtigkeit, stärkt die Mitte und beruhigt *Shen*
Zhi Gan Cao (Glycyrrhizae Radix et Rhizoma Praeparata)	12.1	3 g	Puffert die gesamte Rezeptur gegen die scharfen und trockenen Arzneien; harmonisiert die Mitte

Symptome

- Völle- und **Druckgefühl im Oberbauch**
- **Übelkeit**, Aufstoßen, **Erbrechen**
- Völle- und **Druckgefühl in der Brust**, Palpitationen
- **Husten mit Schleim** und reichlichem Auswurf
- Dumpfes Druckgefühl im Kopf, Schwindel, Tinnitus

Befunde

Zungenkörper Gedunsen
Zungenbelag Feucht, dick, klebrig, weißlich
Puls Schlüpfrig

Indikationen nach TCM

- Feuchtigkeit und Schleim im Innen
- *Qi*-Schwäche der Mitte mit Feuchtigkeit-Schleim-Akkumulation

Anwendungsbeispiele

- Chronische Bronchitis
- Chronische Gastritis
- Metabolisches Syndrom, Nahrungsmittelunverträglichkeit
- Funktionelle Herzbeschwerden, Roemheld-Syndrom
- Struma
- Schwindel

Modifikationen

Symptom	Arzneimittel	AG	Dosis
Wind-Kälte-Invasion	+ *Ma Huang* (Ephedrae Herba)	1.1	6 g
	+ *Ku Xing Ren* (Armeniacae Semen Amarum)	6.3	6–9 g
Heißer Schleim in der Lunge	+ *Zhe Bei Mu* (Fritillariae Thunbergii Bulbus)	6.2	6–9 g
	+ *Dan Nan Xing* (Arisaema cum Bile)	6.2	6 g
	+ *Huang Qin* (Scutellariae Radix)	2.3	6–9 g
Heißer Schleim im Magen	+ *Zhu Ru* (Bambusae Caulis in Taeniam)	6.2	6–9 g
	+ *Huang Lian* (Coptidis Rhizoma)	2.3	3–5 g
Ausgeprägte Leukorrhö, unregelmäßige Menstruation durch Schleim-Feuchtigkeit im *Bao Gong* (Uterus)	+ *Chuan Xiong* (Chuanxiong Rhizoma)	10.1	6–9 g
	+ *Dang Gui* (Angelicae Sinensis Radix)	12.2	6 g

Feuchtigkeit-Schleim mit Milz-Mangel	+ *Bai Zhu* (Atractylodis Macrocephalae Rhizoma)	12.1	6–9 g
	+ *Hou Po* (Magnoliae Officinalis Cortex)	7	6 g
Schleimknoten	+ *Xia Ku Cao* (Prunellae Spica)	2.1	6–9 g
	+ *Zhe Bei Mu* (Fritillariae Thunbergii Bulbus)	6.2	6–9 g
	+ *Mu Li* (Ostreae Concha)	14.1	6–12 g

Kontraindikationen und Sicherheitshinweise

- Allergie gegen Bestandteile der Rezeptur
- Bei längerer Anwendung Kontraindikationen und Sicherheitshinweise zu ▶ *Gan Cao* beachten

Schwangerschaft und Stillzeit

Schwangerschaft Kontraindiziert ▶ *Zhi Ban Xia*
Stillzeit Kontraindiziert ▶ *Zhi Ban Xia*

Interaktionen

▶ *Zhi Ban Xia, Fu Ling, Gan Cao*

Pharmakologie

Das Granulat der Kampo-Version der Rezeptur (*Nichin To*) zeigte im Ames-Test an vier Bakterienstämmen keine Hinweise auf Mutagenität.

Kommentar

- *Er Chen Tang* ist die klassische Basisrezeptur für Schleim-Erkrankungen. Typisches Kennzeichen ist der klebrige Zungenbelag, oft das unangenehme Druckgefühl im Oberbauch bei der Abdomen-Palpation im Rahmen der japanischen Hara-Diagnostik ▶ Grundlagen 2.3 und ein Druck- oder Völlegefühl im Oberbauch oder in der Brust.
- Die Symptomatik einer Schleim-Erkrankung kann überaus vielfältig und vielen anderen Syndromen ähnlich sein. Der Zungenbefund ist deshalb bei der Verschreibung dieser Mischung von großer Wichtigkeit. ▶ Grundlagen 1.1 (Körpersäfte:Schleim)
- Schleim führt häufig zu Stagnationen des *Qi*-Flusses. Darum enthält die Rezeptur auch als Ministerarznei den *Qi*-Regulator *Chen Pi* (Citri Reticulatae Pericarpium).
- Die Quelle des Schleims ist sehr häufig eine schwache Mitte oder Milz mit der Entstehung von Feuchtigkeit.
- *Er Chen Tang* als Basisrezeptur für Schleim wird häufig in verschiedene Richtungen erweitert, um so die entsprechenden Pathologien gezielt therapieren zu können:
  - *Xiang Sha Liu Jun Zi Tang* (Sechs Gentlemen Dekokt mit Aucklandiae Radix und Amomi Fructus) ▶ *Liu Jun Zi Tang*, RG 8.1 wird mit Milz-*Qi* tonisierenden und aromatischen Arzneien erweitert und therapiert dann Milz-*Qi*-Mangel-Bilder mit zusätzlichem Schleim-Befund.
  - *Ban Xia Bai Zhu Tian Ma Tang* (Pinelliae Rhizoma, Atractylodis Macrocephalae Rhizoma und Gastrodiae Rhizoma Dekokt) ▶ RG 14.5 wird durch *Qi*-Tonika und Leber-Wind besänftigende Arzneien für neurologische Muster einsetzbar, die mit Schleim-Wind einhergehen.
  - *Bao He Wan* (Pille, die die Harmonie erhält) ▶ RG 15 behandelt Schleim in Kombination mit Nahrungsstagnation.
  - *Wen Dan Tang* (Dekokt, das die Gallenblase wärmt) ▶ RG 14.2 wird mit Schleim-Hitze transformierenden Mitteln bei Schleim-Hitze eingesetzt.
- Verwandte Rezepturen zu *Er Chen Tang* sind:
  - *Dao Tan Tang* (Dekokt, das Schleim ausleitet) ist spezifischer als *Er Chen Tang* auf bestimmte Areale mit *Qi*-Stagnation durch lokalen Schleim mit beginnenden Wind-Symptomen ausgerichtet, wie Schwindel, Kopfschmerzen und Parästhesien ▶ Indikation Parkinson, S. 1191.
  - *Di Tan Tang* (Dekokt, das Schleim ausspült) besitzt einen speziellen Bezug zu den Sinnesöffnungen und der Zunge und wird damit bei Zungen- und Sprechstörungen eingesetzt ▶ Indikation Parkinson, S. 1191.

Korrespondierende Akupunktur

- Ren 12 *Zhongwan* (*Mu*-Punkt des Magens)
- Lu 7 *Lieque* (*Luo*-Punkt, senkt Lungen-*Qi* ab)
- Ren 17 *Shanzhong* (Meisterpunkt für den Respirationstrakt, löst thorakale *Qi*-Stagnation)
- Ren 14 *Juque* (*Mu*-Punkt des Herzens)
- Pe 6 *Neiguan* (*Luo*-Punkt, Arealfernpunkt für den Thorax, wirkt auch sedativ)
- Ma 36 *Zusanli* (Arealfernpunkt für das Abdomen, stützt das *Qi* der Mitte)
- Ma 40 *Fenglong* (leitet Feuchtigkeit aus)
- Mi 5 *Shangqiu* (stützt die Mitte, wandelt Schleim um)
- Bl 21 *Weishu* (*Shu*-Punkt des Magens)
- Du 20 *Baihui* (gegen den Leitbahnenverlauf nadeln)

Diätetik

Magen- und Lungen-Qi absenken Gerste, Buchweizen, Hafer, Mandeln, Tofu, Erbsen, Kardamom, Ingwer, schwarze und gelbe Sojabohnen, Rettich, Zwiebeln

Feuchtigkeit eliminieren Bohnen, Sojabohnen, Erbsen, Fenchel, Pfeffer, Kardamom, Gerste, Fisch

Schleim und Feuchtigkeit transformieren schwarze und gelbe Sojabohnen, Sojasprossen, Sojamilch, Mungbohnen, Rundkornreis, Knoblauch, Ingwer, Rettich, Weintrauben, Birne, Fisch, Kardamom

Meiden Raffinadezucker, Milchprodukte, fettes Fleisch, Kaffee, Alkoholika. Ein Übermaß an Süßem belastet die Milz, da leicht zu viel Feuchtigkeit produziert wird. Übermäßig viel Kaltes und Rohkost können ebenfalls die Milz belasten.

14.2 Rezepturen, die Hitze klären und Schleim transformieren

Chái Hú Xiàn Xiōng Tāng
Bupleuri Radix Dekokt, das in den Thorax sinkt
柴胡陷胸湯　柴胡陷胸汤

Englischer Name Bupleurum Decoction [for Pathogens] Stuck in the Chest
Quelle *Chong Ding Tong Su Shang Han Lun* (Überarbeiteter, bekannter Leitfaden zur Abhandlung über fieberhafte, durch Kälte verursachte Erkrankungen)

Eigenschaften

Temperatur Leicht kühl
Wirkort Halb Außen, halb Innen, *Shao Yang*
Funktionskreis Lunge, Milz, Leber
Energiezustand des Patienten Leichte Fülle
Konstitution Eher kräftiger Typus

Wirkung

- Wandelt Schleim um und klärt Hitze
- Weitet Thorax, Diaphragma und Oberbauch und harmonisiert den *Qi*-Fluss

Zusammensetzung und Analyse

Arzneimittel	AG	Dosis	Wirkung
Chai Hu (Bupleuri Radix)	1.2	3–6 g	Befreit Wind-Hitze, reguliert Leber-*Qi* und stellt Bezug zur *Shao-Yang*-Schicht her
Zhi Ban Xia (Pinelliae Rhizoma Praeparatum)	6.1	6–9 g	Lösen Schleim, verbessern die *Qi*-Zirkulation im Thorax und erleichtern das Absenken des Lungen-*Qi*
Gua Lou Zi (Trichosanthis Fructus)	6.2	6–9 g	
Jie Geng (Platycodi Radix)	6.1	3–6 g	
Huang Qin (Scutellariae Radix)	2.3	6–9 g	Klären Hitze, trocknen Feuchtigkeit
Huang Lian (Coptidis Rhizoma)	2.3	3–5 g	
Zhi Qiao (Aurantii Fructus)	9	6 g	Regulieren das *Qi* der Mitte, transformieren Schleim
Sheng Jiang (Zingiberis Rhizoma Recens)	1.1	3 g	

Symptome

- **Enge- und Völlegefühl im Thorax**, Husten mit Brustschmerzen, Schmerz bei tiefer Inspiration
- Husten mit reichlich schleimigem, gelblichem **Auswurf**
- Leichtes Fieber, Appetitlosigkeit, bitterer Mundgeschmack

Befunde

Zungenkörper Leicht rot
Zungenbelag Vermehrt, klebrig, gelb
Puls Saitenförmig, beschleunigt

Indikationen nach TCM

Shao Yang-Pathologien mit Blockade durch Schleim und Hitze im Oberen Erwärmer

Anwendungsbeispiele

- Thorakales Oppressions-Syndrom, funktioneller Thoraxdruck
- Interkostalneuralgie
- Akute und chronische Bronchitis, Viruspneumonie, Pleuritis
- Asthma bronchiale
- Infekt der Atemwegsorgane
- Angina pectoris
- Ulcus ventriculi, Ulcus, akute oder chronische Gastritis

Modifikationen

Symptom	Arzneimittel	AG	Dosis
Schleim-Hitze im Thorax mit Stase (Angina pectoris)	+ *Dan Shen* (Salviae Miltiorrhizae Radix)	10.1	6 g
	+ *Tao Ren* (Persicae Semen)	10.1	6 g
	+ *Hong Hua* (Carthami Flos)	10.1	6 g
	+ *Wu Ling Zhi* (Trogopterori Faeces)	10.1	6–9 g
	+ *Pu Huang* (Typhae Pollen)	10.2	6 g
Schleim-Hitze im Kopf (Sinusitiden)	+ *Cang Er Zi* (Xanthii Fructus)	1.1	6–12 g
	+ *Bai Zhi* (Angelicae Dahuricae Radix)	1.1	6–9 g
	+ *Yu Xing Cao* (Houttuyniae Herba)	2.4	6–9 g

Kontraindikationen und Sicherheitshinweise

- Allergie gegen Bestandteile der Rezeptur
- Anwendung bei Kindern, in der Schwangerschaft oder Stillzeit ▶ *Huang Lian*
- Interferonbehandlung ▶ *Chai Hu, Huang Qin*
- Vorsicht bei vorbestehendem Leberschaden, höherem Alkoholkonsum oder positivem HCV-Antikörperstatus, auf Anzeichen für eine Leberschädigung sollte geachtet werden ▶ *Chai Hu, Huang Qin*
- Anwendungsdauer begrenzen ▶ *Huang Lian*
- Vorsicht bei Diabetikern mit Neigung zur Hypoglykämie ▶ *Huang Lian*
- Intensive UV-Bestrahlung vermeiden ▶ *Zhi Qiao*
- Vorsicht bei Blutungsneigung ▶ *Sheng Jiang*

Fertilität, Schwangerschaft und Stillzeit

Fertilität Von einer Anwendung bei Frauen und Männern mit Kinderwunsch unbedingt abzuraten ▶ *Huang Lian*

Schwangerschaft Kontraindiziert ▶ *Huang Lian, Zhi Ban Xia, (Huang Qin)*

Stillzeit Kontraindiziert ▶ *Huang Lian, Zhi Ban Xia*

Interaktionen

▶ *Zhi Ban Xia, Gua Lou Zi, Huang Lian, Huang Qin, Zhi Qiao, Sheng Jiang*

Kommentar

- *Chai Hu Xian Xiong Tang* basiert auf einer Kombination zweier bewährter Rezepturen, *Xiao Chai Hu Tang* und *Xiao Xian Xiong Tang*. Es behandelt sehr wirksam rezidivierende und nicht heilen wollende Bronchialinfekte oder Sinusitiden, die durch die Ansammlung von Schleim-Hitze gekennzeichnet sind.
  - *Xiao Chai Hu Tang* (Kleines Bupleuri Radix Dekokt) ▶ RG 4.1, ist eine wirksame und vielfach modifizierbare Grundrezeptur bei rezidivierenden oder nicht heilenden und immer wieder aufflammenden Erkrankungen.
  - **Xiao Xian Xiong Tang (Kleineres Dekokt, das in den Thorax sinkt)**, ein sehr klares und einfaches Rezept aus dem *Shang Han Lun*, ist eine wirksame Mischung bei Schleim-Hitze in der Lunge. Sie wird eingesetzt bei lokalem Druck- und Spannungsgefühl in der Brust und im Oberbauch, Druckschmerz im Oberbauch, Husten mit gelblichem, zähem Auswurf, Neigung zu Obstipation, bitterem Mundgeschmack. Auch hier bestehen ein gelber, klebriger Zungenbelag und ein schlüpfriger, beschleunigter Puls. Diese Grundrezeptur, häufig in verschiedene Richtungen modifiziert und erweitert, besteht aus
    - *Gua Lou* (Trichosantis Fructus) 10–20 g ▶ AG 6.2
    - *Huang Lian* (Coptidis Rhizoma) 3 g ▶ AG 2.3
    - *Zhi Ban Xia* (Pinelliae Rhizoma Praeparatum) 6–9 g ▶ AG 6.1

Korrespondierende Akupunktur

- Pe 6 *Neiguan* (*Luo*-Punkt, Arealfernpunkt für den Thorax, wirkt auch sedativ)
- Lu 7 *Lieque* (*Luo*-Punkt, senkt Lungen-*Qi* ab)
- Ren 17 *Shanzhong* (Meisterpunkt für den Respirationstrakt, löst thorakale *Qi*-Stagnation)
- Ren 12 *Zhongwan* (*Mu*-Punkt des Magens)
- Le 3 *Taichong* (reguliert das Leber-*Qi*)

Diätetik

Magen- und Lungen-Qi absenken Gerste, Buchweizen, Hafer, Mandeln, Tofu, Erbsen, Kardamom, Ingwer, schwarze und gelbe Sojabohnen, Rettich, Zwiebeln

Feuchtigkeit eliminieren Bohnen, Sojabohnen, Erbsen, Fenchel, Pfeffer, Kardamom, Gerste, Fisch

Schleim und Feuchtigkeit transformieren Schwarze und gelbe Sojabohnen, Sojasprossen, Sojamilch, Mungbohnen, Rundkornreis, Knoblauch, Ingwer, Rettich, Weintrauben, Birne, Fisch, Kardamom

Meiden Raffinadezucker, Milchprodukte, fettes Fleisch, Kaffee, Alkoholika. Ein Übermaß an Süßem belastet die Milz, da leicht zu viel Feuchtigkeit produziert wird. Übermäßig viel Kaltes und Rohkost können ebenfalls die Milz belasten.

Qīng Qì Huà Tán Wán
Pille, die das Qi klärt und Schleim transformiert
清氣化痰丸 清气化痰丸

Englischer Name Clear the *Qi* and Transform Phlegm Pill
Quelle *Yi Fang Kao* (Untersuchung medizinischer Rezepturen)

Eigenschaften

Temperatur Leicht kühl
Wirkort Innen
Funktionskreis Lunge, Milz
Energiezustand des Patienten Fülle
Konstitution Eher kräftig

Wirkung

- Klärt Hitze
- Wandelt Schleim um
- Führt rebellierendes *Qi* nach unten und stoppt Husten

Zusammensetzung und Analyse

Arzneimittel	AG	Dosis	Wirkung
Dan Nan Xing (Arisaema cum Bile)	6.2	6 g	Transformieren gemeinsam Schleim-Hitze und befreien die *Qi*-Obstruktion im Thorax
Gua Lou Zi (Trichosanthis Semen)	6.2	3 g	
Huang Qin (Scutellariae Radix)	2.3	6–9 g	
Zhi Ban Xia (Pinelliae Rhizoma Praeparatum)	6.1	6–9 g	Stellen das Kern-Modul von *Er Chen Tang* dar, um Schleim zu transformieren, den *Qi*-Mechanismus wieder zu befreien und Feuchtigkeit auszuleiten
Chen Pi (Citri Reticulatae Pericarpium)	9	6–9 g	
Fu Ling (Poria)	4	6–9 g	
Ku Xing Ren (Armeniacae Semen Amarum)	6.3	6 g	Unterstützen die vorgenannten Arzneien bei der Schleim-Transformation und *Qi*-Regulation; *Ku Xing Ren* löst zusätzlich Schleim
Zhi Shi (Aurantii Fructus Immaturus)	9	3 g	

Symptome

- Völle- und **Druckgefühl in der Brust** und Zwerchfellregion
- **Husten mit** dickem **gelbem Schleim**, der schwer abzuhusten ist
- allgemeine Schweratmigkeit, **Dyspnoe** bei bronchialer Obstruktion
- Übelkeit, Brechreiz

Befunde

Zungenkörper Rot, besonders im vorderen Drittel
Zungenbelag Dick, klebrig, ölig und gelb
Puls Schlüpfrig und schnell

Indikationen nach TCM

Schleim-Hitze Ansammlung in der Lunge

Anwendungsbeispiele

- Akute und chronische Bronchitis, Bronchiektasien
- Postvirales thorakales Obstruktions-Syndrom
- Produktiver Schleim bei Lungenentzündung
- Chronisches Asthma bronchiale

Modifikationen

Symptom	Arzneimittel	AG	Dosis
Ausgeprägte Hitze mit hohem Fieber	+ *Shi Gao* (Gypsum Fibrosum)	2.1	10–20 g
	+ *Zhi Mu* (Anemarrhenae Rhizoma)	2.1	6–9 g
Hitze noch nicht so ausgeprägt	+ *Lu Gen* (Phragmitis Rhizoma)	2.1	6–12 g
	+ *Sang Bai Pi* (Mori Cortex)	6.3	6–9 g
Grüngelber Schleim mit Fieber	+ *Yu Xing Cao* (Houttuyniae Herba)	2.1	6–9 g
Reichlich Schleim	+ *Zhe Bei Mu* (Fritillariae Thunbergii Bulbus)	6.2	6–9 g
	+ *Fu Shi* (Pumex)	6.2	6–9 g
Trockener Schleim, nur mit Mühe abzuhusten	+ *Tian Hua Fen* (Trichosanthis Radix)	2.1	6–9 g
	+ *Chuan Bei Mu* (Fritillariae Cirrhosae Bulbus)	6.2	6 g
	– *Zhi Ban Xia* (Pinelliae Rhizoma Praeparatum)	6.1	–
Rebellierendes *Qi* stärker senken	+ *Bai Bu* (Stemonae Radix)	6.3	6–9 g
	+ *Qian Hu* (Peucedani Radix)	6.2	6–12 g
Starker und spasmodischer Husten	+ *Di Long* (Pheretima)	16	6–9 g
	+ *Jiang Can* (Bombyx Batryticatus)	16	6–9 g

Kontraindikationen und Sicherheitshinweise

- *Yin*-Leere, Trockenheit oder Wind-Kälte-Zustände
- Allergie gegen Bestandteile der Rezeptur
- Interferonbehandlung ▶ *Huang Qin*
- Vorsicht bei vorbestehendem Leberschaden, höherem Alkoholkonsum oder positivem HCV-Antikörperstatus; auf Anzeichen für eine Leberschädigung sollte geachtet werden ▶ *Huang Qin*
- Überdosierung vermeiden ▶ *Dan Nan Xing*
- Dosierung von ▶ *Ku Xing Ren* begrenzen; Kombination mit anderen Amygdalin enthaltenden Arzneien vermeiden oder Gesamtdosis auf 15 g begrenzen, Vorsicht bei Kindern
- Vorsicht bei Durchfall ▶ *Ku Xing Ren*
- Vorsicht vor intensiver UV-Lichtexposition ▶ *Zhi Shi*

Schwangerschaft und Stillzeit

Schwangerschaft Kontraindiziert ▶ *Dan Nan Xing, Zhi Ban Xia, Ku Xing Ren, (Huang Qin)*
Stillzeit Kontraindiziert ▶ *Dan Nan Xing, Zhi Ban Xia, Ku Xing Ren*

Interaktionen

▶ *Gua Lou Zi, Huang Qin, Zhi Ban Xia, Fu Ling, Ku Xing Ren*

Kommentar

- *Qing Qi Hua Tan Wan* ist die klassische Rezeptur bei Schleim-Hitze in der Lunge, die sich bei Krankheiten, wie akuter und chronischer Bronchitis, Hitze-Asthma, Lungenentzündung und Bronchiektasie bewährt. Durch korrekte Modifikationen kann diese Rezeptur genau auf das Muster des Patienten zugeschnitten werden und kann daher als Grundrezeptur für zahlreiche Variationen von Schleim-Hitze in der Lunge mit rebellierendem *Qi* (Husten, Keuchatmung usw.) betrachtet werden. Bei der Modifikation sollte darauf geachtet werden, welcher Faktor des pathologischen Prozesses im Vordergrund steht: Hitze, Schleim, trockener Schleim oder rebellierendes *Qi*.
- Verwandte Rezepturen zu *Qing Qi Hua Tan Wan*
  - *Qing Qi Hua Tan Wan* stellt eine Kombination aus *Chai Hu Xian Xiong Tang* (Bupleuri Radix Dekokt, das in den Thorax sinkt) und *Er Chen Tang* dar ▶ oben.
  - *Ding Chuan Tang* (Dekokt, das dem Keuchen Einhalt gebietet) ▶ RG 9 richtet sich noch stärker auf die bronchiale Obstruktion mit Dyspnoe in Ruhe oder bei Belastung, wird also häufiger bei Asthmatikern mit thorakaler *Qi*-Stagnation eingesetzt.
  - *Ma Xing Shi Gan Tang* (Ephedrae Herba, Armeniacae Semen, Gypsum Fibrosum und Glycyrrhizae Radix et Rhizoma Praeparata cum Melle Dekokt) ▶ RG 2.4, richtet sich mehr auf eine akute Wind-Hitze Attacke, die im Begriff ist, sich nach innen als Lungen-Hitze zu manifestieren (Übergang von der *Tai Yang*- zur *Yang Ming*-Schicht)

Korrespondierende Akupunktur

- Pe 6 *Neiguan* (*Luo*-Punkt, Arealfernpunkt für den Thorax, wirkt auch sedativ)
- Lu 7 *Lieque* (*Luo*-Punkt, senkt Lungen-*Qi* ab)
- Ren 17 *Shanzhong* (Meisterpunkt für den Respirationstrakt, löst thorakale *Qi*-Stagnation)
- Bl 13 *Feishu* (*Shu*-Punkt der Lunge)
- Ren 12 *Zhongwan* (*Mu*-Punkt des Magens)
- Ma 36 *Zusanli* (stützt das *Qi* der Mitte)

Diätetik

Magen- und Lungen-Qi absenken Gerste, Buchweizen, Hafer, Mandeln, Tofu, Erbsen, Kardamom, Ingwer, schwarze und gelbe Sojabohnen, Rettich, Zwiebeln
Feuchtigkeit eliminieren Bohnen, Sojabohnen, Erbsen, Fenchel, Pfeffer, Kardamom, Gerste, Fisch
Schleim und Feuchtigkeit transformieren Schwarze und gelbe Sojabohnen, Sojasprossen, Sojamilch, Mungbohnen, Rundkornreis, Knoblauch, Ingwer, Rettich, Weintrauben, Birne, Fisch, Kardamom
Meiden Schwere, kalte und rohe Nahrung; Milchprodukte können noch mehr Schleim erzeugen. Ein Übermaß an Süßem belastet die Milz, da leicht zu viel Feuchtigkeit produziert wird.

Wēn Dǎn Tāng
Dekokt, das die Gallenblase wärmt
溫膽湯　温胆汤

Englischer Name Warm Gallbladder Decoction
Quelle *San Yin Ji Yi Bing Zheng Fang Lun* (Abhandlung über Krankheiten, Muster und Rezepturen, die mit der Vereinigung der drei Ätiologien in Verbindung stehen)

Eigenschaften

Temperatur Kühl
Wirkort Innen
Funktionskreis Lunge, Milz, Magen, Herz, Gallenblase
Energiezustand des Patienten Leichte Fülle
Konstitution Leicht kräftig oder untersetzt

Wirkung

- Wandelt Schleim und Schleim-Hitze um
- Reguliert den *Qi*-Fluss

- Klärt die Gallenblase und harmonisiert den Magen

Zusammensetzung und Analyse

Arzneimittel	AG	Dosis	Wirkung
Zhu Ru (Bambusae Caulis in Teanias)	6.2	6 g	Kühlt und eliminiert Schleim-Hitze, wandelt Schleim um und reguliert das Magen-*Qi*
Zhi Ban Xia (Pinelliae Rhizoma Praeparatum)	6.1	9 g	Wandelt Schleim um, eliminiert Feuchtigkeit und reguliert das Magen-*Qi*
Fu Ling (Poria)	4	8 g	Eliminiert Feuchtigkeit, stützt die Milz und beruhigt das *Shen*
Chen Pi (Citri Reticulatae Pericarpium)	9	12 g	Regulieren den *Qi*-Fluss im Oberen und Mittleren Erwärmer; *Chen Pi* transformiert Schleim
Zhi Shi (Aurantii Fructus Immaturus)	9	6 g	
Zhi Gan Cao (Glycyrrhizae Radix et Rhizoma Praeparata)	12.1	4 g	Stützen die Mitte und harmonisieren die Arzneien in dieser Rezeptur
Da Zao (Jujubae Fructus)	12.1	5 g	

Symptome

- Völle- und Druckgefühl im Oberbauch, Übelkeit, **Aufstoßen**, Brechreiz, **gastroösophagealer Reflux**
- Nagendes Hungergefühl, **bitterer Mundgeschmack**
- Palpitationen, Unruhe, **Nervosität**, **Ängstlichkeit**, Schlaflosigkeit
- Völlegefühl in der Brust, **Husten mit Schleim** und reichlichem Auswurf
- **Schwindel**, Benommenheit, Tinnitus

Befunde

Zungenkörper Gedunsen
Zungenbelag Feucht, dick, klebrig, gelb
Puls Schlüpfrig oder saitenförmig

Indikationen nach TCM

- Hitze-Schleim
- Disharmonie von Leber/Gallenblase und Magen

Anwendungsbeispiele

- Chronische Bronchitis
- Chronische Gastritis
- Funktionelle Herzbeschwerden, Roemheld-Syndrom
- Schwindelattacken
- Angstzustände, Panikattacken und bipolare Erkrankungen, Neurosen, Psychosen
- Unruhezustände, Schlafstörungen

Modifikationen

Symptom	Arzneimittel	AG	Dosis
Tinnitus durch Schleim-Obstruktion	+ *Chai Hu* (Bupleuri Radix)	1.2	6–9 g
	+ *Gou Teng* (Uncariae Ramulus cum Uncis)	16	6–9 g
	+ *Ju Hua* (Chrysanthemi Flos)	1.2	6 g
Ausgeprägte Schleim-Hitze mit starker Unruhe, Schlaflosigkeit und Gereiztheit[1]	+ *Huang Lian* (Coptidis Rhizoma)	2.3	4–6 g

[1] Dies ergibt die Rezeptur **Huang Lian Wen Dan Tang** (Coptidis Rhizoma Dekokt zur Erwärmung der Gallenblase).

Kontraindikationen und Sicherheitshinweise

- Allergie gegen Bestandteile der Rezeptur
- Bei längerer Anwendung Kontraindikationen und Sicherheitshinweise zu ▶ *Gan Cao* beachten
- Vorsicht vor intensiver UV-Lichtexposition ▶ *Zhi Shi*

Schwangerschaft und Stillzeit

Schwangerschaft Kontraindiziert ▶ *Zhi Ban Xia;* bei Auslassen von *Zhi Ban Xia* mit Vorsicht anzuwenden ▶ *Zhi Shi, Gan Cao.* Aussagefähige Untersuchungen zur Sicherheit in der Schwangerschaft liegen nicht vor.
Stillzeit Kontraindiziert ▶ *Zhi Ban Xia.* Bei Auslassen von *Zhi Ban Xia* mit Vorsicht anzuwenden ▶ *Zhi Shi, Gan Cao*

Interaktionen

▶ *Zhi Ban Xia, Fu Ling, Zhi Shi, Gan Cao, Da Zao*

Kommentar

- Der Rezepturname *Wen Dan Tang* (Dekokt, das die Gallenblase wärmt) ist irreführend, da sie deutlich kühlend ist. Der Name ist historisch bedingt und wurde vielleicht ursprünglich für eine andere Rezeptur verwendet. Diese Mischung löst die Gallenblase. Die Gallenblase steht für Mut. Eine blockierte Gallenblase manifestiert sich durch Ängstlichkeit und Schüchternheit. *Wen Dan Tang* wird bei Problemen eingesetzt, die sich als eine Kombination von *Qi*-Stagnation, Hitze, gestörtem Geist, Schleim und eben einer „blockierten Gallenblase" präsentieren.

- In dieser Rezeptur ist *Er Chen Tang* (Zweifach behandeltes Dekokt) ▶ RG 14.1 enthalten. Dies macht den starken Schleim-Bezug deutlich.
- *Wen Dan Tang* ist eine klassische Rezeptur für heißen Schleim. Es ist sehr häufig zu beobachten, dass sich über die Zeit in einer energetischen Disharmonie zusätzlich der Faktor Hitze entwickelt. Die *Qi*-Stagnation durch den Schleim lässt oft aus Schleim-Feuchtigkeit ohne Hitze-Zeichen allmählich heißen Schleim entstehen. Dies ist sichtbar an dem nunmehr gelblich werdenden Zungenbelag.
- Eine verwandte Rezeptur zu *Wen Dan Tang* ist *Huang Lian Wen Dan Tang* (Coptidis Rhizoma Dekokt zur Erwärmung der Gallenblase) ▶ Modifikationen

Korrespondierende Akupunktur

- Ren 12 *Zhongwan* (*Mu*-Punkt des Magens)
- Lu 7 *Lieque* (*Luo*-Punkt, senkt Lungen-*Qi* ab)
- Ren 17 *Shanzhong* (Meisterpunkt für den Respirationstrakt, löst thorakale *Qi*-Stagnation)
- Ren 14 *Juque* (*Mu*-Punkt des Herzens)
- Pe 6 *Neiguan* (*Luo*-Punkt, Arealfernpunkt für den Thorax, wirkt auch sedativ)
- Ma 36 *Zusanli* (Arealfernpunkt für das Abdomen, stützt das *Qi* der Mitte)
- Ma 40 *Fenglong* (leitet Feuchtigkeit aus)
- Mi 5 *Shangqiu* (stützt die Mitte, wandelt Schleim um)
- Bl 21 *Weishu* (*Shu*-Punkt des Magens)
- Du 20 *Baihui* (gegen den Leitbahnenverlauf nadeln)

Diätetik

Magen- und Lungen-Qi absenken Gerste, Buchweizen, Hafer, Mandeln, Tofu, Erbsen, Kardamom, Ingwer, schwarze und gelbe Sojabohnen, Rettich, Zwiebeln

Feuchtigkeit eliminieren Bohnen, Sojabohnen, Erbsen, Fenchel, Pfeffer, Kardamom, Gerste, Fisch

Schleim und Feuchtigkeit transformieren Schwarze und gelbe Sojabohnen, Sojasprossen, Sojamilch, Mungbohnen, Rundkornreis, Knoblauch, Ingwer, Rettich, Weintrauben, Birne, Fisch, Kardamom

Meiden Raffinadezucker, Milchprodukte, fettes Fleisch, Kaffee, Alkoholika. Ein Übermaß an Süßem belastet die Milz, da leicht zu viel Feuchtigkeit produziert wird. Übermäßig viel Kaltes und Rohkost können die Milz ebenfalls belasten.

14.3 Rezeptur, die Trockenheit befeuchtet und Schleim transformiert

Bèi Mŭ Guā Lóu Săn
Fritillariae Bulbus und Trichosanthis Fructus Pulver
貝母瓜蔞散 贝母瓜蒌散

Englischer Name Fritillaria and Trichosanthes Fruit Powder
Quelle *Yi Xue Xin Wu* (Medizinische Offenbarungen)

Eigenschaften

Temperatur Leicht kühl
Wirkort Innen
Funktionskreis Lunge, Milz
Energiezustand des Patienten Leichter Mangel
Konstitution Relativ unauffällig

Wirkung

- Befeuchtet die Lunge, lindert Trockenheit, klärt Hitze
- Reguliert *Qi*, wandelt Schleim um

Zusammensetzung und Analyse

Arzneimittel	AG	Dosis	Wirkung
Chuan Bei Mu (Fritillariae Cirrhosae Bulbus)	6.2	6–9 g	Transformieren Schleim, befeuchten und lösen so festsitzenden Schleim, klären Hitze
Gua Lou (Trichosanthis Fructus)	6.2	6 g	
Tian Hua Fen (Trichosanthis Radix)	2.1	3–9 g	Klärt Lungen-Hitze, wandelt trockenen Schleim um und befeuchtet
Fu Ling (Poria)	4	3–9 g	Drainiert Feuchtigkeit und unterstützt die Schleimumwandlung
Chen Pi (Citri Reticulatae Pericarpium)	9	3–6 g	Reguliert *Qi*, wandelt Schleim um
Jie Geng (Platycodi Radix)	6.1	6–9 g	Reguliert *Qi*, transformiert Schleim, eliminiert Toxine

Symptome

- **Husten mit festsitzendem, zähem Auswurf,** der nur schwer abzuhusten ist
- Bronchiale Enge, Kurzatmigkeit
- Trockener unproduktiver Reizhusten
- Trockener, wunder Rachen

Befunde

Zungenkörper Rot, trocken
Zungenbelag Trocken, vermindert
Puls Dünn, kräftig, beschleunigt

Indikationen nach TCM

Trockenheit oder Hitze schädigt die Körpersäfte und das Lungen-*Yin* und führt zu einer Akkumulation von sogenanntem „trockenen Schleim", dadurch wird eine Störung des Lungen-*Qi*-Flusses verursacht.

Anwendungsbeispiele

- (Chronische) Bronchitis
- Spätstadium bei Atemwegsinfektionen mit quälendem trockenen Reizhusten, auch in der Rekonvaleszenz-Phase nach Pertussis oder Covid-19
- Chronische Tracheitis
- Stimmverlust
- Emphysem

Modifikationen

Symptom	Arzneimittel	AG	Dosis
Stärkere Trockenheit und Halsschmerzen	+ *Xuan Shen* (Scrophulariae Radix)	2.2	6–9 g
	+ *Mai Dong* (Ophiopogonis Radix)	12.4	6–9 g
	+ *Zhi Mu* (Anemarrhenae Rhizoma)	2.1	6–9 g
Husten und gereizter Rachen	+ *Qian Hu* (Peucedani Radix)	6.2	6–9 g
	+ *Niu Bang Zi* (Arctii Fructus)	1.2	6–9 g
Spasmodischer Husten	+ *Di Long* (Pheretima)	16	6–9 g

Kontraindikationen und Sicherheitshinweise

- Allergie gegen Bestandteile der Rezeptur
- Überdosierung von ▶ *Jie Geng* vermeiden

Schwangerschaft und Stillzeit

Schwangerschaft Kontraindiziert ▶ *Tian Hua Fen, Chuan Bei Mu*
Stillzeit Kontraindiziert ▶ *Chuan Bei Mu*

Interaktionen

▶ *Chuan Bei Mu* bzw. *Zhe Bei Mu, Gua Lou, Tian Hua Fen, Fu Ling*

Kommentar

- Diese Rezeptur ist im weiteren Sinne eine Modifikation von *Er Chen Tang* (Zweifach behandeltes Dekokt) ▶ RG 14.1, wobei die scharfe, Schleim umwandelnde Arznei *Zhi Ban Xia* (Pinelliae Rhizoma Praeparatum) ▶ AG 6.1, die sehr trocknend wirkt, durch befeuchtende Schleim-Umwandler, wie *Chuan Bei Mu* und *Gua Lou* ersetzt wird.
- Obwohl der Originaltext nicht näher spezifiziert, um welche Art von *Bei Mu* es sich handelt, wird allgemein für diese Pathologie *Chuan Bei Mu* bevorzugt eingesetzt.
- Bei diesem Patiententypus wäre es ein Fehler, nur mit scharfen, Schleim umwandelnden und somit trocknenden Arzneien, wie *Zhi Ban Xia* und *Chen Pi* zu behandeln, wie es z.B. bei *Er Chen Tang* geschieht. Der auslösende pathogene Faktor ist hier Hitze oder Trockenheit; somit liegt eine Schmälerung der Säfte vor. Deshalb werden Arzneien eingesetzt, die Schleim umwandeln und dabei gleichzeitig befeuchten können. Ein anderer Behandlungsfehler wäre, hier ausschließlich schwere, *Yin* tonisierende Substanzen aus der Arzneigruppe 12.4, wie *Mai Dong* (Ophiopogonis Radix), *Bei Sha Shen* (Glehniae Radix) oder *Nan Sha Shen* (Adenophorae Radix) einzusetzen, die eher die Schleim-Akkumulation verschlechtern würden.

Korrespondierende Akupunktur

- Mi 9 *Yinlingquan*, Ma 40 *Fenglong* (leiten Feuchtigkeit aus)
- Ren 17 *Shanzhong*, Ren 22 *Tiantu*, Ren 23 *Lianquan* (lösen Schleim)
- Dü 17 *Tianrong* (Lokalpunkt Rachen)
- Di 18 *Futu* (Lokalpunkt Rachen)
- Lu 7 *Lieque* (*Luo*-Punkt, senkt Lungen-*Qi* ab)
- Ren 17 *Shanzhong* (Meisterpunkt für den Respirationstrakt, löst thorakale *Qi*-Stagnation)
- Pe 6 *Neiguan* (*Luo*-Punkt, Arealfernpunkt für den Thorax)
- Ma 36 *Zusanli* (Arealfernpunkt für das Abdomen, stützt das *Qi* der Mitte)
- Lu 5 *Chize* (leitet Hitze aus)
- Lu 1 *Zhongfu* (*Mu*-Punkt der Lunge, leitet Hitze aus)
- Bl 13 *Feishu* (bei Lungen-Hitze sedierend nadeln)
- Ni 6 *Zhaohai* (Bezug zum Rachen)

Diätetik

Magen- und Lungen-Qi absenken Gerste, Buchweizen, Hafer, Mandeln, Tofu, Erbsen, Kardamom, Ingwer, schwarze und gelbe Sojabohnen, Rettich, Zwiebel
Feuchtigkeit eliminieren Bohnen, Sojabohnen, Erbsen, Fenchel, Pfeffer, Kardamom, Gerste, Fisch
Schleim und Feuchtigkeit transformieren Schwarze und gelbe Sojabohnen, Sojasprossen, Sojamilch, Mungbohnen, Rundkornreis, Knoblauch, Ingwer, Rettich, Weintrauben, Birne, Fisch, Kardamom
Meiden Raffinadezucker, Milchprodukte, fettes Fleisch, Kaffee, Alkoholika. Ein Übermaß an Süßem belastet die Milz, da leicht zu viel Feuchtigkeit produziert wird. Übermäßig viel Kaltes und Rohkost können ebenfalls die Milz belasten.

14.4 Rezeptur, die wärmt und Kälte-Schleim transformiert

Líng Guì Zhú Gān Tāng
Poria, Cinnamomi Ramulus, Atractylodis Macrocephalae Rhizoma und Glycyrrhizae Radix Dekokt
苓桂朮甘湯 苓桂术甘汤

Englischer Name Poria, Cinnamon Twig, Atractylodis, and Licorice Decoction
Quelle *Shang Han Lun* (Abhandlung über fieberhafte, durch Kälte verursachte Erkrankungen)

Eigenschaften

Temperatur Leicht warm
Wirkort Innen, *Tai Yin*
Funktionskreis Lunge, Milz
Energiezustand des Patienten Leichter Mangel
Konstitution Leicht geschwächt

Wirkung

- Wärmt und stärkt die Milz
- Eliminiert Feuchtigkeit und transformiert Schleim

Zusammensetzung und Analyse

Arzneimittel	AG	Dosis	Wirkung
Fu Ling (Poria)	4	12 g	Leitet in Kombination mit *Gui Zhi* sehr effektiv Feuchtigkeit aus, aktiviert die Transformationsfähigkeit der Milz und eliminiert Feuchtigkeit
Gui Zhi (Cinnamomi Ramulus)	1.1	8 g	Leitet in Kombination mit *Fu Ling* sehr effektiv Feuchtigkeit aus; aktiviert das Milz-*Yang* zur Umwandlung von Feuchtigkeit
Bai Zhu (Atractylodis Macrocephalae Rhizoma)	12.1	6 g	Stärkt die Transformationsfähigkeit der Milz und eliminiert Feuchtigkeit
Zhi Gan Cao (Glycyrrhizae Radix et Rhizoma Praeparata)	12.1	4 g	Harmonisiert die Mitte

Symptome

- Druck- und **Völlegefühl in der Brust** und im Oberbauch
- **Kurzatmigkeit**, Husten mit wässrigem Auswurf
- **Palpitationen**, **Schwindel**, **orthostatische Dysregulation**, **Tinnitus**
- Dumpfer Kopfdruck oder -schmerz, **Benommenheit im Kopf**
- Fehlender Durst, Appetitverlust, Geschmacksverlust
- Typisch ist die **Verschlechterung durch feuchtes Wetter und durch Feuchtigkeit erzeugende Nahrung**, wie Süßigkeiten oder Bier
- Typisch ist auch die große Müdigkeit und Abgeschlagenheit sowie das Schweregefühl im zeitlichen Zusammenhang mit den Beschwerden

Befunde

Zungenkörper Blass, sehr gedunsen, Zahneindrücke
Zungenbelag Weiß, vermehrt feucht
Puls Schlüpfrig oder saitenförmig

Indikationen nach TCM

Milz-*Qi*-Mangel mit Feuchtigkeit-Akkumulation verhindert das Aufsteigen des klaren *Yang* durch trübe Säfte

Anwendungsbeispiele

- Verschiedene Arten von Schwindel
- Morbus Menière, orthostatische Dysregulation, Erkrankungen mit Gleichgewichtsstörungen
- Chronische Gastritis
- Chronische Bronchitis
- Kopfschmerzen
- Erkrankungen des rheumatischen Formenkreises

Modifikationen

Symptom	Arzneimittel	AG	Dosis
Erbrechen	+ *Zhi Ban Xia* (Pinelliae Rhizoma Praeparatum)	6.1	6–9 g
Aufstoßen	+ *Sha Ren* (Amomi Fructus)	7	4–6 g
Lokales epigastrisches Druckgefühl und stärkerer Schmerz	+ *Zhi Qiao* (Aurantii Fructus)	9	6–9 g
	+ *Hou Po* (Magnoliae Officinalis Cortex)	7	6 g

Kontraindikationen und Sicherheitshinweise

- Allergie gegen Bestandteile der Rezeptur
- Bei längerer Anwendung Kontraindikationen und Sicherheitshinweise zu ▶ *Gan Cao* beachten
- Vorsicht bei Diabetikern mit Neigung zur Hypoglykämie ▶ *Gui Zhi*

Fertilität, Schwangerschaft und Stillzeit

Fertilität Von einer höheren Dosis und längeren Anwendungsdauer von ▶ *Gan Cao* bei Männern mit Kinderwunsch ist abzuraten

Schwangerschaft Mit Vorsicht anzuwenden ▶ *Gui Zhi, Gan Cao, Bai Zhu*. Aussagefähige Untersuchungen zur Sicherheit der Rezeptur in der Schwangerschaft liegen nicht vor.

Stillzeit Bei männlichen Säuglingen *Gan Cao* zurückhaltend dosieren

Interaktionen

▶ *Fu Ling, Gan Cao*

Pharmakologie

Das Granulat der Kampo-Version der Rezeptur (*Ryo Kei Jutsu-Kan To*) zeigte im Ames-Test an vier Bakterienstämmen keine Hinweise auf Mutagenität.

Kommentar

- *Ling Gui Zhu Gan Tang* wird eingesetzt bei einer Blockade im Epigastrium durch dünnen Schleim (*Yin*). Der dünne Schleim sammelt sich an aufgrund von geschwächtem Milz-*Yang* und blockiert dann die *Qi*-Zirkulation. Die Schlüsselzeichen für eine klassische *Ling Gui Zhu Gan Tang*-Präsentation sind Schwindel beim (schnellen) Aufstehen, kaltes Abdomen oder kalte Rückenpartien (tastbar), Flüssigkeiten, Wassergeräusche („Plätschern") im Abdomen bei Perkussion, blasse Zunge mit einem nassen Belag, tiefer und saitenförmiger Puls, Verstärkung der Symptome bei Müdigkeit oder Anspannung sowie Zeichen von dünnem Schleim wie gehäuftes Urinieren, Ödeme, Husten mit dünnem Schleim oder übermäßiger Speichelfluss.
- *Ling Gui Zhu Gan Tang* kann als eines der Rezepte der Wahl bei verschiedenen Formen von Schwindel angesehen werden, vorausgesetzt die Diagnose (Feuchtigkeit blockiert den *Qi*-Fluss) passt genau. Dazu sollte unbedingt ein blasser, stark gedunsener Zungenkörper mit deutlichen Zahneindrücken und feuchtem, weißlichen Belag gegeben sein.
- Die Kombination der vier Mittel in dieser Mischung, insbesondere die Kombination von *Gui Zhi* und *Fu Ling*, fördert die Diurese, reguliert Herz und Nieren und gleicht *Yin* und *Yang* aus. So kann *Ling Gui Zhu Gan Tang* immer verwendet werden, wenn sich aufgrund von innerer Mangel-Kälte dünner Schleim ansammelt.
- *Gui Zhi* ist in dieser Rezeptur nicht als Oberfläche befreiende Arznei eingesetzt, sondern wegen seiner warmen und dynamisierenden Wirkung als *Yang-Qi* stärkendes Mittel. So unterstützt es die diuretische Wirkung von *Fu Ling*. *Gui Zhi* verbessert den Energiefluss und stützt dadurch auch Herz-*Qi* und -*Yang*, was sich in diesem Fall auch in einem klareren Kopf bemerkbar macht. Zudem kann das klare *Yang* von der Mitte besser nach oben zum Kopf aufsteigen, wenn die Mitte nicht durch Feuchtigkeit blockiert ist.
- Die Zusammensetzung von *Ling Gui Zhu Gan Tang* gleicht stark der von *Wu Ling San* (Fünf Bestandteile Pulver mit Poria) ▶ RG 6.1. Die beiden Rezepturen unterscheiden sich darin, dass *Wu Ling San* vordergründig die Diurese fördert und Wasser ausleitet und Wasserstau im Unteren Erwärmer löst. *Ling Gui Zhu Gan Tang* fokussiert auf den Mittleren Erwärmer, wandelt dort Schleim und Feuchtigkeit um und befreit dadurch die freie *Qi*-Zirkulation zum Kopf.
- Eine weitere verwandte Rezepturen zu *Ling Gui Zhu Tang* ist *Si Jun Zi Tang* (Vier Gentlemen Dekokt) ▶ RG 8.1, wobei *Si Jun Zi Tang* die Basisrezeptur für den Milz-*Qi*-Mangel darstellt und daher primär die *Qi*-Tonisierung im Fokus hat und nur sekundär Feuchtigkeit adressiert. Hingegen richtet sich *Ling Gui Zhu Gan Tang* mit stärker dynamisierenden und wärmenden Arzneien gegen Feuchtigkeit-Obstruktion im Mittleren Erwärmer, welche den *Qi*-Mechanismus blockiert hat. Somit wirkt das Rezept auch stärker auf die Diurese und Ausscheidung von Feuchtigkeit.

Korrespondierende Akupunktur

- Ren 12 *Zhongwan* (*Mu*-Punkt des Magens)
- Ma 36 *Zusanli* (Arealfernpunkt für das Abdomen, stützt das *Qi* der Mitte
- Ma 40 *Fenglong* (wandelt Schleim um)
- Mi 9 *Yinlingquan* (stützt die Mitte, leitet Feuchtigkeit aus)
- Bl 21 *Weishu* (*Shu*-Punkt der Milz, Moxa)
- Ren 6 *Qihai* (stützt über die Nieren-Energie auch indirekt die Milz)
- SJ 17 *Yifeng*, Gb 2 *Tinghui*, Dü 19 *Tinggong* (Lokalpunkte für Schwindel)
- Du 20 *Baihui* (führt klares *Yang* zum Kopf hinauf)
- Dü 3 *Houxi* (öffnet den *Du Mai*, führt klares *Yang* zum Kopf hinauf)

Diätetik

Milz tonisieren Hirse, Langkornreis, Mandeln, Weißkohl, Kartoffeln, Feige, Huhn, Schinken, Hering, Pfeffer
Feuchtigkeit eliminieren Bohnen, Sojabohnen, Erbsen, Fenchel, Pfeffer, Kardamom, Gerste, Fisch
Schleim und Feuchtigkeit transformieren Schwarze und gelbe Sojabohnen, Sojasprossen, Sojamilch, Mungbohnen, Rundkornreis, Knoblauch, Ingwer, Rettich, Weintrauben, Birne, Fisch, Kardamom
Meiden Raffinadezucker, Milchprodukte, fettes Fleisch, Kaffee, Alkoholika. Ein Übermaß an Süßem belastet die Milz, da leicht zu viel Feuchtigkeit produziert wird. Übermäßig viel Kaltes und Rohkost können ebenfalls die Milz belasten.

14.5 Rezepturen, die Schleim transformieren und Wind eliminieren

Bàn Xià Bái Zhú Tiān Má Tāng
Dekokt mit Pinelliae Rhizoma, Atractylodis Macrocephalae Rhizoma und Gastrodiae Rhizoma
半夏白朮天麻湯 半夏白术天麻汤

Englischer Name Pinellia, White Atractylodes, and Gastrodia Decoction
Quelle *Yi Xue Xin Wu* (Medizinische Offenbarungen)

Eigenschaften

Temperatur Leicht warm
Wirkort Innen
Funktionskreis Milz, Leber
Energiezustand des Patienten Leichter Mangel
Konstitution Leicht geschwächt und oft adipös

Wirkung

- Stärkt die Milz und leitet Feuchtigkeit aus
- Transformiert Schleim
- Eliminiert inneren Wind

Zusammensetzung und Analyse

Arzneimittel	AG	Dosis	Wirkung
Zhi Ban Xia (Pinelliae Rhizoma Praeparatum)	6.1	6–9 g	Wandelt Schleim um
Tian Ma (Gastrodiae Rhizoma)	16	4–6 g	Eliminiert inneren Wind, besänftigt aufsteigendes Leber-*Yang*
Bai Zhu (Atractylodis Macrocephalae Rhizoma)	12.1	6–9 g	Leitet Feuchtigkeit aus, stärkt die Milz
Chen Pi (Citri Reticulatae Pericarpium)	9	6 g	Wandelt Schleim um, reguliert *Qi*
Fu Ling (Poria)	4	6 g	Leitet Feuchtigkeit aus, stärkt die Milz
Gan Cao (Glycyrrhizae Radix et Rhizoma)	12.1	3 g	Stützen gemeinsam sanft die Mitte und harmonisieren die Rezeptur
Sheng Jiang (Zingiberis Rhizoma Recens)[1]	1.1	3 g	
Da Zao (Jujubae Fructus)[1]	12.1	3 g	

[1] Traditionell meist hinzugefügt

Symptome

- **Schwindel, Kopfschmerzen, Schweregefühl und Dumpfheit im Kopf**, Augenflimmern, Sehstörungen
- **Engegefühl in der Brust**, Appetitlosigkeit, Übelkeit, Erbrechen, auch von weißlichem Schleim
- Erschöpfung, ausgeprägte postprandiale Müdigkeit

Befunde

Zungenkörper Gedunsen, blass, ggf. mit rötlichen, aufgerollten Rändern
Zungenbelag Weiß, klebrig
Puls Saitenförmig und schlüpfrig

Indikationen nach TCM

- Wind-Schleim, zugrunde liegender Milz-*Qi*-Mangel mit Feuchtigkeit-Akkumulation
- Schleim verhindert das Aufsteigen des klaren *Yang* und stört zusammen mit innerem Wind die Sinnesöffnungen.

Anwendungsbeispiele

- Kopfschmerzsyndrom, Migräne-Zephalgie mit Aura und Sehstörungen
- Blande Hypertonie
- Transitorisch ischämische Attacke (TIA) mit passagerer Halbseitensymptomatik
- Schwindel, Morbus Menière
- Benigner paroxysmaler Lagerungsschwindel

Modifikationen

Symptom	Arzneimittel	AG	Dosis
Ausgeprägter Schwindel	+ *Zhi Tian Nan Xing* (Arisaematis Rhizoma Praeparatum)	6.1	6 g
	+ *Ji Li* (Tribuli Fructus)	16	6 g
Ausgeprägte Kopfschmerzen	+ *Gou Teng* (Uncariae Ramulus cum Uncis)	16	6 g
	+ *Ji Li* (Tribuli Fructus)	16	6 g
	+ *Man Jing Zi* (Viticis Fructus)	1.2	6 g
Ausgeprägte Erschöpfung durch Milz-*Qi*-Mangel	+ *Dang Shen* (Codonopsis Radix)	12.1	6–9 g
	+ *Huang Qi* (Astragali Radix)	12.1	6–12 g

Kontraindikationen und Sicherheitshinweise

- Allergie gegen Bestandteile der Rezeptur
- Überdosierung von ▶ *Tian Ma* vermeiden
- Bei längerer Anwendung Kontraindikationen und Sicherheitshinweise zu ▶ *Gan Cao* beachten
- Vorsicht bei Blutungsneigung ▶ *Sheng Jiang*

Schwangerschaft und Stillzeit

Schwangerschaft Kontraindiziert ▶ *Zhi Ban Xia;* bei Auslassen von *Zhi Ban Xia* mit Vorsicht anzuwenden ▶ *Bai Zhu, Sheng Jiang, Gan Cao.* Aussagefähige Untersuchungen zur Sicherheit in der Schwangerschaft liegen nicht vor.
Stillzeit Kontraindiziert ▶ *Zhi Ban Xia*

Interaktionen

▶ *Zhi Ban Xia, Tian Ma, Fu Ling, Gan Cao, Da Zao, Sheng Jiang*

Pharmakologie

Das Granulat der Kampo-Version der Rezeptur (*Hange Byakujutsu Kan To*) zeigte im Ames Test an vier Bakterienstämmen keine Hinweise auf Mutagenität.

Kommentar

- Hier liegt das Krankheitsbild Wind-Schleim zugrunde. Ein länger bestehender Milz-*Qi*-Mangel mit Feuchtigkeit-Akkumulation führt zu zunehmender Blockierung durch Schleim-Bildung. Dies verhindert das Aufsteigen des klaren *Yang* zum Kopf, die Stagnation begünstigt endogenen Wind, der das Sensorium stört. Dies bedingt Schwindel. Feuchtigkeit und Schleim führen einerseits zu Beschwerden im Bereich der Mitte mit Übelkeit, Appetitlosigkeit und eventuell anderen abdominellen Beschwerden. Andererseits treten auch dumpfe Kopfschmerzen mit benebeltem Kopf auf. Ebenfalls sind Schwindelgefühle durch Störung der Sinnesöffnungen die Folge.
- *Ban Xia Bai Zhu Tian Ma Tang* ist eine Modifikation von *Er Chen Tang* (Zweifach behandeltes Dekokt) ▶ RG 14.1, wobei hier durch *Tian Ma* noch eine endogene Wind-Elimination und Besänftigung eines aufsteigenden Leber-*Yang* hinzukommt. Durch *Bai Zhu* ist zusätzlich eine Milz-*Qi* tonisierende und Feuchtigkeit eliminierende Wirkung gegeben.

Korrespondierende Akupunktur

- Le 2 *Xingjian* oder Le 3 *Taichong* (besänftigen die Leber)
- Ma 8 *Touwei* (vertreibt Feuchtigkeit und Wind)
- Du 20 *Baihui* (sediert)
- Ma 40 *Fenglong* (eliminiert Feuchtigkeit)
- Mi 9 *Yinlingquan* (leitet Feuchtigkeit aus)
- Mi 5 *Shangqiu* (leitet Schleim ab)
- Ren 12 *Zhongwan* (*Mu*-Punkt des Magens)
- Pe 6 *Neiguan* (löst *Qi*-Stagnation)
- M-HN 3 *Yintang* (Extrapunkt; für *Shen* und Sinnesöffnungen, insbesondere Augen)

Diätetik

Schleim und Feuchtigkeit transformieren Schwarze und gelbe Sojabohnen, Sojasprossen, Sojamilch, Mungbohnen, Rundkornreis, Knoblauch, Ingwer, Rettich, Weintrauben, Birne, Fisch, Kardamom
Feuchtigkeit eliminieren Bohnen, Sojabohnen, Erbsen, Fenchel, Pfeffer, Kardamom, Gerste, Fisch
Magen- und Lungen-Qi absenken Gerste, Buchweizen, Hafer, Mandeln, Tofu, Erbsen, Kardamom, Ingwer, schwarze und gelbe Sojabohnen, Rettich, Zwiebel
Milz tonisieren Hirse, Langkornreis, Mandeln, Weißkohl, Kartoffeln, Feige, Huhn, Schinken, Hering, Pfeffer
Meiden Raffinadezucker, Milchprodukte, fettes Fleisch, Kaffee, Alkoholika. Ein Übermaß an Süßem belastet die Milz, da leicht zu viel Feuchtigkeit produziert wird. Übermäßig viel Kaltes und Rohkost können ebenfalls die Milz belasten.

Zhǐ Sòu Sǎn
Pulver, das den Husten stoppt
止嗽散

Englischer Name Stop Coughing Powder
Quelle *Yi Xue Xin Wu* (Medizinische Offenbarungen)

Eigenschaften

Temperatur Warm
Wirkort Aussen und gleichzeitig beginnend Innen
Funktionskreis Lunge
Energiezustand des Patienten Leicht geschwächt
Konstitution Eher kräftig

Wirkung

- Stoppt Husten
- Wandelt Schleim um
- Öffnet die Oberfläche
- Verteilt Lungen-*Qi*

Zusammensetzung und Analyse

Arzneimittel	AG	Dosis	Wirkung
Bai Bu (Stemonae Radix)	6.3	6–9 g	Wärmen sanft und befeuchten mild, ohne Schleim oder Hitze zu produzieren; stoppen Husten und transformieren Schleim
Zi Wan (Asteris Radix et Rhizoma)	6.3	6–9 g	
Bai Qian (Cynanchi Stauntonii Radix et Rhizoma)	6.1	6–9 g	Regulieren und befreien das stagnierte Lungen-*Qi* und dirigieren es nach unten
Jie Geng (Platycodi Radix)	6.1	6–9 g	
Jing Jie (Schizonepetae Herba)	1.1	6–9 g	Sorgt für eine dezente Oberflächen öffnende Wirkung, um mögliche Rest-Pathogene (Wind-Kälte) zu eliminieren
Chen Pi (Citri Reticulatae Pericarpium)	9	6 g	Reguliert den *Qi*-Fluss im Oberen Erwärmer, transformiert Schleim, trocknet und stützt die Mitte
Gan Cao (Glycyrrhizae Radix et Rhizoma)	12.1	3 g	Stützt die Mitte und harmonisiert die gesamte Rezeptur

Symptome

- **Persistierender eher unproduktiver Husten** nach einem Atemwegsinfekt
- ggf. Fieber und gleichzeitiges Frösteln, Kratzen im Hals

Befunde

Zungenkörper Unverändert
Zungenbelag Dünn und weiß
Puls Oberflächlich

Indikationen nach TCM

- Husten durch stagniertes und gegenläufiges Lungen-*Qi*
- Zustand nach einer Invasion von Wind-Kälte in der Oberfläche

Anwendungsbeispiele

- Keuchhusten und die spätere Phase einer viralen Erkrankung
- Bronchitis

Modifikationen

Symptom	Arzneimittel	AG	Dosis
Kopfschmerzen, verstopfte Nase und weitere Oberflächenzeichen	+ *Fang Feng* (Saposhnikoviae Radix)	1.1	6–9 g
	+ *Zi Su Ye* (Perillae Folium)	1.1	6–9 g
	+ *Sheng Jiang* (Zingiberis Rhizoma Recens)	1.1	3–6 g
Halsschmerzen	+ *Jin Yin Hua* (Lonicerae Japonicae Flos)	2.4	6–9 g
	+ *Ban Lan Gen* (Isatidis Radix)	2.4	6–9 g
	+ *Sang Ye* (Mori Folium)	1.2	6–9 g
Starker Husten	+ *Ku Xing Ren* (Armeniacae Semen Amarum)	6.3	6–9 g
	+ *Di Long* (Pheretima)	16	6–9 g
Mehr Hitze mit gelbem Schleim	+ *Sang Bai Pi* (Mori Cortex)	6.3	6–9 g
	+ *Huang Qin* (Scutellariae Radix)	2.3	6–9 g
	+ *Zhe Bei Mu* (Fritillariae Thunbergii Bulbus)	6.2	6–9 g
Reichlich Schleim mit reduziertem Appetit	+ *Er Chen Tang* (Zweifach behandeltes Dekokt) ▶ RG 14.1		

Kontraindikationen und Sicherheitshinweise

- Allergie gegen Bestandteile der Rezeptur
- Entzündliche Magenveränderungen ▶ *Bai Qian*
- Überdosierung von ▶ *Bai Bu* und ▶ *Jie Geng* vermeiden
- Bei längerer Anwendung Kontraindikationen und Sicherheitshinweise zu ▶ *Gan Cao* beachten

Schwangerschaft und Stillzeit

Schwangerschaft Mit Vorsicht anwenden ▶ *Gan Cao*. Aussagefähige Untersuchungen zur Sicherheit der Rezeptur in der Schwangerschaft liegen nicht vor.
Stillzeit Keine Einschränkungen bekannt

Interaktionen

▶ *Gan Cao*

Kommentar

- *Zhi Sou San* könnte auch zusammen mit weiteren Hustenrezepturen in die Schleim umwandelnde Kategorie eingeteilt werden. *Zhi Sou San* behandelt den Husten aufgrund einer Wind-Erkrankung. Die Wind-Symptome wie Fieber mit gleichzeitigem Frösteln haben sich ggf. bereits wieder gelöst. Das Lungen-*Qi* bleibt aber blockiert und der Patient hustet, allerdings noch mit wenig und schwer abzuhustbarem Schleim. Der Schlüssel zur korrekten Anwendung dieser Rezeptur ist also ein beginnender Husten aufgrund einer oberflächlichen Erkrankung – ohne viel Hitze und Schleim. Als solches kann *Zhi Sou San* auch als Hustenmodul betrachtet werden. Abgesehen von *Jing Jie*, welches die Oberfläche löst, stellt *Zhi Sou San* eine ausgeglichene Kombination von wirksamen Hustenmitteln dar.

- Es existiert unter demselben Namen *Zhi Sou San* noch eine andere Kombination, die der Kategorie der Schleim transformierenden und Wind eliminierenden Rezepturen zugeteilt wird. Diese wird jedoch mehr bei noch akuterem Infekt eingesetzt, bei dem die Wind-Kälte-Pathogene noch deutlich virulenter sind. Ihre Zusammensetzung:
  - *Ma Huang* (Ephedrae Herba) 6 g ▶ AG 1.1
  - *Gui Zhi* (Cinnamomi Ramulus) 6 g ▶ AG 1.1
  - *Zi Su Ye* (Perillae Folium) 6 g ▶ AG 1.1
  - *Bo He* (Menthae Haplocalycis Herba) 6 g ▶ AG 1.2
  - *Chen Pi* (Citri Reticulatae Pericarpium) 6 g ▶ AG 9
  - *Da Fu Pi* (Arecae Pericarpium) 6 g ▶ AG 9
  - *Ku Xing Ren* (Armeniacae Semen Amarum) 6 g ▶ AG 6.3
  - *Sang Bai Pi* (Mori Cortex) 6 g ▶ AG 6.3
  - *Wu Mei* (Mume Fructus) 6 g ▶ AG 13

15 Nahrungsstagnation beseitigende Rezepturen

Bao He Wan (Pille, die die Harmonie erhält)
Jian Pi Wan (Pille, die die Milz stärkt)

Bǎo Hé Wán
Pille, die die Harmonie erhält
保和丸

Englischer Name Preserve Harmony Pill
Quelle *Dan Xi Xin Fa* (Die Lehren des [Zhu] Dan Xi)

Eigenschaften

Temperatur Warm
Wirkort Innen
Funktionskreis Dickdarm, Magen, Milz
Energiezustand des Patienten Ausreichend, temporär blockiert
Konstitution Kräftig

Wirkung

- Löst Nahrungsstagnation auf
- Harmonisiert den Magen

Zusammensetzung und Analyse

Arzneimittel	AG	Dosis	Wirkung
Shan Zha (Crataegi Fructus)	8	6–9 g	Wirken als Haupt- und Minister-Arzneien; reduzieren Stagnation durch überreichliche oder verdorbene Speisen und Getränke; *Shan Zha* hilft besonders bei fettigen und fleischlastigen Speisen; *Shen Qu* löst Nahrungsstagnation besonders durch Überessen oder Alkohol; *Lai Fu Zi* löst Akkumulation von Schleim, besonders effektiv bei Übermaß an Kohlenhydraten und Fasern, fördert den *Qi*-Fluss
Shen Qu (Massa Medicata Fermentata)	8	6 g	
Lai Fu Zi (Raphani Semen)	8	3 g	
Zhi Ban Xia (Pinelliae Rhizoma Praeparatum)	6.1	6–9 g	Diese drei Mittel stellen den Kern von *Er Chen Tang* dar, um Schleim zu transformieren, den *Qi*-Mechanismus wieder zu befreien und Feuchtigkeit auszuleiten
Chen Pi (Citri Reticulatae Pericarpium)	9	9 g	
Fu Ling (Poria)	4	6 g	
Lian Qiao (Forsythiae Fructus)	2.4	6 g	Klärt Hitze, die durch Stagnation und Akkumulation entsteht, insbesondere im empfindlichen Funktionskreis Magen

Symptome

- Völle und **Blähungen im Abdomen**, **Aufstoßen** mit fauligem Geschmack im Mund, Aversion gegen Nahrung
- Magenbrennen, retrosternales Brennen, **Übelkeit** und Erbrechen
- **Diarrhö** mit faulig stinkenden Stühlen
- Schmerzen und Völlegefühl im Brustbereich und im Epigastrium

Befunde

Zungenkörper Normal oder gedunsen, gelegentlich rote Areale
Zungenbelag Gelb, klebrig, ölig
Puls Schlüpfrig

Indikationen nach TCM

- Nahrungsstagnation und -akkumukation
- Schleim-Ansammlung

Anwendungsbeispiele

- Akute Gastroenteritis, Lebensmittelvergiftung
- Akute oder chronische Diätfehler, Nahrungsstagnation nach übermäßigen Mahlzeiten
- Akute Verschlimmerung einer chronischen Gastritis
- Nahrungsmittelintoleranz
- Gelegentlich auch chronische Hepatitis, chronische Pankreatitis sowie chronische Cholezystitis

Modifikationen

Symptom	Arzneimittel	AG	Dosis
Wirkverstärkung bei Nahrungsstagnation	+ *Mai Ya* (Hordei Fructus Germinatus)	8	6–9 g
Ausgeprägte Völle im Abdomen	+ *Zhi Shi* (Aurantii Fructus Immaturus)	9	6 g
	+ *Hou Po* (Magnoliae Officinalis Cortex)	7	6 g
Mehr Hitze-Zeichen	+ *Huang Qin* (Scutellariae Radix)	2.3	6–9 g
	+ *Huang Lian* (Coptidis Rhizoma)	2.3	3–5 g
Obstipation	+ *Bing Lang* (Arecae Semen)	17	6 g
	+ *Da Huang* (Rhei Radix et Rhizoma)	3.1	6 g

Ausgeprägtes Erbrechen	+ *Sha Ren* (Amomi Fructus)	7	6 g
	+ *Guan Huo Xiang* (Pogostemonis Herba)	7	6 g
	+ *Zhu Ru* (Bambusae Caulis in Taeniam)	6.2	6–9 g
Leber-*Qi*-Stagnation mit Nahrungsstagnation	+ *Mai Ya* (Hordei Fructus Germinatus) in hoher Dosierung	8	9–15 g
	+ *Fo Shou* (Citri Sarcodactylis Fructus)	9	6–9 g
	+ *Chai Hu* (Bupleuri Radix)	1.2	6–9 g
Ausgeprägtes Sodbrennen	+ *Zuo Jin Wan* (Linkes Metall Pille) ▶ RG 2.4		
Milz-*Qi*-Mangel	+ *Si Jun Zi Tang* ▶ RG 8.1		
Milz-*Qi*-Mangel mit viel Feuchtigkeit und Diarrhö	+ *Shen Ling Bai Zhu San* ▶ RG 8.1		

Kontraindikationen und Sicherheitshinweise

- Allergie gegen Bestandteile der Rezeptur
- Glutenunverträglichkeit ▶ *Shen Qu*
- Vorsicht bei peptischen Ulzera wegen eines Magensäure stimulierenden Effekts ▶ *Shan Zha*
- Vorsicht bei Diarrhö ▶ *Lian Qiao*
- Langzeitanwendung von ▶ *Lai Fu Zi* vermeiden
- Vorsicht vor intensiver UV-Lichtexposition ▶ *Lian Qiao*

Schwangerschaft und Stillzeit

Schwangerschaft Kontraindiziert ▶ *Shen Qu, Zhi Ban Xia, Lian Qiao*

Stillzeit Kontraindiziert ▶ *Shen Qu, Lian Qiao*, Zhi Ban Xia

Interaktionen

- Die saure Eigenschaft der Rezeptur kann die Reabsorption von Rifampicin und Isoniazid und damit deren Toxizität erhöhen. Andererseits kann die Absorption von Makroliden (Erythromycin, Roxithromycin u.a.) vermindert und deren Exkretion gesteigert werden. Die saure Urinreaktion kann die antibakterielle Wirkung von Aminoglykosiden (Gentamycin, Streptomycin u.a.) abschwächen.
- ▶ *Zhi Ban Xia, Fu Ling*

Kommentar

- *Bao He Wan* ist die Grundrezeptur bei Nahrungsstagnation. Als Modifikation von *Er Chen Tang* (Zweifach behandeltes Dekokt) ▶ RG 14.1 reguliert diese Mischung die Mitte, senkt rebellierendes *Qi* ab und wandelt Schleim um. Schleim sammelt sich immer auch bei Nahrungsstagnation oder sogar schon bei schweren Mahlzeiten an. Ebenfalls wandelt sich stagnierte Nahrung schnell in Hitze um. Diese wird mit *Bao He Wan* elegant geklärt, ohne dass die Mitte beschädigt oder zu stark abgekühlt wird. Bei stärker ausgeprägter Hitze, z.B. bei Sodbrennen, muss *Bao He Wan* modifiziert werden.
- Bei dieser Mischung handelt es sich um eine bewegende und Völle ausleitende Rezeptur, die bei akuter Nahrungsstagnation eingesetzt wird. Liegt der Nahrungsstagnation ein Milz-*Qi*-Mangel zugrunde, kann diese Mischung nicht zum Aufbau der Mitte eingesetzt werden. Will man die Mitte stärken, damit Nahrung besser umgewandelt werden kann, so muss diese Mischung modifiziert werden.

Korrespondierende Akupunktur

- Ren 12 *Zhongwan* (*Mu*-Punkt des Magens)
- Ren 14 *Juque* (*Mu*-Punkt des Herzens – bei retrosternalem Brennen und Reflux)
- Pe 6 *Neiguan* (*Luo*-Punkt, Arealfernpunkt für das Epigastrium, bei Magen-*Qi*-Rebellion)
- Ma 36 *Zusanli* (Arealfernpunkt für das Abdomen, stützt das *Qi* der Mitte)
- Ma 40 *Fenglong* (leitet Feuchtigkeit aus)
- Mi 5 *Shangqiu* (stützt die Mitte, wandelt Schleim um)
- Bl 21 *Weishu* (*Shu*-Punkt des Magens)

Diätetik

Magen-Qi absenken Gerste, Buchweizen, Hafer, Mandeln, Tofu, Erbsen, Kardamom, Ingwer, schwarze und gelbe Sojabohnen, Rettich, Zwiebeln

Feuchtigkeit eliminieren Bohnen, Sojabohnen, Erbsen, Fenchel, Pfeffer, Kardamom, Gerste, Fisch

Schleim und Feuchtigkeit transformieren Schwarze und gelbe Sojabohnen, Sojasprossen, Sojamilch, Mungbohnen, Rundkornreis, Knoblauch, Ingwer, Rettich, Weintrauben, Birne, Fisch, Kardamom

Meiden Raffinadezucker, Milchprodukte, fettes Fleisch, Kaffee, Alkoholika können Schleim und längerfristig Hitze erzeugen. Ein Übermaß an Süßem belastet die Milz, da ebenfalls leicht zu viel Feuchtigkeit produziert wird. Übermäßig viel Kaltes und Rohkost können zudem die Milz belasten.

Jiàn Pí Wán
Pille, die die Milz stärkt
健脾丸

Englischer Name Strengthen the Spleen Pill, manchmal auch Ginseng Stomachic Pill
Quelle *Zheng Zhi Zhun Sheng* (Standards für Muster und Behandlungen)

Eigenschaften

Temperatur Warm
Wirkort Mitte
Funktionskreis Milz, Magen
Energiezustand des Patienten Energielos, erschöpft
Konstitution Geschwächt

Wirkung

- Stärkt die Milz und harmonisiert den Magen
- Reduziert Nahrungsstagnation
- Stoppt Diarrhö

Zusammensetzung und Analyse

Arzneimittel	AG	Dosis	Wirkung
Chao Bai Zhu (Atractylodis Macrocephalae Rhizoma)[1]	12.1	6–9 g	Tonisieren die Milz und drainieren Feuchtigkeit
Fu Ling (Poria)	4	3 g	
Ren Shen (Ginseng Radix et Rhizoma)[2]	12.1	6–9 g	Tonisieren kräftig das Milz-*Qi*; *Shan Yao* stoppt auch Diarrhö
Shan Yao (Dioscoreae Rhizoma)	12.1	6 g	
Wei Rou Dou Kou (Myristicae Semen)[3]	13	6 g	Adstringiert und stoppt Diarrhö, wärmt und reguliert die Mitte und lindert Schmerz
Shan Zha (Crataegi Fructus)	8	6 g	Reduzieren und leiten Nahrungsstagnation aus, transformieren Akkumulationen und stoppen Diarrhö
Chao Shen Qu (Massa Medicata Fermentata)[1]	8	6 g	
Chao Mai Ya (Hordei Fructus Germinatus)[1]	8	6 g	
Mu Xiang (Aucklandiae Radix)	9	6 g	Fördern die *Qi*-Bewegung, beheben und regulieren *Qi*-Stagnation im Magen-Darmtrakt; *Mu Xiang* lindert Schmerzen besonders im Darm; *Chen Pi* trocknet Feuchtigkeit und transformiert Schleim; *Sha Ren* transformiert Feuchtigkeit, stärkt die Milz und wärmt die Mitte, stoppt Erbrechen und Diarrhö
Chen Pi (Citri Reticulatae Pericarpium)	9	6 g	
Sha Ren (Amomi Fructus)	7	4-6 g	
Jiu Chao Huang Lian (Coptidis Rhizoma)[4]	2.3	3–6 g	Klärt Hitze und drainiert Feuchtigkeit, löst Feuer-Toxin
Gan Cao (Glycyrrhizae Radix et Rhizoma)	12.1	3 g	Stützt die Mitte und harmonisiert die zahlreichen Arzneien in dieser Rezeptur

[1] *Chao* = (unter Wenden) geröstet
[2] Heute wird oft *Dang Shen* (Codonopsis Radix) ▶ AG 12.1 anstelle des teureren *Ren Shen* (Ginseng Radix et Rhizoma) eingesetzt, wobei dann die Dosis verdoppelt wird.
[3] *Wei* = in heißer Asche präpariert
[4] *Jiu Chao* = (unter Wenden) geröstet mit Wein

Symptome

- **Appetitverlust, Völle- und Druckgefühl im Oberbauch, abdomineller Blähbauch**, regionales Spannungs- und Distensionsgefühl
- Erschwerte Verdauung, nach jeder Nahrungsaufnahme Gefühl von einem Stein im Bauch, breiige Stühle, wässrige Diarrhö, allgemeines Erschöpfungsgefühl

Befunde

Zungenkörper Blass, gedunsen
Zungenbelag Vermehrt dicker weißlicher, ggf. beginnend gelblicher Zungenbelag
Puls Schwacher, schlüpfriger, Puls

Indikationen nach TCM

Milz- und Magen-*Qi*-Mangel, kompliziert durch zusätzliche Nahrungsstagnation, die sich beginnt in Hitze umzuwandeln

Anwendungsbeispiele

- Abdominelle Beschwerden, wie bei Reizmagen oder Reizdarm-Syndrom
- Chronische Gastritis
- Chronische Colitis
- Nahrungsmittel-Unverträglichkeit

- Nahrungsmittel-Allergien
- Fehlernährung, Zustand nach langwährenden Essstörungen
- Adipositas, metabolischen Syndrom

Modifikationen

Symptom	Arzneimittel	AG	Dosis
Hahnenschrei-Diarrhö	+ *Fu Zi* (Aconiti Radix Lateralis Praeparata)	11	2–6 g
	+ *Gan Jiang* (Zingiberis Rhizoma)	11	3–6 g
	+ *Wu Zhu Yu* (Euodiae Fructus)	11	2 g
Übelkeit oder Erbrechen	+ *Zhi Ban Xia* (Pinelliae Rhizoma Praeparatum)	6.1	6–9 g
	+ *Sheng Jiang* (Zingiberis Rhizoma recens)	1.1	3–6 g
Fehlende Hitze-Zeichen	– *Huang Lian* (Coptidis Rhizoma) reduzieren oder weglassen	2.3	–

Kontraindikationen und Sicherheitshinweise

- Allergie gegen Bestandteile der Rezeptur
- Anwendung bei Kindern, in der Schwangerschaft oder Stillzeit ▶ *Huang Lian;* ▶ *Rou Dou Kou* bei Kindern mit Vorsicht anwenden
- Glutenunverträglichkeit ▶ *Shen Qu, Mai Ya*
- Gleichzeitige Anwendung von Antidepressiva, Neuroleptika, Benzodiazepinen, Zolpidem und Amphetaminen ▶ *Ren Shen*
- Anwendungsdauer begrenzen ▶ *Huang Lian*
- Zustand nach Organtransplantation; besondere Vorsicht bei Autoimmunerkrankungen ▶ *Ren Shen*
- Vorsicht mit hohen Dosen von ▶ *Ren Shen* bei nicht ausreichend kontrolliertem Hypertonus
- Überdosis von ▶ *Rou Dou Kou* vermeiden
- Vorsicht bei peptischen Ulzera wegen eines Magensäure stimulierenden Effekts ▶ *Shan Zha*
- Bei längerer Anwendung Kontraindikationen und Sicherheitshinweise zu ▶ *Gan Cao* beachten
- Vorsicht bei Diabetikern mit Neigung zur Hypoglykämie ▶ *Ren Shen, Huang Lian*

Fertilität, Schwangerschaft und Stillzeit

Fertilität Von einer Anwendung bei Frauen und Männern mit Kinderwunsch ist unbedingt abzuraten ▶ *Huang Lian;* bei Auslassen von *Huang Lian* Vorsicht bei Männern mit Kinderwunsch ▶ *Rou Dou Kou*
Schwangerschaft Kontraindiziert ▶ *Rou Dou Kou, Shen Qu, Huang Lian, Mu Xiang*
Stillzeit Kontraindiziert ▶ *Rou Dou Kou, Shen Qu, Mai Ya, Huang Lian*

Interaktionen

▶ *Fu Ling, Ren Shen, Dang Shen, Huang Lian, Gan Cao*

Kommentar

Jian Pi Wan setzt sich zusammen aus *Xiang Sha Liu Jun Zi Tang* (Sechs Gentlemen Dekokt mit Aucklandiae Radix und Amomi Fructus) ▶ RG 8.1 mit Nahrungsstagnationsarzneien und einer Hitze klärenden Arznei. Der Fokus liegt demnach bei der Stärkung der Mitte, der Regulation von *Qi* und der Umwandlung von Schleim und Nahrungsstagnation. Es handelt sich bei diesen Patienten grundsätzlich um Präsentationen von Milz-*Qi*-Mangel, welche durch Nahrungsstagnation und Schleimansammlung überlagert werden. Im Vergleich dazu zielt *Bao He Wan* ▶ aus dieser Gruppe auf Nahrungsstagnation und weniger auf Milz-*Qi*-Mangel

Korrespondierende Akupunktur

- Ren 12 *Zhongwan*, Ma 34 *Liangqiu* (Kombination, klärt Hitze in der Mitte)
- Di 11 *Quchi*, Gb 43 *Xiaxi* (Kombination, klärt Hitze im *Yang* Ming)
- Bl 20 *Pishu*, Bl 21 *Weishu*, Ma 36 *Zusanli*, Mi 6 *San Yin Jiao* (Kombination, stärkt die Mitte)
- Ma 40 *Fenglong*, Mi 3 *Taibai* (Kombination bei Feuchtigkeit-Schleim und mangelnder *Qi*-Dynamik)
- Ni 3 *Taixi*, Bl 23 *Shenshu*, Ren 4 *Guanyuan* (Kombination bei Nieren-*Yang* Mangel)
- Le 3 *Taichong*, Gb 34 *Yanglingquan*, SJ 6 *Zhigou* (Kombination bei Leber- und Gallenblasen-*Qi*-Stagnation)
- Le 3 *Taichong*, Mi 6 *Sanyinjiao*, Le 13 *Zhangmen* (Kombination bei Leber- und Milz-Disharmonie)
- Ren 3 *Zhongji*, Bl 28 *Pangguangshu*, Ni 12 *Dahe*, Ma 29 *Guilai* (eliminieren Feuchtigkeit-Hitze)
- Ma 40 *Fenglong*, Ren 9 *Shuifen*, Mi 9 *Yinlingquan*, Bl 20 *Pishu* (leiten Feuchtigkeit aus)

Diätetik

Allgemein Eine milde, gedämpfte und leicht verdauliche Diät wirkt zu Beginn einer Behandlung sehr unterstützend. Außerdem empfehlen wir mittlerweile zu Beginn der Therapie eine vierwöchige Probiotika-Kur zur Regenration und Optimierung der Darmflora. Darunter wird die chinesische Arzneitherapie spürbar besser vertragen und vermutlich auch besser metabolisiert (wie auch die Nahrung). Es ist wichtig, den Patienten darauf hinzuweisen, dass die TCM-Behandlung keinen Ersatz für eine Ernährungsumstellung bietet.

Schleim und Feuchtigkeit transformieren Schwarze und gelbe Sojabohnen, Sojasprossen, Sojamilch, Mungbohnen, Rundkornreis, Knoblauch, Ingwer, Rettich, Weintrauben, Birne, Fisch, Kardamom
Feuchtigkeit ausleiten Reis oder Reissuppe; Buchweizen eliminiert Feuchtigkeit-Hitze.
Meiden Raffinadezucker, Milchprodukte, fettes Fleisch, Kaffee, Alkoholika können Schleim und längerfristig Hitze erzeugen. Ein Übermaß an Süßem belastet die Milz, da ebenfalls leicht zu viel Feuchtigkeit produziert wird. Übermäßig viel Kaltes und Rohkost können zudem die Milz belasten.

16 Parasiten eliminierende Rezeptur

Wu Mei Wan (Mume Fructus Pille)

Wū Méi Wán
Mume Fructus Pille
烏梅丸 乌梅丸

Englischer Name Mume Pill
Quelle *Shang Han Lun* (Abhandlung über fieberhafte, durch Kälte verursachte Erkrankungen)

Eigenschaften

Temperatur Regional wärmend und kühlend zugleich
Wirkort Innen, *Jue Yin*
Funktionskreis Magen, Leber, Dickdarm
Energiezustand des Patienten Erschöpft
Konstitution Schwach

Wirkung

- Wärmt die Organe
- Klärt Hitze
- Klärt die Leber und beruhigt den Magen
- Eliminiert Rundwürmer und andere Parasiten

Zusammensetzung und Analyse

Arzneimittel	AG	Dosis	Wirkung
Wu Mei (Mume Fructus)	13	6–12 g	Sediert und lähmt Parasiten und Würmer durch den sauren Geschmack und ermöglicht so erst deren Ausscheidung durch die anderen synergistischen Mittel; leitet die Rezeptur in die *Jue Yin*-Schicht und stellt Bezug zur Leber und besonders zu Leber-Blut her
Hua Jiao (Zanthoxyli Pericarpium)	11	3–6 g	Treiben durch ihre scharfen und warmen Eigenschaften Parasiten aus
Xi Xin (Asari Radix et Rhizoma)[1]	11	1.5–3 g	
Huang Lian (Coptidis Rhizoma)	2.3	4–6 g	Dirigieren Parasiten durch ihre bittere und kalte Natur nach unten
Huang Bo (Phellodendri Chinensis Cortex)	2.3	6–9 g	
Gan Jiang (Zingiberis Rhizoma)	11	6–9 g	Wärmen kräftig und stärken das *Yang;* erleichtern den freien Fluss des *Yang-Qi,* indem sie innere Kälte vertreiben
Gui Zhi (Cinnamomi Ramulus)	1.1	6–9 g	
Fu Zi (Aconiti Radix Lateralis Praeparata)	11	2–6 g	
Ren Shen (Ginseng Radix et Rhizoma)	12.1	3–6 g	Tonisieren gemeinsam das geschwächte *Qi* und Blut
Dang Gui (Angelicae Sinensis Radix)	12.2	6–9 g	

[1] *Xi Xin* ist aufgrund des möglichen Inhaltsstoffs Aristolochiasäure in Deutschland und der Schweiz verboten. In dieser Mischung kann es durch *Xie Bai* (Allii Macrostemi Bulbus) 6–9 g ▶ AG 9 ersetzt werden.

Symptome

- **Muster 1**
  - Periodische Bauchschmerzen
  - Völlegefühl mit Gereiztheit und Wärme im Brustbereich und Epigastrium
  - Erbrechen nach dem Essen
  - Möglicherweise Erbrechen von Fadenwürmern
- **Muster 2**
  - Klassisches *Jue Yin*-Muster mit unstillbarem Durst
  - Aufsteigendes *Qi* zum Herzen
  - Schmerzen und Hitzegefühl im Magen
  - Hungergefühl ohne Lust zu Essen, Erbrechen sofort nach dem Essen
  - Kalte Extremitäten
  - Diese Symptome können in Kombination mit dem ersten Muster auftreten.
- **Muster 3**
  - Anhaltende Diarrhö mit wenig Eiter, Borborygmus
  - Schmerzen im Abdomen, die sich bei Druck und Wärme verringern
  - Gereiztheit, innere Unruhe

Befunde

Zungenkörper Gerötet
Zungenbelag Weiß
Puls Saitenförmig

Indikationen nach TCM

- *Jue Yin*-Stadium (gemäß *Shang Han Lun*) mit gleichzeitiger Hitze und Kälte sowie Fülle und Mangel
- Hitze im oberen Körperbereich mit Kälte in der Mitte und in den Extremitäten
- Parasitenbefall

Anwendungsbeispiele

- Traditionell bei Parasiten, wie Askariden, Rund-, Band- und Hakenwürmer
- Reizdarm-Syndrom
- Colitis ulcerosa
- Gallensteine oder chronische Cholezystitis
- Neurogener Brechreiz

Modifikationen

Symptom	Arzneimittel	AG	Dosis
Obstipation aufgrund von Stagnation	– *Huang Bo* (Phellodendri Chinensis Cortex)	2.3	–
	+ *Da Huang* (Rhei Radix et Rhizoma)	3.1	3–6 g
	+ *Bing Lang* (Arecae Semen)	17	3–6 g
	+ *Zhi Shi* (Aurantii Fructus Immaturus)	9	6 g
Fieber	+ *Chai Hu* (Bupleuri Radix)	1.2	6–12 g
	+ *Huang Qin* (Scutellariae Radix)	2.3	6–9 g
Ausgeprägte Feuchtigkeit-Hitze	+ *Yin Chen* (Artemisiae Scopariae Herba)	4	6–9 g
	+ *Zhi Zi* (Gardeniae Fructus)	2.1	6 g
	Dosierung der warmen und heißen Mittel reduzieren oder diese eliminieren		
Ausgeprägte Schmerzen im Abdomen	+ *Chuan Lian Zi* (Toosendan Fructus)	9	6–9 g
	+ *Mu Xiang* (Aucklandiae Radix)	9	6 g
Ausgeprägter Brechreiz	+ *Wu Zhu Yu* (Euodiae Fructus)	11	3 g
	+ *Zhi Ban Xia* (Pinelliae Rhizoma Praeparatum)	6.1	6–9 g
Chronische Diarrhö mit Tenesmus	+ *Mu Xiang* (Aucklandiae Radix)	9	6 g
	+ *Yi Yi Ren* (Coicis Semen)	4	9–12 g
	+ *Shan Yao* (Dioscoreae Rhizoma)	12.1	9 g
Keine Mangel-Zeichen	– *Ren Shen* (Ginseng Radix et Rhizoma)	12.1	–
Leber-*Qi*-Stagnation mit Nahrungsstagnation	+ *Mai Ya* (Hordei Fructus Germinatus) in hoher Dosierung	8	6–12 g
	+ *Fo Shou* (Citri Sarcodactylis Fructus)	9	6–9 g
	+ *Chai Hu* (Bupleuri Radix)	1.2	6–9 g

Kontraindikationen und Sicherheitshinweise

- Allergie gegen Bestandteile der Rezeptur
- Anwendung bei Kindern, in der Schwangerschaft oder Stillzeit! ▶ *Xi Xin, Huang Lian*
- Bei Einsatz von *Xi Xin*: Niereninsuffizienz. Nur kurzfristig einsetzen! Eine ausreichend lange Kochzeit ist einzuhalten ▶ *Xi Xin*
- Herzrhythmusstörungen, Elektrolytstörungen, Behandlung mit *Wu Zhu Yu* (Euodiae Fructus), Digitalis oder Antiarrhythmika ▶ *Fu Zi*
- Gleichzeitige Anwendung von Antidepressiva, Neuroleptika, Benzodiazepinen, Zolpidem und Amphetaminen ▶ *Ren Shen*
- Zustand nach Organtransplantation; besondere Vorsicht bei Autoimmunerkrankungen; Vorsicht mit hohen Dosen ▶ *Ren Shen*
- Vorsicht bei koronarer Herzkrankheit, bei Einnahme von *Ma Huang* (Ephedrae Herba) oder *Xiang Jia Pi* (Periplocae Cortex) ▶ *Fu Zi*
- Anwendungsdauer begrenzen ▶ *Huang Lian*
- Überdosierung von ▶ *Fu Zi, Hua Jiao* vermeiden
- Vorsicht mit hohen Dosen von ▶ *Gan Jiang, Ren Shen* bei Hypertonikern
- Vorsicht bei Diarrhö ▶ *Huang Bo, Dang Gui*
- Vorsicht bei Diabetikern mit Neigung zur Hypoglykämie ▶ *Huang Lian, Gui Zhi, Ren Shen*
- Intensive UV-Bestrahlung vermeiden ▶ *Dang Gui*

Fertilität, Schwangerschaft und Stillzeit

Fertilität Von einer Anwendung von *Xi Xin* und/oder *Huang Lian* bei Frauen und Männern mit Kinderwunsch ist unbedingt abzuraten.

Schwangerschaft Kontraindiziert ▶ *Xi Xin, Huang Lian, Huang Bo, Fu Zi, Dang Gui*

Stillzeit Kontraindiziert ▶ *Hua Jiao, Xi Xin, Huang Lian, Huang Bo, Fu Zi*

Interaktionen

▶ *Wu Mei, Huang Lian, Gan Jiang, Fu Zi, Ren Shen, Dang Gui*

Kommentar

- Ursprünglich als Rezeptur gegen Fadenwürmer konzipiert, wird *Wu Mei Wan* heute kaum noch zur Behandlung von klassischen Parasiten angewendet. Stattdessen gilt sie als Rezeptur, die bei zahlreichen komplexen Krankheitsbildern eingesetzt werden kann.
- Zentral in dieser komplexen Rezeptur mit einem äußerst breiten Anwendungsspektrum ist die Kombination von gegensätzlichen Arzneien: heiß und kalt, austrocknend und Säfte generierend, bewegend und adstringierend. Patienten, für die *Wu Mei Wan* angezeigt ist, zeigen eine Mischung von Kälte- und Hitze-Symptomen, von Fülle und Leere: kalte Extremitäten, generelles Kältegefühl oder kalter Schweiß in Kombination mit Gereiztheit, innerer Unruhe, bitterem Mund-

geschmack, Durst oder Hunger (ohne Lust zum Essen). Eine andere Form von Hitze-Kälte zeigt sich bei einer Leber-Milz-Disharmonie, wenn die Leber gestaut und heiß und die Milz leer und kalt ist.

- Bei allen diesen Krankheitsbildern liegt der Fokus auf Hitze und Kälte sowie auf der Mitte und der Leber. Der Einsatz dieser Rezeptur kann immer in Betracht gezogen werden bei Vorliegen folgender Kombination von pathologischen Vorgängen und Symptomen – oft liegen komplizierte und schwierig einzuordnende Probleme vor:
  - Hitze im oberen Körperbereich mit Kälte in der Mitte und den Extremitäten
  - Symptome der Leber (z.B. Gereiztheit, saitenförmiger Puls) und der Mitte (Diarrhö)
  - gegenläufiges *Qi* (Erbrechen, Globusgefühl und/oder Brustenge)
- Verwandte Rezepturen zu *Wu Mei Wan* sind
  - *Li Zhong Wan* (Pille, die die Mitte reguliert) ▶ RG 7.2 richtet sich im Gegensatz zu der Komplexität von *Wu Mei Wan* klar und eindeutig auf eine Milz-*Yang*- und *Qi*-Leere mit Kälte im Mittleren Erwärmer.
  - *Si Ni Tang* (Kalte Extremitäten Dekokt) ▶ RG 7.3 richtet sich ebenfalls auf einen eindeutigen *Yang*-Mangel ohne gleichzeitige Hitze in anderen Körperbereichen.
  - *Huang Lian Tang* (Dekokt mit Coptidis Rhizoma) ▶ RG 4.3 behandelt wie auch *Wu Mei Wan* das Muster „Hitze oben, Kälte unten". *Wu Mei Wan* ist dabei aber auf den Unteren Erwärmer und die *Jue Yin*-Schicht gerichtet. Hingegen besteht bei *Huang Lian Tang* der Bezug zum Mittleren Erwärmer, genau genommen zum Magen, wo sich pathogene Kälte angesiedelt hat.

Korrespondierende Akupunktur

- Pe 6 *Neiguan* (*Luo*-Punkt, Arealfernpunkt für den Oberbauch – bei Übelkeit, Aufstoßen)
- Di 4 *Hegu* (leitet pathogene Faktoren aus)
- Ren 12 *Zhongwan*, Ma 34 *Liangqiu* (Kombination, klärt Hitze in der Mitte)
- Di 11 *Quchi*, Gb 43 *Xiaxi* (Kombination, klärt Hitze im *Yang Ming*)
- Bl 20 *Pishu*, Bl 21 *Weishu*, Ma 36 *Zusanli*, Mi 3 *Taibai* (Kombination, stärkt die Mitte)
- Ma 40 *Fenglong*, Mi 3 *Taibai* (Kombination bei Feuchtigkeit-Schleim und mangelnder *Qi*-Dynamik)
- Ma 40 *Fenglong*, Ren 9 *Shuifen*, Mi 9 *Yinlingquan*, Bl 20 *Pishu* (leiten Feuchtigkeit aus)
- Le 3 *Taichong* (reguliert das Leber-*Qi*)
- Ma 36 *Zusanli* (Arealfernpunkt für das Abdomen, stützt das *Qi* der Mitte)
- Mi 5 *Shangqiu* (stützt die Mitte, wandelt Schleim um)
- Bl 21 *Weishu* (*Shu*-Punkt des Magens)
- Du 20 *Baihui* (gegen den Leitbahnenverlauf nadeln)

Diätetik

Magen-Qi absenken Gerste, Buchweizen, Hafer, Mandeln, Tofu, Erbsen, Kardamom, Ingwer, schwarze und gelbe Sojabohnen, Rettich, Zwiebeln

Feuchtigkeit eliminieren Bohnen, Sojabohnen, Erbsen, Fenchel, Pfeffer, Kardamom, Gerste, Fisch

Schleim und Feuchtigkeit transformieren Schwarze und gelbe Sojabohnen, Sojasprossen, Sojamilch, Mungbohnen, Rundkornreis, Knoblauch, Ingwer, Rettich, Weintrauben, Birne, Fisch, Kardamom

Meiden Raffinadezucker, Milchprodukte, fettes Fleisch, Kaffee, Alkoholika. Ein Übermaß an Süßem belastet die Milz, da leicht zu viel Feuchtigkeit produziert wird. Übermäßig viel Kaltes und Rohkost können die Milz ebenfalls belasten.

IV Indikationen

1 Augenerkrankungen

1.1 Konjunktivitis und Iridozyklitis

Einleitung

Konjunktivitis ist eine weit verbreitete Augenerkrankung, die durch eine Entzündung der Bindehaut gekennzeichnet ist. Sie verursacht Rötung, Schwellung und Schmerzen und kann durch Bakterien, Viren oder eine allergische Reaktion ausgelöst werden. Die Behandlung besteht häufig in entzündungshemmenden Augentropfen und in einigen Fällen in Antibiotika.

Auf der anderen Seite steht die Iridozyklitis, eine deutlich seltenere Erkrankung. Diese ist eine Entzündung der Iris und des Ziliarkörpers. Sie kann zu starken Augenschmerzen, Lichtempfindlichkeit und verschwommenem Sehen führen. Die Behandlung dieser Krankheit erfordert in der Regel den Einsatz entzündungshemmender und immunsuppressiver Medikamente.

Das Auge kann von äußerer Wind-Hitze befallen werden, was einer Konjunktivitis bei beginnendem Infekt oder einer allergischen Rhinitis entspricht. Diese Wind-Hitze transformiert zum Teil in fulminante Hitze – oder toxischer Hitze – was sich in einem aktiven Krankheitsverlauf, ausgeprägter Symptomatik sowie Exsudaten zeigt.

Im Körperinnern kann Hitze im Magen oder in Form von Leber-Feuer aufsteigen und das Auge befallen. Wenn die Hitze ins Blut eindringt, entwickeln sich Blutungen.

Das Auge wird durch die Säfte und das *Yin* genährt. Einerseits schädigen die Hitze und das Feuer diese Säfte, andererseits können diese auch aufgrund von anderen Faktoren reduziert sein. Das Auge trocknet aus und es kommt zu den chronischen Verläufen.

Differenzierung

- Wind-Hitze, evtl. mit toxischer Hitze
- Aufsteigende Magen-Hitze
- Aufsteigendes Leber-Feuer, evtl. mit feuchter Hitze
- Lungen-*Yin*-Mangel
- Leber- und Nieren-*Yin*-Mangel
- Blut-Hitze

Differenzialdiagnose						Therapie
1. Ebene	2. Ebene	Syndrom	Syndrom-differenzierung	Befunde	Leitsymptome	Rezeptur
ZK: o.B. (äußere Störung)	ZB: leicht vermehrter Belag	Äußerer Wind	Wind und Hitze	ZK: o.B. ZB: vermehrter Belag Pu: oberflächlich, kräftig, evtl be-schleunigt	Gerötete, juckende Augen, begleitender Atemwegs-infekt, Zugluft verschlech-tert	*Yin Qiao San* ► RG 1.2
ZK: o.B. (äußere Störung)	ZB: leicht vermehrter Belag	Äußerer Wind	Wind mit toxischer Hitze	ZK: o.B. ZB: vermehrter Belag Pu: voll, beschleu-nigt	Stark gerötete, schmerzhaf-te Augen, gelbliches Exsudat, Fieber, rotes Gesicht, Hautausschläge, evtl. Blutungen im Bereich der Bindehaut	*Xie Fei Yin* ► S. 895
ZK: rot (innere Störung)	ZB: vermehrt feucht, gelblich	Volle Hitze im Innen	Magen-Hitze	ZK: rot ZB: vermehrt, gelblich Pu: kraftvoll, beschleunigt	Gerötete Augen, Magenbeschwerden, Obstipation, vermehrter Hunger, übler Mund-geruch, rotes Gesicht, Zahnfleischbluten	*Liang Ge Lian Qiao San* ► S. 895
ZK: rot (innere Störung)	ZB: vermehrt feucht, gelblich	Volle Hitze im Innen	Leber-Feuer, evtl. mit Nässe-Hitze in der GB-Leit-bahn	ZK: rot, aufge-schwollene Seitenränder ZB: vermehrt, gelblich Pu: kraftvoll, saitenförmig, schlüpfrig	Gerötete, schmerzhafte Augen, dickes, reichliches Augensekret, Verkrustun-gen und Verklebungen, Gereiztheit, Wutausbrüche, bitterer Mundgeschmack, Hautausschläge; bei zusätzlicher toxischer Hitze: Blutungen im Bereich der Bindehaut	*Long Dan Xie Gan Tang* ► RG 2.4; Bei Blutungen mit: *Chi Shao* und *Mu Dan Pi*
ZK: rot oder rote Spitze, insgesamt geschrumpfter ZK (innere Störung, Sub-stanzmangel)	ZK: leicht gerötet ZB: ver-mindert, vor allem vorne	Mangel an Säften und Yin im Oberen Erwärmer	Lungen-*Yin*-Mangel	ZK: leicht gerötet ZB: vermindert Pu: dünn	Trockenes, juckendes, gerötetes Auge, Photopho-bie, trockener Husten, leichte Temperaturerhö-hung, chronische Konjunk-tivitis	*Sha Shen Mai Dong Tang* ► RG 5 Alternativ: *Yang Yin Qing Fei Tang* ► S. 895
ZK: rot oder rote Spitze, insgesamt geschrumpfter ZK (innere Störung, Sub-stanzmangel)	ZK: rot, rissig ZB: ver-mindert oder fehlend	Mangel an Säften, Xue und Yin	Nieren- und Leber-*Yin*-/ Essenz-Mangel	ZK: rot ZB: vermindert oder fehlend Pu: dünn	Trockenes, gerötetes Auge, Photophobie, häufig chronischer Verlauf bei älteren Patienten, beglei-tend evtl. LWS-Schmerzen, Kniebeschwerden, trockene Haut, brüchige Nägel, Haarausfall	*Qi Ju Di Huang Wan* ► RG 8.5

1.1 Konkunktivitis und Iridozyklitis

Xie Fei Yin (Trank, der die Lunge klärt)	
Arzneimittel	**Dosis**
Shi Gao (Gypsum Fibrosum)	8 g
Chi Shao (Paeoniae Radix Rubra)	6 g
Huang Qin (Scutellariae Radix)	6 g
Sang Ye (Mori Folium)	6 g
Mu Tong (Akebiae Caulis)	3 g
Lian Qiao (Forsythiae Fructus)	6 g
Jing Jie (Schizonepetae Herba)	6 g
Fang Feng (Saposhnikoviae Radix)	6 g
Bai Zhi (Angelicae Dahuricae Radix)	6 g
Qiang Huo (Notopterygii Radix et Rhizoma)	6 g
Ju Hua (Chrysanthemi Flos)	6 g
Gan Cao (Glycyrrhizae Radix et Rhizoma)	3 g

Indikation Diese Rezeptur vertreibt Wind, klärt Hitze und eliminiert Toxine. Daher einsetzbar bei Konjunktivitis durch Wind-Hitze, besonders wenn Hitze dominant ist. Auch bei Verläufen mit bakterieller Superinfektion wie pseudo-membranöser Konjunktivitis.

Liang Ge Lian Qiao San (Pulver, das das Diaphragma kühlt, mit Forsythiae Fructus)	
Arzneimittel	**Dosis**
Lian Qiao (Forsythiae Fructus)	9 g
Huang Qin (Scutellariae Radix)	5 g
Zhi Zi (Gardeniae Fructus)	5 g
Dan Zhu Ye (Lophatheri Herba)	3 g
Bo He (Menthae Haplocalycis Herba)	3 g
Da Huang (Rhei Radix et Rhizoma)	3–6 g
Mang Xiao (Natrii Sulfas)	3–6 g
Gan Cao (Glycyrrhizae Radix et Rhizoma)	3 g
Feng Mi (Mel)	3 g

Indikation Hitze- und Feuer-Stagnation im Oberen und Mittleren Erwärmer, Hitze steigt nach oben mit konsekutiver Augenentzündung, Gingivitis, Stomatitis, Enzephalitis, Herpes labialis, Tonsillitis und Epistaxis. Dieses Rezept zeichnet sich vor allem durch die Kombination von allgemein Hitze klärenden Arzneien mit purgativen Arzneien aus, welche die zusätzlich vorhandene Stagnations-Hitze über den Darm eliminieren helfen.

Yang Yin Qing Fei Tang (Dekokt, das das Yin nährt und die Lunge klärt)	
Arzneimittel	**Dosis**
Di Huang (Rehmanniae Radix)	6–12 g
Xuan Shen (Scrophulariae Radix)	4–9 g
Mai Dong (Ophiopogonis Radix)	4–9 g
Bai Shao (Paeoniae Radix Alba)	3–6 g
Mu Dan Pi (Moutan Cortex)	3–6 g
Chuan Bei Mu (Fritillariae Cirrhosae Bulbus)	3–6 g
Bo He (Menthae Haplocalycis Herba)	2–3 g
Gan Cao (Glycyrrhizae Radix et Rhizoma)	3 g

Indikation Diese Rezeptur wird bei pathogener Trockenheit der Lunge bei Lungen- und Nieren-*Yin*-Mangel mit konsekutiver Hitze verordnet.

Präventive Rezepturen

Verordnet im Intervall bei chronisch rezidivierenden Konjunktivitiden (ob allergisch oder infektiös) zur Sekundärprophylaxe:

Yu Ping Feng San (Jade Windschutz Pulver) ▶RG 11.1 oder *Xiang Sha Liu Jun Zi Tang* (Sechs Gentlemen Dekokt mit Aucklandiae Radix und Amomi Fructus) ▶RG 8.1

Bei Mischformen können die empfohlenen Rezepturen auch modifiziert werden. Im Folgenden dazu einige Einzelmittel.

Einzelmittel

Wirkung	AG	Einzelmittel
Kühle Arzneien, die Wind-Hitze eliminieren	1.2	*Ju Hua* (Chrysanthemi Flos) *Bo He* (Menthae Haplocalycis Herba) *Chan Tui* (Cicadae Periostracum) *Sang Ye* (Mori Folium) *Man Jing Zi* (Viticis Fructus) *Fu Ping* (Spirodelae Herba)
Warme Arzneien, die Wind eliminieren	1.1	*Jing Jie* (Schizonepetae Herba) *Fang Feng* (Saposhnikoviae Radix)
Hitze eliminierende Arzneien	2	*Huang Qin* (Scutellariae Radix) *Mi Meng Hua* (Buddlejae Flos) *Qing Xiang Zi* (Celosiae Semen) *Jue Ming Zi* (Cassiae Semen) *Bai Jiang Cao* (Patriniae Herba) *Zhi Zi* (Gardeniae Fructus) *Lian Qiao* (Forsythiae Fructus) *Pu Gong Ying* (Taraxaci Herba) *Long Dan* (Gentianae Radix et Rhizoma) *Qin Pi* (Fraxini Cortex)
	4	*Che Qian Zi* (Plantaginis Semen)
Leber-Wind eliminierende / besänftigende Arzneien	16	*Ji Li* (Tribuli Fructus) *Jiang Can* (Bombyx Batryticatus)
	12	*Nu Zhen Zi* (Ligustri Lucidi Fructus)
	14	*Zhen Zhu Mu* (Margaritifera Concha) *Long Gu* (Fossilia Ossis Mastodi) *Ci Shi* (Magnetitum)
Blut-Hitze kühlend	2.2	*Chi Shao* (Paeoniae Radix Rubra) *Mu Dan Pi* (Moutan Cortex)
Yin nährend / Augen befeuchtend / Sicht verbessernd	12	*Gou Qi Zi* (Lycii Fructus) *Mo Han Lian* (Ecliptae Herba) *Nu Zhen Zi* (Ligustri Lucidi Fructus) *Sang Shen* (Mori Fructus) *Mai Dong* (Ophiopogonis Radix) *Shi Hu* (Dendrobii Caulis) *Bei Sha Shen* (Glehniae Radix)
Sicht verbessernd	7	*Cang Zhu* (Atractylodis Rhizoma)

Externa – Lokale Mittel

Ju Hua als Kompresse: dazu die Blüten 10 Minuten dekoktieren und dann die darin getränkte Kompresse auf das betroffene Auge legen und z.B. über Nacht fixieren

Akupunktur

Wind-Hitze eliminierend

- Ma 2 *Sibai*, Di 20 *Yingxiang*, 3E 5 *Waiguang*, Di 4 *Hegu*
- **Kombination** Bl 2 *Cuanzhu* und Gb 1 *Tongziliao*

Lungen-Hitze und Hitze in den Augen befreiend

- Lu 5 *Chize*
- **Kombination** Di 11 *Quchi*, Du 14 *Dazhui*

Toxine eliminierend Bl 12 *Fengmen*, Ex-NH 3 *Yintang*

Feuchtigkeit-Schleim eliminierend Ma 40 *Fenglong*, Mi 9 *Yinlingquan*

Befreit die Augen, klärt die Sicht Gb 37 *Guangming* (bes. bei Wind Invasion), Ex-NH 5 *Taiyang*

Reguliert Säfte stützt und kühlt Blut Le 3 *Taichong* und Gb 42 *Diwuhui*, bes. auch bei trockenen Augen

Zusätzliche Punkte Bl 3 *Yingxiang* (bes. bei Wind-Hitze), Ma 45 *Lidui* (bei Schwellung des Unterlides), Ma 1 *Chengqi*, Ni 3 *Taixi* (gut bei tränenden Augen; **Cave:** keine Manipulationstechniken an Ma 1 *Chenqi* ausführen!), Gb 20 *Fengchi* (unterstützt das Sehen, öffnet die Sinnesöffnungen, bei verschwommener Sicht, eliminiert Wind)

Ohrakupunktur Auge, Lunge, Leber

Diätetik

Wind eliminierend Stangensellerie, grüner Tee, Fenchel (auch wärmend)

Wind-Hitze eliminierend Stangensellerie, grüner Tee, Pfefferminz-Tee oder Chrysanthemenblüten-Tee

Wind-Hitze und Toxine eliminierend Löwenzahn, Wasserkastanie, Stangensellerie, Sojabohnensprossen, Tofu, grüner Tee oder Chrysanthemenblüten-Tee

Lungen-Hitze eliminierend Birne, Rettich, Reis, Mais, Tofu, Gurke, grüner Tee
Augen unterstützend Goji-Beeren
Befeuchtend Weintrauben, Pinienkerne, Karotten, Weizen, Hirse, Gerste, Hafer, Feige, Honig, Mandel, Haselnuss, Fisch, Eier, Milch
Lungen-Yin nährend Mandeln, Mandelmuss, Milch und Sauermilchprodukte
Nieren- und Leber-Yin nährend Weizen, schwarze Sojabohne, Sesam, Tomate, Esskastanie, Leber, Abalone, Entenfleisch, Tintenfisch, Austern, Niere von Schwein und Rind, Eigelb, Weizen, Weintraube, Karotte
Nicht empfehlenswerte Nahrungsmittel, die Pathogene im Körper halten können Schweinefleisch, Hühnerfleisch
Nicht empfehlenswerte Nahrungsmittel, da sie noch mehr Hitze produzieren Scharf Gebratenes, frittierte oder gegrillte Speisen, sehr scharfe Gerichte oder sehr fettige Speisen

Allgemeine Hinweise

Im Arzneidekokt getränkte Kompressen können sehr hilfreich als Auflagen äußerlich genutzt werden. Über Nacht kann z.B. eine solche Kompresse auf dem Auge mit weißem Pflaster leicht fixiert werden.
Es gibt Quellen, die von einer Beanspruchung der Augen nach 23 Uhr abends abraten, da der Leber-Funktionskreis sich nun zu erholen beginnt und das Blut in die Leber zurückkehrt. Gemäß dem Leitsatz: „Bei zu spätem zu Bett gehen entstehen Probleme mit der Leber und dem Blut."

1.2 Makuladegeneration

Einleitung

Die Makuladegeneration ist eine Augenkrankheit, die oft im Alter auftritt und etwa 1 von 10 Menschen über 65 in Europa betrifft. Sie gilt als die häufigste Ursache von Erblindung in den Industrienationen in der Altersgruppe der über 65-Jährigen.

Unterschieden werden vor allem zwei Formen

- Nicht-neovaskuläre Form („trockene")
- Neovaskuläre Form („feuchte")

Als Risikofaktoren für die Makuladegeneration gelten

Genetik, Alter, Geschlecht (weiblich), Ethnien mit geringer Pigmentierung, Nikotin, Ernährung (Mangel an Antioxidantien).

Auch in der TCM werden bei der Differenzierung neben den klassischen Symptomen und Zeichen an Puls und Zunge auch die Ergebnisse der modernen Untersuchungsverfahren – "trockene" und "feuchte" Verlaufsform – zur Unterscheidung hinzugezogen. Die Macula selbst hat eine energetische Beziehung zum Funktionskreis Milz. Der Funktionskreis Niere als Speicher der Essenz *Jing* kann im Alter energetisch schwächer werden und ist auf Grund von Nieren- und Leber-*Yin*-Mangel nicht mehr in der Lage, für eine ausreichende Versorgung des Auges zu sorgen.

Die drei Hauptformen

1. **Nieren- und Leber-Yin- und Essenz Jing-Mangel** Die Augen werden nicht ausreichend mit Essenz *Jing*, Säften und Blut versorgt: tendenziell eher trockene Form
2. **Aufsteigende Leere-Hitze aufgrund eines Yin-Mangels** Ausgeprägte klinische Symptomatik mit rasch progredientem Verlauf, möglichen ausgedehnten Blutungen im Bereich des hinteren Pols
3. **Milz-Qi-Mangel und Nieren-Yang-Mangel** Mangelnde Transformation der Nahrung mit konsekutiver Entstehung von Feuchtigkeit und Schleim, welche in der Folge die Sinnesöffnungen – wie die Augen – „verstopfen" können. Damit kann das klare Yang nicht aufsteigen, was zu einer verschwommenen Sicht führt. Tendenziell eher „feuchte" Formen mit Exsudationen, Fibrosierungen und Einblutungen

Differenzialdiagnose						**Therapie**
1. Ebene	2. Ebene	Syndrom	Syndromdifferenzierung	Befunde	Leitsymptome	Rezeptur
ZK: blass	ZB: vermehrt, weißlich	Milz-Qi- und Nieren-Yang-Mangel	Feuchtigkeit, Schleim Nieren-*Yin*-Mangel mit innerer Trockenheit	ZK: blass, gedunsen ZB: vermehrt Pu: kraftlos, schlüpfrig ZK: rot ZB: vermindert Pu: dünn, beschleunigt	Entspricht häufig dem klinischen Bild der feuchten Makuladegeneration mit Exsudationen und Blutungen im Bereich der Makula Sehverschlechterung, trockene Augen, typische Veränderungen im Makulabereich	*Bu Zhong Yi Qi Tang* ▶ RG 8.1 *Ming Mu Di Huang Wan* ▶ RG 8.5
ZK: rot oder rote Spitze, insgesamt geschrumpft (Essenz-Mangel)	ZB: vermindert oder fehlend, „Spiegelzunge"	Mangel an Essenz, Säften und Xue	Nieren-Yin-Mangel mit innerer Trockenheit	ZK: rot ZB: vermindert Pu: dünn, beschleunigt	Sehverschlechterung, trockene Augen, typische Veränderungen im Makulabereich	*Ming Mu Di Huang Wan* ▶ RG 8.5
			Nieren-*Yin*- und Leber-Blut-*Yin*-Mangel	ZK: rot ZB: vermindert Pu: dünn, beschleunigt	Augen- und Sehstörungen durch Leber- und Nieren-*Yin*-Mangel: trockene Augen, verschwommenes Sehen, Lichtsensitivität, tränende Augen nach Wind-Exposition, Schwindel, Tinnitus, LWS-Schwäche	*Qi Ju Di Huang Wan* ▶ RG 8.5
			Aufsteigende Leere-Hitze bei Nieren-*Yin*-Mangel	ZK: rot ZB: vermindert Pu: dünn, beschleunigt	Rasch progredienter Verlauf, ausgedehnte Blutungen im Bereich des hinteren Pols	*Zhi Bai Di Huang Wan* ▶ RG 8.5

1.2 Altersabhängige Makuladegeneration

Eine weitere, sehr breit angelegte Rezeptur

Shi Hu Ye Guang Wan (Dendrobii Caulis Pille für das Sehvermögen in der Nacht)	
Arzneimittel	**Dosis**
Tian Dong (Asparagi Radix)	10 g
Ren Shen (Ginseng Radix et Rhizoma)	10 g
Fu Ling (Poria)	10 g
Mai Dong (Ophiopogonis Radix)	10 g
Shu Di Huang (Rehmanniae Radix Praeparata)	10 g
Tu Si Zi (Cuscutae Semen)	7 g
Ju Hua (Chrysanthemi Flos)	7 g
Jue Ming Zi (Cassiae Semen)	7 g
Ku Xing Ren (Armeniacae Semen Amarum)	7 g
Shan Yao (Dioscoreae Rhizoma)	10 g
Gou Qi Zi (Lycii Fructus)	7 g
Niu Xi (Achyranthis Bidentatae Radix)	7 g
Wu Wei Zi (Schisandrae Fructus)	5 g
Sha Yuan Zi (Astragali Complanati Semen)	5 g
Shi Hu (Dendrobii Herba)	7 g
Rou Cong Rong (Cistanches Herba)	5 g
Chuan Xiong (Chuanxiong Rhizoma)	5 g
Zhi Qiao (Aurantii Fructus)	5 g
Qing Xiang Zi (Celosiae Semen)	5 g
Fang Feng (Saposhnikoviae Radix)	5 g
Huang Lian (Coptidis Rhizoma)	5 g
Shui Niu Jiao (Bubali Cornu)	15 g
Ji Li (Tribuli Fructus, ersetzt das durch CITES geschütze *Ling Yang Jiao* Saigae Tataricae Cornu)	10 g
Gan Cao (Glycyrrhizae Radix et Rhizoma)	3 g
Indikation Sehstörungen – besonders Photophobie und Windempfindlichkeit der Augen – durch Nieren- und Leber-Blut-*Yin*-Mangel mit Aufsteigen von Leere-Hitze und Leber-Wind. Darüber hinaus stärkt die Rezeptur noch das Milz-*Qi*, klärt Hitze und kühlt das Blut.	

Bei Mischformen können die empfohlenen Rezepturen auch modifiziert werden. Im Folgenden dazu einige Einzelmittel.

Einzelmittel

Wirkung	AG	Einzelmittel
Bei **narbigen Veränderungen**	6.2	*Kun Bu* (Laminariae/Eckloniae Thallus)
Bei **älteren Exsudaten**	8	*Shan Zha* (Crataegi Fructus) *Ji Nei Jin* (Gigeriae Galli Endothelium Corneum)
Bei **ausgedehnten Blutungen**	10	*San Qi* (Notoginseng Radix et Rhizoma) *Xian He Cao* (Agrimoniae Herba)
Bei **Blut-Stase**	10	*Tao Ren* (Persicae Semen) *Hong Hua* (Carthami Flos) *Chuan Xiong* (Chuanxiong Rhizoma)
Feuchtigkeit ausleitende Arzneien (Diuretika): bei Ödemen im hinteren Polbereich	4	*Zhu Ling* (Polyporus) *Che Qian Zi* (Plantaginis Semen)
	10	*Yi Mu Cao* (Leonuri Herba)
Blutungen stoppende Arzneien: bei zentralen Blutungen	10.2	*Bai Mao Gen* (Imperatae Rhizoma) *San Qi* (Notoginseng Radix et Rhizoma)
	1	*Jing Jie* (Schizonepetae Herba) karbonisiert
Verbessert das Sehen/Nachtblindheit	7	*Cang Zhu* (Atractylodis Rhizoma)
	14.1	*Zhen Zhu Mu* (Margaritifera Concha)
Blut-Hitze kühlende Arzneien	2.2	*Chi Shao* (Paeoniae Radix Rubra) *Mu Dan Pi* (Moutan Cortex)
Yin nährend/Augen befeuchtend: bei trockenen Augen	12	*Gou Qi Zi* (Lycii Fructus) *Mo Han Lian* (Ecliptae Herba) *Nu Zhen Zi* (Ligustri Lucidi Fructus) *Mai Dong* (Ophiopogonis Radix) *Bei Sha Shen* (Glehniae Radix)

Akupunktur

Netzleitbahnen durchgängig machend Bl 1 *Jingming*
Wandelt Feuchtigkeit um Bl 6 *Chengguang*
Löst Schleimblockaden Gb 8 *Shuaigu*, zusätzlich auch Ma 40 *Fenglong*, Mi 9 *Yinlingquan*
Befreit die Augen, klärt die Sicht Gb 37 *Guangming*, Gb 14 *Yangbai*, Ex-NH 5 *Taiyang*
Hebt das klare Yang empor Du 20 *Baihui*
Zusätzliche Punkte Bl 3 *Yingxiang*, Ma 3 *Juliao* (bei Blut-Stasen bewegt dieser Punkt das *Xue*), Ma 1 *Chengqi* (bei tränenden Augen; **Cave:** keine Manipulationstechniken an diesem Punkt ausführen!), Gb 20 *Fengchi* (unterstützt das Sehen, öffnet die Sinnesöffnungen, bei verschwommener Sicht)
Ohrakupunktur Auge, Leber, Niere, Milz

Diätetik

Nieren- und Leber-Yin nährend Weizen, schwarze Sojabohne, Sesam, Tomate, Esskastanie, Leber, Abalone, Entenfleisch, Tintenfisch, Austern, Niere von Schwein und Rind, Eigelb, Weizen, Weintraube, Karotte
Hitze kühlend Stangensellerie, grüner Tee, Pfefferminz-Tee oder Chrysanthemenblüten-Tee
Augen unterstützend Goji-Beeren
Befeuchtend Weintrauben, Pinienkerne, Karotten, Weizen, Hirse, Gerste, Hafer, Feige, Honig, Mandel, Haselnuss, Fisch, Eier, Milch
Nicht empfehlenswerte Nahrungsmittel Bittere Speisen oder sehr kalte oder heiße Nahrungsmittel

Allgemeine Hinweise

Es gibt Quellen, die von einer Beanspruchung der Augen nach 23 Uhr abends abraten, da der Leber-Funktionskreis sich nun zu erholen beginnt und das Blut in die Leber zurückkehrt. Gemäß dem Leitsatz: „Bei zu spätem zu Bett gehen entstehen Probleme mit der Leber und dem Blut."

2 Atemwegserkrankungen

2.1 Asthma bronchiale

Einleitung

Das Asthma bronchiale stellt eine chronische entzündliche Atemwegserkrankung dar. Eine bronchiale Hyperreagibilität mit Entzündung führt zu vermehrter Schleimproduktion, Ödem der Bronchialschleimhaut und bronchialer Verkrampfung. Dies bedingt Atemnot, die oft anfallsartig auftritt. Unterschieden werden das extrinsische allergische Asthma und das nicht-allergische intrinsische Asthma. Letztes wird durch Infekte der Atemwege, durch bestimmte Medikamente wie Analgetika und Betablocker oder durch körperliche Anstrengung getriggert.

In der TCM wird Asthma bronchiale als *Xiao Chuan* bezeichnet, wörtlich etwa Keuchen und Atemnot. Dabei ist der chinesische Begriff *Xiao Chuan* weiter gefasst und schließt asthmatoide, also Asthma-ähnliche Beschwerden wie eine vorübergehende Bronchialspastik bei akuten oder chronischen Infekten mit ein. In diesem Sinne wird hier eher die Differenzierung des chinesischen *Xiao Chuan* als des westlichen Begriffs Asthma bronchiale vorgestellt.

Die Ursachen von Asthma können gemäß den acht Leitkriterien schematisch grob in zwei Kategorien eingeteilt werden: 1. Fülle-Zustände und 2. Mangel-Zustände.

Die Fülle-Situation kann durch Invasion von pathogenen Faktoren, die zu Lungen-*Qi*-Blockaden führen, entstehen. Die Mangel-Situationen können auf einen Milz- oder auch Lungen-*Qi*-Mangel zurückgehen, durch eine Nieren-Schwäche können die Nieren das Lungen-*Qi* nicht empfangen oder aber es kommt zu einem *Yin*-Mangel der Lunge. Selbstverständlich gibt es auch Überschneidungen der Kategorien Fülle und Leere.

Fülle – Shi (Akut-Stadium)

- Wind-Kälte-Invasion
- Wind-Hitze-Invasion
- Schleim-Obstruktion

Kombinierte Fülle und Leere (subakute und chronische Phase)

- Wind-Kälte mit energetischem Mangel im Innen (Lunge und Milz)
- Schleim-Obstruktion mit energetischem Mangel im Innen (Lunge und Milz)
- Schleim-Kälte blockiert den Lungen-*Qi*-Fluss, Niere kann das *Qi* nicht aufnehmen (Fülle oben mit Leere unten)

Leere – Xu (chronische Phase)

Ausschließlich Leere ist eher selten. Wesentlich häufiger ist eine Kombination von Leere und Fülle.

- Lungen-*Qi*- und Nieren-*Qi*-Mangel (Niere nimmt das *Qi* der Lunge nicht auf)
- Lungen-*Yin*-Mangel

Zusätzlich kann bestehen Leber-*Qi*-Stagnation

Differenzialdiagnose								Therapie
1. Ebene	2. Ebene	3. Ebene	4. Ebene	Syndrom	Syndromdifferenzierung	Befunde	Leitsymptome	Rezeptur
ZK: nicht rot (normal oder blass)	ZB: nicht klebrig	ZK: normal Beschwerden akut	ZB: weiß Pu: oberflächlich	Wind-Invasion, Fülle im Außen	Wind-Kälte im Außen Fülle-Zustand	ZK: normal ZB: dünn, weiß Pu: oberflächlich	Blass, schlapp, fröstelig, kein Schweiß	*Ma Huang Tang* ▶ RG 1.1
			ZB: gelb Pu: oberflächlich, beschleunigt		Wind-Hitze im Außen Fülle-Zustand	ZK: normal ZB: dünn, gelb Pu: oberflächlich, beschleunigt	Rotes Gesicht, Durst, Unruhe, Schweiß	*Ma Xing Shi Gan Tang* ▶ RG 2.4
		ZK: blass, gedunsen Chronisch rezidivierende Beschwerden	Allergieneigung	Wind-Kälte Innen-Mangel	Wind-Kälte-Invasion im Außen, bei vorbestehendem Milz-*Qi*-Mangel mit Nässe	ZK: normal ZB: dünn, weiß Pu: oberflächlich	Frösteln, kein Schweiß, Husten, bronchiale Enge, reichliches, schwer abhustbares seröses Sputum, Gliederschwere	*Xiao Qing Long Tang* ▶ RG 1.1
			Infektanfälligkeit		Wind-Kälte-Invasion im Außen, bei leichtem Milz- und Lungen-*Qi*-Mangel	ZK: normal ZB: dünn, weiß Pu: kraftlos	Akut bis chronisch, Infektanfälligkeit, Neigung zu Chronizität, Kopfschwere oder -druck, Husten mit viel Schleim, Meteorismus, Übelkeit	*Shen Su Yin* ▶ RG 1.3
	ZB: klebrig	Zäher Bronchialschleim	ZB: gelblich Druckschmerz unter rechtem Rippenbogen	Schleim-Blockade	Schleim blockiert das Fließen und Absenken des Lungen-*Qi*	ZB: klebrig, gelblich Pu: drahtig, beschleunigt	Viel Schleim, Druck/Enge im Thorax, Schmerz im Thorax beim Husten oder tiefer Inspiration, bitterer Mundgeschmack	*Chai Hu Xian Xiong Tang* ▶ RG 14.2 *Ding Chuan Tang* ▶ RG 9.2
			ZB: weißlich, klebrig		Schleim-Kälte blockiert Lungen-*Qi*-Fluss, Niere kann *Qi* nicht aufnehmen, Nieren-*Yang*-Mangel	ZB: klebrig, dick	Fülle oben/Leere unten, Husten, Giemen, evtl. Schwäche der LWS und Ödeme der unteren Extremitäten	*Su Zi Jiang Qi Tang* ▶ RG 9.2
			ZB: gelblich, klebrig	Lungen- und Nieren-Qi-Mangel mit Schleim-Hitze	Mangel von Lungen-*Qi* und Nieren-*Qi* mit Ansammlung von Schleim-Hitze in der Lunge	ZB: klebrig, gelblich Pu: kraftlos, iinsbesondere in der *Chi*-Position	Schwacher, chronischer Husten, chronisches Giemen, dickes, gelbes Sputum, allgemeines Schwächegefühl, Gewichtsverlust, schwache Stimme	*Ren Shen Ge Jie San* ▶ S. 907
ZK: rot	ZB: vermindert		Kein Schweiß	Lungen-Yin-Mangel	Magen-Lungen-*Yin*-Mangel	ZK: rot, trocken ZB: vermindert Pu: leer, beschleunigt	Spastik, zäher Schleim, Globusgefühl, kein Schweiß, trockene Haut	*Mai Men Dong Tang* ▶ RG 5
			Nachtschweiß		Lungen-*Yin*-Mangel	ZK: trockene, rote Spiegelzunge, evtl. rissig	Trockene Schleimhäute, Durst, Nachtschweiß	*Zi Yin Jiang Huo Tang (jap. Jiin Koka To)* ▶ RG 5

2.1 Asthma bronchiale

Weitere Rezepturen, die bei Asthma bronchiale wirksam sind

Ren Shen Ge Jie San (Pulver mit Ginseng und Gecko)	
Arzneimittel	**Dosis**
Ge Jie (Gecko)	3 g
Ren Shen (Ginseng Radix et Rhizoma)	9 g
Fu Ling (Poria)	9 g
Sang Bai Pi (Mori Cortex)	9 g
Ku Xing Ren (Armeniacae Semen Amarum)	12 g
Chuan Bei Mu (Fritillariae Cirrhosae Bulbus)	9 g
Zhi Mu (Anemarrhenae Rhizoma)	9 g
Zhi Gan Cao (Glycyrrhizae Radix et Rhizoma Praeparata)	3 g

Indikation Diese Rezeptur wird bei *Qi*-Mangel von Lunge und Niere mit gleichzeitiger Ansammlung von Schleim-Hitze in der Lunge eingesetzt. Es zeigen sich Symptome wie chronischer Husten und chronisches Asthma mit dickem, gelblichem Sputum, Gewichtsverlust, allgemeine Erschöpfung, schwache Stimme, dünner gelber Zungenbelag und kraftlose Pulse, vor allem in der *Chi*-Position.

Shen Mi Tang (Mysteriöses Dekokt) ▶ RG 9.2

- **Indikation** Wind-Kälte mit Lungen-*Qi*-Stagnation
- **Symptome** Giemen, unproduktiver Husten, schlechter im Liegen, Druck/Enge im Thorax

Zur Infektprophylaxe bei Infekt-Asthma

Yu Ping Feng San (Jade Windschutz Pulver) ▶ RG 11.1

Indikation Bei *Wei Qi*-Mangel zur Infektprophylaxe
Symptome Infektanfälligkeit, Schweißneigung

Bu Zhong Yi Qi Tang (Dekokt, das die Mitte tonisiert und das Qi vermehrt) ▶ RG 8.1

- **Indikation** Bei *Wei Qi*- und Lungen-*Qi*-Mangel zur Infektprophylaxe
- **Symptome** Infektanfälligkeit, rasche Erschöpfbarkeit, Kurzatmigkeit, Belastungsdyspnoe

Bei Mischformen können die empfohlenen Rezepturen auch modifiziert werden. Im Folgenden dazu einige Einzelmittel.

Einzelmittel

Ma Huang (Ephedrae Herba) enthält verschiedene Ephedrin-Alkaloide, sodass es bei einer antiasthmatischen Medikation mit Theophyllin zu einer verstärkten Sympathikuswirkung kommen kann. Daher sollte *Ma Huang* nicht zusammen mit Theophyllin verabreicht werden. Zudem kann es u.a. mit anderen Sympathomimetika, MAO-Hemmern(!), einigen Anti-Parkinsonmitteln und Koffein zu einer Wirkungsverstärkung kommen. Die Wirkung von Antihypertensiva kann abgeschwacht werden. Eine Blutdruckkontrolle ist bei längerer Anwendung von *Ma Huang* unbedingt empfehlenswert. Weitere Kontraindikationen und Interaktionen ▶ *Ma Huang*
Alternativ kann auch das mildere *Xiang Ru* (Moslae Herba) eingesetzt werden. Es ist scharf und warm, zerstreut Kälte von der Oberfläche und fördert Schwitzen, wie *Ma Huang*. Der berühmte Arzt Li Shizhen nannte *Xiang Ru* deshalb auch das *Ma Huang* des Sommers.

Wirkung	AG	Einzelmittel
Oberfläche befreiende Arzneien, die Wind eliminieren: besonders effektiv bei akutem Infekt	1.1	*Ma Huang* (Ephedrae Herba) *Zi Su Ye* (Perillae Folium) *Gui Zhi* (Cinnamomi Ramulus)
Hitze klärende Arzneien: besonders effektiv bei gelblichem Auswurf	2.1	*Shi Gao* (Gypsum Fibrosum) *Zhi Mu* (Anemarrhenae Rhizoma) *Tian Hua Fen* (Trichosanthis Radix)
Warme Schleim transformierende Arzneien: bei reichlicher Schleim-Produktion und schleimigem Auswurf: wässrig, weißlich	6.1	*Fa Ban Xia* (Pinelliae Rhizoma Praeparatum) *Chen Pi* (Citri Reticulatae Pericarpium) *Jie Zi* (Sinapis Semen)
	6.3	*Ku Xing Ren* (Armeniacae Semen Amarum) *Bai Bu* (Stemonae Radix)
Neutrale bis kühle Schleim transformierende Arzneien: bei reichlicher Schleim-Produktion und schleimigem Auswurf (zäh, gelblich, eitrig)	6.2	*Chuan Bei Mu* (Fritillariae Cirrhosae Bulbus) *Zhe Bei Mu* (Fritillariae Thunbergii Bulbus) *Gua Lou Ren* (Trichosanthis Semen) *Gua Lou* (Trichosanthis Fructus) *Jie Geng* (Platycodonis Radix)
Arzneien, die rebellierendes Lungen-Qi herunter führen	7	*Hou Po* (Magnoliae Officinalis Cortex)
	1.1	*Ma Huang* (Ephedrae Herba)
	6.3	*Zi Su Zi* (Perillae Fructus) *Ku Xing Ren* (Armeniacae Semen Amarum) *Bai Bu* (Stemonae Radix)

Arzneien, die bronchiale Enge lindern	7	*Hou Po* (Magnoliae Officinalis Cortex)
	1.1	*Ma Huang* (Ephedrae Herba)
	6.3	*Ku Xing Ren* (Armeniacae Semen Amarum) *Zi Su Zi* (Perillae Fructus) *Sang Bai Pi* (Mori Cortex) *Kuan Dong Hua* (Farfarae Flos)
	13	*Bai Guo* (Ginkgo Semen)
	6.2	*Gua Lou Pi* (Trichosanthis Pericarpium)
Arzneien, die Husten stillen	7	*Hou Po* (Magnoliae Officinalis Cortex)
	1.1	*Ma Huang* (Ephedrae Herba)
	6.3	*Ku Xing Ren* (Armeniacae Semen Amarum) *Zi Su Zi* (Perillae Fructus) *Bai Bu* (Stemonae Radix) *Kuan Dong Hua* (Farfarae Flos) *Sang Bai Pi* (Mori Cortex)
	6.2	*Gua Lou* (Trichosanthis Fructus)
	13	*Bai Guo* (Ginkgo Semen) *Wu Wei Zi* (Schisandrae Chinensis Fructus)
	16	*Di Long* (Pheretima) *Jiang Can* (Bombyx Batryticatus)
Arzneien bei thorakaler *Qi*-Stagnation	9	*Chen Pi* (Citri Reticulatae Pericarpium) *Zi Su Geng* (Perillae Caulis)
	6.3	*Gua Lou* (Trichosanthis Fructus)
Arzneien, die Husten stillen und Lunge befeuchten: bes. bei trockenem, chronischem Husten	6.3	*Bai Bu* (Stemonae Radix)
	6.2	*Chuan Bei Mu* (Fritillariae Cirrhosae Bulbus) *Gua Lou Ren* (Trichosanthis Semen)
	13	*Wu Wei Zi* (Schisandrae Chinensis Fructus)
Arzneien, die Lungen-Yin befeuchten: chronische obstruktive Lungenerkrankung mit trockenen Schleimhäuten, Reizhusten	12.4	*Mai Dong* (Ophiopogonis Radix) *Nan Sha Shen* (Adenophorae Radix) *Bai He* (Lilii Bulbus)
	6.2	*Chuan Bei Mu* (Fritillariae Cirrhosae Bulbus) *Gua Lou Ren* (Trichosanthis Semen)
Arzneien, die Lungen-Qi stärken	12.1	*Huang Qi* (Astragali Radix) *Tai Zi Shen* (Pseudostellariae Radix) *Ren Shen* (Ginseng Radix et Rhizoma) *Dang Shen* (Codonopsis Radix) *Bai Zhu* (Atractylodis Macrocephalae Rhizoma)
Heiße Arzneien, die das Innere wärmen und Kälte aus dem Innen vertreiben	11	*Gan Jiang* (Zingiberis Rhizoma) *Fu Zi* (Aconiti Radix Lateralis Praeparata)

Akupunktur

Zum Absenken des Lungen-Qi

- Lu 7 *Lieque*, Pc 6 *Neiguan* und Bl 13 *Feishu*
- **Kombination** Ren 17 *Shanzhong* und Ren 6 *Qihai* – nach dem Prinzip: „von oben nach unten dirigieren, unten das Empfangen unterstützen"

Bei Wind-Hitze-Infekt

- Ren 17 *Shanzhong* und Bl 13 *Feishu*
- **Kombination**: Di 11 *Quchi* und Du 14 *Dazhui* eliminieren Wind und Hitze

Bei bronchialer Spastik

- Lu 6 *Kongzui* (dispergierende Stimulation), Ren 22 *Tiantu* (subkutan), Ren 17 *Shanzhong* und Pc 6 *Neiguan*
- **Kombination** Du 20 *Baihui* und Ni 6 *Zhaohai*

Bei Lungen-Qi- und Wei-Qi-Mangel

- Ma 36 *Zusanli*, Mi 6 *Sanyinjiao*, Ren 17 *Shanzhong*, Bl 13 *Feishu*, Di 11 *Quchi*, Du 14 *Dazhui*
- **Kombination** Moxibustion von Ren 6 *Qihai* und Bl 13 *Feishu*

Bei Lungen- und Nieren-Yin-Mangel

- Lu 9 *Taiyuan*, Bl 13 *Feishu*, Ni 3 *Taixi*, Bl 23 *Shenshu* und Mi 6 *Sanyinjiao*
- **Kombination** Lu 9 *Taiyuan* und Ren 4 *Guanyuan*

Bei ausgeprägter Feuchtigkeit-Schleim-Akkumulation

- Ma 40 *Fenglong*, Mi 9 *Yinlingquan* und Ni 7 *Fuliu*
- **Kombination** Lu 7 *Lieque* und Ren 17 *Shanzhong*

Leber-Qi regulierend bei emotionaler Belastung

- Gb 20 *Fengchi*, Bl 18 *Ganshu*, Le 13 *Zhangmen*, Pc 6 *Neiguan*, Mi 6 *Sanyinjiao*, Du 24 *Shenting*
- **Kombination** Le 3 *Taichong* und Di 4 *Hegu*

Ohrakupunktur Lunge, Leber, Niere, Vegetativum, *Shen Men*

Diätetik

Allgemeines Beim Asthma bronchiale sind immer mehrere der pathogenen Faktoren beteiligt: Feuchtigkeit, Schleim, intermediär auch Wind-Kälte, woraus sich dann auch Hitze entwickeln kann. Zusätzlich besteht eine *Qi*- und Blut-Stagnation. Daher sollten Diätetika aus den verschiedenen Bereichen kombiniert werden. Im Hintergrund kann eine Schwäche des Lungen-, Milz- und Nieren-Funktionskreises bestehen.

In Akut-Situationen

- **Wind-Kälte eliminierend** Frühlingszwiebel, Ingwer, Knoblauch, Chilischote, Koriander, Paprika
- **Wind-Hitze eliminierend** Chinakohl, Rettich, grüner Tee, Wasser, Karotte, Minze, Maulbeerblätter, Löwenzahn

Milz-Qi und -Yang stärkend und die Mitte wärmend Hirse, Gerste, Buchweizen, Karotte, Hülsenfrüchte inkl. Tofu (nur erwärmt), Pfirsich, Kirsche, Fenchel, Anis, Pfeffer, Knoblauch, Ingwer, Paprika, Chili, leicht verdauliches mageres Fleisch, Huhn, Wild, Rindfleisch

Feuchtigkeit eliminierend Bohne, Sojabohne, Erbse, Kardamom, Fisch

Schleim umwandelnd Aprikose, Pinienkerne, Erdnuss, Rettich, Bambussprossen, Birne, Zitrone, Aubergine

Qi-Blockade lösend Mandarine, Pampelmuse, Ingwer, Kardamom

Lungen-Yin nährend bei Trockenheit, Säfte-, Blut- und Yin-Mangel Weizen, gekeimter Weizen, Hafer, Honig, Sesam, Bambussprosse, Chinakohl, Karotte, Dattel, Birne, Aprikose, Mandarine, Feige, Kirsche, Sojabohne, Lotoswurzel, Longanfrucht, Erdnuss, Mandel, Ente, Hühnerei, Eigelb, Schweinefleisch, Ente, Fasan, Milchprodukte (bes. Kuhmilch, auch Schaf- und Ziegenmilch), Frischkäse

Blut bewegend Erdnuss, schwarze Sojabohne, Esskastanie, Pfirsich, Essig, Aubergine, chinesischer Lauch (*Qi* und Blut bewegend)

Meide Bei innerer Kälte sollten Nahrungsmittel gemieden werden, die die Milz gefährden können; dazu zählt kalte Feuchtigkeit und Schleim erzeugende Nahrung; ein Übermaß an Rohkost, Süßspeisen, Auszugsmehl, fette Speisen

Allgemeine Hinweise

Entspannungsverfahren können bei vegetativen Auslösern hilfreich sein. Ebenso wird einem regelmäßigen Ausdauertraining präventive Wirkung zugeschrieben. Zur Infektprophylaxe helfen Kneipp-Anwendungen oder regelmäßiges Saunieren. Atemübungen unter Einbeziehung der „Lippenbremse“ sind nützlich, um nicht in einen Teufelskreis von Dyspnoe und Hyperventilation zu geraten. Dabei wird die Exspiration doppelt bis dreifach so lange wie die Inspiration durch den halbgeschlossenen Mund durchgeführt.

2.2 Chronische Bronchitis

Einleitung

Die Definition der chronischen Bronchitis lautet: Sie stellt eine dauerhafte Entzündung der Atemwege dar, die mit Husten und Auswurf einhergeht. Sie besteht in zwei aufeinander folgenden Jahren an den meisten Tagen des Jahres, mindestens aber über drei Monate. Die einfache chronische Bronchitis bleibt, wenn sie ein Jahr gedauert hat, oft für Jahrzehnte bis lebenslang bestehen. In 20% der Fälle kommt jedoch noch eine bronchiale Obstruktion hinzu. Diese bildet sich durch Medikamente meist nur eingeschränkt zurück und wird dann als chronisch obstruktive Lungen-Erkrankung (englisch COPD) bezeichnet. Eine chronische Überblähung der Lunge führt einerseits zu Bronchiektasien und einem Lungenemphysem, andererseits zu einer Rechtsherzbelastung mit weiteren Folgen. Daher ist es sinnvoll, die chronische Bronchitis so früh wie möglich zu behandeln. Als Triggerfaktoren kommen neben inhalativem Nikotinkonsum Staubbelastungen durch Arbeitsplatz oder Umwelt infrage.
Aus TCM-Sicht lassen sich mehrere Aspekte erkennen, die im klinischen Alltag überlappend in Erscheinung treten können: Zum einen können sich noch akute Pathogene in der Oberfläche aufhalten. Diese sollten dem Shang Han Lun gemäß über die Oberfläche mit diaphoretischen Rezepturen eliminiert werden. Des Weiteren werden in der Praxis häufig Patienten mit sogenannten „pathogenen Restfaktoren" vorstellig. Sie klagen über immer wieder auftretendes Krankheitsgefühl und Beschwerden mit Husten, Auswurf, gelegentlich auch leichtem Fieber oder – seltener ständigen subfebrilen Temperaturen. Am häufigsten hat die chronische Entzündung in den Atemwegen bereits lokal das Lungen-*Yin* geschwächt. Dies geht mit einer regionalen Trockenheit der Schleimhäute der oberen und unteren Atemwege, einem trockenen Reizhusten und mit wenig schwer abhustbarem Auswurf einher. Oft kommen noch leichte ständige Heiserkeit, Belastungsdyspnoe und eine allgemeine Erschöpfung hinzu. Siehe auch: Asthma bronchiale (S. 905), Akuter Atemwegsinfekt (S. 917)

Aspekte eines Fülle-Musters (als Restzustand eines akuten fieberhaften Infektes)

- Persistierende pathogene Faktoren im Außen
- Wind-Kälte Präsentation
- Wind-Hitze Präsentation

Kombinierte Fülle-Mangel-Muster und Shao Yang-Muster

- *Qi*-Stagnation im Thorax
- Obstruktion durch Feuchtigkeit- und Schleim-Akkumulation
- Schleim-Hitze-Ansammlung
- Pathogene Trockenheit mit Schleim-Belastung

Mangel-Muster

- Lungen-*Yin*-Mangel
- Lungen- und Magen-*Yin*-Mangel
- Lungen- und Nieren-*Yin*-Mangel

Differenzialdiagnose						Therapie
1. Ebene	2. Ebene	Syndrom	Syndromdifferenzierung	Befunde	Leitsymptome	Rezeptur
ZK: normal ZB: dünn	ZB: weißlich Pu: oberflächlich	Akut Pathogene Faktoren im Außen	Wind-Kälte-Invasion, Fülle im Außen	ZK: normal ZB: weißlich, dünn Pu: oberflächlich	Blass, schlapp, fröstelig, kein Schweiß, seröse Sekrete, Kopf- und Gliederschmerzen	*Ma Huang Tang* ► RG 1.1
	ZB: gelb Pu: oberflächlich, beschleunigt		Wind-Hitze-Invasion im Außen, beginnende Hitze-Ansammlung der Lunge	ZK: normal-rot ZB: gelb Pu: oberflächlich, beschleunigt, schlüpfrig	Fieber, rotes Gesicht, Durst, Unruhe, evtl. Schweiß, gelbliche Sekrete, Husten, erschwertes Atmen, gelblicher Auswurf	*Ma Xing Shi Gan Tang* ► RG 2.4
ZK: normal bis gedunsen ZB: klebrig, dick	ZB: weißlich, klebrig Übelkeit	Subakut Schleimblockade	Schleim-Feuchtigkeit-Ansammlung	ZK: gedunsen, evtl. blass ZB: klebrig, dick, weißlich Pu: schlüpfrig	Husten mit reichlich weißem Auswurf, Druck- und Engegefühl im Thorax und Epigastrium, Palpitationen, Übelkeit, Erbrechen, Schwindel	*Er Chen Tang* ► RG 14.1
			Lungen-Magen-Leber-*Qi*-Stagnation	ZB: feucht oder klebrig, weiß Pu: saitenförmig, schlüpfrig	Gefühl eines festsitzenden Fremdkörpers im Hals, Beklemmungs- und Engegefühl im Thorax, Husten, Übelkeit, Erbrechen, emotionale Probleme	*Ban Xia Hou Po Tang* ► RG 9.1
	ZB: gelblich Druckschmerz unter rechtem Rippenbogen		Disharmonie des *Shao Yang* mit Schleim-Hitze	ZB: klebrig, dick, gelblich Pu: saitenförmig, beschleunigt	Viel Schleim, Husten, thorakaler Schmerz bei tiefer Atmung, Druckschmerz unter rechtem Rippenbogen, bitterer Mundgeschmack	*Chai Hu Xian Xiong Tang* ► RG 14.2
ZK: rot, trocken ZB: vermindert	ZB: wenig, klebrig Wenig, zähes Sputum		Trockenheit mit Schleim	ZK: rot, trocken ZB: wenig Pu: dünn, relativ kräftig, beschleunigt	Husten, zäher, schwer abhustbarer Schleim, Trockenheit der Schleimhäute, Hals wund und trocken, Dyspnoe	*Bei Mu Gua Lou San* ► RG 14.3
	ZB: eher wenig Klebriger Schweiß	Chronischer *Yin*-Mangel	Magen-Lungen-*Yin*-Mangel	ZK: rot ZB: wenig Pu: leer, beschleunigt	Husten, Giemen, Dyspnoe, Mund und Hals trocken, zäher Schleim im Rachen, Globusgefühl, leichter Durst, trockene Haut, wenig bis kein Schweiß	*Mai Men Dong Tang* ► RG 5
	Nachtschweiß		Lungen- und Nieren-*Yin*-Mangel	ZK: trockene, rote Spiegelzunge, evtl. rissig Pu: fein	Trockene Schleimhäute, Durst, trockener Husten, auch nachts, Nachtschweiß	*Zi Yin Jiang Huo Tang* ► RG 5 oder *Bai He Gu Jin Tang* ► RG 5

2.2 Bronchitis, chronische

Weitere Rezepturen, die bei chronischer Bronchitis wirksam sind

Gua Lou Xie Bai Bai Jiu Tang (Trichosanthis Fructus, Allii Macrostemi Bulbus und Weißwein Dekokt) ► **RG 9.1**

- **Indikation** Schleimblockade: thorakales *Bi*-Syndrom
- **Befunde** Zungenbelag: evtl. klebrig, dick; Puls: evtl. saitenförmig
- **Symptome** Thoraxdruck oder -schmerz mit Ausstrahlung in den Rücken, interkostale Schmerzen, Husten mit viel Schleim

Bei Mischformen können die empfohlenen Rezepturen auch modifiziert werden. Im Folgenden dazu einige Einzelmittel:

Einzelmittel

Wirkung	AG	Einzelmittel
Arzneien, die besonders wirksam Husten stillen	7	*Hou Po* (Magnoliae Officinalis Cortex)
	1.1	*Ma Huang* (Ephedrae Herba)
	6.3	*Ku Xing Ren* (Armeniacae Semen Amarum) *Zi Su Zi* (Perillae Fructus) *Bai Bu* (Stemonae Radix) *Zi Wan* (Asteris Radix et Rhizoma) *Kuan Dong Hua* (Farfarae Flos) *Sang Bai Pi* (Mori Cortex)
	13	*Bai Guo* (Ginkgo Semen) *Wu Wei Zi* (Schisandrae Chinensis Fructus)
	6.2	*Gua Lou* (Trichosanthis Fructus) *Qian Hu* (Peucedani Radix)
	16	*Di Long* (Pheretima) *Jiang Can* (Bombyx Batryticatus)
	1.2	*Chan Tui* (Cicadae Periostracum)
Rebellierendes Lungen-Qi absenkend: bei Husten und Brustenge	6.1	*Xuan Fu Hua* (Inulae Flos)
	6.2	*Qian Hu* (Peucedani Radix)
	6.3	*Kuan Dong Hua* (Farfarae Flos) *Zi Wan* (Asteris Radix et Rhizoma) *Zi Su Zi* (Perillae Fructus) *Ku Xing Ren* (Armeniacae Semen Amarum) *Bai Bu* (Stemonae Radix)
	7.1	*Hou Po* (Magnoliae Officinalis Cortex)
	1.1	*Ma Huang* (Ephedrae Herba)
Arzneien, die thorakale Qi-Stagnationen lösen: bei Thoraxdruck	9	*Chen Pi* (Citri Reticulatae Pericarpium)
	6.1	*Jie Geng* (Platycodonis Radix)
	1.1	*Ma Huang* (Ephedrae Herba)
	6.2	*Gua Lou* (Trichosanthis Fructus)/*Gua Lou Ren* (Trichosanthis Semen)
Arzneien, die bronchiale Enge lindern	7.1	*Hou Po* (Magnoliae Officinalis Cortex)
	1.1	*Ma Huang* (Ephedrae Herba)
	6.3	*Ku Xing Ren* (Armeniacae Semen Amarum) *Zi Su Zi* (Perillae Fructus) *Bai Guo* (Ginkgo Semen) *Sang Bai Pi* (Mori Cortex)
	13	*Kuan Dong Hua* (Farfarae Flos)
Warme, scharfe Oberflächen befreiende Arzneien mit befreiender Wirkung: bei Brustenge	1.1	*Ma Huang* (Ephedrae Herba) *Zi Su Ye* (Perillae Folium) *Gui Zhi* (Cinnamomi Ramulus)
Kühle, scharfe Oberflächen befreiende Arzneien	1.2	*Niu Bang Zi* (Arctii Fructus) *Sang Ye* (Mori Folium)
Lungen-Hitze klärende Arzneien: z.B. bei gelblichem, eitrigem Sputum	2	*Shi Gao* (Gypsum Fibrosum) *Zhi Mu* (Anemarrhenae Rhizoma) *Lu Gen* (Phragmitis Rhizoma) *Tian Hua Fen* (Trichosanthis Radix) *Huang Qin* (Scutellariae Radix) *Lian Qiao* (Forsythiae Fructus) *Zhe Bei Mu* (Fritillariae Thunbergii Bulbus)
Warme Schleim umwandelnde Arzneien: seröses, weißliches Sputum	6.1	*Fa Ban Xia* (Pinelliae Rhizoma Praeparatum) *Jie Geng* (Platycodonis Radix) *Xuan Fu Hua* (Inulae Flos) *Bai Qian* (Cynanchi Stauntonii Rhizoma et Radix)
Kühle Schleim umwandelnde Arzneien: gelbliches Sputum	6.2	*Gua Lou* (Trichosanthis Fructus) *Zhe Bei Mu* (Fritillariae Thunbergii Bulbus) *Chuan Bei Mu* (Fritillariae Cirrhosae Bulbus) *Dan Nan Xing* (Arisaema cum Bile)

Schleim umwandelnde Arzneien, die Husten und Keuchatmung stillen	6.3	*Ku Xing Ren* (Armeniacae Semen Amarum) *Sang Bai Pi* (Mori Cortex) *Bai Bu* (Stemonae Radix) *Pi Pa Ye* (Eriobotryae Folium)
	13	*Bai Guo* (Ginkgo Semen)
Qi stärkende Arzneien, die besonders das Lungen-Qi tonisieren: Kurzatmigkeit, leise Stimme, Redeunlust und Erschöpfung	12.1	*Tai Zi Shen* (Pseudostellariae Radix) *Shan Yao* (Dioscoreae Rhizoma) *Dang Shen* (Codonopsis Radix) *Huang Qi* (Astragali Radix) *Ren Shen* (Ginseng Radix et Rhizoma) *Gan Cao* (Glycyrrhizae Radix et Rhizoma)
	12.4	*Xi Yang Shen* (Panacis Quinquefolii Radix)
Arzneien, die das Lungen-Yin nähren: Trockenheit von Haut und Schleimhäuten, nächtlicher trockener Reizhusten	12.4	*Mai Dong* (Ophiopogonis Radix) *Nan Sha Shen* (Adenophorae Radix) *Bai He* (Lilii Bulbus) *Xi Yang Shen* (Panacis Quinquefolii Radix)
	12.1	*Tai Zi Shen* (Pseudostellariae Radix)
	6.2	*Chuan Bei Mu* (Fritillariae Cirrhosae Bulbus) *Gua Lou Ren* (Trichosanthis Semen)
	2.1	*Tian Hua Fen* (Trichosanthis Radix)
Arzneien, die besonderen Bezug zum Wei Qi haben: als Infekt-Prophylaxe und zur Immunstimulation	1.1	*Fang Feng* (Saposhnikoviae Radix)
	12.1	*Huang Qi* (Astragali Radix) *Bai Zhu* (Atractylodis Macrocephalae Rhizoma)

Akupunktur

Wind-Kälte eliminierend

- SJ 5 *Waiguan* und Gb 20 *Fengchi* eliminieren Wind
- **Kombination** Lu 7 *Lieque* und Di 4 *Hegu* klären Pathogene nach Außen

Wind-Hitze eliminierend

- SJ 5 *Waiguan*, Lu 11 *Shaoshang* bluten lassen
- **Kombination** Di 11 *Quchi* und Du 14 *Dazhui* (sedieren), eliminiert Hitze und senkt Fieber

Lungen-Hitze klärend bei Husten mit eitrigem Auswurf

- **Lokalpunkte** Ren 17 *Shanzhong* und Bl 13 *Feishu*
- **Dazu die Kombination** Lu 5 *Chize*, Di 11 *Quchi* und Du 14 *Dazhui*

Lungen-Qi-Stagnation und -Rebellion lindernd, Husten stillend

- **Lokalpunkte** Ren 17 *Shanzhong* und Bl 13 *Feishu*
- **Dazu die Kombination** Lu 7 *Lieque*, Pc 6 *Neiguan* und Ren 6 *Qihai*

Toxine eliminierend *Jing*-Punkte bluten lassen, um Hitze-Toxine zu eliminieren: Di 1 *Shangyang* und Lu 11 *Shaoshang*, zusätzlich Lu 6 *Kongzui*

Bei Halsweh und Heiserkeit Di 18 *Futu* (bes. bei plötzlichem Stimmverlust und starken Lymphknotenschwellungen), Ma 45 *Lidui*

Bei Lungen- und Nieren-Yin Mangel mit trockenem Husten Ren 17 *Shanzhong* und Ren 4 *Guanyuan*, Lu 9 *Taiyuan*, Ni 6 *Zhaohai* und Mi 6 *Sanyinjiao*

Um die Wei Qi-Ebene zu stärken und so übermäßige Schweiße zu stoppen

- **Kombination** Di 11 *Quchi* und Du 14 *Dazhui*
- **Dazu allgemein Qi tonisierende Punkte** Ma 36 *Zusanli*, Mi 6 *Sanyinjiao*, Ren 6 *Qihai*

Ohrakupunktur Lunge, Magen, Niere, Allergie

Diätetik

Grundsätzliches Weiße und scharfe Nahrungsmittel
Gemäß der Signaturen-Lehre, wonach bereits im äußeren Erscheinungsbild die inhärente Wirkung sichtbar wird, braucht es bei Erkrankungen der Lunge weiße Nahrungsmittel. Weiß entspricht der Wandlungsphase Metall und dem Lungen-Funktionskreis. Daher sind bei chronischer Bronchitis ratsam: Reis, alle Lauch- und Zwiebelgewächse (Frühlingszwiebeln, Knoblauch, etc.), Rettich, Birne, Spargel, Sellerie, Kohlrabi, Weißkohl.
Des Weiteren ist der Geschmack scharf, die Oberfläche öffnend und diaphoretisch und somit hilfreich, um vorhandene Rest-Pathogene zu eliminieren: frischer Ingwer, Frühlingszwiebel, Rettich, Pfeffer, Chili. Dabei sollte aber die trocknende Wirkung beachtet werden.
Milchprodukte stellen insofern eine Ausnahme dar, da sie zu vermehrter Schleimbildung führen können. Daher sind sie nicht für Patienten mit reichlichem Sputum geeignet, wohl aber in Fällen eines *Yin*-Mangels. Am bekömmlichsten in Form von z.B. Lassi – Naturjoghurt mit Wasser im Verhältnis 1:1 verquirlt.

Wind-Kälte eliminierend Frischer Ingwer, Frühlingszwiebel, Rettich, Pfeffer

Wind-Hitze eliminierend Chrysanthemenblütentee, Minztee, Rettich, Bambussprosse, Birne, grüner Tee, Stangensellerie, Wasserkastanie, Sonnenblumenkerne

Lungen- und Milz-Qi stärkend Hirse, Gerste, Buchweizen, Karotte, Hülsenfrüchte inkl. Tofu (nur erwärmt), leicht verdauliches, mageres Fleisch, Huhn

Qi-Blockaden lösend Mandarine, Pampelmuse, Ingwer, Kardamom

Schleim umwandelnd Pinienkerne, Erdnuss, Rettich, Bambussprosse, Aprikose, Birne, Zitrone

Lungen-Yin nährend Gekochte Früchte (Sauerkirsch-, Apfel- oder Birnenkompott), Beeren-Obst (Blaubeeren, Goji-Beeren, Weinbeeren), Dattel, Birne, Aprikose, Feige, Erdnuss, Weizen, gekeimter Weizen, Hafer, Eigelb, Milch, Frischkäse (bes. aus Schaf- und Ziegenmilch), Karotte, Sojabohne, Lotoswurzel, Longanfrucht, Schweineherz, Fasan, Ente, Mandel, Honig

Meide Speisen, die adstringierend sind und so Pathogene in der Oberfläche tiefer „hineinziehen" könnten: Dazu zählt saures Obst oder die beliebte Zitrone bei Infekt. Auch schwere Speisen – wie vor allem fette Fleischgerichte – belasten den Organismus zu stark.

Allgemeine Hinweise

Im Falle eines Nikotinabusus kann mit Hilfe von Akupunktur und entsprechender Arzneitherapie eine Raucherentwöhnung angeboten werden. Eine probiotische Therapie über zwei bis drei Monate bewirkt eine nachhaltige Verbesserung der immunologischen Situation, die insbesondere bei chronischen Entzündungen meistens zusätzlich gute Effekte erzielt. Gemäß zahlreichen Studien, wirkt sich auch ein regelmäßiges Ausdauertraining günstig aus.

2.3 Akuter Atemwegsinfekt

Einleitung

Fieberhafte Infekte gehören zu den häufigsten Erkrankungen überhaupt. Meistens handelt es sich um harmlose Virusinfekte, die sich nach ein bis zwei Wochen spontan wieder bessern. Meistens sind die oberen und unteren Atemwege betroffen. Es kann aber auch zu komplizierenden Verläufen, oftmals durch bakterielle Superinfektionen kommen. Zusätzlich können dann eitrige Bronchitiden, Pneumonien, eitrige Sinusitis, eitrige Otitis oder auch eine Meningitis etc. auftreten. Im Regelfall erfolgt die Therapie des einfachen, unkomplizierten fieberhaften Infektes rein symptomatisch, d.h. ohne Antibiotikagabe. Dies vor allem vor dem Hintergrund der zunehmenden Resistenz-Entwicklung bei zu freizügigem, undifferenziertem Antibiotikaeinsatz im Rahmen von Virusinfektionen. Zudem besteht als weiteres Risiko der Antibiose eine oft eintretende Schädigung der körpereigenen Darmflora, was eher zu einer Verschlechterung der immunologischen Abwehrlage gegenüber zukünftigen Infekten beiträgt. Aus diesen Erwägungen heraus bietet hier insbesondere die TCM-Therapie wertvolle Behandlungsmöglichkeiten, die nebenwirkungs- und risikoarm sind. Dies umso mehr, da die TCM ein sehr differenziertes Verständnis von diesen Infektionen bereitstellt und diese somit individuell angehen kann. Möglicherweise können die chinesischen Arzneirezepturen mit ihren Vielstoffgemischen sogar antivirale und antimikrobielle Wirkeigenschaften aufweisen, wie verschiedentliche Untersuchungen nahelegen, ohne die Nachteile einer Antibiotikatherapie mit sich zu bringen.

Bereits das Shang Han Lun (aus der Han-Dynastie, 206 v.Chr.–220 n.Chr.) differenziert sehr präzise die einzelnen Phasen einer „Kälte-Krankheit". Das initiale Stadium zeichnet sich demnach als **Wind-Kälte-Invasion** in der oberflächlichen Energieschicht des Körpers aus, mit Frösteln, Wind-Aversion und – wichtig – Schweißlosigkeit. In der Folge kann es zu einem tieferen Eindringen in die *Yang Ming*-Schicht kommen. Diese ist durch eine Innen-Affektion durch Hitze-Fülle – oft im Funktionskreise Lunge oder Magen – gekennzeichnet mit den klassischen „Vier Großen": hohes Fieber, großer Durst, starke Schweiße und großer Puls. Dazu oft gelbliche Sekrete und Unruhe. Ein anderer Verlauf zeigt Symptome eines *Shao Yang*-Musters mit den Symptomen von abwechselndem Frösteln mit Hitze und schubweisen Fieberschüben. Dies deutet auf Pathogene in der Zwischenschicht zwischen Außen und Innen hin, sodass wechselweise Außen- und Innen-Symptome auftreten. Ziel der Therapie sollte es sein, so früh wie möglich die Pathogene – möglichst noch in der *Tai Yang*-Schicht – zu therapieren und nach außen zu leiten. Die „richtige" Rezeptur bewirkt mehr als nur eine symptomatische Therapie, nämlich eine tatsächliche Ursachen-bezogene Behandlung der „Wurzel", indem die Pathogene über die Schweißinduktion herausbefördert werden und so der Krankheitsverlauf deutlich abgekürzt wird. Außerdem ist dies die beste Vorbeugung gegen das tiefe Eindringen der Pathogene und mögliche Komplikationen wie bakterielle Pneumonie oder Meningitis.

Im Shang Han Lun wird großer Wert auf eine sehr präzise Diagnostik gelegt, um die Eindringtiefe und das Krankheitsstadium exakt zu evaluieren. Einige der hier auftretenden Syndrome sind Fülle-Zustände im Außen. Diese entstehen, wenn pathogenes *Qi* in die oberflächlichen Schichten des Organismus eingedrungen ist. Da der Zungenkörper mehr das Innen repräsentiert, ist dieser bei Fülle-Zuständen im Außen unverändert. Lediglich der Zungenbelag weist auf die pathogenen Faktoren wie Wind-Kälte hin und der schwebende, sehr oberflächlich tastbare Puls zeigt, dass das körpereigene *Wei Qi* mit dem pathogenen *Qi* in der Oberfläche kämpft. Besteht dagegen eine pathologische Veränderung des Zungenkörpers, so ist entweder die Erkrankung bereits tiefer vorgedrungen oder es bestand bereits vor dem akuten Infekt eine Disharmonie, wie z.B. ein Lungen- oder Milz-*Qi*-Mangel.

Andererseits kann Wind-Hitze in die Oberfläche eindringen und zu einer Wind-Hitze-Invasion führen. Die Wind-Hitze kann entweder mehr den Hals beeinträchtigen oder die Lunge angreifen. Wind-Hitze-Erkrankungen werden gemäß dem Vier-Ebenen-Modell differenziert. Eine Wind-Hitze-Erkrankung betrifft die *Wei*-Ebene. Dringt die Hitze tiefer in die *Qi*-Ebene ein, entsprechen die Symptome mehrheitlich dem Muster Fülle Hitze im *Yang Ming*.

- **Tai Yang-Muster** Wind-Kälte – reine Fülle
- **Tai Yang-Muster** Wind-Kälte – bei vorgeschwächten Individuen
- **Wei-Ebene-Muster** Wind-Hitze
- **Fülle-Hitze im Yang Ming – verbunden mit den „Vier Großen"** Exzessiver Schweiß, großer Puls, großer Durst, hohes Fieber
- **Shao Yang-Muster** Rezidivierende Verläufe mit Fieberschüben

Differenzialdiagnose								Therapie
1. Ebene	2. Ebene	3. Ebene	4. Ebene	Syndrom	Syndromdifferenzierung	Befunde	Leitsymptome	Rezeptur
ZB: weiß Sekrete serös (Kälte)	ZK: normal Pu: oberflächlich (Außen)	Leichtere Ausprägung der Symptome		Wind-Kälte-Invasion im Außen	Wind-Kälte-Invasion Außen-Fülle (milde Variante)	ZK: normal ZB: dünn, weiß Pu: oberflächlich	Frösteln, Wind- und Kälteabneigung, kein Schweiß, verstopfte Nase	*Cong Chi Tang* ▶ RG 1.1
		Thoraxbeklemmung			Wind-Kälte-Invasion Außen-Fülle	ZK: normal ZB: dünn, weiß Pu: oberflächlich, gespannt	Frösteln, Wind- und Kälteabneigung, kein Schweiß, verstopfte Nase, Kopfschmerz, Glieder- und Muskelschmerzen	*Ma Huang Tang* ▶ RG 1.1
		Kopf- und Nackenschmerz			Wind-Kälte-Invasion Außen-Fülle	ZK: normal ZB: dünn, weiß Pu: oberflächlich, gespannt	Frösteln, Kälteabneigung, kein Schweiß, verstopfte Nase, Kopf- und Nackenschmerz, Nackensteifgkeit	*Ge Gen Tang* ▶ RG 1.1
		Schwitzen		Wind-Kälte-Invasion bei Innen-Mangel	Wind-Kälte-Invasion im Außen bei Disharmonie des *Wei Qi* und *Ying Qi*	ZK: normal ZB: dünn, weiß Pu: oberflächlich, schwach	Frösteln, Wind- und Kälteabneigung, Schwitzen, verstopfte Nase, Kopf- und Nackenschmerzen	*Gui Zhi Tang* ▶ RG1.1
	ZK: normal-blass Pu: schwach (Innen)	Kein Schweiß	Husten, bronchiale Enge		Wind-Kälte-Invasion Außen-Fülle mit Schleim-Feuchtigkeit-Stauung im Innen	ZK: normal-blass ZB: dünn, weiß, feucht Pu: oberflächlich, gespannt	Frösteln, kein Schweiß, Husten, bronchiale Enge, reichliches, schwer abhustbares seröses Sputum, Gliederschwere	*Xiao Qing Long Tang* ▶ RG 1.1
					Wind-Kälte-Invasion Außen-Fülle bei *Yang*-Mangel im Innen	ZK: blass ZB: dünn, weiß Pu: schwach, tief	Vorbestehende Erschöpfung und inneres Frieren, starkes Frösteln, kein Schweiß	*Ma Huang Fu Zi Xi Xin Tang* ▶ RG 1.3
ZB: gelblich Sekrete: gelb (Hitze)	Pu: beschleunigt	Reizhusten, weiß-gelblicher Auswurf		Wind-Hitze-Invasion	Wind-Hitze-Invasion Außen-Fülle (Beinträchtigung der Lunge)	ZK: normal ZB: weißlich-gelblich Pu: oberflächlich, beschleunigt	Leichtes Fieber, Husten mit weißlich-gelblichem Auswurf, auch trockener Reizhusten, leichter Durst	*Sang Ju Yin* ▶ RG 1.2
		Halsschmerzen			Wind-Hitze-Invasion Außen-Fülle	ZK: normal, evtl. rote Spitze ZB: dünn, gelb Pu: oberflächlich, beschleunigt	Fieber, leichtes oder kein Frösteln, Husten, Durst, Halsschmerzen und Schluckbeschwerden, Kopfschmerz	*Yin Qiao San* ▶ RG 1.2

2.3 Atemwegserkrankungen

Bei Mischformen können die empfohlenen Rezepturen auch modifiziert werden. Im Folgenden dazu einige Einzelmittel.

Einzelmittel

Anmerkung Oberfläche befreiende Mittel besitzen eine diaphoretische, d.h. Schweiß induzierende Wirkung. Dies öffnet die Poren, um die eingedrungenen Pathogene über diesen Weg wieder hinaus zu befördern.

Falls bei Patienten bereits vor Therapiebeginn eine Schweißbildung vorhanden ist, deutet dies entweder auf eine vorbestehende Schwächung der Patienten hin oder ein schon fortgeschritteneres Krankheitsstadium. Daher sollten dann andere Rezepturen gewählt werden als die reinen Diaphoretika. In manchen Fällen wirkt *Ma Huang* (Ephedrae Herba) zu stark (bes. bei Kindern, Älteren, Herzkranken oder Patienten unter einer antiasthmatischen Medikation). In diesen Fällen wird oft das etwas mildere *Jing Jie* (Schizonepetae Herba) eingesetzt, das auch noch weniger trocknend wirkt und so die Säfte nicht schmälert.

Wirkung	AG	Einzelmittel
Warme, scharfe Oberflächen befreiende Arzneien	1.1	*Ma Huang* (Ephedrae Herba) *Gui Zhi* (Cinnamomi Ramulus) *Jing Jie* (Schizonepetae Herba) *Fang Feng* (Saposhnikoviae Radix) *Sheng Jiang* (Zingiberis Rhizoma Recens)
Warme, scharfe Oberflächen befreiende Arzneien mit besonders befreiender Wirkung auf die Nase: bei Infekt mit Fließschnupfen	1.1	*Xin Yi* (Magnoliae Flos) *Bai Zhi* (Angelicae Dahuricae Radix) *Cang Er Zi* (Xanthii Fructus)
Warme, scharfe Oberflächen befreiende Arzneien mit besonders befreiender Wirkung auf die Leitbahnen: bei Infekt mit starken Muskel-, Glieder- und Kopfschmerzen	1.1	*Gui Zhi* (Cinnamomi Ramulus) *Qiang Huo* (Notopterygii Rhizoma et Radix) *Fang Feng* (Saposhnikoviae Radix) *Gao Ben* (Ligustici Rhizoma et Radix)
Warme, scharfe Oberflächen befreiende Arzneien mit besonders beruhigender Wirkung auf Magen- und Darmtrakt: bei Übelkeit und Erbrechen	1.1	*Zi Su Ye* (Perillae Folium) *Sheng Jiang* (Zingiberis Rhizoma Recens)
Warme, scharfe Oberflächen befreiende Arznein mit besonders befreiender Wirkung auf die Lunge: bei Brustenge	1.1	*Ma Huang* (Ephedrae Herba) *Zi Su Ye* (Perillae Folium) *Gui Zhi* (Cinnamomi Ramulus)
Kühle, scharfe Oberflächen befreiende Arzneien	1.2	*Niu Bang Zi* (Arctii Fructus) *Sang Ye* (Mori Folium) *Bo He* (Menthae Haplocalycis Herba) *Chan Tui* (Cicadae Periostracum) *Sheng Ma* (Cimicifugae Rhizoma)
Kühle, scharfe Oberflächen befreiende Arzneien: besonders bei Halsschmerzen und Heiserkeit	1.2	*Niu Bang Zi* (Arctii Fructus) *Sang Ye* (Mori Folium) *Chan Tui* (Cicadae Periostracum) *Ju Hua* (Chrysanthemi Flos)
Hitze und Toxine eliminierende Arzneien: wunder Rachen, eitriger Halsinfekt	2.4	*Lian Qiao* (Forsythiae Fructus) *Jin Yin Hua* (Lonicerae Japonicae Flos) *Ban Lan Gen* (Isatidis Radix) *Chuan Xin Lian* (Andrographis Herba) *Da Qing Ye* (Isatidis Folium) *She Gan* (Belamcandae Rhizoma)
Hitze in der Qi-Ebene klärende Arzneien mit Bezug zu Funktionskreis Lunge	2.1	*Shi Gao* (Gypsum Fibrosum) *Zhi Mu* (Anemarrhenae Rhizoma) *Lu Gen* (Phragmitis Rhizoma) *Tian Hua Fen* (Trichosanthis Radix)
Seröses, weißliches Sputum	6.1	*Fa Ban Xia* (Pinelliae Rhizoma Praeparatum) *Jie Geng* (Platycodonis Radix) *Bai Qian* (Cynanchi Stauntonii Rhizoma et Radix)

Kühle Schleim umwandelnde Arzneien: gelbliches Sputum	6.2	*Gua Lou* (Trichosanthis Fructus) *Chuan Bei Mu* (Fritillariae Cirrhosae Bulbus) *Zhe Bei Mu* (Fritillariae Thunbergii Bulbus) *Dan Nan Xing* (Arisaema cum Bile)
Schleim umwandelnde Arzneien, die Husten und Keuchatmung stillen	6.3	*Ku Xing Ren* (Armeniacae Semen Amarum) *Sang Bai Pi* (Mori Cortex) *Bai Bu* (Stemonae Radix) *Pi Pa Ye* (Eriobotryae Folium)
	13	*Bai Guo* (Ginkgo Semen)
Qi stärkende Arzneien, die besonders das Lungen-Qi tonisieren: bei Kurzatmigkeit, leiser Stimme, Redeunlust und Erschöpfung in späten Phasen eines Infekts oder bei zögerlicher Genesung	12.1	*Tai Zi Shen* (Pseudostellariae Radix) *Shan Yao* (Dioscoreae Rhizoma) *Dang Shen* (Codonopsis Radix) *Huang Qi* (Astragali Radix) *Ren Shen* (Ginseng Radix et Rhizoma) *Gan Cao* (Glycyrrhizae Radix et Rhizoma)
	12.4	*Xi Yang Shen* (Panacis Quinquefolii Radix)
Arzneien, die besonderen Bezug zum Wei Qi haben: zur Infektprophylaxe und Immunstimulation	1.1	*Fang Feng* (Saposhnikoviae Radix)
	12.1	*Bai Zhu* (Atractylodis Macrocephalae Rhizoma) *Huang Qi* (Astragali Radix)

Akupunktur

Wind-Kälte eliminierend

- SJ 5 *Waiguan* und Gb 20 *Fengchi* eliminieren Wind
- **Kombination** Lu 7 *Lieque* und Di 4 *Hegu* klären Pathogene nach Außen

Wind-Hitze eliminierend

- SJ 5 *Waiguan*, Lu 11 *Shaoshang* bluten lassen
- **Kombination** Di 11 *Quchi* und Du 14 *Dazhui* (sedieren) eliminiert Hitze und senkt Fieber

Lungen-Hitze klärend bei Husten mit eitrigem Auswurf

- **Lokalpunkte** Ren 17 *Shanzhong* und Bl 13 *Feishu*
- **Dazu die Kombination** Lu 5 *Chize*, Di 11 *Quchi* und Du 14 *Dazhui*

Lungen-Qi-Stagnation und -Rebellion lindernd, Husten stillend

- **Lokalpunkte** Ren 17 *Shanzhong* und Bl 13 *Feishu*
- **Dazu die Kombination** Lu 7 *Lieque*, Pc 6 *Neiguan* und Ren 6 *Qihai*

Toxine eliminierend *Jing*-Punkte bluten lassen, um Hitze-Toxine zu eliminieren: Di 1 *Shangyang* und Lu 11 *Shaoshang*, zusätzlich Lu 6 *Kongzui*

Bei Halsweh und Heiserkeit Di 18 *Futu* (bes. bei plötzlichem Stimmverlust und starken Lymphknotenschwellungen), Ma 45 *Lidui*

Bei Lungen- und Nieren-Yin-Mangel mit trockenem Husten Ren 17 *Shanzhong* und Ren 4 *Guanyuan*, Lu 9 *Taiyuan*, Ni 6 *Zhaohai* und Mi 6 *Sanyinjiao*

Um die Wei Qi-Ebene zu stärken und so übermäßige Schweiße zu stoppen

- **Kombination** Di 11 *Quchi* und Du 14 *Dazhui*
- **Dazu allgemein Qi tonisierende Punkte** Ma 36 *Zusanli*, Mi 6 *Sanyinjiao*, Ren 6 *Qihai*

Ohrakupunktur Lunge, Magen, Niere, Allergie

Diätetik

Grundsätzliches Weiße und scharfe Nahrungsmittel Gemäß der Signaturen-Lehre, wonach bereits im äußeren Erscheinungsbild die inhärente Wirkung sichtbar wird, braucht es bei Erkrankungen der Lunge weiße Nahrungsmittel. Weiß entspricht der Wandlungsphase Metall und dem Lungen-Funktionskreis. Daher sind bei chronischer Bronchitis ratsam: Reis, alle Lauch- und Zwiebelgewächse (Frühlingszwiebeln, Knoblauch, etc.), Rettich, Birne, Spargel, Sellerie, Kohlrabi, Weißkohl.

Des Weiteren öffnet der Geschmack „scharf" die Oberfläche, ist diaphoretisch und somit hilfreich, um vorhandene Rest-Pathogene zu eliminieren: frischer Ingwer, Frühlingszwiebel, Rettich, Pfeffer, Chili. Dabei sollte aber die trocknende Wirkung beachtet werden.

Milchprodukte stellen insofern eine Ausnahme dar, da sie zu vermehrter Schleimbildung führen können. Daher sind sie nicht für Patienten mit reichlichem Sputum geeignet, wohl aber in Fällen eines *Yin*-Mangels. Am bekömmlichsten in Form von z.B. Lassi – Naturjoghurt mit Wasser im Verhältnis 1:1 verquirlt.

Wind-Kälte eliminierend Frischer Ingwer, Frühlingszwiebel, Rettich, Pfeffer

Wind-Hitze eliminierend Chrysanthemenblütentee, Minztee, Rettich, Bambussprosse, Birne, grüner Tee, Stangensellerie, Wasserkastanie, Sonnenblumenkerne

Lungen- und Milz-Qi stärkend Hirse, Gerste, Buchweizen, Karotte, Hülsenfrüchte inkl. Tofu (nur erwärmt), leicht verdauliches, mageres Fleisch, Huhn

Qi-Blockaden lösend Mandarine, Pampelmuse, Ingwer, Kardamom

Schleim umwandelnd Pinienkerne, Erdnuss, Rettich, Bambussprosse, Aprikose, Birne, Zitrone

Lungen-Yin nährend Gekochte Früchte (Sauerkirsch-, Apfel- oder Birnenkompott), Beeren-Obst (Blaubeeren, Goji-Beeren, Weinbeeren), Dattel, Birne, Aprikose, Feige,

Erdnuss, Weizen, gekeimter Weizen, Hafer, Eigelb, Milch, Frischkäse (bes. aus Schaf- und Ziegenmilch), Karotte, Sojabohne, Lotoswurzel, Longanfrucht, Schweineherz, Fasan, Ente, Mandel, Honig

Meide Speisen, die adstringierend sind und so Pathogene in der Oberfläche tiefer „hineinziehen" könnten: Dazu zählt saures Obst oder die beliebte Zitrone bei Infekt. Auch schwere Speisen, wie vor allem fette Fleischgerichte, belasten den Organismus zu stark.

Allgemeine Hinweise

Auch wenn die oben geschilderten Maßnahmen sehr oft ausgezeichnete Resultate bringen, ist doch eine kurze komplette Ruhephase wichtig, um dem Körper auch die notwenige Schonung zu gewähren, die eine rasche Genesung erfordert. Mit evtl. ein bis drei Tagen zu Hause bleiben und ggfs. Bettruhe lässt sich der Infekt rasch vollständig überwinden, und der Patient ist dann wieder wirklich fit. Dieses ist der bessere Weg, als wenn er/sie sich noch ein paar Tage – nicht selten unter Antibiotika- und Schmerzmitteleinnahme – zur Arbeit schleppt, andere Kollegen ansteckt und dann doch mit eitriger Bronchitis für drei Wochen komplett in den Krankenstand fällt. Nach Überwindung der akuten Infektphase kann die Unterstützung einer gesunden Darmflora mittels Probiotika sinnvoll sein.

3 Hals-Nasen-Ohren-Erkrankungen

3.1 Otitis media

Einleitung

Die Otitis media kann akut oder chronisch auftreten. Bei akuten Erkrankungen liegen zumeist Wind-Pathogene vor, insbesondere Wind-Hitze. Zu chronischen Prozessen kann es bei einer prädisponierenden Pathologie in den *Shao Yang*-Leitbahnen *Sanjiao* und Gallenblase kommen.

Ursächlich liegt insbesondere bei Kindern mit häufigen Ohraffektionen nicht selten eine Nahrungs-Stagnation zu Grunde, die mit einer Stagnations-Hitze von Mitte/Magen einhergeht und sich nach oben in Form von Hitze-Prozessen ausbreitet.

Bei chronifizierten Schleim-Ansammlungen kann sich auch eine Blockierung der eustachischen Röhre, die einen Druckausgleich im Mittelohr verhindert, als rezivierende Entzündung mit dem Bild einer Schleim-Hitze- oder toxischen Hitze-Pathologie manifestieren. In solchen Fällen ist es wichtig, auf die optimale Befreiung einer möglicherweise blockierten Nasenatmung hinzuwirken (▶ auch Sinusitis im folgenden Abschnitt).

Differenzialdiagnose						Therapie
1. Ebene	2. Ebene	Syndrom	Syndromdifferenzierung	Befunde	Leitsymptome	Rezeptur
Fülle-Pathogene überwiegend im Außen	Außen- und beginnende Innen-Symptome	Äußere oder auch epidemische Wind-Hitze mit Toxinen	Äußere Wind-Hitze mit toxischer Hitze	ZK: Rötung im vorderen Drittel ZB: vermehrt gelblich Pu: beschleunigt, voll	Fieber, evtl. mit Frösteln, Schweiße, Durst, Husten, Halsweh, Ohrenschmerzen, Gliederschmerzen	*Yin Qiao San* ▶ RG 1.2
	Gleichzeitig Außen- und Innen-Symptome		Epidemische Hitze-Toxine bei Wind-Hitze und Feuchtigkeit-Schleim	ZK: gerötet ZB: gelblich Pu: voll, beschleunigt	Fieber mit Frösteln, ausgeprägte Ohrenschmerzen mit heißem, rotem und geschwollenem Ohr, möglicherweise Halsschmerzen	*Pu Ji Xiao Du Yin* ▶ S. 927
	Neigung zu eitrigen Abszedierungen		Hitze-Toxine, besonders der oberen Körperhälfte	ZK: rot ZB: gelblich	Ohrenschmerzen mit abszedierender Otitis media, möglicherweise Sinusitis, Entzündungen am Kopf und im Gesicht, Furunkel, Akne	*Qing Shang Fang Feng Tang* ▶ RG 2.3
Fülle-Pathogene überwiegend im Innen	Innere Pathogene – Lokalisationen zeigen oft Bezug zur Gallenblasen- und Leber-Leitbahn	Feuchte-Hitze/ Leber-Feuer	Feuchte-Hitze in den Funktionskreisen Gallenblase und Leber	ZK: rot ZB: vermehrt, gelblich Pu: saitenförmig, beschleunigt	Starke Ohrenschmerzen, Hörminderung, trüber Urin, möglicherweise nässende, gerötete Hautausschläge, geschwollenes und gerötetes Ohr, temporaler Kopfschmerz, rote Augen	*Long Dan Xie Gan Tang* ▶ RG 2.4
	Diskret begleitender *Qi*-Mangel	Lokale Hitze-Fülle, leichter Milz-Qi-Mangel	*Shao Yang*-Störung – mit regionaler Hitze oder toxischer Hitze im Oberen Erwärmer	ZK: evtl. gedunsen und rote Stippchen im vorderen Drittel ZB: weiß-gelblich, vermehrt und klebrig	Subakute und chronische Entzündungen im HNO-Bereich: Laryngitis, Pharyngitis, Tonsillitis, Lymphadenitis, Sialadenitis, Otitis, Sinusitis, Stomatitis, kein Appetit, Übelkeit	*Xiao Chai Hu Tang Jia Jie Geng Shi Gao* ▶ RG 4.1
Kombinierte Fülle-Leere: Pathogene bei vorbestehendem Mangel	Diskret begleitende Blut-Leere	Hitze oder Hitze-Toxin, leichter Blut-Mangel	Feuchte-Hitze und Toxine, leichter Mangel mit Blut-Hitze	ZK: blass oder rot, ggf. gedunsen, ggf. rote Stippchen ZB: weiß-gelblich, klebrig Pu: oberflächlich oder schlüpfrig, leicht beschleunigt	Chronische oder akute Otitis mit Ohrenschmerzen, gerötetes und geschwollenes Ohr bei einer Blut-Mangel-Konstitution. Möglicherweise auch Entzündungen der Haut, besonders im Gesicht, Akne, Ekzem, Laryngitis, Pharyngitis, Tonsillitis, Lymphadenitis am Hals, Sinusitis	*Jing Jie Lian Qiao Tang* ▶ RG 13.1
Blockierte Pathogene	Pathogene in Zwischenschicht *Shao Yang*: Halb Außen – halb Innen	Shao Yang-Störung, pathogener Restfaktor	*Shao Yang*-Störung - residuelle Hitze bei Feuchtigkeit-Schleim und leichtem Milz-*Qi*-Mangel	ZK: normal, rote Pünktchen im vorderen Drittel ZB: klebrig, weißlich Pu: saitenförmig	Subakuter, persitierender Verlauf, rezidivierend aufflackernde Ohrenschmerzen, evtl. mit Fieber	*Xiao Chai Hu Tang* ▶ RG 4.1
Ausgeprägte Leere im Innen	Innen – begleitender Mangel als begünstigende Pathologie	Genereller und Milz-Qi-Mangel	Schwäche und Kälte der Mitte mit ausgeprägtem *Qi*-Mangel begünstigt Feuchtigkeits/ Schleim-Ansammlung und Nahrungsstagnation	ZK: blass , gedunsen ZB: weißlich Pu: tief, langsam	Präventionsrezeptur bei rezidivierender Otitis mit allgemeiner Erschöpfung, schwacher Verdauung, insbesondere auch bei Kindern und Jugendlichen	*Huang Qi Jian Zhong Tang* ▶ RG 7.2

Pu Ji Xiao Du Yin (Universelles Benefit-Dekokt zur Eliminierung von Toxinen)	
Arzneimittel	**Dosis**
Huang Qin (Scutellariae Radix)	6 g
Huang Lian (Coptidis Rhizoma)	2–4 g
Niu Bang Zi (Arctii Fructus)	6g
Lian Qiao (Forsythiae Fructus)	6 g
Bo He (Menthae Haplocalycis Herba)	6 g
Jiang Can (Bombyx Batryticatus)	6 g
Xuan Shen (Scrophulariae Radix)	6 g
Ma Bo (Lasiosphaera seu Calvatia)	6 g
Ban Lan Gen (Isatidis Radix)	6 g
Jie Geng (Platycodi Radix)	6 g
Chen Pi (Citri Reticulatae Pericarpium)	6 g
Chai Hu (Bupleuri Radix)	6 g
Sheng Ma (Cimicifugae Rhizoma)	4 g
Gan Cao (Glycyrrhizae Radix et Rhizoma)	3 g
Indikation Schleimansammlung mit toxischer Hitze mit den Symptomen: Tendenz zu eitrigen, exsudativen Entzündungen der Haut und Schleimhäute, Otitis media, auch bei eitriger Sinusitis, Zahnwurzelentzündung, Abszessen, Furunkel	

Weitere Rezeptur, die mittels Modifikationen für die Behandlung der Otitis geeignet sein kann:
Pai Nong San Ji Tang (Platycodi Radix Dekokt gegen eitrige Entzündungen) ▶ RG 9.1

Bei Mischformen können die empfohlenen Rezepturen auch modifiziert werden. Im Folgenden dazu einige Einzelmittel.

Einzelmittel

Wirkung	AG	Einzelmittel
Arzneimittel, deren Bezug zum Ohr ausgeprägt ist (Meldearznei)	1.2	*Chai Hu* (Bupleuri Radix), Bezug Leber und Gallenblasen-Leitbahn, temporale Kopfregion
	2.3	*Long Dan* (Gentianae Radix et Rhizoma), feuchte Hitze im oberen Abschnitt der Gallenblasen-Leitbahn
	2.3	*Huang Qin* (Scutellariae Radix), klärt feuchte Hitze aus der Gallenblasen-Leitbahn und beruhigt aufsteigendes Leber-*Yang*
	10.1	*Chuan Xiong* (Chuanxiong Rhizoma), Bezug Leber und Gallenblasen-Leitbahn, temporale Kopfregion
Hitze-Toxine eliminierend (aus verschiedenen Arzneigruppen)	2.4	*Lian Qiao* (Forsythiae Fructus) *Jin Yin Hua* (Lonicerae Japonicae Flos)
	6.1	*Jie Geng* (Platycodi Radix)
	1.2	*Niu Bang Zi* (Arctii Fructus)
	2.2	*Xuan Shen* (Scrophulariae Radix)
	2.3	*Huang Lian* (Coptidis Rhizoma), kontraindiziert bei Kindern unter 12 Jahren *Long Dan* (Gentianae Radix et Rhizoma) *Huang Qin* (Scutellariae Radix)
Schleim umwandelnd	6.1	*Jie Geng* (Platycodi Radix) *Fa Ban Xia* (Pinelliae Rhizoma Praeparatum)
	6.2	*Zhe Bei Mu* (Fritillariae Thunbergii Bulbus) *Dan Nan Xing* (Arisaema cum Bile)
	16	*Jiang Can* (Bombyx Batryticatus)
	2.1	*Xia Ku Cao* (Prunellae Spica)
Nasenöffnung befreiend: Wind-Kälte	1.1	*Bai Zhi* (Angelicae Dahuricae Radix) *Xin Yi* (Magnoliae Flos)
Nase befreiend: Wind-Feuchtigkeit	5	*Cang Er Zi* (Xanthii Fructus)
Sinnes-Öffner: bei Hörminderung und Schleim-Blockade	15	*Shi Chang Pu* (Acori Tatarinowii Rhizoma), kontraindiziert bei Kindern

Wind-Hitze eliminierend	1.2	*Bo He* (Menthae Haplocalycis Herba) *Chai Hu* (Bupleuri Radix) *Ju Hua* (Chrysanthemi Flos)
Wind-Kälte eliminierend	1.1	*Jing Jie* (Schizonepetae Herba) *Fang Feng* (Saposhnikoviae Radix) *Xin Yi* (Magnoliae Flos)
Lungen-Hitze eliminierend	2.1	*Lu Gen* (Phragmitis Rhizoma) *Shi Gao* (Gypsum Fibrosum), eliminiert Hitze aus der *Qi*-Ebene/ *Yang Ming*-Schicht
	2.5	*Sang Bai Pi* (Mori Cortex)
Qi stärkend und immunstimulierend: *Wei Qi*- und allgemeiner Lungen-*Qi*-Mangel	12.1	*Dang Shen* (Codonopsis Radix) *Huang Qi* (Astragali Radix) *Bai Zhu* (Atractylodis Macrocephalae Rhizoma)
	13	*Wu Wei Zi* (Schisandrae Chinensis Fructus)
Feuchtigkeit eliminierend: Ödeme reduzierend	4	*Che Qian Zi* (Plantaginis Semen) *Fu Ling* (Poria) *Ze Xie* (Alismatis Rhizoma) *Yi Yi Ren* (Coicis Semen) *Mu Tong* (Akebiae Caulis)
Blut und Yin nährend: bei trockener Schleimhaut	12.4	*Mai Dong* (Ophiopogonis Radix) *Bei Sha Shen* (Glehniae Radix)
	2.2	*Di Huang* (Rehmanniae Radix)
Blut bewegend: bei chronischen Beschwerden	10.1	*Chuan Xiong* (Chuanxiong Rhizoma)
	2.2	*Chi Shao* (Paeoniae Radix Rubra)

Als äußerliche Anwendung kann eine Knoblauchzubereitung in den äußeren Gehörgang eingebracht werden: Eine mittelgroße Knoblauchzehe in 10 ml warmes Wasser pressen; umrühren; dann Wasser filtern, sodass jegliche Knoblauchstücke aus dem Wasser entfernt werden. Ein Wattebausch mit dem Knoblauchwasser tränken und ins betroffene Ohr einführen. Mehrere Stunden belassen und wiederholen.

Akupunktur

Die Akupunktur sollte auf die aktuell vorherrschenden Symptome ausgerichtet sein und dazu Lokalpunkte und korrespondierende Fernpunkte benutzen. Zusätzlich sollte man besonders im chronischen Fall die zugrundeliegende Störung und Disharmonie erkennen und behandeln.

Akute Otitis media Gb 2 *Tinghui* (eliminiert Wind), SJ 21 *Ermen* (eliminiert Wind-Hitze), Dü 19 *Tinggong* (eliminiert Wind-Hitze), Gb 20 *Fengchi* (eliminiert Wind)

Plus Fernpunkte SJ 5 *Waiguan* (wichtiger Fern- und *Luo*-Punkt für seitliche Kopfregion sowie Ohr), Gb 43 *Xiaxi* (Fernpunkt zur Klärung von Wind-Hitze aus dem Ohr)

Leber-Feuer klärend

- Le 2 *Xingjian*, Gb 43 *Xiaxi*, Gb 1 *Tongziliao*
- **Kombination** Le 2 *Xingjian* und Gb 14 *Yangbai*

Feuchtigkeit eliminierend

- Ma 40 *Fenglong*, Ren 9 *Shuifen*, Mi 12 *Chongmen*
- **Kombination** Ma 40 *Fenglong* und Mi 9 *Yinlingquan*

Schleim transformierend

- Mi 9 *Yinlingquan*, Ma 40 *Fenglong*, Ren 12 *Zhongwan*, Bl 20 *Pishu*
- **Kombination** Ma 40 *Fenglong* und Ren 9 *Shuifen*

Feuchte Hitze klärend

- Di 11 *Quchi*, Du 14 *Dazhui*, Ma 40 *Fenglong*, Ren 9 *Shuifen*, Mi 9 *Yinlingquan*
- **Kombination** Di 11 *Quchi* und Mi 9 *Yinlingquan*

Milz stärkend, Qi und Blut tonisierend

- Ma 36 *Zusanli*, Ren 12 *Zhongwan*, Ren 6 *Qihai*, Mi 6 *Sanyinjiao*
- **Kombination** Ma 36 *Zusanli* und Mi 6 *Sanyinjiao* mit Du 20 *Baihui*

Leber-Feuer klärend

- Le 2 *Xingjian*, Gb 4 *Hanyan*, Gb 1 *Tongziliao*
- **Kombination** Le 2 *Xingjian* und Gb 14 *Yangbai*

Infektneigung

- Mi 6 *Sanyinjiao*, Ma 36 *Zusanli*, Di 11 *Quchi*, Du 14 *Dazhui*, Ren 6 *Qihai*
- **Kombination** Di 11 *Quchi* und Du 14 *Dazhui*

Behandlungs-Schema bei Otitis media

- Gb 2 *Tinghui* eliminiert Wind
- SJ 21 *Ermen* eliminiert Wind-Hitze
- Dü 19 *Tinggong* eliminiert Wind-Hitze
- SJ 17 *Yifeng* wichtiger Lokalpunkt unter dem Ohrläppchen zur Eliminierung pathogener Faktoren sowie zur Stärkung bei energetischer Leere
- SJ 5 *Waiguan* wichtiger Fern- und Luo-Punkt für seitliche Kopfregion sowie Ohr

- Gb 43 *Xiaxi* Fernpunkt zur Klärung von Wind-Hitze aus dem Ohr
- M-HN 3 *Yintang* öffnet die blockierte Nasenbelüftung und fördert Sekretabfluss aus Eustachischer Röhre
- Di 20 *Yingxiang* öffnet die blockierte Nasenbelüftung befreit die Eustachische Röhre
- Mi 9 *Yinlingquan* eliminiert Feuchtigkeit
- Ma 40 *Fenglong* löst Schleim
- Du 14 *Dazhui* klärt Hitze
- Di 4 *Hegu* befreit den Kopf, lindert Schmerz, befreit die Oberfläche
- Di 11 *Quchi* klärt Hitze

Diätetik

Wind-Hitze eliminierend Rettich, Karotte, Löwenzahn, Chinakohl, Stangensellerie, grüner Tee, Pfefferminztee oder Chrysanthemenblütentee

Wind-Hitze und Toxine eliminierend Löwenzahn, Wasserkastanie, Stangensellerie, Sojabohnensprossen, Tofu, grüner Tee oder Chrysanthemenblütentee

Leber-Yang absenkend und Leber-Blut nährend Stangensellerie, Wasserkastanie, Chrysanthemenblütentee, Sonnenblumenkerne, Erdnuss, Birne, Krebse, Austern

Milz-Qi stärkend Hirse, Gerste, Buchweizen, Karotte, Hülsenfrüchte inkl. Tofu (nur erwärmt), leicht verdauliches, mageres Fleisch, Huhn

Meide Speisen, die adstringierend sind und so Pathogene in der Oberfläche tiefer „hineinziehen" könnten. Dazu zählt saures Obst oder die beliebte Zitrone bei Infekt. Auch schwere Speisen, vor allem fette Fleischgerichte, belasten den Organismus zu stark.

Allgemeine Hinweise

Beim Schwimmen kann es sinnvoll sein, durch Watte oder einen ähnlichen Schutz im äußeren Gehörgang das Eindringen von Wasser zu verhindern. Bei kaltem Wind von der Seite sollten sich empfindliche Patienten durch einen Schal oder ein Stirnband schützen. Diätetisch sind Milchprodukte möglicherweise weniger ratsam, da sie sehr oft eine zusätzlich verschleimende Wirkung zeigen. Alkohol fördert die Entstehung von Feuchtigkeit, besonders in Verbindung mit Hitze-Prozessen und feuchter Hitze. Die Abendmahlzeit kann auch leicht Feuchtigkeit verursachen oder verstärken und sollte daher einfach und leicht gestaltet werden. Zudem sollten kohlenhydratreiche Speisen sowie Genussmittel wie Alkohol, Süßigkeiten und schwer verdauliches Essen am Abend gemieden werden.

3.2 Sinusitis

Einleitung

Das klinische Krankheitsbild einer Sinusitis kann in der TCM einer Obstruktion der Nase (*Bi Se*) oder auch dem Terminus *Bi Yuan* („tiefer Nasenteich") zugeordnet werden. Dabei können in der Praxis häufig Symptome wie blockierte Nase, Kopfschmerzen im Stirn- oder Maxillabereich und eitriges Nasensekret beobachtet werden. Einerseits kann die Erkrankung akut fieberhaft oder auch schleichend chronisch und persistierend verlaufen.

Nicht selten liegen systemische, prädisponierende Störungen vor, die das „Einnisten" von äußeren Pathogenen begünstigen oder die Elimination derselben verzögern. Insbesondere bei vorbestehender Feuchtigkeit und Schleim-Ansammlung kann eine einfache Wind-Kälte-Attacke tiefer eindringen und sich in den Nasennebenhöhlen festsetzen. Oft folgen dann auch bald feuchte Hitze oder toxische Hitze.

Bei rezidivierend auftretenden Beschwerden können entweder pathogene Faktoren persistieren – sogenannte pathogene Restfaktoren gemäß einem *Shao Yang*-Muster. Oder eine vorbestehende zugrunde liegende Leere verursacht eine Infektanfälligkeit. Hierbei kann die Schwäche in jedem der drei Erwärmer dominant sein – Lunge, Milz oder Niere.

Bei sehr langjährigen Verläufen können eventuell auch Bilder einer *Qi*- und Blut-Stagnation komplizierend hinzukommen. Oft liegen hier dann Stauungen in den *Luo*-Gefäßen vor.

Differenzialdiagnose			
1. Ebene	2. Ebene	Syndrom	Syndromdifferenzierung
Fülle-Excess	Äußere Pathogene	Wind	Exogener Wind greift den Kopf an
			Invasion von Wind-Kälte in die Oberfläche
			Wind-Hitze
	Halb Außen – halb Innen (*Shao Yang*)	Wind, Hitze, Feuchtigkeit, Schleim	*Shao Yang*-Störung – pathogener Restfaktor
	Außen und Innen gleichzeitig	Wind-Feuchtigkeit und Hitze-Feuchtigkeit	Wind-Feuchtigkeit im Äußeren und feuchte Hitze im Innen
	Innere Pathogene	Hitze	Lungen-Hitze blockiert den freien Fluss des Lungen-*Qi*
			Hitze und feuchte Hitze in Leber und Gallenblase
		Schleim	Schleim-Hitze verklumpt im Inneren
Kombinierte Fülle-Leere	Innere Pathogene mit gleichzeitigem Mangel	Schleim-Wind mit Milz-Qi-Mangel	(Endogener) Wind mit Feuchtigkeit-Schleim
Leere	Innen	Milz-Qi-Mangel mit Schleim	Milz-*Qi*-Mangel mit konsekutiver Schleim-Akkumulation
		Milz-Qi-Mangel mit Wei Qi-Mangel	*Wei Qi*- und Milz-Lungen-*Qi*-Mangel

		Therapie
Befunde	Leitsymptome	Rezeptur
ZK: normal ZB: dünn, weißlich Pu: oberflächlich, gespannt	Kopfschmerzen (können überall im Kopf auftreten), die durch äußeren Wind ausgelöst sind, verstopfte oder laufende Nase	*Chuan Xiong Cha Tiao San* ▶ RG 1.1
ZK: normal ZB: dünn, weißlich Pu: oberflächlich, gespannt	Nasale Blockade, frontaler Kopfschmerz	*Xin Yi San* ▶ S. 934
ZK: normal ZB: dünn, gelblich Pu: oberflächlich, gespannt, beschleunigt	Gelblich, eitriges Nasensekret, Kopfschmerzen im Stirn- oder Kieferhöhlenbereich	*Cang Er Zi San* (mit betont hoher Dosis *Bo He* und zusätzlich *Huang Qin*) ▶ RG 1.1
ZK: rote Pünktchen im vorderen Drittel ZB: klebrig, weißlich Pu: saitenförmig	Rezidivierend aufflackernde Symptomatik evtl. mit Fieber, subakuter, persistierender Verlauf, „Echo-Phänomen"	*Xiao Chai Hu Tang* ▶ RG 4.1
ZK: vordere Rötung ZB: vermehrt gelblich Pu: saitenförmig, beschleunigt	Verstopfte Nase, gelblicher Schleim, Hyposmie, blockierte Sinnesöffnungen, Kopfschmerzen, Jucken in Nase und Rachen mit Niesreiz	*Qing Bi Tang* ▶ S. 934
ZK: rot ZB: weißlich bis gelblich Pu: voll, leicht beschleunigt	Akute und chronisch-rezidivierende Sinusitis,eitrige Rhinitis, verstopfte Nase, Nasenmuschelhyperplasie, Nasenpolypen, Entzündung der oberen Atemwege	*Xin Yi Qing Fei Tang* ▶ RG 2.4
ZK: rot ZB: vermehrt gelblich Pu: saitenförmig, beschleunigt	Gelbliches Nasensekret, temporaler Kopfschmerz, rote Augen	*Long Dan Xie Gan Tang* ▶ RG 2.4
ZK: rot, besonders im vorderen Drittel ZB: dick, klebrig, ölig und gelb Pu: schlüpfrig und schnell	Völle- und Druckgefühl in der Brust und Zwerchfellregion, Husten mit dickem gelbem Schleim, der schwer abzuhusten ist, allgemeine Schweratmigkeit, Dyspnoe bei bronchialer Obstruktion, Übelkeit, Brechreiz	*Qing Qi Hua Tan Wan* ▶ RG 14.2
ZK: gedunsen, ZE, rote Ränder, evtl. zittrig ZB: klebrig, vermehrt Pu: schlüpfrig, saitenförmig	Schwindel, benebelter Kopf und Kopfschmerz	*Ban Xia Bai Zhu Tian Ma Tang* (+ *Xin Yi*) ▶ RG 14.5
ZK: gedunsen, blass ZB: klebrig, vermehrt Pu: schlüpfrig, kraftlos	Neigung zu Verschleimung in den oberen Atemwegen, Erschöpfung, Magen- Darm-beschwerden und weiche Stühle	*Liu Jun Zi Tang* ▶ RG 8.1
ZK: gedunsen, blass ZB: weißlich, dünn Pu: kraftlos	Ausgeprägte Infektanfälligkeit mit allgemeiner Erschöpfung, Kurzatmigkeit	*Bu Zhong Yi Qi Tang* ▶ RG 8.1

Xin Yi San (Magnoliae Flos Pulver)	
Arzneimittel	Dosis
Xin Yi (Magnoliae Flos)	10 g
Bai Zhi (Angelicae Dahuricae Radix)	12 g
Xi Xin (Asari Radix et Rhizoma)*	3 g
Sheng Ma (Cimicifugae Rhizoma)	10 g
Gao Ben (Ligustici Rhizoma et Radix)	10 g
Fang Feng (Saposhnikoviae Radix)	12 g
Chuan Mu Tong (Clematidis Armandii Caulis)	10 g
Chuan Xiong (Chuanxiong Rhizoma)	12 g
Lü Cha (Camelliae Sinensis Folium)	8 g
Gan Cao (Glycyrrhizae Radix et Rhizoma)	3 g
Indikation Nasenverstopfung mit viel serösem Sekret, Geruchsverlust und Kopfschmerzen aufgrund von Wind-Kälte	

* In Deutschland und der Schweiz verboten; weglassen

Qing Bi Tang (Nase klärendes Dekokt)	
Arzneimittel	Dosis
Ge Gen (Puerariae Lobatae Radix)	12 g
Ma Huang (Ephedrae Herba)	7 g
Gui Zhi (Cinnamomi Ramulus)	7 g
Xin Yi (Magnoliae Flos)	8 g
Jie Geng (Platycodi Radix)	9 g
Shi Gao (Gypsum Fibrosum)	4 g
Yi Yi Ren (Coicis Semen)	10 g
Bai Shao (Paeoniae Radix Alba)	7 g
Chuan Xiong (Chuanxiong Rhizoma)	3,5 g
Gan Cao (Glycyrrhizae Radix et Rhizoma)	2 g
Da Huang (Rhei Radix et Rhizoma)	3.5 g
Sheng Jiang (Zingiberis Rhizoma Recens)	3,5 g
Indikation Befreit die Oberfläche, klärt Hitze, löst Toxine und öffnet die Nase. Haupt-Rezeptur, wenn sich nach einer Wind-Kälte Invasion Kälte in Hitze transformiert.	

Weitere Rezepturen, die mittels Modifikationen für die Behandlung der Sinusitis geeignet sein können:

- **Wind-Hitze oder beginnende Lungen-Hitze** *Sang Ju Yin* ▶ RG 1.2, *Yin Qiao San* ▶ RG 1.2, *Ma Xing Shi Gan Tang* ▶ RG 2.2
- **Qi- und Blut-Stagnation** *Tong Qiao Huo Xue Tang* ▶ RG 10.1 oder modifizierte *Xue Fu Zhu Yu Tang* ▶ RG 10.1
- *Er Chen Tang* (wird bei Schleimbefunden oft auch zu anderen Rezepturen hinzugefügt) ▶ RG 14.1
- *Yu Ping Feng San* ▶ RG 11.1 bei Infektanfälligkeit aufgrund von geschwächtem *Wei Qi* kombinieren mit entsprechender Rezeptur

Pulver-Zubereitungen

Zur äußerlichen Verwendung, können topisch in die Nase eingebracht werden:

- **Bing Lian San (Pulver mit Borneol und Coptidis Rhizoma)** besteht aus *Huang Lian* (Coptidis Rhizoma), *Xin Yi* (Magnoliae Flos) und *Bing Pian* (Borneol)
- **Pai Nong San (Pulver um Eiter auszuleiten)** bei Geruchsverlust und Nasenabszedierungen: *Zhi Shi* (Aurantii Fructus Immaturus) 9 g, *Jie Geng* (Platycodi Radix) 1 g, *Bai Shao* (Paeoniae Radix Alba) 3 g: zur innerlichen und äußerlichen Anwendung
- **Tou Nong San (Eiter ausleitendes Pulver)** *Huang Qi* (Astragali Radix), *Dang Gui* (Angelicae Sinensis Radix), *Chuan Xiong* (Chuanxiong Rhizoma), *Zao Jiao Ci* (Gleditsiae Spina), und *Chuan Shan Jia* (Manitidis Squama, Gürteltierschuppen: erweicht Verhärtungen), ersetzen durch *Chuan Bei Mu* (Fritillariae Cirrhosae Bulbus)

Bei Mischformen können die empfohlenen Rezepturen auch modifiziert werden. Im Folgenden dazu einige Einzelmittel.

Einzelmittel

Wirkung	AG	Einzelmittel
Nasenöffnung befreiend	1.1	*Bai Zhi* (Angelicae Dahuricae Radix) *Xin Yi* (Magnoliae Flos) *E Bu Shi Cao* (Centipedae Herba)
	5	*Cang Er Zi* (Xanthii Fructus)
Wind-Kälte eliminierend	1.1	*Jing Jie* (Schizonepetae Herba) *Xin Yi* (Magnoliae Flos) *E Bu Shi Cao* (Centipedae Herba)
Nasenabszess	2.4	*Lian Qiao* (Forsythiae Fructus) *Jin Yin Hua* (Lonicerae Japonicae Flos)
Wind-Hitze eliminierend	1.2	*Bo He* (Menthae Haplocalycis Herba) *Ju Hua* (Chrysanthemi Flos) *Chai Hu* (Bupleuri Radix)
	1.1	*Bai Zhi* (Angelicae Dahuricae Radix)
	5	*Xi Xian Cao* (Siegesbeckiae Herba)
Feuchtigkeit-Hitze eliminierend	2.3	*Huang Qin* (Scutellariae Radix)
	1.1	*Bai Zhi* (Angelicae Dahuricae Radix)
Hitze-Toxine eliminierend	14.4	*Jin Yin Hua* (Lonicerae Japonicae Flos)
	2.4	*Lian Qiao* (Forsythiae Fructus)
	6.1	*Jie Geng* (Platycodi Radix)
	2.1	*Shi Gao* (Gypsum Fibrosum)
Hitze eliminierend, Lungen-Funktionskreis	2.1	*Lu Gen* (Phragmitis Rhizoma) *Shi Gao* (Gypsum Fibrosum)
	2.5	*Sang Bai Pi* (Mori Cortex)
Feuchtigkeit eliminierend: Ödeme reduzierend	4	*Che Qian Zi* (Plantaginis Semen) *Fu Ling* (Poria) *Ze Xie* (Alismatis Rhizoma) *Yi Yi Ren* (Coicis Semen) *Mu Tong* (Akebiae Caulis)
Schleim-Ansammlung	6.1	*Fa Ban Xia* (Pinelliae Rhizoma Praeparatum)
Die Nase öffnend: Schleim aus den Sinnesöffnungen lösend	15	*Shi Chang Pu* (Acori Tatarinowii Rhizoma)
Schleim aus Sinnesöffnungen lösend: bei zusätzlicher Schlafstörung	14.2	*Yuan Zhi* (Polygalae Radix)
Blut belebend, Stasen aufhebend: Kopfschmerzen	10.1	*Chuan Xiong* (Chuanxiong Rhizoma)
Immun-Stimulantien (*Wei Qi*- und allgemeiner Lungen-*Qi*-Mangel)	12.1	*Bai Zhu* (Atractylodis Macrocephalae Rhizoma) *Huang Qi* (Astragali Radix)
Blut und Yin nährend: bei trockener Nase	12.4	*Mai Dong* (Ophiopogonis Radix) *Bei Sha Shen* (Glehniae Radix) *Bai He* (Lilii Bulbus)
	12.2	*Shu Di Huang* (Rehmanniae Radix Praeparata) *Bai Shao* (Paeoniae Radix Alba) *Dang Gui* (Angelicae Sinensis Radix)

Akupunktur

Nasenblockade öffnend

- Di 20 *Yingxiang*, M-HN 3 *Yintang*, Bl 2 *Zanzhu*, Di 4 *Hegu*, Gb 20 *Fengchi*, Ma 44 *Neiting*, Di 11 *Quchi*, Ma 40 *Fenglong*
- **Kombination** Di 4 *Hegu* und Di 20 *Yingxiang* mit *Yintang*

Stirnkopfschmerzen lindernd

- Bl 2 *Zanzhu*, Gb 14 *Yangbai*, Ma 8 *Touwei*
- **Kombination** Ma 44 *Neiting* und Ma 8 *Touwei*

Kieferhöhlenschmerzen bessernd

- Ma 3 *Juliao*, Di 4 *Hegu*, Ma 45 *Lidui*
- **Kombination** Ma 3 *Juliao* und Ma 45 *Lidui*

Feuchtigkeit eliminierend

- Ma 40 *Fenglong*, Ren 9 *Shuifen*, Mi 12 *Chongmen*
- **Kombination** Ma 40 *Fenglong* und Mi 9 *Yinlingquan*

Schleim transformierend
- Mi 9 *Yinlingquan*, Ma 40 *Fenglong*, Ren 1 *Huiyin*, Bl 20 *Pishu*
- **Kombination** Ma 40 *Fenglong* und Ren 9 *Shuifen*

Feuchte Hitze klärend
- Di 11 *Quchi*, Du 14 *Dazhui*, Ma 40 *Fenglong*, Ren 9 *Shuifen*, Mi 9 *Yinlingquan*
- **Kombination** Di 11 *Quchi* und Mi 9 *Yinlingquan*

Milz stärkend, Qi und Blut tonisierend
- Ma 36 *Zusanli*, Ren 12 *Zhongwan*, Ren 6 *Qihai*, Mi 6 *Sanyinjiao*
- **Kombination** Ma 36 *Zusanli* und Mi 6 *Sanyinjiao* mit Du 20 *Baihui*

Leber-Feuer klärend
- Le 2 *Xingjian*, Gb 43 *Xiaxi*, Gb 1 *Tongziliao*
- **Kombination** Le 2 *Xingjian* und Gb 14 *Yangbai*

Infektneigung
- Mi 6 *Sanyinjiao*, Ma 36 *Zusanli*, Di 11 *Quchi*, Du 14 *Dazhui*, Ren 6 *Qihai*
- **Kombination** Di 11 *Quchi* und Du 14 *Dazhui*

Ohr-Akupunktur Innere Nase, Stirn, Nasenspitze, Lunge

Behandlungs-Schema bei akuter Sinusitis
- Gb 20 *Fengchi* – eliminiert Wind
- *M-HN 3 Yintang* – öffnet die blockierte Nasenbelüftung und fördert Sekretabfluss
- Di 20 *Yingxiang* – öffnet die blockierte Nasenbelüftung und fördert Sekretabfluss
- Di 4 *Hegu* – befreit den Kopf, lindert Schmerz
- Gb 1 *Tongziliao*, Lokalpunkt – befreit Augen und Sinus frontalis
- Mi 9 *Yinlingquan* – eliminiert Feuchtigkeit
- Ma 40 *Fenglong* – löst Schleim
- Ma 8 *Touwei* – klärt den Kopf und unterstützt die Eliminierung von Wind-Feuchtigkeit
- Du 14 *Dazhui* – klärt Hitze
- Di 11 *Quchi* – klärt Hitze und stütz das Immunsystem

Diätetik

Wind-Kälte ausleiten
- Hafer, geröstete Getreide, Ingwer, Zimt, Sternanis, Kardamom, Fenchel, Kümmel, getrocknete Mandarinenschale, Karotten, Fenchel, Lauch, Zwiebel, Lamm, Rind, gebratener Reis, Zwiebelsuppe, Hafersuppe mit Frühlingszwiebel, Thymiantee
- **Backofenzubereitung** der Speisen
- **Meide** befeuchtende, kalte Nahrungsmittel, zu scharfe Speisen

Milz stärkend, Qi und Schleim transformierend
- Reis, Hirse, Gerste, Maisgries, Karotten, Fenchel, Kürbis, Kartoffeln, Kümmel, Anis, Ingwer, Kardamom, Frühlingszwiebel, Lauch, getrocknete Mandarinenschale, Fleischkraftsuppe mit Gemüse, Petersilie, Oregano, Majoran, Estragon, Thymian, Rosmarin
- **Meide** Zucker, Milchprodukte, Weizen, Dinkel

Wind-Feuchtigkeit-Hitze vertreibend
- Etwas Rohkost, außer bei Schwäche des *Qi* oder *Yin*, thermisch kühlende Nahrungsmittel, Reis, Gerste, Hirse, Pfefferminze, Sellerie, Kohlrabi, weißer Rettich, Radieschen, Weißkraut, Kohl, Chinakohl, Zucchini, Melanzani, Kombualgen, Misosuppe mit Algen, Gemüsesuppe mit Algen, Grüner Tee (kühlt, klärt den Kopf, senkt *Qi* ab)
- **Meide** Gebratenes, Fleisch, Zucker

Toxische Hitze
- Reissuppe mit Gemüse, Pfefferminze, Sellerie, Kohlrabi, weißer Rettich, Radieschen, Chinakohl, Zucchini, Mungbohnensuppe, Kombualgen, Misosuppe mit Algen, Gemüsesuppe mit Algen
- **Meide** Gebratenes, Fleisch, Zucker

Allgemeine Hinweise

Insbesondere Milchprodukte sollten pausiert werden, da sie sehr oft eine zusätzlich verschleimende Wirkung zeigen. Alkohol fördert die Entstehung von Feuchtigkeit, besonders in Verbindung mit Hitze-Prozessen und feuchter Hitze. Die Abendmahlzeit kann auch leicht Feuchtigkeit verursachen oder verstärken und sollte daher einfach und leicht gehalten werden. Zudem sollten kohlenhydratreiche Speisen sowie Genussmittel wie Alkohol, Süßigkeiten und schwer verdauliches Essen am Abend gemieden werden.

3.3 Halsinfektionen

Einleitung

Bei Infektionen der oberen Atemwege – Rachen, Tonsillen, Pharnyx und Larynx – spielen ursächlich in über 90% der Fälle virale Erreger die Hauptrolle. Daher mahnen mittlerweile die WHO und auch die Fachgesellschaften vor dem unangebrachten Einsatz von Antibiotika. Diese können gegen Viren nichts ausrichten und schwächen zusätzlich nicht nur die Darmflora (und damit unser wohl größtes Abwehrsystem), sondern begünstigen noch dazu die Bildung von Resistenzen. Aber selbst bei nachweislich bakteriellen Halsinfektionen muss die Antibiotika-Rezeptierung nicht ein Automatismus sein, sondern bei zahlreichen Infekten kann der fachgerechte Einsatz hochwirksamer Phytotherapeutika diese entbehrlich machen. Dazu bedarf es aber eines sehr zeitnahen und vor allem für kurze Zeit hochdosierten Einsatzes einer genau passenden Rezeptur, die den individuellen Symptomen und dem Krankheitsstadium des jeweiligen Patienten Rechnung trägt. Hierbei muss der Krankheitsverlauf engmaschig kontrolliert und überprüft werden, um bei unzureichendem Ansprechen doch noch antibiotisch eingreifen zu können.

Hauptformen

- **Frühes Stadium** Wind Invasion: Halskratzen, leichtes Fieber mit gleichzeitigem Frösteln und Kälte-Abneigung
- **Stadium Wind-Hitze** Schluckbeschwerden, geröteter Rachenring
- **Stadium Toxische Hitze** eitrige Beläge, Stippchen auf Tonsillen
- **Chronisches Stadium** *Yin*-Mangel mit Leere-Hitze: trockene Kehle, chronische Heiserkeit/krächzige Stimme
- **Schleim-Belastung** (zusätzlich oder bereits vorbestehend) Rachenverschleimung, ständig belegte Stimme und Räusperzwang

Differenzialdiagnose						**Therapie**
1. Ebene	2. Ebene	Syndrom	Syndromdifferenzierung	Befunde	Leitsymptome	Rezeptur
ZB: weißlich	Rachenring: unauffällig	Äußeres Muster	Wind-Kälte	ZK: unverändert ZB: weißlich Pu: oberflächlich, gespannt	Halskratzen, Frösteln, Wind- und Kälte-Abneigung	*Ma Huang Tang* ► RG 1.1
ZB: gelblich, vermehrt	Rachenring: gerötet		Wind-Hitze	ZK: gerötete Spitze ZB: gelblich Pu: oberflächlich, evtl. beschleunigt	Halsweh, Schluckbeschwerden, evtl. Reizhusten	*Sang Ju Yin* ► RG 1.2
	Eitrige Beläge/ Stippchen auf den Tonsillen		Toxische Hitze	ZK: rot ZB: gelblich Pu: beschleunigt	Starkes Halsweh, Wundheitsgefühl im Rachen, Fieber	*Yin Qiao San* ► RG 1.2
	Rachenring: gerötet	Kombiniertes Muster	Äußere Wind-Hitze und innere Hitze-Ansammlung	ZK: rot ZB: gelblich Pu: beschleunigt	Trockener Mund, Halsschmerzen, hohes Fieber und Abneigung gegen Kälte, bitterer Mundgeschmack, Thoraxbeklemmung, Husten, gelber Auswurf	*Fang Feng Tong Sheng San* ► RG 1.4
	Eitrige Beläge/ Stippchen auf den Tonsillen		Toxine mit Wind-Hitze und Feuchtigkeit-Schleim	ZK: rot ZB: gelblich, vermehrt Pu: beschleunigt	Starkes Halsweh mit Wundheitsgefühl, rote Läsionen, Fieber, Zahnschmerzen, Akne und eitrige Pusteln	*Pu Ji Xiao Du Yin* ► Otitis
ZB: wenig, klebrig, gelblich	Trockenheit der Atemwege bei gleichzeitig zähem Schleim		Lungen-Trockenheit mit Schleim	ZK: rot ZB: wenig, gelblich Pu: beschleunigt	Heiserkeit, trockene und schmerzende Kehle, Husten mit schwer abhustbarem klebrigem, gelbem Auswurf	*Bei Mu Gua Lou San* ► RG 14.3
ZB: sehr wenig bis kein Belag, gelblich	Mundtrockenheit	Innen-Muster	Lungen- und Nieren-*Yin*-Mangel	ZK: rot, rissig ZB: sehr wenig gelblicher oder kein Belag Pu: fein, beschleunigt	Trockene Kehle, Halsbeschwerden, trockener Reizhusten, nächtliche Verschlechterung, heiße Extremitäten, Nachtschweiß	*Bai He Gu Jin Tang* ► RG 5

3.3 Halsinfektionen

Bei Mischformen können die empfohlenen Rezepturen auch modifiziert werden. Im Folgenden dazu einige Einzelmittel.

Einzelmittel

Wirkung	AG	Einzelmittel
Kühle Arzneien, die Wind-Hitze eliminieren	1.2	*Niu Bang Zi* (Arctii Fructus)
		Chan Tui (Cicadae Periostracum)
		Sang Ye (Mori Folium)
		Bo He (Menthae Haplocalycis Herba)
		Sheng Ma (Cimicifugae Rhizoma)
Warme Arznei, die Wind eliminiert	1.1	*Jing Jie* (Schizonepetae Herba)
Hitze-Toxine eliminierend	2.4	*Ban Lan Gen* (Isatidis Radix)
		Lian Qiao (Forsythiae Fructus)
		Jin Yin Hua (Lonicerae Japonicae Flos)
		Da Qing Ye (Isatidis Folium)
		She Gan (Belamcandae Rhizoma)
Schleim transformierend	6.1	*Fa Ban Xia* (Pinelliae Rhizoma Praeparatum)
		Jie Geng (Platycodi Radix)
Kühle Schleim-transformierende Arzneien	6.2	*Pang Da Hai* (Sterculiae Lychnophorae Semen)
		Xuan Shen (Scrophulariae Radix), bes. bei ausgeprägten LK-Schwellungen
Blut-Hitze kühlend	2.2	*Xuan Shen* (Scrophulariae Radix)
		Chi Shao (Paeoniae Radix Rubra), aktiviert auch Blut
		Zi Cao (Arnebiae Radix), Dosisbegrenzung beachten
		Di Huang (Rehmanniae Radix)
Yin nährend/Kehle befeuchtend	12.4	*Bai He* (Lilii Bulbus), bes. bei trockenem Hals *Mai Dong* (Ophiopogonis Radix)
Hitze durch Leere	2.5	*Bai Wei* (Cynanchi Atrati Radix et Rhizoma)
	15	*Bing Pian* (Borneolum Syntheticum), auch als Gurgellösung; nicht erhitzen, Maximaldosis beachten!
Weitere Arzneien aus anderen Gruppen	2.2	*Chi Shao* (Paeoniae Radix Rubra), Blut-Stase lösend; insbesondere bei chronischen Beschwerden
	2.3	*Long Dan* (Gentianae Radix et Rhizoma), klärt Feuchte Hitze

Akupunktur

Wind-Kälte eliminierend

- SJ 5 *Waiguan*, Di 4 *Hegu*
- **Kombination** Di 17 *Tianding* und Lu 6 *Kongzui*

Wind-Hitze eliminierend

- SJ 5 *Waiguan*, Lu 11 *Shaoshang* bluten lassen
- **Kombination** Ma 18 *Rugen* und Ni 6 *Zhaohai* (sedieren)

Lungen-Hitze und Hitze in der Kehle befreiend

- **Lokalpunkte** Ma 9 *Renying*, Di 18 *Futu*
- **Dazu die Kombination** Lu 5 *Chize*, Di 11 *Quchi* und Du 14 *Dazhui*

Toxine eliminierend *Jing*-Punkte bluten lassen, um Hitze-Toxine zu eliminieren: Di 1 *Shangyang* und Lu 11 *Shaoshang*, zusätzlich Lu 6 *Kongzui*

Feuchtigkeit-Schleim eliminierend

- Ren 22 *Tiantu* (wichtiger Lokalpunkt für Rachenverschleimung mit Luftnot)
- **Dazu die Kombination** Ma 4 *Dicang*, Mi 9 *Yinlingquan*

Befreit die Kehle Di 18 *Futu* (bes. bei plötzlichem Stimmverlust und starken Lymphknotenschwellungen), Ma 45 *Lidui*

Nieren-Yin nährend und Leere-Hitze klärend

- Ni 6 *Zhaohai* und Lu 9 *Taiyuan*
- **Kombination** Lu 9 *Taiyuan* und Ni 6 *Zhaohai* (besonders auch bei Nachtschweiß)

Wichtige Punkte bei Halsinfektionen

- **M-HN-21 Shanglianquan** (bei Stimmverlust, Heiserkeit, Schluckbeschwerden)
- **Di 18 Tufu „der vorstehende Assistent"** (bes. bei plötzlichem Stimmverlust und starken Lymphknotenschwellungen)
- **Ma 9 Renying „die Prognose des Menschen"** („Window of Heaven"-Punkt, reguliert besonders effektiv *Qi* und Blut und unterstützt die Kehle)
- **Ni 3 Taixi „große Schlucht"** (wichtiger Punkt bei Halsschmerzen mit Mundtrockenheit und zähem Speichel, stärkt Niere, kühlt Hitze)

Diätetik

Wind-Kälte eliminierend Zwiebel, Knoblauch
Wind-Hitze eliminierend Pfefferminz in Form von Tee oder Lutschpastillen
Lungen-Hitze eliminierend Birne, Rettich
Lungen-Trockenheit mit Schleim mit Lungen-Hitze Gedämpfte Birne mit Mandeln
Kehle klärend Salbei (auch zum Gurgeln), Pfefferminz
Kehle befeuchtend Hirse, Gerste, Hafer, Feige, Honig, Mandel, Haselnuss, Huhn, Schaf- und Ziegenfleisch, Fisch, Eier, fettarme Milch
Lungen-Yin nährend Mandeln, Mandelmuss, Milch und Sauermilchprodukte
Nieren-Yin nährend Tintenfisch, Austern, Ente, Niere von Schwein und Rind, Eigelb, Sesam und Sesammuss, schwarze Sojabohne, Weizen, Weintraube, Karotte

Allgemeine Hinweise

Bei Stimmverlust und trockener Kehle ist durch Lutschpastillen oft eine Beruhigung des Halses zu erreichen. Halsumschläge können zusätzlich sehr hilfreich sein. Gurgellösungen haben eine wohltuende und desinfizierende Wirkung.

3.4 Tinnitus

Einleitung

Grundlagen Ein Ohrenrauschen – Tinnitus – hat beinahe jeder schon einmal erlebt und ist dann glücklicherweise spontan wieder abgeklungen. Beim Tinnitus-Patienten besteht dieses Ohrgeräusch chronisch. Der Beginn kann dabei schleichend sein, bis allmählich die Wahrnehmungsschwelle erreicht wird. Oder es tritt plötzlich auf. In diesen Fällen können gelegentlich eindeutige Trigger ausgemacht werden: Knalltrauma, lautes Konzert; maximale Stresssituation am Arbeitsplatz oder ähnliches. Einhergehen kann dieses Ereignis mit einem Hörsturz mit nachweislicher Pathologie im Audiogramm. Dies ist aber nicht zwingend so. Die genauen Ursachen sind noch nicht ausreichend erforscht. Störungen der Mikrozirkulation im Innenohr werden diskutiert, aber auch fehlgesteuerte Nervenaktivitäten in auditorischen Zentren des Gehirns. Vor einer TCM-Behandlung sollten in jedem Fall organische Erkrankungen wie z.B. ein Akustikus-Neurinom, das den Gehörnerv irritieren kann, ausgeschlossen werden.

Pathophysiologie Gemäß TCM-Sicht werden bei Tinnitus-Beschwerden ursächlich drei große Themenbereiche angesprochen: Zunächst die Erschöpfung der Energien *Qi*, Blut, *Yin* und Essenz, wobei hier besonders der Funktionskreis Niere, welcher das Innenohr versorgt, betroffen ist. Dies entspricht einem Leere-Zustand. Die beiden anderen Muster zählen zu den Fülle-Pathologien: Leber-*Qi*-Stagnation mit aufsteigendem *Yang*/Leber-Feuer bzw. eine Ansammlung von Schleim, der die Sinnesöffnungen blockiert. Von einem Leere-Muster können wir ausgehen, wenn ein schleichender Beginn über Jahre oder ein höheres Lebensalter vorliegt. Für Fülle-Muster sprechen akuter Beginn (z.B. durch Stress), kraftvolle, mitunter saitenförmige Pulse (Leber-Pathologien) oder ein dicker, klebriger Zungenbelag (Feuchtigkeit-Schleim-Blockaden).

Hauptformen

Fülle-Muster

- Leber-*Qi*-Stagnation mit aufsteigendem Leber-*Yang*/ Leber-Wind/Leber-Feuer
- Schleim-Blockade der Sinnesöffnungen
- Schleim-Hitze
- Blut-Stase (zusätzlich bei jeder Manifestation möglich)

Leere-Muster

- Leber-Blut-Mangel
- Nieren-*Yang*-Mangel
- Nieren-*Yin*-Mangel

Differenzialdiagnose							**Therapie**
1. Ebene	2. Ebene	3. Ebene	Syndrom	Syndromdifferenzierung	Befunde	Leitsymptome	Rezeptur
ZK: blass	ZB: nicht klebrig	Schwäche und Schmerz der LWS	Nieren-Yang-Mangel	Nieren-Schwäche mit überwiegendem *Yang*-Mangel	ZK: eher blass ZB: dünn Pu: leer, tief	Tieffrequenter Tinnitus; ältere Patienten, oft mit Nieren-Schwäche und Kälte-Zeichen, kalte Extremitäten, Schwäche der LWS, häufige Miktion	*Jin Gui Shen Qi Wan* ▶ RG 8.4
	ZB: klebrig	ZB: weiß, klebrig	Schleim-Wind	Schleim-Wind steigt zum Kopf auf	ZB: weiß, klebrig ZK: gedunsen Pu: schlüpfrig	Schwindel, Kurzatmigkeit, viel Sputum, benebeltes, dumpfes Schweregefühl im Kopf, pappiger Mundgeschmack, Übelkeit, Druck-, Völle- und Spannungsgefühl im Epigastrium und Thorax	*Ban Xia Bai Zhu Tian Ma Tang* ▶ RG 14.5
		ZB: gelb, klebrig, dick	Schleim-Hitze	Nässe und Schleim, leichte Hitze	ZB: gelb, klebrig Pu: beschleunigt, drahtig oder schlüpfrig	Ängste, Schwindelgefühl, Palpitatioen	*Wen Dan Tang* ▶ RG 14.2
ZK: rote Ränder oder rot, nicht rissig ZB: nicht vermindert	Kopfschmerz, Schwindel	ZB: gelb	Aufsteigendes Leber-Yang/-Feuer	Hitze-Fülle und Feuer in Leber und Gallenblase	ZK: rot ZB: gelb Pu: voll, drahtig, beschleunigt	Schmerz an den Rippenbögen, Kopfschmerz, gerötete Augen, bitterer Mundgeschmack, Reizbarkeit	*Long Dan Xie Gan Tang* ▶ RG 2.4
		ZB: unauffällig		Aufsteigendes Leber-*Yang* mit Nieren-Leber-Schwäche	ZK: rote Ränder oder rot ZB: normal Pu: drahtig, evtl. beschleunigt	Reizbarkeit, cholerisch, Hypertonus, Unruhe, rotes Gesicht, gerötete Augen	*Tian Ma Gou Teng Yin* ▶ RG 13.2
	Trockene Haut und/ oder Augen	Aufsteigende Hitze	Leber-Blut-Mangel	Leber-*Qi*-Stagnation mit transformierender Hitze	ZK: relativ normal, rote Ränder, leicht gedunsen ZB: dünn Pu: drahtig	Psychische Symptome, Unruhe, Frustiertheit, leichte aufsteigende Hitze, Abdominalbeschwerden	*Jia Wei Xiao Yao San* ▶ RG 4.2
ZK: rot, rissig ZB: vermindert			Nieren-Yin-Mangel	Nieren-*Yin*-Mangel mit Leere-Hitze	ZK: rot ZB: verringert Pu: leer, tief, beschleunigt	Ältere Patienten mit leerer Hitze und aufsteigender Hitze aufgrund von *Yin*-Mangel, Unruhe, Schlaflosigkeit	*Er Long Zuo Ci Wan* ▶ RG 8.5

3.4 Tinnitus

Bei Mischformen können die empfohlenen Rezepturen auch modifiziert werden. Im Folgenden dazu einige Einzelmittel.

Einzelmittel

Wirkung	AG	Einzelmittel
Arzneien, die bei Tinnitus hilfreich sein können	14.1	*Ci Shi* (Magnetitum) *Long Gu* (Fossilia Ossis Mastodi)
	15	*Shi Chang Pu* (Acori Tatarinowii Rhizoma)
	12.3	*Dong Chong Xia Cao* (Cordyceps) *Gu Sui Bu* (Drynariae Rhizoma) *Xian Mao* (Curculiginis Rhizoma)
	12.4	*Gou Qi Zi* (Lycii Fructus) *Nu Zhen Zi* (Ligustri Lucidi Fructus) *Mo Han Lian* (Ecliptae Herba) *Hei Zhi Ma* (Sesami Semen Nigrum)
	12.2	*He Shou Wu* (Polygoni Multiflori Radix)
	13.	*Shan Zhu Yu* (Corni Fructus)
	4	*Ze Xie* (Alismatis Rhizoma)
Arzneien, die die Sinne öffnen	15	*Shi Chang Pu* (Acori Tatarinowii Rhizoma)
Arzneien, die Schleim transformieren	6	*Fa Ban Xia* (Pinelliae Rhizoma Praeparatum) *Zhu Ru* (Bambusae Caulis in Taenias)
	9	*Chen Pi* (Citri Reticulatae Pericarpium)
	16	*Tian Ma* (Gastrodiae Rhizoma)
	15	*Shi Chang Pu* (Acori Tatarinowii Rhizoma)
Schwindel/Kopfleere	12.3	*Du Zhong* (Eucommiae Cortex)
	12.2	*Bai Shao* (Paeoniae Radix Alba)
	2.1	*Xia Ku Cao* (Prunellae Spica)
	16	*Tian Ma* (Gastrodiae Rhizoma)
Arzneien, die emotionalen Stress lindern und den Leber-Qi-Fluss fördern	1.2	*Chai Hu* (Bupleuri Radix)
	12.2	*Bai Shao* (Paeoniae Radix Alba)
	14.2	*He Huan Pi* (Albiziae Cortex)
	10.1	*Yu Jin* (Curcumae Radix)
Arzneien, die aufsteigendes Leber-Yang zügeln	14.1	*Ci Shi* (Magnetitum)
	16	*Ji Li* (Tribuli Fructus) *Tian Ma* (Gastrodiae Rhizoma) *Gou Teng* (Uncariae Ramulus cum Uncis) *Shi Jue Ming* (Haliotidis Concha)
	1.2	*Ju Hua* (Chrysanthemi Flos)
Arzneien, die aufsteigendes Leber Feuer senken	2.1	*Xia Ku Cao* (Prunellae Spica)
	2.3	*Long Dan* (Gentianae Radix et Rhizoma) *Huang Qin* (Scutellariae Radix)

Akupunktur

Lokal-Punkte, die die Mikrozirkulation im Ohr fördern

- **Kombination** SJ 17 *Yifeng*, Dü 19 *Tinggong*, Gb 2 *Tinghui*, SJ 21 *Ermen* (alle bei maximaler Mundöffnung zu nadeln)
- **Dazu Fern-Punkte** SJ 5 *Waiguan* und Gb 41 *Zulinqi*

Bei Leber-Qi Stagnation

- **Kombination** Le 3 *Taichong*, Gb 34 *Yanglingquan*, SJ 6 *Zhigou*
- Dazu Pc 6 *Neiguan* und Di 4 *Hegu*

Bei Schleim-Blockade der Sinne

- **Kombination** Ren 12 *Zhongwan*, Ma 21 *Liangmen*, Pc 6 *Neiguan*
- Dazu Ma 40 *Fenglong* und Mi 9 *Yinlingquan*

Stärkt die Mitte

- **Kombination** Bl 20 *Pishu* und Bl 21 *Weishu*, Ma 36 *Zusanli* und Mi 6 *Sanyinjiao*
- Dazu Ren 12 *Zhongwan* und Mi 3 *Taibai*

Bei Leber- und Milz-Disharmonie mit emotionalen Triggern des Tinnitus

Kombination: Le 3 *Taichong*, Mi 6 *Sanyinjiao* und Le 13 *Zhangmen*

Nieren Leere **Kombination**: Ren 4 *Guanyuan*, Ni 3 *Taixi*, Mi 6 *Sanyinjiao* und Bl 23 *Shenshu*

Diätetik

Leber-Yang absenkend Stangensellerie, Selleriesaft, Spinat, Wasserkastanie, Chrysanthemenblütentee, Pfefferminztee

Schleim und Feuchtigkeit transformierend Schwarze und gelbe Sojabohne, Sojasprossen, Sojamilch, Mungbohne, Rundkornreis, Knoblauch, Ingwer, Rettich, Weintraube, Birne, Fisch, Kardamom

Schleim-Hitze eleminierend Artischocke, Löwenzahn, grüner Tee, Buchweizen, Sellerie, Heißwasser-Trinkkur

Blut bewegend Erdnuss, schwarze Sojabohne, Esskastanie, Pfirsich, Essig, Aubergine, chinesischer Lauch (*Qi* und Blut bewegend)

Meide bei Schleim-Hitze Alkohol (Hitze-Feuchtigkeit): bereits bei moderatem Alkoholkonsum kann sich längerfristig heißer Schleim formieren; Kaffee, scharfe Gewürze, Chili (Hitze)

Meide, da Feuchtigkeit und später feuchte Hitze erzeugend Zuckerhaltig Nahrungsmittel und gesüßte Getränke (Cola, Fanta, manche Fruchtsäfte), auch Milchprodukte, fettes Fleisch

Allgemeine Hinweise

Da die Auslöser für Tinnitus oft in einer Überarbeitung, Erschöpfung oder Stress („zu viel um die Ohren") zu finden sind, wäre gemeinsam mit dem Patienten auch zu entwickeln, wie er sich Entlastung verschaffen kann. Da dies kurzfristig oftmals nicht möglich erscheint, können TCM sowie mögliche Übungen hilfreich sein, mehr „Stress-Resilienz" zu erreichen. Bei der Behandlung sollten jedoch Therapeut und Patient Geduld aufbringen. In vielen Verläufen scheint auch die nachlassende Konzentration und Fokussierung auf das Ohrgeräusch den Heilungsprozess positiv zu beeinflussen. Auch hierüber kann der Therapeut auf der mentalen Ebene Hilfestellung leisten.

4 Mund- und Zahnerkrankungen

4.1 Mundgeschwüre, Stomatitis und Aphthen

Einleitung

Die Stomatitis – eine Entzündung der Mundschleimhaut – kann als eigenständige Krankheit auftreten, als Begleitsymptom bei anderen Grunderkrankungen, aber auch als Nebenwirkung bestimmter Therapien (insbesondere einer Chemotherapie oder einer immunsuppressiven Therapie, z.B. bei rheumatischen Erkrankungen). Ursächlich kommen Zahnfleischentzündungen infrage, z.B. durch bakterielle oder virale Erreger (z.B. Herpes) oder Pilze (z.B. Candida). Prädisponierende Faktoren können sowohl Mangel bestimmter Vitamine (Vit. C, A und B), als auch Alkoholmissbrauch als auch mangelhafte Mund- und Dentalhygiene sein. Im Verlauf der Entzündungen können Ulzerationen in der Mundhöhle oder der Zunge auftreten, die sehr schmerzhaft sein können.
Wenn Hitze im Organismus – entweder primär vom Außen, z.B. als Wind-Hitze, oder endogen durch Hitze erzeugende Lebensweise mit Übermaß an Nahrung und Genussmitteln – den *Yang Ming* erreicht hat, steigt sie gern entlang der Leitbahnen Magen oder Dickdarm zum Kopf empor. Entzündliche Prozesse der Mundhöhle und Mundgeschwüre sind meistens
durch Magen- oder Herz-Hitze bedingt. Hier kann es zu Hitze und/oder toxischen Hitze-Phänomenen kommen mit Blutungen, Entzündungen und Abszedierungen. Akut entspricht dies einer Akkumulation von toxischer Hitze, die mit oder auch ohne systemische Hitze-Zeichen einhergehen kann. Toxische Hitze – ähnlich wie ein Feuer – zerstört Substanz, beschädigt Gewebe und verändert es. So entsteht eine Höhle, die mit Eiter gefüllt ist. Die Hitze kann auf einer Fülle- oder auf einer Leere-Situation beruhen. Es kann aber auch (eher selten) ein *Yang-Qi*-Mangel mit Kälte-Invasion der Mitte zugrunde liegen. (Siehe auch folgender Abschnitt: Parodontose, Zahnfleischbluten.)

Differenzierung

Fülle-Muster

- Magen-Hitze
- Schleim-Hitze in der Mitte
- Herz-Feuer
- Toxische Hitze (kann sich aus den obigen Hitzemustern entwickeln)

Kombinierte Fülle-Leere-Muster

- Milz-*Yang*-Mangel mit innerer Kälte
- Nieren-*Yin*-Mangel mit aufsteigender Leere-Hitze im Herzen

Differenzialdiagnose							Therapie
1. Ebene	2. Ebene	3. Ebene	Syndrom	Syndromdifferenzierung	Befunde	Leitsymptome	Rezeptur
ZB: klebrig, dick	ZB: gelb Unruhe	Rotes Gesicht, Hitzegefühle, Druckdolenz im Epigastrium	Hitze in Magen und/oder Herz, Schleim	Hitze-Feuchtigkeit, Hitze-Toxin in Herz und Magen	ZK: Spitze rot ZB: klebrig, gelb Pu: beschleunigt	Rotes Gesicht, Tinnitus, Obstipation, Kopfschmerz, Reizbarkeit, aufsteigende Hitze, Durst, Unruhe, Schlaflosigkeit	*San Huang Xie Xin Tang* ▶ RG 2.3
		Keine ausgeprägte Gesichtsröte, keine Hitzegefühle		Disharmonie von Aufsteigen (Milz) und Absenken (Magen)	ZB: gelblich, klebrig Pu: saitenförmig, beschleunigt	Völle- und Druckgefühl im Epigastrium, Aufstoßen, Erbrechen, Übelkeit, kein Appetit, Diarrhö	*Ban Xia Xie Xin Tang* ▶ RG 4.3
	ZB: weiß Keine ausgeprägte Unruhe	Druckempfindlich am rechten Rippenbogen		Disharmonie von Holz und Erde	ZB: weiß Pu: saitenförmig Hara: Druckschmerz des rechten Rippenbogens	Stomatitis, Laryngitis, Pharyngitis, Tonsillitis, Lymphadenitis, Sialadenitis, Otitis, Sinusitis, kein Appetit, Übelkeit	*Xiao Chai Hu Tang Jia Jie Geng Shi Gao* (jap. *Sho Saiko To Ka Kikyo Sekko*) ▶ RG 4.1
		Druckempfindlich im Epigastrium		Gleichzeitig vorhanden: Hitze-Kälte und Fülle-Leere	ZB: klebrig, weiß oder gelblich Pu: saitenförmig	Mundulzerationen, Magenschmerzen, schlechter Mundgeruch, Kälteempfindlichkeit, loser Stuhlgang	*Huang Lian Tang* ▶ RG 4.3
ZB: nicht klebrig, dünn	ZK: sehr blass, gedunsen ZB: feucht	Ausgeprägte innere Kälte	Kälte	Milz- und Nieren-*Yang*-Mangel	ZK: blass, ZE Pu: tief, kraftlos, langsam	Gesichtsblässe, innere Kälte, weicher Stuhl, Bauchschmerz, große Erschöpfung, Antriebslosigkeit, ausgeprägtes Schlafbedürfnis	*Fu Zi Li Zhong Wan* ▶ RG 7.2
	ZK: rot, geschrumpft ZB: fehlend	Geistige Leistungsminderung, Schlaflosigkeit, große Unruhe	Leere Hitze des Herzens	Nieren- und Herz-*Yin*-Mangel mit Leere-Hitze im Herzen	ZK: rot oder rote Spitze ZB: vermindert Pu: dünn, beschleunigt	Ängste, Palpitationen, Vergesslichkeit, Konzentrationsschwäche, Nachtschweiß, Aphthen, Samenverluste	*Tian Wang Bu Xin Dan* ▶ RG 12.1

4.1 Mundgeschwüre, Stomatitis und Aphthen

Weitere Rezepturen, die bei Ulzerationen im Mund und an der Zunge eingesetzt werden:

- **Qing Wei San (Pulver, das den Magen klärt)** Indikation: Fülle-Hitze im Magen-Funktionskreis ▶ RG 2.4
- **Yu Nu Jian (Jade-Mädchen Dekokt)** Indikation: Leere-Hitze durch *Yin*-Mangel ▶ RG 2.4

Bei Mischformen können die empfohlenen Rezepturen auch modifiziert werden. Im Folgenden dazu einige Einzelmittel.

Einzelmittel

Wirkung	AG	Einzelmittel
Ulzerationen in Mundhöhle und an der Zunge	10.1	*Chuan Niu Xi* (Cyathulae Radix) *Niu Xi* (Achyranthis Bidentatae Radix) z.B. in *Yu Nu Jian*
	12.1	*Feng Mi* (Mel), wirkt Toxin eliminierend, topische Anwendung
	3.1	*Mang Xiao* (Natrii Sulfas), topische Anwendung
	1.2	*Sheng Ma* (Cimicifugae Rhizoma), z.B. in *Qing Wei San*
Hitze klärende Arzneien, die direkt gegen Mundgeschwüre wirken: bes. bei Magen-Hitze mit Glossitis und üblem Mundgeruch	2.1	*Shi Gao* (Gypsum Fibrosum) *Dan Zhu Ye* (Lophatheri Herba) *Lian Zi Xin* (Nelumbinis Plumula) *Zhi Mu* (Anemarrhenae Rhizoma)
Blut-Hitze kühlende Arzneien, die direkt gegen Mundgeschwüre wirken	2.2	*Xuan Shen* (Scrophulariae Radix) *Di Huang* (Rehmanniae Radix) *Mu Dan Pi* (Moutan Cortex)
Feuchte Hitze kühlende Arzneien, die direkt gegen Mundgeschwüre wirken	2.3	*Huang Bo* (Phellodendri Chinensis Cortex) *Huang Lian* (Coptidis Rhizoma) *Huang Qin* (Scutellariae Radix)
Toxine eliminierende Arzneien, die direkt gegen Mundgeschwüre wirken	2.4	*Qing Dai* (Indigo Naturalis), topische Anwendung *Da Qing Ye* (Isatidis Folium) *Lian Qiao* (Forsythiae Fructus) *Jin Yin Hua* (Lonicerae Japonicae Flos)
Feuchtigkeit eliminierende Arzneien, die direkt gegen Mundgeschwüre wirken	4	*Mu Tong* (Akebiae Caulis)
	2.1	*Lian Zi Xin* (Nelumbinis Plumula)
Bei Lippen-Herpes	2.3	*Long Dan* (Gentianae Radix et Rhizoma)
Bei ausgeprägter Hitze in der Mundhöhle	2.3	*Huang Lian* (Coptidis Rhizoma) *Huang Qin* (Scutellariae Radix)
	2.4	*Da Qing Ye* (Isatidis Folium) *Lian Qiao* (Forsythiae Fructus) *Ban Zhi Lian* (Scutellariae Barbatae Herba)
Bei abgekapselten Läsionen ist die Zugabe von ein bis zwei Blut bewegenden Arzneien wichtig	10.1	*Dan Shen* (Salviae Miltiorrhizae Radix et Rhizoma) *Chuan Xiong* (Chuanxiong Rhizoma)
	2.2	*Mu Dan Pi* (Moutan Cortex) *Chi Shao* (Paeoniae Radix Rubra)
Wenn eitrige Läsionen sich nicht öffnen und nicht abfließen wollen	1.1	*Bai Zhi* (Angelicae Dahuricae Radix)
	6.1	*Zao Jiao Ci* (Gleditsiae Spina)
	10.1	*Wang Bu Liu Xing* (Vaccariae Semen)
Bei Mundgeruch	7	*Pei Lan* (Eupatorii Herba, Dosislimitation beachten)
	2.1	*Zhi Zi* (Gardeniae Fructus)
Bitterer Mundgeschmack	2.1	*Zhi Zi* (Gardeniae Fructus)
Mundtrockenheit und Durst	12.4	*Mai Dong* (Ophiopogonis Radix)

Akupunktur

Bei Magen-Hitze **Kombination**: Ma 44 *Neiting*, Ren 12 *Zhongwan* und SJ 6 *Zhigou* (sedierende Nadeltechnik)

Bei Feuchtigkeit-Schleim und mangelnder Qi-Dynamik

- **Kombination** Mi 9 *Yinlingquan* und Ma 40 *Fenglong*
- **Dazu regional** Ren 23 *Lianquan* und Fernpunkt Pc 6 *Neiguan*

Bei Kälte-Geschwüren durch Milz- und Nieren-Yang Mangel

- **Kombination** Ni 3 *Taixi*, Bl 23 *Shenshu* und Ren 4 *Guanyuan*
- **Dazu** Bl 20 *Pishu*, Mi 6 *Sanyinjiao* und Du 4 *Mingmen* (Moxa verwenden)

Klärt Hitze im Yang Ming **Kombination**: Di 11 *Quchi* und Gb 43 *Xiaxi*

Stärkt die Mitte **Kombination**: Bl 20 *Pishu* und Bl 21 *Weishu*, Ma 36 *Zusanli* und Mi 6 *Sanyinjiao*

Bei Leber- und Gallenblasen-Qi Stagnation Kombination: Le 3 *Taichong*, Gb 34 *Yanglingquan* und SJ 6 *Zhigou*
Bei Leber- und Milz-Disharmonie Kombination: Le 3 *Taichong*, Mi 6 *Sanyinjiao* und Le 13 *Zhangmen*

Diätetik

Magen-Hitze klärend Mungbohne, Honigmelone, Wassermelone, Kokosmilch, Butter, Sahne, Kakao, Honig, grüner Tee, Kakaopulver kann auch mit Honig vermischt im Mund behalten werden und wirkt dort lokal gegen Geschwüre
Schleim transformierend Schwarze und gelbe Sojabohne, Sojasprossen, Mungbohne, Rundkornreis, Knoblauch, Ingwer, Rettich, Weintraube, Fisch, Kardamom, Birne (transformiert heißen Schleim)
Bei Kälte die Mitte wärmend Pfirsich, Kirsche, Fenchel, Anis, Pfeffer, Knoblauch, Ingwer, Paprika, Chili, Wild, Rindfleisch
Herz- und Nieren-Yin nährend Weizen, gekeimter Weizen, Hafer, Milch, Eigelb, Kirsche, Birne, Mungbohne, Walnuss, Austern, Sesam
Milz stärkend, Qi Blut tonisierend Hirse, Gerste, Hafer, Feige, Honig, Mandel, Haselnuss, Huhn, Schaf- und Ziegenfleisch, Fisch, Eier, fettarme Milch
Leber-Yang absenkend und Leber-Blut nährend Stangensellerie, Wasserkastanie, Chrysanthemenblütentee, Sonnenblumenkerne, Erdnuss, Birne, Krebse, Austern
Herz-Blut und Yin nährend Weizen, gekeimter Weizen, Hafer, Eigelb, Milch (bes. Kuhmilch, aber auch Schaf- und Ziegenmilch), Kirsche, Sojabohne, Frischkäse, Lotoswurzel, Longanfrucht, Schweineherz, Fasan
Meide Säurehaltige Früchte, Obst, Weißwein, zu viele heiße und bittere Genussmittel wie Kaffee, zuckerhaltige Nahrungsmittel, gesüßte Getränke (Cola, Fanta, manche Fruchtsäfte), Tabakkonsum, Kauen von Betelnüssen (meist in Asien, z.B. Sri Lanka)
Reichlicher Zuckerkonsum begünstigt Hitze-Prozesse in der Mundhöhle, ebenso Übermaß an scharfen Speisen oder energetisch heiße Genussmittel wie Alkohol, Kaffee und Nikotin. Diese erzeugen auf längere Sicht alle Magen-Hitze/Feuer. Die natürliche Tendenz von Hitze im Mittleren Erwärmer – Milz und besonders Magen – ist es nach oben aufzusteigen.

Allgemeine Hinweise

Selbstverständlich sollten eine gute dentale Hygiene und regelmäßige zahnärztliche Kontrollen sein. Prophylaktisch und bei leichteren Beschwerden helfen auch desinfizierende Mundspülungen.

4.2 Parodontose, Parodontitis und Pulpitis

Einleitung

Man unterscheidet die Parodontose von der Parodontitis. Unter ersterer versteht man eine Rückbildung des Zahnhalteapparats, der aus dem Zahnfleisch und dem Alveolarknochen besteht. Dies kann gelegentlich auch ohne Entzündung auftreten. Die Parodontitis stellt hingegen eine chronische, multifaktorielle entzündliche Erkrankung des Zahnhalteapparates dar. Diese ist mit einem bakteriellen Zahnbelag verbunden und geht mit einer fortschreitenden Zerstörung des Zahnhalteapparats einher. Bei einer Zahnwurzelentzündung, die auch als Pulpitis bezeichnet wird, kommt es zu einer bakteriellen Besiedlung im Mark eines Zahnes.

Wenn Hitze im Organismus – entweder primär vom Außen z.B. als Wind-Hitze oder endogen durch Hitze erzeugende Lebensweise mit Übermaß an Nahrung und Genussmitteln – den *Yang Ming* erreicht hat, steigt sie gern entlang der Leitbahnen Magen und Dickdarm zum Kopf empor. Hier kann es zu Hitze- und/oder toxischen Hitze-Phänomenen in der Mundhöhle kommen mit Blutungen, Entzündungen und Abszedierungen. Akut entspricht dies einer Akkumulation von toxischer Hitze, die mit oder auch ohne systemische Hitze-Zeichen einhergehen kann. Toxische Hitze – ähnlich wie ein Feuer – zerstört Substanz, schmilzt Gewebe ein und verändert es. So entsteht eine Höhle, die mit Eiter gefüllt ist.

Bei einem chronischen Verlauf besteht eine Art Äquilibrium zwischen einem Rest-Pathogen und einem geschwächten körpereigenen *Qi*. Daher können solche chronischen, latenten Abszesse oder Eiterherde lange persistieren, ohne massive Beschwerden zu verursachen. Dennoch binden sie Körperenergie und beeinträchtigen den Organismus. Diese residualen Hitze-Pathogene konsumieren das *Yin* und es kann sukzessive zum Zahnfleischschwund kommen mit weiteren Zeichen einer *Yin*-Leere. Bei fortgeschrittener Erschöpfung der Nieren-Energie (*Yang*, *Yin* und/oder *Jing*) lockern sich die Zähne und können ausfallen. Bei ausgeprägterem Milz-*Qi*-Mangel kann das Blut nicht in den Gefäßen gehalten werden und es kommt zu Zahnfleischblutungen bei leichter Berührung.

Differenzierung und möglicher zeitlicher Verlauf

- Toxische Hitze
- Magen Hitze/Feuer
- Milz-*Qi*-Mangel
- Nieren-*Yin*-Mangel mit aufsteigender Leere-Hitze
- **Kombinierte Muster:** Nieren-Leere und Magen-Hitze

Differenzialdiagnose						Therapie
1. Ebene	2. Ebene	Syndrom	Syndromdifferenzierung	Befunde	Leitsymptome	Rezeptur
Fülle – voller Puls	ZK: rot ZB: gelblich	Ansammlung von Hitze-Toxinen	Toxische Hitze	ZK: rot ZB: gelb Pu: voll, beschleunigt	Rötung und Schwellung des Zahnfleisches, Ulzerationen, Schmerz am Zahnfleisch, schlechter bei Kauen, oder Druck mit Ausstrahlung in Kiefer, eitrige oder blutige Absonderungen, schlechter Atem, Durst	*Wu Wei Xiao Du Yin* ▶ RG 2.3, mit Modifikationen
		Aufsteigendes Magen-Feuer	Magen-Hitze/-Feuer	ZK: rot ZB: gelblich Pu: groß, schlüpfrig, beschleunigt	Gerötetes und geschwollenes Zahnfleisch, Zahnfleischbluten, Durst mit Verlangen nach kalten Getränken, dunkler Urin	*Qing Wei San* ▶ RG 2.4, mit Modifikationen
		Magen-Hitze/-Feuer trocknet den Darm	Magen-Hitze/-Feuer mit Obstipation	ZK: rot, rote Ränder ZB: gelblich, trocken Pu: voll, schlüpfrig, beschleunigt	Ausgeprägte Beschwerden, mit exzessiver Feuer-Symptomatik, mit zusätzlichen systemischen Hitze-Zeichen sowie Obstipation, schmerzhafte Zahnfleischabszedierung, Ulzerationen und Entzündungen der Mundhöhle, starker Mundgeruch, Hitzegefühl im Thorax, Gesichtsröte, Hautausschläge, dunkler Urin	*Liang Ge San* ▶ S. 953, mit Modifikationen
Kombinierte Fülle und Leere		Magen-Yin-Mangel mit aufsteigender Hitze	Kombiniertes Fülle- und Leere-Muster: Magen-Hitze mit *Yin*-Mangel	ZK: rot ZB: trocken, gelblich Pu: oberflächlich, leer, rollend	Zahnfleischschwellung und -schmerz, lockere Zähne, Mundgeruch, Zahnfleischbluten, Aufstoßen, Magenbeschwerden, postprandiale Oberbauchbeschwerden	*Yu Nu Jian* ▶ RG 2.4, mit Modifikationen
Leere – schwacher Puls	ZK: blass ZB: weißlich	Milz hält Blut nicht	Milz-*Qi*-Mangel mit Unfähigkeit das Blut zu halten	ZK: blass, rote Spitze ZB: dünn, weißlich Pu: leer, dünn	Zahnfleischbluten schon bei leichter Berührung, Blutungen vermehrt bei Erschöpfung, blasses Zahnfleisch, Neigung zu Hämatombildung, allgemeine Erschöpfung und Kurzatmigkeit	*Gui Pi Tang* ▶ RG 8.3, mit Modifikationen
		Yang-Mangel	Nieren-*Yang*-Mangel	ZK: blass, leicht gedunsen ZB: weißlich Pu: leer, tief, langsam	Parodontose, blasses Zahnfleisch, lockere Zähne, keine Entzündung, allgemeine Schwäche, LWS-Probleme, eher kalte Extremitäten	*Jin Gui Shen Qi Wan* ▶ RG 8.4, mit Modifikationen
	ZK: rot ZB: vermindert	Yin-Mangel	Nieren- (und Leber-) *Yin*-Mangel mit aufsteigender Leere-Hitze	ZK: rot, trocken ZB: vermindert, gel. fehlend Pu: dünn, gespannt, beschleunigt	Lockere Zähne, Rückgang des Zahnfleisches, Neigung zu chronischen Eiterungen der Zahnwurzeln, LWS- und Knieprobleme, Miktionsprobleme, nächtliche Hitze mit Nachtschweiß	*Zhi Bai Di Huang Wan* ▶ RG 8.5, mit Modifikationen

4.2 Parodontose, Parodontitis und Pulpitis

Liang Ge San (Pulver, das das Diaphragma kühlt)	
Arzneimittel	**Dosis**
Lian Qiao (Forsythiae Fructus)	9 g
Huang Qin (Scutellariae Radix)	5 g
Zhi Zi (Gardeniae Fructus)	5 g
Dan Zhu Ye (Lophatheri Herba)	3 g
Bo He (Menthae Haplocalycis Herba)	3 g
Da Huang (Rhei Radix et Rhizoma)	3–6 g
Mang Xiao (Natrii Sulfas)	3–6 g
Gan Cao (Glycyrrhizae Radix et Rhizoma)	3 g
Feng Mi (Mel)	3 g

Indikation Hitze- und Feuer-Stagnation im Oberen und Mittleren Erwärmer, Hitze steigt nach oben mit konsekutiver Augenentzündung, Gingivitis, Stomatitis, Enzephalitis, Herpes labialis, Tonsillitis und Epistaxis. Dies Rezept zeichnet sich vor allem durch die Kombination von allgemein Hitze klärenden Arzneien mit purgativen Arzneien aus, welche die zusätzlich vorhandene Stagnations-Hitze über den Darm eliminieren helfen.

Bei Mischformen können die empfohlenen Rezepturen auch modifiziert werden. Im Folgenden dazu einige Einzelmittel.

Einzelmittel

Wirkung	AG	Einzelmittel
Bei ausgeprägter Hitze in der Mundhöhle	2.3	*Huang Lian* (Coptidis Rhizoma) *Huang Qin* (Scutellariae Radix)
	2.4	*Da Qing Ye* (Isatidis Folium) *Lian Qiao* (Forsythiae Fructus) *Ban Zhi Lian* (Scutellariae Barbatae Herba)
Bei abgekapselten Läsionen ist die Zugabe von ein bis zwei Blut bewegenden Arzneien sehr wichtig	10.1	*Dan Shen* (Salviae Miltiorrhizae Radix et Rhizoma) *Chuan Xiong* (Chuanxiong Rhizoma)
	2.2	*Mu Dan Pi* (Moutan Cortex) *Chi Shao* (Paeoniae Radix Rubra)
Wenn eitrige Läsionen sich nicht öffnen und nicht abfließen wollen	1.1	*Bai Zhi* (Angelicae Dahuricae Radix)
	2.4	*Zao Jiao Ci* (Gleditsiae Spina)
	10.1	*Wang Bu Liu Xing* (Vaccariae Semen)
Bei Zahnfleischbluten	2.4	*Bai Mao Gen* (Imperatae Rhizoma)
	2.3	*Huang Lian* (Coptidis Rhizoma)
Bei ausgeprägter Rötung und Schwellung des Zahnfleisches	2.4	*Pu Gong Ying* (Taraxaci Herba)
	1.2	*Niu Bang Zi* (Arctii Fructus)
	10.1	*Niu Xi* (Achyranthis Bidentatae Radix)
	2.1	*Zhi Zi* (Gardeniae Fructus)
	10.2	*Qian Cao* (Rubiae Radix et Rhizoma)
Bei ausgeprägten Schwellungen des Zahnfleisches	1.2	*Chan Tui* (Cicadae Periostracum)
	2.1	*Fang Feng* (Saposhnikoviae Radix)
	2.4	*Zao Jiao Ci* (Gleditsiae Spina)

Bei Mundgeruch	7	*Pei Lan* (Eupatorii Herba), Dosislimitation beachten
	2.1	*Zhi Zi* (Gardeniae Fructus)
Bitterer Mundgeschmack	2.1	*Zhi Zi* (Gardeniae Fructus)
Mundtrockenheit und Durst	12.4	*Mai Dong* (Ophiopogonis Radix)
Bei Leere-Hitze mit rezidivierenden Wurzelentzündungen	2.1	*Zhi Mu* (Anemarrhenae Rhizoma)
	2.3	*Huang Bo* (Phellodendri Chinensis Cortex)
Zur Knochen- und Zähnestärkung	10.1	*Niu Xi* (Achyranthis Bidentatae Radix)
	12.3	*Xu Duan* (Dipsaci Radix) *Gu Sui Bu* (Drynariae Rhizoma)
Vermehrt die Essenz Jing	12.4	*Gou Qi Zi* (Lycii Fructus) *Shu Di Huang* (Rehmanniae Radix Praeparata)

Akupunktur

Akute Zahnschmerzen

- Ma 3 *Juliao* (Lokalpunkt Oberkiefer), Ma 5 *Daying* (Lokalpunkt Unterkiefer), Ma 6 *Jiache* (Lokalpunkt Unterkiefer), Ma 7 *Xiaguan* (Lokalpunkt Kiefergelenk), Ren 24 *Chengjiang* (Lokalpunkt Unterkiefer), Dü 18 *Quanliao* (Lokalpunkt Jochbein-Kiefergelenk)
- In Kombination mit Fernpunkten Ma 42 *Chongyang* oder Ma 44 *Neiting*

Klärt Hitze im Yang Ming **Kombination**: Di 11 *Quchi* und Gb 43 *Xiaxi*

Stärkt die Mitte **Kombination**: Bl 20 *Pishu*, Bl 21 *Weishu*, Ma 36 *Zusanli*, Mi 6 *Sanyinjiao*

Bei Feuchtigkeit-Schleim und mangelnder Qi-Dynamik **Kombination**: Ma 40 *Fenglong* und Mi 3 *Taibai*

Bei energetischem Nieren-Mangel **Kombination**: Ni 3 *Taixi*, Bl 23 *Shenshu* und Ren 4 *Guanyuan*

Bei Leber- und Gallenblasen-Qi-Stagnation **Kombination**: Le 3 *Taichong*, Gb 34 *Yanglingquan* und SJ 6 *Zhigou*

Bei Leber- und Milz-Disharmonie **Kombination**: Le 3 *Taichong*, Mi 6 *Sanyinjiao* und Le 13 *Zhangmen*

Diätetik

Milz-Qi-Mangel mit Feuchtigkeits-Schleim-Ansammlung

- Reis, Hirse, Gerste, Maisgries, Karotten, Fenchel, Kürbis, Kartoffeln, Kümmel, Anis, Ingwer, Kardamom, Frühlingszwiebel, Lauch, getrocknete Mandarinenschale, Fleischkraftsuppe mit Gemüse, Petersilie, Oregano, Majoran, Estragon, Thymian, Rosmarin etc.
- **Meide** Zucker, Milchprodukte, Weizen, Dinkel

Leber-Milz-Disharmonie

- Radieschen, Kohlrabi, Basilikum, Brokkoli, Karotten, Hirse, Gerste, Mais, Kürbis, Wachtel, Huhn, Rind, Kalb, Kümmel, Kreuzkümmel, Basilikum, Pfefferminztee, Kümmeltee, Brennnesseltee
- **Meide** Saure Lebensmittel, Kaffee, Zucker, Knoblauch, Milchprodukte
- **Zusätzlicher Tipp** Entspannungsübungen

Aufsteigendes Leber-Yang/Leber-Wind mit Nieren-Yin-Mangel

- Sellerie, Gurke, Algen, Tomaten, Barsch, Apfel, rote Rüben, Schwarzwurzeln, Oliven, Wassermelone, Sesam, Bohnen, Linsen, Dinkel, Weizen, Buchweizen, Reis, Datteln
- **Meide** Scharf-warm, scharf-heiß, bitter-warm

Leber-Yang absenkend und Leber-Blut nährend

- Stangensellerie, Wasserkastanie, Chrysanthemenblütentee, Sonnenblumenkerne, Erdnuss, Birne, Krebse, Austern
- **Meide** Zuckerhaltige Nahrungsmittel, gesüßte Getränke (Cola, Fanta, manche Fruchtsäfte), Tabakkonsum, Kauen von Betelnüssen (meist in Asien, z.B. Sri Lanka)

Reichlicher Zuckerkonsum begünstigt Hitze-Prozesse in der Mundhöhle, ebenso ein Übermaß an scharfen Speisen oder energetisch heiße Genussmittel wie Alkohol, Kaffee und Nikotin. Diese erzeugen auf längere Sicht alle Magen-Hitze-Feuer. Die natürliche Tendenz von Hitze im Mittleren Erwärmer ist es nach oben aufzusteigen.

Allgemeine Hinweise

Selbstverständlich sollten eine gute Dentalhygiene und regelmäßige zahnärztliche Kontrollen sein. Sie sollten prophylaktisch und bei leichteren Beschwerden die erste Wahl darstellen. Darüber hinaus helfen auch desinfizierende Mundspülungen. Besonders mit Teebaumöl als Spülung oder direkt auf die Zahnwurzel aufgebracht. Bei akuten Entzündungen, insbesondere einer Pulpitis, bedarf es dringend zahnärztlicher Hilfe. Zur Überbrückung können neben Analgetika Nelken eingesetzt werden (Gewürznelken oder Nelkenöl), deren schmerzstillende Wirkung (durch Eugenol, ein Phenylpronanoid) bekannt ist. Auch Kamillentinktur wird verwendet. Bei schmerzendem Zahnfleisch lindert das Auflegen von frischem Rosmarin. Auch eine halbierte Knoblauchzehe, auf den gereizten Bereich aufgebracht, wirkt durch ätherische Öle schmerz- und entzündungslindernd.

5 Herz-Kreislauf-Erkrankungen

5.1 Arterielle Hypertonie

Einleitung

Grundlagen Ein auf Dauer erhöhter Blutdruck (Werte systolisch > 140/diastolisch > 90 mmHg) stellt eine Belastung für das Herz und das Gefäßsystem dar. Die Ursachen sind vielfältig und komplex und noch nicht bis ins Letzte aufgeklärt. Diskutiert werden verschiedene Faktoren wie dauernder zeitlicher oder emotionaler Druck und Stress, was den Sympathikotonus erhöht. Kochsalzreiche Kost, ständige Lärmbelastung sowie erbliche Disposition könnten ebenfalls eine Rolle spielen. Mögliche Symptome sind Kopfschmerzen, Schwindel, Nasenbluten, Sehstörungen, Brustenge und Schlafstörungen. Die Hypertonie kann aber auch völlig symptomlos verlaufen..
Im alten China gab es diese Diagnose so nicht. Dennoch werden Symptome wie Kopfschmerz, Augendruck, Reizbarkeit oder Schlafstörungen oft Mustern zugeordnet wie Leber-*Qi*-Stagnation, innerer Hitze oder aufsteigendem Leber-*Yang*. Neuzeitliche In-vivo-Studien konnten für einige Hitze klärende, *Yang* absenkende und Wind eliminierende Arzneien eine antihypertensive Wirkung belegen. Der Wirkmechanismus besteht darin, den Sympathikus zu dämpfen, die Blutgefäße zu erweitern und die Diurese zu fördern. Dies ähnelt auch dem Ansatz vieler biochemischer Antihypertensiva. Beim Beginn einer TCM-Hypertonietherapie sollte der Blutdruck engmaschig kontrolliert und ggfs. die Antihypertonika-Medikation angepasst und reduziert werden. Bei manchen der nachfolgenden Muster dominieren die Fülle-Aspekte, bei anderen spielt aber auch ein Mangel eine Rolle, wobei sich eine Leere-Hitze oder ein unkontrolliertes *Yang* ablöst und nach oben steigt.

Hauptformen

- Leber-*Qi*-Stagnation
- Aufsteigendes Leber-*Yang*/Leber-Feuer/Leber-Wind
- Holz-Erde-Disharmonie
- Schleim-Akkumulation
- Blut-Stase (zusätzlich bei jeder Manifestation möglich)
- Nieren-Mangel

Differenzialdiagnose							Therapie
1. Ebene	2. Ebene	3. Ebene	Syndrom	Syndromdifferenzierung	Befunde	Leitsymptome	Rezeptur
ZK: rot-livide Tendenz zu Hitzegefühl	Gestaute ZGV	Unterleibsschmerz, Druckschmerz im Unterleib, klumpiges Menstrualblut	**Blut-Stase**	Hitze im Blut, Blut-Stase im Unteren Erwärmer	ZK: rot-livide gestaute ZGV ZB: normal Pu: tief, rau, voll	Kräftiger Typus, Gesicht rot, Geist verwirrt, unruhig, Durst, Obstipation, HWS-Schmerz, Dysmenorrhö, starke Blutung mit dunklem, klumpigem Blut	*Tao He Cheng Qi Tang* ▶ RG 10.1
	Staseflecken an den Zungenrändern	Rot-livide Gesichtsfarbe, Spider Naevi im Gesicht, Rhinophym, Rosacea		Blut-Stase im Oberen Erwärmer	ZK: rot-livide gestaute ZGV ZB: normal Pu: saitenförmig	Schlafprobleme, evtl. Schädelhirntrauma, höheres Alter, stechender Kopfschmerz, Schwindel, Vergesslichkeit	*Xue Fu Zhu Yu Tang* ▶ RG 10.1
ZK: rot Tendenz zu Hitzegefühl	ZB: gelb Schmerz oder Druckempfindlichkeit am Rippenbogen	Rote Augen, Druckdolenz am Rippenbogen	**Hitze und Feuer in der Leber**	Hitze-Fülle in Leber und Gallenblase	ZK: rot ZB: gelb Pu: voll, saitenförmig, beschleunigt	Schmerz an den Rippenbögen, Kopfschmerz, gerötete Augen, bitterer Mundgeschmack, Reizbarkeit	*Long Dan Xie Gan Tang* ▶ RG 2.4
		Keine Druckdolenz im Unterbauch, dafür Druckdolenz am Rippenbogen	**Aufsteigendes Leber-Yang**	Tendenz zu relativem Exzess des Leber- und Herz-*Yang*, latenter Herz- und Nieren-*Yin*-Mangel	ZK: rot oder rote Spitze ZB: weiß-gelb Pu: saitenförmig, beschleunigt	Palpitationen, Reizbarkeit, Ängste, frühmorgendliches Erwachen, Spannung und Druckgefühl an den Rippenbögen, gerötete Augen	*Chai Hu Jia Long Gu Mu Li Tang* ▶ RG 12.2
	ZB: relativ normal, nicht gelb	Keine trockene Haut, keine Druckdolenz im Unterleib		Aufsteigendes Leber-*Yang*, latente Nieren-Schwäche	ZK: rot oder rote Ränder ZB: normal Pu: saitenförmig, beschleunigt	Reizbarkeit, cholerisches Verhalten, Hypertonus, Unruhe, rotes Gesicht, LWS-Beschwerden	*Tian Ma Gou Teng Yin* ▶ RG 13.2
		Druckdolenz im Unterbauch, trockene Haut	**Holz-Erde Disharmonie**	Leber-Milz-Disharmonie, leichter Blut-Mangel	ZK: evtl. rote Ränder ZB: normal Pu: dünn, saitenförmig	Unausgeglichenheit, Abdominalbeschwerden, Menstruationsbeschwerden, frustriert, reizbar, trockene Haut	*Jia Wei Xiao Yao San* ▶ RG 4.2
	ZB: trocken, nicht gelb ZK: rissig, geschrumpft	„Spiegelzunge"	**Nieren-Mangel**	Nieren-*Yin*-Mangel mit Leere-Hitze	ZK: rot, rissig ZB: trocken Pu: dünn, evtl. beschleunigt	Mund und Kehle trocken, Durst, warme Extremitäten, innere Hitze, Wallungen, Unruhe, vorzeitig gealtert, Schwäche der LWS	*Qi Ju Di Huang Wan* ▶ RG 8.5
ZK: blass, gedunsen	ZB: nicht klebrig	Hitzewallungen		Nieren-*Yang*- und -*Yin*-Mangel mit Leere-Hitze	ZK: blass ZB: eher normal Pu: evtl. beschleunigt, dünn	Erschöpft, Unruhe, Schlaflosigkeit, Wallungen, Schweiße, Palpitationen	*Er Xiang Tang* ▶ RG 8.4
	ZB: klebrig	Keine Hitzewallungen, Kopf schwer, benebelt	**Schleim**	Schleim blockiert das Aufsteigen des *Yang-Qi* zum Kopf	ZK: gedunsen ZB: weiß, klebrig Pu: schlüpfrig, saitenförmig	Schwindel, Übelkeit, Kurzatmigkeit, reichlich Sputum, benebeltes, dumpfes Schweregefühl im Kopf	*Ban Xia Bai Zhu Tian Ma Tang* ▶ RG 14.5

Bei Mischformen können die empfohlenen Rezepturen auch modifiziert werden. Im Folgenden dazu einige Einzelmittel.

Einzelmittel

Wirkung	AG	Einzelmittel
Blutdruck senkende Arzneien, die Hitze klären	2.1	*Zhi Zi* (Gardeniae Fructus) *Zhi Mu* (Anemarrhenae Rhizoma) *Xia Ku Cao* (Prunellae Spica) *Long Dan* (Gentianae Radix et Rhizoma)
	2.2	*Mu Dan Pi* (Moutan Cortex) *Xuan Shen* (Scrophulariae Radix)
	2.3	*Huang Qin* (Scutellariae Radix) *Huang Lian* (Coptidis Rhizoma)
	2.4	*Ye Ju Hua* (Chrysanthemi Indici Flos) *Lian Qiao* (Forsythiae Fructus) *Shan Dou Gen* (Sophorae Tonkinensis Radix et Rhizoma)
	2.5	*Di Gu Pi* (Lycii Cortex)
Blutdruck senkende Arzneien aus anderen Gruppen	1.2	*Bo He* (Menthae Haplocalycis Herba) *Ju Hua* (Chrysanthemi Flos)
	16	*Gou Teng* (Uncariae Ramulus cum Uncis) *Tian Ma* (Gastrodiae Rhizoma) *Shi Jue Ming* (Haliotidis Concha)
	2.1	*Jue Ming Zi* (Cassiae Semen)
	14.1	*Ci Shi* (Magnetitum)
	9	*Zhi Shi* (Aurantii Fructus Immaturus)
Kardiotonisch/Herz stärkend	2.2	*Di Huang* (Rehmanniae Radix) *Xuan Shen* (Scrophulariae Radix)
Schwindel/Kopfleere	12.3	*Du Zhong* (Eucommiae Cortex)
	12.2	*Bai Shao* (Paeoniae Radix Alba)
	2.1	*Xia Ku Cao* (Prunellae Spica)
Arzneien, die emotionalen Stress lindern	1.2	*Chai Hu* (Bupleuri Radix)
	12.2	*Bai Shao* (Paeoniae Radix Alba)
	14.2	*He Huan Pi* (Albiziae Cortex)
	10.1	*Yu Jin* (Curcumae Radix)
Arzneien, die aufsteigendes Leber-Yang zügeln	16	*Ji Li* (Tribuli Fructus) *Tian Ma* (Gastrodiae Rhizoma) *Gou Teng* (Uncariae Ramulus cum Uncis) *Shi Jue Ming* (Haliotidis Concha)
	1.2	*Ju Hua* (Chrysanthemi Flos) *Bo He* (Menthae Haplocalycis Herba)
Cave: Arzneien, die den Blutdruck erhöhen können	12.1	*Gan Cao* (Glycyrrhizae Radix et Rhizoma), bes. in höheren Dosen! *Ren Shen* (Ginseng Radix et Rhizoma), in hohen Dosen
	1.1	*Ma Huang* (Ephedrae Herba)

Akupunktur

Hitze-Fülle in Leber und Gallenblase Le 2 *Xingjian,* Mi 6 *Sanyinjiao,* Gb 41 *Zulinqi,* Ren 4 *Guanyuan*
Aufsteigendes Leber-Yang, latente Nieren-Schwäche Le 2 *Xingjian,* Mi 6 *Sanyinjiao,* Gb 40 *Qiuxu,* Ni 7 *Fuliu*
Schleim blockiert das Aufsteigen des Yang-Qi zum Kopf Du 20 *Baihui* (Nadelrichtung nach vorne), Mi 9 *Yinlingquan,* Ren 12 *Zhongwan,* Ma 40 *Fenglong*
Stärkt die Mitte Kombination: Bl 20 *Pishu* und Bl 21 *Weishu,* Ma 36 *Zusanli* und Mi 6 *Sanyinjiao*
Bei Leber- und Gallenblasen-Qi-Stagnation Kombination: Le 3 *Taichong,* Gb 34 *Yanglingquan* und SJ 6 *Zhigou*
Bei Leber- und Milz-Disharmonie mit emotionalen Triggern Kombination: Le 3 *Taichong,* Mi 6 *Sanyinjiao* und Le 13 *Zhangmen*
Nieren-Yin-Mangel mit Leere-Hitze Ni 7 *Fuliu,* Le 8 *Ququan,* Ren 6 *Qihai,* He 7 *Shenmen*

Diätetik

Leber-Yang absenkend

- Sellerie, Gurke, Algen, Tomaten, Barsch, Apfel, rote Rüben, Dinkel, Wassermelone, Stangensellerie, Selleriesaft, Spinat, Wasserkastanie, Chrysanthemenblütentee, Pfefferminztee
- **Meide** Scharf-warm, scharf-heiß, bitter-warm

Schleim und Feuchtigkeit transformierend Schwarze und gelbe Sojabohne, Sojasprossen, Sojamilch, Mungbohne, Rundkornreis, Knoblauch, Ingwer, Rettich, Weintraube, Birne, Fisch, Kardamom
Schleim-Hitze eliminierend Artischocke, Löwenzahn, grüner Tee, Buchweizen, Sellerie, Heißwasser-Trinkkur
Blut bewegend Erdnuss, schwarze Sojabohne, Esskastanie, Pfirsich, Essig, Aubergine, chinesischer Lauch (*Qi* und Blut bewegend)
Nieren-Yin-Mangel

- Sesam, Bohnen, Linsen, Dinkel, Weizen, Datteln, Schwarzwurzeln, Oliven
- **Meide** Scharf-warm, scharf-heiß, bitter-warm

Meide

- Alkohol (Hitze-Feuchtigkeit): Selbst bei einem moderaten Alkoholkonsum kann es bei disponierten Personen bei regelmäßiger Zufuhr bereits zu einer Blutdruckerhöhung kommen.
- Kaffee, Chili (Hitze)
- Zuviel Salz (fördert Feuchtigkeits-Ansammlung und sensibilisiert möglicherweise die glatte Gefäßmuskulatur gegenüber sympathischen Einflüssen)

Meide, da Feuchtigkeit und später feuchte Hitze erzeugend Zuckerhaltige Nahrungsmittel und gesüßte Getränke (Cola, Fanta, manche Fruchtsäfte), auch Milchprodukte, fettes Fleisch
Meide bei Schleim-Hitze Pfirsich, scharfe Gewürze, Alkohol

Allgemeine Hinweise

Wenn die mögliche Ursache der arteriellen Hypertonie in den Herausforderungen der modernen Lebensweise mit ständiger Hektik, Termindruck und emotionalen Belastungen begründet liegt, dann stellen entspannende Maßnahmen ein angemessenes Gegenmittel dar, um den Stress wieder abzubauen. Für viele Entspannungsverfahren und Mediationstechniken wurden bereits zahlreiche wissenschaftliche Belege vorgelegt, die eine antihypertensive Wirkung nachweisen. Dabei spielt anscheinend ein vagotoner zusammen mit einem sympatholytischen Effekt eine wichtige Rolle.

5.2 Palpitationen

Einleitung

Palpitationen sind definiert als verstärkte Wahrnehmung des eigenen Herzschlags. Oft wird dies als Herzklopfen bezeichnet und von manchen Patienten als unangenehm oder auch beunruhigend wahrgenommen. Es kann mit dem Gefühl eines Herzstolperns verbunden sein, wenn eine Arrhythmie der Herzaktionen hinzukommt. Häufig liegt dem keine organische Fehlfunktion des Herzens zugrunde. Es handelt sich dann um sogenannte funktionelle Herzbeschwerden. Auslöser können sowohl seelische Einflüsse wie Stress, Ängste und Phobien sein. Es können aber auch organische Ursachen für die Palpitationen verantwortlich sein, in erster Linie ein erhöhter Blutdruck, seltener Störungen des Herzreizleitungssystems, Fehlfunktionen der Herzklappen oder andere kardiale Ursachen. Auch Störungen anderer Organe, wie eine Überfunktion der Schilddrüse oder eine ausgeprägte Anämie können zu Palpitationen führen. Vor einer TCM-Behandlung sollte dies ärztlich abgeklärt werden. Liegen harmlose, nicht konventionell behandlungspflichtige Palpitationen vor, eignet sich die TCM sehr gut für eine Therapie.

Pathophysiologie Den Palpitationen können ein Mangel oder eine Fülle oder eine Kombination von Mangel und Fülle zugrunde liegen. Ein Mangel an Herz-*Qi* oder Herz-Blut kann zu einem unregelmäßigen Herzschlag führen. Ein *Yin*-Mangel mit Leere-Hitze kann Herzrasen mit sich bringen. Aber auch Stagnationen und Blockaden, die den thorakalen *Qi*- und Blut-Fluss einengen, können beteiligt sein und auf emotionalen Belastungen oder Schleim-Akkumulationen beruhen.

Differenzierung

- Herz-*Qi*-Mangel
- Herz-Blut-Mangel
- Thorakale Obstruktion durch Feuchtikeit und Schleim-Akkumulation oder Schleim-Hitze-Akkumulation
- Herz- und Nieren-*Yin*-Mangel mit Leere-Hitze
- Milz- und Nieren-*Yang*-Mangel mit Feuchtigkeits-Ansammlung
- Aufsteigendes Leber-*Yang*

Differenzialdiagnose							Therapie
1. Ebene	2. Ebene	3. Ebene	Syndrom	Syndromdifferenzierung	Befunde	Leitsymptome	Rezeptur
ZK: blass Blasser Teint	Diarrhö, weicher Stuhl	ZK: deutlich gedunsen, ZE	Qi- und Yang-Mangel	Milz- und Nieren-Schwäche mit Feuchtigkeit-Ansammlung; Wasser überflutet das Herz	ZK: blass Pu: dünn, tief	Blässe, Erschöpfung, kalte, geschwollene Beine, Bauchschmerzen, Diarrhö	*Zhen Wu Tang* ► RG 6.4
		ZK: keine ZE	Qi- und Blut-Mangel	Milz- und Herz-*Qi*- und -Blut-Mangel	ZK: blass, gedunsen	Palpitationen, Vergesslichkeit, eher weicher Stuhl bis Diarrhö, Appetit vermindert, Blutungsneigung	*Gui Pi Tang* ► RG 8.3
	Kein weicher Stuhl	Obstipation, trockener Mund und Rachen		*Qi*- und Blut-Mangel	ZK: blass ZB: dünn Pu: kraftlos, evtl. unregelmäßig	Schwäche, Dyspnoe, Ängste, Schlaflosigkeit, trockener Mund und Kehle, Obstipation	*Zhi Gan Cao Tang* ► RG 8.3
		Stuhlgang normal, kein trockener Mund	Yin-Mangel mit instabilem Yang	Kommunikation zwischen Herz und Niere gestört; *Yin*-Mangel mit instabilem *Yang*	ZK: blass, rote Spitze ZB: weiß Pu: kraftlos	Schwindel, Schlaflosigkeit, viele Träume, Durchfall,, Haarausfall; oft Folge von Überarbeitung	*Gui Zhi Jia Long Gu Mu Li Tang* ► RG 11.3
ZK: rot Keine Gesichtsblässe	ZB: klebrig, gelblich Völle- und Druckgefühl im Thorax	Obstipation, Miktionsprobleme	Aufsteigendes Leber-Yang	Tendenz zu relativem Exzess des Leber- und Herz-*Yang*, aufsteigendes *Yang*, latenter Herz- und Nieren-*Yin*-Mangel	ZK: rot oder rote Spitze ZB: klebrig, weiß-gelb Pu: saitenförmig, beschleunigt	Palpitationen, Reizbarkeit, Ängste, Thoraxdruck, Obstipation	*Chai Hu Jia Long Gu Mu Li Tang* ► RG 12.2
		Schwindelgefühl, benommener Kopf	Schleim-Disharmonie	Hitze-Schleim, Disharmonie von Gallenblase und Magen	ZB: gelb, klebrig Pu: beschleunigt, saitenförmig oder schlüpfrig	Ängste, Schwindelgefühl, bitterer Mundgeschmack, Beklemmung und Druck im Thorax und Epigastrium	*Wen Dan Tang* ► RG 14.2
	ZB: vermindert oder fehlend ZK: rot, rissig, „Spiegelzunge" Pu: dünn	Ausgeprägtes Hitzegefühl, LWS-Probleme	Yin-Mangel mit Leere-Hitze	Nieren-*Yin*-Mangel mit Leere-Hitze	ZK: rot, rissig ZB: trocken Pu: dünn, beschleunigt	Ältere Menschen mit Leere-Hitze, Hitzegefühl, Unruhe, Schlaflosigkeit, Mund und Kehle trocken, Durst, warme Extremitäten, LWS-Beschwerden, Dysurie	*Zhi Gan Cao Tang* ► RG 8.5
		Ausgeprägte Konzentrations- und Gedächtnisschwäche		Herz- und Nieren-*Yin*-Mangel mit Leere-Hitze im Herzen	ZK: rot oder rote Spitze ZB: vermindert Pu: dünn, beschleunigt	Ängste, Palpitationen, Vergesslichkeit, Konzentrationsschwäche, Nachtschweiß, Aphthen, Samenverluste	*Zhi Bai Di Huang Wan* ► RG 12.1

Weitere Rezepturen bei Palpitationen

Suan Zao Ren Tang (Ziziphi Spinosae Semen Dekokt) ▶ RG 12.1

- **Indikation** Bei Herz-, Leber- und Nieren-*Yin*-Mangel
- **Symptome** Schwäche, Erschöpfung, Unruhe, Ängstlichkeit, viele Träume

Xue Fu Zhu Yu Tang (Dekokt, das Stasen aus dem Haus des Blutes treibt) ▶ RG 10.1

- **Indikation** Leber-*Qi*-Stagnation und Blut-Stase
- **Symptome** Thoraxenge und -schmerz, Angina pectoris

Bei Mischformen können die empfohlenen Rezepturen auch modifiziert werden. Im Folgenden dazu einige Einzelmittel.

Einzelmittel

Wirkung	AG	Einzelmittel
Arzneien bei Palpitationen	12.4	*Bai He* (Lilii Bulbus)
	2.2	*Di Huang* (Rehmanniae Radix)
	14.2	*Bai Zi Ren* (Platycladi Semen) *Yuan Zhi* (Polygalae Radix)
	10.1	*Dan Shen* (Salviae Miltiorrhizae Radix et Rhizoma)
	12.2	*Dang Gui* (Angelicae Sinensis Radix) *Long Yan Rou* (Longan Arillus)
	4	*Fu Ling* (Poria) *Fu Shen* (Poriae Sclerotium Pararadicis)
	12.1	*Gan Cao* (Glycyrrhizae Radix et Rhizoma) *Tai Zi Shen* (Pseudostellariae Radix)
	12.3	*Mai Dong* (Ophiopogonis Radix)
	14.1	*Zhen Zhu Mu* (Margaritifera Concha)
Mineralische Arzneien bei Palpitationen	14.1	*Mu Li* (Ostreae Concha) *Long Gu* (Fossilia Ossis Mastodi) *Ci Shi* (Magnetitum) *Hu Po* (Succinum) *Zhen Zhu Mu* (Margaritifera Concha)
Arzneien, die den thorakalen Qi-Fluss unterstützen: thorakale Enge, Beklemmung	6.2	*Gua Lou* (Trichosanthis Fructus) *Zhu Li* (Bambusae Succus) *Gua Lou Ren* (Trichosanthis Semen)
	6.1	*Jie Geng* (Platycodi Radix) *Da Zao Jiao* (Gleditsiae Sinensis Fructus) *Fa Ban Xia* (Pinelliae Rhizoma Praeparatum)
	2.3	*Huang Qin* (Scutellariae Radix)
	2.1	*Lu Gen* (Phragmitis Rhizoma)
	10.1	*Yu Jin* (Curcumae Radix)
	1.2	*Chai Hu* (Bupleuri Radix)
	12.2	*Bai Shao* (Paeoniae Radix Alba)
	9	*Zhi Qiao* (Aurantii Fructus) *Zhi Shi* (Aurantii Fructus Immaturus)
Bei Palpitationen durch Feuchtigkeit-Schleim	12.1	*Bai Zhu* (Atractylodis Macrocephalae Rhizoma)
	4	*Fu Ling* (Poria) *Fu Shen* (Poriae Sclerotium Pararadicis)
Bei Palpitationen durch Herz-Blut-Mangel	14.2	*Bai Zi Ren* (Platycladi Semen) *Suan Zao Ren* (Ziziphi Spinosae Semen)

Arzneien, die Blut-Stasen lösen und gleichzeitig beruhigen	10.1	*Dan Shen* (Salviae Miltiorrhizae Radix et Rhizoma) *Yu Jin* (Curcumae Radix)
Arzneien, die das Milz-Qi stärken und Shen sedieren	12.1	*Ren Shen* (Ginseng Radix et Rhizoma)
	4	*Fu Ling* (Poria)
Arzneien, die das Yang stärken und Palpitationen und Kurzatmigkeit lindern	11	*Rou Gui* (Cinnamomi Cortex) *Fu Zi* (Aconiti Radix Lateralis Praeparata)
Arzneien, die Shen beruhigen und gleichzeitig Blut nähren	14.2	*Suan Zao Ren* (Ziziphi Spinosae Semen) *Bai Zi Ren* (Platycladi Semen) *Long Yan* Rou (Longan Arillus)
	12.2	*Di Huang* (Rehmanniae Radix) *Shu Di Huang* (Rehmanniae Radix Praeparata) *E Jiao* (Asini Corii Colla)

Akupunktur

Palpitationen lindernd

- **Kombination** Ren 14 *Juque* und Bl 15 *Xinshu (Mu-* und *Shu*-Punkt des Herzens)
- **Zusätzlich** Pc 6 *Neiguan* und Ma 36 *Zusanli*

Palpitationen durch Ängste/Panik

- **Kombination** Ren 17 *Shanzhong* und Ni 4 *Dazhong*
- **Zusätzlich** M-HN 3 *Yintang*, Du 20 *Baihui*, Ren 17 *Shanzhong*, He 6 *Yinxi* und Ni 6 *Zhaohai*

Palpitationen durch Milz-, Herz-Qi-Mangel

- **Kombination** He 5 *Tongli* und Ma 36 *Zusanli*
- **Zusätzlich** Ren 15 *Jiuwei*, Bl 15 *Xinshu* und Ren 6 *Qihai*

Palpitationen durch Herz-Blut Mangel

- **Kombination** He 7 *Shenmen*, Mi 10 *Xuehai* und Ren 17 *Shanzhong*
- **Zusätzlich** Bl 1 *Jingming*, Ma 36 *Zusanli* und Mi 6 *Sanyinjiao*

Nieren-, Herz-Yin-Mangel

- **Kombination** Ren 4 *Guanyuan*, Ni 6 *Zhaohai* und He 6 *Yinxi*
- **Zusätzlich** Bl 23 *Shenshu*, Bl 18 *Ganshu* und Ni 10 *Yingu*

Bei Herz-, Nieren-Yang-Mangel

- **Kombination** Ni 3 *Taixi*, He 5 *Tongli* und Ren 4 *Guanyuan*
- **Zusätzlich** Bl 23 *Shenshu* und Bl 15 *Xinshu*

Palpitationen durch emotionale Belastungen

- **Kombination** Le 3 *Taichong*, Gb 34 *Yanglingquan* und Pc 6 *Neiguan*
- **Zusätzlich** Bl 15 *Xinshu*, Bl 18 *Ganshu* und Le 8 *Ququan*

Diätetik

Empfehlenswert **Mineralien**: Man kann sagen, Mineralien haben oft *Yin*-Charakter und so verwundert es nicht, dass zahlreiche Mineralien oder mineralienreiche Nahrungsmittel entspannende, nährend-befeuchtende und sedierende Eigenschaften aufweisen. Besonders kaliumreiche und magnesiumreiche Kost zeigt eine Muskel entspannende, Darmträgheit lindernde und auch Palpitationen besänftigende Wirkung. Besonders bei Personen, die zu einem Mangel (bes. an Blut und *Yin*) tendieren.

Flüssigkeitszufuhr Ausreichende Mengen, am besten von natürlichem Wasser, sind notwendig und hilfreich.

Ausreichender erholsamer Schlaf Auf gute Schlafqualität achten

Cave Stimulantien Zahlreiche Stimulantien können bei sensiblen Personen oder im Übermaß genossen zu Palpitationen führen: Schwarztee, Grüntee, Mate-Tee, koffeinhaltige Getränke, Energy-Drinks, Nikotin etc.

Allgemeine Hinweise

Ängstlichen und nervösen Patienten können Entspannungsmethoden empfohlen werden. Allerdings gibt es auch einzelne, deren Palpitationen in der Vagotonie der Entspannung eher zunehmen. Insbesondere bei hypochondrischen Angstpatienten könnte durch übermäßige ängstlich gefärbte Selbstbeobachtung das Krankheitsbild verschlechtert werden. In diesen Fällen sind eher sportliche Aktivitäten indiziert, die das Vertrauen in den eigenen Körper stärken.

6 Stoffwechsel-Erkrankungen

6.1 Adipositas

Einleitung

Vorbemerkung In der Chinesischen Medizin gilt Übergewicht als ein Schleimansammlungs-Phänomen. Über die Ursache für diese Schleimansammlung wird debattiert. Klassischerweise gilt ein Mangel der Milz und häufig der Nieren als das Hauptmuster. Diese theoretischen Vorlagen scheinen jedoch der klinischen Realität in vielen Fällen nicht zu entsprechen. Oft beginnt die Fettleibigkeit nicht mit Mangel, sondern mit Fülle und der Mangel entwickelt sich erst später. Dieser Beobachtung folgt auch die Theorie, dass die Grundursache feuchte Hitze ist. Diese Theorie ist interessant und scheint für die meisten Fälle, in denen das Übergewicht durch exzessiven Konsum von süßen und fetten Speisen entsteht, zutreffender zu sein als das Muster des Milz-*Qi*-Mangels. Typischerweise sollte dieser ja mit reduziertem Appetit assoziiert sein.

Adipositas – Fei Pang Die einfache Formel für die Genese des Übergewichtes – jemand isst mehr als verbraucht wird – klingt bestechend einleuchtend. Dennoch bestehen viele Faktoren, die es für Patienten mitunter sehr erschweren, diese Erkenntnis umzusetzen. Diese Hemmnisse haben auch Anteil am Zustandekommen des Krankheitsbildes und sollten daher ebenfalls therapeutisch adressiert werden. Beispiele sind: Heißhunger-Attacken, Kontrollverlust beim Essen, kompensatorisches Frustessen, Bewegungsunlust, Trägheit und ähnliches. Wenn Aspekte wie Ernährung, Bewegung und die mentale Grundeinstellung zu den dopaminergen Belohnungssystemen berücksichtigt werden, gelingt eine ganzheitliche Umstimmung des Organismus und Umstellung der Lebensführung deutlich leichter.

Pathophysiologie Wenn über längere Zeit zu energiedichte (hoher Brennwert pro Gewichtseinheit) und zusätzlich zu große Mengen an Nahrung konsumiert werden, wird der nicht benötigte Überschuss ins Fettgewebe eingelagert und erzeugt allmählich Hitze.

Schließlich entwickelt sich eine Schädigung von Milz und Magen. In diesem Stadium kommt es häufig zu verzweifelten Gewichts-Reduktions-Kuren. Hierbei finden überwiegend energetisch kalte und zum Teil bittere Abführmaßnahmen Anwendung, die die Mitte noch weiter schädigen. Die Funktionskreise Milz und Magen stehen nun im Vordergrund der Betrachtung. Ein Milz-*Qi*-Mangel lässt weitere Feuchtigkeit und - über längere Zeit andauernd - noch mehr Schleim-Akkumulationen entstehen.

Kommen emotionale Belastungen, die sich z.B. in einem Frust-Essen äußern können, hinzu, hilft eine regulierende Therapie im Funktionskreis Leber. Bei *Qi*-Stagnationen kommt es meist auch zu einer mangelhaften Regulation der Gallenflüssigkeiten. Somit wird eine Steinbildung in der Gallenblase begünstigt und darüber hinaus kann die Fettverdauung beeinträchtigt sein, was zusätzlich zur Entstehung von Feuchtigkeit führen kann.

Die verminderte Transformationsfähigkeit hat neben einem Milz-*Qi*-Mangel häufig eine weitere Mitursache in einem geschwächten Nieren-*Yang*. Dies wird unter anderem an der häufig zu beobachtenden Gewichtszunahme in der hormonellen Umstellungsphase des Klimakteriums deutlich.

Differenzierung

- Hitze in Magen und Nahrungs-Stagnation
- Feuchtigkeit-Schleim
- Schleim-Hitze blockiert die Mitte
- Milz-*Qi*-Mangel mit Feuchtigkeits-Ansammlung
- Milz- und Nieren-*Yang*-Mangel
- *Qi*- und Blut-Stagnation

Mögliche Komplikationen Mit zunehmender Krankheitsdauer treten in fortgeschrittenen Stadien häufig Komplikationen auf in Form eines metabolischen Syndroms: Bluthochdruck, Diabetes mellitus Typ 2 und Fettstoffwechselstörungen. Dies kann zu aufsteigendem Leber-*Yang*, Nieren-*Yin*-Mangel und Schleim gepaart mit Blut-Stase führen und dann die Mikrozirkulation der *Luo*-Netzgefäße beeinträchtigen.

Differenzialdiagnose						**Therapie**
1. Ebene	2. Ebene	Syndrom	Syndrom-differenzierung	Befunde	Leitsymptome	Rezeptur
ZK: livide	ZB: weißlich	Stagnation und Stase	Ausgeprägte *Qi*- und Blut-Stase	ZK: livide, gestaute ZGV ZB: dünn, weißlich Pu: rau, gespannt, kräftig	Übergewicht, Thoraxschmerz, Kurzatmigkeit, Beinschmerzen beim Gehen, livide Beinschwellung mit schuppiger Haut, livide Lippen und Gesichtsfarbe, Varikosis	*Xue Fu Zhu Yu Tang* ► RG 10.1
ZK: rot	ZB: gelblich, feucht	Hitze-Feuchtigkeit	Feuchte Hitze in Leber und Gallenblase	ZK: rot, bes. gerötete Ränder ZB: vermehrter gelblicher Belag Pu: kräftig, saitenförmig, beschleunigt	Ausgeprägtere Reizbarkeit, Schmerzen am Rippenbogen, gerötete Augen, Tendenz zu feuchten Hautaffektionen (Dermatitis)	*Long Dan Xie Gan Tang* ► RG 2.4, mit Modifikationen
	ZB: klebrig, gelblich	Shao Yang und Yang Ming: Hitze in Magen und Darm	Übergang *Shao Yang*- zu *Yang Ming*-Stadium	ZK: evtl. leicht gedunsen und gerötet ZB: klebrig, gelblich Pu: kräftig, saitenförmig	Übelkeit, bitterer Mundgeschmack, emotionale Angespanntheit, Reizbarkeit, Druck- und Völlegefühl im Oberbauch, Verstopfungsneigung	*Da Chai Hu Tang* ► RG 4.1, mit Modifikationen
		Nahrungs-Stagnation in Magen/Darm	Nahrungs-Stagnation, die sich in Hitze-Feuchtigkeit transformiert und Magen und Darm blockiert	ZK: gedunsen ZB: klebrig, dick, gelb Pu: kräftig, schlüpfrig, saitenförmig	Übergewicht mit rötlichem Teint (Blutandrang im Kopf), Verstopfung oder übelriechende Durchfälle, Mundgeruch, Sodbrennen, Schlafapnoe, starker Durst, Heißhungerattacken	*Zhi Shi Dao Zhi Wan* ► S. 969
		Schleim und Hitze	Magen- und Gallenblasen-Disharmonie	ZK: gedunsen, oft ZE, gerötet oder rote Spitze ZB: klebrig, dick, gelb Pu: kräftig, beschleunigt, saitenförmig	Heißhunger, Durst, dann rasch Übelkeit, Völle im Oberbauch, Beklemmungsgefühl in Thorax, Panikattacken, Ängste, Schwindel, benebelter Kopf	*Wen Dan Tang* ► RG 14.2
ZK: blass	ZB: klebrig, dick, weißlich	Feuchtigkeit und Schleim-Ansammlung	Milz-*Qi*-Mangel oder allgemeiner *Qi*-Mangel mit Feuchtigkeit und Schleim-Akkumulation	ZK: gedunsen, blass ZB: vermehrter weißlicher Belag Pu: kraftlos, groß, schlüpfrig	Übergewicht, gedunsenes Gesicht, Schläfrigkeit, Heißhunger auf Süßes, Reflux, Schleim-Ansammlungen	*Xiang Sha Liu Jun Zi Tang* ► RG 8.1
	ZB: vermehrt, feucht, weißlich	Milz-Qi-Mangel- mit Feuchtigkeit	Milz- und Magen-Leere mit Feuchtigkeit	ZK: gedunsen, blass ZB: sehr feucht, weißlich Pu: kraftlos, schlüpfrig	Übergewicht, schlaffe Muskulatur, schwabbeliges Bindewebe und oberflächliche Ödeme, bes. geschwollene Augenlider, Finger- und Handgelenke	*Shen Ling Bai Zhu San* ► RG 8.1
		Milz- und Nieren-Qi- und Yang-Mangel	Milz- und Nieren-*Qi*- und -*Yang*-Mangel	ZK: sehr blass, gedunsen, ZE ZB: feucht, vermehrt weißlich Pu: tief, sehr kraftlos, langsam	Übergewicht, schwacher Stoffwechsel, ständiges inneres Frieren, Antriebsmangel, breiige Stühle, häufige Miktionen	*Fu Zi Li Zhong Wan* ► RG 7.2

Zhi Shi Dao Zhi Wan (Aurantii Fructus immaturus Pille, die Stagnation ausleitet)	
Arzneimittel	**Dosis**
Zhi Shi (Aurantii Fructus Immaturus)	9–12 g
Da Huang (Rhei Radix et Rhizoma)	3–15 g
Shen Qu (Massa Medicata Fermentata)	9–12 g
Huang Qin (Scutellariae Radix)	6–9 g
Huang Lian (Coptidis Rhizoma)	3–6 g
Bai Zhu (Atractylodis Macrocephalae Rhizoma)	6 g
Fu Ling (Poria)	6 g
Ze Xie (Alismatis Rhizoma)	6 g

Quelle Li Dong-Yuan 1247 n. Chr.

TCM-Diagnose Nahrungs-Stagnation, die sich in Hitze-Feuchtigkeit transformiert und Magen und Darm blockiert

Wirkung Beseitigt Nahrungs-Stagnation, drainiert Feuchtigkeit und klärt Hitze

Indikation Magen- und Darm-Beschwerden, Druck-, Völle- und Schmerzgefühl im Oberbauch

Zusätzliche Rezepturen

Pragmatische Arznei-Mischung zur Gewichtsreduktion und Senkung erhöhter Cholesterin-Spiegel	
Arzneimittel	**Dosis**
Zi Su Ye (Perillae Folium)	9 g
Shan Zha (Crataegi Fructus)	12 g
Ze Xie (Alismatris Rhizoma)	9 g
Shi Chang Pu (Acori Tatarinowii Rhizoma)	9 g
San Qi (Notoginseng Radix et Rhizoma)	6 g

Beachte

- Bei den Hitze-Mustern sollten die Rezepturen *Zhi Shi Dao Zhi Wan, Da Chai Hu Tang, Long Dan Xie Gan Tang* nicht zu lange eingesetzt werden, um eine Schädigung der Mitte zu vermeiden. Daher nur so lange einsetzen, wie tatsächlich Hitze-Zeichen an Puls, Zunge oder klinischer Symptomatik erkennbar sind.
- Falls die Nieren-Energie insgesamt sehr reduziert ist und Nieren ergänzende Arzneien (z.B. wie *Jin Gui Shen Qi Wan*) erforderlich sein sollten, sollte zunächst für ein bis zwei Monate nur das Milz-*Qi* und *Yang* tonisiert werden. Erst dann ist das Milz-*Qi* wieder stark genug, um die „schwereren" Nieren aufbauenden Arzneien aufnehmen zu können

Bei Mischformen können die empfohlenen Rezepturen auch modifiziert werden. Im Folgenden dazu einige Einzelmittel.

Einzelmittel

Wirkung	AG	Einzelmittel
Milde Diuretika: bei Feuchtigkeit-Schleim-Akkumulationen, um die ableitenden Wasserwege offen zu halten	4	*Yi Yi Ren* (Coicis Semen) *Chi Xiao Dou* (Phaseoli Semen) *Ze Xie* (Alismatis Rhizoma) **Cave** Die Diurese nicht zu sehr anregen, um das *Yin* nicht zu gefährden
Ständige Heißhunger-Attacken	2.1	*Shi Gao* (Gypsum Fibrosum)
	2.3	*Huang Qin* (Scutellariae Radix)
	6.2	*Zhu Ru* (Bambusae Caulis in Taenias)
	6.3	*Pi Pa Ye* (Eriobotryae Folium)
Nahrungs-Stagnation auflösende Arzneien: Diese Mittel helfen insbesondere am Anfang der Therapie, die Verdauung sanft wieder in Gang zu bringen und angesammelte Nahrungs-Stagnationen aufzulösen	8	*Shan Zha* (Crataegi Fructus) *Chao Shen Qu* (Massa Medicata Fermentata, geröstet) *Lai Fu Zi* (Raphani Semen)
Schleim blockiert die Sinne: Verwirrtheit, Neigung zu Fehleinschätzungen, benebelter Kopf, trübes Denken	14.2	*Yuan Zhi* (Polygalae Radix)
	6.2	*Zhu Ru* (Bambusae Caulis in Taenias)
	15	*Shi Chang Pu* (Acori Tatarinowii Rhizoma) **Cave** Langzeitbehandlung
	6.1	*Fa Ban Xia* (Pinelliae Rhizoma Praeparatum)
Druck und Völle im Oberbauch	9	*Mu Xiang* (Aucklandiae Radix) *Zhi Shi* (Aurantii Fructus Immaturus) *Sha Ren* (Amomi Fructus)
Bei Insulin-Resistenz oder Diabetes mellitus Typ 2 mit Milz-*Qi* Mangel	12.1	*Huang Qi* (Astragali Radix)
	1.2	*Ge Gen* (Puerariae Lobatae Radix)
	2.1	*Tian Hua Fen* (Trichosanthis Radix)
Bei aufgedunsenem Gesicht	4	Ergänze oder erhöhe die Dosis von: *Fu Ling* (Poria) *Ze Xie* (Alismatis Rhizoma) *Che Qian Zi* (Plantaginis Semen)
Bei Aufstoßen und retrosternalem Brennen durch Magen-*Qi*-Rebellion	7	*Cang Zhu* (Atractylodis Rhizoma) *Hou Po* (Magnoliae Officinalis Cortex) *Dou Kou* (Amomi Fructus Rotundus)
	11	*Ding Xiang* (Caryophylli Flos) *Wu Zhu Yu* (Euodiae Fructus) mit
	2.3	*Huang Lian* (Coptidis Rhizoma)
Bei emotionaler Anspannung durch Leber-*Qi*-Stagnation	1.2	*Chai Hu* (Bupleuri Radix)
	12.2	*Bai Shao* (Paeoniae Radix Alba)
	8	*Mai Ya* (Hordei Fructus Germinatus)
Bei Yang-Mangel: große Kälteintoleranz gegenüber kalten Speisen und Getränken	11	*Fu Zi* (Aconiti Radix Lateralis Praeparata) *Gan Jiang* (Zingiberis Rhizoma) *Ding Xiang* (Caryophylli Flos)
Bei Depression	14.2	*He Huan Pi* (Albiziae Cortex)
Bei Insomnie	14.2	*Yuan Zhi* (Polygalae Radix) *Shou Wu Teng* (Polygoni Multiflori Caulis)
Bei Schleim im hinteren Rachen und Atemwegen	6	*Zi Su Zi* (Perillae Fructus) *Bai Jie Zi* (Sinapis Semen) *Jie Geng* (Platycodonis Radix) *Fa Ban Xia* (Pinelliae Rhizoma Praeparatum)
	8	*Lai Fu Zi* (Raphani Semen)

Akupunktur

Klärt Hitze in der Mitte **Kombination**: Ren 12 *Zhongwan* und Ma 34 *Liangqiu*

Klärt Hitze im Yang Ming **Kombination**: Di 11 *Quchi* und Gb 43 *Xiaxi*

Stärkt die Mitte **Kombination**: Bl 20 *Pishu* und Bl 21 *Weishu*, Ma 36 *Zusanli* und Mi 6 *Sanyinjiao*

Bei Feuchtigkeit-Schleim und mangelnder Qi-Dynamik **Kombination**: Ma 40 *Fenglong* und Mi 3 *Taibai*

Bei Nieren-Yang Mangel **Kombination**: Ni 3 *Taixi*, Bl 23 *Shenshu* und Ren 4 *Guanyuan*

Bei Leber- und Gallenblasen-Qi Stagnation **Kombination**: Le 3 *Taichong*, Gb 34 *Yanglingquan* und SJ 6 *Zhigou*

Bei Leber- und Milz-Disharmonie **Kombination**: Le 3 *Taichong*, Mi 6 *Sanyinjiao* und Le 13 *Zhangmen*

Diätetik

Bei Milz-Qi Mangel mit ausgeprägter Feuchtigkeit-Ansammlung

- **Reduktion von glutenhaltigen Getreiden** Weizen, Roggen und Gerste
- **Besser** Reis, Mais, Hirse – in milden Fällen ist Hafer gut verträglich

Gut bei häufigen Heißhunger-Attacken Heißwasser-Trinkkur: 10 Minuten abgekochtes Wasser schluckweise über den Tag verteilt trinken

Meide Zuckerhaltige Nahrungsmittel und gesüßte Getränke (Cola, Fanta, manche Fruchtsäfte) erzeugen durch schnelle Resorption hohe Insulinspiegel, die nach kurzer Zeit erneuten Heißhunger produzieren.

Gurkensalat

- Frische Gurken (500 g) in Scheiben schneiden und kurz in kochendes Wasser geben. Sofort wieder aus dem Wasser nehmen, mit wenig Salz und Essig mischen und essen.
- **Wirkung** Hitze klärend und Feuchtigkeit ausleitend. Besonders geeignet für Schleim-Hitze-Patienten.

Shen Ling Shan Yao-Brei

Folgende Kräuter zusammen mit Reis (100 g) kochen und als Mahlzeit zubereiten:

- *Ren Shen* (Ginseng Radix et Rhizoma), 5–10 g
- *Bai Fu Ling* (Weiße Poria), 10 g
- *Shan Yao* (Dioscoreae Rhizoma), 10 g
- **Wirkung** Milz stärken, Feuchtigkeit trocknen und ausleiten. Besonders geeignet bei Übergewicht mit Müdigkeit und Appetitlosigkeit.

Allgemeine Hinweise

Neben Ernährung ist auch körperliche Aktivität wesentlich, daher sollten auch diesbezüglich Empfehlungen abgegeben werden. Ideal erweist sich ein regelmäßiges Ausdauertraining im Wechsel mit einem moderaten auf Muskelaufbau ausgerichteten Krafttraining. Wegen der Gelenkbelastung bei ausgeprägter Adipositas kann am Anfang ein Training im Wasser – Gymnastik, Schwimmen – einen sehr guten Einstieg darstellen.

Wesentlich ist, dass die Behandlung von übergewichtigen Patienten multimodal angelegt sein muss. Kein Ernährungsplan, keine Punktekombination und keine Arzneimittelrezeptur können als alleinige therapeutische Intervention wirksam sein. Der Erfolg einer Therapie hängt erheblich davon ab, wie sie auf die unterschiedlichen zum Übergewicht führenden Aspekte einzugehen vermag. Genau hier liegt die Stärke der Chinesischen Medizin. Die TCM-Therapie ist immer eine individualisierte und auf den Patienten zugeschnittene Behandlung. Durch die Vielzahl der verschiedenen therapeutischen Möglichkeiten wie Akupunktur, Ohrakupunktur, Ernährungstherapie oder Arzneimitteltherapie findet sich dann meist eine akzeptable Therapiemethode für jeden Patienten. Von zentraler Bedeutung für eine wirksame Behandlung des Übergewichts ist die Motivation des Patienten. Die Vielseitigkeit und den undogmatischen Ansatz bringt die Chinesische Medizin mit, die Ausdauer muss von Therapeut und Patienten aufgebracht werden.

6.2 Diabetes mellitus

Einleitung

Bei der Herangehensweise an diabetische Stoffwechselerkrankungen sollte zunächst einmal an das Krankheitsbild des unbehandelten Diabetes mellitus gedacht werden: Hauptsymptome zeigen sich – in der TCM als *Xiao Ke* bezeichnet – als Dürsten und Heißhunger sowie ständiges Wasserlassen mit zunehmendem Gewichtsverlust. Dieses Krankheitsbild sehen wir bei uns nur noch selten. Die Symptome entsprechen zunächst einer Hitze in Magen und Lunge und werden traditionell mit Arzneien behandelt, die *Yang Ming*-Hitze aus dem *Qi*-Bereich klären. Der einsetzende Substanzverlust mit Austrocknung entspricht einem zunehmenden *Yin*-Mangel, der dementsprechend mit befeuchtenden, *Yin* nährenden Arzneien behandelt wird.

Diabetes Typ 1 und Typ 2 weisen – auch aus Sicht der Chinesischen Medizin – Unterschiede auf. Beim Diabetes mellitus Typ 1 führt eine autoimmunologisch bedingte Entzündung (Hitze-Prozess) zum Substanzverlust mit Degeneration der Langerhans'schen Inselzellen – quasi zu einem Milz-*Yin*-Mangel. Der Milz-*Yin*-Mangel wird durch Hitze, welche die Säfte schädigt, ausgelöst. Durch Polyurie kommt es zu Austrocknung mit generellem *Yin*-Mangel, der auch die Funktionskreise Niere und Herz einbezieht.

Beim Diabetes mellitus Typ 2 zeigen sich eher Zeichen der *Tai Yin*-Achse mit den Funktionskreisen Milz und Lunge. Hier liegt pathophysiologisch primär kein Mangel an Substanz (*Yin*), sondern eine fehlende Fähigkeit vor, auf das Insulin entsprechend zu reagieren: die Insulinresistenz. Das klinische Erscheinungsbild ist eher durch Feuchtigkeit- und Schleim-Symptome und zunehmenden Milz-*Qi*-Mangel mit Gewichtszunahme gekennzeichnet. Als Auslöser kommen hier eher die diätetischen Faktoren infrage.

Der zeitliche Verlauf bei Diabetes Typ 2

Zunächst können leichte Manifestationen im *Tai Yin* dominieren. Bei progredienter Verschlechterung kommen *Shao Yin*-Aspekte hinzu.

- Hitze in Magen und Lunge
- Milz-*Qi*-Mangel mit Feuchtigkeit
- Feuchte Hitze
- Schleim
- *Qi*- und *Yin*-Mangel
- Nieren-*Yin* Mangel
- Nieren-*Yin*- und *Yang*-Mangel

Mögliche Komplikationen

- Mit zunehmender Krankheitsdauer können in fortgeschrittenen Stadien Komplikationen in Form von Schleim mit Blut-Stase auftreten, die dann die **Luo-Netzgefäße obstruieren**. Klinische Erscheinungen können sein: Weichteilinfektionen (z.B. diabetischer Fuß), Polyneuropathie und Angiopathien (Arteriosklerose, Retinopathie, Nephropathie usw.).
- Zahlreiche Arzneien haben einen Einfluss auf den Kohlenhydrat- und Glukose-Stoffwechsel. Daher sollte unter einer Chinesischen Arzneitherapie bei Diabetikern, die mit oralen oder parenteralen Antidiabetika (Insulin) behandelt werden, der Blutzucker-Spiegel überwacht werden. So können Hypoglykämien vermieden und der Medikamentenbedarf neu angepasst und nicht selten auch reduziert werden. Besonders unter einer Arzneitherapie, die die Milz tonisiert, aber auch bei anderen Arzneien, wurde ein Absenken des Glukosespiegels und damit verbunden ein erhöhtes Hypoglykämie-Risiko beobachtet, das betrifft *Huang Lian* (Coptidis Rhizoma), *Ren Shen* (Ginseng Radix), *Bai Zhu* (Atractylodis macrocephalae Rhizoma), *Rou Gui* (Cinnamomi Cortex) und *Gui Zhi* (Cinnamomi Ramulus).

Differenzialdiagnose						Therapie
1. Ebene	2. Ebene	Syndrom	Syndrom-differenzierung	Befunde	Leitsymptome	Rezeptur
Pu: kraft-voll	ZK: rot	Yang Ming + Tai Yin	Hitze in Magen und Lunge	ZK: rot, gelblicher Belag Pu: voll, beschleunigt	Starker Durst und Heißhunger-Attacken	*Bai Hu Jia Ren Shen Tang* ▶ RG 2.1
		Yang Ming + Shao Yin	Hitze in Magen und Lunge mit *Yin*-Mangel	ZK: trocken, gerötet ZB: gelb Pu: oberflächlich, schlüpfrig, groß	Schlüsselsymptome: übermässiger Hunger und starker Durst, Mundtrockenheit, Durst mit Lust auf kalte Getränke, frontale Kopfschmerzen, Reizbarkeit, Wärmegefühl	*Yu Nu Jian* ▶ RG 2.4
		Hitze-Feuchtigkeit im Mittleren Erwärmer	Hitze und Feuchtigkeit bedrängen den mittleren Erwärmer	ZK: rötlich ZB: gelblich Pu: kräftig, gespannt, beschleunigt	Bitterer Mundgeschmack, leichter Durst, Hungergefühl, abdominelle Spannungen, Muskelschmerzen, Übergewicht, schmierige Stühle, unreine oder juckende Haut	*Huang Qin Hua Shi Tang* ▶ RG 6.3 (als Modifikation von *San Ren Tang*)
Pu: kraftlos, schwach	ZK: gedunsen	Tai Yin	Schleim-Feuchtigkeit-Ansammlung bei Milz-*Qi*-Mangel	ZK: blass, gedunsen ZB: klebrig, weiß Pu: kraftlos, schlüpfrig	Verminderter Appetit, mit postprandialer Völle im Oberbauch, Diarrhoe, benebelter Kopf, Erschöpfung, taube und schwere Gliedmaßen	*Xiang Sha Liu Jun Zi Tang* ▶ RG 8.1
			Milz- und Magen-*Qi*-Mangel mit Feuchtigkeit	ZK: gedunsen, blass ZB: weißlich Pu: leer, schlüpfrig	Müdigkeit, Blässe, Muskelschwäche, wechselnder Appetit, loser Stuhlgang, Durchfälle, Völlegefühl im Epigastrium und in der Brust, Erbrechen	*Shen Ling Bai Zhu San* ▶ RG 8.1
Pu: kraftlos, schwach und saitenförmig	ZK: gedunsen, dazu rote Zungenränder	Leber-Milz Disharmonie	Leber-Milz-Disharmonie mit *Yang*-Exzess in Leber und Herz	ZK: gedunsen, blass mit roten Rändern und Spitze ZB: weißlich, dünn Pu: kraftlos	Wechselender Appetit und Stuhlgang, unregelmäßige Periode, emotionale Imbalance, trockene Augen	*Jia Wei Xiao Yao San* ▶ RG 4.2, mit Modifikationen
Pu: fein	ZK: rot, trocken ZB: vermindert, gelblich	Yang Ming, Tai Yin und Shao Yin	Feuchte Hitze in Milz und Magen, Leere in Lunge und Niere mit *Yin*- und Säfte-Mangel	ZK: trocken, leicht rötlich ZB: vermindert, evtl. gelblich Pu: fein, beschleunigt	Zahnschmerzen und Zahnfleischblutungen oder -entzündungen, Mundulzera, Mundgeruch, Halskratzen, trockener Mund, trüber Urin, Obstipation	*Gan Lu Yin* ▶ S. 975
Pu: kraftlos, schwach und fein	ZK: blass und trocken	Leere im Innen: Qi und Yin	*Qi*- und *Yin*-Mangel	ZK: blass ZB: trocken, dünn Pu: kraftlos, fein, beschleunigt	Durst und Trockenheit, häufige Miktion, Kurzatmigkeit, Schweiße, Hitzegefühl in Händen und Füßen	*Sheng Mai San* ▶ RG 8.1 + *Zeng Ye Tang* ▶ RG 5
Pu: fein	ZK: rot und geschrumpft	Leere im Innen: Shao Yin	Nieren-*Yin*-Mangel mit Leere-Hitze	ZK: eher rötlich, geschrumpft ZB: vermindert, dünn Pu: kraftlos, fein, beschleunigt	Nykturie, Durst, Schwäche und Schmerz im LWS-Bereich, Sehschwäche, Gesichts-Flush, trockene, juckende Haut	*Liu Wei Di Huang Wan* ▶ RG 8.5, mit Modifikationen (z.B. als *Zhi Bai Di Huang Wan*)
Pu: kraftlos, schwach in *Chi*-Position	ZK: blass und gedunsen		Energetischer Nieren-Mangel mit überwiegendem Nieren-*Yang*-Mangel	ZK: gedunsen, blass ZB: weißlich, dünn Pu: kraftlos	Blässe, Seh- und Hörschwäche, häufige Miktion, Nykturie, kalte Extremitätern, Diarrhoe, Impotenz	*Jin Gui Shen Qi Wan* ▶ RG 8.4

Gan Lu Yin (Süßer Tau Trank)	
Arzneimittel	Dosis
Huang Qin (Scutellariae Radix)	9 g
Mai Dong (Ophiopogonis Radix)	12 g
Pi Pa Ye (Eriobotryae Folium)	24 g
Di Huang (Rehmanniae Radix)	9 g
Shi Hu (Dendrobii Caulis)	9 g
Shu Di Huang (Rehmanniae Radix Praeparata)	9 g
Tian Dong (Asparagi Radix)	12 g
Yin Chen (Artemisiae Scopariae Herba)	9 g
Zhi Qiao (Aurantii Fructus)	9 g
Gan Cao (Glycyrrhizae Radix et Rhizoma)	6 g

Indikation Diese Rezeptur nährt Yin, klärt Hitze, verteilt das Lungen-*Qi* und eliminiert Feuchtigkeit. Traditionell wird diese Mischung eingesetzt bei anhaltender Hitze im *Yang Ming*, welche die *Yin*-Flüssigkeiten schädigt. Die Mischung eignet sich hervorragend bei *Yin*-Mangel von Lunge, Magen und Nieren (Trockenheit) bei gleichzeitiger Hitze und Feuchtigkeit.

Weitere Rezeptur bei Diabetes mellitus Typ 2: Pragmatische Arznei-Mischung zur Gewichtsreduktion und Senkung erhöhter Cholesterin-Spiegel ▶ 6.1 Adipositas

Wichtigste Komplikationen bei Diabetes sind Hitze und Blut-Stase

Bei Komplikationen durch Blut-Stase Entweder Blut bewegende Arzneien (▶ unten) in obigen Rezepturen ergänzen oder eine Blut bewegende Rezeptur einsetzen und an die jeweilige Situation anpassen, z.B. Modifikationen von *Xue Fu Zhu Yu Tang* ▶ RG 10.1.

Bei Komplikationen durch toxische Hitze mit Hautinfektionen und Ulzerationen kann **Wu Wei Xiao Du Yin (Das Toxin eliminierende Dekokt mit fünf Bestandteilen)** ▶ RG 2.3 eingesetzt werden.

Bei Mischformen können die empfohlenen Rezepturen auch modifiziert werden. Im Folgenden dazu einige Einzelmittel.

Einzelmittel

Wirkung	AG	Einzelmittel
Bei Blut-Stase	10.1	*Dan Shen* (Salviae Miltiorrhizae Radix et Rhizoma)
	10.2	*San Qi* (Notoginseng Radix et Rhizoma)
	10.1	*Hu Zhang* (Polygoni Cuspidati Rhizoma) *Yi Mu Cao* (Leonuri Herba)
Bei kardiovaskulären Komplikationen durch **Schleim- und Blut-Stase**	8	*Shan Zha* (Crataegi Fructus), hat zusätzlich auch noch einen Lipid-senkenden Effekt
Bei Retinopathie durch Blut-Stase	16	*Ji Li* (Tribuli Fructus)
Bei Nephropathie mit Obstipation	3.1	*Da Huang* (Rhei Radix et Rhizoma)
Bei fortgeschrittener Mikroangiopathie	10.1	*Shui Zhi* (Hirudo), senkt Lipide und Blutviskosität
Bei Komplikationen durch Schleim		
Öffnet Qi-Fluss in Leitbahnen: bei Taubheit durch Polyneuropathie	5	*Wei Ling Xian* (Clematidis Radix et Rhizoma)
Bei Schleim-Obstruktion: Taubheitsgefühle durch Polyneuropathie	6	*Da Zao Jiao* (Gleditsiae Sinensis Fructus)
	14.1	*Mu Li* (Ostreae Concha), oft mit
	6.2	*Zhe Bei Mu* (Fritillariae Thunbergii Bulbus) und
	2.2	*Xuan Shen* (Scrophulariae Radix)

Akupunktur

Klärt Hitze in der Mitte **Kombination**: Ren 12 *Zhongwan*, Ma 34 *Liangqiu*

Hitze klären und Trockenheit und Yin-Mangel befeuchten

- Di 11 *Quchi*, Ren 14 *Juque*, Ni 6 *Zhaohai*, Mi 6 *Sanyinjiao*, Le 8 *Ququan*
- **Kombination**: Ma 36 *Zusanli*, Bl 20 *Pishu*, Bl 21 *Weishu*

Stärkt die Mitte und die Verdauung im Magen-Darmtrakt **Kombination**: Ren 6 *Qihai*, Ren 12 *Zhongwan*, Ma 36 *Zusanli*, Mi 6 *Sanyinjiao*

Klärt Hitze im Yang Ming **Kombination**: Di 11 *Quchi* und Gb 43 *Xiaxi*

Stärkt die Mitte **Kombination**: Bl 20 *Pishu* und Bl 21 *Weishu*, Ma 36 *Zusanli* und Mi 6 *Sanyinjiao*

Bei Feuchtigkeit-Schleim und mangelnder Qi-Dynamik **Kombination**: Ren 9 *Shuifen*, Ma 40 *Fenglong* und Mi 3 *Taibai*

Bei Nieren-Yang Mangel **Kombination**: Ni 3 *Taixi*, Bl 23 *Shenshu* und Ren 4 *Guanyuan*

Bei Leber- und Gallenblasen-Qi Stagnation **Kombination:** Le 3 *Taichong*, Gb 34 *Yanglingquan* und SJ 6 *Zhigou*

Bei Leber- und Milz-Disharmonie **Kombination:** Le 3 *Taichong*, Mi 6 *Sanyinjiao* und Le 13 *Zhangmen*

Diätetik

Milz-Qi-Mangel mit Feuchtigkeit-Schleim-Ansammlung Reis, Hirse, Gerste, Maisgries, Karotten, Fenchel, Kürbis, Kartoffeln, Kümmel, Anis, Ingwer, Kardamom, Frühlingszwiebel, Lauch, getrockenete Mandarinenschale, Fleischkraftsuppe mit Gemüse, Petersilie, Oregano, Majoran, Estragon, Thymian, Rosmarin

Leber-Milz-Disharmonie Radieschen, Kohlrabi, Basilikum, Brokkoli, Karotten, Hirse, Gerste, Mais, Kürbis, Wachtel, Huhn, Rind, Kalb, Kümmel, Kreuzkümmel, Basilikum, Pfefferminztee, Kümmeltee, Brennnesseltee

Aufsteigendes Leber-Yang mit Nieren-Yin-Mangel Sellerie, Gurke, Algen, Tomaten, Barsch, Apfel, rote Rüben, Schwarzwurzeln, Oliven, Wassermelone, Sesam, Bohnen, Linsen, Dinkel, Buchweizen, Reis, Datteln

Meide

- Zuckerhaltige Nahrungsmittel und gesüßte Getränke (Cola, Fanta, manche Fruchtsäfte). Besonders auch auf „versteckte" Zuckerzusätze achten, z.B. in Ketchup, Fertiggerichten, etc.
- Reduktion von Getränken und Speisen, die hohe Konzentrationen von Mono- oder Disacchariden aufweisen
- Darüber hinaus Meiden von Weizen

Allgemeine Hinweise

Neben Ernährung ist körperliche Aktivität ganz wesentlich. Dazu sollten entsprechende Empfehlungen abgegeben werden. Ideal erweist sich hier ein regelmäßiges Ausdauertraining im Wechsel mit einem moderaten auf Muskelaufbau ausgerichteten Krafttraining. Durch eine individuelle Kombination von optimierter Lebensführung, angepasster Antidiabetika-Medikation und einer TCM-Behandlung lässt sich eine diabetische Stoffwechselstörung heutzutage sehr gut einstellen und behandeln.

6.3 Hyperthyreose

Einleitung

Eine Schilddrüsenüberfunktion ist gekennzeichnet durch die Produktion von zu viel Schilddrüsenhormon – Thyroxin bzw. Trijodthyronin. Ursachen können Autoimmunerkrankungen sein wie eine Hashimoto-Thyreoiditis im Frühstadium oder ein Morbus Basedow, bei dem Antikörper gegen den TSH-Rezeptor die Rezeptoren stimulieren, die die Hormonproduktion regulieren. Eine weitere mögliche Ursache sind autonome Areale, deren Zellen nicht mehr der übergeordneten Regulation unterliegen und unkontrolliert Schilddrüsenhormon produzieren. Diese werden autonome Adenome oder „heiße Knoten" genannt.

Die Schilddrüse liegt an der vorderen Halsseite und wird einerseits durch die Funktionskreise Leber, Herz und Niere regiert. Andererseits durchläuft der *Ren Mai* das anatomische Organ. Des Weiteren können die entsprechenden Funktionskreise des *Tai Yin* (Lunge, Milz) und *Yang Ming* (Dickdarm, Magen) durch die Nähe der Schilddrüse zu ihren Leitbahnen ebenfalls involviert sein.

Der Hals stellt eine Verbindungsbrücke zwischen dem Kopf – Sitz des Intellekts – und dem Thorax – Sitz der Emotionen – dar. Dies gleicht einem Nadelöhr, durch das die tieferen Anteile der Person hindurch zum sprachlichen Ausdruck gelangen müssen. Bestehen Probleme mit dem Artikulieren und Ausdrücken von Emotionen, kann dieses chronische Zurückhalten zu Beschwerden im Hals und Rachen führen: Stimmbildung, Globussyndrom, Schilddrüsenprobleme.

Bei Betrachtung der klinischen Symptomatik können meistens zwei pathologische Prozesse beobachtet werden. Diese manifestieren sich durch die Störung von zwei energetischen Haupt-Achsen: Leber-Milz-Achse und der Herz-Nieren-Achse. Die Leber-Milz-Disharmonie stellt eine Art Grundvoraussetzung für Schilddrüsenerkrankungen dar: eingestautes Leber-*Qi* mit konsekutiver Hitze und Milz-*Qi*-Mangel mit geschwächter Widerstandskraft und der Bildung von Schleim. Bei diesem inneren Milieu kann sich dann leicht durch eine Unterbrechung der Herz-Nieren-Achse durch emotionale Traumata, stärkere Ängste, Schock oder Stress eine Schilddrüsenerkrankung entwickeln. Ebenso kann auch durch die Invasion von pathogener Hitze eine solche Pathologie entstehen, die zu Fülle-Hitze, dann aber auch rasch zu einer *Yin*-Schädigung mit entsprechender Leere-Hitze führt. Klinisch zeigt sich das z.B. bei einer Hashimoto-Thyreoiditis im Übergang von einer Schilddrüsenüberfunktion in eine Unterfunktion.

Symptome

Die Symptome können vielfältig sein wie Unruhezustände, Hitzegefühle und vermehrtes Schwitzen, Palpitationen, Schlafstörungen, Gewichtsabnahme, Diarrhoe, Zittern und Stimmungsschwankungen.

- Wenn Hitze sehr dominant ist, ist das primäre Ziel diese zu eliminieren, um zu vermeiden, dass die Säfte und *Yin* geschädigt werden könnten.
- Einige Arzneien – besonders die Algen – sind kalt, salzig und enthalten Jodverbindungen, wie *Hai Zao* (Sargassum) und *Kun Bu* (Laminariae/Eckloniae Thallus). Diese Arzneien können bei euthyreoter Struma in normaler Dosis langfristig eingesetzt werden. Regelmäßige Laborkontrollen sind dabei anzuraten. Bei Hyperthyreose und autonomem Adenom sind sie kontraindiziert.
- Das Vorgehen, mittels hoher Jodzufuhr (sogenannte Plummerung) durch *Hai Zao* oder *Kun Bu* eine Überfunktion anzugehen, ist obsolet, da es mangels genauer Kenntnis des Jodgehalts völlig ungezielt wäre und für eine längere Behandlung auch nicht in Frage kommt.
- Die Arznei *Huang Yao Zi* (Dioscoreae Bulbiferae Rhizoma) vermag wohl die Hormonwerte einer Schilddrüsenüberfunktion abzusenken, führt aber relativ häufig zu Lebertoxizität, sodass sie nicht empfohlen werden kann. Sie ist in Europa auch kaum erhältlich.
- Es verbleibt für die Chinesische Arzneitherapie die Indikation, nicht selten auftretende Restsymptome zu behandeln, die trotz konventioneller Normalisierung der Schilddrüsenhormonwerte mehr oder weniger fortbestehen können, oder auf konstitutionelle Gesichtspunkte einzugehen

Differenzialdiagnose						**Therapie**
1. Ebene	2. Ebene	Syndrom	Syndrom-differenzierung	Befunde	Leitsymptome	Rezeptur
Pu: kräftig	ZK: rot	Fülle im Innen	Leber-Feuer (und Herz- und Magen-Feuer)	ZK: rot, betonte Ränder ZB: gelblich Pu: saitenförmig, kräftig und beschleunigt	Innere Spannung und Unruhe, Gereiztheit, rote Augen, Kopfschmerzen, bitterer Mundgeschmack, nässende und juckende Ausschläge	*Long Dan Xie Gan Tang* ► RG 2.4, mit Modifikationen
	ZK: rot, gespannte rote Zungenränder		Aufsteigendes Leber-*Yang* mit innerem Wind	Pu: kräftig, saitenförmig, beschleunigt	Schwindel, Unruhe, Verwirrtheit, Druck auf den Augen oder Ohren, Tinnitus, Gesichtsröte	*Zhen Gan Xi Feng Tang* ► RG 13.2
	ZK: rote Zungenspitze, -ränder, gedunsen ZB: klebrig		Leber-*Qi*-Stagnation mit Schleim-Hitze, *Yang*-Exzess in Leber und Herz	ZK: gedunsen, evtl. gerötet ZB: gelblich Pu: gespannt, schlüpfrig, beschleunigt	Unruhe, große Nervosität, sehr leichte Erregbarkeit, Ängstlichkeit, Palpitationen	*Chai Hu Jia Long Gu Mu Li Tang* ► RG 12.2, mit Modifikationen
	ZK: gedunsen ZB: dick, klebrig		Feuchtigkeit-Schleim blockiert die *Qi*-Dynamik	ZB: vermehrt weißlich und klebrig Pu: schlüpfrig und saitenförmig	Druck- und Spannungsgefühl im Kehlkopf, Fremdkörpergefühl im Hals, Globussyndrom, auch Druck und Enge im Thorax und Oberbauch, Nervosität, „hysterisch", Emotionalität	*Ban Xia Hou Po Tang* ► RG 9.1
	ZK: gedunsen ZB: dick, klebrig		Stagnation von Feuchtigkeit-Schleim, *Qi* und Blut im Subkutan-Bereich	ZB: klebriger Belag Pu: schlüpfrig, saitenförmig	Schwellungen am Hals, Struma, kaum verschieblich, Knoten unterhalb der Haut im „Fleisch", die nicht ulzerieren und die Hautfarbe darüber nicht verändern	*Xiao Luo Wan* ► S. 979 mit *Er Chen Tang*, ► RG 14.1
Pu: kraftlos und gespannt	ZK: blass, rote Ränder	Kombiniert Fülle und Leere im Innen	Leber-Milz-Disharmonie mit *Yang*-Exzess in Leber und Herz	ZK: gedunsen, blass mit roten Rändern und roter Spitze ZB: weißlich, dünn Pu: kraftlos	Emotionale Unausgeglichenheit, Unruhe, Gereiztheit, Hitzegefühl, Schlafprobleme, Herzklopfen, Abdominalprobleme, unregelmäßige Mens, PMS	*Jia Wei Xiao Yao San* ► RG 4.2, mit Modifikationen
Pu: fein	ZK: rot, klein	Leere im Innen	Nieren-*Yin*-Mangel mit Leere-Hitze	ZK: rot, geschrumpft ZB: weiß-gelblich, dünn Pu: dünn, gespannt, evtl. beschleunigt	Unruhe und Hitzewallungen, Schlaflosigkeit, innere Trockenheit an Haut und Schleimhäuten, Obstipation, Miktionsprobleme	*Zhi Bai Di Huang Wan* ► RG 8.5, mit Modifikationen
Pu: kraftlos und fein	ZK: leicht rötlich		Energetischer Nieren-Mangel mit kombiniertem Nieren-*Yin*- und Nieren-*Yang*-Mangel	ZK: eher rötlich, gechrumpft ZB: vermindert, dünn Pu: kraftlos, fein, beschleunigt	Hitzewallungen, Schweißausbrüche, Nervosität, Palpitationen, Insomnia, Schwindel, Schwäche im LWS- und Kniebreich, Pollakisurie	*Er Xian Tang* ► RG 8.4, mit Modifikationen

Xiao Luo Wan (Pille, um Skrofula zu reduzieren)	
Arzneimittel	**Dosis**
Xuan Shen (Scophulariae Radix)	9 g
Mu Li (Ostreae Concha)	5 g
Zhe Bei Mu (Fritillariae Thunbergii Bulbus)	5 g
Indikation Feste Knoten vor oder hinter dem Ohr oder im Nackenbereich, die kaum verschiebbar sind, nicht ulzerieren und die Hautfarbe darüber nicht verändern; schlüpfriger Puls	

Weitere mögliche Rezepturen

Tian Wang Bu Xin Dan (Besondere Pille des himmlischen Kaisers, die das Herz tonisiert), ▶ RG 12.1, mit Modifikationen

- **Indikation** Nieren- und Herz-*Yin*-Leere – bei ausgeprägter Schlaflosigkeit, Unruhe und Palpitationen

Zhi Gan Cao Tang (In Honig gebratene Glycyrrhizae Radix et Rhizoma Dekokt), ▶ RG 8.3, mit Modifikationen

- **Indikation** Herz-*Qi* und -*Yin*-Leere – bei ausgeprägtem Herzklopfen, Extrasystolen

Yi Guan Jian (Verbindungs-Dekokt), ▶ RG 8.5, mit Modifikationen

- **Indikation** Nieren-*Yin*-Leere mit Leere-Hitze – bei Stagnationssymptomatik in Kombination mit Leber- und Nieren-*Yin*-Mangel.

Bei Mischformen können die empfohlenen Rezepturen auch modifiziert werden. Im Folgenden dazu einige Einzelmittel.

Einzelmittel

Wirkung	AG	Einzelmittel
Eliminiert Hitze, Schleim-Hitze: bei „heißen" SD-Knoten	2.2	*Xia Ku Cao* (Prunellae Spica)
	2.4	*Lian Qiao* (Forsythiae Fructus)
	14.1	*Mu Li* (Ostreae seu)
	6.2	*Ge Qiao* (Meretricis seu Cyclinae Concha)
	10.1	*Wa Leng Zi* (Arcae Concha)
Erweicht Massen	6.2	*Zhe Bei Mu* (Fritillariae Thunbergii Bulbus) *Ge Qiao* (Meretricis seu Cyclinae Concha)
	2.2	*Xuan Shen* (Scrophulariae Radix)
	14.1	*Mu Li* (Ostreae Concha)
	10.1	*Wa Leng Zi* (Arcae Concha)
Transformiert Schleim	6	*Zi Su Zi* (Perillae Fructus)
Transformiert Schleim und Nahrungs-Stagnation	8	*Lai Fu Zi* (Raphani Semen)
	6	*Jie Zi* (Sinapis Semen)
Bricht Blut-Stasen auf und zerteilt Massen	10.1	*E Zhu* (Curcumae Rhizoma) *San Leng* (Sparganii Rhizoma)
Auf bestimmte Symptome eingehend		
Bei Protrusio der Augen (z.B. bei Basedow'scher endokriner Orbitopathie)	16	*Ji Li* (Tribuli Fructus)
	2.1	*Xia Ku Cao* (Prunellae Spica) *Jue Ming Zi* (Cassiae Semen) *Qing Xiang Zi* (Celosiae Semen)
	12.4	*Gou Qi Zi* (Lycii Fructus)
Bei Tremor	16	*Shi Jue Ming* (Haliotidis Concha) *Gou Teng* (Uncariae Ramulus cum Uncis) *Shan Yang Jiao* (Ziegenhorn, als Ersatz für *Ling Yang Jiao*) *Ji Li* (Tribuli Fructus)
	2.2	*Bai Shao* (Paeoniae Radix Alba)
	5	*Mu Gua* (Chaenomelis Fructus)
Bei Heißhunger-Attacken und großem Durst	2.1	*Shi Gao* (Gypsum Fibrosum) *Zhi Mu* (Anemarrhenae Rhizoma) *Tian Hua Fen* (Trichosanthis Radix)
Bei Palpitationen, Tachykardie	14.1	*Long Gu* (Fossilia Ossis Mastodi) *Ci Shi* (Magnetitum) *Hu Po* (Succinum) *Yuan Zhi* (Polygalae Radix) *Zhen Zhu Mu* (Margaritifera Concha)
	10.1	*Dan Shen* (Salviae Miltiorrhizae Radix et Rhizoma)
	14.2	*Shou Wu Teng* (Polygoni Multiflori Caulis)

Akupunktur

Bei akuter Hyperthyreose

- **Pc 6 Neiguan** Hauptpunkt für exzessive Überfunktion der Schilddrüse – er reguliert das Leber-*Qi*, lindert *Qi*-Rebellion nach oben und beruhigt den Geist *Shen*. Zusätzlich wirkt er auf den *Yin Wei Mai*.
- **Kombination** Pc 6 *Neiguan* und Ni 9 *Zhubin*: verhindert, dass Hitze und aufsteigendes *Yang* zu stark in die obere Körperhälfte aufsteigen

Hitze klärend **Kombination** Ma 44 *Neiting* und Di 11 *Quchi*

Leber-Feuer klärend **Kombination** Le 2 *Xingjian* und Gb 43 *Xiaxi*

Qi-Stagnation mit Hitze (Unruhe) und Wind (Tremor) eliminierend **Kombination** Di 4 *Hegu*, Le 3 *Taichong* und Du 20 *Baihui*

Geist beruhigen und Hitze nach unten ableiten **Kombination** Ni 9 *Zhubin* (*Xi*-Spalt-Punkt des *Yin Wei Mai)* und Pc 6 *Neiguan*

Qi abwärts dirigieren und Yin vor einer Schädigung durch Hitze schützen **Kombination** Lu 7 *Lieque* und Ni 6 *Zhaohai (*öffnet *Ren Mai)*

Bei Schilddrüsen-Schwellung und Knoten

- Ma 40 *Fenglong*
- Kombination Ma 40 *Fenglong*, Mi 3 *Taibai* und Pc 5 *Jianshi*

Stützt Leber-Yin und klärt Hitze Le 8 *Ququan*

Lokale Behandlung **Kombination** Ren 22 *Tiantu* und Ma 9 *Renying* (Cave A. carotis)

„Ping Ying"- Punkte – Struma-Punkte **Kombination**: *Huatuo Jia Ji*-Punkte am Nacken bei C3 – C5

Diätetik

Meide Alle Stimulantien: Kaffee, Nikotin, Energie-Drinks, Schwarz- oder Grüntee

Leber-Yang absenkend und Leber-Blut nährend Stangensellerie, Wasserkastanie, Chrysanthemenblütentee, Sonnenblumenkerne, Erdnuss, Birne, Krebse, Austern

Herz-Blut und Yin nährend Weizen, gekeimter Weizen, Hafer, Eigelb, Milch (bes. Kuhmilch, auch Schaf- und Ziegenmilch), Kirsche, Sojabohne, Frischkäse, Lotoswurzel, Longanfrucht, Schweineherz, Fasan

Nieren-Yin nährend Tintenfisch, Austern, Ente, Niere von Schwein und Rind, Eigelb, Sesam, schwarze Sojabohne, Weizen, Weintraube, Karotte

Meide Jodhaltige Speisen, wie Meeresfisch, Algen etc., da sie eine thyreotoxische Krise auslösen können. Dies betrifft vor allem jene Patienten, die ein (noch) kompensiertes autonomes Adenom haben.

Allgemeine Hinweise

Oft sind Schilddrüsen-Patienten, wenn ihre Stoffwechselsituation nicht optimal eingestellt ist, sehr emotional, eher instabil und wenig belastbar. Daher ist es ratsam, während einer Behandlung besonders stressauslösende oder herausfordernde Situationen zu vermeiden, soweit dieses möglich ist.

6.4 Hypothyreose und Struma

Einleitung

Die Schilddrüse liegt an der vorderen Halsseite und wird einerseits durch die Funktionskreise Leber, Herz und Niere regiert. Andererseits durchläuft der *Ren Mai* das anatomische Organ. Des Weiteren können die entsprechenden Funktionskreise des *Tai Yin* (Lunge, Milz) und *Yang Ming* (Dickdarm, Magen) durch die Nähe der Schilddrüse zu ihren Leitbahnen ebenfalls involviert sein.

Struma und Knoten

Je nach Ausprägung können Symptome ganz fehlen oder sich in einem Druck- oder Engegefühl am Hals äußern, auch Luftnot, vermehrtes Räuspern und eine Abneigung gegen Rollkragen-Pullover werden angegeben.

Eine Kropfbildung und die Entstehung von Knoten und Verhärtungen ist oft gekennzeichnet durch Leber- und Gallenblasen-*Qi*- und Blut-Stagnation mit konsekutiver Schleim-Akkumulation. Die dabei entstehende latente Stagnations-Hitze wirkt trocknend und wandelt so die Feuchtigkeit- und Schleim-Ansammlung in festere Verdichtungen und Verhärtungen um.

Bei Betrachtung der assoziierten Symptomatik spielen meistens zwei pathologische Prozesse eine Rolle. Diese manifestieren sich durch die Störung von zwei energetischen Haupt-Achsen: der Leber-Milz-Achse und der Herz-Niere Achse. Die Leber-Milz-Disharmonie stellt eine Art Grundvoraussetzung für Schilddrüsenerkrankungen dar: eingestautes Leber-*Qi* mit konsekutiver Hitze sowie Milz-*Qi*-Mangel mit geschwächter Widerstandskraft und Bildung von Schleim. Bei diesem inneren Milieu kann sich dann leicht durch eine Unterbrechung der Herz-Nieren-Achse durch emotionale Traumata, stärkere Ängste, Schock oder Stress eine Schilddrüsenerkrankung entwickeln.

Ebenso kann auch durch die Invasion von pathogener Hitze eine solche Pathologie entstehen, die zu Fülle-Hitze, dann aber auch rasch zu einer *Yin*-Schädigung mit entsprechender Leere-Hitze führen kann.

Hypothyreose

Die Symptome beginnen oft schleichend und werden oft nicht als Hypothyreose gedeutet, da sie oft relativ unspezifisch sind: Erschöpfung, verminderte Leistungsfähigkeit, herabgeminderte Stimmungslage, inneres Kältegefühl, verminderte Schweißproduktion, trockene raue Haut, langsamer Puls, Gewichtszunahme, Obstipation.

Bei der Hyothyreose steht ein Mangel der Funktionskreise Milz und Nieren im Zentrum. Das Nieren-*Yang* in Form des *Mingmen*-Feuers stellt die Wärme und die Kraft für die Milz zur Verfügung. Erschöpft sich das Nieren-*Yang* oder zieht das Milz-*Qi* und Milz-*Yang* zu viel Nieren-*Yang* ab, so fehlt dem Körper Kraft und Wärme. Flüssigkeiten werden nicht mehr umgewandelt und es steht kein *Yang-Qi* für den Alltag bereit. Patienten zeigen Symptome wie Lethargie, Müdigkeit, Kältegefühl, Ödeme sowie Verdauungsbeschwerden.

Eine erschöpfte Milz produziert auch kein Blut mehr, was rasch zu einem Blutmangel führt. Des Weiteren entsteht bei *Yang*-geschwächten Nieren auch ein *Yin*-Mangel. Oder aber dieser hat sich bereits vor dem Auftreten der *Yang*-Mangel-Beschwerden entwickelt, z.B. durch Überarbeitung.

Differenzialdiagnose							Therapie
1. Ebene	2. Ebene	3. Ebene	Syndrom	Syndromdifferenzierung	Befunde	Leitsymptome	Rezeptur
Leere	Milz	ZK: blass, gedunsen	Milz-Qi-Mangel	Milz-*Qi*-Mangel mit Feuchtigkeits-Akkumulation	ZK: blass, gedunsen, ZE ZB: weißlich, dünn Pu: kraftlos, schlüpfrig	Erschöpfung, teigige, ödematöse Haut (Myxödem), Blässe, Antriebslosigkeit	*Shen Ling Bai Zhu San* ▶ RG 8.1
				Milz-*Qi*-Mangel mit sinkendem *Qi*	ZK: blass, gedunsen, ZE ZB: weißlich, dünn Pu: kraftlos, schlüpfrig	Erschöpfung, Kurzatmigkeit, Schwindel, schwache Stimme, Blässe, Appetitlosigkeit	*Bu Zhong Yi Qi Tang* ▶ RG 8.1
	Niere	ZK: blass Pu: tief und kraftlos, insbesondere *Chi*-Position	Nieren-Yang-Mangel	Energetischer Nieren-Mangel: dominierender Nieren-*Yang*-Mangel	ZK: gedunsen, blass ZB: weiß, dünn Pu: kraftlos, langsam	Träge, blass, Antriebslosigkeit, Kälteempfindlichkeit, Lumbalschmerzen, Schwächegefühl in den unteren Extremitäten, Mühe beim Wasserlassen, Ödeme	*Jin Gui Shen Qi Wan* ▶ RG 8.4, mit Modifikationen
				Nieren-*Yang*-Mangel mit Wasser- und Feuchtigkeit-Ansammlung	ZK: gedunsen, blass oder blass-dunkel, ZE ZB: weiß, schmierig Pu: kraftlos, tief	Müdigkeit, Trägheit, schwere Extremitäten, Ödeme, Schwindel, Palpitationen	*Zhen Wu Tang* ▶ RG 6.4
				Energetischer Nieren-Mangel: dominierender Nieren-*Yang-Jing*-Essenz-Mangel	ZK: gedunsen, blass ZB: weiß, dünn Pu: kraftlos, tief, langsam	Erschöpfung, Kältegefühl, kalte Extremitäten, Lumbalschmerzen, schwache Knie, Infertilität, Inkontinenz, Ödeme	*You Gui Wan* ▶ RG 8.4
	Essenz	ZK: rot Pu: fein und kraftlos, insbesondere *Chi*-Position	Nieren-Yin-Mangel	Konstitutioneller Nieren-*Yin-Jing*-Essenz-Mangel	ZK: klein, rot, verminderter Belag Pu: dünn, beschleunigt	Erschöpfung, Unruhe, Insomnie, Nachtschweiß, trockene Haut, trockenes Haar	*Zuo Gui Wan* ▶ RG 8.5, mit Modifikationen
	Lunge	Pu: extrem schwach, kaum tastbar	Qi- und -Yin-Mangel	Milz-, Nieren- und Lungen-*Qi*- und -*Yin*-Mangel	ZB: weißlich, dünn Pu: kraftlos	Große Erschöpfung, Kurzatmigkeit, mangelnde Vitalität, spontane Schweiße	Bei Bedarf zusätzlich zu *Zuo Gui Wan*: *Sheng Mai San* ▶ RG 8.1

6.4 Hypothyreose und Struma

Wichtige Aspekte der Arzneitherapie

Struma
Einige Arzneien – besonders die Algen – sind salzig und enthalten Jodverbindungen – *Hai Zao* (Sargassum) und *Kun Bu* (Laminariae/Eckloniae Thallus): Diese Arzneien wurden historisch bei Hypothyreose in normaler bis hoher Dosierung langfristig eingesetzt. Für die Therapie einer Hypothyreose sind sie jedoch obsolet und nicht ausreichend. Dafür ist heute Schilddrüsenhormon der Standard. Bei der Therapie der Struma und von Knoten werden häufig kalte, salzige Mittel – wie die Algen – zur Erweichung der Schleim-Ansammlungen und Verhärtungen eingesetzt. Da gerade hier begleitend oft Zeichen eines Milz-*Qi*-Mangels auftreten, ist in diesen Fällen eine zusätzliche Ergänzung durch Milz-*Qi* stärkende Mittel wichtig: z.B. *Bai Zhu* (Atractylodis Macrocephalae Rhizoma), *Shan Yao* (Dioscoreae Rhizoma) und *Bai Bian Dou* (Lablab Semen).

Hypothyreose Bei der Hypothyreose steht der *Yang*- und *Qi*-Mangel im Vordergrund. Dieser wird – soweit indiziert – ergänzend zur Schilddrüsenhormon-Therapie mit warmen, aktivierenden Mitteln aus den *Yang* tonisierenden und Kälte zerstreuenden Arzneikategorien behandelt. Dazu kommen *Qi* tonisierende Mittel.

Bei Mischformen können die empfohlenen Rezepturen auch modifiziert werden. Im Folgenden dazu einige Einzelmittel.

Einzelmittel

Wirkung	AG	Einzelmittel
Erweicht Massen	6.2	*Zhe Bei Mu* (Fritillariae Thunbergii Bulbus) *Kun Bu* (Laminariae/Eckloniae Thallus) *Ge Qiao* (Meretricis seu, Cyclinae Concha)
	2.2	*Xuan Shen* (Scrophulariae Radix)
	14.1	*Mu Li* (Ostreae Concha)
	10.1	*Wa Leng Zi* (Arcae Concha)
Transformiert Schleim	6	*Zi Su Zi* (Perillae Fructus) *Hai Zao* (Sargassum) *Kun Bu* (Laminariae/Eckloniae Thallus) *Fa Ban Xia* (Pinelliae Rhizoma Praeparatum) *Gua Lou* (Trichosanthis Fructus) *Jie Zi* (Sinapis Semen)
Transformiert Schleim und Nahrungs-Stagnation	8	*Lai Fu Zi* (Raphani Semen)
Klärt Hitze, transformiert Schleim und löst Stasen	2.1	*Xia Ku Cao* (Prunellae Spica)
	6.1	*Zao Jiao Ci* (Gleditsiae Spina)
Blut-Stasen aufbrechend und Massen zerteilend	10.1	*E Zhu* (Curcumae Rhizoma)
		San Leng (Sparganii Rhizoma)
Immunmodulierende Wirkung beschrieben: bei Hashimoto-Thyreoiditis mit erhöhten Antikörper-Titern im postakuten Stadium	12.1	*Huang Qi* (Astragali Radix) *Ren Shen* (Ginseng Radix et Rhizoma)
	12.2	*Dang Gui* (Angelicae Sinensis Radix)
	2.3	*Huang Qin* (Scutellariae Radix)
Adaptogene Wirkung bei Autoimmunprozessen	14.2	*Ling Zhi* (Ganoderma)
Yang aktivierend und stärkend	12.3	*Bu Gu Zhi* (Psoraleae Fructus) *Yin Yang Huo* (Epimedii Folium) *Lu Rong* (Cervi Cornu Pantotrichum) *Du Zhong* (Eucommiae Cortex)
Kälte zerstreuend und Yang aktivierend	11	*Fu Zi* (Aconiti Radix Lateralis Praeparata) *Gan Jiang* (Zingiberis Rhizoma) *Rou Gui* (Cinnamomi Cortex)
Qi stärkend	12.1	*Huang Qi* (Astragali Radix) *Ren Shen* (Ginseng Radix et Rhizoma) *Tai Zi Shen* (Pseudostellariae Radix)
Obstipation bei Kälte und Mangel	12.3	*Suo Yang* (Cynomorii Herba) *Rou Cong Rong* (Cistanches Herba)
	12.2	*Dang Gui* (Angelicae Sinensis Radix)

Akupunktur

Qi- und Schleim-Stagnation am Hals **Kombination**: SJ 6 *Zhigou*, Gb 34 *Yanglingquan*, Le 3 *Taichong* und Ma 40 *Fenglong*

Struma bei hormonellem Zusammenhang (Pubertät, Schwangerschaft oder Menopause) **Kombination**: Lu 7 *Lieque* und Ni 6 *Zhaohai* (Öffnung des *Ren Mai*)

Einsatz bei festeren Knoten

- **Kombination** Mi 4 *Gongsun* und Pc 6 *Neiguan* (Öffnung des *Chong Mai*)
- **Ggfs. zusätzlich Ren Mai öffnen** Lu 7 *Lieque* und Ni 6 *Zhaohai*

Qi-Fluß stärken und Ren Mai aktivieren **Kombination**: Ren 17 *Shanzhong*, Ren 22 *Tiantu* und Ren 12 *Zhongwan*

„Ping Ying"-Punkte – Struma-Punkte **Kombination**: *Huatoujiaji*-Punkte am Nacken bei C3 – C5

Lokale Behandlung **Kombination** Ren 22 *Tiantu* und Ma 9 *Renying* (Cave A. carotis)

Bei Hitze-Zeichen

- Le 2 *Xingjian*
- **Kombination** Le 2 *Xingjian* und Di 11 *Quchi*

Bei lateralen Knoten und großer innerer Anspannung **Kombination**: Gb 41 *Zulinqi* und SJ 5 *Waiguan* (öffnet *Dai Mai*)

Blut-Stase **Kombination**: Bl 17 *Geshu* und Mi 10 *Xuehai*

Milz-Qi Mangel mit weichen Stühlen und Erschöpfung **Kombination**: Mi 6 *Sanyinjiao*, Ma 36 *Zusanli* und Ren 6 *Qihai*

Diätetik

Milz-Qi stärkend Hirse, Gerste, Buchweizen, Karotte, Hülsenfrüchte inkl. Tofu (nur erwärmt), leicht verdauliches, mageres Fleisch, Huhn

Bei ausgeprägter Feuchtigkeit-Schleim-Ansammlung Schwarze und gelbe Sojabohne, Sojasprossen, Sojamilch, Mungbohne, Rundkornreis, Knoblauch, Ingwer, Kardamom, Rettich, Weintraube, Birne, Fisch

Schleim-Hitze eliminierend Artischocke, Löwenzahn, grüner Tee, Buchweizen, Sellerie, Heißwasser-Trinkkur

Blut bewegend Erdnuss, schwarze Sojabohne, Esskastanie, Pfirsich, Essig, Aubergine, chinesischer Lauch (*Qi* und Blut bewegend)

Meide Übermaß an Kohlehydraten, insbesondere den glutenhaltigen Getreidearten, Roggen und Gerste. Zuckerhaltige Lebensmittel und Übermaß an Milchprodukten

Hemmung der SD-Hormonsynthese durch Übermaß an Thiocyanat-haltigen Nahrungsmitteln wie bestimmten Kohlarten

- **Bestimmte Kohlarten** Vermeide Broccoli, Blumenkohl, Rosenkohl
- Insbesondere bei überwiegend vegetarischer/veganer Kost und Neigung zu Milz-*Qi*-Mangel und Feuchtigkeit-Ansammlung oder bei bereits bestehender Struma

Allgemeine Hinweise

Bei einer Struma sollte eine konventionelle Behandlung als Therapiemethode der Wahl so früh wie möglich eingeleitet werden. In besonderen Fällen kann eine ergänzende Behandlung mittels Chinesischer Medizin sinnvoll sein, um auch konstitutionelle Gesichtspunkte anzugehen. Diese sollte auf drei bis sechs Monate ausgerichtet sein, in denen sich ein Erfolg abzeichnen sollte.

7 Dermatologie

7.1 Hauterkrankungen allgemein

Einleitung

Am Anfang geben wir eine allgemeinere Übersicht über verschiedene Hautpathologien, deren Charakteristika und Behandlungsansätze. Danach gehen wir exemplarisch auf die differenzierte Diagnostik und Therapie von fünf häufig vorkommenden, typischen Vertretern dermatologischer Krankheitsbilder ein. Akne ist ein Beispiel für eine Kombination von bakterieller Abszedierung und gleichzeitig metabolischen und hormonellen disponierenden Faktoren. Es schließt sich eine Diskussion von Abszedierungen generell an. An dritter Stelle steht die Urtikaria, verursacht durch eine Ausschüttung von Histamin als immunologische Reaktion auf verschiedene Reize. Die Neurodermitis gehört zu den Atopien und wird im weitesten Sinne im Umfeld der Allergien bei gleichzeitig gestörter Barrierefunktion der Haut angesiedelt. Und schließlich folgt die Psoriasis als Beispiel für ein Autoimmun-Geschehen, das tiefer in den Körper eingreift.

Eine Besonderheit in der Diagnostik und Musterdifferenzierung von Hauterkrankungen besteht darin, dass hier die genaue Inspektion der befallenen Haut als Kriterium der ersten Wahl herangezogen wird. Während sonst Zunge- und Puls-Befundung die zentrale Rolle im Erkennen einer Pathologie einnehmen, liegen bei der Haut die allermeisten Informationen sozusagen auf der Hand, direkt vor unseren Augen. Die Haut erscheint wie ein aufgeschlagenes Buch voller Informationen, die nur richtig interpretiert werden müssen. Durch genaue Beobachtung der unterschiedlichen Arten von Effloreszenzen können Wind, Feuchtigkeit, Kälte, Hitze und Trockenheit erkannt werden. Dabei kommt es vor, dass topische Veränderungen an der Haut nicht zwangsläufig mit dem Rest des energetischen Systems übereinstimmen müssen. Es kann zum Beispiel sein, dass sich auf der Haut rote heiße Läsionen zeigen, die auf Hitze hinweisen, während innerlich gleichzeitig ein Zustand von feuchter Kälte vorliegt.

Wandernde Effloreszenzen und solche, die schnell kommen und gehen, sprechen für Wind. Flammende Rötung und Überwärmung weisen auf Hitze hin und eitrige Pusteln oder schmierige, gelbliche Beläge auf den Läsionen sind Zeichen für Hitze-Toxine. Den stärksten Juckreiz verursacht die Kombination von Wind (ein *Yang*-Pathogen) mit Hitze, wie bei den infektiösen Wind-Hitze-Erkrankungen Masern, Röteln und Windpocken. Nässende Ekzeme, feuchte Exsudation aus Effloreszenzen oder flüssigkeitsgefüllte Vesikel deuten auf Feuchtigkeit hin, wie auch Schwellungen und Quaddeln (ggfs. auf Wind-Feuchtigkeit). Eine sehr trockene Haut kommt meist bei Blut-Mangel vor, aber auch bei Schädigung der Säfte durch chronische lokale Hitze-Pathogene. Pigmentierungen, livide Verfärbungen oder fixierte Schmerzen werden mit Blut-Stase assoziiert. Schuppungen können noch weiter nach dem jeweiligen Untergrund differenziert werden: Trockene weiße Schuppen auf blassem Untergrund treten bei Blut-Mangel mit Wind auf. Fettige gelbliche Schuppen weisen eher auf feuchte Hitze mit Wind und Feuertoxinen hin. Lichenifikationen an den Beugeseiten der Extremitäten verweisen oft auf Blutmangel und Blut-Stase mit Trockenheit.

Siehe auch unter Indikationen: Akne (▶7.2), Urtikaria (▶7.3), Neurodermitis (▶7.4), Psoriasis (▶7.6) und Kinderkrankheiten (▶13.1)

Differenzierung – nach dem Erscheinungsbild der Haut:

Fülle-Muster

- Akute Wind-Hitze-Invasion – z.B. Wind-Pocken, Masern
- Feuchtigkeit-Hitze-Effloreszenzen – z.B. bestimmte Stadien von Kontaktekzem
- Feuchte Hitze mit Hitze-Toxinen – z.B. Akne
- Hitze-Toxine in der Blut-Ebene mit Blut-Stase – z.B. Akne mit Narbenbildung
- Feuchte Hitze mit Toxinen und Wind-Trockenheit – z.B. akuter Neurodermitis-Schub

Kombinierte Fülle-Leere-Muster

- Hitze in Blut-Ebene mit Trockenheit und Wind – z.B. chronische Neurodermitis im Intervall
- Blut-Hitze mit Blut-Mangel und Stase mit Wind – z.B. Psoriasis im chronischen Intervall

Differenzialdiagnose								Therapie
1. Ebene	2. Ebene	3. Ebene	4. Ebene	Syndrom	Syndromdifferenzierung	Befunde	Leitsymptome	Rezeptur
Nässende exsudative Hauterkrankungen	Gesicht rot Kräftiger Typus	Prädilektionsstelle: nicht im Kopf- und Halsbereich	Besonders Genitalbereich, Druckdolenz am Rippenbogen	Haut: exsudativ purulent, nässend	Hitze-Fülle in Leber und Gallenblase; Hitze-Feuchtigkeit im Unteren Erwärmer	ZK: rot ZB: gelb Pu: voll, saitenförmig, beschleunigt	Hitzegefühl, Kopfschmerz, Reizbarkeit, juckende Ekzeme im Genitalbereich, Fluor albus, Dysurie, Harnwegsinfekt	*Long Dan Xie Gan Tang* ▶ RG 2.4
			Im Sommer schlechter, trockener Mund, Durst		Wind-Hitze ist eingedrungen, Wind-Toxin, Blut-Hitze, Hitze-Feuchtigkeit	ZK: rot ZB: weiß-gelb Pu: kraftvoll, beschleunigt Hara: Druckdolenz im Unterbauch (*Oketsu*)	Kräftiger Typus, Hitzegefühl, nässende und stark juckende Hautekzeme, typischerweise Verschlechterung im Sommer, Schwitzen, Durst, trockener Mund	*Xiao Feng San* ▶ RG 13.1
			Besonders Heranwachsende		Blut-Hitze, Blut-Stase im Kopfbereich	ZK: leicht rot oder rote Stippchen Hara: Druckdolenz im Unterbauch (*Oketsu*)	Kräftiger Typus, bes. Heranwachsende, bes. im Gesicht, juckende, schuppende Haut, Vesikel, Abszesse, Akne, Exsudation, Haut nicht trocken	*Zhi Tou Chuang Yi Fang* (jap. *Ji Zuso Ippo)* ▶ RG 13.1
		Prädilektionsstelle: Kopf-, Halsbereich, Oberkörper	Besonders Kopfbereich		Hitze-Feuchtigkeit, Blut-Stase im Kopfbereich	ZK: rot ZB: gelb Pu: voll Hara: Druckdolenz im Unterauch (*Oketsu*)	Kräftiger Typus, Gesicht rot, aufsteigende Hitze, Kopfschmerz, Schwindel, eruptive Ekzeme und Akne im Gesicht und am Kopf	*Qing Shang Fang Feng Tang* (jap. *Sei Jo Bofu To*) ▶ RG 2.3
	Gesicht blass Kräftiger Typus		Besonders Kopf- und Halsbereich, schwitzige Extremitäten		Blut-Hitze, leichter Blut-Mangel, Blut-Stase im Kopfbereich	ZK: leicht rot oder rote Stippchen Hara: Druckdolenz im Unterbauch (*Oketsu*)	Kräftiger Typus, Gesicht blass, Hand- und Fußschweiß, chronische Entzündungsprozesse im oberen Respirationstrakt und Hautbereich	*Jing Jie Lian Qiao Tang* (jap. *Keigai Rengyo To*) ▶ RG 13.1
Trockene Hauterkrankungen	ZK: leicht rot Kräftiger Typus		Heiße Extremitäten	Haut: trocken	Blut-Hitze bei vorbestehendem Blut-Mangel	ZK: leicht rot ZB: weiß-gelb Hara: Druckdolenz im Unterbauch (*Oketsu*)	Heiße Extremitäten, aufsteigende Hitze, Hämorrhagien, Unruhe, rote, trockene Haut, Juckreiz, Hyper-/Dysmenorrhö	*Wen Qing Yin* ▶ RG 8.2
	ZK: nicht blass, Farbe und Form relativ normal		Frustriert, reizbar, unausgeglichen		Leber-*Qi*-Stagnation, leichter Blut-Mangel	ZK: relativ normal, evtl. rote Ränder ZB: dünn Pu: saitenförmig	Unausgeglichenheit, Reizbarkeit, Frustriertheit, Abdominal- und Menstruationsbeschwerden, trockene Haut, Juckreiz	*Jia Wei Xiao Yao San* ▶ RG 4.2
	ZK: blass Schwächerer Typus		Eher ältere Menschen		Blut-Mangel, Wind-Invasion	ZK: blass ZB: dünn Pu: dünn	Schwächere, eher ältere Patienten, anämischer Aspekt, trockene Haut, Juckreiz	*Dang Gui Yin Zi* (jap. *Toki Inshi)* ▶ RG 13.1

Weitere Rezepturen, die bei Hauterkrankungen eingesetzt werden

Haut feucht Hitze-Feuchtigkeit, Blut-Hitze

- *Fang Feng Tong Shen San* (Pulver mit Saposhnikoviae Radix, das weise Blockaden löst) ▶ RG 1.4. Symptome: trockener Mund, Obstipation; oft bei Adipositas mit Karbunkeln, Urtikaria, Ekzem; Hitze-Fülle im Außen und Innen, Wind-Hitze; Zungenkörper: rot; Zungenbelag: gelb, klebrig; Puls: beschleunigt
- *Tao He Cheng Qi Tang* (Persicae Semen Dekokt, das das *Qi* ordnet) ▶ RG 10.1. Bei Blut-Hitze und Blut-Stase; Obstipation, Neurodermitis, Psoriasis
- *San Huang Xie Xin Tang* (Dekokt, das das Epigastrium entlastet) ▶ RG 2.3. Erysipel, Fieber, allergische Hautreaktionen, Hämorrhagien, Kopfschmerz
- *Huang Lian Jie Du Tang* (Coptidis Rhizoma Dekokt, das toxische Wirkungen lindert) ▶ RG 2.3. Ausgeprägte Symptomatik mit aktivem Verlauf, viel Hitze und Toxinen.

Juckreiz, Urtikaria Wind, Hitze, Toxine

- *Yin Qiao San* (Lonicerae Flos und Forsythiae Fructus Pulver, modifiziert) ▶ RG 1.2. Hautveränderungen durch Wind, Hitze und Toxine
- *Yu Ping Feng San* (Jade Windschutz Pulver, modifiziert) ▶ RG 11.1. Bei Urtikaria, spontanen Schweißen, allgemeiner Infektneigung
- *Saiko Seikan To* – eine in Japan gebräuchliche Erweiterung des *Chai Hu Qing Gan Tang* (Dekokt mit Bupleuri Radix zum Klären der Leber) ▶ RG 2.4. Für Ekzeme mit ausgeprägten Entzündungen mit viel Hitze-Toxin, besonders in den Leitbahnen des *Shao Yang* am Kopf

Haut trocken Blut-Mangel und Trockenheit

- *Dang Gui Shao Yao San* (Angelicae Sinensis Radix und Paeoniae Radix Pulver) ▶ RG 8.2
- *Zhen Wu Tang* (Wahrer Krieger Dekokt, modifiziert) ▶ RG 6.4
- *Gui Zhi Fu Ling Wan Jia Yi Yi Ren* (Cinnamomi Ramulus und Poria Pille mit Coicis Semen) (jap. *Keishi Bukuryo Gan Ka Yokuinin*) ▶ RG 10.2

Bei Mischformen können die empfohlenen Rezepturen auch modifiziert werden. Im Folgenden dazu einige Einzelmittel.

Einzelmittel

Wirkung	AG	Einzelmittel
Wind: starker Juckreiz	1.1	*Fang Feng* (Saposhnikoviae Radix) *Jing Je* (Schizonepetae Herba) *Cang Er Zi* (Xanthii Fructus) *Bai Zhi* (Angelicae Dahuricae Radix)
	1.2	*Chan Tui* (Cicadae Periostracum) *Niu Bang Zi* (Arctii Fructus)
Endogener Leber-Wind: starker Juckreiz	16	*Ji Li* (Tribuli Fructus) *Quan Xie* (Scorpio) *Wu Gong* (Scolopendra)
	4	*Di Fu Zi* (Kochiae Fructus)
	5	*Jin Qian Bai Hua She* (Bungarus Parvus)
Feuchte Hitze: starker Juckreiz	2.3	*Ku Shen* (Sophorae Flavescentis Radix)
	2.4	*Bai Xian Pi* (Dictamni Cortex)
Lokale Feuchtigkeit-Ansammlung: Schwellungen von Augenlidern oder Lippen	4	*Fu Ling* (Poria) *Zhu Ling* (Polyporus) *Fu Ping* (Spirodelae Herba)
	1.1	*Gui Zhi* (Cinnamomi Ramulus)
Blut-Hitze mit Wind: trockene, rote Haut mit Juckreiz	2.2	*Di Huang* (Rehmanniae Radix) *Mu Dan Pi* (Moutan Cortex) *Chi Shao* (Paeoniae Radix Rubra) *Xuan Shen* (Scrophulariae Radix) *Shui Niu Jiao* (Bubali Cornu)
	2.4	*Zi Hua Di Ding* (Violae Herba)
	10.2	*Bai Mao Gen* (Imperatae Rhizoma) *Qian Cao* (Rubiae Radix et Rhizoma)
Effloreszenzen mit feuchter Hitze	2.3	*Huang Qin* (Scutellariae Radix) *Huang Bo* (Phellodendri Chinensis Cortex) *Zhi Zi* (Gardeniae Fructus)
	2.4	*Bai Xian Pi* (Dictamni Cortex)
	5	*Xi Xian Cao* (Siegesbeckiae Herba)

Ausgeprägte Lichenifikation, Atrophie, durch topische Steroide geschädigte dünne Haut	10.1	*Ji Xue Teng* (Spatholobi Caulis) *Dan Shen* (Salviae Miltiorrhizae Radix et Rhizoma)
	12.2	*Dang Gui* (Angelicae Sinensis Radix) *He Shou Wu* (Polygoni Multiflori Radix)
	14.2	*Shou Wu Teng* (Polygoni Multiflori Caulis)
Toxische Hitze: bei eitrigen Pusteln	2.4	*Zi Hua Di Ding* (Violae Herba) *Pu Gong Ying* (Taraxaci Herba) *Da Qing Ye* (Isatidis Folium) *Ye Ju Hua* (Chrysanthemi Indici Flos) *Lian Qiao* (Forsythiae Fructus)
	2.3	*Huang Qin* (Scutellariae Radix) *Huang Lian* (Coptidis Rhizoma)
Juckreiz getriggert durch gestaute Emotionen	1.2	*Chai Hu* (Bupleuri Radix)
	2.3	*Huang Qin* (Scutellariae Radix) *Long Dan* (Gentianae Radix et Rhizoma)
	12.2	*Bai Shao* (Paeoniae Radix Alba)
	14.2	*He Huan Pi* (Albiziae Cortex)
Bei Lippen-Herpes, Herpes genitalis	2.3	*Long Dan* (Gentianae Radix et Rhizoma)

Akupunktur

Wind eliminierend – bei Juckreiz

- SJ 5 *Waiguan*, Gb 20 *Fengchi*, Bl 12 *Fengmen*, Di 11 *Quchi*
- **Kombination** Gb 31 *Fenshi* und Ma 33 *Yinshi*

Behandelt Wind mit Blut-Trockenheit

- Lu 7 *Lieque*, Mi 6 *Sanyinjiao*, Du 14 *Dazhui*, Bl 12 *Fengmen*, Di 11 *Quchi*
- **Kombination** Mi 10 *Xuehai* und Bl 40 *Weizhong*

Klärt Hitze im Blut mit begleitendem Wind – bei generellem Juckreiz

- Mi 10 *Xuehai*, Bl 17 *Geshu*, M-LE-34 *Baichongwo* „Wespennest“, Di 11 *Quchi*
- **Kombination** Gb 32 *Zhongdu* und Ma 34 *Liangqiu*

Leber-Feuer klärend **Kombination**: Le 2 *Xingjian* und Gb 43 *Xiaxi*

Qi-Stagnation mit Hitze (Rötung) und Wind (Juckreiz) eliminierend **Kombination**: Di 4 *Hegu*, Le 3 *Taichong* und Du 20 *Baihui*

Hitze aus dem Gesicht (Yang Ming) ableiten (z.B. bei Akne) **Kombination**: Di 4 *Hegu*, Di 11 *Quchi*, Bl 17 *Geshu* und Mi 10 *Xuehai*

Qi abwärts dirigieren und Yin vor einer Schädigung durch Hitze schützen **Kombination**: Lu 7 *Lieque* und Ni 6 *Zhaohai* (öffnet *Ren Mai*)

Feuchtigkeit und Schleim-Knoten transformieren und eliminieren **Kombination**: Ma 40 *Fenglong*, Mi 5 *Shangqiu* und Ren 9 *Shuifen*

Lokale Behandlung Es sollte nicht in befallene Hautareale gestochen werden. Jedoch kann bei einzelnen Läsionen die Technik „den Tiger einkreisen“ angewendet werden, bei der Nadeln um die Region herum platziert werden. Die Stichrichtung zielt zum Zentrum der Läsion und die Nadel wird tangential, somit beinahe subkutan, sehr flach gesetzt. So zeigen die Nadelspitzen zentripetal in die Mitte der Läsion.

Diätetik

Diätetische Mittel zur äußeren Anwendung Sesamöl, Sojaöl, Mandelöl, Joghurt

Wind-Kälte eliminierend Frühlingszwiebel, Fenchel, Stangensellerie

Wind-Hitze eliminierend Grüner Tee, Rettich, Karotte, Aubergine, Sellerie, chinesischer Lauch

Feuchtigkeit eliminierend Bohne, Sojabohne, Sojasprosse, Erbse, Kardamom, Gerste

Blut bewegend Erdnuss, schwarze Sojabohne, Esskastanie, Essig, Aubergine, chinesischer Lauch (*Qi* und Blut bewegend)

Qi und Blut tonisierend Hirse, Gerste, Hafer, Feige, Honig, Mandel, Haselnuss, Huhn, Schaf- und Ziegenfleisch, Fisch, Eier, fettarme Milch

Blut und Yin nährend bei trockener Haut, Alterspruritus Weizen, gekeimter Weizen, Hafer, Kirsche, Birne, Mungbohne, Walnuss, Austern, Sesam, Pinienkerne, Taube, Leber verschiedener Tiere, schwarze Sojabohne, Essig, Eigelb, Milch, Sahne, Butter, Frischkäse

Leber-Yang absenkend und Leber-Blut nährend Stangensellerie, Wasserkastanie, Chrysanthemenblütentee, Sonnenblumenkerne, Erdnuss, Birne, Krebse, Austern

Meide

- Schalentiere, Krabben, Schrimps, Garnelen, Muscheln
- Zu viele und scharfe Gewürze, Alkoholika, Übermaß an Salz, ältere Speisen, die wieder aufgewärmt werden
- Konservierte Nahrungsmittel, chemische Additiva wie Konservierungsstoffe oder Geschmacksverstärker, mit Insektiziden oder Herbiziden behandeltes Obst und Gemüse, Tiefkühlprodukte, Fertiggerichte und Konserven
- Zuckerhaltige Speisen und Getränke

Allgemeine Hinweise

Neben einer ausgewogenen, möglichst naturbelassen Kost, die keine chemischen Zusatzstoffe enthält, wird zunehmend eine probiotische Therapie im Sinne einer Symbiose-Korrektur der Darmflora erfolgreich eingesetzt. Die Darmflora ist eng mit dem intestinalen Immunsystem verbunden und hat so einen Einfluss auf allergische und immunologische Abläufe im Organismus. Bei Erwachsenen fördert Alkohol die Entstehung von Feuchtigkeit, besonders in Verbindung mit Hitze und feuchter Hitze. Die Abendmahlzeit kann auch leicht zu Feuchtigkeit-Akkumulation führen und sollte daher einfach und leicht gehalten werden. Zudem sollten kohlenhydratreiche Speisen sowie Genussmittel wie Alkohol, Süßigkeiten und schwer verdauliches Essen am Abend gemieden werden.

7.2 Akne vulgaris

Einleitung

Durch das Heranwachsen in der Adoleszenz steigt das Minister-Feuer nach oben, sodass im Kopf und Oberkörper mehr Hitze entsteht. Durch das ständige An- und Abschwellen von *Yin* und *Yang* im beginnenden weiblichen Zyklus mit der Menarche kommt es ebenfalls zur periodischen Zunahme von *Yang*. Dennoch sind junge Männer mehr von Akne betroffen, da in ihnen das *Yang* überwiegt. Dazu können auch eine fettreiche Ernährung und viel Süßigkeiten beitragen. Darüber hinaus sollten emotionale Faktoren, wie Stress oder Frustration in Betracht gezogen werden.

Aus diesen verschiedenen Faktoren kann ein Übermaß an Feuchtigkeit und Hitze im Organismus resultieren. Dies wird an der Rötung der Hauteffloreszenzen erkennbar. Talg oder eitriger Detritus in den Läsionen deuten auf Feuchtigkeit, Schleim oder Toxine. Die Lokalisation im Gesicht gehört zum Einflussbereich der *Yang Ming*-Leitbahnen (Dickdarm/Magen). Durch eine Leber-*Qi*-Stagnation wird die Hitze noch zusätzlich geschürt. Die Stagnation kann die Säfte zusammenballen und verdichten, sodass bei gleichzeitiger Milz-*Qi*-Leere und/oder Überernährung mit zu viel fettigen und süßen Nahrungsmitteln besonders leicht Schleim-Hitze-Ansammlungen im Raum zwischen Haut und Muskeln entstehen. Bei Frauen kommt es oft prämenstruell zu einer Verschlechterung der Akne durch die dann ausgeprägtere Tendenz zur Leber-*Qi*-Stagnation und die damit einhergehende vermehrte Transformationshitze.

Nach dem klinischen Bild lassen sich zwei Grundformen unterscheiden:

1. **Lungen-Hitze mit toxischer Hitze** Dies manifestiert sich vor allem an Kinn, Nase, seitlich der Nase sowie an der Stirn.
2. **Yang Ming-Feuchte-Hitze mit toxischer Hitze** Zeigt sich vorwiegend um den Mund und Backenbereich. Die Pusteln sind dabei ausgeprägter und generell mehr im Gesicht verteilt.

Weitere diagnostische Hinweise lassen sich aus der Inspektion der Haut ableiten: Rötungen weisen auf Hitze hin. Eine weitere Differenzierung hilft die Art des Pathogens zu erkennen: So weisen einzelne, sehr große Flecken auf fulminante, aggressive Fülle-Hitze hin, während bei vielen kleinen Stellen es sich eher um eine Leere handelt.

Eitrige Komedonen-Pusteln zeigen eine bakterielle Beteiligung an, die als Hitze-Toxine interpretiert wird. Die Läsionen sind häufig schmerzhaft. Gelegentlich kommen auch Abszesse oder Furunkel am Rücken oder Thorax hinzu. Dunkle livid-rote Stellen zeigen Stauungs-Stase-Hitze an. Oft sind auch erweiterte Kapillaren als Zeichen für Blut-Hitze erkennbar. Erhabene Knoten unter der Haut – noduläre Papeln – (z.B. durch verstopfte Talgdrüsen) zeigen Feuchtigkeit-Schleim an. Dabei enthalten die „Pickel" eine weißliche, eingedickte Feuchtigkeit. Bei generell sehr öliger, fettiger Haut schließen wir auf Feuchtigkeit und evtl. Hitze.

Schleim-Akkumulation kann zu Blut-Feuchtigkeit führen und umgekehrt. Blut-Stase macht sich durch livide Läsionen oder narbige Abheilungen bemerkbar. Die „Pickel" heilen sehr zögerlich ab, hinterlassen Hyperpigmentation oder dunkle Flecken, wobei tiefe Narben möglich sind.

Differenzialdiagnose							**Therapie**
1. Ebene	2. Ebene	3. Ebene	Syndrom	Syndromdifferenzierung	Befunde	Leitsymptome	Rezeptur
ZB: vermehrt	ZB: gelb	Eng lokalisierte Läsionen	Fülle: Lunge, im oberflächlichen Bereich des Innen	Wind- und Hitze-Invasion in Lunge und Magen	ZK: rotes vorderes Drittel ZB: gelblich Pu: beschleunigt, oberflächlich	Rotes Gesicht, Hitzegefühl, Pusteln besonders im Stirnbereich, Nase, seitlich der Nase und Kinn, "Mitesser" (Komedonen)	*Pi Pa Qing Fei Yin* ► S. 995, mit Modifikationen
		Mehr über das Gesicht verteilte Läsionen	Fülle: Innen, Magen-Darm, im Yang Ming	*Yang Ming*-Hitze und -Feuchtigkeit in Dickdarm und Magen	ZK: rot ZB: gelblich, klebrig Pu: schlüpfrig, beschleunigt	Rote Knoten und ausgeprägtere Pusteln, bes. im *Yang Ming*-Bereich des Gesichts (vorwiegend perioral, Wangen), Mundgeruch, imperativer Hunger, vermehrter Appetit, fettige Haut	*Dan Di Tang* ► S.995, mit Modifikationen
		Sehr stark eitrige Läsionen, auch Furunkel an Rücken, Dekoltee	Fülle: Innen, Hitze-Toxine in Qi- und Blut-Ebene	Hitze-Toxine	ZK: rot ZB: gelb, vermehrt Pu: beschleunigt	Eitrige und stark entzündete Pusteln, Abszedierungen, auch an Rücken und Brust, zum Teil schmerzhaft	*Wu Wei Xiao Du Yin* ► RG 2.3, mit Modifikationen
	ZB: weiß ZK: rote Pünktchen im vorderen Drittel, gedunsen	Verschleppte Pathogene – unreine Haut, schwelende Läsionen	Kombinierte Fülle und Leere, Shao Yang-Muster	Leber-Milz-Disharmonie mit Leber-*Qi*-Stagnation und Milz-*Qi*-Mangel mit Feuchtigkeit-Schleim-Belastung	ZK: gedunsen, rote Pünktchen im vorderen Drittel ZB: dick, klebrig Pu: saitenförmig, schlüpfrig	Unreine Haut, eitrige Pusteln, Magenbeschwerden, Druck im Oberbauch, Mundgeruch, Neigung zu verschleppten Infekten oder gestauten Emotionen	*Xiao Chai Hu Tang* ► RG 4.1
	ZB: weiß ZK: blass-gedunsen, evtl. ZE	Knotige Läsionen, fettiger Hauttypus	Kombinierte Fülle und Leere, Feuchtigkeit-Schleim, Tai Yin-Muster	Milz-*Qi*-Mangel mit Feuchtigkeit-Schleim-Ansammlung	ZK: sehr gedunsen, blass ZB: weißlich, klebrig Pu: leer, schlüpfrig	Tiefsitzende Knoten, blasses Gesicht, fettige, teigige Haut, breiige Stühle, Heißhunger auf Süßes, Nahrungsunverträglichkeiten	*Liu Jun Zi Tang* ► RG 8.1, mit Modifikationen
ZB: vermindert	ZB: vermindert ZK: blass-livide, geschrumpft	Eher schmerzhafte und livide Läsionen, ggfs. narbig	Kombinierte Fülle und Leere Blut-Leere und Blut-Stase	Blut-Stase/ Blut-Mangel	ZK: livide, evtl. blass, gestaute ZGV Pu: gespannt, fein, rau	Livide Narben nach Abheilung, zögerliche Heilung, besonders schmerzhafte Pickel	*Tao Hong Si Wu Tang* ► RG 8.2, mit Modifikationen
	ZB: vermindert ZK: blass-rote, gespannte Ränder	Blass-livide Läsionen, submandibulär, eher Erwachsene	Kombinierte Fülle und Leere Leber-Qi-Stagnation und Blut-Mangel	Disharmonie von *Chong* und *Ren Mai*: komplexe Pathologie mit Hitze im *Qi*- und Blut-Level, *Qi*- und Blut-Stagnation	ZK: blass, livide, rote Ränder ZB: dünn-weiß Pu: saitenförmig, eher fein, evtl. beschleunigt	Weibliche Post-Adoleszenz-Akne: bes. Lokalisation im *Chong Mai*-Bereich, submandibulär	*Jia Wei Xiao Yao San* ► RG 4.2 + *Tao Hong Si Wu Tang* ► RG 8.2

Anmerkung

Pi Pa Qing Fei Yin (Eriobotryae Folium Trank, um die Lunge zu klären)	
Arzneimittel	**Dosis**
Pi Pa Ye (Eriobotryae Folium)	6–9 g
Sang Bai Pi (Mori Cortex)	6–9 g
Huang Lian (Coptidis Rhizoma)	2–4 g
Huang Bo (Phellodendri Cortex)	3–6 g
Ren Shen (Ginseng Radix et Rhizoma)	3–5 g
Gan Cao (Glycyrrhizae Radix et Rhizoma)	3 g
Indikation Wind und Hitze Invasion in Lunge und Magen	

Dan Di Tang (Salviae Miltiorrhizae Radix und Rehmanniae Radix Dekokt)	
Arzneimittel	**Dosis**
Dan Shen (Salviae Miltiorrhizae Radix et Rhizoma)	6–9 g
Di Huang (Rehmanniae Radix)	6–9 g
Hu Zhang (Polygoni Cuspidati Rhizoma et Radix)	6–9 g
Gan Cao (Glycyrrhizae Radix er Rhizoma)	3 g
Da Huang (Rhei Radix et Rhizoma)	3–9 g
Indikation *Yang Ming*-Hitze und Feuchtigkeit in Dickdarm- und Magen-Leitbahn	

Weitere mögliche Rezepturen

Xian Fang Huo Ming Yin (Erhabene Rezeptur zur Erhaltung des Lebens) ▶ **RG 2.3**

Indikation Toxische Hitze mit *Qi*-, Blut- und Schleim-Stagnation, die zu knotigen Abszedierungen führt, die rot, geschwollen, hart und druckschmerzhaft sind.

Bei komplexen Mustern mit Leber-*Qi*-Stagnation, Feuchtigkeit-Ansammlung und Hitze im Magen-Funktionskreis kommt es häufig zu einer Leber-Milz-Disharmonie im Sinne eines *Shao Yang*-Musters. Hier kann **Xiao Chai Hu Tang (Kleineres Bupleuri Radix Dekokt)** ▶ RG 4.1 als Ausgangsrezeptur eingesetzt und je nach individuellem Befund modifiziert werden.

Ein besonders wichtiges Mittel stellt *Huang Qin* (Scutellariae Radix) dar. Es klärt Hitze im Funktionskreis Lunge, Gallenblase-Leber und Magen-Darm. Daher wird es bei vielen Formen von Akne erfolgreich verwendet oder hinzugefügt.

Bei Mischformen können die empfohlenen Rezepturen auch modifiziert werden. Im Folgenden dazu einige Einzelmittel.

Einzelmittel

Wirkung	AG	Einzelmittel
Lungen-Hitze mit toxischer Hitze	6	*Pi Pa Ye* (Eriobotryae Folium) *Sang Bai Pi* (Mori Cortex)
	2.1	*Zhi Mu* (Anemarrhenae Rhizoma)
	2.4	*Lian Qiao* (Forsythiae Fructus) *Jin Yin Hua* (Lonicerae Japonicae Flos)
	2.3	*Huang Qin* (Scutellariae Radix)
Feuchte Hitze im Yang Ming	4	*Yin Chen* (Artemisiae Scopariae Herba)
	2.4	*Pu Gong Ying* (Taraxaci Herba) *Bai Hua She She Cao* (Hedyotis Diffusae Herba) *Ye Ju Hua* (Chrysanthemi Indici Flos)
	2.3	*Huang Qin* (Scutellariae Radix) *Huang Lian* (Coptidis Rhizoma) *Zhi Zi* (Gardeniae Fructus)
Aktive Hitze- und Blut-Pathogene: starke Rötung	2.2	*Mu Dan Pi* (Moutan Cortex) *Chi Shao* (Paeoniae Radix Rubra)
Eliminiert Hitze-Toxine: viele Pusteln	2.4	*Zi Hua Di Ding* (Violae Herba) *Ye Ju Hua* (Chrysanthemi Indici Flos)
	2.1	*Xia Ku Cao* (Prunellae Spica)
Eliminiert Schleim-Hitze: knotige Eiterungen/Abszesse	2.1	*Xia Ku Cao* (Prunellae Spica)
	2.4	*Lian Qiao* (Forsythiae Fructus)
Eliminiert Toxine	2.4	*Lian Qiao* (Forsythiae Fructus) *Pu Gong Ying* (Taraxaci Herba) *Zi Hua Di Ding* (Violae Herba) *Jin Yin Hua* (Lonicerae Japonicae Flos) *Da Qing Ye* (Isatidis Folium) *Ye Ju Hua* (Chrysanthemi Indici Flos)

Erweicht Massen, Knoten und Verhärtungen	6.2	*Zhe Bei Mu* (Fritillariae Thunbergii Bulbus)
	2.2	*Xuan Shen* (Scrophulariae Radix)
	2.1	*Xia Ku Cao* (Prunellae Spica)
	14.1	*Mu Li* (Ostreae Concha)
Bei feuchter Hitze	4	*Yi Yi Ren* (Coicis Semen) *Guang Huo Xiang* (Pogostemonis Herba)
Bei Hitze im Blut	2.2	*Mu Dan Pi* (Moutan Cortex) *Chi Shao* (Paeoniae Radix Rubra) *Di Huang* (Rehmanniae Radix)
	10.1	*Dan Shen* (Salviae Miltiorrhizae Radix et Rhizoma)
Transformiert Schleim und Nahrungs-Stagnation	8	*Lai Fu Zi* (Raphani Semen)
	6.1	*Jie Zi* (Sinapis Semen)
Bricht Blut-Stasen auf und zerteilt Massen: livide, narbige Abheilung	10.1	*San Leng* (Sparganii Rhizoma) *E Zhu* (Curcumae Rhizoma) *Dan Shen* (Salviae Miltiorrhizae Radix et Rhizoma)
Bei Blut-Stase im Gesicht können ebenfalls eingesetzt werden	1.1	*Bai Zhi* (Angelicae Dahuricae Radix) *Gao Ben* (Ligustici Rhizoma et Radix) *Fang Feng* (Saposhnikoviae Radix)
Auf bestimmte Symptome eingehend		
Schleimknoten, die hart und schwer aufzulösen sind	2.1	*Xia Ku Cao* (Prunellae Spica)
	14.1	*Mu Li* (Ostreae Concha)
	6.2	*Zhe Bei Mu* (Fritillariae Thunbergii Bulbus)
	6.1	*Zao Jiao Ci* (Gleditsiae Spina)
Bei prämenstrueller Verschlimmerung und/oder großem emotionalem Stress	1.2	*Chai Hu* (Bupleuri Radix)
	9	*Xiang Fu* (Cyperi Rhizoma)
	10.1	*Yi Mu Cao* (Leonuri Herba)
Bei öliger, fettiger Haut	6.1	*Jie Zi* (Sinapis Semen)
	4	*Yin Chen* (Artemisiae Scopariae Herba)
	4	*Yi Yi Ren* (Coicis Semen) mit
	9	*Zhi Qiao* (Aurantii Fructus)
Bei Heißhunger-Attacken und großem Durst (McDonald-Syndrom von Teenagern)	2.1	*Shi Gao* (Gypsum Fibrosum) *Zhi Mu* (Anemarrhenae Rhizoma) *Tian Hua Fen* (Trichosanthis Radix)

Akupunktur

Hitze klärend aus dem Oberen Erwärmer **Kombination**: Du 14 *Dazhui*, Bl 13 *Feishu* und Di 11 *Quchi*

Leber-Feuer klärend **Kombination**: Le 2 *Xingjian* und Gb 43 *Xiaxi*

Qi-Stagnation mit Hitze (Unruhe) und Wind (Tremor) eliminierend **Kombination**: Di 4 *Hegu*, Le 3 *Taichong* und Du 20 *Baihui*

Hitze aus dem Gesicht (Yang Ming) ableiten **Kombination**: Di 4 *Hegu*, Di 11 *Quchi*, Bl 17 *Geshu* und Mi 10 *Xuehai*

Qi abwärts dirigieren und Yin vor einer Schädigung durch Hitze schützen **Kombination**: Lu 7 *Lieque* und Ni 6 *Zhaohai* (öffnet *Ren Mai*)

Feuchtigkeit und Schleim-Knoten transformieren und eliminieren **Kombination**: Ma 40 *Fenglong*, Mi 5 *Shangqiu* und Ren 9 *Shuifen*

Lokale Behandlung Lokale Nadelung wird in China vereinzelt praktiziert, im Westen aber davon abgeraten.

Empirische Punkte Punkte im Nacken unterhalb Du 14 *Dazhui* und neben Dornfortsatz C7 – diese Region ist geeignet, um Lungen-Hitze zu eliminieren.

Diätetik

Allgemeine Empfehlungen Staudensellerie, Rettich, Tang, Algen, Azuki- und Mungbohnen, Kürbis, Birne, neben grünem Tee auch Pfefferminz- und Kamillentee

Blut-Hitze Wurzelgemüse, Petersilienwurzel, Lotos-Wurzel, Auberginen, Sonnenblumen-Kerne, Amaranth, Buchweizen, Wasserspinat, Azuki- und Mung-Bohnen, Erbsen, Löwenzahnsalat, bittere Gurken, Sellerie, Kürbis, Birne, Salz, neben Tee auch Pfefferminz- und Kamillentee

Feuchte Hitze

- Fasten mit Reis, Maishaartee, Selleriesalat, Salat mit Keimlingen, Champignonsalat
- **Getreide** Reis, Hirse, Quinoa
- **Gewürze** Etwas Kardamom, getrocknete Orangenschale, bittere Kräuter, Löwenzahn, Brennnessel

Meide

- Alle fettigen Speisen – besonders gehärtete Fette – wie Pommes Frites, in Fett gebackene oder gebratene Speisen
- Hitze Erzeugendes Lamm-, Rindfleisch, Pfeffer, Chili etc.
- Schleimbildung Förderndes Milchprodukte
- Zu viel Saures, Pikantes, zu viele und scharfe Gewürze, Übermaß an Salz
- Zuckerhaltige Speisen und Getränke
- Chemische Additiva, Konservierungsstoffe etc.

Allgemeine Hinweise

Alkohol fördert die Entstehung von Feuchtigkeit, ganz besonders in Verbindung mit Hitze-Prozessen und feuchter Hitze. Die Abendmahlzeit kann auch leicht Feuchtigkeit verursachen oder verstärken und sollte daher einfach und leicht gehalten werden. Zudem sollten kohlenhydratreiche Speisen sowie Genussmittel wie Alkohol, Süßigkeiten und schwer verdauliches Essen gemieden werden, ebenso Milchprodukte.

Oft hilft eine Sanierung der Darmflora mittels Probiotika. Dies sollte mindestens über vier Wochen durchgeführt werden und scheint insbesondere die Pathologien Hitze-Feuchtigkeit und toxische Hitze günstig zu beeinflussen.

7.3 Abszesse, Ulzera und Wunden

Einleitung

Geschwüre und Ulzerationen treten nach Verletzungen der äußeren Hautschichten auf oder entwickeln sich aufgrund von Durchblutungsstörungen (venösen Ulzera, Ulcus cruris) oder aufgrund von Druckstellen (Decubital-Ulzera).

Aus Sicht der TCM können wir entsprechend zwei Formen von Ulzera unterscheiden: *Yang*-Ulzera und *Yin*-Ulzera. Wie bei anderen Hauterkrankungen kommt auch hier erneut die wichtige Differenzierung der Krankheitsmuster durch Inspektion, d.h. durch eine genaue Inaugenscheinnahme des Lokalbefundes zustande.

Charakteristische Symptome von Yang-Ulzera

- Akute Rötung, Schwellung und Schmerzhaftigkeit
- **TCM-Diagnose** Hitze-Toxine

Charakteristische Symptome von Yin-Ulzera

- Tiefsitzende Abszesse, keine oder wenig Rötung, weniger ausgeprägte Schwellung und, wenn überhaupt, nur ein moderater Schmerz
- **TCM-Diagnose** *Qi*- und Blut-Mangel

Differenzierung

Fülle-Muster

- *Yang*-Abszess mit toxischer Hitze
- Blut-Stase

Kombiniertes Fülle- und Leere-Muster Toxische Hitze mit gleichzeitigem *Qi*- und Blut-Mangel

Leere-Muster

- *Yin*-Abszess bei *Qi*- und Blut-Mangel
- *Yin*-Abszess bei Nieren-*Yin* Mangel mit Tendenz zu Leere-Hitze

Differenzialdiagnose							Therapie
1. Ebene	2. Ebene	3. Ebene	Syndrom	Syndromdifferenzierung	Befunde	Leitsymptome	Rezeptur
Yang-Abzess: flammende Rötung, Schwellung, starker Schmerz, kräftiger Patienten-Typus: Fülle	Eitrige Geschwüre, möglicherweise scharfer Geruch	Andere Hitze-Fülle-Zeichen: hoch-akutes Geschehen, Fieber, beschleunigter kraftvoller Puls	**Akut – Fülle Toxische Hitze**	Hitze und Toxine in allen drei Erwärmern, toxische Hitze, feuchte Hitze	ZK: rot ZB: vermehrt, gelblich Pu: kraftvoll, beschleunigt	Fieber, Unruhe, Hitzegefühl, rotes Gesicht, Übelkeit, Völle im Oberbauch, blutige Stühle, Hämorrhoiden, nässende, eitrige, exsudative Ekzeme mit Blutungsneigung	*Huang Lian Jie Du Tang* ▶ RG 2.3
	Livide Verfärbung, evtl. bohrender Schmerz	Weitere Blut-Stase-Zeichen: livide Lippen, livider ZK mit gestauten ZGV, Dysmenorrhö, chronische Schmerzen	**Beginnende Chronifizierung – Fülle Blut-Stase**	Blut-Stase	ZK: livide, gestaute ZGV ZB: dünn, weißlich Pu: kraftvoll, saitenförmig, rau	Kräftiger Patiententypus, Blutandrang zum Kopf, Kopfschmerzen, Nackensteife, Schwindel, Obstipationsneigung, Bauchschmerzen, Dysmenorrhö mit dunklem, klumpigem Menstrualblut, Tendenz zu Massen im Unteren Erwärmer	*Gui Zhi Fu Ling Wan* ▶ RG 10.2
Übergangs-Formen: toxische Hitze mit jedoch gleichzeitiger Blut- und Säfte-Schädigung	Geschwüre, die noch Rötung, etwas purulente Sekretion und Schwellung aufweisen, jedoch bereits im Begriff sind zu chronifizieren	Weitere Zeichen für Hitze und Toxine bei gleichzeitigen Hinweisen für *Qi*- und Blut-Mangel	**Chronifizierung – Kombination von Fülle und Leere Toxische Hitze bei gleichzeitigem Blut-Mangel**	Feuchte Hitze und Toxine in den drei Erwärmern, Blut-Mangel mit Blut-Hitze, evtl. Blutungen aufgrund von Blut-Hitze	ZK: rot, leicht geschrumpft, ZGV gestaut ZB: dünn, gelblich Pu: dünn, schwach, tief, beschleunigt	Trockene rote Haut, Ekzeme, Juckreiz, brüchige Nägel, Unruhe, aufsteigende Hitze, heiße Extremitäten, Erschöpfung, Gesichtsblässe, gynäkologische Blutungen, menopausale Beschwerden mit Hitzezeichen, Hämorrhoiden	*Wen Qing Yin* ▶ RG 8.2
Yin-Abzess: blasse Rötung, tiefsitzend, wenig Schwellung, geringer Schmerz, erschöpfter Patienten-Typus: Leere	Blasse Geschwüre mit protrahiertem Heilungsverlauf	Allgemeiner *Qi*- und Blut-Mangel: erschöpft, Gesichtsblässe, weiche Stühle, Menstruationsstörungen	**Chronisch – Leere Qi- und Blut-Mangel**	Kombinierter *Qi*- und Blut-Mangel	ZK: blass ZB: dünn, weißlich Pu: kraftlos, dünn, tief	Fahlblasses Gesicht, trophische Störungen wie Haarausfall, brüchige Nägel, ausgeprägte Erschöpfung, Ängstlichkeit, innere Unruhe, Schwindel Kurzatmigkeit, Palpitationen	*Ba Zhen Tang* ▶ RG 8.3
	Chronische und tiefe, ausgestanzte Geschwüre mit Substanzdefekten	Allgemeiner *Yin*- und Säfte-Mangel: abgemagert, trockene Haut und Schleimhäute, Nachtschweiß, aufsteigende Hitzegefühle	**Chronisch – Leere Yin-Mangel**	Hitze im *Yin* mit Schädigung der Säfte und des *Yin*	ZK: rot ZB: vermindert Pu: gespannt, beschleunigt	Nachtschweiße mit Kältegefühl am Morgen, Schweißlosigkeit am Tage, Schwäche und Auszehrung ohne Appetitverlust, leichte Temperaturerhöhung am Nachmittag	*Qing Hao Bie Jia Tang* ▶ RG 2.5

7.3 Abszesse, Ulzera und Wunden

Viele der Rezepturen können auch äußerlich durch Auflagen, Kompressen etc. lokal eingesetzt werden.

Weitere Rezepturen, die bei Ulzerationen, Wunden und Geschwüren eingesetzt werden

- **Xian Fang Huo Ming Yin (Erhabener Trank zur Erhaltung des Lebens)** ▶ RG 2.4
- **Wu Wei Xiao Du Yin (Fünf Bestandteile Trank zur Eliminierung von Toxinen)** ▶ RG 2.3
- **Zhi Tou Chuang Yi Fang (Dekokt bei Hauterkrankungen im Kopfbereich)** ▶ RG 13.1
- **Fang Feng Tong Shen San (Pulver mit Saposhnikoviae Radix, das weise Blockaden löst)** ▶ RG 1.4
- **Xiao Feng San (Pulver, das Wind eliminiert)** ▶ RG 13.1
- **Jing Jie Lian Qiao Tang (Schizonepetae Herba und Forsythiae Fructus Dekokt)** ▶ RG 13.1
- **Qing Shang Fang Feng Tang (Befreie das Obere und bewache den Wind Dekokt)** ▶ RG 2.3
- **Long Dan Xie Gan Tang (Gentianae Radix Dektot, das die Leber entlastet)** ▶ RG 2.4
- **Dang Gui Yin Zi (Angelicae Sinensis Radix Trank)** ▶ RG 13.1

Bei Mischformen können die empfohlenen Rezepturen auch modifiziert werden. Im Folgenden dazu einige Einzelmittel.

Einzelmittel

Wirkung	AG	Einzelmittel
Yang-Typus von Ulzera	2.4	*Zi Hua Di Ding* (Violae Herba), sehr wichtige Arznei bei tief bis ins Blut eingedrungenen Hitze-Toxinen, innere und äußerliche Anwendung gebräuchlich
Yin-Typus von Ulzera	12.1	*Huang Qi* (Astragali Radix), Hauptarznei zur Immunstärkung bei verzögerter Wundheilung
Geschwüre in der unteren Körperhälfte	2.3	*Huang Bo* (Phellodendri Chinensis Cortex)
	10.1	*Niu Xi* (Achyranthis Bidentatae Radix)
Feuchte Hitze kühlende Arzneien, die direkt gegen Geschwüre wirken	2.3	*Huang Lian* (Coptidis Rhizoma) *Huang Qin* (Scutellariae Radix) *Huang Bo* (Phellodendri Chinensis Cortex)
Blut-Hitze kühlende Arzneien, die gegen Geschwüre wirken	2 .2	*Xuan Shen* (Scrophulariae Radix) *Di Huang* (Rehmanniae Radix) *Mu Dan Pi* (Moutan Cortex) *Chi Shao* (Paeoniae Radix Rubra)
Toxine eliminierende Arzneien, die direkt gegen Geschwüre wirken	2 4	*Qing Dai* (Indigo Naturalis), auch topisch *Da Qing Ye* (Isatidis Folium) *Lian Qiao* (Forsythiae Fructus) *Jin Yin Hua* (Lonicerae Japonicae Flos)
Hitze klärende Arzneien, die direkt gegen Geschwüre wirken, bes. durch Magen-Hitze im Bereich der *Yang-Ming*-Leitbahnen	2.1	*Shi Gao* (Gypsum Fibrosum) *Dan Zhu Ye* (Lophatheri Herba) *Zhi Mu* (Anemarrhenae Rhizoma)
Bei abgekapselten Läsionen ist die Zugabe von ein bis zwei Blut bewegenden Arzneien wichtig	10.1	*Dan Shen* (Salviae Miltiorrhizae Radix et Rhizoma) *Chuan Xiong* (Chuanxiong Rhizoma) *Mu Dan Pi* (Moutan Cortex) *Chi Shao* (Paeoniae Radix Rubra)
Wenn eitrige Läsionen sich nicht öffnen und nicht abfließen wollen	1.1	*Bai Zhi* (Angelicae Dahuricae Radix)
	6.1	*Zao Jiao Ci* (Gleditsiae Spina)
	10.1	*Wang Bu Liu Xing* (Vaccariae Semen)
Externa zur topischen Anwendung	12.1	*Feng Mi* (Mel)
	3.1	*Mang Xiao* (Natrii Sulfas), als Kompresse

Akupunktur

Bei Magen-Hitze **Kombination**: Ma 44 *Neiting*, Ren 12 *Zhongwan* und SJ 6 *Zhigou* (sedierende Nadeltechnik)

Bei Feuchtigkeit-Schleim und mangelnder Qi-Dynamik

- **Kombination**: Mi 9 *Yinlingquan* und Ma 40 *Fenglong*
- **Dazu regional**: Ren 23 *Lianquan* und Fernpunkt Pc 6 *Neiguan*

Bei Kälte-Geschwüren durch Milz- und Nieren-Yang-Mangel

- **Kombination**: Ni 3 *Taixi*, Bl 23 *Shenshu* und Ren 4 *Guanyuan*
- **Dazu**: Bl 20 *Pishu*, Mi 6 *Sanyinjiao* und Du 4 *Mingmen* (Moxa verwenden)

Klärt Hitze im Yang Ming **Kombination**: Di 11 *Quchi* und Gb 43 *Xiaxi*

Stärkt die Mitte **Kombination**: Bl 20 *Pishu*, Bl 21 *Weishu*, Ma 36 *Zusanli* und Mi 6 *Sanyinjiao*

Bei Leber- und Gallenblasen-Qi-Stagnation **Kombination**: Le 3 *Taichong*, Gb 34 *Yanglingquan* und SJ 6 *Zhigou*

Bei Leber- und Milz-Disharmonie **Kombination**: Le 3 *Taichong*, Mi 6 *Sanyinjiao* und Le 13 *Zhangmen*

Diätetik

Magen-Hitze klärend Mungbohne, Honigmelone, Wassermelone, Kokosmilch, Butter, Sahne, Kakao, Honig, grüner Tee, Kakaopulver (kann auch mit Honig vermischt im Mund behalten werden und wirkt dort lokal gegen Geschwüre)

Schleim transformierende Schwarze und gelbe Sojabohne, Sojasprossen, Mungbohne, Rundkornreis, Knoblauch, Ingwer, Rettich, Weintraube, Fisch, Kardamom, Birne (transformiert heißen Schleim)

Bei Kälte die Mitte wärmend Pfirsich, Kirsche, Fenchel, Anis, Pfeffer, Knoblauch, Ingwer, Paprika, Chili, Wild, Rindfleisch

Herz- und Nieren-Yin nährend Weizen, gekeimter Weizen, Hafer, Milch, Eigelb, Kirsche, Birne, Mungbohne, Walnuss, Austern, Sesam

Milz stärkend, Qi und Blut tonisierend Hirse, Gerste, Hafer, Feige, Honig, Mandel, Haselnuss, Huhn, Schaf- und Ziegenfleisch, Fisch, Eier, fettarme Milch

Leber-Yang absenkend und Leber-Blut nährend Stangensellerie, Wasserkastanie, Chrysanthemenblütentee, Sonnenblumenkerne, Erdnuss, Birne, Krebse, Austern

Herz-Blut und Yin nährend Weizen, gekeimter Weizen, Hafer, Eigelb, Milch (bes. Kuhmilch, auch Schaf- und Ziegenmilch), Kirsche, Sojabohne, Frischkäse, Lotoswurzel, Longanfrucht, Schweineherz, Fasan

Meide

- Säurehaltige Früchte, Obst und Weißwein
- Zu viele heiße und bittere Genussmittel wie Kaffee
- Zuckerhaltige Nahrungsmittel, gesüßte Getränke (Cola, Fanta, manche Fruchtsäfte)
- Tabakkonsum, Kauen von Betelnüssen (meist in Asien, z.B. Sri Lanka)

Reichlicher Zuckerkonsum begünstigt Hitze-Prozesse in der Mundhöhle, ebenso ein Übermaß an scharfen Speisen, energetisch heiße Genussmittel wie Alkohol, Kaffee und Nikotin. Diese erzeugen auf längere Sicht Magen-Hitze/Feuer. Die natürliche Tendenz von Hitze im Mittleren Erwärmer – Milz und besonders Magen – ist es nach oben aufzusteigen.

Allgemeine Hinweise

Eine regelmäßige Wundversorgung einschließlich Desinfektion mittels Bädern, Spülungen oder Spray-Applikationen sind ebenso wichtig wie engmaschiger Verbandswechsel. Dabei sind Desinfektionsmittel sparsam einzusetzen, weil sie auf sich regenerierende Zellen toxisch wirken können. Wundesekrete sind durch saugende Verbände aufzunehmen. Durch konsequente Ruhigstellung wird einer Einbringung und weiteren Verbreitung von Mikroorganismen vorgebeugt. Auch eine Hochlagerung der betroffenen Körperregion — soweit möglich — ist wichtig, um Schwellung und Lymphstau entgegenzuwirken und so die lokale Blutversorgung zu verbessern. Bei Druckulzera (Decubitus) ist eine konsequente Druckentlastung von grundlegender Bedeutung.

7.4 Neurodermitis

Einleitung

Das atopische Ekzem – auch als Neurodermitis, atopische Dermatitis oder endogenes Ekzem bezeichnet – stellt eine Hauterkrankung dar, die zu den Atopien gerechnet wird. Hierbei besteht eine Neigung zu Überempfindlichkeitsreaktionen mit einer pathologisch erhöhten Bildung von Immunglobulin-E-(IgE)-Antikörpern. Die Haut zeigt rote, schuppende und gelegentlich auch nässende Ekzeme, häufig mit starkem Juckreiz. Die Erkrankung verläuft oft schubweise. Das Erscheinungsbild der Haut hängt vom Lebensalter ab. Kinder im 6. bis 18. Lebensmonat sind am häufigsten betroffen. Bis zur Einschulung sind noch ca. 10% aller Kinder betroffen, mit Eintritt der Pubertät werden 70% von ihnen wieder beschwerdefrei. Auffallend ist die deutliche Zunahme in den letzten Jahrzehnten, wobei die Ursachen dafür unbekannt sind. Allergien, Veränderung der Lebensumstände und eine übermäßige Hygiene werden diskutiert. Zeichen einer schlechten Prognose können sein: Dennie-Morgan-Falten (Einfaltungen der Haut unterhalb des unteren Augenlids), „Dirty Neck" (vermehrte retikuläre Pigmentierung als Zeichen für eine Lichenifikation im Nacken), Hyperlinearität (stark ausgebildete Handlinien), weitere Allergien, Vorgeschichte von atopischem Ekzem oder Allergien der Eltern, Hautatrophie und ausbleibende Verbesserung während der Jugendjahre.

Aus TCM-Sicht lassen sich aus dem Erscheinungsbild der Haut sehr oft eine pathogene Hitze im Blut mit Wind erkennen, worauf diffuse Rötungen bevorzugt am Oberkörper und im Gesicht hinweisen. Dabei treten trockene Schuppungen und ein starker Juckreiz mit Blutungsneigung auf, der typischerweise nachts verstärkt ist. Gelegentlich liegt auch Hitze in der *Qi*-Schicht mit Wind und oft mit Feuchtigkeit vor. Bei feuchter Hitze besteht eine klare Demarkation zur gesunden Haut, die Läsionen bevorzugen die untere Körperhälfte und sind rot und nässend, z.T. mit gelben Krusten bedeckt. Der Juckreiz ist im Vergleich zum Blut-Hitze-Typus weniger stark ausgeprägt. Im Falle akuter Exazerbationen entsteht Feuer-Toxin mit z.T. eitrigen Superinfektionen, mit Erosionen und Pusteln, die stark jucken und Brennen und Schmerzen verursachen können. In späten oder sehr chronischen Phasen kommt es zum Säfte-Mangel mit Blut-Trockenheit mit Wind, zu Atrophie und Lichenifikation der Haut oder Milz-Mangel-Feuchtigkeit und Schleim-Knoten und gestörter Pigmentation.

Infantile Phase (6 bis 18 Monate) Ursächlich wird hierbei fötale Hitze angenommen. Läsionen beginnen im Gesicht und konfluieren zu ödematösen Papeln mit starkem Juckreiz und Exsudation mit nachfolgender Verkrustung.

Kinder (2 Jahre bis Pubertät) Die Läsionen zeigen sich mehr im Nacken und an den Flexuren und weniger im Gesicht.

Erwachsene Die Läsionen zeigen sich im Gesicht und an den Flexuren, sind oft mehr diffus und zeigen eher selten eine Exsudation.

Differenzialdiagnose						Therapie
1. Ebene	2. Ebene	Syndrom	Syndromdifferenzierung	Befunde	Leitsymptome	Rezeptur
Ausgeprägte flammende Rötung, großflächige Ekzeme	Akute Phase – evtl. akuter Schub	**Feuer-Hitze-Feuchtigkeit**	Hitze-Feuchtigkeit-Exzess in Leber und Gallenblase	ZK: rot ZB: dicker gelblicher Belag Pu: kräftig, saitenförmig und beschleunigt	Rote, nässende Effloreszenzen, feucht-eitriges Exsudat, starker Juckreiz, Kopfschmerzen, Bluthochdruck, gereizte Stimmung, rote Augen, bitterer Mundgegeschmack, Tinnitus, Schmerz an den Rippenbögen	*Long Dan Xie Gan Tang* ▶ RG 2.4
Ausgeprägte Exsudation, nässende Ekzeme		**Feuchtigkeit-Hitze**	Feuchte Hitze	ZK: rot, gelblicher, klebriger Belag Pu: schlüpfrig, beschleunigt	Hautläsionen mit profusem Sekret, Gedunsenheit, kein Appetit, Völle in Thorax und Epigastrium, vaginaler gelblicher, fauliger Fluor, trüber Urin	*Bi Xie Sheng Shi Tang* ▶ S. 1005, mit Modifikationen
Ausgeprägter Juckreiz, Blutungsneigung der Läsionen, großflächige makulopapulöse Rötungen		**Blut-Hitze mit Wind, Hitze-Feuchtigkeit und Toxinen**	Wind-Feuchtigkeit-Invasion trifft auf vorbestehende feuchte Hitze – wenn feuchte Hitze zwischen Haut und Muskeln eingeschlossen ist, kann das zu Blut-Hitze und toxischer Hitze führen	ZB: weiß bis gelblich Pu: oberflächlich, kraftvoll und beschleunigt	Stark juckende rötliche makulopapulöse Hautläsionen, die größere Bereiche des Körpers betreffen können, nach Abschuppung spontane Blutungen	*Xiao Feng San* ▶ RG 13.1
Ausgeprägte Blutungsneigung, livide, tief dunkelrote Effloreszenzen		**Hitze in Blut- und Ying-Ebene**	Hitze in Blut-Ebene mit Wind	ZK: livide bis dunkelrot ZB: vermindert Pu: dünn, beschleunigt	Starker Juckreiz, rote bis livide Effloreszenzen, die leicht oder spontan bluten, auch andere Blutungen wie Nasenbluten, Hitzegefühl, Durst und Mundtrockenheit, ohne zu trinken	*Xi Jiao Di Huang Tang* ▶ RG 2.2, mit Modifikationen
Exsudative Ekzeme mit trockener schuppiger Haut und Lichenifikation	Subakut mit Übergang in chronische Phase	**Hitze-Feuchtigkeit – gleichzeitig Blut-Trockenheit**	Chronischer Verlauf – Hitze-Feuchtigkeit noch aktiv, gleichzeitig Blut-Trockenheit und Schädigung der Säfte	ZK: sehr gedunsen, rot ZB: vermehrt gelblich Pu: gespannt, evtl. beschleunigt	Blass-rote Läsionen, Exsudation, gelbliche Krusten, trockene Haut mit Atrophiezeichen, Lichenifikation	*Wen Qing Yin* ▶ RG 8.2, mit Modifikationen
Blass-rosa, schuppige Ekzeme, atrophische Haut, livide Abheilung, Lichenifikation	Chronische Phase	**Trockenheit**	Trockenheit und Blut-Mangel mit Blut-Stase	ZK: sehr schmal, blass-livide ZB: vermindert Pu: leer, fein, gespannt	Sehr trockene Haut, Lichenifikation, Läsionen blass-rosa, livide Flecken, empfindliche Haut, leichter Juckreiz, Pigmentierung nach Abheilung	*Tao Hong Si Wu Tang* ▶ RG 8.2, mit Modifikationen
Unreine, fettige Haut, gedunsenes Subkutangewebe, verzögerte Abheilung		**Feuchtigkeit/ Schleim**	Milz-*Qi*-Mangel mit Feuchtigkeit-Schleim-Ansammlung	ZK: sehr gedunsen, blass ZB: weißlich, klebrig Pu: leer, schlüpfrig	Unebene Haut mit Knoten, fettige, teigige Haut und teigiges Subkutangewebe, Neigung zu „Pickeln", blasses Gesicht, breiige Stühle, Heißhunger auf Süßes, Nahrungsunverträglichkeiten	*Liu Jun Zi Tang* ▶ RG 8.1, mit Modifikationen

Bi Xie Sheng Shi Tang (Dioscoreae Hypoglaucae Rhizoma Dekokt, das Feuchtigkeit überwindet)	
Arzneimittel	**Dosis**
Fen Bi Xie (Dioscoreae Hypoglaucae Rhizoma)	9-12 g
Yi Yi Ren (Coicis Semen)	12-15 g
Ze Xie (Alismatis Rhizoma)	6-9 g
Hua Shi (Talcum)	6 g
Fu Ling (Poria)	6-9 g
Tong Cao (Tetrapanacis Medulla)	6-9 g
Huang Bo (Phellodendri Cortex)	6 g
Mu Dan Pi (Moutan Cortex)	6-9 g
Indikation Feuchte Hitze – Bezug zu Haut und Unterem Erwärmer. Nässende Hautläsionen mit profusem Sekret, ZK: rot, gelblicher, klebriger Belag, Puls: schlüpfrig, beschleunigt	

Bei Mischformen können die empfohlenen Rezepturen auch modifiziert werden. Im Folgenden dazu einige Einzelmittel.

Einzelmittel

Wirkung	AG	Einzelmittel
Bei Hitze im Blut: ausgeprägtes Erythem	2.2	*Di Huang* (Rehmanniae Radix) *Chi Shao* (Paeoniae Radix Rubra) *Mu Dan Pi* (Moutan Cortex) *Xuan Shen* (Scrophulariae Radix) *Shui Niu Jiao* (Bubali Cornu)
	2.4	*Zi Hua Di Ding* (Violae Herba)
	10.2	*Bai Mao Gen* (Imperatae Rhizoma) *Qian Cao* (Rubiae Radix et Rhizoma)
Bei großer Unruhe, Schlafstörung Erregbarkeit	2.1	*Lian Zi Xin* (Nelumbinis Plumula) *Dan Zhu Ye* (Lophatheri Herba) *Zhi Zi* (Gardeniae Fructus)
	1.2	*Chan Tui* (Cicadae Periostracum)
Bei starkem Juckreiz	1.1	*Fang Feng* (Saposhnikoviae Radix) *Jing Je* (Schizonepetae Herba)
	1.2	*Chan Tui* (Cicadae Periostracum)
	16	*Ji Li* (Tribuli Fructus)
	2.3	*Ku Shen* (Sophorae Flavescentis Radix)
	4	*Di Fu Zi* (Kochiae Fructus)
Ausgeprägte Lichenifikation, Atrophie, durch topische Steroide geschädigte extrem dünne Haut	10.1	*Ji Xue Teng* (Spatholobi Caulis)
	12.2	*He Shou Wu* (Polygoni Multiflori Radix)
	2.2	*Xuan Shen* (Scrophulariae Radix)
	10.1	*Dan Shen* (Salviae Miltiorrhizae Radix et Rhizoma)
	12.2	*Dang Gui* (Angelicae Sinensis Radix)
	14.2	*Shou Wu Teng* (Polygoni Multiflori Caulis)
Bei eitrigen Pusteln	2.4	*Zi Hua Di Ding* (Violae Herba) *Pu Gong Ying* (Taraxaci Herba) *Da Qing Ye* (Isatidis Folium) *Ye Ju Hua* (Chrysanthemi Indici Flos) *Lian Qiao* (Forsythiae Fructus)
	2.3	*Huang Lian* (Coptidis Rhizoma) *Huang Qin* (Scutellariae Radix)

Bei vermindertem Appetit	8	*(Chao) Mai Ya* (Hordei Fructus Germinatus) *(Chao) Gu Ya* (Setariae Fructus Germinatus) *Shen Qu* (Massa Medicata Fermentata)
	7	*Guang Huo Xiang* (Pogostemonis Herba) *Sha Ren* (Amomi Fructus)
Bei feuchter Hitze	2.3	*Huang Qin* (Scutellariae Radix) *Huang Bo* (Phellodendri Chinensis Cortex) *Zhi Zi* (Gardeniae Fructus) *Ku Shen* (Sophorae Flavescentis Radix)
	2.4	*Bai Xian Pi* (Dictamni Cortex)
	5	*Xi Xian Cao* (Siegesbeckiae Herba) *Hai Tong Pi* (Erythrinae Cortex)
Erweicht Massen, Knoten und Verhärtungen unter der Haut	6.2	*Zhe Bei Mu* (Fritillariae Thunbergii Bulbus)
	14.2	*Xuan Shen* (Scrophulariae Radix)
	2.2	*Mu Li* (Ostreae Concha)
Bei großem emotionalen Stress	1.2	*Chai Hu* (Bupleuri Radix)
	14.2	*He Huan Pi* (Albiziae Cortex)
	9	*Xiang Fu* (Cyperi Rhizoma)
Bei Heißhunger-Attacken und großem Durst	2.1	*Shi Gao* (Gypsum Fibrosum) *Zhi Mu* (Anemarrhenae Rhizoma) *Tian Hua Fen* (Trichosanthis Radix)
Feuchtigkeit und Hitze (überwiegend Feuchtigkeit)	7	*Cang Zhu* (Atractylodis Rhizoma)
	12.1	*Bai Zhu* (Atractylodis Macrocephalae Rhizoma)
	4	*Fen Bi Xie* (Dioscoreae Hypoglaucae Rhizoma) *Mu Tong* (Akebiae Caulis) *Chi Fu Ling* (Poria Rubra) *Che Qian Zi* (Plantaginis Semen) *Deng Xin Cao* (Junci Medulla) *Ze Xie* (Alismatis Rhizoma) *Yi Yi Ren* (Coicis Semen) *Hua Shi* (Talcum)
	2.1	*Dan Zhu Ye* (Lophatheri Herba)
	7	Guang Huo Xiang (Pogostemonis Herba)
	2.4	*Ma Chi Xian* (Portulacae Herba)
Transformiert Schleim und Nahrungs-Stagnation	8	*Lai Fu* Zi (Raphani Semen)
	6.1	*Jie Zi* (Sinapis Semen)

Akupunktur

Hitze aus der Haut ableiten – im akuten Schub mit großflächiger Ausbreitung *Baxie-* und *Bafeng*-Punkte (jeweils 8 Extra-Punkte in den Schwimmhautfalten der Hände und Füße)

Lokale Behandlung mit Akupunktur Es gilt die Regel, Nadeln nicht in befallene Hautareale einzubringen. Aber bei begrenzten Entzündungen ist es sehr effektiv, die Nadeln in den noch gesunden Hautpartien tangential um die jeweils befallene Hautregion herum zu setzen. Dies fördert die regionale antientzündliche Wirkung und verbessert die Versorgung mit *Qi* und Blut, was die Abheilung beschleunigt.

Lokale Behandlung mit Laser-Akupunktur Ebenfalls sehr effektiv wirkt es, befallene Hautareale mit dem Akupunktur-Laser zu behandeln. Für diesen Zweck sind auch sogenannte Laser-Duschen im Vertrieb, die mit zahlreichen Lichtauslässen eine großflächige und zeitsparende Applikation ermöglichen

Hitze aus dem Blut klärend – blutige Effloreszenzen **Kombination**: Mi 10 *Xuehai*, Bl 17 *Geshu* und Di 11 *Quchi*

Bei starkem Juckreiz – zahlreichen Kratzdefekte **Kombination**: Gb 20 *Fengchi*, Di 11 *Quchi*, SJ 5 *Waiguan*, Le 3 *Taichong* und Du 20 *Baihui*

Säfte, Blut und Yin nährend – bei ausgeprägter Hauttrockenheit und Schuppung **Kombination**: Mi 6 *Sanyinjiao*, Mi 10 *Xuehai*, Ni 6 *Zhaohai*, Le 3 *Taichong* und Ren 4 *Guanyuan*

Hitze klärend aus dem Oberen Erwärmer **Kombination**: Du 14 *Dazhui*, Bl 13 *Feishu* und Di 11 *Quchi*

Leber-Feuer klärend **Kombination**: Le 2 *Xingjian*, Gb 43 *Xiaxi*

Hitze aus dem Gesicht (Yang Ming) ableiten **Kombination**: Di 4 *Hegu*, Di 11 *Quchi* und Bl 17 *Geshu* mit Mi 10 *Xuehai*

Qi abwärts dirigieren und Yin vor einer Schädigung durch Hitze schützen **Kombination**: Lu 7 *Lieque* und Ni 6 *Zhaohai* (öffnet *Ren Mai*)

Diätetik

Allgemeine Empfehlungen Gemüse, Reis, Birnen
Blut-Hitze mit beginnendem Blut-Mangel Wurzelgemüse, Petersilienwurzel, Lotos-Wurzel, Auberginen, Sonnenblumen-Kerne, Amaranth, Buchweizen, Wasserspinat, Azuki- und Mung-Bohnen, Erbsen, Löwenzahnsalat, bittere Gurken, Sellerie, Kürbis, Birne, Salz, neben Tee auch Pfefferminz- und Kamillentee
Hitze/feuchte Hitze in Leber und Gallenblase

- **Bitter/kalt und aromatisch** Fasten mit Reis, Maishaartee, Selleriesalat, Salat mit Keimlingen, Champignonsalat
- **Getreide** Reis, Hirse, Quinoa
- **Gewürze** Etwas Kardamom, getrocknete Orangenschale, bittere Kräuter, Löwenzahn, Brennnessel

Meide

- Konservierte Nahrungsmittel, chemische Additiva wie Konservierungsstoffe und Geschmacksverstärker, mit Insektiziden und Herbiziden behandeltes Obst und Gemüse
- Scharfe und fettige Speisen, Weizen, Kuhmilch-Produkte
- Zu viele und scharfe Gewürze, Übermaß an Salz, zuckerhaltige Speisen und Getränke
- Tabak

Allgemeine Hinweise

Neben einer ausgewogenen, möglichst naturbelassen Kost, die keine chemischen Zusatzstoffe enthält, wird mit Erfolg eine probiotische Therapie im Sinne einer Symbiose-Korrektur der Darmflora eingesetzt. Bei Erwachsenen fördert Alkohol die Entstehung von Feuchtigkeit und Hitze. Die Abendmahlzeit kann leicht Feuchtigkeit verursachen oder verstärken und sollte daher einfach und leicht gehalten werden. Zudem sollten kohlenhydratreiche Speisen sowie Genussmittel wie Alkohol, Süßigkeiten und schwer verdauliches Essen am Abend gemieden werden. Zusätzlich ist es hilfreich, wenn auf Milchprodukte verzichtet wird, damit nicht vermehrt Feuchtigkeit entsteht.

7.5 Urtikaria

Einleitung

Die „Nesselsucht" oder Urtikaria gehört zu den häufigsten dermatologischen Krankheitsbildern und tritt bei bis zu 20% der Hautpatienten auf. Urtikarielle Effloreszenzen können sich überall am Körper manifestieren, auch im Gesicht, wobei Augenlider und Lippen anschwellen können. Die Läsionen dauern nur wenige Minuten bis Stunden, selten ein bis zwei Tage, an. Danach erscheint die Haut wieder unversehrt. Die Auslöser können vielfältiger Art sein: mechanischer Druck, Wärme, Kälte, bestimmte Nahrungsmittel oder Medikamente, aber auch im Rahmen von Infekten oder Autoimmunerkrankungen. Eine Abklärung möglicher Ursachen – mit Labor und Untersuchung innerer Organe – verläuft häufig ohne pathologische Befunde. Diese Form wird dann als idiopathische Urtikaria bezeichnet. Auslöser der Schwellungen ist oft die Ausschüttung von Histamin aus den Mastzellen, welches die Permeabilität der Blutgefäße in der Haut erhöht und dort zu Wassereinlagerungen führt. Die Effloreszenzen sind leicht bis mäßig gerötet und oft leicht erhaben – wie Quaddeln nach dem Kontakt mit Brennnesseln, daher die Namensgebung. Der Ausschlag verbleibt häufig nicht an gleicher Stelle, sondern wandert über den Körper. Er kann seine Position in kurzer Zeit wechseln und am Ursprungsort kaum mehr zu erkennen sein.

Hauterkrankungen sollten in der TCM vor allem auch nach ihrem Erscheinungsbild diagnostiziert werden: Rötung und Juckreiz sprechen für Hitze und Wind. Das rasche Kommen und Gehen und der Ortswechsel sprechen ebenfalls für Wind. Der oft starke Juckreiz unterstreicht noch einmal den Faktor Wind.

Bei der chronischen Form der Urtikaria kommt es zu einer Verschlechterung oder Symptomauslösung durch Stress oder emotionale Faktoren. Dies deutet auf eine Beteiligung des Funktionskreises Leber oder auch Herz sowie von Geist *Shen* hin, wo Stagnations-Hitze in der *Qi*- oder Blut-Ebene entstehen kann. Bei durch lange Krankheit geschwächten Patienten entwickelt sich ein *Qi*- und Blut-Mangel, sodass die Oberfläche ungenügend genährt und innerer Wind begünstigt wird.

Differenzialdiagnose						Therapie
1. Ebene	2. Ebene	Syndrom	Syndromdifferenzierung	Befunde	Leitsymptome	Rezeptur
Pu: oberflächlich	ZB: weißlich	Wind-Invasion Außen	Wind-Kälte-Feuchtigkeit: *Tai Yang*-Störung – schwacher Typus	ZK: normal ZB: dünn, weiß Pu: oberflächlich, kräftig	Blass-rote Hautauschläge, mäßiger Juckreiz, z.B. im Rahmen eines viralen Infektes, Gliederschmerzen, Nackensteifigkeit, Kopfschmerzen, allgemeine Erkältungssymptome, ggfs. auch 1–3 Wochen nach einem Infekt	*Gui Zhi Tang/Ge Gen Tang* ▶ RG 1.1, mit Modifikationen
	ZB: gelblich	Wind-Invasion mit feuchter Hitze im Innen	Wind in Oberfläche und Leitbahnen – bei vorbestehender feuchter Hitze im Innen	ZB: weiß-gelblich Pu: kraftvoll, oberflächlich, beschleunigt	Starker Juckreiz, wandernde rote Ausschläge	*Xiao Feng San* ▶ RG 13.1
		Wind-Hitze im Außen und Innen gleichzeitig	Exzess zugleich im Außen (*Tai Yang*) und Innen (*Yang Ming*)	ZK: rot ZB: gelb Pu: oberflächlich, kräftig, beschleunigt	Flammende Rötung und massive Ausbreitung der Quaddeln, Juckreiz, Reaktion auf Nahrungs-, Genuss- oder auch Arzneimittel, inneres Hitzegefühl, trübe Ausscheidungen, bitterer Mundgeschmack	*Fang Feng Tong Sheng San* ▶ RG 1.4
Pu: tief (nicht oberflächlich)	ZK: blass	Wei- und Qi-Ebene	Kälte im Innen und in den Leitbahnen	ZK: blass ZB: weiß Pu: tief und kraftlos	Hautausschläge, die durch Kältereiz getriggert sind, blass-rosa Effloreszenzen, sehr kalte Extremitäten, die auch bei Berührung kalt sind	*Dang Gui Si Ni Tang* ▶ RG 7.1
		Lunge – Wei-Ebene	*Qi*-Mangel im Außen – *Wei*-Ebene	ZK: blass ZB: dünn, weiß Pu: kraftlos	Auf vielfältige äußere Trigger ausgelöste Effloreszenzen, „wie angeflogen", die rasch wieder gehen oder die Lokalisation schnell wechseln, starker Juckreiz, spontanes Schwitzen, Infektneigung	*Yu Ping Feng San* ▶ RG 11.1
	ZK: rote Ränder	Innen – Leber-Qi-Ebene	Leber-*Qi*-Stagnation mit leichtem Leber-Blut-Mangel, Milz-*Qi*-Mangel und Hitze in Leber und Herz	ZK: rote, aufgerollte Ränder ZB: dünn, weißlich Pu: saitenförmig, gespannt, evtl. leicht beschleunigt	Phasenweiser starker Juckreiz, oft emotionale Auslöser, oft verbunden mit Magen- und Darmbeschwerden, Neigung zu trockener Haut und Schleimhäuten, oft emotionale Auslöser, PMS oder Regelanomalien, Nervosität, unruhiger Schlaf	*Jia Wei Xiao Yao San* ▶ RG 4.2
	ZK: livide	Innen – Leber-Xue-Ebene	Blut-Mangel mit Blut-Stase	ZK: blass-livide ZB: vermindert Pu: leer, gespannt, rau	Allgemeine chronische Erschöpfung führt zu trockener, welker und schlecht genährter Haut, Juckreiz eher nachmittags oder abends oder bei Müdigkeit, Juckreiz getriggert durch Druckstellen, Obstipation, innere Unruhe, leichte Irritierbarkeit, evtl. bedrückte Stimmungslage (oft mittleres Alter bei länger anhaltenden belastenden Lebensumständen)	*Tao Hong Si Wu Tang* ▶ RG 8.2, mit Modifikationen
	ZK: rot, geschrumpft	Innen – Herz-Nieren-Yin-Ebene	*Yin*-Mangel-Trockenheit mit leerer Hitze	ZK: rot, rissig, rote, schmale Spitze ZB: vermindert-fehlend Pu: dünn, gespannt, beschleunigt	Dünne, schuppige Haut, generelle Trockenheit, Nervosität und gestörter Schlaf: bei Älteren mit sehr trockener und empfindlicher Haut, die dadurch nervlich oft sehr belastet sind (Alters-Pruritus)	*Tian Wang Bu Xin Dan* ▶ RG 12.1

Bei Mischformen können die empfohlenen Rezepturen auch modifiziert werden. Im Folgenden dazu einige Einzelmitte.

Einzelmittel

Wirkung	AG	Einzelmittel
Starker Juckreiz bei Wind-Hitze	1.2	*Chan Tui* (Cicadae Periostracum) *Niu Bang Zi* (Arctii Fructus)
	2.3	*Ku Shen* (Sophorae Flavescentis Radix)
Schwellungen von Augenlidern oder Lippen	4	*Fu Ling* (Poria) *Zhu Ling* (Polyporus)
	1.2	*Fu Ping* (Spirodelae Herba)
	1.1	*Gui Zhi* (Cinnamomi Ramulus)
Wind-Hitze	1.2	*Chan Tui* (Cicadae Periostracum) *Bo He* (Menthae Haplocalycis Herba) *Niu Bang Zi* (Arctii Fructus) *Fu Ping* (Spirodelae Herba)
	1.1	*Fang Feng* (Saposhnikoviae Radix) *Jing Jie* (Schizonepetae Herba)
	16	*Ji Li* (Tribuli Fructus)
	2.4	*Jin Yin Hua* (Lonicerae Japonicae Flos) *Lian Qiao* (Forsythiae Fructus)
Juckreiz getriggert durch gestaute Emotionen	1.2	*Chai Hu* (Bupleuri Radix)
	2.3	*Huang Qin* (Scutellariae Radix)
	12.2	*Bai Shao* (Paeoniae Radix Alba)
	14.2	*He Huan Pi* (Albiziae Cortex)
Kälte induzierter Juckreiz (Wind-Kälte)	1.1	*Gui Zhi* (Cinnamomi Ramulus) *Fang Feng* (Saposhnikoviae Radix) *Ma Huang* (Ephedrae Herba) *Jing Jie* (Schizonepetae Herba)
	11	*Fu Zi* (Aconiti Radix Lateralis Praeparata)
	12.1	*Huang Qi* (Astragali Radix)
Juckreiz durch Nahrungsmittel getriggert: Feuchtigkeit in Mitte	4	*Fu Ling* (Poria) *Ze Xie* (Alismatis Rhizoma)
	7	*Cang Zhu* (Atractylodis Rhizoma)
	9	*Chen Pi* (Citri Reticulatae Pericarpium) *Mu Xiang* (Aucklandiae Radix) *Wu Yao* (Linderae Radix)
	1.2	*Ge Gen* (Puerariae Lobatae Radix)
Blut-Hitze mit Wind	2.2	*Mu Dan Pi* (Moutan Cortex) *Di Huang* (Rehmanniae Radix) *Chi Shao* (Paeoniae Radix Rubra)
	10.2	*Bai Mao Gen* (Imperatae Rhizoma) *Qian Cao* (Rubiae Radix et Rhizoma)
Innerer (Leber-)Wind	16	*Ji Li* (Tribuli Fructus) *Quan Xie* (Scorpio) *Wu Gong* (Scolopendra) *Jiang Can* (Bombyx Batryticatus)
	1.2	*Chan Tui* (Cicadae Periostracum)
	2.3	*Ku Shen* (Sophorae Flavescentis Radix)
	2.1	*Dan Zhu Ye* (Lophatheri Herba)
	1.1	*Fang Feng* (Saposhnikoviae Radix)

Bei feuchter Hitze	2.3	*Huang Qin* (Scutellariae Radix) *Huang Bo* (Phellodendri Chinensis Cortex) *Zhi Zi* (Gardeniae Fructus)
	2.4	*Bai Xian Pi* (Dictamni Cortex)
	5	*Xi Xian Cao* (Siegesbeckiae Herba)
Bei Feuchtigkeit	7	*Cang Zhu* (Atractylodis Rhizoma)
	12.1	*Bai Zhu* (Atractylodis Macrocephalae Rhizoma)
	4	*Fen Bi Xie* (Dioscoreae Hypoglaucae Rhizoma)
Feuchtigkeit und Hitze (überwiegend Feuchtigkeit)	4	*Mu Tong* (Akebiae Caulis) *Chi Fu Ling* (Poria Rubra) *Che Qian Zi* (Plantaginis Semen) *Deng Xin Cao* (Junci Medulla) *Ze Xie* (Alismatis Rhizoma) *Yi Yi Ren* (Coicis Semen) *Hua Shi* (Talcum)
	2.1	*Dan Zhu Ye* (Lophatheri Herba)
	7	*Guang Huo Xiang* (Pogostemonis Herba)

Akupunktur

Starker Juckreiz durch Wind und Hitze Du 14 *Dazhui*, Du 16 *Fengfu*, Gb 20 *Fengchi*, Di 4 *Hegu*, Lu 7 *Lieque*, Bl 12 *Fengmen*, Bl 13 *Feishu*

Hitze klärend aus dem Oberen Erwärmer **Kombination**: Du 14 *Dazhui*, SJ 5 *Waiguan*, Bl 13 *Feishu*, Di 11 *Quchi* und Lu 5 *Chize*

Leber-Feuer klärend **Kombination**: Le 2 *Xingjian*, Gb 43 *Xiaxi*, Le 14 *Qimen*

Qi-Stagnation mit Hitze (Unruhe) und Wind eliminierend **Kombination**: Di 4 *Hegu*, Lu 11 *Shaoshang*, Le 3 *Taichong*, Gb 20 *Fengchi* und Du 20 *Baihui*

Hitze aus dem Gesicht (Yang Ming) ableiten **Kombination**: Di 4 *Hegu*, Di 11 *Quchi*, Lu 10 *Yuji* und Bl 17 mit Mi 10 *Xuehai*

Qi abwärts dirigieren und Yin vor einer Schädigung durch Hitze schützen **Kombination**: Lu 7 *Lieque* und Ni 6 *Zhaohai* (öffnet *Ren Mai*)

Feuchtigkeit transformieren und eliminieren **Kombination**: Ma 40 *Fenglong*, Mi 5 *Shangqiu* und Ren 9 *Shuifen*

Diätetik

Meide

- Schalentiere, Krabben, Schrimps, Garnelen, Muscheln
- Zu viele und scharfe Gewürze, Alkoholika, Übermaß an Salz
- Zuckerhaltige Speisen und Getränke
- Ältere Speisen, die wieder aufgewärmt werden, Tiefkühlprodukte, Fertiggerichte und Konserven
- Chemische Additiva

Allgemeine Hinweise

Da die Urtikaria direkt mit einer Histaminausschüttung verbunden ist, kann eine Histaminintoleranz auslösend für die Schübe sein. Wenn eine solche nachgewiesen ist oder diesbezüglich ein Verdacht besteht, empfiehlt sich eine histaminarme Kost. Daneben stehen aber auch einige Zusatzstoffe in Lebensmitteln im Verdacht ähnliche Reaktionen hervorzurufen. In solchen Fällen kann eine Ernährungsumstellung hilfreich sein. Insgesamt sollten überhaupt möglichst naturbelassene Nahrungsmittel ohne chemische Zusätze bevorzugt werden. Ideal ist auch eine möglichst frische Zubereitung, da einige Nahrungsmittel – z.B. abgestandenes, wieder erwärmtes, konserviertes Essen, fermentierte oder gelagerte Produkte – mit der Zeit zunehmend Histamin akkumulieren.

7.6 Psoriasis

Einleitung

Psoriasis wird als *Bai Bi* bezeichnet, wörtlich übersetzt die „weiße Krätze" - wohl wegen der charakteristischen weißen Schuppen, die sich dabei entwickeln. Eine Psoriasis (Schuppenflechte) tritt bei ca. 2% der Bevölkerung und damit relativ häufig auf, Frauen und Männer sind in ähnlicher Weise betroffen. Es besteht eine hohe erbliche Komponente, nur 2% weisen keine familiäre Belastung auf. Das bevorzugte Alter ist das von 15 bis 30 Jahren, ein zweiter Gipfel besteht bei 50 bis 60 Jahren mit milderem Verlauf. Die Effloreszenzen sind primär solide Papeln, die rosa bis rot erscheinen. Einzelne Papeln neigen dazu, zu größeren Arealen zu konfluieren, den sogenannten Plaques. In späteren Stadien entstehen Schuppen, die silbrig-weiß oder auch gelblich-braun oder blutig tingiert aussehen können. Durch Kratzen kommt es nicht selten zu Blutungen. Diese zeigen sich unter den Schuppen oft als kleine Punkte (pinpoint bleeding). Dies wird als Auspitz-Zeichen bezeichnet und ist für Psoriasis typisch.

Exkoriationen (Abschälungen) und Fissuren können besonders in Finger- oder Zehenzwischenräumen oder auch am Ohransatz auftreten. Das Ausmaß an Juckreiz kann von kaum störend bis sehr stark reichen. Ebenso tritt bei manchen Patienten das sogenannte Köbner-Phänomen auf: Diese auch als isomorpher Reizeffekt bezeichnete Reaktion beschreibt das Auftreten der krankheitsspezifischen Hautveränderungen nach unspezifischer Reizung (mechanisch, thermisch, chemisch) an einer vorher nicht betroffenen Stelle. In der Phase der Abheilung kann das zu vermehrter oder auch verminderter Hautpigmentation führen. Typische Nagelveränderungen (Tüpfelung, Ölnägel) vervollständigen das Bild. Eine Komplikation stellt eine entzündliche Gelenkerkrankung dar, die sogenannte Arthritis psoriatica.

Gemäß TCM-Betrachtung stehen in den Akutphasen der Erstmanifestation oder im Schub Blut-Hitze-Bilder mit Wind und Toxinen oder feuchter Hitze im Vordergrund. In chronischen Verläufen kommt es oft zu einer Schädigung der Säfte durch die lange bestehende pathogene Hitze. Bei Älteren sowie postmenopausalen Patienten zeigt sich oft eine weniger aggressive Hitze, dafür mehr Blut- und *Yin*-Mangel mit Wind und Trockenheit. Blut-Stase kann in allen Fällen hinzutreten, besonders häufig bei längeren, chronifizierenden Verläufen mit vermehrter Pigmentierung, dunklerer Rötung und schmerzhaften Läsionen.

Häufige Pathologien
- Blut-Hitze mit Wind und Toxinen
- Feuchte Hitze mit Toxinen
- Feuer-Toxin in Blut- und *Ying*-Ebene (erythrodermische Psoriasis)
- Feuer-Toxin mit feuchter Hitze (pustulöse Psoriasis)
- Blut- und *Yin*-Mangel mit Wind und Trockenheit
- Blut- und *Yin*-Mangel mit Blut-Stase

Differenzialdiagnose					Therapie
Klinisches Hautbild	Syndrom	Syndrom-differenzierung	Befunde	Leitsymptome	Rezeptur
Rote, nässende Effloreszenzen, starker Juckreiz	Feuer-Hitze-Feuchtigkeit	Hitze-Feuchtigkeit-Exzess in Leber und Gallenblase	ZK: rot ZB: dick, gelblich Pu: kräftig, saitenförmig und beschleunigt	Rote, nässende Effloreszenzen, feucht-eitriges Exsudat, starker Juckreiz, Kopfschmerzen, Bluthochdruck, gereizte Stimmung, rote Augen, bitterer Mundgeschmack, Tinnitus, Schmerz an den Rippenbögen	*Long Dan Xie Gan Tang* ▶ RG 2.4
Rote Effloreszenzen, evtl. blutend, starker Juckreiz	Blut-Hitze mit Wind und Toxinen, oft akut und aktiver Verlauf	Blut-Hitze und Toxine mit Feuchtigkeit in Haut und Leitbahnen	ZK: rot ZB: weiß bis gelblich Pu: oberflächlich, kraftvoll und beschleunigt	Stark juckende rötliche makulopapulöse Hautläsionen, die größere Bereiche des Körpers betreffen können, nach Abschuppung spontane Blutungen, positives Köbner-Phänomen	*Xiao Feng San* ▶ RG 13.1
Dunkelrote bis livide Effloreszenzen, die leicht bluten, mäßiger Juckreiz	Feuer-Toxine in Blut- und Ying-Ebene (z.B. auch erythrodermische Psoriasis)	Feuer-Hitze in Blut- und *Ying*-Ebene	ZK: livide-dunkelrot ZB: vermindert Pu: dünn, beschleunigt	Rote bis livide Effloreszenzen, die leicht oder spontan bluten, auch andere Blutungen wie Nasenbluten, Hitzegefühl, Mundtrockenheit und Durst ohne zu trinken; häufig nach langer topischer Steroidtherapie	*Xi Jiao Di Huang Tang* ▶ RG 2.2, mit Modifikationen
Hellrote Effloreszenzen mit Neigung zu gelblichem Exsudat und klebrigen Schuppen, starker Juckreiz	Wind, Hitze und Toxine in drei Ebenen (Tai Yang, Shao Yang und Yang Ming)	Komplexe Pathologie mit Wind-Hitze in der Oberfläche, Hitze und Toxinen im Innern mit Blockade des Darms	ZK: rot ZB: vermehrt gelblich Pu: kraftvoll, beschleunigt	Rote, juckende und z.T. superinfizierte Effloreszenzen, evtl. Fieber und Frösteln, gerötete, schmerzende Augen, Mühe beim Schlucken, Nasenverstopfung mit dickem, klebrigem Sekret, bitterer Mundgeschmack, Mundtrockenheit, Völlegefühl in der Brust, Verstopfung, dunkler Urin	*Fang Feng Tong Shen San* ▶ RG 1.4
Rote, nässende Effloreszenzen mit unangenehmen Geruch, z.T. schuppige Verkrustungen, starker Juckreiz	Feuer-Toxine mit feuchter Hitze (pustulöse Psoriasis)	Feuer-Toxine mit feuchter Hitze	ZK: rot, gedunsen ZB: dick, gelblich Pu: kraftvoll, beschleunigt	Läsionen primär an Hautfalten wie Fingerzwischenräumen, submammär, Leistenregion, perianal und Bauchnabel; Effloreszenzen mit Exsudat, unangenehmer Geruch, fettige Schuppungen mit Krustenbildung an Kopfhaut, Ohransatz oder Gesicht, positives Köbner-Phänomen	*Huang Lian Jie Du Tang* ▶ RG 2.3, mit Modifikationen
Chronisch					
Dünne, trockene Haut, livide Läsionen, die nach zögerlicher Abheilung pigmentieren oder schmerzen	Chronischer Verlauf mit nur mäßiger Aktivität bei Blut-Mangel	Blut- und *Yin*-Mangel mit Blut-Stase	ZK: klein, livide-blass ZB: vermindert Pu: fein, rau, saitenförmig	Trockene, dünne Haut mit dunklen, braun-lividen Läsionen, nach Abheilung livide Pigmentierungen, zögerliche Heilung, bes. schmerzhafte Läsionen und Fissuren (verstärkt bei Kälte-Exposition), kein Köbner-Phänomen	*Tao Hong Si Wu Tang* ▶ RG 8.4, mit Modifikationen
Sehr dünne Haut mit nur schwachen blass-rosa Läsionen, Risse, Fissuren, mäßiger Juckreiz	Säfte-Mangel nach langer Krankheit oder postmenopausale Manifestation	Blut- und *Yin*-Mangel mit Wind und Trockenheit	ZK: klein, blass oder rötlich ZB: vermindert Pu: fein, gespannt, leer	Sehr trockene dünne Haut mit blass-rosa Läsionen, nur geringe Entzündungsaktivität, kein Köbner-Phänomen, dennoch kann es zu Juckreiz kommen, gelegentlich ausgeprägte Risse und Fissuren, trockene Kehle und Schleimhäute, Obstipation, trockener, harter Stuhl, fahlblasses Aussehen	*Si Wu Xiao Feng Yin* ▶ S. 1015

Si Wu Xiao Feng Yin (Wind eliminierender Trank mit vier Substanzen)	
Arzneimittel	**Dosis**
Di Huang (Rehmanniae Radix)	9 g
Dang Gui (Angelicae sinensis Radix)	6 g
Chi Shao (Paeoniae Radix Rubra)	3 g
Chuan Xiong (Chuanxiong Rhizoma)	3 g
Jing Jie (Schizonepetae Herba)	3 g
Fang Feng (Saposhnikoviae Radix)	3 g
Chan Tui (Cicadae Periostracum)	3 g
Chai Hu (Bupleuri Radix)	3 g
Bo He (Menthae Haplocalycis Herba)	3 g
Bai Xian Pi (Dictamni Cortex)	3 g
Du Huo (Angelicae Pubescentis Radix)	3 g
Da Zao (Jujubae Fructus)	3 g
Indikation Diese Mischung ist eine Variation von *Xiao Feng San* (Pulver das Wind eliminiert) ► RG 13.1. Im Vergleich zur Originalrezeptur fokussiert *Si Wu Xiao Feng Yin* stärker auf das Aktivieren und Nähren von Blut sowie auf das Befeuchten.	

Bei Mischformen können die empfohlenen Rezepturen auch modifiziert werden. Im Folgenden dazu einige Einzelmittel.

Einzelmittel

Wirkung	AG	Einzelmittel
Arzneien, die Toxine klären und gleichzeitig Blut kühlen	2.4	*Tu Fu Ling* (Smilacis Glabrae Rhizoma) Eines der wichtigsten Mittel bei allen Formen der Psoriasis. Gut verträglich auch bei Langzeittherapie
		Bai Xian Pi (Dictamni Cortex) verstärkt *Tu Fu Ling* (Smilacis Glabrae Rhizoma), wird meist zusammen verwendet
Feuer-Toxine klärend: aggressiver Verlauf, sich ausbreitende Läsionen, Halsschmerzen, dicke braun-gelbe Schuppen, Pusteln, Köbner-Phänomen	2.4	*Tu Fu Ling* (Smilacis Glabrae Rhizoma) *Bai Xian Pi* (Dictamni Cortex) *Da Qing Ye* (Isatidis Folium) *Shan Dou Gen* (Sophorae Tonkinensis Radix et Rhizoma) *She Gan* (Belamcandae Rhizoma) *Jin Qian Bai Hua She* (Bungarus Parvus) *Bai Hua She She Cao* (Hedyotis Diffusae Herba) *Pu Gong Ying* (Taraxaci Herba) *Zi Hua Di Ding* (Violae Herba) *Jin Yin Hua* (Lonicerae Japonicae Flos) *Ban Lan Gen* (Isatidis Radix)
Wind eliminierend: weiße Schuppen, Juckreiz, Verteilung bevorzugt auf oberer Körperhälfte	1.1	*Fang Feng* (Saposhnikoviae Radix) *Bai Zhi* (Angelicae Dahuricae Radix) *Cang Er Zi* (Xanthii Fructus)
	16	*Ji Li* (Tribuli Fructus)
	5	*Wei Ling Xian* (Clematidis Radix et Rhizoma)
Stase auflösend: livide Hautareale, vermehrte dunkle Pigmentation, gestaute, hartnäckige und harte Läsionen	10.1	*Hong Hua* (Carthami Flos) *Tao Ren* (Persicae Semen) *E Zhu* (Curcumae Rhizoma) *Hu Zhang* (Polygoni Cuspidati Rhizoma et Radix) *Ji Xue Teng* (Spatholobi Caulis)
	10.2	*Qian Cao* (Rubiae Radix et Rhizoma)

Bei Trockenheit mit Blut-Säfte-Mangel: Blässe, trockene Haut mit Rissen, nur sehr leichte Rötung, abheilend, kein Köbner-Phänomen, geringe Aktivität	12.2	*Dang Gui* (Angelicae Sinensis Radix) *Shu Di Huang* (Rehmanniae Radix Praeparata) *Zhi He Shou Wu* (Polygoni Multiflori Radix Praeparata)
	10.1	*Ji Xue Teng* (Spatholobi Caulis) *Dan Shen* (Salviae Miltiorrhizae Radix et Rhizoma)
	2.2	*Di Huang* (Rehmanniae Radix)
	12.1	*Huang Qi* (Astragali Radix)
	12.3	*Mai Dong* (Ophiopogonis Radix) *Tian Dong* (Asparagi Radix)
	3.2	*Huo Ma Ren* (Cannabis Fructus)
Läsionen mit feuchter Exsudation, mit unangenehmen Geruch	4	*Fen Bi Xie* (Dioscoreae Hypoglaucae Rhizoma) *Hua Shi* (Talcum)
	2.4	*Ma Chi Xian* (Portulacae Herba) *Pu Gong Ying* (Taraxaci Herba)
	2.3	*Long Dan* (Gentianae Radix et Rhizoma)
Bei Wind-Hitze mit toxischer Hitze	2.4	*Da Qing Ye* (Isatidis Folium) *Jin Yin Hua* (Lonicerae Japonicae Flos) *Lian Qiao* (Forsythiae Fructus) *Ban Lan Gen* (Isatidis Radix)
	1.2	*Chan Tui* (Cicadae Periostracum) *Niu Bang Zi* (Arctii Fructus) *Fu Ping* (Spirodelae Herba)
	1.1	*Fang Feng* (Saposhnikoviae Radix) *Jing Jie* (Schizonepetae Herba)
	16	*Ji Li* (Tribuli Fructus)
Bei zusätzlicher Hitze in der Qi-Ebene: gerötetes Gesicht, Unruhe, Durst auf kalte Getränke	2.1	*Shi Gao* (Gypsum Fibrosum) *Zhi Mu* (Anemarrhenae Rhizoma)
Im akuten Schub mit starkem Juckreiz	1.1	*Bai Zhi* (Angelicae Dahuricae Radix) *Jing Jie* (Schizonepetae Herba)
	2.3	*Ku Shen* (Sophorae Flavescentis Radix)
Im akuten Schub bei Blutungsneigung durch leichtes Kratzen	2.4	*Da Qing Ye* (Isatidis Folium), wenn bereits in Rezeptur: Dosis-Erhöhung!
Feuchtigkeit in der Mitte mit Wind	7	*Cang Zhu* (Atractylodis Rhizoma)
	4	*Fu Ling* (Poria) *Ze Xie* (Alismatis Rhizoma)
	9	*Chen Pi* (Citri Reticulatae Pericarpium) *Mu Xiang* (Aucklandiae Radix) *Wu Yao* (Linderae Radix)
	1.1	*Fang Feng* (Saposhnikoviae Radix) *Jing Jie* (Schizonepetae Herba) *Qiang Huo* (Notopterygii Rhizoma et Radix)
	1.2	*Ge Gen* (Puerariae Lobatae Radix)
Bei Blut-Hitze mit Wind: Auspitz-Zeichen	2.2	*Mu Dan Pi* (Moutan Cortex) *Di Huang* (Rehmanniae Radix) *Chi Shao* (Paeoniae Radix Rubra)
	10.2	*Bai Mao Gen* (Imperatae Rhizoma) *Qian Cao* (Rubiae Radix et Rhizoma)
Bei innerem (Leber-)Wind	16	*Ji Li* (Tribuli Fructus) *Jiang Can* (Bombyx Batryticatus)
	1.2	*Chan Tui* (Cicadae Periostracum)
	1.1	*Fang Feng* (Saposhnikoviae Radix)
	2.3	*Ku Shen* (Sophorae Flavescentis Radix)
Bei feuchter Hitze	2.3	*Huang Qin* (Scutellariae Radix) *Huang Bo* (Phellodendri Chinensis Cortex) *Zhi Zi* (Gardeniae Fructus)
	2.4	*Bai Xian Pi* (Dictamni Cortex)
	5	*Xi Xian Cao* (Siegesbeckiae Herba)

Akupunktur

Hitze aus der Haut ableiten - im akuten Schub mit großflächiger Ausbreitung *Baxie-* und *Bafeng-*Punkte (jeweils acht Extra-Punkte in den Schwimmhautfalten der Hände und Füße)

Lokale Behandlung mit Akupunktur Es gilt die Regel, Nadeln nicht in befallene Hautareale einzubringen. Aber bei begrenzten Entzündungen ist es sehr effektiv, die Nadeln im noch gesunden Bereich tangential um die jeweils befallene Hautregion herum zu setzen. Dies fördert die regionale antientzündliche Wirkung und verbessert die Versorgung mit *Qi* und Blut, was die Abheilung beschleunigt.

Hitze aus dem Blut klärend – blutige Effloreszenzen **Kombination**: Mi 10 *Xuehai*, Bl 17 *Geshu* und Di 11 *Quchi*

Bei starkem Juckreiz – zahlreiche Kratzdefekte **Kombination**: He 8 *Shaofu*, Gb 20 *Fengchi*, Di 11 *Quchi*, SJ 5 *Waiguan*, Le 3 *Taichong* und Du 20 *Baihui*

Wind und Hitze klärend Du 14 *Dazhui*, Di 4 *Hegu*, Di 11 *Quchi*, Lu 7 *Lieque*, Lu 10 *Yuji*, SJ 5 *Waiguan*, Bl 12 *Fengmen*, Bl 13 *Feishu*

Qi-Stagnation mit Hitze (Unruhe) und Wind (Tremor) eliminierend **Kombination**: Di 4 *Hegu*, Le 3 *Taichong* und Du 20 *Baihui*

Hitze aus dem Yang Ming ableiten Du 14 *Dazhui*, Di 4 *Hegu*, Di 11 *Quchi*, Mi 6 *Sanyinjiao*, Ma 44 *Neiting* mit Mi 10 *Xuehai*

Qi abwärts dirigieren und Yin vor einer Schädigung durch Hitze schützen **Kombination**: Lu 7 *Lieque* und Ni 6 *Zhaohai* (öffnet *Ren Mai*)

Feuchtigkeit und Schleim transformieren und eliminieren Ma 40 *Fenglong*, Mi 5 *Shangqiu* und Ren 9 *Shuifen*

Lokale Behandlung Mit dem Akupunktur-Laser lassen sich betroffene Regionen direkt ansprechen. Zu großflächigerer Anwendung eignen sich am besten sogenannte Laser-Duschen.

Diätetik

Allgemeine Empfehlungen Gemüse, Reis, Birnen

Hitze/feuchte Hitze in Leber und Gallenblase

- **Bitter/kalt und aromatisch** Fasten mit Reis, Maishaartee, Selleriesalat, Salat mit Keimlingen, Champignonsalat
- **Getreide** Reis, Hirse, Quinoa
- **Gewürze** Etwas Kardamom, getrocknete Orangenschale, bittere Kräuter, Löwenzahn, Brennnessel

Meide

- Schalentiere, Krabben, Schrimps, Garnelen, Muscheln
- Zu viele und scharfe Gewürze, Alkoholika, Übermaß an Salz
- Zuckerhaltige Speisen und Getränke
- Chemische Additiva

Allgemeine Hinweise

Falls Nahrungsmittel als Auslöser bekannt sind, diese möglichst meiden. Ebenso sollten naturbelassene Nahrungsmittel ohne chemische Zusätze bevorzugt werden.

8 Gynäkologische Erkrankungen

8.1 Prämenstruelles Syndrom (PMS)

Einleitung

Zyklische Beschwerden in der Phase vor der Menstruation werden als prämenstruelles Syndrom bezeichnet. Es kommt dabei zu Ziehen im Unterleib, Spannungsgefühl im Brustbereich und gereizter Stimmung. Zudem können bei prädisponierten Patientinnen Kopfschmerzen oder Magen-Darmbeschwerden hinzukommen.

Spannungs- und Distensionsgefühle werden einer Stagnation von *Qi* zugeordnet. Wenn diese in den seitlichen Körperpartien, am Rippenbogen, im Brustbereich, in der Leistenregion oder als seitliche Kopfschmerzen auftreten, liegt eine Leber-*Qi*-Stagnation nahe. Die Leber-*Qi*-Stagnation kann wiederum eine geschwächte Milz angreifen, was zu einer Leber-Milz-Disharmonie führt. Diese zeigt sich mit zusätzlichen Zeichen von Milz-Mangel und oft auch einer Ansammlung von Feuchtigkeit. Andererseits kann die *Qi*-Stagnation Hitze transformieren und dadurch zu mehr Unruhe und Gereiztheit führen. Wenn *Qi*-Stagnation zu Blut-Stase führt, zeigt sich das vor allem mit Schmerzen bei der Menstruation.

Hormonelle Störungen – wie eine prämenstruelle Corpus luteum-Insuffizienz (Gelbkörper-Schwäche durch zu frühen Gestagenabfall) – können zu Schmierblutungen vor der eigentlichen Menstruation führen. Dies entspricht einer energetischen Nieren-Schwäche – überwiegend des Nieren-*Yang*.

Differenzierung

- Leber-*Qi*-Stagnation
- Blut Stase, evtl. mit Kälte
- Leber-Milz-Disharmonie
- Nieren-Schwäche mit mehr *Yang*- als *Yin*-Mangel

Differenzialdiagnose							Therapie
1. Ebene	2. Ebene	3. Ebene	Syndrom	Syndromdifferenzierung	Befunde	Leitsymptome	Rezeptur
ZK: livide	Pu: saitenförmig, kräftig	ZK: leicht gedunsen	Stase	Blut-Stase	ZK: livide, gestaute ZGV, eher gedunsen Pu: rau, saitenförmig, kräftig	Dysmenorrhö mit dunklem, klumpigem Menstrualblut, die sich auf Druck verstärkt, anhaltende Blutungen, Amenorrhö, Massen und Akkumulationen im Unteren Erwärmer (z.B. Myome), Kopfschmerzen, Nackensteife, Schulterschmerzen und Schwindel	*Gui Zhi Fu Ling Wan* ▶ RG 10.2
	Pu: saitenförmig	ZK: nicht gedunsen		Blut-Stase mit Kälte im Unterleib	ZK: blass-livide Pu: rau, saitenförmig, evtl. langsam	Spannung und Schmerzen im Unterbauch, Dysmenorrhö, Blutungsanomalien mit dunklem, klumpigem Blut, Zwischenblutungen, Lumbalgien	*Shao Fu Zhu Yu Tang* ▶ RG 10.1
ZK: rote Ränder	Pu: saitenförmig		Stagnation	Leber-*Qi*-Stagnation	ZK: rote Ränder, aufgerollt ZB: normal Pu: kraftvoll, saitenförmig	PMS mit reizbarer oder depressiver Verstimmung, Brustspannen, Distension an den Rippenbögen und seitlichem Unterleib	*Chai Hu Shu Gan San* ▶ RG 4.2
	Pu: schlüpfrig, saitenförmig	ZK: gedunsen		Stagnationen „aller Art" (Stagnation von *Qi*, Blut, Nahrung, Feuchtigkeit und Hitze)	ZK: gedunsen, rote Ränder ZB: feucht Pu: schlüpfrig, saitenförmig, evtl. beschleunigt	Druck und Spannungsgefühl im Oberbauch und Thorax, Aufstoßen, saurer Reflux, verminderter Appetit, Abdominlabeschwerden	*Yue Ju Wan* ▶ RG 9.1
	Pu: kraftlos, saitenförmig	ZK: evtl. leicht gedunsen	Leber-Milz-Disharmonie	Leber-Milz-Disharmonie	ZK: gedunsen, rote Ränder ZB: feucht Pu: kraftlos, saitenförmig	PMS mit Stimmungsschwankungen, Bauch- und Verdauungsbeschwerden	*Xiao Yao San* ▶ RG 4.2
				Leber-Milz- Disharmonie mit Hitze in Leber und Herz	ZK: gedunsen, rote Spitze und Ränder ZB: feucht Pu: kraftlos, saitenförmig, beschleunigt	PMS mit Stimmungsschwankungen, Unruhe, Schlafstörungen, Bauchbeschwerden	*Jia Wei Xiao Yao San* ▶ RG 4.2
ZK: blass	Pu: kraftlos oder fein	ZK: geschrumpft	Blut-Störung	Blut Mangel mit Tendenz zu Blut-Stase	ZK: blass, klein ZB: dünn Pu: fein, gespannt	Erschöpft und nervös, Blässe, trockene welke Haut, Haarausfall, brüchige Nägel, spärliche Blutung	*Si Wu Tang* ▶ RG 8.2
		ZK: gedunsen	Nieren-Essenz-Störung	Energetische Schwäche in den Nieren mit überwiegendem Nieren-*Yang*-Mangel	ZK: blass ZB: feucht, weißlich Pu: kraftlos, vor allem in *Chi*-Position	Unterleibsbeschwerden, die in den Rücken ziehen, schlechter durch Kälte, evtl. Schmierblutungen vor der Mens (z.B. als Zeichen einer Gelbkörperschwäche)	*Jin Gui Shen Qi Wan* oder *You Gui Wan* ▶ RG 8.4

8.1 Prämenstruelles Syndrom (PMS

Bei Mischformen können die empfohlenen Rezepturen auch modifiziert werden. Im Folgenden dazu einige Einzelmittel.

Einzelmittel

Wirkung	AG	Einzelmittel
Bei Brust-Spannen	9	*Qing Pi* (Citri Reticulatae Pericarpium Viride)
	10	*Wang Bu Liu Xing* (Vaccariae Semen)
	12.2	*Bai Shao* (Paeoniae Radix Alba)
Bei Wassereinlagerung in der Brust	4	*Tong Cao* (Tetrapanacis Medulla)
	10.1	*Wang Bu Liu Xing* (Vaccariae Semen)
	4	*Yi Yi Ren* (Coicis Semen)
	9	*Qing Pi* (Citri Reticulatae Pericarpium Viride)
Unterleibsziehen durch Leber-Qi-Stagnation	9	*Xiang Fu* (Cyperi Rhizoma)
Prämenstruelle Kopfschmerzen – durch Leber-*Qi*-Stagnation	1.2	*Chai Hu* (Bupleuri Radix)
	9	*Xiang Fu* (Cyperi Rhizoma)
	12.2	*Bai Shao* (Paeoniae Radix Alba)
	16	*Ji Li* (Tribuli Fructus)
Unterleibsschmerzen durch Kälte im Unteren Erwämer	9	*Wu Yao* (Linderae Radix)
Bei starker emotionaler Instabilität	14.2	*He Huan Pi* (Albiziae Cortex)
	10.1	*Yu Jin* (Curcumae Radix)
	12.2	*Bai Shao* (Paeoniae Radix Alba)
Bei zusätzlicher Blut-Stase mit Schmerzen	10.1	*Chuan Xiong* (Chuanxiong Rhizoma) *Tao Ren* (Persicae Semen) *Hong Hua* (Carthami Flos)
Feuchtigkeit umwandelnd und eliminierned: bei prämenstruellen Ödemen	4	*Yi Yi Ren* (Coicis Semen) *Ze Xie* (Alismatis Rhizoma) *Fu Ling* (Poria)
	12.1	*Bai Zhu* (Atractylodis Macrocephalae Rhizoma)
Milz-Yang tonisierend und so Stoffwechsel aktivierend	11	*Gan Jiang* (Zingiberis Rhizoma) *Fu Zi* (Aconiti Radix Lateralis Praeparata)
	12.3	*Yi Zhi* (Alpiniae Oxyphyllae Fructus)
Mitte stützend und Nahrungstransformation fördernd	7	*Sha Ren* (Amomi Fructus)
	8	*Shan Zha* (Crataegi Fructus)

Akupunktur

Lokal bei prämenstruellen Unterbauchbeschwerden **Kombination**: Ma 25 *Tianshu*, Ren 4 *Guanyuan* und Ren 12 *Zhongwan*

Bei prämenstruellen Brustbeschwerden **Kombination**: Ma 18 *Rugen*, Ren 17 *Shanzhong* und Le 14 *Qimen*, Gb 21 *Jianjing*, Fernpunkt Ma 34 *Liangqiu*

Bei prämenstruellen Kopfschmerzen

Kombination M-HN 9 *Taiyang*, Gb 8 *Shuaigu*, Gb 20 *Fengchi*, Le 3 *Taichong*

Fernpunkte Gb 41 *Zulinqi* oder Gb 38 *Yangfu*, SJ 5 *Waiguan*

Bei ausgeprägten prämenstruellen Stimmungsschwankungen **Kombination**: Le 3 *Taichong*, Di 4 *Hegu*, He 7 *Shenmen*, dazu M-HN 3 *Yintang*

Bei prämenstrueller Obstipation **Kombination**: Mi 15 *Daheng*, SJ 6 *Zhigou*, Ma 25 *Tianshu*, Ren 6 *Qihai* und Ren 9 *Shuifen*

Bei Leber- und Milz-Disharmonie **Kombination**: Le 3 *Taichong*, Mi 6 *Sanyinjiao* und Le 13 *Zhangmen*

Bei Leber- und Gallenblasen-Qi-Stagnation **Kombination**: Le 3 *Taichong*, Gb 34 *Yanglingquan* und SJ 6 *Zhigou*

Stärkt die Mitte **Kombination**: Bl 20 *Pishu* und Bl 21 *Weishu*, Ma 36 *Zusanli* und Mi 6 *Sanyinjiao*

Bei Feuchtigkeit-Schleim und mangelnder Qi-Dynamik **Kombination**: Ma 40 *Fenglong* und Mi 3 *Taibai*

Bei Nieren-Yang Mangel **Kombination**: Ni 3 *Taixi*, Bl 23 *Shenshu* und Ren 4 *Guanyuan*

Diätetik

Bei Leber-Qi Stagnation Regelmäßige Mahlzeiten, die in Ruhe ohne Hektik eingenommen werden, sind mindestens ebenso wichtig wie die Auswahl spezieller Nahrungsmittel.

Bei Milz-Qi Mangel mit ausgeprägter Feuchtigkeits-Ansammlung

- **Reduktion von Feuchtigkeit erzeugenden Nahrungs- und Genussmitteln**: Zuckerhaltige, gesüßte Getränke (Cola, Fanta, Fruchtsäfte), evtl. auch Reduktion von glutenhaltigen Getreiden (Weizen, Roggen und Gerste)
- Besser Reis, Mais, Hirse – in milden Fällen ist auch Hafer gut verträglich

Allgemein empfehlenswert Heißwasser-Trinkkur, Ingwer-Wasser zur Stoffwechsel-Aktivierung und Ausleitung von Feuchtigkeit. Genügend sättigendes Frühstück und Mittagessen, besser keine Zwischenmahlzeiten.

Meide bei Leber-Pathologien Zuviel Genussmittel wie Alkohol (Hitze), Nikotin (Hitze, Toxine), sehr scharfe Gewürze (Hitze)

Meide bei Milz-Pathologien Zuckerhaltige Nahrungsmittel und gesüßte Getränke (Cola, Fanta, manche Fruchtsäfte)

Allgemeine Hinweise

Ein sanftes Ausdauertraining kann hilfreich sein, besonders wenn dabei weniger der Leistungsaspekt als vielmehr das innere Wohlfühlprinzip im Vordergrund steht. Entspannung – sei es als regelmäßige Übung bei Yoga oder Meditation oder in anderen Oasen wie Garten oder Wellness – hilft ebenfalls den freien Fluss der Energie aufrecht zu erhalten. Ausreichend Schlaf und eine ausgewogene Kost sowie unterstützende Beziehungen tun ein Übriges hinzu.

8.2 Dysmenorrhö

Einleitung

Schmerzen während, vor oder auch nach der Menstruation sind häufig und verbreitet. Sie lokalisieren sich im unteren Abdomen oder strahlen in den unteren LWS-Bereich aus. Pathogenetisch sind sie meistens funktionell, das heißt es lässt sich trotz Abklärung keine organische Ursache für die Beschwerden diagnostizieren. Dennoch können den Regelschmerzen aber auch organische Ursachen, wie Myome oder eine Endometriose, zugrunde liegen. In diesen Fällen handelt es sich meist um eine ausgeprägtere Blut-Stase, im Falle der Endometriose auch um eine feuchte Hitze. Daher sind die Therapien zu diesen beiden Indikationen unterschiedlich (▶ folgender Abschnitt).

Gemäß der Chinesischen Medizin kontrollieren Leber, *Chong Mai* und *Ren Mai* den Ablauf der Menstruation. Eine Periode findet nur bei einer ausreichenden Menge an *Xue* Blut statt und das Blut sollte geschmeidig in Bewegung gebracht werden. Für den harmonischen Ablauf ist primär der Funktionskreis Leber mit dem freien Fließen des Leber-*Qi* verantwortlich.

Pathophysiologie

Beschwerden vor der Mens – prämenstruelle Schmerzen oder Unterleibsziehen – können durch ein stagniertes Leber-*Qi* bedingt sein. Schmerzen während der Periode sind eher als Leber-Blut-Stase zu deuten. Die Hauptpathologie einer Dysmenorrhö stellt daher eine Stagnation dar. Die Ursachen, die eine solche Stagnation bzw. Stase hervorrufen, können vielfältig sein, emotionale Faktoren sind häufig beteiligt. Weitergehende chronische Belastungen können dann auch den Blut-Fluss betreffen und eine Blut-Stase zur Folge haben.

Innere Kälte im Unterleib oder Feuchtigkeit-Akkumulation können ebenfalls den freien *Qi*-Fluss im Uterus stören. Besonders während und noch mehr direkt nach der Periode oder nach einer Entbindung ist die Gebärmutter in einer energetischen Schwäche verbunden mit einem leichten Blut-Mangel und daher besonders anfällig gegenüber diesen Pathogenen. Frauen sollten sich daher in dieser Phase möglichst nicht starker Kälte oder Feuchtigkeit aussetzen. Eine *Yang*-Leere begünstigt ebenfalls das Eindringen von Kälte und Feuchtigkeit. Des Weiteren tragen eine Überarbeitung, körperliche Erschöpfung oder extreme Diäten zu einem *Qi*- und Blut-Mangel bei, besonders in den Funktionskreisen Milz-Magen. Es fehlt dann die nachgeburtliche Energie für die Versorgung von *Ren Mai* und *Chong Mai*.

Differenzierung

- Leber-*Qi*-Stagnation
- Leber-*Qi*-Stagnation mit Blut-Stase
- Leber-*Qi*-Stagnation mit Blut-Stase und Hitze
- Blut-Stase mit Kälte
- Blut-Stase mit *Qi*- und Blut-Mangel
- Blut-Stase mit *Yang*-Mangel

Differenzialdiagnose							Therapie
1. Ebene	2. Ebene	3. Ebene	Syndrom	Syndromdifferenzierung	Befunde	Leitsymptome	Rezeptur
ZK: nicht blass Kein Gesichtsblässe	Hitzegefühl, rotes Gesicht, Fülle-Typus	Obstipation	Blut-Stase und Hitze	Hitze und Blut-Stase	ZK: livide, gestaute ZGV Hara: Druckschmerzhaftigkeit im kleinen Becken (Zeichen der Blut-Stase)	Kräftiger Typus, Gesicht eher rot, Unruhe, Durst, ausgeprägte Obstipation, unreine Haut, HWS-Verspannungen, starke Blutung mit dunklem, klumpigen Blut	*Tao He Cheng Qi Tang* ► RG 10.1
		Keine Obstipation		Blut-Stase	Hara: Druckschmerzhaftigkeit im linken Unterbauch	Neigung zu Myomen, Menses mit dunklem, klumpigen Blut, evtl. verkürzter Zyklus	*Gui Zhi Fu Ling Wan* ► RG 10.2
	Reizbar, emotional unausgeglichen, Druckschmerz am Rippenbogen	ZK: rote Ränder Pu: saitenförmig	Blut-Stase	Leber-*Qi*-Stagnation, leichter Blut-Mangel	ZK: relativ normal, evtl. rote Ränder, leicht gedunsen ZB: dünn Pu : saitenförmig	Hitze oben und Kälte unten, emotionale Unausgeglichenheit, Reizbarkeit, Frustration, evtl. aufsteigendes Hitzegefühl	*Jia Wei Xiao Yao San* ► RG 4.2
		ZK: Tendenz zu livide		Leber-*Qi*-Stagnation und Blut-Stase	ZK: Tendenz zu livide oder lividen Flecken	Ortsgebundene schmerzende Resistenzen im Hypochondrium, Reizbarkeit, Obstipation	*Ge Xia Zhu Yu Tang* ► RG 10.1
ZK: blass Gesichtsblässe, trockene Haut	Kältegefühl	ZK: leicht geschrumpft	Blut-Stase mit Blut-Mangel	Leere und Kälte im *Ren Mai* und *Chong Mai* mit Blut-Stase	ZK: blass	Unregelmäßige Menses, Zwischenblutungen, verlängerte Blutung mit ständigen leichten Blutungen, Kälte- und Schmerz im Unterbauch, Infertilität, trockene Lippen	*Wen Jing Tang* ► RG 10.2
Gesichtsfarbe blass		ZK: blass-livide	Blut-Stase	Kälte im Uterus mit Blut-Stase	ZK: livide, blass ZB: dünn Pu: saitenförmg	Klumpiges Blut, Schmerzen besser mit Wärme, schlimmer bei Druck	*Shao Fu Zhu Yu Tang* ► RG 10.1
ZK: blass Gesichtsblässe, trockene Haut		ZK: leicht gedunsen	Blut-Stase mit Blut-Mangel	Blut-Mangel und Feuchtigkeit-Kälte	ZK: blass	Schwäche, zarte Konstitution, inneres Frieren, kalte Extremitäten	*Dang Gui Shao Yao San* ► RG 8.2
	Kein ausgeprägtes Kältegefühl	ZK: blass, geschrumpft		Blut-Mangel	ZK: blass, eher geschrumpft ZB: wenig Pu: dünn, tief	Blut eher wenig und hell, Zyklus evtl. verlängert, trockene Augen und Haut, Blässe, Müdigkeit	*Si Wu Tang* ► RG 8.2

8.2 Dysmenorrhö

Bei Mischformen können die empfohlenen Rezepturen auch modifiziert werden. Im Folgenden dazu einige Einzelmittel.

Einzelmittel

Wirkung	AG	Einzelmittel
Qi-Stagnation mit Schmerzen: oft prämenstruelle Beschwerden	9	*Xiang Fu* (Cyperi Rhizoma)
	1.2	*Chai Hu* (Bupleuri Radix)
	12.2	*Bai Shao* (Paeoniae Radix Alba)
Bei Schmerzen durch Blut-Stase		
Blut belebend (leichte Blut dynamisierende Wirkung)	12.2.	*Dang Gui* (Angelicae Sinensis Radix)
	2.2	*Chi Shao* (Paeoniae Radix Rubra) *Mu Dan Pi* (Moutan Cortex)
Blut regulierend (mittelstarke Wirkung)	10.1	*Chuan Xiong* (Chuanxiong Rhizoma) *Tao Ren* (Persicae Semen) *Hong Hua* (Carthami Flos) *Dan Shen* (Salviae Miltiorrhizae Radix et Rhizoma)
Blut-Stasen lösend (stärkere Wirkung)	10.1	*Yan Hu Suo* (Corydalis Rhizoma)
Blut-Stasen aufbrechend (stärkste Wirkung, aber *Qi*/Blut konsumierend und mitunter Blutungen verstärkend)	10.1	*Mo Yao* (Myrrha) *Ru Xiang* (Olibanum)
Blutungen stillend: bei Metrorrhagien	10.2	*Pu Huang Tan* (Typhae Pollen, karbonisiert) *Di Yu Tan* (Sanguisorbae Radix, karbonisiert) *Xian He Cao* (Agrimoniae Herba)
Unterleibsschmerzen durch Kälte im Unteren Erwärmer	9	*Wu Yao* (Linderae Radix)
	11	*Wu Zhu Yu* (Euodiae Fructus) *Fu Zi* (Aconiti Radix Lateralis Praeparata) *Rou Gui* (Cinnamomi Cortex)
	12.2	*Dang Gui* (Angelicae Sinensis Radix)
	12.3	*Yi Zhi* (Alpiniae Oxyphyllae Fructus)
Bei Feuchtigkeits-Akkumulationen: milde Diuretika	4	*Yi Yi Ren* (Coicis Semen) *Chi Xiao Dou* (Phaseoli Semen) *Ze Xie* (Alismatis Rhizoma)
Bei trägem Stuhlgang	12.2	*Zhi He Shou Wu* (Polygoni Multiflori Radix Praeparata)
	2.1	*Jue Ming Zi* (Cassiae Semen)
	14.2	*Bai Zi Ren* (Platycladi Semen)
	10.1	*Tao Ren* (Persicae Semen)
Blut und Yin nährend: bei Säfte-Mangel	12.2	*Shu Di Huang* (Rehmanniae Radix Praeparata) *Zhi He Shou Wu* (Polygoni Multiflori Radix Praeparata) *Dang Gui* (Angelicae Sinensis Radix) *Bai Shao* (Paeoniae Radix Alba) *Long Yan Rou* (Longan Arillus) *E Jiao* (Asini Corii Colla)

Akupunktur

Das Gefäß, das den Uterus (*Bao Gong* = Palast des Kindes) versorgt (*Bao Mai*), ist eng mit dem Extragefäß des Durchdringens (*Chong Mai*) und dem Gefäß des Empfangens (*Ren Mai*) verbunden.

- **Einschaltpunkte des Chong Mai** Mi 4 *Gongsun* und Pc 6 *Neiguan*
- **Einschaltpunkte des Ren Mai** Lu 7 *Lieque* und Ni 6 *Zhaohai*
- **Zusätzlich** Auch über die Punkte Ma 30 *Qichong*, Ni 11 *Henggu*, Ni 12 *Dahe*, Ni 13 *Qixue* kann der *Chong Mai* erreicht werden.

Die Leber ist der Speicher des Blutes und hat ihren Sitz im Unteren Erwärmer. Der Leber-Funktionskreis muss den freien Fluss der Energie aufrechterhalten und hat damit engsten Bezug zu Menstruationsbeschwerden.

- **Kombination** Ren 6 *Qihai* zusammen mit Gb 34 *Yanglingquan* – bewegt *Qi* im Unteren Erwärmer
- **Zusätzlich** Le 3 *Taichong* – bewegt Blut und beendet Schmerzen

Akute Schmerzen bei der Mens Mi 8 *Diji* – als *Xi*-Spalt-Punkt für akute Regelschmerz genutzt und gelegentlich auch als „Uterus-Punkt" bezeichnet.

Schmerzen stillend **Kombination** Di 4 *Hegu* und Mi 10 *Xuehai*

Blut im Unteren Erwärmer regulierend **Kombination**: Ren 3 *Zhongji*, Ma 29 *Guilai* und Mi 6 *Sanyinjiao*

Blut-Mangel

- **Kombination** Ren 4 *Guanyuan*, Ma 36 *Zusanli* und Mi 6 *Sanyinjiao*
- **Zusätzlich** Bl 20 *Pishu*

Nieren- und Leber-Yin-Mangel

- **Kombination** Ren 4 *Guanyuan*, Ni 3 *Taixi* und Le 8 *Ququan*
- **Zusätzlich** Bl 23 *Shenshu*, Bl 18 *Ganshu* und Ni 10 *Yingu*

Bei Feuchtigkeit-Schleim und mangelnder Qi-Dynamik **Kombination**: Ma 40 *Fenglong* und Mi 3 *Taibai*

Bei Nieren-Yang-Mangel **Kombination**: Ni 3 *Taixi*, Bl 23 *Shenshu*, Ren 4 *Guanyuan*

Bei Leber- und Gallenblasen-Qi-Stagnation **Kombination**: Le 3 *Taichong*, Gb 34 *Yanglingquan*, SJ 6 *Zhigou*

Diätetik

Bei Leber-Qi-Stagnation Regelmäßige Mahlzeiten, die in Ruhe und ohne Hektik eingenommen werden, sind ebenso wichtig wie die Auswahl spezieller Nahrungsmittel.

Bei Milz-Qi-Mangel mit ausgeprägter Feuchtigkeits-Ansammlung

- **Reduktion von glutenhaltigen Getreiden** Weizen, Roggen und Gerste
- Besser Reis, Mais, Hirse; in milden Fällen ist Hafer gut verträglich

Meide bei Leber-Pathologien Zu viel Genussmittel wie Alkohol (Hitze), Nikotin (Hitze, Toxine), sehr scharfe Gewürze (Hitze)

Meide bei Milz-Pathologien Zuckerhaltige Nahrungsmittel und gesüßte Getränke (Cola, Fanta, manche Fruchtsäfte)

Allgemeine Hinweise

Bei Regelschmerzen lindert Wärme, z.B. als Wärmeflasche auf den Unterbauch aufgebracht. Zusätzlich helfen Ruhe und Entspannung. Mittelfristig und prophylaktisch hilft eine Regulierung der Lebensweise: regelmäßige, wertige Mahlzeiten und guter Schlafrhythmus mit ausreichenden Regenerationszeiten. Diese Routine unterstützt den Funktionskreis Leber bei seiner Aufgabe, den harmonischen Fluss von *Qi* und Blut im Körper aufrechtzuerhalten. Speziell bei funktionellem Menstruations-Schmerz können die Methoden der Chinesischen Medizin sehr gute Resultate hervorbringen. Eine Behandlungszeit von mindestens drei Menstruationszyklen sollte anvisiert werden.

8.3 Endometriose

Einleitung

Endometriose stellt eine chronische und schubweise verlaufende proliferative Entzündung dar, bei der Gebärmutterschleimhaut-(Endometrium)-ähnliches Gewebe außerhalb des Uterus entsteht.

Dies führt zu entzündlichen Prozessen an vielfältigen Lokalisationen – Unterleib, Blase aber auch im gesamten Bauchraum. Die Hauptbeschwerden bestehen in Schmerzen, die bei der Menstruation im Unterleib, aber auch je nach Befall der Entzündung an unterschiedlichen anderen Orten auftreten können.

Da die Schmerzen im Vordergrund der Symptomatik stehen, wird grundsätzlich zunächst von einer Blut-Stase ausgegangen. Zusätzlich unterliegende Komponenten können individuell unterschiedlich präsent sein: z.B. Hitze sowie feuchte Hitze im Unteren Erwärmer entsprechend der entzündlichen Komponente oder Stagnation durch innere Kälte entsprechend einem Nieren-*Yang*-Mangel. Nicht selten finden sich zusätzlich eine Schleim-Akkumulation und/oder eine Leber-*Qi*-Stagnation. Die Verbindung von Schleim-Akkumulation und Blut-Stase führt zu einer komplexen Pathologie, die schwierig aufzulösen ist. Diese wiederum verursacht eine ausgeprägte Blockade des *Qi*-Flusses in den Leitbahnen (*Jing*) und Netzgefäßen (*Luo*), was zu extremen Schmerzen, Zystenbildung und Verklebungen führen kann. Eine Empfängnis ist dabei nicht selten durch die Blockade im Fluss von *Ren* und *Chong Mai* erschwert. Stagnation und Blut-Stase spielen dabei immer eine große Rolle. Denn durch Stagnation werden der Uterus und seine Gefäße (*Bao Mai* und *Bao Luo*) blockiert. Dies hat Auswirkungen auf die normalen Funktionen von *Ren Mai* und *Chong Mai* im Hinblick auf die Empfängnis.

Bei der Diagnosestellung werden bei diesen Patientinnen nicht nur die üblichen klinischen Symptome und Untersuchungsbefunde – wie Zunge und Puls – herangezogen, sondern auch die technisch erhobenen Befunde bei der Laparoskopie. Hierbei fallen z.T. massiv gerötete oder auch nur blass-rötliche bis rosa Herde auf. Diese Befunde können für die Beurteilung der Intensität und Aggressivität des Hitze-Pathogens eine wertvolle Zusatzinformation darstellen.

Eine einfache, pragmatische Unterteilung ist folgende

- Leber-*Qi*-Stagnation und Blut-Stase
- Blut-Stase und feuchte Hitze im Unteren Erwärmer
- Blut-Stase und Kälte
- Feuchte Hitze im Unteren Erwärmer
- Nieren-*Yang*-Mangel und retrograde Mens

Die vorgestellten Rezepturen sind bei der Endometriose-Behandlung eher als Basis-Rezepturen anzusehen, die meist mit spezifischen Arzneien, die in klassischen Rezepten eher selten vorkommen, zu modifizieren und zu erweitern sind (▶ Einzelmittel).

Grundsätzlich sind die Hauptsymptome meist starke Schmerzen, die einer Stagnation in der Blut-Ebene entsprechen. Daher sind leichte Blut-Stase behebende Rezepte wie *Gui Zhi Fu Ling Wan* oder das stärkere *Xue Fu Zhu Yu Tang* sehr häufig Ausgangspunkt für eine individuelle Anpassung an die jeweilige Patientin.

Differenzialdiagnose						Therapie
1. Ebene	2. Ebene	Syndrom	Syndrom-differenzierung	Befunde	Leitsymptome	Rezeptur
ZK: rote Ränder	ZK: nicht gedunsen	Stagnation überwiegend im Qi-Bereich	Leber-*Qi*-Stagnation und Blut-Stase	ZK: livide, rote Ränder, aufgerollt	Ziehen im Unterleib, PMS, Reizbarkeit, Neigung zu Kopfschmerzen	*Chai Hu Shu Gan San* ▶ RG 4.2
ZK: rote Ränder und Spitze	ZK: evtl. leicht gedunsen	Mischbild: Leere- und Fülle-Aspekte	Milz-*Qi*-Mangel mit Leber-*Qi*-Stagnation und Hitze in Leber und Herz	ZK: leicht gedunsen, rote Ränder und Spitze ZB: dünn Pu: drahtig, schlüpfrig, evtl. leicht beschleunigt	Störung der Menstruation, PMS, wechselnde Abdominalbeschwerden, Nervosität und emotionale Angespanntheit	*Jia Wei Xiao Yao San* ▶ RG 4.2
ZK: rot	ZK: gedunsen ZB: gelblich	Hitze und Feuchtigkeit (akuter Schub)	Feuchte Hitze im Unteren Erwärmer mit leichter Blut-Stase	ZK: leicht rot, gedunsen ZB: vermehrt gelblich Pu: saitenförmig, schlüpfrig	Vaginaler, gelblicher Fluor, genitaler Juckreiz	*Si Miao Wan* ▶ RG 6.3
ZK: Farbe normal- oder leicht blass	ZK: sehr gedunsen ZB: dick klebrig, aber weißlich	Feuchtigkeit und Schleim	Nässe-Schleim-Ansammlung, Stagnation im Unteren Erwärmer	ZB: dick, klebrig, gelblich Pu: saitenförmig, schlüpfrig	Erschöpft, blasser Teint, Gedunsenheit, Ödeme und Schwellungen	*Cang Fu Dao Tan Wan* ▶ S. 1031
ZK: blass-livide	ZK: Form eher fest; livide Flecken	Ausgeprägte Stase und innere Kälte	Blut-Stase mit Kälte	ZK: blass-livide mit gestauten ZGV Pu: rau, saitenförmig	Dysmenorrhö, Blutungsanomalien mit dunklem, klumpigem Blut, Zwischenblutungen, Lumbalgien, „Massen" im Unterbauch	*Shao Fu Zhu Yu Tang* ▶ RG 10.1
ZK: livide	ZK: evtl. leicht gedunsen	Blut-Stase mit Feuchtigkeit	Blut-Stase	ZK: livide, leicht gedunsen Puls: rau	Dysmenorrhö, klumpige Menses	*Gui Zhi Fu Ling Wan* ▶ RG 10.2
ZK: livide	ZK: fest	Ausgeprägte Stase, eher generell	Blut-Stase – nicht nur auf Unterbauch bezogen	ZK: livide Puls: rau	Starke Schmerzen im Unterleib oder auch im gesamten Bauchraum; PMS	*Ge Xia Zhu Yu Tang* ▶ RG 10.1
ZK: blass, Delle am Zungengrund	ZK: gedunsen	Nieren-(Yang)-Mangel	Nieren-*Yang*-Mangel und retrograde Mens	ZK: blass, gedunsen ZB: weißlich Pu: kraftlos, insb. *Chi*-Position, langsam	Retrograde Mens, Zyklusanomalien, innere Kälte, Lumbalgien, Erschöpfung	*Jin Gui Shen Qi Wan* ▶ RG 8.4

8.3 Endometriose

Cang Fu Dao Tan *Wan* (Pille mit Atractylodis und Cyperi Rhizoma um Schleim auszuleiten)	
Arzneimittel	**Dosis**
Cang Zhu (Atractylodis Rhizoma)	9 g
Xiang Fu (Cyperi Rhizoma)	6 g
Fu Ling (Poria)	6 g
Fa Ban Xia (Pinelliae Rhizoma Praeparatum)	6 g
Dan Nan Xing (Arisaema Cum Bile)	5 g
Chen Pi (Citri Reticulatae Pericarpium)	6 g
Zhi Qiao (Aurantii Fructus)	6 g
Shen Qu (Massa Medicata Fermentata)	5 g
Sheng Jiang (Zingiberis Rhizoma Recens)	3 g
Gan Cao (Glycyrrhizae Radix et Rhizoma)	3g
Indikation *Qi*-Stagnation durch Feuchtigkeit-Schleim-Akkumulation	

Schmerzen bei der Endometriose sind oft durch eine Obstruktion in den Leitbahnen und Netzgefäßen (*Jing Luo*) verursacht. Daher sind insbesondere Arzneien notwendig, die blockierte Hauptleitbahnen und – bei chronischen Prozessen – auch die „tiefer" liegenden" Netz-Leitbahnen, in denen häufig „ältere" Blut-Stasen vorliegen, befreien können. Dazu und zu weiteren Modifikationen im Folgenden einige Einzelmittel.

Einzelmittel

Wirkung	AG	Einzelmittel
Wichtige Arzneimittel zur **Öffnung der Leitbahnen und Netzgefäße**	10.1	*Ji Xue Teng* (Spatholobi Caulis) *Lu Lu Tong* (Liquidambaris Fructus) *Wang Bu Liu Xing* (Vaccariae Semen)
	2.4	*Bai Jiang Cao* (Patriniae Herba)
Abdominelle „Massen" auflösend: tastbare Gewebeansammlungen	2.1	*Xia Ku Cao* (Prunellae Spica)
	14.1	*Mu Li* (Ostreae Concha)
	6.2	*Zhe Bei Mu* (Fritillariae Thunbergii Bulbus) *Kun Bu* (Laminariae/Eckloniae Thallus) *Hai Zao* (Sargassum)
	10.1	*Shui Zhi* (Hirudo)
	12.4	*Bie Jia* (Trionycis Carapax)
Bei Massen auch Blut bewegend: bei Schmerzen verursachenden abdominalen Massen und Dysmenorrhö	10.1	Etwas mildere Wirkung: *Tao Ren* (Persicae Semen) *Hong Hua* (Carthami Flos)
		Starke Wirkung: *San Leng* (Sparganii Rhizoma) *E Zhu* (Curcumae Rhizoma)
		Stärkste Wirkung, brechen Stasen auf: *Mo Yao* (Myrrha) *Ru Xiang* (Olibanum)
Wichtige Arzneimittel, die **Blut bewegen und Schmerz stillen**	10.1	*Yan Hu Suo* (Corydalis Rhizoma) *Wu Ling Zhi* (Trogopterori Faeces) *Pu Huang* (Typhae Pollen)
Arzneien, die sich **bei Eileiterpathologien** empfehlen	2.4	*Da Xue Teng* (Sargentodoxae Caulis) *Bai Jiang Cao* (Patriniae Herba) *Si Gua Luo* (Luffae Fructus Retinervus)
	6.1	*Zao Jiao Ci* (Gleditsiae Spina)
	10.1	*Hu Zhang* (Polygoni Cuspidati Rhizoma) bei Blut-Stase mit gleichzeitiger feuchter Hitze *Lu Lu Tong* (Liquidambaris Fructus) mit
	9	*Chuan Lian Zi* (Toosendan Fructus)
	12.4	*Sang Ji Sheng* (Taxilli Herba)
Blutungen stillend	10.2	*Pu Huang* (Typhae Pollen)
	10.1	*Wu Ling Zhi* (Trogopterori Faeces)

Hitze klärend	2.3	*Huang Lian* (Coptidis Rhizoma)
	2.1	*Lian Zi Xin* (Nelumbinis Plumula)
Schleim-Hitze transformierend	6.2	*Zhu Ru* (Bambusae Caulis in Taenias)
Blut belebend	10.1	*Dan Shen* (Salviae Miltiorrhizae Radix et Rhizoma) *Yu Jin* (Curcumae Radix)
Blut-Hitze kühlend	2.2	*Xuan Shen* (Scrophulariae Radix) *Di Huang* (Rehmanniae Radix)
Blut und Yin nährend	12.2	*He Shou Wu* (Polygoni Multiflori Radix) *Long Yan Rou* (Longan Arillus) *Shu Di Huang* (Rehmanniae Radix Praeparata)
	12.3	*Bai He* (Lilii Bulbus) *Mai Dong* (Ophiopogonis Radix)
	12.4	*Sang Shen* (Mori Fructus)

Achtung! Zahlreiche dieser Mittel sind bei starken menstruellen Blutungen wegen erhöhtem Blutungsrisiko nur mit Einschränkungen anwendbar.

Behandlung durch Einlauf mit chinesischen Arzneimitteln

Ein Einlauf kann zu verschiedenen Zeiten im Zyklus vorgenommen werden. Treten starke Schmerzen vor und während der Menstruation auf, sollte der Einlauf vom 21. Zyklustag bis zum 1. Blutungstag angewendet werden. Der Fokus liegt auf Belebung des Blutes, Regulation des *Qi*-Flusses und Linderung der Schmerzen. Es sollten täglich etwa 50–100 ml des Dekokts eingeführt und für 10–15 Minuten im Rektum gehalten werden.

Folgende Arzneien können eingesetzt werden:

Arzneimittel	Dosis
Da Huang. (Rhei Radix et Rhizoma)	5–10 g
Tao Ren (Persicae Semen)	10 g
San Leng (Sparganii Rhizoma)	10 g
E Zhu (Curcurmae Rhizoma)	10 g

Akupunktur

Ausgeprägte Blut-Stase **Schmerz lindern**: Di 4 *Hegu*, Le 3 *Taichong*, Mi 10 *Xuehai*, Ren 3 *Zhongji*, Ni 12 *Dahe*, He 7 *Shenmen*, SJ 6 *Zhigou*, Bl 17 *Geshu*

Bei Hitze-Feuchtigkeit-Befunden

- Di 11 *Quchi*, Ma 40 *Fenglong*, Ren 3 *Zhongji*, Ma 29 *Guilai*, Mi 9 *Yinlingquan*, Ren 6 *Qihai*, Bl 20 *Pishu*
- **Kombination** Pc 7 *Daling* und Gb 12 *Wangu*

Bei innerer Unruhe Herz-Feuer klärend

- He 9 *Shaochong*, Pc 7 *Daling*, Ren 15 *Jiuwei*, Bl 15 *Xinshu*
- **Kombination**: Pc 7 *Daling* und Gb 12 *Wangu*

Leber-Yang absenkend und Leber-Blut nährend

- Le 2 *Xingjian*, Gb 41 *Zulinqi*, Mi 10 *Xuehai*
- **Kombination** Le 2 *Xingjian* und Gb 14 *Yangbai*

Sedierend und Shen stärkend, Qi und Blut tonisierend

- He 7 *Shenmen*, Ren 14 *Juque*, Ren 6 *Qihai*, Mi 6 *Sanyinjiao*
- **Kombination** He 7 *Shenmen* und Mi 10 *Xuehai*

Leber-Qi Stagnation lösend

- Bl 18 *Ganshu*, Le 13 *Zhangmen*, Pc 6 *Neiguan*, SJ 6 *Zhigou*
- **Kombination** Le 3 *Taichong* und Di 4 *Hegu*

Milz stärkend, Qi und Blut tonisierend

- He 7 *Shenmen*, Ren 14 *Juque*, Ren 6 *Qihai*, Mi 6 *Sanyinjiao*
- **Kombination** He 7 *Shenmen*, Mi 6 *Sanyinjiao* und Ma 36 *Zusanli*

Herz-Blut und Yin nährend

- He 7 *Shenmen*, Pc 6 *Neiguan*, Bl 15 *Xinshu*
- **Kombination** He 7 *Shenmen* und Mi 6 *Sanyinjiao*

Nieren-Yang tonisierend Ni 3 *Taixi*, Bl 23 *Shenshu*, Ren 4 *Guanyuan*, Mi 6 *Sanyinjiao*, Ma 36 *Zusanli*

Nieren-Yin nährend und Leere-Hitze klärend

- Ni 6 *Zhaohai*
- **Kombination** He 6 *Yinxi* und Ni 6 *Zhaohai* (besonders auch bei Nachtschweiß)

Diätetik

Bei Blut-Stase **Blut bewegen**: Erdnuss, schwarze Sojabohnen, Esskastanie, Pfirsich, Essig, Aubergine, chinesischer Lauch (*Qi* und Blut bewegend)

Bei Blut-Mangel **Blut nähren**: Pinienkerne, Sesam, Tintenfisch, Taube, Leber verschiedener Tiere, schwarze Sojabohnen, Essig, Milch, Sahne, Butter, Frischkäse

Bei Blut-Hitze **Blut kühlen bei starker Blutung**: Stangensellerie, Selleriesaft, Huhn

Bei Blut-Stase und Obstipation **Leicht abführen**: Pfirsich, Pflaume, Apfel, Walnuss, Sesam

Milz stärkend, Qi und Blut tonisierend Hirse, Gerste, Hafer, Feige, Honig, Mandel, Haselnuss, Huhn, Schaf- und Ziegenfleisch, Fisch, Eier, fettarme Milch

Bei Leber-Qi-Stagnation Regelmäßige Mahlzeiten, die in Ruhe ohne Hektik eingenommen werden, sind wichtiger als die Auswahl spezieller Nahrungsmittel.

Bei Milz-Qi Mangel mit ausgeprägter Feuchtigkeits-Ansammlung Reduktion von glutenhaltigen Getreiden: Weizen, Roggen und Gerste – besser Reis, Mais, Hirse, Hafer.

Meiden auch von zuckerhaltigen Nahrungsmitteln und gesüßten Getränken (Cola, Fanta, manche Fruchtsäfte)

Meide bei Leber-Pathologien Zu viel Genussmittel wie Alkohol (Hitze), Nikotin (Hitze, Toxine), sehr scharfe Gewürze (Hitze)

Allgemeine Hinweise

Gemäß einiger Studien gibt es Hinweise darauf, dass durch den Verzehr von rotem Fleisch der Entzündungsprozess der Endometriose ungünstig beeinflusst werden könnte. Daher kann bevorzugt eine vegetarische, laktovegetabile Ernährung eingehalten werden oder auf weißes Fleisch oder Fisch ausgewichen werden.

8.4 Polyzystisches Ovarialsyndrom (PCOS)

Einleitung

Bei diesem Krankheitsbild kommt es oft durch einen erhöhten Androgenspiegel und einer damit einhergehend erhöhte Umwandlung in Östrogene zu Zyklusanomalien. Diese können die Form einer Oligomenorrhö (Zyklus länger als 35 Tage) oder Amenorrhö annehmen. Gelegentlich wird ein PCOS auch erst bei Abklärung eines unerfüllten Kinderwunsches entdeckt, unter dem ca. 75% der betroffenen Frauen leiden. Namensgebend ist die Ausbildung multipler Zysten in den Eierstöcken. Eine Akne – im Kinnbereich oder an den Wangen – sowie gelegentlich eine am Körper vermehrte männliche Behaarung – insbesondere oberhalb des Schambeines – wird als Hirsutismus bezeichnet und den erhöhten Androgenen zugeschrieben. Die Pathogenese ist nicht völlig geklärt. Ätiologisch könnten eine erhöhte LH-Ausschüttung und ein erhöhter LH/FSH-Quotient eine vermehrte ovarielle Androgenbildung bedingen. Die erhöhten Östrogenspiegel führen zu einer latenten Hyperprolaktinämie. Oft bestehen gleichzeitig eine Insulinresistenz und eine Adipositas. Auch Schilddrüsenerkrankungen sind gehäuft mit dem PCOS vergesellschaftet.

Bei einer Schwäche des Nieren-*Yang* – oft kombiniert mit einem schwachen Milz-*Qi* – werden die Körpersäfte nicht mehr genügend im Körper bewegt und transformiert und es bildet sich allmählich innere Feuchtigkeit aus, die sich dann zu Schleim-Obstruktionen verdichtet und den *Qi*-Fluss noch weiter blockiert. Feuchtigkeit ist von Natur aus schwer und sinkt nach unten. Hier können sich dann – neben der schon vorbestehenden Kälte (Nieren-*Yang* fehlt) und Feuchtigkeit (mangelnde Transformation aufgrund von Milz-*Qi* Mangel) – Schleim-Ansammlungen in Form von Zysten an den Eierstöcken ausbilden. Diese stellen immer komplizierte Pathologien dar. Ein Ziehen im Unterleib kann auf eine Stagnation im *Qi*-Fluss hinweisen, stärkere Schmerzen/Dysmenorrhö auch auf eine zusätzliche Blut-Stase.

Differenzierung und möglicher zeitlicher Verlauf

- Milz-*Qi* und Nieren-*Yang*-Mangel
- Leber-Milz-Disharmonie
- Leber-*Qi*-Stagnation
- Nieren-*Yin*- und *Yang*-Mangel
- Schleim- und Schleim-Hitze
- Blut-Stase

Anmerkung Schleim- und Blut-Stase-Bilder kommen bei fast allen Patientinnen – wenn auch in jeweils unterschiedlichen Ausprägungen und Gewichtungen – vor. Daher können als Grundrezeptur *Er Chen Tang* für Schleim und *Gui Zhi Fu Ling Wan* gegen die Blut-Stase mit entsprechenden Modifikationen genutzt werden.

Diese Grundmuster können nicht nur isoliert auftreten, sondern oft auch als zusätzliche Komplikation anderer Muster.

Differenzialdiagnose						Therapie
1. Ebene	2. Ebene	Syndrom	Syndromdifferenzierung	Befunde	Leitsymptome	Rezeptur
ZK: blass, sehr gedunsen, ZE	Pu: groß, kraftlos, schlüpfrig	Leere: Funktionskreis Milz und Niere	Milz-*Qi*-Mangel mit Feuchtigkeit-Schleim-Akkumulation	ZK: blass, gedunsen, ZE ZB: dick, klebrig-weißlich Pu: kraftlos, schlüpfrig	Ödeme, Blässe, Erschöpfung, Druck im Epigastrium, Abdominalbeschwerden, Diarrhö	*Xiang Sha Liu Jun Zi Tang* ▶ RG 8.1
ZK: sehr blass, gedunsen	Pu: groß und kraftlos, langsam		Milz-*Yang*-Mangel mit Ansammlung von Kälte-Feuchtigkeit	ZK: sehr blass und ZE ZB: vermehrt weißlich Pu: kraftlos, tief, langsam	Ausgeprägte Erschöpfung und fehlende innere Wärme, Neigung zu breiigen Stühlen	*Fu Zi Li Zhong Wan* ▶ RG 7.2
ZK: blass, leicht gedunsen, evtl. Delle am Zungengrund	Pu: kraftlos, langsam, bes. *Chi*-Position	Leere: Funktionskreis Niere	Nieren-*Yang*-Mangel	ZK: blass, gedunsen ZB: weißlich Pu: kraftlos, langsam	Ausbleibende Mens, Zyklusanomalien, innere Kälte, Lumbalgien, Erschöpfung	*Jin Gui Shen Qi Wan* ▶ RG 8.4
ZK: rot, geschrumpft ZB: vermindert	Puls: dünn (*Xi*)		Nieren-*Jing*-Essenz-Mangel mit *Yin*- und *Yang*-Mangel	ZK: rötlich ZB: vermindert Pu: fein	Amenorrhö, Menstruationsanomalien, Schwindel, LWS-Schwäche, Nachtschweiß, trockene Kehle	*Zuo Gui Wan* ▶ RG 8.5
			Nieren-*Yin*-Mangel	ZK: rot, klein ZB: vermindert Pu: fein, oberflächlich, beschleunigt	Zyklusanomalien, Infertiltät, Trockenheit von Haut und Schleimhäuten, Unruhe, Nachtschweiß	*Liu Wei Di Huang Wan* ▶ RG 8.5, mit Modifikationen
ZK: rote Ränder und Spitze	Pu: saitenförmig, schlüpfrig	Leere: Funktionskreis Leber + Milz	Milz-*Qi*-Mangel mit Leber-*Qi*-Stagnation und Hitze in Leber und Herz	ZK: gedunsen, rote Ränder ZB: dünn Pu: saitenförmig, schlüpfrig	Störung der Menstruation, PMS, wechselnde Abdominalbeschwerden, nervös und emotional angespannt	*Jia Wei Xiao Yao San* ▶ RG 4.2
ZK: livide	Pu: rau, dünn (*Xi*)	Leere und Fülle: Blut-Stase	Blut-Stase mit Leere im *Chong* und *Ren Mai* und Nieren-*Yang*-Mangel mit Kälte im Uterus	ZK: livide Pu: rau, dünn	Zu frühe oder zu späte Menstruation, ständige leichte uterine Blutung, Regelschmerz und Kälte im Unterbauch, besser durch Wärmeapplikation, Infertilität	*Wen Jing Tang* ▶ RG 10.2
ZK: blass-livide	Pu: rau, saitenförmig		Blut-Stase mit Kälte durch Mangel im Unteren Erwärmer	ZK: blass-livide Pu: rau, saitenförmig	„Massen" im Unterbauch, die schmerzlos oder schmerzhaft sein können, Dysmenorrhö, Blutungsanomalien mit dunklem, klumpigem Blut, Zwischenblutungen, Lumbalgien	*Shao Fu Zhu Yu Tang* ▶ RG 10.1

8.4 Polyzystisches Ovarialsyndrom

Bei Mischformen können die empfohlenen Rezepturen auch modifiziert werden. Im Folgenden dazu einige Einzelmittel.

Einzelmittel

Wirkung	AG	Einzelmittel
Schleim-Akkumulation im Unteren Erwärmer mit Massen und Ansammlungen (Zysten)	6.2	*Zhe Bei Mu* (Fritillariae Thunbergii Bulbus)
	6.1	*Fa Ban Xia* (Pinelliae Rhizoma Praeparatum)
	14.1	*Mu Li* (Ostreae Concha)
	6.2	*Hai Zao* (Sargassum) *Kun Bu* (Laminariae/Eckloniae Thallus)
Zusätzliche Blut-Stase	10.1	*Tao Ren* (Persicae Semen) *Hong Hua* (Carthami Flos) *San Leng* (Sparganii Rhizoma) *E Zhu* (Curcumae Rhizoma) *Yu Jin* (Curcumae Radix)
Zusätzliche Hitze (toxische Hitze)	2.1	*Xia Ku Cao* (Prunellae Spica)
	2.4	*Pu Gong Ying* (Taraxaci Herba) *Bai Jiang Cao* (Patriniae Herba)
Qi bewegen	9	*Xiang Fu* (Cyperi Rhizoma) *Wu Yao* (Linderae Radix)
Milz-Yang tonisieren und so Stoffwechsel aktivieren	11	*Gan Jiang* (Zingiberis Rhizoma)
	12.3	*Yi Zhi* (Alpiniae Oxyphyllae Fructus)
	11	*Fu Zi* (Aconiti Radix Lateralis Praeparata)
Mitte stützen und Nahrungstransformation fördern	7	*Sha Ren* (Amomi Fructus)
	8	*Shan Zha* (Crataegi Fructus)
Feuchtigkeit umwandeln und eliminiern	4	*Yi Yi Ren* (Coicis Semen) *Fu Ling* (Poria)
	12.1	*Bai Zhu* (Atractylodis Macrocephalae Rhizoma)
Besondere Mittel		
Wirkung Wärmt, klärt Schleim, bewegt das Blut und trocknet Eiter **Indikation** In der Gynäkologie für viele verschiedene Beschwerden eingesetzt wie: Vulva-Abszess, Brustknoten, Amenorrhoe, PCOS und LUF-(Luteinisierter Unrupturierter Follikel)-Syndrom. Bei Eileiter-Obstruktion in Folge von Entzündungen wird es mit *Tao Ren* und *Bai Jiang Cao* kombiniert	6.1.	*Zao Jiao Ci* (Gleditsiae Spina)
Wirkung Bewegt Blut und aktiviert *Qi*- und Blut-Fluss in Leitbahnen und Netzgefäßen (*Jing Luo*), beseitigt Feuchtigkeit – auch aus den Eileitern **Indikation** PCOS, Obstruktion der Eileiter durch Feuchtigkeit, Endometriose, postoperative Adhäsionen	10.1	*Lu Lu Tong* (Liquidambaris Fructus)
Wirkung Bewegt das Blut und öffnet die Leitbahnen und Kollateralen (*Jing* und *Luo Mai*) **Indikation** Menstruationsstörungen durch Obstruktion der Leitbahnen mit Blut-Stase, Schwellungen und Schmerzen	10.1.	*Wang Bu Liu Xing* (Vaccariae Semen)
Ausgeprägter Antiandrogen-Effekt	12.1	*Gan Cao* (Glycyrrhizae Radix et Rhizoma)
In höherer Dosis **ausgeprägter Antiprolactin-Effekt**	8	*Mai Ya* (Hordei Fructus Germinatus)

Akupunktur

Stärkt die Mitte Kombination: Bl 20 *Pishu*, Bl 21 *Weishu*, Ma 36 *Zusanli* und Mi 6 *Sanyinjiao*
Bei Feuchtigkeit-Schleim und mangelnder Qi-Dynamik Kombination: Ma 40 *Fenglong* und Mi 3 *Taibai*
Bei Nieren-Yang-Mangel Kombination: Ni 3 *Taixi*, Bl 23 *Shenshu* und Ren 4 *Guanyuan*
Bei Nieren-Yin-Mangel Kombination: Ni 6 *Zhaohai*, Mi 6 *Sanyinjiao*, He 6 *Yinxi*, Bl 23 *Shenshu*, Ren 4 *Guanyuan*
Bei Leber- und Gallenblasen-Qi-Stagnation Kombination: Le 3 *Taichong*, Gb 34 *Yanglingquan* und SJ 6 *Zhigou*
Bei Leber- und Milz-Disharmonie Kombination: Le 3 *Taichong*, Mi 6 *Sanyinjiao* und Le 13 *Zhangmen*

Diätetik

Empfehlenswert Heißwasser-Trinkkur, Ingwer-Wasser zur Stoffwechsel-Aktivierung und Ausleitung von Feuchtigkeit
Milz-Qi-Mangel mit ausgeprägter Feuchtigkeits-Ansammlung Stoffwechsel-Sanierung: Low Carb oder Trennkost mit abendlicher Kohlenhydrat-Karenz oder auch das „dinner cancelling concept", Intervallfasten, genügend sättigendes Frühstück und Mittagessen, besser keine Zwischenmahlzeiten
Meide Feuchtigkeit erzeugende Nahrungs- und Genussmittel: Zuckerhaltige Getränke (Cola, Fanta, Fruchtsäfte), kalte Nahrungsmittel, keine Zwischenmahlzeiten

Allgemeine Hinweise

Problematisch bei Milz-*Qi*-Mangel mit Feuchtigkeits-Schleim-Ansammlungen ist ein spätes und opulentes Abendessen, besonders wenn es viele Kohlenhydrate enthält. Es liegen mittlerweile Studien vor, die eine überwiegende Kalorienzufuhr in den Vormittagsstunden bis mittags als hilfreich gegen die Hyperinsulinämie belegen. Auch eine „Low Carb-Diät" in Verbindung mit einem regelmäßigen Bewegungsprogramm dürfte sich günstig auswirken. Zusätzlich ist der Verzicht auf Milchprodukte hilfreich. Für die Akupunkturtherapie konnte über eine Modulation des neuroendokrinen Systems eine positive Wirkung auf Stoffwechsel und Hormonsystem nachgewiesen werden[1].

1 Stener-Victorin, E., Jedel, E., & Mannerås, L. (2008). Acupuncture in polycystic ovary syndrome: current experimental and clinical evidence. J Neuroendocrinol, 20(3): 290–298. https://doi.org/10.1111/j.1365-2826.2007.01634.x

8.5 Weibliche Infertilität

Einleitung

Die Ursachen für einen unerfüllten Kinderwunsch können sehr verschiedenartig sein. Dennoch bleibt nach allen zur Verfügung stehenden Untersuchungen bei knapp einem Drittel der Patientinnen/Paare die Ätiologie ungeklärt: die sogenannte idiopathische Sterilität. Neben hormonellen Fehlsteuerungen, die sich häufig in Menstruationsstörungen zeigen, können insbesondere organische Veränderungen im Rahmen von Myomen, Endometriose oder eines PCO-Syndroms die Fertilität beeinträchtigen. Die Abklärung des Partners sollte natürlich vor Behandlungsbeginn ebenfalls erfolgt sein. In rund einem Drittel liegt die Ursache beim Mann; bei einem weiteren Drittel bei der Frau und im letzten Drittel bei einer Kombination von beidem.
Aus Sicht der TCM ist insbesondere dem energetischen Zustand des *Ren Mai* – Gefäß des Empfangens – und des *Chong Mai* – Gefäß des Durchdringens – Beachtung zu schenken. In Betracht zu ziehen ist auch eine allgemeine energetische Schwäche, also ein *Qi*-Mangel oder meistens ein *Qi*- und Blut-Mangel. Es kann sich auch um eine erworbene oder konstitutionelle Nieren-Schwäche handeln, die sich als *Jing*-, Nieren-*Yin*- oder -*Yang*-Mangel äußert. Auch eine Leber-*Qi*-Stagnation kann ursächlich oder als Folge beteiligt sein. Bei vielen Frauen entwickelt sich eine Leber-*Qi*-Stagnation durch Frustrationen im Leben, nicht zuletzt durch erfolglose Versuche schwanger zu werden. In diesem Fall ist eine Regulierung des *Qi*-Flusses wichtig, was auf der psychischen Ebene eine mögliche Fixierung auf den ausschließlichen Kinderwunsch relativieren sollte. Da die Leber-Leitbahn den seitlichen Unterbauch durchzieht, hat sie einen großen Einfluss auf die glatte Muskulatur der Eileiter und damit deren Beweglichkeit. Eine harmonische und geordnete Perisstaltik dieser Muskelfasern sorgt für einen reibungslosen Transport bis zum Uterus. Auch eine chronische Hitze-Feuchtigkeits-Belastung im Unteren Erwärmer kommt gelegentlich als Ursache für das Ausbleiben einer gewünschten Schwangerschaft infrage. Feuchte Hitze kann sich als Befall durch Chlamydien, aber auch immunologisch in einer Bildung von Spermien-Antikörpern manifestieren. Letzteres Phänomen kann ebenfalls die Fruchtbarkeit beeinträchtigen und wird immunologische Infertilität genannt.
Weiterhin kann eine Blut-Stase Infertilität bedingen, wobei die Blut-Stase aus einem Blut-Mangel oder auch aus einer länger bestehenden *Qi*-Stagnation hervorgegangen sein kann. Aber auch Blockaden durch pathogene Faktoren wie Kälte oder Feuchtigkeit können eine Infertilität verursachen, worauf häufige vaginale Infektionen hinweisen können. Bei anovulatorischen Zyklen (ausbleibender Anstieg der Basaltemperatur) wird häufig eine Zwei-Phasen-Behandlung durchgeführt. In der ersten Zyklushälfte wird eine Blut und *Yin* nährende Therapie angewendet, in der zweiten Zyklushälfte wärmt man *Yang* und dynamisiert *Qi*. So wird ein physiologischer Ablauf des Zyklus induziert.

Fülle – Shi

- Kälte- und Feuchtigkeits-Akkumulation
- Feuchte Hitze im Unteren Erwärmer
- Leber-*Qi*-Stagnation (Stagnation der Mikrozirkulation)
- Blockierung im *Chong Mai* und *Bao Mai*, Blut-Stase im Unterleib

Mangel – Xu

- Leere und Kälte im *Ren Mai* und *Chong Mai*, evtl. mit Blut-Stase
- Nieren-*Qi*- und *Jing*-Mangel
- Nieren-*Yang*- und *Jing*-Mangel
- Nieren-*Yin*- und *Jing*-Mangel
- Milz- und Nieren-*Yang*-Mangel
- Herz- und Nieren-*Yin*-Mangel

Differenzialdiagnose							Therapie
1. Ebene	2. Ebene	3. Ebene	Syndrom	Syndromdifferenzierung	Befunde	Leitsymptome	Rezeptur
Oketsu = Druckschmerz im Unterbauch	ZK: livide	Kräftiger Typus, Gesichtsrötung ZK: nicht blass	Blut-Stase	Blockade im *Chong Mai* und *Bao Mai*, Blut-Stase im Unterleib	Hara: Druckschmerzhaftigkeit im kleinen Becken ZK: livide	Kräftiger Typus, Gesicht eher rot, Zeichen der Blutstase und Druckschmerzhaftigkeit im kleinen Becken, bes. über dem li. Unterbauch, oft schmerzhafte Menses mit dunklem, klumpigem Blut	*Gui Zhi Fu Ling Wan* ► RG 10.2
	ZK: blass Trockene Haut	Kältegefühl im Unterleib, unregelmäßige oder verlängerte Menses, Zwischenblutungen, Lippen und Mund trocken		Leere und Kälte im *Ren Mai* und *Chong Mai* mit Blut-Stase	ZK: blass, evtl. leicht livide Pu: dünn, tief	Unregelmäßige oder verlängerte Menses, Zwischenblutungen, Kälte und Schmerz im Unterbauch, Lippen und Mund trocken, heiße Hände und Fußsohlen	*Wen Jing Tang* ► RG 10.2
		ZK: leicht gedunsen Schwäche, zarte Konstitution, inneres Frieren, kalte Extremitäten	Blut-Stase mit Blut-Mangel	Kälte- und Feuchtigkeits-Akkumulation, Blut-Mangel und -Stase	ZK: blass, leicht gedunsen	Schwäche, zarte Konstitution, inneres Frieren, kalte Extremitäten, ausbleibende, schwache oder schmerzhafte Monatsblutung, Ödemneigung vor und während der Menses	*Dang Gui Shao Yao San* ► RG 8.2
		Pu: dünn, tief Trockene Augen und Haut, Blässe, müde	Blut-Mangel	Blut-Mangel	ZK: blass Pu: dünn, tief	Trockene Augen und Haut, Blässe, Müdigkeit, leichte Unruhe, Neigung zu Obstipation, Dysmenorrhö, unregelmäßige Menses mit schwacher Blutung	*Si Wu Tang* ► RG 8.2
	ZK: nicht blass, Farbe und Form relativ normal	ZK: evtl. leicht gerötete Ränder Pu: saitenförmig Frustriertheit, Reizbarkeit, Unausgeglichenheit		Leber-*Qi*-Stagnation, leichter Blut-Mangel	ZK: relativ normale Farbe, evtl. leicht gerötete Ränder Pu: saitenförmig	Frustriertheit, Reizbarkeit, Unausgeglichenheit, Adominalbeschwerden, leichte Unruhe, Dysmenorrhö, Oligomenorrhö	*Jia Wei Xiao Yao San* ► RG 4.2
Kein *Oketsu* = kein Druckschmerz im Unterbauch	ZK: rot		Nieren-Schwäche	Nieren-*Yin*-Mangel, Leere-Hitze mit aufsteigender Hitze	ZK: rot, rissig ZB: fehlt oder verringert	Unruhe, Schlaflosigkeit, aufsteigende Hitze, trockener Mund und Rachen, Durst	*Liu Wei Di Huang Wan* ► RG 8.5
	ZK: eher blass			Nieren-*Yang*-Mangel	ZK: eher blass	Kalte Extremitäten, innere Frostigkeit, vorzeitige Alterung Kälte oder Schwäche der LWS	*Jin Gui Shen Qi Wan* ► RG 8.4

Weitere Rezepturen bei weiblicher Infertilität

Bei stärkerer Blut-Stase *Shao Fu Zhu Yu Tang* (Dekokt, das Stasen im unteren Abdomen eliminiert) ▶ RG 10.1

Anmerkung Eine Behandlung sollte möglichst über mindestens drei Menstruationszyklen durchgeführt werden. Bei schwierigen Fällen auch deutlich länger. Findet parallel dazu eine assistierte reproduktionsmedizinische Therapie (ART), z.B. mittels IVF statt, kann die TCM-Therapie auch darauf abgestimmt werden.

Bei Mischformen können die empfohlenen Rezepturen auch modifiziert werden. Im Folgenden dazu einige Einzelmittel.

Einzelmittel

Wirkung	AG	Einzelmittel
Für die bessere Qi-Zirkulation in den Luo-Netzgefäßen bei Obstruktionen und Blut-Stasen: z.B. bei Endometriose und postoperativen Adhäsionen	10.1	*Lu Lu Tong* (Liquidambaris Fructus) zusammen mit *Wang Bu Liu Xing* (Vaccariae Semen) hier: beide auch als Meldearznei einsetzbar
Luo-Netzgefäße öffnen, Hitze-Toxine klären und Feuchtigkeit eliminieren: bei vaginalen Fluor oder Antikörpern gegen Spermien	2.4	*Da Xue Teng* (Sargentodoxae Caulis) *Bai Jiang Cao* (Patriniae Herba)
	4	*Yi Yi Ren* (Coicis Semen)
Blut regulierende Arzneien: bei Antikörpern gegen Spermien	10.1	*Dan Shen* (Salviae Miltiorrhizae Radix et Rhizoma) *Tao Ren* (Persicae Semen)
Nieren-Yang stärken und wärmen, Essenz vermehren: Gelbkörperschwäche, anovulatorische Zyklen, verzögerter Eisprung	12.3	*Ba Ji Tian* (Morindae Officinalis Radix) *Lu Jiao Jiao* (Cervi Cornus Colla) *Yin Yang Huo* (Epimedii Folium) *Rou Cong Rong* (Cistanches Herba) *She Chuang Zi* (Cnidii Fructus) *Suo Yang* (Cynomorii Herba) *Sha Yuan Zi* (Astragali Complanati Semen)
	10.2	*Ai Ye* (Artemisiae Argyi Folium)
	11	*Rou Gui* (Cinnamomi Cortex)
Schleim transformieren und Verhärtungen erweichen: Schleim verdeckt die Fimbrientrichter oder verzögert den Follikeltransport, führt zur Verdickung der Tuben und verklebt die Eileiter	10.1	*Lu Lu Tong* (Liquidambaris Fructus)
	2.1	*Xia Ku Cao* (Prunellae Spica)
	14.1	*Mu Li* (Ostreae Concha)
	6.2	*Zhe Bei Mu* (Fritillariae Thunbergii Bulbus)
	2.2	*Xuan Shen* (Scrophulariae Radix)
	10.1	*Wang Bu Liu Xing* (Vaccariae Semen)
Menstruation harmonisieren: unregelmäßige Menstruation mit Schmerzen	10.1	*Yi Mu Cao* (Leonuri Herba)
	12.2	*Dang Gui* (Angelicae Sinensis Radix)
	9	*Mu Xiang* (Aucklandiae Radix) *Xiang Fu* (Cyperi Rhizoma)
	2.2	*Chi Shao* (Paeoniae Radix Rubra)
Nährende Arzneien bei Blut- und Yin-Leere: z.B. mangelnde Follikelreifung, ovarielle Insuffizienz	12.2	*Shu Di Huang* (Rehmanniae Radix Praeparata)
	12.4	*Zhi He Shou Wu* (Polygoni Multiflori Radix Praeparata) *E Jiao* (Asini Corii Colla) *Bai He* (Lilii Bulbus) *Mai Dong* (Ophiopogonis Radix)
	2.1	*Lian Zi Xin* (Nelumbinis Plumula)
	13	*Wu Wei Zi* (Schisandrae Chinensis Fructus)
Weitere Arzneien aus anderen Arzneigruppen mit günstigen Eigenschaften		
Entspannt den Funktionskreis Leber: fördert innere Gelassenheit	12.1	*Bai Shao* (Paeoniae Radix Alba)

Akupunktur

Herz-Shen beruhigend
- He 7 *Shenmen*, Pc 7 *Daling*, Ren 15 *Jiuwei*, Bl 15 *Xinshu*
- **Kombination** Pc 7 *Daling* und Gb 12 *Wangu*

Qi und Blut tonisierend
- Mi 6 *Sanyinjiao*, Ma 36 *Zusanli*, Di 10 *Shousanli*
- **Kombination** Mi 6 *Sanyinjiao*, Ma 36 *Zusanli* und Ren 6 *Qihai*

Blut nährend
- Mi 10 *Xuehai*, He 7 *Shenmen*, Ren 12 *Zhongwan*, Ren 6 *Qihai*, Mi 6 *Sanyinjiao*
- **Kombination** Bl 17 *Geshu* und Mi 10 *Xuehai*

Leber-Qi Stagnation lösend
- Bl 18 *Ganshu*, Le 13 *Zhangmen*, Pc 6 *Neiguan*
- **Kombination** Le 3 *Taichong* und Di 4 *Hegu*

Milz stärkend, Feuchtigkeit eliminierend
- Ma 40 *Fenglong*, Mi 9 *Yinlingquan*, Ren 9 *Shuifen*, Ren 6 *Qihai*
- **Kombination** Mi 9 *Yinlingquan* und Ma 40 *Fenglong*

Blut und Yin nährend
- He 7 *Shenmen*, Pc 6 *Neiguan*, Bl 15 *Xinshu*
- **Kombination** He 7 *Shenmen* und Mi 6 *Sanyinjiao*

Nieren-Yin nährend und Leere-Hitze klärend
- Ni 6 *Zhaohai*, Mi 6 *Sanyinjiao*, He 6 *Yinxi*
- **Kombination** He 6 *Yinxi* und Ni 6 *Zhaohai* (besonders bei heißen Füssen in der Nacht)

Bei allen **Qi- und Yang-Mangel-Zuständen** wirkt sich Moxibustion – bes. auch im Unteren Erwärmer auf Ren 4 *Guanyuan* im Unterbauch und Du 4 *Mingmen* im Lumbalbereich – sehr günstig aus.

Diätetik

Milz stärkend, Qi und Blut tonisierend Hirse, Gerste, Hafer, Feige, Honig, Mandel, Haselnuss, Huhn, Schaf- und Ziegenfleisch, Fisch, Eier, fettarme Milch

Leber-Blut nährend Stangensellerie, Wasserkastanie, Chrysanthemenblütentee, Sonnenblumenkerne, Erdnuss, Birne, Krebse, Austern

Blut und Yin nährend Weizen, gekeimter Weizen, Hafer, Eigelb, Milch (bes. Kuhmilch, auch Schaf- und Ziegenmilch), Kirsche, Sojabohne, Frischkäse, Lotoswurzel, Longanfrucht, Schweineherz, Fasan

Nieren-Yin nährend Tintenfisch, Austern, Ente, Niere von Schwein und Rind, Eigelb, Sesam, schwarze Sojabohne, Weizen, Weintraube, Karotte

Allgemeine Hinweise

Hilfreich ist alles, was zu einer ausgewogenen Lebensweise beiträgt: Reduktion von übermäßiger Arbeit oder von exzessiver sportlicher Betätigung sowie eine maßvolle Ernährungsweise. Diskutiert wird der Einfluss von chemischen Nahrungszusätzen bzw. von Weichmachern in Kunststoffen auf die Fertilität. Daher könnte der Verzicht auf chemisch behandelte Nahrungsmittel sowie auf Produkte von mit Hormonen oder Antibiotika behandelten Tieren sinnvoll erscheinen.

8.6 Drohender und habitueller Abort

Einleitung

Der Beginn der Schwangerschaft stellt einen tiefgreifenden Wandel im mütterlichen Organismus dar. Ein anderes Lebewesen wächst in ihr heran und dies bedarf zahlreicher sehr spezifischer Anpassungen. Kommt es zu wiederholten Fehlgeburten, spricht man ab der dritten spontanen Fehlgeburt von habituellem Abort. Dies betrifft ca. 1% der Paare, wobei man in 40% der Fälle keine Ursache finden kann. Erkennbare Gründe werden auf chromosomaler Ebene, als Zervixschwäche, Gelbkörperinsuffizienz, Faktor-V-Mutation (eine Art von Thrombophilie), immunologische Faktoren und mögliche Infektionen mit Chlamydien oder Toxoplasmen diagnostiziert.

Aus TCM-Sicht ist primär der Funktionskreis Niere für das Bewahren und Aufrechterhalten der Schwangerschaft verantwortlich. Bei einer stark geschwächten Nieren-Energie kann die Schwangerschaft nicht gehalten werden, was sich als Zervixinsuffzienz oder auch als Gelbkörperschwäche (Lutealinsuffzienz) auswirken kann. Auch beim PCOS (Polyzystischen Ovarialsyndrom) treten Aborte gehäuft auf. PCOS-Patientinnen zeigen neben der Hyperandrogenämie auch metabolische Auffälligkeiten wie eine Insulinresistenz und gehäuft eine Adipositas. Daher können dem PCOS Muster zugrunde liegen, die einem typischen Milz-*Qi*-Mangel mit Feuchtigkeit-Schleim-Akkumulation entsprechen. Immunologische oder infektiöse Geschehen können häufig im Sinne von feuchter Hitze im Unteren Erwärmer interpretiert werden.

Nach einem Abort empfiehlt es sich, nicht so rasch wie möglich die nächste Schwangerschaft anzustreben, wenn dies für die betroffenen Frauen auch ein großer Wunsch sein mag. Falls aus gynäkologischer Sicht nichts dagegen spricht, wäre diese Zeitspanne für eine TCM-Therapie sehr sinnvoll, die in der Regel einige Monate (mindestens aber drei) in Anspruch nehmen sollte. Hierbei liegt das Hauptaugenmerk auf dem Ausgleich vorhandener Disharmonien. Das bedeutet, vorhandene Pathogene auszuleiten (insbesondere latente Hitze-, Feuchte-Hitze-Prozesse und Feuchtigkeits- und Schleim-Ansammlungen), da diese sonst erneut bei einer weiteren Schwangerschaft Probleme bereiten können. Falls Zeichen auf eine Schwäche hindeuten – oft Nieren-Schwäche, aber auch Blut-Mangel oder Milz-*Qi*-Mangel –, sollte diese unbedingt tonisierend aufgefüllt werden.

Grundsätzlich gilt, dass eine Ausleitung von Pathogenen (Hitze, Feuchtigkeit, Schleim) mit eingetretener Schwangerschaft beendet wird. Bei einer Schwäche der Nieren-Energie ist es mitunter nicht möglich, diese vollständig zu beheben, sodass diese auch während der erneuten Schwangerschaft weiter mit Chinesischer Arzneitherapie behandelt werden sollte. Das bedeutet dann, dass hierbei die Anwendungsbeschränkungen für Arzneimittel in der Schwangerschaft beachtet werden müssen ▶ Anhang, Kap. 5.

Die Akupunktur-Behandlung sollte während des ersten Trimenons oder sogar bis zur 14. SSW unbedingt parallel dazu mitgeführt werden.

Differenzierung

Fülle-Muster

- Feuchte Hitze im Unteren Erwärmer
- Feuchtigkeit-Schleim-Akkumulation
- Leber-*Qi*-Stagnation

Leere-Muster

- Milz-*Qi*-Mangel
- Blut-Mangel
- Nieren-*Yang*-Mangel
- Nieren-*Yin*-Mangel

Differenzialdiagnose							Therapie
1. Ebene	2. Ebene	Wegweisende Symptome	Syndrom	Syndromdifferenzierung	Befunde	Leitsymptome	Rezeptur
ZB: vermehrt	ZB: vermehrt gelblich	Unterleibsentzündungen: z.B. Vaginosen, Harnwegsinfekte	Pathogene feuchte Hitze	Feuchte Hitze im Unteren Erwärmer	ZK: gedunsen, rote Pünktchen ZB: vermehrt gelblich, bes. im hinteren Drittel Pu: schlüpfrig, eher kräftig, evtl. leicht beschleunigt	Leukorrhö, häufige Mykosen oder Harnwegsinfektionen, Dysbiose im Darm	*Si Miao Wan* ► RG 6.3, mit Modifikationen Cave: nur vorbereitend einnehmen; während der Schwangerschaft kontraindiziert!
	ZB: vermehrt weißlich	Beschwerden im Unteren Erwärmer: z.B. Prolaps, Absinken des Qi	Absinken-des Milz-Qi	*Qi*-Mangel mit absinkendem *Qi* der Mitte	ZK: blass, gedunsen ZB: dünn, weißlich Pu: kraftlos	Fehlgeburten durch schwaches *Qi*, Müdigkeit, Erschöpfung, absinkende Organe, Uterus- oder Rektumprolaps, Hämorrhoiden, weiche Stühle, Nahrungsunverträglichkeit, Hämatomneigung, sponatane Schweiße, Infektneigung	*Bu Zhong Qi Yi Tang* ► RG 8.1 ohne *Dang Gui**
		Beschwerden im Mittleren Erwärmer: z.B. Übelkeit, (Hyper) Emesis	Aufsteigendes, rebellierendes Qi	Rebellisches Magen-*Qi*, *Qi*- und Blut-Mangel, unruhiger Fetus	ZK: blass ZB: vermehrt, weißlich Pu: kraftlos	Schwangerschaftsübelkeit und -erbrechen, Vorgeschichte von Aborten in der Anamnese, Bauchbeschwerden, allgemeine Erschöpfung, Schwäche und Ziehen in LWS-Region	*Bao Chan Wu You Fang* ► RG 10.1, ohne *Dang Gui** und mit Modifikationen
ZB: nicht vermehrt	Pu: dünn	Blut-Mangel-Beschwerden: trockene Haut und Schleimhäute, Haarausfall, brüchige Nägel	Ausgeprägter Qi- und Blut-Mangel	*Qi*- und Blut-Mangel verursachen mangelnde Ernährung des Fetus	ZK: blass ZB: weißlich, feucht Pu: dünn, kraftlos, schlüpfrig	Drohender Abort oder habituelle Aborte, blasses Aussehen, verminderter Appetit, Erschöpfung	*Tai Shan Pan Shi San* ► RG 8.3 ohne *Dang Gui**
	Pu: kraftlos in *Chi*-Position	kraftloser Chi-Puls und Blut-Mangel-Beschwerden: trockene Haut und Schleimhäute, Haarausfall, etc.	Kombination Blut-Mangel und Nieren-Schwäche	Schwäche von *Qi*-, Blut- und Nieren-*Yang* und fetale Hitze: drohender Abort in der Frühschwangerschaft durch Nieren-Schwäche	ZK: blass ZB: weißlich Pu: tief und kraftlos	Drohender Abort in der Frühphase der Schwangerschaft, leichte vaginale Blutung, Schwäche und Ziehen im unteren Rücken (LWS-Region), Schwindel, häufige Miktionen	*Shou Tai Wan* ► RG 11.3
		Kraftloser Chi-Puls und evtl. Beschwerden gemäß zusätzlicher Nieren-Schwäche: LWS-Probleme etc.	Nieren-Schwäche: Yang und Jing	Nieren-*Yang* und *Jing*-Mangel	ZK: blass ZB: feucht, weiß Pu: leer, tief, langsam	Große Erschöpfung, ständiges Kältegefühl, Gelbkörperschwäche, Menstruationsstörung, Schwäche im LWS- und Kniebereich, weiche Stühle	*You Gui Wan* ► RG 8.4, ohne *Dang Gui** und mit Modifikationen
			Schwäche von Niere, Chong und Du Mai	Nieren-*Yang*-Mangel, Schwäche in *Chong* und *Du Mai*	ZK: blass ZB: weiß Pu: leer, tief, langsam	Anamnestische Aborte in frühen Phasen der Schwangerschadft, LWS-Schmerzen, innere Kälte und kalte Füße, häufiger, heller Urin, Antriebslosigkeit, bedrückte Srtimmung, Vorgeschichte von unerfülltem Kinderwunsch	*Bu Shen Gu Chong Wan*, ohne *Dang Gui** und mit Modifikationen ► S. 1045

* *Dang Gui* (Angelicae Sinensis Radix) ist in der Schwangerschaft kontraindiziert. Es kann je nach Rezeptur ersetzt werden mit *Bai Shao* (Paeoniae Radix Alba) oder mit *Sang Shen* (Mori Fructus).

8.6 Drohender und habitueller Abort

Bu Shen Gu Chong Wan (Nieren tonisierende Pille, die den Chong Mai konsolidiert) mit Modifikationen	
Arzneimittel	**Dosis**
Tu Si Zi (Cuscutae Semen)	6–9 g
Du Zhong (Eucommiae Cortex)	6 g
Lu Jiao Jiao (Cervi Cornus Colla)	6 g
Shu Di Huang (Rehmanniae Radix Praeparata)	6–9 g
Bai Shao (Paeoniae Radix Alba)	6 g
Gou Qi Zi (Lycii Fructus)	6–9 g
E Jiao (Asini Corii Colla)	6 g
Dang Shen (Codonopsis Radix)	6–9 g
Bai Zhu (Atractylodis macrocephalae Rhizoma)	6–9 g
Sha Ren (Amomi Fructus)	4–6 g
Da Zao (Jujubae Fructus)	4 g
Quelle Empirische Rezeptur – stellt eine Erweiterung von *You Gui Wan* dar	
Wirkung Tonisiert Nieren-*Yang* und -*Qi*, stärkt *Chong* und *Du Mai*, nährt Blut	
Indikation Habituelle Aborte in der Frühschwangerschaft durch Nieren-*Yang*-Mangel	

Bei Mischformen können die empfohlenen Rezepturen auch modifiziert werden. Im Folgenden dazu einige Einzelmittel.

Einzelmittel

Wirkung	AG	Einzelmittel mit der gebotenen Vorsicht einsetzen!
Beruhigt den Fetus: bei unruhigem Fetus und drohendem Abort	7	*Sha Ren* (Amomi Fructus)
	12.3	*Du Zhong* (Eucommiae Cortex) *Tu Si Zi* (Cuscutae Semen)
	12.4	*Sang Ji Sheng* (Taxilli Herba)
	12.2	*E Jiao* (Asini Corii Colla)
	10.2	*Ai Ye* (Artemisiae Argyi Folium)
	1.1	*Zi Su Ye* (Perillae Folium)
Bei unruhigem Fetus durch Hitze	2.1	*Zhi Zi* (Gardenia Fructus)
	12.1	*Bai Zhu* (Atractylodis Macrocephalae Rhizoma)
	2.2	*Di Huang* (Rehmanniae Radix)
Übelkeit/Erbrechen in der Frühschwangerschaft	12.1	*Bai Bian Dou* (Lablab Semen Album)
	7	*Guang Huo Xiang* (Pogostemonis Herba) *Sha Ren* (Amomi Fructus)
	6.2	*Zhu Ru* (Bambusae Caulis in Taenias)
	1.1	*Zi Su Ye* (Perillae Folium) *Sheng Jiang* (Zingiberis Rhizoma Recens)

Instabile Schwangerschaft mit uterinen Blutungen	12.2	*E Jiao* (Asini Corii Colla) *Di Huang* (Rehmanniae Radix)
	10.2	*Ai Ye* (Artemisiae Argyi Folium)
	12.1	*Bai Zhu* (Atractylodis Macrocephalae Rhizoma)
	7	*Sha Ren* (Amomi Fructus)
	12.3	*Du Zhong* (Eucommiae Cortex) *Tu Si Zi* (Cuscutae Semen)
Bei übermäßigen Ödemen in der Schwangerschaft	4	*Ze Xie* (Alismatis Rhizoma) *Zhu Ling* (Polyporus)
Instabile Schwangerschaft mit Ziehen oder Schmerzen im Abdominalbereich	12.1	*Huang Qi* (Astragali Radix)
	1.2	*Sheng Ma* (Cimicifugae Rhizoma)
Instabile Schwangerschaft mit Schwindel und benebeltem Kopf	12.1	*Ren Shen* (Ginseng Radix et Rhizoma) *Dang Shen* (Codonopsis Radix)
Depressive Stimmung – nach Abort	12.2	*Bai Shao* (Paeoniae Radix Alba)
	9	*Xiang Fu* (Cyperi Rhizoma)
	10.1	*Yu Jin* (Curcumae Radix)

Cave Viele der genannten Arzneien sind in der Schwangerschaft nur mit Vorsicht einzusetzen. Es sollte in jedem konkreten Fall eine Nutzen-Risiko-Abwägung getroffen werden und Dosis und Anwendungsdauer sollten soweit wie möglich begrenzt werden.

Akupunktur

Nieren-Energie stärkend

- Ni 3 *Taixi*, Ren 4 *Guanyuan*, Bl 23 *Shenshu*
- **Kombination** Mi 6 *Sanyinjiao* und Extra-Punkt M-CA-18 *Zigong*

Drohender Abort

- Ni 7 *Fuliu*, Ma 36 *Zusanli*, Mi 6 *Sanyinjiao*
- **Kombination** Mi 6 *Sanyinjiao*, Ma 36 *Zusanli* und Ren 6 *Qihai*

Anamnestisch unerfüllter Kinderwunsch (bzw. reproduktionsmedizinische Therapien)

- Ni 13 *Qixue*, Extra-Punkt M-CA-18 *Zigong*, Mi 6 *Sanyinjiao*, Ni 3 *Taixi*, Ma 36 *Zusanli*
- **Kombination** Ren 3 *Zhongji*, Ni 13 *Qixue* und Ni 3 *Taixi*

Feuchte Hitze Akkumulation im Unteren Erwärmer: infektiöse oder immunologische Ursachen für drohendem Abort

- Ni 10 *Yingu*, Ren 3 *Zhongji*, Mi 6 *Sanyinjiao*, Mi 9 *Yinlingquan*
- **Kombination** Ni 11 *Henggu* und Ni 16 *Huangshu*

Übelkeit/Erbrechen in der Frühschwangerschaft

- Ni 21 *Youmen*, Mi 9 *Yinlingquan* und Bl 66 *Zutonggu*
- **Kombination** Pc 6 *Neiguan*, Ren 13 *Shangwan* und Ma 36 *Zusanli*

Leukorrhö – Feuchtigkeits-Akkumulation Unterer Erwärmer

- Ni 12 *Dahe*, Ren 3 *Zhongji*, Ren 6 *Qihai*
- **Kombination** Ma 40 *Fenglong* und Mi 9 *Yinlingquan*

Blut und Yin nährend bei Säfte-Mangel

- Mi 10 *Xuehai*, He 7 *Shenmen*, Ren 12 *Zhongwan*, Ren 6 *Qihai*, Mi 6 *Sanyinjiao*
- **Kombination** Bl 17 *Geshu* und Mi 10 *Xuehai*

Leber-Qi-Stagnation lösend - bei depressiven Verstimmungen

- Bl 18 *Ganshu*, Le 13 *Zhangmen*, Pc 6 *Neiguan*
- **Kombination** Le 3 *Taichong* und Di 4 *Hegu*

Milz stärkend, Feuchtigkeit eliminierend (z.B. häufig bei PCOS)

- Ma 40 *Fenglong*, Mi 9 *Yinlingquan*, Ren 9 *Shuifen*, Ren 6 *Qihai*
- **Kombination** Mi 9 *Yinlingquan* und Ma 40 *Fenglong*

Anamnestisch unregelmäßige Mens

- Ni 10 *Yingu*, Mi 6 *Sanyinjiao*, Ni 12 *Dahe*
- **Kombination** Ren 4 *Guanyuan* und Mi 10 *Xuehai*

Uterine Blutungen

- Extra-Punkt M-CA-18 *Zigong*, Ren 3 *Zhongji*, Mi 10 *Xuehai*
- **Kombination** Mi 1 *Yinbai* und Le 1 *Dadun*

Diätetik

Blut tonisierend

- Dulce-Algen (sehr eisenhaltig), Hafer (ebenfalls eisenhaltiges Getreide)
- **Hühnerkraftsuppe** Lange (2–3 Std.) gekocht mit Zugabe von *Bai Shao* (Paeoniae Rx Alba), *Da Zao* (Jujubae Fructus) und *Sheng Jiang* (Zingiberis Rhizoma Recens)

Milz stärkend, Qi und Blut tonisierend Hirse, Gerste, Hafer, Feige, Honig, Mandel, Haselnuss, Huhn, Schaf- und Ziegenfleisch, Fisch, Eier, fettarme Milch

Nieren-Yin nährend Tintenfisch, Austern, Ente, Niere von Schwein oder Rind, Eigelb, Sesam, schwarze Sojabohne, Weizen, Weintraube, Karotte

Meide

Zuckerhaltige Nahrungsmittel Gesüßte Getränke (Cola, Fanta, viele Fruchtsäfte) prägen bereits in der Schwangerschaft die späteren Vorlieben und Geschmäcker des späteren Kindes (Diabetes-Risiko und Fettleibigkeit wird oft sehr früh determiniert).

Allgemeine Hinweise

Zur Optimierung der vaginalen Bakterienflora, die nach neuesten Erkenntnissen sehr eng mit der Darmflora verbunden ist, empfiehlt sich eine probiotische Behandlung über zwei bis drei Monate. Wichtig sind eine regelmäßige und ausgewogene Ernährung und das Verzichten auf schädliche Genussmittel. Mahlzeiten sollten in einer ruhigen und angenehmen Umgebung ohne Ablenkungen eingenommen werden, was eine bedeutende Kraftquelle darstellt. Ruhepausen bieten eine zweite wichtige Ressource.

8.7 Postpartale Beschwerden

Einleitung

Die Phase nach der Entbindung ist per se keine Krankheit, aber eine Zeit, in der eine erhöhte Anfälligkeit für bestimmte Gesundheitsstörungen besteht. Während in der Schwangerschaft leicht Fülle-Zeichen mit Hitze und Feuchtigkeits-Akkumulation vorherrschen, treten nach der Entbindung andere Aspekte in Erscheinung. Die Geburt selber kostet viel Energie und die darauffolgende Zeit ist von Stillen und Fürsorge für das Neugeborene geprägt. Dies ermöglicht der neuen Mutter oft nur wenig Erholung. Dazu kommt das Stillen selbst. In der TCM wird die Muttermilch als „weißes Blut" bezeichnet, da sie in der Funktion der Versorgung des Kindes mit allen Nährstoffen dem Blut ähnelt. Auch der körperliche Um- und Rückbau der Gebärmutter und die hormonellen Veränderungen beanspruchen Energie. Daher wird diese Zeit als eine gesehen, die eher zu einem Mangel prädestiniert. *Qi*- und besonders Blut-Mangel wird im Wochenbett – das sind die vier Wochen nach der Entbindung – häufig beobachtet. Das kann auch mit einem Absinken der Stimmungslage und des Selbstbewusstseins verbunden sein, wie bei der Wochenbettdepression („baby blues"). Da die junge Mutter jetzt häuslich besonders eingebunden ist, eignen sich hier weniger regelmäßige Akupunktur-Termine als vielmehr arzneiliche Maßnahmen, die im häuslichen Kontext selbstständig angewendet werden können. Gelegentlich kann man die Arzneimischung schon in der Geburtsvorbereitungsphase rezeptieren, wenn man die Patientinnen dort schon kennengelernt und konstitutionell hat einschätzen können. Dann ist alles bereit, wenn Mutter und Baby nach Hause kommen und die Tonisierung kann sofort beginnen. Eine weitere Einsatzmöglichkeit ist die Unterstützung des Stillens in der so wichtigen Phase des kindlichen Organismus zur Entwicklung eines günstigen Mikrobioms. Damit verbunden ist die Ausbildung eines suffizienten Immunsystems.

Zum einen kann die Milchproduktion unzureichend sein, sodass auch hier aufbauende Rezepturen benötigt werden. Zum anderen kann sich durch Stauung des Milchflusses eine Mastitis entwickeln. Ursächlich kann eine Leber-*Qi*-Stagnation mitspielen, zumal die Phase nach der Geburt mit vielen Stressfaktoren verbunden ist. Wenn aus der Stagnation Hitze, insbesondere toxische Hitze, entsteht, bedarf es raschen Handelns. In den meisten Fällen lässt sich dieses Krankheitsbild effizient behandeln, sodass eine Antibiose oder gar ein Abstillen vermieden werden können.

Differenzierung und möglicher zeitlicher Verlauf

- **Postpartale Erschöpfung** durch *Qi*- und Blut-Mangel
- **Mastitis** mit toxischer Hitze in der Leber- und Magen-Leitbahn
- **Insuffiziente Laktation** bei *Qi*- und Blut-Mangel
- **Wochenbett-Depression** mit Blut-Mangel und Leber-*Qi*-Stagnation

Differenzialdiagnose						Therapie
1. Ebene	2. Ebene	Syndrom/hier auch Krankheitsbild	Syndromdifferenzierung	Befunde	Leitsymptome	Rezeptur
ZK: rot	ZB: dick, klebrig, weiß-gelblich	Mastitis: akut, Frühstadium – Fülle	Akkumulation von Hitze-Toxinen mit Stagnation von *Qi*, Blut und heißem Schleim	ZK: rot ZB: weißlich-gelb Pu: voll, beschleunigt	Frühes Stadium Mastitis: lokale Rötung, Schwellung und Schmerz in der Brust, evtl. erhöhteTemperatur	*Zhen Ren Huo Ming Yin* ► S. 1051, mit Modifikationen
	ZB: gelblich	Mastitis: hochakutes Stadium – Fülle	Toxische Hitze: fulminante Beschwerden – Hitze in *Wei*-, *Qi*- und *Xue*-Ebene	ZK: rot ZB: gelb Pu: voll, beschleunigt	Rötung und Schwellung der Brust, Berührungs- und Druckschmerzhaftigkeit, evtl. eitrige Absonderungen	*Wu Wei Xiao Du Yin* ► RG 2.3, mit Modifikationen
ZK: nur bestimmte Areale mit leichter Rötung	ZK: rote Stippchen im vorderen Drittel ZB: klebrig-weißlich	Mastitis: subakut – Kombination Fülle und Leere	*Shao Yang*-Störung – verschleppter Prozess, subakute oder rezidivierende Beschwerden	ZK: rötliche Pünktchen im vorderen Drittel ZB: dünn, weißlich Pu: saitenförmig	Schleichende Brustentzündung, druck- und berührungsempfindlich, leichte Verhärtungen oder Schwellungen im Drüsengewebe	*Xiao Chai Hu Tang* ► RG 4.1, mit Modifikationen
	ZK: rote Ränder und Spitze ZB: unauffällig	Wochenbett-Depression: chronisch – Kombination Fülle und Leere	Leber-*Qi*-Stagnation mit Milz-*Qi*-Mangel – Leber-Milz-Disharmonie	ZK: rote aufgerollte Ränder ZB: dünn, weißlich Pu: saitenförmig, dünn	Erschöpfung, Deprimiertheit, Nervosität, gereizte Stimmung, Schlaflosigkeit, wechselnde Bauchbeschwerden	*(Jia Wei) Xiao Yao San* ► RG 4.2
ZK: blass	ZK: gedunsen	Erschöpfungsdepression/ insuffinziente Laktation: chronisch – Leere	*Qi*-Mangel mit absinkendem *Qi* der Mitte	ZK: blass ZB: dünn, weißlich Pu: kraftlos	Müdigkeit, Erschöpfung, insuffiziente Milchbildung, absinkende Organe, Uterus- oder Rektumprolaps, Hämorrhoiden, weiche Stühle, Nahrungsunverträglichkeit, Hämatomneigung, sponatane Schweiße, Infektneigung	*Bu Zhong Qi Yi Tang* ► RG 8.1
	ZK: nicht gedunsen	Erschöpfung/ insuffziente Laktation: chronisch – Leere	*Qi*- und Blut-Mangel	ZK: blass ZB: dünn, weißlich Pu: dünn, kraftlos	Starke Erschöpfung, dabei aber Unruhe, trockene Haut, insuffiziente Milchbildung, Haarausfall, brüchige Nägel, evtl. verzögerter Stuhlgang	*Ba Zhen Tang* ► RG 8.3
	ZK: geschrumpft	Erschöpfung/ insuffziente Laktation: chronisch – Leere	Blut-Mangel	ZK: klein, blass ZB: dünn, weißlich Pu: leer, dünn	Erschöpfung, blasser Teint, innere Unsicherheit, Haarausfall, unzureichende Milchbildung	*Si Wu Tang* ► RG 8.2

Zhen Ren Huo Ming Yin (Getränk des wahren Menschen zur Wiederbelebung des Lebens)	
Arzneimittel	**Dosis**
Bai Zhi (Angelicae Dahuricae Radix)	9 g
Fang Feng (Saposhnikoviae Radix)	9 g
Jin Yin Hua (Lonicerae Japonicae Flos)	12 g
Zhe Bei Mu (Fritillariae Thunbergii Bulbus)	12 g
Tian Hua Fen (Trichosanthis Radix)	12 g
Zao Jiao Ci (Gleditsiae Spina)	9 g
Wang Bu Liu Xing (Vaccariae Semen) – als Ersatz für *Chuan Shan Jia* (Manitis Squama), das durch CITES geschützt ist.	12 g
Chen Pi (Citri Reticulatae Pericarpium)	9 g
Mo Yao (Myrrha)	6 g
Ru Xiang (Olibanum)	6 g
Dang Gui Wei (Angelicae Sinensis Radicis Cauda)	12 g
Gan Cao (Glycyrrhizae Radix et Rhizoma)	3 g
Indikation: Abszesse durch Feuer-Toxin, besonders im Frühstadium	

Weitere Rezeptur, die bei einfachem Blutmangel angewendet wird

Dang Gui Bu Xue Tang (Angelicae Sinensis Radix Dekokt zur Tonisierung des Blutes) ▶ RG 8.2

Bei Mischformen können die empfohlenen Rezepturen auch modifiziert werden. Im Folgenden dazu einige Einzelmittel.

Einzelmittel

Wirkung	AG	Einzelmittel
Bei ausgeprägter toxischer Hitze: rote, geschwollene und schmerzhafte Mastitis	2.4	*Pu Gong Ying* (Taraxaci Herba) *Lou Lu* (Rhapontici Radix)
	10.1	*Wang Bu Liu Xing* (Vaccariae Semen), auch Boten-Substanz zur Brust
	2.4	*Lian Qiao* (Forsythiae Fructus) *Ban Zhi Lian* (Scutellariae Barbatae Herba)
	6.2	*Si Gua Luo* (Luffae Fructus Retinervus)
	6.1	*Zao Jiao Ci* (Gleditsiae Spina)
	2.3	*Huang Qin* (Scutellariae Radix)
Wirkung auf Netzgefäße: Mastitis mit abgekapselten Arealen	2.4	*Tong Cao* (Tetrapanacis Medulla)
	10.1	*Lu Lu Tong* (Liquidambaris Fructus)
	2.4	*Si Gua Luo* (Luffae Fructus Retinervus)
	4	*Mu Tong* (Akebiae Caulis)
Schleim-Hitze mit roter, geschwollener und schmerzhafter Mastitis	6.2	*Zhe Bei Mu* (Fritillariae Thunbergii Bulbus)
	2.4	*Si Gua Luo* (Luffae Fructus Retinervus)
Blut bewegend bei Mastitis mit Abkapselungen und dunklen Knoten	10.1	*Wang Bu Liu Xing* (Vaccariae Semen) *Chuan Xiong* (Chuanxiong Rhizoma) *Dan Shen* (Salviae Miltiorrhizae Radix et Rhizoma)
	6.1	*Zao Jiao Ci* (Gleditsiae Spina)
	4	*Mu Tong* (Akebiae Caulis)
	2.2	*Chi Shao* (Paeoniae Radix Rubra)

Milchfluss fördernd bei unzureichender Laktation	10.1	*Wang Bu Liu Xing* (Vaccariae Semen)
	2.4	*Si Gua Luo* (Luffae Fructus Retinervus) *Pu Gong Ying* (Taraxaci Herba)
	4.	*Mu Tong* (Akebiae Caulis) *Tong Cao* (Tetrapanacis Medulla)
	12.4	*Sang Ji Sheng* (Taxilli Herba)
	3.1	*Mang Xiao* (Natrii Sulfas), topisch, aber: in höherer Dosis laktationshemmend
Wochenbett-Depression mit Stimmungsschwankungen	14.2	*He Huan Pi* (Albiziae Cortex)
	1.2	*Chai Hu* (Bupleuri Radix)
	10.1	*Yu Jin* (Curcumae Radix)
	12.2	*Bai Shao* (Paeoniae Radix Alba)
Haarausfall	12.2	*Zhi He Shou Wu* (Polygoni Multiflori Radix Praeparata)
	12.4	*Nu Zhen Zi* (Ligustri Lucidi Fructus) *Shu Di Huang* (Rehmanniae Radix Praeparata)
	14.2	*Ce Bai Ye* (Platycladi Cacumen)
	12.3	*Gu Sui Bu* (Drynariae Rhizoma)
Postpartales Ergrauen der Haare	12.4	*Hei Zhi Ma* (Sesami Semen Nigrum) *Mo Han Lian* (Ecliptae Herba) *Nu Zhen Zi* (Ligustri Lucidi Fructus) *Sang Shen* (Mori Fructus)
Postpartale Obstipation – durch Säftemangel	14.2	*Bai Zi Ren* (Platycladi Semen)
	3.2	*Huo Ma Ren* (Cannabis Fructus)
	12.4	*Sang Shen* (Mori Fructus)
	10.1	*Tao Ren* (Persicae Semen)
Postpartale Blut-Stase im Unterleib	10.1	*Chuan Xiong* (Chuanxiong Rhizoma) *Yi Mu Cao* (Leonuri Herba) *Tao Ren* (Persicae Semen)
	12.2	*Dang Gui* (Angelicae Sinensis Radix)
	10.2	*Pu Huang* (Typhae Pollen)
Postpartales Fieber	12.1	*Huang Qi* (Astragali Radix)
Postpartales Schwitzen	13	*Ma Huang Gen* (Ephedrae Radix et Rhizoma)
	14.1	*Mu Li* (Ostreae Concha)
Vermehrt die Essenz – ***Jing***	12.4	*Gou Qi Zi* (Lycii Fructus) *Nu Zhen Zi* (Ligustri Lucidi Fructus) *Shu Di* (Rehmanniae Radix Praeparata)
	12.3	*Tu Si Zi* (Cuscutae Semen)
Postpartale Gelenkschmerzen	10.1	*Ji Xue Teng* (Spatholobi Caulis)
	12.4	*Sang Ji Sheng* (Taxilli Herba)
	12.2	*Dang Gui* (Angelicae Sinensis Radix)
	5	*Qin Jiao* (Gentianae Macrophyllae Radix)
	4	*Yi Yi Ren* (Coicis Semen)
	1.1	*Gui Zhi* (Cinnamomi Ramulus)

Vorsicht bei stillenden Müttern – Laktation wird gehemmt

- *Mai Ya* (Hordei Fructus germinatus) ▶ AG 8, wenn hochdosiert
- *Dan Dou Chi* (Sojae Semen Praeparatum) ▶ AG 1.2

Akupunktur

Mastitis durch Hitze-Akkumulation

- Mi 18 *Tianxi*, Lu 5 *Chize*, Ma 18 *Rugen*, Ma 16 *Yingchuang*, Ni 17 *Shangqu*, Ma 39 *Xiajuxu*, Ren 17 *Shanzhong*, Le 14 *Qimen*, Dü 1 *Shaoze*
- **Kombination** Gb 43 *Xiaxi* und Mi 1 *Yinbai*

Unzureichende Milchbildung oder Milchfluss
- Mi 18 *Tianxi*, Ma 18 *Rugen*, Ma 15 *Wuyi*, Ren 17 *Shanzhong*
- **Kombination** Ma 18 *Rugen* und Gb 21 *Jianjing*

Qi und Blut tonisierend – bei postpartaler Erschöpfung
- Mi 6 *Sanyinjiao*, Ma 36 *Zusanli*, Di 10 *Shousanli*
- **Kombination** Mi 6 *Sanyinjiao*, Ma 36 *Zusanli* und Ren 6 *Qihai*

Blut nährend bei postpartaler Erschöpfung
- Mi 10 *Xuehai*, He 7 *Shenmen*, Ren 12 *Zhongwan*, Ren 6 *Qihai*, Mi 6 *Sanyinjiao*
- **Kombination** Bl 17 *Geshu* und Mi 10 *Xuehai*

Leber-Qi-Stagnation lösend - bei postpartaler Depression
- Bl 18 *Ganshu*, Le 13 *Zhangmen*, Pc 6 *Neiguan*
- **Kombination** Le 3 *Taichong* und Di 4 *Hegu*

Milz stärkend, Feuchtigkeit eliminierend - bei postpartalen Gewichtsproblemen (mangelnde Gewichtnormalisierung)
- Ma 40 *Fenglong*, Mi 9 *Yinlingquan*, Ren 9 *Shuifen*, Ren 6 *Qihai*
- **Kombination** Mi 9 *Yinlingquan* und Ma 40 *Fenglong*

Blut und Yin nährend bei postpartalem Säfte-Mangel
- He 7 *Shenmen*, Pc 6 *Neiguan*, Bl 15 *Xinshu*, Ren 17 *Shanzhong*
- **Kombination** He 7 *Shenmen* und Mi 6 *Sanyinjiao*

Diätetik

Blut tonisierend
- Dulce-Algen (sehr eisenhaltig), Hafer (ebenfalls eisenhaltiges Getreide)
- **Hühnerkraftsuppe** Lange (2–3 Std) gekocht mit Zugabe von *Dang Gui* (Angelicae sinensis Radix), *Chuan Xiong* (Chuanxiong Rhizoma), *Da Zao* (Jujubae Fructus) und *Sheng Jiang* (Zingiberis Rhizoma recens)

Milchfluss anregend **Mochi-Reis:** Japanischer Süßreis (ist kein Milchreis) – wird idealerweise mit Hafermilch gekocht

Milz stärkend, Qi und Blut tonisierend Hirse, Gerste, Hafer, Feige, Honig, Mandel, Haselnuss, Huhn, Schaf- und Ziegenfleisch, Fisch, Eier, fettarme Milch

Nieren-Yin nährend Tintenfisch, Austern, Ente, Niere von Schwein oder Rind, Eigelb, Sesam, schwarze Sojabohne, Weizen, Weintraube, Karotte

Meide **Zuckerhaltige Nahrungsmittel**: Gesüßte Getränke (Cola, Fanta, viele Fruchtsäfte). Belastet möglicherweise bereits zu diesem Zeitpunkt die späteren Vorlieben und Geschmäcker des Babys (Diabetes-Risiko und Fettleibigkeit wird oft sehr früh determiniert). Außerdem möglichst keine chemischen Zusatzstoffe oder Fertiggerichte, denn vieles geht in die Muttermilch über.

Allgemeine Hinweise

Eine regelmäßige und milde Ernährung sowie das Einnehmen der Mahlzeiten in einer ruhigen und angenehmen Umgebung ohne Ablenkungen stellt eine bedeutende Kraftquelle dar. Zusätzlich bieten Ruhepausen eine zweite wichtige Ressource. Da allerdings in dieser Zeit das Baby den Zeittakt vorgibt, ist es ratsam jede sich bietende Gelegenheit zum Entspannen zu nutzen, die sich durch ein Schläfchen des Babys ergibt. In dieser Zeit sollte der Spruch „erst die Arbeit, dann das Vergnügen“ umgekehrt werden, da eine ausgeruhtere und entspanntere Mutter weniger schnell an ihre Grenzen gelangt. Daher: so früh wie möglich zu Bett zu gehen – keiner weiß, wann die Nacht zu Ende ist und das Baby nach der Mutter verlangt.

8.8 Klimakterisches Syndrom

Einleitung

Klimakterisches Syndrom – Wechseljahrs-Beschwerden
Die Nieren-Energie steuert Entwicklung, Wachstum und Fortpflanzung. Diese Prozesse vollziehen sich in der Regel so langsam wie ein wachsender Baum und wir nehmen sie nicht wahr, wenn wir direkt zuschauen. In bestimmten Phasen jedoch werden die Prozesse der Essenz und der Niere dynamischer, so in der Pubertät und im Klimakterium. Dann kommt es zu Veränderungs-Schüben. Diese betreffen *Yin*, *Yang* und die Essenz. Diese stellen mächtige Energien dar, die im Hintergrund und daher weniger bewusst als vielmehr unbewusst ablaufen und oft nur vage verbalisiert werden können. Allmählich und scheinbar unmerklich verändert sich der Blickwinkel auf die existentiellen (=Nieren-Energie-)Themen des Lebens: Partnerschaft, berufliche Ausrichtung und die grundsätzliche Motivation für früher einmal definierte Langzeitziele verändern sich. Wenn sich die Patientin diesen inneren Prozessen nicht stellt und sich nicht sukzessive neu orientiert, können daraus drastische Korrekturen in wesentlichen Lebensbereichen resultieren, die sich für die Umgebung „plötzlich" und nicht nachvollziehbar darstellen: Trennungen aus langjährigen Beziehungen, Kündigung des Jobs oder Verlassen von Haus und Hof für ein Sabattical. Der Volksmund nennt diese Übergangsphase „Midlife-Crisis".
Um das 50. Lebensjahr herum lässt die Essenz der Nieren laut dem *Huang Di Nei Jing* nach, sodass *Ren Mai* und *Chong Mai* weniger mit *Yin* und Blut gefüllt werden. Im vom Herzen zum Uterus absteigenden *Bao Mai* und im gegenläufigen *Chong Mai* kann es bei vorbestehenden Pathologien zu verschiedenen Auswirkungen kommen.
Die Beschwerden betreffen typischerweise den vasomotorischen Bereich: Störungen der Thermoregulation, Hitzewallungen, Schweißausbrüche, Herzklopfen, Kopfschmerzen — verbunden mit innerer Unruhe. Dies entspricht häufig einer gestörten Balance in den Funktionskreisen Herz und Niere, die zusätzlich Schlafstörungen bedingen kann. Eine *Qi*-Stagnation durch lang aufgestaute Gefühle erzeugt meist Stagnations-Hitze, die nach oben steigt. Daher aggraviert jede Stagnation das Ausmaß der Wechseljahrsbeschwerden. Gelegentlich kommt es zu unerwarteten Blutungen oder vaginalen Symptomen. Metabolische Themen, wie Nahrungsmittelunverträglichkeiten, Gewichtsveränderung/-zunahme deuten auf eine schwächer werdende Energie in der „Mitte" bei nachlassendem Nieren-*Yang* hin. Wenn eine Leber-Blut-Leere durch das geringer werdende Nieren-*Yin* zu mehr innerer Trockenheit führt, wird der Funktionskreis Leber auch „holziger", rigider und sperriger. Das kann leicht zu nachlassender Stressresilienz und emotionalen Schwankungen mit konsekutiv aufsteigender Stagnations-Hitze führen. Durch diese Vorgänge kommt es im Alter auch eher zu Folge-Pathologien wie Blut-Stase und Schleim-Akkumulation, die weitere Komplikationen darstellen.

Differenzierung und möglicher zeitlicher Verlauf

- Leber-*Qi*-Stagnation
- Leber-Milz-Disharmonie
- Herz-Blut und Milz-*Qi*-Mangel
- Leber- und Nieren-*Yin*-Mangel
- Nieren-*Yin*- und *Yang*-Mangel
- Gestörte Nieren- und Herz-Kommunikation
- Milz- und Nieren-*Yang*-Mangel
- Schleim-Hitze-Ansammlung

Anmerkung Feuchte Hitze-, Schleim- und Blut-Stase-Bilder können nicht nur isoliert auftreten, sondern häufig als zusätzliche Komplikation bei anderen Mustern.

Differenzialdiagnose						Therapie
1. Ebene	2. Ebene	Syndrom	Syndrom-differenzierung	Befunde	Leitsymptome	Rezeptur
ZK: blass	ZK: rote Spitze	Leere: im Fks. Herz und Milz	Milz-*Qi*-Mangel und Herz-Blut-Mangel mit leichter Hitze im Herzen	ZK: blass, evtl. rote Spitze ZB: feucht, weißlich Pu: unregelmäßig, schlüpfrig, kraftlos	Palpitationen, Erregbarkeit, Ängstlichkeit und Sorgen, Grübeleien, körperliche und mentale Erschöpfung, Vergesslichkeit, Unkonzentriertheit, Schlaflosigkeit, viele Träume, gestörter Appetit, Bauch- und Stuhl-Probleme	*Gui Pi Tang* ► RG 8.2
	Pu: *Chi*-Position schwach	Leere: im Fks. Niere	Nieren-*Yang*-Mangel mit innerer Kälte bei nachlassendem *Mingmen*-Minister-Feuer	ZK: blass, gedunsen ZB: dünn, weißlich PU: tief, kraftlos, verlangsamt	Innere Kälte und kalte Extremitäten, breiige Stühle, Urininkontinenz, schwache Rücken- und Knieregion, Ödemneigung, starke Antriebslosigkeit und Erschöpfung	*You Gui Wan* ► RG 8.4
ZK: rote Ränder	ZB: unauffällig	Fülle: Stagnation im Qi-Bereich	Leber-*Qi*-Stagnation mit der Enstehung von innerer Stagnations-Hitze	ZK: livide, rote Ränder, aufgerollt	Spannungsgefühl und Ziehen an Rippenbögen und in der Leistenregion, Kopfschmerzen, Verspannungen (häufig Nacken), Reizbarkeit, bedrückte oder aufbrausende Stimmung	*Chai Hu Shu Gan San* ► RG 4.2
	ZK: Spitze rot	Kombination Fülle und Leere – Leber-Milz-Disharmonie	Leber-Milz-Disharmonie	ZK: rote Ränder und Spitze ZB: dünn Pu: saitenförmig, schlüpfrig, evtl. beschleunigt	Reizbarkeit, Stimmungsschwankungen, unterdrückte Gefühle, Hitzewallungen vermehrt durch Stress und Überforderung, Schlaflosigkeit, Schmerzen im Hypochondrium, Kopfschmerzen, erhöhter Blutdruck, harter Stuhl, Libidoverlust, Müdigkeit	*Jia Wei Xiao Yao San* ► RG 4.2
	ZB: vermindert	Kombination Fülle und Leere – Mangel in Leber/Niere und dadurch aufsteigendes Leber-Yang	Leber-Wind bei hochschlagendem Leber-*Yang* mit Nieren-Schwäche	ZK: rote Ränder, zittrig ZB: dünn Pu: saitenförmig, dünn, evtl. beschleunigt	Schwindel, Kopfschmerzen (Scheitel, Schläfen), Muskelzuckungen, Tics, Tinnitus, Sehstörungen, T.I.A., zerebrale Konvulsionen, starke Blutdruck-Schwankungen, aufsteigender Ärger, Hitzegefühle im Gesicht, bes. nachmittags, Schwäche von LWS und Knie	*Tian Ma Gou Teng Yin* ► RG 13.2
ZK: rot	ZB: vermehrt, dick, klebrig-gelb	Fülle: Schleim/Stagnation	Schleim-Hitze in Gallenblase/Herz	ZK: rot ZB: vermehrt, dick, klebrig-gelb Pu: schlüpfrig, kräftig	Schwindel, Übelkeit, Herzklopfen, Unruhe, Schlafstörungen, Panikattacken, Schlafapnoe, Druck im Thorax und Oberbauch, Heißhungerattacken, Gewichtsprobleme	*Wen Dan Tang* ► RG 14.2, mit *Huang Lian* und Modifikationen
	ZB: vermindert oder fehlend	Leere: Nieren-Yin	Nieren-*Yin*-Mangel mit Leere-Hitze	ZK: rot, klein, rissig ZB: vermindert Pu: dünn, gespannt, beschleunigt	Hitzewallungen, bes. nachts oder nachmittags, Schweißausbrüche, Unruhe, Schlaflosigkeit, LWS- und Knie-Schwäche, trüber Urin oder Fluor, trockener Stuhl	*Zhi Bai Di Huang Wan* ► RG 8.5, mit Modifiaktionen *Tian Wang Bu Xin Dan* ► RG 12.1
	ZK: nur leichte Rötung	Leere: kombinierte Nieren-Yin- und Yang-Schwäche	Kombinierter Nieren-*Yin*-, -*Yang*- und Essenz-Mangel	ZK: leicht gerötet ZB: vermindert Pu: kraftlos an *Chi*-Position	Hitzewellen, Schweißausbrüche, Schwindel, kalte Extremitäten, Depressivität, Nervosität, Irritierbarkeit, gestörte menstruelle Blutungen, Miktionsprobleme, Schwäche in LWS und Knie	*Er Xian Tang* ► RG 8.4

Weitere mögliche Rezepturen:
Bei ausgeprägten Stimmungsschwankungen und emotionaler Labilität kann auch **Gan Mai Da Zao Tang (Glycyrrhizae Radix, Tritici Fructus Levis und Jujubae Fructus Dekokt)** ▶ RG 12.1 anderen Rezepten hinzugefügt werden.
Bei überwiegenden Zeichen der Nieren-Leere mit nur leichten Leber-Wind Zeichen kann an Stelle des stärker Leber-*Yang* und -Wind besänftigenden *Tian Ma Gou Teng Yin* das stärker Nieren-*Yin* nährende **Qi Ju Di Huang Wan (Lycii Fructus, Chrysanthemi Flos und Rehmanniae Radix Praeparata Pille)** ▶ RG 8.5 eingesetzt werden, das von *Liu Wei Di Huang Wan* abgeleitet ist.

Durch *Qi*-Stagnation und Blut-Mangel wird eine Blut-Stase-Entstehung begünstigt. Bei Blut-Stase-Zeichen (Zungenkörper: livide, gestaute ZGV, ortsfixe Unterbauchschmerzen, „Massen" im Unterleib) können obigen Rezepturen Blut bewegende Arzneien hinzugefügt werden oder **Shao Fu Zhu Yu Tang (Dekokt, das Stasen im unteren Abdomen eliminiert)** ▶ RG 10.1 eingesetzt werden.
Die im Folgenden aufgeführten Einzelmittel können zur jeweiligen Feinmodulation hinzugefügt werden.

Die im Folgenden aufgeführten Einzelmittel können zur jeweiligen Feinmodulation hinzugefügt werden.

Einzelmittel

Wirkung	AG	Einzelmittel
Bei starkem Schwitzen	13	*Fu Xiao Mai* (Tritici Fructus Levis) *Ma Huang Gen* (Ephedrae Radix et Rhizoma) *Wu Wei Zi* (Schisandrae Chinensis Fructus) *Shan Zhu Yu* (Corni Fructus)
	14.1	*Mu Li* (Ostreae Concha) *Long Gu* (Fossilia Ossis Mastodi)
Bei starken Hitzewallungen	2.1	*Zhi Mu* (Anemarrhenae Rhizoma)
	2.3	*Huang Bo* (Phellodendri Chinensis Cortex)
Bei ausgeprägter Schlaflosigkeit	14.2	*Shou Wu Teng* (Polygoni Multiflori Caulis) *Suan Zao Ren* (Ziziphi Spinosae Semen) *Bai Zi Ren* (Platycladi Semen)
Bei ausgeprägter Hitze im Herzen: bitterer Mundgeschmack, innere Unruhe	2.3	*Huang Lian* (Coptidis Rhizoma)
	2.1	*Zhi Zi* (Gardeniae Fructus)
Bei ausgeprägten Palpitationen	12.4	*Mai Dong* (Ophiopogonis Radix)
	14.2	*Suan Zao Ren* (Ziziphi Spinosae Semen)
	14.1	*Zhen Zhu Mu* (Margaritifera Concha)
	2.1	*Lian Zi Xin* (Nelumbinis Plumula)
	12.2	*Long Yan Rou* (Longan Arillus)
	12.1	*Ren Shen* (Ginseng Radix et Rhizoma)
Bei Mundtrockenheit und Durst	12.4	*Mai Dong* (Ophiopogonis Radix) *Bei Sha Shen* (Glehniae Radix)
	2.1	*Zhi Mu* (Anemarrhenae Rhizoma)
Bei vaginalen Infektionen, Candida-Mykose	2.3	*Huang Qin* (Scutellariae Radix) *Huang Bo* (Phellodendri Chinensis Cortex)
Bei LWS- und Knieschwäche/schmerzen	12.3	*Xu Duan* (Dipsaci Radix) *Bu Gu Zhi* (Psoraleae Fructus) *Du Zhong* (Eucommiae Cortex)
	12.4	*Sang Ji Sheng* (Taxilli Herba)
	10.1	*Niu Xi* (Achyranthis Bidentatae Radix)
Unterstützt die Essenz Jing	13	*Shan Zhu Yu* (Corni Fructus) *Wu Wei Zi* (Schisandrae Chinensis Fructus)
	12.4	*Gou Qi Zi* (Lycii Fructus) *Nu Zhen Zi* (Ligustri Lucidi Fructus)

Bei Osteoporose	12.3	*Xu Duan* (Dipsaci Radix) *Gu Sui Bu* (Drynariae Rhizoma) *Yin Yang Huo* (Epimedii Folium) *Tu Si Zi* (Cuscutae Semen)
	124.	*Nu Zhen Zi* (Ligustri Lucidi Fructus)
	12.2	*Dang Gui* (Angelicae Sinensis Radix)
	10.1	*Dan Shen* (Salviae Miltiorrhizae Radix et Rhizoma)

Akupunktur

Klärt Leere-Hitze und stützt die Nieren-Energie **Kombination**: Ren 4 *Guanyuan*, He 6 *Yinxi* und Ni 6 *Zhaohai*

Lindert Schlaflosigkeit **Kombination**: He 7 *Shenmen*, M-HN 3 *Yintang* und Ni 6 *Zhaohai*, Bl 62 *Shenmai*, Du 20 *Baihui*, M-HN 1 *Sishencong*

Klärt allgemein Hitze **Kombination**: Di 11 *Quchi* und Du 14 *Dazhui*, Du 20 *Baihui*

Stärkt die Mitte **Kombination**: Bl 20 *Pishu* und Bl 21 *Weishu*, Ma 36 *Zusanli* und Mi 6 *Sanyinjiao*

Bei Feuchtigkeit-Schleim und mangelnder Qi-Dynamik **Kombination**: Ma 40 *Fenglong*, Ren 12 *Zhongwan*, Ren 6 *Qihai* und Mi 9 *Yinlingquan*

Bei Nieren-Yang-Mangel **Kombination**: Ni 3 *Taixi*, Bl 23 *Shenshu* und Ren 4 *Guanyuan*

Bei Leber-Qi-Stagnation **Kombination:** Le 3 *Taichong*, Gb 34 *Yanglingquan* und SJ 6 *Zhigou*

Bei Leber- und Milz-Disharmonie **Kombination**: Le 3 *Taichong*, Mi 6 *Sanyinjiao* und Le 13 *Zhangmen*

Diätetik

Empfehlenswert Genügend sättigendes Frühstück und Mittagessen, besser keine Zwischenmahlzeiten.

Meide

- **Innere Hitze und bes. Leere-Hitze** Reduktion von Hitze erzeugenden Nahrungsmitteln. Insbesondere bedingt ein spätes und opulentes Abendessen (besonders wenn es viele Kohlenhydrate enthält) eine Stoffwechselaktivierung und erhöhte Insulinausschüttung, was die nächtliche Absenkung des *Yang* verhindert, und die Melatonin-Ausschüttung bremst, was nächtliche Hitze und Schlafprobleme verstärkt.
- **Schweißausbrüche** Alle Nahrungsmittel, die die Oberfläche und damit die Poren öffnen: Zwiebel und Lauchgewächse (Knoblauch, Zwiebeln, Bärlauch), alle scharfen Gewürze (Chili, Pfeffer, Wasabi, Rettich), Kaffee
- **Schlaflosigkeit** Zahlreiche Genussmittel erzeugen oder verschlechtern innere Hitze-Prozesse: Kaffee, Stimulantien (Energiedrinks, schwarzer und grüner Tee, Alkohol, besonders Rotwein und Höherprozentiges
- **Milz-Qi-Mangel mit ausgeprägter Feuchtigkeits-Ansammlung** Reduktion von Feuchtigkeit erzeugenden Nahrungs- und Genussmitteln: Zuckerhaltiges, gesüßte Getränke (Cola, Fanta, manche Fruchtsäfte)

Allgemeine Hinweise

Wenn die Essenz und die Nieren-Energie nachlassen und damit auch die Milz-Funktion weniger unterstützt wird, können sich die Regenerationszeiten verlängern und unverträgliche Nahrungs- und Genussmittel plötzlich weniger gut toleriert werden. Daher empfiehlt sich eine behutsame Anpassung von Arbeitspensum, Ernährungsweise und Ausgleichsaktivitäten an die sich ändernden energetischen Gegebenheiten. Dann kann das aufsteigende Blut das *Shen* nähren und Weisheit fördern, die über das Individuelle hinaus auch eine größere Rolle in der Gemeinschaft übernimmt und kollektive Verantwortung und umfassendere, wohlwollende Fürsorge anstrebt. In Kulturen, in denen ein älterer Mensch höhere Achtung in seinem Kollektiv erfährt, treten signifikant weniger klimakterische Beschwerden auf.

9 Andrologische Erkrankungen

9.1 Männliche sexuelle Störungen

Einleitung

Männliche sexuelle Störungen können sich äußern als Störungen der Libido, der Erektion oder auch als vorzeitiger (Ejaculatio praecox) oder ausbleibender Samenerguss. Ursächlich können sowohl körperliche wie auch seelische Faktoren eine Rolle spielen. Aber auch an zahlreiche Medikamente sollte gedacht werden: Bekannt dafür sind Betablocker und Antidepressiva. Wenn Patienten Psychopharmaka einnehmen, treten nicht selten sexuelle Funktionsstörungen auf. Zum Beispiel seien die häufig eingesetzten selektiven Serotonin-Wiederaufnahme-Hemmer (SSRI) genannt wie Citalopram u.a., bei denen als häufige Nebenwirkungen verringerte Libido, Impotenz, Ejakulationsstörungen und ausbleibende Ejakulation aufgeführt werden.

Sexualität hat auch immer mit der Qualität der Partnerschaft zu tun. Daher kann es ein Indikator für Beziehungsprobleme sein: Versagensängste, unrealistische Erwartungen, sexuelle Unerfahrenheit, Schwierigkeiten am Anfang einer neuen Beziehung, traumatische sexuelle Erfahrungen oder eine noch ungeklärte sexuelle Orientierung.

Oft sind sexuelle Funktionsstörungen multifaktoriell bedingt. Eine ursprünglich rein organisch bedingte Erektionsstörung kann psychische Probleme hervorrufen, die ihrerseits die Erektionsstörung verstärken und aufrechterhalten können. Das kann man am Beispiel der Versagensangst gut nachempfinden. Ein- oder mehrmaliges „Versagen" führt dazu, dass der betreffende Mann bei der nächsten Gelegenheit Angst vor einem neuerlichen Versagen hat. Angst und intensive Selbstbeobachtung wirken sich wiederum negativ auf die Erektionsfähigkeit aus und „Mann" befindet sich in einem Teufelskreis.

Aus Sicht der TCM residiert das *Mingmen*-Feuer in der Niere und stellt die Basis der physiologischen Libido dar. Dem Funktionskreis Niere obliegt auch das Halten der Erektion und das Bewahren der Essenz *Jing*. Die Kontrolle der Erregung wird zusätzlich vom Funktionskreis Leber mitkontrolliert. Daneben spielt auch der Geist *Shen* im Funktionskreis Herz eine entscheidende Rolle. Zu große Nervosität und Ängstlichkeit oder sich „verkopfen" sind genauso hinderlich wie eine allgemeine Freud- und Lustlosigkeit mit sexuellem Desinteresse durch einen Herz-*Qi*-Mangel. Darüber hinaus benötigt eine Erektion das richtige Verhältnis von Spannung und Entspannung, das nur bei freiem Fließen von *Qi* und Blut möglich ist, wofür wiederum der Funktionskreis Leber mitverantwortlich ist. Letztlich kommt auch eine Blut-Stase in Betracht, bei der z.B. durch organische Veränderungen der Blutgefäße (wie bei Diabetes, Arteriosklerose) eine periphere Zirkulationsstörung vorliegen kann.

Fülle – Shi

- Hitze im Herzen –mit Unruhe des Geistes *Shen*
- Schleim-Hitze verwirrt den Geist *Shen*
- *Shen*-Irritation
- Leber-*Qi*-Stagnation
- Leber-Feuer und feuchte Hitze
- Blut-Stase

Mangel – Xu

- Herz-*Qi*-Mangel
- Nieren-*Yang*-Mangel
- Nieren-*Yin*-Mangel mit Hitze im Unteren Erwärmer
- Milz-*Qi*- und Herz-Blut-Mangel
- Herz- und Nieren-*Yin*-Mangel

Differenzialdiagnose						**Therapie**
1. Ebene	2. Ebene	Syndrom	Syndrom-differenzierung	Befunde	Leitsymptome	Rezeptur
ZK: rot	ZB: vermehrt, gelblich	„Unter Strom" – Leber-Fülle	Leber-Feuer und feuchte Hitze in Leber/Gallenblase/Unterem Erwärmer	ZK: rot ZB: vermehrt gelblich Pu: drahtig, beschleunigt	Steht ständig "unter Strom", rotes Gesicht, stechender Blick, innerlich sehr angespannt, Sexualität dient evtl. als Spannungsabfuhr, schnell ärgerlich und gereizt, trüber Urin, Neigung zu Genitalekzemen	*Long Dan Xie Gan Tang* ► RG 2.4
		Panikattacken (Überwältigung durch Unruhe und Ängste)	Schleim-Hitze blockiert Sinneskanäle mit Verwirrtheit von Geist *Shen* – panikartige Angstzustände	ZK: rot ZB: dick, klebrig, gelb Pu: gespannt, kräftig, beschleunigt	Große Unruhe mit gleichzeitiger Verwirrung, führt zu hektischen und überstürzten Handlungen, attackenartige Ängste, Schwindel, Herzklopfen, Enge und Druck in Thorax/Oberbauch	*Huang Lian Wen Dan Tang* ► RG 14.2
	ZB: vermehrt, weißlich	Vegetative Disharmonie – Hitze und Kälte gleichzeitig	Herz-Hitze und Magen-Kälte	ZK: dunkler Zungenkörper, evtl. mit roter Spitze, gedunsen ZB: weißlich klebrig Pu: drahtig	Unruhe, Palpitationen, Schwindel, Engegefühl im Thorax, wechselnde Temperaturempfindungen von Hitze und Frösteln, Aufstoßen, Magen- und Bauchbeschwerden	*Huang Lian Tang* ► RG 4.3
	ZB: vermindert – fehlend	Nieren-Mangel mit Leere-Hitze	Nieren- und Herz-*Yin*-Leere	ZK: rötlich ZB: vermindert Pu: fein, gelegentlich oberflächlich, evtl. beschleunigt	Große innere Unruhe, Schlaflosigkeit, starke sexuelle Phantasien und Wünsche, körperliche Schwäche, Abgemagertheit, Trockenheit, Obstipation	*Tian Wang Bu Xin Dan* ► RG 12.1
		Leere-Hitze mit feuchter Hitze	Nieren-*Yin*-Leere mit feuchter Hitze im Unteren Erwärmer	ZK: rötlich ZB: vermindert im vorderen Bereich, verdickt im hinteren Drittel Pu: fein, gelegentlich oberflächlich, evtl. beschleunigt	Nervöse Erschöpfung, Unruhe, häufige sexuelle Phantasien, gesteigertes Verlangen, häufiger Harndrang mit trübem Urin und leichter Dysurie	*Zhi Bai Di Huang Wan* ► RG 8.5
ZK: leichte Rötung	ZB: weiß-gelblich Pu: saitenförmig	Herz und Leber	Leber-*Qi*-Stagnation mit Hitze	ZK: leichte Rötung ZB: weiß-gelblic Pu: drahtig, beschleunigt	Ängstlichkeit und Schlafstörungen, Völlegefühl im Thorax, Palpitationen, BWS-Blockaden	*Chai Hu Jia Long Gu Mu Li Tang* ► RG 12.2
ZK: eher unauffällig	ZB: dünn, weißlich	„Nervenschwäche" bei allgemein geschwächter Konstitution – Herz und Niere	*Shen*-Irritation – nervöser und schwächlicher Konstitutionstypus mit Disharmonie von Hitze und Kälte	ZK: wenig verändert ZB: dünn, weißlich Pu: leer, leicht gespannt	Lebhafte sexuelle Träume, unruhiger Schlaf mit Samenerguss, starke Nervosität, Kälteempfindung am Penis, Verkrampfung im Unterbauch, Schwindel, Herzklopfen	*Gui Zhi Jia Long Gu Mu Li Tang* ► RG 11.3
ZK: blass	Pu: kraftlos, fein	Grübelneigung und „Verkopftheit" – Milz und Herz	Milz-*Qi*- und Herz-Blut-Mangel	ZK: blass ZB: weißlich Pu: kraftlos	Blässe, allgemeine Erschöpfung, Nervosität, Grübeleien, schlechter Schlaf, Palpitationen, Bauchbeschwerden	*Gui Pi Tang* ► RG 8.3
	Pu: schwache *Chi*-Position	Fehlendes Minister-Feuer – Nieren- Mangel mit Kälte	Nieren-*Yang*- und *Jing*-Leere	ZK: blass ZB: weißlich Pu: kraftlos, bes. in der *Chi*- Position, langsam	Verminderte Libido, schwache Erektion, vorzeitige Ejakulation, häufige Miktionen, LWS-Schwäche	*You Gui Wan* ► RG 8.4

Bei Mischformen können die empfohlenen Rezepturen auch modifiziert werden. Im Folgenden dazu einige Einzelmittel.

Einzelmittel

Wirkung	AG	Einzelmittel
Tonisieren und wärmen von Nieren-Yang und festigen von Jing Essenz: unwillkürlicher oder vorzeitiger Samenerguss, mangelnde Libido	12.3	*Bu Gu Zhi* (Psoraleae Fructus) *Yin Yang Huo* (Epimedii Folium) *Ba Ji Tian* (Morindae Officinalis Radix) *She Chuang Zi* (Cnidii Fructus) *Suo Yang* (Cynomorii Herba) *Rou Cong Rong* (Cistanches Herba) *Sha Yuan Zi* (Astragali Complanati Semen)
	11	*Rou Gui* (Cinnamomi Cortex) *Fu Zi* (Aconiti Radix Lateralis Praeparata)
Nervösität, Ängstlichkeit	14.2	*Bai Zi Ren* (Platycladi Semen) *Suan Zao Ren* (Ziziphi Spinosae Semen)
	14.1	*Mu Li* (Ostreae Concha) *Long Gu* (Fossilia Ossis Mastodi)
Depressive, bedrückte Stimmung	10.1	*Yu Jin* (Curcumae Radix) *Dan Shen* (Salviae Miltiorrhizae Radix et Rhizoma)
	14.2	*He Huan Pi* (Albiziae Cortex)
Bei exzessiv übersteigertem sexuellen Verlangen	14.1	*Mu Li* (Ostreae Concha)
	14.2	*Bai Zi Ren* (Platycladi Semen)
Schleim blockiert die Sinnesöffnungen	14.2	*Yuan Zhi* (Polygalae Radix)
	6.2	*Zhu Ru* (Bambusae Caulis in Taenias)
	15	*Shi Chang Pu* (Acori Tatarinowii Rhizoma)
	6.1	*Fa Ban Xia* (Pinelliae Rhizoma Praeparatum)
Nährende Mittel bei Unruhe durch Blut- und Yin-Leere	12.2	*Long Yan Rou* (Longan Arillus) *E Jiao* (Asini Corii Colla) *Shu Di Huang* (Rehmanniae Radix Praeparata) *Zhi He Shou Wu* (Polygoni Multiflori Radix Praeparata)
	12.4	*Bai He* (Lilii Bulbus) *Mai Dong* (Ophiopogonis Radix)
	2.1	*Lian Zi Xin* (Nelumbinis Plumula)
	13	*Wu Wei Zi* (Schisandrae Fructus)
Weitere Arzneien mit günstigen Eigenschaften	12.1	*Ren Shen* (Ginseng Radix et Rhizoma), kräftigt und beruhigt zusätzlich
	12.2	*Bai Shao* (Paeoniae Radix Alba), entspannt Funktionskreis Leber und führt zu innerer Gelassenheit

Akupunktur

Herz-Shen beruhigend

- He 7 *Shenmen*, Pc 7 *Daling*, Ren 15 *Jiuwei*, Bl 15 *Xinshu*
- **Kombination**: Pc 7 *Daling* und Gb 12 *Wangu*

Qi und Blut tonisierend

- Mi 6 *Sanyinjiao*, Ma 36 *Zusanli*, Di 10 *Shousanli*
- **Kombination** Mi 6 *Sanyinjiao*, Ma 36 *Zusanli* und Ren 6 *Qihai*

Blut nährend

- Mi 10 *Xuehai*, He 7 *Shenmen*, Ren 12 *Zhongwan*, Ren 6 *Qihai*, Mi 6 *Sanyinjiao*
- **Kombination** Bl 17 *Geshu* und Mi 10 *Xuehai*

Leber-Qi Stagnation lösend

- Bl 18 *Ganshu*, Le 13 *Zhangmen*, Pc 6 *Neiguan*
- **Kombination** Le 3 *Taichong* und Di 4 *Hegu*

Milz stärkend, Feuchtigkeit eliminierend

- Ma 40 *Fenglong*, Mi 9 *Yinlingquan*. Ren 9 *Shuifen*, Ren 6 *Qihai*
- **Kombination** Mi 9 *Yinlingquan* mit Ma 40 *Fenglong*

Nieren-Yang tonisierend

- Ni 3 *Taixi*, Bl 23 *Shenshu*, Ren 4 *Guanyuan*, Du 4 *Mingmen*, Mi 6 *Sanyinjiao*
- **Kombination** Ni 3 *Taixi*, He 7 *Shenmen* und Mi 6 *Sanyinjiao*

Blut und Yin nährend

- He 7 *Shenmen*, Pc 6 *Neiguan*, Bl 15 *Xinshu*
- **Kombination** He 7 *Shenmen* und Mi 6 *Sanyinjiao*

Nieren-Yin nährend und Leere-Hitze klärend

- Ni 6 *Zhaohai*, Mi 6 *Sanyinjiao*, He 6 *Yinxi*
- **Kombination** He 6 *Yinxi* und Ni 6 *Zhaohai* (besonders bei heißen Füssen in der Nacht)

Bei allen Behandlungen können zusätzlich Punkte am Ohr, z.B. *Shen Men*, genadelt oder alternativ Vaccaria-Samen aufgeklebt werden. Diese können dann auch zwischen den Behandlungen vom Patienten selbst massiert werden.

Diätetik

Milz stärkend, Qi und Blut tonisierend Hirse, Gerste, Hafer, Feige, Honig, Mandel, Haselnuss, Huhn, Schaf- und Ziegenfleisch, Fisch, Eier, fettarme Milch
Leber-Blut nährend Stangensellerie, Wasserkastanie, Chrysanthemenblütentee, Sonnenblumenkerne, Erdnuss, Birne, Krebse, Austern
Blut und Yin nährend Weizen, gekeimter Weizen, Hafer, Eigelb, Milch (bes. Kuhmilch, auch Schaf- und Ziegenmilch), Kirsche, Sojabohne, Frischkäse, Lotoswurzel, Longanfrucht, Schweineherz, Fasan
Nieren-Yin nährend Tintenfisch, Austern, Ente, Niere von Schwein und Rind, Eigelb, Sesam, schwarze Sojabohne, Weizen, Weintraube, Karotte

Allgemeine Hinweise

Bei sexuellen Dysfunktionen sind fast immer eine Vielzahl verschiedener Faktoren beteiligt, sodass sich wiederholt behutsame Gespräche empfehlen. Dies um sowohl weitere, zunächst wenig beachtete Faktoren ans Licht zu bringen, aber auch um mit dem Patienten gemeinsam Lösungsansätze zu entwickeln. Insbesondere wenn eine tiefsitzende Selbstwertthematik im Untergrund mitschwingt, wird eine TCM-Behandlung evtl. erst in Kombination mit einer Gesprächstherapie einen ganzheitlichen Therapieansatz darstellen können. Dazu eignet sich ein Setting von regelmäßigen Konsultationen und eingeplanter Zeit für einen geschützten Austausch, indem Akupunktur und Arzneitherapie in klärende Gespräche eingebettet sind.

9.2 Männliche Infertilität

Einleitung

Die Zeugungs-Unfähigkeit kann durchaus mit einer normalen Libido, einer intakten Erektionsfähigkeit und einem erfüllten Sexualleben einhergehen. Konventionell wird die Fertilität mittels Spermiogramm beurteilt. Im Mittelpunkt steht dabei neben der Gesamtmenge die mikroskopische Beurteilung der Samenzellen in Hinblick auf ihre Konzentration, Beweglichkeit und Form (Normalbefunde in Klammern):

1. Die absolute Spermienzahl (>39 Mio/Ejakulat)
2. Menge des Ejakulates (>1,5 ml)
3. Spermienkonzentration (>15 Mio Spermien/ml)
4. Motilität (>32 % der Spermen sind progressiv beweglich)
5. Morphologie (Das normale Erscheinungsbild sollte bei >4 % der Spermien im Ejakulat aufweisbar sein.)

Jeder dieser Parameter kann isoliert beeinträchtigt sein. Beim OAT-(Oligo-Astheno-Teratozoospermie)-Syndrom liegt eine Kombination aus zu niedriger Konzentration, unzureichender Beweglichkeit und vermindertem Anteil normaler Morphologie der Spermatozoen vor.

Im Sinne der TCM stellt eine Beeinträchtigung des Spermas allgemein eine Schwäche der Essenz *Jing* dar. Darüber hinaus kann auch das Nieren-*Qi*, -*Yang* oder -*Yin* geschwächt sein. Da sich dies nicht in allen Fällen in den typischen klinischen Symptomen, wie LWS-Schmerz, innerer Kälte etc. manifestieren muss, wird gern das Spermiogramm als diagnostischer Wegweiser herangezogen. Eine verminderte Beweglichkeit der Spermien wäre demnach ein *Yang-Qi*-Mangel, eine geringere Menge oder Konzentration eher Hinweis auf einen Nieren-*Yin*-Mangel. Darüber hinaus kann auch die nachgeburtliche Essenz durch eine zu exzessive Erschöpfung von *Qi* und Blut bedingt sein. Eine stressreiche Lebensweise schränkt möglicherweise zusätzlich den freien Leber-*Qi*-Fluss ein, der für die Spermienproduktion wichtig ist. Neben den *Zang Fu*-Pathologien spielen aber häufig auch persistierende akkumulierte innere Pathogene – bes. feuchte Hitze – eine Rolle. Diese sind oft die Folge von übermäßigem Konsum sehr fetter, zuckerhaltiger Ernährung und zu viel Alkohol oder anderen Stimulantien/Arzneien. Feuchte Hitze kann sich auch durch das Vorkommen von Spermatozoen-Antikörpern in der Samenflüssigkeit zeigen. Dies kann ebenfalls die Fruchtbarkeit beeinträchtigen und wird immunologische Infertilität genannt.

Fülle – Shi

- Persistierende **feuchte Hitze** im Unteren Erwärmer
- **Leber-Qi-Stagnation** Strangulation und Stagnation der Durchblutung; kann zu Blut-Stase führen
- **Blut-Stase** Zum Beispiel durch organische Veränderungen der Blutgefäße (Diabetes, Arteriosklerose)

Mangel – Xu

- Nieren-*Qi*- und *Jing*-Mangel
- Nieren-*Yang*- und *Jing*-Mangel
- Nieren-*Yin*- und *Jing*-Mangel
- Milz- und Nieren-*Yang*-Mangel
- Herz- und Nieren-*Yin*-Mangel

Differenzialdiagnose							Therapie
1. Ebene	2. Ebene	3. Ebene	Muster	Syndrom-differenzierung	Befunde	Leitsymptome	Rezeptur
ZK: rote Ränder	ZB: eher unauffällig	Pu: saitenförmig	**Leber-Typologie – Nervenschwäche bei allgemein geschwächter Konstitution**	Leber-*Qi*-Stagnation mit beginnender Blut-Stase	ZK: rote Ränder ZB: dünn, weißlich Pu: kräftig, gespannt	Innere Anspannung, Frustriertheit oder Reizbarkeit, Ziehen in die Leistenregion, muskuläre Verkrampfungen, Unterbauchbeschwerden, Ziehen ins Skrotum	*Chai Hu Shu Gan San* ▶ RG 4.2
ZK: rot	ZB: deutlich vermehrt, klebrig, gelblich	Pu: schlüpfrig	**Feuchte-Hitze-Typologie – persistiernde feuchte Hitze im Unteren Erwämer**	Feuchte Hitze im Unteren Erwämer	ZK: rot, gedunsen ZB: vermehrt, klebrig gelb Pu: gespannt, schlüpfrig	Immunologische Infertiltät durch Spermien-Antikörper, entzündliche Prozesse im Unteren Erwärmer, Prostatitis, Epididymitis	*Er Miao San* ▶ RG 6.3, mit Modifikationen
	ZB: vermehrt, gelb	Pu: saitenförmig	**Leber-Typologie – Leber-Feuer mit feuchter Hitze in Leber-Gallenblase**	Leber-Feuer und feuchte Hitze in Leber/Gallenblase/Unterem Erwärmer	ZK: rot ZB: dick, klebrig gelb Pu: gespannt, kräftig, beschleunigt	Steht ständig "unter Strom", rotes Gesicht, Gereiztheit, Wut, Angespanntheit, genitale Ekzeme, Juckreiz	*Long Dan Xie Gan Tang* ▶ RG 2.3
	ZB: vermindert bis fehlend ZK: rissig, geschrumpft	Pu: fein	**Nieren-Typologie mit Leere-Hitze – Feuer löst sich ab und lässt sich nicht kontrollieren**	Nieren-*Yin*-Leere mit feuchter Hitze im Unteren Erwärmer	ZK: rötlich ZB: vermindert Pu: fein, gelegentlich oberflächlich, evtl. beschleunigt	Verminderte Spermienzahl, Erschöpfung, Unruhe, sexuelles Verlangen eher gesteigert, häufiger Harndrang mit trübem Urin und leichter Dysurie	*Zhi Bai Di Huang Wan* ▶ RG 8.5
			Nieren-Typologie mit Jing-Leere – Yin- und Jing-Mangel	Nieren-*Yin*- und *Jing*-Leere	ZK: rötlich ZB: vermindert Pu: fein, gelegentlich oberflächlich, evtl. beschleunigt	Verminderte Spermienzahl, Schwindel, LWS-Schwäche und -Schmerz, Spermatorrhö, Nachtschweiß, trockener Mund und Kehle, ausgeprägter Durst	*Zuo Gui Wan* ▶ RG 8.5
ZK: blass	ZB: weißlich	Urogenitale Beschwerden	**Nieren-Typologie mit Kälte – fehlendes Minister-Feuer**	Nieren-*Yang*- und *Jing*-Leere	ZK: blass ZB: weißlich Pu: kraftlos (bes. *Chi*-Position), langsam	Verminderte Libido, schwache Erektion, vorzeitige Ejakulation, häufige Miktionen, LWS-Schwäche	*You Gui Wan* ▶ RG 8.4, ohne *Fu Zi*
	ZB: weißlich, feucht	Abdominal- und Verdauungsbeschwerden	**Milz- und Nieren-Typologie – Grübler und verkopft**	Milz-*Qi*- und Nieren-*Yang*-Mangel	ZK: blass ZB: weißlich Pu: kraftlos, langsam	Blässe, allgemeine Erschöpfung, innere Kälte, Grübeleien, abdominale und Verdauungsbeschwerden, Lumbalgie	*Zhong Wan* ▶ RG 7.2 plus *You Gui Wan* ▶ RG 8.4, ohne *Fu Zi*

9.2 Männliche Infertilität

Eine Behandlung sollte möglichst über mindestens 100 Tage durchgeführt werden. Dies entspricht der Reifungsperiode der Spermien. Eine höhere Dosierung von *Gan Cao* (Glycyrrhizae Radix et Rhizoma) ist wegen dessen antiandrogener Eigenschaft in der Infertilitätsbehandlung zu vermeiden. Im Idealfall wäre eine eher zurückhaltende sexuelle Aktivität von Vorteil, um so die Nieren-Energie besser zu bewahren.

Eine weitere Rezeptur ist:

Er Miao San Jia Jian (Zwei Wunder Pulver mit Modifikationen)	
Arzneimittel	**Dosis**
Che Qian Zi (Plantaginis Semen)	9 g
Fu Ling (Poria)	9 g
Zhu Ling (Polyporus)	9 g
Ze Xie (Alismatis Rhizoma)	12 g
Cang Zhu (Atractylodis Rhizoma)	9 g
Fen Bi Xie (Dioscoreae Hypoglaucae Rhizoma)	9 g
Shi Wei (Pyrrosiae Folium)	9 g
Shan Yao (Dioscoreae Rhizoma)	12 g
Gou Qi Zi (Lycii Fructus)	15 g
Huang Bo (Phellodendri Cortex)	7 g
Zhi Mu (Anemarrhenae Rhizoma)	9 g
Gan Cao (Glycyrrhizae Radix et Rhizoma)	3 g

Diese Modifikation von *Er Miao San* ist speziell geeignet bei Feuchte-Hitze im Unteren Erwärmer, welche die Spermienqualität beeinträchtigt.

Bei Mischformen können die empfohlenen Rezepturen auch modifiziert werden. Im Folgenden dazu einige Einzelmittel

Einzelmittel

Wirkung	AG	Einzelmittel
Für die bessere Energie-Zirkulation in den *Luo* Netzgefäßen	10.1	*Lu Lu Tong* (Liquidambaris Fructus), zusammen mit *Wang Bu Liu Xing* (Vaccariae Semen) Hier: beide auch als Meldearznei für Hoden und Nebenhoden einsetzbar
Blut regulierende Arzneien: bei Antikörpern gegen Spermien	10.1	*Dan Shen* (Salviae Miltiorrhizae Radix et Rhizoma) *Tao Ren* (Persicae Semen)
Stärken und wärmen Nieren-Yang und festigen Essenz Jing	12.3	*Yin Yang Huo* (Epimedii Folium) *She Chuang Zi* (Cnidii Fructus) *Suo Yang* (Cynomorii Herba) *Rou Cong Rong* (Cistanches Herba) *Sha Yuan Zi* (Astragali Complanati Semen)
	11	*Rou Gui* (Cinnamomi Cortex)
Bei gleichzeitiger Prostatahypertrophie: erweiche Verhärtungen	2.1.	*Xia Ku Cao* (Prunellae Spica)
	14.1	*Mu Li* (Ostreae Concha)
	6.2	*Zhe Bei Mu* (Fritillariae Thunbergii Bulbus)
	2.2	*Xuan Shen* (Scrophulariae Radix)
	10.1	*Wang Bu Liu Xing* (Vaccariae Semen)
Bei exzessivem sexuellem Verlangen	14.1	*Mu Li* (Ostreae Concha)
	14.2	*Bai Zi Ren* (Platycladi Semen)
Bei zu hohem Prozentsatz abnormer Spermien-Morphologie	10.1	*Dan Shen* (Salviae Miltiorrhizae Radix et Rhizoma) *Tao Ren* (Persicae Semen)
Bei unzureichender Durchblutung der Hoden/Nebenhoden	10.1	*Lu Lu Tong* (Liquidambaris Fructus) *Wang Bu Liu Xing* (Vaccariae Semen)

Bei Hypospermie	12.4	*Gou Qi Zi* (Lycii Fructus) *Nu Zhen Zi* (Ligustri Lucidi Fructus)
	12.3	*Tu Si Zi* (Cuscutae Semen)
	13	*Wu Wei Zi* (Schisandrae Chinensis Fructus)
	12.2	*Zhi He Shou Wu* (Polygoni Multiflori Radix Praeparata) *Dang Gui* (Angelicae Sinensis Radix)
Nährende Arzneien bei **Blut- und Yin-Leere**	12.2	*Shu Di Huang* (Rehmanniae Radix Praeparata) *Zhi He Shou Wu* (Polygoni Multiflori Radix Praeparata) *E Jiao* (Asini Corii Colla)
	12.4	*Bai He* (Lilii Bulbus) *Mai Dong* (Ophiopogonis Radix)
	13	*Wu Wei Zi* (Schisandrae Chinensis Fructus)

Akupunktur

Herz-Shen beruhigend

- He 7 *Shenmen*, Pc 7 *Daling*, Ren 15 *Jiuwei*, Bl 15 *Xinshu*
- **Kombination** Pc 7 *Daling* und Gb 12 *Wangu*

Qi und Blut tonisierend

- Mi 6 *Sanyinjiao*, Ma 36 *Zusanli*, Di 10 *Shousanli*
- **Kombination** Mi 6 *Sanyinjiao*, Ma 36 *Zusanli* und Ren 6 *Qihai*

Blut nährend

- Mi 10 *Xuehai*, He 7 *Shenmen*, Ren 12 *Zhongwan*, Ren 6 *Qihai*, Mi 6 *Sanyinjiao*
- **Kombination** Bl 17 *Geshu* und Mi 10 *Xuehai*

Leber-Qi Stagnation lösend

- Bl 18 *Ganshu*, Le 13 *Zhangmen*, Pc 6 *Neiguan*
- **Kombination** Le 3 *Taichong* und Di 4 *Hegu*

Milz stärkend, Feuchtigkeit eliminierend

- Ma 40 *Fenglong*, Mi 9 *Yinlingquan*, Ren 9 *Shuifen*, Ren 6 *Qihai*
- **Kombination** Mi 9 *Yinlingquan* und Ma 40 *Fenglong*

Blut und Yin nährend

- He 7 *Shenmen*, Pc 6 *Neiguan*, Bl 15 *Xinshu*
- **Kombination** He 7 *Shenmen* und Mi 6 *Sanyinjiao*

Nieren-Yin nährend und Leere-Hitze klärend

- Ni 6 *Zhaohai*, Mi 6 *Sanyinjiao*, He 6 *Yinxi*
- **Kombination** He 6 *Yinxi* und Ni 6 *Zhaohai* (besonders bei heißen Füßen in der Nacht)

Diätetik

Milz stärkend, Qi und Blut tonisierend Hirse, Gerste, Hafer, Feige, Honig, Mandel, Haselnuss, Huhn, Schaf- und Ziegenfleisch, Fisch, Eier, fettarme Milch

Leber-Blut nährend Stangensellerie, Wasserkastanie, Chrysanthemenblütentee, Sonnenblumenkerne, Erdnuss, Birne, Krebse, Austern

Blut und Yin nährend Weizen, gekeimter Weizen, Hafer, Eigelb, Milch (bes. Kuhmilch, auch Schaf- und Ziegenmilch), Kirsche, Sojabohne, Frischkäse, Lotoswurzel, Longanfrucht, Schweineherz, Fasan

Nieren-Yin nährend Tintenfisch, Austern, Ente, Niere von Schwein und Rind, Eigelb, Sesam, schwarze Sojabohne, Weizen, Weintraube, Karotte

Allgemeine Hinweise

Hilfreich ist alles, was zu einer ausgewogenen Lebensweise beiträgt. Reduktion von übermäßiger Arbeit oder exzessiven sportlichen Betätigungen sowie maßvolle Ernährungsweise. Diskutiert wird noch der Einfluss von chemischen Nahrungszusätzen bzw. von Weichmachern in Kunststoffen (hormonelle Disruptoren) auf die Fertilität. Daher könnte der Verzicht auf chemisch behandelte Nahrungsmittel und Produkte von hormonbehandelten Tieren sinnvoll sein.

9.3 Prostatitis

Einleitung

Die Prostata ist ein Sexualorgan des Mannes. Sie ist verantwortlich für die Produktion eines Großteils der Samenflüssigkeit und bewirkt im Rahmen der Ejakulation durch rhythmische Kontraktionen einen wesentlichen Teil der Orgasmusempfindung. Verschiedene Autoren bezeichnen sie als männlichen G-Punkt. Durch Zusammenziehen des Blasenhalses verhindert sie den Rückstoß des Ejakulats in die Blase. Eine Entzündung der Prostata kann bakteriell – oft durch Darmbakterien wie E. coli – aber auch abakteriell bedingt sein. Dabei kommen akute Verläufe vor, chronische sind jedoch häufiger. Bei Letzteren sind die Symptome ähnlich wie im Akutfall, jedoch weniger ausgeprägt: Missempfindungen wie Brennen oder Schmerzen beim Wasserlassen, behinderter Harnfluss, Pollakisurie, Druck oder Schmerz im Damm, Penis, Hoden, Leisten oder Schambereich sowie Schmerzen bei und nach der Ejakulation. Die Entzündung führt meist zu einer Anschwellung der Prostata, wodurch dann ähnliche Beschwerden auftreten wie bei der benignen Prostatahypertrophie.
In der TCM werden Beschwerden der schmerzhaften Miktion unter *Lin*-Syndrom zusammengefasst. Als Pathogene spielen oft Feuchtigkeit und Hitze-Feuchtigkeit eine Rolle, aber auch eine *Qi*-Stagnation kann bedeutsam sein. Daneben können die Beschwerden durch energetische Schwäche bedingt oder zumindest begünstigt sein – insbesondere ein *Qi*-Mangel und Nieren-Mangel sind in Betracht zu ziehen.

Hauptformen

- Feuchte Hitze
- Feuchtigkeit-Ansammlung
- Nieren-*Yang*-Mangel
- *Qi*-Stagnation/Blut-Stase (auch zusätzlich)

Differenzialdiagnose						Therapie
1. Ebene	2. Ebene	Syndrom	Syndromdifferenzierung	Befunde	Leitsymptome	Rezeptur
ZK: livide	Pu: voll, rau	Blut-Stase – eher bohrender, tiefer Schmerz	Blut-Stase im Unteren Erwärmer	ZK: livide, gestaute ZGV Pu: rau, gespannt	Schmerzen im Unterbauch, Leistenregion oder Dammbereich, Prostatavergrößerung	*Shao Fu Zhu Yu Tang* ► RG 10.1
ZK: rot	Puls: voll	Feuchte Hitze – evtl. bakteriologische Befunde, heißes Lin-Syndrom	Feuchte Hitze-Ansammlung im Unteren Erwärmer	ZK: rot ZB: gelb Pu: kräftig, gespannt, evtl. beschleunigt	Akute und ausgeprägte Beschwerden: Brennen, trüber Urin, Druckschmerz der Prostata	*Ba Zheng San* ► RG 6.3
		Feuchte Hitze im Funktionskreis Leber – hohe innere Anspannung	Feuchte Hitze in Leber und Gallenblase	ZK: rote Zungenränder ZB: gelb Pu: kräftig, saitenförmig, evtl. beschleunigt	Brennen und Schmerzen in der Prostataregion, trüber Urin, Dysurie, Verschlechterung bei Stress, rote Augen, innerliche Anspannung, cholerisches Temperament	*Long Dan Xie Gan Tang* ► RG 2.4
ZK: leichte Rötung oder auch normale Farbe	Pu: kraftlos	Feuchte Hitze – eher chronischer Verlauf mit energetischen Mangel-Symptomen	Feuchte Hitze im Unteren Erwärmer mit allgemeinem *Qi*- und *Yin*-Mangel, fehlende Kommunikation zwischen Herz und Niere mit Nieren-*Yin*-Mangel und Herz-Feuer	ZK: normal bis leicht gerötet ZB: dünn, weißlich bis gelblich, bes. im hinteren Drittel Pu: kraftlos, evtl. überflutend	Leicht irritierbare Blase, Gefühl der unvollständigen Blasenentleerung, Dysurie, Harndrang, trüber Urin, spontaner Samenverlust, Symptomzunahme durch Aktivität, Müdigkeit, auch Nervosität und Schlafstörungen	*Qing Xin Lian Zi Yin* ► RG 6.3
	Pu: voll	Feuchtigkeit-Ansammlung – trübes Lin-Syndrom	Trübes *Lin*-Syndrom – Nieren- und Milz-Schwäche	ZK: gedunsen ZB: vermehrt Pu: schlüpfrig	Häufiges Wasserlassen mit trübem Urin, der wie Reiswasser aussieht	*Bi Xie Fen Qing Yin* ► Prostata-Hypertrophie
ZK: blass		Nieren-Yang-Mangel – oft bei Androgenmangel-Symptomen	Schwäche des *Mingmen*-Feuers	ZK: blass ZK: weißlich Pu: tief, langsam, kraftlos	Pollakisurie, schlechter bei Kälte, reichlicher und heller Urin, Impotenz, Spermatorrhö, schwache LWS oder Knie	*You Gui Wan* ► RG 8.4
	Pu: leer	Nieren-Yang-Mangel – bei chron. rezidivierenden Fällen, im reizarmen Intervall	Nieren-*Yang*-Mangel	ZK: blass ZB: weißlich Pu: tief, *Chi*-Position kraftlos, langsam	Häufige Miktion, LWS-Probleme, Libidoverlust, Anfälligkeit gegenüber Prostata-Infektionen	*Jin Gui Shen Qi Wan* ► RG 8.4
ZK: eher neutrale Farbe		Kombinierter Nieren-Yin- und Yang-Mangel – männliche Wechseljahrssymptomatik	Nieren-*Yin*- und -*Yang*-Mangel mit Leere-Hitze	ZK: Delle der Zungenwurzel ZB: vermindert Pu: schwache *Chi*-Pulse	Bluthochdruck, Wallungen, Schwitzen, innere Unruhe, Nervosität, Müdigkeit, Reizbarkeit, Schlaflosigkeit, Palpitationen	*Er Xian Tang* ► RG 8.4

9.3 Prostatitis

Eine weitere, weniger gebräuchliche Rezeptur, die in (zumeist chinesischen) Studien zu Prostatastörungen erfolgreich eingesetzt wurde (z.T. Tierversuche) ist **Zuo Gui Wan (Pille, die die Linke [Niere] wiederherstellt)** ► RG 8.5.

Die *Yang* tonisierenden Rezepturen wirken direkt und indirekt auf das hormonelle Regelsystems des Mannes. Diese Wirkungen lassen sich als stimulierend, tonisierend (adaptogen), regulativ, immunregulierend oder über vegetative Regelsysteme erklären und z.T. experimentell nachweisen.

Ju He Wan (Citri Reticulatae Semen Pille) stellt eine Rezeptur dar, die einseitige Hodenschwellungen und Verhärtungen mit krampfartigen Schmerzen, die bis zum Nabel ausstrahlen können, behandelt. Hierbei führt eine Feuchtigkeit-Kälte-Invasion in der Leber-Leitbahn zu *Qi*-Stagnation, Schleim und Blut-Stase. Die Indikationen sind Orchitis, Epididymitis oder Hydrozele.

Ju He Wan (Citri Reticulatae Semen Pille	
Arzneimittel	**Dosis**
Ju He (Citri Reticulatae Semen)	9 g
Chuan Lian Zi (Toosendan Fructus)	9 g
Mu Xiang (Aucklandiae Radix)	5 g
Tao Ren (Persicae Semen)	9 g
Yan Hu Suo (Corydalis Rhizoma)	5 g
Rou Gui (Cinnamomi Cortex)	5 g
Mu Tong (Akebiae Caulis)	5 g
Hou Po (Magnoliae Officinalis Cortex)	5 g
Zhi Shi (Aurantii Fructus Immaturus)*	5 g
Hai Zao (Sargassum)	9 g
Kun Bu (Laminariae/Eckloniae Thallus)	9 g
Hai Dai (Laminariae Thallus)**	9 g

Die im Folgenden aufgeführten Einzelmittel können zur jeweiligen Feinmodulation hinzugefügt werden.

Bei Mischformen können die empfohlenen Rezepturen auch modifiziert werden. Sexuelle und reproduktive Störungen, sowie Prostata- und Nierenerkrankungen zeigen zahlreiche Überschneidungen. Daher werden manche Rezepturen und Arzneimittel, die bei Prostatitis verwendet werden, auch übergreifend eingesetzt.

Einzelmittel

Wirkung	AG	Einzelmittel
Feuchte Hitze eliminierend: Dysurie	2.3	*Huang Bo* (Phellodendri Chinensis Cortex)
	4	*Che Qian Zi* (Plantaginis Semen) *Hua Shi* (Talcum) *Qu Mai* (Dianthi Herba)
Feuchtigkeit-Akkumulation eliminierend: verzögerter Harnfluß, dumpfer Druck in Prostata	4	*Fen Bi Xie* (Dioscoreae Hypoglaucae Rhizoma) *Fu Ling* (Poria) *Yi Yi Ren* (Coicis Semen)
	7	*Cang Zhu* (Atractylodis Rhizoma)
Yang wärmend. Kälte im Unterbauch, Pollakisurie, Dranginkontinenz	12.3	*Ba Ji Tian* (Morindae Officinalis Radix) *Yin Yang Huo* (Epimedii Folium) *Tu Si Zi* (Cuscutae Semen) *Xian Mao* (Curculiginis Rhizoma)
Blut-Fluss regulierend: ausgeprägtes Ziehen und Schmerzgefühl im Unterleib	10.1	*Wang Bu Liu Xing* (Vaccariae Semen) *Niu Xi* (Achyranthis Bidentatae Radix) *Chuan Niu Xi* (Cyathulae Radix) *Lu Lu Tong* (Liquidambaris Fructus) *Dan Shen* (Salviae Miltiorrhizae Radix et Rhizoma)
Schleim transformierend: Prostata-Schwellung	6.1	*Zao Jiao Ci* (Gleditsiae Spina) *Fa Ban Xia* (Pinelliae Rhizoma Praeparatum)
	14.1	*Mu Li* (Ostreae Concha)
	6.2	*Zhe Bei Mu* (Fritillariae Thunbergii Bulbus)
	2.1	*Xia Ku Cao* (Prunellae Spica)
Wirkung auf Netzgefäße	10.1	*Wang Bu Liu Xing* (Vaccariae Semen) *Lu Lu Tong* (Liquidambaris Fructus)
Botenarzneien	10.1	*Niu Xi* (Achyranthis Bidentatae Radix), leitet nach unten; reguliert Blut und stützt den Nieren-Funktionskreis und die Essenz *Jing*
		Chuan Niu Xi (Cyathulae Radix), Blut bewegend; eliminiert besser Stase und fördert die Harnausscheidung; leitet Hitze abwärts
		Wang Bu Liu Xing (Vaccariae Semen), bewegt Blut und löst schmerzhafte Schwellungen
		Lu Lu Tong (Liquidambaris Fructus), behandelt alle Leitbahnen und Netzgefäße; aktiviert die *Qi*-Bewegung und begünstigt den Wassermetabolismus
	2.3	*Huang Bo* (Phellodendri Chinensis Cortex), bei feuchter Hitze im Unteren *Jiao*

Cave Es ist zu beachten, dass es durch einige Arzneien, die auch bei Nykturie und häufigem Wasserlassen eingesetzt werden, sowie weiteren Mitteln zu einer Verschlechterung einer bestehenden Harnretention kommen kann. Die Anwendung von *Shan Zhu Yu* (Corni Fructus) ▶ AG 13 und *Ma Huang* (Ephedrae Herba) ▶ AG1.1 ist bei Harnverhalt kontraindiziert. Vorsicht ist zu üben bei einigen adstringierenden Arzneien, wie *Fu Pen Zi* (Rubi Fructus), *Jin Ying Zi* (Rosae Laevigatae Fructus) und *Sang Piao Xiao* (Mantidis Ootheca) ▶ AG 13 sowie einigen Mitteln aus der Gruppe der *Yang*-Tonika, wie *Ba Ji Tian* (Morindae Officinalis Radix), *Gou Ji* (Cibotii Rhizoma) und *Sha Yuan Zi* (Astragali Complanati Semen) ▶ AG 12.3.
Bei Prostatitis steht mitunter die Differentialdiagnose Prostatakarzinom im Raum. Bei diesem sind bestimmte *Yang*-Tonika und einige andere Arzneien kontraindiziert, nämlich *Bu Gu Zhi* (Psoraleae Fructus), *Dong Chong Xia Cao* (Cordyceps), *Rou Cong Rong* (Cistanches Herba), *She Chuang Zi* (Cnidii Fructus), *Tu Si Zi* (Cuscutae Semen), *Yin Yang Huo* (Epimedii Folium) ▶ AG 12.3, *Fu Pen Zi* (Rubi Fructus) ▶ AG 13 und *Dang Shen* (Codonopsis Radix) ▶ AG 12.1, oder mit Vorsicht anzuwenden: *Ba Ji Tian* (Morindae Officinalis Radix), *Du Zhong* (Eucommiae Cortex), *Suo Yang* (Cynomorii Herba) und *Xian Mao* (Curculiginis Rhizoma) ▶ AG 12.3.

Akupunktur

Blut-Stase aufhebend Mi 10 *Xuehai*, Bl 17 *Geshu*, Le 3 *Taichong*, Mi 6 *Sanyinjiao*
Hitze-Feuchtigkeit eliminierend Ren 3 *Zhongji*, Bl 28 *Pangguangshu*, Ni 12 *Dahe*, Ma 29 *Guilai*
Feuchtigkeit ausleitend Ma 40 *Fenglong*, Ren 9 *Shuifen*, Mi 9 *Yinlingquan*, Bl 20 *Pishu*
Nieren-Yang stärkend Ni 3 *Taixi*, Bl 23 *Shenshu*, Du 6 *Jizhong*, Ren 4 *Guanyuan*
Nieren-Yin nährend Ni 6 *Zhaohai*, Ren 4 *Guanyuan*, Ni 11 *Henggu*, Mi 6 *Sanyinjiao*
Leber-Qi regulierend Le 3 *Taichong* und Di 4 *Hegu*, SJ 6 *Zhigou*

Zusätzliche Punkte

- Le 5 *Liguo* (*Luo*-Punkt), der sehr effektiv das Leber-*Qi* reguliert und auch bei feuchter Hitze im Unteren Erwärmer, wie bei genitalen und Blasenproblemen, eingesetzt werden kann. Le 5 *Liguo* wird als Punkt der Wahl für Probleme des Unteren Erwärmers angesehen. Er wird auch eingesetzt, um sexuelle Begierden zu zügeln.
- Mi 7 *Lougu* wird in Kombination mit Le 5 *Liguo* bei erschwertem Wasserlassen eingesetzt.
- **Ohr-Punkt** Prostata (lokalisiert in der Cymba der Ohrmuschel). Indiziert bei Prostatitis, Harnwegsinfekten und schmerzhaftem Wasserlassen

Diätetik

Blut regulierend, Stasen aufhebend Aubergine
Feuchte Hitze eliminierend Reis, Buchweizen, grüne Blattsalate (Endivien, etc.)
Feuchtigkeit ausleitend Reissuppe
Nieren-Yang stärkend Lamm, Walnüsse, Wildgerichte
Meide Besonders Hitze produzierende Nahrungs- und Genussmittel: scharfe Gewürze, zu viel Kaffee, Tabak, Alkohol

Allgemeine Hinweise

Bei einer gereizten Prostata sollte auf Alkohol, Koffein und scharfe Speisen verzichtet werden, da diese die Prostata reizen können. Ebenfalls sollte darauf geachtet werden, genügend zu trinken und die Blase regelmäßig zu entleeren, sodass sich keine großen Mengen Restharn bilden.

9.4 Prostata-Hypertrophie

Einleitung

Die Prostata ist ein Sexualorgan des Mannes. Sie ist verantwortlich für die Produktion eines Großteils der Samenflüssigkeit und bewirkt im Rahmen der Ejakulation durch rhythmische Kontraktionen einen wesentlichen Teil der Orgasmusempfindung. Verschiedene Autoren bezeichnen sie als männlichen G-Punkt. Durch Zusammenziehen des Blasenhalses verhindert sie den Rückstoß des Ejakulats in die Blase. Die benigne Prostatahypertrophie (BPH) stellt eine gutartige Vergrößerung der Vorsteherdrüse dar. Ursächlich sind vor allem Veränderungen des hormonellen Gleichgewichtes in der Lebensmitte – insbesondere von Testosteron, Dihydrotestosteron und Östrogenen. Da Östrogene auch in Fettzellen produziert werden, gilt auch deutliches Übergewicht als Risikofaktor für eine BPH.
Rund 40% der deutschen Männer leiden an einer vergrößerten Prostata, so die Deutsche Gesellschaft für Urologie. Die Symptome lassen sich in obstruktive und irritative unterteilen. Sie erklären sich vor allem durch die mechanische Beeinträchtigung des Harnflusses, da die Harnröhre durch die Prostata verläuft und nun durch deren Wachstum eingeengt wird. Zu den obstruktiven Symptomen gehören abgeschwächter Harnstrahl, Nachträufeln und das Gefühl einer unvollständigen Entleerung. Durch die zunehmende Beanspruchung des Blasenmuskels (M. detrusor vesicae) entstehen irritative Phänomene wie ständiger Harndrang, imperativer Harndrang, Nykturie oder auch Missempfindungen wie Druck oder Schmerz.
Aus TCM-Sicht wird die Vergrößerung der Prostata als Feuchtigkeits-Akkumulation angesehen. Begünstigend kann dabei ein Nieren-*Yang*-Mangel sein, der Kälte und die Ansammlung von Feuchtigkeit ermöglicht und die Funktion der Blase – das Haltenkönnen – beeinträchtigt. *Qi*-Stagnationen, Blut-Stase und Schleim-Ansammlung können bei jeder Art von Pathologie hinzukommen.
In – zumeist chinesischen – Studien zur Überprüfung der Effektivität einer Arzneitherapie bei BPH, darunter experimentelle Studien am Tier, wurden überwiegend Rezepturen zur Stärkung der Nieren-Energie eingesetzt. Dabei handelte es sich zumeist um Erweiterungen oder Abwandlungen von *Jin Gui Shen Qi Wan* oder *Liu Wei Di Huang Wan*, wie *Zuo Gui Wan*. Die Wirkung der Nieren-Tonika ist auf direkte und indirekte hormonelle Effekte zurückführen. Diese Wirkungen lassen sich als stimulierend, tonisierend (adaptogen), regulativ, immunregulierend oder über vegetative Regelsysteme erklären und z.T. auch in Studien experimentell nachweisen.

Hauptformen

- *Qi*-*Lin*-Syndrom
- (Nieren-)*Qi*-Mangel mit Feuchtigkeit und trübes *Lin*-Syndrom
- Nieren-*Yang*-Mangel und Erschöpfungs-*Lin*-Syndrom
- Schleim/Blut-Stase

Differenzialdiagnose							Therapie
1. Ebene	2. Ebene	Syndrom	Klinischer Hinweis	Syndrom-differenzierung	Befunde	Leitsymptome	Rezeptur
ZK: livide	Pu: kraftvoll, rau	**Blut-Stase**	Bei jedem der folgenden Muster kann zusätzlich eine Blut-Stase komplizierend hinzukommen	Blut-Stase im Unteren Erwärmer	ZK: livide, gestaute ZGV Pu: rau, gespannt, kraftvoll	BPH, Prostataschwellung mit leichten Beschwerden, chronische Prostatitis, Hodenschwellung, Hodenschmerzen – postoperativ oder idiopathisch, Varikozele	*Gui Zhi Fu Ling Wan* ► RG 10.2 oder *Shao Fu Zhu Yu Tang* ► RG 10.1
ZK: leichte Rötung oder auch normale Farbe	ZB: vermehrt weiß-gelblich Pu: kraftlos	**Leichte feuchte Hitze**	Klinisch wenig akut, chronischer Verlauf mit energetischen Mangel-Symptomen	Feuchte Hitze im Unteren Erwärmer mit allgemeinem *Qi*- und *Yin*-Mangel, fehlende Kommunikation zwischen Herz und Niere mit Nieren-*Yin*-Mangel und Herz-Feuer	ZK: normal bis leicht gerötet ZB: dünn, weißlich bis gelblich, bes. im hinteren Drittel Pu: kraftlos, evtl. überflutend	Leicht irritierbare Blase, Gefühl der unvollständigen Blasenentleerung, Dysurie, Harndrang, trüber Urin, spontaner Samenverlust, Symptomzunahme durch Aktivität, Müdigkeit, auch Nervosität und Schlafstörungen	*Qing Xin Lian Zi Yin* ► RG 6.3
ZK: blass, oft rote Spitze	Pu: kraftlos	**Instabile Nieren-Energie**	Besonders bei kraftlosen, ängstlichen Patienten	*Yin*- und *Yang*-Mangel mit unkontrolliertem *Yang* oben und Essenz-Verlust unten	ZK: blass, evtl. rote Spitze ZB: unauffällig Pu: kraftlos, leicht gespannt	Samenergüsse, sexuelle Träume, kalte Eichel, Schmerzen und Ziehen im unteren Abdomen, übermässige innere Anspannung bei geschwächter Konstitution	*Gui Zhi Jia Long Gu Mu Li Tang* ► RG 11.3
	ZB: vermehrt Pu: schlüpfrig	**Feuchtigkeit-Ansammlung**	Feuchtigkeit entsteht durch Milz-Schwäche und eingeschränktes Nieren-*Qi* (Wasserhaushalt)	Trübes *Lin*-Syndrom durch Nieren- und Milz-Schwäche mit Feuchtigkeit im Unteren Erwärmer	ZK: gedunsen ZB: vermehrt Pu: schlüpfrig	Häufiges Wasserlassen mit trübem Urin, der wie Reiswasser aussieht	*Bi Xie Fen Qing Yin* ► S. 1075
ZK: blass, gedunsen	Pu: kraftlos	**Qi-Lin – mangelnde Trennung von Klarem und Trübem**	Milz-*Qi*-Schwäche kann das Klare nicht vom Trüben trennen und es sammelt sich Trübheit im Unteren Erwärmer an.	Absinkendes Milz-*Qi*	ZK: blass, gedunsen ZB: feucht, weißlich Pu: kraftlos und weich	Müdigkeit, Schwäche, Hämorrhoiden, Prolaps von Darm, Magen oder anderen Organen, chronischer Durchfall	*Bu Zhong Yi Qi Tang* ► RG 8.1
	Pu: tief, *Chi*-Position kraftlos, langsam	**Erschöpfungs-Lin – Nieren-Yang-Mangel**	Nieren-*Yang* transformiert Flüssigkeiten nicht, welche sich ansammlen und zu Blockaden führen	Nieren-*Yang*-Mangel Erschöpfungs-*Lin*	ZK: blass ZB: weißlich Pu: tief, *Chi*-Position kraftlos, langsam	Schwierigkeiten bei der Miktion oder häufige Miktionen, Ödeme, Schmerzen im Lumbalbereich, Schwäche der unteren Extremitäten, Kältegefühl in der unteren Körperhälfte	*Jin Gui Shen Qi Wan* ► RG 8.4

Bi Xie Fen Qing Yin (Dioscoreae Hypoglaucae Rhizoma Dekokt, um das Trübe vom Klaren zu trennen)	
Arzneimittel	**Dosis**
Fen Bi Xie (Dioscoreae Hypoglaucae Rhizoma)	6–9 g
Yi Zhi (Alpiniae Oxyphyllae Fructus)	6–12 g
Wu Yao (Linderae Radix)	6 g
Shi Chang Pu (Acori Tatarinowii Rhizoma)	4–6 g
Indikation *Lin*-Syndrom bei Nieren-*Yang*-Mangel	

Die im Folgenden aufgeführten Einzelmittel können zur jeweiligen Feinmodulation hinzugefügt werden.

Bei Mischformen können die empfohlenen Rezepturen auch modifiziert werden.

Einzelmittel

Wirkung	AG	Einzelmittel
Feuchtigkeit-Akkumulation eliminierend: verzögerter Harnfluss, dumpfer Druck in Prostata	4	*Fen Bi Xie* (Dioscoreae Hypoglaucae Rhizoma) *Fu Ling* (Poria) *Yi Yi Ren* (Coicis Semen)
	7	*Cang Zhu* (Atractylodis Rhizoma)
Bei Schwellungen und Verhärtungen des Drüsengewebes	6.2	*Zhe Bei Mu* (Fritillariae Thunbergii Bulbus)
	2.1	*Xia Ku Cao* (Prunellae Spica)
	2.2	*Xuan Shen* (Scrophulariae Radix)
Yang wärmend: Kälte im Unterbauch, Pollakisurie, Dranginkontinenz	12.3	*Ba Ji Tian* (Morindae Officinalis Radix) *Xian Mao* (Curculiginis Rhizoma)
Blut-Fluss regulierend: ausgeprägtes Ziehen und Schmerzgefühl im Unterleib	10.1	*Wang Bu Liu Xing* (Vaccariae Semen) *Niu Xi* (Achyranthis Bidentatae Radix) *Chuan Niu Xi* (Cyathulae Radix) *Lu Lu Tong* (Liquidambaris Fructus) *Dan Shen* (Salviae Miltiorrhizae Radix et Rhizoma)
Bei innerer Anspannung, zur emotionalen Regulierung	9	*Xiang Fu* (Cyperi Rhizoma) *Chuan Lian Zi* (Toosendan Fructus)
Nieren-Schwäche mit Rücken- und Knieschmerzen	12.3	*Tu Si Zi* (Cuscutae Semen) *Xu Duan* (Dipsaci Radix) *Du Zhong* (Eucommiae Cortex)
	10.1	*Niu Xi* (Achyranthis Bidentatae Radix)
Nieren-Schwäche mit Rückenschmerzen, mit geschwollenen Beinen und Dysurie	4	*Che Qian Zi* (Plantaginis Semen)
	10.1	*Niu Xi* (Achyranthis Bidentatae Radix)
Nieren-Schwäche mit Libidoverlust	12.3	*Ba Ji Tian* (Morindae Officinalis Radix) *Rou Cong Rong* (Cistanches Herba) *Suo Yang* (Cynomorii Herba) *Yin Yang Huo* (Epimedii Folium)
Wirkung auf die Netzgefäße im Urogenitalbereich	10.1	*Wang Bu Liu Xing* (Vaccariae Semen) *Lu Lu Tong* (Liquidambaris Fructus)
Feuchte Hitze im Unteren Erwärmer	2.3	*Huang Bo* (Phellodendri Chinensis Cortex)
Botenarzneien	10.1	*Niu Xi* (Achyranthis Bidentatae Radix), leitet nach unten; reguliert Blut und stützt den Nieren-Funktionskreis und die Essenz *Jing*
		Chuan Niu Xi (Cyathulae Radix), stärker Blut bewegend; eliminiert besser Stase und fördert die Harnausscheidung; leitet Hitze abwärts
		Wang Bu Liu Xing (Vaccariae Semen), schmerzhafte Schwellungen speziell in Brust und Hoden
		Lu Lu Tong (Liquidambaris Fructus), behandelt alle Leitbahnen und Netzgefäße, aktiviert die *Qi*-Bewegung und begünstigt den Wassermetabolismus

Cave Arzneien, die üblicherweise bei Nykturie und häufigem Wasserlassen eingesetzt werden, sind bei Prostata-Hypertrophie in der Regel nicht indiziert oder einschließlich einiger weiterer Mittel kontraindiziert, weil sie zu einer Verschlechterung einer bestehenden Harnretention beitragen können. Die Anwendung von *Shan Zhu Yu* (Corni Fructus) ▶ AG 13 und *Ma Huang* (Ephedrae Herba) ▶ AG1.1 ist bei Harnverhalt kontraindiziert. Vorsicht ist zu üben bei einigen adstringierenden Arzneien, wie *Fu Pen Zi* (Rubi Fructus), *Jin Ying Zi* (Rosae Laevigatae Fructus) und *Sang Piao Xiao* (Mantidis Ootheca) ▶ AG 13 sowie einigen Mitteln aus der Gruppe der *Yang*-Tonika, wie *Ba Ji Tian* (Morindae Officinalis Radix), *Gou Ji* (Cibotii Rhizoma) und *Sha Yuan Zi* (Astragali Complanati Semen) ▶ AG 12.3.

Bei Prostata-Hypertrophie steht mitunter die Differentialdiagnose Prostatakarzinom im Raum. Bei diesem sind bestimmte *Yang*-Tonika und einige andere Arzneien kontraindiziert, nämlich *Bu Gu Zhi* (Psoraleae Fructus), *Dong Chong Xia Cao* (Cordyceps), *Rou Cong Rong* (Cistanches Herba), *She Chuang Zi* (Cnidii Fructus), *Tu Si Zi* (Cuscutae Semen), *Yin Yang Huo* (Epimedii Folium) ▶ AG 12.3, *Fu Pen Zi* (Rubi Fructus) ▶ AG 13 und *Dang Shen* (Codonopsis Radix) ▶ AG 12.1, oder mit Vorsicht anzuwenden: *Ba Ji Tian* (Morindae Officinalis Radix), *Du Zhong* (Eucommiae Cortex), *Suo Yang* (Cynomorii Herba) und *Xian Mao* (Curculiginis Rhizoma) ▶ AG 12.3.

Akupunktur

Blut-Stase aufhebend Mi 10 *Xuehai*, Bl 17 *Geshu*, Le 3 *Taichong*, Mi 6 *Sanyinjiao*

Hitze-Feuchtigkeit eliminierend Ren 3 *Zhongji*, Bl 28 *Pangguangshu*, Ni 12 *Dahe*, Ma 29 *Guilai*

Feuchtigkeit ausleitend Ma 40 *Fenglong*, Ren 9 *Shuifen*, Mi 9 *Yinlingquan*, Bl 20 *Pishu*

Nieren-Yang stärkend Ni 3 *Taixi*, Bl 23 *Shenshu*, Du 6 *Jizhong*, Ren 4 *Guanyuan*

Nieren-Yin nährend Ni 6 *Zhaohai*, Ren 4 *Guanyuan*, Ni 11 *Henggu*, Mi 6 *Sanyinjiao*

Leber-Qi regulierend Le 3 *Taichong* und Di 4 *Hegu*, SJ 6 *Zhigou*

Zusätzliche Punkte

- Le 5 *Liguo* (*Luo*-Punkt), der sehr effektiv das Leber-*Qi* reguliert und auch bei feuchter Hitze im Unteren Erwärmer, wie bei genitalen und Blasenproblemen, eingesetzt werden kann. Le 5 *Liguo* wird als Punkt der Wahl für Probleme des Unteren Erwärmers angesehen. Er wird auch eingesetzt, um sexuelle Begierden zu zügeln.
- Mi 7 *Lougu* wird in Kombination mit Le 5 *Liguo* bei erschwertem Wasserlassen eingesetzt.
- **Ohr-Punkt** Prostata (lokalisiert in der Cymba der Ohrmuschel)

Diätetik

Blut regulierend, Stasen aufhebend Aubergine

Feuchtigkeit ausleitend Reissuppe, Reis, Buchweizen

Nieren-Yang stärkend Lamm, Walnüsse, Wildgerichte

Meiden von Hitze produzierenden Nahrungs- und Genussmitteln Scharfe Gewürze, zu viel Kaffee, Tabak, Alkohol

Meide

- **Harntreibende Getränke** Bier, Kaffee oder schwarzer Tee
- **Stoffe, die die Blase reizen** Scharfes Essen mit Gewürzen wie Chili, Pfeffer, Rettich und Ingwer

Allgemeine Hinweise

In der Praxis hat sich eine Regulierung der Flüssigkeitszufuhr (ca. 1,5 Liter pro Tag) bewährt, insbesondere eine Vermeidung übermäßiger Flüssigkeitszufuhr am Abend. Hilfreich ist ein „Ausstreichen“ der Harnröhre nach dem Wasserlassen, um das Nachtröpfeln zu verhindern, sowie Blasentraining. Bei Problemen damit ist eine Therapie bei einem speziell ausgebildeten Physiotherapeuten sinnvoll.

Präventiv hilft auf ein normales Gewicht zu achten, regelmäßig Sport zu treiben, möglichst ausgewogen, vielfältig und fettarm zu essen sowie den Konsum von Genussmitteln, wie Zigaretten und Alkohol, zu reduzieren.

10 Orthopädische Erkrankungen

10.1 Schulter-Nacken-Schmerzen

Einleitung

Schmerzen und Steifigkeit im Bereich der Halswirbelsäule – das Zervikalsyndrom – stellt eines der häufigen Schmerz-Erkrankungen dar. Es kann durch mechanische Über- oder Fehlbelastungen akut auftreten, kommt aber auch im Rahmen von Infektionserkrankungen als Nackenschmerz und -steifigkeit vor. Zudem begünstigt die innere Haltung bestimmte Fehlhaltungen, sodass auch vegetative und emotionale Einflüsse zu berücksichtigen sind. Sekundär zu einem Bandscheibenvorfall kann es zudem durch den Gewebereiz zu Verquellungen kommen, was einer Feuchtigkeit-Schleim-Akkumulation entsprechen kann. Diese Verquellungen können zu Raumforderungen im Bereich der Nervenwurzeln führen und – ähnlich wie beim Carpaltunnelsyndrom – Irritationen, Schmerzen und Parästhesien hervorrufen.
Aus TCM-Sicht unterscheidet man äußere Pathogene – wie Wind, Kälte und Feuchtigkeit – und innere Pathogene, wie emotionale Faktoren, die mit Anspannung und erhöhtem Muskeltonus einhergehen. Mangelzustände, insbesondere Blut-Mangel, kommen ebenfalls infrage. Bei Chronifizierungen und langanhaltenden *Qi*-Stagnationen kommt es häufig zu Blut-Stasen. Dies tritt auch nach Traumata oder Bandscheibenvorfall auf, wo die Lymph- und Blutzirkulation häufig beeinträchtigt ist.
Akute und subakute Beschwerden Dringen äußere Faktoren, insbesondere Wind und Feuchtigkeit, in die *Tai Yang*-Schicht ein, blockieren sie den freien Fluss von *Qi* und Blut und führen zu Schmerzen. Die Feuchtigkeit äußert sich in einer Schwere mit Schmerzen. Oft werden diese akuten Beschwerdebilder von Kopfschmerzen begleitet.
Chronische Beschwerden Chronische Beschwerden können je nach Grundkonstitution des Patienten mit sehr unterschiedlichen Rezepturen behandelt werden. Häufig haben verschiedene pathogene Faktoren zu einer *Qi*-Stagnation und dann zur Blut-Stase geführt. Deshalb werden bei vielen Rezepturen auch Blut bewegende Arzneien eingesetzt
Siehe auch Erkrankungen des rheumatischen Formenkreises ▶ Indikation 10.3

Muster bei Schulter-Nacken-Schmerzen

Akut-Subakut — Tai Yang-Schicht oder Leitbahnen
Invasion der Leitbahnen durch Wind, Feuchtigkeit, Kälte und/oder Hitze

Chronisch
- Wind-Feuchtigkeit, evtl. in Kombination mit *Qi*-Mangel
- *Qi*-Stagnation (innerlich angespannt, steife Körperhaltung)
- Blut-Stase (lange Fehlhaltungen, Bandscheibenprotrusion oder Bandscheibenprolaps, posttraumatische Zustände wie Schleudertrauma)
- Blut-Mangel (trockene Muskeln, Faszien und Sehnen, nervöse Anspannung)

Differenzialdiagnose								Therapie
1. Ebene	2. Ebene	3. Ebene	4. Ebene	Syndrom	Syndromdifferenzierung	Befunde	Leitsymptome	Rezeptur
Akut – subakut		Gelenke heiß		Akut – subakut: Wind-Feuchtigkeit in den Leitbahnen	Wind-Feuchtigkeit-Hitze	ZK: rot	Hitzegefühl, Gelenke heiß, Epikondylitis, Periarthritis humeroskapularis, kein Durst	*Yi Yi Ren Tang* ▶ RG 6.5
	Frösteln, kein Schweiß	Nackensteife bei fieberhaftem Infekt			Akute Wind-Kälte-Invasion	ZB: weiß Pu: schwebend	Frösteln, kein Schweiß, steifer Nacken, obere Rückenpartie schmerzhaft	*Ge Gen Tang* ▶ RG 1.1
		Ausgeprägtes Schweregefühl			Akute Wind-Kälte-Feuchtigkeit-Invasion	Pu: oberflächlich ZK: unverändert	Frösteln, Kopfschwere und -schmerz, Wind-Feuchtigkeit in den Leitbahnen führt zu Schwere und Schmerz	*Qiang Huo Sheng Shi Tang* ▶ RG 6.5
Chronisch – rezidivierend	Betroffene Bereiche warm	Beschwerden nachts schlechter		Chronisch	Wind-Kälte-Feuchtigkeit mit lokaler Hitzeentwicklung	ZB: weiß-klebrig Pu: saitenförmig, schlüpfrig	Gelenke geschwollen und warm, schlechter nachts, Kopfschmerz, Schwindel	*Gui Zhi Shao Yao Zhi Mu Tang* ▶ RG 6.5
	Keine lokale Wärme	Hara: kein Druckschmerz im Unterbauch	ZK: blass		Wind-Kälte-Feuchtigkeit bei *Qi*-Mangel	ZK: blass, ZE	Kräftige Konstitution, Wind, Feuchtigkeit und Kälte verschlechtern, keine Hitze-Zeichen, Neuralgien	*Er Zhu Tang* (jap. *Ni Jutsu To*) ▶ RG 6.5
		Hara: Druckschmerz im Unterbauch (*Oketsu*)	ZK: blass-livide	Chronisch: Blut-Stase/ Blut-Mangel	Kälte und Feuchtigkeit führen zu Blut-Stase mit Blut-Mangel	ZK: blass, livide, gedunsen Hara: Druckschmerz im Unterbauch (*Oketsu*)	Kalte Extremitäten, HWS- und LWS-Nervenwurzelkompression, Neuralgien, Arthralgien	*Shu Jing Huo Xue Tang* ▶ RG 10.1
			ZK: livide		Blut-Stase	ZK: leicht livide Hara: Druckschmerz im Unterleib (*Oketsu*)	Kräftiger Typus, rotes Gesicht, aufsteigende Hitze, kalte Füße, Kopfschmerzen, Dysmenorrhö, Neigung zu Myomen	*Gui Zhi Fu Ling Wan* ▶ RG 10.2 oder *Shen Tong Zhu Yu Tang* ▶ RG 10.1
			ZK: relativ normal, rötliche Zungenränder		Leber-*Qi*-Stagnation, leichter Blut-Mangel	ZK: relativ normal, evtl. rötliche Ränder Pu: saitenförmig Hara: Druckschmerz im Unterbauch (*Oketsu*)	Hitze oben/Kälte unten, Nackensteife, emotional angespannt, erhöhter Muskeltonus, Reizbarkeit, evtl. aufsteigendes Hitzegefühl, geschwächter Typus	*Jia Wei Xiao Yao San* ▶ RG 4.2, mit Modifikationen

10.1 Schulter-Nacken-Schmerzen

Weitere Rezepturen, die bei Schulter-Nacken-Schmerzen wirksam sind

Da Fang Feng Tang (Größeres Saposhnikoviae Radix Dekokt) ▶ RG 6.5

Indikation *Bi*-Syndrom: Eine Rezeptur mit großer Bandbreite. Sie ist an sich eher auf die untere Körperhälfte ausgerichtet, aber mit entsprechenden Modifikationen auch für HWS-Beschwerden geeignet.

Bei Mischformen können die empfohlenen Rezepturen auch modifiziert werden. Im Folgenden dazu einige Einzelmittel.

Einzelmittel

Wirkung	AG	Einzelmittel
Feuchtigkeit-Kälte-Wind austreibende Arzneien: bei HWS-Schmerzen	1.1	*Qiang Huo* (Notopterygii Rhizoma et Radix) *Fang Feng* (Saposhnikoviae Radix) *Gui Zhi* (Cinnamomi Ramulus)
	1.2	*Ge Gen* (Puerariae Lobatae Radix) *Sang Zhi* (Mori Ramulus)
	5	*Qin Jiao* (Gentianae Macrophyllae Radix) *Wei Ling Xian* (Clematidis Radix et Rhizoma)
Arzneien mit besonderem **Bezug zur Schulter und Nacken**	10.1.	*Jiang Huang* (Curcumae Longae Rhizoma)
	1.1	*Qiang Huo* (Notopterygii Rhizoma et Radix) *Gao Ben* (Ligustici Rhizoma et Radix) *Gui Zhi* (Cinnamomi Ramulus)
	1.2	*Ge Gen* (Puerariae Lobatae Radix)
	5	*Hai Tong Pi* (Erythrinae Cortex)
Stark Blut-Stase lösende Arzneien: ausgeprägte Schmerzen	10.1	*Mo Yao* (Myrrha) *Ru Xiang* (Olibanum) *Hong Hua* (Carthami Flos) *Tao Ren* (Persicae Semen)
Blut-Stase lösende Arzneien, die gleichzeitig Blut nähren/Nieren-Energie stärken	10.1.	*Chuan Niu Xi* (Cyathulae Radix) *Niu Xi* (Achyranthis Bidentatae Radix) *Ji Xue Teng* (Spatholobi Caulis)
Kälte aus der Wirbelsäulenregion vertreibende Arzneien, die gleichzeitig Nieren-Yang stärken	11	*Rou Gui* (Cinnamomi Cortex) *Fu Zi* (Aconiti Radix Lateralis Praeparata)
Nieren tonisierende Arzneien mit Bezug zu Knochen: bei Schmerz durch Osteoporose/nach Wirbelfrakturen	12.3	*Gu Sui Bu* (Drynariae Rhizoma) *Xu Duan* (Dipsaci Radix) *Tu Si Zi* (Cuscutae Semen)
	5	*Wu Jia Pi* (Acanthopanacis Cortex)
Bei Leber-Qi-Stagnation: z.B. bei ständig erhöhtem Muskeltonus durch seelische Anspannung	1.2	*Chai Hu* (Bupleuri Radix)
	12.2	*Bai Shao* (Paeoniae Radix Alba)
	14.2	*He Huan Pi* (Albiziae Cortex)
	10.1	*Yu Jin* (Curcumae Radix)
Bei Blut-Mangel: schlecht genährte, harte Muskeln und Sehnenansätze	12.2	*Dang Gui* (Angelicae Sinensis Radix) *Zhi He Shou Wu* (Polygoni Multiflori Radix Praeparata) *Bai Shao* (Paeoniae Radix Alba) *Shu Di Huang* (Rehmanniae Radix Praeparata)

Akupunktur

Wichtig ist die lokale Therapie. Druckschmerzhafte Punkte, Gewebeverhärtungen und Aufquellungen aufzuspüren und hier behutsam mild stimulierend nadeln. Zusätzlich ist auch Schröpfen eine gut geeignete Methode, bei Blut-Stase blutiges Schröpfen.

Lokalpunkte Entsprechende Punkte der betroffenen Segmente der HWS und BWS: Du 14 *Dazhui*, Bl 11 *Dazhu*, Bl 10 *Tianzhu*, Gb 20 *Fengchi*, Gb 21 *Jianjing*, auch oft kaudalere Abschnitte: Bl 12 *Fengmen*, Bl 13 *Feishu*, Bl 14 *Jueyinshu*.

Sehr wichtig ist, auch den Bereich des Schulterblattes genau zu palpieren, wobei häufig am medialen und oberen Skapularand druckschmerzhafte Verhärtungen auffindbar sind, deren Behandlung sehr effektiv ist (**Cave** Pneumothorax!).

Fernpunkte HWS: Bl 60 *Kunlun*, Bl 62 *Shenmai*, Dü 3 *Houxi*, SJ 5 *Waiguan*. Dü 3 *Houxi* mit Bl 62 *Shenmai* öffnet *Du Mai*.

Ist bei HWS-Problemen die Rotation eingeschränkt, ist besonders SJ 5 *Waiguan* effektiv, bei behinderter Anteversion und Reklination besonders Dü 3 *Houxi*.

Zusammenstellung	Lokalpunkte	Fernpunkte
HWS	Bl 10 *Tianzhu*, Bl 11 *Dazhu* (Meisterpunkt Knochen), Gb 20 *Fengchi*, Gb 21 *Jianjing*, Du 14 *Dazhui*, dazu die jeweiligen regionalen *Huatuojiaji*-Punkte 0,5 *cun* paravertebral (Extra-Punkte, mit Vorsicht!)	Dü 3 *Houxi*, Bl 62 *Shenmai*, Bl 60 *Kunlun*, SJ 5 *Waiguan*
Schulter ventral	Di 14 *Binao*, Di 15 *Jianyu* Bei Insertionstendinopathie der langen Humerus-Sehne: Extra-Punkt 16 (*Jianneiling*, "Schulterpunkt")	Di 4 *Hegu* oder Ma 38 *Tiaokou* (gekoppelte Leitbahnen) Ma 38 wird auch als „one-point-therapy" eingesetzt
Schulter lateral	SJ 13 *Naohui*, SJ 14 *Jianliao*, SJ 15 *Tianliao*, Gb 21 *Jianjing*. Bei Supraspinatus-/Impingement-Syndrom: Di 16 *Jugu* und Dü 12 *Bingfeng*	SJ 5 *Waiguan* oder Gb 34 *Yanglingquan* (auch als „one-point-therapy" einsetzbar)
Schulter dorsal	Bl 11 *Dazhu*, Bl 13 *Feishu*, Dü 9 *Jianzhen*, Dü 10 *Naoshu*, Dü 11 *Tianzong*, Dü 12 *Bingfeng*, Dü 13 *Quyuan*. Bei Infraspinatus-Syndrom: Dü 9 *Jianzhen*, Dü 10 *Naoshu* und Dü 11 *Tianzong*	Bl 58 *Feiyang* (*Luo*-Punkt Blase-Dü, auch als „one-point-therapy" einsetzbar)

Punkte für Energieausgleich (chronische Beschwerden)

- **Energetische Schwäche im Nieren-Funktionskreis**
- Ni 6 *Zhaohai* bei Nieren *Yin*-Mangel, Ni 3 *Taixi* bei Nieren-*Yang*-Mangel, dazu Du 14 *Dazhui*, Bl 11 *Dazhu*, Bl 23 *Shenshu*, Du 8 *Jinsuo* und Mi 6 *Sanyinjiao*
- **Kombination** Dü 3 *Houxi* und Bl 62 *Shenmai* (jeweils kontralateral, öffnet *Du Mai* und *Yang Qiao Mai*)

Bei Feuchtigkeit-Kälte-Pathogenen

- **Kombination** Ma 40 *Fenglong* und Mi 9 *Yinlingquan*, eliminiert Feuchtigkeit
- Dazu Bl 17 *Geshu* (mobilisiert den Blut-Fluss), Gb 20 *Fengchi*, Bl 10 *Tianzhu* und zusätzlich jeweilige Lokal-Punkte an den betroffenen Wirbelsegmenten der HWS

Bei Leber-Qi-Stagnation mit emotionaler Belastung

- **Kombination** Le 3 *Taichong* mit Di 4 *Hegu*, löst Leber *Qi*-Stagnation
- Dazu Bl 18 *Ganshu*, Le 13 *Zhangmen*, Pc 6 *Neiguan*, Gb 41 *Zulinqi*, Gb 20 *Fengchi*, Mi 6 *Sanyinjiao*, Du 24 *Shenting*

Bei Qi- und Blut-Mangel

- Ma 36 *Zusanli*, Mi 6 *Sanyinjiao*, Bl 20 *Pishu*, Di 10 *Shousanli*
- **Kombination** Moxibustion von Ren 6 *Qihai* und Ren 12 *Zhongwan*

Diätetik

Allgemeines Beim Schulter-Nacken-Schmerz können als pathogene Faktoren besonders Feuchtigkeit und Kälte eine Rolle spielen. Bei Mangelzuständen der Niere können Nahrungsmittel mit tonisierender Wirkung auf diesen Funktionskreis gewählt werden

Feuchtigkeit eliminierend Bohne, Sojabohne, Erbse, Kardamom, Fisch

Wind-Kälte eliminierend Weintrauben, Aal, Schweinenieren, besonders in Kombination mit schwarzen Sojabohnen (leitet Wind-Feuchtigkeit besonders aus LWS-Bereich aus)

Bei Schmerzen durch Kälte – wärmend Pfirsich, Kirsche, Fenchel, Anis, Feige, Pfeffer, Knoblauch, Ingwer, Paprika, Chili, Zimt, Wild, Rindfleisch

Nieren-Yang nährend Kirsche, Sesam, Walnuss, Weintraube, Wachtel (besonderer Bezug zu Hüft- und Knieschmerz), Hirschfleisch, Rinderniere, Schweineniere, schwarze Sojabohne

Nieren-Yin nährend Tintenfisch, Austern, Ente, Niere von Schwein und Rind, Eigelb, Sesam, schwarze Sojabohne, Weizen, Weintraube, Karotte

Milz-Qi und Yang stärkend Hirse, Gerste, Buchweizen, Karotte, Hülsenfrüchte inkl. Tofu (nur erwärmt), leicht verdauliches, mageres Fleisch, Huhn

Leber-Blut nährend Stangensellerie, Wasserkastanie, Chrysanthemenblütentee, Sonnenblumenkerne, Erdnuss, Birne, Krebse, Austern

Blut und Yin nährend Weizen, gekeimter Weizen, Hafer, Eigelb, Milch (bes. Kuhmilch, auch Schaf- und Ziegenmilch), Kirsche, Sojabohne, Frischkäse, Lotoswurzel, Longanfrucht, Schweineherz, Fasan

Blut bewegend Erdnuss, schwarze Sojabohne, Esskastanie, Pfirsich, Essig, Aubergine, chinesischer Lauch (*Qi* und Blut bewegend)

Meide Bei innerer Kälte und Feuchtigkeit sollten Nahrungsmittel gemieden werden, die die Milz gefährden können; dazu zählen kalte, Feuchtigkeit und Schleim erzeugende Nahrung; ein Übermaß an Rohkost, Süßspeisen, Auszugsmehl, fette Speisen

Allgemeine Hinweise

Auch wenn die Akupunktur bei HWS-Schmerzen die Methode der Wahl ist, sollte an die hohe Wirksamkeit einer individuellen Arzneitherapie bei akuten, aber noch viel mehr bei chronischen Schmerzzuständen gedacht werden. Die Akupunktur erzielt ein ganz ähnliches Wirkungsspektrum wie die üblicherweise eingesetzten NSAR: eine lokale Muskelrelaxation und eine antiphlogistische Wirkung. Dazu wird aber auch durch eine neuronale Hemmung (u.a. Gate-Control-Mechanismus) und über die Ausschüttung körpereigener Endorphine eine periphere und zentrale Schmerzlinderung erreicht.
Die Arzneitherapie kann ebenfalls durch *Qi* und Blut bewegende Arzneien sehr effektiv Schmerz stillen. Darüber hinaus kann ein erhöhter Muskeltonus sehr gut mitbehandelt werden. Bei einem Mangel an *Qi* und insbesondere Blut helfen die Arzneimittel hervorragend beim Auffüllen und machen so die Muskulatur weicher und die Sehnenansätze besser genährt. Auch hilft die Arzneitherapie besonders gut bei Feuchtigkeit-Schleim-Akkumulationen, wobei Schwellungen und Verquellungen an und um die Nervenwurzeln herum diese bedrängen können. Eine häufige Ursache von HWS-Beschwerden sind auch segmentale Funktionsstörungen (‚Blockierungen‘). Hier sind Verfahren wie Manuelle Medizin und Osteopathie kausal ausgerichtete dankbare Therapieverfahren, die sich gut mit Akupunktur zur Schmerzkontrolle und Detonisierung der Muskulatur ergänzen. Nach der Akutphase können Entspannungsübungen, gezielter Muskelaufbau oder Physiotherapie zur Verbesserung der Körperhaltung als Rezidivprophylaxe angebracht sein.

10.2 Lendenwirbelsäulen-Syndrom

Einleitung

Das **Lendenwirbelsäulensyndrom** ist der allgemeine Sammelbegriff für Schmerzen in der unteren Wirbelsäule. Diesen können sehr unterschiedliche Ursachen zu Grunde liegen: angefangen von muskulären Verspannungen, Blockierungen der Facetten- oder Sakroiliakalgelenke und Faszienverklebungen. Aber auch Bandscheibenvorwölbung (Protrusion) oder Bandscheibenvorfall (Prolaps) verursachen häufig starke Schmerzen, die in Gesäß und Beine ausstrahlen und teilweise mit neurologischen Irritationen oder Ausfällen einhergehen. Oft spielen auch degenerative Veränderungen an den Wirbelkörpern eine Rolle. Daraus können dann Reizerscheinungen der Facettengelenke resultieren. Über das vegetative Nervensystem und den Muskeltonus haben auch psychische Belastungen einen Einfluss auf die Krankheitsgenese. Ferner kommen Fehlhaltungen oder ausgeprägte, teilweise auch angeborene Fehlstellungen der Wirbelsäule vor, wie Hyperkyphose, Hyperlordose und schwere Skoliose. Auch rheumatische Erkrankungen, bei denen Autoimmunprozesse ablaufen, wie M. Bechterew, Sakroileitis oder Arthritis psoriatica, können LWS-Beschwerden verursachen.
Aus TCM-Sicht stehen äußere Pathogene - wie Wind, Kälte und Feuchtigkeit, gelegentlich auch Hitze - im Fokus der Diagnostik, besonders aber die Suche nach möglichen prädisponierenden Faktoren wie einer geschwächten Energie im Funktionskreis Niere mit Nieren-*Yang*- bzw. -*Yin*-Mangel. Bei seelischen Stressoren können auch Leber-*Qi*-Stagnationen mit erhöhtem Muskeltonus auslösend sein. Bei chronischen Beschwerden und langanhaltenden *Qi*-Stagnationen kommt es regelmäßig zu Blut-Stasen. Dies sehen wir auch nach Traumata oder Bandscheibenvorfall, wo Lymph- und Blutzirkulation oft beeinträchtigt sind.
Siehe auch Erkrankungen des rheumatischen Formenkreises ▶ Indikation 10.3

Fülle im initialen Stadium (akut - subakut)

- **Akute Blockade in Leitbahnen und Netzgefäßen durch Trauma** Akute oder subakute Rückenschmerzen
- **Bi-Syndrom** Wind, Feuchtigkeit, Kälte
- **Blut-Stase und Qi-Stagnation** Z.B. post-operativ

Kombinierte Fülle und Leere (subakut - chronisch)

- **Bi-Syndrom** (Wind, Feuchtigkeit, Kälte) mit Nieren-Schwäche Eher chronische Schmerzen, höheres Lebensalter
- **Blut-Stase** Kann bei allen Mustern hinzukommen

Leere (chronisch)

Nieren-Yin- oder Yang-Mangel Chronische, latente Schmerzen, höheres Lebensalter

Differenzialdiagnose							Therapie
1. Ebene	2. Ebene	3. Ebene	Syndrom	Syndromdifferenzierung	Befunde	Leitsymptome	Rezeptur
ZK und ZB: normal	Frösteln mit gleichzeitigem leichtem Fieber	Außenerkrankung: nur Leitbahnen betroffen	**Akute Blockierung in Leitbahnen und Netzgefäßen: akute bis subakute Rückenschmerzen**	Wind-Feuchtigkeit	ZK und ZB unverändert Pu: oberflächlich	*Tai Yang*: Frösteln mit gleichzeitigem leichtem Fieber, und Schmerz, Kopfschwere und -schmerz	*Qiang Huo Sheng Shi Tang* ▶ RG 6.5
ZK: gedunsen, ZE	ZK: blass, gedunsen, ZE kräftiger Typus mittleren Alters	LWS-Region ödematös, teigig aufgequollen, Neigung zu Adipositas	**Wind-Kälte-Feuchtigkeit-Blockade**	*Bi*-Syndrom, – Wind-Kälte-Feuchtigkeit bei gleichzeitiger Schleim-Ansammlung	ZK: blass gedunsen, ZE	LWS-Region ödematös, teigig, aufgequollen, Neigung zu Adipositas, Blässe, Kälte verschlechtert	*Er Zhu Tang* (jap. *Ni Jutsu To*) ▶ RG 6.5, mit Modifikationen LWS
		Besonders bei Beschwerden der unteren Extremitäten mit Schwellung und Muskelatrophie		*Bi*-Syndrom, lumbal – Wind-Kälte-Feuchtigkeit bei gleichzeitigem Blut-Mangel	ZK: blass gedunsen	Beschwerden der LWS, Knie, Parästhesien mit Schwellung und Muskelatrophie der unteren Extremitäten	*Da Fang Feng Tang* ▶ RG 6.5 oder *Er Zhu Tang* (jap. *Ni Jutsu To*) ▶ RG 6.5, mit Modifikationen LWS
	ZK: livide, gedunsen	Kalte Extremitäten, Nervenwurzelkompression, Neuralgien	**Kälte, Feuchtigkeit, Blut-Stase**	*Bi*-Syndrom mit Fülle und Leere – Kälte und Feuchtigkeit führen zu Blut-Stase und Blut-Mangel	ZK: blass, livide, gedunsen	Kalte Extremitäten, HWS- und LWS-Nervenwurzelkompression, Neuralgien, Arthralgien, Ischialgie	*Shu Jing Huo Xue Tang* ▶ RG 10.1
		Postoperative oder posttraumatische Schmerzen	**Qi-Stagnation und Blut-Stase**	*Bi*-Syndrom mit betonter *Qi*-Stagnation und Blut-Stase	ZK: livide, leicht gedunsen	Lokales lumbosakrales Schmerzsyndrom, Gelenkbeschwerden, postoperative und posttraumatische Beschwerden	*Shen Tong Zhu Yu Tang* ▶ RG 10.1
	ZK: blass, gedunsen Eher geschwächter Patient höheren Alters	Parästhesien, Taubheitsgefühl	**Nieren-Schwäche, eher höheres Lebensalter**	Kälte-*Bi*, mit Nieren- und Leber-Schwäche	ZK: blass gedunsen Pu: dünn, schwach, langsam	LWS-Syndrom, Taubheitsgefühle, Parästhesien, Schwäche und Steifigkeit der LWS und unteren Extremitäten	*Du Huo Ji Sheng Tang* ▶ RG 6.5
		Betonte Kälte besonders der unteren Extremitäten		Nieren-*Yang*-Mangel, Kälte im Innen	ZK: blass gedunsen ZB: weiß Pu: tief, langsam	Ältere, erschöpfte Patienten, kalte Extremitäten, Infektanfälligkeit, Kältegefühl im ganzen Körper, Lumbalgien	*Ji Sheng Shen Qi Wan* ▶ RG 8.4
ZK: rot, geschrumpft, trocken ZB: vermindert	Hitzegefühl, Nachtschweiß			Nieren-*Yin*-Leere, mangelnde Nährung von Essenz und Mark, Leere-Hitze	ZK: rot, trocken ZB: vermindert Pu: dünn, tief, beschleunigt	Hitzegefühl, trockener Mund und Kehle, Unruhe, Nachtschweiß, Durst, Schwäche der LWS-, Hüft-, Knieregion	*Liu Wei Di Huang Wan* ▶ RG 8.5, modifiziert

Bei Mischformen können die empfohlenen Rezepturen auch modifiziert werden. Im Folgenden dazu einige Einzelmittel.

Einzelmittel

Wirkung	AG	Einzelmittel
Feuchtigkeit-Kälte austreibende Arzneien: bei Lumbalgien mit Wetterfühligkeit	5	*Du Huo* (Angelicae Pubescentis Radix) *Qin Jiao* (Gentianae Macrophyllae Radix) *Fen Bi Xie* (Dioscoreae Hypoglaucae Rhizoma)
	1.1	*Qiang Huo* (Notopterygii Rhizoma et Radix) *Fang Feng* (Saposhnikoviae Radix) *Gui Zhi* (Cinnamomi Ramulus)
Stark Blut-Stase lösende Arzneien: ausgeprägt schmerzhafte Lumbalgien	10.1.	*Mo Yao* (Myrrha) *Ru Xiang* (Olibanum) *Hong Hua* (Carthami Flos) *Tao Ren* (Persicae Semen)
Blut-Stase und Blockade lösende Arzneien, die gleichzeitig Nieren-Energie stärken: Lumbalgien durch Nieren-*Yin*-Mangel	10.1	*Chuan Niu Xi* (Cyathulae Radix) *Niu Xi* (Achyranthis Bidentatae Radix) *Ji Xue Teng* (Spatholobi Caulis)
	12.4	*Sang Ji Sheng* (Taxilli Herba)
Kälte aus LWS-Region vertreibende Arzneien, die gleichzeitig Nieren-Energie stärken: Lumbalgien durch Nieren-*Yang*-Mangel	11	*Rou Gui* (Cinnamomi Cortex) *Fu Zi* (Aconiti Radix Lateralis Praeparata)
Warme Nieren-Yang tonisierende Arzneien, die bes. Bezug zu LWS-Region haben: Lumbalgien mit Nieren-Schwäche	12.3.	*Suo Yang* (Cynomorii Herba) *Du Zhong* (Eucommiae Cortex) *Ba Ji Tian* (Morindae Officinalis Radix) *Xu Duan* (Dipsaci Radix) *Tu Si Zi* (Cuscutae Semen) *Dong Chong Xia Cao* (Cordyceps)
Wind-Feuchtigkeit eliminierende Arzneien, die gleichzeitig Niere tonisieren und Beinschwäche bessern	5	*Wu Jia Pi* (Acanthopanacis Cortex)
	12.4	*Sang Ji Sheng* (Taxilli Herba)
	10.1	*Chuan Niu Xi* (Cyathulae Radix)
	5	*Mu Gua* (Chaenomelis Fructus) *Fen Bi Xie* (Dioscoreae Hypoglaucae Rhizoma)
Nieren-Yang tonisierende Arzneien, mit bes. Bezug zu Knochen: Lumbalgien durch Osteoporose/nach Knochenbrüchen	12.3.	*Gu Sui Bu* (Drynariae Rhizoma) *Xu Duan* (Dipsaci Radix) *Tu Si Zi* (Cuscutae Semen)
	12.4	*Nu Zhen Zi* (Ligustri Lucidi Fructus)
	5	*Wu Jia Pi* (Acanthopanacis Cortex)
Bei Leber-Qi-Stagnation: z.B. bei bedrückter Stimmung	1.2.	*Chai Hu* (Bupleuri Radix)
	12.2	*Bai Shao* (Paeoniae Radix Alba)
	14.2	*He Huan Pi* (Albiziae Cortex)
	10.1	*Yu Jin* (Curcumae Radix)
Bei Qi- und Blut-Mangel	12.1	*Ren Shen* (Ginseng Radix et Rhizoma) *Huang Qi* (Astragali Radix)
	12.2	*Dang Gui* (Angelicae Sinensis Radix)
	12.4	*Sang Ji Sheng* (Taxilli Herba)

Anmerkung zu Chuan Niu Xi (Cyathulae Radix) und Niu Xi (Achyranthis Bidentatae Radix), die beide sehr ähnliche Eigenschaften besitzen Der Unterschied von *Chuan Niu Xi* und *Niu Xi* ist, dass *Chuan Niu Xi* stärker Blut bewegt und Schmerz lindert als *Niu Xi*, während *Niu Xi* noch wirkungsvoller Niere, Sehnen und Knochen zu tonisieren vermag.

Akupunktur

Außer bei sehr akuten LWS-Beschwerden wird eine Wärmebehandlung mittels Moxa-Therapie meistens als angenehm empfunden. Wichtige Lokal-Punkte, wie Bl 23 *Shenshu*, Bl 25 *Dachangshu* und Bl 27 *Xiaochangshu*, werden nicht nur häufig genadelt, sondern eignen sich auch gut für die Moxa-Therapie. Auf gleicher Höhe, aber nur 0,5 *cun* neben der Mittellinie der WS liegen jeweils die sogenannten *Huatuojiaji*-Punkte. Diese können bei tiefer Nadelinsertion noch besser das perineuronale Gewebe der Nervenwurzel erreichen und zeigen eine sehr effektive Schmerzlinderung. Es können aber auch die Punkte des äußeren Astes der Blasen-Leitbahn gewählt werden, die eine etwas mildere Wirkung besitzen: z.B. Bl 52 *Zhishi* (1,5 *cun* neben Bl 23 *Shenshu)*. Bei ausstrahlenden ischialgiformen Beschwerden: Bl 53 *Baohuang*, Gb 30 *Huantiao*, Gb 34 *Yanglingquan*.

Extrapunkte M-UE 19 *Yaotongxue*, M-BW 25 *Shiqizhuixia*

Zusammenfassung	Lokalpunkte	Fernpunkte
Lumbalgie	Bl 23 *Shenshu*, Bl 25 *Dachangshu*, Bl 27 *Xiaochangshu*, Bl 32 *Shangliao*, Du 4 *Mingmen*	Bl 40 *Weizhong*, Bl 60 *Kunlun*, Bl 10 *Tianzhu*, Bl 11 *Dazhu* (Meisterpunkt Knochen), Dü 3 *Houxi*, Bl 58 *Feiyang*
Ischialgie	Bl 53 *Baohuang*, Bl 54 *Zhibian*, Gb 30 *Huantiao*, Bl 23 *Shenshu*, Bl 25 *Dachangshu*	Bl 62 *Shenmai*, Bl 58 *Feiyang*, Gb 34 *Yanglingquan*, Gb 31 *Fengshi*

In chronischen Fällen mit entsprechenden inneren Energie-Mangel-Zuständen Punkte für den Energieausgleich

Nieren-Yang-Mangel

- Ni 7 *Fuliu* und Ni 3 *Taixi* mit Moxa
- Dazu Ren 4 *Guanyuan*, Bl 23 *Shenshu*, Bl 18 *Ganshu*, Du 8 *Jinsuo* und Mi 6 *Sanyinjiao*
- **Kombination** Ren 4 *Guanyuan* und Du 4 *Mingmen*
- **Kombination** Dü 3 *Houxi* und Bl 62 *Shenmai* (jeweils kontralateral, öffnet *Du Mai* und *Yang Qiao Mai*)
- Zusätzlich jeweilige Lokal-Punkte an den Wirbelsegmenten

Bei Feuchtigkeit-Kälte-Pathogenen

- Ma 40 *Fenglong* und Mi 9 *Yinlingquan*, eliminieren Feuchtigkeit
- Dazu Bl 17 *Geshu*, mobilisiert den Blut-Fluss, Ren 4 *Guanyuan* und Bl 23 *Shenshu*, stärken das Basis-Nieren-*Yang*, um Kälte aus dem Innen zu vertreiben
- Zusätzlich jeweilige Lokal-Punkte an den Wirbelsegmenten

Bei Qi- und Blut-Mangel

- Ma 36 *Zusanli*, Mi 6 *Sanyinjiao*, Bl 20 *Pishu*, Di 10 *Shousanli*
- **Kombination** Moxibustion von Ren 6 *Qihai* und Ren 12 *Zhongwan*
- Zusätzlich jeweilige Lokal-Punkte an den Wirbelsegmenten

Leber-Qi regulierend bei emotionaler Belastung

- Bl 18 *Ganshu*, Le 13 *Zhangmen*, Pc 6 Neiguan, Gb 41 *Zulinqi*, Gb 20 *Fengchi*, Mi 6 *Sanyinjiao*, Du 24 *Shenting*
- **Kombination** Gb 20 *Fengchi* und Di 4 *Hegu*

Diätetik

Allgemeines Beim LWS-Syndrom können als pathogene Faktoren besonders Feuchtigkeit und Kälte eine Rolle spielen. Bei Mangelzuständen der Niere können Nahrungsmittel mit tonisierender Wirkung auf diesen Funktionskreis gewählt werden.

Feuchtigkeit eliminierend Bohne, Sojabohne, Erbse, Kardamom, Fisch

Wind-Kälte eliminierend Weintrauben, Aal, Schweinenieren, besonders in Kombination mit schwarzen Sojabohnen (leitet Wind-Feuchtigkeit besonders aus LWS-Bereich aus)

Bei Schmerzen durch Kälte Pfirsich, Kirsche, Fenchel, Anis, Feige, Pfeffer, Knoblauch, Ingwer, Paprika, Chili, Zimt, Wild, Rindfleisch

Nieren-Yang nährend Kirsche, Sesam, Walnuss, Weintraube, Wachtel (besonderer Bezug zu Hüft- und Knieschmerz), Hirschfleisch, Rinderniere, Schweineniere, schwarze Sojabohne

Nieren-Yin nährend Tintenfisch, Austern, Ente, Niere von Schwein und Rind, Eigelb, Sesam, schwarze Sojabohne, Weizen, Weintraube, Karotte

Milz-Qi und -Yang stärkend Hirse, Gerste, Buchweizen, Karotte, Hülsenfrüchte inkl. Tofu (nur erwärmt), leicht verdauliches, mageres Fleisch, Huhn

Leber-Blut nährend Stangensellerie, Wasserkastanie, Chrysanthemenblütentee, Sonnenblumenkerne, Erdnuss, Birne, Krebse, Austern

Blut und Yin nährend Weizen, gekeimter Weizen, Hafer, Eigelb, Milch (bes. Kuhmilch, auch Schaf- und Ziegenmilch), Kirsche, Sojabohne, Frischkäse, Lotoswurzel, Longanfrucht, Schweineherz, Fasan

Blut bewegend Erdnuss, schwarze Sojabohne, Esskastanie, Pfirsich, Essig, Aubergine, chinesischer Lauch (*Qi* und Blut bewegend)

Meide Bei innerer Kälte und Feuchtigkeit sollten Nahrungsmittel gemieden werden, die die Milz gefährden können; dazu zählen kalte, Feuchtigkeit und Schleim erzeugende Nahrung; ein Übermaß an Rohkost, Süßspeisen, Auszugsmehl, fette Speisen

Allgemeine Hinweise

LWS-Schmerzen sprechen sehr gut auf eine TCM-Behandlung an. Die Akupunktur wird hier in der Regel die Methode der Wahl sein, da sie durch eine neuronale Hemmung (u.a. Gate-Control-Mechanismus) und über die Ausschüttung körpereigener Endorphine eine periphere und zentrale schmerzlindernde Wirkung erzielt. Dazu kommt ein lokaler Muskel relaxierender Effekt. Weniger genutzt werden die zusätzlichen Möglichkeiten einer individuell ausgerichteten Arzneitherapie. Diese kann ebenfalls durch *Qi* und Blut bewegende Arzneien effektiv Schmerz stillen, aber darüber hinaus die zu Grunde liegende Erschöpfung eines Nieren-*Yang*- oder *Yin*-Mangels auffüllen. Andererseits kann sie mit diuretischen Arzneien die Schwellungen und Verquellungen im Berech der Nervenwurzeln, die dort einengend den Nerv irritieren, eliminieren. Eine begleitende Physiotherapie und ggfs. manuelle Therapie oder Osteopathie stellen eine ideale Kombination sowohl in der Akut- bis Subakutphase als auch in der chronischen Phase dar. Zur Rezidivprophylaxe eignen sich Bewegungstherapien, die je nach zugrunde liegender Störung zur Muskelkräftigung, Muskelentspannung oder Gelenkmobilisation bzw. einer Kombination hieraus eingesetzt werden.

10.3 Erkrankungen des rheumatischen Formenkreises

Einleitung

Erkrankungen des rheumatischen Formenkreises umfassen in erster Linie entzündliche Erkrankungen, die sich in Schmerzen am Stütz- und Bewegungsapparat von reißendem und ziehendem Charakter äußern und oft mit funktionellen Einschränkungen einhergehen. Hierzu zählen sehr unterschiedliche Krankheitsbilder, die nach ihrer Ursache in vier Hauptgruppen eingeteilt werden. Diesen Erkrankungen liegt ein Autoimmunprozess zu Grunde, wie bei der rheumatoiden Arthritis (chronischen Polyarthritis) oder beim Morbus Bechterew. Teilweise werden auch die degenerativen Gelenkerkrankungen zu diesem Formenkreis gerechnet, die in der Chinesischen Medizin mit einem ähnlichen Ansatz behandelt werden. Sie können im Falle einer aktivierten Arthrose ebenfalls eine entzündliche Komponente aufweisen. Ein Beispiel für Stoffwechselstörungen, die mit rheumatischen Beschwerden einhergehen, ist die Gicht, die durch erhöhte Harnsäurespiegel zu einer Gelenksentzündung führen kann. Erkrankungen des rheumatischen Formenkreises, bei denen eine Entzündung nicht direkt nachweisbar ist, aber Schmerzen im Bereich von Muskulatur und Sehnen vorliegen, sind der Weichteilrheumatismus und die Fibromyalgie.

In der TCM wird phänomenologisch das sogenannte *Bi Zheng* (Obstruktions-Syndrom) unterschieden in *Shi Bi* (Feuchtigkeits-*Bi*), *Re Bi* (Hitze-*Bi*), *Tong Bi* (Kälte-*Bi*) und *Feng Bi* (Wind-*Bi*) — je nachdem welcher der Pathogene, die zu der Obstruktion in den Leitbahnen und Netzgefäßen führen, dominierend ist. In den meisten Fällen sind jedoch mehrere dieser Pathogene anwesend. **Kälte**-*Bi* zeichnet sich durch die größten Schmerzen aus (deshalb auch *Tong Bi*, also schmerzhaftes *Bi* gennant), **Feuchtigkeits**-*Bi* durch starke Gelenkschwellung und eine ausgeprägte Steifigkeit der Gelenke. **Hitze**-*Bi* zeigt Überwärmung oder Rötung durch akute Entzündungsprozesse. **Wind**-*Bi* wandert umher, wechselt ständig die Lokalisation und ändert sich bei Wetterwechsel. Bei fast allen Patienten bestehen neben diesen Pathogenen, die als Fülle-Energie zu sehen sind, Mangel-Aspekte. Diese haben als prädisponierende Faktoren das Entstehen der Erkrankung mitunter erst ermöglicht. Besonders *Qi*- und Blut-Mangel, *Yang*-Mangel mit innerer Kälte und Feuchtigkeit oder eine Erschöpfung der Nieren-Energien können hier diagnostiziert werden.

Fülle – im initialen Akut-Stadium (z.B. Erstmanifestation)

- Wind-Feuchtigkeit-Kälte-*Bi*-Syndrom
- Wind-Feuchtigkeit-Hitze-*Bi*-Syndrom

Kombinierte Fülle und Leere (subakut – chronischer Verlauf)

- *Bi*-Syndrom mit *Qi*- und *Blut*-Mangel
- *Bi*-Syndrom mit *Qi*- und *Yang*-Mangel
- *Bi*-Syndrom mit Leber-Blut- und Nieren-*Yin*-Mangel

Zusätzlich können bestehen

- Leber-*Qi*-Stagnation
- Blut-Stase

Differenzialdiagnose							Therapie
1. Ebene	2. Ebene	3. Ebene	Syndrom	Syndromdifferenzierung	Befunde	Leitsymptome	Rezeptur
Gelenke heiß	Hitzegefühl, rotes Gesicht, Durst		Hitze	Hitze-*Bi*, Wind-Feuchtigkeit-Hitze	ZK: rot oder rote Stippchen, ZE Pu: beschleunigt	Durst, Gelenke heiß, Kälte bessert, Fieber	*Bai Hu Jia Gui Zhi Tang* ► RG 2.1
	Kein Durst			Feuchtigkeit-Hitze-*Bi*, leichter Blut-Mangel; akut im Übergang zu chronisch		Hitzegefühl, Gelenke heiß, besonders Hände und Füße betroffen, kein Durst	*Yi Yi Ren Tang* ► RG 6.5
	Akut Frösteln ohne Schwitzen		Innere Kälte, möglicherweise mit Hitze-Transformation	Hitze in den Gelenken ohne systemische Hitze-Zeichen	ZB: weiß-gelblich, klebrig Pu: saitenförmig, schlüpfrig	Besonders untere Extremität betroffen, Gelenke geschwollen, warm und oft deformiert, schlechter nachts, Kopfschmerz, Schwindel	*Gui Zhi Shao Yao Zhi Mu Tang* ► RG 6.5
Gelenke nicht heiß				Wind-Kälte-Invasion bei vorbestehender Kälte im Innen; *Qi*- und Blut-Stau durch Kälte	ZB: weiß, klebrig Pu: saitenförmig, schlüpfrig	Fieber und Frösteln ohne Schweiß, Übelkeit, Nackensteife, Lumbalgie, Ischialgie, Menstruationsbeschwerden	*Wu Ji San* ► RG 1.4
	Kältegefühl, Erschöpfung, Blässe	Pu: oberflächlich	Kälte	Kälte-*Bi*, pathogene Faktoren in den Leitbahnen	ZK: blass, ZE ZB: weißlich, evtl. dick Pu: oberflächlich, kraftlos, evtl. rau	Generalisierte Schmerzen und Steifheit, kalte Extremitäten, leichtes Fieber, Spontanschweiß, geschwächter Körpertypus	*Gui Zhi Jia Fu Zi Tang* ► S. 1093
		bes. HWS und BWS betroffen		Kälte-*Bi*, Feuchtigkeit, Wind, Kälte		Schmerzen wandernd, Schweregefühl, Gelenksteife, Nacken- und Schultersteife, BWS, Taubheit der Extremitäten	*Juan Bi Tang* ► RG 6.5
		bes. HWS und LWS betroffen		Kälte und Feuchtigkeit haben zu Blut-Stase in den Leitbahnen geführt; Blut-Mangel	ZK: blass, ZE ZB: weißlich, evtl. dick Pu: schlüpfrig, evtl. saitenförmig	Kalte Extremitäten, LWS- und HWS-Nervenwurzelkompression, Neuralgien, Arthralgien	*Shu Jing Huo Xue Tang* ► RG 10.1
		bes. untere Extremitäten und Knie betroffen		Kälte-*Bi*		Beschwerden der LWS, Knie, Parästhesien mit Schwellung und Muskelatrophie der unteren Extremitäten	*Da Fang Feng Tang* ► RG 6.5
		bes. LWS und Beine betroffen		Kälte-*Bi*, Nieren-Leber-Schwäche		LWS-Syndrom, Taubheit, Parästhesien	*Du Huo Ji Sheng Tang* ► RG 6.5

Gui Zhi Jia Fu Zi Tang (Cinnamomi Ramulus Dekokt mit Aconiti Radix Lateralis Praeparata)
Diese Mischung ist eine Modifikation von *Gui Zhi Tang* ▶ RG 1.1, dem *Fu Zi* (Aconiti Radix Lateralis Praeparata) beigefügt wird. Dadurch wechselt der Fokus auf das Wärmen der Leitbahnen und Vertreiben von Kälte und die Mischung wird bei Kälte-*Bi* eingesetzt. Dabei zeigen sich weiterhin die Grundthemen von *Gui Zhi Tang*: akute Wind-Invasion im *Tai Yang*, geschwächte Oberfläche mit Spontanschweiß und geschwächter Körper.

Weitere Rezepturen, die bei Erkrankungen des rheumatischen Formenkreises wirksam sind
Das Hitze-*Bi*-Syndrom wird im Westen wegen oft frühzeitiger medikamentöser Therapie in der Praxis seltener gesehen, sodass die folgenden Rezepturen weniger häufig Verwendung finden:

- **Ma Xing Yi Gan Tang (Ephedrae Herba, Armeniacae Semen, Coicis Semen und Glycyrrhizae Radix et Rhizoma Praeparata cum Melle Dekokt)** ▶ RG 1.1
  Indikation Hitze-*Bi*-Syndrom: heiße Gelenke, oft mit Hauteffloreszenzen
- **Bai Hu Jia Cang Zhu Tang (Weißer Tiger Dekokt mit Atractylodis Rhizoma)** ▶ RG 2.1
  Indikation Hitze-*Bi*-Syndrom: roter Zungenkörper mit gelblichem Zungenbelag, Durst, heiße Gelenke, Kälte bessert, Fieber

Anmerkung

- In der Praxis ist bei chronischen Gelenkerkrankungen häufig nicht so eindeutig zwischen Kälte- und Hitze-*Bi* zu unterscheiden. Die beiden gehen auch häufig ineinander über und wechseln sich ab. In solchen Fällen sollte man die grundsätzlich passende Rezeptur durch Modifikation den kühlenden oder wärmenden Erfordernissen anpassen.
- Durch chronische Schmerzen und Bewegungseinschränkungen können sich bei jedem Muster sekundär zusätzlich Stagnationen des Leber-*Qi* entwickeln. Wenn sich z.B. eine Frustration oder eine deprimierte Stimmungslage einschleicht, sollten *Qi* bewegende Arzneien ergänzt werden. Dabei ist es hilfreich, dass zahlreiche Wind eliminierende Arzneien auch das *Qi* dynamisieren – wie z.B. *Fang Feng* (Saposhnikoviae Radix), welches Wind ausleitet und gleichzeitig *Qi*-Stagnationen lindert.

Die im Folgenden aufgeführten Einzelmittel können zur jeweiligen Feinmodulation hinzugefügt werden.

Einzelmittel

Wirkung	AG	Einzelmittel
Wind eliminierende Arzneien, die besonders effektiv bei Gelenkschmerzen sind	1.1	*Fang Feng* (Saposhnikoviae Radix) *Qiang Huo* (Notopterygii Rhizoma et Radix) *Gui Zhi* (Cinnamomi Ramulus)
	5	*Wei Ling Xian* (Clematidis Radix et Rhizoma)
Kälte eliminierende Arzneien, die besonders effektiv bei Gelenkschmerzen sind	11	*Fu Zi* (Aconiti Radix Lateralis Praeparata) *Rou Gui* (Cinnamomi Cortex) *Gan Jiang* (Zingiberis Rhizoma)
	1.1	*Gui Zhi* (Cinnamomi Ramulus)
Bei starken Schmerzen mit oberflächlichen Ödemen	7	*Cang Zhu* (Atractylodis Rhizoma)
	4	*Yi Yi Ren* (Coicis Semen)
	7	*Jie Zi* (Sinapis Semen)
Bei ausgeprägten Gelenkschwellungen, Gelenkerguss	4	*Ze Xie* (Alismatis Rhizoma) *Mu Tong* (Akebiae Caulis) *Yi Yi Ren* (Coicis Semen)
	5	*Fang Ji* (Stephaniae Tetrandrae Radix)
Bei Hitze-Zeichen: Rötung, Überwärmung, akute Entzündung der Gelenke	2.4	*Da Xue Teng* (Sargentodoxae Caulis) *Ren Dong Teng* (Lonicerae Japonicae Caulis)
	5	*Qin Jiao* (Gentianae Macrophyllae Radix) *Luo Shi Teng* (Trachelospermi Caulis et Folium)
	2.1	*Zhi Mu* (Anemarrhenae Rhizoma)
	10.1	*Chi Shao* (Paeoniae Radix Rubra)
	2.2	*Mu Dan Pi* (Moutan Cortex)

Bei sehr starken, lanzierenden Schmerzen mit Blut-Stase-Zeichen	1.1	*Gui Zhi* (Cinnamomi Ramulus)
	10.1	*Mo Yao* (Myrrha) *Ru Xiang* (Olibanum) *Yan Hu Suo* (Corydalis Rhizoma) *Tao Ren* (Persicae Semen) *Hong Hua* (Carthami Flos)
	16	*Quan Xie* (Scorpio) *Wu Gong* (Scolopendra)
Gelenkschmerzen, obere Körperhälfte: Schulter, Arm, Nacken	1.1	*Qiang Huo* (Notopterygii Rhizoma et Radix)
	10.1	*Jiang Huang* (Curcumae Longae Rhizoma)
	5	*Sang Zhi* (Mori Ramulus) *Wei Ling Xian* (Clematidis Radix et Rhizoma)
Gelenkschmerzen, untere Körperhälfte: Hüfte, Beine, Knie, LWS	10.1	*Niu Xi* (Achyranthis Bidentatae Radix) *Chuan Niu Xi* (Cyathulae Radix)
	5	*Du Huo* (Angelicae Pubescentis Radix) *Fang Ji* (Stephaniae Tetrandrae Radix) *Mu Gua* (Chaenomelis Fructus)
	10.1	*Ji Xue Teng* (Spatholobi Caulis)
Bei Leber-Qi-Stagnation: z.B. bei gedrückter Stimmung	1.2.	*Chai Hu* (Bupleuri Radix)
	12.2	*Bai Shao* (Paeoniae Radix Alba)
	14.2	*He Huan Pi* (Albiziae Cortex)
	10.1	*Yu Jin* (Curcumae Radix)
Bei Qi- und Blut-Mangel	12.1	*Ren Shen* (Ginseng Radix et Rhizoma) *Huang Qi* (Astragali Radix)
	12.2	*Dang Gui* (Angelicae Sinensis Radix) *Bai Shao* (Paeoniae Radix Alba)

Akupunktur

Bei der Akupunktur können jeweils an den am stärksten betroffenen Gelenken Lokalpunkte helfen. Dazu können immer die acht **Baxie**- und die acht **Bafeng**-Punkte an den Interdigitalfalten zur Befreiung von Pathogenen aus allen Leitbahnen genadelt werden, was oft sehr gute Wirkung zeigt.

Bei Wind-Feuchtigkeit-Kälte-Bi Zheng

- Ren 4 *Guanyuan*, Bl 23 *Shenshu* stärken das Basis-Nieren-*Yang* um Kälte aus dem Innen zu vertreiben.
- **Kombination** Gb 20 *Fengchi* und Bl 17 *Geshu*. Nach dem Prinzip „Um Wind zu eliminieren, behandle das Blut" befreit Gb 20 *Fengchi* die Oberfläche und eliminiert Wind, Bl 17 *Geshu* mobilisiert den Blut-Fluss.
- Zusätzlich jeweilige Lokal-Punkte an betroffenen Gelenken
- Der Einsatz von Moxa kann erwogen werden, dabei ist darauf zu achten, dass nicht unerwünschte Entzündungsreaktionen provoziert werden.

Bei Wind-Feuchtigkeit-Hitze-Bi Zheng

- Du 14 *Dazhui*, SJ 5 *Waiguan* eliminieren Wind und Hitze, dazu jeweilige Lokal-Punkte an betroffenen Gelenken
- **Kombination** Di 11 *Quchi* und Di 4 *Hegu*, kann besonders effektiv Hitze aus dem gesamten Körper klären: „*Yang-Ming*-Leitbahnen enthalten am meisten *Qi* und Blut".

Bei Bi Zheng mit Qi- und Blut-Mangel

- Ma 36 *Zusanli*, Mi 6 *Sanyinjiao*, Bl 20 *Pishu*, Di 10 *Shousanli*
- **Kombination** Moxibustion von Ren 6 *Qihai* und Ren 12 *Zhongwan*
- Zusätzlich jeweilige Lokal-Punkte an betroffenen Gelenken

Bei Bi Zheng mit Leber-Blut- und Nieren-Yin-Mangel

- Bl 23 *Shenshu*, Bl 18 *Ganshu*, Du 8 *Jinsuo*, Ni 7 *Fuliu*, Le 8 *Ququan* und Mi 6 *Sanyinjiao*
- Zusätzlich jeweilige Lokal-Punkte an betroffenen Gelenken

Bei ausgeprägter Feuchtigkeit-Akkumulation mit Gelenkschwellungen und -ergüssen

- Ma 40 *Fenglong*, Mi 9 *Yinlingquan* und Ni 7 *Fuliu*
- **Kombination** Gb 41 *Zulinqi* und SJ 5 *Waiguan*, eliminiert effektiv Feuchtigkeit

Leber-Qi regulierend bei emotionaler Belastung durch Chronifizierung

- Bl 18 *Ganshu*, Le 13 *Zhangmen*, Pc 6 *Neiguan*, Gb 41 *Zulinqi*, Gb 20 *Fengchi*, Mi 6 *Sanyinjiao*, Du 24 *Shenting*
- **Kombination** Gb 20 *Fengchi* und Di 4 *Hegu*

Diätetik

Allgemeines Beim *Bi*-Syndrom sind immer mehrere der pathogenen Faktoren beteiligt (Wind, Feuchtigkeit, Kälte oder auch Hitze). Zusätzlich besteht ein *Qi*- und Blut-Mangel. Daher sollten Diätetika aus den verschiedenen Bereichen kombiniert werden. Aus der westlichen Medizin heraus ist belegt, dass Arachidonsäure-haltige Nahrungsmittel zur Bildung von Entzündungsmediatoren beitragen, während Omega-3-haltige Fettsäuren eine antientzündliche Wirkung entfalten. Daher sollten Arachidonsäure-haltige Nahrungsmittel gemieden und solche mit hohem Gehalt an Omega-3-Fettsäuren vermehrt aufgenommen werden.

Milz-Qi und Yang stärkend Hirse, Gerste, Buchweizen, Karotte, Hülsenfrüchte inkl. Tofu (nur erwärmt), leicht verdauliches, mageres Fleisch, Huhn

Bei Kälte, die Mitte wärmend Pfirsich, Kirsche, Fenchel, Anis, Pfeffer, Knoblauch, Ingwer, Paprika, Chili, Wild

Feuchtigkeit eliminierend Bohne, Sojabohne, Erbse, Kardamom, Fisch

Leber-Blut nährend Stangensellerie, Wasserkastanie, Chrysanthemenblütentee, Sonnenblumenkerne, Erdnuss, Birne, Krebse, Austern

Blut und Yin nährend Weizen, gekeimter Weizen, Hafer, Milch (bes. Kuhmilch, auch Schaf- und Ziegenmilch), Kirsche, Sojabohne, Frischkäse, Lotoswurzel, Longanfrucht, Fasan

Lindert Bi-Syndrom bedingt durch Hitze oder Hitze-Feuchtigkeit Hiobstränensamen, Sojasprossen

Lindert Bi-Syndrom bedingt durch Feuchtigkeit Schwarze Sojabohne, Wachtel, Karpfen

Lindert Bi-Syndrom bedingt durch Wind-Feuchtigkeit Fenchel, Weintraube, Maulbeerfrucht, Aal, Chili

Blut bewegend Erdnuss, schwarze Sojabohne, Esskastanie, Pfirsich, Essig, Aubergine, chinesischer Lauch (*Qi* und Blut bewegend)

Meide Bei innerer Kälte und Feuchtigkeit sollten Nahrungsmittel gemieden werden, die die Milz gefährden können. Dazu zählen kalte, Feuchtigkeit und Schleim erzeugende Nahrung; ein Übermaß an Rohkost, Süßspeisen, Auszugsmehl, fette Speisen

Meide Arachidonsäure-reiche Nahrungsmittel Limitierung der Aufnahme tierischer Fette: Fleisch (insbesondere Schweinefleisch, rotes Fleisch), Schmalz, fette Milchprodukte, Käse, Butter, Eier

Bevorzuge Omega-3-haltige Nahrungsmittel Salzwasserfisch, Leinöl, Rapsöl, Nüsse, Obst und Gemüse

Allgemeine Hinweise

Bei der großen Bandbreite der Patienten mit rheumatischen Erkrankungen bedarf es einer individuellen Führung des Patienten, die durchaus oft auch konventionelle Medikamente einbeziehen muss. Ein leichtfertiges Absetzen einer rheumatologischen Basistherapie kann das Therapieziel, irreversible Gelenkveränderungen zu vermeiden oder aufzuhalten, gefährden. Bewährt hat sich eine verantwortungsvoll beobachtende Orientierung am Verlauf der Erkrankung, wobei zu Beginn die konventionelle Medikation noch voll umfänglich fortgeführt wird, um im weiteren Verlauf bei einer evtl. Beruhigung der Entzündungsaktivität eine langsame, stufenweise Reduktion der Basis- bzw. analgetischen Therapie anzugehen. Eine der Krankheitsaktivität angepasste Physiotherapie zur Linderung von Steifigkeit und Bewegungseinschränkungen der Gelenke und zur Verbesserung der Muskelfunktionen ergänzt das Therapiekonzept. Eine Fastentherapie kann akute Gelenkschmerzen lindern und eignet sich für eine Ernährungsumstellung, optimalerweise zu einer fleisch-, milch- und zuckerarmen Ernährung.

11 Harnwegserkrankungen

11.1 Harnwegsinfektion

Einleitung

Harnwegsinfektionen betreffen oft die Blase (Zystitis). Häufig finden sich aber auch Irritationen der Harnröhre (Urethritis) oder – bei Männern – eine Ausbreitung in die Prostata. Da eine präzise Abgrenzung in der Praxis oft schwerfällt, wird meist der allgemeinere Begriff Infektion der ableitenden Harnwege benutzt. Eine aufsteigende Infektion kann zur Nierenbeckenentzündung (Pyelonephritis) führen. Die Infektionen sind – von Sonderfällen abgesehen – bakteriell bedingt, häufig durch Darmbakterien wie E. coli. Daneben sind noch nicht-infektiöse Entzündungen der Harnwege zu nennen, wie bei bestimmten Formen einer Prostatitis oder interstitiellen Zystitis, die bzgl. der TCM-Behandlung ähnlich angegangen werden. Die Harnwegsinfektionen können einen akuten Verlauf oder nicht selten einen rezidivierenden nehmen, eine interstitielle Zystitis und häufig eine Prostatitis ▶ 9.3 verlaufen primär chronisch. Die Symptome bestehen in brennendem Miktionsschmerz in der Harnröhre, Pollakisurie, Druck- und Spontanschmerz in der Blasenregion sowie in zögerlichem Harnfluss.

In der TCM werden die verschiedenen Miktionsbeschwerden unter dem Begriff *Lin*-Syndrom zusammengefasst. Dabei werden folgende Syndrome unterschieden:

Lin	Vordergründige Pathologie	Typische Symptome
Re Lin – heißes Lin	Feuchtigkeit-Hitze im Unteren Erwärmer oder in der Blase	Schmerzhaftes, häufiges Wasserlösen, dunkler Urin
Zhuo Lin – trübes Lin	Feuchtigkeit im Unteren Erwärmer; Trübes und Klares wird nicht separiert	Trüber Urin, wie Reiswasser (Wasser, nachdem darin Reis gewaschen wurde)
Qi Lin – Qi-Lin	*Qi*-Stagnation blockiert den freien Fluss des Urins oder *Qi*-Mangel der Milz führt zu fehlendem Halten	Erschwertes Wasserlassen, schlimmer in Stresssituationen Erschwertes Wasserlassen oder -halten, schlimmer bei Müdigkeit
Shi Lin – steiniges Lin	Feuchtigkeit, evtl. durch Hitze, verdickt zu steinigen Ansammlungen	Harnsteine
Xue Lin – blutiges Lin	Hitze schädigt die Gefäße und führt zu Blutungen, meist in Kombination als Feuchtigkeit-Hitze	Blutiger Urin
Lao Lin – Erschöpfungs-Lin	Erschöpfte Energie, insbesondere des Funktionskreises Niere, kann das Regulieren der Harnausscheidung nicht aufrecht erhalten	Harnprobleme, evtl. leicht schmerzhaftes Wasserlassen, in Kombination mit Erschöpfungszeichen der Nieren.

Als Pathogene spielen oft Feuchtigkeit und Hitze-Feuchtigkeit eine Rolle, aber auch eine *Qi*-Stagnation kann bedeutsam sein. Daneben können die Beschwerden durch energetische Schwäche bedingt sein und so das Eindringen von pathogener Kälte und Feuchtigkeit erst ermöglichen.

Nykturie Nächtliches Wasserlassen kann durch eine entzündliche Reizung, aber auch durch vegetative Fehlsteuerungen verursacht sein. Bei Blasenschwäche oder Prostatahypertrophie mit möglicher Restharnbildung kann es durch unvollständige Blasenentleerung ebenfalls zu Nykturie kommen. Diese lässt sich ebenfalls gemäß nachfolgender Differenzierung betrachten und behandeln.

Hauptformen Dem *Lin*-Syndrom können verschiedene klinische Syndrome zugrunde liegen:

Im Akutstadium

- Hitze-Feuchtigkeit im Unteren Erwärmer (häufigste Form); zum Teil mit einer sehr kurzen vorangehenden Kälte-Feuchtigkeit-Blockade

Im chronischen oder chronisch-rezidivierenden Stadium

- Leber-*Qi*-Stagnation
- Pathogene Rest-Faktoren mit Hitze-Feuchtigkeit im Unteren Erwärmer
- Energetische Schwäche der Niere mit geschwächter lokaler Abwehr und rezidivierenden Harnwegsinfektionen (Nieren-*Qi*, -*Yang*, -*Yin* oder Essenz)
- Ggfs. als Zusatzbefund bei chronischen Mustern: Blut-Stase

Differenzialdiagnose							**Therapie**
1. Ebene	2. Ebene	3. Ebene	Syndrom	Syndromdifferenzierung	Befunde	Leitsymptome	Rezeptur
ZK: rot	ZB: gelb	Sehr schmerzhafte Miktion, Durst ohne den Wunsch zu trinken Pu: schlüpfrig, beschleunigt	Hitze-Feuchtigkeit im Unteren Erwärmer	Hitze-Feuchtigkeit im Unteren Erwärmer	ZK: rot ZB: gelb Pu: schlüpfrig, beschleunigt	Hitze-Feuchtigkeit-*Lin*-Syndrom: schmerzhaftes Wasserlassen, dunkler, purulenter Urin, Hämaturie, evtl. Fieber	*Ba Zheng San* ► RG 6.3
		Bitterer Mundgeschmack, Reizbarkeit, cholerisches Temperament Pu: voll, saitenförmig, beschleunigt	Hitze	Hitze-Fülle in Leber, Herz und Gallenblase, Hitze-Feuchtigkeit im Unteren Erwärmer	ZK: rot ZB: gelb Pu: voll, saitenförmig, beschleunigt	Dysurie, Schmerz an den Rippenbögen, Kopfschmerz, gerötete Augen, Durst, bitterer Mundgeschmack, Reizbarkeit, cholerisches Temperament, Unruhe, Tendenz zu Hitze in der oberen Körperhälfte	*Long Dan Xie Gan Tang* ► RG 2.4
	ZB: trocken	Hitzegefühl im ganzen Körper, Durst mit Wunsch zu trinken		Feuchtigkeit-Hitze, bei der Hitze das *Yin* schädigt	ZK: rot ZB: trocken	Dysurie, Hämaturie, Hitzegefühl im ganzen Körper, Durst mit Wunsch zu trinken, evtl. Unruhe, Fieber, Diarrhö, Übelkeit	*Zhu Ling Tang* ► RG 6.1
ZK: rote Ränder		Pu: saitenförmig Reizbarkeit, Irritierbarkeit, Schmerzen am Rippenbogen	Leber-Qi-Stagnation	Leber-*Qi*-Stagnation mit Hitze-Transformation	ZK: rote Ränder ZB: relativ normal Pu: saitenförmig	Reizbarkeit, Frustriertheit, Schmerzen und Druckgefühl an den seitlichen Rippenbögen, Meteorismus, Ziehen im Unterleib und in der Leistenregion, prämenstruelles Syndrom, Auslöser der Hanweginfekte oft durch emotionale Faktoren	*Chai Hu Shu Gan San* ► RG 4.2, mit Modifikationen
ZK: keine starke Rötung		ZK: leicht rot Abdominalbeschwerden	Nieren-Schwäche	Genereller *Qi*-Mangel, Instabilität des *Ying* mit beginnendem Nieren-*Yin*-Mangel, leichte Hitze-Feuchtigkeit	ZK: leicht rot Pu: kraftlos, dünn	Schwacher Typus, Unruhe, Druckempfindlichkeit im Epigastrium, Dysurie, Reizblase, chronische Harnwegsinfekte, Unruhe, Leukorrhö, Prostatabeschwerden, Spermatorrhö	*Qing Xin Lian Zi Yin* (jap. *Seishin Renshi In*) ► RG 6.3
		ZK: leicht blass LWS-Beschwerden		Nieren-*Yang*-Mangel	ZK: leicht blass Pu: kraftlos, tief	Erschöpfung, Schwäche oder Schmerz im LWS-Bereich, kalte Extremitäten	*Jin Gui Shen Qi Wan* ► RG 8.4
ZK: livide Verfärbungen, gestaute ZGV		Chronischer Verlauf, fixierte Schmerzen	Blut-Stase	Zusätzliche Blut-Stase	ZK: livide Farbe oder livide Flecken; gestaute ZGV Pu: saitenförmig oder rau	Zusätzlich zu den Symptomen des zugrunde liegenden Musters: chronischer Verlauf, fixierte Schmerzen	*Shao Fu Zhu Yu Tang* ► RG 10.1

11.1 Harnwegsinfektionen

Bei Mischformen können die empfohlenen Rezepturen auch modifiziert werden. Im Folgenden dazu einige Einzelmittel.

Einzelmittel

Wirkung	AG	Einzelmittel
Bei Shi Lin (steiniges Lin): Nephrolithiasis und Blasensteine	4	*Hai Jin Sha* (Lygodii Spora) *Jin Qian Cao* (Lysimachiae Herba) *Bian Xu* (Polygoni Avicularis Herba) *Qu Mai* (Dianthi Herba), *Che Qian Zi* (Plantaginis Semen)
	8	*Ji Nei Jin* (Galli Gigerii Endothelium Corneum)
Feuchte Hitze eliminieren: brennender Schmerz und dunkler Urin, starker Geruch	2.3	*Huang Bo* (Phellodendri Chinensis Cortex)
	4	*Che Qian Zi* (Plantaginis Semen) *Hua Shi* (Talcum) *Qu Mai* (Dianthi Herba)
Bei toxischer Hitze: akute Blasenentzündung mit ausgeprägten Hitzezeichen	2.4	*Chuan Xin Lian* (Andrographis Herba) *Tu Fu Ling* (Smilacis Glabrae Rhizoma) *Pu Gong Ying* (Taraxaci Herba)
Feuchtigkeit-Akkumulation eliminierend: verzögerter Harnfluss, dumpfer Druck in Blasenregion oder Prostata	4	*Fen Bi Xie* (Dioscoreae Hypoglaucae Rhizoma) *Fu Ling* (Poria) *Yi Yi Ren* (Coicis Semen) *Che Qian Zi* (Plantaginis Semen) *Ze Xie* (Alismatis Rhizoma)
Yang wärmend: Kälte im Unterbauch, Pollakisurie, Dranginkontinenz, rezidivierende Infekte durch Nieren-Schwäche	12.3	*Ba Ji Tian* (Morindae Officinalis Radix) *Bu Gu* Zhi (Psoraleae Fructus) *Yi Zhi* (Alpiniae Oxyphyllae Fructus)
	13	*Fu Pen* Zi (Rubi Fructus)
	9	*Wu Yao* (Linderae Radix)
Blut-Fluss regulierend: ausgeprägtes Ziehen und Schmerzgefühl im Unterleib, auch bei chronischen, rezidivierenden Entzündungen	10.1	*Wang Bu Liu Xing* (Vaccariae Semen) *Niu Xi* (Achyranthis Bidentatae Radix) *Chuan Niu Xi* (Cyathulae Radix) *Lu Lu Tong* (Liquidambaris Fructus)
Botenarzneien		
Leitet nach unten: reguliert Blut und stützt den Nieren-Funktionskreis und die Essenz *Jing*	10.1	*Niu Xi* (Achyranthis Bidentatae Radix)
Stärker Blut bewegend: eliminiert besser Stase und fördert die Harnausscheidung; leitet Hitze abwärts		*Chuan Niu Xi* (Cyathulae Radix)
Schmerzhafte Schwellungen: speziell in Brust und Hoden		*Wang Bu Liu Xing* (Vaccariae Semen)
Behandelt alle Leitbahnen und Netzgefäße: aktiviert die *Qi*-Bewegung und begünstigt den Wassermetabolismus		*Lu Lu Tong* (Liquidambaris Fructus)

Anmerkung

Es kann sinnvoll sein, die Tagesdosierung bei akuten Harnwegsinfekten höher anzusetzen als grundsätzlich üblich. Zum Beispiel kann während der ersten ein bis drei Tage oder bis zur Besserung der akuten Symptome eine Dosierung von 3 x 4g oder gar 4 x 4g Granulat pro Tag eingenommen werden.

Cave Es ist zu beachten, dass es durch einige Arzneien, die auch bei Harnwegsbeschwerden eingesetzt werden, sowie weiteren Mitteln zu einer Verschlechterung einer bestehenden Harnretention kommen kann. Die Anwendung von *Shan Zhu Yu* (Corni Fructus) ▶ AG 13 und *Ma Huang* (Ephedrae Herba) ▶ AG1.1 ist bei Harnverhalt kontraindiziert. Vorsicht ist zu üben bei einigen adstringierenden Arzneien, wie *Fu Pen Zi* (Rubi Fructus), *Jin Ying Zi* (Rosae Laevigatae Fructus) und *Sang Piao Xiao* (Mantidis Ootheca) ▶ AG 13 sowie einigen Mitteln aus der Gruppe der *Yang*-Tonika, wie *Ba Ji Tian* (Morindae Officinalis Radix), *Gou Ji* (Cibotii Rhizoma) und *Sha Yuan Zi* (Astragali Complanati Semen) ▶ AG 12.3.

Akupunktur

Blut-Stase aufhebend Mi 10 *Xuehai*, Bl 17 *Geshu*, Le 3 *Taichong*, Mi 6 *Sanyinjiao*

Hitze-Feuchtigkeit eliminierend Ren 3 *Zhongji*, Bl 28 *Pangguangshu*, Ni 12 *Dahe*, Ma 29 *Guilai*

Feuchtigkeit ausleitend Ma 40 *Fenglong*, Ren 9 *Shuifen*, Mi 9 *Yinlingquan*, Bl 20 *Pishu*

Nieren-Yang stärkend Ni 3 *Taixi*, Bl 23 *Shenshu*, Du 6 *Jizhong*, Ren 4 *Guanyuan*

Nieren-Yin nährend Ni 6 *Zhaohai*, Ren 4 *Guanyuan*, Ni 11 *Henggu*, Mi 6 *Sanyinjiao*

Leber-Qi regulierend Le 3 *Taichong*, Di 4 *Hegu*, SJ 6 *Zhigou*

Zusätzliche Punkte

- Le 5 *Liguo* (*Luo*-Punkt), der sehr effektiv das Leber-*Qi* reguliert und auch bei feuchter Hitze im Unteren Erwärmer wie bei genitalen und Blasen-Problemen eingesetzt werden kann. Le 5 *Liguo* wird für Probleme des Unteren Erwärmers als Punkt der Wahl angesehen. Er wird auch eingesetzt um sexuelle Begierde zu zügeln.

- Mi 7 *Lougu* wird in Kombination mit Le 5 *Liguo* bei erschwertem Wasserlassen eingesetzt.
- **Ohr-Punkt** Harnblase (lokalisiert in der Cymba der Ohrmuschel oberhalb des Dickdarm-Punktes): Indiziert bei Zystitis, schmerzhafter und häufiger Miktion, Dranginkontinenz, Nykturie

Diätetik

Blut regulierend, Stasen aufhebend Aubergine
Feuchte Hitze eliminierend Reis, Buchweizen
Feuchte Hitze Grüne Blattsalate (Endivien, etc.)
Feuchtigkeit ausleitend Reissuppe
Nieren-Yang stärkend Lamm, Walnüsse, Wildgerichte
Meiden Besonders Hitze produzierende Nahrungs- und Genussmittel: scharfe Gewürze, zu viel Kaffee, Tabak, Alkohol

Allgemeine Hinweise

Besonders bei vorbestehendem Nieren-*Yang*-Mangel wirken sich häufiges Barfußlaufen und dadurch bedingte kalte Füße oder Sitzen auf kaltem Untergrund sehr ungünstig auf die Neigung zu Harnwegsinfekten aus, da so der Niere weiter Wärme entzogen wird.
Ebenfalls ist eine Ernährung unter Verzicht auf Feuchtigkeit generierende Nahrungsmittel (Milchprodukte, Weizen, Süßigkeiten, Alkohol) sehr wichtig, da sich sonst die Feuchtigkeit kaum eliminieren lässt.

11.2 Urininkontinenz

Einleitung

Bei der Urininkontinenz unterscheidet man verschiedene Formen. Bei der Stress- oder Belastungsinkontinenz kommt es durch Druckerhöhung im kleinen Becken (z.B. bei Husten, Lachen, bei bestimmten Bewegungen) zum Urinabgang. Diese tritt häufig bei Frauen, insbesondere nach mehreren Geburten, durch eine Insuffizienz des Beckenbodens auf. Bei der Drang- oder Urgeinkontinenz führt eine überaktive Blase mit gesteigerter Sensibilität und Muskelkontraktion zu Harndrang mit Urinabgang, der so plötzlich und heftig auftreten kann, dass es die Betreffenden nicht mehr auf die Toilette schaffen. Es kommt zu häufiger Miktion (Pollakisurie). Mischformen aus beiden Typen kommen ebenfalls vor. Eine dritte Variante ist die Überlaufinkontinenz, meist in Zusammenhang mit einer obstruktiven Prostatavergrößerung, die zunächst die Blasenentleerung behindert. Erst bei einer größeren Harnfüllung der Blase wird der Druck so groß, dass es zur mitunter nicht kontrollierten Entleerung kleinerer Harnmengen kommt. Durch den Aufstau drohen Komplikationen wie eine Nierenschädigung. Eine häufige Konsequenz der beiden letzteren Formen ist eine Nykturie.

Bei der Urininkontinenz älterer Patienten (für kindliche Enuresis ▶ 13.3) steht oft eine Erschöpfung der Nieren-Energie im Vordergrund. Der Funktionskreis Niere hat die Aufgabe, die Urinproduktion und -ausscheidung zu regulieren sowie die unteren Körperöffnungen zu kontrollieren. Wenn es zu einer Schwäche der Nieren-Energie und somit zu einer Nieren-Kälte kommt, treten gehäuft Pollakisurie, Inkontinenz – oder auch Harnretention – auf. Ebenso kann eine Fülle für eine Harninkontinenz ursächlich sein: Hitze und feuchte Hitze im Unteren Erwärmer können die Niere und Blase in ihrer Funktion beeinträchtigen. Diese können u.a. aus einer Stagnations-Hitze, durch eine Leber-*Qi*-Stagnation, und somit durch emotionale Einflüsse verursacht sein. Aber auch eine Lebensweise mit unvorteilhafter Ernährung und einem Übermaß an Genussmitteln, die zu Feuchtigkeit und Hitze führen, welche nach unten „sinken", können eine Urininkontinenz nach sich ziehen. Bei gestörter Kommunikation der Nieren-Herz-Achse können sich auch Irritationen des *Shen* auf die Nierenfunktion auswirken.

Fülle – Shi

- Irritation des Geistes *Shen* mit Disharmonie im Funktionskreis Herz: Hitze schädigt die regulierte Blasenentleerung
- Leber-*Qi*-Stagnation mit Irritation der Wanderseele *Hun*: *Qi*-Blockade stört die Regulation der Blase
- Hitze und feuchte Hitze im Unteren Erwärmer: Schädigung der Blase

Mangel – Xu

- Milz-*Qi*-Mangel: Die Milz führt *Qi* unzureichend nach oben
- Herz-*Qi*-Mangel: Fehlende Kommunikation zwischen Herz und Nieren mit kraftlosem Geist
- Nieren-*Yang*-Mangel mit innerer Kälte im Unteren Erwärmer: Fehlendes *Yang* hält den Urin nicht
- Nieren-*Yin*-Mangel mit feuchter Hitze im Unteren Erwärmer: Leere-Hitze und Feuchtigkeit schädigen die Blasenfunktion

Differenzialdiagnose					Therapie
1. Ebene	Syndrom	Syndromdifferenzierung	Befunde	Leitsymptome	Rezeptur
Herz-Typologie: sensibles und leicht überregbares Nervensystem: *Shen*-Beteiligung	Herz und Niere	Herz- und Nieren-*Qi*-Mangel (und *Jing* Essenz-Schwäche)	ZK: blass, aber rote Spitze ZB: weißlich Pu: dünn	Häufige Miktionen, klarer, heller und reichlicher Urin, Inkontinenz, schlechte Konzentration, Vergesslichkeit, Herzklopfen, Nervosität	*Sang Piao Xiao San* ▶ RG 11.3
	Herz und Niere	Disharmonie von Herz und Niere mit *Shen-* und *Hun*-Irritation	ZK: wenig verändert, gelegentlich rote Spitze ZB: dünn, weißlich Pu: leer, leicht gespannt	Viele lebhafte Träume, unruhiger Schlaf, Verkrampfung im Unterbauch, Inkontinenz, Schwindel, Herzklopfen, gelegentlich wässrige Durchfälle, schwache Konstitution	*Gui Zhi Jia Long Gu Mu Li San* ▶ RG 11.3
	Herz und Leber	Leber-*Qi*-Stagnation mit Hitze und *Shen*-Irritation	ZK: leichte Rötung, bes. Ränder ZB: weiß-gelblich Pu: saitenförmig, beschleunigt	Ängstlichkeit und Schlafstörungen, Völlegefühl im Thorax, Palpitationen; Inkontinenz verstärkt bei Anspannung und psychischer Belastung	*Chai Hu Jia Long Gu Mu Li Tang* ▶ RG 12.2
Milz-Typologie: Müdigkeit, Erschöpfung, Blässe	Milz	Absinkendes Milz-*Qi*	ZK: blass ZB: weißlich Pu: kraftlos	Blässe, allgemeine Erschöpfung, loser Stuhlgang, Appetitlosigkeit; Inkontinenz verstärkt bei Müdigkeit, nach anstrengenden Tagen	*Bu Zhong Yi Qi Tang* ▶ RG 8.1
Nieren-Typologie: Nieren-*Yin*- oder Nieren-*Yang*-Schwäche	Niere und Kälte	Nieren-*Yang*-Leere mit schwachem *Mingmen*-Feuer	ZK: blass und gedunsen ZB: weißlich Pu: kraftlos, tief, langsam	Häufiges Wasserlassen, viel heller Urin, Inkontinenz, Verschlechterung durch Kälte (Füße/LWS/allgemein)	*Suo Quan Wan* ▶ RG 11.3 mit *Jin Gui Shen Qi Wan* ▶ RG 8.4
	Niere und Hitze	Nieren-*Yin*-Leere mit feuchter Hitze im Unteren Erwärmer	ZK: rötlich ZB: vermindert Pu: fein, gelegentlich oberflächlich, evtl. beschleunigt	Inkontinenz, trüber Urin, unwillkürlicher Harndrang, chronische Dysurie, Hitzegefühle, Nachtschweiß, Schwäche in LWS und Knien	*Zhi Bai Di Huang Wan* ▶ RG 8.5

11.2 Urinkontinenz

Bei Mischformen können die empfohlenen Rezepturen auch modifiziert werden. Im Folgenden dazu einige Einzelmittel.

Einzelmittel

Wirkung	AG	Einzelmittel
Arzneien,, die Urin zurückhalten können	13	*Sang Piao Xiao* (Mantidis Ootheca) *Jin Ying Zi* (Rosae Laevigatae Fructus) *Qian Shi* (Euryales Semen) *Fu Pen Zi* (Rubi Fructus) *Shan Zhu Yu* (Corni Fructus)
	12.3	*Tu Si Zi* (Cuscutae Semen) *Yi Zhi* (Alpiniae Oxyphyllae Fructus)
Nieren-Yang wärmend und stärkend und so die Blase stabilisierend: häufiges Wasserlassen von reichlich hellem Urin, Inkontinenz	12.3	*Bu Gu Zhi* (Psoraleae Fructus) *Yi Zhi* (Alpiniae Oxyphyllae Fructus) *Sha Yuan Zi* (Astragali Complanati Semen) *Tu Si Zi* (Cuscutae Semen) *Ba Ji Tian* (Morindae Officinalis Radix) *Gou Ji* (Cibotii Rhizoma) *Du Zhong* (Eucommiae Cortex) *Hu Tao Ren* (Juglandis Semen) *Yin Yang Huo* (Epimedii Folium)
Leber-Qi regulierend: bei depressiv-bedrückter Stimmung	10.1	*Yu Jin* (Curcumae Radix) *Dan Shen* (Salviae Miltiorrhizae Radix et Rhizoma)
	14.2	*He Huan Pi* (Albiziae Cortex)

Milz stärkend und sinkendes Yang hebend	12.1	*Huang Qi* (Astragali Radix)
	1.2	*Sheng Ma* (Cimicifugae Rhizoma) *Chai Hu* (Bupleuri Radix)
Feuchte Hitze im Unteren Erwärmer klärend	4	*Yi Yi Ren* (Coicis Semen) *Che Qian Cao* (Plantaginis Herba) *Ze Xie* (Alismatis Rhizoma)
	2.3	*Huang Bo* (Phellodendri Chinensis Cortex)
	2.4	*Tu Fu Ling* (Smilacis Glabrae Rhizoma)
	7	*Cang Zhu* (Atractylodis Rhizoma)
Blut-Fluss regulierend: chronische Erkrankung; ausgeprägtes Ziehen und Schmerzgefühl im Unterleib	10.1	*Wang Bu Liu Xing* (Vaccariae Semen) *Niu Xi* (Achyranthis Bidentatae Radix) *Chuan Niu Xi* (Cyathulae Radix) *Lu Lu Tong* (Liquidambaris Fructus) *Dan Shen* (Salviae Miltiorrhizae Radix et Rhizoma)

Cave Es ist zu beachten, dass es durch einige Arzneien bei einer durch eine Überlaufblase verursachten Urininkontinenz zu einer Verschlechterung der Harnretention kommen kann. Die Anwendung von *Shan Zhu Yu* (Corni Fructus) ▶ AG 13 und *Ma Huang* (Ephedrae Herba) ▶ AG1.1 ist bei Harnverhalt kontraindiziert. Vorsicht ist zu üben bei einigen adstringierenden Arzneien, wie *Fu Pen Zi* (Rubi Fructus), *Jin Ying Zi* (Rosae Laevigatae Fructus) und *Sang Piao Xiao* (Mantidis Ootheca) ▶ AG 13 sowie einigen Mitteln aus der Gruppe der *Yang*-Tonika, wie *Ba Ji Tian* (Morindae Officinalis Radix), *Gou Ji* (Cibotii Rhizoma) und *Sha Yuan Zi* (Astragali Complanati Semen) ▶ AG 12.3.

Akupunktur

Bei allen Mustern Mi 6 *Sanyinjiao* mit Ni 7 *Fuliu* und Bl 31 *Shangliao* bis Bl 34 *Xiaoliao* mit Bl 23 *Shenshu* und Bl 28 *Pangguangshu*

Herz-Shen beruhigend

He 7 *Shenmen*, Pc 7 *Daling*, Ren 15 *Jiuwei*, Bl 15 *Xinshu*

Kombination Pc 7 *Daling* und Gb 12 *Wangu*

Qi und Blut tonisierend, Qi hebend

- Mi 6 *Sanyinjiao*, Ma 36 *Zusanli*, Di 10 *Shousanli*, Mi 3 *Taibai*, Du 20 *Baihui*
- **Kombination** Lu 9 *Taiyuan*, Mi 3 *Taibai*, Mi 6 *Sanyinjiao*, Ma 36 *Zusanli* und Ren 6 *Qihai*

Leber-Qi-Stagnation lösend

- Bl 18 *Ganshu*, Le 13 *Zhangmen*, Pc 6 *Neiguan*, Le 5 *Ligou*
- **Kombination** Le 3 *Taichong* und Di 4 *Hegu*

Milz stärkend, Feuchtigkeit eliminierend

- Ma 40 *Fenglong*, Mi 9 *Yinlingquan*, Ren 9 *Shuifen*, Ren 6 *Qihai*
- **Kombination** Mi 9 *Yinlingquan*, Mi 3 *Taibai* und Ma 40 *Fenglong*

Blut und Yin nährend

- He 7 *Shenmen*, Pc 6 *Neiguan*, Bl 15 *Xinshu*
- **Kombination** He 7 *Shenmen* und Mi 6 *Sanyinjiao*

Nieren-Yin nährend und Leere-Hitze klärend

- Ni 2 *Rangu*, Ni 6 *Zhaohai*, Ni 10 *Yingu*, He 6 *Yinxi*, Ren 3 *Zhongji*
- **Kombination** He 6 *Yinxi* und Ni 6 *Zhaohai* (besonders bei heißen Füßen in der Nacht) oder Ni 10 *Yingu* und He 3 *Shaohai*

Nieren-Yang stärken, Urin halten

- Ni 3 *Taixi*, Ni 7 *Fuliu*, Ma 36 *Zusanli*, Ren 4 *Guanyuan*, Ren 6 *Qihai*; bei allen Punkten kann Moxa eingesetzt werden
- **Kombination** Bl 23 *Shenshu*, Ren 4 *Guanyuan*, Ni 7 *Fuliu*, Ma 36 *Zusanli*, alle Punkte mit Moxa

Bei allen Behandlungen können zusätzlich Punkte am Ohr stimuliert werden, mit Intradermalnadeln, Vaccaria-Samen oder Laser.

Diätetik

Milz stärkend, Qi und Blut tonisierend Hirse, Gerste, Hafer, Feige, Honig, Mandel, Haselnuss, Huhn, Schaf- und Ziegenfleisch, Fisch, Eier, fettarme Milch

Yang aktivierend Heißwasser-Trinkkur, Ingwer-Wasser zur Stoffwechsel-Aktivierung und Ausleitung von Feuchtigkeit

Blut und Yin nährend Weizen, gekeimter Weizen, Hafer, Eigelb, Milch (bes. Kuhmilch, auch Schaf- und Ziegenmilch), Kirsche, Sojabohne, Frischkäse, Lotoswurzel, Longanfrucht, Schweineherz, Fasan

Nieren-Yin nährend Tintenfisch, Austern, Ente, Niere von Schwein und Rind, Eigelb, Sesam, schwarze Sojabohne, Weizen, Weintraube, Karotte

Allgemeine Hinweise

Bei Frauen sollte eine Uterussenkung, bei Männern eine Prostatavergrößerung mit Überlaufblase abgeklärt und ggfs. behandelt werden (▶ 9.4 Prostata-Hypertrophie). Bei einer Stressinkontinenz empfehlen sich Übungen zur Stärkung der Beckenbodenmuskulatur – z.B. durch speziell geschulte Physiotherapeuten – oft als erste Maßnahme, welche regelmäßig durchzuführen ist. Ggfs. kann der Erfolg durch ein Biofeedbacktraining oder eine Elektrostimulation gesteigert werden. Bei Nykturie sollten größere Trinkmengen vor dem Schlafengehen vermieden werden.

12 Gastroenterologische Erkrankungen

12.1 Gastritis und Ulkusleiden

Einleitung

Grundlagen Beschwerden im Oberbauch oder Epigastrium können Ausdruck einer Gastritis, in ausgeprägteren oder chronischen Fällen auch eines Magen- oder Zwölffingerdarmgeschwürs (Ulcus ventriculi oder Ulcus duodeni) sein. In der TCM neigt der Funktionskreis Magen zu Trockenheit und wird mit dem Bild der Wüste verglichen, wohingegen die Milz zu Feuchtigkeit neigt und mit dem Sumpf assoziiert wird. Das bedeutet, dass das Magen-*Yin* leicht gefährdet ist und besonders Hitze-Pathogene schädigend wirken können. Dies entspricht auch dem häufigen Befund einer bakteriellen Entzündung des Magens durch Helicobacter pylori.
Die Symptome bei Gastritis/Ulkusleiden reichen von nur leichtem Unwohlsein bis zu starken Schmerzen, z.T. auch von brennendem Charakter. Eine Entzündung kann auch durch Reflux von Magensäure den unteren Teil der Speiseröhre befallen (z.B. bei einer Gleithernie) und aufsteigende Beschwerden in Form von Sodbrennen hervorrufen. Bei längeren Beschwerden sollte in jedem Fall eine prämaligne oder bösartige Erkrankung (Barrett-Ösophagus, Magenkarzinom) endoskopisch und histologisch ausgeschlossen werden. Bei Anzeichen für eine Blutung (Teerstuhl) hat eine dringliche Abklärung (Kreislauf- und Laborkontrollen, Endoskopie) zu erfolgen.
In der Chinesischen Medizin werden je nach Verursacher verschiedene Muster unterschieden. Ein Zuviel an energetisch heißen Nahrungs- und Genussmitteln wie Kaffee, Nikotin, scharfen Speisen oder Alkoholika führt oft zu Magen-Hitze. Besteht ein Hitze-Pathogen über lange Zeit, kann dies zu einem Magen-*Yin*-Mangel führen. Ein gastro-ösophagealer Reflux entspricht einem rebellierenden Magen-*Qi*. Können Ärger oder emotionale Trigger ausgemacht werden, kann eine Leber-Pathologie als wahrscheinliche Ursache angenommen werden. Treten die Beschwerden regelmäßig bei kalten Speisen oder eisgekühlten Getränken auf, weist dies auf eine Kälte-Obstruktion hin. Sind die Magenschmerzen ungewöhnlich stark, tief oder ortsfixiert und chronifiziert, handelt es sich um Charakteristika von Blut-Stase.

Hauptformen

- *Qi*- oder *Yang*-Mangel von Magen und Milz
- Kälte-Obstruktion
- Schleim-Akkumulation
- Schleim-Hitze
- Leber-*Qi*-Stagnation mit Disharmonie von Leber und Magen
- *Qi*-Stagnation/Blut-Stase (zusätzlich bei jeder Manifestation möglich)

Die oben genannten Blockaden führen häufig zu rebellierendem Magen-*Qi*, was sich dann in einer Reflux-Symptomatik zeigt.

Differenzialdiagnose							Therapie
1. Ebene	2. Ebene	3. Ebene	Syndrom	Syndromdifferenzierung	Befunde	Leitsymptome	Rezeptur
ZK: gedunsen, Farbe normal oder blass	ZB: nicht klebrig		Kälte	Milz-*Yang*-Mangel	ZK: blass, gedunsen ZB: weiß, dünn	Innere Kälte, epigastrische Beschwerden, Diarrhö	*Li Zhong Wan* ▶ RG 7.2
				Magen-*Qi*-Stagnation durch Kälte	ZK: blass ZB: dick, weiß	Erbrechen nach dem Essen, saures Aufstoßen, Diarrhö, Kopfschmerz, Kältegefühl	*Wu Zhu Yu Tang* ▶ RG 7.2
				Milz-*Yang*-Mangel, *Qi*-Stagnation, Blut-Stase	ZK: blass ZB: weiß, feucht	Krampfartige Oberbauchschmerzen, innere Kälte	*An Zhong San* ▶ RG 7.2
	ZB: dick klebrig	ZB: klebrig, weiß	Schleim	Milz-*Qi*-Mangel mit Schleim	ZK: gedunsen, ZE, blass ZB: schleimig	Erschöpfung, Diarrhö, leichte Übelkeit, Druckgefühl im Epigastrium	*Liu Jun Zi Tang* ▶ RG 8.1
				Milz-*Qi*-Mangel mit Stagnation von Feuchtigkeit und trübem Schleim	ZK: gedunsen, ZE, blass ZB: weiß, klebrig Pu: schlüpfrig	Leichte Übelkeit, Völle- und Druckgefühl im Epigastrium, Schwere der Gliedmaßen, saures Aufstoßen, Appetitlosigkeit	*Ping Wei San* ▶ RG 6.2
				Feuchtigkeit und Schleim-Blockade im Mittleren Erwärmer	ZK: gedunsen, ZE, blass ZB: dick, weiß, klebrig Pu: schlüpfrig	Übelkeit, Völle- und Druckgefühl im Epigastrium, Husten mit viel Auswurf, Palpitation, Schwindel, Appetitlosigkeit	*Er Chen Tang* ▶ RG 14.1
				Disharmonie von Holz-Erde	ZK: gedunsen ZB: dünn, weiß, klebrig Pu: saitenförmig	Völle- und Druckgefühl im Thorax und Epigastrium, Sodbrennen, Übelkeit, Appetitlosigkeit, trockene Kehle, pappiger Mundgeschmack, Reizbarkeit, Schwindel	*Xiao Chai Hu Tang* ▶ RG 4.1
		ZB: klebrig, gelb	Schleim-Hitze	Disharmonie von Aufsteigen (Milz) und Absenken (Magen)	ZB: dünn, gelblich, klebrig Pu: saitenförmig, beschleunigt	Völle- und Druckgefühl im Epigastrium, relativ geringer Schmerz, Aufstoßen, Erbrechen, Übelkeit, Diarrhö	*Ban Xia Xie Xin Tang* ▶ RG 4.3
				Disharmonie von Magen und Gallenblase, Schleim-Hitze	ZB: gelb, klebrig Pu: beschleunigt, saitenförmig oder schlüpfrig	Völle- und Druckgefühl im Thorax und Epigastrium, bitterer Mundgeschmack, nagendes Hungergefühl, Schwindel, Tinnitus, Unruhe, Schlaflosigkeit, Palpitationen	*Wen Dan Tang* ▶ RG 14.2
ZK: rote Ränder, nicht gedunsen	ZB: weiß-gelblich		Leber-Qi-Stagnation	Innere Hitze, Leber-*Qi*-Stagnation, Leber-Magen-Disharmonie	ZK: rote Ränder ZB: weiß-gelblich Pu: saitenförmig	Oberbauchschmerz, kalte Extremitäten, Druck- und Völlegefühl im Thorax und Epigastrium, saures Aufstoßen, Magenbrennen, bitterer Mundgeschmack, Appetitlosigkeit, Reizbarkeit	*Si Ni San* ▶ RG 4.2 mit *Zuo Jin Wan* ▶ RG 2.4
ZK: livide, geschwollene ZGV	ZB: evtl. unverändert Starke, ortsfixierte Schmerzen		Blut-Stase	*Qi*-Stagnation und Blut-Stase	ZK: livide, geschwollene ZGV ZB: normal Pu: rau	Stechende, fixierte Schmerzen im Epigastrium oder im Abdomen mit Ausstrahlungen in den Brustbereich	*Dan Shen Yin* ▶ RG 10.1

Bei Mischformen können die empfohlenen Rezepturen auch modifiziert werden. Im Folgenden dazu einige Einzelmittel, die bei Gastritis oder Neigung zu Ulzera hilfreich sein können

Einzelmittel

Wirkung	AG	Einzelmittel
Antazidisch wirkende Arzneien: bei Magen-Hitze mit brennenden Schmerzen, Sodbrennen, saurem Reflux	13	*Hai Piao Xiao* (Sepiae Endoconcha)
	6.2	*Zhe Bei Mu* (Fritillariae Thunbergii Bulbus)
	14.1	*Duan Mu Li* (Ostreae Concha, kalziniert zur Verstärkung der bindenden Eigenschaften)
	16	*Shi Jue Ming* (Haliotidis Concha)
Magen-Hitze: Magenschmerzen, Sodbrennen	2.3	*Huang Qin* (Scutellariae Radix)
	2.3 1.1	*Huang Lian* (Coptidis Rhizoma) mit *Wu Zhu Yu* (Euodiae Fructus)
Rebellierendes Magen-Qi: Aufstoßen, Übelkeit, Erbrechen, Schluckauf	16	*Zhe Shi* (Haematitum)
	6.1	*Xuan Fu Hua* (Inulae Flos) *Fa Ban Xia* (Pinelliae Rhizoma Praeparatum)
	6.2	*Zhu Ru* (Bambusae Caulis in Taenias)
Blut-Stase: starke Schmerzen	10.1	*Yan Hu Suo* (Corydalis Rhizoma)
	9	*Chuan Lian Zi* (Toosendan Fructus)
Magen-Qi-Stagnation oder Stagnation der Mitte: Völle im Epigastrium	9	*Mu Xiang* (Aucklandiae Radix) *Zhi Shi* (Aurantii Fructus Immaturus) *Chen Pi* (Citri Reticulatae Pericarpium)
	7	*Sha Ren* (Amomi Fructus) *Hou Po* (Magnoliae Officinalis Cortex) *Cang Zhu* (Atractylodis Rhizoma)
Magen-Yin-Mangel: trockene Zunge, Durst, Flüssigkeitsmangel	12.4	*Mai Dong* (Ophiopogonis Radix) *Bei Sha Shen* (Glehniae Radix) *Yu Zhu* (Polygonati Odorati Rhizoma) *Shi Hu* (Dendrobii Caulis)
Bei fehlendem Appetit	8	*Chao Shan Zha* (Crataegi Fructus, geröstet) *Shen Qu* (Massa Medicata Fermentata) *Mai Ya* (Hordei Fructus Germinatus)
	12.1	*Bai Zhu* (Atractylodis Macrocephalae Rhizoma) *Bai Bian Dou* (Lablab Semen Album) *Gan Cao* (Glycyrrhizae Radix et Rhizoma)
Nahrungs-Stagnation	8	*Chao Shan Zha* (Crataegi Fructus, geröstet) *Shen Qu* (Massa Medicata Fermentata) *Mai Ya* (Hordei Fructus Germinatus)
Schmerz im Hypochondrium	1.2	*Chai Hu* (Bupleuri Radix)
	9	*Chuan Lian Zi* (Toosendan Fructus) *Wu Yao* (Linderae Radix)
	10.1	*Yu Jin* (Curcumae Radix)

Akupunktur

Senkt rebellierendes Magen-Qi ab

- **Kombination**: Ren 13 *Shangwan* und Ren 10 *Xiawan*
- Dazu Pc 6 *Neiguan* und Mi 4 *Gongsun*
- **Nah-Punkte**: Ma 21 *Liangmen* und Ma 19 *Burong*

Akute Magenschmerzen **Kombination**: Ma 21 *Liangmen* und Ma 34 *Liangqiu*

Völlegefühl im Epigastrium

- **Kombination**: Ren 12 *Zhongwan*, Ma 21 *Liangmen* und Pc 6 *Neiguan*
- Dazu Gb 34 *Yanglingquan*, Ma 40 *Fenglong* und Ma 19 *Burong*

Magen-Hitze

- **Kombination**: Ma 44 *Neiting*, Ma 21 *Liangmen* und Ren 12 *Zhongwan*
- Dazu Di 11 *Quchi*, Di 4 *Hegu* und Ren 11 *Jianli* mit Mi 15 *Daheng*

Stärkt die Mitte **Kombination**: Bl 20 *Pishu* und Bl 21 *Weishu*, Ma 36 *Zusanli* und Mi 6 *Sanyinjiao*
Bei Leber- und Gallenblasen-Qi-Stagnation **Kombination**: Le 3 *Taichong*, Gb 34 *Yanglingquan* und SJ 6 *Zhigou*
Bei Leber- und Milz-Disharmonie mit emotionalen Triggern **Kombination**: Le 3 *Taichong*, Mi 6 *Sanyinjiao* und Le 13 *Zhangmen*
Magen-Yin Leere **Kombination**: Ren 12 *Zhongwan*, Ma 36 *Zusanli*, Mi 6 *Sanyinjiao* und Mi 3 *Taibai*

Diätetik

Je akuter das Krankheitsbild ist, desto mehr sollten scharfe, fettige und heiße Nahrungs- und besonders auch Genussmittel vermieden werden.
Im weiteren Verlauf korrigiert eine drei- bis sechswöchige probiotische Therapie eine gestörte Darmflora, was sich oft als hilfreich herausstellt.
Schleim-Hitze eliminierend Artischocke, Löwenzahn, grüner Tee, Buchweizen, Sellerie, Heißwasser-Trinkkur
Meide bei Schleim-Hitze Pfirsich, scharfe Gewürze, Alkohol
Meide, da Feuchtigkeit und später feuchte Hitze erzeugend Milchprodukte, fettes Fleisch, zuckerhaltige Nahrungsmittel und gesüßte Getränke (Cola, Fanta, manche Fruchtsäfte)

Allgemeine Hinweise

Es heißt „der Magen möchte gefüllt und dann wieder geleert sein". Das soll bedeuten, dass eine sättigende ausreichende Mahlzeit wichtig ist, aber auch die entsprechenden Pausen, um den stattfindenden Verdauungsprozess nicht zu stören. Nach einer Hauptmahlzeit benötigt es dazu zwischen 4 und 5 Stunden. Idealerweise findet nun keine Nahrungsaufnahme statt, Flüssigkeitszufuhr, idealerweise bestehend aus nicht zu kaltem Wasser, ist natürlich in Ordnung. Interessanterweise findet in letzter Zeit das „Intervall-Fasten" großen Anklang, bei dem häufig eine Nahrungskarenz von bis zu 16 Stunden angestrebt wird. Viele Untersuchungen belegen hierdurch eine günstige Wirkung auf den gesamten Metabolismus.

12.2 Diarrhö

Einleitung

Grundlagen Als Diarrhö wird ein ungeformter oder flüssiger Stuhl bezeichnet, der häufiger als dreimal pro Tag abgesetzt wird. Gemäß Definition ist der Wasseranteil dabei über 75%. In der Chinesischen Medizin geht Diarrhö entweder auf die Ernährung oder auf das Eindringen eines pathogenen Faktors zurück. In moderner Terminologie werden als häufigste Ursachen einer Diarrhö virale und bakterielle Infekte benannt (Noroviren, Rotaviren, Salmonellen, Campylobacter, in Tropen Cholera). Dies tritt dann als akute Gastroenteritis oder „Magen-Darm-Grippe" in Erscheinung. Häufig kommt es auch zur sogenannten „Lebensmittelvergiftung", die meist im Sommer auftritt und durch verdorbene Nahrungsmittel verursacht wird. Hier sind von Bakterien produzierte Toxine Auslöser des Durchfalls.
Chronische Diarrhöen können durch eine häufig vorkommende Laktoseintoleranz, gelegentlich auch eine Fructose- oder Glutenunverträglichkeit bedingt sein. Diese Störungen sind heutzutage leicht per Atem- bzw. Bluttest diagnostizierbar. Aber auch Zuckeraustauschstoffe (Sorbitol), Nahrungsergänzungsmittel wie Ascorbinsäure (Vitamin C), Magnesium oder Eisenpräparate können abführend wirken. Nicht vergessen werden sollten Diarrhöen, die noch Wochen nach einer Antibiotika-Therapie oder nach einer Reisediarrhö anhalten. All dies kann die sensible Darmflora deutlich verändert haben. Das Mikrobiom ist wesentlich an der Aufschlüsselungs- und Resorptionsfähigkeit unseres Verdauungssystems beteiligt und eine Dysbiose führt dann zur mangelnden Fähigkeit, die Nahrung aufzunehmen. Das Reizdarm-Syndrom kann primär mit Durchfall, einer Obstipation oder mit einem Wechsel von Diarrhö und Obstipation einhergehen. Hierbei sind oft psychische Faktoren beteiligt.
Siehe auch: Nahrungsmittelunverträglichkeit ▶ 12.3, Reizdarm und Abdominalschmerzen ▶ 12.4, Colitis ulcerosa ▶ 12.6 und M. Crohn ▶ 12.7

Hauptformen

Fülle-Muster

- Hitze-Feuchtigkeit im Unteren Erwärmer
- Schleim-Feuchtigkeit-Blockade
- Leber-*Qi*-Stagnation/Leber-Milz-Disharmonie

Mangel-Muster

- Milz-*Qi*-Mangel
- Milz-Nieren-*Yang*-Mangel

Differenzialdiagnose							Therapie
1. Ebene	2. Ebene	3. Ebene	Syndrom	Syndromdifferenzierung	Befunde	Leitsymptome	Rezeptur
ZB: nicht klebrig	LWS-Beschwerden	ZK: sehr blass, gedunsen ZB: weiß	Milz-Nieren-Yang-Mangel	Milz-Nieren-*Yang*-Mangel	ZK: gedunsen, blass ZB: feucht, weiß Pu: langsam, tief, kraftlos	Innere Kälte und kalte Extremitäten, Blässe, Antriebslosigkeit, Bauchschmerzen, besser durch Wärme, Diarrhö bei Tagesanbruch, chronische Mundulzerationen	*Fu Zi Li Zhong Wan* ► RG 7.2
		ZK: blass, ZE ZB: weiß		Milz-Nieren-*Yang*-Mangel mit Feuchtigkeit-Ansammlung	ZK: blass, ZE ZB: weißlich Pu: tief, kraftlos	Erschöpfung, Kälte und Schwere der Extremitäten, Bauchschmerzen, schlechter durch Kälte, Diarrhö, Schwindel, Ödemneigung	*Zhen Wu Tang* ► RG 6.4
	Keine LWS-Beschwerden ZK: blass, gedunsen	Müdigkeit, Antriebslosigkeit	Milz-Qi-Mangel	Milz-*Qi*-Mangel	ZK: gedunsen, blass ZB: feucht Pu: kraftlos	Erschöpfung, Durchfall, Gedunsenheit, allgemeines Schweregefühl	*Shen Ling Bai Zhu San* ► RG 8.1
		Organptosis, Hyperhidrosis		Milz-*Qi*-Mangel und absinkendes Milz-*Qi*	ZK: blass ZB: dünn, weiß Pu: tief, kraftlos	Organptosis, Rekonvaleszens, ausgeprägte Erschöpfung, Hyperhidrosis	*Bu Zhong Yi Qi Tang* ► RG 8.1
	ZK: aufgerollte Seitenränder	Pu: saitenförmig, insbes. rechte *Guan*-Position	Milz-Leber-Disharmonie	Leber-*Qi*-Stagnation mit Milz-*Qi*-Mangel	ZK: normal oder blass, aufgerollte Seitenränder ZB: dünn, weiß Pu: saitenförmig, insbes. rechte *Guan*-Position	Innere Anspannung, Gereiztheit, Bauchschmerzen und -krämpfe, lose Stühle, evtl. mit Krämpfen bei der Darmentleerung, Verschlechterung bei emotionalem Stress	*Xiao Yao San* ► RG 4.2 Bei starken Krämpfen kombinieren mit *Tong Xie Yao Fang* ► RG 4.2
ZB: klebrig		Kein Durst		Milz-*Qi*-Mangel mit Schleim	ZK: gedunsen, ZE ZB: klebrig Pu: schlüpfrig	Erschöpfung, Durchfall, Druck im Oberbauch, Übelkeit, Erbrechen, kein Appetit	*Liu Jun Zi Tang* ► RG 8.1
	ZB: weiß, klebrig ZK: ZE	Durstgefühl	Schleim-Feuchtigkeit-Blockade	Feuchtigkeit-Akkumulation durch gestörte Flüssigkeitstransformation	ZK: gedunsen ZB: klebrig Pu: evtl. oberflächlich, weich Hara: Magenplätschern	Dumpfer Kopfschmerz, Schwindel, Benommenheit, Durst (verträgt nur kleine Mengen Flüssigkeit), Ödemneigung, Oligurie, Druck im Epigastrium, Übelkeit, Erbrechen	*Wu Ling San* ► RG 6.1
		Völlegefühl im Epigastrium		Gestörtes Aufsteigen des Milz- und Absenken des Magen-*Qi*	ZK: gedunsen ZB: weiß-gelblich, klebrig Pu: saitenförmig	Druck im Epigastrium, Übelkeit, kein Appetit, nur geringer Druckschmerz im Oberbauch	*Ban Xia Xie Xin Tang* ► RG 4.3
	ZB: gelb, klebrig	Rascher Beginn, Schleim und Blut im Stuhl	Hitze-Feuchtigkeit	Hitze-Feuchtigkeit im Darm mit *Qi*- und Blut-Stagnation	ZB: klebrig, gelblich Pu: beschleunigt	Diarrhö, evtl. mit Blut und Schleim, Bauchkrämpfe, schmerzhafte Entleerungen, Brennen am Darmausgang, wenig dunkler Urin	*Shao Yao Tang* ► RG 6.3

12.2 Diarrhö

Eine weitere Rezeptur, die bei Diarrhö hilfreich sein kann

Chai Hu Shu Gan San (Bupleuri Radix Pulver, das die Leber verteilt) ► RG 4

Bei Mischformen können die empfohlenen Rezepturen auch modifiziert werden. Im Folgenden dazu einige Einzelmittel.

Einzelmittel

Beim Einsatz von Adstringentien sind zwei Aspekte zu beachten:

- Diese können zwar Diarrhö lindern, beheben jedoch bei einem Mangel an Milz-*Qi* oder Nieren-*Yang* nicht deren Ursache. Daher sollten sie in diesen Fällen immer mit den entsprechenden Tonika kombiniert werden.
- Liegt eine Invasion von pathogenen Faktoren vor oder besteht eine innere Fülle (z.B. Feuchtigkeit-Hitze), sollten keine Adstringentien zum Einsatz kommen, da diese die Pathogene eher im Körper halten würden. In solchen Fällen bedarf es einer ausleitenden Therapie der beteiligten Pathogene, wie Feuchtigkeit, Hitze oder auch Sommerhitze, mit den entsprechenden Arzneien.

Wirkung	AG	Einzelmittel
Saure adstringierende Arzneien, die Diarrhö lindern und weitere Flüssigkeitsverluste beenden: wirken symptomatisch auf den Darm	13	*He Zi* (Chebulae Fructus) *Wu Wei Zi* (Schisandrae Chinensis Fructus) *Lian Zi* (Nelumbinis Semen) *Qian Shi* (Euryales Semen) *Rou Dou Kou* (Myristicae Semen)
Milz-Qi tonisierende Arzneien: lindern Diarrhö, indem sie die Transformationskraft der Milz stärken und das *Qi* anheben	12.1	*Bai Zhu* (Atractylodis Macrocephalae Rhizoma) *Ren Shen* (Ginseng Radix et Rhizoma) *Huang Qi* (Astragali Radix) *Dang Shen* (Codonopsis Radix)
Milde Feuchtigkeits-Ausleitung durch diuretische Arzneien: besonsers wichtig bei Diarrhö durch Invasion von Feuchtigkeit im Anfangsstadium einer Diarrhö	4	*Fu Ling* (Poria)
	7	*Guang Huo Xiang* (Pogostemonis Herba)
	12.1	*Chao Bai Zhu* (Atractylodis Macrocephalae Rhizoma, geröstet), Doppelwirkung: stärkt *Qi* und wirkt diuretisch
Kälte aus dem Innern vertreibende Arzneien: bes. bei Kälte induzierter Diarrhö	11	*Gan Jiang* (Zingiberis Rhizoma) *Wu Zhu Yu* (Euodiae Fructus) *Fu Zi* (Aconiti Radix Lateralis Praeparata) *Gao Liang Jiang* (Alpiniae Officinarum Rhizoma) *Rou Gui* (Cinnamomi Cortex)
Nieren-Yang tonisierende Arzneien: bei Diarrhö durch Nieren-*Yang*-Mangel	12.3	*Bu Gu Zhi* (Psoraleae Fructus) *Yi Zhi* (Alpiniae Oxyphyllae Fructus) *Tu Si Zi* (Cuscutae Semen)
Leber-Qi regulierende Arzneien: z.B. bei Diarrhö durch emotionale Stressoren	9	*Xiang Fu* (Cyperi Rhizoma)
	1.2	*Chai Hu* (Bupleuri Radix)
	12.2	*Bai Shao* (Paeoniae Radix Alba)
Bei Darmkrämpfen, Koliken und Spasmen	12.2 12.1	*Bai Shao* (Paeoniae Radix Alba) in Kombination mit *Gan Cao* (Glycyrrhizae Radix et Rhizoma)
	9	*Mu Xiang* (Aucklandiae Radix)
Bei absinkendem Milz-Qi mit Diarrhö	1.2	*Sheng Ma* (Cimicifugae Rhizoma), am besten geröstet *Ge Gen* (Puerariae Lobatae Radix)
	8	*Shan Zha* (Crataegi Fructus)
Feuchtigkeit eliminierend und Oberfläche befreiend: bei Sommer-Hitze mit Diarrhö	7	*Guang Huo Xiang* (Pogostemonis Herba) *Pei Lan* (Eupatorii Herba) – soweit bzgl. Pyrrolizidingehalt vertretbar
	12.1	*Bai Zhu* (Atractylodis Macrocephalae Rhizoma)
	1.2	*Bo He* (Menthae Haplocalycis Herba)
Sommer-Diarrhö bei Kindern	4	*Che Qian Zi* (Plantaginis Semen)
Bei feuchter Hitze im Unteren Erwärmer	2.3	*Huang Bo* (Phellodendri Chinensis Cortex) *Huang Qin* (Scutellariae Radix) *Huang Lian* (Coptidis Rhizoma)
Bei Hitze-Toxinen im Unteren Erwärmer	2.4	*Bai Tou Weng* (Pulsatillae Radix) *Lian Qiao* (Forsythiae Fructus)
	2.3	*Huang Lian* (Coptidis Rhizoma)

Akupunktur

Zur Darmregulation bei Diarrhö

- **Kombination** Bl 25 *Dachangshu*, Ma 25 *Tianshu* (*Shu*- und *Mu*-Punkt des Dickdarms)
- Zusätzlich Mi 3 *Taibai*, Mi 15 *Daheng* und Du 20 *Baihui* im Leitbahnverlauf, um das *Qi* anzuheben

Stärkt die Mitte

- Ma 25 *Tianshu*, Ren 6 *Qihai* und Ren 12 *Zhongwan* (mit Moxibustion)
- **Kombination** Bl 20 *Pishu*, Bl 21 *Weishu*, Ma 36 *Zusanli* und Mi 6 *Sanyinjiao*

Bei Diarrhö durch Leber- und Milz-Disharmonie

- Bl 18 *Ganshu*, Bl 20 *Pishu*, Bl 25 *Dachangshu*
- **Kombination** Le 3 *Taichong*, Mi 6 *Sanyinjiao* und Le 13 *Zhangmen*

Klärt feuchte Hitze im Unteren Erwärmer und beendet Diarrhö

- Ma 25 *Tianshu*, Di 11 *Quchi* mit Ma 37 *Shangjuxu*
- **Unterer He-Punkt des Dickdarms** Ma 37 *Shangjuxu*, wirkt besonders auf den Dickdarm und eliminiert dort insbesondere Stagnation, Stasen und Hitze. Hat ebenfalls Bezug zu den Netzgefäßen *Luo Mai*
- **Unterer He-Punkt des Dünndarms** Ma 39 *Xiajuxu*, wirkt besonders auf den Dünndarm und unterstützt die Elimination von feuchter Hitze-Akkumulation im Darm. Kann kombiniert werden mit Mi 3 *Taibai*

Diätetik

Zur Beruhigung des Magen-Darmtraktes

- Scharfe, fettige und energetisch heiße Nahrungs- und besonders auch Genussmittel sollten vermieden werden.
- Im weiteren Verlauf korrigiert eine drei- bis sechswöchige probiotische Therapie eine gestörte Darmflora, was sich oft als hilfreich herausstellt

Milz-Qi-Mangel mit ausgeprägter Feuchtigkeit-Ansammlung Eine Heißwasser-Trinkkur wirkt exzellent zur Transformation und Ausscheidung von Feuchtigkeit- und Schleim-Belastungen. Praktische Durchführung: ca. 1 Liter Wasser für 10 Minuten köcheln lassen, in eine Thermoskanne abfüllen und über den Tag verteilt in kleinen Schlucken trinken

Meide

- Kaffee – kann abführend wirken
- Ebenso zu viel frisches Obst – besonders Stein- und Kernobst und manche Fruchtsäfte
- Zuckerhaltige Nahrungsmittel und gesüßte Getränke (Cola, Fanta)
- Bei sensiblen Personen können bestimmte Nahrungsmittel abführend wirken, die nicht bei allen Menschen dafür bekannt sind: Dazu zählen rote Beete, Pilzgerichte, Auberginen. Auch die Aufnahme von viel Fett, Öl oder fetten Nüssen überfordert manchen Darm. Nicht selten bestehen als Ursache für Durchfälle allerdings auch unerkannte Nahrungsmittelunverträglichkeiten (Nahrungsmittelintoleranzen, ca. 90%, oder echte Nahrungsmittelallergien, ca. 10%, eher bei Kindern anzutreffen). Falls eine Fruktose-, Laktose oder Glutenunverträglichkeit besteht, ist es ratsam eine entsprechende Karenz einzuhalten, die bei Glutenunverträglichkeit oft sehr strikt ausfallen muss. Nach einer Therapie kann das entsprechende Nahrungsmittel manchmal in kleineren Mengen wieder vertragen werden.

Allgemeine Hinweise

Regelmäßige Mahlzeiten fördern die Verdauung. Sie sollten in Ruhe eingenommen werden und im Idealfall empfiehlt es sich, nach dem Essen noch für mindestens einige Minuten sitzen zu bleiben. Dies begünstigt die optimale Ausschüttung all der Enzyme und Verdauungssäfte, die für eine maximal effektive Transformation und Resorption der Nahrung erforderlich sind. Aber genauso wichtig sind die Pausen zwischen den Mahlzeiten, in denen der Verdauungsvorgang möglichst ungestört ablaufen können sollte. Ausreichende und regelmäßige Bewegung unterstützt die physiologische Darmtätigkeit und trägt daher auch prophylaktisch einen großen Teil zur normalen Darmgesundheit bei. Eine ausreichende Zufuhr von Flüssigkeit ist wichtig und sollte am besten aus nicht zu kaltem Wasser bestehen.

12.3 Nahrungsmittelunverträglichkeit

Einleitung

Der Begriff Nahrungsmittelunverträglichkeit umfasst die echten Nahrungsmittelallergien und die Nahrungsmittelintoleranzen. Bei den Nahrungsmittelallergien handelt es sich um eine immunologische, meist IgE-vermittelte Reaktion auf bestimmte Lebensmittel. Die Allergie kann eine große Bandbreite an Symptomen auslösen: zunächst gastrointestinale, wie Duchfall, Blähungen, Übelkeit und Erbrechen, ferner solche, die auch von anderen Allergieformen her bekannt sind: Schleimhautschwellungen im gesamten Mund-, Nasen- und Rachenbereich, Asthma und Hautreaktionen verschiedener Art, im Extremfall kann es bis zum anaphylaktischen Schock gehen. In diesem Kapitel soll es um die gastrointestinalen Erscheinungen gehen.

Nahrungsmittelintoleranzen sind Erkrankungen nicht-immunologischer Art, bei denen meist ein angeborener oder erworbener Enzymmangel oder ein Enzymdefekt vorliegen, sodass bestimmte Nahrungsmittel, meist Zucker, nicht aufgespalten werden können. Im Vordergrund stehen die Laktose- und die Fruktoseintoleranz. Die betreffenden Disaccharide können vom Körper nicht absorbiert werden, werden von der Darmflora abgebaut und verursachen durch ihre osmotische Wirkung Symptome wie Durchfall, Blähungen, Übelkeit, aber auch systemische Reaktionen, wie z.B. Kopfschmerzen und Müdigkeit. Oft liegt nur eine relative Intoleranz vor, die erst bei Überschreitung einer bestimmten Menge Symptome hervorruft.

Eine dritte Form der Nahrungsmittelunverträglichkeit stellt die Zöliakie dar. Hier kommt es auf genetischer Grundlage zu einer Autoimmunreaktion gegen das Eiweiß Gluten. Dieses ist in den Getreidesorten Weizen, Roggen, Gerste und Hafer enthalten, nicht aber in Mais, Hirse oder Reis. Infolge der Autoimmunreaktion reagiert der Dünndarm mit einer Entzündung, die Durchfälle, insbesondere mit Fettstühlen, und Blähungen hervorruft. Bei chronischem Verlauf kommt es zu einer Atrophie der Dündarmzotten mit der Folge eines Malabsorptions-Syndroms, sodass besonders Eisen, bestimmte Vitamine und Mineralien nicht mehr ausreichend resorbiert werden. Die Krankehit kann sich im Säuglingsalter, aber auch erst im späteren Erwachsenenalter manifestieren.

Die erste therapeutische Maßnahme besteht natürlich in einer Vermeidung des betreffenden Nahrungsmittels. In der Praxis lässt sich beobachten, dass das Auftreten und die Intensität der Symptome deutlich variieren und sich im Laufe der Zeit bessern oder verschlechtern können. Infolge einer suffizienten Therapie lässt sich oft auch ein Nachlassen der Reaktionen auf kleinere Diätfehler beobachten. Dies kann für Patienten bereits eine deutliche Verbesserung ihrer Lebensqualität bedeuten, wenn sie sich nicht strikt an Diätregeln halten müssen. Bei weniger ausgeprägten Unverträglichkeiten ist eine Rückkehr zu einer Ernährung mit nur wenigen Einschränkungen möglich.

Aus Sicht der TCM steht hinsichtlich der Nahrungsumwandlung und -resorption der Funktionskreis Milz im Vordergrund. Die wichtigsten pathologischen Faktoren stellen Feuchtigkeit- und die sich daraus ergebenden Schleim-Ansammlungen dar. Diese stören die Umwandlungsfunktion der Milz durch ein gestörtes Milieu im Magen-Darm-Trakt. Eine Leber-*Qi*-Stagnation mit möglicher Hitze-Transformation erhitzt dieses Milieu und trägt zur Störung bei. Als Folge entsteht dann häufig ein Feuchtigkeit-Hitze-Bild. Feuchtigkeit-Hitze liegt sehr häufig Allergien und Unverträglichkeiten zugrunde, wobei entweder die Feuchtigkeit oder die Hitze im Vordergrund stehen kann. Feuchtigkeit-Hitze entspricht oft einer beginnenden inflammatorischen Situation in der Darmwand.

Vereinfacht können folgende Muster unterschieden werden, die sich nicht selten bei den Patienten auch chronologisch so entwickeln:

- Feuchtigkeit-Ansammlung bei Milz-Mangel
- Leber-*Qi*-Stagnation mit Milz-Mangel und Feuchtigkeit
- Feuchtigkeit und Hitze
- Hitze-Kälte-Konstellation (Kalte Feuchtigkeit unten und Hitze oben)

Differenzialdiagnose						Therapie
1. Ebene	2. Ebene	Syndrom	Syndromdifferenzierung	Befunde	Leitsymptome	Rezeptur
ZK: blass, gedunsen	ZB: vermehrt, feucht, weiß	Feuchtigkeit-Ansammlung bei Milz-Mangel	Milz-Mangel mit Feuchtigkeit	ZK: gedunsen, blass ZB: feucht Pu: kraftlos, schlüpfrig	Übergewicht, schlaffe Muskulatur, teigiges Bindewebe und oberflächliche Ödeme, bes. geschwollene Augenlider, Finger- und Handgelenke, loser Stuhlgang, Blähungen	*Shen Ling Bai Zhu San* ► RG 8.1
	ZB: vermehrt, dick, weiß	Feuchtigkeit-Schleim-Ansammlung bei Milz-Mangel	Milz-Mangel mit Feuchtigkeit-Schleim und *Qi*-Stagnation	ZK: gedunsen, blass ZB: vermehrt, dick, klebrig, weißlich Pu: schlüpfrig, kraftlos	Übergewicht, gedunsenes Gesicht, Schläfrigkeit, Heißhunger auf Süßes, Reflux, Schleim-Ansammlungen, Völle- und Druckgefühl im Thorax und Epigastrium, Übelkeit	*Xiang Sha Liu Jun Zi Tang* ► RG 8.1
ZB: vermehrt, dick und klebrig, weiß-gelblich	ZK: gedunsen, evtl. ZE	Stagnations-Muster	Nahrungs-Stagnation mit beginnender Hitze	ZK: gedunsen, evtl. ZE ZB: vermehrt, dick, klebrig, weiß-gelblich Pu: schlüpfrig, gespannt	Ständiges Völle- und Druckgefühl im Epigastrium oder gesamtem Abdomen, Übelkeit, Appetitlosigkeit, unangenhmer Mundgeschmack, Mundgeruch, Durchfall mit faulig riechendem Stuhl	*Bao He Wan* ► RG 15
	ZK: gerötet oder gerötete Seitenränder	Shao Yang-Störung	*Shao Yang*-Störung: Leber-*Qi*-Stagnation, transformierende Hitze, Milz-*Qi*-Mangel, Schleim	ZK: gerötet oder gerötete Seitenränder ZB: vermehrt, dick, klebrig, weiß-gelblich Pu: schlüpfrig, saitenförmig	Völle- und Druckgefühl im Thorax und Epigastrium, Spannung an den Rippenbögen, Sodbrennen, Übelkeit, Appetitlosigkeit, bitterer Mundgeschmack, Reizbarkeit	*Xiao Chai Hu Tang* ► RG 4.1, mit Modifikationen
	ZK: gedunsen, evtl. gerötet	Feuchtigkeit und Hitze	Feuchtigkeit und Hitze im Mittleren und Unteren Erwärmer	ZK: gedunsen, evtl. gerötet ZB: vermehrt, dick, klebrig, weiß-gelblich Pu: schlüpfrig, beschleunigt	Blähungen, lose, stinkende Stühle, stinkende Winde, Abdominalkrämpfe, Tenesmus, nässende Läsionen an den Beinen, geschwollene, gerötete und heiße Beine oder Gelenke, nachlassende Muskelkraft in den Beinen	*Si Miao Wan* ► RG 6.3
ZK: rote Ränder und Spitze	ZB: normal bis vermindert	Leber-Milz-Dishamonie	Leber-*Qi*-Stagnation mit Milz-Mangel und Feuchtigkeit	ZK: rote, aufgerollte Ränder, rote Spitze ZB: meist normal Pu: dünn, saitenförmig	Gereiztheit, Blähungen, Appetitlosigkeit, Reizdarmsymptomatik, alternierend Verstopfung und Durchfall, Müdigkeit, Abdominalbeschwerden, Menstruationsbeschwerden	*(Jia Wei) Xiao Yao San* ► RG 4.2
ZK: gerötet, besonders vorne	ZB: weißlich Pu: saitenförmig	Hitze-Kälte-Komplex	Kalte Feuchtigkeit unten und Hitze oben	ZK: gerötet, besonders vorne ZB: weißlich Pu: saitenförmig	Erbrechen nach dem Essen, periodische Bauchschmerzen, Völlegefühl im Epigastrium, loser Stuhl, Gereiztheit, Sodbrennen, Hungergefühl ohne Verlangen zu essen	*Wu Mei Wan* ► RG 16

12.3 Nahrungsunverträglichkeit

Bei Übergangs-Stadien und Mischformen können die empfohlenen Rezepturen auch modifiziert werden. Die im Folgenden aufgeführten Einzelmittel können bei Nahrungsmittelunverträglichkeit hilfreich sein.

Einzelmittel

Milde Feuchtigkeits-Ausleitung und -Umwandlung	4	*Fu Ling* (Poria) *Zhu Ling* (Polyporus) *Yi Yi Ren* (Coicis Semen)
	7	*Guang Huo Xiang* (Pogostemonis Herba)
	12.1	*Chao Bai Zhu* (Atractylodis Macrocephalae Rhizoma, geröstet), Doppelwirkung: stärkt *Qi* und wirkt diuretisch *Bai Bian Dou* (Lablab Semen Album)
Bei Feuchtigkeit-Schleim-Akkumulationen: milde Diuretika, um die ableitenden Wasserwege offen zu halten	4	*Yi Yi Ren* (Coicis Semen) *Chi Xiao Dou* (Phaseoli Semen) *Ze Xie* (Alismatis Rhizoma)
Milz-Qi tonisierende Arzneien, die die Transformationskraft der Milz stärken und das *Qi* anheben	12.1	*Bai Zhu* (Atractylodis Macrocephalae Rhizoma) *Ren Shen* (Ginseng Radix et Rhizoma) *Huang Qi* (Astragali Radix) *Dang Shen* (Codonopsis Radix)
Bei abdominellem Spannungsgefühl und Distension	9	*Mu Xiang* (Aucklandiae Radix) *Zhi Shi* (Aurantii Fructus Immaturus) *Zhi Qiao* (Aurantii Fructus)
Bei reduziertem Appetit	7	*Sha Ren* (Amomi Fructus)
	1.1	*Sheng Jiang* (Zingiberis Rhizoma Recens)
Bei Bauchkrämpfen	12.2	*Bai Shao* (Paeoniae Radix Alba)
	12.1	*Gan Cao* (Glycyrrhizae Radix et Rhizoma)
	9	*Mu Xiang* (Aucklandiae Radix)
Bei Nahrungs-Stagnation: Diese Mittel helfen insbesondere am Anfang der Therapie, die Verdauung sanft wieder in Gang zu bringen und angesammelte Nahrungs-Stagnationen aufzulösen	8	*Shan Zha* (Crataegi Fructus) *Mai Ya* (Hordei Fructus Germinatus) *Chao Shen Qu* (Massa Medicata Fermentata, geröstet) *Lai Fu Zi* (Raphani Semen)
Bei Säfte-Mangel und gleichzeitigen Hitze-Zeichen	2.1	*Zhi Mu* (Anemarrhenae Rhizoma) *Tian Hua Fen* (Trichosanthis Radix)
	1.2	*Ge Gen* (Puerariae Lobatae Radix)
Bei benebeltem Kopf und trübem Denken	15	*Shi Chang Pu* (Acori Tatarinowii Rhizoma)
	14.2	*Yuan Zhi* (Polygalae Radix)
Bei Aufstoßen durch Stagnation von Feuchtigkeit und Kälte	7	*Cang Zhu* (Atractylodis Rhizoma) *Hou Po* (Magnoliae Officinalis Cortex) *Dou Kou* (Amomi Fructus Rotundus)
	11	*Ding Xiang* (Caryophylli Flos)
Bei emotionaler Anspannung durch Leber-*Qi*-Stagnation	1.2	*Chai Hu* (Bupleuri Radix)
	12.2	*Bai Shao* (Paeoniae Radix Alba)
	10.1	*Yu Jin* (Curcumae Radix)
Bei Yang-Mangel: große Kälte-Intoleranz gegenüber kalten Speisen und Getränken	11	*Fu Zi* (Aconiti Radix Lateralis Praeparata) *Gan Jiang* (Zingiberis Rhizoma) *Ding Xiang* (Caryophylli Flos)

Cave In folgenden Arzneien kann Gluten enthalten sein und diese sind bei Zöliakie kontraindiziert: *Fu Xiao Mai* (Tritici Fructus), *Mai Ya* (Hordei Fructus Germinatus) und *Shen Qu* (Massa Medicata Fermentata).

Akupunktur

Bei Feuchtigkeit-Schleim-Ansammlung und mangelnder Qi-Dynamik Ma 40 *Fenglong*, Mi 9 *Yinlingquan*, Ren 12 *Zhongwan* und Ren 6 *Qihai*, Di 10 *Shousanli*, Bl 20 *Pishu*

Klärt Hitze in der Mitte **Kombination**: Ren 12 *Zhongwan* und Ma 34 *Liangqiu*

Klärt Hitze im Yang Ming **Kombination**: Di 11 *Quchi* und Gb 43 *Xiaxi*

Stärkt die Mitte **Kombination**: Bl 20 *Pishu* und Bl 21 *Weishu*, Ma 36 *Zusanli* und Mi 6 *Sanyinjiao*

Bei Nieren-Yang-Mangel **Kombination**: Ni 3 *Taixi*, Bl 23 *Shenshu* und Ren 4 *Guanyuan*

Bei Leber- und Gallenblasen-Qi-Stagnation **Kombination**: Le 3 *Taichong*, Gb 34 *Yanglingquan* und SJ 6 *Zhigou*

Bei Leber- und Milz-Disharmonie **Kombination**: Le 3 *Taichong*, Mi 6 *Sanyinjiao* und Le 13 *Zhangmen*

Diätetik

Milz-Qi-Mangel mit ausgeprägter Feuchtigkeit-Ansammlung

Die wichtigste Maßnahme besteht in der Eliminierung von Feuchtigkeit und Transformation von Schleim. Eine Heißwasser-Trinkkur wirkt exzellent zur Transformation und Ausscheidung von Feuchtigkeit- und Schleim-Belastungen. Praktische Durchführung: ca. ein Liter Wasser für 10 Minuten köcheln lassen, in eine Thermoskanne abfüllen und über den Tag verteilt in kleinen Schlucken trinken.

Zur Beruhigung des Magen-Darmtraktes

- Süße, fettige und energetisch heiße Nahrungs- und besonders auch Genussmittel sollten vermieden werden. Sehr hilfreich wirken sich eine Zucker-Karenz und die Vermeidung von Zwischenmahlzeiten aus.
- Im weiteren Verlauf korrigiert eine drei- bis sechswöchige probiotische Therapie eine gestörte Darmflora, was sich oft als hilfreich herausstellt

Meide

- Nahrungsmittel, die nicht vertragen werden. Falls eine Fruktose-, Laktose- oder Glutenunverträglichkeit besteht, ist es ratsam eine entsprechende Karenz einzuhalten, die bei Glutenunverträglichkeit oft sehr strikt ausfallen muss. Nach einer Therapie kann das entsprechende Nahrungsmittel manchmal in kleineren Mengen wieder vertragen werden.
- Zu viel frisches Obst – besonders Stein- und Kernobst und manche Fruchtsäfte
- Zuckerhaltige Nahrungsmittel und gesüßte Getränke (Cola, Fanta)

Bei Zöliakie

- Es ist vorteilhaft Reis zum Hauptgetreide auszuwählen. Andere glutenfreie Kohlenhydrtat-Lieferanten sind:
- Mais, Hirse, Kartoffel, Buchweizen
- In milden Fällen ist Hafer mit nur geringem Glutenanteil verträglich

Allgemeine Hinweise

Es ist wichtig, dem Patienten zu vermitteln, dass die TCM-Behandlung kein Ersatz für eine der Unverträglichkeit angepasste Ernährung sein kann. Eine vorübergehende komplette Karenz der Auslöser während der anfänglichen Behandlung ist wichtig. Neben einer TCM-Behandlung hat sich eine probiotische Therapie sehr bewährt. Diese beschleunigt die Korrektur einer bakteriellen Fehlbesiedlung im Darm, was das Milieu an der Darmschleimhaut verbessert. Oft erhöht z.B. eine zweiwöchige vorgeschaltete Darmsanierung die Verträglichkeit und Wirksamkeit der Chinesischen Arzneitherapie. So gelingt es bei zahlreichen Patienten, dass diese bestimmten Nahrungsmittel zumindest in einem gewissen Umfang wieder zu sich nehmen können.

Regelmäßige Mahlzeiten fördern die Verdauung. Sie sollten in Ruhe eingenommen werden und im Idealfall empfiehlt es sich, nach dem Essen noch für mindestens einige Minuten sitzen zu bleiben. Dies begünstigt die optimale Ausschüttung all der Enzyme und Verdauungssäfte, die für eine maximal effektive Transformation und Resorption der Nahrung erforderlich sind. Aber genauso wichtig sind die Pausen zwischen den Mahlzeiten, in denen der Verdauungsvorgang möglichst ungestört ablaufen können sollte. Ausreichende und regelmäßige Bewegung unterstützt die physiologische Darmtätigkeit und trägt daher auch prophylaktisch einen großen Teil zur normalen Darmgesundheit bei. Eine ausreichende Zufuhr von Flüssigkeit ist wichtig und sollte am besten aus nicht zu kaltem Wasser bestehen.

12.4 Reizdarm und Abdominalschmerzen

Einleitung

Vorbemerkung Bauchschmerzen können die verschiedensten Ursachen haben. Diese reichen von leichten funktionellen Störungen über organisch-manifeste Erkrankungen bis hin zu einem akuten Abdomen mit Operationsindikation. Schmerz ist immer ein Warnzeichen. Bei Bauchschmerzen ist eine sorgfältige diagnostische Abklärung erforderlich, um andere Behandlungen, die gegenüber der Chinesischen Medizin vordringlich sein könnten, nicht zu versäumen. Nur in Fällen, bei denen eine ausreichende Sicherheit dafür besteht, dass eine andere Therapie nicht primär angezeigt ist, ist der ausschließliche Einsatz der Chinesischen Medizin vertretbar. Dabei handelt es sich meist um chronische Beschwerden, bei denen die diagnostische Abklärung abgeschlossen ist. Ggfs. kann die TCM aber auch parallel zu einer konventionellen Intervention sinnvoll sein.

Grundlagen Treten Schmerzen im Abdominalbereich auf, liegt in jedem Fall eine Stagnation vor. Diese kann den *Qi*-Fluss (*Qi*-Stagnation), die Blut-Zirkulation (Blut-Stase inkl. Stase der *Luo*-Netzgefäße) oder den Nahrungsbrei (Nahrungs-Stagnation) betreffen. Die zugrunde liegenden Ursachen können eine Ansammlung von Feuchtigkeit-Schleim – zumeist im Mittleren Erwärmer – sein. Im Unteren Erwärmer treten darüber hinaus feuchte Hitze-Prozesse auf.

Neben Kälte-Pathogenen kommen auch emotionale Pathogene in Betracht: Wenn diese das Leber-*Qi* einstauen, manifestieren sich die Schmerzen oft an den Flanken, am Rippenbogen und an den seitlichen Baucharealen, entsprechend dem Leitbahnverlauf von Leber und Gallenblase. Der Schmerzcharakter kann auf das Pathogen hinweisend sein: dumpfe Schmerzen, Druck oder Völle sprechen eher für Feuchtigkeit bzw. Schleim-Obstruktionen. Krampfartige Schmerzen für Leber-Muster wie Leber-*Qi*-Stagnation oder Leber-Milz-Disharmonie. Aber auch Kälte im Bauchraum kann stark schneidende, stechende Schmerzen verursachen. Bei Blut-Stasen ist der Schmerz heftig, tief, bedrohlich und ortsfixiert. Die Modalitäten stellen eine weitere diagnostische Hilfe dar: So bessern sich Kälte-Stagnationen durch Wärme, Feuchtigkeit-Schleim-Ansammlungen durch Nahrungs-Restriktion und bei feuchter Hitze helfen oft Reduktion von Zucker, Genussmitteln (Alkohol, Tabak, zu viel Koffein) sowie scharfer, fetthaltiger Nahrung.

Hauptformen

- Leber-*Qi*-Stagnation
- Stagnation bei Milz-Schwäche und Feuchtigkeit/Schleim
- Disharmonie von Holz und Erde
- Disharmonie von Magen und Darm
- Feuchte Hitze-Ansammlung im Unteren Erwärmer
- Trockenheit im Darm
- *Qi*-Stagnation/Blut-Stase (zusätzlich bei jeder Manifestation möglich)
- Stase in den Netzgefäßen (Sonderform der Blut-Stase – oft bei sehr chronischen Fällen)

Differenzialdiagnose							**Therapie**
1. Ebene	2. Ebene	3. Ebene	Syndrom	Syndromdifferenzierung	Befunde	Leitsymptome	Rezeptur
ZK: blass	ZK: gedunsen, ZE	Schwellung, Schmerzen der Beine	Milz-Schwäche	Milz- und Nieren -*Yang*-Mangel, Feuchtigkeit	ZK: gedunsen, blass, ZE ZB: schleimig Pu: dünn, leer	Müde, Schwindel, Diarrhö, kalte, schwere Extremitäten, Palpitationen	*Zhen Wu Tang* ► RG 6.4
	ZK: leicht gedunsen, keine ZE	Große innere Kälte		Milz- und Nieren-*Yang*-Mangel	ZK: blass ZB: weiß Pu: dünn, langsam	Wässrige Diarrhö, Appetit und Durst vermindert, innere Kälte	*Fu Zi Li Zhong Wan* ► RG 7.2
		Mehr krampfartige Bauchbeschwerden		Allgemeiner *Qi*-Mangel, vor allem Milz-*Qi*-Mangel	ZK: blass ZB: weiß Pu: dünn, saitenförmig	Krampfartige Bauchschmerzen, deutliche Besserung durch Wärme und Druck	*Xiao Jian Zhong Tang* ► RG 7.2
ZK: nicht blass ZB: deutlich vermehrt	ZK: deutlich gedunsen, ZE	ZB: vermehrt	Stagnation	Feuchtigkeit-Stagnation	ZK: gedunsen, blass, ZE ZB: sehr feucht, dick, klebrig Pu: schlüpfrig	Völle- und Druckgefühl im Oberbauch, Übelkeit und Erbrechen, kein Appetit, Schweregefühl der Gliedmaßen, Abgeschlagenheit	*Ping Wei San* ► RG 6.2
ZK: nicht blass Pu: saitenförmig	ZK: rote Ränder	ZK: livide Flecken, tastbare Verhärtungen im Abdomen		Leber-*Qi*-Stagnation und Blut-Stase	ZK: Tendenz zu lividen oder livide Flecken	Fixierte schmerzhafte Resistenzen im Hypochondrium, Reizbarkeit, Durchfall oder Verstopfung	*Ge Xia Zhu Yu Tang* ► RG 10.1
		ZK: keine lividen Flecken		Leber-*Qi*-Stagnation	ZK: rote Ränder ZB: relativ normal Pu: saitenförmig	Frustriertheit, emotionale Schwankungen, Reizbarkeit, Spannungsgefühl am Rippenbogen	*Chai Hu Shu Gan San* ► RG 4.2
			Disharmonie von Holz und Erde	Leber-*Qi*-Stagnation, leichter Blut-Mangel	ZK: relativ normal, evtl. rote Ränder, leicht gedunsen ZB: dünn Pu: saitenförmig	Unausgeglichenheit, Abdominalbeschwerden, Menstruationsbeschwerden, Frustriertheit, Reizbarkeit	*Jia Wei Xiao Yao San* ► RG 4.2
		ZB: normal Pu: nicht beschleunigt		Milz-Leber-Disharmonie	ZB: weiß Pu: saitenförmig, dünn	Schmerzhafter Durchfall mit Besserung nach der Entleerung, häufiges Aufstoßen	*Tong Xie Yao Fang* ► RG 4.2
	ZK: normal	ZB: gelb Pu: beschleunigt	Disharmonie von Magen und Darm	*Shao Yang*-Stadium, Disharmonie von Aufsteigen (Milz) und Absenken (Magen)	ZB: dünn, gelblich, klebrig Pu: saitenförmig, beschleunigt	Völle- und Druckgefühl im Epigastrium, relativ geringer Schmerz der nicht druckschmerzhaft ist, Aufstoßen, Erbrechen, Übelkeit, kein Appetit, Diarrhö	*Ban Xia Xie Xin Tang* ► RG 4.3

12.4 Reizdarm und Abdominalschmerzen

Bei Mischformen können die empfohlenen Rezepturen auch modifiziert werden. Im Folgenden dazu einige Einzelmittel.

Einzelmittel

Wirkung	AG	Einzelmittel
Bei Darmkrämpfen, Koliken und Spasmen	12.1	*Gan Cao* (Glycyrrhizae Radix et Rhizoma)
	12.2	*Bai Shao* (Paeoniae Radix Alba)
	9	*Mu Xiang* (Aucklandiae Radix)
Bei starken Schmerzen mit Hitzeempfindungen (brennende Schmerzen)	9	*Chuan Lian Zi* (Toosendan Fructus)
	10.1	*Yan Hu Suo* (Corydalis Rhizoma)
Bei feuchter Hitze im Unteren Erwärmer	2.3	*Huang Bo* (Phellodendri Chinensis Cortex) *Huang Qin* (Scutellariae Radix) *Huang Lian* (Coptidis Rhizoma)
	2.1	*Zhi Zi* (Gardeniae Fructus)
Bei Krämpfen mit Diarrhö	1.2	*Sheng Ma* (Cimicifugae Rhizoma) *Ge Gen* (Puerariae Lobatae Radix)
	9	*Mu Xiang* (Aucklandiae Radix)
	8	*Shan Zha* (Crataegi Fructus) *Mai Ya* (Hordei Fructus Germinatus)
Bei Hitze-Toxinen im Unteren Erwärmer	2.3	*Bai Tou Weng* (Pulsatillae Radix) *Huang Lian* (Coptidis Rhizoma) *Tu Fu Ling* (Smilacis Glabrae Rhizoma)
Schmerz im Hypochondrium	9	*Chuan Lian Zi* (Toosendan Fructus) *Wu Yao* (Linderae Radix) *Xiang Fu* (Cyperi Rhizoma)
	1.2	*Chai Hu* (Bupleuri Radix)
	10.1	*Yu Jin* (Curcumae Radix) *Yan Hu Suo* (Corydalis Rhizoma)
Bei Stuhlverstopfung	3.1	*Da Huang* (Rhei Radix et Rhizoma) *Mang Xiao* (Natrii Sulfas)
Bei Obstipation mit sehr trockenem Stuhl	3.2	*Huo Ma Ren* (Cannabis Fructus)
	14.2	*Bai Zi Ren* (Platycladi Semen)
	10.1	*Tao Ren* (Persicae Semen)
	6.2	*Gua Lou Ren* (Trichosanthis Semen)
	6.3	*Ku Xing Ren* (Armeniacae Semen Amarum)
Qi regulierende Arzneien bei Blähungen	9	*Hou Po* (Magnoliae Officinalis Cortex) *Zhi Qiao* (Aurantii Fructus) *Zhi Shi* (Aurantii Fructus Immaturus)
Qi regulierende Arzneien, die Stuhlgang fördern	9	*Zhi Shi* (Aurantii Fructus Immaturus)
Milz tonisierende Arzneien, die Stuhlgang fördern	12.1	*Bai Zhu* (Atractylodis Macrocephalae Rhizoma)
Arzneien, die Säfte/Blut nähren und gleichzeitig Stuhlgang fördern	12.2	*Dang Gui* (Angelicae Sinensis Radix) *Zhi He Shou Wu* (Polygoni Multiflori Radix Praeparata)
	12.4	*Sang Shen* (Mori Fructus) *Hei Zhi Ma* (Sesami Semen Nigrum)
Blut regulierende Arzneien, die auf die Luo-Netzgefäße wirken und gleichzeitig Stuhlgang fördern	10.1	*Mo Yao* (Myrrha) *Ru Xiang* (Olibanum)
	2.4	*Si Gua Luo* (Luffae Fructus Retinervus)
Arzneien, die Shen beruhigen und gleichzeitig Stuhlgang fördern	14.2	*Bai Zi Ren* (Platycladi Semen)
	12.2	*Long Yan Rou* (Longan Arillus)
Nieren-Energie stärkend und gleichzeitig Stuhl regulierend (Darm befeuchtend)	12.3	*Rou Cong Rong* (Cistanches Herba) *Suo Yang* (Cynomorii Herba)
Arzneien, die Blut-Stasen regulieren und gleichzeitig Stuhlgang fördern	10.1	*Tao Ren* (Persicae Semen)

Akupunktur

Klärt feuchte Hitze im Unteren Erwärmer **Unterer He-Punkt des Dickdarmes**: Ma 37 *Shangjuxu*, wirkt besonders auf den Dickdarm und eliminiert dort insbesondere Stagnation, Stasen und Hitze. Hat ebenfalls Bezug zu den Netzgefäßen *Luo Mai.*

Klärt Hitze im Yang Ming und wirkt abführend **Kombination**: Di 11 *Quchi*, Ma 25 *Tianshu*

Zur Darmregulation **Kombination**: Bl 25 *Dachangshu*, Ma 25 *Tianshu*, Mi 15 *Daheng*

Stuhl nach unten ableitend **Kombination**: SJ 6 *Zhigou*, Ren 9 *Shuifen*

Bei Feuchtigkeit-Hitze im Darm

- Ma 39 *Xiajuxu* ist der untere *He*-Punkt des Dünndarms und wird bei feuchter Hitze-Akkumulation im Darm eingesetzt.
- Zum Beispiel als Kombination Ma 39 *Xiajuxu* mit Mi 3 *Taibai*

Stärkt die Mitte **Kombination**: Bl 20 *Pishu*, Bl 21 *Weishu*, Ma 36 *Zusanli* und Mi 6 *Sanyinjiao*

Bei Leber- und Gallenblasen-Qi-Stagnation **Kombination**: Le 3 *Taichong*, Gb 34 *Yanglingquan* und SJ 6 *Zhigou*

Bei Leber- und Milz-Disharmonie **Kombination**: Le 3 *Taichong*, Mi 6 *Sanyinjiao* und Le 13 *Zhangmen*

Diätetik

Je akuter das Krankheitsbild ist, desto mehr sollten scharfe, fettige und heiße Nahrungs- und besonders auch Genussmittel vermieden werden. Im weiteren Verlauf kann eine drei- bis sechswöchige probiotische Therapie eine gestörte Darmflora korrigieren, was sich oft als hilfreich herausstellt.

Träge Darmtätigkeit Walnüsse, Mandeln, Leinsamen (geschrotet und eingeweicht), Sesam, geschälte Hanfsamen, Chia-Samen, Leinöl, Olivenöl, Ghee (ayurvedisch Butterschmalz)

Milz-Qi-Mangel mit ausgeprägter Feuchtigkeits-Ansammlung Heißwasser-Trinkkur

Meide

- Zuckerhaltige Nahrungsmittel und gesüßte Getränke (Cola, Fanta, manche Fruchtsäfte)
- Nicht selten bestehen als Ursache für Bauchschmerzen auch unerkannte Nahrungsmittelunverträglichkeiten (Nahrungsmittelintoleranzen, ca. 90%, oder echte Nahrungsmittelallergien, ca. 10%, eher bei Kindern anzutreffen). Falls eine Fruktose-, Laktose- oder Glutenunverträglichkeit besteht, ist es ratsam eine entsprechende Karenz einzuhalten, die bei Glutenunverträglichkeit oft sehr strikt ausfallen muss. Nach einer Therapie kann das entsprechende Nahrungsmittel manchmal in kleineren Mengen wieder vertragen werden.

Allgemeine Hinweise

Ausreichende und regelmäßige Bewegung unterstützt die physiologische Darmtätigkeit und trägt daher auch prophylaktisch zur normalen Darmgesundheit bei. Ebenso fördern regelmäßige Mahlzeiten, die in Ruhe eingenommen werden, unsere Verdauung. Genauso wichtig sind die Pausen zwischen den Mahlzeiten, in denen der Verdauungsvorgang möglichst ungestört ablaufen können sollte. Eine ausreichende Zufuhr von Flüssigkeit, welche am besten aus nicht zu kaltem Wasser besteht, ist auch wichtig. Darüber hinaus kann selbsttätig eine tägliche sanfte Bauchmassage beginnend im rechten Unterbauch und dann im Uhrzeigersinn unterstützend durchgeführt werden. Eine Therapie mit Probiotika kann die Behandlung ergänzen und ist bei Reizdarm belegt (Leitlinienempfehlung).

12.5 Colitis ulcerosa und Morbus Crohn

Einleitung

Colitis ulcerosa und Morbus Crohn sind die häufigsten chronisch-entzündlichen Darmerkrankungen (CED) mit einer Prävalenz von je etwa 60–120 pro 100.000 Einwohner in Deutschland. Gemeinsam ist beiden Erkrankungen der „junge" Beginn – oft zwischen dem 15. bis 30. Lebensjahr – und der schubweise Verlauf mit Rezidiven und symptomarmen bis -freien Remissionsphasen. Die Symptome ähneln oft denen von Bauchschmerzen und Durchfällen. Die Mechanismen bei der Krankheitsentstehung gleichen sich: Auf eine geschwächte Darmwandbarriere gegenüber den Bakterien des körpereigenen Mikrobioms reagiert das Immunsystem mit einer Entzündungsreaktion in der Darmwand. Die Unterschiede liegen zum einen in der Lokalisation: Bei Colitis ulcerosa wird nur der Dickdarm einschließlich Enddarm befallen, während beim M. Crohn der gesamte Verdauungstrakt vom Mund bis zum Darmausgang betroffen sein kann. Zweitens wird bei Colitis ulcerosa nur die oberflächliche Darmwand durch die Entzündung erfasst, während beim M. Crohn die Entzündung durch alle Darmschichten verlaufen kann. Drittens zeigt die Colitis ulcerosa eine gleichmäßige Ausbreitung, während der M. Crohn typisch eine fleckförmige Verteilung der Entzündung aufweist, unterbrochen von gesunden Darmabschnitten.

Colitis ulcerosa und M. Crohn werden im Chinesischen mehr gemäß ihrer Symptome beschrieben: Also unter *Xie Xie*, „Durchfall", oder auch als „blutiger Stuhl" *Bian Xue*, gelegentlich auch als *Chi Bai Li* „rote und weiße Dysenterie", als *Fu Tong* „Abdominalschmerz" oder als *Tong Xie* „schmerzhafter Durchfall" aufgeführt.

Bei der Krankheitsentstehung spielen meistens mehrere Komponenten eine Rolle, wobei sich zentral häufig eine Leber-Milz-Disharmonie zeigt, indem eine Leberstagnation die Milz-Funktion in ihrer Umwandlung schwächt und sich so Feuchtigkeit ansammelt. Wenn diese Situation über längere Zeit besteht, kann sich diese Feuchtigkeit mit eingeschlossener Stagnations-Hitze im Dickdarm verbinden und dort zu entzündlichen Prozessen führen. Im Akutfall eines Krankheitsschubes überwiegen dann Fülle-Zeichen in Form von Hitze, ggfs. Toxine und Feuchtigkeit/Schleim sowie Stagnation und Stase. Im Intervall zeigen sich eher Leere-Symptome wie Erschöpfung, breiige Stühle, zunehmende Intoleranz gegenüber zahlreichen Nahrungsmitteln und auch Trockenheitssymptome durch die Schmälerung der Säfte im Schub.

Die nachfolgende Mustereinteilung sollte nicht zu kategorisch verstanden werden, sie dient mehr der besseren Übersicht. In der Praxis findet man meistens Mischformen, bei denen zwei oder auch drei der jeweiligen Pathologien überlappend auftreten können. Grundsätzlich kommen eigentlich immer sowohl Mangel- als auch Fülle-Symptome parallel vor.

Fülle – Shi

- Feuchtigkeit-Hitze im Dickdarm
- Toxische Hitze im Dickdarm und Blut-Hitze
- Leber-*Qi*-Stagnation mit konsekutiver Stagnations-Hitze
- Komplikationen durch zusätzliche Blut-Stase in den Netzgefäßen

Mangel – Xu

- Milz- und Magen-Leere mit innerer Kälte
- Leber-Milz-Disharmonie mit gestörter Milz-Funktion und Feuchtigkeit-Akkumulation
- Nieren- und Milz-*Yang*-Mangel

Unterschiede von Colitis ulcerosa und M. Crohn

Epidemiologisch betrachtet tritt eine Crohnsche Erkrankung bei eher etwas jüngeren Patienten auf und erfasst auch die tieferen Abschnitte der Darmwand. Daher kommen hier verständlicherweise mehr Fülle-Muster vor. Die Erkrankung tendiert eher zu Hitze als zu innerer Kälte oder *Yang*-Mangel. Durch ihre Neigung zu Abszedierungen zeigt sie mehr als die Colitis ulcerosa eine Tendenz zu toxischer Hitze und Blut-Stase.

Differenzialdiagnose						**Therapie**
1. Ebene	2. Ebene	Syndrom	Syndrom-differenzierung	Befunde	Leitsymptome	Rezeptur
ZK: livide	Pu: rau ZK: evtl. gestaute ZGV	Blut-Stase – Chronifizierung	Blut-Stase im Unteren Erwärmer	ZK: livide ZB: weißlich Pu: rau, saitenförmig	Ständige Durchfälle mit Blutbeimengung, stechender ortsfixierter starker Abdominalschmerz, palpable Verhärtungen im Bauchraum, dunkler Teint	*Shao Fu Zhu Yu Tang* ▶ RG10.1 oder *Ge Xia Zhu Yu Tang* ▶ RG 10.1
ZK: rot	Evtl. äußere Pathogene – Fieber und Magen-Hitze-Zeichen: Sodbrennen	Hitze-Exzess – Frühstadium oder Beginn akuter Schub	Hitze im Innen – bes. Magen und Darm – bei äußerlichen Restpathogenen	ZK: rot ZB: gelblich Pu: kräftig, beschleunigt	Akut- oder Frühstadium eines Colitisschubs: Diarrhö, stinkende Stühle, evtl. Fieber, Durst, Sodbrennen, Hitze und Unruhe im Brustkorb	*Ge Gen Huang Qin Huang Lian Tang* ▶ RG 1.4
	Betonung auf Unterem Erwärmer – keine äußeren Pathogene	Hitze-Exzess – akuter fulminanter Schub	Feuchte Hitze bis toxische Hitze, bes. im Unteren Erwärmer	ZB: dick, klebrig, gelblich Pu: kräftig, beschleiumigt	Blutige, eitrige Stühle, schmerzhafte Defäkation, Bauchkrämpfe	*Bai Tou Weng Tang* ▶ RG 2.4
ZK: Rötung nur der Zungenränder	Pu: saitenförmig	Qi-Stagnation – emotionale Einflüsse	Leber-*Qi*-Stagnation mit Beeinträchtigung der Milz-Funktion	ZK: rote Ränder ZB: weißlich Pu: saitenförmg, gespannt, kräftig	Schmerzhafte Darmentleerung, häufige Darmkrämpfe und Bauchschmerzen, Druck an den Rippenbögen, gereizte Stimmung, emotionale Belastung	*Si Ni San + Tong Xie Yao Fang* ▶ RG 4.2
Gemischte Zeichen von Hitze und Kälte	ZK: rot ZB: weiß	Fülle-Leere-sowie Hitze-Kälte-Komplex	*Jue Yin*-Störung, gestörte Kommunikation von *Yin* und *Yang*	ZK: rot ZB: weiß	Intermittierende Abdominalschmerzen, besser durch Druck und Wärmeapplikation, ständige Diarrhö mit wenig Eiter	*Wu Mei Wan* ▶ RG 16, mit Modifikationen
	ZK: gedunsen mit roten Pünktchen ZB: weiß-gelblich		Milz-*Qi*-Mangel bei gleichzeitiger Hitze und innerer Kälte	ZK: gedunsen mit roten Pünktchen ZB: weiß-gelblich, vermehrt Pu: schlüpfrig, geschwächt	Diarrhö ohne Blut, evtl. etwas Schleim, Bauchschmerzen und -krämpfe, allgemeine Erschöpfung	*Liu Jun Zi Tang* ▶ RG 8.1, erweitert mit: *Huang Lian, Sheng Ma, Huang Qi, Gan Jiang, Mu Xiang*
ZK: blass	Pu: schlüpfrig	Feuchtigkeit-Akkumulation mit Qi-Mangel, abklingender Schub oder Intervall- Behandlung	Milz-*Qi*-Mangel im Vordergrund – dabei leichte feuchte Hitze	ZK: blass, gedunsen ZB: vermehrt feucht, weißlich Pu: kraftlos, schlüpfrig	Müdigkeit, Schwäche, chronischer Durchfall, Heißhunger auf Süßes, kein Durst, Appetitlosigkeit	*Shen Ling Bai Zhu San* ▶ RG 8.1
	Pu: langsam, tief, kraftlos	Innere Kälte und *Yang*-Mangel – Schwerpunkt Milz	Milz-*Qi*-Mangel im Vordergrund – dabei Feuchtigkeit-Schleim und Kälte	ZK: blass, gedunsen, ZE ZB: weißlich, vermehrt Puls: langsam, tief, kraftlos	Diarrhö und Erbechen, unverdaute Nahrung, Abdominalschmerzen, chronische Mundulzera, besser duch Wärme, schlechter durch kalte Speisen und Getränke, allgmeine innere Kälte	*Fu Zi Li Zhong Wan* ▶ RG 7.2
	Pu: *Chi*-Puls-Position geschwächt	Innere Kälte und *Yang*-Mangel – Schwerpunkt Niere	Schwäche des Minister-Feuers mit Nieren- und Milz-*Yang*-Mangel	ZK: blass ZB: weiß Pu: tief, kraftlos und langsam	„Hahnenschrei-Diarrhö", Entleerung unverdauter Speisen, fehlender Appetit, kalte Extremitäten, LWS-Schwäche, Antriebsmangel	*Si Shen Wan* ▶ RG 11.2

Rezepturen, die bei entsprechender Pathologie den Basis-Rezepturen als Zusatzmodul hinzugefügt werden können

Rezepturen bei intestinalen Abzedierungen

Tou Nong San (Pulver, das Eiter abfließen lässt):	
Arznei	Dosis
Zao Jiao Ci (Gleditsiae Spina)	6 g
Chuan Xiong (Chuanxiong Rhizoma)	6 g
Huang Qi (Astragali Radix)	9 g
Dang Gui (Angelicae Sinensis Radix)	6 g
Indikation Toxische Hitze führt zu Abszessbildung - kann bei Bedarf jedem Rezept hinzugefügt werden, um Abszesse anzugehen	

Da Huang Mu Dan Tang ▶ RG 3.1	
Arzneimittel	Dosis
Da Huang (Rhei Radix et Rhizoma)	2–9 g
Mang Xiao (Natrii Sulfas)	2–9 g
Mu Dan Pi (Moutan Cortex)	6 g
Tao Ren (Persicae Semen)	6 g
Dong Gua Zi (Benicasae Semen)	9 g

Huang Lian Jie Du Tang (Coptidis Rhizoma Dekokt, das toxische Wirkungen lindert) ▶ RG 2.3

Wu Wei Xiao Du Yin (Trank der fünf Zutaten, das Toxine eliminiert) ▶ RG 2.3

Rezepturen bei intestinalen Schmerzen oder Krämpfen

Shao Yao Gan Cao Tang (Paeoniae Radix und Glycyrrhizae Radix und Rhizoma Dekokt) ▶ RG 8.3 Als Modul für alle Arten von Krämpfen der quergestreiften sowie der glatten Muskulatur. Die Kombination des sauren (*Bai Shao*) und des süßen Geschmacks (*Gan Cao*) entspannt und löst. *Shao Yao Gan Cao Tang* wird meist als Modul anderen Mischungen beigefügt und kann breit eingesetzt werden bei Spasmussymptomen wie Krämpfen der glatten Muskulatur im Darm mit krampfartigen Bauchschmerzen. Bei höherer Dosis sind besonders die Kontraindikationen für *Gan Cao* zu beachten.

Tong Xie Yao Fang (Wichtige Rezeptur für schmerzhafte Diarrhö) ▶ RG 4.2 Indikation: schmerzhafte Defäkation

Chai Hu Shu Gan San (Bupleuri Radix Pulver, das die Leber verteilt) ▶ RG 4.2 Indikation: Bei Leber-*Qi*-Stagnation und emotionaler Belastung

Jia Wei Xiao Yao San (Erweiterrtes Umherstreifen Pulverr) ▶ RG 4.2 Indikation: Leber-Milz-Disharmonie mit Hitze in Leber und Herz

Weitere Rezepturen, die sinnvoll sein können

Si Ling San (Vier Bestandteile Pulver bei Miktionsstörungen) (=Wu Ling San ▶ RG 6.1, ohne Gui Zhi)
Indikation: ausgeprägte Feuchtigkeit-Akkumulation, die die Mitte und den Darm belastet; als Ergänzungs-Modul den Rezepten *Fu Zi Li Zhong Wan* und *Zhen Ren Yang Zang Tang* noch hinzuzufügen.

Huai Hua San (Sophorae Flos Pulver)	
Arznei	Dosis
Chao Huai Hua (geröstete Sophorae Flos)	2–9 g
Chao Bai Ye (geröstetes Platycladi Cacumen)	2–9 g
Jing Jie Sui (Schizonepetae Spica)	6 g
Chao Zhi Qiao (geröstete Aurantii Fructus)	6 g
Indikation Hitze-Feuchtigkeit und Toxine akkumulieren im Darm. Diese Rezeptur klärt den Darm, kühlt Blut, zerstreut Wind und reguliert *Qi* und Blut in den Netzgefäßen. Bei analen Blutungen von hellrotem Blut vor oder mit dem Stuhlgang; Haemorrhoiden.	

Bei Übergangs-Stadien und Mischformen können die empfohlenen Rezepturen entsprechend modifiziert werden. Die im Folgenden aufgeführten Einzelmittel können zur jeweiligen Feinmodulation hinzugefügt werden.

Allgemeine Vorbemerkung **Pao Zhi – spezielle Präparationsverfahren:** Bestimmte Arzneien werden stark geröstet (*Chao*), um eine stärkere Durchfall stoppende Wirkung zu erzielen. Auch die Blutungen stoppende Wirkung wird so verstärkt: z.B. *Chao Bai Zhu* (geröstetes Atractylodis Macrocephalae Rhizoma), *Chao Di Yu* (geröstetes Sanguisorbae Radix) oder *Chao Yi Yi Ren* (geröstetes Coicis Semen). Nicht immer sind diese speziell präparierten Arzneien in Europa leicht erhältlich.

Bei Zeichen von **Blut im Stuhl** ist es von Bedeutung – wie auch sonst bei Blutungen – die Ursache dafür zu bestimmen:

- Blutungen durch Blut-Stase
- Blutungen bedingt durch innere Hitze und Hitze im Blut (erratische Bewegung des Blutes)
- Blutungen durch die Unfähigkeit eines geschwächten *Qi*, das Blut in den Gefäßen zu halten (Blutungen durch *Qi*-Mangel)

Entsprechende Arzneien sind in der nachfolgenden Tabelle aufgeführt.

Einzelmittel

Wirkung	AG	Einzelmittel
Toxine eliminierend: bei eitrigen Entzündungen	2.4	*Da Xue Teng* (Sargentodoxae Caulis) *Bai Jiang Cao* (Patriniae Herba) *Yu Xing Cao* (Houttuyniae Herba) *Lian Qiao* (Forsythiae Fructus)
Toxine eliminierend und gleichzeitig Blutungen stoppend	2.4	*Ma Chi Xian* (Portulacae Herba)
Adstringierend: Blutungen stoppend und Magensäure bindend	13	*Hai Piao Xiao* (Sepiae Endoconcha)
Adstringierend: Blutungen und Diarrhö stoppend	13	*Chi Shi Zhi* (Halloysitum Rubrum)
Stoppt Blutungen aufgrund von Blut-Stase	10.2	*San Qi* (Notoginseng Radix et Rhizoma) *Pu Huang* (Typhae Pollen)
Stoppt Blutungen aufgrund von Hitze im Blut	10.2	*Qian Cao* (Rubiae Radix et Rhizoma) *Di Yu* (Sanguisorbae Radix) *Huai Hua* (Sophorae Flos)
Stoppt Blutungen aufgrund von Qi-Mangel	10.2	*Xia He Cao* (Agrimoniae Herba)
Toxische Hitze und feuchte Hitze im Darm klärend	2.3	*Huang Qin* (Scutellariae Radix) *Huang Lian* (Coptidis Rhizoma) *Huang Bo* (Phellodendri Chinensis Cortex) *Zhi Zi* (Gardeniae Fructus)
Mitte stärkend und Feuchtigkeit ausleitend	4	*Yi Yi Ren* (Coicis Semen) *Fu Ling* (Poria)
	12.1	*Bai Zhu* (Atractylodis Macrocephalae Rhizoma)
Feuchtigkeit umwandelnd und ausleitend	7	*Cang Zhu* (Atractylodis Rhizoma) *Yi Yi Ren* (Coicis Semen)
Bei Blähungen und Völlegefühl	7	*Hou Po* (Magnoliae Officinalis Cortex)
	9	*Zhi Shi* (Aurantii Fructus Immaturus)
Bei Müdigkeit und Erschöpfung	12.1	*Huang Qi* (Astragali Radix) *Ren Shen* (Ginseng Radix et Rhizoma) *Dang Shen* (Codonopsis Radix) *Tai Zi Shen* (Pseudostellariae Radix) *Bai Zhu* (Atractylodis Macrocephalae Rhizoma)
Bei Darmkrämpfen	7	*Sha Ren* (Amomi Fructus)
	9	*Mu Xiang* (Aucklandiae Radix) *Zhi Qiao* (Aurantii Fructus)
	12.2	*Bai Shao* (Paeoniae Radix Alba) zusammen mit
	12.1	*Gan Cao* (Glycyrrhizae Radix et Rhizoma)

Weitere Einzelmittel Besonders wichtig bei eitrigen Entzündungen sind Arzneien, die Toxine eliminieren.

- **Bai Jiang Cao (Patriniae Herba) ▶ AG 2.4** Wirkt auf den Dickdarm und beseitigt Eiter, zerstreut Stase und lindert Schmerzen. Eignet sich somit zur Behandlung bei Colitis sowie bei Dysenterie und Enteritis.
- **Da Xue Teng (Sargentodoxae Caulis) ▶ AG 2.4** Beseitigt Eiter, zerstreut Stase und lindert Schmerzen.
- **Yu Xing Cao (Houttuyniae Herba) ▶ AG 2.4** Wirkt auf den Dickdarm und eignet sich somit zur Behandlung von Darmabszessen und wird bei Colitis, Dysenterie und Enteritis eingesetzt. Wird auch oft bei gynäkologischen Beschwerden, zum Beispiel Beckenentzündung eingesetzt.
- **Ma Chi Xian (Portulaccae Herba) ▶ AG 2.4** Wirkt auf den Dickdarm und wird bei Colitis, Dysenterie und Enteritis eingesetzt. Das Mittel kann dabei entgiften und gleichzeitig auch Blutungen stoppen
- **Chi Shi Zhi (Halloysitum Rubrum) ▶ AG 13** Wird bei Colitis ulcerosa mit mehr Blut als Schleim im Stuhl eingesetzt.
- **Yun Zhi (Coriolus)** Moduliert das Immunsystem und beeinflusst evtl. auch virale und bakterielle Einflüsse im Darm, daher Einsatz bei Colitis ulcerosa, Morbus Crohn und Leaky Gut-Syndrom.

Akupunktur

Einer der wichtigsten Punkte bei der Colitis ulcerosa und Morbus Crohn ist Ma 37 *Shangjuxu*, der als der untere *He*-Punkt des Dickdarms qualifiziert ist. Er wirkt gegen feuchte Hitze spezifisch im Darmbereich, darüber hinaus löst er Akkumulationen und Stagnationen im Darm.

Ma 39 *Xiajuxu* ist als der untere *He*-Punkt des Dünndarms qualifiziert. Er klärt Hitze und vertreibt Feuchtigkeit, klärt den Darm und beseitigt Stagnationen.

Im akuten Schub oder Rezidiv Ma 37 *Shangjuxu*, Ma 39 *Xiajuxu*

Hitze klärend Di 11 *Quchi*

Lokal-Punkte Ma 25 *Tianshu*, Ren 6 *Qihai*, Mi 15 *Daheng*, Ren 12 *Zhongwan*, Ren 9 *Shuifen*

Zugrunde liegende Konstitutions-Behandlung:

Bei allgemeinem Qi- und Blut-Mangel und in der Remissions-Phase zum Erhalt des Gleichgewichts Ma 36 *Zusanli*, Mi 6 *Sanyinjiao*, Ren 6 *Qihai*

Bei ausgeprägter Leber-Qi-Stagnation Le 3 *Taichong* im Wechsel mit Le 2 *Xingjian*, dazu Gb 43 *Xiaxi* oder *Jing*-Punkte Le 1 *Dadun* und Gb 44 *Zuqiaoyin*

Bei Schleim-Befunden Ma 40 *Fenglong*, Mi 9 *Yinlingquan*

Bei begleitender Blut-Stase Mi 10 *Xuehai*, Bl 17 *Geshu*

Diätetik

Hitze erzeugende Speisen, Getränke und Genussmittel sollten möglichst vermieden werden. Wenn Hitze-Zeichen erkennbar sind – besonders bei Blut oder Eiter im Stuhl, rotem Gesicht oder rotem Zungenkörper, gelblichem Belag oder beschleunigtem Puls –, sollten scharfe und frittierte Speisen strikt und vollständig gemieden werden. Ebenso alkoholische Getränke. Bei Schleim-Zeichen, wie klebrigem, vermehrtem Zungenbelag, sollte von Milchprodukten, sehr öligen Speisen und Süßigkeiten abgeraten werden. Neben der Ernährung sind Probiotika zur Wiederherstellung der meist gestörten Darmflora oft unverzichtbar, da diese offenbar auf den Krankheitsprozess einen noch nicht vollständig aufgeklärten Einfluss haben.

Milz stärkend, Qi und Blut tonisierend Hirse, Gerste, Hafer, Feige, Honig, Mandel, Haselnuss, Huhn, Schaf- und Ziegenfleisch, Fisch, Eier, fettarme Milch

Leber-Blut nährend Stangensellerie, Wasserkastanie, Chrysanthemenblütentee, Sonnenblumenkerne, Erdnuss, Birne, Krebse, Austern

Blut und Yin nährend Weizen, gekeimter Weizen, Hafer, Eigelb, Milch (bes. Kuhmilch, auch Schaf- und Ziegenmilch), Kirsche, Sojabohne, Frischkäse, Lotoswurzel, Longanfrucht, Schweineherz, Fasan

Nieren-Yin nährend Tintenfisch, Austern, Ente, Niere von Schwein und Rind, Eigelb, Sesam, schwarze Sojabohne, Weizen, Weintraube, Karotte

Allgemeine Hinweise

Bei Patienten mit einer Colitis ulcerosa oder einem Morbus Crohn sind Akupunktur und Arzneitherapie sehr effektive und dabei nebenwirkungsarme Therapieverfahren. Beide Behandlungsmethoden sollten idealerweise kombiniert angewandt werden. Im akuten Schub sollte die Akupunktur besser zwei- bis dreimal pro Woche, in der Remissionsphase als langfristige Erhaltungstherapie und zur Prävention ca. einmal pro Monat angewendet werden. Falls erforderlich, sollten Chinesische Medizin und konventionelle Therapie parallel Anwendung finden. Oft hilft hierbei die Chinesische Medizin, die westliche Medikation in geringerer Dosierung und für kürzere Zeiträume notwendig zu machen.

12.6 Divertikulitis

Einleitung

Grundlagen Divertikel entstehen vor allem im distalen Abschnitt des Dickdarmes. Eine verlangsamte Stuhlpassage, höheres Lebensalter sowie möglicherweise eine Bindegewebsschwäche prädestinieren zur Entwicklung von Divertikeln. Durch Stagnation können sich in diesen Entzündungen entwickeln, analog denen in der Appendix. Wegen der ähnlichen klinischen Präsentation wird dieses Krankheitsbild auch als „Links-Appendizitis" bezeichnet. Es lassen sich verschiedene Krankheitsphasen unterscheiden:

- Akute Divertikulitis
- Subakute Divertikulitis
- Chronische Divertikulitis

Im Akutfall, der bis zu einem hochentzündlichen operationspflichtigen Krankheitsbild führen kann, gilt es die jeweils vorhandenen Pathogene effektiv zu eliminieren, wobei eine antibiotische Therapie oder auch eine operative Intervention in Erwägung zu ziehen sind. Pathogene sind in dieser Phase toxische Hitze, Hitze und feuchte Hitze. Chinesische Medizin kommt zur Ausleitung von Restfaktoren oder zur Prophylaxe bei rezidivierenden Divertikulitiden in Betracht. Eine Eliminierung der Hitze-Pathogene erfolgt vor allem durch Drainierung über den Darm mit kalten, ableitenden Arzneien. Regulierende Arzneien adressieren die vorhandene Stagnation und Stase und lindern den Schmerz.

Bei sehr leichten Fällen und im Intermediärstadium können die feuchte Hitze klärenden Mittel niedriger dosiert und mit Stuhl regulierenden und laxierenden Mitteln flankiert werden. In der präventiven Phase sollte vor allem auf eine suffiziente Regulierung der Darmtätigkeit mit Darm befeuchtenden und Milz stützenden Arzneien geachtet werden. Dennoch empfiehlt sich auch bei mehr oder weniger beschwerdefreien Patienten über einen längeren Zeitraum neben den konstitutionellen tonisierenden Arzneien die Beibehaltung einer kleinen Dosis von Hitze-Feuchtigkeit klärenden Mitteln wie z.B. von *Huang Bo* (Phellodendri Chinensis Cortex), *Huang Qin* (Scutellariae Radix) oder *Bai Tou Weng* (Pulsatillae Radix). Wegen deren kalter, bitterer Eigenschaften wird jedoch auf eine sehr niedrige Dosierung in der Gesamtrezeptur Wert gelegt, um eine Mittenschädigung zu vermeiden. Das sehr milde *Yi Yi Ren* (Coicis Semen) eignet sich gut dafür durch seine feuchte Hitze eliminierende und gleichzeitig Mitte stützende Wirkung. Diesem entspricht als diätetisches Nahrungsmittel der Buchweizen.

Hauptformen

- Toxische Hitze
- Feuchte Hitze
- Milz-*Qi*-Mangel mit Resten von feuchter Hitze im Unteren Erwärmer
- Milz-*Qi*-Mangel mit Feuchtigkeit
- Trockenheit im Darm
- Genereller Säfte-Mangel
- *Qi*-Stagnation/Blut-Stase (zusätzlich bei jeder Manifestation möglich)
- Stase in den Netzgefäßen (Sonderform der Blut-Stase – oft bei sehr chronischen Fällen)

Differenzialdiagnose						**Therapie**
1. Ebene	2. Ebene	Syndrom	Syndromdifferenzierung	Befunde	Leitsymptome	Rezeptur
Akute Phase: Fülle-Hitze	ZK: rot	Hitze-Feuchtigkeit	Toxische Hitze blockiert alle drei Erwärmer	ZK: rot ZB: dick, klebrig Pu: beschleunigt, schlüpfrig	Bauchschmerzen – durch Druck und Bewegung verschlechtert, Schweißausbruch, intermittierendes Fieber, beginnende Abszedierung	*Huang Lian Jie Du Tang* ► RG 2.3, ggfs. modifiziert
		Toxische Hitze	Toxine, Hitze und Feuchtigkeit, bes. in Magen und Darm	ZK: rot ZB: dick, klebrig Pu: beschleunigt, schlüpfrig	Abdominalschmerz, Krämpfe, Blut und Eiter im Stuhl, Durst nach kalten Getränken, Brennen am Anus	*Bai Tou Weng Tang* ► RG 2.4
Subakute Phase: Kombination Fülle und Leere	ZK: rote Ränder und rote Spitze	Leichte Stagnation im Qi- und Blut-Bereich	Leber-Milz-Disharmonie: Milz-*Qi*-Mangel und Feuchtigkeit mit Hitze in Leber und Herz	ZK: gedunsen, rote Ränder ZB: relativ normal Pu: saitenförmig, schlüprig	Bauchbeschwerden, zögerlicher Stuhlgang, Abdominalkrämpfe, Frustration	*Jia Wei Yiao Yao San* ► RG 4.2
	ZK: rote Ränder	Qi-Stagnation	Leber-*Qi*-Stagnation	ZK: rote aufgerollte Ränder ZB: relativ normal Pu: saitenförmig, gespannt	Tenesmen und Bauchkrämpfe, Neigung zu spastischer Obstipation, Spannung und Druck am Rippenbogen, innerliche Anspannung, gereizte Stimmung	*Chai Hu Shu Gan San* ► RG 4.2
Beginnend chronisch: *Qi*-Stagnation und Blut-Stase	ZK: rot-livide	Hitze und Blut-Stase	Fülle-Zustand mit innerer Verklumpung von Hitze und Blut-Stase	ZK: rot bis livide ZB: gelb Pu: schlüpfrig, evtl. beschleunigt	Beginnende Abkapselung von eitrigen Prozessen: Schmerzen im linken Unterbauch, schlimmer durch Druck und Wärme, Fieber	*Da Huang Mu Dan Tang* ► RG 3.1
	ZK: livide	Blut-Stase	Ausgeprägte Blut-Stase im Unterbauch	ZK: livide, gestaute ZGV ZB: relativ normal Pu: saitenförmig, rau	Starke Schmerzen, ortsfixiert, im Unterbauch	*Shao Fu Zhu Yu Tang* oder *Ge Xia Zhu Yu Tang* ► RG 10.1
			Blut-Stase, bes. in den *Luo*-Netzgefäßen	ZK: livide, gestaute ZGV ZB: relativ normal Pu: saitenförmig, rau	Sehr chronifizierte Beschwerden mit ausgedehntem Krankheitsverlauf	*Huo Luo Xiao Ling Dan* (oft auch als Zusatz zu anderen Rezepturen bei ausgeprägter Blut-Stase) ► S. 1133
Chronische Phase: Mangel – präventive Behandlung	ZK: trocken ZB: vermindert	Mangel – Trockenheit und Hitze	Hitze und Trockenheit in Darm und Magen	ZK: trocken ZB: vermindert Pu: tief, rau, beschleunigt	Obstipation, trockener und träger Stuhlgang, Nykturie	*Ma Zi Ren Wan* ► RG 3.3
	ZK: geschrumpft ZB: fehlend	Mangel – Trockenheit und Körpersäfte-Mangel	Darm-Trockenheit – Hitze und Trockenheit im Magen erschöpfen die Körpersäfte	ZK: geschrumpft ZB: fehlend Pu: tief, fein, beschleunigt	Stuhlverstopfung, Blässe der Haut, brüchige Nägel, trockener Mund mit ausgeprägtem Durst	*Run Chang Wan* ► RG 3.3
	ZK: aufgedunsen mit ZE ZB: vermehrt	Mangel – Milz-Mangel mit Feuchtigkeit	Eine geschwächte Milz führt zur Ansammlung von Feuchtigkeit in den Därmen	ZK: gedunsen mit ZE ZB: vermehrt Pu: kraftlos, weich	Loser Stuhlgang, Durchfall, Müdigkeit, Appetitverlust	*Shen Ling Bai Zhu San* ► RG 8.1

Huo Luo Xiao Ling Dan (Fantastisch wirksame Pille zur Dynamisierung der Leitbahnen)	
Arznei	**Dosis**
Dang Gui (Angelicae Sinensis Radix)	3–6–9 g
Dan Shen (Salviae Miltiorrhizae Radix et Rhizoma)	3–6–9 g
Ru Xiang (Olibanum)	3–6–9 g
Mo Yao (Myrrha)	3–6–9 g
Indikation Bewegt und aktiviert Blut, befreit von Stase in den Netzgefäßen und still Schmerzen: bei Blut-Stase-Schmerzen in unterschiedlichen Regionen.	

Bei Mischformen können die empfohlenen Rezepturen auch modifiziert werden. Im Folgenden dazu einige Einzelmittel.

Einzelmittel

Wirkung	AG	Einzelmittel
Bei Hitze im Unteren Erwärmer	2.3	*Huang Bo* (Phellodendri Chinensis Cortex) *Huang Qin* (Scutellariae Radix) *Huang Lian* (Coptidis Rhizoma)
Bei Hitze-Toxinen im Unteren Erwärmer	2.4	*Bai Tou Weng* (Pulsatillae Radix)
	2.3	*Huang Lian* (Coptidis Rhizoma)
Bei Stuhlverstopfung	3.1	*Da Huang* (Rhei Radix et Rhizoma) *Mang Xiao* (Natrii Sulfas)
Bei Obstipation mit sehr trockenem Stuhl	3.2	*Huo Ma Ren* (Cannabis Fructus)
	10.1	*Tao Ren* (Persicae Semen)
	14.2	*Bai Zi Ren* (Platycladi Semen)
Qi regulierende Arzneien, die Stuhlgang fördern	9	*Zhi Shi* (Aurantii Fructus Immaturus)
Schleim transformierende Arzneien, die Stuhlgang fördern	6.3	*Ku Xing Ren* (Armeniacae Semen Amarum)
	6.2	*Gua Lou Ren* (Trichosanthis Semen)
Milz tonisierende Arzneien, die Stuhlgang fördern	12.1	*Bai Zhu* (Atractylodis Macrocephalae Rhizoma)
Arzneien, die Säfte/Blut nähren und gleichzeitig Stuhlgang fördern	12.2	*Dang Gui* (Angelicae Sinensis Radix) *He Shou Wu* (Polygoni Multiflori Radix) *Sang Shen* (Mori Fructus)
	12.4	*Hei Zhi Ma* (Sesami Semen Nigrum)
Bei Yin-Mangel: Mundtrockenheit und Durst	12.4	*Mai Dong* (Ophiopogonis Radix) *Bei Sha Shen* (Glehniae Radix)
Arzneien, die Shen beruhigen und gleichzeitig Stuhlgang fördern	14.2	*Bai Zi Ren* (Platycladi Semen)
	12.2	*Long Yan* Rou (Longan Arillus)
Bei Darmkrämpfen und Spasmen	12.2	*Bai Shao* (Paeoniae Radix Alba) mit *Gan Cao* (Glycyrrhizae Radix et Rhizoma) (AG 12.1)
	9	*Mu Xiang* (Aucklandiae Radix)
Nieren-Energie stärkend und gleichzeitig Darm befeuchtend	12.3	*Rou Cong Rong* (Cistanches Herba) *Suo Yang* (Cynomorii Herba)
Arzneien, die Blut-Stasen regulieren und gleichzeitig Stuhlgang fördern	10.1	*Tao Ren* (Persicae Semen)
Blut regulierende Arzneien, die auf die Luo-Gefäße wirken und gleichzeitig Stuhlgang fördern	10.1	*Mo Yao* (Myrrha) *Ru Xiang* (Olibanum)

Akupunktur

Klärt feuchte Hitze im Unteren Erwärmer Ma 37 *Shangjuxu* (unterer *He*-Punkt des Dickdarmes) – wirkt besonders auf den Dickdarm und eliminiert dort insbesondere Stagnation, Stasen und Hitze. Er hat ebenfalls Bezug zu den Netzgefäßen *Luo Mai.*

Klärt Hitze im Yang Ming und wirkt abführend **Kombination**: Di 11 *Quchi* und Ma 25 *Tianshu*

Zur Darmregulation **Kombination**: Bl 25 *Dachangshu*, Ma 25 *Tianshu* und Mi 15 *Daheng*

Stuhl nach unten ableitend **Kombination**: SJ 6 *Zhigou* und Ren 9 *Shuifen*

Bei Feuchtigkeit-Hitze im Darm Ma 39 *Xiajuxu* ist der untere *He*-Punkt des Dünndarms und wird bei feuchter Hitze-Akkumulation im Darm eingesetzt, z.B. in der Kombination: Ma 39 *Xiajuxu* und Mi 3 *Taibai*

Stärkt die Mitte **Kombination**: Bl 20 *Pishu* und Bl 21 *Weishu*, Ma 36 *Zusanli* und Mi 6 *Sanyinjiao*

Bei Leber- und Gallenblasen-Qi-Stagnation **Kombination**: Le 3 *Taichong*, Gb 34 *Yanglingquan* und SJ 6 *Zhigou*

Bei Leber- und Milz-Disharmonie **Kombination**: Le 3 *Taichong*, Mi 6 *Sanyinjiao* und Le 13 *Zhangmen*

Diätetik

Je akuter das Krankheitsbild ist, desto mehr sollten scharfe, fettige und heiße Nahrungs- und besonders auch Genussmittel vermieden werden.

Im weiteren Verlauf sollte eine vorhandene Darmträgheit mit Darm nährenden, befeuchtenden Mitteln wie Samenfrüchten, Nüssen und Ölen behandelt werden

Träge Darmtätigkeit Walnüsse, Mandeln, Leinsamen (geschrotet und eingeweicht), Sesam, geschälte Hanfsamen, Chia-Samen, Leinöl, Olivenöl, Ghee (ayurvedisches Butterschmalz)

Meide Zuckerhaltige Nahrungsmittel, gesüßte Getränke (Cola, Fanta, manche Fruchtsäfte)

Allgemeine Hinweise

Ausreichende und regelmäßige Bewegung ist zur Vorbeugung gegen Darmträgheit von großer Bedeutung, ebenso die reichliche Zufuhr von Flüssigkeit, welche am besten aus nicht zu kaltem Wasser bestehen sollte. Darüber hinaus kann selbsttätig zur Unterstützung eine tägliche sanfte Bauchmassage durchgeführt werden: beginnend im rechten Unterbauch und dann im Uhrzeigersinn.

12.7 Obstipation

Einleitung

Darmträgheit und Stuhlverstopfung sind extrem verbreitet und werden zum Teil nicht einmal als medizinisches Problem angesehen. Dabei gilt es zu bedenken, dass eine Obstipation über längere Zeit nicht nur das Wohlbefinden (ständiges Völlegefühl im Abdomen) beeinträchtigen kann, sondern auch Folgeerkrankungen – wie Divertikulitis, Hämorrhoidalleiden und möglicherweise auch Darmkrebs – begünstigen kann. Daher besteht guter Grund für den TCM-Therapeuten, bei jedem Patienten dezidiert nach dem Stuhlgang zu fragen und über Antworten wie „normal" nicht einfach hinwegzugehen. Idealerweise lassen wir uns dazu die exakte Häufigkeit der Defäkationen pro Woche angeben. Nicht selten erfährt dadurch der Therapeut von zwei bis drei Entleerungen pro Woche und das „sei schon immer so gewesen" – ergo „normal". Bei einer Behandlung, wogegen auch immer diese gerichtet sein mag, sollte dabei als „Neben"-Fokus die Re-Etablierung einer regelmäßigen – am besten täglichen – Darmentleerung mit einbezogen werden. Durch die Rezeptauswahl oder ggfs. durch einige additive Arzneien lässt sich dies fast immer mit dem Haupttherapieziel vereinbaren. Zudem trägt auch bei einigen Gesundheitsproblemen, wie chronischen Kopfschmerzen oder Schlafstörungen, eine Darmregulierung oft zur Verbesserung dieser Beschwerden bei. An diesen Beispielen zeigt sich, dass im Körper alle Systeme miteinander verbunden sind.

Pathophysiologie

Reiche, sehr fette Nahrung, aber auch zu kalte oder zu viel rohe Kost, kann zu Obstruktionen in den Funktionskreisen Magen und Darm führen. Die Folge ist eine *Qi*-Stagnation. Daraus entsteht oft eine Blut-Stase. Länger andauernde Stauung führt zu Hitze. Das kann chronische Entzündungen und Abszedierungen begünstigen.

Wichtig bei der Therapie sind neben den Hitze klärenden und abführenden auch die *Qi* und Blut bewegenden Maßnahmen, um den Energiefluss wieder nachhaltig in Gang zu bringen. Die Hitze kann auch zu einer weiteren Austrocknung der Säfte sowie von Blut und *Yin* führen. Bei älteren Patienten liegt oft ein Blut- und Säfte-Mangel vor, der über eine Austrocknung der Därme zu einer chronischen Verstopfung führt. Hier sind die drastischen, purgativen Rezepturen (wie *Da Cheng Qi Tang*) zu aggressiv. Es sollten vielmehr die befeuchtenden, laxierenden und Blut nährenden Rezepturen (*Run Chang Wan* ▶ RG 3.3 oder *Ma Zi Ren Wan* ▶ RG 3.3) eingesetzt werden.

Differenzierung

- Hitze-Fülle im *Yang Ming* – Hitze-Akkumulation im Darm
- *Shao Yang*-Disharmonie – wechselnde Stühle
- Blut-Mangel und Säfte-Mangel – Trockenheit im Darm
- Kälte-Obstruktion im Abdomen

Differenzialdiagnose							**Therapie**
1. Ebene	2. Ebene	3. Ebene	Syndrom	Syndrom-differenzierung	Befunde	Leitsymptome	Rezeptur
ZK: rot	ZB: dick, vermehrt Kräftiger Typus	Druck-schmerzhaftigkeit eher im linken Unterbauch	Hitze-Fülle im Yang Ming	Innere Fülle im *Yang Ming*, Blut-Stase	ZK: livide Hara: Druck-schmerz im linken Unterbauch	Kräftiger Typus, rotes Gesicht, aufsteigendes Hitzegefühl, Unruhe, Hypertension, Kopfschmerz, Schwindel, Hautprobleme, Hämorrhagien, HWS-Verspannungen	*Tao He Cheng Qi Tang* ► RG 10.1
		Druck-schmerzhaftigkeit mehr im rechten Unterbauch		Innere Hitze-Fülle im *Yang Ming*, Blut-Stase	ZK: rot ZB: klebrig, gelb Pu: beschleunigt Hara: Druck-schmerz im rechten Unterbauch	Kräftiger Typus, unregelmäßige und/oder zu starke Menses, Dysmenorrhö, Schmerz im Unterleib, Entzündungen im kleinen Becken, Hämorrhoiden	*Da Huang Mu Dan Tang* ► RG 3.1
		Keine Druckdolenz am seitlichen Rippenbogen		Innere Hitze-Fülle im *Yang Ming*	ZK: rot ZB: trocken, gelb Pu: voll Hara: Abdomen aufgebläht, vermehrte Spannung	Durst, Unruhe, Schlaflosigkeit, Meteorismus, Bauchschmerz, schlechter durch Druck, Hypertension	*Da Cheng Qi Tang* ► RG 3.1
		Druckdolenz am seitlichen Rippenbogen	Shao Yang-Disharmonie	Leber-*Qi*-Stagnation, Disharmonie Holz-Erde	Druckdolenz am seitlichen Rippenbogen	Tendenz zu Adipositas, Obstipation, Meteorismus, Übelkeit, Schmerzen am Rippenbogen, Nacken- und Kopfschmerzen, Schwindel, aufsteigende Hitze, Unruhe	*Da Chai Hu Tang* ► RG 4.1
	ZB: vermindert ZK: nur leicht gerötet Geschwächter/älterer Typus, trockene Haut	Unstillbarer Durst, atrophische Haut und Nägel	Blut- und Säfte-Mangel	Blut- oder *Yin*-Mangel	ZK: mehr oder weniger rot ZB: trocken, gelb Pu: dünn Hara: Abdomen vermehrte Spannung	Ältere Patienten, trockene Haut, auch Blut-Mangel post partum	*Run Chang Wan* ► RG 3.3
		Keine Exsikkose, nur geringer Durst		Säfte-Mangel in Magen und Darm	ZB: trocken, gelb Pu: beschleunigt, rau oder tief Hara: vermehrte Spannung	Trockener, schwer zu entleerender Stuhl, trockene Haut, häufiges Urinieren	*Ma Zi Ren Wan* ► RG 3.3
ZK: normal, evtl. leicht rote Ränder	ZB: normal	Emotionale Unausgeglichenheit, Reizbarkeit, Frustriertheit		Leber-*Qi*-Stagnation, leichter Blut-Mangel	Hara: Abdomen Bauchdecke eher weich, schlaff	Hitze oben/Kälte unten, evtl. aufsteigendes Hitzegefühl, emotionale Unausgeglichenheit, Reizbarkeit, Fustriertheit	*Jia Wei Xiao Yao San* ► RG 4.2
ZK: blass	ZB: weiß, dick, gelegentlich klebrig	Abdominalschmerz, innere Kälte, besonders der Extremitäten	Kälte	Kälte im Innen blockiert den Darm	ZK: blass ZB: dick, klebrig, weiß Pu: tief, gespannt, saitenförmig	Abdominalschmerz, innere Kälte, besonders der Extremitäten	*Da Huang Fu Zi Tang* ► RG 3.2

Bei Mischformen können die empfohlenen Rezepturen auch modifiziert werden. Im Folgenden dazu einige Einzelmittel.

Einzelmittel

Wirkung	AG	Einzelmittel
Bei hoch-akuter Stuhlverstopfung: sofortige starke Wirkung (purgativ)	3.1	*Mang Xiao* (Natrii Sulfas) *Da Huang* (Rhei Radix et Rhizoma), Kochzeit nur 1–3 Min., vorher zerstoßen, frisch zubereitet
Arzneien, die den Darm befeuchten: milde laxative Wirkung (tritt langsamer ein)	3.2	*Huo Ma Ren* (Cannabis Fructus) *Hei Zhi Ma* (Sesami Semen Nigrum)
	10.1	*Tao Ren* (Persicae Semen)
	14.2	*Bai Zi Ren* (Platycladi Semen)
	6.3	*Ku Xing Ren* (Armeniacae Semen Amarum)
Unterleibsschmerzen durch Kälte im Unteren Erwärmer	11	*Wu Yao* (Linderae Radix) *Wu Zhu Yu* (Euodiae Fructus) *Rou Gui* (Cinnamomi Cortex) *Fu Zi* (Aconiti Radix Lateralis Praeparata)
	12.2	*Dang Gui* (Angelicae Sinensis Radix)
Schleim transformierende Arzneien, die Stuhlgang fördern	6.3	*Ku Xing Ren* (Armeniacae Semen Amarum)
	6.2	*Gua Lou Ren* (Trichosanthis Semen)
Arzneien, die Qi-Stagnation regulieren und gleichzeitig Stuhlgang fördern	9	*Zhi Qiao* (Aurantii Fructus) *Zhi Shi* (Aurantii Fructus Immaturus) bei entsprechendem Muster
Arzneien, die Säfte/Blut nähren und gleichzeitig Stuhlgang fördern	12.2	*Dang Gui* (Angelicae Sinensis Radix) *Zhi He Shou Wu* (Polygoni Multiflori Radix Praeparata) *Sang Shen* (Mori Fructus)
	12.4	*Hei Zhi Ma* (Sesami Semen Nigrum)
	12.2	*Shu Di Huang* (Rehmanniae Radix Praeparata)
	2.2	*Di Huang* (Rehmanniae Radix)
Arzneien, die Shen beruhigen und gleichzeitig Stuhlgang fördern	14.2	*Bai Zi Ren* (Platycladi Semen)
	12.2	*Long Yan Rou* (Longan Arillus)
Nieren-Energie stärkend und gleichzeitig Stuhl regulierend (Darm befeuchtend)	12.3	*Rou Cong Rong* (Cistanches Herba) *Suo Yang* (Cynomorii Herba)
Arzneien, die Blut-Stasen regulieren und gleichzeitig Stuhlgang fördern	10.1	*Tao Ren* (Persicae Semen)
Blut regulierende Arzneien, die auf die Luo-Netzgefässe wirken und gleichzeitig Stuhlgang fördern	10.1	*Mo Yao* (Myrrha) *Ru Xiang* (Olibanum)
	2.4	*Si Gua Luo* (Luffae Fructus Retinervus)
Hitze klärende Augenmittel, die gleichzeitig Stuhlgang fördern	2.1	*Jue Ming Zi* (Cassiae Semen)

Akupunktur

Dickdarm aktivierend

- Kombination von *Mu-* und *Shu*-Punkt Ma 25 *Tianshu* und Bl 25 *Dachangshu*
- **Zusätzlich** Ren 9 *Shuifen* und Ren 6 *Qihai*

Stuhlgang fördernd

- **Kombination** Di 4 *Hegu* und Ma 36 *Zusanli*
- **Zusätzlich** Ren 9 *Shuifen* und Ren 6 *Qihai*

Abführend

- **Kombination** SJ 6 *Zhigou* und Mi 15 *Daheng*
- **Zusätzlich** Ren 9 *Shuifen* und Ren 6 *Qihai*

Schmerzen stillend **Kombination**: Di 4 *Hegu* und Mi 10 *Xuehai*

Blut im Unteren Erwärmer regulierend **Kombination**: Ren 3 *Zhongji*, Ma 30 *Qichong* und Mi 6 *Sanyinjiao*

Blut-Mangel

- **Kombination** Ren 4 *Guanyuan*, Ma 36 *Zusanli* und Mi 6 *Sanyinjiao*
- **Zusätzlich** Bl 20 *Pishu*

Nieren- und Leber-Yin-Mangel

- **Kombination** Ren 4 *Guanyuan*, Ni 3 *Taixi* und Le 8 *Ququan*
- **Zusätzlich** Bl 23 *Shenshu*, Bl 18 *Ganshu* und Ni 10 *Yingu*

Bei Nieren-Yang-Mangel **Kombination**: Ni 3 *Taixi*, Bl 23 *Shenshu* und Ren 4 *Guanyuan*

Bei emotionalem Stress mit Leber- und Gallenblasen-Qi-Stagnation **Kombination**: Le 3 *Taichong*, Gb 3 *Shangguan*, und SJ 6 *Zhigou*

Diätetik

Darm-Trockenheit **Den Darm befeuchtende Nahrungsmittel**

- **Nüsse und Samenfrüchte** Besonders hilfreich sind der regelmäßige tägliche Verzehr – z.B. morgens ins Müsli oder in Joghurt – von einer Mischung aus Mandeln, Walnüssen, Hanfschalensamen, Chia-Samen, geschroteten Leinsamen (die beiden letzteren sollten vorher in Wasser eingeweicht werden)
- **Öle** Hochwertige Öle – kaltgepresst und reich an Omega-3 und einfach bis mehrfach ungesättigten Fettsäuren: 1 Esslöffel Leinöl in Müsli oder Joghurt, für Salate Olivenöl, Walnussöl, etc.

Als „Anstoß" für einen trägen Darm: morgens als Erstes direkt nach dem Aufstehen Ein Glas warmes Wasser mit dem Saft einer halben frischen Zitrone und einem Teelöffel Honig, auf nüchternen Magen getrunken

Flüssigkeitszufuhr und ausreichende Bewegung Nicht zu unterschätzen, gerade auch bei Älteren, ist die Angewohnheit wenig zu trinken. Außer Flüssigkeit braucht ein Darm auch ausreichend Bewegung, um in seiner peristaltischen Arbeit unterstützt zu werden.

Cave bei stopfenden Nahrungsmitteln Schokolade, Bananen, zu viel Kaffee (kann statt abführend auch Darm austrocknend wirken)

Allgemeine Hinweise

Gemäß der Organuhr befindet sich am Morgen zwischen 5 und 7 Uhr das Energiemaximum im Dickdarm. Daher besteht die vielleicht wichtigste Maßnahme darin, genügend Zeit für den morgendlichen Stuhlgang einzuplanen. Wenn bereits eine chronische Obstipation vorliegt, ist dieser Punkt möglicherweise gar nicht mehr auf der Tagesordnung. Und beginnt der Tag mit Hektik und Zeitdruck – also Sympathikus-Aktivierung – dann können zarte Körpersignale des Darms leicht überhört werden. Daher sollte am besten dafür wieder ein Zeitfenster eingeplant werden und der Gang zur Toilette versuchsweise durchgeführt werden, auch wenn es eine gewisse Zeit brauchen wird, bis der Körper sich wieder an eine regelmäßige Darmentleerung gewöhnt hat. Im Laufe eines hektischen Tages und noch dazu auf fremden, z.T. weniger sauberen Toiletten, setzt sich keiner wirklich gern aufs WC. Eine Bauchmassage – beginnend im rechten Unterbauch und dann im Uhrzeigersinn – unterstützt die physiologische Peristaltik des Dickdarms.

12.8 Hämorrhoiden

Einleitung

Bei Hämorrhoiden im engeren Sinn handelt es sich um ateriovenöse Gefäßpolster, die ringförmig unter der Enddarmschleimhaut angesiedelt sind. Sie dienen als Art Feinmodulation des Afterverschlusses zur vollständigen Abdichtung. Die krankhafte Vergrößerung oder das Tiefertreten von Teilen dieser Gefäße verursachen die Beschwerden des Hämorrhoidalleidens: anale Blutungen (beim Stuhlgang oder bei der Reinigung danach) und anales Nässen, das durch Schleimhautreizung zu perianalem Juckreiz führen kann. Hämorrhoiden können auch prolabieren und dann zu starken Schmerzen führen. Starke Schmerzen werden insbesondere auch durch eine Hämorrhoidalvenenthrombose verursacht. Ursächlich für die Entstehung von Hämorrhoiden dürfte eine Abnahme der Muskulatur und der Elastizität des Bindegewebes im Enddarmbereich eine Rolle spielen.
Aus Sicht der TCM können Aspekte verschiedener Erkrankungsmuster vorliegen: ein Milz-*Qi*-Mangel (Bindegewebsschwäche, Absinken, Prolapsneigung, Blutungsneigung), Feuchtigkeit und Hitze (perianales Brennen und Jucken), Leber-*Qi*-Stagnation (hohe muskuläre Spannung, fehlerhaftes Defäkationverhalten mit zwanghaftem Pressen) und Blut-Stase (starke bohrende Schmerzen, Hämorrhoidalvenenthrombose, sichtbare livide Knoten und Blut-Stauung bei Proktoskopie).

Mögliche Pathologien

Fülle-Muster

- Lokale *Qi*-Stagnation
- Feuchte Hitze
- Blut-Stase

Mangel-Muster

- Milz-*Qi*-Mangel, absinkendes *Qi* der Mitte
- *Qi*- und Blut-Mangel
- Blut-Stase durch *Qi*- und Blut-Mangel, Säfte-Mangel

Differenzialdiagnose							Therapie
1. Ebene	2. Ebene	3. Ebene	Syndrom	Syndrom-differenzierung	Befunde	Leitsymptome	Rezeptur
ZK: tendenziell rot Gesichtsröte und Hitzegefühl	Obstipation	Leichtere Symptomausprägung	Blut-Stase mit Tendenz zu Hitze	Lokale *Qi*-Stagnation und Blut-Stase	ZK: leicht rot ZB: feucht Pu: kraftvoll	Kräftiger Typus mit weniger ausgeprägten Symptomen, Anogenitalregion mit Juckreiz, Schmerz, Hämorrhagien, Obstipationsneigung	*Yi Zi Tang* (jap.*Otsuji To*) ▶ RG 10.3
		ZB: gelb Pu: beschleunigt Ausgeprägtere Hitze-Zeichen		Fülle-Hitze, leichte *Qi*-Stagnation und Blut-Stase	ZK: rot ZB: dünn, gelb, klebrig Pu: schlüpfrig, beschleunigt Hara: Druckschmerzhaftigkeit im Unterbauch	Kräftiger Typus, Unterleibschmerzen, Obstipation, Dysmenorrhö, zu starke Menstrualblutung	*Da Huang Mu Dan Tang* ▶ RG 3.1
	Keine Obstipation	Kopf- und Nackenschmerz, aufsteigende Hitze		Blut-Stase	ZK: tendenziell livide Hara: Druckschmerzhaftigkeit im kleinen Becken	Kräftiger Typus, rotes Gesicht, Kopfschmerz, aufsteigende Hitze, Unterleibsschmerzen, Agglomerate oder Entzündungen im kleinen Becken, Dysmenorrhö	*Gui Zhi Fu Ling Wan* ▶ RG 10.2
ZK: blass Gesichtsblässe	ZK: nicht gedunsen	Hämorrhagien, trockene Haut	Blut-Stase mit Blut-Mangel	Blut-Stase durch *Qi*- und Blut-Mangel, Säfte-Mangel	ZK: blass ZB: trocken Pu: leer, dünn	Anale Blutungen, schmaler Typus, Blässe, allgemeine Blutungsneigung, kalte Extremitäten, morgendliche Müdigkeit, Anämieneigung, trockene Haut, Menses zu stark und zu lang, Endometriose	*Jiao Ai Tang* ▶ RG 10.3
	ZK: gedunsen, evtl. ZE	Bindegewebsschwäche	Milz-Qi-Mangel	Milz-*Qi*-Mangel, absinkendes *Qi* der Mitte, beginnender Blut-Mangel	ZB: blass, gedunsen, ZE ZB: feucht Pu: leer	Analprolaps, morgendliche Schwäche, sehr erschöpfter Patient, kein Appetit, Sehstörung, Spontanschweiß (tags oder nachts), keine Obstipation	*Bu Zhong Yi Qi Tang* ▶ RG 8.1
		Besonders häufig bei Frauen		Milz-Schwäche mit beginnendem Blut-Mangel	ZK: blass, gedunsen ZB: unauffällig Pu: kraftlos	Geschwächter Typus, prolabierte und/oder blutende Hämorrhoiden, Blässe, leichte Erschöpfbarkeit, Anämie, Dysmenorrhö, Schulter- und Nackenschmerzen, besonders bei Frauen	*Dang Gui Jian Zhong Tang* ▶ RG 7.2

12.8 Hämorrhoiden

Bei Mischformen können die empfohlenen Rezepturen auch modifiziert werden. Im Folgenden dazu einige Einzelmittel

Einzelmittel

Wirkung	AG	Einzelmittel
Blutung stillend bei blutenden Hämorrhoiden: bei Blut-Hitze	10.2	*Di Yu* (Sanguisorbae Radix) *Huai Mi* (Sophora Flos immaturus)
	13	*Wu Mei* (Mume Fructus)
	3.1	*Da Huang* (Rhei Radix et Rhizoma), falls möglich *Da Huang Tan* (karbonisiert)
Prolaps mit dem Gefühl des nach unten Drängens	1.2	*Chai Hu* (Bupleuri Radix) *Sheng Ma* (Cimicifugae Rhizoma) *Ge Gen* (Puerariae Lobatae Radix)
	12.1	*Huang Qi* (Astragali Radix)
	9	*Zhi Qiao* (Aurantii Fructus)
Hitze-Feuchtigkeit-Beschwerden bei Hämorrhoiden	2.4	*Bai Tou Weng* (Pulsatillae Radix) *Lian Qiao* (Forsythiae Fructus)
	4	*Chi Xiao Dou* (Phaseoli Semen)
Blut nährend und Darm befeuchtend	3.2	*Huo Ma Ren* (Cannabis Fructus)
	14.2	*Bai Zi Ren* (Platycladi Semen)
	12.2	*Dang Gui* (Angelicae Sinensis Radix)
	6.3	*Ku Xing Ren* (Armeniacae Semen Amarum)
Blut nährend und haltend, Blutung stillend	12.2	*E Jiao* (Asini Corii Colla)
Krämpfe der glatten Muskulatur des Darmes lösen	12.2	*Bai Shao* (Paeoniae Radix Alba)
	13	*Wu Mei* (Mume Fructus)
Qi regulierende, schmerzstillende Arzneien	9	besonders *Xie Bai* (Allii Macrostemonis Bulbus), Bezug zur Analregion *Xiang Fu* (Cyperi Rhizoma) *Chen Pi* (Citri Reticulatae Pericarpium)

Akupunktur

Reguliert Qi- und Blut im Enddarm-Bereich

- **Kombination** Ren 3 *Zhongji* und Bl 57 *Chengshan*
- **Zusätzlich** Mi 10 *Xuehai* und Du 2 *Yaoshu*

Reguliert Stuhlgang

- **Kombination** SJ 6 *Zhigou* und Ma 25 *Tianshu*
- **Zusätzlich** Mi 15 *Daheng*, Ren 9 *Shuifen* und SJ 6 *Zhigou*

Bei Blut-Stase mit Schmerzen

- **Kombination** Mi 10 *Xuehai* und Bl 17 Geshu
- **Zusätzlich** Mi 15 *Daheng*, Ren 2 *Qugu*, Ma 25 *Tianshu* und Di 4 *Hegu*

Absinkendes Milz-Qi mit Hämorrhoidal-Prolaps

- **Kombination** Ma 36 *Zusanli* und Mi 6 *Sanyinjiao*
- **Zusätzlich** Du 1 *Changqiang* und Du 20 *Baihui* (Nadel in Leitbahnverlauf)

Hitze klären, Trockenheit und Yin-Mangel im Darm befeuchten

- **Kombination** Mi 6 *Sanyinjiao* und Mi 15 *Daheng*
- **Zusätzlich** Mi 10 *Xuehai*, Le 8 *Ququan*, Bl 17 *Geshu* und Du 4 *Mingmen*

Hitze klären im Unteren Erwärmer

- **Kombination** Di 11 *Quchi* und SJ 6 *Zhigou*
- **Zusätzlich** Ma 30 *Qichong*, Ren 3 *Zhongji* und Bl 57 *Chengshan*

Bei Feuchtigkeit mit mangelnder Qi-Dynamik

Kombination: Ma 40 *Fenglong* und Mi 3 *Taibai*

Diätetik

Unterstützung des Darmes und der Darmperistaltik **Ballaststoffreiche Kost**: Gemüse, Obst, Vollkornprodukte, Weizenkleie

Prävention einer Obstipation durch Darm-Befeuchtung **Nüsse und Samenfrüchte**: Mandeln, Walnüsse, Leinsamen, Hanfsamenschalen, Chiasamen

Prävention einer Obstipation durch Darm-Befeuchtung **Ausreichend hochwertige Öle (naturbelassen und kaltgepresst)**: Leinöl, Olivenöl, Distelöl, Walnussöl, Butterschmalz (Ghee)

Bei Milz-Qi-Mangel

- Reduktion von Getränken und Speisen, die hohe Konzentrationen von Mono- oder Disacchariden aufweisen
- Besser Vollkorn- oder Basmatireis, Hirse, Hafer, Mais

Meide

- **Auszugsmehle** Weißmehl, geschälter Reis (begünstigen Obstipation)
- Zuckerhaltige Nahrungsmittel und gesüßte Getränke (Cola, Fanta, manche Fruchtsäfte). Besonders auch auf „versteckte" Zuckerzusätze achten – z.B. Ketchup, Fertiggerichte, etc.

Allgemeine Hinweise

Wichtig ist die Korrektur eines falschen Defäkationsverhaltens (Literatur: „Darm mit Charme"). Insbesondere das zu frühzeitige und krampfhafte Pressen bei der Darmentleerung verstärkt die Entstehung eines Hämorrhoidalleidens. Denn dieses Verhalten gibt der spontan ablaufenden Blutentleerung des Gefäßpolsters durch den rektoanalen Reflex zu wenig Zeit seine Aufgabe physiologisch ablaufen zu lassen. Weiterhin sind daneben die Ernährung mit ausreichend Ballaststoffen zur Stuhlregulierung (Zusammenhang Obstipation - Hämorrhoiden) und körperliche Aktivität wesentlich. Eine sitzende Lebensweise zusammen mit einer schwachen Beckenbodenmuskulatur erschwert zusätzlich die Darmentleerung, sodass in den unteren Darmabschnitten die Verweildauer des Stuhles ungünstig verlängert wird.

13 Pädiatrische Erkrankungen

Kinder in der Chinesischen Medizin

Einleitung

Die Diagnostik und Behandlung von Kindern erfordert die Berücksichtigung einiger Besonderheiten, da Kinder natürlich nicht nur „kleine Erwachsene" sind. Erschwerend kommt hinzu, dass die Anamnese weniger auf präzise Selbstbeobachtung und Introspektionsfähigkeit der kleinen Patienten zurückgreifen kann und auch die Sorgen und möglichen Ängste der Eltern in die Schilderung der Symptome Einzug halten. Daher kommen von den vier Untersuchungsmethoden (*Si Shen*), der Inspektion (Gesicht, Habitus, Haut, Zunge, Zeigefingervenen etc.), der Palpation (Haut, Muskeltonus, Bauch, Pulse bei älteren Kindern) und der Erhebung weiterer Befunde wie Geräuschen, Geruch etc. noch größere Bedeutung zu als üblich.
Der Krankheitsverlauf stellt sich ungleich dynamischer dar, da Kinder viel weniger durch chronifizierte Blockaden in ihrer Reaktionsfähigkeit eingeschränkt sind. Daher steigt ein Fieber sehr rasch an und kann ein Bauchweh maximal ausgeprägt sein. Ist der Höhepunkt jedoch überschritten, genesen die Kleinen auch sehr rasch und eine Behandlung kann bereits in dieser ersten Verbesserungsphase ruhig reduziert oder ganz eingestellt werden, da der kindliche Organismus nun selber wieder zur vollständigen Regeneration fähig ist – anders als bei Erwachsenen, wo wir gern noch eine gewisse Nachbehandlung zur sicheren Stabilisierung der Gesundung empfehlen.
Die Grundregel „Kinder haben wenig *Yin* und viel *Yang*" zeigt sich darin, dass Kinder viel *Yang* für den Wachstumsprozess benötigen und das *Yang* deshalb im Verhältnis zum *Yin* übermäßig aktiv ist. Durch den relativen *Yang*-Überschuss entwickeln Kinder sehr schnell Hitze-Umwandlungen, und Kinderkrankheiten sind überwiegend nicht von Mangel und Kälte, sondern von Hitze und Fülle geprägt. Die Grundregel bezüglich wenig *Yin* und viel *Yang* erklärt sich auch durch die physikalischen Gegebenheiten: Das Verhältnis der Oberfläche eines Kindes zum Volumen des Körperinneren fällt deutlich höher aus als beim Erwachsenen. Daher trocknen fiebernde Kinder viel rascher aus. Dies trifft auch bei Diarrhöen oder fehlendem Appetit zu. Auch sind stark diaphoretische Arzneien (wie z.B. *Ma Huang Tang*, die öffnend und Schweiß treibend wirken) durch mildere Rezepte wie *Gui Zhi Tang* zu ersetzen oder mit größerer Vorsicht einzusetzen.
Eine weitere Besonderheit stellt die im Kindesalter noch schwache Mitte dar: Je jünger ein Kind, desto unreifer ist die Milz, was sich auf die metabolische Fähigkeit der Nahrungsumwandlung auswirkt. Kinder reagieren daher sehr schnell mit „Mitte-Beschwerden". Bei den Babys kommt es rasch und häufig zu Nahrungs-Stagnationen. Dies kann auch durch zu häufiges Stillen bedingt sein. Nach einer Stillmahlzeit hilft ein Abstand von ein bis besser zwei Stunden, um die Nahrung vollständig zu verdauen, bevor erneut etwas zugeführt wird. Nahrungsstagnation wiederum führt zu Schleim-Hitze, die bei Kleinkindern häufig von der Mitte nach oben steigt und dort Mittelohr- oder anderen Infektionen Vorschub leisten kann. Daher kann die Bedeutung der Ernährung von Geburt an kaum überschätzt werden.
Die Grundprinzipien in der Kinderheilkunde lassen sich in folgenden Merksätzen zusammenfassen:

Die Milz der Kinder ist unreif.
Die Milz ist unreif und braucht Zeit, um sich zu entwickeln, bis sie alle Nahrungsmittel umwandeln kann. Oft erreicht die Milz einen großen Reifeschub im Alter von 5 bis 7 Jahren. Bis zu diesem Zeitpunkt ist sie besonders anfällig für Nahrungsstagnation und Ansammlung von Feuchtigkeit und Schleim.

Bei Kindern ist das Yin schwach und das Yang stark.
Kinder wachsen rasant und brauchen dafür sehr viel *Yang*-Aktivität. Das *Yang* macht das Wachstum möglich. Der Wachstumsprozess verbraucht hingegen *Yin*. Praktisch bedeutet das, dass sich bei Kindern schnell Hitze transformiert und Krankheitsprozesse grundsätzlich heiß sind.

Organe sind empfindlich und zart, das Qi verlässt oft seinen Pfad. Kinder sind allgemein unreif. Dies zeigt sich auf allen Ebenen: Die Organe sind noch nicht vollständig entwickelt. So ist das Herz anfällig für Störungen; die Leber reguliert die Emotionen noch ungenügend, die Nieren können Stuhl und Urin noch nicht kontrollieren.

Kinder werden leicht krank und Erkrankungen werden schnell schlimmer.
Kinder sind frei von Blockaden. Krankheitsprozesse können sich deshalb schnell entwickeln und Pathogene dringen rasch und ungehindert von Außen nach Innen.

Die Zang Fu sind rein und von Geist erfüllt. Sie gewinnen leicht und schnell ihre Gesundheit zurück.
Dies ist der Umkehrschluss zum vorherigen Merksatz: Organe und Leitbahnen von Kindern sind rein und frei von Blockaden. Pathologische Prozesse können rasch korrigiert und geheilt werden.

Therapie-Regeln

Grundsätzlich sollte bei Kindern eine einfache und unkomplizierte Behandlung verfolgt werden, die sich auf das vorliegende Hauptmuster konzentriert. Dies deshalb, weil bei Kindern eben weniger komplizierte Muster vorliegen als bei Erwachsenen. Bei der Akupunktur, Akupressur oder Laser-Akupunktur werden nur wenige Punkte ausgewählt und an diesen nur kurze Reize gesetzt, sodass die gesamte Behandlung nur wenige Minuten erfordert. Kleine Kinder können mit der sanften *Shonishin*-Methode behandelt werden. Auch Arzneirezepturen sollten möglichst simpel sein und so kurz wie möglich eingesetzt werden. Bei der Dosierung reicht sehr häufig eine überraschend geringe Menge aus (▶ S. 81), um eine sehr gute Wirksamkeit zu erzielen. Als Darreichungsformen eignen sich hydrophile Konzentrate (ohne Alkohol), aber auch in Wasser gelöste Granulate oder Dekokte, die mit Honig und am besten im vertrauten Fläschchen des Kindes oder mit einer Spritze dargereicht werden. Eine kleine Belohnung nach der Einnahme erweist sich meist als sehr wirkungsvoll.

Bei der Arzneitherapie ist zu berücksichtigen, dass Rezepturen im Temperaturverhalten nicht zu warm sein dürfen, weil Kinder viel *Yang* haben und rasch Hitze transformieren. Dies ist besonders wichtig bezüglich der unreifen Mitte: Eine Tonisierung der Mitte lässt diese nicht schneller reifen. Bis die Milz ausgereift ist (ca. 5. bis 7. Lebensjahr) ist es meist wenig sinnvoll, die Milz zu stark mit warmen, tonisierenden Arzneien zu behandeln. Diese verursachen zu viel Hitze in einem bereits blockierten und überhitzten System. Vielmehr bedarf ein Kind in dieser Phase einer Unterstützung der Nahrungsumwandlung durch bewegende und Nahrungsstagnation auflösende Mittel.

Häufigste Kinderkrankheiten

Bei den häufigsten Kinderkrankheiten von Kleinkindern (Husten, Ohrentzündungen, Schnupfen) handelt es sich fast immer um eine Variation von zwei Hauptmustern, welche beide auf Schleim und Feuchtigkeit basieren. Bei den meisten Kindern bildet sich durch die Stagnation von Schleim und Feuchtigkeit Hitze und die Krankheit präsentiert sich mit einem Schleim-Hitze-Muster. Je nachdem wo sich der Schleim und die Hitze festsetzen, zeigen sich unterschiedliche Krankheiten.

Treten Infekte rezidivierend auf, so können Hitze-Toxine im Körper zurückbleiben. Diese latenten pathogenen Faktoren sind zwischen den Krankheitsepisoden nicht als Hitze erkennbar und „verstecken sich" im Körper. Sie werden dann durch neu eintretende Pathogene oder durch innere Hitzeprozesse (z.B. bei Stagnationshitze) aktiviert und es entstehen die wiederkehrenden Erkrankungen. Um diesen versteckten Pathogenen entgegenzutreten, müssen diese tiefliegenden Hitze-Toxine in den infektfreien Intervallen geklärt werden. Dafür eignen sich insbesondere folgende Arzneien: *Lian Qiao* (Forsythiae Fructus) ▶ AG 2.4 und *Ban Lan Gen* (Isatidis Radix) ▶ AG 2.4.

Diätetik

Die Qing Dan-Diät

Die *Qing Dan*-Diät bedeutet eine klare, reine (*Qing*) und sanfte, milde (*Dan*) Ernährung. Sie stellt bei Kindern eine ideale Milz entlastende Diät dar. Auch wenn diese nicht immer eingehalten wird, ist es sinnvoll, sich an dieser Ernährung zu orientieren. Kann diese Diät nicht eingehalten werden, so sollten mindestens folgende zwei Grundsätze so konsequent wie möglich verfolgt werden: wenig Milchprodukte und kein Zucker. Bei Milchprodukten kann problemlos auf Milchalternativen wie Hafer- oder Erbsenmilch (keine Sojamilch) umgestiegen werden. Beim Umstieg auf solche alternativen Milchprodukte kann für eine gewisse Zeit die Kuhmilch auch verdünnt oder mit der Alternative gemischt werden, um den Übergang möglichst problemlos zu gestalten.

Die komplette Vermeidung von Zucker ist kaum umsetzbar. Allerdings sollte konsequent auf Süßgetränke und den regelmäßigen Verzehr von Schokolade, Kuchen und anderen Dessert verzichtet werden.

Das Grundprinzip bei der Qing Dan-Diät ist eine möglichst einfache und naturbelassene Nahrungsmittelauswahl.

Hauptsächlich sollten folgende Nahrungsmittel verwendet werden: Getreide, Gemüse, Hülsenfrüchte und Früchte.

Folgende Nahrungsmittel sollten je nach Pathologie vermieden werden

- **Schleim-Hitze, Feuchtigkeit** Fleisch (Schwein), Milchprodukte, Zucker, frittierte Speisen
- **Schleim und Feuchtigkeit** Fette/Öle, Milchprodukte, Zucker, Rohes
- **Hitze** Scharfe Gewürze, frittierte Speisen, Fleisch, Zucker
- **Kälte** Rohes, Fruchtsäfte, Eisgekühltes

13.1 Kinderkrankheiten: Infekte

Einleitung

Husten, Schnupfen und Ohrenentzündungen gehören zu den häufigsten pädiatrischen Beschwerden. Insbesondere wenn kleine Kinder zum ersten Mal in eine Spielgruppe kommen und dort mit anderen Kindern in Kontakt geraten, werden sie sehr häufig von Infekten befallen. Erkranken Kinder an solchen Infekten bis zu vier- oder fünfmal jährlich und heilen diese komplikationslos ab, ist das normal, wenn auch herausfordernd für alle Beteiligten. Treten Infekte häufiger auf, spricht man von Infektanfälligkeit. Diese kann dann zu weitergehenden Problemen führen wie Hör- und Sprachschwierigkeiten bei rezidivierenden Ohrenentzündungen oder asthmatischen Beschwerden bei rezidivierenden Hustenepisoden. Die allermeisten Kinderinfekte sind durch Viren verursacht. Bei bakteriellen Infekten handelt es sich meistens um Superinfektionen. Obwohl nach wie vor häufig Antibiotika eingesetzt werden, beispielsweise bei Otitis, gilt grundsätzlich, dass in den allermeisten Fällen die Behandlung dieser Erkrankungen keine Antibiotika erforderlich macht.

Der **Krankheitsmechanismus aus TCM-Sicht** ist für die in diesem Kapitel beschriebenen typischen Infekte bei kleinen Kindern meist sehr ähnlich. Im Zentrum steht eine noch nicht gänzlich entwickelte Mitte. Diese ist nicht kräftig genug, um Nahrungsmittel umzuwandeln. Dadurch kann sich Feuchtigkeit und Schleim ansammeln (siehe auch Einleitung oben). Dieser Schleim kann sich an unterschiedlichen Orten ansammeln: in der Nase und den Nasennebenhöhlen, in den Eustachischen Röhren oder in den Bronchien. Dort blockiert Schleim den freien Fluss von *Qi* und transformiert zu Hitze. Die Hitze-Transformation wird weiter begünstigt durch die tendenziell hitzige Konstitution von Kindern. Dazu gehört auch die Entwicklungshitze (siehe Einleitung). Oft entwickeln sich Krankheitsschübe zusammen mit Wachstumsschüben. Die Entwicklungshitze erhitzt dann den vorhandenen Schleim und führt zu Schleim-Hitze-Erkrankungen, der typischen Konstellation bei Kinderinfekten. Die Hitze kann natürlich auch zusätzlich durch äußere Wind-Hitze forciert werden. Dabei gilt zu beachten, dass sich bei Kindern die Wind-Hitze nicht wie bei Erwachsenen langsam durch die Oberfläche bewegt und dabei die typischen Oberflächensymptome verursacht, sondern aufgrund des noch unterentwickelten *Wei Qi* sich direkt ins Innere bewegt. Deshalb kann ein Kind «gesund» ins Bett gehen und nachts mit heftigem Husten aufwachen. In Zusammenhang mit Schleim-Hitze entwickeln sich auch leicht Toxine. Je heftiger der Infekt, desto intensiver sind die Toxine zu werten. Weitere Zeichen für Toxine sind ein rasch progredienter Krankheitsverlauf, grüner Schleim und Eiterbildung.

Eher selten entwickelt sich ein Infekt mit wenig ausgeprägter Hitze und überwiegendem Feuchtigkeit- und Schleimaspekt. Diese Kinder zeigen häufig einen ausgeprägten Milz-Mangel oder wurden mehrfach mit Antibiotika behandelt, sodass die Mitte geschädigt und das *Yang* „gekühlt" wurde.

Beim Abheilen von Krankheiten bleiben oft Resthitze oder Resttoxine im Körper zurück. Diese zeigen sich nicht aktiv und das Kind ist „gesund". Diese Resthitze oder Resttoxine können als latente pathogene Faktoren betrachtet werden. Sie setzen sich oft dort fest, wo sich die Primärinfektion manifestiert hat. Bei einer nächsten Hitzeentwicklung im Körper werden diese latenten pathogenen Faktoren aktiviert und es entsteht rasch eine erneute Infektion am selben Ort. Dieser Mechanismus führt dann zu rezidivierenden Infekten.

Musterdifferenzierung und Therapiestrategie

Bei der Musterdifferenzierung ist vor allem darauf zu achten, welcher Faktor im Vordergrund steht: Hitze, Schleim oder Toxine. Auf diese wird dann der therapeutische Fokus gelegt, wobei sich sehr häufig eine Kombination aller drei Faktoren zeigt. Zusätzlich können die Mitte und das *Wei Qi* unterstützt werden. Dabei muss darauf geachtet werden, dass die Rezepturen nicht zu warm werden und so die vorhandene Hitze noch verstärken. Bei der Akupunktur besteht dieses Problem weniger, so lange nicht mit Moxa gearbeitet wird.

Bei rezidivierenden Infekten muss zwischen den akuten Episoden therapiert werden. Dabei wird Schleim umgewandelt, mögliche Hitze geklärt und vor allem werden auch die latenten pathogenen Faktoren ausgeleitet. Dadurch wird der Zyklus der rezidivieren Infekte unterbrochen.

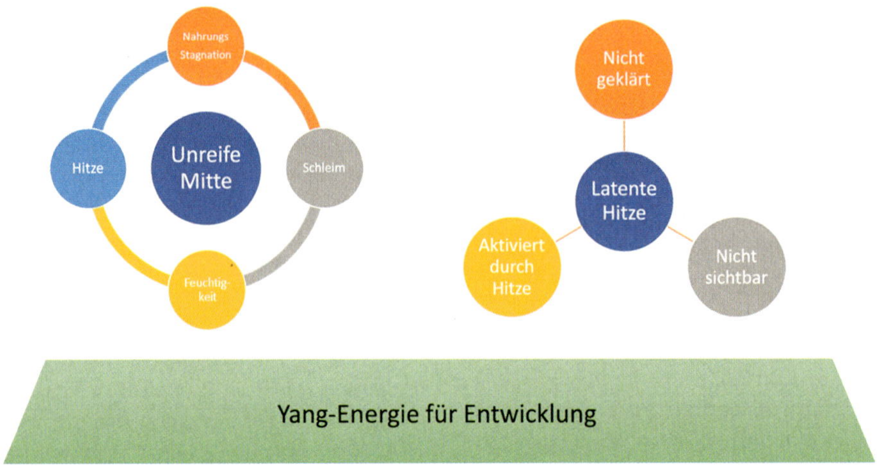

Abb. 13.1.1 Pathologische Faktoren, die bei Kinderinfekten involviert sind

Differenzialdiagnose					**Therapie**
1. Ebene	Syndrom	Syndromdifferenzierung	Befunde*	Leitsymptome	Rezeptur
Husten	Feucht – produktiv	Schleim-Feuchtigkeit in Milz und Lunge	ZK: blass mit ZE ZB: nass, weiß Pu: weich	Rasselnder Husten, Naselaufen oder verstopfte Nase, Appetitlosigkeit, weicher Stuhlgang, Müdigkeit, Blässe	*Su Zi Jiang Qi Tang* ► RG 9.2
	Trocken – kein Auswurf	Schleim-Hitze blockiert die Lunge	ZK: gerötet mit roten Punkten ZB: verdickt, gelblich Pu: schlüpfrig, voll	Bellender, kräftiger Husten, rote Lippen, Hitzegefühl, Atemschwierigkeiten, Keuchen, Durst auf kalte Flüssigkeiten	*Qing Qi Hua Tan Wan* ► RG 14.2
Schnupfen	Dickes, gelbliches Sekret	Schleim-Hitze-Blockade im Kopf	ZK: gerötet mit roten Punkten ZB: verdickt, gelblich Pu: schlüpfrig, voll	Dickflüssiges weißes oder gelb-grünes Nasensekret, nasale Stimme, heißer geröteter Kopf, Durst, gerötete Lippen	*Xiao Chai Hu Tang* ► RG 4.1 mit *Er Chen Tang* ► RG 14.1
	Wässriges, weiß-durchsichtiges Sekret	Schleim-Feuchtigkeit-Ansammlung	ZK: blass mit ZE ZB: nass, weiß Pu: weich	Wässrig-durchsichtiges oder dünnflüssiges Nasensekret, viel Speichelfuss, Appetitlosigkeit	*Liu Jun Zi Tang* ► RG 8.1
Ohrenentzündungen	Akute Otitis mit Fieber und gerötetem Ohr	Schleim-Hitze mit Toxinen	ZK: gerötet mit roten Punkten ZB: verdickt, gelb Pu: schlüpfrig, voll	Heißes, gerötetes, schmerzhaftes Ohr, Fieber, gelb-grünes Nasensekret, Durst, Schlaflosigkeit, Gereiztheit	*Xiao Chai Hu Tang* ► RG 4.1+ *Shi Gao* AG 2.1+ *Zhi Mu* AG 2.1+ *Lian Qiao* AG 2.4+ *Zhe Bei Mu* AG 6.2
	Chronischer Tubenmittelohrkatarrh ohne Hitze	Milz-Mangel mit dünnem Schleim	ZK: blass mit ZE ZB: verdickt, weiß Pu: schlüpfrig	Naselaufen oder Nasenverstopfung, weicher Stuhlgang, Appetitlosigkeit, blasses Gesicht, Hörminderung, evtl. dünne Flüssigkeit aus dem Ohr	*Wu Ling San* ► RG 6.1 mit *Liu Jun Zi Tang* ► RG 8.1
Rezidivierende Infekte	Hitzezeichen mit Schleimblockade	Schleim-Hitze mit latenten Toxinen	ZK: gerötet mit roten Punkten ZB: verdickt, gelblich Pu: schlüpfrig, voll	Infektanfälligkeit mit jeweils fiebrigen oder hitzigen Erkrankungen, gerötetes Gesicht, rote Lippen, Durst, Nachtschweiß	*Xiao Chai Hu Tang* ► RG 4.1+ *Lian Qiao* AG 2.4+ *Bai Zhu* AG 12.1
	Milz-Mangel mit Schleim-Feuchtigkeit	Schleim-Feuchtigkeit mit Milz-Mangel und *Wei Qi*-Mangel	ZK: blass mit ZE ZB: verdickt, weiß Pu: schlüpfrig	Infektanfälligkeit, Appetitlosigkeit, Müdigkeit, Blässe, chronisch verstopfte Nase	*Liu Jun Zi Tang* ► RG 8.1+ *Lian Qiao* AG 2.4 oder *Ban Lan Gen* AG 2.4

* Je nach Alter des Kindes sind Zunge und Puls keine zuverlässigen Zeichen; die Werte in der Tabelle gelten für Kinder ab 5 Jahren

Weitere Rezepturen, die sinnvoll sein können
Shen Ling Bai Zhu San (Ginseng Radix et Rhizoma, Poria und Atractylodis Macrocephalae Rhizoma Pulver)
▶ RG 8.1
Indikation Diese Mischung eignet sich besonders gut, um Kinder zu unterstützen, die mit Antibiotika therapiert werden und Nebenwirkungen zeigen wie Appetitlosigkeit, losen Stuhlgang, Durchfall und Müdigkeit.

Bei Mischformen können die empfohlenen Rezepturen auch modifiziert werden. Im Folgenden dazu einige Einzelmittel.

Einzelmittel

Wirkung	AG	Einzelmittel
Schleim-Hitze umwandeln	6.2	*Gua Lou* (Trichosanthis Fructus) *Dan Nan Xing* (Arisaema cum Bile) *Zhe Bei Mu* (Fritillariae Thunbergii Bulbus)
	6.1	*Jie Geng* (Platycodonis Radix)
	2.4	*She Gan* (Belamcandae Rhizoma)
Schleim-Feuchtigkeit umwandeln	6.1	*Fa Ban Xia* (Pinelliae Rhizoma Praeparataum)
	8	*Lai Fu Zi* (Raphani Semen)
	6.3	*Zi Su Zi* (Perillae Fructus)
	4	*Fu Ling* (Poria) *Yi Yi Ren* (Coicis Semen)
Husten stoppen	6.2	*Gua Lou* (Trichosanthis Fructus) *Qian Hu* (Peucedani Radix)
	6.3	*Ku Xing Ren* (Armeniacae Semen) – mit Vorsicht dosieren! *Bai Bu* (Stemonae Radix)
	4	*Che Qian Zi* (Plantaginis Semen)
	8	*Lai Fu Zi* (Raphani Semen)
Lungen-Hitze klären	2.1	*Lu Gen* (Phragmitis Rhizoma)
	2.3	*Huang Qin* (Scutellariae Radix)
	6.3	*Sang Bai Pi* (Mori Cortex)
„Wind" aus den Bronchien ausleiten, um Husten zu stoppen	16	*Di Long* (Pheretima) *Jiang Can* (Bombyx Batryticatus) *Gou Teng* (Uncariae Ramulus cum Uncis)
	1.2	*Chan Tui* (Cicadae Periostracum)
	6.2	*Dan Nan Xing* (Arisaema cum Bile)
	6.1	*Zhi Tian Nan Xing* (Arisaematis Rhizoma Praeparatum), Cave: warm!
Hitze und Toxine klären	2.3	*Huang Qin* (Scutellariae Radix) *Long Dan* (Gentianae Radix et Rhizoma) (bei Otitis)
	2.4	*Lian Qiao* (Forsythiae Fructus)
	2.1	*Lu Gen* (Phragmitis Rhizoma) *Shi Gao* (Gypsum Fibrosum) *Zhi Mu* (Anemarrhenae Rhizoma)
Nase öffnen	1.1.	*Cang Er Zi* (Xanthii Fructus) – mit Vorsicht dosieren! *Bai Zhi* (Angelicae Dahuricae Radix) *Xin Yi* (Magnoliae Flos)
	1.2	*Bo He* (Menthae Haplocalycis Herba)
Knoten lösen: bei vergrösserten Tonsillen und geschwollenen Lymphknoten	6.2	*Zhe Bei Mu* (Fritillariae Thunbergii Bulbus)
	2.1	*Xia Ku Cao* (Prunellae Spica)
	2.4	*Lian Qiao* (Forsythiae Fructus)
Latente Pathogene (Hitze und Toxine) klären	2.4	*Lian Qiao* (Forsythiae Fructus) *Ban Lan Gen* (Isatidis Radix)
	2.2	*Chi Shao* (Paeoniae Radix Rubra)

Mitte regulieren und unterstützen	12.1	*Tai Zi Shen* (Pseudostellariae Radix) *Bai Zhu* (Atractylodis Macrocephalae Rhizoma)
	4	*Fu Ling* (Poria)
	8	*Mai Ya* (Hordei Fructus Germinatus) *Shen Qu* (Massa Medicata Fermentata) *Shan Zha* (Crataegi Fructus) *Lai Fu Zi* (Raphani Semen)

Akupunktur

Schleim und Feuchtigkeit umwandeln

- Ma 40 *Fenglong*, Lu 5 *Chize*, Ren 12 *Zhongwan*, Mi 9 *Yinlingquan*, Bl 20 *Pishu*
- **Kombination** Lu 9 *Taiyuan* mit Mi 3 *Taibai*, Mi 3 *Taibai* mit Ma 40 *Fenglong*

Hitze klären

- Di 11 *Quchi*, Lu 10 *Yuji*, Du 14 *Dazhui* (blutig Schröpfen)

Husten stillen

- Lu 5 *Chize*, Di 4 *Hegu*, Husten-Punkt (tastbarer Knoten 1-2 *cun* distal zu Lu 5 *Chize*), Ma 40 *Fenglong*, Lu 9 *Taiyuan*, Lu 7 *Lieque*, Bl 13 *Feishu*
- **Kombination** Lu 9 *Taiyuan* mit Mi 3 *Taibai*, Lu 5 *Chize* mit Ma 40 *Fenglong*

Nase öffnen

- Gb 20 *Fengchi*, Di 4 *Hegu*, Di 20 *Yingxiang*, Ma 40 *Fenglong*, Bl 12 *Fengmen*

Schleim-Hitze aus dem Ohr klären

- SJ 5 *Waiguan*, SJ 3 *Zhongzhu*, SJ 17 *Yifeng*, Gb 20 *Fengchi*, Ma 40 *Fenglong*, Di 11 *Quchi*
- **Kombination** Gb 41 *Zulinqi* mit SJ 5 *Waiguan*

Mitte stärken

- Ma 36 *Zusanli*, Mi 3 *Taibai*, Bl 20 *Pishu*

Lunge und Wei-Qi stärken

- Ma 36 *Zusanli*, Mi 3 *Taibai*, Bl 20 *Pishu*, Bl 13 *Feishu*
- **Kombination** Lu 9 *Taiyuan* mit Mi 3 *Taibai*

Latente Pathogene klären

- Lu 10 *Yuji*, Di 11 *Quchi*, Ma 40 *Fenglong*
- **Kombination** Ma 36 *Zusanli* mit Di 11 *Quchi*

Kinder können auch mit Kinder-Tuina unterstützt werden. Einfache Kinder-Tuinagriffe können täglich von den Eltern ausgeführt werden, um Kinder bei akuten Episoden (z.B. Husten) oder präventiv zu unterstützen.

Diätetik

Bei der Ernährung sollte auf eine *Qing Dan*-Diät (siehe Einleitung) geachtet werden. Insbesondere sollten Milchprodukte und Zucker, inklusive Süßgetränke, deutlich reduziert oder – noch besser – ganz vermieden werden.

Allgemeine Hinweise

Kinderinfekte sind normal und bei kurzem, unkompliziertem Verlauf auch kein Problem. Wenn kleine Kinder plötzlich mehr Zeit mit anderen Kindern verbringen, z.B. in der Kindertagesstätte oder dem Kindergarten, treten Infekte gehäuft auf. Dies ist normal und sollte nach einer gewissen Eingewöhnungsphase abnehmen.

Bei Kindern mit rezidivierenden Infekten und stark vergrößerten, eitrigen Tonsillen kann eine Tonsillektomie sinnvoll sein. Diese wird heute deutlich weniger häufig durchgeführt als früher. Bei deutlicher Indikation kann eine Tonsillektomie Kinder mit rezidivierenden Infekten positiv unterstützen.

13.2 Aufmerksamkeitsdefizit-/ Hyperaktivitätsstörung (ADS/ADHS)

Einleitung

Die Ursachen von ADS/ADHS liegen gemäß neueren Untersuchungen einerseits in möglicherweise genetischen sowie prä- und perinatalen Komponenten. Darüber hinaus spielen aber auch diätetische (Zucker) und etwaige allergische Faktoren (Phosphat, Konservierungsmittel, Histamin, etc.) eine ursächliche Rolle. Neurophysiologische Einflüsse, wie eine veränderte Monoaminoxidase-(MAO)-Aktivität und der fehlende Rückgang dieser MAO-Aktivität zwischen Kindheit und Adoleszenz werden ebenso diskutiert. Hier greift auch das Medikament Ritalin an, das diese Aktivität hemmt. Zur Diagnosestellung dient der „Conners Global Index“, der als Screening-Test verwendet wird, aber auch zur Verlaufskontrolle einfach eingesetzt werden kann.

Gemäß TCM liegt die Problematik in den Funktionskreisen Niere, Leber, Milz und Herz, wobei das Herz und der Geist in allen Fällen betroffen sind. Bei einem Nieren-*Yin*- und Essenz-Mangel fehlt dem Kind die Grundlage zur physischen und geistigen Entwicklung und es zeigen sich neben der verminderten Aufmerksamkeit auch Entwicklungsstörungen.

Yi-Intellekt ist für die Verarbeitung von Informationen als psychischer Aspekt des Funktionskreises Milz verantwortlich. Ein Milz-*Qi*- und Herz-Blut-Mangel geht mit einer verminderten Aufmerksamkeit einher. Eine Akkumulation von Feuchtigkeit und dann Schleim blockiert den Intellekt *Yi* und führt zu einer Blockade der Sinneskanäle des Herzens. Das behindert die Konzentration, das Gedächtnis und die Wahrnehmung. Handelt es sich um Schleim-Hitze in Gallenblase und Herz, zeigen sich zusätzlich zu den Konzentrationsstörungen auch Panikepisoden und Furchtsamkeit.

Die besonders bei den ADHS-Kindern zu beobachtende Impulsivität und Hyperaktivität mit geringer Frustrationstoleranz stellt eine Leber-*Qi*-Stagnation mit aufsteigendem Leber-*Yang* oder Leber-Feuer-Pathologie dar. Je mehr Unruhe, Zappeligkeit und Schlafstörungen vorhanden sind, desto mehr sollte aufsteigende Hitze im Herzen, die den Geist *Shen* beunruhigt, diagnostiziert werden.

Mangel Xu

- Herz-Blut- und Milz-*Qi*-Mangel
- Herz- und Leber-Blut-Mangel
- Nieren-*Yin*- und-Essenz-Mangel

Fülle Shi

- Schleim-Feuchtigkeit blockiert die Milz
- Schleim-Hitze in Gallenblase und Herz
- Leber-*Qi*-Stagnation mit aufsteigendem Leber-*Yang* und Wind
- Leber-Feuer

Differenzialdiagnose							Therapie
1. Ebene	2. Ebene	3. Ebene	Muster	Syndromdifferenzierung	Befunde	Leitsymptome	Rezeptur
Schwacher Puls	Appetitlosigkeit, Müdigkeit, Blässe	Pu: leer, dünn	Leere – Herz-Milz	Milz-*Qi*- und Herz-Blut-Mangel – *Yi* (Intellekt) und *Shen* nicht genährt	ZK: blass ZB: weißlich, dünn Pu: kraftlos, dünn	Konzentrationsmangel, geistige und körperliche Erschöpfung, Vergesslichkeit, Blässe, Schlafstörungen, Appetitlosigkeit, Bauchbeschwerden	*Gui Pi Tang* ▶ RG 8.3
	Innere Unruhe, Schlafstörungen	Pu: leer, kraftlos, besonders *Cun*-Position links	Leere – Herz-Leber	Herz- und Leber-Blut-Mangel – *Shen* und *Hun* nicht verwurzelt	ZK: evtl. leicht rote Spitze, eher geschrumpft ZB: dünn Pu: dünn	Unruhiger Geist, Vergesslichkeit, innere Unruhe, Schlafstörungen, Palpitationen, Aphthen, Zungenbrennen	*Suan Zao Ren Tang* ▶ RG 12.1
	Furchtsamkeit, Ängstlichkeit	Pu: kraftlos, fein	Leere – Milz-Herz-Gallenblase	Herz-, Gallenblase- und Milz-*Qi*-Mangel – *Yi* und *Shen* unzureichend versorgt	ZK: rote Spitze, sonst eher gedunsen und blass ZB: dünn Pu: leer	Geistige Erschöpfung, Konzentrationsmangel, mangelnde Motivation, Stottern, Schlafstörungen, Palpitationen, Furchtsamkeit, Ängstlichkeit	*Ding Zhi Wan* ▶ RG 12.1
	Geschwächte Konstitution, Abgemagertheit	Pu: kraftlos, fein, bes. *Chi*-Position beidseits	Leere – Niere	Energetischer Nieren-Mangel – dominierender Nieren-*Yin*-/*Jing*-Mangel	ZK: eher rötlich, geschrumpft ZB: vermindert, dünn Pu: kraftlos, fein	Unruhe, Abgemagertheit, schwache Konstitution, evtl. Gedeihstörungen mit verzögerter Knochenreifung oder verzögerter motorischer Entwicklung	*Liu Wei Di Huang Wan* ▶ RG8.5 Bei mehr Hitze: *Zhi Bai Di Huang Wan* ▶ RG 8.5 Bei Entwicklungsstörungen: *Zuo Gui Wan* ▶ RG 8.5
Voller Puls	Schwerfälligkeit, Bewusstseinstrübung, Umneblung	Pu: schlüpfrig, saitenförmig	Fülle – Schleim in der Mitte	Feuchtigkeit- und Kälte-Blockade im Mittleren Erwärmer (Milz und Magen) – Feuchtigkeit verhindert Aufsteigen des klaren *Yang* zum Kopf	ZK: blass, gedunsen ZB: weißlich, vermehrt Pu: kraftlos, schlüpfrig	Schwere in Kopf und Gliedmaßen, Denken fällt schwer, allgemeine Schlappheit, verminderter oder veränderter Appetit, Übelkeit, Völlegefühl im Oberbauch	*Ping Wei San* ▶ RG 6.2
	Angst- und Panikepisoden	Pu: schlüpfrig, saitenförmig, beschleunigt	Fülle – Schleim-Hitze	Akkumulation von Schleim-Hitze – Sinnesöffnungen blockiert	ZK: gedunsen, evt. gerötet ZB: gelblich Pu: gespannt, schlüpfrig	Unruhe und Zappeligkeit, Neigung zu Panikattacken, Hyperventilation, Angstattacken, Herzklopfen, thorakale Enge, gedrückte Stimmung	*Wen Dan Tang* ▶ RG 14.2 Bei ausgeprägter Unruhe und Hypermotorik mit *Zhi Zi* und *Huang Qin* ▶ RG 14.2
	Unruhe, Erregbarkeit	Pu: schlüpfrig, saitenförmig, beschleunigt	Fülle – Leber	Leber-*Qi*-Stagnation mit *Yang*-Exzess in Leber und Herz	ZK: gedunsen, evtl. gerötet ZB: gelblich Pu: gespannt, schlüpfrig	Unruhe, Nervösität, leichte Erregbarkeit, Herzklopfen, Süchteleien, Schlafprobleme	*Chai Hu Jia Long Gu Mu Li Tang* ▶ RG 12.2
	Impulsivität, Hitzigkeit	Pu: sehr kräftig, saitenförmig und beschleunigt	Fülle – Leber-Feuer	Leber-Feuer stört *Hun* und *Shen*	ZK: gerötet ZB: gelblich Pu: gespannt, beschleunigt	Große Impulsivität, starke Gereiztheit, ständig unter Strom, Gewalttätigkeit, Wutausbrüche	*Long Dan Xie Gan Tang* ▶ RG 2.4

Bei Mischformen können die empfohlenen Rezepturen auch modifiziert werden. Im Folgenden dazu einige Einzelmittel.

Einzelmittel

Wirkung	AG	Einzelmittel
Schlaflosigkeit	14.2	*Mu Li* (Ostreae Concha) *Long Gu* (Fossilia Ossis Mastodi) *Zhen Zhu Mu* (Margaritifera Concha)
	14.1	*Bai Zi Ren* (Platycladi Semen) *Suan Zao Ren* (Ziziphi Spinosae Semen)
Fülle-Hitze im Herzen: Ausgeprägte innere Unruhe, Getriebensein	2.3	*Huang Qin* (Scutellariae Radix) Bei älteren Kindern (ab 12 Jahren) mit Vorsicht auch *Huang Lian* (Coptidis Rhizoma)
	2.1	*Zhi Zi* (Gardeniae Fructus)
Depressive, bedrückte Stimmung	10.1	*Yu Jin* (Curcumae Radix) *Dan Shen* (Salviae Miltiorrhizae Radix et Rhizoma)
	14.2	*He Huan Pi* (Albiziae Cortex)
Schleim blockiert die Sinne: Vergesslichkeit, geringe Aufmerksamkeitsspanne, leichte Verwirrtheit	14.2	*Yuan Zhi* (Polygalae Radix)
	6.2	*Zhu Ru* (Bambusae Caulis in Taenias)
	6.1	*Fa Ban Xia* (Pinelliae Rhizoma Praeparatum)
Sedieren bei Unruhe durch Leere: Blut und *Yin* nähren	12.4	*Bai Zi Ren* (Platycladi Semen) *Suan Zao Ren* (Ziziphi Spinosae Semen)
	12.2	*Long Yan Rou* (Longan Arillus) *Shu Di Huang* (Rehmanniae Radix Praeparata) *Zhi He Shou Wu* (Polygoni Multiflori Radix Praeparata)
	12.3	*Bai He* (Lilii Bulbus) *Mai Dong* (Ophiopogonis Radix)
	13	*Wu Wei Zi* (Schisandrae Chinensis Fructus)
Spezialkombination, um Yi-Intellekt zu stimulieren und Aufmerksamkeit zu fördern	12.1	*Ren Shen* (Ginseng Radix et Rhizoma)
	12.4	*Yi Zhi* (Alpiniae Oxyphyllae Fructus)
Leber entspannen und besänftigen	12.2	*Bai Shao* (Paeoniae Radix Alba)

Akupunktur

Herz-Feuer klären

- He 9 *Shaochong*, He 3 *Shaohai*, Pc 7 *Daling*, Ren 15 *Jiuwei*, Bl 15 *Xinshu*
- **Kombination** Pc 7 *Daling* und Gb 12 *Wangu*

Qi und Blut tonisierend

- Mi 6 *Sanyinjiao*, Ma 36 *Zusanli*, Di 10 *Shousanli*
- **Kombination** Mi 6 *Sanyinjiao*, Ma 36 *Zusanli* und Ren 6 *Qihai*

Blut nährend

- Mi 10 *Xuehai*, He 7 *Shenmen*, Ren 12 *Zhongwan*, Ren 6 *Qihai*, Mi 6 *Sanyinjiao*
- **Kombination** Bl 17 *Geshu* und Mi 10 *Xuehai*

Leber-Qi-Stagnation lösend

- Bl 18 *Ganshu*, Le 13 *Zhangmen*, Pc 6 *Neiguan*
- **Kombination** Le 3 *Taichong* und Di 4 *Hegu*

Milz stärkend, Feuchtigkeit eliminierend

- Ma 40 *Fenglong*, Mi 9 *Yinlingquan*, Ren 9 *Shuifen*, Ren 6 *Qihai*
- **Kombination** Mi 9 *Yinlingquan* mit Ma 40 *Fenglong*

Blut und Yin nährend

- He 7 *Shenmen*, Pc 6 *Neiguan*, Bl 15 *Xinshu*
- **Kombination** He 7 *Shenmen* und Mi 6 *Sanyinjiao*

Nieren-Yin nährend und Leere-Hitze klärend

- Ni 6 *Zhaohai*, Mi 6 *Sanyinjiao*, He 6 *Yinxi*
- **Kombination** He 6 *Yinxi* und Ni 6 *Zhaohai* (besonders bei heißen Füssen in der Nacht)

Sehr effektiv kann eine tägliche Massage durch die Eltern sein. Zum Beispiel eignen sich die Punkte Le 3 *Taichong* und Ni 1 *Yongquan* um das Kind zu beruhigen und schlafbereit zu machen. Weiter kann der Punkt M-HN 3 *Yintang* zur Schlafförderung stimuliert werden. Dieser wird zum Sedieren des *Shen* entgegen des Verlaufs des *Du Mai* von der Nase aufwärts massiert.

Bei allen Behandlungen können zusätzlich Punkte am Ohr stimuliert werden, mit Intradermalnadeln, Vaccaria-Samen oder Laser.

Diätetik

Milz stärkend, Qi und Blut tonisierend Hirse, Gerste, Hafer, Feige, Honig, Mandel, Haselnuss, Huhn, Schaf- und Ziegenfleisch, Fisch, Eier, fettarme Milch
Leber-Blut nährend Stangensellerie, Wasserkastanie, Chrysanthemenblütentee, Sonnenblumenkerne, Erdnuss, Birne, Krebse, Austern
Blut und Yin nährend Weizen, gekeimter Weizen, Hafer, Eigelb, Milch (bes. Kuhmilch, auch Schaf- und Ziegenmilch), Kirsche, Sojabohne, Frischkäse, Lotoswurzel, Longanfrucht, Schweineherz, Fasan
Nieren-Yin nährend Tintenfisch, Austern, Ente, Niere von Schwein und Rind, Eigelb, Sesam, schwarze Sojabohne, Weizen, Weintraube, Karotte
Der aktivierende Einfluss von gesüßten Speisen und Getränken (Limonaden, gezuckerte Fruchtsäfte) lässt sich oftmals sehr deutlich bei Kindern mit ADS/ADHS beobachten. Hier ist eine entsprechende Ernährungsberatung wichtig und unterstützend.

Allgemeine Hinweise

Genau wie die Ernährung ist der Umgang mit den neuen Medien (Smartphone, Tablet, TV) von großer Bedeutung, da diese das sowieso schon sehr sensible *Shen* und *Hun* noch mehr aufpeitschen und beunruhigen. Sie führen oft zu einer zusätzlichen Reizüberflutung und limitieren darüber hinaus noch die schon sehr kurzen Aufmerksamkeitsintervalle.

13.3 Enuresis

Einleitung

Enuresis bei Kindern (Urininkontinenz beim älteren Patienten ▶ Abschnitt Urologie 11.2) weisen im Vergleich zur Inkontinez älterer Patienten sowohl Ähnlichkeiten als auch Unterschiede auf. Während bei Kindern mehrere Fülle-Aspekte wie Hitze, *Shen* und *Hun*-Irritationen eine größere Rolle spielen, steht bei älteren Patienten oft die Erschöpfung der Nieren-Energie stärker im Vordergrund.

Bettnässen bei Kindern kann durch mehrere Faktoren bedingt sein. Besonders wichtig ist die Berücksichtigung psychischer Einflüsse. Diese können durchaus unbewusst ablaufen und sich dann vor allem des Nachts in Form von Schlafstörungen und schlechten Träumen manifestieren. Ein weiterer Grund für die Enuresis ist, dass das Kind, wenn es eingeschlafen ist, nicht vom Harndrang geweckt wird. Auch Phasen von Verunsicherungen, wie die Geburt eines jüngeren Geschwisterchens, schulische Anforderungen oder elterliche Streitigkeiten, können das Kind unbewusst verängstigen.

Der Funktionskreis Niere hat die Aufgabe, die Urinproduktion und -ausscheidung zu regulieren sowie die unteren Körperöffnungen zu kontrollieren. Wenn es zu einer Schwäche der Nieren-Energie kommt, können häufiges Wasserlassen, Inkontinenz oder Enuresis auftreten. Aber auch Hitze und feuchte Hitze im Unteren Erwärmer können die Niere und Blase in ihrer Funktion beeinträchtigen. Des Weiteren kann die Funktion der Nieren und Blase durch Stagnation im Leber-Funktionskreis beeinträchtigt werden sowie durch Hitze im Herz, die zu einem unruhigen Shen führt und sich über die Nieren-Herz-Achse auf die Niere auswirkt.

Fülle – Shi

- Irritation des Geistes *Shen* mit Disharmonien im Funktionskreis Herz
- Leber-*Qi*-Stagnation und Irritationen der Wanderseele *Hun*

Mangel – Xu

- Milz-*Qi*-Mangel Die Milz nimmt ihre Aufgabe des nach oben Führens unzureichend wahr
- Herz-*Qi*-Mangel Geist *Shen* ungenügend gestärkt
- Nieren-*Yang*-Mangel mit innerer Kälte im Unteren Erwärmer
- Nieren-*Yin*-Mangel mit feuchter Hitze im Unteren Erwärmer

Differenzialdiagnose					Therapie
1. Ebene	Syndrom	Syndromdifferenzierung	Befunde	Leitsymptome	Rezeptur
Herz-Typologie: sensibles und leicht überregbares Nervensystem: *Shen*-Beteiligung	Herz und Niere	Herz- und Nieren-*Qi*-Mangel (und *Jing*-Essenz-Schwäche)	ZK: blass, aber rote Spitze ZB: weißlich Pu: dünn	Häufige Miktionen, klarer, heller und reichlicher Urin, Bettnässen, Inkontinenz, schlechte Konzentration, Vergesslichkeit, Herzklopfen, Nervosität	*Sang Piao Xiao San* ▶ RG 11.3 ohne *Shi Chang Pu*
	Herz und Niere	Disharmonie von Herz und Niere mit *Shen*- und *Hun*-Irritation	ZK: wenig verändert, gelegentlich rote Spitze ZB: dünn, weißlich Pu: leer, leicht gespannt	Viele lebhafte Träume, unruhiger Schlaf, Verkrampfung im Unterbauch, Schwindel, Herzklopfen, schwache Konstitution	*Gui Zhi Jia Long Gu Mu Li Tang* ▶ RG 11.3
	Herz und Leber	Leber-*Qi*-Stagnation mit Hitze und *Shen*-Irritation	ZK: leichte Rötung, bes. Ränder ZB: weiß-gelblich Pu: saitenförmig, beschleunigt	Ängstlichkeit und Schlafstörungen, Völlegefühl im Thorax, Palpitationen; Enuresis verstärkt bei Anspannung und psychischer Belastung	*Chai Hu Jia Long Gu Mu Li Tang* ▶ RG 12.2
Milz-Typologie: Müdigkeit, Erschöpfung, Blässe	Milz	Absinkendes Milz-*Qi*	ZK: blass ZB: weißlich Pu: kraftlos	Blässe, allgemeine Erschöpfung, weicher Stuhlgang, Appetitlosigkeit; Enuresis verstärkt bei Müdigkeit, nach anstrengenden Tagen	*Bu Zhong Yi Qi Tang* ▶ RG 8.1
Nieren-Typologie: Entwicklungsstörungen auf unterschiedlichen Ebenen	Niere und Kälte	Nieren-*Yang*-Leere mit schwachem *Mingmen*-Feuer	ZK: blass ZB: weißlich Pu: kraftlos, tief, langsam	Häufiges Wasserlassen, viel heller Urin, Inkontinenz, Verschlechterung durch Kälte (Füße/LWS/allgemein)	*Suo Quan Wan* ▶ RG 11.3 mit *Jin Gui Shen Qi Wan* ▶ RG 8.4
	Niere und Hitze	Nieren-*Yin*-Leere mit feuchter Hitze im Unteren Erwärmer	ZK: rötlich ZB: vermindert Pu: fein, gelegentlich oberflächlich, evtl. beschleunigt	Trüber Urin, drängender Harndrang, chronische Dysurie, Hitzegefühle, Nachtschweiß, Schwäche in LWS und Knie	*Zhi Bai Di Huang Wan* ▶ RG 8.5

13.3 Enuresis

Bei Mischformen können die empfohlenen Rezepturen auch modifiziert werden. Im Folgenden dazu einige Einzelmittel.

Einzelmittel

Wirkung	AG	Einzelmittel
Adstringenzien, die Urin zurückhalten können	13	*Sang Piao Xiao* (Mantidis Ootheca) *Jin Ying Zi* (Rosae Laevigatae Fructus) *Qian Shi* (Euryales Semen) *Fu Pen Zi* (Rubi Fructus) *Shan Zhu Yu* (Corni Fructus)
	12.3	*Yi Zhi* (Alpiniae Oxyphyllae Fructus)
Wärmt und stärkt das Nieren-Yang und stabilisiert so die Blase: Häufiges Wasserlassen von reichlich hellem Urin, Inkontinenz	12.3	*Bu Gu Zhi* (Psoraleae Fructus) *Yi Zhi* (Alpiniae Oxyphyllae Fructus) *Sha Yuan Zi* (Astragali Complanati Semen) *Tu Si Zi* (Cuscutae Semen) *Gou Ji* (Cibotii Rhizoma) *Du Zhong* (Eucommiae Cortex) *Hu Tao Ren* (Juglandis Semen) *Yin Yang Huo* (Epimedii Folium)
Depressive bedrückte Stimmung	10.1	*Yu Jin* (Curcumae Radix) *Dan Shen* (Salviae Miltiorrhizae Radix et Rhizoma)
	14.2	*He Huan Pi* (Albiziae Cortex)

Schleim blockiert die Sinnesöffnungen: Schlaf ist zu tief, Kind schnarcht, tagsüber eher vergesslich und unkonzentriert	14.2	*Yuan Zhi* (Polygalae Radix)
	6.2	*Zhu Ru* (Bambusae Caulis in Taenias)
	6.1	*Fa Ban Xia* (Pinelliae Rhizoma Praeparatum)

Akupunktur

Bei allen Mustern Mi 6 *Sanyinjiao* mit Ni 7 *Fuliu*

Herz-Shen beruhigend

He 7 *Shenmen*, Pc 7 *Daling*, Ren 15 *Jiuwei*, Bl 15 *Xinshu*

Kombination Pc 7 *Daling* und Gb 12 *Wangu*

Qi und Blut tonisierend

- Mi 6 *Sanyinjiao*, Ma 36 *Zusanli*, Di 10 *Shousanli*, Mi 3 *Taibai*
- **Kombination** Lu 9 *Taiyuan*, Mi 3 *Taibai*, Mi 6 *Sanyinjiao*, Ma 36 *Zusanli* und Ren 6 *Qihai*

Blut nährend

- Mi 10 *Xuehai*, He 7 *Shenmen*, Ren 12 *Zhongwan*, Ren 6 *Qihai*, Mi 6 *Sanyinjiao*
- **Kombination** Bl 17 *Geshu* und Mi 10 *Xuehai*

Leber-Qi-Stagnation lösend

- Bl 18 *Ganshu*, Le 13 *Zhangmen*, Pc 6 *Neiguan*
- **Kombination** Le 3 *Taichong* und Di 4 *Hegu*

Milz stärkend, Feuchtigkeit eliminierend

- Ma 40 *Fenglong*, Mi 9 *Yinlingquan*, Ren 9 *Shuifen*, Ren 6 *Qihai*
- **Kombination** Mi 9 *Yinlingquan*, Mi 3 *Taibai* und Ma 40 *Fenglong*

Blut und Yin nährend

- He 7 *Shenmen*, Pc 6 *Neiguan*, Bl 15 *Xinshu*
- **Kombination** He 7 *Shenmen* und Mi 6 *Sanyinjiao*

Nieren-Yin nährend und Leere-Hitze klärend

- Ni 6 *Zhaohai*, Mi 6 *Sanyinjiao*, He 6 *Yinxi*
- **Kombination** He 6 *Yinxi* und Ni 6 *Zhaohai* (besonders bei heißen Füßen in der Nacht)

Bei allen Behandlungen können zusätzlich Punkte am Ohr stimuliert werden, mit Intradermalnadeln, Vaccaria-Samen oder Laser.

Diätetik

Milz stärkend, Qi und Blut tonisierend Hirse, Gerste, Hafer, Feige, Honig, Mandel, Haselnuss, Huhn, Schaf- und Ziegenfleisch, Fisch, Eier, fettarme Milch

Leber-Blut nährend Stangensellerie, Wasserkastanie, Chrysanthemenblütentee, Sonnenblumenkerne, Erdnuss, Birne, Krebse, Austern

Blut und Yin nährend Weizen, gekeimter Weizen, Hafer, Eigelb, Milch (bes. Kuhmilch, auch Schaf- und Ziegenmilch), Kirsche, Sojabohne, Frischkäse, Lotoswurzel, Longanfrucht, Schweineherz, Fasan

Nieren-Yin nährend Tintenfisch, Austern, Ente, Niere von Schwein und Rind, Eigelb, Sesam, schwarze Sojabohne, Weizen, Weintraube, Karotte

Allgemeine Hinweise

Bei Enuresis-Kindern kann es hilfreich sein, größere Trinkmengen vor dem Schlafengehen zu meiden. Dazu hilft es, wenn die Eltern mit den Kindern über die möglicherweise belastenden Themen in beruhigender Weise sprechen. Genauso ist es hilfreich, das Bettnässen als eine regressive Antwort auf eine vermeintliche Überforderung des Kindes anzusehen und eher unterstützend als bestrafend damit umzugehen – wenngleich diese Phase auch für die Eltern oft sehr anstrengend und belastend sein kann, sodass auch diese gelegentlich von einer unterstützenden Behandlung profitieren können.

13.4 Entwicklungsverzögerung

Einleitung

Kinder entwickeln sich in verschiedenen Bereichen sehr unterschiedlich schnell. Zur Erkennung von Auffälligkeiten und Verzögerungen dienen die Früherkennungsuntersuchungen (U1–U9). Neben der Feststellung eines regulären körperlichen Wachstums wird hierbei auch besonderes Augenmerk auf die Entwicklung der Motorik sowie auf die Sprech- und Sprachentwicklung gelegt. Bei jeder Form von Auffälligkeit, z.B. im Vergleich zu Gleichaltrigen, sollte stets eine kinderärztliche Abklärung erfolgen. Denn nur so kann mittels einer frühzeitigen Aufdeckung auch eine zielgerichtete Behandlung erfolgen. Denn insbesondere im Kindesalter können auf diese Weise Verzögerungen häufig noch gut beeinflusst und nicht selten sogar vollständig wieder aufgeholt werden.

Es gibt eine Reihe von Kindern mit Entwicklungsverzögerungen, die eher Zeichen einer Leere aufweisen, sei es eine zögerliche Gewichtszunahme oder Verzögerungen in der motorischen, sprachlichen-mentalen oder neuronalen Entwicklung. Es gibt Kinder, die mit einer konstitutionellen Schwäche auf die Welt kommen oder bei denen der Nieren-Funktionskreis für die Entwicklung mehr Zeit benötigt. Je nach Konstitution handelt es sich dabei überwiegend um einen Nieren-*Yin*- oder einen Nieren-*Yang*-Mangel.

Bei anderen Kindern stellt die Verdauung den Ursprung der fehlenden Entwicklung dar. Kinder haben noch unreife Organe, inklusive einer unreifen Milz. Je jünger ein Kind, desto „unreifer" ist die Milz – und damit die metabolische Fähigkeit, Nahrung bewältigen zu können. Im Verlauf zeigt sich evtl. zunächst ein Milz-*Qi*-Mangel und später zunehmend eine Ansammlung von Schleim und Feuchtigkeit, welche das System blockiert. Des Weiteren kann sich in der Mitte auch Nahrungsstagnation ansammeln und zu Hitze transformieren. Diese chronische Nahrungsstagnation führt zu einer Malabsorption mit Schwäche und einer verzögerten Entwicklung. Das Nahrungsstagnationsmuster ist das einzige Füllemuster der kindlichen Entwicklungsstörungen.

Nieren-*Jing*-Mangel-Muster sind grundsätzlich schwieriger zu therapieren. Durch eine regelmäßige unterstützende Behandlung über längere Zeiträume lässt sich jedoch die weitere Entwicklung oft sehr positiv beeinflussen, da Kinder in ihrer Wachstumszeit über extrem gute Nachholmöglichkeiten verfügen.

Differenzialdiagnose					Therapie
1. Ebene	2. Ebene	Diagnose	Befunde	Leitsymptome	Rezeptur
Leere	Milz	Allgemeiner Mangel der Zang Fu	ZK: gedunsen, blass ZB: weißlich, dünn Pu: kraftlos	Allgemeine Schwäche und Kränklichkeit bei Kindern, Malnutrition, ständiges Weinen, Enuresis, Zappeligkeit, Bauchbeschwerden, blasser Teint	*Xiao Jian Zhong Tang* ▶ RG 7.2
	Lunge	Milz-Lungen-Qi-Mangel mit Wei-Qi-Mangel	ZK: gedunsen, blass ZB: weißlich, dünn Pu: kraftlos	Ausgeprägte Erschöpfung, Kurzatmigkeit, mangelnde Vitalität, Belastungsdyspnoe, Infektanfälligkeit	*Bu Zhong Yi Qi Tang* ▶ RG 8.1
	Feuchtigkeit-Schleim	Milz-Qi-Mangel mit Feuchtigkeit-Schleim	ZK: gedunsen ZB: dick, klebrig Pu: oberflächlich, gespannt	Müdigkeit, schwache Verdauung, zahlreiche Unverträglichkeiten oder sehr wählerisches Verhalten (picky eater), oft Durchfall oder seltener auch Verstopfung	*Liu Jun Zi Tang* ▶ RG 8.1
	Nieren-*Yin*-Essenz	Konstitutioneller Nieren-Yin-Essenz-Mangel	ZK: geschrumpft, evtl. gerötet ZB: dünn, evtl. fehlend Pu: kraftlos	Später Fontanellen-Schluss, verzögerte Knochenreifung, neurologische Verzögerung: sprachlich und/oder motorisch, Unruhe, Abgemagertheit, Nachtschweiß	*Liu Wei Di Huang Wan* ▶ RG 8.5 mit *Zuo Gui Wan* ▶ RG 8.5
	Nieren-*Yang*-Essenz	Energetischer Nieren-Mangel: dominierend Nieren-Yang-Essenz-Mangel	ZK: gedunsen, blass ZB: weißlich, dünn Pu: kraftlos	Langsame Entwicklung, Trägheit, Blässe, Antriebslosigkeit, Kälteempfindlichkeit, schwacher Stoffwechsel	*You Gui Wan* ▶ RG 8.4
Fülle-Exzess	Nahrungsstagnation	Nahrungs-Stagnation blockiert die Mitte und transformiert zu Hitze	ZK: gedunsen ZB: vermehrt weißlich-gelblich Pu: schlüpfrig, gespannt	Appetitverlust, rote Wangen, Verdauungsbeschwerden, lustlos, stinkende Winde, fehlende Gewichtszunahme, Mangelerscheinungen wie dünnes sprödes Haar, trockene Haut	*Bao He Wan* ▶ RG 15

13.4 Kindliche Entwicklungsverzögerung

Bei Mischformen können die empfohlenen Rezepturen auch modifiziert werden. Im Folgenden dazu einige Einzelmittel.

Einzelmittel

Wirkung	AG	Einzelmittel
Bei geschwächter Mitte mit schlechtem Appetit	7	*Sha Ren* (Amomi Fructus)
	9	*Ji Nei Jin* (Galli Gigerii Endothelium Corneum)
	12.1	*Bai Zhu* (Atractylodis Macrocephalae Rhizoma)
Bei motorischen Entwicklungsstörungen	12.4	*Sang Ji Sheng* (Taxilli Herba)
	10.1	*Niu Xi* (Achyranthis Bidentatae Radix)
	12.3	*Xu Duan* (Dipsaci Radix)
	5	*Mu Gua* (Chaenomelis Fructus) *Wu Jia Pi* (Acanthopanacis Cortex)
Bei Essenz-Schwäche (Yin oder Yang)	12	*Tu Si Zi* (Cuscutae Semen) *Yi Zhi* (Alpiniae Oxyphyllae Fructus) *Shu Di* (Rehmanniae Radix Praeparata) *Nu Zhen Zi* (Ligustri Lucidi Fructus)

Akupunktur

Lunge stärkend

- Ma 36 *Zusanli*, Mi 3 *Taibai*, Bl 20 *Pishu*, Bl 13 Feishu
- Kombination Lu 9 Taiyuan mit Mi 3 *Taibai*

Herz-Shen stärkend He 7 *Shenmen*, Ren 15 *Jiuwei*, Bl 15 *Xinshu*

Qi und Blut tonisierend

- Mi 6 *Sanyinjiao*, Ma 36 *Zusanli*, Di 10 *Shousanli*, Mi 3 *Taibai*
- Kombination Lu 9 *Taiyuan*, Mi 3 *Taibai*, Mi 6 *Sanyinjiao*, Ma 36 *Zusanli* und Ren 6 *Qihai*

Blut nährend

- Le 8 *Ququan*, He 7 *Shenmen*, Ren 12 *Zhongwan*, Ren 6 *Qihai*, Mi 6 *Sanyinjiao*
- Kombination Bl 17 *Geshu* und Le 8 *Ququan*

Milz-Yang wärmend

- Ma 36 *Zusanli*, Mi 6 *Sanyinjiao*, Bl 20 *Pishu*, Di 10 *Shousanli*
- Kombination Moxibustion von Ren 6 *Qihai* und Ren 12 *Zhongwan*

Milz stärkend, Feuchtigkeit eliminierend Ma 40

- *Fenglong*, Mi 9 *Yinlingquan*, Ren 9 *Shuifen*, Ren 6 *Qihai*
- Kombination Mi 9 *Yinlingquan*, Mi 3 *Taibai* und Ma 40 *Fenglong*

Nieren-Essenz nährend

- Ni 6 *Zhaohai*, Mi 6 *Sanyinjiao*, He 6 *Yinxi*
- Kombination Lu 7 *Lieque* und Ni 6 *Zhaohai*

Nieren-Yang-Mangel

- Ni 3 *Taixi*, Ni 7 *Fuliu*,Mi 6 *Sanyinjiao*, Ma 36 *Zusanli* und Ren 4 *Guanyuan*
- Kombination Moxibustion von Du 4 *Mingmen* und Bl 23 *Shenshu*

Diätetik

Milz stärkend, Qi und Blut tonisierend Hirse, Gerste, Hafer, Feige, Honig, Mandel, Haselnuss, Huhn, Schaf und Ziegenfleisch, Fisch, Eier, fettarme Milch

Bei Kälte, die Mitte wärmend Pfirsich, Kirsche, Fenchel, Anis, Pfeffer, Knoblauch, Ingwer, Paprika, Chili, Wild, Rindfleisch

Blut und Yin nährend Weizen, gekeimter Weizen, Hafer, Eigelb, Milch (bes. Kuhmilch, auch Schaf- und Ziegenmilch), Kirsche, Sojabohne, Frischkäse, Lotoswurzel, Longanfrucht, Schweineherz, Fasan

Milz-Qi und -Yang stärkend Hirse, Gerste, Buchweizen, Karotte, Hülsenfrüchte inkl. Tofu (nur erwärmt), leicht verdauliches, mageres Fleisch, Huhn

Milz-Qi und -Yang stärkend Hirse, Gerste, Buchweizen, Karotte, Hülsenfrüchte inkl. Tofu (nur erwärmt), leicht verdauliches, mageres Fleisch, Huhn

Nieren-Yin nährend Tintenfisch, Austern, Ente, Niere von Schwein und Rind, Eigelb, Sesam, schwarze Sojabohne, Weizen, Weintraube, Karotte

14 Neurologische Erkrankungen

14.1 Apoplektischer Insult

Einleitung

Bei einem Schlaganfall wird unterschieden zwischen einem ischämischen und einem hämorrhagischen Insult. Die Ursache bei Ersterem ist der Verschluss, z.B. durch einen verschleppten Thrombus in eine hirnversorgende Arterie. Bei einer Hämorrhagie kommt es durch Ruptur eines Gefäßes zu einer Einblutung in das Gehirn. Ursächlich sind arteriosklerotische Gefäßveränderungen und arterielle Hypertonie.
Der Schlaganfall wird im Chinesischen *Zhong Feng* analog zu dem englischen Begriff *Wind Stroke* genannt. Dies deutet an, dass bei allen Formen Wind beteiligt ist. Die Plötzlichkeit des Auftretens legt einen „Schlag durch Wind" nahe. Dieser Wind ist in den allermeisten Fällen endogen, das heißt innerlich entstanden. Prädisponierende Faktoren hierfür sind *Yin*-Mangel, Blut-Mangel und dazukommende Hitze. Seltener kann auch äußerer Wind eine Rolle spielen. Dies wird dann auch als „Channel-Stroke" bezeichnet und ist dadurch charakterisiert, dass das Bewusstsein nicht beeinträchtigt ist. Darunter fällt auch die periphere Fazialisparese, die man in China häufiger als in westlichen Ländern sieht, und die möglicherweise viral verursacht ist.
Als prädisponierende Krankheits-Muster finden sich oft Nieren- und Leber-*Yin*-Leere mit Hitze, kompliziert durch klebrigen Schleim in den Sinnesöffnungen und Leitbahnen sowie Blut-Stase.

Fülle – Shi

- *Qi*-Stagnation und Blut-Stase mit Leber-Wind
- Exzess des Leber- und Herz-*Yang* mit Leber-Wind
- Schleim oder Schleim-Hitze blockiert das Aufsteigen des klaren *Yang* zum Kopf

Kombination Fülle/Leere

- Aufsteigendes Leber-*Yang* und Leber-Wind bei beginnender Nieren-Schwäche
- Leber-Milz-Disharmonie, leichter Blut-Mangel

Mangel — Xu

- Nieren-*Yin*-Mangel mit Leber-Wind

Differenzialdiagnose						**Therapie**
1. Ebene	2. Ebene	Syndrom	Syndrom-differenzierung	Befunde	Leitsymptome	Rezeptur
ZK: blass	Pu: kraftvoll	Wind-Invasion in die Luo-Netzgefäße des Gesichtes	Wind-Schleim blockiert Leitbahen und Netzgefäße	ZK: unverändert oder gedunsen ZB: dünn, weiß Pu: kraftvoll, saitenförmig, evtl. oberflächlich	Schwierigkeit zu sprechen, Speichelfluss, plötzliche Seitendeviation der Gesichtsmuskulatur, Zuckungen, Tics, Abneigung gegen Wind und Kälte, Hemiplegie (bes. mit Gesichtsbeteiligung)	*Qian Zheng San* ▶ RG 13.1
	Pu: dünn Blut-Mangel-Zeichen: trockene Haut und Schleimhäute	Wind greift Leitbahnen und Netzgefäße an (überwiegend „channel stroke")	Wind-Feuchtigkeit mit *Qi*- und Blut-Mangel	ZK: blass ZB: weiß Pu: dünn, schlüpfrig, eher schwach	Seitenabweichung von Mund und Augen, Steifheit der Zunge, Taubheit und Bewegungsunfähigkeit der Extremitäten	*Da Qin Jiao Tang* ▶ S. 1167
ZK: blass-livide, gestaute ZGV	Auffallende Eiseskälte der Gliedmaßen	„Wind stroke" (Wind-Schlag) mit Kälte, Feuchtigkeit und Obstruktion der Leitbahnen und Netzgefäße durch Schleim und Blut-Stase	Kälte-Obstruktion der Leitbahnen und Netzgefäße kompliziert durch Blut-Stase	ZK: sehr blass, livide ZB: klebrig, weißlich Pu: langsam, gespannt	Bewegungseinschränkung, Taubheit und Lähmung der Extremitäten, Schmerz in den kleinen Gelenken	*Xiao Huo Luo Dan* ▶ S. 1167
	Ausgeprägte Schwäche einer Körperseite	Regionale, meist halbseitige Mangelversorgung mit Qi und Blut bei gleichzeitiger Blut-Stase	*Qi*- und *Yang*-Mangel mit Blut-Stase	ZK: blass, gedunsen ZB: dünn, weißlich Pu: weich, kraftlos	Hemiplegie, Atrophie, Inkontinenz, Pollakisurie, Müdigkeit	*Bu Yang Huan Wu Tang* ▶ RG 10.1
ZK: rote Ränder	ZB: dick klebrig, weiß	Störungen der Sinnesöffnungen durch Wind-Schleim	Endogener Leber-Wind mit Milz-*Qi*-Mangel und Schleim	ZK: blass mit roten Rändern, gedunsen, ZE ZB: vermehrt weißlich, klebrig Pu: schlüpfrig, saitenförmig	Schwindel, Sehstörungen, Kopfschmerzen, Engegefühl im Epigastrium oder Thorax, Nackensteife	*Ban Xia Bai Zhu Tian Ma Tang* ▶ RG 12.1 oder *Di Tan Tang* ▶ S. 1167
	ZB: eher vermindert	Leber-Wind durch Nieren-Schwäche	Aufsteigendes Leber-*Yang*/ Leber-Wind bei gleichzeitiger Nieren-Leere	ZK: rote Ränder und Spitze ZB: vermindert, trocken Pu: saitenförmig, beschleunigt	Taubheit, Hemiplegie, Verkrampfung oder Zuckungen der Muskulatur, verschwommenes Sehen, Hitzegefühl steigt auf zum Kopf, Kopfschmerzen, Tinnitus, Schwindel, Unruhe mit Schlaflosigkeit und vielen Träumen	*Tian Ma Gou Teng Yin* ▶ RG 12.1
	ZB: relativ unauffällig	Leber-Wind bei Leber-Blut- und -Yin-Mangel	Leber-Wind bei gleichzeitigem Leber-Blut- und -*Yin*-Mangel mit leichter Blut-Stase	ZK: rot ZB: normal Pu: dünn, saitenförmig	Schwindel, Kopfschmerzen, Tinnitus, erhöhter Augendruck, Sehstörungen, Hypertonus, Gesichtsflush, Bewegungseinschränkung, Lähmungen	*Zhen Gan Xi Feng Tang* ▶ RG 13.2

Erklärung und Zusammensetzung der Rezepturen

Da Qin Jiao Tang (Größeres Gentianae Macrophyllae Radix Dekokt)

Arzneimittel	Dosis
Qin Jiao (Gentianae Macrophyllae Radix)	9 g
Du Huo (Angelicae Pubescentis Radix)	6 g
Qiang Huo (Nototpterygii Rhizoma et Radix)	3 g
Fang Feng (Saposhnikoviae Radix)	3 g
Di Huang (Rehmanniae Radix)	3 g
Shu Di Huang (Rehmanniae Radix Praeparata)	3 g
Dang Gui (Angelicae Sinensis Radix)	6 g
Bai Shao (Paeoniae Radix Alba)	6 g
Chuan Xiong (Chuanxiong Rhizoma)	6 g
Bai Zhi (Angelicae Dahuricae Radix)	3 g
Xi Xin (Asari Radix et Rhizoma)*	1,5 g
Huang Qin (Scutellariae Radix)	3 g
Shi Gao (Gypsum Fibrosum)	6 g
Bai Zhu (Atractylodis Macrocephalae Rhizoma)	3 g
Fu Ling (Poria)	3 g
Gan Cao (Glycyrrhizae Radix et Rhizoma)	6 g

Wirkung Befreit von Wind, klärt Hitze und nährt und aktiviert das Blut.

Indikation Wind greift Leitbahnen und Netzgefäße an; ein sogenannter „channel stroke".

Modifikationen Bei fehlender Hitze: Auslassen von *Shi Gao* und *Huang Qin*

* In Deutschland und der Schweiz verboten

Di Tan Tang (Dekokt, das von Schleim reinigt)

Arzneimittel	Dosis
Fa Ban Xia (Pinelliae Rhizoma Praeparatum)	10 g
Dan Nan Xing (Arisaema Cum Bile)	10 g
Zhi Shi (Aurantii Fructus Immaturus)	8 g
Ju Hong (Citri Reticulatae Exocarpium Rubrum)	8 g
Fu Ling (Poria)	8 g
Ren Shen (Ginseng Radix et Rhizoma)	5 g
Shi Chang Pu (Acori Tatarinowii Rhizoma)	5 g
Zhu Ru (Bambusae Caulis in Taenias)	4 g
Gan Cao (Glycyrrhizae Radix et Rhizoma)	3 g

Wirkung Transformiert sehr effektiv Schleim, öffnet die Sinnesöffnungen und tonisiert das *Qi*

Indikation Dieses Rezept wird als Folge-Rezeptur eingesetzt, wenn der Patient weniger Bewusstseinseinschränkungen aufweist.

Xiao Huo Luo Dan (Kleine Spezialpille, um die Netzwerkgefäße zu beleben)

Arzneimittel	Dosis*
Zhi Cao Wu (Aconiti Kusnezoffii Radix Cocta)	1,5 g
Zhi Chuan Wu (Aconiti Radix Cocta)	1,5 g
Zhi Tian Nan Xing (Arisaematis Rhizoma Praeparatum)	6 g
Mo Yao (Myrrha)	6 g
Ru Xiang (Olibanum)	6 g
Di Long (Pheretima)	9 g

Wirkung Löst Wind, eliminiert Feuchtigkeit, wandelt Schleim um, belebt Blut und stopt Schmerzen.

Indikation Dieses Rezept wird in der Folge von Wind-Schlag (Apoplex) eingesetzt, wenn sich aufgrund des eindringenden Windes Stase und Kälte in den Leitbahnen festgesetzt haben. Patienten präsentieren sich mit Schmerzen, Schwäche und Taubheit. Diese Symptome werden durch Kälte verstärkt. *Xiao Huo Luo Dan* kann auch bei chronischem Wind-Kälte-*Bi*-Syndrom eingesetzt werden wenn Kälte, Stase und Feuchtigkeit-Schleim die zentralen Pathogene sind.

*Diese Rezeptur enthält zwei toxische Aconit-Arten. Die Dosierungen sind angepasst von der Originalrezeptur, um die Rezeptur aus toxikologischer Sicht weniger problematisch zu machen.

Bei Mischformen können die empfohlenen Rezepturen auch modifiziert werden. Im Folgenden dazu einige Einzelmittel.

Einzelmittel

Wirkung	AG	Einzelmittel
Wind-Schleim blockiert die Leitbahnen und Netzgefäße: Muskelkrämpfe im paretischen Gebiet	6.1	*Zhi Tian Nan Xing* (Arisaematis Rhizoma Praeparatum) *Zhi Bai Fu Zi* (Typhonii Rhizoma Praeparatum)
	16	*Jiang Can* (Bombyx Batryticatus) *Quan Xie* (Scorpio)
	1.1	*Qiang Huo* (Notopterygii Rhizoma et Radix) *Bai Zhi* (Angelicae Dahuricae Radix)
	6.2	*Zhu Ru* (Bambusae Caulis in Taenias) *Dan Nan Xing* (Arisaema Cum Bile)
	6.1	*Da Zao Jiao* (Gleditsiae Sinensis Fructus)
Schleim-Hitze mit Leber-Wind blockiert die Leitbahnen und Netzgefäße: Taubheit, Lähmung und Muskelkrämpfe	6.2	*Dan Nan Xing* (Arisaema Cum Bile)
	13	*Zhu Ru* (Bambusae Caulis in Taenias)
	16	*Jiang Can* (Bombyx Batryticatus) *Di Long* (Pheretima)
Bei Paresen mit innerem Wind	16	*Jiang Can* (Bombyx Batryticatus) *Quan Xie* (Scorpio) *Gou Teng* (Uncariae Ramulus cum Uncis) *Tian Ma* (Gastrodiae Rhizoma)
Bei Paresen und Beinschwäche nach Apoplex durch Blut-Stase mit Blut-Leere	10.1	*Ji Xue Teng* (Spatholobi Caulis) *Dan Shen* (Salviae Miltiorrhizae Radix et Rhizoma) *Niu Xi* (Achyranthis Bidentatae Radix)
	12.4	*Sang Ji Sheng* (Taxilli Herba)
	12.3	*Xu Duan* (Dipsaci Radix)
Bei Muskelschmerzen nach Apoplex durch Wind-Feuchtigkeit	5	*Wei Ling Xian* (Clematidis Radix et Rhizoma)
	10.1	*Niu Xi* (Achyranthis Bidentatae Radix)
	12.4	*Sang Ji Sheng* (Taxilli Herba)
	5	*Wu Jia Pi* (Acanthopanacis Cortex) *Mu Gua* (Chaenomelis Fructus) *Fang Ji* (Stephaniae Tetrandrae Radix) *Du Huo* (Angelicae Pubescentis Radix)
	1.1	*Qiang Huo* (Notopterygii Rhizoma et Radix)
Schleim blockiert die Sinne	14.2	*Yuan Zhi* (Polygalae Radix)
	6.2	*Zhu Ru* (Bambusae Caulis in Taenias)
	15	*Shi Chang Pu* (Acori Tatarinowii Rhizoma)
	6.1	*Fa Ban Xia* (Pinelliae Rhizoma Praeparatum)
Besänftigt Leber-Wind	16	*Gou Teng* (Uncariae Ramulus cum Uncis) *Tian Ma* (Gastrodiae Rhizoma) *Jiang Can* (Bombyx Batryticatus) *Di Long* (Pheretima)
Muskelentspannend, fördert innere Gelassenheit	12.2	*Bai Shao* (Paeoniae Radix Alba)
Schlaflosigkeit	14.2	*Bai Zi Ren* (Platycladi Semen) *Suan Zao Ren* (Ziziphi Spinosae Semen)
	14.1	*Mu Li* (Ostreae Concha) *Long Gu* (Fossilia Ossis Mastodi) *Zhen Zhu Mu* (Margaritifera Concha)

Akupunktur

Bei Paresen (z.B. auch Fazialis-Parese) mit dünnen speziellen Gesichts-Nadeln entlang der betroffenen Leitbahnen im Gebiet sanfte Reize setzen

- **Im Wangenbereich** Di 20 *Yingxiang*, Ma 3 *Juliao*, Ma 4 *Dicang*, Ma 7 *Xiaguan*
- **Stirnast** Ma 8 *Touwei*, Gb 14 *Yangbai*
- **Zusätzlich** Pc 7 *Daling*, Ren 15 *Jiuwei*, Bl 15 *Xinshu*
- **Kombination** Di 4 *Hegu* und Le 3 *Taichong* (bewegt und mobilisiert *Qi*- und Blut-Fluss)

Herz-Feuer klärend

- He 9 *Shaochong*, Pc 7 *Daling*, Ren 15 *Jiuwei*, Bl *15 Xinshu*
- **Kombination** Pc 7 *Daling* und Gb 12 *Wangu*

Qi und Blut tonisierend

- Mi 6 *Sanyinjiao*, Ma 36 *Zusanli*, Di 10 *Shousanli*
- **Kombination** Mi 6 *Sanyinjiao*, Ma 36 *Zusanli* und Ren 6 *Qihai*

Blut nährend

- Mi 10 *Xuehai*, He 7 *Shenmen*, Ren 12 *Zhongwan*, Ren 6 *Qihai*, Mi 6 *Sanyinjiao*
- **Kombination** Bl 17 *Geshu* und Mi 10 *Xuehai*

Leber-Qi-Stagnation lösend

- Bl 18 *Ganshu*, Le 13 *Zhangmen*, Pc 6 *Neiguan*
- **Kombination** Le 3 *Taichong* und Di 4 *Hegu*

Milz stärkend, Feuchtigkeit eliminierend

- Ma 40 *Fenglong*, Mi 9 *Yinlingquan*, Ren 9 *Shuifen*, Ren 6 *Qihai*
- **Kombination** Mi 9 *Yinlingquan* und Ma 40 *Fenglong*

Nieren-Yin nährend und Leere-Hitze klärend

- Ni 6 *Zhaohai*, Mi 6 *Sanyinjiao*, He 6 *Yinxi*
- **Kombination** He 6 *Yinxi* und Ni 6 *Zhaohai* (besonders bei heißen Füssen in der Nacht)

Bei allen Behandlungen können zusätzlich Akupunktur-Punkte auf dem Schädel mit tangentialer Stichtechnik gestochen werden — jeweils kontralateral der betroffenen Körperseite entsprechend der Lokalisation des motorischen Gyrus praecentralis bzw. des sensorischen Gyrus postcentralis.

Diätetik

Milz stärkend, Qi und Blut tonisierend Hirse, Gerste, Hafer, Feige, Honig, Mandel, Haselnuss, Huhn, Schaf- und Ziegenfleisch, Fisch, Eier, fettarme Milch

Leber-Blut nährend Stangensellerie, Wasserkastanie, Chrysanthemenblütentee, Sonnenblumenkerne, Erdnuss, Birne, Krebse, Austern

Blut und Yin nährend Weizen, gekeimter Weizen, Hafer, Eigelb, Milch (bes. Kuhmilch, auch Schaf- und Ziegenmilch), Kirsche, Sojabohne, Frischkäse, Lotoswurzel, Longanfrucht, Schweineherz, Fasan

Nieren-Yin nährend Tintenfisch, Austern, Ente, Niere von Schwein und Rind, Eigelb, Sesam, schwarze Sojabohne, Weizen, Weintraube, Karotte

Allgemeine Hinweise

Die konsequente Therapie mit einer Kombination von Arzneitherapie, regelmäßiger Akupunktur sowie Tuina-Massagen und Physiotherapie bringt die besten Resultate und sollte so früh wie möglich begonnen werden.

14.2 Kalte Extremitäten

Einleitung

Kalte Extremitäten können Folge von Störungen unterschiedlicher Organsysteme sein. Oft spielen Durchblutungsstörungen eine Rolle. Diese können organisch – z.B. im Rahmen arteriosklerotischer Gefäßverkalkungen, aber auch durch Fehlsteuerung des vegetativen Nervensystems – bedingt sein. Die arteriosklerotischen Erkrankungen betreffen meist die Beine, auf diese Form gehen wir hier nicht speziell ein. Um eine vegetative Fehlsteuerung handelt es sich vor allem beim **Raynaud-Syndrom**, bei dem zumeist die oberen Extremitäten betroffen sind. Normalerweise versucht der Körper im Falle einer Kälteexposition den Wärmeverlust zu minimieren, indem über die Aktivierung des autonomen Nervensystems mehr Blut von oberflächlichen Hautgefäßen in tiefere Blutgefäße geleitet wird. Dem Raynaud-Syndrom liegt eine Fehlregulation durch den sympathischen Teil des autonomen Nervensystems zugrunde, und über Alpha-Adrenozeptoren wird dann eine übermäßige Gefäßverengung der Endarterien bewirkt. Durch den ausgelösten Gefäßspasmus wird der Blutfluss in den betroffenen Arealen sehr stark und schmerzhaft eingeschränkt. Meist lösen sich diese Spasmen von selbst wieder. Dem Raynaud-Syndrom können Krankheiten aus dem rheumatischen Formenkreis zugrunde liegen, in den meisten Fällen findet man jedoch keine Ursache.

Darüber hinaus können auch Kälte Agglutinine beteiligt sein, sodass es beim Unterschreiten einer bestimmten Temperatur zu einer Agglutination der Thrombozyten kommt. Diese **Kälte-Agglutinine**, auch Kälteantikörper genannt, sind IgM-Autoantikörper, die erst bei niedrigen Temperaturen wirksam werden und gegen ein bestimmtes Antigen auf der Oberfläche von Erythrozyten gerichtet sind. Dadurch entstehen in den kleineren Blutgefäßen Aggregate, die mit Schmerzen und einer Zyanose in den Akren einhergehen. Diese Verklumpungen lösen sich bei steigenden Temperaturen wieder auf. Die Kryoglobulinämie kann ebenfalls ein Raynaud-Syndrom auslösen.

Kalte Extremitäten, vorwiegend der Beine, kommen auch bei Polyneuropathie vor ▶ Abschnitt 14.8.

Fülle – Shi

- Leber-*Qi*-Stagnation
- Blut-Stase

Kombinierte Fülle und Leere

Leber- und Milz-Disharmonie

Mangel – Xu

- *Qi*- und *Yang*-Mangel
- Nieren-*Yang*-Mangel
- Zusätzlicher Blut- und *Yin*-Mangel

Differenzialdiagnose								Therapie
1. Ebene	2. Ebene	3. Ebene	4. Ebene	Syndrom	Syndromdifferenzierung	Befunde	Leitsymptome	Rezeptur
ZK: rote Ränder Pu: saitenförmig		Emotionale Reizbarkeit		Leber-Qi-Stagnation	Leber-*Qi*-Stagnation	ZK: evtl. rote Ränder ZB: normal Pu: saitenförmig	Schwitzige, kalte Extremitäten, Beschwerden abhängig von Stress und emotionalen Faktoren, Abdominalbeschwerden, innere Anspannung, depressive Stimmungslage	*Si Ni San* ▶ RG 4.2
ZK: blass	ZK: gedunsen, ZE	Abdominalbeschwerden	Bauchkrämpfe	Qi- und Yang-Mangel	Milz-Schwäche	ZK: blass ZB: weiß Pu: dünn, saitenförmig	Krampfartige Bauchschmerzen, deutliche Besserung durch Wärme und Druck	*Xiao Jian Zhong Tang* ▶ RG 7.2
			Ausgeprägtes inneres Frieren		Milz- und Nieren-*Yang*-Mangel	ZK: blass ZB: weiß Pu: dünn	Wässrige Diarrhö, Appetit und Durst vermindert, innere Kälte	*Fu Zi Li Zhong Wan* ▶ RG 7.2
		Abdominalbeschwerden und LWS-Beschwerden	Kein Schwindel		Kollaps des *Yang*, Milz- und Nieren-*Yang*-Mangel	ZK: blass ZB: weiß, klebrig Pu: dünn, langsam	Extremitäten sehr kalt, Patient schläft mit angezogenen Beinen, Diarrhö, Kälte und Schmerzen im Bauch, Schwäche der LWS und Beine	*Si Ni Tang* ▶ RG 7.3
			Schwindel		Milz- und Nieren-*Yang*-Mangel, leichter Blut-Mangel, Feuchtigkeit	ZK: gedunsen, ZE ZB: weißlich Pu: dünn, leer	Müdigkeit, Schwindel, Diarrhö, kalte, schwere Extremitäten, Palpitationen, Ödeme, Blasenbeschwerden, Abdominalbeschwerden; schlechter durch Kälte	*Zhen Wu Tang* ▶ RG 6.4
	ZK: nur leicht gedunsen, keine ZE	ZK: deutliche Blässe	Sehr kalte Extremitäten	Zusätzlicher Blut- und/oder Yin-Mangel	Kälte in den Leitbahnen, Blut-Mangel, Blockade der Blutgefäße	ZK: blass ZB: weißlich Pu: tief, sehr dünn	Sehr kalte Extremitäten, Menstruationsbeschwerden, Gelenkschmerzen, Abdominalbeschwerden, Schmerz und Kältegefühl im LWS-Bereich	*Dang Gui Si Ni Tang* ▶ RG 7.1
			Große Erschöpfung nach langer Erkrankung oder postoperativ		*Qi*- und Blut-Mangel, vorherrschender *Qi*-Mangel mit Tendenz zu Kälte	ZK: blass ZB: weißlich, dünn Pu: leer, tief	Blasses Gesicht, sehr große Erschöpfung, trockene Haut, Nachtschweiß	*Shi Quan Da Bu Tang* ▶ RG 8.3
		ZK: leicht blass Pu: tief, kraftlos			Nieren-Schwäche, bes. *Yang*-Mangel	ZK: blass Pu: dünn, langsam	Kalte Extremitäten, Schwäche der LWS und Beine, häufiges Wasserlassen	*Jin Gui Shen Qi Wan* ▶ RG 8.4

14.2 Kalte Extremitäten

Bei Mischformen können die empfohlenen Rezepturen auch modifiziert werden. Im Folgenden dazu einige Einzelmittel.

Einzelmittel

Wirkung	AG	Einzelmittel
Blut-Zirkulation in den oberen Extremitäten verbessern	1.1	*Gui Zhi* (Cinnamomi Ramulus)
Blut-Zirkulation in den unteren Extremitäten verbessern	10.1	*Niu Xi* (Achyranthis Bidentatae Radix), auch als Meldearznei für LWS, Knie und Beine/Füße
Den Fluss des Leber-Qi befreiend: z.B. schwitzige, kalte Extremitäten	1.2	*Chai Hu* (Bupleuri Radix)
	12.2	*Bai Shao* (Paeoniae Radix Alba)
Kalte Gliedmaßen: z.B. durch allgemeinen *Qi*-Mangel	12.1	*Ren Shen* (Ginseng Radix et Rhizoma) *Huang Qi* (Astragali Radix)
	12.3	*Lu Rong* (Cervi Cornu Pantotrichum)
Heiße Arzneien, die das Innere wärmen und Kälte aus dem Mittleren Erwärmer vertreiben	11	*Gan Jiang* (Zingiberis Rhizoma) *Fu Zi* (Aconiti Radix Lateralis Praeparata) *Wu Zhu Yu* (Euodiae Fructus)
Heiße Arzneien, die das Innere wärmen und Kälte aus dem Unteren Erwärmer vertreiben	11	*Fu Zi* (Aconiti Radix Lateralis Praeparata) *Rou Gui* (Cinnamomi Cortex)
	12.3	*Lu Rong* (Cervi Cornu Pantotrichum)

Akupunktur

Hand- und Fußschweiße – durch Leber-Qi-Stagnation

- Le 3 *Taichong*, Gb 41 *Zulinqi*, Gb 20 *Fengchi*, Mi 6 *Sanyinjiao*
- **Kombination der Lokal-Punkte** Pc 8 *Laogong* und Ni 1 *Yongquan*

Leber-Qi regulierend bei emotionaler Belastung mit vegetativer Dysregulation

- Bl 18 *Ganshu*, Le 13 *Zhangmen*, Pc 6 *Neiguan*, Gb 41 *Zulinqi*, Gb 20 *Fengchi*, Mi 6 *Sanyinjiao*
- **Kombination** Le 3 *Taichong* und Di 4 *Hegu*

Bei Milz-Yang-Mangel

- Ma 36 *Zusanli*, Mi 6 *Sanyinjiao*, Bl 20 *Pishu*, Di 10 *Shousanli*
- **Kombination** Moxibustion von Ren 6 *Qihai* und Ren 12 *Zhongwan*

Qi und Blut tonisierend

- Mi 6 *Sanyinjiao*, Ma 36 *Zusanli*, Di 10 *Shousanli*
- **Kombination** Bl 17 *Geshu* und Mi 10 *Xuehai*

Milz stärkend, Feuchtigkeit eliminierend Ma 40 *Fenglong*, Mi 9 *Yinlingquan*, Ren 9 *Shuifen*, Ren 6 *Qihai*

Nieren-Yang-Mangel

- Ni 3 *Taixi*, Mi 6 *Sanyinjiao*, Ma 36 *Zusanli* und Ren 4 *Guanyuan*
- **Kombination** Moxibustion von Du 4 *Mingmen* und Bl 23 *Shenshu*

Diätetik

Milz-Qi und -Yang stärkend Hirse, Gerste, Buchweizen, Karotte, Hülsenfrüchte inkl. Tofu (nur erwärmt), leicht verdauliches, mageres Fleisch, Huhn

Bei Kälte, die Mitte wärmend Pfirsich, Kirsche, Fenchel, Anis, Pfeffer, Knoblauch, Ingwer, Paprika, Chili, Wild, Rindfleisch

Feuchtigkeit eliminierend Bohne, Sojabohne, Erbse, Kardamom, Fisch

Leber-Blut nährend Stangensellerie, Wasserkastanie, Chrysanthemenblütentee, Sonnenblumenkerne, Erdnuss, Birne, Krebse, Austern

Blut und Yin nährend Weizen, gekeimter Weizen, Hafer, Eigelb, Milch (bes. Kuhmilch, auch Schaf- und Ziegenmilch), Kirsche, Sojabohne, Frischkäse, Lotoswurzel, Longanfrucht, Schweineherz, Fasan

Qi regulierend Fenchel, Knoblauch, Zwiebeln, Rettich, Paprika

Blut bewegend Erdnuss, schwarze Sojabohne, Esskastanie, Pfirsich, Essig, Aubergine, chinesischer Lauch (*Qi* und Blut bewegend)

Meide Bei innerer Kälte sollten Nahrungsmittel gemieden werden, die die Milz gefährden können: Dazu zählen kalte, Feuchtigkeit und Schleim erzeugende Nahrung, ein Übermaß an Rohkost, Süßspeisen, Auszugsmehl, fette Speisen.

Allgemeine Hinweise

Bei vegetativen Ursachen helfen oftmals Entspannungstechniken, wie z.B. das Autogene Training. Dadurch gelingt den Patienten zunehmend die willentliche Beeinflussung der autonomen Funktionen, wie der Gefäßregulation.

14.3 Karpaltunnel-Syndrom (CTS)

Einleitung

Das Karpaltunnel-Syndrom zählt zu den häufigsten peripheren Nervenkompressionsyndromen und betrifft vor allem Personen im mittleren und höheren Lebensalter. Ursächlich können mechanische Einengungen eine zentrale Rolle spielen. Diese können strukturell – z.B. im Rahmen anatomischer Engstellen oder entzündlicher Schwellungszustände, aber auch durch metabolische oder hormonelle Störungen – bedingt sein. Während Nervenkompressionssyndrome grundsätzlich an verschiedenen Lokalisationen auftreten können, ist das Karpal-Tunnel-Syndrom die mit Abstand häufigste Form, bei der vor allem die dominante Hand betroffen ist. Normalerweise verläuft der Nervus medianus zusammen mit neun Beugesehnen durch den Karpaltunnel, einen ostefibrösen Kanal, der palmar vom Retinaculum flexorum (Ligamentum carpi transversum) und dorsal sowie lateral von den Handwurzelknochen begrenzt wird. Dem Karpal-Tunnel-Syndrom liegt eine Druckerhöhung in diesem anatomisch engen Raum zugrunde, und über eine mechanische Kompression wird dann eine Beeinträchtigung der nervalen Mikrozirkulation sowie der axonalen Leitfähigkeit bewirkt. Durch den erhöhten Druck wird zunächst die epineurale Blutversorgung gestört, was zu einer ischämischen Schädigung führt, bei chronischem Verlauf auch irreversibel. Meist treten die Symptome nachts oder frühmorgens verstärkt auf und lösen sich nach Bewegung der Hand wieder. Dem Karpal Tunnel-Syndrom können systemische Krankheiten wie Diabetes mellitus, Hypothyreose oder rheumatische Erkrankungen aus dem entzündlichen Formenkreis zugrunde liegen, in den meisten Fällen findet man jedoch keine eindeutige Ursache. Darüber hinaus können auch repetitive Bewegungen oder berufliche Belastungen beteiligt sein, sodass es bei anhaltender mechanischer Beanspruchung zu einer chronischen Tenosynovitis der Beugesehnen kommt. Diese entzündliche Verdickung der Sehnenscheiden führt zu einer Raumforderung im ohnehin engen Karpaltunnel. Bei Schwangeren kann die hormonell bedingte Flüssigkeitsretention eine vorübergehende Kompression des N. medianus bewirken, die sich postpartal meist spontan zurückbildet. Die Symptomatik reicht von nächtlichen Parästhesien und Schmerzen, die typischerweise in Daumen, Zeige- und Mittelfinger sowie der radialen Hälfte des Ringfingers auftreten und mit einem charakteristischen „Ausschütteln" der Hand gelindert werden, bis hin zu motorischen Ausfällen mit Atrophie der Thenarmuskulatur in fortgeschrittenen Stadien.

Das Karpaltunnel-Syndrom kann nach der jeweils dominierenden Pathophysiologie in verschiedene Muster unterteilt werden. Allerdings sollte diese Einteilung nicht zu kategorisch verstanden werden, sie dient mehr der besseren Übersicht. In der Praxis findet man meistens Mischformen, bei denen zwei oder auch drei dieser jeweiligen Pathologien gemeinsam oder überlappend auftreten können.

Wichtigste pathogene Faktoren Feuchtigkeit, Wind, Schleim, Kälte und Stase

Fülle – Shi

- Feuchtigkeit-Ansammlung, Wind-Feuchtigkeit (Kälte) der oberen Extremitäten
- *Qi*-Stagnation- und Blut-Stase

Mangel – Xu Blut-Mangel mit mangelnder Versorgung der Sehnen und Gewebe

Differenzialdiagnose						**Therapie**
1. Ebene	2. Ebene	Syndrom	Syndrom-differenzierung	Befunde	Leitsymptome	Rezeptur
ZK: gedunsen	Belag vermehrt	Feuchtigkeit-Akkumulation	Äußere Wind-Feuchtigkeit mit vorherrschendem Wind	ZK: gedunsen, blass, ZE ZB: vermehrt, weiß Pu: schlüpfrig, gespannt	Handgelenkschmerzen, die den Arm entlang wandern, Taubheits- und Schweregefühl in Hand und Fingern, mögliche Bewegungseinschränkung oder Steifigkeit der Fingergelenke, Verschlechterung durch Wetter-Wechsel und Feuchtigkeit	*Da Fang Feng Tang Jia Jian* ▶ RG 6.5, mit Modifikationen
			Äußere Wind-Feuchtigkeit mit vorherrschender Feuchtigkeit	ZK: gedunsen, ZE ZB: vermehrt, weiß Pu: schlüpfrig, gespannt	Handgelenkschmerzen, die den Arm entlang wandern, Taubheits- und Schweregefühl in Hand und Fingern, ausgeprägte Bewegungseinschränkung oder Steifigkeit der Fingergelenke, Verschlechterung durch Feuchtigkeit	*Qiang Huo Sheng Shi Tang Jia Jian* ▶ RG 6.5, mit Modifikationen
			Äußere Wind-Kälte mit vorherrschender Kälte	ZK: gedunsen, ZE, blass ZB: vermehrt, weiß Pu: gespannt	Starke Handgelenkschmerzen, Taubheits- und Schweregefühl in Hand und Fingern, Bewegungseinschränkung oder Steifigkeit der Fingergelenke, Verschlechterung durch Kälte	*Wu Tou Tang* ▶ S. 1177, mit Modifikationen
			Milz-*Qi*-Mangel mit Schleim: Schleim blockiert die Leitbahnen	ZK: gedunsen, blass, ZE ZB: vermehrt, dick und klebrig Pu: schlüpfrig, gespannt	Handgelenkschmerzen und -schwellungen, ausgeprägte Taubheit und Schwere in Hand und Fingern, erschwerte Beweglichkeit, Fingersteifigkeit, Verschlechterung durch Diätfehler, breiige Stühle und große Abgeschlagenheit, pastöses Aussehen	*Liu Jun Zi Tang* ▶ RG 8.1 oder *Ban Xia Bai Zhu Tian Ma Tang* ▶ RG 14.5
ZK: livide mit roten Rändern	Belag unverändert	Qi-Stagnation und Blut-Stase	*Qi*- und Blut-Stase	ZK: livide, gestaute ZGV ZB: dünn, weißlich Pu: saitenförmig, gespannt	Schulter-, Arm-, Beinschmerzen, LWS- und HWS-Beschwerden, chronische Gelenkschmerzen, andere Schmerzen im Körper	*Shen Tong Zhu Yu Tang* ▶ RG 10.1
			Blut-Stase	ZK: livide, gestaute ZGV ZB: dünn, weißlich Pu: saitenförmig, gespannt	Kopfschmerzen, HWS-Schmerzen mit Ausstrahlung und ggfs. Taubheitsgefühlen in Schultern und Armen, Dysmenorrhö mit dunklem, klumpigem Menstrualblut	*Gui Zhi Fu Ling Wan* ▶ RG 10.2
ZK: blass und klein, geschrumpft		Mangel im Innen mit mangelnder Versorgung von Nerven	Blut-Mangel mit leichter Blut-Stase	ZK: blass, geschrumpft, evtl. leicht livide ZB: vermindert Pu: fein, gespannt	Blässe, fahles Aussehen, Haarausfall, brüchige Nägel, Einschlafstörungen, eher hagerer Typus mit Nackenverspannungen	*Si Wu Tang* ▶ RG 8.2, mit Modifikationen

14.3 Karpaltunnel-Syndrom

Wu Tou Tang (Dekokt mit Aconiti Radix)	
Arzneimittel	**Dosis**
Zhi Chuan Wu (Aconiti Radix Cocta)	3 g
Ma Huang (Ephedrae Herba)	4-6 g
Bai Shao (Paeoniae Radix Alba)	6 g
Huang Qi (Astragali Radix)	6 g
Gan Cao (Glycyrrhizae Radix et Rhizoma)	3 g
Indikation Wind-Kälte-Feuchtigkeit-*Bi*-Syndrom, wobei Wind, Kälte und Feuchtigkeit langfristig chronifizierend in die Leitbahnen eingedrungen sind	
Modifikationen *Zhi Chuan Wu* ersetzen mit *Fu Zi* (Aconiti Radix Lateralis Praeparata) Zusätzlich folgende Arzneien beifügen: *Gui Zhi* (Cinnamomi Ramulus) und *Qiang Huo* (Notopterygii Rhizoma et Radix)	

Bei Übergangs-Stadien und Mischformen können die empfohlenen Rezepturen auch modifiziert werden. Die im Folgenden aufgeführten Einzelmittel können zur jeweiligen Feinmodulation hinzugefügt werden.

Einzelmittel

Wirkung	AG	Einzelmittel
Leitet die Wirkung in die Hände	5	*Sang Zhi* (Mori Ramulus)
Befreit die Netzgefäße	2.4	*Si Gua Luo* (Luffae Fructus Retinervus), bei Schmerzen und Blockaden in Sehnen und Muskeln; bes. wenn auch Schleim dabei eine Rolle spielt
	5	*Qin Jiao* (Gentianae Macrophyllae Radix)
	16	*Di Long* (Pheretima)
Eliminiert Feuchtigkeit	1.1	*Qiang Huo* (Notopterygii Rhizoma et Radix) *Fang Feng* (Saposhnikoviae Radix)
	5	*Du Huo* (Angelicae Pubescentis Radix)
	4	*Fu Ling* (Poria) *Ze Xie* (Alismatis Rhizoma) *Yi Yi Ren* (Coicis Semen)
Lindert Krämpfe	12.2	*Bai Shao* (Paeoniae Radix Alba)
	16	*Tian Ma* (Gastrodiae Rhizoma) *Di Long* (Pheretima)
Transformiert Schleim	6.1	*Zhi Tian Nan Xing* (Arisaematis Rhizoma Praeparatum) *Zhi Ban Xia* (Pinelliae Rhizoma Praeparatum)
Belebt Blut	16	*Chuan Xiong* (Chuanxiong Rhizoma) *Mo Yao* (Myrrha) *Ru Xiang* (Olibanum) *Hong Hua* (Carthami Flos) *Ji Xue Teng* (Spatholobi Caulis)
Stärkt *Qi*	12.1	*Huang Qi* (Astragali Radix) *Dang Shen* (Codonopsis Radix)
Nährt Blut	12.2	*Dang Gui* (Angelicae Sinensis Radix) *Bai Shao* (Paeoniae Radix Alba) *E Jiao* (Asini Corii Colla)

Akupunktur

Lokale Punkte (diese können standardmäßig mehr oder weniger ähnlich bei jeder Behandlung mit gestochen werden)

- Lokale Extrapunkte, in Verlaufsrichtung der Perikard-Leitbahn genadelt: radial der Sehne des M. Flexor carpi radialis und ulnar der Sehne des M. Palmaris longus auf Höhe von Pc 6 *Neiguan*
- Dazu die Kombination Pc 7 *Daling* und Pc 6 *Neiguan*
- Gelegentlich wird auch Pc 8 *Laogong* in der Handinnenfläche mit guten Resultaten eingesetzt.

Blut nährend

- Mi 6 *Sanyinjiao*, Ren 6 *Qihai*, Ma 36 *Zusanli*, Mi 10 *Xuehai*, Bl 17 *Geshu*
- **Kombination** Mi 6 *Sanyinjiao*, Ma 36 *Zusanli* und Ren 6 *Qihai*

Krämpfe der Finger lindernd SJ 4 *Yangchi*

Qi und Blut tonisierend

- Ren 12 *Zhongwan*, Ren 6 *Qihai*, Mi 6 *Sanyinjiao*
- **Kombination** Mi 6 *Sanyinjiao* und Ma 36 *Zusanli*

Qi-Stagnation und Blut-Stasen lösend

- Bl 18 *Ganshu*, Le 13 *Zhangmen*, Pc 6 *Neiguan*, Mi 10 *Xuehai*, Bl 17 *Geshu*
- **Kombination** Le 3 *Taichong* und Di 4 *Hegu*

Milz stärkend, Qi und Blut tonisierend

- He 7 *Shenmen*, Ren 14 *Juque*, Ren 6 *Qihai*, Mi 6 *Sanyinjiao*, Bl 20 *Pishu*
- **Kombination** He 7 *Shenmen*, Mi 6 *Sanyinjiao* und Ma 36 *Zusanli*

Schmerz lindernd Di 4 *Hegu*, Dü 3 *Houxi*, SJ 5 *Waiguan*

Bei ausgeprägter Feuchtigkeit

- Ma 40 *Fenglong*, Mi 9 *Yinlingquan*, Ren 9 *Shuifen*, Bl 20 *Pishu*
- **Kombination** Ma 40 *Fenglong* und Mi 9 *Yinlingquan*

Lokale Punkte können besonders effektiv auch im Sinne des muskulo-tendinären Leitbahn-Systems eingesetzt werden:

Dazu zuerst den *Jing*-Punkt der Leitbahn auswählen, die am stärksten betroffen ist: Das wäre sehr oft die Pericard-Leitbahn und somit Pc 9 *Zhongchong*. Dann als nächstes die betroffenen Lokal- bzw. *Ahshi*-Punkte (um den N. medianus herum im Verlauf des distalen Unterarmes) nadeln. Zum Schluss den zugehörigen Vereinigungspunkt ansprechen: Das wäre für die drei *Yin*-Leitbahnen des Armes der Punkt Gb 22 *Yuanye*. Damit wurde die entsprechende muskulo-tendinäre Leitbahn in der betroffenen Region des CTS maximal aktiviert und Blockaden können so sehr wirksam aufgehoben werden.

Diätetik

Milz stärkend, Qi und Blut tonisierend Hirse, Gerste, Hafer, Feige, Honig, Mandel, Haselnuss, Huhn, Schaf- und Ziegenfleisch, Fisch, Eier, fettarme Milch

Feuchtigkeit eliminierend Reis, Hirse, Roggen, Apfel, Aprikose, Algen, verschiedene Pilze, z.B. Austernpilze, Shiitake-Pilze, Champignons, Kohlsprossen (Rosenkohl), Lauch, Oliven, Rettich, Radieschen, Sardine, Makrele, Azukibohnen, Kidney-Bohnen

Meide Kuhmilch und die weichen Käsesorten sollten bei CTS eine Zeit lang komplett gemieden werden. Außerdem sollten alle Süßigkeiten und Alkohol für mindestens drei Wochen vermieden werden.

Allgemeine Hinweise

Die Abendmahlzeit kann besonders viel Feuchtigkeit erzeugen, da wir danach sehr wenig aktiv sind und somit wenig *Qi* bereitsteht. Außerdem wird dann gerade die Minimalzeit der Mitte-Energie erreicht, sodass die Transformationskräfte für die aufgenommene Nahrung nur in geringem Maße zur Verfügung stehen. Übereinstimmend damit treten die CTS-Beschwerden in der Nachtzeit meist am ausgeprägtesten auf.

Daher sollte man abraten von einem schwer verdaulichen Abendessen. Stichwort: Low-Carb-Ernährung kombiniert mit Verzicht auf Alkohol und Milchprodukte. Oder sogar intermittierendes Fasten mit Weglassen der Abendmahlzeit. Das kann bei einigen Patienten möglicherweise durch die Reduktion von innerer Feuchtigkeitsansammlung eine Besserung der CTS-Beschwerden bewirken.

14.4 Kopfschmerzen

Einleitung

Kopfschmerzen zählen zu den häufigsten Anlässen eine TCM-Praxis aufzusuchen. Im Wesentlichen wird unterschieden zwischen Spannungskopfschmerzen, zu denen man auch die HWS-bedingten Kopfschmerzen (Zervikozephalgien) rechnen kann, und vasomotorischen Zephalgien, zu denen die Migräne gehört. Seit vielen Jahren wird auch gehäuft ein Analgetika-induzierter Kopfschmerz diagnostiziert. Dieser wird durch häufige und regelmäßige Einnahme eben der Schmerzmittel hervorgerufen, die den Kopfschmerz lindern sollen. Sekundäre Kopfschmerzen sind solche, die durch andere Erkrankungen hervorgerufen werden, wie Gebissfehlstellungen mit entsprechenden Belastungen des maxillomandibulären Kauapparats, nicht optimal korrigierte Fehlsichtigkeit oder auch hirnorganische Ursachen. Diese sekundären Kopfschmerzen werden hier nicht abgehandelt.

Auch aus Sicht der TCM können verschiedene Muster beobachtet werden: Zum einen kann durch emotionale Belastungen – meist als Stress bezeichnet – der freie Fluss der Leber-Energie ins Stocken geraten. Solche Kopfschmerzen können sich dann im Scheitelbereich, entsprechend den inneren Ästen der Leber-Leitbahn, manifestieren. Oder sie treten im Bereich der gekoppelten Gallenblasen-Leitbahn im Schläfenbereich – ggfs. halbseitig – auf. Der Schmerzcharakter ist oft pulsierend, stechend. Bei Feuchtigkeit-Belastungen kann die Feuchtigkeit entsprechend der Magen-Leitbahn bis zum Kopf aufsteigen und typischerweise dumpfe Kopfschmerzen im Stirnbereich verursachen. Bei Spannungen in der *Tai Yang*-Blasen-Leitbahn kommt es zu starken Nackenverkrampfungen, die sich in den Hinterkopf und gelegentlich weiter über den gesamten Kopf erstrecken bzw. dorthin ausstrahlen können. Patienten berichten von einem Gefühl wie ein Klammergriff im Nacken. Auch bei geschwächter Nieren-Energie kommen solche okzipitalen Kopfschmerzen häufiger vor. Bei hormonell getriggerten Kopfschmerzen liegt meist eine Dysbalance in den Funktionskreisen von Leber und Nieren vor.

Fülle – Shi

- Leber-*Qi*-Stagnation durch emotionale Belastungen
- Leber-Feuer mit feuchter Hitze in Leber und Gallenblase
- Feuchtigkeit und Schleim blockiert den Kopf
- Blut-Stase

Kombinierte Fülle und Leere

- Leber-Milz-Disharmonie
- *Qi*-Mangel mit Feuchtigkeit
- Leber-Blut-Mangel mit aufsteigendem Leber-*Yang*

Differenzialdiagnose							**Therapie**
1. Ebene	2. Ebene	3. Ebene	Syndrom	Syndromdifferenzierung	Befunde	Leitsymptome	Rezeptur
ZK: eher rot Tendenz zu Hitzegefühl	ZK: rot	ZB: gelb Pu: voll	Aufsteigendes Leber-*Yang* oder -Feuer	Aufsteigendes Leber-Feuer	ZK: rot ZB: gelb Pu: voll, saitenförmig, beschleunigt	Schmerz an den Rippenbögen, pulsierende Kopfschmerzen gerötete Augen, rotes Gesicht, bitterer Mundgeschmack, Reizbarkeit, cholerisches Temperament	*Long Dan Xie Gan Tang* ► RG 2.4
		ZB: normal Pu: saitenförmig		Aufsteigendes Leber-*Yang*, mglw. aufgrund von *Yin*- und Blut-Mangel	ZK: rot oder rote Ränder, mglw. normal ZB: normal Pu: saitenförmig	Pulsierende Kopfschmerzen, Schwindel, Tinnitus, Lichtempfindlichkeit, Unruhe, cholerisches Temperament, gestörter Schlaf, Hypertonus	*Tian Ma Gou Teng Yin* ► RG 13.2
	nur leichte Hitzeempfindung	ZK: rote Ränder Hara: druckempfindlich unter dem Rippenbogen	Leber-*Qi*-Stagnation	Leber-*Qi*-Stagnation, leichter Blut-Mangel	ZK: relativ normal, evtl. rote Ränder, leicht gedunsen ZB: dünn Pu: saitenförmig	Unausgeglichenheit, Abdominalbeschwerden, Menstruationsbeschwerden, Frustriertheit, Reizbarkeit, Kopfschmerzen	*Jia Wei Xiao Yao San* ► RG 4.2
		ZK: leicht livide	Blut-Stase	Blut-Stase im kleinen Becken, Blutandrang zum Kopf	Hara: Druckschmerzhaftigkeit im Unterbauch	Kräftiger Typus, Gesicht eher rot, Zeichen der Blut-Stase mit Druckschmerzhaftigkeit im Unterbauch, besonders links	*Gui Zhi Fu Ling Wan* ► RG10.2
				Blutstase im Kopf	ZK: livide, gestaute ZGV Pu: rau	Vorgeschichte von Trauma mit fixierten, stechenden Kopfschmerzen	*Xue Fu Zhu Yu Tang* ► RG 10.1
ZK: blass, gedunsen Tendenz zu Kältegefühl	ZB: klebrig, schleimig Kopf benebelt	Schwindel stärker	Schleim	Schleim-Wind blockiert das Aufsteigen des *Yang-Qi* zum Kopf	ZB: weiß, klebrig Pu: saitenförmig, schlüpfrig	Schwindel, Übelkeit, reichlich Sputum, benebeltes dumpfes Schweregefühl im Kopf	*Ban Xia Bai Zhu Tian Ma Tang* ► RG 14.5
		Schwindel milder		Feuchtigkeit und Schleim, Milz-*Qi*-Mangel	ZB: weiß, schleimig ZK: gedunsen Pu: schlüpfrig	Pappiger Mundgeschmack, Druck-, Völle- und Spannungsgefühl im Epigastrium und Thorax, benebeltes dumpfes Schweregefühl im Kopf	*Er Chen Tang* ► RG 14.1
	ZB: nicht klebrig ZK: ZE	Ödeme, Durst, Oligurie	Feuchtigkeit-Ansammlung	Feuchtigkeit	ZK: blass, gedunsen, ZE ZB: weiß Pu: dünn, langsam	Durst, Oligurie, Ödeme, Übelkeit, Erbrechen, Diarrhö, dumpfe Kopfschmerzen mit Schweregefühl im Kopf, Schwindel	*Wu Ling San* ► RG 6.1
		Hara: Druckschmerz im Unterbauch		Blut-Mangel und Feuchtigkeit-Kälte	ZK: blass	Schwäche, zarte Konstitution, inneres Frieren, kalte Extrmitäten, leichte Ödeme, Mühe beim Wasserlösen, dumpfe Kopfschmerzen mit Schweregefühl im Kopf	*Dang Gui Shao Yao San* ► RG 8.2

14.4 Kopfschmerzen

Bei Mischformen können die empfohlenen Rezepturen auch modifiziert werden. Im Folgenden dazu einige Einzelmittel.

Einzelmittel

Wirkung	AG	Einzelmittel
Für die Befreiung der Shao Yang-Leitbahn: z.B. Schläfen-Kopfschmerz	1.2 12.2	*Chai Hu* (Bupleuri Radix), auch als Meldearznei für die *Shao Yang*-Leitbahn Oft zusammen mit *Bai Shao* (Paeoniae Radix Alba)
Für die Befreiung der Tai Yang-Leitbahn: z.B. occipitaler Kopfschmerz	1.1 1.2	*Qiang Huo* (Notopterygii Rhizoma et Radix), auch als Meldearznei für die *Tai Yang*-Leitbahn Oft mit *Ge Gen* (Puerariae Lobatae Radix)
Für die Befreiung der Yang Ming-Leitbahn: z.B. frontaler Kopfschmerz, bes. auch bei Wind-Kälte-Feuchtigkeit	1.1	*Bai Zhi* (Angelicae Dahuricae Radix), auch als Meldearznei für *Yang Ming*-Leitbahn Oft mit *Xi Xin** (Asari Radix et Rhizoma) und *Gao Ben* (Ligustici Rhizoma et Radix)
Kopfschmerz bei Wind-Hitze	1.2	*Bo He* (Menthae Haplocalycis Herba) *Ju Hua* (Chrysanthemi Flos) Grüntee
Blut regulierende Arzneien: Kopfschmerz durch Blut-Stase	10.1	*Chuan Xiong* (Chuanxiong Rhizoma) *Hong Hua* (Carthami Flos) *Tao Ren* (Persicae Semen)
Blut nährende Arzneien: Kopfschmerz durch Blut-Mangel	12.2	*Bai Shao* (Paeoniae Radix Alba) *Dang Gui* (Angelicae Sinensis Radix)
Nase öffnende Arzneien: Kopfschmerz durch blockierte Nasenpassage	1.1	*Cang Er Zi* (Xanthii Fructus) *Xin Yi* (Magnoliae Flos) *Bai Zhi* (Angelicae Dahuricae Radix)
Kopfschmerz durch aufsteigendes Leber-Yang/Leber-Wind	16	*Gou Teng* (Uncariae Ramulus cum Uncis) *Tian Ma* (Gastrodiae Rhizoma) *Ji Li* (Tribuli Fructus) *Shi Jue Ming* (Haliotidis Concha)
Kopfschmerz durch Wind-Schleim	16	*Tian Ma* (Gastrodiae Rhizoma)
	6.1	*Zhi Tian Nan Xing* (Arisaematis Rhizoma Praeparatum)
	1.1	*Fang Feng* (Saposhnikoviae Radix)
Kopfschmerz durch Leber-Feuer	2.1	*Xia Ku Cao* (Prunellae Spica)
	2.3	*Huang Qin* (Scutellariae Radix) *Long Dan* (Gentianae Radix et Rhizoma)
Bei emotionalen Schwankungen und Stress	12.2	*Bai Shao* (Paeoniae Radix Alba)
	1.2	*Chai Hu* (Bupleuri Radix)
	9	*Xiang Fu* (Cyperi Rhizoma)
	14.2	*He Huan Pi* (Albiziae Cortex)
	10.1	*Yu Jin* (Curcumae Radix)

* in der Schweiz und in Deutschland verboten

Akupunktur

Aufsteigendes Leber-Yang/Leber-Feuer, akute vertikale oder temporale Kopfschmerzen

- Le 2 *Xingjian*, Gb 41 *Zulinqi*, Gb 14 *Yangbai* und SJ 1 *Guanchong*
- **Kombination** SJ 5 *Waiguan* und Gb 20 *Fengchi*

Leber-Qi regulierend – Intervallbehandlung

- Bl 18 *Ganshu*, Le 13 *Zhangmen*, Pc 6 *Neiguan*, Gb 41 *Zulinqi*, Gb 20 *Fengchi*, Mi 6 *Sanyinjiao*
- **Kombination** Le 3 *Taichong* und Di 4 *Hegu*

Occipitale Kopfschmerzen/durch zervikale Muskelverspannungen

- Du 1 *Changqiang, Du 14 Dazhui*, Bl 11 *Dazhu*
- **Kombination** Bl 10 *Tianzhu*, Gb 20 *Fengchi* und Dü 3 *Houxi* (Fernpunkt HWS)
- Fernpunkte wie SJ 5 *Waiguan*, Bl 60 *Kunlun*, Ni 3 *Taixi*, Mi 6 *Sanyinjiao*

Qi und Blut tonisierend

- Mi 6 *Sanyinjiao*, Ma 36 *Zusanli*, Di 10 *Shousanli*
- **Kombination** Mi 6 *Sanyinjiao*, Ma 36 *Zusanli* und Ren 6 *Qihai*

Leber-Blut nährend

- Mi 10 *Xuehai*, Le 8 *Ququan*, Ren 12 *Zhongwan*, Ren 6 *Qihai*, Mi 6 *Sanyinjiao*
- **Kombination** Bl 17 *Geshu* und Mi 10 *Xuehai*

Milz stärkend, Feuchtigkeit eliminierend

- Ma 40 *Fenglong*, Mi 9 *Yinlingquan*, Ren 9 *Shuifen*, Ren 6 *Qihai*
- **Kombination** Ma 8 *Touwei* mit M-HN 3 *Yintang* (Extrapunkt)

Nieren-Yin nährend und Leere-Hitze klärend

- Ni 6 *Zhaohai*, Mi 6 *Sanyinjiao*, He 6 *Yinxi*
- **Kombination** He 6 *Yinxi* und Ni 6 *Zhaohai* (besonders bei nächtlichen Kopfschmerzen)

Diätetik

Leber-Yang absenkend Stangensellerie, Selleriesaft, Spinat, Chrysanthemenblütentee, Sonnenblumenkerne, Zitrone, Löwenzahn

Milz stärkend, Qi und Blut tonisierend Hirse, Gerste, Hafer, Feige, Honig, Mandel, Haselnuss, Huhn, Schaf- und Ziegenfleisch, Fisch, Eier, fettarme Milch

Feuchtigkeit eliminierend Reis, Hirse, Roggen, Apfel, Aprikose, Algen, verschiedene Pilze, z.B. Austernpilze, Shiitake-Pilze, Champignons, Kohlsprossen (Rosenkohl), Lauch, Oliven, Rettich, Radieschen, Sardine, Makrele, Azukibohnen, Kidney-Bohnen

Leber-Blut nährend Stangensellerie, Wasserkastanie, Chrysanthemenblütentee, Sonnenblumenkerne, Erdnuss, Birne, Krebse, Austern

Blut bewegend Erdnuss, schwarze Sojabohne, Esskastanie, Pfirsich, Essig, Aubergine, chinesischer Lauch

Blut und Yin nährend Weizen, gekeimter Weizen, Hafer, Eigelb, Milch (bes. Kuhmilch, auch Schaf- und Ziegenmilch), Kirsche, Sojabohne, Frischkäse, Lotoswurzel, Longanfrucht, Schweineherz, Fasan

Nieren-Yin nährend Tintenfisch, Austern, Ente, Niere von Schwein und Rind, Eigelb, Sesam, schwarze Sojabohne, Weizen, Weintraube, Karotte

Allgemeine Hinweise

Da bei Kopfschmerzen aus verschiedenen Ursachen immer wieder Stress eine maßgebliche Rolle spielt, ist es ratsam einen Ausgleich zwischen Arbeit und Entspannung zu finden. Regelmäßiges Ausdauertraining sowie Oasen zum Auftanken zusammen mit einer regelmäßigen TCM-Behandlung, die die Akupunktur mit einbezieht, bringen in den allermeisten Fällen sehr gute Resultate. Bei Analgetika-induzierten Kopfschmerzen ist ein Ausschleichen der auslösenden Schmerzmittel unumgänglich, wenn die Behandlung erfolgreich sein soll. Dies erfordert vom Patienten oft Durchhaltevermögen und vom Therapeuten Feingefühl in der Patientenführung.

14.5 Multiple Sklerose

Einleitung

Multiple Sklerose (MS) ist eine neurologische Krankheit, die durch eine disseminierte, fleckenförmige Demyelinisierung in Gehirn und Rückenmark charakterisiert ist. Bei Frauen tritt die Krankheit rund dreimal häufiger auf als bei Männern. In Europa erkrankt rund 1 von 800 Personen an MS.

Die Pathophysiologie der MS ist noch nicht vollständig geklärt, aber immunologische Mechanismen spielen wahrscheinlich eine wichtige Rolle. Eine postulierte Ursache ist die Infektion mit einem latenten Virus, möglicherweise mit einem humanen Herpesvirus wie dem Epstein-Barr-Virus, das eine sekundäre Autoimmunantwort auslösen kann. Zudem scheinen genetische Faktoren, geringe Vitamin-D-Spiegel und Rauchen das Risiko für MS zu erhöhen.

Die Symptome sind vielseitig, und es gibt typischerweise aktive Phasen mit Remissionen und Exazerbationen, die schrittweise eine Behinderung verursachen können. Eine vollständige Heilung ist bis heute nicht möglich, aber es gibt verschiedene Behandlungsstrategien. Bei akuten Schüben werden häufig Kortikosteroide verabreicht. Zudem existieren mehrere immunmodulatorische Medikamente zur Schubprophylaxe.

Der Verlauf der Krankheit ist bei jedem Patienten unterschiedlich und reicht von nahezu asymptomatisch bis hin zu schnell fortschreitend und schwer behindernd.

MS kann nach der TCM orientierend in vier Phasen, die theoretisch auch in dieser Zeitfolge ablaufen, eingeteilt werden. Dabei kann in der Praxis eine Phase jahrelang bestehen bleiben oder sehr rasch in die späteren chronischen Stadien fortschreiten.

Phase 1: Fülle durch Invasion äußerer Pathogene – besonders Feuchtigkeit

Symptome treten plötzlich auf und zeigen sich als Taubheitsgefühl, Missempfindungen und Schweregefühl in den Gliedmaßen, Sehstörungen, Koordinationsstörungen, allgemeine Müdigkeit und Schwere. Der Zungenkörper ist blass, gedunsen und weist Zahneindrücke auf.

Phase 2: Feuchtigkeit- und Feuchtigkeit-Hitze-Ansammlung belasten den Funktionskreis Milz und das dazugehörige Bindegewebe/Muskulatur

Diese Phase geht mit beginnender Hitze-Feuchtigkeit und evtl. Schleim-Hitze in den Leitbahnen einher und entspricht dem Beginn eines *Wei*-Syndroms (Atrophie-Syndrom). Symptome sind zunehmende Muskelschwäche, Abgeschlagenheit, verminderter Appetit, weiche, breiige Stühle, Konzentrationsprobleme, Gleichgewichtstörungen. Der Zungenkörper ist gedunsen mit Zahneindrücken und weist einen zunehmend weißlich-gelblichen Belag bes. im hinteren Zungenbereich auf.

Phase 3: Leber-Blut-Mangel mit aufsteigendem Leber-Yang

Es zeigen sich Schwindel und Steifigkeit, trockene und spröde Haare, pelziges Gefühl in den Extremitäten, abendliche Sehverschlechterung und große Erschöpfung. Die Zunge ist weiterhin blass, wird aber dünner und der Belag geht zurück.

Phase 4: Essenz, Nieren-Yin und Leber-Blut-Mangel mit Leber Wind

In den Spätstadien präsentieren sich vor allem Symptome einer Nieren-Schwäche sowohl des Nieren-*Yin* als auch – je nach Konstitution des Patienten – des Nieren-*Yang*: Erschöpfung, Schwäche und Schmerzen in Rücken und Knien, Harninkontinenz, Schwindel. Bei vordergründigem *Yin*-Mangel Schlafstörungen und Verstopfung. Bei zusätzlichem Leber-Wind Steifigkeit, Lähmungserscheinungen, Spasmen und Tremor.

In jeder Phase, insbesondere in den Phasen 3 und 4 kann **Blut-Stase** dazu kommen, was sich in Besenreisern, generellen lividen Verfärbungen, Staseflecken auf der Zunge sowie gestauten Unterzungenvenen zeigt.

Differenzialdiagnose							Therapie
1. Ebene	2. Ebene	3. Ebene	Syndrom	Syndromdifferenzierung	Befunde	Leitsymptome	Rezeptur
Pu: oberflächlich, kraftvoll		ZK: gedunsen, Farbe unverändert	**Äußere Pathogene**	Eindringen äußerer pathogener Faktoren: Wind Feuchtigkeit	ZK: gedunsen ZB: vermehrt, weißlich Pu: oberflächlich	Pelziges Gefühl in den Extremitäten, Schweregefühl, Abneigung gegen Kälte, Steifigkeit	*Qiang Huo Sheng Shi Tang* ► RG 6.5
Pu: schlüpfrig	ZB: vermehrt	ZK: gedunsen, leicht rötlich	**Akkumulation von Feuchtigkeit/ Schleim**	Akkumulation von Feuchtigkeit oder Feuchtigkeit-Hitze	ZK: gedunsen ZB: vermehrt, weiß-gelb Pu: schlüpfrig	Schmerzende Beine, ausgeprägte Taubheitsgefühl (bes. untere Extremitäten), zunehmende Schwäche der Beine, Knöchelödeme	*Si Miao Wan* ► RG 6.3, mit Modifikationen
Pu: kraftlos		ZK: gedunsen, blass	**Milz-Qi-Mangel**	Milz-*Qi*-Mangel mit Feuchtigkeit-Ansammlung	ZK: blass, gedunsen ZB: dünn, weißlich Pu: kraftlos	Schwäche in den Beinen, große allgemeine Erschöpfung, Konzentrationsmangel, Gesichtsblässe, weiche Stühle, Neigung zu spontanen Schweißen	*Bu Zhong Yi Qi Tang* ► RG 8.1
Pu: schlüpfrig, saitenförmig	ZB: vermehrt, klebrig	ZK: gedunsen, blass, aber aufgerollte Ränder	**Schleim mit Leber-Wind**	Milz-*Qi*-Mangel mit Feuchtigkeit-Schleim-Ansammlung und Leber-Wind	ZK: blass, gedunsen, betonte Ränder ZB: dick, klebrig, weißlich Pu: schlüpfrig, saitenförmig	Ausgeprägtes Schwindelgefühl, benebelter Kopf, verlangsamtes Denken, Koordinationsprobleme, Gangunsicherheit, Kopfdruck	*Ban Xia Bai Zhu Tian Ma Tang* ► RG 14.5
Pu: kraftlos, dünn	ZB: leicht vermehrt, weißlich	ZK: blass, evtl. leicht gedunsen	**Milz-Qi und Leber-Blut-Mangel mit Feuchtigkeit**	*Qi*- und Blut-Mangel mit Nieren- und Leber-Blut-Mangel mit Wind-Feuchtigkeit-*Bi*-Syndrom	ZK: blass, gedunsen ZB: dünn, weißlich Pu: dünn, kraftlos, verlangsamt	Schwere und schmerzende Beine, Beinschwäche mit Steifigkeit und erhöhtem Muskeltonus, Parästhesien, Taubheitsgefühl, Abneigung gegen Kälte, Palpitationen, Kurzatmigkeit	*Du Huo Ji Sheng Tang* ► RG 6.5
Pu: saitenförmig, dünn	ZB: vermindert	ZK: rot, aufgerollte Ränder	**Nieren-Mangel**	Aufsteigendes Leber-*Yang*/Leber-Wind bei gleichzeitiger Nieren-Leere	ZK: eher rot ZB: vermindert Pu: saitenförmig, evtl. beschleunigt	Schwindel und Gangunsicherheit, verschwommenes Sehen, Tremor der Arme/Hände, Spasmen, Taubheit und pelziges Gefühl der Extremitäten, unruhiger Schlaf	*Tian Ma Gou Teng Yin* ► RG 13.2
Pu: tief, kraftlos, langsam	ZB: dünn, weißlich	ZK: blass		*Jing*- und *Mingmen*-Feuer-Mangel	ZK: blass ZB: dünn Pu: tief, kraftlos, verlangsamt	Kalte, geschwollene Extremitäten, Harn- und Stuhlinkontinenz, Schwäche der Beine, Beinödeme, tiefe Erschöpfung	*You Gui Wan* ► RG 8.4

14.5 Multiple Sklerose

Bei Übergangs-Stadien und Mischformen können die empfohlenen Rezepturen auch modifiziert werden. Die im Folgenden aufgeführten Einzelmittel können zur jeweiligen Feinmodulation hinzugefügt werden.

Einzelmittel

Wirkung	AG	Einzelmittel
Feuchtigkeit eliminierend: bei Ödemen	4	*Ze Xie* (Alismatis Rhizoma) *Fu Ling* (Poria) *Zhu Ling* (Polyporus) *Yi Yi Ren* (Coicis Semen) *Mu Tong* (Akebiae Caulis)
	7	*Cang Zhu* (Atractylodis Rhizoma)
Wind-Feuchtigkeit eliminierend	5	*Qin Jiao* (Gentianae Macrophyllae Radix)
		Wei Ling Xian (Clematidis Radix et Rhizoma)
Muskelentspannung: bei Spastik und Steifigkeit	12.2	*Bai Shao* (Paeoniae Radix Alba)
	16	*Tian Ma* (Gastrodiae Rhizoma)
	5	*Wei Ling Xian* (Clematidis Radix et Rhizoma)
Paralyse/Lähmung	10.1	*Ji Xue Teng* (Spatholobi Caulis)
		Niu Xi (Achyranthis Bidentatae Radix)
Tremor	16	*Tian Ma* (Gastrodiae Rhizoma) *Jiang Can* (Bombyx Batryticatus) *Di Long* (Pheretima)
Blut belebend, Stasen auflösend	10.1	*Dan Shen* (Salviae Miltiorrhizae Radix et Rhizoma) *Yu Jin* (Curcumae Radix)
Feuchte Hitze eliminierend	4	*Yi Yi Ren* (Coicis Semen)
	2.3	*Huang Bo* (Phellodendri Chinensis Cortex)
Hitze aus dem Blut eliminierend	2.2	*Xuan Shen* (Scrophulariae Radix)
		Di Huang (Rehmanniae Radix)
Blut und Yin nahrend	12.2	*Dang Gui* (Angelicae Sinensis Radix) *Bai Shao* (Paeoniae Radix Alba) *E Jiao* (Asini Corii Colla) *Shu Di Huang* (Rehmanniae Radix Praeparata) *Zhi He Shou Wu* (Polygoni Multiflori Radix Praeparata)
	12.4	*Mai Dong* (Ophiopogonis Radix) *Sang Shen* (Mori Fructus)
Inneren Wind besänftigend	16	*Jiang Can* (Bombyx Batryticatus) *Tian Ma* (Gastrodiae Rhizoma) *Di Long* (Pheretima)
Sinne öffnend	15	*Shi Chang Pu* (Acori Tatarinowii Rhizoma)
	14.2	*Yuan Zhi* (Polygalae Radix)

Akupunktur

Feuchtigkeit eliminieren

- Ma 40 *Fenglong*, Mi 9 *Yinlingquan*, Ren 12 *Zhongwan*, Mi 3 *Taibai*
- **Kombination** Ma 40 *Fenglong* und Mi 9 *Yinlingquan* oder Ma 40 *Fenglong* und Mi 3 *Taibai*

Feuchte Hitze klären

- Di 11 *Quchi*, Du 14 *Dazhui*, Ma 40 *Fenglong*, Ren 9 *Shuifen*, Mi 9 *Yinlingquan*
- **Kombination** Di 11 *Quchi* und Mi 9 *Yinlingquan*

Leber-Blut nähren

- Bl 17 *Geshu*, Le 8 *Ququan*, Mi 10 *Xuehai*, Bl 17 *Geshu*, Bl 18 *Ganshu*
- **Kombination** Le 3 *Taichong* und Le 8 *Ququan*

Milz stärken, Qi und Blut tonisieren

- Ma 36 *Zusanli*, Ren 12 *Zhongwan*, Ren 6 *Qihai*, Mi 6 *Sanyinjiao*, Bl 20 *Pishu*
- **Kombination** Ma 36 *Zusanli*, Mi 6 *Sanyinjiao* und Du 20 *Baihui*

Qi und Blut tonisieren

- He 7 *Shenmen*, Ren 14 *Juque*, Ren 6 *Qihai*, Mi 6 *Sanyinjiao*, Bl 17 *Geshu*, Bl 20 Pishu
- **Kombination** He 7 *Shenmen* und Mi 10 *Xuehai*

Leber-Yang absenken und Leber-Blut nähren

- Le 2 *Xingjian*, Gb 41 *Zulinqi*, Mi 10 *Xuehai*, Le 8 *Ququan*, Bl 18 *Ganshu*
- **Kombination** Le 2 *Xingjian* und Gb 20 *Fengchi* oder Le 2 *Xingjian*, Le 8 *Ququan* und Gb 41 *Zulinqi*

Nieren-Yin nähren und Leere-Hitze klären

- Ni 6 *Zhaohai*, Bl 23 *Shenshu*, Ren 4 *Guanyuan*
- **Kombination** He 6 *Yinxi* und Ni 6 *Zhaohai* (besonders bei Nachtschweiß) oder He 3 *Shaohai* und Ni 10 *Yingu* (besonders bei ausgeprägter Leere-Hitze)

Zusätzliche wichtige Punkte

Ma 8 *Touwei* – klärt den Kopf und unterstützt die Augen
Gb 39 *Xuanzhong* – unterstützt das Mark
Bl 31 *Shangliao* bis Bl 34 *Xiaoliao* – unterstützen die Blase bei Blasenfunktionsstörungen
Du 4 *Mingmen* – stärkt das *Yang*

Diätetik

Milz stärkend, Qi und Blut tonisierend Hirse, Gerste, Hafer, Feige, Honig, Mandel, Haselnuss, Huhn, Schaf- und Ziegenfleisch, Fisch, Eier, fettarme Milch
Leber-Yang absenkend und Leber-Blut nährend Stangensellerie, Wasserkastanie, Chrysanthemenblütentee, Sonnenblumenkerne, Erdnuss, Birne, Krebse, Austern
Herz-Blut und Yin nährend Weizen, gekeimter Weizen, Hafer, Eigelb, Milch (bes. Kuhmilch, auch Schaf- und Ziegenmilch), Kirsche, Sojabohne, Frischkäse, Lotoswurzel, Longanfrucht, Schweineherz, Fasan
Nieren-Yin nährend Tintenfisch, Austern, Ente, Niere von Schwein und Rind, Eigelb, Sesam, schwarze Sojabohne, Weizen, Weintraube, Karotte

Allgemeine Hinweise

Insbesondere die Abendmahlzeit kann Feuchtigkeit verursachen oder verstärken. Daher sollten kohlenhydratreiche Speisen sowie Genussmittel wie Alkohol, Süßigkeiten und schwer verdauliches Essen am Abend gemieden werden.

14.6 Neuropathische Schmerzen

Einleitung

Neuropathische Schmerzen weisen besondere Charakteristika auf: eine meist hohe Schmerzintensität, einen Brennschmerz und Missempfindungen wie Taubheitgefühl, Kribbeln (Parästhesien), Schmerzempfindung durch leichte Berührung (Allodynie) oder übersteigertes Schmerzauslösen (Hyperalgesie). Dazu kommen häufig vegetative Störungen, mitunter Bewegungsstörungen wie Tremor und bei längerem Verlauf trophische Störungen. Stellvertretend für andere neuropathische Schmerzsyndrome – wie z.B. die Herpes Zoster-Neuralgie, Nervenwurzelaffektionen (Radikulärsyndrom) oder das komplexe regionale Schmerzsyndrom (CRPS) – soll hier näher auf die **Trigeminusneuralgie** eingegangen werden.

Die Trigeminusneuralgie wird in der Chinesischen Medizin meist als *Tou Tong* (Kopfschmerz) oder *Tou Feng* (Kopf-Wind), seltener auch als *Mian Tong* (Gesichtsschmerz) bezeichnet. Bei der Krankheitsentstehung spielen sowohl äußere Pathogene – besonders Kälte, Wind oder Hitze – eine Rolle als auch innere Pathogene wie emotionale Belastungen. Dazu können eine schlechte Ernährung und eine Erschöpfung der Energien begünstigend hinzukommen. Wind-Kälte oder Wind-Hitze dringen in den Körper von außen ein und setzen sich in den Leitbahnen und Netzgefäßen (*Jing* und *Luo*) einer Gesichtshälfte fest. Dies führt zu einer Blockade der *Qi*-, Blut- und Flüssigkeits Zirkulation und infolgedessen zu Schmerzen. Oft tritt eine *Wei Qi*- (Abwehr-Energie)-Schwäche hinzu, die diese Invasion der äußeren Pathogene erst ermöglicht. Ein unterdrückter Leber-*Qi*-Fluss – wie durch aufgestauten Ärger oder Enttäuschung – kann sich in Feuer umwandeln, das dann nach oben zum Kopf aufsteigt und dort in die mit der Leber gekoppelte *Yang*-Leitbahn, die Gallenblasen-Leitbahn, übergeht. Weitere pathogene Faktoren können Feuchtigkeit und Schleim-Bildung infolge einer nachlassenden Milz-Funktion darstellen. Schleim blockiert die Leitbahnen und Netzgefäße. Durch eine Schleimblockade kann zusätzlich Hitze entstehen.

Die nachfolgende Mustereinteilung sollte nicht zu kategorisch verstanden werden, sie dient mehr der besseren Übersicht. In der Praxis findet man meistens Mischformen, bei denen zwei oder auch drei dieser jeweiligen Pathologien überlappend auftreten können. Grundsätzlich kommen eigentlich immer sowohl Mangel als auch Fülle-Symptome parallel vor.

Fülle – Shi

- Wind mit Schleim-Obstruktion in den Netzgefäßen
- Wind-Kälte mit Schleim und Blut-Stase
- Leber-*Qi*-Stagnation mit konsekutiver Stagnations-Hitze
- Leber-Feuer
- Magen-Feuer
- Hitze-Toxine
- Blut-Stase

Mangel – Xu

- *Qi*- und Blut-Mangel mit Blut-Stase
- Leber-Blut-Mangel mit Übergang in *Yin*-Mangel mit aufsteigender leerer Hitze

Differenzialdiagnose					Therapie
1. Ebene	Syndrom	Syndromdifferenzierung	Befunde	Leitsymptome	Rezeptur
ZK: rot	Hitze-Pathologie	Leber-Feuer, feuchte Hitze, Toxine	ZK: rot ZB: gelb Pu: voll, saitenförmig, beschleunigt	Schmerz an den Rippenbögen, Kopfschmerz, gerötete Augen, bitterer Mundgeschmack, Reizbarkeit	*Long Dan Xie Gan Tang* ▶ RG 2.4
		Hitze-Toxine	ZK: rot ZB: dick, gelb, klebrig Pu: kräftig, voll, schlüpfrig	Herpes zoster, toxische Läsionen, Pusteln, gerötete, nässende Hautläsionen	*Huang Lian Jie Du Tang* ▶ RG 2.3
		Magen-Feuer	ZK: gerötet ZB: dünn Pu: schlüpfrig und groß	Gesichts- oder Zahnschmerzen, geschwollenes Gesicht, Fieber, Mundgeruch, blutendes Zahnfleisch, geschwollene und schmerzhafte Zunge	*Qing Wei San* ▶ RG 2.4
ZB: klebrig	Schleim-Pathologie	Schleim-Feuer	ZK: gedunsen, rote Spitze ZB: dick, klebrig, gelblich Pu: beschleunigt, gespannt, schlüpfrig	Thoraxschmerzen, Unruhe, Panikattacken, Herzklopfen	*Huang Lian Wen Dan Tang* ▶ RG 14.2
		Schleim-Wind-Leitbahnblockade	ZK: gedunsen mit ZE ZB: dick, klebrig, weiß Pu: schlüpfrig, gespannt	Besonders bei Steifigkeit der Zunge, verwaschene Sprache, Schwindel, Kopfdruck, Druck im Oberbauch, Unruhe	*Dao Tan Tang* ▶ unten
		Wind-Schleim in den Leitbahnen	ZK: unverändert oder gedunsen ZB: dünn, weiß Pu: kraftvoll, saitenförmig, evtl. oberflächlich	Schmerzen im Gesicht, Krämpfe der Gesichtsmuskulatur, Abneigung gegen Wind und Kälte, Faszialisparese oder Hemiplegie (bes. mit Gesichtsbeteiligung)	*Qian Zheng San* ▶ RG 13.1
ZK: rote Ränder	Leber-Pathologie	*Qi*-Stagnation	ZK: rote Ränder ZB: normal Pu: saitenförmig, kraftvoll	Schmerzen an den Rippenbögen, Bauchschmerzen und -krämpfe, Menstruationsbeschwerden, PMS, Gereiztheit	*Chai Hu Shu Gan San* ▶ RG 4.2
		Aufsteigendes *Yang* mit Wind	ZK: rot oder rote Ränder ZB: normal Pu: saitenförmig	Reizbarkeit, cholerisches Temperament, Hypertonus, Unruhe, Lichtempfindlichkeit, Schwindel, Tinnitus	*Tian Ma Gou Teng Yin* ▶ RG 13.2
ZK: livide	Blut-Stase	Blut-Stase	ZK: livide Pu: rau	Chronische Neuralgien mit starken bohrenden, ortsfixierten Schmerzen, HWS- oder LWS-Nervenwurzelkompression	*Shen Tong Zhu Yu Tang* ▶ RG 10.1
ZK: livide, blass		*Qi*-Mangel mit Stase	ZK: blass, gedunsen ZB: dünn, weißlich Pu: weich, kraftlos	Hemiplegie, Atrophie, Inkontinenz, Pollakisurie, Müdigkeit	*Bu Yang Huan Wu Tang* ▶ RG 10.1
ZK: rot und geschrumpft	Säfte-Mangel	*Yin*-Mangel	ZK: rot ZB: trocken, gelblich Pu: oberflächlich, leer, schlüpfrig	Zahnfleischschwellung und -schmerz, lockere Zähne, Mundgeruch, Zahnfleischbluten, Aufstoßen, Magenbeschwerden, postprandiale Oberbauchbeschwerden	*Yu Nu Jian* ▶ RG 2.4

14.6 Neuropathische Schmerzen

Dao Tan Tang (Dekokt, das Schleim ausleitet)	
Arzneimittel	**Dosis**
Fa Ban Xia (Pinelliae Rhizoma Praeparatum)	9 g
Zhi Tian Nan Xing (Arisaematis Rhizoma Praeparatum)	9 g
Zhi Shi (Aurantii Fructus Immaturus)	9 g
Ju Hong (Citri Reticulatae Exocarpium Rubrum)	3 g
Fu Ling (Poria)	12 g
Gan Cao (Glycyrrhizae Radix et Rhizoma)	3 g
Indikation Blockade der Leitbahnen durch Schleim-Wind	

Weitere Rezepturen, die bei verschiedenen neuropathischen Schmerzen sinnvoll sein können

Oft besteht begleitend Blut-Stase oder ein Schleimbefund. Dann evtl. zu den obigen Rezepturen zusätzlich hinzufügen:

- **Bei Blut-Stase** *Xue Fu Zhu Yu Tang* ▶ RG 10.1
- **Bei Schleim** *Er Chen Tang* ▶ RG 14.1, *Dao Tan Tang*

Die meisten Fälle von Trigeminusneuralgie sind durch eine begleitende Blut-Stase in den Netzgefäßen kompliziert. Daher ist es empfehlenswert, Arzneien mit besonderem Bezug zu den Netzgefäßen einzubringen. (▶ unten)

Da die Zeichen für pathogenen Wind (plötzliches Einschießen der Attacken) und Blut-Stase (der bohrende, stechende Schmerzcharakter) bei der Trigeminus-Neuralgie fast immer beobachtbar sind, wird man oft den Rezepturen zwei gerade für den Gesichtsbereich sehr spezifische und effiziente Arzneien hinzufügen: *Bai Zhi* (Angelicae Dahuricae Radix) und *Chuan Xiong* (Chuanxiong Rhizoma).

Bei Übergangs-Stadien und Mischformen können die empfohlenen Rezepturen auch modifiziert werden. Die im Folgenden aufgeführten Einzelmittel können zur jeweiligen Feinmodulation hinzugefügt werden.

Einzelmittel

Wirkung	AG	Einzelmittel
Arzneien mit Bezug zu Luo-Netzgefäßen: Schmerz stillend	16	*Di Long* (Pheretima) *Wu Gong* (Scolopendra) *Quan Xie* (Scorpio) *Jiang Can* (Bombyx Batryticatus)
Wind (bes. auch endogenen) eliminieren	16	*Di Long* (Pheretima) *Jiang Can* (Bombyx Batryticatus) *Quan Xie* (Scorpio) *Wu Gong* (Scolopendra)
Schleim in den Leitbahnen transformieren	16	*Di Long* (Pheretima) *Wu Gong* (Scolopendra) *Quan Xie* (Scorpio) *Jiang Can* (Bombyx Batryticatus)
	6.1	*Fa Ban Xia* (Pinelliae Rhizoma Praeparatum) *Zhi Bai Fu Zi* (Typhonii Rhizoma Praeparatum)
Toxine eliminieren	16	*Quan Xie* (Scorpio)
	2.4	*Lian Qiao* (Forsythiae Fructus) *Ban Lan Gen* (Isatidis Radix)
Blut-Fluss regulierend und Blut bewegen, bes. auch im Gesicht	10.1	*Chuan Xiong* (Chuanxiong Rhizoma), Meldearznei zum Kopf *Mo Yao* (Myrrha) *Ru Xiang* (Olibanum)
	2.2	*Chi Shao* (Paeoniae Radix Rubra)
	2.4	*Si Gua Luo* (Luffae Fructus Retinervus)
Bei Gesichtszuckungen und Krämpfen	16	*Gou Teng* (Uncariae Ramulus cum Uncis) *Wu Gong* (Scolopendra) *Jiang Can* (Bombyx Batryticatus) *Quan Xie* (Scorpio) *Di Long* (Pheretima)
Bei roten, tränenden Augen	2.4	*Ye Ju Hua* (Chrysanthemi Indici Flos)
	2.3	*Huang Qin* (Scutellariae Radix)
Bei Magen-Hitze	2.1	*Zhi Mu* (Anemarrhenae Rhizoma) *Shi Gao* (Gypsum Fibrosum)
Bei Hitzeempfindung im Gesicht	1.2	*Sheng Ma* (Cimicifugae Rhizoma)
	2.1	*Shi Gao* (Gypsum Fibrosum)
Starke Schmerzen	16	*Wu Gong* (Scolopendra) *Quan Xie* (Scorpio)
	10.1	*Mo Yao* (Myrrha) *Ru Xiang* (Olibanum)
	2.4	*Si Gua Luo* (Luffae Fructus Retinervus)
Wind-Kälte eliminieren und Schmerz lindern	1.1	*Bai Zhi* (Angelicae Dahuricae Radix) *Qiang Huo* (Notopterygii Rhizoma et Radix) *Gui Zhi* (Cinnamomi Ramulus)
Bei Taubheitsgefühl	6.1	*Zhi Bai Fu Zi* (Typhonii Rhizoma Praeparatum)

Blut Hitze	2.2	*Chi Shao* (Paeoniae Radix Rubra) *Mu Dan Pi* (Moutan Cortex) *Di Huang* (Rehmanniae Radix)
Kälte in den Leitbahnen	11	*Fu Zi* (Aconiti Radix Lateralis Praeparata) *Wu Zhu Yu* (Euodiae Fructus)
	1.1	*Gui Zhi* (Cinnamomi Ramulus) *Bai Zhi* (Angelicae Dahuricae Radix) *Cang Er Zi* (Xanthii Fructus) *Ma Huang* (Ephedrae Herba)
	6.1	*Zhi Bai Fu Zi* (Typhonii Rhizoma Praeparatum) *Jie Zi* (Sinapis Semen)

Akupunktur

Um die betroffenen Leitbahnen richtig auszuwählen, ist es wichtig herauszufinden, welcher der drei Äste des N. Trigeminus betroffen ist. Dazu können entsprechende Punkte auf Druckschmerhaftigkeit überprüft werden: Der Punkt um Bl 2 *Zanzhu* weist bei Druckdolenz auf den Stirn-Ast (ersten Ast) hin, eine Druckdolenzen bei Ma 2 *Sibai* auf den zweiten Ast und Ma 5 *Daying* gibt Hinweise auf den dritten Ast des N. Trigeminus.

Einer der wichtigsten Punkte bei der Trigemunsneuralgie ist Ma 7 *Xiaguan*: Er wirkt spezifisch auf den zweiten und driten Ast des N. trigeminus. Er zeigt auch noch auf den ersten Ast eine Wirkung. Ma 6 *Jiache* und Ma 2 *Sibai* sind ebenfalls herausragend wichtig. Elektrostimulation der Akupunkturpunkte kann die Wirkung erhöhen.

- Di 4 *Hegu* und SJ 5 *Waiguan* – eliminieren Wind und äußere Pathogene und lindern effektiv Schmerzen besonders auch im Gesicht und Kopfbereich
- **Je nach betroffener Region mögliche Lokal-Punkte**
  - Erster Ast Bl 2 *Sibai*, M-HN 6 *Yuyao*, SJ 23 *Sizhukong*, M-HN 9 *Taiyang*, Gb 14 *Yangbai*, Di 20 *Yingxiang*, *Ahshi*-Punkte
  - Zweiter Ast Ma 2 *Sibai*, Ma 3 *Juliao*, Dü 18 *Quanliao*, Di 20 *Yingxiang*, Ma 7 *Xiaguan*, *Ahshi*-Punkte
  - Dritter Ast Ma 6 *Jiache*, Ma 5 *Daying*, Ma 4 *Dicang*, Ren *24 Chengjiang*, M-HN 18 *Jiachengjiang*, Ma 7 *Xiaguan*, *Ahshi*-Punkte
- **Behandlung nach zugrunde liegender Konstitution**
- Bei allgemeinem *Qi*- und Blut-Mangel Ma 36 *Zusanli*, Mi 6 *Sanyinjiao*, Ren 6 *Qihai*
- Bei ausgeprägter Leber-*Qi*-Stagnation mit aufsteigender Stagnationshitze Le 3 *Taichong* im Wechsel mit Le 2 *Xingjian*, dazu Gb 43 *Xiaxi*, oder *Jing*-Punkte Le 1 *Dadun* und Gb 44 *Zuqiaoyin*
- Bei Schleim-Befunden Ma 40 *Fenglong*, Mi 9 *Yinlingquan*
- Bei begleitender Blut-Stase Mi 10 *Xuehai*, Bl 17 *Geshu*

Diätetik

Wenn Hitze-Zeichen erkennbar sind (besonders brennende Empfindungen, rotes Gesicht oder roter Zungenkörper, gelblicher Belag oder beschleunigter Puls) sollten scharfe und frittierte Speisen gemieden werden. Ebenso alkoholische Getränke. Bei Schleim-Zeichen, wie klebrigem, vermehrtem Zungenbelag, sollte von Milchprodukten, sehr ölige Speisen und Übermaß an Süßigkeiten abgeraten werden.

Milz stärkend, Qi und Blut tonisierend Hirse, Gerste, Hafer, Feige, Honig, Mandel, Haselnuss, Huhn, Schaf- und Ziegenfleisch, Fisch, Eier, fettarme Milch

Leber-Blut nährend Stangensellerie, Wasserkastanie, Chrysanthemenblütentee, Sonnenblumenkerne, Erdnuss, Birne, Krebse, Austern

Blut und Yin nährend Weizen, gekeimter Weizen, Hafer, Eigelb, Milch (bes. Kuhmilch, auch Schaf- und Ziegenmilch), Kirsche, Sojabohne, Frischkäse, Lotoswurzel, Longanfrucht, Schweineherz, Fasan

Nieren-Yin nährend Tintenfisch, Austern, Ente, Niere von Schwein und Rind, Eigelb, Sesam, schwarze Sojabohne, Weizen, Weintraube, Karotte

Allgemeine Hinweise

Bei Patienten mit einer Trigeminusneuralgie sind Akupunktur und auch die Arzneitherapie äußerst effektive Therapieverfahren. Beide Behandlungsmethoden können daher allein oder auch – besonders bei sehr hartnäckigen Fällen – kombiniert angewandt werden.

14.7 Parkinson-Syndrom

Einleitung

Parkinson ist eine neurodegenerative Störung, die 1,3% der Frauen und 2% der Männer betrifft. Die Krankheit resultiert aus dem Verlust von Dopamin-produzierenden Neuronen und führt zu motorischen Beeinträchtigungen. Die Definition des Parkinson-Syndroms fordert, dass das Kardinalsymptom Brady- bzw. Akinese mit wenigstens einem der anderen Symptome (Rigor, Tremor oder posturale Instabilität) in Kombination auftritt. Daneben sind verschiedene sensible, vegetative, psychische und kognitive Störungen möglich. Die Leitsymptome sind

- Bradykinese (verlangsamte Bewegungen), die bis zur Akinese (Bewegungslosigkeit) führen kann
- Rigor (Muskelstarre)
- Tremor (Zittern)
- Posturale Instabilität (Haltungsinstabilität)

Die Behandlung konzentriert sich auf die Linderung der Symptome, häufig durch Medikamente wie L-Dopa. Der Verlauf ist progressiv, mit einer kontinuierlichen Verschlechterung über die Zeit. Bislang gibt es keine Heilung, doch die symptomatische Behandlung kann die Lebensqualität bedeutend verbessern.
Im Verständnis der TCM steht endogener bzw. Leber-Wind im Vordergrund. Grundsätzlich kann dieser über drei Wege entstehen: Blut-Mangel, *Yin*-Mangel oder Schleim-Hitze. Meistens liegt eine Kombination von Nieren-*Yin* und Leber-Blut-Mangel vor, so dass Sehnen, Muskeln und Nerven nicht ausreichend ernährt werden und Steifigkeit, Kontrakturen und Rigidität in den Gliedmaßen entstehen. Wenn sich durch Blut- und *Yin*-Mangel *Yang* ablöst und Wind aufsteigt, kommen Zittern und Tremor hinzu. Diese Symptome werden verstärkt bei zusätzlich komplizierendem heißem Schleim beobachtet, der Leitbahnen und Sinnesöffnungen blockiert.

Grundsätzlich kommen in der Regel eigentlich immer sowohl Mangel als auch Fülle-Symptome parallel vor:

Fülle – Shi
- Innerer-Wind mit Hitze-Schleim-Blockade der Sinne
- *Qi*-Stagnation und Blut-Stase im Kopf
- Wind und Schleim blockieren Leitbahnen und Netzgefäße

Mangel – Xu
- *Qi*- und Blut-Mangel
- Leber-Blut-Mangel mit aufsteigendem Leber-Wind
- Nieren-*Yin*- und Essenz-Mangel mit aufsteigendem Leber-Wind

Differenzialdiagnose						Therapie
1. Ebene	2. Ebene	Syndrom	Syndrom-differenzierung	Befunde	Leitsymptome	Rezeptur
ZK: blass und gedunsen	ZB: dick, klebrig	Schleim-Wind-Blockade	Schleim und Wind blockieren Leitbahnen und Sinnesöffnungen	ZK: gedunsen mit ZE ZB: dick, klebrig, weiß Pu: schlüpfrig, gespannt	Besonders bei Steifigkeit der Zunge, verwaschener Sprache, Schwindel, Kopfdruck, Druck im Oberbauch, Unruhe	*Di Tan Tang* ► S. 859 oder *Yu Zhen San* ► unten
ZK: livide	ZB: eher unauffällig	Blut-Stase	Blut-Stase	ZK: livide mit lividen Punkten, gestaute ZGV ZB: dünn Pu: rau, gespannt	Bläuliche Lippen und Blutstau im Kopf, Taubheitsgefühl, livide Extremitäten	*Tong Qiao Huo Xue Tang* ► RG10.1 oder *Xue Fu Zhu Yu Tang* ► RG 10.1
ZK: blass und geschrumpft	ZB: dünn	Blut-Mangel mit Wind	Blut-Mangel und Wind in Leitbahnen und Netzgefäßen	ZK: blass, schmal ZB: dünn, vermindert Pu: dünn, gespannt	Taubheitsgefühl mit Muskelverkrampfungen	*Si Wu Tang* ► RG 8.2 mit *Zhi Jing San* ► unten
ZK: rot	ZB: vermindert	Aufsteigendes Leber-Yang/ Leber-Wind bei Nieren-Leere	Aufsteigendes Leber-*Yang*/ Leber-Wind bei gleichzeitiger Nieren-Leere	ZK: rot oder rote Spitze und Ränder ZB: dünn Pu: saitenförmig, fein	Schwindel, Kopfschmerzen, Tremor in Händen oder Kopf, Muskelkrämpfe, Rigor, schmerzhafte Sehnenansätze, verschwommene Sicht, Schlafstörungen	*Tian Ma Gou Teng Yin* ► RG 13.2
	ZB: fehlt	Nieren-Mangel	Nieren-*Yin*- und *Jing*-Mangel	ZK: rot ZB: fehlend, trocken Pu: dünn, gespannt, beschleunigt	Schwindel, Schwäche oder Schmerzen in LWS und Kniebereich, Nachtschweiß	*Zuo Gui Wan* ► RG 8.5

14.7 Parkinson-Syndrom

Yu Zhen San (Echte Jade Pulver)	
Arzneimittel	**Dosis**
Zhi Bai Fu Zi (Typhonii Rhizoma Praeparatum)	6 g
Zhi Tian Nan Xing (Arisaematis Rhizoma Praeparatum)	6 g
Qiang Huo (Notopterygii Rhizoma et Radix)	6 g
Bai Zhi (Angelicae Dahuricae Radix)	6 g
Fang Feng (Saposhnikoviae Radix)	6 g
Tian Ma (Gastrodiae Rhizoma)	6 g
Indikation Wind-Schleim blockiert die Leitbahnen: Besonders bei Muskelsteifigkeit und -krämpfen	

Zhi Jing San (Pulver, um Spasmen zu stoppen)	
Arzneimittel	**Dosis**
Quan Xie (Scorpio)	1 g
Wu Gong (Scolopendra)	1 g
Indikation Löscht Wind, stoppt Spasmen, stoppt Schmerzen	

Eine weitere Rezeptur die bei Yin- und Blut-Mangel mit Trockenheit und Wind eingesetzt werden kann

E Jiao Ji Zi Huang Tang (Dekokt mit Asini Corii Colla und Eigelb)	
Arzneimittel	**Dosis**
E Jiao (Asini Corii Colla)	6 g
Ji Zi Huang (Eigelb, prädekoktiert)	2 Stück
Di Huang (Rehmanniae Radix)	12 g
Bai Shao (Paeoniae Radix Alba)	9 g
Gou Teng (Uncariae Ramulus cum Uncis)	6 g
Shi Jue Ming (Haliotidis Concha)	15 g
Mu Li (Ostreae Concha)	12 g
Fu Shen (Poriae Sclerotium Pararadicis)	12 g
Luo Shi Teng (Trachelospermi Caulis et Folium)	9 g
Indikation Bei *Yin*- und Blut-Mangel mit Wind: Verkrampfungen der Muskulatur, Rigor, Tremor, Schwindel, Mundtrockenheit	

Bei Mischformen können die empfohlenen Rezepturen auch modifiziert werden. Die im Folgenden aufgeführten Einzelmittel können zur jeweiligen Feinmodulation hinzugefügt werden.

Einzelmittel

Wirkung	AG	Einzelmittel
Befreit Leitbahnen, Netzgefäße von Wind	6.2	*Dan Nan Xing* (Arisaema Cum Bile)
	6.1	*Zhi Bai Fu Zi* (Typhonii Rhizoma Praeparatum)
	16	*Jiang Can* (Bombyx Batryticatus) *Di Long* (Pheretima)
	5	*Xi Xian Cao* (Siegesbeckiae Herba) *Luo Shi Teng* (Trachelospermi Caulis et Folium)
Muskelkrämpfe	RG 8.2	*Shao Yao Gan Cao Tang* (Paeoniae Radix und Glycyrrhizae Radix und Rhizoma Dekokt)
Muskelstarre	1.1	*Qiang Huo* (Notopterygii Rhizoma et Radix), bes. für *Du Mai*- und *Tai Yang*-Leitbahnen (Blase/Dünndarm)
	10.1	*Chuan Xiong* (Chuanxiong Rhizoma)
	5	*Ji Xue Teng* (Spatholobi Caulis)
	12.2	*Bai Shao* (Paeoniae Radix Alba)
Bewegungsarmut: reduzierte, verlangsamte Bewegungen	12.1	*Huang Qi* (Astragali Radix) *Ren Shen* (Ginseng Radix et Rhizoma)
Muskelzittern/Tremor	16	*Ji Li* (Tribuli Fructus) *Quan Xie* (Scorpio) *Wu Gong* (Scolopendra)
	12.2	Dosis von *Bai* Shao (Paeoniae Radix Alba) verdoppeln
	11	*Fang Feng* (Saposhnikoviae Radix)
	5	*Niu Xi* (Achyranthis Bidentatae Radix)
	12.4	*Sang Ji Sheng* (Taxilli Herba)
Taubheit der Extremitäten: obere Extremitäten	10.1	*Jiang Huang* (Curcumae Longae Rhizoma)
	1.1	*Qiang Huo* (Notopterygii Rhizoma et Radix)
Taubheit der Extremitäten: untere Extremitäten	5	*Mu Gua* (Chaenomelis Fructus)
	10.1	*Ji Xue Teng* (Spatholobi Caulis)
Taubheit der Extremitäten, generalisierte Gelenkschmerzen und -steifigkeit	5	*Wei Ling Xian* (Clematidis Radix et Rhizoma) *Hai Feng Teng* (Piperis Kadsurae Caulis)
Muskel- oder Gelenkschmerzen	1.1	*Qiang Huo* (Notopterygii Rhizoma et Radix) – bes. für *Du Mai*- und *Tai Yang*-Leitbahnen (Blase/Dünndarm)
	10.1	*Yan Hu Suo* (Corydalis Rhizoma)
Gedrückte Stimmung	14.2	*He Huan Pi* (Albiziae Cortex)
	10.1	*Yu Jin* (Curcumae Radix)

Akupunktur

Allgemeine Punkte bei Parkinson

- Du 20 *Baihui*, Gb 20 *Fengchi*, Gb 34 *Yanglingquan*, Gb 43 *Xiaxi*, Ni 3 *Taixi*, Le 2 *Xingjian* oder Le 3 *Taichong*, Bl 23 *Shenshu*, Bl 18 *Ganshu*
- **Kombination** Le 3 *Taichong*, Di 4 *Hegu*, Ni 3 *Taixi* und Mi 6 *Sanyinjiao*

Muskelspannung reduzieren Du 14 *Dazhui*, Le 3 *Taichong*, Gb 34 *Yanglingquan*, Gb 20 *Fengchi*, Gb 31, SJ 5 *Waiguan*, Du 20 *Baihui*

Bei Zittern Gb 20 *Fengchi*, Du 20 *Baihui*

Bei Gangunsicherheit Bl 62 *Shenmai*, Ni 6 *Zhaohai*, Du 20 *Baihui*

Taubheit in Extremitäten SJ 5 *Waiguan*, Bl 57 *Chengshan*

Mentale Leistungsminderung, Vergesslichkeit
M-HN 1 *Sishencong*, Du 20 *Baihui*, He 5 *Tongli*, Ren 14 *Juque*, Bl 15 *Xinshu*

Sehstörungen Gb 37 *Guangming*, SJ 5 *Waiguan*, M-HN 3 *Yintang*

Schluckstörungen Ren 23 *Lianquan*, Ren 15 *Jiuwei*, Pc 6 *Neiguan*

- **Kombination** Le 3 *Taichong*, Di 4 *Hegu*, Ni 3 *Taixi* und Mi 6 *Sanyinjiao*

Herz-Feuer klärend

- He 9 *Shaochong*, Pc 7 *Daling*, Ren 15 *Jiuwei*, Bl 15 *Xinshu*
- **Kombination** Pc 7 *Daling* und Gb 12 *Wangu*

Qi und Blut tonisierend

- Mi 6 *Sanyinjiao*, Ma 36 *Zusanli*, Di 10 *Shousanli*
- **Kombination** Mi 6 *Sanyinjiao*, Ma 36 *Zusanli* und Ren 6 *Qihai*

Blut nährend

- Mi 10 *Xuehai*, He 7 *Shenmen*, Ren 12 *Zhongwan*, Ren 6 *Qihai*, Mi 6 *Sanyinjiao*
- **Kombination** Bl 17 *Geshu* und Mi 10 *Xuehai*

Leber-Qi-Stagnation lösend

- Bl 18 *Ganshu*, Le 13 *Zhangmen*, Pc 6 *Neiguan*
- **Kombination** Le 3 *Taichong* und Di 4 *Hegu*

Milz stärkend, Feuchtigkeit eliminierend

- Ma 40 *Fenglong*, Mi 9 *Yinlingquan*, Ren 9 *Shuifen*, Ren 6 *Qihai*
- **Kombination** Mi 9 *Yinlingquan* und Ma 40 *Fenglong*

Blut und Yin nährend

- He 7 *Shenmen*, Pc 6 *Neiguan*, Bl 15 *Xinshu*
- **Kombination** He 7 *Shenmen* und Mi 6 *Sanyinjiao*

Nieren-Yin nährend und Leere-Hitze klärend

- Ni 6 *Zhaohai*, Mi 6 *Sanyinjiao*, He 6 *Yinxi*
- **Kombination** He 6 *Yinxi* und Ni 6 *Zhaohai* (besonders bei heißen Füßen in der Nacht)

Diätetik

Leber-Yang absenkend Stangensellerie, Selleriesaft, Spinat, Chrysanthemenblütentee, Sonnenblumenkerne, Zitrone, Löwenzahn

Milz stärkend, Qi und Blut tonisierend Hirse, Gerste, Hafer, Feige, Honig, Mandel, Haselnuss, Huhn, Schaf- und Ziegenfleisch, Fisch, Eier, fettarme Milch

Feuchtigkeit eliminierend Reis, Hirse, Roggen, Apfel, Aprikose, Algen, verschiedene Pilze, z.B. Austernpilze, Shiitake-Pilze, Champignons, Kohlsprossen (Rosenkohl), Lauch, Oliven, Rettich, Radieschen, Sardine, Makrele, Azukibohnen, Kidney-Bohnen

Leber-Blut nährend Stangensellerie, Wasserkastanie, Chrysanthemenblütentee, Sonnenblumenkerne, Erdnuss, Birne, Krebse, Austern

Blut bewegend Erdnuss, schwarze Sojabohne, Esskastanie, Pfirsich, Essig, Aubergine, chinesischer Lauch

Blut und Yin nährend Weizen, gekeimter Weizen, Hafer, Eigelb, Milch (bes. Kuhmilch, auch Schaf- und Ziegenmilch), Kirsche, Sojabohne, Frischkäse, Lotoswurzel, Longanfrucht, Schweineherz, Fasan

Nieren-Yin nährend Tintenfisch, Austern, Ente, Niere von Schwein und Rind, Eigelb, Sesam, schwarze Sojabohne, Weizen, Weintraube, Karotte

Allgemeine Hinweise

Der Ansatz der TCM besteht darin, auf die einzelnen Symptome – wie Tremor, Rigor sowie einer gedrückten Stimmungslage – individuell einzugehen. Im Hintergrund ist es notwendig, konstitutionelle Tendenzen wie generellen Blut- oder *Yin*-Mangel zu erkennen und auszugleichen. Dies kann helfen, dass innere Milieu zu verbessern. Wichtig bleibt zu erwähnen, dass neurologische Störungen deutlich längere Behandlungszeiträume erfordern als andere Erkrankungen. Daher ist Geduld auf Seiten des Patienten, aber auch auf Seiten des Therapeuten notwendig. Sehr wichtig sind auch regelmäßige begleitende physiotherapeutische Behandlungen.

14.8 Polyneuropathie

Einleitung

Polyneuropathie ist eine Nervenstörung, die durch Schäden an mehreren peripheren Nerven gekennzeichnet ist. Die Ursachen sind vielfältig und können auf eine Reihe von systemischen Gesundheitsproblemen zurückgeführt werden. Eine der häufigsten Ursachen ist Diabetes, da hoher Blutzucker die kleinen Blutgefäße schädigen kann, die die Nerven versorgen, was zu Nervenschäden führt. Chronischer Alkoholkonsum kann ebenfalls zu Polyneuropathie führen, da Alkohol sowohl die Nerven selbst schädigen als auch zu Nährstoffmangelzuständen führen kann, die die Nerven schädigen.

Infektionen und Autoimmunerkrankungen wie das Guillain-Barré-Syndrom können ebenfalls Polyneuropathien verursachen. Auch bestimmte Medikamente, insbesondere Chemotherapeutika, können zu Polyneuropathie führen. In vielen Fällen bleibt die Ursache für die Polyneuropathie unbekannt und wird dann als „idiopathische Polyneuropathie" bezeichnet.

Die Polyneuropathie wird im Chinesischen meist dem *Wei Zheng* (Atrophie-Syndrom), manchmal aber auch dem *Bi-Zheng* (Obstruktions-Syndrom) zugeordnet. Teilweise wird sie auch nach ihren Symptomen bezeichnet: *Ma Mu* für Kribbeln und Taubheit oder bei Holzigkeit und Gefühllosigkeit mit *Bu Ren* (kein Gefühl). Die Symptome kommen oft unterschiedlich ausgeprägt und in verschiedenen Kombinationen vor, treten in den meisten Fällen jedoch zuerst an den unteren Extremitäten auf. Diese Syndrome können nach ihrer jeweiligen dominierenden Pathophysiologie in verschiedene Kategorien unterteilt werden:

Einerseits liegen Blockaden in den Hauptleitbahnen *Jing* und Netzgefäßen *Luo* vor, die entweder von äußeren oder endogen entstandenen Pathogenen herrühren und so den *Qi*- und Blut-Fluss behindern. Dies kann Schmerzen verursachen und wegen der mangelnden Ernährung zu Sensibilitätsstörungen führen. Mangelversorgung kann ebenfalls durch weitere Ursachen bedingt sein, zum Beispiel durch eine geschwächte Milz, die Quelle der nachhimmlischen Energien *Qi* und Blut. Auch pathogene Hitze kann die Säfte und Blut konsumieren. Des Weiteren der übermäßige Einsatz von dispergierenden und trocknenden Arzneien oder das Nachlassen der Energien im Alter. Generell wird die Polyneuropathie von ihrer „Wurzel" *Ben* her als ein *Qi*- und *Yin*-Mangel angesehen. Die Fülle-Symptome, wie Feuchtigkeit/Feuchtigkeit-Hitze oder Blut-Stase, bilden die „Zweige" *Biao*. Zusätzliche Symptome weisen auf Pathogene hin: So zeigen sich eine Fülle-Feuchtigkeit-Ansammlung durch Ödeme der unteren Extremitäten oder Feuchtigkeit und Blut-Stase durch livide Stauungszeichen.

Die Akupunktur ist eine besonders geeignete Methode zur Behandlung der Polyneuropathie und die Behandlung sollte jeweils aus einer Kombination von Akupunktur und Chinesischer Arzneitherapie bestehen.

Die nachfolgende Mustereinteilung sollte nicht zu kategorisch verstanden werden, sie dient mehr der besseren Übersicht. In der Praxis findet man meistens Mischformen, bei denen zwei oder auch drei dieser jeweiligen Pathologien überlappend auftreten können.

Grundsätzlich kommen bei diesen Erkrankungen in der Regel eigentlich immer sowohl Mangel als auch Fülle-Symptome parallel vor:

Fülle – Shi
- *Qi*-Stagnation und Blut-Stase
- Feuchtigkeit
- Feuchte Hitze

Mangel – Xu
- *Qi*- und Blut-Mangel
- Oft Leber-Blut-Mangel mit Übergang in *Yin*-Mangel
- Nieren-*Yin*- und Essenz-Mangel

Die grundsätzliche Frage ist die nach dem vorliegenden Konstitutionstyp: z.B. Milz-Typus mit viel Feuchtigkeit oder einer etwaigen diabetischen Stoffwechsellage. Oder eher ein Leber-Nieren-Typus mit Neigung zu Blut- und *Yin*-Mangel und innerer Trockenheit. Dann gilt es auf etwaige Hitze-Zeichen zu achten, wie sie sich durch lokale Rötung oder brennende Empfindungen zeigen können. Bei der Hitze kann es sich um eine Leere-Hitze (durch *Yin*-Mangel) oder eine Stagnations-Hitze durch Stauungen und Stasen handeln. Schließlich wird geprüft, welche Leitbahnen beteiligt sind: Magen-, Gallenblase- oder Blasen-Leitbahn bei den *Yang*-Leitbahnen und Milz-, Nieren- oder Leber-Leitbahn bei den *Yin*-Leitbahnen.

Differenzialdiagnose						**Therapie**
1. Ebene	2. Ebene	Syndrom	Syndrom-differenzierung	Befunde	Leitsymptome	Rezeptur
ZK: blass	ZB: dick, weiß Pu: schlüpfrig	Qi-Mangel und dadurch bedingte Feuchtigkeit-Akkumulation – behindert die normale Funktion der Nerven	Blockade durch mit Wind-Feuchtigkeit	ZK: blass ZB: dick, weiß Pu: saitenförmig, schlüpfrig	Taubheitsgefühle in den Extremitäten, Muskelschmerzen, Nacken-, Schulter- oder Armschmerzen, Verschlechterung durch Feuchtigkeit und Kälte	*Juan Bi Tang* ▶ RG 8.3
	ZK: ZE Pu: schwach		Milz-*Qi*-Mangel mit Feuchtigkeit-Ansammlung	ZK: blass, ZE ZB: vermehrt, weiß Pu: dünn, schwach	Schwäche, Schwellung und Schwere der Gliedmaßen, die ausgeprägter an den unteren Extremitäten auftritt, Muskelkrämpfe, Gesichtsblässe, breiige Stühle, Appetitverlust	*Shen Ling Bai Zhu San* ▶ RG 8.1
	ZK: eher klein	Blut-Mangel – Blut nährt ungenügend die Nerven	*Qi*- und Blut-Mangel	ZK: blass	Allgemeine Erschöpfung	*Ba Zhen Tang* ▶ RG 8.3
			Blut-Mangel	ZK: blass, klein	Blasses Gesicht, trockene Haut, Durchschlafstörung, Schwindel, Unruhe	*Si Wu Tang* ▶ RG 8.2
ZK: livide		Blut-Stase – Blut fließt nicht und kann die Nerven nicht erreichen und nähren	Blut-Stase mit zusätzlicher *Yang-Qi*-Leere	ZK: leicht blass, livide ZB: leicht vermehrt, weiß Pu: schwach	Schwäche der unteren Extremitäten, atrophische Beine, häufige Miktion, Inkontinenz, Müdigkeit	*Bu Yang Huan Wu Tang* ▶ RG 10.1
			Ying-Wei-Disharmonie mit oberflächlicher Affektion der *Luo*-Netzgefäße durch äußeren Wind, was zu Blut-Stase führt	ZK: leicht blass, livide Pu: rau	Oberflächliche Taubheit und Parästhesien. Da diese Störung der Nerven recht oberflächlich und die Stagnation der *Qi*- und Blut-Zirkulation nur moderat ist, typischerweise keine Schmerzen; bes. diabetische PNP	*Huang Qi Gui Zhi Wu Wu Tang* ▶ RG 1.1
ZK: rot	ZK: rot und gedunsen ZB: deutlich vermehrt, weiß-gelblich	Feuchte-Hitze beeinträchtigt die Leitbahnen und Netzgefässe	Feuchte Hitze im Unteren Erwärmer	ZK: rote Regionen, evtl. gedunsen ZB: gelber öliger Belag im hinteren Zungendrittel Pu: evtl. schlüpfrig und schnell	Schmerzen und nachlassende Muskelkraft, evtl. muskuläre Atrophie, progressive Lähmungserscheinungen, Gefühlsstörungen und Kribbeln in den (unteren) Extremitäten, Brennen, gebessert durch Kälte	*Si Miao Wan* ▶ RG 6.3
	ZK: rot und geschrumpft ZB: deutlich vermindert	Yin- und Säfte-Mangel nährt Nerven unzureichend	Nieren-*Yin*-Mangel	ZK: rot, klein ZB: vermindert	Durchschlafstörung, Hitze der Handteller und Fußsohlen, Schwäche der LWS oder Knie, trockene Kehle, Durst, unruhige Beine (restless legs)	*Zhi Bai Di Huang Wan* ▶ RG 8.5

14.8 Polyneuropathie

Modifikationen Weitere Rezepturen, die infrage kommen:

- **Qing Zao Jiu Fei Tang** (Dekokt, das Trockenheit klart und die Lunge rettet) ▶ RG 5 plus *Di Huang* (Rehmanniae Radix), *Bei Sha Shen* (Glehniae Radix) und *Yu Zhu* (Polygonati Odorati Rhizoma) Indikation: Säfte-Mangel bei Lungen- und Magen-*Yin*-Mangel
- **Bai Hu Jia Ren Shen Tang** ▶ RG 2.1 Indikation: Sommerhitze schmälert *Qi* und *Yin*
- **Hu Qian Wan Jia Jian** ▶ RG 8.5 Indikation: Nieren-Leber-Schwäche
- **Ma Huang Fu Zi Xi Xin Tang** ▶ RG 1.3 Indikation: Milz- und Nieren-Schwäche mit Feuchtigkeit-Kälte

Bei Übergangs-Stadien und Mischformen können die empfohlenen Rezepturen auch modifiziert werden. Die im Anschluss aufgeführten Einzelmittel könne zur jeweiligen Feinmodulation hinzugefügt werden.

Einzelmittel

Wirkung	AG	Einzelmittel
Schwellungen an Händen und Füßen	4	*Ze Xie* (Alismatis Rhizoma) *Fen Bi Xie* (Dioscoreae Hypoglaucae Rhizoma)
	5	*Luo Shi Teng* (Trachelospermi Caulis et Folium)
Schmerzen	10.1	*Mo Yao* (Myrrha) *Ru Xiang* (Olibanum)
Taubheit in den oberen Extremitäten	1.1	*Qiang Huo* (Notopterygii Rhizoma et Radix)
	5	*Sang Zhi* (Mori Ramulus)
	10.1	*Chuan Xiong* (Chuanxiong Rhizoma) *Ji Xue Teng* (Spatholobi Caulis) *Jiang Huang* (Curcumae Longae Rhizoma)
Taubheit in den unteren Extremitäten	5	*Wei Ling Xian* (Clematidis Radix et Rhizoma) *Du Huo* (Angelicae Pubescentis Radix) *Mu Gua* (Chaenomelis Fructus)
	10.1	*Niu Xi* (Achyranthis Bidentatae Radix)
	12.4	*Sang Ji Sheng* (Taxilli Herba)
	14.2	*Shou Wu Teng* (Polygoni Multiflori Caulis)
Hitze klärend	2.3	*Zhi Zi* (Gardeniae Fructus) *Mu Dan Pi* (Moutan Cortex)
Blut belebend	10.1	*Tao Ren* (Persicae Semen) *Hong Hua* (Carthami Flos)
Blut-Hitze kühlend	2.2	*Xuan Shen* (Scrophulariae Radix) *Di Huang* (Rehmanniae Radix)
Blut und Yin nährend	12.2	*Zhi He Shou Wu* (Polygoni Multiflori Radix Praeparata) *Bai Shao* (Paeoniae Radix Alba) *Dang Gui* (Angelicae Sinensis Radix) *Long Yan Rou* (Longan Arillus) *Shu Di Huang* (Rehmanniae Radix Praeparata)
	12.4	*Bai He* (Lilii Bulbus) *Mai Dong* (Ophiopogonis Radix) *Sang Shen* (Mori Fructus)
	13	*Wu Wei Zi* (Schisandrae Chinensis Fructus)
Feuchtigkeit und Kälte in den Leitbahnen bei Yang-Mangel	12.3	*Xian Mao* (Curculiginis Rhizoma) *Yin Yang Huo* (Epimedii Folium) *Ba Ji Tian* (Morindae Officinalis Radix)
	1.1	*Gui Zhi* (Cinnamomi Ramulus)
	11	*Fu Zi* (Aconiti Radix Lateralis Praeparata)

Akupunktur

Allgemein

Bei allen Polyneuropathien können zur Anregung der Nervenleitung und Eliminierung von Pathogenen Punkte aus den betroffenen Leitbahnen und Netzgefäßen als Basis-Therapie gewählt werden.

Bei allen Behandlungen können die *Bafeng*-Punkte (M-LE 8) bzw. die *Baxie*-Punkte (M-UE 22) eingesetzt werden.

- M-UE 22 *Baxie* – bes. für obere Extremitäten, dazu He 3 *Shaohai*, Pc 8 *Laogong*, Di 10 *Shousanli* und SJ 5 *Waiguan*
- M-UE 22 *Bafeng* – bes. für untere Extremitäten, dazu Ma 36 *Zusanli*, Gb 31 *Fengshi*, Ma 32 *Futu* sowie die beiden Extra-Punkte *Linghuo* (Lokalisation: auf Höhe von Gb 34 *Yanglingquan* direkt posterior vom Fibulaköpfchen) und *Maibu* (Lokalisation: am lateralen Rand des M. rectus femoris und des M. vastus lateralis, 2,5 *cun* unterhalb von Ma 31 *Biguan*)

Wichtig kann auch sein, viele lokale Punkte und *Ahshi*-Punkte einzusetzen. Diese regen die lokale Blut-Zirkulation an.

Qi und Blut tonisierend

- Mi 6 *Sanyinjiao*, Ma 36 *Zusanli*, Di 10 *Shousanli*
- **Kombination** Mi 6 *Sanyinjiao*, Ma 3 *Juliao* und Ren 6 *Qihai*

Blut nährend

- Mi 10 *Xuehai*, He 7 *Shenmen*, Ren 12 *Zhongwan*, Ren 6 *Qihai*, Mi 6 *Sanyinjiao*
- **Kombination** Bl 17 *Geshu* und Mi 10 *Xuehai*

Leber-Qi Stagnation lösend

- Bl 18 *Ganshu*, Le 13 *Zhangmen*, Pc 6 *Neiguan*
- **Kombination** Le 3 *Taichong* und Di 4 *Hegu*

Blut-Stase lösend

- Bl 17 *Geshu*, Mi 10 *Xuehai*, SJ 6 *Zhigou*
- **Kombination** Le 3 *Taichong* und Di 4 *Hegu*

Milz stärkend, Feuchtigkeit eliminierend

- Ma 40 *Fenglong*, Mi 9 *Yinlingquan*. Ren 9 *Shuifen*, Ren 6 *Qihai*
- **Kombination** Mi 9 *Yinlingquan* und Ma 40 *Fenglong*

Blut und Yin nährend

- He 7 *Shenmen*, Pc 6 *Neiguan*, Bl 15 *Xinshu*
- **Kombination** He 7 *Shenmen* und Mi 6 *Sanyinjiao*

Nieren-Yin nährend und Leere-Hitze klärend

- Ni 6 *Zhaohai*, Mi 6 *Sanyinjiao*, He 6 *Yinxi*
- **Kombination** He 6 *Yinxi* und Ni 6 *Zhaohai* (besonders bei heißen Füßen in der Nacht)

Diätetik

Milz stärkend, Qi und Blut tonisierend Hirse, Gerste, Hafer, Feige, Honig, Mandel, Haselnuss, Huhn, Schaf- und Ziegenfleisch, Fisch, Eier, fettarme Milch

Feuchtigkeit eliminierend Reis, Hirse, Roggen, Apfel, Aprikose, Algen, verschiedene Pilze, z.B. Austernpilze, Shiitake-Pilze, Champignons, Kohlsprossen (Rosenkohl), Lauch, Oliven, Rettich, Radieschen, Sardine, Makrele, Azukibohnen, Kidney-Bohnen

Leber-Blut nährend Stangensellerie, Wasserkastanie, Chrysanthemenblütentee, Sonnenblumenkerne, Erdnuss, Birne, Krebse, Austern

Blut und Yin nährend Weizen, gekeimter Weizen, Hafer, Eigelb, Milch (bes. Kuhmilch, auch Schaf- und Ziegenmilch), Kirsche, Sojabohne, Frischkäse, Lotoswurzel, Longanfrucht, Schweineherz, Fasan

Nieren-Yin nährend Tintenfisch, Austern, Ente, Niere von Schwein und Rind, Eigelb, Sesam, schwarze Sojabohne, Weizen, Weintraube, Karotte

Allgemeine Hinweise

Polyneuropathien können durch sehr viele verschiedene Ursachen bedingt sein. Der Ansatz der TCM besteht darin, auf die einzelnen Symptome – wie Gefühlslosigkeit, Schwellungen, Schmerzen, Brennen oder Schweregefühl – individuell einzugehen. Von diesen ausgehend ist es notwendig, die zugrunde liegenden Muster wie generelle Feuchtigkeit-Ansammlung bei Milz-Konstitution oder Mangel an Säften, Blut und *Yin* zu erkennen und anzugehen. Dies kann helfen, dass innere Milieu nachhaltig zu verbessern. Dabei ist zu berücksichtigen, dass neurologische Störungen deutlich längere Behandlungszeiträume erfordern als andere Erkrankungen. Daher ist Geduld auf Seiten des Patienten, aber auch auf Seiten des Therapeuten vorauszusetzen.

14.9 Schwindel

Einleitung

Schwindel bezeichnet vor allem das Gefühl, dass sich die Umgebung dreht oder schwankt, verbunden mit einer Gangunsicherheit. Mitunter meinen Patienten aber auch eine Benommenheit oder das Gefühl eines drohenden Bewusstseinsverlustes. Unterschieden wird der Schwindel auch nach dem Auslösemechanismus. So zeichnet sich der sog. „paroxysmale benigne Lagerungsschwindel" dadurch aus, dass er durch Kopfbewegungen ausgelöst wird und nicht in Ruhe auftritt. Eine unsystematische, als „Sekundenschwindel" bezeichnete Form, die meist plötzlich auftritt und von nur kurzer Dauer ist, kommt bei Herzrhythmusstörungen, vagalen Blutdruckabfällen oder orthostatisch vor, z.B. bei zu raschem Aufstehen. Neben diesen kardiovaskulären Ursachen kommen auch Erkrankungen des Nervus vestibularis oder Erkrankungen des Vestibularorgans im Innenohr in Betracht. Beim M. Menière liegt ein Drehschwindel vor, der mit Übelkeit und Erbrechen, teils auch mit Tinnitus und Hörstörung einhergeht. Es können aber auch Störungen im ZNS, der Augen oder Nebenwirkungen von Medikamenten beteiligt sein. Daher ist eine gründliche diagnostische Abklärung nötig.

Aus Sicht der TCM kann Schwindel durch sehr unterschiedliche Mechanismen zustande kommen. Ein Mangel an *Qi* und Blut kann zu Schwindel führen. Ebenso können die verschiedenen Mangelzustände der Niere (*Yin*-, *Jing*- oder *Yang*-Mangel) Schwindel bedingen. Schleim-Blockaden der Mitte verhindern das adäquate Aufsteigen des klaren *Yang-Qi* zum Kopf, sodass ein Gefühl von Benebeltsein und Benommenheit entsteht („Schleim blockiert die Sinnesöffnungen"). Ähnlich führt auch eine Feuchtigkeit-Akkumulation zu Schwindel, mit einem dumpfen Druck und Schweregefühl im Kopf. Das Hochschlagen des Leber-*Yang* und/oder von Hitze-Fülle in Leber und Gallenblase irritiert ebenfalls das Sensorium, was zu Schwindel führen kann. Die Störung der Mikrozirkulation durch Verengung der glatten Gefäßmuskulatur im Innenohr kann mit einer Leber-*Qi*-Stagnation assoziiert werden.

Von einem Leere-Muster können wir ausgehen, wenn ein schleichender Beginn über Jahre oder ein höheres Lebensalter vorliegt. Für Fülle-Muster sprechen akuter Beginn (z.B. durch Stress), kraftvolle und mitunter saitenförmige Pulse (Leber-Pathologien) oder ein dicker, klebriger Zungenbelag (bei Feuchtigkeit-Schleim-Blockade der Sinne).

Hauptformen

Fülle-Muster

- Leber-*Qi*-Stagnation oder Leber-Milz-Disharmonie mit aufsteigendem Leber-*Yang*/Leber-Wind
- Schleim-Blockade der Sinnesöffnungen
- Schleim-Hitze
- Blut-Stase (zusätzlich bei jeder Manifestation möglich)

Leere-Muster

- Milz-*Qi*-Mangel
- Leber-Blut-Mangel
- Nieren-*Yang*-Mangel
- Nieren-*Yin*-Mangel

Differenzialdiagnose						**Therapie**
1. Ebene	2. Ebene	Syndrom	Syndrom-differenzierung	Befunde	Leitsymptome	Rezeptur
ZK: rot oder normal	ZK: rot ZB: gelb	Fülle-Hitze	Fülle-Hitze in Leber und Gallenblase	ZK: rot ZB: gelb Pu: voll, saitenförmig, beschleunigt	Kräftiger Typus, cholerisches Temperament, rote, schmerzende Augen, Kopfschmerz parietal oder temporal, Dysurie, Leukorrhö, Ekzeme im Genitalbereich	*Long Dan Xie Gan Tang* ► RG 2.4
	ZK: rot, geschrumpft, rissig ZB: vermindert	Nieren-Yin-Mangel, Mangel-Hitze	Nieren-*Yin*-Mangel	ZK: rot ZB: verringert	Ältere Patienten mit Leere-Hitze, aufsteigende Hitze, Unruhe, Schlaflosigkeit, Nachtschweiß	*Liu Wei Di Huang Wan* ► RG 8.5
	ZK: rote Ränder ZB: evtl. vermindert	Innerer Wind	Aufsteigendes Leber-*Yang* und Leber-Wind, häufig zugrunde liegende Nieren-Schwäche	ZK: rote Ränder, evtl. zittrig ZB: normal oder vermindert Pu: saitenförmig, evtl. dünn	Schwindel, Kopfschmerzen, Tremor in Händen oder Kopf, Tinnitus, verschwomme Sicht, Schlafstörungen	*Tian Ma Gou Teng Yin* ► RG 13.2
	ZK: normal, evtl. rötliche Ränder ZB: normal	Leber-Milz-Disharmonie Leber-Qi-Stagnation, evtl. mit transformierender Hitze	Leber-*Qi*-Stagnation, evtl. mit transformierender Hitze, leichter Leber-Blut-Mangel, leichter Milz-*Qi*-Mangel	ZK: meist relativ normal, evtl. rote Ränder ZB: normal Pu: saitenförmig	Frustriertheit, Reizbarkeit, Hitzegefühl in der oberen Körperhälfte, Adominalbeschwerden, Menstruationsbeschwerden	*Jia Wei Xiao Yao San* ► RG 4.2
	ZK: rot ZB: gelb, klebrig	Hitze-Schleim	Hitze-Schleim-Disharmonie von Gallenblase und Magen	ZB: gelb, klebrig Pu: beschleunigt, saitenförmig	Ängste, Schwindelgefühl, Palpitationen, Übelkeit, Erbrechen, bitterer Mundgeschmack	*Wen Dan Tang* ► RG 14.2
	ZB: weiß, klebrig	Kälte-Schleim	Kälte-Schleim blockiert das klare *Yang*	ZK: blass, gedunsen ZB: klebrig, weiß Pu: schlüpfrig	Druck und Völle im Epigastrium und Thorax, Kurzatmigkeit, Palpitationen, Oligurie, dumpfer Kopfdruck	*Ling Gui Zhu Gan Tang* ► RG 14.4
ZK: blass	ZB: dünn, weiß	Qi- und Blut-Mangel	*Qi*- und Blut-Mangel	ZK: blass ZB: dünn, weiß Pu: dünn, tief, kraftlos	Fahles, blasses Gesicht, Müdigkeit, rasche Erschöpfbarkeit, trockene Haut, verminderter Appetit, Kurzatmigkeit, Palpitationen, Ängste	*Ba Zhen Tang* ► RG 8.3
	ZK: gedunsen, ZE ZB: feucht, weiß	Milz-Nieren-Yang-Mangel mit Feuchtigkeit	Milz- und Nieren-*Yang*-Mangel	ZK: blass, ZE ZB: feucht, weiß Pu: kraftlos, dünn	Abdominalbeschwerden, LWS-Beschwerden, Kältegefühl, Erschöpfbarkeit	*Zhen Wu Tang* ► RG 6.4
	ZK: gedunsen	Nieren-Yang-Mangel	Nieren-*Yang*-Mangel	ZK: blass, gedunsen Pu: kraftlos	Kälte oder Schwäche der LWS, häufiges Wasserlassen, Libidoverlust, vorgealterte Patienten	*Jin Gui Shen Qi Wan* ► RG 8.4
ZK: livide	ZGV gestaut	Blut-Stase	Blut-Stase	ZK: livide Pu: saitenförmig, rau	Schwindel nach Trauma, stechende, fixierte Schmerzen	*Tong Qiao Huo Xue Tang* oder *Xue Fu Zhu Yu Tang* ► RG 10.1

14.9 Schwindel

Weitere Rezepturen bei Schwindel

- **Wu Ling San (Fünf Bestandteile Pulver mit Poria)** ▶ RG 6.1 bei Feuchtigkeit-Ansammlungen
- **Er Chen Tang (Zweifach behandeltes Dekokt)** ▶ RG. 14.1 bei Schleim-Feuchtigkeit
- **Ban Xia Bai Zhu Tian Ma Tang (Pinelliae Rhizoma, Atractylodis Macrocephalae Rhizoma und Gastrodiae Rhizoma Dekokt)** ▶ RG 14.4 bei Schleim und Leber-Wind.

Bei Mischformen können die empfohlenen Rezepturen auch modifiziert werden. Im Folgenden dazu einige Einzelmittel.

Einzelmittel

Wirkung	AG	Einzelmittel
Qi stärkend und klares Yang nach oben führend	12.1	*Ren Shen* (Ginseng Radix et Rhizoma) *Huang Qi* (Astragali Radix)
Blut und Yin nährend	12.4	*Gou Qi Zi* (Lycii Fructus) *Hei Zhi Ma* (Sesami Semen Nigrum) *Nu Zhen Zi* (Ligustri Lucidi Fructus) *Mo Han Lian* (Ecliptae Herba)
	12.3	*Zhi He Shou Wu* (Polygoni Multiflori Radix Praeparata)
	13	*Shan Zhu Yu* (Corni Fructus)
Nieren-Yang tonisierend	12.3	*Dong Chong Xia Cao* (Cordyceps) *Gu Sui Bu* (Drynariae Rhizoma) *Xian Mao* (Curculiginis Rhizoma)
Sinne öffnend	14.1	*Ci Shi* (Magnetitum)
	15	*Shi Chang Pu* (Acori Tatarinowii Rhizoma)
Schleim transformierend	6.1	*Fa Ban Xia* (Pinelliae Rhizoma Praeparatum)
	9	*Chen Pi* (Citri Reticulatae Pericarpium)
	16	*Tian Ma* (Gastrodiae Rhizoma)
	6.2	*Zhu Ru* (Bambusae Caulis in Taenias)
	15	*Shi Chang Pu* (Acori Tatarinowii Rhizoma)
Schwindel mit **Gefühl der Kopfleere**	12.3	*Du Zhong* (Eucommiae Cortex)
	12.2	*Bai Shao* (Paeoniae Radix Alba)
	12.3	*Tu Si Zi* (Cuscutae Semen)
Emotionalen Stress lindernd und den **Leber-Qi-Fluss fördernd**	1.2	*Chai Hu* (Bupleuri Radix)
	12.2	*Bai Shao* (Paeoniae Radix Alba)
	14.2.	*He Huan Pi* (Albiziae Cortex)
	10.1	*Yu Jin* (Curcumae Radix)
Aufsteigendes Leber-Yang zügelnd	16	*Ji Li* (Tribuli Fructus) *Tian Ma* (Gastrodiae Rhizoma) *Gou Teng* (Uncariae Ramulus cum Uncis) *Shi Jue Ming* (Haliotidis Concha)
	1.2	*Ju Hua* (Chrysanthemi Flos)
	2.1	*Xia Ku Cao* (Prunellae Spica)

Akupunktur

Lokale Punkte, die die Mikrozirkulation im Ohr fördern

- **Kombination** Dü 19 *Tinggong*, Gb 2 *Tinghui* und SJ 21 *Ermen* (alle bei maximaler Mundöffnung zu nadeln), SJ 17 *Yifeng*
- Dazu Fern-Punkte SJ 5 *Waiguan* und Gb 41 *Zulinqi*

Je nach individuellem Muster können dazu kombiniert eingesetzt werden

Nieren Leere

- **Kombination** Ren 4 *Guanyuan*, Ni 3 *Taixi*, Mi 6 *Sanyinjiao* und Bl 23 *Shenshu*
- Dazu Dü 3 *Houxi*

Bei Leber-Qi-Stagnation

- **Kombination** Le 3 *Taichong*, Gb 34 *Yanglingquan* und SJ 6 *Zhigou*
- Dazu Pc 6 *Neiguan* und Di 4 *Hegu*

Bei Schleim-Blockade der Sinne

- **Kombination** Ren 12 *Zhongwan*, Ma 2 *Sibai*, Ma 21 *Liangmen* und Pc 6 *Neiguan*
- Dazu Ma 40 *Fenglong* und Mi 9 *Yinlingquan*

Stärkt die Mitte

- **Kombination** Bl 20 *Pishu*, Bl 21 *Weishu*, Ma 36 *Zusanli* und Mi 6 *Sanyinjiao*
- Dazu Ren 12 *Zhongwan* und Mi 3 *Taibai*

Bei Leber- und Milz-Disharmonie mit emotionalen Triggern des Schwindels

- **Kombination** Le 3 *Taichong*, Mi 6 *Sanyinjiao* und Le 13 *Zhangmen*
- Dazu SJ 3 *Zhongzhu*

Diätetik

Leber-Yang absenkend Stangensellerie, Selleriesaft, Spinat, Wasserkastanie, Chrysanthemenblütetee, Pfefferminztee

Schleim und Feuchtigkeit transformierend Schwarze und gelbe Sojabohne, Sojasprossen, Sojamilch, Mungbohne, Rundkornreis, Knoblauch, Ingwer, Rettich, Weintraube, Birne, Fisch, Kardamom

Schleim-Hitze eliminierend Artischocke, Löwenzahn, grüner Tee, Buchweizen, Sellerie, Heißwasser-Trinkkur

Blut bewegend Erdnuss, schwarze Sojabohne, Esskastanie, Pfirsich, Essig, Aubergine, chinesischer Lauch (*Qi* und Blut bewegend)

Meide Alkohol (Hitze-Feuchtigkeit) – bereits bei moderaten Alkoholkonsum kann sich längerfristig heißer Schleim formieren –, Kaffee, Chili (Hitze)

Meide, da Feuchtigkeit und später feuchte Hitze erzeugend Zuckerhaltige Nahrungsmittel und gesüßte Getränke (Cola, Fanta, manche Fruchtsäfte), auch Milchprodukte, fettes Fleisch

Meide bei Schleim-Hitze Scharfe Gewürze, Alkohol

Allgemeine Hinweise

Da Schwindel auch oft in Überarbeitung, Erschöpfung oder Stress („zu viel um die Ohren" sagt der Volksmund) mitbegründet ist, wäre gemeinsam mit dem Patienten zu entwickeln, wie er sich Entlastung verschaffen kann. Da dies kurzfristig oftmals nicht möglich erscheint, können TCM sowie Entspannungsverfahren hilfreich sein, mehr „Stress-Resilienz" zu schaffen und wieder ein Gleichgewicht – im wörtlichen und übertragenen Sinne – herzustellen. Beim paroxysmalen Lagerungsschwindel kann eine Behandlung mit dem Epley-Manöver Linderung bringen: Dies stellt eine Abfolge von Körperlagerungs- und Kopflagerungsübungen dar, mit denen die den Schwindel verursachenden Otolithen aus den Bogengängen des Gleichgewichtsorgans heraus in eine unschädliche Ruheposition manövriert werden können. Da dabei aber starker Schwindel auftreten kann, wird teilweise von einer Selbstbehandlung abgeraten.

14.10 Hyperhidrosis

Einleitung

Eine normale Schweißproduktion ist lebensnotwendig und dient der Thermoregulation des Körpers. Daher ist das Schwitzen bei hoher Umgebungstemperatur als physiologisch anzusehen. Bei der als Hyperhidrosis bezeichneten Störung handelt es sich um eine übermäßige Schweißproduktion, die zudem von dem Patienten als unangenehm und belastend empfunden wird. Diese kann generalisiert am ganzen Körper oder aber nur an bestimmten Lokalisationen – dann jedoch fast immer symmetrisch – auftreten. Diese lokalen Areale betreffen meistens Achselhöhle, Handflächen und/oder Fußsohlen („Schweißfüße") und den Oberkörper oder den Kopf. Unterschieden werden weiterhin spontane Schweiße, die sich ohne körperliche Anstrengung und unabhängig von der Umgebungstemperatur manifestieren, z.B. beim klimakterischen Syndrom, und situatives Schwitzen, das nur in bestimmten Situationen auftritt, die möglicherweise emotional übermäßig beunruhigend erlebt werden. Eine weitere Unterscheidung betrifft die Tageszeit: ob ganztägig, nur tagsüber oder nur nachts auftretend. Nachtschweiß kann auf chronische Infekte und Malignome hinweisen, ganztätige Hyperhidrose auf eine Hyperthyreose. Aber auch an medikamentöse Ursachen sollte gedacht werden: Psychopharmaka (Antidepressiva vom SSRI-Typ), Kortikoide, Betablocker, Salicylate, Hormone, etc.

Vermehrtes Schwitzen aus Sicht der TCM kann durch verschiedene Mechanismen bedingt sein. Die wichtigste Unterscheidung ist die zwischen Fülle und Leere. Bei einer Fülle mit Anwesenheit von Pathogenen (innere Hitze oder feuchte Hitze) sollten diese eliminiert werden. In dieser Situation wären adstringierende, zusammenhaltende Arzneien kontraindiziert, da sie die Pathogene sogar tiefer ins System hineinziehen und so den Krankheitsverlauf prolongieren könnten. Hingegen werden Schweiße, die durch einen Mangel bedingt sind, mit Adstringenzien gestoppt, damit der Verlust wertvoller Körpersubstanzen den Organismus nicht schwächt. Hierbei ist zu beachten, dass adstringierende Arzneien meist keine oder nur sehr geringe tonisierende Eigenschaften aufweisen. Daher bedarf es zur Behandlung der „Wurzel" der Tonisierung der geschwächten Körper-Energien (*Qi*, Blut, *Yin*).

Das Abwehr-*Qi* (*Wei Qi*) kontrolliert als der äußere Teil des Lungen-*Qi* die Körperoberfläche und die Poren. Ist das *Wei Qi* geschwächt, können einerseits pathogene Faktoren wie Wind und Kälte in den Körper eindringen, andererseits vermögen die Poren nicht mehr wertvolle Körpersäfte wie den Schweiß zurückzuhalten. Somit bestehen die Hauptsymptome des *Wei Qi*-Mangels in einer Infektanfälligkeit und in vermehrten Spontanschweißen. Ist zusätzlich die Grundlage des *Wei Qi*, das Lungen-*Qi* und ggfs. noch der dem Lungen-Funktionskreis vorausgehende Milz-Funktionskreis geschwächt (nach dem Mutter-Sohn-Zyklus), kommt es außer zu vermehrtem Schwitzen zu zusätzlichen Zeichen des Milz- und Lungen-*Qi*-Mangels wie Diarrhö, Appetitminderung und Kurzatmigkeit. Sind die Schweiße stark von seelischen Einflüssen abhängig, ist an eine Stagnation des Energieflusses im Funktionskreis Leber zu denken. Das nächtliche Schwitzen hingegen – was häufig in Kombination mit Schlaflosigkeit, Ängsten und Palpitationen auftritt – geht auf eine Schwäche im Nieren- und Herz-*Yin*-Bereich zurück (s. auch unter Schlaflosigkeit ▶ Abschnitt 15.4, und unter klimakterischem Syndrom ▶ Abschnitt 8.8). Weiter kann Fülle-Hitze im Körper die Flüssigkeiten nach außen verdampfen lassen, was zu großen Schweißen und innerer Trockenheit führt.

Fülle – Shi

- **Fülle-Hitze im Yang Ming** Exzessiver Schweiß, großer Puls, großer Durst, hohes Fieber (die „vier Großen")
- **Feuchte und toxische Hitze** Stinkender Schweiß, fettige Haut, Schweißfüße
- **Leber-Qi-Stagnation** Schwitzen nur tags bei emotionaler Aufregung, schwitzige kalte Extremitäten

Mangel – Xu

- **Lungen-Qi-Mangel evtl. mit Wei-Qi-Mangel** Schwitzen schon bei kleinen Anstrengungen – eher ganzer Körper
- **Qi- und Yin-Mangel im Oberen Erwärmer** Schwitzen tags und nachts
- **Qi- und Blut-Mangel** Schwitzen vorwiegend tagsüber, mit Müdigkeit, Blässe und Erschöpfung
- **Nieren- und Herz-Yin-Mangel** Schwitzen vorwiegend nur nachts mit innerer Unruhe
- **Nieren-Yin-Mangel mit leerer Hitze** Nachtschweiß mit Wallungen

Differenzialdiagnose						Therapie
1. Ebene	2. Ebene	Syndrom	Syndrom-differenzierung	Befunde	Leitsymptome	Rezeptur
ZK: blass	ZB: feucht, weiß Pu: kraftlos	Wei-Qi- und Lungen-Qi-Mangel	*Wei-Qi*-Mangel	ZK: blass ZB: weiß, dünn Pu: schwach, oberflächlich	Infektanfälligkeit, Abneigung gegen Zugluft und Wind, Spontanschweiße	*Yu Ping Feng San* ▶ RG 11.1
		Milz-Lungen-Qi-Mangel	Milz-Lungen-*Qi*-Mangel, beginnender Blut-Mangel	ZK: blass ZB: dünn Pu: weiß, kraftlos	Große Erschöpfung, Schwitzen tagsüber, evtl. subfebrile Temperaturen, Palpitationen, Diarrhö, verminderter Appetit	*Bu Zhong Yi Qi Tang* ▶ RG 8.1
	Trockenheitssymptome	Qi- und Yin-Mangel im Oberen Erwärmer	*Qi*- und *Yin*-Mangel im Oberen Erwärmer	ZK: blass ZB: trocken, dünn Pu: leer, dünn, evtl. beschleunigt	Chronischer Husten, wenig Auswurf, Kurzatmigkeit, trockener Mund, Schwitzen tags und nachts	*Sheng Mai San* ▶ RG 8.1
		Qi- und Blut-Mangel	*Qi*- und Blut-Mangel mit vorherrschendem *Qi*-Mangel und Tendenz zu Kälte	ZK: blass ZB: normal Pu: leer	Schwitzen tags, Erschöpfung, blasses, fahles Aussehen, trockene Haut, schlecht heilende Wunden	*Shi Quan Da Bu Tang* ▶ RG 8.3
ZK: rote Ränder	ZB: normal Pu: saitenförmig	Leber-Qi-Stagnation	Leber-*Qi*-Stagnation	ZK: evtl. rote Ränder ZB: normal Pu: saitenförmig, kraftvoll	Schwitzige, kalte Extremitäten, Verschlimmerung durch Stress, Abdominalbeschwerden, Depressivität, Reizbarkeit, Ziehen an Rippenbögen	*Si Ni San* ▶ RG 4.2
ZK: rot	Nachtschweiß	Herz-Nieren-Disharmonie	Nieren-Herz-*Yin*-Mangel mit leerer Herz-Hitze	ZK: rot ZB: trocken, vermindert Pu: dünn	Nachtschweiß, Schlaflosigkeit, Vergesslichkeit, verminderte Konzentration, Ängste, Mundgeschwüre	*Tian Wang Bu Xin Dan* ▶ RG 12.1
		Yin-Mangel	Nieren-*Yin*-Mangel mit leerer Hitze	ZK: rot ZB: trocken, vermindert Pu: dünn	Hitze, Unruhe, LWS-Schwäche und/oder -Schmerz, Nachtschweiß, Schwindel, Ohrensausen, Hörminderung	*Zhi Bai Di Huang Wan* ▶ RG 8.5
	Großer Durst auf kalte Getränke	Yang Ming-Hitze/Qi-Ebenen-Hitze	Volle Hitze im *Yang Ming*/in *Qi*-Ebene	ZK: rot ZB: gelb Pu: groß, kräftig	Großer Durst, große innere Hitze, starkes Schwitzen, innere Unruhe und Agitation	*Bai Hu Tang* ▶ RG 2.1
	ZB: dick, gelb, klebrig	Feuchte und toxische Hitze	Feuchte und toxische Hitze	ZK: rot ZB: dick, gelb, klebrig Pu: kräftig, voll, schlüpfrig	Akne, toxische Läsionen, Pusteln, gerötete, nässende Hautläsionen, starkes Schwitzen mit stinkenden Schweißen, insbes. auch Fußschweiß	*Huang Lian Jie Du Tang* ▶ RG 2.3

14.10 Hyperhidrosis

Weitere Rezepturen, die bei Schwitzen wirksam sind

Mu Li San (Ostreae Concha Pulver) ▶ RG 11.1 Zur Behandlung von spontanem Schwitzen und Nachtschweiß

Bei Mischformen können die empfohlenen Rezepturen auch modifiziert werden. Im Folgenden dazu einige Einzelmittel.

Einzelmittel

Wirkung	AG	Einzelmittel
Adstringierende Arzneien mit Schweiß hemmender Wirkung: bei spontanem Schwitzen	13	*Ma Huang Gen* (Ephedrae Radix et Rhizoma) *Fu Xiao Mai* (Tritici Fructus Levis) *Wu Wei Zi* (Schisandrae Chinensis Fructus)
Adstringierende Arzneien mit Schweiß hemmender Wirkung: bei nächtlichem Schwitzen/Nachtschweiß	13	*Ma Huang Gen* (Ephedrae Radix et Rhizoma) *Fu Xiao Mai* (Tritici Fructus Levis) *Shan Zhu Yu* (Corni Fructus) *Wu Wei Zi* (Schisandrae Chinensis Fructus)
Adstringierende Arzneien mit Schweiß hemmender Wirkung, die zusätzlich tonisieren	13	*Shan Zhu Yu* (Corni Fructus), tonisiert Leber- und Nieren-*Yin* *Wu Wei Zi* (Schisandrae Chinensis Fructus), fördert Bildung neuer Körpersäfte, bes. für Lungen- und Nieren-Funktionskreis *Fu Xiao Mai* (Tritici Fructus Levis), tonisiert Herz-*Qi* und -*Yin*
Schweiß hemmende Arzneien aus verschiedenen Gruppen: bei Spontanschweißen und bei Nachtschweißen	12.2	*Bai Shao* (Paeoniae Radix Alba), hat *Yin* bewahrende, adstringierende Eigenschaften, oft kombiniert mit *Mu Li* (Ostreae Concha) und *Long Gu* (Fossilia Ossis Mastodi)
	12.1	*Bai Zhu* (Atractylodis Macrocephalae Rhizoma), beendet Spontanschweiße durch *Qi*- und *Wei Qi*-Mangel, oft kombiniert mit: *Huang Qi* (Astragali Radix) und
	13	*Fu Xiao Mai* (Tritici Fructus Levis)
Yin befeuchtende Arzneien mit Schweiß hemmender Wirkung	12.4	*Mai Dong* (Ophiopogonis Radix) *Bei Sha Shen* (Glehniae Radix) *Nan Sha Shen* (Adenophorae Radix)
Qi stärkende Arzneien mit Schweiß hemmender Wirkung	12.1	*Tai Zi Shen* (Pseudostellariae Radix) *Dang Shen* (Codonopsis Radix) *Huang Qi* (Astragali Radix) *Bai Zhu* (Atractylodis Macrocephalae Rhizoma)
Absenkende Sedativa mit Schweiß hemmender Wirkung	14.1	*Mu Li* (Ostreae Concha) *Long Gu* (Fossilia Ossis Mastodi)
Sedativa und Herz-Yin nährende Arzneien mit Schweiß hemmender Wirkung: bes. bei Nachtschweiß	14.2	*Suan Zao Ren* (Ziziphi Spinosae Semen), lindert spontanes Schwitzen: kombinieren mit *Huang Qi* (Astragali Radix) und *Dang Shen* (Codonopsis Radix); nächtliches Schwitzen: kombinieren mit *Mu Li* (Ostreae Concha) und *Wu Wei Zi* (Schisandrae Chinensis Fructus)
Arzneien, die besonderen Bezug zum Wei-Qi haben	1.1	*Fang Feng* (Saposhnikoviae Radix)
	12.1	*Huang Qi* (Astragali Radix) *Bai Zhu* (Atractylodis Macrocephalae Rhizoma)
	13	*Ma Huang Gen* (Ephedrae Radix et Rhizoma)
Ergänzungen für ausgeprägtes Schwitzen bei Älteren	14.1	*Mu Li* (Ostreae Concha)
	13	*Wu Wei Zi* (Schisandrae Chinensis Fructus) *Fu Xiao Mai* (Tritici Fructus Levis) *Ma Huang Gen* (Ephedrae Radix et Rhizoma)
Bei Schwitzen durch emotionale/vegetative Faktoren: Leber-*Qi*-Stagnation	1.2	*Chai Hu* (Bupleuri Radix)
	12.2	*Bai Shao* (Paeoniae Radix Alba)
	14.2	*He Huan Pi* (Albiziae Cortex)
	10.1	*Yu Jin* (Curcumae Radix)

Anmerkung Alle Oberflächen befreienden Arzneien besitzen eine diaphoretische, d. h. Schweiß induzierende Wirkung, um darüber Pathogene aus der Oberfläche heraus zu befördern. Bei Patienten mit übermäßiger Schweißbildung sollten daher solche Mittel nicht oder nur mit größtem Bedacht eingesetzt werden.

Akupunktur

Um die Wei Qi-Ebene zu stärken und so Schwitzen zu reduzieren

- **Kombination** Di 11 *Quchi* und Du 14 *Dazhui*
- Dazu allgemein *Qi* tonisierende Punkte Ma 36 *Zusanli*, Mi 6 *Sanyinjiao*, Ren 6 *Qihai*

Bei labilem Vegetativum mit situativ ausgelösten Schweißen

- **Kombination** Le 3 *Taichong* und Di 4 *Hegu*
- Dazu Pc 6 *Neiguan*, Gb 20 *Fengchi*, Le 13 *Zhangmen*, Du 24 *Shenting*, M-HN 3 *Yintang*

Bei Nachtschweißen durch Yin-Mangel

- **Kombination** Ni 6 *Zhaohai* und He 6 *Yinxi*
- Dazu die Säfte stützende Punkte Mi 6 *Sanyinjiao*, Le 8 *Ququan*, Ren 4 *Guanyuan*, Mi 10 *Xuehai*, Bl 17 *Geshu*, Du 20 *Baihui*

Handschweiß **Kombination**: Pc 8 *Laogong* und Le 3 *Taichong*

Leber-Qi regulierend bei emotionaler Belastung durch Chronifizierung

- Bl 18 *Ganshu*, Le 13 *Zhangmen*, Pc 6 *Neiguan*, Gb 41 *Zulinqi*, Gb 20 *Fengchi*, Mi 6 *Sanyinjiao*, Du 24 *Shenting*
- **Kombination** Gb 20 *Fengchi* und Di 4 *Hegu*

Diätetik

Meide Besonders wichtig ist es daran zu denken, dass zahlreiche unserer alltäglichen Nahrungs- und Genussmittel schweißtreibend wirken. Daher ist das Vermeiden dieser Mittel mindestens so wichtig wie das Bevorzugen bestimmter Speisen. Dies gilt für alle Zwiebel- und Lauchgewächse, besonders für Knoblauch, Frühlingszwiebeln, Bärlauch. Aber auch für Kaffee und insbesondere für scharfe Speisen und Gewürze. Da Alkohol scharfe und warme Eigenschaften besitzt, kann auch dessen Genuss zu Nachtschweißen führen.

Schweiße lindernd Die Geschmacksrichtung sauer wirkt adstringierend und zusammenhaltend und so Körpersäfte bewahrend: Dies gilt besonders für Früchte, die leicht sauer sind wie die meisten Beeren (Blaubeeren, Johannisbeeren, schwarze Johannisbeeren, Brombeeren, auch für Äpfel, Pflaumen)

Milz-Qi und Yang stärkend Hirse, Gerste, Buchweizen, Karotte, Hülsenfrüchte inkl. Tofu (nur erwärmt), leicht verdauliches mageres Fleisch, Huhn

Leber-Blut nährend Stangensellerie, Wasserkastanie, Chrysanthemenblütentee, Sonnenblumenkerne, Erdnuss, Birne, Krebse, Austern

Blut und Yin nährend Weizen, gekeimter Weizen, Hafer, Eigelb, Milch (bes. Kuhmilch, auch Schaf- und Ziegenmilch), Kirsche, Sojabohne, Frischkäse, Lotoswurzel, Longanfrucht, Schweineherz, Fasan

Allgemeine Hinweise

Da Schwitzen auch vom vegetativen Nervensystem gesteuert wird, können bei entsprechender Belastung Entspannungsverfahren hilfreich sein: Autogenes Training, Atemtechniken oder ähnliche Verfahren.

15 Psychische Erkrankungen

15.1 Erschöpfungssyndrom

Einleitung

Eine allgemeine Erschöpfung ist von einem Burnout-Syndrom abzugrenzen. Beim Burnout-Patienten bestehen in der Regel bestimmte Persönlichkeitsmerkmale, die beinahe zwangsläufig in eine tiefe Erschöpfung und ein Ausbrennen hineinführen. Obwohl der Patient möglicherweise erkennt, dass er sich selbst gegenüber nicht sorgsam ist und seine Grundbedürfnisse missachtet, fällt es ihm extrem schwer, seine Einstellungen und sein Verhalten zu ändern. Oft besteht eine narzisstische Persönlichkeitsakzentuierung. Hingegen fokussieren wir beim allgemeinen Erschöpfungssyndrom auf Patienten, die durch verschiedene Umstände, sei es nach einer schweren Krankheit, durch anstrengende Lebensphasen mit Kleinkindern oder anspruchsvolle Ausbildungs- und Berufsjahre allmählich in einen Zustand der Energielosigkeit geraten sind. Überspitzt könnte man sagen „unverschuldet". Wobei das auch nicht im Umkehrschluss andeuten sollte, der Burnout-Patient sei „an seiner Misere selber Schuld". Zwischen diesen beiden Erkrankungen bestehen sicher gewisse Überschneidungen (s. auch Burnout-Syndrom ▶ Abschnitt 15.2)
Zudem kann die Erschöpfung auch mit einem Antriebsmangel, Freudlosigkeit und einer gedrückten Stimmungslage einhergehen. Daher bestehen Überschneidungen mit der Depression (s. Depression ▶ Abschnitt 15.3). Oft wird ja auch von Erschöpfungsdepression gesprochen.
Aus TCM Sicht können beim Erschöpfungssyndrom einzelne Energieformen defizitär sein. In der Praxis sehen wir meist Patienten mit kombinierten Energiemangelzuständen: einem einfachen *Qi*-Mangel, der dann allmählich – besonders bei Frauen – auch einen Blut-Mangel nach sich zieht, da *Qi* für die Blut-Produktion nötig ist. Bei ausgeprägteren Erschöpfungszuständen der elementaren Körperfunktionen kommt zum *Qi*-Mangel oft ein *Yang*-Mangel dazu - mit innerer Kälte, schwacher Nahrungstransformation und Diarrhö. Bei stärkerem Blut-Mangel kommt es leicht zum *Yin*-Mangel, da beide mit den Körpersäften assoziiert und eng miteinander verbunden sind. Bei chronischen Verläufen können auch ein *Yin*- und ein *Yang*-Mangel gemeinsam auftreten, da die Bildung des einen vom anderen abhängt. Darüber hinaus machen diese Mangelzustände den Organismus verwundbarer gegenüber Pathogenen und weiteren Disharmonien. *Qi*-Mangel begünstigt die Invasion von äusserem Wind oder die Entstehung von innerer Feuchtigkeit und Schleim. *Yang*-Mangel begünstigt innere Kälte im Abdomen oder Unterleib. *Yin*-Mangel begünstigt eine Leere-Hitze. Ein Blut-Mangel nährt nicht mehr den Geist *Shen*, sodass Schlafprobleme und Vergesslichkeit auftreten. Ein schwaches *Qi* gerät aber auch schneller in eine Stagnation und ohne fließendes *Qi* wird auch das Blut alsbald stagnieren. So gilt es stets auch die möglichen Fülle-Aspekte bzw. die anwesenden Pathogene zu eliminieren, während die Leere aufzufüllen ist.

Mangel – Xu

- Milz-*Qi*-Mangel
- Milz-*Qi*- und -*Yang*-Mangel
- Milz-Nieren-*Yang*-Mangel
- *Qi*- und Blut-Mangel
- Nieren-*Yang*-Mangel
- Nieren-*Yin*-Mangel

Kombinierte Fülle-Mangel-Muster

Milz-*Qi*-Mangel mit Schleim

Fülle – Shi

Leber-*Qi*-Stagnation mit Tendenz zu Blut-Stase

Differenzialdiagnose							Therapie
1. Ebene	2. Ebene	3. Ebene	Syndrom	Syndromdifferenzierung	Befunde	Leitsymptome	Rezeptur
Kein Druckschmerz im Unterleib (kein *Oketsu*)	Keine LWS-Beschwerden	ZB: weiß-schleimig ZK: blass, evtl. ZE Pu: schlüpfrig	Milz-Qi-Mangel mit Schleim	Milz-*Qi*-Mangel mit Schleim	ZK: blass, evtl. ZE ZB: weiß-schleimig Pu: schlüpfrig	Druckgefühl im Epigastrium, leichte Übelkeit, weicher Stuhl, Schwellneigung	*Liu Jun Zi Tang* ► RG 8.1
		ZB: weiß, dünn ZK: blass, gedunsen Pu: kraftlos	Milz-Qi-Mangel	Milz-*Qi*-Mangel mit Feuchtigkeit	ZK: blass, gedunsen ZB: weiß Pu: leer, tief	Müdigkeit, abdominelle Beschwerden, weicher Stuhl, Schweregefühl	*Shen Ling Bai Zhu San* ► RG 8.1
				Milz-Lungen-*Qi*-Mangel, beginnender Blut-Mangel	ZK: blass, gedunsen ZB: weißlich, dünn Pu: leer, dünn	Große Erschöpfung, Spontanschweiß, Kurzatmigkeit, Infektanfälligkeit, verminderter Appetit	*Bu Zhong Yi Qi Tang* ► RG 8.1
			Qi- und Blut-Mangel	*Qi*- und Blut-Mangel, vorherrschender *Qi*-Mangel mit Tendenz zu Kälte	ZK: blass ZB: weißlich Pu: fein, kraftlos	Grosse Erschöpfung, Blässe, trockene Haut, Haarausfall, Frösteln und leichte innere Kälte, kalte Extremitäten	*Shi Quan Da Bu Tan* ► RG 8.3
	LWS-Beschwerden	ZK: blass	Milz-Nieren-Yang-Mangel	Milz-Nieren-*Yang*-Mangel	ZK: blass, ZE ZB: weiß Pu: kraftlos	Bauchschmerzen, Verschlimmerung durch Kälte, innere Kälte, kalte Extremitäten	*Fu Zi Li Zhong Wan* ► RG 7.2
				Milz-Nieren-*Yang*-Mangel mit Feuchtigkeit	ZK: blass, ZE ZB: weiß, schleimig Pu: weich, kraftlos	Bauchschmerzen, Verschlimmerung durch Kälte, Diarrhö, Schwere in Extremitäten und Kopf, Schwindel	*Zhen Wu Tang* ► RG 6.4
			Nieren-Mangel	Nieren-*Yang*-Mangel	ZK: blass ZB: normal Pu: kraftlos, langsam	Kalte Extremitäten, Schwäche der LWS und unteren Gliedmaßen, häufiges Wasserlassen	*Jin Gui Shen Qi Wan* ► RG 8.4
		ZK: rot, geschrumpft, trocken ZB: wenig		Nieren-*Yin*-Mangel	ZK: rot ZB: trocken, vermindert Pu: dünn	Hitze, Unruhe, LWS-Schwäche, Nachtschweiß, Obstipationsneigung, trockener Mund und trockene Kehle, Durst	*Liu Wei Di Huang Wan* ► RG 8.5
Druckschmerz im Unterleib (*Oketsu*)	Schmerzen an Rippenbögen	ZK: rote Ränder Pu: saitenförmig, kräftig	Leber-Qi-Stagnation, Tendenz zu Blut-Stase	Leber-*Qi*-Stagnation	ZK: rote Ränder ZB: normal Pu: saitenförmig, kräftig	Schmerzen an den Rippenbögen, Bauchschmerzen und -krämpfe, Menstruationsbeschwerden, PMS, Gereiztheit	*Chai Hu Shu Gan San* ► RG 4.2
		ZK: rote Ränder Pu: saitenförmig, fein		Leber-*Qi*-Stagnation, Leber-Blut-Mangel, leichter Milz-*Qi*-Mangel	ZK: evtl. rote Ränder ZB: normal Pu: saitenförmig, fein	Abdominalbeschwerden, emotionale Schwankungen, Depressivität, Reizbarkeit, Kopfschmerzen, Dysmenorrhö	*Jia Wei Xiao Yao San* ► RG 4.2

15.1 Erschöpfungssyndrom

Bei Mischformen können die empfohlenen Rezepturen auch modifiziert werden. Im Folgenden dazu einige Einzelmittel.

Einzelmittel

Wirkung	AG	Einzelmittel
Qi tonisierende Arzneien: bes. bei Milz- und Lungen-*Qi*-Mangel	12.1	*Ren Shen* (Ginseng Radix et Rhizoma) *Dang Shen* (Codonopsis Radix) *Huang Qi* (Astragali Radix) *Bai Zhu* (Atractylodis Macrocephalae Rhizoma) *Tai Zi Shen* (Pseudostellariae Radix) *Xi Yang Shen* (Panacis Quinquefolii Radix) *Shan Yao* (Dioscoreae Rhizoma) *Gan Cao* (Glycyrrhizae Radix et Rhizoma)
Yang tonisierende Arzneien: bes. bei Nieren- und Milz-*Yang*-Mangel	12.3	*Tu Si Zi* (Cuscutae Semen) *Bu Gu Zhi* (Psoraleae Fructus) *Yin Yang Huo* (Epimedii Folium) *Ba Ji Tian* (Morindae Officinalis Radix) *Suo Yang* (Cynomorii Herba) *Rou Cong Rong* (Cistanches Herba) *Xu Duan* (Dipsaci Radix) *Du Zhong* (Eucommiae Cortex)
Blut nährende Arzneien: bes. bei Milz-, Herz- und Leber-Blut-Mangel	12.3	*Shu Di Huang* (Rehmanniae Radix Praeparata) *Dang Gui* (Angelicae Sinensis Radix) *Bai Shao* (Paeoniae Radix Alba) *Zhi He Shou Wu* (Polygoni Multiflori Radix Praeparata) *E Jiao* (Asini Corii Colla)
Yin nährende Arzneien: bes. bei Nieren-, Lungen-, Leber-, Herz- und Magen-*Yin*-Mangel	12.4	*Bai He* (Lilii Bulbus) *Mai Dong* (Ophiopogonis Radix) *Sang Ji Sheng* (Taxilli Herba)
Leber-Qi regulierende Arzneien: bei depressiven Episoden	14.2	*He Huan Pi* (Albiziae Cortex)
	10.1	*Yu Jin* (Curcumae Radix)
	12.2	*Bai Shao* (Paeoniae Radix Alba)
	9	*Xiang Fu* (Cyperi Rhizoma)
Das Innen wärmende, Kälte aus dem Innen vertreibende Arzneien	11	*Fu Zi* (Aconiti Radix Lateralis Praeparata) *Gan Jiang* (Zingiberis Rhizoma) *Rou Gui* (Cinnamomi Cortex)
Blut bewegende Arzneien, die zusätzlich die Nieren stärken: bes. bei LWS- und Beinbeschwerden	10.1	*Niu Xi* (Achyranthis Bidentatae Radix) *Ji Xue Teng* (Spatholobi Caulis)
Herz-Blut nährende Arzneien, die *Shen* beruhigen	14.2	*Bai Zi Ren* (Platycladi Semen) *Suan Zao Ren* (Ziziphi Spinosae Semen)
	12.2	*Long Yan Rou* (Longan Arillus)

Akupunktur

Stärkt die Mitte – und optimiert so die Nahrungstransformation

- Bl 20 *Pishu*, Bl 21 *Weishu*, Ren 6 *Qihai*
- **Kombination** Ma 36 *Zusanli* und Mi 6 *Sanyinjiao*

Milz stärkend, Feuchtigkeit eliminierend

- Ma 40 *Fenglong*, Mi 9 *Yinlingquan*, Ren 9 *Shuifen*, Ren 6 *Qihai*
- **Kombination** Mi 9 *Yinlingquan* mit Ma 40 *Fenglong*

Blut nährend

- Mi 10 *Xuehai*, He 7 *Shenmen*, Ren 12 *Zhongwan*, Ren 6 *Qihai*, Mi 6 *Sanyinjiao*
- **Kombination** Bl 17 *Geshu* und Mi 10 *Xuehai*

Leber-Qi-Stagnation lösend und so Stimmungsschwankungen lindernd

- Bl 18 *Ganshu*, Le 13 *Zhangmen*, Pc 6 *Neiguan*
- **Kombination** Le 3 *Taichong* und Di 4 *Hegu*

Herz-Shen beruhigend und so erholsamen Schlaf fördernd

- He 7 *Shenmen*, Pc 7 *Daling*, Ren 15 *Jiuwei*, Bl 15 *Xinshu*
- **Kombination** Pc 7 *Daling* und Gb 12 *Wangu*

Wei-Qi-Ebene und Immunsystem stärkend, so Infektionen vorbeugend

- **Kombination** Di 11 *Quchi* und Du 14 *Dazhui*
- Dazu allgemein *Qi* tonisierende Punkte Ma 36 *Zusanli*, Mi 6 *Sanyinjiao*, Ren 6 *Qihai*

Milz-Yang wärmend

- Ma 36 *Zusanli*, Mi 6 *Sanyinjiao*, Bl 20 *Pishu*, Di 10 *Shousanli*
- **Kombination** Moxibustion von Ren 6 *Qihai* und Ren 12 *Zhongwan*

Nieren-Essenz nährend

- Ni 6 *Zhaohai*, Mi 6 *Sanyinjiao*, He 6 *Yinxi*
- **Kombination** Lu 7 *Lieque* und Ni 6 *Zhaohai*

Nieren-Yang-Mangel

- Ni 3 *Taixi*, Ni 7 *Fuliu*, Mi 6 *Sanyinjiao*, Ma 36 *Zusanli* und Ren 4 *Guanyuan*
- **Kombination** Moxibustion von Du 4 *Mingmen* und Bl 23 Shenshu

Diätetik

Lungen- und Milz-Qi stärkend Hirse, Gerste, Buchweizen, Karotte, Hülsenfrüchte inkl. Tofu (nur erwärmt), leicht verdauliches, mageres Fleisch, Huhn
Qi-Blockaden lösend Mandarine, Pampelmuse, Ingwer, Kardamom
Schleim umwandelnd Pinienkerne, Erdnuss, Rettich, Bambussprosse, Aprikose, Birne, Zitrone
Yin nährend Gekochte Früchte (Sauerkirsch-, Apfel- oder Birnenkompott), Beeren-Obst (Blaubeeren, Goji-Beeren, Weinbeeren), Dattel, Birne, Aprikose, Feige, Erdnuss, Weizen, gekeimter Weizen, Hafer, Eigelb, Milch, Frischkäse (bes. auch aus Schaf- und Ziegenmilch), Karotte, Sojabohne, Lotoswurzel, Longanfrucht, Schweineherz, Fasan, Ente, Mandel, Honig
Meide

- Fast Food, chemische Zusatzstoffe (Geschmacksverstärker, Konservierungsstoffe, künstliche Aromastoffe), zuckerhaltige Getränke und Speisen, unregelmäßiges Essen, Essen in Hektik oder beim Laufen
- Übermaß an Genussmitteln: Besonders Kaffee oder Energydrinks dienen oft dazu, eine Müdigkeit zu überspielen. Dies gelingt jedoch nur kurzfristig und übergeht zudem die „körperlichen Alarmsysteme“, die eigentlich nach einer Ruhepause verlangen.

Allgemeine Hinweise

Die Arzneitherapie stellt eine äußerst wirksame Methode dar, mit der die Strukturen und Funktionen des Körpers gezielt angesprochen, gestärkt und ergänzt werden können. Jedoch wäre dies ohne eine optimierte Lebensführung nur „die halbe Therapie“. Denn gerade eine regelmäßige und ausgewogene Kost, die möglichst chemisch unbelastet und frisch zubereitet ist, sowie eine ausreichende Nachtruhe mit tiefem erholsamem Schlaf sind durch nichts zu ersetzen. Sind diese beiden Grundpfeiler gegeben – möglichst auch noch unbelastete persönliche Beziehungen – steht einer allmählichen Regeneration und Revitalisierung nichts mehr im Wege.

15.2 Burnout

Einleitung

Burnout-Patienten zeigen häufig eine starke Ausrichtung ihrer Aufmerksamkeit nach außen. Sie definieren sich oft überwiegend über Anerkennung und Belohnungen durch außen stehende Personen oder wollen diesen gegenüber möglichst keine Schwächen oder Fehler eingestehen. Damit besteht eine große Leistungsorientierung. Hingegen nehmen sie häufig ihre inneren körperlichen und seelischen Prozesse zu wenig wahr. Sie können daher auch nur wenig auf ihre inneren Bedürfnisse eingehen und tendieren dazu, Mahlzeiten auszulassen oder Ruhephasen zu überspringen, da das Gefühl von Hunger, Durst oder Müdigkeit kaum in ihr Bewusstsein gelangt.

In der Behandlung geht es daher auch immer darum, wieder mehr Achtsamkeit für körperliche Grundbedürfnisse zu kultivieren. Die geschärfte bewusste Wahrnehmung für diese Bedürfnisse wird durch eine Stärkung des Geistes *Shen* und die Tonisierung des Funktionskreises Herz erreicht. Sich um regelmäßige, gesunde und kraftspendende Ernährung zu kümmern und gut für sich zu sorgen, hat auch mit einer intakten „Mitte" zu tun. Durch eine Tonisierung der Funktionskreise Milz und Magen werden das Zentrum und die Selbstfürsorge unterstützt, sodass es dem Patienten leichter gelingt, seine Grundbedürfnisse wieder vermehrt wahrzunehmen und Verantwortung für sich selbst zu übernehmen.

Bei ausgeprägten Formen eines Burnouts haben längere Phasen von unzureichendem oder schlechtem Schlaf bei gleichzeitig unregelmäßiger oder wenig zuträglicher Kost zu einer tiefgreifenden Erschöpfung der körpereigenen Energiereserven geführt, was sich in einer Schwäche der Nieren-Energie zeigt. Typische Symptome einer Nieren- oder *Jing*-Essenz-Leere zeigen sich in tiefen und geschwächten Nieren-Pulsen und nicht selten in einem ausgeprägten Gefühl von fehlender Sinnhaftigkeit. Hier ist es sehr wichtig, die Nieren-Energie – je nach Befund überwiegend *Yin*, *Yang* oder *Jing* – zusätzlich zu tonisieren. Dies stärkt auch *Zhi*, die Willenskraft, die wieder Motivation und Antriebskraft sowie den Lebenswillen fördert.

Zu einer energetischen „Sanierung" ist es aber auch wichtig, bei dem Patienten einen Lernprozess in Gang zu setzten, dass sich ohne eine langfristige und tiefgreifende Verhaltensänderung das Grundproblem kaum nachhaltig ändern wird. Denn die zugrunde liegende Persönlichkeitsakzentuierung mit einem möglicherweise überhöhten Selbstanspruch bei gleichzeitig niedrigem Selbstwertgefühl haben sich die Patienten nicht bewusst zugelegt. Vielmehr sind diese als Abwehrmechanismen und Überlebensstrategien zu betrachten. Diese inneren Haltungen bedürfen einer therapeutischen Bearbeitung und Bewusstmachung. Ohne eine solche wird es auf Dauer kaum möglich sein, das Burnout nachhaltig zu bessern. Das Verhalten basiert oftmals auf tief verankerten Glaubenssätzen, dass Akzeptanz und innerer Wert nur durch harte Arbeit verdient werden kann. Eine begleitende kognitive Gesprächstherapie kann hier zu neuen inneren Grundüberzeugungen beitragen und so das Sich-Selbst-Annehmen auch ohne maximale Leistungserbringung ermöglichen.

Bei einem Burnout kommt es oft zu einer Art bedrückter und subdepressiver Stimmungslage, die zunächst in Form einer *Qi*-Stagnation und bald einer Stase im Blut auftritt. Die ungesunde und unregelmäßige Ernährung führt zu Feuchtigkeit- und Schleim-Akkumulation, die ständige Hektik begünstigt die Entstehung von innerer Hitze, besonders im Funktionskreis Herz. Es zeigen sich also auch zahlreiche Fülle-Aspekte, die mit entsprechenden Arzneien angesprochen werden sollten. Dies ist umso wichtiger, da viele Therapeuten aufgrund der vorgetragenen Erschöpfung des Patienten versucht sind, sich mit tonisierenden Arzneien überwiegend den Leere-Aspekten zu widmen.

Fülle – Shi

- *Qi*-Stagnation und Blut-Stase
- Innere Hitze im Herzen/Herz-Feuer
- Feuchtigkeit/Schleim
- Kombination von Schleim und Hitze, welche den Geist irritieren und die Sinne blockieren

Mangel – Xu

- Milz-*Qi*-Mangel
- Herz-*Qi*- und Blut-Mangel
- Leber-Blut-Mangel mit Übergang in *Yin*-Mangel (oft bei Frauen)
- Nieren-Schwäche, mit *Yang*-, *Yin*- und/oder Essenz-Mangel

Differenzialdiagnose						Therapie
1. Ebene	2. Ebene	Syndrom	Syndromdifferenzierung	Befunde	Leitsymptome	Rezeptur
ZK: rote Ränder	ZK: aufgerollte Ränder, evtl. gerötet	Fülle-Stagnation – Energie vorhanden aber blockiert	Leber-*Qi*-Stagnation	ZK: aufgerollte, rote Ränder ZB: dünn Pu: saitenförmig, kraftvoll	Energielosigkeit, gedrückte Stimmung, emotionale Unausgeglichenheit, Gefühl der inneren Stagnation, Festgefahrenheit, Auswegslosigkeit, Frustriertheit, Muskelverspannunngen, Kopf- und Nackenschmerzen, Spannung am Rippenbogen	*Chai Hu Shu Gan San* ▶ RG 4.2 oder *Chai Hu Jia Long Gu Mu Li Tang* ▶ RG 12.2
	ZK: livide, gestaute ZGV		*Qi*-Stagnation und Blut-Stase	ZK: livide mit roten Rändern ZB: dünn Pu: rau, saitenförmig	Ständige Erschöpfung, ausgeprägte innere Blockierung – auch mental sehr bedrückte und belastende Grundstimmung, Ausweglosigkeit, Engegefühl meist im Thorax, Schlafstörungen	*Xue Fu Zhu Yu Tang* ▶ RG 10.1
ZK: rote Spitze	ZB: dick, klebrig und gelb	Fülle-Hitze im Herzen – Shen irritiert und unruhig, gestörte Selbstwahrnehmung	Schleim-Hitze blockiert die Sinnesöffnungen	ZK: gerötetes vorderes Zungendrittel ZB: dick, klebrig, gelb Pu: kraftvoll, beschleunigt, schlüpfrig	Überfordertheit, Verwirrtheit, fehlendes klares Denken oder systematisches Analysieren der Situation, Neigung zu Panikattacken, fahrige Hektik, dabei aber oft unproduktiv	*Wen Dan Tang* ▶ RG 14.2
	ZB: trocken, gelb		Hitze im Herz mit *Yin*-Säfte-Mangel	ZK: rot oder rote Spitze, gelegentlich nach oben gerollt ZB: trocken, gelb	Nervöse Erschöpfung, große innere Unruhe und Getriebenheit, Schlafstörungen, vermehrte Schweiße, schnelles Reden, roter Kopf, brennende Zunge	*Huang Lian E Jiao Tang* ▶ S. 1215
ZK: blass	ZB: vermehrt, klebrig und weißlich	Milz-Qi-Mangel und dadurch bedingte Feuchtigkeit-Akkumulation – erschwertes analytisches und klares Denken, mangelnde Erkennung eigener Bedürfnisse	Milz-*Qi*-Mangel mit Feuchtigkeit-Ansammlung und dadurch eingeschränktes *Yi* Intellekt	ZK: blass, ZE ZB: vermehrt klebrig, weiß Pu: schlüpfrig, schwach	Viele Grübeleien, allgemeine Gedunsenheit mit Übergewicht, Gesichtsblässe, breiige Stühle, Appetitverlust, träge und schwere Beine, Bewegungsunlust	*Liu Jun Zi Tang* ▶ RG 8.1
	ZB: dünn, weißlich, nicht klebrig	Qi- und Blut-Mangel – Blut nährt ungenügend den Geist Shen	Herz-Blut- und Milz-*Qi*-Mangel mit geschwächten kognitiven Geistesfunktionen *Shen*	ZK: blass ZB: dünn, weiß Pu: dünn, kraflos	Mentale und körperliche Müdigkeit, Vergesslichkeit, Konzentrationsschwäche, Schlafstörung, Ängste, Palpitationen	*Gui Pi Tang* ▶ RG 8.3
	ZB: dünn, weißlich, nicht klebrig		Ausgeprägter kombinierter *Qi*- und Blut-Mangel: Milz-*Qi*-Mangel, allgemeiner Blut-Mangel und beginnende Nieren-*Yang*-Schwäche	ZK: blass, evtl. geschrumpft ZB: vermindert Pu: tief, dünn, kraftlos	Ausgeprägte Erschöpfung, Durchschlafstörung, Unsicherheit, Palpitationen, Vergesslichkeit, Konzentrationsschwäche	*Shi Quan Da Bu Tang* ▶ RG 8.3
	ZB: weiß	Essenz-Jing-Mangel mit ungenügendem Zhi (Willenskraft), dadurch fehlender Lebenssinn	Nieren-*Yang*-Mangel	ZK: blass, gedunsen ZB: dünn, weiss	Großer Motivations- und Antriebsmangel, Kraftlosigkeit, Erschöpfung, innere Kälte, LWS-Schwäche, Impotenz, häufiges Wasserlassen	*Jin Gui Shen Qi Wan* ▶ RG 8.4
ZK: rot	ZB: fehlt		(Herz- und) Nieren-*Yin*-Mangel	ZK: rot, rissig ZB: fehlt	Nervöse Erschöpfung, Unruhe, Ängstlichkeit, Verzagtheit, Durchschlafstörung, Hitze der Handflächen und Fußsohlen, Schwäche der LWS oder Knie, trockene Kehle, Durst	*Liu Wei Di Huang Wan* ▶ RG 8.5

Huang Lian E Jiao Tang	
Arzneimittel	**Dosis**
Huang Lian (Coptidis Rhizoma)	6 g
Huang Qin (Scutellariae Radix)	12 g
E Jiao (Asini Corii Colla)*	9 g
Bai Shao (Paeoniae Radix Alba)	6 g
Ji Zi Huang (Eigelb)	2 Stück
* Kann ersetzt werden durch *Shu Di Huang* (Rehmanniae Radix Praeparata)	12 g

Indikation Diese Mischung nährt *Yin* und senkt aufsteigendes Feuer ab, eliminiert Gereiztheit und beruhigt den Geist.

Bei Mischformen können die empfohlenen Rezepturen auch modifiziert werden. Im Folgenden dazu einige Einzelmittel.

Einzelmittel

Wirkung	AG	Einzelmittel
Depressive bedrückte Stimmung	10.1	*Yu Jin* (Curcumae Radix) *Dan Shen* (Salviae Miltiorrhizae Radix et Rhizoma)
	14.2	*He Huan Pi* (Albiziae Cortex)
Ausgeprägte innere Unruhe/Getriebenheit	2.3	*Huang Lian* (Coptidis Rhizoma)
	2.1	*Zhi Zi* (Gardeniae Fructus)
	14.1	*Mu Li* (Ostreae Concha) *Long Gu* (Fossilia Ossis Mastodi)
Schlaflosigkeit	14.1	*Zhen Zhu Mu* (Margaritifera Concha) *Mu Li* (Ostreae Concha) *Long Gu* (Fossilia Ossis Mastodi)
	14.2	*Bai Zi Ren* (Platycladi Semen) *Suan Zao Ren* (Ziziphi Spinosae Semen)
Schleim blockiert die Sinne: Verwirrtheit, Neigung zu Fehleinschätzungen	14.2	*Yuan Zhi* (Polygalae Radix)
	6.2	*Zhu Ru* (Bambusae Caulis in Taenias)
	15.	*Shi Chang Pu* (Acori Tatarinowii Rhizoma)
	6.1	*Fa Ban Xia* (Pinelliae Rhizoma Praeparatum)
Blut und Yin nährende und Geist beruhigende Arzneien	14.2	*Bai Zi Ren* (Platycladi Semen)
	12.2	*Suan Zao Ren* (Ziziphi Spinosae Semen) *Long Yan Rou* (Longan Arillus) *E Jiao* (Asini Corii Colla) *Shu Di Huang* (Rehmanniae Radix Praeparata) *Zhi He Shou Wu* (Polygoni Multiflori Radix Praeparata)
	12.4	*Bai He* (Lilii Bulbus) *Mai Dong* (Ophiopogonis Radix)
	13	*Lian Zi Xin* (Nelumbinis Plumula) *Wu Wei Zi* (Schisandrae Chinensis Fructus)
Weitere Arzneien mit tonisierenden Eigenschaften	12.1	*Ren Shen* (Ginseng Radix et Rhizoma) beruhigt zusätzlich den Shen *Huang Qi* (Astragali Radix) *Dang Shen* (Codonopsis Radix)
	12.4	*Xi Yang Shen* (Panacis Quinquefolii Radix), tonisiert *Qi* und *Yin*
	12.2	*Bai Shao* (Paeoniae Radix Alba), entspannt den Funktionskreis Leber und unterstützt innere Gelassenheit

Akupunktur

Herz-Feuer klärend

- He 9 *Shaochong*, Pc 7 *Daling*, Ren 15 *Jiuwei*, Bl 15 *Xinshu*
- **Kombination** Pc 7 *Daling* und Gb 12 *Wangu*

Qi und Blut tonisierend

- Mi 6 *Sanyinjiao*, Ma 36 *Zusanli*, Di 10 *Shousanli*, Mi 3 *Taibai*
- **Kombination** Lu 9 Taiyuan, Mi 3 Taibai, Mi 6 *Sanyinjiao*, Ma 36 *Zusanli* und Ren 6 *Qihai*

Blut nährend

- Le 8 *Ququan*, He 7 *Shenmen*, He 7 *Shenmen*, Ren 12 *Zhongwan*, Ren 6 *Qihai*, Mi 6 *Sanyinjiao*
- **Kombination** Bl 17 *Geshu* und Le 8 *Ququan*

Milz-Yang wärmend

- Ma 36 *Zusanli*, Mi 6 *Sanyinjiao*, Bl 20 *Pishu*, Di 10 *Shousanli*
- **Kombination** Moxibustion von Ren 6 *Qihai* und Ren 12 *Zhongwan*

Milz stärkend, Feuchtigkeit eliminierend

- Ma 40 *Fenglong*, Mi 9 *Yinlingquan*, Ren 9 *Shuifen*, Ren 6 *Qihai*
- **Kombination** Mi 9 *Yinlingquan*, Mi 3 *Taibai* und Ma 40 *Fenglong*

Nieren-Essenz nährend

- Ni 6 *Zhaohai*, Mi 6 *Sanyinjiao*, He 6 *Yinxi*
- **Kombination** Lu 7 *Lieque* und Ni 6 *Zhaohaio*

Nieren-Yang-Mangel

- Ni 3 *Taixi*, Ni 7 *Fuliu*, Mi 6 *Sanyinjiao*, Ma 36 *Zusanli* und Ren 4 *Guanyuan*
- **Kombination** Moxibustion von Du 4 *Mingmen* und Bl 23 *Shenshu*

Bei allen Behandlungen können zusätzlich Punkte am Ohr eingesetzt werden. Der Patient kann diese je nach Befinden (Ängste, Unruhe usw.) auch selbst durch sanfte Massage „aktivieren". Dies vermittelt ihm ein wenig ein Gefühl der Kontrolle. Das kann dazu beitragen, dem Gefühl des Ausgeliefertseins etwas entgegenzusetzen.

Diätetik

Milz stärkend, Qi und Blut tonisierend Hirse, Gerste, Hafer, Feige, Honig, Mandel, Haselnuss, Huhn, Schaf- und Ziegenfleisch, Fisch, Eier, fettarme Milch

Leber-Blut nährend Stangensellerie, Wasserkastanie, Chrysanthemenblütentee, Sonnenblumenkerne, Erdnuss, Birne, Krebse, Austern

Blut und Yin nährend Weizen, gekeimter Weizen, Hafer, Eigelb, Milch (bes. Kuhmilch, auch Schaf- und Ziegenmilch), Kirsche, Sojabohne, Frischkäse, Lotoswurzel, Longanfrucht, Schweineherz, Fasan

Nieren-Yin nährend Tintenfisch, Austern, Ente, Niere von Schwein und Rind, Eigelb, Sesam, schwarze Sojabohne, Weizen, Weintraube, Karotte

Meide Stimulantien, insbesondere stimulierende Genussmittel wie Kaffee, da sie das Bedürfnis nach einer Pause überspielen und so einer weiteren Erschöpfung Vorschub leisten

Allgemeine Hinweise

Die Bedeutung der Re-Etablierung einer regelmäßigen und zuträglichen Ernährung, und dies in einer ruhigen und angenehmen Umgebung ohne Ablenkungen durch Medien, ist kaum zu überschätzen. Ebenso sind eine regelmäßige Schlafkultur und auch sonstigen Ruhe- und Erholungsphasen als Oasen in einem vielleicht anspruchsvollen Arbeitsleben sehr wichtig und können gemeinsam mit dem Patienten erarbeitet und in die individuelle Lebenssituation integriert werden.

15.3 Depression

Einleitung

Dass Lebensfreude, Selbstwertempfinden und Interesse an anderen Menschen und am Beruf verloren gehen können, hat jeder schon einmal für kürzere Episoden erlebt. Bei der Depression sind diese Phasen im Gegensatz dazu jedoch lang anhaltend, schwerwiegender und verbunden mit dem Gefühl der Perspektiv- und Hoffnungslosigkeit — wie ein langer, dunkler Tunnel, der nicht enden will. Dies kann als Reaktion auf bestimmte Lebensereignisse geschehen, die nicht verarbeitet, integriert und abgeschlossen werden können. Auslöser können Misserfolge, wie Kündigung im Beruf, Trennung in einer Partnerschaft oder Verluste z.B. eines nahestehenden Menschen sein (sogenannte reaktive Depression oder depressive Episode). Es treten aber auch Depressionen ohne erkennbaren Auslöser auf. Durch Willenskraft oder Selbstdisziplin allein kann die depressive Stimmung nicht abgeschüttelt werden. Es kann sich ein Gefühl der Gefühlslosigkeit und Sinnlosigkeit einstellen. Als Folge kommen weitere belastende Beschwerden hinzu: sehr oft Schlafstörungen, verminderter Appetit mit Gewichtsabnahme (auch Gegenteil mit „Kummerspeck") und Libidoverlust. Nicht selten werden somatisierte Schmerzen an unterschiedlichen Körperlokalisationen erlebt, eine quälende innere Unruhe und ein thorakales Druckgefühl. Bei leichten bis mittelschweren Depressionen wird eine Psychotherapie, bei schweren Episoden eine medikamentöse antidepressive Therapie empfohlen. Häufig werden auch beide Therapieansätze kombiniert.
Die TCM differenziert die Entstehung und Ursachen dieses Krankheitsbildes folgendermaßen: Wenn Schleim den *Qi*-Fluss blockiert, kann es zu depressiven Verstimmungen kommen. Typische Begleitsymptome sind Druck- und Beklemmungsgefühl im Thorax und Epigastrium sowie ein klebriger Zungenbelag. Bei ausgeprägtem Milz-*Qi*-Mangel kommt es zu Erschöpfung, Antriebs- und Lustlosigkeit mit Tendenz zu Grübeleien. Die Ursache dafür ist das Fehlen des *Qi*, also der Energiemangel. Typische Zeichen sind blasser, gedunsener Zungenkörper und Neigung zu Diarrhö. Auch eine Leber-*Qi*-Stagnation kann zu einem depressiven Gemütszustand führen; in diesem Fall ist die Energie zwar vorhanden, fließt aber nicht frei. Sie steht dem Individuum somit nicht zur Verfügung. Ursache können aus der Kindheit stammende Introjekte sein, die als – meist unbewusste – Glaubenssätze Denken und Verhalten stark mitbestimmen. Begleitsymptome sind eine gereizte, frustrierte Grundstimmung, Ziehen an den Rippenbögen und frühmorgendliches Erwachen. Typisch ist der saitenförmige Puls. Wird das Herz-*Yin* und Leber-*Yin* unzureichend genährt, haben *Shen* und *Hun* keinen Wohnort mehr und es kann zu depressiven Zuständen verbunden mit Unruhe, Agitiertheit und Ängsten kommen. Dies kann auch Folge eines langjährigen Arzneikonsums sein. Besonders Stimulantien wie Amphetamine und Halluzinogene, aber auch ein Benzodiazepin-Abusus verbrauchen das *Yin*.

Fülle-Muster

- Schleim blockiert den *Qi*-Fluss: beklemmende Form
- Leber-*Qi*-Stagnation: Energie vorhanden, aber im Innern blockiert: frustrierte Form
- Langfristige *Qi*-Stagnation: Tendenz zu Blut-Stase

Mangel-Muster

- Milz-*Qi*-Mangel, keine Energie vorhanden: adynamische Form
- *Shen* durch Herz- und Leber-Blut- und *Yin*-Mangel unzureichend genährt: agitierte, ängstliche Form

Differenzialdiagnose						Therapie
1. Ebene	2. Ebene	Syndrom	Syndromdifferenzierung	Befunde	Leitsymptome	Rezeptur
ZK: blass	ZB: klebrig, dick	Schleim blockiert den Qi-Fluss: beklemmende Form	Schleimblockade mit *Qi*-Stagnation	ZK: blass ZB: klebrig, weiß, dick Pu: schlüpfrig, saitenförmig	Unruhe, Ängste mit Luftnot, Druck- und Beklemmungsgefühl im Epigastrium und Thorax, Globusgefühl im Hals, Übelkeit	*Ban Xia Hou Po Tang* ▶ RG 9.1
	ZB: nicht klebrig	Milz-Qi-Mangel: adynamische Form	Milz-*Qi*- und Herz-Blut-Mangel	ZK: blass, evtl. leicht gedunsen ZB: dünn, weiß Pu: dünn, kraftlos	Apathie, Lustlosigkeit, Schlaflosigkeit, Palpitationen, Vergesslichkeit, weicher Stuhl, verminderter Appetit, Blutungen	*Gui Pi Tang* ▶ RG 8.3
			Deutlicher Milz-*Qi*-Mangel, beginnender Blut-Mangel	ZK: blass, evtl. ZE ZB: weißlich, dünn Pu: kraftlos	Starke Erschöpfung, Antriebslosigkeit, Appetitlosigkeit, Sehstörung, Schwitzen (tags und nachts)	*Bu Zhong Yi Qi Tang* ▶ RG 8.1
ZK: rote Ränder	ZB: klebrig Pu: saitenförmig, schlüpfrig	Leber-Qi-Stagnation: frustrierte Form	Tendenz zu relativem Exzess des Leber- und Herz-*Yang*, latenter Mangel	ZK: rot oder rote Spitze ZB: weiß-gelb, klebrig Pu: saitenförmig, schlüpfrig	Kräftiger Typus, Palpitationen, Reizbarkeit, Ängste, thorakale Beklemmung, Neigung zu erhöhtem Blutdruck	*Chai Hu Jia Long Gu Mu Li Tang* ▶ RG 12.2
	ZB: nicht klebrig Pu: saitenförmig		Leber-*Qi*-Stagnation	ZK: rote Ränder ZB: normal Pu: saitenförmig	Frustriertheit, emotionale Schwankungen, Reizbarkeit, Spannungsgefühl an den Rippenbögen, PMS	*Chai Hu Shu Gan San* ▶ RG 4.2
			Leber-*Qi*-Stagnation mit Leber-Blut-Mangel, leichter Milz-*Qi*-Mangel	ZK: relativ normal, leicht blass, diskret rote Ränder ZB: normal Pu: dünn, saitenförmig	Emotionale Unausgeglichenheit, Irritierbarkeit, Frustriertheit, Abdominalbeschwerden, Druck oder Ziehen an den Rippenbögen, Menstruationsbeschwerden	*Jia Wei Xiao Yao San* ▶ RG 4.2
ZK: rot, rissig	ZB: vermindert	Shen unzureichend genährt: agitierte, ängstliche Form	Disharmonie von Niere und Herz	ZK: rot, rissig ZB: vermindert Pu: dünn, beschleunigt	Ängste, Palpitationen, Vergesslichkeit, Konzentrationsschwäche, Nachtschweiß, Mundgeschwüre, Samenverluste	*Tian Wang Bu Xin Dan* ▶ RG 12.1
			Leber-Herz-*Yin*-Mangel, Leber-*Qi*-Stagnation, Milz-*Qi*-Mangel	ZK: rot, rissig ZB: vermindert Pu: dünn, beschleunigt	Häufiges Gähnen und/oder Seufzen, ausgeprägte emotionale Schwankungen, Attacken von Kontrollverlust, Schlaflosigkeit mit Nachtschweiß, ungewöhnliches Verhalten	*Gan Mai Da Zao Tang* ▶ RG 12.1

Weitere Rezepturen, die bei Depression hilfreich sein können

Die Basis-Rezepturen zum Auffüllen eines Nieren-*Yin*- bzw. Nieren-*Yang*-Mangels können bei Senioren mit sogenannten Altersdepressionen oftmals wirkungsvoll eingesetzt werden. Sie können gemäß dem individuellen Bild noch modifiziert werden.

- **Liu Wei Di Huang Wan (Sechs Bestandteile Pille mit Rehmanniae Radix Praeparata)** ▶ RG 8.5
- **Jin Gui Shen Qi Wan (Nieren-Qi-Pille aus dem Goldenen Schrein)** ▶ RG 8.4

Bei Mischformen können die empfohlenen Rezepturen auch modifiziert werden. Im Folgenden dazu einige Einzelmittel.

Einzelmittel

Wirkung	AG	Einzelmittel
Leber-Qi regulierende Arzneien: bei depressiver Stimmung	14.2	*He Huan Pi* (Albiziae Cortex)
	10.1	*Yu Jin* (Curcumae Radix)
	12.2	*Bai Shao* (Paeoniae Radix Alba)
	9	*Xiang Fu* (Cyperi Rhizoma)
Herz-Blut nährende Arzneien, die Shen sedieren: Unruhe, Schlafprobleme und Vergesslichkeit	14.2	*Bai Zi Ren* (Platycladi Semen)
	12.2	*Suan Zao Ren* (Ziziphi Spinosae Semen) *Long Yan Rou* (Longan Arillus)
Arzneien, die Schleim aus den Sinnesöffnungen eliminieren und Shen sedieren: übermäßige Selbstbezogenheit, Gedankenkreisen, fehlende geistige Klarheit	15	*Shi Chang Pu* (Acori Tatarinowii Rhizoma)
	14.2	*Yuan Zhi* (Polygalae Radix)
Milz-Qi tonisierende Arzneien	12.1	*Ren Shen* (Ginseng Radix et Rhizoma) *Dang Shen* (Codonopsis Radix) *Huang Qi* (Astragali Radix) *Bai Zhu* (Atractylodis Macrocephalae Rhizoma) *Shan Yao* (Dioscoreae Rhizoma)
Herz und Leber-Blut nährende Arzneien	12.2	*Shu Di Huang* (Rehmanniae Radix Praeparata) *Dang Gui* (Angelicae Sinensis Radix) *Bai Shao* (Paeoniae Radix Alba) *Zhi He Shou Wu* (Polygoni Multiflori Radix Praeparata) *E Jiao* (Asini Corii Colla)

Akupunktur

Leber-Qi-Stagnation lösend und so Stimmungsschwankungen lindernd

- Bl 18 *Ganshu*, Le 13 *Zhangmen*, Pc 6 *Neiguan*
- **Kombination** Le 3 *Taichong* und Di 4 *Hegu*

Herz-Shen beruhigend und so erholsamen Schlaf fördernd

- He 7 *Shenmen*, Pc 7 *Daling*, Ren 15 *Jiuwei*, Bl 15 *Xinshu*
- **Kombination** Pc 7 *Daling* und Gb 12 *Wangu*

Stärkt die Mitte – und sorgt so für mehr Energie im System

- Bl 20 *Pishu*, Bl 21 *Weishu* und Ren 6 *Qihai*
- **Kombination** Ma 36 *Zusanli* und Mi 6 *Sanyinjiao*

(Herz-)Blut nährend – geistige Klarheit und Gedächtnis

- He 7 *Shenmen*, Mi 10 *Xuehai*, Ren 12 *Zhongwan*, Ren 6 *Qihai*, Mi 6 *Sanyinjiao*
- **Kombination** Bl 17 *Geshu* und Mi 10 *Xuehai*

Nieren-Energie tonisierend – sorgt für mehr Selbstvertrauen

- Ni 3 *Taixi*, Mi 6 *Sanyinjiao* und Ren 4 *Guanyuan*
- **Kombination** *Shu*-Punkte Bl 23 *Shenshu*, Bl 20 *Pishu*, Bl 18 *Ganshu*, Bl 15 *Xinshu* und Bl 13 *Feishu* (*Shu*-Punkte der *Zang*-Funktionskreise)

Spezielle Punkte auf der äußeren Blasen-Leitbahn Die korrespondierenden Punkte jeweils neben den *Wushu*-Punkten: Bl 52 *Zhishi*, Bl 49 *Yishe*, Bl 47 *Hunmen*, Bl 44 *Shentang* und Bl 42 *Pohu* (erreichen besonders effektiv die Seelen-Aspekte der fünf *Zang*-Funktionskreise: *Zhi* – Lebenswille, *Hun* – Traumseele, *Yi* – Intellekt, *Shen* – geistige Klarheit, *Po* — Vitalseele)

Diätetik

Qi-Blockaden lösend Mandarine, Pampelmuse, Ingwer, Kardamom

Schleim umwandelnd Pinienkerne, Erdnuss, Rettich, Bambussprosse, Aprikose, Birne, Zitrone

Milz-Qi stärkend Hirse, Gerste, Buchweizen, Karotte, Hülsenfrüchte inkl. Tofu (nur erwärmt), leicht verdauliches, mageres Fleisch, Huhn

Yin nährend Gekochte Früchte (Sauerkirsch-, Apfel- oder Birnenkompott), Beeren-Obst (Blaubeeren, Goji-Beeren, Weinbeeren), Dattel, Birne, Aprikose, Feige, Erdnuss, Weizen, gekeimter Weizen, Hafer, Eigelb, Milch, Frischkäse (bes. aus Schaf- und Ziegenmilch), Karotte, Sojabohne, Lotoswurzel, Longanfrucht, Schweineherz, Fasan, Ente, Mandel, Honig

Meide Fastfood, chemische Zusatzstoffe (Geschmacksverstärker, Konservierungsstoffe, künstliche Aromastoffe), unregelmäßiges Essen, Essen in Hektik oder beim Laufen, Übermaß an Genussmitteln wie Alkohol (als Stimmungsaufheller nur kurzfristig), Nikotin und Süßigkeiten.

Allgemeine Hinweise

Zweifellos ist neben einer „klassischen" TCM-Behandlung mit Nadeln und Kräutern bei depressiven Patienten das persönliche Engagement des Therapeuten von besonderer Bedeutung. Die Gesprächstechnik ist nachgewiesenermaßen weniger entscheidend für einen Therapieerfolg als vielmehr die Etablierung einer tragfähigen, unterstützenden Beziehung zwischen Therapeut und Klient.

Gemäß zahlreichen Studien führt regelmäßige Aufnahme von minderwertiger Nahrung zu einer stark veränderten Darmflora, die wiederum über die Blut-Hirn-Schranke auch das ZNS ungünstig beeinflusst. Somit hat eine gesunde Darmflora auf das psychische Wohlbefinden eine nicht zu unterschätzende Wirkung. Möglicherweise könnte besonders das Serotonin, dessen größtes Vorkommen im Magen-Darmtrakt und in den Thrombozyten gespeichert ist, hier eine zentrale Rolle spielen. Die meisten der heutigen Antidepressiva erhöhen über eine Wiederaufnahme-Hemmung (SSRI – selective serotonin reuptake inhibitors) den Serotonin-Spiegel an den Synapsen im Gehirn. Regelmäßigem körperlichem Ausdauertraining wird eine antidepressive und stimmungsaufhellende Wirkung attestiert.

15.4 Insomnie (Schlafstörung)

Einleitung

Schlafstörungen gehören zu den verbreitetsten Beschwerden. Die Häufigkeit des Auftretens ist jedoch auch davon abhängig, wie man eine Schlafstörung definiert (leichte Einschlafstörung bis zu schwerer Schlafapnoe). Außerdem davon, was der Einzelne für eine individuelle Erwartungshaltung an einen „guten" Schlaf hat. Man findet daher Angaben, wonach 5 % bis zu etwa 35 % der Deutschen zeitweise oder ständig an Schlafstörungen leiden.
Jeder Mensch verbringt etwa ein Drittel seines Lebens im Schlaf. In diesem Zustand koppelt man sich zwar von der Umgebung ab. Erforscht ist, dass man sich trotzdem in einem aktiven Prozess befindet, denn im Schlaf geschehen Veränderungen unserer Hirn- und Körperfunktionen, die für unsere Regeneration wichtig sind. Eine Vielzahl unserer messbaren Körperfunktionen, z.B. Atmung, Kreislauf, Hormonausschüttung, aber auch die Tätigkeit von Leber und Nieren verändert sich im Schlaf. Unsere Zellen regenerieren sich während des Schlafs und das Immunsystem wird gestärkt. Auch für unser Gedächtnis und das Gefühlsleben ist der Schlaf wichtig. Von Seiten der Schulmedizin stehen sedierende Psychopharmaka zur Verfügung, die jedoch wegen ihrer Nebenwirkungen („hangover" am Morgen, Abhängigkeitspotential oder Gewichtszunahme mancher Substanzgruppen), nicht unkritisch eingesetzt werden sollten. Deshalb wird die Möglichkeit der TCM, bei Schlafproblemen mit pflanzlichen und nebenwirkungsarmen Arzneirezepturen sanft Abhilfe zu verschaffen, verständlicherweise zunehmend von Patienten in Anspruch genommen.
Eine wichtige Grundaussage der TCM lautet: „Der gesunde Geist ist ruhig". Der Geist *Shen* residiert in Blut und *Yin*. Daher finden wir bei allen Formen eines Säfte-Mangels im Herzen tendentiell eine Unruhe tagsüber und Schlafstörungen in der Nacht. Vereinfacht ausgedrückt könnte man sagen, der Grund für einen nicht-funktionierenden *Shen* sind: 1. pathogenes *Qi* stört *Shen* oder 2. *Yin* und Blut sind defizient. Pathogene Faktoren können Hitze, Schleim und Blutstase sein. Die Hitze stört den Geist. Schleim und Blutstase blockieren den Geist. Bei einem Mangel von Blut und *Yin* ist der Geist ungenügend genährt und kann so nachts nicht in den *Yin*-Aspekt eintauchen."

Fülle-Muster
- Leber-*Qi*-Stagnation/aufsteigendes Leber-*Yang*
- Schleim-Hitze
- Blut-Stase (zusätzlich bei jeder Manifestation möglich)

Leere-Muster
- Milz-*Qi*- und Herz-Blut Mangel
- Leber- und Herz-Blut-*Yin*-Mangel
- Herz- und Nieren-*Yin*-Mangel

Differenzialdiagnose						**Therapie**
1. Ebene	2. Ebene	Syndrom	Syndromdifferenzierung	Befunde	Leitsymptome	Rezeptur
ZK: blass	Psychische Symptome mehr ausgeprägt	Milz-Herz-Mangel	Herz-Blut- und Milz-*Qi*-Mangel	ZK: blass, ZE ZB: dünn, weiß Pu: dünn, schwach	Schlafstörungen, Palpitationen, Vergesslichkeit, eher weicher Stuhl bis Diarrhö, verminderter Appetit, Hämorrhagien, Konzentrationsschwäche	*Gui Pi Tang* ▶ RG 8.3
	Körperliche Schwäche mehr ausgeprägt		Deutlicher Milz-*Qi*- und Blut-Mangel, mit Herz-Mangel	ZK: blass Pu: kraftlos, tief	Schlafstörungen, starke Erschöpfung, Appetitlosigkeit, Diarrhö, Schwitzen (auch nachts), Gewichtsverlust, Palpitationen, Ängste, Vergesslichkeit	*Ren Shen Yang Ying Tang* ▶ S. 1223
ZK: rote Ränder	ZB: klebrig, weiß-gelb	Leber-Qi-Stagnation	Tendenz zu relativem Exzess des Leber- und Herz-*Yang*, latenter Mangel	ZK: rot oder rote Spitze und Ränder ZB: weiß-gelb Pu: saitenförmig Hara: druckempfindlich am rechten Rippenbogen	Schlafstörungen, kräftiger Patiententypus, Palpitationen, Reizbarkeit, Ängste, aufsteigende Hitze, Hypertonie, Nackenverspannung	*Chai Hu Jia Long Gu Mu Li Tang* ▶ RG 12.2
	ZB: normal		Leber-*Qi*-Stagnation mit Leber-Blut- und leichter Milz-*Qi*-Leere	ZK: relativ normal, Ränder diskret rot ZB: normal Pu: dünn, saitenförmig	Schlafstörungen, emotionale Unausgeglichenheit, Irritierbarkeit, Frustriertheit, trockene Haut, Abdominalbeschwerden, Menstruationsbeschwerden, aufsteigende Hitze	*Jia Wei Xiao Yao San* ▶ RG 4.2
ZK: rot oder rote Spitze	ZK: rote Spitze Pu: dünn	Leber- und Herz-Disharmonie	Leber-Herz-Blut- und *Yin*-Mangel	ZK: rote Spitze Pu: dünn	Schlafstörungen, Schwindel, Ängste, viele Träume, Unruhe, aufsteigende Hitze, trockene Haut	*Suan Zao Ren Tang* ▶ RG 12.1
			Leber-Herz-*Yin*-Mangel Leber-*Qi*-Stagnation Milz-*Qi*-Mangel	ZK: rot ZB: vermindert Pu: dünn, beschleunigt	Schlafstörungen, häufiges Gähnen und Seufzen, ausgeprägte emotionale Schwankungen, allgemeine Muskelverspannungen, Attacken von Kontrollverlust, merkwürdiges Verhalten	*Gan Mai Da Zao Tang* ▶ RG 12.1
	ZK: rot, rissig ZB: vermindert	Herz- und Nieren-Disharmonie	Herz- und Nieren-*Yin*-Mangel mit Leere-Hitze im Herzen	ZK: rot ZB: vermindert	Schlafstörungen, Ängste, Palpitationen, Vergesslichkeit, Konzentrationsschwäche, Nachtschweiß, Aphthen	*Tian Wang Bu Xin Dan* ▶ RG 12.1
			Herz- und Nieren-*Yin*-Mngel	ZK: rot ZB: vermindert Pu: dünn, beschleunigt	Schlafstörungen, Hitze der Handflächen und Fußsohlen, Schwäche der LWS oder Knie, trockene Kehle, Durst	*Liu Wei Di Huang Wan* ▶ RG 8.5
ZK: rot oder rote Spitze	ZB: dick, gelb	Schleim-Hitze im Herz	Schleim-Hitze im Herz stört den Geist	ZK: rot ZB: dick, gelb Pu: schlüpfrig	Innere Unruhe, Palpitationen, Ängste, viele Träume, bitterer Mundgeschmack, Druckgefühl in der Brust, Übelkeit	*Huang Lian Wen Dan Tang* ▶ RG14.2
ZK: livide, ZGV gestaut	Bei älteren Personen oder bei anhaltender Schlaflosigkeit	Blut-Stase	Blut-Stase blockiert den *Shen*	ZK: livide ZB: normal Pu: saitenförmig, gespannt	Chronische Schlafstörungen, evtl. nach Schädelhirntrauma; hohes Alter; Stauungszeichen wie gestaute Venen, Schmerzen (stechend, fixiert, lokalisiert), Altersflecken, Hauttrockenheit	*Xue Fu Zhu Yu Tang* ▶ RG 10.1

Ren Shen Yang Ying Tang (Ginseng Radix et Rhizoma Dekokt, um das Nähr-Qi zu tonisieren)	
Arzneimittel	**Dosis**
Ren Shen (Ginseng Radix et Rhizoma)	4–6 g
Huang Qi (Astragali Radix)	6 g
Fu Ling (Poria)	9 g
Zhi Gan Cao (Glycyrrhizae Radix et Rhizoma Praeparata cum Melle)	3 g
Dang Gui (Angelicae Sinensis Radix)	6–9 g
Chuan Xiong (Chuanxiong Rhizoma)	6 g
Fu Shen (Poriae Sclerotium Pararadicis)	9–12 g
Yuan Zhi (Polygalae Radix)	9 g
Bai Zi Ren (Platycladi Semen)	9–12 g
Wu Wei Zi (Schisandrae Fructus)	6–9 g
Suan Zao Ren (Ziziphi Spinosae Semen)	12–15 g
Fa Ban Xia (Pinelliae Rhizoma Praeparatum)	6 g
Rou Gui (Cinnamomi Cortex)	6 g
Sheng Jiang (Zingiberis Rhizoma Recens)	3 g
Da Zao (Jujubae Fructus)	6 g
Indikation Stärkt *Qi*, nährt Blut und das Herz und beruhigt den Geist.	

Bei Mischformen können die empfohlenen Rezepturen auch modifiziert werden. Im Folgenden dazu einige Einzelmittel.

Einzelmittel

Wirkung	AG	Einzelmittel
Arzneien, die Herz-Blut nähren und den Geist beruhigen	14.2	*Suan Zao Ren* (Ziziphi Spinosae Semen) *Bai Zi Ren* (Platycladi Semen) *Yuan Zhi* (Polygalae Radix) *Fu Xiao Mai* (Tritici Fructus Levis)
Schwere, absenkende mineralische Arzneien, die den Geist beruhigen	14.1	*Long Gu* (Fossilia Ossis Mastodi) *Mu Li* (Ostreae Concha) *Ci Shi* (Magnetitum)
Arzneien, die sedierende Eigenschaften haben aus anderen Gruppen	2.2	*Xuan Shen* (Scrophulariae Radix) *Huang Lian* (Coptidis Rhizoma)
	4	*Fu Ling* (Poria) *Mu Tong* (Akebiae Caulis)
	10.1	*Dan Shen* (Salviae Miltiorrhizae Radix et Rhizoma)
	12.1	*Ren Shen* (Ginseng Radix et Rhizoma)
	12.2	*E Jiao* (Asini Corii Colla) *Long Yan Rou* (Longan Arillus) *Zhi He Shou Wu* (Polygoni Multiflori Radix Praeparata) *Shu Di Huang* (Rehmanniae Radix Praeparata)
Arzneien, die emotionalen Stress lindern und den Leber-Qi-Fluss fördern	1.2	*Chai Hu* (Bupleuri Radix)
	12.2	*Bai Shao* (Paeoniae Radix Alba)
	14.2	*He Huan Pi* (Albiziae Cortex)
	10.1	*Yu Jin* (Curcumae Radix)
Arzneien, die aufsteigendes Leber-Yang zügeln	16	*Ji Li* (Tribuli Fructus) *Tian Ma* (Gastrodiae Rhizoma) *Gou Teng* (Uncariae Ramulus cum Uncis) *Shi Jue Ming* (Haliotidis Concha)
	1.2	*Ju Hua* (Chrysanthemi Flos)

Arzneien, die Schleim transformieren	6.1	*Fa Ban Xia* (Pinelliae Rhizoma Praeparatum)
	9	*Chen Pi* (Citri Reticulatae Pericarpium)
	16	*Tian Ma* (Gastrodiae Rhizoma)
	6.2	*Zhu Ru* (Bambusae Caulis in Taenias)
	15	*Shi Chang Pu* (Acori Tatarinowii Rhizoma)

Akupunktur

Wichtige schlaffördernde Punkte, die bei jeder Form der Schlafstörung mit verwendet werden können Einige befinden sich an der vegetativen Zone am okzipito-zervikalen Übergang oder direkt im Kopfbereich.

- **N-HN-54 Anmian – Schlaf** Beruhigt den Geist und hilft beim Einschlafen. Guter zusätzlicher Punkt bei vielen Schlafproblemen, lokalisiert am Kopf
- **M-HN 3 Yintang – Siegelhalle** Verwurzelt und beruhigt den Geist. Indiziert bei folgenden Symptomen: Schlaflosigkeit, Ängstlichkeit und Aufgeregtheit. Liegt zwischen den Augen (wird manchmal auch das 3. Auge genannt) und auf dem *Ren Mai*. Dieser Punkt hat die Fähigkeit, das *Yin* zurück zum Herzen zu bringen. Kann deshalb bei einer Reihe von Schlafproblemen verwendet werden.
- **Du 19 Houding – Hof des Geistes** Aufgrund seiner Beziehung zum Geist und dem Herzen ist der *Du Mai* sehr effektiv, um mentale und emotionale Probleme wie den unruhigen und gestörten Geist zu behandeln. Anmerkung: Kann bei unregelmäßigem Herzschlag oder anderen organischen Herzproblemen, die den Schlaf stören, verwendet werden, auch nach Trauma oder Schlaganfall.

Bei Herz-Feuer und unruhigem Geist

- **Kombination**: He 7 *Shenmen* mit Pc 7 *Daling* und Du 19 *Houding* mit Ren 15 *Jiuwei*, beruhigt den Geist und fördert den Schlaf. M-HN 3 *Yintang* in Kombination mit He 7 *Shenmen* und Mi 6 *Sanyinjiao* verwurzelt den Geist, beruhigt die Psyche und fördert den Schlaf.

Hitze-Feuer in Leber-Gallenblase

- **Kombination**: Le 2 *Xingjian*, Pc 8 *Laogong* und Gb 12 *Wangu* leitet Feuer aus und reguliert und beruhigt den Geist.

Bei Leber-Qi-Stagnation

- **Kombination** Le 3 *Taichong*, Gb 34 *Yanglingquan* und SJ 6 *Zhigou*
- Dazu Pc 6 *Neiguan* und Di 4 *Hegu*

Bei Schleim-Blockade der Sinne mit Alpträumen

- Mi 1 *Yinbai* in Kombination mit Ma *44 Neiting* klärt Hitze der Magen- und der Milz-Leitbahn, welche Alpträume verursachen kann, daher beruhigt dies den Geist und hilft beim Einschlafen.
- Dazu Ren 12 *Zhongwan*, Ma 21 *Liangmen* und Pc 6 *Neiguan*

Bei Schleim-Blockade der Sinne mit Schlafapnoe bei gleichzeitiger Adipositas

- **Kombination** Ren 12 *Zhongwan* mit Ren 9 *Shuifen* und Bl 20 *Pishu* stärkt die Milz und leitet Schleim und Feuchtigkeit aus.
- Dazu Mi 9 *Yinlingquan* mit Mi 6 *Sanyinjiao*, leiten Feuchtigkeit und Schleim aus. Mi 6 *Sanyinjiao* hat auch die Fähigkeit den Geist zu beruhigen.

Bei Schleim-Blockade der Sinne mit Hitze, die den Shen irritiert

- **Kombination** Pc 5 *Jianshi* mit Ma 40 *Fenglong*, leitet Schleim aus und reduziert Hitze im Herzen
- Dazu Ren 12 *Zhongwan* und Mi 3 *Taibai*

Bei Milz-Qi und Herz-Blut-Mangel

- **Kombination** Bl 15 *Xinshu*, Bl 20 *Pishu* und He 7 *Shenmen*, Ma 36 *Zusanli* und Mi 6 *Sanyinjiao*
- Dazu Ren 14 *Juque*, Bl 17 *Geshu* und Mi 10 *Xuehai*

Bei Leber- und Milz-Disharmonie mit emotionalen Triggern der Schlaflosigkeit (früh morgendliches Erwachen)

- **Kombination** Le 3 *Taichong*, Mi 6 *Sanyinjiao* und Le 13 *Zhangmen*
- Dazu Di 4 *Hegu*, Pc 6 *Neiguan* und Du 20 *Baihui*

Nieren-Yin-Leere

- **Kombination** Ni 6 *Zhaohai*, He 6 *Yinxi*, Mi 6 *Sanyinjiao* mit Ren 4 *Guanyuan* und Bl 62 *Shenmai*
- Dazu Ren 17 *Shanzhong*, Ren 14 *Juque* und Bl 23 *Shenshu*

Diätetik

Grundsätzliches zur Beziehung von Metabolismus und Schlaf Spätes abendliches Essen – besonders von kohlenhydratreichen Mahlzeiten – regt den Stoffwechsel an und führt zur Insulinausschüttung. Insulin stellt aber einen Antagonisten gegenüber dem Melatonin – dem schlaffördernden Hormon der Epiphyse – dar. Daher begünstigt ein frühes und leichtes Abendessen – oder eben „low carb" – einen tiefen erholsamen Schlaf.

Leber-Yang absenkend Stangensellerie, Selleriesaft, Spinat, Wasserkastanie, Chrysanthemenblütetee, Pfefferminztee

Schleim und Feuchtigkeit transformierend Schwarze und gelbe Sojabohne, Sojasprossen, Sojamilch, Mungbohne, Rundkornreis, Knoblauch, Ingwer, Rettich, Weintraube, Birne, Fisch, Kardamom

Schleim-Hitze eliminierend Artischocke, Löwenzahn, grüner Tee, Buchweizen, Sellerie, Heißwasser-Trinkkur

Blut bewegend Erdnuss, schwarze Sojabohne, Esskastanie, Pfirsich, Essig, Aubergine, chinesischer Lauch (*Qi* und Blut bewegend)

Meide

- Alkohol: Obwohl Alkohol zunächst sediert und bei großen Dosierungen sogar narkotisieren kann, erzeugt er dann doch Hitze-Feuchtigkeit, die den Schlaf nicht erholsam und unruhiger machen kann.
- Übermaß an Stimulantien wie Kaffee

Allgemeine Hinweise

Abendliche **mentale Beschäftigungen** – wie unerledigte Büro-Arbeiten mit nach Hause nehmen oder nochmals vor der Nacht beunruhigende News zu konsumieren („Spätnachrichten") – ist ausgesprochen kontraproduktiv bei Schlafproblemen. Besser hilft ein ritualisiertes festes „Turn down"-Programm vor dem zu Bett gehen. Ein entspannendes Buch zu lesen, sanfte Musik zu hören oder ein gutes Gespräch können gute Signale für unser Unterbewusstsein sein, dass der Tag zu Ende geht. Dies aktiviert den Vagus-Ruhe-Nerv und fördert innere Ruhe und Gelassenheit.

16 Onkologische Begleittherapie

Begleitende onkologische Behandlung

In der Onkologie werden Akupunktur und Chinesische Arzneitherapie ergänzend eingesetzt. Krebspatienten werden während und nach der Chemo- oder Strahlentherapie mit Akupunktur und Chinesischer Arzneitherapie unterstützt, um Nebenwirkungen zu reduzieren, die Lebensqualität zu verbessern, so zu einer besseren Verträglichkeit der Antikrebstherapie beizutragen und damit den Behandlungserfolg insgesamt zu erhöhen. Dies kann auch folgendermaßen dargestellt werden: Die moderne Krebstherapie greift den Krebs meist sehr effizient an und reduziert diesen, schwächt aber auch den Körper. Demgegenüber vermag die Chinesische Medizin den Körper zu stärken, den Krebs aber nur minimal anzugreifen und zu reduzieren. Die Kombination der beiden Therapierichtungen greift den Krebs wirksam an, stärkt jedoch auch den Körper. Die Wirkung auf den Patienten wird durch die Kombination optimiert. Durch eine bessere Verträglichkeit kann mitunter auch ein vorzeitiger Abbruch der Antikrebstherapie vermieden und damit der Behandlungserfolg gesteigert werden. Bei paralleler Gabe chinesischer Arzneien sind allerdings mögliche Interaktionen mit der konventionellen Therapie zu beachten (▶ Sicherheit).

Ebenfalls ist zu betonen, dass Akupunktur und Chinesische Arzneitherapie nur einen Teil der integrativen Krebstherapie ausmachen. Es gibt zahlreiche weitere Methoden, die den Patientinnen und Patienten angeboten werden können, um sie während und nach einer konventionellen Krebstherapie zu unterstützen. Dazu zählen z.B. Yoga, Massage, Bewegung, Ernährung, Psychotherapie und Achtsamkeitsübungen.

Aktuelle Evidenz

Akupunktur

Zum Einsatz der Akupunktur bei onkologischen Patienten liegen vergleichsweise viele Studien vor. Die Evidenzstärke variiert je nach Indikation. Gesicherte Evidenz zum Einsatz der Akupunktur liegt vor für die Therapie von krebsbezogenen Schmerzen sowie bei Nausea und Erbrechen sekundär zur Chemotherapie oder Anästhesie. Weniger deutlich, aber trotzdem positiv ist die Evidenzlage für eine Vielzahl von häufigen Nebenwirkungen bei Krebspatienten. So kann der Einsatz von Akupunktur sinnvoll sein bei Steifigkeit und Schmerzen aufgrund von Aromatasehemmern[1,2], Hitzewallungen sekundär zu einer Antihormonbehandlung[3,4], Radiatio-induzierter Xerostomie[5], Dyspnoe, Fatigue[6], Insomnia[7] und Chemotherapie-induzierter Neutropenie.[8,9] Auch bei Depression und Angststörungen, die bei Krebspatienten im Rahmen ihrer Erkrankung auftreten, kann die Akupunktur hilfreich eingesetzt werden.[10,11] Neben den spezifischen Symptomen, welche durch die Akupunktur gelindert werden, berichten Patienten oft über einen allgemeinen positiven Effekt bezüglich Lebensqualität und Wohlbefinden.[12,13,14] Auch in einem palliativen

1 Zia FZ, Olaku O, Bao T, et al. The National Cancer Institute's Conference on Acupuncture for Symptom Management in Oncology: State of the Science, Evidence, and Research Gaps. J Natl Cancer Inst Monogr 2017;2017(52):lgx005.

2 Crew KD, Capodice JL, Greenle H, et al. Randomized, blinded, sham-controlled trial of acupuncture for the management of aromatase inhibitor-associated joint symptoms in women with early-stage breast cancer. J Clin Oncol 2010;28(7):1154-1160.

3 Zia FZ, Olaku O, Bao T, et al. The National Cancer Institute's Conference on Acupuncture for Symptom Management in Oncology: State of the Science, Evidence, and Research Gaps. J Natl Cancer Inst Monogr 2017;2017(52):lgx005.

4 Deng GE, Frenkel M, Cohen L, et al. Evidence-based clinical practice guidelines for integrative oncology: complementary therapies and botanicals. J Soc Integr Oncol 2009;7(3):85-120.

5 Zia FZ, Olaku O, Bao T, et al., a.a.O.

6 Cheng CS, Chen LY, Ning ZY, et al. Acupuncture for cancer-related fatigue in lung cancer patients: a randomized, double blind, placebo-controlled pilot trial. Support Care Cancer 2017;25(12):3807-3814.

7 Choi TY, Kim JI, Lim HJ, Lee MS. Acupuncture for managing cancer-related insomnia: a systematic review of randomized clinical trials. Integr Cancer Ther 2017;16(2):135-146.

8 Glick RM, Matsumoto M, Chen X, et al. Acupuncture for cancer-related pain: an open clinical trial. Med Acupunct 2015;27(3):188–193.

9 Zhou J,Fang L, Wu WY, et al. The effect of acupuncture on chemotherapy-associated gastrointestinal symptoms in gastric cancer. Curr Oncol 2017;24(1):e1-e5.

10 Greenlee H, DuPont-Reyes MJ, Balneaves LG, et al. Clinical practice guidelines on the evidence-based use of integrative therapies during and after breast cancer treatment. CA Cancer J Clin 2017;67:194-232.

11 Romeo MJ, Parton B, Russo RA, et al. Acupuncture to treat the symptoms of patients in a palliative care setting. Explore 2015;11(5):357-362.

12 Crew KD, Capodice JL, Greenle H, et al., a.a.O.

13 Kasymjanova G, Grossman M, Tran T, et al. The potential role for acupuncture in treating symptoms in patients with lung cancer: an observational longitudinal study. Curr Oncol 2013;20(3):152-157.

14 Glick RM, Matsumoto M, Chen X, et al. Acupuncture for cancer-related pain: an open clinical trial. Med Acupunct 2015;27(3):188–193.

Setting kann die Akupunktur aufgrund der Wirkung zur Verbesserung der Lebensqualität einen Beitrag leisten.[1,2]
In einer neueren S3-Leitlinie „Komplementärmedizin in der Behandlung von onkologischen PatientInnen" der Arbeitsgemeinschaft der Wissenschaftlichen Medizinischen Fachgesellschaften (AWMF)[3], wird der (etwas unterschiedlich bewertete) Evidenzgrad zu vielen Akupunkturindikationen bei onkologischen Patienten unterstrichen und es werden Empfehungen dazu ausgesprochen („Sollte angewendet werden" oder „Kann angewendet werden"), ▶ Tab. 16.1. Die recht hohe Sicherheit der Akupunktur im Vergleich zu einer medikamentösen Therapie gab oft den Ausschlag für die Beurteilung.

Empfehlungsgrad	Indikation	Evidenzgrad
Sollte	▪ Gelenkschmerzen bei Brustkrebspatientinnen unter Aromatasehemmertherapie ▪ Senkung von Tumorschmerzen	**2a**: Systematisches Review (mit Homogenität)
Kann	▪ Elektroakupunktur bei postoperativen Schmerzen nach Prostatektomie ▪ Chemotherapie-induzierter neuropathischer Schmerz ▪ Reduzierung von Depressivität bei Brustkrebspatientinnen nach Chemotherapie oder unter Aromatasehemmertherapie ▪ Angstreduzierung bei Brustkrebspatientinnen nach Chemotherapie oder unter Aromatasehemmertherapie	**1b**: Systematische(s) Review(s) einschließlich Sensitivitätsanalysen
Kann	▪ Vorbeugung von Übelkeit und Erbrechen durch platinbasierte Chemotherapie ▪ Hitzewallungen bei onkologischen Patienten ▪ Krebsbezogene Fatigue ▪ Ein- und Durchschlafstörungen bei onkologischen Patienten ▪ Vorbeugung und Therapie von Xerostomie während/nach einer Radio-/Chemotherapie ▪ Beschleunigung der Wiederherstellung der Darmfunktion nach Kolonkarzinom-OP ▪ Verbesserung der globalen und tumorspezifischen Lebensqualität	**2a**: Systematisches Review (mit Homogenität)
Kann	▪ Zur Vorbeugung von Übelkeit und Erbrechen bei onkologischen Patienten während Radiotherapie ▪ Elektroakupunktur zur Senkung postoperativer Schmerzen bei Hirntumoroperationen ▪ Kognitive Beeinträchtigung bei Brustkrebspatientinnen unter Chemotherapie	**2b**: Review(s) begrenzter Evidenz oder Einzelstudien einschließlich Sensitivitätsanalysen

Tab. 16.1 Empfehlungen der S3-Leitlinie „Komplementärmedizin in der Behandlung von onkologischen PatientInnen" der Arbeitsgemeinschaft der Wissenschaftlichen Medizinischen Fachgesellschaften (2021)

Die oben zitierten Studien beziehen sich auf unterschiedliche Krebserkrankungen, bei denen Studien zur Akupunkturwirkung durchgeführt wurden. Es ist anzunehmen, dass die positiven Wirkungen auf die oben beschriebenen Nebenwirkungen und die Lebensqualität mehr oder weniger unabhängig von der Krebsart existieren.

Chinesische Arzneitherapie

Im Gegensatz zum Westen wird in China die traditionelle Arzneitherapie wesentlich häufiger eingesetzt als die Akupunktur.[4] Dies wirkt sich auf die Studienlage aus. Eine Vielzahl an Untersuchungen zur Anwendung der Chinesischen Arzneitherapie bei onkologischen Patienten kommt aus dem asiatischen Raum. Ähnlich wie bei der Akupunktur zeigt sich durch den Einsatz der Chinesischen Arzneitherapie bei Chemotherapie- oder Bestrahlungspatienten eine Verbesserung der Lebensqualität durch eine Redukti-

1 Romeo MJ, Parton B, Russo RA, et al. Acupuncture to treat the symptoms of patients in a palliative care setting. Explore 2015;11(5):357-362.

2 Zhou J,Fang L, Wu WY, et al. The effect of acupuncture on chemotherapy-associated gastrointestinal symptoms in gastric cancer. Curr Oncol 2017;24(1):e1-e5.

3 Arbeitsgemeinschaft der Wissenschaftlichen Medizinischen Fachgesellschaften (2024). S3-Leitlinie Komplementärmedizin in der Behandlung von onkologischen PatientInnen. Version 2.0. https://register.awmf.org/assets/guidelines/032-055OLl__S3_Komplementaermedizin-in-der-Behandlung-von-onkologischen-PatientInnen-2025-06.pdf. Zugriff 05.12.2025.

4 Liu J, Li X, Liu J, Ma L, et al. Traditional Chinese medicine in cancer care: a review of case reports published in Chinese literature. Forsch Komplementmed 2011;18(5):257-263.

on von Nebenwirkungen.[1,2] Auch in der Nachbehandlung mit Aromatasehemmer kann die Chinesische Arzneitherapie die Nebenwirkungen lindern und das allgemeine Wohlbefinden verbessern.[3]

Die Anwendung der Chinesischen Arzneitherapie wird zum Teil mit dem Argument beargwöhnt, dass die Chemotherapie abgeschwächt und deshalb deren Wirksamkeit herabgesetzt werde. Diesbezüglich deuten mehrere Studien darauf hin, dass bei gleichzeitigem Einsatz Chinesischer Arzneitherapie und konventioneller onkologischer Behandlung eine verbesserte Überlebensrate bei fortgeschrittenem Brustkrebs,[4] Magenkrebs[5] oder Leberkrebs.[6] vorliegt. Für definitive Aussagen zu einem Überlebensvorteil sind jedoch die Studien wegen ihrer limitierten methodischen Qualität nicht geeignet. Die Evidenzlage bei der Chinesischen Arzneitherapie ist insgesamt weniger gesichert als bei der Akupunktur und die Reduktion der Chemotherapie-induzierten Toxizität durch chinesische Arzneitherapie gilt nicht als belegt.[7]

Sicherheit einer kombinierten Therapie

Wenn von qualifizierten Personen durchgeführt, ist die Akupunktur eine ausgesprochen sichere Therapiemethode.[8] Die Studienlage ist in diesem Bereich eindeutig. Interaktionen mit der konventionellen Krebstherapie sind nicht zu befürchten.

Die Chinesische Arzneitherapie weist wesentlich mehr Diskussionspotential bezüglich Sicherheit auf. Wird die Chinesische Arzneitherapie parallel zur Chemotherapie eingesetzt, stellt sich die Frage nach möglichen Interaktionen. Diese Frage kann nicht abschließend beantwortet werden. Es werden an dieser Stelle übersichtsmäßig einige wichtige Themen angesprochen.

Phytohormone können bei Hormon-sensitiven Krebsarten problematisch sein. Im Vordergrund stehen hier die Phytoöstrogene bei Östrogenrezeptor-(ER)-positivem Brustkrebs. Bei Phytohormonen ist es schwierig, Daten aus in-vitro Untersuchungen oder Tierversuchen auf den Menschen zu übertragen.[9] Weiter müssen bei den Östrogenrezeptoren α- und β-Rezeptoren unterschieden werden. Entsprechend komplex und schwer zu interpretieren ist die Datenlage. Relativ viele chinesische Arzneien weisen phytoöstrogene Wirkungen auf,[10,11] ▶ Materia Medica. Werden diese Mittel jedoch innerhalb der Vielstoffgemische der Chinesischen Arzneitherapie eingesetzt, so verändert sich die phytoöstrogene Wirkung.[12]

Epidemiologische Studien aus Taiwan deuten darauf hin, dass durch eine Chinesische Arzneitherapie unter Einbeziehung von Arzneien mit Phytoöstrogen-Wirkung die Prognose bei Brustkrebspatientinnen verbessert wurde.[13,14,15,16] Der Grund könnte darin liegen, dass durch die schwache Phytoöstrogenwirkung der chinesischen Arzneien der Rezeptor für die stärkere Östrogenwirkung von

1 Zhong LL, Chen HY, William C S,et al. The efficacy of Chinese herbal medicine as an adjunctive therapy for colorectal cancer: a systematic review and meta-analysis. Complement Ther Med 2012;20(4):240-252.

2 Zhang M, Liu X, Li J, et al. Chinese medicinal herbs to treat the side-effects of chemotherapy in breast cancer patients. Cochrane Database Syst Rev 2007;2007(2):CD004921.

3 Peng N, Yu M, Yang G, et al. Effects of the Chinese medicine Yi Shen Jian Gu granules on aromatase inhibitor-associated musculoskeletal symptoms: A randomized, controlled clinical trial. Breast. 2018;37:18-27.

4 Lee YW, Chen TL, Shih YR, et al. Adjunctive traditional Chinese medicine therapy improves survival in patients with advanced breast cancer: a population-based study. Cancer 2014;120(9):1338-1344.

5 Hung KF, Hsu CP, Chiang JH, et al. Complementary Chinese herbal medicine therapy improves survival of patients with gastric cancer in Taiwan: A nationwide retrospective matched-cohort study. J Ethnopharmacol 2017;199:168-174.

6 Liao YH, Lin CC, Lai HC, et al. Adjunctive traditional Chinese medicine therapy improves survival of liver cancer patients. Liver Int 2015;35(12):2595-2602.

7 Mok TS, Yeo W, Johnson PJ, et al. A double-blind placebo-controlled randomized study of Chinese herbal medicine as complementary therapy for reduction of chemotherapy-induced toxicity. Ann Oncol 2007;18(4):768-774.

8 MacPherson H, Thomas K, Walters S, Fitter M. A prospective survey of adverse events and treatment reactions following 34,000 consultations with professional acupuncturists. Acupunct Med 2001;19(2):93-102.

9 Piersen CE. Phytoestrogens in botanical dietary supplements: implications for cancer. Integr Cancer Ther 2003;2(2):120-138.

10 Wiebrecht A. Sicherheit in der Chinesischen Arzneitherapie. In: Focks C, ed. Leitfaden Chinesische Medizin. 8th ed. München: Elsevier; 2025:1026-1063, 1184-1190.

11 Wiebrecht A. Hormonwirkungen chinesischer Arzneidrogen. Chinesische Medizin. 2018;33(2):67-86.

12 Zierau O, Zheng KY, Papke A, et al. Functions of Danggui Buxue Tang, a Chinese herbal decoction containing Astragali Radix and Angelicae sinensis Radix, in uterus and liver are both estrogen receptor-dependent and -independent. Evid Based Complement Alternat Med 2014;2014:438531.

13 Lee YW, Chen TL, Shih YR, et al. Adjunctive traditional Chinese medicine therapy improves survival in patients with advanced breast cancer: a population-based study. Cancer 2014;120(9):1338-1344.

14 Ho VW, Tan HY, Guo W, et al. Efficacy and safety of Chinese herbal medicine on treatment of breast cancer: a meta-analysis of randomized controlled trials. Am J Chin Med. 2021;49(7):1557-1575.

15 Chan PW, Chiu JH, Huang N, et al. Influence of traditional Chinese medicine on medical adherence and outcome in estrogen receptor(+) breast cancer patients in Taiwan: a real-world population-based cohort study. Phytomedicine. 2021;80:153365.

16 Chan PW, Yu H, Hsu CH, Liu CY. Characteristics of early short-term traditional Chinese medicine in breast cancer patients: A population-based cohort study. J Chin Med Assoc. 2024;87(1):70-78.

Östradiol blockiert wird. Auch eine Hormonbehandlung mit Tamoxifen änderte nichts an den besseren Überlebenszeiten der Populationen mit Chinesischer Arzneitherapie. Keine der Studien zeigte einen Nachteil für die Chinesische Medizin. Epidemiologische Studien sind nicht beweisend. Die Konsistenz der Ergebnisse, das Ausmaß des Effekts und eine häufig gegebene positive Dosis-Wirkungsbeziehung schließen zumindest eine nachteilige Wirkung der Chinesischen Arzneitherapie weitgehend aus. Rezepturen, die vermehrt Arzneien mit Phytoöstrogenwirkung enthielten, schnitten dabei tendenziell günstiger ab, als dass sie ein Risiko signalisierten. Eine allgemeine Vorsicht ist jedoch angebracht. Eine Möglichkeit ist es, sich auf die Arzneien zu konzentrieren, die mit einer besseren Prognose assoziiert sind.[1] Dieses betraf in der Studie von Lee et al.[2] folgende Einzelmittel:

- *Bai Hua She She Cao* (Hedyotis Diffusae Herba) ▶ AG 2.4
- *Ban Zhi Lian* (Scutellariae Barbatae Herba) ▶ AG 2.4
- *Huang Qi* (Astragali Radix) ▶ AG 12.1

sowie die Rezeptur *Jia Wei Xiao Yao San* (Erweitertes Umherstreifen Pulver) ▶ RG 4.2.

Die zweite wichtige Interaktionsproblematik ist die Pharmakokinetik, das betrifft die Bioverfügbarkeit von Antikrebsmitteln (Chemotherapeutika u.a.). Die chinesischen Arzneien können (a) die Resorption von Pharmazeutika beeinflussen, (b) das P-450-Enzymsystem blockieren oder induzieren oder (c) die Ausschleusung von Stoffen aus den Zellen beschleunigen oder hemmen (Interaktion mit P-Glykoprotein). Dieses alles kann sich auf die Wirksamkeit bzw. Verträglichkeit einer gleichzeitigen Chemotherapie ungünstig auswirken, indem der Serumspiegel dieser Medikamente signifikant erhöht oder abgesenkt wird.

Insgesamt gibt es noch wenig Daten zu Interaktionen, insbesondere von chinesischen Arzneien mit Antikrebsmitteln. Interaktionen wurden jedoch für Docetaxel, Paclitaxel, Camptothecin, Mechlorethamin und Doxorubicin (bezüglich der letzteren drei Mittel durch den Inhaltsstoff Curcumin) berichtet. Für Paclitaxel wurden sowohl eine Steigerung als auch eine Abschwächung als auch keine signifikante Auswirkung auf den Antitumoreffekt gefunden. Demgegenüber scheint 5-Fluorouracil kaum anfällig für Interaktionen zu sein.[3] Andererseits wurde in einer klinischen Studie eine verbesserte Wirksamkeit der Chemotherapeutika Mitomycin, Vinblastin und Cisplatin durch *Huang Qi* beobachtet.[4] Aber auch die Toxizität kann gesteigert werden, darauf weisen Fallberichte mit Interaktion von Ginseng mit Imatinib bzw. Ingwer mit Crizotinib hin. Das Interaktionspotenzial innerhalb einer Rezeptur ist möglicherweise geringer, aber auch hier wurden in Tierexperimenten pharmakokinetische Interaktionen, z.B. von *Ge Gen Huang Lian Huang Qin Tang* mit Methotrexat oder von *Jia Wei Xiao Yao San* mit Paclitaxel aufgezeigt. Beim Mammakarzinom sind mögliche Interaktionen von *Si Wu Tang* mit Tamoxifen und Trastuzumab von Bedeutung,[5] während für *Shu Gan Liang Xue Tang* und *Jia Wei Xiao Yao San* keine Interaktion mit Tamoxifen gefunden wurde. In der Praxis ist die Interaktion einer Rezeptur nicht vorherzusagen, es sei denn man hat Daten zu genau dieser Rezeptur mit genau dem betreffenden Antikrebsmittel aus Studien am Menschen. Das ist jedoch ausgesprochen selten der Fall.

Grundsätzlich sollte die chinesische Arzneimischung, soweit machbar, jeweils zwischen den Chemotherapiezyklen eingenommen werden, mit mindestens einem Arznei-freien Tag vor und nach der Chemotherapie. Während der Bestrahlung kann eine Chinesische Arzneitherapie eingesetzt werden, darf aber auf gar keinen Fall phototoxische Arzneien enthalten. An erster Stelle ist hier *Bu Gu Zhi* (Psolareae Fructus) zu nennen. Im Zweifelsfalle ist es sinnvoll, auf eine gleichzeitige Arzneitherapie zu verzichten.

Aufgrund von obigen Interaktionsbedenken mit chinesischen Arzneimitteln liegt die Schwelle für eine Akupunkturtherapie wesentlich tiefer. Eine Akupunkturtherapie ist mit nur einem minimalen Risiko verbunden, wird von Patienten positiv bewertet[6] und als „sehr wichtig" erlebt.[7] Sie kann deshalb allen onkologischen Patienten als mögliche komplementäre Therapie angeboten werden.[8,9]

1 Wiebrecht A. Phytoöstrogenwirkungen chinesischer Arzneidrogen. Chance oder Tabu bei östrogenabhängigen Tumoren? Dt Zschr Akupunktur 2019;62(4):255-258.
2 Lee YW, Chen TL, Shih YR, et al., a.a.O..
3 Takara K, Horibe S, Obata Y, et al. Effects of 19 herbal extracts on the sensitivity to paclitaxel or 5-fluorouracil in HeLa cells. Biol Pharm Bull. 2005;28(1):138-142.
4 Zou YH, Liu XM. [Effect of astragalus injection combined with chemotherapy on quality of life in patients with advanced non-small cell lung cancer] (Chinese). Zhongguo Zhong Xiyi Jiehe Zazhi 2003;23(10):733-735.
5 Chen JL, Wang JY, Tsai YF, et al. In vivo and in vitro demonstration of herb-drug interference in human breast cancer cells treated with tamoxifen and trastuzumab. Menopause 2013;20(6):646-654.
6 Garcia MK, Cohen L, Spano M, et al. Inpatient acupuncture at a major cancer center. Integr Cancer Ther 2018;17(1):148-152.
7 Johnstone PA, Polston GR, Niemtzow RC, Martin PJ. Integration of acupuncture into the oncology clinic. Palliat Med 2002; 16(3):235-239.
8 Deng GE, Frenkel M, Cohen L, et al., a.a.O.
9 Kilian-Kita A, Puskulluoglu M, Konopka K, Krzemieniecki K. Acupuncture: could it become everyday practice in oncology? Contemp Oncol 2016;20(2):119-123.

Moderne Krebstherapie

In der modernen Krebstherapie werden Chemo-, Hormon-, Immun- und Strahlentherapie sowie chirurgische Eingriffe eingesetzt, um Krebs zu entfernen und Krebszellen zum Absterben zu bringen oder wenigstens ihre Vermehrung zu hemmen. Im Idealfall wirken die Medikamente und Bestrahlung relativ selektiv auf die Tumorzellen. In der Praxis werden jedoch auch andere Körperzellen geschädigt, wodurch die zum Teil starken Nebenwirkungen entstehen und die Lebensqualität der Betroffenen stark beeinträchtigt wird. Zum Teil machen diese Nebenwirkungen ein Absetzen der Therapie notwendig.

Die Wirkung einer Krebstherapie wird grundsätzlich als erfolgreich betrachtet, wenn

- die Tumormasse nicht weiter an Größe zunimmt, also stabilisiert wird (stable disease), oder sich verkleinert (Remission)
- sich Beschwerden, Schmerzen und das subjektive Befinden des Patienten bessern, was sich etwa in einer Steigerung der Leistungsfähigkeit und in der Zunahme des Appetits zeigt.

Je nach Wirkung spricht man von einer kurativen oder einer palliativen Krebstherapie.

Bei einer kurativen Chemotherapie kann der Patient vollständig geheilt werden. Die Erfolgschancen für eine kurative Therapie sind hoch bei Leukämien, Morbus Hodgkin und anderen malignen Lymphomen, bei Hodentumoren und dem Chorionkarzinom der Frau. Ebenfalls sind die Ergebnisse bei der Behandlung von Tumoren im Kindesalter, insbesondere bei Leukämien, besonders erfolgreich (Kurativrate weit über 70%).

Weniger gut stehen die Erfolgschancen der Chemotherapie bei soliden Tumoren, die sich über das Lymph- und Blutsystem ausgebreitet haben (lymphogene und hämatogene Metastasierung). Im Fall von soliden Tumoren wie Brustkrebs, Prostatakrebs oder Darmkrebs, die bereits Metastasen gebildet haben, ist eine Heilung durch eine Krebstherapie oft nicht mehr möglich. Der Verlauf der Krankheit kann jedoch gebremst werden. Die Therapie wird in Zyklen aufgeteilt. Ein Zyklus besteht aus einer Behandlung und einer Pause. Eine Chemotherapie umfasst meist mehrere Zyklen. Die Länge der Pausen hängt von den Medikamenten und dem gesundheitlichen Zustand des Patienten ab.

Von den negativen Auswirkungen einer Krebsbehandlung sind vor allem Zellen betroffen, die von Natur aus eine hohe Vermehrungsaktivität haben: die Zellen des blutbildenden Systems (Knochenmark), Schleimhautzellen im Magen-Darm-Trakt und Haarwurzeln. Art und Schwere der Nebenwirkungen hängen von den verabreichten Krebstherapeutika sowie vom physischen und auch psychischen Allgemeinzustand des Patienten ab. Häufige Nebenwirkungen sind:

- Verdauungsstörungen (Appetitlosigkeit, Durchfall, Bauchschmerzen, Übelkeit, Erbrechen)
- Haarausfall
- Polyneuropathie
- Störungen der Blutbildung (Blutarmut, Leukopenie, Thrombopenie, Panzytopenie)
- Dermatitis
- Erhöhtes Infektionsrisiko
- Fatigue (Erschöpfungszustände)
- Schädigung verschiedener Organe wie Leber, Nieren, Lunge, Herz
- Schädigung der Keimdrüsen und Störung der Fortpflanzungsfähigkeit

Dazu kommen häufig psychische Nebenwirkungen wie Depression, Motivationsprobleme und Schlafstörungen.

Einige Nebenwirkungen treten innerhalb weniger Stunden oder Tage nach Beginn der Chemotherapie auf. Andere zeigen sich vielleicht erst nach Monaten oder Jahren. Starke Nebenwirkungen können einen Abbruch der Therapie oder eine Verlängerung der Pausen zwischen den Therapiezyklen nach sich ziehen. Dies wirkt sich negativ auf den Erfolg der Chemotherapie aus.

Für die Linderung vieler Nebenwirkungen stehen Medikamente zur Verfügung, die aber nicht immer erfolgreich sind. Für andere Nebenwirkungen gibt es keine lindernden Medikamente.

Begleitung mit Chinesischer Arzneitherapie

Krebs in der Chinesischen Medizin

Das Krebsgeschwür als manifestierte Masse stellt in der Chinesischen Medizin eine Blockade dar und besteht aus einer Kombination von Blutstase, Schleim-Knoten und Toxinen. Oft wirkt sich diese Ansammlung (noch) nicht auf den Körper aus und es zeigen sich keine sekundären Pathologien. Diese entwickeln sich erst durch das weitere Wachstum des Tumors.

Chemo- und Immuntherapie aus Sicht der Chinesischen Medizin

Die aggressiven Krebstherapeutika gelten in der Chinesischen Medizin als toxische, attackierende Mittel, die das aufrichtige *Qi (Zheng Qi)* angreifen und zu Ansammlungen von toxischer Hitze führen. Daraus entsteht eine Kombination von Mangel und Fülle. Insbesondere schädigt die Chemotherapie Milz und Magen, was zu einem *Qi*- und Blut-Mangel im ganzen Körper führt. Je nach Konstitution der Patienten entwickelt sich daraus zusätzlich ein *Yin*- oder *Yang*-Mangel.

Durch die Schädigung der Milz sammelt sich rasch Feuchtigkeit und Schleim an. Blockieren diese den freien *Qi*-Fluss, transformieren sie sich zu Hitze. Hinzu kommt die durch die meisten Krebstherapeutika verursachte toxische Hitze.

Es bildet sich also eine Kombination von Milzmangel mit *Qi*- und Blut- und eventuell *Yin*- und *Yang*-Mangel. Zu-

sätzlich sammeln sich Feuchtigkeit, feuchte Hitze und teilweise toxische Hitze an. Diese pathologischen Veränderungen sind verantwortlich für die typischen Nebenwirkungen einer Chemotherapie.
Schwäche und Müdigkeit, Haarausfall sowie ein schlechtes Blutbild sind Zeichen eines Mangels der vitalen Substanzen. Brechreiz, Erbrechen, Appetitlosigkeit, Durchfall und Völlegefühl sowie andere Verdauungsprobleme sind Zeichen der Blockade der Mitte durch Feuchtigkeit und Schleim. Toxische Hitze führt zu den verschiedensten Hitzezeichen wie Entzündungen, Dermatitis, Infekten. Weiter führen die Krankheit, die Therapie und die Lebensumstände zu einer Blockade des freien Flusses von Leber-*Qi*, was sich in Depressionen und anderen psychischen Beschwerden äußern kann.

Strahlentherapie aus Sicht der Chinesischen Medizin

Die Strahlen der Bestrahlungstherapie können als eine Art pathogener Faktor, nämlich als toxische Hitze betrachtet werden. Diese schädigt die Flüssigkeiten und das *Yin* und führt zu toxischer Hitze auf verschiedenen Ebenen. Je nachdem, wo bestrahlt wird, kommt es auch zur Schädigung von verschiedenen *Zang Fu*. Wird z.B. im Darmbereich bestrahlt, so führt das zu einer Schädigung der Mitte. Auf einer oberflächlichen Ebene der Haut, Schleimhäute und in der Muskelschicht führt die Bestrahlung zu toxischer Hitze. Auf einer tieferen Ebene werden Säfte, *Yin* und *Qi* geschädigt, was zu Trockenheit, *Yin*-Mangel, leerer Hitze und *Qi*-Mangel führt. Zusätzlich führt die Bestrahlung in der tiefsten Schicht (Knochen, Knochenmark) zu tiefliegenden Toxinen. Im Gegensatz zu den obigen Auswirkungen zeigen sich diese jeweils nicht unmittelbar, sondern sind eben „tiefliegend" und können Monate oder Jahre später für Krankheitsprozesse sorgen.
Weiter führt die Strahlentherapie auch zu Blutstase. Durch die Austrocknung von Flüssigkeiten, Blut und *Yin* sowie durch das Schwächen von *Qi* kann Blut nicht mehr fließen und es bildet sich Stase.

Chinesische Arzneitherapie bei Chemotherapie

Die Chinesische Arzneitherapie zur Begleitung von Chemotherapie ist komplex. Einerseits muss gestärkt werden, andererseits muss geklärt, attackiert und transformiert werden. Die Vielstoffgemische der Chinesischen Medizin eignen sich dazu ideal. Es können gleichzeitig unterschiedliche Aspekte therapiert werden: Der Körper kann gestärkt werden, während pathogene Faktoren eliminiert werden.
Zentral ist das Stärken und Nähren der vitalen Substanzen. Nur wenn *Qi* und Blut stark sind, kann der Körper Pathogene eliminieren. Hauptmittel zur Stärkung von *Qi* und Blut sind (▶ AG 12.1 und AG 12.2):

- *Huang Qi* (Astragali Radix)
- *Dang Shen* (Codonopsis Radix)
- *Tai Zi Shen* (Pseudostellariae Radix)
- *Dang Gui* (Angelicae Sinensis Radix)
- *Bai Shao* (Paeoniae Radix Alba)

Da die toxische Hitze Blut, Säfte und *Yin* schädigt, werden auch *Yin* nährende Mittel aus AG 12.4 in die Basisrezeptur aufgenommen. Die besten sind:

- *Nu Zhen Zi* (Ligustri Lucidi Fructus)
- *Gou Qi Zi* (Lycii Fructus)
- *Sha Shen* (Glehniae Radix)

Weitere wichtige Behandlungsstrategien in der Chemotherapiebegleitung sind das Klären von Hitze und das Lösen von Toxinen. Einerseits sammelt sich durch den Einsatz von Zytostatika sowie durch die Ansammlung von Feuchtigkeit toxische Hitze an. Andererseits ist der Krebs selber ein toxischer Faktor. Das Klären der toxischen Hitze wirkt sich also nicht nur auf die chemotherapeutisch eingebrachten Toxine, sondern auch auf den Krebs aus. Geeignete Mittel aus AG 2.3 und 2.4 sind:

- *Huang Lian* (Coptidis Rhizoma)
- *Huang Bo* (Phellodendri Chinensis Cortex)
- *Huang Qin* (Scutellariae Radix)

Krebstoxine werden attackiert durch Mittel aus AG 2.4:

- *Shan Dou Gen* (Sophorae Tonkinesis Radix et Rhizoma)
- *Bai Hua She She Cao* (Hedyotis Diffusae Herba)
- *Lian Qiao* (Forsythiae Fructus)
- *Ban Zhi Lian* (Scutellariae Barbatae Herba)

Ebenfalls sind Knoten lösende Substanzen wichtig, um die Krebsmasse zu attackieren. Diese ermöglichen den anderen Arzneien sowie zytotoxischen Substanzen, in die Massen einzudringen. Häufig eingesetzte Knoten lösende Substanzen sind:

- *Xia Ku Cao* (Prunellae Spica) ▶ AG 2.1
- *Ban Zhi Lian* (Scutellariae Barbatae Herba) ▶ AG 2.4
- *Shan Dou Gen* (Sophorae Tonkinesis Radix et Rhizoma) ▶ AG 2.4
- *Lian Qiao* (Forsythiae Fructus) ▶ AG 2.4

Die Anwendung von Blut aktivierenden Mitteln vergrößert die Oxygenierung der Krebszellen und erhöht dadurch deren Empfindlichkeit auf die Zytostatika. Die häufigsten Blut aktivierenden und Stase brechenden Mittel aus AG 10.1 sind:

- *San Leng* (Sparganii Rhizoma)
- *E Zhu* (Curcumae Rhizoma)
- *Ji Xue Teng* (Spatholobi Caulis)
- *Dan Shen* (Salviae Miltiorrhizae Radix et Rhizoma)

Letzere beiden wirken sich zusammen mit *Huang Qi* auch positiv auf die Leukozyten aus und werden insbesondere bei Leukopenie eingesetzt.
Damit Blut fließen kann und die Verdauung funktioniert, muss das *Qi* fließen. Blut bewegende Arzneien werden deshalb mit *Qi* bewegenden Mittel aus AG 9 kombiniert:

- *Zhi Qiao* (Aurantii Fructus)
- *Chen Pi* (Citri Reticulatae Pericarpium)

Aus obigen Arzneien lässt sich folgende Grundrezeptur zur Chemobegleitung ableiten:

Arzneimittel	Dosis
Huang Qi (Astragali Radix)	15 g
Dang Gui (Angelicae Radix)	9 g
Tai Zi Shen (Pseudostellariae Radix)	12 g
Nu Zhen Zi (Ligustri Lucidi Fructus)	12 g
Gou Qi Zi (Lycii Fructus)	9 g
Bei Sha Shen (Glehniae Radix)	12 g
Huang Qin (Scutellariae Radix)	9 g
Lian Qiao (Forsythiae Fructus)	9 g
Ban Zhi Lian (Scutellariae Barbatae Herba)	9 g
Ji Xue Teng (Spatholobi Caulis)	12 g
Dan Shen (Salviae Miltiorrhizae Radix et Rhizoma)	9 g
Zhi Qiao (Aurantii Fructus)	7 g
Gan Cao (Glycyrrhizae Radix et Rhizoma)	3 g

Weiter kann zu jeder Krebsbegleitungsrezeptur auch *Ling Zhi* (Ganoderma) beigefügt werden. *Ling Zhi* stärkt *Qi* und Blut und hat gemäß moderner Forschung eine Antikrebswirkung. Chen und Chen schreiben: „*Ling Zhi* hat eine antineoplastische Wirkung aufgrund seiner immunstärkenden Eigenschaften. (…) Zusätzlich bewirkt es auch eine erhöhte Produktion von Zytokinen, Interleukin, Tumor-Nekrose-Faktor und Interferon." (Chen und Chen 2012 ▶ Anhang, Bibliographie zeitgenössischer Quellen).

Modifikationen

Wirkung	AG	Arzneien
Feuchtigkeit in der Mitte mit Völle- und Blähungsgefühl, Übelkeit und Erbrechen	7	*Cao Guo* (Tsaoko Fructus) *Sha Ren* (Amomi Fructus)
	6.1	*Fa Ban Xia* (Pinelliae Rhizoma Praeparatum)
	9	*Chen Pi* (Citri Reticulatae Pericarpium)
Schleim-Hitze mit Übelkeit	6.1	*Fa Ban Xia* (Pinelliae Rhizoma Praeparatum)
	9	*Chen Pi* (Citri Reticulatae Pericarpium)
	6.2	*Zhu Ru* (Bambusae Caulis in Taenias)
Leber-Stagnation mit depressiven Verstimmungen und Hoffnungslosigkeit	14.2	*He Huan Pi* (Albiziae Cortex)
	10.1	*Yu Jin* (Curcumae Radix)
Schlafprobleme	14.2	*Shou Wu Teng* (Polygoni Multiflori Caulis) *Zhen Zhu Mu* (Margaritifera Concha)
	14.1	*Suan Zao Ren* (Ziziphi Spinosae Semen)
Yang-Mangel mit Kältezeichen	12.3	*Bu Gu Zhi* (Psoraleae Fructus) *Tu Si Zi* (Cuscutae Semen)
Yang-Mangel mit Durchfall	12.3	*Bu Gu Zhi* (Psoraleae Fructus)
	13	*Rou Dou Kou* (Myristicae Semen)
Feuchtigkeit, evtl. feuchte Hitze, mit Durchfall	4	*Yi Yi Ren* (Coicis Semen)
	12.1	*Bai Bian Dou* (Lablab Semen Album)
Verstopfung mit trockenem Stuhl	14.1	*Bai Zi Ren* (Platycladi Semen)
	6.2	*Gua Lou Ren* (Trichosanthis Semen)
Verstopfung mit klebrigen Stühlen und inkompletter Entleerung	12.1	*Bai Zhu* (Atractylodis Macrocephalae Rhizoma)
	6.2	*Gua Lou Zi* (Trichosanthis Semen)
	4	*Yi Yi Ren* (Coicis Semen)
	3.2	evtl. *Yu Li Ren* (Pruni Semen)

Einnahme der Arzneien bei gleichzeitiger Chemotherapie Grundsätzlich sollte die chinesische Arzneimischung jeweils zwischen den Chemotherapiezyklen eingenommen werden, mit zumindest einem arzneifreien Tag vor und nach der Chemotherapie. Dieses Vorgehen ist zwar wissenschaftlich nicht belegt, wird in der Praxis aber weitgehend so gehandhabt. Bei Chemotherapien mit mehreren Zyklen ist es sinnvoll, die Chinesischen Kräuter vor allem während der Pausen einzunehmen. Das unterstützt die Regeneration des Körpers in diesen Pausen. Gewisse Untersuchungen zeigten, dass eine gleichzeitige Einnahme der chinesischen Arzneien in bestimmten Fällen die Chemotherapie wirksamer machte. Das kann man jedoch nicht verallgemeinern, so wurde in anderen Fällen auch die Toxizität erhöht. Eine verminderte Wirksamkeit der Chemotherapie durch die Chinesische Medizin würde sich zunächst durch eine anscheinend bessere Verträglichkeit auszeichnen und erst zu einem späteren Zeitpunkt als Progress auswirken. Ob ein solcher dann auf die Chinesische Arzneitherapie zurückzuführen war, ließe sich nur durch kontrollierte Studien klären.

Chinesische Arzneitherapie bei Strahlentherapie

Der Aufbau der Arzneirezeptur ist bei der Begleitung von Strahlenpatienten grundsätzlich sehr ähnlich wie bei Chemotherapiepatienten: Es wird gleichzeitig genährt und geklärt. Da die Strahlentherapie aber vor allem das *Yin* und die Flüssigkeiten schädigt und toxische Hitze verursacht, liegt der Fokus bei der Strahlenbegleitung auf Nähren und Befeuchten von *Yin* und Säften und dem Klären und Lösen von toxischer Hitze aus den verschiedenen Ebenen. Feuchtigkeit und Schleim stehen oft nicht im Vordergrund.

Zur Stärkung von *Qi* und Blut können dieselben Mittel wie oben unter Chemobegleitung eingesetzt werden, wobei der Fokus verstärkt auf den befeuchtenden und kühlenden Mitteln liegt. So eignen sich vor allem folgende Mittel aus AG 12.1 und AG 12.4:

- *Sheng Huang Qi* (Astragali Radix)
- *Xi Yang Shen* (Panacis Quinquefolii Radix)
- *Tai Zi Shen* (Pseudostellariae Radix)
- *Shan Yao* (Dioscoreae Rhizoma)
- *Nan/Bei Sha Shen* (Adenophorae/Glehniae Radix)

Neben dem Stärken und Tonisieren von *Qi* und Blut werden Flüssigkeiten genährt und Trockenheit befeuchtet. Dazu eignen sich folgende Mittel aus AG 2.1, AG 2.2 und AG 12.4:

- *Di Huang* (Rehmanniae Radix)
- *Xuan Shen* (Scrophulariae Radix)
- *Mai Dong* (Ophiopogonis Radix)
- *Shi Hu* (Dendrobii Caulis)
- *Tian Hua Fen* (Trichosanthis Radix)
- *Lu Gen* (Phragmitis Rhizoma)

Toxine werden aus der Oberfläche gelöst sowie aus der Tiefe geklärt. Dafür eigenen sich folgende Mittel aus AG 2.3 und AG 2.4:

Oberflächliche Toxine

- *Lian Qiao* (Forsythiae Fructus)
- *Jin Yin Hua* (Lonicerae Japonicae Flos)
- *Ban Lan Gen* (Isatidis Radix)

Tiefliegende Toxine

- *Bai Hua She She Cao* (Hedyotis Diffusae Herba)
- *Ban Zhi Lian* (Scutellariae Barbatae Herba)
- *Huang Lian* (Coptidis Rhizoma)

Weiter sind Blut aktivierende und Stase umwandelnde Mittel wichtig. Diese sollten allerdings nicht heiß sein und klären idealerweise sogar Hitze und Bluthitze. Geeignete Mittel aus AG 2.2, AG 10.1 und AG 10.2 sind:

- *Chi Shao* (Paeoniae Radix Rubra)
- *Mu Dan Pi* (Moutan Cortex)
- *Dan Shen* (Salviae Miltiorrhizae Radix et Rhizoma)
- *Hong Hua* (Carthami Flos)
- *San Qi* (Notoginseng Radix et Rhizoma)
- *Qian Cao* (Rubiae Radix et Rhizoma)
- *Hu Zhang* (Polygoni Cuspidati Rhizoma)

Aus obigen Arzneien lässt sich folgende Grundrezeptur zur Strahlenbegleitung ableiten:

Arzneimittel	Dosis
Sheng Huang Qi (Astragali Radix)	15 g
Di Huang (Rehmanniae Radix)	12 g
Mai Dong (Ophiopogonis Radix)	9 g
Bei Sha Shen (Glehniae Radix)	12 g
Nu Zhen Zi (Ligustri Lucidi Fructus)	12 g
Jin Yin Hua (Lonicerae Japonicae Flos)	9 g
Ban Zhi Lian (Scutellariae Barbatae Herba)	9 g
Chi Shao (Paeoniae Radix Alba)	9 g
Hu Zhang (Polygoni Cuspidati Rhizoma)	9 g
Qian Cao (Rubiae Radix et Rhizoma)	9 g
Gan Cao (Glycyrrhizae Radix et Rhizoma)	3 g

Alternativ zur obigen Rezeptur kann auch die klassische Rezeptur **Gan Lu Yin (Süßer Tau Getränk)** eingesetzt werden:

Gan Lu Yin (Süßer Tau Getränk)	
Arzneimittel	**Dosis**
Huang Qin (Scutellariae Radix)	9 g
Mai Dong (Ophiopogonis Radix)	12 g
Pi Pa Ye (Eriobotryae Folium)	24 g
Di Huang (Rehmanniae Radix)	9 g
Shi Hu (Dendrobii Caulis)	9 g
Shu Di Huang (Rehmanniae Radix Praeparata)	9 g
Tian Dong (Asparagi Radix)	12 g
Yin Chen (Artemisiae Scopariae Herba)	9 g
Zhi Qiao (Aurantii Fructus)	9 g
Zhi Gan Cao (Glycyrrhizae Radix et Rhizoma Praeparata cum Melle)	6 g
Indikation Nährt *Yin*, klärt Hitze und eliminiert Feuchtigkeit. Bei latenter Hitze mit Schädigung der Säfte und Blockade durch Feuchtigkeit.	

Bei den Modifikationen kann man sich an die Modifikationen für die Chemotherapierezeptur halten. Die einzige Ausnahme ist *Bu Gu Zhi*. Dieses Mittel darf aufgrund seiner Phototoxizität bei einer gleichzeitigen Strahlentherapie auf keinen Fall eingesetzt werden.

Nachbehandlung von Chemo- und Strahlentherapie mit Chinesischer Arzneitherapie

Die Behandlung nach Ende der Chemo- und Strahlentherapie ändert sich nicht wesentlich zur oben aufgeführten Strategie. Die Therapien haben im Körper Spuren hinterlassen und die Arzneimischungen fokussieren auf eine Korrektur dieser Disharmonien. Es können dieselben Basisrezepturen gewählt werden wie oben aufgeführt, je nachdem ob ein *Yin*- und Säftemangel oder Feuchtigkeit und Schleim im Vordergrund stehen. Weiterhin sind meist Fülle- und Leeremuster gleichzeitig vorhanden. Der Fokus der Mischung wird stetig dem vorherrschenden Muster angeglichen.
Eine etwas einfachere Strategie ist der Einsatz von *Ba Zhen Tang* (Acht Schätze Dekokt) ▶ RG 8.3. Diese Mischung fokussiert vor allem auf den Aufbau von *Qi* und Blut. Eine Modifikation mit Arzneien, um die fast immer vorhandenen Pathogene auszuleiten und zu klären, ist auf jeden Fall sinnvoll.

Begleitung mit Akupunktur

Die Begleitung von Chemo- und Bestrahlungspatienten mit Akupunktur eignet sich deshalb besonders gut, weil es sich bei der Akupunktur um eine nicht-pharmakologische Therapie handelt. Die Akupunktur wird grundsätzlich während der gesamten konventionellen Therapie durchgeführt, meist mit einer Frequenz von einmal pro Woche. Auch nach Abschluss der Chemo- und/oder Strahlentherapie kann die regelmäßige Akupunkturtherapie fortgeführt werden, bis sich der Körper wieder erholt hat und die Nebenwirkungen wie Chemobrain, Neuropathien, Verdauungsstörungen und Müdigkeit mehrheitlich abgeklungen sind.

Grundbehandlung Chemo- und Strahlenbegleitung Ma 36 *Zusanli*, Mi 6 *Sanyinjiao*, Di 11 *Quchi*, Di 4 *Hegu* mit Le 3 *Taichong*, He 7 *Shenmen*, Du 20 *Baihui*

Schleim-Ansammlung Ma 40 *Fenglong* mit Mi 3 *Taibai*

Feuchtigkeit-Ansammlung Mi 9 *Yinlingquan* mit Mi 3 *Taibai*

Hoffnungslosigkeit und Konzentrationsstörungen, Chemobrain Du 20 *Baihui*, Du 24 *Shenting* und Gb 13 *Benshen*

Schlafprobleme He 7 *Shenmen*, M-HN 1 *Sishencong*, M-HN 54 *Anmian*, Ni 9 *Zhubin*

Mundtrockenheit bei Bestrahlung Di 2 *Erjian*, Lu 7 *Lieque* mit Ni 6 *Zhaohai*

Chemo-induzierte Neuropathie obere Extremitäten M-UE 22 *Baxie*, Pe 6 *Neiguan*, SJ 5 *Waiguan*, Di 11 *Quchi*, Di 4 *Hegu*, He 7 *Shenmen*

Chemo-induzierte Neuropathie untere Extremitäten M-LE 8 *Bafeng*, Mi 6 *Sanyinjiao*, Ma 40 *Fenglong*, Ma 36 *Zusanli*, Mi 9 *Yinlingquan*, Gb 34 *Yanglingquan*

Übelkeit und Erbrechen Pe 6 *Neiguan*, Ma 36 *Zusanli*, Mi 4 *Gongsun*, Ren 12 *Zhongwan*

Obstipation Ma 25 *Tianshu*, Ma 37 *Shangjuxu*, Di 4 *Hegu*

Ebenfalls stellt **Ohrakupunktur** eine sehr einfache, aber wirkungsvolle Therapie dar.

V Anhang

1 Sicherheit in der Arzneitherapie

1.1 Einführung

Das Thema Arzneimittelsicherheit hat in der Chinesischen Medizin seit frühen Zeiten eine wichtige Rolle gespielt. Die erste Materia Medica, das *Shen Nong Ben Cao Jing*, hat die Arzneidrogen nach ihrem Risiko in drei Klassen eingeteilt:

- Höherstehende Arzneien, die für den Menschen ungiftig sind und über längere Zeit ohne Schaden eingenommen werden können
- Mittlere Arzneien, die teilweise toxisch sind, aber zur Behandlung von Krankheiten dienen
- Niedere Arzneien, die überwiegend toxisch sind und nicht über längere Zeit gegeben werden dürfen, aber zur Elimination von Pathogenen oder Auflösung von Akkumulationen nötig sind.

Nebenwirkungen wurden sorgfältig beobachtet, ihnen wurde durch Maßnahmen wie Dosisreduzierung oder Zugabe geeigneter Adjuvanzien-Arzneien begegnet.

Was der unmittelbaren Beobachtung zugänglich war, das war die akute Toxizität. Eine chronische Toxizität, die erst nach Monaten oder Jahren auftritt, war in vormoderner Zeit weitgehend unbekannt. So wurde im *Shen Nong Ben Cao Jing* die quecksilberhaltige Arznei *Zhu Sha* (Cinnabaris) zu den höherstehenden Arzneien gezählt und als Mittel gegen das Altern gepriesen.

Im 20. Jahrhundert, insbesondere nach dem Contergan-Skandal, rückten weitere Schädigungsmöglichkeiten ins Blickfeld, wie die Embryo- und Fetotoxizität, Gentoxizität und Kanzerogenität oder eine Beeinträchtigung der Fruchtbarkeit. Derartige Schäden lassen sich beim Menschen regelhaft nur durch Studien unter kontrollierten Bedingungen mit statistischer Auswertung erfassen. Soweit keine Daten vom Menschen vorliegen, versucht man durch experimentelle Untersuchungen, Erkenntnisse über Risiken zu ermitteln.

In den letzten Jahrzehnten hat sich das medizinische Umfeld erheblich gewandelt. Im Mittelpunkt steht – sehr viel mehr als es früher der Fall war – der ältere und polymorbide Patient, der häufig über eine komplexe Komedikation chemisch definierter Art verfügt. Hierbei sind Implikationen und Interaktionen vielfältiger Weise in das Blickfeld zu nehmen. Auch haben sich das Sicherheitsbedürfnis und die Erwartung an eine risikoarme Medizin weiterentwickelt. Das stellt neue Anforderungen an die Therapiesicherheit der Chinesischen Medizin.

In den letzten Jahrzehnten wurden darüber hinaus viele experimentelle Erkenntnisse zu Sicherheitsaspekten der Chinesischen Arzneitherapie (CAT) akkumuliert. Diese haben sich in den Lehrbüchern, die bezüglich der therapeutischen Anwendung einen hohen Standard aufweisen, bisher kaum niedergeschlagen. Begriffe, wie Teratogenität, Gentoxizität oder Kanzerogenität, die in der westlichen Medizin schon lange Standard sind, tauchen darin kaum auf. Es ist an der Zeit, an die Sicherheit der Chinesischen Medizin dieselbe Messlatte anzulegen, wie sie für die westliche Medizin einschließlich der Phytotherapie schon des Längeren selbstverständlich ist. Patienten erwarten gerade von komplementärmedizinischen Verfahren ein geringes Nebenwirkungsrisiko.

Sicherheitsstandards, die in Europa auch für Arzneidrogen der Chinesischen Medizin gelten, sind noch einmal zu unterscheiden von solchen, wie sie in China offiziell noch Bestand haben. Nicht wenige Arzneien, wie z.B. quecksilber- oder arsenhaltige Arzneien, die mit unseren Sicherheitsvorstellungen nicht vereinbar sind, sind in China noch im Gebrauch und im Chinesischen Arzneibuch enthalten. Viele dieser Mittel bzw. deren Anwendung in besonderen Lebenssituationen, wie der Schwangerschaft, werden auch von Autoren in China inzwischen sehr kritisch beurteilt, doch werden daraus häufig keine eindeutigen Konsequenzen abgeleitet. Insofern muss die Sicherheit der CAT für uns in vieler Hinsicht neu definiert werden.

Das vorliegende Buch versucht, sich diesem Anspruch anzunähern. Die Toxizitätsklassifikation, wie sie im Chinesischen Arzneibuch niedergelegt ist (und allgemein in die Lehrbücher übernommen wurde), geht zurück auf die Yuan-, Ming- und Qing-Dynastie.[1]

Der traditionelle Begriff für „toxisch" deckt sich nicht vollständig mit der heutigen Vorstellung von Toxizität und bezeichnete mehr die Eigenschaft, dass der therapeutische und der toxische Dosisbereich relativ dicht beieinander liegen. Chinesische Autoren fordern, dass die traditionelle Toxizitätsklassifikation mit modernen Erkenntnissen zusammengeführt wird.[1]

Indikationen, die sich noch in den Büchern finden, wie z.B. „perforierte Appendizitis mit Peritonitis" für *Da Huang Mu Dan Tang* (Rhei Radix et Rhizoma und Moutan Cortex Dekokt), entsprechen nicht dem heutigen Therapiestandard und gehören eliminiert. Eine Loslösung von rein theoretischen Herleitungen zugunsten einer Blickrichtung auf das medizinisch Relevante erscheint geboten. Heutzutage häufig anzutreffende Gesundheitsprobleme, wie Bluthochdruck, kardiovaskuläre Erkrankungen oder beeinträchtigtes Immunsystem, müssen bei der Risikoevaluierung vermehrt Berücksichtigung finden. Bei den Schwangerschaftsrisiken gilt es, vielfältig vorliegende experimentelle Ergebnisse erstmalig zusammenzuführen, zu evaluieren und eine entsprechende Konsequenz für die

1 Zhao J, Ye Z. [Theory of toxic classification of traditional Chinese medicine and recommendations for revision of China pharmacopeia (volume 1)] (Chinese). Zhongguo Zhongyao Zazhi [China Journal of Chinese Materia Medica]. 2012;37(15):2193-2198.

Therapie daraus abzuleiten. Die angebotenen Lösungen sind dabei nicht in Stein gemeißelt, sondern stehen immer unter dem Vorbehalt neuerer Erkenntnisse.
Unter „Kontraindikationen und Sicherheitshinweisen" haben wir zunächst allgemeine Umstände aufgeführt, bei denen ein nicht für akzeptabel gehaltenes oder gesteigertes Risiko für Nebenwirkungen oder Interaktionen vorliegt. Bei „relativen Kontraindikationen" handelt es sich um solche meist funktioneller Art, die nach Aussagen der Klassiker und verbreiteter Ansicht nach den Regeln der Chinesischen Medizin für den Regelfall als Gegenanzeige gelten, bei starker Indikation aber vernachlässigt werden dürfen.
An die Kontraindikationen schließen sich, soweit zutreffend, Umstände an, bei denen Vorsicht zu üben ist. „Vorsicht" bedeutet, dass Dosis und Anwendungsdauer möglichst gering zu halten sind und besonders auf unerwünschte Reaktionen zu achten ist. Referenzen konnten wir nur in ganz speziellen Fällen, die von besonderem Interesse sein könnten, angeben. Vollständige Angaben hätten den Charakter des Buches als den eines praktischen Handbuchs bei Weitem gesprengt.
Im Folgenden soll auf einige übergreifende Problemstellungen näher eingegangen werden.

1.2 Hepatotoxizität

Diese stellt das wichtigste unter den möglichen ernsten Gesundheitsrisiken der CAT dar. Schwerwiegende Fälle sind sehr selten, jedoch muss man sich ernsthaft damit beschäftigen, da sie schlimmstenfalls auch tödlich enden können. Aus westlichen Ländern sind zwei Todesfälle aus dem Vereinigten Königreich bekannt.
Zunächst sind zwei unterschiedliche Typen von Hepatotoxizität zu unterscheiden.

- Von einer *intrinsischen* Hepatotoxizität spricht man, wenn Arzneimittel obligatorisch ab einer bestimmten Dosis, die von Person zu Person unterschiedlich ausfallen kann, eine Leberaffektion auslösen. Diese Hepatotoxizität ist vorhersehbar und hängt allein von dem betreffenden Arzneimittel ab.
- Von einer *idiosynkratischen* Hepatotoxizität spricht man, wenn Arzneimittel, die im Regelfall keine Leberbeeinträchtigung auslösen, nur bei bestimmten Personen zu einem Leberschaden führen, der nicht vorhersehbar ist, aber schwerwiegend verlaufen kann. Bei dieser Form der Hepatotoxizität müssen ein bestimmtes Arzneimittel und eine bestimmte Konstellation immunologischer oder metabolischer Art beim Patienten zusammenkommen.

Ferner sind zwei verschiedene Ausmaße einer Leberaffektion zu unterscheiden. Maßgebend dafür ist eine Erhöhung des Enzyms Alanin-Aminotransferase (ALT), auch Glutamat-Pyruvat-Transaminase (GPT) genannt. Wenn diese das Fünffache des oberen Normwerts nicht übersteigt, wird das als eine Adaptation mit leichter Beeinträchtigung der Leberintegrität angesehen, die relativ unbedenklich ist. Nimmt sie ein Ausmaß von mehr als dem Fünffachen des oberen Normwertes an, spricht man von einem Leberschaden (*liver injury*). Dieser echte Leberschaden trat in einer Studie mit 21.470 Patienten aus der TCM-Klinik Bad Kötzting (Bayern) in 0,12 % der Behandlungsfälle mit CAT auf, wobei ein kausaler Zusammenhang mit der Chinesischen Medizin nur in einem Teil dieser Fälle gesichert ist.[1,2] Wenn der Leberschaden rechtzeitig entdeckt und die Medikation gestoppt wird, ist er reversibel. Bei diesen Fällen handelt es sich meist um den idiosynkratischen Typ der Hepatotoxizität.
Ein zweites Kriterium für ein *liver injury* ist, wenn das Enzym alkalische Phosphatase (AP) im Serum auf mehr als das Doppelte des oberen Normwertes ansteigt. Dieses ist der seltenere Fall, auf den hier nicht weiter eingegangen werden soll.
Essenziell für die CAT ist es, die Arzneidrogen zu kennen, von denen bekannt ist oder vermutet wird, dass sie mit dieser selten auftretenden Komplikation assoziiert sind, damit durch rechtzeitiges Handeln größerer Schaden verhindert werden kann.
Damit eine Leberaffektion rechtzeitig erkannt wird, ist es wichtig, die Patienten darauf hinzuweisen, dass sie bei Symptomen, wie ungewöhnlicher Müdigkeit oder länger anhaltender Übelkeit, erst recht bei dunklem Urin mit hellem Stuhlgang oder bei Gelbsucht, unmittelbar Kontakt mit dem Verordner aufnehmen bzw. – wenn dieses nicht möglich ist – die Arzneimittel erst einmal aussetzen. Daraufhin sollte unmittelbar eine Untersuchung der Leberenzyme veranlasst werden, um zu klären, ob eine Leberaffektion vorliegt. Hilfreich ist auch eine Bestimmung der Leberenzyme (ALT, zusätzlich der AP) vor Therapiebeginn und in bestimmten Abständen.
Zu folgenden Arzneidrogen liegen Erkenntnisse zu einem Risiko vor:

1 Melchart D, Hager S, Albrecht S, et al. Herbal Traditional Chinese Medicine and suspected liver injury: A prospective study. World J Hepatol. 2017;9(29):1141-1157.
2 Fallanalyse s. Centrum für Therapiesicherheit in der Chinesischen Arzneitherapie (CTCA) unter www,ctca.center

- *Zhi He Shou Wu* (Polygoni Multiflori Radix Praeparata)/*He Shou Wu* (Polygoni Multiflori Radix) ▶ AG 12.2 Der Zusammenhang ist gesichert, das gilt für die unpräparierte wie die präparierte Arzneidroge. Aus westlichen Ländern sind nur sehr wenige Fälle bekannt geworden.
- *Bai Xian Pi* (Dictamni Cortex) ▶ AG 2.4. Der Zusammenhang ist wahrscheinlich.
- *Chai Hu* (Bupleuri Radix) ▶ AG 1.2 und *Huang Qin* (Scutellariae Radix) ▶ AG 2.3. Es handelt sich um häufig verwendete Arzneimittel, die üblicherweise nicht durch Leberreaktionen auffallen. Es ist wahrscheinlich, dass entweder die eine oder die andere Arznei oder nur beide zusammen – das ist bislang nicht geklärt – in sehr seltenen Fällen mit einer idiosynkratischen Hepatotoxizität assoziiert sind. In der Kötzting-Studie waren sie in etlichen der aufgetretenen Fälle beteiligt.
- *Bu Gu Zhi* (Psoraleae Fructus) ▶ AG 12.3. Ein Zusammenhang mit Hepatotoxizität ist wahrscheinlich.
- *Ma Huang* (Ephedrae Herba) ▶ AG 1.1. Ein Zusammenhang mit Hepatotoxizität ist möglich, aber bisher nicht ausreichend gesichert. Es sind mehrere Fälle mit einer Assoziation bekannt geworden. Da Ephedra jedoch in den USA bis zu dessen Verbot sowie in anderen Ländern millionenfach als Nahrungsergänzungsmittel angewendet wurde, könnte es sich auch um ein zufälliges zeitliches Zusammentreffen gehandelt haben.
- *Qing Dai* (Indigo Naturalis) ▶ AG 2.4. Es sind mehrere Fälle von Leberreaktionen berichtet worden, wobei diese überwiegend einen moderaten Verlauf nahmen. Ob es sich dabei um einen idiosynkratischen oder intrinsischen Typ von Hepatotoxizität handelt, ist unklar.

Von folgenden Arzneidrogen ist nur bei (z.T. erheblicher) Überdosierung oder unzureichender Vorbehandlung eine Hepatotoxizität bekannt, jedoch sollte man auch unter vorschriftsmäßiger Dosierung eine mögliche Hepatotoxizität im Blick haben, z.B. bei empfindlichen Personen:

- *Ai Ye* (Artemisiae Argyi Folium) ▶ AG 10.2
- *Cang Er Zi* (Xanthii Fructus) ▶ AG 1.1
- *Chuan Lian Zi* (Toosendan Fructus) ▶ AG 9
- *Ku Lian Pi* (Meliae Cortex) ▶ AG 17
- *Da Zao Jiao* (Gleditsiae Sinensis Fructus) ▶ AG 6.1

Auf ausgesprochen (leber)toxische Arzneien, die in Europa keine oder kaum eine Rolle spielen, wie *Lei Gong Teng* (Tripterygii Wilfordii Radix) oder *Huang Yao Zi* (Dioscoreae Bulbiferae Rhizoma) sei hier nicht weiter eingegangen.

Ein erhöhtes Risiko für Leberreaktionen kann bei vermehrtem Alkoholkonsum, älteren Patienten und solchen mit bekanntem Leberschaden bestehen, daher ist eine Bestimmung der Leberenzyme vor Therapiebeginn zu empfehlen. Wenn sich durch eine Laboruntersuchung eine Hepatotoxizität bestätigt, ist der mögliche Zusammenhang mit der CAT zu klären. Wichtig ist es, neben anderen Ursachen zeitnah infektiöse Erkrankungen auszuschließen, weil diese nach einer gewissen Zeit nicht mehr zeitlich zugeordnet werden können. Hinweise auf die Differentialdiagnostik finden sich auf der Website des *Centrums für Therapiesicherheit in der Chinesischen Arzneitherapie* (CTCA).[1] Der Fall sollte an das CTCA gemeldet werden, um Unterstützung bei der Klärung des Kausalzusammenhangs zu erhalten und die Erkenntnislage über die mögliche Hepatotoxizität chinesischer Arzneien zu verbessern. Ein Meldebogen kann von der Website heruntergeladen werden.

1.3 Nephrotoxizität

Die Nephrotoxizität der Aristolochia-Arzneien hat seit 1993 weltweites Aufsehen erregt, und es wurde sehr viel Forschung dazu initiiert. In der Chinesischen Medizin sind bzw. waren mehrere Arzneien aus dieser Pflanzengattung in Gebrauch, es gibt jedoch auch in der westlichen Welt *Aristolochia*-Arten, die medizinisch verwendet wurden. Die betreffenden Arzneien sind in den meisten Ländern der Welt verboten, in Deutschland bereits seit 1981.

In China sind die beiden wichtigsten Arzneien, nämlich Aristolochiae Manshuriensis Caulis, das neben anderen Spezies für *Mu Tong* eingesetzt wurde, und *Guang Fang Ji* (Aristolochiae Fangchi Radix), das mit (*Han*) *Fang Ji* (Stephaniae Tetrandrae Radix) ▶ AG 5 verwechselt werden kann, seit 2003 verboten. Andere Aristolochia-Arzneien sind sind erst in der 2020'er Ausgabe der Chinesischen Pharmakopöe entfernt wurden. Die toxischen Inhaltsstoffe sind Aristolochiasäure I und II sowie Metaboliten davon.

Es ist wissenschaftlich eindeutig nachgewiesen, dass diese Stoffe nicht nur stark nephrotoxisch, sondern auch stark kanzerogen wirken. Die Einnahme von *Aristolochia*-Arzneien steht in Zusammenhang mit vielen Fällen von Nierenschäden, die teilweise eine Dialyse oder Nierentransplantation erforderlich machten, und von Karzinomen der ableitenden Harnwege oder der Niere. Eine epidemiologische Studie deutet auch auf einen Zusammenhang mit Leberkrebs hin. Nähere Informationen hierzu finden sich auf der Website des CTCA.[1]

1 Centrum für Therapiesicherheit in der Chinesischen Arzneitherapie (CTCA). www.ctca.center.

Eine Arznei, die Aristolochiasäure in bedeutend geringerer Konzentration enthält, ist *Xi Xin* (Asari Radix et Rhizoma) ▶ AG 11, für deren Aristolochiasäure-Gehalt die Chinesische Pharmakopöe ein Limit von 0,001% (=10 µg/g) angibt. Das Verbot von *Xi Xin* in Deutschland und der Schweiz erscheint überzogen. Eine Begrenzung des Aristolochiasäure-Gehalts, der Dosis und der Anwendungsdauer können eine ausreichende Sicherheit gewährleisten. Schwangerschaft, Stillzeit und Kinder sind von einer Anwendung auszunehmen. Das Verbot ist jedoch einzuhalten. Eine weitere Arznei, *Yu Xing Cao* (Houttuyniae Herba) ▶ AG 2.4, enthält nicht Aristolochiasäure, aber Metaboliten davon (Aristolactam A II, B II und Piperolactam A), deren Stellenwert noch nicht geklärt ist. Bis zu einer Klärung sind für *Yu Xing Cao* dieselben Vorsichtsmaßnahmen für Schwangerschaft, Stillzeit und Kinder anzuraten.

Man sollte denken, mit dem Verbot von *Aristolochia*-Arzneien sei deren Risiko gebannt. Das Verbot wird von den Behörden in der Regel streng überwacht. Solange chinesische Arzneidrogen von seriösen Lieferanten bezogen werden, kann man sehr sicher sein, dass man keinen Verwechslungen unterliegt. Bei Bezug aus anderen Quellen können jedoch auch bei uns in Europa in seltenen Einzelfällen *Aristolochia*-Arzneien in Umlauf kommen oder in (illegalen) chinesischen Fertigprodukten enthalten sein. Ferner ist es auch möglich, dass Aristolochiasäure über kontaminierte Böden in Pflanzen gerät, in die sie nicht hineingehört.

Ein nephrotoxisches Risiko ist bezüglich sonstiger chinesischer Arzneidrogen nur für solche gesichert, die sehr toxisch sind und in Europa keine Rolle spielen, wie z.B. *Lei Gong Teng* (Tripterygii Wilfordii Radix) oder wenn Arzneidrogen massiv überdosiert werden. Zwar werden einige Arzneien immer wieder als nephrotoxisch ausgewiesen, doch werden hierfür immer wieder dieselben ein oder zwei Quellen zitiert, während bei milliardenfacher Anwendung keine weiteren Nephrotoxizitäten auffielen. Wir gehen daher beim derzeitigen Stand des Wissens davon aus, dass für die in Europa üblicherweise verwendeten Arzneidrogen eine Nephrotoxizität nicht belegt ist.

1.4 Interaktionen

Bereits im *Shen Nong Ben Cao Jing* wurde die Möglichkeit benannt, dass sich Arzneien nicht miteinander vertragen. Traditionell gibt es die „Regel der 18 Inkompatibilitäten". Heutige Forschung hat die Aussagen teilweise eingeschränkt. Die Inkompatibilitäten chinesischer Arzneidrogen untereinander sind in diesem Buch bei den betreffenden Arzneidrogen aufgeführt.

Das größere Problem sind heutzutage Interaktionen chinesischer Arzneien mit chemisch definierten Arzneimitteln. TCM-Arzneien machten 2024 12,1% der unerwünschten Arzneimittelreaktionen aus, die an das *China National Adverse Drug Reaction Monitoring Center* gemeldet wurden. Interaktionen zwischen Arzneidrogen und chemisch definierten Arzneimitteln werden als eine der Hauptursachen angesehen.[1]

Interaktionen sind schon unter geringen Dosierungen und bei unverdächtig erscheinenden Arzneien möglich. Es gibt mehrere Gründe dafür, dass Interaktionen schwer vorauszusagen sind:

- Erkenntnismaterial liegt nur für einen Bruchteil der möglichen Interaktionen zwischen einzelnen Arzneidrogen und der Vielzahl chemisch definierter Arzneimittel vor.
- Im Rahmen einer Rezeptur kann sich durch Zusammenspiel mit anderen Arzneien das Ausmaß einer Interaktion ändern oder sogar ins Gegenteil verkehren.
- In einer begrenzten Anzahl von Fällen wurden Interaktionen auch von kompletten Rezepturen untersucht. Bei Variation der Dosierung oder Individualisierung der Rezeptur durch Hinzufügen oder Weglassen bestimmter Bestandteile sind die Ergebnisse aber nicht mehr zuverlässig.
- Ergebnisse aus Tierversuchen können, müssen aber nicht auf die Verhältnisse beim Menschen zutreffen. Aussagekräftiger sind Fallberichte über Interaktionen, wenn mehrere übereinstimmend dazu vorliegen, oder Erkenntnisse aus humanpharmakologischen Studien.
- In-vitro-Ergebnisse sind sehr unzuverlässig; bei Testungen derselben Interaktionspartner in vivo stellt sich mitunter das Gegenteil heraus. Auch die vielfach publizierten Einflüsse von Einzelarzneien auf die Isoenzyme des Cytochrom-P450-Systems sind so weit von der Realität einer Rezeptur in der Therapie entfernt, dass sie wenig besagen. Nur wenn zusätzlich noch ein Einfluss auf Effluxtransporter, die Stoffe aus den Zellen ausschleusen, wie das P-Glykoprotein, hinzukommt, haben diese Ergebnisse eine gewisse Relevanz.

1 Wu X, Ma J, Ye Y, Lin G. Transporter modulation by Chinese herbal medicines and its mediated pharmacokinetic herb-drug interactions. J Chromatogr B Analyt Technol Biomed Life Sci. 2016;1026:236-253.

In vorliegendes Buch wurden Ergebnisse zu Interaktionen mit relevant erscheinenden chemischen Arzneimitteln aufgenommen. Unter dem Licht der vorstehenden Bemerkungen betrachtet sagen sie aber eher etwas über das Interaktionspotenzial einer Arzneidroge oder Rezeptur aus als dass sie auf die Fragen in der Praxis eine verlässliche Antwort geben können.

Das Interaktionsproblem kann man besser durch einen anderen Zugang lösen, nämlich wenn man die Fragestellung von der Seite des chemisch definierten Arzneimittels aus angeht. Viele Arzneimittel haben eine relativ große therapeutische Breite. Deren Plasmaspiegel variieren schon von Mensch zu Mensch erheblich, dennoch haben die Standarddosierungen meist Bestand. Pflanzliche Stoffe können mit solchen Mitteln zwar Interaktionen hervorrufen, diese bleiben aber häufig ohne greifbare Auswirkungen oder man kann die Auswirkungen durch Dosisänderungen der chemischen Mittel unschwer kompensieren.

Bei Arzneimitteln mit geringer therapeutischer Breite, insbesondere solchen, die stark in die Physiologie eingreifen, können die Folgen jedoch gravierend sein. Einige Arzneimittel sind für ihre Interaktionsanfälligkeit bekannt, das gilt besonders für das Immunsuppressivum Ciclosporin. Im Extremfall können Interaktionen zur Abstoßungsreaktion gegen ein transplantiertes Organ führen. Bei derartigen Mitteln ist größte Vorsicht angebracht und die Indikation für den Einsatz einer CAT ist streng zu stellen. Soweit verfügbar, können Plasmaspiegelbestimmungen des Medikaments oder andere Laboruntersuchungen, wie der Quickwert, eine Interaktion aufdecken und Gegenmaßnehmen ermöglichen.

Besonders bei den folgenden Arzneimittelgruppen ist große Vorsicht geboten:

- Immunsuppressiva (z.B. Ciclosporin, Tacrolimus)
- Chemotherapeutika
- Antiepileptika
- Anti-HIV-Mittel
- Anti-Parkinsonmittel
- Vitamin-K-Antagonisten (z.B. Marcumar®)

Diese Aufzählung ist nicht abschließend. Bei nicht aufgeführten Arzneimitteln kann ein Blick auf die in der Gebrauchsinformation oder Fachinformation aufgeführten Wechselwirkungen etwas über das Interaktionspotenzial aussagen. In besonders kritischen Fällen muss der mögliche Nutzen einer CAT gegen das Interaktionsrisiko abgewogen werden. Gegebenenfalls dürfte dabei der Pendel zur Seite des Risikos ausschlagen.

1.5 Allergien

Allergien gehören zu den relativ häufigen Nebenwirkungen. Naturprodukte sind von allergischen Reaktionen nicht ausgenommen. Absolut gesehen sind diese Reaktionen jedoch eher selten. In China werden chinesische Arzneien auch intravenös verabreicht, daher nehmen dort Allergien einen größeren Stellenwert ein. Allergien sind nicht vorhersehbar und können sich in der ganzen Bandbreite manifestieren, von bloßem Juckreiz über Hauteffloreszenzen bis zu anaphylaktischen Reaktionen. Für die meisten Arzneidrogen der Chinesischen Medizin sind allergische Reaktionen dokumentiert worden, sie können unter praktisch allen Mitteln vorkommen. Daher ist es bei einer Rezeptur mit mehreren Bestandteilen meist nicht möglich, das verursachende Mittel zu identifizieren, es sei denn man lässt systematisch eine Komponente nach der anderen aus der Rezeptur heraus. Häufiger sind allergische Reaktionen durch Blütendrogen und tierischen Arzneien zu erwarten. Auch Kreuzallergien sind möglich, das gilt besonders für Pflanzenprodukte einschließlich Lebensmittel aus der Korbblütlerfamilie (Compositae).

1.6 Pyrrolizidinalkaloide

Pyrrolizidinalkaloide (PA) sind eine Gruppe chemischer Verbindungen, die in vielen Pflanzen vorkommen. Solche mit einem 1,2-ungesättigten Necin-Gerüst wirken dosisabhängig einerseits hepatotoxisch und andererseits karzinogen. An der Leber rufen sie eine sehr charakteristische Entität hervor, nämlich die venookklusive Lebererkrankung. Es kommt dabei zu einer nichtthrombotischen Obliteration der Lebervenen, bei fortgesetzter Exposition zu einer Leberzirrhose, die nicht selten letal endet. Außer den PA kommen nur wenige andere Ursachen für diese pathognomonische Konstellation in Betracht.

Einige chinesische Arzneidrogen, die hohe PA-Gehalte aufweisen und bei uns nicht verkehrsfähig sind, haben in Südostasien etliche Fälle von Leberzirrhose hervorgerufen, teilweise mit Todesfolge. Andere Arzneidrogen haben deutlich geringere Gehalte, und unseres Wissens wurden derartige Nebenwirkungen darunter nicht beobachtet. Relevant für europäische Verhältnisse sind die folgenden:

- *Kuan Dong Hua* (Farfarae Flos) ▶ AG 6.3
- *Zi Cao* (Arnebiae Radix) ▶ AG 2.2
- *Pei Lan* (Eupatorii Herba) ▶ AG 7
- *Yin Chen* (Artemisiae Scopariae Herba) ▶ AG 4

Die Europäische Arzneimittelagentur (EMA) hat für den PA-Gehalt Grenzwerte festgelegt, danach soll für einen 50 kg schweren Erwachsenen bei oraler Aufnahme eine Dosis von 1 µg PA pro Tag nicht überschritten werden.[1] Da die Arzneien *Kuan Dong Hua, Zi Cao* und *Pei Lan* die Grenzwerte bei akzeptabler Dosierung kaum erfüllen können, sind sie meist vom Markt verschwunden. Bei *Yin Chen* wurde erst jüngst entdeckt, dass der (vor 2020 gültige) Grenzwert von 0,35 µg pro Tag bei Zugrundelegung einer maximalen Tagesdosis von 15 g von über der Hälfte der untersuchten Proben überschritten wurde.[2]

In jüngerer Zeit wurde aufgedeckt, dass auch nicht wenige nichtmedizinische Kräutertees, die von Natur aus keine PA enthalten, bedingt durch Kontamination erhebliche PA-Gehalte aufwiesen. Die EMA hat die am stärksten toxischen PA bei ihrer Grenzwertfestsetzung zugrunde gelegt und dabei nicht berücksichtigt, dass die Toxizität verschiedener PA deutlich verschieden einzuschätzen ist. Diese Frage ist noch nicht ausreichend erforscht, eine vorläufige Abschätzung ergab jedoch Unterschiede in der Toxizität bis zu einem Faktor 100.[3] Eine Analyse der fraglichen Arzneien mit einer individuellen Betrachtung der darin enthaltenen PA könnte zu einer realistischeren Toxizitätseinstufung führen.

1.7 Gentoxizität und Mutagenität

Mutagenität bezeichnet die Eigenschaft von Stoffen, die Wahrscheinlichkeit für Veränderungen des Erbmaterials, der DNA, über das spontane Maß hinaus zu erhöhen. Darunter fallen punktuelle DNA-Alterationen durch Aminosäurenaustausch, numerische Veränderungen durch überzählige oder fehlende Chromosomen oder strukturelle Anomalien, wie Strangbrüche, Fehlen von Chromosomenanteilen oder Einfügen zusätzlicher Abschnitte. Mutationen müssen nicht, aber können zu Erbkrankheiten oder Krebserkrankungen führen. Gentoxizität ist ein weiter gefasster Begriff, der auch Zellregulationsmechanismen einschließt, die ebenso das Auftreten von Krebserkrankungen begünstigen. Kanzerogenität ist die Eigenschaft, tatsächlich Krebs hervorzurufen, sie wird meist durch Tierversuche ermittelt.

Es ist wichtig zu betonen, dass Mutagenität und Gentoxizität keine exklusiven Eigenschaften besonders toxischer Stoffe sind, sondern auch für verschiedene Lebensmittel nachgewiesen wurden, darunter viele Gewürze. Das Potenzial, tatsächlich Krebs hervorzurufen, ist dabei sehr unterschiedlich ausgeprägt und hängt darüber hinaus von der Dosis und der Anwendungsdauer ab. Besonders karzinogen wirken z.B. Aflatoxine, die von Schimmelpilzen gebildet werden und als Verunreinigung in Lebensmitteln oder Arzneidrogen vorkommen können. Karzinogene Eigenschaften wurden aber auch für Alkohol[4] und verarbeitetes rotes Fleisch[5] nachgewiesen. Der Körper verfügt über Reparatursysteme, die Genschäden beheben können und über den Apoptosemechanismus, der entartete Zellen eliminiert. Viele Lebensmittel und Arzneidrogen haben auch antikanzerogene Eigenschaften, die den Auswirkungen von Karzinogenen entgegenwirken.

Experimentelle Studien zur Kanzerogenität am Menschen sind aus ethischen Gründen nicht vertretbar. Kanzerogenitätsstudien am Tier erfordern einen hohen Aufwand und werden meist für eine Dauer von zwei Jahren ausgelegt. Der Nachweis einer Mutagenität oder Gentoxizität ist eine Möglichkeit, ein erhöhtes Risiko für eine Kanzerogenität mit geringerem Aufwand zu ermitteln. Diese Untersuchungen werden am Tier oder in Zellversuchen vorgenommen und haben damit nur eingeschränkte Bedeutung für die Situation beim Menschen. Sie sind jedoch ein wichtiges und nicht ersetzbares Mittel, um mit vertretbarem Aufwand ein Risiko für eine Krebsgefahr abzuschätzen. Deshalb sind sie Standardverfahren in der Zulassung für Arzneimittel, einschließlich Phytotherapeutika. Sollten entsprechende Tests positiv ausfallen, kann eine Kanzerogenitätsstudie das Risiko verifizieren oder widerlegen. So

1 European Medicines Agency. Public statement on the use of herbal medicinal products containing toxic, unsaturated pyrrolizidine alkaloids (PAs) including recommendations regarding contamination of herbal medicinal products with PAs 2021. https://www.ema.europa.eu/en/use-herbal-medicinal-products-containing-toxic-unsaturated-pyrrolizidine-alkaloids-pas-scientific-guideline.

2 Chen LH, Wang JC, Guo QL, et al. Simultaneous determination and risk assessment of pyrrolizidine alkaloids in Artemisia capillaris Thunb. by UPLC-MS/MS together with chemometrics. Molecules. 2019;24(6):1077.

3 Merz KH, Schrenk D. Interim relative potency factors for the toxicological risk assessment of pyrrolizidine alkaloids in food and herbal medicines. Toxicol Lett. 2016;263:44-57.

4 Schütze M, Boeing H, Pischon T, et al. Alcohol attributable burden of incidence of cancer in eight European countries based on results from prospective cohort study. BMJ. 2011;342:d1584.

5 Turesky RJ. Mechanistic evidence for red meat and processed meat intake and cancer risk: a follow-up on the International Agency for Research on Cancer evaluation of 2015. Chimia (Aarau). 2018;72(10):718-724.

zeigten z.B. Extrakte von *Fan Xie Ye* (Sennae Folium) ▶ AG 3.1 positive Ergebnisse für Mutagenität in Bakterientests (Ames-Test). Mehrere Kanzerogenitätsstudien an der Ratte fanden jedoch keine Hinweise auf eine erhöhte Neoplasierate.

Als Mutagenitätstest wird am häufigsten der Ames-Test eingesetzt, der an verschiedenen Stämmen von *Salmonella typhimurium* durchgeführt wird. Vergleicht man die Ergebnisse mit Kanzerogenitätsstudien am Tier, so werden dabei ca. 70 % der im Tierversuch kanzerogenen Stoffe erkannt (richtig positiv), während sich etwa 70% der nicht kanzerogenen Stoffe im Ames-Test als nicht mutagen erweisen (richtig negativ). Es verbleibt eine Fehlerquote von 30 % nicht erkannter Risiken und von 30% unberechtigterweise als Risiko identifizierter Stoffe. Daher sind weitere Testsysteme, auch am Tier, notwendig, um ein Risiko ausreichend zu erkennen oder auszuschließen.

Die Relevanz einer nachgewiesenen Mutagenität oder Gentoxizität ist sehr relativ. Manche Mittel sind strikt zu vermeiden, wie die *Aristolochia*-Arzneien. In anderen Fällen ist das Risiko als relativ gering einzuschätzen. Bei den meisten chinesischen Arzneidrogen mit positiven Mutagenitäts- oder Gentoxizitätsergebnissen kann das Risiko nicht genau bestimmt werden, weil Kanzerogenitätsstudien fehlen. In Schwangerschaft oder Stillzeit sollten diese Arzneidrogen vermieden werden, und wir haben das als Kontraindikation für diese Lebensbereiche angesehen. In manchen Fällen liegen widersprüchliche oder schwer interpretierbare Daten vor, dort haben wir von Fall zu Fall entschieden. Außerhalb dieser sensiblen Lebensbereiche können die betreffenden Arzneien mit der gebotenen Vorsicht eingesetzt werden, d.h. Nutzen und Risiken sind gegeneinander abzuwägen und Dosis und Anwendungsdauer zu begrenzen.

Arzneidrogen, die wegen eines möglichen Kanzerogenitätsrisikos besondere Beachtung verdienen und bei Kindern vermieden werden sollten, sind folgende:

- *Shi Chang Pu* (Acori Tatarinowii Rhizoma) ▶ AG 15
- *Xi Xin* (Asari Radix et Rhizoma) ▶ AG 11
- *Bing Lang* (Arecae Semen) ▶ AG 17
- *Da Fu Pi* (Arecae Pericarpium) ▶ AG 9
- *Huang Lian* (Coptidis Rhizoma) ▶ AG 2.3

Wir haben uns bemüht, soweit wie möglich vorliegende Daten zu Mutagenität und Gentoxizität der chinesischen Arzneidrogen zusammenzutragen, weil diese notwendiger Bestandteil einer Sicherheitsbeurteilung sind. Eine umfassende Zusammenstellung dieser Art wurde unseres Wissens bisher nicht veröffentlicht. Wir haben dabei auf Daten zu Gesamtextrakten und, wenn vorliegend, zu Dekokten bzw. wässrigen Extrakten fokussiert. Daten zu isolierten Einzelsubstanzen oder anderen Extraktformen können zu stark abweichenden Ergebnissen führen, die zur therapeutischen Praxis keinen Bezug haben.

Es ist hervorzuheben, dass mutagene und gentoxische Testergebnisse sehr relative Risiken sind, die in dem einen Fall eine Kontraindikation gebieten, in einem anderen Fall für eine begrenzte Dosis und Anwendungsdauer tolerabel sein können. Da sich die Risiken häufig auf einem Kontinuum zwischen diesen Polen bewegen, mag die Einstufung in „Kontraindikation" oder „Vorsicht bei" einem gewissen subjektiven Faktor unterliegen, der diskutabel ist. Ferner ist zu betonen, dass sich durch neue Daten oder neue Gesichtspunkte Änderungen in der einen oder anderen Richtung der Sicherheitsbeurteilung ergeben können.

1.8 Hormonwirkungen

In der therapeutischen Praxis taucht häufig die Frage nach möglichen hormonellen Wirkungen von Arzneidrogen auf, besonders in Zusammenhang mit der Behandlung von Mammakarzinom-Patientinnen mit positivem Hormonrezeptor und damit die Frage nach einer möglichen Tumorstimulation. Die Relevanz von Hormonwirkungen geht jedoch deutlich über diese Frage hinaus und umfasst weitere östrogenabhängige Tumoren, wie das Endometrium- und Ovarialkarzinom, im Falle von Androgenwirkungen das Prostatakarzinom. Andererseits können Hormon- und Antihormonwirkungen auch in vielfältigen Konstellationen die Therapie unterstützen, z.B. in der Gynäkologie, der Reproduktionsmedizin, der Andrologie und der Onkologie.

Wir haben daher den Hormonwirkungen unter dem Punkt *Pharmakologie* einen besonderen Stellenwert eingeräumt. Bei chinesischen Arzneidrogen wurden primär Sexualhormonwirkungen gefunden. Anderen Hormonwirkungen kommt offensichtlich nur eine untergeordnete Bedeutung zu. Bezüglich der Hormonwirkungen haben wir uns weitestgehend auf Daten zu Dekokten oder wässrigen Extrakten beschränkt. Extrakte, die mit anderen Extraktionsmitteln gewonnen wurden, können erhebliche Abweichungen zeigen.

Ein Beispiel sind verschiedene Extrakte aus *Chuan Xiong* (Chuanxiong Rhizoma) ▶ AG 10. Ein 100%iger Alkoholextrakt zeigte in einem In-vitro-Modell eine Progesteronaktivität, die fast zu 80% der von Progesteron gleichkam. Ein 70%iger Alkoholextrakt zeigte noch eine 48%ige Progesteronaktivität, ein 100%iger Methanolextrakt eine 23%ige und ein rein wässriger Extrakt nur noch eine 0,5%ige.[1] Würde man die Wirkung eines 100%igen Alkoholextrakts für die Beurteilung der Progesteronwirkung heranziehen, würde das zu einer fundamentalen Fehleinschätzung in der Therapie mit Dekokten oder Granulaten führen, die aus wässriger Extraktion hervorgehen.

Auch für Daten zu Phytohormonwirkungen gilt, dass sie nicht selten widersprüchlich sind, da sie durch unterschiedliche Methoden gewonnen wurden: teilweise aus Zellversuchen mit Rezeptorbindung oder Auslösung hormontypischer Zelleffekte, teilweise aus Tierversuchen oder Studien am Menschen, in denen das Wachstum von Sexualorganen oder Veränderungen der Serumhormonspiegel selbst bestimmt wurden, teilweise aus der Wachstumsstimulation bzw. -hemmung von hormonabhängigen Krebszellen. Es werden die jeweils wesentlichen Daten dazu vorgestellt, Schlussfolgerungen für die therapeutische Situation sind daraus nicht immer leicht abzuleiten.

Bei den Östrogenwirkungen sind Effekte auf den Östrogen-α-Rezeptor (ERα) und auf den Östrogen-β-Rezeptor (ERβ) zu unterscheiden. Vereinfacht ausgedrückt kann man sagen, dass ERα-Effekte östrogenabhängige Tumorzellen im Wachstum stimulieren, während ERβ-Effekte eher hemmen. Die meisten chinesischen Arzneidrogen lösen stärkere ERβ- als ERα-Effekte aus. Arzneidrogen können ferner – wie chemisch definierte Arzneimittel auch (Beispiel Tamoxifen) – sowohl Hormon- als auch Antihormonwirkungen zeigen, wobei meist die eine davon überwiegt. Das macht die Beurteilung gerade von Phytoöstrogenwirkungen besonders kompliziert. Schließlich können sich Effekte, die für eine einzelne Arzneidroge gefunden wurden, im Rahmen eine Rezeptur noch einmal ändern. Die Erkenntnisse zu Hormonwirkungen chinesischer Arzneidrogen unterliegen dem wissenschaftlichen Fortschritt und können durch Aufkommen neuer Daten Veränderungen erfahren.

Es ist in diesem Zusammenhang wichtig zu betonen, dass sich die Beeinflussung von Tumoren nicht auf die Phytohormonwirkung der jeweiligen Arznei beschränkt, sondern dass andere Effekte dabei eine Rolle spielen können, die ggfs. überwiegen, zum Beispiel Zytotoxizität, Hemmung oder Aktivierung von Onkogenen bzw. Onkoproteinen, Hemmung oder Aktivierung von Onkosuppressorgenen, Hemmung oder Aktivierung der Apoptose, Hemmung oder Aktivierung der Autophagie und Hemmung oder Aktivierung der Angiogenese.

Phytoöstrogenwirkungen werden häufig mit einem erhöhten Risiko für das Auftreten (Inzidenz) oder die Progression eines manifesten Mammakarzinoms assoziiert. Für Soja und Sojaprodukte wurde schon vor Längerem eine eher günstige Wirkung für die Prognose des Mammakarzinoms konstatiert. Vor allem aus den letzten Jahren liegt inzwischen eine ganze Reihe von epidemiologischen Studien, meist aus Taiwan, vor, die einhellig ein fehlendes Risiko für die Progression eines Mammakarzinoms aufzeigten. Meist wurde sogar eine erhebliche Verbesserung der Mortalitätsrate oder anderer prognoserelevanter Merkmale festgestellt. Darunter befanden sich nicht zuletzt Mittel mit ausgeprägterer Phytoöstrogeneigenschaft, wie z.B. *Dang Gui* (Angelicae sinensis Radix)[2-8]. Auch für eine günstige Beeinflussung der Inzidenz des Mammakarzinoms sowie des Endometriumkarzinoms, auch dessen Risikominderung unter einer Tamoxifenbehandlung, sprechen nicht wenige Studien.

Einschränkend muss man sagen, dass epidemiologische Studien nicht beweisend sind und dass die Ergebnisse nur für die eingesetzten Arzneien gelten, bei deren Auswahl Sicherheitsüberlegungen eine Rolle gespielt haben dürften. Man muss jedoch konstatieren, dass die Vielzahl der Daten sowie die Konsistenz und das Ausmaß ihrer Ergebnisse ungünstige Effekte sehr unwahrscheinlich machen, zumindest wenn man sich an die Arzneien hält, die z.B. in Taiwan häufig beim Mammakarzinom angewendet werden. Ob die günstigen Effekte durch die Hormonwirkung oder andere der oben genannten Faktoren zustande kommen, kann derzeit nicht eindeutig bestimmt werden. Gewisse Hinweise könnten auf hormonunabhängige Mechanismen hindeuten. Auch für das Ovarial- und das Zervixkarzinom liegt je eine Studie mit günstigem Ausgang vor.

Was bedeutet das für die Praxis? Bei der Behandlung von östrogenabhängigen Tumoren ist eine Angst vor Arznei-

1 Lim E. Cell based bioassays for the isolation and characterization of novel phytoprogesterones from Lugusticum Chuanxiong and the detection of xenoestrogens/androgens from Singapore's marine environment. Thesis. National University of Singapore; 2007.

2 Cui Y, Shu XO, Gao YT, et al. Association of ginseng use with survival and quality of life among breast cancer patients. Am J Epidemiol 2006;163:645-653.

3 Lee YW, Chen TL, Shih YR, et al. Adjunctive traditional Chinese medicine therapy improves survival in patients with advanced breast cancer: a population-based study. Cancer 2014;120:1338-1344.

4 Ho VW, Tan HY, Guo W, et al. Efficacy and safety of Chinese herbal medicine on treatment of breast cancer: a meta-analysis of randomized controlled trials. Am J Chin Med 2021;49:1557-1575.

5 Chan PW, Chiu JH, Huang N, et al. Influence of traditional Chinese medicine on medical adherence and outcome in estrogen receptor (+) breast cancer patients in Taiwan: a real-world population-based cohort study. Phytomedicine 2021;80:153365.

6 Chan PW, Yu H, Hsu CH, Liu CY. Characteristics of early short-term traditional Chinese medicine in breast cancer patients: A population-based cohort study. J Chin Med Assoc 2024;87:70-78.

7 Chen PE, Hung HH, Huang WT, et al. Chinese herbal medicine improved survival in stage IV breast cancer patients: data mining of the incorporated Taiwan Cancer Registry Database and Hospital Database. Integr Cancer Ther 2023;22:15347354231178898.

8 Winardi D, Wu CH, Chiang JH, et al. The use of San-Huang-Xie-Xin-Tang reduces the mortality rate among breast cancer patients. Cancers (Basel) 2023;15:1213.

drogen mit Phytoöstrogenwirkung nach dem gegenwärtigen wissenschaftlichen Stand grundsätzlich unbegründet. Auf der sicheren Seite ist man jedenfalls, wenn man sich beim Mammakarzinom an Rezepturen mit größerer Erfahrung bei dieser Indikation hält, besonders aus Taiwan, oder Arzneien mit fehlender Östrogen- oder mit Antiöstrogenwirkung anwendet. Beim Prostatakarzinom sollte man Arzneien mit Androgenwirkung tunlichst vermeiden und solche mit Antiandrogenwirkung bevorzugen, wobei *Gan Cao* (Glycyrrhizae Radix et Rhizoma) eine größere Rolle einnehmen kann.[1]

1.9 Schwangerschaft, Stillzeit und Fertilität

Die Bestimmung von Schwangerschaftsrisiken ist sicher das schwierigste Kapitel in Sachen Sicherheit der CAT. In den besten Lehrbüchern der CAT finden sich hierzu mitunter sehr widersprüchliche oder auch wenig fundierte Angaben. Nicht selten wird keine Aussage zur Sicherheit einzelner Mittel getroffen, sodass man unsicher ist, ob ein Schwangerschaftsrisiko nicht besteht oder ein bestehendes vergessen wurde aufzuführen. Im Wesentlichen verharren die Aussagen der Lehrbücher zu Schwangerschaftsrisiken noch auf einem traditionellen Wissensstand. Dieser kannte allgemeine toxische Risiken und das Risiko eines Aborts. Letzteres wurde sehr stark betont, und man hat den Eindruck, dass es in einigen Fällen eher aus theoretischen Überlegungen hergeleitet als durch Beobachtung festgestellt wurde.

Für die heutige Medizin steht das Teratogenitätsrisiko an erster Stelle, und dessen ist man sich erst seit dem Conterganskandal richtig bewusst geworden. Traditionell war es nicht bekannt und konnte es auch nicht bekannt sein. Da die spontane Missbildungsrate bei drei bis vier Prozent liegt, kann man es zumeist nur durch Studien mit hohen Fallzahlen und statistischer Auswertung abgrenzen. So sind 300 dokumentierte Fälle mit Anwendung eines Mittels in der kritischen Schwangerschaftsphase nötig, um mit einer Wahrscheinlichkeit (power) von 80% eine Erhöhung des Missbildungsrisikos auszuschließen, und zwar für den Fall, dass das Risiko durch das Mittel mindestens 2,7fach erhöht ist. Für eine geringe Risikoerhöhung sind entsprechend mehr Fälle erforderlich.[2]

Neben traditionellen Erfahrungen, wie zu abortiven Wirkungen von Arzneidrogen oder deren Anwendung zur Abtreibung, gibt es seit ca. 30 Jahren auch eine zunehmende Anzahl von Untersuchungsergebnissen aus experimentellen Studien am Tier zu möglichen teratogenen, embryotoxischen und fetotoxischen Wirkungen chinesischer Arzneidrogen oder deren Auswirkungen auf den Schwangerschaftsverlauf. Manche dieser Untersuchungsergebnisse sind jedoch nicht valide oder gar manipuliert und müssen zurückgewiesen werden.[3] Die meisten experimentellen Untersuchungen stammen aus China. Die Ergebnisse werden in der chinesischen Literatur auch aufgeführt, und einige chinesische Autoren bemängeln, dass man diese Aspekte in der Vergangenheit vernachlässigt habe, es werden jedoch selten klare Schlussfolgerungen für die therapeutische Anwendung daraus abgeleitet.

Wir haben versucht, soweit als möglich alle Erkenntnisse aus traditioneller Erfahrung und aus experimentellen und Beobachtungsstudien zusammenzuführen und daraus so gut als möglich eine Konsequenz für die therapeutische Situation abzuleiten. Die Schwierigkeit besteht dabei darin, verschiedene Ergebnisse, die sich widersprechen können oder auf unsicherem Boden stehen, zu werten. Mitunter wurden in den Studien die Mittel subkutan injiziert oder andere als in der Therapie verwendete Extrakte oder gar isolierte Einzelsubstanzen verabreicht. Derartige Ergebnisse sind kaum aussagefähig und schwerlich für eine Risikoevaluation heranzuziehen.

Für Schlussfolgerungen gilt, dass sich ein Risiko auf einer gleitenden Skala zwischen Null und absoluter Kontraindikation bewegen kann. Eine Subsumierung unter „mit Vorsicht einzusetzen“ oder „Kontraindikation“ unterliegt dabei manchmal einer gewissen subjektiven Wertung, die diskutabel ist.

Tierstudien gehen meist von einem Worst-Case-Szenario aus und verwenden höhere Dosen als in der Therapie beim Menschen. Dabei berücksichtigt man das Problem, dass man nicht weiß, ob die Toxizität beim Übergang von einer Spezies auf eine andere vergleichbar ist. Der Mensch könnte empfindlicher reagieren als z.B. die Ratte. Dafür verwendet man einen Sicherheitsfaktor. Im Einzelfall wurden aber selbst bei einer äquivalenten Dosis zur therapeutischen Dosis beim Menschen teratogene Wirkungen gefun-

1 Wiebrecht A. Hormonwirkungen chinesischer Arzneidrogen. Chinesische Medizin. 2018;33(2):67-86.
2 Schaefer C, Spielmann H, Vetter K, Weber-Schöndorfer C. Arzneimittel in Schwangerschaft und Stillzeit. 8th ed München: Urban&Fischer; 2012.
3 Wiebrecht A, Gaus W, Becker S, Hummelsberger J, Kuhlmann K. Safety aspects of Chinese herbal medicine in pregnancy - re-evaluation of experimental data of two animal studies and the clinical experience. Complement Ther Med. 2014;22(5):954-964.

den, so bei einem wässrigen Extrakt von *San Leng* (Sparganii Rhizoma) ▶ AG 10.1, der oral an schwangere Mäuse verabreicht wurde.[1]

Ausreichende Daten von dokumentierten Anwendungen beim Menschen, die die größte Aussagekraft hätten, fehlen leider für fast alle chinesischen Arzneidrogen. Eine eindeutige Toxizität oder vorliegende positive experimentelle Ergebnisse zu Teratogenität, Embryotoxizität, Fetotoxizität oder Gentoxizität haben wir als Kontraindikation für die Schwangerschaft beurteilt. Traditionell überlieferte abortive Wirkungen werden mehr oder weniger durch experimentelle Untersuchungen gestützt, und hier ist mehr Spielraum für ein Abwägen. Traditionell wurden diesbezüglich „Kontraindikationen" häufig als relative Kontraindikationen aufgefasst, die bei zwingender Indikation vernachlässigt werden können. Unter vorsichtiger Anwendung und gewissenhafter gynäkologischer Überwachung können Arzneidrogen, deren abortiver Effekt offensichtlich nicht stark ausgeprägt ist, verantwortet werden. Im Falle von *Fan Xie Ye* (Sennae Folium) ▶ AG 3.1 hat eine Metaanalyse gezeigt, dass diese Arznei, die traditionell meist als kontraindiziert gilt, in der Schwangerschaft ohne erhöhtes Abortrisiko eingesetzt werden kann.

Generell gilt für die Schwangerschaft der Grundsatz, dass die Indikation für eine Arzneitherapie streng zu stellen ist, und das gilt vor allem für das erste Trimenon. Wo möglich, sollte nicht-medikamentösen Verfahren, wie der Akupunktur, Vorrang eingeräumt werden. Bei der Fertilitätsbehandlung ist zu beachten, dass die Therapie leicht in eine (noch nicht erkannte) Schwangerschaft hineinreichen kann.

Eine Fragestellung, der in der Literatur bisher kaum Beachtung geschenkt wurde, ist die einer Beeinträchtigung der Fruchtbarkeit, was sowohl Frauen als auch Männer betreffen kann. Auch hierzu haben wir vorliegende Erkenntnisse zusammengetragen. Die Unsicherheiten sind hier auf der weiblichen Seite größer, da teilweise nicht klar zwischen einer Schwangerschaftsverhütung und dem Abbruch einer Frühschwangerschaft unterschieden wird. Wir haben uns in diesem Buch auf die Wiedergabe relativ eindeutiger Wirkungen beschränkt und in anderen Fällen eine Aussage vermieden. Bei Männern besteht auch ein Risiko bei Verabreichung von Arzneidrogen mit mutagenen oder gentoxischen Eigenschaften für ca. drei Monate vor einer Zeugung, entsprechend der Dauer von der Spermatogenese bis zur Befruchtung. Dieses spezifische Risiko gilt für Frauen weniger, da deren Keimzellen bereits in ihrer Fetalzeit angelegt wurden.

Risiken in der Stillzeit sind im Vergleich zu denen in der Schwangerschaft im Allgemeinen als deutlich geringer einzuschätzen. Von chemisch definierten Arzneimitteln weiß man, dass zahlreiche Mechanismen den Übergang von Stoffen in die Muttermilch und die Aufnahme über den kindlichen Darm begrenzen. Andererseits kann es unter besonderen Bedingungen zu einer höheren Aufnahme in den kindlichen Körper kommen. Bei chinesischen Arzneidrogen liegen dazu kaum Untersuchungen vor. Einige Erkenntnisse existieren jedoch für Arzneien, die auch in der westlichen Phytotherapie angewendet werden.

Die Entgiftungsfunktion der Leber ist beim Säugling noch unzureichend ausgebildet, sodass er für Arzneimittelrisiken anfälliger ist. Toxische Eigenschaften, einschließlich Mutagenität und Gentoxizität, sind hinsichtlich ihres Risikos für das Stillen zu werten. Bisherige Lehrbücher enthalten dazu kaum Angaben. Wir haben versucht, eine Sicherheitsbeurteilung für alle vorgestellten Arzneidrogen in der Stillzeit abzugeben.

1.10 Kinder

Die Chinesische Arzneitherapie wird in China und auch im Westen bei Kindern häufig und erfolgreich eingesetzt und ist eine sinnvolle Therapieform. Allerdings sollte man dabei besondere Vorsicht walten lassen. Kinder sind nicht einfach nur kleine Erwachsene. Ihre Stoffwechsel- und Ausscheidungsfunktionen sind noch nicht so ausgereift wie bei Erwachsenen. Das gilt umso mehr, je jünger die Kinder sind. Bei Kindern unter einem halben Jahr sind nicht-pharmakologische Interventionen, wie z.B. eine Form der Akupunktur, zuerst auszuschöpfen und einer Arzneitherapie vorzuziehen. Toxische Arzneien sollten so weit als möglich vermeiden werden, insbesondere bei Säuglingen und Kleinkindern. Viele folgenschwere Nebenwirkungen sind gerade bei Kindern aufgetreten, denen zu hohe Dosen chinesischer Arzneien verabreicht wurden, z.B. durch die Arznei *Shan Dou Gen* (Sophorae Tonkinensis Radix et Rhizoma). Auf möglicherweise mutagene oder kanzerogene Mittel sollte bei Kindern gänzlich verzichtet werden. Dies nicht nur wegen der erhöhten Empfindlichkeit der Kinder, sondern auch, weil Kinder noch mehr Lebensjahre vor sich haben, in denen es zur Entwicklung einer malignen Erkrankung kommen kann.

1 Sun J, Wang S, Wei YH. Reproductive toxicity of Rhizoma Sparganii (Sparganium stoloniferum Buch.-Ham.) in mice: mechanisms of anti-angiogenesis and anti-estrogen pharmacologic activities. J Ethnopharmacol. 2011;137(3):1498-1503.

Für kleinere Kinder wird häufig eine Verabreichung in Form der hydrophilen Konzentrate gewählt. Dabei ist zu berücksichtigen, dass – soweit eine Herstellung durch alkoholische Extraktion erfolgt – durch den Extraktionsprozess auch vermehrt toxische Stoffe im Konzentrat vorliegen können. Man kann sich in diesem Fall nicht einfach auf Erfahrungen aus der Tradition berufen. Das kann bei toxischen Arzneien, wie z.B. bei der Arznei *Fu Zi* (Aconiti Radix Lateralis Praeparata) eine erhebliche Rolle spielen. Ob dieses Risiko durch die allgemein relativ niedrige Wirkstoffkonzentration hydrophiler Konzentrate kompensiert wird, ist im Einzelfall ungewiss. Neuere hydrophile Konzentrate werden auch nicht durch alkoholische Extraktion gewonnen.

Die Dosierung bei Kindern ist dem Alter, besser noch dem Körpergewicht anzupassen, dabei sollte man als Berechnungsgrundlage nicht unbedingt die maximale Dosis, die für Erwachsene gilt, wählen. Weitere Informationen hierzu ▶ Kap. V.2, Dosierungsrichtlinien.

1.11 Verschiedene Arzneizubereitungen, Granulate

Die in der Tradition am meisten angewendeten Zubereitungen sind das Dekokt und die vermahlene Roharznei, die als Pulver (*San*) oder zu Pillen (*Wan*) verarbeitet eingenommen wurde. Es gab und gibt etliche weitere Zubereitungsarten, auf die hier nicht weiter eingegangen werden soll. Die heute am meisten verwendeten Zubereitungsarten sind das Dekokt und das Granulat, daneben spielen noch hydrophile Konzentrate eine Rolle, manchmal auch vermahlene Roharzneien in Pulverform und Zubereitungen zur topischen Applikation. Das Granulat hat sich in den letzten Jahren zur bevorzugten Einnahmeform entwickelt. Um die Dosierung für die einzelnen Zubereitungen ▶ Kap. V.2 richtig zu wählen, ist ein Wissen um die Herstellung und Wirkungsweise der verschiedenen Zubereitungen erforderlich.

Das Dekokt gibt im Allgemeinen den Standard für die Dosierung vor. Die Dosierung traditioneller Rezepturen, die als Pulver angewendet wurden, wird heute üblicherweise für eine Dekoktzubereitung angegeben. Man muss sich aber darüber im Klaren sein, dass die Wirkung einer vermahlenen Roharznei anders einzuschätzen ist als die eines Dekokts, das nur die wasserlöslichen Bestandteile enthält. Dieses Problem ist bislang nicht ausreichend diskutiert bzw. gelöst worden. Entsprechend enthalten auch hydrophile Konzentrate, bei deren Herstellung Alkohol für die Extraktion eingesetzt wird, ein anderes Wirkstoffspektrum als Dekokte. Bisher gibt es jedoch keine Berichte oder Untersuchungen über eine qualitativ andere klinische Wirkung. Zusätzlich ist die Wirkstoffkonzentration hydrophiler Konzentrate relativ gering im Vergleich zum Dekokt. Die einfache Einnahmeform macht die hydrophilen Konzentrate zur bevorzugten Galenik für Kinder.

Um den Einsatz der Arzneidrogen bei gleicher Wirkstärke und damit deren Preis zu reduzieren, wenden einige Therapeuten mehr oder weniger grob vermahlene Roharzneien für die Dekoktherstellung an. Dadurch kann die Dosis verringert werden, wobei der Reduktionsfaktor von dem Feinheitsgrad der Vermahlung abhängt. Man muss sich aber auch hier dessen bewusst sein, dass durch eine feine Vermahlung ein zumindest leicht differentes Wirkstoffspektrum resultiert, weil vermehrt Wirkbestandeile aus der Arznei herausgelöst werden können, die bei den groben Dekoktstücken unzureichend extrahiert werden. Mitunter können damit auch toxische Stoffe vermehrt im Dekokt ankommen. Untersuchungen hierzu sind uns nicht bekannt.

Granulate werden typischerweise durch wässrige Extraktion aus einer großen Drogenmenge hergestellt. Die Kochzeiten sind im Allgemeinen deutlich länger als bei einer klassischen Dekoktherstellung. Ätherische Öle, die dabei verlorengehen würden, werden vorher abgetrennt und später dem Produkt wieder zugeführt. Die aus der Extraktion hervorgehenden Massen werden, damit sie nicht durch Feuchtigkeit verklumpen, auf eine Trägersubstanz (Maismehl, Zellulose u.a.) aufgesprüht. Daher lösen sie sich oft in Wasser nicht gänzlich auf, mit Ausnahme der meisten Granulate chinesischer Provenienz oder der sogenannten Kompaktate, einer besonders reinen Extraktform. Für die Dosierung im Vergleich zu einem Dekokt geben die Hersteller häufig ein Verhältnis von 5:1 an, d.h. fünf Teile eingesetzte Rohdroge entsprechen einem Teil Granulat. Das ist jedoch eine sehr grobe Annäherung, die mit der Realität mitunter nur wenig zu tun hat. Die Menge, die durch wässrige Extraktion aus einer Arznei gewonnen werden kann, ist sehr unterschiedlich und hängt u.a. von der Wasserlöslichkeit der Inhaltsstoffe ab. Einige Hersteller geben individuelle Umrechnungsfaktoren an, die für nicht-mineralische Arzneien etwa zwischen zwei und sieben liegen können. Mineralische Arzneien sind kaum wasserlöslich, daher resultiert aus der Extraktion nur eine ganz geringfügige Extraktmenge. Aus diesem Grund geben die Hersteller vermahlenes Mineral dazu oder verwenden dieses ausschließlich, sodass das Umrechnungsverhältnis bei 1:1 liegen kann. Kompaktakte verwenden im

Unterschied dazu das reine Extrakt, ohne Beigabe von pulverisierter Arznei, dosieren es aber höher, um auf eine akzeptable Menge zu kommen.
Es ist zu empfehlen, für die Granulatrezeptierung individuelle Umrechnungsfaktoren anzuwenden oder die Dosierung als Dekoktdosierung anzugeben und vom Vertreiber umrechnen zu lassen.
Granulate haben neben der leichteren Anwendungsweise den Vorteil einer besseren Wirkstoffkonstanz, weil sie aus einer großen Einsatzmenge hergestellt werden. Bei Dekokten können die Wirkstoffkonzentrationen in Abhängigkeit von den Anbaubedingungen der verwendeten Arzneidroge stärker schwanken. Andererseits wird den Dekokten eine stärkere Wirksamkeit zugemessen, zumal die Dosierung meist höher liegt als beim Granulat. Aussagefähige Untersuchungen dazu fehlen bislang.

1.12 Arzneiqualität

Voraussetzung für eine wirksame und sichere Arzneitherapie ist eine vorschriftsmäßige und hochwertige Arzneiqualität, die den Vorgaben des Europäischen bzw. Chinesischen Arzneibuchs entspricht. Das bedeutet, dass zunächst die Identität einer Arzneidroge gesichert sein muss, dass sie einen möglichst hohen Wirkstoffgehalt aufweist und die Grenzwerte für Schwermetall-, Pestizid- und mikrobiologische Belastungen unterschreitet. Diese Voraussetzungen sind am ehesten erfüllt, wenn die Arzneidrogen bzw. ihre Zubereitungen über Apotheken bezogen werden (in der Schweiz gilt das auch für von Swissmedic zertifizierte Großhändler). Verwechslungen der Identität können, wenn auch selten, schwerwiegende Folgen haben. In Europa sind nach dem Verbot der *Aristolochia*-Arzneien noch einige wenige Fälle von Nephropathie bekannt geworden, die durch diese Arzneien verursacht wurden.
Falls unter CAT Nebenwirkungen auftreten, ist es relativ unwahrscheinlich, dass diese durch Kontaminationen mit Schwermetallen oder Pestiziden verursacht wurden, auch wenn viele betroffene Patienten zuerst einmal darauf ihre Vermutung richten. Diese müssten schon ein erhebliches Ausmaß annehmen, um akute oder subakute Reaktionen auszulösen. Nichtsdestotrotz sind derartige Kontaminationen nicht tolerabel, weil sie den Körper langfristig belasten. Patienten suchen in der Chinesischen Medizin nicht zuletzt eine nebenwirkungsarme Therapie, die eine ordnungsgemäße Produktqualität voraussetzt. Der Bezug von anderen als den genannten Lieferanten, insbesondere aus dem Internet, beinhaltet ein hohes Risiko, dass die Arzneien nicht ausreichend geprüft sind und/oder nicht die zu fordernde Qualität aufweisen.

1.13 Rechtliche Aspekte

Pflanzliche Roharzneien und Granulate sind in Europa ohne Zulassung verkehrsfähig, soweit sie nicht explizit verboten sind. Die Verbote unterscheiden sich in den einzelnen Ländern, für alle gilt jedoch ein Verbot von Aristolochia-Arzneien. In Deutschland und der Schweiz ist darüber hinaus *Xi Xin* (Asari Radix et Rhizoma) ▶ AG 11 verboten. Für pyrrolizidinalkaloidhaltige Arzneien wurden von der Europäischen Arzneimittelagentur (EMA) Grenzwerte festgelegt, in deren Grenzen die Anwendung erlaubt ist ▶ 1.6. Allerdings kommen diese weitgehend einem Verbot gleich, weil die Grenzwerte durch die betroffenen chinesischen Arzneidrogen realistischerweise kaum einzuhalten sind. *Ma Huang* (Ephedrae Herba) ▶ AG 1.1 ist in Deutschland und Österreich, die Aconitum-Arzneien sind in Deutschland verschreibungspflichtig.

Chinesische Fertigarzneimittel, die in Europa keine Zulassung haben, sind hier nicht legal, und zurzeit bestehen nur ganz vereinzelte Zulassungen zur Anwendung am Menschen. Legal wäre in Deutschland nur der Bezug auf Einzelverschreibung eines Mittels, das in China zugelassen ist, d.h. die Apotheke dürfte keine Bevorratung dieses Mittels betreiben.

In der Praxis werden viele Mittel als „Nahrungsergänzungsmittel" vertrieben. Tatsächlich sind sie aber nicht zur Ergänzung der Nahrung bestimmt, sondern zur Behandlung von Krankheiten. Diese Praxis, die im Grunde illegal ist, wird jedoch derzeit toleriert. Nachteil ist, dass diese Mittel nicht denselben Qualitätsanforderungen unterliegen, die für Arzneimittel gelten. Zudem ist die Deklaration von Kombinationspräparaten oft mangelhaft, was die Menge der enthaltenen Arzneidrogen, das Extraktionsmittel und das Dosis-Extrakt-Verhältnis angeht.

In Deutschland dürfen Arzneimittel, und dazu gehören auch Roharzneien und Granulate, von Rechts wegen nur durch Apotheken vertrieben werden. Diese müssen für jede Charge Zertifikate anerkannter Institute über die Bestimmung der Arzneiidentität sowie über die Einhaltung der Grenzwerte bzgl. Schwermetallen, Pestiziden, mikrobiologischer Belastung und z.T. Aflatoxine vorhalten. Zusätzlich gilt in Deutschland die Verpflichtung, dass die Identität der Arzneidroge in der Apotheke selbst noch einmal zu bestätigen ist. Letztere Bestimmung stößt bei den Granulaten auf Schwierigkeiten, weil dafür einfache Methoden, wie organoleptische und mikroskopische Prüfung, nicht ausreichen. Einigen Apotheken wurde deswegen der Vertrieb von Granulaten untersagt, andere wenden relativ personalaufwändige Verfahren an, wie die Dünnschichtchromatografie.

Von der Anwendung chinesischer Fertigarzneimittel, die illegal über das Internet oder als „Nahrungsergänzungsmittel" bezogen werden, ist unbedingt abzuraten, weil ihre Qualität nicht zu beurteilen ist. Es ist hinreichend bekannt und nachgewiesen, dass Patentmittel aus China relativ häufig mit nicht deklarierten chemischen Arzneimitteln verfälscht oder mit Kontaminanten belastet sind.

Als Fertigarzneimittel gelten auch im Voraus hergestellte Granulatmischungen, z.B. von Standardrezepturen. Deutsche Apotheken dürfen diese in begrenztem Umfang herstellen, aus dem Ausland dürfen sie jedoch nicht importiert werden. Dadurch entfällt leider die Möglichkeit, Granulat-Standardrezepturen, bei denen die Arzneien zusammen ausgekocht und nicht aus Einzelgranulaten im Nachhinein zusammengemischt wurden, einzusetzen, solange die Dekoktierung nicht in Deutschland selbst durchgeführt wird.

1.14 Centrum für Therapiesicherheit in der Chinesischen Arzneitherapie (CTCA)

Für die deutschsprachigen Länder besteht als weltweit einmaliges Spezifikum eine Therapierichtungs-eigene Institution für die Arzneimittelsicherheit in der Chinesischen Medizin, wenn man von staatlichen Institutionen in asiatischen Ländern oder Australien absieht. Das CTCA wurde 2003 in Deutschland als Dachorganisation der Fachgesellschaften gegründet, und derzeit gehören ihm fast alle Gesellschaften in Deutschland, der Schweiz und Österreich an, die in CAT ausbilden. Zusätzlich sind auch ein Verband der TCM-Apotheken und einzelne Pharmazie-Experten vertreten.

Das CTCA nimmt Meldungen über vermutete Nebenwirkungen chinesischer Arzneien entgegen, wertet diese aus, gibt dem Meldenden eine Beurteilung zurück und nutzt die Erkenntnisse daraus, um allgemeine Risiken zu erkennen und ihren Stellenwert zu bestimmen. Ferner wertet das Centrum die weltweite Literatur zu Risikoaspekten der CAT aus und sammelt die verwertbaren Erkenntnisse in Datenbanken. Das Wissen zur Arzneimittelsicherheit wird an die Fachkreise über die CTCA-Website (www.ctca.center), über einen Newsletter, Veröffentlichungen in Zeitschriften und Büchern sowie in Vorträgen verbreitet. Fachpersonen können jederzeit Anfragen zu Risiken, Interaktionen oder sonstigen Sicherheitsaspekten an das CTCA richten. Es ist sinnvoll und wünschenswert, dass unerwünschte Wirkungen, die unter CAT auftreten, an das CTCA gemeldet werden, damit das Wissen zu möglichen Nebenwirkungen wächst und die Therapierichtung davon profitieren kann.

Eine weitere wichtige Aufgabe des CTCA ist es, unberechtigten Angriffen wegen vorgeblicher Sicherheitsrisiken der CAT entgegenzutreten. Dieses hat das CTCA wiederholt in Publikationen, Leserbriefen und öffentlichen Stellungnahmen, zum Teil zusammen mit den Fachgesellschaften, unternommen. Ziel des CTCA ist es, auf dem Boden des aktuellen Standes der Wissenschaft eine möglichst objektive Aussage zu den Sicherheitsfragen der CAT zu treffen, ohne diese zu beschönigen oder unangemessen aufzuwerten.

2 Dosierungsrichtlinien

2.1 Die Dosierung von Granulaten: Eine Anleitung für die Praxis

In Europa sind Extraktgranulate von Chinesischen Arzneien (im folgenden „Granulate“ genannt) die meistverbreitete Form der chinesischen Medizin. Schätzungsweise rund 80–85% aller chinesischen Verschreibungen werden in Granulatform eingenommen. Trotz dieser Popularität wird in der aktuellen Literatur deren Dosierung nur sehr spärlich diskutiert. Diese Anleitung soll die Anwendung in der Praxis unterstützen. Allerdings gilt für die Dosierung dasselbe wie für die Verschreibung: Erfahrung ist ein wichtiger Teil der Expertise.

2.2 Ursprung und Herstellung

Granulate wurden ursprünglich in Japan für die japanische Kräutermedizin Kampo entwickelt. Von Japan breitete sich die Granulatherstellung nach Taiwan aus. In Taiwan setzten sich die Granulate als Hauptanwendungsform für chinesische Medizin durch. Taiwanesische Experten haben demnach auch die meiste Erfahrung bei der Anwendung von Granulaten. Seit der Jahrtausendwende beginnen sich auch Granulate aus der Volksrepublik China im Westen auszubreiten.

Granulate bestehen aus einem aufkonzentrierten Roharzneidekokt (ein Extrakt der chinesischen Arznei) und Hilfsstoffen. Als Lösungsmittel wird Wasser verwendet, was der traditionellen Zubereitung als Wasserdekokt entspricht. Die Hilfsstoffe reduzieren die Hygroskopizität und ermöglichen die Haltbarkeit und die Fließeigenschaften, die man von Granulaten kennt. Mit den Hilfsstoffen wird auch das Arznei-Extraktverhältnis eingestellt (siehe Umrechnungsfaktor). Chinesische Granulate lösen sich mehr oder weniger komplett auf in Wasser. Bei taiwanesischen Granulaten entsteht, wenn Wasser zugegeben wird, eine Suspension. Beide Granulatformen können teilweise gemahlene Roharznei enthalten. Die Apotheke kann Auskunft dazu geben, woher die vertriebenen Granulate stammen.

2.3 Der Umrechnungsfaktor

In der chinesischen Medizin arbeiten wir mit Vollspektrum-Granulaten. Das heißt, der gesamte wässrige Auszug geht in das Granulat ein. Die Herstellung fokussiert sich nicht auf einzelne Wirk- oder Leitsubstanzen. Der Umrechnungsfaktor ergibt sich aus dem Gewichtsverhältnis einer Arznei zum Extrakt einschließlich der Hilfsstoffe (Droge-Extrakt-Verhältnis). Werden 100 g Roharzneien gekocht, konzentriert und zu 10 g nativem Extrakt verarbeitet, handelt es sich um ein 10:1-Extrakt. Werden zu diesen 10 g nativem Extrakt noch 10 g Hilfsstoffe hinzugefügt, so entsteht ein 5:1-Granulat. Der Umrechnungsfaktor beschreibt das Verhältnis von Ausgangsstoff (100 g Roharznei) zu Endprodukt (20 g Granulat), das Droge-Extrakt-Verhältnis.

Der Umrechnungsfaktor sagt nichts über die Qualität eines Extrakes aus. Ein hoher Zahlenwert bedeutet nicht, dass es sich um eine hochwertigere Extraktion handelt. Er ist vielmehr in erster Linie eine Drogeneigenschaft, die aussagt, welcher Anteil der Inhaltsstoffe einer Droge bei der Dekoktion in die wässrige Lösung übergeht. Dadurch variiert zumindest das native Droge-Extrakt-Verhältnis je nach Arznei. Der Umrechnungsfaktor für das Endprodukt beschreibt, wie man von Granulat zur Rohdrogen-Äquivalenzdosis umrechnet. Chinesische Granulate geben meist einen oder zwei Umrechnungsfaktoren an, zum Beispiel 3:1 oder 5:1. Taiwanesische Granulate geben teilweise individuelle Umrechnungsfaktoren an, je nach vorliegender Arznei. Dieser Unterschied ergibt sich unter anderem durch verschiedene Reglementierungsvorschriften und unterschiedliche Herstellungstraditionen in den beiden Ländern. Einige Substanzen sind gar nicht extrahiert, sondern das «Granulat» entspricht der gemahlenen und leicht verarbeiteten Roharznei. Das ist häufig bei mineralischen Arzneien der Fall. Die Apotheke kann Auskunft zu den individuellen Umrechnungsfaktoren geben.

2.4 Zwei Dosierungsmethoden

Im Folgenden werden zwei unterschiedliche Dosierungsmethoden beschrieben. Die erste Dosierungsmethode folgt der taiwanesischen Tradition und dosiert Granulate „als Granulate", ohne die individuellen Umrechnungsfaktoren zu berücksichtigen. Für diese Strategie liegen vor allem Erfahrungen mit taiwanesischen Granulaten vor. Allerdings können grundsätzlich beide Methoden bei beiden Formen von Granulaten eingesetzt werden.

Methode 1: Dosierung als Granulat (Taiwan Methode)

In Taiwan werden Granulate „als Granulate" dosiert, nicht als extrahierte Roharzneien. Die verschriebene Arznei ist das Granulat und Erfahrungen zur Dosierung vis-a-vis Wirksamkeit und Verträglichkeit bestehen für das Granulat-Produkt. Die „Taiwan Methode" wird auch von den Autoren seit über 25 Jahren eingesetzt und ist im Westen weit verbreitet.

Diese Methode der Dosierung ist flexibel und differenziert und ermöglicht eine individualisierte Verschreibung frei von Umrechnungsfaktoren. Allerdings bedingt diese Methode, dass man mehrheitlich mit denselben Granulaten arbeitet und es sich somit um dieselben oder sehr ähnliche Umrechnungsfaktoren handelt. Ansonsten besteht die Gefahr, dass sich die Granulate aufgrund von Abweichungen bezüglich des Droge Extrakt Verhältnisses unterschiedlich verhalten, was die Zuverlässigkeit dieser Methode stark einschränkt.

Diese Methode besteht aus drei einfachen Schritten:

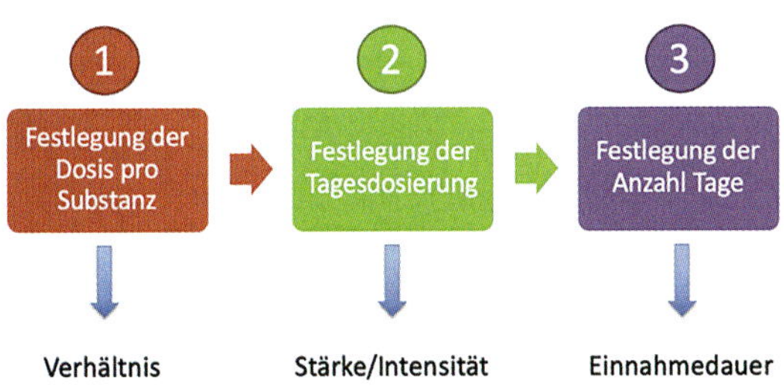
1
Festlegung der Dosis pro Substanz
2
Festlegung der Tagesdosierung
3
Festlegung der Anzahl Tage
Verhältnis
Stärke/Intensität
Einnahmedauer

In diesen drei Schritten werden

1. die individuellen Mengenverhältnisse der Einzelarzneien untereinander festgelegt (Schritt 1)
2. die Stärke der Gesamtmischung via Tagesdosierung definiert (Schritt 2)
3. die Länge der Einnahme bestimmt (Schritt 3).

Diese Parameter können je nach Befinden der Patienten jederzeit angepasst werden. Zum Beispiel können bei einer nächsten Verordnung die Verhältnisse in einer Rezeptur in Schritt 1 verändert werden. Beim Abklingen von Symptomen oder bei allfälligen Nebenwirkungen kann die Tagesdosierung in Schritt 2 reduziert werden. Muss eine Rezeptur über einen längeren Zeitraum eingenommen werden, wird die Anzahl Tage in Schritt 3 erhöht. Im Folgenden werden die drei Schritte ausführlicher beschrieben.

Schritt 1: Arzneiverhältnisse innerhalb der Rezeptur bestimmen

Die einzelnen Bestandteile der Arzneimischung werden so dosiert, wie das bei Roharzneirezepturen üblich ist. Die Dosierungen beruhen einerseits auf Angaben zu den Roharzneien, andererseits aber auch auf den Erfahrungen mit den entsprechenden Granulaten. Es geht vor allem um die Verhältnisse der Einzelarzneien untereinander. Mineralische Arzneien stellen eine Ausnahme dar. Mineralische Arzneien werden nicht so hoch dosiert, wie das bei Roharzneirezepturen üblich ist. Die Dosierung wird bei mineralischen Arzneien auf rund ein Drittel reduziert (siehe Tabelle).

Arznei	Mengenverhältnisse
Chen Pi	12 g
Zhi Ban Xia	9 g
Fu Ling	9 g
Zhu Ling	9 g
Bai Zhu	7 g
Zhi Qiao	9 g
Bai Shao	7 g
Chai Hu	9 g
Zhen Zhu Mu	8 g
Suan Zao Ren	12 g
Gan Cao	3 g
Granulatmischung mit Angabe der Mengenverhältnisse Tagesdosis 2 x 4 g Granulat Total 10 Tage	

Eine alternative Möglichkeit besteht darin, die Verhältnisse als effektive Granulat-Tagesmengen zu dosieren. Es wird also nicht mathematisch umgerechnet, sondern man dosiert, basierend auf klinischer Erfahrung, die effektiven Tagesmengen des Arzneigranulats pro Tag. Die Bandbreite der Tagesdosierung für einzelne Granulate liegt bei ca. 0,4–2,0 g. Diese Art von Dosierung macht die Tagesmenge der einzelnen Substanzen sofort ersichtlich und bietet größtmögliche Genauigkeit bei Anpassungen. Es ist jedoch auch die anspruchsvollste Dosierungsoption und benötigt etwas Erfahrung.

Arznei	Dosierung
Chen Pi	1,0 g
Zhi Ban Xia	0,8 g
Fu Ling	0,8 g
Zhu Ling	0,8 g
Bai Zhu	0,6 g
Zhi Qiao	0,8 g
Bai Shao	0,7 g
Chai Hu	0,8 g
Zhen Zhu Mu	0,8 g
Suan Zao Ren	1,2 g
Gan Cao	0,3 g
Granulatmischung Tagesdosis 2 x 4 g Total 10 Tage	

Ausnahme mineralische Mittel

Mineralische Arzneien wie Steine oder Muschelkalk lassen sich nur sehr schwer in Wasser extrahieren. Kocht man einen 100 g Hämatitstein für drei Stunden, so geht sehr wenig Material ins Dekokt über und es könnte kaum etwas mit dem Hilfsstoff gemischt werden.

Aus diesem Grund werden mineralische Arzneien gemahlen und mit wenig Hilfsstoffen gemischt. Hilfsstoffe sind deshalb wichtig, weil damit die Konsistenz des Granulates, also auch das Fließverhalten, den anderen Substanzen angepasst wird. Würde das Mineral nur gemahlen, entsteht zum Teil ein feines Pulver, das sich schlecht mit den anderen Granulaten vermischen ließe. Somit entsteht ein «Granulat» mit einem Umrechnungsfaktor von ca. 0,8:1. Das heißt, 1 g Granulat entspricht 0,8 g Roharznei.

Im Roharzneidekokt werden mineralische Substanzen grundsätzlich speziell hoch dosiert, eben genau weil so wenig davon ins Dekokt übergeht. Im Gegensatz dazu wird in Granulatform die mineralische Substanz gänzlich eingenommen. Deshalb wird das mineralische Granulat im Vergleich zum Roharzneiverhältnis auf ca. einen Drittel reduziert. Bei 30 g *Mu Li* in einer Roharzneirezeptur wird im Granulat das Äquivalent für 10 g eingesetzt, was dann wiederum ungefähr dem Durchschnittswert pro Arznei entspricht. Das heißt, mineralische Arzneigranulate werden nicht besonders hoch sondern gleich dosiert wie die meisten anderen Arzneien.

Schritt 2: Tagesdosierung bestimmen

Im zweiten Schritt wird die effektive Tagesdosierung definiert. Diese basiert auf Erfahrungswerten und bewegt sich zwischen 2 g und 20 g pro Tag. Eine geringe Tagesdosis liegt bei ca. 2–6 g; eine mittlere Dosis bei 8–12 g; eine hohe Dosis bei 15–20 g.

Die Tagesdosis liegt bei Granulaten häufig niedriger als sich bei Umrechnung von der Gesamtmenge einer Rohdrogenrezeptur ergeben würde. Ein Grund ist, dass zur Herstellung von Granulaten optimierte Extraktionsverfahren angewendet werden, sodass ein Granulat, das aus 10 g Rohdroge gewonnen wurde, meist eine höhere Wirkstoffkonzentration aufweist als ein häuslich hergestelltes Dekokt aus derselben Rohdrogenmenge. Dieses rechfertigt eine niedrigere Granulatdosierung als sie sich rechnerisch aus dem Droge-Extrakt-Verhältnis ergibt.

Geringe Dosierungen werden z. B. bei einer Erhaltungstherapie oder zum Ausschleichen verwendet. Hohe Dosierungen werden bei akuten Beschwerden oder bei starker Symptomatik eingesetzt. Die mittlere Dosierung ist die häufigste.

Geringe Dosis 2–6 g (z.B. 1–2 x 2 g)
Mittlere Dosis 8–12 g (z.B. 2–3 x 4 g)
Hohe Dosis 15–20 g (z.B. 3–4 x 5 g)

Bei hohen Tagesdosierungen muss beachtet werden, dass nicht alle Personen Granulate gleich gut vertragen und hohe Dosierungen nicht selten eine Magendarm-Reizung auslösen können. Dies zeigt sich mit Blähungen, Übelkeit oder Durchfall. Eine Reduktion der Tagesdosierung oder die Verteilung der Tagesdosierung auf mehrere aber geringere Einnahmemengen ist in diesem Fall oft eine erfolgreiche Lösung des Problems.

Schritt 3: Einnahmelänge bestimmen

Ist die Tagesmenge bestimmt, so wählt man die Länge der Behandlung. Bei neuen Rezepturen möchte man vielleicht zuerst beobachten, wie die Patientin auf die Rezeptur reagiert und verschreibt nur für 10 Tage. Bei akuten Krankheiten wie Halsschmerzen oder Husten reichen eventuell 7 Tage. Bei längerer Gabe einer eingeführten Rezeptur kann diese für 20 oder 30 Tage verschrieben werden.

Die in Schritt 2 bestimmte Tagesdosis wird nun mit der Anzahl Tage multipliziert. Dies ergibt die Gesamtmenge. Bei einer Tagesdosis von 8 g und einer Einnahmedauer von 10 Tagen liegt die Gesamtmenge bei 80 g.

Die Apotheke rechnet nun die angegebenen Dosierungen auf die Gesamtmenge um. Wenn die Totalmenge der individuellen Dosierungen 94g ergeben (wie in der ersten Tabelle), so wird das auf die verordnete Gesamtmenge von z.B. 80 g reduziert. Diese Umrechnung findet oft bereits im Bestellsystem statt (z.B. bei LIAN Chinaherb's Online Bestellprogramm).

Methode 2: Dosierung nach Roharznei-Äquivalenzmengen (Roharznei-Äquivalenz Methode)

Bei dieser Methode ist zwingend, dass die Umrechnungsfaktoren aller Arzneien bekannt sind. Bei chinesischen Granulaten ist dies grundsätzlich der Fall: mit wenigen Ausnahmen sind sie auf entweder 3:1 oder 5:1 eingestellt. Und auch bei taiwanesischen Granulaten kennen seriöse Anbieter die Umrechnnungsfaktoren und können daher eine Umrechnung anbieten.

Ist der Umrechnungsfaktor bekannt, ist eine Umrechnung möglich und die Dosierung kann mit Roharznei-Äquivalenzmengen angegeben werden. Roharznei-Äquivalenzmengen entsprechen der konventionellen Roharzneidosierung. Es wird also dosiert, als ob Roharzneien verschrieben würden. Die Referenz dabei ist die Standard-Roharzneidosierung pro Tag gemäß Lehrbuch und/oder Erfahrung.
Zu beachten ist folgendes: Die einzunehmende Granulat-Tagesmenge leitet sich bei dieser Methode direkt von der Umrechnung ab. Zum Beispiel: Werden total 60 g Äquivalenzmenge verschrieben und der Umrechnungsfaktor liegt bei 5, dann ergibt sich eine Tagesdosierung von 12 g. Ebenfalls führt jede Dosierungsanpassung eines einzelnen Inhaltsstoffs zu einer Veränderung der Tagesdosierung, was unter Umständen zu Verwirrung bei Patienten führen kann. Aus diesen Gründen kann es sich auch bei dieser Methode anbieten, eine fixe und vom Verschreiber bestimmte Tagesdosierung zu definieren, so wie oben in Schritt 2 erlautert. Dadurch bleibt die Tagesdosierung gleich und kann nicht übermäßig hoch ausfallen (>12–15g).

Bei der Dosierung nach Roharznei-Äquivalenzmengen wird der Apotheke der Auftrag erteilt, die definierten Roharznei-Äquivalenzmengen pro Arznei entsprechend den vorhandenen Umrechnungsfaktoren umzurechnen.
Diese Methode besteht aus folgenden drei einfachen Schritten:
Schritt 1 Rezeptur dosieren in Roharznei-Äquivalenzmengen pro Tag.
Schritt 2 Tagesdosierung definieren (Definition Tagesdosierung siehe Schritt 2 oben).
Schritt 3 Die Einnahmelänge bestimmen (Anzahl Tage, siehe Schritt 3 oben).
Der Apotheke den Auftrag geben, die Roharznei-Äquivalenzmengen gemäß Umrechnungsfaktoren umzurechnen.

Arznei	Dosierung
Chen Pi	12 g
Zhi Ban Xia	9 g
Fu Ling	9 g
Zhu Ling	9 g
Bai Zhu	7 g
Zhi Qiao	9 g
Bai Shao	7 g
Chai Hu	9 g
Zhen Zhu Mu	8 g
Suan Zao Ren	12 g
Gan Cao	3 g
Dosierung als Roharznei Umrechnen nach Umrechnungsfaktoren Tagesdosierung: 2 x 4 g Granulat Total 10 Tage	

2.5 Die Einnahme von Granulaten

Ist das Granulat erst einmal gemischt und dosiert, bleibt noch die Einnahme. In Taiwan werden die Granulate oft trocken in den Mund geworfen und mit einigen Schlucken Wasser heruntergespült. Im Westen ist das Anrühren in einer kleinen Menge warmem Wasser am weitesten verbreitet. Zu beachten ist dabei, dass alles Granulat eingenommen wird. Es darf sich kein Satz bilden, der dann weggeschüttet wird. Wie oben beschrieben, lösen sich taiwanesische Granulate nicht ganz auf, sondern es bildet sich eine Suspension. Chinesische Granulate lösen sich fast vollständig auf.
Bezüglich Einnahmezeit sollten Granulate spätestens zwanzig Minuten vor oder frühestens eine Stunde nach dem Essen eingenommen wurde. Die Einnahme mit dem Essen kann durch eine geringere Aufnahme die Wirkung abschwächen. Die Beachtung der traditionellen Regel zur Einnahme vor dem Essen bei einem Wirkungsort im unteren Körperbereich und nach dem Essen bei einem Wirkungsort im oberen Körperbereich kann befolgt werden.

2.6 Die Dosierung von Flüssigkonzentraten

Die Herstellung von Flüssigkonzentraten ist nicht reguliert wie das bei Granulaten in Taiwan und in der Volksrepublik China der Fall ist. Auf dem europäischen Markt sind aktuell unterschiedliche Flüssigkonzentrate erhältlich. Vor der Verschreibung eines Produktes muss sich der/die Verschreiber detailliert mit der Herstellung auseinandersetzen. Handelt es sich um Vollspektrum-Flüssigkonzentrate, so kann die Dosierung nach Methode 1 (Taiwan Methode) erfolgen. Die Tagesdosierung muss dem Produkt angepasst werden. Hierzu muss die Apotheke oder der Hersteller genaue Angaben machen können. Gemäß unseren Erfahrungen werden Flüssigkonzentrate allerdings oft unter- und kaum je überdosiert. Es kann bei Nichtansprechen eines Patienten also durchaus sinnvoll sein, die Tagesdosierung zu erhöhen.

2.7 Dosierung bei Kindern

Um Granulate für Kinder zu dosieren, muss eine Tagesdosierung definiert werden. Die Dosierung der einzelnen Arzneien in der Rezeptur wird identisch vorgenommen wie bei Erwachsenen. Die Anpassung auf das Kind wird dann bei der Tagesdosierung vorgenommen. Hierbei sollte man sich nicht am Alter von Kindern orientieren, da Größen- und Gewichtsunterschiede beträchtlich sein können. Üblich ist bei Kindern die Umrechnung der Erwachsenendosierung auf die Kinderdosierung nach Gewicht oder nach Körperoberfläche (KOF).[1] Die KOFErwachsene liegt bei 1,73 qm. Die KOF Kind wird aus Körpergewicht und Körperlänge ermittelt. Mosteller's vereinfachte Formel[2] dazu lautet:

KOF = √(Größe [cm] x Gewicht [kg] / 3600).

Bei der Dosierung von Granulaten für Kinder ist die Häufigkeit der Einnahme ebenfalls ein wichtiges Kriterium. Aufgrund des gewöhnungsbedürftigen Geschmacks freut sich kaum ein Kind auf die Einnahme. Mehrfach-Dosierungen pro Tag können deshalb kontraproduktiv sein. Ideal ist eine einzelne Einnahme täglich, selbst wenn diese vergleichsweise hoch ausfällt. Ist bei einer akuten Krankheit eine einzelne Einnahme ungenügend, so kann die erhöhte Gesamtdosierung auf zwei bis drei Gaben verteilt werden.

Bei ganz kleinen Kindern, bei welchen man die mit Wasser zubereiteten Kräuter mit einer Spritze oder Pipette in den Mund spritzt, wird meist ein Großteil wieder ausgespuckt und nur wenig geschluckt. In diesen Fällen kann es sinnvoll sein, die Gabe vier- bis fünfmal zu wiederholen. Wobei auch da zu berücksichtigen ist, dass selbst ein Säugling schnell merkt, wenn die Spritze oder die Pipette mit den ungewöhnlich schmeckenden Kräutern kommt und die Einnahme verweigert.

Aus obigen Ausführungen lassen sich folgende generelle Richtlinien für die Dosierung von Granulaten bei Kindern ableiten. Hierbei handelt es sich um generelle Dosierungsrichtlinien. Selbstverständlich müssen diese in der Praxis der Situation, der Krankheit und dem Kind angepasst werden.

		Akut	Standard	Erhaltung/Prävention
Dosierungshäufigkeit		**2–3 x tägl.**	**1 x tägl.**	**1 x tägl.**
Gewicht in kg	**KOF**	**Tagesdosierung**		
10	0.48	2–4	1.5–2.5	0.5–1
12	0.56	3–5	2–3.5	1–1.5
15	0.65	3.5–6	2.5–4	1–2
20	0.81	4–7	3–5	1.5–3
25	0.93	5–8	4–5.5	2–3
30	1.07	6–9	4.5–6.5	2.5–4
35	1.17	7–10	5–7	3–4
40	1.29	8–11	6–8	3–4.5
50	1.49	9–12	7–9	3.5–5
60	1.69	10–13	8–10	4–6

Richttabelle: Kinder-Tagesdosierungen für Granulate

1 Falch B, Bachmann C., Anwendung pflanzlicher Arzneimittel in der Pädiatrie. Ars medici. 2010;100(4-5):18-24.
2 Mosteller RD. Simplified calculation of body-surface area. NEJM 1987; 317: 1098–1099.

3 Obsolete Arzneien und solche, von deren Anwendung abzuraten ist

Einige Arzneidrogen, die in vormoderner Zeit durchaus ihre Berechtigung hatten, sind aus verschiedenen Gründen heute nicht mehr anwendbar. Dazu gehören solche, die aus Artenschutzgründen verboten sind ▶ Kap. V.6 und solche, die nach heutigen Sicherheitsmaßstäben nicht mehr ein positives Nutzen-Risiko-Verhältnis aufweisen. Einige Mittel sind aus Toxizitätsgründen in Europa nicht mehr verkehrsfähig. Beispiele dafür sind Arzneien, die als Hauptwirkstoff Quecksilber-, Arsen- oder Blei-Verbindungen enthalten. Andere Arzneien sind sehr stark wirksam, auch in toxischer Hinsicht, sodass ihre Anwendung in Form nicht standardisierter pflanzlicher Auszüge zu wenig steuerbar ist. Denn Schwankungen des Wirkstoffgehalts von Arzneidrogen um den Faktor 10 und mehr sind nicht ungewöhnlich. Beispiele für solche stark wirksamen Mittel sind der Schlafmohn, *Ying Su Ke* (Papaveris Pericarpium) und die Nux vomica-Nuss, *Ma Qian Zi* (Strychni Semen) mit dem Inhaltsstoff Strychnin..

Bei weiteren Arzneien liegen der therapeutische und der toxische Dosisbereich relativ eng beieinander, sodass von ihrer Anwendung abzuraten ist. Meist sind sie in Europa über seriöse Vertriebswege auch nicht erhältlich. Das Risiko für schwerere Nebenwirkungen ist bei diesen Mitteln deutlich erhöht, nicht zuletzt wegen ihrer schlechten Steuerbarkeit.

In der Literatur tauchen Arzneidrogen der genannten Art immer wieder auf, teilweise unkommentiert, und können für Verwirrung sorgen. Für obsolete Arzneien in klassischen Rezepturen werden in diesem Buch Substitutionsvorschläge unterbreitet. Damit man sich in älteren Büchern zurecht findet und um eine Transparenz für die Gründe ihrer Risikoträchtigkeit herzustellen, werden die relevanten diesbezüglichen Arzneidrogen im Folgenden kurz vorgestellt.

3.1 Nicht präparierte Arzneien

Die folgenden Arzneidrogendürfen wegen ihrer Toxizität (zumindest innerlich) nicht anwendet werden, sofern sie nicht präpariert sind. Das gilt besonders für die unpräparierten Aconitum-Arzneien, die in China ganz besonderen Sicherheitsvorkehrungen für Lagerung und Auslieferung unterliegen. Die offizinellen Pflanzenspezies für diese Arzneien sind – so wie bei den präparierten Arzneien in der Materia Medica – im Folgenden mit aufgeführt:

- *Bai Fu Zi* (Typhonii Rhizoma) 白附子 (*Typhonium giganteum*)
- *Ban Xia* (Pinelliae Rhizoma) 半夏 (*Pinellia ternata*)
- *Cao Wu* (Aconiti Kusnezoffii Radix) 草乌 (*Aconitum kusnezoffii*)
- *Chuan Wu* (Aconiti Radix) 川乌 (*Aconitum carmichaeli*)
- *Guan Bai Fu* (Aconiti Coreani Radix) 關白附 (*Aconitum coreanum*)
- *Tian Nan Xing* (Arisaematis Rhizoma) 天南星 (*Arisaema erubescens, A. heterophyllum, A. amurense*)

3.2 Aristolochia-Arzneien

Hierzu zählen die unten aufgelisteten Arzneien; die offizinellen Pflanzenspezies sind jeweils mit ausgewiesen:

- *Guan Mu Tong* (Aristolochiae Manshuriensis Caulis) 關木通 (*Aristolochia manshuriensis*)
- *Guang Fang Ji* (Aristolochiae Fangchi Radix) 廣防己 (*Aristolochia fangchi*)
- *Ma Dou Ling* (Aristolochiae Fructus) 馬兜玲 (*Aristolochia debilis, A. contorta*)
- *Qing Mu Xiang* (Aristolochiae Radix) 青木香 (*Aristolochia debilis*)
- *Tian Xian Teng* (Aristolochiae Herba) 天仙藤 (*Aristolochia debilis, A. contorta*)
- *Xun Gu Feng* (Aristolochiae Mollissimae Herba) 尋骨風 (*Aristolochia mollissima*)

Aristolochiasäure enthaltende Arzneien bzw. Pflanzenspezies der Gattung *Aristolochia* sind in vielen Ländern der Welt verboten. In China waren die an dritter und vierter Stelle stehenden Arzneien noch bis zum Jahr 2015 in der Chinesischen Pharmakopöe enthalten. Der Gehalt an Aristolochiasäure ist in diesen nicht wesentlich geringer als in den beiden erstgenannten. Zur Nephrotoxizität und Kanzerogenität der Aristolochia-Arzneien finden sich nähere Angaben im Kapitel Sicherheit in der Arzneitherapie ▶ V 1.2. Für die Arzneidroge *Mu Tong* (Akebiae Caulis) sind heute Aristolochiasäure-freie Pflanzenspezies offizinell ▶ AG 4.

3.3 Weitere obsolete Arzneidrogen

Hong Fen (Hydrargyri Oxydum Rubrum)

Die Arznei enthält Quecksilberoxid (HgO). Sie ist heiß, scharf, hochtoxisch und nur zur lokalen Anwendung bestimmt. Die Arznei treibt Toxine und Eiter aus und fördert die Gewebsregeneration. Sie wurde auch in Europa bis Ende des 19. Jahrhunderts angewendet. Durch den Quecksilberbestandteil ist die Arzneidroge heute in Europa nicht mehr verkehrsfähig und damit von einer therapeutischen Verwendung ausgeschlossen, vgl. ► *Qing Fen* (Calomelas), weiter unten.

Lei Gong Teng (Tripterygii Wilfordii Radix)

Bei dieser Arzneidroge handelt es sich um die Wurzel der Pflanze *Tripterygium wilfordii*. Die Droge ist bitter, kalt und hochtoxisch. Sie wurde traditionell zur Klärung von Hitze, Lösung von Toxinen, Linderung von Schwellungen und Schmerzen, zur Elimination von Feuchtigkeit und gegen Parasiten angewendet. Die reine Arzneipflanze hat auch in China keine Bedeutung mehr. Es wurden verschiedene Extrakte (Polytriptolide, Glykoside, Polyterpene usw.) entwickelt, um wirksame, aber besser verträgliche Arzneimittel zu gewinnen. Neuere Erkenntnisse zu Wirksamkeit und Verträglichkeit beruhen zumeist auf diesen Extrakten.
Eine immunsuppressive Wirkung mit Wirksamkeit bei rheumatoider Arthritis und anderen Autoimmunerkrankungen ist durch Studien gut belegt, aber auch das Nebenwirkungspotential. Es kommt relativ häufig zu Amenorrhö und männlicher Sterilität, die nicht immer reversibel sind, zu Nephro- und Hepatotoxizität (die Extrakte zählen mit zu den häufigsten Ursachen für Leberschädigungen in China), Leuko- und Thrombopenie, Myokardschäden mit Herzrhythmusstörungen, und es liegen experimentelle Daten für eine teratogene Wirkung vor. Etliche Todesfälle sind in der Literatur dokumentiert, darunter auch ein Fall aus Taiwan mit exakt nachgewiesener Identität der selbst gesammelten Roharznei.
Mit *Tripterygium wilfordii* soll die Spezies *Tripterygium hypoglaucum* identisch sein. Dafür gibt es in China ein zugelassenes Fertigarzneimittel aus dem ethanolischen Extrakt dieser Spezies, das für die Behandlung von rheumatoider Arthritis und Lupus erythematodes zugelassen ist. Dieses ist rezeptpflichtig, dabei wird eine ärztliche Überwachung mit Labor- und EKG-Kontrollen dringend angeraten. Als Roharznei ist *Lei Gong Teng* wegen seiner Toxizität nicht diskutabel und über seriöse Quellen in Europa nicht erhältlich. In letzter Zeit wurden und werden wiederholt Nahrungsergänzungsmittel von nicht wenigen Internet-Apotheken angeboten, die den Wurzelextrakt von *Tripterygium wilfordii* enthalten sollen. Ob das zutrifft und, wenn ja, in welcher Konzentration, können wir nicht beurteilen. Davor ist jedenfalls dringendst zu warnen. Die Überwachungsbehörden sind anscheinend nicht in der Lage, den Markt zu kontrollieren und den Verbraucher zu schützen.

Ma Qian Zi (Strychni Semen)

Der Samen der Pflanze *Strychnos nux-vomica*, der das Gift Strychnin enthält, ist warm, bitter und hochtoxisch. Die Arznei macht die Leitbahnen frei, zerstreut Verklumpungen und lindert Schwellungen und Schmerzen. Strychnin wurde als Reinsubstanz auch in Europa medizinisch eingesetzt und war noch im Deutschen Arzneibuch von 1926 mit einer maximalen Tagesdosis von 0,01g verzeichnet. Strychnin führt dosisabhängig zu einer extremen Muskelkontraktion (Tetanie), der Tod tritt durch Atemstillstand ein. Viele Vergiftungsfälle mit tödlichem Ausgang unter der Arzneidroge wie unter der Reinsubstanz sind aus China und vielen anderen Ländern bekannt geworden, darunter auch Mord- und Selbstmordfälle. Wegen der schlechten Steuerbarkeit ist die Anwendung von *Ma Qian Zi* als Arzneidroge heutzutage nicht vertretbar.

Mi Tuo Seng (Lithargyrum)

Dieses Mittel besteht im Wesentlichen aus Bleioxid (PbO). Nach einer Veröffentlichung lag der Bleioxid-Gehalt in vier Proben zwischen 86,41 und 92,93%. Die Arzneidroge ist warm, salzig und toxisch. Sie absorbiert Flüssigkeit, lindert Schwellungen, stoppt Blutungen und hilft bei chronischer Dysenterie und kindlichen Krämpfen. Bei interner Anwendung kommt es nach einer gewissen Zeit zu den typischen Zeichen einer Bleivergiftung. Auch bei externer Anwendung ist diese nicht ausgeschlossen. Die Droge ist in der Chinesischen Pharmakopöe nicht enthalten. Arzneimittel mit einem signifikanten Bleigehalt sind in Europa nicht verkehrsfähig und damit von einer therapeutischen Verwendung ausgeschlossen.

Peng Sha (Borax)

Borax ist ein Mineral mit der komplexen Summenformel $Na_2B_4O_7 \cdot 10H_2O$. Es wurde extern angewendet, um Toxine zu lösen, Schwellungen zu lindern und als Desinfiziens, intern um Hitze zu klären, Verhärtungen zu erweichen und Schleimverklumpungen aufzulösen. Die Arznei ist kühl, süß und salzig. In der Chinesischen Pharmakopöe ist sie nicht enthalten. Auch in Europa wurde sie lange verwendet. Es sind viele Vergiftungen einschließlich Todesfällen

bekannt geworden, insbesondere bei Babys und Kleinkindern. Zunächst stehen gastrointestinale Beschwerden im Vordergrund, sodann kommt es zu Hauterscheinungen mit Rötung („boiled lobster syndrome"), Hautabschuppung und -abschilferung, teilweise Lyell-Syndrom. Neurologische Symptome reichen von Kopfschmerzen über Verwirrtheit, Schwäche und Anfällen bis zum Koma. Nephro- und Hepatotoxizität können vorkommen.
Bei Erwachsenen beträgt die minimale tödliche Dosis bei oraler Aufnahme 15–20 g, bei Säuglingen 1–3 g, jedoch ist die Empfindlichkeit sehr unterschiedlich. Auch bei externer Anwendung sind Todesfälle aufgetreten, so bei Anwendung als Windelpuder bei Neugeborenen oder durch Wundspülungen bei Erwachsenen. Die innere Anwendung verbietet sich wegen der Toxizität. Als Externum wurde die Anwendung von Borax bzw. Borsäure in Europa verlassen, zuletzt in der Augenheilkunde, weil das Mittel nicht bakterizid wirkt und effektivere Desinfizientia zur Verfügung stehen.

Qian Dan (Minium)

Minium enthält ein Bleioxid mit der Summenformel Pb_3O_4. Die Arznei ist kühl, scharf und toxisch. Sie löscht Toxine aus, erzeugt Fleisch, beseitigt Juckreiz, tötet Parasiten, absorbiert Feuchtigkeit, senkt Schleim ab und unterdrückt Spasmen. Sie wird hauptsächlich extern angewendet. Innerlich wurde sie traditionell gegen Krampfanfälle und Malaria eingenommen. Bei innerer Anwendung kann es relativ schnell zu einer Bleivergiftung kommen, aber auch bei längerer externer Anwendung ist eine Intoxikation möglich. Ein Patient aus Taiwan entwickelte nach externer Anwendung in Form einer Auflage eine Bleiintoxikation mit Kopfschmerzen, Schwindel, Schwäche, Anämie und gastrointestinalen Beschwerden. Minium wurde auch in Europa medizinisch verwendet und war als Bestandteil von Pflastern noch im Deutschen Arzneibuch von 1947 enthalten. Die Chinesische Pharmakopöe führt es nicht auf. Arzneimittel mit einem signifikanten Bleigehalt sind in Europa heutzutage nicht verkehrsfähig und damit von einer therapeutischen Verwendung ausgeschlossen.

Qing Fen (Calomelas)

Bei *Qing Fen* handelt es sich um Quecksilberchlorid (Hg_2Cl_2). Die Arznei ist kalt, scharf und toxisch. Topisch wird sie gegen Parasiten und zur Wundheilung eingesetzt. Bei innerer Anwendung leitet sie Schleim aus, löst Massen auf, lindert Ödeme und erweicht den Stuhl. Dieses Mittel ist in der Chinesischen Pharmakopöe vertreten mit einer Dosisangabe von 0,1–0,2 g ein- bis zweimal täglich.
Für *Qing Fen* gilt Ähnliches wie für *Zhu Sha* (Cinnabaris) ▶ unten, wobei *Qing Fen* als toxischer anzusehen ist. Auch *Qing Fen* darf nicht (im Dekokt) gekocht werden, weil es dann sehr toxische Dämpfe entwickelt. Durch Einatmen der Dämpfe sind viele Vergiftungsfälle dokumentiert. Aber auch unter externer Anwendung kann es zu Intoxikationen kommen. Eine chinesische Patientin, die ein *Qing Fen*-haltiges Externum eine Woche lang auf ihre Akneherde aufgetragen hatte und wegen einer systemischen allergischen Reaktion stationär aufgenommen werden musste, zeigte im Urin bereits eine fünffach über dem Grenzwert liegende Quecksilberkonzentration. Quecksilberhaltige Externa wurden in Europa bis in die beginnenden 2000'er Jahre als Desinfizientia angewendet; für das bekannte Präparat Mercurochrom endete die Zulassung 2003. Arzneimittel mit einem signifikanten Quecksilbergehalt sind in Europa nicht mehr verkehrsfähig und damit von einer therapeutischen Verwendung ausgeschlossen.

Xiong Huang (Realgar)

Bei *Xiong Huang* handelt es sich um eine mineralische Droge, die im Wesentlichen aus Arsensulfid (As_4S_4) besteht. Natürlicherweise können dabei Anteile des besonders toxischen Arsentrioxids (As_2O_3) enthalten sein. Die Arznei ist warm, scharf und toxisch. Sie löst Toxine, trocknet Feuchtigkeit, treibt Schleim aus und tötet Parasiten. Sie wurde auch bei Malaria eingesetzt. *Xiong Huang* ist in der Chinesischen Pharmakopöe enthalten, es wird eine Tagesdosis von 0,05–0,1 g in Form einer Pille oder als Pulver angegeben. Auch das toxische Arsentrioxid wurde traditionell für bestimmte Indikationen eingesetzt und erlebte in der modernen Pharmakotherapie eine Renaissance in der Behandlung der Promyelozytenleukämie (Dosis 0,15 mg/kg/Tag i.v.).
Reines Arsensulfid ist nur leicht toxisch, durch mögliche Anteile von Arsentrioxid ist *Xiong Huang* jedoch problematisch. Es darf nicht erhitzt werden, da sich dann vermehrt As_2O_3 bildet. Dokumentiert sind einige akute Vergiftungen mit *Xiong Huang* unter massiven Überdosierungen. Die Dosis, bei der 50% der Mäuse akut sterben (LD_{50}), lag für die Roharznei bei 3,21 g/kg Körpergewicht, während unter 25 g/kg reinem As_4S_4 noch alle Tiere überlebten. Die Roharznei ist zu 3,75% wasserlöslich, As_4S_4 nur zu 0,24%.
Eine Fallserie aus einer Klinik in Singapur erwähnt 74 Fälle von Arsenvergiftungen durch oral zugeführte chinesische Arzneien. Die meisten Betroffenen hatten Hautsymptome, vor allem eine generalisierte Hauthyperpigmetierung (Arsenmelanose) oder Hyperkeratosen. Sechs Patienten mit langwährender Realgar-Einnahme hatten verschiedene Formen von Hautkrebs entwickelt. An zweiter Stelle rangierten neurologische Symptome, besonders eine sensibel-motorische Polyneuropathie. An dritter Stelle standen gastrointestinale Symptome, vier Patienten hatten eine akute toxische Hepatitis entwickelt. Teilweise fanden sich hohe As_2O_3-Konzentrationen in den untersuchten Arzneien.

Durch die Haut wird *Xiong Huang* relativ gut resorbiert, wenn diese entzündlich oder anderweitig alteriert ist. Es sind mehrere Todesfälle durch akute Arsen-Vergiftung nach wenige Tage dauernder Anwendung von *Xiong Huang*-haltigen Externa dokumentiert. Das Risiko einer Behandlung mit *Huang Xiong* erscheint heute nicht mehr akzeptabel, weswegen die Arznei als obsolet anzusehen ist.

Ying Su Ke (Papaveris Pericarpium)

Die Kapseln des Schlafmohns, *Papaver somniferum*, haben die Eigenschaften, die Lunge und den Darm zu adstringieren und Schmerzen zu lindern. Die Arzneidroge ist in der Chinesischen Pharmakopöe enthalten, mit einer Tagesdosis von 3–6 g. Sie ist neutral, sauer, adstringierend und toxisch. Die Indikationen sind chronischer Leere-Husten, chronische Diarrhö, Rektumprolaps und epigastrische oder abdominelle Schmerzen. Die Pharmakopöe fordert einen Morphin-Gehalt von 0,06–0,40%. Außer Morphin enthält die Arznei weitere Alkaloide, u.a. Codein, Thebain, Papaverin.
Mit der großen Spannbreite ihrer Leitsubstanz ist die Arznei schlecht steuerbar, sodass es leicht zu toxischen Wirkungen oder einer unzureichenden Wirkung kommen kann. Nebenwirkungen bestehen in Agitation, Unruhe, Obstipation, Delirium, Erbrechen und zunächst schnellem, dann langsamem und schwachem Puls. Bei höherer Dosis kann es zu Atemdepression bis zur Atemlähmung mit Todesfolge kommen. Das Abhängigkeitspotential bei längerem Gebrauch höherer Dosen ist bekannt. Langzeitfolgen sind Appetitlosigkeit mit Gewichtsverlust bis hin zu Abmagerung und völliger Entkräftung.
Todesfälle wurden besonders von kleineren Kindern berichtet, so von einem 53 Tage alten Säugling aus China, der wegen Durchfall einen Einlauf mit einem *Ying Su Ke*-Dekokt erhalten hatte. In einem ähnlichen Fall aus den USA überlebte ein 52 Tage alter Säugling der Hmong-Nationalität Zustände von periodischen Atemstillständen nach einem *Ying Su Ke*-Einlauf, nachdem er hochdosiert Naloxon erhalten hatte.
Die Anwendung von nicht-standardisiertem *Ying Su Ke* ist zu unsicher und riskant, um der Arznei unter heutigen westlichen Sicherheitsmaßstäben einen therapeutischen Stellenwert einräumen zu können.

Zhu Sha (Cinnabaris)

Zhu Sha besteht aus Quecksilbersulfid (HgS) und natürlichen Verunreinigungen, soweit diese durch den Verarbeitungsprozess nicht entfernt werden konnten. Die Arznei ist leicht kalt, süß und toxisch. Traditionell war sie ein wichtiges Mittel, um das Herz zu sedieren und den Geist zu beruhigen. Ferner leitet sie Schleim aus, beruhigt innere Unruhe, Krämpfe und Tremor, klärt Hitze, löst Toxine und desinfiziert (als Externum). In der Chinesischen Pharmakopöe ist sie noch enthalten. Die Dosis für die innere Anwendung beträgt 0,1–0,5 g pro Tag. *Zhu Sha* darf nicht (im Dekokt) gekocht werden, weil es dann sehr toxische Dämpfe entwickelt und vermehrt lösliche Verbindungen eingeht.
Zhu Sha ist durch seinen Quecksilbergehalt ein kritisches Mittel. Quecksilbersulfid wird verhältnismäßig schlecht resorbiert. Anteile werden jedoch aufgenommen, sonst wäre eine Wirkung bei innerlicher Anwendung auch schwer zu erklären. Akute Symptome sind bei kurzfristiger Anwendung nur unter massiver Überdosierung zu erwarten. Langfristig kommt es jedoch zu einer Quecksilberbelastung. Cinnabaris wurde auch in Europa medizinisch eingesetzt, z.B. gegen Epilepsie. Heutzutage sind Arzneimittel mit einem signifikanten Quecksilbergehalt in Europa nicht mehr verkehrsfähig und damit von einer therapeutischen Verwendung ausgeschlossen.

3.4 Arzneidrogen, von deren Anwendung abzuraten ist

Die folgenden Arzneidrogen sind besonders risikoträchtig, sodass von ihrer Anwendung abzuraten ist. Wegen der Varianz toxischer Inhaltsstoffe in Arzneien natürlichen Ursprungs und einer meist geringen Differenz zwischen wirksamer und toxischer Dosis sind sie als Roharzneien schwer steuerbar und anfällig für Intoxikationen. Es handelt sich um Arzneien, die traditionell als „hochgradig toxisch“ und einen Teil der Arzneien, die als „toxisch“ bezeichnet werden, womit in der Regel die akute Toxizität adressiert ist. Eine chronische Toxizität war traditionell nicht hinreichend bekannt. Die regulären Tagesdosen beziehen sich auf die innerliche Anwendung und dürfen auf keinen Fall überschritten werden, für besondere Personengruppen (alte Menschen, Leber- oder Niereninsuffizienz) sind sie niedriger anzusetzen, für Schwangere, Stillende und für Kinder sind sie kontraindiziert. Eine Langzeitanwendung ist zu vermeiden. Auch bei äußerlicher Anwendung ist Vorsicht zu üben. Großflächiges Auftragen sowie Anwendung auf entzündlich oder anderweitig alterierter Haut erhöhen die Resorption.
In der Literatur erwähnte Vergiftungsfälle schweren Ausmaßes oder gar mit Todesfolge kamen in der Regel erst

durch extreme Überdosierung zustande. Diese zeigen das Schädigungspotenzial auf. In einem Teil der Fälle kamen Vergiftungen durch Verwechslungen zustande, indem statt harmloser Arzneien mit höherer Standarddosierung hochtoxische Arzneien dispensiert wurden, für die sehr niedrige Dosisgrenzen gelten. Hier ist auch der Apotheker in der Verantwortung, um Verwechslungen zu vermeiden und zu erkennen, wo eine Überdosierung eines toxischen Mittels vorliegt. In der Regel sind die aufgeführten Arzneien über seriöse Bezugsquellen in Europa nicht erhältlich.
Die Liste kann keine Vollständigkeit beanspruchen, sie gibt die bekannteren Arzneien wieder. Bei fast allen aufgeführten Arzneien stehen bei Überdosierung, auch wo nicht explizit erwähnt, zunächst gastrointestinale Beschwerden im Vordergrund, wie Übelkeit, Erbrechen, Durchfall und abdominelle Schmerzen.

Ba Dou (Crotonis Fructus) 巴豆
Ba Dou Shuang (Crotonis Semen Pulveratum) 巴豆霜

Offizinelle Spezies *Croton tiglium*
Dosis 1,5–3 g, als Pulver 0,1–0,3 g
Die Arzneien sind heiß, scharf und hochtoxisch. Sie enthalten verschiedene Phorbolester. Eine Überdosierung kann zu starker Reizung des Gastrointestinaltraktes mit schleimigen oder blutigen Durchfällen, zu Nierenversagen und zu Atem- und Kreislaufversagen führen.

Ban Mao (Mylabris) 斑蝥

Offizinelle Spezies *Mylabris phalerata* oder *M. cichorii*
Dosis 0,03–0,06 g
Die Arznei ist heiß, scharf und hochtoxisch. Eine Überdosierung führt zu starker Schleimhautreizung in verschiedenen Organen mit Blutungen und schließlich zu neurologischen Symptomen bis hin zu Krämpfen und Koma, zu Herzrhythmusstörungen, Nieren- und Kreislaufversagen. Letztere Folgen können auch unter hochdosierter externer Anwendung eintreten.

Chan Su (Bufonis Venenum) 蟾酥

Offizinelle Spezies *Bufo bufo gargarizans* oder *B. melanostictus* (getrocknetes Sekret der Kröte)
Dosis 0,015–0,03 g
Die Arznei ist warm, scharf und toxisch. Sie enthält herzwirksame Toxine. Eine Überdosierung kann neben gastrointestinalen Erscheinungen neurologische Zeichen, Herzrhythmusstörungen und Schock verursachen.

Da Feng Zi (Hydnocarpi Semen) 大风子

Offizinelle Spezies *Hydnocarpus anthelmintica*
Dosis 0,3–1 g in Pillen und als Pulver, äußerlich anwendbar
Die Arznei ist heißt, scharf und toxisch, in der Chinesischen Pharmakopöe ist sie nicht enthalten. Sie vertreibt Wind, trocknet Feuchtigkeit, greift Toxine an und tötet Parasiten. Überdosierung oder längere Anwendungsdauer können bei innerlicher Einnahme gastrointestinale Beschwerden, Nephritis und Hämolyse zur Folge haben.

Feng Fang (Vespae Nidus) 蜂房

Offizinelle Spezies Hierbei handelt es sich um die Wabe der Insektenarten *Polistes olivaceus, P. japonicus* oder *Parapolybia varia*
Dosis 3–5 g, äußerlich anwendbar
Die Arznei ist neutral und süß. Sie vertreibt Toxine, tötet Würmer, zerstreut Wind und lindert Schmerzen. Intoxikationen durch das Dekokt sind eher selten, weil sich die sehr toxischen Öle durch Dekoktion verflüchtigen. Bei deutlicher Überdosierung oder Einnahme in Pillen oder als Pulver kann es jedoch zu Übelkeit, Erbrechen, Schwindel, Konvulsionen und einer Nephritis mit Ödemen und Oligurie kommen.

Gan Qi (Toxicodendri Resina) 干漆

Offizinelle Spezies Das Harz des japanischen Lackbaumes *Toxicodendron vernicifluum*
Dosis 2–5 g
Die Arznei ist warm, scharf und toxisch, in der Chinesischen Pharmakopöe ist sie nicht enthalten. Sie bricht Blutstase auf, macht die Leitbahnen durchgängig, löst Konglomerate auf und tötet Würmer. Kontakt mit dem Harz oder die Inhalation des Rauchs von verbranntem Holz verursacht häufig eine allergische oder toxische Dermatitis mit Tendenz zur Generalisierung und Rezidiven auch ohne weiteren Kontakt. Über die Verträglichkeit bei innerlicher Einnahme ist nichts Verlässliches bekannt.

Gan Sui (Kansui Radix) 甘遂

Offizinelle Spezies *Euphorbia kansui*
Dosis 0,5–1,5 g
Die Arznei ist kalt, bitter und toxisch. Sie drainiert Flüssigkeitsansammlungen besonders in der Brust und im Abdomen sowie Schleim durch Purgation. Überdosierung führt zu starker Schleimhautreizung mit erheblichen gastrointestinalen Beschwerden und kann schließlich zu Hypothermie, Bewusstlosigkeit, Atemdepression und Kreislaufversagen führen. Die Arznei fällt unter die CITES-Liste Anhang II.

Gou Wen (Gelsemii Herba) 鉤吻

Offizinelle Spezies *Gelsemium elegans*
Dosis 0,1–0,15 g
Die Arznei ist warm, scharf und hochtoxisch. In der Chinesischen Pharmakopöe ist sie nicht enthalten. Sie zerstreut Wind, beseitigt Toxine, reduziert Schwellungen und lindert Schmerzen. Der legendäre Shen Nong, der der Sage nach bis zu 70 Gifte an einem Tag testete, soll nach der Einnahme von *Gou Wen* gestorben sein. Eine Literaturübersicht aus China enthält 1034 Vergiftungsfälle durch Gelsemium, die in 8,2% tödlich endeten. Viele waren durch Verwechslungen oder Mordanschläge verursacht, sieben Fälle durch Überdosierung im Rahmen volksmedizinischer Anwendung. Bei den Symptomen steht das Nervensystem im Vordergrund mit Schwindel, verschiedenen neurologischen Ausfällen, Krampfanfällen, Koma und Atemdepression. Auch Herzrhythmusstörungen und Kreislaufversagen können vorkommen. Bereits weniger als 3 g Wurzel als Dekokt oder die Aufnahme eines Blattes der Pflanze können eine Vergiftung auslösen.

Gui Jiu (Podophylli Rhizoma) 鬼臼

Offizinelle Spezies *Podophyllum emodi* var. *chinensis*
Dosis 6–10 g bzw. 1,5–3 g als Pulver oder in Pillen
Die Arznei ist neutral, süß und hochtoxisch. In der Chinesischen Pharmakopöe ist sie nicht enthalten. Sie wird bei *Bi*-Syndrom und Verletzungen eingesetzt und lindert Schmerzen. Die Arznei ist hepato- und nephrotoxisch und kann schwere gastrointestinale Beschwerden sowie Schwindel verursachen. Hohe Dosen können zu Koma, Schock und Hirnschäden mit bleibenden neurologischen Ausfällen führen.

Hua Shan Shen (Physoclainae Radix) 華山參

Offizinelle Spezies *Physoclaina infundibularis*
Dosis 0,1–0,2 g
Die Arznei ist warm, süß, leicht bitter und toxisch. Sie wärmt die Lunge, zerstreut Schleim, lindert Keuchen, unterdrückt Husten und beruhigt den Geist. Die Arznei enthält parasympatholytisch wirksame Tropanalkaloide, wie Hyoscyamin und Scopolamin. Es können ganz ähnliche Vergiftungssymptome auftreten, wie bei ▶ *Tian Xian Zi* (Hyoscyami Semen), auch wenn die Toxizität von *Hua Shan Shen* als weniger hoch einzustufen ist. Glaukom und Blasenentleerungsstörung sind Kontraindikationen.

Huang Yao Zi (Dioscoreae Bulbiferae Rhizoma) 黃藥子

Offizinelle Spezies *Dioscorea bulbifera*
Dosis 6–15 g
Die Arznei ist neutral und bitter, offiziell nicht als (akut) toxisch gekennzeichnet. Sie wird bei Struma und Hyperthyreose eingesetzt. Bei ihr tritt – abgesehen von weiteren Nebenwirkungen – teilweise schon unter regulärer Dosierung häufiger eine Hepatotoxizität auf. Je höher die Dosis, desto schneller kommt es zur Leberschädigung. Mehrere Todesfälle sind dokumentiert.

Jing Da Ji (Euphorbiae Pekinensis Radix) 红大戟

Offizinelle Spezies *Euphorbia pekinensis*
Dosis 1,5–3 g, in Pillen oder als Pulver verwendet
Die Arznei ist kalt, bitter und toxisch. Sie ist ein drastisches Purgativum mit dem Ziel, Flüssigkeit auszuleiten. Sie reizt die gastrointestinalen Schleimhäute mit der Folge von abdominellen Schmerzen und Durchfällen, die blutig sein können. Eine Überdosis kann das zentrale Nervensystem angreifen und Krampfanfälle, Koma, Kreislaufkollaps und weitere Symptome hervorrufen, in schweren Fällen mit möglicher Todesfolge. Auch Nephrotoxizität wird berichtet. Die Arznei fällt unter die CITES-Liste Anhang II.

Li Lu (Veratri nigri Radix et Rhizoma) 藜芦

Offizinelle Spezies *Veratrum nigrum, V. schindleri*
Dosis 0,1–0,15 g, in Pillen oder als Pulver
Die Arznei ist kalt, bitter und toxisch. In der Chinesischen Pharmakopöe ist sie nicht enthalten. Sie induziert Erbrechen, um Wind-Schleim zu behandeln, tötet Parasiten und stoppt Juckreiz. An Nebenwirkungen sind möglich: Erbrechen sowie sonstige gastrointestinale Symptome, Blutdruckabfall, Bradykardie und weitere Herzrhythmusstörungen, sensible und motorische Störungen an den Extremitäten, Urininkontinenz, Krampfanfälle, Bewusstlosigkeit und Schock, auch Todesfälle wurden berichtet. Meist wurde dabei die eingenommene Dosis nicht angegeben. In einer klinischen Studie wurden psychiatrischen Patienten 2,5–4,5 g in Form von Pulver als Einzelgabe alle ein bis drei Tage verabreicht. Außer zu heftigem (erwünschtem) Erbrechen kam es vor allem zu Puls- und Blutdruckabfall.

Meng Chong (Tabanus) 虻虫

Offizinelle Spezies Die Insekten *Tabanus bivittatus, T. mandarinus, T. kiangsuensis*
Dosis 1,5–3 g, 0,3–0,6 g als Pulver
Die Arznei ist leicht kalt, bitter und toxisch. Sie bricht Blutstase auf, löst Konglomerate auf und macht Blutgefäße frei. Sie wird aus Vorsicht vor ihrer Toxizität therapeutisch

wenig verwendet, es gibt kaum Berichte darüber. Offensichtlich hat sie eine ausgeprägte fibrinolytische und blutgerinnungshemmende Wirkung, auch die Thrombozytenaggregation wird inhibiert. In einer klinischen Studie mit einer komplexen Rezeptur wurden Durchfälle und Dysurie auf die in regulärer Dosierung enthaltene Komponente *Meng Chong* zurückgeführt.

Mu Bie Zi (Momordicae Semen) 木鳖子

Offizinelle Spezies *Momordica cochinchinensis*
Dosis 0,9–1,2 g
Die Chinesische Bittergurke ist kühl, bitter, leicht süß und toxisch. Sie reduziert Schwellungen, zerstreut Verklumpungen, leitet Toxine aus und behandelt, topisch angewendet, Traumen und Entzündungen. Überdosierung kann sehr schnell zu Vergiftungserscheinungen führen. Diese bestehen in Kopfschmerzen, Schwindel, Erbrechen und weiteren gastrointestinalen Beschwerden, Kurzatmigkeit, Husten, Hämoptysen, Blutdruckabfall und Krampfanfällen. In schweren Fällen kann durch Lähmung des Atemzentrums und Nierenversagen der Tod eintreten. Topische Anwendung kann einen anaphylaktischen Schock auslösen.

Nao Yang Hua (Rhododendri Mollis Flos) 闹羊花

Offizinelle Spezies *Rhododendron molle*
Dosis 0,6–1,5 g, auch topisch angewendet
Die Arznei ist warm, scharf und hochtoxisch. Sie zerstreut Wind, leitet Feuchtigkeit aus, löst Blutstase auf und lindert Schmerzen. Bei Überdosierung kann es neben gastrointestinalen Symptomen zu Bradykardie mit QT-Verlängerung und anderen Herzrhythmusstörungen kommen, in schweren Fällen zu Kammerflimmern. Ferner kann Dyspnoe eintreten, bei sehr hoher Dosis Atemlähmung. Neurologisch sind zunächst eine Gangstörung und Lähmungen der Extremitäten auffällig, in schweren Fällen Apathie, Delirium und Koma möglich. Auch Hepatotoxizität und Nephrotoxizität werden berichtet.

Qian Jin Zi (Euphorbiae Semen) 千金子
Qian Jin Zi Shuang (Euphorbiae Semen Pulveratum) 千金子霜

Offizinelle Spezies *Euphorbia lathyris*
Dosis 1–2 g, meist entölt in Pillen und als Pulver (0,5–1 g), auch als externe Anwendung
Die Arzneien sind warm, scharf und toxisch. Sie leiten Wasser über Purgation aus, brechen Stase auf und eliminieren Massen. Das in den Samen enthaltene Öl ist stark darmreizend, es können Kreislaufkollaps und Herzrhythmusstörungen eintreten. Zu Vergiftungen ist es besonders bei Kindern gekommen. Die Arznei fällt unter die CITES-Liste Anhang II.

Shang Lu (Phytolaccae Radix) 商陆

Offizinelle Spezies *Phytolacca acinosa, P. americana*
Dosis 3–9 g
Die Arznei ist kalt, bitter und toxisch. Sie leitet Wasser über die Harnwege und den Darm aus, entfernt Toxine, wird auch topisch angewendet bei Geschwüren und Karbunkeln. Überdosierung kann zu Vergiftungen führen mit gastrointestinalen Symptomen, vor allem Durchfällen, die auch blutig sein können, Schwindel und Kopfschmerzen, in schwereren Fällen Herzrhythmusstörungen, Delirium, Krampfanfällen, Koma und Atemdepression, bis hin zu einem letalen Ausgang. Ähnliche Beschwerden, wenn auch weniger schwer, können bei externer Anwendung auf geschädigter Haut eintreten. In einem Fall kam es bei einer Patientin mit einer chronischen Nephrose unter einer Einmaldosis, die mit 8 g im üblichen Dosisbereich lag, zu einer Intoxikation. Das macht deutlich, dass bei einer eingeschränkten Nierenfunktion eine Dosisreduzierung notwendig werden kann.

Tian Xian Zi (Hyoscyami Semen) 天仙子

Offizinelle Spezies *Hyoscyamus niger*
Dosis 0,06–0,6 g
Die Arznei ist warm, bitter, scharf und hochtoxisch. Sie wird zum Sistieren von Krampfanfällen eingesetzt und lindert Schmerzen und Keuchen. Die Arznei ist auch im Westen bekannt und enthält anticholinerg wirksame Alkaloide, wie Atropin, Hyoscyamin und Scopolamin. Als Roharznei ist das Mittel schlecht steuerbar. Die Nebenwirkungen erklären sich aus der parasympatholytischen Wirkung: zunächst Erregung mit Heiterkeit bis Tobsucht, Halluzinationen, starke Hautrötung, schließlich Schock, Schluck- und Sprechstörung, Tachykardie, Bewusstlosigkeit und Atemdepression. Glaukom und Blasenentleerungsstörung sind Kontraindikationen.

Yang Jin Hua (Daturae Flos) 洋金花

Offizinelle Spezies *Datura metel*
Dosis 0,3–0,6 g
Die Arznei ist warm, scharf und toxisch. Sie lindert Keuchen, unterdrückt Husten, sistiert Krampfanfälle und lindert Schmerzen. Sie enthält, ähnlich wie *Tian Xian Zi*, anticholinerg wirksame Alkaloide, wie Scopolamin, Hyoscyamin und Atropin. Es können ganz ähnliche Vergiftungssymptome auftreten wie bei *Tian Xian Zi* (Hyoscyami Semen), auch wenn *Yang Jin Hua* etwas weniger toxisch einzustufen ist. Glaukom und Blasenentleerungsstörung sind Kontraindikationen.

Yuan Hua (Genkwa Flos) 芫花

Offizinelle Spezies *Daphne genkwa*
Dosis 1,5–3 g, als Pulver 0,6–0,9 g
Die Arznei ist warm, bitter, scharf und toxisch. Sie treibt drastisch dünnen Schleim und Ödeme aus. Eine Überdosierung oder Anwendung der unzureichend prozessierten Arznei können schwere gastrointestinale Symptome mit blutigen Durchfällen, ferner Nierenversagen sowie Neurotoxizität bis hin zu Spasmen, Koma und Atemstillstand hervorrufen.

3.5 Ausschließlich topisch anzuwendende Arzneien

Lang Du (Euphorbiae Ebracteolatae Radix) 狼毒

Offizinelle Spezies *Euphorbia ebracteolata, E. fischeriana*
Die Arznei ist neutral, scharf und toxisch. Sie eliminiert Schleim, lindert Schmerz, zerstreut Nahrungsmittelstagnation und tötet Parasiten. Wegen ihrer Toxizität soll sie regulär nur topisch angewendet werden. Selten wurde sie auch innerlich in einer Dosis von 1,5 g pro Tag bei chronischer Bronchitis und sogar als intramuskuläre Injektion bei Krebserkrankungen angewendet, wobei nur moderate gastrointestinale Nebenwirkungen berichtet wurden. Vergiftungsfälle mit höheren Dosen der frischen Wurzel durch Verwechslung mit Ginseng sind dokumentiert, darunter kam es auch zu neurologischen Störungen einschließlich Somnolenz und leichten Krampfanfällen sowie kardialen Auswirkungen. Die Arznei fällt unter die CITES-Liste Anhang II.

Lu Gan Shi (Calamina) 炉甘石

Mineral Besteht hauptsächlich aus Zinkkarbonat ($ZnCO_3$)
Die Arznei ist neutral und süß, trocknet Feuchtigkeit, erzeugt Fleisch und erhellt die Augen. Sie gilt nicht als toxisch, wird aber nur topisch bei feuchten entzündlichen Veränderungen angewendet, so schon bei Babys, z.B. bei Windeldermatitis, aber auch (nicht zu empfehlen) am Auge.

Tu Jing Pi (Pseudolaricis Cortex) 土荊皮

Offizinelle Spezies *Pseudolarix amabilis*
Die Arznei ist warm, scharf und toxisch. Sie tötet Würmer, vertreibt Feuchtigkeit und lindert Juckreiz. Sie wird vor allem bei Pilzerkrankungen (Tinea) eingesetzt, aber auch gegen Skabies und Juckreiz. Sie ist nur topisch anwendbar, bei innerer Aufnahme verursacht sie schwere gastrointestinale Schleimhautreizungen.

4 Artenschutz im Kontext der Chinesischen Medizin

4.1 CITES – Convention on International Trade in Endangered Species of Wild Fauna and Flora

Das Übereinkommen über den internationalen Handel mit gefährdeten Arten freilebender Tiere und Pflanzen

Als Reaktion auf eine zunehmende Bedrohung von bestimmten Pflanzen und freilebenden Tierarten durch den Menschen wurde eine internationale Konvention verabschiedet, die einen nachhaltigen internationalen Handel mit den in ihren Anhängen gelisteten Tieren und Pflanzen gewährleisten soll. Diese *Convention on International Trade in Endangered Species of Wild Fauna and Flora* (zu deutsch Übereinkommen über den internationalen Handel mit gefährdeten Arten freilebender Tiere und Pflanzen) wird nach dem Ort der Erstunterzeichnung am 3. März 1973 in Washington D.C. auch Washingtoner Artenschutzübereinkommen (WA) genannt. Das Sekretariat von CITES hat seinen Sitz in Genf, es wird von UNEP, dem Umweltprogramm der Vereinten Nationen, bereitgestellt.
Da CITES nicht in die Souveränität der Nationalstaaten eingreift, sind diese für Umsetzung und Vollzug verantwortlich. In der Europäischen Union wird CITES durch die EU-Artenschutzverordnung umgesetzt. Die darin getroffenen Regelungen sind CITES-konform bzw. strenger. In Deutschland sind diese im Bundesnaturschutzgesetz und z.T. in der Bundesartenschutzverordnung, in Österreich im Artenhandelsgesetz (ArtHG2009) umgesetzt.
Der nationale Vollzug des Abkommens erfolgt durch eine Managementbehörde, die dem CITES-Sekretariat bekannt gegeben werden muss. In Deutschland ist dies das Bundesamt für Naturschutz, in Österreich das Bundesministerium für Klimaschutz, Umwelt, Energie, Mobilität, Innovation und Technologie und in der Schweiz das Bundesamt für Lebensmittelsicherheit und Veterinärwesen (BLV).
Die Liste der geschützten Arten ist in den Anhängen der Konvention zu finden und wird von den Mitgliedstaaten auf den Vertragsstaatenkonferenzen bestimmt. Derzeit (Stand Januar 2025) sind rund 32.800 Pflanzenarten und etwa 6.000 Tierarten in den Anhängen gelistet. Der internationale Handel mit den Arten und deren Produkten, wie Elfenbein, Kaviar, Holzprodukte, Arzneimitteln oder präparierten Tieren, ist in Abhängigkeit vom entsprechenden Anhang (I, II, III) und den dort genannten Bemerkungen geregelt. Je nach Anhang sind Ausfuhr- oder Einfuhrgenehmigungen notwendig, die bestimmte Anforderungen erfüllen müssen.

Die Anhänge zu CITES

Anhang I

Anhang I enthält die Regelungen für die besonders stark vom Handel bedrohten Arten. Es gibt für diese ein Verbot des kommerziellen Handels für Arten, die aus der Wildnis kommen. Handel mit Nachzuchten oder nicht-kommerzieller Handel sind möglich, sofern keine Gefährdung für den Fortbestand der Art besteht und nationale Gesetze eingehalten werden. Es sind Ausfuhr- und Einfuhrgenehmigungen notwendig. Zu den gelisteten Arten gehören z.B. alle Meeresschildkröten, einige Affenarten, einige Bären- und Katzenarten, verschiedene Landschildkrötenarten und Krokodile, mehrere Schlangenarten sowie verschiedene Kakteen- und Orchideenarten.

Anhang II

Für die im Anhang II gelisteten Arten ist ein kommerzieller Handel nach einer Unbedenklichkeitsprüfung des Ausfuhrstaates möglich. Dabei wird geprüft, ob der Handel den Fortbestand der Art gefährdet. Die zuständige Behörde führt ein Monitoring durch und setzt Maßnahmen fest, die eine nachhaltige Nutzung ermöglichen. Zu den gelisteten Arten gehören u.a. alle sonstigen Affen und Bären, alle übrigen Landschildkröten, Warane und Krokodile, sowie alle Orchideen und Kakteen, soweit sie nicht schon unter Anhang I geschützt werden.

Anhang III

Im Anhang III werden die entsprechenden Arten in Kombination mit einem Land gelistet. Nur das genannte Land kann die Art in den Anhang III aufnehmen, dazu ist keine Entscheidung der Vertragsstaatenkonferenz notwendig. Entsprechende Produkte aus dem genannten Land benötigen eine Ausfuhrgenehmigung, für andere Ländern ist ein Herkunftszertifikat notwendig.

Die Situation in Bezug auf TCM-Arzneien

In der TCM wurden und werden geschützte und seltene Pflanzen verwendet. Ähnliches gilt für Tiere. In der Chinesischen Pharmakopöe sind unter anderem Bestandteile von gefährdeten Tierarten, wie von der Saiga-Antilope

(vom WWF in den 1990er-Jahren noch als Substitut für das Nashorn empfohlen), bestimmten Schuppentierarten, verschiedenen Schildkrötenarten sowie einige Seepferdchenarten aufgeführt.
Obwohl der Handel mit diesen Produkten offiziell verboten ist, erfolgt dieser in bestimmten Ländern und Regionen noch über einen Schwarzmarkt.
Die TCM-Gemeinschaft ist sich der internationalen Kritik und der Sorgen von Artenschützern zunehmend bewusst und reagiert in weiten Teilen darauf: So forderte u.a. der Weltverband der Gesellschaften für Chinesische Medizin seine Mitglieder 2010 auf, keine Teile bedrohter Wildtiere zu verwenden. Stattdessen werden Ersatzstoffe empfohlen, entweder synthetischer Art oder von nicht bedrohten Arten. Die TCM-Gesellschaften in Deutschland, Österreichs und der Schweiz sprechen sich gegen die Verwendung geschützter Tier- und Pflanzenarten aus. Die Arbeitsgemeinschaft für Klassische Akupunktur und Traditionelle Chinesische Medizin (AGTCM) engagiert sich in der „AG Medizin und Artenschutz" des WWF. Die Societas Medicinae Sinensis (SMS) kooperiert mit Pro Wildlife.

4.2 Artenschutzrelevante Arzneien und Substitute

Hinweis Wir betonen ausdrücklich, dass jede illegale Nutzung bedrohter Spezies in jeder Form auf strengste abzulehnen ist und der Artenschutz stets oberstes Gebot sein muss. Die Erwähnung einiger Tierarten im Folgenden erfolgt lediglich, weil diese in der historischen Literatur und in einigen Rezepturnamen noch präsent sind (z.B. Tigerknochen). Die Verwendung von Spezies wie Tiger und Löwe hat heute nur noch medizingeschichtliche Bedeutung und kommt in der offiziellen Chinesischen Medizin nicht mehr vor.

Tierische Arzneien

Kragenbär (Ursus thibetanus) bzw. Malaienbär (Helarctos malayanus)

Arznei *Xiong Dan* (Ursi Vesica Fellea), Bärengalle; vornehmlich basierend auf der Ursodeoxycholsäure im Gallensaft der Bären
Wirkung Leber kühlend und Augen klärend, entgiftend
Indikationen Augenentzündungen, Entzündungen, bakterielle Infektionen, Krebs, Hämorrhoiden, Schmerzen, Asthma, Gelbsucht, Koliken, Durchfall, Parasiten, Sinusitis u.a.
Artenschutzrelevanz Seit 1977 bzw. 1979 sind die Tierarten in Anhang I gelistet und als gefährdet eingestuft

Aktuelle Entwicklungen
- Anhaltende Wilderei trotz Bärenfarmen; internationale Kritik an der Grausamkeit der Gallensaftgewinnung auf den Bärenfarmen
- Die Chinesische Regierung empfahl *Tanreqing*-Injektionen mit Bärengalle gegen Covid-19 (März 2020)

Substitution
- **Pflanzliche Arzneien**
  - *Qing Dai* (Indigo Naturalis) ▶ AG 2.4
  - *Ju Hua* (Chrysanthemi Flos) ▶ AG 1.2
  - *Xia Ku Cao* (Prunellae Spica) ▶ AG 2.1
  - *Bai Shao* (Paeoniae Radix Alba) ▶ AG 12.2
- **Tierische Arznei** *Zhen Zhu Mu* (Margaritifera Concha), pulverisiert ▶ AG 14.1

Anmerkung *Xiong Dan* (Ursi Vesica Fellea) wurde traditionell hauptsächlich in Fertigrezepturen verwendet, die eine feste Form haben. In Dekokten ist dieses Mittel nicht gebräuchlich.

Tiger (Panthera tigris) Löwe (Panthera leo)

Arzneien *Hu Gu* (Tigris Os), Knochen
Wirkung Stärkt Knochen, entspannnt die Sehnen, löst Spasmen und stoppt Schmerzen

Indikationen
- Epilepsie, anale Fisteln, Arthritis *(Hu Gu)*
- Unterernährung und hohes Fieber bei Kindern, Ruhr *(Hu Dan)*

Artenschutzrelevanz
- Seit 1993 gilt ein Handelsverbot für Tigerprodukte in China.
- Südafrika verhinderte 2016 die CITES-Anhang-I-Listung für den Löwen.

Aktuelle Entwicklungen Tigerknochen wurden zunehmend durch Löwenknochen ersetzt; seit 2008 sind steigende Exporte von Löwenknochen aus Südafrika festzustellen.
Rezepturen In der Literatur werden über 100 Rezepturen beschrieben, basierend auf Knochengelatine, Kno-

chenwein, Penis-Tonika etc., z.B. *Hu Qian Wan* (Pille des untergetauchten Tigers).

Substitution *Hu Gu* (Tigris Os) galt traditionell als gleichzeitig ausleitend (besonders bei *Bi*-Syndrom von Wind-Feuchtigkeit) und tonisierend auf Niere und Leber, und somit Knochen und Sehnen. Daher empfiehlt sich zur Substitution eine Kombination von Arzneien mit diesen beiden Wirkprinzipien.

Moschus (Moschus berezovskii, Moschus moschiferus)

Arznei *She Xiang* (Moschus)

Wirkung Öffnet die Sinne, *Shen* belebend, Schleim-Hitze ausleitend

Indikationen Bewusstseinsstörung, Konvulsionen, Delirium, Stupor, Kollaps, epileptische Anfälle, Retention der Plazenta oder des toten Fötus

Artenschutzrelevanz Aufgeführt in CITES Anhang I bzw. II

Rezepturen *An Gong Niu Huang Wan* (Pille, die den Palast beruhigt mit Bovis Calculus)

Substitution Mineralische bzw. pflanzliche Substitute sind

- *Bing Pian* (Borneolum Syntheticum) ▶ AG 15
- *Shi Chang Pu* (Acori Tatarinowii Rhizoma) ▶ AG 15
- *Yuan Zhi* (Polygalae Radix) ▶ AG 14.2
- *Su He Xiang* (Styrax)

Nashorn (Rhinocerotidae Ceratotherium spp)

Arznei *Xi Jiao* (Rhinoceri Cornu)

Wirkung Blut-Hitze kühlend; *Jing* stabilisierend

Indikationen Schock- und Schreck-Ereignisse, Bewusstseinstrübung; infektiöse Erkrankungen mit hohem Fieber, Krämpfen und Blutungen

Artenschutzrelevanz

- Seit 1977 CITES-Anhang I
- Seit 2008 CITES-Nashorn-Task-Force im Einsatz, soll Vollzug stärken

Aktuelle Entwicklungen

- Artenschützer warnen vor zunehmender Wilderei in Südafrika.
- Das Rhinozeroshorn unterliegt nationalen Verboten und hat in der regulären Chinesischen Medizin keinen Stellenwert mehr.

Rezepturen

- *Zhen Zhu Mu Wan* (Pille mit Margaritifera Concha Usta)
- *Xi Jiao Di Huang Tang* (Rhinocerotis Cornu und Rehmanniae Radix Dekokt) ▶ RG 2.2

Substitution *Shui Niu Jiao* (Bubali Cornu) ▶ AG 2.2

Saiga-Antilope (Saiga tatarica)

Arzneien *Ling Yang Dan* (Saigae Tataricae Fel), *Ling Yang Jiao* (Saigae Tataricae Cornu)

Wirkung Aufsteigendes Leber-*Yang*

Indikationen Starkes Fieber, Schwindel

Artenschutzrelevanz

- Seit 1995 auf CITES Anhang II (Handelsbeschränkungen)
- Seit 2019 Nullquote für Wildfänge zu kommerziellen Zwecken (CITES) Aufnahme in Anhang I

Aktuelle Entwicklungen Die Wildbestände der Saiga-Antilope schwanken auch wegen natürlicher Epidemien, vor allem aber wegen Wilderei. In China steht die Saiga-Antilope unter besonderem Schutz, was bedeutet, dass Jagd und Handel unter Erlaubnisvorbehalt stehen und das Antilopenhorn nur für besonders wichtige Arzneien eingesetzt werden darf. In der regulären westlichen Chinesischen Medizin hat das Antilopenhorn keinen Stellenwert.

Rezepturen

- *Ling Qiao Jie Du Wan* (Toxisches herauslösende Pille mit Antelopis Cornu und Forsythiae Fructus)
- *Zi Xue* (Purpurschnee)

Substitution

- *Shan Yang Jiao* (Naemorhedi Cornu, Horn des Chinesischen Goral)
- *Shui Niu Jiao* (Bubali Cornu) ▶ AG 2.2

Anmerkung Bei aufsteigendem Leber-*Yang* mit Bluthochdruck, Kopfschmerzen, Schwindel und geröteten Augen: *Shi Jue Ming* (Haliotidis Concha) ▶ AG 16, kombiniert mit *Ju Hua* (Chrysanthemi Flos) ▶ AG 1.2

Schuppentier (Manis pentadactyla, Pangolin)

Arznei *Chuan Shan Jia* (Manitis Squama)

Wirkung Löst Blut-Stase, befreit die Menstruation und fördert die Laktation; reduziert Schwellungen, treibt Eiter aus und leitet Wind-Nässse aus den Leitbahnen aus

Indikationen Blockierte Laktation, Menstruationsbeschwerden, Glieder- und Muskelschmerzen, toxische Schwellungen

Artenschutzrelevanz

- Seit 2016 ist die Spezies im CITES-Anhang I gelistet; betrifft die vier asiatischen und die vier afrikanischen Schuppentierarten.
- Drei Arten sind laut Roter Liste der *International Union for Conservation of Nature and Natural Resources* (IUCN) akut vom Aussterben bedroht, drei stark gefährdet, zwei gefährdet.
- Wegen ihrer Verwendung in der Chinesischen Medizin gelten Schuppentiere als die am häufigsten geschmuggelten Säugetiere.

Rezepturen
- *Xian Fang Huo Ming Yin* (Erhabener Trank zur Erhaltung des Lebens)
- *Fu Yuan Huo Xue Tang* (Dekokt, das die Gesundheit wiederherstellt, indem es das Blut belebt)

Substitution
- *Zao Jiao Ci* (Gleditsiae Spina)
- *Wang Bu Liu Xing* (Vaccariae Semen) ▶ AG 10.1
- *E Zhu* (Curcumae Rhizoma) ▶ AG 10.1
- *Lu Lu Tong* (Liquidambaris Fructus) ▶ AG 10.1
- *Bai Zhi* (Angelicae Dahuricae Radix) ▶ AG 1.1
- *Ji Xue Teng* (Spatholobi Caulis) ▶ AG 10.1

Gecko (Gekko gecko)

Arznei *Ge Jie* (Gecko)
Wirkung Lungen- und Nieren-*Qi*-Mangel
Indikationen Asthma, Husten, Dyspnoe, Diabetes, Impotenz und vorzeitiger Samenerguss

Artenschutzrelevanz
- Jahresverbrauch allein in Taiwan ca. 1,5 Millionen Tokehs
- Zuchtfarmen können Bedarf nicht decken, dienen im großen Maßstab der Umdeklarierung von Wildfangen in „Nachzuchten“

Aktuelle Entwicklungen Wurde 2019 in CITES Anhang II aufgenommen, um nachhaltigen Handel sicherzustellen

Substitution
- **Pflanzliche Arznei** *Yin Yang Huo* (Epimedii Folium) ▶ AG 12.3
- **Tierische Arznei** *Lu Rong* (Cervi Cornu Pantotrichum) ▶ AG 12.3

Schildkröten (Chinemys reevesii, syn. Mauremys reevesii)

Arzneien *Gui Ban* (Testudinis Plastrum) und *Gui Jia* (Testudinis Carapax et Plastrum) ▶ RG 12.4

Wirkung
- *Gui Ban* *Yin*-Mangel mit aufsteigender Leere-Hitze; innerer Wind durch Nieren- und Leber-*Yin*-Mangel; *Jing*-Mangel bei Kindern
- *Gui Jia* *Yin*-, *Jing*- und Blut-Mangel, Blut-Hitze, Herz-Geist-Störung

Indikationen
- *Gui Ban* Nachtschweiß, Schwindel, Tinnitus und „Knochendampfen“; Spasmen, Tremor und Krämpfe; Kinder mit verzögerter skelettaler Entwicklung oder verspätetem Fontanellenschluss
- *Gui Jia* Osteoporose, Schwindel, gynäkologische Blutungen, Unruhe

Artenschutzrelevanz CITES 2004: Listung von *Mauremys reevesii*, ▶ Anhang 3

Rezepturen
- *Da Bu Yin Wan* (Pille, die das *Yin* großartig tonisiert) ▶ RG 8.5
- *Zuo Gui Wan* (Pille, die die Linke [Niere] wiederherstellt) ▶ RG 8.5

Substitution
- **Pflanzliche Arzneien**
  - *Shu Di Huang* (Rehmanniae Radix Praeparata) ▶ AG 12.2, kombiniert mit *Tian Dong* (Asparagi Radix) ▶ AG 12.2
  - *E Zhu* (Curcumae Rhizoma), kombiniert mit *Mu Li* ▶ unten
- **Tierische Arzneien**
  - Gegenwärtig bietet die Spezies *Trachemys scripta elegans* eine Ausweichmöglichkeit für *Gui Jia.*
  - *Mu Li* (Ostreae Concha) ▶ AG 14.1
  - *Zhen Zhu Mu* (Margaritifera Concha) ▶ AG 14.1

In Zusammenhang mit Artenschutz diskutiert, aber bisher nicht unterstellt:

Regenschirmschlange (Bungarus multicinctus) Gekielte Kletternatter (Elaphe carinata), Schönnatter (Elaphe taeniura) Schwarzschlange (Zaocys dhumnades)

Arzneien
- *Jin Qian Bai Hua She* (Bungarus Parvus)
- *She Tui* (Serpentis Periostracum)
- *Wu Shao She* (Zaocys)

Wirkung Wind und Feuchtigkeit ausleitend, Leitbahnen öffnend, *Bi*-Blockaden (Wind) lösend
Indikationen Gelenkschmerzen, Muskelkrämpfe, Hautaffektionen, Paresen
Artenschutzrelevanz CITES 2010: erstmalige Diskussion; Arbeitsgruppe soll Handelsdaten einholen
Substitution Pflanzliche Substitute sind
- *Di Fu Zi* (Kochiae Fructus) ▶ AG 4
- *Ji Li* (Tribuli Fructus) ▶ AG 16
- *She Chuang Zi* (Cnidii Fructus) ▶ AG 12.3
- *Chan Tui* (Cicadae Periostracum) ▶ AG 1.2
- *Fang Feng* (Saposhnikoviae Radix) ▶ AG 1.1

Anmerkung Alle Ersatzmittel lindern Juckreiz, z.T. durch unterschiedliche Wirkprinzipien und reduzieren inneren oder äußeren Wind.

Seepferdchen (Hippocampus spp.)

Arznei *Hai Ma* (Hippocampus)
Wirkung Wärmt die Nieren, stärkt das *Yang*, zerstreut Verdichtungen und lindert Schwellungen
Indikationen Aphrodisiakum, Nierentonikum, gegen Inkontinenz, Atemnot und Debilität; Impotenz, Urininkontinenz, Verdichtungen, Geburtsprobleme
Artenschutzrelevanz Seit 2004 in CITES Anhang II, um nachhaltigen Handel sicherzustellen; CITES-Konferenz 2019: Länder sollen Handelsdaten melden und Vollzug verbessern (CITES CoP18 Doc. 72)
Aktuelle Entwicklungen Es sind 44 Seepferdchen-Arten bekannt; weiterhin illegaler Handel in großem Umfang, regelmäßige Beschlagnahmen mit Millionen von Tieren; es bestehen Vollzugsprobleme, da bei getrockneten Tieren die Art kaum zu identifizieren ist.
Substitution Pflanzliche Substitute sind

- *Hu Lu Ba* (Trigonellae Semen) kombiniert mit *Ba Ji Tian* (Morindae Officinalis Radix)
- *Yin Yang Huo* (Epimedii Folium) ▶ AG 12.3

Seegurke (Holothuria spp.)

Arznei *Hai Shen*, *Fang Ci Shen* (Stichopus)
Wirkung Tonisiert Nieren-*Yang*; ergänzt das *Jing* und nährt Blut
Indikationen Schwäche, Impotenz, Demenz, Diarrhö und erhöhter Harndrang, häufiges Wasserlassen, Spermatorrhö, Husten
Artenschutzrelevanz Die drei am häufigsten genutzten *Holothuria*-Arten wurden 2019 in CITES Anhang II gelistet (Beschränkung des Handels); für mehr als 37 weitere Arten ist der Handel weiterhin unreguliert.
Aktuelle Entwicklungen Bestände in Asien teils bereits dramatisch reduziert; Verwendung v.a. als Delikatesse und für TCM; TCM-Firmen planen Ausbau des Marktes
Anmerkung Die Arznei hat in der regulären Chinesischen Medizin keinen Stellenwert.

Pflanzliche Arzneien

Die unten aufgelisteten Arzneien der Materia Medica unterliegen CITES-Auflagen und werden dort im Anhang II geführt. Das bedeutet, dass diese Arzneipflanzen dann kommerziell gehandelt werden dürfen, sofern sie aus Kulturanbau stammen. Dafür wird nach einer Unbedenklichkeitsprüfung des Ausfuhrstaates ein entsprechendes Zertifikat ausgestellt. Auf diese Weise wird geprüft, ob der Handel den Fortbestand der Art gefährdet. Die zuständige Behörde führt ein Monitoring durch und setzt Maßnahmen fest, die eine nachhaltige Nutzung ermöglichen. Zu den gelisteten Arten gehören unter anderem auch alle Orchideen, soweit sie nicht bereits durch Aufnahme in CITES-Anhang I geschützt werden.

- *Bai Ji* (Bletillae Rhizoma) ▶ AG 10.2
- *Chen Xiang* (Aquilariae Lignum Resinatum) ▶ AG 9
- *Gou Ji* (Cibotii Rhizoma) ▶ AG 12.3
- *Mu Xiang* (Aucklandiae Radix) ▶ AG 9
- *Rou Cong Rong* (Cistanches Herba) ▶ AG 12.3
- *Shi Hu* (Dendrobii Caulis) ▶ AG 12.4
- *Tian Ma* (Gastrodiae Rhizoma) ▶ AG 16
- *Xi Yang Shen* (Panacis Quinquefolii Radix) ▶ AG 12.4

Eine Besonderheit stellt hierbei *Mu Xiang* (Aucklandiae Radix) dar. Da *Mu Xiang* eine auf der CITES-Liste geführte Pflanze ist, werden häufig alternative Spezies verwendet. Diese haben jeweils ähnlich Wirkungen, sind insgesamt jedoch weniger stark wirksam. *Tu Mu Xiang* (Inulae Radix) wurde als reguläres *Mu Xiang* verwendet, bis im 19. Jahrhundert *Aucklandia* aus Indien importiert wurde. Ebenfalls wird manchmal auch *Chuan Mu Xiang* (Vladimiriae Radix) eingesetzt.

4.3 Zur Komplexität des Ressourcenschutzes am Beispiel von E Jiao (Eselgelatine)

Bislang ist die Verwendung von *E Jiao* (Asini Corii Colla), der Gelatine aus der Haut von Eseln, bezüglich Artenschutz unbedenklich. Unter anderem soll *E Jiao* die Zahl weißer und roter Blutkörperchen erhöhen, die weibliche Libido stärken, bei Schlaflosigkeit und Tumoren helfen sowie frühzeitiges Altern verhindern. Die Nachfrage in China nach Eselshäuten ist in den letzten Jahren sprunghaft gestiegen und wird aktuell auf 4,8 Millionen Häute jährlich geschätzt. Da sich die Bestände von Hauseseln in China innerhalb von 20 Jahren von 9,4 auf 4,6 Millionen quasi halbiert haben, werden inzwischen immer mehr Eselshäute aus Lateinamerika und vor allem aus Afrika importiert. Es werden z.B. aus Kenia, Tansania und Südafrika systematische Diebstähle berichtet. Tansania, Botswana, Niger und Nigeria haben inzwischen die Exporte gestoppt, um ihre Eselsbestände zu schützen. Auch wenn es sich um domestizierte Tiere handelt und das interkontinentale Einsammeln von Hauseseln kein Artenschutzproblem ist, zeigt es jedoch besonders drastisch, welch große Sogwirkung eine wachsende Nachfrage bis in andere Kontinente hat. Aus diesen Gründen sollten alle Beteiligte, bevor es zu einer Bedrohung dieser Art kommt, zu einem kritischen Umgang mit *E Jiao* gemahnt werden.

Ein möglicher Ausweg wäre die Verwendung von Rindergelatine, die traditionell ursprünglich für *E Jiao* Verwendung fand. Dieses würde jedoch ein Umdenken in der Chinesischen Pharmakopöekommission und der arzneiproduzierenden Industrie erfordern.[1]

Substitute

- *Shu Di Huang* (Rehmanniae Radix Praeperata) zusammen mit *Bai Shao* (Paeoniae Radix Alba) ▶ AG 12.2
- *Lu Jiao Jiao* (Cervi Cornus Colla) ▶ AG 12.3

Um stärkere Blutungen zu stoppen, empfehlen sich als **Substitute**:

- *Pu Huang* (Typhae Pollen) ▶ AG 10.2
- *San Qi* (Notoginseng Radix et Rhizoma) ▶ AG 10.2

Substitution von Arzneien

Beim klinischen Einsatz von Rezepturen taucht häufig die Frage nach einem möglichen Ersatz für kritische Arzneimittel auf. Die Tatsache, dass ein Arzt eine Rezeptur modifizieren oder neu zusammenstellen muss, kann mehrere Gründe haben:

- Die Lieferung von tierischen und pflanzlichen Mitteln ist aufgrund von Schutzbestimmungen nicht möglich oder
- Apotheken oder Großhändler können über eine begrenzte Zeit bestimmte Mittel nicht liefern.

Die Mehrzahl der chinesischen Arzneimittel kann problemlos durch andere ersetzt werden, bei einigen ist dies allerdings schwieriger. So können die Hauptarzneien der Rezepturen weniger leicht durch andere Mittel ersetzt werden – jedoch sind diese Kaiser-Arzneien oft weniger von den oben genannten Hindernissen betroffen. Ersetzt man Arzneimittel durch andere, ist es am wichtigsten, die Therapiewirkung der Rezeptur nicht wesentlich zu beeinträchtigen.

1 Centrum für Therapiesicherheit in der Chinesischen Arzneitherapie (CTCA). CTCALetter März 2025. https://www.ctca.center/de/ctcaletter.html

5 Übersicht über die Arzneimittelrisiken in Schwangerschaft, Stillzeit und in der Fertilitätsbehandlung

5.1 Arzneiverzeichnis nach Pinyin-Namen

Verwendete Abkürzungen

A	von einer Anwendung (bei ♀ Frauen/ ♂ Männern) ist abzuraten
V	mit Vorsicht anwenden
rV	relative Vorsicht (z.B. nur bei hoher Dosis)
V2	Vorsicht im 2. und 3. Trimenon
Vp	Vorsicht bei peri-/postpartaler Anwendung
Vt	Vorsicht bei topischer Anwendung
K	Kontraindikation
K1	Kontraindikation im 1. Trimenon
rK	relative Kontraindikaiton
Ki	Kontraindikation bei innerer Anwendung
Kp	Kontraindikation peripartal
N	keine relevanten Risiken bekannt

Pinyin-Name	Pharmazeutischer Name	AG	Fertilität	Schwangerschaft	Stillzeit
Ai Ye	Artemisiae Argyi Folium	10.2		V	V
Ba Ji Tian	Morindae Officinalis Radix	12.3	A♂V♀	K	K
Bai Bian Dou	Lablab Semen Album	12.1		N	N
Bai Bu	Stemonae Radix	6.3		N	N
Bai Fan	Alumen	18		Ki	Ki
Bai Guo	Ginkgo Semen	13	V♀	V!	V
Bai He	Lilii Bulbus	12.4		N	N
Bai Hua She She Cao	Hedyotis Diffusae Herba	2.4	A♂	N	N
Bai Ji	Bletillae Rhizoma	10.2		N	N
Bai Jiang Cao	Patriniae Herba	2.4		V	N
Bai Mao Gen	Imperatae Rhizoma	10.2		V	N
Bai Qian	Cynanchi Stauntonii Rhizoma et Radix	6.1		N	N
Bai Shao	Paeoniae Radix Alba	12.2		N	N
Bai Tou Weng	Pulsatillae Radix	2.4		N	N
Bai Wei	Cynanchi Atrati Radix et Rhizoma	2.5		N	N
Bai Xian Pi	Dictamni Cortex	2.4		K	K
Bai Zhi	Angelicae Dahuricae Radix	1.1		N	N
Bai Zhu	Atractylodis Macrocephalae Rhizoma	12.1		V	N
Bai Zi Ren	Platycladi Semen	14.2		N	N
Ban Lan Gen	Isatidis Radix	2.4		K	K
Ban Zhi Lian	Scutellariae Barbatae Herba	2.4		V	N
Bei Sha Shen	Glehniae Radix	12.4		N	N
Bian Xu	Polygoni Avicularis Herba	4		N	N
Bie Jia	Trionycis Carapax	12.4		rK	N
Bing Lang	Arecae Semen	17	A♀♂	K	K
Bing Pian	Borneolum Syntheticum	15		K	K
Bo He	Menthae Haplocalycis Herba	1.2		N	V
Bu Gu Zhi	Psoraleae Fructus	12.3	A♀♂	K	V

Cang Er Zi	Xanthii Fructus	1.1		V	V
Cang Zhu	Atractylodis Rhizoma	7		N	N
Cao Dou Kou	Alpiniae Katsumadai Semen	7		N	N
Cao Guo	Tsaoko Fructus	7		N	N
Ce Bai Ye	Platycladi Cacumen	10.2		N	N
Chai Hu	Bupleuri Radix	1.2		N	N
Chan Tui	Cicadae Periostracum	1.2	V♂	K1 V2	N
Che Qian Zi	Plantaginis Semen	4		V	N
Chen Pi	Citri Reticulatae Pericarpium	9		N	N
Chen Xiang	Aquilariae Lignum Resinatum	9		N	N
Chi Shao	Paeoniae Radix Rubra	2.2		N	N
Chi Shi Zhi	Halloysitum Rubrum	13		V	V
Chi Xiao Dou	Phaseoli Semen	4		V	N
Chong Wei Zi	Leonuri Fructus	10.1		V	N
Chuan Bei Mu	Fritillariae Cirrhosae Bulbus	6.2		K	K
Chuan Lian Zi	Toosendan Fructus	9		V	V
Chuan Niu Xi	Cyathulae Radix	10.1	A♀	K	K
Chuan Xin Lian	Andrographitis Herba	2.4	A♀♂	V	N
Chuan Xiong	Chuanxiong Rhizoma	10.1		K	N
Chun Pi	Ailanthi Cortex	13		N	N
Ci Shi	Magnetitum	14.1		V	V
Cong Bai	Allii Fistulosi Bulbus	1.1		N	N
Da Fu Pi	Arecae Pericarpium	9	A♂V♀	K	K
Da Huang	Rhei Radix et Rhizoma	3.1	A♀♂	K	V
Da Qing Ye	Isatidis Folium	2.4		K	K
Da Xue Teng	Sargentodoxae Caulis	2.4		V	V
Da Zao	Jujubae Fructus	12.1		N	N
Da Zao Jiao	Gleditsiae Sinensis Fructus	6.1		K	K
Dan Dou Chi	Sojae Semen Praeparatum	1.2	(A)♂	N	V
Dan Nan Xing	Arisaema cum Bile	6.2		K	K
Dan Shen	Salviae Miltiorrhizae Radix et Rhizoma	10.1		rK	N
Dan Zhu Ye	Lophatheri Herba	2.1		N	N
Dang Gui	Angelicae Sinensis Radix	12.2		K	N
Dang Shen	Codonopsis Radix	12.1		N	N
Deng Xin Cao	Junci Medulla	4		N	N
Di Fu Zi	Kochiae Fructus	4		N	N
Di Gu Pi	Lycii Cortex	2.5		V	V
Di Huang	Rehmanniae Radix	2.2		N	N
Di Long	Pheretima	16	A♂	K1V2	V
Di Yu	Sanguisorbae Radix	10.2		N	N
Ding Xiang	Caryophylli Flos	11		N	N
Dong Chong Xia Cao	Cordyceps	12.3		V	N

Dong Gua Pi	Benincasae Exocarpium	4		N	N
Dong Gua Zi	Benincasae Semen	4		N	N
Dou Kou	Amomi Fructus Rotundus	7		N	N
Du Huo	Angelicae Pubescentis Radix	5		K	N
Du Zhong	Eucommiae Cortex	12.3		V	V
E Bu Shi Cao	Centipedae Herba	1.1		N	N
E Jiao	Asini Corii Colla	12.2		N	N
E Zhu	Curcumae Rhizoma	10.1	A♀	K	N
Fan Xie Ye	Sennae Folium	3.1		V	V
Fang Feng	Saposhnikoviae Radix	1.1		N	N
Fang Ji	Stephaniae Tetrandrae Radix	5		N	N
Fen Bi Xie	Dioscoreae Hypoglaucae Rhizoma	4		N	N
Feng Mi	Mel	12.1		N	N
Fo Shou	Citri Sarcodactylis Fructus	9		N	N
Fu Ling	Poria	4		N	N
Fu Pen Zi	Rubi Fructus	13		K1 V2	V♀
Fu Ping	Spirodelae Herba	1.2		N	N
Fu Shi	Pumex	6.2		N	N
Fu Xiao Mai	Tritici Fructus Levis	13		N	N
Fu Zi	Aconiti Radix Lateralis Praeparata	11	A♂	K	K
Gan Cao	Glycyrrhizae Radix et Rhizoma	12.1	V♂	V Kp	V♂
Gan Jiang	Zingiberis Rhizoma	11		rV Vp	rV
Gao Ben	Ligustici Rhizoma et Radix	1.1		N	N
Gao Liang Jiang	Alpiniae Officinarum Rhizoma	11		N	N
Ge Gen	Puerariae Lobatae Radix	1.2	V♂	N	N
Ge Jie	Gecko	12.3		V	V
Ge Qiao	Meretricis seu Cyclinae Concha	6.2		N	N
Geng Mi	Oryzae Semen	12.1		N	N
Gou Ji	Cibotii Rhizoma	12.3		N	N
Gou Qi Zi	Lycii Fructus	12.4		V	N
Gou Teng	Uncariae Ramulus cum Uncis	16		N	N
Gu Sui Bu	Drynariae Rhizoma	12.3		N	N
Gu Ya	Setariae Fructus Germinatus	8		N	N
Gua Lou	Trichosanthis Fructus	6.2		N	N
Gua Lou Pi	Trichosanthis Pericarpium	6.2		N	N
Gua Lou Zi	Trichosanthis Semen	6.2		N	N
Guang Huo Xiang	Pogostemonis Herba	7		N	N
Gui Jia	Testudinis Carapax et Plastrum	12.4		rK	N
Gui Zhi	Cinnamomi Ramulus	1.1		V	N
Hai Feng Teng	Piperis Kadsurae Caulis	5		N	N
Hai Jin Sha	Lygodii Spora	4		N	N

Hai Piao Xiao	Sepiae Endoconcha	13		N	N
Hai Tong Pi	Erythrinae Cortex	5		N	N
Hai Zao	Sargassum	6.2		V	K
He Huan Hua	Albiziae Flos	14.2		V	N
He Huan Pi	Albiziae Cortex	14.2	A♀♂	K	N
He Ye	Nelumbinis Folium	2.4	A♂	K	K
He Zi	Chebulae Fructus	13		N	N
Hei Zhi Ma	Sesami Semen Nigrum	12.4		N	N
Hong Hua	Carthami Flos	10.1		K	K
Hou Po	Magnoliae Officinalis Cortex	7		V	N
Hu Po	Succinum	14.1		V	V
Hu Tao Ren	Juglandis Semen	12.3		N	N
Hu Zhang	Polygoni Cuspidati Rhizoma	10.1		rK	V
Hua Jiao	Zanthoxyli Pericarpium	11		V	rK
Hua Shi	Talcum	4		K	K
Huai Hua	Sophorae Flos	10.2	A♂	K	K
Huang Bo	Phellodendri Chinensis Cortex	2.3		K	K
Huang Jing	Polygonati Rhizoma	12.4		N	N
Huang Lian	Coptidis Rhizoma	2.3	A♀♂	K	K
Huang Qi	Astragali Radix	12.1		V	N
Huang Qin	Scutellariae Radix	2.3		V-K	V
Huo Ma Ren	Cannabis Fructus	3.2		N	N
Ji Li	Tribuli Fructus	16		V	V
Ji Nei Jin	Galli Gigerii Endothelium Corneum	8		N	N
Ji Xue Teng	Spatholobi Caulis	10.1		rK	N
Jiang Can	Bombyx Batryticatus	16	A♀♂	N	N
Jiang Huang	Curcumae Longae Rhizoma	10.1	A♀♂	rK	N
Jie Geng	Platycodi Radix	6.1		N	N
Jie Zi	Sinapis Semen	6.1		N	N
Jin Qian Bai Hua She	Bungarus Parvus	5		V	V
Jin Qian Cao	Lysimachiae Herba	4		N	N
Jin Yin Hua	Lonicerae Japonicae Flos	2.4		Vp	Vp
Jin Ying Zi	Rosae Laevigatae Fructus	13		N	N
Jing Jie	Schizonepetae Herba	1.1		N	N
Ju He	Citri Reticulatae Semen	9		N	N
Ju Hong	Citri Exocarpium Rubrum	9		N	N
Ju Hua	Chrysanthemi Flos	1.2		N	N
Jue Ming Zi	Cassiae Semen	2.1		V	V
Ku Lian Pi	Meliae Cortex	17		K	K
Ku Shen	Sophorae Flavescentis Radix	2.3	A♂	K	V
Ku Xing Ren	Armeniacae Semen Amarum	6.3		K	K

Kuan Dong Hua	Farfarae Flos	6.3	A♀♂	K	K
Kun Bu	Laminariae Thallus, Eckloniae Thallus	6.2		V	K
Lai Fu Zi	Raphani Semen	8		N	N
Li Zhi He	Litchi Semen	9		N	N
Lian Qiao	Forsythiae Fructus	2.4		K	K
Lian Zi	Nelumbinis Semen	13	A♂	K	K
Lian Zi Xin	Nelumbinis Plumula	2.1	A♂	K	K
Ling Zhi	Ganoderma	14.2		N	N
Liu Huang	Sulfur	18		Ki	Ki
Liu Ji Nu	Artemisiae Anomalae Herba	10.1		rK	N
Long Dan	Gentianae Radix et Rhizoma	2.3		V	V
Long Gu	Fossilia Ossis Mastodi	14.1		V	V
Long Yan Rou	Longan Arillus	12.2		N	N
Lou Lu	Rhapontici Radix	2.4		rK	rK
Lu Dou	Phaseoli Radiati Semen	2.4		N	N
Lu Gen	Phragmitis Rhizoma	2.1		N	N
Lu Jiao	Cervi Cornu	12.3		N	N
Lu Jiao Jiao	Cervi Cornus Colla	12.3		N	N
Lu Lu Tong	Liquidambaris Fructus	10.1		rK	N
Lu Rong	Cervi Cornu Pantotrichum	12.3		N	N
Luo Han Guo	Momordicae Fructus	6.3		N	N
Luo Shi Teng	Trachelospermi Caulis et Folium	5		N	N
Ma Chi Xian	Portulacae Herba	2.4		rK	N
Ma Huang	Ephedrae Herba	1.1		K	K
Ma Huang Gen	Ephedrae Radix et Rhizoma	13		N	N
Mai Dong	Ophiopogonis Radix	12.4		N	N
Mai Ya	Hordei Fructus Germinatus	8		N	rK
Man Jing Zi	Viticis Fructus	1.2		N	N
Mang Xiao	Natrii Sulfas	3.1		rK	Vt
Mei Gui Hua	Rosae Rugosae Flos	9		N	N
Mi Meng Hua	Buddlejae Flos	2.1		N	N
Mian Ma Guan Zhong	Dryopteridis Crassirhizomatis Rhizoma	17		K	K
Mo Han Lian	Ecliptae Herba	12.4		V	N
Mo Yao	Myrrha	10.1		K	N
Mu Dan Pi	Moutan Cortex	2.2		K	K
Mu Gua	Chaenomelis Fructus	5		N	N
Mu Li	Ostreae Concha	14.1		N	N
Mu Tong	Akebiae Caulis	4		VKp	N
Mu Xiang	Aucklandiae Radix	9		K	N
Mu Zei	Equiseti Hiemalis Herba	1.2		N	N
Nan Gua Zi	Cucurbitae Moschatae Semen	17		N	N

Nan Sha Shen	Adenophorae Radix	12.4		N	N
Niu Bang Zi	Arctii Fructus	1.2		V	V
Niu Xi	Achyranthis Bidentatae Radix	10.1	V♀	K	N
Nu Zhen Zi	Ligustri Lucidi Fructus	12.4		N	N
Ou Jie	Nelumbinis Rhizomatis Nodus	10.2		V	V
Pang Da Hai	Sterculiae Lychnophorae Semen	6.2		N	N
Pei Lan	Eupatorii Herba	7	A♂	K	K
Pi Pa Ye	Eriobotryae Folium	6.3		K	V
Pu Gong Ying	Taraxaci Herba	2.4		N	N
Pu Huang	Typhae Pollen	10.2		K	N
Qian Cao	Rubiae Radix et Rhizoma	10.2	A♀♂	K	K
Qian Hu	Peucedani Radix	6.2		N	N
Qian Nian Jian	Homalomenae Rhizoma	5		N	N
Qian Shi	Euryales Semen	13		N	N
Qiang Huo	Notopterygii Rhizoma et Radix	1.1		N	N
Qin Jiao	Gentianae Macrophyllae Radix	5		N	N
Qin Pi	Fraxini Cortex	2.3		N	N
Qing Dai	Indigo Naturalis	2.4		V	V
Qing Hao	Artemisiae Annuae Herba	2.5		K	N
Qing Pi	Citri Reticulatae Pericarpium Viride	9		N	N
Qing Xiang Zi	Celosiae Semen	2.1		N	N
Qu Mai	Dianthi Herba	4	V♀	K	N
Quan Xie	Scorpio	16		K	K
Ren Dong Teng	Lonicerae Japonicae Caulis	2.4		N	N
Ren Shen	Ginseng Radix et Rhizoma	12.1		rV	N
Rou Cong Rong	Cistanches Herba	12.3		N	N
Rou Dou Kou	Myristicae Semen	13	V♂	K	K
Rou Gui	Cinnamomi Cortex	11		V	N
Ru Xiang	Olibanum	10.1		K	N
San Leng	Sparganii Rhizoma	10.1		K	N
San Qi	Notoginseng Radix et Rhizoma	10.2		V	V
Sang Bai Pi	Mori Cortex	6.3		N	N
Sang Ji Sheng	Taxilli Herba	12.4		V	V
Sang Piao Xiao	Mantidis Ootheca	13		N	N
Sang Shen	Mori Fructus	12.4		N	N
Sang Ye	Mori Folium	1.2		N	N
Sang Zhi	Mori Ramulus	5		N	N
Sha Ren	Amomi Fructus	7		N	N
Sha Yuan Zi	Astragali Complanati Semen	12.3		N	N
Shan Dou Gen	Sophorae Tonkinensis Rhizoma	2.4		K	K
Shan Yao	Dioscoreae Rhizoma	12.1		N	N
Shan Zha	Crataegi Fructus	8		rV	N

Shan Zhu Yu	Corni Fructus	13		N	N
She Chuang Zi	Cnidii Fructus	12.3		N	N
She Gan	Belamcandae Rhizoma	2.4		V	rK
Shen Jin Cao	Lycopodii Herba	5		V	V
Shen Qu	Massa Medicata Fermentata	8		K	K
Sheng Jiang	Zingiberis Rhizoma Recens	1.1		rV Vp	rV
Sheng Ma	Cimicifugae Rhizoma	1.2		N	N
Shi Chang Pu	Acori Tatarinowii Rhizoma	15	A♀♂	K	K
Shi Di	Kaki Calyx	9		N	N
Shi Gao	Gypsum Fibrosum	2.1		N	N
Shi Hu	Dendrobii Caulis	12.4		N	N
Shi Jue Ming	Haliotidis Concha	16		N	N
Shi Wei	Pyrrosiae Folium	4		N	N
Shou Wu Teng	Polygoni Multiflori Caulis	14.2		V	V
Shu Di Huang	Rehmanniae Radix Praeparata	12.2		N	N
Shui Niu Jiao	Bubali Cornu	2.2		V	N
Shui Zhi	Hirudo	10.1		K	K
Si Gua Luo	Luffae Fructus Retinervus	2.4		N	N
Su Mu	Sappan Lignum	10.1		rK	N
Suan Zao Ren	Ziziphi Spinosae Semen	14.2		V	N
Suo Yang	Cynomorii Herba	12.3		N	N
Tai Zi Shen	Pseudostellariae Radix	12.1		N	N
Tan Xiang	Santali Albi Lignum	9		K	K
Tao Ren	Persicae Semen	10.1		K	V
Tian Dong	Asparagi Radix	12.4		N	N
Tian Hua Fen	Trichosanthis Radix	2.1		K	N
Tian Ma	Gastrodiae Rhizoma	16		N	N
Tian Zhu Huang	Bambusae Concretio Silicea	6.2		N	N
Ting Li Zi	Descurainiae seu Lepidii Semen	6.3		K	K
Tong Cao	Tetrapanacis Medulla	4		V	N
Tu Fu Ling	Smilacis Glabrae Rhizoma	2.4		N	N
Tu Si Zi	Cuscutae Semen	12.3		V	V
Wa Leng Zi	Arcae Concha	10.1		N	N
Wang Bu Liu Xing	Vaccariae Semen	10.1		rK	N
Wei Ling Xian	Clematidis Radix et Rhizoma	5		V	N
Wu Bei Zi	Galla Chinensis	13		N	N
Wu Gong	Scolopendra	16		K	K
Wu Jia Pi	Acanthopanacis Cortex	5		K	N
Wu Ling Zhi	Trogopterori Faeces	10.1		rK	N
Wu Mei	Mume Fructus	13		N	N
Wu Shao She	Zaocys	5		N	N

Wu Wei Zi	Schisandrae Chinensis Fructus	13		V	V
Wu Yao	Linderae Radix	9		N	N
Wu Zhu Yu	Euodiae Fructus	11		V	V
Xi Xian Cao	Siegesbeckiae Herba	5	A♀	N	N
Xi Xin	Asari Radix et Rhizoma	11	A♀♂	K	K
Xi Yang Shen	Panacis Quinquefolii Radix	12.4		N	V
Xia Ku Cao	Prunellae Spica	2.1		V	V
Xian He Cao	Agrimoniae Herba	10.2		N	N
Xian Mao	Curculiginis Rhizoma	12.3		V	V
Xiang Fu	Cyperi Rhizoma	9		Kp	N
Xiang Ru	Moslae Herba	1.1		N	N
Xiao Hui Xiang	Foeniculi Fructus	11		V	V
Xiao Ji	Cirsii Herba	10.2		N	N
Xie Bai	Allii Macrostemonis Bulbus	9		N	N
Xin Yi Hua	Magnoliae Flos	1.1		V	N
Xu Duan	Dipsaci Radix	12.3		K	V
Xuan Fu Hua	Inulae Flos	6.1		N	N
Xuan Shen	Scrophulariae Radix	2.2		N	N
Xue Jie	Draconis Sanguis	10.1		rK	N
Yan Hu Suo	Corydalis Rhizoma	10.1	V♀	rK	N
Ye Ju Hua	Chrysanthemi Indici Flos	2.4		N	N
Yi Mu Cao	Leonuri Herba	10.1	V♀	rK	N
Yi Tang	Maltosum	12.1		N	N
Yi Yi Ren	Coicis Semen	4		K	N
Yi Zhi	Alpiniae Oxyphyllae Fructus	12.3		N	N
Yin Chai Hu	Stellariae Radix	2.5		N	N
Yin Chen	Artemisiae Scopariae Herba	4	A♀ V♂	K	K
Yin Er	Tremella	10.4		N	N
Yin Yang Huo	Epimedii Folium	12.3		V	N
Yu Jin	Curcumae Radix	10.1		V	N
Yu Li Ren	Pruni Semen	3.2		K	V
Yu Mi Xu	Maydis Stigma	4		N	N
Yu Xing Cao	Houttuyniae Herba	2.4	A♂	K	K
Yu Zhu	Polygonati Odorati Rhizoma	12.4		N	N
Yuan Zhi	Polygalae Radix	14.2		V	N
Ze Lan	Lycopi Herba	10.1		V	rK
Ze Xie	Alismatis Rhizoma	4		N	N
Zhang Nao	Camphora	18		K	K
Zhe Bei Mu	Fritillariae Thunbergii Bulbus	6.2		N	N
Zhe Shi	Haematitum	16		V	V
Zhen Zhu Mu	Margaritifera Concha	14.1		V	N
Zhi Bai Fu Zi	Typhonii Rhizoma Praeparatum	6.1		K	K

Zhi Ban Xia	Pinelliae Rhizoma Praeparatum	**6.1**		K	V
Zhi Cao Wu	Aconiti Kusnezoffii Radix Cocta	**11**	A♂	K	K
Zhi Chuan Wu	Aconiti Radix Cocta	**11**	A♂	K	K
Zhi He Shou Wu	Polygoni Multiflori Radix Praeparata	**12.2**		K	V
Zhi Mu	Anemarrhenae Rhizoma	**2.1**		K	N
Zhi Qiao	Aurantii Fructus	**9**		V	V
Zhi Shi	Aurantii Fructus Immaturus	**9**		V	V
Zhi Tian Nan Xing	Arisaematis Rhizoma Praeparatum	**6.1**		K	K
Zhi Zi	Gardeniae Fructus	**2.1**		N	N
Zhu Li	Bambusae Succus	**6.2**		N	N
Zhu Ling	Polyporus	**4**		N	N
Zhu Ru	Bambusae Caulis in Taenias	**6.2**		N	N
Zi Cao	Arnebiae Radix	**2.2**	A♀♂	K	K
Zi Hua Di Ding	Violae Herba	**2.4**		N	N
Zi Ran Tong	Pyritum	**10.1**		N	N
Zi Shi Ying	Fluoritum	**14.1**		V	V
Zi Su Geng	Perillae Caulis	**9**		N	N
Zi Su Ye	Perillae Folium	**1.1**		N	N
Zi Su Zi	Perillae Fructus	**6.3**		N	N
Zi Wan	Asteris Radix et Rhizoma	**6.3**		N	N

5.2 Arzneiverzeichnis nach pharmazeutischen Namen

Verwendete Abkürzungen

A	von einer Anwendung (bei ♀ Frauen/ ♂ Männern) ist abzuraten
V	mit Vorsicht anwenden
rV	relative Vorsicht (z.B. nur bei hoher Dosis)
V2	Vorsicht im 2. und 3. Trimenon
Vp	Vorsicht bei peri-/postpartaler Anwendung
Vt	Vorsicht bei topischer Anwendung
K	Kontraindikation
K1	Kontraindikation im 1. Trimenon
rK	relative Kontraindikaiton
Ki	Kontraindikation bei innerer Anwendung
Kp	Kontraindikation peripartal
N	keine relevanten Risiken bekannt

Pharmazeutischer Name	Pinyin-Name	AG	Fertilität	Schwangerschaft	Stillzeit
Acanthopanacis Cortex	*Wu Jia Pi*	5		K	N
Achyranthis Bidentatae Radix	*Niu Xi*	10.1	V♀	K	N
Aconiti Kusnezoffii Radix Cocta	*Zhi Cao Wu*	11	A♂	K	K
Aconiti Radix Lateralis Praeparata	*Fu Zi*	11	A♂	K	K
Aconiti Radix Cocta	*Zhi Chuan Wu*	11	A♂	K	K
Acori Tatarinowii Rhizoma	*Shi Chang Pu*	15	A♀♂	K	K
Adenophorae Radix	*Nan Sha Shen*	12.4		N	N
Agrimoniae Herba	*Xian He Cao*	10.2		N	N
Ailanthi Cortex	*Chun Pi*	13		N	N
Akebiae Caulis	*Mu Tong*	4		VKp	N
Albiziae Cortex	*He Huan Pi*	14.2	A♀♂	K	N
Albiziae Flos	*He Huan Hua*	14.2		V	N
Alismatis Rhizoma	*Ze Xie*	4		N	N
Allii Fistulosi Bulbus	*Cong Bai*	1.1		N	N
Allii Macrostemonis Bulbus	*Xie Bai*	9		N	N
Alpiniae Katsumadai Semen	*Cao Dou Kou*	7		N	N
Alpiniae Officinarum Rhizoma	*Gao Liang Jiang*	11		N	N
Alpiniae Oxyphyllae Fructus	*Yi Zhi*	12.3		N	N
Alumen	*Bai Fan*	18		Ki	Ki
Amomi Fructus	*Sha Ren*	7		N	N
Amomi Fructus Rotundus	*Dou Kou*	7		N	N
Andrographitis Herba	*Chuan Xin Lian*	2.4	A♀♂	V	N
Anemarrhenae Rhizoma	*Zhi Mu*	2.1		K	N
Angelicae Dahuricae Radix	*Bai Zhi*	1.1		N	N
Angelicae Pubescentis Radix	*Du Huo*	5		K	N
Angelicae Sinensis Radix	*Dang Gui*	12.2		K	N

Aquilariae Lignum Resinatum	*Chen Xiang*	9		N	N
Arcae Concha	*Wa Leng Zi*	10.1		N	N
Arctii Fructus	*Niu Bang Zi*	1.2		V	V
Arecae Pericarpium	*Da Fu Pi*	9	A♂V♀	K	K
Arecae Semen	*Bing Lang*	17	A♀♂	K	K
Arisaema cum Bile	*Dan Nan Xing*	6.2		K	K
Arisaematis Rhizoma Praeparatum	*Zhi Tian Nan Xing*	6.1		K	K
Armeniacae Semen Amarum	*Ku Xing Ren*	6.3		K	K
Arnebiae Radix	*Zi Cao*	2.2	A♀♂	K	K
Artemisiae Annuae Herba	*Qing Hao*	2.5		K	N
Artemisiae Anomalae Herba	*Liu Ji Nu*	10.1		rK	N
Artemisiae Argyi Folium	*Ai Ye*	10.2		V	V
Artemisiae Scopariae Herba	*Yin Chen*	4	A♂V♀	K	K
Asari Radix et Rhizoma	*Xi Xin*	11	A♀♂	K	K
Asini Corii Colla	*E Jiao*	12.2		N	N
Asparagi Radix	*Tian Dong*	12.4		N	N
Asteris Radix et Rhizoma	*Zi Wan*	6.3		N	N
Astragali Complanati Semen	*Sha Yuan Zi*	12.3		N	N
Astragali Radix	*Huang Qi*	12.1		V	N
Atractylodis Macrocephalae Rhizoma	*Bai Zhu*	12.1		V	N
Atractylodis Rhizoma	*Cang Zhu*	7		N	N
Aucklandiae Radix	*Mu Xiang*	9		K	N
Aurantii Fructus	*Zhi Qiao*	9		V	V
Aurantii Fructus Immaturus	*Zhi Shi*	9		V	V
Bambusae Caulis in Taenias	*Zhu Ru*	6.2		N	N
Bambusae Concretio Silicea	*Tian Zhu Huang*	6.2		N	N
Bambusae Succus	*Zhu Li*	6.2		N	N
Belamcandae Rhizoma	*She Gan*	2.4		V	rK
Benincasae Exocarpium	*Dong Gua Pi*	4		N	N
Benincasae Semen	*Dong Gua Zi*	4		N	N
Bletillae Rhizoma	*Bai Ji*	10.2		N	N
Bombyx Batryticatus	*Jiang Can*	16	A♀♂	N	N
Borneolum Syntheticum	*Bing Pian*	15		K	K
Bubali Cornu	*Shui Niu Jiao*	2.2		V	N
Buddlejae Flos	*Mi Meng Hua*	2.1		N	N
Bungarus Parvus	*Jin Qian Bai Hua She*	5		V	V
Bupleuri Radix	*Chai Hu*	1.2		N	N
Camphora	*Zhang Nao*	18		K	K
Cannabis Fructus	*Huo Ma Ren*	3.2		N	N
Carthami Flos	*Hong Hua*	10.1		K	K
Caryophylli Flos	*Ding Xiang*	11		N	N
Cassiae Semen	*Jue Ming Zi*	2.1		V	V

Celosiae Semen	*Qing Xiang Zi*	2.1		N	N
Centipedae Herba	*E Bu Shi Cao*	1.1		N	N
Cervi Cornu	*Lu Jiao*	12.3		N	N
Cervi Cornus Colla	*Lu Jiao Jiao*	12.3		N	N
Cervi Cornu Pantotrichum	*Lu Rong*	12.3		N	N
Chaenomelis Fructus	*Mu Gua*	5		N	N
Chebulae Fructus	*He Zi*	13		N	N
Chrysanthemi Flos	*Ju Hua*	1.2		N	N
Chrysanthemi Indici Flos	*Ye Ju Hua*	2.4		N	N
Chuanxiong Rhizoma	*Chuan Xiong*	10.1		K	N
Cibotii Rhizoma	*Gou Ji*	12.3		N	N
Cicadae Periostracum	*Chan Tui*	1.2	V♂	K1 V2	N
Cimicifugae Rhizoma	*Sheng Ma*	1.2		N	N
Cinnamomi Cortex	*Rou Gui*	11		V	N
Cinnamomi Ramulus	*Gui Zhi*	1.1		V	N
Cirsii Herba	*Xiao Ji*	10.2		N	N
Cistanches Herba	*Rou Cong Rong*	12.3		N	N
Citri Exocarpium Rubrum	*Ju Hong*	9		N	N
Citri Reticulatae Pericarpium	*Chen Pi*	9		N	N
Citri Reticulatae Pericarpium Viride	*Qing Pi*	9		N	N
Citri Reticulatae Semen	*Ju He*	9		N	N
Citri Sarcodactylis Fructus	*Fo Shou*	9		N	N
Clematidis Radix et Rhizoma	*Wei Ling Xian*	5		V	N
Cnidii Fructus	*She Chuang Zi*	12.3		N	N
Codonopsis Radix	*Dang Shen*	12.1		N	N
Coicis Semen	*Yi Yi Ren*	4		K	N
Coptidis Rhizoma	*Huang Lian*	2.3	A♀♂	K	K
Cordyceps	*Dong Chong Xia Cao*	12.3		V	N
Corni Fructus	*Shan Zhu Yu*	13		N	N
Corydalis Rhizoma	*Yan Hu Suo*	10.1	V♀	rK	N
Crataegi Fructus	*Shan Zha*	8		rV	N
Cucurbitae Moschatae Semen	*Nan Gua Zi*	17		N	N
Curculiginis Rhizoma	*Xian Mao*	12.3		V	V
Curcumae Longae Rhizoma	*Jiang Huang*	10.1	A♀♂	rK	N
Curcumae Radix	*Yu Jin*	10.1		V	N
Curcumae Rhizoma	*E Zhu*	10.1	A♀	K	N
Cuscutae Semen	*Tu Si Zi*	12.3		V	V
Cyathulae Radix	*Chuan Niu Xi*	10.1	A♀	K	K
Cynanchi Atrati Radix et Rhizoma	*Bai Wei*	2.5		N	N
Cynanchi Stauntonii Rhizoma et Radix	*Bai Qian*	6.1		N	N
Cynomorii Herba	*Suo Yang*	12.3		N	N
Cyperi Rhizoma	*Xiang Fu*	9		Kp	N

Dendrobii Caulis	*Shi Hu*	12.4		N	N
Descurainiae seu Lepidii Semen	*Ting Li Zi*	6.3		K	K
Dianthi Herba	*Qu Mai*	4	V♀	K	N
Dictamni Cortex	*Bai Xian Pi*	2.4		K	K
Dioscoreae Hypoglaucae Rhizoma	*Fen Bi Xie*	4		N	N
Dioscoreae Rhizoma	*Shan Yao*	12.1		N	N
Dipsaci Radix	*Xu Duan*	12.3		K	V
Draconis Sanguis	*Xue Jie*	10.1		rK	N
Drynariae Rhizoma	*Gu Sui Bu*	12.3		N	N
Dryopteridis Crassirhizomatis Rhizoma	*Mian Ma Guan Zhong*	17		K	K
Ecliptae Herba	*Mo Han Lian*	12.4		V	N
Ephedrae Herba	*Ma Huang*	1.1		K	K
Ephedrae Radix et Rhizoma	*Ma Huang Gen*	13		N	N
Epimedii Folium	*Yin Yang Huo*	12.3		V	N
Equiseti Hiemalis Herba	*Mu Zei*	1.2		N	N
Eriobotryae Folium	*Pi Pa Ye*	6.3		K	V
Erythrinae Cortex	*Hai Tong Pi*	5		N	N
Eucommiae Cortex	*Du Zhong*	12.3		V	V
Euodiae Fructus	*Wu Zhu Yu*	11		V	V
Eupatorii Herba	*Pei Lan*	7	A♂	K	K
Euryales Semen	*Qian Shi*	13		N	N
Farfarae Flos	*Kuan Dong Hua*	6.3	A♀♂	K	K
Fluoritum	*Zi Shi Ying*	14.1		V	V
Foeniculi Fructus	*Xiao Hui Xiang*	11		V	V
Forsythiae Fructus	*Lian Qiao*	2.4		K	K
Fossilia Ossis Mastodi	*Long Gu*	14.1		V	V
Fraxini Cortex	*Qin Pi*	2.3		N	N
Fritillariae Cirrhosae Bulbus	*Chuan Bei Mu*	6.2		K	K
Fritillariae Thunbergii Bulbus	*Zhe Bei Mu*	6.2		N	N
Galla Chinensis	*Wu Bei Zi*	13		N	N
Galli Gigerii Endothelium Corneum	*Ji Nei Jin*	8		N	N
Ganoderma	*Ling Zhi*	14.2		N	N
Gardeniae Fructus	*Zhi Zi*	2.1		N	N
Gastrodiae Rhizoma	*Tian Ma*	16		N	N
Gecko	*Ge Jie*	12.3		V	V
Gentianae Macrophyllae Radix	*Qin Jiao*	5		N	N
Gentianae Radix et Rhizoma	*Long Dan*	2.3		V	V
Ginkgo Semen	*Bai Guo*	13	V♀	V!	V
Ginseng Radix et Rhizoma	*Ren Shen*	12.1		rV	N
Gleditsiae Sinensis Fructus	*Da Zao Jiao*	6.1		K	K
Glehniae Radix	*Bei Sha Shen*	12.4		N	N
Glycyrrhizae Radix et Rhizoma	*Gan Cao*	12.1	V♂	V Kp	V♂

Gypsum Fibrosum	*Shi Gao*	2.1		N	N
Haematitum	*Zhe Shi*	16		V	V
Haliotidis Concha	*Shi Jue Ming*	16		N	N
Halloysitum Rubrum	*Chi Shi Zhi*	13		V	V
Hedyotis Diffusae Herba	*Bai Hua She She Cao*	2.4	A♂	N	N
Hirudo	*Shui Zhi*	10.1		K	K
Homalomenae Rhizoma	*Qian Nian Jian*	5		N	N
Hordei Fructus Germinatus	*Mai Ya*	8		N	rK
Houttuyniae Herba	*Yu Xing Cao*	2.4	A♂	K	K
Imperatae Rhizoma	*Bai Mao Gen*	10.2		V	N
Indigo Naturalis	*Qing Dai*	2.4		V	V
Inulae Flos	*Xuan Fu Hua*	6.1		N	N
Isatidis Folium	*Da Qing Ye*	2.4		K	K
Isatidis Radix	*Ban Lan Gen*	2.4		K	K
Juglandis Semen	*Hu Tao Ren*	12.3		N	N
Jujubae Fructus	*Da Zao*	12.1		N	N
Junci Medulla	*Deng Xin Cao*	4		N	N
Kaki Calyx	*Shi Di*	9		N	N
Kochiae Fructus	*Di Fu Zi*	4		N	N
Lablab Semen Album	*Bai Bian Dou*	12.1		N	N
Laminariae Thallus, Eckloniae Thallus	*Kun Bu*	6.2		V	K
Leonuri Fructus	*Chong Wei Zi*	10.1		V	N
Leonuri Herba	*Yi Mu Cao*	10.1	V♀	rK	N
Ligustici Rhizoma et Radix	*Gao Ben*	1.1		N	N
Ligustri Lucidi Fructus	*Nu Zhen Zi*	12.4		N	N
Lilii Bulbus	*Bai He*	12.4		N	N
Linderae Radix	*Wu Yao*	9		N	N
Liquidambaris Fructus	*Lu Lu Tong*	10.1		rK	N
Litchi Semen	*Li Zhi He*	9		N	N
Longan Arillus	*Long Yan Rou*	12.2		N	N
Lonicerae Japonicae Caulis	*Ren Dong Teng*	2.4		N	N
Lonicerae Japonicae Flos	*Jin Yin Hua*	2.4		Vp	Vp
Lophatheri Herba	*Dan Zhu Ye*	2.1		N	N
Luffae Fructus Retinervus	*Si Gua Luo*	2.4		N	N
Lycii Cortex	*Di Gu Pi*	2.5		V	V
Lycii Fructus	*Gou Qi Zi*	12.4		V	N
Lycopi Herba	*Ze Lan*	10.1		V	rK
Lycopodii Herba	*Shen Jin Cao*	5		V	V
Lygodii Spora	*Hai Jin Sha*	4		N	N
Lysimachiae Herba	*Jin Qian Cao*	4		N	N
Magnetitum	*Ci Shi*	14.1		V	V
Magnoliae Flos	*Xin Yi Hua*	1.1		V	N

Magnoliae Officinalis Cortex	*Hou Po*	7		V	N
Maltosum	*Yi Tang*	12.1		N	N
Mantidis Ootheca	*Sang Piao Xiao*	13		N	N
Margaritifera Concha	*Zhen Zhu Mu*	14.1		V	N
Massa Medicata Fermentata	*Shen Qu*	8		K	K
Maydis Stigma	*Yu Mi Xu*	4		N	N
Mel	*Feng Mi*	12.1		N	N
Meliae Cortex	*Ku Lian Pi*	17		K	K
Menthae Haplocalycis Herba	*Bo He*	1.2		N	V
Meretricis seu Cyclinae Concha	*Ge Qiao*	6.2		N	N
Momordicae Fructus	*Luo Han Guo*	6.3		N	N
Mori Cortex	*Sang Bai Pi*	6.3		N	N
Mori Folium	*Sang Ye*	1.2		N	N
Mori Fructus	*Sang Shen*	12.4		N	N
Mori Ramulus	*Sang Zhi*	5		N	N
Morindae Officinalis Radix	*Ba Ji Tian*	12.3	A♂V♀	K	K
Moslae Herba	*Xiang Ru*	1.1		N	N
Moutan Cortex	*Mu Dan Pi*	2.2		K	K
Mume Fructus	*Wu Mei*	13		N	N
Myristicae Semen	*Rou Dou Kou*	13	V♂	K	K
Myrrha	*Mo Yao*	10.1		K	N
Natrii Sulfas	*Mang Xiao*	3.1		rK	Vt
Nelumbinis Folium	*He Ye*	2.4	A♂	K	K
Nelumbinis Plumula	*Lian Zi Xin*	2.1	A♂	K	K
Nelumbinis Rhizomatis Nodus	*Ou Jie*	10.2		V	V
Nelumbinis Semen	*Lian Zi*	13	A♂	K	K
Notoginseng Radix et Rhizoma	*San Qi*	10.2		V	V
Notopterygii Rhizoma et Radix	*Qiang Huo*	1.1		N	N
Olibanum	*Ru Xiang*	10.1		K	N
Ophiopogonis Radix	*Mai Dong*	12.4		N	N
Oryzae Semen	*Geng Mi*	12.1		N	N
Ostreae Concha	*Mu Li*	14.1		N	N
Paeoniae Radix Alba	*Bai Shao*	12.2		N	N
Paeoniae Radix Rubra	*Chi Shao*	2.2		N	N
Panacis Quinquefolii Radix	*Xi Yang Shen*	12.4		N	V
Patriniae Herba	*Bai Jiang Cao*	2.4		V	N
Perillae Caulis	*Zi Su Geng*	9		N	N
Perillae Folium	*Zi Su Ye*	1.1		N	N
Perillae Fructus	*Zi Su Zi*	6.3		N	N
Persicae Semen	*Tao Ren*	10.1		K	V
Peucedani Radix	*Qian Hu*	6.2		N	N
Phaseoli Radiati Semen	*Lu Dou*	2.4		N	N

Phaseoli Semen	*Chi Xiao Dou*	4		V	N
Phellodendri Chinensis Cortex	*Huang Bo*	2.3		K	K
Pheretima	*Di Long*	16	A♂	K1 V2	V
Phragmitis Rhizoma	*Lu Gen*	2.1		N	N
Pinelliae Rhizoma Praeparatum	*Zhi Ban Xia*	6.1		K	V
Piperis Kadsurae Caulis	*Hai Feng Teng*	5		N	N
Plantaginis Semen	*Che Qian Zi*	4		V	N
Platycladi Cacumen	*Ce Bai Ye*	10.2		N	N
Platycladi Semen	*Bai Zi Ren*	14.2		N	N
Platycodi Radix	*Jie Geng*	6.1		N	N
Pogostemonis Herba	*Guang Huo Xiang*	7		N	N
Polygalae Radix	*Yuan Zhi*	14.2		V	N
Polygonati Odorati Rhizoma	*Yu Zhu*	12.4		N	N
Polygonati Rhizoma	*Huang Jing*	12.4		N	N
Polygoni Avicularis Herba	*Bian Xu*	4		N	N
Polygoni Cuspidati Rhizoma	*Hu Zhang*	10.1		rK	V
Polygoni Multiflori Caulis	*Shou Wu Teng*	14.2		V	V
Polygoni Multiflori Radix Praeparata	*Zhi He Shou Wu*	12.2		K	V
Polyporus	*Zhu Ling*	4		N	N
Poria	*Fu Ling*	4		N	N
Portulacae Herba	*Ma Chi Xian*	2.4		rK	N
Prunellae Spica	*Xia Ku Cao*	2.1		V	V
Pruni Semen	*Yu Li Ren*	3.2		K	V
Pseudostellariae Radix	*Tai Zi Shen*	12.1		N	N
Psoraleae Fructus	*Bu Gu Zhi*	12.3	A♀♂	K	V
Puerariae Lobatae Radix	*Ge Gen*	1.2	V♂	N	N
Pulsatillae Radix	*Bai Tou Weng*	2.4		N	N
Pumex	*Fu Shi*	6.2		N	N
Pyritum	*Zi Ran Tong*	10.1		N	N
Pyrrosiae Folium	*Shi Wei*	4		N	N
Raphani Semen	*Lai Fu Zi*	8		N	N
Rehmanniae Radix	*Di Huang*	2.2		N	N
Rehmanniae Radix Praeparata	*Shu Di Huang*	12.2		N	N
Rhapontici Radix	*Lou Lu*	2.4		rK	rK
Rhei Radix et Rhizoma	*Da Huang*	3.1	A♀♂	K	V
Rosae Laevigatae Fructus	*Jin Ying Zi*	13		N	N
Rosae Rugosae Flos	*Mei Gui Hua*	9		N	N
Rubi Fructus	*Fu Pen Zi*	13		K1 V2	V♀
Rubiae Radix et Rhizoma	*Qian Cao*	10.2	A♀♂	K	K
Salviae Miltiorrhizae Radix et Rhizoma	*Dan Shen*	10.1		rK	N
Sanguisorbae Radix	*Di Yu*	10.2		N	N
Santali Albi Lignum	*Tan Xiang*	9		K	K

Saposhnikoviae Radix	*Fang Feng*	1.1		N	N
Sappan Lignum	*Su Mu*	10.1		rK	N
Sargassum	*Hai Zao*	6.2		V	K
Sargentodoxae Caulis	*Da Xue Teng*	2.4		V	V
Schisandrae Chinensis Fructus	*Wu Wei Zi*	13		V	V
Schizonepetae Herba	*Jing Jie*	1.1		N	N
Scolopendra	*Wu Gong*	16		K	K
Scorpio	*Quan Xie*	16		K	K
Scrophulariae Radix	*Xuan Shen*	2.2		N	N
Scutellariae Barbatae Herba	*Ban Zhi Lian*	2.4		V	N
Scutellariae Radix	*Huang Qin*	2.3		V-K	V
Sennae Folium	*Fan Xie Ye*	3.1		V	V
Sepiae Endoconcha	*Hai Piao Xiao*	13		N	N
Sesami Semen Nigrum	*Hei Zhi Ma*	12.4		N	N
Setariae Fructus Germinatus	*Gu Ya*	8		N	N
Siegesbeckiae Herba	*Xi Xian Cao*	5	A♀	N	N
Sinapis Semen	*Jie Zi*	6.1		N	N
Smilacis Glabrae Rhizoma	*Tu Fu Ling*	2.4		N	N
Sojae Semen Praeparatum	*Dan Dou Chi*	1.2	(A)♂	N	V
Sophorae Flavescentis Radix	*Ku Shen*	2.3	A♂	K	V
Sophorae Flos	*Huai Hua*	10.2	A♂	K	K
Sophorae Flos Immaturus	*Huai Mi*		A♂	K	K
Sophorae Tonkinensis Rhizoma	*Shan Dou Gen*	2.4		K	K
Sparganii Rhizoma	*San Leng*	10.1		K	N
Spatholobi Caulis	*Ji Xue Teng*	10.1		rK	N
Spirodelae Herba	*Fu Ping*	1.2		N	N
Stellariae Radix	*Yin Chai Hu*	2.5		N	N
Stemonae Radix	*Bai Bu*	6.3		N	N
Stephaniae Tetrandrae Radix	*Fang Ji*	5		N	N
Sterculiae Lychnophorae Semen	*Pang Da Hai*	6.2		N	N
Succinum	*Hu Po*	14.1		V	V
Sulfur	*Liu Huang*	18		Ki	Ki
Talcum	*Hua Shi*	4		K	K
Taraxaci Herba	*Pu Gong Ying*	2.4		N	N
Taxilli Herba	*Sang Ji Sheng*	12.4		V	V
Testudinis Carapax et Plastrum	*Gui Jia*	12.4		rK	N
Tetrapanacis Medulla	*Tong Cao*	4		V	N
Toosendan Fructus	*Chuan Lian Zi*	9		V	V
Trachelospermi Caulis et Folium	*Luo Shi Teng*	5		N	N
Tremella	*Yin Er*	10.4		N	N
Tribuli Fructus	*Ji Li*	16		V	V
Trichosanthis Fructus	*Gua Lou*	6.2		N	N

Trichosanthis Pericarpium	*Gua Lou Pi*	6.2		N	N
Trichosanthis Radix	*Tian Hua Fen*	2.1		K	N
Trichosanthis Semen	*Gua Lou Zi*	6.2		N	N
Trionycis Carapax	*Bie Jia*	12.4		rK	N
Tritici Fructus Levis	*Fu Xiao Mai*	13		N	N
Trogopterori Faeces	*Wu Ling Zhi*	10.1		rK	N
Tsaoko Fructus	*Cao Guo*	7		N	N
Typhae Pollen	*Pu Huang*	10.2		K	N
Typhonii Rhizoma Praeparatum	*Zhi Bai Fu Zi*	6.1		K	K
Uncariae Ramulus cum Uncis	*Gou Teng*	16		N	N
Vaccariae Semen	*Wang Bu Liu Xing*	10.1		rK	N
Violae Herba	*Zi Hua Di Ding*	2.4		N	N
Viticis Fructus	*Man Jing Zi*	1.2		N	N
Xanthii Fructus	*Cang Er Zi*	1.1		V	V
Zanthoxyli Pericarpium	*Hua Jiao*	11		V	rK
Zaocys	*Wu Shao She*	5		N	N
Zingiberis Rhizoma	*Gan Jiang*	11		rV Vp	rV
Zingiberis Rhizoma Recens	*Sheng Jiang*	1.1		rV Vp	rV
Ziziphi Spinosae Semen	*Suan Zao Ren*	14.2		V	N

6 Nomenklatur der Arzneien

6.1 Nomenklatur nach Pinyin-Namen

Pinyin-Name	Chin. Zeichen	Pharmazeutischer Name	Offizinelle Spezies/ Hauptbestandteil	Arzneigruppe/ Kap.
Ai Ye	艾叶	Artemisiae Argyi Folium	*Artemisia argyi*	10.2
Ba Dou	巴豆	Crotonis Fructus	*Croton tiglium*	Kap. V.3.4
Ba Dou Shuang	巴豆霜	Crotonis Semen Pulveratum	*Croton tiglium*	Kap. V.3.4
Ba Ji Tian	巴戟天	Morindae Officinalis Radix	*Morinda officinalis*	12.3
Bai Bian Dou	白扁豆	Lablab Semen Album	*Dolichos lablab*	12.1
Bai Bu	百部	Stemonae Radix	*Stemona sessilifolia, Stemona japonica, Stemona tuberosa*	6.3
Bai Fan	白矾	Alumen	Kalium-Aluminiumsulfat [KAl(SO4)2 · 12H2O]	18
Bai Fu Zi	白附子	Typhonii Rhizoma	*Typhonium giganteum*	6.1, Kap. V.3.1
Bai Guo	白果	Ginkgo Semen	*Ginkgo biloba*	13
Bai He	百合	Lilii Bulbus	*Lilium lancifolium, Lilium brownii* var. *viridulum, Lilium pumilum*	12.4
Bai Hua She She Cao	白花蛇舌草	Hedyotis Diffusae Herba	*Hedyotis diffusa*	2.4
Bai Ji	白及	Bletillae Rhizoma	*Bletilla striata*	10.2
Bai Jiang Cao	败酱草	Patriniae Herba	*Patrinia scabiosaefolia, Patrinia villosa*	2.4
Bai Mao Gen	白茅根	Imperatae Rhizoma	*Imperata cylindrica* var. *major*	10.2
Bai Qian	白前	Cynanchi Stauntonii Rhizoma et Radix	*Cynanchum stauntonium, Cynanchum glaucescens*	6.1
Bai Shao	白芍	Paeoniae Radix Alba	*Paeonia lactiflora*	12.2
Bai Tou Weng	白头翁	Pulsatillae Radix	*Pulsatilla chinensis*	2.4
Bai Wei	白薇	Cynanchi Atrati Radix et Rhizoma	*Cynanchum atratum, Cynanchum versicolor*	2.5
Bai Xian Pi	白鲜皮	Dictamni Cortex	*Dictamnus dasycarpus*	2.4
Bai Zhi	白芷	Angelicae Dahuricae Radix	*Angelica dahurica, Angelica dahurica* var. *formosana*	1.1
Bai Zhu	白术	Atractylodis Macrocephalae Rhizoma	*Atractylodes macrocephala*	12.1
Bai Zi Ren	柏子仁	Platycladi Semen	*Platycladus orientalis*	14.2
Ban Lan Gen	板蓝根	Isatidis Radix	*Isatis indigotica*	2.4
Ban Mao	斑蝥	Mylabris	*Mylabris phalerata, M. cichorii*	Kap. V.3.4
Ban Xia	半夏	Pinelliae Rhizoma	*Pinellia ternata*	6.1, Kap. V.3.1
Ban Zhi Lian	半枝莲	Scutellariae Barbatae Herba	*Scutellaria barbata*	2.4
Bei Sha Shen	北沙参	Glehniae Radix	*Glehnia littoralis*	12.4
Bian Xu	萹蓄	Polygoni Avicularis Herba	*Polygonum aviculare*	4
Bie Jia	鳖甲	Trionycis Carapax	*Trionyx sinensis*	12.4
Bing Lang	槟榔	Arecae Semen	*Areca catechu*	17
Bing Pian	冰片	Borneolum Syntheticum	*Cinnamomum camphora*	15
Bo He	薄荷	Menthae Haplocalycis Herba	*Mentha haplocalyx*	1.2

Bu Gu Zhi	补骨脂	Psoraleae Fructus	*Psoralea corylifolia*	12.3
Cang Er Zi	苍耳子	Xanthii Fructus	*Xanthium sibiricum*	1.1
Cang Zhu	苍术	Atractylodis Rhizoma	*Atractylodes lancea, Atractylodes sinsensis*	7
Cao Dou Kou	草豆蔻	Alpiniae Katsumadai Semen	*Alpinia katsumadai*	7
Cao Guo	草果	Tsaoko Fructus	*Amomum tsao-ko*	7
Cao Wu	草乌	Aconiti Kusnezoffii Radix	*Aconitum kusnezoffii*	**11, Kap. V.3.1**
Ce Bai Ye	侧柏叶	Platycladi Cacumen	*Platycladus orientalis*	10.2
Chai Hu	柴胡	Bupleuri Radix	*Bupleurum chinense, Bupleurum scorzonerifolium*	1.2
Chan Su	蟾酥	Bufonis Venenum	*Bufo bufo gargarizans, Bufo melanostictus*	**Kap. V.3.4**
Chan Tui	蝉蜕	Cicadae Periostracum	*Cryptotympana pustulata*	1.2
Che Qian Zi	车前子	Plantaginis Semen	*Plantago asiatica, Plantago depressa*	4
Chen Pi	陈皮	Citri Reticulatae Pericarpium	*Citrus reticulata*	9
Chen Xiang	沉香	Aquilariae Lignum Resinatum	*Aquilaria sinensis*	9
Chi Fu Ling	赤茯苓	Poria Rubra	*Poria cocos*	▶ **Fu Ling**
Chi Shao	赤芍	Paeoniae Radix Rubra	*Paeonia lactiflora, Paeonia veitchii*	2.2
Chi Shi Zhi	赤石脂	Halloysitum Rubrum	Aluminiumsilikat $[Al_4(Si_4O_{10})(OH)_8\ 4H_2O]$	13
Chi Xiao Dou	赤小豆	Phaseoli Semen	*Phaseolus calcaratus, Phaseolus angularis*	4
Chong Wei Zi	茺蔚子	Leonuri Fructus	*Leonurus japonicus*	10.1
Chuan Bei Mu	川贝母	Fritillariae Cirrhosae Bulbus	*Fritillaria cirrhosa, Fritillaria unibracteata, Fritillaria przewalskii, Fritillaria delavayi, Fritillaria taipaiensis, Fritillaria unibracteata* var. *wabuensis*	6.2
Chuan Lian Zi	川楝子	Toosendan Fructus	*Melia toosendan*	9
Chuan Niu Xi	川牛膝	Cyathulae Radix	*Cyathula officinalis*	10.1
Chuan Wu	川乌	Aconiti Radix	*Aconitum carmichaeli*	**11, Kap. V.3.1**
Chuan Xin Lian	穿心莲	Andrographitis Herba	*Andrographis paniculata*	2.4
Chuan Xiong	川芎	Chuanxiong Rhizoma	*Ligusticum chuanxiong*	10.1
Chun Pi	椿皮	Ailanthi Cortex	*Ailanthus altissima*	13
Ci Shi	磁石	Magnetitum	Fe_3O_4	14.1
Cong Bai	葱白	Allii Fistulosi Bulbus	*Allium fistulosum*	1.1
Da Feng Zi	大风子	Hydnocarpi Semen	*Hydnocarpus anthelmintica*	**Kap. V.3.4**
Da Fu Pi	大腹皮	Arecae Pericarpium	*Areca catechu*	9
Da Huang	大黄	Rhei Radix et Rhizoma	*Rheum palmatum, Rheum tanguticum, Rheum officinale*	3.1
Da Qing Ye	大青叶	Isatidis Folium	*Isatis indigotica*	2.4
Da Xue Teng	红藤	Sargentodoxae Caulis	*Sargentodoxa cuneata*	2.4
Da Zao	大枣	Jujubae Fructus	*Ziziphus jujuba*	12.1
Da Zao Jiao	大皂角	Gleditsiae Sinensis Fructus	*Gleditsia sinensis*	6.1
Dan Dou Chi	淡豆豉	Sojae Semen Praeparatum	*Glycine max*	1.2

Dan Nan Xing	胆南星	Arisaema cum Bile	*Arisaema erubescens, Arisaema heterophyllum, Arisaema amurense*	6.2
Dan Shen	丹参	Salviae Miltiorrhizae Radix et Rhizoma	*Salvia miltiorrhiza*	10.1
Dan Zhu Ye	淡竹叶	Lophatheri Herba	*Lophatherum gracile*	2.1
Dang Gui	当归	Angelicae Sinensis Radix	*Angelica sinensis*	12.2
Dang Shen	党参	Codonopsis Radix	*Codonopsis pilosula, Codonopsis pilosula* var. *modesta, Codonopsis tangshen*	12.1
Deng Xin Cao	灯心草	Junci Medulla	*Juncus effusus*	4
Di Fu Zi	地肤子	Kochiae Fructus	*Kochia scoparia*	4
Di Gu Pi	地骨皮	Lycii Cortex	*Lycium chinense, Lycium barbarum*	2.5
Di Huang	地黄	Rehmanniae Radix	*Rehmannia glutinosa*	2.2
Di Long	地龙	Pheretima	*Pheretima aspergillum, Pheretima vulgaris, Pheretima guillelmi, Pheretima pectinifera*	16
Di Yu	地榆	Sanguisorbae Radix	*Sanguisorba officinalis, Sanguisorba officinalis* var. *longifolia*	10.2
Ding Xiang	丁香	Caryophylli Flos	*Eugenia caryophyllata*	11
Dong Chong Xia Cao	冬虫夏草	Cordyceps	*Cordyceps sinensis*	12.3
Dong Gua Pi	冬瓜皮	Benincasae Exocarpium	*Benincasa hispida*	4
Dong Gua Zi	冬瓜子	Benincasae Semen	*Benincasa hispida*	4
Dou Kou	豆蔻	Amomi Fructus Rotundus	*Amomum kravanh, Amomum compactum*	7
Du Huo	独活	Angelicae Pubescentis Radix	*Angelica pubescens* f. *biserrata*	5
Du Zhong	杜仲	Eucommiae Cortex	*Eucommia ulmoides*	12.3
E Bu Shi Cao	鹅不食草	Centipedae Herba	*Centipeda minima*	1.1
E Jiao	阿胶	Asini Corii Colla	*Equus asinus*	12.2
E Zhu	莪朮	Curcumae Rhizoma	*Curcuma phaeocaulis, Curcuma kwangsiensis, Curcuma wenyujin*	10.1
Fa Ban Xia	法半夏	Pinelliae Rhizoma Praeparatum	*Pinellia ternata*	6.1
Fan Xie Ye	番泻叶	Sennae Folium	*Cassia angustifolia, Cassia acutifolia*	3.1
Fang Feng	防风	Saposhnikoviae Radix	*Saposhnikovia divaricata*	1.1
Fang Ji (Han Fang Ji), (汉防己)	防己	Stephaniae Tetrandrae Radix	*Stephania tetrandra*	5
Fen Bi Xie	粉萆薢	Dioscoreae Hypoglaucae Rhizoma	*Disocorea hypoglauca*	4
Feng Fang	蜂房	Vespae Nidus	*Polistes olivaceus, Polistes japonicus, Parapolybia varia*	Kap. V.3.4
Feng Mi	蜂蜜	Mel	Honig	12.1
Fo Shou	佛手	Citri Sarcodactylis Fructus	*Citrus medica* var. *sarcodactylis*	9
Fu Ling	茯苓	Poria	*Poria cocos*	4
Fu Ling Pi	茯苓皮	Poriae Cutis	*Poria cocos*	▶ Fu Ling
Fu Pen Zi	覆盆子	Rubi Fructus	*Rubus chingii*	13
Fu Ping	浮萍	Spirodelae Herba	*Spirodela polyrrhiza*	1.2

Fu Shen	茯神	Poriae Sclerotium Pararadicis	*Poria cocos*	▶ Fu Ling
Fu Shi	浮石	Pumex	hauptsächlich SiO_2	6.2
Fu Xiao Mai	浮小麦	Tritici Fructus Levis	*Triticum aestivum*	13
Fu Zi	附子	Aconiti Radix Lateralis Praeparata	*Aconitum carmichaeli*	11
Gan Cao	甘草	Glycyrrhizae Radix et Rhizoma	*Glycyrrhiza uralensis, Glycyrrhiza inflata, Glycyrrhiza glabra*	12.1
Gan Jiang	干姜	Zingiberis Rhizoma	*Zingiber officinale*	11
Gan Qi	干漆	Toxicodendri Resina	*Toxicodendron vernicifluum*	Kap. V.3.4
Gan Sui	甘遂	Kansui Radix	*Euphorbia kansui*	Kap. V.3.4
Gao Ben	藁本	Ligustici Rhizoma et Radix	*Ligusticum sinense, Ligusticum jeholense*	1.1
Gao Liang Jiang	高良姜	Alpiniae Officinarum Rhizoma	*Alpinia officinarum*	11
Ge Gen	葛根	Puerariae Lobatae Radix	*Pueraria lobata*	1.2
Ge Jie	蛤蚧	Gecko	*Gekko gecko*	12.3
Ge Qiao	蛤壳	Meretricis seu Cyclinae Concha	*Meretrix meretrix, Cyclina sinensis*	6.2
Geng Mi	粳米	Oryzae Semen	*Oryza sativa*	12.1
Gou Ji	狗脊	Cibotii Rhizoma	*Cibotium barometz*	12.3
Gou Qi Zi	枸杞子	Lycii Fructus	*Lycium barbarum*	12.4
Gou Wen	鉤吻	Gelsemii Herba	*Gelsemium elegans*	Kap. V.3.4
Gou Teng	钩藤	Uncariae Ramulus cum Uncis	*Uncaria rhynchophylla, Uncaria macrophylla, Uncaria hirsuta, Uncaria sinensis, Uncaria sessilifructus*	16
Gu Sui Bu	骨碎补	Drynariae Rhizoma	*Drynaria fortunei*	12.3
Gu Ya	谷芽	Setariae Fructus Germinatus	*Setaria italica*	8
Gua Lou	瓜蒌	Trichosanthis Fructus	*Trichosanthes kirilowii, Trichosanthes rosthornii*	6.2
Gua Lou Pi	瓜蒌皮	Trichosanthis Pericarpium	*Trichosanthes kirilowii, Trichosanthes rosthornii*	6.2
Gua Lou Zi	瓜蒌子	Trichosanthis Semen	*Trichosanthes kirilowii, Trichosanthes rosthornii*	6.2
Guan Bai Fu	關白附	Aconiti Coreani Radix	*Aconitum coreanum*	Kap. V.3.1
Guan Mu Tong	關木通	Aristolochiae Manshuriensis Caulis	*Aristolochia manshuriensis*	Kap. V.3.2
Guang Fang Ji	廣防己	Aristolochiae Fangchi Radix	*Aristolochia fangchi*	Kap. V.3.2
Guang Huo Xiang	藿香	Pogostemonis Herba	*Pogostemon cablin*	7
Gui Jia	龟甲	Testudinis Carapax et Plastrum	*Chinemys reevesii*	12.4 , Kap. V.4.2
Gui Jiu	鬼臼	Podophylli Rhizoma	*Podophyllum emodi* var. *chinensis*	Kap. V.3.4
Gui Zhi	桂枝	Cinnamomi Ramulus	*Cinnamomum cassia*	1.1
Hai Feng Teng	海风藤	Piperis Kadsurae Caulis	*Piper kadsura*	5
Hai Jin Sha	海金砂	Lygodii Spora	*Lygodium japonicum*	4
Hai Piao Xiao	海螵蛸	Sepiae Endoconcha	*Sepiella maindroni, Sepia esculenta*	13
Hai Tong Pi	海桐皮	Erythrinae Cortex	*Erythrina variegata* var. *orientalis*	5
Hai Zao	海藻	Sargassum	*Sargassum pallidum, Sargassum fusiforme*	6.2

Han Fang Ji	汉防己	Stephaniae Tetrandrae Radix	*Stephania tetrandra*	▶ **Fang Ji**
He Huan Hua	合欢花	Albiziae Flos	*Albizia julibrissin*	**14.2**
He Huan Pi	合欢皮	Albiziae Cortex	*Albizia julibrissin*	**14.2**
He Ye	荷叶	Nelumbinis Folium	*Nelumbo nucifera*	**2.4**
He Zi	诃子	Chebulae Fructus	*Terminalia chebula, Terminalia chebula* var. *tomentella*	**13**
Hei Zhi Ma	黑芝麻	Sesami Semen Nigrum	*Sesamum indicum*	**12.4**
Hong Fen	红粉	Hydrargyri Oxydum Rubrum	Quecksilberoxid (HgO)	**Kap. V.3.3**
Hong Hua	紅花	Carthami Flos	*Carthamus tinctorius*	**10.1**
Hou Po	厚朴	Magnoliae Officinalis Cortex	*Magnolia officinalis, Magnolia officinalis* var. *biloba*	**7**
Hu Po	琥珀	Succinum	Fossiles Harz	**14.1**
Hu Tao Ren	核桃仁	Juglandis Semen	*Juglans regia*	**12.3**
Hu Zhang	虎杖	Polygoni Cuspidati Rhizoma	*Polygonum cuspidatum*	**10.1**
Hua Jiao	花椒	Zanthoxyli Pericarpium	*Zanthoxylum schinifolium, Zanthoxylum bungeanum*	**11**
Hua Shan Shen	華山参	Physoclainae Radix	*Physoclaina infundibularis*	**Kap. V.3.4**
Hua Shi	滑石	Talcum	Magnesiumsilikat [$Mg_3(Si_4O_{10})(OH_2)$]	**4**
Huai Hua	槐花	Sophorae Flos	*Sophora japonica*	**10.2**
Huai Mi	槐米	Stephaniae Tetrandrae Radix	*Sophorae Flos Immaturus*	▶ **Huai Hua**
Huang Bo	黄柏	Phellodendri Chinensis Cortex	*Phellodendron chinense*	**2.3**
Huang Jing	黄精	Polygonati Rhizoma	*Polygonatum kingianum, Polygonatum sibiricum, Polygonatum cyrtonema*	**12.4**
Huang Lian	黄连	Coptidis Rhizoma	*Coptis chinensis, Coptis deltoidea, Coptis teeta*	**2.3**
Huang Qi	黄芪	Astragali Radix	*Astragalus membranaceus* var. *mongholicus, Astragalus membranaceus*	**12.1**
Huang Qin	黄芩	Scutellariae Radix	*Scutellaria baicalensis*	**2.3**
Huang Yao Zi	黄藥子	Dioscoreae bulbiferae Rhizoma	*Dioscorea bulbifera*	**Kap. V.3.4**
Huo Ma Ren	火麻仁	Cannabis Fructus	*Cannabis sativa*	**3.2**
Ji Li	蒺藜	Tribuli Fructus	*Tribulus terrestris*	**16**
Ji Nei Jin	鸡内金	Galli Gigerii Endothelium Corneum	*Gallus gallus domesticus*	**8**
Ji Xue Teng	鸡血藤	Spatholobi Caulis	*Spatholobus suberectus*	**10.1**
Jiang Ban Xia	姜半夏	Pinelliae Rhizoma Praeparatum cum Zingibere et Alumine	*Pinellia ternata*	**6.1**
Jiang Can	僵蚕	Bombyx Batryticatus	*Bombyx mori*	**16**
Jiang Huang	姜黄	Curcumae Longae Rhizoma	*Curcuma longa*	**10.1**
Jie Geng	桔梗	Platycodi Radix	*Platycodon grandiflorum*	**6.1**
Jie Zi	芥子	Sinapis Semen	*Sinapis alba, Brassica juncea*	**6.1**
Jin Qian Bai Hua She	金钱 白花蛇	Bungarus Parvus	*Bungarus multicinctus*	**5**
Jin Qian Cao	金钱草	Lysimachiae Herba	*Lysomachia christina*	**4**
Jin Yin Hua	金银花	Lonicerae Japonicae Flos	*Lonicera japonica*	**2.4**
Jin Ying Zi	金樱子	Rosae Laevigatae Fructus	*Rosa laevigata*	**13**

Jing Da Ji	红大戟	Euphorbiae Pekinensis Radix	*Euphorbia pekinensis*	**Kap. V.3.4**
Jing Jie	荆芥	Schizonepetae Herba	*Schizonepeta tenuifolia*	1.1
Ju He	橘核	Citri Reticulatae Semen	*Citrus reticulata*	9
Ju Hong	橘红	Citri Exocarpium Rubrum	*Citrus grandis* 'Tomentosa', *Citrus grandis*	9
Ju Hua	菊花	Chrysanthemi Flos	*Chrysanthemum morifolium*	1.2
Jue Ming Zi	决明子	Cassiae Semen	*Cassia obtusifolia, Cassia tora*	2.1
Ku Lian Pi	苦楝皮	Meliae Cortex	*Melia toosendan, Melia azedarach*	17
Ku Shen	苦参	Sophorae Flavescentis Radix	*Sophora flavescens*	2.3
Ku Xing Ren	苦杏仁	Armeniacae Semen Amarum	*Prunus armeniaca* var. *ansu, Prunus sibirica, Prunus mandshurica, Prunus armeniaca*	6.3
Kuan Dong Hua	款冬花	Farfarae Flos	*Tussilago farfara*	6.3
Kun Bu	昆布	Laminariae Thallus, Eckloniae Thallus	*Laminaria japonica, Ecklonia kurome*	6.2
Lai Fu Zi	莱菔子	Raphani Semen	*Raphanus sativus*	8
Lang Du	狼毒	Euphorbiae Ebracteolatae Radix	*Euphorbia ebracteolata, Euphorbia fischeriana*	**Kap. V.3.5**
Lei Gong Teng	雷公藤	Tripterygii Wilfordii Radix	*Tripterygium Wilfordii*	**Kap. V.3.3**
Li Lu	藜芦	Veratri nigri Radix et Rhizoma	*Veratrum nigrum, Veratrum schindleri*	**Kap. V.3.4**
Li Zhi He	荔枝核	Litchi Semen	*Litchi sinensis*	9
Lian Qiao	连翘	Forsythiae Fructus	*Forsythia suspensa*	2.4
Lian Zi	莲子	Nelumbinis Semen	*Nelumbo nucifera*	13
Lian Zi Xin	莲子心	Nelumbinis Plumula	*Nelumbo nucifera*	2.1
Ling Zhi	灵芝	Ganoderma	*Ganoderma lucidum, Ganoderma sinensis*	14.2
Liu Huang	硫黄	Sulfur	Schwefel	18
Liu Ji Nu	刘寄奴	Artemisiae Anomalae Herba	*Artemisia anomala*	10.1
Long Dan	龙胆	Gentianae Radix et Rhizoma	*Gentiana manshurica, Gentiana scabra, Gentiana triflora, Gentiana rigescens*	2.3
Long Gu	龙骨	Fossilia Ossis Mastodi	$CaCO_3$, Hydoxylapatit, SiO_2	14.1
Long Yan Rou	龙眼肉	Longan Arillus	*Dimocarpus longan*	12.2
Lou Lu	漏芦	Rhapontici Radix	*Rhaponticum uniflorum*	2.4
Lu Dou	绿豆	Phaseoli Radiati Semen	*Phaseolus radiatus*	2.4
Lu Gan Shi	炉甘石	Calamina	*Zinkkarbonat* ($ZnCO_3$)	**Kap. V.3.5**
Lu Gen	芦根	Phragmitis Rhizoma	*Phragmites communis*	2.1
Lu Jiao	鹿角	Cervi Cornu	*Cervus elaphus, Cervus nippon*	12.3
Lu Jiao Jiao	鹿角胶	Cervi Cornus Colla	*Cervus elaphus, Cervus nippon*	12.3
Lu Lu Tong	路路通	Liquidambaris Fructus	*Liquidambar formosana*	10.1
Lu Rong	鹿茸	Cervi Cornu Pantotrichum	*Cervus nippon, Cervus elaphus*	12.3
Luo Han Guo	罗汉果	Momordicae Fructus	*Momordica grosvenori, Thladiantha grosvenori*	6.3
Luo Shi Teng	络石藤	Trachelospermi Caulis et Folium	*Trachelospermum jasminoides*	5

Ma Chi Xian	马齿苋	Portulacae Herba	*Portulaca oleracea*	**2.4**
Ma Dou Ling	馬兜玲	Aristolochiae Fructus	*Aristolochia debilis, Aristolochia contorta*	**Kap. V.3.2**
Ma Huang	麻黄	Ephedrae Herba	*Ephedra sinica, Ephedra intermedia, Ephedra equisetina*	**1.1**
Ma Huang Gen	麻黄根	Ephedrae Radix et Rhizoma	*Ephedra sinica, Ephedra intermedia*	**13**
Ma Qian Zi	马钱子	Strychni Semen	*Strychnos nux-vomica*	**Kap. V.3.3**
Mai Dong	麦冬	Ophiopogonis Radix	*Ophiopogon japonicus*	**12.4**
Mai Ya	麦芽	Hordei Fructus Germinatus	*Hordeum vulgare*	**8**
Man Jing Zi	蔓荆子	Viticis Fructus	*Vitex trifolia* var. *simplicifolia, Vitex trifolia*	**1.2**
Mang Xiao	芒硝	Natrii Sulfas	Natriumsulfat	**3.1**
Mei Gui Hua	玫瑰花	Rosae Rugosae Flos	*Rosa rugosa*	**9**
Meng Chong	虻虫	Tabanus	*Tabanus bivittatus, Tabanus mandarinus, Tabanus kiangsuensis*	**Kap. V.3.4**
Mi Meng Hua	密蒙花	Buddlejae Flos	*Buddleja officinalis*	**2.1**
Mi Tuo Seng	密陀僧	Lithargyrum	Bleioxid (PbO)	**Kap. V.3.3**
Mian Ma Guan Zhong	绵马贯众	Dryopteridis Crassirhizomatis Rhizoma	*Dryopteris crassirhizoma*	**17**
Mo Han Lian	墨旱莲	Ecliptae Herba	*Eclipta prostrata*	**12.4**
Mo Yao	没药	Myrrha	*Commiphora myrrha, Commiphora molmol*	**10.1**
Mu Bie Zi	木鳖子	Momordicae Semen	*Momordica cochinchinensis*	**Kap. V.3.4**
Mu Dan Pi	牡丹皮	Moutan Cortex	*Paeonia suffruticosa*	**2.2**
Mu Gua	木瓜	Chaenomelis Fructus	*Chaenomeles speciosa*	**5**
Mu Li	牡蛎	Ostreae Concha	*Ostrea gigas, Ostrea talienwhanensis, Ostrea rivularis*	**14.1**
Mu Tong	木通	Akebiae Caulis	*Akebia quinata, Akebia trifoliata, Akebia trifoliata* var. *australis*	**4**
Mu Xiang	木香	Aucklandiae Radix	*Aucklandia lappa*	**9**
Mu Zei	木贼	Equiseti Hiemalis Herba	*Equisetum hyemale*	**1.2**
Nan Gua Zi	南瓜子	Cucurbitae Moschatae Semen	*Cucurbita moschata*	**17**
Nan Sha Shen	南沙参	Adenophorae Radix	*Adenophora tetraphylla, Adenophora stricta*	**12.4**
Nao Yang Hua	闹羊花	Rhododendri Mollis Flos	*Rhododendron molle*	**Kap. V.3.4**
Niu Bang Zi	牛蒡子	Arctii Fructus	*Arctium lappa*	**1.2**
Niu Xi	牛膝	Achyranthis Bidentatae Radix	*Achyranthes bidentata*	**10.1**
Nu Zhen Zi	女贞子	Ligustri Lucidi Fructus	*Ligustrum lucidum*	**12.4**
Ou Jie	藕节	Nelumbinis Rhizomatis Nodus	*Nelumbo nucifera*	**10.2**
Pang Da Hai	胖大海	Sterculiae Lychnophorae Semen	*Sterculia lynchnophora*	**6.2**
Pao Jiang	炮姜	Zingiberis Rhizoma Praeparatum	*Zingiber officinale*	▶ **Gan Jiang**
Pei Lan	佩兰	Eupatorii Herba	*Eupatorium fortunei*	**7**
Peng Sha	硼砂	Borax	Borax ($Na_2B_4O_7 \cdot 10H_2O$)	**Kap. V.3.3**
Pi Pa Ye	枇杷叶	Eriobotryae Folium	*Eriobotrya japonica*	**6.3**
Pu Gong Ying	蒲公英	Taraxaci Herba	*Taraxacum mongolicum, Taraxacum sinicum*	**2.4**

Pu Huang	蒲黄	Typhae Pollen	*Typha angustifolia, Typha orientalis*	10.2
Qian Cao	茜草	Rubiae Radix et Rhizoma	*Rubia cordifolia*	10.2
Qian Dan	铅丹	Minium	Blei(III)-Oxid Pb_3O_4	**Kap. V.3.3**
Qian Jin Zi	千金子	Euphorbiae Semen	*Euphorbia lathyris*	**Kap. V.3.4**
Qian Jin Zi Shuang	千金子霜	Euphorbiae Semen Pulveratum	*Euphorbia lathyris*	**Kap. V.3.4**
Qian Hu	前胡	Peucedani Radix	*Peucedanum praeruptorum*	6.2
Qian Nian Jian	千年健	Homalomenae Rhizoma	*Homalomena occulta*	5
Qian Shi	芡实	Euryales Semen	*Euryale ferox*	13
Qiang Huo	羌活	Notopterygii Rhizoma et Radix	*Notopterygium incisum, Notopterygium franchetii*	1.1
Qin Jiao	秦艽	Gentianae Macrophyllae Radix	*Gentiana macrophylla, Gentiana straminea, Gentiana crassicaulis, Gentiana dahurica*	5
Qing Ban Xia	清半夏	Pinelliae Rhizoma Praeparatum cum Alumine	*Pinellia ternata*	6.1
Qing Dai	青黛	Indigo Naturalis	*Baphicacanthus cusia, Polygonum tinctorium, Isatis indigotica*	2.4
Qing Fen	輕粉	Calomelas	Quecksilberchlorid (Hg_2Cl_2)	**Kap. V.3.3**
Qing Hao	青蒿	Artemisiae Annuae Herba	*Artemisia annua*	2.5
Qing Mu Xiang	青木香	Aristolochiae Radix	*Aristolochia debilis*	**Kap. V.3.2**
Qing Pi	青皮	Citri Reticulatae Pericarpium Viride	*Citrus reticulata*	9
Qing Xiang Zi	青葙子	Celosiae Semen	*Celosia argentea*	2.1
Qu Mai	瞿麦	Dianthi Herba	*Dianthus superbus, Dianthus chinensis*	4
Quan Xie	全蝎	Scorpio	*Buthus martensii*	16
Qin Pi	秦皮	Fraxini Cortex	*Fraxinus rhynchophylla, Fraxinus chinensis, Fraxinus szaboana, Fraxinus stylosa*	2.3
Ren Dong Teng	忍冬藤	Lonicerae Japonicae Caulis	*Lonicera japonica*	2.4
Ren Shen	人参	Ginseng Radix et Rhizoma	*Panax ginseng*	12.1
Rou Cong Rong	肉苁蓉	Cistanches Herba	*Cistanche deserticola, Cistanche tubulosa*	12.3
Rou Dou Kou	肉豆蔻	Myristicae Semen	*Myristica fragrans*	13
Rou Gui	肉桂	Cinnamomi Cortex	*Cinnamomum cassia*	11
Ru Xiang	乳香	Olibanum	*Boswellia carterii, Boswellia bhawdajiana*	10.1
San Leng	三棱	Sparganii Rhizoma	*Sparganium stoloniferum*	10.1
San Qi	三七	Notoginseng Radix et Rhizoma	*Panax notoginseng*	10.2
Sang Bai Pi	桑白皮	Mori Cortex	*Morus alba*	6.3
Sang Ji Sheng	桑寄生	Taxilli Herba	*Taxillus chinensis*	12.4
Sang Piao Xiao	桑螵蛸	Mantidis Ootheca	*Tenodera sinensis, Statilia maculata, Hierodula patellifera*	13
Sang Shen	桑椹	Mori Fructus	*Morus alba*	12.4
Sang Ye	桑叶	Mori Folium	*Morus alba*	1.2
Sang Zhi	桑枝	Mori Ramulus	*Morus alba*	5

Sha Ren	砂仁	Amomi Fructus	*Amomum villosum, Amomum villosum* var. *xanthioides, Amomum longiligulare*	7
Sha Yuan Zi	沙苑子	Astragali Complanati Semen	*Astragalus complanatus*	12.3
Shan Dou Gen	山豆根	Sophorae Tonkinensis Radix et Rhizoma	*Sophora tonkinensis*	2.4
Shan Yao	山药	Dioscoreae Rhizoma	*Dioscorea opposita*	12.1
Shan Zha	山楂	Crataegi Fructus	*Crataegus pinnatifida* var. *major, Crataegus pinnatifida*	8
Shan Zhu Yu	山茱萸	Corni Fructus	*Cornus officinalis*	13
Shang Lu	商陆	Phytolaccae Radix	*Phytolacca acinosa, Phytolacca americana*	**Kap. V.3.4**
She Chuang Zi	蛇床子	Cnidii Fructus	*Cnidium monnieri*	12.3
She Gan	射干	Belamcandae Rhizoma	*Belamcanda chinensis*	2.4
Shen Jin Cao	伸筋草	Lycopodii Herba	*Lycopodium japonicum*	5
Shen Qu	神曲	Massa Medicata Fermentata	Fermentierte Medizinalmischung	8
Sheng Jiang	生姜	Zingiberis Rhizoma Recens	*Zingiber officinale*	1.1
Sheng Ma	升麻	Cimicifugae Rhizoma	*Cimicifuga heracleifolia, Cimicifuga dahurica, Cimicifuga foetida*	1.2
Shi Chang Pu	石菖蒲	Acori Tatarinowii Rhizoma	*Acorus tataronowii*	15
Shi Di	柿蒂	Kaki Calyx	*Diospyros kaki*	9
Shi Gao	石膏	Gypsum Fibrosum	Calciumsulfat ($CaSO_4 \cdot 2H_2O$)	2.1
Shi Hu	石斛	Dendrobii Caulis	*Dendrobium nobile, Dendrobium chrysotoxum, Dendrobium fimbriatum*	12.4
Shi Jue Ming	石决明	Haliotidis Concha	*Haliotis diversicolor, Haliotis discus hannai, Haliotis ovina, Haliotis ruber, Haliotis asinina, Haliotis laevigata*	16
Shi Wei	石韦	Pyrrosiae Folium	*Pyrrosia sheareri, Pyrrosia lingua, Pyrrosia petiolosa*	4
Shou Wu Teng	首乌藤	Polygoni Multiflori Caulis	*Polygonum multiflorum*	14.2
Shu Di Huang	熟地黄	Rehmanniae Radix Praeparata	*Rehmannia glutinosa*	12.2
Shui Niu Jiao	水牛角	Bubali Cornu	*Bubalus bubalis*	2.2
Shui Zhi	水蛭	Hirudo	*Hirudo nipponica, Whitmania acranulata*	10.1
Si Gua Luo	丝瓜络	Luffae Fructus Retinervus	*Luffa cylindrica*	2.4
Su Mu	苏木	Sappan Lignum	*Caesalpinia sappan*	10.1
Suan Zao Ren	酸枣仁	Ziziphi Spinosae Semen	*Ziziphus jujuba var. spinosa*	14.2
Suo Yang	锁阳	Cynomorii Herba	*Cynomorium songaricum*	12.3
Tai Zi Shen	太子参	Pseudostellariae Radix	*Pseudostellaria heterophylla*	12.1
Tan Xiang	檀香	Santali Albi Lignum	*Santalum album*	9
Tao Ren	桃仁	Persicae Semen	*Prunus persica, Prunus davidiana*	10.1
Tian Dong	天冬	Asparagi Radix	*Asparagus cochinchinensis*	12.4
Tian Hua Fen	天花粉	Trichosanthis Radix	*Trichosanthes kirilowii, Trichosanthes rosthornii*	2.1
Tian Ma	天麻	Gastrodiae Rhizoma	*Gastrodia elata*	16

Tian Nan Xing	天南星	Arisaematis Rhizoma	*Arisaema erubescens, Arisaema heterophyllum, Arisaema amurense*	**6.1, Kap. V.3.1**
Tian Ran Bing Pian	天然冰片	(natürliches) Borneolum	*Cinnamomum camphora*	15
Tian Xian Teng	天仙藤	Aristolochiae Herba	*Aristolochia debilis, Aristolochia contorta*	**Kap. V.3.2**
Tian Xian Zi	天仙子	Hyoscyami Semen	*Hyoscyamus niger*	**Kap. V.3.4**
Tian Zhu Huang	天竺黄	Bambusae Concretio Silicea	*Bambusa textilis, Schizostachyum chinense*	6.2
Ting Li Zi	葶苈子	Descurainiae seu Lepidii Semen	*Descurainia sophia; Lepidium apetalum*	6.3
Tong Cao	通草	Tetrapanacis Medulla	*Tetrapanax papyriferus*	4
Tu Fu Ling	土茯苓	Smilacis Glabrae Rhizoma	*Smilax glabra*	2.4
Tu Jing Pi	土荆皮	Pseudolaricis Cortex	*Pseudolarix amabilis*	**Kap. V.3.5**
Tu Si Zi	菟丝子	Cuscutae Semen	*Cuscuta australis, Cuscuta chinensis*	12.3
Wa Leng Zi	瓦楞子	Arcae Concha	*Arca subcrenata, Arca granosa, Arca inflata*	10.1
Wang Bu Liu Xing	王不留行	Vaccariae Semen	*Vaccaria segetalis*	10.1
Wei Ling Xian	威灵仙	Clematidis Radix et Rhizoma	*Clematis chinensis, Clematis hexapetala, Clematis manshurica*	5
Wu Bei Zi	五倍子	Galla Chinensis	*Melaphis chinensis* auf dem Blatt von *Rhus chinensis, Rhus potaninii* oder *Rhus punjabensis* var. *sinica*	13
Wu Gong	蜈蚣	Scolopendra	*Scolodendra subspinipes mutilans*	16
Wu Jia Pi	五加皮	Acanthopanacis Cortex	*Acanthopanax gracilistylus*	5
Wu Ling Zhi	五灵脂	Trogopterori Faeces	*Trogopterus xanthipes*	10.1
Wu Mei	乌梅	Mume Fructus	*Prunus mume*	13
Wu Shao She	烏梢蛇	Zaocys	*Zaocys dhumnades*	5
Wu Wei Zi	五味子	Schisandrae Chinensis Fructus	*Schisandra chinensis*	13
Wu Yao	乌药	Linderae Radix	*Lindera aggregata*	9
Wu Zhu Yu	吴茱萸	Euodiae Fructus	*Euodia rutaecarpa, Euodia rutaecarpa* var. *officinalis, Euodia rutaecarpa* var. *bodinieri*	11
Xi Xian Cao	豨莶草	Siegesbeckiae Herba	*Siegesbeckia orientalis, Siegesbeckia pubescens, Siegesbeckia glabrescens*	5
Xi Xin	细辛	Asari Radix et Rhizoma	*Asarum heterotropoides* var. *mandshuricum, Asarum sieboldii* var. *seoulense, Asarum sieboldii*	11
Xi Yang Shen	西洋参	Panacis Quinquefolii Radix	*Panax quinquefolium*	12.4
Xia Ku Cao	夏枯草	Prunellae Spica	*Prunella vulgaris*	2.1
Xian He Cao	仙鶴草	Agrimoniae Herba	*Agrimonia pilosa*	10.2
Xian Mao	仙茅	Curculiginis Rhizoma	*Curculigo orchioides*	12.3
Xiang Fu	香附	Cyperi Rhizoma	*Cyperus rotundus*	9
Xiang Ru	香薷	Moslae Herba	*Mosla chinensis, Mosla chinensis* ‚Jiangxiangru'	1.1
Xiao Hui Xiang	小茴香	Foeniculi Fructus	*Foeniculum vulgare*	11

Xiao Ji	小蓟	Cirsii Herba	*Cirsium setosum*	10.2
Xie Bai	薤白	Allii Macrostemonis Bulbus	*Allium macrostemon, Allium chinensis*	9
Xin Yi	辛夷	Magnoliae Flos	*Magnolia biondii, Magnolia denudata, Magnolia sprengeri*	1.1
Xiong Huang	雄黄	Realgar	Arsensulfid (As_4S_4)	**Kap. V.3.3**
Xu Duan	续断	Dipsaci Radix	*Dipsacus asper*	12.3
Xuan Fu Hua	旋覆花	Inulae Flos	*Inula japonica, Inula britannica*	6.1
Xuan Shen	玄参	Scrophulariae Radix	*Scrophularia ningpoensis*	2.2
Xue Jie	血竭	Draconis Sanguis	*Daemonorops draco*	10.1
Xun Gu Feng	尋骨風	Aristolochiae Mollissimae Herba	*Aristolochia mollissima*	**Kap. V.3.2**
Yan Hu Suo	延胡索	Corydalis Rhizoma	*Corydalis yanhusuo*	10.1
Yang Jin Hua	洋金花	Daturae Flos	*Datura metel*	**Kap. V.3.4**
Ye Ju Hua	野菊花	Chrysanthemi Indici Flos	*Chrysanthemum indicum*	2.4
Yi Mu Cao	益母草	Leonuri Herba	*Leonurus japonicus*	10.1
Yi Tang	饴糖	Maltosum	*Oryza sativa, Oryza sativa* var. *glutinosa, Triticum aestivum, Hordeum vulgare, Setaria italica, Zea mays*	12.1
Yi Yi Ren	薏苡仁	Coicis Semen	*Coix lacryma-jobi* var. *mayuen*	4
Yi Zhi	益智	Alpiniae Oxyphyllae Fructus	*Alpinia oxyphylla*	12.3
Yin Chai Hu	银柴胡	Stellariae Radix	*Stellaria dichotoma* var. *lanceolata*	2.5
Yin Chen	茵陈	Artemisiae Scopariae Herba	*Artemisia scoparia, Artemisia capillaris*	4
Yin Er	银耳	Tremella	*Tremella fuciformis*	12.4
Yin Yang Huo	淫羊藿	Epimedii Folium	*Epimedium brevicornum, Epimedium sagittatum, Epimedium pubescens, Epimedium koreanum*	12.3
Ying Su Ke	罂粟壳	Papaveris Pericarpium	*Papaver somniferum*	**Kap. V.3.3**
You Xuan Long Nao	右旋龙脑	(natürliches) Borneolum	*Cinnamomum camphora*	15
Yu Jin	郁金	Curcumae Radix	*Curcuma wenyujin, Curcuma longa, Curcuma kwangsiensis, Curcuma phaeocaulis*	10.1
Yu Li Ren	郁李仁	Pruni Semen	*Prunus humilis, Prunus japonica, Prunus pedunculata*	3.2
Yu Mi Xu	玉米须	Maydis Stigma	*Zea mays*	4
Yu Xing Cao	鱼腥草	Houttuyniae Herba	*Houttuynia cordata*	2.4
Yu Zhu	玉竹	Polygonati Odorati Rhizoma	*Polygonatum odoratum*	12.4
Yuan Hua	芫花	Genkwa Flos	*Daphne genkwa*	**Kap. V.3.4**
Yuan Zhi	远志	Polygalae Radix	*Polygala tenuifolia, Polygala sibirica*	14.2
Ze Lan	泽兰	Lycopi Herba	*Lycopus lucidus* var. *hirtus*	10.1
Ze Xie	泽泻	Alismatis Rhizoma	*Alisma orientale, Alisma plantago-aquatica*	4
Zhang Nao	樟脑	Camphora	*Cinnamomum camphora*	18
Zhe Bei Mu	浙贝母	Fritillariae Thunbergii Bulbus	*Fritillaria thunbergii*	6.2
Zhe Shi	赭石	Haematitum	Eisen(III)-Oxid (Fe_2O_3)	16

Zhen Zhu Mu	珍珠母	Margaritifera Concha	*Hyriopsis cumingii, Cristaria plicata, Pteria martensii*	14.1
Zhi Bai Fu Zi	製白附子	Typhonii Rhizoma Praeparatum	*Typhonium giganteum*	6.1
Zhi Ban Xia	制半夏	Pinelliae Rhizoma Praeparatum	*Pinellia ternata*	6.1
Zhi Cao Wu	制草乌	Aconiti Kusnezoffii Radix Cocta	*Aconitum kusnezoffii*	11
Zhi Chuan Wu	制川乌	Aconiti Radix Cocta	*Aconitum carmichaeli*	11
Zhi He Shou Wu	制何首乌	Polygoni Multiflori Radix Praeparata	*Polygonum multiflorum*	12.2
Zhi Mu	知母	Anemarrhenae Rhizoma	*Anemarrhena asphodeloides*	2.1
Zhi Qiao	枳壳	Aurantii Fructus	*Citrus aurantium*	9
Zhi Shi	枳实	Aurantii Fructus Immaturus	*Citrus aurantium, Citrus sinensis*	9
Zhi Tian Nan Xing	制天南星	Arisaematis Rhizoma Praeparatum	*Arisaema erubescens, Arisaema heterophyllum, Arisaema amurense*	6.1
Zhi Zi	栀子	Gardeniae Fructus	*Gardenia jasminoides*	2.1
Zhu Li	竹沥	Bambusae Succus	*Bambusa tuldoides, Sinocalamus beecheyanus* var. *pubescens, Phyllostachys nigra* var. *henonis*	6.2
Zhu Ling	猪苓	Polyporus	*Polyporus umbellatus*	4
Zhu Ru	竹茹	Bambusae Caulis in Taenias	*Bambusa tuldoides, Sinocalamus beecheyanus* var. *pubescens, Phyllostachys nigra* var. *henonis*	6.2
Zhu Sha	朱砂	Cinnabaris	Quecksilbersulfid (HgS)	**Kap. V.3.3**
Zi Cao	紫草	Arnebiae Radix	*Arnebia euchroma, Arnebia guttata*	2.2
Zi Hua Di Ding	紫花地丁	Violae Herba	*Viola yedoensis*	2.4
Zi Ran Tong	自然铜	Pyritum	hauptsächlich Eisensulfid (FeS_2)	10.1
Zi Shi Ying	紫石英	Fluoritum	Calciumfluorit (CaF_2)	14.1
Zi Su Geng	紫苏梗	Perillae Caulis	*Perilla frutescens*	9
Zi Su Ye	紫苏叶	Perillae Folium	*Perilla frutescens*	1.1
Zi Su Zi	紫苏子	Perillae Fructus	*Perilla frutescens*	6.3
Zi Wan	紫菀	Asteris Radix et Rhizoma	*Aster tataricus*	6.3

6.2 Nomenklatur nach pharmazeutischen Namen

Pharmazeutischer Name	Pinyin-Name	Chin. Zeichen	Offizinelle Spezies	Arznei-gruppe/ Kap.
Acanthopanacis Cortex	*Wu Jia Pi*	五加皮	*Acanthopanax gracilistylus*	5
Achyranthis Bidentatae Radix	*Niu Xi*	牛膝	*Achyranthes bidentata*	10.1
Aconiti Coreani Radix	*Guan Bai Fu*	關白附	*Aconitum coreanum*	Kap. V.3.1
Aconiti Kusnezoffii Radix	*Cao Wu*	草乌	*Aconitum kusnezoffii*	11, Kap. V.3.1
Aconiti Kusnezoffii Radix Cocta	*Zhi Cao Wu*	制草乌	*Aconitum kusnezoffii*	11
Aconiti Radix Lateralis Praeparata	*Fu Zi*	附子	*Aconitum carmichaeli*	11
Aconiti Radix	*Chuan Wu*	川乌	*Aconitum carmichaeli*	11, Kap. V.3.1
Aconiti Radix Cocta	*Zhi Chuan Wu*	制川乌	*Aconitum carmichaeli*	11
Acori Tatarinowii Rhizoma	*Shi Chang Pu*	石菖蒲	*Acorus tataronowii*	15
Adenophorae Radix	*Nan Sha Shen*	南沙参	*Adenophora tetraphylla, Adenophora stricta*	12.4
Agrimoniae Herba	*Xian He Cao*	仙鹤草	*Agrimonia pilosa*	10.2
Ailanthi Cortex	*Chun Pi*	椿皮	*Ailanthus altissima*	13
Akebiae Caulis	*Mu Tong*	木通	*Akebia quinata, Akebia trifoliata, Akebia trifoliata* var. *australis*	4
Albiziae Cortex	*He Huan Pi*	合欢皮	*Albizia julibrissin*	14.2
Albiziae Flos	*He Huan Hua*	合欢花	*Albizia julibrissin*	14.2
Alismatis Rhizoma	*Ze Xie*	泽泻	*Alisma orientale, Alisma plantago-aquatica*	4
Allii Fistulosi Bulbus	*Cong Bai*	葱白	*Allium fistulosum*	1.1
Allii Macrostemonis Bulbus	*Xie Bai*	薤白	*Allium macrostemon, Allium chinensis*	9
Alpiniae Katsumadai Semen	*Cao Dou Kou*	草豆蔻	*Alpinia katsumadai*	7
Alpiniae Officinarum Rhizoma	*Gao Liang Jiang*	高良姜	*Alpinia officinarum*	11
Alpiniae Oxyphyllae Fructus	*Yi Zhi*	益智	*Alpinia oxyphylla*	12.3
Alumen	*Bai Fan*	白矾	Kalium-Aluminiumsulfat [KAl(SO4)2 · 12H2O]	18
Amomi Fructus	*Sha Ren*	砂仁	*Amomum villosum, Amomum villosum* var. *xanthioides, Amomum longiligulare*	7
Amomi Fructus Rotundus	*Dou Kou*	豆蔻	*Amomum kravanh, Amomum compactum*	7
Andrographitis Herba	*Chuan Xin Lian*	穿心莲	*Andrographis paniculata*	2.4
Anemarrhenae Rhizoma	*Zhi Mu*	知母	*Anemarrhena asphodeloides*	2.1
Angelicae Dahuricae Radix	*Bai Zhi*	白芷	*Angelica dahurica, Angelica dahurica* var. *formosana*	1.1
Angelicae Pubescentis Radix	*Du Huo*	独活	*Angelica pubescens* f. *biserrata*	5
Angelicae Sinensis Radix	*Dang Gui*	当归	*Angelica sinensis*	12.2
Aquilariae Lignum Resinatum	*Chen Xiang*	沉香	*Aquilaria sinensis*	9

Arcae Concha	*Wa Leng Zi*	瓦楞子	*Arca subcrenata, Arca granosa, Arca inflata*	10.1
Arctii Fructus	*Niu Bang Zi*	牛蒡子	*Arctium lappa*	1.2
Arecae Pericarpium	*Da Fu Pi*	大腹皮	*Areca catechu*	9
Arecae Semen	*Bing Lang*	槟榔	*Areca catechu*	17
Arisaema cum Bile	*Dan Nan Xing*	胆南星	*Arisaema erubescens, Arisaema heterophyllum, Arisaema amurense*	6.2
Arisaematis Rhizoma	*Tian Nan Xing*	天南星	*Arisaema erubescens, Arisaema heterophyllum, Arisaema amurense*	6.1 Kap. V.3.1
Arisaematis Rhizoma Praeparatum	*Zhi Tian Nan Xing*	制天南星	*Arisaema erubescens, Arisaema heterophyllum, Arisaema amurense*	6.1
Aristolochiae Fangchi Radix	*Guang Fang Ji*	廣防己	*Aristolochia fangchi*	Kap. V.3.2
Aristolochiae Fructus	*Ma Dou Ling*	馬兜玲	*Aristolochia debilis, Aristolochia contorta*	Kap. V.3.2
Aristolochiae Herba	*Tian Xian Teng*	天仙藤	*Aristolochia debilis, Aristolochia contorta*	Kap. V.3.2
Aristolochiae Manshuriensis Caulis	*Guan Mu Tong*	關木通	*Aristolochia manshuriensis*	Kap. V.3.2
Aristolochiae Mollissimae Herba	*Xun Gu Feng*	尋骨風	*Aristolochia mollissima*	Kap. V.3.2
Aristolochiae Radix	*Qing Mu Xiang*	青木香	*Aristolochia debilis*	Kap. V.3.2
Armeniacae Semen Amarum	*Ku Xing Ren*	苦杏仁	*Prunus armeniaca* var. *ansu, Prunus sibirica, Prunus mandshurica, Prunus armeniaca*	6.3
Arnebiae Radix	*Zi Cao*	紫草	*Arnebia euchroma, Arnebia guttata*	2.2
Artemisiae Annuae Herba	*Qing Hao*	青蒿	*Artemisia annua*	2.5
Artemisiae Anomalae Herba	*Liu Ji Nu*	刘寄奴	*Artemisia anomala*	10.1
Artemisiae Argyi Folium	*Ai Ye*	艾叶	*Artemisia argyi*	10.2
Artemisiae Scopariae Herba	*Yin Chen*	茵陈	*Artemisia scoparia, Artemisia capillaris*	4
Asari Radix et Rhizoma	*Xi Xin*	细辛	*Asarum heterotropoides* var. *mandshuricum, Asarum sieboldii* var. *seoulense, Asarum sieboldii*	11
Asini Corii Colla	*E Jiao*	阿胶	*Equus asinus*	12.2
Asparagi Radix	*Tian Dong*	天冬	*Asparagus cochinchinensis*	12.4
Asteris Radix et Rhizoma	*Zi Wan*	紫菀	*Aster tataricus*	6.3
Astragali Complanati Semen	*Sha Yuan Zi*	沙苑子	*Astragalus complanatus*	12.3
Astragali Radix	*Huang Qi*	黄芪	*Astragalus membranaceus* var. *mongholicus, Astragalus membranaceus*	12.1
Atractylodis Macrocephalae Rhizoma	*Bai Zhu*	白术	*Atractylodes macrocephala*	12.1
Atractylodis Rhizoma	*Cang Zhu*	苍术	*Atractylodes lancea, Atractylodes sinsensis*	7
Aucklandiae Radix	*Mu Xiang*	木香	*Aucklandia lappa*	9
Aurantii Fructus	*Zhi Qiao*	枳壳	*Citrus aurantium*	9
Aurantii Fructus Immaturus	*Zhi Shi*	枳实	*Citrus aurantium, Citrus sinensis*	9
Bambusae Caulis in Taenias	*Zhu Ru*	竹茹	*Bambusa tuldoides, Sinocalamus beecheyanus* var. *pubescens, Phyllostachys nigra* var. *henonis*	6.2
Bambusae Concretio Silicea	*Tian Zhu Huang*	天竺黄	*Bambusa textilis, Schizostachyum chinense*	6.2

Bambusae Succus	*Zhu Li*	竹沥	*Bambusa tuldoides, Sinocalamus beecheyanus* var. *pubescens, Phyllostachys nigra* var. *henonis*	6.2
Belamcandae Rhizoma	*She Gan*	射干	*Belamcanda chinensis*	2.4
Benincasae Exocarpium	*Dong Gua Pi*	冬瓜皮	*Benincasa hispida*	4
Benincasae Semen	*Dong Gua Zi*	冬瓜子	*Benincasa hispida*	4
Bletillae Rhizoma	*Bai Ji*	白及	*Bletilla striata*	10.2
Bombyx Batryticatus	*Jiang Can*	僵蚕	*Bombyx mori*	16
Borax	*Peng Sha*	硼砂	Borax ($Na_2B_4O_7 \cdot 10H_2O$)	**Kap. V.3.3**
Borneolum (natürliches)	*Tian Ran Bing Pian* oder *You Xuan Long Nao*	天然冰片, 右旋龙脑	Cinnamomum camphora	15
Borneolum Syntheticum	*Bing Pian*	冰片	Synthetisches Borneol (synthetisches)	15
Bubali Cornu	*Shui Niu Jiao*	水牛角	*Bubalus bubalis*	2.2
Buddlejae Flos	*Mi Meng Hua*	密蒙花	*Buddleja officinalis*	2.1
Bufonis Venenum	*Chan Su*	蟾酥	*Bufo bufo gargarizans, Bufo melanostictus*	**Kap. V.3.4**
Bungarus Parvus	*Jin Qian Bai Hua She*	金钱 白花蛇	*Bungarus multicinctus*	5
Bupleuri Radix	*Chai Hu*	柴胡	*Bupleurum chinense, Bupleurum scorzonerifolium*	1.2
Calamina	*Lu Gan Shi*	炉甘石	Zinkkarbonat ($ZnCO_3$)	**Kap. V.3.5**
Calomelas	*Qing Fen*	輕粉	Quecksilberchlorid (Hg_2Cl_2)	**Kap. V.3.3**
Camphora	*Zhang Nao*	樟脑	*Cinnamomum camphora*	18
Cannabis Fructus	*Huo Ma Ren*	火麻仁	*Cannabis sativa*	3.2
Carthami Flos	*Hong Hua*	紅花	*Carthamus tinctorius*	10.1
Caryophylli Flos	*Ding Xiang*	丁香	*Eugenia caryophyllata*	11
Cassiae Semen	*Jue Ming Zi*	决明子	*Cassia obtusifolia, Cassia tora*	2.1
Celosiae Semen	*Qing Xiang Zi*	青葙子	*Celosia argentea*	2.1
Centipedae Herba	*E Bu Shi Cao*	鹅不食草	*Centipeda minima*	1.1
Cervi Cornu	*Lu Jiao*	鹿角	*Cervus elaphus, Cervus nippon*	12.3
Cervi Cornu Pantotrichum	*Lu Rong*	鹿茸	*Cervus nippon, Cervus elaphus*	12.3
Cervi Cornus Colla	*Lu Jiao Jiao*	鹿角胶	*Cervus elaphus, Cervus nippon*	12.3
Chaenomelis Fructus	*Mu Gua*	木瓜	*Chaenomeles speciosa*	5
Chebulae Fructus	*He Zi*	诃子	*Terminalia chebula, Terminalia chebula* var. *tomentella*	13
Chrysanthemi Flos	*Ju Hua*	菊花	*Chrysanthemum morifolium*	1.2
Chrysanthemi Indici Flos	*Ye Ju Hua*	野菊花	*Chrysanthemum indicum*	2.4
Chuanxiong Rhizoma	*Chuan Xiong*	川芎	*Ligusticum chuanxiong*	10.1
Cibotii Rhizoma	*Gou Ji*	狗脊	*Cibotium barometz*	12.3
Cicadae Periostracum	*Chan Tui*	蝉蜕	*Cryptotympana pustulata*	1.2
Cimicifugae Rhizoma	*Sheng Ma*	升麻	*Cimicifuga heracleifolia, Cimicifuga dahurica, Cimicifuga foetida*	1.2
Cinnabaris	*Zhu Sha*	朱砂	Quecksilbersulfid (HgS)	**Kap. V.3.3**
Cinnamomi Cortex	*Rou Gui*	肉桂	*Cinnamomum cassia*	11

Cinnamomi Ramulus	*Gui Zhi*	桂枝	*Cinnamomum Cassia*	1.1
Cirsii Herba	*Xiao Ji*	小蓟	*Cirsium setosum*	10.2
Cistanches Herba	*Rou Cong Rong*	肉苁蓉	*Cistanche deserticola, Cistanche tubulosa*	12.3
Citri Exocarpium Rubrum	*Ju Hong*	橘红	*Citrus grandis 'Tomentosa', Citrus grandis*	9
Citri Reticulatae Pericarpium	*Chen Pi*	陈皮	*Citrus reticulata*	9
Citri Reticulatae Pericarpium Viride	*Qing Pi*	青皮	*Citrus reticulata*	9
Citri Reticulatae Semen	*Ju He*	橘核	*Citrus reticulata*	9
Citri Sarcodactylis Fructus	*Fo Shou*	佛手	*Citrus medica* var. *sarcodactylis*	9
Clematidis Radix et Rhizoma	*Wei Ling Xian*	威灵仙	*Clematis chinensis, Clematis hexapetala, Clematis manshurica*	5
Cnidii Fructus	*She Chuang Zi*	蛇床子	*Cnidium monnieri*	12.3
Codonopsis Radix	*Dang Shen*	党参	*Codonopsis pilosula, Codonopsis pilosula* var. *modesta, Codonopsis tangshen*	12.1
Coicis Semen	*Yi Yi Ren*	薏苡仁	*Coix lacryma-jobi* var. *mayuen*	4
Coptidis Rhizoma	*Huang Lian*	黄连	*Coptis chinensis, Coptis deltoidea, Coptis teeta*	2.3
Cordyceps	*Dong Chong Xia Cao*	冬虫夏草	*Cordyceps sinensis*	12.3
Corni Fructus	*Shan Zhu Yu*	山茱萸	*Cornus officinalis*	13
Corydalis Rhizoma	*Yan Hu Suo*	延胡索	*Corydalis yanhusuo*	10.1
Crataegi Fructus	*Shan Zha*	山楂	*Crataegus pinnatifida* var. *major, Crataegus pinnatifida*	8
Crotonis Fructus	*Ba Dou*	巴豆	*Croton tiglium*	Kap. V.3.4
Crotonis Semen Pulveratum	*Ba Dou Shuang*	巴豆霜	*Croton tiglium*	Kap. V.3.4
Cucurbitae Moschatae Semen	*Nan Gua Zi*	南瓜子	*Cucurbita moschata*	17
Curculiginis Rhizoma	*Xian Mao*	仙茅	*Curculigo orchioides*	12.3
Curcumae Longae Rhizoma	*Jiang Huang*	姜黄	*Curcuma longa*	10.1
Curcumae Radix	*Yu Jin*	郁金	*Curcuma wenyujin, Curcuma longa, Curcuma kwangsiensis, Curcuma phaeocaulis*	10.1
Curcumae Rhizoma	*E Zhu*	莪朮	*Curcuma phaeocaulis, Curcuma kwangsiensis, Curcuma wenyujin*	10.1
Cuscutae Semen	*Tu Si Zi*	菟丝子	*Cuscuta australis, Cuscuta chinensis*	12.3
Cyathulae Radix	*Chuan Niu Xi*	川牛膝	*Cyathula officinalis*	10.1
Cynanchi Atrati Radix et Rhizoma	*Bai Wei*	白薇	*Cynanchum atratum, Cynanchum versicolor*	2.5
Cynanchi Stauntonii Rhizoma et Radix	*Bai Qian*	白前	*Cynanchum stauntonium, Cynanchum glaucescens*	6.1
Cynomorii Herba	*Suo Yang*	锁阳	*Cynomorium songaricum*	12.3
Cyperi Rhizoma	*Xiang Fu*	香附	*Cyperus rotundus*	9
Daturae Flos	*Yang Jin Hua*	洋金花	*Datura metel*	Kap. V.3.4
Dendrobii Caulis	*Shi Hu*	石斛	*Dendrobium nobile, Dendrobium chrysotoxum, Dendrobium fimbriatum*	12.4
Descurainiae seu Lepidii Semen	*Ting Li Zi*	葶苈子	*Descurainia sophia; Lepidium apetalum*	6.3

Dianthi Herba	*Qu Mai*	瞿麦	*Dianthus superbus, Dianthus chinensis*	4
Dictamni Cortex	*Bai Xian Pi*	白鲜皮	*Dictamnus dasycarpus*	2.4
Dioscoreae bulbiferae Rhizoma	*Huang Yao Zi*	黄藥子	*Dioscorea bulbifera*	**Kap. V.3.4**
Dioscoreae Hypoglaucae Rhizoma	*Fen Bi Xie*	粉萆薢	*Disocorea hypoglauca*	4
Dioscoreae Rhizoma	*Shan Yao*	山药	*Dioscorea opposita*	12.1
Dipsaci Radix	*Xu Duan*	续断	*Dipsacus asper*	12.3
Draconis Sanguis	*Xue Jie*	血竭	*Daemonorops draco*	10.1
Drynariae Rhizoma	*Gu Sui Bu*	骨碎补	*Drynaria fortunei*	12.3
Dryopteridis Crassirhizomatis Rhizoma	*Mian Ma Guan Zhong*	绵马贯众	*Dryopteris crassirhizoma*	17
Ecliptae Herba	*Mo Han Lian*	墨旱莲	*Eclipta prostrata*	12.4
Ephedrae Herba	*Ma Huang*	麻黄	*Ephedra sinica, Ephedra intermedia, Ephedra equisetina*	1.1
Ephedrae Radix et Rhizoma	*Ma Huang Gen*	麻黄根	*Ephedra sinica, Ephedra intermedia*	13
Epimedii Folium	*Yin Yang Huo*	淫羊藿	*Epimedium brevicornum, Epimedium sagittatum, Epimedium pubescens, Epimedium koreanum*	12.3
Equiseti Hiemalis Herba	*Mu Zei*	木贼	*Equisetum hyemale*	1.2
Eriobotryae Folium	*Pi Pa Ye*	枇杷叶	*Eriobotrya japonica*	6.3
Erythrinae Cortex	*Hai Tong Pi*	海桐皮	*Erythrina variegata* var. *orientalis*	5
Eucommiae Cortex	*Du Zhong*	杜仲	*Eucommia ulmoides*	12.3
Eupatorii Herba	*Pei Lan*	佩兰	*Eupatorium fortunei*	7
Euphorbiae Ebracteolatae Radix	*Lang Du*	狼毒	*Euphorbia ebracteolata, Euphorbia fischeriana*	**Kap. V.3.5**
Euphorbiae Pekinensis Radix	*Jing Da Ji*	红大戟	*Euphorbia pekinensis*	**Kap. V.3.4**
Euphorbiae Semen	*Qian Jin Zi*	千金子	*Euphorbia lathyris*	**Kap. V.3.4**
Euphorbiae Semen Pulveratum	*Qian Jin Zi Shuang*	千金子霜	*Euphorbia lathyris*	**Kap. V.3.4**
Euryales Semen	*Qian Shi*	芡实	*Euryale ferox*	13
Euodiae Fructus	*Wu Zhu Yu*	吴茱萸	*Euodia rutaecarpa, Euodia rutaecarpa* var. *officinalis, Euodia rutaecarpa* var. *bodinieri*	11
Farfarae Flos	*Kuan Dong Hua*	款冬花	*Tussilago farfara*	6.3
Fluoritum	*Zi Shi Ying*	紫石英	Calciumfluorit (CaF_2)	14.1
Foeniculi Fructus	*Xiao Hui Xiang*	小茴香	*Foeniculum vulgare*	11
Forsythiae Fructus	*Lian Qiao*	连翘	*Forsythia suspensa*	2.4
Fossilia Ossis Mastodi	*Long Gu*	龙骨	$CaCO_3$, Hydoxylapatit, SiO_2	14.1
Fraxini Cortex	*Qin Pi*	秦皮	*Fraxinus rhynchophylla, Fraxinus chinensis, Fraxinus szaboana, Fraxinus stylosa*	2.3
Fritillariae Cirrhosae Bulbus	*Chuan Bei Mu*	川贝母	*Fritillaria cirrhosa, Fritillaria unibracteata, Fritillaria przewalskii, Fritillaria delavayi, Fritillaria taipaiensis, Fritillaria unibracteata* var. *wabuensis*	6.2
Fritillariae Thunbergii Bulbus	*Zhe Bei Mu*	浙贝母	*Fritillaria thunbergii*	6.2
Galla Chinensis	*Wu Bei Zi*	五倍子	*Melaphis chinensis* auf dem Blatt von *Rhus chinensis, Rhus potaninii* oder *Rhus punjabensis* var. *sinica*	13

Galli Gigerii Endothelium Corneum	*Ji Nei Jin*	鸡内金	*Gallus gallus domesticus*	8
Ganoderma	*Ling Zhi*	灵芝	*Ganoderma lucidum, Ganoderma sinensis*	14.2
Gardeniae Fructus	*Zhi Zi*	栀子	*Gardenia jasminoides*	2.1
Gastrodiae Rhizoma	*Tian Ma*	天麻	*Gastrodia elata*	16
Gecko	*Ge Jie*	蛤蚧	*Gekko gecko*	12.3
Gelsemii Herba	*Gou Wen*	鉤吻	*Gelsemium elegans*	Kap. V.3.4
Genkwa Flos	*Yuan Hua*	芫花	*Daphne genkwa*	Kap. V.3.4
Gentianae Macrophyllae Radix	*Qin Jiao*	秦艽	*Gentiana macrophylla, Gentiana straminea, Gentiana crassicaulis, Gentiana dahurica*	5
Gentianae Radix et Rhizoma	*Long Dan*	龙胆	*Gentiana manshurica, Gentiana scabra, Gentiana triflora, Gentiana rigescens*	2.3
Ginkgo Semen	*Bai Guo*	白果	*Ginkgo biloba*	13
Ginseng Radix et Rhizoma	*Ren Shen*	人参	*Panax ginseng*	12.1
Gleditsiae Sinensis Fructus	*Da Zao Jiao*	大皂角	*Gleditsia sinensis*	6.1
Glehniae Radix	*Bei Sha Shen*	北沙参	*Glehnia littoralis*	12.4
Glycyrrhizae Radix et Rhizoma	*Gan Cao*	甘草	*Glycyrrhiza uralensis, Glycyrrhiza inflata, Glycyrrhiza glabra*	12.1
Gypsum Fibrosum	*Shi Gao*	石膏	Calciumsulfat ($CaSO_4 \cdot 2H_2O$)	2.1
Haematitum	*Zhe Shi*	赭石	Eisen(III)-Oxid (Fe_2O_3)	16
Haliotidis Concha	*Shi Jue Ming*	石决明	*Haliotis diversicolor, Haliotis discus hannai, Haliotis ovina, Haliotis ruber, Haliotis asinina, Haliotis laevigata*	16
Halloysitum Rubrum	*Chi Shi Zhi*	赤石脂	Aluminiumsilikat $[Al_4(Si_4O_{10})(OH)_8 4H_2O]$	13
Hedyotis Diffusae Herba	*Bai Hua She She Cao*	白花蛇舌草	*Hedyotis diffusa*	2.4
Hirudo	*Shui Zhi*	水蛭	*Hirudo nipponica, Whitmania acranulata*	10.1
Homalomenae Rhizoma	*Qian Nian Jian*	千年健	*Homalomena occulta*	5
Hordei Fructus Germinatus	*Mai Ya*	麦芽	*Hordeum vulgare*	8
Houttuyniae Herba	*Yu Xing Cao*	鱼腥草	*Houttuynia cordata*	2.4
Hydnocarpi Semen	*Da Feng Zi*	大风子	*Hydnocarpus anthelmintica*	Kap. V.3.4
Hydrargyri Oxydum Rubrum	*Hong Fen*	红粉	Quecksilberoxid (HgO)	Kap. V.3.3
Hyoscyami Semen	*Tian Xian Zi*	天仙子	*Hyoscyamus niger*	Kap. V.3.4
Imperatae Rhizoma	*Bai Mao Gen*	白茅根	*Imperata cylindrica* var. *major*	10.2
Indigo Naturalis	*Qing Dai*	青黛	*Baphicacanthus cusia, Polygonum tinctorium, Isatis indigotica*	2.4
Inulae Flos	*Xuan Fu Hua*	旋覆花	*Inula japonica, Inula britannica*	6.1
Isatidis Folium	*Da Qing Ye*	大青叶	*Isatis indigotica*	2.4
Isatidis Radix	*Ban Lan Gen*	板蓝根	*Isatis indigotica*	2.4
Juglandis Semen	*Hu Tao Ren*	核桃仁	*Juglans regia*	12.3
Jujubae Fructus	*Da Zao*	大枣	*Ziziphus jujuba*	12.1
Junci Medulla	*Deng Xin Cao*	灯心草	*Juncus effusus*	4
Kaki Calyx	*Shi Di*	柿蒂	*Diospyros kaki*	9

Kansui Radix	*Gan Sui*	甘遂	*Euphorbia kansui*	**Kap. V.3.4**
Kochiae Fructus	*Di Fu Zi*	地膚子	*Kochia scoparia*	**4**
Lablab Semen Album	*Bai Bian Dou*	白扁豆	*Dolichos lablab*	**12.1**
Laminariae Thallus, Eckloniae Thallus	*Kun Bu*	昆布	*Laminaria japonica, Ecklonia kurome*	**6.2**
Leonuri Fructus	*Chong Wei Zi*	茺蔚子	*Leonurus japonicus*	**10.1**
Leonuri Herba	*Yi Mu Cao*	益母草	*Leonurus japonicus*	**10.1**
Ligustici Rhizoma et Radix	*Gao Ben*	藁本	*Ligusticum sinense, Ligusticum jeholense*	**1.1**
Ligustri Lucidi Fructus	*Nu Zhen Zi*	女贞子	*Ligustrum lucidum*	**12.4**
Lilii Bulbus	*Bai He*	百合	*Lilium lancifolium, Lilium brownii* var. *viridulum, Lilium pumilum*	**12.4**
Linderae Radix	*Wu Yao*	乌药	*Lindera aggregata*	**9**
Liquidambaris Fructus	*Lu Lu Tong*	路路通	*Liquidambar formosana*	**10.1**
Litchi Semen	*Li Zhi He*	荔枝核	*Litchi sinensis*	**9**
Lithargyrum	*Mi Tuo Seng*	密陀僧	Bleioxid (PbO)	**Kap. V.3.3**
Longan Arillus	*Long Yan Rou*	龙眼肉	*Dimocarpus longan*	**12.2**
Lonicerae Japonicae Caulis	*Ren Dong Teng*	忍冬藤	*Lonicera japonica*	**2.4**
Lonicerae Japonicae Flos	*Jin Yin Hua*	金银花	*Lonicera japonica*	**2.4**
Lophatheri Herba	*Dan Zhu Ye*	淡竹叶	*Lophatherum gracile*	**2.1**
Luffae Fructus Retinervus	*Si Gua Luo*	丝瓜络	*Luffa cylindrica*	**2.4**
Lycii Cortex	*Di Gu Pi*	地骨皮	*Lycium chinense, Lycium barbarum*	**2.5**
Lycii Fructus	*Gou Qi Zi*	枸杞子	*Lycium barbarum*	**12.4**
Lycopi Herba	*Ze Lan*	泽兰	*Lycopus lucidus* var. *hirtus*	**10.1**
Lycopodii Herba	*Shen Jin Cao*	伸筋草	*Lycopodium japonicum*	**5**
Lygodii Spora	*Hai Jin Sha*	海金砂	*Lygodium japonicum*	**4**
Lysimachiae Herba	*Jin Qian Cao*	金钱草	*Lysomachia christina*	**4**
Magnetitum	*Ci Shi*	磁石	Fe_3O_4	**14.1**
Magnoliae Flos	*Xin Yi*	辛夷	*Magnolia biondii, Magnolia denudata, Magnolia sprengeri*	**1.1**
Magnoliae Officinalis Cortex	*Hou Po*	厚朴	*Magnolia officinalis, Magnolia officinalis* var. *biloba*	**7**
Maltosum	*Yi Tang*	饴糖	*Oryza sativa, Oryza sativa* var. *glutinosa, Triticum aestivum, Hordeum vulgare, Setaria italica, Zea mays*	**12.1**
Mantidis Ootheca	*Sang Piao Xiao*	桑螵蛸	*Tenodera sinensis, Statilia maculata, Hierodula patellifera*	**13**
Margaritifera Concha	*Zhen Zhu Mu*	珍珠母	*Hyriopsis cumingii, Cristaria plicata, Pteria martensii*	**14.1**
Massa Medicata Fermentata	*Shen Qu*	神曲	Fermentierte Medizinalmischung	**8**
Maydis Stigma	*Yu Mi Xu*	玉米须	*Zea mays*	**4**
Mel	*Feng Mi*	蜂蜜	Honig	**12.1**
Meliae Cortex	*Ku Lian Pi*	苦楝皮	*Melia toosendan, Melia azedarach*	**17**
Menthae Haplocalycis Herba	*Bo He*	薄荷	*Mentha haplocalyx*	**1.2**
Meretricis seu Cyclinae Concha	*Ge Qiao*	蛤壳	*Meretrix meretrix, Cyclina sinensis*	**6.2**

Minium	*Qian Dan*	铅丹	Blei(III)-Oxid Pb_3O_4	**Kap. V.3.3**
Momordicae Fructus	*Luo Han Guo*	罗汉果	*Momordica grosvenori, Thladiantha grosvenori*	6.3
Momordicae Semen	*Mu Bie Zi*	木鳖子	*Momordica cochinchinensis*	**Kap. V.3.4**
Mori Cortex	*Sang Bai Pi*	桑白皮	*Morus alba*	6.3
Mori Folium	*Sang Ye*	桑叶	*Morus alba*	1.2
Mori Fructus	*Sang Shen*	桑椹	*Morus alba*	12.4
Mori Ramulus	*Sang Zhi*	桑枝	*Morus alba*	5
Morindae Officinalis Radix	*Ba Ji Tian*	巴戟天	*Morinda officinalis*	12.3
Moslae Herba	*Xiang Ru*	香薷	*Mosla chinensis, Mosla chinensis ‚Jiangxiangru'*	1.1
Moutan Cortex	*Mu Dan Pi*	牡丹皮	*Paeonia suffruticosa*	2.2
Mume Fructus	*Wu Mei*	乌梅	*Prunus mume*	13
Mylabris	*Ban Mao*	斑蝥	*Mylabris phalerata, Mylabris cichorii*	**Kap. V.3.4**
Myristicae Semen	*Rou Dou Kou*	肉豆蔻	*Myristica fragrans*	13
Myrrha	*Mo Yao*	没药	*Commiphora myrrha, Commiphora molmol*	10.1
Natrii Sulfas	*Mang Xiao*	芒硝	Natriumsulfat	3.1
Nelumbinis Folium	*He Ye*	荷叶	*Nelumbo nucifera*	2.4
Nelumbinis Plumula	*Lian Zi Xin*	莲子心	*Nelumbo nucifera*	2.1
Nelumbinis Rhizomatis Nodus	*Ou Jie*	藕节	*Nelumbo nucifera*	10.2
Nelumbinis Semen	*Lian Zi*	莲子	*Nelumbo nucifera*	13
Notoginseng Radix et Rhizoma	*San Qi*	三七	*Panax notoginseng*	10.2
Notopterygii Rhizoma et Radix	*Qiang Huo*	羌活	*Notopterygium incisum, Notopterygium franchetii*	1.1
Olibanum	*Ru Xiang*	乳香	*Boswellia carterii, Boswellia bhawdajiana*	10.1
Ophiopogonis Radix	*Mai Dong*	麦冬	*Ophiopogon japonicus*	12.4
Oryzae Semen	*Geng Mi*	粳米	*Oryza sativa*	12.1
Ostreae Concha	*Mu Li*	牡蛎	*Ostrea gigas, Ostrea talienwhanensis, Ostrea rivularis*	14.1
Paeoniae Radix Alba	*Bai Shao*	白芍	*Paeonia lactiflora*	12.2
Paeoniae Radix Rubra	*Chi Shao*	赤芍	*Paeonia lactiflora, Paeonia veitchii*	2.2
Panacis Quinquefolii Radix	*Xi Yang Shen*	西洋参	*Panax quinquefolium*	12.4
Papaveris Pericarpium	*Ying Su Ke*	罂粟壳	*Papaver somniferum*	**Kap. V.3.3**
Patriniae Herba	*Bai Jiang Cao*	败酱草	*Patrinia scabiosaefolia, Patrinia villosa*	2.4
Perillae Caulis	*Zi Su Geng*	紫苏梗	*Perilla frutescens*	9
Perillae Folium	*Zi Su Ye*	紫苏叶	*Perilla frutescens*	1.1
Perillae Fructus	*Zi Su Zi*	紫苏子	*Perilla frutescens*	6.3
Persicae Semen	*Tao Ren*	桃仁	*Prunus persica, Prunus davidiana*	10.1
Peucedani Radix	*Qian Hu*	前胡	*Peucedanum praeruptorum*	6.2
Phaseoli Radiati Semen	*Lu Dou*	绿豆	*Phaseolus radiatus*	2.4
Phaseoli Semen	*Chi Xiao Dou*	赤小豆	*Phaseolus calcaratus, Phaseolus angularis*	4

Phellodendri Chinensis Cortex	*Huang Bo*	黄柏	*Phellodendron chinense*	**2.3**
Pheretima	*Di Long*	地龙	*Pheretima aspergillum, Pheretima vulgaris, Pheretima guillelmi, Pheretima pectinifera*	**16**
Phragmitis Rhizoma	*Lu Gen*	芦根	*Phragmites communis*	**2.1**
Physoclainae Radix	*Hua Shan Shen*	華山參	*Physoclaina infundibularis*	**Kap. V.3.4**
Phytolaccae Radix	*Shang Lu*	商陆	*Phytolacca acinosa, Phytolacca americana*	**Kap. V.3.4**
Pinelliae Rhizoma	*Ban Xia*	半夏	*Pinellia ternata*	**6.1, Kap. V.3.1**
Pinelliae Rhizoma Praeparatum	*Zhi Ban Xia*	炙半夏	*Pinellia ternata*	**6.1**
Pinelliae Rhizoma Praeparatum	*Fa Ban Xia*	法半夏	*Pinellia ternata*	▶ **oben**
Pinelliae Rhizoma Praeparatum cum Alumine	*Qing Ban Xia*	清半夏	*Pinellia ternata*	▶ **oben**
Pinelliae Rhizoma Praeparatum cum Zingibere et Alumine	*Jiang Ban Xia*	姜半夏	*Pinellia ternata*	▶ **oben**
Piperis Kadsurae Caulis	*Hai Feng Teng*	海风藤	*Piper kadsura*	**5**
Plantaginis Semen	*Che Qian Zi*	车前子	*Plantago asiatica, Plantago depressa*	**4**
Platycladi Cacumen	*Ce Bai Ye*	侧柏叶	*Platycladus orientalis*	**10.2**
Platycladi Semen	*Bai Zi Ren*	柏子仁	*Platycladus orientalis*	**14.2**
Platycodi Radix	*Jie Geng*	桔梗	*Platycodon grandiflorum*	**6.1**
Podophylli Rhizoma	*Gui Jiu*	鬼臼	*Podophyllum emodi* var. *chinensis*	**Kap. V.3.4**
Pogostemonis Herba	*Guang Huo Xiang*	藿香	*Pogostemon cablin*	**7**
Polygalae Radix	*Yuan Zhi*	远志	*Polygala tenuifolia, Polygala sibirica*	**14.2**
Polygonati Odorati Rhizoma	*Yu Zhu*	玉竹	*Polygonatum odoratum*	**12.4**
Polygonati Rhizoma	*Huang Jing*	黄精	*Polygonatum kingianum, Polygonatum sibiricum, Polygonatum cyrtonema*	**12.4**
Polygoni Avicularis Herba	*Bian Xu*	萹蓄	*Polygonum aviculare*	**4**
Polygoni Cuspidati Rhizoma	*Hu Zhang*	虎杖	*Polygonum cuspidatum*	**10.1**
Polygoni Multiflori Caulis	*Shou Wu Teng*	首乌藤	*Polygonum multiflorum*	**14.2**
Polygoni Multiflori Radix Praeparata	*Zhi He Shou Wu*	制何首乌	*Polygonum multiflorum*	**12.2**
Polyporus	*Zhu Ling*	猪苓	*Polyporus umbellatus*	**4**
Poria	*Fu Ling*	茯苓	*Poria cocos*	**4**
Poria Rubra	*Chi Fu Ling*	赤茯苓	*Poria cocos*	▶ **Fu Ling**
Poriae Cutis	*Fu Ling Pi*	茯苓皮	*Poria cocos*	▶ **Fu Ling**
Poriae Sclerotium Pararadicis	*Fu Shen*	茯神	*Poria cocos*	▶ **Fu Ling**
Portulacae Herba	*Ma Chi Xian*	马齿苋	*Portulaca oleracea*	**2.4**
Prunellae Spica	*Xia Ku Cao*	夏枯草	*Prunella vulgaris*	**2.1**
Pruni Semen	*Yu Li Ren*	郁李仁	*Prunus humilis, Prunus japonica, Prunus pedunculata*	**3.2**
Pseudolaricis Cortex	*Tu Jing Pi*	土荊皮	*Pseudolarix amabilis*	**Kap. V.3.5**
Pseudostellariae Radix	*Tai Zi Shen*	太子參	*Pseudostellaria heterophylla*	**12.1**
Psoraleae Fructus	*Bu Gu Zhi*	补骨脂	*Psoralea corylifolia*	**12.3**
Puerariae Lobatae Radix	*Ge Gen*	葛根	*Pueraria lobata*	**1.2**
Pulsatillae Radix	*Bai Tou Weng*	白头翁	*Pulsatilla chinensis*	**2.4**

Pumex	*Fu Shi*	浮石	hauptsächlich SiO_2	6.2
Pyritum	*Zi Ran Tong*	自然铜	hauptsächlich Eisensulfid (FeS_2)	10.1
Pyrrosiae Folium	*Shi Wei*	石韦	*Pyrrosia sheareri, Pyrrosia lingua, Pyrrosia petiolosa*	4
Raphani Semen	*Lai Fu Zi*	莱菔子	*Raphanus sativus*	8
Realgar	*Xiong Huang*	雄黄	Arsensulfid (As_4S_4)	**Kap. V.3.3**
Rehmanniae Radix	*Di Huang*	地黄	*Rehmannia glutinosa*	2.2
Rehmanniae Radix Praeparata	*Shu Di Huang*	熟地黄	*Rehmannia glutinosa*	12.2
Rhapontici Radix	*Lou Lu*	漏芦	*Rhaponticum uniflorum*	2.4
Rhei Radix et Rhizoma	*Da Huang*	大黄	*Rheum palmatum, Rheum tanguticum, Rheum officinale*	3.1
Rhododendri Mollis Flos	*Nao Yang Hua*	闹羊花	*Rhododendron molle*	**Kap. V.3.4**
Rosae Laevigatae Fructus	*Jin Ying Zi*	金樱子	*Rosa laevigata*	13
Rosae Rugosae Flos	*Mei Gui Hua*	玫瑰花	*Rosa rugosa*	9
Rubi Fructus	*Fu Pen Zi*	覆盆子	*Rubus chingii*	13
Rubiae Radix et Rhizoma	*Qian Cao*	茜草	*Rubia cordifolia*	10.2
Salviae Miltiorrhizae Radix et Rhizoma	*Dan Shen*	丹参	*Salvia miltiorrhiza*	10.1
Sanguisorbae Radix	*Di Yu*	地榆	*Sanguisorba officinalis, Sanguisorba officinalis* var. *longifolia*	10.2
Santali Albi Lignum	*Tan Xiang*	檀香	*Santalum album*	9
Saposhnikoviae Radix	*Fang Feng*	防风	*Saposhnikovia divaricata*	1.1
Sappan Lignum	*Su Mu*	苏木	*Caesalpinia sappan*	10.1
Sargassum	*Hai Zao*	海藻	*Sargassum pallidum, Sargassum fusiforme*	6.2
Sargentodoxae Caulis	*Da Xue Teng*	红藤	*Sargentodoxa cuneata*	2.4
Schisandrae Chinensis Fructus	*Wu Wei Zi*	五味子	*Schisandra chinensis*	13
Schizonepetae Herba	*Jing Jie*	荆芥	*Schizonepeta tenuifolia*	1.1
Scolopendra	*Wu Gong*	蜈蚣	*Scolodendra subspinipes mutilans*	16
Scorpio	*Quan Xie*	全蝎	*Buthus martensii*	16
Scrophulariae Radix	*Xuan Shen*	玄参	*Scrophularia ningpoensis*	2.2
Scutellariae Barbatae Herba	*Ban Zhi Lian*	半枝莲	*Scutellaria barbata*	2.4
Scutellariae Radix	*Huang Qin*	黄芩	*Scutellaria baicalensis*	2.3
Sennae Folium	*Fan Xie Ye*	番泻叶	*Cassia angustifolia, Cassia acutifolia*	3.1
Sepiae Endoconcha	*Hai Piao Xiao*	海螵蛸	*Sepiella maindroni, Sepia esculenta*	13
Sesami Semen Nigrum	*Hei Zhi Ma*	黑芝麻	*Sesamum indicum*	12.4
Setariae Fructus Germinatus	*Gu Ya*	谷芽	*Setaria italica*	8
Siegesbeckiae Herba	*Xi Xian Cao*	豨莶草	*Siegesbeckia orientalis, Siegesbeckia pubescens, Siegesbeckia glab-rescens*	5
Sinapis Semen	*Jie Zi*	芥子	*Sinapis alba, Brassica juncea*	6.1
Smilacis Glabrae Rhizoma	*Tu Fu Ling*	土茯苓	*Smilax glabra*	2.4
Sojae Semen Praeparatum	*Dan Dou Chi*	淡豆豉	*Glycine max*	1.2
Sophorae Flavescentis Radix	*Ku Shen*	苦参	*Sophora flavescens*	2.3
Sophorae Flos	*Huai Hua*	槐花	*Sophora japonica*	10.2

Sophorae Flos Immaturus	*Huai Mi*	槐米	*Sophora japonica*	▶ **Sophorae Flos**
Sophorae Tonkinensis Radix et Rhizoma	*Shan Dou Gen*	山豆根	*Sophora tonkinensis*	**2.4**
Sparganii Rhizoma	*San Leng*	三棱	*Sparganium stoloniferum*	**10.1**
Spatholobi Caulis	*Ji Xue Teng*	鸡血藤	*Spatholobus suberectus*	**10.1**
Spirodelae Herba	*Fu Ping*	浮萍	*Spirodela polyrrhiza*	**1.2**
Stellariae Radix	*Yin Chai Hu*	银柴胡	*Stellaria dichotoma* var. *lanceolata*	**2.5**
Stemonae Radix	*Bai Bu*	百部	*Stemona sessilifolia, Stemona japonica, Stemona tuberosa*	**6.3**
Stephaniae Tetrandrae Radix	*Fang Ji (Han Fang Ji)*	防己, (汉防己)	*Stephania tetrandra*	**5**
Sterculiae Lychnophorae Semen	*Pang Da Hai*	胖大海	*Sterculia lychnophora*	**6.2**
Strychni Semen	*Ma Qian Zi*	马钱子	*Strychnos nux-vomica*	**Kap. V.3.3**
Succinum	*Hu Po*	琥珀	Fossiles Harz	**14.1**
Sulfur	*Liu Huang*	硫黄	Schwefel	**18**
Tabanus	*Meng Chong*	虻虫	*Tabanus bivittatus, Tabanus mandarinus,Tabanus kiangsuensis*	**Kap. V.3.4**
Talcum	*Hua Shi*	滑石	Magnesiumsilikat $[Mg_3(Si_4O_{10})(OH_2)]$	**4**
Taraxaci Herba	*Pu Gong Ying*	蒲公英	*Taraxacum mongolicum, Taraxacum sinicum*	**2.4**
Taxilli Herba	*Sang Ji Sheng*	桑寄生	*Taxillus chinensis*	**12.4**
Testudinis Carapax et Plastrum	*Gui Jia*	龟甲	*Chinemys reevesii*	**12.4**
Tetrapanacis Medulla	*Tong Cao*	通草	*Tetrapanax papyriferus*	**4**
Toosendan Fructus	*Chuan Lian Zi*	川楝子	*Melia toosendan*	**9**
Toxicodendri Resina	*Gan Qi*	干漆	*Toxicodendron vernicifluum*	**Kap. V.3.4**
Trachelospermi Caulis et Folium	*Luo Shi Teng*	络石藤	*Trachelospermum jasminoides*	**5**
Tremella	*Yin Er*	银耳	*Tremella fuciformis*	**12.4**
Tribuli Fructus	*Ji Li*	蒺藜	*Tribulus terrestris*	**16**
Trichosanthis Fructus	*Gua Lou*	瓜蒌	*Trichosanthes kirilowii, Trichosanthes rosthornii*	**6.2**
Trichosanthis Pericarpium	*Gua Lou Pi*	瓜蒌皮	*Trichosanthes kirilowii, Trichosanthes rosthornii*	**6.2**
Trichosanthis Radix	*Tian Hua Fen*	天花粉	*Trichosanthes kirilowii, Trichosanthes rosthornii*	**2.1**
Trichosanthis Semen	*Gua Lou Zi*	瓜蒌子	*Trichosanthes kirilowii, Trichosanthes rosthornii*	**6.2**
Trionycis Carapax	*Bie Jia*	鳖甲	*Trionyx sinensis*	**12.4**
Tripterygii Wilfordii Radix	*Lei Gong Teng*	雷公藤	*Tripterygium wilfordii*	**Kap. V.3.3**
Tritici Fructus Levis	*Fu Xiao Mai*	浮小麦	*Triticum aestivum*	**13**
Trogopterori Faeces	*Wu Ling Zhi*	五灵脂	*Trogopterus xanthipes*	**10.1**
Tsaoko Fructus	*Cao Guo*	草果	*Amomum tsao-ko*	**7**
Typhae Pollen	*Pu Huang*	蒲黄	*Typha angustifolia, Typha orientalis*	**10.2**
Typhonii Rhizoma	*Bai Fu Zi*	白附子	*Typhonium giganteum*	**6.1, Kap. V.3.1**
Typhonii Rhizoma Praeparatum	*Zhi Bai Fu Zi*	製白附子	*Typhonium giganteum*	**6.1**

Uncariae Ramulus cum Uncis	*Gou Teng*	钩藤	*Uncaria rhynchophylla, Uncaria macrophylla, Uncaria hirsuta, Uncaria sinensis, Uncaria sessilifructus*	**16**
Vaccariae Semen	*Wang Bu Liu Xing*	王不留行	*Vaccaria segetalis*	**10.1**
Veratri nigri Radix et Rhizoma	*Li Lu*	藜芦	*Veratrum nigrum, Veratrum schindleri*	**Kap. V.3.4**
Vespae Nidus	*Feng Fang*	蜂房	*Polistes olivaceus, Polistes japonicus, Parapolybia varia*	**Kap. V.3.4**
Violae Herba	*Zi Hua Di Ding*	紫花地丁	*Viola yedoensis*	**2.4**
Viticis Fructus	*Man Jing Zi*	蔓荊子	*Vitex trifolia* var. *simplicifolia, Vitex trifolia*	**1.2**
Xanthii Fructus	*Cang Er Zi*	苍耳子	*Xanthium sibiricum*	**1.1**
Zanthoxyli Pericarpium	*Hua Jiao*	花椒	*Zanthoxylum schinifolium, Zanthoxylum bungeanum*	**11**
Zaocys	*Wu Shao She*	烏梢蛇	*Zaocys dhumnades*	**5**
Zingiberis Rhizoma	*Gan Jiang*	干姜	*Zingiber officinale*	**11**
Zingiberis Rhizoma Praeparatum	*Pao Jiang*	炮姜	*Zingiber officinale*	▶ **Gan Jiang**
Zingiberis Rhizoma Recens	*Sheng Jiang*	生姜	*Zingiber officinale*	**1.1**
Ziziphi Spinosae Semen	*Suan Zao Ren*	酸枣仁	*Ziziphus jujuba var. spinosa*	**14.2**

7 Nomenklatur der Rezepturen

Pinyin-Name	Chin. Zeichen	Deutscher Name	RG
An Zhong San	安中散	Pulver zur Beruhigung der Mitte	7.2
Ba Zhen Tang	八珍汤	Acht Schätze Dekokt	8.3
Ba Zheng San	八正散	Acht Arzneien Pulver zur Korrektur	6.3
Bai He Gu Jin Tang	百合固金汤	Lilii Bulbus Dekokt zur Erhaltung des Metalls	5
Bai Hu Jia Cang Zhu Tang	白虎加苍术汤	Weißer Tiger Dekokt mit Atractylodis Rhizoma	2.1 ► **Modifikation Bai Hu Tang**
Bai Hu Jia Gui Zhi Tang	白虎加桂枝汤	Weißer Tiger Dekokt mit Cinnamomi Ramulus	2.1 **Modifikation Bai Hu Tang**
Bai Hu Tang	白虎汤	Weißer Tiger Dekokt	2.1
Bai Tou Weng Tang	白头翁汤	Pulsatillae Radix Dekokt	2.4
Ban Xia Bai Zhu Tian Ma Tang	半夏白术天麻汤	Pinelliae Rhizoma, Atractylodis Macrocephalae Rhizoma und Gastrodiae Rhizoma Dekokt	14.5
Ban Xia Hou Po Tang	半夏厚朴汤	Pinelliae Rhizoma und Magnoliae Officinalis Cortex Dekokt	9.1
Ban Xia Xie Xin Tang	半夏泻心汤	Pinelliae Rhizoma Dekokt, das das Epigastrium abfließen lässt	4.3
Bao Chan Wu You Fang	保产无忧方	Schwangerschaft erhaltendes und sorgenfreies Dekokt	10.1
Bao He Wan	保和丸	Pille, die die Harmonie erhält	15
Bei Mu Gua Lou San	贝母瓜蒌散	Fritillariae Bulbus und Trichosanthis Fructus Pulver	14.3
Ben Tun Wan	奔豚丸	Laufendes Ferkel Pille	**AG 9.1** ► **Li Zhi He**
Bu Fei Tang	补肺汤	Dekokt, das die Lunge tonisiert	8.1
Bu Yang Huan Wu Tang	补阳还五汤	Dekokt, das *Yang* tonisiert und fünf Zehntel wiederherstellt	10.1 8.2 ► **Modifikation Si Wu Tang**
Bu Zhong Yi Qi Tang	补中益气汤	Dekokt, das die Mitte tonisiert und das *Qi* vermehrt	8.1
Cang Er Zi San	苍耳子散	Xanthii Fructus Pulver	1.1
Chai Hu Jia Long Gu Mu Li Tang	柴胡加龙骨牡蛎汤	Bupleuri Radix, Fossilia Ossis Mastodi und Ostreae Concha Dekokt	12.2
Chai Hu Qing Gan Tang	柴胡清肝汤	Dekokt mit Bupleuri Radix zum Klären der Leber	2.4
Chai Hu Shu Gan San	柴胡疏肝散	Bupleuri Radix Pulver, das die Leber verteilt	4.2
Chai Hu Xian Xiong Tang	柴胡陷胸汤	Bupleuri Radix Dekokt, das in den Thorax sinkt	14.2
Chuan Xiong Cha Tiao San	川芎茶调散	Chuanxiong Rhizoma Pulver, das man mit grünem Tee einnimmt	1.1
Cong Chi Tang	葱豉汤	Dekokt mit Allii Fistulosi Bulbus und Sojae Semen Praeparatum	1.1
Da Bu Yin Wan	大补阴丸	Pille, die das *Yin* großartig tonisiert	8.5
Da Chai Hu Tang	大柴胡汤	Größeres Bupleuri Radix Dekokt	4.1
Da Cheng Qi Tang	大承气汤	Größeres Dekokt, das das *Qi* ordnet	3.1
Da Fang Feng Tang	大防风汤	Größeres Saposhnikoviae Radix Dekokt	6.5

Da Huang Fu Zi Tang	大黄附子汤	Rhei Radix et Rhizoma und Aconiti Radix Lateralis Praeparata Dekokt	3.2
Da Huang Mu Dan Tang	大黄牡丹汤	Rhei Radix et Rhiozma und Moutan Cortex Dekokt	3.1
Da Jian Zhong Tang	大建中汤	Größeres Dekokt, das die Mitte aufbaut	7.2
Da Qing Long Tang	大青龙汤	Größeres Blaugrüner Drachen Dekokt	**1.1 ▶ Kommentar Ma Huang Tang** **1.1 ▶ Kommentar Xiao Qing Long Tang**
Dan Shen Yin	丹參飲	Salviae Miltiorrhizae Radix et Rhizoma Trank	10.1
Dang Gui Bu Xue Tang	当归补血汤	Angelicae Sinensis Radix Dekokt zur Tonisierung des Blutes	8.2
Dang Gui Jian Zhong Tang	当归建中汤	Angelicae Sinensis Radix Dekokt, das die Mitte aufbaut	**7.2 ▶ Modifikation Xiao Jian Zhong Tang**
Dang Gui Shao Yao San	当归芍药散	Angelicae Sinensis Radix und Paeoniae Radix Pulver	8.2
Dang Gui Si Ni Tang	当归四逆汤	Angelicae Sinensis Radix Dekokt für kalte Extremitäten	7.1
Dang Gui Yin Zi	当归饮子	Angelicae Sinensis Radix Trank	13.1
Dao Chi San	导赤散	Pulver, das das Rote hinausleitet	2.4
Dao Tan Tang	导痰汤	Dekokt, das Schleim ausleitet	**14.1 ▶ Indikationen Parkinson**
Ding Chuan Tang	定喘汤	Dekokt, das dem Keuchen Einhalt gebietet	9.2
Ding Zhi Wan	定志丸	Pille, die die Emotionen beruhigt	12.1
Du Huo Ji Sheng Tang	独活寄生汤	Angelicae Pubescentis Radix und Taxilli Herba Dekokt	6.5
Er Chen Tang	二陈汤	Zweifach behandeltes Dekokt	14.1
Er Long Zuo Ci Wan	耳聋左慈丸	Pille für Taubheit, die der Linken [Niere] guttut	8.5
Er Miao San	二妙散	Zwei Wunder Pulver	**6.3 ▶ Kommentar Si Miao Wan**
Er Xian Tang	二仙汤	Zwei Unsterbliche Dekokt	8.4
Er Zhu Tang	二术汤	Dekokt mit den beiden Atractylodes	6.5
Fang Feng Tong Sheng San	防风通圣散	Pulver mit Saposhnikoviae Radix, das weise Blockaden löst	1.4
Fu Zi Li Zhong Wan	附子理中丸	Aconiti Radix Lateralis Praeparata Pille, um die Mitte zu regulieren	7.2
Gan Cao Xie Xin Tang	甘草泻心汤	Glycyrrhizae Radix et Rhizoma Dekokt, das das Epigastrium abfließen lässt	**4.3 ▶ Modifikation Ban Xia Xie Xin Tang**
Gan Mai Da Zao Tang	甘麦大枣汤	Glycyrrhizae Radix, Tritici Fructus Levis und Jujubae Fructus Dekokt	12.1
Ge Gen Huang Qin Huang Lian Tang	葛根黄芩黄连汤	Puerariae Lobatae Radix, Coptidis Rhizoma und Scutellariae Radix Dekokt	1.4
Ge Gen Tang	葛根湯	Puerariae Lobatae Radix Dekokt	1.1
Ge Xia Zhu Yu Tang	膈下逐瘀汤	Dekokt, das Blut-Stasen unterhalb des Diaphragmas eliminiert	10.1

Gu Chong Tang	固冲汤	Dekokt zur Stabilisierung des *Chong Mai*	11.4
Gu Jing Wan	固经丸	Pille zur Stabilisierung der Menses	11.4
Gua Lou Xie Bai Bai Jiu Tang	瓜蒌薤白白酒汤	Trichosanthis Fructus, Allii Macrostemi Bulbus und Weißwein Dekokt	9.1
Guang Huo Xiang Zheng Qi San	广藿香正气散	Pogostemonis Herba Pulver, das das *Qi* korrigiert	**6.2 (anderer Name für ▶ Huo Xiang Zheng Qi San)**
Gui Pi Tang	归脾汤	Dekokt, das die Milz wiederherstellt	**8.3**
Gui Zhi Fu Ling Wan	桂枝茯苓丸	Cinnamomi Ramulus und Poria Pille	**10.2**
Gui Zhi Jia Ge Gen Tang	桂枝加葛根汤	Cinnamomi Ramulus Dekokt mit Puerariae Radix	**1.1 ▶ Modifikation Gui Zhi Tang**
Gui Zhi Jia Long Gu Mu Li Tang	桂枝加龙骨牡蛎汤	Cinnamomi Ramulus Dekokt mit Fossilia Ossis Mastodi und Ostreae Concha	**11.3**
Gui Zhi Jia Shao Yao Tang	桂枝加芍药汤	Cinnamomi Ramulus Dekokt mit Paeoniae Radix	**1.1 ▶ Modifikation Gui Zhi Tang**
Gui Zhi Shao Yao Zhi Mu Tang	桂枝芍药知母汤	Cinnamomi Ramulus, Paeoniae Radix und Anemarrhenae Radix Dekokt	**6.5**
Gui Zhi Tang	桂枝汤	Cinnamomi Ramulus Dekokt	**1.1**
Hei Xiao Yao San	黑逍遙散	Schwarzes Umherstreifen Pulver	**4.2 ▶ Modifikation Xiao Yao San**
Hu Qian Wan	虎潜丸	Pille des auf der Lauer liegenden Tigers	**8.5**
Huang Lian Jie Du Tang	黄连解毒汤	Coptidis Rhizoma Dekokt, das Toxine lindert	**2.3**
Huang Lian Tang	黄连汤	Dekokt mit Coptidis Rhizoma	**4.3**
Huang Lian Wen Dan Tang	黄连溫膽汤	Dekokt, das die Gallenblase wärmt mit Coptidis Rhizoma	**14.2 ▶ Modifikation Wen Dan Tang**
Huang Qi Gui Zhi Wu Wu Tang	黄芪桂枝五物汤	Astragali Radix und Cinnamomi Ramulus Fünf Substanzen Dekokt	**1.1 ▶ Modifikation Gui Zhi Tang**
Huang Qi Jian Zhong Tang	黄芪建中汤	Astragali Radix Dekokt, das die Mitte aufbaut	**7.2 ▶ Modifikation Xiao Jian Zhong Tang**
Huang Qin Hua Shi Tang	黄芩滑石汤	Scutellariae Radix und Talcum Dekokt	**6.3 ▶ Modifikation San Ren Tang**
Huo Xiang Zheng Qi San	藿香正气散	Agastaches Herba Pulver, das das *Qi* korrigiert	**6.2**
Ji Chuan Jian	济川煎	Dekokt, das dem Fluss [fließen] hilft	**3.3**
Ji Sheng Shen Qi Wan	济生肾气丸	Nieren-*Qi* Pille aus Rezepturen, die den Lebenden beistehen	**8.4**
Jia Wei Wu Lin San	加味五淋散	Erweitertes Fünf Bestandteile Pulver bei schmerzhafter Miktion	**6.3 ▶ Modifikation Wu Lin San**
Jia Wei Xiao Yao San	加味逍遥散	Erweitertes Umherstreifen Pulver	**4.2 ▶ Modifikation Xiao Yao San**
Jian Pi Wan	健脾丸	Pille, die die Milz stärkt	**15**
Jiao Ai Tang	胶艾汤	Asini Corii Colla und Artemisiae Argyi Folium Dekokt	**10.3**
Jin Gui Shen Qi Wan	金匮肾气丸	Nieren-*Qi* Pille aus dem Goldenen Schrein	**8.4**
Jin Ling Zi San	金鈴子散	Pulver mit Toosendan Fructus	**9.1**

Jin Suo Gu Jing Wan	金锁固精丸	Metallschloss Pille zur Stabilisierung der Essenz	11.3
Jing Fang Bai Du San	荆防败毒散	Schizonepetae Herba und Saposhnikoviae Radix Pulver zur Überwindung pathogener Einflüsse	1.3 ▶ **Modifikation Ren Shen Bai Du San**
Jing Jie Lian Qiao Tang	荆芥连翘汤	Schizonepetae Herba und Forsythiae Fructus Dekokt	13.1
Ju He Wan	橘核丸	Citri Reticulatae Semen Pille	▶ **IND 9.3**
Juan Bi Tang	蠲痹汤	Dekokt, das schmerzhafte Blockaden beseitigt	6.5
Li Zhong Wan	理中丸	Pille, die die Mitte reguliert	7.2
Ling Gui Zhu Gan Tang	苓桂术甘汤	Poria, Cinnamomi Ramulus, Atractylodis Macrocephalae Rhizoma und Glycyrrhizae Radix Dekokt	14.4
Liu Jun Zi Tang	六君子汤	Sechs Gentlemen Dekokt	8.1
Liu Mo Tang	六磨湯	Sechs gemahlene Arzneien Dekokt	**AG 9** ▶ **Chen Xiang**
Liu Wei Di Huang Wan	六味地黄丸	Sechs Bestandteile Pille mit Rehmanniae Radix Praeparata	8.5
Long Dan Xie Gan Tang	龙胆泻肝汤	Gentianae Radix Dekokt, das die Leber entlastet	2.4
Ma Huang Fu Zi Xi Xin Tang	麻黄附子细辛汤	Ephedrae Herba, Asari Radix et Rhizoma und Aconiti Radix Lateralis Praeparata Dekokt	1.3
Ma Huang Tang	麻黄汤	Ephedrae Herba Dekokt	1.1
Ma Xing Shi Gan Tang	麻黄杏仁甘草石膏汤	Ephedrae Herba, Armeniacae Semen, Gypsum Fibrosum und Glycyrrhizae Radix et Rhizoma Praeparata cum Melle Dekokt	2.4
Ma Xing Yi Gan Tang	麻杏苡甘汤	Ephedrae Herba, Armeniacae Semen, Coicis Semen und Glycyrrhizae Radix et Rhizoma Praeparata cum Melle Dekokt	1.1 ▶ **Modifikation Ma Huang Tang**
Ma Zi Ren Wan	麻子仁丸	Cannabis Semen Pille	3.3
Mai Men Dong Tang	麦门冬汤	Ophiopogonis Radix Dekokt	5
Ming Mu Di Huang Wan	明目地黄丸	Pille zur Vebesserung der Sicht mit Rehmanniae Radix	8.5
Mu Li San	牡蛎散	Ostreae Concha Pulver	11.1
Pai Nong San Ji Tang	排脓散及汤	Dekokt, das Eiter ausleitet	9.1
Ping Wei San	平胃散	Beruhige den Magen Pulver	6.2
Qi Bao Mei Ran Dan	七宝美髯丹	Besondere Sieben Schätze Pille für schöne Barthaare	8.5
Qi Ju Di Huang Wan	杞菊地黄丸	Lycii Fructus, Chrysanthemi Flos und Rehmanniae Radix Praeparata Pille	8.5
Qian Zheng San	牵正散	Pulver, das zu Symmetrie führt	13.1
Qiang Huo Sheng Shi Tang	羌活胜湿汤	Notopterygii Rhizoma et Radix Dekokt, das Feuchtigkeit überwindet	6.5
Qin Lian Ping Wei San	芩连平胃散	Beruhige den Magen Pulver mit Scutellariae Radix und Coptidis Rhizoma	6.2 ▶ **Modifikation Ping Wei San**
Qing Dai Tang	清带汤	Dekokt, das Ausfluss klärt	11.4 ▶ **Modifikation Wan Dai Tang**

Qing Gu San	清骨散	Pulver, das die Knochen kühlt	**2.5 ▶ Modifikation Qing Hao Bie Jia Tang**
Qing Hao Bie Jia Tang	青蒿鳖甲汤	Artemisiae Annuae Herba und Trionycis Carapax Dekokt	**2.5**
Qing Qi Hua Tan Wan	清气化痰丸	Pille, die das *Qi* klärt und Schleim transformiert	**14.2**
Qing Shang Fang Feng Tang	清上防风汤	Befreie das Obere und bewache den Wind Dekokt	**2.3 ▶ Kommentar Huang Lian Jie Du Tang**
Qing Wei San	清胃散	Pulver, das den Magen klärt	**2.4**
Qing Xin Lian Zi Yin	清心莲子饮	Nelumbinis Semen Trank, der das Herz klärt	**6.3**
Qing Zao Jiu Fei Tang	清燥救肺汤	Dekokt, das Trockenheit klärt und die Lunge rettet	**5**
Ren Shen Bai Du San	人參败毒散	Ginseng Radix et Rhizoma Pulver zur Überwindung pathogener Einflüsse	**1.3**
Ren Shen Yang Ying Tang	人参养荣汤	Ginseng Radix et Rhizoma Dekokt, um das Nähr-*Qi* zu nähren	**8.3 ▶ Modifikation Shi Quan Da Bu Tang**
Run Chang Wan	润肠丸	Befeuchte den Darm Pille	**3.3**
San Huang Xie Xin Tang	三黄泻心汤	Dekokt der drei Gelben, welches das Epigastrium entlastet	**2.3**
San Ren Tang	三仁汤	Drei Kerne Dekokt	**6.3**
Sang Ju Yin	桑菊饮	Mori Folium und Chrysanthemi Flos Trank	**1.2**
Sang Piao Xiao San	桑螵蛸散	Mantidis Ootheca Pulver	**11.3**
Sha Shen Mai Dong Tang	沙参麦冬汤	Adenophorae seu Glehniae Radix und Ophiopogonis Radix Dekokt	**5**
Shao Fu Zhu Yu Tang	少腹逐瘀汤	Dekokt, das Stasen im unteren Abdomen eliminiert	**10.1**
Shao Yao Gan Cao Tang	芍药甘草汤	Paeoniae Radix und Glycyrrhizae Radix und Rhizoma Dekokt	**8.3**
Shao Yao Tang	芍藥湯	Paeoniae Radix Dekokt	**6.3**
Shen Ling Bai Zhu San	参苓白术散	Ginseng Radix et Rhizoma, Poria und Atractylodis Macrocephalae Rhizoma Pulver	**8.1**
Shen Mi Tang	神秘汤	Mysteriöses Dekokt	**9.2**
Shen Su Yin	参苏饮	Ginseng Radix et Rhizoma und Perillae Folium Trank	**1.3**
Shen Tong Zhu Yu Tang	身痛逐瘀汤	Dekokt, das Blut-Stasen aus einem schmerzenden Körper treibt	**10.1 ▶ Modifikation Xue Fu Zhu Yu Tang**
Sheng Jiang Xie Xin Tang	生姜泻心汤	Dekokt mit Zingiberis Rhizoma Recens zur Entlastung des Epigastriums	**4.3 ▶ Modifikation Ban Xia Xie Xin Tang**
Sheng Mai San	生脉散	Pulver, das den Puls erzeugt	**8.1**
Shi Hu Ye Guang Wan	石斛夜光丸	Dendrobii Herba Pille für das Sehvermögen in der Nacht	**8.5 ▶ Indikationen Augenerkrankungen**
Shi Quan Da Bu Tang	十全大补汤	Allumfassendes großes Tonisierungsdekokt	**8.3**
Shi Xiao San	失笑散	Plötzliches Lächeln Pulver	**10.1**
Shou Tai Wan	寿胎囊	Langlebigkeitspille für den Fetus	**11.3**
Shu Jing Huo Xue Tang	疏经活血汤	Dekokt, das die Leitbahnen entspannt und das Blut belebt	**10.1**

Si Jun Zi Tang	四君子汤	Vier Gentlemen Dekokt	8.1
Si Miao Wan	四妙丸	Vier Wunder Pille	6.3
Si Ni San	四逆散	Kalte Extremitäten Pulver	4.2
Si Ni Tang	四逆汤	Kalte Extremitäten Dekokt	7.3
Si Shen Wan	四神丸	Vier Wunder Pille	11.2
Si Wu Tang	四物汤	Vier Arzneien Dekokt	8.2
Su Zi Jiang Qi Tang	苏子降气汤	Perillae Fructus Dekokt, das das *Qi* nach unten leitet	9.2
Suan Zao Ren Tang	酸枣仁汤	Ziziphi Spinosae Semen Dekokt	12.1
Suo Quan Wan	缩泉丸	Pille, die die Schleuse schließt	11.3
Tao He Cheng Qi Tang	桃核承气汤	Persicae Semen Dekokt, das das *Qi* ordnet	10.1
Tao Hong Si Wu Tang	桃红四物汤	Vier Arzneien Dekokt mit Persicae Semen und Carthami Flos	8.2 ▶ **Modifikation Si Wu Tang**
Tian Ma Gou Teng Yin	天麻钩藤饮	Gastrodiae Rhizoma und Uncariae Ramulus cum Uncis Trank	13.2
Tian Tai Wu Yao San	天台乌药散	Linderae Radix Pulver von höchster Qualität	9.1
Tian Wang Bu Xin Dan	天王补心丹	Besondere Pille des himmlischen Kaisers, die das Herz tonisiert	12.1
Ting Li Da Zao Xie Fei Tang	葶苈大枣泻肺汤	Lepidii seu Descurainiae Semen und Jujubae Fructus Dekokt, das die Lunge drainiert	**AG 6.3** ▶ **Ting Li Zi**
Tong Qiao Huo Xue Tang	通窍活血汤	Dekokt, das Blockaden in den Sinnesöffnungen auflöst und das Blut belebt	10.1 ▶ **Modifikation Xue Fu Zhu Yu Tang**
Tong Xie Yao Fang	痛泻要方	Wichtige Rezeptur für schmerzhafte Diarrhö	4.2
Wan Dai Tang	完带汤	Dekokt, das Ausfluss beendet	11.4
Wen Dan Tang	温胆汤	Dekokt, das die Gallenblase wärmt	14.2
Wen Jing Tang	温经汤	Dekokt, das die Menses wärmt	10.2
Wen Qing Yin	温清饮	Wärmender und klärender Trank	8.2
Wu Ji San	五积散	Fünf Anhäufungen Pulver	1.4
Wu Lin San	五淋散	Fünf Bestandteile Pulver bei Miktionsstörungen	6.3
Wu Ling San	五苓散	Fünf Bestandteile Pulver mit Poria	6.1
Wu Mei Wan	乌梅丸	Mume Fructus Pille	16
Wu Pi San	五皮散	Fünf Schalen Pulver	6.1
Wu Wei Xiao Du Yin	五味消毒饮	Fünf Bestandteile Trank zur Eliminierung von Toxinen	2.3
Wu Zhu Yu Tang	吴茱萸汤	Euodiae Fructus Dekokt	7.2
Xi Jiao Di Huang Tang	犀角地黄汤	Rhinoceri Cornu und Rehmanniae Radix Dekokt	2.2
Xian Fang Huo Ming Yin	仙方活命饮	Erhabener Trank zur Erhaltung des Lebens	2.4
Xiang Ru San	香薷散	Moslae Herba Pulver	1.1

Xiang Sha Liu Jun Zi Tang	香砂六君子汤	Sechs Gentlemen Dekokt mit Aucklandiae Radix und Amomi Fructus	8.1 ▶ **Modifikation Liu Jun Zi Tang**
Xiao Chai Hu Tang	小柴胡汤	Kleines Bupleuri Radix Dekokt	4.1
Xiao Chai Hu Tang Jia Jie Geng Shi Gao	小柴胡汤加桔梗石膏	Kleines Bupleurum Dekokt mit Platycodi Radix und Gypsum Fibrosum	4.1 ▶ **Modifikation Xiao Chai Hu Tang**
Xiao Cheng Qi Tang	小承气汤	Kleineres Dekokt, das das *Qi* ordnet	3.1
Xiao Feng San	消风散	Pulver, das Wind eliminiert	13.1
Xiao Jian Zhong Tang	小建中汤	Kleineres Dekokt, das die Mitte aufbaut	7.2
Xiao Qing Long Tang	小青龙汤	Kleines Blaugrüner Drachen Dekokt	1.1
Xiao Xian Xiong Tang	小陷胸湯	Kleineres Dekokt, das in den Thorax sinkt	14.2 ▶ **Chai Hu Xian Xiong Tang**
Xiao Yao San	逍遥散	Umherstreifen Pulver	4.2
Xie Bai San	泻白散	Pulver, das das Weiße ausleitet	2.4
Xian Fang Huo Ming Yin	仙方活命饮	Erhabener Trank zur Erhaltung des Lebens	2.4
Xie Xin Tang	泻心汤	Dekokt, welches das Epigastrium entlastet	2.3 ▶ **San Huang Xie Xin Tang**
Xin Yi Qing Fei Tang	辛夷清肺汤	Magnoliae Flos Dekokt zum Klären der Lunge	2.4
Xuan Fu Dai Zhe Tang	旋覆代赭石汤	Inulae Flos und Haematitum Dekokt	9.2
Xue Fu Zhu Yu Tang	血府逐瘀汤	Dekokt, das Stasen aus dem Haus des Blutes treibt	10.1
Yang Xin Tang	养心汤	Dekokt, das das Herz nährt	12.1
Yi Guan Jian	一贯煎	Verbindungsdekokt	8.5
Yi Yi Ren Tang	薏苡仁汤	Coicis Semen Dekokt	6.5
Yi Zi Tang	乙字汤	Hämorrhoidalen Dekokt	10.3
Yin Chen Hao Tang	茵陈蒿汤	Artemisia Scopariae Dekokt	6.3
Yin Chen Si Ni Tang	茵陳四逆湯	Artemesia Scoparia Dekokt für kalte Extremitäten	6.3 ▶ **Modifikation Yin Chen Hao Tang**
Yin Qiao Bai Du San	银翘败毒丸	Forsythiae Fructus und Lonicerae Flos Pulver zur Überwindung pathogener Einflüsse	1.3 ▶ **Modifikation Ren Shen Bai Du San**
Yin Qiao San	银翘散	Lonicerae Flos und Forsythiae Fructus Pulver	1.2
You Gui Wan	右归丸	Pille, die die Rechte [Niere] wiederherstellt	8.4
You Gui Yin	右归饮	Trank, der die Rechte [Niere] wiederherstellt	8.4
Yu Nu Jian	玉女煎	Jadefrau Dekokt	2.4
Yu Ping Feng San	玉屏风散	Jade Windschutz Pulver	11.1
Yue Ju Wan	越鞠丸	Flucht aus der Einschnürung Pille	9.1
Zeng Ye Tang	增液汤	Dekokt, das die Körpersäfte vermehrt	5
Zhen Gan Xi Feng Tang	镇肝熄风汤	Dekokt zur Beruhigung der Leber und Beseitigung von Wind	13.2
Zhen Ren Yang Zang Tang	真人养脏汤	Dekokt des wahren Menschen zum Nähren der Organe	11.2

Zhen Wu Tang	真武汤	Wahrer Krieger Dekokt	6.4
Zhi Bai Di Huang Wan	知柏地黄丸	Anemarrhenae Radix, Phellodendri Chinensis Cortex und Rehmanniae Radix Pille	8.5
Zhi Gan Cao Tang	炙甘草汤	In Honig gebratene Glycyrrhizae Radix et Rhizoma Dekokt	8.3
Zhi Sou San	止嗽散	Pulver, das den Husten stoppt	14.5
Zhi Tou Chuang Yi Fang	治頭疮痍方	Rezeptur bei Hautaffektionen	13.1
Zhu Ling Tang	猪苓汤	Polyporus Dekokt	6.1
Zi Yin Jiang Huo Tang	滋阴降火汤	Dekokt, das das *Yin* nährt und das Feuer herabführt	5
Zuo Gui Wan	左归丸	Pille, die die Linke [Niere] wiederherstellt	8.5
Zuo Jin Wan	左金丸	Linkes Metall Pille	2.4

8 Bibliographie klassischer Quellen

Titel (Autor, Zeit) Pinyin	Chin. Titel	Deutscher Titel
Bei Ji Qian Jin Yao Fang (Sun Si-Miao, Tang-Dynastie, 618–907)	备急千金要方	Tausende Goldverschreibungen für den Notfall
Ben Cao Yan Yi (Kou Zong-Shi, 1116)	本草衍义	Erweiterungen der Materia Medica
Cheng Fang Bian Du (Zhang Bing-Cheng, 1904)	成方便读	Praktisches Nachschalgewerk für etablierte Rezepturen
Chong Ding Tong Su Shang Han Lun, Yu Gen-Chu, Qing-Dynastie, 1644-1911	重订通俗伤寒论	Überarbeiteter, bekannter Leitfaden zur Abhandlung über fieberhafte, durch Kälte verursachte Erkrankungen
Dan Xi Xin Fa (Zhu Zhen-Heng, 1481)	丹溪心法	Die Lehren des [Zhu] Dan Xi
Fu Qing Zhu Nu Ke (Fu Shan, 1827)	傅青主女科	Frauenerkrankungen nach Fu Qing Zhu
Fu Ren Liang Fang (Chen Zi-Ming, 1237)	妇人良方	Feine Frauenrezepturen
Guang Wen Yi Lun(Dai Tian-Zhang, 1722)	广温疫论	Abhandlung über weitverbreitete epidemische Wärme-Erkrankungen
Honchokeikenho (Todo Yoshimasu, 1702–1773)	吉益東洞経験方	Japanische Experimentelle Rezepturen
Huang Di Su Wen Xuan Ming Lun Fang (Liu Yuan-Su, 1172)	黄帝素问宣明论方	Rezepturen aus der Diskussion zur Klärung der grundlegenden Fragen im Inneren Klassiker des Gelben Kaisers
Ji Sheng Fang (Yan Yong-He, 1253)	济生方	Rezepturen, die den Lebenden beistehen
Jiao Zhu Fu Ren Liang Fang (Bi Li-Zhai, 16. Jh)	校注妇人良方	Überarbeitete ausgezeichnete Rezepturen für Frauen
Jin Gui Yao Lue (Zhang Zhong-Jing, Östliche Han-Dynastie, 25–220)	金匮要略	Wichtige Verordnungen aus dem Goldenen Schrein
Jing Yue Quan Shu (Zhang Jie-Bin [Zhang Jing-Yue], 1624)	景岳全书	Gesammelte Werke von [Zhang] Jing Yue
Lan Shi Mi Cang (Li Gao, 1336)	兰室秘藏	Geheimnisse aus der Orchideenkammer
Ma Zhen Quan Shu (Hua Shou zugeschrieben, Yuan-Dynastie)	麻疹全書	Komplette Abhandlung zu Masern
Ming Yi Zhi Zhang (Huang Fu-Zhong, 16. Jh)	名医指掌	Ansichten aufgeklärter Ärzte
Nei Ke Zhai Yao (Wen Sheng, um 1850)	内科摘要	Kurzdarstellung der Inneren Medizin
Nei Wai Shang Bian Huo Lun (Li Gao, 1247)	内外伤辨惑论	Klarstellung von Zweifeln über Schädigungen innerer und äußerer Herkunft
Qian Jin Yao Fang (Sun Si-Miao, ca. 581–685	千金翼方	Verschreibungen, die tausend Dukaten wert sind
Ren Zhai Zhi Zhi (Yang Tu-Ying, 1264)	仁斋直指	Klare Anweisungen mildtätiger Fürsorge
Rui Zhu Tang Jing Yan Fang (Yuan-Dynastie, 1279–1368)	瑞竹堂經驗方)	Erfahrungsrezepturen aus der verheißungsvollen Bambushalle
San Yin Ji Yi Bing Zheng Fang Lun (Chen Yan, 1174)	三因即一病证方论	Abhandlung über Krankheiten, Muster und Rezepturen, die mit der Vereinigung der drei Ätiologien in Verbindung stehen
Shang Han Lun (Zhang Zhong-Jing, Östliche Han-Dynastie, 25–220)	伤寒论	Abhandlung über fieberhafte, durch Kälte verursachte Erkrankungen
She Sheng Zhong Miao Fang (Zhang Shi-Che, 1550)	摄生众妙方	Ausgezeichnete Rezepturen für die Gesundheit von Vielen
Shen Shi Yao Han (Fu Ren-Yu, 1644	审视瑶函	Untersuchung des unschätzbaren Jade-Patienten
Shen Shi Zun Sheng Shu (Shen Jin-Ao, 1773)	沈氏尊生书	Shens Buch zur Wiederherstellung des Lebens
Sheng Ji Zong Lu (Nördliche Song-Dynastie, 1111–1117)	圣剂总录	Umfassende Aufzeichnungen der Wohltaten der Weisen
Shi Fang Ge Kuo (Chen Nian-Zi, 1801)	时方歌括	Liedersammlung zu zeitgenössischen Rezepturen
Sokeitei Ijishogen (Nan'yo Hara, 1820)	(叢桂亭医事小言)	Triviale Kommentare zu Medizinischen Themen von Nan'yo Hara
Song Shi Nu Ke Mi Shu (Sòng Líng-G o, 1612)	(宋氏女科秘書)	Geheimnisse der Frauenheilkunde aus der Song Familie

Tai Ping Hui Min He Ji Ju Fang (Kaiserliche Medizinische Abteilung, 1078–1085)	太平惠民和济局方	Rezepturensammlung von kaiserlicher Gnade aus der Tai-Ping-Ära
Wai Ke Zheng Zong (Chen Shi-Gong, 1617)	外科正宗	Echter Stammbaum der Äußeren Medizin
Wai Tai Mi Yao (Wang Tao, 752)	外台秘要	Geheime Grundlagen aus der kaiserlichen Bibliothek
Wan Bing Hui Chun (Gong Ting-Xian, 1587)	万病回春	Wiederherstellung der Gesundheit bei einer Vielzahl von Erkrankungen
Wen Bing Tiao Bian (Wu Ju-Tong, 1798)	温病条辨	Systematische Differenzierung von Wärme-Erkrankungen
Xian Shou Li Shang Xu Duan Mi Fang (Lin, 846)	仙授理伤续断秘方	Geheime Rezepturen für die Behandlung von Wunden und das Einrenken der Knochen, gelehrt von den Himmlischen
Xiao Er Yao Zheng Zhi Jue (Qian Yi, 1119)	小儿药症直决	Die Kunst, Kinderkrankheiten zu behandeln), Qian Yi
Xu Ming Yi Lei An (Wei Zhi-Xiu, 1770)	续名医类案	Fortsetzung von Fallbeschreibungen berühmter Ärzte, nach Gruppen gegliedert
Yang Shi Jia Zang Fang (Yang Tan, 1178)	杨氏家藏方	Gesammelte Rezepturen der Familie Yang
Yi Fang Ji Jie (Wang Ang, 1682)	医方集解	Analytische Sammlung medizinischer Rezepturen
Yi Fang Kao (Wu Kun, 1584)	医方考	Untersuchung medizinischer Rezepturen
Yi Lin Gai Cuo (Wang Qing-Ren, 1830)	医林改错	Korrektur von Fehlern unter Ärzten
Yi Men Fa Lu (Yu Chang, 1658)	医门法律	Vorschriften für Ärzte
Yi Xue Qi Yuan (Zhang Yuan-Su, Yuan-Dynastie, 1279–1368)	医学启原	Ursprünge der Medizin
Yi Xue Xin Wu (Cheng Guo-Peng, 1732)	医学心悟	Medizinische Offenbarungen
Yi Xue Zhong Zhong Can Xi Lu (Zhang Xi-Chun, 1918–1934)	医学衷中参西录	Aufzeichnungen aufrichtiger Erfahrungen in der Medizin mit Bezug auf den Westen
Yi Zong Jin Jian (Wu Qian, 1742)	医宗金鉴	Goldener Spiegel der Medizintradition
Yong Lei Qian Fang (Li Zhong-Nan, 1331)	永类钤方	Unvergängliche Einteilung besiegelter Rezepturen
Yoshimasu Todo Keikenho (Todo Yoshimasu, 1702-1773)	吉益東洞経験方	Todo Yoshimasu's experimentelle Verschreibungen
Za Bing Yuan Liu Xi Zhu (Shen Jin-Ao, 1773)	杂病源流犀烛	Wunderbare Laterne, um die Ursache und Entwicklung verschiedener Erkrankungen auszuleuchten
Za Bing Zheng Zhi Xin Yi (Hu Guang-Ci, 1958)	杂病证治新义	Neue Erkenntnisse über Muster und Behandlung verschiedener Erkrankungen
Zheng Lei Ben Cao (Tang Shen-Wie, 1082)	证类本草	Materia Medica, nach Mustern arrangiert
Zheng Ti Lei Yao (Bi Li-Zhai [Ji], 1529)	正体类要	Verzeichnis des Grundlagenwissens für die Korrektur des Körpers
Zheng Zhi Zhun Sheng (Wang Ken-Tang, 1602)	症治准绳	Standards für Muster und Behandlungen
Zhong Yi Fang Ji Lin Chuan Shou Ce (Teaching and Research Group of Basic Theory of Traditional Chinese Medicine, 1973)	中醫方劑臨床手冊	Klinischer Leitfaden der Chinesischen Arzneirezepturen
Zhong Zang Jing (Hua-Tuo, Han-Dynastie, 25–220)	中藏经	Schatzkammer Klassiker
Zhou Hou Bei Ji Fang (Ge Hong, 341)	肘后备急方	Verordnungen für Notfälle, die man im Ärmel aufbewahren sollte

9 Bibliographie zeitgenössischer Standardwerke

Becker S, Bolli R, Bühlmann S, Nandi O, Stöger EA, Weiss C. Sicherheit in der Chinesischen Arzneimitteltherapie: Identität, Verunreinigungen, Toxikologie und Interaktionen. St. Gallen: Schweizerische Berufsorganisation für Traditionelle Chinesische Medizin (SBO-TCM); 2005.

Bensky D, Clavey S, Stöger E. Chinese Herbal Medicine. Materia Medica. 3rd ed. Seattle, WA: Eastland Press; 2004.

Chang **HM, But PPH**. Pharmacology and Applications of Chinese Materia Medica (Vol. I). New Jersey: World Scientific Publishing; 1986.

Chang **HM, But PPH**. Pharmacology and Applications of Chinese Materia Medica (Vol. II). New Jersey: World Scientific Publishing; 1987.

Chen JK, Chen TT. Chinese herbal formulas and applications. Pharmacological effects & clinical research. City of Industry, CA: Art of Medicine Press; 2015.

Chen JK, Chen TT. Chinese Medical Herbology and Pharmacology. City of Industry, CA: Art of Medicine Press; 2004.

Chen JK, Chen TT. Chinesische Pharmakologie I, 523 Arzneimonographien. Bad Kötzting: Verlag Systemische Therapie; 2012.

Chen JK, Chen TT. Chinesische Pharmakologie II, Rezepturen und Therapiestrategien. Bad Kötzting: Verlag Systemische Therapie; 2014.

Chinese Pharmacopoeia Commission. Pharmacopoeia of the Peoples Republic of China (English version). Vol. I. Beijing, China: China Medical Science Press; 2020.

Deadman P, Al-Khafaji M, Baker K. Handbuch Akupunktur. 3rd ed. Bad Kötzting: Verlag Systemische Medizin; 2019.

Englert S. mit Beiträgen zur Arzneimittelsicherheit von A. Wiebrecht. Chinesische Arzneitherapie. Häufig verwendete Arzneidrogen (Materia Medica) und häufig verwendete Rezepturen. In: Focks C, ed. Leitfaden Chinesische Medizin. Bd.1 Grundlagen. 8th ed. München: Elsevier; 2025: 683-1003.

Englert S. Maimon Y, Montakab H. Behandlung von Schlafstörungen. München: Müller & Steinicke; 2015.

Englert S., Gabriel C, Kirschbaum B. Behandlung von Menopause und klimakterischen Beschwerden. München: Müller & Steinicke; 2013.

Englert S. So wirkt Chinesische Medizin: Gesundheit und Wohlbefinden durch die Heilkraft aus Fernost. Eschborn: GOVI-Pharmazeutischer Verlag. 2. Aufl.; 2013.

Englert S., Lorenz C. Checkliste Chinesische Diätetik. Stuttgart: Haug Verlag; 2011.

Englert S. Early Menopause. In: Noll A, Wilms S, ed. Chinese Medicine in Fertility Disorders. Stuttgart, New York: Thieme; 2010: 220-231.

Hempen CH, Fischer S, Hummelsberger J, et al. Leitfaden Chinesische Rezepturen. München: Elsevier; 2006.

Hempen CH, Fischer T. Leitfaden Chinesische Phytotherapie. 2nd ed. München: Elsevier; 2007.

Hu CJ, Nögel R, Hummelsberger J, Engelhardt U. Paozhi. Die Aufbereitung chinesischer Arzneimittel. Berlin: Springer; 2018.

Huang KC. The Pharmacology of Chinese Herbs. 2nd ed. Boca Raton: CRC Press; 1999.

Hummelsberger J, Kalg A, Noll A. Behandlung von Schilddrüsenerkrankungen mit chinesischer Medizin. In: Englert S, Hummelsberger J, ed. Praxisreihe Traditionelle Chinesische Medizin. München: Müller & Steinicke; 2019.

Japanese Pharmacopoeia (JP XVIII). English Version. 18th ed. Tokyo: Ministry of Health, Labour and Welfare. https://www.mhlw.go.jp/stf/seisakunitsuite/bunya/0000066597.html; 2021.

Kirschbaum B. Begleitende Behandlung von Brustkrebs. In: Englert S, Hummelsberger J, ed. Praxisreihe Traditionelle Chinesische Medizin. München: Müller & Steinicke; 2015.

Kirschbaum B, Hummelsberger, J, Al-Khafaji M. Behandlung von Colitis und Morbus Crohn. In: Englert S, Hummelsberger J, ed. Praxisreihe Traditionelle Chinesische Medizin. München: Müller & Steinicke; 2011.

Martin J, Stöger E. Praxisleitfaden TCM-Drogen. Stuttgart: Wissenschaftl. Verlagsges., 2008.

Mills S, Bone K. The Essential Guide to Herbal Safety. St. Louis, Mo: Elsevier; 2005.

Scheid V, Bensky D, Ellis A, Barolet R. Formulas & Strategies. 2nd ed. Seattle, WA: Eastland Press; 2009.

Stöger E, Friedl F. Arzneibuch der chinesischen Medizin (Deutsch). Monographien des Arzneibuches der Volksrepublik China 2010, 2015 und 2020. 18. Lfg. Stuttgart: Dt. Apotheker Verlag; 2021.

Wang Qingren. Yi Lin Gas Cuo (Correcting the Errors in the Forest of Medizin), Übers. mit Kommentaren von Simon Becker, Yuhsin Chung und Herman Oving (Blue Poppy Press, CO, 2007).

Wiebrecht A. Mögliche Gentoxizität chinesischer Arzneidrogen und Konsequenzen für die Schwangerenbehandlung. Chin Med. 2015;30(1):21-27; Errata 30(2):132-133.

Wiebrecht A. Hormonwirkungen chinesischer Arzneidrogen. Chinesische Medizin. 2018;33(2):67-86.

Wiebrecht A. Sicherheit in der Chinesischen Arzneitherapie. In: Focks C, ed. Leitfaden Chinesische Medizin – Grundlagen. 8th ed. München: Elsevier; 2025: 1002-1063.

Zhong LL, Chen HY, William C S, et al. The efficacy of Chinese herbal medicine as an adjunctive therapy for colorectal cancer: a systematic review and meta-analysis. Complement Ther Med 2012;20(4):240-252.

10 Abbildungsverzeichnis

Lian China Herb, Wollerau, Schweiz

Ai Ye (Artemisiae Argyi Folium)
Ba Ji Tian (Morindae Officinalis Radix)
Bai Bian Dou (Lablab Semen Album)
Bai Bu (Stemonae Radix)
Bai Fan (Alumen)
Bai Guo (Ginkgo Semen)
Bai He (Lilii Bulbus)
Bai Hua She She Cao (Hedyotis Diffusae Herba)
Bai Ji (Bletillae Rhizoma)
Bai Jiang Cao (Patriniae Herba)
Bai Mao Gen (Imperatae Rhizoma)
Bai Qian (Cynanchi Stauntonii Rhizoma et Radix)
Bai Shao (Paeoniae Radix Alba)
Bai Tou Weng (Pulsatillae Radix)
Bai Wei (Cynanchi Atrati Radix et Rhizoma)
Bai Xian Pi (Dictamni Cortex)
Bai Zhi (Angelicae Dahuricae Radix)
Bai Zhu (Atractylodis Macrocephalae Rhizoma)
Bai Zi Ren (Platycladi Semen)
Ban Lan Gen (Isatidis Radix)
Ban Zhi Lian (Scutellariae Barbatae Herba)
Bei Sha Shen (Glehniae Radix)
Bian Xu (Polygoni Avicularis Herba)
Bing Lang (Arecae Semen)
Bing Pian (Borneolum Syntheticum)
Bo He (Menthae Haplocalycis Herba)
Bu Gu Zhi (Psoraleae Fructus)
Cang Er Zi (Xanthii Fructus)
Cang Zhu (Atractylodis Rhizoma)
Cao Dou Kou (Alpiniae Katsumadai Semen)
Cao Guo (Tsaoko Fructus)
Ce Bai Ye (Platycladi Cacumen)
Chai Hu (Bupleuri Radix)
Chan Tui (Cicadae Periostracum)
Che Qian Zi (Plantaginis Semen)
Chen Pi (Citri Reticulatae Pericarpium)
Chen Xiang (Aquilariae Lignum Resinatum)
Chi Shao (Paeoniae Radix Rubra)
Chi Shi Zhi (Halloysitum Rubrum)
Chi Xiao Dou (Phaseoli Semen)
Chong Wei Zi (Leonuri Fructus)
Chuan Bei Mu (Fritillariae Cirrhosae Bulbus)
Chuan Lian Zi (Toosendan Fructus)
Chuan Niu Xi (Cyathulae Radix)
Chuan Xin Lian (Andrographis Herba)
Chuan Xiong (Chuanxiong Rhizoma)
Chun Pi (Ailanthi Cortex)
Ci Shi (Magnetitum)
Cong Bai (Allii Fistulosi Bulbus)
Da Huang (Rhei Radix et Rhizoma)
Da Qing Ye (Isatidis Folium)
Da Xue Teng (Sargentodoxae Caulis)
Da Zao (Jujubae Fructus)
Da Zao Jiao (Gleditsiae Sinensis Fructus)
Dan Dou Chi (Sojae Semen Praeparatum)
Dan Nan Xing (Arisaema cum Bile)
Dan Shen (Salviae Miltiorrhizae Radix et Rhizoma)
Dan Zhu Ye (Lophatheri Herba)
Dang Gui (Angelicae Sinensis Radix)
Dang Shen (Codonopsis Radix)
Deng Xin Cao (Junci Medulla)
Di Fu Zi (Kochiae Fructus)
Di Gu Pi (Lycii Cortex)
Di Huang (Rehmanniae Radix)
Di Long (Pheretima)
Di Yu (Sanguisorbae Radix)
Ding Xiang (Caryophylli Flos)
Dong Gua Pi (Benincasae Exocarpium)
Dong Gua Zi (Benincasae Semen)
Dou Kou (Amomi Fructus Rotundus)
Du Huo (Angelicae Pubescentis Radix)
Du Zhong (Eucommiae Cortex)
E Bu Shi Cao (Centipedae Herba)
E Jiao (Asini Corii Colla)
E Zhu (Curcumae Rhizoma)
Fan Xie Ye (Sennae Folium)
Fang Feng (Saposhnikoviae Radix)
Fang Ji (Stephaniae Tetrandrae Radix)
Fen Bi Xie (Dioscoreae Hypoglaucae Rhizoma)
Feng Mi (Mel)
Fo Shou (Citri Sarcodactylis Fructus)
Fu Ling (Poria)
Fu Pen Zi (Rubi Fructus)
Fu Ping (Spirodelae Herba)
Fu Shi (Pumex)
Fu Xiao Mai (Tritici Fructus Levis)
Fu Zi (Aconit Radix Lateralis Praeparata)
Gan Cao (Glycyrrhizae Radix et Rhizoma)
Gan Jiang (Zingiberis Rhizoma)
Gao Ben (Ligustici Rhizoma et Radix)
Gao Liang Jiang (Alpiniae Officinarum Rhizoma)
Ge Gen (Puerariae Lobatae Radix)
Ge Qiao (Meretricis seu Cyclinae Concha)
Gou Ji (Cibotii Rhizoma)
Gou Qi Zi (Lycii Fructus)
Gou Teng (Uncariae Ramulus cum Uncis)
Gu Sui Bu (Drynariae Rhizoma)
Gua Lou (Trichosanthis Fructus)
Gua Lou Pi (Trichosanthis Pericarpium)
Gua Lou Zi (Trichosanthis Semen)
Guang Huo Xiang (Pogostemonis Herba)
Gui Zhi (Cinnamomi Ramulus)
Hai Feng Teng (Piperis Kadsurae Caulis)

Hai Jin Sha (Lygodii Spora)
Hai Piao Xiao (Sepiae Endoconcha)
Hai Tong Pi (Erythrinae Cortex)
Hai Zao (Sargassum)
He Huan Hua (Albiziae Flos)
He Huan Pi (Albiziae Cortex)
He Ye (Nelumbinis Folium)
He Zi (Chebulae Fructus)
Hei Zhi Ma (Sesami Semen Nigrum)
Hong Hua (Carthami Flos)
Hou Po (Magnoliae Officinalis Cortex)
Hu Po (Succinum)
Hu Tao Ren (Juglandis Semen)
Hu Zhang (Polygoni Cuspidati Rhizoma)
Hua Jiao (Zanthoxyli Pericarpium)
Hua Shi (Talcum)
Huai Hua (Sophorae Flos)
Huang Bo (Phellodendri Chinensis Cortex)
Huang Jing (Polygonati Rhizoma)
Huang Lian (Coptidis Rhizoma)
Huang Qi (Astragali Radix)
Huang Qin (Scutellariae Radix)
Huo Ma Ren (Cannabis Fructus)
Ji Li (Tribuli Fructus)
Ji Nei Jin (Gigeriae Galli Endothelium Corneum)
Ji Xue Teng (Spatholobi Caulis)
Jiang Can (Bombyx batryticatus)
Jiang Huang (Curcumae Longae Rhizoma)
Jie Geng (Platycodi Radix)
Jie Zi (Sinapis Semen)
Jin Qian Cao (Lysimachiae Herba)
Jin Yin Hua (Lonicerae Japonicae Flos)
Jin Ying Zi (Rosae Laevigatae Fructus)
Jing Jie (Schizonepetae Herba)
Ju He (Citri Reticulatae Semen)
Ju Hua (Chrysanthemi Flos)
Jue Ming Zi (Cassiae Semen)
Ku Lian Pi (Meliae Cortex)
Ku Shen (Sophorae Flavescentis Radix)
Ku Xing Ren (Armeniacae Semen Amarum)
Kuan Dong Hua (Farfarae Flos)
Kun Bu (Laminariae Thallus, Eckloniae Thallus)
Lai Fu Zi (Raphani Semen)
Li Zhi He (Litchi Semen)
Lian Qiao (Forsythiae Fructus)
Lian Zi (Nelumbinis Semen)
Lian Zi Xin (Nelumbinis Plumula)
Ling Zhi (Ganoderma)
Liu Huang (Sulfur)
Liu Ji Nu (Artemisiae Anomalae Herba)
Long Dan (Gentianae Radix et Rhizoma)
Long Gu (Fossilia Ossis Mastodi)
Long Yan Rou (Longan Arillus)
Lu Dou (Phaseoli Radiati Semen)
Lu Gen (Phragmitis Rhizoma)
Lu Jiao (Cervi Cornu)
Lu Lu Tong (Liquidambaris Fructus)
Luo Han Guo (Momordicae Fructus)
Ma Chi Xian (Portulacae Herba)
Ma Huang (Ephedrae Herba)
Ma Huang Gen (Ephedrae Radix et Rhizoma)
Mai Dong (Ophiopogonis Radix)
Mai Ya (Hordei Fructus Germinatus)
Man Jing Zi (Viticis Fructus)
Mang Xiao (Natrii Sulfas)
Mei Gui Hua (Rosae Rugosae Flos)
Mi Meng Hua (Buddlejae Flos)
Mian Ma Guan Zhong (Dryopteridis Crassirhizomatis Rhizoma)
Mo Han Lian (Ecliptae Herba)
Mo Yao (Myrrha)
Mu Dan Pi (Moutan Cortex)
Mu Gua (Chaenomelis Fructus)
Mu Li (Ostreae Concha)
Mu Tong (Akebiae Caulis)
Mu Xiang (Aucklandiae Radix)
Mu Zei (Equiseti Hiemalis Herba)
Nan Gua Zi (Cucurbitae Moschatae Semen)
Nan Sha Shen (Adenophorae Radix)
Niu Bang Zi (Arctii Fructus)
Niu Xi (Achyranthis Bidentatae Radix)
Nu Zhen Zi (Ligustri Lucidi Fructus)
Ou Jie (Nelumbinis Rhizomatis Nodus)
Pang Da Hai (Sterculiae Lychnophorae Semen)
Pei Lan (Eupatorii Herba)
Pi Pa Ye (Eriobotryae Folium)
Pu Gong Ying (Taraxaci Herba)
Pu Huang (Typhae Pollen)
Qian Cao (Rubiae Radix et Rhizoma)
Qian Hu (Peucedani Radix)
Qian Nian Jian (Homalomenae Rhizoma)
Qian Shi (Euryales Semen)
Qiang Huo (Notopterygii Rhizoma et Radix)
Qin Jiao (Gentianae Macrophyllae Radix)
Qin Pi (Fraxini Cortex)
Qing Dai (Indigo Naturalis)
Qing Hao (Artemisiae Annuae Herba)
Qing Pi (Citri Reticulatae Pericarpium Viride)
Qing Xiang Zi (Celosiae Semen)
Qu Mai (Dianthi Herba)
Quan Xie (Scorpio)
Ren Dong Teng (Lonicerae Japonicae Caulis)
Ren Shen (Ginseng Radix et Rhizoma)
Rou Cong Rong (Cistanches Herba)
Rou Dou Kou (Myristicae Semen)
Rou Gui (Cinnamomi Cortex)
Ru Xiang (Olibanum)
San Leng (Sparganii Rhizoma)
San Qi (Notoginseng Radix et Rhizoma)
Sang Bai Pi (Mori Cortex)

Sang Ji Sheng (Taxilli Herba)
Sang Piao Xiao (Mantidis Ootheca)
Sang Shen (Mori Fructus)
Sang Ye (Mori Folium)
Sang Zhi (Mori Ramulus)
Sha Ren (Amomi Fructus)
Sha Yuan Zi (Astragali Complanati Semen)
Shan Dou Gen (Sophorae Tonkinensis Radix et Rhizoma)
Shan Yao (Dioscoreae Rhizoma)
Shan Zha (Crataegi Fructus)
Shan Zhu Yu (Corni Fructus)
She Chuang Zi (Cnidii Fructus)
She Gan (Belamcandae Rhizoma)
Shen Jin Cao (Lycopodii Herba)
Shen Qu (Massa Medicata Fermentata)
Sheng Jiang (Zingiberis Rhizoma Recens)
Sheng Ma (Cimicifugae Rhizoma)
Shi Chang Pu (Acori Tatarinowii Rhizoma)
Shi Di (Kaki Calyx)
Shi Gao (Gypsum Fibrosum)
Shi Jue Ming (Haliotidis Concha)
Shi Wei (Pyrrosiae Folium)
Shou Wu Teng (Polygoni Multiflori Caulis)
Shu Di Huang (Rehmanniae Radix Praeparata)
Shui Niu Jiao (Bubali Cornu)
Shui Zhi (Hirudo)
Si Gua Luo (Luffae Fructus Retinervus)
Su Mu (Sappan Lignum)
Suan Zao Ren (Ziziphi Spinosae Semen)
Suo Yang (Cynomorii Herba)
Tai Zi Shen (Pseudostellariae Radix)
Tan Xiang (Santali Albi Lignum)
Tao Ren (Persicae Semen)
Tian Dong (Asparagi Radix)
Tian Hua Fen (Trichosanthis Radix)
Tian Ma (Gastrodiae Rhizoma)
Tian Zhu Huang (Bambusae Concretio Silicea)
Ting Li Zi (Descurainiae seu Lepidii Semen)
Tong Cao (Tetrapanacis Medulla)
Tu Fu Ling (Smilacis Glabrae Rhizoma)
Tu Si Zi (Cuscutae Semen)
Wa Leng Zi (Arcae Concha)
Wang Bu Liu Xing (Vaccariae Semen)
Wei Ling Xian (Clematidis Radix et Rhizoma)
Wu Bei Zi (Galla Chinensis)
Wu Gong (Scolopendra)
Wu Jia Pi (Acanthopanacis Cortex)
Wu Ling Zhi (Trogopterori Faeces)
Wu Mei (Mume Fructus)
Wu Wei Zi (Schisandrae Chinensis Fructus)
Wu Yao (Linderae Radix)
Wu Zhu Yu (Euodiae Fructus)
Xi Xian Cao (Siegesbeckiae Herba)
Xi Xin (Asari Radix et Rhizoma)
Xi Yang Shen (Panacis Quinquefolii Radix)
Xia Ku Cao (Prunellae Spica)
Xian He Cao (Agrimoniae Herba)
Xian Mao (Curculiginis Rhizoma)
Xiang Fu (Cyperi Rhizoma)
Xiang Ru (Moslae Herba)
Xiao Hui Xiang (Foeniculi Fructus)
Xiao Ji (Cirsii Herba)
Xie Bai (Allii Macrostemonis Bulbus)
Xin Yi (Magnoliae Flos)
Xu Duan (Dipsaci Radix)
Xuan Fu Hua (Inulae Flos)
Xuan Shen (Scrophulariae Radix)
Xue Jie (Draconis Sanguis)
Yan Hu Suo (Corydalis Rhizoma)
Ye Ju Hua (Chrysanthemi Indici Flos)
Yi Mu Cao (Leonuri Herba)
Yi Yi Ren (Coicis Semen)
Yi Zhi (Alpiniae Oxyphyllae Fructus)
Yin Chai Hu (Stellariae Radix)
Yin Chen (Artemisiae Scopariae Herba)
Yin Er (Tremella)
Yin Yang Huo (Epimedii Folium)
Yu Jin (Curcumae Radix)
Yu Li Ren (Pruni Semen)
Yu Mi Xu (Maydis Stigma)
Yu Xing Cao (Houttuyniae Herba)
Yu Zhu (Polygonati Odorati Rhizoma)
Yuan Zhi (Polygalae Radix)
Ze Lan (Lycopi Herba)
Ze Xie (Alismatis Rhizoma)
Zhang Nao (Camphora)
Zhe Bei Mu (Fritillariae Thunbergii Bulbus)
Zhe Shi (Haematitum)
Zhen Zhu Mu (Margaritifera Concha)
Zhi Bai Fu Zi (Typhonii Rhizoma Praeparatum)
Zhi Ban Xia (Pinelliae Rhizoma Praeparatum)
Zhi Cao Wu (Aconiti Kusnezoffii Radix Cocta)
Zhi Chuan Wu (Aconiti Radix Cocta)
Zhi He Shou Wu (Polygoni Multiflori Radix Praeparata)
Zhi Mu (Anemarrhenae Rhizoma)
Zhi Qiao (Aurantii Fructus)
Zhi Shi (Aurantii Fructus Immaturus)
Zhi Tian Nan Xing (Arisaematis Rhizoma Praeparatum)
Zhi Zi (Gardeniae Fructus)
Zhu Ling (Polyporus)
Zhu Ru (Bambusae Caulis in Taenias)
Zi Cao (Arnebiae Radix)
Zi Hua Di Ding (Violae Herba)
Zi Ran Tong (Pyritum)
Zi Shi Ying (Fluoritum)
Zi Su Ye (Perillae Folium)
Zi Su Zi (Perillae Fructus)
Zi Wan (Asteris Radix et Rhizoma)

Axel Wiebrecht, Berlin

Gui Jia (Testudinis Carapax et Plastrum)
Jin Qian Bai Hua She (Bungarus Parvus)
Lu Jiao Jiao (Cervi Cornus Colla)
Lu Rong (Cervi Cornu Pantotrichum)

Verlag Systemische Medizin, Bad Kötzting

Bie Jia (Trionycis Carapax)
Da Fu Pi (Arecae Pericarpium)
Dong Chong Xia Cao (Cordyceps)
Ge Jie (Gecko)
Geng Mi (Oryzae Semen)
Gu Ya (Setariae Fructus Germinatus)
Ju Hong (Citri Exocarpium Rubrum)
Lou Lu (Rhapontici Radix)
Luo Shi Teng (Trachelospermi Caulis et Folium)
Shi Hu (Dendrobii Caulis)
Wu Shao She (Zaocys)
Yi Tang (Maltosum)
Zi Su Geng (Perillae Caulis)

11 Über die Autoren

Simon Becker, MSc

Simon Becker studierte Chinesische Medizin in den USA. Danach absolvierte er ein längeres Praktikum in China. Er ist Autor von *A Handbook of Chinese Hematology*, *The Treatment of Cardiovascular Diseases with Chinese Medicine* und *Correcting the Errors in the Forest of Medicine* sowie von weiteren Büchern, verschiedenen Artikeln und Broschüren zur Chinesischen Medizin. Er war von 2003 bis 2010 Präsident der Schweizerischen Berufsorganisation für TCM. Simon Becker ist Schulleiter der Chiway Akademie in Winterthur. Er praktiziert und ist stellvertretender Leiter der Poliklinik für Chinesische Medizin des See-Spital Horgen. Seine Spezialgebiete sind der Einsatz der Chinesischen Medizin in der Kinderheilkunde sowie zur Unterstützung von Krebspatienten.

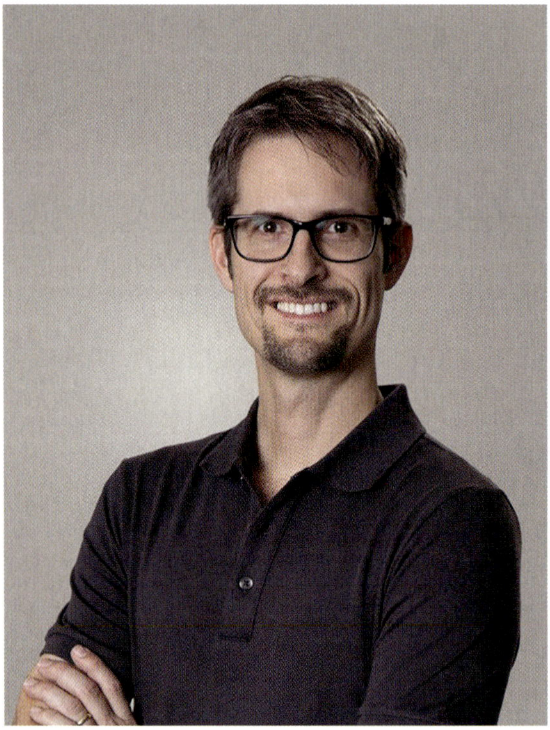

Dr. med. Stefan Englert

Studium der Humanmedizin in Bochum mit Approbation 1987. Danach niedergelassen als Facharzt für Allgemeinmedizin in Ravensburg. Zehn Studienaufenthalte in China und Japan in den 1980er und 1990er Jahren. Studium der Kampomedizin bei Prof. Terasaswa in Japan. Aufenthalte in China zum Studium der Arzneitherapie an den TCM-Universitäten in Shanghai, Chengdu und Nanjing. Seine westlichen Lehrer waren Ted Kaptchuk, Carl-Hermann Hempen und Giovanni Maciocia. Stefan Englert begründete 1998 das TCM Advance, ein Ausbildungsinstitut für Chinesische Medizin. Hier entwickelte er eine sechsteilige systematische Ausbildungsreihe für die Chinesische Arzneitherapie. Heute leitet er gemeinsam mit Simon Becker die Chiway Akademie in Winterthur, Schweiz. Daneben ist er Dozent bei mehreren Akupunktur- und TCM-Gesellschaften und in der ärztlichen Weiterbildung der Landesärztekammern engagiert. Stefan Englert ist Autor und Co-Autor zahlreicher Veröffentlichungen zur Chinesischen Medizin.

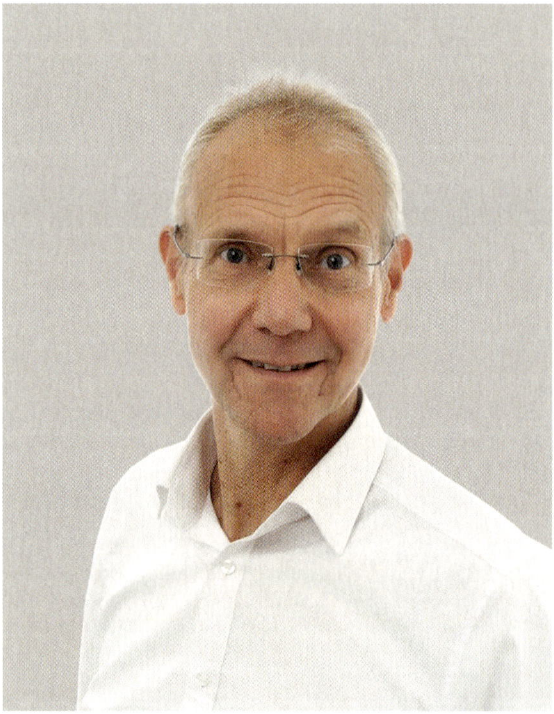

Dr. med. Axel Wiebrecht

Studium der Humanmedizin, danach zehn Jahre klinische Tätigkeit in Innerer Medizin, Chirurgie und Physikalischer Medizin, Facharzt für Allgemeinmedizin. Ab 1982 Ausbildung in Akupunktur und Qigong bei: Rhada Thambirajah, DÄGfA (Diplom A und B), AGTCM u.a., Hospitationen in der TCM-Klinik Bad Kötzting und im Xiyuan Krankenhaus, Beijing. Ab 1999 Ausbildung in Chinesischer Arzneitherapie bei Barbara Kirschbaum und Walter Geiger, Abschluss mit Diplom. Seit 1994 Hausarzt in Berlin mit Spezialisierung in Chinesischer Medizin, Manualtherapie und westlichen Naturheilverfahren. 1999 bis 2004 erst stellvertretendes Mitglied, dann Mitglied in der Kommission E beim Bundesinstitut für Arzneimittel und Medizinprodukte (BfArM). 2003 Gründungsmitglied und bis 2021 Erster Vorsitzender des Centrums für Therapiesicherheit in der Chinesischen Arzneitherapie (CTCA). Mehrere Reisen nach China und Taiwan zum Studium der Botanik und Pharmakognosie der chinesischen Arzneipflanzen. Wissenschaftliche Evaluationen, regelmäßige Veröffentlichungen und Vortragstätigkeiten zu Sicherheitsfragen der Chinesischen Arzneitherapie. Mitglied der Arbeitsgruppe Sicherheit der Chinesischen Arzneitherapie in der Schwangerschaft (ASCAS).

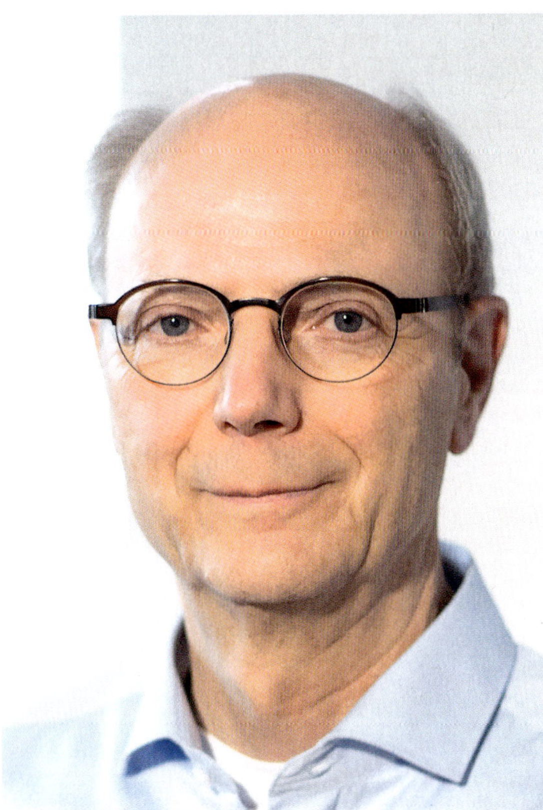

Danksagung

Die Autoren danken dem VSM-Verlag für die ausdauernde gemeinsame Zusammenarbeit an diesem Großprojekt. Herrn Lenzen danken wir für seine wertvollen Beiträge zur Gesamtkonzeption und der Umsetzung. Frau Fischer danken wir für ihren Einsatz auch bei schwierigen Fragestellungen bei der Gestaltung des Buches.

Wir möchten der Firma LIAN, Importeur und Vertreiber hochwertiger chinesischer Arzneidrogen in Granulat- und Rohdrogen-Form, unseren allergrößten Dank aussprechen für die Überlassung ihrer ausdrucksstarken Photographien der einzelnen Arzneidrogen. Diese machen die Arznei-Monographien noch präsenter und erlebbarer. Danke für die hervorragende Kooperation.

Ebenso danken wir der Biologin Frau Dr. rer. nat. Sandra Altherr - Mitbegründerin und Mitarbeiterin von Pro Wildlife e.V. aus München – für zahlreiche informative und hilfreiche Diskussionen zum aktuellen Stand des Artenschutzabkommens (CITES) und dessen derzeitiger Umsetzung.

VI Indizes

1 Index Sicherheitsevaluation für Schwangerschaft, Stillzeit und in der Fertilitätsbehandlung

1.1 Arzneiverzeichnis nach Pinyn-Namen

Verwendete Abkürzungen

A	von einer Anwendung (bei ♀ Frauen/ ♂ Männern) ist abzuraten
V	mit Vorsicht anwenden
rV	relative Vorsicht (z.B. nur bei hoher Dosis)
V2	Vorsicht im 2. und 3. Trimenon
Vp	Vorsicht bei peri-/postpartaler Anwendung
Vt	Vorsicht bei topischer Anwendung
K	Kontraindikation
K1	Kontraindikation im 1. Trimenon
rK	relative Kontraindikaiton
Ki	Kontraindikation bei innerer Anwendung
Kp	Kontraindikation peripartal
N	keine relevanten Risiken bekannt

Pinyin-Name	Pharmazeutischer Name	AG	Fertilität	Schwanger-schaft	Stillzeit
Ai Ye	Artemisiae Argyi Folium	10.2		V	V
Ba Ji Tian	Morindae Officinalis Radix	12.3	A♂V♀	K	K
Bai Bian Dou	Lablab Semen Album	12.1		N	N
Bai Bu	Stemonae Radix	6.3		N	N
Bai Fan	Alumen	18		Ki	Ki
Bai Guo	Ginkgo Semen	13	V♀	V!	V
Bai He	Lilii Bulbus	12.4		N	N
Bai Hua She She Cao	Hedyotis Diffusae Herba	2.4	A♂	N	N
Bai Ji	Bletillae Rhizoma	10.2		N	N
Bai Jiang Cao	Patriniae Herba	2.4		V	N
Bai Mao Gen	Imperatae Rhizoma	10.2		V	N
Bai Qian	Cynanchi Stauntonii Rhizoma et Radix	6.1		N	N
Bai Shao	Paeoniae Radix Alba	12.2		N	N
Bai Tou Weng	Pulsatillae Radix	2.4		N	N
Bai Wei	Cynanchi Atrati Radix et Rhizoma	2.5		N	N
Bai Xian Pi	Dictamni Cortex	2.4		K	K
Bai Zhi	Angelicae Dahuricae Radix	1.1		N	N
Bai Zhu	Atractylodis Macrocephalae Rhizoma	12.1		V	N
Bai Zi Ren	Platycladi Semen	14.2		N	N
Ban Lan Gen	Isatidis Radix	2.4		K	K
Ban Zhi Lian	Scutellariae Barbatae Herba	2.4		V	N
Bei Sha Shen	Glehniae Radix	12.4		N	N
Bian Xu	Polygoni Avicularis Herba	4		N	N
Bie Jia	Trionycis Carapax	12.4		rK	N
Bing Lang	Arecae Semen	17	A♀♂	K	K
Bing Pian	Borneolum Syntheticum	15		K	K

Bo He	Menthae Haplocalycis Herba	1.2		N	V
Bu Gu Zhi	Psoraleae Fructus	12.3	A♀♂	K	V
Cang Er Zi	Xanthii Fructus	1.1		V	V
Cang Zhu	Atractylodis Rhizoma	7		N	N
Cao Dou Kou	Alpiniae Katsumadai Semen	7		N	N
Cao Guo	Tsaoko Fructus	7		N	N
Ce Bai Ye	Platycladi Cacumen	10.2		N	N
Chai Hu	Bupleuri Radix	1.2		N	N
Chan Tui	Cicadae Periostracum	1.2	V♂	K1 V2	N
Che Qian Zi	Plantaginis Semen	4		V	N
Chen Pi	Citri Reticulatae Pericarpium	9		N	N
Chen Xiang	Aquilariae Lignum Resinatum	9		N	N
Chi Shao	Paeoniae Radix Rubra	2.2		N	N
Chi Shi Zhi	Halloysitum Rubrum	13		V	V
Chi Xiao Dou	Phaseoli Semen	4		V	N
Chong Wei Zi	Leonuri Fructus	10.1		V	N
Chuan Bei Mu	Fritillariae Cirrhosae Bulbus	6.2		K	K
Chuan Lian Zi	Toosendan Fructus	9		V	V
Chuan Niu Xi	Cyathulae Radix	10.1	A♀	K	K
Chuan Xin Lian	Andrographitis Herba	2.4	A♀♂	V	N
Chuan Xiong	Chuanxiong Rhizoma	10.1		K	N
Chun Pi	Ailanthi Cortex	13		N	N
Ci Shi	Magnetitum	14.1		V	V
Cong Bai	Allii Fistulosi Bulbus	1.1		N	N
Da Fu Pi	Arecae Pericarpium	9	A♂V♀	K	K
Da Huang	Rhei Radix et Rhizoma	3.1	A♀♂	K	V
Da Qing Ye	Isatidis Folium	2.4		K	K
Da Xue Teng	Sargentodoxae Caulis	2.4		V	V
Da Zao	Jujubae Fructus	12.1		N	N
Da Zao Jiao	Gleditsiae Sinensis Fructus	6.1		K	K
Dan Dou Chi	Sojae Semen Praeparatum	1.2	(A)♂	N	V
Dan Nan Xing	Arisaema cum Bile	6.2		K	K
Dan Shen	Salviae Miltiorrhizae Radix et Rhizoma	10.1		rK	N
Dan Zhu Ye	Lophatheri Herba	2.1		N	N
Dang Gui	Angelicae Sinensis Radix	12.2		K	N
Dang Shen	Codonopsis Radix	12.1		N	N
Deng Xin Cao	Junci Medulla	4		N	N
Di Fu Zi	Kochiae Fructus	4		N	N
Di Gu Pi	Lycii Cortex	2.5		V	V
Di Huang	Rehmanniae Radix	2.2		N	N
Di Long	Pheretima	16	A♂	K1V2	V
Di Yu	Sanguisorbae Radix	10.2		N	N

Ding Xiang	Caryophylli Flos	**11**		N	N
Dong Chong Xia Cao	Cordyceps	**12.3**		V	N
Dong Gua Pi	Benincasae Exocarpium	**4**		N	N
Dong Gua Zi	Benincasae Semen	**4**		N	N
Dou Kou	Amomi Fructus Rotundus	**7**		N	N
Du Huo	Angelicae Pubescentis Radix	**5**		K	N
Du Zhong	Eucommiae Cortex	**12.3**		V	V
E Bu Shi Cao	Centipedae Herba	**1.1**		N	N
E Jiao	Asini Corii Colla	**12.2**		N	N
E Zhu	Curcumae Rhizoma	**10.1**	A♀	K	N
Fan Xie Ye	Sennae Folium	**3.1**		V	V
Fang Feng	Saposhnikoviae Radix	**1.1**		N	N
Fang Ji	Stephaniae Tetrandrae Radix	**5**		N	N
Fen Bi Xie	Dioscoreae Hypoglaucae Rhizoma	**4**		N	N
Feng Mi	Mel	**12.1**		N	N
Fo Shou	Citri Sarcodactylis Fructus	**9**		N	N
Fu Ling	Poria	**4**		N	N
Fu Pen Zi	Rubi Fructus	**13**		K1 V2	V♀
Fu Ping	Spirodelae Herba	**1.2**		N	N
Fu Shi	Pumex	**6.2**		N	N
Fu Xiao Mai	Tritici Fructus Levis	**13**		N	N
Fu Zi	Aconiti Radix Lateralis Praeparata	**11**	A♂	K	K
Gan Cao	Glycyrrhizae Radix et Rhizoma	**12.1**	V♂	V Kp	V♂
Gan Jiang	Zingiberis Rhizoma	**11**		rV Vp	rV
Gao Ben	Ligustici Rhizoma et Radix	**1.1**		N	N
Gao Liang Jiang	Alpiniae Officinarum Rhizoma	**11**		N	N
Ge Gen	Puerariae Lobatae Radix	**1.2**	V♂	N	N
Ge Jie	Gecko	**12.3**		V	V
Ge Qiao	Meretricis seu Cyclinae Concha	**6.2**		N	N
Geng Mi	Oryzae Semen	**12.1**		N	N
Gou Ji	Cibotii Rhizoma	**12.3**		N	N
Gou Qi Zi	Lycii Fructus	**12.4**		V	N
Gou Teng	Uncariae Ramulus cum Uncis	**16**		N	N
Gu Sui Bu	Drynariae Rhizoma	**12.3**		N	N
Gu Ya	Setariae Fructus Germinatus	**8**		N	N
Gua Lou	Trichosanthis Fructus	**6.2**		N	N
Gua Lou Pi	Trichosanthis Pericarpium	**6.2**		N	N
Gua Lou Zi	Trichosanthis Semen	**6.2**		N	N
Guang Huo Xiang	Pogostemonis Herba	**7**		N	N
Gui Jia	Testudinis Carapax et Plastrum	**12.4**		rK	N
Gui Zhi	Cinnamomi Ramulus	**1.1**		V	N

Hai Feng Teng	Piperis Kadsurae Caulis	5		N	N
Hai Jin Sha	Lygodii Spora	4		N	N
Hai Piao Xiao	Sepiae Endoconcha	13		N	N
Hai Tong Pi	Erythrinae Cortex	5		N	N
Hai Zao	Sargassum	6.2		V	K
He Huan Hua	Albiziae Flos	14.2		V	N
He Huan Pi	Albiziae Cortex	14.2	A♀♂	K	N
He Ye	Nelumbinis Folium	2.4	A♂	K	K
He Zi	Chebulae Fructus	13		N	N
Hei Zhi Ma	Sesami Semen Nigrum	12.4		N	N
Hong Hua	Carthami Flos	10.1		K	K
Hou Po	Magnoliae Officinalis Cortex	7		V	N
Hu Po	Succinum	14.1		V	V
Hu Tao Ren	Juglandis Semen	12.3		N	N
Hu Zhang	Polygoni Cuspidati Rhizoma	10.1		rK	V
Hua Jiao	Zanthoxyli Pericarpium	11		V	rK
Hua Shi	Talcum	4		K	K
Huai Hua	Sophorae Flos	10.2	A♂	K	K
Huang Bo	Phellodendri Chinensis Cortex	2.3		K	K
Huang Jing	Polygonati Rhizoma	12.4		N	N
Huang Lian	Coptidis Rhizoma	2.3	A♀♂	K	K
Huang Qi	Astragali Radix	12.1		V	N
Huang Qin	Scutellariae Radix	2.3		V-K	V
Huo Ma Ren	Cannabis Fructus	3.2		N	N
Ji Li	Tribuli Fructus	16		V	V
Ji Nei Jin	Galli Gigerii Endothelium Corneum	8		N	N
Ji Xue Teng	Spatholobi Caulis	10.1		rK	N
Jiang Can	Bombyx Batryticatus	16	A♀♂	N	N
Jiang Huang	Curcumae Longae Rhizoma	10.1	A♀♂	rK	N
Jie Geng	Platycodi Radix	6.1		N	N
Jie Zi	Sinapis Semen	6.1		N	N
Jin Qian Bai Hua She	Bungarus Parvus	5		V	V
Jin Qian Cao	Lysimachiae Herba	4		N	N
Jin Yin Hua	Lonicerae Japonicae Flos	2.4		Vp	Vp
Jin Ying Zi	Rosae Laevigatae Fructus	13		N	N
Jing Jie	Schizonepetae Herba	1.1		N	N
Ju He	Citri Reticulatae Semen	9		N	N
Ju Hong	Citri Exocarpium Rubrum	9		N	N
Ju Hua	Chrysanthemi Flos	1.2		N	N
Jue Ming Zi	Cassiae Semen	2.1		V	V
Ku Lian Pi	Meliae Cortex	17		K	K
Ku Shen	Sophorae Flavescentis Radix	2.3	A♂	K	V

Ku Xing Ren	Armeniacae Semen Amarum	6.3		K	K
Kuan Dong Hua	Farfarae Flos	6.3	A♀♂	K	K
Kun Bu	Laminariae Thallus, Eckloniae Thallus	6.2		V	K
Lai Fu Zi	Raphani Semen	8		N	N
Li Zhi He	Litchi Semen	9		N	N
Lian Qiao	Forsythiae Fructus	2.4		K	K
Lian Zi	Nelumbinis Semen	13	A♂	K	K
Lian Zi Xin	Nelumbinis Plumula	2.1	A♂	K	K
Ling Zhi	Ganoderma	14.2		N	N
Liu Huang	Sulfur	18		Ki	Ki
Liu Ji Nu	Artemisiae Anomalae Herba	10.1		rK	N
Long Dan	Gentianae Radix et Rhizoma	2.3		V	V
Long Gu	Fossilia Ossis Mastodi	14.1		V	V
Long Yan Rou	Longan Arillus	12.2		N	N
Lou Lu	Rhapontici Radix	2.4		rK	rK
Lu Dou	Phaseoli Radiati Semen	2.4		N	N
Lu Gen	Phragmitis Rhizoma	2.1		N	N
Lu Jiao	Cervi Cornu	12.3		N	N
Lu Jiao Jiao	Cervi Cornus Colla	12.3		N	N
Lu Lu Tong	Liquidambaris Fructus	10.1		rK	N
Lu Rong	Cervi Cornu Pantotrichum	12.3		N	N
Luo Han Guo	Momordicae Fructus	6.3		N	N
Luo Shi Teng	Trachelospermi Caulis et Folium	5		N	N
Ma Chi Xian	Portulacae Herba	2.4		rK	N
Ma Huang	Ephedrae Herba	1.1		K	K
Ma Huang Gen	Ephedrae Radix et Rhizoma	13		N	N
Mai Dong	Ophiopogonis Radix	12.4		N	N
Mai Ya	Hordei Fructus Germinatus	8		N	rK
Man Jing Zi	Viticis Fructus	1.2		N	N
Mang Xiao	Natrii Sulfas	3.1		rK	Vt
Mei Gui Hua	Rosae Rugosae Flos	9		N	N
Mi Meng Hua	Buddlejae Flos	2.1		N	N
Mian Ma Guan Zhong	Dryopteridis Crassirhizomatis Rhizoma	17		K	K
Mo Han Lian	Ecliptae Herba	12.4		V	N
Mo Yao	Myrrha	10.1		K	N
Mu Dan Pi	Moutan Cortex	2.2		K	K
Mu Gua	Chaenomelis Fructus	5		N	N
Mu Li	Ostreae Concha	14.1		N	N
Mu Tong	Akebiae Caulis	4		VKp	N
Mu Xiang	Aucklandiae Radix	9		K	N
Mu Zei	Equiseti Hiemalis Herba	1.2		N	N

Nan Gua Zi	Cucurbitae Moschatae Semen	17		N	N
Nan Sha Shen	Adenophorae Radix	12.4		N	N
Niu Bang Zi	Arctii Fructus	1.2		V	V
Niu Xi	Achyranthis Bidentatae Radix	10.1	V♀	K	N
Nu Zhen Zi	Ligustri Lucidi Fructus	12.4		N	N
Ou Jie	Nelumbinis Rhizomatis Nodus	10.2		V	V
Pang Da Hai	Sterculiae Lychnophorae Semen	6.2		N	N
Pei Lan	Eupatorii Herba	7	A♂	K	K
Pi Pa Ye	Eriobotryae Folium	6.3		K	V
Pu Gong Ying	Taraxaci Herba	2.4		N	N
Pu Huang	Typhae Pollen	10.2		K	N
Qian Cao	Rubiae Radix et Rhizoma	10.2	A♀♂	K	K
Qian Hu	Peucedani Radix	6.2		N	N
Qian Nian Jian	Homalomenae Rhizoma	5		N	N
Qian Shi	Euryales Semen	13		N	N
Qiang Huo	Notopterygii Rhizoma et Radix	1.1		N	N
Qin Jiao	Gentianae Macrophyllae Radix	5		N	N
Qin Pi	Fraxini Cortex	2.3		N	N
Qing Dai	Indigo Naturalis	2.4		V	V
Qing Hao	Artemisiae Annuae Herba	2.5		K	N
Qing Pi	Citri Reticulatae Pericarpium Viride	9		N	N
Qing Xiang Zi	Celosiae Semen	2.1		N	N
Qu Mai	Dianthi Herba	4	V♀	K	N
Quan Xie	Scorpio	16		K	K
Ren Dong Teng	Lonicerae Japonicae Caulis	2.4		N	N
Ren Shen	Ginseng Radix et Rhizoma	12.1		rV	N
Rou Cong Rong	Cistanches Herba	12.3		N	N
Rou Dou Kou	Myristicae Semen	13	V♂	K	K
Rou Gui	Cinnamomi Cortex	11		V	N
Ru Xiang	Olibanum	10.1		K	N
San Leng	Sparganii Rhizoma	10.1		K	N
San Qi	Notoginseng Radix et Rhizoma	10.2		V	V
Sang Bai Pi	Mori Cortex	6.3		N	N
Sang Ji Sheng	Taxilli Herba	12.4		V	V
Sang Piao Xiao	Mantidis Ootheca	13		N	N
Sang Shen	Mori Fructus	12.4		N	N
Sang Ye	Mori Folium	1.2		N	N
Sang Zhi	Mori Ramulus	5		N	N
Sha Ren	Amomi Fructus	7		N	N
Sha Yuan Zi	Astragali Complanati Semen	12.3		N	N
Shan Dou Gen	Sophorae Tonkinensis Rhizoma	2.4		K	K
Shan Yao	Dioscoreae Rhizoma	12.1		N	N

Shan Zha	Crataegi Fructus	8		rV	N
Shan Zhu Yu	Corni Fructus	13		N	N
She Chuang Zi	Cnidii Fructus	12.3		N	N
She Gan	Belamcandae Rhizoma	2.4		V	rK
Shen Jin Cao	Lycopodii Herba	5		V	V
Shen Qu	Massa Medicata Fermentata	8		K	K
Sheng Jiang	Zingiberis Rhizoma Recens	1.1		rV Vp	rV
Sheng Ma	Cimicifugae Rhizoma	1.2		N	N
Shi Chang Pu	Acori Tatarinowii Rhizoma	15	A♀♂	K	K
Shi Di	Kaki Calyx	9		N	N
Shi Gao	Gypsum Fibrosum	2.1		N	N
Shi Hu	Dendrobii Caulis	12.4		N	N
Shi Jue Ming	Haliotidis Concha	16		N	N
Shi Wei	Pyrrosiae Folium	4		N	N
Shou Wu Teng	Polygoni Multiflori Caulis	14.2		V	V
Shu Di Huang	Rehmanniae Radix Praeparata	12.2		N	N
Shui Niu Jiao	Bubali Cornu	2.2		V	N
Shui Zhi	Hirudo	10.1		K	K
Si Gua Luo	Luffae Fructus Retinervus	2.4		N	N
Su Mu	Sappan Lignum	10.1		rK	N
Suan Zao Ren	Ziziphi Spinosae Semen	14.2		V	N
Suo Yang	Cynomorii Herba	12.3		N	N
Tai Zi Shen	Pseudostellariae Radix	12.1		N	N
Tan Xiang	Santali Albi Lignum	9		K	K
Tao Ren	Persicae Semen	10.1		K	V
Tian Dong	Asparagi Radix	12.4		N	N
Tian Hua Fen	Trichosanthis Radix	2.1		K	N
Tian Ma	Gastrodiae Rhizoma	16		N	N
Tian Zhu Huang	Bambusae Concretio Silicea	6.2		N	N
Ting Li Zi	Descurainiae seu Lepidii Semen	6.3		K	K
Tong Cao	Tetrapanacis Medulla	4		V	N
Tu Fu Ling	Smilacis Glabrae Rhizoma	2.4		N	N
Tu Si Zi	Cuscutae Semen	12.3		V	V
Wa Leng Zi	Arcae Concha	10.1		N	N
Wang Bu Liu Xing	Vaccariae Semen	10.1		rK	N
Wei Ling Xian	Clematidis Radix et Rhizoma	5		V	N
Wu Bei Zi	Galla Chinensis	13		N	N
Wu Gong	Scolopendra	16		K	K
Wu Jia Pi	Acanthopanacis Cortex	5		K	N
Wu Ling Zhi	Trogopterori Faeces	10.1		rK	N
Wu Mei	Mume Fructus	13		N	N

Wu Shao She	Zaocys	5		N	N
Wu Wei Zi	Schisandrae Chinensis Fructus	13		V	V
Wu Yao	Linderae Radix	9		N	N
Wu Zhu Yu	Euodiae Fructus	11		V	V
Xi Xian Cao	Siegesbeckiae Herba	5	A♀	N	N
Xi Xin	Asari Radix et Rhizoma	11	A♀♂	K	K
Xi Yang Shen	Panacis Quinquefolii Radix	12.4		N	V
Xia Ku Cao	Prunellae Spica	2.1		V	V
Xian He Cao	Agrimoniae Herba	10.2		N	N
Xian Mao	Curculiginis Rhizoma	12.3		V	V
Xiang Fu	Cyperi Rhizoma	9		Kp	N
Xiang Ru	Moslae Herba	1.1		N	N
Xiao Hui Xiang	Foeniculi Fructus	11		V	V
Xiao Ji	Cirsii Herba	10.2		N	N
Xie Bai	Allii Macrostemonis Bulbus	9		N	N
Xin Yi Hua	Magnoliae Flos	1.1		V	N
Xu Duan	Dipsaci Radix	12.3		K	V
Xuan Fu Hua	Inulae Flos	6.1		N	N
Xuan Shen	Scrophulariae Radix	2.2		N	N
Xue Jie	Draconis Sanguis	10.1		rK	N
Yan Hu Suo	Corydalis Rhizoma	10.1	V♀	rK	N
Ye Ju Hua	Chrysanthemi Indici Flos	2.4		N	N
Yi Mu Cao	Leonuri Herba	10.1	V♀	rK	N
Yi Tang	Maltosum	12.1		N	N
Yi Yi Ren	Coicis Semen	4		K	N
Yi Zhi	Alpiniae Oxyphyllae Fructus	12.3		N	N
Yin Chai Hu	Stellariae Radix	2.5		N	N
Yin Chen	Artemisiae Scopariae Herba	4	A♀ V♂	K	K
Yin Er	Tremella	10.4		N	N
Yin Yang Huo	Epimedii Folium	12.3		V	N
Yu Jin	Curcumae Radix	10.1		V	N
Yu Li Ren	Pruni Semen	3.2		K	V
Yu Mi Xu	Maydis Stigma	4		N	N
Yu Xing Cao	Houttuyniae Herba	2.4	A♂	K	K
Yu Zhu	Polygonati Odorati Rhizoma	12.4		N	N
Yuan Zhi	Polygalae Radix	14.2		V	N
Ze Lan	Lycopi Herba	10.1		V	rK
Ze Xie	Alismatis Rhizoma	4		N	N
Zhang Nao	Camphora	18		K	K
Zhe Bei Mu	Fritillariae Thunbergii Bulbus	6.2		N	N
Zhe Shi	Haematitum	16		V	V
Zhen Zhu Mu	Margaritifera Concha	14.1		V	N

Zhi Bai Fu Zi	Typhonii Rhizoma Praeparatum	6.1		K	K
Zhi Ban Xia	Pinelliae Rhizoma Praeparatum	6.1		K	V
Zhi Cao Wu	Aconiti Kusnezoffii Radix Cocta	11	A♂	K	K
Zhi Chuan Wu	Aconiti Radix Cocta	11	A♂	K	K
Zhi He Shou Wu	Polygoni Multiflori Radix Praeparata	12.2		K	V
Zhi Mu	Anemarrhenae Rhizoma	2.1		K	N
Zhi Qiao	Aurantii Fructus	9		V	V
Zhi Shi	Aurantii Fructus Immaturus	9		V	V
Zhi Tian Nan Xing	Arisaematis Rhizoma Praeparatum	6.1		K	K
Zhi Zi	Gardeniae Fructus	2.1		N	N
Zhu Li	Bambusae Succus	6.2		N	N
Zhu Ling	Polyporus	4		N	N
Zhu Ru	Bambusae Caulis in Taenias	6.2		N	N
Zi Cao	Arnebiae Radix	2.2	A♀♂	K	K
Zi Hua Di Ding	Violae Herba	2.4		N	N
Zi Ran Tong	Pyritum	10.1		N	N
Zi Shi Ying	Fluoritum	14.1		V	V
Zi Su Geng	Perillae Caulis	9		N	N
Zi Su Ye	Perillae Folium	1.1		N	N
Zi Su Zi	Perillae Fructus	6.3		N	N
Zi Wan	Asteris Radix et Rhizoma	6.3		N	N

1.2 Arzneiverzeichnis nach pharmazeutischen Namen

Verwendete Abkürzungen

A	von einer Anwendung (bei ♀ Frauen/ ♂ Männern) ist abzuraten
V	mit Vorsicht anwenden
rV	relative Vorsicht (z.B. nur bei hoher Dosis)
V2	Vorsicht im 2. und 3. Trimenon
Vp	Vorsicht bei peri-/postpartaler Anwendung
Vt	Vorsicht bei topischer Anwendung
K	Kontraindikation
K1	Kontraindikation im 1. Trimenon
rK	relative Kontraindikaiton
Ki	Kontraindikation bei innerer Anwendung
Kp	Kontraindikation peripartal
N	keine relevanten Risiken bekannt

Pharmazeutischer Name	Pinyin-Name	AG	Fertilität	Schwanger-schaft	Stillzeit
Acanthopanacis Cortex	*Wu Jia Pi*	5		K	N
Achyranthis Bidentatae Radix	*Niu Xi*	10.1	V♀	K	N
Aconiti Kusnezoffii Radix Cocta	*Zhi Cao Wu*	11	A♂	K	K
Aconiti Radix Lateralis Praeparata	*Fu Zi*	11	A♂	K	K
Aconiti Radix Cocta	*Zhi Chuan Wu*	11	A♂	K	K
Acori Tatarinowii Rhizoma	*Shi Chang Pu*	15	A♀♂	K	K
Adenophorae Radix	*Nan Sha Shen*	12.4		N	N
Agrimoniae Herba	*Xian He Cao*	10.2		N	N
Ailanthi Cortex	*Chun Pi*	13		N	N
Akebiae Caulis	*Mu Tong*	4		VKp	N
Albiziae Cortex	*He Huan Pi*	14.2	A♀♂	K	N
Albiziae Flos	*He Huan Hua*	14.2		V	N
Alismatis Rhizoma	*Ze Xie*	4		N	N
Allii Fistulosi Bulbus	*Cong Bai*	1.1		N	N
Allii Macrostemonis Bulbus	*Xie Bai*	9		N	N
Alpiniae Katsumadai Semen	*Cao Dou Kou*	7		N	N
Alpiniae Officinarum Rhizoma	*Gao Liang Jiang*	11		N	N
Alpiniae Oxyphyllae Fructus	*Yi Zhi*	12.3		N	N
Alumen	*Bai Fan*	18		Ki	Ki
Amomi Fructus	*Sha Ren*	7		N	N
Amomi Fructus Rotundus	*Dou Kou*	7		N	N
Andrographitis Herba	*Chuan Xin Lian*	2.4	A♀♂	V	N
Anemarrhenae Rhizoma	*Zhi Mu*	2.1		K	N
Angelicae Dahuricae Radix	*Bai Zhi*	1.1		N	N
Angelicae Pubescentis Radix	*Du Huo*	5		K	N

Angelicae Sinensis Radix	*Dang Gui*	12.2		K	N
Aquilariae Lignum Resinatum	*Chen Xiang*	9		N	N
Arcae Concha	*Wa Leng Zi*	10.1		N	N
Arctii Fructus	*Niu Bang Zi*	1.2		V	V
Arecae Pericarpium	*Da Fu Pi*	9	A♂V♀	K	K
Arecae Semen	*Bing Lang*	17	A♀♂	K	K
Arisaema cum Bile	*Dan Nan Xing*	6.2		K	K
Arisaematis Rhizoma Praeparatum	*Zhi Tian Nan Xing*	6.1		K	K
Armeniacae Semen Amarum	*Ku Xing Ren*	6.3		K	K
Arnebiae Radix	*Zi Cao*	2.2	A♀♂	K	K
Artemisiae Annuae Herba	*Qing Hao*	2.5		K	N
Artemisiae Anomalae Herba	*Liu Ji Nu*	10.1		rK	N
Artemisiae Argyi Folium	*Ai Ye*	10.2		V	V
Artemisiae Scopariae Herba	*Yin Chen*	4	A♂V♀	K	K
Asari Radix et Rhizoma	*Xi Xin*	11	A♀♂	K	K
Asini Corii Colla	*E Jiao*	12.2		N	N
Asparagi Radix	*Tian Dong*	12.4		N	N
Asteris Radix et Rhizoma	*Zi Wan*	6.3		N	N
Astragali Complanati Semen	*Sha Yuan Zi*	12.3		N	N
Astragali Radix	*Huang Qi*	12.1		V	N
Atractylodis Macrocephalae Rhizoma	*Bai Zhu*	12.1		V	N
Atractylodis Rhizoma	*Cang Zhu*	7		N	N
Aucklandiae Radix	*Mu Xiang*	9		K	N
Aurantii Fructus	*Zhi Qiao*	9		V	V
Aurantii Fructus Immaturus	*Zhi Shi*	9		V	V
Bambusae Caulis in Taenias	*Zhu Ru*	6.2		N	N
Bambusae Concretio Silicea	*Tian Zhu Huang*	6.2		N	N
Bambusae Succus	*Zhu Li*	6.2		N	N
Belamcandae Rhizoma	*She Gan*	2.4		V	rK
Benincasae Exocarpium	*Dong Gua Pi*	4		N	N
Benincasae Semen	*Dong Gua Zi*	4		N	N
Bletillae Rhizoma	*Bai Ji*	10.2		N	N
Bombyx Batryticatus	*Jiang Can*	16	A♀♂	N	N
Borneolum Syntheticum	*Bing Pian*	15		K	K
Bubali Cornu	*Shui Niu Jiao*	2.2		V	N
Buddlejae Flos	*Mi Meng Hua*	2.1		N	N
Bungarus Parvus	*Jin Qian Bai Hua She*	5		V	V
Bupleuri Radix	*Chai Hu*	1.2		N	N
Camphora	*Zhang Nao*	18		K	K
Cannabis Fructus	*Huo Ma Ren*	3.2		N	N
Carthami Flos	*Hong Hua*	10.1		K	K
Caryophylli Flos	*Ding Xiang*	11		N	N

Cassiae Semen	*Jue Ming Zi*	2.1		V	V
Celosiae Semen	*Qing Xiang Zi*	2.1		N	N
Centipedae Herba	*E Bu Shi Cao*	1.1		N	N
Cervi Cornu	*Lu Jiao*	12.3		N	N
Cervi Cornus Colla	*Lu Jiao Jiao*	12.3		N	N
Cervi Cornu Pantotrichum	*Lu Rong*	12.3		N	N
Chaenomelis Fructus	*Mu Gua*	5		N	N
Chebulae Fructus	*He Zi*	13		N	N
Chrysanthemi Flos	*Ju Hua*	1.2		N	N
Chrysanthemi Indici Flos	*Ye Ju Hua*	2.4		N	N
Chuanxiong Rhizoma	*Chuan Xiong*	10.1		K	N
Cibotii Rhizoma	*Gou Ji*	12.3		N	N
Cicadae Periostracum	*Chan Tui*	1.2	V♂	K1 V2	N
Cimicifugae Rhizoma	*Sheng Ma*	1.2		N	N
Cinnamomi Cortex	*Rou Gui*	11		V	N
Cinnamomi Ramulus	*Gui Zhi*	1.1		V	N
Cirsii Herba	*Xiao Ji*	10.2		N	N
Cistanches Herba	*Rou Cong Rong*	12.3		N	N
Citri Exocarpium Rubrum	*Ju Hong*	9		N	N
Citri Reticulatae Pericarpium	*Chen Pi*	9		N	N
Citri Reticulatae Pericarpium Viride	*Qing Pi*	9		N	N
Citri Reticulatae Semen	*Ju He*	9		N	N
Citri Sarcodactylis Fructus	*Fo Shou*	9		N	N
Clematidis Radix et Rhizoma	*Wei Ling Xian*	5		V	N
Cnidii Fructus	*She Chuang Zi*	12.3		N	N
Codonopsis Radix	*Dang Shen*	12.1		N	N
Coicis Semen	*Yi Yi Ren*	4		K	N
Coptidis Rhizoma	*Huang Lian*	2.3	A♀♂	K	K
Cordyceps	*Dong Chong Xia Cao*	12.3		V	N
Corni Fructus	*Shan Zhu Yu*	13		N	N
Corydalis Rhizoma	*Yan Hu Suo*	10.1	V♀	rK	N
Crataegi Fructus	*Shan Zha*	8		rV	N
Cucurbitae Moschatae Semen	*Nan Gua Zi*	17		N	N
Curculiginis Rhizoma	*Xian Mao*	12.3		V	V
Curcumae Longae Rhizoma	*Jiang Huang*	10.1	A♀♂	rK	N
Curcumae Radix	*Yu Jin*	10.1		V	N
Curcumae Rhizoma	*E Zhu*	10.1	A♀	K	N
Cuscutae Semen	*Tu Si Zi*	12.3		V	V
Cyathulae Radix	*Chuan Niu Xi*	10.1	A♀	K	K
Cynanchi Atrati Radix et Rhizoma	*Bai Wei*	2.5		N	N
Cynanchi Stauntonii Rhizoma et Radix	*Bai Qian*	6.1		N	N
Cynomorii Herba	*Suo Yang*	12.3		N	N

Sicherheit Pharm. / Pinyin

Cyperi Rhizoma	*Xiang Fu*	9		Kp	N
Dendrobii Caulis	*Shi Hu*	12.4		N	N
Descurainiae seu Lepidii Semen	*Ting Li Zi*	6.3		K	K
Dianthi Herba	*Qu Mai*	4	V♀	K	N
Dictamni Cortex	*Bai Xian Pi*	2.4		K	K
Dioscoreae Hypoglaucae Rhizoma	*Fen Bi Xie*	4		N	N
Dioscoreae Rhizoma	*Shan Yao*	12.1		N	N
Dipsaci Radix	*Xu Duan*	12.3		K	V
Draconis Sanguis	*Xue Jie*	10.1		rK	N
Drynariae Rhizoma	*Gu Sui Bu*	12.3		N	N
Dryopteridis Crassirhizomatis Rhizoma	*Mian Ma Guan Zhong*	17		K	K
Ecliptae Herba	*Mo Han Lian*	12.4		V	N
Ephedrae Herba	*Ma Huang*	1.1		K	K
Ephedrae Radix et Rhizoma	*Ma Huang Gen*	13		N	N
Epimedii Folium	*Yin Yang Huo*	12.3		V	N
Equiseti Hiemalis Herba	*Mu Zei*	1.2		N	N
Eriobotryae Folium	*Pi Pa Ye*	6.3		K	V
Erythrinae Cortex	*Hai Tong Pi*	5		N	N
Eucommiae Cortex	*Du Zhong*	12.3		V	V
Euodiae Fructus	*Wu Zhu Yu*	11		V	V
Eupatorii Herba	*Pei Lan*	7	A♂	K	K
Euryales Semen	*Qian Shi*	13		N	N
Farfarae Flos	*Kuan Dong Hua*	6.3	A♀♂	K	K
Fluoritum	*Zi Shi Ying*	14.1		V	V
Foeniculi Fructus	*Xiao Hui Xiang*	11		V	V
Forsythiae Fructus	*Lian Qiao*	2.4		K	K
Fossilia Ossis Mastodi	*Long Gu*	14.1		V	V
Fraxini Cortex	*Qin Pi*	2.3		N	N
Fritillariae Cirrhosae Bulbus	*Chuan Bei Mu*	6.2		K	K
Fritillariae Thunbergii Bulbus	*Zhe Bei Mu*	6.2		N	N
Galla Chinensis	*Wu Bei Zi*	13		N	N
Galli Gigerii Endothelium Corneum	*Ji Nei Jin*	8		N	N
Ganoderma	*Ling Zhi*	14.2		N	N
Gardeniae Fructus	*Zhi Zi*	2.1		N	N
Gastrodiae Rhizoma	*Tian Ma*	16		N	N
Gecko	*Ge Jie*	12.3		V	V
Gentianae Macrophyllae Radix	*Qin Jiao*	5		N	N
Gentianae Radix et Rhizoma	*Long Dan*	2.3		V	V
Ginkgo Semen	*Bai Guo*	13	V♀	V!	V
Ginseng Radix et Rhizoma	*Ren Shen*	12.1		rV	N
Gleditsiae Sinensis Fructus	*Da Zao Jiao*	6.1		K	K
Glehniae Radix	*Bei Sha Shen*	12.4		N	N

Glycyrrhizae Radix et Rhizoma	*Gan Cao*	12.1	V♂	V Kp	V♂
Gypsum Fibrosum	*Shi Gao*	2.1		N	N
Haematitum	*Zhe Shi*	16		V	V
Haliotidis Concha	*Shi Jue Ming*	16		N	N
Halloysitum Rubrum	*Chi Shi Zhi*	13		V	V
Hedyotis Diffusae Herba	*Bai Hua She She Cao*	2.4	A♂	N	N
Hirudo	*Shui Zhi*	10.1		K	K
Homalomenae Rhizoma	*Qian Nian Jian*	5		N	N
Hordei Fructus Germinatus	*Mai Ya*	8		N	rK
Houttuyniae Herba	*Yu Xing Cao*	2.4	A♂	K	K
Imperatae Rhizoma	*Bai Mao Gen*	10.2		V	N
Indigo Naturalis	*Qing Dai*	2.4		V	V
Inulae Flos	*Xuan Fu Hua*	6.1		N	N
Isatidis Folium	*Da Qing Ye*	2.4		K	K
Isatidis Radix	*Ban Lan Gen*	2.4		K	K
Juglandis Semen	*Hu Tao Ren*	12.3		N	N
Jujubae Fructus	*Da Zao*	12.1		N	N
Junci Medulla	*Deng Xin Cao*	4		N	N
Kaki Calyx	*Shi Di*	9		N	N
Kochiae Fructus	*Di Fu Zi*	4		N	N
Lablab Semen Album	*Bai Bian Dou*	12.1		N	N
Laminariae Thallus, Eckloniae Thallus	*Kun Bu*	6.2		V	K
Leonuri Fructus	*Chong Wei Zi*	10.1		V	N
Leonuri Herba	*Yi Mu Cao*	10.1	V♀	rK	N
Ligustici Rhizoma et Radix	*Gao Ben*	1.1		N	N
Ligustri Lucidi Fructus	*Nu Zhen Zi*	12.4		N	N
Lilii Bulbus	*Bai He*	12.4		N	N
Linderae Radix	*Wu Yao*	9		N	N
Liquidambaris Fructus	*Lu Lu Tong*	10.1		rK	N
Litchi Semen	*Li Zhi He*	9		N	N
Longan Arillus	*Long Yan Rou*	12.2		N	N
Lonicerae Japonicae Caulis	*Ren Dong Teng*	2.4		N	N
Lonicerae Japonicae Flos	*Jin Yin Hua*	2.4		Vp	Vp
Lophatheri Herba	*Dan Zhu Ye*	2.1		N	N
Luffae Fructus Retinervus	*Si Gua Luo*	2.4		N	N
Lycii Cortex	*Di Gu Pi*	2.5		V	V
Lycii Fructus	*Gou Qi Zi*	12.4		V	N
Lycopi Herba	*Ze Lan*	10.1		V	rK
Lycopodii Herba	*Shen Jin Cao*	5		V	V
Lygodii Spora	*Hai Jin Sha*	4		N	N
Lysimachiae Herba	*Jin Qian Cao*	4		N	N
Magnetitum	*Ci Shi*	14.1		V	V

Sicherheit Pharm. / Pinyin

Magnoliae Flos	*Xin Yi Hua*	1.1		V	N
Magnoliae Officinalis Cortex	*Hou Po*	7		V	N
Maltosum	*Yi Tang*	12.1		N	N
Mantidis Ootheca	*Sang Piao Xiao*	13		N	N
Margaritifera Concha	*Zhen Zhu Mu*	14.1		V	N
Massa Medicata Fermentata	*Shen Qu*	8		K	K
Maydis Stigma	*Yu Mi Xu*	4		N	N
Mel	*Feng Mi*	12.1		N	N
Meliae Cortex	*Ku Lian Pi*	17		K	K
Menthae Haplocalycis Herba	*Bo He*	1.2		N	V
Meretricis seu Cyclinae Concha	*Ge Qiao*	6.2		N	N
Momordicae Fructus	*Luo Han Guo*	6.3		N	N
Mori Cortex	*Sang Bai Pi*	6.3		N	N
Mori Folium	*Sang Ye*	1.2		N	N
Mori Fructus	*Sang Shen*	12.4		N	N
Mori Ramulus	*Sang Zhi*	5		N	N
Morindae Officinalis Radix	*Ba Ji Tian*	12.3	A♂V♀	K	K
Moslae Herba	*Xiang Ru*	1.1		N	N
Moutan Cortex	*Mu Dan Pi*	2.2		K	K
Mume Fructus	*Wu Mei*	13		N	N
Myristicae Semen	*Rou Dou Kou*	13	V♂	K	K
Myrrha	*Mo Yao*	10.1		K	N
Natrii Sulfas	*Mang Xiao*	3.1		rK	Vt
Nelumbinis Folium	*He Ye*	2.4	A♂	K	K
Nelumbinis Plumula	*Lian Zi Xin*	2.1	A♂	K	K
Nelumbinis Rhizomatis Nodus	*Ou Jie*	10.2		V	V
Nelumbinis Semen	*Lian Zi*	13	A♂	K	K
Notoginseng Radix et Rhizoma	*San Qi*	10.2		V	V
Notopterygii Rhizoma et Radix	*Qiang Huo*	1.1		N	N
Olibanum	*Ru Xiang*	10.1		K	N
Ophiopogonis Radix	*Mai Dong*	12.4		N	N
Oryzae Semen	*Geng Mi*	12.1		N	N
Ostreae Concha	*Mu Li*	14.1		N	N
Paeoniae Radix Alba	*Bai Shao*	12.2		N	N
Paeoniae Radix Rubra	*Chi Shao*	2.2		N	N
Panacis Quinquefolii Radix	*Xi Yang Shen*	12.4		N	V
Patriniae Herba	*Bai Jiang Cao*	2.4		V	N
Perillae Caulis	*Zi Su Geng*	9		N	N
Perillae Folium	*Zi Su Ye*	1.1		N	N
Perillae Fructus	*Zi Su Zi*	6.3		N	N
Persicae Semen	*Tao Ren*	10.1		K	V
Peucedani Radix	*Qian Hu*	6.2		N	N

Phaseoli Radiati Semen	*Lu Dou*	2.4		N	N
Phaseoli Semen	*Chi Xiao Dou*	4		V	N
Phellodendri Chinensis Cortex	*Huang Bo*	2.3		K	K
Pheretima	*Di Long*	16	A♂	K1 V2	V
Phragmitis Rhizoma	*Lu Gen*	2.1		N	N
Pinelliae Rhizoma Praeparatum	*Zhi Ban Xia*	6.1		K	V
Piperis Kadsurae Caulis	*Hai Feng Teng*	5		N	N
Plantaginis Semen	*Che Qian Zi*	4		V	N
Platycladi Cacumen	*Ce Bai Ye*	10.2		N	N
Platycladi Semen	*Bai Zi Ren*	14.2		N	N
Platycodi Radix	*Jie Geng*	6.1		N	N
Pogostemonis Herba	*Guang Huo Xiang*	7		N	N
Polygalae Radix	*Yuan Zhi*	14.2		V	N
Polygonati Odorati Rhizoma	*Yu Zhu*	12.4		N	N
Polygonati Rhizoma	*Huang Jing*	12.4		N	N
Polygoni Avicularis Herba	*Bian Xu*	4		N	N
Polygoni Cuspidati Rhizoma	*Hu Zhang*	10.1		rK	V
Polygoni Multiflori Caulis	*Shou Wu Teng*	14.2		V	V
Polygoni Multiflori Radix Praeparata	*Zhi He Shou Wu*	12.2		K	V
Polyporus	*Zhu Ling*	4		N	N
Poria	*Fu Ling*	4		N	N
Portulacae Herba	*Ma Chi Xian*	2.4		rK	N
Prunellae Spica	*Xia Ku Cao*	2.1		V	V
Pruni Semen	*Yu Li Ren*	3.2		K	V
Pseudostellariae Radix	*Tai Zi Shen*	12.1		N	N
Psoraleae Fructus	*Bu Gu Zhi*	12.3	A♀♂	K	V
Puerariae Lobatae Radix	*Ge Gen*	1.2	V♂	N	N
Pulsatillae Radix	*Bai Tou Weng*	2.4		N	N
Pumex	*Fu Shi*	6.2		N	N
Pyritum	*Zi Ran Tong*	10.1		N	N
Pyrrosiae Folium	*Shi Wei*	4		N	N
Raphani Semen	*Lai Fu Zi*	8		N	N
Rehmanniae Radix	*Di Huang*	2.2		N	N
Rehmanniae Radix Praeparata	*Shu Di Huang*	12.2		N	N
Rhapontici Radix	*Lou Lu*	2.4		rK	rK
Rhei Radix et Rhizoma	*Da Huang*	3.1	A♀♂	K	V
Rosae Laevigatae Fructus	*Jin Ying Zi*	13		N	N
Rosae Rugosae Flos	*Mei Gui Hua*	9		N	N
Rubi Fructus	*Fu Pen Zi*	13		K1 V2	V♀
Rubiae Radix et Rhizoma	*Qian Cao*	10.2	A♀♂	K	K
Salviae Miltiorrhizae Radix et Rhizoma	*Dan Shen*	10.1		rK	N
Sanguisorbae Radix	*Di Yu*	10.2		N	N

Sicherheit
Pharm. / Pinyin

Santali Albi Lignum	*Tan Xiang*	9		K	K
Saposhnikoviae Radix	*Fang Feng*	1.1		N	N
Sappan Lignum	*Su Mu*	10.1		rK	N
Sargassum	*Hai Zao*	6.2		V	K
Sargentodoxae Caulis	*Da Xue Teng*	2.4		V	V
Schisandrae Chinensis Fructus	*Wu Wei Zi*	13		V	V
Schizonepetae Herba	*Jing Jie*	1.1		N	N
Scolopendra	*Wu Gong*	16		K	K
Scorpio	*Quan Xie*	16		K	K
Scrophulariae Radix	*Xuan Shen*	2.2		N	N
Scutellariae Barbatae Herba	*Ban Zhi Lian*	2.4		V	N
Scutellariae Radix	*Huang Qin*	2.3		V-K	V
Sennae Folium	*Fan Xie Ye*	3.1		V	V
Sepiae Endoconcha	*Hai Piao Xiao*	13		N	N
Sesami Semen Nigrum	*Hei Zhi Ma*	12.4		N	N
Setariae Fructus Germinatus	*Gu Ya*	8		N	N
Siegesbeckiae Herba	*Xi Xian Cao*	5	A♀	N	N
Sinapis Semen	*Jie Zi*	6.1		N	N
Smilacis Glabrae Rhizoma	*Tu Fu Ling*	2.4		N	N
Sojae Semen Praeparatum	*Dan Dou Chi*	1.2	(A)♂	N	V
Sophorae Flavescentis Radix	*Ku Shen*	2.3	A♂	K	V
Sophorae Flos	*Huai Hua*	10.2	A♂	K	K
Sophorae Flos Immaturus	*Huai Mi*		A♂	K	K
Sophorae Tonkinensis Rhizoma	*Shan Dou Gen*	2.4		K	K
Sparganii Rhizoma	*San Leng*	10.1		K	N
Spatholobi Caulis	*Ji Xue Teng*	10.1		rK	N
Spirodelae Herba	*Fu Ping*	1.2		N	N
Stellariae Radix	*Yin Chai Hu*	2.5		N	N
Stemonae Radix	*Bai Bu*	6.3		N	N
Stephaniae Tetrandrae Radix	*Fang Ji*	5		N	N
Sterculiae Lychnophorae Semen	*Pang Da Hai*	6.2		N	N
Succinum	*Hu Po*	14.1		V	V
Sulfur	*Liu Huang*	18		Ki	Ki
Talcum	*Hua Shi*	4		K	K
Taraxaci Herba	*Pu Gong Ying*	2.4		N	N
Taxilli Herba	*Sang Ji Sheng*	12.4		V	V
Testudinis Carapax et Plastrum	*Gui Jia*	12.4		rK	N
Tetrapanacis Medulla	*Tong Cao*	4		V	N
Toosendan Fructus	*Chuan Lian Zi*	9		V	V
Trachelospermi Caulis et Folium	*Luo Shi Teng*	5		N	N
Tremella	*Yin Er*	10.4		N	N
Tribuli Fructus	*Ji Li*	16		V	V

Trichosanthis Fructus	*Gua Lou*	6.2		N	N
Trichosanthis Pericarpium	*Gua Lou Pi*	6.2		N	N
Trichosanthis Radix	*Tian Hua Fen*	2.1		K	N
Trichosanthis Semen	*Gua Lou Zi*	6.2		N	N
Trionycis Carapax	*Bie Jia*	12.4		rK	N
Tritici Fructus Levis	*Fu Xiao Mai*	13		N	N
Trogopterori Faeces	*Wu Ling Zhi*	10.1		rK	N
Tsaoko Fructus	*Cao Guo*	7		N	N
Typhae Pollen	*Pu Huang*	10.2		K	N
Typhonii Rhizoma Praeparatum	*Zhi Bai Fu Zi*	6.1		K	K
Uncariae Ramulus cum Uncis	*Gou Teng*	16		N	N
Vaccariae Semen	*Wang Bu Liu Xing*	10.1		rK	N
Violae Herba	*Zi Hua Di Ding*	2.4		N	N
Viticis Fructus	*Man Jing Zi*	1.2		N	N
Xanthii Fructus	*Cang Er Zi*	1.1		V	V
Zanthoxyli Pericarpium	*Hua Jiao*	11		V	rK
Zaocys	*Wu Shao She*	5		N	N
Zingiberis Rhizoma	*Gan Jiang*	11		rV Vp	rV
Zingiberis Rhizoma Recens	*Sheng Jiang*	1.1		rV Vp	rV
Ziziphi Spinosae Semen	*Suan Zao Ren*	14.2		V	N

2 Index Materia Medica

2.1 Arzneiverzeichnis nach Pinyin-Namen

2.2 Arzneiverzeichnis nach pharmazeutischen Namen

3 Index Rezepturen

4 Allgemeiner und therapeutischer Index

4.1 Index Grundlagen

Grundlagen

V

W

X

Y

Z

4.2 Therapeutischer Index Materia Medica

A

B

F

G

I

J

K

Materia Medica therapeutisch

L

Materia Medica therapeutisch

M

Q

R

T

Materia Medica therapeutisch

U

V

Materia Medica therapeutisch

4.3 Therapeutischer Index Rezepturen

B

C

E

F

G

H

I

Rezepturen therapeutisch

J

K

L

Rezepturen therapeutisch

M

N

O

P

Q

R

S

T